K. Aktories, V. Flockerzi, U. Förstermann, F. Hofmann (Hrsg.)

Allgemeine und spezielle Pharmakologie und Toxikologie

Klaus Aktories, Veit Flockerzi, Ulrich Förstermann,
Franz Hofmann (Hrsg.)

Allgemeine und spezielle Pharmakologie und Toxikologie

13. Auflage

Begründet von W. Forth, D. Henschler und W. Rummel

Mitherausgeber früherer Auflagen: Klaus Starke

Lehrbuch und Nachschlagewerk für Studierende der Medizin, Zahnmedizin, Pharmazie und Veterinärmedizin, für Ärzte, Zahnärzte, Apotheker und Tierärzte sowie für Wissenschaftlerinnen und Wissenschaftler verwandter Disziplinen

Mit Textbeiträgen von: K. Aktories, C. Allgaier, H. Barth, M. Biel, A. Cavalié, K. Dilger, M. Eichelbaum, K. Engelhard, T. Eschenhagen, V. Flockerzi, U. Förstermann, P. Gierschik, M. Göttlicher, T. Gudermann, D. Hoffmeister, F. Hofmann, I. Hohlfeld, P. Holzer, H.-G. Joost, I. Just, L.-M. Käser, B. Kaina, C. Keller, A. Kipp, H. Kleinert, D. Koethe, S. Konstantinides, H.-P. Landolt, C.-M. Lehr, F. M. Leweke, H. Lode, A. Ludwig, B. Manger, D. Mebs, P. Nielsen, E. Oetjen, A. Omlor, W. Ruf, I. Rustenbeck, H.-J. Schild, J. Schlossmann, S. Schulz, M. Schwab, R. Stahlmann, H. Stark, J. Striessnig, C. Unger, I. Unterberger, C. Werner, S. Wolffram

Nach der 12. Auflage ausgeschiedene Autoren: H.-Ch. Diener, T. Feuerstein, W. Gröbner, T. Grosser, H. Möhler, R. Schubert, H.-G. Sonntag, K. Starke, A.-A. Weber

ELSEVIER

Elsevier GmbH, Bernhard-Wicki-Str. 5, 80636 München, Deutschland
Wir freuen uns über Ihr Feedback und Ihre Anregungen an kundendienst@elsevier.com

ISBN 978-3-437-42622-3
eISBN 978-3-437-06125-7

Wichtiger Hinweis für den Benutzer
Die medizinischen Wissenschaften unterliegen einem sehr schnellen Wissenszuwachs. Der stetige Wandel von Methoden, Wirkstoffen und Erkenntnissen ist allen an diesem Werk Beteiligten bewusst. Sowohl der Verlag als auch die Autorinnen und Autoren und alle, die an der Entstehung dieses Werkes beteiligt waren, haben große Sorgfalt darauf verwandt, dass die Angaben zu Methoden, Anweisungen, Produkten, Anwendungen oder Konzepten dem aktuellen Wissensstand zum Zeitpunkt der Fertigstellung des Werkes entsprechen. Der Verlag kann jedoch keine Gewähr für Angaben zu Dosierung und Applikationsformen übernehmen. Es sollte stets eine unabhängige und sorgfältige Überprüfung von Diagnosen und Arzneimitteldosierungen sowie möglicher Kontraindikationen erfolgen. Jede Dosierung oder Applikation liegt in der Verantwortung der Anwenderin oder des Anwenders. Die Elsevier GmbH, die Autorinnen und Autoren und alle, die an der Entstehung des Werkes mitgewirkt haben, können keinerlei Haftung in Bezug auf jegliche Verletzung und/oder Schäden an Personen oder Eigentum, im Rahmen von Produkthaftung, Fahrlässigkeit oder anderweitig übernehmen.

Für die Vollständigkeit und Auswahl der aufgeführten Medikamente übernimmt der Verlag keine Gewähr.
Geschützte Warennamen (Warenzeichen) werden in der Regel besonders kenntlich gemacht (®). Aus dem Fehlen eines solchen Hinweises kann jedoch nicht automatisch geschlossen werden, dass es sich um einen freien Warennamen handelt.

Bibliografische Information der Deutschen Nationalbibliothek
Die Deutsche Nationalbibliothek verzeichnet diese Publikation in der Deutschen Nationalbibliografie; detaillierte bibliografische Daten sind im Internet über https://www.dnb.de abrufbar.

22 23 24 25 26 5 4 3 2 1

In ihren Veröffentlichungen verfolgt die Elsevier GmbH das Ziel, genderneutrale Formulierungen für Personengruppen zu verwenden. Um jedoch den Textfluss nicht zu stören sowie die gestalterische Freiheit nicht einzuschränken, wurden bisweilen Kompromisse eingegangen. Selbstverständlich sind **immer alle Geschlechter** gemeint.

Planung: Inga Schickerling, München
Projektmanagement: Anke Drescher, Cornelia von Saint Paul, Dagmar Wiederhold, München
Redaktion: Dr. Stefanie Gräfin von Pfeil, Kirchheim
Rechteklärung: Juliana Samoilowa, Berlin
Herstellung: Ute Landwehr-Heldt, Bremen
Satz: STRAIVE, Puducherry/Indien
Druck und Bindung: EGEDSA, Sabadell (Barcelona)/Spanien

Alle Abbildungen: Wolfgang Zettlmeier, Barbing, außer:
Abb. 35.84, 35.86, 35.88: Prof. Dr. Dietrich Mebs, Frankfurt
Abb. 35.90, 35.92, 35.96, 35.101, 35.105, 35.107, 35.109: Prof. Dr. Dirk Hoffmeister, Jena
Abb. 35.93 Wala Heilmittel GmbH, Bad Boll/Eckwälden
Abb. 35.98: Siegfried Bäumler, München
Abb. 35.99: Dr. Andreas Dubitzky, Hebertshausen

Umschlaggestaltung: SpieszDesign, Neu-Ulm
Titelfotografie: ©colourbox.de; Wolfgang Zettlmeier, Barbing nach Struktur aus PyMOL

Aktuelle Informationen finden Sie im Internet unter www.elsevier.de

Vorwort zur 13. Auflage

Seit der letzten Ausgabe unseres Lehrbuchs für Pharmakologie und Toxikologie im Jahr 2017 sind mehr als 140 neue Wirkstoffe als Arzneimittel in Deutschland zugelassen worden. Noch höher war der Anteil an Indikationserweiterungen, neuen Wirkstoffkombinationen und galenischen Innovationen. Allein dieser Sachverhalt zeigt die Notwendigkeit einer neuen 13. Auflage unseres Lehrbuchs, das, wie wir hoffen, als Standardlehrbuch wieder die hohe Akzeptanz der letzten Jahre bei seinen Leserinnen und Lesern finden wird. Das Buch ist sowohl für Studierende als auch für fortgeschrittene Kolleginnen und Kollegen der Medizin, Pharmazie, Toxikologie und Naturwissenschaften konzipiert. Darüber hinaus ist es Ziel des Lehrbuchs, durch eine präzise und didaktisch klare Darstellung auch fachfremden Interessierten ein zuverlässiges Nachschlagewerk an die Hand zu geben.

Die Neuauflage ist mit einigen wichtigen Änderungen in der Herausgeberschaft verbunden. Prof. Dr. Klaus Starke hat seine Mitarbeit an unserem Lehrbuch aus Altersgründen abgegeben. Wir verdanken ihm entscheidende Impulse bei der inhaltlichen und formalen Gestaltung des Lehrbuchs, das von Wolfgang Forth, Dietrich Henschler und Walter Rummel bereits 1975 begründet worden ist. Die Einzigartigkeit des Lehrbuchs im deutschen Sprachraum geht in vielerlei Hinsicht auf Klaus Starke zurück. Dazu zählen nicht nur die vielen Beiträge von ihm, die durch enormen Sachverstand und didaktisches Geschick hervorstechen, sondern auch die intellektuell anregenden Betrachtungen, die über den Tellerrand der Pharmakologie und Toxikologie hinausgehen. Wir haben versucht, diesen besonderen Duktus in der Darstellung von Pharmaka und Schadstoffen auch in der neuen Ausgabe beizubehalten.

Wir freuen uns, dass Prof. Dr. Veit Flockerzi als Nachfolger von Prof. Starke in die Herausgeberschaft eingetreten ist. Er ist auf dem Gebiet der Signaltransduktion wissenschaftlich tätig und somit wird er die Fachgebiete von Prof. Starke in herausragender Weise weiterführen und weiterentwickeln können.

Die Neuauflage unseres Lehrbuchs ist mit über 1000 Seiten nahezu genauso umfangreich wie die vorherige Ausgabe. Die bewährte Form des Buchs wurde beibehalten. Wiederum ist das besondere Anliegen und Ziel des Lehrbuchs die gut verständliche Darstellung der Wirkungen und Wirkungsmechanismen von Arzneimitteln und von Schadstoffen. Aber auch die Pharmakotherapie und Probleme der therapeutischen Anwendung von Arzneimitteln werden ausführlich abgehandelt. Dazu haben wir zahlreiche herausragende Autorinnen und Autoren für das Buch gewinnen können; viele von ihnen sind schon seit mehreren Auflagen erfolgreich an dem Lehrbuchprojekt beteiligt. Die Expertise dieser Autoren ist Grundlage für die hohe Qualität unseres Lehrbuchs, dafür danken wir sehr. Bedanken möchten wir uns auch bei den Mitarbeiterinnen und Mitarbeitern des Verlags, v.a. bei Inga Schickerling, Dr. Stefanie Gräfin v. Pfeil, Anke Drescher und Dagmar Wiederhold, die unser Vorhaben in hervorragender Weise unterstützt haben.

Freiburg im Breisgau, Homburg, Mainz und München, im April 2022
Klaus Aktories
Veit Flockerzi
Ulrich Förstermann
Franz Hofmann

Vorwort zur 1. Auflage

Nach der neuen Approbationsordnung für Ärzte sind zur Vermittlung des Stoffes des Faches Pharmakologie und Toxikologie ein „Kurs der Allgemeinen Pharmakologie und Toxikologie", ein „Kurs der Speziellen Pharmakologie" sowie begleitende Vorlesungen und Seminare vorgesehen. Eine lückenlose Darstellung des Gebiets in Unterrichtsveranstaltungen läßt sich nicht verwirklichen und wäre aus didaktischen Gründen auch nicht wünschenswert. Der Student muß deshalb die Möglichkeit haben, sich das von ihm geforderte Wissen auch bei zeitweiliger Meidung des Hörsaales zu erwerben. Um mit diesem Buch die Voraussetzungen dafür zu schaffen, haben sich die Autoren bei der Abfassung ihres Kapitels an die Themen der Gegenstandskataloge gehalten.

Eine kurze Erläuterung der Gliederung des Buches soll gleichzeitig als Anleitung zu seiner Benutzung dienen.

1. Im ersten Teil („Allgemeine Pharmakologie") werden die für alle Pharmaka gültigen Gesetze bei der Wechselwirkung mit Organismen beschrieben. (Die hier benutzte Definition entspricht – abweichend von der Bezeichnungsweise der Approbationsordnung – dem internationalen Sprachgebrauch.) Die Kenntnis dieser Gesetzmäßigkeiten erleichtert das Verständnis der Pharmakologie der einzelnen im speziellen Teil beschriebenen Stoffgruppen. Die für den Arzt wichtigsten Gebiete der Toxikologie werden, sofern sie nicht schon Gegenstand anderer Kapitel sind, im Hinblick auf ihre rasch zunehmende Bedeutung im dritten Teil geschlossen dargestellt.
2. Die theoretischen Grundlagen der Pharmakotherapie, nach der Definition der neuen Approbationsordnung „Spezielle Pharmakologie" genannt, wurden absichtlich nicht abgetrennt, sondern jeweils im Rahmen der einzelnen Stoffgruppen-Kapitel abgehandelt. Die Erfahrung lehrt, daß die Erarbeitung des Wissens auf diesem Teilgebiet erleichtert wird, wenn der systematische Zusammenhang gewahrt bleibt. Die Kennzeichnung dieser Abschnitte durch rote Unterlegung ermöglicht es dem Studenten, der sich auf das Staatsexamen nach dem ersten klinischen Studienabschnitt vorbereitet, diesen Teil zunächst auszuklammern. (Die Auswahl der Beispiele für die Handelsnamen einer Substanz ist willkürlich. Sie bedeutet nicht, daß die genannten Präparate empfohlen werden.)
3. Eine kurze Abhandlung der pathophysiologischen Grundlagen wurde den Kapiteln vorangestellt, weil sie eine elementare Voraussetzung für das Verständnis der Arzneimittelwirkungen sind. Da der Kurs der Allgemeinen Pharmakologie und Toxikologie im ersten klinischen Studienjahr plaziert ist, fehlen dem Studenten oft noch die entsprechenden Kenntnisse.
4. Abbildungen und Tabellen enthalten einen großen Teil des Lehrstoffes. Die Illustrationen und ihre ausführlichen Untertexte sowie die tabellarischen Zusammenfassungen sind so angelegt, daß sie auch losgelöst vom Haupttext verständlich sind. Sie ermöglichen so eine konzentrierte Wiederholung des Stoffes, ohne daß der Leser in jedem Fall auf den laufenden Text zurückgreifen muß. Die sorgfältige graphische Gestaltung der größtenteils zweifarbigen Abbildungen soll die Übersicht und Verständlichkeit erhöhen.

Für die unermüdliche Hilfe bei der Anfertigung der Manuskripte sind Autoren und Herausgeber den zahlreichen beteiligten Damen sehr zu Dank verpflichtet. Dem Verlag gilt unser Dank für die großzügige Ausstattung des Buches. Besondere Anerkennung verdient Herr Dr. E. Hundt für seine sachverständige koordinative Tätigkeit und Herr D. Kneifel für die graphische Gestaltung des umfangreichen Bildmaterials.

Mannheim, im Juni 1975
Die Herausgeber

Benutzerhinweise

Die Grundlagen der Pharmakotherapie sind jeweils bei den entsprechenden Stoffkapiteln abgehandelt.
Die farbigen Kästen kennzeichnen Folgendes:

Pharmakokinetik und -dynamik, Wirkungsmechanismen, Resistenzmechanismen

Angaben zu Therapie und Dosierungen

Unerwünschte Wirkungen, Interaktionen, Kontraindikationen und Vergiftungen

Zusatzinformationen

ZUR VERTIEFUNG
Informationen zur Vertiefung des Wissens

Die im Buch mit einem * gekennzeichneten Arzneistoffe sind Teil der aktuellen Arzneistoffliste des Gegenstandkatalogs Medizin des IMPP. Ein separater Index dieser Arzneistoffe steht Ihnen unter plus-im-web.de zum Download zur Verfügung. Bitte beachten Sie hierfür die Informationen auf der Umschlaginnenseite hinten.
Die IMPP-Arzneistoffliste finden Sie auch unter www.impp.de -> Prüfungen -> Allgemein -> Gegenstandskataloge

Die Abbildungen des Buches stehen Ihnen unter plus-im-web.de zum Download zur Verfügung. Bitte beachten Sie hierfür die Informationen auf der Umschlaginnenseite hinten.

Fehler gefunden?

An unsere Inhalte haben wir sehr hohe Ansprüche. Trotz aller Sorgfalt kann es jedoch passieren, dass sich ein Fehler einschleicht oder fachlich-inhaltliche Aktualisierungen notwendig geworden sind.
Sobald ein relevanter Fehler entdeckt wird, stellen wir eine Korrektur zur Verfügung. Mit diesem QR-Code gelingt der schnelle Zugriff.

https://else4.de/978-3-437-42622-3

Wir sind dankbar für jeden Hinweis, der uns hilft, dieses Werk zu verbessern. Bitte richten Sie Ihre Anregungen, Lob und Kritik an folgende E-Mail-Adresse: kundendienst@elsevier.com

Herausgeber

Prof. Dr. Klaus Aktories
Albert-Ludwigs-Universität
Institut für Experimentelle und Klinische Pharmakologie und Toxikologie
Albertstraße 25
79104 Freiburg

Prof. Dr. Veit Flockerzi
Universität des Saarlandes
Institut für Experimentelle und Klinische Pharmakologie und Toxikologie/Präklinisches Zentrum für Molekulare Signalverarbeitung (PZMS)
Gebäude 46
66421 Homburg

Prof. Dr. Ulrich Förstermann
Universitätsmedizin der Johannes-Gutenberg-Universität
Institut für Pharmakologie
Langenbeckstraße 1, Geb. 708
55131 Mainz

Prof. Dr. Franz Bernhard Hofmann
Technische Universität München
Institut für Pharmakologie und Toxikologie
Biedersteiner Straße 29
80802 München

Autorinnen und Autoren

Prof. Dr. Clemens Allgaier
ACA-pharma concept GmbH
Deutscher Platz 5
04103 Leipzig

Prof. Dr. Holger Barth
Universitätsklinikum Ulm
Institut für Pharmakologie und Toxikologie
Albert-Einstein-Allee 11
89081 Ulm

Prof. Dr. Martin Biel
Ludwig-Maximilians-Universität
Pharmakologie für Naturwissenschaften
Zentrum für Pharmaforschung
Butenandtstraße 7
81377 München

Prof. Dr. Adolfo Cavalié
Universität des Saarlandes
Institut für Experimentelle und Klinische Pharmakologie und Toxikologie/Präklinisches Zentrum für Molekulare Signalverarbeitung (PZMS)
Gebäude 46
66421 Homburg

Prof. Dr. Karin Dilger
Albert-Ludwigs-Universität
Medizinische Fakultät
79085 Freiburg

Prof. Dr. Michel Eichelbaum
Dr. Margarete Fischer-Bosch-Institut für Klinische Pharmakologie
Auerbachstraße 112
70376 Stuttgart

PD Dr. Kristin Engelhard
Johannes-Gutenberg-Universität
Klinik für Anästhesiologie
Langenbeckstraße 1
55131 Mainz

Prof. Dr. Thomas Eschenhagen
Universitätsklinikum Hamburg-Eppendorf
Institut für Experimentelle und Klinische Pharmakologie und Toxikologie
Martinistraße 52
20246 Hamburg

Prof. Dr. Peter Gierschik
Universitätsklinikum Ulm
Institut für Pharmakologie und Toxikologie
Albert-Einstein-Allee 11
89081 Ulm

Prof. Dr. Martin Göttlicher
Helmholtz Zentrum München
Deutsches Forschungszentrum für Gesundheit und Umwelt (GmbH)
Institut für Molekulare Toxikologie und Pharmakologie
Ingolstädter Landstraße 1
85764 Neuherberg

Prof. Dr. Thomas Gudermann
Ludwig-Maximilians-Universität München
Walther-Straub-Institut für Pharmakologie und Toxikologie
Goethestraße 33
80336 München

Prof. Dr. Dirk Hoffmeister
Friedrich-Schiller-Universität Jena
Institut für Pharmazie
Winzerlaer Straße 2
07745 Jena

Prof. Dr. Thomas Hohlfeld
Heinrich-Heine-Universität
Institut für Pharmakologie und Klinische Pharmakologie
Universitätsstraße 1
40225 Düsseldorf

Prof. Dr. Peter Holzer
Medizinische Universität Graz
Lehrstuhl für Pharmakologie
Otto Loewi Forschungszentrum
Universitätsplatz 4
A-8010 Graz

Prof. Dr. Dr. Hans-Georg Joost
Deutsches Institut für Ernährungsforschung (DIfE) Potsdam Rehbrücke
Arthur-Scheunert-Allee 114–116
14558 Nuthetal

Prof. Dr. Ingo Just
Medizinische Hochschule Hannover
Institut für Toxikologie
Carl-Neuberg-Straße 1
30625 Hannover

Dr. Lisa-Marie Käser
Klinikum der Landeshauptstadt Stuttgart
Institut für Krankenhaushygiene
Kriegsbergstr. 60
70194 Stuttgart

Prof. Dr. Bernd Kaina
Johannes-Gutenberg-Universität
Universitätsmedizin
Institut für Toxikologie
Obere Zahlbacher Straße 67
55131 Mainz

Prof. Dr. Christiane Keller
Ludwig-Maximilians-Universität München
Medizinische Klinik und Poliklinik IV
Campus Innenstadt
Ziemssenstraße 1
80336 München

Prof. Dr. Anna Kipp
Friedrich-Schiller-Universität Jena
Institut für Ernährungswissenschaften
Molekulare Ernährungsphysiologie
Dornburger Str. 24
07743 Jena

Prof. Dr. Hartmut Kleinert
Johannes-Gutenberg-Universität
Institut für Pharmakologie
Langenbeckstraße 1
55101 Mainz

Dr. Dagmar Koethe
The University of Sydney
Brain and Mind Centre
Sydney, NSW 2006
Australia

Prof. Dr. Stavros Konstantinides
Johannes-Gutenberg-Universität
Centrum für Thrombose und Hämostase (CTH)
Langenbeckstr. 1
55131 Mainz

Prof. Hans-Peter Landolt PhD
Human Sleep Psychopharmcology Laboratory
Universität Zürich
Winterthurstraße 190
CH-8057 Zürich

Prof. Dr. Claus-Michael Lehr
Department of Drug Delivery and Biological Barriers
Helmholtz Institute for Pharmaceutical Research Saarland (HIPS)
Helmholtz Centre for Infection Research (HZI)
Saarland University
Gebäude E8 1
66123 Saarbrücken

Prof. Dr. F. Markus Leweke
The University of Sydney
Brain and Mind Centre
Sydney, NSW 2006
Australia

Prof. Dr. Hartmut Lode
Research Center for Outpatient Medical Studies
Reichsstraße 2
14052 Berlin

Prof. Dr. Andreas Ludwig
Friedrich-Alexander-Universität Erlangen-Nürnberg
Institut für Experimentelle und Klinische Pharmakologie und Toxikologie
Fahrstraße 17
91054 Erlangen

Prof. Dr. Bernhard Manger
Friedrich-Alexander-Universität Erlangen-Nürnberg
Medizinische Klinik 3
Ulmenweg 18
91054 Erlangen

Prof. Dr. Dietrich Mebs
Nordring 99
60388 Frankfurt

PD Dr. Dr. Peter Nielsen
Kurt-Bürger-Str.79
19258 Besitz

Prof. Dr. Elke Oetjen
Universitätsklinikum Hamburg-Eppendorf
Institut für Klinische Pharmakologie und Toxikologie
Zentrum für Experimentelle Medizin
AG, Pharmakologie für Pharmazeuten
Martinistraße 52
20246 Hamburg

Dr. Albert Omlor
Innere Medizin V - Pneumologie, Allergologie, Beatmungs- und Umweltmedizin
Universitätsklinikum des Saarlandes
Gebäude 41
66421 Homburg

Wolfram Ruf M.D.
Johannes-Gutenberg-Universität
Centrum für Thrombose und Hämostase (CTH)
Langenbeckstraße 1
55131 Mainz

Prof. Dr. Ingo Rustenbeck
Technische Universität Braunschweig
Institut für Pharmakologie
Toxikologie und Klinische Pharmazie
Mendelssohnstraße 1
38106 Braunschweig

Prof. Dr. Hansjörg Schild
Johannes-Gutenberg-Universität
Universitätsmedizin
Institut für Immunologie
Langenbeckstraße 1
55131 Mainz

Prof. Dr. Jens Schlossmann
Universität Regensburg
Institut für Pharmazie
Universitätsstraße 31
93040 Regensburg

Prof. Dr. Stefan Schulz
Universitätsklinikum Jena
Institut für Pharmakologie und Toxikologie
Drackendorfer Straße 1
07747 Jena

Prof. Dr. Matthias Schwab
Lehrstuhl für Klinische Pharmakologie der Universität Tübingen
Abteilung Klinische Pharmakologie
Universitätsklinikum Tübingen und Dr. Margarete Fischer-Bosch-Institut für Klinische Pharmakologie
Auerbachstraße 112
70376 Stuttgart

Prof. Dr. Ralf Stahlmann
Charité Universitätsmedizin Berlin
Campus Charité
Institut für Klinische Pharmakologie und Toxikologie
Luisenstraße 7
10117 Berlin

Prof. Dr. Holger Stark
Heinrich-Heine-Universität
Institut für Pharmazeutische und Medizinische Chemie
Universitätsstraße 1
40225 Düsseldorf

Prof. Dr. Jörg Striessnig
Universität Innsbruck
Pharmakologie und Toxikologie
Institut für Pharmazie
Innrain 80/82
A-6020 Innsbruck

Prof. Dr. Clemens Unger
Zentrum für Krebsmedizin
Breisacher Str. 84b
79110 Freiburg

PD Dr. Iris Unterberger
Medizinische Universität Innsbruck
Universitätsklinik für Neurologie
Anichstraße 35
A-6020 Innsbruck

Prof. Dr. Christian Werner
Johannes-Gutenberg-Universität
Klinik für Anästhesiologie
Langenbeckstraße 1
55101 Mainz

Prof. Dr. Siegfried Wolffram
Christian-Albrechts-Universität zu Kiel
Institut für Tierernährung und Stoffwechselphysiologie
Olshausenstraße 40
24098 Kiel

Abkürzungsverzeichnis

A

A	Ampere
AC	Adenylylcyclase
ACAT	Acyl-Coenzym-A-Cholesterin-O-Acyltransferase
ACE	Angiotensin-Converting-Enzym
ACh	Acetylcholin
AChE	Acetylcholinesterase
ACTH	adrenocorticotropes Hormon, Corticotropin, Corticotrophin(um)
ADA	Adenosindesaminase
ADH3	autosomal-dominante Hypercholesterinämie 3
ADI	acceptable daily intake, maximal tolerierbare Aufnahme eines Schadstoffs
ADP	Adenosindiphosphat
ADS	Aufmerksamkeitsdefizitsyndrom
AF	Transkriptions-Aktivierungsfunktion
Ag	Antigen
AGS	adrenogenitales Syndrom
Ak	Antikörper
α-KG	α-Ketoglutarat
ALA	Aminolävulinsäure
ALL	akute lymphatische Leukämie
ALDH	Aldehyddehydrogenasen
AMA	antimitochondriale Antikörper
AmB	Amphotericin B
AMCHA	Tranexamsäure, 4-Aminomethylcyclohexancarbonsäure
AMG	Arzneimittelgesetz
AMI	akuter Myokardinfarkt
AML	akute myeloische Leukämie
AMP	Adenosinmonophosphat
AMPA	α-Amino-3-hydroxy-5-methyl-4-isoxazolpropionsäure
ANP	atriales natriuretisches Peptid
AP	Aktionspotential
APC	aktiviertes Protein C
Apo	Apolipoprotein
APP	Amyloid-Präcursor-Protein
APRTase	Adeninphosphoribosyltransferase
APSAC	Anistreplase (p-anisoylierter Plasminogen-Streptokinase-Aktivator-Komplex)
aPTT	aktivierte partielle Thromboplastinzeit
AR	Androgenrezeptor
ARH	autosomal-rezessive Hypercholesterinämie
ASA	Aminosalicylsäure
ASO	Antisense-Oligonukleotid
ASS	Acetylsalicylsäure
ATP	Adenosintriphosphat
AUC	Fläche unter der Konzentrations-Zeit-Kurve, area under the curve
AV	atrioventrikular
AZT	Azidothymidin

B

BAL	British Anti Lewisite (Lewisite = arsenhaltiger Kampfstoff), Dimercaprol
BAT	biologischer Arbeitsplatztoleranzwert
BDNF	brain-derived neutrotrophic factor
BfArM	Bundesinstitut für Arzneimittel und Medizinprodukte
BMI	Body-Mass-Index
BNP	brain-type natriuretisches Peptid
Bq	Becquerel
Btm	Betäubungsmittel
BV	absolute Bioverfügbarkeit bei oraler Gabe
BZD	Benzodiazepin

C

c	Plasmakonzentration
C	Kohlenstoff
CA	Carboanhydrase
cal	Kalorien
cAMP	cyclisches Adenosin-3',5'-monophosphat
CBG	Corticoid-bindendes Globulin, Transcortin
CC	Creatinin-Clearance
CCK	Cholezystokinin
cDNA	komplementäre Desoxyribonukleinsäure
CE	Cholesterinester
CETP	Cholesterinestertransferprotein
cGMP	cyclisches Guanosin-3',5'-monophosphat
CGRP	calcitonin gene-related peptide
CK	Creatinkinase
CL	totale Clearance
CLL	chronische lymphatische Leukämie
CM	Chylomikronen
C_{max}	maximale Konzentration
C_{min}	minimale Konzentration
CML	chronisch myeloische Leukämie
CMP	Cytidinmonophosphat
CMR	Chylomikron remnant (Restpartikel)
CMV	Zytomegalievirus
CNG	cyclic nucleotide-gated
CNP	C-type natriuretisches Peptid
CoA	Coenzym A
COMT	Catechol-O-Methyltransferase
COPD	chronic obstructive pulmonary disease
COX	Cyclooxygenase
CRBP	cellular retinal binding protein
CRH	corticotropin releasing hormone, Corticorelin,
CSF	koloniestimulierender Faktor, colony stimulating factor
CT	Computertomografie
CVLM	kaudale ventrolaterale Medulla oblongata
CYP	Cytochrom P_{450}

D

D/Da	Dalton, Einheit für Molekulargewicht
d	Tag
DA	Dopamin
DAB	Deutsches Arzneibuch
DAG	Diacylglycerol, Diacylglycerin
DDF	Diaminodiphenylsulfon, Dapson

DDT Dichlordiphenyltrichlorethan
DEC Diethylcarbamazin
DG Diacylglycerol
DHE Dihydroergotamin
DHEA Dihydroepiandrosteron
DHT Dihydrotestosteron
DIC disseminierte intravasale Koagulation
DMNA Dimethylnitrosamin
DNA Desoxyribonukleinsäure
DNPS Dimercaptopropansulfonsäure
DOM 2,5-Dimethoxy-4-methylamphetamin
DOMA 3,4-Dihydroxymandelsäure
DOPA, Dopa 3,4-Dihydroxyphenylalanin
DOPAC 3,4-Dihydroxyphenylessigsäure
DOPEG 3,4-Dihydroxyphenylglycol
DSPA Desmoteplase, Desmodus rotundus salivary plasminogen activator
dTMP Desoxythymidinmonophosphat
dUMP Desoxyuridinmonophosphat

E

E Einheit
EBV Epstein-Barr-Virus
EC effective concentration
ECL enterochromaffin-like cells
ED Einzeldosis, Effektivdosis
EDRF endothelium-derived relaxing factor
EDTA Ethylendiamintetraessigsäure
EEG Elektroencephalogramm
EGF epidermal growth factor (epidermaler Wachstumsfaktor)
EKG Elektrokardiogramm
EL Endotheliale Lipase
EMB Ethambutol
EMA European Medicines Agency, Europäische Arzneimittelagentur
EPA Eicosapentaensäure
EPMS extrapyramidal-motorische Symptome
EPO Erythropoietin
EPSP erregendes postsynaptisches Potential
ER Estrogenrezeptor
ERE Estrogen-responsives Element
EZR Extrazellularraum

F

FAD Flavinadenindinukleotid
FC Flucytosin/freies (nicht verestertes) Cholesterin
FDB familiärer Apolipoprotein-B100-Defekt
FdUMP Fluor-Desoxyuridinmonophosphat
FEV_1 forciertes Ausatemvolumen in der ersten Sekunde
FFA freie Fettsäuren
FGF fibroblast growth factor
FH familiäre Hypercholesterinämie
FMN Flavinmononukleotid
FS Fettsäure
FSH follikelstimulierendes Hormon, Follitropin
FU Fluorouracil

G

g Gramm
GABA γ-Aminobuttersäure
GAP GTPase-aktivierendes Protein
GC Guanylylcyclase
G-CSF Granulozyten-Koloniestimulierender Faktor
GCp partikuläre (membrangebundene) Guanylylcyclase
GDP Guanosin-5'-diphosphat
GFR glomeruläre Filtrationsrate
GGT Gamma-Glutamyl-Transferase
GH growth hormon, Wachstumshormon, Somatotropin
Gi inhibitorisches heterotrimeres G-Protein
GIP gastric inhibitory peptide
Gln Glutamin
GLP glucagon-like peptide
Glu Glutamat
GLUT Glucosetransporter
GM-CSF Granulozyten-Makrophagen-Koloniestimulierender-Faktor
GMP Guanosinmonophosphat
GnRH Gonadotropin releasing hormone, Gonadorelin
Go heterotrimeres G-Protein, eine von mehreren Formen
GOT Glutamat-oxalacetat-Transaminase
gp Glykoprotein
G-Protein Guaninnukleotid-bindendes Protein
GPT Glutamatpyruvat-Transaminase
Gq heterotrimeres G-Protein, eine von mehreren Formen
GRE glucocorticoid-responsive element
GRH growth hormone releasing hormone, Somatotropin, GHRH
GRK G-Protein-gekoppelte Rezeptorkinase
Gs stimulierendes heterotrimeres G-Protein
GS Gallensäure
GSH Glutathion-Sulfhydryl, Glutathion
GST Glutathion-S-Transferase
GTP Guanosin-5'-triphosphat
GTPase Guanintriphosphatase

H

h Stunde
H Wasserstoff
Hb Hämoglobin
HCG human chorionic gonadotropin, Choriongonadotropin
HCV Heptatitis-C-Virus
HDL high density lipoproteins
HES Hydroxyethylstärke
HETE Hydroxytetraensäure
HGH human growth hormone, Somatotropin, STH (somatotropes Hormon)
HHL Hypophysenhinterlappen
HIT heparininduzierte Thrombozytopenie
HIV humanes Immundefizienzvirus
HL Hepatische Lipase
HLA Histokompatibilitätsantigen, human leukocyte antigen
HMG humanes menopausales Gonadotropin
HMG-CoA Hydroxymethylglutaryl-Coenzym A
HMG-CoA-R 3-Hydroxy-3-methyl-glutaryl-Coenzym-A-Reduktase
HPETE Hydroperoxy-Eicosatetraensäure
HPL human placental lactogen, humanes plazentares Lactogen
HPRTase Hypoxanthin-Guanin-Phosphoribosyltransferase

Hsp, HSP Hitzeschockprotein
HSV Herpes-simplex-Virus
5-HT 5-Hydroxytryptamin, Serotonin
5-HTP 5-Hydroxytryptophan
HVL Hypophysenvorderlappen
HWZ Halbwertszeit
Hz Hertz

I

i. a. intraarteriell
IC50 Pharmakonkonzentration, bei der 50 % Hemmung erzielt wird, inhibitory concentration
ICAM intercellular adhesion molecule
ICE Interleukin-Converting-Enzyme
IDL intermediate density lipoproteins
IE Internationale Einheit
IF Intrinsic Factor
IFN Interferon
Ig Immunglobulin
IGF insulin-like growth factor
IL Interleukin
i. m. intramuskulär
IMP Inosinmonophosphat
INH Isonicotinsäurehydrazid
Inj. Injektion
INN International nonproprietary name
INR International normalized ratio
IP3 Inositoltriphosphat
i. p. intraperitoneal
IRS Insulinrezeptorsubstrat
ISDN Isosorbid-2,5-dinitrat
ISMN Isosorbid-5-mononitrat
i. th. intrathekal
i. v. intravenös
IZR Intrazellularraum

J

J Joule

K

kb Kilobasen
Kd Dissoziationskonstante
kD Kilodalton
KG Körpergewicht
kg Kilogramm
KHK koronare Herzkrankheit
KIE Kallikrein-Inhibitor-Einheit

L

L Liter
LC letale Konzentration
LCAT Lecithin-Cholesterin-Acyltransferase
LD letale Dosis
LDL low density lipoproteins
LDLR „low density lipoprotein"-Rezeptor
LH luteinisierendes Hormon, Lutropin
Lp(a) Lipoprotein (a)
LPL Lipoproteinlipase
Lp-PLA$_2$ Lipoprotein-assoziierte Phospholipase A_2
LPS Lipopolysaccharide
LRP low density lipoprotein receptor related protein
LSD Lysergsäurediethylamid
LT Leukotrien
LVEDP linksventrikulärer enddiastolischer Druck
LVEDV linksventrikuläres enddiastolisches Volumen
LWAR langfristig wirksame Antirheumatika
LX Lipoxine
LXR Leber-X-Rezeptor

M

M Molar
m Meter
MAC minimale alveoläre Konzentration
MAK maximale Arbeitsplatzkonzentration
MALT mucosaassoziiertes lymphatisches Gewebe
MAO Monoaminooxidase
MAPK Mitogen-aktivierte Proteinkinase
MBK minimale bakterizide Konzentration
MCP Makrophagen-chemotaktisches Peptid
MCS multiple Chemikaliensensitivität, multiple chemical sensitivity
MDA 3,4-Methylendioxyamphetamin
MDMA 3,4-Methylendioxymethamphetamin, „Ecstasy"
MDR multiple Arzneimittelresistenz, multidrug resistance
MDS myelodysplastisches Syndrom
ME Mega-Einheit
MHC Haupthistokompatibilitätskomplex, major histocompatibility complex
MHK minimale Hemmkonzentration
min Minute
ml/mL Milliliter
MM Molekularmasse
mmHg Millimeter Quecksilbersäule
MODY maturity onset diabetes of the young
MOPEG 3-Methoxy-4-hydroxyphenylglycol
MPS myeloproliferatives Syndrom
MPS mononukleares Phagozytensystem
MRI Monoamin-Rückaufnahme-Inhibitor
mRNA Messenger-Ribonukleinsäure
MRP multidrug resistance-associated protein
MRSA methicillinresistenter *Staphylococcus aureus* (früher) oder multiresistenter *Staphylococcus aureus* (heute)
MRT Magnetresonanztomografie
MSH Melanozyten-stimulierendes Hormon, Melanotropin
MTD maximal tolerierte Dosis
MTP mikrosomales Triglyceridtransportprotein
MUFA monounsaturated fatty acids
MVO$_2$ myokardialer Sauerstoffverbrauch

N

N Stickstoff
NA Noradrenalin/nicotinic acid (Nicotinsäure)
NAD$^+$ Nicotinamid-Adenin-Dinukleotid
NADP$^+$ Nicotinamid-Adenin-Dinukleotid-Phosphat
NADP(H) Nicotinamid-Adenin-Dinukleotid-Phosphat (H)
NASH nichtalkoholische Steatohepatitis
NAT N-Acetyltransferasen
NEP neutrale Endopeptidase
NF-κB nuclear factor κB
NGF Nervenwachstumsfaktor
NHL Non-Hodgkin-Lymphom

NK-Zelle natürliche Killerzelle
NMDA N-Methyl-D-aspartat
NMH niedermolekulares Heparin (engl.: low molecular weight heparins = LMWH)
NO Stickstoffmonoxid
NOS Stickstoffmonoxid-Synthase
NPA neutrales Protamin-Insulin Hagedorn
NPC1L1 Niemann Pick C1 like protein 1
NPY Neuropeptid Y
NSA = NSAID, nichtsteroidales Antiphlogistikum
NSAR nichtsteroidales Antirheumatikum
NSMRI nichtselektiver Monoamino-Rückaufnahme-Inhibitor
NYHA New York Heart Association

O

OATP organischer Anionentransporter
OH Hydroxylgruppe

P

Pa Pascal
PAF plättchenaktivierender Faktor
PAH Paraaminohippursäure
PAI Plasminogenaktivatorinhibitor
PAK polycyclische aromatische Kohlenwasserstoffe
PAMBA p-Aminomethylbenzoesäure
pAVK periphere arterielle Verschlusskrankheit
PCB polychlorierte Biphenyle
PCDD polychlorierte Dibenzodioxine
PCDF polychlorierte Dibenzofurane
PCSK9 proconvertase subtilisin-like kexin type 9
PDE Phosphodiesterase
PDGF platelet-derived growth factor
PDK1 Phosphatidylinositol-abhängige Proteinkinase 1
PEI Paul-Ehrlich-Institut
PET Positronenemissionstomografie
PG Prostaglandin
PGI2 Prostacyclin
PI3 K Phosphatidylinositol-3-Kinase
PIP2 Phosphatidylinosit-4,5-bisphosphat
PI-PLC phosphatidylinositspezifische Phospholipase C
PK Proteinkinase
PL Phospholipase
PLTP Phospholipoproteintransferprotein
p. o. per os
POMC Pro-Opiomelanocortin
PPAR Peroxisomen-Proliferator-aktivierter Rezeptor
PPI Protonenpumpeninhibitor
PR Progesteronrezeptor
PRPP 5-Phosphoribosylpyrophosphat
PT Prothrombinzeit
PTCA perkutane transluminale Koronarangioplastie
PTH Parathormon
PTT partielle Thromboplastinzeit
PUFA polyunsaturated fatty acids
PZA Pyrazinamid

R

RAAS Renin-Angiotensin-Aldosteron-System
RAR retinoic acid receptor
RBP retinal binding protein
RER raues endoplasmatisches Retikulum
RES retikuloendotheliales System
RMP Rifampicin
RNA Ribonukleinsäure
RNAse-H Ribonuklease H
RNSi Ribonukleinsäure-Interferenz (RNA silencing)
r-PA Reteplase (rekombinanter Plasminogenaktivator)
RTK Rezeptortyrosinkinase
RVLM rostrale ventrolaterale Medulla oblongata
RXR Retinoid-X-Rezeptor

S

s Sekunde
SARM selektiver Androgenrezeptor-Modulator
s. c. subcutaneus – subkutan
SCID severe combined immunodeficiency
SERM selektiver Estrogen-Rezeptor-Modulator
SH Sulfonylharnstoffderivat
SHBG Sexualhormon-bindendes Globulin
SLE systemischer Lupus erythematodes
SM Streptomycin
SNP single nucleotide polymorphism
SNRI selektiver Noradrenalin-Rückaufnahme-Inhibitor
SP Substanz P
SPRM selektiver Progesteronrezeptor-Modulator
SR Steroidrezeptor/scavenger receptor
SREP sterol response element binding protein
SRS-A slow reacting substance of anaphylaxis
SSNRI selektiver Serotonin- und Noradrenalin-Rückaufnahme-Inhibitor
SSRI selektiver Serotonin-Rückaufnahme-Inhibitor
SST Somatostatin
SULT Sulfotransferasen
SUR Sulfonylharnstoffrezeptor

T

$t_{1/2}$ Halbwertszeit
T_3 Triiodthyronin
T_4 Thyroxin
TBG Thyroxin-bindendes Globulin
Tc zytotoxischer T-Lymphozyt
TCA trizyklische Antidepressiva
TCDD Tetrachlordibenzodioxin
TEA Tetraethylammonium
TEQ toxische Äquivalentfaktoren
TETD Tetraethylthiuramdisulfid
TF Gewebefaktor
TFPI tissue factor pathway inhibitor
TG Triglyceride
TGF transforming growth factor, transformierender Wachstumsfaktor
tgl. täglich
TH Helfer-T-Lymphozyt
THC Tetrahydrocannabinol
THF Tetrahydrofolsäure
TIA transitorische ischämische Attacke
t_{max} Zeit bis zum Erreichen maximaler Plasmaspiegel eines Pharmakons
TNF Tumor-Nekrose-Faktor
TNK-t-PA Tenecteplase
t-PA Alteplase (tissue plasminogen activator – Gewebeplasminogenaktivator)

TRK technische Richtkonzentration
TRH Thyrotropin releasing hormone, Protirelin
TRL triglyceride rich lipoproteins
t-RNA Transfer-Ribonukleinsäure
TSH thyreotropes Hormon, Thyrotropin
TTS transdermale therapeutische Systeme
TX Thromboxan

U

U Internationale Einheit
UAW unerwünschte Arzneimittelwirkung
UDP Uridindiphosphat
UFH unfraktioniertes Heparin
UGT Uridindiphosphat-Glucuronosyltransferasen
u-PA Urokinase
UTG Uridin-5′-diphosphat(UDP)-glucuronyltransferase
UTP Uridintriphosphat

V

V Volt
V, VD Verteilungsvolumen
VEGF vascular endothelial growth factor
VEGFR vascular endothelial growth factor receptor
VIP vasoaktives intestinales Polypeptid
VLDL very low density lipoproteins
VLDLR very low density lipoprotein remnant (Restpartikel)
VMS Vanillinmandelsäure
VZV Varicella-Zoster-Virus

W

WHO World Health Organisation

X

XO Xanthinoxidase

Inhaltsverzeichnis

KAPITEL

1 Grundlagen der Pharmakologie und Toxikologie

Es treten uns hier sogleich zwei Fragen in den Weg, nämlich,
1) inwiefern werden die Arzneimittel von dem Organismus verändert und
2) inwiefern wirken dieselben auf den Organismus verändernd ein.
Rudolf Buchheim 1846

1.1 Grundbegriffe

Veit Flockerzi

1.1.1 Die Pharmakologie

Die Pharmakologie untersucht die Wirkungen von Arzneistoffen auf lebende Systeme. Pharmakologie spielt eine Rolle bei der Einnahme von Medikamenten aller Art, von Medikamenten aus der Hausapotheke oder dem Notarztkoffer, bei der Einnahme von schmerz- und fiebersenkenden Mitteln, oralen Kontrazeptiva oder Coffeingetränken. Sie spielt eine Rolle bei der Prävention, der Diagnostik und der Behandlung von Krankheiten. Pharmakologie ist die Wissenschaft davon, was nach Einnahme eines Medikaments mit dem Körper und dem eingenommenen Medikament selbst passiert. Der Arzt Rudolf Buchheim, der die Pharmakologie zu einem selbstständigen Fach machte (➤ Kap. 1.1.4), hat diesen Doppelaspekt erkannt und im Jahr 1846 formuliert: „Es treten uns hier sogleich zwei Fragen in den Weg, nämlich, 1. inwiefern werden die Arzneimittel von dem Organismus verändert, und 2. inwiefern wirken dieselben auf den Organismus verändernd ein." Jedes Medikament, das wir einnehmen, verändert chemische Prozesse in unserem Körper. Die Aufgabe der Pharmakologie ist es, zu verstehen, warum diese Veränderungen stattfinden, und sie ist entscheidend für

- die Entdeckung neuer Medikamente zur Bekämpfung von Krankheiten,
- die Verbesserung der Wirksamkeit von Medikamenten,
- die Verringerung unerwünschter Arzneimittelwirkungen von Medikamenten,
- das Verständnis, warum Menschen unterschiedlich auf bestimmte Medikamente ansprechen und warum manche Medikamente süchtig machen.

Die Pharmakologie steht im Zentrum der biomedizinischen Wissenschaft und verbindet ärztliches Handeln mit Biochemie, Physiologie und Pathologie. Pharmakologen arbeiten eng mit Wissenschaftlern anderer Disziplinen zusammen, welche die moderne biomedizinische Wissenschaft ausmachen, darunter Neurowissenschaften, Molekular- und Zellbiologie, Immunologie, Krebsbiologie, Epidemiologie, Bioinformatik und Pharmazie. Pharmakologisches Wissen verbessert das Leben von Millionen von Menschen auf der ganzen Welt. Es maximiert den Nutzen von Medikamenten und minimiert Risiken und Schäden. Da neue Krankheiten auftauchen und ältere Medikamente – wie Antibiotika – nicht mehr so gut wirken, wird der Beitrag der Pharmakologie, bessere und sicherere Medikamente zu finden, für die Zukunft noch wichtiger sein.

Einen Stoff, insofern er mit Lebewesen wechselwirkt, nennt man **Pharmakon** (Plural Pharmaka; Englisch meist drug bzw. drugs). Die Pharmakologie betrachtet die Wechselwirkung von Stoffen und Lebewesen **wertneutral,** also unabhängig davon, ob die Wechselwirkung für das Lebewesen, i. d. R. den Menschen, nützlich, belanglos oder schädlich ist. Entsprechend gilt das Wort „Pharmakon" für alle mit Lebewesen in Kontakt tretenden Stoffe, unabhängig von ihrer Nützlichkeit oder Schädlichkeit. In einem zweiten Schritt kann man unterscheiden zwischen **Arznei-** und **Schadwirkungen** sowie zwischen **Arzneistoffen** und **Giften.** Allerdings kann ein Arzneistoff auch schaden und ein gemeinhin als Gift bezeichneter Stoff zuweilen nützen (➤ Kap. 1.1.2).

Mit der Anwendung von Arzneistoffen beim Menschen beschäftigt sich die **Klinische Pharmakologie.** Sie prüft u. a. neue Arzneistoffe auf die vom Gesetzgeber geforderte therapeutische Wirksamkeit. Sie hilft, für einen individuellen Patienten den richtigen Arzneistoff in der richtigen Dosis auszusuchen. Schadwirkungen von Stoffen und praktische Konsequenzen daraus behandelt die **Toxikologie** (➤ Kap. 35). Nach der Definition der Pharmakologie sind Toxikologie und Klinische Pharmakologie essentielle Teile der Pharmakologie.

Besonderen Aspekten widmen sich die **Pharmakovigilanz,** die **Neuropharmakologie,** die **Psychopharmakologie,** die **Biochemische Pharmakologie,** die **Molekulare Pharmakologie,** die **Pharmakogenetik** und die **Pharmakoepidemiologie.**

Im Unterschied zur Pharmakologie ist die **Pharmazie** die Wissenschaft von den chemisch-physikalischen Eigenschaften der Arzneistoffe, von ihrer Gewinnung, ihrer Analytik und ihrer Verarbeitung zu Arzneiformen wie Tabletten, Tropfen und Salben (➤ Kap. 1.6). Bei pflanzlichen Arzneistoffen oder bei Arzneistoffen, die von Mikroorganismen gebildet werden, untersucht die Pharmazie deren Biosynthese und deren Isolierung und rekapituliert die Synthese mithilfe biotechnologischer Vorgehensweisen. Wo Arzneistoffe mit Lebewesen in Wechselwirkung treten, beginnt die Pharmakologie. Insofern ergänzen beide Wissenschaften einander.

1.1.2 Pharmaka

Wirkstoffe im Sinne der Pharmakologie, also Pharmaka, können reine chemische Substanzen sein, aus der Natur gewonnen oder vom Menschen durch chemische Verfahren hergestellt. Sie können auch Gemische von Verbindungen sein, etwa Pflanzenteile und Pflanzenextrakte. Sie können körpereigen, wie Hormone und Gerinnungsfaktoren, oder normalerweise nicht im Körper vorhanden sein.

Nur die als Nahrungsmittel aufgenommenen Proteine, Fette und Kohlenhydrate bleiben meist außerhalb der von der Pharmakologie untersuchten Arzneistoffe, ebenso funktionelle Lebensmittel, auch als „Functional Food" oder „Nutraceuticals" bezeichnet. Hier handelt es sich um Nahrungsmittel, die mit zusätzlichen Inhaltsstoffen angereichert sind, beispielsweise Margarine mit Phytosterinen, Omega-3-Brot mit zugesetzten Omega-3-Fettsäuren oder probiotische Milchprodukte, die mit positivem Effekt auf die Gesundheit beworben werden. Besondere Wirkungen auf die Gesundheit sind jedoch wissenschaftlich nicht gesichert. Ähnlich verhält es sich mit Nahrungsergänzungsmitteln. Sie enthalten in konzentrierter Form und oft in hoher Dosierung Nährstoffe (Kohlenhydrate, Fette und Proteine) sowie Vitamine und Mineralstoffe, Spurenelemente, Aminosäuren oder Ballaststoffe, die auch in normalen Lebensmitteln vorkommen. Nahrungsergänzungsmittel sind kein Ersatz für eine ausgewogene und abwechslungsreiche Ernährung sowie eine gesunde Lebensweise.

Eine Wertung der Pharmaka führt zur Unterscheidung von Arzneistoffen und Giften. **Arzneistoffe** sind Pharmaka, die (bei entsprechender Dosierung) dem Menschen **nützen,** indem sie der Verhütung, Heilung, Linderung oder Erkennung von Krankheiten dienen. **Gifte** sind Pharmaka, die (bei entsprechender Dosierung) dem Menschen **schaden.** Viele Pharmaka wirken je nach ihrer Dosis nützlich oder schädlich; z. B. können 0,5 g Paracetamol Schmerzen lindern, 10 g aber, auf einmal eingenommen, einen Menschen in akute Lebensgefahr bringen. Selbst bei angemessener Dosierung kann jeder Arzneistoff neben der erwünschten Wirkung auch Schadwirkungen auslösen.

Arzneistoffe werden mithilfe der pharmazeutischen Technologie in eine zur Anwendung beim Menschen **geeignete Arzneiform** wie Tabletten, Injektionslösungen oder Salben gebracht (➤ Kap. 1.6) und dann als **Arzneimittel** (➤ Abb. 1.1) bezeichnet. Den Verkehr mit Arzneimitteln regelt in Deutschland das **Arzneimittelgesetz** (➤ Kap. 1.7.1). Nur selten werden heute Arzneimittel noch für einen bestimmten Patienten ad hoc in der Apotheke zubereitet. Viel häufiger sind **Fertigarzneimittel,** im Voraus industriell hergestellt und in einer zur Abgabe an den Verbraucher bestimmten Verpackung in den Verkehr gebracht. Fertigarzneimittel bedürfen der **Zulassung** durch die zuständige Bundesbehörde, meist das Bundesinstitut für Arzneimittel und Medizinprodukte oder die Europäische Arzneimittelagentur (The European Medicines Agency, EMA), eine Agentur der Europäischen Union in Amsterdam. Für die Zulassung müssen die **pharmazeutische Qualität** des Arzneimittels, seine **therapeutische Wirksamkeit** und seine **Unbedenklichkeit** nachgewiesen werden.

Homöopathische Fertigarzneimittel (➤ Kap. 1.8.2) bedürfen allerdings nicht der Zulassung, sondern nur einer **Registrierung**. Voraussetzungen für die Registrierung sind, dass die pharmazeutische Qualität des homöopathischen Fertigarzneimittels gewährleistet und es frei von unvertretbaren Schadwirkungen ist. Ein Nachweis der therapeutischen Wirksamkeit ist nicht erforderlich.

Chemisch definierte Arzneistoffe werden weltweit mit einem von der WHO festgelegten **Freinamen** (= generic name = international non-proprietary name = INN) bezeichnet. Diese Freinamen sollten bei allen wissenschaftlichen Erörterungen benützt werden. Die pharmazeutischen Unternehmen kennzeichnen eingetragene Warenzeichen, meist durch® (registered). So ist ben-u-ron® der Markenname der Firma bene-Arzneimittel GmbH für das Analgetikum, dessen Freiname Paracetamol ist. Häufig

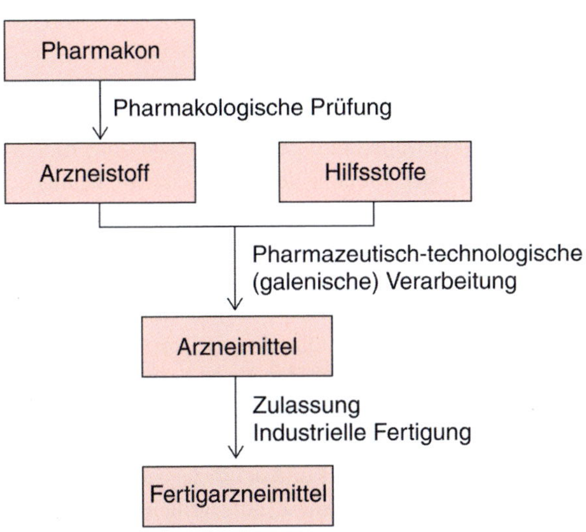

Abb. 1.1 Vom Pharmakon zum Fertigarzneimittel.

kommen Arzneimittel, wenn der Patentschutz abgelaufen ist, unter ihrem Freinamen in den Handel, billiger als unter dem Markennamen des Erstvertreibers. Solche Fertigarzneimittel nennt man **Generika**.

Den chemisch definierten Arzneistoffen stehen die biotechnologisch hergestellten Arzneimittel, die **Biologika** oder **Biologicals** (➤ Kap. 1.7.2) gegenüber, meistens Protein- oder Glykoprotein-Moleküle (➤ Kap. 1.3.1). Die ebenfalls biotechnologisch hergestellten Nachfolgeprodukte von solchen patentgeschützten Biologika bezeichnet man als **Biosimilars** (➤ Kap. 1.7.2). Anders als bei klassischen Generika weisen Biosimilars stets Unterschiede zum Original auf.

1.1.3 Wechselwirkung von Pharmaka mit Lebewesen

In zwei Richtungen gehen die Wechselwirkungen zwischen Stoffen und Lebewesen:

- Die Wirkungen des Pharmakons auf das Lebewesen fasst man unter dem Begriff **Pharmakodynamik** zusammen.
- Die Wirkungen des Lebewesens auf das Pharmakon fasst man unter dem Begriff **Pharmakokinetik** zusammen.

➤ Abb. 1.2 zeigt diesen Doppelaspekt und gibt eine Vorschau darauf, was in den nächsten Abschnitten des Kapitels Allgemeine Pharmakologie an Pharmakodynamik und Pharmakokinetik besprochen wird.

1.1.4 Perspektiven

Die Pharmakologie im heutigen Sinne entstand im **19. Jahrhundert** parallel zur Physiologie, Biochemie und Pathologie. Zum ersten Mal wollte man die Wechselwirkungen von Stoffen und Lebewesen als Ursachen-Wirkungs-Ketten verstehen und das Verstehen dem Menschen nutzbar machen.

Pioniere waren Friedrich Wilhelm Sertürner (1783–1841), der in Paderborn und Einbeck aus dem Opium das Morphin isolierte und als den wirksamen Bestandteil erkannte, und François Magendie (1783–1855), der in Paris nachwies, dass die Angriffspunkte des Strychnins im Rückenmark liegen und dass Strychnin auf dem Blutweg dorthin gelangt. Sertürner war Apotheker und Magendie Physiologe. Eigentlicher Gründer der Pharmakologie als eines selbstständigen Faches war Rudolf Buchheim (1820–1879). Er richtete in Dorpat in Estland, dem heutigen Tartu, der Welt erstes Pharmakologisches Institut ein. Sein bedeutendster Doktorand war Oswald Schmiedeberg (1838–1921), der später von 1872–1918 das Pharmakologische Institut der Universität Straßburg leitete. Schmiedeberg isolierte das Muscarin aus dem Fliegenpilz und beobachtete, dass Muscarin sehr ähnlich wie der N. vagus auf das Herz wirkt. Er isolierte das Digitoxin aus dem Roten Fingerhut *(Digitalis pupurea)* und entdeckte die Glucuronsäure und ihre Rolle als Kopplungspartner für Pharmaka. Schmiedeberg und der Internist Bernhard Naunyn gründeten 1873 die erste, noch heute existierende pharmakologische Fachzeitschrift *Naunyn-Schmiedeberg's Archives of Pharmacology*.

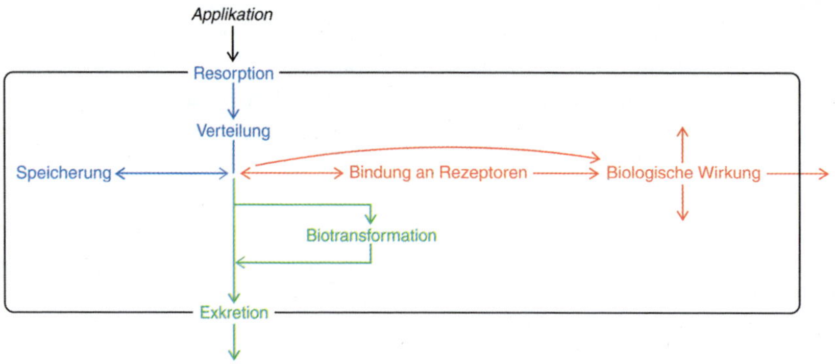

Abb. 1.2 Pharmakokinetik und Pharmakodynamik: eine Übersicht.
Damit ein Stoff zum Pharmakon wird, muss er mit einem Lebewesen in Kontakt treten, sei es, indem er auf die Körpergrenzflächen gelangt (z. B. beim Schlucken einer Tablette auf das Epithel des Magen-Darm-Kanals), sei es, indem er direkt injiziert wird (z. B. intramuskulär, intravenös oder subcutan). Man bezeichnet das In-Kontakt-Bringen von Pharmakon und Lebewesen als Applikation. Mit der Applikation beginnen die Prozesse der Pharmakokinetik und Pharmakodynamik.
Das Pharmakon tritt in der Regel in die Blutbahn ein: **Resorption.** Das Blut transportiert es in alle Gewebe: **Verteilung.** Dabei kann es sich in bestimmten Kompartimenten anreichern: **Speicherung.** Die Summe dieser Vorgänge, durch die das Pharmakon die ihm aufgrund seiner chemisch-physikalischen Eigenschaften zustehenden Räume im Körper erreicht, wird als **Invasion** bezeichnet (blau). Schon während der Invasion wird das Pharmakon auch wieder aus dem Körper beseitigt. Es kann unverändert ausgeschieden werden: **Exkretion.** Es kann chemisch verändert werden: **Biotransformation.** Die Summe der beiden Vorgänge wird als **Elimination** bezeichnet (grün). Durch diese Prozesse wirkt der Organismus auf das Pharmakon; sie alle gehören zur **Pharmakokinetik** (blau und grün; ➤ Kap. 1.4 und ➤ Kap. 1.5).
Mit der Verteilung gelangt das Pharmakon an die Orte seiner Wirkung. In der Regel wirken Pharmaka, indem sie sich primär an spezifische Makromoleküle binden, die die Wirkung vermitteln. Wir nennen diese Makromoleküle **Rezeptoren.** So ist das Makromolekül β_2-Adrenozeptor der Rezeptor, der die bronchospasmolytische Wirkung des Salbutamols vermittelt; das Makromolekül Hämoglobin ist der Rezeptor, der für die Giftwirkung des Kohlenmonoxids verantwortlich ist. Manchmal wirken Pharmaka auch **nicht über Rezeptoren.** So löst Mannit Diurese nicht durch Bindung an spezifische Makromoleküle aus, sondern indem es als polarer, tubulär nicht rückresorbierbarer Stoff im Tubuluslumen osmotisch Wasser festhält. Durch diese Prozesse wirkt das Pharmakon auf den Organismus; sie alle gehören zur **Pharmakodynamik** (rot; ➤ Kap. 1.2).

Die Pharmakologie hat mitgeholfen, unser Leben zu verlängern und uns freier von Schmerz und anderen Krankheitssymptomen zu machen. Seit den 1870er-Jahren hat sich die Lebenserwartung heute mehr als verdoppelt, bei Frauen in Deutschland um 45 auf 83,4 Jahre, bei Männern um 43 auf 78,6 Jahre, nicht nur, aber doch auch dank der Pharmakologie. So sei in willkürlicher Auswahl daran erinnert, wie Pharmakologie dazu beigetragen hat, dass Menschen länger leben:

- Patienten mit Diabetes Typ 1, die ohne Insulin gestorben wären: Insulin wurde 1921 erstmals isoliert und seit 1922 zur Behandlung von Diabetes Typ 1 eingesetzt, zunächst isoliert aus den Bauchspeicheldrüsen von Schlachttieren, seit Anfang der 1980er-Jahre mit gentechnologischen Methoden als rekombinantes humanes Insulin hergestellt.
- Die vielen Kinder, die an Komplikationen im Gefolge einer Scharlacherkrankung gestorben wären: Bisher existiert kein Impfstoff, doch wird Scharlach effektiv mit Penicillin behandelt. Zwar wurde Penicillin bereits 1928 entdeckt, jedoch steht es erst seit Anfang der 1950er-Jahren in größerem Umfang zur Therapie zur Verfügung. Der nach dem gleichnamigen Buch von Graham Green von Carol Reed gedrehte Film „Der dritte Mann" mit der berühmten mit der Zither gespielten Melodie hat den Schwarzhandel mit Penicillin in Wien nach dem 2. Weltkrieg zum Gegenstand.
- Die vielen Menschen, die an Komplikationen der gastroduodenalen Ulkuskrankheit gestorben wären: Für sie gab es nur symptomatische Therapien, darunter eingreifende Magenteilresektionen nach Billroth. Seit knapp 20 Jahren werden 75–90 % der Erkrankten mit der Helicobacter-pylori-Eradikationstherapie geheilt; diese besteht aus der Einnahme einer Kombination von drei Arzneimitteln, einem Protonenpumpenhemmer und zwei Antibiotika, die über vier Wochen (Protonenpumpenhemmer) und sieben Tage (Antibiotika) eingenommen werden müssen.
- Die Erfolgsgeschichte der Impfstoffentwicklung: Von den Impfstoffen zur Prävention von Pocken, Kinderlähmung, Mumps, Masern, Keuchhusten bis aktuell zur Prävention von Infektionen mit Ebola- und SARS-CoV-2-Viren.
- Es sei daran erinnert, dass es ohne Pharmakologie weder Narkose noch Lokalanästhesie und damit auch keine kontrollierten chirurgischen Eingriffe gäbe.

Parallel verlief die Entwicklung der **Psychopharmaka:** Über Jahrzehnte war die bloße Verwahrung chronisch erkrankter psychiatrischer Patienten in Nervenheilanstalten die einzig bekannte Möglichkeit einer Behandlung. Jede Methode, die auch nur eine kleine Symptomverbesserung bewirkte (unter Inkaufnahme der gravierenden unerwünschten Arzneimittelwirkungen), wurde als Meilenstein in der Therapie gefeiert. Es ist aus heutiger Sicht schwer, sich in die Zeit hineinzuversetzen, aber man muss sich verdeutlichen, dass bis in die 1950er-Jahre hinein die psychiatrischen Kliniken voll mit nicht behandelbaren Patienten waren. Die Behandlungsversuche zu dieser Zeit waren Insulin-induzierte hypoglykämische Krampfanfälle, mit elektrischem Strom induzierte Krampfanfälle (Elektroschock), das Verbringen der Patienten in Tobsuchtszellen und ihre Fixierung mit Zwangsjacken. Besonders folgenschwer waren Frontalhirn-Lobotomien (u. a. eindrucksvoll von Ken Keseys Roman [1962] und der dazugehörigen Verfilmung „Einer flog über das Kuckucksnest" aufgegriffen). Ein Beispiel zur Verdeutlichung der damaligen Situation: Der Begründer der Psychochirurgie und Erfinder der Frontalhirn-Lobotomie, der Neurologe

Egas Moniz, erhielt genau für diese aus heutiger Sicht martialisch anmutende Methode den Nobelpreis im Jahre 1949 – im Wortlaut: „for his discovery of the therapeutic value of leucotomy in certain psychoses". Mit Ausnahme der Elektrokrampftherapie stehen die genannten Verfahren auf keinem wissenschaftlichen Boden, haben schwerste unerwünschte Wirkungen und werden heute – wie die Lobotomie – nicht mehr angewandt. Eine Revolution in der Therapie psychotischer Erkrankungen gelang erst durch die Entdeckung der antipsychotischen Wirkung von Chlorpromazin. So wurde Chlorpromazin 1953 in Deutschland und 1954 in den USA zur Behandlung psychotischer Episoden zugelassen, weil es den Patienten Wahn und Halluzinationen zu nehmen vermochte. Die heute als so wichtig erkannten sozialpsychiatrischen Maßnahmen einschließlich der Behandlung von Patienten in Tageskliniken sind in vielen Fällen durch die langfristige Stabilisierung mit Psychopharmaka möglich. Weitere pharmakologische Entdeckungen wie Iproniazid, der erste MAO-Hemmstoff (1957), Imipramin, das erste Antidepressivum (1957), und Haloperidol (1958) bereiteten den Weg zu einer spezifischen Pharmakotherapie von psychiatrischen Erkrankungen.

Ist das Ziel der ärztlichen Kunst ein langes, gesundes, von Krankheit möglichst freies Leben, dann gibt es für die Pharmakologie noch viele ungelöste Probleme. Die Medizin **sucht dringend neue Medikamente,** z. B. für

- Pankreaskarzinome und weitere bösartige Tumoren
- Herzinsuffizienz
- Schlaganfall
- Neurodegenerative Erkrankungen wie Demenz, Morbus Parkinson und Epilepsie
- Viele Infektionskrankheiten, auch bakterielle Infektionen mit Resistenzentwicklungen gegen vorhandene Antibiotika.

Neue Wege der Arzneistoffsuche und neue Therapieansätze wie in vivo und ex vivo eingesetzte Gentherapien (➤ Kap. 1.3) werden helfen, einige dieser Ziele zu erreichen.

1.2 Wirkungen von Pharmaka auf den Organismus: allgemeine Pharmakodynamik

Franz B. Hofmann

Unter dem Begriff **Pharmakodynamik** werden die Wirkungen von Pharmaka auf den Organismus und ihre Wirkungsmechanismen zusammengefasst. Pharmaka können sowohl auf den menschlichen Organismus als auch auf Fremdorganismen wie Bakterien, Viren, Pilze und Protozoen sowie Würmer und andere Parasiten wirken. Unabhängig vom Wirkort – menschlicher Organismus oder Fremdorganismus – beruhen Arzneimittelwirkungen auf den Gesetzen der Chemie und Physik, wobei die meisten Wirkungen **rezeptorvermittelt** sind.

1.2.1 Rezeptorvermittelte und nicht rezeptorvermittelte Pharmakawirkungen

Das klassische Rezeptorkonzept geht auf Paul Ehrlich (1854–1915) und John Newport Langley (1852–1926) zurück. Langley erklärte die Wirkung von Nicotin und Curare auf die quer gestreifte Muskulatur mit ihrer Bindung an eine „receptive substance", die später als der Nicotinrezeptor der Muskelendplatte identifiziert wurde (➤ Kap. 3.4.3). Paul Ehrlich erklärte die Wirkung bakterieller Toxine auf Zellen mit einer Bindung an die Seitenketten physiologisch wichtiger Moleküle. Später postulierte er für Arzneistoffe eine Bindung an Chemorezeptoren und prägte 1913 den Satz: „Corpora non agunt nisi fixata" („Substanzen wirken nicht, es sei denn, sie sind gebunden"). **Pharmakarezeptoren** im weitesten Sinne können Enzyme, Hormon-, Neurotransmitter-, Wachstumsfaktor- und Zytokinrezeptoren, Transkriptionsfaktoren, liganden- und spannungsgesteuerte Ionenkanäle, Transporter, Strukturproteine, Lipide, mRNA und DNA sein. ➤ Tab. 1.1 gibt einen Überblick. Die Mehrzahl der in ➤ Tab. 1.1 aufgeführten Pharmaka wirkt durch Bindung an ein **spezifisches Protein** und beeinflusst dadurch eine physiologische Funktion (rezeptorvermittelte Pharmakonwirkungen). Häufig wird der Begriff „Rezeptor" jedoch einschränkend verwendet und umfasst dann nur membranständige und zytosolische Hormon-, Neurotransmitter-, Wachstumsfaktor- und Zytokinrezeptoren. Einige **nicht rezeptorvermittelte** Pharmakonwirkungen sind ebenfalls in ➤ Tab. 1.1 aufgeführt.

Die klassische Unterscheidung der Pharmakonwirkungen in nicht rezeptorvermittelt und rezeptorvermittelt lässt sich bei neueren Arzneistoffen und mit zunehmender Kenntnis der molekularen Grundlagen der Wirkung häufig nicht mehr ohne Weiteres anwenden. Virostatika wie Aciclovir, mRNA-Antisense-Pharmaka, Plasmide mit der cDNA für eine Proteinsequenz (Gentherapie), Enzyme (z. B. die Proteasen der Botulinus-Neurotoxine oder der Gewebeplasminogenaktivator) oder humanisierte Antikörper[1] lassen sich nur schwer einer der beiden Kategorien zuordnen, obwohl diese Arzneistoffe nach Aufnahme in den Organismus an ein Protein (Rezeptor) binden. Im Gegensatz zum klassischen Modell der rezeptorvermittelten Pharmakonwirkung wird aber durch diese Bindung keine direkte Pharmakonwirkung ausgelöst. Dafür zwei Beispiele:

- Bei **Aciclovir** führt die durch mehrere Enzyme katalysierte Phosphorylierung des aufgenommenen Arzneistoffs Acycloguanosin (Aciclovir) zu Acycloguanosintriphosphat. Erst Acycloguanosintriphosphat ist der eigentliche Wirkstoff, weil es eine hohe Affinität zur viralen DNA-Polymerase hat und zum Kettenabbruch der viralen DNA führt. Die Virusspezifität von Acycloguanosin beruht auf dem Vorkommen von viraler Thymidinkinase, die den ersten Schritt zum Acycloguanosinmonophosphat katalysiert, und auf der hohen Affinität der viralen DNA-Polymerase für das Endprodukt Acycloguanosintriphosphat.
- Ähnlich kompliziert sind die Reaktionswege auch bei manchen älteren Pharmakonwirkungen. Die cholesterinsenkenden **Statine** hemmen die HMG-CoA-Reduktase, das Schlüsselenzym der Cholesterinbiosynthese (➤ Tab. 1.1). Die cholesterinsenkende Wirkung kommt indirekt zustande, da die Verarmung an Cholesterin in der Leber zu vermehrter Synthese von LDL-Rezeptoren

[1] Humanisierte Antikörper sind gentechnisch hergestellte Antikörper, bei denen außer der antigenerkennenden Aminosäuresequenz (variable Region) alle übrigen Sequenzabschnitte (konstante Regionen) aus menschlichen Antikörpersequenzen bestehen. Dadurch wird die Immunogenität des Antikörpers (Protein) stark erniedrigt.

1

Tab. 1.1 Rezeptorvermittelte und nicht rezeptorvermittelte Pharmakawirkungen: eine Auswahl (die Arzneistoffliste des Nationalen Kompetenzbasierten Lernzielkatalogs Medizin [NKLM, www.impp.de/pruefungen/allgemein/gegenstandskataloge.html] umfasst ca. 300 nach Arzneistoffgruppen eingeteilte Arzneimittel)

A) Rezeptorvermittelte Pharmakawirkungen			
Rezeptortyp	Rezeptor	Pharmaka	
		Agonist	Antagonist oder Blocker
Enzyme	Cholinesterase		Neostigmin, Sarin, Nowitschok-Gruppe
	Monoaminoxidase		Moclobemid, Selegilin
	Phosphodiesterasen		Coffein, Theophyllin, Amrinon, Sildenafil
	lösliche Guanylylcyclase	NO, Nitrate, Riociguat	
	Cyclooxygenase		Acetylsalicylsäure, Diclofenac
	Na^+-K^+-ATPase		Digitalisglykoside
	H^+-K^+-ATPase		Omeprazol
	ACE (Angiotensin-Konversions-Enzym)		Captopril, Lisinopril
	HMG-CoA-Reduktase		Lovastatin, Atorvastatin
	Xanthinoxidase		Allopurinol
	Proproteinkonvertase Subtilisin/Kexin Typ 9 (PCSK9)		Evolocumab, Alirocumab
	Carboanhydrase		Acetazolamid
	Vitamin-K-Epoxid-Reduktase	Vitamin K[1]	Cumarine
	Testosteron-5α-Reduktase		Finasterid
	Dihydrofolatreduktasen • Bakterien • Malariaplasmodien • Homo sapiens		 • Trimethoprim • Pyrimethamin • Methotrexat
	Thymidylatsynthase		5-Fluorouracil → FdUMP[2]
	Peptidoglycansynthetasen	Penicilline	
	Gyrase		Ciprofloxacin
	Lanosteroldemethylase		Azole
	Cyclophiline – Calcineurin	Ciclosporin, Tacrolimus	
	Cytochromoxidase		HCN (Blausäure)
Heptahelikale Neurotransmitter- und Hormonrezeptoren (GPCRs)	Muscarinrezeptor	Muscarin	Atropin, Pirenzepin
	β-Adrenozeptor	Isoprenalin, Terbutalin	Propranolol, Metoprolol
	α-Adrenozeptor	Phenylephrin (α_1), Clonidin (α_2)	Prazosin (α_1), Yohimbin (α_2)
	Dopaminrezeptor	Dopamin, Bromocriptin	Haloperidol
	Opioidrezeptor (μ)	Morphin	Naloxon
	Histaminrezeptor	Histamin	Terfenadin (H_1), Ranitidin (H_2)
	5-HT_{1A}-Rezeptor	Buspiron	
	5-HT_{1D}-Rezeptor	Sumatriptan	
	Adenosin-Rezeptor (Synonym P1-Rezeptor)	Adenosin	Theophyllin, Coffein
	$P2Y_{12}$-Rezeptor	ADP > ATP	Clopidogrel, Prasugrel, Ticlopidin, Ticagrelor
	Angiotensin (AT_1)	Angiotensin II	Losartan, Valsartan
Rezeptorprotein-kinasen[3]	Insulinrezeptor	Insulin	
	VEGF-Rezeptor 1	VEGF[4]	VEGF abfangende Antikörper: Bevacizumab, Ranibizumab, Brolucizumab (Köder-Rezeptor), Aflibercept, Rezeptorkinase-Hemmer, Pazopanib[3]
	PDGF-Rezeptor	PDGF[4]	Imatinib[3]
	EGF-Rezeptor (Synonyme EGFR, HER1 und ErbB1)	EGF[4]	Gegen EGF-Rezeptor gerichtete Antikörper: Cetuximab, Rezeptorkinase-Hemmer, Gefitinib
	HER2 (Synonyme EGFR2 und ErbB2)	EGF	Trastuzumab

Tab. 1.1 Rezeptorvermittelte und nicht rezeptorvermittelte Pharmakawirkungen: eine Auswahl (die Arzneistoffliste des Nationalen Kompetenzbasierten Lernzielkatalogs Medizin [NKLM, https://nklm.de/zend/objective/view/id/10012730/lve/212065] umfasst ca. 300 nach Arzneistoffgruppen eingeteilte Arzneimittel) *(Forts.)*

A) Rezeptorvermittelte Pharmakawirkungen			
Rezeptortyp	Rezeptor	Pharmaka	
		Agonist	Antagonist oder Blocker
	Interleukin-1 Typ I Rezeptor (IL-1RI)	Interleukin-1α (IL-1α) und Interleukin-1β (IL-1β)	Anakinra (kompetitiver Antagonist von IL-1α und IL-1β)
	Philadelphia-Chromosom (Bcr-Abl-Tyrosinkinase)		Imatinib[3]
Transkriptionsregulatoren	Glucocorticoidrezeptor	Dexamethason	
	Mineralocorticoidrezeptor	Fludrocortison	Spironolacton, Eplerenon
	Estrogenrezeptor	Estrogene	Tamoxifen, Raloxifen
	Progesteronrezeptor	Gestagene	Mifepriston
	Testosteronrezeptor	Testosteron, Danazol	Bicalutamid, Apalutamid
	Vitamin-D-Rezeptor	Calcitriol	
	Retinoidrezeptor	Retinoide	
	Thyroxinrezeptor	T_3	
	Peroxisom-Proliferator-aktivierter Rezeptor (PPAR) • PPARα • PPARγ	 • Fibrate • Rosiglitazon, Pioglitazon	
Ionenkanäle spannungsgesteuert	Natriumkanal	Veratridin, Aconitin, Pyrethroide	Lidocain, Chinidin, Tetrodotoxin
	L-Typ-Calciumkanäle		Nifedipin, Diltiazem, Verapamil
	T-Typ-Calciumkanäle		Ethosuximid, Zonisamid
Ionenkanäle ligandengesteuert	Nicotinrezeptor • Muskeltyp • Neuronentyp	Nicotin	Curare, α-Bungarotoxin
	5-HT_3-Rezeptor	Serotonin	Ondansetron
	P2X-Rezeptor	ATP	Suramin
	$GABA_A$-Cl-Kanal	GABA	Bicucullin
	Benzodiazepin-Bindungsstelle	Diazepam	Flumazenil
	Glycin-Cl-Kanal	Glycin	Strychnin
	K^+_{ATP}-Kanäle	Diazoxid, Minoxidil	Sulfonylharnstoffe (Glibenclamid)
Neurotransmitter-Transporter	Noradrenalin		Atomoxetin
	Serotonin (5-HT)		Fluoxetin
	Dopamin		Cocain
	GABA		Tiagabin
Elektrolyttransporter	Na^+-K^+-$2Cl^-$-Symporter		Furosemid
	Na^+-Cl^--Symporter		Hydrochlorothiazid
	Harnsäureionenaustauscher	Benzbromaron	
	Tubulärer Anionenaustauscher (URAT1)		Probenecid
Glukosetransporter	Na^+-Glukose Cotransporter 2 (SGLT2)		Dapagliflozin, Empagliflozin, Canagliflozin

Andere Pharmakarezeptoren			
		Pharmaka	
		Funktionsverstärkend	Funktionsabschwächend
Strukturproteine	Mikrotubuli		Colchicin, Paclitaxel
	Actin		*C.-botulinum*-C2-Toxin
Proteine der Gerinnungskaskade	Fibrinogenrezeptor (synonym Glykoprotein-[GP-]IIb/IIIa-Rezeptor und Integrin-αIIbβ3-Rezptor)		Lamifiban, Tirofiban
	Antithrombin III	Heparin	
	Faktor Xa		Rivaroxaban, Apixaban, Edoxaban
	Thrombin		Hirudin, Dabigatran
	Plasminogen	Gewebeplasminogenaktivator (t-PA)	Tranexamsäure

Tab. 1.1 Rezeptorvermittelte und nicht rezeptorvermittelte Pharmakawirkungen: eine Auswahl (die Arzneistoffliste des Nationalen Kompetenzbasierten Lernzielkatalogs Medizin [NKLM, https://nklm.de/zend/objective/view/id/10012730/lve/212065] umfasst ca. 300 nach Arzneistoffgruppen eingeteilte Arzneimittel) *(Forts.)*

Andere Pharmakarezeptoren			
		Pharmaka	
		Funktionsverstärkend	Funktionsabschwächend
	Plasmin, Trypsin, Kallikrein		Aprotinin
	Hämoglobin		CO/p-Dimethylaminophenol
	Exozytose-Proteine		*C.-botulinum*-Neurotoxine
	Rho-GTPase		*C.-botulinum*-C3-Toxin
	Antigene Strukturen		Antikörper
	Virale DNA-Polymerase		Aciclovir[5], Valaciclovir[5]
	mRNA		Antisense-Oligonukleotide[7]
	DNA		Doxorubicin; Cyclophosphamid
B) Nicht rezeptorvermittelte Pharmakawirkungen			
	Wirkprinzip	Pharmaka	
	Säureneutralisation	Antazida	
	Chelatbildung	Schwermetallantidote wie EDTA für Blei	
	Resorptionshemmung durch Adsorption	Colestyramin für Gallensäuren, Aktivkohle bei Vergiftungen	
	Lösungsvermittler	Chenodesoxycholsäure für Gallensteine	
	Osmose	Diuretika, Laxantien	
	Steigerung der Zellmembranpermeabilität[6]	Amphotericin B, Nystatin	
	Proteindenaturierung	Konzentrierte Säuren und Laugen	
Gentherapie	Defektes Survival-Motoneuron-I (SMNI)-Gen	Onasemnogen-Abeparvovec[7]	

[1] Vitamin-K-Hydrochinon ist Cofaktor für die mikrosomale γ-Carboxylase und wird dabei in das 2,3-Epoxid umgewandelt. Die Reduktion des 2,3-Epoxids zum Vitamin-K-Hydrochinon erfolgt durch die kumarinsensitive Epoxidreduktase.
[2] 5-Fluorouracil hemmt die Thymidylat-Synthase erst nach Umwandlung in 5-Fluordesoxyuridinmonophosphat.
[3] Es gibt zahlreiche Inhibitoren für Tyrosinkinasen und andere Signalkinasen. Weitere Informationen ➤ Kap. 34.
[4] VEGF = vascular endothelial growth factor; PDGF = platelet-derived growth factor; EGF = epidermal growth factor.
[5] Aciclovir und Valaciclovir wirken erst nach Phosphorylierung zum Triphosphat.
[6] Die Spezifität für die Zellmembran wird durch Anlagerung an Membranlipide erreicht.
[7] Weitere Informationen ➤ Kap. 1.3.

und dadurch erhöhter zellulärer Aufnahme von LDL-Cholesterin aus dem Blutplasma führt.

In beiden Beispielen ist eine unmittelbare rezeptorvermittelte Pharmakonwirkung nicht vorhanden. Das Gemeinsame der beiden Pharmaka ist, dass sie spezifisch mit einem und nicht mit mehreren biologischen Molekülen reagieren.

Nicht selten sind die therapeutisch zugeführten Substanzen nicht die eigentlichen Wirkstoffe (s. Aciclovir), sondern Vorstufen (Pro-Drugs), die erst im Körper zu den Wirkstoffen aktiviert werden. So sind mit Ausnahme von Captopril und Lisinopril (➤ Tab. 1.1) alle anderen Angiotensin-Konversions-Enzymhemmstoffe (ACE-Inhibitoren) Pro-Drugs, die erst in der Leber durch Esterasen zu den aktiven Carbonsäuren metabolisiert werden. Die Unterscheidung der aktivierenden Enzyme von den arzneistoffmetabolisierenden Enzymen ist fließend, da auch durch die Cytochrom P_{450} enthaltenden Enzyme, die klassischen arzneistoffmetabolisierenden Enzyme, pharmakologisch wirksame Metaboliten entstehen können.

1.2.2 Kinetik der Pharmakon-Rezeptor-Interaktion

Die spezifische Bindung des Pharmakons an seinen Rezeptor ist die Voraussetzung der meisten Pharmakonwirkungen. Ihre mathematische Beschreibung beruht auf dem Massenwirkungsgesetz und auf den Vorstellungen von Leonor Michaelis und Maud Menten, die 1913 postulierten, dass ein Enzym (E) zunächst eine reversible Bindung mit dem Substrat (S) eingeht. Der gebildete Enzym-Substrat-Komplex (ES) wird katalytisch in den Enzym-Metabolit-Komplex (EM) umgewandelt und zerfällt dann in das freie Enzym und das Reaktionsprodukt M (Gleichung 1):

$$E + S \rightleftharpoons ES \rightleftharpoons EM \rightleftharpoons E + M \qquad [1]$$

Wie aus ➤ Tab. 1.1 hervorgeht, binden viele Pharmaka an Enzyme und hemmen die biologische Enzymreaktion als kompetitiver oder nichtkompetitiver Antagonist. Für sie gelten die allgemeinen Regeln der Enzymkinetik.

Agonisten und Antagonisten

Historisch gesehen wurde der Grundsatz der rezeptorvermittelten Pharmakonwirkungen an den durch membranständige Hormon- und Neurotransmitterrezeptoren vermittelten Wirkungen erarbeitet. Da diese Rezeptoren metabolisch inaktiv sind, beschränkte sich die formale Behandlung der Interaktion meist auf die bimolekulare Reaktion

$$R + P \underset{k_{-1}}{\overset{k_{+1}}{\rightleftharpoons}} RP \qquad [2]$$

wobei k_{+1} und k_{-1} die Geschwindigkeitskonstanten für die Hin- und Rückreaktion sind. Die zugrundeliegende Vorstellung war, dass der freie Rezeptor (R) selbst inaktiv ist und erst durch Bindung des Pharmakons in eine aktive Konformation (RP) überführt wird, die ein Signal weiterleitet. In den zurückliegenden Jahren hat sich aber gezeigt, dass das bimolekulare Modell die Rezeptor-Pharmakon-Interaktion nur unvollkommen beschreibt. Die genauere Analyse der Wirkungen von Neurotransmittern und Pharmaka an ligandenaktivierten Ionenkanälen und die Überexpression von membranständigen Rezeptoren, die an trimerische GTP-bindende Proteine (G-Proteine) koppeln, ergab, dass der freie, ungebundene Rezeptor in der Regel in zwei Konformationen, R und R*, vorliegt (➤ Abb. 1.3). Die R-Konformation des Rezeptors ist inaktiv, die R*-Konformation aktiv. Die Bindung des Pharmakons an den Rezeptor kann zwei verschiedene Reaktionen auslösen:

1. Bindung des Pharmakons an seinen Rezeptor aktiviert eine dem Rezeptor zugeordnete Funktion. Substanzen, die die Rezeptorfunktion aktivieren, werden als **Agonisten** bezeichnet.
2. Bindung des Pharmakons an seinen Rezeptor aktiviert eine dem Rezeptor zugeordnete Funktion nicht, blockiert aber die Bindung des Agonisten und damit die Agonist induzierte Wirkung. Substanzen mit diesen Eigenschaften werden als **kompetitive Antagonisten** bezeichnet.

Im Beispiel der ➤ Abb. 1.3 wird angenommen, dass im Gleichgewicht 90 % der Rezeptoren in der inaktiven Form R und 10 % in der aktiven Form R* vorliegen. Der **Antagonist** (Blocker, B) bindet mit gleicher Affinität an die R- und R*-Konformation und verschiebt dadurch das Gleichgewicht zwischen inaktivem und aktivem Rezeptor **nicht** (➤ Abb. 1.3). Durch Bindung an R und R* verhindert er die Bindung des Agonisten. Der Agonist (A) bindet mit hoher Affinität an R* und mit niedriger Affinität an R (➤ Abb. 1.3). Dadurch wird das Gleichgewicht zugunsten der aktiven Rezeptorkonformation verschoben.

Eine **wesentliche Kennzahl eines Pharmakons** ist demnach seine **Affinität zum Rezeptor,** die **durch die Dissoziationskonstante K_D bestimmt** wird. Durch Umwandlung von Gleichung 2 ergibt sich aufgrund des Massenwirkungsgesetzes

$$\frac{[R]_f \cdot [P]_f}{[RP]} = \frac{k_{-1}}{k_{+1}} = K_D \qquad [3]$$

wobei $[\,]_f$ für die freie Konzentration steht. Der K_D-Wert wird in mol/L oder M angegeben. Er kann in Membranfraktionen relativ einfach bestimmt werden und eignet sich für den Vergleich der Affinität mehrerer Pharmaka für einen Rezeptor. Für viele Arzneistoffe liegt er zwischen 0,1 und 1000 nM. Je kleiner der K_D-Wert ist, desto höher ist die Affinität des Pharmakons zum Rezeptor. Gleichung 3 zeigt, dass dann, wenn die **freie Konzentration des Pharmakons gleich K_D ist,** d.h. $K_D = [P]_f$, **die Hälfte aller Rezeptoren mit Pharmakon besetzt** ist, also $[R]_f = [RP]$. Bei Anwesenheit mehrerer Liganden, z.B. eines exogenen Pharmakons und eines endogenen Neurotransmitters, bestimmen die individuellen K_D-Werte die relative Sättigung des Rezeptors.

Partielle Agonisten

Bei der Untersuchung von verschiedenen Pharmaka wurde beobachtet, dass es Substanzen gibt, die selbst in hohen Konzentrationen nur eine kleine Wirkung am Rezeptor auslösen, kleiner als die Wirkung eines (reinen) Agonisten. Man nennt sie **partielle Agonisten** (pA). Sie binden mit ähnlicher Affinität an R und R*, wobei aber die Affinität zu R* etwas höher ist als die zu R (➤ Abb. 1.3). Die relative Affinität zu R und R* bestimmt ihre **intrinsische Aktivität** (a), die ein Maß für ihre maximale Wirkungsstärke ist. Die Begriffe **Effizienz** oder **efficacy** werden synonym zu intrinsischer Aktivität gebraucht. Ist die intrinsische Aktivität a = 1, handelt es sich um einen (reinen) Agonisten, während Substanzen mit a = 0 an R und R* mit gleicher Affinität binden, keine eigene Wirkung hervorrufen und deswegen (reine) Antagonisten sind. Alle Substanzen, die einen a-Wert zwischen 0 und 1 haben, sind partielle Agonisten. Partielle Agonisten vermindern die Wirkung eines (reinen) Agonisten, da sie einen Teil der Rezeptoren in den inaktiven R-Zustand überführen. Die partiellen Agonisten werden deshalb auch als **partielle Antagonisten** bezeichnet. Partieller Agonismus spielt z.B. bei β-Adrenozeptoren eine Rolle (➤ Kap. 4.6).

In den letzten Jahren hat sich für die abgeschwächte Wirkung von partiellen Agonisten, die an einen heptahelikalen Rezeptor binden, eine alternative Erklärung ergeben. Die abgeschwächte Wirkung des pA kann auch dadurch zustande kommen, dass der pA am Rezeptor eine andere Konformation als der reine Agonist induziert, die eine weniger effiziente Aktivierung des G-Proteins auslöst, d.h., der pA induziert eine minder wirksame Form des Rezeptors.

Insbesondere scheinen einzelne Liganden bestimmte Rezeptorkonformationen zu stabilisieren, wodurch G-Protein-abhängige oder andere Signalwege, z.B. Arrestin-abhängige, bevorzugt aktiviert werden. Dieser Ansatz, auch als funktionelle Selektivität oder „biased signaling" bezeichnet, versucht man einzusetzen, um spezifische Medikamente mit weniger unerwünschten Wirkungen zu entwickeln. So wirken Morphin und verwandte Opioide über μ-Rezeptoren analgetisch und gleichzeitig hemmend auf die Atmung. Letzteres führt bei Überdosierung zu Todesfällen. Die Entwicklung von **„biased ligands"**, also Substanzen, die nur diejenigen Signalwege aktivieren, die zu erwünschten Wirkungen, nicht aber diejenigen, die zu unerwünschten Wirkungen führen, ist bereits von der Industrie aufgegriffen. So wurde im Herbst 2020 der μ-Opioid-Agonist Oliceridin als erster „biased ligand" zur Therapie für moderate bis starke akute Schmerzen bei Erwachsenen von der FDA, der Zulassungsbehörde der USA, zugelassen, wenn auch sein klinischer Nutzen noch nachgewiesen werden muss.

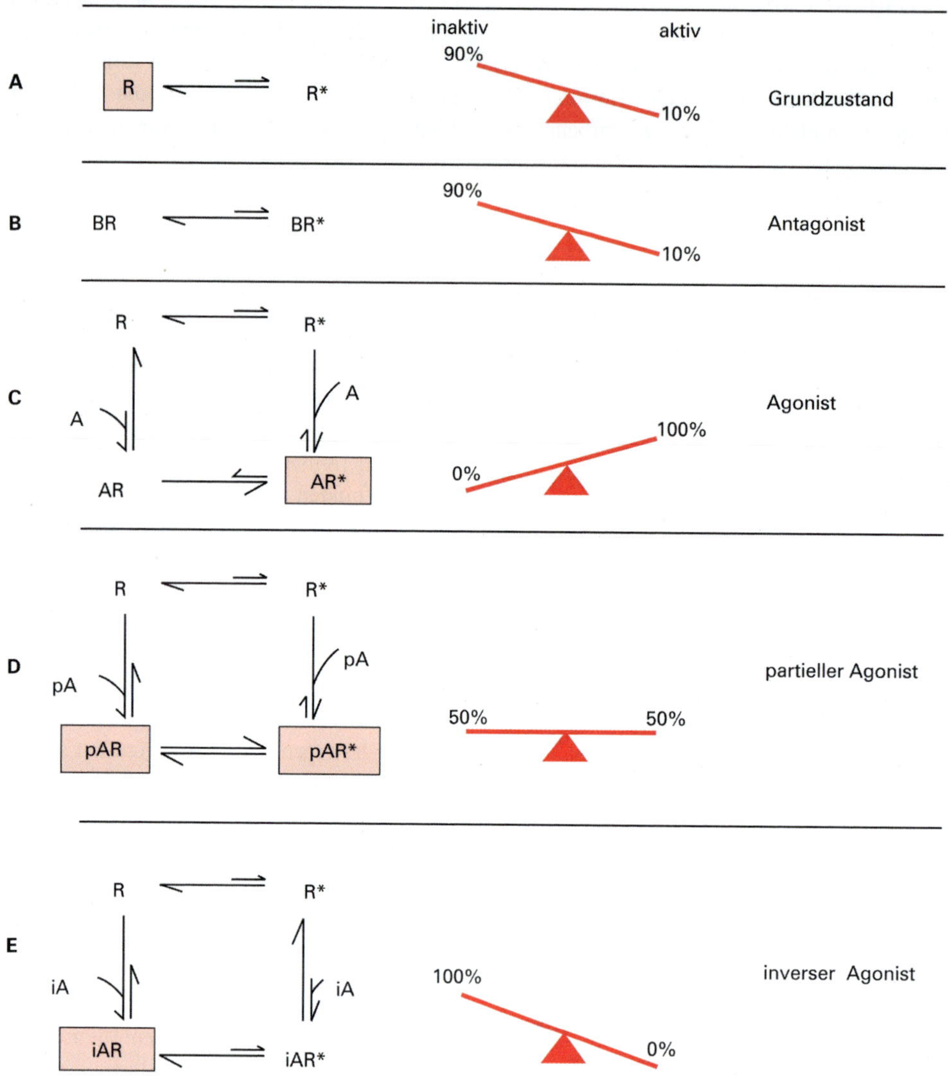

Abb. 1.3 Allosterisches Modell der Rezeptor-Pharmakon-Interaktion.
Links ist die relative Besetzung des inaktiven Rezeptors (R) und des aktiven Rezeptors (R*) (**Teil A**) durch einen Antagonisten (B für Blocker; **Teil B**), Agonisten (A; **Teil C**), partiellen Agonisten (pA; **Teil D**) und inversen Agonisten (iA; **Teil E**) dargestellt. Die Länge der Pfeile gibt die Größe der jeweiligen Geschwindigkeitskonstanten wieder. Umrandet und rot hinterlegt ist jeweils der Komplex (in A die Konformation), der (die) im Gleichgewicht überwiegt. In Teil D ist ein partieller Agonist mit der intrinsischen Aktivität 0,5 dargestellt. **Rechts** ist das relative Verhältnis des inaktiven und aktiven Rezeptors sowohl als Zahl wie auch als Waage dargestellt.

Inverse Agonisten

Substanzen, die das Gegenteil der üblichen Agonistenwirkung bewirken, nennt man **inverse Agonisten.** Der inverse Agonist (iA) bindet mit hoher Affinität an R und mit niedriger Affinität an R* (➤ Abb. 1.3) und schiebt dadurch das Gleichgewicht noch stärker als im Grundzustand (➤ Abb. 1.3) zur inaktiven Rezeptorkonformation. Inverse Agonisten sind für zahlreiche Rezeptoren identifiziert worden. Gut charakterisiert ist die Wirkung von Agonist, inversem Agonist und Antagonist an der Benzodiazepin-Bindungsstelle des $GABA_A$-Rezeptors, der ein durch GABA regulierter Chloridkanal ist (➤ Tab. 1.1 und ➤ Abb. 2.16).

- Das Benzodiazepin **Diazepam** ist ein **Agonist** an der Benzodiazepin-Bindungsstelle. Es bindet an die Benzodiazepin-Bindungsstelle, ohne den Kanal zu öffnen, **erhöht aber die Bindung von GABA und dadurch die Offenwahrscheinlichkeit der Chloridkanäle** und den GABA-regulierten Chloridstrom. Auf diesem allosterischen Mechanismus beruht die **angstlösende** Wirkung der Benzodiazepine.
- **β-Carboline,** z. B. β-Carbolin-3-Carbonsäure-ethylester (β-CCE), sind **inverse Agonisten** an der Benzodiazepin-Bindungsstelle des $GABA_A$-Rezeptors. Durch ihre Bindung **vermindern sie die Bindung von GABA und dadurch die Offenwahrscheinlichkeit der Chloridkanäle** und den GABA-regulierten Chloridstrom. Auf diese Weise wirken sie **angstverstärkend und krampfauslösend.**

Sowohl die Wirkung des Agonisten Diazepam als auch die des inversen Agonisten β-CCE werden durch den **reinen Antagonisten Flumazenil** aufgehoben.

Rezeptorreserve

Die bisherigen Ausführungen beschränkten sich auf die Beschreibung der Interaktion zwischen Rezeptor und Pharmakon. Dabei wurde vernachlässigt, dass der aktive Rezeptor (R* und PR*) zur Signalweiterleitung einen weiteren Partner, den **Effektor** (E), benötigt. Der Effektor hat eine hohe Affinität zur R*- bzw. PR*-Konformation und keine oder eine geringe Affinität zur R-Konformation des Rezeptors. Gleichung 4 gibt diesen Sachverhalt wieder:

$$R^* + E \rightleftharpoons R^*E \text{ sowie } PR^* + E \rightleftharpoons PR^*E;$$
$$R^*E \text{ und } PR^*E \rightarrow \text{Wirkung} \qquad [4]$$

Aufgrund von Gleichung 4 sollte der Agonist (P) eine maximale Wirkung erreichen, wenn alle Rezeptormoleküle entweder als R* oder PR* vorliegen. Das setzt allerdings voraus, dass eine 1:1-Beziehung zwischen der Zahl der aktiven Rezeptoren (R* bzw. PR*) und der Stärke der Wirkung besteht. Diese Annahme gilt dann, wenn die Wirkung direkt eine Eigenschaft des Rezeptors ist, z. B. bei Enzymen und Liganden-aktivierten Ionenkanälen. Dagegen ist die Annahme nur bedingt richtig bei Hormon- und Neurotransmitterrezeptoren der Plasmamembran, die an einen Effektor, z. B. ein G-Protein, koppeln. Einer großen Zahl von aktiven Rezeptoren (R* + PR*) steht in einigen Zellen nur eine kleine Zahl von G-Proteinen zur Verfügung, durch die die Agonistenwirkung vermittelt wird. Deshalb ist es möglich, dass die maximale Wirkung durch Koppelung nur eines kleinen Teils von (R* + PR*) an den Effektor erzielt wird.

Die Rezeptoren, die nicht an der Koppelung beteiligt sind, werden als **Rezeptorreserve** bezeichnet. Die Rezeptorreserve kann 90 % und mehr betragen. Da die Affinität des Agonisten für alle Rezeptoren R* gleich ist und nur R* und PR*-Komplexe Effektoren, d. h. G-Proteine, binden können, wird dann die maximale Wirkung des Pharmakons bereits erreicht, wenn nur 10 % oder noch weniger der Rezeptoren als (R* + PR*) vorliegen. ➤ Abb. 1.4 zeigt, dass bei einer 90-prozentigen Rezeptorreserve die Pharmakonkonzentration, die eine halb maximale Wirkung auslöst (**e**ffective **c**oncentration, EC_{50}), und die Konzentration, die die Hälfte der Rezeptoren besetzt (K_D), 20-fach auseinanderliegen ($EC_{50} << K_D$). Klinisch-pathophysiologisch hat die Rezeptorreserve erhebliche Bedeutung, da die Empfindlichkeit einer Zelle gegenüber einem Pharmakon erstens durch Variation der Rezeptorreserve erhöht oder erniedrigt wird und zweitens ein hochwirksamer Agonist einen kleineren Teil der Rezeptorpopulation besetzen muss als ein niedrigwirksamer Agonist, um einen vergleichbaren Stimulus zu erzeugen.

Konzentrations-Wirkungs-Beziehungen

Konzentrations-Bindungs-Kurven wie in ➤ Abb. 1.4 sind die Grundlage, um die Wirksamkeit und den Wirkungsmechanismus eines Stoffes zu erarbeiten. Bindungskurven werden an gereinigten Proteinen, Enzymen und Membranbruchstücken bestimmt. Dabei ist bei derjenigen Konzentration des Agonisten oder Antagonisten, die K_D entspricht, nach Gleichung 3 die Hälfte der Rezeptoren mit der Substanz A besetzt (➤ Abb. 1.4). Bei der Wirkung

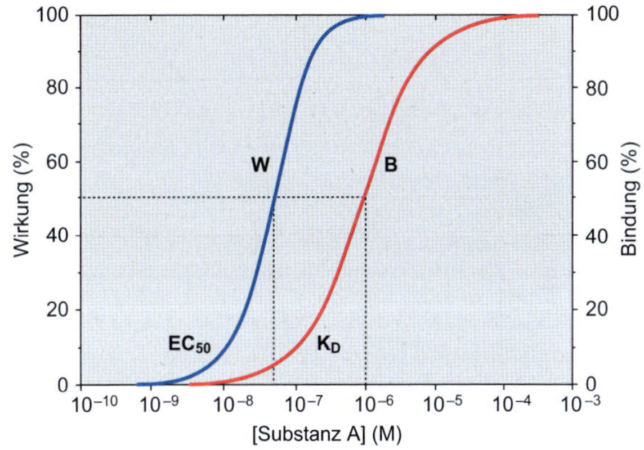

Abb. 1.4 Beziehung zwischen Bindung (B) und Wirkung (W) einer Substanz A bei einer 90-prozentigen Rezeptorreserve.
Kurve B zeigt die Bindung der Substanz A an einen Rezeptor nach Gleichung 3. Die Dissoziationskonstante (= K_D) ist 1 µM. Kurve W gibt die Wirkung von A wieder, wenn die halbmaximale Wirkung bereits bei einer Besetzung von 5 % der Rezeptoren erzielt wird (s. a. Gleichung 4). Der EC_{50}-Wert (effective concentration, bei der 50 % der Wirkung erreicht werden) ist 50 nM.

auf komplexe biologische Systeme sind aber die Wirksamkeit und der Wirkungsmechanismus oft nicht direkt aus der Bindungskurve ableitbar. Für viele Arzneistoffe, z. B. für alle Pharmaka, die den Blutdruck beeinflussen, ergibt sich die biologische Wirkung erst in **Konzentrations-Wirkungs-Kurven** an isolierten Organen im Organbad oder im Versuch am intakten Tier. Die gefäßkontrahierende Wirkung einer Substanz (z. B. des α_1-Adrenozeptor-Agonisten Phenylephrin) kann im Organbad durch Messung der Kontraktion eines Blutgefäßes, z. B. eines Aortenstreifens, bestimmt werden. In ➤ Abb. 1.5 ist die Beziehung zwischen der Konzentration von zwei blutdrucksteigernden Substanzen A und B und deren Wirkung dargestellt. Zum Vergleich der Wirksamkeit wird die EC_{50} herangezogen. Sie ist für Substanz B 100-mal größer als für Substanz A. EC_{50}-Werte können für alle Wirkstoffe angegeben werden, unabhängig davon, ob es sich um Agonisten oder Antagonisten handelt.

Für Antagonisten wurde eine zweite Vergleichsgröße eingeführt, die **i**nhibitory **c**oncentration, bei der 50 % Hemmung erzielt wird (IC_{50}). In ➤ Abb. 1.5 ist die Wirkung eines Antagonisten C dargestellt (in unserem Beispiel etwa Prazosin, ein α_1-Adrenozeptor-Antagonist). Im Organbadversuch wird zunächst der Aortenstreifen durch Phenylephrin kontrahiert (100-prozentige Wirkung). Durch Zugabe von steigenden Konzentrationen des Antagonisten C wird die Kontraktion des Aortenstreifens vermindert, bis sie bei hohen Konzentrationen von C verschwunden ist. Die IC_{50}-Werte können zum Vergleich der relativen Wirksamkeit von zwei Antagonisten dienen.

Kompetitive, nichtkompetitive und funktionelle Antagonisten

Oben wurde der **kompetitive Antagonismus** definiert, bei dem der Antagonist mit dem Agonisten um den gleichen Bindungsplatz am Rezeptor konkurriert. Zahlreiche Beispiele sind in ➤ Tab. 1.1 erwähnt. **Nichtkompetitive Antagonisten** binden unabhängig von dem Agonisten-Bindungsplatz an den gleichen Rezeptor wie der

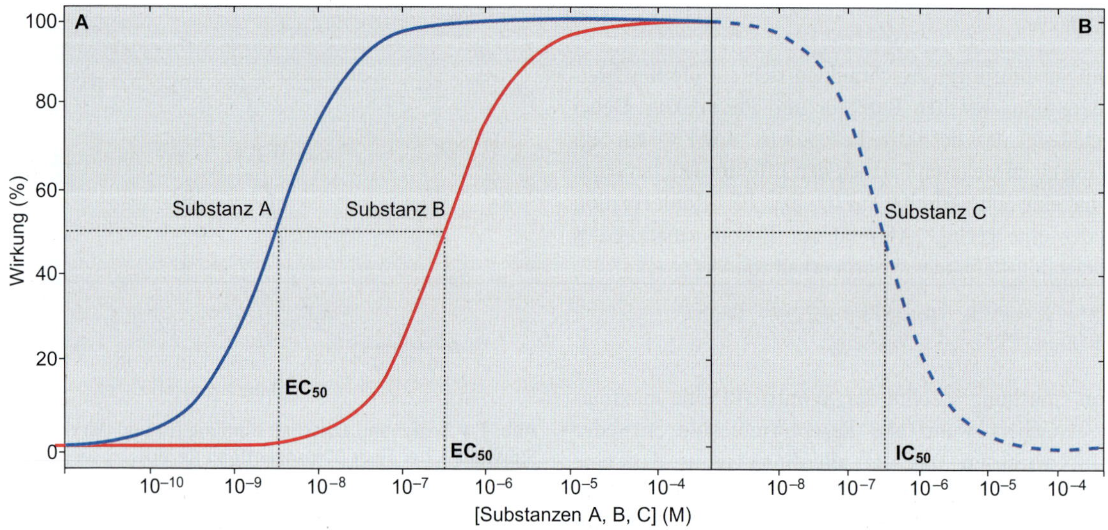

Abb. 1.5 Konzentrations-Wirkungs-Beziehungen von zwei Agonisten A und B und einem Antagonisten C.
Teil A: Konzentrations-Wirkungs-Beziehung für Substanzen A und B. EC_{50} (effective concentration), bei der 50 % der Wirkung erreicht werden.
Teil B: Inhibition der Wirkung von Substanz A durch Substanz C. IC_{50} (inhibitory concentration), bei der 50 % der Wirkung von Substanz A aufgehoben sind.

Agonist und hemmen dadurch die Rezeptorfunktion. So blockieren manche Antagonisten am NMDA-Rezeptor, einem durch Glutamat aktivierten Kationenkanal, nicht den Glutamatbindungsplatz, sondern die Kanalpore; Beispiele sind Ketamin (➤ Kap. 9.2.6) und Memantin (➤ Kap. 2.3.6, ➤ Kap. 3.6.6). Der in ➤ Abb. 1.5 dargestellte Versuch erlaubt keine Aussage darüber, ob die Hemmung der Wirkung von Substanz A auf einem kompetitiven oder einem nichtkompetitiven Mechanismus beruht. Zur Unterscheidung wird das in ➤ Abb. 1.6 dargestellte Verfahren verwendet. Es wird eine komplette Konzentrations-Wirkungs-Beziehung für den Agonisten A in Abwesenheit der Antagonisten D oder E und in Anwesenheit steigender Konzentrationen von D oder E registriert. Ist D ein **kompetitiver Antagonist** zu A, so verschiebt er die Konzentrations-Wirkungs-Beziehung von A **parallel zu höheren Konzentrationen** (➤ Abb. 1.6). Die EC_{50} steigt. In diesem Fall können durch Steigerung der Konzentration des Agonisten A immer 100 % der Wirkung erreicht werden. Anders verhält es sich beim **nichtkompetitiven Antagonisten** E. In seiner Anwesenheit wird immer die **maximale Wirkung des Agonisten vermindert,** ohne dass sich die EC_{50} ändern muss (➤ Abb. 1.6).

Kurvenänderungen wie in ➤ Abb. 1.6 sind aber nicht für kompetitiven bzw. nichtkompetitiven Antagonismus beweisend. Eine parallele Rechtsverschiebung kann auch resultieren, wenn zwei Agonisten, die verschiedene Rezeptoren aktivieren, entgegengesetzte Wirkungen auslösen. Man spricht dann von **funktionellem Antagonismus**.

Am Aortenstreifen wäre Adenosin, das über den Adenosin-A_2-Rezeptor relaxierend wirkt, ein funktioneller Antagonist des über α_1-Adrenozeptoren vasokonstriktorisch wirkenden Phenylephrins. Ein weiterer funktioneller Antagonismus besteht zwischen Phenylephrin und den Calciumkanalblockern (Amlodipin, Nifedipin). Für eine lang anhaltende Kontraktion eines Widerstandsgefäßes durch den α_1-Adrenozeptor muss Calcium durch den L-Typ-Calciumkanal in die glatte Muskelzelle einströmen (➤ Abb. 4.3A). Die Calciumkanalblocker hemmen diesen Calciumkanal und bringen dadurch den Gefäßmuskel zur Erschlaffung, d. h., sie sind funktionelle Antagonisten von Phenylephrin.

Irreversible Wirkungen

Die bisherigen Betrachtungen über die Kinetik der Pharmakon-Rezeptor-Interaktion gelten nur, sofern die Bindung an den Rezeptor **reversibel** ist, d. h., sofern das Pharmakon bei Abnahme seiner Konzentration vom Rezeptor dissoziiert (s. Gleichungen 2 und 3). Für die große Mehrzahl der Arzneistoffe gilt in der Tat, dass sie sich reversibel an den jeweiligen Rezeptor binden. Manche Pharmaka verändern aber den Rezeptor durch Ausbildung einer kovalenten Bindung dauerhaft. Eine kovalente Bindung ist immer mit einer **irreversiblen Bindung** gleichzusetzen. So gibt es irreversible Antagonisten an Neurotransmitterrezeptoren, wie z. B. Phenoxybenzamin, das α-Adrenozeptoren irreversibel blockiert (➤ Kap. 4.4.1). Die Organophosphate, z. B. Nowitschok und die Nervengase Tabun und Sarin, sind irreversible Inhibitoren der Cholinesterase. Durch Hemmung der Cholinesterase steigt die Konzentration von Acetylcholin an der Muskelendplatte, in parasympathisch innervierten Organen und im Gehirn an und führt zur lang anhaltenden Aktivierung der Cholinozeptoren. Es kommt zum Tod durch Atemlähmung und Herzstillstand.

Die irreversiblen Monoaminoxidase-Hemmstoffe Selegilin und Tranylcypromin erhöhen die Konzentration von Noradrenalin, Dopamin und Serotonin im Gehirn (➤ Kap. 4.8.1). Weitere irreversible Inhibitoren sind Allopurinol für die Xanthinoxidase und Acetylsalicylsäure für die Cyclooxygenase. Acetylsalicylsäure acetyliert einen Serinrest im katalytischen Zentrum der Cyclooxygenase-1 (➤ Kap. 7.2.1) und inaktiviert dadurch das Enzym. Im Unterschied zu den reversibel bindenden Arzneistoffen wird die Wirkung der irreversibel bindenden erst durch **Neusynthese des Enzyms bzw. des Rezeptors** aufgehoben.

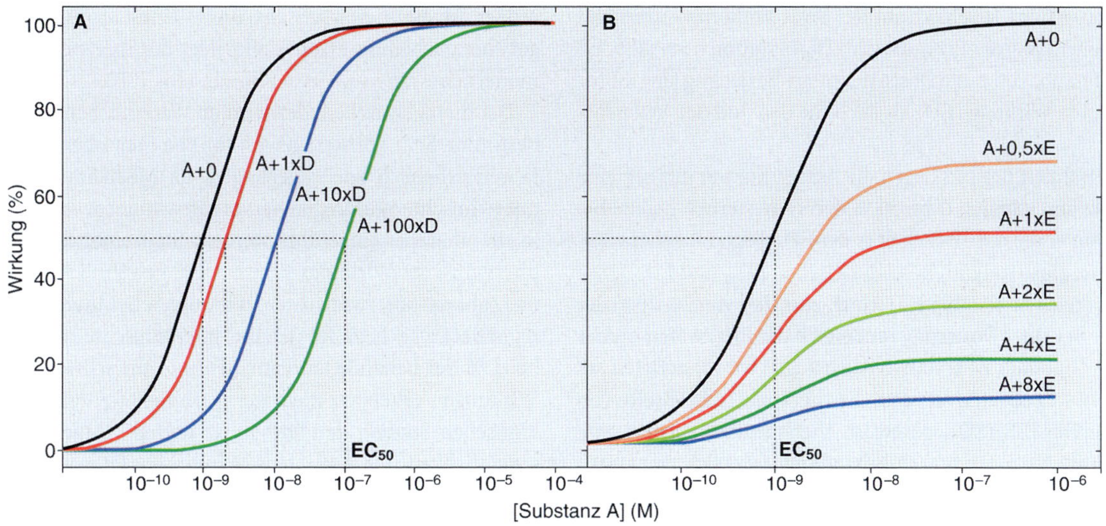

Abb. 1.6 Kompetitiver und nichtkompetitiver Antagonismus.
A) Substanz D, ein **kompetitiver Antagonist,** verschiebt die Konzentrations-Wirkungs-Beziehung für Substanz A parallel. Die Verschiebung hängt von der Konzentration von Substanz D ab. A + 0, Konzentrations-Wirkungs-Kurve für den Agonisten A in Abwesenheit von D. A + 1 × D, A + 10 × D, A + 100 × D, Konzentrations-Wirkungs-Kurven für den Agonisten A in Anwesenheit des Antagonisten D in Konzentrationen von 1 × K_D, 10 × K_D und 100 × K_D. K_D ist die Dissoziationskonstante des Antagonisten D.
B) Substanz E, ein **nichtkompetitiver Antagonist,** vermindert die maximale Wirkung von Substanz A. A + 0, Konzentrations-Wirkungs-Kurve für den Agonisten A in Abwesenheit von E. A + 0,5 × E, A + 1 × E, A + 2 × E, A + 4 × E, A + 8 × E, Konzentrations-Wirkungs-Kurven für den Agonisten A in Anwesenheit des Antagonisten E in Konzentrationen von 0,5 × K_D, 1 × K_D, 2 × K_D, 4 × K_D und 8 × K_D. K_D ist die Dissoziationskonstante des Antagonisten E.

1.2.3 Pharmakonwirkungen am Menschen

Dosis-Wirkungs-Beziehung

Vor dem allgemeinen therapeutischen Einsatz eines Arzneistoffs bei Patienten muss zweierlei nachgewiesen sein: seine Wirksamkeit und die Konzentration (Dosis), bei der die erwünschte Wirkung eintritt. Die im Organbad oder im Tierversuch bestimmte Konzentrations-Wirkungs-Beziehung kann nicht ohne eine weitere Prüfung auf den Menschen übertragen werden. Deswegen wird bei ausgewählten Patienten die **Dosis-Wirkungs-Beziehung** bestimmt. Bei Kenntnis der Resorption, der Verteilung in den verschiedenen Körperkompartimenten, der Elimination und des Wirkortes ließe sich die Konzentration eines Arzneistoffs am menschlichen Rezeptor errechnen. Nur in den wenigsten Fällen liegen aber genügende Angaben zu den einzelnen Parametern vor. Deswegen wird für jeden Arzneistoff die Beziehung zwischen der Wirkung, z. B. Steigerung des Blutdrucks, und der oral zugeführten Dosis untersucht. In Organbadversuchen kann die molare Konzentration für Pharmakon A angegeben werden. Diese **Konzentrationsangabe** ist bei In-vivo-Untersuchungen nicht möglich. Deswegen werden die Medikamentendosen in g/kg Körpergewicht (KG) angegeben. Dabei werden statt EC_{50} die Kürzel ED_{50}, ED_{10}, ED_{95} benutzt. **ED** steht für **Einzeldosis** und der Index gibt die prozentuale Wirkung an. ED_{50} wäre also die Einzeldosis, bei der 50 % der maximalen Wirkung erreicht werden. Im klinischen Gebrauch wird die Angabe der Medikamentendosierung in g/kg KG selten verwendet. In der onkologischen Therapie und in der Kinderheilkunde wird meist in g/m^2 Körperoberfläche dosiert (➤ Kap. 1.5.4). In der Erwachsenentherapie wird die Dosis für ein durchschnittliches Körpergewicht von 70 kg (g/70 kg KG) angegeben.

Toxizität und therapeutische Breite

Mit dem bisherigen Wissen kann noch keine Therapie am Patienten mit einem neuen Medikament begonnen werden: Als wesentlicher Parameter fehlt noch eine Aussage dazu, bei welchen Dosen der Arzneistoff **unerwünschte Wirkungen** auslöst.

Zunächst werden hierzu Tierversuche herangezogen. So sind Tierversuche für Sicherheits-, aber auch für Wirksamkeitsprüfungen während der Entwicklung neuer Arzneistoffe im Rahmen präklinischer Zulassungsstudien zwingend vom Arzneimittelgesetz vorgeschrieben, bevor ein neuer Arzneistoff an Menschen getestet werden darf. Neben der **akuten Toxizität** ist die **chronische Toxizität** einer Substanz ein wesentlicher Parameter. Ziel der Untersuchungen zur akuten Toxizität ist die Ermittlung der Giftwirkung einer Substanz bei einmaliger Applikation relativ hoher Dosen. Dabei wird oft die Dosis geschätzt, bei der 50 % der Tiere sterben (LD_{50}, **l**etale **D**osis für **50 %** der Tiere). Dagegen ist das Versuchsziel bei der chronischen Toxizität, bei wiederholter Applikation relativ niedriger Dosen eines Wirkstoffs unerwünschte Arzneimittelwirkungen auf verschiedene Merkmale wie Körpermasse, hämatologische und klinisch-chemische Parameter, Organmassen sowie die Histologie verschiedener Gewebe zu erheben.

Hinzu kommen vor einer klinischen Prüfung die **Reproduktionstoxizität,** d. h. Teratogenitätsuntersuchungen, **Mutagenitätsstudien,** z. B. Ames-Test, und **Kanzerogenitätsstudien** (➤ Kap. 35.1.2). Die Versuchsmethodik der Kanzerogenitätsuntersuchungen ähnelt der zur Untersuchung der chronischen Toxizität. Der Wirkungsnachweis erfolgt hierbei durch den Vergleich mit der spontanen Tumorinzidenz in unbehandelten Kontrollgruppen und durch den Vergleich der Überlebenszeiten, d. h., die wesentlichen Endpunkte der Kanzerogenitätsstudien sind Tumorinzidenz und Mortalität. Diese Daten erlauben eine erste Abschätzung des **Risikoprofils** einer neuen Substanz.

Wie oben ausgeführt, lassen sich am Tier Dosis-Wirkungs-Kurven mit einer Maximalwirkung der ED_{50} und der LD_{50} bestimmen. ➤ Abb. 1.7 zeigt für ein Pharmakon A die Dosis-Wirkungs-Beziehung sowohl für eine gewünschte Wirkung (ED) als auch für den Tod der Versuchstiere (LD).

In dem gewählten Beispiel liegen die beiden Kurven nur um eine Zehnerpotenz auseinander, d. h., 50 % der Tiere sterben bereits bei einer Dosis von A, die nur 10-fach über der ED_{50} liegt. Eine therapeutisch wirksame Dosierung im Bereich zwischen ED_{75} und ED_{95} (rosa unterlegter Bereich in ➤ Abb. 1.7) würde zum Tod von 20–70 % der Tiere führen. Bei einer Dosierung im Bereich der ED_{50} wären immer noch in 10 % Todesfälle zu erwarten. Übertragen wir diese Daten auf den Patienten, so bedeuten sie, dass die **therapeutische Breite** von A, quantifiziert als LD_{50}/ED_{50}, gering ist. Therapeutisch nutzbar wäre Substanz A nur, wenn durch Nichtbehandlung erheblich mehr Patienten stürben als durch Gabe von A, z. B. bei einem malignen Tumor.

Für die meisten Arzneistoffe ist nicht die Beziehung zwischen Dosis und Letalität wichtig, sondern die Beziehung zwischen der Dosis und dem Auftreten von **erheblichen unerwünschten Wirkungen.** Je nach Art der erheblichen unerwünschten Wirkung kann diese Beziehung am Tier oder nur am Patienten bestimmt werden. Zur Veranschaulichung: Ersetzt man in ➤ Abb. 1.7 die Letalitätskurve gedanklich durch eine Kurve für unerwünschte Wirkungen (wobei zu berücksichtigen ist, dass Tod auch eine unerwünschte Wirkung und der Endpunkt vieler klinischer Studien ist), besagen die in ➤ Abb. 1.7 dargestellten Beziehungen, dass bei der ED_{50} bereits 10 % der Tiere oder Patienten unter erheblichen unerwünschten Wirkungen leiden würden.

Da die Dosis-Wirkungs-Beziehung en für erwünschte und unerwünschte Wirkungen oft nicht parallel verlaufen, erlaubt der **therapeutische Index,** der Quotient von LD_5/ED_{95}, eine bessere Abschätzung der Sicherheit einer Substanz. Je größer er ist, umso größer ist die therapeutische Breite eines Medikaments. Bezogen auf therapiebedingte Todesfälle, liegt der therapeutische Index bei modernen Arzneistoffen bei mindestens 1000.

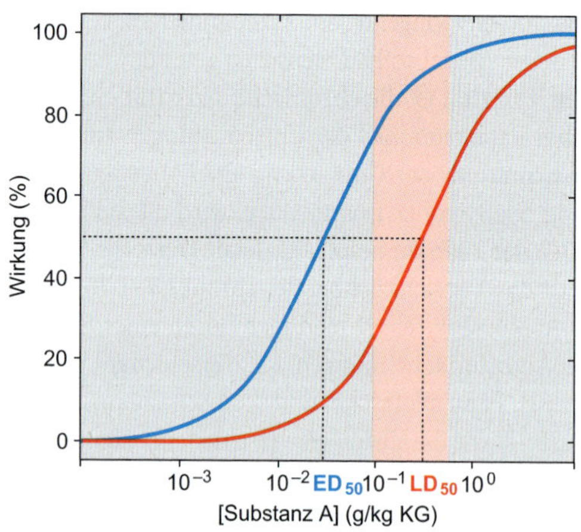

Abb. 1.7 Dosis-Wirkungs-Beziehungen für erwünschte und unerwünschte Wirkungen einer Substanz A.
Die Ordinate zeigt die Häufigkeit, mit der bei den Versuchstieren (oder Patienten) die gewünschte Wirkung (blaue Kurve) oder der Tod (rote Kurve) auftritt. Die Dosis-Letalitäts-Kurve ist gegenüber der Kurve für die erwünschte Wirkung nur um eine Zehnerpotenz nach rechts verschoben. Der Bereich zwischen ED_{75} und ED_{95} ist rosa unterlegt. Eine solche Dosierung (zwischen ED_{75} und ED_{95}) wäre aber zu gefährlich: in diesem Dosisbereich sterben 23–65 % der Behandelten (Schnittpunkte mit der roten Kurve).

Der therapeutische Index wird im Wesentlichen tierexperimentell bestimmt. Sein Vorhersagewert für den Menschen ist in den letzten Jahren erheblich zurückgegangen, da Medikamente, die schwere unerwünschte Wirkungen hervorrufen können, z. B. den Tod, selten in die Therapie eingeführt werden. Statt einer kompletten Dosis-unerwünschte-Wirkungs-Kurve wird gewöhnlich beim Patienten die Zahl der unerwünschten Wirkungen bei therapeutischer Dosis registriert. Sie liegt für leichte unerwünschte Wirkungen häufig bei 1 % der behandelten Patienten und für schwere unerwünschte Wirkungen erheblich niedriger. Ermittelt werden diese Zahlen in klinischen Studien der Phasen III und IV. Dabei wird die Wahrscheinlichkeit des Auftretens von erwünschten und unerwünschten Wirkungen im Verhältnis zu einer Placebotherapie oder einer bereits eingeführten Therapie angegeben. Statistisch gesicherte Unterschiede auf dem 5 %-Niveau erfordern eine große Zahl von Patienten (häufig bis zu 10 000), die nur in multizentrischen Studien eingeschlossen werden können (➤ Kap. 1.7).

Biologische Determinanten der Arzneistoffwirkung

Die meisten Systeme des Körpers unterliegen einem Tag-Nacht-Rhythmus. Der übergeordnete Zeitgeber ist im Nucleus suprachiasmaticus lokalisiert, der die endogene Uhr mit der physikalischen Zeit abgleicht. Früher wurde die Gabe von Glucocorticoiden an den endogenen Sekretionsrhythmus angepasst, d. h., morgens wurden zwei Drittel der Tagesdosis verabreicht. Inzwischen ist dies aufgegeben worden, da ein über 24 Stunden möglichst gleichmäßiger Arzneistoffspiegel meist wichtiger ist als die Anpassung des Spiegels an den biologischen Rhythmus. Untersuchungen hierzu werden unter dem Begriff **Chronopharmakologie** zusammengefasst.

Bei wiederholter Gabe eines Pharmakons kann die Wirkung allmählich abnehmen. Um eine gleich starke Wirkung zu erreichen, muss dann die Dosis fortlaufend erhöht werden. Man spricht von der Entwicklung einer **Toleranz.** Sie ist reversibel, denn nach einem einnahmefreien Intervall kehrt die ursprüngliche Empfindlichkeit zurück. Die Entstehung von Toleranz kann zwei Ursachen haben:

1. Das Pharmakon induziert die verstärkte Neusynthese des inaktivierenden Enzyms und wird infolgedessen schneller eliminiert **(pharmakokinetische Toleranz).** Dieser Vorgang ist in der Pharmakotherapie von großer Bedeutung (➤ Kap. 1.4.4, Enzyminduktion).
2. Durch Einnahme des Pharmakons wird der Rezeptor, an den das Pharmakon bindet, oder der nachgeschaltete Reaktionsweg unempfindlicher **(pharmakodynamische Toleranz).** Auch diese Regulationsmöglichkeit wird bei vielen Arzneistoffen beobachtet. Sie ist besonders ausgeprägt bei der Morphintoleranz, kommt aber genauso bei der Behandlung mit positiv inotrop wirksamen Catecholaminen oder einem erhöhten Sympathikotonus vor. Grundlage ist meist eine Verminderung der Zahl oder Funktion der Rezeptoren **(Desensitisierung).** Die Mechanismen werden am Ende des folgenden Abschnitts besprochen.

Weiterhin ist zu berücksichtigen, dass Arzneistoffe nicht bei allen Menschen gleich wirken. Wirkungsbestimmend sind u. a. **Alter, Vorerkrankungen** und individuelle **Genpolymorphismen**. Sie beeinflussen weniger die Pharmakodynamik, sondern v. a. die Pharmakokinetik. Ihre Bedeutung für Arzneistoffwirkungen wird deshalb in den Pharmakokinetik-Abschnitten besprochen (➤ Kap. 1.4.6).

1.2.4 Rezeptor-Signal-Transduktion

Pharmaka greifen meist modulierend in die erst teilweise verstandenen komplexen Signaltransduktionswege des Organismus und der Zelle ein. Diese Signalkaskaden kontrollieren Zellwachstum, Zellteilung, Metabolismus, die Sekretion von Enzymen, von Proteinen und von extrazellulären Signalmolekülen, Kontraktion, Zellmotilität, Membranerregbarkeit und am Ende auch Gedächtnis und Gefühle.

Lipophile Pharmaka, Trijodthyronin, Retinoide, Fettsäuremetaboliten und Steroidhormone wie Gluco- und Mineralocorticoide, Testosteron, Gestagene und Estrogene, und Calcitriol, die die Plasmamembran ohne Carrier passieren, binden entweder im Zytosol oder im Kern an **Transkriptionsfaktoren** und regulieren die Expression spezifischer Gene (➤ Abb. 1.8).

Viele **hydrophile** Pharmaka und Hormone binden an G-Protein-gekoppelte, **heptahelikale Rezeptoren** der Plasmamembran (gebräuchliche Abkürzung GPCR = G-proteine-coupled receptor), die durch Aktivierung eines G-Proteins einen **Effektor** aktivieren, der ein zweites intrazelluläres Signal, einen **Second Messenger,** synthetisiert (➤ Abb. 1.8). Intrazelluläre Signalmoleküle sind cAMP, cGMP, Diacylglycerol (DG), Inositol-1,4,5-trisphosphat (IP_3) und Calcium (➤ Abb. 1.9).

Einige Neurotransmitter aktivieren **ligandengesteuerte Ionenkanäle,** die oft direkt oder indirekt die intrazelluläre Ca^{2+}-Konzentration erhöhen (➤ Abb. 1.8). Einen Sonderfall stellen die **Guanylylcyclasen** dar, die als zytosolische und membrangebundene Enzyme vorkommen. Die zytosolische Guanylylcyclase wird durch das kurzlebige Gas Stickstoffmonoxid (NO) aktiviert, die membrangebundenen Guanylylcyclasen durch Peptide wie atrionatriuretisches Peptid (ANP) (➤ Abb. 1.8 und im Einzelnen ➤ Abb. 1.10).

Wachstumshormone, Neurotrophine (z. B. nerve growth factor = NGF) und Zytokine binden an einen Rezeptor-Signal-Transduktions-Komplex in der Plasmamembran, der aus einem extrazellulär gelegenen Rezeptorteil und einer intrazellulären Proteinkinase besteht. Zu diesen **Rezeptorproteinkinasen** zählen **Rezeptortyrosinkinasen,**

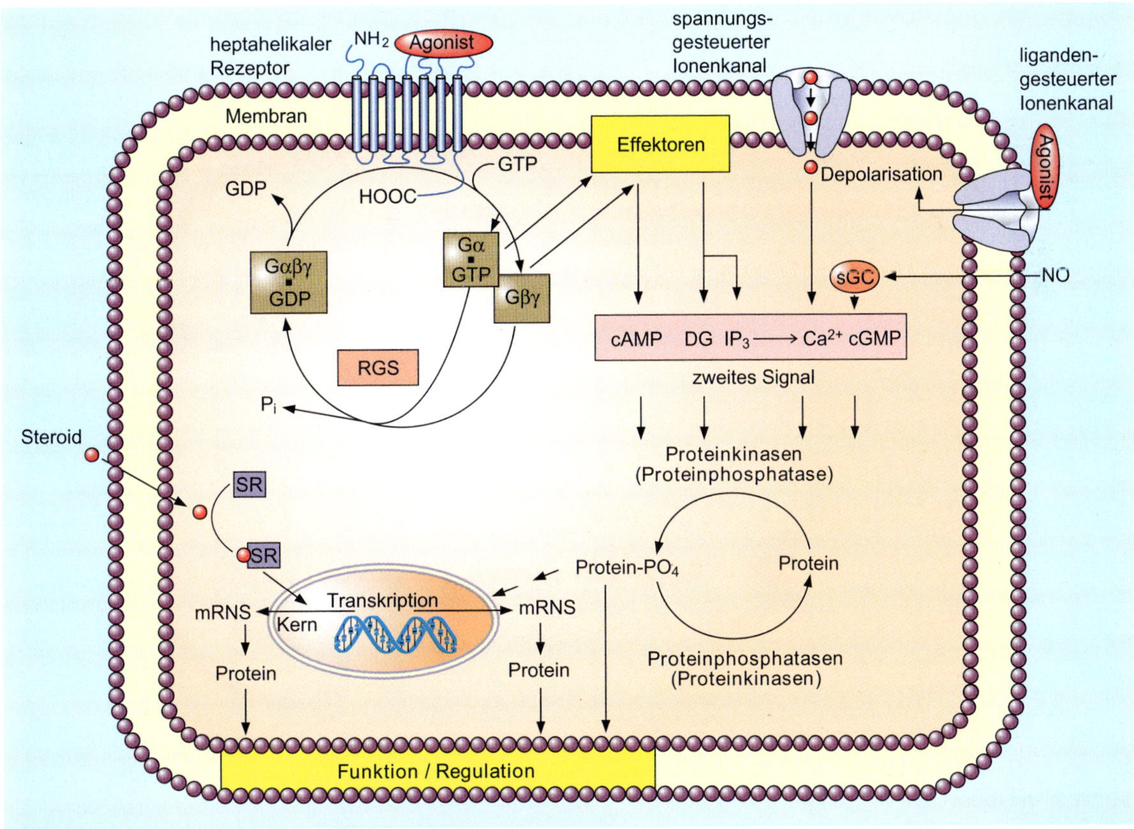

Abb. 1.8 Rezeptorvermittelte Regulation zellulärer Funktionen: eine Übersicht.
Oben links Regulation durch einen **G-Protein-gekoppelten Rezeptor** mit Gαβγ, dem trimeren G-Protein-Komplex, Gα, der G-Protein-α-Untereinheit, Gβγ, der G-Protein-βγ-Untereinheit, und RGS, den **R**egulatoren der **G**-Protein-**S**ignaltransduktion.
Oben rechts Regulation durch einen **ligandengesteuerten Kationenkanal,** dessen Öffnung die Membran depolarisiert; dadurch wird ein spannungsgesteuerter Calciumkanal geöffnet.
Rechts Regulation durch **NO,** das die lösliche Guanylylcyclase, sGC, aktiviert.
Links der Weg von einem **Steroidrezeptor,** SR, zum Zellkern.

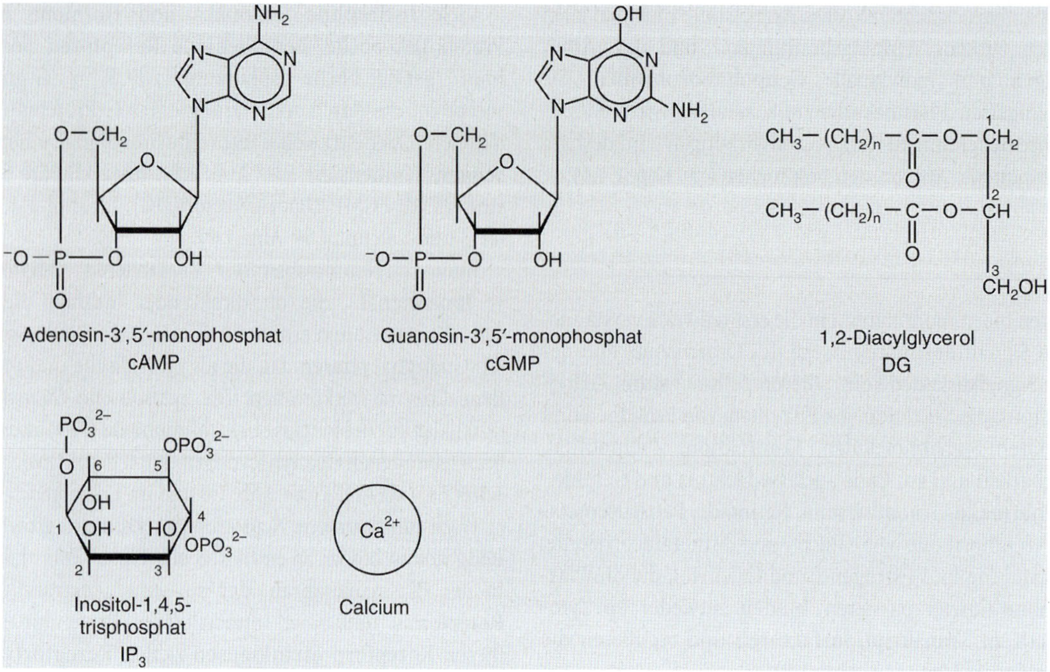

Abb. 1.9 Fünf häufige intrazelluläre Signalmoleküle.

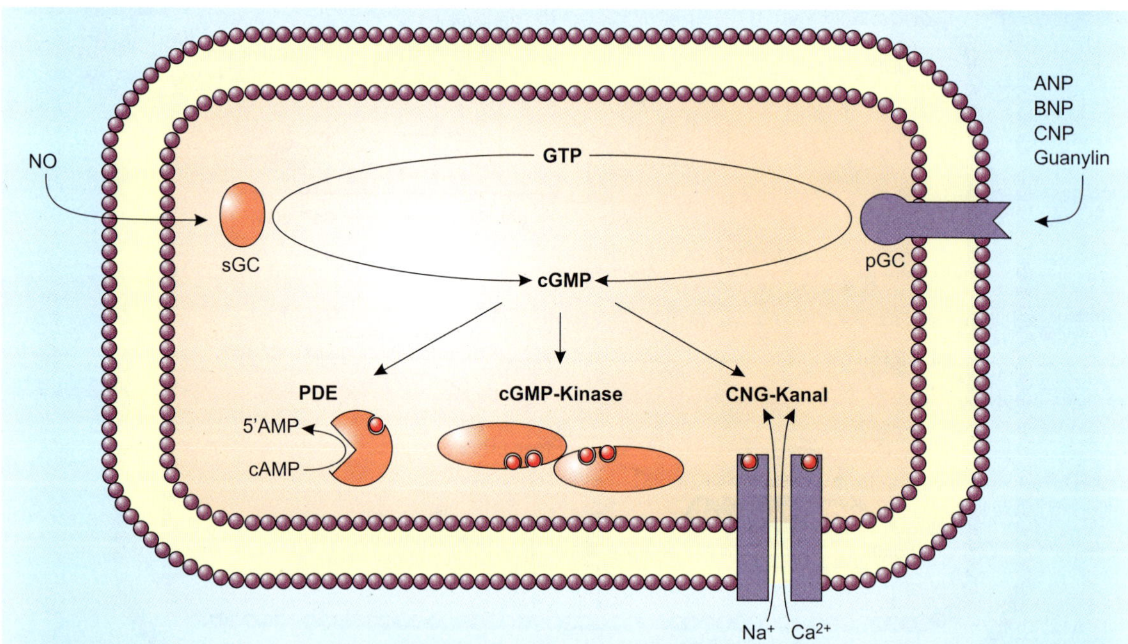

Abb. 1.10 Synthese und Rezeptoren von cGMP.

NO stimuliert die lösliche Guanylylcyclase (sGC) , während atrionatriuretisches Peptid (ANP), brain-type natriuretisches Peptid (BNP), C-type natriuretisches Peptid (CNP) und Guanylin verschiedene partikuläre (membrangebundene) Guanylylcyclasen (pGC) stimulieren. Funktionen von cGMP:

1. cGMP kann die Aktivität mehrerer cAMP inaktivierender Phosphodiesterasen (PDE) regulieren und damit über die cAMP-Signalkaskade zelluläre Funktionen steuern.
2. In vielen Zellen wird durch cGMP die cGMP-abhängige Proteinkinase I oder II (cGMP-Kinase) aktiviert. Aktivierte cGMP-Kinase I senkt erhöhte Calciumspiegel im glatten Muskel. **cGMP moduliert also u.a. die Konzentration der intrazellulären Signale cAMP und Ca^{2+}.**
3. Im Riechsystem und in der Retina werden durch cGMP verschiedene **c**yclic **n**ucleotide-**g**ated(CNG)--)Kationenkanäle geöffnet. Mittels dieser CNG-Kanäle sehen Sie diese Abbildung.

rezeptorassoziierte Tyrosinkinasen und **Rezeptorserin/Threoninkinasen** (➤ Abb. 1.11). Bindung des Agonisten führt zur Bildung von Rezeptordimeren oder -tetrameren und dadurch zur Aktivierung der intrazellulären Proteinkinase. Der Insulinrezeptor, eine Rezeptortyrosinkinase, liegt bereits in Abwesenheit von Insulin als $\alpha_2\beta_2$-Tetramer vor.

Ein weitgehend gemeinsames Signalelement in allen intrazellulären Signalkaskaden sind Proteinkinasen, die durch die zweiten Signale aktiviert werden und Tyrosin, Serin oder Threonin in regulatorischen Proteinen phosphorylieren (➤ Abb. 1.8). Ca^{2+} aktiviert nicht nur Proteinkinasen, sondern auch die Proteinphosphatase Calcineurin. Calcineurin und andere Proteinphosphatasen dephosphorylieren die regulatorischen Proteine. Durch die **reversible Phosphorylierung von Proteinen** wird eine **anpassungsfähige Steuerung zellulärer Funktionen** erreicht. Zelluläre Funktionen werden sowohl direkt durch Änderung des Phosphorylierungsgrades

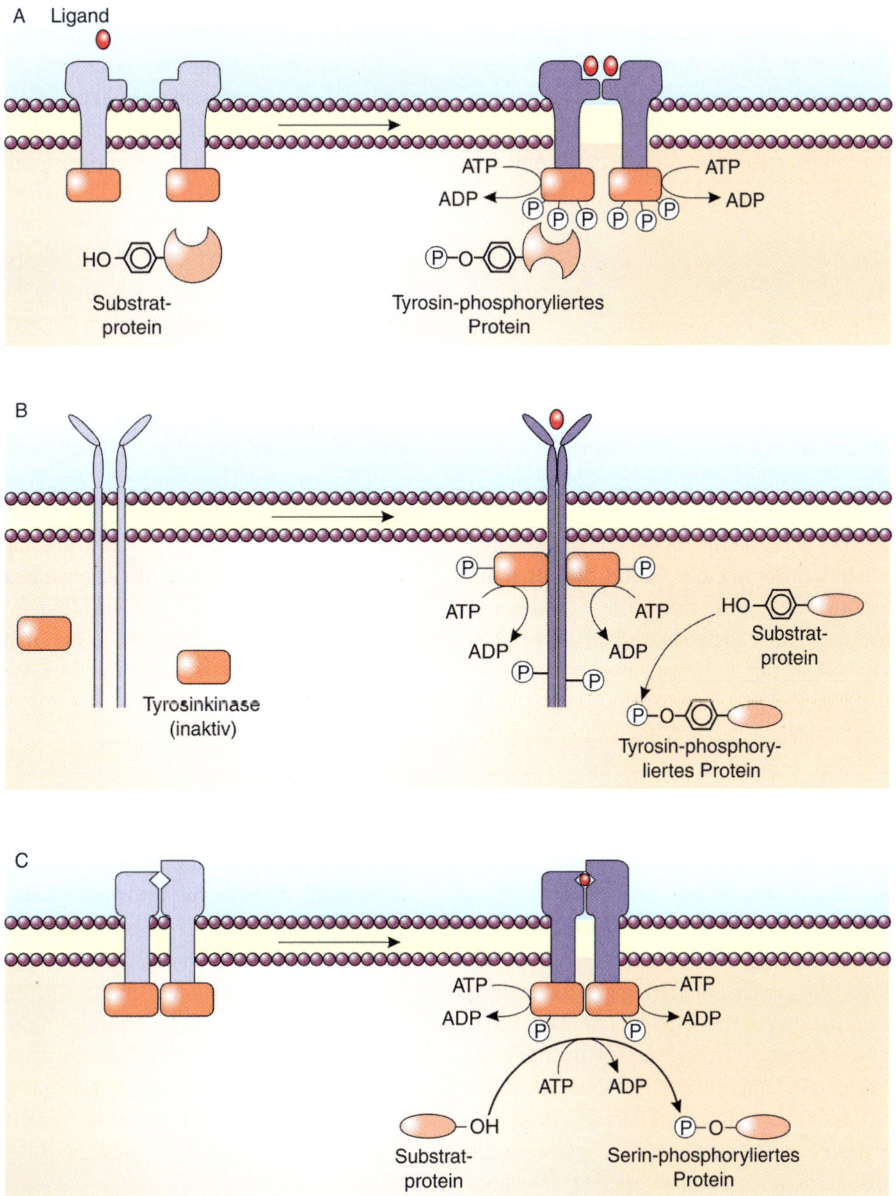

Abb. 1.11 Signalumwandlung an Rezeptorproteinkinasen.
A) Rezeptortyrosinkinase: Die Bindung eines Liganden, z. B. **e**pidermal **g**rowth **f**actor (EGF), führt zur Rezeptordimerbildung, Aktivierung der Rezeptorkinase und Phosphorylierung von Tyrosinen des Rezeptors selbst und anderer Substrate. Hier sind also **Rezeptor und Proteinkinase dasselbe Protein.**
B) Rezeptor-assoziierte Tyrosinkinase: Die Bindung eines Liganden, z. B. Erythropoetin, führt zur Rezeptordimerbildung, Assoziierung und Aktivierung einer vom Rezeptor verschiedenen Tyrosinkinase und Phosphorylierung von Tyrosinen des Rezeptors selbst und anderer Substrate. Hier sind also **Rezeptor und Proteinkinase separate Proteine.**
C) Rezeptorserin/Threoninkinase: Die Bindung eines Liganden, z. B. **t**ransforming **g**rowth **f**actor β (TGFβ), führt zur Rezeptortetramerbildung (die Dimere der Rezeptoruntereinheiten sind nicht dargestellt; ➤ Abb. 1.14), Aktivierung der Rezeptorkinase und Phosphorylierung von Serinen des Rezeptors selbst und anderer Substrate. Hier sind also wie in A **Rezeptor und Proteinkinase dasselbe Protein.**

von Regulatorproteinen gesteuert als auch indirekt durch Änderung des Phosphorylierungsgrades von Transkriptionsfaktoren, die die Expression spezifischer Gene regeln (➤ Abb. 1.8).

Im Folgenden werden die Grundzüge der Signalkaskaden, die den GPCRs, Ionenkanälen und Rezeptorproteinkinasen nachgeschaltet sind, dargestellt. Diese allgemeine Darstellung kann nur bedingt auf die verschiedenen Organsysteme übertragen werden, da die Organe für ihre unterschiedlichen Aufgaben abgewandelte, spezialisierte Signalkaskaden entwickelt haben. Nicht alle Signaltransduktionswege sind in jeder Zelle aktiv. Pharmaka, die an einen Rezeptor binden, können aufgrund der vielfältigen Kombinationsmöglichkeiten in jeder Zelle eine andere Antwort auslösen. Deswegen müssen die hier dargestellten Prinzipien durch die in den späteren Kapiteln des Buches beschriebenen Wirkmechanismen der verschiedenen Pharmakagruppen ergänzt werden (z. B. ➤ Abb. 3.2 und ➤ Abb. 4.3).

Signaltransduktion durch GPCRs

Die Genfamilie der GPCRs hat weit über 500 Mitglieder. Bei Nichtvertebraten sollen 5 % aller Gene für GPCRs codieren. Strukturell gemeinsam ist ihnen, dass sie sieben transmembranäre α-Helices haben und dass der Aminoterminus extrazellulär und der Carboxyterminus intrazellulär liegt. Den charakteristischen sieben Transmembranhelices verdanken sie den alternativen Namen heptahelikale Rezeptoren. Kleine, teilweise hydrophobe Liganden binden meist innerhalb der Lipidschicht in einer Tasche, die durch die Transmembranhelices gebildet wird. Stark hydrophile Liganden wie Glutamat und Peptidhormone binden an den extrazellulären Teil.

GPCRs koppeln auf der Innenseite der Plasmamembran an trimerische GTP-hydrolysierende Proteine, kurz **G-Proteine** genannt (➤ Abb. 1.8). Sie werden deshalb auch als **G-Protein-gekoppelte Rezeptoren** (GPCR) bezeichnet. G-Proteine bestehen aus drei Untereinheiten, einer α-Untereinheit, die GTP bindet und zu GDP hydrolysiert, und der β- und der γ-Untereinheit. Im inaktiven Zustand hat der trimere Komplex GDP gebunden. Nach Bindung eines Agonisten beschleunigt der Rezeptor den Austausch von GDP durch GTP an der α-Untereinheit im Gαβγ-Komplex. Nach dem Austausch von GDP durch GTP dissoziiert der Gαβγ-GTP-Komplex in die Gα-GTP- und die Gβγ-Untereinheit, die jeweils unabhängig verschiedene membranständige Effektoren aktivieren (➤ Abb. 1.8). Durch die GTPase-Aktivität der Gα-Untereinheit wird GTP zu GDP hydrolysiert. Die Gβγ-Untereinheit reassoziiert dann mit Gα-GDP und inaktiviert damit die Signaltransduktion. Die Hydrolyse von GTP kann beschleunigt werden durch eine Familie von Proteinen, die als **R**egulatoren der **G**-Protein-**S**ignaltransduktion (RGS) bezeichnet werden (➤ Abb. 1.8). Die **G-Proteine sind also Relaismoleküle, die durch ihre Gα- und Gβγ-Untereinheiten eine Information auf getrennte Effektoren übertragen.** Der Übertragungsvorgang inaktiviert sich innerhalb von wenigen Sekunden durch die Hydrolyse des GTP von selbst.

Zellen besitzen i. d. R. nicht nur mehrere verschiedene GPCRs, die G-Proteine aktivieren, sondern auch mehrere verschiedene trimerische G-Proteine. Sie werden nach ihren α-Untereinheiten in Klassen eingeteilt. Aktivierung von G-Proteinen reguliert die Aktivität verschiedener Effektoren, z. B. Phosphodiesterase 6, Adenylylcyclasen, die Phospholipasen A_2, C und D, rezeptorregulierte Kaliumkanäle, neuronale Calciumkanäle, Phosphatidylinositol-3-Kinase und das monomerische (kleine) G-Protein Rho. ➤ Abb. 1.12 gibt einen Überblick.

- **$G\alpha_t$,** auch Transducin genannt, ist essenziell für die Lichtwahrnehmung im Auge (➤ Abb. 1.12). $G\alpha_t$ stimuliert die **Phosphodiesterase** (PDE 6), die in der Retina cGMP hydrolysiert. Dadurch kommt es zur Schließung des CNG-Kanals im Außensegment von Zapfen und Stäbchen. Die folgende Membranhyperpolarisation und die Abnahme der intrazellulären Calciumkonzentration werden als elektrisches Signal weitergeleitet und verursachen schlussendlich in der Sehrinde die Wahrnehmung eines Bildes. Tatsächlich sind die Photorezeptoren von Mensch und Wirbeltieren ungewöhnlich; sie unterhalten im Dunkeln dauernd einen durch die offenen CNG-Kanäle hervorgerufenen elektrischen Strom, den sie bei Belichtung abschalten. Als Folge kommt es zu einer Hyperpolarisation und die Stäbchen und Zapfen geben weniger Glutamat in den synaptischen Spalt. Die nachgeordneten Nervenzellen reagieren auf die verminderte Glutamatausschüttung, indem sie depolarisieren (On-Zellen) bzw. hyperpolararisieren (Off-Zellen).
- **$G\alpha_{olf}$** stimuliert die **Adenylylcyclase** des Riechepithels. Das gebildete cAMP aktiviert im Riechepithel einen CNG-Kanal und führt zur Depolarisation der Riechzelle. Die Weiterleitung des Signals in den Bulbus olfactorius führt zur Geruchswahrnehmung.
- **$G\alpha_s$** stimuliert die Adenylylcyclase ubiquitär und erhöht dadurch die cAMP-Konzentration. Mit Ausnahme des Seh- und Riechorgans wird durch cAMP eine cAMP-abhängige Proteinkinase aktiviert, die verschiedenste Proteine an Serin oder Threonin phosphoryliert und dadurch eine Konformationsänderung bzw. Aktivitätsänderung bewirkt.
- **$G\alpha_i$** hemmt die Adenylylcyclase.
- Dagegen hat die **Gβγ**-Untereinheit, die in vielen Zellen durch Aktivierung von G_i und G_o freigesetzt wird, mehrere Partner wie **acetylcholinregulierte Kaliumkanäle** ($K^+_{(ACh)}$-Kanäle), neuronale **spannungsgesteuerte Calciumkanäle,** die **Phosphatidylinositol-3-Kinase** (PI3 K) und die **Phospholipase-C(PLC)-Isoenzyme β_2 und β_3** (➤ Abb. 1.1)[2]. Bindet Gβγ an PLCβ, so kommt es zur Hydrolyse von Phosphatidylinositol-4,5-bisphosphat (PIP_2) zu Diacylglycerol (DG) und Inositol-1,4,5-trisphosphat (IP_3). DG aktiviert verschiedene Isoenzyme der Proteinkinase C (PKC). IP_3 setzt Calcium aus intrazellulären Speichern frei. Die Aktivierung der PI3 K führt durch Phosphorylierung der Inositol-3-Hydroxylgruppe in PIP_2 zur Bildung von $PI3,4,5P_3$. $PI3,4,5P_3$

[2] Phospholipase C ist der übergeordnete Begriff für Enzyme, welche die Glycerol-Phosphat-Bindung in Glycerophospholipiden oder die Sphingosin-Phosphat-Bindung in Sphingophospholipiden spalten. Phospholipasen C, die spezifisch die Phosphoinositide hydrolysieren, werden als PI-PLC bezeichnet. Sie bilden eine Enzymfamilie, zu der die verwandten Unterfamilien PLCβ (β_1, β_2, β_3, β_4) und PLCγ gehören. Die Aktivität der PLCβ-Isoformen wird durch G-Proteine, die Aktivität der PLCγ durch Phosphorylierung von Tyrosin durch Rezeptortyrosinkinasen reguliert.

ist der membrangebundene Bindungspartner, an den die **Phosphatidylinositol-abhängige Proteinkinase 1** (PDK1) und **Proteinkinase B** (PKB oder AKT genannt) binden. Durch die Membranlokalisation wird PDK1 aktiviert. PDK1 phosphoryliert PKB, die dadurch und durch Phosphorylierung mittels einer weiteren Proteinkinase aktiviert wird. PKB reguliert multiple Zellfunktionen, u. a. ist sie in die antiapoptotische Zellregulation eingebunden (➤ Abb. 1.12).

- **Gα_q** und **Gα_{11}**, die Gα-Untereinheiten der G-Proteine G_q und G_{11}, aktivieren die Isoenzyme β_1 und β_4 der PLC, wodurch ebenfalls die Bildung von DG und IP_3 mit nachgeschalteter Freisetzung von Calcium gesteigert wird (➤ Abb. 1.12).
- Dagegen aktivieren **Gα_{12}** und **Gα_{13}** das kleine GTP-bindende und -hydrolysierende Protein **Rho.** Hierbei kommt es wiederum zum Austausch von GDP durch GTP. Rho-GTP stimuliert die Rho-Kinase, die u. a. in vielen Zellen bewirkt, dass die Myosinphosphatase phosphoryliert und inaktiviert wird. Dies führt zu einer verstärkten Phosphorylierung der leichten Kette des Myosins und zu einer erhöhten Kontraktilität des Zytoskeletts und des glatten Gefäßmuskels.

Signaltransduktion durch ligandengesteuerte Ionenkanäle

Ligandengesteuerte Ionenkanäle werden auch als **ionotrope Rezeptoren** bezeichnet. Ihr Öffnen und Schließen wird durch Bindung von Hormonen oder Neurotransmittern reguliert. Im Beispiel der ➤ Abb. 1.13 wird der **Nicotinrezeptor** durch Acetylcholin aktiviert, worauf Natrium in die Zelle einströmt. Der Anstieg der subplasmalemmalen Natriumkonzentration depolarisiert die Membran lokal und öffnet **spannungsgesteuerte Natriumkanäle,** die die Depolarisation entlang der gesamten Membran ausbreiten und dadurch **spannungsgesteuerte Calciumkanäle** öffnen. Durch den Einstrom von Calcium und unter Umständen zusätzlich über eine calciuminduzierte Calciumfreisetzung aus dem endo- bzw. sarkoplasmatischen Retikulum kommt es zum Anstieg der zytosolischen Calciumkonzentration. Das zytosolische Calcium wiederum bindet an calciumspezifische Rezeptoren wie Kalium- oder Chloridkanäle, Calmodulin, Troponin C oder Ca^{2+}-ATPasen und führt über recht komplizierte Signaltransduktionswege zur Expression spezifischer Gene, zur Sekretion von Neurotransmittern, Hormonen und anderen Proteinen oder zur Kontraktion des Herz-, Skelett- und glatten Muskels.

Die bisher beschriebene Signalkaskade würde keine optimale Regulation zellulärer Funktionen erlauben: Durch eine einmalige Erregung wird die Zellmembran depolarisiert, und die spannungsgesteuerten Natrium- und Calciumkanäle werden nach kurzer Öffnung inaktiviert. Die Zelle kann erst wieder erregt werden, wenn die Membranspannung zu negativen Potentialen zurückgekehrt ist. Bei negativem Membranpotential werden die Natrium- und Calciumkanäle in den geschlossenen Zustand überführt, von dem aus sie wieder geöffnet werden können. Eine Vielzahl von Regulationsmöglichkeiten dient dazu, die Membran zu repolarisieren. Neurotransmitter können die Membran nicht nur erregen, sondern auch weniger erregbar machen, indem sie **Chloridkanäle** aktivieren ($GABA_A$-, Glycinrezeptor). Durch das einströmende Chlorid wird die Membran hyperpolarisiert und die Erregungsausbreitung gehemmt (➤ Abb. 1.13).

Die Öffnung von **Kaliumkanälen** ist eine weitere wesentliche Steuerungsmöglichkeit (➤ Abb. 1.13). Kaliumkanäle bilden eine sehr große Genfamilie. Einzelne Mitglieder werden durch das Membranpotential, durch Ca^{2+}, durch die G$\beta\gamma$-Untereinheit der G-Proteine (➤ Abb. 1.12), durch das ATP/ADP-Verhältnis oder durch eine Kombination dieser Faktoren reguliert. Die durch Natrium bewirkte Depolarisation öffnet spannungsgesteuerte Kaliumkanäle direkt (➤ Abb. 1.13). Der Anstieg der zytosolischen Calciumkonzentration öffnet calciumaktivierte Kaliumkanäle (➤ Abb. 1.13). So wird die Membran repolarisiert, und die Natrium- und Calciumkanäle, die während der Depolarisation inaktiviert wurden, werden in die geschlossene Konformation überführt. Die geschlossenen Kanäle können durch erneute Depolarisation wieder geöffnet werden, d. h., durch die Repolarisation der Zellmembran ist die Zelle wieder erregbar geworden.

Acetylcholin kann nicht nur durch Öffnung des Nicotinrezeptors erregen, sondern auch durch Aktivierung eines Muscarinrezeptors hemmen (➤ Abb. 1.13). Muscarinrezeptoren sind GPCRs. Bindung von Acetylcholin aktiviert G_o- und G_i-Proteine und führt zur Freisetzung ihrer Gα- und G$\beta\gamma$-Untereinheiten. Die G$\beta\gamma$-Untereinheiten binden an die G-Protein-regulierten $K^+_{(ACh)}$-Kanäle und öffnen sie. Durch die folgende Hyperpolarisation der Membran werden spannungsabhängige Calciumkanäle geschlossen, der zytosolische Calciumspiegel sinkt durch die gleichzeitige Aufnahme von Calcium in die Speichervesikel, und die Aktivierung der Signalkaskade wird beendet.

Signaltransduktion durch Rezeptorproteinkinasen

Eine Einteilung der Rezeptorproteinkinasen wurde bereits oben gegeben (➤ Abb. 1.11). Eine wesentliche Funktion dieser Signaltransduktionswege ist die Regulation von Zellproliferation und Zelldifferenzierung, die durch die Transkription spezifischer Gene gesteuert werden. Es gibt mehrere intrazelluläre Kaskaden, die zwischen der Plasmamembran und dem Kern Signale übermitteln. Die Rezeptortyrosinkinasen bedienen sich der **Ras**-Kaskade, die rezeptorassoziierten Tyrosinkinasen der **Jak/Stat**-Kaskade und die Rezeptorserin/Threoninkinasen der**Smad**-Kaskade (➤ Abb. 1.14).

Zwei weitere, in ➤ Abb. 1.14 nicht gezeigte, Membran-Kern-Signalkaskaden werden durch **NFκB** und **Caspasen** vermittelt. Die Aktivierung von NFκB führt nach seiner Translokation in den Kern zur Expression von Genen, die bei Entzündungen aktiviert werden. Die Aktivierung von Caspasen durch sogenannte Death-Liganden und -Rezeptoren löst den geregelten Zelltod (Apoptose) aus.

Interaktion von Signalkaskaden

Bisher wurden in diesem Abschnitt die verschiedenen Signaltransduktionswege meist getrennt dargestellt. Eine solche Trennung gibt es in einer lebenden Zelle nicht. Die verschiedenen

1

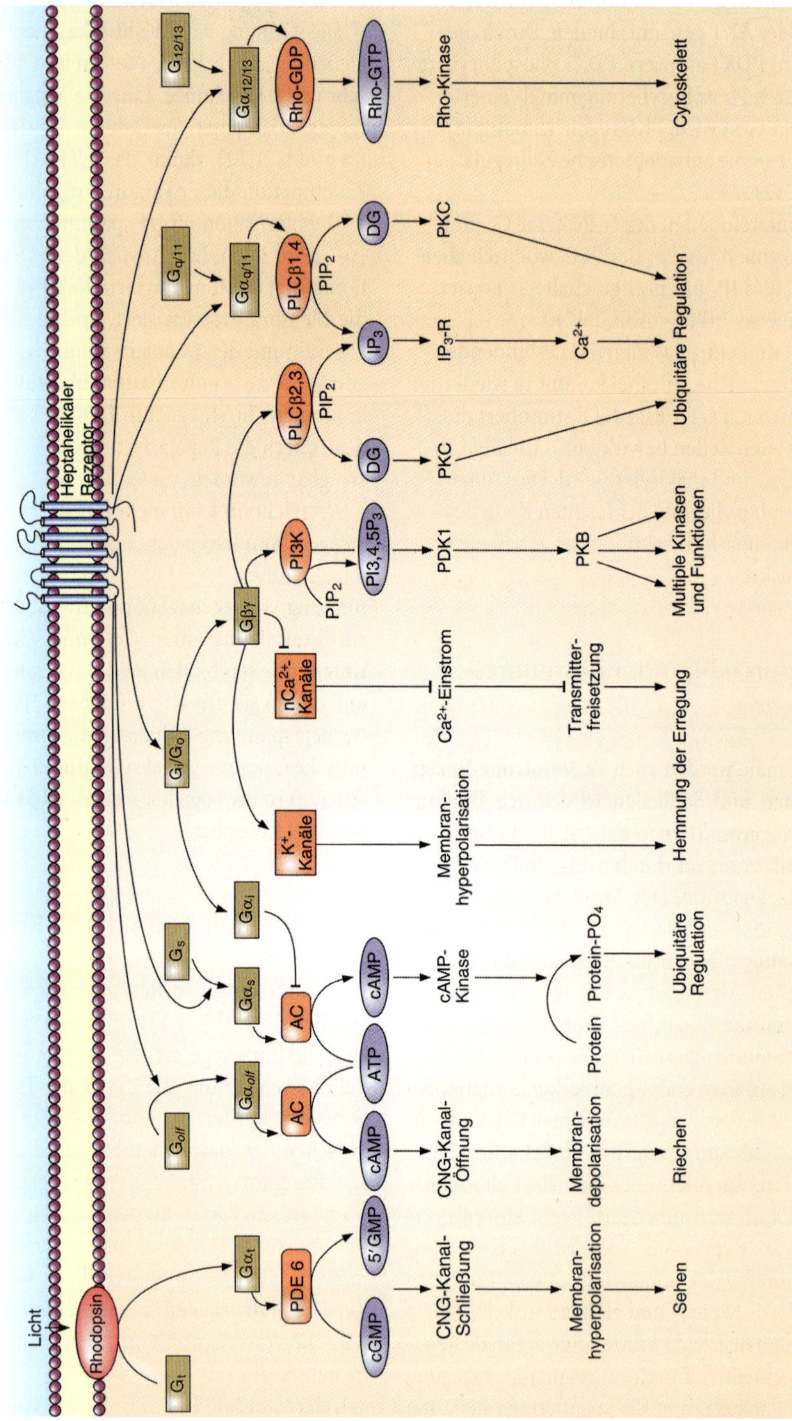

Abb. 1.12 Regulation zellulärer Funktionen durch G-Proteine.
Aktivierung von Rhodopsin oder einem heptahelikalen Rezeptor führt zur Dissoziation eines spezifischen G-Proteins in seine Gα- und Gβγ-Untereinheit. Hierdurch werden zahlreiche zellspezifische Signalkaskaden gesteuert, die sich im Bild von oben nach unten verfolgen lassen.
G-Proteine: G_t, Transducin; G_{olf}, olfaktorisches G-Protein; G_s, stimulierendes G-Protein; G_i/G_o inhibitorisches und anderes (**o**ther) G-Protein. G_i und G_o sind verschiedene G-Proteine, die aber meist den gleichen Effektor stimulieren; dasselbe gilt für G_q und G_{11} und für G_{12} und G_{13}.
Effektoren: PDE 6, Phosphodiesterase-Isoenzym 6; AC, Adenylylcyclase; K^+-Kanäle, G-Protein-regulierte K^+-Kanäle; nCa^{2+}-Kanäle, neuronale spannungsgesteuerte Calciumkanäle; PI3 K, Phosphatidylinositol-3-Kinase; PLCβ1–4, Phospholipase-C-Isoenzyme.
Second Messenger: cGMP, Guanosin-3',5'-monophosphat; cAMP, Adenosin-3',5'-monophosphat; DG, 1,2-Diacylglycerol; IP_3, Inositol-1,4,5-trisphosphat.
Nachgeschaltete Strukturen: CNG-Kanal, ein **c**yclic **n**ucleotide-**g**ated Kationenkanal; PIP_2, Phosphatidylinositol-4,5-bisphosphat; PDK1, **p**hosphatidylinositol-**d**ependent protein **k**inase 1; PKB, **P**rotein**k**inase **B;** PKC, **P**rotein**k**inase **C;** IP_3-R, Rezeptor für IP_3, ein IP_3-gesteuerter intrazellulärer Calciumkanal.

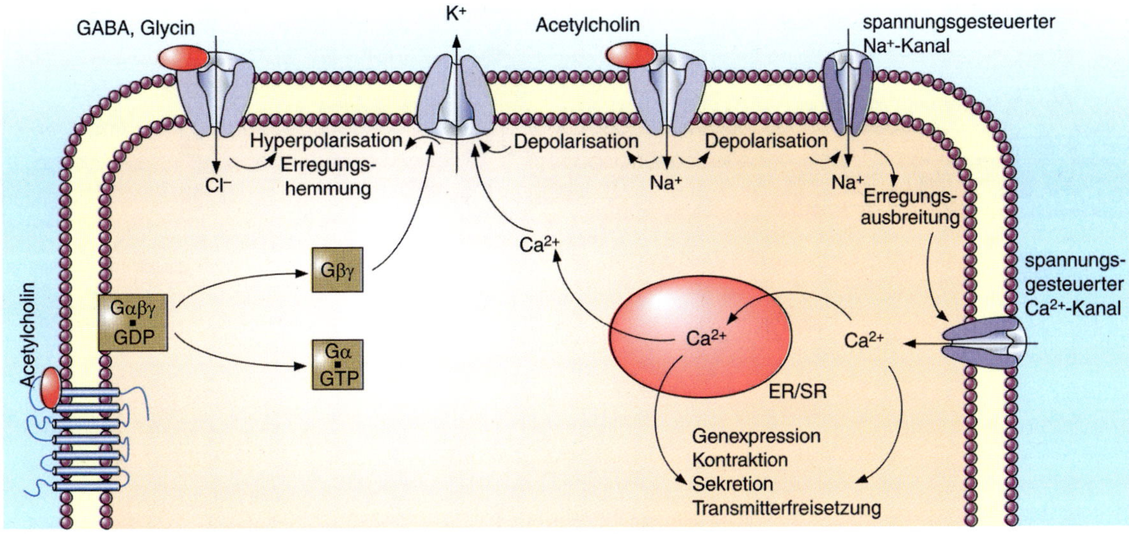

Abb. 1.13 Regulation zellulärer Funktionen durch Ionenkanäle.
Rechts die erregende Signalkaskade vom **Nicotinrezeptor** über **spannungsabhängige Natrium- und Calciumkanäle** und unter Umständen eine calciuminduzierte Calciumfreisetzung aus dem endo- bzw. sarkoplasmatischen Retikulum (ER/SR) zur Steuerung spezifischer Zellfunktionen.
Links drei Hemmmechanismen, nämlich durch **Kaliumkanäle, $GABA_A$- bzw. Glycinrezeptor-Chloridkanäle** und G_i/G_o-gekoppelte Muscarinrezeptoren.

Signaltransduktionswege beeinflussen sich gegenseitig, wobei sie sich verstärken oder abschwächen können. Dieser **Crosstalk** ist für die Zelle notwendig, um die Information von verschiedenen extrazellulären Signalen zu einer adäquaten Zellantwort zu verarbeiten. Ein Beispiel war die Interaktion zwischen hemmenden Muscarin- und erregenden Nicotinrezeptoren (➤ Abb. 1.13). Andererseits kann ein und derselbe Signalweg auch durch unterschiedliche Rezeptoren aktiviert werden. Dies soll am Beispiel des Stoffwechsels von Phosphatidylinositol und seiner Beeinflussung durch GPCRs einerseits und Rezeptortyrosinkinasen (RTK) andererseits erläutert werden (➤ Abb. 1.15).

Der Anteil von Phosphatidylinositol (PI), der Vorstufe für alle Phosphoinositole, an den Gesamtlipiden der Zellmembran liegt bei unter 10 %. Ungefähr 5 % des PI ist Phosphatidylinositol-4,5-bisphosphat ($PI4,5P_2$). Weniger als 0,25 % aller Inositol enthaltenden Phospholipide sind in 3-Position des Inositolrings phosphoryliert. PIP_2 wird durch Phospholipase C (PLC) zu DG und IP_3 hydrolysiert (➤ Abb. 1.15 links), während Phosphatidylinositol-3-Kinase (PI3 K) durch Phosphorylierung in 3-Position zur Bildung von Phosphatidylinositol-3,4,5-trisphosphat ($PI3,4,5P_3$) führt (➤ Abb. 1.15 rechts). Die Bedeutung von $PI3,4,5P_3$ liegt darin, dass es die Anlagerung der Proteinkinase B (PKB) an die Membran und ihre Phosphorylierung durch phosphatidylinositol-dependent protein kinase 1 (PDK1) und eine weitere Proteinkinase ermöglicht. Die Phosphorylierung aktiviert die PKB, durch die zahlreiche wachstumsrelevante Prozesse reguliert werden. $PI4,5P_2$ ist also das Zielmolekül für die PLC und die PI3 K.

Diese beiden regulatorischen Enzyme, PLC und PI3 K, kommen nun in mehreren Isoenzymformen vor, die jeweils durch GPCRs/G-Proteine (Gβγ bzw. $G\alpha_q$) **und** durch Rezeptortyrosinkinasen aktiviert werden können: Die Signalwege der **GPCRs und** der **Rezeptortyrosinkinasen konvergieren** auf dieselben Ziele (➤ Abb. 1.15). Die Ausstattung einer Zelle mit drei PLC-Isoenzymen (Gβγ-, $G\alpha_q$- und RTK-reguliert) und mindestens zwei PI3 K-Isoenzymen (Gβγ- und RTK-reguliert) variiert von Organ zu Organ. Nicht nur die zellspezifische Ausstattung mit diesen Isoenzymen, sondern auch das zellspezifische Vorkommen von Isoenzymen der nachgeordneten Signalkaskaden wie PKC (es gibt über 10 verschiedene Isoenzyme der PKC) ermöglicht, dass in verschiedenen Zellen durch die Aktivierung dieser zwei Enzymfamilien unterschiedliche Funktionen gesteuert werden.

Desensitisierung von GPCRs

Längere Aktivierung von GPCRs führt regelmäßig zur Abnahme der Rezeptorantwort, d. h., der Rezeptormechanismus wird unempfindlich, er desensitisiert. Zahlreiche Mechanismen regeln auf verschiedenen Ebenen – Transkription, Translation oder Rezeptorproteinabbau – die **Zahl der Rezeptoren** und damit die Stärke der Antwort (Herauf- oder Herunterregelung, Up- oder Down-Regulation). Damit wird die Rezeptorkonzentration langfristig an den Bedarf des Organismus angepasst. Diese Anpassungregulation benötigt **Stunden bis Tage.** Zusätzlich gibt es **drei weitere Regulationen,** die **innerhalb von Sekunden bis Minuten** stattfinden. Beteiligt sind daran die durch ein zweites Signal (einen Second Messenger) regulierten Proteinkinasen (cAMP-Kinase, PKC), die **G**-Protein-gekoppelten **R**ezeptor**k**inasen (GRK) und die Arrestine (➤ Abb. 1.16).

1. **Phosphorylierung** des Rezeptors **durch die zugehörige Effektorkinase.** Als Beispiel dient der β_2-Adrenozeptor. Die zugehörige Effektorkinase ist die cAMP-Kinase (PKA). Wenn sie aktiviert ist, phosphoryliert sie (außer anderen Zielproteinen) den β_2-Adrenozeptor an einem Serin in der dritten zytoplasmatischen Schleife und im C-Terminus (➤ Abb. 1.16). Durch

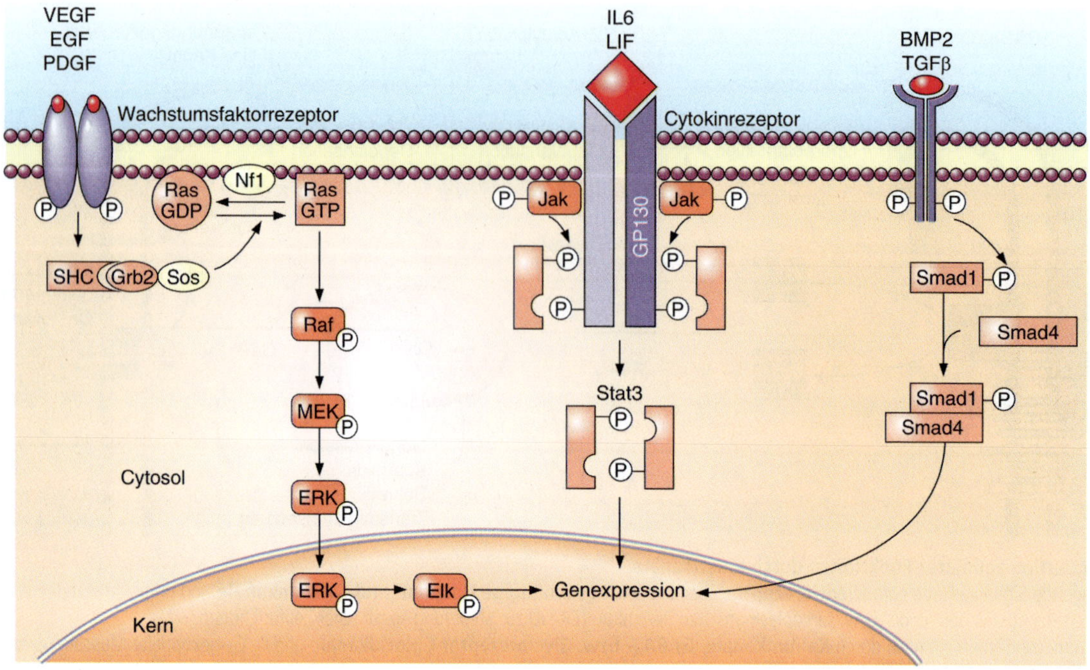

Abb. 1.14 Signalkaskaden von Rezeptorproteinkinasen zum Zellkern Die ersten Schritte wurden in ➤ Abb. 1.11 dargestellt. Ihnen schließen sich bis zur Steuerung der Expression wachstums- und differenzierungsspezifischer Gene die hier gezeigten Reaktionen an. Alle bestehen aus Kaskaden von Proteinkinasen, deren Aktivität durch Proteinphosphatasen gegengesteuert wird.

Links: Rezeptortyrosinkinasen. Über Rezeptortyrosinkinasen wirken Insulin und Wachstumsfaktoren wie IGF1 (**i**nsulin-like **g**rowth **f**actor **1**), EGF (**e**pidermal **g**rowth **f**actor), VEGF (**v**ascular **e**ndothelial **g**rowth **f**actor), PDGF (**p**latelet-**d**erived **g**rowth **f**actor), FGF (**f**ibroblast **g**rowth **f**actor), NGF (**n**erve **g**rowth **f**actor) und BDNF (**b**rain-**d**erived **n**eurotrophic **f**actor). Im intrazellulären Teil besitzt das Rezeptorprotein Tyrosinkinaseaktivität (➤ Abb. 1.11). Bindung des Agonisten an den extrazellulären Teil führt zur Dimerisierung der monomeren Rezeptoren oder – beim tetrameren Insulinrezeptor – zur Änderung von dessen quaternären Struktur. Hierdurch kommt es in einem autokatalytischen Prozess zur Phosphorylierung spezifischer Tyrosine des zytoplasmatischen Teils der Rezeptortyrosinkinasen. Die Phosphorylierung steigert einerseits die Tyrosinkinaseaktivität, andererseits wird durch sie eine hoch affine Bindungstasche für andere Signalproteine gebildet, die eine Phosphotyrosin-Erkennungsdomäne besitzen, z. B. die Src-Homologie-2(SH2)-Domäne oder die Phosphotyrosinbindungs(PTB)-Domäne.
Rezeptortyrosinkinasen koppeln an die **Ras**-Kaskade (von **Ra**tten**s**arkomvirus). Durch Ras wird die Zellproliferation gesteuert. Bei etwa 30 % der menschlichen Tumoren werden aktivierende Mutationen von Ras gefunden. Ras ist ein kleines Guaninnukleotid-bindendes Protein, das an die zytosolische Seite der Plasmamembran assoziiert ist. Seine biologische Aktivität wird durch den Austausch von GDP gegen GTP reguliert. Der Guaninnukleotid-Austauschfaktor Sos (**s**on **o**f **s**evenless, ein Ausdruck aus der *Drosophila*-Genetik) fördert diesen Austausch, wodurch aktives GTP-Ras gebildet wird. Ras wird deaktiviert durch Stimulation seiner GTPase-Aktivität, z. B. durch das **G**TPase-**a**ktivierende **P**rotein (GAP) Nf1, Neurofibromin (Mutation dieses Gens führt zur Neurofibromatose von Recklinghausen), das die Hydrolyse von GTP-Ras zu inaktivem GDP-Ras beschleunigt. Die Aktivierung von Ras durch Rezeptortyrosinkinasen benötigt noch zwei Adapterproteine, SHC und Grb2, die mit ihren SH2-Domänen an verschiedene Phosphotyrosinbindungsplätze der aktivierten Rezeptortyrosinkinase binden.
Im nächsten Schritt bindet GTP-Ras an den Aminoterminus der Serin/Threoninkinase Raf (**R**as-**a**ctivated **f**actor). Hierdurch wird die im Carboxyterminus von Raf liegende Kinase aktiviert und MEK (**M**AP/**E**rk-phosphorylierende **K**inase) phosphoryliert. MEK ist eine zweifach spezifische Proteinkinase, die ERK1/2 (**e**xtracellular **r**eceptor-stimulated **k**inase) an Threonin und Tyrosin phosphoryliert und dadurch aktiviert. Aktivierte ERKs sind Serin-/Threoninkinasen, die weitere Proteinkinasen phosphorylieren können oder in den Zellkern wandern und dort Transkriptionsfaktoren, z. B. Elk-1, phosphorylieren. Durch Rezeptortyrosinkinasen werden auch PLCγ und PI3 K aktiviert (➤ Abb. 1.11).

Mitte: rezeptorassoziierte Tyrosinkinasen. Über rezeptorassoziierte Tyrosinkinasen wirken viele Zytokine wie Erythropoetin, G-CSF (**G**ranulozyten-**C**olonie-**s**timulierender **F**aktor), Interferon β und γ, IL6 (Interleukin 6) und LIF (**L**eukämie-**i**nhibierender **F**aktor). Bindung des Zytokins an den extrazellulären Teil führt entweder zum Homodimer der zytokinspezifischen Untereinheit oder (IL6, LIF) zu einem Heterodimer, bestehend aus der zytokinspezifischen Untereinheit und einer gemeinsamen Untereinheit GP130 (**G**lyko**p**rotein mit dem Molekulargewicht **130** kD; so im Bild). Die intrazellulären Teile dieser Rezeptoren besitzen selbst keine Tyrosinkinaseaktivität (➤ Abb. 1.11).
Rezeptorassoziierte Tyrosinkinasen koppeln an die **Jak/Stat**-Kaskade (von **j**ust **a**nother **k**inase und **s**ignal **t**ransduction and **a**ctivation of **t**ranscription). Zwar ist der Rezeptor, wie gesagt, nicht selbst enzymatisch aktiv, nach seiner Homo- oder Heterodimerisierung lagert er aber die intrazelluläre Tyrosinkinase Jak an und aktiviert sie. Jak phosphoryliert dann den Rezeptor, an den phosphorylierten Rezeptor bindet Stat, und Stat wird schließlich seinerseits von Jak phosphoryliert. Das phosphorylierte Stat dimerisiert über SH2-Domänen mit einem zweiten Phospho-Stat. Der Komplex wandert in den Kern und stimuliert die Expression von Differenzierungsgenen.

Rechts: Rezeptorserin-/Threoninkinasen. Über sie wirken andere Zytokine wie TGFβ (**t**ransforming **g**rowth **f**actor β) und BMP2 (**b**one **m**orphogenetic **p**rotein 2). Es gibt zwei Untereinheittypen des Rezeptors, I und II, die jeweils als Homodimere (I_2 und II_2) vorliegen. Beide Typen besitzen eine intrazelluläre Serin-/Threoninkinase-Domäne. Bindung des Agonisten an II_2 führt zur Aktivierung der II_2-Kinase, zur Tetramerbildung (I_2II_2) mit einem Untereinheitdimer I_2 und zur Serinphosphorylierung und dadurch Aktivierung der Kinase von I_2.
Rezeptor-Serin-/Threoninkinasen koppeln an die **Smad**-Kaskade (Kunstname; das Wirbeltierhomolog für Sma *[C. elegans]* und Mad *[Drosophila]*). Die phosphorylierte Untereinheit I des Tetramers bindet und phosphoryliert das Signalprotein Smad1. Das phosphorylierte Smad1 oligomerisiert mit Smad4. Der Oligomer wandert in den Kern und aktiviert dort spezifische Gene.

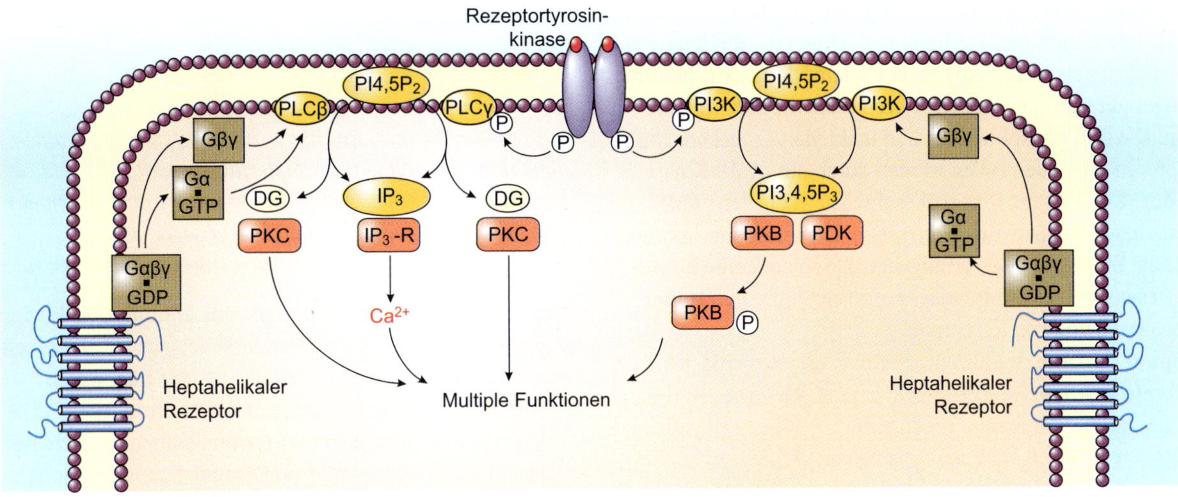

Abb. 1.15 Rezeptor-Crosstalk: Regulation des Phosphatidylinositolstoffwechsels durch einerseits heptahelikale Rezeptoren und andererseits Rezeptortyrosinkinasen.
Die Isoenzyme der Phospholipase C (PLC) werden **durch beide Rezeptortypen** reguliert (links). Dasselbe gilt für die Isoenzyme der Phosphatidylinositol-3-Kinase (PI3 K; rechts). Durch beide Rezeptortypen werden deshalb gleiche oder ähnliche intrazelluläre Signalkaskaden aktiviert. Phosphatidylinositol-3,4,5-trisphosphat ($PI3,4,5P_3$) bleibt im inneren Teil der Membran und bindet dort PKB (Proteinkinase B), die dann von PDK1 (phosphatidylinositol-dependent protein kinase 1) phosphoryliert und aktiviert wird. (Andere Abkürzungen ➤ Abb. 1.12)

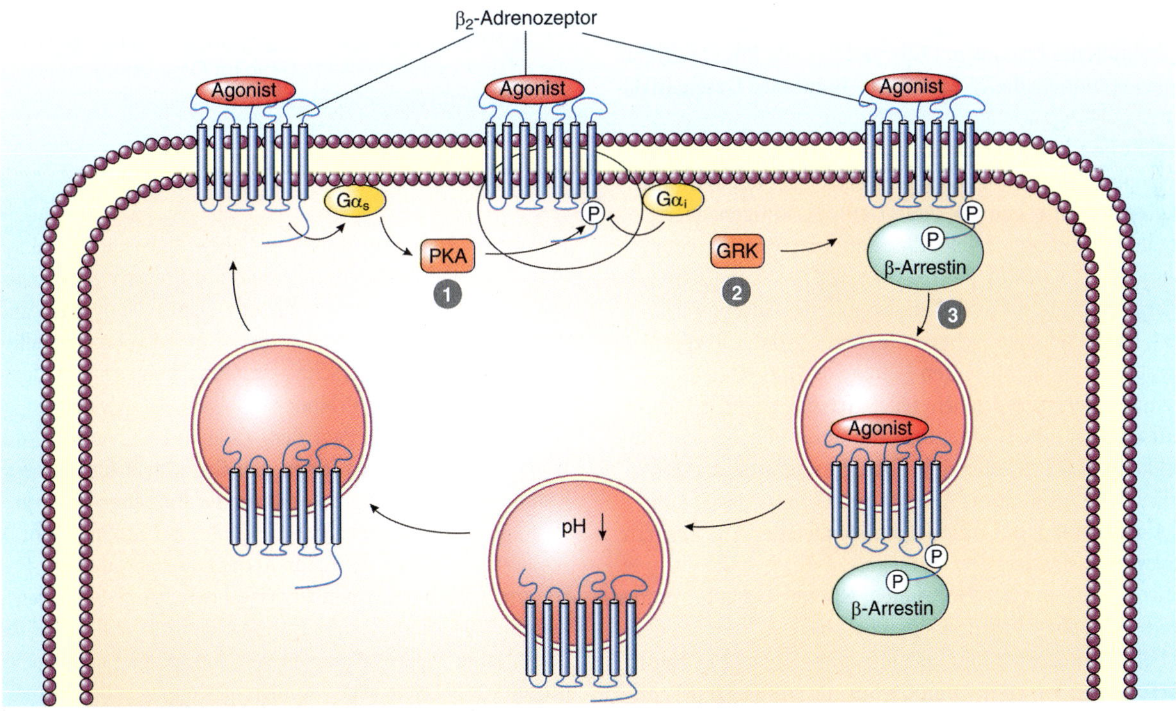

Abb. 1.16 Desensitisierung eines GPCR.
Als Beispiel wurde der β_2-Adrenozeptor gewählt.
❶ **Phosphorylierung durch die Effektorkinase** des β_2-Adrenozeptors, also die cAMP-Kinase (PKA). Durch die Phosphorylierung nimmt die Affinität des Rezeptors für G_s ab und die Affinität für das inhibitorische G_i zu. $G\alpha_i$ hemmt dann die Adenylylcyclase (Kreis am mittleren β_2-Rezeptor). β-Arrestin ist nicht beteiligt.
❷ **Phosphorylierung durch eine spezifische G-Protein-gekoppelte Rezeptorkinase** (GRK), die β-Adrenozeptor-Kinase. Diese Phosphorylierung (an anderen Stellen als durch die cAMP-Kinase) erhöht die Affinität zu β-Arrestin.
❸ **Intrazelluläre Sequestrierung.** β-Arrestin bindet an Clathrin und führt dadurch zur Endozytose des Rezeptorkomplexes. Bei niedrigem pH im Vesikel wird der Rezeptor dephosphoryliert, resensitisiert und in die Plasmamembran reinkorporiert.

1

diese Phosphorylierung wird die Konformation des Rezeptors so geändert, dass seine Interaktion mit dem G_s-Protein vermindert und die Interaktion mit G_i erhöht wird. Durch die Bindung von G_i wird die katalytische Aktivität der Adenylylcyclase gehemmt. Analoges gilt für G_q-gekoppelte Rezeptoren, die die PKC aktivieren: Die PKC phosphoryliert und inaktiviert G_q-gekoppelte Rezeptoren. In beiden Fällen werden durch die cAMP-Kinase bzw. die PKC **alle** Rezeptoren phosphoryliert, die den cAMP-Kinase- bzw. PKC-Signalweg aktivieren. Die Phosphorylierung durch die Effektorkinasen ermöglicht also **sowohl eine homologe Desensitisierung als auch eine Kreuz-** oder **heterologe Desensitisierung** von Rezeptoren.

2. **Phosphorylierung** des Rezeptors **durch eine spezifische G-Protein-gekoppelte Rezeptorkinase (GRK)**. Dies ist der wesentliche Mechanismus, der zu einer schnellen, agonist- und rezeptorspezifischen Desensitisierung von aktivierten heptahelikalen Rezeptoren führt. Er benötigt zwei Schritte (➤ Abb. 1.16):
   - An die R*- bzw. AR*-Konformation des Rezeptors (➤ Kap. 1.2.2) bindet eine rezeptorspezifische GRK, im Falle des β_2-Adrenozeptors β-Adrenozeptor-Kinase (= βARK), und phosphoryliert den Rezeptor. Die Phosphorylierung des β_2-Adrenozeptors durch βARK erhöht seine Affinität für das zytoplasmatische Protein β-Arrestin 10–30-fach.
   - Die Bindung von β-Arrestin verhindert sterisch die Bindung und Aktivierung von G_s. Der entscheidende Schritt dieser Regulation, die Aktivierung der GRK, erfolgt durch eine Interaktion des Enzyms mit Gβγ und $PI4,5P_2$. Ihrer Spezifität wegen vermitteln die GRKs nur eine **homologe Desensitisierung.**
3. **Intrazelluläre Sequestrierung** des Rezeptors. Dabei wird der Rezeptor durch Verlagerung ins Zellinnere der Wirkung des Agonisten entzogen (➤ Abb. 1.16). Bei einigen, aber nicht allen Rezeptoren erfolgt die Sequestrierung nach der Bindung von β-Arrestin. β-Arrestin bindet auch an Clathrin, ein Membranprotein, das die Endozytose des Rezeptors fördert. Nach endozytotischer Aufnahme wird der Rezeptor-β-Arrestin-Komplex im sauren Milieu des Vesikels dephosphoryliert. Hierdurch dissoziieren β-Arrestin und der Ligand vom Rezeptor, und der Rezeptor kann in die Plasmamembran zurückkehren. Der wieder eingebaute Rezeptor besitzt die ursprüngliche Affinität für Agonist und G-Protein und kann nach Aktivierung durch einen Agonisten wieder eine normale Zellantwort auslösen.
4. Bei pulsatil freigesetzten Hormonen, wie z. B. Gonadotropinen aus dem Hypophysenvorderlappen (➤ Kap. 26.3.1), hat der heptahelikale Rezeptor für Gonadotropin-releasing Hormon (GnRH) keinen intrazellulären Carboxyterminus. Deswegen gilt der oben dargestellte Desensitisierungsmechanismus nicht. Eine längere Agonisteneinwirkung auf diesen Rezeptor führt zur Internalisierung und zum Abbau des Rezeptors, während die kurzfristige Aktivierung durch das pulsatil freigesetzte GnRH zur Synthese und Freisetzung der Gonadotropine führt.

1.3 Medizinische Gentechnologie und Gentherapie

Ulrich Förstermann, Hartmut Kleinert

... the whole business was like a child's toy that you could buy at the dime store, all built in this wonderful way that you could explain in Life Magazine so that really a five-year-old can understand what's going on ... This was the greatest surprise for everyone.

Max Delbrück (1906–1981) über Genetik

Klassische Pharmaka (mit Ausnahme antimikrobieller Substanzen und Zytostatika) greifen im Wesentlichen an vier präexistenten Proteinstrukturen menschlicher Zellen an (➤ Kap. 1.2.1):

- An Rezeptoren für Hormone und Neurotransmitter (z. B. Antihypertensiva, Neuroleptika, Tranquillantien, Opiatanalgetika, Histamin-H_2-Rezeptor-Antagonisten, Steroidhormone),
- an Ionenkanälen (z. B. Lokalanästhetika, Calcium-Antagonisten, Antiepileptika)
- an Transportern (z. B. Diuretika, Antidepressiva, Cocain) oder
- an Enzymen (z. B. nichtsteroidale Analgetika/Antiphlogistika, Protonenpumpen-Inhibitoren, Herzglykoside, Statine).

Sind jedoch diese Proteine selbst defekt oder fehlen sie gar, so ist mit klassischen Pharmaka kein therapeutisches Ergebnis erzielbar. Hier haben in den letzten Jahrzehnten die Fortschritte der Molekularbiologie und Gentechnologie die Behandlungsmöglichkeiten der Medizin deutlich erweitert. So werden heute nicht nur zahlreiche Arzneistoffe gentechnisch hergestellt, die moderne Gentechnologie erlaubt es auch, defekte Gene im Organismus zu ersetzen oder unerwünschte Genprodukte auszuschalten.

Geschichte

Im Jahr 1973 gelang es Stanley N. Cohen (University of California, San Francisco) und Herbert Boyer (Stanford University) erstmals, mittels eines Plasmids ein Gen von einem Organismus in einen anderen zu transferieren. Sie verwendeten hierzu spezielle Enzyme, die Desoxyribonukleinsäure (DNA) schneiden (Restriktionsendonukleasen), und andere, die sie wieder verbinden (Ligasen). Diese waren ein Jahr zuvor von der Gruppe von Paul Berg (Stanford University) beschrieben worden. Diese Arbeiten legten den Grundstein für die heutige gentechnische **Herstellung rekombinanter humaner Proteine.** Im Jahr 1978 nutzten Wissenschaftler die Gentechnik erstmals, um Bakterien *(Escherichia coli)* in „Miniatur-Arzneimittelfabriken" zur Produktion von menschlichem Insulin zu verwandeln. Dieses erste gentechnisch hergestellte (rekombinante) Insulin kam im Jahr 1982 auf den Markt und machte Diabetespatienten von dem bislang aus Bauchspeicheldrüsen von Schweinen und Rindern gewonnenen Insulin unabhängig.

1.3.1 Gentechnisch hergestellte Arzneistoffe (Proteine)

Anfang des Jahres 2021 waren in Deutschland etwa 301 gentechnisch hergestellte Arzneimittel mit etwa 260 verschiedenen

Wirkstoffen zugelassen. Zur Herstellung dieser Proteine werden Bakterien (meist *Escherichia coli*) mit einem geeigneten Expressionsvektor transformiert. Sie exprimieren dann das gewünschte Gen und produzieren das entsprechende Protein. Gelingt die Expression in Bakterien nicht oder stellen Bakterien kein korrekt gefaltetes oder modifiziertes Protein her, so exprimiert man das gewünschte Gen in Hefen oder kultivierten Säugerzellen. Die Molekularbiologie erlaubt weiterhin, humane Proteine zur Erhöhung ihres therapeutischen Nutzens zu verändern, man spricht von Muteinen (mutierten Proteinen). Man kann auch chimäre Proteine herstellen (z. B. Proteine mit Anteilen von Maus und Mensch). Zu den wichtigsten gentechnisch produzierten Wirkstoffen zählen heute:

- Humaninsuline einschließlich Insulin lispro (Humalog®)
- Glukagon
- Hypophysenhormone: Gonadotropine, Somatotropin, Thyreotropin
- Erythropoietin = Epoetin-α und -β
- Zytokine und Wachstumsfaktoren für Blutzellen: Interferon-α, -β und -γ, Interleukin-2, granulocyte colony-stimulating factor, granulocyte-macrophage colony-stimulating factor u. a.
- Fibrinolytika, Gewebeplasminogenaktivatoren: t-PA, Alteplase (Actilyse®) sowie mutierte Plaminogenaktivatoren, TNK-tPA, Tenecteplase (Metalyse®), n-PA, Lanoteplase
- Menschliche Gerinnungsfaktoren (Faktoren VII, VIII und IX)
- Abciximab (ReoPro®)
- Impfstoffe (Hepatitiden A, B und C, Diphtherie, Tetanus, Pertussis, Polio u. a.)
- Humanisierte oder vollständig humane monoklonale Antikörper (➤ Kap. 16), z. B. Adalimumab (Humira®) zur Hemmung der überschießenden Aktivität von TNF-α bei chronisch inflammatorischen Erkrankungen und Trastuzumab (Herceptin®) zur Behandlung des Mammakarzinoms
- Rekombinant hergestellte endogene Antagonisten gegen Zytokin-Rezeptoren wie Anakinra (Kineret®) als kompetitiver Interleukin-1-Rezeptor-Antagonist
- Fusionsproteine als Decoy-(Köder-)Rezeptoren zum Abfangen von Zytokinen wie Etanercept (Enbrel®, Abfangen von TNF-α) oder zur Hemmung der Interaktion von Immunzellen wie Abatacept (Orencia®, hemmt die Aktivierung von T-Zellen).

1.3.2 Nukleinsäure-Therapeutika

Nukleinsäure-Therapeutika wirken (ähnlich wie klassische Pharmaka), ohne das Erbgut des Patienten zu verändern. Die zurzeit eingesetzten oder in Erprobung befindlichen Nukleinsäure-Therapeutika sind entweder Plasmide (sich autonom vermehrende Minichromosomen), künstlich erzeugte RNAs (Boten-RNAs, mRNAs), die therapeutisch nutzbare Gensequenzen enthalten, oder kurzkettige DNA- oder RNA-Moleküle (Oligonukleotide).

Plasmid-basierte Nukleinsäure-Therapeutika

Injiziert man Säugetieren intramuskulär Plasmide, die z. B. Gene für Proteine humanpathogener Viren unter der Kontrolle eukaryoter Promotoren enthalten, so kann man in den Tieren die Bildung von Antikörpern gegen diese Proteine nachweisen. Diese sogenannte **DNA-Vakzinierung** bietet die faszinierende Möglichkeit, gegen humanpathogene Erreger zu impfen, ohne die Gefahr des Einsatzes abgeschwächter Erreger einzugehen. Daher werden zurzeit verschiedene klinische Studien (Ende 2020 > 700) mit DNA-Vakzinen gegen humanpathogene Erreger (HIV; Hepatitis-C-Viren, Malariaplasmodien oder *Mycobacterium tuberculosis*), aber auch gegen Onkoproteine durchgeführt.

mRNA-basierte Impfstoffe, RNA-basierte Nukleinsäure-Therapeutika

Bei der Entwicklung von Impfstoffen gegen Viren (z. B. gegen SARS-CoV-2 oder Influenza) und der Krebs-Immuntherapie kommen neuerdings auch RNA-basierte Nukleinsäure-Therapeutika zum Einsatz. RNA-Impfstoffe bestehen aus einer künstlich erzeugten Boten-RNA (mRNA), welche die Information zur Bildung von Oberflächenproteinen (oder Teilen davon) von Viren oder Krebszellen enthält. Prototypen sind die COVID-19-Vakzine von BioNTech/Pfizer Comirnaty® (BNT162b2) und Moderna (mRNA-1273). Diese künstlichen mRNAs werden auch oft als IVT-RNAs (In-vitro-Transkriptions-RNAs) bezeichnet. Sie werden von den Ribosomen im Zytoplasma der Zellen in das gewünschte Protein übersetzt. Zur Verbesserung der Aufnahme der RNA in die Zellen kann diese in Liposomen oder Lipid-Nanopartikeln (LNP) verpackt werden. Die RNA enthält auch häufig Sequenzen, welche die Stabilität erhöhen und die Bildung der Proteine (Translation) verstärken. Darüber hinaus können Sequenzen eingebaut werden, die dazu führen, dass sich die RNA repliziert und so amplifiziert. Auf diese Weise kann dann die Menge an zugeführter mRNA reduziert werden. RNA-basierte Impfstoffe werden als sehr sicher angesehen, da sie (anders als attenuierte Lebendimpfstoffe) keine Infektionen auslösen können, sich nicht ins Genom integrieren können (menschliche Zellen haben keine reverse Transkriptase) und vom Körper rasch abgebaut werden. Da diese RNA-Therapeutika im Gegensatz zu Impfstoffen basierend auf viralen Vektoren keine Virusproteine enthalten, entwickelt sich keine Antivektor-Immunität, wie sie z. B. bei adenoviralen Systemen entstehen kann. RNA-basierte Vakzinen können daher wiederholt verabreicht werden.

Therapeutische Oligonukleotide

Die zurzeit eingesetzten therapeutischen Oligonukleotide sind kurzkettige DNA- oder RNA-Moleküle, die aus Einzel- oder Doppelsträngen von 20–50 Nukleotiden bestehen. Therapeutische Oligonukleotide werden nach Struktur und Wirkung in folgende Gruppen eingeteilt:

- Antisense-Oligonukleotide (AS-ODN) zur Reduktion der Proteinexpression oder Modifikation des Spleißens der Vorläufer-RNA
- Antagomire, Antisense-Oligonukleotide gegen microRNAs
- siRNAs, Gensuppression mittels RNA-Interferenz (RNAi)
- Aptamere
- immunstimulatorische Oligonukleotide (CpG-Oligonukleotide)

Die verschiedenen Oligonukleotid-Ansätze ermöglichen es, gezielt sowohl die pathologische **Überexpression** eines Proteins zu reduzieren als auch eine Unterexpression zu verstärken.

Antisense-Oligonukleotide

Während bei der Gentherapie zusätzliche genetische Information in die Zelle eingefügt wird, zielt die Anwendung von **Antisense-Oligonukleotiden** zumeist auf eine spezifische **Hemmung der Bildung von Zielproteinen.** Als Antisense-Oligonukleotide bezeichnet man kurze DNA- oder RNA-Fragmente (15–25 Bausteine), die aus der komplementären Sequenz einer mRNA bestehen. Es ist auch möglich, die Antisense-Sequenzen in den Zielzellen selbst von eingeschleusten Genen synthetisieren zu lassen. Gelingt es, ein solches Oligonukleotid in eine Zelle einzubringen (oder dort synthetisieren zu lassen), so bilden das Oligonukleotid und die mRNA einen Doppelstrangbereich. Diese Komplexe werden schnell von der RNase H abgebaut. Darüber hinaus kann das Ablesen der mRNA an den Ribosomen blockiert werden. So kann in der Zelle gezielt die Bildung eines bestimmten Genprodukts (Protein) verhindert werden (➤ Abb. 1.17). Auch die Reifung der Vorläufer-RNA zur mRNA (das Spleißen) kann durch Antisense-Oligonukleotide beeinflusst werden.

Das Antisense-Oligonukleotid Fomivirsen (Vitravene®) war das erste Antisense-Medikament auf dem deutschen Markt zur Therapie einer Zytomegalievirus(CMV)-assoziierten Retinitis bei AIDS-Patienten. Die Zulassung für dieses Medikament wurde 2002 zurückgezogen. Ende 2020 waren in Deutschland drei Antisense-Oligonukleotide zugelassen:

- Nusinersen (Spinraza®): Veränderung des Spleißens der prä-mRNA von SMN2 (Survival of Motor Neuron Protein 2), was dazu führt, dass vollständiges, funktionsfähiges SMN-Protein in größeren Mengen zur Therapie der spinalen Muskelatrophie gebildet wird
- Inotersen (Tegsedi®): Hemmung der Produktion von Transthyretin (TTR) bei der hereditären Transthyretin(hTTR)-Amyloidose
- Volanesorsen (Waylivra i®): Hemmung der Produktion von Apolipoprotein C3 beim familiären Chylomikronämie-Syndrom (FCS)

Es wurden Ende 2020 weltweit mehr als 100 klinische Studien mit weiteren Antisense-Medikamenten durchgeführt.

RNA-Interferenz, microRNAs (mRNA)

Die Entdeckung der post-transkriptionellen Regulation der Genexpression durch microRNAs hat neue Möglichkeiten der Identifikation von Biomarkern komplexer Erkrankungen (z. B. Krebs, chronisch-entzündliche Erkrankungen, Diabetes) sowie potentielle neue Therapieformen eröffnet. MicroRNAs werden aus Vorläufer-Transkripten gebildet (> 1900 microRNA-Gene im humanen Genom), die von dem Enzym DICER (eine Typ-III-Ribonuclease) zu reifen microRNAs prozessiert werden. Reife microRNAs sind kleine, einzelsträngige RNA-Moleküle (≈ 22 Nukleotide lang), die im Komplex mit Proteinen als RISC-Komplex (RNA-induced silencing complex) an Ziel-mRNAs binden (meist im 3'-untranslatierten Bereich, 3'-UTR) und damit die Translation und/oder Stabilität der mRNA beeinflussen (wie die exogen zugeführte siRNA in ➤ Abb. 1.17). Man schätzt, dass jede microRNA potentiell mit Hunderten von Ziel-mRNAs interagieren kann. Darüber hinaus werden wahrscheinlich viele microRNA-Zielgene von vielen anderen microRNAs reguliert, was die Komplexität dieser Genregulationsmechanismen verdeutlicht. Im Menschen wurden bisher über 2600 verschiedene microRNAs gefunden und man schätzt, dass microRNAs an der Regulation der überwiegenden Mehrheit von Protein-codierenden RNAs beteiligt sind. Studien der letzten Jahre haben gezeigt, dass eine fehlgesteuerte Expression von microRNAs mit einer Reihe von Krankheiten, wie Krebs, Diabetes, Herzinsuffizienz, viralen Infektionen sowie Immun- und Entzündungsreaktionen, assoziiert ist.

Antagomire, Antisense-Oligonukleotide gegen microRNAs

Antagomire sind Antisense-Oligonukleotide, bei denen nicht eine mRNA, sondern eine microRNA die Zielstruktur darstellt. Sie sollen in pathologischen Situationen eine falsch regulierte microRNA-abhängige Modulation der Genexpresssion wieder normalisieren. Ende 2020 waren mehr als 10 Antagomir-Therapeutika in verschiedenen Phasen der klinischen Testung.

RNA-Interferenz, Gensuppression mittels siRNAs

Bei der als RNA-Interferenz bezeichneten Technologie wird die Expression eines Gens durch die Zerstörung der zugehörigen mRNA verhindert. Hierzu dienen kurze doppelsträngige RNA-Fragmente (sogenannte small interfering RNA, siRNA), die spezifisch mit Nukleotidsequenzen in der mRNA interferieren. Eine siRNA besteht aus 21–23 Basenpaaren. Sie degradiert analog den endogenen microRNAs zusammen mit Enzymen im RISC-Komplex hocheffizient und spezifisch eine bestimmte Ziel-mRNA und verhindert so die Synthese des entsprechenden Proteins (➤ Abb. 1.17). siRNAs konnten in Zellkulturexperimenten und bei Versuchstieren die Proteinexpression von Genen spezifisch unterdrücken.

Die denkbaren Anwendungsgebiete sind vielfältig. Besonders die Bekämpfung viraler Infektionskrankheiten (Influenza, Hepatitis C und HIV) könnte durch die siRNA-Technologie in Zukunft revolutioniert werden. Durch spezifische siRNAs (oder virale Vektoren, die die Synthese von siRNAs in Zellen induzieren) kann die Vermehrung verschiedener Viren (HIV-1, HCV, Influenza und SARS-CoV-2) unterdrückt werden. Für zahlreiche Infektions- und auch Tumorerkrankungen ließen sich so neue Behandlungsmethoden entwickeln. Ende 2020 waren in Deutschland drei siRNA-Therapeutika zugelassen:

- Patisiran (Onpattro®): Hemmung der Produktion von Transthyretin (TTR) bei der hereditären Transthyretin(hTTR)-Amyloidose
- Givosiran (Givlaari): Hemmung der Expression der Aminolävulinsäuresynthase bei der akuten intermittierenden Porphyrie (AIP)

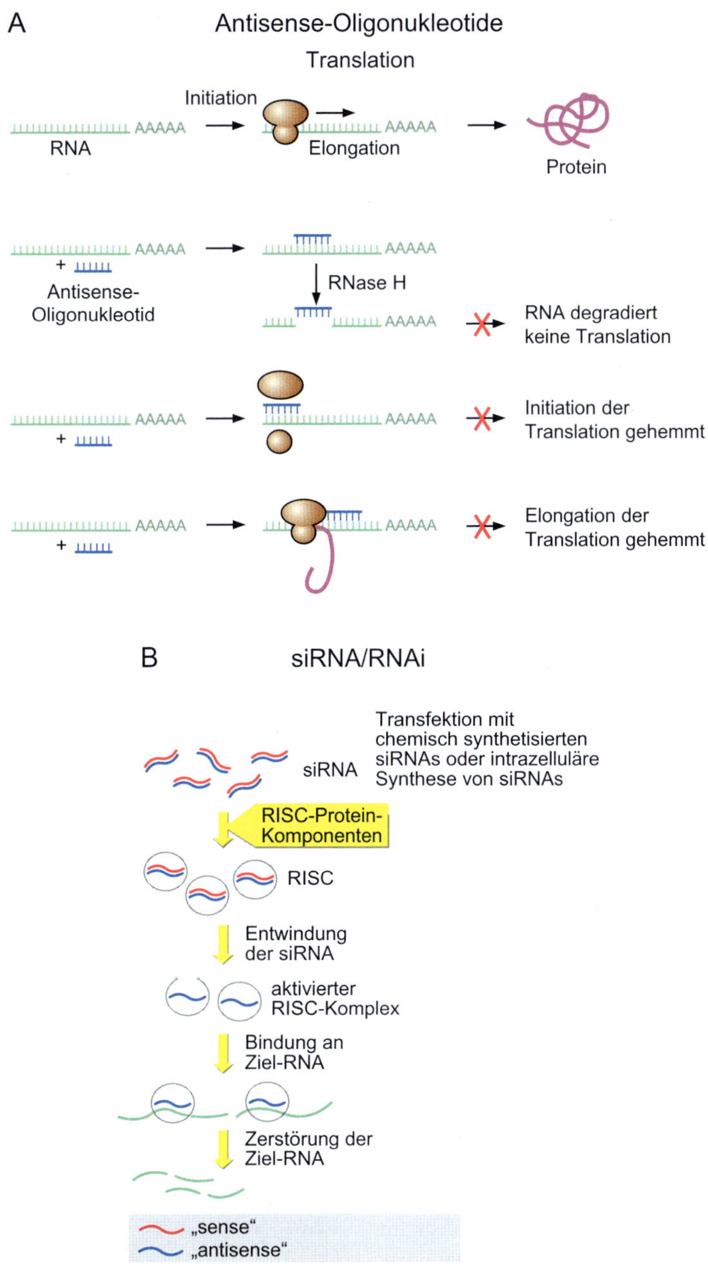

Abb. 1.17 Methoden der Blockierung unerwünschter Genexpression.
A) Wirkung von Antisense-Oligonukleotiden. Einzelsträngige DNA-Antisense-Oligonukleotide können in Zellen an die mRNA eines Gens binden und die Expression dieses Gens verhindern. Dabei werden verschiedene Mechanismen diskutiert. Einmal führt die Bildung des Komplexes aus DNA-Antisense-Oligonukleotid und der mRNA zur Aktivierung der RNase H, die spezifisch die mRNA in einem RNA-DNA-Hybrid zerschneidet. Dadurch wird diese mRNA zerstört und kann nicht in Protein umgeschrieben werden. Andererseits kann die Bindung der DNA-Antisense-Oligonukleotide an die mRNA auch direkt die Initiation und Elongation der Translation hemmen und so die Proteinsynthese unterdrücken.
B) Wirkung von siRNAs – RNAi. Bei der RNA-Interferenz (RNAi) wird die Genexpression durch Zerstörung der mRNA gehemmt. Dazu werden kleine (21–23 Basenpaare) doppelsträngige sogenannte siRNAs (small interfering RNA) eingesetzt. Diese siRNAs werden entweder chemisch synthetisiert und dann in die Zellen transfiziert oder in Zellen selbst nach Transfektion mit siRNA-Vektoren erzeugt. Die siRNAs binden in den Zellen an einen Enzymkomplex, der RISC (RNA-induced silencing complex) genannt wird und für die Funktion der endogen von Zellen exprimierten microRNAs eine zentrale Rolle spielt (Antagomire als Antisense-Oligonukleotide gegen microRNAs). In diesem RISC-Komplex wird die siRNA entwunden. Der so aktivierte RISC-Komplex wird dann durch spezifische Basenpaarbindung zwischen siRNA und Ziel-mRNA an diese herangeführt, um dann die Ziel-mRNA endonukleolytisch zu spalten. Dadurch wird die Translation der Ziel-mRNA und die Expression des Gens verhindert.

- Inclisiran (Leqvio®): Hemmung der Expression der Proproteinkonvertase Subtilisin/Kexin Typ 9 (PCSK9) bei primärer Hypercholesterinämie

Es liefen Ende 2020 mehr als 70 klinische Studien mit siRNA-Therapeutika.

Aptamere

Aptamere sind kurze einzelsträngige RNA- oder DNA-Oligonukleotide von 12–30 Basen Länge. Aptamere nehmen in vivo eine stabile Konformation an und können dann spezifisch mit sehr hoher Affinität an gewünschte Zielmoleküle, typischerweise Proteine, binden. Sie gleichen im Prinzip Antikörpern, sind aber als chemisch synthetisierte kleine Moleküle billiger und schneller herzustellen und weit weniger immunogen. Wie Antikörper können sie sowohl zur Detektion als auch zur Inaktivierung von Zielmolekülen eingesetzt werden.

Im Dezember 2004 wurde als erstes Aptamer Pegaptanib (Macugen®) für die Indikation „altersbedingte Makuladegeneration“ von der US-amerikanischen FDA zugelassen (2006 auch in Deutschland zugelassen; 2018 aber vom Hersteller wegen der Einführung überlegenerer Therapieformen vom Markt genommen).

Pegaptanib war ein pegyliertes Oligonukleotid und interagierte mit sehr hoher Selektivität an „vascular endothelial growth factor“ (VEGF) 165, die Isoform von VEGF, die primär für die pathologische Neovaskularisierung und Gefäßpermeabilität im Auge verantwortlich ist. Durch seine Bindung an VEGF-165 blockierte das Aptamer dessen Bindung an den VEGF-Rezeptor. Seit 2006 wird auch bei einem Kokain-Schnelltest ein extrem hoch affines Kokain-bindendes Aptamer eingesetzt.

Ende 2020 liefen mehr als 20 klinische Studien mit Aptameren.

Immunstimulatorische Oligonukleotide (CpG-Oligonukleotide)

Immunstimulatorische Oligonukleotide enthalten in ihrer Nukleotidsequenz Motive, die menschliche Immunzellen aktivieren. So führt das Sequenzmotiv Cytosin-Guanosin (CpG, p steht für die Phosphatbindung), das besonders in genomischer DNA von Bakterien vorkommt, in nichtmethylierter Form zu einer starken Immunantwort beim Menschen. CpG enthaltende Oligonukleotide scheinen dem Körper die Anwesenheit mikrobieller DNA vorzuspiegeln. Sie werden wie bakterielle DNA vom Toll-like-Receptor 9 (TLR-9) dendritischer Zellen und B-Zellen erkannt. Wird der TLR-9 durch CpG-Oligonukleotide stimuliert, kommt es zu einer T_H1(T helper cell type 1)-gerichteten Immunantwort. Man will sich die immunstimulatorische Wirkung therapeutisch zunutze machen, um entweder das Immunsystem des Körpers gezielt zu aktivieren (z. B. bei Tumorerkrankungen, Infektionen, Impfungen) oder eine bestehende Überaktivierung des Immunsystems zu dämpfen (z. B. bei allergischen, T_H-2-gerichteten Erkrankungen). Die zurzeit in klinischer Prüfung befindlichen CpG-Oligonukleotide (Ende 2020 > 200 CpG-Oligonukleotide) zielen therapeutisch auf Infektionserkrankungen (z. B. HCV), Tumorerkrankungen (z. B. Lungentumoren), Allergien und Asthma bronchiale.

1.3.3 Therapeutischer Gentransfer

Ähnliche molekularbiologische Techniken wie zur Expression spezifischer Proteine in Säugerzellen in vitro (> Kap. 1.3.1) lassen sich auch bei Menschen anwenden. Dabei werden sogenannte Transgene mit der Absicht in menschliche Zellen oder Gewebe eingebracht, einen therapeutischen Nutzen zu erzielen. Es ist gleichsam die Herstellung rekombinanter Proteine in vivo. Gelingt es, ein Gen spezifisch in einen bestimmten Zelltyp oder ein bestimmtes Gewebe einzubringen und nur dort zu exprimieren, so kann das Genprodukt lokal und ohne systemische unerwünschte Arzneimittelwirkungen seine Wirkung entfalten. Zielzellen sind dabei typischerweise somatische Zellen, d. h. Körperzellen, die nicht an der Reproduktion eines Individuums beteiligt sind. Man spricht von **somatischer Gentherapie**. Ihre Auswirkungen beschränken sich auf das behandelte Individuum und werden nicht auf die Nachkommen übertragen.

Eine Behandlung von Erbkrankheiten auch für Folgegenerationen setzt gentherapeutische Eingriffe in die Keimbahn voraus **(Keimbahntherapie)**. Hier müsste das korrekte Gen in ein genetisch defektes Individuum so eingebracht werden, dass es dieses und auch seine Nachkommen von der Krankheit befreit. Das klingt attraktiv und ist bei verschiedenen Tierspezies auch gelungen. Insbesondere der Einsatz des CRISPR/Cas9-Systems wird bei dieser Form der Gentherapie intensiv beforscht. Doch bedarf es für eine erfolgreiche Genbehandlung bei Tieren mehrerer Generationen, und einmalige Erfolge gehen mit großen Zahlen an nicht gelungenen Versuchen einher. Ein solches Szenario ist beim Menschen ethisch inakzeptabel. Die Keimbahntherapie beim Menschen ist daher in vielen Ländern – so auch in Deutschland, Österreich und der Schweiz – gesetzlich verboten.

Methoden des Gentransfers in somatische Zellen

Grundsätzlich unterscheidet man zwei Strategien der somatischen Gentherapie, die Ex-vivo- und die In-vivo-Behandlung (> Abb. 1.18).

Bis heute wurde der Gentransfer in den meisten Fällen ex vivo (in vitro) durchgeführt. Bei dieser Behandlung werden die Zielzellen (z. B. Lymphozyten) aus dem Organismus isoliert, in Zellkultur mit dem gewünschten Gen transduziert und anschließend in den Organismus reimplantiert. Die Anwendbarkeit der Ex-vivo-Gentherapie ist aber beschränkt auf Zellen, die relativ leicht aus dem Körper isoliert und in genügenden Mengen gezüchtet werden können. Zudem gelingt die Reimplantation der in vitro transfizierten Zellen in den Körper oft nur unvollständig und/oder die Expression des Transgens geht in vivo relativ rasch wieder verloren. Andererseits sind In-vitro-Gentransfermethoden generell effizienter als die bis heute zur Verfügung stehenden In-vivo-Methoden, bei denen das gesunde Gen direkt in die von der Krankheit betroffenen Körperzellen (z. B. Lungen-, Leberzellen) dirigiert wird.

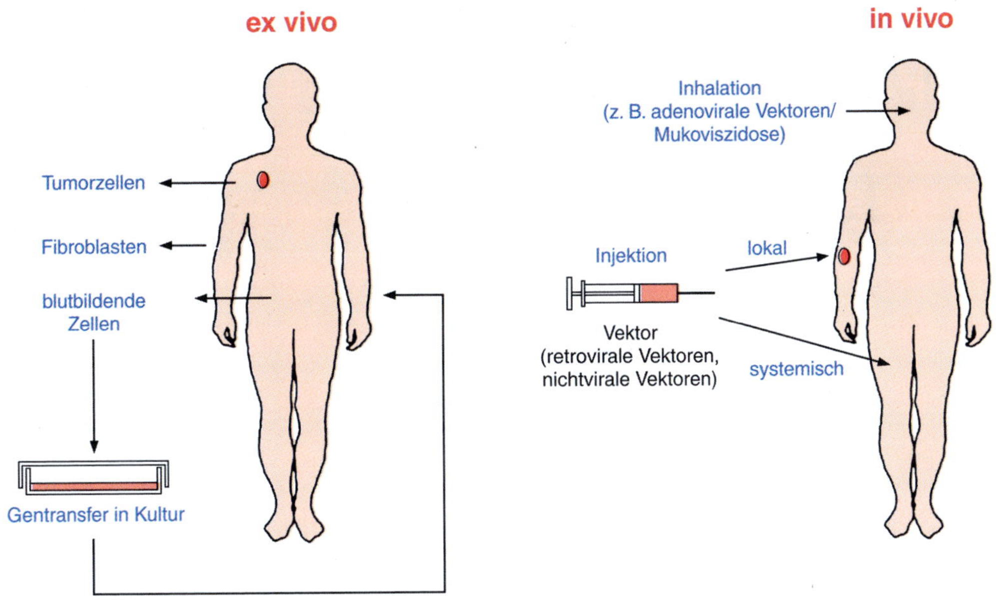

Abb. 1.18 Die zwei Strategien der somatischen Gentherapie.
Bei Ex-vivo-(In-vitro-)Gentherapie werden die Zielzellen (Tumorzellen, Fibroblasten, hämatopoetische Stammzellen) aus dem Organismus isoliert, in Zellkultur mit dem gewünschten Gen transduziert und anschließend in den Organismus reimplantiert. Bei der In-vivo-Behandlung wird das gesunde Gen direkt in die von der Krankheit betroffenen Körperzellen (z. B. Lungen-, Leberzellen) eingeführt. Dazu sind Vektorsysteme notwendig, die spezifisch nur die zu treffenden Zellen mit dem therapeutischen Gen transduzieren. Diese zellspezifische Gentherapie kann noch durch zellspezifische Promotoren unterstützt werden.

In naher Zukunft ist der weitere Fortschritt der somatischen Gentherapie v. a. abhängig von der Entwicklung von sicheren und leicht anwendbaren In-vivo-Gentransfermethoden, die eine effiziente und stabile Genexpression in bestimmten Zielorganen erlauben. Um genetisches Material in Zellen einzuschleusen, muss es in ein Vehikel (Vektor) verpackt werden. Bei menschlichen Zellen sind die Vektoren häufig Viren, seltener nichtvirale Vektoren (➤ Tab. 1.2).

Virale Vektoren des Gentransfers

Viren haben während der Evolution die Fähigkeit erworben, ihre Gene effizient in die von ihnen infizierten Zellen einzuschleusen, da sie für ihre eigene Vermehrung auf die Maschinerie der infizierten Zelle angewiesen sind. Für die Gentherapie werden Viren mit molekularbiologischen Mitteln verändert. Typischerweise entfernt oder zerstört man Virusgene, die zur Vermehrung des Virus benötigt werden. In diese vermehrungsunfähigen Viren bringt man dann das zu übertragende Gen ein. Es entsteht ein rekombinantes Virus, das man nun zur Gentherapie einsetzen kann. Um die gentherapeutischen Viren herzustellen, werden dann sogenannte Helferzellen verwendet, die die Gene zur viralen Vermehrung enthalten und so die Proteine für die Verpackung des rekombinanten Virus liefern. Da also die Proteine von Genen geliefert werden, die nicht in dem rekombinanten Virus vorhanden sind, scheint die Entstehung replikationskompetenter Viren unmöglich (Sicherheitsaspekt). In neueren Studien werden die Hüllen/Kapside der rekombinanten Viren dann noch mit spezifischen Oberflächenproteinen versehen, womit eine genauere Spezifität (Tropismus) der Infektion der gewünschten Zielzellen erreicht werden soll. Die wesentlichen Virusvektoren sind in ➤ Tab. 1.2 dargestellt. Über 70 % aller Gentherapiestudien (Ende 2020 > 3250) wurden und werden mit Viren durchgeführt. Zurzeit werden am häufigsten replikationsdefiziente Retro-, Lenti-, Adeno- oder adenoassozierte Viren verwendet.

Retrovirale Vektoren (➤ Tab. 1.2) haben den Vorteil, dass sie das gewünschte Gen stabil in das Genom von Zielzellen integrieren, bringen dadurch aber die Gefahr der Insertionsmutagenese mit sich (z. B. Zerstörung von Tumorsuppressorgenen, Aktivierung von Protoonkogenen).

Retroviren haben damit das Potential, zu stabiler Genexpression in Mutter- und Tochterzellen zu führen, sind aber ineffizient in Zellen, die sich nur selten teilen (z. B. Endothelzellen oder glatte Muskelzellen im Gefäßsystem). Derartige Zellen lassen sich aber mit lentiviralen Vektoren (aus dem AIDS-Virus/HIV abgeleiteten retroviralen Vektoren) und mit **adenoviralen Vektoren** (➤ Tab. 1.2) infizieren.

Das gewünschte Gen wird mit adenoviralen Vektoren aber nicht in das Genom integriert, die Genexpression bleibt transient. Die Effizienz wird auch häufig durch eine anti-adenovirale Immunantwort limitiert. Nicht selten besitzt der Patient bereits präformierte Antikörper gegen das Adenovirus.

Recht große Erwartungen werden auch in **adenoassoziierte Viren (AAV,** ➤ Tab. 1.2) gesetzt. Diese **nicht menschenpathogenen Viren** haben eine gute Transduktionseffizienz. Wildtyp AAV integrieren teilweise an einer definierten Stelle (im Chromosom 19) in das Chromatin der Zielzelle. Da AAV keine bekannte humane Erkrankung auslösen, sollte diese chromosomale Integration nicht pathogen sein. Rekombinante AAV-Vektoren finden sich in den

Tab. 1.2 Wichtige Vektoren für die Gentherapie

Vektor	Retroviren (Lentiviren)	Adenoviren	Adenoassoziierte Viren (AAV, Parvoviren)	Nackte DNA (Plasmid[1]/ Liposomen)
	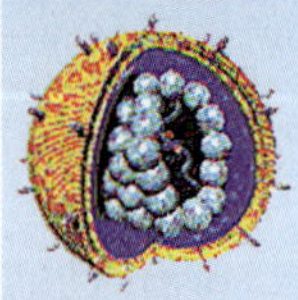	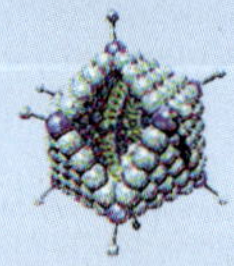	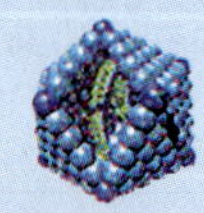	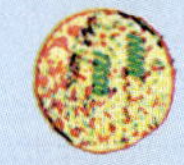
Insert	≤ 7,5 kb[2]	≤ 30 kb	≤ 4,7 kb	Unbegrenzt
Genom	RNA	Doppelsträngige DNA	Einzelsträngige DNA	RNA oder DNA
Integration in das menschliche Genom	Ja[3]	Nein	Selten, teilweise Chromosom 19 (Locus 19q 13-qter)	Nein (selten ja)
Transduktionseffizienz	Gut	Gut	Variabel	Gering/mäßig
Zellteilung	Notwendig bei Onkovirusabkömmlingen, nicht notwendig bei Lentivirusabkömmlingen	Nicht notwendig	Nicht notwendig	Nicht notwendig
Genexpression	Stabil	Transient	Stabil/transient	Meist transient
Hauptvorteile	Stabile Genexpression	Relativ hohe Transduktion	Relativ hohe Transduktion ohne eine starke Immunantwort	Sicher und preiswert
Hauptnachteile/Gefahren	Insertionsmutagenese[4]	Hauptsächlich Transduktion epithelialer Zellen, häufig Immunantworten, nicht für Blutzellen geeignet	Hauptsächlich Transduktion epithelialer Zellen, Herstellung des Vektors kompliziert	Niedrige Effizienz

[1] Plasmide sind sich autonom vermehrende Minichromosomen.

[2] kb = Kilobasen (1000 Basen).

[3] Das Genom des Menschen enthält eine Vielzahl retroviraler Sequenzen, die als HERVs (humane endogene Retroviren) bezeichnet werden. Schätzungen zufolge ist zwischen 0,6 und 1 % des menschlichen Genoms retroviralen Ursprungs.

[4] Das Gen wird an einem beliebigen Platz im Erbmaterial der Zelle eingebaut. Dabei lässt sich nicht ausschließen, dass sich das Gen zufällig inmitten einer wichtigen Erbanlage der Zelle inseriert und diese zerstört. Auch genetische Steuerungssignale könnten bei einer solchen Integration geschädigt werden und die Zellen dann beispielsweise zu erhöhter Teilungsaktivität und damit zum Krebswachstum anregen. Die Wahrscheinlichkeit für derartige Ereignisse ist gering, bedenkt man, dass Erbanlagen nur etwa 1,5 % des menschlichen Erbguts ausmachen und der größte Teil aus nichtcodierenden Bereichen besteht. Solange man mit der Gentherapie schwerkranke Patienten behandelt, für die es keine anderen Heilungschancen gibt, dürfte der Nutzen die Risiken in aller Regel weit übertreffen.

transduzierten Zellen jedoch meist in episomaler Form und zeigen auch unspezifische Integration ins Genom. Durch Verwendung unterschiedlicher Helferplasmide können verschiedene rekombinante AAV-Virionen mit unterschiedlichen Zellspezifitäten erzeugt werden. Nachteile von AAV sind die noch großen Schwierigkeiten bei der Herstellung dieser Vektoren und die relativ geringe Aufnahmefähigkeit für exogene DNA (max. 4 kb).

Nichtvirale Transfermethoden

Transiente Expression von therapeutischen Genen kann auch mit einer Reihe nichtviraler Transfermethoden erreicht werden (➤ Tab. 1.2). Man kann nackte DNA (in Form eines Plasmids) in das Gewebe (z. B. Muskulatur oder Schilddrüse) injizieren; die Transduktionseffizienz ist aber meist schlecht. Zur Verbesserung der Transduktionseffizienz kann man die DNA an negativ geladene Liposomen (feine Fetttröpfchen) oder an Polykationen wie Poly-L-Lysin binden (Bindung zwischen den positiven Ladungen der Aminogruppen und den negativen Ladungen der Phosphatgruppen der DNA). Diese Lipoplexe oder Polyplexe werden dann von Zellen besser aufgenommen. Schließlich kann man die DNA an spezifische Proteine oder an Nanopartikel assoziieren und per rezeptorvermittelter Endozytose aufnehmen lassen. Die letztere Methode ermöglicht einen zielgerichteten In-vivo-Gentransfer in spezielle Zellen und Organe. So kann z. B. DNA durch Komplexierung mit Asialoglykoprotein (ASGP) über den leberzellspezifischen ASGP-Rezeptor spezifisch in Leberzellen eingeschleust werden. Eine weitere Möglichkeit zur gewebsspezifischen Genexpression ist die Verwendung von gewebsspezifischen Promotoren (= Genabschnitte, die die Transkription kontrollieren). So wird beispielsweise α-Fetoprotein beinahe ausschließlich durch Leberzellkarzinome gebildet. Durch Kopplung mit dem α-Fetoprotein-Promotor kann erreicht werden, dass ein gewünschtes Gen ausschließlich in hepatozellulären Karzinomzellen exprimiert wird. Man kann auch winzige Metallteilchen aus Wolfram oder Gold mit Erbgut beschichten und dann in das Zielgewebe hineinschießen (Genkanone). Diese Technik wird u. a. zur Genimpfung eingesetzt.

1.3.4 Genome Editing

Genome Editing gestattet einen Eingriff ins Erbgut mit nie da gewesener Präzision. Das zentrale Werkzeug sind dabei Enzyme (Endonukleasen), die ortsspezifisch Doppelstrangbrüche (DSB) in die DNA einfügen. Diese DSB werden dann von der Zelle repariert. Die beiden Hauptwege dafür sind die nichthomologe Endverknüpfung (engl.: non-homologous end joining; NHEJ) und die homologe Rekombination (HR). Im Rahmen der Reparatur kann eine veränderte DNA-Sequenz entstehen. Die Methode kann zum Ausschalten (knock out), zum Einfügen (knock in) und zur Veränderung (editing) von Genen verwendet werden. Als Endonukleasen werden zumeist Zinkfingernukleasen (ZFN), Transcription Activator-like Effector Nucleases (TALENs) oder das CRISPR/Cas9-System (Clustered Regularly Interspaced Short Palindromic Repeats/CRISPR-associated endonuclase 9) verwendet.

Der große Vorteil des Genome Editing ist die sehr hohe Ortsspezifität. Das Genom kann präzise modifiziert werden. So ist es möglich, die Expression unerwünschter Gene (virale Gene, Onkogene) spezifisch abzuschalten, neue therapeutische Gene ortsspezifisch in das Genom einzubringen und sogar Mutationen in Genen zu reparieren. Die Technik wurde erfolgreich sowohl in isolierten humanen Zellen (z. B. Korrektur der die zystische Fibrose auslösenden Mutation des CFTR-Gens in Stammzellen aus Patienten) als auch in vivo in Versuchstieren eingesetzt (Korrektur einer die Duchenne-Muskeldystrophie auslösenden Mutation in Exon 23 des Dystrophin-Gens in Mäusen). Zurzeit laufen klinische Studien (Ende 2020 > 40) wie z. B. die Zerstörung des CCR5-Korezeptors, der für das Eindringen des HI-Virus notwendig ist, in isolierten T-Zellen von HIV-infizierten Patienten.

1.3.5 Anwendungen der Gentherapie (Nukleinsäure-Therapeutika und Gentransfer)

Anwendungsmöglichkeiten dieser neuen Therapieformen ergeben sich v. a. auf drei Gebieten:

- Klassische Erbkrankheiten mit isoliertem Einzelgendefekt
- Multifaktorielle genetische Erkrankungen (z. B. Tumoren, Herz- und Kreislaufkrankheiten)
- Bestimmte erworbene Erkrankungen (z. B. chronischen Infektionskrankheiten)

Therapie monogener Erkrankungen

Man kennt über 1000 menschliche Krankheitsgene. Diese sind verantwortlich für ein Drittel der vermuteten 3000 monogenen Erbkrankheiten. Die Vorstellung, durch den Ersatz eines kranken Gens eine Krankheit heilen zu können, klingt verlockend und in der Tat sind hier Erfolge der Gentherapie zu verzeichnen. Das eigentliche Therapieziel wäre dabei der Genersatz für das defekte oder fehlende Gen, d. h., das Defektgen müsste selektiv aus dem Genom herausgeschnitten und das normale Gen an exakt der gleichen Stelle eingesetzt werden können. Nur ein solchermaßen durch homologe Rekombination rekonstruiertes Gen würde der normalen Genregulation unterliegen. Ein effizienter Genersatz durch homologe Rekombination ist jedoch sehr schwierig. Die gegenwärtig meist angewendeten Methoden erlauben lediglich eine Genaddition mit transienter (oder im Falle retroviraler Vektoren zufällig integrierter) Genexpression. Die Genome-Editing-Techniken eröffnen aber den Weg zu einer genauen Reparatur mutierter Gene.

Erfolge bei der Behandlung seltener erblicher Immundefekte

Erste Erfolge der Gentherapie wurden bei schweren kombinierten Immundefekten (severe combined immunodeficiency, SCID) erzielt, einer Gruppe seltener (Inzidenz 1 : 100 000) kongenitaler Störungen mit partieller oder kompletter Abwesenheit einer Immunantwort. Allen Formen gemeinsam ist ein Defekt im T- und B-lymphozytären System, sodass die Patienten viralen, bakteriellen und Pilzinfektionen hilflos ausgesetzt sind. Unbehandelt sterben viele vor dem Ende des ersten Lebensjahres. Knochenmarks- oder Stammzelltransplantation können heute Patienten retten. In etwa der Hälfte der SCID-Fälle ist der Defekt X-chromosomal lokalisiert und beruht auf einer Mutation im Interleukin-2-Rezeptor-γ-Gen, das für die γ-Kette codiert, die vielen Interleukin-Rezeptoren gemeinsam ist. Eine andere SCID-Form resultiert aus der Mutation der Januskinase 3 (JAK3, ➤ Abb. 1.14), deren Gen auf Chromosom 19 lokalisiert ist. In beiden Fällen ist die Differenzierung der T-Lymphozyten gestört. Bei einer dritten Form ist die Adenosindeaminase (ADA) defekt, deren Gen auf Chromosom 20 liegt. ADA katalysiert die Deaminierung von Adenosin zu Inosin und von Deoxyadenosin zu Deoxyinosin. Bei einem Defekt verhindern die toxischen Wirkungen des akkumulierten Adenosins und Inosins die Ausreifung der Lymphozyten.

Die **erste Gentherapie** wurde im September 1990 in den USA bei der damals 4-jährigen ADA-Patientin Ashanti DeSilva vorgenommen. Das Ergebnis war ermutigend: Starben früher alle Kinder mit diesem Defekt in jungen Jahren, so hat Ashanti DeSilva dank der Gentherapie das Erwachsenenalter erreicht und führt ein normales Leben. Seit Mai 2016 ist mit Strimvelis® eine retrovirale Gentherapie unter Einsatz von aus den Patienten entnommenen CD34-exprimierenden Blutstammzellen bei der ADA-SCID auch in Europa zugelassen.

Im April 2000 berichteten französische Ärzte über Erfolge bei der Therapie der X-Chromosom-verknüpften SCID mittels retroviralen Gentransfers. Bei neun von zehn Patienten konnte ein fast normales Immunsystem etabliert werden. Leider kam es bei drei der behandelten Patienten nach 3 bzw. 5 Jahren zu einer unkontrollierten exponentiellen klonalen Proliferation reifer T-Zellen. Als Ursache für diese Leukämie wurde eine Aktivierung des LMO2-Protoonkogen-Promoters durch die Integration des retroviralen Vektors in der Nähe dieses Promotors vermutet (Insertionsmutagenese).

Gentherapeutische Behandlung von Augenkrankheiten, Lipoprotein-Lipase-Mangel, spinaler Muskelatrophie, Thalassämie und verschiedenen Krebserkrankungen

Im Jahr 2008 wurden erste Gentherapieversuche bei jungen Patienten bekannt, die infolge einer degenerativen Netzhauterkrankung (Leber'sche kongenitale Amaurose, LCA, bedingt durch die Mutation des RPE65-Gens) zu erblinden drohten. Durch intraokulare Injektion von rekombinanten AAV-Konstrukten, die die Expression eines funktionalen RPE65-Proteins induzierten, wurde die Sehfähigkeit bei einigen Studienteilnehmern erheblich verbessert. Diese Form der Gentherapie wurde 10 Jahre später (2018) in USA unter dem Namen Luxturna® zugelassen und Ende 2018 erfolgte die Zulassung auch in Europa.

Die erste Gentherapie überhaupt wurde in den USA im Jahr 2012 zugelassen (Oktober 2012 auch in Europa). Glybera® (Wirkstoff: Alipogene Tiparvovec) kann zur Behandlung der Lipoprotein-Lipase-Defizienz (LPLD), einer seltenen Erbkrankheit, eingesetzt werden. Bedingt durch die hohen Kosten (etwa 900 000 € pro Behandlung) fand sich die erste zahlende Patientin erst nach drei Jahren. Der Hersteller uniQure nahm Glybera® im Oktober 2017 wieder vom Markt.

Im Dezember 2013 berichteten Forscher des Children's Hospital in Philadelphia über einen Gentherapie-Ansatz bei 22 Kindern mit akuter lymphatischer Leukämie, die auf klassische Therapien nicht ansprachen. T-Lymphozyten der Patienten wurden mit einem lentiviralen Konstrukt transduziert, das für einen chimären Antigenrezeptor (CAR) codierte. Das in den transduzierten T-Zellen gebildete chimäre Protein enthielt die variable Region eines Anti-CD19-Antikörpers. Die transduzierten T-Zellen wurden den Patienten infundiert und vermehrten sich erheblich. Nach den Aussagen der Forscher suchen sie gezielt nach den CD19 auf ihrer Oberfläche exprimierenden leukämischen B-Zellen, heften sich an sie und zerstören sie. Die T-Zellen bleiben über Jahre aktiv. 19 der 22 Patienten befanden sich zum Zeitpunkt des Berichts in kompletter Remission.

Auch zur Therapie von inoperablen Melanomen wurde mit Imlygic® (Wirkstoff: Talimogene laherparepvec) eine Gentherapie 2016 in Europa zugelassen. Talimogen laherparepvec ist ein abgeschwächtes gentechnisch verändertes Herpes-simplex-Virus Typ 1 (HSV-1; Lippenherpes-Virus). Bei der Herstellung dieses onkolytischen Virus wurden aus dem HSV1-Genom zwei Gene entfernt (ICP34.5 und ICP47) und der codierenden Sequenz für den humanen Granulozyten-Makrophagen-Kolonie-stimulierenden Faktor (GM-CSF) eingefügt. Dieses Virus kann Melanomzellen infizieren und sich in ihnen vermehren (jedoch nicht in normalen Zellen) und tötet schließlich die Krebszellen ab. Weiterhin induziert Talimogene laherparepvec in den Melanomzellen die Bildung von GM-CSF. Durch die Zelllyse und die verstärkte GM-CSF-Bildung sollen eine systemische Antitumor-Immunantwort und eine Effektor-T-Zell-Antwort gefördert werden.

Die spinale Muskelatrophie (SMA) ist eine fortschreitende neuromuskuläre Erkrankung, die eine starke Schädigungen der Muskelfunktionen einschließlich der Atmung bedingt. Mit 1 von 10 000 betroffenen Neugeborenen ist SMA die häufigste Erbkrankheit mit Todesfolge im Säuglingsalter. Ursache der SMA sind inaktivierende Mutationen im SMN1(Survival-of-Motorneurons 1)-Gen, was zum Absterben von Motoneuronen und zur Atrophie der innervierten Muskeln führt. Mit Zolgensma® (Wirkstoff: Onasemnogen-Abeparvovec) wurde im Mai 2020 eine AAV-basierte Gentherapie der SMA in Deutschland zugelassen. Onasemnogen-Abeparvovec ist ein rekombinantes nicht replizierendes AAV9-Derivat, das ein intaktes SMN1-Gen enthält. In Zellen liegt die DNA dann episomal-replizierend vor (insertiert also nicht in die genomische DNA), wodurch es keine Gefahren der Insertionsmutagenese gibt. Die Behandlung erfolgt mittels einer einmaligen, einstündigen Infusion. Schon vor der Zulassung wurde der hohe Preis dieser Therapie (etwa 2 Millionen €) intensiv diskutiert.

Anfang 2019 wurde in Europa mit Zynteglo® (Wirkstoff: Betibeglogene Autotemcel) die erste Gentherapie zur Behandlung der transfusionsabhängigen β-Thalassämie (TDT) zugelassen. Bei dieser Therapie werden den Patienten hämatopoetische Stammzellen ($CD34^+$) entnommen und mit einem lentiviralen Vektor (BB305 LVV) infiziert, der das Gen für ein funktionales β-Globin ($\beta^{A\text{-}T87Q}$-Globin) enthält. Diese so modifizierten Zellen werden dem Patienten dann re-infundiert. Sie wandern ins Knochenmark und etablieren dort die Bildung von Vorläuferzellen, die sich schließlich zu gesunden roten Blutkörperchen differenzieren.

CAR-T-Zell-Therapie (Chimeric Antigen Receptor)

Im Jahr 2018 kamen in Europa die ersten CAR-T-Zell-Präparate auf den Markt: Tisagenlecleucel (Kymriah®) und Axicabtagen Ciloleucel (Yescarta®). Tisagenlecleucel ist zugelassen für Kinder und Erwachsene bis 25 Jahren mit therapieresistenter oder rezidivierender akuter lymphatischer B-Zell-Leukämie (ALL). Außerdem hat Tisagenlecleucel die Zulassung für Erwachsene mit refraktärem oder rezidiviertem diffus großzelligem B-Zell-Lymphom. Axicabtagen Ciloleucel ist zugelassen zur Behandlung von erwachsenen Patienten mit rezidiviertem oder refraktärem großzelligem B-Zell-Lymphom und mediastinalem großzelligem B-Zell-Lymphom.

Für die CAR-T-Zell-Therapie werden T-Zellen mittels Leukapherese aus dem Blut des Patienten gewonnen und in vitro (häufig mithilfe retroviraler Vektoren; ➤ Tab. 1.2) mit chimären Antigenrezeptoren (chimeric antigen receptor, CAR) ausgestattet. Die genetische Information für den CAR wird stabil in das Genom der T-Zellen integriert. So wird auch bei Aktivierung und Teilung der CAR-T-Zellen die genetische Information für den CAR an die Tochterzellen weitergegeben.

CARs enthalten typischerweise eine extrazellulären Bindedomäne, eine Transmembrandomäne und eine intrazellulare Signalsequenzen. Die extrazelluläre Bindedomäne ist (ähnlich einem Antikörper) ein Antigenrezeptor, der ein möglichst ausschließlich auf Tumorzellen vorhandenes Oberflächenantigen erkennt. Für die CAR-T-Zell-Behandlung von B-Zell-Leukämien und B-Zell-Lymphomen wurde ein CD19-spezifischer chimärer Antigenrezeptor konstruiert, denn CD19 ist auf fast allen B-Lymphozyten vorhanden. Zielzellen der CD19-spezifischen CAR-T-Zellen sind damit maligne veränderte B-Lymphozyten, aber (leider) auch normale B-Lymphozyten. Die

Transmembrandomäne des CAR ist für die Verankerung auf der Oberfläche der T-Zellen zuständig. Die intrazelluläre Signalsequenz sorgt nach Bindung des CAR an Tumorzellen für eine Aktivierung der T-Zellen. Bei CARs der zweiten Generation wird zumeist eine von CD28 oder von 4-1BB abgeleitete Sequenz zusammen mit der Signaldomäne von CD3zeta verwendet. In CARs der dritten Generation werden mehrerer Signalsequenzen kombiniert, was eine verstärkte Aktivierung der CAR-T-Zellen nach Tumorbindung bewirkt.

Die mittels CAR-Gentransfer modifizierten T-Zellen werden in vitro zur Vermehrung angeregt und anschließend dem Patienten zurückgegeben. Der Patient wird vorher konditioniert, d. h., er erhält eine lymphodepletierende Chemotherapie (z. B. mit Cyclophospamid und Fludarabin). Dies führt zu einer deutlichen Reduzierung der Anzahl körpereigener Immunzellen und schafft im Organismus des Patienten günstige Bedingungen für die Expansion der infundierten CAR-T-Zellen.

Die CAR-T-Zell-Therapie kann langfristige Remissionen in der Behandlung von Leukämien und Lymphomen erzielen, bei denen bisherige Therapien versagt haben. Die unerwünschten Wirkungen sind allerdings erheblich. Häufig kommt es zum „cytokine release syndrome" (CRS), einer Reaktion des Immunsystems, bei der verstärkt Zytokine freigesetzt werden. Da das CD19-Antigen auch auf gesunden B-Zellen exprimiert wird, sind nach erfolgreicher CD19-CAR-T-Zell-Therapie häufig auch keine intakten B-Zellen mehr nachweisbar, sodass eine Hypogammaglobulinämie resultiert, die mit Immunglobulingaben behandelt werden muss.

Die derzeitige Forschung zielt darauf ab, eine CAR-T-Zell-Therapie auch für andere Tumorerkrankungen zu entwickeln (> 1100 Studien Ende 2020).

Therapieansätze bei monogenen Erkrankungen

Die **Mukoviszidose** (zystische Fibrose) tritt etwa bei einem von 2000 Neugeborenen auf. Ursache ist ein Gendefekt im „cystic-fibrosis-transmembrane-conductance-regulator(CFTR)-Gen". Die bisherigen klinischen Ergebnisse mit adenoviralen Vektoren sowie nichtviralen, liposomalen Vektoren waren eher ernüchternd. Neuere Studien mit Genome-editing-Techniken lassen aber für die Zukunft bessere Therapien erhoffen. Die **Hämophilien** sind ein attraktives Modell zur Entwicklung gentherapeutischer Ansätze; die Gene sind kloniert und verfügbar und es gibt gute Tiermodelle. In den vergangenen Jahren wurden mehrere klinische Studien zur Behandlung der Hämophilie B begonnen. Alle verwenden die intramuskuläre Injektion eines AAV-Vektors, der mit dem Faktor-IX-Gen bestückt ist. Die Ergebnisse sind ermutigend. Das Gleiche gilt für die Hämophilie A. Bei der **kongenitalen Form des Lungenemphysems** (ererbtes Fehlen des Schutzproteins α_1-Antitrypsin) erprobt man die liposomale Transfektion der Nasenschleimhaut mit α_1-Antitrypsin-cDNA. Weitere Erkrankungen, bei denen Gentherapie versucht wird, sind **Thalassämien** (Defekte im Proteinanteil des Hämoglobins), **Phenylketonurie** (Defekt des in der Leber gebildeten Enzyms Phenylalanin-Hydroxylase) und der **Morbus Gaucher** (Defekt des Enzyms Glucocerebrosidase in Makrophagen und Leukozyten).

Therapieansätze bei polygenen Erkrankungen

Ein-Gen-Erbkrankheiten sind vergleichsweise selten. Ärzte sind verständlicherweise an der Behandlung der viel häufigeren, mit zahlreichen Genen verknüpften polygenen Krankheiten interessiert. Analysen multifaktorieller Krankheiten haben sich aber als extrem schwierig erwiesen. Es sind viele Milliarden Dollar/Euro ausgegeben worden, um Gene komplexer genetischer Erkrankungen wie etwa Alzheimer oder Schizophrenie zu identifizieren – bisher ohne großen Erfolg. Auch bei den genetischen Ursachen von Krebserkrankungen liegt noch vieles im Dunklen.

Strategien gegen Krebs

Die weltweit häufigste Indikation für Gentherapie-Studien sind Tumorerkrankungen (etwa 2140 Studien von insgesamt mehr als 3100 Studien; Stand Ende 2020). Der gentherapeutische Ansatz ist ein anderer als bei monogenen Erkrankungen. Wissenschaftler erproben derzeit verschiedene Wege, wie man Krebspatienten mit einer Gentherapie helfen könnte:

- Tumorvakzinierung, Immunpotenzierung
- Abtöten von Tumorzellen durch Bindung von Antikörpern oder Aptameren
- Molekulare Chemotherapie (gentechnische Sensibilisierung von Tumorzellen gegen tumorizide Pharmaka, Einführung von Selbstmordgenen)
- Einführung tumorrevertierender und zelltodauslösender Gene
- Ausschaltung von Onkogenen
- Modulation der krebsauslösenden Dysregulation der microRNA-Expression

Mit den verschiedenen Ansätzen sind bei einzelnen Patienten Erfolge erzielt worden, ein wirklicher therapeutischer Durchbruch blieb aber bisher aus.

Tumorvakzinierung

Ziel der Tumorvakzinierung ist es, das Immunsystem möglichst spezifisch gegen Krebszellen zu aktivieren und so deren Zerstörung anzustreben. Besondere Aufmerksamkeit gebührt hier der personalisierten (individualisierten) **Krebs-Immuntherapie.** Dabei wird durch Hochdurchsatztechniken (Next-Generation-Sequencing) die mRNA im spezifischen Tumor und im Vergleichsgewebe sequenziert. Anschließend werden mit bioinformatischen Methoden proteincodierende Transkripte des individuellen Patienten identifiziert, die für den Tumor spezifisch sind (d. h. im Normalgewebe nicht vorkommen) und empirisch eine hohe Antigenität besitzen. Die mRNAs vieler solcher Neo-Epitope (Tumor-Epitope) werden dann hintereinander kloniert, das Konstrukt wird in Liposomen oder Lipid-Nanopartikeln (LNP) verpackt und mit immunstimulierenden Adjuvantien für eine Tumorimpfung beim Patienten eingesetzt. Die Methode zeigte sich in Labortieren als beeindruckend effektiv und die ersten klinischen Studien an Tumorpatienten führten sie auch zu deutlichen Erfolgen.

Bei **anderen Formen der Gentherapie** versucht man, die Aktivität eines übertragenen Gens zu nutzen, um in den malignen Zellen eine Selbstzerstörung einzuleiten **(Selbstmordgen)**. Ein Beispiel für ein solches Gen ist die Thymidinkinase des Herpes-simplex-Virus. Diese konvertiert das Virustatikum Ganciclovir zu dem toxischen Metaboliten Ganciclovir-Triphosphat, der bei sich teilenden Zellen zu DNA-Strangbrüchen führt, ruhenden Zellen aber nicht schadet. Bei Ratten und Mäusen hat das Verfahren zu erstaunlich guten langfristigen Heilungen von Hirntumoren geführt, beim Menschen waren die bisherigen Behandlungsversuche von Hirntumoren aber weniger überzeugend.

Unabhängig von Ursachen und genetischer Abnormalität eines Tumors kann das gentherapeutische Einbringen eines Tumorsuppressorgens wie etwa p53 oder BRCA1sv zum programmierten Zelltod (Apoptose) führen und das Tumorwachstum hemmen. Auch wirkt das Einbringen von p53 in Tumorzellen synergistisch mit Chemotherapeutika wie z. B. Cisplatin. Klinische Studien hatten aber leider nur mäßigen Erfolg.

Zur Ausschaltung von Onkogenen lassen sich die gleichen Techniken wie für die Inaktivierung anderer unerwünschter Gene einsetzen (Antisense-, siRNA- und Genome-editing-Technologie). Verschiedene Onkogene (besonders bcl-2, c-raf-1, Proteinkinase-C und H-ras) sind als therapeutische Ziele für Antisense-Oligodeoxynukleotide in klinischen Studien der Phasen I und II untersucht worden. Deutliche Tumorregressionen waren auch hier die Ausnahme.

Krebszellen zeigen deutlich andere microRNA-Expressionsprofile als nichtentartete Zellen. Herabregulation der Expression von pro-onkogenen microRNAs in Krebszellen hemmt deren Wachstum oder führt zur Apoptose der Krebszellen. Ebenso führt die Heraufregulation der Expression anti-onkogener microRNAs in der Zellkultur zu deutlicher Hemmung des Krebswachstums. In Tierversuchen konnte das Tumorwachstum durch Antagomire gegen onkogene microRNAs gehemmt werden.

1.3.6 Herstellung induzierter pluripotenter Stammzellen (iPSC) durch gentechnische Veränderungen normaler Körperzellen

Im Jahr 2006 haben die japanischen Forscher Kazutoshi Takahashi und Shinya Yamanaka erstmals gezeigt, dass murine und humane Fibroblasten zu sogenannten induzierten pluripotenten Stammzellen (iPSC) umprogrammiert werden können. Aus diesen iPSC können sich, wie aus embryonalen Stammzellen (ESC), alle anderen Körperzellen entwickeln. Die Induktion der iPSC aus Fibroblasten wurde durch stabile genetische Modifikation der Zellen mit lentiviralen Konstrukten ermöglicht, die die Überexpression von vier Transkriptionsfaktoren (Oct3/4, Sox2, c-Myc und Klf4) in den Zellen induzierte. Diese Transkriptionsfaktoren haben für die Pluripotenz von ES-Zellen eine zentrale Bedeutung. Die sensationellen Befunde eröffneten für verschiedene Bereiche der Humanmedizin völlig neue Therapiewege. Da bei der Verwendung von lentiviralen Vektoren durch die Insertionsmutagenese die Gefahr der Entartung der Zellen besteht, müssen für den Einsatz von iPSC beim Menschen noch unbedenklichere Wege zur Herstellung gefunden werden. Zurzeit werden kleine Moleküle gesucht, die die endogene Expression der für die Pluripotenz wichtigen Transkriptionsfaktoren bzw. von für die Pluripotenz wichtigen microRNAs in normalen Körperzellen erhöhen. Für die Anwendung der iPSC-Technologie am Menschen müssen auch noch die genauen Bedingungen erforscht werden, die zur Ausdifferenzierung spezifischer Zelltypen (Muskel-, Nerven-, Immunzellen etc.) aus den iPSC führen. Mit iPSC stehen theoretisch aber patienteneigene Stammzellen zur Verfügung, die genetisch modifiziert werden können (➤ Kap. 1.3.4) und dann nach Differenzierung als Zelltherapeutika eingesetzt werden können.

1.3.7 Regulation der Genexpression durch klassische Pharmaka

Nicht zur Gentherapie im engeren Sinne rechnet man die durch klassische Pharmaka ausgelösten vielfältigen Änderungen der Genexpression. Im Prinzip sind jedoch alle Wirkstoffe, die über nukleäre Rezeptoren wirken, pharmakologische Genregulatoren. Sie stimulieren und/oder inhibieren die Expression verschiedener Gene (man spricht von Transaktivierung oder Transrepression). Die ligandenbesetzten Rezeptoren werden zu Transkriptionsfaktoren, oder sie fördern oder hemmen andere Transkriptionsfaktoren. Zu dieser Substanzgruppe gehören die Steroidhormone (Glucocorticoide, Mineralocorticoide, Östrogene und Gestagene), Thyroidhormone sowie Vitamin D_3 und Retinsäure. Glucocorticoide wirken z. B. im Wesentlichen durch Transrepression von Entzündungsgenen antiinflammatorisch, antiproliferativ und immunsuppressiv (vgl. ➤ Kap. 16.2.2). Ihr therapeutischer Einsatz wird aber limitiert durch die Transaktivierung metabolischer Gene des Zucker-, Fett- und Proteinstoffwechsels (vgl. ➤ Kap. 24). Diese physiologischen Wirkungen der Glucocorticoide werden in der Therapie zu unerwünschten Nebenwirkungen.

Klassische Pharmaka (z. B. Glucocorticoide oder Psychopharmaka) können auch epigenetische Wirkungen auslösen (Modulation der Modifizierungen der DNA und von Histonen).

Genregulation als Zusatzwirkung von Pharmaka mit etabliertem Wirkmechanismus

Auch andere Pharmaka zeigen zusätzlich zu ihrem etablierten Wirkmechanismus genregulatorische Eigenschaften, die z. T. ihr Wirkspektrum ergänzen. So führt Angiotensin II zur vermehrten Expression von Genen, die am Remodeling, einer Fehlanpassung (Maladaptation) des insuffizienten Herzens beteiligt sind. Dieser Prozess wird von ACE-Hemmern und AT_1-Rezeptor-Blockern unterbrochen, was zu deren günstigen Wirkungen bei der Herzinsuffizienz beiträgt (vgl. ➤ Kap. 17). Statine (HMG-CoA-Reduktase-Hemmer) schützen das Herz-Kreislauf-System schon in Dosen, die keine Cholesterinsenkung bewirken (vgl. ➤ Kap. 24). Ursache dieser pleiotropen, von der Cholesterinsenkung unabhängig Wirkung ist wahrscheinlich eine vermehrte Expression und Akivitätssteigerung der endothelialen NO-Synthase (vgl. ➤ Kap. 18).

Es gibt auch hier multiple Forschungsanstrengungen, die das Ziel haben, mit kleinen Molekülen spezifisch das Genexpressionsmuster von Zellen zu verändern. Die Erfolgschancen erscheinen nicht schlecht und wir werden wahrscheinlich auch in diesem Bereich in der Zukunft neue Therapeutika sehen.

1.4 Wirkungen des Organismus auf Pharmaka: allgemeine Pharmakokinetik

Michel Eichelbaum, Matthias Schwab

Die **Pharmakokinetik** beschreibt alle Prozesse, d.h. Resorption, Verteilung, Metabolismus und Exkretion, die das Verhalten eines Pharmakons im Organismus bestimmen. Für die Arzneimitteltherapie relevant ist die **klinische Pharmakokinetik**, deren Ziel es ist, auf der Basis individueller pharmakokinetischer Daten ein für den Patienten geeignetes Dosierungsschema zu ermitteln, um somit Wirksamkeit und Sicherheit der Arzneimitteltherapie zu optimieren (➤ Kap. 1.5). Dieses Konzept beruht auf der grundlegenden Annahme, dass zwischen der Blutkonzentration und der pharmakologischen Wirkung eine Beziehung besteht und sich die Blutkonzentration im Gleichgewicht mit der Konzentration am Wirkort befindet. Darüber hinaus nimmt dieses Konzept an, dass diese pharmakologische Wirkung für die therapeutische Wirksamkeit verantwortlich ist. Es gibt viele Beispiele, die diese Annahme belegen (➤ Abb. 1.19).

Alle an der pharmakologischen Wirkung beteiligten Prozesse beinhalten die Passage des Pharmakons durch Zellmembranen. In der Folge werden die Mechanismen der Arzneistoffresorption und deren wesentlichen Determinanten dargestellt.

1.4.1 Durchtritt von Pharmaka durch biologische Membranen

Mechanismen der Membranpermeation

Bei Resorption, Verteilung, Metabolismus und Exkretion müssen Pharmaka biologische Membranen entweder durch passive Diffusion oder aktiven Transport passieren. Dabei bestimmen deren Molekülgröße und -form, Wasser- und Fettlöslichkeit in ionisierter und nichtionisierter Form und die Bindung an Gewebsproteine die Wasser- und Fettlöslichkeit (➤ Abb. 1.20). Endozytose, Pinozytose und Phagozytose sind für Pharmaka kaum von Bedeutung.

Die meisten **Zellmembranen** bestehen aus einem bimolekularen Lipidfilm mit eingelagerten Proteinen. Anhand ihres Lösungsverhalten werden Pharmaka in hydrophile (wasserlösliche) und lipophile (fettlösliche) eingeteilt. Im Falle hydrophiler Pharmaka ist deren Diffusion durch wässrige Poren in der Membran nur bis zu einem Molekulargewicht von 150–200 und einer Molekülgröße von ca. 8 Å möglich, wohingegen lipophile Substanzen gut durch die Lipiddoppelschicht diffundieren. Die meisten Pharmaka sind schwache Säuren oder Basen, die in wässrigen Lösungen sowohl ionisiert als auch nichtionisiert vorliegen. Die nichtionisierten Moleküle sind in der Regel lipophil und diffundieren sehr gut durch die Zellmembran. Da die meisten Pharmaka ein Molekulargewicht von > 150–200 haben, können sie ionisiert aufgrund ihrer niedrigen Lipidlöslichkeit nur in geringem Umfang die Zellmembran passieren. Sowohl bei der Passage durch die Lipidphase als auch durch die wässrigen Poren der Membran ist der Konzentrationsgradient die treibende Kraft. Die Diffusionsgeschwindigkeit lipophiler Pharmaka durch die Zellmembran hängt ab vom Octanol-Wasser-Verteilungskoeffizienten, dem Verteilungskoeffizienten des Pharmakons zwischen Membranlipiden

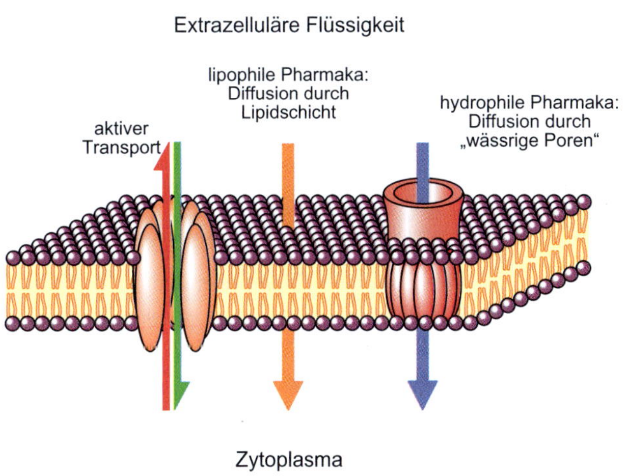

Abb. 1.20 Möglichkeiten des Durchtritts von Substanzen durch eine biologische Membran.

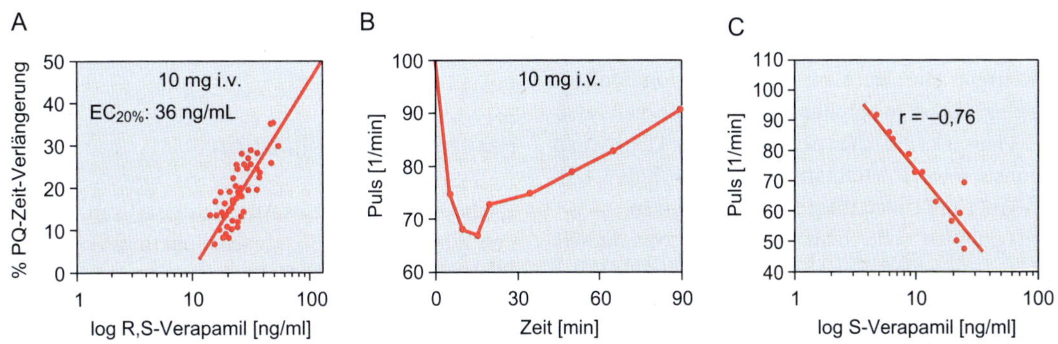

Abb. 1.19 Konzentrations-Wirkungs-Beziehung.
Der Calcium-Antagonist Verapamil wird wegen seiner negativ-dromotropen Wirkung auf den AV-Knoten zur Behandlung der supraventrikulären Tachykardie und Frequenzkontrolle bei Vorhofflimmern eingesetzt. Die negativ-dromotrope Wirkung manifestiert sich im Oberflächen-EKG als verlängerte PQ-Zeit und korreliert mit den Verapamil-Plasmakonzentrationen (A). Nach i. v. Gabe kommt es zu einer raschen Abnahme der Herzfrequenz bei Patienten mit Vorhofflimmern um ca. 35 Schläge pro Minute (B), wobei Abnahme der Herzfrequenz und Plasmakonzentration miteinander korrelieren (C). Die Abnahme der Herzfrequenz ist mit einer ca. 25-prozentigen Verbesserung der körperlichen Belastbarkeit verbunden.

und der umgebenden Flüssigkeit. Ein hoher Verteilungskoeffizient ist mit einer schnellen Passage durch die Zellmembran und Gewebsbarrieren assoziiert.

Aufgrund der besonderen Struktur der Endothelzellen der Kapillaren des Gehirns können hydrophile Pharmaka die Kapillaren kaum passieren. Die **Endothelzellen** sind das anatomische Substrat der **Blut-Hirn-Schranke**. Für lipophile Pharmaka hingegen stellen die Endothelzellen der Gehirnkapillaren keine Barriere dar. Mit zunehmendem Verteilungskoeffizient der Pharmaka nimmt deren Permeabilität durch die Blut-Hirn-Schranke zu. Allerdings wird der Durchtritt lipophiler Pharmaka durch die Gehirnkapillaren beschränkt, da im apikalen Teil der Endothelzellen sogenannte **Effluxtransporter** wie z. B. ABCB1 lokalisiert sind. ABCB1 transportiert die durch passive Diffusion in die Endothelzellen aufgenommenen lipophilen Pharmaka wieder zurück in des Kapillarlumen (➤ Kap. 1.4.5).

Des Weiteren hängt die transmembranäre Passage vom pKa-Wert (Dissoziationskonstante) und von der pH-Differenz auf den beiden Seiten der Membran ab. Der pKa-Wert ist der pH-Wert, bei dem 50 % einer Substanz in ionisierter Form vorliegen. Nach der Gleichung von Henderson und Hasselbalch gilt für ein saures Pharmakon:

$$\frac{[\text{Nicht-Ionen}]}{[\text{Ionen}]} = 10^{\text{pKa} - \text{pH}}$$

Für ein basisches Pharmakon gilt:

$$\frac{[\text{Nicht-Ionen}]}{[\text{Ionen}]} = 10^{\text{pH} - \text{pKa}}$$

Liegt z. B. der pH-Wert um eine Einheit über (saures Pharmakon) bzw. unter (basisches Pharmakon) dem pKa, so beträgt der Anteil der nichtionisierten Moleküle nur 9 %.

Die pH-Abhängigkeit der Lipidlöslichkeit von Säuren und Basen hat auch erhebliche Konsequenzen für die Verteilung zwischen Flüssigkeitsräumen mit unterschiedlichem pH-Wert. Ein Konzentrationsausgleich kann sich nur zwischen den zur Membranpermeation fähigen Nichtionen ausbilden. Die Gesamtkonzentration (ionisierte plus nichtionisierte Form) ist daher auf der Seite der stärkeren Ionisation größer als auf der Seite der geringeren Ionisation (➤ Abb. 1.21). Basische Pharmaka häufen sich im Raum mit der höheren H^+-Konzentration und saure Pharmaka im Raum mit der niedrigeren H^+-Konzentration an. Man spricht vom **Ionenfallen-Prinzip** (ion trapping). Es ist von großer Bedeutung für die Verteilung ionisierbarer Pharmaka zwischen Mageninhalt und den Zellen der Magenschleimhaut sowie Tubulusharn und Blut (➤ Kap. 1.4.5), da hier besonders große pH-Unterschiede auftreten können.

Aus **Sicherheitsgründen** sollte man generell bis zum Beweis des Gegenteils davon ausgehen, dass alle Pharmaka die Plazentaschranke passieren und auch in die Muttermilch übertreten. Während hydrophile Substanzen mit einer Masse von 1000 die Plazenta passieren, wenngleich der Transfer langsamer als bei lipophilen Pharmaka erfolgt, ist das für größere Moleküle so gut wie nicht möglich. Aus diesem Grunde kann man in der Schwangerschaft durch Umstellung von einem oralen Antidiabetikum (Molekülmasse [MM] 250–500) auf Insulin (MM ≈ 6 000) eine antidiabetische

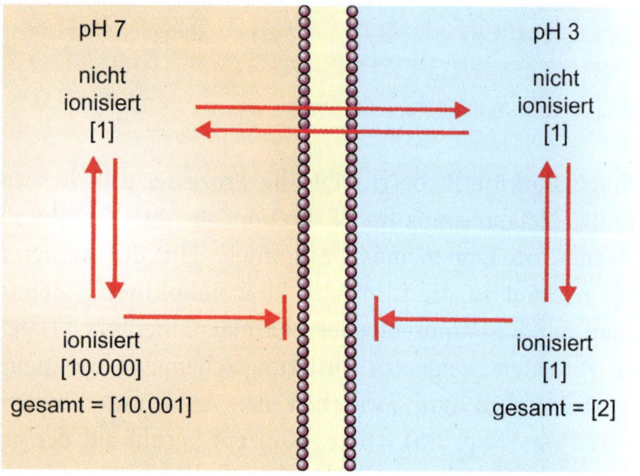

Abb. 1.21 pH-abhängige Verteilung eines ionisierbaren Pharmakons (Ionenfallen-Prinzip).
Eine Säure (pKa = 3; z. B. Salicylsäure) verteilt sich zwischen zwei Flüssigkeitsräumen mit pH 7 (z. B. Magenschleimhautzelle) und pH 3 (z. B. Magensaft im Magenlumen). Die beiden Räume sind durch eine Lipidmembran (Zellmembran der Schleimhautzelle) getrennt. Bei pH 7 ist die Säure zu 99,99 % ionisiert, bei pH 3 nur zu 50 %. Im Gleichgewicht häuft sich die Substanz in der Magenzelle massiv an. Das Beispiel setzt eine völlige Impermeabilität der Lipidmembran für Ionen voraus. In der Realität ist dieser Effekt weniger stark ausgeprägt.

Wirkung oder durch Umstellung von Phenprocoumon (MM 280) auf Heparin (MM 6000–20 000) eine gerinnungshemmende Wirkung ausschließlich bei der Mutter erreichen, ohne dass der Fetus mitbehandelt wird.

War man bisher davon ausgegangen, dass die **passive Diffusion** den wesentlichen Mechanismus für die Resorption, Verteilung und Exkretion von Pharmaka darstellt, so ist in den vergangenen Jahren für eine Vielzahl von Aufnahme- und Effluxtransportern endogener Substrate gezeigt worden, dass Pharmaka durch diese Proteine transportiert werden. Diese **aktiven Transport**prozesse sind dadurch gekennzeichnet, dass sie Energie verbrauchen, sättigbar sind, der Transport gegen einen elektrochemischen Gradienten erfolgt, eine Substratselektivität aufweist und durch andere Substrate kompetitiv gehemmt werden kann. Die Bedeutung der ABC- und anderer Transporter für Arzneimittelinteraktionen ist inzwischen gut belegt (➤ Kap. 1.4.5).

1.4.2 Aufnahme von Pharmaka in den Organismus – Resorption

Parenterale Applikation

Unabhängig von seiner Applikationsart muss das Pharmakon an den Wirkort gelangen, um seine pharmakologische/therapeutische Wirkung zu entfalten. Das geschieht in Abhängigkeit von der Verabreichungsart sehr unterschiedlich. Bei der parenteralen Applikation – subkutan, intramuskulär, intravenös, intraarteriell, intrathekal, intraperitoneal – wird der Darm als Resorptionsort umgangen. Als parenterale Gabe wird üblicherweise die Injektion eines Pharmakons bezeichnet. Auch bei der topischen Applikation – transdermal, okular, nasal, bukkal, vaginal, urethral – wird der Darm als Resorptionsort umgangen.

Intravenöse Injektion

Bei **intravenöser (i. v.) Gabe** gelangen 100 % der Dosis in die systemische Zirkulation. Das garantiert einen schnellen Wirkungseintritt, wobei eine zu schnelle Injektion aufgrund der daraus resultierenden hohen Konzentrationen zu unerwünschten Arzneimittelwirkungen führen kann. Bei Untersuchungen zur Bioverfügbarkeit stellt die i. v. Injektion aufgrund der Verfügbarkeit von 100 % den Referenzstandard für alle anderen Applikationsarten dar.

Intraarterielle Injektion

Die **intraarterielle Injektion** wird z. B. in der Röntgendiagnostik oder auch im Rahmen der Tumortherapie angewandt. Da das Pharmakon gezielt in ein bestimmtes Gefäß injiziert wird, werden im Verhältnis zur applizierten Dosis lokal hohe Blutkonzentrationen erzielt. Dabei werden nur niedrigere Dosen als bei einer i. v.-Injektion eingesetzt, womit die Blutkonzentration in der systemischen Zirkulation vergleichsweise niedrig ist und unerwünschte Arzneimittelwirkungen reduziert sind.

Intramuskuläre und subkutane Injektion

Bei der **i. m. oder s. c. Injektion** ist der Wirkungseintritt im Vergleich zur i. v.-Injektion verzögert und abhängig von der Resorptionsgeschwindigkeit, da das Pharmakon vom Injektionsort erst zu den Kapillaren diffundieren muss. Wichtige Determinanten der Resorptionsgeschwindigkeit sind die Löslichkeit des Pharmakons am Injektionsort und die lokale Durchblutung. Besonders rasch erfolgt die Resorption aus wässrigen Lösungen. Umgekehrt kann man die Resorption verzögern, indem man das Pharmakon in einer wenig wasserlöslichen Form injiziert. Beispiele dafür ist Procain-Penicillin. Ein über mehrere Wochen anhaltender Depoteffekt lässt sich durch Injektion lipophiler Pharmaka in öliger Lösung erzielen, etwa bei Fettsäureestern der Sexualhormone (➤ Kap. 28.1).

Bei schlechter Durchblutung des Gewebes am Injektionsort kann die Resorption erheblich verzögert sein.

Nach i. m. und s. c. Injektion werden auch größere hydrophile Moleküle wie Heparin (MM ≈ 20 000) in die Blutbahn aufgenommen. Die Geschwindigkeit des Durchtritts verringert sich allerdings stark mit zunehmender Molekülgröße. So ist die Permeabilität der Muskelkapillaren für Plasmaalbumin (MM 69 000) 10 000-mal kleiner als für Glucose (MM 180).

Resorption durch die Lunge

Über die Lungen können Pharmaka als Gase, Dämpfe und Aerosole in Abhängigkeit von der Teilchengröße resorbiert werden. Teilchen mit einer Größe von > 10 µm erreichen nur die oberen Atemwege, wohingegen Teilchen zwischen 2 und 10 µm in die Bronchien/Bronchiolen und Teilchen < 2 µm in die Alveolen gelangen. Wegen der großen Alveolaroberfläche von ca. 90 m² und der starken Durchblutung werden Pharmaka hier schnell resorbiert, und die Wirkung setzt sehr rasch ein (➤ Kap. 9.1.1).

Resorption aus dem Verdauungstrakt

Allgemeine Gesichtspunkte

Aufgrund seiner mit ca. 200 m² großen Oberfläche und guten Durchblutung ist der Dünndarm Hauptort der Resorption nach oraler Gabe eines Pharmakons. Zur Resorption muss der Arzneistoff gelöst vorliegen. Die **Resorptionsgeschwindigkeit** und die **Resorptionsquote** – Verhältnis von Dosis zum Anteil der Dosis, der tatsächlich resorbiert wurde – ist abhängig von den physikalisch-chemischen Eigenschaften des Pharmakons, den galenischen Eigenschaften der Darreichungsform sowie physiologischen und pathophysiologischen Faktoren des Patienten (➤ Tab. 1.3).

Resorption aus der Mundhöhle

Lipophile Pharmaka werden über die Mundschleimhaut rasch resorbiert und gelangen unmittelbar in den systemischen Kreislauf. Diese Applikationsart garantiert einen schnellen Wirkungseintritt (z. B. Nitroglycerin-Zerbeißkapseln zur Kupierung eines Angina-pectoris-Anfalls; ➤ Kap. 17.3.4). **Orale Applikationsformen** eignen sich nur für Arzneistoffe, die in niedrigen Dosierungen wirksam sind, da die Resorptionseigenschaften zwar gut sind, die Resorptionsoberfläche aber klein ist. Ein Vorteil dieser Applikationsart ist, dass Pharmaka mit einer sehr niedrigen Bioverfügbarkeit nach oraler Gabe aufgrund einer sehr hohen präsystemischen Elimination (First-Pass-Effekt/Metabolismus) bei bukkaler oder sublingualer Gabe nahezu unverändert in die systemische Zirkulation übertreten (z. B. bukkale Applikationsformen für Fentanyl; ➤ Kap. 7.3.4).

Resorption nach oraler Gabe

Am häufigsten werden Pharmaka **oral verabreicht**. Daher sollen die Faktoren, die für die gastrointestinale Resorption von Pharmaka wichtig sind, ausführlich dargestellt werden.

Tab. 1.3 Faktoren, welche die enterale Resorption von Pharmaka beeinflussen

Substanzeigenschaften	• Wasserlöslichkeit • Lipophilie (Octanol-Wasser-Verteilungskoeffizient) • Molekülmasse; Molekülgröße • Säure-/Basencharakter, pKa
Galenik	• Zerfall der Arzneiform; Kristallform des Pharmakons • Löslichkeit und Lösungsgeschwindigkeit • Galenische Hilfsstoffe
Anatomie, Physiologie	• Oberfläche des Magen-Darm-Trakts • Durchblutung des Magen-Darm-Trakts • pH-Verhältnisse im Magen-Darm-Trakt • Magenentleerungszeit • Passagezeit im Darm • Metabolismus im Darmlumen und Darmwand • Transporter in der Darmwand
Beeinflussung der Resorption durch andere Stoffe	• Pharmaka, die Motilität und pH-Wert beeinflussen • Nahrung, z. B. Milch

Neben den physikalisch-chemischen Eigenschaften der Substanz bestimmt die Kristallform dessen Löslichkeitsverhalten. Eine Mikronisierung (starke Zerkleinerung) kann die Oberfläche erheblich vergrößern und damit die Lösungsgeschwindigkeit verbessern. **Entscheidend für die Resorption** ist zudem die **Lipophilie.** Extrem wasserlösliche Substanzen gehen zwar leicht in Lösung, können dann jedoch die Zellmembran kaum passieren. Im Gegensatz dazu werden lipophile Arzneistoffe zwar leicht in die Zelle aufgenommen, lösen sich aber in geringerem Umfang im wässrigen Medium. Die Resorption organischer Arzneistoffe erfordert somit ein gewisses Maß an Wasserlöslichkeit bei gleichzeitig ausreichender Lipophilie, um die Zellmembran durchdringen zu können.

Wie bereits dargelegt, liegen saure oder basische Pharmaka in Abhängigkeit vom pH-Wert des Gastrointestinaltrakts und ihrem eigenen pKa-Wert entweder ionisiert oder nichtionisiert vor. Da die meisten Pharmaka eine Molekülmasse > 150–200 haben, werden sie ionisiert nur in geringem Umfang durch die Zellmembran diffundieren. In aller Regel werden sie in nichtionisierten Formen resorbiert. Daraus folgt, dass eine schwache Säure bevorzugt im leicht sauren Milieu (oberes Duodenum), eine schwache Base dagegen vornehmlich in tieferen Abschnitten des Dünndarms mit alkalischem pH resorbiert wird. So wird verständlich, dass eine Veränderung des lokalen pH-Werts etwa durch Gabe von Protonenpumpenhemmern die Resorption erheblich beeinflussen kann. Weiterhin kann die galenische Zubereitung des Arzneimittels durch Zugabe von Hilfsstoffen Ausmaß und Geschwindigkeit der Resorption stark verändern.

Zudem können Änderungen der Motilität und der Durchblutung des Magen-Darm-Trakts, bedingt durch Alter, Komedikation oder Krankheiten, Geschwindigkeit und Ausmaß der Resorption verändern. So führt die verminderte Motilität des Gastrointestinaltrakts bei einem Migräneanfall zu einer deutlich verminderten Resorption und damit Bioverfügbarkeit von gleichzeitig eingenommenen Analgetika.

Die **biologische Verfügbarkeit (Bioverfügbarkeit)** ist ein entscheidendes Merkmal eines Pharmakons bei dessen oraler Einnahme. Die Bioverfügbarkeit beschreibt das Ausmaß und die Geschwindigkeit, mit der der therapeutisch wirksame Bestandteil eines Arzneimittels nach oraler Einnahme aus der Formulierung freigesetzt, resorbiert und am Wirkort verfügbar wird. Im Gegensatz zur i. v.-Gabe, bei der der Arzneistoff zu 100 % biologisch verfügbar ist, beträgt bei oraler Gabe eines Arzneistoffs die aus diesen Applikationsformen in die systemische Zirkulation übertretende Dosis i. d. R. weniger als 100 %.

Die biologische Verfügbarkeit eines oral verabreichten Pharmakons wird bestimmt von dessen **physikochemischen Eigenschaften,** der **Pharmakokinetik** und der **Galenik.** Die physikochemischen und pharmakokinetischen Eigenschaften sind ein Charakteristikum des jeweiligen Pharmakons, das durch die Galenik nicht verändert werden kann. So ist die niedrige Bioverfügbarkeit von Butylscopolamin auf dessen geringe Lipophilie und damit geringe Diffusion durch die Zellmembran der Darmschleimhaut, bedingt durch die hohe Polarität der Substanz, zurückzuführen (➤ Kap. 3.3.2). Andererseits kann trotz nahezu vollständiger Resorption die Bioverfügbarkeit eines Pharmakons aufgrund einer ausgiebigen präsystemischen Elimination, d. h. First-Pass-Effekt, niedrig sein. Davon abzugrenzen ist eine niedrige Bioverfügbarkeit aufgrund einer unvollständigen Freisetzung des Arzneistoffs aus der Darreichungsform. Obwohl aufgrund der physikochemischen und pharmakokinetischen Eigenschaften des Wirkstoffs die Resorption und damit die Bioverfügbarkeit nahezu vollständig sein sollte, resultiert aus einer mangelhaften pharmazeutischen Qualität der Darreichungsform eine unvollständige Bioverfügbarkeit. Diese kann u. a. dadurch bedingt sein, dass der Zerfall der Arzneiform und die Auflösung der Wirkstoffpartikel unvollständig sind. (➤ Kap. 1.6).

Dabei wird zwischen **absoluter** und **relativer biologischer Verfügbarkeit** unterschieden. Die **absolute biologische Verfügbarkeit** ist ein pharmakokinetisches Charakteristikum des jeweiligen Arzneistoffs. Zur Bestimmung wird die Bioverfügbarkeit einer extravasal, d. h. in der Regel oral applizierten Arzneimittelformulierung im Vergleich zur i. v.-Applikation durch den Vergleich der Flächen unter den Konzentrations-Zeit-Kurven (AUC) ermittelt. Werden nach i. v.- und oraler Gabe unterschiedliche Dosierungen eingesetzt, ist noch eine Korrektur für die unterschiedlichen Dosierungen vorzunehmen (➤ Abb. 1.22 links).

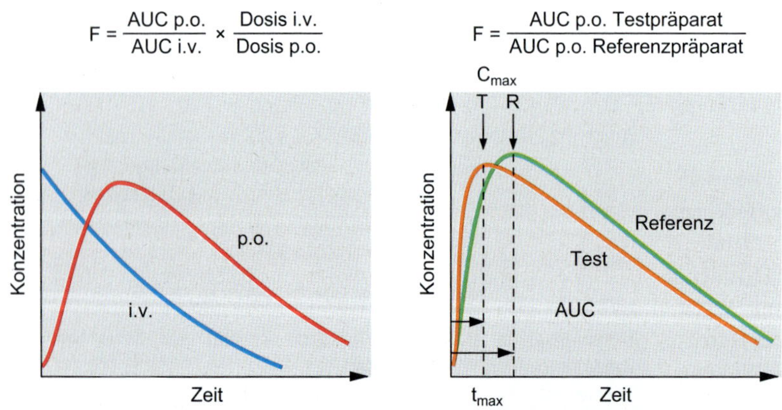

Abb. 1.22 Die absolute biologische Verfügbarkeit (F) einer per os verabreichten Arzneimittelformulierung im Vergleich zur i. v.-Applikation wird durch den Vergleich der Konzentrations-Zeit-Kurven (AUC) ermittelt. Die Bioverfügbarkeit der i. v.-Formulierung beträgt 100 % (links). Bei der relativen biologischen Verfügbarkeit werden AUC, C_{max} und t_{max} der Testformulierung im Vergleich mit einer ebenfalls oral verabreichten Referenzformulierung bestimmt (rechts). Die beiden Formulierungen werden dabei im Cross-over-Versuch randomisiert untersucht.

Davon abzugrenzen ist die **relative biologische Verfügbarkeit,** die zur Charakterisierung der pharmazeutischen Qualität oral verabreichter Arzneimittelformen herangezogen wird. Sie stellt ein wesentliches Charakteristikum von Fertigarzneimitteln dar. Bei wirkstoffgleichen Arzneimitteln wird sie v. a. durch die pharmazeutische Qualität der Produkte bestimmt. In der Regel dient die biologische Verfügbarkeit des Originalpräparates als Referenzformulierung zur Beurteilung der Testformulierung. Die biologische Verfügbarkeit der Referenzformulierung wird dabei mit 100 % angesetzt, und die bei der Testformulierung (z. B. wirkstoffgleiches Generikum) ermittelten pharmakokinetischen Parameter werden in % der Parameter der Referenzformulierung ausgedrückt. Zur Beurteilung werden dabei die Parameter AUC, C_{max} (maximale Plasmakonzentration) und t_{max} (Zeitpunkt, zu dem C_{max} erreicht ist) herangezogen. Dabei charakterisieren C_{max} und t_{max} die Geschwindigkeit und AUC das Ausmaß der Bioverfügbarkeit (➤ Abb. 1.22 rechts).

Von Bioäquivalenz der Testformulierung im Vergleich zur Referenzformulierung spricht man, wenn die Bioverfügbarkeit der Testformulierung sowohl im Hinblick auf das Ausmaß als auch auf die Geschwindigkeit innerhalb gewisser Vertrauensbereiche (< ± 25 %) identisch mit der Referenzformulierung ist. Fertigarzneimittel mit identischer Bioverfügbarkeit sind therapeutisch äquivalent und können somit in der Regel ohne Probleme substituiert werden.

Resorption aus dem Magen und Darm

Für die Mehrzahl der Pharmaka spielt der Magen wegen seiner kleinen Resorptionsfläche und der pH-Verhältnisse eine geringe Rolle. Im sauren Magensaft sind basische und stark saure Pharmaka überwiegend ionisiert und werden daher kaum resorbiert. Nicht säurebeständige Pharmaka wie z. B. bestimmte Penicilline können im Magensaft zerstört werden. Je schneller der Mageninhalt weitertransportiert wird, desto schneller gelangt das Pharmakon in den für die Resorption wichtigeren Dünndarm. Eine große Rolle für die Schnelligkeit des Wirkungseintritts spielt daher die Entleerungszeit des Magens, die durch viele Faktoren beeinflusst wird (➤ Tab. 1.4).

Tab. 1.4 Beeinflussung der Magenentleerung

Verlangsamt durch	Beschleunigt durch
• Fettreiche Kost • Feste Nahrung • Sehr warme Nahrung • Übergewicht • Liegen auf der linken Seite • Migräne • Herzinfarkt • Wehen • Trauma, Schmerzen	• Große Flüssigkeitsmengen • Liegen auf der rechten Seite • Duodenalulkus
Pharmaka (Beispiele)	
• Muscarinrezeptor-Antagonisten • Trizyklische Antidepressiva • Opiate • Aluminiumhydroxid	• Parasympathomimetika • Metoclopramid

Bei oraler Applikation können durch Pharmaka verursachte Änderungen des pH-Werts des Magensafts von erheblicher Bedeutung für die Resorption von Arzneistoffen sein. Alle H_2-Antagonisten und Protonenpumpenhemmer (PPI) beeinflussen über diesen Mechanismus die Resorption von Arzneistoffen, die in einer Darreichungsform verabreicht werden, bei der die Wirkstofffreisetzung eine pH-Abhängigkeit zeigt. Auch Änderungen der Magenentleerung, der Darmmotilität, der Durchblutung des Gastrointestinaltrakts, der Darmflora, der Integrität der Darmschleimhaut und des enterohepatische Kreislaufs können die enterale Resorption und damit die biologische Verfügbarkeit von Pharmaka beeinflussen. Die Schädigung der Darmschleimhaut nach Gabe von Aminoglykosidantibiotika, Neomycin, Colchicin und Zytostatika vermindert die Resorption von Digoxin, Eisen, Vitamin B_{12} und Penicillin.

Resorption aus dem Rektum

Aufgrund der geringen Resorptionsfläche und der nicht konstanten und häufig unvollständigen Resorption ist diese Applikationsform für Arzneistoffe mit geringer therapeutischer Breite, die eine exakte Dosierung erfordern, nicht geeignet. Rektale Verabreichung eignet sich jedoch für Säuglinge und Kleinkinder, bei denen die orale Gabe häufig schwierig ist, bei bewusstlosen Patienten oder wenn eine orale Einnahme wegen Erbrechen oder Übelkeit nicht möglich ist. Vorteilhaft ist, dass der First-Pass-Metabolismus in der Leber umgangen wird, da die meisten rektalen Venen zur Vena cava inferior führen.

Topische Applikation

Topische Applikation beinhaltet die direkte lokale Verabreichung des Pharmakons am Wirkort wie z. B. Augen, Nase, Ohren, Mundhöhle, Vagina und Blase. Da über Schleimhäute lipophile Arzneistoffe gut resorbiert werden, kann es neben der lokal beabsichtigten Wirkung zu systemischen Wirkungen und unerwünschten Arzneimittelwirkungen kommen (z. B. Asthmaanfälle durch betablockerhaltige Timolol-Augentropfen; ➤ Tab. 3.4).

Die Resorption von Pharmaka durch die Haut hängt von der Lipophilie der Pharmaka ab. Wasserlösliche Pharmaka werden praktisch nicht resorbiert, lipophile Pharmaka dagegen gut. Durch Gabe in Form einer öligen Suspension kann die Resorption erhöht werden. Da die transdermal resorbierte Arzneistoffmenge gering ist, eignet sich diese Verabreichungsart, wenn eine systemische Wirkung beabsichtigt ist, nur für hochwirksame Stoffe (transdermale therapeutische Systeme für Fentanyl, Sexualhormone und Nicotin; ➤ Kap. 1.6).

1.4.3 Verteilung von Pharmaka

Verteilungsräume

Nach der Resorption vom jeweiligen Applikationsort oder der direkten Verabreichung in die systemische Zirkulation verteilt sich das Pharmakon in die interstitiellen und intrazellulären Flüssigkeitsräume, die 15 bzw. 40 % des Körpergewichts ausmachen. Dieser Prozess ist abhängig von dem Herzzeitvolumen, der Gewebsdurchblutung

1

und dem Gewebsvolumen sowie dem Molekulargewicht und der Lipophilie des Pharmakons. Initial ist die Konzentration in Organen mit hoher Durchblutung wie Leber, Niere, Gehirn und Lunge hoch, wohingegen die Verteilung in Gewebe, die den Großteil des Körpergewichts ausmachen, wie Muskulatur, Haut, Fett, Gastrointestinaltrakt, Knochen und Bindegewebe langsamer erfolgt. Es kann Stunden oder Tage dauern, bis sich die Arzneistoffkonzentration in diesen Geweben im Gleichgewichtszustand mit der Blutkonzentration befindet. Häufig befindet sich das Gros des im Körper vorhandenen Pharmakons in diesen Geweben. Aufgrund der guten Permeabilität der Endothelmembran der Kapillaren diffundieren Pharmaka rasch in die interstitielle Flüssigkeit. Lipophile Pharmaka verlassen den Intravasalraum sehr rasch. Wichtig für die Verteilung aus dem Blut in die Gewebe ist die Bindung des Pharmakons an Plasmaproteine und Gewebemakromoleküle.

Bindung an Plasmaproteine

Pharmaka werden über das Blut zu ihrem Wirkort und den Ausscheidungsorganen transportiert. Nahezu alle Pharmaka sind dabei an Plasmaproteine gebunden. Die Bindung von Arzneistoffen an Plasmaproteine ist für deren pharmakologische Wirkungen, Verteilung und Elimination wichtig. Die Proteinbindung eines Pharmakons bestimmt dessen Konzentration im Gewebe und am Wirkort, da aufgrund des hohen Molekulargewichts des Arzneistoff-Protein-Komplexes das Pharmakon in dieser Form nicht zum Wirkort gelangt. Nur das ungebundene Pharmakon kann durch die Zellmembran diffundieren, d. h., die **freie Konzentration eines Pharmakons bestimmt die pharmakologisch wirksame Konzentration**. Eine Änderung der Proteinbindung kann bei gleicher Gesamtkonzentration zu einer Zunahme der Wirkung führen, wenn damit die freie Konzentration zunimmt. Dabei hängt das Ausmaß der Proteinbindung von der Wirkstoffkonzentration, dessen Affinität für die Bindungsstellen und der Zahl der Bindungsstellen ab. Somit ist die Proteinbindung ein sättigbarer und nicht linearer Prozess. In der Regel werden bei therapeutischer Dosierung nie Plasmakonzentrationen erreicht, die zu einer Sättigung der Bindungsstellen führen, und somit sind Ausmaß der Proteinbindung und freie Fraktion unter diesen Bedingungen nahezu konstant. Für die verschiedenen Arzneistoffe ist das Ausmaß der Bindung an Plasmaproteine sehr unterschiedlich. Die Proteinbindung kann von nahezu 0 bis > 99 % variieren. Für saure und neutrale Arzneistoffe stellt Albumin, für basische Arzneistoffe das α_1-saure Glykoprotein das wesentliche Bindungsprotein dar.

Neben den physikochemischen Eigenschaften des Arzneistoffs bestimmt dessen Proteinbindung die Größe des Verteilungsvolumens. Die Größe des Verteilungsvolumens (V) ist gegeben durch

$$V = V_P + V_T \cdot \frac{f_u}{f_{uT}}$$

wobei V_P die Arzneistoffmenge im Plasma, V_T die Arzneistoffmenge im Gewebe, f_u die freie Fraktion im Plasma und f_{uT} die freie Fraktion im Gewebe ist. Aus dieser Beziehung geht hervor, dass eine Zunahme der freien Fraktion im Plasma zu einer Zunahme des Verteilungsvolumens und umgekehrt eine Zunahme der freien Fraktion im Gewebe zu einer Abnahme des Verteilungsvolumens führt. Die Abhängigkeit des Verteilungsvolumens von der Proteinbindung ist in ➤ Abb. 1.23 dargestellt.

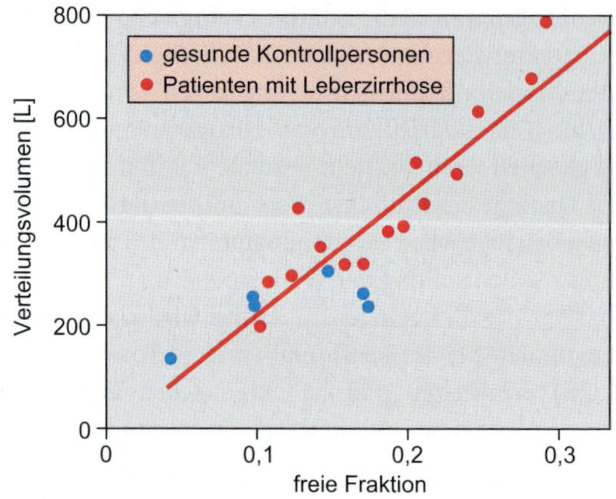

Abb. 1.23 Zusammenhang zwischen Proteinbindung und Verteilungsvolumen von (+)-Propranolol.
Mit Zunahme der freien Fraktion nimmt das Verteilungsvolumen zu.

Arzneistoffe mit einer Proteinbindung von mehr als 99 % haben häufig ein Verteilungsvolumen, das in etwa der Größe des Blutvolumens entspricht. Obwohl die Herzglykoside Digoxin und Digitoxin in ihrer chemischen Struktur sehr ähnlich sind, unterscheiden sie sich aufgrund ihrer unterschiedlichen Proteinbindung (Digoxin 20–30 %, Digitoxin > 90 %) erheblich in ihrem Verteilungsvolumen (Digoxin 3–5 l/kg, Digitoxin 0,4 l/kg).

Darüber hinaus beeinflusst die Änderung der Proteinbindung auch die Halbwertszeit von Pharmaka. Die bei Patienten mit Leberzirrhose und Niereninsuffizienz sehr häufig zu beobachtende Zunahme der Halbwertszeit ist somit nicht nur auf eine herabgesetzte Clearance, sondern auch auf eine Zunahme des Verteilungsvolumens aufgrund einer veränderten Proteinbindung zurückzuführen.

Bindung und Speicherung im Gewebe

Viele Pharmaka reichern sich durch Bindung an zelluläre Komponenten wie Proteine, Phospholipide und nukleäre Proteine im Gewebe in viel höheren Konzentrationen als in extrazellulären Flüssigkeiten und Blut an. Diese **Gewebebindung** ist in der Regel reversibel und stellt für viele Pharmaka den Hauptbindungsort dar (z. B. Bindung von Herzglykosiden in der Skelettmuskulatur, die bis zu 40 % des Körpergewichts ausmacht). Lipidlösliche Pharmaka werden im neutralen Fett gespeichert. Bei adipösen Patienten, bei denen 50 % und mehr der Körpermasse aus Fett besteht, kann das Fettgewebe mit einer niedrigeren Durchblutung ein relevantes Reservoir für lipidlösliche Pharmaka (z. B. Thiopental, halogenierte Kohlenwasserstoffe wie das Insektizid DDT) darstellen. Dies kann innerhalb der biologischen Nahrungskette zu einer Anreicherung um mehrere Zehnerpotenzen führen (➤ Kap. 35.6.2).

Im Knochen werden Substanzen wie Blei (➤ Kap. 35.5.2) und Strontium gespeichert, die sich chemisch ähnlich wie Calcium verhalten oder wie die Tetracycline mit dem Calcium Chelate bilden.

1.4.4 Elimination von Pharmaka durch Metabolismus

Bedeutung des Metabolismus für Elimination und Wirkung

Der Mensch nimmt mit der Nahrung neben den für Aufbau und Energiegewinnung notwendigen Nährstoffen ca. 10 000 nicht verwertbare chemische Verbindungen (Fremdstoffe oder Xenobiotika) auf. Allein im Kaffee sind mehr als 300 Substanzen identifiziert worden. Substanzbelastung und mögliche Gesundheitsgefährdung durch diese Fremdstoffe sind erheblich, da allein die tägliche Nahrung etwa 1,5 g natürliche, aus Pflanzen stammende Pestizide (z. B. Pflanzenphenole, Flavonoide, Saponine) und natürliche Karzinogene (z. B. Aflatoxine, Pyrrolizidinalkaloide, D-Limonen) enthält. In der Regel handelt es sich bei diesen Substanzen um unpolare, d. h. lipophile Verbindungen. Aufgrund ihrer Fettlöslichkeit werden sie im Gastrointestinaltrakt sehr gut resorbiert, können jedoch in unveränderter Form nur sehr langsam renal oder biliär ausgeschieden werden. Ohne chemische Veränderung würden sie daher wegen ihrer langsamen Exkretion kumulieren und den Organismus schädigen.

Warum Pflanzen eine so große Zahl von Stoffen synthetisieren, die für den eigenen Energiestoffwechsel und das Wachstum bedeutungslos sind, lässt sich so erklären, dass diese Substanzen als Fraßgifte dienen, die andere Lebewesen davon abhalten sollen, sie zu verzehren. Als Reaktion darauf haben alle Lebewesen, die auf Pflanzen als Nahrung angewiesen sind, Abwehrmechanismen in Form von Enzymsystemen entwickelt, um die mit der Nahrung aufgenommenen Gifte durch Biotransformation in weniger toxische Stoffwechselprodukte zu überführen und schneller ausscheiden zu können. Wegen der unterschiedlichen chemischen Strukturen der Phytoalexine müssen die sie abbauenden Enzyme eine sehr breite Substratspezifität haben. Ihre breite Substratspezifität versetzt sie auch in die Lage, Arzneistoffe und eine Vielzahl synthetischer chemischer Verbindungen abzubauen. Deshalb werden sie als fremdstoffmetabolisierende Enzyme bezeichnet.

Bei den durch fremdstoffmetabolisierende Enzyme katalysierten Biotransformationsreaktionen wird zwischen Phase-I- und Phase-II-Reaktionen unterschieden.

- Die **Phase-I-Reaktionen** sind **Funktionalisierungsreaktionen. Sie führen funktionelle Gruppen in das unpolare Molekül ein oder legen entsprechende funktionelle Gruppen frei.** Wichtige Phase-I-Reaktionen sind Oxidation, Reduktion, Hydrolyse und Hydratisierung.
- Die **Phase-II-Reaktionen** sind **Konjugationsreaktionen,** die durch Transferasen katalysiert werden. Im Rahmen dieser Phase-II-Reaktionen **werden funktionelle Gruppen z. B. mit sehr polaren, negativ geladenen endogenen Molekülen gekoppelt.** Wichtige Phase-II-Reaktionen sind Glucuronidierung, Sulfatierung, Methylierung, Acetylierung sowie die Konjugation mit Aminosäuren und Glutathion.

Die in Phase-I-Reaktionen katalysierte Einführung funktioneller Gruppen ist häufig Voraussetzung dafür, dass Arzneistoffe Substrate für Phase-II-Reaktionen sind. Besitzt allerdings ein Arzneistoff bereits für die Konjugation geeignete funktionelle Gruppen, kann auch ohne vorgeschaltete Phase-I-Reaktion eine direkte Konjugation erfolgen. In der Regel sind Phase-II-Metaboliten unwirksam. Die entstehenden Konjugate sind sehr polar, damit gut wasserlöslich und können somit schneller renal und biliär ausgeschieden werden (➤ Abb. 1.24).

Modellrechnungen haben ergeben, dass sich bei alleiniger renaler Ausscheidung die Elimination lipophiler Arzneistoffe über Monate erstrecken würde. Die Richtigkeit dieser theoretischen Überlegungen kann man bei bestimmten Patientengruppen experimentell belegen. Dafür ein Beispiel:

Einige Arzneistoffe, wie das für die Behandlung der Angina pectoris eingesetzte Perhexilin[3], werden nahezu ausschließlich über das Cytochrom-P_{450}-2D6 verstoffwechselt. Doch 5–10 % der Bevölkerung in Europa besitzen aufgrund genetischer Defekte kein funktionsfähiges Cytochrom-P_{450}-2D6 (➤ Kap. 1.4.6). Da Perhexilin bei den davon Betroffenen nur in sehr geringem Umfang hydroxyliert wird und somit mangels geeigneter funktioneller Gruppen Phase-II-Reaktionen nicht möglich sind, stellt die renale Ausscheidung der unveränderten Substanz den einzigen Eliminationsweg dar. Bedingt durch die sehr hohe Lipophilie ist die renale Clearance des Perhexilins aber sehr niedrig. Aus diesem Grunde ist die Eliminationshalbwertszeit, die normalerweise 30–50 Stunden beträgt, bei Patienten mit Cytochrom-P_{450}-2D6-Mangel auf 800–1 000 Stunden verlängert.

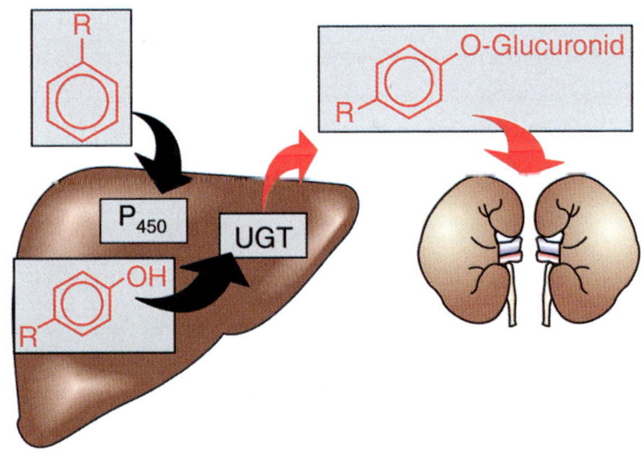

Abb. 1.24 Schema des Phase-I- und Phase-II-Arzneistoffmetabolismus.
In einer durch Cytochrom-P_{450}-Enzyme katalysierten Oxidationsreaktion wird in den Benzolring eines lipophilen Arzneistoffs eine Hydroxygruppe eingeführt. Die Einführung dieser Hydroxygruppe ist Voraussetzung für die anschließende Konjugation mit Glucuronsäure. Aufgrund der hohen Polarität kann der glucuronidierte Metabolit im Gegensatz zur Ausgangssubstanz und zum unkonjugierten phenolischen Metaboliten renal sehr gut eliminiert werden. UGT = Uridindiphosphat-Glucuronosyltransferase.

[3] Perhexilin wird in Deutschland nicht mehr benutzt. Der Grund dafür waren schwere periphere Polyneuropathien und Hepatotoxizität. Retrospektive Untersuchungen zeigten, dass diese schweren unerwünschten Arzneimittelwirkungen nahezu ausschließlich bei Patienten mit defektem Cytochrom-P_{450}-2D6 (CYP2D6) auftraten. In Australien wird Perhexilin nach wie vor therapeutisch eingesetzt und die Dosis bei Risikopatienten nach entsprechender CYP2D6-Diagnostik reduziert.

Durch Ausfall des Metabolismus dauert somit die Elimination der Substanz aus dem Organismus ca. 7 Monate. Bei vorhandenem Metabolismus erfolgt die vollständige Elimination innerhalb von 6–10 Tagen (➤ Abb. 1.25).

Der Phase-I- und Phase-II-Metabolismus ist somit entscheidend für die schnelle Elimination von lipophilen Arzneistoffen und Fremdstoffen. Darüber hinaus stellt der Metabolismus ein Entgiftungs- und Inaktivierungssystem dar, da viele Metaboliten entweder unwirksam sind oder deutlich abgeschwächt wirken. Allerdings ist eine Reihe von Phase-I-Metaboliten selbst pharmakologisch wirksam, oder der Metabolit stellt das eigentliche Wirkprinzip dar. Man bezeichnet die Ausgangssubstanz dann als Pro-Drug (vgl. ➤ Kap. 1.2.1). So wird die analgetische Wirkung von Codein ausschließlich durch dessen Metaboliten Morphin vermittelt (➤ Kap. 7.3.4).

Enzyme und Reaktionen des Phase-I-Metabolismus

Cytochrom-P_{450}-Enzyme

Für den oxidativen Phase-I-Metabolismus sind die mischfunktionellen Monooxygenasen die zentralen Enzyme. Sie führen eine Vielzahl von Funktionalisierungsreaktionen durch (➤ Tab. 1.5).

Die charakteristischen Bestandteile sind Hämoproteine mit einem Molekulargewicht zwischen 45 und 55 kD, die in der Membran des endoplasmatischen Retikulums verankert sind und als Cytochrom-P_{450}-Enzyme bezeichnet werden. Der Name leitet sich davon her, dass das Cytochrom im reduzierten Zustand und nach Begasung mit CO ein Differenzspektrum mit einem Absorptionsmaximum bei 450 nm zeigt. Die Reaktionen benötigen außer Cytochrom P_{450} molekularen Sauerstoff und NADPH, ferner NADPH-Cytochrom-P_{450}-Oxidoreduktase (POR) und Phospholipide, insbesondere Phosphatidylcholin. Im Rahmen dieser Reaktion wird ein Sauerstoffatom aus molekularem Sauerstoff auf das Substrat übertragen. Das andere Sauerstoffatom wird zu Wasser reduziert (➤ Abb. 1.26).

Die Cytochrom-P_{450}-Enzyme kommen ubiquitär vor, in Bakterien, Pflanzen und Tieren. Die nahezu 500 bisher bekannten Cytochrom-P_{450}-Gene haben sich in der Evolution aus einem gemeinsamen Vorläufergen entwickelt, das vor 3–3,5 Milliarden Jahren entstanden sein dürfte. Als Abkürzung für Cytochrom P_{450} wird dabei CYP verwendet. Im menschlichen Genom sind bisher 57 funktionelle Gene und 58 Pseudogene der Cytochrom-P_{450}-Familie identifiziert worden, die über die meisten autosomalen Chromosomen verteilt sind und die in 18 Familien und 44 Subfamilien eingeteilt werden (drnelson.uthsc.edu/cytochromeP450.html, www.pharmvar.org).

Die Einteilung der Gene in Genfamilien, Subfamilien und innerhalb einer Subfamilie in die entsprechenden Isoformen erfolgt aufgrund der Sequenzhomologie. Entsprechend dem Grad der Homologie in der Aminosäurensequenz werden alle Enzyme, die eine Sequenzhomologie von > 40 % haben, einer **Familie** zugeordnet (z. B. der Familie **CYP 2**). Innerhalb einer Genfamilie werden

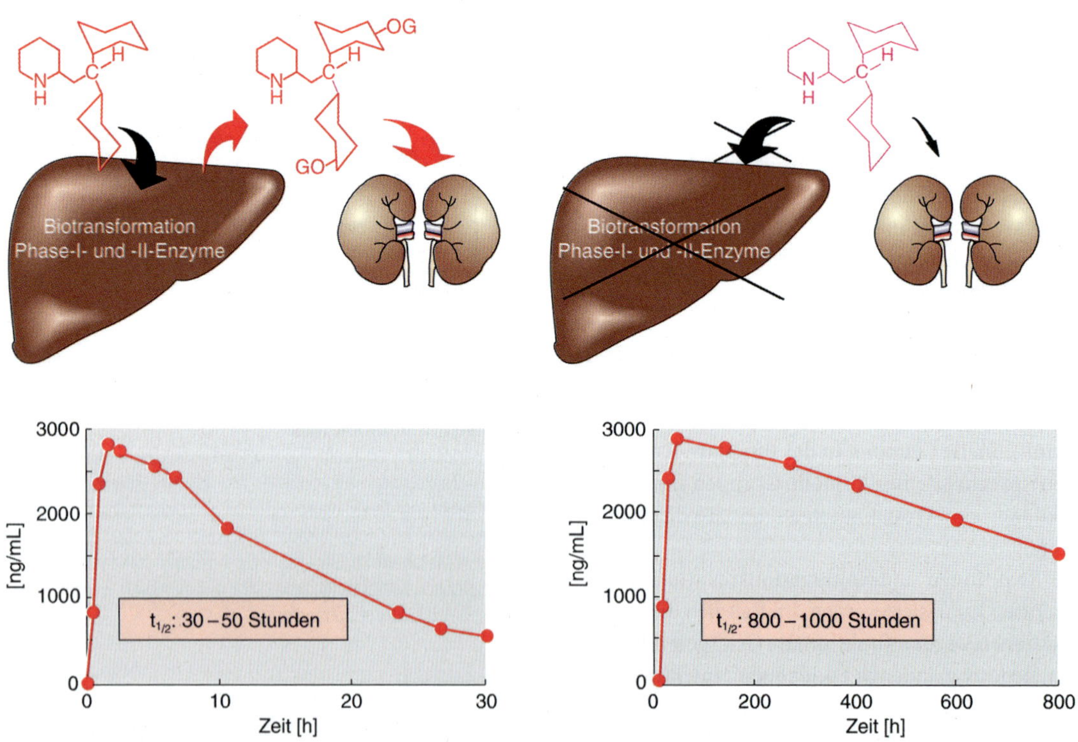

Abb. 1.25 Bedeutung des Metabolismus für die Elimination von Arzneistoffen am Beispiel des Perhexilins.
Perhexilin wird normalerweise hydroxyliert und anschließend glucuronidiert. Seine Halbwertszeit beträgt dann 30–50 Stunden (links). Im Falle von Patienten, die einen angeborenen Defekt im Metabolismus des Perhexilins aufweisen, stellt die renale Ausscheidung der unveränderten Substanz den einzigen Eliminationsweg dar. Die Halbwertszeit beträgt dann zwischen 800 und 1 000 Stunden (rechts).

Tab. 1.5 Grundtypen der Cytochrom-P_{450}-katalysierten Reaktionen

Aliphatische Hydroxylierung: Pentobarbital, Tolbutamid

$$R-CH_3 \xrightarrow{(O)} R-CH_2OH$$

Epoxidierung: olefinische Doppelbindung, z. B. Vinylchlorid und andere Ethylenhalogenide. Beständigkeit und Art der Folgeprodukte hängen stark von den Substituenten an den Doppelbindungen ab

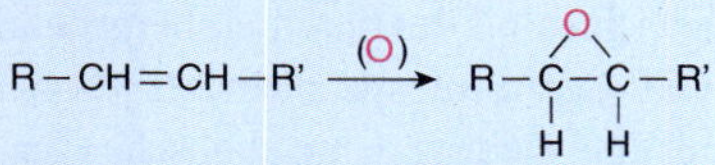

Aromatische Hydroxylierung: Dabei treten Epoxide als Zwischenstufen auf, die auf unterschiedliche Weise weiterreagieren können. In der Regel entstehen dabei aber Phenole

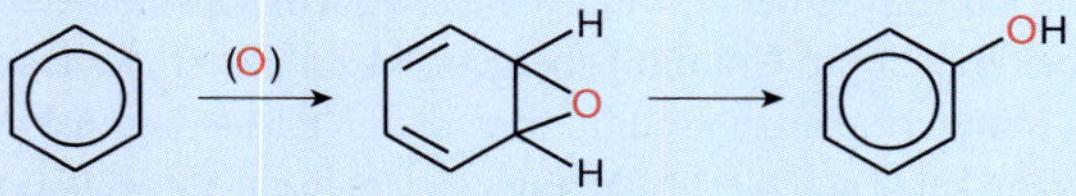

N-Oxidation: Anilin, β-Naphthylamin

$$R-NH_2 \xrightarrow{(O)} R-NHOH$$

S-Oxidation: Phenothiazine

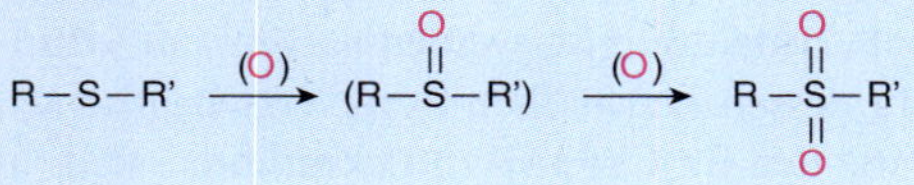

N-Desalkylierung: Aliphatische Kohlenstoffatome in Nachbarschaft zu Heteroatomen werden leicht oxidiert. Als Oxidationsprodukt entstehen Aldehyde. Gleichzeitig wird die Aminogruppe freigelegt, z. B. Metamphetamin, Ephedrin, Chlorpromazin, Imipramin, Methadon, Pethidin

$$R-NH-CH_3 \xrightarrow{(O)} (R-NH-CH_2OH) \longrightarrow R-NH_2 + HCHO$$

O-Desalkylierung: Codein, Papaverin, Phenacetin

$$R-O-CH_3 \xrightarrow{(O)} (R-O-CH_2OH) \longrightarrow R-OH + HCHO$$

Desaminierung: Amphetamin, Ephedrin, Histamin, Mescalin

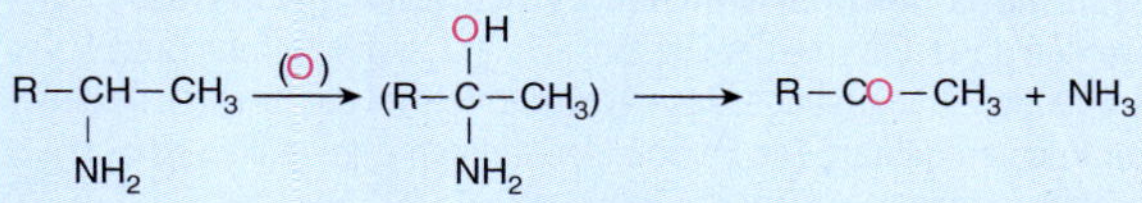

Entschwefelung: Schwefelkohlenstoff, Parathion

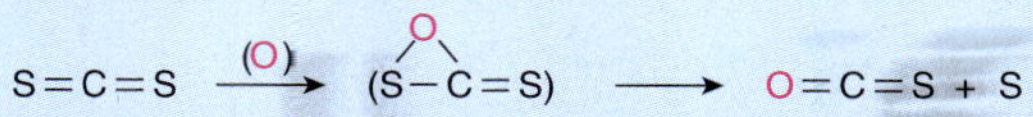

Oxidative Dehalogenierung: Alkylhalogenide

$$R-CH_2-X \xrightarrow{(C)} R-CH(OH)-X \longrightarrow R-CH{=}O + H-X$$

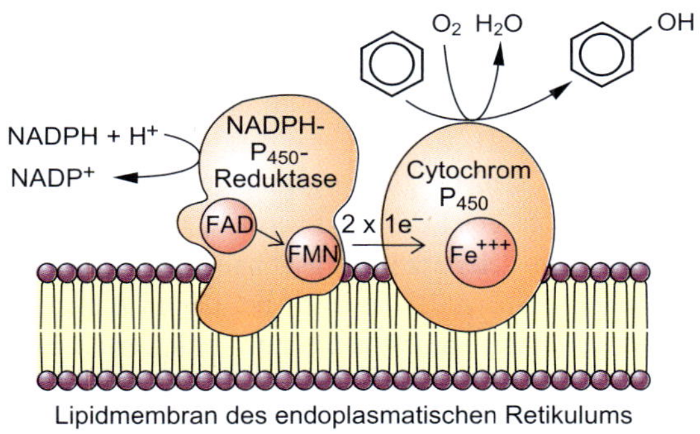

Abb. 1.26 Schematischer Ablauf der mikrosomalen Monooxygenasereaktionen.
Mikrosomen sind subzelluläre Partikel, die aus dem glatten endoplasmatischen Retikulum bei der Aufarbeitung von Gewebe und anschließender Zentrifugation entstehen. Der Reaktionszyklus besteht aus folgenden Schritten:

- Cytochrom P_{450} im oxidierten Zustand bindet das lipophile Substrat.
- Das Flavoprotein NADPH-Cytochrom-P_{450}-Oxidoreduktase (POR) überträgt ein einzelnes Elektron auf das Häm-Fe^{3+}, das in Fe^{2+} übergeht. Dieser Häm-Eisen-Komplex bindet molekularen Sauerstoff als 6. Liganden.
- Nach Übertragung eines zweiten Elektrons durch die NADPH-P_{450}-Oxidoreduktase oder auch durch Cytochrom b_5 entstehen aktivierter Sauerstoff und H_2O. Der aktivierte Sauerstoff wird auf das Substrat übertragen.
- Als Reaktionsprodukte entstehen ein Molekül Wasser und das oxidierte Substratmolekül; dabei geht Fe^{2+} wieder in Fe^{3+} über, und ein neuer Zyklus kann beginnen.

(FAD = Flavin-Adenin-Dinukleotid; FMN = Flavin-Mononukleotid)

die Enzyme **Subfamilien** (z. B. der Subfamilie **CYP 2C**) zugeordnet, wobei die Sequenzhomologie der **Isoformen** innerhalb einer Subfamilie > 55 % ist (z. B. die Isoformen **CYP 2C8, 2C9, 2C19** usw.). **Die für den Pharmakastoffwechsel relevanten 13 Isoformen gehören 8 Subfamilien der Genfamilien 1, 2 und 3 an** (➤ Abb. 1.27).

Die übrigen CYP-Enzyme aus 11 verschiedenen Genfamilien sind an Synthese und Metabolismus von u. a. Thromboxan, Prostacyclin, Cholesterin, Vitamin D_3, Gallensäuren und Steroidhormonen beteiligt.

Charakteristisch für die am Arzneistoffmetabolismus beteiligten CYP-Enzyme ist ihre breite Substratspezifität, sodass Arzneistoffe mit sehr unterschiedlicher chemischer Struktur durch ein und dasselbe Enzym verstoffwechselt werden. Häufig ist auch ein Arzneistoff Substrat für mehrere CYP-Enzyme. Dabei können aus dem Arzneistoff unterschiedliche Metaboliten entstehen, die durch ein oder mehrere CYP-Enzyme gebildet wurden (➤ Abb. 1.28).

Die Leber ist das Organ mit dem höchsten CYP-Enzym-Gehalt des Organismus. Sie enthält 90–95 % des gesamten CYP. Dabei entfallen 60–65 % ihres CYP-Gehalts auf Enzyme, die den Arzneistoffmetabolismus katalysieren. **Mit ca. 30 % des CYP-Gehalts ist CYP 3A4 das wichtigste Cytochrom P_{450}.** 60 % aller therapeutisch eingesetzten Arzneistoffe sind CYP3A4-Substrate. Die Isoformen der 2C-Familien machen 30 %, CYP1A2 etwa 15 %, CYP2A6, CYP2B6 und CYP2D6 zusammen etwa 10–15 % und CYP2E1 etwa 10 % des CYP-Gehalts aus. Im Falle der CYP-Enzyme 2A6, 2B6, 2C19, 2D6 und 3A5 ist der Gehalt sehr variabel, da diese einen genetischen Polymorphismus aufweisen (➤ Kap. 1.4.6). Bei der Expression von CYP3A4 werden bis zu 50-fache interindividuelle Unterschiede beobachtet, die nicht durch genetische Ursachen erklärt werden können. Da die Geschwindigkeit, mit der ein Arzneistoff abgebaut wird, im Wesentlichen von der Enzymmenge abhängt, erklären sich so interindividuelle Unterschiede in der

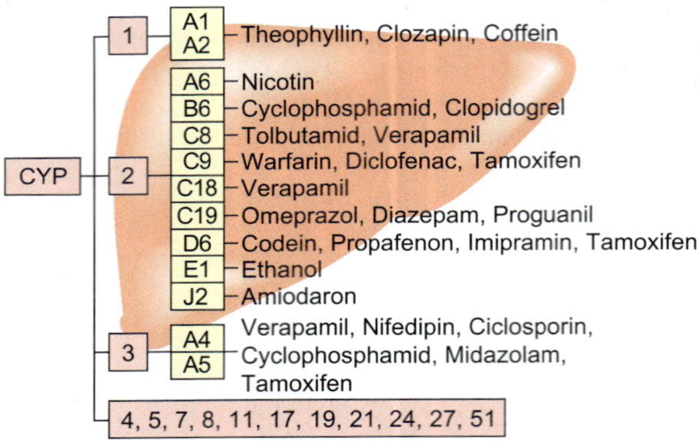

Abb. 1.27 Systematik der menschlichen Cytochrom-P_{450}-Enzyme. Arzneistoffe werden durch Enzyme der Genfamilien 1, 2 und 3 metabolisiert. Für einige therapeutisch häufig eingesetzte Arzneistoffe sind die für ihren Abbau relevanten Isoformen aufgeführt. Die Enzyme der anderen Genfamilien katalysieren die Biotransformation endogener Substrate.

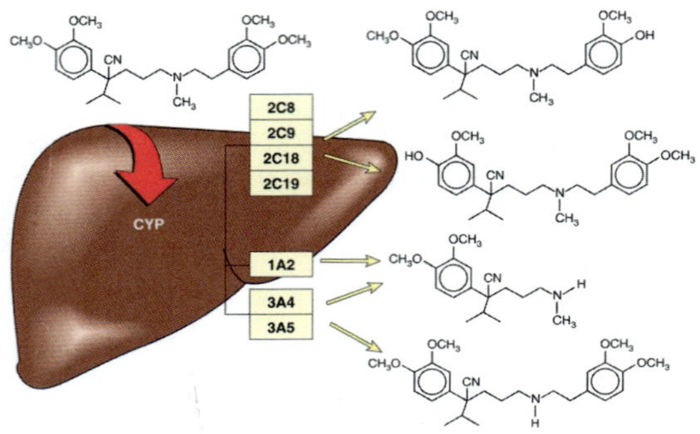

Abb. 1.28 Multiplizität der am Phase-I-Metabolismus eines Arzneistoffs beteiligten CYP-Isoenzyme, dargestellt am Beispiel von Verapamil.

Eliminationsgeschwindigkeit von Arzneistoffen, die Substrate für diese CYP-Enzyme sind.

Die Kenntnis der am Abbau von Arzneistoffen beteiligten Enzyme erlaubt darüber hinaus eine Aussage über Interaktionsmöglichkeiten im Sinne einer Induktion oder Hemmung. Bestimmte CYP-Isoenzyme sind durch Nahrungsbestandteile, Genussmittel und Arzneistoffe induzierbar, andere nicht. Dabei ist eine gewisse Selektivität in der Induktion bestimmter Isoenzyme zu beobachten. So führen **Inhaltsstoffe des Zigarettenrauchs** vornehmlich zu einer **Induktion von CYP1A2,** nicht aber von Enzymen der CYP2C-Subfamilie und von CYP3A4. Im Gegensatz dazu kommt es durch **Rifampicin** zu einer sehr ausgeprägten **Induktion von CYP3A4 und Enzymen der 2C-Subfamilie.**

Obwohl diese CYP-Enzyme eine breit überlappende Substratspezifität aufweisen und viele Pharmaka durch mehrere CYP-Enzyme gleichzeitig abgebaut werden, erfolgt deren In-vivo-Biotransformation bei klinisch relevanten Arzneimittelkonzentrationen vornehmlich durch ein CYP-Enzym. In ➤ Abb. 1.29 ist auf der Basis von 248 therapeutisch häufig eingesetzten Pharmaka der prozentuale Anteil einzelner CYP-Enzyme, die am Metabolismus dieser Pharmaka beteiligt sind, aufgeführt.

Neben genetischen Polymorphismen sind eine Reihe von nichtgenetischen Faktoren identifiziert worden, die Expression und Funktion dieser CYP-Enzyme beeinflussen. Im Gegensatz zu Labortieren, wie z. B. Ratte und Maus, bei denen erhebliche geschlechtsabhängige Unterschiede beobachten werden, sind solche **geschlechtsabhängigen Unterschiede** beim Menschen **nicht zu beobachten** bzw. nur geringfügig ausgeprägt mit Ausnahme von CYP3A4. Bei Frauen ist aufgrund ihres geringeren Körpergewichts und des damit einhergehend geringeren Lebergewichts die CYP-Gesamtmenge niedriger als bei Männern. Zu erwarten wäre somit eine niedrigere metabolische Clearance. Trotzdem wird Frauen i. d. R. die gleiche Dosis eines CYP3A4-abhängigen Pharmakons verabreicht, ohne dass es zu vermehrten unerwünschten Wirkungen kommt. Dies hat eine wesentliche Ursache: Die hepatische Expression des am Abbau vieler Pharmaka beteiligten CYP3A4 ist bei Frauen pro Gramm Lebergewicht im Mittel zweifach höher als bei Männern. Hinzu kommt, dass die CYP3A4-Expression in der Darmwand keine geschlechtsabhängigen Unterschiede zeigt. Da für eine Reihe von CYP3A4-Substraten ca. 50 % des Metabolismus in der Darmwand erfolgen, resultiert daraus eine im Vergleich zu Männern um 20–50 % höhere metabolische Clearance.

Im Falle von CYP3A5, das ca. 20–25 % des gesamten hepatischen CYP3A-Gehalts ausmacht und das im Metabolismus vieler Pharmaka, wie z. B. Tacrolimus, bedeutsam ist, werden ausgeprägte **ethnische Unterschiede** in dessen hepatischer Expression beobachtet, die auf genetische Varianten im CYP3A5 zurückzuführen sind. In der weißen Bevölkerung exprimieren nur 5–10 % CYP3A5, wohingegen in der schwarzafrikanischen Bevölkerung 60–65 % ein funktionelles Gen besitzen.

Infektionen, Entzündungsprozesse und Krebserkrankungen führen über eine vermehrte Ausschüttung von proinflammatorischen Zytokinen wie IL-1β, TNF-α und IL-6, die als Signaltransduktionsmoleküle dienen, zu ausgeprägten Veränderungen im Genexpressionsprofil der Leber und verursachen eine ausgeprägte Herunterregulation vieler arzneimittelabbauender Enzyme. Sowohl bei der alkoholischen (ASH) als auch bei der nichtalkoholischen Steatohepatitis (NASH) kommt es zu einer reduzierten Expression der Enzyme der CYP1–3-Familie mit Ausnahme des am Alkoholabbau beteiligten CYP2E1, das aufreguliert wird.

Schilddrüsenerkrankungen können den Arzneimittelmetabolismus erheblich verändern. Eine Hyperthyreose führt zu einem beschleunigten, eine Hypothyreose zu einem deutlich reduzierten Abbau von Arzneimitteln.

Nicht-CYP-Oxidationsenzyme

Neben den mischfunktionellen Monooxygenasen sind weitere Enzyme an der Oxidation von Arzneistoffen im Rahmen des Phase-I-Metabolismus beteiligt. Die meisten davon dienen auch wesentlich der Verstoffwechslung endogener Substrate.

Als Erstes seien die **Alkoholdehydrogenasen (ADH)** genannt. Sie dehydrieren primäre und sekundäre Alkohole zu Aldehyden und Ketonen. Sie sind dimere zytosolische zinkhaltige Enzyme (Metall-Enzym-Komplexe), v. a. in der Leber, den Nieren und der Lunge lokalisiert. Die durch ADH-Enzyme katalysierten Reaktionen sind NAD-abhängig (➤ Abb. 1.30).

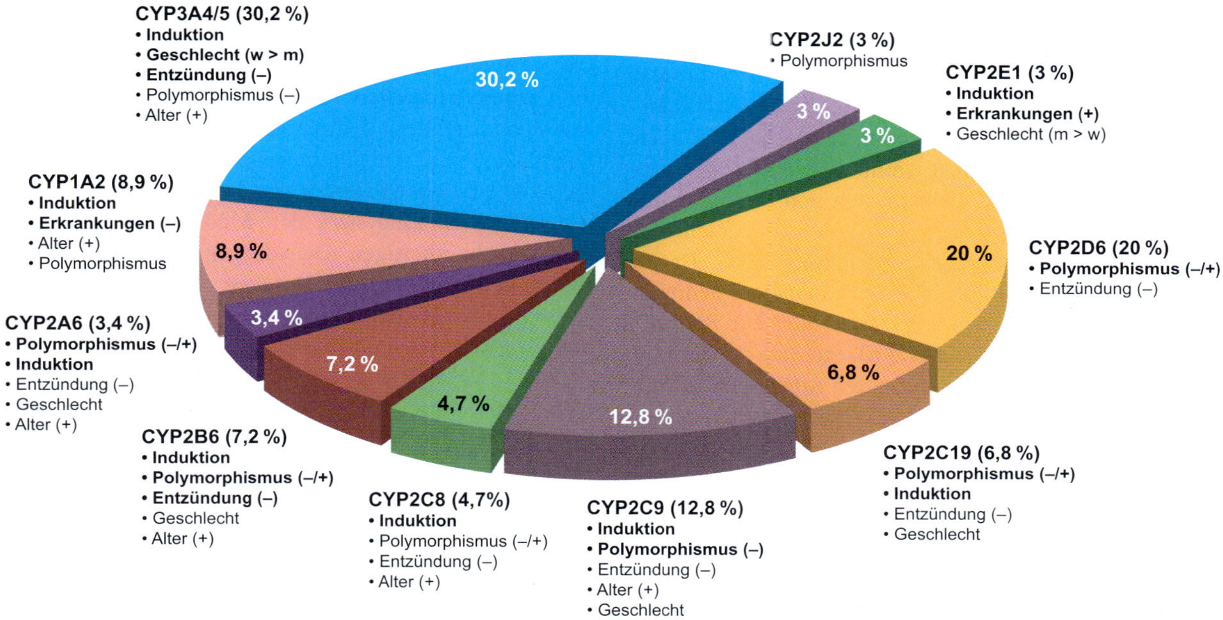

Abb. 1.29 Anteil der CYP-Enzyme, die am Metabolismus von klinisch häufig verabreichten Pharmaka beteiligt sind, und Faktoren, welche die Funktion dieser CYP-Enzyme beeinflussen.
Es wurden die Metabolisierung von 248 häufig verabreichten Pharmaka, bei denen CYP-Enzyme bete ligt sind, untersucht. Bei der Zuordnung wurde immer nur das hauptsächlich an der Metabolisierung dieser Pharmaka beteiligte CYP-Enzym berücksichtigt. (+ = Zunahme, – = Abnahme, –/+ = Abnahme und Zunahme der Enzymaktivität)

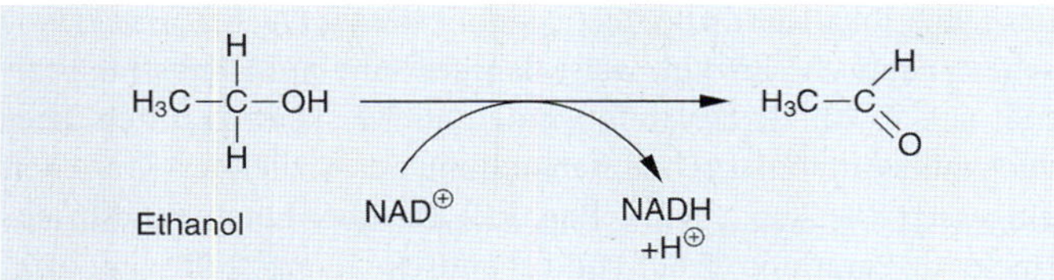

Abb. 1.30 Oxidation von Ethanol zu Acetaldehyd.
Die Oxidation erfolgt überwiegend in der Leber, und zwar zu 95 % durch Alkoholdehydrogenasen der Subfamilie I.

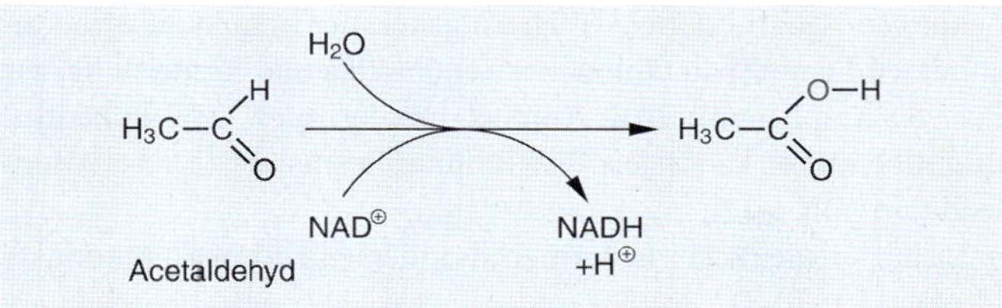

Abb. 1.31 Oxidation von Acetaldehyd, dem kurzlebigen Intermediärmetaboliten beim Abbau von Ethanol, zu Essigsäure mittels der Aldehyddehydrogenase (ALDH 2).

Die menschliche Genfamilie der ADH wird in die Subfamilien I–V eingeteilt mit bisher 7 bekannten Isoenzymen. Die Isoenzyme der Subfamilie I (ADH 1, 2 und 3) sind wesentlich an der Oxidation von Ethanol beteiligt. Für zahlreiche ADHs (z. B. ADH 1, 2 und 3) wurden genetische Varianten beschrieben (➤ Tab. 1.8).

Aldehyde können im Intermediärmetabolismus durch verschiedene Enzyme oxidiert werden, z. B. durch die **Aldehyddehydrogenasen (ALDH)**. Aufgrund der breiten Substratspezifität der ALDH-Enzyme werden aliphatische und aromatische Aldehyde oxidiert, in der Regel zur korrespondierenden Carbonsäure (➤ Abb. 1.31).

Die Reaktion ist meist NAD-, seltener NADP-abhängig. Es sind derzeit 19 menschliche ALDH-Gene bekannt, die die Synthese der entsprechenden Isoenzyme codieren. Die ALDH-Enzyme unterscheiden sich teilweise erheblich in ihrer Aminosäurensequenz. Sie sind in der Zelle mikrosomal, zytosolisch und mitochondrial lokalisiert. Die ALDH 1 (= zytosolisch) und die ALDH 2 (= mitochondrial) kommen hauptsächlich in der Leber vor. Die ALDH2 spielt eine besondere Rolle beim Abbau von Alkohol. Für die ALDH 2 wurde ein genetischer Polymorphismus beschrieben (➤ Tab. 1.8), der für das Flush-Syndrom (Palpitationen, Schweißausbruch, Hautrötung, Übelkeit, Erbrechen) nach Genuss von Ethanol verantwortlich ist. Dieser genetische Defekt, bei Europäern selten, findet sich in der asiatischen Bevölkerung in bis zu 50 % und führt zu einem schnellen Anfluten von Acetaldehyd bereits nach geringen Mengen von Alkoholkonsum und damit zum Flush-Syndrom. Bei der Gabe von Disulfiram (Antabus) kommt es zu einer Hemmung der ALDH-2, womit eine Alkoholunverträglichkeit erzeugt wird.

Die **Xanthinoxidase** oxidiert Arzneistoffe mit Xanthinstruktur, wie z. B. Coffein, Theophyllin, Theobromin und Purin-Analoga (z. B. Azathioprin oder 6-Mercpatopurin) einschließlich endogener Purine zu ihren korrespondierenden Harnsäurederivaten (Hypoxanthin ➤ Abb. 23.1; 6-Mercaptopurin ➤ Kap. 34.8.2). Allopurinol hemmt die Xanthinoxidase, was bei einer Komedikation mit Azathioprin klinisch beachtet werden muss.

Bei den **Aminoxidasen** handelt es sich um eine heterogene Enzymgruppe. Man unterscheidet zwischen Monoaminoxidasen, Diaminoxidasen und flavinhaltigen Monooxygenasen.

Monoaminoxidasen, die als Monoaminoxidase-A (MAO-A) und Monoaminoxidase-B (MAO-B) beim Menschen v. a. in der äußeren Mitochondrienmembran vorkommen, sind X-chromosomal lokalisiert. Sie verstoffwechseln neben endogenen Catecholaminen (➤ Tab. 4.1) und endogenem Serotonin (➤ Abb. 2.14) auch exogen mit der Nahrung zugeführte Amine, z. B. das in Käse enthaltene Tyramin. Sie kommen in Astrozyten und Neuronen des Gehirns vor, aber auch außerhalb des Gehirns in monoaminergen Nervenendigungen und anderen Organen (Leber, Darm, Thrombzyten). Pharmaka, die die Monoaminooxidase hemmen (MAO-Hemmer), werden als Antidepressiva oder zur Behandlung des Morbus Parkinson eingesetzt. Im Gegensatz dazu erfolgt die Metabolisierung des strukturverwandten Amphetamins und seiner Derivate über das Cytochrom-P_{450}-Enzym-System.

Die **Diaminoxidase** metabolisiert nahezu ausschließlich endogene Substrate, z. B. Histamin (➤ Kap. 6.1.2) und andere biogene Amine.

Auch die **flavinhaltigen Monooxygenasen (FMO)** oxidieren hauptsächlich Amine, und zwar am Stickstoff. Deshalb sind sie hier eingereiht. Durch die FMO werden jedoch auch die S-Oxide von Thiolen, Thioamiden und Disulfiden gebildet.

Die FMO-Enzyme sind mikrosomal lokalisierte polymerische Proteine, die Flavin-Adenin-Dinukleotid enthalten und deshalb auch als Flavoproteine bezeichnet werden. Sie kommen hauptsächlich in Leber, Lunge und Niere vor und die Expression ist Isoenzym-spezifisch. Die durch FMO katalysierten Reaktionen benötigen NADH oder NADPH. Aufgrund der breiten Substratspezifität wird der Abbau zahlreicher Xenobiotika und Arzneistoffe, wie der von Amphetamin bzw. Amphetaminderivaten (z. B. Ephedrin) und Albendazol, katalysiert. Aus Imipramin entsteht z. B. das Aminoxid (➤ Abb. 1.32).

Bisher wurden sechs Isoformen als unterschiedliche Genprodukte identifiziert (FMO1–6). Für die FMO 3 wurde beim Menschen ein seltener genetischer Defekt beschrieben (➤ Tab. 1.8), der Ursache für das sogenannte Fish-Odor-Syndrom ist. Bei Trägern des Defekts kann das im endogenen Stoffwechsel entstehende oder mit der Nahrung zugeführte, nach Fisch riechende Trimethylamin nicht in das geruchlose N-Oxid umgewandelt werden. Bisher liegen nur wenige Daten zur Bedeutung der FMO 3 bei der Metabolisierung von Arzneistoffen vor.

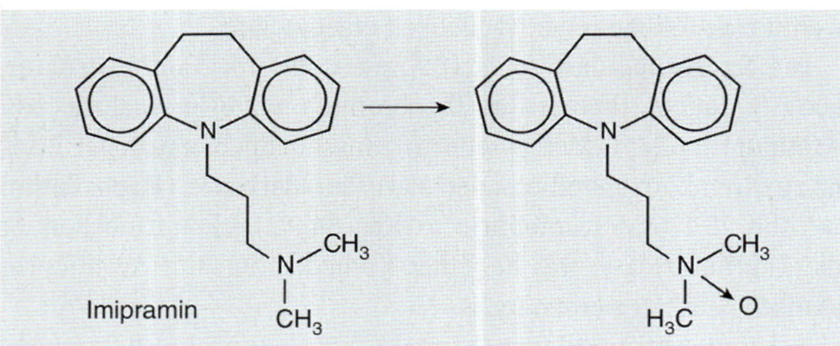

Abb. 1.32 N-Oxidation von Imipramin durch flavinhaltige Monooxygenasen (FMO).

Reduktasen

Die wichtigste Reduktionsreaktion im Phase-I-Metabolismus ist die **Carbonylreduktion von Aldehyden und Ketonen** zu deren korrespondierenden Hydroxyverbindungen. Durch sie werden Pharmaka, Toxika und Karzinogene inaktiviert oder auch aktiviert. Carbonylreduktionen werden von Enzymen zweier großer Proteinsuperfamilien katalysiert, den **Aldo-Keto-Reduktasen (AKR)** und den **kurzkettigen Dehydrogenasen/Reduktasen (short-chain dehydrogenases/reductases; SDR).** Das menschliche Genom enthält 19 Gene für AKRs und 76 Gene für SDRs. Für beide Enzymsuperfamilien sind das aktive Zentrum und der Katalysemechanismus bekannt und eine Nomenklatur verfügbar (SDR: www.sdr-enzymes.org; AKR: www.med.upenn.edu/akr). Prominente Beispiele sind die enzymatische Inaktivierung des Chemotherapeutikums Daunorubicin zu Daunorubicinol durch AKR1A1, AKR1B1, AKR1B10, AKR1C2, SDR21C1 und die Initiierung der Detoxifizierung des tabakspezifischen Karzinogens NNK durch AKR1C1, AKR1C2, AKR1C4 und SDR21C1, SDR26C1 (➤ Abb. 1.33).

Esterasen und Epoxidhydrolasen

Ester, Amide und Epoxide werden im Organismus enzymatisch hydrolysiert. Die bei der Hydrolyse von Estern und Amiden beteiligten Enzyme besitzen häufig sowohl Esterase- als auch Amidaseaktivität. Sie sind hauptsächlich im endoplasmatischen Retikulum der Leber lokalisiert. Die Acetylcholinesterase (AChE), das klassische synaptische Enzym, weist dagegen eine hohe Substratspezifität auf. AChE-Hemmstoffe werden als Muskelrelaxantien, aber auch zur symptomatischen Behandlung der Alzheimer-Krankheit eingesetzt (➤ Kap. 3.6 , ➤ Kap. 3.7). Darüber hinaus sind Insektizide wie Parathion (E 605) und chemische Kampfstoffe wie Sarin, Tabun oder Nowitschok hochpotente AChE-Hemmstoffe mit irreversiblem Funktionsverlust des Enzyms. Die Pseudocholinesterase (= Butyrylcholinesterase; ➤ Kap. 2.3.1) kommt in vielen Geweben vor, in der Leber, im Blutplasma der Darmschleimhaut oder im Pankreas. Für dieses Enzym wurde beim Menschen ein seltener genetischer Defekt beschrieben, der für eine lang andauernde Atemlähmung nach Gabe der Muskelrelaxantien Suxamethonium (= Succinylcholin) und Mivacurium (➤ Tab. 1.8, ➤ Kap. 3.4.4) verantwortlich sein kann. Weitere Substrate für die Pseudocholinesterase im Plasma sind Procain (➤ Abb. 1.34) und Acetylsalicylsäure.

Epoxide sind reaktive elektrophile Verbindungen, die durch **Epoxidhydrolasen (EH)** (manchmal auch als Epoxidhydratasen bezeichnet) bevorzugt zu trans-Diol-Isomeren hydrolysiert werden. Diese Art der Reaktion ist eine besondere Form der Hydrolyse, im engeren Sinne eine Hydratisierung, da es nach einem Einbau von Wasser zu keiner Spaltung des Moleküls kommt. Die Leber weist den höchsten Gehalt an Epoxidhydrolasen auf. Die Epoxidhydrolase 1 ist mikrosomal lokalisiert, die Epoxidhydrolase 2 zytoplasmatisch. Die mikrosomale Epoxidhydrolase kommt in Form eines Multienzymkomplexes mit Cytochrom-P_{450}-Enzymen vor und ermöglicht so eine schnelle Inaktivierung der durch Cytochrom-P_{450}-Enyzme gebildeten reaktiven und damit zellschädigenden Epoxide.

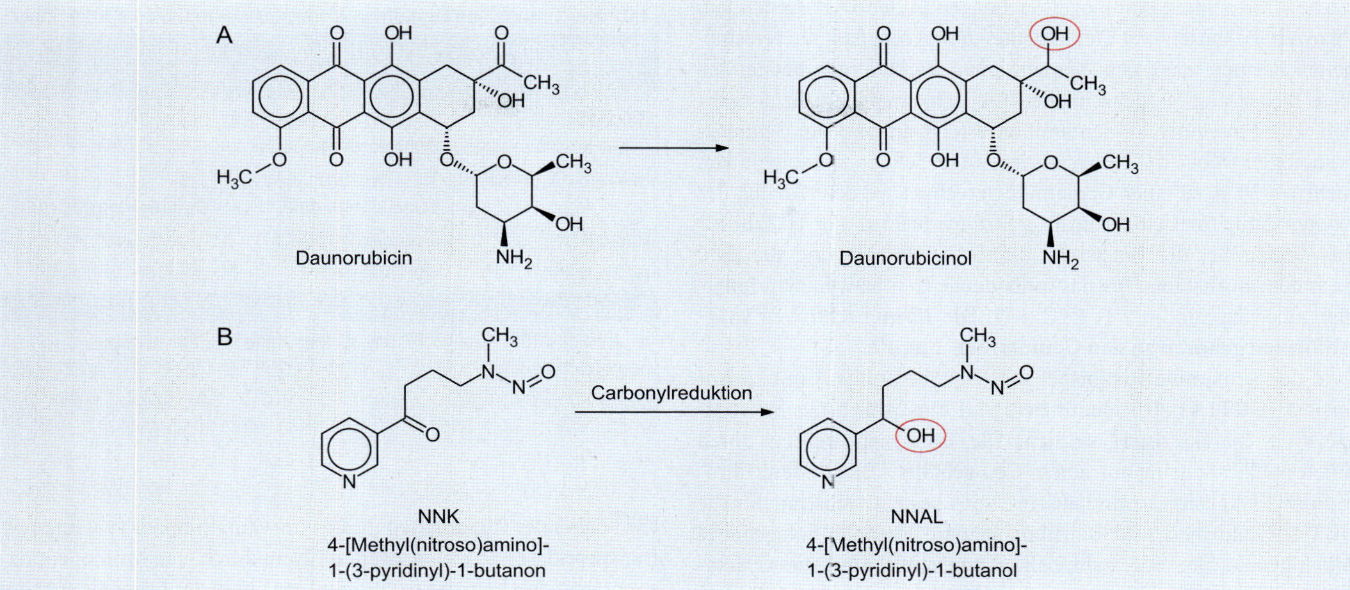

Abb. 1.33 Inaktivierung bzw. Detoxifizierung durch Reduktasen.
A) Durch die Carbonylreduktion zu Daunorubicinol verliert das Chemotherapeutikum Daunorubicin seine zytotoxische Wirksamkeit.
B) Die Carbonylreduktion zu NNAL leitet die Detoxifizierung des tabakspezifischen Karzinogens NNK (4-[Methylnitrosamino]-1-[3-pyridyl]-1-butanon) ein.

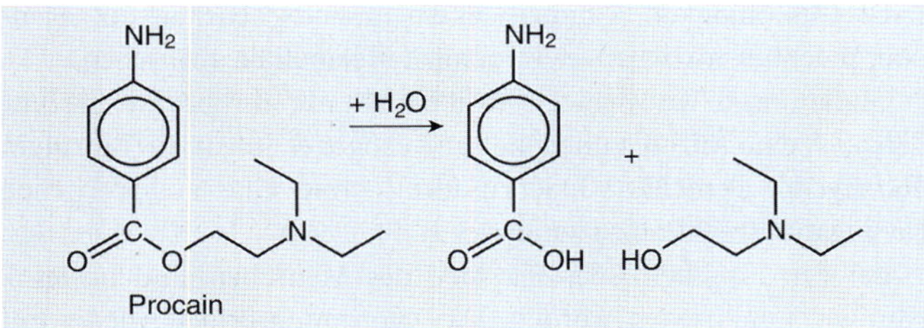

Abb. 1.34 Hydrolyse von Procain durch Plasmaesterasen.

Substrate sind neben endogenen Verbindungen die Epoxide von Arzneistoffen (➤ Abb. 1.35) und anderen Xenobiotika wie dem Präkarzinogen (7R, 8S)-Benz[a]pyren-7,8-oxid.

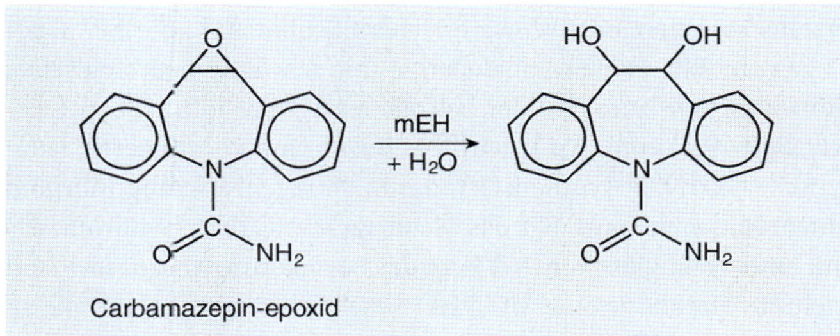

Abb. 1.35 Hydratisierung von Carbamazepin-Epoxid durch mikrosomale Epoxidhydrolase (mEH).

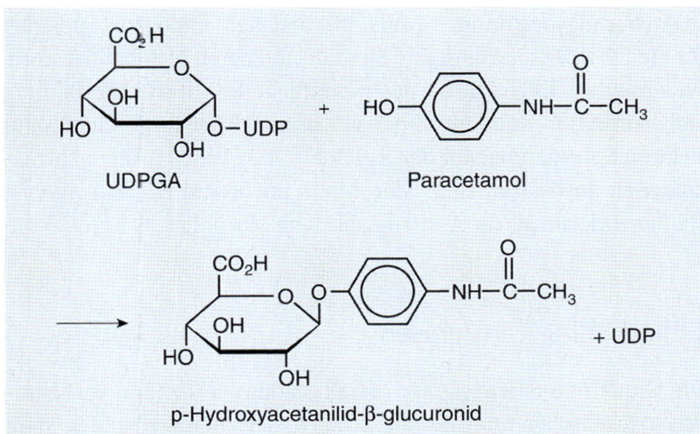

Abb. 1.36 Glucuronidierung von Paracetamol mittels aktivierter Glucuronsäure (UDPGA).

Enzyme und Reaktionen des Phase-II-Metabolismus

Glucuronosyltransferasen

Uridindiphosphat-Glucuronosyltransferasen (UGT) sind eine Superfamilie von Enzymen, die die kovalente Bindung von Glucuronsäure an funktionelle Gruppen lipophiler Verbindungen katalysieren. Diese Enzyme übertragen aktivierte Glucuronsäure auf Hydroxy-, Carboxy-, Amino- und SH-Gruppen. Substrate sind Bilirubin, Steroidhormone, Gallensäuren, biogene Amine, fettlösliche Vitamine, Umweltgifte und Arzneistoffe (➤ Abb. 1.36).

UGT-Enzyme spielen eine zentrale Rolle bei der Entgiftung und Elimination dieser Substanzen, da die Reaktionsprodukte in der Regel biologisch inaktiv sind und aufgrund ihrer Polarität sehr viel schneller als die Ausgangssubstanzen aus dem Organismus ausgeschieden werden können. Die UGT-Enzyme werden in einer Vielzahl von Organen – Leber, Darm, Nieren, Lunge, Prostata, Haut und Gehirn – exprimiert, wobei die Leber den höchsten Gehalt aufweist. Sie sind im endoplasmatischen Retikulum lokalisiert.

Die Anwesenheit homologer Sequenzen in den UGT-Genen von Pflanzen, Bakterien und Tieren deutet darauf hin, dass die verschiedenen Formen aus einem gemeinsamen Vorläufergen entstanden sind. Bisher sind 17 menschliche UGT-Isoformen identifiziert worden. Die Einteilung in Genfamilien erfolgt anhand der Sequenzhomologie, wobei UGT-Enzyme mit einer Sequenzhomologie von mehr als 50 % zu einer Genfamilie gerechnet werden. Analog der Nomenklatur für Cytochrom-P_{450}-Enzyme steht die erste Zahl für die Genfamilie, der Buchstabe für die Subfamilie und die Zahl nach dem Buchstaben für das individuelle Gen bzw. Enzym innerhalb einer Subfamilie, z. B. UGT 1A1. **Die 17 menschlichen UGT-Isoformen gehören zu den Genfamilien 1 und 2.**

In der Genfamilie 1 ist bisher nur eine Subfamilie A mit 10 Isoformen **(UGT1A1–10)** identifiziert und hinsichtlich der Substratspezifität charakterisiert worden. Die Isoformen werden durch differentielles Splicing aus einem Gen gebildet, das auf dem Chromosom 2 lokalisiert ist und aus 16 Exons besteht. Substrate für die UGT-1A-Isoformen sind Bilirubin, planare Phenole, halogenierte Alkylphenole, Steroide, zahlreiche Arzneistoffe und deren Metaboliten. **Genetische Varianten der UGT1A1** (➤ Tab. 1.8) sind Ursache für das Crigler-Najjar-Syndrom Typ I und II sowie das Meulengracht-Gilbert-Syndrom. Beim Crigler-Najjar-Syndrom Typ I tragen beide Gene des Chromosomensatzes inaktivierende Mutationen, die zum völligen Funktionsverlust des Enzyms führen. Daraus resultiert eine schwere Hyperbilirubinämie, die bei Säuglingen zur Bilirubinencephalopathie mit schweren neurologischen Störungen und zum Tod der betroffenen Kinder führt. Beim Crigler-Najjar-Syndrom Typ II wird ein Enzym mit verminderter katalytischer Aktivität synthetisiert, das in geringem Umfang Bilirubin glucuronidieren kann. Für das Meulengracht-Gilbert-Syndrom, das mit einer Häufigkeit von 2–5 % in der Bevölkerung vorkommt, sind mehrere Mutationen der UGT 1A1 beschrieben worden, die alle zu einer leichteren Form der unkonjugierten Hyperbilirubinämie ohne Krankheitswert führen.

Innerhalb der **UGT2-Familie** existieren beim Menschen die Subfamilien 2A und 2B. UGT 2A ist in der Nasenschleimhaut an der Inaktivierung bestimmter Duftstoffe beteiligt. Endogene Substrate für die UGT2B-Isoformen sind Steroide und deren Metaboliten sowie Gallensäuren. UGT 2B7 ist das wesentliche Enzym für die Bildung von Morphin-6- und Morphin-3-glucuronid. Morphin-6-glucuronid stellt eine Ausnahme von der Regel dar, dass Glucuronide pharmakologisch unwirksam sind: Morphin-6-glucuronid ist als μ-Agonist stärker wirksam als die Ausgangssubstanz Morphin (➤ Kap. 7.3.4).

Glutathion-S-Transferasen

Die Glutathion-S-Transferasen **(GST)** sind eine Familie vornehmlich zytosolischer Enzyme, die in allen Geweben vorhanden sind. Ihre höchste Konzentration findet sich in den Hepatozyten. Sie katalysieren die Konjugation einer Vielzahl von elektrophilen Verbindungen unterschiedlicher Struktur mit dem endogenen Tripeptid Glutathion (➤ Tab. 1.6).

Tab. 1.6 Grundtypen Glutathion-S-Transferase-abhängiger Reaktionen

Reaktionstyp	Substratgruppe	Beispiel
Substitution von		
Halogen-, Nitro-, Sulfat-Resten	Aktivierte aliphatische Kohlenstoffatome	Benzylchlorid
Halogen-, Nitro-Resten	Aktivierte aromatische Kohlenstoffatome	1,2-Dichlor-4-nitrobenzol
Nitrat-Rest	Organische Nitrate	Nitroglycerin
Hydroxyl-Rest	Hydroperoxide	Lipidhydroperoxide
Addition an		
α-, β-ungesättigte Carbonyl-Verbindungen	Chinone, Chinonimine	Paracetamol
Kleine Ringe (➤ Abb. 1.37)	Epoxide	Benzolepoxid, Naphthalinepoxid

Viele Glutathionkonjugate unterliegen einer enzymatisch katalysierten Modifikation ihres Peptidanteils. In einem ersten Schritt wird dabei der Glutamatteil durch eine Glutathionase (γ-Glutamyltranspeptidase), in einem zweiten Glycin durch eine Aminopeptidase entfernt. Die beiden Enzyme sind sowohl in der Leber als auch im Gastrointestinaltrakt und in der Niere zu finden. In einem letzten Schritt wird die Aminogruppe des Cysteins durch eine hepatische N-Acetylase acetyliert, was zur Bildung der entsprechenden Mercaptursäure führt (➤ Abb. 1.37).

Die Glutathionkonjugation ist als ein physiologischer Schutz gegenüber potentiell toxischen, elektrophilen Metaboliten anzusehen.

Glutathion-S-Transferasen wirken nicht nur als Enzyme. Sie binden auch eine Anzahl endogener und exogener Substrate (Bilirubin, Tetracyclin, Penicillin, Etacrynsäure), ohne eine entsprechende Konjugationsreaktion zu katalysieren.

Bei den löslichen GST-Enzymen des Menschen sind bisher 7 Familien beschrieben worden. Die Zuordnung erfolgt wieder auf Basis der Sequenzhomologie. Innerhalb einer GST-Familie besitzen die unterschiedlichen Enzyme mindestens eine 40-prozentige Aminosäurenidentität. Beim Menschen sind die Familien α, μ, κ, π, ϑ, ζ und Ω nachgewiesen worden.[4] π ist die häufigste Form.

Für mehrere GST-Enzyme existieren genetische Polymorphismen (➤ Tab. 1.8). Im Fall von GST M1 besitzen 30–60 % der europäischen Bevölkerung kein funktionsfähiges Enzym. Träger der Defektvarianten haben ein erhöhtes Lungen- und Blasenkarzinomrisiko. Dies zeigt, dass die GST-Enzyme eine zentrale Rolle bei der Entgiftung reaktiver kanzerogener Substanzen spielen. Für die Behandlung von Karzinomen mit alkylierenden Chemotherapeutika wie Melphalan, Cyclophosphamid, Busulfan und Chlorambucil ist von Bedeutung, dass Resistenzen bestimmter Tumorzellen gegenüber diesen Zytostatika mit einer Zunahme bestimmter GST-Enzyme assoziiert sind.

N-Acetyltransferasen

Acetylierungsreaktionen sind für viele aromatische Amine und Sulfonamide ein wichtiger Metabolisierungsschritt. Katalysiert werden die Reaktionen durch Acetyltransferasen, die als Cofaktor

[4] Bei der Nomenklatur der GST-Enzyme werden zur Bezeichnung der Familien griechische Buchstaben verwendet. Spricht man vom jeweiligen Genotyp, ist es üblich, lateinische Buchstaben anzugeben.

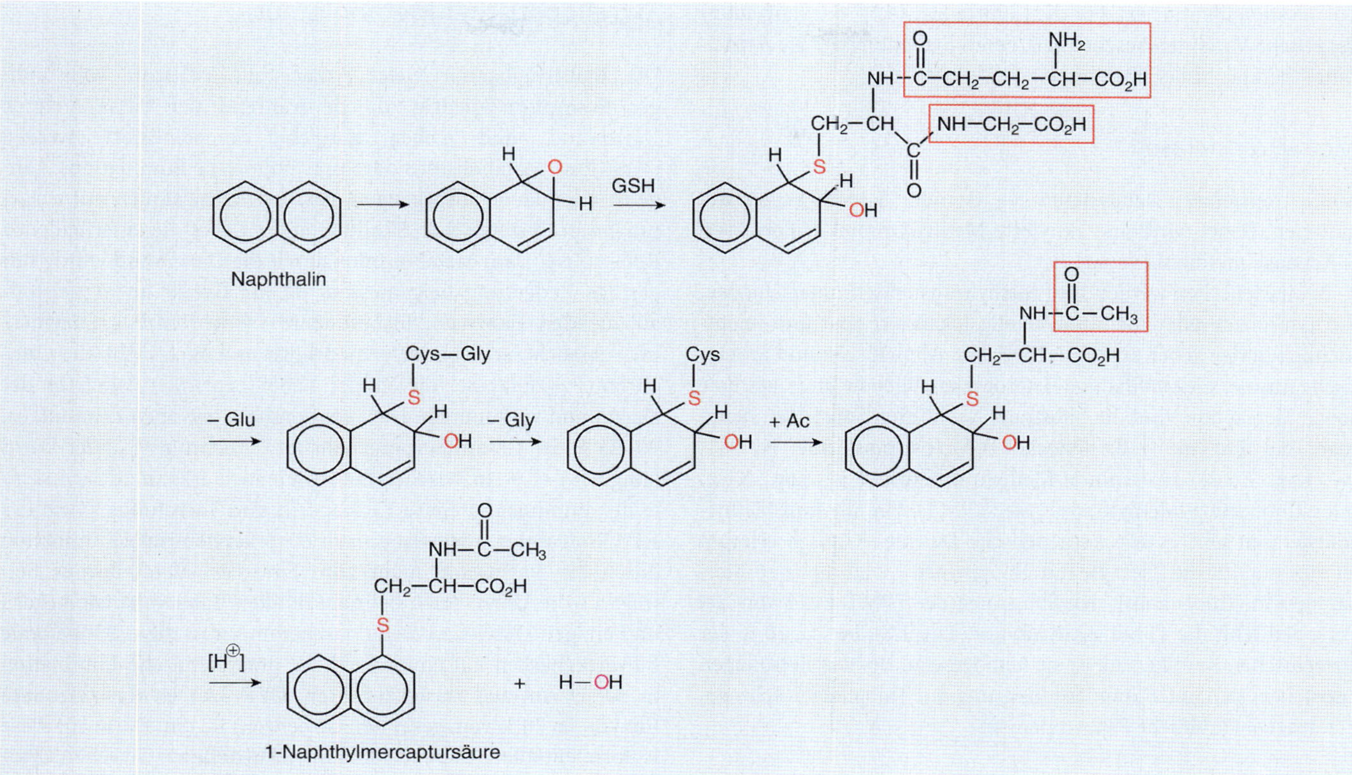

Abb. 1.37 Epoxidierung und anschließende Konjugation eines aromatischen Kohlenwasserstoffs (Naphthalin) mit Glutathion (GSH) und Abbau des Konjugats zur Mercaptursäure.

Acetyl-Coenzym A benötigen. Die N-Acetyltransferasen sind zytosolische Enzyme, die in höchster Konzentration in der Leber vorkommen. Für das Tuberkulostatikum Isoniazid stellt die N-Acetylierung den Hauptmetabolisierungsweg dar (➤ Abb. 1.38).

Das Produkt dieser Reaktion, das N-Acetylisoniazid, wirkt nicht mehr tuberkulostatisch. Beim Menschen sind zwei Formen bekannt, die N-Acetyltransferasen I und II (NAT I und NAT II). Neben Isoniazid sind Dapson, Procainamid und Sulfasalazin ebenfalls Substrate der NAT II. Die NAT II war das erste Beispiel für ein arzneistoffabbauendes Enzym, für das genetisch bedingte Unterschiede beschrieben wurden (➤ Tab. 1.8). Typische Substrate für die NAT I sind para-Aminobenzoesäure und para-Aminosalicylsäure. Auch für die NAT I gibt es eine Vielzahl von genetischen Varianten, die mit einer veränderten Aktivität des Enzyms einhergehen.

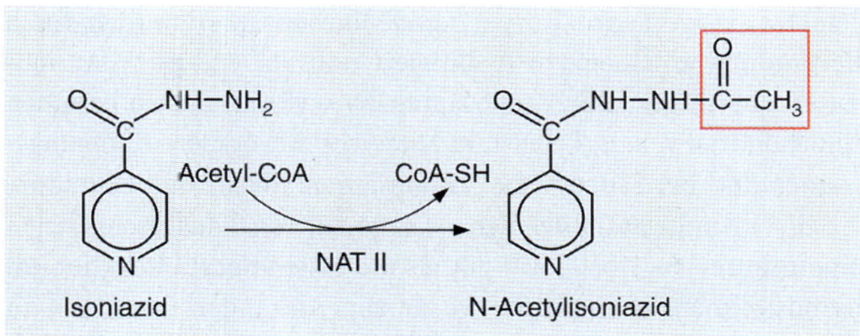

Abb. 1.38 N-Acetylierung von Isoniazid in einer Acetyl-CoA-abhängigen Reaktion (N-Acetyltransferase II, NAT II).

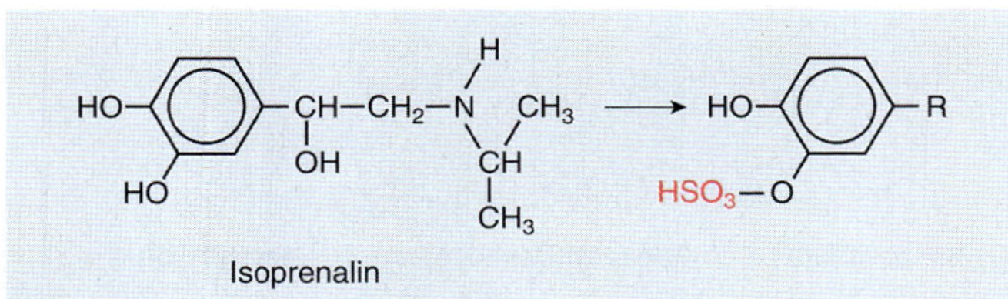

Abb. 1.39 Konjugation mit Sulfat am Beispiel von Isoprenalin.

Sulfotransferasen

Sulfotransferasen (SULT) katalysieren die Konjugation des Sulfat-Restes von 3'-Phosphoadenosin-5'-phosphosulfat mit Phenolen, Alkoholen und Aminen. Zahlreiche endogene und exogene Substrate, wie Steroidphenole (Schilddrüsen- und Sexualhormone), Gallensäuren, Monoaminneurotransmitter und Benzylalkohole, wurden identifiziert (➤ Abb. 1.39).

Da der Sulfatpool im Menschen beschränkt ist und Sulfat aus schwefelhaltigen Aminosäuren gewonnen werden muss, kann bei hohem Fremdstoffumsatz die Sulfatierung von endogenen Substraten, z. B. Steroidhormonen, gehemmt werden. Die zytosolischen Enzyme kommen in vielen Geweben vor, v. a. in der Leber, den Nieren und dem Gastrointestinaltrakt.

In der SULT-Gen-Familie wurden beim Menschen bis jetzt mindestens 13 Enzyme mit unterschiedlicher chromosomaler

Lokalisation identifiziert. Für die Isoform SULT1A1 wurden häufige genetische Varianten beschrieben, deren Bedeutung für die Arzneimitteltherapie bisher noch unklar ist.

Methyltransferasen

Methyltransferasen katalysieren N-, O- oder S-Methylierungsreaktionen. Dabei wird eine aktivierte Methyl-Gruppe in Form von S-Adenosylmethionin verwendet.

Beim Menschen werden fünf Methyltransferasen unterschieden, die zytosolisch oder membranständig lokalisiert sind und hauptsächlich in der Leber exprimiert werden. Aliphatische und aromatische Amine, stickstoffhaltige Heterocyclen, Phenole und Catechole sowie Mercaptane sind die Substrate. Nach ihren Substraten nennt man die Enzyme z. B. Catechol-O-Methyltransferase (COMT; ➤ Kap. 2.3.2), Histamin-N-Methyltransferase (➤ Kap. 6.1.2) oder Thiopurin-S-Methyltransferase (TPMT). Für alle fünf Methyltransferasen gibt es seltene genetische Defekte. Klinisch relevant ist dies v. a. für die Therapie mit Thiopurinen (Azathioprin, 6-Mercaptopurin, Thioguanin), den Substraten der TPMT. Bei 1 von 200 Personen fehlt die TPMT-Aktivität (➤ Tab. 1.8), bei ca. 10 % der europäischen Bevölkerung ist sie herabgesetzt. Bei den Betroffenen entwickeln sich unter Standarddosierung mit Thiopurinen schwere, z. T. lebensbedrohliche Panzytopenien.

Konjugation mit Aminosäuren

Die Konjugation mit Aminosäuren ist eine besondere Form der N-Acylierung, wobei der Arzneistoff selbst und nicht der endogene Cofaktor aktiviert wird. Körperfremde Karbonsäuren werden durch die Bindung an Coenzym A aktiviert und auf endogene Aminosäuren übertragen. Die Aminosäuren-N-Acyltransferasen kommen mitochondrial v. a. in Leber und Niere vor. Bevorzugte Kopplungspartner sind bei Säugern die Aminosäuren Glycin und Glutamin. Die Glycinkonjugation der Benzoesäure zur renal ausgeschiedenen Hippursäure (➤ Abb. 1.40) gilt als die erstentdeckte Reaktion im Fremdstoffmetabolismus. Sie wurde von Alexander Ure und – in einem Selbstversuch – von Wilhelm Keller, einem Schüler von Friedrich Wöhler, 1841 und 1842 nachgewiesen.

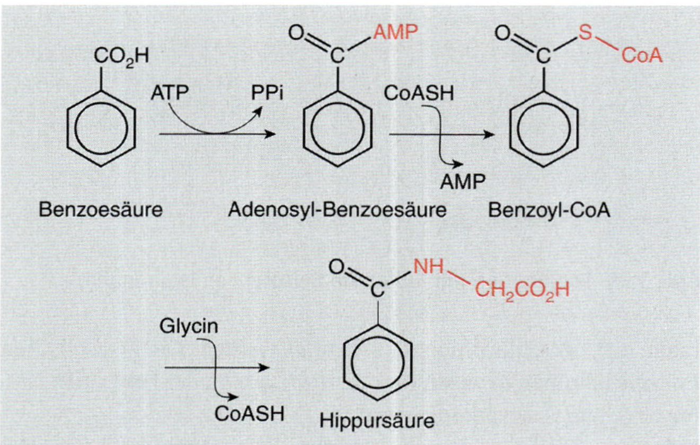

Abb. 1.40 Glycinkonjugation von Benzoesäure zu Hippursäure.

Extrahepatischer Metabolismus

Die Bioverfügbarkeit vieler Arzneistoffe ist trotz vollständiger Resorption niedrig, da sie während der Passage durch Darmwand und Leber ausgiebig metabolisiert werden (First-Pass-Metabolismus oder präsystemische Elimination). Lange ist man davon ausgegangen, dass bei Arzneistoffen mit ausgeprägter präsystemischer Elimination die Leber die entscheidende Rolle spiele. Dem Metabolismus durch die Darmwand wurde nur geringe Bedeutung beigemessen, da ihr Gehalt an arzneistoffabbauenden Enzymen, insbesondere Cytochrom-P_{450}-Enzymen, im Vergleich zur Leber sehr niedrig ist und auch nicht alle Cytochrom-P_{450}-Enzyme, die in der Leber exprimiert sind, in der Darmwand vorkommen. Die Leber enthält, wie oben erwähnt, ca. 90–95 % des Gesamtkörpergehalts an Cytochrom P_{450}, der Darm lediglich 1–2 %. Inzwischen hat man jedoch erkannt, dass im Falle der Immunsuppressiva Ciclosporin und Tacrolimus sowie des HIV-Proteasehemmers Saquinavir die präsystemische Elimination durch die Darmwand mehr zum First-Pass-Metabolismus beiträgt als die Leber. Auch bei nahezu allen Calciumkanalblockern und einigen HMG-CoA-Reduktasehemmern ist die niedrige orale Bioverfügbarkeit auf eine erhebliche präsystemische Elimination in der Darmwand zurückzuführen. **CYP 3A4 ist das relevante Enzym,** da 70 % vom gesamten Cytochrom P_{450} im Darm auf diese Isoform entfallen. Daneben sind in vielen anderen Geweben Cytochrom-P_{450}-Enzyme nachweisbar. Verglichen mit Leber und Darm ist die Expression jedoch so niedrig, dass in der Regel der Beitrag dieser Organe zum Gesamtmetabolismus gering sein dürfte.

Arzneimittelinteraktionen

Arzneimittelinteraktionen, auch als **Arzneimittelwechselwirkungen** bezeichnet, können bei gleichzeitiger Gabe von zwei oder mehreren Arzneimitteln auftreten und die Wirksamkeit eines der Wirkstoffe entweder abschwächen oder verstärken und damit zu unerwünschten Arzneimittelwirkungen oder neuen unerwarteten Wirkungen führen.

Angaben zur Häufigkeit und klinischen Relevanz von Arzneimittelinteraktionen schwanken erheblich, auch die Qualität der zugrunde liegenden Studien. So hat eine Metaanalyse von ca. 6000 publizierten Studien ergeben, dass lediglich 10 Studien die in dieser Analyse zugrunde gelegten Kriterien erfüllen. Bei ca. 0,6 % aller Patienten führen Arzneimittelinteraktionen zur Krankenhausaufnahme. Im Falle **älterer Patienten** sind im Mittel 5 % aller stationären Einweisungen auf Arzneimittelinteraktionen zurückzuführen. Die Häufigkeit von unerwünschten Arzneimittelwirkungen aufgrund von Arzneimittelinteraktionen nimmt überproportional zur Zahl der verordneten Arzneimittel zu. Das Interaktionsrisiko ist bei schwerkranken Patienten mit **Einschränkungen der Leber- und Nierenfunktion** erheblich. Aufgrund physiologischer oder krankheitsbedingter Änderungen von Herz-, Leber- und Nierenfunktion sowie Änderungen der Körperzusammensetzung (Wasser- und Elektrolytgehalt, Fett- und Muskelmasse) ist bei älteren Patienten sowie **Früh- und Neugeborenen** das Interaktionsrisiko deutlich erhöht. Ein hohes Interaktionspotential besitzen orale Antikoagulantien, nichtsteroidale Antiphlogistika, Antiarrhythmika, Zytostatika, Immunsuppressiva, Herzglykoside, Methylxanthine, Antiepileptika, Aminoglykosidantibiotika und Lithium.

Ein nicht unerhebliches Problem stellt die **Selbstmedikation** durch den Patienten dar, die häufig nicht angegeben oder erfragt wird.

Von Arzneimittelinteraktionen muss man **chemische oder physikalische Inkompatibilitäten** bei gleichzeitiger Gabe von Pharmaka unterscheiden. So können Pharmaka in Infusionslösungen oder wenn Sie über die gleiche Spritze wie die Infusion verabreicht werden, ausfällen und damit unwirksam werden. Es kann zu Verfärbungen oder der Bildung neuer Substanzen kommen.

Anhand der zugrundeliegenden Mechanismen unterscheidet man zwischen **pharmakokinetischen** und **pharmakodynamischen Interaktionen:**

- **Pharmakokinetische** Interaktionen führen über eine Zu- oder Abnahme der Arzneimittelkonzentration im Organismus zu verstärkten oder abgeschwächten Wirkungen. Änderungen in der Arzneimittelkonzentration sind dabei darauf zurückzuführen, dass entweder Resorption, Transport, Verteilung, Metabolismus oder Elimination betroffen sind.
- Bei **pharmakodynamischen** Wechselwirkungen verändert das die Interaktion auslösende Pharmakon die Wirkungen des gleichzeitig verabreichten Arzneimittels in synergistischer oder antagonistischer Weise. Damit können physiologische und biochemische Regelvorgänge beeinflusst werden, wobei häufig Rezeptoren beteiligt sind. Zum Beispiel wird die neuromuskuläre Blockade von Muskelrelaxantien durch Aminoglykosidantibiotika verstärkt, da diese die Freisetzung des Transmitters Acetylcholin hemmen und postsynaptisch die Empfindlichkeit der Endplatte gegenüber dem Neurotransmitter herabsetzen (➤ Kap. 3.4.3). β-Adrenozeptor-Antagonisten (β-Rezeptoren-Blocker), insbesondere nicht-selektive wie Propranolol, Timolol oder Pindolol, können zu einer verstärkten hypoglykämischen Wirkung bei Diabetikern führen, da sie kompensatorische körpereigene Mechanismen blockieren: Bei Hypoglykämie werden u. a. Catecholamine freigesetzt, die über Glykogenolyse und Glukoneogenese zur Zunahme der Blutglukosekonzentration führen und eine Tachykardie und einen Tremor auslösen, anhand deren der Patient die Hypoglykämie erkennt. Die β-Adrenozeptor-Antagonisten „maskieren" diese Symptome (➤ Abb. 1.41). Ein interagierendes Pharmakon kann auch die pharmakologische Wirkung eines weiteren Arzneimittels am Zielorgan so beeinflussen, dass es zu einem veränderten Ansprechen kommt. So verstärkt die durch Diuretika induzierte Hypokaliämie die Digitaliswirkung.

Enzymhemmung

Da die meisten Arzneistoffe durch Biotransformation aus dem Organismus eliminiert werden, sind pharmakokinetische Interaktionen aufgrund von Hemmung oder Induktion dieser Eliminationswege häufig.

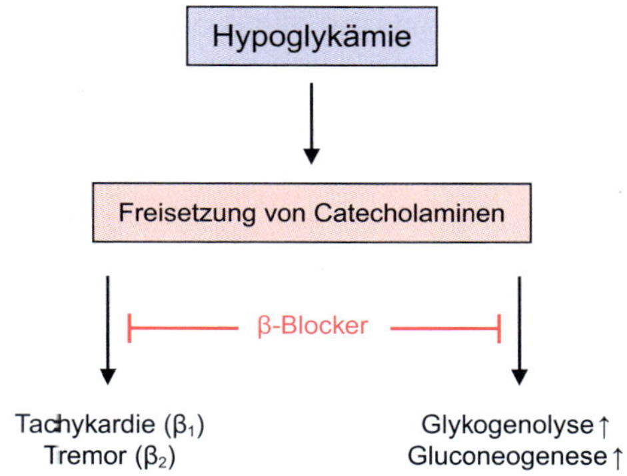

Abb. 1.41 β-Adrenozeptor-Antagonisten und Hypoglykämie bei Patienten mit Diabetes mellitus.
Eine bei Diabetiker auftretende Hypoglykämie wird i. d.R durch Catecholamin-induzierte klinische Symptome wie Tremor, Tachykardie oder Schwitzen frühzeitig vom Patienten wahrgenommen. β-Adrenozeptor-Antagonisten maskieren diesen Effekt.

Es gibt drei Typen der Hemmung des Fremdstoffmetabolismus durch andere Pharmaka. Bei der **kompetitiven Hemmung** konkurrieren zwei Substrate um ein Enzym, und das eine Substrat kann das andere vom Enzym verdrängen. Bei **nichtkompetitiver Hemmung** bindet der Inhibitor an das Enzym, ist aber nicht selbst Substrat. Eine besondere Form stellt die Enzymhemmung durch sogenannte **Suizidinhibitoren** dar. Dabei wird der Inhibitor durch das Enzym in einen reaktiven Metaboliten überführt, der irreversibel an das Enzym bindet und zu dessen Funktionsverlust führt.

Die Affinität von zwei konkurrierenden Substraten zu einem Enzym kann über einen Vergleich der enzymspezifischen Inhibitorkonstante Ki abgeschätzt werden. Der Ki-Wert ist ein Maß für die Potenz eines Substrats, als kompetitiver Hemmer eines Enzyms zu agieren und es in seiner Funktion für andere Substrate zu hemmen. Hohe Ki-Werte bedeuten, dass hohe Konzentrationen zur Enzyminhibition notwendig sind, umgekehrt weist ein niedriger Ki-Wert auf eine große inhibitorische Potenz hin. Wichtig ist zudem, ob ein oder mehrere Enzyme am Metabolismus eines Arzneistoffs beteiligt sind. Wird ein Arzneistoff über **mehrere** Enzyme verstoffwechselt, jedoch lediglich ein Enzym durch den Hemmstoff blockiert, so sind die Konsequenzen wesentlich geringer als im Falle einer Substanz, die nahezu ausschließlich über **ein** Enzym biotransformiert wird. Das Interaktionspotential und die möglichen Konsequenzen hängen außerdem davon ab, ob der Inhibitor Substrat für lediglich ein oder für mehrere Cytochrom-P_{450}-Enzyme ist. Verapamil ist Substrat für CYP 1A2, CYP 2C8, CYP 2C9, CYP 2C18 und CYP 2C19 sowie für CYP 3A4. Interaktionen mit anderen Arzneistoffen, die ebenfalls Substrate für diese Isoenzyme sind (Theophyllin, Warfarin und Carbamazepin), wurden beobachtet.

Enzyminduktion

Auch im Falle der Enzyminduktion sind die meisten klinisch relevanten Interaktionen für CYP-3A4-Substrate beschrieben worden (➤ Tab. 1.7). Unter Enzyminduktion versteht man eine Zunahme der Enzymmenge. Die Zunahme ist entweder auf eine vermehrte

Gentranskription oder auf einen verminderten Enzymabbau zurückzuführen. Man hat mehrere Mechanismen aufgeklärt. Ein Beispiel: Bei der toxikologisch wichtigen Induktion des Cytochrom-P_{450}-1A1-Isoenzyms durch polyzyklische aromatische Kohlenwasserstoffe wie Benzpyren und Dioxin reagiert der Induktor primär mit einem zytosolischen Rezeptor, dem sogenannten Arylhydrocarbon(Ah)-Rezeptor. Der Induktor-Rezeptor-Komplex steigert dann im Zellkern die Transkription des CYP1A1-Gens (➤ Abb. 35.40).

Unter den Arzneistoffen ist das **Antibiotikum Rifampicin der stärkste Induktor.** Es induziert sowohl Phase-I-Enzyme (CYP 3A4, CYP 2C8, CYP 2C9 und CYP 2C19) als auch Phase-II-Enzyme (UGT). Die durch Rifampicin hervorgerufene Induktion von CYP 3A4 ist besonders stark in der Darmwand ausgeprägt. Darum wird die Bioverfügbarkeit von z. B. Ciclosporin und Verapamil, zwei Substraten von CYP 3A4, durch Rifampicin dramatisch herabgesetzt.

Die Mehrzahl klinisch bedeutsamer Interaktionen im Arzneistoffmetabolismus sind für Substrate des CYP 3A4 beschrieben worden (➤ Tab. 1.7).

Am Beispiel des HMG-CoA-Reduktasehemmers Simvastatin sollen die Konsequenzen einer Hemmung von CYP3A4 dargestellt werden (➤ Abb. 1.42).

Tab. 1.7 Klinisch wichtige CYP-3A4-Inhibitoren und -Induktoren

Reversible Inhibition	Irreversible Inhibition	Induktion
• Cimetidin • Clarithromycin • Ciclosporin • Diltiazem • Erythromycin • Fluoxetin • Itraconazol • Indinavir • Ketoconazol • Ritonavir • Saquinavir • Verapamil	• Grapefruitsaft • Bergamottin • Dihydroxybergamottin	• Barbiturate (z. B. Phenobarbital) • Carbamazepin • Dexamethason • Phenytoin • Rifampicin • Johanniskraut

Von einer klinisch üblichen Dosis von 10 mg Simvastatin werden nach oraler Applikation 80 %, d. h. 8 mg, aus dem Darmlumen in die Enterozyten aufgenommen. Insgesamt gelangen aber nur 0,5 mg in die systemische Zirkulation; der Rest wird bereits präsystemisch in der Darmwand und v. a. der Leber über CYP 3A4 metabolisiert (mit anderen Worten: Die orale Bioverfügbarkeit von Simvastatin beträgt 0,5 mg von 10 mg, also 5 %.). Verabreicht man nun zusätzlich einen Arzneistoff, der CYP 3A4 in Leber und Darm nahezu komplett hemmt (ca. 95 % Hemmung), wird fast die gesamte in die Darmmucosa aufgenommene Menge systemisch verfügbar (7,5 mg). Dies bedeutet eine **Steigerung der Bioverfügbarkeit um den Faktor 7,5 : 0,5 = 15** (➤ Abb. 1.42).

Das Ausmaß der unerwünschten Arzneimittelwirkungen der Statine, besonders der Myotoxizität, hängt von ihrer Konzentration im systemischen Blut ab. Wird CYP3A4 gehemmt, muss mit mehr unerwünschten Arzneimittelwirkungen gerechnet werden, und zwar besonders bei jenen Statinen (wie Simvastatin), deren orale Bioverfügbarkeit trotz nahezu vollständiger Aufnahme aus dem Darmlumen in die Enterozyten wegen ausgedehnter präsystemischer Elimination in Darmwand und Leber niedrig ist.

1.4.5 Elimination von Pharmaka durch Exkretion

Die renale und biliäre Ausscheidung von Arzneistoffen bzw. Metaboliten wird wesentlich von ihren physikochemischen Eigenschaften wie dem Molekülmasse bestimmt. Generell werden Substanzen mit einer MM von < 400–500 vornehmlich renal, solche mit einer MM > 400–500 vornehmlich biliär ausgeschieden.

Eine große Rolle bei der Exkretion spielen **organische Anionen-** *(OAT, **o**rganic **a**nion **t**ransporter)* **und Kationentransporter** (OCT, ***o**rganic **c**ation **t**ransporter)*. Sie gehören zur Familie der **SLC(solute carrier)-Transporter** und funktionieren entweder als Antiporter, Co-Transporter oder äquilibrierende Transporter. Die notwendige Energie für den Transport wird aus einem Gradienten des zu transportierenden Arzneistoffs oder eines cotransportierten Ions (z. B. Na^+) gewonnen.

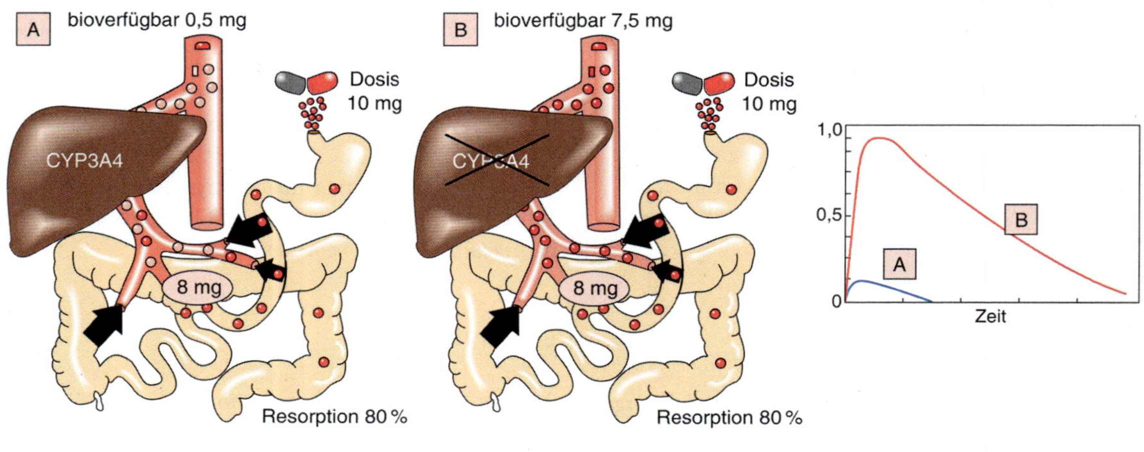

Abb. 1.42 Einfluss der Hemmung des CYP3A4-Metabolismus auf die Bioverfügbarkeit und die Plasmakonzentration von Simvastatin. Nahezu komplette Hemmung (ca. 95 %) von CYP 3A4 steigert die orale Bioverfügbarkeit von 5 auf 75 %.

Neben den Anionen- und Kationentransportern sind in Leber, Niere und Darm sogenannte **ABC-Transporter** *(ATP-binding cassette)* wichtig. Ihre variable Expression führt zu einem unterschiedlichen Ansprechen auf Pharmakotherapie sowie dem Auftreten von unerwünschten Arzneimittelwirkungen.

Ein typisches ABC-Membrantransport-Protein besteht aus vier Untereinheiten mit zwei in der Membran liegenden Domänen, die je sechs transmembranäre Segmente und zwei ATP-Bindungsstellen besitzen. Die notwendige Energie wird durch die Hydrolyse des ATP bereitgestellt. Bisher sind wenigstens 48 humane ABC-Transporter bekannt. Für die Elimination von Arzneistoffen wichtige ABC-Transporter sind MDR1 (ABCB1), MRP2, 4 und 5 (ABCC2, 4 und 5) und BCRP (ABCG2).

Die Bezeichnung **MDR** (**m**ulti **d**rug **r**esistance; auch P-Glykoprotein genannt) leitet sich davon ab, dass dieser Transporter in Tumorzellen mit Zytostatikaresistenz entdeckt wurde. Seine Überexpression in der Tumorzelle ist Ursache für die Resistenz, da sie zu einem verstärkten Transport der Zytostatika aus der Zelle (Efflux) führt. MDR1 kommt aber auch physiologisch in einer Reihe von Geweben vor (Darm, Gehirn, Leber, Niere, Plazenta). Als physiologische Bedeutung wird neben einem Schutz vor exogenen toxischen Substanzen ein Transport von endogenen Substraten (z. B. Cortisol) diskutiert. Typische Substrate sind lipophile und basische Arzneistoffe mit planarem Ringsystem und einem Molekulargewicht > 400. Aber auch neutrale Arzneistoffe wie Digoxin sind Substrate von MDR1. Zahlreiche Arzneistoffe wie Chinidin, Verapamil, Cyclosporine sowie Inhaltstoffe des Grapefruitsaftes hemmen MDR1.

Analog zu MDR1 wurden **MRP**-Transporter *(**m**ultidrug **r**esistance-associated **p**rotein)* zunächst als Ursache für die Resistenz gegen Zytostatika in Tumorzellen identifiziert. Später fand man, dass MRPs auch physiologisch in Darm, Leber, Niere und weiteren Organen vorkommen. Inzwischen kennt man 12 menschliche Isoformen. Von Bedeutung für den Transport von Arzneistoffen sind besonders MRP2 (ABCC2), MRP4 (ABCC4) und MRP5 (ABCC5). In Enterozyten, Tubuluszellen und Hepatozyten werden MRPs in der apikalen Membran, in Hepatozyten zusätzlich in der kanalikulären Membran exprimiert. Natürliche Substrate sind Leukotrien C4 und reduziertes Glutathion.

Renale Exkretion

Die Niere ist das wichtigste Organ für die Ausscheidung von polaren, wasserlöslichen Fremdstoffen mit einer MM von < 400–500. Für lipophile Arzneistoffe stellt die renale Exkretion dagegen einen sehr ineffizienten Eliminationsweg dar, da sie aufgrund ihrer Lipophilie durch tubuläre Reabsorption nahezu komplett wieder in den Organismus aufgenommen werden.

Die renale Elimination eines Arzneistoffs wird durch glomeruläre Filtration, tubuläre Sekretion und tubuläre Reabsorption bestimmt. Über die Ermittlung der renalen Clearance eines Arzneistoffs

$$Cl_R = \frac{A_e}{AUC}$$

(A_e: kumulativ im Urin ausgeschiedene unveränderte Arzneistoffmenge, AUC: Fläche unter der Konzentrations-Zeit-Kurve) kann bei Kenntnis seiner Plasmaproteinbindung (f_u = *unbound fraction* = nicht proteingebundene Fraktion im Plasma) abgeschätzt werden, ob er nur glomerulär filtriert, zusätzlich tubulär sezerniert oder tubulär rückresorbiert wird. Ist die renale Clearance eines Arzneistoffs gleich dem Produkt aus GFR × f_u (GFR = glomeruläre Filtrationsrate), so wird er ausschließlich glomerulär filtriert. Eine aktive tubuläre Sekretion liegt dann vor, wenn die renale Clearance größer als das Produkt GFR × f_u ist. Kommt es zu einer tubulären Rückresorption, so ist die renale Clearance kleiner als das Produkt GFR × f_u. ➤ Abb. 1.43 gibt einen Überblick.

Glomeruläre Filtration

Das Ausmaß der glomerulären Filtration eines Arzneistoffs hängt entscheidend von seiner Bindung an Plasmaproteine ab. Da die für die Bindung von Arzneistoffen relevanten Plasmaproteine (Albumin, α-Glykoprotein) die glomeruläre Membran nicht passieren, kann der an Protein gebundene Arzneistoffanteil nicht filtriert werden. Nur die freie Fraktion (f_u) wird glomerulär filtriert. Die Arzneistoffkonzentration im Glomerulusfiltrat entspricht deshalb der freien Arzneistoffkonzentration im Plasma. Darüber hinaus bestimmen die funktionelle Integrität der Glomeruli, die Molekülgröße des Arzneistoffs, das Schlagvolumen und der renale Plasmafluss die glomeruläre Filtration.

Tubuläre Sekretion

Die renal-tubuläre Sekretion beinhaltet den Transport aus dem peritubulären Raum in die Tubuluszelle und aus der Zelle in das Tubuluslumen. Im proximalen und distalen Tubulus der Nieren gibt es Transportsysteme für organische Kationen und Anionen, wobei der Transport auch von mehreren Transportersystemen gleichzeitig übernommen werden kann.

Die Sekretion basischer und saurer Arzneimoleküle erfolgt in drei Schritten:

1. Aufnahme des Arzneistoffs aus dem Blut durch Transporter in der basolateralen Membran (sog. Aufnahmetransporter).
2. Diffusion des Arzneistoffs durch das Zytosol.
3. Transport des Arzneistoffs durch Transporter in der Bürstensaummembran der Tubuluszellen in das Lumen (sog. Effluxtransporter).

Die basolaterale Aufnahme von **organischen Säuren** in die Tubuluszelle erfolgt durch mindestens drei Systeme, zwei Na^+-abhängige und einen Na^+-unabhängigen Anionentransporter. Der Na^+-abhängige Transport ist gekoppelt an den Cotransport von α-Ketoglutarat und Na^+ und den anschließenden Austausch von α-Ketoglutarat gegen organische Anionen durch den OAT1 (organic anion transporter) oder OAT3. OAT2 ist an einen Glutamat-abhängigen Cotransport gekoppelt. Die basolaterale Aufnahme von organischen Kationen mit primärer, sekundärer, tertiärer oder quaternärer Aminstruktur wird membranpotentialabhängig durch OCT2 bzw. -3 (organic cation transporter) vermittelt. OCT2 ist für die Aufnahme zahlreicher Arzneistoffe wie Cimetidin, Famotidin, Metformin, Ranitidin, aber auch platinhaltiger Chemotherapeutika wie Cisplatin verantwortlich.

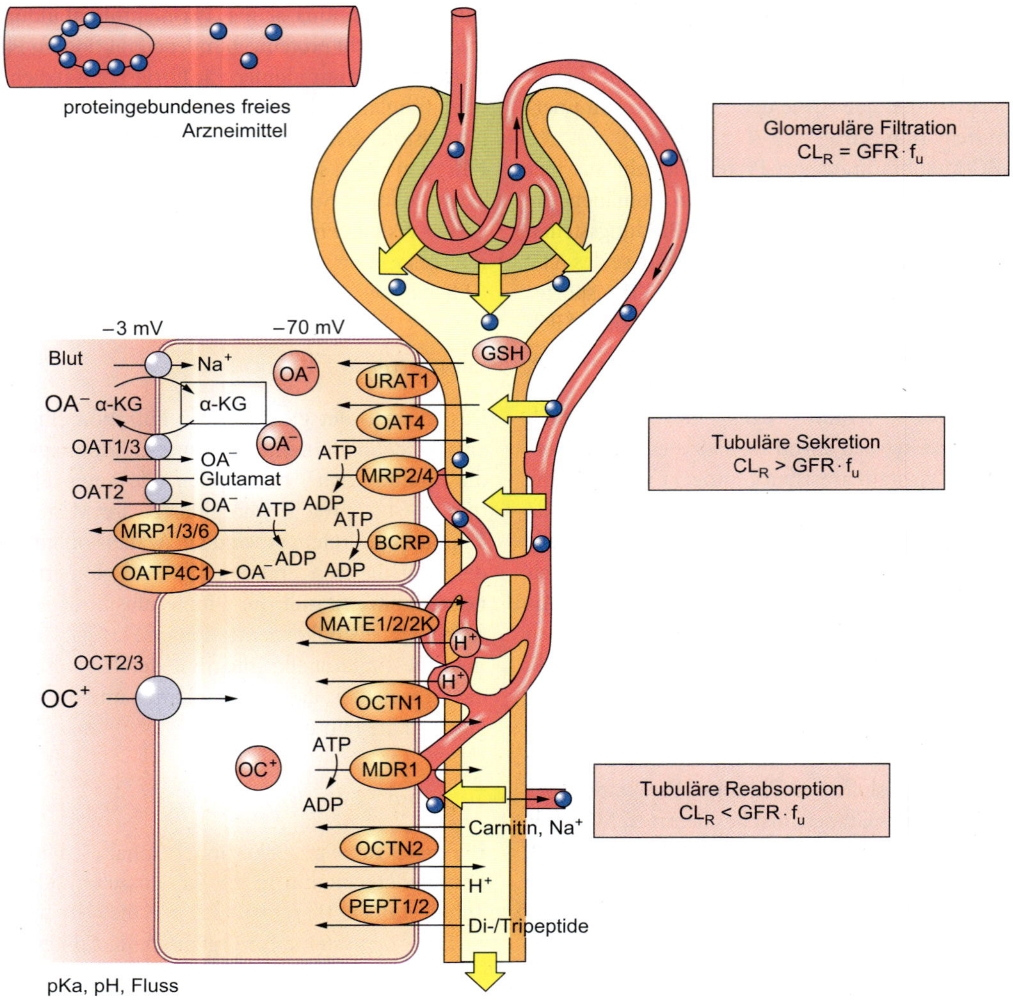

Abb. 1.43 Die für die renale Exkretion von Arzneistoffen relevanten Prozesse.
GSH: Glutathion; OA^-: organisches Anion; OC^+: organisches Kation; α-KG: α-Ketoglutarat; OAT1/2/3/4: **o**rganic **a**nion **t**ransporter; OCT2/3 und OCTN1/2: **o**rganic **c**ation **t**ransporter **n**ovel; OATP4C1: **o**rganic **a**nion **t**ransporting **p**olypeptide; MRP1/2/3/4/6: **m**ultidrug **r**esistance-associated **p**roteins, MDR1: **m**ultidrug **r**esistance **p**rotein 1; MATE1/2/2 K: **m**ultidrug **a**nd **t**oxin **e**xtrusion protein; PEPT1/2: **pep**tide **t**ransporter, URAT1: **ura**te **t**ransporter

Auf der luminalen Seite erfolgt der Efflux organischer Säuren ebenfalls über organische Anionentransporter wie den Transporter OAT4. Der Efflux organischer Kationen geschieht mittels der organischen Kationen-Protonen-Antiporter MATE1 und MATE2/2 K (multidrug and toxin extrusion protein). Diese sezernieren beispielsweise Cimetidin und Metformin. Darüber hinaus sind auch die OCTN1/2 (organic cation transporter novel) an der Sekretion organischer Kationen beteiligt. Gabapentin ist ein klinisch relevanter Arzneistoff, der von OCTN1 aktiv sezerniert wird. OCTN2 transportiert beispielsweise beta-Lactam-Antibiotika. Physiologisch vermittelt OCTN2 die Reabsorption von L-Carnitin und gewährleistet so die Homöostase des Carnitinpools in der Niere.

Der in der luminalen Membran des proximalen Tubulus lokalisierte ABC-Transporter MDR1 (ABCB1) ist an der Sekretion lipophiler basischer und auch neutraler Substanzen (z. B. Anthracycline, Vincaalkaloide, Taxane, Chinidin und Digoxin) beteiligt (➤ Abb. 1.43). Weitere ABC-Transporter wie MRP2 (ABCC2) und MRP4 (ABCC4) transportieren Glucuronide (➤ Abb. 1.43). BCRP (ABCG2) transportiert eine Vielzahl von Arzneistoffen wie Abacavir, Ciprofloxacin, Warfarin sowie die Proteinkinase-Inhibitoren Imatinib und Sorafenib. Physiologisch vermittelt BCRP die Sekretion von Harnsäure in den Urin, die von den basolateralen OATs aus dem Blut aufgenommen wird.

Bei gleichzeitiger Gabe mehrerer Arzneistoffe, die Substrate für diese Transporter sind, kann es durch Kompetition zu Interaktionen kommen. Cimetidin und Cisplatin sind, wie erwähnt, beide Substrate von OCT2. Durch Hemmung der Aufnahme von Cisplatin in die Tubuluszellen vermindert Cimetidin dessen Nephrotoxizität. Über denselben Mechanismus schützend wirkt der Tyrosinkinase-Inhibitor Imatinib.

Tubuläre Reabsorption

Durch die Konzentrierung des Primärharns im proximalen Tubulus entsteht ein Konzentrationsgefälle in Richtung Interzellularraum und Gefäßlumen, und lipophile Stoffe werden passiv – unter

Umständen komplett – reabsorbiert. Bei Säuren und Basen hängt die Reabsorption von ihrem pKa-Wert und dem pH des Urins ab. Durch Änderung des Urin-pH kann man somit die renale Ausscheidung von sauren und basischen Arzneistoffen beeinflussen. Dies hat man sich bei der Behandlung von Vergiftungen zunutze gemacht. Im Falle von organischen Säuren steigert Alkalisierung des Harns durch Zufuhr von Natriumbicarbonat und bei organischen Basen steigert Ansäuerung des Harns durch Ammoniumchlorid die renale Elimination: Durch Überwiegen der ionisierten Arzneistoffe nimmt deren passive tubuläre Rückdiffusion ab. In der Vergangenheit war dieses Prinzip zusammen mit der Zufuhr großer Flüssigkeitsmengen zur Steigerung des Urinflusses in der Vergiftungsbehandlung wichtig (sog. forcierte Diurese). Heute stehen mit Hämodialyse und Hämofiltration effektivere und sicherere Eliminationsverfahren zur Verfügung (➤ Kap. 35.1.1).

Zusätzlich sind auch Transportproteine bei der Reabsorption bekannt. PEPT1 und PEPT2 (peptide transporter) reabsorpieren Di- und Tripeptide, u. a. auch beta-Lactam-Antibiotika. Für die Uratreabsorption ist der URAT1 (urate transporter) verantwortlich.

Einfluss der Proteinbindung auf die Elimination

Wie oben dargestellt eliminiert die Niere Arzneistoffe und deren Metaboliten aus dem Blut mittels glomerulärer Filtration und/oder tubulärer Sekretion. Dabei sind die Effekte der Proteinbindung für die glomeruläre und tubuläre Exkretion von Arzneistoffen völlig unterschiedlich. Da Albumin die glomeruläre Membran nicht passiert, wird bei der glomerulären Filtration der albumingebundene Pharmakonanteil nicht filtriert. Die freie Fraktion (f_u) hingegen wird glomerulär filtriert. Die Pharmakonkonzentration im Glomerulusfiltrat entspricht dessen freier Konzentration im Plasma. Die renale Clearance ist somit GFR × f_u. Die glomeruläre Filtrationsrate eines Arzneistoffs ist umgekehrt proportional zum Ausmaß seiner Proteinbindung. Im Gegensatz dazu limitiert die Proteinbindung eines Pharmakons nicht dessen tubuläre Sekretion. Zwar wird auch hier nur die freie Arzneistoffkonzentration durch die Tubuluszellen sezerniert, doch kommt es aufgrund der tubulären Sekretion zu einer Abnahme der freien Plasmakonzentration. Da ein Gleichgewicht zwischen freier und gebundener Arzneistoffkonzentration besteht, führt jede Abnahme in der freien Arzneistoffkonzentration sofort zu einer Dissoziation des Arzneistoffs aus dem Komplex und stellt somit weitere Arzneistoffe für die tubuläre Elimination zur Verfügung. Da es sich bei der Bindung zwischen Arzneistoff und Albumin um einen sehr rasch reversiblen Prozess handelt, wird jede durch den aktiven tubulären Transportmechanismus bedingte Abnahme in der freien Konzentration im Plasma sofort durch Dissoziation aus der gebundenen Konzentration ausgeglichen. Dies ist der Grund dafür, dass bestimmte Penicilline, die zu mehr als 90 % an Albumin gebunden sind, nahezu vollständig durch tubuläre Sekretion während einer einzelnen Nierenpassage entfernt werden.

Analoge Bedingungen treffen für die Biotransformation durch die Leber zu. Während der Passage durch die Leber kann nur die freie Arzneistoffkonzentration in die Leberzelle gelangen. Je größer die Proteinbindung ist, desto geringer wird die freie Konzentration am Ort der Biotransformation sein. Aus den eben dargelegten Zusammenhängen geht hervor, dass **Arzneistoffinteraktionen,** die die Proteinbindung beeinflussen, Rückwirkungen auf die renale und hepatische Elimination und/oder tubuläre Sekretion haben können.

Biliäre Exkretion

Mit den täglich produzierten 500–1 000 ml Galle werden endogene Substanzen wie Bilirubin und Gallensäuren ausgeschieden. 95 % der Gallensäuren werden im Dünndarm reabsorbiert. Für die Aufnahme dieser Substanzen in die Hepatozyten und die Exkretion in die Gallengänge verfügt die Leber analog den Nieren über eine Reihe von aktiven Transportprozessen, für die auch Arzneistoffe und deren Metaboliten Substrate sind. ➤ Abb. 1.44 zeigt eine Übersicht.

Wichtige Transporterproteine, die durch ihre Lokalisation an der **basolateralen Membran der Hepatozyten** für die Aufnahme ihrer Substrate aus dem Pfortaderblut in die Leberzelle verantwortlich sind, sind NTCP (**N**a⁺-**t**_aurocholate_ **c**_otransporting_ **p**_olypeptide_) und verschiedene OATP-Transporter (**o**_rganic_ **a**_nion_ **t**_ransporting_ **p**_olypeptide_). NTCP ist vorwiegend für die Aufnahme von konjugierten Gallensäuren verantwortlich, OATP1B1 hingegen (genetisch als SLCO1B1 bezeichnet) hat ein relativ breites Substratspektrum. Substrate sind z. B. unkonjugierte Gallensäuren, organische Anionen, zahlreiche weitere lipophile Substanzen, das Statin Atorvastatin und das Chemotherapeutikum Methotrexat (➤ Kap. 34.8.1). Genetische Varianten von SCLO1B1 wurden mit der Statin-induzierten Rhabdomyolyse assoziiert. Eine Kombination von genetischen Variationen des SLCO1B1- und SLCO1B3-Gens ist für das mit konjugierter Hyperbilirubinämie einhergehende Rotor-Syndrom verantwortlich. Auch die Kationentransporter OCT1

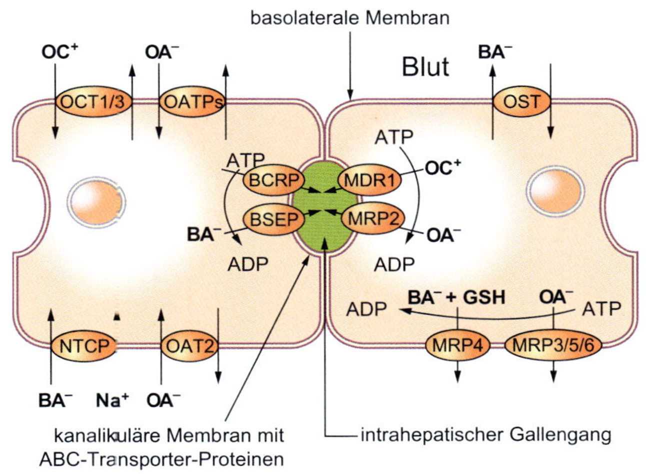

Abb. 1.44 Basolaterale und kanalikuläre Transporterproteine in den Hepatozyten.
(OC⁺ = organisches Kation; OA⁻ = organisches Anion; BA⁻ = Gallensäure; OCT1 = organic cation transporter 1/3; OATP = organic anion transporting polypeptide; OST = organic solute transporters; NTCP = Na⁺-taurocholate cotransporting polypeptide; OAT2 = organic anion transporter 2; BCRP = breast cancer resistance protein; BSEP = bile salt export pump; MDR1 = multidrug resistance protein 1; MRP2/3/4/5/6 = multidrug resistance-associated proteins)

(**o***rganic* **c***ation* **t***ransporter* **1**) und OCT3 sowie der Anionentransporter OAT2 (**o***rganic* **a***nion* **t***ransporter* **2**) kommen basolateral in der Hepatozytenmembran vor. Als Effluxtransporter an der basolateralen Membran des Hepatozyten wurden Transportproteine aus der Familie der „**m**ultidrug **r**esistance-associated **p**roteins" identifiziert (MRP3, -4, -5 und -6). Sie transportieren u. a. organische Anionen aus der Leberzelle ins Blut.

Wichtige Transporterproteine der **kanalikulären Hepatozytenmembran** (➢ Abb. 1.44) sind MDR1 und MRP2. MRP2 pumpt ein breites Spektrum organischer Anionen (z. B. Bilirubindiglucuronid) aus den Hepatozyten in die Galle und transportiert zahlreiche wichtige Arzneistoffe wie Proteaseinhibitoren, Irinotecan und Methotrexat. Genetische Varianten im MRP2-(ABCC2-)Gen sind für das mit konjugierter Hyperbilirubinämie einhergehende Dubin-Johnson-Syndrom verantwortlich. BSEP (**b***ile* **s***alt* **e***xport* **p***ump;* ABCB11) transportiert Gallensäuren in die Galle. BCRP (**b***reast* **c***ancer* **r***esistance* **p***rotein,* ABCG2) ist wichtig für die Ausscheidung von sulfatierten Steroidkonjugaten bzw. auch Gallensäurekonjugaten in den Darm. Es verdankt seinen Namen der Entdeckung in einer Brustkrebszelllinie, die für eine Vielzahl von Arzneistoffen resistent war.

Intestinale Sekretion

Die Resorption von Arzneistoffen nach oraler Gabe erfolgt i. d. R. abhängig von ihren physikochemischen Eigenschaften durch passive Diffusion. Untersuchungen haben jedoch gezeigt, dass ABC-Transporter wie P-Glykoprotein (MDR1) in der Darmmucosa eine aktive Barrierefunktion ausüben (➢ Abb. 1.45).

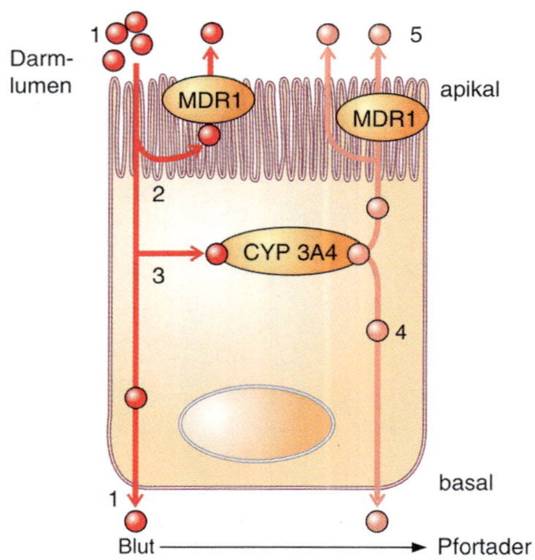

Abb. 1.45 Intestinale Sekretion von Arzneistoffen (dunkelroter gefüllter Kreis) und Metaboliten (hellroter gefüllter Kreis) durch den P-Glykoprotein-(MDR1)-Transporter.
(1) Diffusion des Arzneistoffs in die Enterozyten und Übertritt ins Blut. (2) Sekretion des Arzneistoffs in das Darmlumen. (3) Metabolisierung des Arzneistoffs, wobei (4) ein Teil der Metaboliten in das Blut übertritt und (5) ein Teil durch P-Glykoprotein in das Darmlumen sezerniert wird.

Sie sind in der apikalen Enterozytenmembran lokalisiert und im Zusammenspiel mit den in denselben Zellen vorhandenen arzneistoffmetabolisierenden Enzymen für die sehr niedrige orale Bioverfügbarkeit mancher Arzneistoffe verantwortlich. Sie transportieren in die Enterozyten aufgenommene Fremdstoffe zurück in das Darmlumen. Dadurch wird die intrazelluläre Arzneistoffkonzentration niedrig gehalten und eine Sättigung der arzneistoffmetabolisierenden Enzyme verhindert. So resultiert eine effektivere Metabolisierung. Zudem werden in den Enterozyten gebildete Metaboliten über die Transporter in das Darmlumen sezerniert; möglicherweise wird dadurch eine Produkthemmung der arzneistoffmetabolisierenden Enzyme aufgrund hoher intrazellulärer Metabolitenkonzentrationen verhindert. Auch dies trägt zu einem effektiveren First-Pass-Metabolismus bei. So kommt es zu der teilweise sehr niedrigen Bioverfügbarkeit von HIV-1-Proteaseinhibitoren wie Indinavir, Nelfinavir und Saquinavir. Welchen Anteil an der Gesamtelimination die intestinale Sekretion von Arzneistoffen und Metaboliten im Vergleich zur renalen und biliären Exkretion ausmacht, ist bisher nur unvollständig bekannt.

Induktion und Hemmung von Arzneistofftransportern

Wie arzneistoffmetabolierende Enzyme (➢ Kap. 1.4) können Arzneistoffe auch Membrantransporter sowohl induzieren als auch inhibieren. Dadurch wird die Bioverfügbarkeit von Medikamenten, die über diese Membranproteine transportiert werden, beeinflusst. Zahlreiche klinisch relevante Beispiele sind dafür bekannt. Im Falle des intestinalen Transporters P-Glykoprotein (MDR1) können Wirkstoffe wie Rifampicin (➢ Abb. 1.46) oder Johanniskraut die Expression von P-Glykoprotein induzieren und damit die Transporteraktivität steigern, womit die orale Bioverfügbarkeit von P-Glykoprotein-Substraten vermindert wird. So werden bei Patienten, die mit dem Herzglykosid Digoxin und gleichzeitig mit Rifampicin behandelt wurden, nur subtherapeutische Plasmakonzentrationen von Digoxin erreicht. Für das Immunsuppressivum Ciclosporin wurde mehrfach beschrieben, dass bei gleichzeitiger Gabe von Johanniskraut als Antidepressivum die Ciclosporin-Plasmaspiegel unter dem therapeutischen Bereich lagen, was zu akuten Abstoßungsreaktionen nach Organtransplantation führte. Auch hier induzieren Extrakte aus Johanniskraut intestinales P-Glykoprotein, wobei zusätzlich auch das Cytochrom-P_{450}-3A4-Enzym induziert und damit die hepatische Metabolisierung von Ciclosporin gesteigert wird (➢ Kap. 1.4.4).

Eine Hemmung intestinalen P-Glykoproteins durch Arzneistoffe wie Amiodaron, Chinidin, Clarithromycin, Spironolacton oder Verapamil kann zu erhöhten Plasmakonzentrationen von P-Glykoprotein-Substraten führen. In der Folge kann deren Wirkung verlängert oder verstärkt sein, und es können unerwünschte Arzneimittelwirkungen auftreten. Auch hier ist Digoxin mit seiner geringen therapeutischen Breite ein gutes Beispiel (➢ Abb. 1.47). Seine schon lange bekannten Wechselwirkungen mit Amiodaron, Chinidin, Clarithromycin, Spironolacton oder Verapamil lassen sich auf eine intestinale P-Glycoprotein-Hemmung zurückführen.

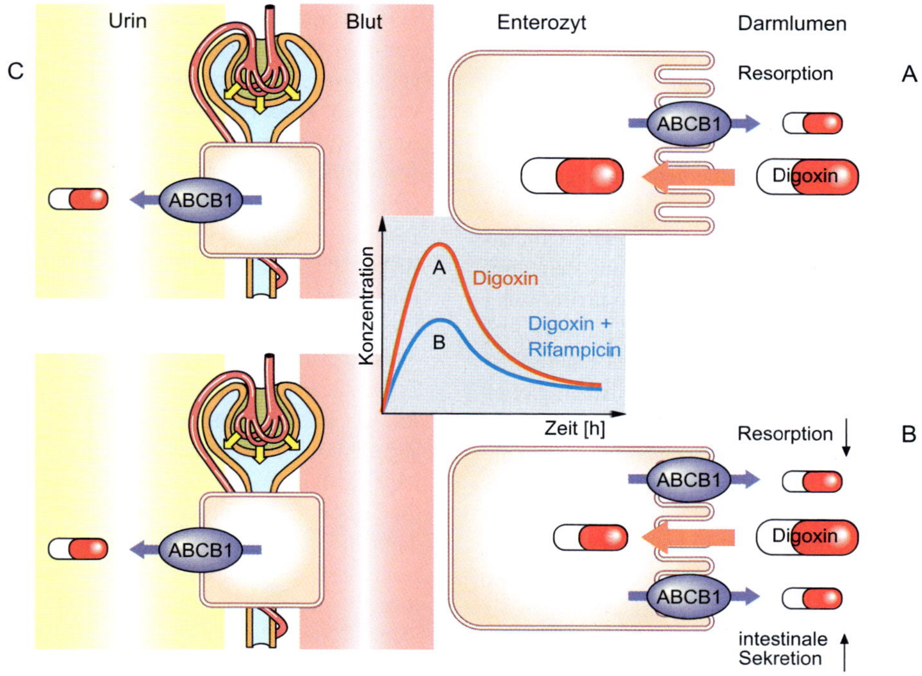

Abb. 1.46 Induktion des intestinalen Arzneistofftransports.
Digoxin ist ein Substrat des Effluxtranporters P-Glykoprotein, der im Darmepithel exprimiert ist und einen Teil des intrazellular aufgenommenen Digoxins in das Darmlumen zurücktransportiert (A). Rifampicin ist einer der potentesten Induktoren von P-Glykoprotein, was im Falle einer Comedikation mit Digoxin zu einem gesteigerten Efflux von Digoxin aus dem Enterozyten führt (B) und damit die Bioverfügbarkeit von Digoxin drastisch verringert. Die renale Exkretion von Digoxin bleibt unverändert, da P-Glykoprotein in der Niere durch Rifampicin nicht induziert wird (C).

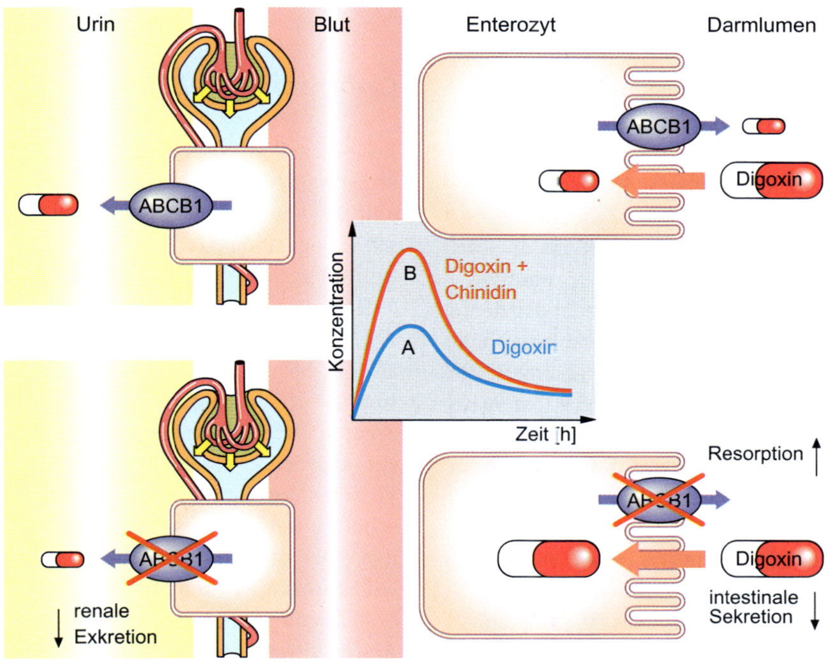

Abb. 1.47 Hemmung des intestinalen Arzneistofftransports.
Die Gabe des Antiarrhythmikums Chinidin bei gleichzeitiger Digoxin-Behandlung führt zu einer gesteigerten Resorption von Digoxin und erhöhten Digoxin-Plasmakonzentrationen durch eine verminderte intestinale Sekretion via Hemmung des Effluxtransporters P-Glykoprotein im Enterozyten. Da Chinidin P-Glykoprotein im proximalen Tubulus hemmt, kommt es zu einer verminderten renalen Exkretion von Digoxin. Beide Prozesse resultieren in einer drastisch erhöhten Plasmakonzentration für Digoxin.

1.4.6 Pharmakogenetik

Die **Pharmakogenetik** untersucht, inwieweit Polymorphismen oder seltene genetische Varianten die Pharmakokinetik und Pharmakodynamik eines Arzneistoffs beeinflussen. Der Begriff „Pharmakogenetik" wurde 1959 von dem Heidelberger Humangenetiker Friedrich Vogel (1925–2006) geprägt.

Von einem genetischen Polymorphismus sprechen wir, wenn ein monogen vererbtes Merkmal in der Bevölkerung in mindestens zwei Phänotypen und damit mindestens zwei Genotypen auftritt, wobei keines der Allele eine geringere Häufigkeit als 1–2 % aufweist. Bei einer Allelfrequenz < 1 % spricht man von seltenen genetischen Varianten. Für die Häufigkeit genetischer Polymorphismen gibt es erhebliche ethnische Unterschiede.

In den vergangenen Jahren ist der Begriff **Pharmakogenomik** in die Literatur eingeführt worden. Im Gegensatz zur Pharmakogenetik, die sich mit den Konsequenzen von genetischen Varianten befasst, nutzt die Pharmakogenomik einen genomweiten Ansatz zur Identifizierung von Genen, die auch an der Entstehung von Erkrankungen beteiligt sind. Dieser Ansatz trägt zu einer neuen Krankheits- und Therapieklassifikation auf molekularer Ebene bei und erlaubt es, wie am Beispiel der Imatinib-Therapie bei Bcr-Abl-positiven Leukämien und der chronisch myeloischen Leukämie anschaulich gezeigt, bei genetisch definierten Untergruppen von Patienten eine spezifische Arzneistofftherapie einzusetzen.

Pharmakogenetische Phänomene lassen sich auf die folgenden **Mechanismen** zurückführen:

1. Arzneistoffe werden enzymatisch so verändert, dass sie schneller aus dem Organismus ausgeschieden werden. In der Regel besitzen diese Stoffwechselprodukte keine Wirkung oder eine geringere als der Arzneistoff. Bisher sind eine Vielzahl von Varianten in den Genen identifiziert worden, die die Synthese arzneistoffabbauender Enzyme kontrollieren. Varianten, die einen Funktionsverlust bewirken, führen zu einer sehr langsamen Elimination von Medikamenten, die Substrate für diese Enzyme sind. Es kommt zur Akkumulation im Organismus und daraus resultierend zu unerwünschten Arzneimittelwirkungen (➤ Abb. 1.48A). Im Falle jener Arzneistoffe, die ihre Wirkung erst als Metabolit entfalten (Pro-Drugs), kommt es umgekehrt zum Wirkverlust. Individuen mit einem defizienten Metabolismus bestimmter Arzneistoffe bezeichnet man phänotypisch als **defiziente Metabolisierer** (poor metabolizers, PM) im Unterschied zu den **normalen Metabolisierern** (extensive metabolizers, EM). Zusätzlich können sog. **intermediäre Metabolisierer** (indermediate metabolizers, IM) bzw. **extrem schnelle Metabolisierer** (ultra rapid metabolizers, UM) unterschieden werden. ➤ Tab. 1.8 fasst Beispiele genetischer Polymorphismen und seltener Defekte arzneistoffabbauender Enzyme zusammen.
2. An der Aufnahme von Arzneistoffen aus dem Darm in den Organismus, dem Übertritt aus der Blutbahn an den Wirkort (z. B. Gehirn) und der Ausscheidung über die Leber und Niere sind Transporterproteine beteiligt. Transporter in den Endothelzellen der Blutkapillaren des Gehirns sind Bestandteil der Blut-Hirn-Schranke. Genetische Varianten, die die Expression und Funktion von Transporterproteinen verändern, beeinflussen Umfang und Geschwindigkeit des Transports. In Abhängigkeit vom Genotyp kann somit der Transfer von Arzneistoffen aus der Blutbahn an den Wirkort erheblich variieren. Trotz vergleichbarer Plasmakonzentrationen eines Arzneistoffs können somit Wirkung und unerwünschte Arzneimittelwirkungen von Patient zu Patient sehr unterschiedlich sein (➤ Abb. 1.48B). Ein Beispiel ist eine genetische Variante des hepatischen Aufnahmetransporter SLCO1B1 (OATP1B1), die ein Risikofaktor für die Statin-induzierte Rhabdomyolyse ist.
3. Die Wirkung von Arzneistoffen erfolgt über die Bindung an Zellstrukturen (Rezeptoren; ➤ Kap. 1.2.1). Varianten dieser Zellstrukturen können dazu führen, dass trotz vergleichbarer Arzneistoffkonzentrationen am Wirkort keine oder nur eine abgeschwächte Wirkung resultiert (➤ Abb. 1.48C). Eine fehlende Wirkung kann auch darauf zurückzuführen sein, dass die Zielstruktur nicht vorhanden ist (z. B. keine Wirkung von Tamoxifen beim Mammakarzinom bei fehlender Estrogenrezeptorexpression). Wichtige weitere Beispiele für polymorphe Rezeptoren sind die β_1- bzw. β_2-Adrenozeptoren, verschiedene Dopaminrezeptoren und der Vitamin-D-Rezeptor. Als polymorphe wirkungsvermittelnde Enzyme sind das Angiotensin-Conversionsenzym, Apolipoprotein E und die 5-Lipoxygenase zu nennen.

Im Folgenden werden die Polymorphismen der Enzyme CYP2D6, CYP2C19 und NAT II mit ihren Konsequenzen für die Arzneitherapie dargestellt. Eine systematische Zusammenstellung aller bisher bekannten Polymorphismen von Cytochrom-P_{450}-Enzymen ist unter der Webseite www.pharmvar.org/genes zu finden.

Cytochrom-P_{450}-2D6-Polymorphismus

Bei diesem Polymorphismus (➤ Abb. 1.49), der nach den beiden zu seiner Entdeckung führenden Arzneistoffen auch Spartein/Debrisoquin-Polymorphismus genannt wird, wird in 5–10 % der europäischen Population das Cytochrom-P_{450}-2D6 (CYP2D6) nicht normal exprimiert.

Das die Synthese dieses Cytochroms codierende Gen ist auf dem langen Arm des Chromosoms 22 lokalisiert. Von den mehr als 140 bisher identifizierten Allelen sind wenigstens 40 dafür verantwortlich, dass **CYP 2D6 nicht gebildet** wird. Bei homozygoten Defektallelträgern für diese Varianten resultiert daraus ein defizienter Metabolisierer-Phänotyp. Des Weiteren sind Varianten bekannt, bei denen ein **in seinen katalytischen Eigenschaften verändertes Enzym gebildet** wird, was phänotypisch mit einer herabgesetzten CYP-2D6-Aktivität einhergeht und zu einem **intermediären Metabolisierer-Phänotyp** führt. Auch hier besteht unter Standarddosis ein erhöhtes Risiko für unerwünschte Arzneimittelwirkungen. Bei mehr als 70 Arzneistoffen wird der Metabolismus nahezu ausschließlich oder teilweise durch CYP2D6 katalysiert. Es handelt sich dabei um Antiarrhythmika der Klasse I, Neuroleptika, Antidepressiva, einige β-Blocker, 5-HT_3-Rezeptor-Antagonisten, Amphetamin und Derivate, Opioide und Tamoxifen. Da bei defizienten Metabolisierern die Elimination der

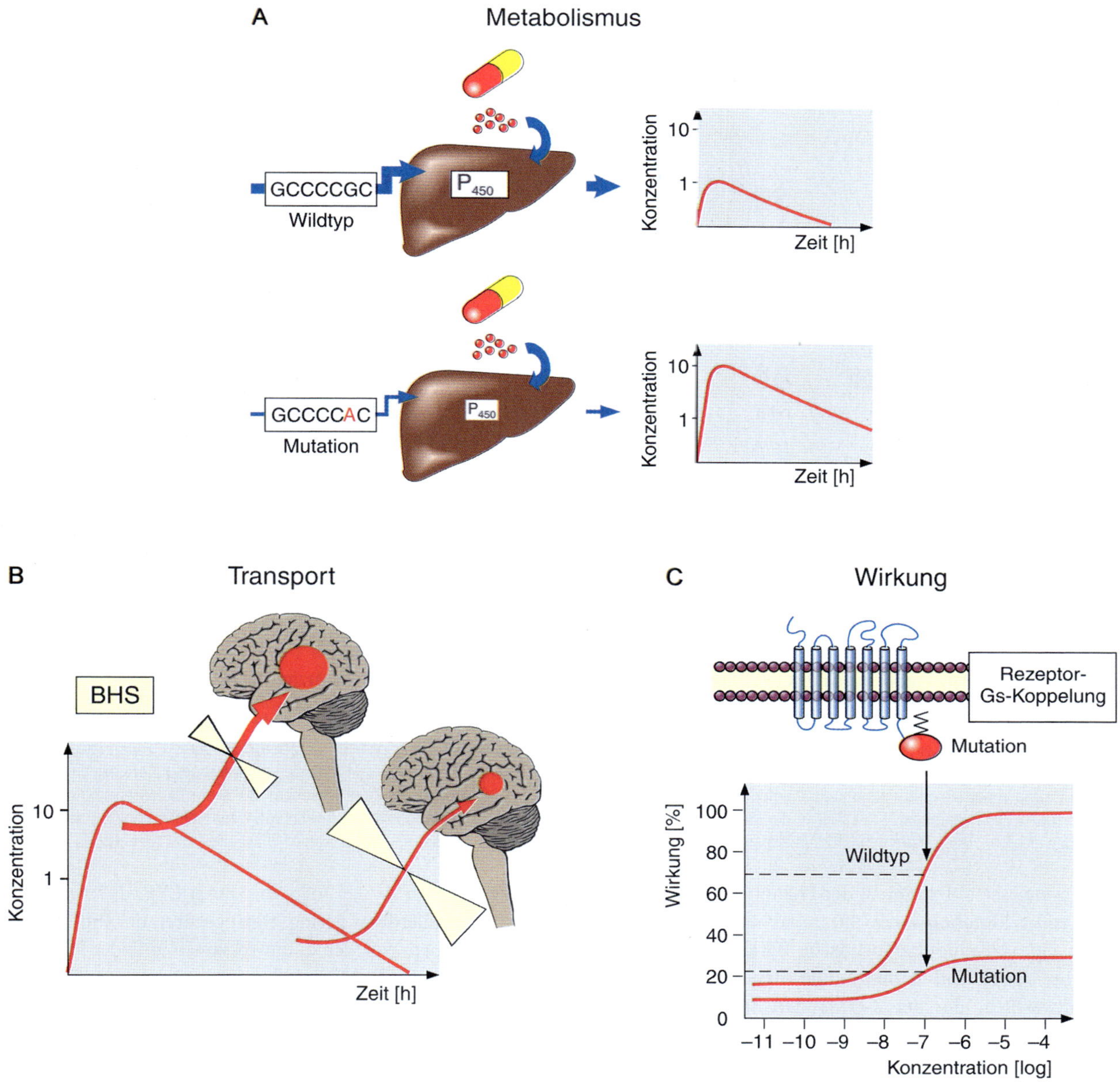

Abb. 1.48 Pharmakogenetische Mechanismen variabler Arzneistoffwirkungen.

A) Metabolismus: Varianten im Cytochrom-P_{450}-Gen führen zu verminderter oder fehlender Synthese des Enzyms in der Leber. Erhalten Patienten, die Träger dieser Genvariante sind, die gleiche Dosis wie Patienten mit dem Wildtyp, kommt es zur Kumulation des Arzneistoffs und damit zum Auftreten von unerwünschten Arzneimittelwirkungen.

B) Transport: An der Aufnahme in den und der Ausscheidung aus dem Organismus sowie dem Übertritt von Arzneistoffen aus dem Blut in das Gewebe sind Transportproteine beteiligt. P-Glykoprotein (Pgp), das Produkt des ABCB1-Gens, ist Bestandteil der Blut-Hirn-Schranke (BHS). Varianten, die die Funktion oder die Expression von Pgp herabsetzen, führen zu vermehrtem Übertritt des Arzneistoffs in das Gehirn. Trotz gleicher Plasmakonzentration ist bei einer genetischen Variante die Konzentration am Wirkort höher und kann damit zu einer verstärkten Wirkung führen.

C) Wirkung: Die Arzneistoffwirkung wird i. d. R. durch Rezeptoren vermittelt. Varianten des Rezeptors führen dazu, dass sich im Vergleich zum Wildtyp trotz vergleichbarer Konzentration am Rezeptor die Wirkungen deutlich unterscheiden.

betroffenen Arzneistoffe erheblich eingeschränkt ist, kommt es zur Kumulation und daraus resultierend zu unerwünschten Arzneimittelwirkungen (➤ Abb. 1.49). So treten von der Plasmakonzentration abhängige unerwünschte Arzneimittelwirkungen unter einer Therapie mit Antiarrhythmika und Antidepressiva nahezu ausschließlich bei defizienten Metabolisierern auf. Ein Beispiel für die Verlängerung der Eliminationshalbwertszeit wurde schon oben gegeben: das Perhexilin (➤ Abb. 1.25). Andererseits kann das Fehlen von CYP2D6 zur verminderten Bildung aktiver Metaboliten führen, z. B. beim Tamoxifen. Deshalb haben CYP2D6-defiziente Patientinnen mit Brustkrebs und Tamoxifentherapie ein erhöhtes Rezidivrisiko.

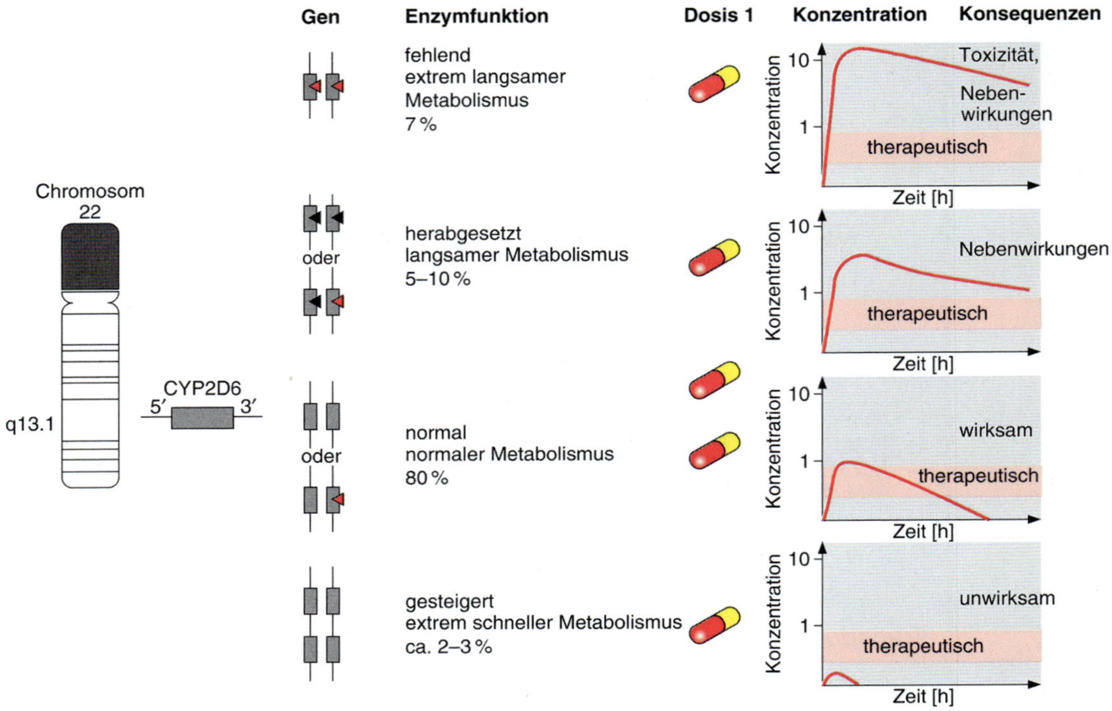

Abb. 1.49 Genetischer Polymorphismus des CYP2D6-Gens und Konsequenzen für davon betroffene Arzneistoffe.
Erhalten Patienten, wie in der Abbildung dargestellt, die gleiche Dosis eines Arzneistoffs, der überwiegend durch CYP2D6 abgebaut wird, so resultieren daraus in Abhängigkeit vom Genotyp extreme Unterschiede in den Plasmakonzentrationen. Bei ca. 7 % der Patienten europäischer Herkunft, die homozygot für zwei nichtfunktionelle Allele sind, wird kein funktionsfähiges Enzym gebildet. Daraus resultiert ein extrem langsamer Metabolismus (oberste Zeile). Etwa 5–10 % der Patienten haben einen eingeschränkten Metabolismus. Der Grund dafür ist, dass diese Patienten homozygot für Varianten mit herabgesetzter Enzymfunktion oder heterozygot für diese Varianten in Kombination mit einem nichtfunktionellen Allel für CYP2D6 sind (zweite Zeile von oben). 80 % der Patienten sind normale Metabolisierer (dritte Zeile von oben). Etwa 2–3 % der Patienten haben einen extrem schnellen Metabolismus aufgrund von Genamplifikationen. Unter Standarddosierung finden sich bei diesen Patienten kaum messbare Plasmakonzentrationen mit einer fehlenden therapeutischen Wirksamkeit des Arzneistoffs (unterste Zeile).

Das entgegengesetzte Extrem ist der Phänotyp der sogenannten **extrem schnellen Metabolisierer** (ultrarapid metabolizers, UM) als Ursache für eine fehlende therapeutische Wirksamkeit. Genetisch ist dafür eine Amplifikation bestimmter Bereiche des CYP2D6-Gens verantwortlich, die bei 2–3 % der Bevölkerung auftritt (➤ Abb. 1.49). Beim Antidepressivum Nortriptylin, einem Substrat von CYP2D6, muss in Abhängigkeit vom Metabolisierer-Phänotyp die Dosierung zwischen 10 und 500 mg variiert werden, um den gewünschten therapeutischen Effekt zu erzielen und unerwünschte Arzneimittelwirkungen zu vermeiden.

Cytochrom-P_{450}-2C19-Polymorphismus

Etwa 2–5 % der europäischen Bevölkerung sind nicht in der Lage, den Hauptmetaboliten des Antiepileptikums Mephenytoin zu bilden, daher auch Mephenytoin-Polymorphismus. Das Enzym ist Cytochrom-P_{450}-2C19 (CYP2C19). Bisher sind mehrere Allele mit fehlender oder herabgesetzter Enzymfunktion identifiziert worden. Defiziente Metabolisierer sind homozygot für ein autosomal-rezessives Allel. Interessant ist, dass der CYP2C19-Metabolisierungsdefekt bei Japanern, Koreanern und Chinesen mit einer Häufigkeit von 15–23 % auftritt, bei Europäern dagegen nur in 2–5 % (➤ Tab. 1.8).

Die Zahl der Arzneistoffe, die durch CYP2C19 verstoffwechselt werden, ist allerdings gering. Dazu gehören der Protonenpumpenhemmer Omeprazol, der zu unwirksamen, und der Plättchenaggregationshemmer Clopidogrel, der zu einem wirksamen Metaboliten umgewandelt wird. Patienten mit homozygot defizientem oder heterozygotem Genotyp, die wegen eines peptischen Ulkus mit Omeprazol behandelt werden, sprechen besser auf die Therapie an als Patienten mit einem normalen Metabolismus. Umgekehrt haben Patienten mit einem defizientem Genotyp, die nach einer Stent-Implantation mit Clopidogrel behandelt werden, ein höheres Risiko einer Stent-Thrombose.

N-Acetyltransferase-II-Polymorphismus

Der Polymorphismus der N-Acetyltransferase II (NAT II) manifestiert sich in der Bevölkerung in den beiden Phänotypen Schnell- und Langsam-Acetylierer. Die Häufigkeit variiert in verschiedenen Ethnizitäten erheblich. Beträgt der Anteil der Langsam-Acetylierer in der europäischen und afrikanischen Bevölkerung ca. 50 % (➤ Tab. 1.8), so sind Chinesen, Japaner und Inuit nahezu ausschließlich Schnell-Acetylierer (> 90 %). Für die NAT II sind bisher wenigstens 25 Varianten beschrieben worden,

Tab. 1.8 Genetische Polymorphismen und seltene Defekte arzneistoffabbauender Enzyme

Enzym	Häufigkeit defizienter Metabolisierer in der europäischen Bevölkerung
CYP 2A6	1–2 %
CYP 2D6	5–10 %
CYP 2C9	≈ 2 %
CYP 2C19	2–5 %
ADH 2 (Alkoholdehydrogenase)	5–20 %
ALDH 2 (Aldehyddehydrogenase)	Bei Kaukasiern extrem selten, in Asien bis 50 %
FMO 3 (Flavin-Monooxygenase)/Fish-Odor-Syndrom	≈ 0,5 %
DPD (Dihydropyrimidin-Dehydrogenase)[1]	≈ 1:100 000
Pseudo- oder Butyrylcholinesterase	≈ 0,05 %
Paraoxonase[2]	5–10 %
UGT 1A1 (Uridindiphosphat-Glucuronosyltransferase)	5–7 %
GST (Glutathion-S-Transferasen)	GST T1 ≈ 38 %, GST M1 30–60 %
NAT II (N-Acetyltransferase)	≈ 50 %
TPMT (Thiopurin-S-Methyltransferase)	0,2 %

[1] Die Dihydropyrimidin-Dehydrogenase (DPD) katalysiert den initialen reduktiven Abbauweg endogener Pyrimidine wie Thymin und Uracil und des Zytostatikums 5-Fluorouracil und Capacetabin.

[2] Die Paraoxonase ist eine plasmatische Arylesterase. Substrate sind aromatische Carbonsäureester, Carbamate und organische Phosphorsäureester, wie z. B. Paraoxon, das nach metabolischer Umwandlung aus dem Pflanzenschutzmittel Parathion (= E605) entsteht.

die mit einem Funktionsverlust oder einer Funktionseinschränkung assoziiert sind. Langsam-Acetylierer sind homozygot für ein autosomal-rezessives Allel. Isoniazid, Hydralazin, Procainamid, Dapson, Sulfamethazin und Aminoglutethimid unterliegen diesem Acetylierungspolymorphismus.

Der Polymorphismus ist wichtig für unerwünschte Arzneimittelwirkungen. Bei Langsam-Acetylierern kommt es nach Gabe von Isoniazid häufiger zu einer Hepatitis, nach Procainamid oder Hydralazin häufiger zu einem arzneistoffinduzierten Lupus-erythematodes-Syndrom und nach Gabe von Sulfonamiden häufiger zu einer allergischen Reaktion im Sinne eines Stevens-Johnson-Syndroms. Ein Unterschied zwischen Schnell- und Langsam-Acetylierern hinsichtlich der Wirksamkeit von Isoniazid bei Lungentuberkulose ist bei der bei uns üblichen Therapie, die in der täglichen Verabreichung von Isoniazid in Kombination mit anderen Tuberkulostatika besteht, nicht zu erwarten. Der Unterschied hat jedoch Relevanz für die Tuberkulosebehandlung in Ländern der Dritten Welt, wenn Therapieschema mit ein- oder zweimal wöchentlicher Verabreichung von Isoniazid Anwendung finden. Unter diesen Bedingungen sind Therapieversager bei Schnell-Acetylierern wesentlich häufiger als bei Langsam-Acetylierern.

1.5 Arzneistoffkonzentration im Organismus in Abhängigkeit von der Zeit: Pharmakokinetik im engeren Sinn

Michel Eichelbaum, Matthias Schwab

Die **Pharmakokinetik** ist die Lehre von der quantitativen Auseinandersetzung zwischen Organismus und Pharmakon (Dost, 1953) und beschreibt dessen Verhalten im Organismus. Mithilfe weniger relevanter pharmakokinetischer Parameter können Dosis und Dosisintervall eines Pharmakons so ausgewählt werden, dass therapeutisch wirksame Plasmakonzentrationen erzielt werden. Darüber hinaus kann bei Kenntnis der Eliminationswege vorhergesagt werden, ob und in welchem Umfang Funktionsänderungen von Leber und Niere die Ausscheidung eines Pharmakons verändern und somit eine Dosisanpassung notwendig ist.

Die Pharmakokinetik betrachtet den Organismus als ein offenes System, das sich in einem Gleichgewichtszustand befindet. Die Gabe eines Pharmakons stellt eine Störung dieses Gleichgewichtszustands dar und der Körper eliminiert den Fremdstoff, um das Gleichgewicht wiederherzustellen.

Zum Verständnis der in der Folge zu erörternden Zusammenhänge werden jene Prozesse und ihre Beschreibung in Form der Pharmakokinetik dargestellt, die nach Gabe eines Arzneimittels ablaufen und seine Elimination aus dem Körper bestimmen. Auf eine eingehende Diskussion pharmakokinetischer Modelle wird dabei verzichtet.

1.5.1 Pharmakokinetische Parameter

Clearance

Der für ein rationales Dosierungsschema wichtigste pharmakokinetische Parameter ist die **Clearance (Cl).** In Analogie zum Clearance-Begriff aus der Nierenphysiologie wird die Clearance in der Pharmakokinetik als ein quantitatives Maß benutzt, um die Geschwindigkeit zu charakterisieren, mit der Pharmaka aus dem Organismus oder durch ein spezifisches Organ entfernt werden. Dabei stellen die Biotransformation durch Leber und Darm, die Ausscheidung durch die Niere, die biliäre und fäkale Exkretion und die Exhalation durch die Lunge die wesentlichen Eliminationswege dar. Die Summe der Clearances durch spezifische Organe ergibt die totale Plasma-Clearance, die auch als totale Körper-Clearance bezeichnet wird. Bei Kenntnis der Fraktion der Dosis, die durch ein spezifisches Organ eliminiert wird, kann die entsprechende Organclearance berechnet werden. Bei einer hepatischen Clearance von 1 200 ml/min wird somit pro Minute die Menge an Pharmakon in der Leber entfernt, die in 1 200 ml Plasma vorhanden ist. Die Clearance wird experimentell ermittelt, indem man den zeitlichen Verlauf der Plasmakonzentration nach Gabe des Arzneimittels bestimmt und die Fläche unter der Plasmakonzentrations-Zeit-Kurve (AUC) berechnet.

Die Plasma-Clearance wird aus applizierter Dosis (D) und der Fläche unter der Plasmakonzentrations-Zeit-Kurve (AUC; Menge × Zeit/Volumen) berechnet.

1

$$Cl = \frac{D}{AUC}$$

Die **Clearance** hat die Dimension Volumen pro Zeiteinheit. Sie ist der entscheidende pharmakokinetische Parameter, der unter Dauermedikation neben verabreichter Dosis (D), Bioverfügbarkeit (F) und Dosisintervall (τ) die Steady-State-Plasmakonzentrationen (C_{ss}) gemäß folgender Beziehung bestimmt:

$$C_{ss} = \frac{D \cdot F}{Cl \cdot \tau}$$

Bei gleicher Dosis, Bioverfügbarkeit und Dosisintervall ist die Clearance der Parameter, der die Steady-State-Plasmakonzentrationen bestimmt. Mithilfe dieses Parameters können Dosis und Dosisintervall so gewählt werden, dass die Steady-State-Konzentrationen im therapeutisch wirksamen Bereich liegen und toxische Konzentrationen vermieden werden. Es ist die interindividuelle Variabilität in der Clearance, die dafür verantwortlich ist, dass bei gleicher Dosis und gleichem Dosisintervall die Plasmakonzentrationen und damit Wirkungen und unerwünschte Arzneimittelwirkungen von Patient zu Patient so unterschiedlich sind.

Die Kenntnis der Clearance ist Voraussetzung, um eine für den individuellen Patienten angepasste Dosierung vornehmen zu können. Da die Clearance durch die biologische Individualität des Patienten bestimmt ist und vom Arzt nicht beeinflusst werden kann, beeinflusst er durch Dosis und Dosisintervall die Plasmakonzentrationen und damit den Therapieeffekt und eventuelle unerwünschte Arzneimittelwirkungen.

Durch welche Clearance-Prozesse die Elimination des Pharmakons erfolgt, wird durch dessen physikochemische Eigenschaften bestimmt. Polare, wasserlösliche Pharmaka werden i. d. R. in unveränderter Form über die Niere ausgeschieden. Für lipophile Arzneistoffe stellt deren renale Elimination einen sehr ineffizienten Ausscheidungsweg dar, da diese Arzneistoffe aufgrund ihrer Lipophilie über tubuläre Reabsorption nahezu komplett wieder in den Organismus aufgenommen werden. Dabei ist das Ausmaß der tubulären Reabsorption vom pK_a-Wert des Arzneistoffs und vom Urin-pH abhängig. Anhand pharmakokinetischer Modellberechnungen kann man vorhersagen, dass bei alleiniger renaler Ausscheidung die Elimination lipophiler Arzneistoffe Wochen oder Monate dauern würde (➤ Abb. 1.25).

Erfolgt die Elimination eines Pharmakons aus dem Organismus überwiegend durch dessen Verstoffwechslung in der Leber, dann entspricht die Blut/Plasma-Clearance der metabolischen Clearance und diese somit der hepatischen Clearance. Die Clearance ist dabei abhängig vom Leberblutfluss, der Leberzellmasse, der Aktivität arzneistoffmetabolisierender Enzyme und der Eiweißbindung. Die **hepatische Clearance (Cl_H)** wird aus Leberblutfluss (Q_H) und Extraktionsquotient (E_H)

$$Cl_H = Q_H \cdot E_H$$

berechnet und der **Extraktionsquotient** folgendermaßen ermittelt:

$$E_H = \frac{C_a - C_v}{C_a} \cdot Q_H$$

Dabei entspricht C_a der Konzentration im einströmenden und C_v der Konzentration im ausströmenden Blut. Dieser Extraktionsquotient gibt die Fraktion des Arzneistoffs an, die bei jeder Passage durch die Leber entfernt wird. Er wird im Wesentlichen durch Menge und katalytische Aktivität der arzneistoffmetabolisierenden Enzyme in der Leber bestimmt. Bei einem Extraktionsquotienten von 0,8 werden somit bei jeder Leberpassage 80 % der im Blut vorhandenen Arzneistoffmenge extrahiert. Lediglich 20 % passieren die Leber unverändert via Lebervenen und gelangen in den systemischen Kreislauf. Da der Extraktionsquotient E i. d. R. nur tierexperimentell ermittelt werden kann, wird E aus Blut/Plasma-Clearance und Leberblutfluss ermittelt. Werden > 90 % des Arzneistoffs in der Leber metabolisiert, dann entspricht die Blut-Clearance in etwa der hepatischen Clearance Cl_H, sodass unter der Annahme eines mittleren Q_H von 1 500 ml/min E ermittelt werden kann:

$$E = \frac{Cl_H}{Q_H}$$

Anhand des Extraktionsquotienten teilt man Arzneistoffe in solche mit hoher Extraktion (> 0,7) und solche mit niedriger Extraktion (< 0,3) ein. Da die Clearance vom Leberblutfluss und vom Extraktionsquotienten abhängig ist, folgt daraus, dass für Arzneistoffe mit hohem Extraktionsquotienten die Clearance hoch, mit niedrigem Extraktionsquotienten die Clearance niedrig ist. Im Falle der Pharmaka mit hohem E wird deren Clearance nach i.v.-Gabe vom Leberblutfluss abhängen. Bei Arzneistoffen mit niedriger E ist der Einfluss der Leberdurchblutung auf deren Clearance gering.

Diese Zusammenhänge erklären, warum bei Pharmaka mit hohem Extraktionsquotienten trotz vollständiger oraler Resorption die Bioverfügbarkeit niedrig ist, da das Gros der Dosis via Pfortader zunächst die Leber passieren muss. Bei einem Extraktionsquotienten von 0,8 werden 80 % der applizierten Dosis während der ersten Leberpassage metabolisiert und lediglich 20 % sind systemisch verfügbar. Vollständige Resorption vorausgesetzt, ist die biologische Verfügbarkeit von Pharmaka mit niedrigem Extraktionsquotienten hoch. Dieses Phänomen bezeichnet man als präsystemische Elimination oder First-Pass-Metabolismus. Die **biologische Verfügbarkeit** einer Substanz ist somit nach oraler Gabe:

$$F = 1 - E$$

Hierbei wird allerdings der Beitrag durch den Metabolismus in der Darmwand auf die Bioverfügbarkeit vernachlässigt (➤ Abb. 1.50).

Für eine Reihe Pharmaka mit ausgeprägter präsystemischer Elimination wurde gezeigt, dass das Ausmaß des First-Pass-Metabolismus durch die Darmwand in der gleichen Größenordnung wie der Leber liegt, sodass die orale Bioverfügbarkeit bestimmt wird durch **gastrointestinale E_{GI}-und hepatische E_H-Extraktionsrate:**

$$F_{oral} = F_{abs}\,(1-E_{GI}) \cdot (1-E_H)$$

Verteilungsvolumen

Das **Verteilungsvolumen V** setzt die im Körper vorhandene Arzneistoffmenge in Beziehung zu dessen Blut-/Plasmakonzentration

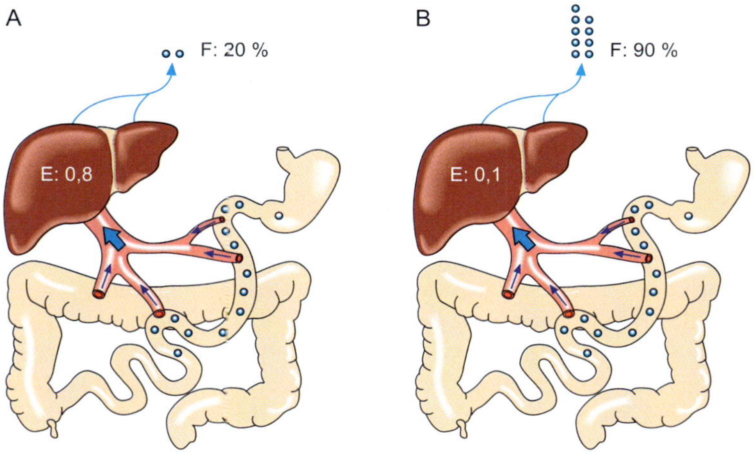

Abb. 1.50 Einfluss einer hohen (A) und niedrigen (B) hepatischen Extraktion (E) auf die absolute biologische Verfügbarkeit zweier Arzneistoffe, die nach oraler Gabe vollständig resorbiert werden.
Biologische Verfügbarkeit: F = 1 – E

und ist ein berechnetes Volumen, in dem sich das zugeführte Pharmakon zu verteilen scheint. Es handelt sich um eine fiktive Größe, die keinem anatomischen oder physiologischen Raum entspricht. V wird aus applizierter Dosis (D) und der Plasmakonzentration (C_0) unmittelbar nach i. v. Gabe des Arzneistoffs berechnet:

$$V = D / C_0$$

Nach Gabe der gleichen Dosis zweier Arzneimittel sind die Blut- oder Plasmakonzentrationen unterschiedlich, wenn deren Verteilungsvolumina unterschiedlich sind, da C = D ÷ V. Bei Kenntnis des Verteilungsvolumens und der Plasmakonzentration kann die im Organismus vorhandene Arzneistoffmenge D aus V × C berechnet werden. In Abhängigkeit von den physikochemischen Eigenschaften der Pharmaka variiert das Verteilungsvolumen zwischen wenigen Litern, die in etwa dem intravasalen Volumen entsprechen, und mehreren tausend Litern (➤ Abb. 1.51). Große, d. h. das

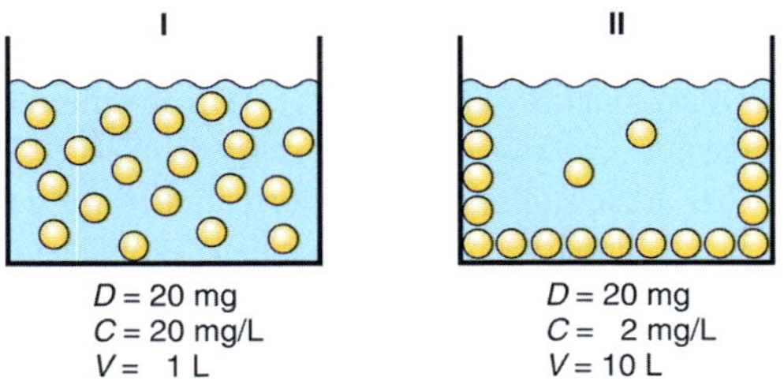

Abb. 1.51 Berechnung des Verteilungsvolumens aus der Dosis und der Konzentration.
Vergleichen wir den Organismus mit einem Gefäß, das ein bestimmtes, nicht bekanntes Flüssigkeitsvolumen enthält, kann dieses Volumen ermittelt werden, indem eine bestimmte Farbstoffmenge (D) in das Gefäß eingebracht wird. Die Konzentration des Farbstoffs wird in einem abgemessenen Volumen photometrisch bestimmt. Da die eingebrachte Farbstoffmenge (D) und die Farbstoffkonzentration (C) bekannt sind, lässt sich das im Gefäß vorhandene Volumen als Quotient von D und C errechnen. Im vorliegenden Modellfall I beträgt V = 1 L. Werden aber, wie in II dargestellt, 90 % der in das Gefäß eingebrachten Farbstoffmenge an die Gefäßwand adsorbiert, so beträgt die Konzentration des Farbstoffs nur noch 2 mg/L, obwohl wie in I die gleiche Farbstoffmenge eingebracht wurde. Aus dem Quotienten D ÷ C ergibt sich ein Volumen von 10 L. Da dieses Volumen das tatsächliche Volumen um ein Vielfaches übersteigt, bezeichnet man es als ein scheinbares Volumen. Analog hat ein Arzneistoff, der an bestimmte Gewebestrukturen bindet, ein Verteilungsvolumen, das ein Mehrfaches des Körpervolumens beträgt.

Körpergewicht übersteigende Verteilungsvolumina deuten darauf hin, dass sich die Substanz in bestimmten Gewebsstrukturen angereichert hat. Die Größe des Verteilungsvolumens wird weiterhin durch die Proteinbindung und die Zusammensetzung des Organismus (Gesamtkörperwasser, Muskel- und Fettmasse) bestimmt. Im Hinblick auf die Größe des Verteilungsvolumens bestehen interindividuelle Unterschiede für den gleichen Arzneistoff, da Muskel- und Fettmasse, bezogen auf das Gesamtkörpergewicht, interindividuell erheblich variieren können. Aus der Beziehung k_{el} = Cl ÷ V geht hervor, dass Änderungen der Eliminationskonstante und damit auch der Eliminationshalbwertszeit durch Änderungen sowohl des Verteilungsvolumens als auch der Clearance verursacht werden können.

Halbwertszeit

Die Abnahme der Arzneistoffkonzentration im Blut/Körper wird mit der **Halbwertszeit $t_{1/2}$** beschrieben und gibt die Zeit an, in der die Arzneistoffkonzentration im Blut/Organismus um 50 % abnimmt. Sie wird aus der **Eliminationskonstante (k_{el})** wie folgt ermittelt

$$t_{1/2} = 0{,}693 / k_{el}$$

wobei sich die Eliminationskonstante entweder durch lineare Regression aus dem abfallenden Teil der Konzentrations-Zeit-Kurve errechnen lässt oder mithilfe der Parameter Clearance und Verteilungsvolumen aufgrund folgender Beziehung abgeleitet werden kann:

$$k_{el} = Cl / V$$

Bei Einsetzen der Gleichung in die obige erhält man:

$$t_{1/2} = (0{,}693 \cdot V) / Cl$$

Daraus leitet sich ab, dass die Halbwertszeit mit größer werdendem Verteilungsvolumen zunimmt und umgekehrt mit zunehmender Clearance abnimmt und vice versa. Die Halbwertszeit ist somit ein Parameter, der durch Clearance und Verteilungsvolumen bestimmt wird.

1

So kann die Zunahme der Halbwertszeit durch Alters- und Krankheitsprozesse, durch eine Zunahme des Verteilungsvolumens und/oder die Abnahme der Clearance bedingt sein.

Die Halbwertszeit ist also ein zusammengesetzter Parameter, der zur Charakterisierung der Pharmakokinetik einer Substanz nur bedingt geeignet ist. Die Halbwertszeit ist jedoch insofern von praktischer Bedeutung, da sie den Zeitraum bestimmt, zu dem während Dauermedikation die Steady-State-Konzentrationen (C_{ss}) erreicht sind. Dabei verstehen wir unter Steady State (Fließgleichgewicht) den Zustand, bei dem die im Dosisintervall zugeführte und eliminierte Arzneimittelmenge gleich ist. Als Regel gilt, dass sich ein Steady State nach 5 Halbwertszeiten einstellt. Dieser Zeitraum wird auch für das Erreichen eines neuen Steady State, z. B. nach Dosisänderung, benötigt. Bei Pharmaka mit einer kurzen Halbwertszeit von z. B. 4–5 Stunden ist das Fließgleichgewicht innerhalb eines Tages, bei Pharmaka mit einer langen Halbwertszeit von z. B. 40 Stunden erst nach ca. 8 Tagen erreicht. Es ist somit wenig sinnvoll, z. B. bei einer Substanz wie Digoxin mit einer Halbwertszeit von 35–40 Stunden bereits 2 Tage nach Beginn der Therapie eine Plasmaspiegelbestimmung durchzuführen, um anhand der so gemessenen Konzentration die Dosis anzupassen. Gleiche Überlegungen gelten auch für die Elimination eines Pharmakons. Wird die Einnahme gestoppt, dauert es 5 Halbwertszeiten, bis nahezu die gesamte Dosis (96,9 %) ausgeschieden ist. Nach der Definition ist die Halbwertszeit diejenige Zeitspanne, in der die Konzentration eines Pharmakons um die Hälfte abgenommen hat. Entsprechend ist die Konzentration nach zwei Halbwertszeiten ($t_{½}$) ein Viertel des Ausgangswerts, nach drei $t_{½}$ ein Achtel, nach vier $t_{½}$ ein Sechzehntel und nach fünf $t_{½}$ ein Zweiunddreißigstel bzw. nur noch rund 3 % des Ausgangswerts. Die Halbwertszeit erlaubt also, die Verweildauer eines Pharmakons im Organismus abzuschätzen.

Auch bei der Beurteilung pharmakokinetischer Interaktionen ist zu berücksichtigen, dass die Konsequenzen einer solchen Interaktion erst nach 4–5 Halbwertszeiten des von der Interaktion betroffenen Arzneistoffs abgeschätzt werden können. Die Halbwertszeit ist also ein pharmakokinetischer Parameter von begrenzter Aussagekraft, der durch Verteilungsvolumen und Clearance bestimmt wird. Sie stellt jedoch eine wichtige Kenngröße zur Abschätzung des zur Aufsättigung und Elimination von Arzneistoffen notwendigen Zeitraums dar.

1.5.2 Pharmakokinetische Modelle

Der gebräuchlichste Weg, das pharmakokinetische Verhalten eines Arzneistoffs zu beschreiben, besteht darin, sich den Organismus als ein System von Kompartimenten vorzustellen. Diese Kompartimente stimmen oft nicht mit physiologischen oder anatomisch zu beschreibenden Organen oder Organsystemen überein. Das einfachste Modell, das **1-Kompartment-Modell,** betrachtet den Organismus als eine homogene Einheit. Es ist sehr nützlich zur Analyse des zeitlichen Verlaufs der Plasmakonzentration von Pharmaka, bei denen eine rasche Verteilung zwischen Plasma, den anderen Körperflüssigkeiten und Geweben erfolgt. Der Begriff 1-Kompartment-Modell beinhaltet nicht notwendigerweise, dass die Arzneistoffkonzentrationen in allen Geweben und Flüssigkeiten zu einer bestimmten Zeit gleich sind. Er impliziert jedoch, dass alle Veränderungen der Konzentration eines Arzneistoffs, die im Plasma zu beobachten sind, quantitativ die Veränderungen wiedergeben, die in den Gewebskonzentrationen auftreten (➤ Abb. 1.52).

Der Begriff nimmt weiterhin an, dass die Elimination einem Prozess erster Ordnung folgt und somit die Eliminationsrate des Pharmakons aus dem Organismus zu jeder Zeit proportional der Menge an Pharmakon im Organismus zu dieser Zeit ist. Im Gegensatz dazu ist bei einem Pharmakon mit einer Kinetik nullter Ordnung die pro Zeiteinheit eliminierte Menge konstant und unabhängig von der Plasmakonzentration (z. B. Äthanol oder bei hohen Dosen von Salicylsäure). Häufig kann der zeitliche Verlauf der Plamakonzentration nur durch zwei oder mehr Exponentialfunktionen beschrieben werden. Man spricht dann von einem **Zwei- oder Mehr-Kompartment-Modell** (➤ Abb. 1.53). Für die meisten klinischen Situationen ist das 1-Kompartment-Modell für die Dosisberechnung völlig ausreichend.

Ergänzend zu klassischen pharmakokinetischen Analysen hat die **Physiologie-basierte Pharmakokinetik** (PBPK) zur Modellierung von Arzneistoffen an Bedeutung gewonnen. Darunter versteht man die gleichzeitige mathematische Beschreibung und Vorhersage der Pharmakokinetik von Pharmaka in Organen und Geweben eines Organismus. Voraussetzung dafür ist die Berücksichtigung umfangreicher arzneistoffrelevanter Informationen wie z. B. physikochemischen Eigenschaften bzw. Aktivitäten der am Metabolismus beteiligten Enzyme bzw. von Transportern, die bei der Absorption, Verteilung und Elimination des Arzneimittels eine Rolle spielen.

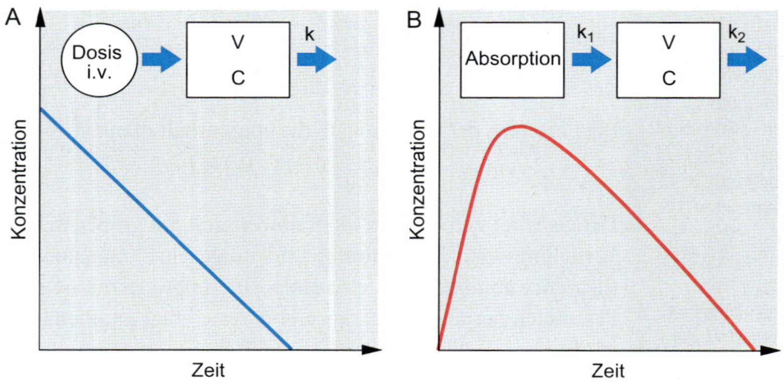

Abb. 1.52 Pharmakokinetische Modelle.
A) Offenes 1-Kompartment-Modell nach i. v.-Gabe, bei dem die Arzneistoffkonzentration im Plasma im Gleichgewicht mit allen Geweben ist.
B) Wird der Arzneistoff nicht i. v. verabfolgt, ist ein Absorptionskompartment hinzuzufügen. Im Gegensatz zur i. v.-Gabe nimmt die Arzneistoffkonzentration während der initialen Absorption zunächst zu, um nach kompletter Absorption abzufallen.

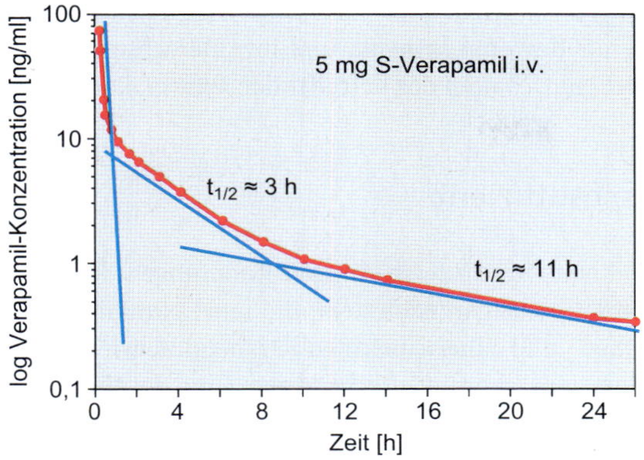

Abb. 1.53 Mehr-Kompartment-Modell.
Mehr-Kompartment-Modell dargestellt am Plasmakonzentrations-Zeit-Verlauf nach i. v. Gabe von 5 mg Verapamil. Die Plasmakonzentrationen zeigen einen 3-phasigen Verlauf und werden am besten mit einem offenen 3-Kompartment-Modell beschrieben. Einer schnellen Alpha-Phase von wenigen Minuten schließt sich eine Verteilungsphase mit $t_{1/2}$ von ca. 3 Stunden an, gefolgt von einer langsameren Eliminationsphase mit einer terminalen Halbwertszeit von ca. 11–12 Stunden.

PBPK-Modelle sind komplex und müssen für das jeweilige Pharmakon entwickelt werden. Eine besondere Rolle spielen sie im Rahmen der Arzneistoffentwicklung und der Arzneimittelzulassung.

1.5.3 Pharmakokinetik und Arzneistoffdosierung

Sättigungs- und Erhaltungsdosis

Eine wichtige Aufgabe der Pharmakokinetik besteht in der Beantwortung der Frage, wovon die Dosis abhängt, die benötigt wird, um eine bestimmte, therapeutisch wirksame Plasmakonzentration eines Arzneistoffs zu erzielen und aufrechtzuerhalten. Man muss dabei unterscheiden zwischen Sättigungsdosis und Erhaltungsdosis.

Unter der **Sättigungsdosis** (loading dose) versteht man diejenige Dosis, die notwendig ist, um eine bestimmte therapeutische Konzentration zu erreichen. Die **Erhaltungsdosis** (maintenance dose) dagegen ist die Dosis, mit der es gelingt, eine therapeutisch wirksame Konzentration aufrechtzuerhalten. Die Menge eines Arzneistoffs, die man benötigt, um eine bestimmte Plasmakonzentration zu erzielen, ist umso größer, je größer das Verteilungsvolumen ist. Bei extravasaler Gabe ist noch zu berücksichtigen, dass nur ein Bruchteil F der Dosis bioverfügbar ist.

Die Erhaltungsdosis, die man pro Zeiteinheit zuführen muss, um eine bestimmte Plasmakonzentration aufrechtzuerhalten, muss gerade so groß sein wie die pro Zeiteinheit eliminierte Menge. Man beachte, dass zur Angabe einer Erhaltungsdosis immer auch eine Zeitangabe gehört (Dosis pro Zeit). Wird ein Arzneistoff kontinuierlich durch Dauerinfusion zugeführt, so entspricht die Erhaltungsdosis der Infusionsrate R (z. B. 100 mg/h). Bei intermittierender Gabe wird die Erhaltungsdosis durch Einzeldosis und Dosierungsintervall charakterisiert (z. B. 800 mg alle 8 Stunden).

Die **Sättigungsdosis** wird also **durch das Verteilungsvolumen** bestimmt. Die praktisch noch wichtigere **Erhaltungsdosis** wird dagegen **durch die Clearance** bestimmt, ist aber **unabhängig vom Verteilungsvolumen.**

Durch die Halbwertszeit wird auch bestimmt, wie lange es bei kontinuierlicher Zufuhr bzw. bei wiederholter Gabe eines Pharmakons dauert, bis sich ein Gleichgewicht einstellt. Nach einer Halbwertszeit ist die Hälfte, nach zwei Halbwertszeiten sind drei Viertel der Gleichgewichtskonzentration erreicht usw. Bei Pharmaka mit sehr langer Halbwertszeit wie z. B. Digitoxin ($t_{1/2}$ = 7 Tage) kann es daher sinnvoll sein, durch Gabe einer Initialdosis rasch Konzentrationen im therapeutischen Bereich zu erzielen, die dann durch die Erhaltungsdosis aufrechterhalten werden. Auch bei Änderungen der Erhaltungsdosis ist die Zeit bis zur Einstellung des neuen Gleichgewichts von der Halbwertszeit abhängig.

Wiederholte Gabe von Pharmaka

Fluktuation

Bei intermittierender Gabe der Erhaltungsdosis ist die mittlere Plasmakonzentration unabhängig vom Verteilungsvolumen. Vom Verteilungsvolumen abhängig ist aber die Größe der Ausschläge der Plasmakonzentration zwischen Maximum und Minimum. Größere Schwankungen der Plasmakonzentration können von praktischer Bedeutung sein. Es besteht dabei die Gefahr, dass entweder toxische Konzentrationen erreicht werden oder die minimale wirksame Konzentration unterschritten wird. In diesem Fall wäre zu überlegen, das Dosierungsschema zu ändern. Wird die Erhaltungsdosis auf kleinere Einzeldosen aufgeteilt, die in kürzeren Dosierungsintervallen verabreicht werden, so werden die Schwankungen der Plasmakonzentration kleiner (➤ Abb. 1.54).

Kumulation

Wird ein Pharmakon wiederholt in einem Zeitabstand gegeben, der zu kurz für die vollständige Elimination ist, so addiert sich die neue

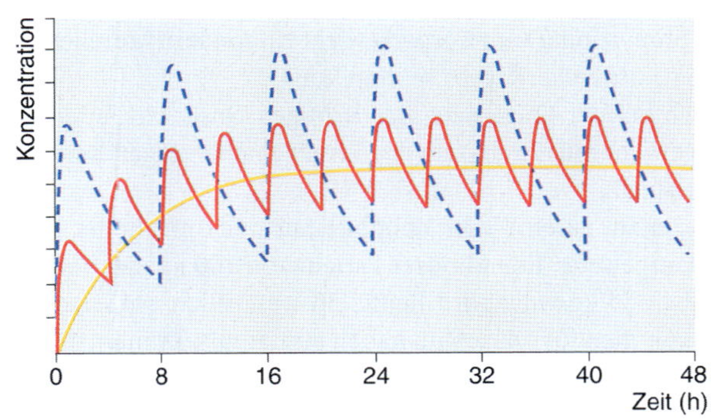

Abb. 1.54 Fluktuation der Plasmakonzentration in Abhängigkeit von Einzeldosis und Dosierungsintervall.
Um die Schwankungen der Arzneistoffkonzentration im Plasma zu vermindern, kann es sinnvoll sein, das Dosierungsschema zu ändern. Wird z. B. eine Erhaltungsdosis von 600 mg/Tag in Einzeldosen von 200 mg alle 8 h verabreicht (blaue Linie), so sind die Schwankungen der Plasmakonzentration größer, als wenn Einzeldosen von 100 mg alle 4 h (= 600 mg/Tag) zugeführt werden (rote Linie). Die mittlere Konzentration ist in beiden Fällen gleich und entspricht der Konzentration, die sich bei einer Dauerinfusion von 25 mg/h (= 600 mg/Tag) ergeben würde (gelbe Linie).

Dosis zu dem im Körper verbliebenen Rest. Dieser Vorgang wird als Kumulation bezeichnet. Die Menge im Organismus wird aber nicht unbegrenzt ansteigen. Gemäß dem Prinzip der Elimination erster Ordnung stellt sich schließlich ein Gleichgewicht ein. Die Zeitdauer, bis sich das Gleichgewicht einstellt, die Höhe der sich einstellenden Gleichgewichtskonzentration und die sich ergebenden Schwankungen um die mittlere Konzentration werden nach den oben beschriebenen Prinzipien von Erhaltungsdosis, Verteilungsvolumen, Clearance und Halbwertszeit bestimmt.

Das **Ausmaß der Kumulation** wird also **vom Verhältnis zwischen Halbwertszeit und Dosierungsintervall** (τ) **bestimmt** Beispielsweise ergibt sich für Digitoxin ($t_{½}$ = 7 Tage) bei täglicher Verabreichung (τ = 1 Tag), dass die Menge im Steady State rund 10-mal größer ist als bei Gabe einer Einzeldosis.

Zwei wichtige **Folgerungen** lassen sich daraus ziehen:

1. Kumulation ist keine Stoffeigenschaft; jedes Pharmakon kumuliert, wenn das Dosierungsintervall im Verhältnis zur Halbwertszeit kurz ist.
2. Bei gegebenem Dosierungsintervall (z. B. einmal täglich) ist die Gefahr, dass durch Kumulation toxische Konzentrationen entstehen, bei Pharmaka mit langer Halbwertszeit größer als bei solchen mit kurzer Halbwertszeit.

Dosierung von Arzneistoffen nach Körpergewicht

Arzneistoffe werden häufig nach Körpergewicht dosiert. Dies wirft die Frage auf, inwieweit Verteilungsvolumen und Clearance vom Körpergewicht abhängen.

Auf den ersten Blick erscheint es einleuchtend, dass die Größe des Verteilungsvolumens mit dem Körpergewicht zusammenhängt. Beispielsweise wird ein Mann, der 90 kg wiegt, sicher für viele Pharmaka ein größeres Verteilungsvolumen haben als ein Mädchen mit einem Körpergewicht von 45 kg. Ebenso kann man erwarten, dass Nieren und Leber des schwereren Individuums größer sind und somit auch seine Arzneistoff-Clearance. Die Clearance nimmt aber nicht proportional zum Körpergewicht zu, sondern korreliert besser mit der Körperoberfläche (➤ Kap. 1.5.4).

Auch bei der Frage nach der richtigen Dosis für Patienten mit Übergewicht muss man sich vor Verallgemeinerungen hüten. Dazu ein Beispiel:

Diazepam ist eine sehr lipophile Substanz mit hoher Affinität zum Fettgewebe. Ein adipöser Patient von 100 kg, der vor 10 Jahren noch 70 kg wog, wird heute ein wesentlich größeres Verteilungsvolumen für Diazepam haben als damals. Dementsprechend benötigt dieser Patient heute eine höhere Sättigungsdosis von Diazepam als früher. Herzglykoside wie Digoxin haben dagegen keine besondere Affinität zum Fettgewebe und verteilen sich hauptsächlich im Muskelgewebe. Von Digoxin benötigt dieser Patient daher, trotz Übergewichts, heute die gleiche Sättigungsdosis wie vor 10 Jahren.

Geht man schließlich davon aus, dass sich die Funktionen von Leber und Nieren bei diesem Patienten durch die Zunahme des Körpergewichts nicht verändert haben, die Clearance also unverändert ist, so benötigt er von beiden Arzneistoffen heute die gleiche Erhaltungsdosis wie früher. Eine Dosierung nach Körpergewicht ist also nur begrenzt sinnvoll, und ihre Berechtigung hängt u. a. von den Eigenschaften des betreffenden Pharmakons ab.

Niereninsuffizienz

Bei krankheits- und altersbedingten Änderungen der Nierenfunktion kommt es bei Arzneimitteln, die renal eliminiert werden, zu Kumulation und unerwünschten Arzneimittelwirkungen, wenn keine Dosisanpassung entsprechend dem Grad der Nierenfunktionseinschränkung vorgenommen wird. Mit der Serumkreatininkonzentration kann die Nierenfunktion nur bedingt mit ausreichender Genauigkeit abgeschätzt werden, um eine Dosisanpassung vorzunehmen. Durch die **Kreatinin-Clearance** wird eine Nierenfunktionseinschränkung auch bei noch normalen Serumkreatininwerten erfasst, da das Serumkreatinin erst bei einer Einschränkung der **glomerulären Filtrationsrate (GFR)** um über 50 % ansteigt. Zur Abschätzung der Kreatinin-Clearance werden heute verschiedene Formeln verwendet. Die historisch wichtigste Formel ist die Abschätzung nach Cockcroft-Gault. Hier wird keine Anpassung auf die Körperoberfläche durchgeführt. Das einzusetzende Körpergewicht kann aber im Falle von Über- oder Untergewicht Fehleinschätzungen nach sich ziehen. Eine Weiterentwicklung ist die „Modification of Diet in Renal Disease Study Equation", auch als MDRD-Formel benannt, bei der Serumkreatinin, Alter und Geschlecht des Patienten Berücksichtigung finden, nicht aber das Gewicht.

Die heute am meisten verwendete MDRD-Formel ist:

$$\mathbf{GFR}\left[\mathbf{ml/min/1{,}73m^2}\right] = \\ \mathbf{175 \times Serum - Kreatinin}\left(\mathbf{mg/dl}\right)^{-1{,}154} \mathbf{\times Alter}\left(\mathbf{Jahre}\right)^{-0{,}203}$$

Bei Frauen wird der Wert zusätzlich mit 0,742 multipliziert.

Da die MDRD-Formel auf der Körperoberfläche eines Erwachsenen von 1,73 m^2 basiert, ist diese für die Anwendung bei Kindern und Jugendlichen nicht geeignet. Zusätzlich wird die ebenfalls Serumkreatinin-basierte CKD-EPI-Formel (Chronic Kidney Disease Epidemiology Collaboration Formula) angewendet, bei der noch eine Berücksichtigung verschiedener Serumkreatinin-Cut-offs stattfindet (➤ Tab. 1.9).

Tab. 1.9 CKD-EPI-Formel (Chronic Kidney Disease Epidemiology Collaboration) zur Bestimmung der GFR

Geschlecht	Serum-Kreatinin (S_{cr}) [mg/dl]	GFR-Berechnung [ml/min/1,73m²]
Weiblich	≤ 0,7 (≤ 61,9 µmol/l)	GFR = 1,44 × $(S_{cr}/0{,}7)^{-0{,}329}$ × $(0{,}993)^{Alter}$
	> 0,7 (> 61,9 µmol/l)	GFR = 1,44 × $(S_{cr}/0{,}7)^{-1{,}209}$ × $(0{,}993)^{Alter}$
Männlich	≤ 0,9 (≤ 79,6 µmol/l)	GFR = 1,41 × $(S_{cr}/0{,}9)^{-0{,}411}$ × $(0{,}993)^{Alter}$
	> 0,9 (> 79,6 µmol/l)	GFR = 1,41 × $(S_{cr}/0{,}9)^{-1{,}209}$ × $(0{,}993)^{Alter}$

Lebererkrankungen

Aufgrund der zentralen Rolle der Leber im oxidativen Arzneimittelmetabolismus führen Lebererkrankungen zu erheblichen Änderungen in der Pharmakokinetik. Im Gegensatz zu Nierenerkrankungen, bei denen mittels Kreatininclearance die Einschränkung der Nierenfunktion recht verlässlich abgeschätzt und die Dosis entsprechend angepasst werden kann, steht ein vergleichbarer Funktionstest zur Dosisanpassung bei Lebererkrankungen nicht zur Verfügung. Die Child-Pugh-Klassifikation erlaubt zwar eine Einteilung des Schweregrades der Leberzirrhose in die Erkrankungskategorien A, B und C anhand klinischer und laborchemischer Parameter, aber quantitative Aussagen zur Dosisanpassung für den individuellen Patienten sind damit nur bedingt möglich. Bei einer **Leberzirrhose** kann man jedoch generelle Aussagen zur Dosisanpassung machen. Dabei sind die sich ergebenden Konsequenzen abhängig vom pharmakokinetischen Verhalten der Arzneimittel.

- Wie hoch ist die **extrarenale Dosisfraktion?** Je größer der Anteil des durch CYP-P450-Enzyme katalysierte hepatische Metabolismus an der Gesamtelimination ist, umso ausgeprägter sind die Effekte auf die Clearance. Bei Arzneimitteln mit kleiner extrarenaler Dosisfraktion und vorwiegender renaler Elimination ist bei normaler Nierenfunktion keine Dosisreduktion erforderlich.
- Werden Arzneimittel durch **Enzyme** metabolisiert, die wie z. B. die Glucuronysyltransferasen in erheblichem Umfang in **extrahepatischen Geweben** exprimiert sind, ist mit einer Einschränkung von deren Clearance bei Patienten mit einer Leberzirrhose nicht zu rechnen. Diese Arzneimittel erfordern i. d. R. wie z. B. beim Oxazepam, das ausgiebig glucuronidiert wird, keine Dosisanpassung.
- Dramatische Änderungen in Clearance und Bioverfügbarkeit werden bei Arzneimitteln mit hoher **hepatischer Extraktion** beobachtet, wohingegen bei Arzneimitteln mit niedriger hepatischer Extraktion die Auswirkungen auf das pharmakokinetische Verhalten weniger ausgeprägt sind.

Folgende Veränderungen sind bei der Leberzirrhose für die **veränderte Pharmakokinetik** verantwortlich: Es kommt zu einer Abnahme der funktionellen Leberzellmasse und damit einhergehend der Gesamtmenge an CYP-P_{450}-Enzymen. Die eingeschränkte Syntheseleistung der Leber führt zu einer Abnahme der Albumin- und α_1-sauren Glykoproteinkonzentrationen. Da diese beiden Plasmaproteine die wesentlichen Bindungsproteine für Arzneimittel darstellen, kommt es zu einer Abnahme der Proteinbindung, die das Verteilungsvolumen verändert und zusammen mit der herabgesetzten metabolischen Clearance zur Verlängerung der Halbwertzeit führet. Die Zunahme der freien Arzneimittelkonzentration führt dazu, dass trotz gleicher Gesamtkonzentration die Wirkung im Vergleich zu Lebergesunden verstärkt ist.

Infolge des zirrhotischen Umbaus des Leberparenchyms nimmt die Leberdurchblutung ab, es kommt zur portalen Hypertension, die zur Bildung von intra- und extrahepatischen Shunts führt. Nach oraler Gabe gelangt ein Teil der Dosis, die im Pfortaderblut zur Leber transportiert wird, in Abhängigkeit vom Shuntvolumen direkt in die systemische Zirkulation. Wie in ➤ Abb. 1.55 dargestellt, nimmt bei Pharmaka mit niedriger hepatischer Extraktion trotz Reduktion um 50 % die Bioverfügbarkeit lediglich von 95 auf 97,5 % zu. Die Initialdosis ist i. d. R. nicht zu reduzieren, da die maximalen Plasmakonzentrationen denen lebergesunder Patienten vergleichbar sind. Die Reduktion der Clearance um 50 % bedingt jedoch, dass die Erhaltungsdosis um 50 % im Vergleich zu lebergesunden Patienten reduziert werden muss.

Anders stellt sich Situation für Arzneimittel mit hoher hepatischer Extraktion dar. Im Falle eines Pharmakons mit einer hepatischen Extraktion von 0,8 führt eine Reduktion der Clearance um 50 % zu einer Reduktion des Extraktionsquotienten auf 0,4. Beträgt bei einem lebergesunden Patienten die biologische Verfügbarkeit nach oraler Gabe 20 %, nimmt bei einem Patienten mit Leberzirrhose die biologische Verfügbarkeit auf 80 % zu, d. h., die biologische Verfügbarkeit wird vervierfacht (➤ Abb. 1.56). Die Zunahme der biologischen Verfügbarkeit ist jedoch tatsächlich wesentlich höher,

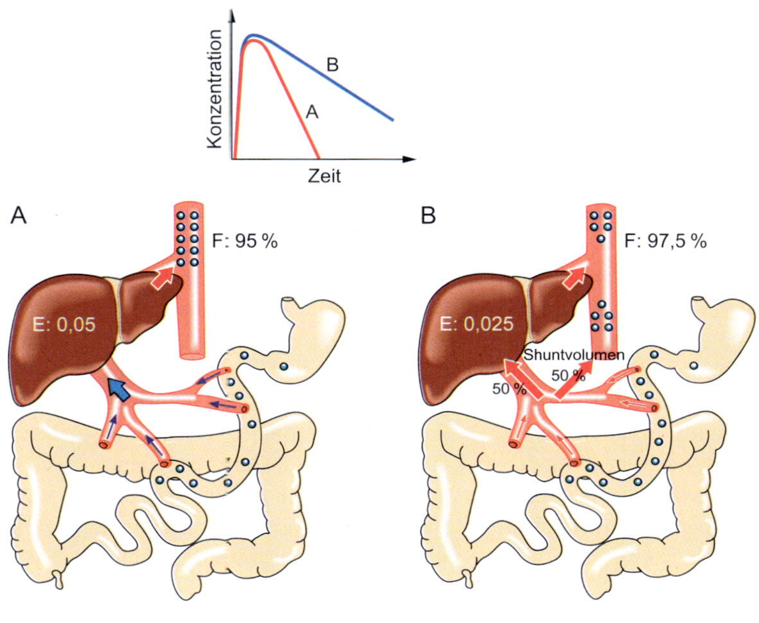

Abb. 1.55 Einfluss der Leberfunktion auf die Bioverfügbarkeit und Clearance von Pharmaka mit niedriger hepatischer Extraktion.
Bei einer niedrigen hepatischen Extraktion (E) von 0,05 bei normaler Leberfunktion (A) und einer Reduktion der hepatischen Extraktion auf 0,025 und einem Shuntvolumen von 50 % bei Leberzirrhose (B) nimmt die Bioverfügbarkeit von 95 % auf 97,5 % zu. Die Reduktion der Clearance wird durch eine reduzierte Erhaltungsdosis bei gleichbleibender Initialdosis ausgeglichen.

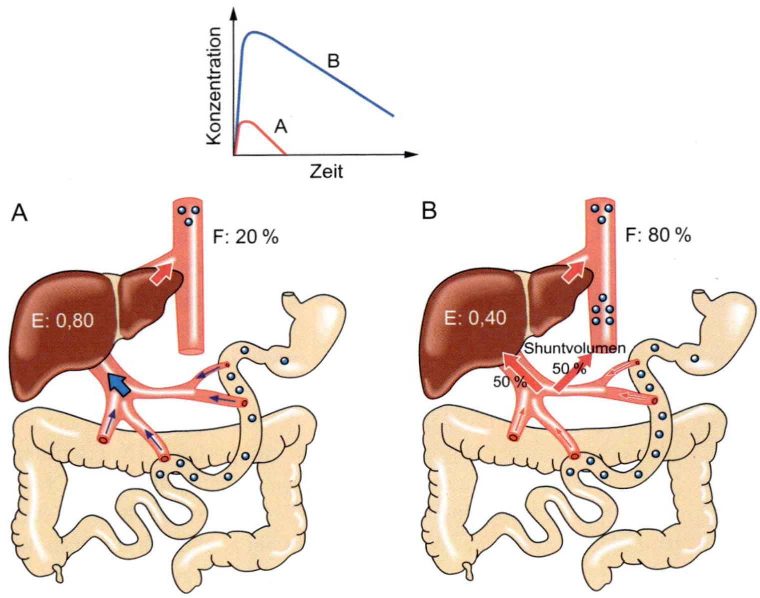

Abb. 1.56 Einfluss der Leberfunktion auf die Bioverfügbarkeit und Clearance von Pharmaka mit hoher hepatischer Extraktion.
Bei einer hoher hepatischer Extraktion (E) von 0,8 bei normalen Leberfunktion (A) und einer Reduktion der hepatischen Extraktion auf 0,4 und einem Shuntvolumen von 50 % bei Leberzirrhose (B) vervierfacht sich die Bioverfügbarkeit von 20 auf 80 %. Initialdosis und Erhaltungsdosis müssen entsprechend reduziert werden.

da in Abhängigkeit vom Shuntvolumen dieser Teil der Dosis unter Umgehung der Leber direkt in die V. cava gelangt und somit zu 100 % verfügbar ist. Diese Änderungen in der Leberfunktion und Leberdurchblutung sind dafür verantwortlich, dass Arzneimittel mit niedriger biologischer Verfügbarkeit aufgrund eines ausgedehnten First-pass-Metabolismus bei Patienten mit Leberzirrhose nahezu bis zu 100 % biologisch verfügbar werden. Daraus leitet sich ab, dass die Initialdosis erheblich reduziert werden muss, da die maximalen Plasmakonzentrationen ein Mehrfaches der bei lebergesunden Patienten beobachteten Konzentrationen betragen. Zudem ist auch die Erhaltungsdosis um den Faktor 4–5 zu reduzieren.

Stereoselektive Pharmakokinetik

Obwohl aus der Chemie und Biochemie mit dem Konzept der **Stereochemie** und der **Stereoselektivität** biologischer Prozesse vertraut, sind sich viele Ärzte nicht bewusst, dass die gleichen Prinzipien für eine Vielzahl therapeutisch angewandter Arzneistoffe zutreffen. Mehr als 500 Arzneistoffe mit einem chiralen Zentrum, die durch chemische Synthese hergestellt werden, werden als Razemate eingesetzt. Hinsichtlich der pharmakodynamischen und pharmakokinetischen Eigenschaften werden häufig erhebliche Unterschiede zwischen den Enantiomeren beobachtet. So ist die β-blockiernde Wirkung von Metoprolol nahezu ausschließlich mit dem S-Enantiomer assoziiert.

Im Falle des Calcium-Antagonisten Verapamil ist die negative dromotrope Wirkung auf den AV-Knoten für das S-Enantiomer ca. 25-mal stärker als die des R-Enantiomers (➤ Abb. 1.57A). Auch die Biotransformation der beiden Verapamil-Enantiomere ist stereoselektiv. Als Folge des stereoselektiven Metabolismus kann es zu einer Abschwächung oder Verstärkung der Wirkung in vivo im Vergleich zu in vitro kommen. In vitro beträgt das Verhältnis der Enantiomere 50 : 50. In vivo kann sich aufgrund des stereoselektiven Metabolismus dieses Verhältnis ändern. Nach i. v. Gabe wird das S-Enantiomer präferentiell verstoffwechselt, sodass statt des R:S-Verhältnisses von 1 das R:S-Verhältnis im Blut 1,4 beträgt. Noch ausgeprägter sind die Unterschiede nach oraler Gabe. Aufgrund eines präferentiellen First-Pass-Metabolismus des S-Enantiomers stellt sich ein R:S-Verhältnis von 4–7 ein (➤ Abb. 1.57B). Analysiert man die Konzentrations-Wirkungs-Beziehung auf der Basis der Gesamtkonzentration, so werden nach oraler Gabe ca. dreifach höhere Plasmakonzentrationen benötigt, um den gleichen negativ dromotropen Effekt zu erzielen (➤ Abb. 1.57C) Obwohl die Bioverfügbarkeit nach oraler Gabe ca. 20–30 % beträgt und somit, bezogen auf eine i. v. Dosis von 10 mg, eine orale Dosis von 30–50 mg äquipotent sein müsste, sind für den gleichen Effekt orale Dosierungen von 80–160 mg nötig. Basiert man die Konzentrations-Wirkungs-Beziehung jedoch auf S-Verapamil, dann sind die Kurven nach i. v. und p. o. Applikation nahezu deckungsgleich.

Individuelle Dosierung von Arzneistoffen

Mithilfe pharmakokinetischer Kenntnisse und Daten sollte es im Prinzip möglich sein, für einen Patienten eine individuelle und damit die richtige Dosierung eines Arzneistoffs auszuwählen. Doch die individuellen pharmakokinetischen Parameter eines einzelnen Patienten kennt man nur in den seltensten Fällen, sodass man bei der Dosisfindung auf Literaturwerte angewiesen ist. Dabei können sich erhebliche Abweichungen zwischen den gewünschten und den tatsächlich im Organismus erzielten Konzentrationen ergeben. Das ist dadurch bedingt, dass pharmakokinetische Parameter erheblichen interindividuellen Schwankungen unterworfen sind, die sich nur zum Teil durch Einflussfaktoren wie Lebensalter, Krankheiten oder Wechselwirkungen zwischen Arzneistoffen erklären lassen.

Die interindividuellen Unterschiede von pharmakokinetischen Parametern sind v. a. für Pharmaka mit einer geringen therapeutischen Breite von Bedeutung. Hierzu zählen beispielsweise Ami-

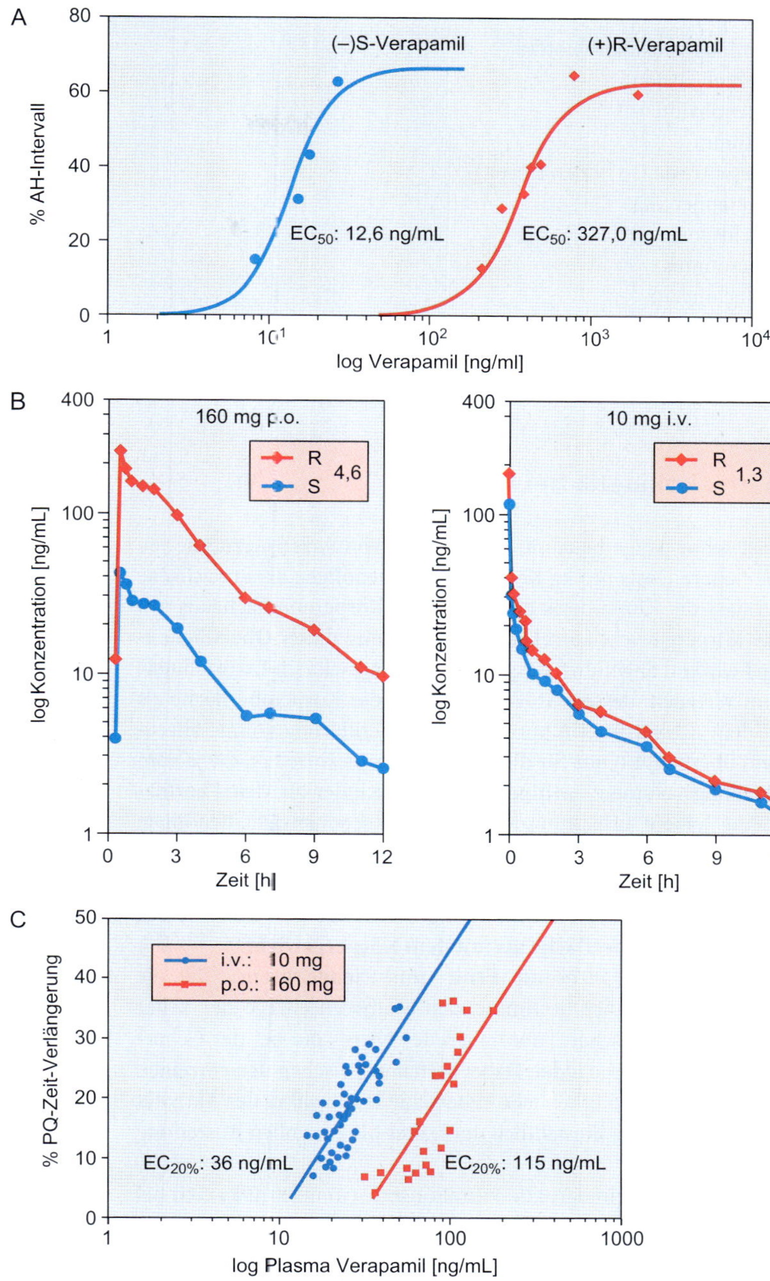

Abb. 1.57 Die Bedeutung der Stereoselektivität am Beispiel von Verapamil.
A) Die negative dromotrope Wirkung auf den AV-Knoten für das S-Enantiomer ist ca. 25-mal stärker als die des R-Enantiomers dargestellt an der prozentualen Änderung des AH-Intervalls, das die zeitliche Verzögerung der Erregungsweiterleitung im AV-Knoten angibt.
B) Stereoselektiver Metabolismus nach intravenöser (rechts) und oraler Gabe (links). Das R:S-Verhältnis zeigt, dass das S-Enantiomer präferentiell in vivo verstoffwechselt wird. Der Effekt ist nach oraler Gabe aufgrund eines präferentiellen First-Pass-Metabolismus mit einem R:S-Verhältnis von 4,6 ausgeprägter als nach i. v.-Gabe (1,4).
C) Nach oraler Gabe werden ca. dreifach höhere Verapamil-Gesamtplasmakonzentrationen benötigt, um den gleichen negativ dromotropen Effekt (prozentuale PQ-Zeit-Verlängerung) wie nach i. v. Gabe zu erzielen. Bei einer oralen Bioverfügbarkeit von Verapamil von 20–30 % wäre bei Äquipotenz, bezogen auf eine i. v.-Dosis von 10 mg, eine orale Dosis von 30–50 mg zu erwarten. Um den gleichen negativ dromotropen Effekt zu erzielen, müssen 80–160 mg Verapamil p. o. appliziert werden.

noglykosidantibiotika, Herzglykoside, orale Antikoagulantien, Antidiabetika, viele Antiarrhythmika und Antiepileptika, Theophyllin oder Lithium. Eine Möglichkeit zur individuellen Anpassung der Dosis eines Pharmakons ergibt sich durch **Messung der Plasmakonzentrationen**. Dies ist allerdings nur sinnvoll, wenn ein definierter Bereich wirksamer Plasmakonzentrationen existiert. Wenn der Effekt auf einfache Weise direkt gemessen werden kann (Antihypertensiva, Antidiabetika, Antikoagulantien), sind Konzentrationsmessungen i. d. R. entbehrlich.

Im Prinzip geht man dabei so vor, dass dem betreffenden Patienten zunächst eine Dosis verabreicht wird. Anschließend führt man eine oder mehrere Bestimmungen der Plasmakonzentration durch. Durch Vergleich des gemessenen Werts mit dem Wert, der theoretisch zu erwarten wäre, wenn bei dem Patienten normale pharmakokinetische Verhältnisse vorlägen, lässt sich dann eine individuellere Dosis für den Patienten ermitteln. Gegenüber einer schematischen, starren Dosierung können mit diesem Vorgehen relativ zuverlässig Konzentrationen im gewünschten therapeutischen Bereich erzielt werden.

Messungen der Plasmakonzentrationen werden nicht nur zur individuellen Dosisfindung eingesetzt, sondern auch zur Therapiekontrolle **(Drug Monitoring)** und gelegentlich zur Kontrolle der Zuverlässigkeit des Patienten hinsichtlich der Einnahme von Pharmaka (Compliance). Beispiele von Pharmaka, bei denen eine Überwachung der Therapie mit Konzentrationsmessungen sinnvoll sein kann, sind:

- Aminoglykosidantibiotika
- Herzglykoside
- Theophyllin
- Lithium
- Methotrexat (in hohen Dosen)
- Antiepileptika
- Ciclosporin
- Tacrolimus
- Vancomycin

1.5.4 Besondere Patientengruppen: Kinder, alte Menschen und Schwangere

Pharmakokinetik bei Kindern

Es ist schon lange bekannt, dass Kinder von vielen Arzneistoffen eine höhere Dosis pro kg Körpergewicht benötigen als Erwachsene und dass die Kinderdosis besser mit der Körperoberfläche als mit dem Körpergewicht korreliert. Zur Erklärung dieser **Oberflächenregel** wird oft angeführt, dass sich viele Pharmaka im Extrazellularraum verteilen, dessen Größe besser mit der Körperoberfläche als mit dem Körpergewicht korreliert. Diese Erklärung könnte aber – wenn überhaupt – nur für die Sättigungsdosis zutreffen, die ja vom Verteilungsvolumen bestimmt wird. Dass Kinder für viele Pharmaka eine höhere Erhaltungsdosis pro kg Körpergewicht benötigen als Erwachsene, hat einen anderen Grund: Kinder haben, bezogen auf das Körpergewicht, oft eine größere Fremdstoff-Clearance als Erwachsene (➤ Abb. 1.58), und die **Clearance korreliert besser mit der Körperoberfläche als mit dem Körpergewicht.**

Dies gilt aber nicht für **Früh- und Neugeborene.** Die die Arzneistoff-Clearance bestimmenden Stoffwechselwege der Leber und die exkretorischen Funktionen der Niere sind bei der Geburt noch nicht voll ausgebildet. Dabei bestehen zwischen den einzelnen Eliminationswegen erhebliche Unterschiede sowohl in der Aktivität bei der Geburt wie hinsichtlich der Dauer bis zur vollen Ausreifung (➤ Abb. 1.59).

So beträgt die glomeruläre Filtrationsrate (in ml/min/kg KG) bei der Geburt rund ein Drittel des Erwachsenenwertes und erreicht diesen nach etwa einem Monat. Dagegen dauert die Ausreifung der tubulären Sekretion mehrere Monate und ist erst nach rund einem Jahr voll abgeschlossen.

Noch komplexer sind die Vorgänge bei der Reifung der Phase-I- und Phase-II-Reaktionen des Arzneistoffmetabolismus. Das fetale CYP3A7 hat eine ähnliche, aber nicht identische Substratspezifität wie das CYP3A4 und wird durch dieses nach der Geburt relativ rasch ersetzt. Nach einem Monat beträgt dessen Aktivität etwa 40 % der des Erwachsenen. Dagegen ist zu diesem Zeitpunkt die Aktivität des CYP1A2 nur etwa 5 %. Erhebliche Unterschiede bestehen auch bei den Konjugationsreaktionen. Während die fetale Leber bereits eine beträchtliche Aktivität an Sulfotransferasen aufweist, ist die Fähigkeit zur Glucuronidierung beim Neugeborenen nur gering (➤ Kap. 33.10 Grey-Syndrom). Die Dauer bis zur vollen Ausreifung ist bei den Isoformen der UGT unterschiedlich, sie beträgt 6 Monate. Darüber hinaus unterliegen auch

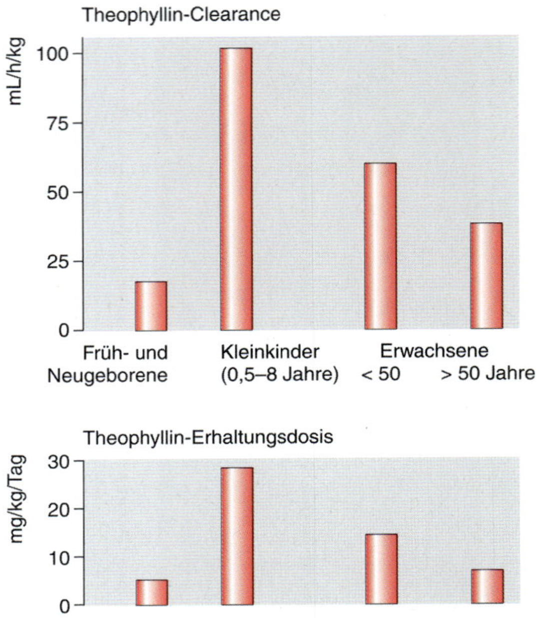

Abb. 1.58 Theophyllin-Clearance und -Erhaltungsdosis in verschiedenen Lebensaltern.
Kinder haben – bezogen auf das Körpergewicht – meist eine höhere Arzneistoff-Clearance als Erwachsene und benötigen daher eine entsprechend höhere Erhaltungsdosis pro kg Körpergewicht. Dies beobachtet man nicht nur bei Pharmaka, die – wie Theophyllin – vorwiegend durch Biotransformation in der Leber eliminiert werden, sondern auch bei renal eliminierten Pharmaka. Früh- und Neugeborene haben dagegen eine niedrige Arzneistoff-Clearance, da die Eliminationsfunktionen bei der Geburt noch nicht ausgereift sind (➤ Abb. 1.59).
(Nach: Seyberth. In: Dölle et al. Grundlagen der Arzneimitteltherapie. BI-Wissenschaftsverlag, 1986.)

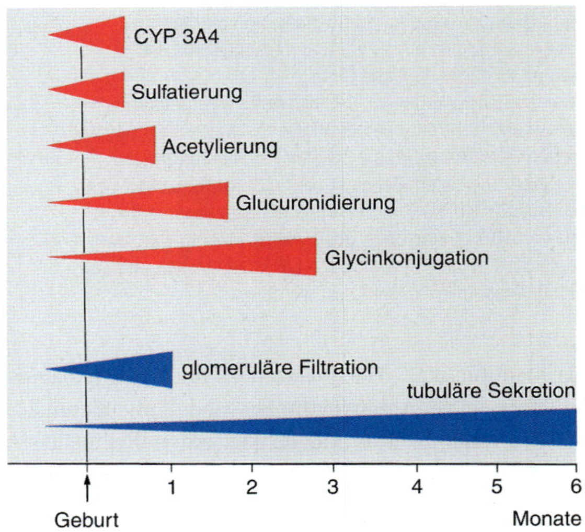

Abb. 1.59 Reifung der Biotransformation und der renalen Exkretion beim Neugeborenen
Die schematische Darstellung kann nur grobe Anhaltspunkte geben. Insbesondere bei den verschiedenen Enzymen des Cytochroms P_{450} bestehen erhebliche Unterschiede in der Dauer bis zur vollen Ausreifung.
(Nach: Gladtke. Europ J Paediat, 1979; 131: 85. Heimann. Dtsch Apoth Ztg, 1982; 122: 893.)

Transportproteine (➤ Kap. 1.4.5) einer entwicklungsphysiologischen Reifung, obwohl bisher nur begrenzte Daten dazu vorliegen. Diese Beispiele zeigen, dass es praktisch unmöglich ist, generalisierende Empfehlungen zur Arzneistoffdosierung bei Neugeborenen und kleinen Kindern zu geben. Deswegen ist es auch bei Kindern dringend erforderlich, systematische Arzneimittelstudien durchzuführen.

Pharmakokinetik beim alten Menschen

Mit zunehmendem Lebensalter kommt es im Organismus zu einer Vielzahl von Veränderungen, die die Wirksamkeit von Pharmaka beeinflussen können. Beispielsweise findet man beim alten Menschen eine erhöhte Empfindlichkeit gegenüber oralen Antikoagulantien und vielen ZNS-wirksamen Arzneistoffen; auch Änderungen der Wirkungsqualität werden beobachtet (z. B. paradoxe Erregung nach Gabe von Sedativa). Neben solchen Veränderungen der Pharmakodynamik kann es durch die physiologischen Involutionsprozesse auch zu teilweise erheblichen Änderungen der Pharmakokinetik kommen. Eine erhöhte Empfindlichkeit des alten Menschen gegenüber Pharmaka ist oft Ausdruck einer Überdosierung in Unkenntnis dieser pharmakokinetischen Veränderungen. ➤ Tab. 1.10 gibt eine Übersicht über altersbedingte Änderungen der Pharmakokinetik.

Enterale Resorption und Bioverfügbarkeit

Aufgrund der altersbedingten Veränderungen im Gastrointestinaltrakt könnte man erwarten, dass die Resorption von Pharmaka beim alten Menschen generell beeinträchtigt ist. Ein verringertes Ausmaß der Resorption wurde bei Substanzen beobachtet, an deren Resorption spezielle (aktive) Transportmechanismen beteiligt sind (Glucose, Folsäure). Unter Umständen kann eine verminderte Säureproduktion des Magens die Resorption durch Verringerung der Löslichkeit beeinträchtigen (Calcium-, Eisensalze).

Bei den meisten Pharmaka kann man aber davon ausgehen, dass ihre Resorption beim alten Menschen wenig verändert ist. Soweit hierzu Messungen vorliegen, hat sich gezeigt, dass das Ausmaß der Resorption von Pharmaka, die durch Diffusion das Darmepithel passieren, weitgehend dem bei jungen Probanden entspricht. Dagegen kann die Geschwindigkeit der Resorption beim alten Menschen infolge einer verminderten vaskulären Perfusion abnehmen.

Anders steht es mit der Bioverfügbarkeit von Pharmaka mit hohem hepatischem First-Pass-Effekt. Entsprechend den Ausführungen oben ist bei solchen Substanzen damit zu rechnen, dass ihre Bioverfügbarkeit im Alter erheblich **zunehmen** kann. Einige Beispiele sind in ➤ Tab. 1.11 zusammengestellt.

Verteilungsvolumen

Die altersbedingten Änderungen der Körperzusammensetzung (➤ Tab. 1.10) können das Verteilungsvolumen von Pharmaka beeinflussen. Besonders ausgeprägt ist die relative Zunahme des Fettgewebeanteils am Körpergewicht. In einer einschlägigen Untersuchung ergab sich z. B. beim Mann im Durchschnitt eine Zunahme des Fettgewebes von ca. 18 auf 36 % des Körpergewichts (+ 100 %), bei der Frau von 33 auf 48 % (+ 45 %). Dies erklärt die für einige lipophile Pharmaka gefundene Zunahme des Verteilungsvolumens im Alter (z. B. Diazepam, Nitrazepam, Pethidin, Thiopental). Allerdings muss man sich vor Verallgemeinerungen hüten. Gerade einige sehr lipophile Pharmaka, wie z. B. Phenothiazine, trizyklische Antidepressiva oder Verapamil, reichern sich sehr viel stärker in den übrigen Geweben des Körpers an als im Fettgewebe und haben dadurch ein hohes Verteilungsvolumen. Bei diesen Substanzen ist ein Teil des Moleküls sehr lipophil und der andere bei physiologischen pH-Werten hydrophil, weil er eine positive Ladung trägt (sog. amphiphile Substanzen). Wahrscheinlich werden sie in großem Ausmaß an Phospholipide der Zellmembranen gebunden. Bei diesen

Tab. 1.10 Beispiele altersbedingter Veränderungen, die die Pharmakokinetik beeinflussen können

Altersbedingte Veränderung	Betroffener kinetischer Parameter
• Oberfläche der Magen-Darm-Schleimhaut ↓ • Blutfluss im Splanchnikusgebiet ↓ • Säureproduktion im Magen ↓ • Magenentleerung ↓ • Peristaltik ↓	• Resorption • Bioverfügbarkeit
• Muskelmasse ↓ (–20 %) • Körperfett ↑ (+ 50–100 %) • Gesamtkörperwasser ↓ (–20 %) • Serum-Albumin ↓ (–20 %)	• Verteilungsvolumen
• Lebermasse ↓ (–40 %) • Leberdurchblutung ↓ (–50 %) • Leberenzymaktivität ↓ • Leberenzyminduktion ↓	• Hepatische Clearance • Bioverfügbarkeit
• Nierendurchblutung ↓ (–50 %) • Glomeruläre Filtration ↓ (–50 %) • Tubuläre Sekretion ↓	• Renale Clearance

Tab. 1.11 Beispiele für eine Zunahme der oralen Bioverfügbarkeit im Alter

Pharmakon	Bioverfügbarkeit [Alter in Jahren]	Bioverfügbarkeit [Alter in Jahren]	Verhältnis alt/jung
Clomethiazol[1]	5–16 % [25–28]	70–90 % [68–70]	≈ 8
Lidocain[2]	13 % (4–21) [20–34]	27 % (12–52) [73–87]	2,1
Verapamil[3]	23 % (10–42) [33–70]	38 % (9–83) [85–93]	1,7
Propranolol[4]	30 % [29 ± 2][a]	55 % [78 ± 3][a]	1,8
Nifedipin[5]	46 ± 2 %[a] [22–35]	61 ± 7 %[a] [73–83]	1,3

[a] x ± SD
[1] Nation et al. Eur J Clin Pharmacol, 1977; 12: 137.
[2] Cusack et al. Eur J Clin Pharmacol, 1985; 29: 323.
[3] Storstein et al. Acta Med. Scand, 1984; Suppl 681: 25.
[4] Castleden und George. Brit J Clin Pharmacol, 1979; 7: 49.
[5] Robertson et al. Brit J Clin Pharmacol, 1988; 25: 297.

Pharmaka wird das Verteilungsvolumen durch eine altersbedingte Zunahme des Fettgewebes nicht oder nur unwesentlich verändert. Praktisch ist die Kenntnis etwaiger altersbedingter Änderungen des Verteilungsvolumens v. a. wichtig zur Beurteilung einer veränderten Halbwertszeit (vgl. ➤ Kap. 1.5.3).

Plasmaproteinbindung

Der Albumingehalt des Blutplasmas nimmt im Alter um rund 20 % ab. Veränderungen dieses Ausmaßes sind aber nicht von praktischer Bedeutung; sie können allenfalls beim Drug Monitoring für die Beurteilung der Plasmakonzentration eine Rolle spielen (➤ Kap. 1.5.3).

Renale Clearance

Praktisch wichtig sind dagegen Änderungen der renalen Clearance im Alter (➤ Tab. 1.10). Es kommt – auch ohne manifeste Erkrankung der Niere – bei älteren Patienten zu einer Einschränkung der Nierenfunktion (➤ Abb. 1.60) und damit der renalen Ausscheidung von Pharmaka.

Als Faustregel kann man davon ausgehen, dass die renale Clearance jenseits des 65. Lebensjahrs um 30–50 % geringer ist als bei jungen Menschen. Für Pharmaka, die eine geringe therapeutische Breite haben und überwiegend renal ausgeschieden werden, sollte daher die Erhaltungsdosis beim alten Menschen niedriger gewählt werden.

Metabolische Clearance

Auch die Biotransformation von Pharmaka kann beim alten Menschen verändert sein. Die meisten hierzu vorliegenden Befunde beziehen sich auf die Altersabhängigkeit der hepatischen Clearance. Offensichtlich lassen sich generelle Aussagen über den Einfluss des Lebensalters nicht machen. Die Metabolisierung kann unverändert sein, abnehmen, gelegentlich sogar zunehmen. So kann man beim gegenwärtigen Kenntnisstand nicht vorhersagen, ob und inwieweit die metabolische Clearance eines bestimmten Pharmakons beim alten Patienten verändert ist. Im Gegensatz zur altersbedingten Einschränkung der Nierenfunktion, wo eine Dosisanpassung zumindest im Prinzip anhand der Creatinin-Clearance vorgenommen werden kann, ist man bei der Wahl der richtigen Dosis für alte Patienten auf Empirie angewiesen.

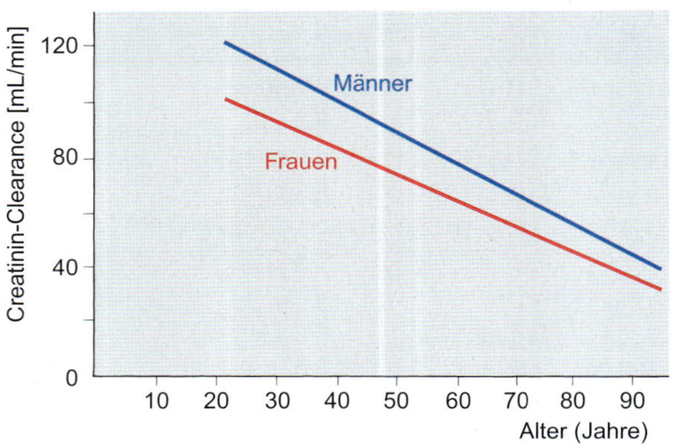

Abb. 1.60 Alter und Nierenfunktion.
Dargestellt ist die altersbedingte Abnahme der glomerulären Filtration am Beispiel der Creatinin-Clearance. Bei individuellen Patienten können sich erhebliche Abweichungen von den dargestellten Mittelwerten ergeben. (Nach: Bjornsson. Clin Pharmacokin, 1979; 4: 200.)

Pharmakokinetik in der Schwangerschaft

Während der Schwangerschaft kommt es zu einer Reihe von Veränderungen, die die Verteilung von Pharmaka beeinflussen können. In der Frühschwangerschaft steigt das Plasmavolumen. Später sind generalisierte Ödeme fast die Regel. Dadurch kann der Extrazellularraum um 5–10 L zunehmen. Außerdem nimmt in der Schwangerschaft das Fettgewebe der Mutter i. d. R. um 4–8 kg zu. Dieser Anstieg verschwindet erst etwa 6 Monate nach der Geburt wieder. Zu den Verteilungsräumen der Mutter kommen schließlich durch Plazenta und Fetus neue Kompartimente hinzu.

Durch die Abnahme der Albuminkonzentration kann die Plasmaproteinbindung von Pharmaka abnehmen. Dies ist beim Drug Monitoring zu beachten (➤ Kap. 1.5.3). Die Konzentration des sauren α_1-Glykoproteins bei der Mutter verändert sich in der Schwangerschaft nicht. Im fetalen Blut ist sie aber wesentlich niedriger. Dadurch können sich ungleiche Verteilungen von basischen Pharmaka auf das mütterliche und fetale Blut ergeben.

Während der Schwangerschaft können Pharmaka zusätzlich in der Plazenta und der fetalen Leber metabolisiert werden. In der Plazenta finden sich Enzymsysteme für Oxidation, Reduktion, Hydrolyse und Konjugation. Der enzymatische Abbau von Pharmaka beim Ungeborenen beginnt in der 6.–8. Schwangerschaftswoche.

Möglicherweise sind diese Veränderungen mit ein Grund für die Zunahme der Clearance, die bei einer Reihe von Pharmaka beobachtet wurde. Daher kann bei Pharmaka wie Phenytoin oder Theophyllin, bei denen ein enger Bereich für therapeutisch wirksame Konzentrationen eingehalten werden muss, eine Dosiserhöhung nötig sein. Eine Anpassung der Dosis sollte nach Möglichkeit anhand von Plasmakonzentrationsmessungen erfolgen.

Grundregeln für die Pharmakotherapie

Die folgernden Grundregeln sollten Beachtung finden:

1. Die Diagnosen der zu behandelnden Erkrankungen sollten sicher sein und es ist zu prüfen, ob eine Therapie bei Abwägung von Nutzen und Risiko erforderlich ist.
2. Nur Arzneimittel verordnen, mit deren Wirkungsmechanismus man vertraut ist. Sind in einer Wirkstoffklasse viele Substanzen verfügbar, sollte man sich auf 1–2 Wirkstoffe beschränken.
3. Das angestrebte Therapieziel sollte klar definiert sein und es muss regelmäßig überprüft werden, ob dieses Ziel erreicht bzw. die Therapie noch fortzusetzen ist.
4. Bei Auftreten von unerwünschten Wirkungen ist erneut eine Nutzen-Risiko-Bewertung vorzunehmen. Gegebenenfalls muss die Dosis geändert oder die Therapie abgebrochen werden.

5. Der Patient sollte informiert werden, warum die Behandlung durchgeführt wird, wie das Arzneimittel wirkt und welche unerwünschten Wirkungen häufig auftreten. Komplexe Einnahmeschemata sind zu vermeiden, da v. a. ältere Patienten damit häufig überfordert sind und Complianceprobleme durch Hör- und Sehstörungen verstärkt werden. Probleme im Umgang mit Arzneimittelverpackungen (z. B. Blisterpackungen) oder der Zubereitung und Anwendung der Arzneimittel können die Pharmakotherapie erheblich beeinflussen.

1.6 Arzneiformen und Drug Delivery

Claus-Michael Lehr

Arzneiformen dienen dazu, **Arzneistoffe** effizient und sicher **an ihren Wirkort zu bringen** (engl. drug delivery). Erst durch die Arzneiform wird ein Arzneistoff somit zu einem Arzneimittel oder Medikament (➤ Kap. 1.1.2), das sich – idealerweise bei Raumtemperatur – über einen längeren Zeitraum lagern, transportieren und am Patienten anwenden lässt. Über besondere Arzneiformen kann man überdies steuern, in welcher **Konzentration** und über welche **Dauer** der Wirkstoffe am Wirkort verfügbar wird und dadurch unerwünschte Wirkungen vermindern. Des Weiteren können Arzneiformen die **Anwendungshäufigkeit** eines Medikaments z. B. von 3 × auf 1 × täglich reduzieren oder alternativ zur Injektion eine Applikation auf oralem, transdermalem oder inhalativem Weg ermöglichen. Dadurch wird die **Anwendung** für den Patienten erleichtert und die Therapietreue verbessert.

Auch unter wirtschaftlichen Aspekten können die Arzneiform, ihre Anwendbarkeit, aber auch ihre Farbe, Haptik und Verpackung bedeutsam sein. Die vorgeschriebene Kennzeichnung von verschreibungspflichtigen Medikamenten mit sog. Data-Matrix-Codes (EU-Fälschungsschutzrichtlinie 2019) leistet außerdem einen wichtigen Beitrag zur Arzneimittelsicherheit. Auf Behältnissen und Umverpackung von Fertigarzneimitteln sind die Angabe eines Verfallsdatums vorgeschrieben sowie ggf. besondere Lagerungshinweise.

1.6.1 Arbeitsgebiete der Pharmazeutischen Technologie

Die Pharmazeutische Technologie stellt ein Teilgebiet der Pharmazie dar. Neben der Bezeichnung „Arzneiformenlehre" wird auch gelegentlich der Begriff „Galenik" verwendet. Im englischen Sprachraum bzw. international sind die Begriffe „Pharmaceutics" und „Drug Delivery" gebräuchlich, wobei Letzterer neben den technologischen auch die biologischen Aspekte einschließt, die für den Transport von Arzneistoffen an ihren Wirkort maßgeblich sind.

Traditionell werden Arzneiformen nach ihrer physikalischen Erscheinung in flüssige, halbfeste oder feste Formen eingeteilt. Daneben lassen sich Arzneiformen auch nach der Art bzw. dem Ort ihrer Anwendung einteilen, als z. B. oral, inhalativ und (trans)dermal. Ferner wird bei den Komponenten eines Medikaments zwischen Arzneistoffen und Hilfsstoffen unterschieden. Letztere sind normalerweise pharmakologisch inert, in manchen Fällen aber durchaus biologisch aktiv. So tragen bestimmte Hilfsstoffe als Penetrationsverbesserer, Enzyminhibitoren oder über die Auslösung biophysikalischer Effekte wie Wärme, Gasfreisetzung oder Osmose wesentlich zur Wirksamkeit eines Medikaments bei. In jedem Falle müssen jedoch sowohl Arznei- als auch Hilfsstoffe toxikologisch unbedenklich sein, was mithilfe präklinischer Studien an humanen Zell- und Gewebekulturmodellen und in Tierversuchen sichergestellt sein muss.

1.6.2 Biopharmazie

Ein wesentlicher Zweig der Pharmazeutischen Technologie ist die Biopharmazie. Sie hat als Ziel, das Schicksal des Arzneistoffs im Körper durch eine geeignete Arzneiform in positiver Weise zu beeinflussen oder eine klinische Anwendung überhaupt erst zur ermöglichen. Früher musste sich die **Galenik** auf die Steuerung der Arzneistofffreisetzung aus der Arzneiform beschränken. Moderne Arzneiformen (Drug Delivery Systeme) sind in der Lage, die Absorption der Wirkstoffe in den Organismus zu beeinflussen, was hauptsächlich dadurch erfolgen kann, dass die möglichen Eintrittspforten in den Körper, z. B. Dünndarm, Haut oder Lunge, besser genutzt werden. Dadurch kann die Bioverfügbarkeit (➤ Kap. 1.5.1) wesentlich verbessert werden. Die Beeinflussung der Verteilung im Organismus ist eine Herausforderung. Durch den gerichteten Transport des Wirkstoffs zu einem bestimmten Zelltyp, in ein Gewebe oder Organ, z. B. in einen Tumor oder über die Blut-Hirn-Schranke ins Gehirn, können die Wirksamkeit verstärkt und verlängert sowie unerwünschte systemische Effekte oder die Entwicklung von Resistenzen vermindert werden.

Biopharmazeutisches Klassifizierungssystem (Biopharmaceutics Classification System, BCS)

Dieses Klassifizierungssystem teilt Arzneistoffe nach ihrer Wasserlöslichkeit und Fähigkeit ein, biologische **Barrieren zu überwinden.** Demnach können Arzneistoffe vier Klassen zugeordnet werden, je nachdem ob sie als gut oder schlecht löslich bzw. Barriere-überwindend einzustufen sind. Für Arzneistoffe, die gut löslich und gut permeabel sind und deshalb zur BCS-Klasse 1 gehören, können klinische Studien zum Nachweis der Bioäquivalenz erlassen werden. Diese behördliche Zustimmung zum Verzicht auf die Durchführung einer Bioäquivalenzstudie gilt insbesondere im Rahmen eines Antrags auf Arzneimittelzulassung von Generika und wird als Biowaiver (engl. to waive = erlassen) bezeichnet.

Beeinflussung der Freisetzung

Die Freisetzung des Arzneistoffs aus der Arzneiform bestimmt entscheidend alle weiteren Schritte der Pharmakokinetik. Dies gilt insbesondere, wenn der Arzneistoff gut wasserlöslich und gut permeiert (BCS Klasse 1). Die Geschwindigkeit der Auflösung von festen Arzneistoffen in den Körperflüssigkeiten wird erheblich durch die **molekulare**

Ordnung (amorph oder kristallin), die **Größe** (und damit die Oberfläche) der Feststoffpartikel, ihre **Benetzbarkeit** und **Löslichkeit** beeinflusst. Eine schnelle Freisetzung ist jedoch nicht immer vorteilhaft. Durch geeignete Maßnahmen und Hilfsstoffe kann auch gezielt eine kontrollierte Freisetzung (Controlled Release) erreicht werden.

Arzneiformen mit rascher Freisetzung (Fast Release)

Hoch aktive Arzneistoffe sind oft lipophil und schwer löslich. Sie werden aber nur in löslicher Form absorbiert. Zur Verbesserung der Löslichkeit stehen verschiedene Hilfsstoffe und Maßnahmen zur Verfügung, die in ➤ Tab. 1.12 zusammengefasst sind.

Nanokristalle (Nanosuspensionen) haben Teilchengrößen unter 1 µm. Sie bestehen aus einem Arzneistoffkern, der mit Tensiden umhüllt ist. Diese Arzneiform ist dann sinnvoll, wenn der Arzneistoff hoch dosiert werden muss und seine Wasser- und Öllöslichkeit gering sind. Die geringe Teilchengröße und damit die hohe Kurvatur der Teilchen führt durch einen erhöhten Lösungsdruck zu einer erhöhten Auflösungsgeschwindigkeit des Arzneistoffs und zu erhöhter Konzentration durch Übersättigung der Lösung.

Eine besondere Form von Komplexen sind die **Einschlussverbindungen**. Als Lösungsvermittler für lipophile Arzneistoffe eignen sich insbesondere die Cyclodextrine (CD), ringförmige Verbindungen mit 6, 7 oder 8 Glucose-Einheiten (α-, β- bzw. γ-Cyclodextrin). Sie sind hydrophil, besitzen aber einen lipophilen Hohlraum für Gastmoleküle. Die Arzneistoffe werden im Körper durch Moleküle mit höherer Bindungsstärke aus den Hohlräumen verdrängt und dadurch freigesetzt. Durch Modifizierung (partielle Methylierung, Hydroxypropylierung oder Sulfobutylierung) werden die CD besser wasserlöslich. Für die parenterale Anwendung dürfen α-, β- und Methyl-β-CD wegen ihrer Nephrotoxizität nicht verwendet werden. β-CD bildet mit Cholesterol aus Lipoproteinen Niederschläge in den Nierentubuli. α- und Methyl-β-CD schädigen die Zellmembranen der Nierentubuluszellen. γ-CD und mehrere Cyclodextrin-Derivate zeigen niedrig dosiert hingegen keine Nierentoxizität. Besonders schnell setzen orodispersible Tabletten ihren Wirkstoff frei. Sie zerfallen bereits im Mund, wodurch ein sehr rascher Wirkungseintritt erreicht und der First-Pass-Effekt umgangen werden kann. Sie müssen außerdem nicht zusammen mit Wasser eingenommen und geschluckt werden.

Tab. 1.12 Maßnahmen zur Löslichkeitsverbesserung von Arzneistoffen

Methode	Beispiele von verwendeten Hilfsstoffen	Arzneimittelbeispiele
Salzbildung	Lysinat	Ibuprofen
Organische Lösungen, z. T. wasserhaltig	Ethanol, Glycerol, Propylenglykol, flüssiges Polyethylenglykol, 1,3-Butandiol, Öle	Extrakte, Säfte
Feste Lösungen	Polyvinylpyrrolidon, festes Polyethylenglykol	Griseofulvin, Herzglykoside
Nanokristalle	Poloxamer-188 (Tensid)	Sirolimus
Polymer-Nanopartikel	Poly(lactid-co-glykolid) (PLGA), Poly-ε-Caprolacton (PCL)	Cyclosporin A, Lopinavir
Mischmizellen	Tensidmischungen, z. B. Gallensalz und Lecithin	Vitamin K, Doxetacel
Mikroemulsionen, Selbst-Micro-emulgierende Drug-Delivery-Systeme (SMEDDS)	Öle + Tenside + Co-Tenside + hydrophile Polymere	Cyclosporin A, Methotrexat
Lipid-Nanoparikel (LNP), nanostrukturierte Lipid-Carrier (NLC)	Feste bzw. Mischungen fester und flüssiger Lipide	Silymarin, Etoposid, Docetacel, Tamoxifen, Montelukast, Fenofibrat
Liposomen	Phospholipide, Cholesterol	Amphotericin B
Komplexbildung	Nicotinamid	Steroidhormone
Einschlusskomplexe	α-, β-, γ-Cyclodextrine und Derivate	• Parenteral: Prostaglandin E_1 • Peroral: Omeprazol

Kontrollierte Freisetzung (Controlled Release)

Eine verzögerte Freisetzung ist dann erforderlich, wenn Arzneistoffe nach peroraler Verabreichung nicht im Magen, sondern erst im Dünndarm freigesetzt werden sollen. Bei Arzneiformen mit kontrollierter Freisetzung des Arzneistoffs wird meist zwischen **Retardpräparaten** zur peroralen und **Depotpräparaten** zur parenteralen Anwendung unterschieden. Depotpräparate geben über längere Zeit den Arzneistoff konstant frei. Während die mehrmalige perorale Einnahme von Einzeldosen von Arzneistoffen mit kurzer Eliminationshalbwertszeit starke Schwankungen des Plasmaspiegels hervorrufen, gewährleisten Retardpräparate eine relativ gleichmäßige Freisetzung über längere Zeit und eine daraus folgende ausreichend konstante Plasmakonzentration (➤ Abb. 1.61).

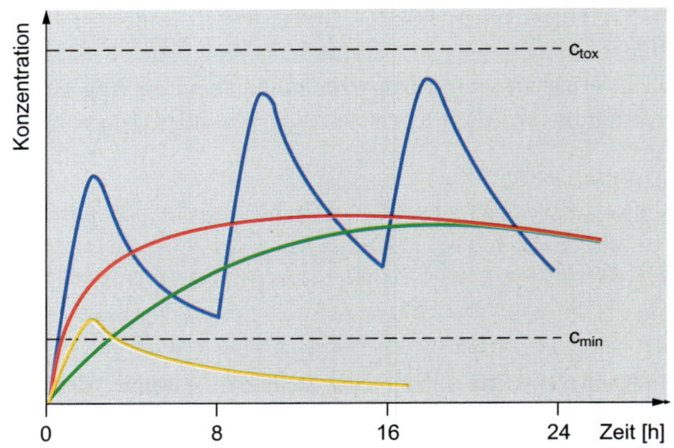

Abb. 1.61 Plasmakonzentration eines retardierten Arzneistoffs im Vergleich zu intermittierender Zufuhr in Einzeldosen.
Einzeldosen, in diesem Beispiel alle 8 Stunden (blaue Kurve), führen zu starken Ausschlägen der Plasmakonzentration, die nahe an der therapeutischen Unwirksamkeit (c_{min}) oder dem Auftreten von unerwünschten Arzneimittelwirkungen (c_{tox}) liegen können. Retard- oder Depot-Arzneiformen setzen den Arzneistoff langsamer und mit relativ konstanter Geschwindigkeit über längere Zeit frei (grüne Kurve). Wenn sich dadurch der Wirkungseintritt bei c_{min} verzögert, ist es sinnvoll, eine zusätzliche schnell freisetzbare Initialdosis zu applizieren (gelbe Kurve). Die resultierende Plasmakonzentration (rote Kurve) zeigt einen schnellen Wirkungseintritt und anschließend einen relativ konstanten Plasmaspiegel.

Eine verminderte **Einnahmehäufigkeit** verbessert überdies die Compliance, d. h. das Befolgen der vorschriftsmäßigen Einnahme durch die Patienten.

Zur **Verzögerung der Freisetzung** von Arzneistoffen aus Tabletten, Granulaten, Pellets und Kapseln werden häufig Überzüge mit filmbildenden Materialien verwendet, wie unlösliche Zellulosederivate, Polyacrylate mit steuerbarer Quellfähigkeit oder Schellack. Langsame Freisetzung kann auch durch Einarbeitung der Arzneistoffe in schwer- oder unlösliche Matrizes erfolgen. Dazu werden Tablettenfüllstoffe aus anorganischen Salzen (z. B. Calciumsulfat) oder Kunststoffe (z. B. Polyvinylpyrrolidon, PVP) verwendet. Ionenaustauscherharze können zur verlängerten Freisetzung von ionischen Wirkstoffen auch suspendiert in flüssiger Form eingesetzt werden.

Arzneistoffdepots werden i. d. R. subkutan oder intramuskulär durch Injektion oder einen kleinen chirurgischen Eingriff appliziert. Die Freisetzung erfolgt über wenige Stunden bis zu mehreren Jahren. Als einfache Arzneiform kann eine Suspension von Wirkstoffkristallen in Puffer oder in Öl injiziert werden. Zur gesteuerten Abgabe von Hormonen in einem Zeitraum von 1 Monat werden biokompatible und bioabbaubare Polymere wie Poly(lactid-co-glykolid) verwendet, die mit dem Arzneistoff auch zu Mikropartikeln (< 1 mm) verarbeitet werden können. Nach Injektion erfolgt die Freisetzung durch Bioerosion, d. h. durch langsame Hydrolyse des Polymers zu Milchsäure und Glykolsäure. Für Implantate, z. B. zur Kontrazeption, können als Freigabesysteme biokompatible, aber nicht abbaubare Kunststoffe verwendet werden. Diese müssen aber nach Ablauf der Anwendung wieder aus dem Gewebe entnommen werden. **Intrauterinpessare** werden in den Gebärmutterhals als therapeutische Systeme zur gesteuerten Freigabe von Hormonen (Progesteron) in die Uterusschleimhaut eingesetzt. Sie können durch angebrachte Fäden leicht aus dem Uterus entfernt werden.

Eine **kontrollierte Wirkstofffreisetzung** kann nach verschiedenen Prinzipien erfolgen. Die wichtigsten sind die **Diffusion** durch eine Membran oder aus einer Matrix, wobei letztere durch das Eindringen von Wasser und dadurch hervorgerufenes Quellen gesteuert werden kann. Andere Systeme beruhen auf **Erosion;** sie lösen sich langsam auf oder werden abgebaut. Elegant sind **osmotische Pumpen,** die neben dem Arzneistoff auch Salze enthalten und von einer semipermeablen Membran umgeben sind. Durch das Eindringen von Wasser entsteht eine gesättigte Lösung mit konstantem osmotischem Druck, der die Lösung gleichmäßig und pH-unabhängig durch ein kleines Loch pumpt. Es gibt oral anwendbare (OROS®) und implantierbare osmotische Systeme (ALZET®).

Transdermale therapeutische Systeme (TTS) sind wirkstoffhaltige Pflaster. Der Wirkstoff liegt meist suspendiert oder an feste Hilfsstoffe adsorbiert vor. Für die gleichmäßige Freisetzung haben sich zwei Prinzipien durchgesetzt: Bei **Membranpflastern** diffundiert der Wirkstoff mit konstanter Geschwindigkeit über eine Polymermembran, bei **Matrixpflastern** kontrolliert die Freisetzung aus einem Polymer den anschließenden Transport in bzw. durch die Haut.

1.6.3 Applikationswege und biologische Barrieren

Die Absorption von Wirkstoffen ist entscheidend für ihre Bioverfügbarkeit (➤ Kap. 1.5.1). Bei der Auswahl der Applikationsroute sollte zusätzlich bekannt sein, inwieweit der Wirkstoff vor Erreichen des großen Blutkreislaufs bereits metabolisiert wird (First-Pass-Effekt), z. B. durch Leber, Darmmucosa oder Haut. Dieser Effekt kann durch alternative Applikationsrouten umgangen werden. Weitere Kriterien für die Wahl eines bestimmten Applikationsweges sind (u. U. aktive) Transportmechanismenüber die jeweilige biologische Barriere, die Höhe der zu applizierenden Dosis und nicht zuletzt die Anwendungsfreundlichkeit der entsprechenden Arzneiform.

Arzneimittel zur parenteralen Anwendung

Parenteralia (➤ Kap. 1.4.2) gewährleisten im Allgemeinen die höchste Bioverfügbarkeit für den Arzneistoff. Da sie direkt in Gefäße oder Gewebe injiziert, infundiert oder implantiert werden, sind besondere Sicherheitsanforderungen zu beachten. In erster Linie ist ihre Sterilität zu gewährleisten, weiterhin die Abwesenheit von Fieber erzeugenden Stoffen (Pyrogenen), die bis zum anaphylaktischen Schock führen können. Bei Volumina über 15 ml dürfen keine Konservierungsmittel zugesetzt werden, da diese in größeren Mengen toxisch sind. Bei Injektionen und Infusionen in Blutgefäße sollten möglichst keine Partikel > 1 µm enthalten sein, um eine Blockade von Kapillaren zu vermeiden. Die Lösungen sollten so weit wie möglich isoton sein, d. h. den gleichen osmotischen Druck wie das Plasma besitzen, um ein Platzen oder Schrumpfen von Zellen zu vermeiden. Auch sollte der pH-Wert möglichst dem physiologischen Wert von etwa 7,3–7,4 entsprechen (Euhydrie).

Arzneimittel zur Anwendung am Auge

Zu den Ophthalmika (➤ Kap. 1.4.2) gehören Augentropfen, Augenbäder, Augeninserte (feste Formen) und halbfeste Salben oder Gele. Sie werden an den Augapfel oder in den Bindehautsack für eine lokale Therapie appliziert. Wirkstoffe können in das Augeninnere penetrieren, wenn sie eine mittlere Lipophilie, d. h. einen Verteilungskoeffizienten (➤ Kap. 1.4.1) von etwa 10–100 (log P = 2–3), besitzen. Um das Auge möglichst wenig zu reizen, gibt es wie bei den Parenteralia zusätzliche genaue Anforderungen an die Höchstmenge an enthaltenen größeren Partikeln (< 50 µm), an Tonizität und pH. Auch Ophthalmika müssen steril sein, da die Abwehrmechanismen gegen Keime am erkrankten Auge geschwächt sein können. Bei Mehrfachdosen-Behältnissen müssen deshalb Konservierungsmittel enthalten sein oder die Abfüllung in Einzeldosen erfolgen. Inzwischen recht verbreitet sind kontaminierungssichere Verpackungs- bzw. Dosiersysteme, die den Verzicht auf Konservierungsmittel ermöglichen.

Arzneimittel zur bukkalen Anwendung

Bei der Anwendung über den Mund kann der Wirkstoff bereits in der Mundhöhle absorbiert werden (➤ Kap. 1.4.2). Über eine Absorptionsfläche von etwa 200 cm^2 werden niedermolekulare lipophile und niedrig dosierte Stoffe unter Vermeidung eines First-Pass-Effekts direkt in den großen Kreislauf aufgenommen. Geeignete Arzneiformen sind Bukkal- oder Sublingualtabletten, Haftcremes, Kaugummis, Pastillen oder auch orodispersible Schmelztabletten.

Die Herstellung von rasch zerfallenden Tabletten über 3-D-Druck mit einem schichtweisen Aufbau (z. B. Spritam® [Levetiracetam] ; ➤ Kap. 11.3.1) führt zu Filmtabletten mit hoher Porosität und ultraschneller Zerfallszeit. Daneben ermöglicht diese Technologie interessante Perspektiven für die Herstellung von personalisierten Tabletten mit bedarfsgerechten Wirkstärken. Auch verschiedene für Tabletten bislang ungewöhnlichen Formen, z. B. mit Braille-Schriftzeichen, sind möglich, die für blinde Patienten sehr vorteilhaft sind.

Arzneimittel zur peroralen Anwendung

Am häufigsten werden Arzneistoffe peroral verabreicht und anschließend über den **Magen-Darm-Trakt** absorbiert (➤ Kap. 1.4.2). Hier bieten flüssigen Arzneiformen wie Säfte oder feste Arzneiformen wie Tabletten, Granulate und Gelatinekapseln die besten Möglichkeiten zu einer raschen oder modifizierten Freisetzung des Arzneistoffs. Klassische **Tabletten** werden durch Verpressung von Pulvern und Granulaten unter hohem Druck hergestellt. Sie enthalten neben dem Wirkstoff verschiedene Hilfsstoffe wie Füllstoffe (zur Verbesserung des Zusammenhalts der Tablette), Schmiermittel (zur Verringerung der Reibung in der Tablettenpresse), Sprengmittel und Brausemischungen (für Quellung bzw. schnellen Zerfall in Flüssigkeit). Zur modifizierten Freisetzung und zur Abdeckung unangenehmen Geschmacks werden Tabletten mit dafür geeigneten Polymerfilmen überzogen. Solche **Filmtabletten** haben die früher gebräuchlichen **Dragees** (Tabletten mit Zuckerüberzügen) fast völlig abgelöst. Auch **Granulate,** d. h. aus Pulverteilchen zusammengesetzte größere Partikel, können mit Filmen überzogen werden. Eine besondere Form von Granulaten sind die Pellets, abgerundete Granulatteilchen mit einer Größe < 2 mm. Sie passieren, im Gegensatz zu noch nicht gelösten Tabletten, nahezu ungehindert den Pylorus, unabhängig vom Füllungsgrad des Magens.

Hartgelatinekapseln (Steckkapseln) werden großtechnisch hergestellt und in einem späteren Arbeitsgang mit Pulvern, Granulaten oder kleinen Tabletten befüllt. Sie sind angenehm einzunehmen und einfache Dosiereinheiten, v. a. für Arzneistoffe, die nicht gut tablettierbar sind. **Weichgelatinekapseln** enthalten nichtwässrige Flüssigkeiten wie Öle oder Polyethylenglykol oder darin gelöste oder suspendierte Wirkstoffe. Sie werden in einem Arbeitsgang geformt und befüllt. Als vegane Alternative zur Gelatine lassen sich inzwischen sowohl Hart- als auch Weichkapseln auch aus geeigneten Cellulose- oder Stärkederivaten sowie synthetischen Polymeren (z. B. Polyvinylalkohol, PVA) herstellen.

Die meisten peroral verabreichten **flüssigen Arzneimittel** enthalten Auszüge aus pflanzlichen Drogen, die mittels Wasser oder Ethanol-Wasser-Mischungen gewonnen wurden. Bei Suspensionen muss dafür gesorgt werden, dass die festen Teilchen, die bei längerer Lagerung agglomerieren, durch Schütteln wieder voneinander trennbar sind, sonst sind die Auflösungsgeschwindigkeit und Freisetzung des Wirkstoffs verlangsamt.

Der **Magen** ist für die meisten Wirkstoffe – mit wenigen Ausnahmen wie z. B. Ethanol – ein schlechtes Absorptionsorgan. Die Aufenthaltsdauer von Arzneiformen im Magen hängt stark von dessen Füllungszustand ab: Alle 90–120 Minuten erfolgen autonome Muskelkontraktionen (Migrating Motor Complex, MMC), durch die auch größere Partikel aus dem Magen entleert werden (Putzwellen bzw. Housekeeper Waves). Postprandial finden vornehmlich segmentale Kontraktionen statt, die dem Mischen und der Verkleinerung der Nahrung dienen. Deshalb können nur Flüssigkeiten und kleine Partikel (2–3 mm) kontinuierlich aus dem Magen entleert werden, während größere, magensaftresistente Arzneiformen nur während des Nüchternmotilitätszyklus den Pylorus passieren. Während des Aufenthalts von Arzneiformen im Magen können manche Arzneistoffe durch Hydrolyse im stark sauren Milieu (pH etwa 1–3) zersetzt oder die Magenschleimhaut durch aggressive Wirkstoffe, z. B. ätherische Öle, gereizt werden. Um das zu vermeiden, können feste Arzneiformen wie Granulate, Pellets, Tabletten oder Kapseln mit Magensaft-resistenten, aber Dünndarm-löslichen Filmen überzogen werden. Solche Filme enthalten Polymere, die bei saurem pH unlöslich und bei neutralem pH löslich sind.

Der **Dünndarm** mit seinen verschiedenen Abschnitten hat eine Gesamtlänge von etwa 6 m. Wegen zahlreicher Zotten und Mikrovilli ist seine Absorptionsfläche auf etwa 200 m^2 vergrößert. Die Verweildauer im Dünndarm ist vom Füllungszustand des Magens unabhängig und beträgt etwa 3 Stunden. Die Mehrzahl, etwa 90 %, aller Wirkstoffe, wird über passive Diffusion durch die Zellmembranen der Darmmucosa absorbiert. Dazu müssen die Wirkstoffe eine niedrige Molmasse unter etwa 500 Da besitzen und einigermaßen lipophil sein. Hydrophile und/oder höhermolekulare Arzneistoffe zeigen eine nur geringe Membranpermeation. Nur relativ wenige Wirkstoffe werden über erleichterte Diffusion oder aktiven Transport mittels spezifischer Carriersysteme aufgenommen (➤ Kap. 1.4.1). Eine höhere Bioverfügbarkeit für biopharmazeutisch problematische Moleküle wie Cyclosporin A (BCS class IV, d. h. schlecht löslich und schlecht permeierend) konnte über verschiedene nanoskalige Carrier (➤ Tab. 1.12) erzielt werden. Als weiteres Problem muss die Möglichkeit eines ausgeprägten First-Pass-Effekts nach Aufnahme von Arzneistoffen über den Dünndarm und die Pfortader in die Leber bedacht werden.

Der **Dickdarm** dient eher der Rückresorption von Wasser als der Absorption von Nahrungs- oder Wirkstoffen. Er besitzt eine Absorptionsfläche von etwa 25 m^2. Für einige Stoffe wie β-Adrenozeptor-Antagonisten ist die Absorptionsquote im Dickdarm höher als im Dünndarm. Beim Übergang vom Ileum zum Dickdarm erhöht sich die Bakterienkonzentration um den Faktor 10^9. Etwa die Hälfte der Trockensubstanz der Fäzes besteht aus meist anaeroben Bakterien. Deren vielfältige Enzyme zeigen nahezu keine Peptidaseaktivität, aber durch Azoreduktasen oder durch Glykosidasen können zahlreiche Pro-Drugs oder Hilfsstoffe im Dickdarm gespalten werden, sodass Wirkstoffe hier absorbiert werden. Um Arzneistoffe oder auch nanoskalige Carrier nach oraler Applikation erst im Dickdarm freizusetzen (Colon Targeting), sind neben marktüblichen pH-abhängigen Überzügen auch zeitlich kontrollierte oder erst unter dem Einfluss von den dort befindlichen Bakterien freisetzende Delivery-Systeme in Entwicklung. Für den gerichteten Wirkstofftransport zur Behandlung entzündlicher Darmerkrankungen wie Colitis ulcerosa und Morbus Crohn kann das Phänomen genutzt werden, dass sich partikuläre Carriersysteme bevorzugt in entzündete Schleimhautgewebe einlagern.

Arzneimittel zur rektalen Anwendung

Das Rektum hat eine Absorptionsfläche von 400–700 cm^2. Die venöse Entsorgung der distalen Rektummucosa erfolgt unter Umgehung der Leber direkt in den systemischen Kreislauf. Ein hepatischer First-Pass-Effekt ist deshalb bei rektal applizierten Wirkstoffen gering. Weitere Vorteile sind die einfache Applikation, wenn Erkrankungen des Magen-Darm-Trakts, Unwille bei Kindern oder Bewusstlosigkeit eine perorale Applikation nicht erlauben.

Die hier am meisten angewandte Arzneiform sind die **Rektalzäpfchen** (oder **Suppositorien;** ➤ Kap. 1.4.2). Sie bestehen typischerweise aus Hartfett, einer Mischung aus Mono-, Di- und Triglyceriden mit mittelkettigen und gesättigten Fettsäuren. Die Zäpfchen schmelzen knapp unterhalb der Körpertemperatur bei etwa 34 °C, die Masse verteilt sich als dünne Schicht (spreitet) an der Oberfläche der Darmmucosa, woraus der Wirkstoff freigesetzt wird. Neben diesen **Schmelzzäpfchen** werden auch **Lösungszäpfchen** hergestellt. Sie werden in heißeren Ländern verwendet und sind auch bei höheren Lagertemperaturen formstabil. Ihre Grundmasse aus Macrogol (Polyethylenglykol) entzieht aber beim Lösevorgang der Umgebung erheblich Wasser und kann dadurch die Wirkstoffabsorption erschweren bzw. zu erhöhtem Stuhldrang führen.

Wirkstoffhaltige Zäpfchen zeigen eine längere Plateauphase der Plasmakonzentration als perorale Arzneiformen. Auch eine lokale Therapie gegen Obstipation ist mit Zäpfchen einfach möglich. Hier wird ein elastisches Gel aus Gelatine und Glycerol hergestellt, wobei das Glycerol laxierend wirkt. Diese sich lösenden Zäpfchen sind Nährböden für Bakterien und sollen deshalb frisch hergestellt und/oder konserviert werden.

Rektalkapseln sind Weichgelatinekapseln in geeigneter Form. Rektal applizierte Flüssigkeiten, sogenannte **Klysmen** oder **Klistiere,** werden als Spülklysmen zu diagnostischen Zwecken oder als möglichst gesättigte Wirkstofflösungen appliziert.

Arzneimittel zur vaginalen Anwendung

Die Schleimhaut der Scheide hat eine Fläche von etwa 100–150 cm^2. Für eine überwiegend lokale Wirkung, z. B. von Antimykotika, werden oft wirkstoffhaltige eiförmige oder kugelige **Zäpfchen,** sog. Globuli oder Ovula, verwendet, die wie die rektalen Arzneiformen aus Hartfett, Macrogol oder Glycerol/Gelatine hergestellt werden. Sie werden wegen ihrer eingeschränkten Haltbarkeit zunehmend von **Weichgelatinekapseln** abgelöst. **Vaginaltabletten** sind nicht überzogen und auch mit wenig Flüssigkeit gut quellfähig. Zum Teil werden ihnen zum schnelleren Zerfall Brausemischungen zugesetzt. Einige Wirkstoffe können durch die Vaginalschleimhaut diffundieren oder aktiv transportiert werden. Die Permeation wird dabei von der zyklusabhängigen Dicke der Schleimhaut bestimmt. Auch systemische Wirkungen lassen sich demnach durch vaginale Applikation erzielen.

Die Bioverfügbarkeit von Steroidhormonen ist nach vaginaler Gabe sogar größer als nach oraler Gabe. Geeignete Arzneiformen dazu sind neben den genannten auch **Vaginalschäume** oder **-sprays.** Als Retardformen, z. B. zur Empfängnisverhütung, werden **Vaginalringe** aus Kunststoffen verwendet, als therapeutisches System wird ein **Intrauterinpessar** (Spirale) in den Gebärmutterhals eingesetzt.

Arzneimittel zur Anwendung an der Haut

Die Haut ist mit etwa 10 kg das größte Organ des Menschen. Trotz ihrer großen Oberfläche von durchschnittlich 1,7 m^2 bietet sie einen hervorragenden Schutz gegen das Eindringen von Fremdstoffen. Das **Stratum corneum** (SC) ist die eigentliche Permeationsbarriere. Diese besteht aus mehreren Schichten abgestorbener Keratinozyten, die – wie Backsteine durch Mörtel – nahezu lückenlos mit sehr dichten Lipidschichten verbunden sind. Diese Lipide (verschiedene Ceramide und Cholesterolderivate) sind nur schlecht hydratisierbar und verhindern damit die Permeation nicht nur von Partikeln, sondern auch von Wasser und hydrophilen Stoffen (➤ Kap. 1.4.2). Für zahlreiche Hauterkrankungen benötigt man jedoch Arzneimittel, die eine Wirkstoffpenetration in die Haut ermöglichen. Eine systemische Wirkung soll meistens vermieden werden. Die Wirkstoffe sollten dafür eine Molmasse unter 800 Da und einen log-P-Wert von 1–3 aufweisen.

Die lokale (topische) Behandlung wird durch **halbfeste Arzneiformen** ermöglicht. **Salben** sind einphasige Mischungen aus lipophilen Grundlagen wie Vaselin, Paraffinen, Wachsen oder Triglyceriden oder aus Macrogol als hydrophiler Grundlage. Der Zusatz von Emulgatoren zu den lipophilen Grundlagen ermöglicht eine Wasseraufnahme, die dann zu zweiphasigen Systemen, den **Cremes,** führt. Es handelt sich dabei um **Emulsionen,** bei denen entweder Wassertröpfchen in die lipophile äußere Phase eingearbeitet werden (**Wasser in Öl** = W/O) oder lipophile Tröpfchen in die Wasserphase (**Öl in Wasser** = O/W). Die Anteile der lipophilen und hydrophilen Phasen sowie der Typ der Emulgatoren bestimmen den Charakter der Emulsion. **Gele** bestehen aus einer einheitlichen wässrigen (Hydrogele) oder lipophilen Phase (Oleogele), deren Konsistenz durch strukturbildende Hilfsstoffe verfestigt wird. **Pasten** sind Dispersionen mit einem hohen Feststoffgehalt. Der Effekt der halbfesten Zubereitungen beruht z. T. darauf, dass das SC so weit hydratisiert wird, dass Wirkstoffe besser in tiefere Hautschichten penetrieren. Salben und Pasten decken die Haut so dicht ab, dass Wasser nicht von der Hautoberfläche verdunsten kann und das SC dadurch aufquillt (Okklusion). O/W-Cremes und Hydrogele sind hingegen nicht okklusiv, sondern unterstützen das Wasserbindevermögen der Haut, was durch feuchtigkeitsbindende Zusätze wie etwa Glycerin, Milchsäure oder Harnstoff noch verstärkt werden. Hingegen kann eine ungünstige Zusammensetzung über verstärkte Wasserverdunstung (Dochteffekt) ein Austrocknen der Haut begünstigen.

Hauterkrankungen sind oft mit einem Verlust der Barrierefunktion des Stratum corneum verbunden. Hier haben die halbfesten Arzneiformen mit und ohne Wirkstoffe auch eine schützende Funktion. Neben der lokalen Wirkung ist mit modernen Arzneiformen aber auch eine transdermale systemische Wirkung von Arzneistoffen möglich. Für niedermolekulare und niedrig dosierbare Wirkstoffe wie Glyceroltrinitrat, Steroidhormone, Fentanyl,

Scopolamin oder Nicotin wurden **transdermale therapeutische Systeme** (TTS) entwickelt. Über die Haut gelangen die Wirkstoffe weitgehend ohne First-Pass-Effekt direkt in den großen Kreislauf. Das Stratum corneum spielt dabei die Rolle eines Zwischenspeichers bei der Wirkstoffabgabe in tiefere Hautschichten. Für die systemische Wirkung größerer Moleküle, wie z. B. Insulin und andere Polypeptide, kann die **Iontophorese** eingesetzt werden. Durch Anlage eines elektrischen Felds wird die Permeabilität der Haut gesteigert. Mittels Gleichstrom kann so die transdermale Resorption von Arzneistoffen gefördert werden. Die Geräte haben Ausmaße größerer Armbanduhren und bestehen aus elektrochemischen Einheiten mit Wirkstoffreservoir.

Eine interessante Neuentwicklung sind **Mikronadel-Systeme** (Microneedle-Systems, Microneedle Array Patches, MAP). Die extrem kleinen, mit Wirkstoff beschichteten oder gefüllten Nadeln dringen praktisch schmerzfrei durch die Hautbarriere; teilweise lösen sie sich nach der Anwendung sogar vollständig auf. Mikronadeln werden intensiv erforscht, etwa als Alternative zur herkömmlichen Impfung mittels Spritzen, aber auch um Stoffkonzentrationen im Interstitium zu messen.

Eine weitere interessante neue Perspektive bietet die sog. follikulare Route. Bei Untersuchungen zur Sicherheit von als Sonnenschutz applizierten Nanopartikeln wurde zwar bestätigt, dass diese erwartungsgemäß nicht durch das Stratum corneum gelangen, aber überraschend tief in Haarfollikel eindringen können, insbesondere unter Massage. Da hierzu keinerlei chemische oder physikalische Veränderungen der Hautbarriere erforderlich sind, schafft dieser neu entdeckte Weg neue Möglichkeiten sowohl zur nadelfreien Applikation von Impfstoffen als auch für den gerichteten Transport von topisch applizierten, hochwirksamen Immunsuppressiva oder Antiinfektiva zur Behandlung entsprechender Erkrankungen direkt am betroffenen Organ bei gleichzeitig verminderter systemischer Exposition.

Arzneimittel zur nasalen Anwendung

Die Nasenschleimhaut hat eine Absorptionsfläche von etwa 100 cm^2. Unter Vermeidung des First-Pass-Effekts können lipophile Wirkstoffe wie Buserelinacetat, Gonadorelin, Vasopressin oder Steroidhormone mittels **Sprays** und **Tropfen** einfach verabreicht werden (> Kap. 1.4.2). Dabei wird besonders beachtet, dass Hilfsstoffe wie Mineralöle, welche die Aktivität der Flimmerhärchen beeinträchtigen, nicht verwendet werden. Die Bioverfügbarkeit von nasal applizierten Peptiden ist zwar recht hoch, schwankt aber stark. Die systemische Bioverfügbarkeit von nasal appliziertem Insulin für eine Therapie des Diabetes reicht trotz technologischer Anstrengungen bislang nicht aus. Möglicherweise vermag nasal appliziertes Insulin entlang des Riechnervs unter Umgehung der Blut-Hirn-Schranke ins Gehirn gelangen, was zur Behandlung neurodegenerativer Erkrankung von Belang sein könnte. Inwieweit intranasal verabreichtes Insulin eine Toleranz des körpereigenen Immunsystems herbeiführen kann, um bei Kindern und Jugendlichen den Ausbruch eines Typ-1-Diabetes zu verhindern, ist nach wie vor offen. Dagegen ist die systemische Verfügbarkeit des nasal verabreichten Insulin-Gegenspielers Glucagon (3 g pro Nasenloch) ausreichend, um als Notfallmedikament zur Behandlung einer schweren Hypoglykämie bei Erwachsenen, Jugendlichen und Kindern ab 4 Jahren mit Diabetes mellitus eingesetzt zu werden.

Arzneimittel zur pulmonalen Anwendung

Die Lunge bzw. die Lungenalveolen sind schon lange als Eintrittspforten für Arzneistoffe bekannt, beispielsweise für die volatilen oder gasförmigen Inhalationsnarkotika oder für die Inhalation von Stickstoffmonoxid zur Behandlung Neugeborener ab vollendeter 34. Schwangerschaftswoche mit hypoxisch-respiratorischer Insuffizienz und Anzeichen pulmonaler Hypertonie. Wirkstoffe mit mittlerer Lipophilie werden in den Alveolen über die Grenzflächen zwischen Luft und Gewebe (> Kap. 1.4.2) in das Blut aufgenommen. Wesentliche Determinanten sind die Oberfläche der sog. Luft-Blut-Schranke und ihre Dicke. Beide Größen variieren erheblich während des Atemzyklus: So führt die Ausdehnung der Lunge während des Einatmens dazu, dass die für die Diffusion zur Verfügung stehende Oberfläche zunimmt und die Dicke der Barriere abnimmt. Die **inhalative Applikation** macht sich dies zunutze. Wesentliche Vorteile der inhalativen Applikation bestehen darin, dass z. B. bei der Behandlung des Asthma bronchiale, von chronisch obstruktiven oder infektiösen Lungenerkrankungen (> Kap. 4.8) lokal im Bereich der Lunge hohe Wirkstoffkonzentrationen erzielt werden und die systemischen Wirkungen – bei Asthma und COPD sind dies anticholinerge, sympathomimetische und Glucocorticoidwirkungen – vermindert sind. Verwendet werden zur Inhalation insbesondere solche Arzneistoffe, die einem hohen hepatischen First-Pass-Effekt unterliegen. Selbst beim Verschlucken sind dadurch systemische Wirkungen vermindert.

Um in der Lunge eine kurzzeitige **lokale Wirkung** mit einer möglichst geringen systemischen Absorption zu erzielen, wie es bei verschiedenen Antiasthmatika erforderlich ist, werden bevorzugt hydrophile und geladene Arzneistoffmoleküle verwendet, die in den unteren Atemwegen die Membranbarrieren der Alveolarepithelien und der Kapillarendothelien kaum durchdringen. Das Gleiche gilt für inhalative Antibiotika, wie z. B. Tobramycin, Colistin oder Aztreonam zur Behandlung von chronischen Lungeninfektionen. Die geringe systemische Absorption reduziert unerwünschte Arzneimittelwirkungen und die Entwicklung von antimikrobiellen Resistenzen. Lang wirkende Antiasthmatika (z. B. Salmeterol) sind so lipophil, dass sie sich relativ stabil in die Zellmembranen einlagern und von dort nur langsam abgegeben werden (> Kap. 4.8).

Voraussetzung für die pulmonale Absorption von Arzneistoffen ist ihr Transport über die Atemluft bis in die Alveolen. Dazu sind als Träger **Aerosole** in Form von Tröpfchen oder Feststoffpartikeln mit einem aerodynamischen Durchmesser von 1–5 µm notwendig. Größere Teilchen (5–10 µm) schlagen sich in den oberen Luftwegen (Bronchien) nieder, während Aerosolpartikel > 10 µm bereits im Rachen abgeschieden bzw. verschluckt werden. Inhalierte Aerosole < 1 µm kleinere Teilchen deponieren nicht und werden wieder abgeatmet. Erst wesentlich kleinere Teilchen von 10–20 nm werden wieder effektiv in der tiefen Lunge deponiert, was für den Ultrafeinstaub zwar toxikologisch bedeutsam ist, aber bislang pharmazeutisch noch nicht genutzt wird. Wie man sieht, ist die inhalative

Applikation von Medikamenten nicht trivial. Neben **Druckgas-Dosieraerosolen** (pressurized Metered Dose Inhalers, pMDI) und **Trockenpulver-Inhalatoren** (dry powder inhalers, DPI) kommen auch **Vernebler** auf der Basis von Druckluft oder Ultraschall zum Einsatz, ebenso wie Mischformen der verschiedenen Technologien (➤ Kap. 4.8.4). Die meisten Systeme sind inzwischen für den Patienten relativ einfach anwendbar. Schwierigkeiten bei der Koordination der Einatmung mit der Applikation können durch geeignete **Applikationshilfen** erheblich vermindert werden; eine Kontrolle des gesamten Atemmanövers erfolgt allerdings bislang bei den wenigsten Inhalatoren.

1.6.4 Gerichteter Wirkstofftransport (Drug Targeting)

Die systemische Verteilung absorbierter Stoffe im Körper erfolgt in einem ersten Schritt über den Blutkreislauf und danach über die Umverteilung in weitere Kompartimente. Durch die Verteilung von hydrophilen Arzneistoffen im gesamten Körperwasser oder von lipophilen Arzneistoffen in das Fettgewebe oder in die Membranen der Körperzellen wird die wirksame Konzentration am Zielgewebe stark erniedrigt. Außerdem kann die Verteilung in anderen Geweben unerwünschte Wirkungen auslösen. Deshalb wird mit verschiedenen Maßnahmen versucht, den **Wirkstoff gezielt an den Wirkort zu steuern.** Man bezeichnet dies als Drug Targeting.

Bei der parenteralen Anwendung bietet sich dazu neben der direkten Injektion in das Zielorgan die Assoziation zahlreicher Wirkstoffe an partikuläre Träger an, wobei sich Teilchen in der Größe von 10–300 nm als besonders interessant herausgestellt haben. Im pharmazeutischen Sprachgebrauch werden diese schon seit den 1970er-Jahren als Nanopartikel bezeichnet. Diese pharmazeutische Definition ist somit etwas großzügiger als die von technischen Nanomaterialien, deren Hauptbestandteile nach einer EU-Definition aus dem Jahre 2011 eine Größe zwischen 1 und 100 nm haben.

Die Endothelzellen der Kapillaren sind in den meisten Geweben über **Tight Junctions** so eng miteinander verbunden, dass kein Durchtritt von Partikeln durch diese Barriere stattfinden kann. In einigen Organen wie Leber, Milz und Knochenmark ist die Endothelzellschicht jedoch fenestriert und gestattet den Übergang von Partikeln mit einer Teilchengröße von etwa 150 nm (= 0,15 µm) aus dem Blutkreislauf in diese Gewebe und damit in das **retikuloendotheliale System** (RES). In diesen Organen sind zusätzlich zahlreiche Gewebsmakrophagen vorhanden, die diese Partikel irreversibel durch Phagozytose eliminieren. Deshalb wird das RES auch als **mononukleäres Phagozytensystem** (MPS) oder als **Monozyten-Makrophagen-System** bezeichnet. Der Phagozytosereiz wird durch ein Muster von Serumproteinen ausgelöst, die während der Blutzirkulation an die Partikel adsorbieren und die man als **Opsonine** bezeichnet. Die Bildung einer solchen Corona durch Adsorption von Proteinen an der Oberfläche von Nanomaterialien ist für deren Verteilung im Körper und weitere biologische Effekte sehr wesentlich. Durch Erniedrigen der Oberflächenenergie, beispielsweise Beschichtung der Partikel mit dem stark hydrophilen Polyethylenglykol (PEG), kann man die Opsonisierung jedoch reduzieren. Da diese Partikel gegenüber dem RES gewissermaßen getarnt sind, werden sie auch als **Tarnkappen-Partikel** oder **Stealth Particles** bezeichnet.

Durch Unterdrücken der Phagozytose wird die Zirkulationsdauer von Nanopartikeln im Blut verlängert. Solide Tumoren und Metastasen haben Kapillarendothelien, in denen man Löcher bis über 500 nm findet. Gleichzeitig ist das lymphatische System von Tumoren gegenüber dem gesunden Gewebe erhebliche weniger leistungsfähig, was zu einem geringeren lymphatischen Abfluss führt. Die Kombination der beiden Effekte wird auch als **erhöhter Permeabilitäts- und Retentions-Effekt** (EPR-Effekt) bezeichnet. Er bildet die Grundlage des **passiven Drug Targetings,** der Anreicherung von durch PEG-Beschichtung getarnten Nanopartikeln in entarteten Geweben. Leider hat sich dieses bei Tumormodellen an Kleintieren sehr gut nachweisbare Phänomen als nicht ohne Weiteres auf den Menschen übertragbar herausgestellt. Deshalb werden zusätzlich spezifisch bindende Liganden wie Folsäure, Peptide oder monoklonalen Antikörper gegen Tumorantigene an die Partikel angeheftet (= **aktives Drug Targeting).**

Aktives Targeting lässt sich über **spezifische Antikörper** erzielen, die chemisch an Zytostatika konjugiert sind (drug-antibody conjugates als „Taxi“ für das Targeting) oder an die Oberfläche von nanoskaligen Trägersystemen, die gleichsam wie ein „Bus“ größere Mengen der Arzneistoffe transportieren können. Derartige Nanopartikel bestehen aus bioabbaubaren Polymeren oder Lipiden als Matrix- oder Hüllmaterial. Liposomen, kugelig in sich geschlossene Membranvesikel aus natürlichen oder modifizierten Phospholipiden und Cholesterol, können lipophile Arzneistoff inkorporieren und hydrophile Arzneistoffe im wässrigen Innenraum einschließen. Inwieweit sich natürliche, von Körperzellen oder Bakterien abgesonderte extrazelluläre Vesikel (ECVs) als Vehikel eignen, Arzneistoffe zu transportieren und gezielt freizusetzen, ist Gegenstand aktueller Forschung.

1.7 Klinische Arzneimittelentwicklung und Pharmakovigilanz

Karin Dilger

Am Anfang der Entwicklung eines neuen Arzneimittels (➤ Kap. 1.1.2) steht eine wissenschaftliche Idee. Sie kann aus einer Beobachtung im Labor oder einer klinischen Erfahrung erwachsen. Die Auswahl und Charakterisierung von Testsubstanzen sind wichtige Aufgaben der präklinischen Arzneimittelentwicklung. In Abhängigkeit von Ergebnissen aus In-vitro-Experimenten und Tierversuchen wird eine Testsubstanz dann in klinischen Prüfungen bei Menschen weiterverfolgt. Die zentrale Entscheidung über die Wirksamkeit und Verträglichkeit eines Arzneimittels fällt in den klinischen Prüfungen bei Patienten. Sowohl für die präklinische (Labor- und Tierversuche) als auch für die klinische Arzneimittelentwicklung (klinische Prüfungen bei Menschen) bis hin zur Zulassung und Beobachtung des Fertigarzneimittels im Markt existieren heute international gültige Regeln. Fertigarzneimittel, die ein Zulassungsverfahren durchlaufen haben und von pharmazeutischen Unternehmen serienmäßig im Voraus hergestellt werden, bilden heute den überwiegenden Anteil bei den Arzneiverordnungen. Nach wie vor werden Arzneimittel auch nach individueller Verschreibung des Arztes in Apotheken hergestellt (Rezepturarzneimittel, www.dac-nrf.de). Auf diese beziehen sich die folgenden Ausführungen nicht.

1.7.1 Arzneimittelrecht

Bis 1977 wurden neue Arzneimittel in Deutschland lediglich bei der zuständigen Bundesbehörde registriert. Eine Überprüfung vor dem Inverkehrbringen fand nur im Hinblick auf die pharmazeutische Qualität statt, die dem Arzneibuch zu entsprechen hatte. Die Thalidomid-Katastrophe, bei der ein neues Schlaf- und Beruhigungsmittel zu Beginn der 1960er-Jahre zu schwersten Kindesfehlbildungen führte, leitete ein Umdenken ein. Am 1. Januar 1978 trat ein neues **Arzneimittelgesetz** (AMG, Gesetz über den Verkehr mit Arzneimitteln, Abkürzungen in ➤ Tab. 1.13) in Kraft. Es verpflichtet den pharmazeutischen Unternehmer nunmehr, vor der Zulassung nicht nur die **pharmazeutische Qualität,** sondern auch die **therapeutische Wirksamkeit** und **Unbedenklichkeit des Arzneimittels** nachzuweisen.

Die Zuständigkeit für die Zulassung aller Arzneimittel liegt in Deutschland beim **Bundesinstitut für Arzneimittel und Medizinprodukte** in Bonn (BfArM, www.bfarm.de), für Sera, Impfstoffe, Allergene, Testsera, Testantigene und Blutzubereitungen beim **Paul-Ehrlich-Institut** in Langen (PEI, www.pei.de). In Österreich und in der Schweiz gibt es ein vergleichbares nationales Arzneimittelrecht. Dort sind das Bundesamt für Sicherheit im Gesundheitswesen in Wien (www.basg.gv.at) und Swissmedic, das Schweizerische Heilmittelinstitut in Bern (www.swissmedic.ch), die für das Arzneimittelwesen zuständigen Behörden. Die zusammenfassende Bewertung eines neuen Arzneimittels und damit die Entscheidung der Behörden über die Zulassung basiert auf einer sorgfältigen Abschätzung zwischen Nutzen und Risiko für betroffene Patienten. Das Ergebnis dieser übergreifenden Bilanzierung wird beeinflusst von der Schwere der zu behandelnden Erkrankung und der Verfügbarkeit anderer Behandlungsoptionen.

Tab. 1.13 Gebräuchliche arzneimittelrechtliche Abkürzungen

AMG	Arzneimittelgesetz
AMHV	Arzneimittel-Härtefall-Verordnung
BfArM	Bundesinstitut für Arzneimittel und Medizinprodukte
CHMP	Committee for Medicinal Products for Human Use
CMS	Concerned Member State
COMP	Committee for Orphan Medicinal Products
DCP	Decentralised Procedure
EMA	European Medicines Agency
EudraCT	European Clinical Trials Database
GCP	Good Clinical Practice
GVP	Good Pharmacovigilance Practices
ICH	International Conference on Harmonisation of Technical Requirements for Registration of Pharmaceuticals for Human Use
MRP	Mutual Recognition Procedure
PBRER	Periodic Benefit-Risk Evaluation Report
PEI	Paul-Ehrlich-Institut
PSUR	Periodic Safety Update Report
PSUSA	PSUR Single Assessment
QPPV	Qualified Person for Pharmacovigilance
RMP	Risk Management Plan
RMS	Reference Member State
SmPC	Summary of Product Characteristics
UAW	Unerwünschte Arzneimittelwirkung

1.7.2 Klinische Prüfung von Arzneimitteln

Der Begriff „Klinische Prüfung bei Menschen" wird im AMG definiert als „jede am Menschen durchgeführte Untersuchung, die dazu bestimmt ist, klinische oder pharmakologische Wirkungen von Arzneimitteln zu erforschen oder nachzuweisen oder Nebenwirkungen festzustellen oder die Resorption, die Verteilung, den Stoffwechsel oder die Ausscheidung zu untersuchen mit dem Ziel, sich von der Unbedenklichkeit oder Wirksamkeit der Arzneimittel zu überzeugen". Untersuchungen am Menschen dürfen erst begonnen werden, wenn eine breite Datenbasis zur präklinischen Pharmakologie und Toxikologie des Wirkstoffs vorliegt. Empfehlungen und Leitlinien zur Methodik klinischer Prüfungen, die sowohl in Europa als auch in den USA und Japan gelten, wurden von der **International Conference on Harmonisation of Technical Requirements for Registration of Pharmaceuticals for Human Use** (ICH) erstellt. In der ICH arbeiten Experten sowohl aus Zulassungsbehörden als auch aus der Industrie. Das wichtigste ICH-Dokument ist die sogenannte GCP-Leitlinie („Note for Guidance on **Good Clinical Practice**", www.ich.org; s. Kasten). Ihre Einhaltung soll gewährleisten, dass die Rechte, die Sicherheit und das Wohlergehen der betroffenen Personen geschützt werden und die Ergebnisse der klinischen Prüfung glaubwürdig sind. Die Grundsätze von GCP stützen sich auf die **Deklaration von Helsinki** des Weltärztebundes. Die dort 1964 erstmals niedergelegten und seither mehrfach revidierten ethischen Grundsätze sind weltweit verbindlich für medizinische Forschung am Menschen (www.wma.net). So muss die **Einwilligung von Gesunden und Patienten** in eine Arzneimittelprüfung freiwillig und nach Aufklärung über alle möglichen Risiken erfolgen (Informed Consent). Der Versuchsteilnehmer kann jederzeit und ohne Angabe von Gründen die Zustimmung zur Teilnahme widerrufen, ohne dass ihm dadurch Nachteile entstehen.

ZUR VERTIEFUNG

Good Clinical Practice (GCP, Gute Klinische Praxis)

Die klinische Prüfung nach GCP fußt auf den ethischen Prinzipien der Deklaration von Helsinki. Vor Studienbeginn ist eine Nutzen-Risiko-Abschätzung für den einzelnen Versuchsteilnehmer und die öffentliche Gesundheit durchzuführen. Nur Prüfungen, bei denen der absehbare Nutzen überwiegt, dürfen durchgeführt werden. Mit GCP werden die folgenden Punkte geregelt: Inhalte der Prüfpläne, Aufklärungspflichten, Rolle der Ethikkommissionen, Details zur Methodik in kontrollierten klinischen

Studien wie Randomisierung der Patienten und Entblindung der Ergebnisse, Kommunikation zwischen Prüfer, Sponsor und Kontrollgremien, Verantwortlichkeiten aller Beteiligten und Zugangsmöglichkeiten zu den Primär- und Sekundärdaten, Anforderungen an Prüfpräparate, Auswertungsvorschriften sowie Vorschriften zum vorzeitigen Studienabbruch und Kontrolle der Übereinstimmung zwischen Prüfplan und tatsächlich durchgeführter Studie. Auch die Inhalte einer separaten Prüferinformation (Investigator's Brochure) werden genau beschrieben, um vor Beginn der Untersuchung eine vollständige Information aller Prüfer über das Prüfpräparat und dessen bisherige Anwendung sicherzustellen. Eine GCP-gerechte Planung, Durchführung und Auswertung von klinischen Prüfungen sorgt für hohe Datenqualität und unterstützt die gegenseitige Akzeptanz der so erhaltenen Ergebnisse in Europa, Japan und den USA.

Phasen der klinischen Prüfung

Die klinische Entwicklung eines Arzneimittels gliedert sich in vier Phasen, die sich in der Praxis überlappen können (➤ Abb. 1.62). Die vier Phasen werden in der „Note for Guidance on General Considerations for Clinical Trials" erklärt.

Phase I

Die Phase I der klinischen Prüfung ist die Erstanwendung eines Arzneimittels am Menschen, nachdem in vitro und in Tierversuchen die Wirkung und Verträglichkeit vorläufig charakterisiert wurden. Diese **humanpharmakologischen Studien** verfolgen üblicherweise kein therapeutisches Ziel. Die Studien werden mit wenigen gesunden Freiwilligen (Probanden) durchgeführt. Das Ziel sind Erkenntnisse über die Verträglichkeit in einem bestimmten Dosisbereich nach Einmal- und Mehrfachgabe, die Pharmakokinetik (Resorption, Verteilung, Biotransformation, Elimination) und die Pharmakodynamik. Potentiell stark toxische Substanzen wie Zytostatika, deren Anwendung bei Gesunden nicht vertretbar ist, werden an Patienten untersucht, die möglicherweise von der Anwendung profitieren.

Phase II

Phase-II-Studien sind **erste therapeutische Erprobungen** an einem kleinen Patientenkollektiv (wenige hundert) von relativ kurzer Dauer. Mit einem Prüfplan, der in der Regel eine Kontrollgruppe und den Vergleich mit Ausgangswerten enthält, werden Wirksamkeit und Sicherheit eines Arzneimittels in einer bestimmten Indikation geprüft. Die Ein- und Ausschlusskriterien für Patienten werden sehr eng gewählt, sodass eine homogene Population untersucht wird. Zur Dosisfindung können **Dosiseskalationsstudien** durchgeführt werden. Die verabreichten Dosen liegen im Allgemeinen unterhalb der höchsten Dosis in der Phase I. Zur Beurteilung der Wirksamkeit dürfen in dieser Phase statt harter klinischer Studienendpunkte **Surrogatparameter** verwendet werden, die einen Behandlungserfolg anzuzeigen vermögen, z. B. bei der Prüfung eines Zytostatikums „Verminderung der Tumorgröße" anstelle von absoluter Überlebenszeit. Alle Ergebnisse sind wichtig als Planungsgrundlage für die Phase III.

Die Phase II wird auch als **Proof of Concept** bezeichnet, da sie über den Fortgang der Arzneimittelentwicklung in die aufwendige Phase III entscheidet.

Phase III

Ziel der Phase III ist der definitive Beweis des therapeutischen Nutzens eines Arzneimittels. Die in der Phase II zusammengetragenen Daten zur Unbedenklichkeit und Wirksamkeit eines Arzneimittels sollen jetzt mit einem großen Patientenkollektiv (je nach Indikation einige hundert bis mehrere tausend) in der Zielindikation bestätigt werden. Diese **konfirmatorischen Studien** sind meist multizentrisch angelegt. Sie bilden die Basis des späteren Zulassungsantrags. Typisch für die Phase III ist die **randomisierte Doppelblindstudie,** in der eine Patientengruppe das Prüfpräparat erhält (Verumgruppe), die Vergleichsgruppe hingegen Placebo oder die bisherige Standardbehandlung (Kontrollgruppe). Weder Prüfarzt noch Patient kennen hierbei den Inhalt des Randomisierungsplans, der nach dem Zufallsprinzip festlegt, welcher Behandlungsgruppe ein Patient angehört.

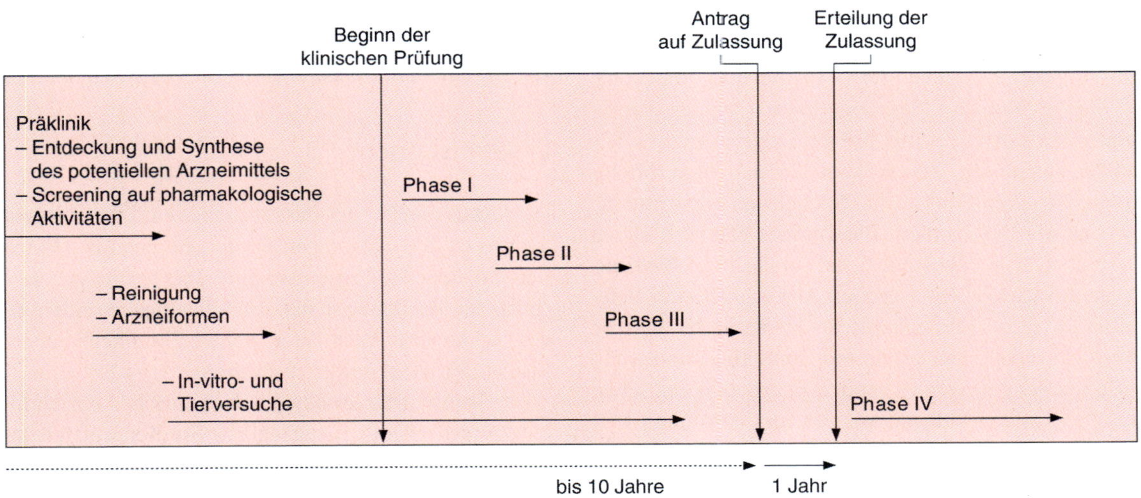

Abb. 1.62 Meilensteine der Arzneimittelentwicklung.

Phase IV

Phase-IV-Studien sind alle klinischen Prüfungen, die **nach der Zulassung** beginnen und bei denen das Arzneimittel bestimmungsgemäß, also in der zugelassenen Indikation, Dosierung und Anwendungsdauer, gegeben wird. Sie sind wichtig zur Optimierung der Anwendung. Auf diese Weise werden Fragen zur Sicherheit bei Langzeitanwendung beantwortet oder mögliche Interaktionen mit anderen Arzneimitteln geprüft.

Nachweis der Bioäquivalenz und der Biosimilarität

Interessante Wirkstoffe werden sehr früh in der präklinischen Entwicklung zur späteren wirtschaftlichen Nutzung patentiert. Von den üblichen 20 Jahren Patentschutz sind meist schon etliche Jahre vergangen, wenn ein neues Fertigarzneimittel in Verkehr gebracht wird. Marktexklusivität für den Originator besteht jedoch nur bis zum Ende der Patentlaufzeit. Nach deren Ablauf und frühestens 10 Jahre nach Erteilung der Zulassung des Referenzarzneimittels können andere pharmazeutische Unternehmen Fertigarzneimittel mit dem identischen Wirkstoff in gleicher Darreichungsform, sog. **Generika,** herstellen. Für generische Zulassungen werden **Bioäquivalenzstudien** verlangt. Bioäquivalenz kann mit einer pharmakokinetischen Studie – i. d. R. an wenigen Probanden – belegt werden, denn Bioäquivalenz liegt vor, wenn die arzneilich wirksamen Bestandteile des Generikums (Testprodukt) in vergleichbarer Geschwindigkeit und in vergleichbarem Ausmaß wie die des Originals (Referenzarzneimittels) verfügbar sind (➤ Kap. 1.4.2). Es wird dann davon ausgegangen, dass das Nachahmerpräparat in Wirksamkeit und Unbedenklichkeit dem bereits zugelassenen Arzneimittel entspricht.

Heutzutage gewinnen biotechnologisch hergestellte Arzneimittel, die Biologika, zunehmend an Bedeutung. **Biologika** werden unter Nutzung von Enzymen, Zellen und ganzen Organismen hergestellt und sind meist komplexe Proteine. Im Gegensatz zu den klassischen kleinmolekularen und synthetisch hergestellten Arzneistoffen sind Biologika daher nicht allein durch ihre Molekülstruktur definiert, sondern werden zusätzlich durch das **Herstellungsverfahren** charakterisiert. Das Spektrum von biologischen Arzneimitteln umfasst Allergene, Sera, Toxine und Impfstoffe, Arzneimittel, die aus Blut und Plasma gewonnen werden, Gewebezubereitungen sowie Arzneimittel für neuartige Therapien wie Gentherapeutika, somatische Zelltherapeutika und biotechnologisch bearbeitete Gewebeprodukte. Für **Nachahmerpräparate** bei Biologika hat sich die Bezeichnung **Biosimilars** etabliert. Deren Zulassung beruht nicht auf Bioäquivalenz, sondern auf **Biosimiliarität,** d. h. dem Nachweis einer großen Ähnlichkeit zum Referenzarzneimittel in Bezug auf chemische Struktur, biologische Aktivität und Wirksamkeit, Sicherheit und Immunogenitätsprofil. Zusätzlich zu umfassenden vergleichenden pharmakokinetischen und -dynamischen Untersuchungen können für Biosimilars weitere Daten über die Sicherheit und Wirksamkeit erforderlich sein, insbesondere bei komplexeren biologischen Arzneimitteln.

Genehmigung der klinischen Prüfung und Bewertung durch Ethikkommissionen

Eine klinische Prüfung bei Menschen darf nur begonnen werden, wenn die zuständige Ethikkommission sie zustimmend bewertet und die zuständige Bundesoberbehörde (BfArM bzw. PEI) sie ausdrücklich genehmigt hat.

Für das Genehmigungsverfahren muss der Bundesoberbehörde bei einer klinischen Studie mit einem noch nicht zugelassenen Arzneimittel ein umfangreiches Dossier mit Angaben zur Herstellung und Qualität des Prüfpräparats und zu präklinischen und – soweit vorhanden – klinischen Untersuchungen vorgelegt werden. Jede klinische Prüfung mit einem Prüfzentrum in Europa muss in der **EudraCT-Datenbank** registriert werden (European Clinical Trials Database, EudraCT).

Zusätzlich zu den Vorschriften im AMG verlangen auch die Berufsordnungen der Ärztekammern, dass sich Ärzte vor der Durchführung biomedizinischer Forschung am Menschen durch die zuständige Ethikkommission (Ethikkommission bei der Landesärztekammer oder bei einer Universität des Landes) beraten lassen. Die **Ethikkommissionen** sind unabhängige Gremien aus im Gesundheitsbereich und in nichtmedizinischen Bereichen tätigen Personen. Ihre Aufgabe ist es, die Prüfungsteilnehmer zu schützen. Sie nehmen Stellung zum Prüfplan, zur schriftlich abgefassten Probanden-/Patienteninformation mit Einverständniserklärung sowie zur Eignung der Prüfer und Prüfzentren. Sie achten darauf, dass die Deklaration von Helsinki eingehalten wird.

Eine neue Verordnung zu klinischen Prüfungen (EU-VO Nr. 536/2014) ändert das bisherige Verfahren zur Genehmigung und Bewertung von klinischen Prüfungen umfassend. Eine wesentliche Neuerung ist die gemeinsame und zeitgleiche Bewertung eines Antrags durch die zuständigen Stellen eines Mitgliedstaates und die Harmonisierung des Verfahrens auf europäischer Ebene.

Die gesetzlichen Anforderungen bei Arzneimittelprüfungen bedeuten einen erheblichen Aufwand für alle Beteiligten, insbesondere für den sogenannten Sponsor. Der Sponsor ist nicht zwangsläufig ein pharmazeutischer Unternehmer, Sponsor kann auch eine klinische Einrichtung oder ein einzelner Prüfarzt sein. Im AMG ist als **Sponsor** die natürliche oder juristische Person definiert, welche die Verantwortung für die Veranlassung, Organisation und Finanzierung einer klinischen Prüfung bei Menschen übernimmt.

Ergebnisbericht

Das AMG sieht vor, dass pharmazeutische Unternehmer und Sponsoren der zuständigen Bundesoberbehörde (BfArM bzw. PEI) Berichte über die Ergebnisse klinischer Prüfungen zur Veröffentlichung zur Verfügung stellen. Dies dient insbesondere dem Interesse der Fachkreise und Patienten, nähere Einzelheiten über Nutzen und Risiken der Arzneimittel zu erfahren.

Für Transparenz im Bereich der klinischen Arzneimittelentwicklung sorgen öffentlich zugängliche **Studienregister**. Zwei wichtige Studienregister sind das European Union Clinical Trials Register (www. Clinicaltrialsregister.eu) und die Datenbank des National Institute of Health der Vereinigten Staaten von Amerika (www.

ClinicalTrials.gov). Über die Website www.clinicaltrialsregister.eu kann nach laufenden und abgeschlossenen Phase-II–IV-Studien mit einem Prüfzentrum in der EU gesucht werden.

Um Ergebnisberichte und auch wissenschaftliche Publikationen über klinische Studien genau beurteilen zu können, werden vollständige und klare Informationen zur Methodik und zu den Resultaten der Untersuchungen benötigt. Zur Beurteilung von randomisierten Therapiestudien im Parallel-Design, insbesondere deren Statistik, kann die **CONSORT-Checkliste** (Consolidated Standards of Reporting Trials) herangezogen werden (www. consort-statement.org). So wird dort beispielsweise bei der Darstellung der Ergebnisse verlangt, dass für jeden primären und sekundären Endpunkt die Resultate für jede Gruppe und die geschätzte Effektgröße sowie ihre Präzision (z. B. 95 %-Konfidenzintervall) genannt werden. Ergebnisse von weiteren Analysen, einschließlich Subgruppenanalysen und adjustierten Analysen sollten mit der Angabe versehen sein, ob diese präspezifiziert oder exploratorisch durchgeführt wurden (➤ Kap. 1.7.5 Kasten „Wie liest man eine klinische Studie?").

1.7.3 Zulassung von Arzneimitteln

Die Zulassung entscheidet über den Marktzugang eines Fertigarzneimittels. Sie wird vom pharmazeutischen Unternehmer bei der Zulassungsbehörde beantragt und erfolgt in Deutschland auf der Grundlage des AMG. Der Zulassungsantrag enthält die Ergebnisse aus analytischen, pharmakologisch-toxikologischen und klinischen Prüfungen, die Zusammenfassung der Merkmale des Arzneimittels (**Summary of Product Characteristics,** SmPC) und Sachverständigengutachten. Die SmPC ist die Basis für die spätere **Packungsbeilage** für Patienten und die Gebrauchsinformation für Fachkreise **(Fachinformation)**. Die zuständige Behörde prüft die vorgelegten Unterlagen und versagt oder erteilt die beantragte Zulassung, eventuell mit Auflagen. Verlängerungen werden auf Antrag und nach erneuter Überprüfung erteilt. Spätere Änderungen der Anwendungsgebiete, der Dosierung, Anwendungsart und -dauer sowie der Angaben über Nebenwirkungen und Gegenanzeigen in der Fachinformation sind zustimmungspflichtig. Die Zulassung eines Arzneimittels kann entweder nach einem nationalen oder nach einem europäischen Verfahren (dezentral oder zentral) erfolgen.

Nationales Zulassungsverfahren

Rein nationale Zulassungen von Arzneimitteln im Geltungsbereich des AMG haben wegen der hohen Kosten für die Entwicklung zunehmend an Bedeutung verloren.

Europäische Zulassungsverfahren

Dezentrale Zulassungsverfahren

Das Verfahren der gegenseitigen Anerkennung (**Mutual Recognition Procedure,** MRP) führt zur Zulassung in mehreren EU-Mitgliedstaaten. Der pharmazeutische Unternehmer wählt im Vorfeld aus, welche Mitgliedstaaten in das Verfahren einbezogen werden, und bestimmt den sogenannten Referenzmitgliedstaat (**Reference Member State,** RMS). Auch Norwegen, Island und Liechtenstein können beteiligt werden. Die Zulassungsbehörde des RMS übernimmt die Verfahrensführung und startet das Verfahren. In den anderen beteiligten Mitgliedstaaten (**Concerned Member States,** CMSs) werden identische Anträge eingereicht. Dadurch wird eine Harmonisierung in den verschiedenen Ländern sichergestellt. Seit Oktober 2005 gibt es alternativ ein neues dezentrales Verfahren (**Decentralised Procedure,** DCP) mit erweiterten Diskussionsmöglichkeiten für CMSs.

Zentrales Zulassungsverfahren

Im Unterschied zum dezentralen Verfahren erfolgt die Zulassung in allen Mitgliedstaaten. Die Zulassung wird nicht von einer nationalen Behörde erteilt, sondern von der Europäischen Kommission in Brüssel (➤ Abb. 1.63). Diese lässt sich vom **Committee for Medicinal Products for Human Use** (CHMP), das mit Vertretern

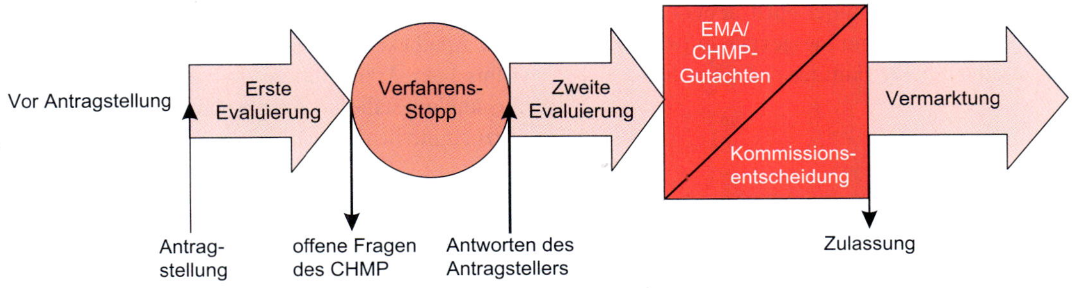

Abb. 1.63 Meilensteine des zentralen Verfahrens zur Zulassung eines Arzneimittels.
Vor der Antragstellung kann der pharmazeutische Unternehmer Kontakt mit der EMA aufnehmen, um wissenschaftliche Beratung zur Arzneimittelentwicklung und Hinweise zum administrativen Ablauf zu erhalten. In der ersten Evaluierungsphase wird ein Bericht vom Rapporteur/Co-Rapporteur erstellt und die offenen Fragen werden dem Antragsteller übermittelt. Nach Beantwortung der Fragen beginnt die zweite Evaluierungsphase. Am Ende gibt das CHMP seine endgültige Empfehlung, die von der EMA an die Europäische Kommission weitergeleitet wird. Diese verleiht auf Empfehlung des CHMP die Zulassung zum Markt. Das zentrale Verfahren dauert von der Antragstellung bis zur Zulassung insgesamt 277 Tage (ohne Verfahrensstopp zur Beantwortung der Fragen).

der Mitgliedstaaten besetzt ist, wissenschaftlich beraten. Das CHMP bestimmt zwei Mitglieder als Rapporteur/Co-Rapporteur, die inhaltlich stellvertretend für die Europäische Union die eingereichten Unterlagen prüfen. Die Organisation obliegt der europäischen Arzneimittelagentur in Amsterdam (**European Medicines Agency**, EMA, www.ema.europa.eu). Das zentrale Zulassungsverfahren ist obligatorisch bei biotechnologisch hergestellten Arzneimitteln und fakultativ bei „innovativen" Arzneimitteln, z. B. bei neuen Wirkstoffen. Seit November 2005 ist es außerdem verpflichtend für Arzneimittel zur Behandlung von AIDS, Krebs, neurodegenerativen Erkrankungen, Diabetes und seltenen Erkrankungen (orphan diseases), seit Mai 2008 zudem für solche zur Behandlung von Autoimmunerkrankungen, Immundefekten und viralen Erkrankungen.

Orphan Drugs (Waisenmedikamente) heißen Medikamente gegen schwerwiegende Krankheiten, an denen nicht mehr als fünf von 10 000 EU-Einwohnern leiden. Mit ihnen werden beispielsweise seltene Formen von Krebs oder Stoffwechselerkrankungen behandelt. Seit Anfang 2000 können pharmazeutische Unternehmen für diese Medikamente schon während der Entwicklung den Orphan-Drug-Status beantragen. Mit diesem Status ist später ein zehnjähriges Exklusiv-Vermarktungsrecht verbunden. Die neuen Regelungen sollen der Arzneimittelindustrie einen Anreiz geben, mehr gegen seltene Krankheiten zu unternehmen. Der Ausschuss für Arzneimittel für seltene Leiden (**Committee for Orphan Medicinal Products**, COMP) ist als wissenschaftlicher Ausschuss der EMA für die Bewertung von Anträgen zum Orphan-Drug-Status zuständig. Ein Orphan-Drug-Status wurde inzwischen mehr als 2000 Entwicklungsprojekten zuerkannt und über 100 Orphan Drugs sind zugelassen (laufend aktualisierte Liste unter www.vfa.de/orphans).

1.7.4 Therapiefreiheit

Grundsätzlich gilt die Zulassung eines Fertigarzneimittels nur für die in der Fachinformation aufgeführten Anwendungsgebiete, Dosierungen und Anwendungszeiträume (bestimmungsgemäßer Gebrauch). Fachinformationen können Angehörige der Heilberufe im Internet einsehen (www.fachinfo.de) oder vom pharmazeutischen Unternehmer anfordern. Ist der behandelnde Arzt bei der Arzneiverordnung nun streng an diese Vorgaben gebunden? Er ist es nicht. Er kann ein Fertigarzneimittel auch anders anwenden. Allerdings muss er bei nicht bestimmungsgemäßem Gebrauch ein erhöhtes zivil- und strafrechtliches Haftungsrisiko beachten.

Off-Label-Use

Als Off-Label-Use bezeichnet man die Verordnung eines Fertigarzneimittels außerhalb des in der Zulassung genehmigten Gebrauchs. Wenn in der wissenschaftlichen Literatur die Wirksamkeit des Arzneimittels in einer nicht zugelassenen Indikation beschrieben ist, wird sich der Arzt zu einem derartigen Einsatz möglicherweise entschließen. In der Onkologie und in der Pädiatrie werden viele Arzneimittel off label gegeben. Die gesetzlichen Krankenkassen in Deutschland sind nicht in jedem Fall zur **Kostenübernahme** verpflichtet. Im Jahr 2002 wurden vom Bundessozialgericht die Kriterien für eine Kostenerstattung zulasten der gesetzlichen Krankenversicherungen festgelegt. Es muss sich um eine schwerwiegende Erkrankung handeln, für die keine andere Therapie verfügbar ist und bei der auf der Grundlage der Datenlage die begründete Aussicht auf einen Behandlungserfolg besteht.

Compassionate-Use

Unter Compassionate-Use (Gebrauch aus Mitleid) versteht man den Einsatz eines neuen, noch gar nicht zugelassenen Arzneimittels außerhalb klinischer Prüfungen. Der Compassionate-Use kann für einen schwerstkranken Patienten mit einer derzeit nicht behandelbaren Erkrankung lebensrettend sein. Diese Art der Arzneimittelgabe wird auch als Heilversuch bezeichnet. Der **Heilversuch** dient – im Gegensatz zur klinischen Prüfung – der verzweifelten Behandlung des Einzelfalls und nicht dem systematischen Sammeln von neuen Erkenntnissen über ein Prüfpräparat. Eine ausführliche Verlaufsdokumentation ist dem behandelnden Arzt aus haftungsrechtlichen Gründen angeraten. Seit 2010 ist die Behandlung von bestimmten Patientengruppen mit Arzneimitteln ohne Zulassung durch die Arzneimittel-Härtefall-Verordnung (AMHV) geregelt.

1.7.5 Pharmakovigilanz

Die Zulassung eines Arzneimittels garantiert selbstverständlich trotz strenger Auflagen im Zulassungsverfahren keine vollständige Sicherheit. Da im Allgemeinen in die klinischen Prüfungen der Phasen I–III nur wenige tausend Patienten eingeschlossen werden, bleiben schon aus statistischen Gründen sehr seltene unerwünschte Arzneimittelwirkungen vor der Zulassung unentdeckt. Zudem ist eine Übertragung von Ergebnissen aus kontrollierten Studien mit ausgewählten Patientenkollektiven auf den klinischen Alltag nur bedingt möglich. Nach der Einführung eines Medikaments in den Markt steigt die Zahl der Anwender sprunghaft an. Risikogruppen wie ältere und multimorbide Patienten werden häufig erstmals mit dem neuen Arzneimittel behandelt. Das Erkennen von seltenen und bislang unbekannten unerwünschten Arzneimittelwirkungen erfordert dann die besondere Wachsamkeit (Vigilanz) der Ärzte und Apotheker. Die gesundheitsökonomischen Folgen von unerwünschten Arzneimittelwirkungen sind gravierend: 2–8 % aller Behandlungsfälle im Krankenhaus resultieren aus unerwünschten Arzneimittelwirkungen.

Terminologie

Pharmakovigilanz bedeutet die ständige Überwachung der Wirksamkeit und der Verträglichkeit von Medikamenten bereits in der Phase der klinischen Arzneimittelentwicklung und insbesondere nach der Markteinführung. Die „Guideline on Good Pharmacovigilance Practices" ist der europäische Leitfaden für die Überwachungsprozesse zum Schutz der Patienten (s. Kasten).

Nebenwirkungen sind schädliche und unbeabsichtigte Reaktionen auf das Arzneimittel. Die Begriffe „Nebenwirkung" und **„unerwünschte Arzneimittelwirkung (UAW)"** werden synonym verwendet. Als Nebenwirkung gilt auch eine Wechselwirkung mit anderen Medikamenten. **Schwerwiegend** sind solche Fälle, die tödlich oder lebensbedrohend sind, eine stationäre Behandlung oder Verlängerung einer stationären Behandlung erforderlich machen, zu bleibender oder schwerwiegender Behinderung, Invalidität, kongenitalen Anomalien oder Geburtsfehlern führen. Als **unerwartet** bezeichnet man Reaktionen, deren Art, Ausmaß oder Ergebnis von der Fachinformation des Arzneimittels abweichen.

ZUR VERTIEFUNG

Good Pharmacovigilance Practices (GVP, Gute Praxis der Pharmakovigilanz)

Zur Unterstützung neuer EU-Gesetzgebung hat die europäische Arzneimittelagentur seit 2012 eine Leitlinie zur „Guten Praxis der Pharmakovigilanz" entwickelt. Die Leitlinie ist von großer Bedeutung für die praktische Ausgestaltung der Pharmakovigilanz. Sie behandelt die Pharmakovigilanzsysteme und deren Qualitätssysteme bei Behörden und Zulassungsinhabern, die verpflichtende Pharmakovigilanz-Stammdokumentation des Zulassungsinhabers, die Berichterstattung über unerwünschte Arzneimittelwirkungen, das Signal- und Risikomanagement, die regelmäßigen Unbedenklichkeitsberichte und andere Maßnahmen zur Risikominimierung. Ziel der Vorschriften ist der Schutz der öffentlichen Gesundheit. Nebenwirkungen sollen schnell entdeckt, sorgfältig beurteilt und so weit wie möglich vermieden werden. Die aktuelle Version der Leitlinie ist im Internet abrufbar (www.ema.europa.eu).

International akzeptierte Kriterien zur **Kausalitätsbewertung** ermöglichen eine Einteilung der unerwünschten Arzneimittelwirkungen in solche mit gesichertem, wahrscheinlichem, möglichem und unwahrscheinlichem Kausalzusammenhang mit der Anwendung des Medikaments. Die Beurteilung des Einzelfalls hängt ab vom zeitlichen Zusammenhang, von der Plausibilität von Alternativursachen, dem Verlauf nach Absetzen des verdächtigten Medikaments und dem Ergebnis einer Reexposition.

Häufigkeiten von Nebenwirkungen werden nach folgender Konvention beschrieben: sehr häufig (≥ 1/10 der Behandelten), häufig (≥ 1/100 bis < 1/10 der Behandelten), gelegentlich (≥ 1/1 000 bis < 1/100 der Behandelten), selten (≥ 1/10 000 bis < 1/1 000 der Behandelten), sehr selten (< 1/10 000 der Behandelten einschließlich Einzelfällen).

Spontanmeldesystem

Das Spontanmeldesystem ist ein wichtiges Instrument, um das aus klinischen Prüfungen gewonnene Sicherheitsprofil von neuen Arzneimitteln frühzeitig zu vervollständigen. Es wurde nach der Thalidomid-Katastrophe in zahlreichen Ländern etabliert und erfasst Nebenwirkungsberichte von Angehörigen der Gesundheitsberufe und von Laien.

Ärzte und Apotheker werden in ihrem Berufsrecht verpflichtet, ihnen bekannt gewordene unerwünschte Arzneimittelwirkungen der Arzneimittelkommission der deutschen Ärzteschaft, einem Fachausschuss der Bundesärztekammer bzw. der Arzneimittelkommission der deutschen Apotheker mitzuteilen. Angehörige der Gesundheitsberufe (Ärzte, Zahnärzte, Apotheker, Krankenpflegepersonal, Hebammen, Heilpraktiker, nichtärztliche Psychotherapeuten) und Laien können Verdachtsfälle auch direkt an das BfArM bzw. PEI oder den pharmazeutischen Unternehmer melden. Für die Erhebung steht ein strukturierter **Meldebogen** zur Verfügung, auf den z. B. unter www.bfarm.de zugegriffen werden kann. Alle Fallmeldungen werden in eine Datenbank geleitet und regelmäßig ausgewertet. Derzeit werden allerdings nur etwa 3 % aller tatsächlich vorkommenden schwerwiegenden Nebenwirkungen im Spontanmeldesystem erfasst.

Bei der Spontanmeldung spielt neben der Quantität auch die Qualität der Signale eine wesentliche Rolle. Fehlen wichtige Patientendaten zur Diagnostik, zum Verlauf und zum Ausgang der unerwünschten Arzneimittelwirkungen, sind eine kritische Fallbewertung und spätere Signalanalyse erschwert. Entscheidend für die Arzneimittelsicherheit wird es daher weiterhin sein, Ärzte und Apotheker zuverlässig in das System einzubinden. Je sorgfältiger Medikamente bei der Anwendung am Patienten beobachtet werden, desto bessere Information kann an die Fachkreise und deren Patienten zurückgegeben werden.

Meldepflichten des Zulassungsinhabers

Nach dem deutschen AMG muss der Zulassungsinhaber (pharmazeutische Unternehmer) schon bei Verdacht auf eine unerwünschte Arzneimittelwirkung die zuständige Behörde informieren. Innerhalb des pharmazeutischen Unternehmens ist der **Stufenplanbeauftragte** für die Erfüllung der Dokumentations- und Anzeigepflichten im Bereich der Arzneimittelsicherheit verantwortlich. Auf europäischer Ebene wird diese Funktion von der **Qualified Person for Pharmacovigilance** (QPPV) übernommen.

Die Zulassungsbehörden werden zudem regelmäßig mit ausführlichen Sicherheitsberichten zu zugelassenen Arzneimitteln (**Periodic Benefit-Risk Evaluation Report,** PBRER; andere Bezeichnung **Periodic Safety Update Report,** PSUR) über den aktuellen Stand der wissenschaftlichen Kenntnis unterrichtet. Die behördliche PSUR-Bewertung zu Fertigarzneimitteln mit identischem Wirkstoff erfolgt EU-weit in einem einzigen Verfahren (**PSUR Single Assessment,** PSUSA) zu definierten Stichtagen. Neue Erkenntnisse über die Verträglichkeit des Arzneimittels führen zu Änderungen der Fachinformation und der Packungsbeilage.

Mit einem Antrag auf Zulassung eines Arzneimittels muss stets auch ein **Risikomanagementplan** (RMP) eingereicht werden. Zweck des RMPs ist es, bekannte sowie vermutete Risiken des Arzneimittels zu beschreiben und Strategien festzulegen, wie diese weiter abgeklärt werden können oder diesen risikominimierend begegnet werden kann.

Stufenplanverfahren

Der Stufenplanbeauftragte muss unverzüglich die zuständigen Behörden unterrichten, falls aus einem neu erkannten

Arzneimittelrisiko Maßnahmen zur Risikoabwehr geboten sind, wie etwa ein Chargenrückruf oder eine Vertriebseinschränkung.

Rote-Hand-Briefe werden verschickt, um sicherheitsrelevante Informationen umgehend an Ärzte und Apotheker weiterzugeben. Diese Mitteilungen mit dem Symbol einer roten Hand werden vom pharmazeutischen Unternehmen in Absprache mit der für das Arzneimittel zuständigen Bundesoberbehörde versendet. Inhalt des Rote-Hand-Briefs kann beispielsweise eine bislang unbekannte schwerwiegende Nebenwirkung oder eine neue Kontraindikation sein.

Der sogenannte **Stufenplan** (nach § 63 AMG) regelt die genaue Zusammenarbeit und die Informationswege von Behörden und anderen beteiligten Stellen zur Verhütung einer ernsten Gesundheitsgefährdung durch Arzneimittel in zwei Gefahrenstufen. Zur Gefahrenabwehr können zahlreiche Maßnahmen getroffen werden bis hin zu einem Rückruf des Arzneimittels mit öffentlicher Warnung. Die Rücknahme oder der Widerruf einer Zulassung bedeutet meist das Ende eines einstmals hoffnungsvoll entwickelten Arzneimittels.

ZUR VERTIEFUNG

Wie liest man eine klinische Studie?

Kritische Fragen beim Lesen einer klinischen Studie sollten die Regel sein, um deren Qualität einzuschätzen. Die 25-Punkte-Checkliste von CONSORT (www.consort-statement.org) fokussiert sich auf das häufigste Studiendesign, den randomisierten Parallelvergleich zweier Gruppen. Weitere Checklisten zu häufigen Studientypen stellt das EQUATOR (Enhancing the QUAlity and Transparency Of health Research)-Netzwerk unter www.equator-network.org zur Verfügung.

Folgende Fragen sind beim Lesen eines Abschlussberichts oder einer wissenschaftlichen Publikation für die Beurteilung einer klinischen Studie hilfreich:

- Wie lautet die genaue Fragestellung?
- Liegt der Fragestellung eine umfassende Literatursuche zugrunde?
- Ist es eine explorative (Hypothesen generierende), deskriptive (beschreibende) oder konfirmatorische (beweisführende) klinische Studie?
- Wie gut werden die Studienteilnehmer charakterisiert (Ein- und Ausschlusskriterien)?
- Wie wurden die Studienteilnehmer auf die verschiedenen Studienarme verteilt (Randomisierungsverfahren)?
- Gibt es eine Kontrollgruppe (aktive Kontrolle oder Placebo)?
- Wurde eine Verblindung bei der Durchführung und Auswertung vorgenommen?
- Welche Zielkriterien (primäre und sekundäre Endpunkte) wurden ausgewählt?
- Wie wurde die Fallzahl vor Studienbeginn geschätzt?
- Ist die statistische Aussagekraft (Power) ausreichend hoch?
- Welche statistische Maßzahl wurde für den primären Endpunkt ausgewählt?
- Ist die Beschreibung des Designs und der statistischen Methoden insgesamt verständlich?
- Erfolgten die (Labor-)Messungen unter standardisierten Bedingungen?
- Gibt es messspezifische Informationen zur Genauigkeit (Reliabilität, Validität)?
- Gab es Probleme bei der Rekrutierung der Teilnehmer?
- Wurde die Studie prüfplangemäß durchgeführt?
- War das Follow-up ausreichend lange?
- Wie hoch war die Anzahl der Studienausfälle (Drop-outs)?
- Wie hoch war die Anzahl der fehlenden Messwerte?
- Wie wurde über die unerwünschten Ereignisse berichtet?
- Wurden eine Intention-To-Treat-Analyse und/oder eine Per-Protocol-Auswertung durchgeführt?
- Wurden bei den Ergebnissen neben der statistischen Signifikanz (p-Werte) auch Konfidenzintervalle und Effektstärken angegeben?
- Ist der berichtete Effekt klinisch relevant?
- Werden Limitierungen der Untersuchung offen angesprochen?
- Werden andere relevante Ergebnisse aus der wissenschaftlichen Literatur berücksichtigt?
- Welche Interessenkonflikte gibt es bei den Autoren?
- Wer hat die klinische Studie finanziert?

1.8 Beweisgestützte Pharmakotherapie und nicht empirisch gesicherte Therapieverfahren

Veit Flockerzi

1.8.1 Beweisgestützte Pharmakotherapie

Welche Therapien sind wirksam, und welche sind nutzlos, welche sicher, welche gefährlich? Der § 35b Sozialgesetzbuch V verlangt den **Nachweis der Wirksamkeit** und des **therapeutischen Zusatznutzens** eines Arzneimittels, das neu zugelassen wird. Dieser Nutzen muss mit einer Verbesserung des Gesundheitszustandes, Verkürzung der Krankheitsdauer, Verlängerung der Lebensdauer, Verringerung der unerwünschten Wirkungen sowie Verbesserung der Lebensqualität der behandelten Patienten einhergehen. Seine wirtschaftliche Bewertung hat zu berücksichtigen, inwieweit eine Kostenübernahme durch die Versichertengemeinschaft zumutbar und angemessen ist.

Für die rationale Pharmakotherapie bedeutet dies, dass Ärzte sich nicht allein auf Meinungen und Übereinkünfte sowie individuelle praktische Erfahrungen verlassen, sondern Ergebnisse der aktuellen wissenschaftlichen Forschung in ihre Therapieempfehlungen mit einbeziehen müssen. Um den allgemein anerkannten Stand der medizinischen Erkenntnisse objektiv, transparent und nachprüfbar zu machen, wurde die **evidenzbasierte (beweisgestützte) Medizin** als Herangehensweise entwickelt. Für die Pharmakotherapie berücksichtigt sie die Qualität klinischer Studien und die Wertigkeit experimenteller und klinischer Daten (➤ Tab. 1.14). Die höchste Wertigkeit (Evidenzstufe 1) liegt vor, wenn Wirksamkeitsnachweise aus zahlreichen, qualitativ hochwertigen doppelverblindeten und randomisierten Studien in wenigstens einer systematischen Übersicht belegt sind. Die Studien sollten nach Begutachtung und Freigabe durch Experten des Fachgebiets (peers) in (peer-reviewed) Fachzeitschriften veröffentlicht sein. Die in diesem Buch beschriebene Pharmakologie, Toxikologie und Therapie gründet sich auf kritische, beweisgestützte Empirie.

Idealerweise sollte die gewissenhafte, explizite und umsichtige Nutzung der aktuell besten externen wissenschaftlichen Evidenz für Entscheidungen in der medikamentösen Versorgung einzelner Patienten von medizinischer Erfahrung und einer guten Portion Empathie seitens der behandelnden Ärzte begleitet werden.

Tab. 1.14 Evidenzbewertung der Evidenzstudien I–V (www.ebm-netzwerk.de/de).

Stufe	Evidenz aufgrund
I	Wenigstens einer systematischen Übersichtsarbeit (einer Meta-Analyse) aus mehreren methodisch hochwertigen randomisierten klinischen Studien (randomised clinical studies, RCTs)
II	Wenigstens einer ausreichend großen, methodisch hochwertigen randomisierten klinischen Studie
III	Einer methodisch hochwertigen kontrollierten Interventionsstudie ohne Randomisierung
IV	Mehr als einer methodisch hochwertigen nicht-experimentellen Studie
V	Von Meinungen respektierter Autoritäten, von Expertenkommissionen, von deskriptiven Studien

1.8.2 Empirisch nicht gesicherte Therapieverfahren

Trotz aller Fortschritte ist die konventionelle beweisgestützte Medizin niemals vollkommen und ohne Mängel und Schwächen, sodass enttäuschte Verbraucher oder Patienten, immer auf der Suche nach Alternativen, möglicherweise zu Therapien Zuflucht nehmen, denen eine beweisgestützte empirische Basis fehlt. Solche Therapien gründen sich auf nicht überprüfbare Feststellungen und sich hartnäckig haltende Glaubenslehren, die oft zu komplexen Systemen verflochten sind und für deren Anwendung kein Nutzen nachgewiesen ist.

Der deutsche Gesetzgeber hat im Sozialgesetzbuch V den Begriff **„Besondere Therapierichtungen“** geprägt. Er definiert den Begriff nicht, nennt aber beispielhaft die **Homöopathie,** die **Phytotherapie** und die **anthroposophische Therapie**. Die Homöopathie, die Phytotherapie und die anthroposophische Pharmakotherapie werden im Folgenden kurz besprochen. Insbesondere Homöopathie und anthroposophische Therapie sind Verfahren, die im klaren Widerspruch zu gesicherten wissenschaftlichen Grundlagen stehen. **„Empirisch nicht gesicherte oder dogmatische Therapieweisen“** bezeichnet ihr Wesen deutlicher als „Besondere Therapierichtungen“. Im Januar 2021 gab es in Deutschland unter den rund 104 000 verkehrsfähigen Arzneimitteln 7500 Arzneimittel der „Besonderen Therapierichtungen“.[5]

Nach dem deutschen Arzneimittelgesetz muss jedes **Fertigarzneimittel** entweder **zugelassen** oder **registriert** sein (§ 25 AMG). Für fast alle Fertigarzneimittel gilt die Zulassungspflicht. Für die Zulassung müssen pharmazeutische Qualität, Unbedenklichkeit und therapeutische Wirksamkeit nachgewiesen sein. Ausnahmen bilden die **Arzneimittel der „Besonderen Therapierichtungen“:** Für sie genügt der Nachweis der **pharmazeutischen Qualität und Unbedenklichkeit.** Ein therapeutischer Wirksamkeitsnachweis ist für eine Registrierung nicht erforderlich, gleichzeitig ist die Angabe einer präzisen Indikation nicht erlaubt. Für eine Zulassung gilt ein erleichtertes Zulassungsverfahren, insbesondere für traditionelle Phytopharmaka. Für homöopathische und anthroposophische Arzneimittel, die verschreibungspflichtige Inhaltsstoffe bis zu einer bestimmten Konzentration enthalten und die Angaben zu ihrer Indikation machen, genügt es, eine Wirksamkeit plausibel darzustellen. Nach diesen Kriterien sind unter den 7500 Arzneimittel der „Besonderen Therapierichtungen“ etwa 4000 als „registriert“ deklariert, 1180 Phytopharmaka, 1235 homöopathische und 1024 anthroposophische Arzneimittel als "zugelassen".

Phytotherapie

Grundsätzlich gehört die Pflanzenheilkunde zu den ältesten medizinischen Therapien überhaupt und beschäftigt sich mit der Behandlung von Krankheiten oder Befindlichkeitsstörungen durch Pflanzen, Pflanzenteile oder deren Zubereitung zu Tees, Tinkturen und Umschlägen. **Viele Inhaltsstoffe von Pflanzen sind in der Pharmakotherapie von überragender Bedeutung.** So wurden z. B. die Alkaloide Capsaicin, Nicotin und Atropin ursprünglich aus verschiedenen Nachtschattengewächsen *(Solanaceae)* isoliert, Morphin aus Opium, dem getrockneten Milchsaft des Schlafmohns *(Papaver somniferum),* herzwirksame Glykoside aus dem Roten Fingerhut *(Digitalis purpurea)* oder Paclitaxel aus der Rinde der Pazifischen Eibe *(Taxus brevifolia).* Die Pharmakotherapie wäre arm ohne Phytotherapie. Zwischen der Behandlung mit einem Rohextrakt und der Behandlung mit einem – aus Pflanzen extrahierten oder im Labor synthetisierten – reinen Inhaltsstoff gibt es fließende Übergänge.

Allerdings engen manche pharmazeutischen Firmen und Ärzte den Begriff „Phytotherapie“ auf Pflanzenextrakte ein, welche die ursprüngliche Substanzkomposition der Pflanze enthalten, und schreiben solchen Kompositionen über die naturwissenschaftlichen Erkenntnisse hinausgehende Wirkungsmöglichkeiten zu. Hier beginnen Dogma und Begriffsverwirrung.

Tatsächlich **kann Phytotherapie nur bedeuten Therapie mit Pflanzlichem, vom** – so oder so hergestellten – **Gesamtextrakt bis zur Reinsubstanz.** Etablierte Werke zur Phytotherapie beschreiben deshalb z. B. unter *Plantago ovata,* einer unserem Wegerich verwandten indischen Pflanze, die ganzen Samen, die reich an Schleim sind und wie Leinsamen als Quellmittel verwendet werden können. Unter *Nerium oleander* werden Oleander-Extrakte beschrieben, die v. a. das Herzglykosid Oleandrin enthalten und tierexperimentell auf eine bestimmte Herzwirksamkeit eingestellt sind, unter *Colchicum autumnale* das nahezu reine Alkaloid Colchicin (➤ Kap. 23.3.2) der Herbstzeitlosen.

Homöopathie

Die von Samuel Hahnemann (1755–1843) begründete Homöopathie setzt zur Therapie Substanzen ein, die, gäbe man sie Gesunden, jene Effekte hervorrufen würden, die als Symptome beim jeweiligen Patienten auftreten. Anfang des 19. Jahrhunderts, als Hahnemann dieses Konzept erstmals vertrat, mutete die Homöopathie durchaus vernünftig an. Sie fußt auf Konzepten von Gesundheit, Krankheit und Leben, die aus einer Zeit stammen, als man noch sehr wenig im Bereich der Physik, Chemie, Biologie, Physiologie

[5] www.bfarm.de/DE/Arzneimittel/Arzneimittelzulassung/Zulassungsarten/BesondereTherapierichtungen/Allgemeines/_node.html

und Pharmakologie wusste. Dass Hahnemann damit erfolgreich war, lag oftmals nicht nur an unwirksamen, sondern eher schädlichen Methoden der damaligen Medizin. So waren Erfolge, die die Homöopathie z. B. während der Choleraepidemien in der ersten Hälfte des 19. Jahrhunderts feierte, eher kein Beweis für die Wirksamkeit der Homöopathie, wohl aber für das Versagen der vorherrschenden Medizin: Es ist anzunehmen, dass es Patienten ohne medizinische Behandlung besser gegangen wäre, beschränkte sich die Behandlung doch auf damals übliche Aderlässe, Einläufe, Brechkuren oder "Arzneimittel", die höchste Dosen von Schwermetallen wie Quecksilber, Arsen und Blei enthielten.

Heute hat sich die Medizin aufgrund der seit der Aufklärung allmählich einsetzenden wissenschaftlichen Herangehensweise zu einem sehr viel leistungsstärkeren System entwickelt. Die alten Konzepte der zu Zeiten Hahnemanns vorherrschenden Medizin sind auf ihre Stichhaltigkeit geprüft und gegebenenfalls verworfen worden. Dieses Falsifizieren von Therapiekonzepten und Verifizieren neuer Behandlungsweisen macht die heutige Medizin aus und bestimmt ihre Fortschritte. Diese Bereinigung ist in der Homöopathie nicht erfolgt. Nach wie vor sind die Hauptwerke Hahnemanns wie „Das Organon der rationellen Heilkunde", veröffentlicht 1810 in Dresden, und dessen Folgeauflagen aus der ersten Hälfte des 19. Jahrhunderts[6] Standardwerke, nach denen sich auch heute noch viele Therapeuten der klassischen Homöopathie richten. In den über 180 Jahren nach Hahnemanns Tod fehlen nach wie vor plausible Wirkmechanismen; Wirksamkeitsnachweise stehen immer noch aus.

Hahnemanns Konzept fußt auf zwei Prinzipien, dem **Simile-Prinzip** und dem **Prinzip der Gewinnung geistartiger Heilkraft durch die spezielle Zubereitung** der homöopathischen Arzneistoffe. Beide sind noch heute Grundlage der Homöopathie, beide halten einer wissenschaftlichen Betrachtung nicht stand.

Das Simile-Prinzip

„Similia similibus curentur": Dieses Axiom wurde von Samuel Hahnemann aufgrund von Erfahrungen am eigenen Leib formuliert. Er beschreibt sie folgendermaßen im berühmten Chinarindenversuch, der bis heute nicht erfolgreich wiederholt werden konnte: „Ich nahm des Versuchs halber etliche Tage zweimahl täglich jedesmahl vier Quentchen gute China ein; die Füse, die Fingerspitzen u. s. w. wurden mir erst kalt, ich ward matt und schläfrig, dann fing mir das Herz an zu klopfen, mein Puls ward hart und geschwind; eine unleidliche Aengstlichkeit, ein Zittern (aber ohne Schauder), eine Abgeschlagenheit durch alle Glieder; dann Klopfen im Kopfe, Röthe der Wangen, Durst, kurz alle mir sonst beim Wechselfieber gewöhnlichen Symptomen erschienen nacheinander. [...] Dieser Paroxysm dauerte zwei bis drei Stunden jedesmahl, und erneuerte sich, wenn ich diese Gabe wiederholte, sonst nicht. Ich hörte auf, und ich war gesund." (Zitiert nach Bayr G. Hahnemanns Selbstversuch mit der Chinarinde im Jahre 1790. Heidelberg 1989.)

Chinarinde war als Mittel gegen das Wechselfieber, die Malaria, bekannt. Hahnemann schloss, dass ein Arzneimittel **beim Gesunden fiebererzeugend** wirken muss, wenn es **bei einer fieberhaften Krankheit wirksam** sein soll; und allgemein, dass ein Arzneimittel eine Krankheit zu heilen vermag, wenn es beim Gesunden „die meisten Symptome in *Aehnlichkeit* erzeugen zu können bewiesen hat", beim Gesunden also ähnlich (similiter) wirkt. Das griechische Wort für „similis" ist „homoios"; so ist die Homöopathie zu ihrem Namen gekommen.

Es gibt für das Simile-Prinzip keine biologische Basis.

Potenzierung

Hahnemann begründet in §§ 269 und 270 seines *Organon der Heilkunst* die homöopathische Arzneistoffzubereitung so: „Die homöopathische Heilkunst entwickelt zu ihrem besondern Behufe die innern, geistartigen Arzneikräfte der rohen Substanzen, [...] wodurch sie sämmtlich erst recht sehr, ja unermeßlich –‚durchdringend' wirksam und hülfreich werden, selbst diejenigen unter ihnen, welche im rohen Zustande nicht die geringste Arzneikraft im menschlichen Körper äußern. Diese merkwürdige Veränderung in den Eigenschaften der Natur-Körper, durch mechanische Einwirkung auf ihre kleinsten Theile, durch Reiben und Schütteln (während sie mittels Zwischentritts einer indifferenten Substanz, trockner oder flüssiger Art, von einander getrennt sind) entwickelt die latenten, vorher unmerklich, wie schlafend in ihnen verborgen gewesenen, dynamischen Kräfte, welche vorzugsweise auf das Lebensprinzip, auf das Befinden des thierischen Lebens Einfluß haben. Man nennt daher diese Bearbeitung derselben Dynamisiren, Potenziren (Arzneikraft-Entwickelung) und die Produkte davon, Dynamisationen, oder Potenzen in verschiednen Graden. [...] Durch diese mechanische Bearbeitung, wenn sie nach obiger Lehre gehörig vollführt worden ist, wird bewirkt, daß die, im rohen Zustande sich uns nur als Materie, zuweilen selbst als unarzneiliche Materie darstellende Arznei-Substanz, mittels solcher höhern und höhern Dynamisationen, sich endlich ganz zu geistartiger Arznei-Kraft subtilisirt und umwandelt."

Hahnemanns Denken folgend, lassen homöopathische Ärzte **Potenzen** ihrer Arzneistoffe anfertigen, entweder, bei flüssigen Arzneistoffen, durch Zugabe von Alkohol-Wasser-Gemischen oder, bei festen Arzneistoffen, durch Verreibung mit Milchzucker. Eine sorgfältige Verreibung von Grafit mit Milchzucker z. B. dient nicht der Verdünnung im üblichen Wortsinn, sondern der **Dynamisation.** Der Vorschrift des Homöopathischen Arzneibuchs entsprechend dauert die Verreibung für jede Stufe mindestens eine Stunde. Bei Flüssigkeiten wird bei jeder Stufe mindestens 10-mal kräftig geschüttelt. Die Potenzierung (Verdünnung im üblichen Wortsinn) folgt in der Regel der Dezimalskala, 1 + 9 = 10 **(D-Potenzierung),** weniger häufig der Centesimalskala, 1 + 99 = 100 **(C-Potenzierung).** Bei der Potenz D6 beträgt die Konzentration des Arzneistoffs folglich 1 : 1 000 000. Der entscheidende Gedanke ist die Zunahme der Wirksamkeit bei gleichzeitiger Verminderung der Konzentration. Für eine erfolgreiche Dynamisation ist es nach der Überzeugung der Homöopathen irrelevant, dass bei sog. Hochpotenzen über D23 hinaus wahrscheinlich kein einziges Molekül des Arzneistoffs mehr vorhanden ist. Tatsächlich wusste niemand zu der Zeit, als Hahne-

[6] Vier der vom Autor überarbeiteten Folge-Auflagen erschienen noch zu seinen Lebzeiten unter dem Titel „Organon der Heilkunst". Die 6. Auflage hinterließ Hahnemann nur als Manuskript, das er 1842, ein Jahr vor seinem Tod, fertiggestellt hatte, das aber erst posthum (1921 bzw. 1992) herausgegeben wurde.

mann die Homöopathie ersann, was ein Atom ist und dass eine Verdünnung um den Faktor 10^{23} ein Problem sein könnte, denn die nach dem Physiker Amedeo Avogadro benannte Naturkonstante ($6{,}02 \times 10^{23}$) war noch nicht bekannt. Mit ihr lässt sich berechnen, wie viele Moleküle sich in einer definierten Menge einer Substanz befinden.

Wie für das Simile-Dogma gibt es für die Potenzierung keine biologische Basis.

Anwendung

Nach Hahnemann verspricht die Homöopathie bei allen Krankheiten Hilfe, der Chirurgie vorbehaltene und akute Notfälle ausgeschlossen. Auch ein homöopathischer Arzt wird sich um eine Diagnose im üblichen Sinne bemühen und sich ein möglichst komplettes Bild des Zustands des Kranken, mit Art, Lokalisation, Zeit- und Umstandsabhängigkeit der Krankheitssymptome, Familienanamnese, sozialer Anamnese, Konstitution, Körperhaltung, Zahnstatus usw. machen: Es gilt das **Symptombild des individuellen Kranken** so detailliert zu erschließen, dass nach der Simile-Regel ein Arzneistoff ausgewählt werden kann, dessen **Arzneibild sich mit dem Symptombild deckt.**

So gehören zum Arzneibild von *Atropa belladonna* „Fieber lebhaft […] Puls beschleunigt, voll […] Frostgefühl bei kalten Händen und Füßen […] Lymphdrüsenschwellung besonders am Hals […] Haut heiß, rot, brennend, glatt und glänzend, scharlachartig". Das Bild stimmt weitgehend mit dem Wissen der Pharmakologie zur Wirkung hoher, toxischer Atropindosen überein (> Kap. 3.3.5). Aus der Simile-Regel folgt die Indikation Scharlach, zu dem ein Kompendium in charakteristischer Symptombild-Arzneibild-Gegenüberstellung schreibt: „Die bewährtesten Mittel sind: Belladonna […], das wohl so ziemlich alle Symptome des Scharlachs aufweist und Hauptmittel bleibt, bis zur Abschuppung …" (Stauffer K. Homöotherapie. 2. Nachdruck. Regensburg 1982.)

Anthroposophische Arzneitherapie

Die Anthroposophische Medizin geht auf Rudolf Steiner (1861–1925) zurück, der sie Anfang des 20. Jahrhunderts gemeinsam mit der Ärztin Ita Wegmann (1876–1943) entwickelte, und beruht auf mystischen Glaubensvorstellungen und gnostischem, christlichem und fernöstlichem Gedankengut. Es gibt verschiedene Behandlungsformen, die von anthroposophischen Ärzten vorgenommen werden, und die meisten davon sind nicht von gesicherten wissenschaftlichen Belegen untermauert.

Hinsichtlich der **angewandten Arzneimittel** gibt es deutliche Unterschiede zur Homöopathie. So werden in der Homöopathie Stoffe verwendet, die ähnliche Krankheitssymptome hervorrufen, wohingegen die anthroposophische Medizin auf Wirkstoffe zurückgreift, die einen **andersartigen Bezug zur Erkrankung** haben. Die Misteltherapie (*Viscum*, z. B. Iscador®) wird beispielsweise bei Krebserkrankungen eingesetzt, da es sich bei der Mistel um eine Schmarotzerpflanze handelt, die sich in den eigentlichen Wirtsbaum hineinbohrt, sich von diesem ernährt und – vergleichbar mit einem Tumor – in ihn hineinverästelt und sich damit ein Stück weit wie ein Krebsgeschwür verhält.

In der Anthroposophie gibt es zusätzlich **nichtmedikamentöse Therapieverfahren** wie die Heileurythmie, rhythmische Massagen, Kunsttherapie und andere kreative Verfahren. Wesentliches Ziel aller Behandlungen ist nicht nur das „Reparieren" einer Erkrankung oder die Linderung von Symptomen, sondern in besonderem Maße auch die **Aktivierung der Selbstheilungskräfte.** Bei einer Erkrankung genau dann therapeutisch einzugreifen, wenn die Selbstheilungskräfte des Körpers Oberhand gewinnen, gehört zum ärztlichen Repertoire und wird nicht nur von anthroposophischen Ärzten beherrscht.

Die Anthroposophie ist im Biologisch-Medizinischen wie im Kosmologischen ungemein detailreich. Wer ihre therapeutischen Empfehlungen versuchen will, sollte auch ihre allgemein-biologischen Aussagen prüfen, wie etwa, das Herz sei keine Pumpe, kein tätiges Organ, sondern werde passiv vom Blutstrom bewegt; die sog. motorischen Nerven seien in Wirklichkeit sensorisch und nähmen die Bewegungen der Glieder wahr; und die graue Gehirnsubstanz diene v. a. der Ernährung des Gehirns, die eigentliche Denksubstanz sei die weiße – überraschende Thesen, schwierig zu beurteilen v. a. deswegen, weil dunkel bleibt, inwieweit die Wörter im üblichen Sinn gebraucht sind.

1.8.3 Weitere empirisch ungesicherte Therapiesysteme

Die Signaturenlehre, die Bachblütentherapie, die Aromatherapie und die vielen anderen empirisch ungesicherten Therapiesysteme werden unter den „Besonderen Therapierichtungen" des Sozialgesetzbuches V nicht erwähnt.

Durch ihr Alter und einen ihrer Vertreter, Paracelsus (Theophrastus von Hohenheim; 1493–1541), ehrwürdig ist die **Signaturenlehre**. Die Natur habe jede Pflanze mit einem äußeren Zeichen ihrer Heilkraft ausgestattet: so die Distel mit Blättern wie Nadeln, zum Zeichen, „das kein besser kraut ist für den inwendigen stechen", oder das Schöllkraut *(Chelidonium majus)* mit gelbem Saft zum Zeichen seiner Wirksamkeit bei Leberleiden. „Der nicht auß dem Signato Signo arzneyet/der ist kein Arzt." Die zahllosen Schöllkraut enthaltenden Leber- und Gallenwegstherapeutika der mitteleuropäischen pharmazeutischen Industrie gehen auf die Signaturenlehre zurück.

Die **Bachblütentherapie** stammt von dem englischen Arzt Edward Bach (1886–1936). Bachblüten basieren auf der Vorstellung, dass alle Krankheiten auf ein emotionales Ungleichgewicht zurückzuführen sind, das mit einem von 38 Präparaten (Fels-Quellwasser und die Blüten von 37 Pflanzen) behoben werden kann: „They cure, not by attacking the disease, but by flooding our bodies with the beautiful vibrations of our Higher Nature, in the presence of which, disease melts away as snow in the sunshine." *Impatiens glandulifera* z. B., das Drüsige Springkraut, ist „the Remedy for those people who are quick in mind and action. […] They tend to become impatient and sometimes irritable with those who are not as quick as they are. […] The extreme mental tension often manifests itself as muscular tension and pain. […] *Impatiens* is an effective Remedy for all manifestations of pain caused by tension such as a sudden cramp, an agonizing pain, or other spastic condition.“ (Chancellor PM. Bach Flower Remedies. Saffron Walden, 1990.) Signaturenlehre und Bachblütentherapie – ein älteres und ein neueres Dogmengebäude.

WEITERFÜHRENDE LITERATUR

ALLGEMEINE UND HISTORISCHE LITERATUR

Balz V. Zwischen Wirkung und Erfahrung – eine Geschichte der Psychopharmaka. Neuroleptika in der Bundesrepublik Deutschland, 1950–1980. Bielefeld: Transcriptverlag, 2010.

Bliss M. The Discovery of Insulin. Chicago: The University of Chicago Press, 1984.

Lax E. The Mould in Dr. Florey's Coat: The remarkable true story of the Penicillin miracle. Abacus: Time Warner Book UK, 2005.

Philippu A. Geschichte und Wirken der pharmakologischen, klinisch-pharmakologischen und toxikologischen Institute im deutschsprachigen Raum. Band I (2004) bis VI (2020). Innsbruck: Berenkamp.

Snow SJ. Blessed Days of Anaesthesia: How anaesthetics changed the world. Oxford: Oxford University Press, 2009.

Starke K. A history of Naunyn-Schmiedeberg's. Arch Pharmacol, 1998; 358: 1–109.

Starke K. Poetische Arzneien. Arzneien in Dichtwerken 800 v. Chr. bis 1980 n. Chr. Dtsch Med Wochenschr, 2002; 127: 2726–2735.

Starke K. Die Geschichte des Pharmakologischen Instituts der Universität Freiburg. Heidelberg: Springer, 2004.

ALLGEMEINE PHARMAKODYNAMIK

Smith JS, Lefkowitz RJ, Rajagopal S. Biased signalling: from simple switches to allosteric microprocessors. Nature Reviews Drug Discovery, 2018; 17: 243–260.

Yang D, Zhou Q, Labroska V et al. G protein-coupled receptors: structure- and function-based drug discovery. Signal Transduction and Targeted Therapy, 2021; 6: 7.

MEDIZINISCHE GENTECHNOLOGIE UND GENTHERAPIE

Boyadjieva N, Varadinova M. Epigenetics of psychoactive drugs. Journal of Pharmacy and Pharmacology, 2012; 64: 1349–1358.

Constantinof A, Moisiadis VG, Matthews SG. Programming of stress pathways: A transgenerational perspective. J Steroid Biochem Mol Biol, 2016; 160: 175–180.

Dhuri K, Bechtold C, Quijano E et al. Antisense Oligonucleotides: An Emerging Area in Drug Discovery and Development. J Clin Med, 2020; 9 (6), 2004. doi:https://doi.org/10.3390/jcm9062004.

Eckstein F. The versatility of oligonukleotides as potential therapeutics. Expert Opinion on Biological Therapy, 2007; 7: 1021–1034.

He B, Zhao Z, Cai Q et al. miRNA-based biomarkers, therapies, and resistance in Cancer. Int J Biol Sci, 2020; 16: 2628–2647.

Hirschberger S, Hinske LC, Kreth S. MiRNAs: dynamic regulators of immune cell functions in inflammation and cancer. Cancer Lett, 2018; 431: 11–21.

Gois Beghini D, Horita SI, Cascabulho CM et al. Induced Pluripotent Stem Cells: Hope in the Treatment of Diseases, including Muscular Dystrophies. Int J Mol Sci, 2020; 21: 5467.

Labanieh L, Majzner RG, Mackall CL. Programming CAR-T cells to kill cancer. Nat Biomed Eng, 2018; 2: 377–391.

LaFountaine JS, Fathe K, Smyth HDC. Delivery and therapeutic applications of gene editing technologies ZFNs, TALENs, and CRISPR/Cas9. Int J Pharmaceut, 2015; 494: 180–194.

Nishio M, Nakahara M, You A, Saeki K. Human pluripotent stem cells: Towards therapeutic development for the treatment of lifestyle diseases. World J Stem Cells, 2016; 8: 56–61.

O'Connor TP, Crystal RG. Genetic medicines: treatment strategies for hereditary disorders. Nat Rev Genetics, 2006; 7: 261–276.

Sahin U, Türeci Ö. Personalized vaccines for cancer immunotherapy. Science, 2018; 359: 1355–1360.

Sahin U, Oehm P, Derhovanessian E et al. An RNA vaccine drives immunity in checkpoint-inhibitor-treated melanoma. Nature, 2020; 585: 107–112.

Takahashi K, Yamanaka S. Induction of pluripotent stem cells from mouse embryonic and adult fibroblast cultures by defined factors. Cell, 2006; 126: 663–676.

Wang J, Faust SM, Rabinowitz JE. The next step in gene delivery: molecular engineering of adeno-associated virus serotypes. J Mol Cell Cardiol, 2011; 50: 793–802.

www.vfa.de/de/arzneimittel-forschung/datenbanken-zu-arzneimitteln/amzulassungen-gentec.html

www.pei.de/DE/arzneimittel/atmp/gentherapeutika/gentherapeutika-node.html

ALLGEMEINE PHARMAKOKINETIK

D'Arcy PF, McElnay JC, Welling PG. Mechanisms of Drug Interactions. Handbook of Experimental Pharmacology, Vol. 122. Berlin: Springer, 1996.

Dost FH. Grundlagen der Pharmakokinetik. Thieme: Stuttgart. 1968.

Eichelbaum M, Ingelman-Sundberg M, Evans WE. Pharmacogenomics and individualized drug therapy. Annu Rev Med, 2006; 57: 119–137.

Eichelbaum M, Kroemer HK. Klinisch-pharmakologische Grundlagen der Arzneimittel-therapie. In: Bünte H, Domschke W, Meinertz T et al. Therapie-Handbuch. München: Urban & Schwarzenberg. 1995: 1–24.

El-Khateeb E, Burkhill S, Murby S et al. Physiological-based pharmacokinetic modeling trends in pharmaceutical drug development over the last 20-years; in-depth analysis of applications, organizations, and platforms. Biopharm Drug Dispos, 2021; 42: 107–117.

Gibson GG, Skett P. Introduction to Drug Metabolism. E-Book 2nd ed. Boston: Springer, 2013.

Meyer UA, Zanger UM, Schwab M. Omics and drug responce. Annu Rev Pharmacol Toxicol, 2013; 53: 475–502.

Roden DM, McLeod HL, Relling MV et al. Pharmacogenomics. Lancet, 2019; 394: 521–532.

Roland M, Tozer TN. Clinical Pharmacokinetics. 3rd ed. Baltimore: Williams & Wilkins, 1995.

Van den Anker J, Schwab M, Kearns GL. Developmental Pharmacokinetics. In: Seyberth W H, Rane A, Schwab M (eds.). Pediatric Clinical Pharmacology. Handbook of Experimental Pharmacology. Heidelberg: Springer, 2011.

Welling PG, Balant LP. Pharmakokinetics of Drugs. Handbook of Experimental Pharmacology, Vol. 110. Berlin: Springer, 1994.

Zamek-Gliszczynski MJ, Taub ME, Chothe PP et al. International Transporter Consortium. Transporters in Drug Development: 2018 ITC Recommendations for Transporters of Emerging Clinical Importance. Clin Pharmacol Ther, 2018; 104: 890–899.

Zanger UM, Schwab M. Cytochrome P450 enzymes in drug metabolism: regulation of gene expression, enzyme activities, and impact of genetic variation. Pharmacol Ther, 2013; 138: 103–141.

ARZNEIFORMEN

Dragicevic N, Maibach H. Percutaneous Absorption: Drugs, Cosmetics, Mechanisms, Methods. 5th ed. Boca Raton: CRC, 2021.

Hickey AJ, de Rocha SRP. Pharmaceutical Inhalation Aerosol Technology. 3rd ed. London: Taylor & Francis, 2019.

Kramer A, Assadja O. Wallhäusers Praxis der Sterilisation, Antiseptik und Konservierung. Stuttgart: Thieme, 2008.

Langner A, Mehnert W. Biopharmazie; Pharmakokinetik – Bioverfügbarkeit – Biotransformation. 5. Aufl. Stuttgart: Wiss. Verlagsgesellschaft, 2018.

Lippold BC, Müller-Goymann C, Schubert R. Bauer/Frömming/Führer – Pharmazeutische Technologie mit Einführung in Biopharmazie und Biotechnologie. 10. Aufl. Stuttgart: Wiss. Verlagsgesellschaft, 2017.

Mäder K, Weidenauer U. Innovative Arzneiformen. Stuttgart: Wiss. Verlagsgesellschaft, 2010.

Schaefer-Korting M, Stuchi M, Engler S, Landsiedel R. Organotypic Models in Drug Development, Handbook of Experimental Pharmacology, Vol 265. Heidelberg: Springer, 2021.

Schmidt PC, Lang S, Pilenhofer J. Pharmazeutische Hilfsstoffe. Eigenschaften, Anwendung. 2. Aufl. Eschborn: Govi, 2020.
Sinko PJ. Martin's Physical Pharmacy and Pharmaceutical Sciences. 7th ed. Philadelphia: Wolters-Kluwer Health, 2016.
Voigt R, Fahr A. Pharmazeutische Technologie. 13. Aufl. Stuttgart: Wiss. Verlagsgesellschaft, 2021.

DOGMATISCHE ARZNEITHERAPIEN

De Smet PA. Herbal remedies. New Engl J Med, 2002; 347: 2046–2056.
Ernst E. Komplementärmedizin – eine kritische Analyse. Wien Med Wschr, 2008; 158: 218–221.
Ernst E. SCHMU Schein-Medizinischer Unfug. Hannover: JMB, 2019.
Goldacre B. Die Wissenschaftslüge. Frankfurt: Fischer, 2010.
Gottschling S. Wer heilt, hat Recht. Frankfurt: Fischer, 2019.
Schmidt JM. Das Organon der rationellen Heilkunde 2010. In: Ruisinger MM. Homöopathie 200 Jahre Organon. Katalog des Deutschen Medizinhistorischen Museums Ingolstadt, 2010; 34: 21–31.

INTERNET-LINKS

www.fachinfo.de: Zusammenfassung der Merkmale (u. a. Dosis, Zusammensetzung, Indikationen, erwünschte und unerwünschte Arzneimittelwirkungen) von fast jedem der in Deutschland zugelassenen Arzneistoffe

www.akdae.de: Informationen zur Therapie mit Arzneistoffen und zur Sicherheit von Arzneistoffen von der Arzneimittelkommission der deutschen Ärzteschaft

www.bfarm.de: Informationen zu Arzneistoffen und Medizinprodukten vom Bundesamt für Arzneimittel und Medizinprodukte (BfArM)

www.awmf.org: Leitlinien von mehr als 170 medizinischen Fachgesellschaften, die in der Arbeitsgemeinschaft der Wissenschaftlichen Medizinischen Fachgesellschaften (AWMF) organisiert sind

www.quackwatch.org: Informationen zu Quacksalberei, dubiosen Therapieformen, Qualität von Gesundheitsinformationen im Internet, Verbraucherschutz im Zusammenhang mit Betrügereien im Gesundheitswesen

KAPITEL

2

Adolfo Cavalié, Veit Flockerzi

Grundlagen der Pharmakologie des Nervensystems

Die Versuche lehren, daß unter dem Einfluß der Reizung der herzhemmenden und -fördernden Nerven Stoffe vom gleichen Wirkungscharakter, wie er der Nervreizung eignet, in der Füllflüssigkeit des Herzens nachweisbar werden. Es werden also unter dem Einfluß der Nervenreizung diese Stoffe gebildet oder abgespalten oder sie waren vorgebildet und die Zellen werden erst dafür durchgängig."
Otto Loewi, 1921

Stoffe, die primär das Nervensystem beeinflussen, spielen aus zwei Gründen eine große Rolle in der Therapie. Erstens, weil das Nervensystem an der Steuerung **aller Lebensvorgänge** beteiligt ist. Zweitens, weil Nervenzellen Information meist in Form chemischer Signale an andere Zellen weitergeben und das Nervensystem deshalb außerordentlich **viele verschiedene spezifische Wirkorte** für Pharmaka besitzt – etwa die Enzyme, die Transmitter synthetisieren und abbauen, und die Transmitterrezeptoren. Nicht nur Medikamente, sondern auch viele pflanzliche und tierische Gifte wirken über Zielmoleküle im Gehirn, ebenso Coffein, Alkohol und Nicotin, die Wirkstoffe unserer wichtigsten Genussmittel.

So vielfältig chemische Signalübertragung im ZNS verläuft, so einheitlich sind im ganzen Nervensystem die Grundvorgänge. Auch Neuropharmaka wirken immer wieder auf ähnliche Weise. Es ist deshalb zweckmäßig, die Funktions- und Wirkprinzipien in einer allgemeinen Einführung darzustellen. Einem Blick zurück in die Geschichte folgen eine Diskussion synaptischer Vorgänge, eine Diskussion der synaptischen Vorgänge bei elf wichtigen Transmittern und eine Einführung in die Pharmakologie des autonomen Nervensystems einschließlich peripherer efferenter Neuronensysteme.

2.1 Die Entdeckung der chemischen synaptischen Übertragung

Die Entdeckung der chemischen Natur der synaptischen Signalübertragung ist das Schlüsselexperiment der Pharmakologie. Sie gelang 1921 dem Grazer Pharmakologen Otto Loewi. Seine Arbeit trägt den Titel „Über humorale Übertragbarkeit der Herznervenwirkung". Er füllte über eine Kanüle den Ventrikel eines isolierten Froschherzens mit Ringerlösung (➤ Abb. 2.1). Ein solches Herzpräparat schlägt in vitro einige Stunden lang weiter. In Abständen von 15 Minuten pipettierte Loewi nun die Ringerlösung aus dem Herzen ab, und zwar entweder nach einer 15-Minuten-Periode ohne Nervenreizung (Normalperiode) oder nach 15-minütiger elektrischer Reizung des N. vagus. Die Lösungen wurden aufbewahrt und dann abwechselnd wieder in den Ventrikel hineinpipettiert. Das Ergebnis in Loewis Worten: „Die Füllung der Normalperiode wirkte nicht anders als frischer Ringer, war also ohne irgendeinen Einfluss. Wurde aber der Ringer der Vagusreizperiode eingefüllt, so trat regelmäßig eine deutliche negativ inotrope, mitunter dazu noch negativ chronotrope

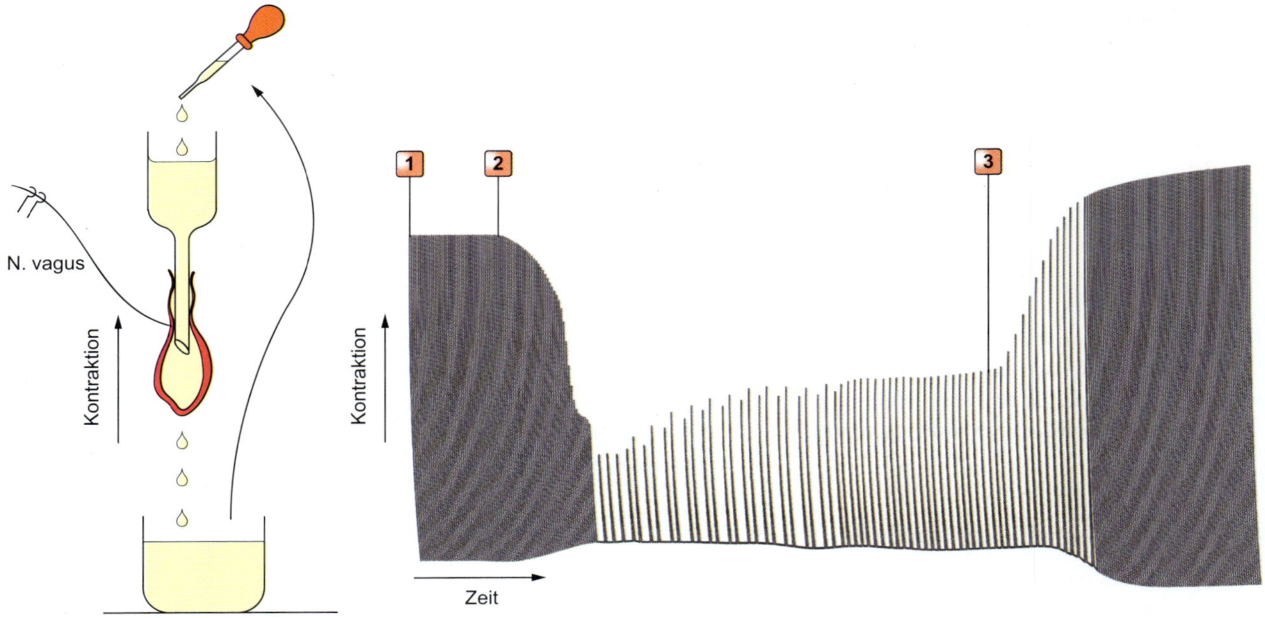

Abb. 2.1 Loewis Versuch am isolierten Froschherzen.
Links der Versuchsaufbau. In den Ventrikel des (einkammerigen) Froschherzens wurde eine Kanüle eingebunden. Durch die Kanüle wurde der Ventrikel mit Ringerlösung überspült. Die Kontraktionen des Herzens wurden auf einer Rußtrommel registriert. Der linke N. vagus blieb am Herzen und konnte elektrisch gereizt werden. Die in den Vagusreiz-Phasen sowie in den Erholungsphasen verwendeten Ringerlösungen wurden gesammelt. In dem hier beschriebenen Versuch wurde die Ringerlösung der Erholungsphase mit Ergotamin versetzt, um den Sympathikus auszuschalten. Diese Ergotamin-Wirkung am Herzen beruht möglicherweise auf Aktivierung auto-inhibitorischer α_2-Adrenozeptoren (➤ Kap. 4.4).
Rechts die Versuchsaufzeichnung: Zu den markierten Zeitpunkten wurde die Flüssigkeit ersetzt durch (1) frische Ringerlösung mit Ergotamin; (2) Ringerlösung, die schon vorher, während einer Vagusreiz-Phase gesammelt wurde; (3) frische Ringerlösung mit Atropin versetzt. Die Ringerlösung aus der Vagusreiz-Phase wirkte **negativ inotrop** sowie **negativ chronotrop**. Es wurden auch Rhythmusstörungen beobachtet, die auf eine verminderte AV-Überleitung (negativ dromotrop) zurückzuführen ist. Die Rhythmusstörungen bildeten sich spontan zurück. **Atropin hob** zunächst **die negative ionotrope** Wirkung **und dann die negative chronotope Wirkung** der Ringerlösung aus **der Vagusreiz-Phase auf**.
Somit wurde den Beweis erbracht, dass ein Stoff, der die ionotrope, chronotrope und dromotrope Wirkung überträgt, in der Ringerlösung aus der Vagusreiz-Phase vorhanden ist. Acetylcholin wurde später als der Transmitter des parasympathischen Nervensystems identifiziert. (Nach: Loewi O. Pflügers Archiv, 1924; 204: 629–640.)

und dromotrope Wirkungen ein.“ (➤ Abb. 2.1) Diese Wirkungen wurden durch Atropin prompt aufgehoben. Loewi folgerte, die Nervenreizung setze im Herzen einen Stoff frei, den Vagusstoff, der dann seinerseits negativ ino-, chrono- und dromotrop wirke. In derselben Arbeit bereits vermutete er, auch die Sympathikuswirkung werde humoral auf das Herz übertragen durch einen Acceleransstoff. Wenige Jahre später schlug er vor, der Vagusstoff sei Acetylcholin und der Acceleransstoff Adrenalin. Man hatte chemische Signalübertragung schon vor Loewis Experiment zuweilen erwogen. Loewi hat sie experimentell bewiesen.

2.2 Prinzipien der chemischen synaptischen Übertragung

Unter einem **Transmitter** verstehen wir jede präsynaptisch freigesetzte, die nachgeschaltete Zelle beeinflussende Substanz. Hormone werden dagegen von endokrinen Drüsenzellen eher ins Blut abgegeben, um auf diesem Weg zum Zielorgan zu gelangen; sie wirken länger als Transmitter. Aber auch Hormone und die hormonähnlichen Mediatoren bei Entzündungsreaktionen können parakrin, d. h. unmittelbar auf benachbarte Zellen, wirken, wie auch Transmitter über den Blutweg.

➤ Tab. 2.1 zeigt eine Auswahl der Transmitter. Nach ihrer chemischen Struktur lassen sie sich in verschiedene Kategorien einteilen:

- **Acetylcholin** ist ein Ester der Essigsäure und des Cholins und somit eine quartäre Ammoniumverbindung mit Transmitterfunktion.
- Die Gruppe der **biogenen Amine** umfasst Catecholamine (Dopamin, Noradrenalin und Adrenalin), Indolamine (Serotonin und Melatonin) sowie Histamin, eine Imidazol-Verbindung.
- Zu den meistverbreiteten **Aminosäuretransmittern** im Nervensystem zählen die Aminosäuren Glutamat (= Glutaminsäure), γ-Aminobuttersäure (GABA) und Glycin.
- ATP und Adenosin sind Transmitter der **purinergen Signalübertragung.**
- **Stickstoffmonoxid (NO)** ist ein gasförmiger Transmitter.
- Die **Endocannabinoide** (2-Arachidonylglycerol [2-AG] und Anandamid) sind niedermolekulare Transmitter, deren Funktion im Nervensystem nur in Ansätzen verstanden ist.
- Weiterhin fungiert eine Reihe von **Proteinen** und **Peptiden** als Transmitter im Nervensystem. Dazu gehören die Tachykinine wie Substanz P oder die endogenen Opioide wie β-Endorphin, die Enkephaline und die Dynorphine.

Tab. 2.1 Transmitter der synaptischen Übertragung im Nervensystem (elf wichtigste Transmitter bzw. Transmittergruppen sind fett markiert)

Unterteilung		Transmitter
Niedermolekulare Transmitter	Quartäre Ammoniumverbindung	**Acetylcholin**
	Biogene Amine	• **Dopamin** • **Noradrenalin** • Adrenalin • **Serotonin (5-Hydroxytryptamin)** • Melatonin • **Histamin**
	Aminosäuren	• Aspartat (Asparaginsäure) • **Glutamat (Glutaminsäure)** • **γ-Aminobuttersäure (GABA)** • **Glycin**
	Purine	• **ATP** • Adenosin
	Andere	• 2-Arachidonylglycerol (2-AG) • Anandamid • Stickstoffmonoxid (NO)
Neuropeptide	**Tachykinine**	• Substanz P • Neurokinin A • Neurokinin B
	Endogene Opioide	• β-Endorphin • Met-Enkephalin • Leu-Enkephalin • Dynorphin A • Dynorphin B
	Weitere	• Neuropeptid Y (NPY) • Vasoaktives intestinales Peptid (VIP) • Cholecystokinin (CCK) • Galanin • Somatostatin • Vasopressin • ACTH

Mit **Nervenendigungen** sind die den Transmitter freisetzenden Teile eines Axons gemeint, auch wenn sie anatomisch nicht nur Nervenendigungen, sondern perlenartig gereihte Auftreibungen, Varikositäten, einer längeren Endstrecke des Axons sind. Als **Synapsen** werden die Orte der Signalübertragung auf eine nachgeschaltete Zelle bezeichnet, auch wenn morphologische Besonderheiten außer der Auftreibung des Axons und den präsynaptischen Vesikeln, wie oft im peripheren autonomen Nervensystem, fehlen.

Alle Neurone und Synapsen funktionieren grundsätzlich ähnlich, unabhängig von ihrem Transmitter. Diese Gemeinsamkeiten werden hier zunächst beschrieben. Dabei geht es um das für die Pharmakologie Wichtigste: Wie stellt das Neuron den Transmitter bereit? Wie wird er freigesetzt? Wie sagt der Transmitter seiner Zielzelle, was sie zu tun hat? Wie wird die Signalübertragung beendet? Wie funktioniert Kotransmission? Wie wird die Empfindlichkeit von Rezeptorsystemen gesteuert? Diese Fragen werden der Reihe nach erörtert. ➤ Abb. 2.2 diene als Wegweiser.

Von der Einheitlichkeit der synaptischen Grundvorgänge gibt es eine **Ausnahme:** das Gas **Stickstoffmonoxid, NO**. Es unterscheidet sich von allen anderen Neurotransmittern sowohl in seiner Bereitstellung, seiner Freisetzung und seinen postsynaptischen Zielmolekülen als auch in seiner Inaktivierung. Seine Transmitterfunktion wird in ➤ Kap. 18.1.2 dargestellt.

2.2.1 Bereitstellung des Transmitters

2

Alle Transmitter außer den Neuropeptiden werden **in den Nervenendigungen selbst** gebildet (T_1 in ➤ Abb. 2.2). Zwar müssen die Nervenendigungen Vorstufen aufnehmen, Cholin etwa für Acetylcholin, sie verfügen aber über die Enzyme, z. B. die Cholinacetyltransferase, um aus Cholin und Acetyl-CoA Acetylcholin intrazellulär zu synthetisieren. Die Transportproteine, über welche die Aufnahme erfolgt, und die Enzyme sind Zielmoleküle, an denen die Transmittersynthese pharmakologisch hemmend oder fördernd geregelt werden kann.

Anders die Neuropeptide (T_2 in ➤ Abb. 2.2). Sie entstehen nicht in den Nervenendigungen selbst. Vielmehr setzt ihretwegen das Neuron seine Proteinsynthese in Gang, transkribiert das entsprechende Gen **im Zellkern,** translatiert ein großes Pre-Pro-Peptid **im Zellkörper** und wandelt es durch posttranslationale Prozessierung **auf dem Weg zu den Axonendigungen** in die reifen Neuropeptide um. An vielen Stellen gibt es hier Möglichkeiten für regelnde Eingriffe wie bei der Transkription, der Reifung der RNA, der Translation und der posttranslationalen Prozessierung.

Ob Peptide oder niedermolekulare Transmitter – alle werden in Vesikeln gespeichert. Die Peptide kommen bereits verpackt in den Axonendigungen an (➤ Abb. 2.2). Mit einem Durchmesser um 90 nm sind die peptidspeichernden Vesikel relativ groß. Die niedermolekularen Transmitter dagegen müssen, in den Nervenendigungen entstanden, erst in die Vesikel hineintransportiert werden; beim Noradrenalin findet der letzte Syntheseschritt, die Hydroxylierung von Dopamin, in den Vesikeln statt. Die Vesikel für niedermolekulare Transmitter sind mit einem Durchmesser von etwa 50 nm kleiner als die peptidspeichernden Vesikel. Dank vesikulärer Speicherung halten Nervenendigungen immer wohlbemessene Quanten an Transmittern zur Freisetzung bereit. Vesikuläre Speicherung schützt zusätzlich den Transmitter vor Abbau im Zytoplasma; auch Moleküle, die durch die Vesikelmembran ins Axoplasma diffundiert sind, können wieder ins schützende Innere aufgenommen werden.

Die Aufnahme von Transmittern (➤ Abb. 2.3) erfolgt durch **vesikuläre Transmittertransporter**; solche Transporter gibt es für Glutamat und für die Monoamine Dopamin, Noradrenalin, Adrenalin und Serotonin. Sie werden durch einen pH-Gradienten angetrieben, der durch eine **ATP-abhängige Protonentranslokase** in der Vesikelmembran aufgebaut wird: Für jedes aufgenommene Molekül Transmitter werden i. d. R. zwei H^+-Ionen aus dem Vesikel ins Zytoplasma transportiert. **Hyperforin**, einer der Hauptinhaltsstoffe des Johanniskrauts *(Hypericum perforatum)* wirkt wesentlich als Protonophor, d. h. als Molekül, das Membranen durchlässig für H^+ Ionen macht. Dadurch baut Hyperforin den H^+-Gradienten in den Transmitter-Vesikeln ab und beeinträchtigt die vesikuläre Aufnahme, Speicherung und Freisetzung der Transmitter. Dieser Mechanismus trägt zur Wirksamkeit von **Johanniskrautextrakten** zur Behandlung von leichten Depressionen bei (➤ Kap. 14.2.2).

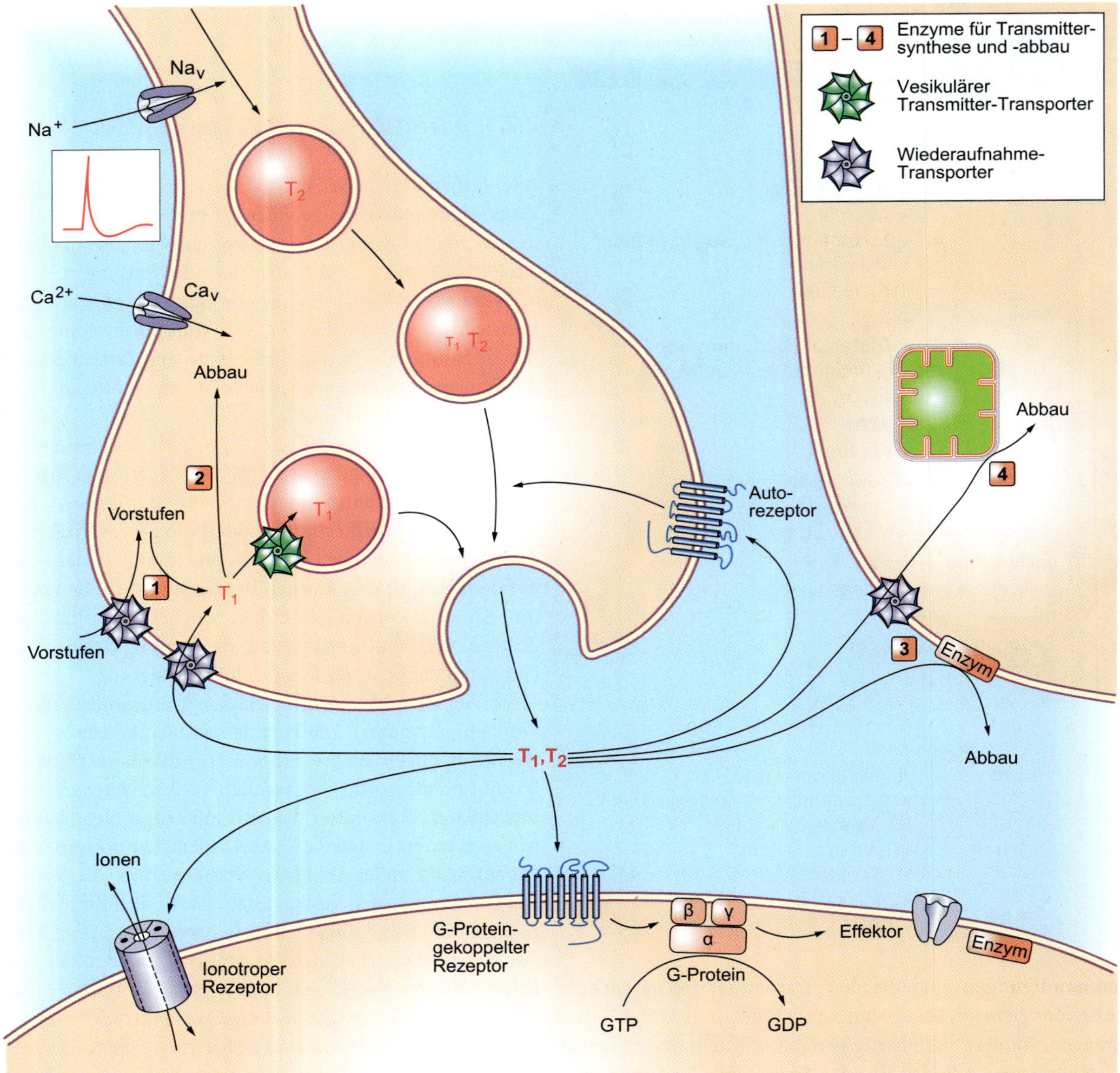

Abb. 2.2 Grundzüge der synaptischen Informationsübertragung.
Transmitter – außer Peptiden – werden in den Nervenendigungen selbst aus Vorstufen synthetisiert (T_1; Syntheseenzyme 1) und in Vesikeln gespeichert. Neuropeptide (T_2) entstehen aus ribosomal synthetisierten Pre-Pro-Peptiden durch posttranslationale Prozessierung im Golgi-Apparat und in den aus ihm knospenden Vesikeln; axonaler Transport trägt die Vesikel in die Nervenendigungen. Aktionspotentiale, ausgelöst durch spannungsabhängige Na^+-Kanäle (Na_v), öffnen spannungsabhängige Ca^{2+}-Kanäle (Ca_v), Ca^{2+} strömt ein und löst Exozytose aus. In der postsynaptischen Membran sind die zwei Klassen von Transmitterrezeptoren gezeigt. Der ionotrope Rezeptor besteht hier aus fünf Untereinheiten mit zwei Bindungsstellen für den freigesetzten Transmitter (Punkte) und dem Ionenkanal in der Mitte. Der metabotrope, G-Protein-gekoppelte Rezeptor (GPCR) gibt über ein Guaninnukleotid-bindendes Protein (G-Protein), das aus den Untereinheiten α, β und γ besteht, die Information an einen Effektor (Enzym oder Ionenkanal) weiter. Über präsynaptische GPCRs (= Autorezeptoren) können die Transmitter ihre eigene Freisetzung modulieren. Die Transmitter werden inaktiviert durch Wiederaufnahme in die Nervenendigung, durch Aufnahme in andere Zellen (rechts; z. B. Gliazellen oder andere Neurone) oder durch Abbau (Abbauenzyme 2 bis 4).

2.2.2 Transmitterfreisetzung

Die Freisetzungskaskade verläuft für alle Transmitter gleich: Eintreffen des Nervenaktionspotentials – Einstrom von Ca^{2+} – Exozytose – Wiedergewinnung der leeren Vesikel (➤ Abb. 2.2).

Das Nervenaktionspotential wird hauptsächlich von einem Na^+-Einstrom durch spannungsabhängige Na^+-Kanäle getragen. Deren pharmakologische Bedeutung ist schwer zu überbieten. Die Lokalanästhetika wirken hier, indem sie den Kanal inhibieren (➤ Kap. 8). Selektiver als die Lokalanästhetika inhibiert das Gift des Kugelfischs Tetrodotoxin den Kanal (➤ Kap. 35.11.1), während die Alkaloide Aconitin aus dem Eisenhut *(Aconitum)* und Veratridin aus dem Germer *(Veratrum)* den Kanal aktivieren (➤ Kap. 35.12.1). Der Wirkmechanismus einiger wichtiger Insektizide, der Pyreth-

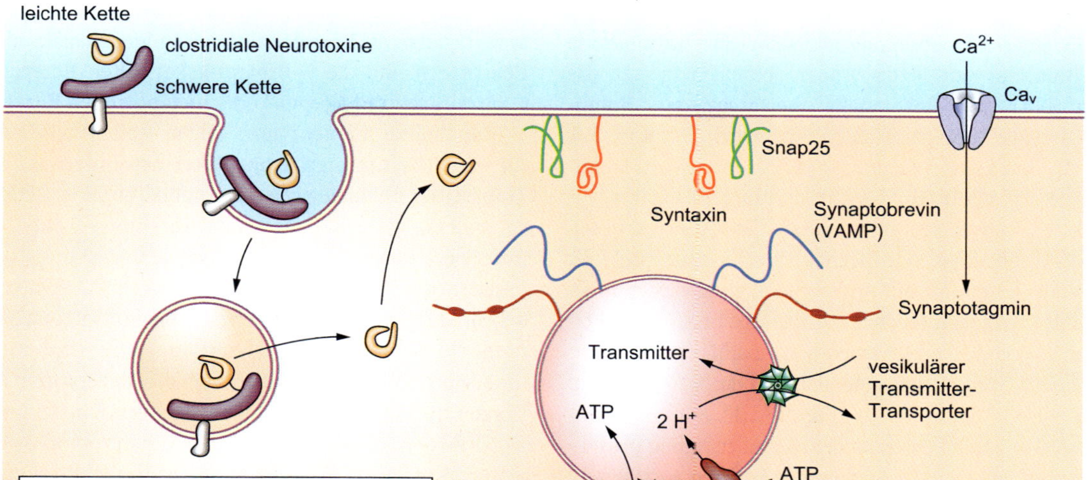

clostridiale Neurotoxine	SNARE-Proteine
BoNT-A, -C, -E	Snap25
BoNT-B, -D, -F, -G TeNT	Synaptobrevin (VAMP)
BoNT-C	Syntaxin

Abb. 2.3 Pharmakologie und Toxikologie der Transmitter-Speichervesikel.
Auf der rechten Seite das synaptische Speichervesikel, links die Aufnahme der clostridialen Neurotoxine durch Endozytose.
Rechts: Die Vesikel besitzen in ihrer Membran eine ATP-abhängige **Protonentranslokase** (rot), die unter ATP-Spaltung Protonen ins Vesikelinnere schafft. Dadurch entsteht ein Protonengradient, der den **vesikulären Transmittertransporter** (grün) antreibt. Mehrere kennt man heute, darunter den vesikulären Monoamintransporter, den identischen Transporter für Dopamin, Noradrenalin, Adrenalin und Serotonin. Er wird durch **Reserpin** blockiert. Nach Gabe von Reserpin werden deshalb neuronale Dopamin-, Noradrenalin-, Adrenalin- und Serotoninspeicher entleert. Weniger weiß man über den **vesikulären Carrier** (blau) für ATP, das hier als Cotransmitter fungiert. Wesentliche Komponenten des Exozytoseapparats sind die **SNARE-Proteine** SNAP 25 (grün), Syntaxin (orange), Synaptobrevin oder VAMP (blau). Sie sind essentiell für die Fusion von Vesikel- und Axoplasmamembran und der damit einhergehenden Bildung einer Pore, welche die Auswärtsdiffusion des Vesikelinhalts ermöglicht. Vom Eintreffen eines Aktionspotentials über den Einstrom von Ca^{2+} durch den spannungsabhängigen Ca^{2+}-Kanal (Ca_V) bis zur Porenbildung vergehen weniger als 0,1 ms. Das vesikuläre Protein **Synaptotagmin (rot)** ist möglicherweise der intrazelluläre Ca^{2+}-Sensor.
Links: Die 3 SNARE-Proteine sind Angriffspunkte der clostridialen Neurotoxine. Das **Tetanustoxin (TeNT)** (von *Clostridium tetani*) und die **Botulinusneurotoxine (BoNT)** (A–G, v. a. von *Clostridium botulinum*) gehören zu den stärksten bekannten Giften. Der Wirkmechanismus ist für alle analog und links gezeigt: Das BoNT-A besteht z. B. aus 1295 Aminosäureresten. Durch Spaltung der Kette entsteht ein Zweikettentoxin mit einer leichten und einer schweren Kette; die Ketten bleiben durch eine Disulfidbrücke verbunden. Über die schwere Kette bindet das Toxin an einen Rezeptor (grau) der präsynaptischen Membran. Es wird dann durch Endozytose in Vesikel eingeschlossen. Aus diesen gelangt die leichte Kette nach Spaltung der Disulfidbrücke ins Axoplasma. Diese leichten Ketten enthalten ein Zink-Ion und wirken als Zink-Endopeptidasen. Die Exozytoseproteine Synaptobrevin, Syntaxin und SNAP 25 sind die Substrate dieser Proteasen. So spalten und inaktivieren BoNT-A, -C und -E SNAP 25, BoNT-B, -D, -F, -G und TeNT Synaptobrevin (VAMP) sowie BoNT-C Syntaxin. Durch die Aktivität jedes einzelnen Neurotoxins wird die Exozytose verhindert. Prinzipiell gilt das für alle Neurone und Transmitter. Praktisch aber hemmen Botulinustoxine vorwiegend die Freisetzung von Acetylcholin in der Körperperipherie (und lähmen dadurch die neuromuskuläre Übertragung), während Tetanustoxin nach Transport in Rückenmark und Hirnstamm dort vorwiegend die Freisetzung von GABA und Glycin hemmt (und dadurch Krämpfe verursacht). Dementsprechend kommt es nach Intoxikation mit BoNT zu einer schlaffen Lähmung, nach Intoxikation mit TeTN zu einer spastischen Lähmung. Da u. a. die Atemmuskulatur betroffen ist, sind beide Lähmungen i. d. R. nicht mit dem Leben vereinbar.

roide, die aus Pflanzen stammen und derjenige der DDT-ähnlichen chlorierten Kohlenwasserstoffe (➤ Kap. 35.6.2, ➤ Kap. 35.6.4), ähnelt dem des Veratridins.

Im Axolemm der Nervenendigungen öffnet das Aktionspotential spannungsabhängige Ca^{2+}-Kanäle. Das einströmende Ca^{2+} verknüpft die elektrische Erregung der Membran mit der Exozytose. Diesen Prozess bezeichnet man auch als **elektrosekretorische Koppelung.** Man kennt mehrere Typen von Ca^{2+}-Kanälen. Diejenigen der Nervenendigungen gehören vornehmlich zum N-Typ (andere Nomenklatur $Ca_V2.2$) und P/Q-Typ ($Ca_V2.1$). Dies hat praktische Bedeutung. Die Ca^{2+}-Kanalblocker wie Amlodipin und Verapamil blockieren nur L-Typ-Kanäle ($Ca_V1.1$-$Ca_V1.4$), z. B. in der glatten Gefäßmuskulatur, und werden deshalb zur Behandlung des Bluthochdrucks eingesetzt (➤ Kap. 18.2). N- und P/Q-Kanäle werden von diesen Blockern nicht gehemmt, denn sonst würde die lebenswichtige Freisetzung von Neurotransmittern unterdrückt.

Über Exozytose wird der Vesikelinhalt in den synaptischen Spalt freigesetzt. Vesikel und Axolemm besitzen dafür wieder eine spezielle Ausrüstung (➤ Abb. 2.3), die eine blitzschnelle Freisetzung gewährleistet. Auch die an der Freisetzung beteiligten Proteine sind – wie der spannungsabhängige Na^+-Kanal – Zielmoleküle natürlicher Gifte. Dazu gehören besonders das **Tetanustoxin** und die **Botulinusneurotoxine.** Alle clostridialen Neurotoxine wirken gleichartig (➤ Kap. 35.14.2) : Sie sind Zink-Endopeptidasen, spalten proteolytisch spezifische Exozytoseproteine, die SNARE-Proteine, und machen dadurch Transmitterfreisetzung unmöglich (➤ Abb. 2.3). Wie erfolgreich die Evolution war, sieht man daran, dass ein einziges Toxinmolekül in einer Axonendigung alle seine Substratmoleküle spalten kann, Botulinusneurotoxin A oder Tetanustoxin z. B. das SNARE-Protein SNAP 25. Umso mehr überrascht, dass Botulinusneurotoxin A heute therapeutisch genutzt wird (➤ Kap. 3.8, ➤ Kap. 35.14.2). Eines der wenigen für den Menschen bedrohlichen Spinnengifte, α-**Latrotoxin,** das Gift der auch in Europa heimischen Schwarzen Witwe, kann eine massive Exozytose auslösen (Symptome und zugrunde liegende Mechanismen ➤ Kap. 35.11.2).

Aktionspotentiale setzen aus einer Nervenendigung nicht immer die gleiche Menge an Transmitter frei: Die Freisetzung ist modulierbar. Angiotensin steigert z. B. im peripheren Sympathikus die Freisetzung von Noradrenalin pro Aktionspotential, und das trägt zu seiner blutdruckerhöhenden Wirkung bei (➤ Kap. 18.1.1). Man nennt die Angriffspunkte solcher Modulatoren an der Nervenendigung **präsynaptische Rezeptoren**. Viele Nervenendigungen besitzen auch Rezeptoren für ihren eigenen Transmitter. Meist wird die Freisetzung über solche **präsynaptischen Autorezeptoren** gehemmt, selten gesteigert (➤ Abb. 2.7). In der Regel modulieren präsynaptische Rezeptoren primär den Ca^{2+}-Einstrom und damit die Neurotransmitterfreisetzung.

Haben die Vesikel ihren Inhalt exozytotisch entleert, so schnüren sie sich wieder vom Axolemm ab und stehen für einen neuen Zyklus von Transmitteraufnahme und -freisetzung bereit.

2.2.3 Informationsübertragung

Informationsübertragung ist die biologische Aufgabe der Synapsen. Die nachgeschaltete Zelle muss erstens in der Lage sein, den Transmitter zu erkennen und zu binden, und zweitens, angemessen zu antworten. Der Erkennung und Bindung dient der **Transmitterrezeptor**, der angemessenen Antwort der **Signalübersetzungs-** oder **Transduktionsmechanismus**. Von den großen Klassen von Rezeptoren zur Erkennung körpereigener chemischer Signale werden zwei als Transmitterrezeptoren benutzt: die **ligandenaktivierten** Ionenkanäle oder **ionotropen Rezeptoren** und die **G-Protein-gekoppelten** Rezeptoren (GPCR = G-protein-coupled receptor) oder **metabotropen Rezeptoren.**

Man sollte meinen, nur solche Zellen würden Rezeptoren für einen bestimmten Transmitter exprimieren, die mit diesem Transmitter normalerweise in Kontakt kommen. Die Wirklichkeit ist anders: Viele Zellen tragen Rezeptoren, ohne entsprechend innerviert zu sein („nicht innervierte Rezeptoren"). Zum Beispiel besitzen die Endothelzellen der Blutgefäße Muscarinrezeptoren, deren Aktivierung zur Synthese und Freisetzung von Stickstoffmonoxid führt. Die meisten Blutgefäße sind nicht cholinerg innerviert, und wohl nie treffen die Rezeptoren auf wirksame Konzentrationen von endogenem Acetylcholin. Als Pharmaka zugeführte Agonisten aber können die Rezeptoren sehr wohl aktivieren. Inwieweit diese nicht innervierten Rezeptoren aber nur für Wirkstoffe wichtig sind, die von außen zugeführt werden, ist offen (➤ Tab. 3.2).

Die Funktion der ligandengesteuerten Ionenkanäle und der heptahelikalen Rezeptoren wurde in ➤ Kap. 1.2.4 erläutert. Hier folgen einige Ergänzungen und zwei Beispiele.

Ionotrope Rezeptoren

Das Synapsenschema der ➤ Abb. 2.2 zeigt das Konstruktionsprinzip.

Der Nicotinrezeptor (für Acetylcholin) ist der Prototyp dieser Klasse. Der Muskeltyp des Nicotinrezeptors war der erste Rezeptor, bei dem man bis zur Primärstruktur vordrang: Mit den Methoden der molekularen Genetik haben Shosaku Numa und seine Gruppe in Kyoto 1982 die DNA für alle Untereinheiten kloniert und sequenziert. ➤ Abb. 2.4 zeigt, wie der Rezeptorkanal aussieht: Er besteht

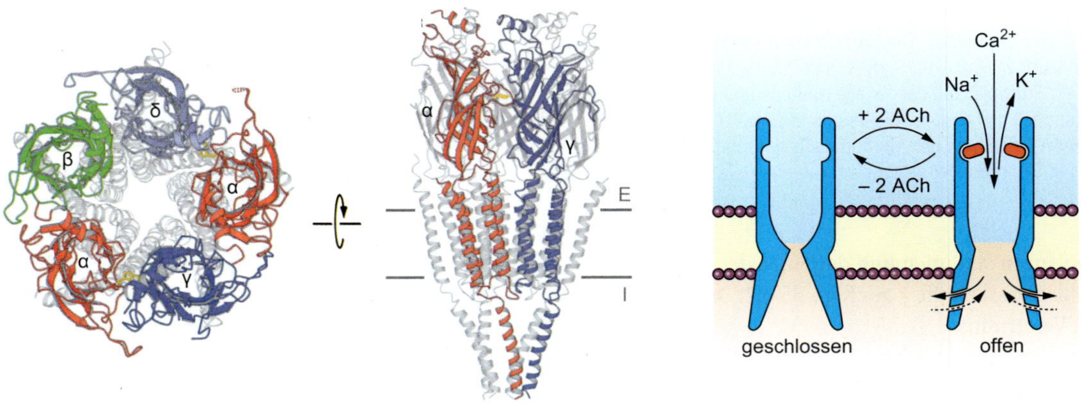

Abb. 2.4 Der Muskeltyp des Nicotinrezeptors.
Der Rezeptor besteht aus fünf Untereinheiten, separaten Proteinen aus jeweils rund 450 Aminosäuren, zwei α-Untereinheiten, einer β-, einer δ- und einer γ-Untereinheit.
Links: Die Untereinheiten sind farbig codiert und in der Ansicht von oben (extrazellulär) mit der zentralen ionenleitenden Pore gezeigt. Nach Drehung um 90° ist die frontale Ansicht des Nicotinrezeptors gezeigt. Nur die α- und γ-Untereinheiten sind rot und blau codiert, die übrigen zur Übersichtlichkeit grau. Je ein Drittel des Kanals ragt in den Extrazellular- bzw. Intrazellulärraum (E bzw. I über und unter den die Plasmamembran andeutenden horizontalen grauen Linien).
Rechts: Binden 2 Moleküle Acetylcholin an die beiden α-Untereinheiten, öffnet sich der Kanal und Kationen, v. a. Na^+-Ionen, strömen entlang ihres elektrochemischen Gradienten mit einer Rate von ca. 2×10^8 Ionen pro Sekunde durch den Kanal in die Zelle hinein. Es entsteht ein exzitatorisches postsynaptisches Potential. Der weiteren Schritte der elektromechanischen Kopplung bis zur Muskelkontraktion sind in ➤ Kap. 3.4.3 beschrieben.

aus 5 Proteinen, die sich zu einem Kanal mit einer zentralen ionenleitenden Pore zusammenlagern. Diese Nanomaschine kann geöffnet oder geschlossen sein, je nachdem, ob Acetylcholin bindet oder nicht. Einige andere ionotrope Rezeptoren, der 5-HT_3-Rezeptor für Serotonin, der $GABA_A$-Rezeptor und der Glycinrezeptor, weisen die gleiche Architektur auf und sind mit dem Nicotinrezeptor auch in Aminosäuresequenz und damit Phylogenese verwandt. Manche Rezeptoren für Glutamat und ATP sind ebenfalls ligandenaktivierte Ionenkanäle, bestehen aber nicht aus 5 Untereinheiten, sondern aus 4 (Glutamatrezeptoren) oder 3 (purinerge P2X-Rezeptoren). Sie stehen auch phylogenetisch der Nicotinrezeptor-Familie fern.

Die Signalübertragung an ionotropen Rezeptoren erfordert höchstens einige Millisekunden: Sie sind **sehr schnelle** Rezeptoren.

G-Protein-gekoppelte Rezeptoren

Das Synapsenschema (➤ Abb. 2.2) erläutert das Konstruktionsprinzip der G-Protein-gekoppelten Rezeptoren. Die Bindung des Transmitters stimuliert den Rezeptor, wodurch das aus 3 Untereinheiten bestehende G-Protein aktiviert wird. Über die Gα-Untereinheit oder über die Gβγ-Untereinheiten, die als Dimer vorliegen (➤ Abb. 1.12), werden die jeweiligen Effektoren beeinflusst. Allgemein gilt die Regel:

- $\mathbf{G_s}$-Proteine stimulieren die Adenylylcyclase (über $G\alpha_s$)
- $G_{i/o}$- bzw. $\mathbf{G_i}$-Proteine hemmen die Adenylylcyclase (über $G\alpha_i$), fördern K^+-Kanäle und hemmen Ca^{2+}-Kanäle (über Gβγ)
- $G_{q/11}$- bzw. $\mathbf{G_q}$-Proteine stimulieren die phosphatidylinositolspezifische Phospholipase C-β (PLC-β) (über $G\alpha_q$)
- $\mathbf{G_{12/13}}$- bzw. $\mathbf{G_{12}}$-Proteine aktivieren das kleine G-Protein RhoA (über $G\alpha_{12}$)

➤ Abb. 2.5 zeigt als ein Beispiel den β_2-Adrenozeptor mit dem G-Protein G_s. Wie alle G-Protein-gekoppelten Rezeptoren besteht er aus einer einzigen Peptidkette, die **siebenmal** die Zellmembran durchzieht. Die sieben Transmembrandomänen ordnen sich zu einer Tasche. Kleine Liganden werden innerhalb dieser Tasche gebunden (➤ Abb. 2.5). Verglichen mit dem knappen Dutzend ionotroper Rezeptoren überrascht die Vielfalt G-Protein-gekoppelter Rezeptoren: Über 100 gibt es und nimmt man die Riechrezeptoren in der Nasenschleimhaut hinzu, über 800. ➤ Abb. 2.6 zeigt einen Ausschnitt aus ihrem Stammbaum, und zwar den Aminrezeptor-Ast.

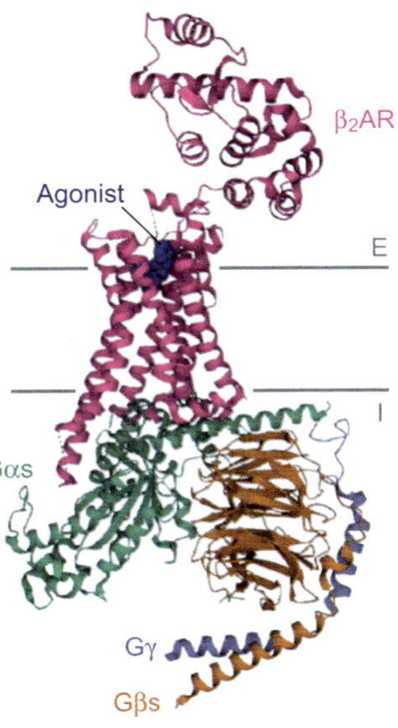

Abb. 2.5 Der β_2-Adrenozeptor und seine Kopplung an das G-Protein G_s. An den Rezeptor (dunkelrot) hat sich ein Agonist (blau) gebunden. Daraufhin bewegen sich die Transmembran-Helices 5 und 6 (ganz links). G_s mit der α-Untereinheit (grün) und das aus den βγ-Untereinheiten bestehende Dimer (helblau und braun) gibt GDP frei. Im nukleotikdfreien Zustand ist die α-helikale Domäne von $G\alpha_s$ beweglich.

Die Vielzahl von Reaktionsschritten, die sich der Aktivierung G-Protein-gekoppelter Rezeptoren anschließen (deshalb auch metabotrope Rezeptoren, da ein stoffwechselähnlicher Prozess in Gang gesetzt wird), macht verständlich, dass ihre Signaltransduktion Zeit braucht, bis in den Sekundenbereich: Die GPCR-vermittelte Signaltransduktion ist **weniger schnell** als diejenige der ionotropen Rezeptoren.

2.2.4 Beendigung der Übertragung

Schnelle Freisetzung und Signalübersetzung wären sinnlos, würde der Transmitter nicht auch schnell wieder aus der Nähe seiner Rezeptoren beseitigt. Dem dienen drei Vorgänge (➤ Abb. 2.2). Erstens **diffundiert** der Transmitter ins umgebende Interstitium und wird dabei auf unwirksame Konzentrationen verdünnt. Zweitens werden manche Transmitter, so Acetylcholin und die Neuropeptide, **im synaptischen Spalt enzymatisch abgebaut**. Drittens werden einige Transmitter wie die Catecholamine, Serotonin und die Aminosäuren über spezifische Transporter **in Zellen aufgenommen**, sei es zurück in die Nervenendigungen, aus denen sie kamen (Wiederaufnahme), sei es in andere Zellen. Der Wiederaufnahme-Transporter befördert den Transmitter mit hoher Affinität. Er erlaubt ein Recycling des Transmitters. Den Nachbarzellen fehlen solche hochaffinen Transporter meistens.

Manche Nervenendigungen besitzen also zwei Transporter für den Transmitter: in der Vesikelmembran und im Axolemm der Nervenendigung. Die vesikulären Transporter wurden oben besprochen (➤ Abb. 2.3). Die Andersartigkeit der pharmakologisch sehr wichtigen Wiederaufnahmetransporter im Axolemm geht aus der folgenden Gegenüberstellung hervor:

- Die **vesikuläre** Aufnahme wird durch einen elektrochemischen **H^+-Gradienten** getrieben, der durch die **ATP-abhängige Protonentranslokase** aufrechterhalten wird. Der vesikuläre Monoamintransporter, identisch für Dopamin, Noradrenalin, Adrenalin, und Serotonin, wird experimentell durch **Reserpin** spezifisch blockiert (➤ Abb. 4.6, ➤ Kap. 4.3.2).
- Die **Wiederaufnahme** von Transmittern durchs Axolemm dagegen wird hauptsächlich durch den **extra-/intrazellulären Na^+-Gradienten** getrieben, der durch die **Na^+-K^+-ATPase** aufrechterhalten wird. Der Transporter ist ein Cotransporter für Transmitter und Na^+. Für Dopamin, Noradrenalin, Serotonin, Glutamat, GABA und Glycin gibt es jeweils verschiedene Wiederaufnahme-Transporter. Sie sind **nicht verwandt mit den vesikulären Transportern**. Der Wiederaufnahmetransporter für Noradrenalin wird z. B. durch einige Antidepressiva (➤ Kap. 14.2.2), nicht aber durch Reserpin blockiert.

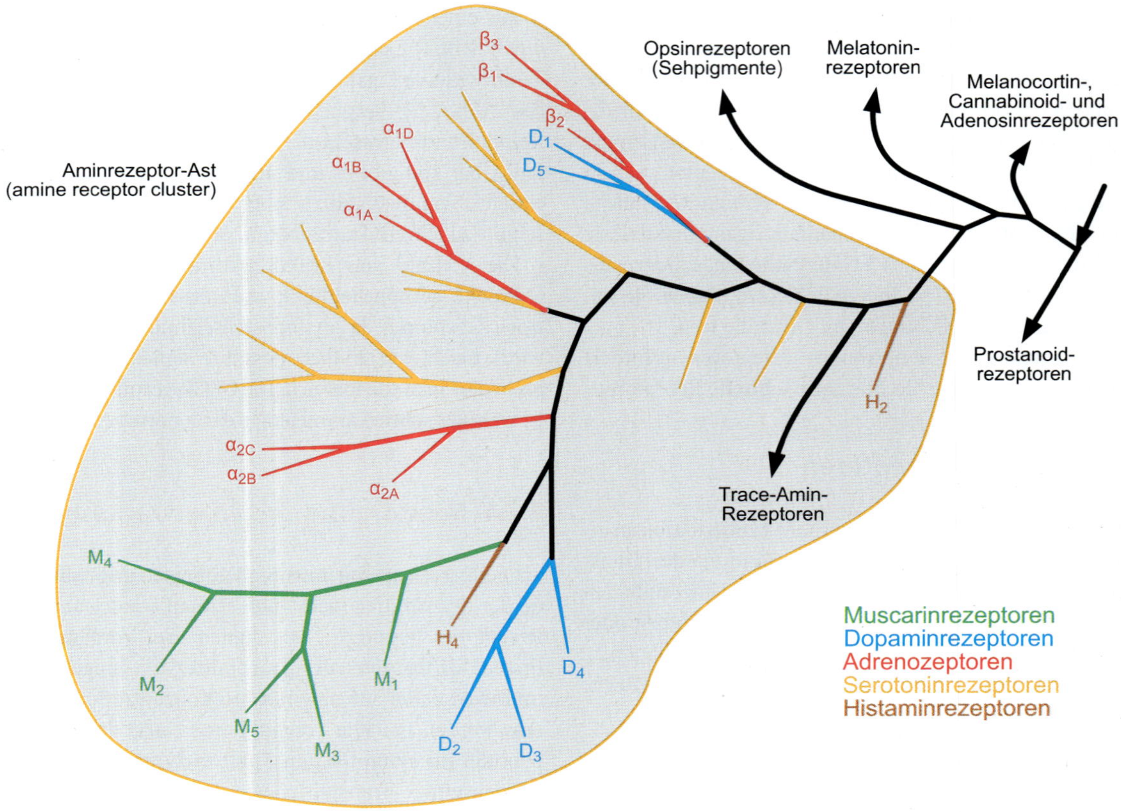

Abb. 2.6 Phylogenetische Verwandtschaft einiger G-Protein-gekoppelter Rezeptoren.
Aus 802 Genen des menschlichen Genoms für G-Protein-gekoppelte Rezeptoren – das sind etwa 2 % des menschlichen Genoms – wurde ein Stammbaum konstruiert. Daraus sind der Aminrezeptor-Ast (amine receptor cluster) und einige Nachbaräste gezeigt. Verschiedene Grade der Verwandtschaft zeichnen sich deutlich ab, besonders bei den drei α_1-, drei α_2- und drei β-Adrenozeptoren. Die Homologie der DNA-Sequenz innerhalb jeder der drei Gruppen beträgt > 45 %, die Homologie der Aminosäuresequenzen zwischen den drei Gruppen nur 25 %. Trace-Amine (Spuren-Amine) ähneln chemisch den klassischen biogenen Aminen Dopamin, Noradrenalin, Adrenalin und Serotonin, kommen im Gehirn aber nur in 100-fach geringeren Konzentrationen vor. Trace-Amine sind z. B. Tyramin, β-Phenylethylamin und Tryptamin. Ihre physiologische Bedeutung ist unklar. Andere Neurotransmitter-GPCRs aus diesem Kapitel, wie die metabotropen Glutamat-Rezeptoren, die $GABA_B$-, P2Y-, Tachykinin- und Opioidrezeptoren, gehören zu anderen, entfernteren Ästen des Stammbaums. (Nach: Frederiksson et al. Mol Pharmacol, 2003; 63: 1256–1272.)

2.2.5 Cotransmission

Mehrere Jahrzehnte nach Otto Loewi nahm man an, ein Neuron setze nur eine einzige Transmittersubstanz frei. Heute weiß man, dass dies eher die Ausnahme als die Regel ist. In vielen Neuronen hat man zwei, ja sogar drei oder mehr Transmitter zusammen gespeichert gefunden. Die gemeinsame Freisetzung der Transmitter kann sowohl zur gemeinsamen postsynaptischen Wirkung, also Cotransmission, als auch zu prä- und postsynaptisch getrennten Wirkungen führen.

➤ Abb. 2.7 zeigt einen Fall von Cotransmission. In einigen exokrinen Drüsen wie der Glandula submandibularis wird ein 28-Aminosäuren-Peptid, vasoaktives intestinales Polypeptid (VIP), zugleich mit Acetylcholin aus den postganglionär-parasympathischen Fasern freigesetzt. VIP trägt zwar kaum zur Speichelsekretion nach Parasympathikusreizung bei, deutlich dagegen zur Vasodilatation. Man kann daher die Speichelsekretion durch Atropin aufheben, die Vasodilatation nicht (➤ Abb. 2.7). VIP begleitet das Acetylcholin auch in einigen Interneuronen der Großhirnrinde, nicht aber in den cholinergen Zellen des Nucleus basalis Meynert, die zur Großhirnrinde projizieren. Die Letzteren enthalten dafür ein anderes Neuropeptid, das 29-Aminosäuren-Peptid Galanin. Im Darm gibt es Neurone, die kein Acetylcholin, dafür aber VIP neben Galanin und dem Opioidpeptid Dynorphin speichern (DYN/GAL/VIP-Neurone; ➤ Abb. 2.20).

Das Beispiel der ➤ Abb. 2.7 zeigt, dass in den meisten Fällen „cholinerg“ eine Simplifizierung des Begriffs „postganglionär-parasympathisch“ darstellt, wobei die lang bekannten postganglionär-sympathischen cholinergen Fasern zu den Schweißdrüsen hier die Ausnahme sind. Auch die Gleichsetzung von „postganglionär-sympathisch“ mit „noradrenerg“ ist eine Vereinfachung: Viele postganglionär-sympathischen Neurone benutzen ATP oder das 36-Aminosäuren-Peptid Neuropeptid Y als Cotransmitter.

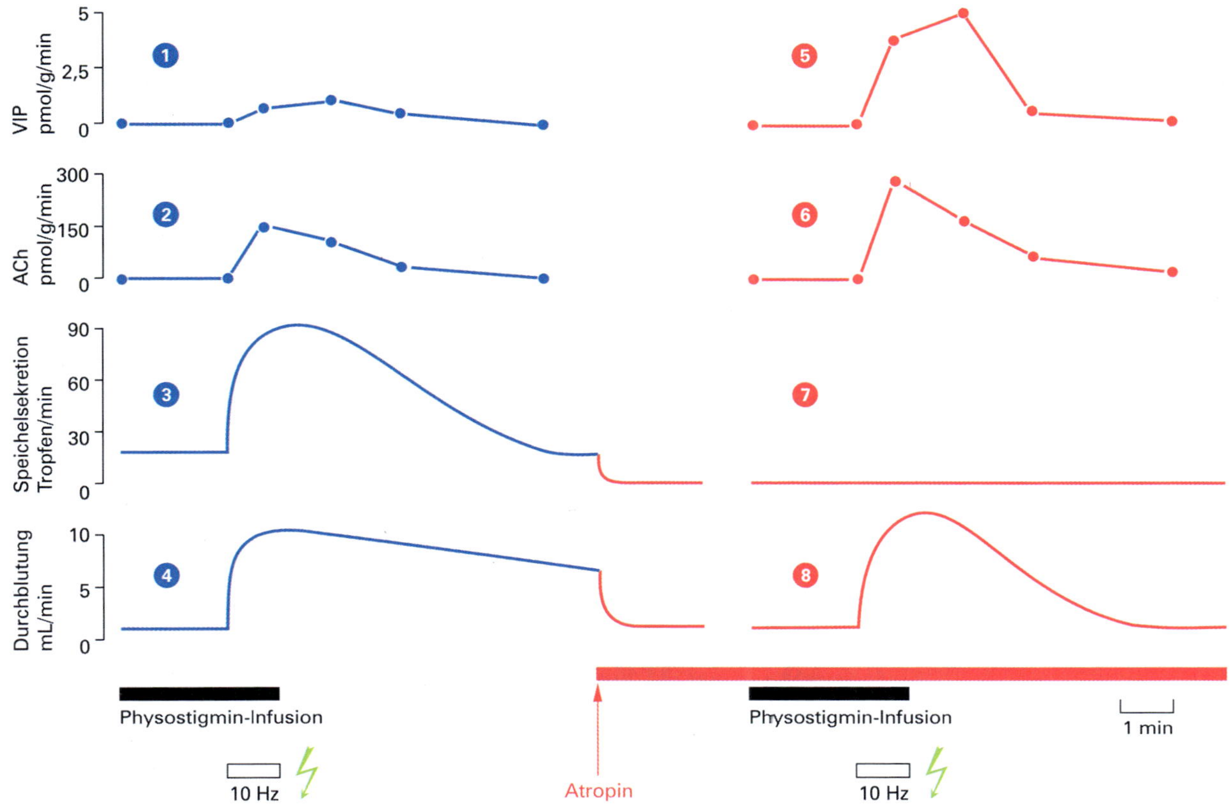

Abb. 2.7 Acetylcholin-VIP-Cotransmission und präsynaptische Autoinhibition in der Glandula submandibularis der narkotisierten Katze. Von oben nach unten: Abgabe von vasoaktivem intestinalem Polypeptid (VIP) und Acetylcholin (ACh) ins venöse Blut der Drüse; Speichelsekretion; Durchblutung der Drüse. Die Chorda tympani wurde zweimal mit einer Frequenz von 10 Hz elektrisch gereizt. Dabei wurde Physostigmin (➤ Kap. 3.6) infundiert, sodass das freigesetzte Acetylcholin nicht abgebaut wurde, sondern im venösen Blut erschien. **Ergebnis**: Die erste Reizung setzte VIP ❶ und Acetylcholin ❷ frei, löste Speichelsekretion ❸ aus und erhöhte die Durchblutung ❹. Der Muscarinrezeptor-Antagonist Atropin stoppte die Sekretion ❸ und verminderte die Durchblutung zum Ausgangswert ❹. Die zweite Reizung, nach Atropin, setzte mehr VIP ❺ und Acetylcholin ❻ frei als die erste. Es wurde kein Speichel sezerniert ❼. Trotz Atropinisierung kam es aber zu starker Vasodilatation ❽. **Erste Folgerung**: Acetylcholin allein ist der Transmitter, der eine Speichelsekretion auslöst, dagegen sind Acetylcholin und VIP vasodilatatorische Cotransmitter. **Zweite Folgerung**: Die Freisetzung unterliegt einer präsynaptischen, Muscarinrezeptor-vermittelten Autoinhibition, deren Unterbrechung durch Atropin die Freisetzung steigert. (Modifiziert nach: Lundberg JM et al. Acta Physiol Scand, 1982; 115: 525–528.)

2.2.6 Plastizität von Rezeptoren

Synaptische Übertragung kann stärker und schwächer werden. Eine Ursache ist die Plastizität der Neurotransmitter-Rezeptoren. Drei Formen der De- und Resensitisierung von G-Protein-gekoppelten Rezeptoren wurden im Abschnitt Allgemeine Pharmakologie gezeigt (➤ Kap. 1.2.4):

- Erhöhung oder Verminderung der Rezeptorzahl
- Phosphorylierung und Dephosphorylierung des Rezeptors
- Intrazelluläre Sequestrierung ohne oder mit Rückkehr in die Zellmembran

Analog kann sich auch die Empfindlichkeit von Zellen mit ionotropen Rezeptoren ändern.

2.3 Elf wichtige Transmitter

Die in ➤ Kap. 2.2 beschriebenen Prinzipien verwirklichen die einzelnen Neurone auf jeweils transmitterspezifische Weise. Das wird nun für elf häufige Transmitter oder Transmittergruppen dargestellt, die in ➤ Tab. 2.1 aufgelistet sind. Transmitterübergreifende Prinzipien werden nicht wiederholt.

2.3.1 Acetylcholin

Cholinerg sind die postganglionär-parasympathischen Neurone, zahlreiche Neurone des Darmnervensystems sowie die postganglionär-sympathischen Neurone zu den Schweißdrüsen (➤ Kap. 2.4). Die cholinergen Neurone mancher exokriner Drüsen enthalten VIP als Cotransmitter (➤ Abb. 2.7). Cholinerg sind ferner alle präganglionären autonomen Neurone und die Motoneurone zur quergestreiften Muskulatur; deren Zellkörper liegen bereits im Zentralnervensystem, im Rückenmark (➤ Abb. 2.18). Weitere cholinerge Erregungsübertragung findet im ZNS statt: Das Corpus striatum enthält cholinerge Interneurone; sie werden normalerweise durch die nigrostriatalen Dopaminneurone gehemmt und sind beim Parkinson-Syndrom, also bei Degeneration der Dopaminneurone, enthemmt. Cholinerge Fasersysteme mit Galanin als Cotransmitter ziehen vom Nucleus basalis Meynert zur Großhirnrinde sowie von der Formatio septalis medialis zum Hippocampus; sie sind beteiligt an Lernen und Gedächtnis und degenerieren bei der Alzheimer-Krankheit (➤ Kap. 3.7).

➤ Abb. 2.8 zeigt die synaptische cholinerge Erregungsübertragung im Überblick.

Bereitstellung

Der Transmitter wird im Zytoplasma der Nervenendigungen mittels der Cholinacetyltransferase (➤ Abb. 2.8) aus Cholin und Acetyl-Coenzym A synthetisiert. Cholinacetyltransferase wird innerhalb des Nervensystems nur in cholinergen Neuronen exprimiert und kann als histochemischer Marker dienen. Die Geschwindigkeit der Synthese wird durch die Verfügbarkeit des Cholins bestimmt. Nervenzellen importieren Cholin aus dem Extrazellulärraum über einen Transporter ins Axoninnere. Ein pharmakologisches Experiment zeigt die Bedeutung des Transporters: Blockiert man ihn durch die cholinähnliche Verbindung **Hemicholinium-3,** (➤ Tab. 3.1) so sinkt die Synthese von Acetylcholin, die Speicher entleeren sich allmählich, und schließlich wird die neuromuskuläre Übertragung gelähmt. Hemicholinium-3 ist aufgrund dieser Wirkung äußerst toxisch.

Im Zytoplasma gebildet, wird Acetylcholin in Speichervesikel aufgenommen. Dazu dient ein weiterer spezifischer Transporter. Die exozytotische Freisetzung wird durch **Botulinusneurotoxine** gehemmt (➤ Abb. 2.3).

Rezeptoren

Bis 1914 zurück reicht die Erkenntnis, dass es zwei Gruppen Rezeptoren für Acetylcholin gibt, benannt nach zwei selektiven Agonis-

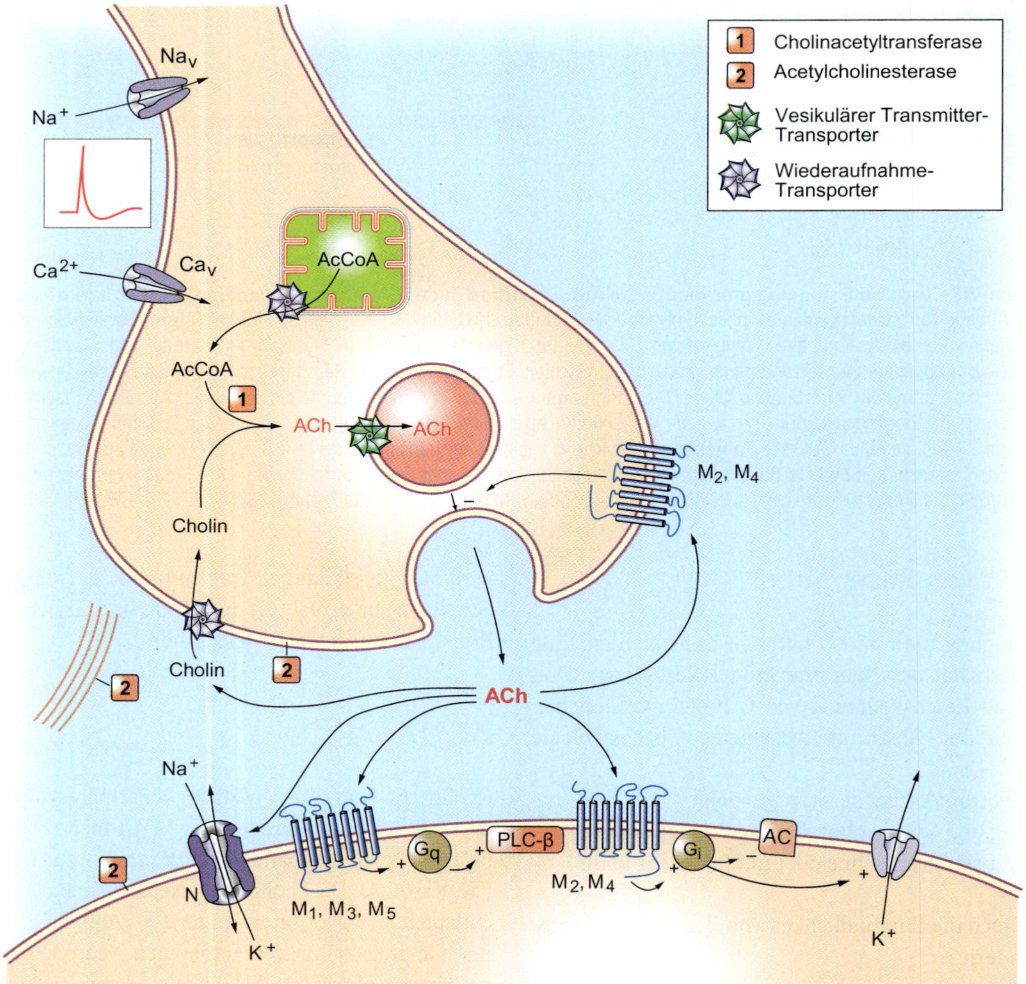

Abb. 2.8 Synaptische Erregungsübertragung durch Acetylcholin.
Pfeile bedeuten Stoffbewegungen, Stoffumwandlungen oder Beeinflussungen, + Aktivierung, – Hemmung. Acetylcholin (ACh) wird aus Cholin und Acetyl-Coenzym A (AcCoA) synthetisiert. Im Bild besitzt die postsynaptische Zelle Nicotinrezeptoren (N) sowie Muscarinrezeptoren vom Typ M_1, M_2, M_3, M_4 und M_5. Die M_1-, M_3- und M_5-Rezeptoren stimulieren über ein G-Protein der G_q-Familie die phosphatidylinositolspezifische Phospholipase C-β (PLC-β). M_2- und M_4-Rezeptoren hemmen über G-Proteine der G_i-Familie die Adenylylcyclase (AC) oder öffnen K^+-Kanäle. Acetylcholin kann seine eigene Freisetzung über präsynaptische M_2- oder M_4-Autorezeptoren hemmen.

ten: **Nicotinrezeptoren** (nach dem Alkaloid der Tabakpflanze) und **Muscarinrezeptoren** (nach einem Alkaloid des Fliegenpilzes).

Nicotinrezeptoren sind ligandengesteuerte Ionenkanäle. Sie bestehen aus 5 Untereinheiten, d. h., sie sind Pentamere. Bei Wirbeltieren kennt man heute 17 Untereinheiten, α1–10, β1–4, γ, δ und ε. Nach Aktivierung öffnen sie sich für Na^+- und K^+-Ionen, und die Membran wird depolarisiert. Sie kommen in der Zellmembran von Skelettmuskel- und Nervenzellen vor mit je verschiedenen Eigenschaften: Muskeltyp und Neuronentyp. Der Muskeltyp des Nicotinrezeptors wurde als Prototyp der ionotropen Rezeptoren oben beschrieben (➤ Abb. 2.4): ein Pentamer der Zusammensetzung $(\alpha 1)_2\beta 1\delta\gamma$ in dem Beispiel eines fetalen Rezeptors. Die adulte Form des muskulären Nicotinrezeptors enthält statt der γ- die ε-Untereinheit: $(\alpha 1)_2\beta 1\delta\varepsilon$. Während es nur diese zwei Muskeltypen des Nicotinrezeptors gibt, existieren zahlreiche Isoformen neuronaler Nicotinrezeptoren. Im Gehirn sind z. B. Pentamere aus zwei α4- und drei β2-Untereinheiten häufig: $(\alpha 4)_2(\beta 2)_3$. Die muskulären Nicotinrezeptoren werden durch das Muskelrelaxans **Atracurium** (➤ Abb. 3.6) und das Schlangengift α-**Bungarotoxin** sowie durch analoge α-Neurotoxine der Kobras und Mambas (➤ Kap. 35.11.2) in niedrigen Konzentrationen blockiert. Sie sind dagegen wenig empfindlich gegenüber **Hexamethonium,** das als Ganglienblocker Nicotinrezeptoren blockiert.

Muscarinrezeptoren kommen in den Plasmamembranen von Neuronen vor und in allen Zellen, die parasympathisch oder durch das Darmnervensystem innerviert werden, wie Drüsen-, glatte Muskel- und Herzmuskelzellen. Sie sind G-Protein-gekoppelte Rezeptoren. Es gibt fünf Untertypen: M_1–M_5 (s. auch ➤ Abb. 2.6). Die ungeradzahligen M_1, M_3 und M_5 koppeln an G_q, die geradzahligen M_2 und M_4 an G_i (➤ Abb. 2.8). M_1-Rezeptoren sind besonders auf Nervenzellen lokalisiert und fördern deren Erregung. M_2-Rezeptoren findet man besonders auf Herzmuskelzellen; sie senken Sinusknotenfrequenz und Kontraktilität. M_3-Rezeptoren kommen besonders auf Drüsen- und glatten Muskelzellen vor; sie bewirken Sekretion und Kontraktion. Der klassische Antagonist **Atropin** (➤ Kap. 3.3.2) blockiert alle fünf Untertypen gleich stark. Wenige Antagonisten haben eine gewisse Selektivität, **Pirenzepin** für M_1-Rezeptoren und **Darifenacin, Solifenacin** sowie **Tiotropium** für M_3 (➤ Kap. 3.3.2).

Inaktivierung

Freigesetztes Acetylcholin muss, v. a. bei Synapsen mit schnellen Nicotinrezeptoren, blitzschnell inaktiviert werden. Das leistet die Acetylcholinesterase (➤ Abb. 2.8), ein Enzym mit einer der höchsten Wechselzahl: Jede Sekunde werden pro Molekül rund 25 000 Moleküle Acetylcholin gespalten. Ihre Tätigkeit spielt sich im Extrazellularraum ab. Das Enzym ist in der Plasmamembran verankert und die Lokalisationen sind in ➤ Abb. 2.8 angedeutet. Das bei der Spaltung entstehende Cholin kann wieder in die Nervenendigung aufgenommen werden (➤ Abb. 2.8). Acetylcholinesterase kommt außerhalb cholinerger Neuronensysteme z. B. in Erythrozyten vor. Inner- und außerhalb cholinerger Neuronensysteme ist auch eine zweite Cholinesterase verbreitet, die bevorzugt den Buttersäureester des Cholins spaltet und deshalb Butyrylcholinesterase (auch Pseudocholinesterase oder Plasmacholinesterase) genannt wird. Acetylcholinesterase und Butyrylcholinesterase sind zu etwa 53 % identisch in ihren Aminosäuresequenzen. Besonders die Leber und, aus der Leber stammend, das Blutplasma enthalten Butyrylcholinesterase. Sie trägt kaum zur Inaktivierung von Acetylcholin bei, ist aber praktisch bedeutsam, weil sie die Muskelrelaxantien **Suxamethonium (= Succinylcholin)** und **Mivacurium** spaltet (➤ Kap. 3.4.5).

2.3.2 Dopamin

Dopamin* ist nicht nur Vorstufe zum Noradrenalin ➤ Abb. 2.11. Seit es 1957 in charakteristischer Verteilung im Gehirn nachgewiesen wurde, weiß man, dass es selbst ein Transmitter ist (➤ Tab. 2.1).

Die dopaminergen Nervenzellkörper liegen v. a. im Mittel- und Zwischenhirn. Drei wichtige Systeme sind die folgenden (➤ Abb. 2.9): Das **nigro-striatale** Dopaminsystem entspringt vornehmlich in der Pars compacta der Substantia nigra und hemmt im Corpus striatum, wie oben erwähnt, cholinerge Interneurone. Degeneration führt zum Parkinson-Syndrom. Die Zellkörper des **mesolimbischen** Dopaminsystems liegen im Mittelhirn nah bei der Substantia nigra und projizieren zu Strukturen des limbischen Systems, z. B. zum Nucleus accumbens. Diese Neurone sind bei der Empfindung von Lust oder Freude, beim Essen oder Trinken etwa, vermehrt aktiv. Man spricht von der mesolimbischen dopaminergen Belohnungsbahn. Auch viele abhängigkeitserzeugende Stoffe wie Ethanol, Nicotin, Amphetamin und Morphin steigern die Freisetzung von Dopamin in den limbischen Innervationsgebieten; umgekehrt ist beim Opiatentzug die Freisetzung von Dopamin hier vermindert. Die antipsychotische Wirkung von Dopaminrezeptor-Antagonisten wird der Blockade von Rezeptoren in diesen Arealen zugeschrieben (➤ Kap. 14.5.2). Die Zellkörper des **tubero-infundibulären** Systems liegen im Nucleus infundibularis. Die Axone ziehen zur Eminentia mediana. Freigesetztes Dopamin gelangt über die Portalgefäße in die Adenohypophyse und hemmt dort die Sekretion von Prolactin. Auch in einigen **peripheren postganglionär-sympathischen** Neuronen, so in der Niere, ist Dopamin Transmitter.

➤ Abb. 2.10 zeigt dopaminerge Informationsübertragung im Überblick.

Bereitstellung

Bis zum Dopamin ist die Synthese der drei körpereigenen Catecholamine Dopamin, Noradrenalin und Adrenalin identisch (➤ Abb. 2.11). Ausgangsstoff ist die Aminosäure Tyrosin. Die Nervenzellen nehmen sie aus dem Extrazellularraum auf, können sie aber auch aus Phenylalanin bilden. Die erste Reaktion, die Hydroxylierung zu 3,4 Di(hydr)oxyphenylalanine (Dopa), ist aus zwei Gründen besonders wichtig. Einmal kommt das Enzym, die Tyrosinhydroxylase (➤ Abb. 2.10) nur im Nebennierenmark und in Catecholaminneuronen vor. Zum anderen bestimmt es die Geschwindigkeit der Synthese.

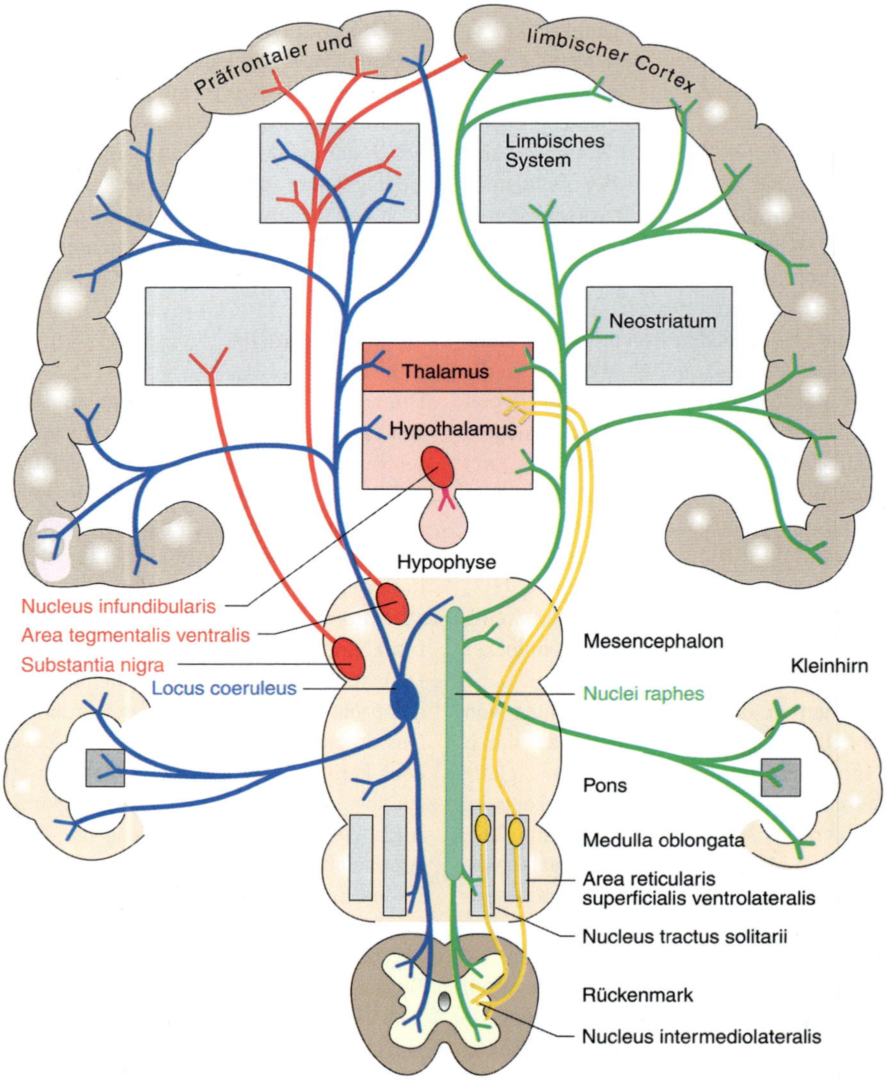

Abb. 2.9 Die wichtigsten dopaminergen, noradrenergen (links), adrenergen und serotoninergen (rechts) Bahnen im Zentralnervensystem.
Dopaminerge Zellkörper liegen hauptsächlich im Mesencephalon und Diencephalon (**rot**). Drei Bahnen sind gezeigt. Eine entspringt in der Pars compacta der Substantia nigra und innerviert das Neostriatum (Nucleus caudatus und Putamen; nigro-striatale Bahn). Eine zweite entspringt v. a. in der Area tegmentalis ventralis und projiziert zu Strukturen des limbischen Systems wie dem Nucleus accumbens, dem Tuberculum olfactorium, dem Corpus amygdaloideum und der präfrontalen, zingulären und entorhinalen Hirnrinde (mesolimbische Bahn). Die dritte zieht vom Nucleus infundibularis (= Nucleus arcuatus) zur Eminentia mediana.
Noradrenerge Zellkörper befinden sich in der Brücke und der Medulla oblongata (blau). Der wichtigste noradrenerge Kern ist der Locus coeruleus in der lateralen Formatio reticularis der Brücke. Von dort erreichen die Axone auf- und absteigend weite Gebiete des Zentralnervensystems einschließlich des Rückenmarks, der Großhirnrinde und des Kleinhirns. Zur Funktion ➤ Kap. 2.3.3.
Adrenerge Zellkörper gibt es fast ausschließlich in der Medulla oblongata (gelb). Die Hauptgruppe liegt in der Area reticularis superficialis ventrolateralis (= **r**ostrale **v**entro-**l**aterale **M**edulla oblongata = RVLM), eine andere Gruppe im Nucleus tractus solitarii. Von hier werden u. a. die präganglionären sympathischen Neurone im Nucleus intermediolateralis des Rückenmarks dicht adrenerg innerviert. Die Adrenalinneurone tragen zum Barorezeptorreflex bei.
Serotoninerge Neurone entspringen überwiegend in den Raphekernen, also in der medianen und paramedianen Formatio reticularis von Mesencephalon, Brücke und Medulla oblongata (grün). Ähnlich den noradrenergen erreichen die serotoninergen Bahnen auf- und absteigend fast das ganze Zentralnervensystem. Im Rückenmark werden die Motoneurone des Vorderhorns und die präganglionär-sympathischen Neurone ebenso innerviert wie die Hinterhörner. Zur Funktion siehe ➤ Kap. 2.3.4.

Tyrosinhydroxylase ist vorwiegend im Axoplasma gelöst. Dagegen ist das zweite Enzym, die aromatische L-Aminosäure-Decarboxylase (Dopa-Decarboxylase; ➤ Abb. 2.10), weit im Körper verbreitet. Man findet sie in Serotoninneuronen (➤ Kap. 2.3.4), in Leber und Nieren. Auch Dopa-Decarboxylase ist im Axoplasma gelöst. Mit der Decarboxylierung wird die Aminosäure Dopa in ihr biogenes Amin Dopamin umgewandelt. Es wird aus dem Axoplasma in Vesikel aufgenommen. Der vesikuläre Transporter, der Dopamin transportiert, ist mit den vesikulären Transportern der Noradrenalin-, Adrenalin- und Serotoninneurone identisch ➤ Abb. 2.3; dieser vesikuläre

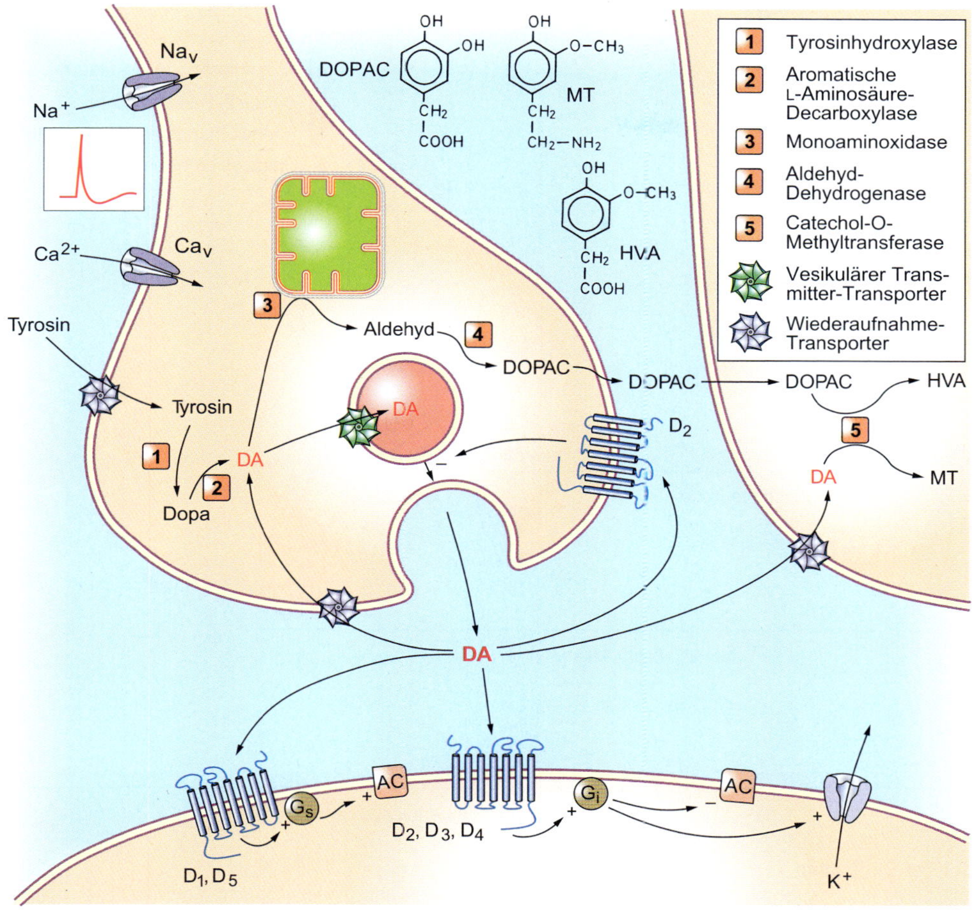

Abb. 2.10 Synaptische Übertragung durch Dopamin.
Pfeile bedeuten Stoffbewegungen, Stoffumwandlungen oder Beeinflussungen, + Aktivierung, – Hemmung. Aus Tyrosin entsteht zunächst Di(hydr)oxyphenylalanin (Dopa) und dann Dopamin (DA). Im Bild besitzt die postsynaptische Zelle D_1-, D_2-, D_3-, D_4- und D_5-Rezeptoren. D_1- und D_5-Rezeptoren stimulieren über G_s die Adenylylcyclase (AC). D_2-, D_3- und D_4-Rezeptoren hemmen über G-Proteine der G_i-Familie die Adenylylcyclase oder öffnen K^+-Kanäle. Dopamin kann seine eigene Freisetzung über präsynaptische D_2-Autorezeptoren hemmen. Dopamin wird zu Dihydroxyphenylessigsäure (DOPAC), Methoxytyramin (MT) und Homovanillinsäure (HVA) metabolisiert.

Monoamintransporter wird durch **Reserpin** blockiert. Da nur die Aminosäure über einen Transporter ins Gehirn gelangt, werden Patienten mit Parkinson-Krankheit mit Dopa behandelt, das erst im ZNS zu Dopamin decarboxyliert wird.

Rezeptoren

Es gibt fünf Dopaminrezeptoren, D_1–D_5. Die zuerst gefundenen D_1- und D_2-Rezeptoren übertreffen zahlenmäßig weit die später gefundenen D_3–D_5-Rezeptoren. Man kann die fünf Typen in zwei Gruppen gliedern, $D_{1/5}$ und $D_{2/3/4}$. Die Gliederung gilt für ihre phylogenetische Verwandtschaft (➤ Abb. 2.6) wie für die Transduktionsmechanismen (➤ Abb. 2.10). **Dopamin** selbst und die Agonisten **Apomorphin** und **Bromocriptin** besitzen höhere Affinität zur $D_{2/3/4}$-Gruppe als zur $D_{1/5}$-Gruppe. Dasselbe gilt für die Dopaminrezeptor-blockierenden Neuroleptika wie das **Haloperidol**. Eine Besonderheit ist das Neuroleptikum **Clozapin**, das D_4-Rezeptoren mit hoher Affinität blockiert. D_1-Rezeptoren auf den glatten Muskelzellen von Blutgefäßen der Niere vermitteln, wenn sie aktiviert werden, eine Vasodilatation (Dopamin als renaler Vasodilatator; ➤ Kap. 4.2.5). D_2-Rezeptoren sind es, über die Dopamin im Corpus striatum die cholinergen Interneurone und im Hypophysenvorderlappen die Prolactinfreisetzung bremst. Aktivierung von D_2-Rezeptoren in der Area postrema lösen Erbrechen aus (Apomorphin als Emetikum; ➤ Kap. 35.1.1). Für die antipsychotische Wirkung der Neuroleptika ist die Blockade von D_2-Rezeptoren wichtig (➤ Kap. 14.5.2).

Inaktivierung

Anders als Acetylcholin werden die drei Catecholamine Dopamin, Adrenalin und Noradrenalin primär durch Aufnahme in Zellen aus dem Extrazellularraum beseitigt. Dabei herrscht die Rückaufnahme in die Axone mithilfe eines spezifischen Na^+-Cotransporters vor. Wieder aufgenommenes Dopamin wird entweder in den Vesikeln gespeichert – Recycling – oder metabolisiert. In anderen Zellen,

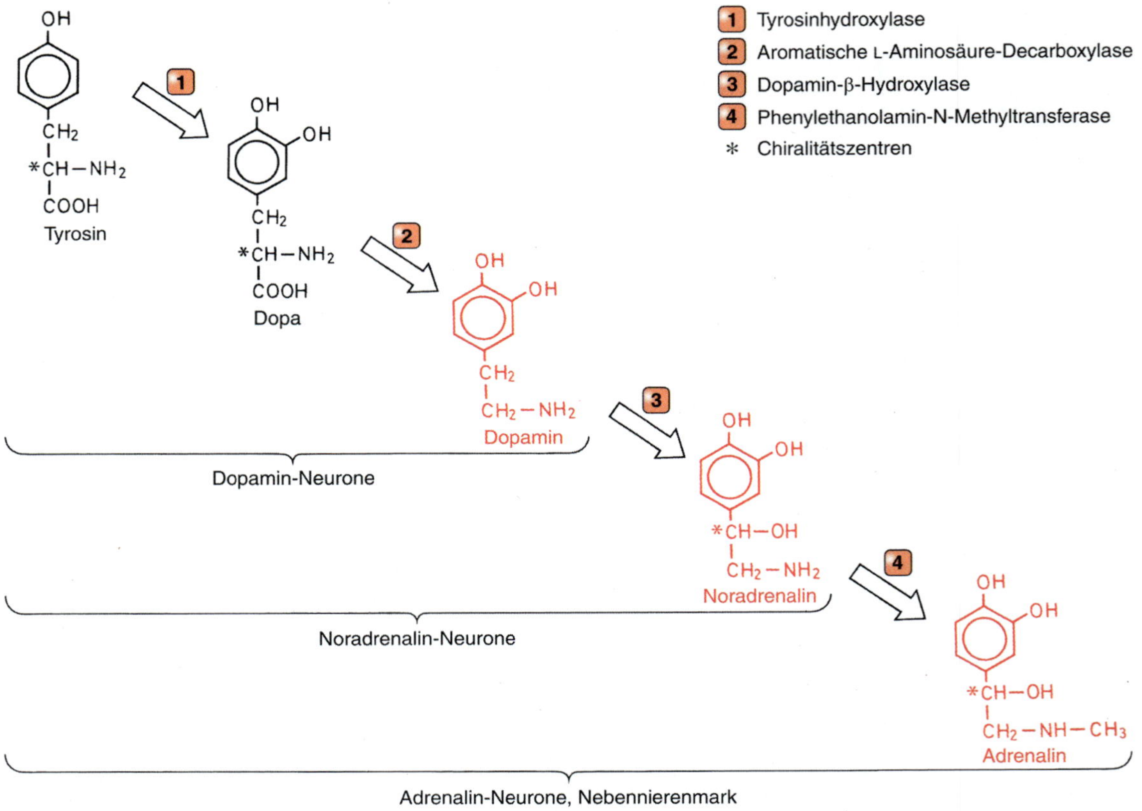

Abb. 2.11 Synthese der Catecholamine.
Je nach der Ausstattung der Zellen mit Enzymen bricht die Synthese beim Dopamin ab (Dopaminneurone) oder geht zum Noradrenalin (Noradrenalinneurone) oder Adrenalin (Adrenalinneurone, Nebennierenmark) weiter. Dopamin-β-Hydroxylase fügt die Hydroxylgruppe stereospezifisch (*) so in die Seitenkette ein, dass die linksdrehenden R-Enantiomere von Noradrenalin und Adrenalin entstehen. Das Wort „Catecholamine" enthält den englischen Namen „catechol" für Brenzcatechin = ortho-Dihydroxybenzol, den aromatischen Bestandteil von Dopamin, Noradrenalin und Adrenalin.

z. B. in Gliazellen, wird aufgenommenes Dopamin ausschließlich metabolisiert. Metabolisierung ist also beim Dopamin (und einigen anderen Transmittern) stets ein sekundärer Inaktivierungsschritt, dem Aufnahmemechanismus nachgeschaltet.

Zwei Enzyme im Wesentlichen bauen die drei Catecholamine ab: die Monoaminoxidase (MAO; ➤ Abb. 2.10) und die Catechol-O-Methyltransferase (COMT; ➤ Abb. 2.10). MAO kommt als MAO-A und MAO-B in der äußeren Membran der Mitochondrien vor, MAO-A in catecholaminergen Axonendigungen, beide Formen in Gliazellen. COMT ist ebenfalls weitverbreitet, fehlt aber den Catecholaminneuronen. Sie ist größtenteils im Zytoplasma gelöst. Aus diesen Lokalisationen ergeben sich die Wege des Dopaminabbaus (➤ Abb. 2.10). Die Hauptabbauprodukte von Dopamin sind 3,4-Dihydroxyphenylessigsäure (3,4-Dihydroxyphenylacetic acid, DOPAC) und Homovanillinsäure (HVA). Sie werden im Harn ausgeschieden.

Selektive Neurotoxizität: die MPTP-Geschichte

Spezifische Enzyme und Transporter sind notwendig für die normale Funktion von Nervenzellen, können aber zu Neurotoxizität und tragischem Schicksal führen. Ein Beispiel sind Vergiftungen mit 1-Methyl-4-phenyl-1,2,3,6-tetrahydropyridin **(MPTP)**. Mehrere Menschen hatten sich in den USA 1976 Heroin injiziert, das mit MPTP verunreinigt war. Einige erkrankten an einem sich schnell verschlimmernden Parkinson-Syndrom, konnten sich kaum bewegen, kaum sprechen. Eine Therapie mit Dopa half. Der erste Kranke starb später an einer Überdosis eines Suchtmittels. Die anderen bedurften dauernder Pflege. Im Tierexperiment ließ sich das Vergiftungsbild reproduzieren. Man weiß heute, dass MPTP nicht der eigentliche Wirkstoff ist. Vielmehr wird es außerhalb der dopaminergen Neuronen, v. a. in der Glia, durch MAO-B in 1-Methyl-4-phenylpyridinium (MPP^+) überführt. MPP^+ wird dann durch den Dopamin-Transporter des Axolemms in den Dopaminneuronen angereichert und zerstört sie, u. a. durch Blockade der mitochondrialen Atmungskette. Sowohl MAO-B-Inhibitoren (➤ Kap. 13.3.3) als auch Hemmstoffe des Dopamin-Transporters (➤ Kap. 14.2.2) verhindern die Wirkung von MPTP.

2.3.3 Noradrenalin

Noradrenalin ist ein Überträgerstoff der postganglionär-sympathischen Neurone bei Säugetieren (➤ Abb. 2.18). Viele Sympathikusaxone benutzen ATP und Neuropeptid Y als Cotransmitter. Noradrenalin ist auch Transmitter im Zentralnervensystem. Die Noradrenalin-Zellkörper liegen weiter kaudal als die Dopamin-

Zellkörper, in Brücke und Medulla oblongata (➤ Abb. 2.9). Die größte Zellgruppe ist der **Locus coeruleus**, ein Kern am rostralen Ende des Bodens der Rautengrube. Die Axone erreichen ab- und aufsteigend weite Gebiete des Zentralnervensystems einschließlich Rückenmark, Kleinhirn- und Großhirnrinde. Die zentralen Noradrenalinneurone spielen bei der Regelung des Schlaf-wach-Rhythmus, der Nahrungsaufnahme und des Kreislaufs eine Rolle.

➤ Abb. 2.12 zeigt eine noradrenerge Synapse im Überblick.

Bereitstellung

Die Synthese schließt sich an die des Dopamins an (➤ Abb. 2.11). Anders als die Vesikel der dopaminergen Nervenendigungen enthalten aber die noradrenergen (und adrenergen) Vesikel Dopamin-β-Hydroxylase (➤ Abb. 2.12), die Dopamin zu Noradrenalin hydroxyliert. Dopamin-β-Hydroxylase ist teils an die Membran der Vesikel gebunden, teils in ihrem Inneren gelöst. Wenn Aktionspotentiale Noradrenalin freisetzen, dann wird zugleich die gelöste Dopamin-β-Hydroxylase frei (und andere Vesikelinhaltsstoffe wie ATP und, falls vorhanden, Neuropeptid Y). Die Freisetzung von Dopamin-β-Hydroxylase war ein früher Beleg für den Exozytosemechanismus.

Rezeptoren

Es gibt neun Adrenozeptoren. Alle sind an G-Proteine gekoppelt. Sie bilden drei Gruppen mit je drei Mitgliedern. Das gilt wie beim Dopamin sowohl für ihre phylogenetische Verwandtschaft (➤ Abb. 2.6) als auch für ihre Signaltransduktion (➤ Abb. 2.12). Die drei α_1-Adrenozeptoren ($\alpha_{1A/B/D}$) koppeln an G_q, die drei α_2-Adrenozeptoren ($\alpha_{2A/B/C}$) an G_i, die drei β-Adrenozeptoren ($\beta_{1/2/3}$) an G_s. Noradrenalin wirkt stark auf alle Adrenozeptoren bis auf den β_2-Rezeptor (➤ Kap. 4.2). Adrenalin wirkt auf alle β-und α-Rezeptoren. Pharmakologisch kennzeichnet die α-Rezeptoren (gegenüber den β-Rezeptoren) z. B. ihre Blockierbarkeit durch **Phentolamin**. α_1-Adrenozeptoren (alle drei Subtypen $\alpha_{1A/B/D}$) kommen an vielen glatten Muskelzellen vor und vermitteln deren Kontraktion. Das Antihypertensivum **Prazosin** ist ein selektiver α_1-Antagonist (➤ Kap. 4.4). α_2-Adrenozeptoren im Zentralnervensystem (und zwar α_{2A}) vermitteln eine Dämpfung des Sympathikustonus. Über sie senkt **Clonidin**, ein selektiver α_2-Agonist, den Blutdruck (➤ Kap. 4.2.5). Auch die hemmenden Autorezeptoren auf noradrenergen Neuronen gehören zum α_2-(vornehmlich α_{2A}-)Typ. Die β-Typen kennzeichnet (gegenüber den α-Typen) ihre Aktivierbarkeit durch **Isoprenalin** und ihre Blockierbarkeit durch den β-Adrenozeptor-Antagonisten (β-Blocker) **Propranolol**. β-Adrenozeptoren (β1 > β2) lassen unser Herz schneller und kräftiger schlagen. Trotz Kopplung an das gleiche Gs-Protein, gefolgt von Stimulierung der Adenylylcyclase, vermitteln β2-Rezeptoren an glatten Muskelzellen eine Relaxation (➤ Abb. 4.4C).

Inaktivierung

Rückaufnahme mithilfe eines Na^+-Cotransporters ist wie beim Dopamin der Hauptweg der Beseitigung von Noradrenalin aus dem Extrazellularraum. Der Transporter in der Axoplasmamembran unterscheidet sich vom entsprechenden Transporter der Dopamin- und Serotonin-Axone. Manche trizyklischen Antidepressiva wie **Reboxetin** (➤ Kap. 14.2.2) besitzen zum Noradrenalin-Transporter eine 100–1000-fach höhere Affinität als zum Dopamin- und Serotonin-Transporter. Auch **Cocain** hemmt die Aufnahme von Noradrenalin; es hemmt aber ähnlich stark auch die Aufnahme von Dopamin und Serotonin in ihre Axone (➤ Kap. 4.3.2, ➤ Kap. 14.12). Der Wiederaufnahme ins Axoplasma folgt erneute vesikuläre Speicherung oder Abbau. Der Aufnahme in andere Zellen, glatte Muskulatur oder Glia etwa, folgt stets Abbau.

Aus Lokalisation und Kinetik der beteiligten Enzyme ergeben sich Ähnlichkeiten und Abweichungen im Abbau von Dopamin und Noradrenalin. Die Hauptprodukte sind 3,4-Dihydroxyphenylglykol (DOPEG) und 3-Methoxy-4-hydroxyphenylglykol (MOPEG), also Alkohole (➤ Abb. 2.12) und nicht wie beim Dopamin Säuren. MOPEG ist auch ein Hauptendprodukt des Noradrenalinstoffwechsels im Harn. Das andere Hauptendprodukt im Harn, die Vanillinmandelsäure, entsteht nicht synaptisch, sondern aus zirkulierendem MOPEG, vermutlich in der Leber.

2.3.4 Serotonin

Der größte Teil des Serotonins (= 5-Hydroxytryptamin = 5-HT) im menschlichen Körper kommt vor in den enterochromaffinen Zellen, die sich verstreut im gesamten Gastrointestinaltrakt befinden, und in den Thrombozyten. Das Serotonin der Thrombozyten stammt aus den enterochromaffinen Zellen: Diese nehmen es auf, wenn sie die intestinalen Blutgefäße passieren. Demgegenüber ist die Menge an Serotonin im ZNS gering. Einige Neurone des Darmnervensystems enthalten Serotonin. Im Zentralnervensystem liegen die weitaus meisten Serotonin-Zellkörper in den **Nuclei raphes**, also in der medianen und paramedianen Formatio reticularis des Mittelhirns, der Brücke und der Medulla oblongata (➤ Abb. 2.9). Die kaudalen Gruppen projizieren v. a. ins Vorderhorn des Rückenmarks, wo sie Synapsen mit den Motoneuronen bilden, sowie in den Nucleus intermediolateralis und das Hinterhorn. Die Serotoninneurone der rostralen Raphekerne projizieren ins Kleinhirn und ins gesamte Vorderhirn. Zentrale Serotoninneurone tragen zur Regelung von Stimmung, Schlaf-wach-Rhythmus, Schmerzwahrnehmung, Nahrungsaufnahme und Körpertemperatur bei. Neben einer Fehlfunktion cerebraler noradrenerger und dopaminerger Neurone wird bei der Ätiologie depressiver Störungen auch eine Fehlfunktion des Serotonin-Systems diskutiert.

➤ Abb. 2.13 zeigt serotoninerge synaptische Übertragung im Überblick.

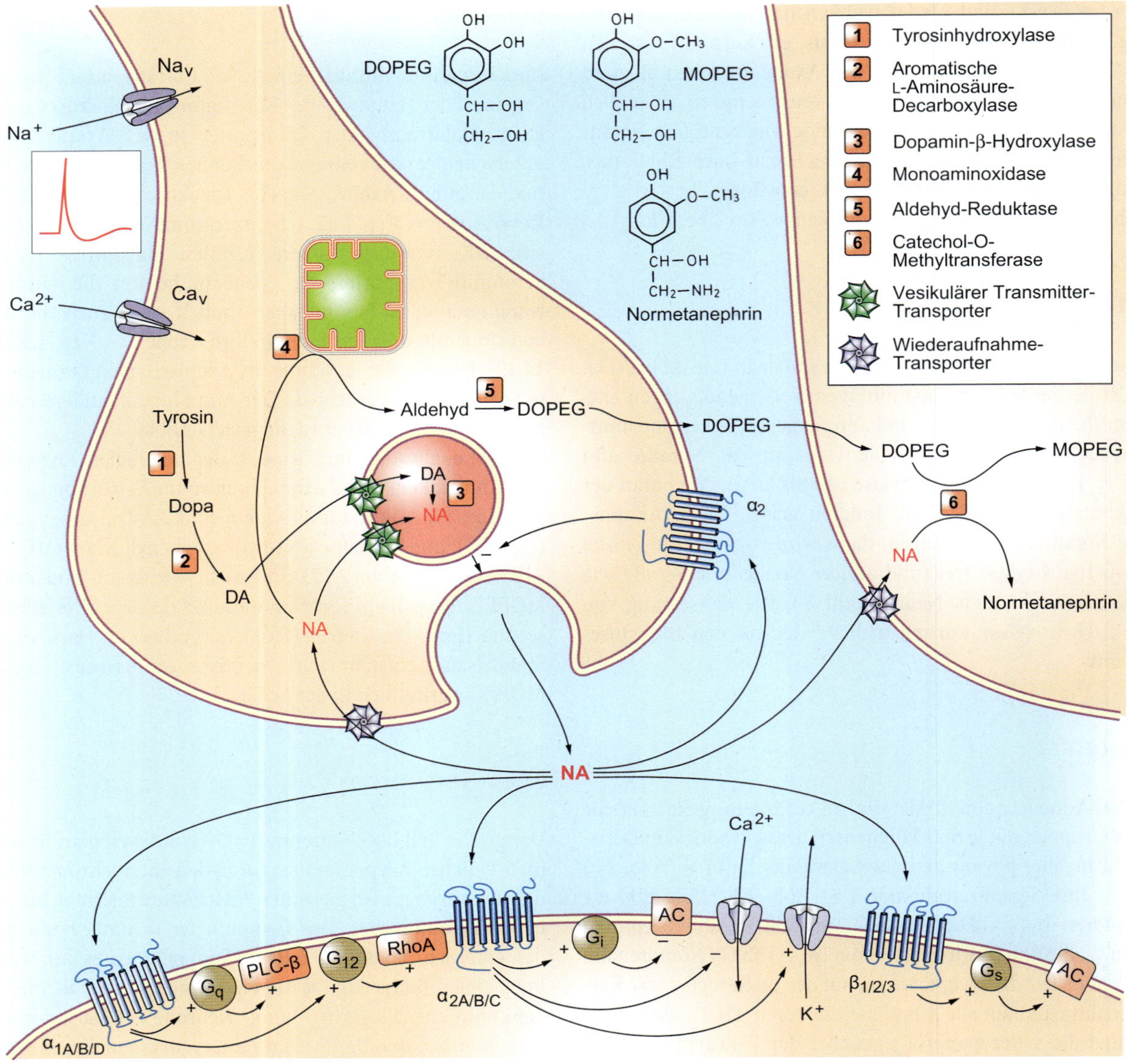

Abb. 2.12 Synaptische Übertragung durch Noradrenalin.
Pfeile bedeuten Stoffbewegungen, Stoffumwandlungen oder Beeinflussungen, + Aktivierung, – Hemmung. Aus Tyrosin entsteht Dihydroxyphenylalanin (Dopa) und dann Dopamin (DA). Dopamin wird in die Vesikel aufgenommen und dort zu Noradrenalin (NA) hydroxyliert. Im Bild besitzt die postsynaptische Zelle $\alpha_{1A/B/D}$-, $\alpha_{2A/B/C}$- und $\beta_{1/2/3}$-Adrenozeptoren. Die α_1-Adrenozeptoren stimulieren über ein G-Protein der G_q-Familie die phosphatidylinositolspezifische Phospholipase C-β (PLC-β). Die α_2-Adrenozeptoren hemmen über G-Proteine der G_i-Familie die Adenylylcyclase (AC), öffnen K^+-Kanäle oder schließen Ca^{2+}-Kanäle. Die β-Adrenozeptoren stimulieren über G_s die Adenylylcyclase. Noradrenalin kann seine eigene Freisetzung über präsynaptische α_2-Autorezeptoren hemmen. Noradrenalin wird zu Dihydroxyphenylglykol (DOPEG), Normetanephrin und 3-Methoxy-4-hydroxyphenylglykol (MOPEG) metabolisiert.

Bereitstellung

Biosynthese und Abbau verlaufen ähnlich wie bei den Catecholaminen. Ausgangsstoff ist wieder eine Aminosäure, das **Tryptophan**. Es wird im ersten Schritt durch die zytoplasmatische Tryptophanhydroxylase (➤ Abb. 2.13) zu 5-Hydroxytryptophan hydroxyliert, so wie Tyrosin durch die Tyrosinhydroxylase zu Dopa. Die Verfügbarkeit von Tryptophan begrenzt die Geschwindigkeit der Synthese. Weil Tryptophan eine essenzielle Aminosäure ist, steigt die Synthese, wenn die Nahrung mehr Tryptophan enthält. Man hat das bei der Therapie von Schlafstörungen und Depressionen mit Tryptophan auszunutzen versucht, mit wenig Erfolg. Im zweiten Schritt wird 5-Hydroxytryptophan durch die aromatische L-Aminosäure-Decarboxylase (Dopa-Decarboxylase; ➤ Abb. 2.13), das gleiche Enzym wie bei den Catecholaminen, zum biogenen 5-Hydroxytryptamin (= Serotonin) decarboxyliert. Das fertige Serotonin wird mittels des **Reserpin**-empfindlichen Transporters in die Speichervesikel aufgenommen.

Rezeptoren

Serotonin hat einen ionotropen und insgesamt 6 Typen von G-Protein-gekoppelten Rezeptoren (➤ Abb. 2.13, ➤ Kap. 5.1). Der ionotrope

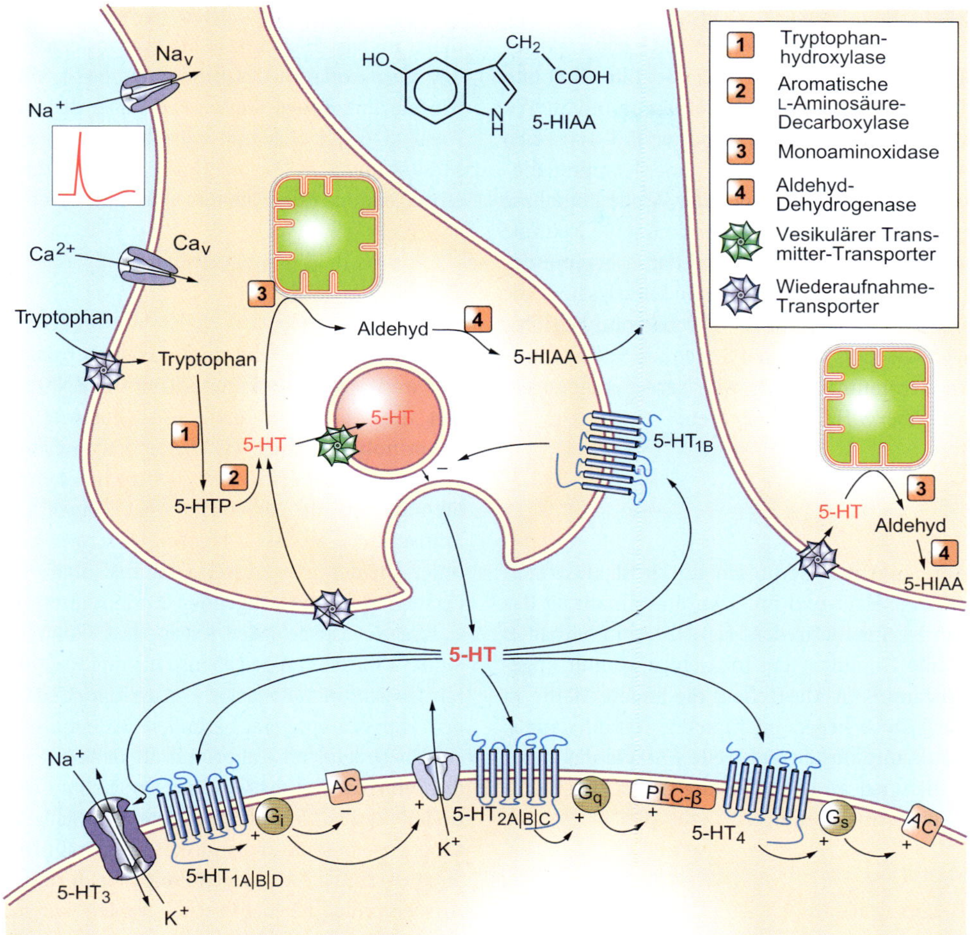

Abb. 2.13 Synaptische Übertragung durch Serotonin.
Pfeile bedeuten Stoffbewegungen, Stoffumwandlungen oder Beeinflussungen, + Aktivierung, – Hemmung. Aus Tryptophan entsteht 5-Hydroxytryptophan (5-HTP) und dann Serotonin (5-HT). Im Bild besitzt die postsynaptische Zelle 5-HT_1-, 5-HT_2-, 5-HT_3- und 5-HT_4-Rezeptoren. 5-HT_1-Rezeptoren hemmen über G-Proteine der $G_{\alpha i}$-Familie die Adenylylcyclase (AC) oder öffnen über $G_{\beta\gamma}$ K^+-Kanäle und schließen Ca^{2+}-Kanäle. 5-HT_2-Rezeptoren stimulieren über ein G-Protein der G_q-Familie die phosphatidylinositol-spezifische Phospholipase C-β (PLC-β). 5-HT_4-Rezeptoren stimulieren über G_s die Adenylylcyclase. Serotonin kann seine eigene Freisetzung über präsynaptische 5-HT_{1B}-Autorezeptoren hemmen. Serotonin wird zu 5-Hydroxyindolessigsäure (5-HIAA) metabolisiert. Der 5-HT_3-Rezeptor ist ein ionotroper ligandenabhängiger Kationenkanal.

Rezeptor ist der 5-HT_3-Rezeptor. Bei Aktivierung öffnet der Kationenkanal v. a. für Na^+ und die Zellmembran wird depolarisiert. Aktivierung von 5-HT_3-Rezeptoren in der Area postrema und im Nucleus tractus solitarii führt zu Erbrechen. Das Antiemetikum **Ondansetron** ist ein selektiver 5-HT_3-Antagonist (➤ Kap. 5.3, ➤ Tab. 22.9).

Nur die wichtigeren G-Protein-gekoppelten Rezeptoren 5-HT_1, 5-HT_2 und 5-HT_4 sind in ➤ Abb. 2.13 berücksichtigt. Von 5-HT_1 und 5-HT_2 gibt es mehrere Subtypen.

- **5-HT_1-Rezeptoren** koppeln, wenn sie aktiviert sind, an $G_{i/o}$. Durch Aktivierung von 5-HT_{1A}-Rezeptoren soll **Buspiron** Angst dämpfen (➤ Kap. 5.1.3, ➤ Kap. 14.7). Durch Aktivierung von 5-HT_{1B}- und 5-HT_{1D}-Rezeptoren lindern **Sumatriptan** und andere Triptane den Migräneschmerz (➤ Kap. 5.1.2).
- **5-HT_2-Rezeptoren** koppeln an $G_{q/11}$. 5-HT_{2A}-Rezeptoren bringen so z. B. glatte Muskeln von Blutgefäßen zur Kontraktion. 5-HT_{2A}-Rezeptoren im Gehirn sind es möglicherweise, durch deren Aktivierung **Lysergsäurediethylamid (LSD)** halluzinogen wirkt (➤ Kap. 14.11). Die positive Wirkung mancher Neuroleptika wie **Clozapin** und **Olanzapin** auf die Negativsymptome der Schizophrenie ist möglicherweise auf die Blockade von 5-HT_{2A}-Rezeptoren zurückzuführen (➤ Kap. 14.2.2).
- **5-HT_4-Rezeptoren** koppeln an G_s (➤ Abb. 2.13). Durch Aktivierung von 5-HT_4-Rezeptoren an cholinergen Neuronen des Darmnervensystems fördert **Metoclopramid** die Freisetzung von Acetylcholin und damit die Peristaltik (prokinetische Substanzen; ➤ Kap. 5.1.3, ➤ Kap. 22.2.2).

Inaktivierung

Der Transporter, der Serotonin in die serotoninergen Nervenendigungen zurücktransportiert, unterscheidet sich von den anderen Monoamin/Na^+-Cotransportern etwa demjenigen der Catecholaminneurone; er wird z. B. durch Reboxetin, einem selektiven

Noradrenalin-Wiederaufnahme-Inhibitor (SNRI, ➤ Tab. 14.1), kaum blockiert; Hemmstoffe sind Clomipramin, ein nichtselektiver Monoamin-Wiederaufnahme-Inhibitor (NSMRI, ➤ Tab. 14.1) und vor allem die selektiven Serotonin-Wiederaufnahme-Inhibitoren (SSRI, ➤ Tab. 14.1) die zum Serotonin-Transporter 100–1000-fach höhere Affinität besitzen als zum Dopamin- und Noradrenalin-Transporter (➤ Kap. 14.2.2). Wie üblich folgt der Wiederaufnahme erneute vesikuläre Speicherung oder Abbau. Serotoninerge Neurone enthalten sowohl MAO-A als auch MAO-B, und damit beginnt der Abbau (➤ Abb. 2.13). Er führt zur 5-Hydroxyindolessigsäure, die auch das Hauptendprodukt des Serotoninstoffwechsels im Harn ist. Thrombozyten verfügen ebenfalls über den Serotonin/Na^+-Cotransporter und speichern Serotonin ähnlich wie Nervenendigungen. Gleichzeitig verfügen sie über 5-HT_{2A}-Rezeptoren.

2.3.5 Histamin

Ähnlich wie beim Adrenalin und Serotonin übertrifft außerneuronales Histamin in Lunge, Haut und im Gastrointestinaltrakt das neuronale Histamin an Menge. Besonders viel Histamin enthalten Mastzellen und basophile Granulozyten. Im Gehirn kommt ungefähr die Hälfte des Histamins in Mastzellen, die andere Hälfte in Neuronen vor. Die Zellkörper liegen im hinteren Hypothalamus; die Axone erreichen auf- und absteigend weite Gebiete des Zentralnervensystems. Sie nehmen an der Regelung des Schlaf-Wach-Rhythmus und der Vasopressinsekretion teil.

Bereitstellung, Rezeptoren

Die Aminosäure Histidin wird von der zytoplasmatischen L-Histidin-Decarboxylase zum biogenen Amin Histamin decarboxyliert (➤ Kap. 6.1.2) und vesikulär gespeichert.

Es gibt vier Histaminrezeptoren, H_1–H_4 (➤ Tab. 6.1). Aktivierte H_1-Rezeptoren koppeln an G_q. Über H_1-Rezeptoren erhöht Histamin z. B. die Gefäßpermeabilität und den Tonus der Bronchialmuskulatur. Vermutlich geht die sedierende und antiemetische Wirkung der H_1-Antihistaminika der ersten Generation, wie des **Diphenhydramins**, auf Blockade cerebraler H_1-Rezeptoren zurück (➤ Kap. 6.4.2). Aktivierte H_2-Rezeptoren koppeln an G_s und steigern so z. B. die Herzfrequenz und die Magensäuresekretion (➤ Tab. 6.1). Ein selektiver H_2-Antagonist ist das **Ranitidin** (➤ Kap. 22.1.2). Aktivierte H_3- und H_4-Rezeptoren koppeln an $G_{i/o}$. Über präsynaptische H_3-Autorezeptoren hemmt Histamin seine eigene Freisetzung. H_4-Rezeptoren beeinflussen Immun- und Entzündungsreaktionen.

Inaktivierung

Eine Wiederaufnahme mit hoher Affinität wie bei den Catecholaminen, beim Serotonin und bei den Aminosäuretransmittern gibt es beim Histamin nicht. Dennoch ist zelluläre Aufnahme der erste Schritt der Inaktivierung, denn die anschließende Metabolisierung geschieht intrazellulär. Der Hauptweg beim Menschen – und der einzige Weg im ZNS – führt mittels Histamin-*N*-Methyltransferase zu N-Methylhistamin und über oxidative Desaminierung durch MAO-B zum Endprodukt *N*-Methylimidazolylessigsäure, die über den Urin ausgeschieden wird (➤ Kap. 6.1.2). Histamin selbst besitzt nur sehr geringe Affinität zur MAO-A und MAO-B, und die das Histamin direkt oxidativ desaminierende Diaminoxidase fehlt im Gehirn (➤ Abb. 6.1).

2.3.6 Glutamat

Die Aminosäure **Glutamat** (Glutaminsäure) ist der **wesentliche exzitatorische Transmitter im ZNS** (➤ Tab. 2.1). So liegen die Konzentrationen von Glutamat und der Aminosäure **γ-Aminobuttersäure (GABA),** dem **wesentlichen hemmenden Transmitter im ZNS,** grob 1000-fach höher als die von Noradrenalin und Dopamin. Neben Glutamat ist auch **Aspartat** ein erregender Transmitter (➤ Tab. 2.1). Weil oft schwer zwischen den beiden zu unterscheiden ist und weil Glutamat überwiegt, steht es hier stellvertretend für die erregenden Aminosäuretransmitter.

Einige Beispiele sollen zeigen, dass Glutamat zur Vermittlung von Sinneswahrnehmungen ebenso beiträgt wie zur Motorik und zu höheren Gehirnfunktionen wie Lernen und Gedächtnis, bei denen man dem Hippocampus eine besondere Bedeutung zuschreibt. Glutamat ist ein Überträgerstoff von primär-afferenten Neuronen. Glutamaterg ist die Bahn, die von der Großhirnrinde zum Corpus striatum zieht. Sie ist Teil der die Motorik modulierenden Schleife Hirnrinde – Stammganglien – ventrale Thalamuskerne – Großhirnrinde (Abb. 13.1). Glutamaterg sind die kortikalen Projektionen zum Hippocampus (aus der Area entorhinalis) ebenso wie intrahippokampale Verbindungen und die den Hippocampus verlassenden Axone der Pyramidenzellen.

Bereitstellung

Glutamat spielt im Stoffwechsel eine wichtige Rolle: Die Stoffwechsel- und Neurotransmitter-Pools sind durch Transaminase-Enzyme verbunden, die die Umwandlung von Glutamat und α-Ketoglutarat katalysieren. Das Glutamat im ZNS stammt hauptsächlich aus Glukose, aus der über den Citratzyklus α-Ketoglutarat entsteht, das zu Glutamat transaminiert wird (➤ Abb. 2.14). Freigesetztes Glutamat wird zum Teil in Gliazellen transportiert, dort durch Glutaminsynthetase in die Aminosäure Glutamin überführt. Das Glutamin wird wieder in die glutamatergen Axone aufgenommen und dort durch das Enzym Glutaminase zu Glutamat hydrolysiert. Ihrer Funktion entsprechend kommt Glutaminsynthetase hauptsächlich in der Glia vor, Glutaminase vorwiegend in Nervenzellen. Die in (➤ Abb. 2.14) dargestellte **Verflechtung der Synthesewege** der exzitatorischen Aminosäuren **Glutamat und Aspartat** sowie der hemmenden Aminosäuren **γ-Aminobuttersäure (GABA) und Glycin** macht es schwierig, die funktionelle Rolle einzelner Aminosäuren durch experimentelle Manipulationen der Transmittersynthese zu untersuchen, da die Störung eines beliebigen Schrittes sowohl erregende als auch hemmende Mediatoren beeinflusst.

Wie andere schnelle Neurotransmitter wird Glutamat in synaptischen Vesikeln gespeichert und durch Ca^{2+}-abhängige Exozytose freigesetzt. Spezifische Transporterproteine sind für seine Aufnahme durch Neurone und Speicherung in Vesikeln verantwortlich. ➤ Abb. 2.15 zeigt glutamaterge synaptische Übertragung im Überblick.

Rezeptoren

Glutamat verfügt über vier Rezeptor-Typen, jeweils mit zahlreichen Untertypen (➤ Abb. 2.15). Drei davon, AMPA-, Kainat- und NMDA-Rezeptoren, sind ligandenaktivierte Kationenkanäle (➤ Abb. 11.3), d. h. ionotrope Glutamatrezeptoren. Der metabotrope Glutamatrezeptor-Typ umfasst Untergruppe I, an G_q-Proteine gekoppelt, und Untergruppen II und III, an $G_{i,o}$ gekoppelt. Zusammen mit dem Ca^{2+}-Sensor-Rezeptor (CaSR; ➤ Abb. 30.1) bildet die Gruppe der metabotropen Glutamatrezeptoren eine besondere Klasse von GPCRs, die durch große extrazellulär gelegene aminoterminale Domänen gekennzeichnet sind. Diese Domänen sind kritisch für die Bindung der geladenen Liganden Glutamat bzw. Ca^{2+}. Nach dem Grad der Übereinstimmung der Aminosäuresequenzen zu urteilen, sind weder die AMPA-, Kainat- noch NMDA-Rezeptoren mit der Familie der Nicotinrezeptoren verwandt. Die drei ionotropen Glutamatrezeptoren unterscheiden sich von der Nicotinrezeptor-Familie auch in der Struktur: Die Peptidkette jeder Untereinheit durchquert die Membran drei-, nicht viermal, und die Untereinheiten bilden ein Tetra-, nicht ein Pentamer.

AMPA- und Kainat-Rezeptoren öffnen nach Aktivierung für K^+, v. a. für Na^+, und die Zellmembran wird depolarisiert. Es sind AMPA-Rezeptoren, durch die Glutamat-Axone im Zentralnervensystem schnelle erregende postsynaptische Potenziale (EPSPs) auslösen.

Den **NMDA-Rezeptor** zeichnen vier Charakteristika aus:

1. Sein Ionenkanal ist beim Ruhemembranpotenzial (–70 bis –50 mV) von Mg^{2+}-Ionen blockiert. Erst bei leichter Depolarisation der Membran verlässt das Mg^{2+} den Kanal (nach außen), sodass ein Agonist ihn öffnen kann.
2. Den geöffneten Kanal passieren nicht nur Na^+- und K^+-, sondern auch Ca^{2+}-Ionen (➤ Abb. 2.15).
3. Der NMDA-Rezeptor besitzt eine Bindungsstelle für Glycin. Die Bindungsstelle ist von derjenigen des Strychnin-empfindlichen Glycinrezeptors (➤ Kap. 2.3.8) verschieden. Glycin potenziert die Wirkung von NMDA und Glutamat.
4. Der Rezeptor besitzt eine Bindungsstelle für eine Reihe weiterer Substanzen, die alle den Kanal blockieren; hierher gehören das Kurznarkosemittel und Antidepressivum **Ketamin** (➤ Kap. 9.2.6, ➤ Tab. 14.1), sein Vorläufer **Phencyclidin,** ein Rauschmittel (➤ Kap. 9.2.6), das Parkinson-Medikament **Amantadin** (➤ Tab. 13.1) sowie das bei Alzheimer-Demenz eingesetzte **Memantin** (➤ Kap. 3.7).

Die beiden erstgenannten Besonderheiten geben dem NMDA-Rezeptor einzigartige Eigenschaften. Einzigartig im Guten: die potentialabhängige Blockade durch Mg^{2+} verleiht der Informationsübertragung durch NMDA-Rezeptoren Plastizität, der man eine Rolle bei Lernen und Gedächtnis zuschreibt. Einzigartig im Schlimmen: Glutamat kann neurotoxisch wirken, etwa bei cerebraler Ischämie und bei Hypoglykämie (Exzitotoxizität). Dafür ist ein exzessiver Ca^{2+}-Einstrom durch den NMDA-Rezeptor mitverantwortlich.

Inaktivierung

Freigesetztes Glutamat wird durch spezifische Transporter einerseits in die Glutamatnervenendigungen wieder aufgenommen, andererseits in Gliazellen transportiert (➤ Abb. 2.15). In den Nervenendigungen kann sich vesikuläre Speicherung anschließen, während gliales Glutamat, wie oben erwähnt, in Glutamin umgewandelt wird. Dieses Glutamin kann der Nervenendigung zur Resynthese von Glutamat angeboten werden.

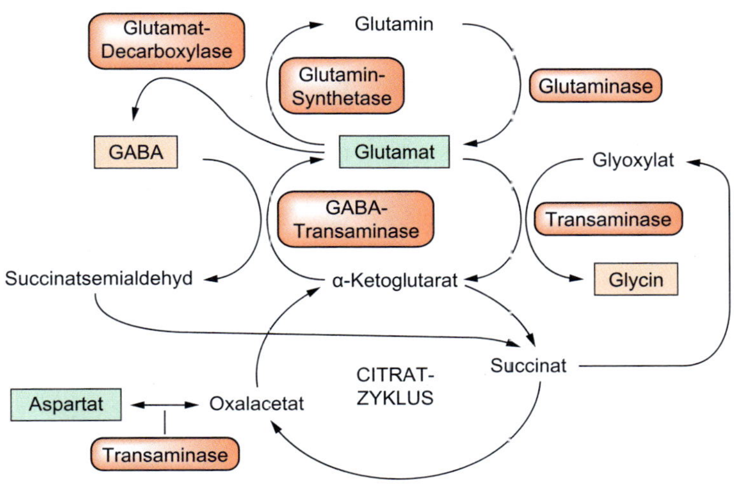

Abb. 2.14 Metabolismus von Transmitter-Aminosäuren im Gehirn.
Die exzitatorischen Aminosäuren Glutamat und Aspartat sind grün, die inhibitorischen Aminosäuren GABA und Glycin sind orange hinterlegt, die Enzyme rot.

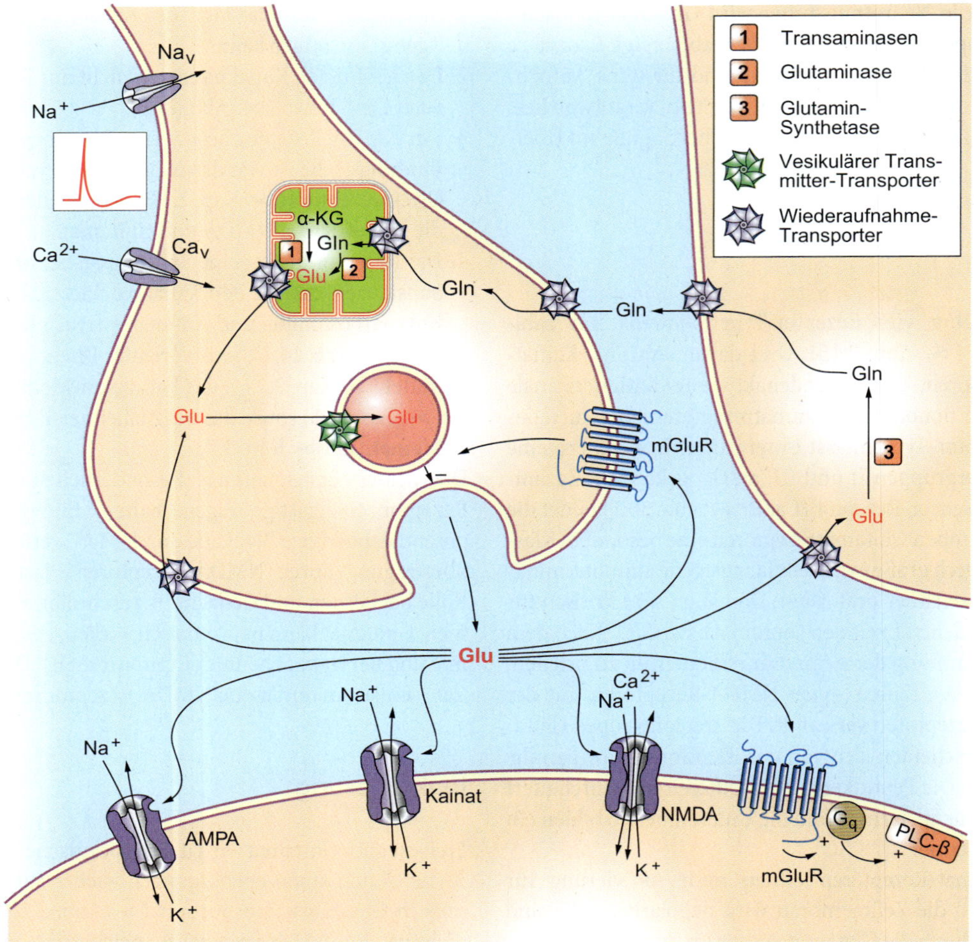

Abb. 2.15 Synaptische Übertragung durch Glutamat.
Pfeile bedeuten Stoffbewegungen, Stoffumwandlungen oder Beeinflussungen, + Aktivierung, – Hemmung. Glutamat (Glu) wird aus α-Ketoglutarat (α-KG), einem Zwischenprodukt des Citratzyklus, oder aus der Aminosäure Glutamin (Gln) gebildet. Im Bild besitzt die postsynaptische Zelle drei ionotrope Rezeptoren, nämlich AMPA-Rezeptoren (α-**A**mino-3-hydroxy-5-**m**ethyl-4-isoxazole**p**ropionic **a**cid), Kainat-Rezeptoren und NMDA-Rezeptoren (**N**-**M**ethyl-**D**-**a**spartat); alle sind nach Prototyp-Agonisten benannt. Außerdem besitzt die Zelle einen metabotropen Glutamatrezeptor (mGluR, Untergruppe I), der über ein G-Protein der G_q-Familie die phosphatidylinositolspezifische Phospholipase C-β (PLC-β) stimuliert. Andere metabotrope Glutamatrezeptoren benutzen andere Transduktionswege. Glutamat kann seine eigene Freisetzung über präsynaptische metabotrope, G_i-gekoppelte Autorezeptoren hemmen.

2.3.7 γ-Aminobuttersäure

So wie Glutamat der wichtigste erregende ist die Aminosäure γ-Aminobuttersäure (GABA) der **wichtigste hemmende Transmitter** (➤ Tab. 2.1). Ein Zeichen dafür sind die Krampfanfälle, die auftreten, wenn man das GABA-System etwa durch Blockade der GABA-Synthese unterdrückt. Die meisten GABA-Neurone sind Interneurone. Es gibt aber auch GABAerge Projektionsneurone (➤ Abb. 13.1). Viele GABA-Neurone enthalten Substanz P und Met-Enkephalin als Cotransmitter.

➤ Abb. 2.16 zeigt die GABAerge synaptische Übertragung im Überblick.

Bereitstellung

GABA entsteht aus Glutamat durch oxidative Decarboxylierung (➤ Abb. 2.14 und ➤ Abb. 2.16): Aus dem wichtigsten erregenden Transmitter entsteht in einem einzigen Schritt der wichtigste hemmende. Glutamat-Decarboxylase wird im Zentralnervensystem ausschließlich in GABA-Neuronen exprimiert und kann zu deren immunhistochemischer Darstellung dienen. Das Glutamat entstammt ähnlichen Quellen wie in den Glutamatneuronen. Wie dort gibt es auch hier den Glutaminzyklus (➤ Abb. 2.15, ➤ Abb. 2.16): Freigesetzte GABA wird zum Teil in Gliazellen transportiert, dort in Glutamin überführt, das Glutamin wird in die GABAergen Nervenendigungen aufgenommen, durch Glutaminase (➤ Abb. 2.16) zu Glutamat hydrolysiert, das Glutamat schließlich wird wieder zu GABA decarboxyliert. Aus dem Axoplasma wird GABA in Speichervesikel aufgenommen. **Tetanustoxin** blockiert die exozytotische Freisetzung der inhibitorischen Transmitter GABA (und Glycin), und darauf beruht seine Krampfwirkung (➤ Abb. 2.3, ➤ Abb. 11.3).

Rezeptoren

Es gibt zwei Haupttypen von GABA-Rezeptoren, $GABA_A$ und $GABA_B$. Der $GABA_A$-Rezeptor gehört zu den ligandengesteuerten Ionenkanälen. Er ist ein Cl^--Kanal. Bindung von GABA öffnet den Kanal für Cl^-; der Cl^--Strom hyperpolarisiert die Zellmembran und hemmt dadurch die Zelle. Man kennt heute bei Wirbeltieren 19 in ihrer Aminosäuresequenz verschiedene Untereinheiten des $GABA_A$-Rezeptors. Man ordnet sie in die Familien α, β, γ, δ, ε, θ, π und ρ. Aus den 19 Untereinheiten und der Zahl von 5 Untereinheiten pro $GABA_A$-Rezeptorkanal ergeben sich eine enorme Zahl von Kombinationsmöglichkeiten. Viele, aber vermutlich längst nicht alle kommen in der Natur vor. Am häufigsten sind Pentamere aus α1, β2- und γ2-Untereinheiten. Ein selektiver $GABA_A$-Agonist ist das Fliegenpilzgift **Muscimol** (➤ Kap. 35.13.3), ein kompetitiver Antagonist das Alkaloid und Krampfgift **Bicucullin** (➤ Kap. 11.4).

Der $GABA_B$-Rezeptor gehört zu den GPCRs. Bei Aktivierung vermindert er über G_i die Offenwahrscheinlichkeit von Ca^{2+}-Kanälen und erhöht die Offenwahrscheinlichkeit von K^+-Kanälen (➤ Abb. 2.16). Da Ca^{2+}-Einstrom Erregung, K^+-Ausstrom Hemmung bedeutet, vermittelt auch der $GABA_B$-Rezeptor eine Hemmung der Zellen. Es gibt zwei Isoformen, $GABA_{B1}$ und $GABA_{B2}$, mit einer Sequenzhomologie von 35 %. Der im Körper vorkommende natürliche $GABA_B$-Rezeptor besteht aus beiden Isoformen, die zusammengelagert sind, und funktioniert physiologischerweise als Dimer. Es handelt sich dabei um ein Konstruktionsprinzip mancher GPCRs. Ein selektiver $GABA_B$-Agonist ist das **Baclofen** (➤ Kap. 12).

$GABA_A$-Rezeptoren sind pharmakologisch eminent wichtig. Über sie wirken zahlreiche Pharmaka, die zwar nicht wie Muscimol und Bicucullin an die GABA-Erkennungsstelle, wohl aber an andere Areale des Rezeptors binden. Die verschiedenen Pentamere, die durch verschiedene Kombinationen der 19 Untereinheiten entstehen,

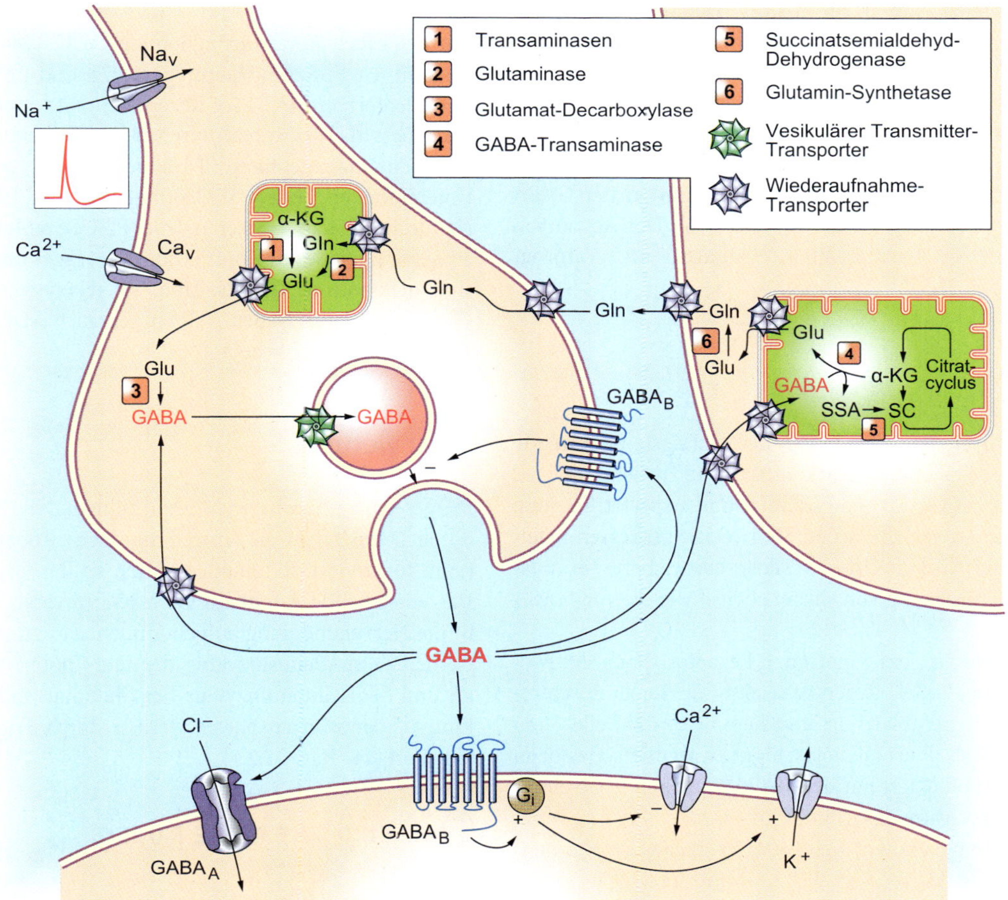

Abb. 2.16 Synaptische Übertragung durch GABA.
Pfeile bedeuten Stoffbewegungen, Stoffumwandlungen oder Beeinflussungen, + Aktivierung, – Hemmung. Vorläufer von GABA ist Glutamat (Glu), für das wie bei den Glutamatneuronen (➤ Abb. 2.13) zwei Quellen gezeigt sind: α-Ketoglutarat (α-KG) und Glutamin (Gln) (vergleiche ➤ Abb. 2.14). Im Bild besitzt die postsynaptische Zelle $GABA_A$- und $GABA_B$-Rezeptoren, die Letzteren über G-Proteine der G_i-Familie an Ca^{2+}- und K^+-Kanäle gekoppelt. GABA kann seine eigene Freisetzung über präsynaptische $GABA_B$-Autorezeptoren hemmen. Der $GABA_A$-Rezeptor ist ein ionotroper ligandenabhängiger Cl^--Kanal. GABA wird zu Succinatsemialdehyd (SSA) desaminiert, aus dem Succinat (SC) entsteht.

sind gegen diese modulierenden Substanzen ganz unterschiedlich empfindlich. So wirken Benzodiazepine (➤ Kap. 14.7) wie **Diazepam** z. B. nicht auf $GABA_A$-Rezeptoren, welche die Untereinheiten α4 oder α6 enthalten. Benzodiazepine binden an die Kontaktstelle zwischen α- und γ-Untereinheiten und verstärken allosterisch GABA-induzierte Cl^--Ströme; dies ist ihr wichtigster molekularer Wirkmechanismus. Inverse Benzodiazepin-Agonisten bewirken das Gegenteil (➤ Kap. 14.7.2). Barbiturate wie **Thiopental** (➤ Kap. 9.2.3) binden an $GABA_A$-Rezeptoren. Sie verstärken dadurch ebenfalls den Cl^--Strom, allerdings auf etwas andere Weise als die Benzodiazepin-Agonisten. Damit ist die Liste keineswegs erschöpft: Das Krampfgift **Picrotoxin** (➤ Kap. 35.12.7) blockiert den Ionenkanal direkt (➤ Kap. 11.4) und auch Hypnotika-Narkotika inklusive Ethanol scheinen primär am $GABA_A$-Rezeptor anzugreifen und so ihre Wirkungen auszulösen.

Inaktivierung

Freigesetzte GABA wird durch Aufnahme mittels eines Transporters inaktiviert, entweder zurück in die GABA-Axone oder in Gliazellen. Wiederaufgenommene GABA kann erneut vesikulär gespeichert werden. Im Übrigen wird GABA durch GABA-Transaminase (➤ Abb. 2.16) zu Succinatsemialdehyd abgebaut, dessen Kohlenstoffkette nach Oxidation zu Succinat (➤ Abb. 2.16) in den Citratzyklus eintritt (➤ Abb. 2.16). In Gliazellen kann sich, wie erwähnt, Bildung von Glutamin anschließen, aus dem dann wieder GABA entstehen kann (➤ Abb. 2.14 und ➤ Abb. 2.16). Der Abbau von GABA wird durch die Antiepileptika **Vigabatrin** und **Valproat** gehemmt (➤ Kap. 11.2.3).

2.3.8 Glycin

Die Aminosäure Glycin ist neben GABA der wichtigste **hemmende** Neurotransmitter, besonders im Rückenmark und Hirnstamm.

Als Aminosäure ist Glycin wie Glutamat und Aspartat Baustein von Proteinen und an verschiedenen Stoffwechselprozessen beteiligt. Als Transmitter wird Glycin in Vesikeln gespeichert. **Tetanustoxin** hemmt die Freisetzung von Glycin ebenso wie die von GABA (➤ Abb. 11.3).

Der Glycinrezeptor ist ein ionotroper Rezeptor. Nach Aktivierung lässt er wie der $GABA_A$-Rezeptor selektiv Cl^--Ionen durchtreten; der Cl^--Strom hyperpolarisiert und hemmt so die Zelle. Vom $GABA_A$-Rezeptor ist er pharmakologisch gut zu trennen: Das oben erwähnte Bicucullin blockiert nur den $GABA_A$-, nicht den Glycinrezeptor, während **Strychnin**, das Krampfgift aus *Strychnos nux vomica*, der (fälschlich so genannten, weil kaum Erbrechen erregenden) Brechnuss (➤ Kap. 11.3, ➤ Kap. 35.12.2), nur den Glycin-, nicht den $GABA_A$-Rezeptor blockiert. Glycin bindet, wie beim Glutamat beschrieben, auch an eine spezielle Stelle des NMDA-Rezeptors und verstärkt dadurch die Wirkung des Glutamats. Auch diese Bindungsstelle ist nicht strychninempfindlich.

Freigesetztes Glycin wird durch zelluläre Aufnahmemechanismen inaktiviert.

2.3.9 ATP (Adenosin-5'-triphosphat)

Wie manche Aminosäuren nicht nur Peptidbausteine sind, so ist ATP nicht nur Energieträger oder Lieferant von Phosphatresten für Phosphorylierungen, sondern auch Transmitter (➤ Tab. 2.1). So ist ATP in synaptischen Vesikeln des ZNS und des Darmnervensystems enthalten und als Cotransmitter in Vesikeln cholinerger und noradrenerger Nervenendigungen.

Bereitstellung

Nervenendigungen synthetisieren ATP aus ADP wie alle Zellen, also z. B. durch oxidative Phosphorylierung. ATP wird über einen Transporter (➤ Abb. 2.3) in die Speichervesikel aufgenommen und durch Aktionspotentiale mit seinen Cotransmittern exozytotisch freigesetzt.

Rezeptoren

Purinerge Rezeptoren für Nukleotide wie ATP werden P2-Rezeptoren genannt. Es gibt zwei Haupttypen, P2X und P2Y, jeweils mit mehreren Isoformen. Die P2X-Rezeptoren sind ionotrope Rezeptoren, die anders als Nicotinrezeptoren (5 Untereinheiten) (➤ Kap. 2.2.3) oder Glutamatrezeptoren (4 Untereinheiten) (➤ Kap. 2.3.6) aus 3 Untereinheiten bestehen. Geöffnet lässt der P2X-Ionenkanal v. a. Na^+ und auch Ca^{2+} passieren. Über P2X-Rezeptoren bringt ATP z. B. einige Blutgefäße zur Kontraktion. Die insgesamt 8 P2Y-Rezeptoren sind metabotrope GPCRs. Über sie relaxiert ATP z. B. die glatte Darmmuskulatur. Neben ATP wirken auch ADP, UTP und UDP als Agonisten auf P2Y-Rezeptoren.

Inaktivierung

Freigesetztes ATP wird wie Acetylcholin und die Neuropeptide außer durch Diffusion in die Umgebung durch Abbau im Extrazellularraum inaktiviert: Ektonukleotidasen spalten die Phosphatreste ab. Das entstehende **Adenosin** kann über diverse Transporter wieder in die Nervenendigung aufgenommen und zu ATP phosphoryliert werden – ein Adenosinzyklus, der dem Cholinzyklus bei Acetylcholin und dem Glutaminzyklus bei Glutamat und GABA entspricht. Einige Adenosintransporter werden durch **Dipyridamol** selektiv blockiert (➤ Kap. 21.2.5).

ZUR VERTIEFUNG

Adenosinrezeptoren

Neben P2-Rezeptoren sind Rezeptoren für das ATP-Abbauprodukt Adenosin auch pharmakologisch relevant. Man nennt sie P1- oder Adenosin-Rezeptoren. Es sind G-Protein-gekoppelte Rezeptoren. Es gibt vier Typen, A_1, A_{2A}, A_{2B} und A_3., wobei A_1 und A_3 an $G_{i,o}$ gekoppelt sind, A_{2A} und A_{2B} an G_s. Sie werden durch Methylxanthine blockiert, mit einer in der Reihenfolge **Theophyllin > Coffein > Theobromin** abnehmenden Affinität. Wahrscheinlich verdanken die Methylxanthine viele von ihren Wirkungen diesem Antagonismus. Zum Beispiel wirkt Adenosin sedierend und antikonvulsiv, die Methylxanthine dagegen erregend und in höheren Dosen konvulsiv (➤ Kap. 4.7).

2.3.10 Tachykinine

Die Familie der Tachykinin-Peptide umfasst 3 Mitglieder: **Substanz P, Neurokinin A und Neurokinin B** (➤ Tab. 2.1). Sie sind nach ihrer Fähigkeit benannt, sehr rasch eine Kontraktion der Darmmuskulatur auszulösen, im Gegensatz zu dem langsamer wirkenden Bradykinin. Substanz P besteht aus 11 Aminosäureresten, Neurokinin A und B aus jeweils 10 Aminosäureresten. Essentiell ist die carboxyterminale Sequenz Phe-X-Gly-Leu-Met-$CONH_2$, wobei X für die Aminosäure Phenylalanin oder Valin steht.

Die **Substanz P** ist das wichtigste Mitglied der Tachykininfamilie und kommt als Neurotransmitter im ZNS vor, als Cotransmitter von Acetylcholin, GABA, Glutamat und Serotonin. Sie übt eine Vielzahl zentraler Wirkungen in Verbindung mit Verhalten, Angst, Depression, Übelkeit und Erbrechen aus. Substanz P ist ein potenter arteriolärer Vasodilatator, der beim Menschen eine deutliche Hypotonie hervorruft. Die Vasodilatation wird durch die Freisetzung von Stickstoffmonoxid aus dem Endothel vermittelt (➤ Kap. 18.1.2). Gleichzeitig bewirkt Substanz P eine Kontraktion der glatten Venen-, Darm- und Bronchialmuskulatur. Sie stimuliert die Sekretion der Speicheldrüsen und bewirkt eine Diurese und Natriurese in den Nieren.

Bereitstellung

Substanz P und Neurokinin A sind durch **ein** Gen codiert und kommen daher oft zusammen vor; Neurokinin B wird durch ein zweites Gen codiert und kann daher in ganz anderen Zellen exprimiert werden. Nach Transkription und Translation der Gene erreichen die Peptide die Axonendigung (➤ Kap. 2.2.1, ➤ Abb. 2.2).

Rezeptoren, Inaktivierung

Die Wirkungen der Substanz P und der Neurokinine A und B werden durch drei Gq-Protein-gekoppelte Tachykininrezeptoren, NK_1, NK_2 und NK_3, vermittelt. Die Substanz P ist der bevorzugte Ligand für den NK_1-Rezeptor. Dieser Rezeptor ist im gesamten Körper weit-verbreitet und der vorherrschende Tachykininrezeptor im menschlichen Gehirn. Aber auch die Neurokinine A und B besitzen eine hohe Affinität zu diesem Rezeptor. Alle drei Rezeptorsubtypen führen über Inositol-1,4,5-triphosphat (IP_3-Bildung) zur Erhöhung der zytoplasmatischen Ca^{2+}-Konzentration.

Es wurden mehrere nicht-peptidische NK_1-Rezeptor-Antagonisten entwickelt. Diese Verbindungen sind hochselektiv, oral wirksam und gelangen ins Gehirn. Jüngste klinische Studien haben gezeigt, dass diese Antagonisten bei der Behandlung von Depressionen und anderen Störungen sowie bei der Verhinderung von durch Chemotherapie ausgelöstem Erbrechen nützlich sein können. Der erste dieser Antagonisten, der zur Vorbeugung von chemotherapiebedingter und postoperativer Übelkeit und Erbrechen zugelassen wurde, ist **Aprepitant** (➤ Kap. 22.5.2). **Fosaprepitant** ist ein Prodrug, das nach intravenöser Verabreichung in Aprepitant umgewandelt wird und eine nützliche parenterale Alternative zu oralem Aprepitant darstellen kann.

Freigesetzte Tachykinine werden durch Proteasen inaktiviert.

ZUR VERTIEFUNG

Efferente Funktionen nozizeptiver Neurone

Die nozizeptiven Neurone bedürfen eines besonderen Kommentars. Substanz P und Cotransmitter kommen, wie angemerkt, nicht nur in ihren zentralen Endigungen vor, z. B. im Hinterhorn des Rückenmarks, sondern auch in ihren peripheren rezeptiven Endigungen, z. B. in der Haut. Substanz P und Cotransmitter werden bei einer Verletzung, bei Hitze oder bei Kontakt mit bestimmten Stoffen aus diesen peripheren Endigungen freigesetzt und bewirken dann in der Nachbarschaft Vasodilatation, Erhöhung der Gefäßpermeabilität sowie Freisetzung von Histamin und Prostaglandinen aus Mastzellen: **neurogene Entzündung.** Die neurogene Entzündung trägt zur Wundheilung bei, kann aber, chronisch geworden, ihrerseits krankhaft sein.

Von Wärme bis Schmerz reichen die Empfindungen, die **Paprika** mit seinen Spielarten (Chilis, Peperoni, Cayenne-Pfeffer), **Pfeffer** und **Ingwer** auf Haut und Schleimhäuten hervorrufen. Pharmakologisch am besten untersucht sind der Paprika-Inhaltsstoff **Capsaicin** und der Ingwer-Inhaltsstoff **Gingerol.** Beide reagieren mit einem spezifischen Rezeptor auf den Axonendigungen vieler, besonders Substanz-P-haltiger Neurone. Der Rezeptor, Capsaicin- oder (der Struktur des Capsaicins wegen) Vanilloidrezeptor oder TRPV1 genannt, ist ein nichtselektiver Kationenkanal (➤ Abb. 7.1). Er öffnet auch bei Einwirkung von Temperaturen über 42 °C. Die entstehende Erregung wird einerseits zentralwärts geleitet. Andererseits löst sie die Freisetzung von Substanz P und Cotransmittern aus den peripheren Axonendigungen und im Gefolge eine neurogene Entzündung aus. Das warm-brennende Gefühl macht die Scharfstoffe zu Gewürzen. Dieses Gefühl nebst der örtlichen neurogenen Entzündung macht sie aber auch zu viel verwendeten Arzneistoffen, die auf die Haut aufgetragen z. B. bei Schmerzen im Bewegungsapparat eingesetzt werden. So enthalten ABC Wärmepflaster Cayennepfeffer-Dickextrakt mit dem Hauptinhaltsstoff Capsaicin; das „A" stand ursprünglich für Arnika, das „B" für Belladonna, beides Extrakte der gleichnamigen Pflanzen, die jedoch nicht mehr enthalten sind.

2.3.11 Endogene Opioide

Dass der Pflanzeninhaltsstoff Morphin Schmerz lindert, Atmung und Hustenreiz dämpft, die Pupille verengt, die Passage des Speisebreis durch den Darm verlangsamt und vieles andere, wird durch eine in der Strukturformel schwer erkennbaren Ähnlichkeit mit körpereigenen Peptiden, den opioiden Peptiden, verursacht (➤ Kap. 7.3.1). Die Evolution hat sie zu komplexen Systemen entwickelt und mit ganz anderen Peptiden verknüpft, z. B. mit ACTH und den melanozytenstimulierenden Hormonen (MSH) (➤ Abb. 2.17). So gibt es heute drei Gruppen von opioiden Peptiden, jede abgeleitet von einem separaten Pro-Peptid und nach ihm benannt:

2

1. Pro-Opiomelanocortin-Gruppe **(POMC-Gruppe):** Hauptvertreter ist β-Endorphin.
2. **Pro-Enkephalin-Gruppe:** Hauptvertreter sind Methionin-Enkephalin und Leucin-Enkephalin.
3. **Pro-Dynorphin-Gruppe:** charakteristische Vertreter sind Dynorphin und α-Neoendorphin.

Die drei Pro-Peptide werden durch drei separate Gene codiert, die in verschiedenen Zellen exprimiert werden können. **POMC** und seine Spaltprodukte kommen außerhalb des Gehirns hauptsächlich in der Adenohypophyse vor, im Gehirn fast ausschließlich in einer Neuronengruppe mit Zellkörpern im Nucleus infundibularis in der Wand des Infundibulums. Viel weiter verbreitet sind Pro-Enkephalin und Pro-Dynorphin. **Pro-Enkephalin** und seine Derivate enthalten die Zellen des Nebennierenmarks, gemeinsam mit den Catecholaminen. Pro-Enkephalin-Nervenzellen gibt es sowohl in der Darmwand als auch, zahlreich und meist als Interneurone, im Zentralnervensystem. Auch die **Pro-Dynorphin**-Neurone kommen in der Darmwand und als Inter- und Projektionsneurone im Zentralnervensystem vor. Endogene Opioide sind an der Regulation zahlreicher Funktionen beteiligt – von Darmfunktionen über die Sekretion von Hormonen und den Kreislauf bis zur Schmerzempfindlichkeit.

Bereitstellung

Die Biosynthese folgt dem Weg über das Pre-Pro-Peptid und das Pro-Peptid mit weiterer posttranslationaler, v. a. proteolytischer Prozessierung. ➤ Abb. 2.17 zeigt die Struktur der Pre-Pro-Peptide und einige, längst nicht alle Spaltprodukte sowie die Aminosäuresequenzen einiger endogener Opioide. Alle wirksamen endogenen Opioide besitzen die aminoterminale Sequenz Tyr-Gly-Gly-Phe-X, wobei X entweder Methionin oder Leucin ist. Die einfachsten wirksamen Stoffe sind demnach Tyr-Gly-Gly-Phe-Met oder Met-Enkephalin und Tyr-Gly-Gly-Phe-Leu oder Leu-Enkephalin. Kürzung eines der

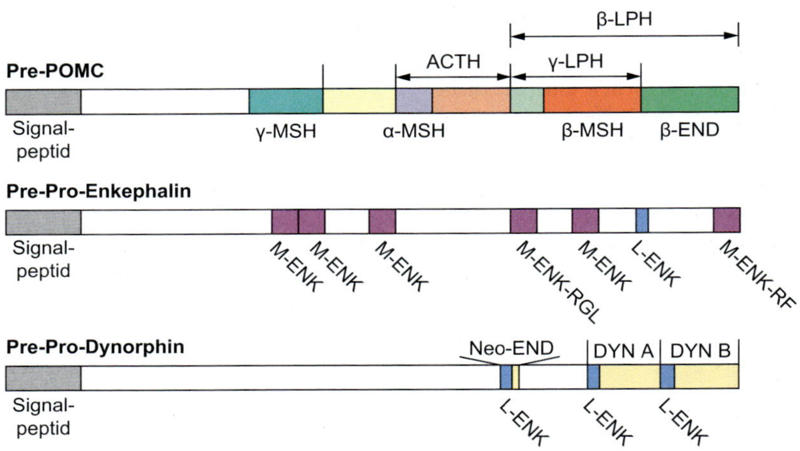

Proteolytisch prozessierte opioide Peptide

β-Endorphin	Tyr-Gly-Gly-Phe-Met-Thr-Ser-Glu-Lys-Ser-Gln-Thr-Pro-Leu-Val-Thr-Leu-Phe-Lys-Asn-Ala-Ile-Ile-Lys-Asn-Ala-Tyr-Lys-Lys-Gly-Glu
Met-Enkephalin	Tyr-Gly-Gly-Phe-Met
Leu-Enkephalin	Tyr-Gly-Gly-Phe-Leu
Dynorphin A	Tyr-Gly-Gly-Phe-Leu-Arg-Arg-Ile-Arg-Pro-Lys-Leu-Lys-Trp-Asp-Asn-Gln
Dynorphin B	Tyr-Gly-Gly-Phe-Leu-Arg-Arg-Gln-Phe-Lys-Val-Val-Thr
A-Neoendorphin	Tyr-Gly-Gly-Phe-Leu-Arg-Lys-Tyr-Pro-Lys

Weitere proteolytisch prozessierte Peptide

α-, β-, γ-MSH	α-, β-, γ-Melanozyten-stimulierendes Hormon
β-, γ-LPH	β-, γ-Lipotropin
ACTH	Corticotropin (Adrenocorticotropes Hormon)

Abb. 2.17 Die drei Opioid-Vorläuferproteine beim Menschen und die daraus entstehenden opioiden Peptide und deren Aminosäuresequenzen. Die endogenen Opioidpeptide leiten sich von Vorläuferproteinen ab, die auch Nicht-Opioidpeptide enthalten können. Pre-POMC ist ein gutes Beispiel dafür. Durch proteolytische Prozessierung der Pre-Pro-Form durch eine Signalpeptidase wird das Signalpeptid entfernt; anschließend spalten verschiedene Endoproteasen an Sequenzabschnitten, an denen zweimal nebeneinander die basischen Aminosäuren Lysin oder Arginin oder beide kombiniert auftauchen. Dadurch entstehen aus **Pro-Opiomelanocortin (POMC)** das ACTH, β- und γ-Lipotropin, drei MSH-Peptide und das β-Endorphin. In ähnlicher Weise liefert Pre-ProENK bzw. **Pro-Enkephalin** Leu-ENK und Met-ENK und zwei Verwandte von Met-Enkephalin, Met-ENK-RGL (Arg-Gly-Leu) und M-ENK-RF (Arg-Phe). Pre-Pro-Dynorphin bzw. **Pro-Dynorphin** enthält ein Neoendorphin (a-NEO) und DYN A und DYN B, von denen jedes eine Leu-ENK-Sequenz (Tyr-Gly-Gly-Phe-Leu) an seinem Aminoterminus enthält. Die aminoterminale Sequenz (in Rot) Tyr-Gly-Gly-Phe-X (X = Met oder Leu) verleiht den Stoffen die Opioidwirkung.

beiden Enden beseitigt die Wirkung; carboxyterminale Verlängerung dagegen führt zu sehr wirksamen Stoffen.

Rezeptoren

Für die endogenen opioiden Peptide gibt es drei Typen von Opioidrezeptoren, μ (nach Morphin), δ und κ (nach anderen Prototypliganden, ➤ Kap. 7.3.2). Man könnte denken, zu jeder der drei Peptidgruppen gehöre einer der drei Rezeptoren. In erster Näherung stimmt das auch: β-Endorphin (aus POMC) besitzt eine gewisse Selektivität für μ-Rezeptoren, Met-Enkephalin und Leu-Enkephalin (aus Pro-Enkephalin) besitzen recht hohe Selektivität für δ-Rezeptoren, und die Dynorphine und Neoendorphin (aus Pro-Dynorphin) sind recht selektiv für κ-Rezeptoren. Scharf ist die Zuordnung POMC-μ, Pro-Enkephalin-δ, Pro-Dynorphin-κ aber nicht: Aus einer Vorstufe von Dynorphin, Pro-Dynorphin, kann auch das δ-selektive Leu-Enkephalin entstehen (➤ Abb. 2.17) und bei der Vielzahl der Pro-Peptid-Spaltprodukte gibt es weitere Ausnahmen. Auch die pflanzlichen und synthetischen Opiate haben ihre Präferenzen. **Morphin** aktiviert vornehmlich μ-Rezeptoren, und **Naloxon** ist ein schwach μ-selektiver Antagonist. Das **Pentazocin**, das sich in mancher Hinsicht vom Morphin unterscheidet, wirkt auf κ-Rezeptoren als partieller Agonist, auf μ-Rezeptoren dagegen als Antagonist oder schwacher partieller Agonist (➤ Kap. 7.3.6).

Alle drei Rezeptortypen sind an G_i gekoppelt. Eine 60–70-prozentige Identität ihrer Aminosäuresequenzen zeigt ihre nahe phylogenetische Verwandtschaft. Über G_i hemmen sie die Adenylylcyclase, öffnen K^+-Kanäle oder schließen Ca^{2+}-Kanäle. Alle drei Rezeptortypen können Analgesie vermitteln. Der Aktivierung von μ- und δ-Rezeptoren folgt Euphorie, während Aktivierung von κ-Rezeptoren eher Unlustgefühle auslöst. Atemdepression folgt besonders der Aktivierung von μ- und δ-Rezeptoren (➤ Kap. 7.3.2).

Inaktivierung

Freigesetzte Opioidpeptide werden hauptsächlich durch Proteasen inaktiviert. Ein wichtiges Enzym für den Abbau von Met-Enkephalin und Leu-Enkephalin wurde Enkephalinase genannt. Es ist in die Zellmembran Integriert. Das aktive Zentrum ist dem Extrazellularraum zugekehrt. Es spaltet die Gly-Phe-Bindung. Hemmstoffe des Enzyms verlängern die Wirkung der Enkephaline und sollen auf diesem Wege selbst Schmerzen lindern – ganz in Analogie zu den Cholinesterase-Inhibitoren, die die Wirkung von Acetylcholin verlängern und damit indirekt parasympathomimetisch wirken.

2.4 Periphere efferente Neuronensysteme

Die pharmakologische Beeinflussung peripherer efferenter Neurone nimmt einen bedeutenden Platz in der Therapie ein. Zudem sind diese Neurone Modelle für zentrale Neurone. Zum Beispiel wurde die chemische synaptische Informationsübertragung in der Peripherie entdeckt und erst später auf das Zentralnervensystem übertragen (➤ Kap. 2.1). Darum werden am Ende dieser „Grundlagen der Pharmakologie des Nervensystems" einige Struktur- und Funktionsprinzipien der peripheren efferenten Neuronensysteme zusammengefasst. Sie umfassen das somatomotorische System und das vegetative oder autonome Nervensystem.

Das **somatomotorische System** versorgt die endplattenhaltige quergestreifte Muskulatur des Rumpfes, der Extremitäten sowie z. B. der Augen und der äußeren Sphincteren des Mastdarms und der Blase, also die sogenannte Skelettmuskulatur. Es ist überwiegend unserem Willen unterworfen. Die Axone ziehen ohne Umschaltung vom Zentralnervensystem zur Skelettmuskulatur.

Das **vegetative Nervensystem** versorgt alle anderen Organe und Zellen, insbesondere die endplattenfreie glatte Muskulatur, das Herz, Drüsen- und Fettzellen. Es ist überwiegend unserem Willen entzogen, hält autonom unser Milieu intérieur konstant oder passt es Beanspruchungen an. Seine Bahnen werden in der Körperperipherie noch (mindestens) einmal umgeschaltet. Der britische Physiologe John Newport Langley hat 1921 das vegetative Nervensystem in **Sympathikus**, **Parasympathikus** und **Darmnervensystem** unterteilt. Manche Organe oder Zellen werden nur oder fast nur durch den Sympathikus innerviert (z. B. M. dilatator pupillae, Blutgefäße, Schweißdrüsen), andere nur oder fast nur durch den Parasympathikus (z. B. M. sphincter pupillae, Bronchialmuskulatur), wieder andere durch beide (z. B. Sinusknoten des Herzens, Speicheldrüsen). An manchen Organen oder Zellen wirken Sympathikus und Parasympathikus entgegengesetzt (z. B. Sinusknoten), an anderen synergistisch (z. B. Speicheldrüsen).

➤ Abb. 2.18 zeigt Transmitter und Rezeptoren im somatomotorischen System, im Sympathikus und im Parasympathikus. ➤ Abb. 2.19 gibt einen Überblick über Anatomie und Funktion des vegetativen Nervensystems. ➤ Abb. 2.20 zeigt die Verschaltungen im Darmnervensystem.

2.4.1 Das somatomotorische System

Die Perikarya der somatomotorischen Neurone, der α-Motoneurone, liegen im Vorderhorn der grauen Substanz des Rückenmarks und in den motorischen Hirnnervenkernen. Die Axone ziehen ohne Unterbrechung zur Skelettmuskulatur. Ihre Endverästelungen bilden mit den Muskelfasern die neuromuskuläre Endplatte. Der Transmitter ist Acetylcholin, die Rezeptoren in der postsynaptischen Membran sind Nicotinrezeptoren (vom Muskeltyp; ➤ Abb. 2.4). Unter einer motorischen Einheit versteht man ein Motoneuron mit dem von ihm versorgten Kollektiv von Muskelfasern.

Eine Muskelfaser (= Muskelzelle) besitzt i. d. R. nur **eine** neuromuskuläre Endplatte. Es gibt aber auch Muskelfasern, die von mehreren Motoneuronen innerviert werden und dementsprechend mehrere Endplatten enthalten. Diese multiple Innervierung findet man bei den äußeren Augenmuskeln. Mit der multiplen Innervierung sollen die okulären Frühsymptome bei Botulismus (Hemmung der Acetylcholinfreisetzung; ➤ Kap. 35.14.2) und bei Myasthenia gravis (Schädigung der neuromuskulären Endplatten; ➤ Kap. 3.6.6) sowie die Kontraktur der äußeren Augenmuskeln nach Injektion von Suxamethonium zusammenhängen (➤ Kap. 3.4.3).

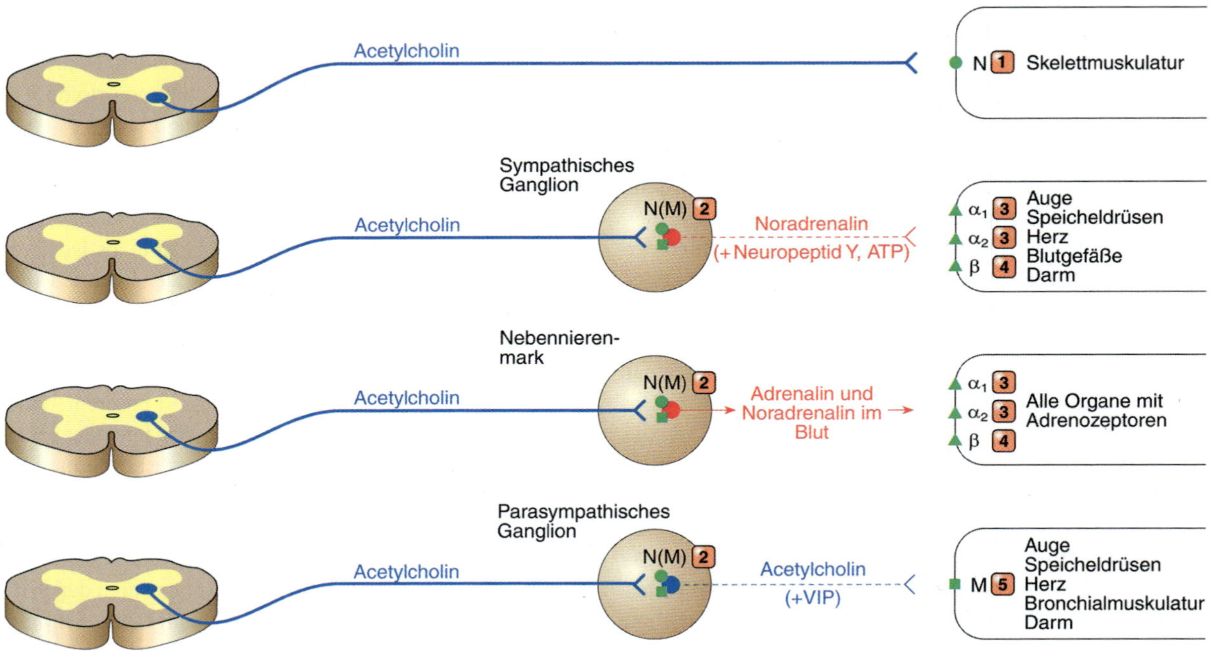

Abb. 2.18 Periphere efferente Neuronensysteme: Transmitter, Rezeptoren und Antagonisten.
Von oben nach unten: somatomotorische Innervation der Skelettmuskulatur über α-Motoneuron; prä- und postganglionärer Sympathikus; präganglionärer Sympathikus und Nebennierenmark; prä- und postganglionärer Parasympathikus. α_1, α_2, β = α_1-, α_2-, β-Adrenozeptor (▲), M = Muscarinrezeptor (■), N = Nicotinrezeptor (●), VIP = vasoaktives intestinales Polypeptid. Cotransmitter und weniger wichtige Rezeptoren in Klammern.

1 Die Rezeptoren für Acetylcholin in den Muskelendplatten sind Nicotinrezeptoren (Muskeltyp). Sie werden durch Antagonisten wie Atracurium (nichtdepolarisierende Muskelrelaxanzien) blockiert (➤ Kap. 3.4).

2 Die wichtigsten Rezeptoren für Acetylcholin in den autonomen Ganglien und in den chromaffinen Zellen des Nebennierenmarks sind Nicotinrezeptoren (Neuronentyp). Sie werden durch Antagonisten wie Hexamethonium (Ganglienblocker) blockiert (➤ Kap. 3.5.2).

3 **4** α- und β-Adrenozeptor-Antagonisten wie Phentolamin (α_1, α_2) und Propranolol (β_1, β_2) hemmen die Wirkung sowohl von neural freigesetztem Noradrenalin als auch von Catecholaminen aus dem Nebennierenmark (➤ Kap. 4.4, ➤ Kap. 4.6).

5 Die Rezeptoren für Acetylcholin in den parasympathisch innervierten Erfolgsorganen sind Muscarinrezeptoren. Sie werden durch Antagonisten wie Atropin blockiert (➤ Kap. 3.3).

2.4.2 Das sympathische Nervensystem

Der Sympathikus ist der **thorakolumbale Teil des autonomen Nervensystems** (➤ Abb. 2.19). Die Perikarya der präganglionären Neurone liegen im Seitenhorn des Rückenmarks der Segmente Th1–L3, v. a. im Nucleus intermediolateralis. Die Axone ziehen über die Vorderwurzeln und die Rami communicantes albi zum Grenzstrang des Sympathikus. Hier werden viele präganglionäre Neurone umgeschaltet. Andere präganglionäre Axone, besonders die zu den Eingeweiden des Bauchraums, verlassen den Grenzstrang als Nn. splanchnici und werden weiter peripher, v. a. in den Prävertebralganglien, umgeschaltet. Präganglionäre sympathische Nn. splanchnici aus dem Thorakalmark innervieren auch das Nebennierenmark.

Der Transmitter der präganglionär-sympathischen Neurone ist Acetylcholin (➤ Abb. 2.18). Es aktiviert an den sympathischen Ganglienzellen – den Zellkörpern der postganglionären Neurone – v. a. Nicotinrezeptoren (vom neuronalen Typ). Der klassische Transmitter der meisten postganglionär-sympathischen Neurone ist Noradrenalin (➤ Abb. 2.18). Auch die Zellen des einem Prävertebralganglion entsprechenden Nebennierenmarks tragen Nicotinrezeptoren; Aktivierung durch Acetylcholin löst die Inkretion von Adrenalin und Noradrenalin in die Blutbahn aus. Als Ausnahme von der Regel sind die anatomisch gesehen postganglionär-sympathischen Fasern zu den ekkrinen Schweißdrüsen cholinerg. Die apokrinen Drüsen, die vorwiegend in Achseln und Perigenitalgegend lokalisiert sind, sind wahrscheinlich ebenfalls sympathisch-cholinerg innerviert.

Beispiele für Cotransmitter in postganglionär-sympathischen Neuronen sind ATP und Neuropeptid Y (➤ Kap. 2.3.3). Beide lösen z. B. wie Noradrenalin Vasokonstriktion aus. Im Gegensatz zur Noradrenalin-induzierten Vasokonstriktion wird die ATP- und Neuropeptid-Y-induzierte Vasokonstriktion durch α-Adrenozeptor-Antagonisten nicht blockiert. Neuropeptid Y und das 14-Aminosäuren-Peptid Somatostatin sind als Cotransmitter in sympathischen Fasern zum Darmnervensystem in ➤ Abb. 2.20 dargestellt.

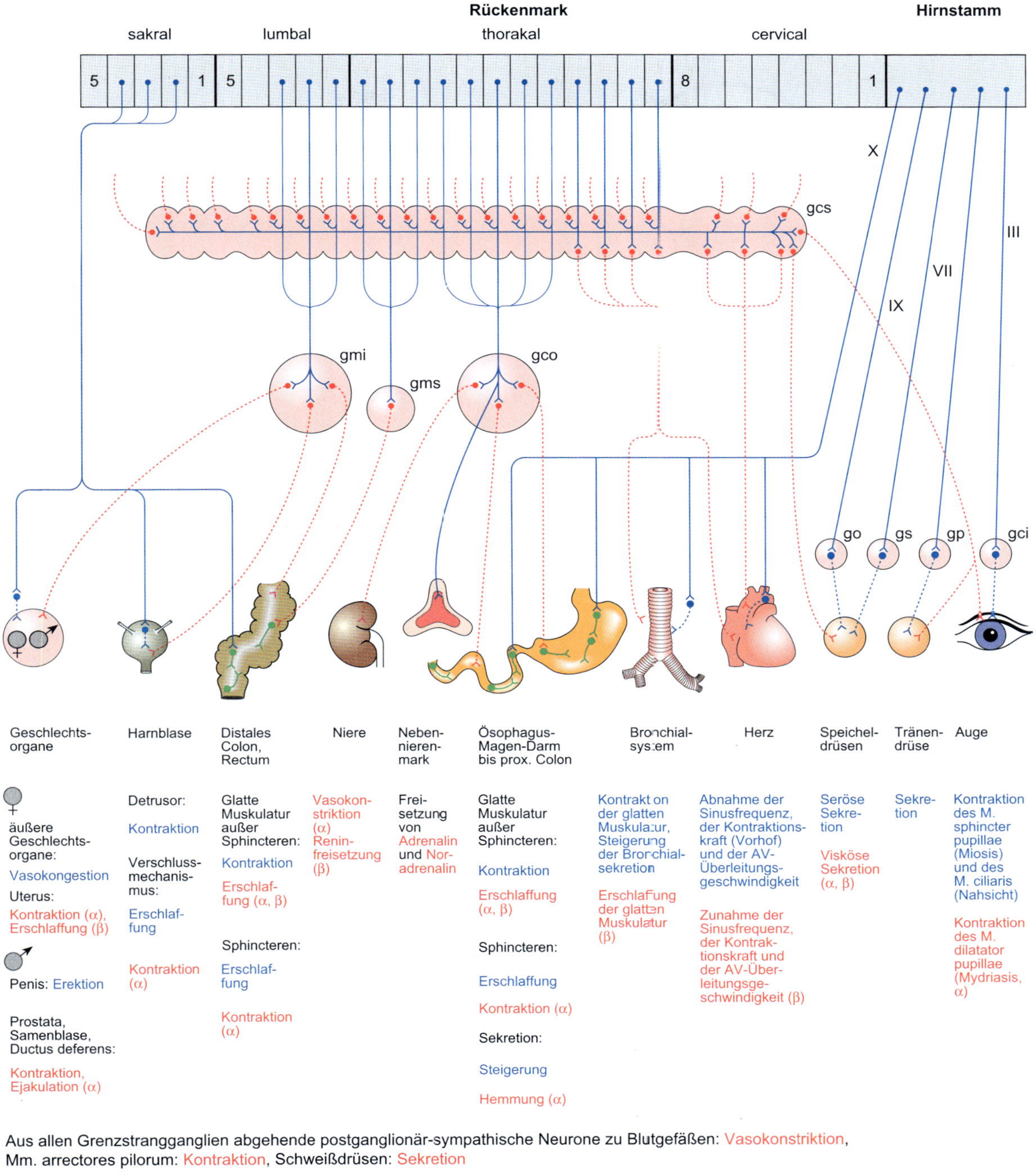

Abb. 2.19 Schema des vegetativen Nervensystems.
Cholinerge Neurone sind **blau,** noradrenerge **rot,** die Neurone des Darmnervensystems **grün,** präganglionäre sympathische und parasympathische Neurone **durchgezogen** und postganglionäre **gestrichelt** dargestellt.
Die präganglionären sympathischen Neurone entspringen dem Rückenmark (Th1–12 und L1–3); sie werden im Grenzstrang oder in weiter peripher liegenden Ganglien, meist den Prävertebralganglien, auf postganglionäre Neurone umgeschaltet (gcs = Ganglion cervicale superius, gco = G. coeliacum, gms = G. mesentericum superius, gmi = G. mesentericum inferius). Die präganglionären parasympathischen Neurone entspringen im Hirnstamm (III = N. oculomotorius, VII = N. facialis, IX = N. glossopharyngeus, X = N. vagus) sowie im Sakralmark (S2–4); sie werden in endorgannahen Ganglien (gci = G. ciliare; gp = G. pterygopalatinum; gs = G. submandibulare; go = Ganglion oticum) oder in den Endorganen selbst auf postganglionäre Neurone umgeschaltet. Die Funktionen der Speisewege vom Ösophagus bis zum Anus werden durch das Darmnervensystem gesteuert, das durch sympathische und parasympathische Bahnen nur moduliert wird. Unterschiede der Innervationsdichte der verschiedenen Organe sind nicht berücksichtigt; z. B. ist die glatte Muskulatur der Bronchien nur spärlich sympathisch innerviert. Rot unten Wirkungen des Sympathikus, i. d. R. vermittelt durch Noradrenalin (α- und β-Adrenozeptoren; manche Wirkungen werden aber durch Cotransmitter vermittelt, und die Sympathikusfasern zu den Schweißdrüsen sind cholinerg). Blau Wirkungen des Parasympathikus i. d. R. vermittelt durch Acetylcholin (Muscarinrezeptoren; manche Wirkungen werden aber durch Cotransmitter vermittelt).

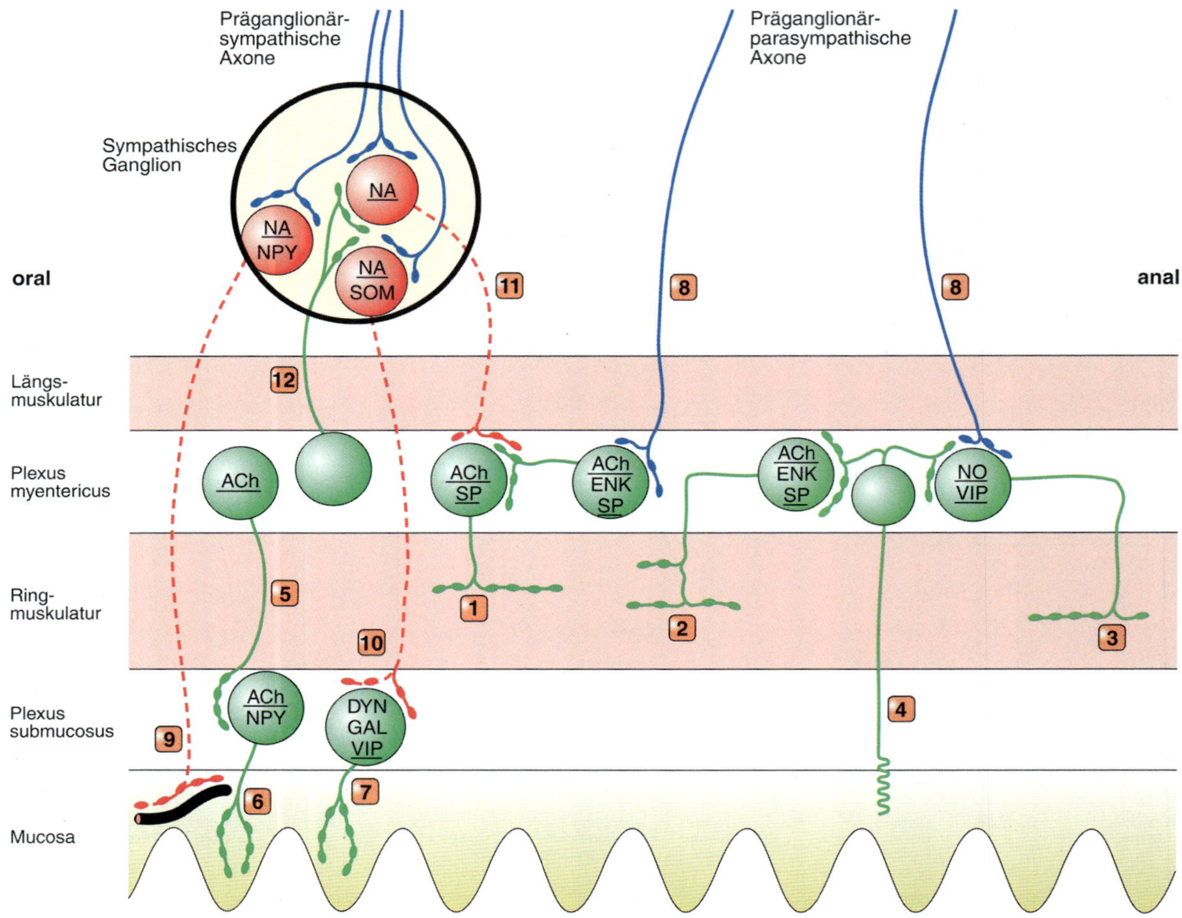

Abb. 2.20 Intrinsische und extrinsische Anteile des Darmnervensystems.
Die wichtigsten funktionsbestimmendenTransmitter sind unterstrichen. Plexus myentericus: Neurone mit Acetylcholin (ACh) und Substanz P (SP) 1 und zum Teil Enkephalin (ENK) als Cotransmittern 2 erregen die Ringmuskulatur; manche Axone ziehen einige Millimeter oralwärts, ehe sie in die Ringmuskulatur eintreten 2. Neurone mit Stickstoffmonoxid (NO) und vasoaktivem intestinalem Polypeptid (VIP) hemmen die Ringmuskulatur; ihre Axone ziehen vor Eintritt in die Ringmuskulatur einige Millimeter analwärts 3. Sensorische Neurone 4 vermitteln intestinale Reflexe: Bei Dehnung des Darms kontrahiert sich das oralwärts anschließende Stück (durch die gezeigte Verbindung mit dem ACh/ENK/SP-Neuron; aszendierender exzitatorischer Reflex), während das anal anschließende Stück erschlafft (durch die Verbindung mit dem NO/VIP-Neuron; deszendierender inhibitorischer Reflex). Cholinerge Neurone ziehen auch zum Plexus submucosus 5. Plexus submucosus: Neurone mit Acetylcholin und Neuropeptid Y (NPY) als Cotransmittern 6 wirken sekretionsfördernd, ebenso Neurone mit Dynorphin (DYN), Galanin (GAL) und VIP als Cotransmittern 7. Einflüsse des Parasympathikus: Präganglionäre parasympathische Fasern innervieren sowohl erregende als auch hemmende Neurone der Plexus 8. Einflüsse des Sympathikus: Neurone mit Noradrenalin (NA) und NPY als Cotransmittern bewirken Vasokonstriktion 9. Neurone mit Noradrenalin und Somatostatin (SOM) als Cotransmittern hemmen die DYN/GAL/VIP-Neurone und dadurch indirekt die Sekretion 10. Noradrenerge Neurone hemmen schließlich erregende Neurone des Plexus myentericus und dadurch indirekt die glatte Muskulatur 11. Es gibt Neurone, die vom Plexus myentericus zu den sympathischen Ganglien zurückprojizieren 12. (Nach: Kunze, Furness. Ann Rev Physiol, 1999; 61: 117–142.)

2.4.3 Das parasympathische Nervensystem

Der Parasympathikus ist der **kraniosakrale Teil des autonomen Nervensystems** (➤ Abb. 2.19). Die Perikarya der präganglionären Neurone des **kranialen Anteils** liegen im Hirnstamm. Ihre Axone ziehen mit den Nn. oculomotorius, facialis, glossopharyngeus und vagus in die Peripherie. Die parasympathischen Okulomotorius-, Fazialis- und Glossopharyngeusfasern werden in separaten Ganglien wie dem Ganglion ciliare umgeschaltet. Die parasympathischen Vagusfasern werden nah den innervierten Organen oder in deren Wand umgeschaltet (Herz, Bronchialsystem) oder strahlen ins Darmnervensystem ein, auf das sie bis zum proximalen Kolon wirken (➤ Abb. 2.20).

Die Perikarya der präganglionären Neurone des **sakralen Anteils** des Parasympathikus liegen in der Zona intermedia des 2.–4. sakralen Rückenmarkssegments (➤ Abb. 2.19). Die Umschaltung auf das zweite Neuron erfolgt wieder organnah oder intramural. Versorgt werden v. a. der Urogenitaltrakt und das Darmnervensystem des Kolons.

Der Transmitter der präganglionären Neurone ist wie beim Sympathikus Acetylcholin (➤ Abb. 2.18). Es aktiviert an den Zellkörpern der postganglionär-parasympathischen Neurone (und der Neurone des Darmnervensystems) wieder v. a. Nicotinrezeptoren (vom neuronalen Typ). Der klassische Transmitter aller postganglionär-parasympathischen Neurone ist Acetylcholin (➤ Abb. 2.18). In manchen postganglionär-parasympathischen Neuronen ist VIP Cotransmitter (➤ Abb. 2.7), in anderen, so in den parasympathischen Neuronen zu den Corpora cavernosa, Stickstoffmonoxid, der Haupttransmitter für die Auslösung der Erektion (➤ Kap. 18.1.3).

2.4.4 Das Darmnervensystem

Das Darm- oder enterische Nervensystem umfasst die Neurone in der Wand des Gastrointestinaltrakts vom Beginn des Ösophagus bis zum Sphincter ani internus, dazu die Neurone des Pankreas und der Gallenwege. Es steuert die Motilität und Sekretion im Speiseweg. Diese Steuerung wird zwar durch den Sympathikus (überwiegend inhibitorisch) und den Parasympathikus (überwiegend exzitatorisch) moduliert. Sie bleibt jedoch auch dann weitgehend intakt, wenn die extrinsischen Systeme abgetrennt sind: Zahlreiche Neurone und intrinsische Reflexbögen gewährleisten eine Grundfunktion des Darmnervensystems auch nach Trennung vom Zentralnervensystem. Nur etwa 2×10^3 extrinsische vagale Fasern innervieren den Darm, während mehr als 10^8 intrinsische Neurone existieren – ebenso viele wie im ganzen Rückenmark.

Die meisten Neurone des Darmnervensystems liegen im Plexus myentericus (Auerbach-Plexus) und im Plexus submucosus (Meissner-Plexus) (➤ Abb. 2.20). Sensorische Neurone sprechen auf Dehnung und chemische Reize an und vermitteln intrinsische Reflexe oder projizieren zu sympathischen Ganglien. Exzitatorische und inhibitorische Motoneurone koordinieren die Peristaltik, sekretomotorische Neurone steigern die Sekretion von Wasser und Elektrolyten. Hinzu kommen zahlreiche Interneurone.

➤ Abb. 2.20 zeigt einige Neurone des Darmnervensystems mit ihren Transmittern, Verknüpfungen und Funktionen sowie die Modulation durch Sympathikus und Parasympathikus.

Die wichtigsten Transmitter, die die **glatte Muskulatur erregen**, sind **Acetylcholin** und **Substanz P**, die in mehreren Typen von Neuronen im Plexus myentericus vorkommen, z. B. in ACh/SP-Neuronen und ACh/ENK/SP-Neuronen (1 und 2 in ➤ Abb. 2.20).

Die wichtigsten Transmitter, die die **glatte Muskulatur zur Erschlaffung bringen**, sind **Stickstoffmonoxid** und **VIP**, meist in NO/VIP-Neuronen im Plexus myentericus colokalisiert (3 in ➤ Abb. 2.20).

Beim Peristaltikreflex arbeiten sensorische Neurone mit oralwärts projizierenden erregenden ACh/ENK/SP-Neuronen und analwärts projizierenden hemmenden NO/VIP-Neuronen zusammen: Eine Erschlaffungswelle der Ringmuskulatur läuft der Kontraktionswelle analwärts voraus (2, 3 und 4 in ➤ Abb. 2.20).

Die wichtigsten **sekretionsfördernden** Transmitter sind **Acetylcholin**, enthalten in ACh/NPY-Neuronen, und **VIP**, enthalten in DYN/GAL/VIP-Neuronen des Plexus submucosus (6 und 7 in ➤ Abb. 2.20).

Weitere, in ➤ Abb. 2.20 fehlende Transmitter sind Serotonin, GABA und ATP. Das Vorkommen dieser Transmitter im Darmnervensystem lässt verstehen, warum Substanzen mit Wirkung auf Muscarinrezeptoren, Opioidrezeptoren und Serotoninrezeptoren zur Behandlung von Störungen des Magen-Darm-Kanals dienen.

WEITERFÜHRENDE LITERATUR

Bergmann KC, Ring J. History of Allergy. Chem Immunol Allergy, 2014; 100: 288–301.

Boron WF, Boulapaep EL Medical Physiology. A Cellular and Molecular Aproach. Philadelphia: Saunders, 2009.

Dienel GA. Brain Glucose metabolism: Integration of energetics with function. Physiol Rev, 2019; 99: 949–1045.

Freissmuth M, Sitte HH. Neurotransmitter Transporters. Handbook of Experimental Pharmacology. Vol. 175. Heidelberg: Springer, 2006.

Holzer P. Tachykinins. Handbook of Experimental Pharmacology. Vol. 164. Heidelberg: Springer, 2004.

Holzer P, Schicho R, Lippe IT. Das enterale Nervensystem – ein Gehirn im Gastrointestinaltrakt. Neuroforum, 2002; 8: 218–226.

Kandel ER, Schwartz JH, Jessel TM et al. Principles of Neural Science. New York: McGraw-Hill, 2013.

Mayer B. Nitric Oxide. Handbook of Experimental Pharmacology. Vol. 143. Heidelberg: Springer, 2000.

Michel MC. Neuropeptide Y and Related Peptides. Handbook of Experimental Pharmacology. Vol. 162. Heidelberg: Springer, 2004.

Möhler H. Pharmacology of GABA and Glycine Neurotransmission. Handbook of Experimental Pharmacology. Vol. 150. Heidelberg: Springer, 2001.

Nilius B, Flockerzi V. Mammalian Transient Receptor Potential (TRP) Cation Channels. Handbook of Experimental Pharmacology. Vol. 223. Heidelberg: Springer, 2014.

Sell TS, Belkacemi T, Flockerzi V, Beck A. Protonophore properties of hyperforin are essential for its pharmacological activity. Scientific Reports, 2014; 4: 7500.

Starke K, Göthert M, Kilbinger H. Modulation of neurotransmitter release by presynaptic autoreceptors. Physiol Rev, 1989; 69: 864–989.

Steinhoff MS, von Mentzer B, Geppetti P et al. Tachykinins and their receptors: Contributions to physiological control and the mechanisms of disease. Physiol Rev, 2014; 94: 265–301.

Südhof TC, Starke K. Pharmacology of Neurotransmitter Release. Handbook of Experimental Pharmacology. Vol. 184. Heidelberg: Springer, 2008.

Wettschureck N, Offermanns S. Mammalian G proteins and their cell type-specific functions. Physiol Rev, 2005; 85: 1159–1204.

KAPITEL

3 Cholinerge Systeme

Veit Flockerzi

Curare, es ist sehr angenehm bitter, Gefahr ist keine dabei, wenn man nur sicher ist, dass man an den Lippen oder am Zahnfleisch nicht blutet.
Alexander von Humboldt im Jahr 1800 in der Missionsstation La Esmeralda am oberen Orinoco

3.1 Einführung

Die **cholinerge Erregungsübertragung** umfasst alle Prozesse, bei denen **Acetylcholin als Überträgersubstanz oder Transmitter** freigesetzt wird und über cholinerge Rezeptoren seine Wirkung entfaltet (➤ Kap. 2.3.1). Acetylcholin wird freigesetzt von

- Neuronen im Gehirn und Rückenmark
- allen präganglionären Neuronen des autonomen Nervensystems
- allen postganglionären parasympathischen Neuronen
- postganglionären sympathischen Neuronen zu den Schweißdrüsen
- Neuronen des Darmnervensystems
- allen Motoneuronen, welche die Endplatten der willkürlichen quergestreiften Skelettmuskulatur innervieren.

Acetylcholin wirkt über zwei Typen von Rezeptoren, nicotinische und muscarinische (➤ Kap. 2.3.1). Die **Nicotinrezeptoren** werden durch Acetylcholin und das Alkaloid der Tabakpflanze stimuliert, **Muscarinrezeptoren** ebenfalls durch Acetylcholin und durch das Gift des Fliegenpilzes *(Amanita muscaria)* Muscarin. Beide Alkaloide, Muscarin und Nicotin, dienten ursprünglich dazu, Acetylcholinrezeptor-Subtypen experimentell zu unterscheiden, und sind heute von toxikologischem Interesse. Die Acetylcholin-Wirkungen über die Muscarinrezeptoren entsprechen den Effekten, die nach Stimulation des Parasympathikus beobachtet werden, und lassen sich durch Atropin, ein Alkaloid aus Pflanzen der Familie der Nachtschattengewächse, blockieren. Die Muscarinrezeptoren sind G-Protein-gekoppelte Rezeptoren, die Nicotinrezeptoren sind Ligand-abhängige Kationenkanäle in der Plasmamembran (➤ Abb. 2.4). Die Acetylcholin-Wirkungen über die Nicotinrezeptoren führen zur Stimulierung bestimmter Neurone im ZNS, der autonomen Ganglien von Parasympathikus und Sympathikus, der Skelettmuskulatur und der chromaffinen Zellen des Nebennierenmarks. Die chromaffinen Zellen sind entwicklungsgeschichtlich modifizierte postganglionäre Sympathikusneurone, die von präganglionären Sympathikusneuronen des Rückenmarks über cholinerge Synapsen innerviert sind. Das freigesetzte Acetylcholin stimuliert die Nicotinrezeptoren der chromaffinen Zellen, woraufhin Adrenalin ausgeschüttet wird. Die Schweißdrüsen sind dagegen von postganglionären Sympathikusneuronen innerviert, die – ausnahmsweise – Acetylcholin und nicht Noradrenalin freisetzen; das freigesetzte Acetylcholin löst die Sekretion von Schweiß aus.

Extrazelluläres Acetylcholin wird durch **Acetylcholinesterasen** rasch hydrolysiert (➤ Kap. 2.3.1); es entstehen Acetat und Cholin (➤ Abb. 2.8). Cholin wird aktiv aus dem synaptischen Spalt über den Cholintransporter (➤ Abb. 2.8) von der präsynaptischen Nervenendigung aufgenommen. Aus dem aufgenommenen Cholin und Acetyl-Coenzym A wird Acetylcholin synthetisiert, über den vesikulären Transporter VAChT aus dem Zytoplasma in Vesikel transportiert und dort gespeichert. Kommt es in den Nervenendigungen durch ein Aktionspotential zu einer Depolarisation, werden spannungsabhängige Ca^{2+}-Kanäle aktiviert, die Ca^{2+}-Konzentration in der Präsynapse steigt an, die Vesikel fusionieren mit der Plasmamembran und Acetylcholin wird wieder freigesetzt.

In ➤ Tab. 3.1 sind Gruppen von Medikamenten zusammengefasst, die in die cholinerge Erregungsübertragung eingreifen. Für die Praxis relevant sind die pharmakologische Aktivierung und Blockade von Muscarinrezeptoren, die Aktivierung und Blockade von Nicotinrezeptoren und die Hemmung der Cholinesterasen.

Dabei ist im Auge zu behalten, dass es eine strenge Spezifität vieler pharmakologisch wirksamer Substanzen nicht gibt. Nur in den wenigsten Fällen dockt eine Substanz nur an eine bestimmte Art eines Zielmoleküls, das Target, an. So ist Neostigmin in erster Linie ein Hemmstoff der Cholinesterase. Wegen seiner strukturellen Ähnlichkeit zu Acetylcholin vermag es in geringerem Ausmaß auch an Nicotinrezeptoren anzudocken und sie zu aktivieren. Dies gilt auch für andere strukturell mit Acetylcholin verwandte Substanzen (➤ Abb. 3.1).

Tab. 3.1 Pharmakologische Beeinflussung der cholinergen Erregungsübertragung. Die in Klammern stehenden Bezeichnungen sind veraltet und sollten nicht mehr benutzt werden.

Angriffspunkt (Target)	Pharmakologische Beeinflussung	Arzneistoffgruppe
Cholin-Carrier im Axolemm	Nur experimentell: Blockade durch Hemicholinium-3 führt zur Verarmung an Acetylcholin	
Vesikulärer Transporter für Acetylcholin (VAChT)		
Freisetzung von Acetylcholin	Hemmung durch • Ca^{2+}-Mangel • Mg^{2+}-Überschuss • Lokalanästhetika • Botulinusneurotoxine	
Muscarinrezeptoren	Aktivierung durch • Acetylcholin • Muscarin	Muscarinrezeptor-Agonisten (direkt wirkende Parasympathomimetika)
	Blockade durch Atropin	Muscarinrezeptor-Antagonisten (Parasympatholytika)
Nicotinrezeptoren	Aktivierung durch • Acetylcholin • Nicotin • Suxamethonium	Nicotinrezeptor-Agonisten
	Blockade durch • (+)-Tubocurarin und weitere Muskelrelaxantien • Hexamethonium	Nicotinrezeptor-Antagonisten
Cholinesterasen	Blockade durch • Physostigmin • Neostigmin • Alkylphosphate	Cholinesterase-Hemmer (indirekte Parasympathomimetika)

3.2 Muscarinrezeptor-Agonisten

Die 5 Untertypen von Muscarinrezeptoren M_1–M_5 (➤ Kap. 2.3.1) kommen in der Körperperipherie und im ZNS vor. Viele Gewebe enthalten mehr als einen Typ, z. B. der M. detrusor vesicae des Menschen alle fünf. Für die medikamentöse Therapie hat die M_{1-5}-Untergliederung (➤ Kap. 3.3) bisher keine Relevanz. Nahezu alle Agonisten und Antagonisten wirken gleichermaßen auf alle 5 Subtypen. Die wenigen selektiven Antagonisten haben nahezu keine Vorteile gegenüber den nicht-selektiven.

3.2.1 Geschichte

Muscarin wurde im Jahr 1869 von dem Pharmakologen Oswald Schmiedeberg (1838–1921; ➤ Kap. 1.1.4), und seinem Doktoranden R. Koppe in Dorpat, dem heutigen Tartu in Estland, als erstes Pilzgift im Fliegenpilz *Amanita muscaria* entdeckt und nach diesem benannt. Später stellte sich heraus, dass es im Fliegenpilz nur in Spuren vorkommt und dass andere Inhaltsstoffe wie das Muscimol, ein Agonist an $GABA_A$-Rezeptoren (➤ Kap. 35.13.3), für die Toxizität des Fliegenpilzes verantwortlich sind. Muscarin kommt in größeren Mengen in bestimmten Trichterlingen und Risspilzen *(Inocybe)*

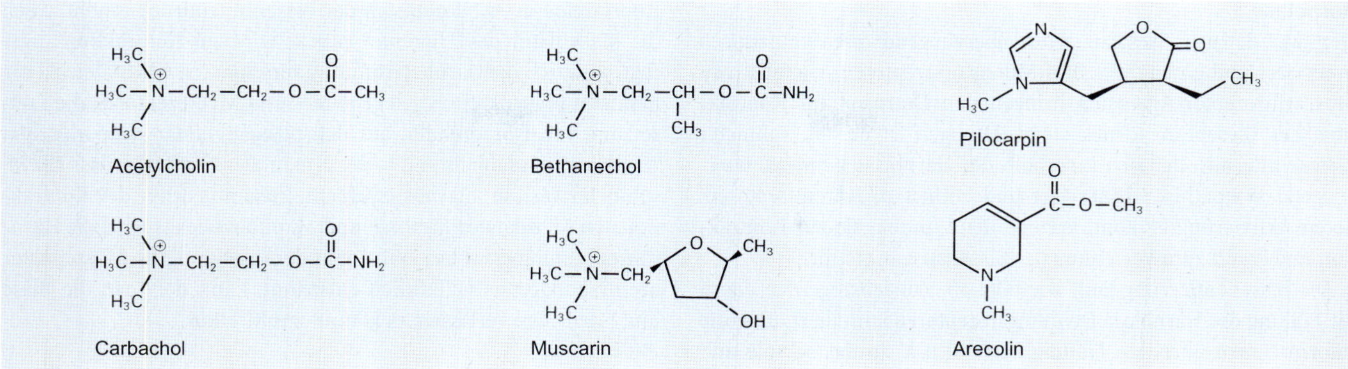

Abb. 3.1 Muscarinrezeptor-Agonisten.
Pharmakologisch wichtige Strukturmerkmale sind der quartäre oder protonierbare (Pilocarpin, Arecolin) Stickstoff links und der Ester- oder Ethersauerstoff rechts in jeder Formel.

vor und ist für deren Giftwirkung verantwortlich: Es kommt zu Schweißausbrüchen, vermehrtem Speichel- und Tränenfluss, Miosis, Erbrechen, Bradykardie, Durchfall und Kreislaufkollaps – Wirkungen, die man aus einer Überstimulierung des Parasympathikus ableiten kann. Dieses **Muscarinsyndrom** (➤ Kap. 35.13.2) wird mit Atropin behandelt; unbehandelt ist es lebensbedrohlich.

3.2.2 Wirkstoffe

Acetylcholin ist ein Ester, bestehend aus dem Aminoalkohol Cholin (➤ Abb. 3.1 linker Teil des Aetylcholinmoleküls mit dem protonierbaren Stickstoff) und Essigsäure (➤ Abb. 3.1 rechter Teil). Zu den Muscarinrezeptor-Agonisten gehören weitere **Cholinester** und **Alkaloide** (➤ Abb. 3.1). Alkaloide sind stickstoffhaltige Verbindungen überwiegend aus dem Sekundärstoffwechsel von Pflanzen.

Acetylcholin ist als Arzneistoff kaum nutzbar, weil es zu schnell abgebaut wird. Praktisch resistent gegen Cholinesterasen und als Medikamente in Gebrauch sind **Pilocarpin*** und der Carbaminsäureester **Bethanechol.** Pilocarpin ist ein Alkaloid, das aus Blättern südamerikanischer *Pilocarpus*-Arten isoliert wurde. Es wirkt im Vergleich zu den Cholinestern besonders schweißtreibend und speichelflussanregend. Es wird in der Mukoviszidose-Diagnostik und in der Ophthalmologie angewendet (➤ Tab. 3.4). **Arecolin** (➤ Kap. 4.9, ➤ Abb. 3.1) ist das Hauptalkaloid der Betelnuss, der Frucht der Betelpalme *Areca catechu.* Als Bestandteil des Betelbissens (➤ Kap. 4.9) ruft es parasympathomimetische und euphorische Wirkungen hervor.

Bis auf Pilocarpin und Arecolin sind die Agonisten in ➤ Abb. 3.1 quartäre Ammoniumverbindungen. Für die therapeutische Verwendung bedeutet dies eine wenig zuverlässige Resorption aus dem Magen-Darm-Kanal, zumindest aber die Notwendigkeit höherer oraler als parenteraler Dosen. Deutliche zentralnervöse Wirkungen sind nur nach Einnahme der nichtquartären Stoffe Pilocarpin und Arecolin zu erwarten.

3.2.3 Pharmakodynamik

Die Wirkungen der Muscarinrezeptor-Agonisten entsprechen einer Stimulation der parasympathischen Nerven (➤ Tab. 3.2). Muscarinrezeptoren kommen auch außerhalb der parasympathisch innervierten Effektorzellen vor (nichtinnervierte Rezeptoren; ➤ Kap. 2.2.3), z. B. in Blutgefäßen, Schweißdrüsen, postganglionären autonomen Neuronen und im ZNS. Dies hat zur Folge, dass die Wirkungen der Agonisten weit über die Nachahmung des Parasympathikus hinausgehen. In ➤ Abb. 3.2 ist beispielhaft die Signalkaskade (➤ Kap. 1.2.4) gezeigt, die nach Stimulierung von M_2-Rezeptoren des Sinusknotens im Herzen mit Acetylcholin oder anderen Muscarinrezeptor-Agonisten zu einer Bradykardie führt. Die ➤ Abb. 3.2 beantwortet die Frage: Wie lässt der N. vagus unser Herz langsamer schlagen?

Im Folgenden sind weitere Wirkungen erläutert.

Kreislauf

Acetylcholin und andere Muscarinrezeptor-Agonisten können Blutgefäße durch **direkten** Angriff an der glatten Muskulatur zur **Kontraktion** bringen; doch überwiegt meist eine **indirekte Vasodilatation.** Sie besteht aus zwei Komponenten:

- Endotheliale Komponente: Über Muscarinrezeptoren (M_3) an den Gefäßendothelien wird die Synthese von Stickstoffmonoxid (NO) angeregt (➤ Kap. 18.1.2).
- Nervale Komponente: Über Muscarinrezeptoren (M_2 und M_4) an den postganglionär-sympathischen Vasokonstriktoraxonen wird die Freisetzung von Noradrenalin und seinen Cotransmittern gehemmt.

Die generelle Vasodilatation führt zu **Blutdruckabfall.** Die negativ chrono- und inotropen Wirkungen der Muscarinrezeptor-Agonisten können den Blutdruckabfall noch verstärken. Sobald der Blutdruckabfall über die Pressorezeptoren den Sympathikus aktiviert, kann es zu einer **reflektorischen Tachykardie** kommen.

Harnblase

Der M. detrusor vesicae wird überwiegend parasympathisch innerviert und enthält alle fünf Muscarinrezeptoren, v. a. aber M_3. Muscarinrezeptor-Agonisten bringen den Detrusor zur Kontraktion, der Blaseninnendruck steigt. Dagegen ist der M. sphincter vesicae internus, der sich innerhalb der Harnblase befindet, überwiegend sympathisch innerviert und enthält α_1-Adrenozeptoren; deren Aktivierung ist kontinenzerhaltend, indem sie zur Kontraktion und damit zum Verschluss des Blasenausgangs führt.

Die Blasenentleerung läuft wie folgt ab: Zunächst werden durch die Füllung der Harnblase Dehnungsrezeptoren stimuliert, über die Informationen über den Füllungszustand u. a. an das sakrale und das pontine Miktionszentrum weitergeleitet werden. Die Miktionszentren regen mit ihren Efferenzen den M. detrusor vesicae zur Kontraktion an, wodurch sich der Blaseninnendruck erhöht. Auch die Muskulatur des Trigonum vesicae wird zur Kontraktion angeregt, wodurch die Harnleiteröffnung verschlossen wird. Gleichzeitig hemmen präsynaptisch gelegene M_2- und M_4-Rezeptoren die Freisetzung von Noradrenalin aus den postganglionär-sympathischen Axonen im Blasenhals und in der proximaler Urethra, sodass der M. sphincter vesicae internus erschlafft. Zusammen mit der Kontraktion von M. dilatator urethrae und M. pubovesicalis wird die Harnröhrenöffnung erweitert. Wird nun der quergestreifte M. sphincter urethrae externus willkürlich entspannt, kann der Urin die Blase und Harnröhre verlassen; es kommt zur Miktion.

Auge

Die Wirkung auf das Auge wird in ➤ Abb. 3.3 erläutert.

Tab. 3.2 Wirkungen von Muscarinrezeptor-Agonisten und -Antagonisten. Bei einigen Herzstrukturen und bei den Blutgefäßen fehlt mangels parasympathischer Innervierung eine Antagonist-Wirkung.

Organ		Agonist-Wirkung	Antagonist-Wirkung
Herz	Sinusknoten	Frequenz ↓	Frequenz ↑
	Arbeitsmyokard Vorhof	Kontraktionskraft ↓	
	Atrioventrikularknoten	Leitungsgeschwindigkeit ↓	Leitungsgeschwindigkeit ↑
	Purkinje-Fäden	Leitungsgeschwindigkeit ↓ (gering)	
	Arbeitsmyokard Kammer	Kontraktionskraft ↓ (gering)	
Blutgefäße		Vasodilatation (überwiegend; über NO)	
Bronchialsystem	Glatte Muskulatur	Kontraktion	Relaxation
	Drüsen	Sekretion	Hemmung der Sekretion
Magen-Darm-Kanal	Glatte Muskulatur	Motilität ↑ mit (meist) Erschlaffung der Sphincteren	Motilität ↓
	Drüsen	Sekretion ↑	Sekretion ↓
Gallenblase und M. sphincter Oddi		Kontraktion	Relaxation
Ureter		Motilität ↑	Motilität ↓
Harnblase		Kontraktion des M. detrusor mit Verminderung des Auslasswiderstands	Relaxation des M. detrusor mit Erhöhung des Auslasswiderstands
Auge	M. sphincter pupillae	Kontraktion (Miosis)	Relaxation (Mydriasis)
	M. ciliaris	Kontraktion (Erschlaffung der Zonulafasern: Nahakkommodation)	Relaxation (Anspannung der Zonulafasern: Akkommodationslähmung = Zykloplegie)
Tränendrüse		Sekretion	Sekretion ↓
Speicheldrüsen		Sekretion von serösem Speichel (K^+, Wasser)	Sekretion ↓ von serösem Speichel
Schweißdrüsen		Sekretion	Sekretion ↓
Autonome Ganglienzellkörper		Depolarisierung (M_1; die Rezeptoren vermitteln das langsame erregende postsynaptische Potential ➤ Kap. 3.5)	Hemmung des langsamen erregenden postsynaptischen Potentials (➤ Kap. 3.5)
Postganglionär-parasympathische Nervenendigung		Hemmung der Transmitterfreisetzung (Autorezeptoren; M_2, M_4)	Steigerung der Transmitterfreisetzung (Unterbrechung der Autoinhibition)
Postganglionär-sympathische Nervenendigung		Hemmung der Transmitterfreisetzung (M_2, M_4)	Steigerung der Transmitterfreisetzung
ZNS		• Förderung von Lernen und Gedächtnis (M_1) • Weckreaktion • Tremor	• Beeinträchtigung von Lernen und Gedächtnis • Erregung oder Hemmung • Besserung von Symptomen des Morbus Parkinson

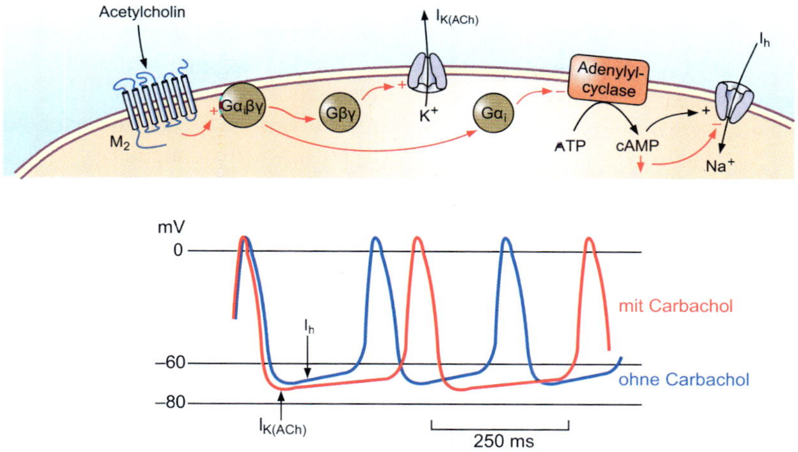

Abb. 3.2 Von der M_2-Rezeptor-Aktivierung zur Bradykardie.
Das Bild spezifiziert das allgemeine Schema der Signaltransduktion an G-Protein-gekoppelten Rezeptoren (➤ Abb. 1.12) für die M_2-Rezeptoren des Sinusknotens. Pfeile bedeuten Stoffbewegungen, Stoffumwandlungen oder Beeinflussungen, + Aktivierung (Erhöhung der Offenwahrscheinlichkeit bei Ionenkanälen), – Hemmung. Unter dem Schema die Membranpotentialregistrierung einer Sinusknotenzelle vor Zusatz von Carbachol (blau; Frequenz 240 min^{-1}) und in Gegenwart von 100 nM Carbachol (rot; Frequenz 180 min^{-1}). Die Reaktionskaskade beginnt mit der Aktivierung eines G_i-Proteins. Dann verzweigt sich der Weg: (1) Die $\beta\gamma$-Untereinheit von G_i öffnet K(ACh)-Kanäle für den Strom I_{KACh} (➤ Abb. 17.3; die K[ACh]-Kanäle werden auch als G-protein regulated inward rectifier K^+-channels oder GIRK-Kanäle bezeichnet). Dadurch wird das maximale diastolische Potential erhöht. (2) Die α_i-Untereinheit hemmt die Adenylylcyclase. Die Konzentration von cAMP sinkt. cAMP fördert die Offenwahrscheinlichkeit eines HCN-Kanals (hyperpolarization-activated cyclic nucleotide modulated channel), der den Schrittmacherstrom I_h (durch Hyperpolarisation aktiviert; auch I_f genannt) passieren lässt, einen Einwärtsstrom, der in der Diastole die Sinusknotenzellen allmählich depolarisiert (➤ Abb. 17.3). Senkung der cAMP-Konzentration bremst also die diastolische Depolarisation. Beides, Erhöhung des maximalen diastolischen Potentials (Förderung von I_{KACh}) und Abflachung der diastolischen Depolarisation (Hemmung von I_h), verlangsamt das Herz.

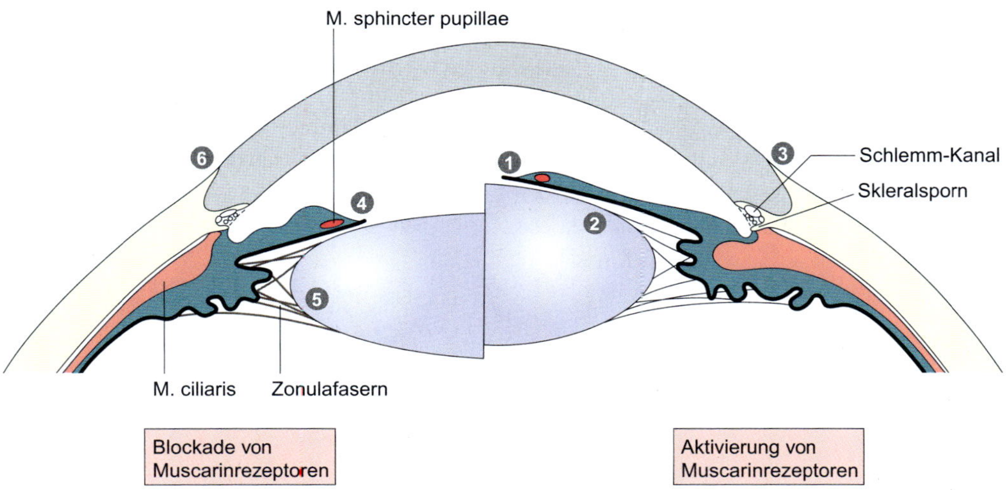

Abb. 3.3 Folgen der Aktivierung und Blockade von Muscarinrezeptoren am Auge.
Rechts: Aktivierung der Muscarinrezeptoren durch Muscarinrezeptor-Agonisten oder in Gegenwart von Cholinesterase-Hemmstoffen führt zur **Kontraktion** des M. ciliaris (M_3) und des M. sphincter pupillae (M_3). Folge der Kontraktion des M. sphincter pupillae ist (1) Verkleinerung der Pupille (Miosis); Folgen der Kontraktion des M. ciliaris sind (2) Erschlaffung der Zonulafasern, Rundung der Linse, (Nah-)Akkommodation (Sehstörung durch eingeschränktes Fernsehen) und Abflachung der vorderen Augenkammer sowie (3) durch Zug am Skleralsporn Erweiterung der Maschen des Trabekelwerks im Kammerwinkel und des Schlemm-Kanals, Erleichterung des Abflusses des Kammerwassers.
Links: Blockade der Muscarinrezeptoren (Muscarinrezeptor-Antagonisten) führt zur **Erschlaffung** des M. ciliaris und des M. sphincter pupillae. Folge der Erschlaffung des M. sphincter pupillae ist (4) Vergrößerung der Pupille (Mydriasis); Folgen der Erschlaffung des M. ciliaris sind (5) Anspannung der Zonulafasern, Abflachung der Linse, Akkommodationslähmung und Vertiefung der vorderen Augenkammer sowie (6) durch Nachlassen des Zugs am Skleralsporn Verengung der Maschen des Trabekelwerks im Kammerwinkel und des Schlemm-Kanals, Behinderung des Abflusses des Kammerwassers. – Wie Muscarinrezeptor-Antagonisten erweitern auch α-Adrenozeptor-Agonisten die Pupille, und zwar durch Kontraktion des (nicht eingezeichneten) M. dilatator pupillae (über α_1-Adrenozeptoren) (➤ Kap. 4.2.5). Dabei bleibt die Fähigkeit zur Akkommodation erhalten. (Nach: Unger HH, Mackensen G; Freiburg)

3.2.4 Indikationen, unerwünschte Arzneimittelwirkungen und Vergiftungen

Die therapeutische Verwendung von Muscarinrezeptor-Agonisten, ihre erwünschten und unerwünschten Arzneimittelwirkungen werden gemeinsam mit denjenigen der Cholinesterase-Inhibitoren besprochen (➤ Kap. 3.6.6 , ➤ Kap. 3.6.7.).

Vergiftungen mit muscarinhaltigen Pilzen werden im Toxikologie-Kapitel behandelt (➤ Kap. 35.13).

3.3 Muscarinrezeptor-Antagonisten

Die Muscarinrezeptor-Antagonisten besitzen Affinität zu Muscarinrezeptoren, aber keine intrinsische Aktivität. Sie sind deshalb **kompetitive Antagonisten gegen freigesetztes Acetylcholin** (und gegen exogene Muscarinrezeptor-Agonisten). Sie entfalten eine Wirkung nur dort, wo sie Acetylcholin (oder einen exogenen Agonisten) verdrängen können; an einem Organ mit geringem cholinergem Tonus bleibt deshalb ihre Wirkung gering. Ein Beispiel sind die Blutgefäße. Den meisten fehlt eine cholinerge Innervierung, doch besitzen sie Muscarinrezeptoren (nicht innervierte Rezeptoren; ➤ Kap. 2.2.3). Agonisten verursachen deshalb eine Vasodilatation, Antagonisten dagegen sind (solange man nicht einen exogenen Agonisten appliziert hat) unwirksam (➤ Tab. 3.2).

3.3.1 Geschichte

Atropin (= (±)-Hyoscyamin) und **Scopolamin** (= (–)-Hyoscin) (➤ Abb. 3.4) sind die Wirkstoffe der Tollkirsche, *Atropa belladonna* (➤ Abb. 35.95), des Bilsenkrauts, *Hyoscyamus niger*, des Stechapfels, *Datura stramonium*, und der Engelstrompete, *Brugmansia aurea*, alle aus der Familie der Nachtschattengewächse (Solanaceae). Pflanzen mit Atropin und pharmakologisch verwandten Alkaloiden werden seit Tausenden von Jahren als Rauschgifte verwendet. Das kommt im deutschen Namen Tollkirsche ebenso zum Ausdruck wie im ersten Teil des botanischen Artnamens *Atropa belladonna*, nach einer der drei griechischen Schicksalsgöttinnen, Atropos.

Atropin und Scopolamin sind Ester der Tropasäure, die ein asymmetrisch substituiertes Kohlenstoffatom enthält. Das Razemat Atropin entsteht bei der Extraktion aus dem von der Pflanze synthetisierten (–)-Hyoscyamin. Die (–)-Enantiomere wirken weit stärker als die (+)-Enantiomere. Stoffe mit tertiärem Stickstoff wie Atropin und Scopolamin wirken peripher und zentral.

3.3.2 Wirkstoffe

Zu den Muscarinrezeptor-Antagonisten gehören:

- Die natürlichen Alkaloide **Atropin***und **Scopolamin*** (➤ Abb. 3.2), die ZNS-gängig sind und im ZNS und in der Peripherie wirken.
- Substanzen wie **Biperiden*** oder **Trihexyphenidyl**, die bei der **Parkinson-Krankheit** (➤ Kap. 13.3.5) zur Blockade der überschießend aktivierten striatalen Muscarinrezeptoren eingesetzt werden. Sie verfügen über einen tertiären Stickstoff und wirken peripher und zentral, möglicherweise mit weniger peripheren unerwünschten Arzneimittelwirkungen als Atropin.
- Substanzen mit quartärem Stickstoff wie **Ipratropium*, Butylscopolamin*** (➤ Abb. 3.4), die nicht ZNS-gängig sind und nur in der Peripherie wirken.
- Einige vorwiegend in der Augenheilkunde als Mydriatika lokal applizierte Substanzen wie **Cyclopentolat** und **Tropicamid.**
- Die Subtyp-selektiven Stoffe **Pirenzepin, Darifenacin, Solifenacin** (alle mit tertiärem Stickstoff) und **Tiotropium*** (quartärer Stickstoff).

Butylscopolamin, Ipratropium, Tiotropium und **Trospiumchlorid** sind **quartäre Derivate** der natürlichen Alkaloide (➤ Abb. 3.4). Ihre Polarität lässt sie die Blut-Hirn-Schranke kaum überwinden – zentrale unerwünschte Arzneimittelwirkungen sind

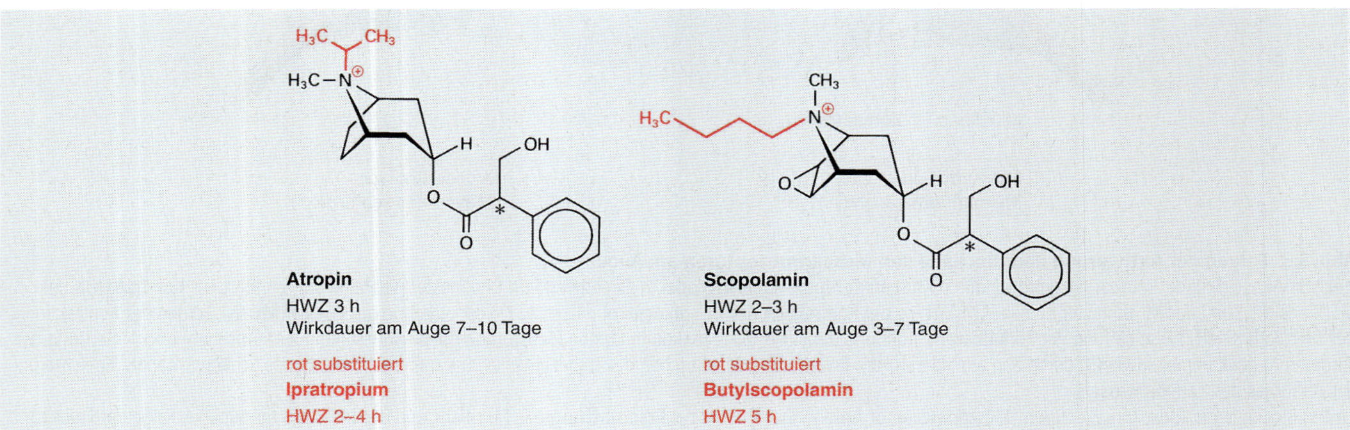

Abb. 3.4 Muscarinrezeptor-Antagonisten.
Das stickstoffhaltige Ringsystem des Atropins und Ipratropiums nennt man Tropin, das des Scopolamins und Butylscopolamins Scopin. Ein Stern kennzeichnet das Chiralitätszentrum der Tropasäure. Die Wirkdauer bei lokaler Anwendung am Auge gilt für die Mydriasis; die Lähmung des M. ciliaris bildet sich meist schneller zurück. (HWZ = Eliminationshalbwertszeit)

kaum zu befürchten. Die Polarität führt aber auch zu geringem Eindringen ins Auge nach konjunktivaler Applikation und zu schlechter Resorption aus dem Magen-Darm-Kanal. So verwundert, dass zuweilen gleiche Dosen für parenterale und orale oder rektale Gabe empfohlen werden (z. B. 10–20 mg Butylscopolamin).

Nur wenige Muscarinrezeptor-Antagonisten haben eine relative Spezifität zu M_1- bzw. M_3-Rezeptoren. So besitzt **Pirenzepin zu M_1-Rezeptoren eine 100-fach höhere Affinität** als zu M_{2-5}-Rezeptoren. Pirenzepin vermindert mit einer gewissen Selektivität die Magensäuresekretion. Das beruht nicht auf der Blockade der Muscarinrezeptoren an den Belegzellen (M_3), sondern der M_1-Rezeptoren an autonomen Ganglienzellen und weiteren Zellen des Magens, die parakrin die benachbarten Belegzellen beeinflussen. Allerdings spielt Pirenzepin heute als medikamentöse Therapie der gastroduodenalen Ulkuskrankheit kaum noch eine Rolle; es stehen effektivere und kausal angreifende Therapieoptionen zur Verfügung (➤ Kap. 22.1.3).

Die M_3-selektiven Agonisten wurden in der Hoffnung auf Harnblasen-selektive Antagonisten entwickelt. **Darifenacin** und **Solifenacin** besitzen **zu M_3-Rezeptoren** eine 10–30-fach **höhere Affinität** als zu den anderen Untertypen. **Tiotropium**, wie Ipratropium ein quartäres Scopolaminderivat, dissoziiert von M_3-Rezeptoren wesentlich langsamer als von den anderen Subtypen und ist daher ebenfalls M_3-selektiv. Es wurde zum Prototyp des **lang wirkenden Muscarinrezeptor-Antagonisten,** zu denen auch Aclidinium gehört. Jedoch sind M_3-Rezeptoren weitverbreitet und Wirkungen auf andere Organe deshalb die Regel.

Die anderen hier besprochenen Antagonisten sind nichtselektiv, unterscheiden also nicht zwischen M_1–M_5-Rezeptoren.

3.3.3 Pharmakodynamik

Die meisten Wirkungen der Muscarinrezeptor-Antagonisten sind den Wirkungen der Agonisten entgegengesetzt (➤ Tab. 3.2). Die Spiegelung ist aber nicht vollkommen, z. B. wegen des Vorkommens nichtinnervierter Rezeptoren (➤ Kap. 2.2.3): Wenn der körpereigene Agonist Acetylcholin nicht anwesend ist, vermögen die Antagonisten über die Muscarinrezeptoren keine Wirkung hervorzurufen, da sie über keine intrinsische Aktivität verfügen.

Herz

Nach Gabe von Atropin lässt die Konkurrenz mit Acetylcholin am M_2-Rezeptor im Sinusknoten des Herzens eine **Tachykardie** erwarten. Dies ist charakteristisch für Muscarinrezeptor-Antagonisten. **Zuweilen** beobachtet man aber eine **Bradykardie,** besonders nach niedrigen Dosen. Man erklärt die Tachykardie damit, dass Stoffe wie Atropin auch die freisetzungshemmenden Muscarin-Autorezeptoren (➤ Abb. 2.9) der parasympathischen Nervenendigungen blockieren und dadurch die Freisetzung von Acetylcholin steigern. Sind – z. B. wegen der niedrigen Dosis – zugleich die Muscarinrezeptoren an den Schrittmacherzellen wenig blockiert, resultiert netto ein Mehr an Aktivierung der Schrittmacherzell-Rezeptoren und damit eine Frequenzsenkung.

Magen-Darm-Kanal, Harnwege

Atropin **hemmt die Kontraktion der glatten Muskulatur** des Magen-Darm-Kanals, der Gallenwege, der Ureteren und der Harnblase sowie die **Magensäuresekretion.** Die dafür notwendigen Dosen blockieren aber auch Muscarinrezeptoren in anderen Zellen und Geweben und führen z. B. zu **Mundtrockenheit** und Tachykardie. Solche unerwünschten Arzneimittelwirkungen sollen beim Butylscopolamin geringer sein.

Zentralnervensystem

Atropin wirkt in therapeutischen Dosen (≤ 0,5 mg) wenig auf das ZNS – wahrscheinlich, weil es bei physiologischen pH-Werten überwiegend als Kation vorliegt – und erst in **höheren Dosen** (≥ 0,5 mg) **erregend,** mit Unruhe, Desorientiertheit und Halluzinationen. Das bessere ZNS-gängige Scopolamin wirkt in kleinen Dosen (um 0,5 mg) zentral dämpfend, in größeren ebenfalls erregend. Es vermindert Übelkeit und Erbrechen bei Kinetosen (➤ Kap. 22.5.2).

3.3.4 Pharmakokinetik

Die nichtquartären Wirkstoffe werden gut aus dem Magen-Darm-Kanal und von anderen Schleimhäuten resorbiert und passieren leicht die Blut-Hirn-Schranke. Dies gilt nicht für die quartären Wirkstoffe. Die Plasmahalbwertszeit des **Atropins** beträgt etwa 3 Stunden. Zur Hälfte wird Atropin unverändert renal ausgeschieden, zur anderen Hälfte metabolisiert. Die Pupillenerweiterung durch Atropin dauert länger als nach der Halbwertszeit zu erwarten, nämlich 7–10 Tage (➤ Abb. 3.4). Atropin wird an das Melanin der Iris gebunden und über etliche Tage aus der Bindung freigesetzt. Dies wird bei Entzündungen (Iritis, Irdisozyklitis) ausgenutzt, um Verklebungen (Synechien) zwischen Iris und Linse zu verhindern.

Ipratropium (➤ Abb. 3.4) wird nach oraler Gabe und nach Inhalation wenig resorbiert: Bei oraler Gabe gelangen nur etwa 3 %, bei Inhalation nur etwa 6 % in den systemischen Kreislauf. Der größte Teil der inhalierten Substanz wird verschluckt und mit dem Stuhl ausgeschieden. Die Bronchospasmolyse nach Inhalation ist vorwiegend eine lokale Wirkung: Um die gleiche Bronchospasmolyse zu erzielen, werden i. v. größere, per os viel größere Dosen als bei Inhalation benötigt. Gleiches gilt für **Tiotropium.**

An der metabolischen Elimination sind CYP3A4 (Tiotropium, Oxybutynin, Solifenacin und Darifenacin) und CYP2D6 (Tiotropium, Oxybutynin und Darifenacin) beteiligt.

3.3.5 Indikationen und unerwünschte Arzneimittelwirkungen

Indikationen

Wirkungen lassen sich aus ➤ Tab. 3.2 ableiten.

3

Herz

Atropin ist zuweilen indiziert bei **bradykarden Rhythmusstörungen** wie Sinusbradykardie, wenn sie zu Kreislaufinsuffizienz führt, und AV-Block. Auch Ipratropium wird verwendet (➤ Tab. 3.2).

Atemwege

Tiotropium ist die am besten dokumentierte inhalative Basistherapie bei chronisch obstruktiver Lungenerkrankung (**COPD;** ➤ Kap. 4.8.4). Inhaliert verursacht es wenig unerwünschte Arzneimittelwirkungen. Im Vergleich zu Atropin vermindert Tiotropium die Bronchialsekretion und die mukoziliäre Clearance kaum. Seine Wirkung hält nach Inhalation > 24 Stunden lang an, die Wirkung von inhaliertem Ipratropium dagegen nur 4–6 Stunden. Grund ist die langsame Abdissoziation des Tiotropiums von den bronchialen M_3-Rezeptoren. Ein weiterer lang wirkender Muscarinrezeptor-Antagonist wie Aclidinium besitzt keine Vorteile.

Tiotropium und Ipratropium werden auch bei **Asthma bronchiale,** das sich mit inhalativen Steroiden und inhalativen β_2-Adrenozeptor-Agonisten ungenügend behandeln lässt, oder wenn inhalative β_2-Adrenozeptor-Agonisten nicht toleriert werden, als Zusatztherapie eingesetzt. (➤ Kap. 4.8.2).

Magen-Darm-Kanal, Gallen- und Harnwege

Butylscopolamin kann zusammen mit einem Analgetikum bei **Kolikschmerzen durch Gallensteine,** weniger durch Nierensteine (hier eher Metamizol) als Spasmolytikum i. v. gegeben werden.

Etwa ein Viertel der über 60-jährigen Männer und Frauen leidet am Syndrom der **überaktiven Blase** (overactive bladder) mit Spasmen des Detrusormuskels, häufigem Harndrang, erhöhter Miktionsfrequenz und – dann spricht man von **Dranginkontinenz** – nicht unterdrückbarer Harnentleerung. Mit dem Alter nimmt die Häufigkeit zu. Muscarinrezeptor-Antagonisten bessern die Symptome. Infrage kommen neben dem nichtselektiven Oxybutynin (verfügt über einen tertiären Stickstoff) die relativ M_3-selektiven Wirkstoffe Darifenacin, Solifenacin sowie Trospiumchlorid. Jedoch treten auch bei Letzteren die zu erwartenden unerwünschten Arzneimittelwirkungen auf – am häufigsten stört Mundtrockenheit die Patienten. Zu kognitiven Störungen kommt es bei therapeutischen Dosen nicht. Nachgewiesen erfolgreich ist auch die Injektion von Botulinusneurotoxin A in den Detrusormuskel (➤ Kap. 3.8).

Auge

Durch Erweiterung der Pupille (➤ Abb. 3.3) ermöglicht Atropin eine diagnostische **Spiegelung des Augenhintergrunds** und bei Kindern die Bestimmung der Refraktion in Zykloplegie. Weil seine mydriatische Wirkung erst im Verlauf von 7–10 Tagen abklingt, bevorzugt man die kürzer wirkenden Stoffe Cyclopentolat und Tropicamid.

Zentralnervensystem

Die Behandlung des Morbus Parkinson mit Stoffen wie Biperiden wird in ➤ Kap. 13.3.5 beschrieben. Scopolamin schützt vor **Kinetosen** (Reisekrankheit) und kann auch über die Haut in Form eines transdermalen therapeutischen Systems (➤ Kap. 1.6.3) appliziert werden.

Vergiftungen

Atropin und die enzymreaktivierenden Oxime sind die wichtigsten **Antidote** bei der Vergiftung mit Cholinesterase-hemmenden **Alkylphosphaten.** Atropin ist auch Antidot gegen die Cholinesterase-hemmenden **Carbamate** (➤ Kap. 35.6.3).

ZUR VERTIEFUNG

Von der Dranginkontinenz ist die **Belastungsinkontinenz** zu unterscheiden. Dabei führt eine Schwäche des Blasenverschlusses bei Erhöhung des Bauchinnendrucks (Treppensteigen, Husten) ohne Harndrang zum Harnaustritt. Nachgewiesen ist Besserung durch Duloxetin, das wie Venlafaxin (➤ Tab. 14.1) ohne nennenswerte Wirkung auf cholinerge Rezeptoren die neuronale Wiederaufnahme von Noradrenalin und Serotonin hemmt und deshalb auch als Antidepressivum dient. Es steigert über das Kerngebiet des N. pudendus im Sakralmark den Tonus des quergestreiften Harnröhrensphincters. Nur Duloxetin ist in Deutschland für diese Indikation zugelassen, und nur für Patientinnen. Venlafaxin hat ein ähnliches Wirkprofil und führt in höheren Dosen zum Anstieg von Herzfrequenz, QT-Intervall und Blutdruck und kann – wie alle Serotonin-Wiederaufnahmehemmer – die Thrombozytenaggregation hemmen. Diese kardiovaskulären Risiken sind bei älteren Patienten erhöht.

Unerwünschte Arzneimittelwirkungen

Die Wirkungen der Muscarin-Antagonisten können sich auch unerwünscht äußern. Eine Blockade der Rezeptoren kann zu Folgendem führen:

- Am Herzen zu Tachykardie, unter Umständen zu Angina pectoris
- In den Bronchien zur Störung der Selbstreinigung
- im Magen-Darm-Kanal und in den Harnwegen zur Verzögerung der Magenentleerung, Darmatonie, zum Harnverhalt und zu Miktionsstörungen
- Am Auge zu Lichtscheu, Akkommodationsschwäche, v. a. aber bei engem Kammerwinkel zu Steigerung des Augeninnendrucks und einem akuten Glaukomanfall
- An den Speicheldrüsen zu Mundtrockenheit, Schluck- und Sprechschwierigkeiten
- Im Zentralnervensystem (bei Scopolamin) zu Müdigkeit
- Allgemein zur Beeinträchtigung kognitiver Funktionen

Auch die annähernd gewebespezifischen Wirkstoffe (etwa Biperiden für das Corpus striatum, inhaliertes Ipratropium für das Bronchialsystem) können unerwünschte Arzneimittelwirkungen über jene Muscarinrezeptoren auslösen, die sie an sich nicht treffen sollen.

Weit häufiger sind gerade bei älteren Patienten **anticholinerge Symptome** ein Problem, hervorgerufen durch **Medikamente,** die trotz adäquater Dosierung als unerwünschte Wirkungen anticholinerg wirken: In erster Linie sind dies **trizyklische Antidepressiva** (➤ Kap. 14.2.7), **H_1-Antihistaminika** der 1. Generation wie Chlorphenamin, Diphenhydramin, Promethazin (➤ Kap. 6.4.2) sowie klassische und atypische **Neuroleptika** wie Perphenazin bzw. Clozapin (➤ Kap. 14.5.6). Sie können unerwünschte anticholinerge Arzneimittelwirkungen peripher (z. B. Obstipation, Mundtrockenheit, orthostatische Dysregulation, kardiale Arrhythmien) und zentral (z. B. Benommenheit, innere Unruhe, Verwirrtheitszustände und andere delirante Syndrome) auslösen, es kann zu kognitiven Defiziten und einem erhöhten Sturzrisiko kommen. Wegen dieses hohen Gefährdungspotentials sollte bei älteren Patienten auf Medikamente ausgewichen werden, die weniger oder keine anticholinergen unerwünschten Arzneimittelwirkungen aufweisen.

3.3.6 Vergiftung

Hyoscin- und hyoscyaminhaltige Pflanzen oder Tees führen gelegentlich zu Vergiftungen. Häufiger sind medikamentöse Vergiftungen, z. B. durch Verwechslung. Die typischen Symptome sind ➤ Tab. 3.2 zu entnehmen. Die ersten sind Mundtrockenheit, Trockenheit der Haut und eine leichte Bradykardie. Es folgen (bei höheren Dosen) Durst, Tachykardie und Pupillenerweiterung, Blendungsgefühl, Lichtscheu. Das Versiegen der Drüsensekretion macht Schlucken und Sprechen immer schwerer, die Akkommodation wird unmöglich. Die Darm- und Harnwegswirkungen führen zu Darmatonie und Harnverhaltung, die zentralnervösen Wirkungen zu Ruhelosigkeit, Verwirrtheit, Lachlust oder Weinkrämpfen sowie Halluzinationen. Die Körpertemperatur steigt als Folge der Hemmung der Schweißsekretion und wohl auch durch eine Störung der zentralen Regulation. Die Haut ist heiß, trocken und rot. Schließlich kann die zentrale Erregung in Depression übergehen mit Somnolenz und Atemlähmung. Deutliche Symptome treten schon nach 0,5–1 mg Atropin auf; Lebensgefahr beginnt bei Erwachsenen ab etwa 100 mg.

Das wirksamste **Antidot** ist der Cholinesterase-Hemmer **Physostigmin.** In einer Dosis von 2 mg i. v. vermindert Physostigmin sowohl die peripheren Symptome als auch – weil es die Blut-Hirn-Schranke durchdringt – die zentrale Erregung oder das Koma. Physostigmin wird rasch abgebaut, weshalb die Injektion bei Bedarf alle 1–2 Stunden zu wiederholen ist.

3.4 Neuromuskulär blockierende Stoffe

Nicotinrezeptoren kommen in der Peripherie und im Zentralnervensystem vor, in der Peripherie hauptsächlich in der Muskelendplatte, an autonomen Ganglienzellen und den zu den sympathischen Ganglienzellen homologen chromaffinen Zellen des Nebennierenmarks. Muskuläre und neuronale Nicotinrezeptoren unterscheiden sich in ihren Untereinheiten und ihrer pharmakologischen Beeinflussbarkeit durch Antagonisten. So werden die muskulären Rezeptoren durch Atracurium, die neuronalen Rezeptoren durch Hexamethonium selektiv blockiert (➤ Kap. 2.3.1). In diesem Abschnitt werden die vorwiegend muskulär, im nächsten Abschnitt (➤ Kap. 3.5) die vorwiegend neuronal wirkenden Pharmaka besprochen.

Die vorwiegend muskulär wirkenden Nicotinrezeptor-Liganden werden nahezu ausschließlich in der Anästhesiologie verwendet. Sowohl die Antagonisten als auch – nach vorübergehender Erregung – die Agonisten hemmen die neuromuskuläre Übertragung in den motorischen Endplatten. Sie heißen deshalb auch **neuromuskulär blockierende Stoffe**. Ihre Stellung innerhalb der **Muskelrelaxantien**, also der Pharmaka, die den Tonus der Skelettmuskulatur herabsetzen und ihre Kontraktionen hemmen, zeigt ➤ Abb. 3.5. Weil Antagonisten und Agonisten hemmen, gibt es zwei Gruppen neuromuskulär blockierender Stoffe:

- **Nichtdepolarisierende Muskelrelaxantien:** Das sind die vorwiegend muskulär wirkenden kompetitiven **Nicotinrezeptor-Antagonisten**, die Affinität zur Acetylcholin-Bindungsstelle des Rezeptors besitzen, aber keine intrinsische Aktivität.
- **Depolarisierende Muskelrelaxantien:** Aus dieser Gruppe ist **Suxamethonium*, ** identisch mit **Succinylcholin,** der einzige klinisch relevante Arzneistoff. Es ist ein vorwiegend muskulär wirkender **Agonist,** der Affinität zur Acetylcholin-Bindungsstelle des Rezeptors und intrinsische Aktivität besitzt.

3.4.1 Geschichte

Die Geschichte beginnt mit dem südamerikanischen Pfeilgift **Curare.** Der Naturwissenschaftler und Forschungsreisende Alexander von Humboldt (1769–1859) beschreibt in seinem Reisebericht detailliert, wie in der Missionssiedlung La Esmeralda am Orinoco aus einer harmlosen Schlingpflanze ein klebriges, teerartiges Pfeilgift gewonnen wurde. Wohl wissend, dass das Gift nur über die Blutbahn wirkt und nicht nach peroraler Aufnahme, ließen Humboldt und sein Begleiter Bonpland es sich nicht nehmen, selbst vom frisch zubereiteten Gift zu kosten. Humboldt beschreibt es als „sehr angenehm bitter" und fügt hinzu: „Gefahr ist keine dabei, wenn man nur sicher ist, daß man an den Lippen oder am Zahnfleisch nicht blutet." Aus Pflanzen der Gattung *Chondrodendron,* z. B. *Chondrodendron tomentosum,* stammt das (+)-Tubocurarin, aus Pflanzen der Gattung *Strychnos,* z. B. *Strychnos toxifera,* das Toxiferin. Die Curare-Alkaloide sind kompetitive **Antagonisten nicotinischer Acetylcholinrezeptoren** und Prototypen der **nichtdepolarisierenden Muskelrelaxantien.**

Die Möglichkeit, die Skelettmuskulatur auch durch **Nicotinrezeptor-Agonisten** zu lähmen, erkannte man um 1950. Auf diese Zeit geht das bis heute gebrauchte **Suxamethonium** zurück. Seit den 1960er-Jahren gilt die Suche kurz wirkenden und nebenwirkungsarmen nichtdepolarisierenden Stoffen. **Cisatracurium** und **Mivacurium** sind die jüngsten, die in den 1990er-Jahren eingeführt wurden.

3.4.2 Wirkstoffe

Alle Wirkstoffe sind quartäre Ammoniumverbindungen. Der quartäre Stickstoff ist wichtig für ihre Affinität zum Nicotinrezeptor. Außerdem macht er die Muskelrelaxantien hydrophil und lipophob und bestimmt damit ihre Pharmakokinetik. **(+)-Tubocurarin** (➤ Abb. 3.6) ist ein Bis-benzylisochinolin-Alkaloid, **Toxiferin** ein Indol-Alkaloid, **Alcuronium** ein Derivat des Toxiferins. **Vecuronium** (➤ Abb. 3.6), **Rocuronium*** und **Pancuronium** sind Aminosteroide. Sie sind Essigsäureester wie Acetylcholin, dessen Atomfolge sich einmal im Molekül des Vecuroniums und des

Rocuroniums und zweimal im Molekül des Pancuroniums wiederfindet. **Atracurium** (➤ Abb. 3.6) und **Mivacurium** sind wie (+)-Tubocurarin Benzylisochinoline. Beide sind Ester. Atracurium besitzt vier Asymmetriezentren, und es gibt zehn Stereoisomere, die im Handelspräparat gemischt sind. Ein reines Stereoisomer ist das **Cisatracurium**. **Suxamethonium*** (➤ Abb. 3.6 und ➤ Tab. 3.3) ist der Bis-cholinester der Bernsteinsäure – dies bedeutet, dass zwei Acetylcholin-Moleküle an ihren Acetylresten verknüpft sind.

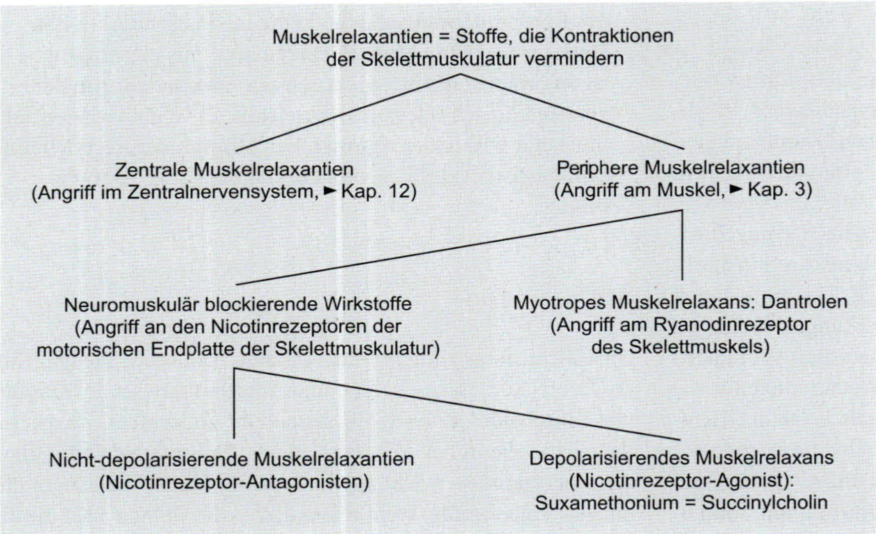

Abb. 3.5 Einteilung der Muskelrelaxantien.

Tab. 3.3 Wirkungseintritt, Anschlagszeit und unerwünschte Arzneimittelwirkungen neuromuskulär blockierender Stoffe bei klinisch verwendeten Dosen. Die Anschlagszeit ist die Zeit zwischen Beginn der Bolusinjektion bis zur Unterdrückung der Reizantwort um 95 %, die Wirkdauer die Zeit, bis die Muskelkontraktion 25 % des Ausgangswerts wieder erreicht hat.

Muskelrelaxans	Anschlagszeit [min]	Wirkdauer [min]	Unerwünschte Arzneimittelwirkungen
Ultrakurz und kurz wirksam			
Suxamethonium[1]	0,8–1,4	6–11	• Bradykardie (Agonist an Muscarinrezeptoren) • Herzrhythmusstörungen (Hyperkaliämie) • Hypertension und Tachykardie (Agonist an ganglionären Nicotinrezeptoren) • Erhöhter Augeninnendruck (Agonist an muskulären Nicotinrezeptoren) • Postoperativer Muskelkater (infolge der initialen Faszikulationen)
Mivacurium[1]	2–3	15–21	Transienter Blutdruckabfall (Histaminfreisetzung)
Mittellang wirksam			
Vecuronium[2]	2–3	20–35	Wenige
Atracurium[3]	3	20–35	Transienter Blutdruckabfall (Histaminfreisetzung)
Rocuronium[4]	0,5–2	36–73	Wenige
Cisatracurium[5]	2–8	45–90	Wenige
Lang wirksam			
Pancuronium[2]	3–4	60–80	• Tachykardie (Antagonist an muscarinergen Rezeptoren) • Blutdruckanstieg
(+)-Tubocurarin[2]	6	60–80	• Blutdruckabfall (Antagonist an ganglionären Nicotinrezeptoren; Histaminfreisetzung) • Bronchokonstriktion (Histaminfreisetzung)

Elimination:
[1] durch Butyrylcholinesterase,
[2] hepatisch und renal,
[3] durch Hofmann-Eliminierung und Spaltung durch unspezifische Esterasen,
[4] hepatisch,
[5] durch Hofmann-Eliminierung und renal.

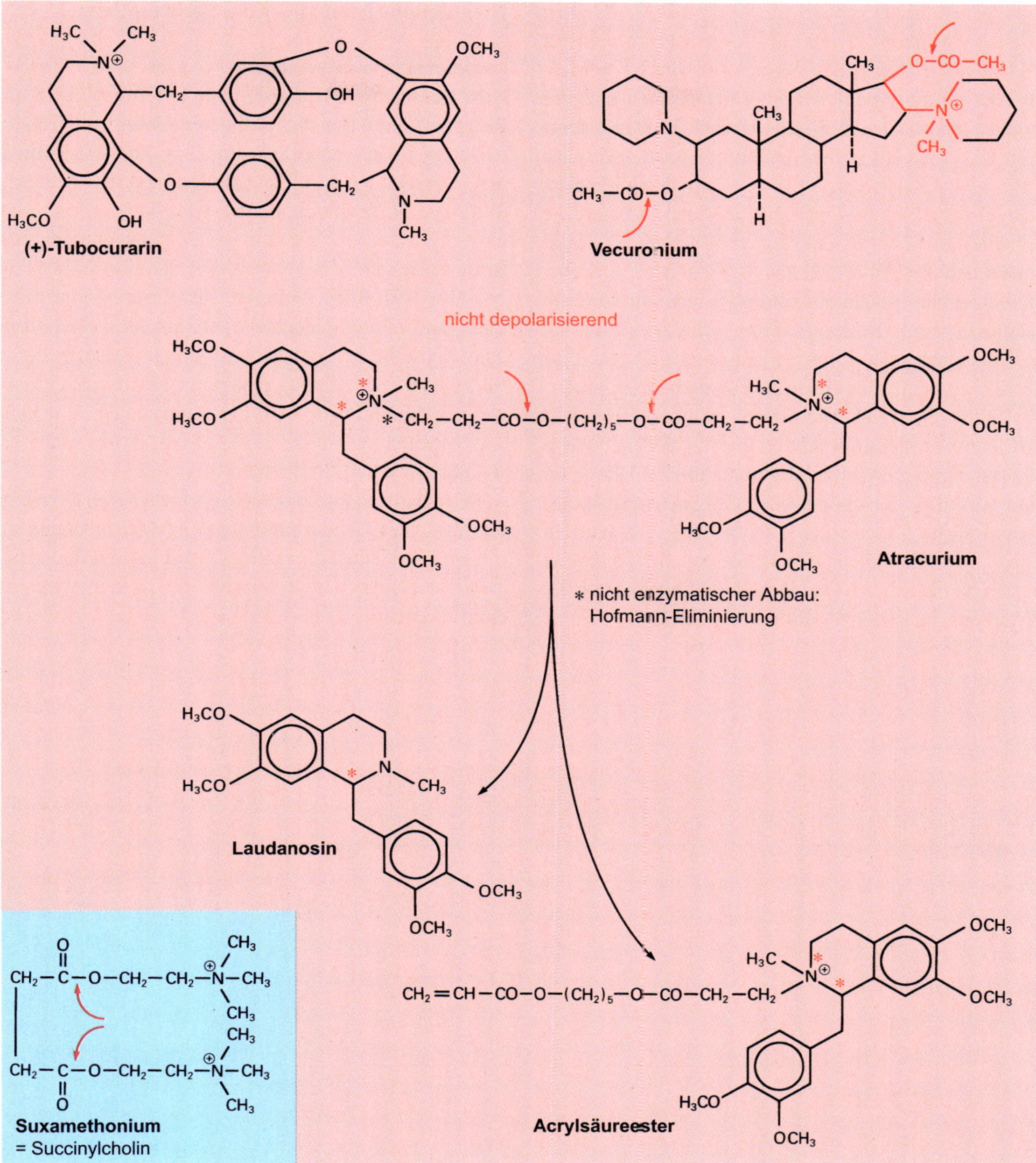

Abb. 3.6 Neuromuskulär blockierende Wirkstoffe und ihr Abbau.
Suxamethonium, identisch mit Succinylcholin, ist der einzige Nicotinrezeptor-Agonist, die anderen Substanzen sind Antagonisten. Beim Vecuronium ist die Atomfolge des Acetylcholins rot hervorgehoben. Rote Sterne zeigen bei Atracurium und seinen Spaltprodukten die Chiralitätszentren. Rote Pfeile zeigen bei Vecuronium, Atracurium und Suxamethonium die Stellen der Esterspaltung.

3.4.3 Pharmakodynamik

Wirkung auf die Skelettmuskulatur

Ein Nervenaktionspotential setzt in einer Muskelendplatte den Inhalt einiger hundert Acetylcholin-Speichervesikel frei, jedes Vesikel etwa 8000 Moleküle Acetylcholin. Die postsynaptische Membran enthält einige Millionen Nicotinrezeptoren. Sie sind auf die Endplatte beschränkt; das Sarkolemm außerhalb der Endplatte ist normalerweise rezeptorfrei. Durch Aktivierung der Rezeptoren wird die Membran depolarisiert, es kommt zu einem exzitatorischen postsynaptischen Potential (EPSP), dem **Endplattenpotential.** Hat die Depolarisation das Schwellenpotential von etwa –50 mV erreicht, so öffnen sich spannungsabhängige Natriumkanäle, und es entsteht ein Aktionspotential. Es läuft über die Muskelfaser hinweg und aktiviert spannungsabhängige Cav1.1-L-Typ-Kalziumkanäle. Diese Cav1.1-L-Typ-Kalziumkanäle werden auch Dihydropyridinrezeptoren genannt und kommen ausschließlich im Skelettmuskel vor; sie sind strukturell verwandt zu den L-Typ-Kalziumkanälen Cav1.2 und Cav1.3, die beispielsweise im Herzmuskel und in den β-Zellen des Pankreas exprimiert werden. Die durch die Aktivierung bewirkte Konformationsänderung der Cav1.1-Kanäle führt im Bereich des transversalen Tubulussystems zum Kontakt mit Ca^{2+} Kanälen in der Membran des sarkoplasmatischen Retikulums, wodurch sich diese öffnen: Ca^{2+} aus dem sarkoplasmatischen Retikulum wird ins Sarkoplasma freigesetzt, aktiviert die kontraktilen Proteine und die Muskelfaser kontrahiert. Der Ca^{2+}-Kanal des sarkoplasmatischen Retikulums, durch den das Ca^{2+} ins Sarkoplasma tritt, bindet das Alkaloid **Ryanodin** und wird deshalb **Ryanodin-Rezeptor** genannt. Der gesamte Prozess, die Freisetzung von Acetylcholin an den Axonterminalen von α-Motoneuronen bis zur Kontraktion der Muskelfaser, nennt man **elektromechanische Kopplung.**

In dieses physiologische Geschehen greifen nichtdepolarisierende und depolarisierende Muskelrelaxantien in verschiedener Weise ein. ➤ Abb. 3.7 zeigt einige wichtige Merkmale ihrer Wirkung im Tierexperiment. Anästhesisten benutzen beim **neuromuskulären Monitoring** ähnliche Methoden wie in ➤ Abb. 3.7, um den Relaxierungsgrad ihrer Patienten einzuschätzen. Beispielsweise stimulieren sie den **N. ulnaris** am Handgelenk und beobachten die Beugung des Daumens durch den **M. adductor pollicis.**

Nichtdepolarisierende Muskelrelaxantien

Nicotinrezeptor-Antagonisten wie (+)-Tubocurarin binden an den Rezeptor, ohne ihn zu aktivieren. Wenn nur eine der beiden α-Untereinheiten eines Rezeptors (➤ Kap. 2.2.3) mit dem Antagonisten besetzt ist, wird die Aktivierung durch Acetylcholin verhindert. Das Endplattenpotential wird kleiner und schließlich bei einigen Fasern zu klein, um ein Aktionspotential auszulösen. Die Kraftentwicklung des Muskels lässt dann dosisabhängig nach (❸ in ➤ Abb. 3.7). Etwa 75 % der Nicotinrezeptoren müssen für eine merkliche Wirkung blockiert sein. Ein Muskelaktionspotential und eine Kontraktion können statt durch Reizung des motorischen Nervs auch durch direkte elektrische Reizung des Muskels ausgelöst werden; die Endplatte wird dabei umgangen, und Nicotinrezeptor-Antagonisten vermindern diese Kontraktion **nicht** („d" bei ❸ in ➤ Abb. 3.7).

Reizt man den motorischen Nerv nicht durch Einzelimpulse in weiten Abständen, sondern mit 4 Pulsen einer Frequenz von 2 Hz (Viererserie), so bleiben die resultierenden Kontraktionen normalerweise etwa konstant hoch (❷ in ➤ Abb. 3.7). Nach Injektion von (+)-Tubocurarin dagegen wird bei der Viererserie die Zuckung von Impuls zu

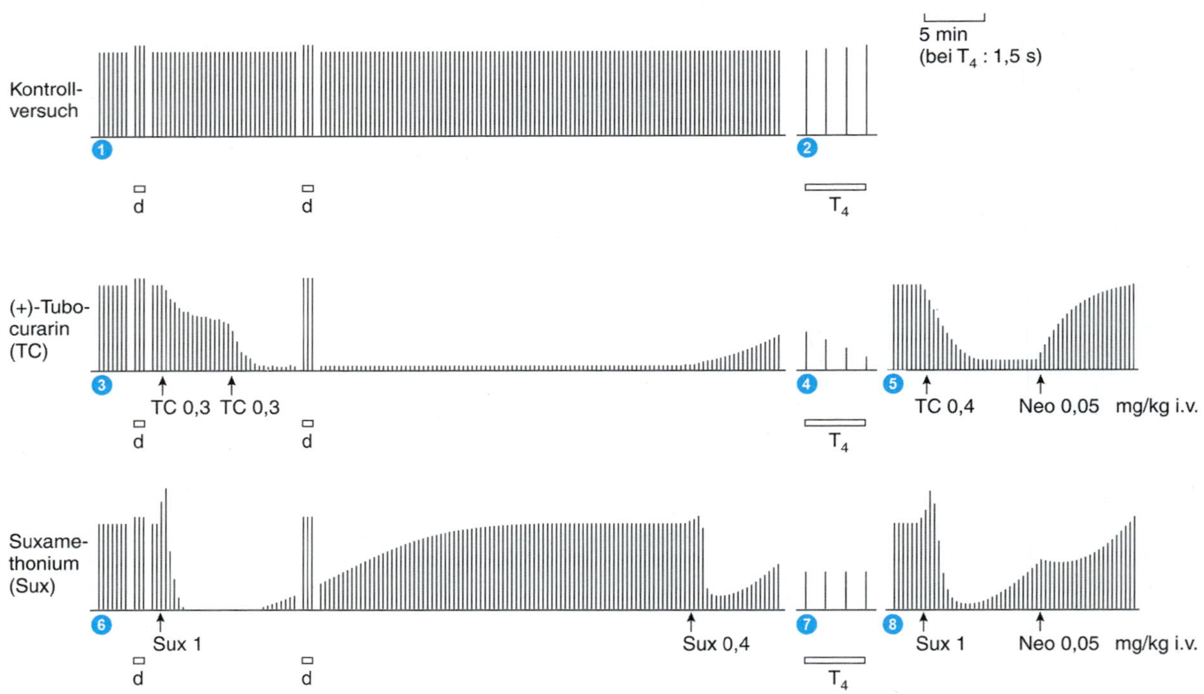

Abb. 3.7 Merkmale der Wirkung eines nichtdepolarisierenden Muskelrelaxans [(+)-Tubocurarin] und eines depolarisierenden Muskelrelaxans (Suxamethonium), halbschematisch nach Versuchen am M. tibialis anterior narkotisierter Katzen.
Der motorische Nerv wurde alle 20 s mit einem Einzelimpuls elektrisch gereizt; Ausnahmen: Bei „d" wurde statt des Nervs der Muskel direkt gereizt, und bei T_4 (Viererserie, Train-of-Four der Anästhesisten) wurde der Nerv durch 4 Impulse einer Frequenz von 2 Hz gereizt. Bei der Viererserie wurde mit größerer Geschwindigkeit registriert (Zeitmarkierung oben rechts). **Kontrollversuch:** Reizung des motorischen Nervs durch Einzelimpulse im Abstand von 20 s löst gleichbleibende Kontraktionen aus: ❶. Das Gleiche gilt für direkte Muskelreizung („d" bei ❶). Die vier Zuckungen einer Viererserie sind etwa gleich hoch: ❷. Die Wirkungen von (+)-Tubocurarin (TC) und Suxamethonium (Sux) werden im Text besprochen. (Neo = Neostigmin)
(Nach: Bowman WC. Pharmacology of Neuromuscular Function. Bristol, 1980.)

Impuls schwächer (❹ in ➤ Abb. 3.7). Diese **Ermüdung** beobachtet man schon bei weniger als 75-prozentiger Rezeptorbesetzung – für den Anästhesisten also ein empfindlicher Relaxationsindikator.

Eine für die Praxis sehr wichtige Eigenschaft der nicht depolarisierenden Stoffe ist die Durchbrechbarkeit des Blocks, die **Decurarisierung** durch Cholinesterase-Inhibitoren wie Neostigmin. Sie hemmen den Abbau von freigesetztem Acetylcholin. Dann konkurriert Acetylcholin erfolgreicher als zuvor mit seinem kompetitiven Antagonisten (❺ in ➤ Abb. 3.7).

Depolarisierendes Muskelrelaxans Suxamethonium

Muskelrelaxantien (die heute nicht mehr verwendeten Wirkstoffe Decamethonium und Hexcarbacholin sowie das bis heute klinisch angewandte **Suxamethonium**) blockieren zwar kompetitiv die Bindung von Acetylcholin, wirken aber ähnlich wie Acetylcholin **agonistisch an den Nicotinrezeptoren,** sind also kompetitive Agonisten. Sie depolarisieren die Membran, indem sie die Kanäle auf die gleiche Weise wie Acetylcholin öffnen. Allerdings verbleiben sie aufgrund ihrer Resistenz gegenüber der Acetylcholinesterase länger an der neuromuskulären Verbindungsstelle. Die Depolarisation ist daher länger anhaltend, was zu einer initialen kurzen Periode wiederholter Erregung führt, die eine vorübergehende und wiederholte Muskelkontraktion auslösen kann, gefolgt von einer Blockade der neuromuskulären Übertragung und einer schlaffen Lähmung. Die initialen Muskelkontraktionen sind nicht sowohl bei allen Muskeln gleich. Einige, z. B. die äußeren Augenmuskeln, kontrahieren sich lang anhaltend (Kontraktur). Die Reaktion der weitaus meisten Muskeln aber besteht in Faszikulationen, also kurzen, unkoordinierten Kontraktionen einzelner Muskelfasern, oder in der Verstärkung der Zuckungen bei Nervenreizung. Die **Blockade der neuromuskulären Übertragung** und die damit einhergehende **schlaffe Lähmung** wird als Phase-I-Block bezeichnet (❻ in ➤ Abb. 3.7); dies ist der klinisch wichtigste Wirkmechanismus von Suxamethonium. Kontraktionen bei direkter elektrischer Reizung des Muskels werden auch durch Suxamethonium nicht blockiert („d“ bei ❻ in ➤ Abb. 3.7). Die Blockade entsteht, weil sich periphere spannungsabhängige Na^+-Kanäle nach einer anfänglichen Öffnung schließen. Sie sind nicht aktivierbar und öffnen sich erst wieder, wenn die Endplatte repolarisiert ist (➤ Abb. 3.7 in ➤ Kap. 8.3). Zu diesem Zeitpunkt bindet Suxamethonium oder das freigesetzte Acetylcholin an Rezeptoren auf einer bereits depolarisierten Endplatte. Als Folge der inaktivierten Na^+-Kanäle entsteht eine nicht erregbare Zone um die motorische Endplatte, die verhindert, dass sich das Depolarisationssignal auf nachgeschaltete Kanäle auswirkt. Der Rest des Muskels ist dadurch wirksam von der Aktivität an der motorischen Endplatte abgeschirmt. Diese Abfolge wird durch Faktoren wie das gleichzeitig verwendete Anästhetikum, den Muskel-Typ und die Geschwindigkeit der Medikamentenverabreichung beeinflusst.

Weitere Kennzeichen unterscheiden den Depolarisationsblock vom nichtdepolarisierenden Block. Bei der Viererserie sind die Kontraktionen zwar insgesamt abgeschwächt, eine **Ermüdung** aber **fehlt** (❼ in ➤ Abb. 3.7). Schließlich wird der Depolarisationsblock **durch die Cholinesterase-Hemmstoffe nicht unterbrochen** (❽ in ➤ Abb. 3.7). Zwar kann jetzt Acetylcholin dank höherer Konzentration das Suxamethonium verdrängen, was aber nur den Austausch eines Agonisten gegen einen anderen Agonisten darstellt; der Depolarisationsblock bleibt (oder wird gar stärker; ❽ in ➤ Abb. 3.7).

Unter klinischen Bedingungen kann mit steigender Konzentration von Suxamethonium der depolarisierende Phase-I-Block langsam in einen nicht-depolarisierenden Phase-II-Block übergehen. Während die Reaktion auf periphere Stimulation während des Phase-II-Blocks derjenigen der kompetitiven nichtdepolarisierenden Relaxantien ähnelt („d“ in ➤ Abb. 2.9), ist die **Umkehrung des Phase-II-Blocks** durch die Verabreichung von **Hemmstoffen der Acetylcholinesterase, z. B. von Neostigmin,** schwer vorherzusagen und sollte **mit Vorsicht erfolgen.** Möglicherweise sind bei diesem Phase-II-Block viele Nicotinrezeptoren desensibilisiert, d. h. wieder geschlossen, und durch Suxamethonium nicht mehr zu öffnen (➤ Kap. 1.2.4 zur Desensibilisierung von Rezeptoren).

3.4.4 Pharmakokinetik

Die neuromuskulär blockierenden Stoffe werden als Verbindungen mit quartärem Stickstoff kaum aus dem Magen-Darm-Kanal resorbiert und sind deshalb intravenös zu verabreichen. Aus diesem Grund kann auch ein Wildbret, das mit einem Curare vergifteten Pfeil erlegt wurde, ohne Folgen gegessen werden. Dank ihrer Lipophobie dringen diese Wirkstoffe kaum in Zellen ein, und ihr Verteilungsvolumen entspricht annähernd dem Extrazellularraum, also rund 0,2 l/kg Körpergewicht.

(+)-Tubocurarin wird kaum metabolisiert und unverändert ausgeschieden (➤ Tab. 3.3). Vecuronium, **Pancuronium** und **Atracurium** werden durch unspezifische Esterasen im Plasma hydrolysiert, **Suxamethonium** und **Mivacurium** durch die Butyrylcholinesterase. Bei **Atracurium** folgt der anschließende spontane Zerfall ohne Mitwirkung von Enzymen durch Hofmann-Eliminierung. **Cisatracurium** wird ausschließlich durch Hofmann-Eliminierung inaktiviert. Dabei bricht eine N-C-Bindung am quartären Stickstoff und das tertiäre Amin Laudanosin entsteht (➤ Abb. 3.6). Die Reaktion macht die Elimination von **Atracurium** und **Cisatracurium** unabhängig von Leber- und Nierenfunktion. Das entstehende Laudanosin tritt ins Gehirn ein. Es kann in hohen Dosen Krämpfe auslösen. Um die dazu notwendigen Konzentrationen zu erzielen, sind die üblichen Dosen von Atracurium und Cisatracurium aber nicht ausreichend. Laudanosin wird auch vom Schlafmohn *(Papaver somniferum)* gebildet und ist in kleinen Mengen Bestandteil des Opiums (➤ Kap. 3.4.3) bzw. der Opiumtinktur (Laudanum).

3.4.5 Anwendung

Neuromuskulär blockierende Stoffe werden am häufigsten zur **Muskelerschlaffung bei Operationen** und zur Erleichterung der **Intubation** angewendet. Vor ihrer Einführung erzwang man eine ausreichende Erschlaffung der Skelettmuskulatur durch hohe, nebenwirkungsreiche Dosen des Narkosemittels. Die Muskelrelaxantien ermöglichen es, das Narkosemittel niedriger zu dosieren.

Weitere Indikationen sind die **Elektrokrampftherapie** in der Psychiatrie, bei der sie Verletzungen vermeiden helfen, und Krämpfe bei **Strychninvergiftung** oder bei **Tetanus,** wenn sie nicht z. B. durch ein Benzodiazepin zu unterdrücken sind.

Nicht fachgerecht angewendet, sind neuromuskulär blockierende Stoffe gefährlich. Zweierlei v. a. ist zu **beachten:**

1. **Bewusstsein und Schmerzempfindung** bleiben **erhalten.**
2. Die **Atemmuskulatur** ist im Vergleich zu anderen Muskeln zwar verhältnismäßig unempfindlich gegen neuromuskulär blockierende Stoffe, aber auch sie wird durch die üblichen Dosen **gelähmt;** adäquate künstliche Beatmung ist notwendig.

Eine rasche postoperative Erholung der Muskelkraft nach der Operation ist wichtig, um Komplikationen bei der Atmung zu minimieren. Der Cholinesterasehemmer **Neostigmin** (➤ Tab. 3.1) wird häufig eingesetzt, um die Wirkung nicht depolarisierender Medikamente postoperativ aufzuheben: Das freigesetzte Acetylcholin ist vor Hydrolyse geschützt, und die Wahrscheinlichkeit, dass ein Acetylcholin-Molekül einen unbesetzten Nicotinrezeptor findet, bevor es hydrolisiert wird, ist dadurch erhöht. Die **gleichzeitige Verabreichung von Atropin** ist notwendig, um unerwünschte parasympathomimetische Arzneimittelwirkungen wie Bradykardie, Speichelfluss und Akkommodationskrampf zu verhindern.

Ein alternativer Ansatz zur Umkehrung der durch Rocuronium oder Vecuronium induzierten neuromuskulären Blockade ist die Verwendung eines synthetischen Cyclodextrins, **Sugammadex,** eines Makromoleküls, das die beiden steroidalen neuromuskulär blockierenden Medikamente selektiv als inaktiver Komplex im Plasma bindet. Der Komplex wird unverändert mit dem Urin ausgeschieden. Sugammadex hebt die Blockade schnell und mit wenigen unerwünschten Arzneimittelwirkungen auf.

Wirkung auf andere Rezeptoren von Acetylcholin

In genügend hohen Dosen reagiert jeder neuromuskulär blockierende Stoff mit allen Typen von Rezeptoren für Acetylcholin. Wie an der Muskelendplatte wirkt dabei Suxamethonium als Agonist, die nicht depolarisierenden Relaxantien wirken als Antagonisten (➤ Tab. 3.3). Diese Dosen übersteigen aber meist die muskelrelaxierenden bei Weitem. ➤ Abb. 3.8 zeigt als Beispiel, dass sich mit Atracurium volle Muskelerschlaffung ohne Blockade von Muscarinrezeptoren oder ganglionären Nicotinrezeptoren erreichen lässt.

Weitere unerwünschte Arzneimittelwirkungen von Suxamethonium

Suxamethonium und (+)-Tubocurarin weisen die meisten unerwünschten Arzneimittelwirkungen auf (➤ Tab. 3.3). Während aber Tubocurarin heute kaum noch verwendet wird und durch die aufgeführten Arzneistoffe mit besseren Eigenschaften ersetzt wurde, findet Suxamethonium wegen seines raschen Wirkungseintritts und seiner kurzen Wirkdauer insbesondere bei der Intubation

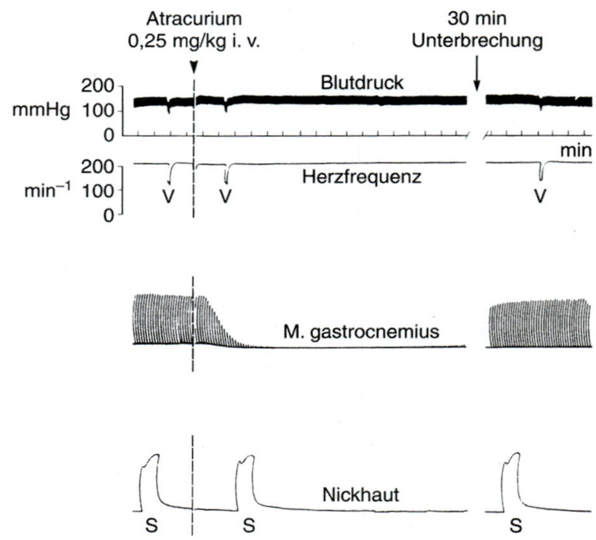

Abb. 3.8 Selektive Wirkung von Atracurium auf die neuromuskuläre Übertragung bei einer narkotisierten Katze.
Von oben nach unten Blutdruck, Zeitschreibung, Herzfrequenz, mechanische Spannung des M. gastrocnemius, mechanische Spannung der Nickhaut (des glattmuskulären, sympathisch innervierten dritten Augenlids der Katze). Vor Atracurium bewirkt Vagusreizung (V) Blutdruckabfall und Bradykardie, Reizung des motorischen Nervs des M. gastrocnemius mit einer Frequenz von 0,1 Hz gleichmäßige Kontraktionen und präganglionäre Reizung des Sympathikus (S) Kontraktionen der Nickhaut. Atracurium 0,25 mg/kg i. v. lähmt den M. gastrocnemius komplett. Es beeinflusst aber weder den Blutdruck oder die Herzfrequenz noch die Vaguswirkung auf Blutdruck und Herz noch die Kontraktionen der Nickhaut. Nach 30 Minuten Pause hat sich die neuromuskuläre Übertragung erholt.
Folgerung: Diese muskelrelaxierende Dosis von Atracurium blockiert weder die Nicotinrezeptoren der parasympathischen Ganglienzellen (im Verlauf der Vagusbahn zum Herzen) noch de der sympathischen Ganglienzellen (im Verlauf der Sympathikusbahn zur Nickhaut) und die Muscarinrezeptoren des Herzens.
(Nach: Hughes und Chapple. Br J Anaesth, 1981; 53: 31–44.)

3.4.6 Unerwünschte Arzneimittelwirkungen und Wechselwirkungen

Unerwünschte Arzneimittelwirkungen

Aus pharmakokinetischem Grund wirkt keiner der neuromuskulär blockierenden Stoffe nennenswert auf das ZNS: Ihre Lipophobie behindert den Eintritt. Außer der Muskelrelaxation sind alle anderen Wirkungen i. d. R. unerwünscht (➤ Tab. 3.3).

Freisetzung von Histamin

(+)-Tubocurarin setzt bereits in klinisch angewandten Dosen direkt nichtimmunologisch Histamin aus Mastzellen frei. Blutdruckabfall, ein Erythem von Gesicht, Hals und oberem Brustbereich sowie Bronchokonstriktion können die Folgen sein. Bei den anderen Substanzen ist die Histaminfreisetzung geringer oder fehlt (➤ Tab. 3.3).

Anwendung. So kann sehr bald nach der Injektion eines Kurznarkotikums wie Thiopental (➤ Kap. 9.2) und der anschließenden Injektion von Suxamethonium intubiert werden.

Nach Muskelrelaxation mit Suxamethonium empfindet der Patient oft **muskelkaterartige Schmerzen** (➤ Tab. 3.3). Sie lassen sich vermindern durch Vorinjektion kleiner Dosen eines nicht depolarisierenden Relaxans, die selbst noch keine Relaxation bewirken; die Suxamethoniumdosis muss dann erhöht werden.

Die lange Depolarisation und damit erhöhte Kationenpermeabilität der Endplatte führt zu einem Verlust von K^+ aus der Muskulatur und zu **Hyperkaliämie** (➤ Tab. 3.3). Bei manchen Patienten, z. B. mit Verbrennungen oder neuromuskulären Krankheiten, steigt das extrazelluläre K^+ besonders stark an, und es drohen Herzrhythmusstörungen. Suxamethonium **erhöht** meist für einige Minuten den **Augeninnendruck** (➤ Tab. 3.3), wahrscheinlich, weil die quergestreiften Muskeln am Auge kontrakturartig kontrahieren (➤ Kap. 2.4.1). Bei perforierenden Verletzungen des Auges sollte es nicht verwendet werden, stattdessen z. B. **Rocuronium,** das im Gegensatz zu Mivacurium eine ausreichende intraokulare Drucksenkung hervorruft.

Suxamethonium wird, wie Mivacurium, nicht durch die Acetylcholinesterase der neuromuskulären Endplatte inaktiviert, sondern durch die Butyrylcholinesterase. **Durch verminderte Aktivität der Butyrylcholinesterase** kann die **Wirkdauer verlängert** und dadurch können **Lähmungen** hervorgerufen werden. Weiterhin können Neugeborene eine niedrige Aktivität der Butyrylcholinesterase aufweisen und sind dadurch gefährdet. Das auch als Plasma- oder Pseudocholinesterase bezeichnete Enzym wird in der Leber gebildet, dient als diagnostischer Lebersyntheseparameter und ist an der Metabolisierung von weiteren Medikamenten, u. a. von Kokain und Heroin, beteiligt. Bei schweren Leberfunktionsstörungen, bei Malignomen und in der Schwangerschaft ist der Plasmaspiegel der Esterase vermindert. Genetische Varianten der Butyrylcholinesterase (➤ Tab. 1.8) sind weitere Ursachen, die zu einer verlängerten Wirkdauer von Suxamethonium und Mivacurium führen können. Die übliche Form wird durch ein Gen E_1^u codiert, die häufigste atypische Form durch ein alleles Gen E_1^a. Personen mit dem Genotyp E_1^a E_1^a, die also nur das atypische Enzym besitzen, hydrolysieren Mivacurium und Suxamethonium nur langsam und die Lähmung dauert 1–2 Stunden. Dieser Genotyp kommt bei etwa 1 von 2000 Menschen vor. Bei Heterozygoten ist die Wirkdauer nur gering verlängert. Die Prävention besteht im Verzicht auf Suxamethonium bzw. Mivacurium. Bei unerwarteter klinischer Manifestation erfolgt kontrollierte Nachbeatmung unter kombinierter Verabreichung von Analgetika sowie Allgemeinanästhetika (Analgosedierung).

Suxamethonium kann mit einer Häufigkeit von etwa 1 : 50 000 eine **maligne Hyperthermie** auslösen. Unbehandelt endet die Erkrankung für fast ⅔ der Betroffenen tödlich. Es handelt sich um eine seltene Erbkrankheit, die auf eine Mutation des Ca^{2+}-Kanals des sarkoplasmatischen Retikulums, des Ryanodin-Rezeptors (➤ Kap. 3.4.3), zurückzuführen ist. Starke Muskelkrämpfe und ein dramatischer Anstieg der Körpertemperatur, manchmal in wenigen Minuten um mehrere Grade, stehen im Vordergrund. Aus dem Hypermetabolismus folgen Hypoxie, Hyperkapnie und metabolische Azidose. Später treten Myoglobin und Kreatinkinase aus den geschädigten Muskelfasern aus. Nierenversagen durch Verstopfung der Nierentubuli mit Myoglobin ist eine mögliche Todesursache. **Suxamethonium** ist heute der **häufigste Auslöser,** obwohl eine maligne Hyperthermie auch durch eine Vielzahl anderer Medikamente (durch **volatile Anästhetika** wie Desfluran, Sevofluran, Isofluran, Enfluran und Halothan, nicht durch Lachgas und Xenon) ausgelöst werden kann. Die maligne Hyperthermie wird **mit Dantrolen* behandelt,** einem Medikament, das die Muskelkontraktion hemmt, indem es die Ca^{2+}-Freisetzung aus dem sarkoplasmatischen Retikulum verhindert (➤ Abb. 3.5). Als myotropes Muskelrelaxans würde Dantrolen die Muskelkontraktionen sowohl bei Reizung des motorischen Nervs als auch bei direkter elektrischer Reizung des Muskels hemmen („d" bei ❸ und ❻ in ➤ Abb. 3.7). Die Herzmuskulatur und die glatte Muskulatur werden von Dantrolen viel weniger beeinflusst als die Skelettmuskulatur. Weitere Maßnahmen sind die Beendigung der Zufuhr der auslösenden Substanz (Suxamethonium, Inhalationsnarkotika), Hyperventilation mit reinem Sauerstoff zur Bekämpfung der Hypoxie und Hyperkapnie und Infusion von Natriumbicarbonat zur Bekämpfung der Azidose. Je früher die Behandlung einsetzt, desto größer ist die Überlebenschance.

Wechselwirkungen

Cholinesterase-Inhibitoren durchbrechen den durch nichtdepolarisierende Relaxantien ausgelösten Block, nicht aber den von Suxamethonium ausgelösten Phase-I-Block. Es gibt einige weitere klinisch wichtige Wechselwirkungen. **Narkosemittel** verstärken die Wirkung nichtdepolarisierender Muskelrelaxantien: Diethylether, Isofluran und Halothan deutlich, Distickstoffoxid und Injektionsnarkotika wenig (➤ Kap. 9.1.3). Der Synergismus dürfte zwei Ursachen haben: einerseits eine zentralnervöse Wirkung der Narkosemittel durch Verminderung der Feuerfrequenz der Motoneurone, andererseits eine unspezifische postsynaptische Wirkung an der Muskelendplatte durch Störung der Öffnung der Nicotinrezeptor-Ionenkanäle. **Aminoglykosid-Antibiotika,** insbesondere Streptomycin und Neomycin, hemmen ebenso wie Mg^{2+} den Ca^{2+} den Einstrom in die Nervenendigung der α-Motoneurone und damit die Exozytose von Acetylcholin. Dadurch wird die Wirkung nicht depolarisierender Muskelrelaxantien verstärkt.

3.5 Vorwiegend neuronal wirkende Nicotinrezeptor-Agonisten und -Antagonisten

Nicotinrezeptoren kommen auf vielen Neuronen vor: auf autonomen Ganglienzellen, auf den sympathischen Ganglienzellen homologen Zellen des Nebennierenmarks, auf afferenten und efferenten peripheren Nervenendigungen und auf Nervenzellen im Gehirn und Rückenmark. Das macht die Pharmakologie der vorwiegend neuronal wirkenden Nicotinrezeptor-Agonisten und -Antagonisten komplex, zumal wenn sie, wie Nicotin selbst, gut die Blut-Hirn-Schranke passieren.

3

Agonisten und Antagonisten wirken im Prinzip in gleicher Weise auf neuronale und muskuläre Nicotinrezeptoren. Am besten untersucht sind Wirkungen auf autonome Ganglien, daher auch die traditionellen Bezeichnungen **ganglienerregende Substanzen für die Agonisten** und **Ganglienblocker für die Antagonisten.** Die Analogie zwischen Muskelendplatte und Ganglien gilt für den Transmitter selbst wie für exogene Antagonisten und Agonisten. In gleicher Weise

- wie freigesetztes Acetylcholin über die muskulären Nicotinrezeptoren das Endplattenpotential auslöst, so ruft es über die ganglionären Nicotinrezeptoren das schnelle erregende exzitatorische postsynaptische Potential (EPSP) hervor.
- wie nicht depolarisierende Muskelrelaxantien mit Acetylcholin um den Nicotinrezeptor konkurrieren, das Endplattenpotential verkleinern und schließlich die neuromuskuläre Übertragung lähmen, so konkurrieren Ganglienblocker mit Acetylcholin um den ganglionären Nicotinrezeptor, vermindern das schnelle EPSP und unterbrechen schließlich die ganglionäre Übertragung.
- wie depolarisierende Muskelrelaxantien den Muskel zunächst erregen und dann die neuromuskuläre Übertragung verhindern, so erregen Agonisten an ganglionären Nicotinrezeptoren das Ganglion zunächst und unterdrücken dann die ganglionäre Übertragung durch Dauerdepolarisation (und anschließend durch Rezeptordesensibilisierung).

Die Zellkörper autonomer Ganglienzellen besitzen außer Nicotin- auch Muscarinrezeptoren (➤ Tab. 3.2). Acetylcholin und Muscarinrezeptor-Agonisten stimulieren über M_1-Rezeptoren die Gq-Signalkaskade und hemmen dadurch den M-Strom (daher der Name M-Strom), einen hyperpolarisierenden spannungsabhängigen K^+-Strom (I_{Kv}). Diese Hemmung ruft langsame erregende exzitatorische postsynaptische Potentiale hervor (➤ Tab. 3.2). Diese modulieren den Hauptübertragungsweg, den Weg über die Aktivierung der Nicotinrezeptoren und das dadurch ausgelöste schnelle EPSP.

Die Pharmakologie des Rauchens und die Pharmakokinetik des Nicotins werden in ➤ Kap. 35.9 und ➤ Kap. 35.12.2 behandelt.

3.5.1 Agonisten

Nicotin (➤ Abb. 3.9) ist das Hauptalkaloid der zu den Nachtschattengewächsen gehörenden Tabakpflanzen wie *Nicotiana tabacum.* Sein pK_a-Wert beträgt 7,9, beim pH-Wert des Blutes liegt also etwa ein Viertel als nichtionisierte, gut lipidlösliche freie Base vor; diese Eigenschaften ermöglichen eine rasche Aufnahme, auch ins ZNS. Das (−)-Nicotin wirkt stärker als das rechtsdrehende Enantiomer. Weitere nicotinähnliche Alkaloide sind **Coniin** aus dem in ganz Europa vorkommenden Schierling *(Conium maculatum),* durch den Sokrates starb, **Cytisin** aus dem im Mittelmeergebiet beheimateten Goldregen *(Laburnum anagyroides)* und **Lobelin** aus dem Indianertabak *(Lobelia inflata)*, einem Glockenblumengewächs. Der Beliebtheit des Goldregens als Zierpflanze wegen sind Vergiftungen mit Cytisin nicht selten (➤ Kap. 35.12.2).

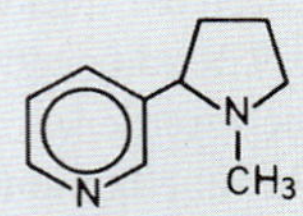

Nicotin

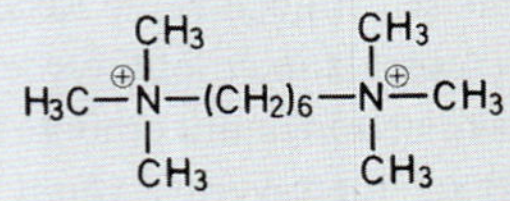

Hexamethonium

Abb. 3.9 Vorwiegend neuronal wirkende Nicotinrezeptor-Liganden.

ZUR VERTIEFUNG

Nicotin und das Konzept des Rezeptors

Nicotin spielte eine entscheidende Rolle bei der Entwicklung unseres gesamten Konzepts der Neurotransmission. Zu Beginn des 20. Jahrhunderts untersuchte John Newport Langley (1852–1925), Physiologe an der Universität Cambridge, wie verschiedene Wirkstoffe, darunter Nicotin, die Aktivität des autonomen Nervensystems beeinflussen. Die Ergebnisse seiner Experimente veranlassten ihn zu der Annahme, dass die Wirkstoffe ihre Wirkung durch die Aktivierung von Rezeptorsubstanzen entfalten. Er stellte sich vor, dass diese Substanzen so lange inaktiv sind, bis ein Wirkstoff tatsächlich an sie bindet, woraufhin die aktivierte Rezeptorsubstanz die beobachtete Wirkung des Wirkstoffs auf das Gewebe ausübt. Zur gleichen Zeit entwickelte Paul Ehrlich (1845–1915), Arzt und Nobelpreisträger (1908), nach dem das Bundesinstitut für Impfstoffe und biomedizinische Arzneimittel benannt ist, in Frankfurt ähnliche Konzepte. Im Jahr 1904 arbeitete Langleys Schüler Henry Dale (1875–1968), Physiologe in Cambridge und Nobelpreisträger (1936), einige Zeit mit Ehrlich zusammen. Er übermittelte wissenschaftliche Informationen zwischen den beiden Laboratorien, und nach einiger Zeit verwendete Ehrlich auch Langleys Begriff „Rezeptorsubstanz". Aus diesen Ideen entwickelte sich allmählich das Konzept des Rezeptors als Wirkungsort eines Medikaments.

Pharmakokinetik

Die Kenntnis des Vorkommens von Nicotinrezeptoren und des Wirkmechanismus von Nicotin erlaubt es, vorherzusagen, welche Wirkungen Nicotin auslösen kann. Zum Beispiel kann es den **Herzschlag beschleunigen** durch Erregung sympathischer Ganglien oder durch Lähmung parasympathischer Ganglien oder durch Catecholaminfreisetzung aus dem Nebennierenmark (oder durch alle genannten Prozesse zusammen). Es kann aber auch den **Herzschlag verlangsamen** durch Blockade sympathischer Ganglien oder durch Erregung parasympathischer Ganglien (oder durch beides). Nicotinrezeptoren auf Nervenendigungen und im ZNS eröffnen weitere Einflussmöglichkeiten auf das Herz. Was wirklich geschieht, hängt ab von Dosis, Applikationsart und Zeit nach Applikation – eine komplexe Pharmakodynamik.

Kleine Dosen von Nicotin wie bei mäßigem Rauchen **erhöhen** die **Herzfrequenz** und den **Blutdruck.** An den Kreislauforganen überwiegt also bei diesen Dosen die erregende Wirkung auf sympathische Ganglien; hinzu kommt eine zentrale Erhöhung des Sympathikustonus (➤ Abb. 4.1).

Die Wirkung auf den **Magen-Darm-Kanal** wird teils durch Acetylcholin, teils durch Catecholamine, teils durch peptiderge Cotransmitter vermittelt. Der Tonus im unteren Ösophagus sinkt, und Magensaft kann in die Speiseröhre eintreten. Zwar wird die Magensäuresekretion nicht regelmäßig gesteigert, doch begünstigt Nicotin die Entstehung der gastroduodenalen Ulkuskrankheit, zum Teil durch Verminderung der Schleimhautdurchblutung. Stuhldrang und häufigere Defäkation sind typische Rauchererlebnisse.

Auf das **Zentralnervensystem** wirkt Nicotin in kleinen Dosen **erregend.** Tremor ist ein häufiges Symptom. Emotionen, so heißt es, würden gedämpft, und das Konzentrationsvermögen steige. Im Elektroencephalogramm zeigt Desynchronisation des Grundrhythmus eine Weckreaktion an. Wie andere Abhängigkeit erzeugende Stoffe steigert Nicotin die Freisetzung von Dopamin im mesolimbischen Dopaminsystem (➤ Kap. 2.3.2). Zur Anregung der Atmung trägt die Aktivierung von Nicotinrezeptoren in den Glomera carotica und aortica bei (Sitze der Chemorezeptoren zur Überwachung des O_2-Partialdrucks im Blut). Das Brechzentrum wird erregt. Über das Zentralnervensystem greift Nicotin in die Sekretion von Hormonen ein; so wird die Sekretion von Adiuretin, β-Endorphin und ACTH gesteigert. Größere Dosen lösen Krämpfe aus.

Nicotin ist ein **starkes Gift;** Mengen ab 0,5–1 g gefährden das Leben. Bei toxischen Dosen folgt der zentralen Erregung Hemmung, z. B. zentrale Hemmung der Atmung. Den sympathomimetischen Kreislaufänderungen folgt Kreislaufkollaps. Hinzu kommt jetzt durch Wirkung auf muskuläre Nicotinrezeptoren ein Depolarisationsblock der neuromuskulären Übertragung. Innerhalb weniger Minuten kann der Tod durch Atemlähmung eintreten.

ZUR VERTIEFUNG

Nicotin als Insektizid und Neonicotinoide

Der Wirkstoff des Tabaks, das Alkaloid Nicotin, wurde erstmals 1843 isoliert und seine Struktur 1893 bestimmt. Nicotin in kleinen Mengen in einer Zigarette (Nicotingehalt pro Zigarette bis zu 20 mg) oder einem Schnupftabak hat für viele Menschen offensichtlich eine angenehme Wirkung. Reines Nicotin ist jedoch eine andere Sache. Konzentriertes Nicotin ist für die meisten Tiere und den Menschen hochgiftig. Es wurde jahrzehntelang als Pflanzenschutzmittel oder Insektizid in der Landwirtschaft verwendet. Nicotin ist der Prototyp einer rein biologischen Substanz – für Pflanzen gut verträglich und zudem biologisch gut abbaubar; zudem wurde bisher keine Resistenzentwicklung beobachtet. Wegen seiner Toxizität nicht nur für Insekten, sondern auch für den Menschen (Nicotin wird gut über die Haut aufgenommen), besteht seit den 1970er-Jahren ein Anwendungsverbot für Nicotin als Pflanzenschutzmittel. Aufsehen erregt haben **Nicotinrezeptor-Agonisten** als **Insektizide,** die **Neonicotinoide.** Auf sie entfallen heute 15 % des weltweiten Insektizidmarkts. Sie wirken stärker auf die Nicotinrezeptoren von Insekten als diejenigen von Wirbeltieren. Am bekanntesten ist **Clothianidin.** Es besitzt an Insekten-Nicotinrezeptoren höhere intrinsische Aktivität als Acetylcholin selbst. Jedoch unterscheidet es nicht zwischen den Rezeptoren z. B. des *Westlichen Maiswurzelbohrers* und jenen von Wild- und Honigbienen. So kam es im Frühjahr 2008 zum **Bienensterben** am Oberrhein: Tausende von Völkern fielen dem Clothianidin zum Opfer. Seit 2018 ist der Einsatz von Clothianidin in der Landwirtschaft EU-weit verboten.

Entwöhnung vom Rauchen: Nicotinersatztherapie

Geraucht wird des Nicotins wegen: Nicotin ruft z. B. Euphorie, Verbesserung der kognitiven Fähigkeiten, des Konzentrationsvermögens hervor und macht süchtig. Angesichts der enormen gesundheitlichen Schäden, die durch die weiteren Inhaltsstoffe des Tabaks beim Verbrennen entstehen, sollte jedem Raucher empfohlen werden, mit dem Rauchen aufzuhören. Kann dies nicht befolgt werden, ist eine Kombination aus Verhaltenstherapie und medikamentöser Unterstützung anzuraten. Einzelberatung und Gruppentherapie (➤ Abb. 3.10) helfen signifikant, indem sie die Tabakabstinenz verlängern.

Die medikamentöse Unterstützung erster Wahl ist die **Nicotinersatztherapie.** Die Substitution verlängert die Tabakabstinenz unabhängig davon, ob das Nicotin als Pflaster, Kaugummi, Lutschtablette oder durch Inhalation appliziert wird. Sie sollte bei abnehmender Dosis 8–12 Wochen dauern. Die unerwünschten Arzneimittelwirkungen sind die dem Raucher bekannten; hinzu kommen solche am Applikationsort wie Hautreizung.

Vareniclin ist ein **Derivat des Cytisins,** des Alkaloids des Goldregens *(Laburnum anagyroides).* Es wirkt als partieller Agonist an $(\alpha4)_2(\beta2)_3$-Nicotinrezeptoren und ist seit Anfang 2021 in Deutschland als Asmoken® zur Raucherentwöhnung zugelassen. Cytisin wurde bereits seit den sechziger Jahren in Bulgarien und

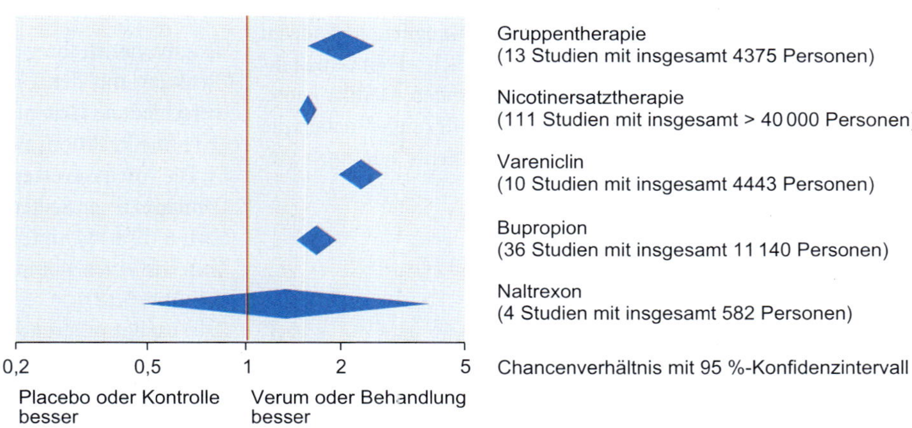

Abb. 3.10 Therapie der Tabakabhängigkeit. Ein Chancenverhältnis (Odds Ratio) > 1 zeigt, dass der Eingriff (Gruppenpsychotherapie getestet gegen die Anstrengung des Rauchers allein, die Medikamente getestet gegen Placebo) die Tabakabstinenz über eine Zeit von mindestens 6 Monaten erhöht. Das ist signifikant der Fall bei Gruppentherapie, Nicotinersatztherapie, Vareniclin und Bupropion, nicht aber bei Naltrexon. Jede Zeile ist das Ergebnis einer Metaanalyse in einem Cochrane-Review.

3

der ehemaligen DDR als Tabex® für die gleiche Indikation eingesetzt. Die Wirkung des **Vareniclins** illustriert eine Regel der allgemeinen Pharmakodynamik (➤ Kap. 1.2.2). Nicotin verdankt sein Suchtpotential der Aktivierung von $(\alpha4)_2(\beta2)_3$-Nicotinrezeptoren im Gehirn und der anschließenden Mehrfreisetzung von Dopamin in der mesolimbischen dopaminergen Belohnungsbahn (➤ Kap. 2.3.2). Andererseits entsteht das Verlangen nach der nächsten Zigarette durch ein Zuwenig an extrazellulärem Dopamin in den limbischen Innervationsgebieten. Vareniclin als partieller Agonist an $(\alpha4)_2(\beta2)_3$-Rezeptoren mit etwa 50 % der intrinsischen Aktivität des Nicotins setzt zwar etwas Dopamin frei, aber nicht im selben Ausmaß wie der volle Agonist Nicotin. Auf diese Weise wird das Rauchverlangen reduziert, ohne dass Euphorie verursacht wird. Vareniclin soll für 12 Wochen gegeben werden. Häufige unerwünschte Arzneimittelwirkungen sind Übelkeit, Depression und Erregung.

Bupropion ist ein Antidepressivum vom Typ der Noradrenalin-/Dopamin-Rückaufnahmehemmer (➤ Kap. 14.2.2). Es verringert wahrscheinlich das Verlangen in den frühen Phasen der Raucherentwöhnung dadurch, dass durch die Hemmung der Dopaminaufnahme ein wenig Dopamin zur Verfügung steht. Zwar ist dies nicht so wirksam wie Nicotin, aber es lindert das Verlangen und könnte die Abstinenz erträglicher machen. Wegen ihrer unerwünschten Arzneimittelwirkungen sollen Vareniclin oder Bupropion nur gewählt werden, wenn die Nicotinersatztherapie mehrfach versagt hat.

Von der Hypothese ausgehend, Opioidmechanismen könnten an der Belohnungswirkung des Nicotins beteiligt sein, wurde der Opiatantagonist **Naltrexon** (➤ Kap. 7.3.5) eingesetzt, jedoch **ohne Erfolg** (➤ Abb. 3.10). Ebenso sind **Akupunktur** und **Homöopathie unwirksam.** Generell ist der Erfolg mäßig, obschon statistisch signifikant: Ein Jahr später leben noch etwa 10 % der Behandelten tabakfrei.

3.5.2 Antagonisten

Ganglienblocker wie **Hexamethonium** sind Antagonisten an den neuronalen Nicotinrezeptoren der sympathischen und parasympathischen Ganglienzellköper. Sie haben keinen direkten Effekt auf die Nicotinrezeptoren in der motorischen Endplatte oder auf Muscarinrezeptoren. Da Arterien und Venen hauptsächlich unter der Kontrolle des Sympathikus stehen, führt eine Ganglienblockade zu Vasodilatation und Blutdrucksenkung. Tatsächlich waren Ganglienblocker die ersten wirksamen blutdrucksenkenden Medikamente. Ihre zahlreichen unerwünschten Arzneimittelwirkungen haben die Ganglienblocker **obsolet** gemacht, sodass sie heute nur noch von experimenteller Bedeutung sind.

3.6 Cholinesterase-Hemmstoffe

Nach ihren bevorzugten Substraten unterscheidet man die **Acetylcholinesterase** (spaltet Acetylcholin, kaum Butyrylcholin) und die **Butyrylcholinesterase** (spaltet Butyrylcholin schneller als Acetylcholin). Beide Enzyme sind Serinhydrolasen. Das eigentliche synaptische Enzym ist die Acetylcholinesterase (➤ Abb. 3.9). Der Serinrest im aktiven Zentrum des Enzyms wird bei der Spaltung des Substrats Acetylcholin intermediär acetyliert. Das acetylierte Intermediat wird in Mikrosekunden hydrolysiert (➤ Kap. 2.3.1) und damit das aktive Enzym regeneriert.

Carbaminsäurederivate, z. B. Neostigmin oder Physostigmin (➤ Abb. 3.11), bilden ebenfalls ein kovalentes Acyl-Enzym-Intermediat, das aber wesentlich langsamer als das acetylierte Intermediat hydrolysiert wird. Während dieser Zeit – bei Neostigmin etwa 30 Minuten – ist das Enzym blockiert und freigesetztes Acetylcholin kann akkumulieren. **Carbaminsäurederivate** zählen zu den **reversiblen Hemmstoffen der Acetylcholinesterasen. Alkyl- oder Organophosphate** (➤ Abb. 3.11) sind **irreversible Hemmstoffe der Acetylcholinesterasen.** Sie bilden einen kovalenten Phosphorsäureester mit dem reaktiven Serin der Cholinesterase, der nicht oder äußerst langsam hydrolysiert werden kann. Die Acetylcholinesterase ist damit dauerhaft inaktiviert – mit fatalen Folgen.

3.6.1 Geschichte

Der Prototyp eines reversiblen Acetylcholinesterase-Hemmstoffes ist das Physostigmin. Es wurde in den 60er-Jahren des 19. Jahrhunderts kurz nacheinander von zwei Forschergruppen aus den Calabarbohnen, den Samen von *Physostigma venenosum,* isoliert und von der einen Gruppe Physostigmin, von der anderen Eserin genannt. Den Wirkmechanismus klärte 1926 Otto Loewi, derselbe Forscher, der 1921 den entscheidenden Versuch zum Nachweis der chemischen synaptischen Informationsübertragung publizierte (➤ Kap. 2.1): Physostigmin verstärkte am Froschherzen sowohl die Wirkung einer Vagusreizung als auch die Wirkung von Acetylcholin; außerdem hemmte es die Spaltung von Acetylcholin durch Herzextrakte. Man hat diese Entdeckung zu Recht „den ersten wichtigen Beitrag zur biochemischen Pharmakologie in der Geschichte der Pharmakologie" genannt. Der Isolierung des Physostigmins folgte bald die therapeutische Anwendung, schon im 19. Jahrhundert beim Glaukom, in den 30er-Jahren des 20. Jahrhunderts bei der Myasthenia gravis. Die Geschichte der Alkylphosphate wird in ➤ Kap. 35.6.3 beschrieben.

3.6.2 Wirkstoffe und Hemmmechanismen

Es gibt vier in ihrer chemischen Struktur, dem Mechanismus ihrer Reaktion mit den Cholinesterasen und ihrer praktischen Nutzung verschiedene Gruppen von Hemmstoffen. Einige sind in ➤ Abb. 3.11, die Reaktionsmechanismen in ➤ Abb. 3.12 dargestellt.

Die **nichtveresternden Inhibitoren** wie **Edrophonium** und **Donepezil** enthalten keinen Säurebaustein in ihrem Molekül (➤ Abb. 3.11) und sind keine Substrate des Enzyms. Sie bilden mit ihm nur einen Komplex und verlassen es unverändert wieder (❹ in ➤ Abb. 3.12).

Die **carbamylierenden Inhibitoren** wie **Physostigmin, Neostigmin, Pyridostigmin***, **Rivastigmin** und **Carbofuran** sind Carbaminsäureester (➤ Abb. 3.11). Sie bilden mit dem Enzym zunächst ein kovalentes Intermediat (❺ in ➤ Abb. 3.12). Das Enzym ist am

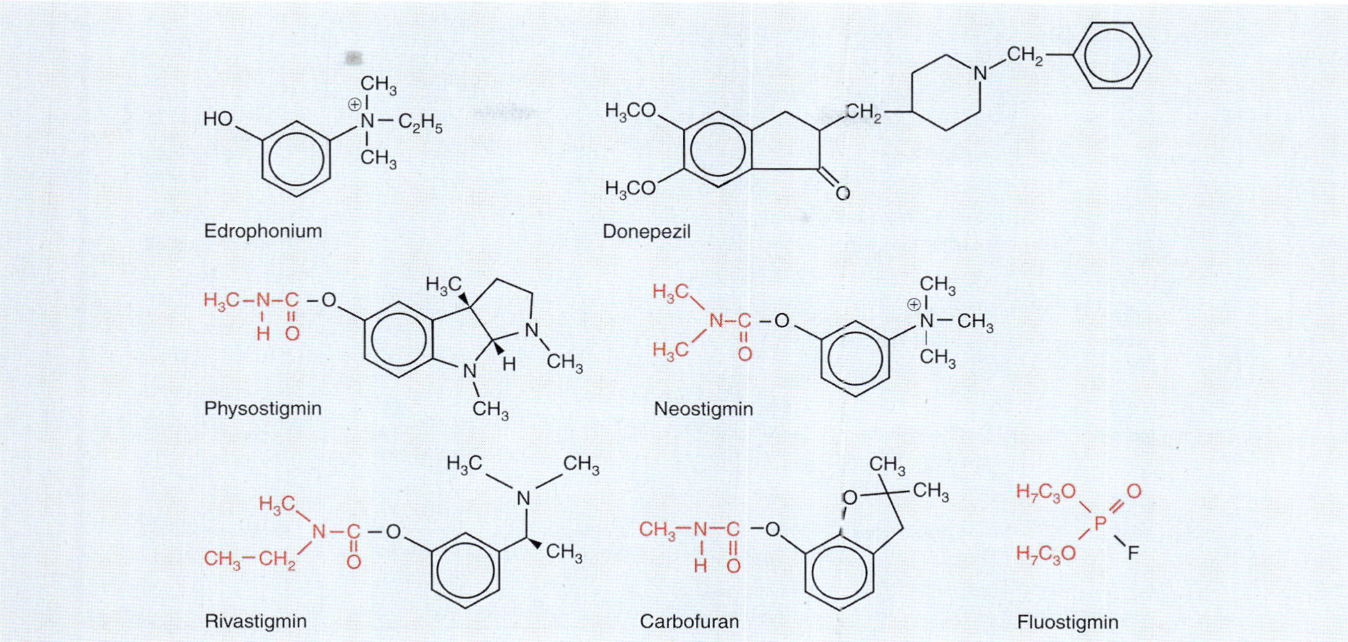

Abb. 3.11 Cholinesterase-Hemmstoffe.
Edrophonium und Donepezil sind **nichtveresternde** Hemmstoffe; es wird kein Molekülteil auf das Enzym übertragen. Physostigmin, Neostigmin, Rivastigmin und Carbofuran sind Carbaminsäureester und **carbamylierende** Hemmstoffe, und Fluostigmin ist ein Phosphorsäureester und ein **phosphorylierender** Hemmstoff; bei diesen Wirkstoffen wird der rote Säurerest auf das Serin-OH des aktiven Zentrums der Cholinesterasen kovalent übertragen, sodass ein Ester des Enzyms entsteht.

Serinrest carbamyliert (❻ in ➤ Abb. 3.12). Solange das carbamylierte Intermediat existiert, ist das Enzym blockiert und freigesetztes Acetylcholin kann akkumulieren. Durch hydrolytische Spaltung des Esters regeneriert das Enzym (❼ in ➤ Abb. 3.12). Während Physostigmin, Neostigmin, Pyridostigmin und Rivastigmin als **Medikamente** verwendet werden, ist Carbofuran eines der zahlreichen **Carbamat-Insektizide** (➤ Kap. 35.6.4).

Die **phosphorylierenden Inhibitoren** wie **Fluostigmin** und **Parathion** sind Phosphorsäureester (➤ Abb. 3.11). Die Cholinesterase bindet den Hemmstoff (❽ in ➤ Abb. 3.12) und wird am Serinrest irreversibel phosphoryliert (❾ in ➤ Abb. 3.12). Die Phosphorylierung ist so stabil, dass eine Hydrolyse kaum stattfindet (❿ in ➤ Abb. 3.12). Die Acetylcholinesterase ist damit dauerhaft inaktiviert – mit fatalen Folgen: Durch die Akkumulation von Acetylcholin kommt es zur cholinergen Nervenimpulsblockade, die über Atemlähmung zum Tod führt. Die irreversiblen Hemmstoffe werden als **Insektizide** unter den Namen Parathion oder Paral (und früher E605) eingesetzt, haben aber auch als **Kampfgase** Sarin und Tabun, aktuell in chemisch abgewandelter Form als Kampfstoff Nowitschok, traurige Berühmtheit erlangt.

Erst die Neusynthese liefert wieder ein aktives Enzym. Einige Oxime wie **Obidoxim** oder **Pralidoxim** können die durch Organophosphate gehemmte Acetylcholinesterase reaktivieren (⓫ in ➤ Abb. 3.12) und sind anders als das rein symptomatisch wirksame Atropin kausal wirkende **Antidote.** Im Laufe der Zeit spaltet sich aber aus den Phosphorsäureresten phosphorylierter Cholinesterasen eine Alkylgruppe ab (Alterung; ⓬ in ➤ Abb. 3.12). Die entstehenden Dealkylphosphorsäureester sind so stabil, dass sich das Enzym selbst durch Oxime nicht reaktivieren lässt.

3.6.3 Pharmakodynamik

Cholinesterase-Hemmstoffe führen dazu, dass Acetylcholin überall, wo es freigesetzt wird, länger verfügbar ist. Muscarin- wie Nicotinrezeptoren sind einer höheren Konzentration des Transmitters ausgesetzt. So kommt es u. a. zur verstärkten Wirkung des Parasympathikus auf Herz, glatte Muskulatur und Drüsen, zur verstärkten (bei noch höheren Acetylcholinkonzentrationen aber durch Depolarisationsblock abgeschwächten) neuromuskulären und ganglionären Übertragung und zur verstärkten cholinergen Informationsübertragung im ZNS. Acetylcholin wirkt in diesem Fall wie Sexamethonium: Nach initialer Erregung desensitisieren die Nicotinrezeptoren. Für die Therapie wichtig sind die indirekt parasympathomimetischen Wirkungen auf das Auge, den Gastrointestinaltrakt und die Harnwege, die den Wirkungen der Muscarinrezeptor-Agonisten in ➤ Tab. 3.2 entsprechen, die Wirkung auf die neuromuskuläre Übertragung und die zentralnervöse Wirkung.

3.6.4 Pharmakokinetik

Die nichtquartären Stoffe Donepezil, Physostigmin und Rivastigmin werden gut aus dem Magen-Darm-Kanal resorbiert und durchdringen leicht die Blut-Hirn-Schranke. Dasselbe gilt für die Carbamat- und Phosphorsäureester-Insektizide, die insbesondere schon durch Hautkontakt aufgenommen werden können. Die quartären Verbindungen Edrophonium, Neostigmin und Pyridostigmin dagegen

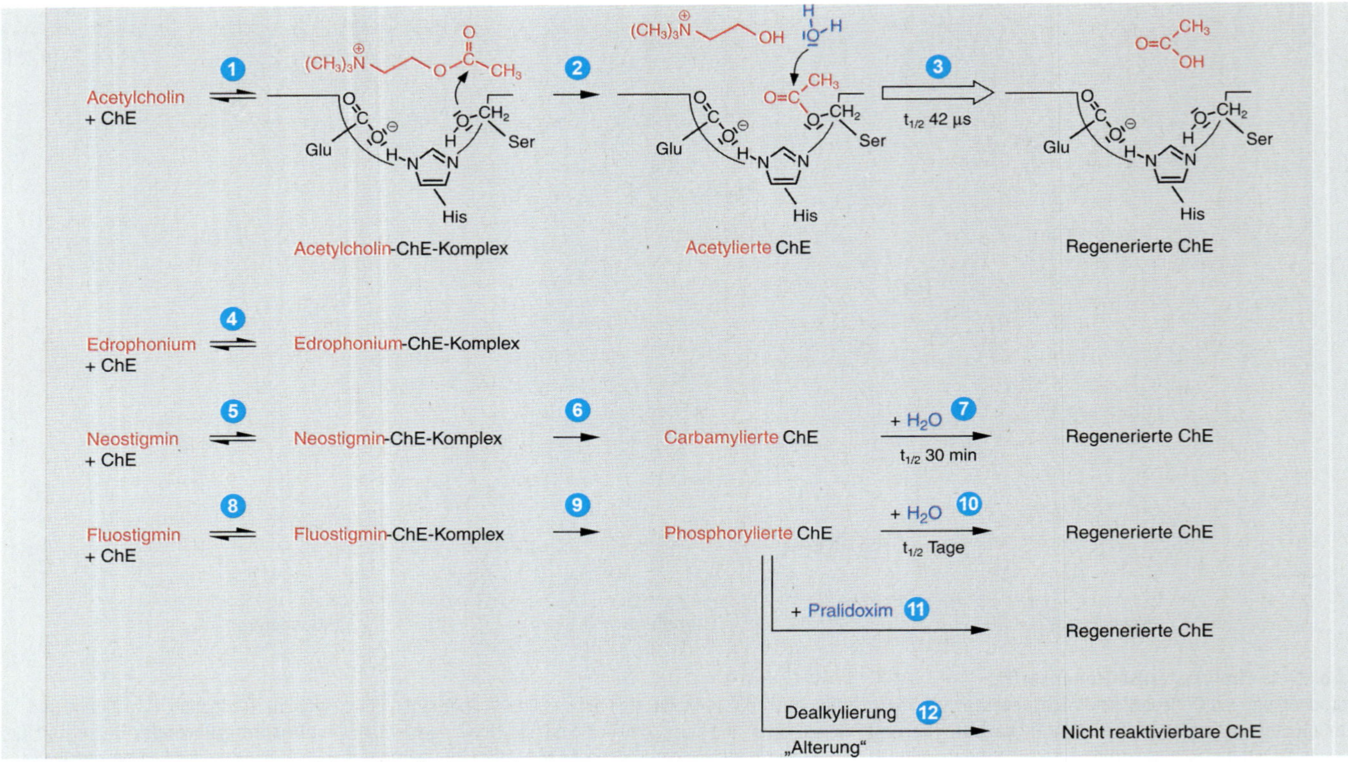

Abb. 3.12 Wirkmechanismen von Cholinesterase-Hemmstoffen.
Im esteratischen Zentrum der Cholinesterasen (ChE) sind Glutamat, Histidin und Serin benachbart (katalytische Triade). Durch die Nachbarschaft des Glutamats und des Imidazolrings wird der Sauerstoff des Serins zur Esterbildung aktiviert. **Reaktion mit Acetylcholin:**
❶ Acetylcholin bildet mit dem Enzym einen Komplex.
❷ Der Acetylrest wird auf das Serin übertragen: Das Enzym wird acetyliert. Cholin diffundiert ab.
❸ Die Essigsäure-Serin-Esterbindung wird sehr schnell hydrolysiert mit einer Halbwertszeit von wenigen Millisekunden. Das freie Enzym wird dadurch regeneriert. Die Wirkungsweise der nicht veresternden, carbamylierenden und phosphorylierenden Inhibitoren wird im Text besprochen.

werden wenig aus dem Magen-Darm-Kanal resorbiert und dringen kaum ins Gehirn ein. Die Carbamate werden teils durch Hydrolyse eliminiert, wozu auch andere Esterasen beitragen, teils, besonders die quartären, durch renale Exkretion. Die Phosphorsäureester werden praktisch vollständig biotransformiert (➤ Kap. 35.6.3).

3.6.5 Vergiftung und ihre Behandlung

Wegen der Verwendung der Carbamate und Phosphorsäureester als Insektizide sind Vergiftungen häufig. Der Körper wird gewissermaßen mit Acetylcholin überschwemmt und die Symptome einer Muscarin- und einer Nicotinvergiftung addieren sich. Am Ende versagt die Atmung; eine exzessive periphere Muscarinrezeptor-Aktivierung (starke Bronchialsekretion und Bronchokonstriktion) und eine Nicotinrezeptor-Aktivierung (Depolarisationsblock der neuromuskulären Übertragung) sowie eine exzessive Aktivierung zentraler cholinerger Rezeptoren (zentrale Atemlähmung) tragen dazu bei. **Atropin für Carbamate und Alkylphosphate** und die Cholinesterase-reaktivierenden **Oxime für Alkylphosphate** sind die Antidote (➤ Abb. 3.12; Einzelheiten ➤ Kap. 35.6.3).

3.6.6 Anwendung der Muscarinrezeptor-Agonisten und Cholinesterase-Hemmstoffe

Cholinesterase-Hemmstoffe und Muscarinrezeptor-Agonisten beeinflussen als Parasympathomimetika parasympathisch innervierter Erfolgsorgane. Bei Vergiftungen mit Atropin-ähnlichen Substanzen, zur Verstärkung der neuromuskulären Übertragung in der Skelettmuskulatur und zur Förderung der cholinergen Übertragung im Gehirn sind dagegen nur die Cholinesterase-Inhibitoren brauchbar.

Darm und Harnwege

Der Muscarinrezeptor-Agonist Bethanechol wird peroral zur Behandlung von **postoperativem Harnverhalt** durch Blasenatonie eingesetzt. Distigmin, ein reversibler Cholinesterase-Hemmstoff vom Carbaminsäure-Typ, intravenös oder peroral zur Behandlung derselben Indikation und der **postoperativen Darmatonie.**

Schweißdrüsen

Der wichtigste diagnostische Test bei Verdacht auf **Mukoviszidose** (zystische Fibrose) ist die Stimulation der Schweißsekretion durch iontophoretische Applikation von Pilocarpin (➤ Tab. 3.2) und die anschließende Messung von Na^+ und Cl^- im Schweiß. Bei Mukoviszidose sind die Konzentrationen erhöht.

Glaukom

Als Glaukom werden ätiologisch verschiedene Augenkrankheiten bezeichnet, die mit einer charakteristischen progredienten Sehnervenschädigung und zunehmenden Gesichtsfeldausfällen einhergehen und i. d. R. durch eine Erhöhung des Augeninnendrucks verursacht sind. Allerdings kann sich bereits bei normalem Druck ein Glaukom entwickeln und viele Patienten wissen von ihrer Erkrankung nichts. Derzeit sind die pathophysiologischen Prozesse, die an der glaukomatösen Schädigung des Sehnervs beteiligt sind, und die Beziehung zur Kammerwasserdynamik noch nicht geklärt. Normalerweise beträgt der Druck 10–22 mmHg. Damit er in diesem Bereich bleibt, müssen die Produktion des Kammerwassers (im Epithel des Ziliarkörpers) und der Abfluss des Kammerwassers (zu 85 % durch das Trabekelwerk des Winkels der vorderen Augenkammer in den Schlemm-Kanal = trabekulärer Abfluss, zu 15 % in die Aderhaut = uveoskleraler Abfluss) aufeinander abgestimmt sein.

Man unterscheidet folgende Formen, deren Differenzierung therapeutisch relevant ist:

- Beim **chronischen Offenwinkelglaukom** führen Veränderungen im Abflusssystem des Kammerwassers trotz eines normal weiten Kammerwinkels zur langsamen Drucksteigerung, zunächst ohne subjektive Beschwerden und fast immer in beiden Augen gleichzeitig; dies ist bei Weitem die häufigste Form.
- Zum **akuten Winkelblockglaukom,** dem **Glaukomanfall,** kann es bei anatomischer Disposition in Form eines abnorm engen Kammerwinkels und vereinzelt bereits bei mittelweiter Pupille in der Dämmerung oder Dunkelheit kommen, wenn bei einer Pupillenerweiterung das Trabekelwerk plötzlich durch die Iriswurzel verlegt wird. Der Druck steigt akut, was für den Patienten sehr schmerzhaft ist. Der Anfall betrifft zunächst fast immer nur ein Auge, doch folgt bei der Hälfte der Patienten das zweite Auge innerhalb eines Jahres.
- Selten sind **angeborene Formen.**
- **Sekundärglaukome** entwickeln sich als Folge anderer Augenkrankheiten.

Stets droht eine Schädigung der retinalen Ganglienzellen und des Sehnervs bis zur vollständigen Erblindung.

Die Bedeutung und die Art und Weise der medikamentösen Drucksenkung sind bei diesen Formen ganz verschieden:

- Beim **chronischen Offenwinkelglaukom** ist die pharmakologische Drucksenkung die Methode der Wahl. Sie wird durch eine Laserbehandlung oder operative Therapie ersetzt oder ergänzt, wenn der Augendruck erhöht bleibt oder das Gesichtsfeld weiter verfällt.
- Beim **akuten Glaukomanfall** muss der Druck rasch, möglichst durch den erstbehandelnden Arzt, medikamentös gesenkt werden, dann aber schließt sich stets eine Iridektomie oder Iridotomie an, um weiteren Anfällen vorzubeugen.
- **Angeborene Formen** kommen für die Pharmakotherapie meist nicht infrage.
- Bei **sekundären Glaukomen** kann eine drucksenkende Pharmakotherapie Maßnahmen gegen das Grundleiden ergänzen.

➤ Tab. 3.4 fasst die medikamentöse Behandlung der Glaukomformen zusammen:

- An erster Stelle stehen heute **Prostaglandine**. Sie fördern ebenso wie die **Muscarinrezeptor-Agonisten** den uveoskleralen Kammerwasserabfluss, während **Carboanhydrase-Hemmer,** **β-Adrenozeptor-Antagonisten,** **α_2-Adrenozeptor-Agonisten** und **osmotische Diuretika** die Produktion von Kammerwasser vermindern.
- **Inhibitoren der Rho-Kinase** (➤ Kap. 1.2.4) wirken auch bei niedrigem intraokularem Druck. Sie reduzieren die Bildung des Kammerwassers und senken den episkleralen Venendruck, der bei Gesunden etwa die Hälfte zum Augeninnendruck beisteuert.
- Die **Muscarinrezeptor-Agonisten,** seit 1870 als augeninnendrucksenkend bekannt, werden heute am seltensten eingesetzt. Die Penetration des polaren Carbachols wird durch das in den Tropfen enthaltene Detergens Benzalkonium (das zugleich zur Konservierung dient; ➤ Kap. 33.22.2) gefördert. Die therapeutische Hauptwirkung richtet sich auf den M. ciliaris. Sie ist in ➤ Abb. 3.3 erläutert: Die Kontraktion des Muskels stellt das Trabekelwerk und den Schlemm-Kanal weit und fördert den trabekulären Kammerwasserabfluss. Die Kontraktion des M. ciliaris stört aber auch, meist nur vorübergehend, die Fernsicht, und die Kontraktion des M. sphincter pupillae führt zur Miosis und stört das Sehen bei Dämmerung. Diese Wirkung fehlt den anderen Substanzgruppen.
- Dagegen ist **Pilocarpin** das Mittel der Wahl zur lokalen Behandlung beim **akuten Winkelblockglaukom.** Seine therapeutische Hauptwirkung richtet sich aber nicht wie beim chronischen Offenwinkelglaukom auf den M. ciliaris, sondern auf den M. sphincter pupillae: Die Pupille wird verengt, das Volumen an Irisgewebe im Kammerwinkel nimmt ab und die Iriswurzel wird vom Trabekelwerk weggezogen. Bei Druckwerten im Auge über 50 mmHg versagt Pilocarpin oft, weil der Sphincter durch Ischämie gelähmt ist; Pilocarpin darf dann nicht weiter gegeben werden. Umso wichtiger ist die **systemische Therapie.** Mit dem Carboanhydrase-Hemmstoff **Acetazolamid** (➤ Kap. 20.3.2) kann die Kammerwasserproduktion vermindert, mit hypertoner **Mannitollösung** (➤ Kap. 20.3.2) dem Inneren des Auges Wasser entzogen werden.

Myasthenia gravis

Die Myasthenia gravis ist eine seltene Autoimmunkrankheit, bei der der Körper Autoantikörper entwickelt, die an den muskulären Typ des Nicotinrezeptors binden. Die Antikörper können die Acetylcholin-Bindungsstelle des Rezeptors direkt blockieren. Sie bewirken v. a., dass die Rezeptoren durch Komplementaktivierung abgebaut werden. Langfristig kommt es zum strukturellen Umbau der postsynaptischen Membran und Verbreiterung des synaptischen Spalts. Bei Ausschüttung von Acetylcholin in den synaptischen Spalt ist die neuromuskuläre Übertragung abgeschwächt, bei Fortschreiten der Erkrankung nimmt sie weiter ab. Hauptsymptom ist die rasche und abnorme Ermüdbarkeit der Muskulatur. Die Patienten klagen über Doppelbilder sowie Schluck- und Sprechbeschwerden,

3

Tab. 3.4 Medikamentöse Therapien beim Glaukom

Substanzgruppe	Arzneistoff	Konzentration	UAW
Prostaglandine	Latanoprost	0,005 %	• Pigmentierung der Iris • Allergische konjunktivale Hyperämie • Atrophie des orbitalen Fettgewebes • Wachstum und Pigmentierung der Wimpern
	Travoprost	0,004 %	
	Bimatoprost	0,01/0,03 %	
	Tafluprost	0,0015 %	
Carboanhydrase-Hemmer	Dorzolamid	2 %	• Brennen und metallischer Geschmack (bei Brinzolamid weniger ausgeprägt) • Parästhesien • Hypokaliämie • Nephrolithiasis • Allergie
	Brinzolamid	1 %	
	Acetazolamid[1, 2] (Methazolamid[1, 3])	500 mg i. v., dann alle 6 h 250 mg per os	
β-Adrenozeptor-Antagonist	Timolol	0,1/0,25/0,5 %	Asthma bronchiale und AV-Überleitungsstörungen sind Kontraindikationen
α_2-Adrenozeptor-Agonisten	Clonidin	0,5/1 %	• Allergie: konjunktivale Hyperämie • Blutdruckabfall • Sedierung • Bei Kindern ≤ 2 Jahre kontraindiziert
	Brimonidin	0,1/0,2 %	
Rho-Kinase-Inhibitoren[4]	Ripasudil	0,4 %	• Erschlaffung der glatten Gefäßmuskulatur: konjunktivale Hyperämie • Allergische Konjunktivitis
	Netarsudil	0,02 %	
Muscarinrezeptor-Agonist	Pilocarpin	1/2/4 % 2-prozentige Lösung 1–3 × im Abstand von 10–15 min[5]	• Miosis mit Sehstörung in der Dämmerung • Akkommodative Myopie (➤ Abb. 3.3) • Linsentrübung
Osmotisches Diuretikum	Mannitol[1]	Systemisch 250 ml einer 20-prozentigen Lösung innerhalb von 30–40 min i. v.	• Exsikkose • Initiale Volumenbelastung → bei kardialer Dekompensation kontraindiziert

[1] Systemisch, nur beim akutem Glaukomanfall.
[2] Azetazolamid wird unverändert renal ausgeschieden: Vorsicht bei Dialysepatienten.
[3] Methazolamid (nur in USA zugelassen) wird zu 25 % unverändert renal ausgeschieden, zu 75 % hepatisch metabolisiert.
[4] Bisher zugelassen in Japan (Ripasudil) und USA (Netarsudil).
[5] Lokal beim akuten Glaukomanfall.

da häufig zuerst äußere Augenmuskulatur sowie Lidheber, Kau- und Schlundmuskulatur betroffen sind. Es kommt zu proximal betonter Schwäche der Extremitäten, Kopfhalteschwäche und in schweren Fällen zur Schwäche der Atemhilfsmuskulatur mit Dyspnoe. Die Symptomatik tritt v. a. bei wiederholter Beanspruchung auf und nimmt häufig im Tagesverlauf, bei Infekten, während der Menstruation und in Stresssituationen zu.

Als **Cholinesterase-Hemmstoff** wird in Deutschland **Pyridostigmin** eingesetzt, da Neostigmin nicht mehr für eine orale Therapie verfügbar ist. Die orale Gabe erfolgt einschleichend mit individueller Anpassung von Dosis und Dosierungsintervall nach therapeutischer Wirkung. Nicht nur eine zu geringe, sondern auch eine zu hohe Dosierung ist zu vermeiden: Sie führt zur cholinergen Krise, mit einerseits parasympathomimetischen Wirkungen, andererseits aber einem Depolarisationsblock, der der Myasthenie selbst zum Verwechseln ähnelt.

Eine günstige Wirkung der **Glucocorticoide** sieht man meist nach etwa 2–3 Wochen, eine günstige Wirkung des als **Immunsuppressivum** am häufigsten verwendeten **Azathioprins** nach 6–12 Wochen.

Ein **Plasmaaustausch** (Plasmapherese) bessert den Zustand eindrucksvoll, aber nur kurz, und ist daher lediglich bei myasthenischen Krisen angezeigt.

Die **Thymektomie** wird heute häufiger als früher durchgeführt. In einigen Fällen verschwindet dann die Myasthenie ganz.

Lambert-Eaton-Myasthenie-Syndrom

Im Gegensatz zur Myasthenia gravis geht das **Lambert-Eaton-Myasthenie-Syndrom,** das paraneoplastisch beim kleinzelligen Bronchialkarzinom und bei anderen Malignomen auftreten kann, mit Autoantikörpern gegen präsynaptische spannungsabhängige Ca^{2+}-Kanäle einher. Dadurch wird die Funktion dieser Kanäle eingeschränkt und die Ca^{2+}-abhängige Freisetzung von Acetylcholin vermindert. Symptom ist v. a. eine morgendliche belastungsabhängige proximal betonte Schwäche der Extremitäten. Autoantikörper gegen Nicotinrezeptoren werden bei dieser Myasthenieform nicht nachgewiesen.

Cholinesterase-Hemmstoffe als Antidot

Physostigmin eignet sich zur Behandlung von **Vergiftungen mit Atropin** und Atropin-ähnlichen Substanzen. Quartäre Verbindungen sind nicht geeignet, weil sie nicht wie Atropin in das ZNS eindringen. Man injiziert 2 mg i. v. und wiederholt die Injektion, wenn die Vergiftungssymptome zurückkehren.

Neostigmin oder **Pyridostigmin** werden zur **Decurarisierung** nach nicht depolarisierenden Muskelrelaxantien verwendet. **Gleich-**

zeitig wird zur Dämpfung parasympathomimetischer unerwünschter Arzneimittelwirkungen **Atropin** gegeben. Die i. v.-Dosis von Neostigmin beträgt 1–5 mg, von Pyridostigmin 10–20 mg, von Atropin 1–1,5 mg.

3.6.7 Unerwünschte Arzneimittelwirkungen

Auch bei Applikation von Pharmaka als Augentropfen ist an systemische unerwünschte Arzneimittelwirkungen zu denken (➤ Kap. 1.4.2).

Unerwünschte Arzneimittelwirkungen lassen sich aus den Angriffspunkten (z. B. ➤ Tab. 3.2) ableiten:

- Die Aktivierung der Muscarinrezeptoren an Herz und Blutgefäßen kann zu Bradykardie und Blutdruckabfall führen, besonders wenn man Muscarinrezeptor-Agonisten i. v. gibt, was zu vermeiden ist.
- Die Aktivierung der Rezeptoren in den Bronchien kann zu einem Asthmaanfall führen, im Magen-Darm-Kanal und in den Harnwegen zu Bauchschmerzen, Diarrhö, Verstärkung einer gastroduodenalen Ulkuskrankheit und Harndrang, am Auge zur Beeinträchtigung der Fernsicht und des Dämmerungssehens, an Speichel- und Schweißdrüsen zu Speichelfluss und starkem Schwitzen.
- Die Aktivierung von Nicotinrezeptoren (Cholinesterase-Hemmstoffe) kann faszikuläre Muskelzuckungen auslösen und v. a. den bei der Myasthenie-Behandlung erwähnten Depolarisationsblock.

3.7 Pharmakotherapie bei Alzheimer-Demenz und anderen Demenzformen

Bei neurodegenerativen Krankheiten wie der Alzheimer-Krankheit und anderen Formen der Demenz sind Defizite in den kognitiven Funktionen Hauptsymptome. Die Alzheimer-Krankheit wird mit der zunehmenden Alterung der Weltbevölkerung immer häufiger, und nach wie vor gibt es keine Medikamente, die den Ausbruch der Alzheimer-Demenz zufriedenstellend verhindern, verzögern, ihr Fortschreiten verlangsamen oder ihre Symptome lindern.

Bei der Alzheimer-Krankheit kommt es zum Verlust von Synapsen insbesondere im parieto-temporalen und frontalen Kortex und zur Verminderung cholinerger Neurone im Nucleus basalis Meynert, die den Kortex innervieren. Den Mangel an cholinerger Transmission, das cholinerge Defizit, auszugleichen, ist die einzige bisher theoretisch fundierte Strategie, die bei Behandlung der Alzheimer-Krankheit eingesetzt wird. So sind die reversiblen **Cholinesterase-Hemmer Rivastigmin, Donepezil** und **Galantamin** (➤ Tab. 4.8) derzeit die wichtigsten Medikamente, die zumindest in initialen Stadien der Erkrankung den kognitiven Status und die Alltagsaktivität der Patienten leicht verbessern, indem sie den Krankheitsverlauf um 6–12 Monate verzögern. Die **unerwünschten Arzneimittelwirkungen** sind parasympathomimetischer Natur, also z. B. Erbrechen und Diarrhö.

Der nicht kompetitive **N-Methyl-D-Aspartat(NMDA)-Rezeptor-Antagonist Memantin** (➤ Kap. 4.9) hat bei Patienten mit mäßiger bis schwerer Alzheimer-Demenz begrenzte positive Effekte auf Denken, Alltagsaktivitäten und klinischen Gesamteindruck. Bei leichter Alzheimer-Demenz ist Memantin nicht besser als Placebo. Die Kombination von Memantin mit einem der Cholinesterase-Hemmer ergab keine Überlegenheit im Vergleich zur Monotherapie. Memantin soll die Homöostase im glutamatergen System, die bei Alzheimer gestört ist, verbessern.

Mitte des Jahres 2021 wurde von der amerikanischen Federal Drug Administration (FDA) mit dem Antiköper **Aducanumab** erstmals ein Medikament zugelassen, das in klinischen Studien die Beta-Amyloid-Ablagerungen deutlich reduziert hat, die für die Zerstörung der Hirnzellen verantwortlich sein sollen. Ob sich daraus für den Patienten ein klinischer Nutzen ergibt, ist nach Einschätzung der FDA nicht klar. Insgesamt gibt es heute trotz vieler Studien, in denen bekannte Medikamente oder neu entwickelte Wirkstoffe eingesetzt wurden, weder eine zufriedenstellende symptomatische Therapie der Alzheimer-Demenz noch effektive kausale medikamentöse Behandlungsoptionen.

Potentielle pharmakologische Strategien könnten die Erhöhung der Acetylcholinfreisetzung mit 5-HT_4-Agonisten über präsynaptische oder direkte Stimulierung cholinerger Rezeptoren mit Muscarin- und Nicotin-Agonisten sein. Das pharmakologische Profil der unerwünschten Arzneimittelwirkungen der Muscarin-Agonisten schreckt von zukünftigen Studien ab, aber potentielle 5-HT_4- und Nicotin-Agonisten werden zurzeit untersucht. **Metoclopramid** stimuliert zwar als Agonist an präsynaptischen 5-HT_4-Rezeptoren die Freisetzung von Acetylcholin im Gastrointestinaltrakt (➤ Kap. 5.1.3), was zu einer Motilitätssteigerung führt. Im ZNS steht jedoch seine Wirkung als D_2-Rezeptor-Antagonist im Vordergrund, was seine antiemetische Wirkung erklärt, die Anregung der Prolaktinsekretion und das Auftreten von extrapyramidalen Bewegungsstörungen (➤ Kap. 22.2.2, ➤ Kap. 22.5.2). Wegen seines Wirkungsprofils kommt Metoclopramid bei der Indikation Demenz **nicht in frage.**

Nicotin hat zahlreiche Auswirkungen auf das zentrale und periphere Nervensystem. Einige davon, wie seine Auswirkungen auf kognitive Funktionen wie Gedächtnis, Konzentration, Erregung und Wachsamkeit, sind durchaus erwünscht und potentiell therapeutisch nützlich. Andererseits sind die autonomen Wirkungen auf das Herz-Kreislauf-System, den Darm oder das Brechzentrum überhaupt nicht erwünscht. Hinzu kommt, dass Nicotin, wie andere Psychostimulantien, stark süchtig macht. Die Frage ist, ob dieselben Subtypen von Nicotinrezeptoren die erwünschten und unerwünschten Arzneimittelwirkungen von Nicotin hervorrufen. Gelänge es, diese Subtypen voneinander zu trennen, könnten Medikamente hergestellt werden, die nur bestimmte Subtypen von Nicotinrezeptoren stimulieren und sehr nützliche und selektive Wirkungen haben. Im Gehirn von Säugetieren sind 11 verschiedene Untereinheiten der Nicotinrezeptoren bekannt (α2–α7, α9, α10, β2–β4), die einen aus 5 Untereinheiten bestehenden Nicotinrezeptor bilden können (➤ Kap.2.3.1). Die einzigartige anatomische Verteilung jedes nAChR-Subtyps innerhalb der Strukturen, die an der Kognition beteiligt sind (basales Vorderhirn, Hippocampus und Großhirnrinde), macht Rezeptoren, die aus α7-, α4- und β2-Untereinheiten bestehen, zu wichtigen potentiellen Zielen pharmakologischer Interventionen. Solche subtyp spezifische Medikamente zu entwickeln, ist Gegenstand aktueller Forschung.

Zweithäufigste Ursache einer Altersdemenz ist mit 16 % eine **Störung der Gehirndurchblutung.** Nicht selten kommen Alzheimer-Demenz und vaskuläre Demenz auch zusammen vor. Auch für die vaskuläre Demenz kennt man keine spezifische Therapie. Wichtig ist die Behandlung von Risikofaktoren wie Hypertonie und Diabetes mellitus. Außerdem kann cerebralen Ischämien mit Thrombozytenaggregationshemmern und – bei Vorhofflimmern – mit Antikoagulantien vorgebeugt werden.

Die Wahrscheinlichkeit eines Verlusts geistiger Fähigkeiten im Alter hat zu einer Vielzahl weiterer Medikamente geführt, die gelegentlich als **Geriatrika** bezeichnet werden. Doch halten weder das Mutterkornalkaloid-Derivat Dihydroergotoxin (➤ Kap. 4.5) noch der Calciumkanalblocker Nimodipin (➤ Kap. 18.2.1) noch Procain (➤ Kap. 8.2), Extrakte aus *Ginkgo biloba* (➤ Tab. 4.8), Piracetam (➤ Tab. 14.5.6) oder Nicergolin kritischer Überprüfung (➤ Kap. 1.8) stand.

3.8 Botulinumneurotoxine

Die Botulinumneurotoxine* A–G werden von *Clostridium botulinum* gebildet. Sie gehören zu den stärksten bekannten Giften (➤ Kap. 35.14.2). Die leichte Kette der Toxine sind Proteasen. Diese spalten Proteine, die für die Freisetzung von Neurotransmittern essentiell sind (➤ Kap. 2.2.2, ➤ Abb. 2.3) und hemmen dadurch irreversibel die Acetylcholinausschüttung an den motorischen Endplatten. Am häufigsten entsteht der Botulismus, die Vergiftung durch die Neurotoxine des Bakteriums *Clostridium botulinum,* durch Aufnahme des Toxins aus dem Darm im Rahmen einer Lebensmittelvergiftung. Infolge der chemischen Denervierung kommt es zur schlaffen Lähmung der Skelettmuskulatur mit der Gefahr einer tödlichen Atemlähmung.

Indikationen

Botulinumneurotoxin A wird therapeutisch in sehr verdünnter Konzentration wiederholt lokal in die betroffene Muskulatur injiziert, insbesondere bei Syndromen mit unwillkürlicher Aktivität der quergestreiften Muskulatur. Diese sogenannten **Dystonien** umfassen **Blepharospasmus** (Lidkrampf), **Spasmus hemifacialis** und **Torticollis spasticus.** Beim Blepharospasmus ist v. a. der M. orbicularis oculi betroffen. Die Wirkung setzt innerhalb von 3 Tagen ein und hält etwa 3 Monate an. Dann kann die Injektion wiederholt werden.

Bei Harninkontinenz aufgrund einer neurogen bedingten Detrusorhyperaktivität, der **Dranginkontinenz** oder **überaktiven Blase** (➤ Kap. 3.3.6) wird zur Senkung des Harndrangs nach Versagen der Anticholinergika (➤ Kap. 3.3.6), die als Medikamente der ersten Wahl eingesetzt werden, Botulinumneurotoxin A in den Detrusormuskel injiziert. Auch hier hält die Wirkung etwa 3 Monate an. Bei **Hyperhidrosis axillaris** wird eine überschießende Schweißsekretion vermindert.

Im Gegensatz zu den genannten Indikationen sind die Anwendungen für ästhetische Indikationen überwiegend ohne Zulassung (Off-Label; ➤ Kap. 1.7): **Gesichtsfalten** entstehen zum Teil durch Kontraktionen der mimischen Muskulatur. Botulinumneurotoxin vermag manche zu glätten.

Unerwünschte Arzneimittelwirkungen

Die häufigste unerwünschte Arzneimittelwirkung ist eine Schwäche der Muskulatur in der Umgebung der Injektionsstelle, z. B. eine Ptosis nach Injektion ins Oberlid. Allergische Überempfindlichkeit gegen das Toxin oder Nachlassen seiner Wirkung durch Bildung von Antikörpern werden kaum beobachtet.

WEITERFÜHRENDE LITERATUR

Benowitz NL. Pharmacology of nicotine: addiction, smoking-induced disease, and therapeutics. Ann Rev Pharmacol Toxicol, 2009; 49: 57–71.

Birks J, Grimley Evans J. Ginkgo biloba for cognitive impairment and dementia. Cochrane Database of Systematic Reviews 2009, Issue 1. CD003120.

Birks JS, Chong LY, Grimley Evans J. Rivastigmine for Alzheimer's disease. Cochrane Database of Systematic Reviews 2015, Issue 9. CD001191.

Birks JS, Harvey RJ. Donepezil for dementia due to Alzheimer's disease. Cochrane Database of Systematic Reviews 2018, Issue 6. CD001190.

Brodde OE, Michel MC. Adrenergic and muscarinic receptors in the human heart. Pharmacol Rev, 1999; 51: 651–689.

Chiang K, Koo EH. Emerging Therapeutics for Alzheimer's Disease. Ann Rev Pharmacol Toxicol, 2014; 54: 381–405.

Cummings J. Lessons learned from Alzheimer Disease: Clinical trials with negative outcomes. Clin Trans Sci, 2018; 11: 1476–1521.

Davies P, Maloney AJ. Selective loss of central cholinergic neurons in Alzheimer's disease. Lancet, 1976; 308: 1403.

Duthie JB, Vincent M, Herbison GP et al. Botulinum toxin injections for adults with overactive bladder syndrome. Cochrane Database of Systematic Reviews 2011, Issue 12. CD005493.

Flicker L, Grimley Evans J. Piracetam for dementia or cognitive impairment. Cochrane Database of Systematic Reviews 2004, Issue 1. CD001011.

Jankovic J. Botulinum toxin: State of the art. Mov Disord, 2017; 32: 1131–1138.

Katzenschlager R, Sampaio C, Costa J, Lees A. Anticholinergics for symptomatic management of Parkinson's disease. Cochrane Database of Systematic Reviews 2002, Issue 3. CD003735.

Langley JN. On the reaction of cells and of nerve-endings to certain poisons, chiefly as regards the reaction of striated muscle to nicotine and curare. J Physiol, 1905; 33: 374–413.

Madhuvrata P, Cody JD, Ellis G, Herbison GP, Hay-Smith EJC. Which anticholinergic drug for overactive bladder symptoms in adults. Cochrane Database of Systematic Reviews 2012, Issue 1. CD005429.

Mayer B. How much nicotine kills a human? Tracing back the generally accepted lethal dose to dubious self-experiments in the nineteenth century. Arch Toxicol, 2014; 88: 5–7.

McShane R, Westby MJ, Roberts E et al. Memantine for dementia. Cochrane Database of Systematic Reviews 2019, Issue 3. CD003154.

Hoskin JL, Al-Hassan Y, Sabbagh MN. Nicotinic acetylcholine receptor agonists for the treatment of Alzheimer's dementia. Nic & Tobacco Res, 2019; 21: 370–376.

Rai BP, Cody JD, Alhasso A, Stewart L. Anticholinergic drugs versus non-drug active therapies for non-neurogenic overactive bladder syndrome in adults. Cochrane Database of Systematic Reviews 2012, Issue 12. CD003193.

Rauchen und Tabakabhängigkeit: Screening, Diagnostik und Behandlung. S3-Leitlinie der Deutschen Gesellschaft für Suchtforschung und Suchttherapie (DG-Sucht), Überarbeitung vom Januar 2021.

Robbins J, Marsh SJ, Brown DA. On the mechanism of M-current inhibition by muscarinic m1 receptors in DNA-transfected rodent neuroblastoma X gluiomy cells. J Physiol, 1993; 469: 153–178.

Schwabe U, Ludwig W-D. Arzneiverordnungs-Report 2020. Heidelberg: Springer, 2020.

Tanna AP, Johnson M. Rho Kinase Inhibitors as a Novel Treatment for Glaucoma and Ocular Hypertension. Ophthalmology, 2018; 125: 1741–1756.

Trendelenburg AU, Meyer A, Wess J, Starke K. Distinct mixtures of muscarinic receptor subtypes mediate inhibition of noradrenaline release in different mouse peripheral tissues, as studied with receptor knockout mice. Br J Pharmacol, 2005; 145: 1153–1159.

von Humboldt A. Reise in die Aequinoktial-Gegenden des neuen Kontinents in den Jahren 1799, 1800, 1801, 1803, und 1804. Band 4. Stuttgart: J. G. Cotta, 1859/60.

Wang J, Lindstrom J. Orthosteric and allosteric potentiation of heteromeric neuronal nicotinic acetylcholine receptors. Br J Pharmacol, 2018; 175: 1805–1821.

Ward S, Weatherley BC. Pharmakokinetics of Atracurium and its metabolites. Br J Anaesth, 1986; 58: 6S–10S.

Wess J, Eglen RM, Gautam D. Muscarinic acetylcholine receptors: mutant mice provide new insights for drug development. Nat Rev Drug Disc, 2007; 6: 721–733.

Woodford HJ. Anticholinergic drugs for overactive bladder in frail older patients: The case against. Drugs Aging, 2018; 35: 773–776.

Xiu X, Puskar NL, Shanata JAP et al. Nicotine binding to brain receptors requires a strong cation-π interaction. Nature, 2009; 458: 534–537.

Zuche H, Morinello E, Viestenz A et al. Beeinflussung der okulären Pulsamplitude und des Intraokulardrucks durch nicht depolarisierende Muskelrelaxanzien. Klin Monatsbl Augenheilkd, 2015; 232: 1397–1401.

KAPITEL

4

Adolfo Cavalié, Albert J. Omlor, Veit Flockerzi

Noradrenerge und adrenerge Systeme

[...] the same patient was injected with 50 mg of amphetamine during another asthma attack. Her pulse went from 106 beats per minute up to 180 after the injection, and her blood pressure jumped 50 percent. "Wheezing better, violent headache, asthma almost gone, nauseated," the case notes reported. She vomited, but the nausea remained, as did a 'throbbing headache" that lasted for hours. So it seemed that enough amphetamine to help at all with an asthma attack caused the same unpleasant side-effects as a heavy dose of ephedrine.

Einer der ersten Versuche im Jahr 1929, Asthma bronchiale mit Amphetamin zu behandeln. Nach: Rasmussen N, On speed. New York: University Press, 2008: S. 18.

4.1 Einführung

Adolfo Cavalié, Veit Flockerzi

Noradrenerg sind zahlreiche Neurone im Zentralnervensystem und die meisten postganglionär-sympathischen Neurone (➤ Kap. 2). **Adrenerge** Neurone gibt es im Zentralnervensystem (➤ Abb. 2.9). Die chromaffinen Zellen des Nebennierenmarks sind modifizierte postganglionäre Sympathikusneurone, die von präganglionären Sympathikusneuronen über cholinerge Nicotinrezeptoren aktiviert werden (➤ Kap. 3.1). Sie enthalten Adrenalin und Noradrenalin im Verhältnis von etwa 4 : 1. **Noradrenalin*** (synonym **Norepinephrin**) und **Adrenalin*** (synonym **Epinephrin**) werden ausgehend von der Aminosäure Tyrosin synthetisiert (➤ Abb. 2.11), in Vesikeln gespeichert und durch Aktionspotentiale freigesetzt. Sie lösen ihre Wirkungen über neun G-Protein-gekoppelte Rezeptoren aus, sog. Adrenozeptoren: drei α_1-Adrenozeptoren (α_{1A}, α_{1B}, α_{1D}), drei α_2-Adrenozeptoren (α_{2A}, α_{2B}, α_{2C}) und drei β-Adrenozeptoren (β_1, β_2, β_3). Die Beseitigung aus dem Extrazellularraum geschieht zu 90 % durch Aufnahme des intakten Transmitters zurück in die freisetzenden Axone. Dort werden etwa 85 % wiederum in den Vesikeln gespeichert, der Rest wird durch die Monoaminoxidase (MAO) oder die Catechol-O-Methyltransferase (COMT) abgebaut (➤ Abb. 2.12). Aus dem Nebennierenmark freigesetzte und im Blut zirkulierende Catecholamine dagegen werden überwiegend (zu etwa 60 %) in nichtneuronale Zellen aufgenommen und durch MAO (v. a. MAO-A) oder COMT abgebaut.

➤ Tab. 4.1 gibt einen Überblick über die adrenergen und noradrenergen Systeme, die pharmakologisch beeinflussbar sind. Die Einteilung der Wirkstoffe folgt dem Mechanismus, mit dem sie in die sympathische Erregungsübertragung eingreifen:

- Direkt und indirekt wirkende Sympathomimetika (➤ Abb. 4.1, ➤ Kap. 4.2, ➤ Kap. 4.3)
- Adrenozeptor-Antagonisten (➤ Kap. 4.4, ➤ Kap. 4.5, ➤ Kap. 4.6)

Die **indirekt wirkenden Sympathomimetika** führen dazu, dass vermehrt Noradrenalin in den synaptischen Spalt gelangt bzw. dort verbleibt (➤ Kap. 4.3).

Hemmstoffe der **MAO** und der **COMT** werden in ➤ Kap. 13.3, und ➤ Kap. 14.2 beschrieben.

Der Begriff **„Antisympathikotonika"** sollte nicht mehr gebraucht werden. Er umfasst eine heterogene Gruppe von Arzneistoffen, u. a. Reserpin, das nur noch von historischem Interesse ist, sowie α_2-selektive Agonisten wie Clonidin und α-Methyl-Noradrenalin, das aus dem Prodrug α-Methyl-DOPA gebildet wird. Beide Arzneistoffe vermindern über Stimulierung zentraler α_2-Adrenozeptoren und peripherer α_2-Autorezeptoren die Aktionspotentialfrequenz im Sympathikus und die Freisetzung von Noradrenalin pro Aktionspotential und können deshalb zur Therapie des Bluthochdrucks eingesetzt werden.

Anders als Acetylcholin verbleiben Noradrenalin und Adrenalin lange genug im Extrazellulärraum, um im Blutplasma messbar zu werden. Sie spiegeln dort die Freisetzung von Noradrenalin aus sympathischen Nerven und die Freisetzung von Adrenalin aus dem Nebennierenmark wider. ➤ Abb. 4.2 zeigt, wie sich die Plasmakonzentrationen bei Gesundheit und Krankheit ändern.

Tab. 4.1 Möglichkeiten pharmakologischer Beeinflussung noradrenerger und adrenerger Systeme

Angriffspunkt	Pharmakologische Beeinflussung
Aromatische L-Aminosäure-Decarboxylase (Dopadecarboxylase)	• Blockade durch Carbidopa[1], Benserazid[1] • Decarboxyliert den Wirkstoff α-Methyldopa zu α-Methyldopamin, das durch die Dopamin-β-Hydroxylase in das als α_2-Agonist wirkende α-Methylnoradrenalin umgewandelt wird
Vesikulärer Monoamintransporter (➤ Abb. 4.6)	Blockade durch Reserpin (heute nur noch experimentell)
Exozytotische Freisetzung	Hemmung durch Ca^{2+}-Mangel, Mg^{2+}-Überschuss, Lokalanästhetika
α-Adrenozeptoren	• Aktivierung durch Noradrenalin, Adrenalin und (➤ Abb. 4.1) • Blockade durch „α-Blocker" (➤ Abb. 4.9)
β-Adrenozeptoren	• Aktivierung durch Adrenalin, Isoprenalin, (Noradrenalin ist β_1-selektiv) (➤ Abb. 4.1) • Blockade durch „β-Blocker" (➤ Abb. 4.9)
Präsynaptischer Monoamin-Na^+-Kotransporter für Noradrenalin (und Dopamin)	• Wiederaufnahmehemmung von Noradrenalin durch Cocain, Reboxetin und andere mehr • Amphetamine und Tyramin sind wie Noradrenalin Substrate (➤ Abb. 4.7)
Monoaminoxidase	• Blockade durch Tranylcypromin • MAO-A-selektiv: Moclobemid • MAO-B-selektiv Selegilin[1], Rasagilin[1]
Catechol-O-Methyltransferase	Blockade durch Entacapon[1], Tolcapon[1] (➤ Abb. 4.1)

[1] Carbidopa, Benserazid, Selegilin, Rasagilin, Entacapon, Opicapon und Tolcapon sind bei den Mitteln zur Behandlung des Morbus Parkinson aufgeführt (➤ Kap. 13.2).

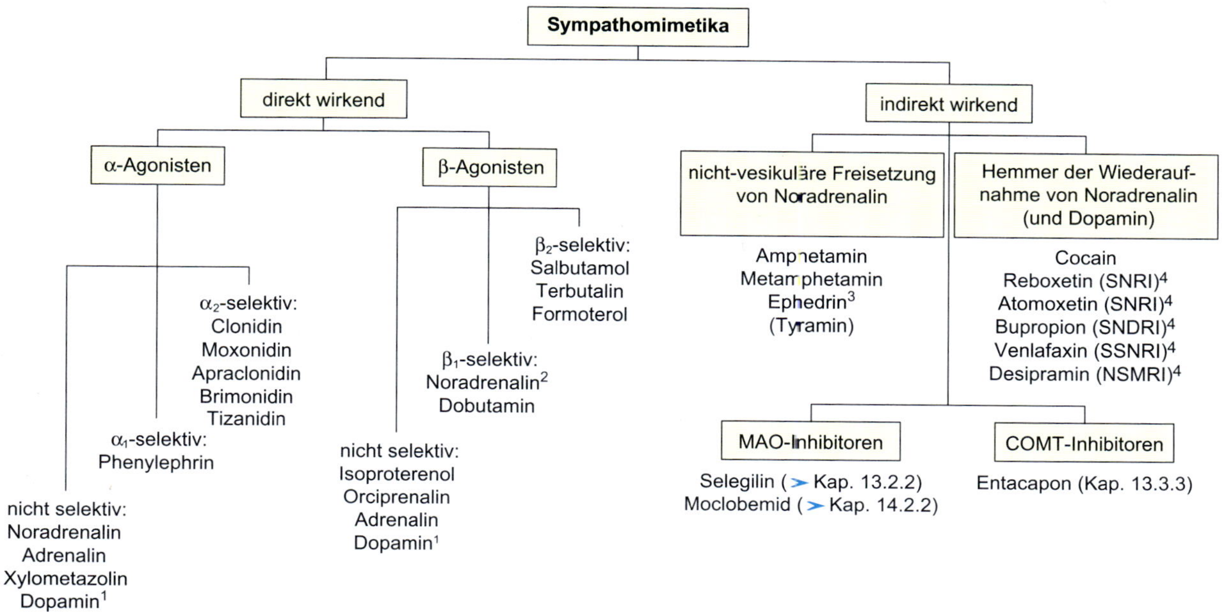

Abb. 4.1 Sympathomimetika.

[1] Dopamin wirkt auf seine eigenen Dopamin-Rezeptoren (D1–D5) (➤ Kap. 2.3.2) stärker als auf α- und β-Adrenozeptoren.

[2] Noradrenalin wirkt auf β_2-Adrenozeptoren nur schwach, viel schwächer als Adrenalin; dies trug 1967 zur Entdeckung der β_1- und β_2-Subtypen bei.

[3] Ephedrin (➤ Kap. 4.3, ➤ Kap. 4.9) wirkt gleichzeitig schwach direkt als nichtselektiver Agonist an α- und β-Adrenozeptoren.

[4] ➤ Kap. 14.2.2.

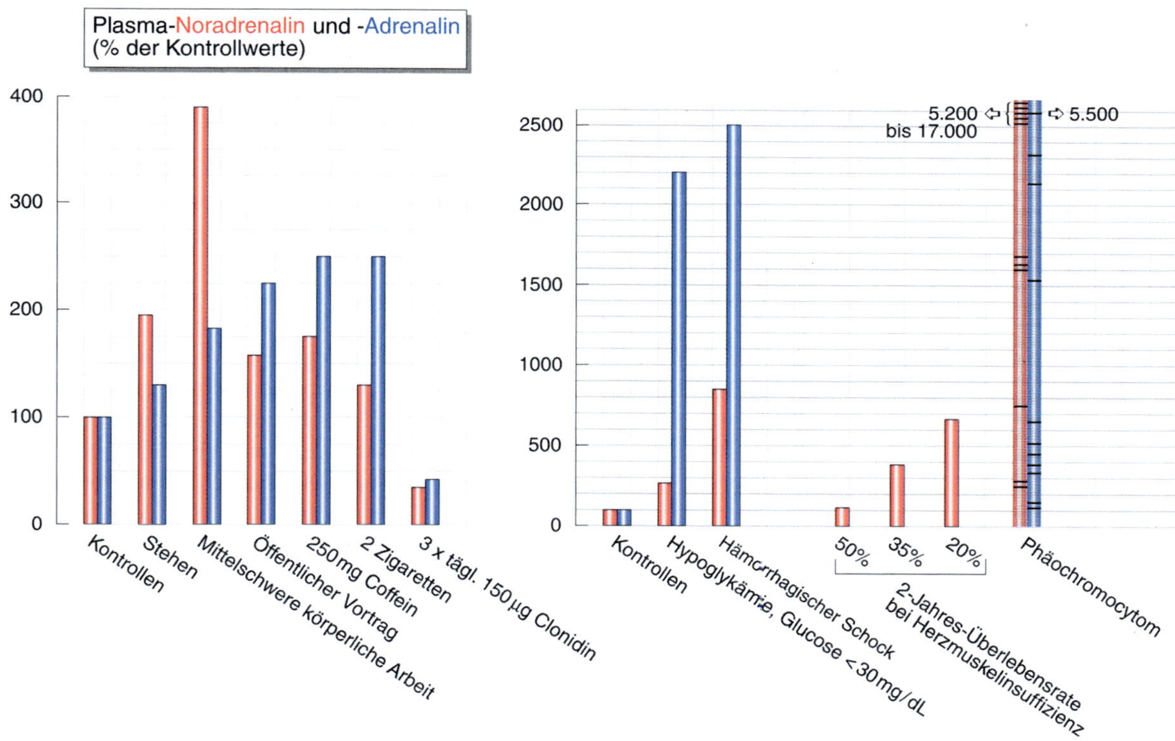

Abb. 4.2 Noradrenalin und Adrenalin im menschlichen Plasma.

Die Konzentrationen sind in % der Werte bei Kontrollgruppen ausgedrückt; für „Stehen" und „Mittelschwere körperliche Arbeit" waren die Plasmaspiegel im Liegen die Kontrollwerte. Die Plasmaspiegel im Liegen betragen beim Erwachsenen etwa 200 pg/ml Noradrenalin und 40 pg/ml Adrenalin. Psychische Anspannung erhöht oft besonders den Plasmaspiegel von Adrenalin, Zeichen einer Hormonfreisetzung aus dem Nebennierenmark. Coffein und Nicotin wirken ähnlich wie psychische Anspannung, vermutlich v. a. über ihre zentralen Angriffspunkte, Nicotin zudem durch direkte Aktivierung der Nicotinrezeptoren an den chromaffinen Zellen des Nebennierenmarks. Clonidin hemmt die Freisetzung der Catecholamine durch seine zentrale und periphere antisympathotone α_2-adrenerge Wirkung. Zu enormen Anstiegen führen Hypoglykämie und hämorrhagischer Schock (u. a. Ruptur von Aortenaneurysmen). Bei Herzmuskelinsuffizienz ist die Prognose umso schlechter, je höher das Plasmanoradrenalin ist. Beim Phäochromozytom sind Einzelwerte gezeigt. Zur Phäochromozytom-Diagnostik eignet sich auch die Bestimmung der Ausscheidung von Catecholaminen und Vanillinmandelsäure (VMS) im Harn. (Nach Kopin IJ. In: Trendelenburg U, Weiner N. Catecholamines II. Handbook of Experimental Pharmacology, 1988; Vol. 90/II: 211–275.)

4.2 Adrenozeptor-Agonisten

Adolfo Cavalié, Veit Flockerzi

Viele wichtige Arzneistoffe, die zur Behandlung von kardiovaskulären und respiratorischen Erkrankungen eingesetzt werden, beeinflussen als Sympathomimetika direkt oder indirekt Adrenozeptoren. Dabei sind die **direkt wirkenden Sympathomimetika,** die Adrenozeptor-Agonisten, von großer **klinischer Relevanz,** die **indirekten,** von wenigen klinischen Indikationen abgesehen, eher von **toxikologischem Interesse.**

4.2.1 Geschichte

4

1894 brachte der praktische Arzt G. Oliver dem Londoner Physiologen E. A. Schäfer einen Extrakt aus Nebennieren, der, so behauptete er, den Blutdruck steigere. Schäfer war skeptisch. Schließlich injizierte er dem Versuchstier den Extrakt, „expecting a triumphant demonstration of nothing", doch das Quecksilber im Manometer stieg auf eine nie zuvor erreichte Höhe. Im Jahr 1901 isolierte der japanische Chemiker Jokichi Takamine das blutdruckerhöhende Molekül aus Nebennierenextrakten. Um 4 g der Substanz zu erhalten, benötigte er die Nebennieren von 8000 geschlachteten Rindern. Er nannte die Substanz Adrenalin, andere nannten sie später auch Epinephrin. Adrenalin war damit das erste Hormon, das rein dargestellt und in seiner Struktur aufgeklärt war.

Dass Noradrenalin und nicht Adrenalin der Transmitter der postganglionär-sympathischen Nerven von Säugern ist, entdeckte 1946 der Pharmakologe Ulf S. von Euler in Stockholm, wofür er 1970 den Nobelpreis erhielt. 1948 deutete der Pharmakologe Raymond P. Ahlquist in den USA die unterschiedlichen Wirkprofile verschiedener Adrenalinabkömmlinge mit der Hypothese, es gebe zwei Rezeptoren, α und β. Im Jahr 1967 folgte die Differenzierung in β_1- und β_2-Adrenozeptoren, 1974 die Differenzierung in α_1- und α_2-Adrenozeptoren. Durch die Klonierung der cDNA wurden Ende des letzten Jahrhunderts weitere α- und β-Adrenozeptoren identifiziert, die α_1-Subtypen A, B und D, die α_2-Subtypen A, B und C und ein dritter β-Subtyp, β_3. Mit der Ausnahme von **Mirabegron,** einem β_3-Rezeptor-Agonisten, unterscheiden die klinisch relevanten Wirk- und Arzneistoffe bisher nur α_1- und α_2- sowie β_1- und β_2-Adrenozeptoren.

4.2.2 Wirkstoffe

Phenylethylamin mit einem Benzolring und einer Ethylaminseitenkette ist die Ausgangsverbindung sympathomimetischer Wirkstoffe (➤ Abb. 4.3).

4.2.3 Pharmakodynamik

Die bekanntesten Wirkungen der Adrenozeptor-Agonisten entsprechen einer Stimulierung der sympathischen Nerven (➤ Abb. 2.19). Aufgrund ihrer Selektivität für bestimmte Adrenozeptoren ahmen jedoch viele Agonisten nur bestimmte Komponenten einer Sympathikusstimulierung nach. Gleichzeitig kommen Adrenozeptoren auch in Zellen vor, die nicht sympathisch innerviert sind, in Thrombozyten, in Axonen von Nervenzellen und in Zellen des Zentralnervensystems: Hier gehen die Wirkungen der Agonisten über die Imitation des Sympathikus hinaus. Vergleicht man ➤ Abb. 4.1 und ➤ Abb. 4.3 mit ➤ Tab. 4.2, lässt sich für einen bestimmten Arzneistoff sein Wirkprofil bzw. für eine gewünschte Wirkung ein geeigneter Arzneistoff voraussagen. So besitzt z. B. der M. dilatator pupillae kontraktionsvermittelnde α_1-Rezeptoren (➤ Tab. 4.2); ist seine Kontraktion und damit Mydriasis das Ziel, sollte das α_1-selektive Phenylephrin (➤ Abb. 4.1 und ➤ Abb. 4.3) ein geeigneter Arzneistoff sein. Tatsächlich wird Phenylephrin von Ophthalmologen als Mydriatikum lokal appliziert, alternativ zu Tropicamid, das als Antagonist die Muscarinrezeptor-vermittelte Kontraktion des M. sphincter pupillae (und damit Miosis) aufhebt, gleichzeitig aber eine Akkommodationslähmung auslöst.

In ➤ Abb. 4.4 werden beispielhaft die Signalwege von der Adrenozeptor-Aktivierung zur Antwort einer glatten Muskelzelle (A), eines noradrenergen Neurons (B) und einer Leberzelle (C) gezeigt.

Herz

Die wichtigsten Adrenozeptoren des Herzens sind β_1-Adrenozeptoren (➤ Kap. 17.1.1); es existieren auch β_2-Adrenozeptoren, die identische Signalwege aktivieren, aber in den Kardiomyozyten etwas anders als β_1-Rezeptoren lokalisiert sind. Die Aktivierung der β-Adrenozeptoren steigert die Herzfrequenz **(positiv chronotrop)** über die Aktivierung von HCN-Kanäle (➤ Abb. 3.2), die Erregungsleitung **(positiv dromotrop),** die Kontraktionskraft von Vorhof und Ventrikel **(positiv inotrop),** die Geschwindigkeit der Erschlaffung von Vorhof und Ventrikel **(positiv lusitrop)** und die Zunahme der Erregbarkeit insgesamt **(positiv bathmotrop).** Die positiv bathmotrope Wirkung kann zu heterotoper Erregungsbildung und Arrhythmien bis zum Kammerflimmern führen.

Schilddrüsenhormone erhöhen die Anzahl der β-Adrenozeptoren und verstärken die Signalwege, die durch diese Rezeptoren insbesondere am Herzen ausgelöst werden. Viele der kardialen Symptome einer Schilddrüsenüberfunktion ähneln deshalb einer Überaktivität des sympathischen Nervensystems, obwohl die Noradrenalin- und Adrenalinwerte nicht erhöht sind. Das Myokard besitzt auch α_1-Adrenozeptoren. Ihre Aktivierung steigert die Kontraktionskraft, nicht aber die Frequenz.

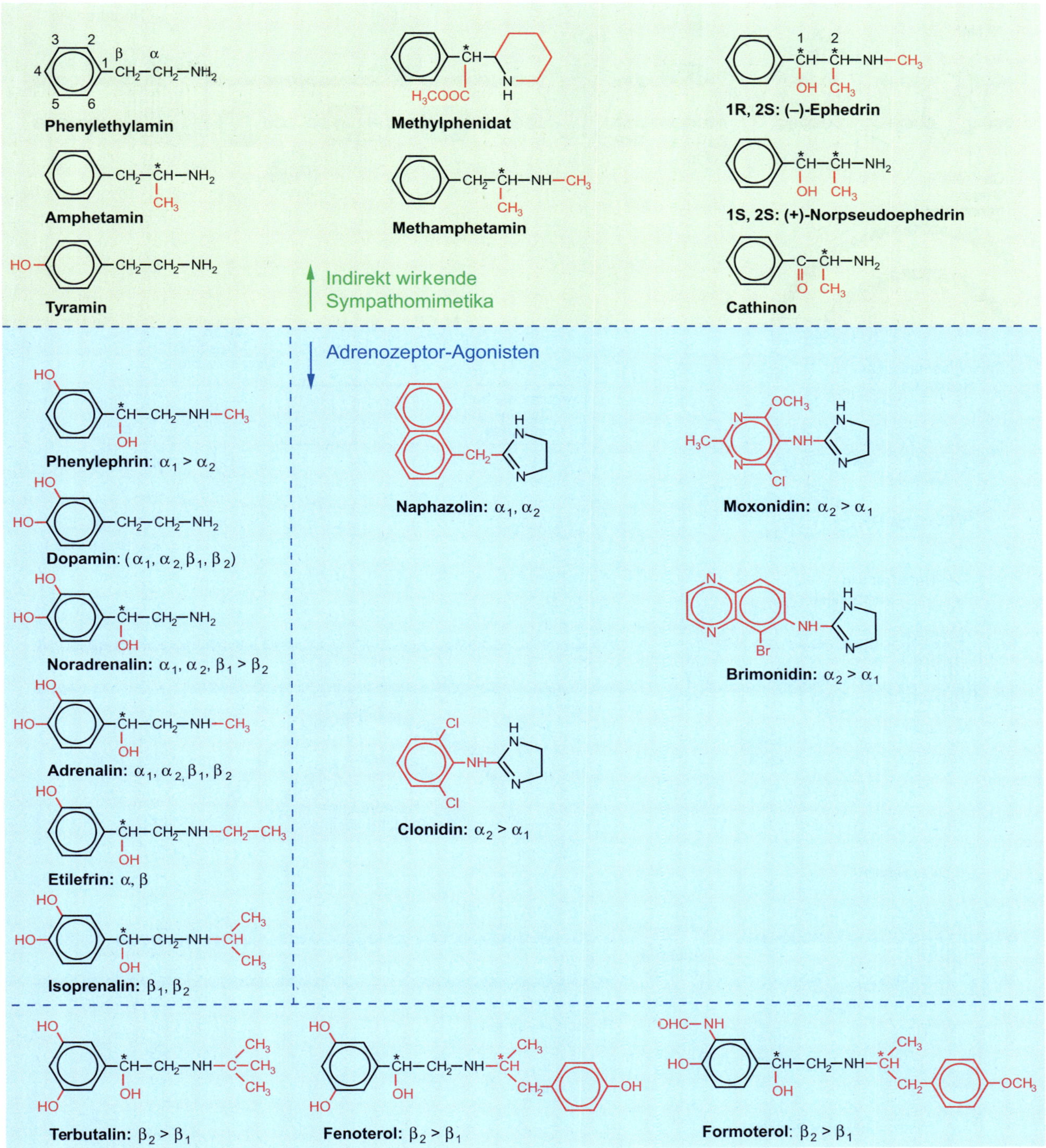

Abb. 4.3 Adrenozeptor-Agonisten und indirekt wirkende Sympathomimetika.
Die gelbgrün unterlegten Stoffe im oberen Teil der Abbildung sind indirekt wirkende Sympathomimetika, die blau unterlegten Stoffe im unteren Teil direkt wirkende Agonisten, in der letzten Zeile β_2-selektive Agonisten. Die Mitte rechts zeigt die Imidazoline, eine weitere chemische Substanzgruppe. Folgende Wirkungen lassen sich aus den Strukturen ableiten:

- Mit der Zahl der OH-Gruppen im Vergleich zum Ausgangswirkstoff Phenylethylamin steigt die Affinität für die Adrenozeptoren.
- Mit der Größe des Substituenten am Stickstoff steigt die Affinität für β-Adrenozeptoren und sinkt die Affinität für α-Adrenozeptoren.
- Wirkstoffe mit drei OH-Gruppen sind relativ hydrophil. Nach oraler Gabe werden deshalb z. B. Noradrenalin und Adrenalin schlecht resorbiert und beide durchdringen kaum die Blut-Hirn-Schranke.
- Insbesondere Wirkstoffe mit großen Substituenten am Stickstoff (wie Etilefrin, β-selektiven Agonisten) oder mit einer α-Methylgruppe (wie Amphetamin, Ephedrin), nicht aber Noradrenalin und Adrenalin, sind resistent gegen die enzymatische Aktivität von Monoaminooxidasen.
- Die Wirkstoffe mit orthoständigen OH-Gruppen wie Noradrenalin, Adrenalin und Dopamin (Catecholamine) sind Substrate der Catechol-O-Methyltransferase (➤ Kap. 2.3.3).

(* Chiralitätszentrum: Zum Beispiel sind im Körper vorkommendes Noradrenalin und Adrenalin R-Enantiomere; sie drehen die Ebene des polarisierten Lichts nach links. Die S-Enantiomere sind 20–50-fach weniger wirksam.)

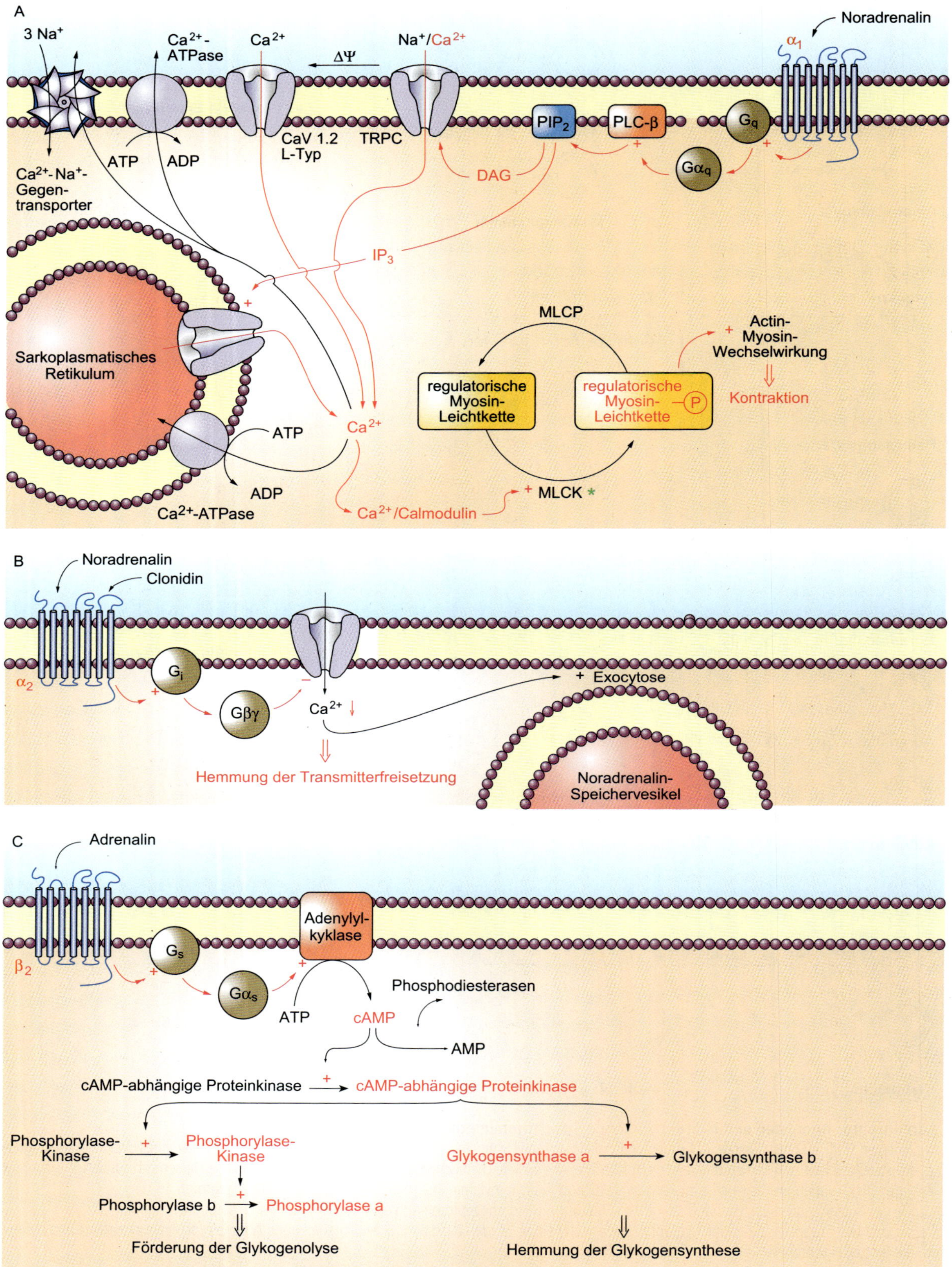

Abb. 4.4 Von der Adrenozeptor-Aktivierung zur Zellantwort.
Der Extrazellularraum ist oberhalb, der Intrazellularraum unterhalb der Zellmembran zu denken. Pfeile bedeuten Stoffbewegungen, Stoffumwandlungen oder Beeinflussungen, + Aktivierung (Erhöhung der Offenwahrscheinlichkeit bei Ionenkanälen), – Hemmung.

Kreislauf

Die Gesamtkreislaufwirkung der Adrenozeptor-Agonisten lässt sich aus den Herz- und Blutgefäßwirkungen (➤ Tab. 4.2) und der Rezeptorselektivität der Agonisten (➤ Abb. 4.1, ➤ Abb. 4.3) erklären. ➤ Abb. 4.5 zeigt die Kreislaufreaktion auf die intravenöse Infusion mittlerer Dosen von Noradrenalin, Adrenalin, Isoprenalin und Dopamin*. Keiner der Stoffe in ➤ Abb. 4.5 wirkt selektiv auf das Herz.

Eine selektive Herzwirkung, vornehmlich positiv inotrop, wird dem **Dobutamin*** zugeschrieben, einem Derivat des Dopamins, das jedoch keine Dopaminrezeptoren aktiviert. Der Arzneistoff Dobutamin liegt als Razemat vor; das (+)-Enantiomer aktiviert β_1- und β_2-, das (−)-Enantiomer α_1-Adrenozeptoren. Die vornehmlich positiv inotrope Wirkung ergibt sich aus den Eigenschaften der Enantiomere: An den Blutgefäßen halten sich die vasodilatatorische β_2-Wirkung des (+)-Enantiomers und die vasokonstriktorische α_1-Wirkung des (−)-Enantiomers die Waage; am Herzen kommen die positiv inotropen und chronotropen β_1-Wirkungen des (+)-Enantiomers und die positiv inotropen (aber nicht chronotropen) α_1-Wirkungen des (−)-Enantiomers zum Tragen.

Stoffwechsel

Adrenalin und β-Adrenozeptor-Agonisten **fördern die Mobilisierung von Glykogen- und Fettspeichern zur Deckung des Energiebedarfs.** Sie steigern den Glycogenabbau (Glycogenolyse) in Leber (➤ Abb. 4.4C) und Muskeln. In Adipozyten stimuliert Adrenalin über β-Adrenozeptoren den G_s-Signalweg, die Triglyceridlipase wird cAMP-abhängig phosphoryliert und aktiviert; als Folge werden Triglyceride zu freien Fettsäuren und Glycerin abgebaut. Als Ergebnis nehmen die Konzentrationen von Glukose und freien Fettsäuren im Blut zu.

Die β-Zellen des Pankreas verfügen über α_2- und β_2-Adrenozeptoren. Adrenalin **hemmt** über α_2-Adrenozeptoren die **Insulinsekretion** und senkt sie über β_2-Adrenozeptoren. Die hemmende Wirkung überwiegt. Gleichzeitig wird über β-Adrenozeptoren der α-Zellen des Pankreas die **Sekretion von Glukagon** verstärkt.

Adrenalin und β_2-Adrenozeptor-Agonisten fördern über Aktivierung von β_2-Rezeptoren insbesondere im Skelettmuskel die **zelluläre K^+-Aufnahme** (➤ Tab. 4.2), wodurch die K^+-Konzentration im Blut sinkt. β_2-selektive Adrenozeptor-Agonisten können deshalb zur Behandlung der familiären periodischen Hyperkaliämie in Erwägung gezogen werden, einer Erbkrankheit, die durch episodische schlaffe Lähmungen, Hyperkaliämie und Depolarisation der Skelettmuskulatur gekennzeichnet und bei der die Fähigkeit des Muskels, K^+ zu akkumulieren, beeinträchtigt ist.

β_2-Adrenozeptoren-Agonisten wirken in hohen Dosen, die über denjenigen liegen, die bei Asthma bronchiale eingesetzt werden, **anabol auf den Skelettmuskel:** Die Proteinsynthese nimmt zu (➤ Tab. 4.2); gleichzeitig wird Fett abgebaut. Clenbuterol, ein oral gut bioverfügbarer β_2-Adrenozeptor-Agonist, wurde deshalb Ende der achtziger Jahre illegal zur Kälbermast eingesetzt, kurz darauf und seither immer wieder auch als Dopingmittel in der Leichtathletik, bei Radrennen, Kraftsportarten und Bodybuilding (➤ Kap. 4.9).

Zentralnervensystem

Im ZNS wirken nur Stoffe, welche die Blut-Hirn-Schranke überwinden. Noradrenalin, Adrenalin und Isoprenalin z. B. bleiben selbst nach intravenöser Injektion ausgeschlossen. Gut ins Gehirn penetrieren die lipophilen **α_2-Adrenozeptor-Agonisten Clonidin*, Moxonidin, Apraclonidin** und **Brimonidin*** (➤ Abb. 4.1). **Zentral** aktivieren diese Agonisten α_2-Adrenozeptoren in der **Medulla oblongata** (v. a. in der rostralen ventro-lateralen Medulla oblongata = RVLM, aber auch im Nucleus tractus solitarii); sie vermindern dadurch die Feuerfrequenz der prä- und postganglionären sympathischen Neurone und steigern die Feuerfrequenz in den prä- und postganglionären

Abb. 4.4 (Forts.) A) Vom α_1-Adrenozeptor zur Kontraktion einer glatten Muskelzelle.
Aktivierung eines G_q-Proteins – Aktivierung der Phospholipase C-β (PLC-β) – Phosphatidylinositol-4,5-bisphosphat (PIP_2) wird hydrolysiert: a) Dadurch fällt die tonische Hemmung der Transient-Rezeptor-Kanäle vom Subtyp C (TRPC-Kanäle) durch PIP_2 weg; b) aus PIP_2 entsteht Diacylglycerol (DG) und Inositol-1,4,5-trisphosphat (IP_3). c) DG aktiviert direkt TRPC-Kanäle. Der Wegfall der PIP_2-Hemmung gefolgt von der direkten Aktivierung durch DG öffnet die TRPC-Kanäle. TRPC-Kanäle sind nicht-selektive Kationenkanäle, sodass bei Öffnung Ca^{2+} und Na^+ entlang des Konzentrationsgradienten in die Zelle strömen. Hierdurch kommt es zur Depolarisation der Zelle, wodurch spannungsabhängige $Ca_v1.2$ L-Typ-Kalziumkanäle öffnen, wodurch zusätzlich Ca^{2+} in die Zelle strömt. d) Über IP_3 wird weiteres Ca^{2+} aus dem sarkoplasmatischen Retikulum freigesetzt. Das erhöhte Ca^{2+} im Zytoplasma aktiviert über Ca^{2+}/Calmodulin die Myosin-Leichtkettenkinase (MLCK), die die Myosin-Leichtkette (MLC) phosphoryliert, wodurch es zur Actin-Myosin-Wechselwirkung und damit zur Kontraktion kommt.
*Anmerkung: **Vom β_2-Adrenozeptor zur Relaxation einer glatten Muskelzelle.** Nach Aktivierung von G_s kommt es zur Bildung von cAMP gefolgt von der Phosphorylierung der MLCK durch die cAMP-abhängige Proteinkinase. Durch diese Phosphorylierung wird die MLCK gehemmt; die MLC kann nicht phosphoryliert werden, weshalb der glatte Muskel erschlafft.
B) Vom α_2-Adrenozeptor zur Hemmung der Transmitterfreisetzung aus einem noradrenergen Neuron. Die Zellmembran ist hier die Membran einer Endigung eines noradrenergen Axons und die α_2-Rezeptoren sind präsynaptische Autorezeptoren (➤ Abb. 2.12). Die Signalkaskade wird durch Bindung des Noradrenalins oder des a_2-Adrenozeptor-Agonisten Clonidin an den a_2-Adrenozeptor ausgelöst: Aktivierung eines G_i-Proteins – Verminderung der Offenwahrscheinlichkeit von nicht L-Typ-spannungsabhängigen Ca^{2+}-Kanälen ($Ca_v2.1$, $Ca_v2.2$ und $Ca_v2.3$) durch Gβγ. Ein Nervenaktionspotential führt dann zu weniger Ca^{2+}-Einstrom, und die Transmitterfreisetzung sinkt.
C) Vom β_2-Adrenozeptor zur Bereitstellung von Glucose in einer Leberzelle. Die aktiven Formen der Enzyme sind in Rot geschrieben. Die Reaktionskaskade: Aktivierung von G_s – Aktivierung der cAMP-abhängigen Proteinkinase. Dort verzweigt sich der Weg. Die cAMP-Kinase phosphoryliert die Phosphorylase-Kinase; die dadurch aktivierte Phosphorylase-Kinase phosphoryliert die (inaktive) Phosphorylase b, die dadurch zur aktiven Phosphorylase a wird, die wiederum die Glycogenolyse auslöst. Die cAMP-Kinase phosphoryliert gleichzeitig die aktive Glycogensynthase a, die dadurch in die inaktive Glycogensynthase b überführt wird, wodurch die Glycogensynthese gehemmt ist. Durch Förderung der Glycogenolyse und Hemmung der Glycogensynthese wird Glucose zur Abgabe aus der Leber bereitgestellt. Bei der Untersuchung der glycogenolytischen Wirkung von Adrenalin (und Glucagon) hat der amerikanische Pharmakologe Earl Sutherland (Nobelpreis für Medizin 1971) das cAMP und seine Funktion als second messenger im Jahr 1957 entdeckt.

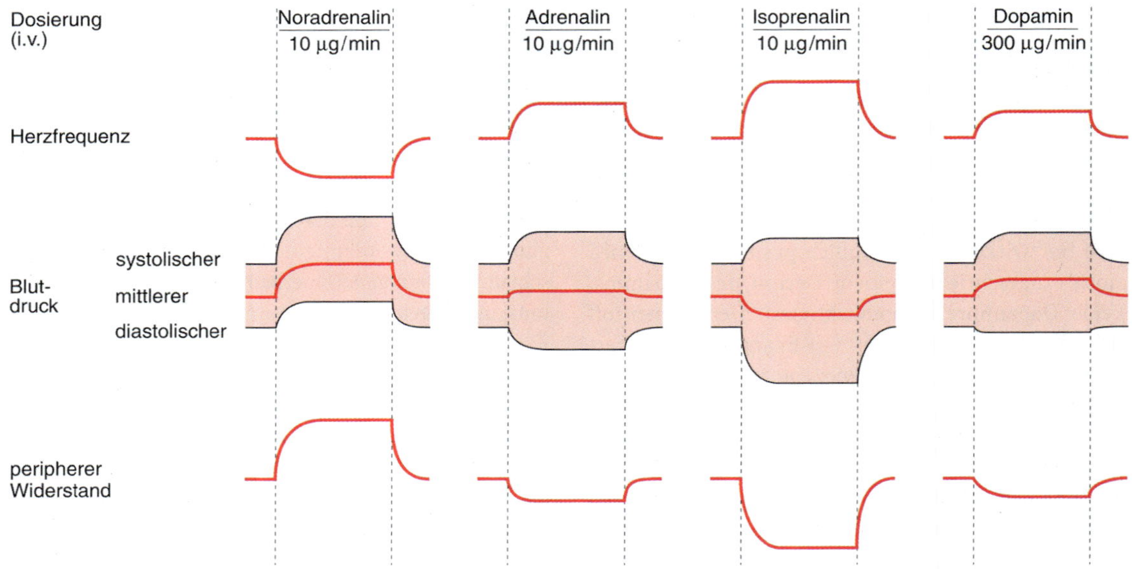

Abb. 4.5 Wirkung einer i. v.-Infusion mittelgroßer Dosen von Catecholaminen auf das Kreislaufsystem des Menschen.
Noradrenalin (α_1, α_2, β_1 >> β_2) beeinflusst β_2-Adrenozeptoren nur schwach. Seine Blutgefäßwirkung ist deshalb eine fast reine α-adrenerge Vasokonstriktion. Sie lässt den totalen peripheren Widerstand, den systolischen und den diastolischen Blutdruck wachsen. Trotz der β_1-Wirkkomponente sinkt die Herzfrequenz, weil am Sinusknoten eine reflektorisch über die Barorezeptoren ausgelöste Erhöhung des Vagustonus dominiert.
Adrenalin (α_1, α_2, β_1, β_2) aktiviert, anders als Noradrenalin, auch β_2-Rezeptoren. In den Blutgefäßen der Haut und der Schleimhäute überwiegen die α-Rezeptoren, sodass Adrenalin dort eine Vasokonstriktion bewirkt. Die Blutgefäße der Skelettmuskulatur aber enthalten viele β_2-Rezeptoren und werden dilatiert. Insgesamt überwiegt bei kleinen und mittleren Dosen die Vasodilatation und der periphere Widerstand sinkt. Weil sich der arterielle Mitteldruck wenig ändert, wird der Vagustonus – anders als beim Noradrenalin – nicht gesteigert. So kann die β_1-Komponente des Adrenalins die Herzfrequenz und -kontraktilität, das Schlagvolumen und damit den systolischen Blutdruck erhöhen. Bei höheren Adrenalindosen als der hier verwendeten dominiert jedoch die α-adrenerge Wirkung und totaler peripherer Widerstand und arterieller Mitteldruck steigen.
Isoprenalin (β_1, β_2) lässt als reiner β-Adrenozeptor-Agonist den peripheren Widerstand und den diastolischen Blutdruck fallen. Herzfrequenz, Kontraktionskraft und Schlagvolumen steigen. Der systolische Blutdruck wird meist etwas erhöht, der arterielle Mitteldruck fällt.
Dopamin (α_1, α_2, β_1, β_2) wirkt zwar auch auf Adrenozeptoren, stärker jedoch auf Dopaminrezeptoren. Im Kreislauf werden durch **kleine Dosen** (0,5–2,5 µg/kg/min) selektiv die D_1-Rezeptoren der glatten Muskulatur der renalen und mesenterialen Blutgefäße aktiviert. Sie stimulieren über G_s die Adenylylcyclase (➤ Kap. 2.3.2) und bewirken so eine Vasodilatation – auf demselben Wege wie β_2-Adrenozeptoren. Bei **mittleren Dosen** von Dopamin (2,5–5 µg/kg/min) werden zusätzlich die β_1-Rezeptoren des Herzens aktiviert, bei **hohen Dosen** (> 5 µg/kg/min) zusätzlich vaskuläre α-Adrenozeptoren. Aus der hier angewendeten mittleren Dosis resultieren daher eine renale und mesenteriale Vasodilatation mit einer kleinen Senkung des totalen peripheren Widerstands (D_1-Rezeptoren) und eine positiv inotrope und chronotrope Wirkung (β_1-Rezptoren).
(Modifiziert nach: Allwood et al. Brit Med Bull, 1963; 19: 132–136.)

vagalen Neuronen zum Herzen (➤ Abb. 4.6). Wie Noradrenalin aktivieren **α_2-Adrenozeptor-Agonisten peripher präsynaptische α_2-Autorezeptoren** und vermindern dadurch die Freisetzung von Noradrenalin pro Aktionspotential (➤ Abb. 4.4B). Ausschlaggebend für die blutdrucksenkende Wirkung dieser Arzneistoffe sind v. a. die zentralen Wirkungen. Über zentrale und periphere Wirkungen haben sie Einfluss auf die Noradrenalin- und Adrenalinspiegel im Blut (➤ Abb. 4.6).

α-Methyldopa* ist ein Prodrug, das durch die Dopadecarboxylase in α-Methyldopamin und dann (in noradrenergen Neuronen) durch die Dopamin-β-Hydroxylase in den **α_2-Adrenozeptor-Agonisten** α-Methylnoradrenalin umgewandelt wird. α-**Methylnoradrenalin** wird als „falscher Transmitter" wie Noradrenalin vesikulär gespeichert und aus noradrenergen Neuronen freigesetzt. Wie die übrigen α_2-Adrenozeptor-Agonisten führt α-Methylnoradrenalin zu **Bradykardie, Senkung des peripheren Widerstands** und **Blutdrucksenkung.** Die Wirkungen treten nicht wie beim Clonidin prompt ein, sondern wegen der erforderlichen Metabolisierung erst einige Stunden nach oraler Aufnahme.

Die **α_2-Adrenozeptor-Agonisten** haben drei weitere charakteristische Wirkungen (➤ Tab. 4.2):

- **Analgesie:** möglicherweise durch Beeinflussung derselben Neurone, auf die auch Opioide wirken
- **Müdigkeit:** wahrscheinlich über α_2-Autorezeptoren an cerebralen noradrenergen Neuronen
- **Mundtrockenheit:** zum Teil durch Hemmung der Freisetzung von Acetylcholin aus den parasympathischen Speicheldrüsennerven

4.2.4 Pharmakokinetik

Noradrenalin, Adrenalin, Dopamin und Dobutamin werden praktisch nicht aus dem Gastrointestinaltrakt resorbiert, nach subkutaner Anwendung nur langsam und unvollständig. Sie werden deshalb meist intravenös oder intramuskulär verabreicht. Phenylephrin wird aus dem Magen-Darm-Trakt besser resorbiert.

Die orale Bioverfügbarkeit von Phenylephrin ist wegen seines First-Pass-Abbaus durch MAO gering. Die α_2-Agonisten sind lipophil und passieren die Blut-Hirn-Schranke. α-Methyldopa, nicht aber Clonidin, Moxonidin und Brimonidin, hemmt die Dopadecarboxylase und damit die Synthese von Dopamin, Noradrenalin und Adrenalin.

Tab. 4.2 Wirkungen von Adrenozeptor-Agonisten. α_1- und α_2-Subtyp-Beteiligungen sind nur bei besonderer Bedeutung angegeben

Organ		Wirkung über α-Adrenozeptoren		Wirkung über β-Adrenozeptoren	
Herz	Sinusknoten		Keine Wirkung	$\beta_1 > \beta_2$	Zunahme der Frequenz
	Atrioventrikularknoten			$\beta_1 > \beta_2$	Zunahme der Leitungsgeschwindigkeit und der Automatie
	Purkinje-Fasern			$\beta_1 > \beta_2$	Zunahme der Automatie
	Arbeitsmyokard	α_1	Zunahme der Kontraktionskraft	$\beta_1 > \beta_2$	Zunahme der Kontraktionskraft und der Erschlaffungsgeschwindigkeit
Blutgefäße		α_1 (α_{1A}) > α_2 (α_{2B})	Vasokonstriktion	$\beta_2 > \beta_1$	Vasodilatation
Bronchialsystem	Glatte Muskulatur	α_1	Kontraktion	$\beta_2 > \beta_1$	Relaxation
	Drüsen			β_1, β_2	Sekretion
	Flimmerepithel			β_2	Beschleunigung des Zilienschlags
	Mastzellen			β_2	Hemmung der Mediatorfreisetzung (z. B. Histamin)
Magen-Darm-Kanal	Glatte Muskulatur	α_1	Kontraktion der Sphinkteren	β_1, β_2 Relaxation	
		α_2	Relaxation (über Hemmung cholinerger Neurone)		
	Drüsen	α_2	Hemmung		
Harnblase		α_1 (α_{1A})	Kontraktion von Blasenhals und proximaler Urethra	β_3	Relaxation des M. detrusor
Prostata	Glatte Muskulatur	α_1 (α_{1A})	Kontraktion		
Ductus deferens		α_1	Kontraktion	β_2	Relaxation
Uterus		α_1	Kontraktion	β_2	Relaxation
Auge	M. dilatator pupillae	α_1	Kontraktion		
Mm. arrectores pilorum		α_1	Kontraktion (→ Haarsträuben)		
Skelettmuskulatur	Glycogenolyse			β_2	Steigerung
	Proteinsynthese			β_2 (?)	Steigerung
	Na^+-K^+-ATPase			$\beta_2 > \beta_1$	Aktivierung (→ Hypokaliämie)
	Tremor			β_2	Steigerung
Speicheldrüsen		α_1	Sekretion von serösem Speichel (K^+, Wasser)	β_1	Sekretion von Amylase
Niere	Reninfreisetzung			β_1	Steigerung
Leber	Glycogenolyse	α_1	Steigerung (→ Hyperglykämie)	β_2	Steigerung (→ Hyperglykämie)
Fettgewebe	Lipolyse	α_2	Hemmung	β_1, β_2, β_3	Steigerung
Pankreas	Insulinfreisetzung	α_2	Hemmung	β_2	Steigerung
	Glukagonfreisetzung			β_2	Steigerung
Blutplättchen	Aggregation	α_2	Förderung	β_2	Hemmung
Axone	Noradrenerge	α_2 ($\alpha_{2A} > \alpha_{2C} > \alpha_{2B}$)	Hemmung der Transmitterfreisetzung (Autorezeptoren)	β_2	Steigerung der Transmitterfreisetzung
	Mit anderen Transmittern (z. B. Acetylcholin, Serotonin, Substanz P)	α_2	Hemmung der Transmitterfreisetzung		
Nebennierenmark		α_2 (α_{2C})	Hemmung der Catecholaminfreisetzung		
Zentralnervensystem		α_1	Steigerung der Aktionspotentialfrequenz im Sympathikus		
		α_2 (α_{2A})	Senkung der Aktionspotentialfrequenz im Sympathikus, Steigerung der Aktionspotentialfrequenz in kardialen Ästen des N. vagus, Sedierung, Analgesie		

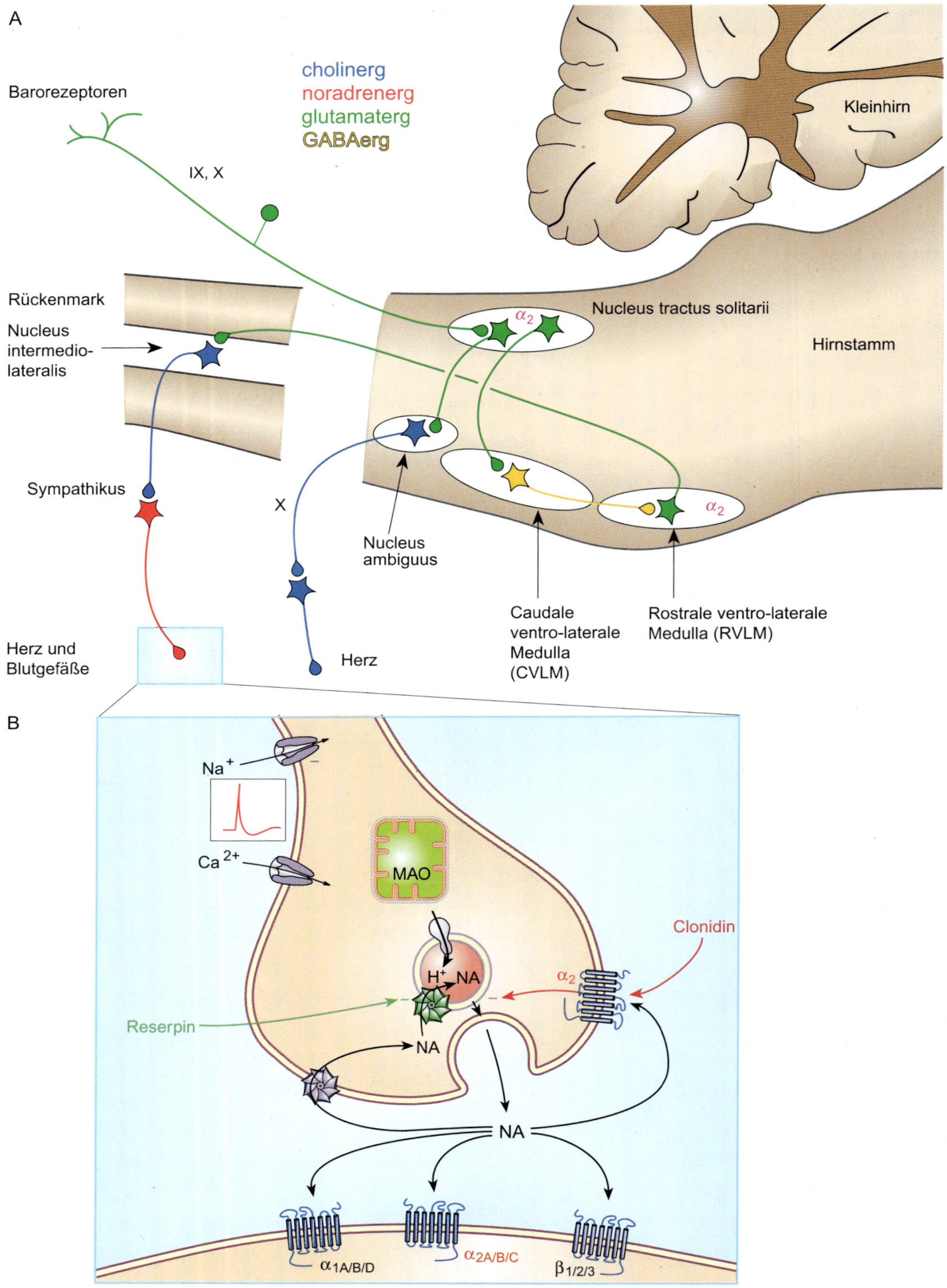

Abb. 4.6 Wirkmechanismen von α_2-Adrenozeptor-Agonisten..
A) Zentralnervensystem: Nervale Kreislaufregelung und Angriffspunkte von Clonidin und α-Methylnoradrenalin. Alle Afferenzen von den Barorezeptoren ziehen im N. glossopharyngeus (IX) und N. vagus (X) zum Gehirn und enden im Nucleus tractus solitarii. Dieser vermittelt die Barorezeptorreflexe zum N. vagus und zum Sympathikus. **Reflex zum N. vagus:** Glutamaterge Neurone vom Nucleus tractus solitarii zum Nucleus ambiguus (der die meisten präganglionären vagalen Neurone zum Herzen enthält) – präganglionäre vagale cholinerge Neurone – postganglionäre parasympathische cholinerge Neurone im Herzen. Die Blutdrucksteigerung führt reflektorisch zur Steigerung des Vagotonus. **Reflex zum Sympathikus:** Glutamaterge Neurone vom Nucleus tractus solitarii zur caudalen ventrolateralen Medulla

4.2.5 Anwendung

α-adrenerge Wirkungen: Blutgefäße

Noradrenalin und Adrenalin werden oft **Lokalanästhetika-Lösungen** zugesetzt. Sie verzögern durch lokale Vasokonstriktion den Wegtransport des Lokalanästhetikums durch das Blut. Die örtliche Wirkung wird verlängert, die systemische Toxizität vermindert (➤ Kap. 8.5.1).

Xylometazolin* und **Oxymetazolin** werden als Nasentropfen oder Nasenspray bei Rhinitis und Sinusitis zur **Abschwellung der Schleimhaut von Nase und Nasennebenhöhlen** eingesetzt, **Naphazolin** als Augentropfen bei nicht erregerbedingten Formen der Bindehautentzündung (v. a. allergischer Bindehautentzündung). Die Abschwellung beruht auf Vasokonstriktion. Sie hält einige Stunden an. Anschließend kann es zu reaktiver Hyperämie kommen. Längerer Gebrauch schädigt die Schleimhaut. Bei Säuglingen und Kleinkindern sind geringere Konzentrationen als bei Erwachsenen zu verwenden, weil sonst zu große Mengen ins Zentralnervensystem gelangen. Dort lösen sie clonidinähnliche unerwünschte Arzneimittelwirkungen aus: Blutdrucksenkung und Sedierung bis zum Koma.

Agonisten an α- und β-Rezeptoren sind klassische Notfallmedikamente, die bei verschiedenen Formen des **Kreislaufversagens** eingesetzt werden: Adrenalin (auch in Form von Adrenalin-Pens zur Autoinjektion, 500 µg i. m., Außenseite Oberschenkel) ist das Mittel der ersten Wahl, unter Umständen lebensrettend, bei schwerer **Anaphylaxie** mit Schock und Angioödem, v. a. Kehlkopfödem (➤ Kap. 16.2.3). Wahrscheinlich ist dabei die **α**-Adrenozeptor-Komponente des Adrenalins mit Vasokonstriktion besonders wichtig. Zu **Kreislaufstillstand** kommt es am häufigsten durch Kammerflimmern oder extreme Kammertachykardie, seltener durch Asystolie oder elektromechanische Entkoppelung. Lebensrettend wirken Thoraxkompressionen und die Defibrillation. Zusätzlich versucht man 1 mg Adrenalin intravenös oder intraossär alle 3–5 Minuten. Zur Wirkung trägt v. a. die **α**-adrenerge Vasokonstriktion bei.

Zur Prophylaxe und Therapie von Blutdruckabfällen, z. B. bei Peridural- oder Spinalanästhesie, wurden Etilefrin, ein Derivat von Phenylephrin, und bei hypotensiven Phasen unter Regionalanästhesie Akrinor, eine Mischung aus Theophyllin, Noradrenalin, Coffein und Ephedrin, eingesetzt.

Trotz blutdrucksenkender Wirkung sind die **α_2**-Adrenozeptor-Agonisten wie Clonidin und Moxonidin nicht länger Mittel der ersten Wahl zur Behandlung des Bluthochdrucks. Dagegen kommt zur Therapie einer **Hypertonie während der Schwangerschaft** in erster Linie α-**Methyldopa** infrage, da bei Verwendung dieses „alten" Medikaments keine nachteiligen Auswirkungen auf das Ungeborene dokumentiert sind. Die meisten anderen Antihypertensiva sind während der Schwangerschaft kontraindiziert.

Indikationen von **Clonidin:** Intravenös vorübergehend beim **hypertensiven Notfall,** als **Analgetikum,** systemisch oder rückenmarksnah (epidural oder intrathekal) zur **Prämedikation vor Narkosen,** bei denen außer Analgesie auch Sedierung und Mundtrockenheit erwünschte Wirkungen sind, **Sedierung und Analgesie** in der **Intensivmedizin,** Milderung des **Alkohol- und Opiatentzugssyndroms** (➤ Kap. 14.12.2). Im Entzug ist die Aktivität der noradrenergen Neurone im Locus coeruleus erhöht; Clonidin und andere **α_2**-Agonisten dämpfen die Aktivität über α_2-Autorezeptoren.

α- und β-adrenerge Wirkungen: Herz

Bei akuter **Herzinsuffizienz,** besonders wenn Schocksymptome im Vordergrund stehen (kardiogener oder septischer Schock), ergänzt Dobutamin i. v. dank seiner positiv inotropen Wirkung die übrige Therapie (➤ Kap. 17.2.4), bei drohendem Nierenversagen auch Dopamin.

Periphere dopaminerge Wirkungen: Blutgefäße

Mit der Infusion von Dopamin (0,5–3 µg/kg/min i. v.) versucht man beim **Kreislaufschock,** eine Schädigung der Niere mit Oligurie und Anurie zu verhindern (➤ Kap. 19.4). Dopamin soll dabei in kleinen Dosen selektiv D_1-Rezeptoren in den Nierenblutgefäßen aktivieren und damit die Nierendurchblutung erhöhen. Dadurch steigt die glomeruläre Filtrationsrate. Dopamin wirkt auch direkt auf die Tubulusepithelzellen; indem es die Reabsorption von Na^+ hemmt, wirkt es natriuretisch. Mögliche unerwünschte Arzneimittelwirkungen sind Übelkeit und Erbrechen durch Aktivierung von D_2-Rezeptoren in der Area postrema (➤ Kap. 2.3.2). Durch Wirkung auf kardiale β-Rezeptoren kann Dopamin Arrhythmien, Tachykardie und in der Folge Angina pectoris auslösen, in nur wenig höheren Dosen kann die α-Adrenozeptor-Aktivierung die Durchblutung peripherer Gewebe, z. B. von Fingern und Zehen, gefährlich drosseln. Wegen dieser Wirkungen auf β- und α-Rezeptoren hat Dopamin bei der Therapie des Kreislaufschocks an Bedeutung verloren.

α-adrenerge Wirkungen: Auge

Wegen seiner Wirkung auf den M. dilatator pupillae ist der α-Adrenozeptor-Agonist Phenylephrin ein **Mydriatikum.** Anders als Muscarinrezeptor-Antagonisten lähmt Phenylephrin den M. ciliaris nicht, stört also die Akkommodation nicht.

Apraclonidin und Brimonidin werden lokal zur **Senkung des Augeninnendrucks** eingesetzt (➤ Kap. 3.6.6).

Abb. 4.6 (Forts.)
oblongata (CVLM) – GABAerge Neurone zur rostralen ventrolateralen Medulla oblongata (RVLM) – glutamaterge Neurone zum Nucleus intermediolateralis im Rückenmark (der die präganglionären sympathischen Neurone enthält) – präganglionäre sympathische cholinerge Neurone – postganglionäre sympathische noradrenerge Neurone zu Herz und Blutgefäßen. Die Blutdrucksteigerung führt reflektorisch zur Senkung des Sympathikotonus. **Clonidin** und α-**Methylnoradrenalin** vermindern die Aktionspotentialfrequenz im Sympathikus und erhöhen die Aktionspotentialfrequenz im kardialen Zweig des N. vagus über α_2-Adrenozeptoren im Nucleus tractus solitarii und in der RVLM. Die α_2-Adrenozeptoren sind wahrscheinlich postsynaptisch lokalisiert und nicht wie in den postganglionär sympathischen Nervenendigungen in erster Linie α_2-Autorezeptoren.
B) Postganglionär sympathische Nervenendigungen: Die α_2-Adrenozeptor-Agonisten wirken auch auf α_2-Autorezeptoren an postganglionär sympathischen Nervenendigungen und hemmen so die Freisetzung von Noradrenalin (rot). Sie können über postsynaptische α_2-Rezeptoren die glatte Muskulatur von Blutgefäßen zur Kontraktion bringen. Reserpin ist heute nur noch von experimentellem Interesse; es blockiert den vesikulären Monoamintransporter.

β-adrenerge Wirkungen: Atemwege

Die wichtige Anwendung von β_2-Adrenozeptor-Agonisten beim **Asthma bronchiale** ist in ➤ Kap. 4.8 beschrieben.

β-adrenerge Wirkungen: Uterus

Während der Geburt können Wehen, die das Kind gefährden, mit β_2-Adrenozeptor-Agonisten wie Fenoterol gehemmt werden **(Notfalltokolyse).** 25 µg Fenoterol werden innerhalb von 2–3 Minuten i. v. injiziert. Eine Infusion (bis 4 µg/min) kann sich anschließen. Die Wirkung tritt in wenigen Minuten ein. Intravenöse Infusionen von Fenoterol (0,5–3 µg/min) werden auch bei **drohender Frühgeburt** in der 20.–36. Schwangerschaftswoche gegeben. Die tokolytische Wirkung lässt aber bei länger dauernder Gabe deutlich nach – anders als die bronchospasmolytische Wirkung beim Asthma. Eine orale Weiterbehandlung ist deshalb sinnlos. Die unerwünschten Arzneimittelwirkungen sind die gleichen wie bei der Asthmatherapie mit β_2-Agonisten (➤ Kap. 4.8), nur deutlicher, weil der Vorteil der lokalen Applikation entfällt. Die Konzentration von Fenoterol im kindlichen Blut beträgt bis zu 50 % der Konzentration im mütterlichen Blut. Die Herzfrequenz des Kindes kann steigen.

4

β_3-adrenerge Wirkungen: Blase

Mirabegron ist der einzige bisher zugelassene selektive β_3-Adrenozeptor-Agonist. Er kann beim Erwachsenen mit **überaktiver Blase** zur symptomatischen Therapie von imperativem Harndrang, erhöhter Miktionsfrequenz und/oder Dranginkontinenz angewendet werden. Alternativen sind Muscarinrezeptor-Antagonisten (➤ Kap. 3.3.2). Mirabegron sollte bei Frauen im gebärfähigen Alter und während der Schwangerschaft nicht angewendet werden.

4.3 Indirekt wirkende Sympathomimetika

Adolfo Cavalié, Veit Flockerzi

Die **indirekt wirkenden Sympathomimetika** aktivieren die Adrenozeptoren nicht direkt. Sie führen dazu, dass Noradrenalin im synaptischen Spalt verbleibt oder vermehrt vorhanden ist. Nach ihren Wirkmechanismen lassen sie sich in zwei Gruppen einteilen:

- Wirkstoffe, die nichtvesikuläres Noradrenalin freisetzen, z. B. Amphetamin und Tyramin
- Wirkstoffe, welche die Wiederaufnahme von Noradrenalin in die Präsynapse hemmen (➤ Abb. 4.1), wie Cocain und einige Antidepressiva

4.3.1 Wirkstoffe, die Noradrenalin nicht exozytotisch freisetzen

Diese Substanzen werden wie Noradrenalin durch den Noradrenalin-Na^+-Kotransporter in die Präsynapse aufgenommen. Intrazellulär hemmen sie den vesikulären Monoamintransporter und damit die Aufnahme von Noradrenalin in die Vesikel und – über Hemmung der Monoaminooxidase – den Abbau des Noradrenalins. Dessen Konzentration steigt im Zytoplasma der Präsynapse weiter an, worauf der Noradrenalin-Na^+-Kotransporter die Richtung umkehrt. Physiologischerweise wird Noradrenalin über Exozytose freigesetzt; hier wird Noradrenalin nicht über Exozytose freigesetzt, sondern in den synaptischen Spalt transportiert. Wirkstoffe, die auf diese Weise die Konzentration von Noradrenalin im synaptischen Spalt erhöhen, umfassen Naturstoffe wie **Tyramin, (–)-Ephedrin,** (+)-**Norpseudoephedrin** (synonym **Cathin**) und **Cathinon** sowie synthetische Wirkstoffe wie **Amphetamin** und **Methamphetamin.**

Das biogene Amin **Tyramin** kann in hohen Konzentrationen in Bier, weniger in Rotwein, und in proteinreichen Lebensmitteln wie Käse und geräuchertem Fisch durch Decarboxylierung von Tyrosin entstehen. Es wird rasch durch die MAO-A-Isoform in der Leber metabolisiert und spielt deshalb nach oraler Aufnahme keine Rolle. Bei parenteraler Verabreichung hat es eine indirekte sympathomimetische Wirkung, der fünf Schritte zugrunde liegen, die in ➤ Abb. 4.7 gezeigt sind und auch für die übrigen Wirkstoffe dieser Gruppe gelten. Insbesondere bei Patienten, die mit Hemmern der MAO-A wegen einer Depression behandelt werden, kann diese sympathomimetische Wirkung von Tyramin zu einem deutlichen Anstieg des Blutdrucks führen. **(–)-Ephedrin** ist das Hauptalkaloid alter chinesischer Heilpflanzen der Gattung *Ephedra.* Es wirkt zusätzlich schwach direkt als nichtselektiver Agonist auf α- und β-Rezeptoren. (+)-**Norpseudoephedrin** (synonym **Cathin**) und **Cathinon** sind die Hauptalkaloide des Kathstrauchs *(Catha edulis).*

In den 20er-Jahren des letzten Jahrhunderts suchten Ärzte und Chemiker als Ersatz für Adrenalin, das peroral nicht wirksam war, neue Medikamenten zur Behandlung von Asthma bronchiale. Ephedrin war eines der Medikamente, das – wie Adrenalin – die Bronchien relaxiert und die Schleimhäute abschwellen lässt, aber – im Gegensatz zu Adrenalin – auch nach peroraler Aufnahme wirksam blieb. Die Nachfrage überstieg schnell das Angebot an Ephedrin, sodass weitere Ersatzpräparate synthetisiert wurden. Unter den neuen Präparaten waren **Amphetamin** (A), das als Benzedrin® zum Abschwellen der Nasenschleimhäute bei Erkältung 1933 auf den Markt kam, **Metamphetamin** (MA, als Pervitin® 1938 eingeführt) und die beiden Methylen-dioxy-Derivate (MD) dieser Substanzen, MDA und MDMA. Beide sind heute unter dem Namen **Ecstasy** bekannt. Eine weiterer synthetisch hergestellter Wirkstoff ist **Amezinium,** das chemisch mit den übrigen Substanzen nicht verwandt ist.

Pharmakodynamik

Alle genannten Wirkstoffe ahmen in der Peripherie den Sympathikus nach; außer Tyramin und Amezinium passieren alle die Blut-Hirn-Schranke und wirken zentralnervös.

Peripherie

➤ Abb. 4.8 zeigt beispielhaft die Wirkung von Tyramin auf ein isoliertes, perfundiertes Herz. Wie die elektrische Sympathikusreizung und die Injektion von Noradrenalin erhöht auch die Injektion von Tyramin die Herzfrequenz.

Wie lässt sich die Wirkung eines direkten Adrenozeptor-Agonisten wie Noradrenalin von derjenigen eines indirekten Sym-

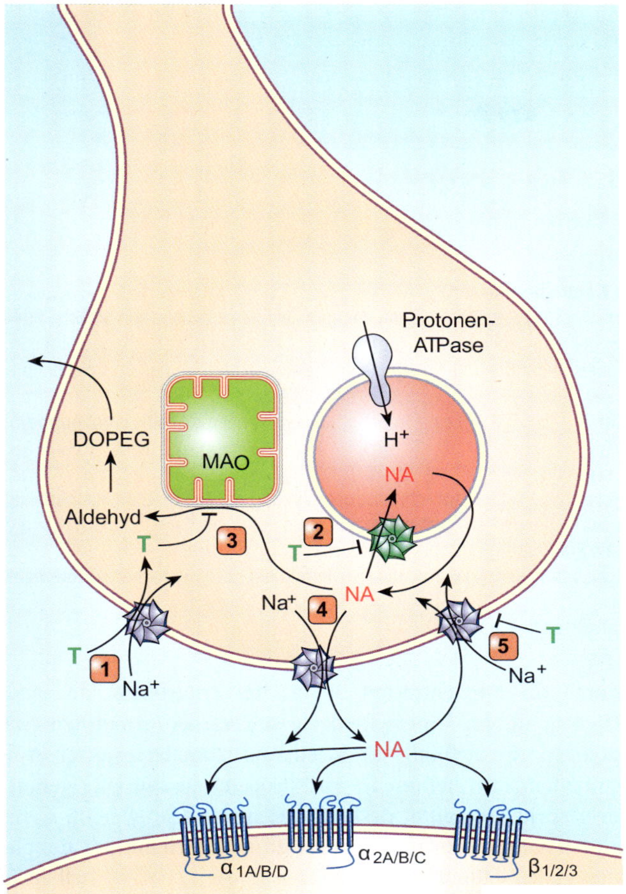

Abb. 4.7 Mechanismus der indirekt wirkenden Sympathomimetika, die Noradrenalin nicht über Exozytose freisetzen, am Beispiel des Tyramins.

Im Axolemm ist dreimal der Noradrenalin-Na^+-Kotransporter gezeigt, in der Membran des Speichervesikels die ATP-abhängige Protonentranslokase und der vesikuläre Monoamintransporter. Die mitochondriale Monoaminoxidase (MAO) baut zytoplasmatisches Noradrenalin (N) zum Aldehyd ab, aus dem dann 3,4-Dihydroxyphenylglykol (DOPEG) entsteht. Die **fünf Schritte,** über die Tyramin (T) sympathomimetisch wirkt, sind folgende:

1 Im ersten Schritt wird Tyramin als Substrat des Noradrenalin-Na^+-Kotransporters ins Zytoplasma der Präsynapse transportiert.

2 Im Zytoplasma hemmt Tyramin kompetitiv die Aufnahme von Noradrenalin in die Speichervesikel. Die Konzentration von Noradrenalin im Zytoplasma steigt.

3 Tyramin hemmt gleichzeitig kompetitiv den Abbau von Noradrenalin durch die MAO. Dadurch steigt die Konzentration von Noradrenalin im Zytoplasma weiter an.

4 Noradrenalin ist zu hydrophil, um durch die Zellmembran diffundieren zu können. Es kann die Zellmembran nur mithilfe des Na^+-Kotransporters passieren, der dazu seine normale Transportrichtung umkehrt. Dafür müssen auf der Innenseite Na^+-Ionen zur Verfügung stehen. Diese werden über Schritt **1** bereitgestellt. Die Freisetzung von Noradrenalin erfolgt also nicht durch Exozytose, sondern über den Noradrenalin-Na^+-Kotransporter, dessen Transportrichtung umgekehrt ist.

5 Tyramin konkurriert mit Noradrenalin um die Aufnahme in die Präsynapse mittels des Noradrenalin-Na^+-Kotransporters. Wenn zwei gleichzeitig durch dieselbe Tür eintreten wollen, muss einer draußen bleiben, d.h., die Wiederaufnahme von freigesetztem Noradrenalin ist gehemmt.

pathomimetikums wie Tyramin oder Amphetamin unterscheiden? Drei Beobachtungen, die dies in solchen Experimenten erlauben:

1. Die indirekten Wirkstoffe haben keinen Effekt, wenn durch Vorbehandlung mit **Reserpin** der vesikuläre Transporter geblockt wird und damit die vesikulären Noradrenalinspeicher entleert sind (➤ Tab. 4.1, ➤ Kap. 4.3.2). Die direkten Adrenozeptor-Agonisten wirken nach wie vor.
2. Die Wirkung der indirekten Wirkstoffe lässt bei wiederholter Gabe derselben Dosis in kurzen Abständen nach **(Tachyphylaxie):** Die wiederholte Freisetzung von Noradrenalin erschöpft die Vorräte. Die direkten Adrenozeptor-Agonisten wirken nach wie vor.
3. Wirkstoffe, die den **Noradrenalin-Na^+-Kotransporter** in der Plasmamembran, das Axolemm, **blockieren, hemmen** die Wirkung von denjenigen **Sympathomimetika,** die Noradrenalin nicht über Exozytose freisetzen: Tyramin, Amphetamin etc. werden nicht mehr aufgenommen. Direkte Adrenozeptor-Agonisten dagegen wirken unverändert.

Zentralnervensystem

Lipophile indirekte Sympathomimetika sind – neben ihrer peripheren Wirkung – **Psychostimulantien.** Das Müdigkeitsgefühl lässt nach – sie werden deshalb auch als **Weckamine** bezeichnet –, Aufmerksamkeit und Leistungsbereitschaft steigen, die Atmung wird angeregt, die Motorik verstärkt, der Appetit gedämpft und die Stimmung ist euphorisch gehoben. Bei Amphetamin, Methamphetamin und Cathinon ist die zentrale Wirkung stark; bei Ephedrin und Norpseudoephedrin ist sie milder.

Der Mechanismus gleicht dem der peripheren Sympathikusnachahmung: Auch im Gehirn setzen die indirekten Sympathomimetika wie Amphetamin und Metamphetamin Noradrenalin frei und zusätzlich aus den entsprechenden Neuronen Dopamin, Adrenalin und Serotonin. Für einige psychotrope Wirkungen wie das verminderte Müdigkeitsgefühl macht man die Freisetzung von Noradrenalin mit anschließender Aktivierung von α- und β-Adrenozeptoren verantwortlich, für andere psychotrope Wirkungen, insbesondere Euphorie, die Freisetzung von Dopamin mit anschließender Aktivierung von Dopamin-D_1- bis Dopamin-D_5-Rezeptoren.

Andere Aspekte der zentralnervösen Wirkung werden in ➤ Kap. 14.9 besprochen.

Indikationen

Ephedrin ist in Kombinationspräparaten zur **Abschwellung der Nasenschleimhaut (➤ Kap. 4.2.5)** und zur **Bronchospasmolyse sowie in Expektorantienmischungen** enthalten. Die erste Indikation ist plausibel, letztere sind es nicht: Wegen der spärlichen sympathischen Innervierung der Bronchialmuskulatur (➤ Kap. 2.4) kann Ephedrin dort nur wenig Noradrenalin freisetzen, obendrein ist die Wirkung von Noradrenalin auf β_2-Adrenozeptoren schwach und schließlich ist eine deutliche direkte Aktivierung von β_2-Rezeptoren durch Ephedrin unwahrscheinlich.

Amezinium wird bei **orthostatischen Störungen** angewendet, ähnlich dem direkt wirkenden α-Adrenozeptor-Agonisten Etilefrin (➤ Kap. 4.2.5, ➤ Kap. 18.5.3).

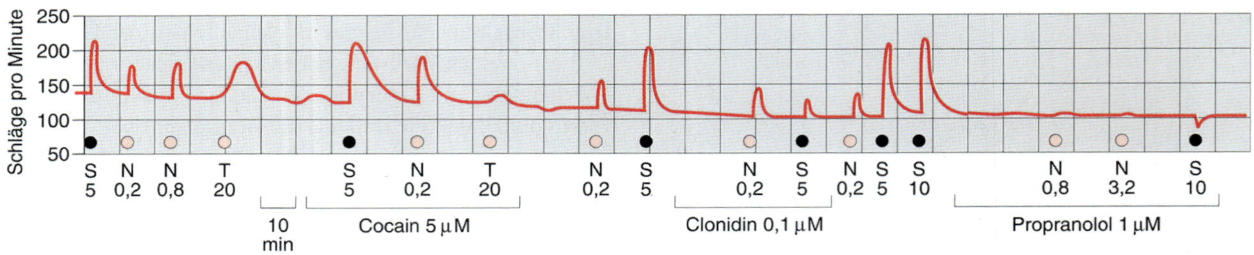

Abb. 4.8 Pharmakologische Beeinflussbarkeit des Sympathikus am isolierten Kaninchenherzen.
Die Herzkranzgefäße wurden mit einer Nährlösung perfundiert. Bei S wurden die rechten Nn. accelerantes 30 s lang mit der angegebenen Frequenz von 50 Hz elektrisch gereizt. N = Injektion von Noradrenalin und T = Injektion von Tyramin in die Kranzgefäße in der angegebenen Dosis (µg). Cocain, Clonidin und Propranolol wurden in den angegebenen µM-Konzentrationen in die Kranzgefäße infundiert. Zwischen den Infusionen immer Kontroll-Noradrenalin-Injektionen und Sympathikusreizungen. Gemessen wird die Herzfrequenz in Schlägen pro Minute.

- Zu Beginn rufen **elektrische Sympathikusreizung** oder Injektion von **Noradrenalin** (0,2 und 0,8 µg) eine Frequenzsteigerung hervor: Positiv chronotrope Wirkung durch aus den Nervenendigungen freigesetztes oder injiziertes Noradrenalin.
- Auch das indirekte Sympathomimetikum **Tyramin** (20 µg) steigert die Frequenz.
- **Cocain,** ein Hemmstoff (kein Substrat wie Tyramin) des Noradrenalin-Na^+-Kotransporters, steigert die positiv chronotrope Wirkung der elektrischen Sympathikusreizung und der Injektion von Noradrenalin. In beiden Fällen wird Noradrenalin nicht aus dem synaptischen Spalt entfernt. Cocain schwächt dagegen die Wirkung des Tyramins ab. Der Noradrenalin-Na^+-Kotransporter ist geblockt und Tyramin kann nicht in die Präsynapse transportiert werden.
- Der selektive α_2-Agonist **Clonidin** ändert die Wirkung von exogenem Noradrenalin nicht, vermindert aber über die Aktivierung der präsynaptischen Autorezeptoren die exozytotische Freisetzung von Noradrenalin nach elektrischer Sympathikusreizung.
- Der β-Adrenozeptor-Antagonist **Propranolol** unterdrückt alle positiv chronotropen Antworten (➤ Kap. 4.6).

Ihrer zentralnervösen Wirkung wegen werden Weckamine bei **Narkolepsie, hyperkinetischen Verhaltensstörungen** in Kindheit und Jugend und als **Appetitzügler** verwendet (➤ Kap. 14.9.5). Die meisten Weckamine unterliegen der Betäubungsmittel-Verschreibungsverordnung.

4.3.2 Hemmstoffe der Wiederaufnahme von Noradrenalin (und Dopamin)

Cocain und **Methylphenidat** wirken als Wiederaufnahmehemmer für Noradrenalin, Serotonin und Dopamin. Sie hemmen die plasmalemmalen Monoamin-Na^+-Kotransporter, ohne – wie die vorher beschriebenen indirekten Sympathomimetika Tyramin oder Amphetamin – selbst vom Transporter befördert zu werden. Cocain ist hier aufgeführt, da es als Hemmstoff des Noradrenalin-Na^+-Kotransporters auch als indirektes Sympathikomimetikum wirkt, ähnlich wie Desipramin, Nortriptylin und weitere trizyklische Antidepressiva, wie Reboxetin, ein selektiver Noradrenalin-Rückaufnahme-Inhibitor (SNRI), und Venlafaxin, ein selektiver Serotonin-Noradrenalin-Rückaufnahme-Inhibitor (SSNRI). Atomoxetin, eigentlich ein SNRI, ist wie Methylphenidat zur Behandlung der Aufmerksamkeitsdefizit-Hyperaktivitätsstörung (ADHS) zugelassen. Diese Gruppe von Arzneistoffen ist in ➤ Kap. 14.2 und ➤ Kap. 14.9 beschrieben.

Cocain

Cocain ist ein Naturstoff, ein Alkaloid aus der Cocapflanze *Erythroxylum coca.* Der Wirkstoff (➤ Tab. 4.1) hemmt die präsynaptischen Na^+-Kotransporter für Noradrenalin, Serotonin und Dopamin, ohne selbst transportiert zu werden, und erhöht dadurch die Konzentration dieser drei Transmitter im synaptischen Spalt. Im Unterschied zu den vorher genannten Antidepressiva, die ebenfalls die Wiederaufnahmetransporter in der Plasmamembran hemmen, wird Cocain geschnupft, geraucht oder gespritzt. Es flutet deshalb wesentlich schneller im Gehirn an, kann dadurch zur raschen Besetzung und Hemmung der plasmalemmalen Monoamintransporter führen, sehr schnell insbesondere Dopamin in der Synapse erhöhen und die im Folgenden beschriebenen Wirkungen auslösen.

So ist die **zentralnervöse** Wirkung von Cocain gekennzeichnet durch **Verminderung der Müdigkeit,** ein Gefühl von **Wohlsein, Euphorie** und **Leistungsfähigkeit,** Intensivierung angenehmer Empfindungen und **Unterdrückung von Hunger** – ähnlich dem Amphetamin. Aufgrund dieser Wirkungen ist Cocain einer der am meisten missbrauchten Wirkstoffe. Erwerb, Besitz, Handel und Herstellung sind laut Betäubungsmittelgesetz in Deutschland verboten, nicht zuletzt wegen der langfristigen Folgen, zu denen Abhängigkeit, Schlafstörungen, Unruhe und Angst, bei hohen Dosen visuelle oder taktile Halluzinationen (cocaine bugs) und Krämpfe zählen.

An der **Kreislaufwirkung** sind periphere und zentralnervöse Komponenten beteiligt. In sympathisch innervierten Geweben wird die Wirkung von Noradrenalin durch Hemmung der Wiederaufnahme verstärkt. Dadurch kommt es bei lokaler Injektion von Cocain zur Vasokonstriktion. ➤ Abb. 4.8 zeigt die Wirkung auf ein isoliertes Herz: Cocain potenziert die positiv chronotrope Wirkung sowohl der elektrischen Sympathikusreizung als auch von exogenem Noradrenalin (schwächt aber die Wirkung von Tyramin ab). Typische Wirkungen auf den Gesamtkreislauf sind **Blutdruckanstieg** und **Tachykardie.** Dazu trägt eine zentralnervöse Erhöhung des Sympathikotonus bei. Nach hohen Dosen kann die starke Blutdrucksteigerung zu Gefäßrupturen, z. B. intracerebralen Massenblutungen, die starke Vasokonstriktion zum Herz- und Mesenterialinfarkt, die Wirkung auf das Herz zu Tachyarrhythmien führen. Der Tod kann plötzlich eintreten, am häufigsten wohl durch Kammerflimmern oder Myokardinfarkt.

ZUR VERTIEFUNG

Reserpin

Reserpin, ein Alkaloid, das aus den Wurzeln der Pflanze *Rauwolfia serpentina* gewonnen wird, war eines der ersten wirksamen Medikamente, die zur **Behandlung von Hypertonie** eingesetzt wurden. Heute wird es aufgrund seiner unerwünschten Wirkungen nicht mehr verwendet, bleibt aber von experimentellem und historischem Interesse. Reserpin **blockiert die vesikulären Monoamintransporter.** Als Folge werden Noradrenalin, Dopamin und Serotonin nicht in den Vesikeln gespeichert, sondern von der MAO im Zytoplasma abgebaut. In zentralen und peripheren Neuronen kommt es zur **Verarmung von Noradrenalin, Dopamin und Serotonin , in chromaffinen Zellen des Nebennierenmarks zur Verarmung von Adrenalin.**

Der Abbau der Monoamine ist wahrscheinlich für einen Großteil der positiven blutdrucksenkenden Wirkung von Reserpin verantwortlich, doch kann eine zentrale Komponente nicht ausgeschlossen werden. Reserpin gelangt leicht in das Gehirn und die Erschöpfung der zerebralen Aminspeicher führt zu Sedierung.

Im Jahr 1950 wurde die Beobachtung gemacht, dass Reserpin, das damals in großem Umfang zur Behandlung von Bluthochdruck eingesetzt wurde, bei etwa 15 % der behandelten Patienten schwere depressive Zustände auslöste, die von einer endogenen Depression kaum zu unterscheiden waren. Etwa zur gleichen Zeit wurden Isoniazid und sein Isopropylderivat **Iproniazid zur Behandlung von Tuberkulose** entwickelt. Bald stellte sich heraus, dass beide Verbindungen, insbesondere aber Iproniazid, bei Tuberkulosepatienten stimmungsaufhellend wirkten. Es war jedoch fraglich, ob die Stimmungsaufhellung auf die Wirkung der Medikamente auf das ZNS oder auf die Besserung der Infektion zurückzuführen war. Schon bald war klar, dass **Iproniazid in der Lage ist, das Enzym MAO zu hemmen,** und ab 1957 wurde Iproniazid in der Psychiatrie zur Behandlung von depressiven Patienten eingesetzt. Beide Beobachtungen, dass Reserpin zu einer Verarmung der Monoamine führt und Depressionen auslösen kann und dass Hemmer der MAO depressiven Zuständen entgegenwirken, führte zur Hypothese, dass ein Mangel an Noradrenalin und Serotonin die Pathophysiologie depressiver Zustände bestimmt (> Kap. 14.2.1). Tatsächlich beruhen die meisten heute zur Behandlung endogener Depressionen eingesetzten Medikamente auf den in dieser **Monoaminmangel-Hypothese** formulierten Überlegungen. Dabei ist bemerkenswert, wie eine gute klinische Beobachtung sowohl bei der Therapie des Bluthochdrucks mit Reserpin als auch bei der Behandlung der Tuberkulose mit Iproniazid die Basis dafür legte, neue Medikamente zur Behandlung einer vollkommen anderen Krankheit, der Depression, zu entwickeln.

4.4 α-Adrenozeptor-Antagonisten

Adolfo Cavalié, Veit Flockerzi

α-Adrenozeptor-Antagonisten besitzen eine Affinität zu α-Adrenozeptoren, aber keine intrinsische Aktivität. Sie binden an α-Adrenozeptoren und verhindern auf diese Weise, dass körpereigenes Adrenalin und Noradrenalin oder von außerhalb des Körpers zugeführte Agonisten die Rezeptoren aktivieren. Analoges gilt für β-Adrenozeptor-Antagonisten und β-Adrenozeptoren (> Abb. 4.9). Etabliert haben sich für α-**Adrenozeptor-Antagonisten** der Begriff α-**Blocker,** für β-**Adrenozeptor-Antagonisten** der Begriff β-**Blocker.** Die α-Adrenozeptor-Antagonisten entfalten eine Wirkung nur dann, wenn sie verhindern können, dass endogene Agonisten, Noradrenalin oder Adrenalin, oder ein von außerhalb des Körpers zugeführter Agonist vorhanden sind. Ihre Wirkung hängt deshalb vom Sympathikotonus und von der Plasmakonzentration von Adrenalin und Noradrenalin aus dem Nebennierenmark ab. So ist der Sympathikotonus im Stehen höher als im Liegen (siehe die Catecholamin-Plasmaspiegel in > Abb. 4.2); entsprechend senken α-Blocker den Blutdruck im Stehen stärker als im Liegen.

4.4.1 Wirkstoffe

α-Adrenozeptor-Antagonisten kommen in der Natur vor. So blockieren einige **Mutterkornalkaloide** α-Adrenozeptoren, wirken

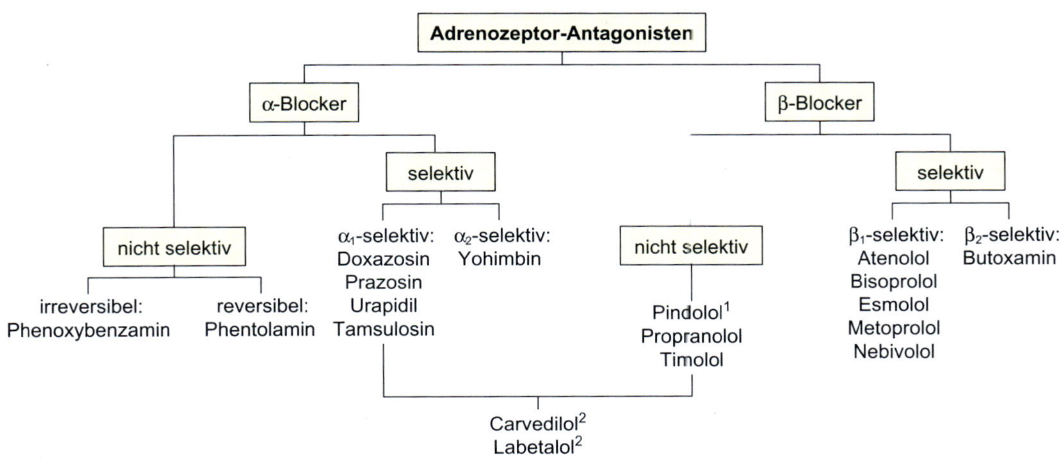

Abb. 4.9 Adrenozeptor-Antagonisten.

[1] Pindolol ist ein partieller Agonist an β_1- und β_2-Rezeptoren. Dies bedeutet, der Arzneistoff hat geringe agonistische Wirkung; man spricht auch von intrinsischer Aktivität (Isa) an β-Rezeptoren. Als Antagonist verhindert Pindolol aber gleichzeitig, dass die körpereigenen Agonisten Adrenalin und Noradrenalin die Rezeptoren aktivieren.
[2] Carvedilol und Labetalol sind nicht-selektive Antagonisten an β-Rezeptoren und α_1-Rezeptoren.

aber auch auf andere Rezeptortypen (➤ Kap. 4.5). Auch **Yohimbin,** ein Hauptalkaloid von *Pausinystalia yohimbe,* ist ein Antagonist besonders an α_2-Adrenozeptoren. ➤ Abb. 4.9 und ➤ Abb. 4.10 zeigen ausgewählte Substanzen. Mirtazapin (➤ Kap. 14.2.2), ein häufig verordnetes Antidepressivum, verstärkt die Freisetzung von Noradrenalin und Serotonin durch Blockade von präsynaptischen α_2-Rezeptoren; gleichzeitig ist **Mirtazapin*** ein Antagonist an 5-HT_2- und 5-HT_3-Rezeptoren, wodurch eine stärkere Stimulation der 5-HT_{1A}-Rezeptoren resultiert. Als Antagonist an H_1-Histamin-Rezeptoren wirkt Mirtazapin sedierend.

Eine Beziehung zur Struktur der Catecholamine ist nicht zu erkennen. **Phenoxybenzamin** und Phentolamin blockieren α_1- und α_2-Rezeptoren nicht-selektiv. Eine Besonderheit von Phenoxybenzamin ist die irreversible Blockade in therapeutischen Dosierung. Durch spontane Abspaltung des Chlors der β-Chlorethylamino-Gruppe entsteht im Körper das reaktive Carbenium-Kation R–CH_2^+, das den Rezeptor alkyliert. Der Mechanismus ist derselbe wie bei den alkylierenden Zytostatika, von denen die meisten ebenfalls die β-Chlorethylamino-Gruppe besitzen. Die anderen α-Adrenozeptor-Antagonisten sind reversible kompetitive Antagonisten.

Prazosin und die chemisch verwandten Substanzen **Doxazosin, Tamsulosin*** und **Urapidil*** blockieren vorzugsweise α_1-Rezeptoren (➤ Abb. 4.9). Urapidil aktiviert zusätzlich Serotoninrezeptoren (5-HT_{1A}, ➤ Kap. 5.2.3).

4.4.2 Pharmakodynamik

Die Blockade von α_2-Rezeptoren bewirkt eine vermehrte Noradrenalinfreisetzung aus postganglionären sympathischen Neuronen. Die Blockade von α_1-Rezeptoren verursacht eine Relaxation der glatten Muskulatur insbesondere in Blutgefäßen und Harnwegen. In der Pharmakotherapie haben sich **selektive α_1-Blocker** durchgesetzt. Generell sind die typischen Wirkungen der α-Adrenozeptor-Antagonisten den Wirkungen der Agonisten entgegengesetzt (➤ Tab. 4.2).

Kreislauf

α-Adrenozeptor-Antagonisten **verhindern** die α-Rezeptor-vermittelte **Kontraktion der glatten Muskulatur der Blutgefäße** (➤ Tab. 4.2). Eine β_2-Adrenozeptor-vermittelte Vasodilatation bleibt unbeeinflusst. Die Wechselwirkung mit dem α-β_1-β_2-Agonisten Adrenalin ist in ➤ Abb. 4.11 gezeigt. Folge der Blockade vaskulärer α-Adrenozeptoren ist eine **Vasodilatation** mit Verminderung des totalen peripheren Widerstands und **Blutdrucksenkung.** Dadurch wird reflektorisch der Sympathikotonus gesteigert und es kommt zu **Tachykardie** und **vermehrter Reninfreisetzung** (β-Adrenozeptor-Wirkungen ➤ Tab. 4.2). Durch die Freisetzung von Renin wird das Renin-Angiotensin-Aldosteron-System aktiviert. Das resultierende Angiotensin II ist einer der stärksten Vasokonsrtiktoren überhaupt, das vermehrt freigesetzte Aldosteron führt zur Retention von Na^+ und Wasser in der Niere. Alle Mechanismen **wirken kompensatorisch der Blutdrucksenkung** entgegen.

Die reflektorischen Reaktionen sind besonders deutlich bei Stoffen wie Phentolamin, die neben α_1- gleich stark α_2-Adrenozeptoren blockieren. Sie blockieren die präsynaptischen α_2-Autorezeptoren an den postganglionär-sympathischen Nervenendigungen (➤ Abb. 2.13). So steigt nicht nur die Aktionspotentialfrequenz im Sympathikus (Barorezeptorreflex), sondern auch die Transmitterfreisetzung pro Aktionspotential (Unterbrechung der präsynaptischen α_2-Autoinhibition). Bei hoch α_1-selektiven Antagonisten wie Prazosin und Urapidil bleibt dagegen die präsynaptische α_2-Autoinhibition intakt. Prazosin und Urapidil dämpfen darüber hinaus den Sympathikustonus

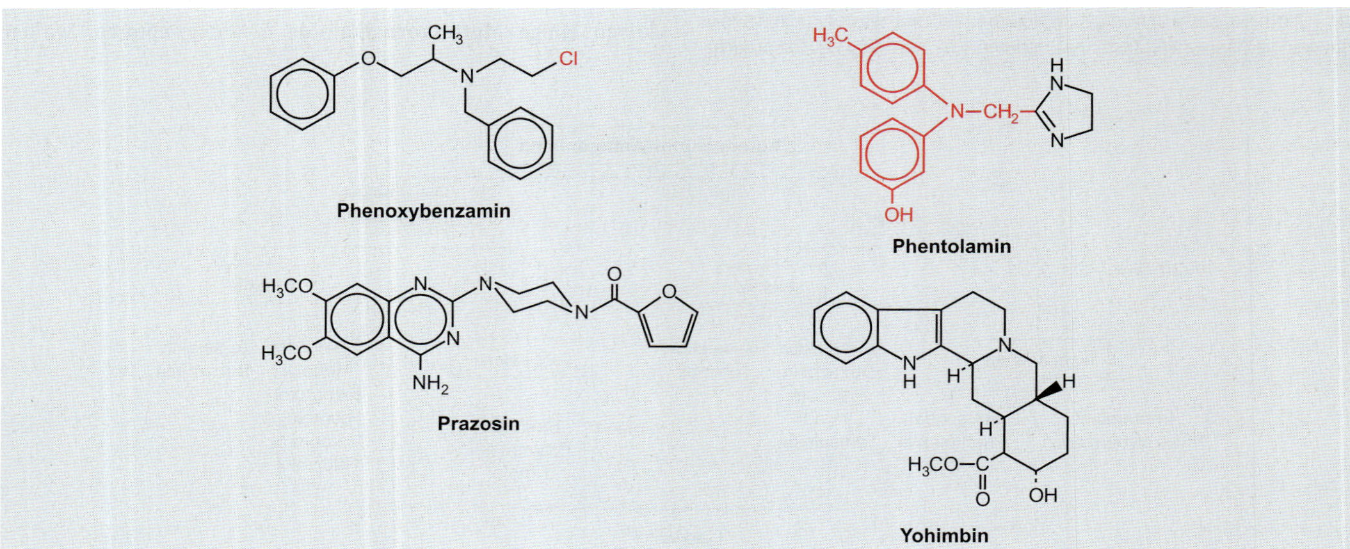

Abb. 4.10 α-Adrenozeptor-Antagonisten.
Bei jedem Stoff ist seine Subtypselektivität angegeben. Rot ist beim Phenoxybenzamin das Cl-Atom, das für die irreversible Blockade durch diesen Stoff wichtig ist. Es wird bei der Bildung des reaktiven Carbenium-Kations abgespalten. Phentolamin ist ein Imidazolin-Derivat und mit den Imidazolin-Agonisten verwandt. Die Unterscheidung schwarz = Imidazolin und rot = Substituent erleichtert den Vergleich mit den Agonisten in ➤ Abb. 4.3.

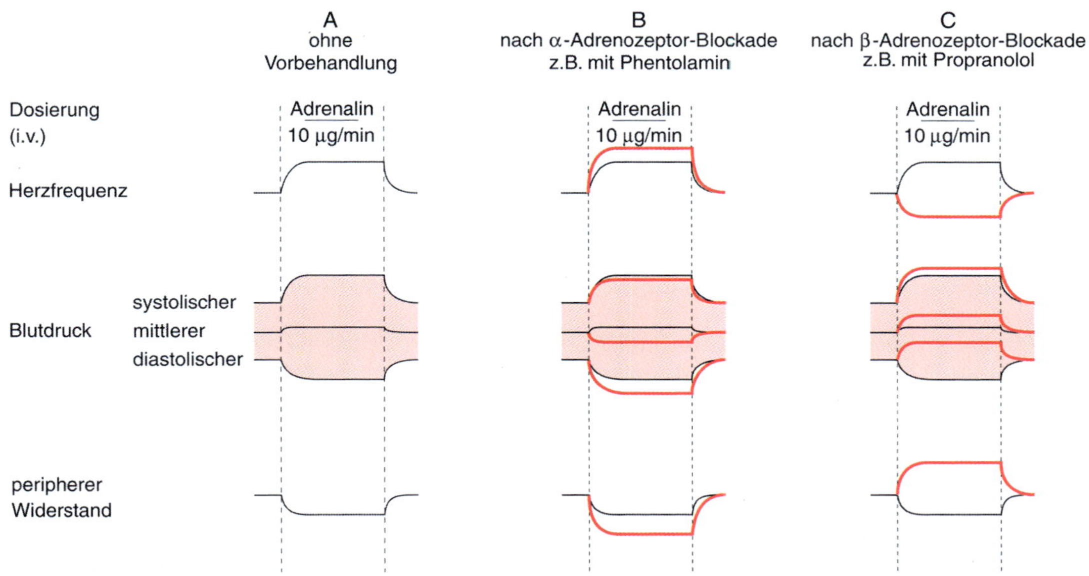

Abb. 4.11 Kreislaufwirkung einer intravenösen Infusion von Adrenalin allein (A sowie schwarz in B und C), **nach Vorbehandlung mit einem α-Adrenozeptor-Antagonisten** (rot in B) **und nach Vorbehandlung mit einem β-Adrenozeptor-Antagonisten** (rot in C).
Ein α-Antagonist wie Phentolamin unterdrückt ausschließlich die α-Wirkung des Adrenalins. Die β-Wirkung bleibt bestehen und aus dem Wirkprofil des Adrenalins wird das Wirkprofil des Isoprenalins (➤ Abb. 4.5): starke Senkung von totalem peripherem Widerstand und arteriellem Mitteldruck, starke Tachykardie. Hatte Adrenalin den arteriellen Mitteldruck vorher gesteigert (A), führt die α-Blockade zur Adrenalinumkehr: Aus einer Blutdrucksteigerung wird eine Blutdrucksenkung (B). Hohe Dosen von Adrenalin steigern den arteriellen Druck viel stärker als in A; die Umkehr nach einer α-Blockade ist dann entsprechend deutlicher. Die Adrenalinumkehr wurde erstmals im Jahr 1906 nach Behandlung mit einem Mutterkornextrakt beobachtet (➤ Kap. 4.5).

zentral, anscheinend durch Blockade cerebraler α_1-Adrenozeptoren (➤ Tab. 4.2), Urapidil darüber hinaus durch Aktivierung cerebraler Serotoninrezeptoren, speziell 5-HT_{1A}-Rezeptoren (➤ Kap. 5.2.3).

Insbesondere bei den hoch α_1-selektiven Antagonisten kommt es wegen der Abschwächung der kompensatorischen Erhöhung des Sympthikotonus häufig zu orthostatischen Störungen: Beim Übergang vom Liegen oder Sitzen ins Stehen versackt das Blut in den Kapazitätsgefäßen der Beine; es resultieren Schwindel, orthostatische Synkopen, Stürze. Harmlosere Folge der Blockade vaskulärer α-Adrenozeptoren ist eine Schleimhautschwellung (verstopfte Nase).

Harnblase

α_1-Adrenozeptor-Antagonisten bewirken eine **Erschlaffung der glatten Muskulatur von Blasenhals, proximaler Urethra und Prostata** (➤ Tab. 4.2). Der Blasenauslasswiderstand sinkt.

4.4.3 Anwendung und unerwünschte Wirkungen

Indikationen

Die α_1-Blocker **Doxazosin, Prazosin** und **Terazosin** sind **Reservemedikamente** für die Behandlung der **Hypertonie** (➤ Kap. 18.4). Ihre Anwendung verbessert die Prognose dieser Erkrankung nicht.

Der α_1-Blocker **Urapidil** wird bei der **hypertensiven Krise** (alternativ zum α_2-Adrenozeptor-Agonisten Clonidin) als Notfallmedikament eingesetzt, insbesondere wenn ein Phäochromozytom zugrunde liegt und vermehrt Adrenalin ausgeschüttet wird.

Beim **Raynaud-Syndrom** kann der Vasospasmus durch α_1-Adrenozeptor-Antagonisten vermindert werden (➤ Kap. 18.6.2).

Die α_1-Blocker **Tamsulosin** und **Alfuzosin** werden bei **benigner Prostatahyperplasie (BPH)** eingesetzt. Sie verringern den Auslasswiderstand der Blase und erleichtern auf diese Weise die Miktion. Die BPH ist die häufigste urologische Erkrankung des älteren Mannes in den westlichen Industrienationen: 50 % der über 60-Jährigen und ca. 80 % der über 80-Jährigen leiden an einer BPH.

Nicht wenige ältere Männer, die wegen BPH Tamsulosin einnehmen, sind unabhängig davon an einer altersbedingten Linsentrübung erkrankt, einer Katarakt (grauer Star). Bei deutlicher Beeinträchtigung durch die Trübung ist i. d. R. eine Kataraktoperation mit Entfernung der Linse und Implantation einer Kunstlinse erforderlich. Gerade bei **Patienten, die α_1-Blocker einnehmen,** kommt es zum **"intraoperative floppy-iris-syndrome" (IFIS)**, die Iris ist instabil, flattert, und die Operation ist dadurch erschwert.

Der α_2-Blocker Yohimbin wurde zur Behandlung der erektilen Dysfunktion eigesetzt. Seit Zulassung der Arzneistoffe, welche die Phosphodiesterase 5 hemmen (PDE 5-Hemmer, ➤ Kap. 18.1.4), ist Yohimbin nur noch von experimentellem Interesse.

4

Unerwünschte Arzneimittelwirkungen

Wichtige unerwünschte Arzneimittelwirkungen sind orthostatischer Blutdruckfall, Tachykardie und Schleimhautschwellung mit verstopfter Nase.

4.5 Mutterkornalkaloide

Adolfo Cavalié, Veit Flockerzi

Der Mutterkornpilz *Claviceps purpurea* wächst und parasitiert in den Fruchtknoten v. a. von Roggen *(Secale cereale)*. Das Mutterkorn, *Secale cornutum,* ist das nach Aufzehren des Fruchtknotengewebes holzartig verhärtete Pilzmycel, das aus den Roggenähren schwarzviolett hervorragt (➤ Abb. 4.12). Seit mehr als 2000 Jahren, bis ins 20. Jahrhundert, sind immer wieder Vergiftungen durch den Verzehr von Getreide aufgetreten, das mit Mutterkorn verunreinigt war. Die Symptome dieser als **Ergotismus** bezeichneten Vergiftung sind Demenz mit floriden Halluzinationen, verstärkte Gefäßspasmen, die zu Wundbrand führen können, und die Stimulierung der glatten Muskulatur des Uterus, die in der Schwangerschaft zu einem Abort führen kann. Diese **wehenauslösende Wirkung** des Pilzes kommt in der Bezeichnung „Mutterkorn" zum Ausdruck, die französische Bezeichnung „Ergot" geht auf die Ähnlichkeit des Pilzes mit einem Hahnensporn (franz. ergot) zurück.

Auslöser der Intoxikation sind die zahlreichen Pilzinhaltsstoffe, die Mutterkorn-, Secale- oder Ergotalkaloide. Deren pharmako-

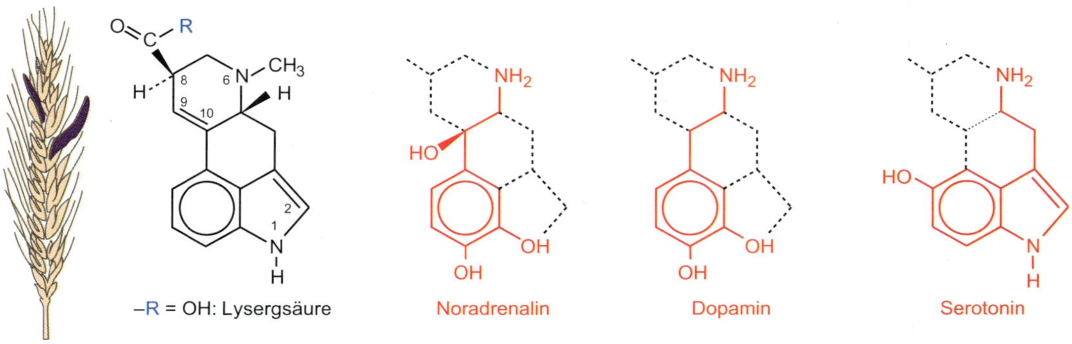

	5-HT-Rezeptor	α-Adrenozeptor	Dopamin-D_2-Rezeptor	Uterus	Indikation	Unerwünschte Wirkungen
Ergotamin[1]	$5\text{-}HT_{1B/1D}$: Antagonist/partieller Agonist; andere Subtypen: Antagonist	An Blutgefäßen neben partieller Agonistenwirkung reversibler Antagonist	Unwirksam	Kontraktion ++	(Schwere Migräneattacke)	Erbrechen, periphere und zentrale Vasospasmen
Dihydroergotamin[2]	$5\text{-}HT_{1B/1D}$: Antagonist/partieller Agonist			Kontraktion +	(Schwere Migräneattacke)	(Erbrechen), periphere und zentrale Vasospasmen
Ergometrin Methylergometrin[3]	$5\text{-}HT_1$: schwacher Antagonist/partieller Agonist	Schwacher partieller Agonist	(+)	Kontraktion +++	Hemmung einer postpartalen Blutung, Blutung nach Abort	Übelkeit, Erbrechen, periphere und zentrale Vasospasmen
Bromocriptin[4]	Unwirksam	Schwacher Antagonist	Agonist/ partieller Agonist	Unwirksam	Morbus Parkinson, Galaktorrhö, Prolaktin- und Wachstumshormon-sezernierende Tumoren	Übelkeit, Erbrechen

Abb. 4.12 Eigenschaften und therapeutische Anwendung von Mutterkornalkaloiden und verwandten Wirkstoffen. Bis auf Bromocriptin und verwandte Ergot-Dopaminagonisten werden die aufgelisteten Arzneistoffe nur noch selten bei bestimmten Spezialindikationen zugunsten von besser wirksamen und besser verträglichen Arzneistoffen verordnet.

[1] Als Ergo-Kranit Migräne® für schwere Migräneattacken zugelassen; Wirksamkeit ungenügend dokumentiert (➤ Kap. 5.1.2).

[2] Als Dihydergot® intranasal oder parenteral zusammen mit einem Antiemetikum bei schweren Migräneattacken im deutschsprachigen Ausland zugelassen; besser verträglich als Ergotamin; Wirksamkeit ungenügend dokumentiert (➤ Kap. 5.1.2).

[3] Als Methergin® zur Kontrolle der postpartalen Blutung und zur Aufrechterhaltung der Uteruskontraktion (➤ Kap. 15.3); wegen schwerer unerwünschter kardialer und zerebraler Vasospasmen nur noch selten verwendet, stattdessen Oxytocin i. v., Sulproston (i. v., Perfusor) oder Misoprostol (rektal). Dagegen zur medikamentösen Geburtseinleitung nur Oxytocin oder Prostaglandine (➤ Kap. 15.6).

[4] Als Pravidel® wie die weiteren Ergot-Dopaminagonisten Cabergolin, Lisurid und Pergolid Reservemedikament bei Morbus Parkinson (➤ Kap. 13.3.2); wie Cabergolin und Metergolin bei Galaktorrhö aufgrund von z. B. prolaktinsezernierenden Tumoren, bei der Anwendung von Psychopharmaka, die zu einer Erhöhung des Prolaktins führen (➤ Kap. 14.5.6). Cabergolin wird zum medikamentösen primären Abstillen, Metergolin (Liserdol®) zum sekundären Abstillen verwendet.

logisches Profil ist vielfältig und komplex und ergibt sich aus der oft gleichzeitigen Wirkung der Stoffe als partielle Agonisten und Antagonisten an serotonergen, dopaminergen und adrenergen Rezeptoren. Beim Menschen verengen Ergotamin (➤ Abb. 4.12) und ähnliche Verbindungen die meisten Gefäße in bereits nanomolaren Konzentrationen. Der Gefäßspasmus hält an und führt zur **Gangrän,** einer ischämischen Nekrose, die zum Verlust der Extremität führen kann. Diese Reaktion wird durch herkömmliche α-Adrenozeptor-Antagonisten teilweise blockiert. Die Wirkung von Ergotamin ist jedoch auch mit einer **Adrenalinumkehr** (➤ Abb. 4.11) und einer Blockade der Reaktion auf andere α-Adrenozeptor-Agonisten verbunden. Diese doppelte Wirkung spiegelt die partiell agonistische Wirkung des Ergotamins wider. Da der Wirkstoff sehr langsam vom α-Adrenozeptor dissoziiert, erzeugt er sehr lang anhaltende agonistische und antagonistische Wirkungen an diesem Rezeptor. An den β-Adrenozeptoren ist die Wirkung gering oder nicht vorhanden.

Die Ordensgemeinschaft der Antoniter nahm sich seit dem Mittelalter der an Ergotismus Erkrankten an. Der Orden ist nach dem heiligen Antonius benannt, mit dessen Hilfe der brennende Schmerz, das **Antoniusfeuer** (ignis sacer), der vasospastischen Ischämie gelindert werden sollte. Berühmte Gemälde wie der Isenheimer Altar von Matthias Grünewald in Colmar geben davon Zeugnis. Mutterkornvergiftungen sind bis in die Neuzeit aufgetreten und erfordern eine ständige Überwachung aller als Nahrungsmittel verwendeten Getreidesorten. Vergiftungen von Weidetieren sind häufig, da der Pilz auf Weidegräsern wachsen kann.

Die natürlichen und **therapeutisch interessanten** Alkaloide sind **Amidderivate der Lysergsäure.** Sie enthält die Strukturen von Noradrenalin, Dopamin und Serotonin (➤ Abb. 4.12). Zahlreiche Derivate der Mutterkornalkaloide wurden semisynthetisch hergestellt, beispielsweise **Methylergometrin, Bromocriptin, Methysergid, Dihydroergotamin** und **Lysergsäurediethylamid** (LSD, ➤ Kap. 5.1.3; ➤ Kap. 14.11). ➤ Abb. 4.12 zeigt die heute noch vereinzelt angewendeten Wirkstoffe, ihre Rezeptorspezifität, Auswirkung auf die glatte Muskulatur des Uterus, Indikationen und unerwünschten Wirkungen.

4.6 β-Adrenozeptor-Antagonisten

Adolfo Cavalié, Veit Flockerzi

4.6.1 Wirkstoffe

Für β-Adrenozeptor-Antagonisten gibt es in der Natur keine Vorbilder. Der erste synthetische β-Adrenozeptor-Antagonist wurde 1958 beschrieben, das Dichlorisoprenalin (➤ Abb. 4.13). Dichlorisoprenalin ist nur von historischer Bedeutung. Der älteste klinisch angewandte β-Blocker ist das **Propranolol,** das 1964 eingeführt wurde. Anders als die α-Antagonisten ähneln die β-Adrenozeptor-Antagonisten in ihrer Struktur den Catecholaminen, speziell dem Isoprenalin (➤ Abb. 4.13). Wie bei den Agonisten macht ein großer Substituent am Stickstoff die Antagonisten so β-Rezeptor-selektiv, dass sie auf α-Adrenozeptoren praktisch nicht mehr wirken.

Über 20 verschiedene β-Adrenozeptor-Antagonisten oder β-Blocker sind bekannt. Dieses Kapitel trifft eine Auswahl (➤ Abb. 4.9). Man unterscheidet zwei chemische Gruppen (➤ Abb. 4.13):

- Die eine leitet sich **vom Phenylethanolamin** ab, das auch das Grundgerüst der Catecholamine ist. Dazu gehören **Dichlorisoprenalin** und **Sotalol.**
- Die andere größere Gruppe leitet sich vom **Phenoxypropanolamin** ab. Hier ist in die Seitenkette eine $-O-CH_2$-Brücke eingeschoben, die den Molekülen eine hohe β-Adrenozeptor-Affinität verleiht. Zu den Phenoxypropanolaminen gehören **Propranolol*, Timolol*** sowie **Atenolol, Pindolol, Metoprolol*, Bisoprolol*, Carvedilol*** und **Nebivolol** (➤ Abb. 4.9). Die Formel des Timolols zeigt, dass der Benzolring ersetzt werden kann, ohne dass die Wirksamkeit verloren geht. Durch einen raschen Wirkungseintritt nach i. v.-Gabe und eine sehr kurze Halbwertszeit von 9–12 min nimmt **Esmolol** eine Sonderstellung ein. **Butoxamin** ist der einzige $β_2$-Adrenozeptor-Antagonist, der allerdings nur experimentell angewendet wird.

4

4.6.2 Pharmakodynamik

Es gibt vier Merkmale, bei denen sich β-Adrenozeptor-Antagonisten hinsichtlich ihrer Pharmakodynamik und klinischen Anwendung unterscheiden lassen:

- **Relative Selektivität für $β_1$-Rezeptoren:** Ursprünglich dachte man, dass $β_1$-selektive Blocker auch bei Patienten mit Asthma bronchiale gegeben werden könnten. Dies hat sich nicht bestätigt (➤ Kap. 4.8), sodass die relative Selektivität einiger Blocker bisher klinisch nicht relevant ist. Sotalol, Propranolol, Timolol, Pindolol und Carvedilol blockieren $β_1$- und $β_2$-Rezeptoren gleicher Weise, während Atenolol, Metoprolol, Bisoprolol und Nebivolol eine Präferenz für $β_1$-Rezeptoren haben. $β_1$-selektive Antagonisten sparen in entsprechend niedriger Dosierung die vasodilatierenden, bronchodilatierenden und Glycogenolyse-vermittelnden $β_2$-Rezeptoren aus. Dadurch sollte es weniger leicht zu Vasokonstriktion, Bronchokonstriktion und (bei mit Insulin oder Sulfonylharnstoffen behandelten Diabetikern) zu Hypoglykämie kommen. Der Vorteil ist klinisch nicht relevant. So sind alle β-Adrenozeptor-Antagonisten, auch die relativ $β_1$-selektiven, **bei Asthma bronchiale kontraindiziert.**
- **Intrinsische Aktivität:** Die meisten β-Blocker sind reine Antagonisten ohne intrinsische sympathomimetische Aktivität (➤ Kap. 1.1.2, ➤ Abb. 1.3). Pindolol (➤ Abb. 4.14) und Labetalol aber besitzen eine gewisse intrinsische Aktivität. Daher sind sie partielle Agonisten an $β_1$- und $β_2$-Rezeptoren. Diese partielle agonistische Wirkung könnte der gewünschten Herzfrequenzsenkung bei Hypertonie, koronarer Herzerkrankung und Herzinsuffizienz entgegenwirken, weshalb die genannten β-Blocker bei diesen Erkrankungen nicht eingesetzt werden sollen. Stattdessen sind Metoprolol, Bisoprolol, Carvedilol und Nebivolol, die keine intrinsische Aktivität aufweisen, also keine partiellen Agonisten sind, Mittel der ersten Wahl bei diesen Erkrankungen.

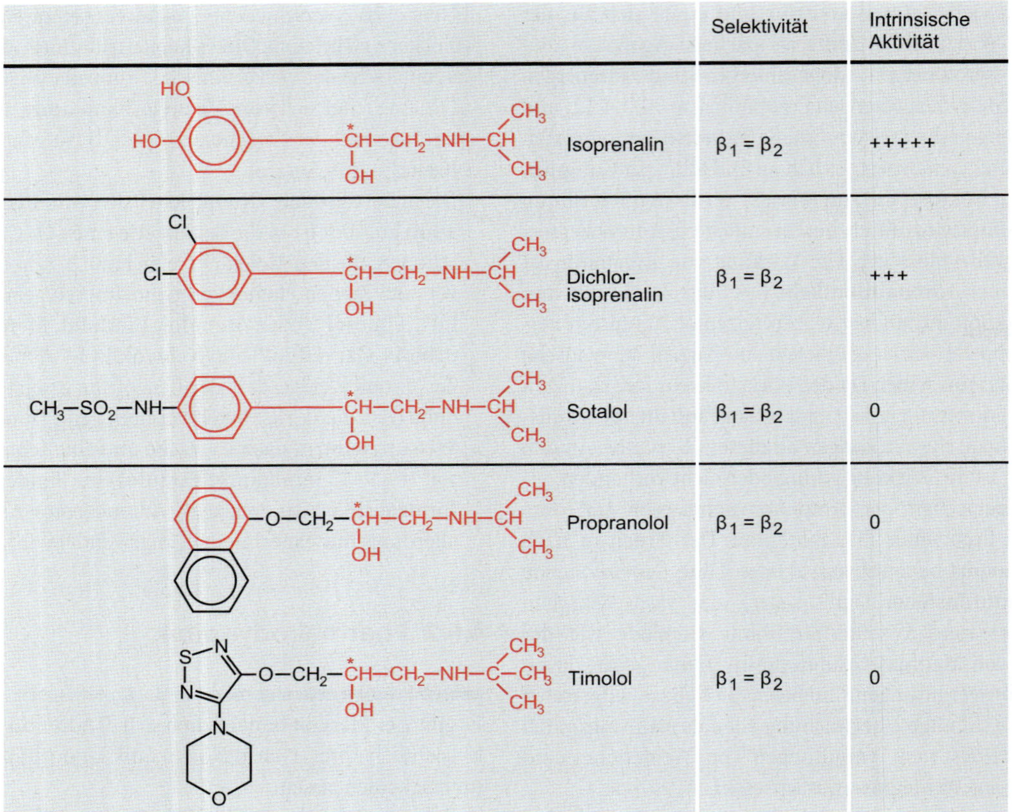

Abb. 4.13 Struktur und Pharmakodynamik von β-Adrenozeptor-Antagonisten.
Oben als Ausgangsstoff der volle Agonist Isoprenalin. Darunter die Antagonisten, rot das vom Isoprenalin Gebliebene. Von oben nach unten die beiden **Phenylethanolamin-Derivate** Dichlorisoprenalin und Sotalol, dann die beiden **Phenoxypropanolamin-Derivate** Propranolol und Timolol. (* Chiralitätszentren)

- **Zusätzliche vasodilatierende Wirkung:** Eine β-Adrenozeptor-Blockade bringt Blutgefäße allenfalls zu Konstriktion. Carvedilol und Nebivolol wirken allerdings vasodilatierend. Diese Wirkung steht nicht im Zusammenhang mit der Blockade der β-Adrenozeptoren. Bei Carvedilol dürfte die zusätzliche Blockade von α-Adrenozeptoren verantwortlich sein. Das S(-)-Enantiomer von Carvedilol antagonisiert sowohl β_1- und β_2-Rezeptoren als auch α_1-Rezeptoren. Dagegen hemmt das R(+)-Enantiomer nur α_1-Rezeptoren. Nebivolol steigert die Synthese von NO in den Blutgefäßendothelien.
- **Lipid- bzw. Wasserlöslichkeit:** Wesentlich unterscheiden sich einzelne β-Blocker in ihrer Lipophilie bzw. Hydrophilie (➤ Abb. 4.14). Dies hat Konsequenzen bei der Elimination: Die lipophilen Wirkstoffe werden in der Leber metabolisiert und über die Galle ausgeschieden, die eher wasserlöslichen über die Niere. Patienten mit Erkrankungen der Leber sollten mit β-Blockern behandelt werden, die über die Niere ausgeschieden, Patienten mit Einschränkung der Nierenfunktion mit β-Blockern, die in der Leber metabolisiert werden.

Herz

β-Adrenozeptor-Antagonisten verhindern β-Rezeptor-vermittelte Agonistenwirkungen auf das Herz. ➤ Abb. 4.8 zeigt den Antagonismus von Propranolol gegen die positiv chronotrope Wirkung von Noradrenalin an einem isolierten Herzen. In vivo wirken β-Adrenozeptor-Antagonisten entgegengesetzt zu den Agonisten **negativ chronotrop, dromotrop, inotrop und lusitrop** und **bathmotrop.** Die Wirkungen sind besonders bei hohem Sympathikotonus deutlich. Wenn der Sympathikus durch β-Adrenozeptor-Blockade ausgeschaltet ist, bleibt dem Herzen zu einer Anpassung des Herzzeitvolumens an einen erhöhten Bedarf nur der Frank-Starling-Mechanismus (➤ Kap. 17.2.1).

Die negativ inotrope und chronotrope Wirkung vermindert mit der Senkung von Frequenz und Kontraktilität den O_2-Verbrauch des Herzens. Beide Effekte tragen wesentlich dazu bei, dass β-Blocker zur Therapie der Hypertonie, der koronaren Herzkrankheit und der Herzinsuffizienz eingesetzt werden. Die negativ dromotrope Wirkung ist erwünscht bei Tachyarrhythmien; sie setzt z. B. bei Vorhofflimmern die Kammerfrequenz herab. Die negativ dromotrope Wirkung kann einen bestehenden AV-Block verstärken. Beim trainierten Herzgesunden scheint die maximale körperliche Leistungsfähigkeit durch β-Blocker nicht eingeschränkt zu sein.

Kreislauf

β-Adrenozeptor-Antagonisten **verhindern** die β-, v. a. β_2-Adrenozeptor-vermittelte **Dilatation von Blutgefäßen** (➤ Tab. 4.2).

Substanz	Pharmakodynamik[1]	Lipidlöslichkeit	Bioverfügbarkeit (%)[2]	Konzentrationsverhältnis Gehirn/Plasma[3]	Renal unverändert ausgeschieden (%)[4]	Eliminationshalbwertszeit (h)
Atenolol	$\beta_1 > \beta_2$		50: GR	< 0,1	88	6
Sotalol	$\beta_1 = \beta_2$		95		85	10
Pindolol	$\beta_1 = \beta_2$, PA		90		50	4
Metoprolol	$\beta_1 > \beta_2$		40: FP	8	5	4
Timolol	$\beta_1 = \beta_2$		60: FP		15	3
Bisoprolol	$\beta_1 > \beta_2$		90	2	50	10
Carvedilol	$\beta_1 = \beta_2$, DIL		25: FP		1	8
Nebivolol	$\beta_1 > \beta_2$, DIL		12: FP		0,5	10
Propranolol	$\beta_1 = \beta_2$		35: FP	45	0	4

Abb. 4.14 Pharmakodynamik und Pharmakokinetik von β-Adrenozeptor-Antagonisten.

[1] β_1-β_2-Selektivität, partieller Agonismus (PA) und zusätzliche Vasodilatation (DIL). Wegen des partiellen Agonismus verfügt Pindolol über eine intrinsische sympathomimetische Aktivität (ISA).

[2] Bioverfügbarkeit nach oraler Gabe; Hauptursache einer geringen Bioverfügbarkeit kann geringe Resorption aus dem Darm (GR) oder First-Pass-Abbau (FP) sein.

[3] Bühring et al. J Cardiovasc Pharmacol, 1986; 8 (Suppl. 11): S21–S28.

[4] Anteil der Dosis, der unverändert renal ausgeschieden wird.

Eine α-Adrenozeptor-vermittelte Kontraktion bleibt unbeeinflusst. Eine verminderte Gewebedurchblutung kann die Folge sein, die vom Patienten als Kälte von Händen und Füßen bemerkt wird. Durchblutungsstörungen wie ein Raynaud-Syndrom können sich verschlechtern.

Ein β-Antagonist wie Propranolol unterdrückt ausschließlich die β-Wirkung des Adrenalins (➤ Abb. 4.11C). Die α-Wirkung bleibt bestehen und aus dem Wirkprofil des Adrenalins wird so das Profil des Noradrenalins (➤ Abb. 4.5): Steigerung von totalem peripherem Widerstand, systolischem und diastolischem Blutdruck und reflektorische Bradykardie.

β-Blocker wirken **antihypertensiv.** Folgende Mechanismen spielen dabei eine Rolle:

- Durch **Senkung von Herzfrequenz und Schlagvolumen** nimmt das Herzminutenvolumen ab. Dieser Mechanismus allein reicht jedoch zur Erklärung nicht aus. Das Herzminutenvolumen sinkt nämlich gleich nach der Applikation. Der Blutdruck dagegen ändert sich zunächst kaum, weil der Sympathikotonus reflektorisch steigt und damit der totale periphere Widerstand zunimmt. Bei Gabe über einige Wochen ändert sich das Bild: Das Herzzeitvolumen bleibt erniedrigt, der periphere Widerstand aber kehrt allmählich zum Ausgangswert zurück und erst damit nimmt der arterielle Druck ab.
- Empfindlichkeitszunahme, ein **Resetting der Barorezeptoren:** Aufgrund dieser Verstellung feuern sie bei gegebenem Druck frequenter. Die Empfindlichkeitszunahme könnte für das allmähliche Sinken des peripheren Widerstands verantwortlich sein.
- Eine **Verminderung der** β_1-vermittelten **Reninsekretion** aus der Niere (➤ Tab. 4.2).
- Eine **Verminderung der Freisetzung von Noradrenalin** aus den postganglionär-sympathischen Neuronen durch Blockade der präsynaptischen, freisetzungssteigernden β_2-Adrenozeptoren (➤ Tab. 4.2).
- Eine **Senkung der Aktionspotentialfrequenz** im Sympathikus über Wirkorte im Zentralnervensystem.

Bronchien

Bei Gesunden ändern β-Adrenozeptor-Antagonisten den Tonus der Bronchialmuskulatur kaum. Bei Patienten mit obstruktiven Atemwegserkrankungen aber kann es zu lebensbedrohender **Bronchokonstriktion** kommen. Auch die relativ β_1-selektiven Antagonisten sind bei Asthma bronchiale kontraindiziert.

Kohlenhydratstoffwechsel

β-Blocker hemmen die β_2-Adrenozeptor-vermittelte glycogenolytische Wirkung der Catecholamine, besonders des Adrenalins, in Skelettmuskulatur und Leber. Damit ist **weniger Glucose** für die Energiegewinnung verfügbar, was – neben der Sympathikusblockade im Herzen – die maximale körperliche Belastbarkeit einschränkt. β-Adrenozeptor-Antagonisten können eine durch Insulin ausgelöste Hypoglykämie verstärken. Zudem unterdrücken sie manche den Diabetikern bekannte Warnsymptome der Hypoglykämie wie Tachykardie und Tremor; das Schwitzen wird dagegen verstärkt.

4.6.3 Pharmakokinetik

In ➤ Abb. 4.14 sind die β-Adrenozeptor-Antagonisten nach zunehmender Lipophilie, also abnehmender Polarität, geordnet. Am wenigsten lipophil bzw. am polarsten ist Atenolol, am lipophilsten Propranolol. Ein Teil der Pharmakokinetik der β-Blocker wird aus dem Grad ihrer **Lipophilie** verständlich. So liegt bei vielen β-Blockern die Bioverfügbarkeit nach oraler Gabe deutlich unter 100 %. Dafür ist typischerweise bei polaren Substanzen eine geringe Resorption aus dem Darm verantwortlich (z. B. Atenolol), bei lipophilen Substanzen dagegen ein First-Pass-Abbau in der Leber (z. B. Carvedilol, Nebivolol und Propranolol). Die lipophoben Substanzen wie Atenolol passieren kaum die Blut-Hirn-Schranke, die lipophilen wie Propranolol dagegen gut. Die lipophoben Stoffe werden überwiegend unverändert renal ausgeschieden (Atenolol, Sotalol) und bei Niereninsuffizienz, nicht aber bei Leberinsuffizienz ist mit einer Verzögerung ihrer Elimination zu rechnen. Die lipophilen Stoffe werden überwiegend metabolisiert (Carvedilol, Nevibolol und Propranolol praktisch komplett) und mit einer Verzögerung ihrer Elimination ist bei Leberinsuffizienz zu rechnen.

4.6.4 Anwendung und unerwünschte Wirkungen

Indikationen

Die meisten Indikationen der β-Adrenozeptor-Antagonisten werden bei den einzelnen Erkrankungen beschrieben.

Herz

Die β-Blocker sind **Klasse-II-Antiarrhythmika** (➤ Kap. 17.1.3). Sotalol wirkt zusätzlich als Klasse-III-Antiarrhythmikum: Es verzögert den repolarisierenden K^+-Ausstrom (➤ Kap. 17.1.3).

Dank der Senkung des myokardialen O_2-Bedarfs sind β-Adrenozeptor-Antagonisten wichtige **antianginöse Medikamente** (➤ Kap. 17.3.4). Die frequenzsenkende, antiarrhythmische und O_2-sparende Wirkung trägt dazu bei, dass β-Adrenozeptor-Antagonisten die Prognose von Patienten mit **Myokardinfarkt** verbessern.

β-Adrenozeptor-Antagonisten sind wie ACE-Hemmer und Diuretika essentieller Bestandteil der Behandlung der **Herzinsuffizienz.** Das scheint paradox. Bei der Herzinsuffizienz ist der Sympathikotonus erhöht, ablesbar am Anstieg des Plasmanoradrenalins (➤ Abb. 4.2). Der Körper versucht, die verminderte Herzleistung über Aktivierung des Sympathikus zu steigern. β-Adrenozeptor-Antagonisten mit ihrer – gerade bei hohem Sympathikotonus deutlichen – negativ inotropen Wirkung sollten deshalb die Insuffizienz verschlimmern. Dies wird kurz nach Therapiebeginn beobachtet. Nach einigen Wochen bessert sich unter β-Blocker-Therapie das Befinden des Patienten. Das Herz ist gegen die neurohumorale Stimulierung durch den Sympathikus abgeschirmt. Als Folge sind die Progredienz und die Mortalität der Erkrankung vermindert.

Die vermehrte kompensatorische Aktivität des Sympathikus fördert (ebenso wie Angiotensin II) in Abwesenheit des β-Blockers (und des ACE-Inhibitors) einen für die Herzpatienten schädlichen Umbau des Myokards. Die β-Blocker wirken (ebenso wie ACE-Hemmer) dieser Toxizität entgegen und vermindern die Progredienz der Krankheit. Die β-Blocker müssen vorsichtig gegeben werden, mit kleinen Dosen beginnend (start low, go slow) (➤ Kap. 17.2.4).

Kreislauf

β-Adrenozeptor-Antagonisten wirken antihypertensiv, sind aber nach Diuretika, Calciumkanalblockern und ACE-Hemmern/Sartanen Mittel der 2. Wahl bei der Therapie der **Hypertonie** (➤ Kap. 18.4.3). Beim **Phäochromozytom** dürfen sie erst nach den α-Adrenozeptor-Antagonisten gegeben werden.

Auge

Der β-Adrenozeptor-Antagonist Timolol (➤ Abb. 4.9, ➤ Abb. 4.13), lokal appliziert, ist Standardmedikament zur Senkung des Augeninnendrucks beim **Glaukom,** auch während der Schwangerschaft und Stillzeit (➤ Kap. 3.6.6). Auch bei der Anwendung als Augentropfen sind kardiale und bronchiale unerwünschte Arzneimittelwirkungen zu erwarten.

Schilddrüse

Symptome der Hyperthyreose wie Tachykardie und Tremor werden mit β-Blockern behandelt.

Nervensystem

β-Blocker dämpfen manche Symptome der **Angst** wie **Herzklopfen** und **Zittern.** Sie können bei Angststörungen v. a. dann versucht werden, wenn somatische Zeichen überwiegen. Auch wenn eine psychische Belastung keine Angst erzeugt, kann man zittern und es kann einem das Herz bis zum Halse schlagen (siehe Catecholaminspiegel in ➤ Abb. 4.2). β-Blocker wirken auch in solchen Situationen. Sie bessern auf dieser Basis z. B. sportliche Leistungen im Sportschießen oder Skispringen und werden deshalb als Dopingmittel eingestuft (➤ Kap. 4.9).

Metoprolol und Propranolol beugen gegen **Migräneanfälle** vor (➤ Kap. 5.4.2).

Unerwünschte Arzneimittelwirkungen

Insgesamt sind die unerwünschten Wirkungen der β-Adrenozeptor-Antagonisten gering. Bei Diabetikern können Symptome einer drohenden Hypoglykämie maskiert sein. Bei prädisponierten Personen kann Bronchokonstriktion ausgelöst werden. Müdigkeit und Schlafstörungen sind weitere unerwünschte Wirkungen.

Kontraindikationen

Bei Asthma bronchiale sind β-Blocker kontraindiziert.

4.7 Methylxanthine

Adolfo Cavalié, Veit Flockerzi

Die Gruppe der Methylxanthine (➤ Abb. 4.15) umfasst die drei Wirkstoffe **Coffein, Theobromin** und **Theophyllin.** Coffein ist einer der meistkonsumierten Wirkstoffe überhaupt (➤ Kap. 4.9), Theophyllin ein Reservemedikament bei der Behandlung des schweren Asthma bronchiale (➤ Kap. 4.8). Als Psychostimulantien ähneln ihre Wirkungen denen der Weckamine, als Bronchodilatatoren denen der β_2-Adrenozeptor-Agonisten.

4.7.1 Geschichte und Wirkstoffe

Die Nucleotide AMP und GMP z. B. aus den Nucleinsäuren werden beim Menschen über Inosin bzw. Guanosin zu Xanthin abgebaut und als Harnsäure renal ausgeschieden. Viele Pflanzen stellen daraus die Methylxanthine Theophyllin, Coffein und Theobromin her. Im Wesentlichen sind es vier Pflanzen bzw. Bestandteile von vier Pflanzen, die der Mensch wegen ihres Gehalts an Methylxanthinen als Genussmittel nutzt:

- Die gerösteten und dann gemahlenen Samen von *Coffea arabica* aus der Familie der Rubiaceae und anderer *Coffea*-Arten, die zusammen mit Wasser zu Kaffee aufgekocht werden. Eine Tasse Kaffee enthält etwa 100 mg Coffein.
- Die Triebspitzen und jungen Blätter, schnell getrocknet, unfermentiert (grüner Tee) oder zunächst fermentiert und dann getrocknet (schwarzer Tee) von *Camellia sinensis* aus der Familie der Theaceae. Eine Tasse Tee enthält etwa 50 mg Coffein.
- Die getrockneten Samen von *Cola nitida* aus der Untergruppe der Sterculiaceae und anderer *Cola*-Arten. Ein Glas Coca-Cola® enthält ungefähr 40 mg Coffein. Das Urprodukt enthielt auch das im Namen versprochene Cocain.
- Die fermentierten und gerösteten Samen der Sterculiaceae *Theobroma cacao* wurden in Europa als Kakao erst populär, als man darauf kam, ihn zu süßen. Eine Tasse Kakao enthält ungefähr 10 mg Coffein.

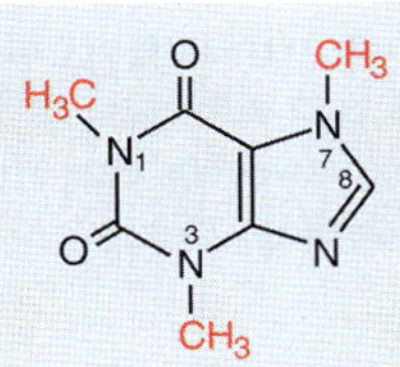

Abb. 4.15 Coffein.
Schwarz, Xanthin; rot, die drei Methylgruppen des Coffeins = 1,3,7-Trimethylxanthin. Theophyllin ist 1,3-Dimethylxanthin. Theobromin ist 3,7-Dimethylxanthin. „Thein" ist ein Synonym für Coffein.

ZUR VERTIEFUNG

Schokolade

Schweizer waren es, die zum Kakao eine feste Zubereitungsform schufen: die Schokolade. François-Louis Cailler aus dem Waadtland (1796–1852), Philippe Suchard aus Neuenburg (1797–1884), Rudolf Sprüngli aus Zürich (1816–1897), Johann Jakob Tobler aus Appenzell (1830–1905), Daniel Peter aus dem Waadtland (1836–1919) und Rudolf Lindt aus Bern (1855–1909). Peter erfand die Milchschokolade, Lindt machte die Schokolade durch Conchieren d. h. langes Rühren bei bis zu 90 °C, fein schmelzend.

Coffein wurde 1819 von Friedlieb Ferdinand Runge aus dem Kaffee isoliert, wenig später Theobromin (1842) und Theophyllin (1888). Theophyllin und Theobromin kommen in Kaffee und Tee nur in Spuren vor, Kakao enthält mehr Theobromin als Coffein, ungefähr 100 mg pro Tasse. Im ersten Jahrzehnt des 21. Jahrhunderts wurde weltweit pro Jahr für 22 Mrd. Dollar Kaffee exportiert (zum Vergleich: für 200 Mrd. Dollar Erdgas). Im Jahr 2019 tranken deutsche Verbraucher pro Kopf rund 166 l Kaffee und 99,7 l Bier. ➤ Tab. 4.3 zeigt ländertypische Besonderheiten des Konsums von Coffein.

4.7.2 Pharmakodynamik

Theophyllin und Coffein (Theobromin wirkt weit schwächer und ist deshalb nicht berücksichtigt) haben die folgenden pharmakologischen **Hauptwirkungen:**

- Stimulation des ZNS
- Stimulation des Herzmuskels
- Erschlaffung der glatten Muskulatur, insbesondere der Bronchialmuskulatur
- Leichte, klinisch nicht signifikante Diurese

Coffein und Theobromin antagonisieren viele der Wirkungen von Adenosin, indem sie **Adenosinrezeptoren vom Typ A1 und vom Typ A2** (➤ Kap. 2.3.9) **blockieren.** Adenosin selbst hemmt über diese Rezeptoren die Aktivität von Neuronen im Gehirn, wirkt sedierend und senkt den Sympathikotonus. Bei transgenen Mäusen, denen funktionelle A2-Rezeptoren fehlen, ist Coffein ohne Einfluss auf den Schlaf, der bei diesen Tieren mit der Hell-Periode morgens beginnt (➤ Abb. 4.16B). Dagegen unterdrückt Coffein bei Mäusen, die über A2-Rezeptoren verfügen, wie beim Menschen den Schlaf

Tab. 4.3 Coffeinverbrauch in vier europäischen Ländern Mitte der 1990er-Jahre (nach: Fredholm B. Pharmacol Rev, 1999; 51: 83–133.). 300 mg Coffein aus Kaffee entsprechen etwa drei Tassen.

Land	Gesamtverbrauch (mg/Person/Tag)	Coffein aus Kaffee (mg/Person/Tag)	Coffein aus Tee (mg/Person/Tag)
Deutschland	313	292	9
Österreich	300	276	8
Schweiz	288	275	11
Großbritannien	202	92	96

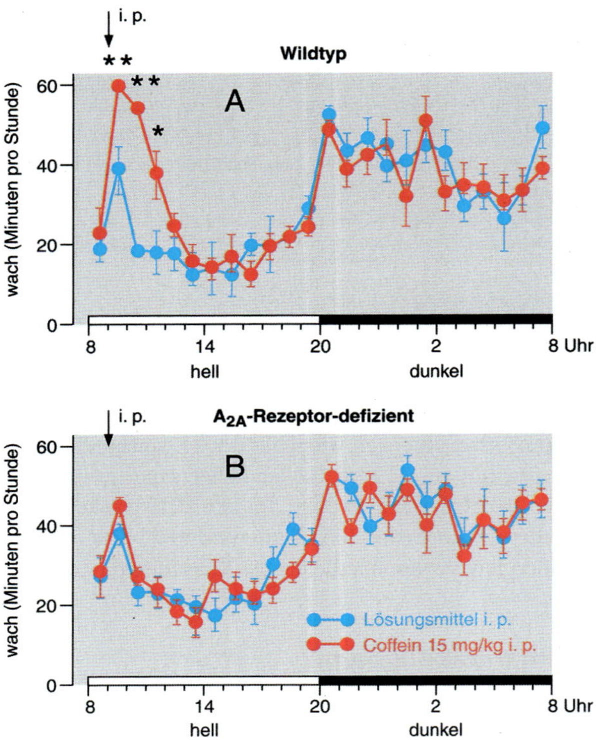

Abb. 4.16 Der A_{2A}-Adenosinrezeptor als Angriffspunkt der Weckwirkung des Coffeins.
Wildtyp-Mäuse, die über A_2-Rezeptoren verfügen **(A)** und genetisch A_{2A}-Rezeptor-defiziente Mäuse **(B)** wurden von 8–20 Uhr in heller Umgebung, von 20–8 Uhr in Dunkelheit gehalten. (Mäuse sind nachtaktiv und schlafen tagsüber.) Um 9 Uhr wurde ihnen entweder Coffein oder das Lösungsmittel intraperitoneal (i. p.) injiziert. Zwischen „wach" und „schlafend" wurde durch Elektroencephalographie unterschieden. Unterschiede vom Lösungsmittel: * $P < 0{,}05$, ** $P < 0{,}01$.
(Aus: Huang et al. Nature Neuroscience, 2005; 8: 858–859.)

(➤ Abb. 4.16A), was darauf hindeutet, dass der Antagonismus an A2-Rezeptoren zumindest einen Teil der stimulierenden Wirkung von Coffein auf das ZNS ausmacht.

Die Coffeinkonzentration, die im Plasma und im Gehirn nach zwei oder drei Tassen starken Kaffees erreicht wird – etwa 100 µmol/l –, reicht aus, um eine spürbare Adenosinrezeptorblockade und eine **geringfügige Hemmung der Phosphodiesterase** zu bewirken. Die Blockade der Adenosinrezeptoren in der Niere verursacht wahrscheinlich auch die **diuretische Wirkung,** indem sie die proximale tubuläre Rückresorption von Natrium verringert.

Methylxanthine wirken auf den **Herzmuskel** und die **glatte Muskulatur** ähnlich wie eine Stimulierung der β-Adrenozeptoren mit Agonisten. Dies ist darauf zurückzuführen, dass insbesondere Theophyllin die Phosphodiesterase hemmt, die normalerweise den Second Messenger cAMP in AMP umwandelt und damit inaktiviert. In Gegenwart von Theophyllin wird die intrazelluläre cAMP-Konzentration erhöht, ähnlich wie nach Stimulierung der β-Adrenozeptoren.

Coffein sensibilisiert auch den **Ryanodin-Rezeptor, den Ca^{2+}-Freisetzungskanal des sarkoplasmatischen Retikulums** (➤ Kap. 3.4.3), sodass vermehrt Ca^{2+} freigesetzt wird. Diese Wirkung tritt jedoch erst bei wesentlich höheren Konzentrationen ein, als sie durch das Trinken von zwei, drei Tassen starken Kaffees erreicht wird.

Zentralnervensystem

Theophyllin und Coffein sind **Psychostimulantien** (➤ Kap. 14.9): Müdigkeit lässt nach, Aufmerksamkeit und Leistungsbereitschaft nehmen zu, Lernen wird erleichtert, die Atmung angeregt, die Motorik verstärkt. All dies ist besonders deutlich, wenn man vorher müde war. Dies wird durch Studien bestätigt, die gezeigt haben, dass Coffein die Reaktionszeit verkürzt und die Geschwindigkeit einfacher Berechnungen erhöht (allerdings ohne größere Verbesserung der Genauigkeit). Die Leistung bei motorischen Aufgaben, wie das Eingeben eines Textes und simuliertes Fahren, wird ebenfalls verbessert, insbesondere bei ermüdeten Personen. Geistige Aufgaben wie Silbenlernen, Assoziationstests usw. werden durch mäßige Dosen (bis zu 200 mg Coffein oder etwa zwei Tassen Kaffee) ebenfalls erleichtert, durch höhere Dosen jedoch beeinträchtigt. Schlaflosigkeit ist häufig. Im Vergleich zu Amphetaminen führen Methylxanthine **nicht zu Euphorie, stereotypen Verhaltensmustern oder einem psychotischen Zustand,** aber ihre Auswirkungen auf Müdigkeit und geistige Funktionen sind ähnlich.

Herz und Blutgefäße

Direkt am Herzen wirken Coffein und Theobromin **positiv inotrop und chronotrop.** Dazu können die Blockade der kardialen A_1-Rezeptoren und die Hemmung der Phosphodiesterase beitragen. Auch in vivo wird die Herzfrequenz zumindest durch höhere Dosen gesteigert. Es können Arrhythmien auftreten. **Blutgefäße** werden in vivo **meist dilatiert.** Die **Arterien des Gehirns** dagegen werden **eng gestellt,** vielleicht weil endogenes Adenosin über A_{2A}-Rezeptoren als Dilatator wirkt.

Bronchien

Theophyllin und Coffein bringen die glatte Muskulatur der Bronchien zur **Erschlaffung.** Adenosin wirkt beim Asthma über A_1- und A_{2B}-Rezeptoren bronchokonstriktorisch und entzündungsfördernd. Eine Blockade dieser Rezeptoren könnte neben der Hemmung der Phosphodiesterase die Wirkung von Theophyllin beim Asthma erklären.

Niere

Ursachen der **diuretischen Wirkung** der Methylxanthine sind erstens eine Dilatation der Vasa afferentia mit Erhöhung der glomerulären Filtrationsrate und zweitens eine Hemmung der tubulären Elektrolytreabsorption (➤ Kap. 20.3.2).

Magen

Theophyllin und Coffein steigern die **Magensäuresekretion** wahrscheinlich über eine Hemmung der Phosphodiesterase und einen Anstieg von cAMP in den Belegzellen.

Toleranz und Abhängigkeit

Toleranz und Gewöhnung entwickeln sich in **geringem Maße,** aber viel weniger als bei Amphetaminen. Die Entzugserscheinungen sind gering. Kopfschmerzen und Reizbarkeit können aber lästig sein und sind allen, die regelmäßig Kaffee trinken und denen die morgendliche Tasse Kaffee fehlt, gegenwärtig. Coffein wird als eine Droge eingestuft, die keine Abhängigkeit erzeugt.

4.7.3 Pharmakokinetik

Die orale Bioverfügbarkeit ist fast 100 %. Das Verteilungsvolumen entspricht etwa dem Gesamtkörperwasser. Coffein ist lipophiler als Theophyllin und Theobromin und durchdringt schneller die Blut-Hirn-Schranke. Nur etwa 5 % werden renal unverändert ausgeschieden, 95 % werden metabolisiert. Coffein und Theophyllin sind Substrate von **Cytochrom-P_{450} 1A2** (➤ Kap. 1.4.4, ➤ Abb. 1.27). Die Eliminationshalbwertszeiten ändern sich im Laufe der Entwicklung: Sie sind sehr lang bei Frühgeborenen (30–50 h), am kürzesten bei Kleinkindern und dann wieder länger bei Erwachsenen (➤ Abb. 1.55). Rauchen, Leflunomid/Teriflunomid, Phenytoin, Rifampicin und Ritonavir verkürzen die Halbwertszeit (und reduzieren die AUC um 50–80 %) durch Enzyminduktion. Ciprofloxacin, Enoxacin, Fluvoxamin, orale Kontrazeptiva und Vemurafenib verlängern sie (zwei- bis mehr als fünffacher Anstieg der AUC) durch Hemmung der Enzyme. **Theophyllin** als Medikament hat eine **enge therapeutische Breite,** und wenn eine Kombination mit einem der genannten CYP1A2-Inhibitoren nicht zu vermeiden ist, muss die Theophyllin-Dosis auf maximal 60 % der empfohlenen Dosis reduziert werden. Es wird eine engmaschige Kontrolle der Theophyllin-Blutspiegel empfohlen.

Harnsäure entsteht bei der Metabolisierung nicht: Gichtkranke dürfen Kaffee trinken.

Durch einen **CYP1A2-Polymorphismus** gibt es Langsammetabolisierer des Coffeins. Bei ihnen erhöhen mehr als 3 Tassen Kaffee pro Tag das Risiko eines Herzinfarkts.

4.7.4 Anwendung und unerwünschte Arzneimittelwirkungen

Indikationen

Am häufigsten ist sicher der Coffeinkonsum durch den täglichen Kaffee und Tee.

Es gibt **nur wenige klinische Anwendungen für Coffein.** Es wird zusammen mit Aspirin in einigen Präparaten zur Behandlung von **Kopf- und anderen Schmerzen** sowie mit Ergotamin in einigen **Antimigränepräparaten** verwendet, um ein leichtes und angenehmes Gefühl der Wachheit zu erzeugen.

Methylxanthine sind wirksame **Atemstimulantien** bei der Behandlung der **Frühgeborenen-Apnoe,** einer Entwicklungsstörung, die durch die Unreife der zentralen Atemkontrolle verursacht wird. Coffein wird wegen seiner Sicherheit und langen Halbwertszeit dem Theophyllin vorgezogen

Theophyllin wird bei **schweren Asthmaanfällen** als Reservemedikament zur Bronchodilatation eingesetzt (➤ Kap. 4.8).

Unerwünschte Arzneimittelwirkungen

Nach höheren Dosen (mehr als 300 mg Coffein) kann sich eine Dysphorie einstellen mit Unruhe, Angst, bei höheren Dosen Tremor, unter Umständen Übelkeit und Erbrechen. Noch höhere Dosen können Krämpfe auslösen. Epidemiologische Studien haben keine Hinweise auf krebserregende oder teratogene Wirkungen des Tee- oder Kaffeekonsums beim Menschen ergeben.

4.8 Die Behandlung des Asthma bronchiale und der chronisch obstruktiven Lungenerkrankung (COPD)

Albert J. Omlor

4.8.1 Gegenüberstellung von Asthma bronchiale und COPD

Asthma bronchiale

Asthma bronchiale ist eine **entzündliche** Erkrankung der Atemwege mit **Hyperreagibilität der Bronchien** gegen vielerlei Stimuli und **anfallsweise auftretender Atemwegsobstruktion.** Etwa 5 % der Menschen in Mitteleuropa leiden an Asthma. Bei Kindern ist Asthma die häufigste chronische Krankheit. Die Häufigkeit nimmt zu.

Extrinsisch-allergischem Asthma und **intrinsischem Asthma** liegt dieselbe, in ➤ Abb. 4.17 dargestellte Pathophysiologie zugrunde. Diese Einteilung ist klinisch relevant, weil bei allergischem Asthma humanisierte monoklonale Antikörper gegen Immunglobulin E eingesetzt werden können.

Eine weitere bedeutsame Einteilung ist die in **eosinophiles Asthma** und **nicht-eosinophiles Asthma.** Beim eosinophilen Asthma liegen im Blut vermehrt eosinophile Granulozyten vor. Auch beim eosinophilen Asthma gibt es Therapieoptionen mit humanisierten monoklonalen Antikörpern, die an verschiedenen Punkten in die Signalkaskade der eosinophilen Granulozyten eingreifen.

➤ Abb. 4.17 zeigt, dass zu Beginn eines Asthmaanfalls eine Bronchokonstriktion der wichtigste Grund für die Erhöhung des Atemwiderstands ist, dass später aber die entzündliche Schwellung der Bronchialschleimhaut und die Verlegung der Bronchien durch Schleim hinzukommen. Außerdem wird die Schleimhaut überempfindlich gegen eine Vielzahl von Reizen. Bei chronischem Asthma dauern Entzündung und bronchiale Hyperreagibilität an.

Zur Behandlung eines Asthmapatienten gehört die Vermeidung von Auslösern wie Allergenen und chemischen Noxen. **β-Adrenozeptor-Antagonisten sind kontraindiziert.** Zuweilen kann eine spezifische Hyposensibilisierung versucht werden. Zur

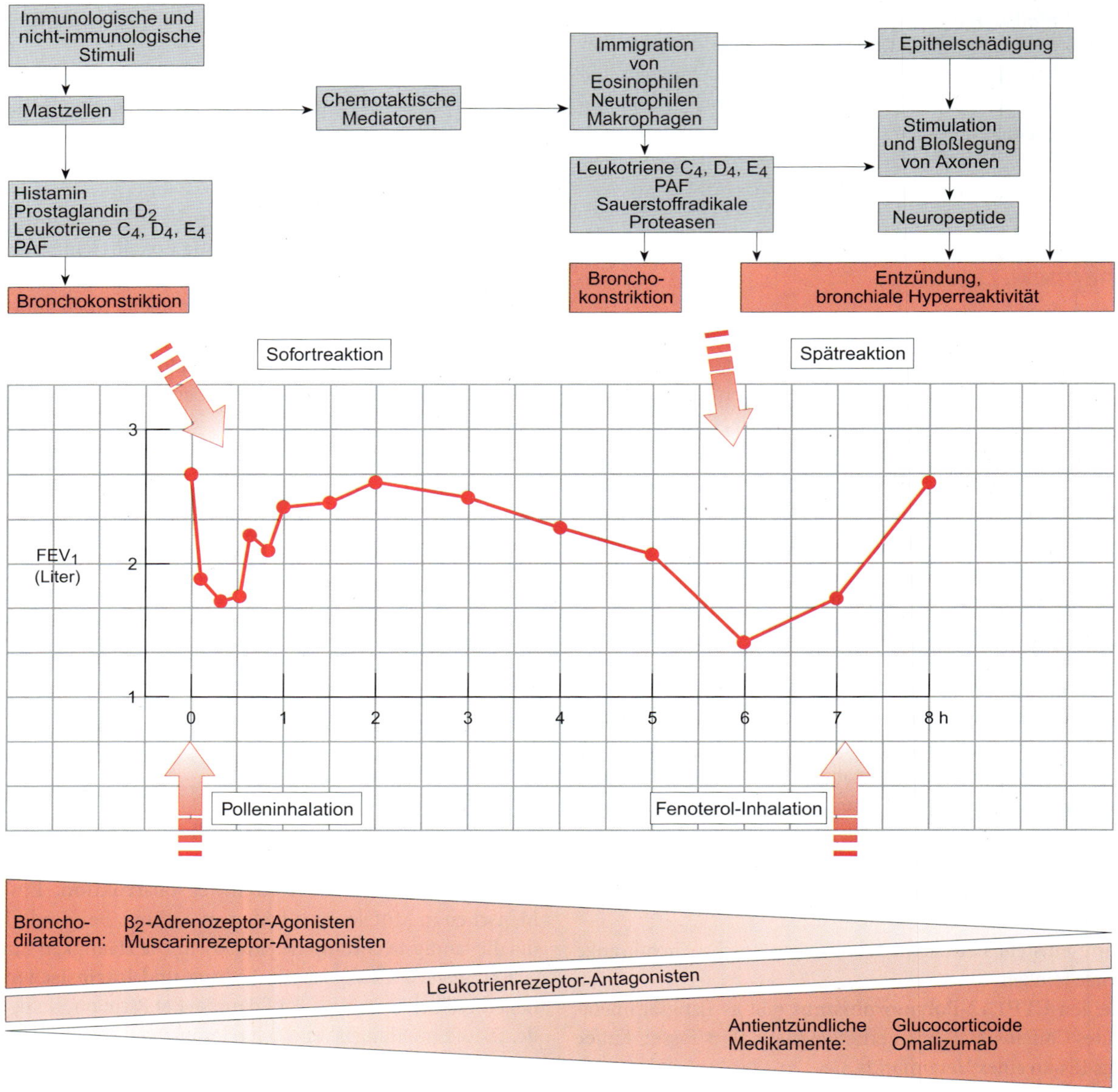

Abb. 4.17 Pathophysiologische (oben) und therapeutische (unten) Prinzipien beim Asthma.
Beim Asthmaanfall setzt ein Allergen (exogen-allergisches Asthma) oder ein nichtimmunologischer Stimulus (intrinsisches Asthma; etwa ein viraler Atemwegsinfekt) aus bronchialen Mastzellen und auch aus anderen Zellen **kontraktionsauslösende Mediatoren** (wie Histamin, Prostaglandin D_2, die Leukotriene C_4, D_4 und E_4 und den plättchenaktivierenden Faktor = PAF) sowie **chemotaktische Mediatoren** (wie Leukotrien B_4 und Chemokine) frei. Die kontraktionsauslösenden Mediatoren führen schnell zu kurz dauernder **Bronchokonstriktion** und damit zum Abfall der Sekundenkapazität FEV_1 (forciertes Ausatemvolumen in der ersten Sekunde): **Sofortreaktion.** Die chemotaktischen Mediatoren führen langsamer zur Immigration von eosinophilen und neutrophilen Granulozyten und Makrophagen. Diese setzen ihrerseits Mediatoren frei, die Bronchokonstriktion, Schleimsekretion, Ödem und Epithelschädigung verursachen und Axone zur Abgabe von Neuropeptiden wie Substanz P stimulieren. Die Schleimhaut ist jetzt gekennzeichnet durch **Entzündung** und **Hyperreagibilität** gegenüber vielerlei Stimuli wie Allergenen, chemischen Reizen, kalter Luft oder Pharmaka. Durch Bronchokonstriktion, Schleimsekretion und Schleimhautödem fällt die Sekundenkapazität erneut ab: **Spätreaktion.** Nicht immer sind beide Phasen deutlich ausgeprägt. Entsprechend der Pathophysiologie werden **Bronchodilatatoren** (die auch eine sehr geringe antientzündliche Wirkkomponente haben können), **antientzündliche Medikamente** (die auch eine geringe antibronchokonstriktorische Komponente haben können, etwa durch Verminderung der Mediatorfreisetzung) sowie **bronchodilatorische** und **antiinflammatorische Wirkstoffe** verabreicht.

Behandlung gehören weiter die physikalische Therapie, die Anleitung bei der Technik des Inhalierens und die Hilfe bei der psychischen Bewältigung der Krankheit.

Im Vordergrund steht jedoch die Pharmakotherapie. Ihre Prinzipien folgen aus der Pathogenese (➤ Abb. 4.17): Bronchodilatation und Behandlung der Entzündung. **Bronchospasmolytika** sind die **β_2-Adrenozeptor-Agonisten** und **Muscarinrezeptor-Antagonisten.**

Etwa in gleichem Maße bronchospasmolytisch und antientzündlich wirken die **Leukotrienrezeptor-Antagonisten** und das heute nicht mehr empfohlene Theophyllin. **Antientzündliche Pharmaka** sind **Glucocorticoide,** der Anti-IgE-Antikörper **Omalizumab, Anti-IL5- und Anti-IL4-Antikörper.** In dieser Reihenfolge werden die Stoffgruppen im Folgenden besprochen. Es sei aber betont, dass eine alleinige Bronchodilatation nur bei sporadischem Asthma ausreichen kann. In allen anderen Fällen ist die **Behandlung der Entzündung sowie der bronchialen Hyperreagibilität** essenziell, wobei die **inhalierten Glucocorticoide** die wichtigsten Medikamente sind.

Um systemische Wirkungen zu vermeiden, werden Asthmamedikamente vorzugsweise durch **Inhalation** appliziert. Es gelangen aber selbst bei optimaler Inhalationstechnik nur 10–30 % des Medikaments ins Bronchialsystem. Der Rest wird verschluckt. Darum eignen sich besonders solche Substanzen für die Inhalation, die aus dem Magen-Darm-Trakt schlecht resorbiert werden (wie Ipratropium) oder einem hohen First-Pass-Abbau unterliegen (wie die inhalierten Glucocorticoide). Eine **systemische Applikation** kann notwendig werden, wenn bei schwerem Asthma wegen Bronchokonstriktion, Schleimhautödem und Verlegung des Lumens durch Schleim ein inhalierter Arzneistoff kaum mehr in die kleinen Bronchien gelangt.

Richtlinien zur Behandlung des Asthmas außerhalb akuter schwerer Exazerbationen sind in ➤ Abb. 4.18 zusammengefasst. Ziel ist die **Asthmakontrolle** oder das **kontrollierte Asthma.** Ist zu einem gegebenen Zeitpunkt die Kontrolle noch nicht erreicht, wird die Therapie stufenweise intensiviert. Nach maximal 4 Wochen wird das Ergebnis überprüft. Weitere Überprüfungen folgen regelmäßig. Ist eine Asthmakontrolle erreicht, kann nach frühestens 3 Monaten eine Reduktion der Therapie versucht werden.

Chronisch obstruktive Lungenerkrankung (COPD)

Die COPD ist eine durch **inhalative Noxen** hervorgerufene chronische Lungenerkrankung mit entzündlichen Reaktionen in den Atemwegen mit **irreversiblem Umbau** und einer nicht oder **nicht vollständig reversiblen Obstruktion.** Sie gehört zu den häufigsten schwerwiegenden Erkrankungen (in Deutschland sind bis ca. 10 % der Bevölkerung betroffen) und führt zur hohen Belastung für Sozial- und Gesundheitssysteme.

Häufigste **Ursache** ist das Zigarettenrauchen. Weitere Auslöser sind genetische Faktoren (u. a. α_1-Antitrypsin-Mangel) sowie Rauchgasinhalation durch berufliche Exposition oder beim Kochen über offenem Feuer in den Entwicklungsländern. Durch inhalative Noxen kommt es zu Schleimhautschäden (Hypertrophie und später Atrophie der Bronchialschleimhaut) mit Obstruktion sowie zum Verlust von Lungengewebe mit Emphysembildung und Verlust der Elastizität durch Einwanderung von Fibroblasten.

Die Therapie hängt maßgeblich vom Stadium ab. Die **Stadieneinteilung** wird seit dem Jahr 2017 nicht mehr primär anhand der Lungenfunktion, sondern über das Ausmaß der Symptomatik und die Häufigkeit der Exazerbationen definiert. Im niedrigsten Stadium GOLD A liegt eine niedrige Symptomlast bei maximal einer Exazerbation pro Jahr vor. Im Stadium Gold B liegt eine hohe Symptomlast bei weiterhin maximal einer Exazerbation pro Jahr vor. In den Stadien GOLD C und GOLD D kommt es zu mehreren Exazerbationen pro Jahr oder mindestens einer Exazerbation mit stationärer Behandlungsbedürftigkeit. Im Gegensatz zum Stadium GOLD C liegt im Stadium GOLD D zusätzlich auch eine hohe Symptomlast vor.

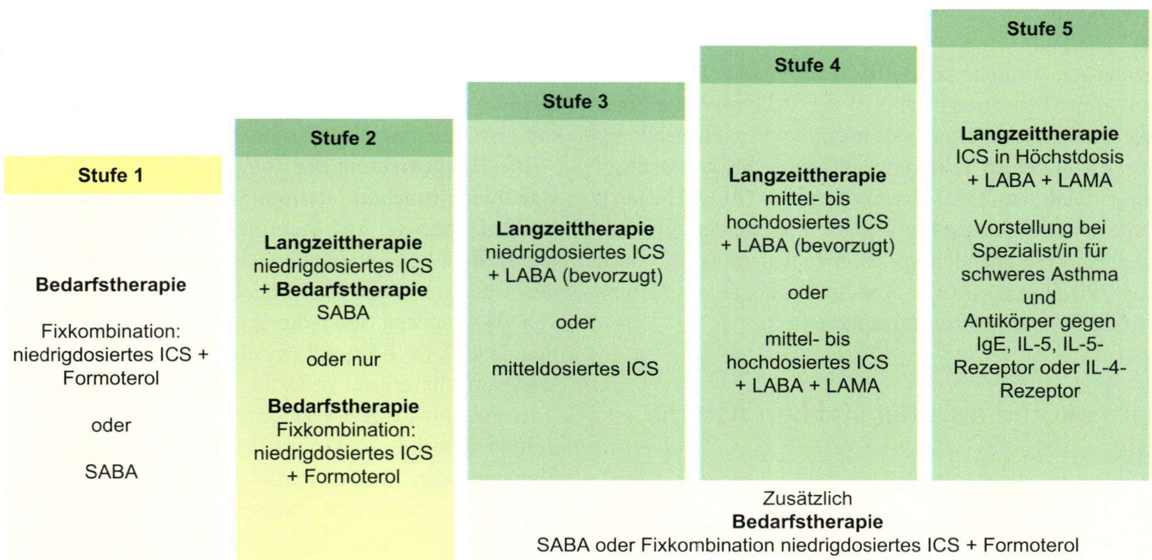

Abb. 4.18 Stufenschema der medikamentösen Langzeittherapie des Asthmas bei Erwachsenen.
Bedarfsmedikation gelb, Langzeitmedikation grün unterlegt. (ICS = inhalatives Glucocorticoid = inhalative corticosteroid; SABA = kurz wirksamer β_2-Adrenozeptor-Agonist = short-acting-β-agonist; LABA = lang wirksamer β_2-Adrenozeptor-Agonist = long-acting-β-agonist; LAMA = lang wirksamer Muscarinrezeptor-Antagonist = long-acting muscarinic antagonist)
(Nach: Nationale Versorgungsleitlinie Asthma. 4. Aufl. Version 1, 2020; www.leitlinien.de/nvl/asthma)

Bei der Therapie der COPD stehen **nichtmedikamentöse Aspekte** wie eine Nicotinkarenz sowie regelmäßiges körperliches Training und Physiotherapie im Vordergrund. Weiterhin werden apparative Maßnahmen wie eine **Langzeitsauerstofftherapie** bei chronischer hypoxischer respiratorischer Insuffizienz sowie eine **nichtinvasive Beatmung** (NIV) bei chronisch hyperkapnischer respiratorischer Insuffizienz eingesetzt. Auch **operative Maßnahmen** wie eine Lungenvolumenreduktion und als Ultima Ratio eine Lungentransplantation kommen zum Einsatz.

Die medikamentöse Therapie ist bei COPD weniger erfolgversprechend als beim Asthma bronchiale. Für die antiobstruktive pharmakologische Therapie der stabilen COPD wird der inhalative Applikationsweg bevorzugt, um systemische unerwünschte Arzneimittelwirkungen zu reduzieren. Zur Therapie der **akuten Exazerbation** werden häufig **Glucocorticoide** und **β_2-Adrenozeptor-Agonisten** oral bzw. parenteral verabreicht. In fortgeschrittenen Stadien kommen auch **Opioide** und **Antitussiva** zur Symptomkontrolle von Luftnot und Husten zum Einsatz. Obwohl eine COPD nicht selten mit Depression einhergeht, fehlen derzeit belastbare Daten zum Einsatz von Antidepressiva.

Patienten mit COPD sind aufgrund ähnlicher Risikofaktoren häufig auch kardiovaskulär prognoserelevant vorerkrankt, was häufig eine entsprechende Pharmakotherapie erfordert. Im Gegensatz zum Asthma ist bei COPD eine Therapie mit **kardioselektiven β-Adrenozeptor-Blockern** nicht kontraindiziert, sondern **prognoseverbessernd.**

Einen Sonderfall stellt die genetische Prädisposition durch einen α_1-Protease-Inhibitor-Mangel dar. Bei Patienten mit Lungenemphysem und schwerem α_1-Antitrypsin-Mangel soll eine Substitutionstherapie erfolgen, um die Progression der Erkrankung zu verlangsamen.

Tab. 4.4 Gegenüberstellung von Asthma und COPD (Modifiziert nach: Nationale Versorgungsleitlinie Asthma. 4. Aufl. Version 1, 2020; www.leitlinien.de/nvl/asthma)

Merkmal	Asthma bronchiale	COPD
Alter bei Erstdiagnose	Meist Kindheit, Jugend	Meist nicht vor dem 6. Lebensjahrzehnt
Rauchen	Kein direkter Kausalzusammenhang; aber Verschlechterung durch Rauch(en) möglich	Direkter Kausalzusammenhang zur Erkrankung
Hauptbeschwerden	Anfallsartig auftretende Atemnot	Atemnot bei Belastung
Verlauf	Variabel, episodisch	Meist progredient
Allergie	Häufig	Kein direkter Kausalzusammenhang
Atemwegsobstruktion	Variabel, reversibel, oft aktuell nicht vorhanden	Immer nachweisbar
Reversibilität der Obstruktion	Oft voll reversibel	Nie voll reversibel
Bronchiale Hyperreagibilität	Meist vorhanden	Selten
Ansprechen der Obstruktion auf Glucocorticoide	Regelhaft vorhanden	Selten
Stellenwert der Pharmakotherapie	Hoch	Gering

Gegenüberstellung

Die Abgrenzung von Asthma und COPD ist zur Wahl der optimalen Therapie von großer Bedeutung. Dabei ist der Stellenwert der Pharmakotherapie beim Asthma bronchiale hoch. Bei Krankheitsbildern mit Merkmalen von beiden Erkrankungen wurde bis vor wenigen Jahren der Begriff Asthma-COPD-Overlap-Syndrom (ACOS) benutzt. Da es sich dabei um keine eigene Krankheitsentität, sondern um viele verschiedene Phänotypen handelt, spricht man neuerdings nur noch von Asthma-COPD-Overlap (ACO). Typische Merkmale von Asthma und COPD sind in ➤ Tab. 4.4 zusammengefasst.

4.8.2 Pharmakotherapie des stabilen Asthma bronchiale

β_2-Adrenozeptor-Agonisten

β_2-Adrenozeptor-Agnoisten sind die stärksten **Bronchodilatatoren.** Man unterscheidet **kurz wirkende (SABA)** und **lang wirkende β_2-Agonisten (LABA),** bezogen jeweils auf die inhalative Applikation. Zu den kurz wirkenden gehören **Terbutalin, Fenoterol*** und **Salbutamol*;** die Wirkung dauert 4–6 Stunden. Zu den lang wirkenden gehören **Formoterol*** und **Salmeterol;** ihre Wirkung hält 12 Stunden an. Der Unterschied beruht nicht auf einer verschiedenen Pharmakokinetik im Gesamtkörper, sondern auf einer unterschiedlichen Mikrokinetik auf zellulärer Ebene. Formoterol und Salmeterol sind relativ lipophil, die kurz wirkenden β_2-Agonisten relativ lipophob. Formoterol und Salmeterol scheinen sich deshalb in der Lipiddoppelschicht der Zellmembranen in der Nähe der β_2-Rezeptor-Proteine zu lösen, dort lange zu verweilen und von dort über viele Stunden mit dem Rezeptor zu wechselwirken.

Die **Hauptwirkung** der β_2-Agonisten ist die **Bronchospasmolyse oder Bronchodilatation.** Sie **fördern** auch die **Tätigkeit des Flimmerepithels** und **hemmen die Mediatorfreisetzung aus Mastzellen.** Ihre antientzündliche Wirkung ist nicht mit derjenigen der Glucocorticoide zu vergleichen. Bei lang dauernder Gabe von β_2-Agonisten sinkt die Zahl der β-Adrenozeptoren (Down-Regulation), doch kommt es selten zu einem klinisch bedeutsamen Wirksamkeitsverlust, vielleicht weil die Bronchien über eine β_2-Adrenozeptor-Reserve verfügen.

Kurz wirkende β_2-Agonisten sollten **bedarfsorientiert** bei allen Therapiestufen inhaliert werden. Bei den Stufen 3–5 (➤ Abb. 4.18) kann die übrige Therapie durch regelmäßige zweimal tägliche Inhalation der lang wirkenden β_2-Agonisten ergänzt werden. Seit der Asthmaleitlinie von 2020 werden als Bedarfsmedikation statt kurz wirkender β_2-Agonisten auch die Fixkombination aus Formoterol und einem niedrig dosierten inhalativen Glucocorticoid verwendet. Formoterol besitzt trotz seiner langen Wirkdauer einen schnellen Wirkeintritt und eignet sich deshalb auch als Bedarfsmedikament.

Unerwünschte Arzneimittelwirkungen

➤ Abb. 4.19 zeigt neben der Bronchodilatation die aus ➤ Tab. 4.2 ableitbaren unerwünschten Wirkungen: Tremor (häufigste, nach Wochen oft nachlassende unerwünschte Arzneimittelwirkung), Tachykardie, Hyperglykämie (Glycogenolyse in der Leber) und Hypokaliämie (Aufnahme von K^+ in die Skelettmuskulatur).

Muscarinrezeptor-Antagonisten

Von den kurz wirksamen Muscarinrezeptor-Antagonisten (short-acting muscarinic antagonist, SAMA) wird hauptsächlich **Ipratropium** verwendet, und zwar nur inhalativ (➤ Kap. 3.3.4). Allein gegeben wirkt es zu schwach. Es kann aber mit einem **β_2-Agonisten kombiniert** werden. Was nach Inhalation in den Magen gelangt, wird der Polarität der Substanz wegen praktisch nicht resorbiert. Die Wirkung hält wie bei den kurz wirkenden β_2-Agonisten 4–6 Stunden an.

Viel länger, bis zu drei Tagen, wirkt die Inhalation von lang wirksamen Muscarinrezeptor-Antagonisten (long lasting-muscarinic antagonist, LAMA) wie **Tiotropium.** Es dissoziiert sehr langsam von den M_3-Rezeptoren der glatten Bronchialmuskulatur. Die unerwünschten Arzneimittelwirkungen beider Substanzen sind gering.

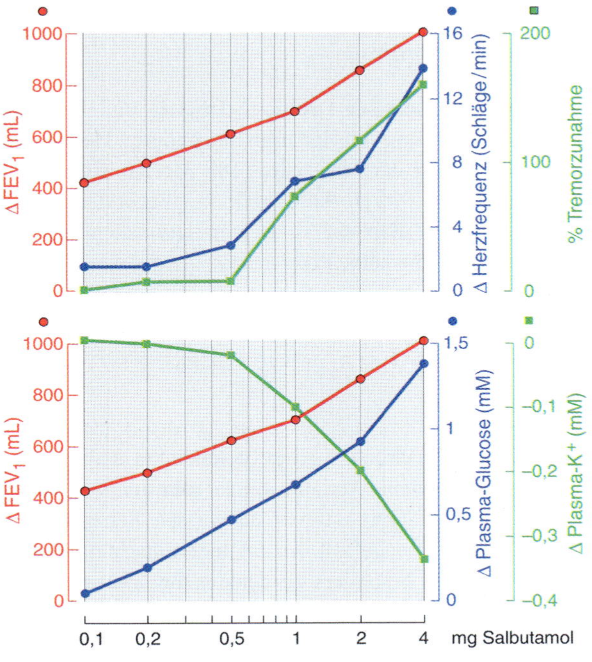

Abb. 4.19 Erwünschte und unerwünschte Wirkungen von β_2-Adrenozeptor-Agonisten beim Asthma am Beispiel von Salbutamol. Salbutamol wurde von 14 Asthmapatienten alle 20 Minuten in steigenden Dosen inhaliert. Schon die kleinste Dosis, 0,1 mg, eine übliche therapeutische Dosis, steigerte signifikant die Sekundenkapazität FEV_1 (= forciertes Ausatemvolumen in der ersten Sekunde; rot). Größere Dosen bewirkten zwar eine stärkere Bronchodilatation, hatten aber auch die typischen unerwünschten Arzneimittelwirkungen: Tremor und Tachykardie (oben) sowie Hypokaliämie und Hyperglykämie (unten).
(Nach: Lipworth et al. Br J Clin Pharmacol, 1988; 26: 527–533. Lipworth et al. Eur J Clin Pharmacol, 1989; 36: 357–360.)

Leukotrienrezeptor-Antagonisten

Wie Adenosin tragen die Cysteinyl-Leukotriene LTC_4, LTD_4 und LTE_4 sowohl zur Bronchokonstriktion als auch zur bronchialen Entzündung beim Asthma bei. Sie wirken auf G_q-Protein-gekoppelte Rezeptoren (Cys-LT_1-Rezeptoren). Die Cys-LT_1-Rezeptoren werden durch die Leukotrienrezeptor-Antagonisten **Montelukast*** und **Zafirlukast** blockiert. Gemäß den Wirkungen der Leukotriene wirken die Antagonisten wie das heute nur noch als Reservemedikament eingesetzte Theophyllin sowohl (schwach) **bronchospasmolytisch** als auch (schwach) **antientzündlich.**

Montelukast und Zafirlukast werden oral appliziert. Sie werden vorwiegend durch Cytochrom-P_{450}-katalysierte Metabolisierung eliminiert. Bei ihrer Anwendung kann es selten zur Entwicklung eines Churg-Strauss-Syndroms kommen, einer allergischen Vaskulitis sowie Granulomatose, verbunden mit Asthma. Beide Substanzen können den P_{450}-katalysierten Abbau anderer Arzneistoffe hemmen.

Glucocorticoide

Glucocorticoide sind die stärksten **antientzündlichen** Stoffe. Der primäre Wirkmechanismus beruht auf der Förderung oder Hemmung der Transkription bestimmter Gene (➤ Kap. 16.4.4, ➤ Kap. 27.2). Bei der antiinflammatorischen Wirkung ist die Hemmung der Synthese von Zytokinen besonders wichtig. Außerdem wird die Zahl der β-Adrenozeptoren erhöht. Glucocorticoide sind keine Bronchodilatatoren. Man sollte sich vor Augen halten, dass bis zum Einsetzen der Wirkung auf das Bronchialsystem mindestens 4 Stunden liegen.

Außer bei sehr schwerem Asthma (Stufe 5 in ➤ Abb. 4.18) gibt man die Glucocorticoide durch **Inhalation.** Als inhalative Glucocorticoide (ICS) geeignet sind z. B. **Beclometasondipropionat** und **Budesonid.** Bei beiden gewährleistet ein rascher Abbau in der Leber eine nur geringe Bioverfügbarkeit des bei Inhalation verschluckten Anteils; auch die bronchial resorbierten Arzneistoffe werden rasch eliminiert. Bei niedrigen Dosen (bis 0,5 mg Beclometason-dipropionat, bis 0,4 mg Budesonid pro Tag) und mittleren Dosen (> 0,5–1 mg Beclometason-dipropionat, > 0,4–0,8 mg Budesonid pro Tag) gibt es deshalb kaum systemische unerwünschte Arzneimittelwirkungen. Lokale unerwünschte Arzneimittelwirkungen sind Heiserkeit, Rauhigkeitsgefühl im Rachen und Candidabesiedlung im Mund-Rachen-Bereich. Der Mund sollte nach Inhalation ausgespült werden.

Zur **systemischen** Gabe (Stufe 5, ➤ Abb. 4.18) eignen sich die üblichen Glucocorticoide wie z. B. **Prednisolon.** Oberhalb der Cushing-Schwellendosis (7,5–10 mg Prednisolon pro Tag) ist mit den bekannten unerwünschten Wirkungen zu rechnen (➤ Kap. 27.5). Bei den meisten Patienten genügen Erhaltungsdosen von bis zu 10 mg Prednisolon pro Tag oder die äquivalente Menge eines anderen Glucocorticoids. Die inhalative Anwendung von Glucocorticoiden soll bei oraler Gabe beibehalten werden.

Omalizumab

Bei Omalizumab handelt es sich um den ersten Antikörper, der zur Therapie des Asthma bronchiale eingesetzt wurde. Omalizumab ist ein rekombinant humanisierter monoklonaler Antikörper gegen Immunglobulin E und eignet sich somit insbesondere für die Therapie des **allergischen Asthma bronchiale.** Er bindet zirkulierendes IgE und verhindert so seine Reaktion mit Mastzellen. Die Beschwerden der Patienten mit schwerem allergischem Asthma (➤ Abb. 4.17) und der Verbrauch anderer Medikamente gehen zurück. Sowohl die Sofort- als auch die Spätreaktion auf Allergeninhalation werden gedämpft. Omalizumab wird alle 2–4 Wochen subkutan injiziert. Die Dosierung richtet sich nach dem Körpergewicht und der IgE-Konzentration im Plasma. Reaktionen an der Injektionsstelle sind die häufigsten unerwünschten Wirkungen.

Anti-IL-5-Antikörper

Bei der Therapie des schweren **eosinophilen Asthmas,** das sich durch eine hohe Zahl von eosinophilen Granulozyten im Blut auszeichnet, kommen die Anti-IL-5-Antikörper **Mepolizumab** und **Reslizumab** sowie der Anti-IL-5-Rezeptor-Antikörper **Benralizumab** zum Einsatz. Eine Therapie mit diesen Substanzen kann bei Erwachsenen in Stufe 5 erwogen werden, wenn innerhalb von 2 Jahren ein zweimaliger Nachweis von mehr als 300 Eosinophilen pro µl Blut (außerhalb von Exazerbationen) vorliegt.

Bei **Mepolizumab** werden alle 4 Wochen 100 mg subkutan injiziert. Häufigste unerwünschte Wirkungen sind Kopfschmerzen, Reaktionen an der Injektionsstelle und Rückenschmerzen. **Reslizumab** wird alle 4 Wochen intravenös infundiert. Die Dosierung richtet sich nach dem Körpergewicht. Die häufigste unerwünschte Arzneimittelwirkung ist der Anstieg der Kreatinphosphokinase im Blut.

Mepolizumab und Reslizumab binden freies Interleukin 5 (IL-5). Dadurch wird verhindert, dass IL-5 an Interleukin-5-Rezeptoren von eosinophilen Granulozyten bindet und diese aktiviert. Im Gegensatz dazu bindet **Benralizumab** nicht am Zytokin, sondern am humanen Interleukin-5-Rezeptor der Eosinophilen. Dadurch werden die eosinophilen Granulozyten in die Apoptose getrieben und die Entzündung unterdrückt. Benralizumab wird alle 4 Wochen und ab der dritten Dosis alle 8 Wochen subkutan injiziert (je 30 mg).

Dupilumab

Dupilumab wird wie die Anti-IL-5 Antikörper ebenfalls zur Therapie des schweren **eosinophilen Asthmas** eingesetzt. Der Antikörper wird auch bei Jugendlichen mit schwerer **atopischer Dermatitis** verwendet. Dupilumab richtet sich jedoch gegen andere Zielmoleküle in der Immunkaskade. Es bindet als Antagonist an der α-Untereinheit des IL-4-Rezeptors, die sowohl im IL-4- als auch im IL-13-Rezeptor vorkommt. Dadurch werden sowohl der IL-4- als auch der IL-13-Signalweg blockiert, was die überschießende Immunreaktion bremst. Die beiden Zytokine werden von TH2-Helferzellen im Rahmen einer Typ-2-Entzündungsreaktion produziert und führen beim Asthma u. a. zur übermäßigen Aktivierung von B-Zellen und Epithelzellen.

Dupilumab wird als subkutane Injektion mit einer Anfangsdosis von 600 mg, gefolgt von Dosen à 300 mg alle 2 Wochen appliziert. Die häufigsten unerwünschten Arzneimittelwirkungen sind Reaktionen an der Injektionsstelle.

Historische Therapieoptionen

Theophyllin

Adenosin verursacht beim Asthma über A_1-Rezeptoren auf glatten Muskelzellen eine Bronchokonstriktion und setzt über A_{2B}-Rezeptoren über Mast- und Bronchialepithelzellen inflammatorische Zytokine, aus Mastzellen auch Histamin frei. Theophyllin* blockiert beide Rezeptoren, hemmt Phosphodiesterasen und wirkt dadurch sowohl (schwach) bronchospasmolytisch als auch (schwach) antiinflammatorisch. Theophyllin hat eine geringe therapeutische Breite bei relativ vielen möglichen unerwünschten Arzneimittelwirkungen. Aufgrund der verfügbaren Alternativen wurde es mit der Leitlinie von 2020 erstmals nicht mehr in das Stufenschema der Therapie des Asthma bronchiale aufgenommen (➤ Abb. 4.18).

Degranulationshemmer

Die Degranulationshemmer **Cromoglicinsäure** und **Nedocromil** hemmen die Freisetzung von Histamin und anderen Mediatoren aus den Speichervesikeln der Mastzellen. Der Mechanismus ist nicht bekannt. Außerdem wirken diese Stoffe möglicherweise noch auf anderen Wegen (➤ Kap. 6.2.3). Degranulationshemmer spielen heute im Stufenschema keine Rolle mehr.

4.8.3 Pharmakotherapie des akuten schweren Asthmaanfalls

Bei einer akuten Exazerbation eines bestehenden Asthmas spricht man vom Asthmaanfall. Verläuft dieser besonders schwer und andauernd, liegt ein Status asthmaticus vor. Die Behandlung ist in ➤ Abb. 4.20 zusammengefasst. An die unerwünschten Wirkungen der β_2-Agonisten ist besonders zu denken: Bei systemischer statt inhalativer Applikation verlieren β_2-Agonisten den wichtigen pharmakokinetischen Anteil ihrer Selektivität.

4.8.4 Pharmakotherapie der stabilen COPD

Inhalative Therapie

Den bei der Asthmatherapie vorgestellten Wirkstoffgruppen der β_2-Adrenozeptor-Agonisten, Muscarinrezeptor-Antagonisten und Glucocorticoiden kommt auch bei der COPD eine wichtige Rolle zu, wenngleich der Nutzen aufgrund der eingeschränkten Rever-

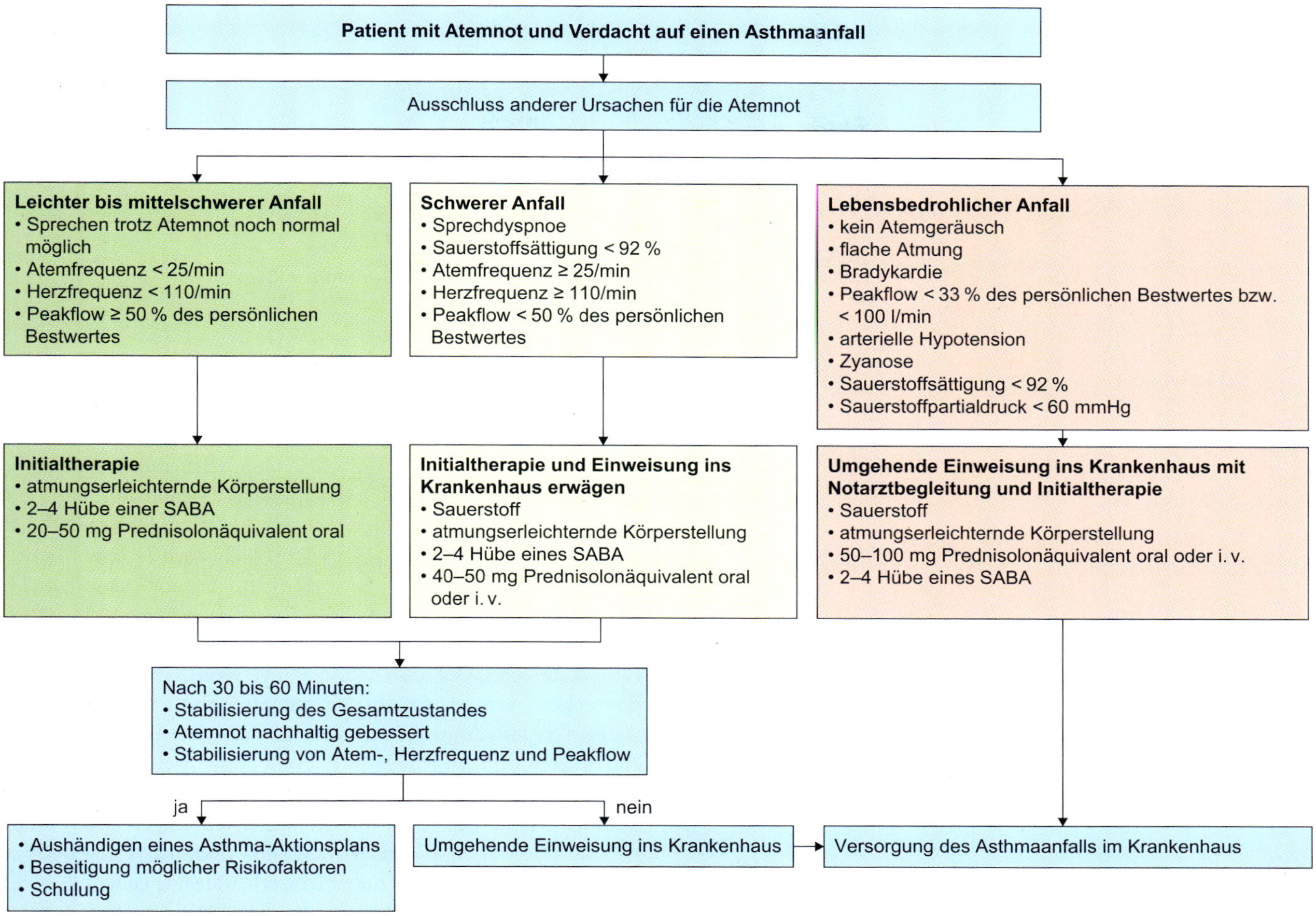

Abb. 4.20 Einteilung und Behandlung des akuten Asthmaanfalls.
(Modifiziert nach: Bundesärztekammer und andere Organisationen. Nationale Versorgungsleitlinie Asthma. 4. Aufl. Version 1, 2020; www.leitlinien.de/nvl/asthma)

sibilität der Erkrankung im Vergleich zum Asthma geringer ist (➤ Abb. 4.21).

Zur **Bedarfsmedikation** werden **kurzwirksame** β_2-Adrenozeptor-Agonisten wie **Salbutamol** und kurz wirksame Muscarinrezeptor-Antagonisten wie **Ipratropium** sowie deren Kombinationen eingesetzt.

Die in der **inhalativen Dauertherapie** der COPD eingesetzten **lang wirksamen β_2-Adrenorezeptor-Agonisten** (LABA) und **lang wirksamen Muscarinrezeptor-Antagonisten** (LAMA) sind in ihrer Wirksamkeit vergleichbar. Die inhalativen Glucocorticoide (ICS) spielen jedoch im Vergleich zum Asthma bei der COPD eine weniger wichtige Rolle. Trotz eines höheren Pneumonierisikos unter Therapie mit ICS deuten Studienergebnisse darauf hin, dass Patienten mit **hoher Exazerbationsrate** sowie Patienten mit **erhöhten Eosinophilenzahlen** im Blut von einer **ICS-Therapie** profitieren können.

Bei therapienaiven Patienten wird i. d. R. zunächst mit einer Monotherapie mit einem LAMA oder LABA begonnen. Bei schwereren Symptomen wird als erste Eskalationsstufe meist eine duale Therapie aus LAMA + LABA gewählt. Erst bei Patienten, bei denen trotz der Therapie mit LAMA + LABA weiterhin schwere Exazerbationen auftreten, sollte eine Tripel-Therapie aus LAMA + LABA + ICS erwogen werden. Ein detailliertes Stufenschema ist in ➤ Abb. 4.21 in Abhängigkeit vom COPD-Stadium nach GOLD dargestellt.

Ein weiterer entscheidender Faktor für die inhalative Therapie bei COPD ist das verwendete **Inhalationssystem (Device)** (➤ Tab. 4.5). Hier kommen Dosieraerosole, Soft Mist Inhaler und Pulverinhalatoren sowie v. a. in den Kliniken auch elektrische Vernebler zum Einsatz.

Aktuelle Entwicklungen bei der inhalativen Therapie der COPD gehen in Richtung einer **Kombinationstherapie** mehrerer Substanzgruppen in einem Device. So konnte in einer Studie gezeigt werden, dass eine **Fixkombination** aus dem LAMA Glycopyrronium und dem LABA Indacaterol in einem Device der kombinierten Tiotropium- und Formoterol-Gabe über zwei einzelne Devices in Bezug auf die Verbesserung der Einsekundenkapazität überlegen ist. Zwei neuere Studien mit LABA-LAMA-ICS-Tripelkombinationen (in einem Device) konnten an Patienten mit hoher Exazerbationsrate sogar Überlebensvorteile im Vergleich zu einer LABA-LAMA-Kombination zeigen.

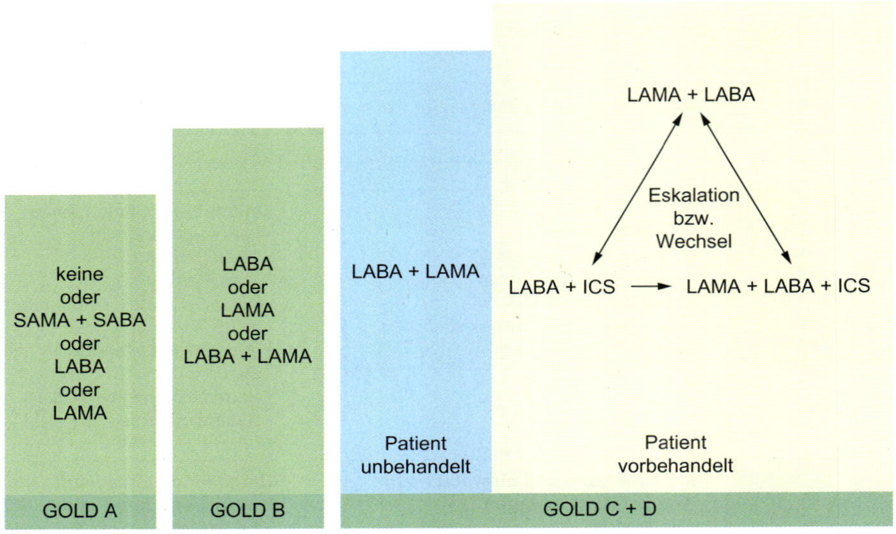

Abb. 4.21 COPD-Stufenschema nach Stadium.
(Modifiziert nach: S2k-Leitlinie zur Diagnostik und Therapie von Patienten mit chronisch obstruktiver Bronchitis und Lungenemphysem [COPD].)

Tab. 4.5 Übersicht der Systeme zur inhalativen COPD-Therapie

Inhalations-system	Funktionsweise	Vorteile	Nachteile
Dosieraerosol (MDI, metered-dose inhaler)	Medikament wird mit Druckgas vernebelt und in den Rachen befördert	Keine zusätzliche Atemarbeit erforderlich	Koordiniertes Auslösen und Einatmen erforderlich
Soft Mist Inhaler (SMI)	Lösung oder Suspension wird durch eine gespannte Feder unter Druck gesetzt und vernebelt	Keine zusätzliche Atemarbeit erforderlich; langsamere Freisetzung der Aerosolwolke als bei MDI, dadurch höhere pulmonale Deposition	Koordiniertes Auslösen und Einatmen erforderlich
Pulverinhalator (DPI, dry powder inhaler)	Medikament wird in Pulverform vom inspiratorischen Fluss durch das Device zerstäubt und eingeatmet	Prinzipbedingt löst das Device synchron zum Luftholen und Öffnen der Stimmlippen aus	Zusätzliche Atemarbeit beim Einatmen durch das Device nötig, um das Medikament zu zerstäuben
Elektrischer Vernebler	Verneblung erfolgt durch Ultraschall oder durch Druckluft	Keine Koordination notwendig	Für viele besonders effektive Wirkstoffe nicht verfügbar; Freisetzung der Medikamente in die Raumluft

Roflumilast

Der **Phosphodiesteraseinhibitor Roflumilast*** wird als orale Therapie zur **Verminderung von COPD-Exazerbationen** eingesetzt. Roflumilast wirkt antiinflammatorisch, indem es den intrazellulären Abbau von cAMP durch kompetitive Hemmung der Phosphodiesterase-4 hemmt. Durch den erhöhten cAMP-Spiegel werden weniger proinflammatorische Zytokine sezerniert. Im Gegensatz zum Theophyllin, das ebenfalls Phosphodiesterasen hemmt, besitzt Roflumilast aber keine direkte bronchodilatative Wirkung. Insgesamt hat Roflumilast mehr unerwünschte Wirkungen (v. a. Durchfall und Übelkeit) als die inhalative COPD-Therapie, wird jedoch in der Leitlinie als Option bei hoher Exazerbationsrate genannt.

4.8.5 Pharmakotherapie der akut exazerbierten COPD (AECOPD)

Bei der akut exazerbierten COPD handelt es sich um eine mindestens zwei Tage andauernde Verschlechterung der COPD-Symptome. Oft kommt es dabei zur Hospitalisierung bei erhöhtem Sauerstoffbedarf oder der Notwendigkeit einer nichtinvasiven Beatmungstherapie.

Als Pharmakotherapie werden **kurz wirksame β_2-Adrenorezeptor-Agonisten** (SABA) und **kurz wirksame Muscarinrezeptor-Antagonisten** (SAMA) zusätzlich zu der meist bestehenden Dauermedikation aus lang wirksamen Bronchodilatatoren verabreicht. Zusätzlich erfolgt die orale Gabe von 40–50 mg **Prednisolon** für 5 Tage. Bei sehr schweren Exazerbationen sowie bei **Sputumkonversion** als Zeichen einer bakteriellen Infektion sollte eine **Antibiotikatherapie** erwogen werden. Bei einer Sputumkonversion wird vermehrt Sputum abgehustet oder es kommt zu einer Verfärbung des Sputums ins Gelbliche bis Grünliche. Nach Behandlung einer Exazerbation muss die Dauermedikation kritisch überprüft und angepasst werden, um eine erneute Exazerbation zu vermeiden.

4.9 Medikamentenmissbrauch und Doping

Veit Flockerzi

Seit je versuchen Menschen, ihre körperliche und geistige Leistungsfähigkeit durch Einnahme verschiedenster Substanzen zu verbessern. Aus wirtschaftlicher Not, im Kampf ums Überleben werden Wege gesucht, länger und effektiver arbeiten zu können, möglichst frei von Schmerzen und Hunger. Zu diesen Zwecken werden traditionell in vielen Ländern **Koka- und Khat-Blätter** sowie **Betel-Bissen** gekaut (➤ Tab. 4.6). Zur Verbesserung von Aufmerksamkeit und Leistungsbereitschaft wird **Coffein** in Form von Kaffee, Tee und Energy Drinks in allen Teilen der Welt konsumiert, ohne dass gesetzliche Einschränkungen existieren. Das Rauchen von **Tabak** und **alkoholische Getränke** lösen leistungssteigernde psychoaktive Wirkungen aus. Aber nicht wegen dieser Wirkungen wird der Zugang zu Nicotin und Ethanol in zunehmendem Maß eingeschränkt, sondern wegen der Auslösung von **psychischer und physischer Abhängigkeit,** die mit **lebensbedrohlichen Erkrankungen** von Leber, Lunge, Herz, Gefäßsystem und Gehirn einhergeht. Jenseits des individuellen Leids belasten diese Erkrankungen Gesundheitssystem und Solidargemeinschaft.

Pflanzenextrakte und daraus isolierte Wirkstoffe werden als Drogen gezielt benutzt, um das Bewusstsein zu erweitern und neue Visionen von Zeit und Raum zu erschließen. Schamanen, Medizinmänner und Kräuterfrauen versetzten sich mit Drogen in ekstatische Zustände, um mit Göttern und Geistern zu kommunizieren.

Tab. 4.6 Beispiele für Drogen, die eingenommen werden, um körperliche und geistige Leistungsfähigkeit zu verbessern und zu euphorisieren

	Pflanze	Hauptalkaloide
Koka-Blätter	Coca-Strauch *(Erythroxylum coca)*	Coca-Alkaloide einschließlich Cocain (➤ Kap. 4.3.2, ➤ Kap. 8.2, ➤ Kap. 14.12)
Khat-Blätter	Kathstrauch *(Catha edulis)*	Amphetamin-ähnliche Substanzen wie Cathinon und Cathin (➤ Kap. 4.3.1)
Betel-Bissen	Kleingehackte unreife Nüsse der Betelnusspalme *(Areca catechu)*, eingerollt in mit $Ca(OH)_2$ (Löschkalk) bestrichene Blätter des Betelpfeffers *(Piper betle)*	Arecolin (durch $Ca[OH]_2$ Umwandlung in Arecaidin) (➤ Kap. 3.2.2)
Ayahuasca	Wässriger Auszug aus einer Lianenart *(Banisteriopsis caapi)* und dem Chacruna-Strauch *(Psychotria viridis)*	N, N-Dimethyltryptamin (DMT)[1] und 5-MeO-DMT
Peyote	Peyote-Kaktus *(Lophophora williamsii)* und ähnliche Kakteen	Mescalin (➤ Kap. 14.9, ➤ Kap. 14.11, ➤ Kap. 35.12.2)

[1]Das extrahierte DMT wird normalerweise im Körper durch Monoaminoxidase (MAO) abgebaut, bevor eine Wirkung entstehen kann, die gleichzeitig extrahierten Harman-Alkaloide hemmen die MAO und verhindern den Abbau des DMT.

Häufig wurde auf Substanzen zurückgriffen, die aus verschiedenen Pflanzenarten gewonnen wurden wie Opium, Cannabis, Ayahuasca und Peyote (➤ Tab. 4.6).

Der Aufstieg der Chemie erlaubte, diese organischen Substanzen zu modifizieren und völlig neue Moleküle mit einzigartigen Wirkungen und Wirkmechanismen zu schaffen. So hat der Mensch aus dem Rohopium der Antike das Morphin gereinigt und mit Hilfe der organischen Chemie in Heroin verwandelt. Durch Modifikation der Ergotalkaloide des Mutterkornpilzes entstand LSD, eine weitaus leistungsfähigere halluzinogene Droge als alle zuvor aus der Natur gewonnenen. Die alte chinesische Droge *Ma-Huang* enthält die Substanz Ephedrin, die heute noch in Grippe- und Schnupfenmitteln enthalten ist. Die Struktur von Ephedrin ist der Struktur von Adrenalin sehr ähnlich. Sie war Ausgang für die Synthesen von Amphetamin, Metamphetamin und den damit verwandten Derivaten von Methylendioxymethamphetamin (MDMA), einer Klasse von Drogen, die als Ecstasy bezeichnet werden. Ursprünglich wurde MDMA in einigen Formen der Psychotherapie eingesetzt, aber es wurden keine medizinisch nützlichen Wirkungen nachgewiesen. Dies ist vielleicht nicht überraschend, denn neben den typischen Kurzzeitfolgen von Amphetaminen scheint bei Ecstasy besonders die Förderung von Einfühlungsvermögen ausgeprägt zu sein, ohne dass intellektuelle Fähigkeiten beeinträchtigt wären, eine weitere Facette der Selbstoptimierung.

Maßnahmen gesunder Personen, ihre körperliche und geistige Leistungsfähigkeit zu verbessern, zu stärken und zu erweitern, sich selbst zu optimieren, werden als **Doping** bezeichnet. Die Steigerung der körperlichen Leistungsfähigkeit, von Körperkraft und Ausdauer sind wesentliche Ziele des Dopings im Leistungssport und zunehmend im Breiten- und Freizeitsport. ➤ Tab. 4.7 fasst Substanzen zusammen, die zur körperlichen Leistungssteigerung verwendet werden. Der Gebrauch von Mitteln, die den Wachzustand und die geistige Leistungsfähigkeit fördern, wird als **Neuroenhancement** oder **Gehirn-Doping** bezeichnet und umfasst verschreibungspflichtige Substanzen (➤ Tab. 4.8), coffeinhaltige Energy Drinks und Substanzen, die nicht in den Verkehr gebracht werden dürfen und deren Besitz und Gebrauch illegal und verboten sind. Sportliche Leistungsfähigkeit setzt eine gute körperliche und psychische Verfassung voraus. Infolgedessen lassen sich manche Methoden des Dopings, die auf Steigerung der Wachheit und Konzentrationsfähigkeit abzielen, auch dem Bereich des Neuroenhancements zuordnen. Beispiele sind die Verwendung von β-Adrenozeptor-Blockern oder von Alkohol („Zielwasser") bei technischen Sportarten wie Sportschießen, Skisprung, Billard, Darts oder Bogenschießen.

Wo liegen die Grenzen zwischen dem fast allgegenwärtigen Konsum von Coffein, Nicotin und Alkohol einerseits und aktivem Doping andererseits? Wenn überhaupt, wird die Anwendung von Coffein, Nicotin und Alkohol nicht als Problem ihrer psychoaktiven, leistungssteigernden Wirkungen gesehen, da diese durchaus positiv besetzt sind. In ähnlicher Weise nehmen Sportler Gesundheitsrisiken in Kauf, um Bestleistungen zu erbringen. Wesentliche Aspekte sind dabei die Einnahmen von zugelassenen Arzneimitteln ohne therapeutische/medizinische Notwendigkeit und Einnahmen nicht zugelassener Wirkstoffe. Gesundheitsrisiken bergen alle diese Vorgehensweisen.

Das Arzneimittelgesetz (AMG) regelt in engen Grenzen das Anwenden von Arzneimitteln über die zugelassene medizinische

4

Tab. 4.7 Beispiele für Arzneistoffe, die beim Doping im Sport eingesetzt werden. Die aktuelle Liste der von der World Anti-Doping Agency (WADA) verbotenen Wirkstoffe findet sich unter www.wada-ama.org oder www.nada.de.

Substanzgruppen	Einzelpräparate	Erwünschte Wirkung[1]
Anabole androgene Steroide[2]	• Testosteron und seine Derivate • Nandrolon (➤ Kap. 28.10)	Anabol, muskelaufbauend
Peptid- und Glykoproteinhormone	• Luteinisierendes Hormon • Choriongonadotropin	Förderung der Testosteronsynthese bei Männern
	Wachstumshormon (Somatotropin, Growth Hormon, GH) (➤ Kap. 26.2.2)	• Zunahme von Muskelmasse • Verringerung der Fettspeicher • Chondroprotektion
	• Insulin und Insulin-ähnliche Wachstumsfaktoren (IGF1) • ACTH	Regeneration
	Erythropoietin (➤ Kap. 31.3)	Erhöhung der Erythrozytenzahl
β_2-Adrenozeptor-Agonisten[3]	Fenoterol, Higenamin und viele andere (➤ Kap. 4.6)	Erweiterung der Bronchien
	Clenbuterol (➤ Kap. 4.6)	Anabol, muskelaufbauend[4]
Diuretika (➤ Kap. 20.3)	• Furosemid • Azetazolamid	• Erzielen eines „Gewichtsverlusts"[5] • Erschweren als Harnverdünner Nachweis anderer Substanzen
Urikosurikum	Probenecid (➤ Kap. 23.4)	Maskierer: hemmt die Sekretion von Steroidhormonen in den Urin
Zentrale Stimulantien	u. a. Ephedrin, Amphetamin, Cathin (➤ Kap. 4.3.1)	Sympathomimetische Hauptwirkung
	Glucocorticoide (➤ Kap. 27)	Euphorisierend, schmerzlindernd und entzündungshemmend
	Pentetrazol (➤ Kap. 11.3)	Analeptikum[6]
	Strychnin[7] (➤ Kap. 2.3.8, ➤ Kap. 11.3)	

[1] Die den zu erwartenden Nutzen überwiegenden unerwünschten Wirkungen sind in den einzelnen Themenkapiteln dieses Buches aufgeführt.
[2] Nur bei Männern verboten: Der durch Anabolika verursachte zusätzliche Muskelaufbau bei gleichzeitigem körperlichem Training hat zum weit verbreiteten missbräuchlichen Einsatz geführt.
[3] Die β_2-Adrenozeptor-Agonisten Formoterol, Salbutamol und Salmeterol sind bis zu festgelegten täglichen Höchstdosen zur Inhalation bei medizinischer Indikation erlaubt.
[4] Bisher nur für Clenbuterol und in der Rindermast gezeigt.
[5] Gezielter Gewichtsverlust bei Sportdisziplinen, die nach Körpergewicht klassifiziert sind wie Ringen, Boxen, Gewichtheben.
[6] Stimuliert Atemzentrum, löst aber auch generalisierte Krampfanfälle aus.
[7] Als Glycinrezeptor-Antagonist potentes Krampfgift (20–300 mg führen zu tetanusähnlichem Tod durch Ateminsuffizienz und Laryngospasmen). Wird heute noch als Pestizid (Rattengift) eingesetzt.

Tab. 4.8 Neuroenhancement: verwendete psychoaktive Substanzen (Beispiele) (Btm = Betäubungsmittel)

Verschreibungspflicht[1]	Präparat	Substanzgruppe und zugelassene Indikation
Methylphenidat (Btm)	Ritalin®	Amphetamin: Aufmerksamkeitsdefizit-Hyperaktivitäts-Störung (ADHS) (➤ Kap. 14.9)
Dexamfetamin (Btm)	Attentin®	
Modafinil	Vigil®	Amphetamin-ähnliche Wirkungen[2]: Narkolepsie; erhöhte Einschlafneigung in unangemessenen Situationen
Donepezil	Aricept®	Cholinesterasehemmer: symptomatische Behandlung der Demenz (➤ Kap. 3.7)
Galantamin	Reminyl®	
Rivastigmin	Exelon®	
Memantin	Axura®, Ebixa®, Generika	Nichtkompetitiver NMDA-Rezeptor-Antagonist: Behandlung der Demenz (➤ Kap. 2.3.6, ➤ Kap. 3.7)
Fluoxetin	Generika	SSRI: Episoden einer Major Depression, Zwangsstörung, Bulimie (➤ Kap. 14.2)

[1] Apothekenpflichtig, aber nicht verschreibungspflichtig sind z. B. *Ginkgo biloba* (Tebonin®) für die Indikation „altersbedingte kognitive Beeinträchtigung" (Wirkung und möglicher Wirkmechanismus nicht bekannt), Coffein-Tabletten (Coffeinum® mit 200 mg Coffein pro Tablette), Nicotinersatz in Form von Pflaster, Kaugummi, Lutschtablette oder Inhaler (eingesetzt zur Raucherentwöhnung: unterstützt dabei, einen Rauchstoppversuch zu unternehmen, und erhöht die Wahrscheinlichkeit um 50–60 %, dass der Rauchstopp gelingt.). Weder verschreibungspflichtig noch apothekenpflichtig sind coffeinhaltige Energy Drinks mit gesetzlich festgelegtem Höchstgehalt von 32 mg Coffein pro 100 ml (Coffeingehalt einer Tasse Kaffee bei 50–120 mg/100 ml).
[2] Amphetamin-ähnliche Wirkung ohne strukturelle Ähnlichkeiten mit Amphetaminen. Hemmt Aufnahme von Dopamin und führt zum langsamen tonischen Dopamin-Anstieg: genauer Wirkmechanismus unbekannt.

Indikation hinaus. Gleichzeitig untersagt es das Inverkehrbringen von bedenklichen Arzneimitteln (www.akdae.de), von nicht zugelassenen Fertigarzneimitteln und Wirkstoffen, das vorsätzliche Handeln mit verschreibungspflichtigen Arzneimitteln und die unerlaubte Einfuhr von Arzneimitteln. Beim Doping wird in unterschiedlichem Ausmaß gegen das AMG verstoßen. Die gesetzlichen Vorgaben wurden im Jahr 2015 durch das **Gesetz gegen Doping im Sport** (AntiDopG) dahingehend erweitert, dass die Anwendung eines Dopingmittels oder einer Dopingmethode im Sinne des internationalen Übereinkommens gegen Doping der UNESCO ohne medizinische Indikation „in der Absicht, sich in einem Wettbewerb des organisierten Sports einen Vorteil zu verschaffen", verboten ist.

Dopingmittel werden nicht nur beim Menschen eingesetzt, sondern auch **bei Tieren.** Allerdings verbietet § 3 Tierschutzgesetz, „an einem Tier im Training oder bei sportlichen Wettkämpfen oder ähnlichen Veranstaltungen Maßnahmen, die mit erheblichen

Schmerzen, Leiden oder Schäden verbunden sind und die die Leistungsfähigkeit von Tieren beeinflussen können, sowie an einem Tier bei sportlichen Wettkämpfen oder ähnlichen Veranstaltungen Dopingmittel anzuwenden".

WEITERFÜHRENDE LITERATUR

Bauersachs J, Soltani S. Herzinsuffizienzleitlinien 2021. https://doi.org/org/10.1007/s00059-021-05084-5.

Bennet MR. One hundred years of adrenalin: the discovery of autoreceptors. Clin Auton Res, 1999; 9: 145–159.

Bolton TB. Mechanisms of action of transmitters and other substances on smooth muscle. Physiol Reviews, 1979; 59: 606–718.

Brodde OE, Michel MC. Adrenergic and muscarinic receptors in the human heart. Pharmacol Rev, 1999; 51: 651–689.

Bousquet P, Hudson A, Garciaía-Sevilly LJ-X. Imidazoline receptor system: The past, the present, and the future. Pharmacol Rev, 2020; 72: 50–79

Casteels R, Kitamura K, Kuriyama H, Suzuki H. The membrane properties of the smooth muscle cells of the rabbit main pulmonary artery. J Physiol, 1977; 271: 41–61.

Danner S, Lohse MJ. Regulation of β-adrenergic receptor responsiveness. Modulation of gene expression. Rev Physiol Biochem Pharmacol, 1998; 136: 183–223.

De Groot ANJA, van Dongen PWJ, Vree TB et al. Ergot alkaloids. Drugs, 1998; 56: 523–535.

Flockerzi V, Nilius B. Transient Receptor Potential (TRP) channels. Handbook of Experimental Pharmacology. Vol. 179. Berlin: Springer, 2007.

Fredholm BB. Methylxanthines. Handbook of Experimental Pharmacology. Vol. 200. Berlin: Springer, 2011.

Gilsbach R, Hein L. Are the pharmacology and physiology of α_2-adrenoceptors determined by α_2-heteroceptors and autoreceptors respectively? Br J Pharmacol, 2012; 165: 90–102.

Hofmann A. LSD – Mein Sorgenkind. Die Entdeckung einer „Wunderdroge". München: dtv, 1999.

Kantak KM, Wettstein JG. Cognitive Enhancement. Handbook of Experimental Pharmacology. Vol. 228. Berlin: Springer, 2015.

Klein I, Ojamaa K. Thyroid hormone and the cardiovascular system. N Engl J Med, 2001; 304: 501–509.

Messerli FH. Chocolate Consumption, Cognitive Function, and Nobel Laureates. N Eng J Med, 2012; 367: 1562–1564.

Nilius B, Flockerzi V. Mammalian Transient Receptor Potential (TRP) Cation Channels. Handbook of Experimental Pharmacology. Vol. 222. Berlin: Springer, 2014.

Page CP, Barnes PJ. Pharmacology and therapeutics of Asthma and COPD. Handbook of experimental pharmacology. Vol 237. Berlin: Springer Nature, 2017.

Rasmussen N. On speed. New York: University Press, 2008.

Schunkert H. Management der arteriellen Hypertonie. ESC/ESH-Leitlinien. 2018. Herz, 2018; 43: 695–700.

Starke K. Presynaptic autoreceptors in the third decade: focus on α_2-adrenoceptors. J Neurochem, 2001; 78: 685–693.

Storch U, Forst A-L, Pardatscher F et al. Dynamic NHERF interaction with TRPC4/5 proteins is required for channel gating by diacylglycerol. Proc Natl Acad Sci USA, 2017; 114: E37-E46.

Thieme D, Hemmersbach P. Doping in sports. Handbook of Experimental Pharmacology. Vol. 195. Berlin: Springer, 2010.

Tsvilovskyy VV, Zholos AV, Aberle T et al. Deletion of TRPC4 and TRPC6 in mice impairs smooth muscle contraction and intestinal motility in vivo. Gastroenterology, 2009; 137: 1415–1424.

4

KAPITEL

5

Jörg Striessnig

Serotonerges System

Alles im Raum drehte sich, und die vertrauten Gegenstände und Möbelstücke nahmen groteske, meist bedrohliche Formen an. [...] Die Nachbarsfrau [...] war nicht mehr Frau R., sondern eine bösartige, heimtückische Hexe mit einer farbigen Fratze. [...] Ein Dämon war in mich eingedrungen und hatte von meinem Körper, von meinen Sinnen und von meiner Seele Besitz ergriffen.
Albert Hofmann, nach Einnahme von 0,25 mg LSD-Tartrat am 19.4.1943
(aus: Albert Hofmann LSD - mein Sorgenkind)

Ein historischer Rückblick in die Entdeckung des Serotonins (= 5-Hydroxytryptamin = 5-HT; Grundlagen ➤ Kap. 2.3.4) lohnt sich, um seine **breite physiologische und pharmakologische** Bedeutung zu erkennen. Als Enteramin wurde in den 1930er-Jahren ein Stoff in Aceton-Extrakten von **enterochromaffinen Zellen** der Darmmukosa bezeichnet, der glatte Muskelzellen des Darms und des Uterus kontrahierte. 1948 gelang die Aufklärung seiner Struktur. Da die Gerinnung von Blut eine vasokonstriktorische Substanz in das Serum freisetzte, konnte man diese nach Aufarbeitung von nicht weniger als 900 l Serum in reiner Form gewinnen. Entsprechend wurde diese mit Enteramin identische Substanz als Serotonin („Ser" für Serum, „tonin" für Muskeltonus) benannt. Die grundlegende Bedeutung für Thrombozytenfunktion, Blutstillung, Gefäßkontraktion und Darmperistaltik ist daraus bereits abzuleiten. Spätestens mit der Entdeckung von LSD durch den Schweizer Chemiker Albert Hofmann und seiner über neuronale Serotonin-Rezeptoren vermittelten halluzinogenen Wirkungen eröffnete sich auch der reichhaltige Schatz dieses Transmittersystems für die Entwicklung von Psychopharmaka.

Seine Wirkung entfaltet Serotonin über 14 Rezeptorsubtypen in 7 Rezeptorfamilien (5-HT_1–5-HT_7). Alle kommen auch im Gehirn vor. Einen Überblick gibt ➤ Tab. 5.1. Der 5-HT_3-Rezeptor ist ein **ligandengesteuerter Ionenkanal**, alle anderen sind **G-Protein-gekoppelte Rezeptoren** (➤ Kap. 2.3.4). Die Rezeptoren der 5-HT_1-Familie koppeln an G_i und hemmen so die Adenylylcyclase. Die Rezeptoren der 5-HT_2-Familie koppeln an G_q und stimulieren die Phospholipase C. Der 5-HT_4-Rezeptor koppelt an G_s und stimuliert die Adenylylcyclase. Über nachgeschaltete biochemische Mechanismen werden dann Zellfunktionen stimuliert oder gehemmt. Diese Signaltransduktion gilt als der klassische Signalweg.

Allerdings können Agonisten am selben Rezeptor auch andere, nicht-klassische Signalwege **G-Protein unabhängig** aktivieren (z. B. über Interaktion mit β-Arrestin in Neuronen). Man bezeichnet Agonisten mit Präferenz für die Aktivierung eines dieser Signalwege als **„biased agonist" (funktionelle Selektivität;** ➤ Kap. 1.2.2). Solche Agonisten werden derzeit z. B. am 5-HT_{2A}-Rezeptor zur Optimierung von Psychopharmakawirkungen entwickelt. Wichtige 5-HT-vermittelte Wirkungen zeigt ➤ Tab. 5.1.

5.1 5-HT-Rezeptor-Agonisten

5-HT-Rezeptoren sind auf Nerven- und peripheren Effektorzellen weitverbreitet (➤ Tab. 5.1). Durch die gezielte Entwicklung subtypselektiver Arzneistoffe konnte man viele Wirkungen des Serotonins einzelnen 5-HT-Rezeptoren zuordnen und therapeutisch brauchbare Agonisten und Antagonisten entwickeln.

Tab. 5.1 Wirkungen von 5-HT und anderen 5-HT-Rezeptor-Agonisten mit beteiligten Rezeptortypen

Rezeptor	Lokalisation	Wirkungen
5-HT_{1A}	• Somatodendritische Autorezeptoren • Hemmung der Aktivität von 5-HT-Neuronen postsynaptisch im ZNS	• Antidepressiv • Anxiolytisch • Zentrale Sympathikushemmung • Blutdrucksenkung
5-HT_{1B}	• Präsynaptisch an 5-HT-Neuronen (Autorezeptoren) • Postsynaptisch an anderen Neuronen (z. B. im trigeminovaskulären System) • Postsynaptisch im ZNS (z. B. Trigeminuskern) • Blutgefäße	• Hemmung der 5-HT-Freisetzung im ZNS • Hemmung von Schmerzsignalen im trigeminovaskulären System • Vasokonstriktion (z. B. Koronararterien, Meningealgefäße)
5-HT_{1D} 5-HT_{1F}	• Postsynaptisch im ZNS (z. B. Trigeminuskern) • Präsynaptisch (z. B. im trigeminovaskulären System)	Hemmung von Schmerzsignalen im trigeminovaskulären System
5-HT_{2A}	• Postsynaptisch im ZNS • Blutgefäße • Thrombozyten	• Psychotomimetisch, antidepressiv • Vasokonstriktion, Thrombozytenaktivierung
5-HT_{2B}	• Postsynaptisch im ZNS • Endothel von Blutgefäßen • Fibroblasten	• Endotheliale NO-Freisetzung • Wundheilung (auch: fibro-, myoproliferative Prozesse)
5-HT_{2C}	Postsynaptisch im ZNS	• Appetitverminderung • Anxiogen
5-HT_3	• Postsynaptisch im ZNS (z. B. Area postrema) • Nervenendigungen sensorischer vagaler Afferenzen im Darm	• Übelkeit, Erbrechen • Vagale Reflexe • Regulation der Darmfunktion
5-HT_4	• Postsynaptisch im ZNS • Neurone und nichtneuronale Zellen der Darmmucosa	• Antidepressiv • Stimulation der Acetylcholinfreisetzung im Gastrointestinaltrakt mit Motilitätssteigerung

5.1.1 Serotonin

Im Folgenden werden v. a. Effekte von Serotonin beim Menschen beschrieben, die für das Verständnis von Wirkungen oder unerwünschten Arzneimittelwirkungen therapeutisch verfügbarer 5-HT-Rezeptor-Agonisten und -Antagonisten von klinischer Bedeutung sind.

Herz-Kreislauf-System

Von den **enterochromaffinen Zellen** im Darm freigesetztes Serotonin wird über 5-HT-Transporter rasch von Thrombozyten aufgenommen und gespeichert, sodass die Serotoninkonzentration im Plasma sehr gering ist. Bei **Thrombozytenaktivierung** wird Serotonin lokal freigesetzt und verstärkt diese über thrombozytäre 5-HT_{2A}-Rezeptoren (➤ Kap. 21.1.1).

Über die Aktivierung von 5-HT_{2A}- und 5-HT_{1B}-Rezeptoren in der glatten Muskulatur von Koronararterien und meningealen Gefäßen wirkt Serotonin **vasokonstriktorisch**, bei intaktem Endothel aber durch die Stimulation der NO-Bildung über **endotheliale** 5-HT_{1B}- und 5-HT_{2B}-Rezeptoren auch **vasodilatatorisch**. Bei endothelialer Dysfunktion fehlt diese vasodilatatorische Komponente und eine koronare Vasokonstriktion v. a. über 5-HT_{1B}-Rezeptoren wird begünstigt. Dies erklärt, weshalb eine intrakoronare Infusion von 5-HT in niedriger Dosierung im Rahmen einer (experimentellen) Koronarangiographe bei Koronargefäßen mit intaktem Endothel leicht vasodilatierend wirkt, bei Gefäßen von **Patienten mit koronarer Herzerkrankung hingegen vasokonstriktorisch.** Zur Migränetherapie verwendete $5\text{-HT}_{1B/D}$-Agonisten (Triptane; ➤ Tab. 5.2) sind daher bei schweren kardiovaskulären Erkrankungen ebenfalls kontraindiziert.

5-HT_{2B}-Rezeptoren vermitteln darüber hinaus bei **längerer Behandlung** mit bestimmten Medikamenten (z. B. dem Parkinson-Therapeutikum Cabergolin) durch ihre fibro- und myoproliferativen Prozesse an unterschiedlichen Organen **schwere unerwünschte Arzneimittelwirkungen** (z. B. Herzklappenerkrankungen, pulmonale Hypertonie) und haben auch zur Marktrücknahme bestimmter Appetitzügler (wie Fenfluramin) geführt.

Gastrointestinaltrakt

5-HT steigert die rhythmischen Kontraktionen des Darms. Die Wirkung wird zum Teil durch 5-HT_{2A}-Rezeptoren in der glatten Muskulatur vermittelt, zum anderen Teil durch präsynaptische, die Acetylcholinfreisetzung stimulierende 5-HT_4-Rezeptoren.

An den Endigungen afferenter Nervenfasern im Gastrointestinaltrakt, deren Axone mit dem N. vagus ins Gehirn ziehen, sind 5-HT_3-Rezeptoren lokalisiert. Die Aktivierung dieser Ionenkanäle depolarisiert die Zellmembran, sodass es zur Auslösung von Aktionspotentialen in diesen sensorischen Nerven kommt. Diese stellen den afferenten Schenkel für die **Auslösung des Brechreflexes** dar (➤ Abb. 22.11). Zu einer massiven Freisetzung von 5-HT im Gastrointestinaltrakt kann es nach Applikation von emetogenen Zytostatika (besonders Cisplatin) und nach Strahlentherapie kommen, was **chemotherapieinduzierter Übelkeit und Erbrechen** zugrunde liegt.

ZNS

Die Rolle von 5-HT als Neurotransmitter, seine exozytotische Freisetzung, Wiederaufnahme in serotonerge Axonendigungen, vesikuläre Speicherung und oxidative Desaminierung durch die mitochondrialen Monoaminoxidasen (MAO) wurde bereits an anderer Stelle beschrieben (➤ Kap. 2.3.4). Die Zellkörper der serotonergen Neurone sind in den **Raphekernen des Hirnstamms** lokalisiert (➤ Abb. 2.10). Von dort projizieren ihre Axone in praktisch alle Regionen des Gehirns und in das Rückenmark. Über **postsynaptische** Rezeptoren (alle Subtypen) moduliert 5-HT die Aktivität sowohl exzitatorischer glutamaterger Neurone als auch inhibitorischer GABA-erger Interneurone. 5-HT kann auch seine eigene Freisetzung an serotoninergen Nervenendigungen (über präsynaptische 5-HT_{1B}-Rezeptoren) oder durch Hemmung der Entladungsfrequenz (über somatodendritische 5-HT_{1A}-Rezeptoren) hemmen (Autoregulation). Dieses komplexe System hat damit wesentlichen Einfluss auf **zahlreiche neuronale Regelkreise** und steuert Funktionen wie Emotionen, Aufmerksamkeit, Körpertemperatur, Schlaf-wach-Rhythmus, Appetit und Brechreflex. Entsprechend vielfältig sind die Indikationen für in diesem System wirksame Pharmaka. Für die detailliertere Besprechung einzelner ZNS-wirksamer Arzneistoffe wird auf die entsprechenden Kapitel verwiesen.

Eine **exzessive pharmakologische Stimulation** serotoninerger Systeme im ZNS kann zum seltenen, aber potentiell lebensbedrohlichen **Serotonin-Syndrom** führen, mit Symptomen wie Konfusion, Agitiertheit, Tachykardie, Hypertonie, Hyperreflexie, Myoklonien, Erbrechen und Diarrhö. Zu beachten ist dabei, dass eine solche Verstärkung durch unterschiedliche Arzneistoffe begünstigt werden kann, z. B. durch das antibakterielle Chemotherapeutikum Linezolid (➤ Kap. 33.10).

5.1.2 Selektive 5-$HT_{1B/D}$- und 5-HT_{1F}-Rezeptor-Agonisten: Triptane und Ditane

Die **Triptane** (➤ Tab. 5.2) sind 3,5-substituierte Indole mit **agonistischer** Wirkung an 5-HT_{1B}-, 5-HT_{1D}- und teilweise (Sumatriptan, Eletriptan) auch 5-HT_1F-Rezeptoren. Prototyp ist **Sumatriptan***. ➤ Abb. 5.1 zeigt die Verwandtschaft mit dem Serotonin.

Wirkmechanismus

Der Wirkmechanismus der Triptane lässt sich auf Basis unseres heutigen Verständnisses der neuronalen Pathogenese der Migräne verstehen (➤ Kap. 5.4). Die Erregung v. a. von 5-HT_{1D}- und 5-HT_{1F}-Rezeptoren (➤ Tab. 5.1) inhibiert die Aktivität nozizeptiver meningealer Trigeminusfasern im trigeminovaskulären System. Ebenso wird die neuronale Freisetzung von vasodilatierenden und inflammatorischen Neuropeptiden (wie z. B. CGRP, VIP; ➤ Kap. 5.5) an Gefäßen der Dura mater inhibiert und damit deren schmerzverstärkende Wirkung gehemmt. Die zusätzliche Vasokonstriktion über 5-HT_{1B}-Rezeptoren an kranialen Gefäßen ist therapeutisch irrelevant. Dies erklärt die Wirksamkeit vor kurzem zugelassener selektiver 5-HT_{1F}-Agonisten (**Ditane** wie Lasmiditan; ➤ Tab. 5.2). Letztere sind daher im Gegensatz zu Triptanen bei Patienten mit kardiovaskulären Erkrankungen nicht kontraindiziert.

Pharmakokinetik

Sumatriptan hat eine kurze Halbwertszeit und geringe orale Bioverfügbarkeit. Daher wurden Vertreter mit rascherem Wirkungseintritt, längerer Wirkdauer (zur Prävention von Wiederkehr-Kopfschmerz), besserer Bioverfügbarkeit und höherer ZNS-Permeabilität entwickelt (➤ Tab. 5.2).

Indikationen

Triptane sind zur Behandlung akuter mittelschwerer und schwerer **Migräneanfälle** eine wichtige Therapieoption. Alle Triptane sind wirksam und bei korrekter Anwendung gut verträglich. Subkutan verabreichtes Sumatriptan hat einen schnellen Wirkungseintritt und hohe Wirksamkeit (➤ Tab. 5.2), aber auch mehr unerwünschte Arzneimittelwirkungen. Auch die nasale Applikation zeichnet sich durch einen schnelleren Wirkungseintritt aus. Naratriptan und Frovatriptan haben den langsamsten Wirkungseintritt, sind etwas weniger wirksam, aber scheinen daher auch besser verträglich. Die lange Halbwertszeit von Frovatriptan kann bei sehr langen Migräneattacken Vorteile bieten. Bei Wiederkehr der Schmerzen kann bei Wirksamkeit der ersten Dosis die Gabe frühestens nach 2 Stunden wiederholt werden. Triptane sollten bei einer Migräneattacke so früh wie möglich eingenommen werden.

Tab. 5.2 Spezifische Migränetherapeutika: Triptane, Ditane und Gepante (NNT = Number-Needed-to-Treat für Schmerzfreiheit nach zwei Stunden)

Wirkstoff	Dosierung	HWZ (h)	F_{oral} (%)	Wirkungseintritt	Elimination	NNT
Sumatriptan	• 50 oder 100 mg oral • 6 mg s. c. • 25 mg Supp. • 10 oder 20 mg nasal	2	14	• 10 min (s. c.) • 45 min (oral)	MAO	• 4,7 (p. o.) • 2,3 (s. c.)
Rizatriptan	5 oder 10 mg oral	2	47	30 min	MAO	3,1 (10 mg)
Almotriptan	12,5 mg oral	3,5	69	30 min	CYP450 + MAO	4,3
Zolmitriptan	• 2,5 oder 5 mg oral • 5 mg nasal	3	40	45 min	CYP450 + MAO	4–6 (oral, nasal)
Eletriptan	20 oder 40 mg oral	5	50	30 min	CYP3A4	4,5 (40 mg)
Frovatriptan	2,5 mg oral	25	27	Bis 4 h	CYP1A2	8,5
Naratriptan	2,5 mg oral	6	68	Bis 4 h	CYP450 + renal	8,2
Lasmiditan	50–200 mg oral	5,7	40	30 min	Hepatisch (nicht über CYP450, MAO)	5–6
Ubrogepant	50–100 mg oral	5–7	–	–	Vor allem CYP3A4	Circa 10
Rimegepant	75 mg oral	11	–	–	> 70 % unverändert, CYP3A4, CYP2C9	Circa 10

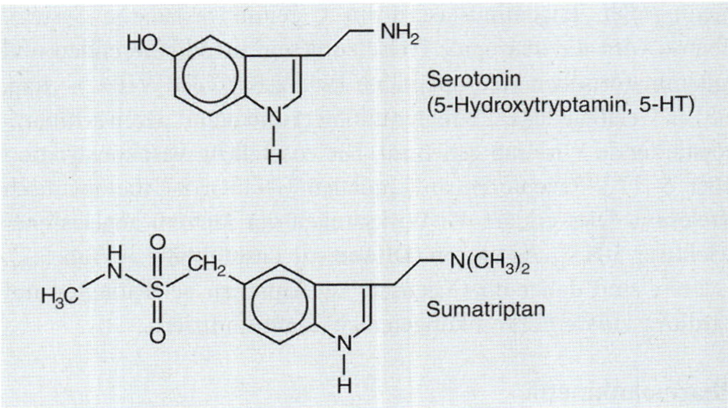

Abb. 5.1 5-HT-Rezeptor-Agonisten.
Rizatriptan, Almotriptan und Zolmitriptan besitzen wie Sumatriptan eine $(CH_3)_2N$-CH_2-CH_2-Seitenkette am Indolring und sind deshalb wie Sumatriptan (und Serotonin) Substrate der MAO-A. Zur Strukturverwandtschaft vergleiche man auch die Strukturformeln der Mutterkornalkaloide (➤ Abb. 4.12).

Unerwünschte Arzneimittelwirkungen

Unerwünschte Arzneimittelwirkungen der Triptane sind Müdigkeit, Schwindel, Schwere- und Schwächegefühl und ein (nicht Ischämie-bedingtes) Engegefühl in der Brust. Wie bei anderen Kopfschmerzmitteln ist jedenfalls zu berücksichtigen, dass sich bei zu häufiger Gabe (> 10 Tage/Monat) ein **medikamenteninduzierter Dauerkopfschmerz** entwickeln kann (➤ Kap. 5.4).

Kontraindikationen

Aufgrund möglicher vasokonstriktorischer Wirkungen stellen schwere kardiovaskuläre Vorerkrankungen eine Kontraindikation dar.

Ergotamine werden in der klinischen Routine heute kaum noch verwendet. **Dihydroergotamin** ist ebenfalls ein potenter $5\text{-HT}_{1B/1D}$-Agonist, wirkt aber auch an α_1-adrenergen Rezeptoren und an anderen 5-HT-Rezeptoren agonistisch (➤ Kap. 4.5). Aufgrund seiner schlechten oralen Bioverfügbarkeit ist es nur nach intranasaler oder parenteraler Gabe wirksam. Es ist in Kombination mit Antiemetika eine Option zur Behandlung schwerer Migräneattacken. **Ergotamin** ist zwar das klassische Medikament zur Behandlung von Migräneattacken, ist aber schlechter verträglich als Dihydroergotamin und in klinischen Studien nicht ausreichend untersucht.

5.1.3 Andere 5-HT-Rezeptor-Agonisten

Buspiron ist ein über die Aktivierung von somatodendritischen 5-HT_{1A}-Autorezeptoren in den Raphekernen wirksames Anxiolytikum (Einzelheiten und Strukturformel ➤ Kap. 14.7.1).

Urapidil ist ein Reserve-Antihypertensivum, das parenteral auch für die Behandlung schwerer Hypertonien (hypertensive Krise) zur Verfügung steht. Es wirkt über Antagonismus an α_1-Adrenozeptoren (➤ Kap. 4.4) mit zusätzlicher agonistischer Wirkung an zentralnervösen 5-HT_{1A}-Rezeptoren und hemmt damit die zentrale Sympathikusaktivität.

Metoclopramid* aktiviert u. a. auch 5-HT_4-Rezeptoren in enteralen Neuronen. Dadurch stimuliert es die Acetylcholinfreisetzung aus cholinergen Neuronen des Darmnervensystems (➤ Abb. 2.20) und fördert so die Motilität im Gastrointestinaltrakt. Außerdem wirkt es als Antagonist an 5-HT_3- und Dopamin-D_2-Rezeptoren. Durch die propulsive Wirkung im oberen Gastrointestinaltrakt wird es als **Prokinetikum** und wegen der 5-HT_3- und D_2-Blockade als **Antiemetikum** eingesetzt (➤ Kap. 22.2.2 und ➤ Kap. 22.5.2). Um die Risiken von neurologischen (v. a. Bewegungsstörungen) und anderen unerwünschten Arzneimittelwirkungen zu minimieren, hat die Europäische Arzneimittelbehörde Metoclopramid nur noch für die kurzfristige Anwendung (bis zu 5 Tage) zugelassen und Anwendungseinschränkungen bei Kindern eingeführt.

Prucaloprid wirkt als selektiver 5-HT_4-Rezeptor-Agonist, entfaltet seine prokinetische Wirkung primär im Kolon und ist daher für die Behandlung der **chronischen idiopathischen Obstipation** zugelassen (➤ Kap. 22.3.4).

Lysergsäurediethylamid (LSD; Strukturformel und pharmakologische Wirkungen ➤ Kap. 14.11) ist ein Mutterkornderivat mit Wirkung auf mehrere 5-HT-Rezeptoren. Zur Entstehung von Halluzinationen scheint v. a. die Aktivierung von 5-HT_{2A}-Rezeptoren beizutragen, wobei seine funktionelle Selektivität für die Rekrutierung β-Arrestin-abhängiger Signalwege entscheidend zu sein scheint (biased agonist). Das aus Pilzen gewonnene (und später von Albert Hofmann auch synthetisierte) **Psilocybin** (➤ Abb. 14.6) entfaltet seine psychedelischen Wirkungen ebenfalls über 5-HT_{2A}-Agonismus (➤ Kap. 14.11).

5.2 Indirekt wirkende Verstärker von Serotoninwirkungen

Eine pharmakologische Verstärkung der Wirkungen von **endogenem,** aus Axonendigungen freigesetztem Serotonin kann über folgende Mechanismen erfolgen (➤ Kap. 2.3.4):

- Hemmung der 5-HT-Wiederaufnahme über den plasmalemmalen 5-HT-Transporter durch selektive Serotonin-Wiederaufnahme-Hemmer (SSRI)
- Abbauhemmung durch MAO-Inhibitoren
- Nicht-exozytotische Freisetzung über den plasmalemmalen Serotonintransporter

5.2.1 Inhibitoren der Wiederaufnahme von Serotonin

Zahlreiche Antidepressiva entfalten ihre Wirkung über eine Hemmung des Serotonin-Reuptakes in das präsynaptische Neuron über den **plasmalemmalen 5-HT-Transporter.** Dies kann entweder **selektiv** erfolgen **(SSRI)** oder **nicht-selektiv** mit zusätzlicher Hemmung der Wiederaufnahme von Noradrenalin **(trizyklische Antidepressiva, selektive Serotonin- und Noradrenalin-Wiederaufnahme-Inhibitoren [SSNRI]).** Zusätzlich zur Serotonin-Wiederaufnahme-Hemmung haben manche Substanzen auch **direkte Wirkungen an 5-HT-Rezeptoren** (z. B. Trazodon, Vortioxetin) mit zusätzlichen therapeutischen Wirkungen im Rahmen der Depressionsbehandlung (➤ Kap. 14.2). Eine 5-HT-Wiederaufnahme-Hemmung verlängert die Verfügbarkeit im synaptischen Spalt an postsynaptischen Rezeptoren. Obwohl die Wiederaufnahme-Hemmung mit Therapiebeginn erfolgt, tritt die antidepressive Wirkung erst mit **mehrwöchiger Verzögerung** ein. Daher müssen für die antidepressiven Effekte weitere adaptive Mechanismen verantwortlich sein (➤ Kap. 14.2).

Cocain hemmt die Transporter für Noradrenalin, Dopamin und Serotonin in ähnlichen Konzentrationen. Seine Pharmakologie wird bei den noradrenergen und adrenergen Systemen behandelt (➤ Kap. 4.3.2).

5.2.2 Inhibitoren der Monoaminoxidase

MAO-A ist für den Abbau von Noradrenalin und Serotonin verantwortlich, MAO-A und MAO-B gemeinsam für Dopamin. MAO-A-Hemmer werden zur Therapie von Depressionen eingesetzt. Als reversibler und MAO-A-selektiver Inhibitor ist **Moclobemid** besser verträglich als der irreversible und nicht-selektive MAO-A- und -B Inhibitor **Tranylcypromin** (➤ Kap. 14.2). Eine Hemmung des Abbaus von Noradrenalin trägt zu ihrer therapeutischen Wirkung bei.

In Kombination mit anderen serotoninergen Substanzen können MAO-Hemmer das Risiko für die Entwicklung eines Serotonin-Syndroms (➤ Kap. 14.2.9) begünstigen.

5.2.3 Serotonin freisetzende Stoffe

Amphetamin und Amphetamin-ähnliche psychoaktive Stoffe werden über plasmalemmale und in der Folge vesikuläre Monoamintransporter in die Monoaminspeichervesikel aufgenommen und hemmen dort die vesikuläre Monoaminaufnahme. Die somit erhöhte Monoaminkonzentration im Zytosol induziert eine Monoaminfreisetzung über einen Transporter-vermittelten Auswärtstransport. Amphetamine **fördern die Freisetzung** und **hemmen die Wiederaufnahme von Dopamin und Noradrenalin** über deren Transporter. Hingegen steigert 3,4-Methylendioxymethamphetamin (**MDMA, „Ecstasy"**; Strukturformel ➤ Tab. 14.8) in gleicher Weise die **Aktivität von Serotonin und Noradrenalin.** Aufgrund seiner das Wohlgefühl steigernden, enthemmenden, empathogenen und prosozialen Wirkungen wird es als **Partydroge** missbraucht.

5.3 5-HT-Rezeptor-Antagonisten

Die Aktivierung von 5-HT_{2A}-Rezeptoren löst halluzinogene Effekte aus. Umgekehrt wirken selektive 5-HT_{2A}-Antagonisten alleine nicht antipsychotisch. Die meisten atypischen Antipsychotika, wie z. B. **Clozapin, Olanzapin** und **Risperidon** (➤ Kap. 14.5.1), besitzen jedoch eine höhere Affinität zu 5-HT_{2A}-Rezeptoren als zu D_2-Rezeptoren. Während D_2-Antagonismus für die antipsychotische Wirkung bedeutend ist, wird die 5-HT_{2A}-antagonistische Komponente für die günstige Beeinflussung von Negativsymptomen der Schizophrenie und für geringere extrapyramidal-motorische unerwünschte Arzneimittelwirkungen verantwortlich gemacht (➤ Kap. 14.5.2). Manche Neuroleptika fördern den Appetit. Dazu trägt eine Blockade hypothalamischer 5-HT_{2C}-Rezeptoren bei.

Ondansetron*, Tropisetron und **Granisetron** (und Metoclopramid) blockieren selektiv 5-HT_3-Rezeptoren. Ihre Strukturformeln (➤ Abb. 22.12) machen die Verwandtschaft mit dem Serotonin deutlich. Sie wirken beim durch Zytostatika oder Strahlentherapie bedingten Erbrechen Tumorkranker stark antiemetisch, indem sie die 5-HT_3-Rezeptoren an den peripheren Endigungen afferenter vagaler Neurone aus dem Gastrointestinaltrakt blockieren. Außerdem werden 5-HT_3-Rezeptoren im Brechzentrum des Hirnstamms und in der Chemorezeptor-Triggerzone der Area postrema blockiert, was ebenfalls zum antiemetischen Effekt beiträgt (➤ Kap. 22.5, ➤ Kap. 34.4).

ZUR VERTIEFUNG

Migränetherapie und Placeboeffekte

Wie grundsätzlich bei der Therapie von Schmerzen und anderen subjektiven Befindlichkeitsstörungen zu beobachten ist, kommt es auch in den Placebogruppen von randomisierten klinischen Studien mit Migränetherapeutika zu einer deutlichen Verbesserung der Symptomatik. Dies inkludiert nicht nur eine mögliche spontane Symptombesserung, sondern zusätzlich auch eine Placebowirkung durch die **Erwartungshaltung der Patienten**. Bei der Therapie von akuten Anfällen mit 100 mg Sumatriptan p. o. sind ca. 32 % der Patienten nach 2 Stunden schmerzfrei, in der Placebogruppe immerhin 11 %. Daraus errechnet sich für diesen Endpunkt (für den Wirkstoff) eine Number-Needed-to-Treat (NNT) von 4,7 (➤ Tab. 5.2). Noch deutlicher sind Placeboeffekte, wenn diese Therapie subcutan erfolgt. Diese invasivere und teurere Intervention erzeugt eine noch höhere Erwartungshaltung. Dies ist in den Studien mit den neueren CGRP-Antagonisten zur Prävention bei episodischer Migräne erkennbar. Diese reduzierten die mittlere Anzahl monatlicher Migränetage von 8–9 zu Therapiebeginn nach 3–6 Monaten um etwa die Hälfte. Allerdings war wiederum ca. die Hälfte dieser Wirkungen auch bei subcutaner Placebobehandlung zu beobachten (➤ Tab. 5.4). Daher ist es nachvollziehbar, dass man als Behandler den therapeutischen Nutzen des eigentlichen Wirkstoffs deutlich überschätzt. Krankenversicherungen beurteilen jedoch den Zusatznutzen neuer Wirkstoffe im Vergleich zur zweckmäßigen Vergleichstherapie unter Berücksichtigung der Placebowirkung und der NNT.

5.4 Die Behandlung primärer Kopfschmerzen

Kopfschmerzen gehören zu den häufigsten medizinischen Beschwerden. Wichtige differentialdiagnostisch bedeutende **sekundäre Ursachen** sind v. a. fieberhaften Infekte, Meningitis, maligne Hypertonie, Schädel-Hirn-Traumata, zerebrale Blutungen oder Raumforderungen. Wenn diese ausgeschlossen werden können, können **primäre Kopfschmerzen** dafür verantwortlich sein (➤ Tab. 5.3). Die häufigsten sind **Migräne** und **Spannungskopfschmerz,** sehr selten, aber sehr belastend für Betroffene ist der **Clusterkopfschmerz.**

Tab. 5.3 Merkmale primärer Kopfschmerzen (vgl. Diener HC, Evers S, Fördereuther S et al. Therapie der Migräne. In: Diener H, Weimar C, Berlit P et al. Leitlinien für Diagnostik und Therapie in der Neurologie. 5. Aufl. Stuttgart: Thieme; 2012: 688–718.)

	Migräne	Spannungskopfschmerz	Clusterkopfschmerz
Prävalenz	8 % ♂, 12–14 %♀ (häufiger Migräne ohne Aura)	> 42 %	0,1 %
Geschlechtsverteilung	♀ : ♂ = 3 : 1	♀ > ♂	♀ : ♂ = 1 : 6
Hauptformen	Episodisch bis chronisch (≥ 15 Kopfschmerztage/Monat)	Episodisch bis chronisch (≥ 15 Tage/Monat)	Episodisch bis chronisch
Dauer einer Attacke	4–72 h, Status migraenosus länger	30 min bis 7 Tage oder (chronisch) länger	15 min bis 3 h
Häufigkeit der Attacken	Episodisch (< 15 Kopfschmerztage im Monat) oder chronisch (> 15 Kopfschmerztage im Monat, davon mindestens 8 mit Migränekopfschmerz)	Episodisch < 15, chronisch > 15 Kopfschmerztage pro Monat	Bis 8 pro Tag, in Clusterperioden von einigen Wochen (episodisch) bis > 1 Jahr Dauer(chronisch)
Lokalisation	Einseitig > beidseitig	Beidseitig	Einseitig
Schmerzcharakter	Pulsierend, mäßig bis stark	Drückend-ziehend, leicht bis mäßig	Bohrend-brennend, sehr stark
Besonderheiten	• Während des Schmerzes oft Übelkeit, Photophobie, Phonophobie • Aura: Sehstörungen, Parästhesien, Sprachstörungen	• Keine Übelkeit, kein Erbrechen • Selten Photophobie, Phonophobie • Zuweilen erhöhte Anspannung von Kopfmuskeln	• Homolaterale konjunktivale Injektion, Tränenfluss • Verstopfte Nase, Rhinorrhö • Ptosis • Motorische Unruhe
Ansprechen auf Triptane und CGRP-Antagonisten	Ja	Nur bei Migränepatienten mit Spannungskopfschmerz	Ja

Spezifische Therapien bestehen für Migräne und Clusterkopfschmerz, bei deren Entstehung eine **Überaktivität des trigeminovaskulären Systems** eine zentrale Rolle spielt. Eine aktuelle Hypothese zur **Pathogenese der Migräne** ist in ➤ Abb. 5.2 dargestellt. Sie erklärt auch die Wirkung spezifischer Migränetherapeutika und dient als wichtige Grundlage für die Entwicklung neuer Wirkstoffe, wie zuletzt oraler und parenteraler **Calcitonin-Gene-Related-Polypeptide-Antagonisten (CGRP-Antagonisten).**

5.4.1 Spezifische Migränetherapeutika

Wirkmechanismus

Triptane hemmen v. a. über 5-HT_{1B}- sowie 5-HT_{1D}-Rezeptoren und **Ditane** selektiv über 5-HT_{1F}-Rezeptoren (➤ Tab. 5.1) die Entladungsfrequenz der afferenten meningealen Trigeminusfasern und die antidrome Freisetzung von Neuropeptiden, v. a. von CGRP, an den trigeminalen Nervenendigungen der meningealen Gefäße. Auch die Weiterleitung von Schmerzsignalen an die zentralen Trigeminusneurone und aufsteigenden Neuronen der Schmerzbahn werden inhibiert (➤ Abb. 5.2). Ursprünglich vermutete man, dass die über vaskuläre 5-HT_{1B}-Rezeptoren vermittelte Vasokonstriktion zerebraler Arterien für den therapeutischen Effekt der Triptane verantwortlich ist (mittlerweile verworfene vaskuläre Hypothese der Migräneentstehung). Die jüngste Marktzulassung der nicht vasokonstriktorischen Ditane wie Lasmiditan (➤ Tab. 5.2) zeigt, dass die therapeutische Wirkung über **neuronale Mechanismen** erfolgt.

CGRP-Antagonisten hemmen nozizeptive Wirkungen von CGRP im trigeminovaskulären System. CGRP wird bei akuten Attacken von Migräne- oder Clusterkopfschmerz vermehrt in das Blut freigesetzt. Dieser Anstieg wird durch Triptane inhibiert. Umgekehrt löst die Infusion von CGRP bei Migränepatienten, jedoch nicht bei Personen ohne Migränekopfschmerzen, akute Anfälle aus. Dies war die rationale Grundlage für die Entwicklung von CGRP-Inhibitoren. Die therapeutischen **monoklonalen Antikörper Galcanezumab, Fremanezumab** und **Eptinezumab** binden an CGRP, **Erenumab** hemmt die CGRP-Wirkung durch Bindung am Rezeptor (Abb. 5.2). Sie sind für die **Prävention von Anfällen** sowohl bei episodischer als auch bei chronischer Migräne zugelassen und sehr gut verträglich. Es gibt derzeit noch keine Hinweise auf unerwünschte Wirkungen auf den Blutdruck oder für Vasokonstriktion. Die subcutan zu verabreichenden therapeutischen Antikörper sind für die Anfallstherapie ungeeignet. Hingegen sind orale **niedermolekulare CGRP-Rezeptor-Antagonisten (Gepante)** in den USA bereits zur Anfallstherapie zugelassen (➤ Tab. 5.4). Aufgrund noch beschränkter Langzeiterfahrungen mit Ditanen und Gepanten kommen für eine spezifische Anfallstherapie bei Fehlen von Kontraindikationen in erster Linie Triptane zum Einsatz.

5.4.2 Therapie von Migränekopfschmerzen

Neben **spezifischen Migränetherapeutika** kommen auch insbesondere **Nicht-Opioid-Analgetika** und **Antiemetika** zum Einsatz. Außerdem sind bei primären Kopfschmerzen nicht-pharmakologische Maßnahmen (wie z. B. körperliche Aktivität, Biofeedback) in einem therapeutischem Gesamtkonzept zu berücksichtigen. Einen Überblick über die Therapie der Migräne gibt Tabelle ➤ Tab. 5.5.

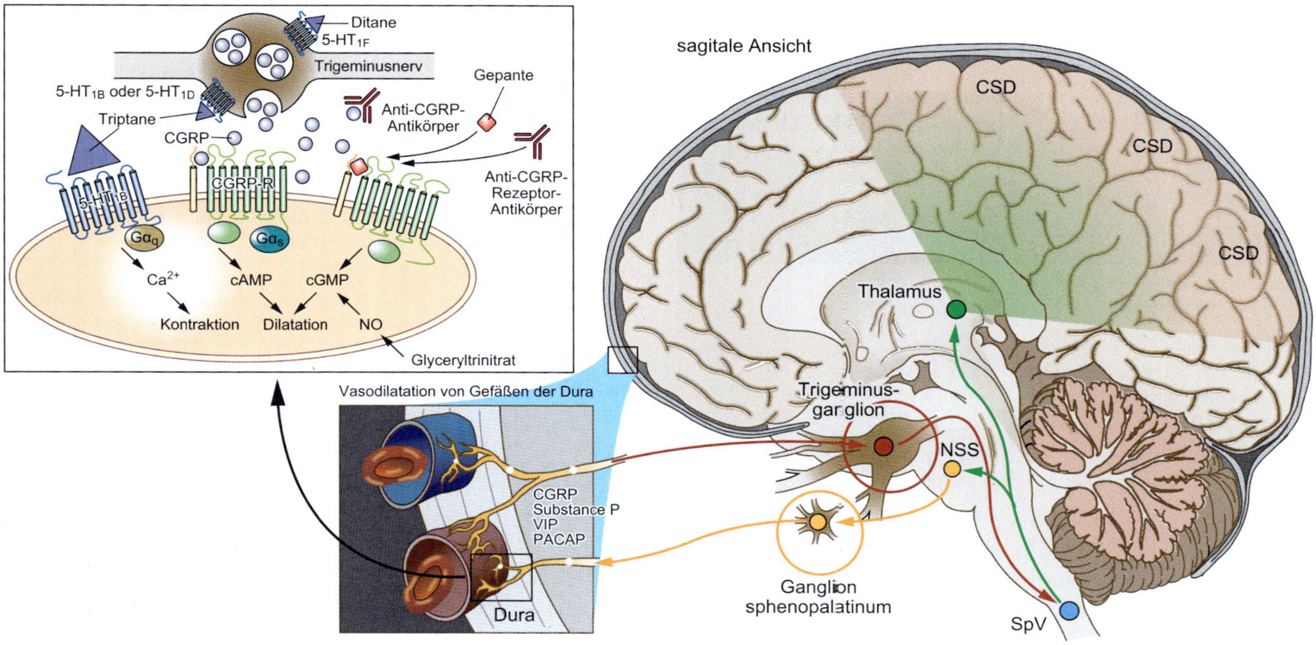

Abb. 5.2 Pathophysiologie der Migräneentstehung.
Migräne wird heute als komplexe Erkrankung des Gehirns angesehen, wobei eine Störung der Homöostase des **trigeminovaskulären Systems** eine zentrale Rolle spielt. Es umfasst den N. trigeminus und seine axonalen Projektionen zu intrakranialen Gefäßen und wird als das anatomische und physiologische Substrat der Entstehung und Wahrnehmung von Migränekopfschmerz angesehen. Die **peripheren Afferenzen** der Trigeminusneurone innervieren meningeale schmerzempfindliche Gefäße und leiten diese zentral über das Trigeminalganglion zum **spinalen Trigeminuskern (SpV)** des Hirnstamms. Schmerzsignale erreichen von dort höhere Zentren, einschließlich Hypothalamus, Thalamus und verschiedene Abschnitte des Cortex. Die elektrischen Entladungen der Trigeminusafferenzen setzen an den meningealen Nervenendigungen antidrom vasodilatatorisch wirksames **CGRP** und **Substanz P** frei. Vasodilatatorisches **Vasoactive Intestinal Polypeptide (VIP) und Pituitary Adenylate Cyclase-Activating Peptide (PACAP)** werden aus parasympathischen Fasern freigesetzt, die reflektorisch über den Trigeminuskern mit aktiviert werden. Vasodilatation und CGRP-Wirkungen (über cAMP vermittelte Signale) an afferenten Nervenfasern bewirken eine periphere **Sensitisierung** dieser Neurone, die durch die verstärkte Erregung auch eine Sensitisierung sekundärer (wie des spinalen Trigeminuskerns) und höherer Zentren (Thalamus) induzieren. Diese sich dadurch aufschaukelnde Aktivierung wird im Cortex als Migräneschmerz wahrgenommen. Durch die **Konvergenz mit Afferenzen** von extrakranialen Strukturen wird diese Überaktivität der trigeminovaskulären Neurone als oberflächlicher Kopfschmerz interpretiert. Ebenso erklärt dies die oft berichtete Überempfindlichkeit der Gesichtshaut gegenüber Berührung (Allodynie) und Schmerz (Hyperalgesie) im Anfall.
Der Mechanismus, der diese pathologische Aktivierung auslöst, ist noch unklar. Für periphere Mechanismen spricht die Tatsache, dass Infusion von CGRP (nur peripher an den meningealen Gefäßen wirksam) und Gabe von Glyzeroltrinitrat bei einem Großteil von Migränepatienten, jedoch nicht bei Gesunden typische Anfälle auslöst. Hier werden derzeit cAMP- und cGMP-abhängige Signalwege als wichtige Mediatoren angesehen. Umgekehrt gibt es gute Evidenz, dass primär eine **Überaktivität zentraler schmerzverarbeitender Strukturen** in der Folge auch Neurone im spinalen Trigeminuskern, das Trigeminusganglion und somit das periphere trigeminovaskuläre System aktivieren und durch periphere Vasodilatation und Mediatorfreisetzung sensitisieren. Dies wird durch **funktionelle Neuroimaging-Studien** belegt, die eine Aktivierung von Hirnstammzentren, des Hypothalamus und Thalamus nicht nur während der Schmerzphase, sondern bereits lange vor Schmerzbeginn nachweisen (Migränegenerator). Diese Aktivierung des Hypothalamus kann für die der Schmerzphase vorausgehende prodromale Symptomatik (Müdigkeit, Stimmungsschwankungen, Durst, Heißhunger) verantwortlich sein. Die Wirkung spezifischer Migränetherapeutika wird dadurch ebenso erklärbar: Triptane hemmen über präsynaptische $5HT_{1B}$-, $5\text{-}HT_{1D}$-Rezeptoren (Ditane über $5\text{-}HT_{1F}$) die CGRP-Freisetzung an den peripheren und zentralen trigeminalen Nervenendigungen und die Entladungen der Neurone. CGRP-Antagonisten blockieren die schmerzverstärkende Wirkung von CGRP. $5\text{-}HT_1$- und CGRP-Rezeptoren finden sich auch an zentralen Neuronen des Systems, also innerhalb der Blut-Hirn-Schranke. Ob diese auch an der therapeutischen Wirkung beteiligt sind, ist umstritten.
Die **neurologischen Aura-Symptome** werden durch eine sich langsam (2–6 mm/min) über kortikale Areale (z. B. die Sehrinde bei visueller Aura) ausbreitende Depolarisationswelle (**cortical spreading depression,** CSD) verantwortlich gemacht, die von reduzierter neuronaler Aktivität gefolgt wird. Auch diese ist Ausdruck der gestörten neuronalen Erregbarkeit bei Migränepatienten und gilt ebenfalls als möglicher Auslöser der Anfälle. Bei seltenen familiären Formen der Migräne führen z. B. Mutationen von Ionenkanälen zu gesteigerter neuronaler Aktivität und begünstigen CSD.
(SpV = spinaler Trigeminuskern; NSS = Nucleus salivatorius superior) (Schema modifiziert nach: Ashina M. N Engl J Med, 2020; 383: 1866–1876. Edvinsson L et al. Nat Rev Neurol, 2018; 338: 338–350. Goadsby J, Holland PR. Neurologic Clinics, 2019; 37: 651–671.)

Anfallstherapie

Als Akutmedikation für **leichtere Anfälle** stehen rasch wirksame Formulierungen von **Acetylsalicylsäure** und **NSAR** (z. B. Ibuprofen, Diclofenac) oder – wenn kontraindiziert – **Paracetamol** zur Verfügung. Opioide werden für die Therapie nicht empfohlen.

Triptane kommen bei **(mittel)starken Kopfschmerzen** zum Einsatz und bei Migräneattacken, die nicht auf Acetylsalicylsäure oder NSAR ansprechen. Sie wirken besser, wenn sie früh in der Migräneattacke oder bei noch leichten Kopfschmerzen eingenommen werden. Bei **Wiederkehr-Kopfschmerz** kann nach frühestens 2 Stunden eine weitere Dosis eingenommen werden (jedoch nur bei ausreichender Wirkung der ersten Dosis). Dem kann auch durch die

Tab. 5.4 Parenterale CGRP-Antagonisten zur Migräneprophylaxe (MMT = Anzahl von monatlichen Migränetagen; NNT = Number-Needed-to-Treat)

Wirkstoff	Erhaltungsdosis	Mittlere Reduktion MMT (Ausgangswert 89) bei episodischer Migräne	NNT (50 %-Responder)[3]
Erenumab[1]	70–140 mg s. c. monatlich	• Verum: -3,7 • Placebo: -1,8	4–5
Fremanezumab[1]	225 mg s. c. monatlich oder 675 mg s. c. alle 3 Monate	• Verum: -4 • Placebo: -2,6	
Galcanezumab[1, 2]	120 mg s. c. monatlich	• Verum: -4,3 • Placebo: -2,3	
Eptinezumab	100–300 mg i. v. alle 3 Monate	• Verum: -4,3 • Placebo: -3,2	

[1] Zulassung in Europa ab mindestens 4 Migränetagen pro Monat.
[2] Zulassung für Clusterkopfschmerz in USA.
[3] 50 %-Responder: Patienten mit episodischer Migräne mit mindestens 50 % Abnahme der MMT vom Ausgangswert (Phase-3-Studien).

initiale Kombination eines Triptans mit einem länger wirksamen NSAR (wie Naproxen) vorgebeugt werden. Bei nicht ausreichender Wirkung eines Triptans in mehreren vorangegangenen Attacken kann eine Therapie mit einem anderen Triptan versucht werden.

Subcutanes Sumatriptan (oder Dihydroergotamin i. v.) in Kombination mit Metoclopramid i. v. stellen Therapieoptionen bei sehr **schweren Anfällen** dar.

Die Antiemetika **Metoclopramid** oder **Domperidon** werden zur gezielten Behandlung bei Patienten eingesetzt, deren Anfälle von Übelkeit oder Erbrechen begleitet sind.

Anfallsprophylaxe

Die Indikation zu einer Anfallsprophylaxe ergibt sich u. a. bei hohem Leidensdruck mit Einschränkung der Lebensqualität und dem Risiko eines Medikamentenübergebrauchs. Ziel ist die Reduzierung von Häufigkeit (mindestens 50 %), Schwere und Dauer der Migräneattacken.

Am besten durch kontrollierte Studien belegt ist die prophylaktische Wirkung der β-Adrenozeptor-Antagonisten **Propranolol** und **Metoprolol** (➤ Kap. 4.6), der Antikonvulsiva **Valproinsäure** und **Topiramat** (➤ Kap. 11), des Antidepressivums **Amitriptylin** (➤ Kap. 14.2), des (unspezifischen) Kalziumantagonisten **Flunarizin** und von **CGRP-Antagonisten** (➤ Tab. 5.4). Die Auswahl erfolgt individualisiert und richtet sich auch nach bestehenden Komorbiditäten, Kontraindikationen und zu erwartenden unerwünschten Arzneimittelwirkungen. Die Antiepileptika Valproinsäure und Topiramat dürfen wegen ihrer teratogenen Eigenschaften bei Frauen im gebärfähigen Alter nur bei sicherer Empfängnisverhütung und entsprechender Aufklärung verordnet werden (➤ Kap. 11.3). CGRP-Antagonisten sind besser verträglich, aber die Langzeitsicherheit v. a. bei Patienten mit kardiovaskulären Vorerkrankungen, die in den Zulassungsstudien ausgeschlossen waren, ist noch weniger gut belegt.

Tab. 5.5 Arzneitherapie der Migräne (vgl. Diener H-C et al. S1-Leitlinie Therapie der Migräneattacke und Prophylaxe der Migräne. In: Deutsche Gesellschaft für Neurologie. Leitlinien für Diagnostik und Therapie in der Neurologie, 2018. Dodick DW. Migraine. Lancet, 2018; 391: 1315–1330.)

Anfallstherapie (Dosen pro Attacke)	• Gezielt begleitende Therapie von starker **Übelkeit/ Erbrechen:** – Metoclopramid[1] 10 mg oral1 oder rektal – Domperidon 10 mg oral • **Leichte Attacken:** Nicht-Opioid-Analgetika – Acetylsalicylsäure 1 g oder Ibuprofen 0,2–0,6 g oral – Alternativ: Paracetamol 1 g oral oder rektal, Metamizol 1 g oral • **(Mittel)schwere Attacken:** – Rasch wirksam: Sumatriptan 6 mg s. c., Zolmitriptan 5 mg nasal, Eletriptan 20–80 mg oral, Rizatriptan 5–10 mg oral – Mittelschnell wirksam: Sumatriptan 50/100 mg oral, Zolmitriptan 2,5/5 mg oral, Almotriptan 12,5 mg oral – Langsam wirksam, länger anhaltend: Frovatriptan 2,5 mg oral, Naratriptan 2,5 mg oral • **Notfall-Akutmedikation:** Acetylsalicylsäure 1 g i. v. oder Lysin-Acetylsalicylat 1 g i. v. und Metoclopramid[1] 10 mg i. v.
Prophylaxe	Einschleichend dosieren, maximale Wirksamkeit erst nach Monaten beurteilbar (Anfallstagebuch); Auswahl nach Leidensdruck, zu erwartenden UAW, Komorbiditäten, Kontraindikationen, Lebensumständen, Therapiekosten. Bevorzugt folgende Mittel mit guter Evidenz: • β-Rezeptor-Antagonisten: **Propranolol** 40–240 mg oder **Metoprolol** 50–200 mg oral • **Flunarizin** 5–10 mg oral • **Topiramat** 25–100 mg oral • **Valproinsäure** 500–1000 mg oral • **Amitriptylin** 50–75 mg oral • **CGRP-Antagonisten** s. c. (➤ Tab. 5.4) auch bei chronischer Migräne • **Onabotulinumtoxin A** (nur bei chronischer Migräne): 155–195 U i. m. alle 3 Monate

[1] Wichtige UAW: Extrapyramidal-motorische Störung durch Dopamin-D_2-Rezeptor-Blockade. Bei Domperidon sind diese Störungen seltener, da es hauptsächlich peripher wirksam ist (➤ Kap. 22.2.2). Metoclopramid hat eine geringe eigenständige Wirkung auf die Kopfschmerzen bei einer Migräneattacke.

Die unerwünschten Arzneimittelwirkungen der Prophylaktika sind an anderer Stelle beschrieben. **Flunarizin** wird zwar als unspezifischer Calcium-Antagonist angesehen, hat jedoch zahlreiche andere Rezeptorwirkungen und sein Wirkungsmechanismus ist daher unbekannt. Belegt sind jedoch seine unerwünschten Arzneimittelwirkungen, v. a. Gewichtszunahme, und speziell bei älteren Patienten kann es unter Flunarizin zu extrapyramidalen und depressiven Symptomen kommen.

Onabotulinumtoxin A (➤ Kap. 35.14) und **Topiramat** sind bei der Prophylaxe der chronischen Migräne (➤ Tab. 5.3) wirksam.

5.4.3 Therapie von Clusterkopfschmerz

Für die Therapie **akuter Attacken** sind rasch wirksame **Triptane** (Sumatripan s.c., Zolmitriptan als Nasenspray) geeignet. Dieses Ansprechen weist auf pathogenetische Gemeinsamkeiten dieser Erkrankung mit dem Migränekopfschmerz hin. Viele Patienten sprechen auf die Inhalation von 100 % **Sauerstoff** über Gesichtsmaske über 15–20 min an.

Zur **Anfallsprophylaxe** kommen zum Einsatz:

- **Verapamil:** 3–4 × 80 mg, zunächst steigern bis 480 mg/d, ggf. weiter steigern (EKG-Kontrolle)
- **Corticosteroide:** z. B. Prednisolon, mind. 1 mg/kg KG initial für 2–5 Tage, dann ausschleichen
- **Lithium:** 600–1500 mg/d (Serumspiegel 0,6–0,8 mmol/l)
- **Topiramat:** 100–200 mg/d, in Einzelfällen sind höhere Dosierungen nötig
- **CGRP-Antagonisten** (z. B. Galcanezumab): scheinen in höherer Dosierung ebenfalls wirksam zu sein und sind in den USA für diese Indikation bereits zugelassen

5.4.4 Therapie von Spannungskopfschmerz

Im Gegensatz zum Migränekopfschmerz sind die pathophysiologischen Mechanismen unklar. Triptane sind nur bei Spannungskopfschmerzen bei Migränepatienten wirksam.

Für die **Akutbehandlung** stehen hier **Analgetika,** wie Acetylsalizylsäure, Ibuprofen und Paracetamol, in den üblichen Dosierungen zur Verfügung.

Für die **Anfallsprophylaxe** ist die Evidenz aus klinischen Studien beschränkt und zum Teil widersprüchlich, am stärksten für trizyklische Antidepressiva, wie **Amitriyptilin.** Weniger gut untersuchte Alternativen sind die Antidepressiva **Mirtazapin** und **Venlafaxin** (➤ Kap. 14.2), das Antiepileptikum **Valproinsäure** und das Muskelrelaxans **Tizanidin** (➤ Kap. 14.2).

WEITERFÜHRENDE LITERATUR

Alexander SPH, Kelly E, Mathie A et al. CGTP Collaborators. The Concise Guide to PHARMACOLOGY 2019/20. Br J Pharmacol, 2019; 176: S1–S493.

Ashina M. Migraine. New England Journal of Medicine, 2020; 383 (19): 1866–1876.

Barnes NM, Sharp T. A review of central 5-HT receptors and their function. Neuropharmacology, 1999; 38: 1083–1152.

Baumgarten HG, Göthert M. Serotoninergic Neurons and 5-HT Receptors in the CNS. Handbook of Experimental Pharmacology. Berlin: Springer, 1997.

Cameron C, Shannon K, Shu-Ching H et al. Triptans in the Acute Treatment of Migraine: A Systematic Review and Network Meta-Analysis. Headache: The Journal of Head and Face Pain, 2015; 55: 221–235.

Edvinsson L, Haanes KA, Warfvinge K, Krause DN. CGRP as the Target of New Migraine Therapies – Successful Translation from Bench to Clinic. Nature Reviews Neurology, 2018; 14 (6): 338–350.

Feuerstein TJ. Presynaptic receptors for dopamine, histamine, and serotonin. In: Südhof T, Starke K. Pharmacology of Neurotransmitter Release. Handbook of Experimental Pharmacology. Vol. 184. Heidelberg: Springer, 2008: 289–338.

Fink KB, Göthert M. 5-HT receptor regulation of neurotransmitter release. Pharmacol Rev, 2007; 59: 360–417.

Goadsby PJ, Holland PR. Pathophysiology of Migraine. Neurologic Clinics, 2019; 37 (4): 651–671.

Hofmann A. LSD - mein Sorgenkind. Die Entdeckung einer "Wunderdroge". 10. Aufl. München: dtv, 2021.

Huang P-C, Yang F-C, Chang C-M, Yang C-P. Targeting the 5-HT1B/1D and 5-HT1F Receptors for Acute Migraine Treatment. In Progress in Brain Research, 2020; 255: 99–121.

Sharp T, Barnes NM. Central 5-HT Receptors and Their Function; Present and Future. Neuropharmacology, 2020; 177: 108155.

Sitte HH, Freissmuth M. Amphetamines, New Psychoactive Drugs and the Monoamine Transporter Cycle. Trends in Pharmacological Sciences, 2015; 36 (1): 41–50.

KAPITEL

6 Histaminerges System

Holger Stark

6.1 Einführung

Histamin ist ein weitverbreiteter Naturstoff und als chemisches Signal sowohl ein **Gewebshormon** als auch ein bedeutsamer Neurotransmitter. Histamin als **Neurotransmitter** ist einführend bei den „Grundlagen der Pharmakologie des Nervensystems" kurz dargestellt (> Kap. 2.3.5).

6.1.1 Geschichte

Kurz nach der erstmaligen Synthese von Histamin im Jahr 1907 entdeckte Sir Henry Dale, ein Pionier der Neurophysiologie und Neuropharmakologie, seine glattmuskelkontrahierende und blutdrucksenkende Wirkung. Gewonnen wurde Histamin damals aus Mutterkorn-Arten wie *Claviceps purpurea* (> Kap. 4.5). Erst 1927 wurde es im Lungen- und Lebergewebe nachgewiesen. Danach bekam es den Namen Histamin (griechisch ἱστός, Gewebe). Es kommt z. B. auch neben Acetylcholin als Abwehrstoff in der Brennnessel vor.

Seit den 1930er-Jahren wurden Hemmstoffe der Histaminwirkung entwickelt. Diese ersten sogenannten **Antihistaminika** waren bevorzugt Histamin-H_1-Rezeptor-Antagonisten, die nur einen Teil der Histaminwirkungen hemmten. Pharmakologische Untersuchungen von Sir James Black und seinen Mitarbeitern führten 1972 zur Charakterisierung eines zweiten Histaminrezeptor-Subtyps. Zahlreiche Antagonisten an H_1- und H_2-Rezeptoren entwickelten sich zu „Blockbustern"[1] der pharmazeutischen Industrie (Diphenhydramin, Cetirizin, Cimetidin, Ranitidin, Famotidin). Der 1983 von Jean-Charles Schwartz und seinen Mitarbeitern entdeckte H_3-Rezeptor war einer der letzten Rezeptoren, die in klassischen pharmakologischen Experimenten an Geweben mithilfe selektiver Liganden charakterisiert wurden. Nach der Klonierung des H_3-Rezeptors 1999 wurde im Folgejahr der H_4-Rezeptor über genetische Methoden von mehreren Gruppen gleichzeitig identifiziert. 2011 wurde erstmals ein H_1-Rezeptor im Komplex mit dem Antagonisten Doxepin kristallisiert und strukturell beschrieben.

[1] Medikament mit einem Jahresumsatz von mindestens 1 Milliarde US-Dollar.

6.1.2 Vorkommen, Biosynthese und Abbau von Histamin

Histamin kommt im menschlichen Körper ubiquitär vor, mit besonders hohen Konzentrationen in Lunge, Haut und Gastrointestinaltrakt. Es entsteht durch Decarboxylierung der semi-essenziellen Aminosäure L-Histidin mittels Histidindecarboxylase.

Gespeichert wird es bevorzugt in Mastzellen **(Gewebsmastzellen),** daneben aber auch im Blut, in **basophilen Leukozyten** und in Thrombozyten. Beim Menschen ist der Histamingehalt in den Gewebsmastzellen etwa 20-mal höher als in basophilen Leukozyten. In den Thrombozyten sind die Histaminmengen im Vergleich zu denen von Serotonin (> Kap. 5) gering. Histamin wird innerhalb der Zellen **in Vesikeln (Granula) gespeichert.** Dort ist das dibasische Histamin über ein Protein an das sulfonsaure Proteoglycan **Heparin** ionisch gebunden. In der Magenschleimhaut wird Histamin nicht nur in Mastzellen, sondern auch in **enterochromaffinähnlichen Zellen** gespeichert (> Kap. 22.1.1).

Dank der basophilen Leukozyten und der Thrombozyten ist der Histamingehalt im Blut wesentlich höher als im Blutplasma. Im Plasma beträgt er normalerweise bis zu 1 ng/ml (zum Vergleich: Noradrenalin etwa 0,2 ng/ml). Eine Erhöhung führt in Abhängigkeit von der Konzentration zu pathophysiologischen Wirkungen (1–2 ng/ml Magensaftsekretion ↑, 3–5 ng/ml Herzfrequenzzunahme, 7–12 ng/ml Bronchospasmus). Im anaphylaktischen Schock kann der Histaminspiegel im Plasma auf mehr als das 100-Fache der Norm ansteigen (Herzstillstand).

Im **ZNS** ist Histamin der **Transmitter spezifischer histaminerger Neurone** (➤ Kap. 2.3.5). Deren Zellkörper liegen im Hypothalamus. Die Axone projizieren in zahlreiche Hirngebiete. Doch kommen auch im Gehirn Gewebsmastzellen vor.

Biosynthese und Abbau des Histamins sind in ➤ Abb. 6.1 gezeigt. Der Abbau wird im ZNS bevorzugt durch **Methylierung des Stickstoffs in Position 1 des Imidazolrings** (Histamin-N-Methyltransferase, ➤ Kap. 1.4.4), in der Peripherie durch **oxidative Desaminierung** (Diaminoxidase, ➤ Kap. 1.4.4) eingeleitet.

Die Ausscheidung von Histamin oder besser seinen Metaboliten im Urin kann ein Hinweis auf die Beteiligung von Histamin an pathophysiologischen Prozessen sein. Eine Zunahme wurde bei akuten allergischen Erkrankungen (Urtikaria), bei einer pathologischen Mastzellvermehrung in der Haut (Urticaria pigmentosa), bei systemischer Mastozytose, beim Karzinoidsyndrom und nach ausgedehnten Verbrennungen der Haut beobachtet.

6.1.3 Rezeptoren

Histamin wirkt über **vier membranständige Rezeptoren, H_1, H_2, H_3** und **H_4**. Wie Histamin selbst sind sie im Körper ubiquitär (➤ Tab. 6.1). Es sind G-Protein-gekoppelte Rezeptoren der Klasse A (rhodopsinähnlich) mit sieben transmembranären Domänen. Wie bei zahlreichen Aminrezeptoren (➤ Abb. 2.6) sind homo- und heteromere oligomere Strukturen wahrscheinlich. Die G-Proteine und Transduktionsmechanismen sind in ➤ Tab. 6.1 aufgeführt; die Tabelle gibt auch eine Übersicht über die von den vier Histaminrezeptoren vermittelten Wirkungen beim Menschen.

6.2 Pharmakologie der Histaminfreisetzung

Neuronales Histamin wird freigesetzt wie andere Neurotransmitter (➤ Kap. 2.2.2). In diesem Abschnitt wird die Freisetzung von Histamin bei der **Aktivierung von Gewebsmastzellen und basophilen Leukozyten** behandelt. Die beiden Zelltypen unterscheiden sich in ihrem Ansprechen auf Histamin freisetzende Reize und auf Inhibitoren der Freisetzung. Außerdem werden aus Gewebsmastzellen zusätzlich zum Histamin erheblich mehr Mediatoren (Arachidonsäurederivate, Kinine, Zytokine) freigesetzt als aus basophilen Leukozyten. In allen Fällen ist die Freisetzung exozytotisch. Nach Exozytose wird Histamin aus dem ionischen Komplex durch einen Austausch mit extrazellulären Kationen herausgelöst.

Inwieweit Antihistaminika die Folgen einer Mastzellaktivierung etwa bei Allergie unterdrücken, hängt davon ab, in welchem Ausmaß neben Histamin noch andere Mediatoren an den Symptomen beteiligt sind.

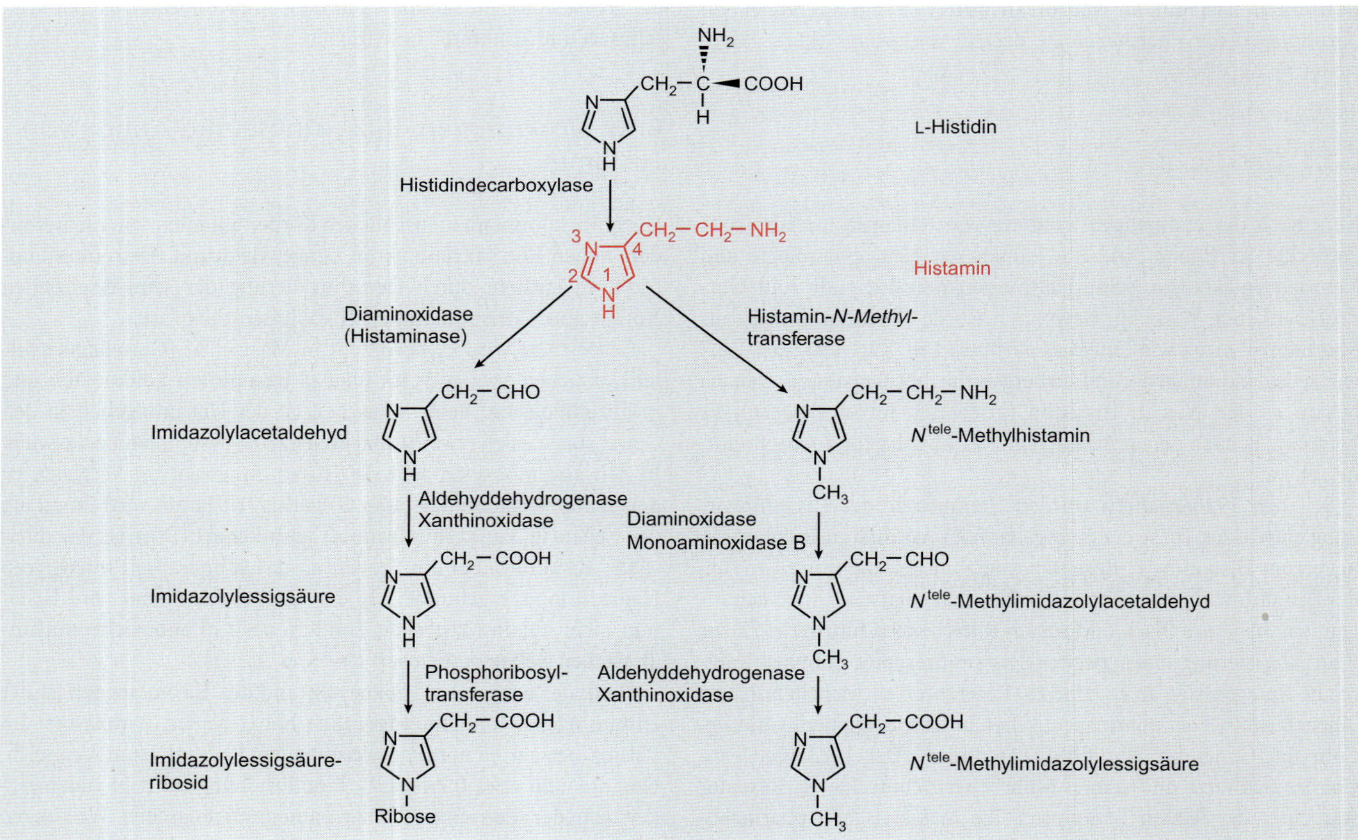

Abb. 6.1 Biosynthese und Abbau von Histamin.

Tab. 6.1 Lokalisation der Histaminrezeptor-Subtypen und rezeptorsubtyp-spezifische Wirkungen von Histamin

H_1	H_2	H_3	H_4
Ubiquitär (besonders Lunge, ZNS, Blutgefäße)	Ubiquitär (besonders Magen, Herz, ZNS)	Neurone (ZNS, peripheres Nervensystem)	Knochengewebe, hämatopoetische Zellen
$G_{q/11}$-Protein	G_s-Protein	$G_{i/o}$-Protein	$G_{i/o}$-Protein
Phospholipase C ↑, Ca^{2+} ↑	Adenylylcyclase ↑	Adenylylcyclase ↓	Adenylylcyclase ↓
• NO-Freisetzung aus Endothel mit Gefäßdilatation • Adrenalinfreisetzung aus dem Nebennierenmark	• Histaminfreisetzung aus Mastzellen ↓ • Bildung reaktiver Sauerstoffspezies in Zellen der myeloiden Reihe[1] ↓	• Histaminbildung und -freisetzung im Gehirn ↓ (H_3-Autorezeptoren) • Noradrenalinfreisetzung im Gehirn ↓ (H_3-Heterorezeptoren) • Mediatorfreisetzung aus parakrinen Zellen ↓ (Somatostatin im Magen)	• Interleukin-16-Freisetzung aus T-Lymphozyten
• Gefäßkonstriktion (Arterien und Venen) • Endothelzell-Kontraktion mit Permeabilitätserhöhung des Endothels • Darmkontraktion • Bronchialkonstriktion • Auslösung der Weckreaktion und Wachzustand (Alarmzustand) ↑ • Essverhalten • Erbrechen	• Magensaftsekretion • Magensäuresekretion • Gefäßdilatation (Arteriolen und Venolen) • Tachykardie • Kontraktilität am Herzmuskel ↑	• Schlaf-wach-Zustand • Aufmerksamkeit, Kognition • Essverhalten	• Chemotaktische Wirkung auf Mastzellen und Eosinophile • Interleukin- und Interferonmodulation • Gleichgewicht von TH1- hin zu TH2-Zellen verlagert

[1] Dazu gehören ebenso die bei akuter myeloischer Leukämie vermehrten Tumorzellen. Nicht betroffen sind die Zellen der lymphatischen Reihe, z. B. T-Lymphozyten und natürliche Killerzellen (NK-Zellen).

Im ZNS beeinflusst freigesetztes Histamin über eine allosterische Bindungsstelle NMDA-Glutamatrezeptoren (➤ Kap. 2.3.6).

6.2.1 Freisetzung bei Allergie

Es gibt **mehrere Formen der Allergie,** bei denen es zu einer Mastzellaktivierung und Histaminfreisetzung kommt. Die wichtigste ist die Allergie vom **Typ I** (Symptome: anaphylaktischer Schock, Urtikaria, Larynxödem, Asthma, Rhinitis, Konjunktivitis). Um eine Histaminfreisetzung in Gang zu setzen, müssen die an die Fcε-Rezeptoren der Mastzellen gebundenen IgE-Moleküle brückenartig durch das (bivalente) Antigen verbunden werden (➤ Kap. 16.2). Die Signaltransduktion von den Fcε-Rezeptoren zur Exozytose beginnt mit Tyrosinphosphorylierung des Rezeptors selbst und anderer Proteine. Neben dem Histamin, das maßgeblich für die Sofortreaktion mit Juckreiz und Quaddelbildung verantwortlich ist, werden zahlreiche weitere Entzündungsmediatoren aus der Mastzelle freigesetzt.

Bei anderen Allergieformen sowie beim Endotoxinschock, bei Verbrennungen und bei Entzündungen kommt es ebenfalls – v. a. in der Frühphase – zur Mastzellaktivierung und Histaminfreisetzung. Hier geschieht die Aktivierung durch Spaltprodukte des Komplements (insbesondere C3a und C5a = Anaphylatoxine; ➤ Kap. 16.4.1) und basische Inhaltsstoffe aus zerfallenden Leukozyten. Der Mechanismus entspricht dem anderer basischer Histaminliberatoren.

6.2.2 Freisetzung durch Histaminliberatoren

Nicht nur Anaphylatoxine, sondern auch andere basische Stoffe aktivieren Gewebsmastzellen und setzen dabei Histamin frei. Zu den **basischen Histaminliberatoren** gehören einige **Bienen- und Wespengifte** sowie **Arzneistoffe** (➤ Tab. 6.2). Der Wirkmechanismus ist anders als bei der IgE-vermittelten Reaktion: Die basischen Liberatoren aktivieren auf ungeklärte Weise in der Mastzellmembran das G-Protein G_i. Die βγ-Untereinheit aktiviert Phospholipase C (➤ Abb. 1.15), und von ihr führt die Signaltransduktion zur Exozytose. Die Freisetzung durch basische Histaminliberatoren verläuft explosionsartig. Sie ist besonders ausgeprägt bei einer intravenösen Bolusinjektion z. B. von Opioid-Analgetika (mit Ausnahme von Pethidin und Fentanyl ➤ Kap. 7.3) und kann sich in Blutdruckabfall, einem Asthmaanfall und krampfartigen Bauchschmerzen äußern.

Praktisch spielt die Histaminfreisetzung durch basische Sekretagoga nur bei wenigen Arzneistoffen eine Rolle. Besonders stark ausgeprägt war sie beim (+)-Tubocurarin, das nicht mehr verwendet wird. Bei anderen Muskelrelaxantien ist sie geringer ➤ Tab. 3.3.

Anders als die in ➤ Tab. 6.2 aufgeführten Substanzen führen iodhaltige **Röntgenkontrastmittel** nicht direkt, sondern durch **Komplementaktivierung und Anaphylatoxinbildung** zur Freisetzung von Histamin aus Mastzellen. Es kann zu bedrohlichen Zwischenfällen kommen. Bei ionischen Kontrastmitteln (z. B. Amidotrizoesäure) ist eher mit einer Histaminfreisetzung zu rechnen als bei nichtionischen. Ein negatives Ergebnis eines intracutanen Vortests schließt bedrohliche Zwischenfälle nicht mit Sicherheit aus. Auch intravenös verabreichtes Thiopental sowie Cremophor®, das bei schlecht löslichen Arzneistoffen als Lösungsvermittler verwendet wird, können durch Komplementaktivierung und Anaphylatoxinbildung zur Histaminfreisetzung aus Mastzellen führen. Ein Schutz gegen histaminbedingte unerwünschte Arzneimittelwirkungen lässt sich in vielen Fällen durch Vorbehandlung mit H_1- und H_2-Antagonisten erreichen.

6.2.3 Modulation der Mastzellaktivierung

Außer der Wirkung von bereits freigesetztem Histamin kann auch dessen Freisetzung selbst therapeutisch beeinflusst werden.

Die Mastzelldegranulationshemmer oder Mastzellstabilisatoren **Cromoglicinsäure, Nedocromil** und **Lodoxamid** hemmen die Freisetzung. Als Mechanismus wird eine Hemmung von Chloridkanälen diskutiert. Cromoglicinsäure hemmt auch Wirkungen des plättchenaktivierenden Faktors (PAF; ➤ Kap. 15.8).

Die drei Stoffe bilden hochpolare Salze (➤ Abb. 6.2), werden über die Schleimhäute praktisch nicht resorbiert und besitzen so gut wie keine systemischen unerwünschten Arzneimittelwirkungen. Sie werden zur **Prophylaxe** und Behandlung von allergischer Konjunktivitis und allergischer Rhinitis lokal appliziert (➤ Kap. 16.2.4), bei allergischem Asthma sind sie eher historische Therapieoptionen (➤ Kap. 4.8.2). Nedocromil und Lodoxamid sind nur in Form von Augentropfen verfügbar. Schlechter Geschmack, Reizung der Rachenschleimhaut, Hustenreiz und reflektorische Bronchokonstriktion sind mögliche lokale unerwünschte Arzneimittelwirkungen. Wegen des verzögerten Wirkungseintritts ist ein frühzeitiger Therapiebeginn, wegen der kurzen Verweilzeit und damit Wirkdauer sind häufige Applikationen notwendig (4-mal täglich).

Auch andere beim allergischen Asthma eingesetzte Pharmaka-Gruppen hemmen die Freisetzung von Histamin und anderen Mediatoren aus den Mastzellen: β_2-Adrenozeptor-Agonisten (z. B. Salbutamol) und Theophyllin (➤ Kap. 4.8.2). Dieser Effekt beruht auf einer Erhöhung des cAMP-Spiegels.

Tab. 6.2 Histaminfreisetzung durch basische Histaminliberatoren

Körpereigene Substanzen		• Anaphylatoxine • Bradykinin • Substanz P
Bienen- und Wespengifte		• Mastzelldegranulierendes Peptid • Mastoparan
Pharmaka	Muskelrelaxantien	• Alcuronium • Mivacurium
	Analgetika	• Morphin • Codein • Pethidin
	Chemotherapeutika	Chloroquin

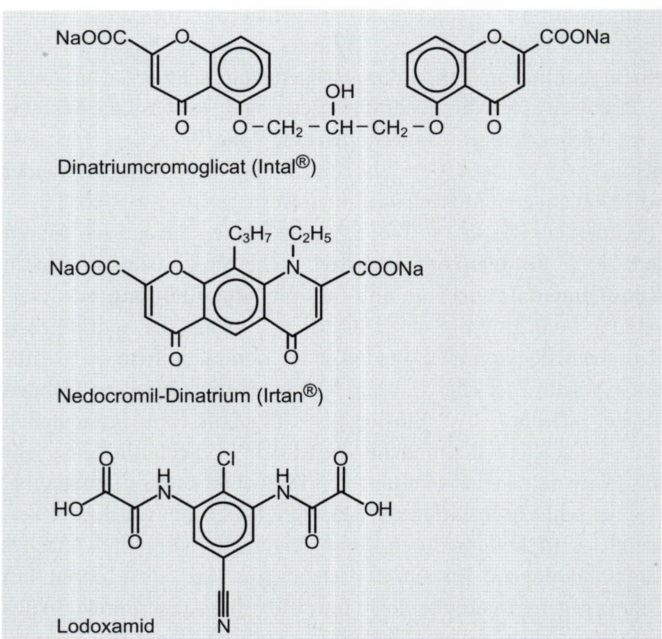

Abb. 6.2 Dinatriumsalze von Cromoglicinsäure, Nedocromil und Lodoxamid.

6.3 Histaminrezeptor-Agonisten

Histamin selbst wird zuweilen klinisch benutzt (s. Kasten). Kenntnisse seiner Pharmakodynamik sind für das Verständnis der Wirkung der Histaminrezeptor-Antagonisten unerlässlich.

Der kombinierte H_1-Rezeptor-Agonist/partielle H_3-Rezeptor-Antagonist **Betahistin** (Betaserc®) ist bei Morbus Menière mit moderaten Effekten am Vestibularsystem im Einsatz (➤ Abb. 6.3). Im Folgenden werden hauptsächlich Effekte beschrieben, die (patho)physiologisch bedeutsam sind.

ZUR VERTIEFUNG

Histamin als Arzneistoff

Histamin wurde früher (und wird in manchen Ländern immer noch) als Diagnostikum zur Testung der **Säuresekretionsleistung des Magens** eingesetzt. Es dient auch als Positivkontrolle zur Untersuchung der Hautreagibilität bei der **allergologischen Hauttestung** (Prick-Test). Eine oberflächliche Applikation in die Haut führt zu Schwellung, Rötung und Jucken (Pruritus), eine Applikation in tiefere Gewebeschichten ruft Schmerzen hervor.

Eine therapeutische Indikation ist der Einsatz, zusammen mit Interleukin-2, bei **akuter myeloischer Leukämie**. Beide Arzneistoffe werden subcutan verabreicht. Interleukin-2 (Aldesleukin; Proleukin® S) aktiviert T-Zellen und natürliche Killer(NK)-Zellen, die eine antileukämische Wirkung besitzen. Diese antileukämische Wirksamkeit wird durch reaktive Sauerstoffspezies aus den Leukämiezellen der myeloiden Reihe blockiert. Histamin (Ceplene®) hemmt über Stimulation von H_2-Rezeptoren die Bildung reaktiver Sauerstoffspezies (➤ Tab. 6.1). So wird die Wirkung von Interleukin-2 verbessert oder erst ermöglicht. Eine weitere H_4-Rezeptor-vermittelte Beeinflussung kann nicht ausgeschlossen werden.

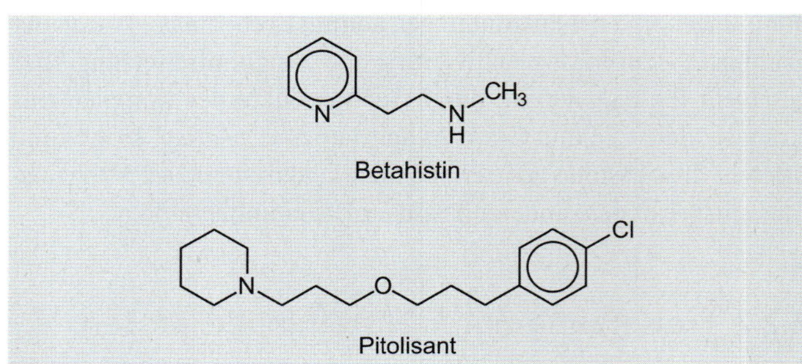

Abb. 6.3 Substanzen mit H_3-Rezeptor-Affinität für Morbus Menière bzw. Narkolepsie.

6.3.1 Herz und Kreislauf

Nach intravenöser Histamininjektion sinkt aufgrund der im Vordergrund stehenden **Vasodilatation** der Blutdruck (➤ Tab. 6.1). Die Vasodilatation wird auch für den typischen Histaminkopfschmerz verantwortlich gemacht und äußert sich im Bereich des Gesichts und der oberen Körperhälfte als Rötung. Sie beruht wesentlich auf der Freisetzung von NO aus dem Endothel (H_1-Wirkung) und hängt somit von dessen Intaktheit ab. Bei Endothelschädigung (Atherosklerose) kann die gefäßerweiternde Wirkung von einer ebenfalls H_1-Rezeptor-vermittelten konstriktorischen Wirkungskomponente mit nachteiligen Folgen für die Gewebsdurchblutung (z. B. im Koronarbereich) überlagert sein.

Die **Zunahme der Herzfrequenz nach blutdrucksenkenden Histamingaben** ist ebenso wie das Auftreten von Rhythmusstörungen hauptsächlich auf einen reflektorischen Anstieg der Sympathikusaktivität zurückzuführen. Histamin besitzt aber auch eine direkte positiv chronotrope und inotrope Wirkung. Sie wird durch kardiale H_2-Rezeptoren vermittelt (➤ Tab. 6.1).

Da Histamin aus den chromaffinen Zellen des Nebennierenmarks Catecholamine freisetzt (H_1-Effekt), kommen zu den direkten Kreislaufwirkungen des Histamins noch die Wirkungen der Catecholamine (➤ Kap. 4.2) hinzu.

Bei intracutaner Gabe von Histamin im Rahmen einer Allergietestung kommt es zu einer Trias von Symptomen **(triple response),** bestehend aus

1. einer punktförmigen, sofort auftretenden Rötung,
2. einem nach einer Latenz von 30–45 Sekunden um die Einstichstelle auftretenden Flush (reflektorisches, flüchtiges, unregelmäßig begrenztes Erythem vor der Quaddelbildung) und
3. einer Quaddelbildung als Folge einer Erhöhung der Gefäßpermeabilität.

An der Haut werden diese Symptome auch durch Brennnesseln oder Insektenstiche hervorgerufen, denn Brennnesselhaare und Insektengifte enthalten Histamin oder setzen es frei (➤ Tab. 6.2).

Die **erhöhte Gefäßpermeabilität** beruht v. a. auf einer elektronenoptisch sichtbaren Verbreiterung der Spalten zwischen den Endothelzellen. Diese Öffnung der Gefäßporen wird auf eine Kontraktion der Endothelzellen zurückgeführt, die vergleichbar ist mit der Kontraktion glatter Muskeln.

6.3.2 Glatte Muskulatur

Histamin löst in verschiedenen Organen eine **Kontraktion glatter Muskeln** aus. Besonders empfindlich reagieren der **Darm** und die **Bronchien.** Die Bronchialmuskulatur von Asthmatikern reagiert erheblich empfindlicher als die von Gesunden. Histamin kann auch zu Schmerzen bei der Regelblutung (Dysmenorrhö) führen. Hierbei sind zwei H_1-Rezeptor-vermittelte Mechanismen beteiligt. Erstens kontrahiert Histamin den **Uterus** direkt. Zweitens stimuliert es die Bildung von Estrogenen in den Granulosazellen der Ovarien; die Estrogene steigern dann die Bildung von Prostaglandin $F_{2\alpha}$, das seinerseits den Uterus kontrahiert (➤ Kap. 15.4).

6.3.3 Magensaftsekretion

Histamin steigert über H_2-Rezeptoren an den Parietalzellen die Sekretion von Säure und Pepsin. Die Wirkung tritt bereits bei Dosen auf, die noch nicht zu Kreislaufsymptomen führen. Histamin spielt – neben Gastrin und Acetylcholin – für die physiologische Regulation der Magensaftsekretion eine entscheidende Rolle. Daraus ergibt sich die – heute durch die Protonenpumpeninhibitoren eingeschränkte – Bedeutung der H_2-Rezeptor-Antagonisten für die symptomatische Therapie der Ulkuskrankheit (➤ Kap. 22.1.3).

6.3.4 Nasen-Rachen-Raum und Konjunktiven

Niesen und Juckreiz im Bereich der Schleimhäute von Nase, Rachen und Konjunktiva bei Allergien sind Symptome, die hauptsächlich durch freigesetztes Histamin ausgelöst werden, und zwar über H_1-Rezeptoren. Im Gegensatz hierzu werden die Verstopfung der Nase und die verstärkte Sekretion weniger durch Histamin als durch Leukotriene und Prostaglandine hervorgerufen.

6.4 Histaminrezeptor-Antagonisten

6.4.1 H_2-, H_3- und H_4-Rezeptor-Antagonisten

Große klinische Bedeutung haben bisher nur die H_1- und H_2-Rezeptor-Antagonisten. In diesem Kapitel werden die H_1-Rezeptor-Antagonisten, die klassischen Antihistaminika, besprochen. Sie sind hauptsächlich zur Behandlung von Konjunktivitis, Rhinitis und Urtikaria infolge Histaminfreisetzung in der Peripherie sowie von Schlafstörungen und Kinetosen geeignet.

Die **H_2-Rezeptor-Antagonisten** werden wegen ihres Einsatzes bei Magenerkrankungen in ➤ Kap. 22.1.2 abgehandelt. Dem **H_3-Rezeptor-Ligand Pitolisant** (Wakix®; ➤ Abb. 6.3) wurde 2016 als „orphan drug" von der European Medicines Agency (EMA, ➤ Kap. 1.7) für die Indikation Narkolepsie (➤ Kap. 14.1.1) und 2021 als Indikationserweiterung bei obstruktiver Schlafapnoe (Ozawade®) die Marktzulassung erteilt. Klinische Studien zum Einsatz gegen eine erhöhte Tagesschläfrigkeit bei Parkinsonpatienten befinden sich in einem späten Stadium. **Antagonisten am Histamin-H_4-Rezeptor** werden als Mittel gegen allergische Spätreaktionen und bei Pruritus entwickelt.

Alle Histaminrezeptoren, besonders H_3 und H_4, befinden sich auch in Abwesenheit eines Agonisten zum Teil im aktiven Zustand. Antagonisten, die das Gleichgewicht vom aktiven zum inaktiven Zustand unverändert lassen und dabei die Aktivierungsbindung hemmen, nennt man **neutrale Antagonisten.** Antagonisten dagegen, die das Gleichgewicht zum inaktiven Zustand verschieben, wirken als **inverse Agonisten** (➤ Kap. 1.2.2). Pitolisant ist nach neuen Untersuchungen ein inverser Agonist am H_3-Rezeptor.

6.4.2 H_1-Rezeptor-Antagonisten

➤ Abb. 6.4 zeigt ausgewählte H_1-Rezeptor-Antagonisten, ➤ Tab. 6.3 fasst einige Eigenschaften und Verwendungszwecke zusammen.

Die H_1-Rezeptor-Antagonisten besitzen sehr unterschiedliche Strukturen, doch ist meist eine lipophile aromatische Gruppe über einen Linker mit einem basischen Amin verknüpft (➤ Abb. 6.4).

Die Antagonisten blockieren H_1-Rezeptor-vermittelte Effekte. Wirkungen an anderen Histaminrezeptor-Subtypen sind meist wenig ausgeprägt. Zahlreiche ältere H_1-Rezeptor-Antagonisten haben aber neben der H_1-antagonistischen auch anticholinerge, antiadrenerge und 5-HT-Rezeptor-antagonistische Wirkungen. Die **konstriktorische Wirkung** von Histamin an der **glatten Muskulatur der Bronchien und des Darms** wird ebenso **unterdrückt** wie die **permeabilitätserhöhende Wirkung.** Die Histaminwirkungen auf den **Kreislauf** werden dagegen **nur partiell gehemmt,** da hieran auch H_2-Effekte beteiligt sind (➤ Tab. 6.1). Da die Bronchokonstriktion bei Asthma bronchiale nur zu einem kleinen Teil durch Histamin, hauptsächlich aber durch andere Mediatoren wie Leukotriene verursacht wird, sind die H_1-Antihistaminika hier fast immer wenig wirksam, obwohl sie die Bronchokonstriktion durch Histamin unterdrücken.

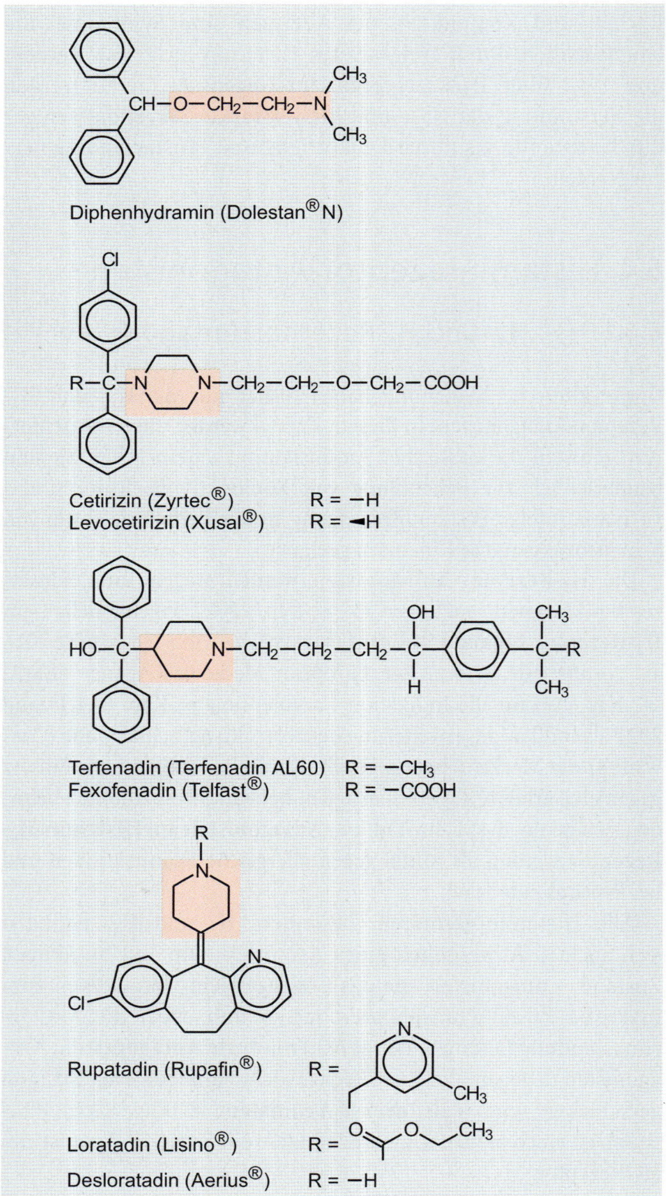

Abb. 6.4 H_1-Rezeptor-Antagonisten

Die H_1-Antihistaminika unterscheiden sich in ihrer Penetrationsfähigkeit ins **Gehirn** und damit in der Möglichkeit der Blockade der dort vorhandenen H_1-Rezeptoren. Stoffe der **1. Generation,** z. B. Clemastin* und Diphenhydramin* (➤ Tab. 6.3), permeieren die Blut-Hirn-Schranke und wirken deshalb u. a. **sedierend** – eine Eigenschaft, die für die ambulante antiallergische Therapie nachteilig ist. Die zentral dämpfende Wirkung ist bei einigen so stark, dass sie therapeutisch genutzt wird: Doxylamin und Diphenhydramin sind rezeptfrei erhältliche Hypnotika (➤ Kap. 10.2).

H_1-Rezeptoren kommen auch im Brechzentrum vor. Sie sind an der Auslösung des Brechreflexes beteiligt (➤ Tab. 6.1). Daher sind Diphenhydramin und Dimenhydrinat brauchbare **Antiemetika,** v. a. bei Kinetosen (➤ Kap. 22.5.2). Für Doxylamin, einen weiteren H_1-Rezeptor-Antagonisten der 1. Generation, liegen relativ sichere Langzeiterfahrungen als Antiemetikum in Schwangerschaft und Stillzeit vor. Doxylamin (in Kombination mit Pyridoxin [Vitamin B_6]) gilt deshalb als Mittel der 1. Wahl bei Übelkeit und Erbrechen in Schwangerschaft und Stillzeit. Daneben verändert eine längere Blockade von zentralen H_1-Rezeptoren das Essverhalten, was zu einer moderaten Gewichtszunahme führen kann.

Die H_1-Antihistaminika der **2. Generation,** z. B. Cetirizin*, (➤ Tab. 6.3) unterscheiden sich von ihren Vorgängern durch minimale H_1-vermittelte zentral sedierende Eigenschaften und minimale Effekte an anderen Rezeptoren. Trotzdem werden für Schwangere aufgrund der langen Erfahrungen noch die Vertreter der 1. Generation vorgezogen.

Pharmakokinetik

Hier soll auf einige pharmakokinetische Tatsachen hingewiesen werden, die für die Anwendung von praktischer Bedeutung sind.

Cetirizin, Levocetirizin und Promethazin werden renal eliminiert, sodass Niereninsuffizienz eine Kontraindikation darstellt.

Einige lipophile H_1-Antihistaminika, nämlich Azelastin, Levocabastin und Olopatadin, dringen gut in die Schleimhäute der Augen und der Luftwege ein, daher ist eine topische Applikation vorteilhaft (➤ Tab. 6.3). So werden systemische unerwünschte Arzneimittelwirkungen reduziert. Der Teilchencharakter der Inhalte kann zur Bronchienreizung führen.

Die Antihistaminika permeieren die Blut-Hirn-Schranke in sehr unterschiedlichem Ausmaß. Als Ursachen der geringen Penetrationsfähigkeit der H_1-Antihistaminika der 2. Generation ins ZNS werden verschiedene Mechanismen genannt, etwa die hohe Plasmaeiweißbindung einiger Substanzen oder eine erhöhte Hydrophilie. Fexofenadin ist Substrat des P-Glykoproteins (ABC-Transporter, ➤ Kap. 1.4.5), das den Fremdstoff rasch aus dem Gehirn entfernt.

Tab. 6.3 Eigenschaften einiger H_1-Rezeptor-Antagonisten

	Generation	HWZ (h)	Sedierung	Applikationsweise	Verwendung als		
					Antiallergikum	Hypnotikum	Antiemetikum
Doxylamin (Sedaplus®)	1.	8–10	+	Oral		+	+ (meist in Kombination mit Vitamin B_6 als Cariban®)
Diphenhydramin[1,2]	1.	4–6	+	Oral, rektal		Dolestan®	Vomex A®[1]
Dimetinden (Fenistil®)	1.	5–7	+	Oral, i. v., topisch	+		
Clemastin (Tavegil®)	1.	10–12	+	Oral, i. v. [2]	+		
Cetirizin (Zyrtec®)	2.	8	(+)	Oral	+		
Levocetirizin (Xusal®)	2.	8	0	Oral	+		
Rupatadin (Urtimed®)	2.	6–9 (ca. 27[3])	0	Oral	+		
Loratadin (Loraderm®)	2.	12 m (ca. 27[3])	0	Ora	+		
Desloratadin (Aerius®)	2.	27	0	Oral	+		
Fexofenadin (Telfast®)	2.	11–15	0	Oral	+		
Azelastin (Allergodil®)	2.	17–28 (50–56[3])	(+)	Oral	+		
			0	Nasenspray, Augentropfen	+		
Levocabastin (Livocab®)	2.	35–40	0	Nasenspray, Augentropfen	+		
Olopatadin (Opatanol®)	2.	8–12	0	Augentropfen	+		
Ebastin (Ebastel®)	2.	(15–19[3])	(+)	Oral	+ (Urtikaria)		

[1] Zur Kompensation der sedierenden Wirkung wird Diphenhydramin auch in Kombination (1 : 1) mit dem zentral stimulierend wirkenden 8-Chlortheophyllin angeboten (Dimenhydrinat, Vomex A®; auch als Lösung für i. m.- und i. v.-Injektion verfügbar).
[2] Bei Anaphylaxie in der Notfallmedizin (Erwachsene: 2 mg i. v., Kinder: 0,03 mg/kgKG i. v.). Cave: Herzrhythmus.
[3] HWZ (h) des Metaboliten, der ebenfalls wirksam ist.

Einige neuere H_1-Antihistaminika werden langsamer eliminiert als die älteren Vertreter (➤ Tab. 6.3) und brauchen deshalb nur einmal täglich eingenommen zu werden.

Einige H_1-Antihistaminika (z. B. Rupatadin, Loratadin, Ebastin) werden zu aktiven Metaboliten umgewandelt, die ihrerseits H_1-Rezeptoren blockieren und an der Wirkung der Ausgangssubstanz beteiligt sind (➤ Abb. 6.4). Der aktive Metabolit von Rupatadin und Loratadin (Desloratadin) wurde seinerseits als Arzneistoff eingeführt (➤ Abb. 6.4, ➤ Tab. 6.3).

Indikationen

Das Hauptindikationsgebiet sind **allergische Erkrankungen** wie Urtikaria, allergische Konjunktivitis und Rhinitis. Da hier auch andere therapeutische Maßnahmen eine wesentliche Rolle spielen, wird die Behandlung in ➤ Kap. 16.2.4 ausführlicher besprochen.

Prophylaktisch werden H_1-Antihistaminika eingesetzt, um **unerwünschte Arzneimittelwirkungen von Medikamenten,** die **durch eine Histaminfreisetzung** bedingt sind, **abzuschwächen** oder zu verhindern. Dabei sollten sie mit H_2-Rezeptor-Antagonisten kombiniert werden. Eine solche Prophylaxe hat sich in der Anästhesiologie als sinnvoll erwiesen und wird auch bei der Verwendung von Röntgenkontrastmitteln praktiziert.

Abgesehen von der bereits erwähnten Anwendung mancher Substanzen als **Hypnotika** und **Antiemetika** (➤ Tab. 6.3), besteht eine weitere Indikation in ihrer lokalen oder systemischen Anwendung bei **Pruritus** und **Urtikaria.** Der Nutzen beruht möglicherweise auch auf Zusatzeffekten wie Sedierung, Lokalanästhesie und der Applikation in Gelform mit Kühleffekten. Die lokalanästhetische Wirkung mancher Substanzen, z. B. Diphenhydramin, ist stärker als die von Procain, weshalb es auch bei Insektenstichen lokal eingesetzt werden kann.

6

Unerwünschte Arzneimittelwirkungen

Die wichtigste unerwünschte Arzneimittelwirkung der H_1-Antihistaminika der 1. Generation (➤ Tab. 6.3) ist ihr **zentral dämpfender Effekt.** Das Zusammenkommen dieser unerwünschten Arzneimittelwirkungen mit der Wirkung von Alkohol, Schlafmitteln, Sedativa oder Psychopharmaka kann zu einer gefährlichen Einschränkung von Aufmerksamkeit und Reaktionsfähigkeit (d. h. verminderter Fahrtüchtigkeit) führen.

Miktionsstörungen, Obstipation, Mundtrockenheit und **verminderte Sekretion im Respirationstrakt** (als Folge hiervon unter Umständen Reizhusten) kommen bei den Antihistaminika der 1. Generation durch den antagonistischen Effekt an Muscarinrezeptoren vor.

Antihistaminika können den Appetit beeinflussen; Azelastin wirkt wie die meisten H_1-Rezeptor-Antagonisten eher appetitanregend und kann zu Gewichtszunahme führen.

Ein gravierendes Problem stellen **lebensbedrohliche Herzrhythmusstörungen** vom Typ der Torsades de pointes mit QT-Zeit-Verlängerung durch Wechselwirkung mit dem kardialen hERG-Kanal dar (➤ Kap. 17.1.2). Einige Stoffe sind deswegen aus dem Handel genommen worden, doch sind Torsades de pointes u. a. auch bei Diphenhydramin möglich, insbesondere bei Hemmung des Abbaus durch CYP3A4-Inhibitoren (Makrolide, Grapefruit, ➤ Kap. 1.4.4), die die Plasmakonzentration von Diphenhydramin erhöhen.

Bei den Antihistaminika der 1. Generation, nicht aber bei den neueren Vertretern, kommt es in Einzelfällen zur **Abhängigkeitsentwicklung.**

Zahlreiche Psychopharmaka wie Neuroleptika, Antidepressiva und Migränetherapeutika weisen eine starke H_1-Rezeptor- antagonistische Komponente auf. Da sie gut in das ZNS eindringen, gelten die genannten unerwünschten Wirkprofile für diese Substanzgruppen in gleichem Ausmaß.

Intoxikation

Bei **Vergiftungen mit Antihistaminika der 1. Generation** treten die **zentral dämpfenden Wirkungen** besonders hervor. Allerdings kann es auch zu einer zentralen Erregung mit Halluzinationen, Delir und Krämpfen kommen (v. a. bei Kindern), vermutlich zum Teil durch H_1-Blockade, zum Teil durch die anticholinerge Wirkkomponente. Die Krämpfe sind tonisch-klonisch. Dementsprechend versucht man, sie durch Diazepam zu unterdrücken. Außerdem können **Symptome wie bei einer Atropinvergiftung** auftreten, nämlich Rötung des Gesichts, starre und weite Pupillen, Mundtrockenheit, Obstipation und Fieber (➤ Kap. 3.3.5). Stehen anticholinerge Symptome im Vordergrund, v. a. in Verbindung mit einem Delir, kann Physostigmin versucht werden. Die neueren Antihistaminika der 2. Generation haben ausgeprägtere Selektivitäten und eine größere therapeutische Breite.

WEITERFÜHRENDE LITERATUR

Barr JG, Al-Reefy H, Fox AT, Hopkins C. Allergic rhinitis in children. BMJ, 2014; 349: g4153.

Del Cuvillo A, Mullol J, Barta J et al. Comparative pharmacology of the H1 antihistamines. J Investig Allergol Clin Immunol, 2006; 16 (Suppl. 1): 3–12.

Gillman S, Gillard M, Strolin Benedetti M. The concept of receptor occupancy to predict clinical efficacy: A comparison of second generation H1 antihistamines. Allergy Asthma Proc, 2009; 30: 366–376.

Kaßel S, Hagenow J, Stark H. H_1-Antihistaminika – Aktuelle Aspekte einer alten Wirkstoffgruppe. Pharmakon, 2015; 3: 96–108.

Maintz L, Bieber T, Novak N. Die verschiedenen Gesichter der Histaminintoleranz. Dt Ärztebl, 2006; 103: A3477–A3483.

Panula P, Chazot PL, Cowart M et al. International Union of Basic and Clinical Pharmacology. XCVIII. Histamine receptors. Pharmacol Rev, 2015; 67: 601–655.

Panula P, Nuutinen S. The histaminergic network in the brain: Basic organization and role in disease. Nat Rev Neurosci, 2013; 14: 427–487.

Romero AI, Thorén FB, Aurelius J et al. Post-consolidation immunotherapy with histamine dihydrochloride and interleukin-2 in AML. Scand J Immunol, 2009; 70: 194–205.

Sander K, Stark H. Neue Generationen von Antihistaminika. Pharm Ztg, 2011; 156: 2750–2759.

Simons FER, Simons KJ. Histamine and H1 antihistamines: Celebrating a century of progress. J Allergy Clin Immunol, 2011; 128: 1139–1150.

Tiligada E, Ishii M, Riccardi C et al. The expanding role of immunopharmacology: IUPHAR Review 16. Br J Pharmacol, 2015; 172: 4217–4227.

Woosley RL. Cardiac actions of antihistamines. Annu Rev Pharmacol Toxicol, 1996; 36: 233–252.

KAPITEL

7

Clemens Allgaier, Stefan Schulz

Analgetika

Sacra vitae anchora est opium, bene & circumspecte agentibus: cymba autem Charontis in manu imperiti, & ceu gladius in manu furiosi. Cavendum ergo, ne narcotica fiant necrotica.
Ein heiliger Lebensanker ist Opium für die, die es richtig und umsichtig anwenden: jedoch ist es der Nachen des Charon in der Hand des Unerfahrenen und wie ein Schwert in der Hand des Wahnsinnigen. Man muss sich daher hüten, dass Narkotika nicht zu tödlichen Substanzen werden.
Georg Wolfgang Wedel, 1674

7.1 Pathophysiologie des Schmerzes

7.1.1 Schmerzarten

Schmerzen lassen sich nach Ort und Dauer differenzieren. Nach der **Lokalisation** unterscheidet man einen **somatischen** von einem **viszeralen** Schmerz. Den somatischen Schmerz der Haut nennt man **Oberflächenschmerz** im Gegensatz zum **Tiefenschmerz,** der an Muskulatur, Knochen, Gelenken und Faszien entsteht (z. B. Muskelkrampf, Gelenkentzündung, Kopfschmerz). Der viszerale Schmerz entsteht im Brust-, Bauch- und Beckenraum durch Überdehnung, Mangeldurchblutung oder Entzündungen von Hohlorganen.

Nach der **Dauer** unterscheidet man akute von chronischen Schmerzen: Der **akute** Schmerz ist kurz und endet, wenn die Noxe beseitigt bzw. das verletzte Gewebe wiederhergestellt ist. Er besitzt die Funktion eines Warnsignals. Er löst Reflexe wie Zurückziehen, Flucht und Ruhigstellen aus, um das geschädigte Gewebe zu schützen. Von **chronischen** Schmerzen spricht man, wenn sie länger als mehrere Monate dauern oder periodisch (z. B. bei Migräne) auftreten. Chronische Schmerzen sind physiologisch sinnlos. Chronische Schmerzzustände können durch eine Dauerreizung von Nozizeptoren (z. B. bei Tumoren oder Arthrosen) oder durch Schädigungen in schmerzleitenden und -verarbeitenden neuronalen Systemen bedingt sein. Die Ursachen, wie es zum Übergang von akuten in chronische Schmerzen kommt, sind nur teilweise verstanden. Das Konzept des **Schmerzgedächtnisses** beinhaltet, dass wiederholte akute Schmerzreize zu Langzeitveränderungen im Gehirn führen. Bei dieser **Chronifizierung** von Schmerzen spielen neuroplastische Prozesse wie z. B. eine Zunahme der synaptischen Übertragungsstärke von nozizeptiven Afferenzen oder eine Abnahme der hemmenden Kontrolle der Schmerzbahnen eine wichtige Rolle.

Nach **pathophysiologischen Gesichtspunkten** unterscheidet man den nozizeptiven Schmerz, den Entzündungsschmerz, den neuropathischen und den funktionellen Schmerz.

- Der **nozizeptive Schmerz** wird von Reizen ausgelöst, die das Gewebe schädigen und/oder die peripheren Nozizeptoren erregen (z. B. Verbrennen, Quetschen, Stechen).
- Beim **Entzündungsschmerz** kommt es zur Dauerstimulation der Nozizeptoren durch Entzündungsmediatoren, die durch das geschädigte Gewebe oder von Immunzellen freigesetzt werden. Dadurch kommt es zu Sensibilisierungsvorgängen in den nozizeptiven Afferenzen und im Rückenmark. Dabei steigt die Zahl der Nozizeptoren durch Rekrutierung von sog. stillen Nozizeptoren, die durch akute Schmerzreize nicht aktiviert werden, an. Zusätzlich wird die Empfindlichkeit der Nozizeptoren durch die kontinuierliche Ausschüttung von Entzündungsmediatoren und algogenen Substanzen gesteigert. Die Folgen sind eine Senkung der Schwelle für Schmerzreize **(Allodynie)** und eine erhöhte Schmerzempfindlichkeit **(Hyperalgesie).**
- **Neuropathische Schmerzen** entstehen durch ektope Impulsgeneration im peripheren afferenten Nervensystem nach traumatischen Schäden (Amputation), nach Herpes zoster, bei Stoffwechselkrankheiten (Diabetes mellitus) oder nach Vergiftungen (Benzin, Zytostatika). Auch Erkrankungen oder Verletzungen zentraler Neurone können zu neuropathischen Schmerzen führen.
- **Funktionelle Schmerzen** resultieren aus einem abnormalen zentralen Verarbeiten von Schmerzreizen. Es handelt sich meist um Schmerzzustände ohne bislang auffindbare organische Ursache.

7

7.1.2 Auslösung und Verarbeitung von Schmerz

Nozizeptoren

Bei den **Schmerzrezeptoren (Nozizeptoren)** handelt es sich um freie Nervenendigungen. Sie reagieren auf mechanische, thermische und chemische Reize. Zahlreiche Nozizeptoren reagieren auf alle Arten von Reizen und werden deshalb als polymodal bezeichnet. Andere sind nur mechanisch oder mechanisch und thermisch erregbar.

Ein Sensor für Hitze- und Säurereize ist der **Vanilloid-Rezeptor (TRPVR1).** Er ist ein ligandengesteuerter Ionenkanal der TRP-Kanal-Familie (Transient Receptor Potential), der durch seine hohe Affinität zum Capsaicin, dem Wirkstoff des Chilipfeffers, identifiziert wurde. Die Wahrnehmung von schmerzhafter Hitze und Kälte wird auch durch weitere Kanäle der TRP-Familie vermittelt. Durch die Aktivierung der TRP-Kanäle kommt es zum Einstrom von Natrium- und Calcium-Ionen, gefolgt von einer Depolarisierung der Membran, der Aktivierung von spannungsabhängigen Natriumkanälen und Auslösung von Aktionspotentialen.

Bei einer mechanischen, thermischen oder chemischen Gewebeschädigung oder bei einer Entzündungsreaktion werden verschiedene algogene Substanzen freigesetzt, welche die Nozizeptoren stimulieren. Geschädigte Zellen setzen K^+-Ionen und ATP frei; der pH-Wert sinkt. Immunzellen, die ins Gewebe einwandern, setzen Zytokine, Chemokine und Wachstumsfaktoren frei. Ebenso kommt es zur Bildung von Kininen (z. B. Bradykinin) und Prostaglandinen. Während H^+-Ionen den TRPVR1-Kanal direkt aktivieren, führen Bradykinin und Prostaglandin E_2 zur Sensibilisierung des Kanals. Nach Interaktion mit spezifischen Rezeptoren kommt es zur Stimulation von Proteinkinasen, die den TRPVR1-Kanal phosphorylieren und dadurch dessen Empfindlichkeit für direkte Aktivatoren (Hitze, Säure) steigern. Durch Gabe von Nicht-Opioid-Analgetika (nichtsteroidale Analgetika/Antiphlogistika wie Acetylsalicylsäure, Diclofenac) kann die Bildung der Prostaglandine gehemmt werden. Opioide interagieren mit an den Nervenendigungen lokalisierten Opioidrezeptoren. Dies führt zur Hemmung der Proteinkinase A und zur Verringerung der Sensibilisierung des TRPVR1-Kanals (➤ Abb. 7.1).

Schmerzbahnen

Die durch die algogenen Substanzen in den Aδ- und C-Fasern erzeugten Aktionspotentiale werden ins Rückenmark fortgeleitet. Die Erregung der schnelleren Aδ-Fasern führt zu einem hellen Schmerz, während die Erregung der C-Fasern zu einem dumpfen, schlecht lokalisierbaren Schmerz führt. Die Zellkörper der afferenten Neurone befinden sich in den **Spinalganglien.** Die zentralen Fortsätze der spinalen Neurone treten über die Hinterwurzeln in das Hinterhorn des Rückenmarks ein. Die nichtmyelinisierten C-Fasern enden in Lamina I und II des Hinterhorns, während die myelinisierten Aδ-Fasern in den Laminae I und V der Substantia gelatinosa enden. Hier wird die Erregung auf Projektionsneurone umgeschaltet, die in den Laminae I und V entspringen. Dabei spielen Glutamat (➤ Kap. 2.3.6) und Substanz P als exzitatorische Neurotransmitter eine wichtige Rolle.

Die zentralen Endigungen der nozizeptiven Afferenzen enthalten präsynaptische Rezeptoren (z. B. für GABA, Opioide, Noradrenalin, Serotonin), welche die Freisetzung der exzitatorischen Neurotransmitter hemmen. Die Axone der Projektionsneurone kreuzen im Bereich der vorderen Kommissur zur Gegenseite und ziehen im Tractus spinothalamicus oder Tractus spinoreticularis zum Gehirn. Die spinothalamische Bahn endet im Nucleus ventralis posterolateralis des **Thalamus.** Von dort bestehen Verbindungen zum **sensomotorischen Cortex,** wo der Entstehungsort und die Stärke des Schmerzes erkannt werden. Der Tractus spinoreticularis wird in der Formatio reticularis umgeschaltet. Von dort ziehen Projektionsneurone zum Thalamus, die im Nucleus centralis lateralis und im Nucleus parafascicularis enden. Über die spinoreticulothalamische Bahn können Schmerzreize den Wachzustand beeinflussen. Vom Thalamus aus ziehen Verbindungen zum **limbischen System** (Hippocampus und Assoziationsareale des Stirnhirns). Dort wird die affektiv-emotionale Komponente des Schmerzes wahrgenommen und bewertet.

In der Lamina II **(Substantia gelatinosa)** des Hinterhorns befinden sich opioiderge Interneurone, die Enkephaline oder Dynorphine freisetzen und die Aktivität der spinothalamischen Projektionsneurone hemmen. Diese Interneurone werden durch deszendierende serotoninerge Neurone aktiviert, die im Nucleus raphe magnus

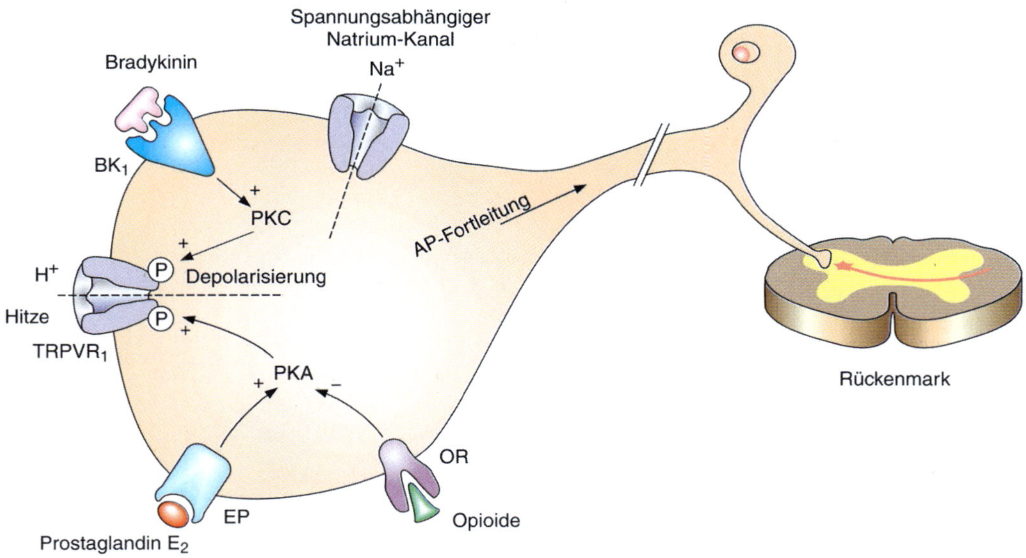

Abb. 7.1 Schematische Darstellung der Schmerzentstehung im afferenten nozizeptiven Neuron.
Schmerzhafte Hitze und Protonen aktivieren den TRPVR1-Kanal. Dies führt zur Depolarisation der Zellmembran und zur Entstehung von Aktionspotentialen, die ins Rückenmark weitergeleitet werden. Entzündungsmediatoren, wie z. B. Prostaglandin E_2 oder Bradykinin, bewirken eine Phosphorylierung des TRPVR1-Kanals durch Proteinkinasen (PKA bzw. PKC). Sie setzen dadurch die Erregungsschwelle des Kanals herab und führen zur Hyperalgesie. Opioide hemmen diese Sensibilisierung des TRPVR1-Kanals durch Inhibition der PKA. Nicht-Opioid-Analgetika hemmen die Bildung von Prostaglandin E_2. (BK_1 = Bradykininrezeptor 1; EP = Prostaglandinrezeptor; OR = Opioidrezeptor; AP = Aktionspotential)

entspringen. Der Nucleus raphe magnus wiederum wird durch Neurone des **periaquäduktalen Graus** aktiviert. Diese Neurone besitzen Opioidrezeptoren, sodass die lokale Injektion von Opioiden in das periaquäduktale Grau zu einer Aktivierung der deszendierenden Bahnen führt, welche die opioidergen Interneurone stimuliert. Die freigesetzten Opioidpeptide hemmen die Erregungsübertragung von den afferenten nozizeptiven Fasern auf die spinothalamischen Neurone. Andererseits können die deszendierenden serotoninergen Neurone auch direkt die spinothalamischen Neurone hemmen. Ein weiteres deszendierendes Hemmsystem findet sich in noradrenergen Neuronen, die vom **Locus coeruleus** zum Hinterhorn ziehen (➤ Abb. 7.2).

7.1.3 Einteilung der Analgetika

Die früher gängige Einteilung in zentral und peripher wirksame Analgetika ist nicht korrekt. Einerseits vermitteln Opioidrezeptoren an peripheren Nervenendigungen analgetische Effekte, andererseits tragen bei den peripher wirkenden antipyretischen Analgetika/Antiphlogistika auch Angriffspunkte im Zentralnervensystem zur Analgesie bei. Es empfiehlt sich deshalb, zwischen opioidartigen Analgetika **(Opioid-Analgetika)** und nichtopioidartigen Analgetika **(Nicht-Opioid-Analgetika)** zu unterscheiden.

7.2 Nicht-Opioid-Analgetika

Diese Analgetika interagieren nicht mit Opioidrezeptoren. Die meisten wirken auch antipyretisch, einige in höherer Dosierung zusätzlich antiphlogistisch. Man kann sie danach in drei Gruppen einteilen (➤ Abb. 7.3):

- Saure antipyretisch-antiphlogistische Analgetika
- Nichtsaure antipyretische Analgetika
- Analgetika ohne antipyretisch-antiphlogistische Wirkung

Acetylsalicylsäure (Aspirin®), **Ibuprofen** (Aktren®), **Diclofenac** (Voltaren®) und Naproxen (Dolormin®) sind **saure antipyretisch-antiphlogistische Analgetika.** Sie haben außer den drei Wirkkomponenten Fiebersenkung, Entzündungshemmung und Schmerzlinderung den schwach sauren Charakter (pK_a 3,5–5) und eine hohe Plasmaeiweißbindung (➤ Tab. 7.1) gemeinsam. Beide Eigenschaften sind für die Entzündungshemmung wichtig: Zum wesentlichen Teil an Plasmaproteine gebunden, gelangen die sauren antipyretisch-antiphlogistischen Analgetika im entzündeten Gewebe mit seiner erhöhten Kapillarpermeabilität vermehrt ins Interstitium. Bei dem sauren extrazellulären pH-Wert im Entzündungsgebiet dissoziieren sie vermehrt vom Plasmaprotein ab. Da sie im sauren Milieu vorwiegend ungeladen vorliegen, dringen sie auch besser in Zellen ein und können dort akkumulieren (➤ Kap. 1.4.1, ➤ Abb. 1.21, ➤ Abb. 1.23).

Im Folgenden wird der Gebrauch von Acetylsalicylsäure, Ibuprofen und Diclofenac als Analgetika besprochen. Ibuprofen und Diclofenac werden in höheren Dosen auch als Antiphlogistika verwendet (➤ Kap. 15, ➤ Kap. 16). Andere nahverwandte Substanzen wie Indometacin oder Meloxicam werden fast ausschließlich als Antiphlogistika eingesetzt, besonders bei der Therapie rheumatischer Erkrankungen (➤ Kap. 16). Deshalb werden diese Stoffe auch als **nichtsteroidale Analgetika/Antiphlogistika (NSA)** bezeichnet. „Saure antipyretisch-antiphlogistische Analgetika" und „nichtsteroidale Antiphlogistika" sind also streng genommen

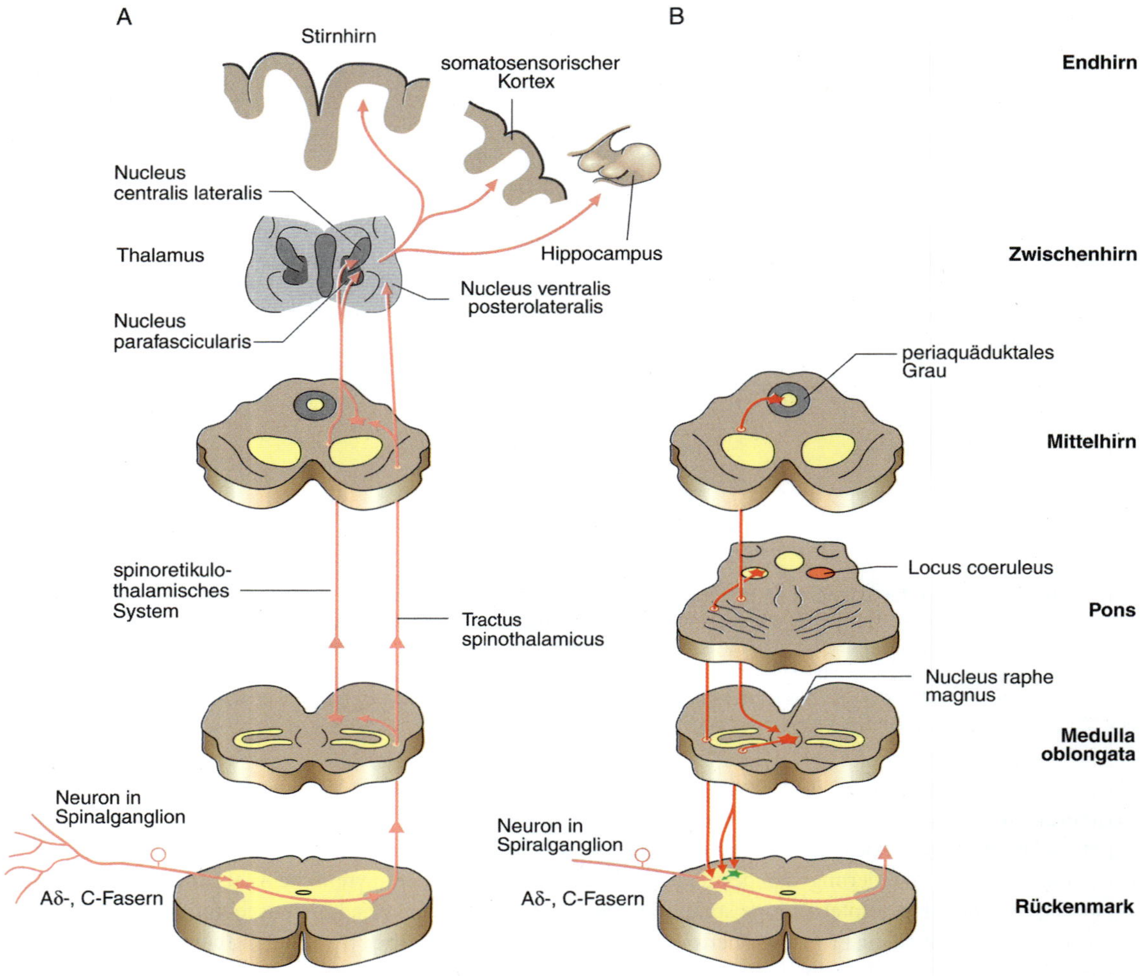

Abb. 7.2 Schematische Darstellung des nozizeptiven Systems.
A) Aufsteigende Bahnen. Eine thermische oder mechanische Noxe erregt die Nozizeptoren. Die Impulse werden durch nozizeptive Afferenzen (Aδ- und C-Fasern) über die Hinterwurzeln ins Rückenmark geleitet. Dort erfolgt die synaptische Erregungsübertragung auf Projektionsneurone, deren Axone im Tractus spinothalamicus oder im Tractus spinoreticularis zum Gehirn aufsteigen. Das direkte spinothalamische System endet im Nucleus ventralis posterolateralis des Thalamus. Dieser Kern projiziert weiter zum somatosensorischen Cortex. Das spinoretikulothalamische System wird in der Formatio reticularis umgeschaltet und endet im Nucleus centralis lateralis und parafascicularis des Thalamus. Von dort gibt es Verbindungen zum Hippocampus und Stirnhirn.
B) Absteigende Bahnen. Die synaptische Übertragung zwischen den primär-afferenten nozizeptiven Nervenfasern und den spinothalamischen Neuronen wird durch deszendierende Bahnen aus dem Nucleus raphe magnus und dem Locus coeruleus teils direkt, teils über Interneurone der Substantia gelatinosa (grün dargestellt) gehemmt. Die Raphe-magnus-Neurone werden vom periaquäduktalen Grau gesteuert.

Synonyme, von denen das erste die analgetische, das zweite die antiphlogistische Indikation betont.

Die **nichtsauren antipyretischen Analgetika** besitzen keinen Säurecharakter und werden nur zu einem geringen Ausmaß an Plasmaproteine gebunden. Sie reichern sich daher nicht in entzündetem Gewebe an und wirken **nicht antiphlogistisch.** Hierzu zählen das p-Aminophenolderivat **Paracetamol** und das Pyrazolinon **Metamizol** (➤ Abb. 7.3). Die älteren Pyrazolinone Phenazon und Propyphenazon spielen therapeutisch nur noch eine untergeordnete Rolle. Die **Pyrazolinone** unterscheiden sich in ihren Eigenschaften deutlich vom strukturell ähnlichen Pyrazolidindion Phenylbutazon, das sich aufgrund seines Säurecharakters (Keto-Enolsäure) in **entzündetem** Gewebe anreichert und bei der Behandlung rheumatischer Erkrankungen als Reservepräparat eingesetzt wird (➤ Kap. 16.4.3).

Reine Analgetika ohne antiphlogistische oder antipyretische Komponente sind **Ketamin, Capsaicin** und ω-**Conotoxin** (➤ Abb. 7.3).

Geschichte

Bereits in der Antike wurde die Weidenrinde (Weide = *Salix*) als Mittel gegen Fieber und Schmerzen genutzt. Mitte des 19. Jahrhunderts wurde aus der Weidenrinde das Salicin isoliert, ein Glykosid des Salicylalkohols. Wenig später gelang die Oxidation des Salicylalkohols zur **Salicylsäure,** die bald breite klinische Anwendung fand.

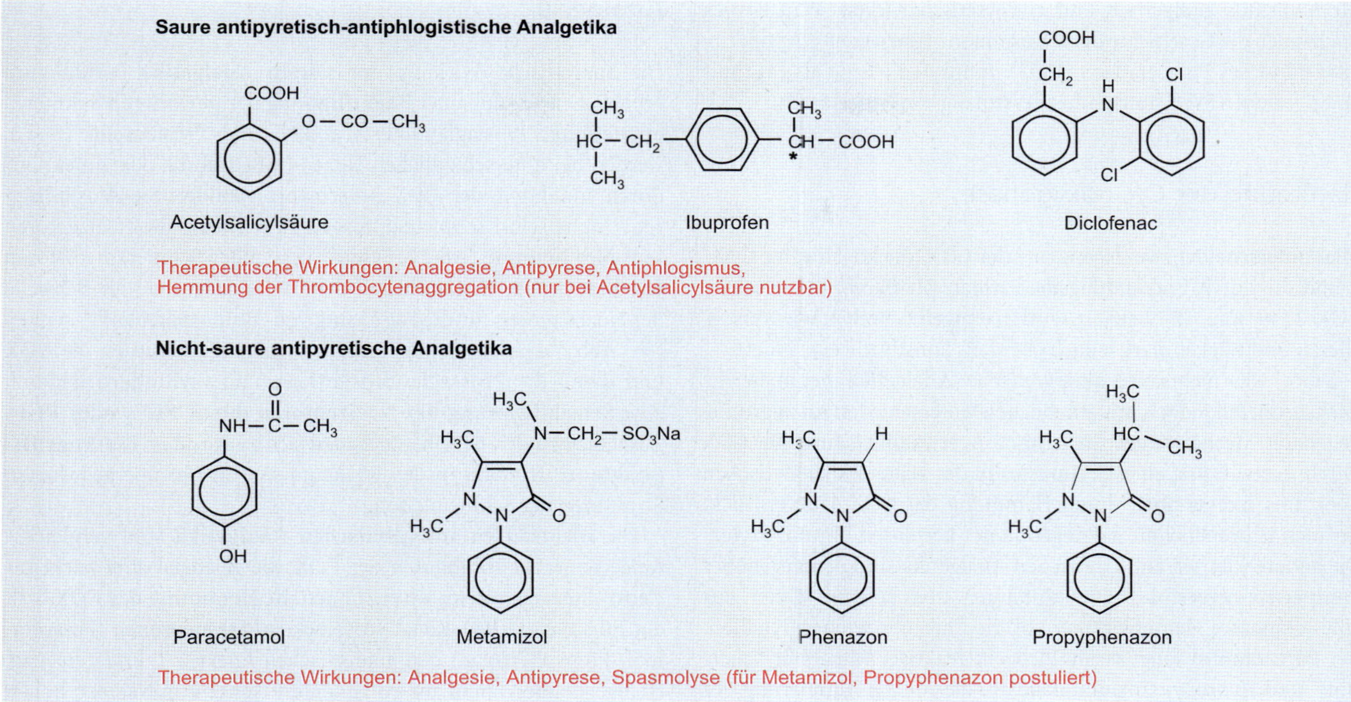

Abb. 7.3 Nicht-Opioid-Analgetika und ihre therapeutischen Wirkungen.
(* Chiralitätszentrum)

Tab. 7.1 Analgetische Dosierungen und pharmakokinetische Daten von Nicht-Opioid-Analgetika

	Einzeldosis in g (Tagesdosis in g)[3]	t_{max} (h)[1]	Plasmaproteinbindung (%)	Plasmahalbwertszeit (h)	Haupteliminationsweg[2]
Acetylsalicylsäure[4] (Salicylat)	0,5–1 (3)	0,25 (0,5–2)	60 (80–95)	0,25 (3–6)	Hydrolyse zu Salicylat und Acetat, Glycin-Kopplung, Glucuronidierung
Ibuprofen[4]	0,2–0,4 (1,2)	1–2[6]	> 99	2	Hydroxylierung, Oxidation einer Methyl- zur Carboxylgruppe
Diclofenac	0,05 (0,15)	2	> 99	1,5	Hydroxylierung zu 4-Hydroxydiclofenac u. a. hydroxylierten Produkten
Naproxen[4, 5]	0,2–0,5 (1,5)	1,5	99	12–17	Demethylierung, Glucuronidierung
Paracetamol[4]	0,5–1 (4)	1[7]	5–50	2	Glucuronidierung, Sulfatierung
Metamizol[8]	0,5–1 (4)				Nichtenzymatische Hydrolyse zu 4-Methylaminophenazon[8]
4-Methylaminophenazon[8]		2	58	3	Demethylierung zu 4-Aminophenazon

[1] t_{max}: Zeit bis zum Erreichen maximaler Plasmaspiegel nach oraler Gabe.
[2] Der Haupteliminationsweg ist stets die Metabolisierung; nur Salicylat wird bei alkalischem Harn großenteils unverändert renal ausgeschieden.
[3] Die genannten Tagesdosen sollten nicht überschritten werden.
[4] Rezeptfrei, bei Ibuprofen bis zu einer Einzeldosis von 400 mg, bei Naproxen bis zu einer Einzeldosis von 250 mg.
[5] Ist durch eine lange Plasmahalbwertszeit charakterisiert. Rezeptfrei zur Behandlung von Menstruationsbeschwerden zugelassen (➤ Kap. 16.4.3).
[6] Beim Lysinsalz des Ibuprofens (z. B. Dolormin®) wegen besserer Wasserlöslichkeit ca. 0,5 h; die Salzbildung erfolgt zwischen der Säure Ibuprofen und der Aminogruppe des Lysins.
[7] Nach rektaler Applikation ca. 3 h.
[8] Metamizol wird im Magen-Darm-Lumen zu 4-Methylaminophenazon hydrolysiert; die pharmakokinetischen Werte beziehen sich auf 4-Methylaminophenazon.

Die **Acetylsalicylsäure** wurde in reiner Form erstmals von Felix Hoffmann (Farbenfabriken Bayer) synthetisiert und 1899 unter dem Namen **Aspirin®** als Medikament eingeführt. Sie verdrängte aufgrund der besseren lokalen Verträglichkeit rasch die Salicylsäure. Erst 1971 wurde jedoch von John Vane und Mitarbeitern die **Hemmung der Cyclooxygenase (COX)** als **Wirkungsmechanismus** entdeckt. Heute geht man davon aus, dass alle sauren antipyretisch-antiphlogistischen Analgetika im Wesentlichen über diesen

Mechanismus analgetisch und antipyretisch wirken. Weit zurück reicht auch die Geschichte der Pyrazolinone (Phenazon = Antipyrin; 1884) und des Paracetamols (1893). Ibuprofen wurde als Ergebnis einer gezielten Wirkstoffsynthese erstmalig 1969 zugelassen.

Hemmung der Cyclooxygenase

Man unterscheidet zwei Isoenzyme der COX, die konstitutive COX-1 und die durch Entzündungsmediatoren (Zytokine) induzierbare COX-2 (➤ Kap. 15). Letztere wird in einigen Geweben wie Gehirn, Nieren und Rückenmark jedoch ebenfalls konstitutiv exprimiert.

Saure wie nichtsaure antipyretische Analgetika hemmen die **COX,** zum Teil jedoch mit erheblichen Unterschieden im zugrunde liegenden Mechanismus. So hemmt **Acetylsalicylsäure** die COX durch Acetylierung eines Serinrestes in der Nähe des katalytischen Zentrums **irreversibel;** durch Hemmung der COX-1 unterdrückt sie auch irreversibel die Aggregation der kernlosen Thrombozyten. Die anderen sauren antipyretischen Analgetika sind demgegenüber **kompetitiv-reversible** COX-Inhibitoren und besitzen daher nur eine temporäre Hemmwirkung auf die Thrombozytenaggregation. Bei **Paracetamol** fängt vermutlich ein reaktiver Metabolit Sauerstoff- und Hydroxyperoxidradikale ab, die für die Aktivierung der COX erforderlich sind. **Paracetamol** hemmt damit (v. a. im ZNS) die COX **nichtkompetitiv und reversibel.** Dies könnte die antipyretische Wirkung erklären. Insbesondere für die analgetische Wirkung wird auch ein Effekt am TRPA1-Kanal diskutiert. Über eine **COX-Hemmung** durch die Pyrazolinone ist wenig bekannt, sie ist jedoch aufgrund ihrer antipyretischen Wirkung zu vermuten. Auch hier könnte der TRPA1-Kanal einen Angriffspunkt darstellen. Die Analgetika ohne antipyretisch-antiphlogistische Wirkung hemmen die COX nicht. Die hier besprochenen sauren und nichtsauren antipyretischen Analgetika zeigen keine ausgeprägte Selektivität zwischen COX-1 und COX-2.

Die **COX-Produkte** (Prostaglandine und Thromboxane) besitzen als Gewebehormone vielfältige Funktionen im menschlichen Organismus. So wirkt **Prostaglandin E_2** (PGE_2) über eine vermehrte Schleim- und Bicarbonatbildung der Mucosazellen des Magens zytoprotektiv. Es fördert ferner die Durchblutung der Nieren. **Thromboxan A_2,** das von den Blutplättchen gebildet wird, wirkt plättchenaggregierend. Unterdrückung der physiologischen Funktionen der Prostaglandine, v. a. wenn sie für längere Zeit geschieht, kann zu erheblichen unerwünschten Arzneimittelwirkungen führen. Hinzu kommt für die sauren Analgetika eine Anreicherung in verschiedenen Organen, z. B. in den Nieren aufgrund der Rückresorption aus dem im distalen Tubulus meist sauren Harn. Unerwünschte Arzneimittelwirkungen, die auf einer Hemmung der COX beruhen, sind somit v. a. für die sauren Analgetika typisch (➤ Tab. 7.2) und werden bei der Acetylsalicylsäure exemplarisch abgehandelt. Weitere substanzspezifische unerwünschte Arzneimittelwirkungen einzelner Analgetika sind in den entsprechenden Abschnitten aufgeführt.

Analgesie

Die analgetische Wirkung der **sauren Analgetika** beruht zum erheblichen Teil auf einer **Beeinflussung der peripheren Schmerzentstehung.** Prostaglandine, v. a. PGE_2und Prostacyclin (PGI_2), werden bei unterschiedlichen Noxen (z. B. Trauma oder Infektion) durch Induktion der COX-2 vermehrt gebildet. Sie sensibilisieren – ohne selbst schmerzauslösend zu wirken – die Nozizeptoren sensibler Neurone (Aδ-, C-Fasern) gegenüber Schmerzmediatoren wie Bradykinin, Histamin und Serotonin, indem sie die Schwelle der Nozizeptoren für die Auslösung von Aktionspotentialen senken (➤ Abb. 7.1). Saure antipyretische Analgetika **hemmen** die **COX** und damit die **Prostaglandinsynthese** und **verhindern** dadurch eine **Sensibilisierung der Nozizeptoren durch PGE_2 oder PGI_2.** Zusätzlich zu den peripheren finden sich **zentralnervöse Angriffspunkte** im Hinterhorn des Rückenmarks und in übergeordneten Strukturen der Schmerzleitung.

Die **nichtsauren antiypretischen Analgetika** sind vergleichsweise schwache Inhibitoren der COX. Sie gelangen aber leicht ins **Zentralnervensystem,** wo eine **partielle Hemmung der COX** bzw. ein Effekt an TRPA1-Kanal von Rückenmarksneuronen (Paracetamol, Propyphenazon) den analgetischen Effekt z. T. erklären mag. Demgegenüber reicht im entzündeten Gewebe mit seiner hohen Konzentration an Sauerstoffradikalen, welche die COX zusätzlich stimulieren, die erreichbare Konzentration nichtsaurer antipyretischer Analgetika für eine therapeutisch relevante Hemmung der COX nicht aus.

Nicht-Opioid-Analgetika ohne antipyretisch-antiphlogistische Wirkung besitzen einen von der Hemmung der COX unabhängigen **zentralnervösen,** und zwar spinalen und/oder supraspinalen **Angriffspunkt.**

Tab. 7.2 Unerwünschte Wirkungen der sauren antipyretischen Analgetika (in analgetischer Dosierung)

Unerwünschte Wirkungen	Ursache
Gastrointestinale Beschwerden (z. B. Übelkeit, Sodbrennen), Rezidivulzera; Mikroblutungen[1]	COX-Hemmung (verminderte Bildung von PGE_2, PGI_2), lokale Schleimhautschädigung[1]
Überempfindlichkeitsreaktionen (Hautreaktionen, Analgetika-Asthma)	COX-Hemmung (und dadurch vermehrte Bildung von Leukotrienen)
Verlängerung der Blutungszeit	COX-Hemmung (und dadurch Verminderung der Thromboxan-A_2-Synthese)
Nierenschäden[2]	COX-Hemmung
Reye-Syndrom[3]	Unbekannt
Harnsäureretention[4]	Konkurrenz um ein tubuläres Transportprotein

[1] Vor allem Acetylsalicylsäure.
[2] Bei chronischem Gebrauch.
[3] Gesichert nur für Acetylsalicylsäure.
[4] Nur Acetylsalicylsäure.

Antipyrese

Die antipyretische Wirkung saurer und nichtsaurer antipyretischer Analgetika beruht auf einer Hemmung der COX-2. Fieber wird durch **exogene Pyrogene** (z. B. Viren oder Zellwandbestandteile gramnegativer Bakterien wie Lipopolysaccharide) in einer komplizierten Reaktionskaskade ausgelöst. Die exogenen Pyrogene regen zunächst Makrophagen zur Bildung **endogener Pyrogene** an, z. B. **Interleukin-1** (MM 17.000). Die im Blut zirkulierenden endogenen Pyrogene **induzieren** in den Kapillarendothelien des dem Hypothalamus benachbarten, stark vaskularisierten Organum vasculosum laminae terminalis (OVLT) die **COX-2-Expression** und damit die **Synthese von PGE_2.** Das freigesetzte PGE_2 aktiviert im **Wärmeregulationszentrum im vorderen Hypothalamus** Prostanoid-EP_3-Rezeptoren und fördert so die **Bildung von cAMP.** Dadurch schließlich wird der Sollwert für die Körperkerntemperatur erhöht: Die Temperatur steigt durch verminderte Wärmeabgabe und vermehrte Wärmeproduktion. Die **antipyretischen Analgetika unterdrücken Fieber,** indem sie die **PGE_2-Bildung im OVLT hemmen.**

7.2.1 Saure antipyretische Analgetika

Acetylsalicylsäure

Die Acetylsalicylsäure (➤ Abb. 7.3) **hemmt** durch Acetylierung eines Serinbausteins die **COX irreversibel.** Sie wirkt in einer Einzeldosis von 500 mg (➤ Tab. 7.1) **analgetisch** und **antipyretisch,** in höherer Dosierung (bis zu 5 g/Tag) auch **antiphlogistisch-antirheumatisch.**

Bereits durch einmalige Gabe einer subanalgetischen Dosis (50–100 mg) wird infolge der Hemmung der COX die Synthese von Thromboxan A_2 in den Thrombozyten vermindert und damit die **Thrombozytenaggregation gehemmt** (➤ Kap. 15.4, ➤ Kap. 22.2.1). Dieser Effekt hält mehrere Tage an, weil die kernlosen Thrombozyten nicht zur Proteinbiosynthese fähig sind und damit keine COX nachsynthetisieren können. Demgegenüber können die Endothelzellen der Gefäße inaktivierte COX durch Neusynthese ersetzen und dadurch wieder antiaggregatorisches PGI_2 bilden. Salicylsäure besitzt keine therapeutisch nutzbare thrombozytenaggregationshemmende Wirkung, da sie die COX nur kompetitiv zur Arachidonsäure hemmt.

Pharmakokinetik

Acetylsalicylsäure wird nach **oraler Einnahme** rasch und nahezu vollständig **resorbiert.** Die Resorption bereits im Magen (Ionenfallenprinzip; ➤ Kap. 1.4.1) erklärt den schnellen Wirkungseintritt (t_{max} in ➤ Tab. 7.1) und die hohe Inzidenz gastraler unerwünschter Arzneimittelwirkungen (➤ Tab. 7.2). Acetylsalicylsäure unterliegt einer präsystemischen Metabolisierung sowohl im Gastrointestinaltrakt als auch in der Leber, wobei nach analgetischer Dosierung etwa 30 % zu Salicylat und Acetat hydrolysiert werden (➤ Abb. 7.4), sodass die Bioverfügbarkeit der unveränderten Acetylsalicylsäure ca. 70 % beträgt. Die Biotransformation der Salicylsäure ist in ➤ Abb. 7.4 dargestellt. Die **Plasmahalbwertszeit** der Salicylsäure ist **dosisabhängig:** Sie beträgt in analgetischer Dosierung 3–6 h, bei Überdosierung über 30 h. Der Grund ist eine Sättigung der metabolisierenden Enzyme und damit eine **Eliminationskinetik nullter Ordnung** (hepatische Sättigungskinetik; ➤ Kap. 1.5.1). Eine Folge ist starke Kumulation nach hohen Dosen. Die Metaboliten werden renal eliminiert. Der Anteil an Salicylat, das ebenfalls renal ausgeschieden wird, liegt pH-abhängig zwischen 5 % im sauren und 85 % im alkalischen Urin (➤ Abb. 7.4). Bei Leber- oder Nierenfunktionsstörungen muss die Dosis vermindert werden.

7

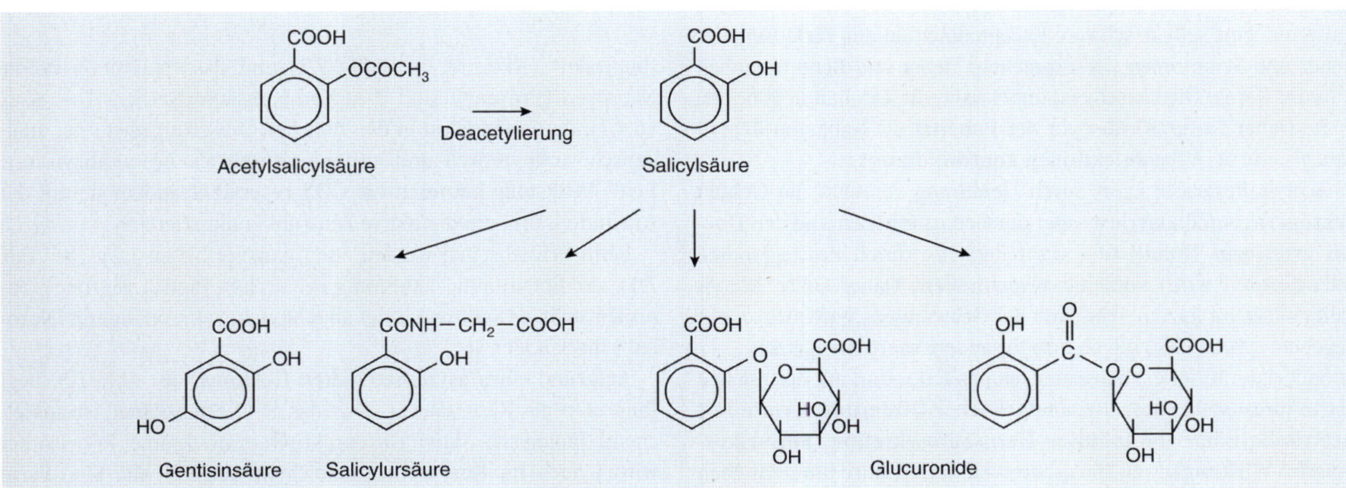

Abb. 7.4 Metabolismus von Acetylsalicylsäure.
Hauptmetabolit ist die Salicylsäure. Aus ihr entstehen ein Glycinkonjugat (Salicylursäure), ein Ether- und Esterglucuronid sowie durch Oxidation die Gentisinsäure. Der Anteil renal eliminierter Salicylsäure schwankt pH-abhängig. Bei einem pH des Harns < 6 werden etwa 75 % als Salicylursäure, 15 % als Glucuronide, 1 % als Gentisinsäure, der Rest im Wesentlichen als Salicylat ausgeschieden.

7

Unerwünschte Arzneimittelwirkungen

Obwohl rezeptfrei erhältlich, ist Acetylsalicylsäure eine sehr wirksame Substanz, die besonders bei unsachgemäßem Gebrauch zahlreiche ernste unerwünschte Arzneimittelwirkungen aufweist (➤ Tab. 7.2). Viele lassen sich über eine Hemmung der COX erklären und gelten somit prinzipiell für alle sauren und – mit gewissen Einschränkungen – auch für die nichtsauren antipyretischen Analgetika. Zusätzlich wirken Acetylsalicylsäure und Salicylsäure unabhängig von ihrer Wirkung auf die COX lokal gewebeschädigend.

Die bei analgetischer Dosierung auftretenden unerwünschten Arzneimittelwirkungen sind meist leichterer Art. Gastrointestinale Beschwerden wie **Übelkeit, Sodbrennen** und **Erbrechen** werden relativ häufig beobachtet. Wegen des Eindringens in die Magenschleimhautzellen und der lokal gewebeschädigenden Wirkung kommt es schon bei normaler Dosierung zu Mikroblutungen (**okkulte Blutungen** mit Verlust von einigen Milliliter Blut pro Tag). Ferner wird durch Hemmung der Thrombozytenaggregation die Blutungszeit verlängert, und bei hoher, supraanalgetischer Dosierung wird die Prothrombinsynthese in der Leber gehemmt. **Magen- und Darmulzera** können entstehen oder reaktiviert werden, und eine Ulkusanamnese ist eine relative Kontraindikation. Behandlung mit nichtsteroidalen Antiphlogistika ist neben einer Helicobacter-pylori-Infektion die häufigste Ursache peptischer Ulzera.

Speziell bei Atopikern kann Acetylsalicylsäure schwere **Überempfindlichkeitsreaktionen** wie Asthmaanfälle (Aspirin-Asthma) und Hautreaktionen auslösen. Es handelt sich, da keine Antikörper gegen Acetylsalicylsäure gebildet werden, um eine Pseudoallergie. Sie wird damit erklärt, dass aufgrund der Hemmung der COX vermehrt Arachidonsäure zur Synthese von bronchokonstriktorischen Leukotrienen über den Lipoxygenase-Weg zur Verfügung steht. Dementsprechend können auch andere COX-Inhibitoren Überempfindlichkeitsreaktionen hervorrufen.

Bei Kindern mit einer fiebrigen Virusinfektion (z. B. Windpocken) kann bei Gabe von Acetylsalicylsäure ein **Reye-Syndrom** auftreten: eine seltene schwere Encephalopathie mit Verfettung der Leber und Symptomen wie Erbrechen, Fieber und Benommenheit bis zum Koma. Die Ursache ist unbekannt, die Letalität liegt bei ca. 25 %. Daher ist für **Kinder** vor der Pubertät die Gabe von Acetylsalicylsäure bei **Virusinfektionen kontraindiziert.**

Acetylsalicylsäure kann durch Hemmung der COX die **Geburt verzögern,** den Blutverlust unter der Geburt erhöhen und den **Ductus arteriosus Botalli** (der normalerweise durch Prostaglandine offengehalten wird) vorzeitig **verschließen.** Daher sollte Acetylsalicylsäure im letzten Trimenon der **Schwangerschaft** nicht mehr gegeben werden. Dies gilt ebenso für andere saure Analgetika.

Salicylat interferiert bei seiner renalen Exkretion mit der renalen Harnsäureausscheidung. Bei **analgetischer Dosierung vermindert** Acetylsalicylsäure die **tubuläre Harnsäuresekretion (antiurikosurische Wirkung),** weil Harnsäure und Salicylsäure um denselben tubulären Transporter konkurrieren. Bei **hoher antirheumatischer Dosierung** überwiegt demgegenüber die gleichzeitige **Hemmung der Harnsäurereabsorption;** hohe Dosen von Acetylsalicylsäure wirken daher **urikosurisch** (**paradoxer Effekt** der Acetylsalicylsäure).

Bei **antirheumatischer Dosierung** können **zentralnervöse Symptome** auftreten, nämlich Hörstörungen, Ohrensausen, Schwindel, Sehstörungen, Übelkeit und Erbrechen.

Intoxikation

Eine **akute Vergiftung** bewirkt anfänglich **Hyperventilation.** Sie beruht auf einer direkten und indirekten Stimulation des Atemzentrums in der Medulla oblongata. Die indirekte Stimulierung ist Folge einer Entkopplung der oxidativen Phosphorylierung, die bereits bei therapeutischen Dosierungen beginnt: Der Sauerstoffverbrauch und die CO_2-Produktion steigen an und bewirken dadurch eine Erregung des Atemzentrums. Die der Hyperventilation zunächst folgende **respiratorische Alkalose** geht durch die gesteigerte Bildung von Brenztraubensäure, Milchsäure und Acetessigsäure zunehmend in eine **metabolische Azidose** über. Sie ist gekennzeichnet durch Atemlähmung, Hyperthermie, Exsikkose und unter Umständen Bewusstlosigkeit. Todesfälle sind bereits für Dosen von 10 g beschrieben.

Bei der Behandlung der akuten Vergiftung stehen Maßnahmen zur **Wiederherstellung des Säure-Basen-Gleichgewichts** und zur beschleunigten Ausscheidung des Salicylats im Vordergrund. Dabei ist die einfache **Harnalkalisierung** zur Salicylsäureelimination ebenso wirksam wie die **forcierte alkalische Diurese** (➤ Kap. 21.4, ➤ Kap. 36.1.1). Bei Lebensgefahr kann eine Hämodialyse notwendig sein.

Chronischer und exzessiver **Gebrauch** von Acetylsalicylsäure und anderen antipyretischen Analgetika kann aufgrund der Dauerhemmung der COX zu schweren **Nierenschäden** führen (**Analgetikaniere;** ➤ Kap. 7.2.2 Paracetamol).

Ibuprofen, Naproxen

Ibuprofen* (Aktren®; ➤ Abb. 7.3) und das strukturverwandte Naproxen (Proxen®) sind 2-Arylpropionsäure-Derivate (➤ Kap. 16.4.3). Ibuprofen wirkt in den üblichen Dosierungen stärker analgetisch, antipyretisch und antiphlogistisch als Acetylsalicylsäure. Beide Wirkstoffe **hemmen** die **COX reversibel,** indem sie mit der Arachidonsäure um das aktive Zentrum konkurrieren.

Beim Erwachsenen werden zur Analgesie bis zu 1,2 g (➤ Tab. 7.1), zur Entzündungshemmung bis zu 2,4 g täglich gegeben. Ibuprofen steht als Saft für Kinder ab 6 Monaten zur Verfügung (Nurofen® für Kinder).

Aufgrund eines **asymmetrischen C-Atoms** (➤ Abb. 7.3) liegt Ibuprofen als Racemat vor. Nur das S(+)-Enantiomer ist ausreichend biologisch aktiv. Das praktisch unwirksame R(-)-Isomer wird jedoch im Körper in erheblichem Maße in die S(+)-Form umgewandelt. Insofern sind die Vorteile von reinen S(+)-Ibuprofen-Präparaten (Dexibuprofen) fraglich. Naproxen wurde von Anfang an als S(+)-Enantiomer in den Handel gebracht.

Pharmakokinetik

Ibuprofen wird nach **oraler Gabe** vollständig, v. a. im **Dünndarm, resorbiert.** Damit tritt im Vergleich zur teilweise im Magen resorbierten Acetylsalicylsäure die Wirkung verzögert ein (➤ Tab. 7.1). Die Bioverfügbarkeit liegt bei 80–100 %. Nach hepatischer **Metabolisierung** werden die inaktiven Metaboliten (➤ Tab. 7.1) hauptsächlich renal eliminiert. Eine eingeschränkte Nieren- oder Leberfunktion verändert die Kinetik von Ibuprofen kaum.

Unerwünschte Arzneimittelwirkungen

Die unerwünschten Arzneimittelwirkungen entsprechen weitgehend denen, die generell mit sauren antipyretisch-antiphlogistischen Analgetika beobachtet werden (➤ Tab. 7.2). **Gastrointestinale** unerwünschte Arzneimittelwirkungen sind am häufigsten, wenn auch seltener als bei äquieffektiven Dosierungen von Acetylsalicylsäure. Die Plättchenfunktion wird ebenfalls gestört, sodass die **Blutungszeit verlängert** und eine Gabe bei bestehenden Ulzera kontraindiziert ist. Bei analgetischer Dosierung sind okkulte Blutverluste aber unwahrscheinlich. Aufgrund der langen Halbwertszeit (➤ Tab. 7.7) hemmt Naproxen demgegenüber deutlich und anhaltend die Thrombozytenaggregation.

Intoxikation

Ibuprofen kumuliert nach Mehrfachgabe nicht, sodass, anders als bei Acetylsalicylsäure oder Paracetamol, das **Risiko** einer tödlichen Vergiftung durch Überdosierung **gering** ist. Unter diesem Gesichtspunkt stellt der Ibuprofensaft für Kinder eine attraktive Alternative zu Paracetamol dar (➤ Kap. 7.2.2).

Diclofenac

Diclofenac* (Voltaren®; ➤ Abb. 7.3), wie Indometacin (➤ Kap. 16.4.3) ein Arylessigsäurederivat, wird häufig zur Behandlung starker akuter Schmerzen verwendet. Es wirkt in den üblichen Dosierungen (bis zu 150 mg/Tag; ➤ Tab. 7.1) stärker analgetisch als Acetylsalicylsäure oder Ibuprofen. Bei Nierenkoliken soll eine parenterale Applikation von Vorteil sein.

Pharmakokinetik

Nach oraler Applikation wird Diclofenac rasch und nahezu vollständig resorbiert, v. a. im Dünndarm. Es unterliegt einem ausgeprägten **First-Pass-Metabolismus** mit starken interindividuellen Schwankungen, sodass die orale Bioverfügbarkeit nur 30–80 % beträgt. Die Elimination erfolgt durch hepatische **Metabolisierung** (➤ Tab. 7.1). In der Geschwindigkeit der Metabolisierung, und damit auch in der analgetischen Wirksamkeit, bestehen große interindividuelle Unterschiede. Die Metaboliten werden nach Glucuronidierung und Sulfatierung renal und biliär ausgeschieden.

Unerwünschte Arzneimittelwirkungen

Die unerwünschten Arzneimittelwirkungen bei Behandlung akuter Schmerzzustände entsprechen bei geringerer gastraler Toxizität im Wesentlichen denen der Acetylsalicylsäure (➤ Tab. 7.2). Bei Gabe über einen längeren Zeitraum, z. B. im Rahmen der Behandlung rheumatischer Erkrankungen, treten jedoch auch hier sehr häufig erhebliche **gastrointestinale** unerwünschte Arzneimittelwirkungen auf. Der Spiegel der **Serumtransaminasen** ist oft erhöht und kann einen Therapieabbruch notwendig machen.

7.2.2 Nichtsaure antipyretische Analgetika

Paracetamol

Die **analgetischen** und **antipyretischen Eigenschaften** von Paracetamol* (Acetaminophen; ben-u-ron®; ➤ Abb. 7.3) unterscheiden sich kaum von denen der Acetylsalicylsäure. Allerdings hat Paracetamol bei bestimmungsmäßigem Gebrauch weniger unerwünschte Wirkungen als Acetylsalicylsäure. Der Wirkmechanismus von Paracetamol ist nach wie vor nicht völlig klar. Neuere Befunde erklären seine analgetische Wirkung v. a. über einen Effekt auf den TRPA1-Kanal von Rückenmarksneuronen. Dieses Kanalprotein fungiert als zentraler chemischer Nozizeptor, der auch auf Kältereize reagiert. Dabei wird die analgetische Wirkung nicht durch Paracetamol selbst, sondern durch zwei Metaboliten vermittelt, wobei die Kanalaktivierung einen verminderten Calcium- und Natrium-Einstrom zur Folge hat. Die ausgeprägte antipyretische Wirkung von Paracetamol beruht wahrscheinlich auf einer Hemmung der COX-2 im ZNS (➤ Kap. 7.1.2), wobei auch hier ein hypothermer Effekt von Paracetamol mit der Aktivierung von TRPA1-Kanälen in Verbindung gebracht wird. Dass bei therapeutischer Dosierung eine periphere Entzündungshemmung ausbleibt, beruht vermutlich auf einer fehlenden Anreicherung von Paracetamol im entzündeten Gewebe und einer vermehrten Bildung von Sauerstoff- und Hydroxyperoxidradikalen, sodass Paracetamol die COX nicht hemmen kann (➤ Kap. 7.2.1).

Paracetamol eignet sich zur **Behandlung** von **leichten bis mittleren Schmerzen** und zur **Fiebersenkung.** Es galt lange als das **Fieber- und Schmerzmittel** der Wahl in der **Pädiatrie,** nicht zuletzt aufgrund seiner rektalen Anwendbarkeit (s. auch „saure antipyretische Analgetika: Ibuprofen“). Bei Säuglingen und Kindern wird nach Alter und Gewicht dosiert, wobei die angegebenen **Dosierungen** unbedingt zu **beachten** sind. Für Schwangere und stillende Mütter ist Paracetamol nach wie vor das Schmerzmittel der Wahl.

Pharmakokinetik

Nach oraler Applikation wird Paracetamol rasch resorbiert (t_{max} in ➤ Tab. 7.1). Die orale Bioverfügbarkeit beträgt 65–90 %. Es wird praktisch vollständig in der Leber metabolisiert, und zwar durch Konjugation an der phenolischen OH-Gruppe hauptsächlich zu **Glucuroniden** (55 %; die Prozentzahlen geben die Anteile der Metaboliten im Harn an) und **Sulfaten** (30 %), die renal ausgeschieden werden. Etwa 4 % einer Dosis werden unverändert renal ausgeschieden. Bei normaler Dosierung wird nur in geringem Umfang über Cytochrom-P_{450}-Oxygenasen der reaktive Metabolit **N-Acetyl-p-benzochinonimin** (➤ Abb. 7.5) gebildet und durch die Konjugation mit Glutathion inaktiviert; aus dem Konjugat entsteht durch partielle Hydrolyse der Tripeptidkette des Glutathions und nachfolgende Acetylierung des Cysteinylrests die Mercaptursäure, die renal ausgeschieden wird (4 %; ➤ Kap. 1.4.4). Bei **Überdosierung** werden die Glutathionreserven der Leber jedoch rasch erschöpft, und überschüssiges N-Acetyl-p-benzochinonimin bindet dann kovalent an Leberzellproteine mit der Folge einer **Leberzellnekrose** (➤ Abb. 7.5).

Unerwünschte Arzneimittelwirkungen

Im Gegensatz zu den sauren Nicht-Opioid-Analgetika ist bei angemessener Dosierung das Risiko für Organschäden und Funktionsstörungen **minimal.**

Kontraindikationen

Kontraindikationen für Paracetamol sind genetisch bedingter **Mangel** an **Glucose-6-phosphat-Dehydrogenase** (verminderte Verfügbarkeit von Glutathion) sowie schwere **Leber-** und **Nierenschäden.** Die Hepatotoxizität von Paracetamol ist bei chronischem Alkoholismus verstärkt. Das Auftreten Methämoglobin-bildender Metaboliten wurde diskutiert, ist in therapeutischen Dosen jedoch nicht von Bedeutung.

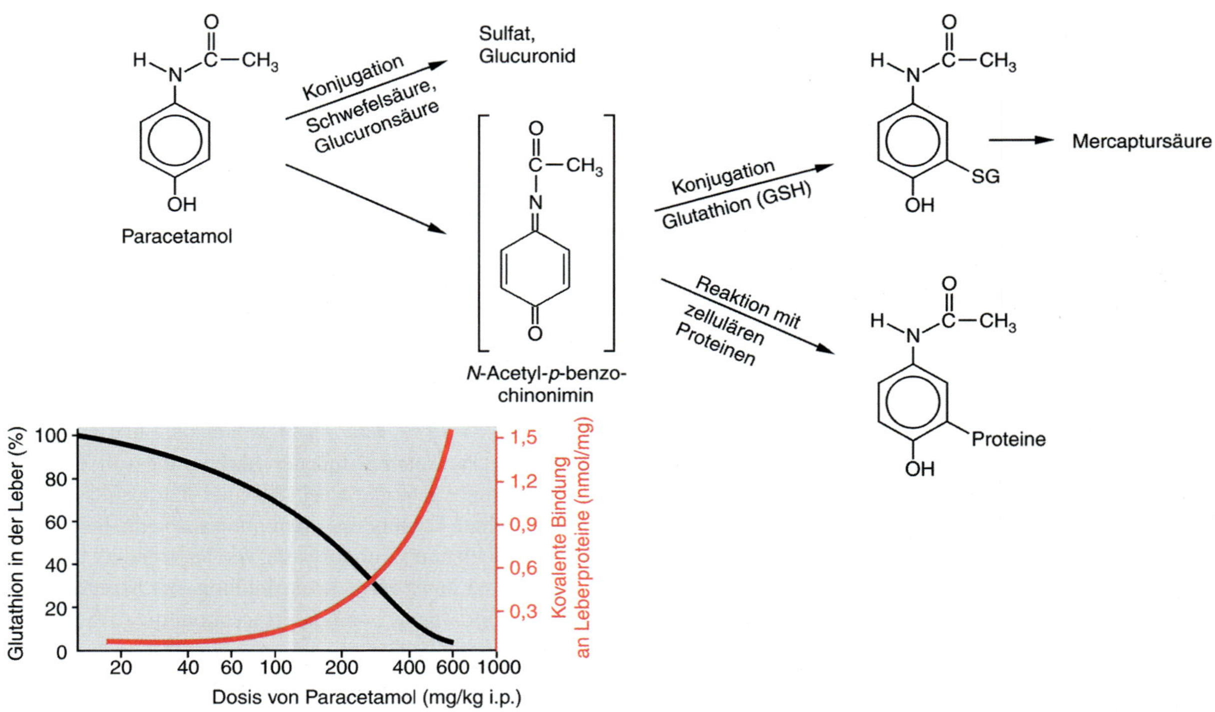

Abb. 7.5 Toxizität von Paracetamol.
Bei Erschöpfung der Glutathionreserven bindet N-Acetyl-p-benzochinonimin an nukleophile Gruppen von Leberzellproteinen und wirkt dadurch toxisch. Das Bild unten links zeigt den Zusammenhang zwischen Glutathionverarmung und Bindung von Paracetamolmetaboliten im Tierexperiment. Hamster erhielten steigende Dosen Paracetamol intraperitoneal. 3 h später wurde einerseits der Glutathiongehalt der Leber, andererseits die Bindung der Paracetamolmetaboliten an Leberproteine gemessen. Bei Dosen über 200 mg/kg wurde Glutathion weitgehend verbraucht, Paracetamolmetaboliten wurden zunehmend an Proteine gebunden und in der Leber entstanden Nekrosen. (In Anlehnung an: Potter et al. Pharmacology, 1974; 12: 129–143.)

Intoxikation

Bei **Überdosierung** führt die vermehrte Bildung von N-Acetyl-p-benzochinonimin zu schwerer **Leberschädigung** (➤ Abb. 7.5). Dosen von mehr als 6 g oral können beim Erwachsenen tödlich sein. Eine akute Vergiftung verläuft in den ersten 24 h unauffällig mit vorübergehender Übelkeit, Leibschmerzen und gelegentlich Erbrechen. Die Schwere der Intoxikation kann jedoch über die Plasmakonzentration von Paracetamol ermittelt werden, die mit der Hepatotoxizität korreliert.

Antidot der Wahl ist **N-Acetylcystein,** das über seine SH-Gruppe das N-Acetyl-p-benzochinonimin bindet (analog der Glutathionkonjugation in ➤ Abb. 7.5). Die Therapie der Vergiftung ist am effektivsten innerhalb von 8–10 h nach Einnahme. Später wird ein Behandlungserfolg zunehmend unwahrscheinlicher.

Metamizol, Phenazon und Propyphenazon

Alle Pyrazolinone wirken gut **analgetisch** und **antipyretisch.**

Metamizol

Metamizol* (Dipyrone, USA, Novalgin®; ➤ Abb. 7.3) ist der am stärksten analgetische und wichtigste Vertreter dieser Gruppe. Es hat sich besonders in der postoperativen Schmerzbehandlung und aufgrund spasmolytischer Eigenschaften bei Kolikschmerz bewährt. Eine Schmerzhemmung über Angriffspunkte im periaquäduktalen Grau wurde tierexperimentell nachgewiesen. Eine Hemmung von ATP-abhängigen Kaliumkanälen und ein verminderter Einstrom von Calcium in die glatten Muskelzellen könnten die spasmolytische Wirkung erklären.

Die Anwendung von Metamizol unterliegt aufgrund der unerwünschten Arzneimittelwirkungen einer **strengen Indikationsstellung:** Koliken der Gallen- und ableitenden Harnwege; Tumorschmerzen; akute oder chronische Schmerzen, soweit andere Maßnahmen kontraindiziert sind; und hohes Fieber, das auf andere Maßnahmen nicht anspricht. Eine intravenöse Applikation sollte nur erfolgen, wenn eine orale Anwendung nicht möglich ist. Allerdings wird Metamizol mittlerweile wieder weit häufiger verordnet, als es die vorgenannten Indikationen erwarten lassen.

Pharmakokinetik

Metamizol ist ein Pro-Drug und wird nach **oraler Gabe** bereits im Lumen des Magens und Darms nichtenzymatisch zu **4-Methylaminophenazon** hydrolysiert, das vollständig resorbiert wird. 4-Methylaminophenazon wird durch Metabolisierung eliminiert. Ein wichtiger Metabolit ist **4-Aminophenazon.**

4-Methylaminophenazon und 4-Aminophenazon sind pharmakologisch aktiv. Die Metaboliten werden renal ausgeschieden.

Unerwünschte Arzneimittelwirkungen

Vor allem zwei unerwünschte Arzneimittelwirkungen sind zu nennen: Agranulozytose und Schock. Das Agranulozytoserisiko schränkt die Anwendung von Metamizol ein. Wahrscheinlich ist 4-Aminophenazon oder ein Folgemetabolit für die **Agranulozytose** verantwortlich. Vermutlich werden Antikörper gegen pyrazolonbindende Granulozyten gebildet, die bei Reexposition infolge zytotoxischer Immunreaktion den Untergang der Granulozyten bewirken. Das genaue Agranulozytoserisiko von Metamizol ist wegen der Seltenheit des Krankheitsbildes schwer zu quantifizieren; man schätzt, dass eine einwöchige Behandlung in 1 : 1 Mio. Fällen zu Agranulozytose führt.

Schockreaktionen treten v. a. nach parenteraler Gabe auf. Dabei handelt es sich meist um anaphylaktische Reaktionen mit Bronchokonstriktion und Blutdruckabfall. Die Injektion der hyperosmolaren (50-prozentigen) Lösung muss daher langsam (< 1 ml/min) erfolgen, um eine Schockreaktion zu vermeiden. Eine gelegentliche Rotfärbung des Harns ist belanglos.

Phenazon und Propyphenazon

Für Phenazon (Eu-Med®, Migräne-Kranit®) und sein Isopropylderivat Propyphenazon (➤ Abb. 7.3) nimmt man eine zentrale analgetische Wirkung an, der genaue Wirkmechanismus ist unklar. Präklinische Studien weisen auf TRPA1-Kanäle als möglichen Angriffspunkt hin. Die TRPA1-Kanäle sind als zentrale Nozizeptoren für unterschiedliche Stimuli von Bedeutung. Phenazon und Propyphenazon könnten hier antagonistisch wirken. Die Stoffe werden vorwiegend in Kombinationspräparaten verwendet und besitzen ähnliche unerwünschte Arzneimittelwirkungen wie Metamizol. Allerdings scheint das Agranulozytoserisiko geringer, da kein Abbau zu 4-Aminophenazon möglich ist. Die Elimination erfolgt im Wesentlichen durch Metabolisierung.

7.2.3 Nicht-Opioid-Analgetika ohne antipyretisch-antiphlogistische Wirkung

Hierzu zählen Ketamin, Capsaicin und ω-Conotoxin. Sie besitzen einen **zentralnervösen Angriffspunkt,** wirken jedoch nicht auf Opioidrezeptoren und zeigen deshalb auch keine typischen Opioid-UAW wie Atemdepression oder Toleranzentwicklung.

Ketamin

Ketamin (➤ Kap. 9.2.6) ist ein in der Notfallmedizin häufig verwendetes, stark wirksames Analgetikum, das antagonistisch (als Kanalblocker) am NMDA-Rezeptor wirkt.

7

Capsaicin

Capsaicin ist ein Alkaloid, das u. a. in Paprika und Chili enthalten ist (➤ Kap. 7.1.2). Es öffnet an sensorischen Nervenendigungen den TRPV1-Kanal (Vanilloid-Rezeptor), einen unspezifischen Kationenkanal, der durch Wasserstoffionen (pH < 5,9) und Hitze (> 43 °C) aktiviert wird, sodass initial ein Brennen auftritt. In der Folge desensibilisiert der Rezeptor, was die analgetische Wirkung der Substanz erklärt.

Capsaicain-Salben, mit einem Wirkstoffgehalt von 0,2–1,2 %, zum Auftragen auf die Haut sind zur lokalen Schmerzbehandlung zugelassen.

ω-Conotoxin

ω-Conotoxin MVIIA (Ziconotid, Prialt®) (➤ Kap. 35.11.1) ist ein hoch selektiver Hemmstoff präsynaptischer N-Typ-Calcium-Kanäle. Der analgetische Effekt ist 100–1000-fach größer als der von Morphin. ω-Conotoxin kann intrathekal bei starken chronischen Schmerzen angewandt werden. Eine Toleranzentwicklung ist nicht bekannt, allerdings schränken z. T. erhebliche (neuropsychiatrische) unerwünschte Arzneimittelwirkungen seine Verwendung ein.

Cannabinoide

7

Cannabinoide (➤ Kap. 14.10) wie Tetrahydrocannabinol (THC; Dronabinol) besitzen über eine Aktivierung von spezifischen Cannabinoidrezeptoren eine analgetische Wirkung. Mittlerweile ist in ganz Europa eine Kombination von THC mit (-)-Cannabidiol (im Verhältnis 1 : 1; Sativex®) als Mundspray zur symptomatischen Behandlung neuropathischer Schmerzen bei multipler Sklerose zugelassen, allerdings nur für Patienten, bei denen andere Mittel nicht ausreichend wirken.

7.3 Opioid-Analgetika

Geschichte

Bereits 5000 v. Chr. ist der medizinische Gebrauch des Schlafmohns den Sumerern und Ägyptern bekannt. Im 1. Jahrhundert n. Chr. beschreiben Dioskurides und Plinius der Jüngere detailliert die Gewinnung, Wirkung und therapeutische Anwendung des Opiums. Paracelsus entwickelt im 15. Jahrhundert das Laudanum opiatum, einen alkoholischen Opiumextrakt. Im 16. und 17. Jahrhundert wird Opium als Universalheilmittel eingesetzt. 1806 beschreibt der Paderborner Apotheker Friedrich Wilhelm Sertürner erstmals das wirksame Prinzip aus dem Opium, das er **Morphium** nach Morpheus, dem Gott der Träume, nennt. 1883 wird der Begriff „Morphiumsucht" von Levinstein geprägt. 1898 wird Diacetylmorphin unter dem Namen **Heroin** als Schmerz- und Hustenmittel auf den Markt gebracht. 1924 erfolgt die Aufklärung der Struktur des Morphins. In den Jahren von 1937–1943 werden die vollsynthetischen Opioide der **Pethidin-** und **Methadon-Klassen** entwickelt. In den 1950er- und 1960er-Jahren erfolgen die ersten Synthesen von Opioidantagonisten und Opioidpartialagonisten. 1973 gelingt der Nachweis spezifischer **Opioidrezeptoren.** 1975 werden die ersten **endogenen Opioidpeptide** isoliert. 1976 erfolgt erstmals die Identifizierung von verschiedenen **Opioidrezeptortypen.** In den Jahren von 1977–1980 werden die Struktur und die Proteolyse der Opioidpeptid-Vorläufermoleküle aufgeklärt. 1992 beginnt die Klonierung und Strukturaufklärung der Opioidrezeptoren. 1996 werden die ersten Mäuse mit deletiertem μ-Opioidrezeptor generiert. 2012 wurden die Kristallstrukturen aller Opioidrezeptortypen aufgeklärt.

Definitionen

Opium (griechisch οπος = Saft) ist der getrocknete Saft aus den unreifen Kapseln des Schlafmohns *(Papaver somniferum).* Er enthält 10–12 % Morphin, 0,3–1 % Codein und 0,2–0,5 % Thebain, Alkaloide mit Phenanthren-Struktur, die mit Opioidrezeptoren interagieren. Daneben enthält Opium noch eine Vielzahl weiterer Alkaloide, wie z. B. Papaverin und Noscapin.

Opiate im engeren Sinn sind Pharmaka, die aus dem Opium gewonnen werden. Dazu gehören die natürlichen Produkte wie Morphin, Codein und Thebain sowie halbsynthetische Pharmaka, die aus diesen hergestellt werden. Opiate im weiteren Sinn sind alle morphinähnlichen Verbindungen ohne peptidische Struktur. Der Begriff Opiate wird immer mehr ersetzt durch den Begriff **Opioide,** der alle Substanzen, endogene, exogene, peptidische und nichtpeptidische, umfasst, die morphinähnliche Effekte über die Interaktion mit Opioidrezeptoren bewirken.

7.3.1 Endogene Opioide

Die Erkenntnis, dass körpereigene Neuropeptide wie Opiate wirken, war ein Meilenstein in der Opiatforschung. Beginnend mit der Entdeckung der **Enkephaline** im Jahr 1975 wurde eine Vielzahl weiterer endogener Opioidpeptide identifiziert. Diese **Endorphine** (**endo**gene Mo**rphine**) werden durch proteolytische Spaltung der Vorläuferpeptide **Proopiomelanocortin, Proenkephalin** und **Prodynorphin** generiert, die jeweils durch unterschiedliche Gene codiert werden (➤ Kap. 2.3.11, ➤ Abb. 2.18, ➤ Abb. 2.19). Darüber hinaus wurden zwei Tetrapeptide, **Endomorphin-1 und -2,** mit hoher Affinität und Selektivität für den μ-Opioidrezeptor beschrieben. Jedoch konnten bislang weder das Vorläuferpeptid noch das codierende Gen für die Endomorphine identifiziert werden.

Die beiden Pentapeptide **Met- und Leu-Enkephalin** sind Endprodukte der proteolytischen Spaltung von Proenkephalin; daneben entstehen weitere größere Opioidpeptide, die alle die Met-Enkephalin-Sequenz am N-terminalen Ende besitzen. Aus Prodynorphin werden **Dynorphin** A und weitere Opioidpeptide proteolytisch generiert, die alle die Leu-Enkephalin-Sequenz am N-terminalen Ende aufweisen. Proopiomelanocortin (POMC) ist ein gemeinsames

Vorläuferprotein, das in das Opioidpeptid **β-Endorphin,** in MSH (melanozytenstimulierendes Hormon) und in ACTH (adrenocorticotropes Hormon) prozessiert wird (➤ Abb. 2.18).

Die Enkephaline und Dynorphine werden von Neuronen in vielen Regionen des zentralen und peripheren Nervensystems produziert; β-Endorphin wird dagegen vornehmlich von Zellen der Hypophyse und des Hypothalamus synthetisiert. Die aus Nervenzellen freigesetzten endogenen Opioidpeptide wirken prä- und postsynaptisch als Neurotransmitter. Andererseits werden sie als Hormone von der Hypophyse bzw. vom Nebennierenmark in die Blutbahn freigesetzt.

Die kurzkettigen Enkephaline haben im Blut nur eine sehr kurze Halbwertszeit (weniger als 60 s), während längere Peptide wie das β-Endorphin stabiler sind (Halbwertszeit 15–20 min). Endogen in die Blutbahn freigesetzte oder systemisch applizierte Endorphine können die Blut-Hirn-Schranke schlecht passieren und induzieren nur minimale zentrale Effekte. Unter Normalbedingungen werden die Endorphine im Zentralnervensystem nicht oder nur in geringen Mengen freigesetzt, da die Applikation des reinen Opioidantagonisten Naloxon unter Basalbedingungen kaum Wirkung aufweist. Dagegen zeigt Naloxon bei Stress- und Schmerzzuständen deutliche Effekte, ein Hinweis für eine Freisetzung von Endorphinen in solchen Situationen. Die Beobachtung, dass Placeboeffekte durch Naloxon aufgehoben werden können, zeigt, dass die mit der Placebogabe einhergehende Erwartungshaltung zur Sekretion von Endorphinen führt. Auch unter Akupunktur kommt es zur Freisetzung von endogenen Opioiden.

Einige Endorphine haben nicht nur opioide Wirkungen. So können Dynorphine mit NMDA-Glutamat-Rezeptoren interagieren. Ein überraschender Befund war, dass Morphin nicht nur von der Mohnpflanze, sondern möglicherweise auch von menschlichen Zellen de novo synthetisiert werden kann. Die physiologische Rolle dieser **endogenen Morphinproduktion** ist jedoch noch unbekannt.

7.3.2 Opioidrezeptoren

Opioide interagieren mit drei Typen von Opioidrezeptoren (μ, δ, κ). Der **μ-Opioidrezeptor** wurde mit dem griechischen Zeichen des Anfangsbuchstaben seines typischen Liganden **M**orphin benannt, der **κ-Opioidrezeptor** nach **K**etocyclazocin, einem synthetischen Morphinderivat mit Benzomorphanstruktur, und der **δ-Opioidrezeptor** nach dem Vas **d**eferens, dem Samenleiter der Maus, der spezifische Bindungsstellen für Enkephaline besitzt.

Wesentliches Kriterium für eine opioidrezeptorvermittelte Wirkung ist die Antagonisierbarkeit durch den Opioidantagonisten Naloxon. Der ursprünglich postulierte σ-Opioidrezeptor wird nicht mehr als Opioidrezeptor aufgeführt, da er strukturell unterschiedlich ist und die durch ihn vermittelten Wirkungen durch Naloxon nicht antagonisierbar sind. Mittlerweile konnte das σ-1-Protein als membranständiges Transportprotein identifiziert werden, das an der Regulation verschiedener G-Protein-gekoppelter Rezeptoren beteiligt ist. Es wird derzeit als eigenständige pharmakologische Zielstruktur für die Entwicklung neuer Analgetika untersucht.

Die Opioidrezeptoren gehören zur Gruppe der heptahelikalen G-Protein-gekoppelten Rezeptoren. Die Gene der μ-, δ- und κ-Opioidrezeptoren besitzen untereinander eine hohe Homologie von mehr als 60 %. Es existiert ein weiterer Rezeptor mit ähnlich hoher Homologie zu den Opioidrezeptoren. Allerdings bindet dieser Rezeptor keine Opioide und wurde deshalb **ORL-1** (opioid receptor-like) genannt (➤ Tab. 7.3). Für den ORL-1 wurde ein endogener Peptidligand identifiziert, der nach Applikation an Tieren zu einer Aufhebung der analgetischen Wirkung endogener Opioide führte und **Nozizeptin/Orphanin FQ** (N/OFQ) genannt wurde. Im ZNS wirkt N/OFQ daher als funktionaler (aber nicht pharmakologischer) Antagonist des Opioidsystems, im Rückenmark scheint N/OFQ selbst analgetische Effekte zu besitzen.

Das für die Nomenklatur der Opioidrezeptoren verantwortliche Komitee der IUPHAR hat kürzlich die Bezeichnungen **MOP** für den μ-Opioidrezeptor, **DOP** für den δ-Opioidrezeptor, **KOP** für den κ-Opioidrezeptor und **NOP** für den ORL-1-Rezeptor festgelegt.

Obwohl die Enkephaline bevorzugt mit δ-Opioidrezeptoren und Dynorphine mit κ-Opioidrezeptoren interagieren, zeigen die endogenen Opioidpeptide keine absolute Präferenz für den jeweiligen Rezeptortyp. So bindet β-Endorphin mit ähnlicher Affinität an μ- und δ-Rezeptoren. Hohe Selektivität besitzen dagegen die synthetischen Enkephalinderivate DAMGO ([D-Ala^2, MePhe^4, Gly(ol)^5]-enkephalin), DPDPE ([D-Pen^2, D-Pen^5]-enkephalin) oder das Arylacetamid-Derivat Enadolin. Obwohl der Antagonist Naloxon an alle drei Opioidrezeptortypen bindet, interagiert er bevorzugt mit μ-Opioidrezeptoren. Mit J-113397, einem Benzimidazolon-Derivat, gelang die Synthese eines nichtpeptidischen ORL-1-Antagonisten (➤ Tab. 7.3).

Aufgrund von pharmakologischen Studien wurden Subtypen für die einzelnen Opioidrezeptoren postuliert (z. B. μ_1, μ_2; δ_1, δ_2; κ_1, κ_2, κ_3). Diese **Opioidrezeptor-Subtypen** könnten durch die Generierung verschiedener **Spleißvarianten** des jeweiligen Rezeptorgens oder durch Bildung von Heterodimeren verschiedener Opioidrezeptoren zustande kommen. Insgesamt hat die Existenz von Opioidrezeptorsubtypen für die Therapie bislang noch keine Bedeutung.

Tab. 7.3 Opioidrezeptoren und ihre Liganden

Rezeptor-Subtyp	μ (MOP)	δ (DOP)	κ (KOP)	ORL-1 (NOP)
Typischer Ligand	Morphin	Met/Leu-Enkephalin	Ketocyclazocin	Nozizeptin/Orphanin FQ
Endogener Ligand	• β-Endorphin • Met/Leu-Enkephalin	• Met/Leu-Enkephalin • β-Endorphin	Dynorphin	Nozizeptin/Orphanin FQ
Selektiver Agonist	DAMGO	DPDPE	Enadolin	Ro64–6198
Antagonist	Naloxon	Naloxon	Naloxon	J-113 397

Für die Opioidrezeptoren existieren verschiedene **polymorphe Varianten.** Eine μ-Opioidrezeptor-Variante, bei der in Position 268 die Aminosäure Serin in Prolin (S268P) ausgetauscht ist, zeigt eine drastisch verminderte Stimulierbarkeit durch Opioide. Sie ist jedoch extrem selten. Ein häufiger Polymorphismus, bei dem an Position 40 die Aminosäure Aspartat 40 in Asparagin ausgetauscht ist, führt zu einer verminderten Wirkung von Opioiden. Die Datenlage jedoch reicht bislang nicht aus, um eine unterschiedliche individuelle Ansprechbarkeit gegenüber Opioiden aufgrund von Rezeptorpolymorphismen bei der Therapie zu berücksichtigen.

Wirkungsprofil

Auf zellulärer Ebene vermitteln alle drei Opioidrezeptoren ähnliche Effekte. Sie hemmen die Adenylylcyclase, aktivieren hyperpolarisierende Kaliumkanäle und inhibieren spannungsabhängige Calciumkanäle. Die Opioidrezeptoren unterscheiden sich jedoch in ihrem **Wirkungsprofil in vivo** (➤ Tab. 7.4). Alle drei Rezeptoren vermitteln Analgesie, wenn auch in unterschiedlichem Ausmaß. Dasselbe gilt für die Hemmung der Magen-Darm-Motilität. Euphorisierende Effekte werden durch μ-Opioidrezeptoren vermittelt, während κ-Rezeptoren Dysphorie induzieren sollen. Sedierung wird durch μ- und κ-Opioidrezeptoren ausgelöst, während μ- und δ-Opioidrezeptoren eine Atemdepression bewirken.

Fast alle in der Therapie starker bis stärkster Schmerzen eingesetzten Opioide einschließlich Morphin wirken über den μ-Opioidrezeptor. Im Folgenden sollen daher die μ-Opioidrezeptor-vermittelten Wirkungen und Wirkmechanismen genauer beschrieben werden (➤ Tab. 7.5, ➤ Tab. 7.6). Sie umfassen sowohl die erwünschten als auch die unerwünschten Wirkungen der μ-Opioid-Agonisten. Sie sind in Mäusen, denen das μ-Opioidrezeptor-Gen fehlt, nicht nachweisbar.

Tab. 7.4 Wirkungsprofil von μ-, δ- und κ-Opioidrezeptoren

Wirkung	μ-Rezeptor	δ-Rezeptor	κ-Rezeptor
Analgesie	+++	+	++
Euphorie	+++	–	–
Dysphorie	–	–	+++
Sedierung	++	–	++
Atmungshemmung	+++	++	–
Hemmung der Magen-Darm-Motilität	++	++	+

Tab. 7.5 Zentrale, μ-Opioidrezeptor-vermittelte Wirkungen

Wirkung	Wirkmechanismus
Analgesie: spinal-supraspinal	Hemmung der synaptischen Übertragung im Rückenmark, Aktivierung von deszendierenden Bahnen
Euphorie	Dopaminfreisetzung im Nucleus accumbens
Sedierung	Hemmung der Formatio reticularis
Atemdepression	Herabsetzen der Empfindlichkeit des Atemzentrums gegenüber pCO_2
Antitussive Wirkung	Hemmung des medullären Hustenzentrums
Emetische Wirkung	Stimulation der Chemotriggerzone
Muskelrigidität	Dopaminfreisetzung in der Substantia nigra
Konvulsionen	Disinhibition GABAerger Neurone im Hippocampus
Hypothermie	Hemmung der Temperaturregulation im Hypothalamus
Miosis	Aktivierung des Edinger-Westphal-Kerns
Blutdrucksenkung	Hemmung des Barorezeptor-Reflexbogens in der Medulla oblongata
Bradykardie	Aktivierung des Vagusnervs
Hormonfreisetzung	Hemmung der Ausschüttung von Gonadotropin-releasing-Hormon

7.3.3 μ-Opioidrezeptor-vermittelte Wirkungen

Wirkmechanismus: zentrale Effekte

Analgesie: Agonisten am μ-Opioidrezeptor wirken im Zentralnervensystem analgetisch auf spinaler und supraspinaler Ebene. Im Rückenmark hemmen sie die Freisetzung primär-afferenter Transmitter (z. B. Glutamat, Substanz P), inhibieren deren Wirkung auf nachgeschaltete Neurone und vermindern so die Erregungsübertragung auf die spinothalamischen Projektionsneurone. Durch Stimulierung von supraspinalen μ-Opioidrezeptoren im Bereich des Mittelhirns werden absteigende Nervenbahnen aktiviert, die ebenfalls die Übertragung der Erregung von den Primärafferenzen auf den Tractus spinothalamicus inhibieren. Weitere μ-Opioidrezeptoren im Gehirn (Thalamus, sensomotorischer Cortex, limbisches System) modifizieren die Stärke und die emotionale Bewertung des Schmerzes.

Tab. 7.6 Periphere, μ-Opioidrezeptor-vermittelte Wirkungen

Wirkung	Wirkmechanismus
Analgesie	Hemmung der Empfindlichkeit der Nozizeptoren
Verzögerte Magenentleerung	Abnahme der Magenmotilität, Pyloruskonstriktion
Spastische Obstipation	Tonussteigerung und Störung der propulsiven Motorik der peristaltischen Wellen, Hemmung des Wasser- und Elektrolytaustritts durch die Darmwand
Störungen des Gallenflusses	Kontraktion der Gallenblasenmuskulatur und des Sphincter Oddi
Harnretention	Kontraktion des Sphincter vesicae
Immunsuppression	Hemmung der humoralen und zellulären Immunantwort
Histaminfreisetzung*	Hautreaktionen

* Nicht charakteristisch für alle μ-Opioidagonisten.

Euphorie: Nach Aktivierung von μ-Opioidrezeptoren in der Area tegmentalis ventralis des Mittelhirns kommt es zur Hemmung inhibitorischer GABAerger Interneurone. Dadurch wird Dopamin im Nucleus accumbens freigesetzt, das für die Entstehung von Euphorie (Gefühl eines kritiklosen Wohlbefindens) verantwortlich gemacht wird. Dadurch wird die Schmerzangst vermindert. Andererseits fördert die euphorisierende Wirkung von Opioiden die Suchtentwicklung. Bei chronisch Schmerzkranken entsteht im Allgemeinen keine Euphorie, was die Gefahr der Suchtentwicklung reduziert (➤ Kap. 7.4.2).

Sedierung: Ursächlich für die μ-Opioidrezeptor-vermittelte Sedierung ist die Hemmung von Neuronen im aufsteigenden Teil der Formatio reticularis. Die sedierende Wirkung beeinträchtigt die Fahrtüchtigkeit. Bei der Behandlung von chronischen Schmerzen jedoch bildet sich rasch Toleranz gegen diesen Effekt aus, sodass Patienten bei stabiler Opioiddosierung über 3 Monate im Einzelfall wieder fahrtüchtig sein können.

Atemdepression: μ-Opioidrezeptor-Agonisten setzen die Empfindlichkeit des medullären Atemzentrums gegenüber dem CO_2-Partialdruck im Blut herab. Sie unterdrücken auch medulläre Zentren, die an der Regulation des Atemrhythmus beteiligt sind. Eine Atemdepression ist die bedeutsamste Gefährdung einer Opioidüberdosierung. Daher sollte zu Beginn einer Opioidtherapie mit der niedrigsten Dosierung begonnen werden und eine Steigerung der Dosierung in Abhängigkeit von der Schmerzreduktion erfolgen. Bei Schmerzpatienten ist die Gefahr der Atemdepression gering, da der Schmerz die atemhemmende Wirkung von μ-Opioid-Agonisten antagonisiert. Der Tod nach Opioidvergiftung wird fast ausschließlich durch eine Atemdepression verursacht. Besondere Beachtung erfordert die pharmakodynamische Verstärkung der Atemdepression durch Alkohol oder Hypnotika.

Antitussive Wirkung: μ-Opioidrezeptor-Agonisten hemmen die Erregbarkeit des Hustenzentrums. Für die Behandlung des unproduktiven Hustens werden schwache Opioide (Codein, Dihydrocodein) eingesetzt (➤ Kap. 7.5).

Emetische Wirkung: μ-Opioid-Agonisten führen zu Erbrechen durch Stimulation von Rezeptoren, die in der Chemorezeptor-Triggerzone der Medulla oblongata lokalisiert sind. Diese Effekte können zu Beginn einer Schmerztherapie mit Opioiden durch Antiemetika (z. B. Metoclopramid, Domperidon) aufgehoben werden. Im Verlauf der Therapie ist dies meist nicht länger notwendig, da sich eine Toleranz gegen den emetischen Effekt der Opioide entwickelt.

Muskelrigidität: Bei der Auslösung der Muskelrigidität sind μ-Opioidrezeptoren im Striatum und im Locus coeruleus von Bedeutung. Sie ist besonders bei hoch potenten Opioiden (z. B. Alfentanil) ausgeprägt. Eine durch μ-Opioid-Agonisten ausgelöste Thoraxrigidität kann sekundär die Atmung behindern. Durch α_2-Adrenozeptor-Agonisten kann die opioidinduzierte Muskelrigidität gemildert werden.

Konvulsionen: μ-Opioid-Agonisten können Konvulsionen auslösen, ein Effekt, der durch die Hemmung GABAerger Interneurone im Hippocampus vermittelt wird. Die Krämpfe treten jedoch erst bei Dosierungen auf, die viel höher liegen als die, die für eine Analgesie benötigt werden.

Hypothermie: μ-Opioid-Agonisten modulieren das Temperaturregulationszentrum im Hypothalamus, sodass es zu einer Temperaturabnahme kommt.

Miosis: μ-Opioidrezeptor-Agonisten aktivieren Neurone im Edinger-Westphal-Kern, die eine Pupillenkonstriktion auslösen. Stark verengte (stecknadelkopfgroße) Pupillen sind für die akute Opioidvergiftung charakteristisch. Eine Toleranzentwicklung gegen diesen Effekt ist bei chronischer Opioidgabe gering.

Blutdrucksenkung: μ-Opioidrezeptor-Agonisten hemmen den Barorezeptorreflex, sodass es bei behandelten Patienten, die nach dem Liegen eine aufrechte Position einnehmen, zur orthostatischen Hypotonie kommen kann.

Bradykardie: Die Aktivierung von μ-Opioidrezeptoren führt zur Stimulierung von Neuronen im dorsalen Vaguskern. Dadurch kommt es zur Bradykardie.

Hormonfreisetzung: μ-Opioid-Agonisten hemmen die Freisetzung von Gonadotropin-releasing-Hormon (GnRH) im Hypothalamus. Dies kann zu Zyklusstörungen bei Frauen führen. Ein weiterer μ-Opioidrezeptor-vermittelter Effekt ist die Antidiurese, die durch die vermehrte Freisetzung des Hypophysenhinterlappenhormons Vasopressin ausgelöst wird.

Wirkmechanismus: periphere Effekte

Analgesie: Opioide wirken auch in der Peripherie analgetisch über μ-Opioidrezeptoren, die an den peripheren Nervenendigungen nozizeptiver Afferenzen lokalisiert sind (➤ Abb. 7.1). Ihre Stimulation hemmt die Sensibilisierung der Nozizeptoren.

Verminderung der Motilität des Magen-Darm-Trakts: μ-Opioid-Agonisten steigern den Tonus des Magen-Darm-Trakts. Dadurch kommt es zu einer **verzögerten Magenentleerung** und zur **spastischen Obstipation** im Darm, bei der auch eine Hemmung der propulsiven Peristaltik durch Blockade des Dehnreflexes beteiligt ist. Die Rolle der Enkephaline bei der Aktivierung der Darmmuskulatur ist beschrieben in Legende zu ➤ Abb. 2.22. μ-Opioid-Agonisten hemmen auch den Austritt von Elektrolyten und Wasser in das Darmlumen. Dies kann eine Obstipation verstärken, aber bei Diarrhö therapeutisch genutzt werden. Vermittelt werden die Effekte hauptsächlich durch das periphere enterale Nervensystem. Daneben spielen auch zentrale Wirkungen über den Vagusnerv eine Rolle. Gegen den obstipierenden Effekt der Opioide entwickelt sich kaum eine Toleranz, sodass eine Komedikation mit Laxantien bei der chronischen Schmerztherapie mit Opioiden obligatorisch ist. Kombinationspräparate aus einem Opioidagonisten und Naloxon oder die Kombination mit Methylnaltrexon (Relistor®) können ebenfalls eine Obstipation reduzieren.

Hemmung des Gallenflusses: μ-Opioid-Agonisten führen zur Kontraktion des Sphincter Oddi und hemmen dadurch den Fluss der Galle und des Pankreassekrets.

Harnretention: Nach Aktivierung von μ-Opioidrezeptoren kommt es zu einem Spasmus des Harnblasenschließmuskels und zu einer Hemmung des Miktionsreflexes. Dies führt zur Harnverhaltung mit der Gefahr einer Blasenruptur.

7

Einfluss auf das Immunsystem: µ-Opioid-Agonisten haben hemmende Effekte auf die humorale und zelluläre Immunantwort, indem sie die Antikörperproduktion, die Aktivität der Natural-Killer-Zellen und der Phagozyten hemmen. Diese Effekte werden durch zentrale und periphere µ-Opioidrezeptoren vermittelt. Die immunsuppressiven Effekte wurden mit der erhöhten Infektionsanfälligkeit von Heroinabhängigen in Verbindung gebracht.

Histaminfreisetzung: Die Freisetzung von Histamin wird bei Morphin, Pethidin und Fentanyl, aber nicht bei den meisten anderen Opioiden beobachtet. Er ist für die Urtikaria, das Schwitzen und den Juckreiz nach Morphininjektion verantwortlich (➤ Kap. 6.2, ➤ Tab. 6.3).

7.3.4 Opioid-Agonisten

Im Folgenden werden vorwiegend die Pharmakokinetik von Opioid-Agonisten und -Antagonisten und substanzspezifische Besonderheiten beschrieben. Es werden natürliche, im Opium vorkommende sowie semisynthetische und synthetische Opioide behandelt.

Morphin

Morphin* (= Morphium; ➤ Abb. 7.6) war das erste aus dem Opium isolierte Opioid. Es wird immer noch aus Opium gewonnen, da die chemische Synthese sehr komplex ist.

Nach oraler Gabe unterliegt Morphin einem hohen First-Pass-Effekt, sodass die orale Bioverfügbarkeit nur zwischen 15 und 50 % liegt (➤ Tab. 7.7). Daher wird Morphin bei oraler Gabe dreimal höher (30 mg) als bei parenteraler Gabe dosiert. Die Wirkung tritt nach oraler Gabe nach 20–40 Minuten ein und dauert etwa 4 Stunden, bei retardierten Tabletten ist der Wirkeintritt verzögert (30–90 min) und die Wirkdauer verlängert (etwa 12 h). Der pK des Morphins beträgt 8,2, d. h., bei einem physiologischen pH von 7,4 im Blut liegen etwa 80 % des Morphins in der hydrophilen ionisierten Form vor. Daher kann Morphin nur langsam durch die Blut-Hirn-Schranke permeieren. Zur schlechten Gehirngängigkeit trägt auch bei, dass Morphin ein Substrat des Effluxtransporters P-Glykoprotein ist, der das Opioid wieder ins Blut zurücktransportiert.

Morphin wird in der Leber an der phenolischen OH-Gruppe (Position 3) und an der alkoholischen OH-Gruppe (Position 6) mit Glucuronsäure konjugiert. Außerdem erfolgt eine Demethylierung am Stickstoff. Während die Konjugation an Position 3 zu inaktiven Metaboliten führt, ist Morphin-6-Glucuronid (M6G) ein voller Agonist am µ-Opioidrezeptor. Die Ausscheidung von M6G erfolgt renal. Allerdings akkumuliert M6G bei stark eingeschränkter Nierenfunktion (Crea-Clearance < 40 ml/min) und führt zu Atemdepression.

Codein

Codein (Generika; ➤ Abb. 7.6, ➤ Tab. 7.7, ➤ Tab. 7.8; griechisch κωδεια = Mohnkapsel) ist ein Opium-Alkaloid, das zwischen 0,3 und 1 % im Opium enthalten ist. Bei Codein ist die phenolische Hydroxylgruppe des Morphins methyliert. Daher besitzt es nur eine geringe Affinität zu µ-Opioidrezeptoren. Codein ist ein Pro-Drug und wird durch CYP2D6 zu Morphin metabolisiert. Etwa 10 % des Codeins werden zu Morphin metabolisiert, was die etwa 10-prozentige Wirkstärke des Codeins relativ zu Morphin erklärt.

Codein wird in der Leber durch CYP2D6 in Morphin umgewandelt, das für die analgetische und antitussive Wirkung von Codein verantwortlich ist. Etwa 5–10 % der Europäer besitzen Mutationen im CYP2D6-Gen, die mit einem Verlust oder einer Verminderung der Aktivität des Enzymsystems einhergehen (➤ Tab. 1.14). Bei diesen Personen ist Codein nicht oder nur sehr schwach analgetisch wirksam. Umgekehrt sind einige Personen schnelle Metabolisierer, bei denen es zu Überdosierungen kommen kann.

Diacetylmorphin (Heroin)

Diacetylmorphin (Heroin) entsteht aus Morphin durch Acetylierung der beiden OH-Gruppen an den Positionen 3 und 6 (➤ Abb. 7.6).

Heroin ist lipophiler als Morphin und gelangt rasch ins Gehirn. Daher löst eine intravenöse Heroininjektion einen euphorischen Zustand (Kick) aus. Heroin selbst besitzt nur eine geringe Affinität zu den µ-Opioidrezeptoren. Es wird im Gehirn zu **3-Monoacetylmorphin (3-MAM)** und den aktiven Metaboliten **6-MAM** deacetyliert. Beide werden weiter zu Morphin hydrolysiert. 6-MAM und Morphin sind für die Wirkungen des Heroins verantwortlich. Erwähnenswert ist die hohe intrinsische Aktivität von 6-MAM am µ-Opioidrezeptor; sie ist höher als die von Morphin und daher mit entscheidend für die starke Ausprägung des Rauschgefühls nach intravenöser Heroininjektion. Wegen seiner starken Suchtgefahr ist der medizinische Gebrauch von Heroin seit 2009 in Deutschland nur zur Substitutionsbehandlung von Schwerstabhängigen durch entsprechend qualifizierte Ärzte zulässig.

Dihydrocodein

Dihydrocodein* (Paracodin®; ➤ Tab. 7.7, ➤ Tab. 7.8), bei dem die Doppelbindung $C_7{=}C_8$ des Codeins gesättigt ist, ist wie Codein ein Pro-Drug. Es wird in der Leber zu Dihydromorphin, dem eigentlichen aktiven Stoff, durch das CYP2D6-Enzymsystem metabolisiert. Seine analgetische Wirkung ist etwas höher (1,5-mal) als die von Codein. Es wird bevorzugt als Antitussivum eingesetzt. Es kann auch als Substitutionsmittel für Opioidabhängige verwendet werden.

Hydromorphon

Hydromorphon* (Palladon®; ➤ Abb. 7.6; ➤ Tab. 7.7) ist ein Morphinderivat mit etwa 7,5-fach höherer Wirkstärke als Morphin.

Hydromorphon wird zu Dihydromorphin, einem aktiven Metaboliten, und zum inaktiven **Morphin-3-Glucuronid** abgebaut. Eine Glucuronidierung an Position 6 ist wegen der Ketogruppe nicht möglich. Daher kommt es bei Nierenschäden nicht zur

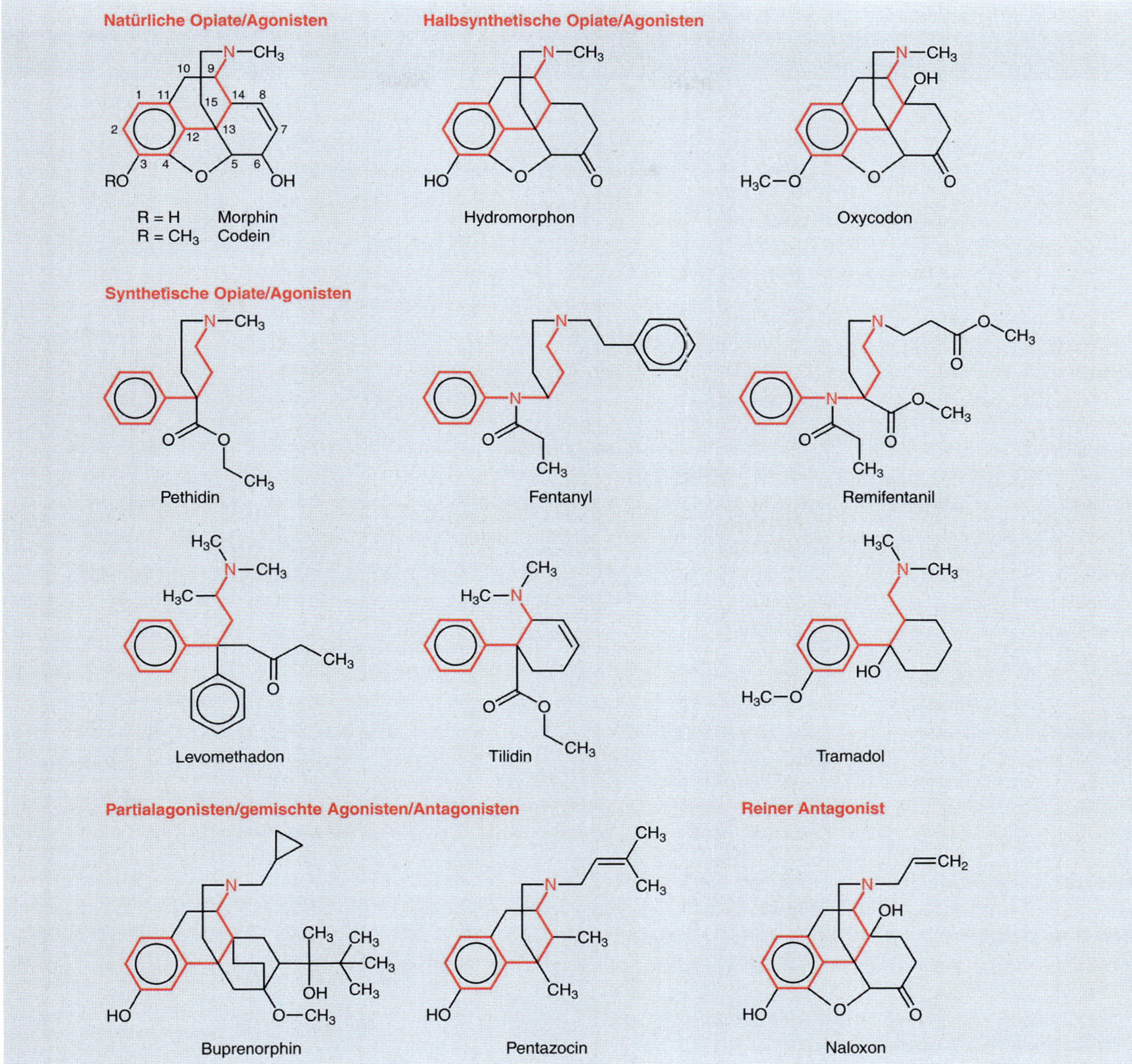

Abb. 7.6 Natürliche, halbsynthetische und synthetische Derivate des Morphins.
Die für die Interaktion mit den Opioidrezeptoren wichtigen Strukturen sind in den Formeln rot markiert.

Akkumulation von aktiven 6-Glucuronid-konjugierten Metaboliten. In der letzten Zeit wurden Retardkapseln (Palladon retard®) eingeführt, die eine Wirkungsdauer von 12 Stunden besitzen. Auch steht Hydromorphon mit einer noch längeren Wirkdauer von 24 Stunden als orales Präparat (Jurnista®) zur Verfügung, bei dem die Substanz über ein osmotisch aktives System freigesetzt wird.

Oxycodon

Oxycodon (Generika; ➤ Abb. 7.6, ➤ Tab. 7.7) ist schon seit 1919 als Analgetikum bekannt. Es wurde in den letzten Jahren in Form von Retardtabletten (Oxygesic®) wieder eingeführt. Oxycodon ist 1,5-mal so wirksam wie Morphin.

Tab. 7.7 Kinetische Parameter von Opioiden (TTS = transdermales therapeutisches System; OROS = orales osmotisches System)

Opioid	Anwendung	Einzeldosis (mg)	Orale Bioverfügbarkeit (%)	Plasmahalbwertszeit (h)[1]	Wirkungsdauer (h)[2]	Therapeutische Potenz
Morphin	Oral Oral ret. i.m., s.c.	30–60 10–30 10–20	15–50	2–3	3–4 8–12 2–4	1
Codein	Oral	30–60	50	2–3	3–5	0,1
Dihydrocodein	Oral Oral ret.	15–45 30–90	10–35	4	3–4 8–12	0,13–0,19
Hydromorphon	Oral Oral ret. OROS i.m.	2,6–5 4–8 8–16 1,5–3	30–50	2–3	4–6 10–12 24 4–6	7,5
Oxycodon	Oral ret.	15–30	60–85	4,5	11–14	2
Levomethadon	Oral i.m.	2,5–7,5 2,5–7,5	40–99	8–75	8–50	2–3
Piritramid	i.m.	15–30		4–8	4–6	0,7
Pethidin	Oral i.m.	25–150 25–150	40–60	3–4	3–5	0,2
Fentanyl	Subl. TTS i.v.	0,1–0,8 12–150 µg/h 0,05-0,1 µg	50	3–12	0,5–1 70–100 0,5-1	100
Sufentanil	i.v.	35–70 µg		2,5	0,2–0,5	700–1000
Alfentanil	i.v.	0,7–1,4		2,2	0,2–0,3	20–30
Remifentanil	i.v.	35–70 µg		0,1–0,2	0,1–0,2	200
Tramadol	Oral Oral ret. i.m.	25–150 150 25–100	60–75	6	6–9 11–14 6–9	0,1
Tapentadol	Oral ret.	50–250	35	5	11–13	0,4
Tilidin (+ Naloxon)	Oral Oral ret.	50–150 100–200	50–100	4–6	4–6 11–14	0,16–0,19
Buprenorphin	Subl. i.m. TTS	0,2–0,6 0,3–0,6 35–70 µg/h	50–55	3–5	6–8 6–8 72–96	100
Pentazocin	Oral i.m.	150–200 30–60	20	2–3	2–3 3–5	0,3
Nalbuphin	i.m.	10–20		3–4	3–6	0,6
Naloxon[3]	i.v.	0,2–0,4		1–1,5	0,5	0
Naltrexon[3]	Oral	50	40	4	24–48	0

[1] Terminale Halbwertszeit des Ausgangsmoleküls; bestimmte Opioide haben aktive Metaboliten mit unterschiedlichen Halbwertszeiten.
[2] Wirkdauer nach Verabreichung der ersten Einzeldosis.
[3] Opioidantagonisten.

Oxycodon ist selbst das aktive Opioid. Es wird zwar in der Leber zu Oxymorphon umgewandelt, diese Metabolisierung spielt für die Wirkung eine nur untergeordnete Rolle, da der Metabolit nur in geringer Konzentration vorkommt. Seit der Einführung der Retardtabletten mit hohem Oxycodongehalt kam es v. a. in den USA und Kanada zu Missbrauch von verschreibungspflichtigen Oxycodon-Präparaten, da die Tabletten aufgelöst und intravenös injiziert werden konnten. Ein neues Präparat ist die Kombination von Oxycodon mit dem Opioidantagonisten Naloxon in retardierter Form (Targin®). Durch die Beigabe von Naloxon, das nur eine geringe orale Bioverfügbarkeit besitzt, da es in der Leber fast vollständig abgebaut wird, werden die Opioidrezeptoren im Darm blockiert und die obstipierende Wirkung von Oxycodon reduziert. Durch die Beimengung von Naloxon verliert es auch seine Attraktivität als Substitutionsmittel bei Opioidabhängigen.

Levomethadon

Levomethadon (L-Polamidon®; ➤ Abb. 7.6; ➤ Tab. 7.7) ist ein synthetisches Opiat, das etwa 2–3-mal so wirksam wie Morphin ist. Methadon* liegt als Racemat aus Dextromethadon und Levomethadon vor. Von beiden Enantiomeren besitzt das Levomethadon eine 50-mal größere analgetische Wirkstärke.

Tab. 7.8 Antitussiva

Wirkstoff	Dosis beim Erwachsenen	Anmerkungen
Codein (Generika)	30–60	Geringes Suchtpotential
Dihydrocodein (Paracodin®)	10–30	Geringes Suchtpotential
Dextromethorphan (Silomat®)	10–30	Geringes Suchtpotential, NMDA-Antagonist
Noscapin (Capval®)	50	Kein Suchtpotential (kein Opioid)
Pentoxyverin (Sedotussin®)	50	Kein Suchtpotential (kein Opioid)
Dropropizin (Larylin®) Levodropropizin (Quimbo® Sirup)	60 60	Kein Suchtpotential (kein Opioid)

Levomethadon besitzt dieselben opioidtypischen Wirkungen wie Morphin, weist jedoch unterschiedliche pharmakokinetischen Eigenschaften auf. Levomethadon ist eine sehr lipophile Substanz, die sich in den verschiedenen Organen stark anreichert. Die Substanz ist charakterisiert durch einen langsamen Wirkeintritt und eine lange Wirkdauer. Eine große Varianz in der renalen und biliären Ausscheidung erklärt die großen Schwankungen in der Eliminationshalbwertszeit, die 8–75 Stunden betragen kann. Höhere Dosen von Methadon führen zu einer gehäuften Inzidenz von Kammertachykardien (Torsade de pointes). Solche erhöhten Spiegel von Methadon können auch durch die gleichzeitige Gabe von Pharmaka bewirkt werden, deren hepatische Metabolisierung über das gleiche CYP3A4-Enzymsystem erfolgt (z. B. Makrolide, Chinolone, trizyklische Antidepressiva). Durch den langsamen Wirkeintritt ist die euphorisierende Wirkung abgeschwächt und durch die lange Eliminationshalbwertszeit ist der Entzug bei physisch Abhängigen weniger akut. Außerdem besteht eine geringe Kreuztoleranz zu konventionellen μ-Rezeptor-Agonisten. Daher wird Methadon (Levomethadon) in der Substitutionstherapie bei Heroinabhängigen und als Rotationsopioid bei Toleranzentwicklung in der Schmerztherapie eingesetzt.

Piritramid

Piritramid (Dipidolor®; ➤ Tab. 7.7) ist ein dem Methadon strukturverwandtes Opioid. Es wird ausschließlich parenteral im Rahmen der postoperativen Analgesie eingesetzt. Seine analgetische Potenz beträgt 70 % der des Morphins. Es hat eine mittlere Wirkdauer von 6 Stunden.

Pethidin

Pethidin (Dolantin®; ➤ Tab. 7.6, ➤ Tab. 7.7) war das erste vollsynthetische Opioid. Es ist etwa ein Fünftel so potent wie Morphin.

Pethidin unterliegt einem First-Pass-Metabolismus und hat eine orale Bioverfügbarkeit von etwa 50 %. Es wird in der Leber zum aktiven Metaboliten, Norpethidin, demethyliert, der weiter zur Norpethidinsäure hydrolysiert oder unverändert über die Niere eliminiert wird. Norpethidin ist ein schwächerer Agonist am μ-Opioidrezeptor als Pethidin selbst, hat jedoch ein krampfauslösendes Potential. Pethidin kumuliert nach chronischer Gabe. Daher soll Pethidin nur zur Behandlung des postoperativen Schmerzes eingesetzt werden.

Fentanyl

Fentanyl* (➤ Abb. 7.6, ➤ Tab. 7.7) ist ein Derivat des Pethidins, das in den 1960er-Jahren auf den Markt gebracht wurde. Es wurde zunächst parenteral in der Anästhesie verwendet; seit den 1990er-Jahren wird es auch als transdermales Pflaster (Durogesic®) bei der Behandlung des chronischen Schmerzes erfolgreich angewandt. Ausschließlich zur Anwendung bei tumorbedingten Durchbruchschmerzen stehen auch mehrere transmucosale Applikationsformen (Lutscher; Actiq®), sublinguale und buccale Tabletten (Effentora®, Abstral®) und Nasenspray (Instanyl®, PecFent®) zur Verfügung. Fentanyl weist eine 100-fach stärkere analgetische Potenz als Morphin auf

Die Wirkdauer von Fentanyl nach i. v.-Injektion beträgt zwischen 30 und 60 Minuten, die des transdermalen Pflasters 70–100 Stunden. Nach Anbringung des Pflasters werden ausreichende Wirkspiegel von Fentanyl erst nach 12–24 Stunden erreicht. Danach bleiben die Wirkspiegel bei 2–3-täglichem Wechsel annähernd konstant. Angewandt werden Fentanylpflaster mit 2,5–10 mg Wirkstoffgehalt und einer Abgaberate von 25–100 μg/h. Obstipation wird in geringerem Maß als nach oralem Morphin beobachtet.

Fentanyl wird durch CYP3A4 zu Norfentanyl metabolisiert, das keine Opioidwirkung aufweist. Kombinationen mit CYP3A4-Inhibitoren können die Fentanylkonzentrationen im Organismus erhöhen und zur Atemdepression führen. Aufgrund seiner hohen Lipophilie reichert sich Fentanyl in Muskel- und Fettgewebe an. Die Halbwertszeit von Fentanyl (3–12 h nach intravenöser; 17 h nach transdermaler Gabe) steigt mit chronischer Fentanylapplikation an.

Sufentanil

Sufentanil (Sufenta®, Generika; ➤ Tab. 7.7) ist ein Fentanylderivat mit noch höherer analgetischer Wirkstärke als Fentanyl im Vergleich zu Morphin (700–1000-fach). Sufentanil besitzt einen schnelleren Wirkeintritt (10 s–5 min) und eine kürzere Eliminationshalbwertszeit (2,5 h) als Fentanyl. Es wird in der Leber in den aktiven Metaboliten Desmethylsufentanil und den inaktiven Metaboliten Norsufentanil metabolisiert.

Alfentanil

Alfentanil (Rapifen®; ➤ Tab. 7.7) ist ein Fentanylabkömmling, der einen noch schnelleren Wirkungseintritt (5 s bis 2 min) und eine kürzere Wirkdauer (2,2 h) als Sufentanil besitzt. Alfentanil ist 20–30-mal potenter als Morphin. Es wird in der Leber durch das CYP3A4-System in das inaktive Noralfentanil metabolisiert.

Remifentanil

Remifentanil* (Ultiva®; ➢ Abb. 7.6, ➢ Tab. 7.7) ist ein Fentanylderivat mit hoher Potenz (200-mal größer als die von Morphin) und mit der kürzesten Wirkdauer (5–10 min) aller Fentanylanaloga. Die Metabolisierung erfolgt hauptsächlich durch unspezifische Esterasen. Es wird während der Operation als Dauerinfusion verabreicht. Nach Ende der Infusion ist die analgetische Wirkung sofort vorüber und es müssen andere Opioide zur postoperativen Analgesie gegeben werden.

Die Plasmahalbwertszeiten von Fentanyl, Sufentanil und Alfentanil sind abhängig von der Applikationsdauer. Man hat für dieses Phänomen den Begriff **kontextsensitive Halbwertszeit** eingeführt. Diese ist definiert als die Zeit bis zum 50-prozentigen Absinken der Wirkstoffkonzentrationen nach Ende einer Dauerinfusion. Bei Remifentanil beträgt die kontextsensitive Halbwertszeit nur 3–4 Minuten und ist praktisch unabhängig von der Infusionsdauer. Damit weist Remifentanil die beste intraoperative Steuerbarkeit der Opioide auf.

Tilidin

Tilidin ist ein Pro-Drug, das in der Leber zur aktiven Substanz Nortilidin metabolisiert wird. Um Missbrauch durch i. v.-Injektion bei Opioidabhängigen zu verhindern, wird **Tilidin*** mit dem Opioidantagonisten **Naloxon*** kombiniert (Valoron N®; das Kombinationspräparat enthält 8 % Naloxon; ➢ Abb. 7.6, ➢ Tab. 7.7).

Naloxon wird nach Gabe in der Leber schnell inaktiviert, während Tilidin in das Opioid Nortilidin aktiviert wird. Intravenöse Gabe führt durch den Naloxonanteil bei Abhängigen zu Entzugserscheinungen, wodurch parenteraler Missbrauch vermieden wird. Die flüssige Form (Tilidin/Naloxon-Tropfen) besitzt wegen ihrer schnellen Anflutung dennoch ein erhebliches Suchtpotential, weswegen diese Darreichungsform seit Kurzem nur per Betäubungsmittelrezept verschrieben werden kann. Das Kombinationspräparat besitzt eine Potenz, die etwa 15 % der von Morphin entspricht. Der aktive Metabolit Nortilidin wird in Bis-Nortilidin metabolisiert und nach Glucuronidierung eliminiert. Die Wirkdauer von Tilidin/Naloxon beträgt 4–6 Stunden, die von Retardpräparationen 11–14 Stunden.

Tramadol

Tramadol* (Tramal®; ➢ Abb. 7.6, ➢ Tab. 7.7) ist ein Opioid mit geringer analgetischer Potenz (10 % des Morphins). Tramadol ist ein Racemat. Das (+)-Enantiomer besitzt eine sehr geringe Affinität zum µ-Opioidrezeptor, die opioide Wirkung wird v. a. durch seinen aktiven Metaboliten O-Desmethyltramadol vermittelt. Hinzu kommt ein zweiter Mechanismus: Das (-)-Enantiomer des Tramadols hemmt die Wiederaufnahme von Serotonin und Noradrenalin. Die beiden Monoamine sind Mediatoren der deszendierenden Schmerzhemmung auf Rückenmarksebene.

Die Metabolisierung von Tramadol in den aktiven Metaboliten O-Desmethyltramadol wird durch CYP2D6 vermittelt; bei etwa 5–10 % der europäischen Bevölkerung, bei denen dieses Enzymsystem durch Polymorphismen inaktiv ist (➢ Tab. 1.14), ist Tramadol weniger wirksam. Umgekehrt sind einige Personen schnelle Metabolisierer, bei denen es zu Überdosierungen kommen kann.

Tapentadol

Tapentadol (Palexia®; ➢ Tab. 7.7) ist eine Weiterentwicklung von Tramadol, das in Deutschland in retardierter Form zur Behandlung starker chronischer Schmerzen kürzlich zugelassen wurde. Tapentadol besitzt anders als Tramadol keine Enantiomere und vereint Opioidwirkung und Noradrenalin-Wiederaufnahmehemmung in einem Molekül. Es wird als stark wirksames Opioid angesehen. Tapentadol hat ein Abhängigkeitspotential und unterliegt im Gegensatz zu Tramadol dem Betäubungsmittelgesetz. Tapentadol soll gegenüber anderen starken Opioiden geringere gastrointestinale unerwünschte Arzneimittelwirkungen besitzen. Die Metabolisierung von Tapentadol erfolgt vorwiegend durch Glucuronidierung in der Leber. Die Metaboliten werden durch die Niere ausgeschieden. Eine Biotransformation durch das CYP-System ist gering. Auch kommt es nicht zur Bildung von aktiven Metaboliten.

Loperamid

Loperamid* (Imodium®) ist ein Derivat des Pethidins. Es ist ein Agonist mit hoher Affinität zum µ-Opioidrezeptor (200-fach höher als Morphin). Dennoch hat es praktisch keine zentralen Wirkungen. Aufgrund seiner besonderen pharmakokinetischen Eigenschaften wird es als **Antidiarrhoikum** eingesetzt. Nach oraler Gabe wirkt es v. a. am Darm. Aufgrund eines hohen First-Pass-Effekts werden nur geringe Plasmaspiegel erreicht. Hinzu kommt, dass es die Blut-Hirn-Schranke kaum passieren kann, da es Substrat des Effluxtransporters P-Glykoprotein ist.

7.3.5 Opiat-Antagonisten

Naloxon

Naloxon* (Generika; ➢ Abb. 7.6; ➢ Tab. 7.7) ist das N-Allyl-Derivat des Oxymorphons. Es ist ein reiner Opioidantagonist. Naloxon wirkt kompetitiv an allen Opioidrezeptor-Subtypen (µ, δ, κ); in kleinen Dosen (0,4–0,8 mg) bindet es bevorzugt an µ-Opioidrezeptoren, in größeren auch an δ- und κ-Opioidrezeptoren. Es hebt die Wirkungen auf, die durch Opioide (auch endogene Opioidpeptide) verursacht werden. Naloxon wird als Antidot bei Behandlung von Patienten angewendet, bei denen ein Verdacht auf Überdosierung von Opioiden besteht. Es ist zu beachten, dass es bei Opioidabhängigen ein akutes Entzugssyndrom auslöst. Personen, deren physische Opioidabhängigkeit bekannt ist oder bei denen ein entsprechender Verdacht besteht, sollte Naloxon vorsichtig verabreicht werden. Naloxon in Kombination mit Opioid-Agonisten blockiert bei oraler Aufnahme selektiv die gastrointestinalen Opioidrezeptoren.

Naloxon besitzt nur eine kurze Wirkung (Plasma-HWZ 70 min), da es nach Glucuronidierung in der Leber rasch eliminiert wird. So muss es häufig bei Opioidvergiftungen nachinjiziert werden.

Naltrexon

Naltrexon (Generika; ➤ Tab. 7.7) ist das N-Cyclopropylmethyl-Derivat des Oxymorphons. Es ist wie Naloxon ein reiner Antagonist.

Naltrexon wirkt viel länger als Naloxon (Wirkdauer 24–48 h). Naltrexon wird in der Leber zu 6-β-Naltrexol metabolisiert, das ebenfalls antagonistische Eigenschaften besitzt. Aufgrund dieser langen Wirkdauer eignet sich Naltrexon auch zur Rückfallprophylaxe ehemals Opioid- und Alkoholabhängiger. Hier wird täglich eine Dosis von 50 mg oral gegeben, die eine effektive Blockade der μ-Opioidrezeptoren bewirkt. Für diese Indikation wurde auch eine lang wirkende Präparation von Naltrexon entwickelt, die nur einmal im Monat i. m. appliziert werden muss. Für die Behandlung müssen die Patienten 7–10 Tage opioidfrei sein, um Entzugssymptome zu vermeiden. Wegen der hepatotoxischen Wirkung von Naltrexon ist bei Leberschäden Vorsicht geboten.

7.3.6 Partielle Opioid-Agonisten und gemischte Agonisten/Antagonisten

Buprenorphin

Buprenorphin* (Temgesic®; ➤ Abb. 7.6, ➤ Tab. 7.7) wird semisynthetisch aus Thebain hergestellt. Es ist ein partieller Agonist am μ-Opioidrezeptor (Buprenorphin ist auch ein Vertreter der gemischten Agonist-Antagonisten, da es ein Antagonist am κ-Opioidrezeptor und ein Partialagonist am NOP-Rezeptor [ORL-1] ist). Im Tierexperiment kann Buprenorphin als Partialagonist am μ-Opioidrezeptor sehr starke Schmerzen auch bei hohen Dosen nicht mehr unterdrücken (sog. Ceiling-Effekt). Bei hohen Dosen wurde sogar eine Abnahme der analgetischen Wirkung beobachtet (glockenförmige Dosis-Wirkungs-Kurve). Beim Menschen scheint der partialagonistische Effekt von Buprenorphin weniger ausgeprägt zu sein, da es effektiv zur Behandlung von starken Schmerzen eingesetzt werden kann. Buprenorphin besitzt eine hohe Affinität zum μ-Opioidrezeptor. Seine Dissoziation von den Rezeptoren ist sehr langsam und daher lässt sich seine Wirkung durch den Opioidantagonisten Naloxon nur schwer aufheben. Es werden mit 2–4 mg Naloxon etwa 10-fach höhere Dosierungen als bei anderen Opioiden benötigt.

Buprenorphin unterliegt einem ausgeprägten First-Pass-Metabolismus und wird daher sublingual eingenommen. Der Wirkungseintritt nach dieser Applikation findet innerhalb von 20–60 Minuten statt. In der Leber wird Buprenorphin durch CYP3A4 zum aktiven Metaboliten Norbuprenorphin metabolisiert. Die Wirkdauer beträgt 6–8 Stunden. Für die Schmerztherapie stehen mit Buprenorphin zwei Pflaster zur Verfügung: Transtec® in Wirkstärken von 35 μg/h, 52,5 μg/h und 70 μg/h bei 3–4 Tagen Tragezeit und Norpsan® in Wirkstärken von 5 μg/h, 10 μg/h und 20 μg/h bei 7 Tagen Tragezeit. Transtec® ist für die Therapie von chronischen Tumorschmerzen und Norpsan® für die Therapie von Nicht-Tumorschmerzen zugelassen. Buprenorphin wird auch in der Substitutionstherapie von Opiatabhängigen eingesetzt. Um einen Missbrauch zu verhindern, wird bei der Substitutionstherapie dem Buprenorphin Naloxon (Verhältnis von 4 : 1 entsprechend 25 % Naloxon) beigemischt (Subuxone®).

Pentazocin

Pentazocin (Fortral®; ➤ Abb. 7.6, ➤ Tab. 7.7) ist ein synthetisches Benzomorphanderivat. Es ist ein gemischt agonistisch/antagonistisch wirkendes Opioid, das μ-antagonistische und κ-agonistische Eigenschaften besitzt. Seine therapeutische Potenz entspricht etwa einem Drittel der von Morphin. Es unterliegt einem ausgeprägten First-Pass-Metabolismus und hat eine geringe Bioverfügbarkeit von 18 %. Seine Wirkdauer beträgt 3–5 Stunden. Die Interaktion mit κ-Opioidrezeptoren wird für die halluzinogenen und dysphorischen Wirkungen von Pentazocin verantwortlich gemacht. Alternativ dazu könnte auch eine Interaktion mit dem NMDA-Rezeptor für die halluzinogenen und dysphorischen Wirkungen von Pentazocin verantwortlich sein. Anders als die anderen Opioide führt Pentazocin zu einer Erhöhung der Herzfrequenz und des Blutdrucks. Eine Kontraindikation für Pentazocin ist deshalb ein Myokardinfarkt. Pentazocin wird in Deutschland praktisch nicht mehr eingesetzt.

Nalbuphin

Nalbuphin (Nalpain®; ➤ Tab. 7.7) ist ein synthetisches Opioid. Es ist ein voller Agonist am κ-Opioidrezeptor und ein partieller Agonist am μ-Opioidrezeptor. Seine Wirkdauer beträgt 3–6 Stunden. Nalbuphin wird bevorzugt bei der geburtshilflichen Analgesie eingesetzt, da es als Partialagonist ein geringeres atemdepressives Potential besitzt. Nalbuphin unterliegt nicht dem Betäubungsmittelgesetz.

7.3.7 Kontraindikationen, Interaktionen und akute Opioidvergiftung

Kontraindikationen

Opioide sind kontraindiziert bei schwerer **Atemdepression** mit Hypoxie und/oder Hyperkapnie, schweren **chronisch-obstruktiven Lungenerkrankungen** und **Bronchialasthma, Cor pulmonale** und **paralytischem Ileus.** Bei **perinataler Gabe** besteht die Gefahr der Atemdepression des Neugeborenen, da Opioide die Plazentaschranke passieren können. Bei **Schädeltraumen** sind μ-Opioid-Agonisten mit Vorsicht zu applizieren, da der erhöhte pCO_2 die Blutgefäße dilatiert und den intrakraniellen Druck erhöht. Bei chronisch-entzündlichen Darmerkrankungen dürfen Opioide wegen der spastischen Hemmung der Darmperistaltik nicht verabreicht werden. Auch bei **Gallen- und Nierenkoliken** sind μ-Opioid-Agonisten wenig geeignet, da sie zwar die Schmerzen unterdrücken, aber den steinbedingten Rückstau intensivieren.

Interaktionen

Bei gleichzeitiger Therapie mit Arzneistoffen, die das ZNS beeinflussen, wie **Sedativa, Hypnotika, Phenothiazine, Neuroleptika, Antidepressiva, Antihistaminika, Antiemetika,** kann eine verstärkte Atemdepression eintreten. **Alkohol** kann die pharmakodynamischen Effekte von Opioiden verstärken. Die gleichzeitige Einnahme sollte vermieden werden. **MAO-Hemmer** sind dafür bekannt, mit starken Opioiden zu interagieren. Opioide sollten mit Vorsicht bei Patienten angewendet werden, die MAO-Hemmer verwenden oder während der letzten zwei Wochen erhalten haben.

Akute Opioidvergiftung

Eine durch hohe Opioiddosen induzierte Vergiftung ist gekennzeichnet durch die Symptomentrias **Miosis, Atemdepression** und **Bewusstlosigkeit.** Nach anfänglicher Miosis kann es bei schwerer Atemdepression zu einer Mydriasis kommen. Der Tod tritt durch Atemlähmung ein. Die akute Opiatvergiftung macht eine Soforttherapie mit dem Opiatantagonisten Naloxon erforderlich. Wegen der kurzen Halbwertszeit von Naloxon kann es zu einer Wiederkehr der Vergiftungssymptomatik kommen. Eine längere Beobachtung des Patienten und wiederholte Injektionen von Naloxon sind unbedingt notwendig. Bei Opiatabhängigen sollte der Antagonist vorsichtig dosiert werden, um ausgeprägte Entzugserscheinungen zu vermeiden.

7

7.3.8 Chronische Opioidwirkungen

Toleranz (Gewöhnung)

Bei chronischer Anwendung von Opioiden kann es zur Entwicklung einer Toleranz mit der Erfordernis höherer Dosen zum Erzielen des erwünschten analgetischen Effekts kommen. Eine Toleranz gegenüber Opioiden entwickelt sich rasch. Sie kann bereits 12–24 Stunden nach Morphinapplikation beobachtet werden. Toleranz entwickelt sich gegenüber einer Vielzahl von Opioidwirkungen wie z. B. Analgesie, Atmungshemmung, Euphorie, Erbrechen; dagegen entwickelt sich kaum eine Toleranz gegenüber den obstipierenden und pupillenverengenden Effekten von Morphin.

Die molekularen Mechanismen der Opioidtoleranz sind weitgehend ungeklärt. Für eine veränderte Pharmakokinetik gibt es keine gesicherten Befunde. Vielmehr scheinen Prozesse, die sich an den μ-Opioidrezeptoren abspielen, von Bedeutung zu sein. Nach Interaktion mit den Opioid-Agonisten kommt es zur Phosphorylierung und Desensitisierung der Rezeptoren (➤ Kap. 1.2.4). Anschließend werden phosphorylierte Rezeptoren internalisiert und zu einem großen Teil in resensitisierter Form zur Plasmamembran zurücktransportiert (Recycling). Opioide unterscheiden sich in ihrer Fähigkeit, den μ-Opioidrezeptor zu phosphorylieren und zu internalisieren. Sie ist bei Morphin und Buprenorphin nur gering ausgeprägt, während Methadon, Fentanyl, Sufentanil und Opioidpeptide eine viel stärkere Rezeptorinternalisierung induzieren.

Weitere Mechanismen, welche die Ausbildung der Opioidtoleranz erklären könnten, sind **adaptive Prozesse,** welche die Opioidwirkung antagonisieren. Auf zellulärer Ebene führt die chronische μ-Opioidrezeptor-Aktivierung zu einer Superaktivierung der Adenylylcyclase, d. h., es sind höhere Opioiddosen notwendig, um eine Hemmung der Adenylylcyclase zu realisieren.

Des Weiteren kann auch das Phänomen der opioidinduzierten **Hyperalgesie** auftreten. Phänotypisch kann diese mit der Toleranz verwechselt werden. Allerdings ist der Mechanismus ein anderer und die opioidinduzierten Hyperalgesie wird bei einer Dosissteigerung verstärkt. Zur Überwindung der opioidinduzierten Hyperalgesie ist häufig eine Opioidrotation oder Opioidpause notwendig.

Physische Abhängigkeit

Die physische Abhängigkeit manifestiert sich in Entzugszeichen nach Absetzen des Opioids oder nach Applikation eines Opioidantagonisten. Wenn die Therapie mit Opioiden nicht mehr länger erforderlich ist, kann es ratsam sein, die Tagesdosis allmählich zu reduzieren, um das Auftreten der Symptome eines Entzugssyndroms zu vermeiden. **Entzugserscheinungen** können Gähnen, Mydriasis, Tränenfluss, Rhinorrhö, Tremor, Hyperhidrosis, Angst, Dysphorie, Diarrhö, Unruhe, Krampfanfälle und Schlaflosigkeit einschließen. Nach Morphin und Heroin treten die ersten Abstinenzsymptome nach ca. 8–12 Stunden auf und erreichen ihr Maximum nach 2–3 Tagen. Nach Methadon lassen sich die ersten Entzugszeichen erst nach 12–24 Stunden beobachten; sie dauern allerdings sehr lange (1–3 Wochen). Dieser protrahierte Entzug von Methadon wird von einigen Abhängigen unangenehmer erlebt als der raschere nach Heroin oder Morphin. Dies ist eines der Argumente für eine Substitutionstherapie mit Heroin.

Ursachen für die physische Abhängigkeit liegen in Adaptationsprozessen, wie sie bereits bei der Toleranzentwicklung besprochen wurden. So führt die nach Opioidentzug ungehemmte superaktivierte Adenylylcyclase im Locus coeruleus zu einer massiven Freisetzung aus den noradrenergen Nervenendigungen im Zentralnervensystem, die die Entzugssymptome erklären kann. Die Gabe des α_2-Adrenozeptor-Agonisten Clonidin hemmt die Aktivität der Locus-coeruleus-Neurone und kann so die Entzugserscheinungen mildern (➤ Kap. 4.9.3).

Psychische Abhängigkeit

Die psychische Abhängigkeit manifestiert sich in dem unwiderstehlichen Verlangen nach der Einnahme von Opioiden (Craving). Während nach einer Entzugsbehandlung (Detoxifikation) die Symptome der physischen Abhängigkeit innerhalb weniger Wochen verschwinden, hält die psychische Abhängigkeit jahrelang an und ist verantwortlich für den häufigen Rückfall von ehemals Abhängigen.

Für die Entstehung der psychischen Abhängigkeit wird wesentlich die **euphorisierende Wirkung** der Opioide verantwortlich gemacht. Diese ist bei Diacetylmorphin (Heroin) besonders hoch, da dieses Opioid nach intravenöser Gabe sehr schnell die Blut-Hirn-Schranke passieren kann und zur gewünschten Euphorie (Kick-Effekt) führt. Durch die Hemmung inhibierender GABAerger Neurone kommt es zu einer Aktivierung des dopaminergen Belohnungssystems im Nucleus accumbens. Als Mechanismen für die Aufrechterhaltung des süchtigen Verhaltens wird nach der **positiven Verstärkertheorie** (positive reinforcement) die Zunahme des Belohnungseffekt der Opioide nach chronischer Gabe postuliert, die zu einer Sensibilisierung gegenüber Opioiden führt. Nach der **negativen Verstärkertheorie** (negative reinforcement) applizieren sich die Abhängigen die Substanzen aus Angst vor den negativen Effekten des Opioidentzugs. Für beide Theorien gibt es experimentelle Hinweise. (Eine umfassendere Darstellung der Abhängigkeit von psychotropen Substanzen findet sich in ➤ Kap. 14.12.)

7.4 Behandlung von Schmerzen

7.4.1 Therapie mit Nicht-Opioid-Analgetika

Mittel der Wahl zur Verringerung leichter Schmerzen (Kopf-, Zahn- und Gliederschmerzen) sind Nicht-Opioid-Analgetika wie Ibuprofen, Acetylsalicylsäure und Paracetamol, deren kurzfristige Anwendung i. d. R. unproblematisch ist. Dies gilt auch für eine antipyretische Therapie, wobei zu bedenken ist, dass Fieber eine physiologische Reaktion des Organismus zur Infektabwehr darstellt und nicht a priori als Symptom zu beseitigen ist. Wird nur die analgetische Wirkkomponente benötigt, so reicht Paracetamol meist aus. Bei Kindern ist die kurzzeitige Gabe von Ibuprofen-Saft oder Paracetamol (Dosierung beachten!) – außer in den ersten Lebenswochen – problemlos. Ibuprofen, Acetylsalicylsäure und Paracetamol sind auch zur Therapie leichter Migräneanfälle ausreichend (➤ Tab. 5.2). Ibuprofen und das länger wirksame Naproxen, nicht jedoch Acetylsalicylsäure und Paracetamol sind zur Behandlung von Regelbeschwerden geeignet. Ibuprofen und Diclofenac eignen sich zur Behandlung von Entzündungsschmerzen und in Kombination mit Opioiden von Tumorschmerzen mit Knochenbeteiligung. Metamizol kann als Reservemittel bei starken viszeralen Schmerzen eingesetzt werden.

Die chronische Einnahme saurer Nicht-Opioid-Analgetika ist aufgrund toxischer Wirkungen an verschiedenen Organen (Magen-Darm-Trakt, Leber, Niere, Herz-Kreislauf-System) bedenklich. Im Falle der Nierenschädigung gilt dies besonders für Kombinationspräparate unterschiedlicher Nicht-Opioid-Analgetika, die zudem im Vergleich zu den Monosubstanzen keine Wirkungsverbesserung aufweisen, aber als Mittel gegen Monatsbeschwerden, Wetterfühligkeit, Grippe und Kater in großen Mengen angewandt werden. Man schätzt, dass ca. 15 % aller dialysepflichtigen Nierenschäden auf die lang andauernde Anwendung von Analgetikakombinationen zurückzuführen sind. Die ständige unkontrollierte Einnahme verschiedener analgetischer Kombinationspräparate mit vasokonstriktiven Wirkstoffen zur Migränetherapie kann zum sogenannten medikamenteninduzierten Kopfschmerz führen (➤ Kap. 5.4). Weitere Kombinationen (Zusatz von Sedativa und Vitaminen) sind aus pharmakologischer Sicht unsinnig, da sie nicht zur Analgesie beitragen.

7.4.2 Therapie mit Opioid-Analgetika

Akute Schmerzen

Bei **posttraumatischen** oder **postoperativen** Schmerzen wird die **parenterale** Anwendung bevorzugt. Vorteilhaft ist es, Opioide während der gesamten Schmerztherapie intravenös zu infundieren. Bei einer Variante dieser Applikationsart wird die Erhaltungsdosis des Opioids per Knopfdruck mithilfe einer mikroprozessorkontrollierten Pumpe vom Patienten selbst intravenös verabreicht (patientengesteuerte Analgesie). Opioide können postoperativ auch **rückenmarknah** (epidural, intrathekal) zugeführt werden. Dies hat den Vorteil einer längeren Analgesie mit weniger systemischen unerwünschten Arzneimittelwirkungen, bringt aber die Gefahr – wie die intravenöse Gabe – einer Atemdepression mit sich.

Zur Unterdrückung der Schmerzen während der **Geburt** wird Nalbuphin dem Morphin vorgezogen, da diese Opioide beim Kind eine geringere Atemdepression auslösen. Falls dennoch beim Neugeborenen eine Atemdepression auftritt, muss Naloxon appliziert werden.

Beim **Herzinfarkt** ist Morphin das Mittel der Wahl und Buprenorphin eine akzeptable Alternative. Für Morphin spricht seine starke analgetische und sedierende Wirkung, aber auch die Erniedrigung des Sympathikotonus bei gleichzeitiger Vagusaktivierung.

Chronische Schmerzen

Die Behandlung des chronischen tumorbedingten Schmerzes erfolgt üblicherweise entsprechend dem im Jahr 1986 aufgestellten **Stufenplan der WHO** (➤ Abb. 7.7). Zunächst werden **nichtopioide Analgetika** (Paracetamol, Diclofenac, Metamizol) eingesetzt (Stufe 1). Bei stärkeren Schmerzen kommen **schwach wirksame Opioide** (Tramadol, Tilidin/Naloxon, Dihydrocodein) zum Einsatz (Stufe 2). Die Dosis der schwachen Opioide soll bis zu den empfohlenen Grenzwerten gesteigert werden. Bei fehlender Wirksamkeit oder bei Eintritt intolerabler unerwünschter Arzneimittelwirkungen sollte auf die Stufe 3 des WHO-Stufenplans übergegangen werden. (Manche Schmerztherapeuten halten die Stufe 2 für überflüssig und empfehlen stattdessen einen frühen Beginn mit Opioiden der Stufe 3). Hier kommen die **stark wirksamen Opioid-Analgetika** (Morphin, Hydromorphon, Oxycodon, Buprenorphin, Fentanyl) zum Einsatz. Morphin ist das Mittel der ersten Wahl. Buprenorphin, ein partieller Agonist, ist indiziert, wenn die sublinguale Applikation Vorteile bringt. Transdermales Fentanyl oder Buprenorphin stellt für Patienten, die nicht schlucken können oder an schwer behandelbarer Obstipation leiden, eine sinnvolle Alternative dar. Mehrere Opioide sollten grundsätzlich nicht miteinander kombiniert werden.

Bei unzureichender Wirkung oder zu starker unerwünschter Arzneimittelwirkung eines Opioids der Stufe 3 kann eine **Opioidrotation** versucht werden. Dabei wird z. B. Morphin gegen Fentanyl, Hydromorphon oder Oxycodon ausgetauscht. Bei der Umstellung von einem zum anderen Opioid aufgrund einer vermuteten Toleranzentwicklung soll wegen einer bisweilen inkompletten

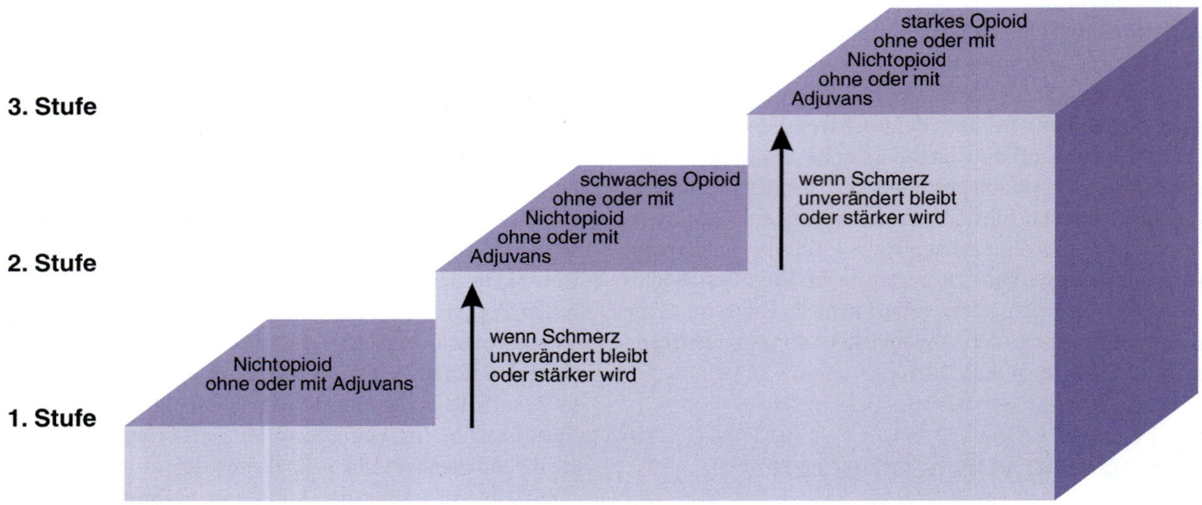

Abb. 7.7 Stufenplan zur Behandlung von Tumorschmerzen. (Modifiziert nach: World Health Organization, 1986.)

Kreuztoleranz mit einer Dosis therapiert werden, die leicht unter den errechneten Äquivalenzdosierungen liegt.

Die Kombination mit den Medikamenten der Stufe 1 verbessert die Wirkung der schwach wirksamen und stark wirksamen Opioide. Auf allen drei Stufen kann eine Komedikation mit Substanzen, die unerwünschte Arzneimittelwirkungen verhindern (Laxantien, Antiemetika) oder die Wirkung der Opioide verstärken oder komplementieren, durchgeführt werden (Corticosteroide, Antidepressiva, Antikonvulsiva). Antikonvulsiva wie Gabapentin und Pregabalin sowie Antidepressiva kommen v. a. bei neuropathischen Schmerzen zum Einsatz.

Die Obstipation stellt eine häufige, oft hartnäckige unerwünschte Arzneimittelwirkung der Opioidtherapie dar. Deshalb sollte jeder Schmerztherapieplan, in dem schwache oder starke Opioid-Analgetika verwendet werden, obligat ein **Laxans** beinhalten. Ein neues Therapiekonzept, mit dem sich das Auftreten von Obstipation vermeiden lässt, ist die Gabe von Oxycodon in Kombination mit Naloxon (Targin®) oder der Einsatz von peripher wirkenden Opioidantagonisten (z. B. Moventig®).

Auch Nausea und Erbrechen sind häufige unerwünschte Arzneimittelwirkungen von Opioiden. Deshalb wird bei der Verwendung von Opioid-Analgetika die prophylaktische Gabe von **Antiemetika** v. a. zu Beginn der Therapie empfohlen. Nach 1–2 Wochen stellt sich meist eine Toleranz gegenüber der opioidinduzierten Übelkeit ein.

Der WHO-Stufenplan wurde für die Behandlung von **Tumorschmerzen** entwickelt. Mit Opioiden sollten auch andere Schmerzen, bei denen andere Methoden und Pharmaka nicht oder nicht ausreichend helfen, therapiert werden. Hierunter fallen degenerative und entzündliche Gelenkerkrankungen. Auch neuropathische Schmerzen, postzosterische Neuralgien und Stumpf- und Phantomschmerzen sowie perioperative Schmerzen gehören dazu. Allerdings wird der Einsatz von Opioiden bei Nicht-Tumorschmerzen in letzter Zeit sehr viel kritischer gesehen. Wissenschaftliche Evidenz liegt nur für eine Behandlungsdauer von 3 Monaten vor.

Für die Therapie chronischer Schmerzen werden heute bevorzugt **retardierte** Substanzen eingesetzt. Unretardierte Opioide werden zur Behandlung von Schmerzspitzen angewendet. Die Applikation der retardierten Opioide erfolgt nach einem festen Zeitplan, der einen konstanten Wirkspiegel sicherstellt. So werden Dosisschwankungen, bei denen der Patient zwischen Schmerzfreiheit und starken Schmerzen wechselt, vermieden. Auch die Entstehung einer psychischen Abhängigkeit tritt durch das feste Dosisschema kaum auf, während sie sich häufiger bei Medikation nach Bedarf einstellt.

Insgesamt ist jedoch das Risiko, dass bei der Therapie von chronischen Schmerzen mit Opioiden eine Suchterkrankung auftritt, wahrscheinlich gering: Mehrere Studien an chronischen Schmerzpatienten zeigten, dass nur wenige Patienten unter Opioidtherapie ein Suchtverhalten entwickelten. So nimmt in Deutschland die Zahl der Missbrauchsmeldungen nicht zu, obwohl die verordneten Dosen von Morphin, Fentanyl, Oxycodon, Hydromorphon etc. in den letzten Jahren deutlich anstiegen.

7.5 Antitussiva

Codein und Dihydrocodein

Antitussiva unterdrücken den Hustenreflex durch Hemmung des sog. Hustenzentrums und/oder durch Blockade sensibler Rezeptoren im Bronchialtrakt. Ein Teil der Antitussiva sind Derivate oder Verwandte des Morphins. Alle μ-Opioidrezeptor-Agonisten hemmen das Hustenzentrum. Bei **Codein** und **Dihydrocodein** ist bei ausgeprägter antitussiver Wirkung das Suchtpotential relativ gering (➤ Abb. 7.6, ➤ Tab. 7.8). Die gute Wirksamkeit wird bei der Behandlung von starkem und schmerzhaftem Reizhusten ausgenutzt. Andererseits muss bei den opioidergen Antitussiva neben der Suchtpotenz mit einer Atemdepression als wichtigster unerwünschter Arzneimittelwirkung gerechnet werden, die v. a. bei der Hustenbehandlung von chronisch obstruktiven Lungenerkrankungen problematisch sein kann. Indiziert sind sie v. a. bei starkem Husten, der zu Komplikationen führen kann, so z. B. nach Operationen, um eine Verletzung von Operationsnarben zu verhindern. Da Codein nur ein Pro-Drug ist und seine Metabolisierung zu Morphin genetischen Varianten unterliegt, wird Codein zunehmend kritisch gesehen. Überdosierungen und Todesfälle nach Codeineinnahme bei schnellen Metabolisierern, die in hohen Morphinkonzentrationen resultierten, sind beschrieben. Codeinhaltige Antitussiva sind für Kinder < 12 Jahren kontrainduziert.

Dextromethorphan

Dextromethorphan (➤ Tab. 7.8) besitzt im Gegensatz zu seinem Stereoisomer Levomethorphan praktisch keine opioiderge Wirkung. Dennoch unterdrückt es den Husten durch zentrale Hemmung des Atemzentrums so effektiv wie Codein. Dextromethorphan ist darüber hinaus ein Antagonist an NMDA-Rezeptoren. Dextromethorphan wird in der Leber durch CYP2D6 demethyliert, u. a. zum aktiven Metaboliten Dextrorphan. Die Metaboliten werden renal ausgeschieden. Der Eintritt der Wirkung erfolgt nach 15–30 Minuten; die Wirkdauer beträgt 5–6 Stunden. Obwohl es keine opioiderge Wirkung aufweist, besitzt Dextromethorphan ein gewisses Suchtpotential. Dies ist umso problematischer, da es nicht verschreibungspflichtig ist. Missbräuchliche Überdosierungen manifestieren sich in Somnolenz, Verwirrtheit und Halluzinationen.

Noscapin

Noscapin (➤ Tab. 7.8) ist ein Alkaloid aus dem Opium. Es hemmt das Hustenzentrum über einen nichtopioidergen Mechanismus. Als unerwünschte Wirkungen wurden bei Überdosierung cerebrale Krämpfe beobachtet.

Pentoxyverin

Pentoxyverin (➤ Tab. 7.8) hemmt sowohl das Hustenzentrum im Stammhirn als auch sensible Rezeptoren im Bronchialtrakt. Unter der Anwendung von Pentoxyverin konnten häufig Übelkeit und Erbrechen beobachtet werden. Bei Kleinkindern können sehr selten auch Krampfanfälle auftreten. Pentoxyverin beeinträchtigt die Fähigkeit zur Teilnahme am Straßenverkehr.

Dropropizin und Levodropropizin

Dropropizin (Racemat) und **Levodropropizin** (S-Enantiomer) (➤ Tab. 7.8) lagern sich an die Schleimhäute von Bronchien und Lunge an und bilden dort einen Oberflächenfilm. Dieser Film unterdrückt den Hustenreiz durch Blockade des afferenten Hustenreflexbogens. Beide Substanzen beeinträchtigen das Reaktionsvermögen und sind bei schwangeren und stillenden Frauen kontraindiziert.

7.6 Expektorantien

Häufig ist bei der Therapie von Krankheiten der Atemwege das Abhusten des Bronchialschleims erwünscht. Dazu werden **Expektorantien** eingesetzt, welche die Bildung des Bronchialsekrets fördern **(Sekrolytika)** oder den Bronchialschleim verflüssigen **(Mukolytika).**

7.6.1 Sekretolytika

Zu den Sekretolytika gehört **Ammoniumchlorid,** das die Bronchialdrüsen direkt stimuliert. Bei seiner Anwendung kann Azidose entstehen. Weitere Stoffe, die die Bronchialsekretion steigern, sind Pflanzenstoffe wie **Guaifensin, Saponine** (Glykoside, die in vielen Pflanzen, z. B. in Primelwurzeln, vorkommen) und **Emetin** (aus Ipecacuanha-Wurzel). Sie sollen durch eine Reizung der Magenschleimhaut über den N. vagus die Bronchialsekretion aktivieren.

Ätherische Öle, wie Anisöl, Eukalyptusöl (Cineol), Thymian und Pfefferminzöl, führen ebenfalls dazu, dass mehr Schleim produziert wird. Die Substanzen werden oral gegeben, in die Haut eingerieben oder inhaliert. Die Wirkstoffe werden nach Resorption über die Lunge ausgeschieden und sollen direkt die Bronchialsekretion stimulieren. Bei Säuglingen und kleinen Kindern sollten sie nicht angewendet werden, weil sie Krämpfe mit Atemnot hervorrufen können.

7.6.2 Mukolytika

Zu den Mukolytika gehört **N-Acetylcystein*** (Fluimucil®). Es soll nach oraler oder parenteraler Gabe durch Spaltung von Disulfidbrücken von Glykoproteinen den Bronchialschleim verflüssigen. Leider haben neuere Studien keinen Nachweis erbracht, dass N-Acetylcystein die mukoziliäre Clearance bei an Bronchitis leidenden Patienten erhöht. Die inhalative Applikation von N-Acetylcystein kann sogar Bronchospasmen auslösen. Der Einsatz von N-Acetylcystein als Sekretolytikum muss daher im Einzelfall kritisch beurteilt werden. Unstrittig dagegen ist sein Einsatz als Antidot bei der Vergiftung mit Paracetamol .

Bromhexin (Bisolvon®) und sein Metabolit **Ambroxol** (Mucosolvan®) aktivieren als Mukolytika mukoproteidspaltende Enzyme und verflüssigen so das Sekret. Auch über die Wirksamkeit dieser Substanzen existieren widersprüchliche Studien, sodass deren therapeutischer Nutzen bislang nicht eindeutig bewiesen ist.

Eine Kombination von hustenstillenden mit schleimlösenden Mitteln sollte vermieden werden, da der dabei entstehende Schleim nicht abgehustet wird und so Komplikationen auftreten können.

WEITERFÜHRENDE LITERATUR

Brune K, Patrignani P. New insights into the use of currently available non-steroidal anti-inflammatory drugs. J Pain Res, 2015; 8: 105–118.

Freye E. Opioide in der Medizin. Springer: Berlin, 2008.

Kieffer BL, Gaveriaux-Ruff C. Exploring the opioid system by gene knockout. Progr Neurobiol, 2002; 66: 285–306.

Morgan MM, Christie MJ. Analysis of opioid efficacy, tolerance, addition and dependence from cell culture to human. Br J Pharmacology, 2011; 164: 1322–1334.

Nassini R, Fusi C, Materazzi S et al. The TRPA1 channel mediates the analgesic action of dipyrone and pyrazolone derivatives. Br J Pharmacol, 2015; 172: 3397–3411.

Scholz J, Woolf C J. Can we conquer pain? Nature Neurosci, 2002; 5: 1062–1067.

Stein C, Schäfer M, Machelska H. Attacking pain at its source: new perspectives on opioids. Nature Medicine, 2003; 9: 1003–1008.

Wang H, Woolf C J. Pain TRPs. Neuron, 2005; 46: 9–12.

Williams JT, Ingram SL, Henderson G et al. Regulation of μ-opioid receptors: desensitization, phosphorylation, internalization, and tolerance. Pharmacol Rev, 2013; 15: 223–254.

Woolf CJ. Pain: moving from symptom control toward mechanism-specific pharmacologic management. Ann Intern Med, 2004; 140: 441–451.

Zenz M, Strumpf M, Willweber-Strumpf A. Taschenbuch der Schmerztherapie. Stuttgart: Wissenschaftliche Verlagsgesellschaft, 2007.

KAPITEL

8 Lokalanästhetika

Martin Biel

8.1 Einführung

Lokalanästhetika blockieren reversibel die Entstehung und Fortleitung des Aktionspotentials über Nervenfasern und verhindern dadurch die Schmerzempfindung ohne Ausschaltung des Bewusstseins (Schmerzleitung und Schmerzperzeption ➤ Kap. 7.1.2). Eine Blockade kann prinzipiell an allen erregbaren Strukturen (z. B. auch am Erregungsleitungssystem des Herzens) erreicht werden.

Die „Empfindlichkeit" der verschiedenen Typen von Nervenfasern gegenüber der blockierenden Wirkung von Lokalanästhetika ist unterschiedlich. Dünne Nervenfasern werden früher ausgeschaltet als dicke. So wird verständlich, dass die Funktion der sensiblen Fasern – und hier in erster Linie der schmerzleitenden C-Fasern (Durchmesser 0,4–1,2 µm) – vor derjenigen der motorischen Fasern (Aα, Durchmesser 12–20 µm) ausfällt. Sehr empfindlich sind auch die postganglionären sympathischen Fasern; ihre Blockade führt zur Dilatation von peripheren Blutgefäßen. Unter der Einwirkung eines Lokalanästhetikums auf einen sensiblen Nerv verschwinden die Empfindungen in folgender Reihenfolge: Schmerz, Temperaturempfinden, Berührung und Druck.

Ein klinisch verwendbares Lokalanästhetikum muss wasserlöslich, sterilisierbar und gewebeverträglich sein; die Schmerzausschaltung soll rasch einsetzen, ausreichend lange anhalten und reversibel sein. Resorbiertes Lokalanästhetikum soll zur Vermeidung toxischer Wirkungen (besonders an Herz und ZNS) möglichst rasch inaktiviert werden.

8.2 Einzelsubstanzen

Mit **Cocain** (Alkaloid aus *Erythroxylum coca*) wurde 1884 zum ersten Mal bei ophthalmologischen Operationen eine Lokalanästhesie durchgeführt. Die Nachteile des Cocains – seine Instabilität in Lösung beim Sterilisieren und seine suchterzeugende Eigenschaft (➤ Kap. 14.12.2) – waren Anlass, nach anderen Verbindungen zu suchen. Wie die vergleichende Übersicht (➤ Tab. 8.1) zeigt, stand bei der Synthese von Verbindungen mit lokalanästhesierender Wirkung das Cocainmolekül Modell. Das von Chemikern und Pharmakologen angestrebte Ziel, unter Beibehaltung der erwünschten und Beseitigung der unerwünschten Wirkungen den wirksamen Kern des Cocainmoleküls herauszuschälen, ist mit der Synthese von **Procain** (Novocain®, 1905) erstmals erreicht worden.

Später folgten **Tetracain** (enthalten in Gingicain®), **Lidocain*** (Xylocain®), **Prilocain** (Xylonest®), **Bupivacain*** (Carbostesin®), **Articain** (Ultracain®), **Ropivacain** (Naropin®) und andere. Die vasokonstriktorische Eigenschaft des Cocains (➤ Kap. 4.8.1) fehlt den synthetischen Analoga. Dieser Mangel ist aber durch Zusatz von Vasokonstriktoren leicht zu beheben (➤ Kap. 8.5.1). Lokalanästhetika sind mit Ausnahme von Benzocain (Anaesthesin®) sekundäre oder tertiäre Amine, schwache Basen, die nur als Salze (z. B. als Hydrochloride) wasserlöslich sind. Die Injektionslösungen haben einen pH-Wert von 4–6. Der pK_a-Wert der Verbindungen liegt zwischen 7,8 und 9 (➤ Tab. 8.1). Demzufolge ändert sich die Dissoziation im Gewebe (pH-Wert 7,4), sodass in Abhängigkeit vom pK_a-Wert 3–40 % in der nichtionisierten Form, d. h. als freie, lipidlösliche Base, vorliegen (➤ Abb. 8.1).

Nur in der nichtionisierten, also lipidlöslichen Form vermag das Lokalanästhetikum zum Wirkort, den Nervenfasern, vorzudringen und sich in der Lipidphase der Membran anzureichern. Verbindungen mit einem pK_a-Wert > 9 sind aufgrund dieser Gesetzmäßigkeit unter physiologischen Bedingungen unwirksam.

Bei niedrigeren pH-Werten, z. B. im entzündlich veränderten Gewebe (pH-Wert < 6), liegen nur noch minimale Anteile (vom Procain beispielsweise nur noch ca. 0,1 %) in der lipidlöslichen Form vor, sodass unter diesen Umständen keine ausreichende Anästhesie mehr zustande kommt. Ein Maß für die Lipidaffinität der nicht ionisierten Verbindung ist der Verteilungskoeffizient (➤ Tab. 8.1). Beim Tetracain ist der Verteilungskoeffizient infolge der Einführung eines Butylrestes ca. 45-mal höher als beim Procain. Aufgrund seiner höheren Lipidlöslichkeit vermag Tetracain durch intakte Schleimhäute bis zu den Nervenendigungen vorzudringen (Oberflächenanästhetikum).

Tab. 8.1 Lokalanästhetika, Strukturformeln, physikalisch-chemische Eigenschaften

Lokalanästhetikum	Typ	Aromatischer Rest (lipophiler Anteil)	Zwischenkette	Aminogruppe (hydrophiler Teil)	pK_a (bei 36 °C)	Lipidlöslichkeit[1]	Proteinbindung (%)
Cocain	Ester	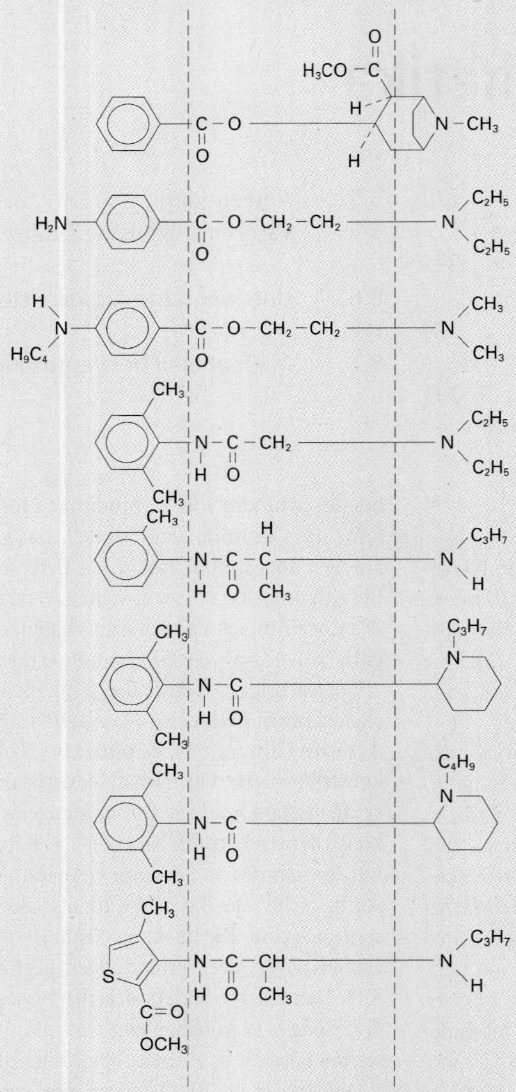			8,5	–	–
Procain	Ester				8,9	81	6[2]
Tetracain	Ester				8,4	3615	76[2]
Lidocain	Amid				7,8	304	64[3]
Prilocain	Amid				8,0	129	55[3]
Ropivacain	Amid				8,2	775	94[3]
Bupivacain	Amid				8,1	2565	96[3]
Articain	Amid				7,8	118	95[3]

[1] Oktanol/Puffer-Verteilungskoeffizient der freien Base (In: Strichartz GR et al. Anesth Analg, 1990; 71: 158–170.).
[2] Bindung an Nervenhomogenat.
[3] Bindung an Plasmaprotein.

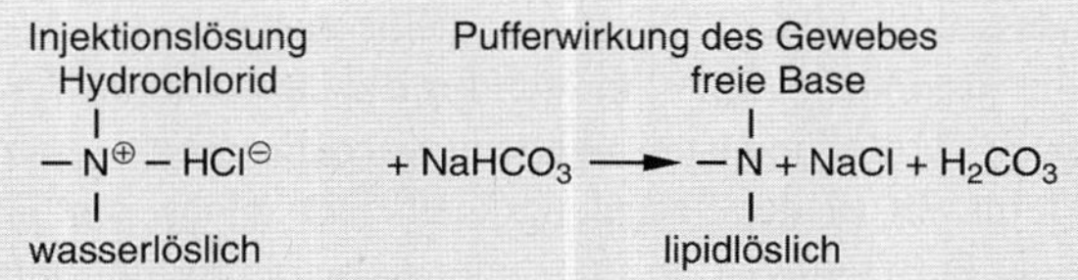

Abb. 8.1 Dissoziation von Lokalanästhetika im Gewebe.

8.3 Wirkmechanismus

In Anwesenheit eines Lokalanästhetikums vermag die ankommende Erregungswelle, das Aktionspotential, die Nervenmembran nicht mehr zu depolarisieren, d.h., eine Fortleitung über diese Stelle hinaus ist unmöglich (➤ Abb. 8.2). Die Depolarisationswelle ist an dieser Stelle nicht mehr in der Lage, die Na^+-Permeabilität so zu erhöhen, dass der

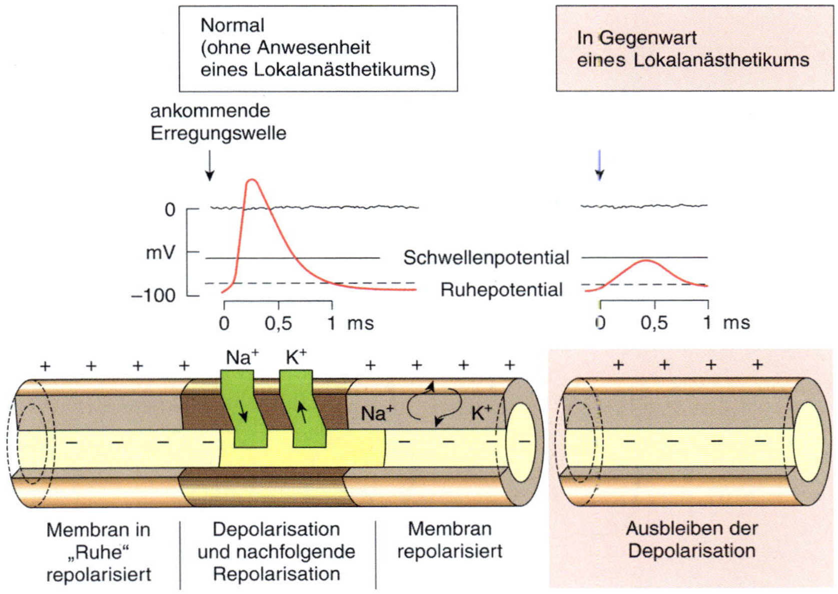

Abb. 8.2 Wirkmechanismus von Lokalanästhetika.
Lokalanästhetika blockieren den spannungsabhängigen Natriumkanal. Sie verhindern dadurch die Bildung von Aktionspotentialen und die Weiterleitung von Schmerzimpulsen in nozizeptiven Nervenfasern.

für die Fortpflanzung der Erregungswelle notwendige Grad der Depolarisation zustande kommt. Die Ursache hierfür ist eine Blockade des spannungsabhängigen Natriumkanals (➤ Abb. 8.3) durch das Lokalanästhetikum. In sehr hohen Konzentrationen werden auch andere Ionenkanäle, z. B. Kaliumkanäle, blockiert. Lokalanästhetika binden bevorzugt als Kation an ihre Bindungsstelle, die sich im Innern der Porenregion des Natriumkanals befindet. Der Zugang zu dieser Bindungsstelle kann entweder über laterale Öffnungen im transmembranären Bereich des Kanals oder von der intrazellulären Seite aus erfolgen (➤ Abb. 8.4). In beiden Szenarien müssen Lokalanästhetika zunächst in der unprotonierten (lipidlöslichen) Form in die hydrophobe Plasmamembran eindringen. Daraus ergibt sich, dass die Wirksamkeit der Lokalanästhetika unter azidotischen Bedingungen (Verschiebung des Dissoziationsgleichgewichts zur protonierten Form) abnimmt.

ZUR VERTIEFUNG

Ablauf und molekularer Mechanismus der Blockade der Erregungsleitung durch ein Lokalanästhetikum

Nach Injektion einer Lokalanästhetikum-Lösung in die Nähe eines Nervs sind für die Verweildauer des Lokalanästhetikums am Applikationsort folgende Faktoren bestimmend: die Bindung an Gewebeproteine, die lokale Durchblutung und – bei Lokalanästhetika vom Estertyp – die enzymatische Hydrolyse. In Abhängigkeit vom Konzentrationsgefälle reichert sich das Lokalanästhetikum in den Axonmembranen an; der pK_a-Wert des betreffenden Lokalanästhetikums und der Grad der Lipidlöslichkeit der freien Base sind hierbei von entscheidender Bedeutung. In den Nervenmembranen binden Lokalanästhetika an den spannungsabhängigen Natriumkanal (➤ Abb. 8.3). Der Kanal ist ein Proteinkomplex, der sich aus der porenformenden α-Untereinheit und regulatorischen β-Untereinheiten zusammensetzt. Die α-Untereinheit besteht aus vier zueinander homologen Domänen (I–IV), die jeweils sechs α-helikale Transmembransegmente enthalten. Das vierte Segment (S4) jeder Domäne enthält eine Abfolge positiv geladener Aminosäurereste und bildet den Spannungssensor des Proteins.
Die Na^+-leitende Pore des Kanals wird von Aminosäuren der S6-Segmente sowie der davor liegenden Schleifen („pore loops") gebildet. Lokalanästhetika treten in ihrer ionisierten Form mit Aminosäureresten in den S6-Segmenten der Domänen I, III und IV in Wechselwirkung und blockieren so den Einstrom von Natriumionen. Natriumkanäle durchlaufen während des Aktionspotentials drei funktionelle Zustände (➤ Abb. 8.4). Während der Depolarisationsphase gehen die Kanäle vom geschlossenen in den offenen und anschließend den inaktivierten Zustand über. Die Membranhyperpolarisation während der Repolarisationsphase bewirkt eine Rückkehr zum geschlossenen Zustand. Lokalanästhetika binden mit besonders hoher Affinität an den inaktivierten Zustand. Hieraus ergibt sich, dass die Substanzen besonders dann wirksam sind, wenn der Natriumkanal diesen Zustand häufig durchläuft, z. B. bei hochfrequenten Abfolgen von Aktionspotentialen. Dieser Zusammenhang bildet die molekulare Ursache der sog. Use-Dependence der Lokalanästhetikawirkung.

8.4 Pharmakokinetik

In der Blutbahn werden die Lokalanästhetika vom Estertyp (➤ Tab. 8.1), wie Procain und Tetracain, durch die Plasmacholinesterase gespalten. Die Spaltprodukte sind lokalanästhetisch unwirksam und in den entstehenden Konzentrationen nicht toxisch. Der Abbau in der Leber ist von untergeordneter Bedeutung. Cocain hingegen wird, obwohl es auch ein Ester ist, vorwiegend in der Leber abgebaut.

Lokalanästhetika vom Amidtyp, wie z. B. das Lidocain, werden hauptsächlich in der Leber durch Monooxygenasen oxidativ desalkyliert bzw. hydroxyliert und durch die ebenfalls im endoplasmatischen Retikulum lokalisierte Carboxylesterase enzymatisch

8

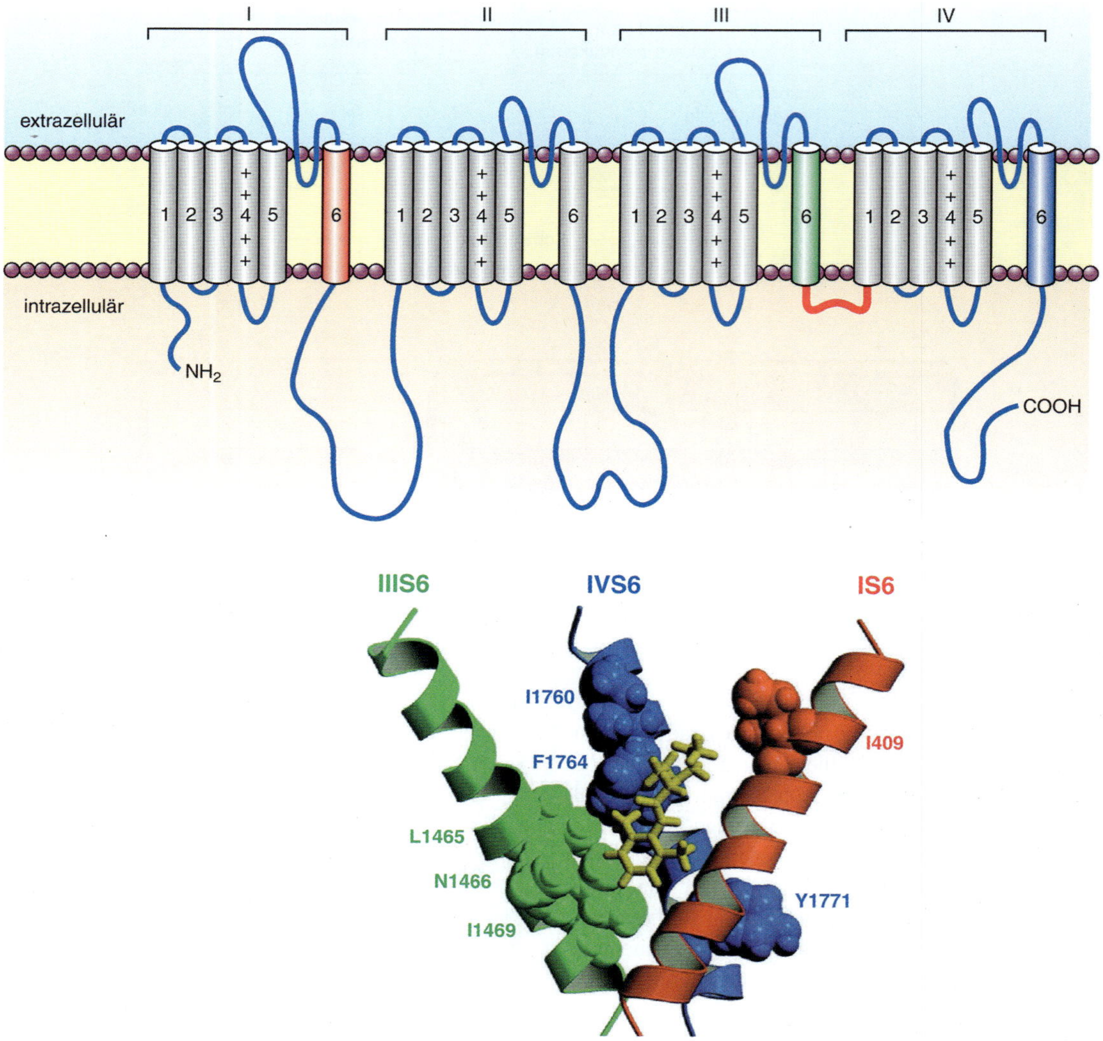

Abb. 8.3 Strukturmodell des spannungsabhängigen Natriumkanals.
Der obere Teil der Abbildung zeigt ein zweidimensionales Modell der α-Untereinheit des Kanals mit seinen vier homologen Domänen (I–IV). Die positiv geladenen Spannungssensoren (jeweils die 4. Helix) sind mit „+"-Zeichen markiert. Die Inaktivierungsdomäne (zytosolische Schleife zwischen den Domänen III und IV) ist in Rot dargestellt. Die Bindungsstelle von Lokalanästhetika liegt in der Pore des Kanals und wird von Aminosäureresten der Helices IS6 (rot), IIIS6 (grün) und IVS6 (blau) gebildet. Der untere Teil der Abbildung zeigt ein dreidimensionales Modell der Bindungsstelle, das auf der Basis der Kristallstruktur eines Kaliumkanals erstellt wurde. Die an der Bindung des Lokalanästhetikums (Etidocain, in Gelb dargestellt) beteiligten Aminosäurereste sind im Einbuchstaben-Code gekennzeichnet. (Modifiziert nach: Yarov-Yarovoy V et al. J Biol Chem, 2002; 277: 35393–35401.)

hydrolysiert Bei der Metabolisierung von Prilocain erfolgt zunächst eine Hydrolyse, sodass o-Toluidin entsteht, das in hohen Konzentrationen zur Methämoglobinbildung führen kann. Klinisch hat diese Wirkung nur bei Überdosierungen (>600 mg) und in der Kinderanästhesie Bedeutung, da die Aktivität der der Methämoglobinbildung entgegenwirkenden erythroyzytären Glucose-6-phosphat-Dehydrogenase bei Kindern oft zu gering ist.

Gemessen an der Esterspaltung im Plasma und Gewebe, z. B. des Procains (HWZ = 0,5–1 h), werden Lokalanästhetika vom Amidtyp langsamer metabolisiert; es werden HWZ zwischen 1,5 und 3,5 Stunden gemessen.

8.5 Anwendung

Eine Übersicht über die klinische Anwendung der Lokalanästhetika gibt ➤ Tab. 8.2. Angaben über Grenzdosen, wirksame Konzentrationen, Wirkungseintritt und Wirkdauer sind in ➤ Tab. 8.3 zusammengestellt. Lokalanästhetika vom Estertyp werden heute in der Regionalanästhesie praktisch nicht mehr verwendet.

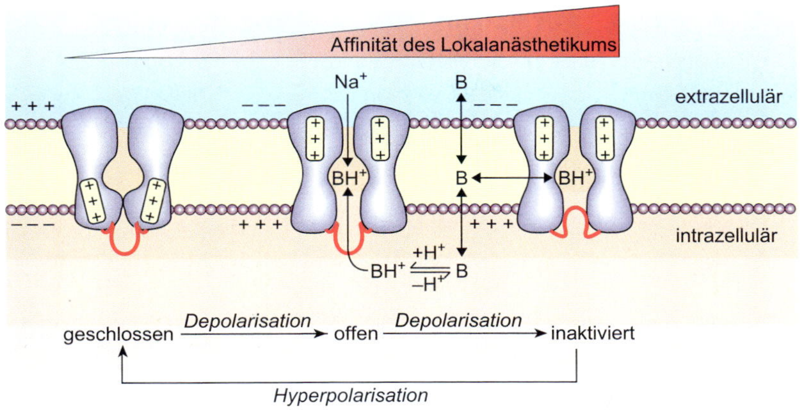

Abb. 8.4 Abhängigkeit der Bindung des Lokalanästhetikums vom Ionisationsgrad und vom Membranpotential. Bei der Membrandepolarisation während eines Aktionspotentials wird der Natriumkanal durch die Bewegung der Spannungssensoren (gelb) und einer intrazellulären Schleife (rot) vom geschlossenen in den offenen und anschließend in den inaktivierten Zustand überführt. Das Lokalanästhetikum (B) diffundiert in die Lipidmembran und erreicht seine Bindungsstelle in der ionenleitenden Pore über laterale hydrophobe Fenster im Kanalprotein. Die Bindung selbst erfolgt als Kation (BH^+). Daneben kann das Lokalanästhetikum auch als Kation von der zytosolischen Seite aus über die geöffnete Kanalpore an seine Bindungsstelle gelangen.

Nach der **Wirkdauer** kann man die Lokalanästhetika in drei Gruppen einteilen:

- Kurz wirksam (30–60 min), z. B. Procain
- Mittellang wirksam (60–120 min), z. B. Lidocain, Articain und Prilocain
- Lang wirksam (bis 400 min), z. B. Bupivacain, Ropivacain und Tetracain

Ein wesentlicher Faktor bei der Steuerung der Dauer der Schmerzblockade ist die Lipidaffinität des Lokalanästhetikums. So zeigt das lipophile Bupivacain (Oktanol/Wasser-Verteilungskoeffizient = 2565) in äquivalenter Dosierung eine etwa doppelt so lange Wirkdauer wie das wesentlich hydrophilere Lidocain (Oktanol/Wasser-Verteilungskoeffizient = 304).

8.5.1 Vasokonstriktorische Zusätze

Der Abtransport vom Wirkort wird bei synthetischen Lokalanästhetika dadurch beschleunigt, dass sie im Gegensatz zum Cocain keine gefäßkontrahierende Wirkung haben, sondern Gefäße eher relaxieren. Der Abtransport kann durch den Zusatz von Vasokonstriktoren wie Adrenalin (= Epinephrin, Suprarenin®), Noradrenalin (= Norepinephrin, Arterenol®) oder Felypressin (Octapressin®, ein kaum antidiuretisch wirksames Analogon des Vasopressins) verzögert werden. Die Dauer der Lokalanästhesie kann z. B. beim Lidocain durch Zusatz von Adrenalin verdoppelt werden.

In Körperbereichen, die durch Endarterien versorgt werden (z. B. Finger und Zehen), dürfen Vasokonstriktoren nicht angewendet werden, weil eine länger dauernde Durchblutungsminderung eine Nekrose verursachen kann. Zur Schmerzausschaltung an diesen Stellen wird ein lang wirksames Lokalanästhetikum, z. B. Bupivacain, verwendet. Dabei darf die zulässige Grenzdosis des Lokalanästhetikums (➤ Tab. 8.3) nicht überschritten werden, denn ohne vasokonstriktorischen Zusatz kann die Konzentration des Lokalanästhetikums im systemischen Blut rasch ansteigen. Der Zusatz von Vasokonstriktoren verlängert nämlich nicht nur die Dauer der lokalen Wirkung durch Einschränkung der Durchblutung, sondern er verzögert auch den Übergang des Lokalanästhetikums in die Blutbahn.

Die Anwendung von Vasokonstriktoren ist nicht ohne Risiko, da sie ebenfalls in das systemische Blut gelangen können. Adrenalin verursacht Tachykardie, Blutdruckanstieg, Blässe und Kaltschweißigkeit, seltener Tachyarrhythmien bis hin zum Kammerflimmern. Noradrenalin hingegen bewirkt keinen Frequenzanstieg; eine zu schnelle Anflutung in den Kreislauf oder eine versehentliche i. v.-Injektion ist daher schlechter detektierbar. Bei der Anwendung von Adrenalin oder Noradrenalin müssen eventuelle Interaktionen mit Pharmaka, wie trizyklischen Antidepressiva, die die Wirksamkeit von Catecholaminen verstärken (➤ Kap. 14.2.7), beachtet werden. Felypressin (Octapressin®, z. B. in Kombination mit Prilocain, Xylonest®) ist in solchen Fällen vorzuziehen, weil seine Wirkung durch trizyklische Antidepressiva nicht verstärkt wird und weil es keine direkte Wirkung auf die Schrittmacherzellen und das Erregungsleitungssystem des Herzens ausübt. Wegen seiner koronarkonstriktorischen Wirkung ist jedoch bei Koronarinsuffizienz Vorsicht geboten.

Für die **Dosierung** der vasokonstriktorischen Zusätze gilt die Forderung „so wenig wie möglich“, weil eine länger anhaltende Ischämie ungünstige Wirkungen auf die Wundheilung hat. In der Odontologie werden in Lokalanästhetika Adrenalin- und Noradrenalin-Konzentrationen zwischen 3 und 15 µg/ml verwendet, in der Chirurgie zwischen 2 und 10 µg/ml. Die insgesamt bei einer Lokalanästhesie verabfolgte Menge an Adrenalin bzw. Noradrenalin darf 250 µg nicht überschreiten.

8.6 Unerwünschte Arzneimittelwirkungen

ZNS

Aufgrund ihrer inhibitorischen Wirkung am spannungsabhängigen Natriumkanal können Lokalanästhetika bei entsprechend hohen Konzentrationen die Weiterleitung von Aktionspotentialen überall im Körper hemmen; dies kann besonders im ZNS und am Herzen tödliche Konsequenzen haben.

Tab. 8.2 Anwendungsformen von Lokalanästhetika

Anwendung	Wirkort	Indikation	Stoffe	Applikationsform
Oberflächenanästhesie	Endigungen der sensiblen Nerven in der Haut bzw. Schleimhaut an Nase, Auge, Mund, Genitale etc.	• Beseitigung des Schmerz- und Juckreizes • Diagnostische Maßnahmen (z. B. Bronchoskopie) • Ophthalmologische Operationen	• Tetracain (Gingicain®) • Lidocain (Xylocain®) • Benzocain (Anaesthesin®) • Proxymetacain (Proparakain-POS®)	• Lösungen • Spray • Salben • Puder • Pastillen
Infiltrationsanästhesie	Endigungen der sensiblen Nerven in der Subkutis	• Zahnbehandlung • Chirurgische Eingriffe	• Lidocain • Articain (Ultracain®) • Bupivacain (Carbostesin®) u. a.	Injektionslösungen mit oder ohne Vasokonstriktor
Leitungsanästhesie	Gemischte Nerven	• Zahnbehandlung • Chirurgische Eingriffe an Extremitäten	• Lidocain • Bupivacain	Injektionslösungen mit oder ohne Vasokonstriktor
Spinalanästhesie	Subarachnoidalraum, Spinalwurzeln	Geburtshilfliche, gynäkologische, urologische und chirurgische Eingriffe	• Lidocain • Bupivacain	Injektionslösungen (u. U. hyperbar in 10-prozentiger Glucose) mit oder ohne Vasokonstriktor
Epiduralanästhesie (z. B. Kaudalblock)	Epiduralraum (= Periduralraum)	➤ Wie bei Spinalanästhesie	• Lidocain • Bupivacain • Prilocain (Xylonest®) • Ropivacain (Naropin®)	Injektionslösungen mit oder ohne Vasokonstriktor
Intravenöse Regionalanästhesie	Endigungen der sensiblen Nerven im Gewebe	Kurze chirurgische Eingriffe an Extremitäten (v. a. Unterarm, Hand)	• Lidocain • Prilocain	Injektionslösung ohne Vasokonstriktor (vor Injektion Unterbinden von Blutzu- und -abfluss durch Druckmanschette)

Tab. 8.3 Anwendungsweise von Lokalanästhetika

	Lidocain		Bupivacain
	Oberflächlich	Injiziert	Injiziert
Konzentration der Lösung in g/100 ml	2–4	0,5[1] 1–2[2]	0,25–0,75
Zulässige Grenzdosis in mg	200	300–500[3]	150
Wirkungseintritt in Minuten	< 2	< 2	10–20
Wirkdauer in Minuten	–[4]	60–90 120–180[3]	180–240

[1] Infiltration.
[2] Periphere Leitungsanästhesie.
[3] Mit Vasokonstriktor.
[4] Je nach Konzentration und Anwendungsgebiet etc. sehr unterschiedlich.

Vorboten einer toxischen Wirkung sind: Nausea, Erbrechen, Rededrang, Euphorie, Angst, Unruhe, Schwindel, starke Erregung und Verlust der Orientierung. Nach vorausgehenden Muskelzuckungen treten dann Krämpfe vorwiegend klonischen Typs auf, denen Koma und zentrale Atemlähmung folgen können. Erregung und Krämpfe sind die Folgen einer Blockade des Natriumkanals inhibitorischer Neurone, die zuerst blockiert werden. Bei versehentlicher rascher intravasaler Injektion hoher Dosen kann sofort eine generelle zentrale Lähmung (narkoseähnlicher Zustand) ohne vorausgehendes Erregungsstadium eintreten.

Herz und Kreislauf

Die kardiovaskulären Intoxikationserscheinungen bei Vergiftungen mit Lokalanästhetika – hervorgerufen durch Blockade des Natriumkanals in Membranen des Erregungsleitungssystems und des Myokards (➤ Abb. 17.10) – sind gekennzeichnet durch negative Chronotropie (u. U. bis zum Herzstillstand), negative Dromotropie, Bathmotropie und Inotropie. Die Folge kann ein Kreislaufversagen sein, das durch die vasodilatierende Wirkung der Lokalanästhetika noch verstärkt wird.

Allergische Reaktionen

Die heute überwiegend verwendeten Lokalanästhetika vom Amidtyp zeigen kaum allergene Potenz. Die gelegentlich beobachteten Unverträglichkeitsreaktionen werden meist durch zugesetzte **Konservierungsmittel** (z. B. Methylparaben) verursacht. Auch das als Stabilisator in Catecholaminlösungen enthaltene Natriummetabisulfit kann Allergien auslösen. Die Entwicklung einer Bisulfitallergie wird insbesondere bei Patienten mit chronischem Asthma bronchiale beobachtet.

Allergische Reaktionen treten häufiger bei Lokalanästhetika vom **Estertyp** mit paraständiger Aminogruppe (Procain, Tetracain) auf. Diese werden daher kaum noch verwendet. Die möglichen Symptome reichen von harmlosen urtikariellen Exanthemen bis hin zu Asthma bronchiale und anaphylaktischem Schock.

8.7 Maßnahmen bei Vergiftungen

Bei Vergiftungen mit Lokalanästhetika gilt es primär die Vitalfunktionen zu sichern (Sauerstoffbeatmung zur Vermeidung einer Hypoxie, bei Herzstillstand externe Herzmassage). Krämpfe lassen sich durch die i. v.-Injektion von Diazepam (10–20 mg) oder Propofol (Disoprivan®, 50–100 mg) unterdrücken. In besonderen Fällen können die zusätzliche Injektion des depolarisierenden Muskelrelaxans Suxamethonium (➤ Kap. 3.4.3) und eine Intubation erforderlich sein.

WEITERFÜHRENDE LITERATUR

Catterall WA. Forty Years of Sodium Channels: Structure, Function, Pharmacology, and Epilepsy. Neurochem Res, 2017; 42: 2495–2504.

DGAI. Wissenschaftlicher Arbeitskreis Regionalanästhesie. S1-Leitlinie: Prävention und Therapie der systemischen Lokalanästhetika-Intoxikation (LAST). www.awmf.org/leitlinien/detail/II/001-044.html (letzter Zugriff: 24.3.2021)

Larsen R. Anästhesie. 11. A. Elsevier: München, 2018.

Strichartz GR, Sanchez V, Arthur R et al. Fundamental properties of local anesthetics. II. Measured octanol: buffer partition coefficients and pKa values of clinically used drugs. Anesth Analg, 1990; 71: 158–170.

Van Theemsche KM, Van de Sande DV, Snyders DJ, Labro AJ. Hydrophobic drug/toxin binding sites in voltage-dependent K^+ and Na^+ channels. Front Pharmacol, 2020; 11: 735.

Yarov-Yarovoy V, McPhee JC, Idsvoog D et al. Role of amino acid residues in transmembrane segments IS6 and IIS6 of the sodium channel α subunit in voltage-dependent gating and drug block. J Biol Chem, 2002; 277: 35393–35401.

KAPITEL

9

Kristin Engelhard, Christian Werner

Inhalations- und Injektionsanästhetika

Narkose oder **Allgemeinanästhesie** ist ein medikamentös induzierter Zustand, der mit Bewusstseinsverlust und einer anterograden Amnesie des Patienten gegenüber unangenehmen diagnostischen oder therapeutischen Eingriffen einhergeht. Darüber hinaus können einige hierzu verwendete Allgemeinanästhetika eine Schmerzausschaltung (Analgesie), eine Dämpfung der vegetativen Funktionen und eine Muskelentspannung (Muskelrelaxierung) verursachen. Die erforderliche Tiefe der durch die Allgemeinanästhetika induzierten Narkose richtet sich nach der Intensität des Stimulus (z. B. Koloskopie vs. Hautschnitt vs. Sternotomie). Die Narkosetiefe wird vom Anästhesisten auf der Basis von Erfahrung, hämodynamischer Parameter und ggf. Ableitung hirnelektrischer Signale angepasst.

Entsprechend der Applikationsweise unterscheidet man zwei Gruppen von Allgemeinanästhetika:

- **Inhalationsanästhetika:** Sie werden hauptsächlich zur Aufrechterhaltung der Narkose eingesetzt. Eine Narkoseeinleitung mit Inhalationsanästhetika wird nur in der Kinderanästhesie durchgeführt. Die Zufuhr der Inhalationsanästhetika erfolgt mit dem Inspirationsgasgemisch über die Lunge, die Elimination erfolgt überwiegend ebenfalls über die Lunge durch Rückatmung.
- **Injektionsanästhetika:** Zu den injizierbaren Anästhetika zählen Hypnotika (Barbiturate, Etomidat, Propofol), Sedativa (Benzodiazepine; ➤ Kap. 14.7), Ketamin und Opioide (➤ Kap. 7.2, ➤ Kap. 7.3). Sie werden zur Sedierung und zur Narkoseeinleitung und -aufrechterhaltung verwendet. Die Elimination erfolgt über Metabolisierung und/oder renale Ausscheidung.

Um unerwünschte Wirkungen der einzelnen Substanzen, die besonders unter den bei Mononarkosen erforderlichen hohen Dosierungen aufträten, zu minimieren, werden bei der Narkose typischerweise Inhalationsanästhetika und intravenös applizierte Hypnotika, Sedativa, Opioide und Muskelrelaxantien kombiniert.

Ein Allgemeinanästhetikum sollte folgenden klinischen **Anforderungen** genügen:

- **Steuerbarkeit:** In Abhängigkeit von den (oft rasch) wechselnden Stimulationsintensitäten sollte die Anästhesie jederzeit schnell zu vertiefen, abzuflachen oder zu beenden sein.
- **Ausreichende therapeutische Breite:** Die Konzentration eines Anästhetikums, die das Bewusstsein ausschaltet, soll möglichst um ein Vielfaches niedriger sein als diejenige, bei der vitale Funktionen wie die Regulation des Kreislaufs, der Temperatur und des Wasser- und Elektrolythaushalts ausfallen. Auch in hohen Konzentrationen sollten das Anästhetikum oder seine Metaboliten nicht toxisch sein.
- **Reversibilität:** Sämtliche Anästhesieeffekte sollen nach Ende der Narkose möglichst rasch und dauerhaft abklingen.

Neurotoxizität von Anästhetika während der Entwicklungsphase

Tierexperimentelle Studien zeigen, dass die Gabe von Inhalations- und Injektionsanästhetika während der Entwicklung des zentralen Nervensystems (hohe Neurogenese- und Synaptogeneserate) zu vermehrtem programmiertem Zelltod (Apoptose) von Neuronen führen kann. Eine Übertragbarkeit dieser an Tieren erhobenen Beobachtungen auf Neugeborene, Säuglinge und Kleinkinder konnte aber in keiner der vielen klinischen, randomisierten, prospektiven Multicenterstudien bestätigt werden, sodass anzunehmen ist, dass eine einstündige Allgemeinanästhesie das sich entwickelnde humane Gehirn nicht schädigt.

9.1 Inhalationsanästhetika

Neben dem Gas Distickstoffmonoxid (N_2O) sind die Dämpfe der Substanzen **Isofluran, Desfluran** und **Sevofluran** die heute am häufigsten eingesetzten Inhalationsanästhetika und haben in den Industrienationen das seit den 1950er-Jahren verwendete Halothan wegen dessen hepatotoxischer Eigenschaften weitgehend verdrängt.

Die gebräuchlichen Inhalationsanästhetika (➤ Abb. 9.1) stellen in Bezug auf ihre Eigenschaften eine heterogene Gruppe dar. Bei den Anästhetika mit niedrigem Siedepunkt (den volatilen Anästhetika) Halothan, Enfluran, Isofluran, Desfluran und Sevofluran kommt es bereits bei Raumtemperatur zu einem relevanten Verdampfungsprozess. In geschlossenen Gefäßen entsteht ein für das Anästhetikum charakteristischer maximaler Dampfdruck, der von der Temperatur abhängig ist. Für die Applikation der Inhalationsanästhetika werden spezielle Verdampfer (Vapore) verwendet, mit denen die Menge des abgegebenen volatilen Anästhetikums präzise eingestellt werden kann (➤ Abb. 9.2).

Das ideale Inhalationsanästhetikum sollte nicht brennbar oder explosiv, über einfache Verdampfersysteme applizierbar, chemisch stabil, nicht umweltschädlich und nicht toxisch und dennoch kostengünstig sein. Darüber hinaus sollte es gute analgetische Eigenschaften besitzen, gut steuerbar sein (geringe bedeutsame Konzentrationsabfallzeit), keinen unangenehmen Geruch besitzen und minimale unerwünschte Arzneimittelwirkungen auf andere Organsysteme entfalten. Bisher konnte noch kein Inhalationsanästhetikum entwickelt werden, das allen diesen Anforderungen gerecht wird. So muss man Vor- und Nachteile der einzelnen Substanzen kennen, um individuell das für den Patienten geeignete Anästhetikum auszuwählen.

9.1.1 Pharmakokinetik

Folgende physikochemischen Gesetzmäßigkeiten beeinflussen die Pharmakokinetik der Inhalationsanästhetika. Das **Gesetz von Dalton** besagt, dass der Druck eines Gas- oder Dampfgemischs gleich der Summe der Partialdrücke der einzelnen Komponenten ist. Beimischung eines Fremdgases (z. B. eines Inhalationsanästhetikums) vermindert anteilmäßig den Partialdruck der physiologischen Atemgase im Inhalationsgemisch. Verteilt sich ein Anästhetikum in einem Zweiphasensystem, dessen Komponenten unterschiedliche Aggregatzustände haben, z. B. flüssig/gasförmig, dann herrscht im Gleichgewichtszustand in beiden Phasen der gleiche Partialdruck, aber nicht zwingend die gleiche Konzentration. Die Differenz der Partialdrücke eines Gases zwischen den einzelnen Kompartimenten (z. B. Residualvolumen/Blut oder Blut/Gewebe) stellt die treibende Größe der Diffusion dar und nicht die Konzentrationsdifferenz.

Das **Gesetz von Henry** besagt, dass die in einer Flüssigkeit physikalisch gelöste Gasmenge direkt proportional dem Partialdruck des Gases in der Flüssigkeit ist.

Aus der Kombination der beiden Gesetze ergibt sich für das Zweiphasensystem, dass im Gleichgewichtszustand der **Partialdruck in der Gasphase** (z. B. Inhalationsgemisch) **proportional der in der Flüssigkeit** (z. B. Blut) **gelösten Gasmenge** ist.

In ➤ Tab. 9.1 sind die Blut/Gas- und Gewebe/Blut-Verteilungskoeffizienten für Gehirn und Fett aufgeführt. Ist die Löslichkeit eines Gases im Blut gut, kann mehr Gas darin gelöst werden und es dauert länger, bis das Blut gesättigt ist. Ein hoher Blut/Gas-Verteilungskoeffizient bedingt somit einen langsamen Anstieg des Partialdrucks im Blut, was mit einer geringeren Steuerbarkeit des Inhalationsanästhetikums einhergeht. Ein hoher Gewebe/

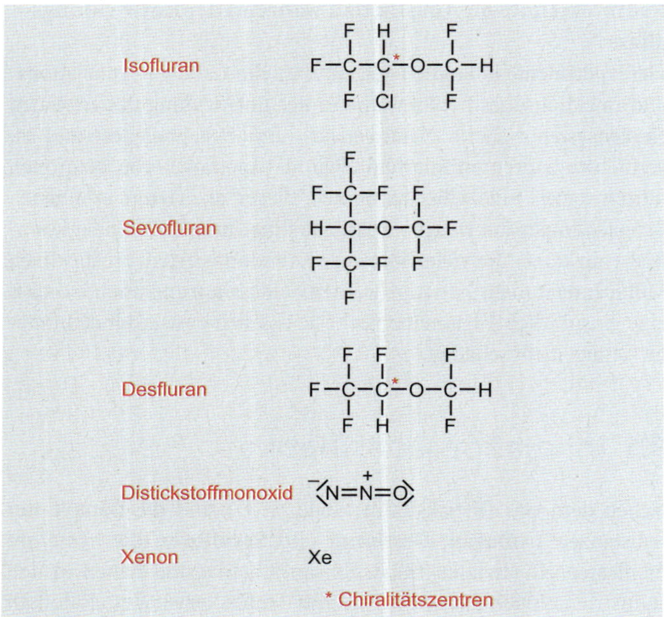

Abb. 9.1 Strukturformeln gängiger Inhalationsanästhetika.

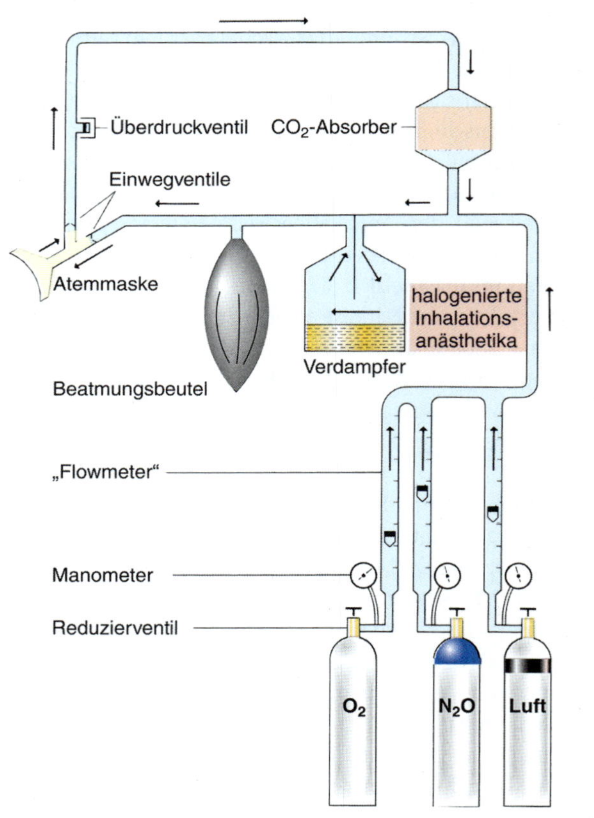

Abb. 9.2 Schematische Darstellung der technischen Voraussetzungen für eine kontrollierte Anwendung von Inhalationsanästhetika.

Tab. 9.1 Physikalische und pharmakologische Eigenschaften von Inhalationsanästhetika: MAC-Wert

Substanz	Verteilungskoeffizient[1]			MAC[2] (Vol.-%)	Siedepunkt[3] (°C)	Dampfdruck[4] (mmHg)	Metabolisierungsrate (%)
	Blut/Gas	Gewebe/Blut					
		Gehirn	Fett				
Halothan	2,3	2,9	51	0,8	50,2	243	20
Enfluran	1,8	1,4	36	1,6	56,5	175	2,5–8,5
Isofluran	1,4	2,6	45	1,2	48,5	250	< 0,2
Desfluran	0,45	1,3	27	6,0	22,8	664	0,02
Sevofluran	0,65	1,7	48	2,0	58,5	160	3–5
Distickstoffmonoxid	0,47	1,1	2,3	104[5]	–88,5	Gas	0,004
Xenon	0,12	–	–	70	–107,1	Gas	0

[1] Bei 37 °C.
[2] MAC = minimale alveoläre Anästhetikakonzentration des Erwachsenen (in reinem Sauerstoff)
[3] Bei 760 mmHg.
[4] Bei 20 °C.
[5] Theoretischer Wert.

Blut-Verteilungskoeffizient führt zu einem langsamen Konzentrationsanstieg im Gewebe. Ein hoher Fett/Blut-Verteilungskoeffizient beruht auf einer Anreicherung in Lipiden und bewirkt bei lang dauernder Anwendung eine Kumulation im Fettgewebe.

Bei Inhalationsanästhetika korreliert die Tiefe der Narkose direkt mit dem Partialdruck des Inhalationsanästhetikums im Gehirn. Eine mögliche Änderung des Partialdrucks über die Zeit bedeutet ein Vertiefen oder Abflachen der Narkose. Zu Beginn der Narkose, während der Anflutungsphase, ist der Partialdruck des Anästhetikums im Inhalationsgemisch höher als im Blut und Gewebe, beispielsweise im Gehirn. Danach, während der Unterhaltungsphase, nähert sich der Partialdruck in den Geweben mit einer hohen Durchblutung (z. B. Gehirn) dem Partialdruck im Inhalationsgemisch (Alveole) an. In der Abklingphase nach Abstellen der Anästhetikumzufuhr kehrt sich das Verhältnis um, d. h., nun ist der Partialdruck im Gewebe höher als im Inhalationsgemisch.

Applikation von Inhalationsanästhetika

Da das Einatmen von Inhalationsanästhetika zur Anästhesieeinleitung von Patienten als unangenehm empfunden werden kann, wird die Anästhesie i. d. R. intravenös mit einer Kombination aus Hypnotika und Opioiden eingeleitet. Die Inhalationsanästhetika zur Anästhesieaufrechterhaltung werden nach erfolgter Intubation über das inspiratorische Gasgemisch zugeführt. Früher war die Zufuhr von Frischgas (Sauerstoff/Luft oder Sauerstoff/Distickstoffmonoxid) und des Inhalationsanästhetikums gleich groß oder größer als das Atemminutenvolumen des Patienten **(halb offenes System).** Heute ist die Frischgaszufuhr meist kleiner als das Atemminutenvolumen mit partieller Rückatmung **(halb geschlossenes System).** Dementsprechend ist im Exspirationsschenkel des Narkosegeräts ein CO_2-Absorber obligat (➤ Abb. 9.2). Eine weitere Reduktion der Frischgaszufuhr (Low-Flow 1,0 L/min, Minimal-Flow ca. 0,5 L/min) ist sinnvoll, da durch die Rückatmung der Verbrauch von Inhalationsanästhetika reduziert wird und die angefeuchtete und warme Inspirationsluft bei minimalen Frischgasflüssen die Lunge des Patienten schont. Schließlich sind intraoperative Wärmeverluste geringer, wenn Low- oder Minimal-Flow-Verfahren angewandt werden.

Soll die Einleitung der Anästhesie, z. B. bei Kindern, mit Inhalationsanästhetika unter Spontanatmung durchgeführt werden, kann Sevofluran verwendet werden. Da zur Einleitung hohe inspiratorische Konzentrationen des Inhalationsanästhetikums über die Maske appliziert werden müssen, kommt es dabei zu einer starken Belastung der Umgebungsluft mit Inhalationsanästhetikum, die durch Absaugsysteme an der Maske reduziert werden kann.

Aufnahme durch die Lunge

In der Einleitungsphase hängen die Geschwindigkeit der Aufnahme der Inhalationsanästhetika in die Lunge und der Anstieg des Partialdrucks in den Alveolen vom Partialdruck im Inspirationsgemisch, von der Zufuhr über die Konvektion, d. h. die Höhe der alveolären Ventilation (entsprechend dem Tidalvolumen minus dem Totraumvolumen), und von der Löslichkeit im Blut ab. Die Anflutungsgeschwindigkeit der Inhalationsanästhetika in den Alveolen ist umso größer, je höher der inspiratorische Partialdruck ist. Zur schnellen Anflutung nach Narkoseeinleitung wird daher oft der inspiratorische Partialdruck des Inhalationsanästhetikums erhöht. Neben den Partialdrücken im Frischgasfluss spielt auch die Höhe des Frischgasflusses eine Rolle. Bei niedrigem Frischgasfluss steigt der Partialdruck in den Alveolen nur langsam an, bei einem Frischgasfluss, der größer ist als das Atemminutenvolumen, entspricht der Partialdruck in den Alveolen rasch dem inspiratorischen Partialdruck. Eine Zunahme des Atemminutenvolumens beschleunigt ebenfalls den Abgleich der Partialdrücke im Inspirationsgemisch und in den Alveolen. Da sich das eingeatmete Inhalationsanästhetikum im Volumen der funktionellen Residualkapazität verteilt, wird die Konzentration initial

9

erniedrigt. Ist die funktionelle Residualkapazität reduziert (z. B. bei Adipositas, Schwangerschaft, Kindern), erhöht sich der alveoläre Partialdruck des Inhalationsanästhetikums somit schneller.

Gase, die sehr schnell aus den Alveolen in das Blut aufgenommen werden – wie das Distickstoffmonoxid –, lassen schneller Gas nachströmen, sodass sich der alveoläre Partialdruck des Gases schneller erhöht **(Konzentrationseffekt).** Wird ein volatiles Anästhetikum mit Distickstoffmonoxid kombiniert, so bewirkt der Konzentrationseffekt einen Verlust an Verteilungsvolumen in der Alveole und somit eine relativ erhöhte alveoläre Konzentration des volatilen Anästhetikums **(Zweitgaseffekt).**

Die Aufnahme des Inhalationsanästhetikums durch Diffusion ins Blut hält den Gradienten zwischen Inspirationsluft und dem funktionellen Residualvolumen aufrecht, bis der Partialdruck im Blut sich dem Partialdruck im Inspirationsgemisch angenähert hat. Die pro Zeiteinheit diffundierende Menge ist abhängig von der Diffusionskonstanten, proportional zur Fläche und zum Partialdruckgradienten und umgekehrt proportional zum Quadrat der Diffusionsstrecke. Deshalb nimmt die Diffusionsrate bei einem erhöhten Wassergehalt der Lunge (Stauungslunge, interstitielle Infiltration) ab. Eine Verkleinerung der Alveolaroberfläche (z. B. bei Atelektasen, Pneumothorax, Lobektomie) bedingt theoretisch eine Verringerung der Diffusionsrate, die sich jedoch praktisch nur dann bemerkbar macht, wenn der Blutfluss durch die Lunge so hoch ist, dass eine Äquilibrierung zwischen Alveolarluft und Blut nicht stattfindet. Lungenkrankheiten, wie chronische Bronchitis und Pneumonie, die mit einer Störung des Ventilations/Perfusions-Verhältnisses und damit mit einem erhöhten pulmonalen Shunt einhergehen, führen ebenfalls zu einem erhöhten Gradienten zwischen endexspiratorischem und pulmonalvenösem Partialdruck des Inhalationsanästhetikums. Veränderungen des Herzzeitvolumens beeinflussen die Kinetik des Ausgleichs der Partialdrücke zwischen Alveole und Blut nur geringfügig.

Transport mit dem Blut

Inhalationsanästhetika werden physikalisch im Plasma und in den Membranlipiden der Blutzellen gelöst. Ihre geringe Plasmaproteinbindung hat keine praktische Bedeutung. Entsprechend der Verteilung des Herzzeitvolumens wird das Inhalationsanästhetikum in sämtliche Organe und Gewebe des Organismus transportiert.

In der Anflutungsphase soll der Partialdruck im Blut möglichst rasch ansteigen und mit dem am Narkosebeatmungsgerät eingestellten Partialdruck in ein Gleichgewicht kommen. Nur dann kann am Zielort, dem Gehirn, auch ein rascher Abgleich des Gewebepartialdrucks an den des Inhalationsgemischs erfolgen. Die Geschwindigkeit, mit der bei konstanter Zufuhr des Inhalationsanästhetikums ein Partialdruckausgleich zwischen Inhalationsgemisch und Zielorgan zustande kommt, hängt sowohl vom Blut/Gas-Verteilungskoeffizienten als auch vom Gewebe/Blut-Verteilungskoeffizienten des verwendeten Inhalationsanästhetikums ab. Bei lungengesunden Patienten sind die Partialdrücke im Blut und im Residualvolumen identisch, und damit entspricht der Verlauf des Partialdrucks im arteriellen Blut dem in ➤ Abb. 9.3.

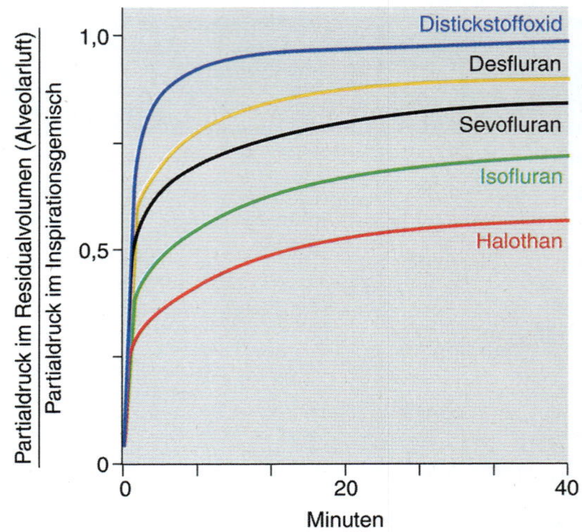

Abb. 9.3 Zeitverlauf des Verhältnisses von Partialdruck in der Alveolarluft und im Inspirationsgemisch für Inhalationsanästhetika. Der Quotient Partialdruck im Residualvolumen (Alveolarluft)/Partialdruck im Inspirationsgemisch steigt umso schneller an, je geringer die Löslichkeit des Inhalationsanästhetikums im Blut ist. (Nach: Yasuda N et al. 1991.)

Aufnahme ins Gewebe

Mit dem Blut wird das Anästhetikum im Körper verteilt. Der maßgebende Faktor für die Geschwindigkeit und Menge, mit der Anästhetika in die verschiedenen Gewebe aufgenommen werden, ist deren **Durchblutungsrate.**

Gehirn und Rückenmark gehören mit einer Durchblutung von 55 ml/100 g pro Minute zu den am besten perfundierten Organen. Sie erhalten pro Gramm Gewebe in der Zeiteinheit 10–20-mal mehr Blut als die Muskulatur, die den größten Teil der Körpermasse ausmacht. Aufgrund dieser hohen Durchblutung nimmt das Gehirn das Anästhetikum während der Einleitung besonders rasch auf, bis es nach ca. 15 Minuten zum Partialdruckausgleich mit dem Blut kommt. Dies gilt auch für alle anderen gut durchbluteten Organe wie Herz, Leber und Niere. Bis es zur Aufsättigung des schlechter durchbluteten Gewebes (z. B. Muskulatur) kommt, vergehen hingegen Stunden.

Die Durchblutung des **Fettgewebes** beträgt nur 1 ml/100 g pro Minute. Auch stark lipidlösliche Anästhetika wie Halothan werden daher im Fettgewebe viel langsamer als im Gehirn aufgenommen. Eine Äquilibration zwischen den Partialdrücken des Blutes und des Fettgewebes wird unter klinischen Bedingungen vermutlich nicht erreicht, da die Durchblutung des Fettgewebes gering ist, die Inhalationsanästhetika im Fettgewebe extrem gut löslich sind und das Fettkompartiment relativ groß ist. Die Anreicherung der Inhalationsanästhetika im Fettgewebe kann durch Rückdiffusion aus diesem großen Speicher bei adipösen Patienten nach langer Narkose die Aufwachphase verlängern.

Im Gehirn stellt die **Blut-Hirn-Schranke** für das Eindringen der Inhalationsanästhetika kein Hindernis dar; auch die am wenigsten lipidlöslichen Anästhetika, nämlich Distickstoffmonoxid, Desfluran und Sevofluran, verfügen noch über eine ausreichende Penetrationsfähigkeit.

Pulmonale und nichtpulmonale Elimination

Nach Beendigung der Zufuhr werden die Inhalationsanästhetika – größtenteils unverändert – über die Lunge abgeatmet. Für die pulmonale Elimination gelten dieselben Gesetzmäßigkeiten wie für die Anflutungsphase. Je niedriger der Frischgasfluss ist, umso langsamer ist die pulmonale Elimination. In der Anflutungsphase lässt sich der Partialdruck des Inhalationsanästhetikums im zugeführten Gasgemisch temporär erhöhen, um so einen rascheren Anstieg des Partialdrucks in den Alveolen zu erreichen. In der Phase der pulmonalen Elimination besteht diese Möglichkeit nicht. Auch ist hier eine Erhöhung des Atemminutenvolumens problematischer als in der Anflutungsphase, da die damit einhergehende Hypokapnie den Anreiz zur Spontanatmung abschwächt. Da am Ende der Anästhesie in verschiedenen Geweben unterschiedliche Partialdrücke vorliegen, kommt es nach Beendigung der Anästhetikazufuhr zur Umverteilung in Kompartimente mit ursprünglich niedrigem Partialdruck wie Skelettmuskulatur und Fettgewebe.

Die volatilen Anästhetika, bei denen es zu einem raschen Anstieg des Gewebepartialdrucks kommt, haben auch die rascheste Elimination. Allerdings scheint hier Desfluran dem Sevofluran überlegen zu sein. Um die Geschwindigkeit des Wirkverlusts von Anästhetika zu beschreiben, ist der Begriff der **kontextsensitiven Halbwertszeit,** in der die Konzentration des Anästhetikums nach Stoppen der Applikation um 50 % abgesunken ist in Relation zur Infusionsdauer (vgl. ➤ Abb. 9.8). Für Inhalationsanästhetika entspricht das Abfallen der Konzentration auf 50 % nicht der Erholung von der Medikamentenwirkung (z. B. Aufwachen), sodass für Inhalationsanästhetika die **bedeutsame Konzentrationsabfallzeit** (relevant decrement time) verwendet wird (➤ Abb. 9.4). Um zu bestimmen, welcher Konzentrationsabfall relevant ist, müssen auch pharmakodynamische Modelle, d. h. Beziehungen zwischen Konzentration am Wirkort und der Wirkung, berücksichtigt werden. So haben in ➤ Abb. 9.4 Desfluran und Sevofluran einen vergleichbar schnellen Wirkverlust unter der Annahme, dass ein Konzentrationsabfall um 80 % ausreicht, bis der Patient erwacht. Nimmt man an, dass ein Konzentrationsabfall um 90 % für den gleichen Effekt notwendig ist, benötigt Sevofluran in Abhängigkeit von der Dauer der Applikation deutlich länger als Desfluran, bis der Wirkverlust eintritt.

Einige volatile Anästhetika werden metabolisiert, wobei dieser Prozess nur für die Elimination von Halothan mit einem Anteil von 20 % relevant ist (➤ Tab. 9.1). Für die anderen Inhalationsanästhetika sind der Metabolismus und andere Wege der Ausscheidung, wie z. B. Diffusion über die Haut, ohne Relevanz.

9.1.2 Pharmakodynamik

Die Wirkpotenz von Anästhetika steigt mit ihrer **Lipophilie** (Lipidtheorie von Meyer, 1899, und Overton, 1901). Die Wirkung von Anästhetika im ZNS ist jedoch durch ihre Lipidlöslichkeit und

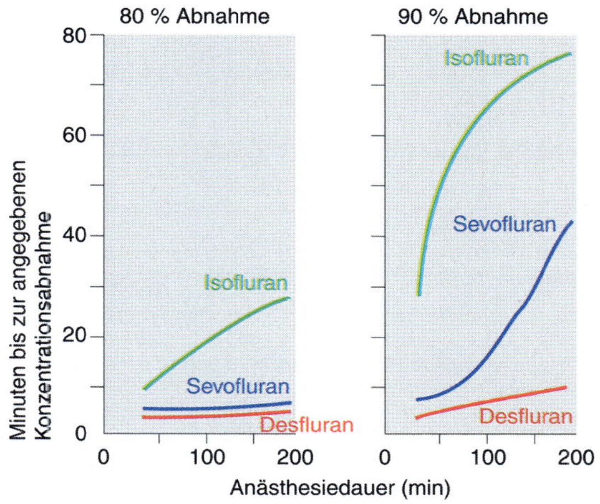

Abb. 9.4 Bedeutsame Konzentrationsabfallzeit zum Erreichen einer 80-prozentigen und 90-prozentigen Abnahme des alveolären Partialdrucks.
Unter der Voraussetzung, dass eine 80-prozentige Abnahme des alveolären Partialdrucks notwendig ist, damit der Patient erwacht, ist die Aufwachzeit nur für Isofluran von der vorausgegangenen Anästhesiedauer abhängig, nicht jedoch für Sevofluran und Desfluran (linke Abbildung). Falls der alveoläre Partialdruck um 90 % gesenkt werden muss, verzögert sich das Erwachen nach Isofluran und Sevofluran mit zunehmender Dauer der vorangegangenen Anästhesie, während das Erwachen aus einer Desfluran-Anästhesie kaum beeinträchtigt ist (rechte Abbildung). (Modifiziert nach: Bailey JM 1997.)

damit durch ihre Anreicherung in Lipidmembranen der Zellen und deren Expansion allein nicht zu erklären. Die Stereoselektivität der Wirkung von Anästhetika an ligandenaktivierten Ionenkanälen, v. a. der Aktivierung des inhibitorischen γ-Aminobuttersäure($GABA_A$)- und des Glycinrezeptors, spricht für die Bedeutung dieser Wechselwirkung mit Ionenkanalproteinen. Möglicherweise wirken Inhalationsanästhetika, insbesondere Xenon, auch über die Inhibition exzitatorischer Neurotransmittersysteme.

MAC-Wert

Inhalationsanästhetika sind unterschiedlich potent, da z. B. der Ersatz von Chlor oder Brom durch Fluor die Wirkpotenz eines Inhalationsanästhetikums abschwächt, weshalb z. B. Sevofluran und Desfluran höher dosiert werden müssen als Isofluran. Um die Wirkung von Inhalationsanästhetika vergleichbar zu machen, wurde der sogenannte MAC-Wert definiert. Die minimale alveoläre Konzentration (MAC) eines Anästhetikums ist die Konzentration im Verteilungsgleichgewicht (konstante Zufuhr für mindestens 15 Minuten), bei der 50 % der Patienten keine Abwehrreaktion mehr auf einen definierten Schmerzreiz (z. B. Hautinzision) zeigen (➤ Tab. 9.1 und ➤ Abb. 9.5). Je höher der MAC-Wert eines Inhalationsanästhetikums, desto geringer ist seine Wirkungsstärke.

Der Verlauf der Konzentrations-Wirkungs-Kurve für ein Inhalationsanästhetikum wie z. B. Halothan ist sehr steil (➤ Abb. 9.5). Bereits eine Erhöhung der alveolären Konzentration um 10 %, d. h. auf den 1,1-fachen MAC-Wert (bei Halothan ist dies gleichbedeutend

9

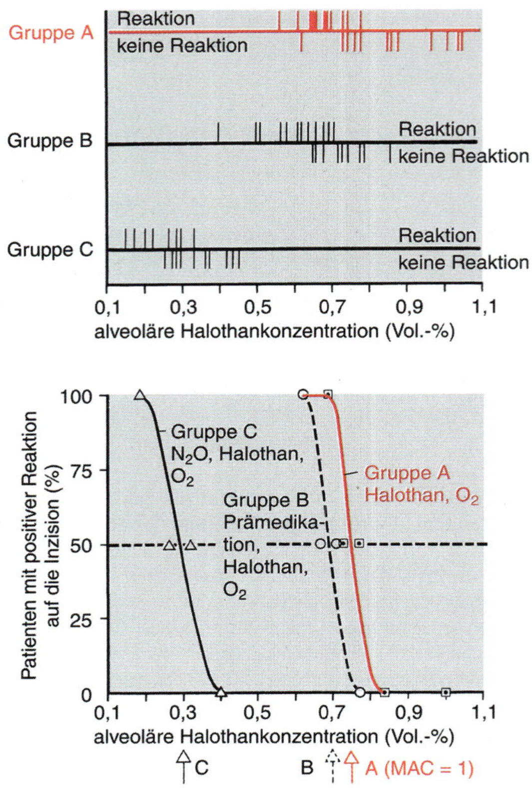

Abb. 9.5 Bestimmung der minimalen alveolären Anästhetikakonzentration (MAC).
Der obere Teil des Diagramms gibt die Reaktion von Patienten in Narkose wieder. Die senkrechten Striche über der Horizontalen bedeuten positive Schmerzreaktion auf eine Testinzision (jeder Strich ist ein Patient); Striche nach unten bedeuten demgegenüber keine Reaktion.

- Gruppe A = Halothan-Sauerstoff-Gemisch
- Gruppe B = Halothan-Sauerstoff-Gemisch nach Vorbehandlung mit Morphin (8–15 mg s.c., ca. 90 min vor der Inzision)
- Gruppe C = Halothan in einem Gemisch aus 30 Vol.-% Sauerstoff und 70 Vol.-% Distickstoffmonoxid

Im unteren Teil des Diagramms ist der prozentuale Anteil der Patienten mit einer positiven Reaktion auf den Schmerzreiz in Abhängigkeit von der angewendeten Halothankonzentration dargestellt. Ausgehend von der niedrigsten Anästhetikakonzentration in der entsprechenden Versuchsgruppe (A, B bzw. C) ist jeweils für mindestens vier Patienten mit einheitlicher Reaktion auf den Schmerzreiz der Mittelwert der Halothan-Konzentration berechnet und im Diagramm eingetragen. (Modifiziert nach: Eger EI 1969 bzw. Quasha AL 1980.)

mit einer Steigerung von 0,75 auf 0,83 Vol.-%), bewirkt, dass in einem Kollektiv von ursprünglich 50 % schmerzempfindenden Patienten nunmehr keiner mehr auf den Schmerzreiz reagiert. Synergistische Effekte (z. B. durch Opioidgabe, Sedativa, Neuroleptika oder α_2-Agonisten) können anhand des Ausmaßes der Linksverschiebung der Konzentrations-Wirkungs-Kurve quantifiziert werden. Im Extremfall werden dadurch die MAC-Werte so weit nach links verschoben, dass die amnestische Wirkung des Inhalationsanästhetikums nicht mehr erreicht wird, wodurch sich der Patient an Teile einer Operation erinnern könnte (Awareness, explizite Erinnerung), ohne dass es zu sichtbaren autonomen Reaktionen kommt. Intraoperative Wachheit kann jedoch, auch wenn sie nicht bewusst erinnert wird, zu Störungen in der Verarbeitung des noxischen Reizes bis hin zu Angstneurosen führen (implizite Erinnerung).

Der MAC-Wert eines Inhalationsanästhetikums kann auch durch Hypothermie und Schwangerschaft erniedrigt sein. Mit zunehmendem Lebensalter nimmt der MAC-Wert ebenfalls ab (z. B. liegt der MAC-Wert für Isofluran mit 6 Monaten bei 1,87 Vol.-% und mit 64 Jahren bei 1,05 Vol.-%). Hyperthermie, chronischer Alkoholabusus und Medikamente, die die Catecholaminkonzentration im ZNS steigern (z. B. trizyklische Antidepressiva, Cocain oder Amphetamine), erhöhen den MAC-Wert.

Da die MAC-Bestimmung für einen definierten Schmerzreiz nicht alle klinischen Situationen widerspiegelt, gibt es auch MAC-Bestimmungen für das Befolgen von verbalen Kommandos, für die endotracheale Intubation oder für die adrenerge Reaktion auf die Hautinzision. In ➤ Abb. 9.6 sind die MAC-Werte für verschiedene starke Reize dargestellt, die verdeutlichen, dass sich für verschiedene Noxen unterschiedliche MAC-Werte ergeben. Die Kenntnis dieser unterschiedlichen MAC-Werte ist für die adäquate Steuerung der Anästhesie wichtig.

Der MAC-Wert beschreibt die Unterdrückung einer motorischen Antwort auf einen definierten Schmerzreiz durch Inhalationsanästhetika. Da Untersuchungen an decerebrierten Ratten gezeigt haben, dass der MAC-Wert unverändert bleibt, unabhängig davon, ob eine Verbindung zwischen Gehirn und Rückenmark besteht, ist das Konzept des MAC-Wertes nicht unkritisch zu sehen. Die Inhibition einer motorischen Antwort durch Inhalationsanästhetika scheint eher über die Unterdrückung von Motoneuronen auf spinaler Ebene vermittelt zu sein ($GABA_A$- und Glycinrezeptoren) als, wie bisher angenommen, auf zentraler Ebene.

Wirkung auf das zentrale Nervensystem

Durch Inhalationsanästhetika wird die Funktion des ZNS reversibel verändert. Diese Funktionsänderungen gehen mit einer Amnesie, einem Verlust des Bewusstseins und einer Herabsetzung von Abwehr- und Fluchtreflexen sowie von autonomen Reaktionen einher. Bei einer für eine Operation ausreichenden Narkosetiefe sollte der Patient nicht mehr erweckbar sein, wobei das Ausmaß der Einschränkung der Aktivität des ZNS vom Partialdruck des inhalativen Anästhetikums bestimmt wird. Die Wirkungen der Inhalationsanästhetika auf den cerebralen Metabolismus spiegeln sich in veränderten Frequenzen und Amplituden des Elektroencephalogramms (EEG) wider. Mit steigenden Konzentrationen verringern sich die Frequenzen im EEG, bis es über das Burst-Suppression-Muster zur Nulllinie im EEG kommt, was mit einer totalen Suppression des funktionellen cerebralen Metabolismus korreliert. Durch die Kopplung von cerebraler Durchblutung und Metabolismus reduzieren niedrige Konzentrationen volatiler Anästhetika, insbesondere Sevofluran, die cerebrale Durchblutung und das cerebrale Blutvolumen. Mit höheren Konzentrationen wirken Inhalationsanästhetika direkt dilatierend auf cerebrale Widerstandsgefäße, wodurch die

9

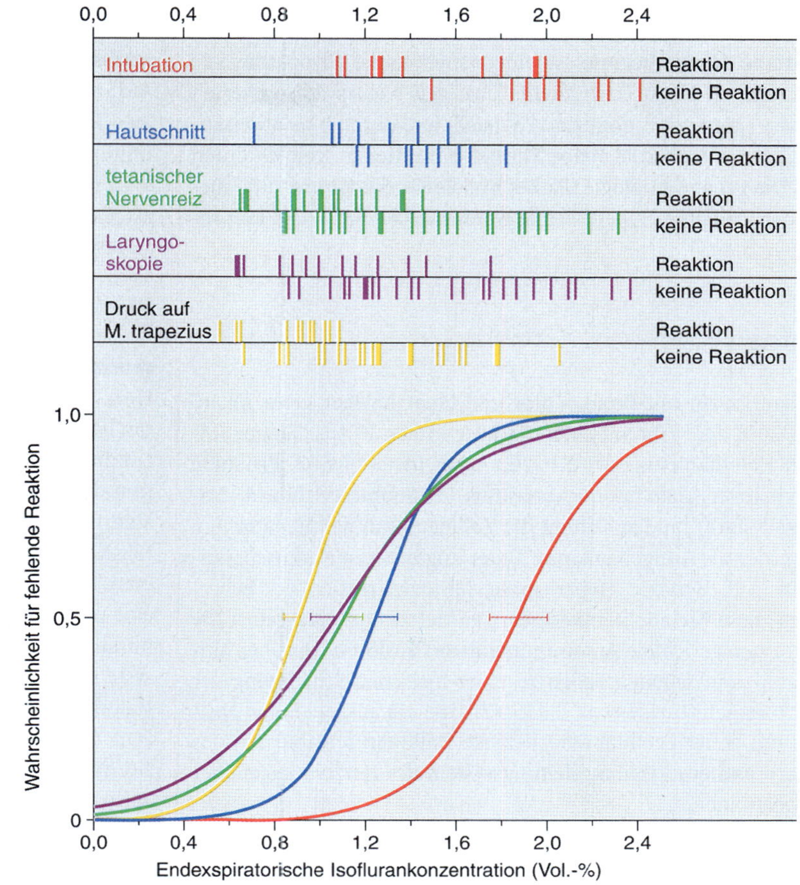

Abb. 9.6 Darstellung der MAC-Werte für Isofluran unter verschiedenen Reizen.
Der obere Teil des Diagramms gibt die Reaktion von Patienten unter Isofluran-Narkose wieder. Die senkrechten Striche über der Horizontalen bedeuten positive Schmerzreaktion auf einen Stimulus (jeder Strich ist ein Patient); Striche nach unten bedeuten demgegenüber keine Reaktion. Im unteren Teil des Diagramms ist die Wahrscheinlichkeit für eine fehlende Reaktion auf einen Stimulus (z. B. Intubation, Hautschnitt) in Anhängigkeit von der Isofluran-Konzentration dargestellt. Für verschieden starke Reize ergeben sich unterschiedliche MAC-Werte. (Modifiziert nach: Zbinden AM 1994.)

cerebrale Durchblutung wieder ansteigt, obwohl der cerebrale Metabolismus weiter reduziert wird. Daraus ergibt sich, dass höhere Konzentrationen der Inhalationsanästhetika das cerebrale Blutvolumen und somit den intrakraniellen Druck erhöhen können, wobei dies für Sevofluran am wenigsten zutrifft. In höheren Konzentrationen heben Inhalationsanästhetika darüber hinaus die cerebrovaskuläre Autoregulation auf, während die CO_2-Reaktivität cerebraler Gefäße erhalten bleibt.

Alle Anästhetika scheinen in Phasen starker Konzentrationsänderungen (Ein- und Ausleitung) im EEG Veränderungen zu induzieren, die einem cerebralen Krampfanfall ähneln. Hierbei könnte ein vorübergehendes Ungleichgewicht zwischen inhibitorischen und exzitatorischen Neuronenverbänden eine Rolle zu spielen. Dies konnte insbesondere für das Inhalationsanästhetikum Enfluran gezeigt werden. Einen Zusammenhang zwischen diesen EEG-Veränderungen und einem postoperativen cerebralen Schaden konnte bisher nicht nachgewiesen werden.

9.1.3 Halogenierte Kohlenwasserstoffe

Für Isofluran, Desfluran und Sevofluran konnte tierexperimentell und klinisch ein **kardioprotektiver Effekt** vor und während kardiochirurgischer Eingriffe nachgewiesen werden (Präkonditionierung), wobei die Öffnung ATP-abhängiger mitochondrialer Kaliumkanäle durch diese Inhalationsanästhetika eine zentrale Rolle spielt.

Alle halogenierten Kohlenwasserstoffe wirken **muskelrelaxierend** und verstärken so die Wirkung nichtdepolarisierender Muskelrelaxantien. Diese Interaktion spielt aber bei dem heute üblichen Monitoring der neuromuskulären Funktion (Relaxometrie) für den Ablauf der Narkose nur noch eine untergeordnete Rolle. Lediglich bei Schwangeren mit Gestosen, die mit Magnesium behandelt werden, mag diese Interaktion zu einer unerwünschten Wirkungsverlängerung der Muskelrelaxation führen.

Bei Kontakt von volatilen Anästhetika mit dem **CO_2-absorbierenden Atemkalk** (der in allen Rückatmungssystemen verwendet werden muss) können verschiedene **Abbauprodukte mit organtoxischem Potential** gebildet werden, insbesondere wenn der Atemkalk trocken ist, ein niedriger Frischgasfluss eingestellt ist, der Atemkalk sehr warm und die Konzentration des Inhalationsanästhetikums sehr hoch ist. Alle halogenierten Kohlenwasserstoffe können mit dem Atemkalk Kohlenmonoxid bilden, während für Sevofluran noch zusätzlich die Bildung des Vinylethers Compound A nachgewiesen wurde. Daher sind Kohlendioxid-Absorber entwickelt worden, die stabil gegenüber

9

halogenierten Inhalationsanästhetika sind (z. B. Calciumhydroxidkalk).

Maligne Hyperthermie ist eine metabolische Myopathie, die einen seltenen Narkosezwischenfall bei genetisch prädisponierten Patienten (autosomal-dominant) darstellt und durch Inhalationsanästhetika und depolarisierende Muskelrelaxantien ausgelöst werden kann. Die genaue Ätiologie, Pathophysiologie, Symptome und Therapie der malignen Hyperthermie werden in ➤ Kap. 3.4.4 besprochen.

Halothan

Halothan ist ein mit Brom, Chlor und Fluor halogeniertes Alkan. Bis zu 20 % der während einer Narkose in den Körper aufgenommenen Halothanmenge wird in der Leber metabolisiert. Produkte des oxidativen Halothanmetabolismus (Trifluoracetylchlorid, Trifluoressigsäure) binden sich an die Zellmembran der Hepatozyten und werden als Antigen erkannt. Unter ungünstigen Narkosebedingungen (z. B. Hypoxie, Hyperkapnie, Minderperfusion der Leber) können diese Metaboliten vermehrt auftreten und eine gegen die Hepatozyten gerichtete Autoimmunantwort auslösen. Darüber hinaus kann es in seltenen Fällen zu einer toxischen Schädigung der Leber kommen (Inzidenz ca. 1 : 35 000), die mit ausgedehnten Nekrosen und hoher Letalität assoziiert ist. Halothan sensibilisiert das Myokard und das Erregungsleitungssystem des Herzens gegenüber Catecholaminen.

Halothan findet in den Industrienationen aus den oben genannten Gründen keine Anwendung mehr, wird aber aufgrund seiner geringen Kosten in der restlichen Welt noch häufig eingesetzt.

Enfluran

Enfluran ist ein mit Chlor und Fluor halogeniertes Etherderivat mit gut ausgeprägter hypnotischer und muskelrelaxierender Wirkung, aber geringer analgetischer Wirkung. Wegen der günstigeren pharmakokinetischen und -dynamischen Eigenschaften der neueren Inhalationsanästhetika hat Enfluran jedoch an Bedeutung verloren. In Deutschland wurde der Vertrieb im Jahr 2003 eingestellt.

Isofluran

Isofluran (➤ Abb. 9.1) ist ein Strukturisomer des Enflurans und besitzt wie dieses ein Asymmetriezentrum. Das für die Anästhesie verwendete Racemat liegt als klare, farblose Flüssigkeit vor, die chemisch sehr stabil ist. Zur Narkose wird ein speziell kalibrierter Verdampfer verwendet. Isofluran hat einen ätherisch stechenden Geruch. Im Gemisch mit Sauerstoff ist Isofluran in dem für anästhesiologische Zwecke benötigten Konzentrationsbereich nicht brennbar.

Pharmakokinetik

Aufgrund des geringeren Blut/Gas-Verteilungskoeffizienten (➤ Tab. 9.1) ist die Steuerbarkeit von Isofluran besser als die von Enfluran. So flutet Isofluran bei Narkoseeinleitung schneller an und wird in der Ausleitungsphase schneller wieder pulmonal eliminiert als Enfluran. Isofluran ist chemisch sehr stabil; die Metabolisierungsrate liegt unter 0,2 %.

Pharmakodynamik

Herz-Kreislauf-System: Die negativ inotrope Wirkung von Isofluran ist minimal, weshalb die Hypotonie nach Isofluran überwiegend auf eine Senkung des peripheren Gefäßwiderstandes durch Dilatation der Arteriolen zurückgeführt wird. Es wird diskutiert, ob es aufgrund der Vasodilatation intakter Koronararterien bei Patienten mit Koronarsklerose zu einem sogenannten Steal-Phänomen kommen könnte (➤ Abb. 17.27). Andererseits existieren Hinweise auf eine präkonditionierende (also kardioprotektive) Wirkung von Isofluran. Die Sensibilisierung von Myokard und Erregungsleitungssystem des Herzens gegenüber Catecholaminen ist im Vergleich zu Halothan nur schwach ausgeprägt. Dennoch ist Vorsicht geboten bei Dauermedikation mit nichtselektiven MAO-Hemmern und Isoniazid. Sympathomimetika können ebenfalls ventrikuläre Arrhythmien auslösen.

Lunge: Isofluran wirkt dosisabhängig atemdepressiv, bronchodilatierend und schwächt in höheren Konzentrationen die hypoxiebedingte pulmonale Vasokonstriktion ab.

ZNS: In Konzentrationen über 0,5 MAC kann Isofluran über eine direkte Dilatation cerebraler Gefäße den intrakraniellen Druck erhöhen und ist daher bei Patienten mit intrakraniellen Raumforderungen kontraindiziert. Gleichzeitig kann die cerebrovaskuläre Autoregulation beeinträchtigt werden. Der cerebrale Metabolismus wird durch Isofluran konzentrationsabhängig reduziert.

Leber: Die Lebertoxizität von Isofluran ist gering und die hepatische Funktion von Patienten mit chronischer Lebererkrankung wird nicht weiter verschlechtert. Darüber hinaus ist die Konzentration an freigesetzter Trifluoressigsäure deutlich niedriger im Vergleich zu Halothan und Enfluran, weshalb das Risiko einer immunologisch vermittelten Hepatitis gering ist. Verglichen mit Halothan und Enfluran, reduziert Isofluran die Gesamtdurchblutung der Leber weniger.

Niere: Wegen der geringen hepatischen Metabolisierung von Isofluran werden pathologische Fluoridspiegel unter Isofluran nur nach sehr langer Applikation gemessen und beeinträchtigen selbst dann die renale Funktion nicht. Die konzentrationsabhängige Einschränkung des renalen Blutflusses (kann um bis zu 80 % sinken) unter Isofluran scheint ebenfalls die renale Funktion nicht zu beeinflussen.

Sonstiges: Es ist unklar, ob Isofluran auf den menschlichen Embryo teratogen wirkt. Isofluran sollte daher nur bei klarer Abwägung des Risikos in der Schwangerschaft eingesetzt werden. Für die Sectio caesarea kann Isofluran verwendet werden. Es ist nicht bekannt, ob Isofluran in die Muttermilch übertritt.

Anwendung

Mit einem MAC von 1,2 Vol.-% ist Isofluran nach Halothan das potenteste Inhalationsanästhetikum. Anders als Halothan und Sevofluran kann es wegen seines stechenden Geruchs nicht zur Inhalationseinleitung bei Kindern verwendet werden. Nach Narkoseeinleitung wird der Isofluran-Verdampfer initial kurzfristig auf 2–3 Vol.-% eingestellt bei einem Frischgasfluss von etwa 3–4 l/min. Danach werden die Isoflurankonzentration und der Frischgasfluss entsprechend reduziert. Da die analgetische Wirkung von Isofluran gering ist, wird es in Kombination mit Opioiden oder Distickstoffmonoxid verwendet. In Kombination mit Opioiden werden zur Aufrechterhaltung einer für größere chirurgische Eingriffe erforderlichen tiefen Anästhesie 0,5–0,6 MAC Isofluran benötigt, in Kombination mit Distickstoffmonoxid ca. 0,7 MAC.

Kontraindikationen

Absolut: Überempfindlichkeit gegen Isofluran oder einen anderen halogenierten Kohlenwasserstoff; maligne Hyperthermie; Einnahme von nichtselektiven MAO-Hemmern; erhöhter intrakranieller Druck.

Relativ: Kinder unter 2 Jahren; Schwangerschaft und Stillzeit (Mangel an Erfahrung); schwere Leber- oder Nierenschädigung.

Desfluran

Desfluran*, ein weiterer halogenierter Kohlenwasserstoff, unterscheidet sich vom Isofluran dadurch, dass ein Chloratom gegen ein Fluoratom ausgetauscht wurde (➢ Abb. 9.1). Es ist ebenfalls chiral und wird als Racemat eingesetzt. Sein niedriger Siedepunkt und sein hoher Dampfdruck machen einen technisch aufwendigen, geheizten Verdampfer erforderlich. Im Gemisch mit Sauerstoff ist Desfluran weder brennbar noch explosiv. Desfluran hat einen stechenden, unangenehmen Geruch; es kann nicht zur inhalativen Narkoseeinleitung verwendet werden, da es zu Husten, Apnoe, erhöhtem Speichelfluss und Laryngospasmus führt.

Pharmakokinetik

Die Löslichkeit von Desfluran im Blut ist ähnlich gering wie von Distickstoffmonoxid (➢ Tab. 9.1). Somit ist die Substanz gut steuerbar und erreicht bei der Narkoseeinleitung rasch hohe Partialdrücke im Blut und damit auch am Wirkort, dem Gehirn. Am Ende der Narkose wird Desfluran rasch pulmonal eliminiert. Die Metabolisierungsrate mit 0,02 % ist vernachlässigbar gering.

Pharmakodynamik

Herz-Kreislauf-System: Desfluran vermindert den peripheren Gefäßwiderstand und führt daher in höheren Konzentrationen zum Blutdruckabfall. Ähnlich wie Isofluran ist Desfluran kaum negativ inotrop. Das Myokard wird nicht gegenüber Catecholaminen sensibilisiert. Bei einem raschen Konzentrationsanstieg von Desfluran kann jedoch eine Tachykardie infolge einer Sympathikusaktivierung ausgelöst werden. Dies ist insbesondere bei Patienten mit koronarer Herzkrankheit zu beachten, bleibt jedoch bei Komedikation von Opioiden beherrschbar. Andererseits hat Desfluran auch kardioprotektive Eigenschaften (Präkonditionierung).

Lunge: Desfluran dämpft den Atemantrieb. Bei Patienten mit Disposition zu Bronchokonstriktion (z. B. Asthma) sollte Desfluran vermieden werden, da es bei diesen Patienten zu Bronchospasmen kommen kann.

ZNS: Desfluran hat den stärksten dilatierenden Effekt auf cerebrale Gefäße und führt deshalb in höheren Konzentrationen rasch zu einem Anstieg des cerebralen Blutvolumens und somit auch des intrakraniellen Drucks. Die cerebrovaskuläre Autoregulation ist unter höheren Konzentrationen beeinträchtigt.

Leber: Eine immunologisch vermittelte Hepatitis und ein toxischer Leberschaden durch Desfluranmetaboliten sind wegen der niedrigen Metabolisierungsrate und raschen Elimination sehr selten. Der leberarterielle Blutfluss nimmt unter Desfluran konzentrationsabhängig ab.

Niere: Der renale Blutfluss nimmt ähnlich wie unter Isofluran ab. Eine Schädigung ist dennoch nicht zu erwarten.

Sonstiges: Für Schwangere und für die Anwendung im Bereich der Geburtshilfe liegen nur unzureichende Erfahrungen vor. Es ist unklar, ob Desfluran in die Muttermilch übertritt. In Dosierungen von 4 MAC-Stunden pro Tag könnte Desfluran einen embryotoxischen Effekt haben.

Anwendung

Desfluran besitzt die geringste Wirkpotenz aller Inhalationsanästhetika, weswegen hohe inspiratorische Partialdrücke angewendet werden müssen. Um ökonomisch zu arbeiten, sollte Desfluran daher nur mit einem sehr niedrigen Frischgasfluss appliziert werden. Dank des niedrigen Blut/Gas-Verteilungskoeffizienten bleibt Desfluran auch bei niedrigem Frischgasfluss gut steuerbar. Der MAC-Wert von Desfluran ist stark abhängig vom Alter (mit 1 Jahr bis zu 10 Vol.-%, über 60 Jahre 5,3 Vol.-%). Nach der Narkoseeinleitung werden kurzzeitig hohe inspiratorische Desfluran-Konzentrationen (ca. 1,5 MAC) benötigt, die dann in Kombination mit Opioiden auf 0,4–0,6 MAC reduziert werden können. Zusammen mit Distickstoffmonoxid sind zur Aufrechterhaltung der Narkose 0,7 MAC nötig.

Kontraindikationen

Absolut: Überempfindlichkeit gegenüber Desfluran oder einen anderen halogenierten Kohlenwasserstoff; maligne Hyperthermie; akute hepatische Porphyrie; erhöhter intrakranieller Druck.

Relativ: Koronarsklerose; Asthma pulmonale; Schwangerschaft und Stillzeit (Mangel an Erfahrung).

9

Sevofluran

Sevofluran*, ein fluorierter Methylisopropylether, hat im Gegensatz zu den bisher erwähnten Inhalationsanästhetika keinen asymmetrischen Kohlenstoff (➤ Abb. 9.1). Da Sevofluran einen relativ angenehmen Geruch besitzt, hat es Halothan für die Inhalationseinleitung bei Kindern abgelöst.

Pharmakokinetik

Sevofluran ist relativ schlecht im Blut löslich, jedoch im Vergleich zum Desfluran wesentlich stärker lipidlöslich (➤ Tab. 9.1). Aufgrund seines niedrigen Blut/Gas-Verteilungskoeffizienten flutet es in der Einleitungsphase rasch an. Am Ende der Narkose wird es jedoch im Vergleich zu Desfluran wegen seiner höheren Lipidlöslichkeit langsamer pulmonal eliminiert (➤ Abb. 9.4). Die Metabolisierungsrate ist mit 3–5 % vergleichsweise hoch (hepatisch über Cytochrom P_{450}). Unter anderem wird bei der Metabolisierung Fluor freigesetzt. Die Fluorkonzentration im Serum kann nach einer Sevoflurannarkose bis auf 30–35 µmol/L ansteigen, wobei Fluor erst ab einer Konzentration von 50 µmol/L im Serum nephrotoxisch ist. Darüber hinaus kann Sevofluran bei Verwendung von natrium-, barium- oder kaliumhydroxidhaltigen CO_2-Absorbern unter Fluorwasserstoffabspaltung zu einem Vinylether (Compound A) abgebaut werden, insbesondere bei geringer Frischgaszufuhr und trockenem Atemkalk. Obwohl bei Ratten Compound A nephrotoxisch ist, konnte selbst bei Menschen mit vorbestehender Nierenerkrankung nach längerer Sevofluran-Gabe keine weitere Einschränkung der Nierenfunktion beobachtet werden.

Pharmakodynamik

Herz-Kreislauf-System: Sevofluran hat nur eine geringe vasodilatierende Eigenschaft und zeichnet sich durch eine gute hämodynamische Kreislaufstabilität aus. Es sensibilisiert das Myokard nicht gegenüber Catecholaminen. Eine geringe Erhöhung der Herzfrequenz ist beschrieben worden. Sevofluran hat kardioprotektive Eigenschaften (Präkonditionierung).

Lunge: Sevofluran führt zur dosisabhängigen Atemdepression; die Inzidenz von Bronchospasmen ist sehr gering.

ZNS: An cerebralen Gefäßen hat Sevofluran einen nur geringen direkt vasodilatierenden Effekt und ist daher für den Einsatz in der Neurochirurgie geeignet. Bei Kleinkindern können postoperativ vorübergehende Agitationszustände auftreten. Da bisher keine negativen Auswirkungen dieser Ereignisse beobachtet werden konnten, ist die klinische Relevanz dieser Zustände möglicherweise gering. Die Häufigkeit und Ausprägung dieser Exzitationen können durch Gabe von Propofol oder Clonidin vor Narkoseausleitung reduziert werden.

Leber: Da Sevofluran nicht zu Trifluoressigsäure, sondern zu Hexafluorisopropanol abgebaut wird, ist mit einer Hepatotoxizität nicht zu rechnen. Unter Sevofluran nimmt die Leberdurchblutung ähnlich wie bei Desfluran geringfügig ab.

Niere: Weder die erhöhte Fluoridkonzentration, die Bildung von Compound A noch die Abnahme der renalen Perfusion beeinträchtigt die Nierenfunktion unter Sevofluran.

Sonstiges: Die Sicherheit von Sevofluran für die Sectio caesarea konnte nachgewiesen werden. Für alle anderen Anwendungen in der Schwangerschaft muss eine Risiko-Nutzen-Abwägung durchgeführt werden. Da nicht bekannt ist, ob Sevofluran in die Muttermilch übertritt, sollte Sevofluran bei stillenden Müttern mit Vorsicht angewendet werden. Es ist unklar, ob Sevofluran teratogene Eigenschaften besitzt.

Anwendung

Aufgrund seines angenehmen Geruchs und seiner raschen Anflutung kann Sevofluran zur Einleitung einer Narkose in der Kinderanästhesie verwendet werden. Das Abkling- und Aufwachverhalten ähnelt den Eigenschaften von Desfluran, wobei sich bei längeren Narkosen die Zeit für die Elimination von Sevofluran erhöht (höhere Lipidlöslichkeit). Da Sevofluran eine nur geringe analgetische und hypnotische Wirkpotenz besitzt, wird es mit Opioiden oder Distickstoffmonoxid kombiniert. Der MAC-Wert liegt zwischen dem von Isofluran und Desfluran und nimmt mit zunehmenden Alter ab (< 3 Jahre bei 3,0 Vol.-%, mit 60 Jahren bei 1,6 Vol.-%). Zur Inhalationseinleitung muss der Vapor kurzfristig auf 6 Vol.-% eingestellt werden, zur raschen Anflutung nach intravenöser Einleitung auf 3–4 Vol.-%. Zur Aufrechterhaltung der Narkose wird in Kombination mit Opioiden ein MAC-Wert von 0,5–0,7 und in Kombination mit Distickstoffmonoxid etwa ein MAC-Wert von 0,7 MAC benötigt.

Kontraindikationen

Absolut: Überempfindlichkeit gegenüber Sevofluran oder einen anderen halogenierten Kohlenwasserstoff; maligne Hyperthermie; akute hepatische Porphyrie.

Relativ: eingeschränkte Nierenfunktion; Schwangerschaft und Stillzeit (Mangel an Erfahrung); erhöhter intrakranieller Druck.

9.1.4 Anorganische Inhalationsanästhetika

Distickstoffmonoxid

Distickstoffmonoxid* (N_2O, historisch auch Stickoxydul oder Lachgas) ist ca. 1,5-mal schwerer als Luft, geruchlos und für Schleimhäute des Respirationstrakts völlig reizlos (➤ Abb. 9.1). Im Gegensatz zu den flüssigen, aber leicht verdampfenden halogenierten Kohlenwasserstoffen handelt es sich bei Distickstoffmonoxid um ein Gas. Es ist weder brennbar noch explosiv, vermag aber eine Verbrennung zu unterhalten, da bei Temperaturen über 450 °C Sauerstoff freigesetzt wird. Mischungen mit Diethylether sind hoch explosiv und waren früher Anlass für Unglücksfälle.

Pharmakokinetik

Aufgrund seiner geringen Löslichkeit im Blut (➤ Tab. 9.1) flutet Distickstoffmonoxid sehr rasch an und wird nach Beendigung der Zufuhr schnell und vollständig wieder eliminiert. Die Metabolisierung von Distickstoffmonoxid ist mit 0,004 % vernachlässigbar gering.

Pharmakodynamik

Herz-Kreislauf-System: Distickstoffmonoxid erhöht den Sympathikotonus, wirkt negativ inotrop und kann eine vorbestehende pulmonale Hypertonie aggravieren.

Lunge: Die Atemfrequenz wird unter Distickstoffmonoxid erhöht. Bei Narkoseausleitung besteht die Gefahr einer Diffusionshypoxie.

ZNS: Distickstoffmonoxid erhöht den intrakraniellen Druck und ist daher bei Patienten mit erhöhtem intrakraniellem Druck kontraindiziert.

Leber und Niere: Parenchymschäden in Leber und Niere treten auch bei längerer Anwendung nicht auf.

Sonstiges: Distickstoffmonoxid belastet die Umwelt (Treibhausgas, Abbau der Ozonschicht) und steigert möglicherweise die Abortrate in der Frühschwangerschaft von exponiertem Personal.

Distickstoffmonoxid oxidiert das Kobaltatom von Vitamin B_{12} irreversibel, was zur Störung des Methionin- und Folsäurestoffwechsels führt. Hierüber kann eine megaloblastische Anämie oder eine zentrale oder periphere Neuropathie hervorgerufen werden. Aufgrund dieser Problematik sollen Anwendungen von mehr als 6 Stunden Dauer vermieden werden. Bei stark fehlernährten Patienten (z. B. Alkoholmissbrauch) und strengen Vegetariern (Vitamin-B_{12}-Mangel) soll Distickstoffmonoxid ganz vermieden werden. Distickstoffmonoxid besitzt durch die Erniedrigung des Methioninspiegels infolge der Vitamin-B_{12}-Inaktivierung einen potentiell teratogenen Effekt.

Anwendung

Distickstoffmonoxid wirkt gut analgetisch, aber nur schwach narkotisch. Die frühere routinemäßige Anwendung als Analgetikum wird wegen der möglichen unerwünschten Arzneimittelwirkungen und der Entwicklung gut steuerbarer Opioide zunehmend infrage gestellt. Der theoretische MAC-Wert liegt bei 104 Vol.-%. Eine Bewusstlosigkeit wird erst ab Konzentrationen über 80 Vol.-% erreicht. Diese sind in der Praxis nicht erreichbar, da zur Vermeidung einer Hypoxie die Sauerstoffkonzentration im Inhalationsgemisch 25 Vol.-% nicht unterschreiten darf. Distickstoffmonoxid wird daher normalerweise in Konzentrationen von 70 Vol.-% angewendet und reduziert die MAC-Werte aller gängigen inhalativen Anästhetika. Im Zusammenhang mit Distickstoffmonoxid werden v. a. für die Einleitungsphase der Konzentrationseffekt und der Zweitgaseffekt diskutiert. Vor Ausleitung der Narkose müssen die Lungen mindestens über 3 Minuten reinen Sauerstoff erhalten, um eine Diffusionshypoxie zu vermeiden (Verdrängung des Sauerstoffs in den Alveolen durch das schnell zurückdiffundierende Distickstoffmonoxid).

Da Distickstoffmonoxid 34-mal schneller in luftgefüllte Körperhohlräume diffundiert, als Stickstoff diese verlassen kann, kommt es im Mittelohr und im Darm zu Druckerhöhungen mit Übelkeit und Erbrechen. Bei Vorliegen eines Pneumencephalons, eines Pneumothorax, einer Luftembolie oder eines Ileus ist Distickstoffmonoxid konsequenterweise zu vermeiden. Auch ein Hautemphysem kann durch Distickstoffmonoxid verstärkt werden. Der Druck der Blockermanschetten von Endotrachealtuben und Larynxmasken muss kontinuierlich kontrolliert werden.

Kontraindikationen

Absolut: Vitamin-B_{12}-Mangel; Pneumencephalon; Pneumothorax; Luftembolie; Ileus.

Relativ: erhöhter intrakranieller Druck; Schwangerschaft; Mangelernährung.

Xenon

Seit etwa 50 Jahren ist bekannt, dass das zu den seltensten Elementen der Erde gehörende Xenon (Anteil in der Luft: 0,0000087 Vol.-%) narkotisch wirksam ist. Xenon ist ein farb- und geruchloses Edelgas, das nicht brennbar und im Gemisch mit anderen Gasen oder Dämpfen nicht explosiv ist. Potentiell vorteilhafte anästhesiologische Eigenschaften von Xenon wie kardiovaskuläre Stabilität, sehr gute Steuerbarkeit, potentielle Organprotektion und Vermeidung von postoperativem Delir stehen einem sehr hohen Preis, einer hohen Inzidenz von postoperativer Übelkeit und Erbrechen (PONV) und einem aufgrund der hohen Viskosität von Xenon erhöhten Inspirationsdruck gegenüber.

Im Gehirn wirkt Xenon am NMDA-, am AMPA- und am Kainat-Rezeptor als Antagonist, was seine analgetische Wirkung erklärt. Xenon ist weniger gut blut- und besser lipidlöslich (damit auch stärker narkotisch wirksam) als Distickstoffmonoxid (➤ Tab. 9.1). Obwohl der MAC-Wert (70 Vol.-%) niedriger ist als für Distickstoffmonoxid, ist die anästhesiologische Wirkpotenz von Xenon gering. Da der Patient mindestens 25 Vol.-% Sauerstoff einatmen muss, kann Xenon nicht in Dosierungen wesentlich über seiner MAC von 70 Vol.-% angewendet werden. Bei einem Frischgasfluss von 3 l/min flutet die Narkose mit 70 Vol.-% Xenon sehr rasch an; nach knapp 3 Minuten wird ein Gleichgewicht erreicht. Die Zeit bis zum Erwachen nach Beendigung der Narkose ist nach Xenon deutlich kürzer als nach anderen Inhalationsanästhetika.

9.2 Intravenöse Anästhetika

Intravenöse Anästhetika wirken schneller und sind daher zur Narkoseeinleitung meist besser geeignet als Inhalationsanästhetika, zumal die intravenöse Applikation für den Patienten angenehmer ist als die Inhalationseinleitung. Die Steuerbarkeit der Wirkung der

Injektionsanästhetika während der Narkose ist allerdings ungünstiger als die der Inhalationsanästhetika (Ausnahme: Propofol). Daher ist nur Propofol und mit Einschränkungen auch Methohexital und Ketamin für die kontinuierliche Gabe während einer Narkose geeignet.

9.2.1 Wirkdauer

Nach Injektion eines Anästhetikums steigt initial die Plasmakonzentration rapide an, bevor es entlang dem Konzentrationsgefälle in besonders gut durchblutete Organe (Gehirn und Eingeweide) diffundiert (➤ Abb. 9.7). Mit Verzögerung nimmt auch weniger gut durchblutetes Gewebe (z. B. Muskulatur) die Substanz auf, wodurch die Plasmakonzentration wieder sinkt. Das führt dazu, dass das Anästhetikum aus gut durchbluteten Organen wie dem Gehirn ins Plasma zurückdiffundiert und somit die Konzentration im Gehirn wieder abfällt. Später nimmt noch das Fettgewebe die Substanz auf, wodurch der cerebrale Konzentrationsabfall weiter verstärkt wird. Durch diese **Umverteilungsphänomene** ist die Wirkdauer der Anästhetika (im Gehirn) deutlich kürzer als die Verweildauer im Körper. Nach der Umverteilung werden die Anästhetika hauptsächlich in der Leber metabolisiert (oxidiert, reduziert, hydrolysiert, decarboxyliert oder konjugiert) und dann über die Leber oder die Nieren ausgeschieden. Dementsprechend muss die Dosierung dieser Medikamente bei Patienten mit Leber- oder Niereninsuffizienz angepasst werden.

Nach Injektion des Anästhetikums kann die Pharmakokinetik von außen durch keinerlei Maßnahmen beeinflusst werden, woraus eine schlechte Steuerbarkeit der Injektionsanästhetika resultiert. Da die Infusionsdauer aufgrund der hohen Lipophilie aller Injektionsanästhetika die effektive Halbwertszeit beeinflusst, gibt man die **kontextsensitive Halbwertszeit** an (➤ Abb. 9.8; ➤ Kap. 9.1.1). Während Thiopental stark kumuliert, kann Propofol auch nach längerer Infusion relativ rasch eliminiert werden. Eine Weiterentwicklung der kontextsensitiven Halbwertszeit stellt die **bedeutsame Konzentrationsabfallzeit** dar (➤ Abb. 9.4), welche die Zeit bis zum Wirkverlust (z. B. Aufwachen des Patienten) angibt (➤ Kap. 9.1.1).

9.2.2 Wirkintensität

Die Wirkintensität eines Injektionsanästhetikums hängt v. a. von der verabreichten Dosis, der Plasmaeiweißbindung, der Injektionsgeschwindigkeit und dem Herzzeitvolumen ab. Je höher die verabreichte Dosierung, je geringer die Plasmaeiweißkonzentration, je schneller die Injektionsgeschwindigkeit oder je geringer das Herzzeitvolumen ist, desto höher ist die initiale Wirkung der Substanz. Injektionsanästhetika sollten daher nicht nach einem festen Schema, sondern stets **nach Wirkung dosiert** werden.

9.2.3 Barbiturate

Von den über 2500 bekannten Barbitursäurederivaten werden als injizierbare Anästhetika heute nur noch Thiopental (Trapanal®) und Methohexital (Brevimytal®) eingesetzt:

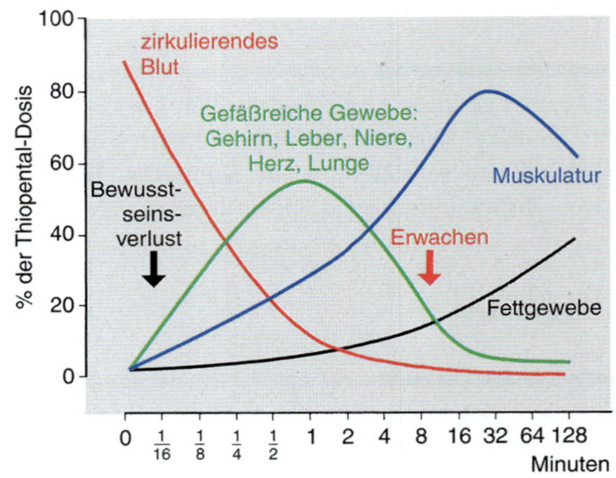

Abb. 9.7 Verteilung von Thiopental in verschiedenen Geweben in Abhängigkeit von der Zeit nach einmaliger i. v.-Injektion.
Der Kurvenverlauf wurde anhand der Verteilungsräume für den Menschen berechnet und durch Einzelmessungen überprüft.

- **Thiopental*** ist ein Thiobarbiturat (Schwefelgruppe an Position 2; ➤ Abb. 9.9) und wird als Racemat der beiden Enantiomere verwendet. Seit 2018 darf Thiopental nur noch bei strenger Indikationsstellung und nur noch direkt an Krankenhäuser und Kliniken abgegeben werden.
- **Methohexital** ist ein Barbiturat (Sauerstoffgruppe an Position 2; ➤ Abb. 9.9), besitzt zwei Chiralitätszentren und wird in Form des sog. α-(RS)-Racemats eingesetzt, eines der beiden Diastereomerenpaare, das nicht in die Enantiomere getrennt ist.

Pharmakokinetik

Thiopental und Methohexital sind sehr gut fettlöslich und diffundieren daher schnell in das Gehirn, sodass die Wirkung rasch eintritt (➤ Tab. 9.2). Der Wirkungseintritt von Methohexital ist etwas schneller und die Wirkdauer kürzer als von Thiopental. Methohexital ist etwa dreimal so potent wie Thiopental. In der Leber wird Methohexital schneller abgebaut, sodass insgesamt weniger Substanz im Fettgewebe gespeichert wird. Barbiturate werden hauptsächlich über die Leber durch Demethylierung, Desulfurierung und Oxidation abgebaut. Thiopental wird zunächst in das mittellang wirksame Pentobarbital umgewandelt (verlängerter Nachschlaf). Erst aus diesem entstehen Metaboliten ohne Wirkung auf das ZNS. Methohexital wird zu > 80 % in hypnotisch unwirksame Metaboliten abgebaut, die zusammen mit der unveränderten Substanz mit dem Harn ausgeschieden werden.

Die kontextsensitive Halbwertszeit bei kontinuierlicher Infusion steigt für Thiopental stark an, d. h., die Substanz kumuliert im Körper (➤ Abb. 9.8). Daher sollte Thiopental, außer zur Therapie eines erhöhten intrakranialen Drucks, nicht kontinuierlich verabreicht werden.

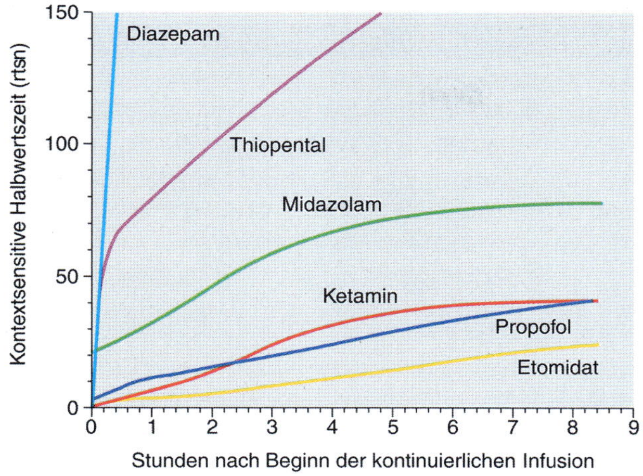

Abb. 9.8 Kontextsensitive Halbwertszeit von Injektionsanästhetika und injizierbaren Benzodiazepinen.
Je flacher die Kurve ist, d. h., je kleiner die kontextsensitive Halbwertszeit ist, desto geeigneter ist die Substanz für eine Langzeitapplikation (modifiziert nach Miller R. D. 2005).

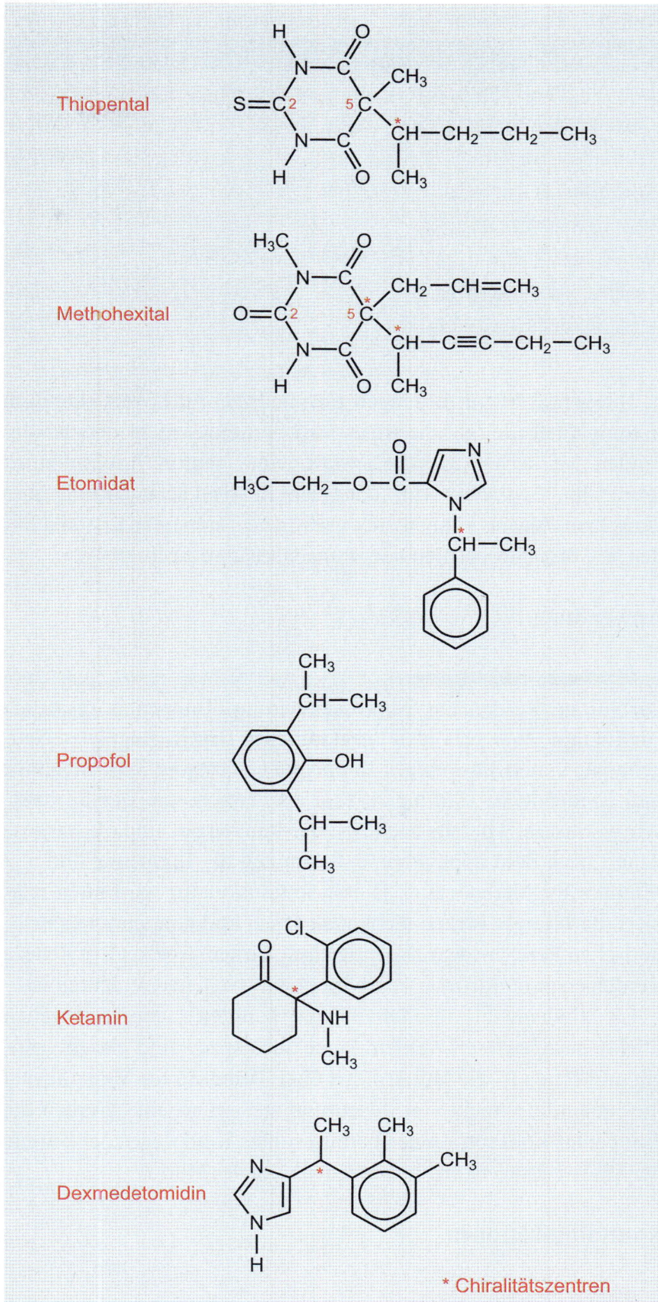

Abb. 9.9 Strukturformeln gängiger Injektionsanästhetika.

Pharmakodynamik

Barbiturate verlängern in niedrigen Dosierungen die Bindung der γ-Aminobuttersäure (GABA) am $GABA_A$-Rezeptor, während sie in höheren Konzentrationen zusätzlich den Chloridkanal direkt aktivieren. Die Folge ist eine Hyperpolarisierung der Zellmembran mit verminderter Erregbarkeit der entsprechenden Zelle. Barbiturate können auch die synaptische Transmission exzitatorischer Neurotransmitter inhibieren.

Herz-Kreislauf-System: Durch Dilatation der venösen (Kapazitäts-)Gefäße und durch eine negativ inotrope Wirkung kommt es zum Blutdruckabfall, der durch eine vorbestehende Hypovolämie noch verstärkt wird. Kompensatorisch tritt eine Tachykardie auf.

Lunge: Nach Injektion kommt es zu Atemdepression und Apnoe. Opioide wirken synergistisch zur atemdepressiven Wirkung der Barbiturate. Laryngeale und tracheale Reflexe werden nur ungenügend unterdrückt, sodass es zum Laryngo- bzw. Bronchospasmus kommen kann.

ZNS: Durch Suppression des cerebralen Metabolismus und der Hirndurchblutung wird das intrakranielle Blutvolumen reduziert. Durch diesen Schritt senkt Thiopental den intrakraniellen Druck, solange der Funktionsstoffwechsel (messbar mittels Elektroencephalographie) aktiv ist. Die cerebrale Krampfschwelle wird ebenfalls erhöht, sodass mittels Thiopental ein epileptischer Anfall durchbrochen werden kann. Im Gegensatz dazu können durch niedrige Konzentrationen von Methohexital cerebrale Epilepsieherde sogar stimuliert werden (wegen der Methylierung an Position 1, ➤ Abb. 9.9).

Leber: Bei längerer Anwendung führen Barbiturate zu einer Induktion von Leberenzymen. Durch Induktion der δ-Aminolävulinsäure-Synthetase werden vermehrt Porphyrinvorstufen gebildet, was bei Patienten mit einer Porphyrie eine Porphyrieattacke (u. a. Erbrechen, Bauchschmerzen, Fieber, cerebraler Krampfanfall) auslöst.

Niere: In niedrigen Konzentrationen reduziert Thiopental die Nierenfunktion, in hohen Konzentrationen führt es zur Polyurie.

Sonstiges: Nach Injektion sind Knoblauchgeschmack, Singultus und eine anaphylaktoide Reaktion durch Histaminfreisetzung beschrieben. Da Barbiturate sehr alkalisch sind (pH = 10,5), treten nach paravenöser oder intraarterieller Injektion schwere Gewebeschädigungen bis zum Verlust der Extremität auf. Auch eine reguläre intravenöse Injektion kann schmerzhaft sein.

9

Tab. 9.2 Pharmakokinetische Eigenschaften von Injektionsanästhetika

Substanz	Thiopental	Methohexital	Etomidat	Propofol	Ketamin-Racemat
Einleitungsdosis (mg/kg KG)	3–5	1–2	0,15–0,3	1,5–2,5	1–2
Gebräuchliche Konzentrationen (%)	2,5–5,0	1–2	0,2	1–2	1–5
Wirkungsbeginn (s)	20–30	20	30–40	30–40	30
Wirkdauer bei einmaliger Injektion (min)	6–8	5–7	3–5	5–8	10–15
Plasmaproteinbindung (%)	80–90	70–85	72–78	98	27
Verteilungsvolumen (L/kg KG) im Gleichgewichtszustand	2,3 ± 1,0	2,2 ± 0,7	2,5 ± 2,2	2,3 ± 2,2	3,1 ± 0,4
Eliminationshalbwertszeit (h)	11,5 ± 6,0	3,9 ± 2,1	2,9 ± 2,2	1,8 ± 2,8	3,0 ± 0,5
Plasmaclearance (ml/kg KG/min)	3,4 ± 0,5	10,9 ± 3,0	17,9 ± 3,0	30,0 ± 8,0	19,1 ± 4,6

Thiopental ist mit Lösungen mit niedrigem pH-Wert chemisch inkompatibel. Bei gleichzeitiger Injektion eines nicht depolarisierenden Muskelrelaxans (pH =4,5), eines sauren Antibiotikums (Penicillin, Cephalosporin) oder von Ringer-Lactat-Lösung über denselben Zugang können sich unlösliche Thiopental-Kristalle bilden, die Bronchospasmen oder Lungenschäden auslösen.

Anwendung

Barbiturate werden zur Narkoseeinleitung, Thiopental zusätzlich zur Therapie eines erhöhten intrakraniellen Drucks eingesetzt. Neugeborene benötigen weniger Thiopental (2–3 mg/kg KG), Säuglinge und Kinder mehr (6–8 mg/kg KG) als Erwachsene. Der Bewusstseinsverlust setzt bereits nach 20–30 Sekunden ein, und die Narkose dauert nach Bolusapplikation 6–8 Minuten für Thiopental und 5–7 Minuten für Methohexital. Die Skelettmuskulatur wird nicht relaxiert. Barbiturate wirken nicht analgetisch und können im subhypnotischen Bereich sogar hyperalgetisch wirken. Nozizeptive Reflexe werden erst unterdrückt, wenn das Bewusstsein beeinträchtigt ist.

Für Thiopental und Methohexital konnten keine teratogenen Effekte nachgewiesen werden. Beide Substanzen sind plazentagängig und treten in die Muttermilch über. Während für Methohexital dies quantitativ nicht von Bedeutung zu sein scheint, können die Thiopental-Konzentrationen beim gestillten Kind wegen der Unreife der Stoffwechselleistung höher sein als bei der Mutter.

Kontraindikationen

Absolut: Überempfindlichkeit gegen Barbiturate; Vergiftung mit Alkohol, Schlafmitteln, Schmerzmitteln, Psychopharmaka; akute hepatische Porphyrie; Schock; Status asthmaticus.

Relativ: obstruktive Atemwegserkrankungen; Hypovolämie; schwere Herzmuskelschädigung; schwere Nieren- und Leberfunktionsstörung; Schwangerschaft und Stillzeit (Mangel an Erfahrung).

9.2.4 Etomidat

Das R(+)-Enantiomer des Imidazolderivats Etomidat* (> Abb. 9.9) ist ein kurz wirksames Anästhetikum und wird als solches klinisch eingesetzt. Das S(−)-Enantiomer wirkt kaum hypnotisch. Wegen der schlechten Wasserlöslichkeit wurde Etomidat in Propylenglykol (Hypnomidate®) oder Sojabohnenöl und mittelkettigen Triglyceriden (Etomidat-Lipuro®) gelöst.

Pharmakokinetik

Der Abbau erfolgt in der Leber durch Esterhydrolyse und zu einem geringen Teil durch N-Dealkylierung. Der hypnotisch inaktive Hauptmetabolit von Etomidat ist die entsprechende Carboxylsäure. Nur etwa 2 % des Etomidats werden unverändert mit dem Harn ausgeschieden. Die Metaboliten werden zu 85 % über die Niere und zu 13 % über die Galle eliminiert.

Pharmakodynamik

Etomidat wirkt hauptsächlich über die β_2- und β_3-Untereinheiten des $GABA_A$-Rezeptors.

Herz-Kreislauf-System: Etomidat hat keine klinisch nennenswerte Wirkung auf das Herz-Kreislauf-System, außer bei Patienten mit schweren Herzklappenvitien, bei denen es zu einer Hypotonie kommt. Nach Injektion fallen der koronare Blutfluss und der kardiale Sauerstoffverbrauch gleichsinnig ab, woraus ein Anstieg der venösen Sauerstoffsättigung im Sinus coronarius resultiert (ca. 20 %).

Lunge: Die Atemdepression unter Etomidat ist gering, und es kommt meist nur in Kombination mit Opioiden zur Apnoe.

ZNS: Etomidat reduziert den cerebralen Metabolismus, den cerebralen Blutfluss, das cerebrale Blutvolumen und den intrakraniellen Druck. Durch Enthemmung von Erregungen im Diencephalon treten häufig Myoklonien auf, insbesondere wenn der Patient nicht medikamentös prämediziert war. In Analogie zu anderen Hypnotika kann Etomidat bei Patienten mit entsprechender Prädisposition beim Durchlaufen der Exzitationsphase epileptische Anfälle auslösen. Diese lassen sich aufgrund der guten Bioverfügbarkeit von Etomidat durch zügige Injektion vermeiden (schneller Konzentrationsanstieg im Gehirn).

Leber: Etomidat induziert die δ-Aminolävulinsäure-Synthetase und ist daher bei Patienten mit bekannter Porphyrie als nicht sicher einzustufen.

Niere: Keine toxische Wirkung bekannt.

Sonstiges: Das in Propylenglykol gelöste Etomidat kann bei Injektion schmerzhaft sein. Nach Gabe von Etomidat können Husten

9

und Singultus auftreten. Bereits nach einmaliger Applikation von Etomidat ist eine reversible Hemmung der 11β-Hydroxylase und der 17α-Hydroxylase (für 6 Stunden nach 0,3 mg/kg KG Etomidat) nachweisbar, die zu einer Abnahme der Cortisol- und der Aldosteronsynthese in der Nebennierenrinde führt. Etomidat ist daher für die Langzeitanwendung kontraindiziert. Eine Histaminfreisetzung ist für Etomidat nur sehr selten beobachtet worden.

In experimentellen Studien war kein teratogener oder embryotoxischer Effekt nachweisbar. Etomidat ist plazentagängig und die Apgar-Werte der Neugeborenen sind vergleichbar mit denen nach Anwendung anderer Hypnotika.

Anwendung

Unmittelbar nach i. v.-Gabe von 0,3 mg/kg KG tritt die hypnotische Wirkung von Etomidat innerhalb von 30 Sekunden für etwa 3–5 Minuten ein (➤ Tab. 9.2). Da Etomidat keine kardiodepressive Wirkung entfaltet, wird es in Kombination mit Opioiden bei kardialen Risikopatienten bevorzugt zur Anästhesieeinleitung verwendet. Aufgrund der Suppression der Cortisolsynthese ist Etomidat nicht zur Aufrechterhaltung der Narkose geeignet.

Kontraindikationen

Absolut: Langzeitanwendung; Allergie auf Sojabohnenöl (Etomidat-Lipuro®); akute hepatische Porphyrie.

Relativ: Schwangerschaft und Stillzeit (Mangel an Erfahrung); Neugeborene und Säuglinge bis 6 Monate.

9.2.5 Propofol

Propofol* (2,6-Diisopropylphenol) ist als alkyliertes Phenol (➤ Abb. 9.9) in Wasser praktisch unlöslich und kommt als 1-prozentige oder 2-prozentige Emulsion mit Sojabohnenöl und seit Neuerem auch mit mittelkettigen Triglyceriden in Wasser zur Anwendung.

Pharmakokinetik

Die metabolische Inaktivierung von Propofol erfolgt hauptsächlich in der Leber und zu etwa 14 % in der Lunge. Nach Konjugation mit Glucuron- bzw. Schwefelsäure werden die Metaboliten mit dem Harn eliminiert (Ausgangssubstanz < 1 %). Etwa 2 % des Propofols werden unverändert über den Stuhl und ca. 0,3 % unverändert über den Urin ausgeschieden. Propofol kann auch bei Leber- und Niereninsuffizienz problemlos eingesetzt werden. Die geringe kontextsensitive Halbwertszeit bedeutet, dass nach einer Infusionsdauer von 8 Stunden die Propofolkonzentration im Blut innerhalb von 40 Minuten auf 50 % der Ausgangskonzentration abgefallen ist (➤ Abb. 9.8). Diese Zeit verlängert sich auf 60 Minuten, wenn die bedeutsame Konzentrationsabfallzeit für einen 80-prozentigen Abfall gemessen wird. Propofol eignet sich gut zur dauerhaften Anwendung im Rahmen einer totalen intravenösen Anästhesie und zur Langzeitsedierung von Intensivpatienten.

Pharmakodynamik

Propofol aktiviert den inhibitorischen $GABA_A$-Rezeptor.

Herz-Kreislauf-System: Im Vergleich zu Barbituraten und Etomidat wirkt Propofol stärker vasodilatierend und ist stärker negativ inotrop. Gleichzeitig reduziert Propofol den Sympathikotonus und schwächt den Barorezeptorreflex ab. Als Folge sinken das Herzminutenvolumen und der arterielle Mitteldruck nach Bolusgabe. In Kombination mit Succinylcholin und Neostigmin kann eine Bradykardie bis hin zum Herzstillstand auftreten.

Lunge: Nach initialer Injektion tritt für ca. 1 Minute eine Atemdepression auf, die durch Opioide synergistisch verstärkt wird. Da Propofol die Atemwegsreflexe deutlich stärker supprimiert als andere Hypnotika, ist es das Mittel der ersten Wahl zur Einführung einer Larynxmaske. Propofol bewirkt eine Bronchodilatation und verringert das Auftreten von reflektorischen Bronchospasmen. Der Widerstand der Pulmonalgefäße kann über die Inhibition der Stickstoffmonoxidsynthese durch Propofol erhöht werden.

ZNS: Propofol senkt den cerebralen Blutfluss und den cerebralen Metabolismus und erniedrigt über die Reduktion des cerebralen Blutvolumens den intrakraniellen Druck. Wie für nahezu alle Hypnotika wurden während der Ein- und Ausleitungsphasen im EEG cerebrale Krampfpotentiale beschrieben. Andererseits wirkt Propofol antikonvulsiv und kann bei Epileptikern verwendet werden.

Leber: Propofol kann bei Patienten mit einer Porphyrie verwendet werden, obwohl es zu einem geringen Anstieg der Porphyrine im Serum kommen kann.

Niere: Keine negative Interaktion bekannt.

Sonstiges: Eine Histaminfreisetzung durch Propofol ist bisher nicht beobachtet worden. Propofol führt bei 30–80 % aller Patienten zu Schmerzen an der Injektionsstelle, was durch vorherige Gabe von Lidocain oder Opioiden in die gestaute Vene reduziert werden kann. Im Rahmen der Sedierung auf der Intensivstation muss der Fettanteil (Tagesgabe 20–50 g Fett) bei der parenteralen Ernährung berücksichtigt werden. Propofol hemmt den Cytochrom-P_{450}-abhängigen enzymatischen Abbau von Medikamenten.

Bei Infusion von Propofol in höheren Konzentrationen (5 mg/kgKG/h) über einen längeren Zeitraum kann in sehr seltenen Fällen, insbesondere bei Kindern, das lebensbedrohliche **Propofolinfusionssyndrom** (PRIS) auftreten, das durch metabolische Azidose, Rhabdomyolyse, Herzrhythmusstörungen, Herzversagen und akutes Nierenversagen gekennzeichnet ist. Die zugrunde liegende Pathophysiologie ist bisher noch nicht eindeutig geklärt. Möglicherweise spielt die durch Propofol erhöhte Konzentration von Malonyl-Carnitin und C5-Acylcarnitin eine Rolle, da hierüber die Fettsäureoxidation und die oxidative Phosphorylierung in den Mitochondrien inhibiert werden. Dies führt zu einer Entkopplung der Atmungskette und zu einem intrazellulären Energiedefizit. Die Arzneimittelkommission der Deutschen Ärzteschaft empfiehlt daher, Propofol zur Langzeitsedierung auf der Intensivstation nur bei Patienten über 16 Jahre mit einer Infusionsrate von maximal

4 mg/kg KG/h über einen Zeitraum von maximal 7 Tagen zu verwenden. Dabei sollen der pH, der Basenexzess und die Creatinkinase engmaschig kontrolliert werden.

Propofol kann das Immunsystem supprimieren. Die konsekutive Inhibition der Inflammation bei einem systemisch inflammatorischen Response-Syndrom (SIRS), bei Sepsis oder nach Organtransplantation kann von Vorteil sein, kann aber auch eine erhöhte Inzidenz von Infektionen bei mit Propofol sedierten Patienten hervorrufen.

Eine teratogene Wirkung konnte für Propofol nicht nachgewiesen werden. Propofol ist plazentagängig und wird mit neonataler Depression in Zusammenhang gebracht. Propofol ist daher für geburtshilfliche Eingriffe nicht zugelassen.

Anwendung

Nach i. v.-Gabe von 1,5–2,5 mg/kg KG wird der Patient innerhalb von 30–40 Sekunden für 5–8 Minuten bewusstlos (bei Kindern 3 mg/kg KG) (➤ Tab. 9.2). Durch kontinuierliche intravenöse Infusion von Propofol kann eine Allgemeinanästhesie aufrechterhalten werden (Erwachsene: 4–8 mg/kg KG/h; Kinder: 9–15 mg/kg KG/h für maximal 60 Minuten). Dieses Verfahren wird als **totale intravenöse Anästhesie** bezeichnet (TIVA), da keine Inhalationsanästhetika verwendet werden. Wegen der Gefahr des Propofolinfusionssyndroms sollte Propofol zur Langzeitsedierung auf der Intensivstation nur niedrig dosiert (maximal 4 mg/kg KG/h) und über wenige Tage eingesetzt werden.

Propofol wirkt nicht analgetisch; im Gegensatz zu Barbituraten kommt es im subhypnotischen Bereich aber nicht zu eine Hyperalgesie. Es sollte zur Aufrechterhaltung der Narkose mit Opioiden kombiniert werden. Die Patienten fühlen sich nach der Gabe von Propofol wohl und sind in einer ausgeglichenen bis euphorischen Stimmungslage, was mit einer erhöhten Dopaminkonzentration im Nucleus accumbens erklärt wird. Postoperative Übelkeit und Erbrechen treten nach Propofol seltener auf als nach Inhalationsanästhetika. Ein Pruritus, wie er nach intrathekaler Gabe von Opioiden oder bei Lebererkrankungen auftritt, kann mit Propofol therapiert werden (0,5–1 mg/KG).

Mit prozessorgesteuerten Injektionspumpen kann unter Anwendung eines pharmakokinetischen Modells eine Zielkonzentration von 3–8 µg/ml Propofol im Plasma eingestellt werden. Sowohl die Einleitungsdosis als auch die Infusionsrate zur Aufrechterhaltung der Narkose werden automatisch gesteuert. Dieses Verfahren wird als **Target-controlled Infusion** (TCI) bezeichnet. Geeignet ist hierbei die Kombination mit dem sehr kurz wirksamen Opioid Remifentanil (➤ Kap. 7.3.4), da hierdurch die Anästhesie sehr gut steuerbar wird. Bei Bedarf wird das kurz wirksame Muskelrelaxans Mivacurium hinzugefügt.

Propofol kann auch zur Sedierung während interventioneller Eingriffe (z. B. Endoskopien) oder bei Lokal- und Regionalanästhesie in Spontanatmung angewendet werden (1–3 mg/kg KG/h).

Da Propofol als Lipidemulsion appliziert wird, ist striktes aseptisches Vorgehen erforderlich, um Infektionen durch kontaminierte Propofol-Lösung zu vermeiden. Durch Zusatz von 0,005 Gew.-% Dinatriumedetat (EDTA) konnte ein wirksamer Schutz gegen ein Keimwachstum erzielt werden.

Kontraindikationen

Absolut: Allergie gegen Sojabohnen; Langzeitsedierung von Kindern unter 16 Jahren.

Relativ: Säuglinge bis Ende des 1. Lebensmonats; bei Kindern zur Narkoseaufrechterhaltung länger als 60 Minuten (außer bei Vorliegen einer malignen Hyperthermie); Schwangerschaft und Stillzeit (Mangel an Erfahrung).

9.2.6 Ketamin

Ketamin*, ein racemisches Arylcyclohexylamin, ähnelt strukturell dem missbräuchlich verwendeten Rauschmittel Phencyclidin (➤ Kap. 2.3.6) und unterscheidet sich daher von anderen Hypnotika (➤ Abb. 9.9). Es stehen sowohl das Racemat wie auch das S(+)-Enantiomer zur Verfügung. Das S(+)-Enantiomer besitzt eine vierfach höhere Affinität zum NMDA-Rezeptor und eine mindestens dreifach stärkere analgetische und anästhetische Wirkpotenz als das R(−)-Enantiomer.

Pharmakokinetik

Ketamin ist etwa 5–10-mal stärker lipidlöslich als Thiopental. Die Plasmaproteinbindung beträgt nur 27 %. Im Gehirn erreicht Ketamin das Fünffache der Plasmakonzentration. Für die Abnahme der Wirkung von Ketamin sind primär auch Umverteilungsphänomene verantwortlich. Ketamin wird in der Leber durch N-Demethylierung zu dem noch teilaktiven Norketamin und durch Dehydratisierung zu einem Cyclohexanonderivat metabolisiert. Die Metaboliten werden weiter verstoffwechselt und renal eliminiert. Die fäkale Exkretion beträgt etwa 3 %. Die kontextsensitive Halbwertszeit von Ketamin entspricht in etwa der von Propofol (➤ Abb. 9.8).

Pharmakodynamik

Ketamin besitzt eine ausgeprägte antinozizeptive Komponente und ist bereits in subanästhetischer Dosierung (< 0,25 mg/kg KG Ketaminracemat) sehr gut analgetisch wirksam. Die hypnotische Komponente ist hingegen schwach und führt zu einer sogenannten **dissoziativen Anästhesie,** bei der es zu einer Aktivierung des limbischen Systems kommt, während thalamo-neocorticale Bahnen gehemmt werden. Dies kann zu unangenehmen Albträumen führen.

Das pharmakologische Wirkspektrum von Ketamin ist nicht mit einem einzigen molekularen Mechanismus zu erklären. Seine Hauptwirkung vermittelt Ketamin über die Blockade einer allosterischen Phencyclidin-Bindungsstelle am NMDA-Rezeptor (nichtkompetitve Rezeptorblockade). Folge ist ein verminderter Einstrom von Calcium- und Natrium-Ionen in die Zelle. Dieser Mechanismus ist hauptverantwortlich für die analgetischen, hypnotischen, amnestischen, psychotomimetischen (und möglicherweise neuroprotektiven) Wirkungen von Ketamin. Agonistische Wirkungen an Opiatrezeptoren tragen möglicherweise zur Analgesie, aber auch zur Dysphorie bei. Ein Agonismus am $GABA_A$-Rezeptor kann die hypnotische Wirkung unterstützen. Die ketamininduzierte Wiederaufnahmehemmung für Catecholamine (➤ Kap. 2.3.6) ist die Basis für die sympathomimetische Wirkung der Substanz. Eine zentrale und periphere Hemmung der cholinergen Neurotransmission (durch verminderte Acetylcholinfreisetzung) kann zur hypnotischen Wirkung, aber auch zur psychotomimetischen Wirkung beitragen.

Herz-Kreislauf-System: Ketamin besitzt eine zentral sympathomimetische Wirkung und erhöht den arteriellen Blutdruck, die Herzfrequenz und den myokardialen Sauerstoffverbrauch. Bei catecholaminpflichtigen Intensivpatienten kann Ketamin die Höhe des Catecholaminbedarfs reduzieren. Am Herzen selbst zeigt Ketamin eine negativ inotrope und antiarrhythmische Wirkung.

Lunge: In höheren Konzentrationen kann Ketamin zu einem Atemstillstand führen, insbesondere wenn es rasch appliziert wird. Da der Muskeltonus durch Ketamin erhalten oder gesteigert ist, sind die pharyngealen und laryngealen Reflexe kaum beeinflusst. Ein Schutz vor Mikroaspiration kann hieraus allerdings nicht abgeleitet werden. Wegen der Gefahr einer Hyperreflexie und eines Laryngospasmus sollten keine diagnostischen oder therapeutischen Eingriffe der oberen Atemwege unter Sedierung mit Ketamin durchgeführt werden. Ketamin löst eine starke Hypersalivation und tracheobronchiale Sekretion aus, die durch Muscarinrezeptor-Antagonisten (➤ Kap. 3.3) inhibiert werden kann. Ketamin wirkt bronchodilatierend und kann zur Behandlung eines Status asthmaticus eingesetzt werden.

ZNS: Über die Inhibition der NMDA-Rezeptoren wird Ketamin eine neuroprotektive Wirkung nach cerebraler Schädigung zugeschrieben. Eine Erhöhung des intrakraniellen Drucks ist bei beatmeten Patienten nicht nachweisbar. In hohen Dosierungen kann Ketamin einen cerebralen Krampfanfall auslösen. Jüngere Daten weisen auf neue Einsatzmöglichkeiten von Ketamin als (schnell wirksames) Antidepressivum hin.

Leber: Die Leberfunktion wird durch Ketamin nicht beeinflusst. In höheren Konzentrationen kann Ketamin im Tierversuch hepatotoxisch wirken.

Niere: Die Nierenfunktion wird durch Ketamin nicht beeinflusst.

Sonstiges: Ketamin ist additiv bei Intensivpatienten zur Langzeitsedierung sehr geeignet, da es den Opioidverbrauch senkt, den Catecholaminbedarf reduziert, die Magen-Darm-Motilität stimuliert und die Bronchien erweitert. Tierexperimentell haben sich Hinweise auf eine embryotoxische Wirkung nach hohen Ketamin-Dosierungen (25 mg/kg KG/Tag) ergeben.

Anwendung

Ketamin kann i. v. zur Analgesie (0,25–0,5 mg/kg KG) und Narkoseeinleitung (1–2 mg/kg KG) sowie auch i. m. (4–8 mg/kg KG) verabreicht werden (pH-Wert der Injektionslösung 3,5–5,5). Für das S(+)-Enantiomer betragen die i. v.- und die i. m.-Dosierung etwa 50 % der Dosierung des Racemats. Innerhalb von einer halben Minute nach i. v.-Injektion setzt eine **generelle Analgesie** ein, die von einer ca. 10 Minuten anhaltenden Bewusstlosigkeit begleitet ist. Der Patient ist nach einmaliger Applikation für mindestens 20–30 Minuten gegenüber Schmerzreizen unempfindlich, er ist teilnahmslos und starrt vor sich hin (dissoziierter Zustand). Für eine längere Narkose oder Analgesie kann eine Nachinjektion mit der halben Initialdosis oder eine kontiuierliche Infusion (1–6 mg/kg KG/h) verabreicht werden. Auf der Intensivstation kann Ketamin kontinuierlich zur Analgesie von intubierten Patienten gegeben werden (0,4–3,0 mg/kg KG/h).

Beim **Abklingen** der **Ketaminwirkung** erleben bis zu 30 % der insbesondere jüngeren Patienten unangenehme Träume (halluzinatorische Erscheinungen mit phantastischen Farben und Formen, schwereloses Schweben im Raum, Tunnelerlebnisse, albtraumartige Szenen). Während der Patient sich an die Trauminhalte erinnern kann, hat er für Vorgänge, die sich während dieser Phase in seiner Umgebung abspielen, eine Amnesie (dissoziative Wahrnehmung). In dieser Phase sollten akustische Reize vom Patienten ferngehalten werden. Aus diesen Gründen sollte Ketamin nur in Kombination mit Benzodiazepinen oder Hypnotika verwendet werden (z. B. Propofol, Thiopental). Hierdurch sind die unerwünschten Effekte von Ketamin weitgehend reduzierbar.

Ketamin eignet sich in der Notfallmedizin aufgrund des raschen Wirkeintritts (auch nach i. m. Injektion) zur Therapie traumatisch bedingter Schmerzen, die bereits während des Transports in das Krankenhaus unterbunden werden. Aufgrund der guten Analgesie, bei gleichzeitig geringer Hypnose, eignet sich Ketamin in der Pädiatrie und Chirurgie z. B. bei schmerzhaften Verbandswechseln und nach Verbrennungen. Für Narkosen bei Sectio caesarea wird Ketamin gemeinsam mit niedrig dosiertem Thiopental eingesetzt, weil es kreislaufstabilisierend wirkt und die Patientinnen von der Analgesie profitieren. Auf diese Weise lassen sich Opioide einsparen oder ersetzen, die nach Unterbrechung der Nabelschnur die Spontanatmung der Neugeborenen beeinträchtigen würden. Ketamin führt zur Kontraktion des Uterus und darf nicht bei drohendem Nabelschnurvorfall oder der Gefahr einer Uterusruptur eingesetzt werden.

Kontraindikationen

Absolut: (Prä-)Eklampsie; thyreotoxische Krise; akute Hypertonie (> 180/100 mmHg); drohende Uterusruptur oder Gefahr des Nabelschnurvorfalls.

Relativ: Tachykarde Herzrhythmusstörungen; schwere koronare Herzerkrankung; Phäochromozytom; Glaukom und perforierende Augenverletzung; psychiatrische Erkrankungen; Schwangerschaft und Stillzeit (plazentagängig und Nachweis in Muttermilch) außer zur Sectio caesarea.

9.2.7 Dexmedetomidin

Das Imidazolderivat Dexmedetomidin ist das pharmakologisch aktive R-Enantiomer des Medetomidins (➤ Abb. 9.9). In der Vergangenheit wurde es hauptsächlich in der Veterinärmedizin

9

zur Sedierung eingesetzt. Seit Oktober 2011 ist es als Dexdor® in Deutschland zur Sedierung kritisch kranker Patienten zugelassen. Dexmedetomidin senkt die Inzidenz eines postoperativen Delirs, wenn es auf der Intensivstation zur Sedierung eingesetzt wird.

Pharmakokinetik

Die kontextsensitive Halbwertszeit für Dexmedetomidin steigt mit dem Alter der Patienten an und liegt nach 4 Stunden bei etwa 60–120 Minuten. Dexmedetomidin bindet zu 94 % an Plasmaproteine und wird in der Leber über N-Glucuronidierung, direkte N-Methylierung und Cytochrom-P_{450}-katalysierte Oxidation metabolisiert. Die Ausscheidung der Metaboliten erfolgt zu 95 % über den Urin und zu 4 % über den Stuhl.

Pharmakodynamik

Dexmedetomidin aktiviert selektiv α_2-Adrenozeptoren und hemmt hierüber die Noradrenalin-Freisetzung im ZNS. Über die Stimulation von α_2-Adrenozeptoren im Locus coeruleus wirkt die Substanz hypnotisch. Die antinozizeptive Wirkung von Dexmedetomidin wird auf spinaler und supraspinaler Ebene vermittelt.

Herz-Kreislauf-System: Dexmedetomidin reduziert in niedrigen Dosierungen wie andere α_2-Adrenozeptor-Agonisten den Blutdruck und die Herzfrequenz. In hohen Dosierungen kann es eine periphere Vasokonstriktion mit konsekutiver Hypertonie induzieren. Die Vasokonstriktion kann eine Minderdurchblutung der Organe zur Folge haben.

Lunge: Die atemdepressive Wirkung ist nur sehr schwach ausgeprägt.

ZNS: Dexmedetomidin führt zu keiner tiefen Sedierung und die Erweckbarkeit des Patienten bleibt erhalten. Dexmedetomidin kann die cerebrale Durchblutung und den cerebralen Metabolismus reduzieren. Tierexperimentell wurden sowohl pro- als auch antikonvulsive Wirkungen gefunden. Dexmedetomidin senkt die Inzidenz eines postoperativen Delirs.

Leber: Dexmedetomidin wird in der Leber metabolisiert, was eine Dosisanpassung bei Hepatopathien verlangt.

Niere: Dexmedetomidin fördert die Diurese. Auch bei eingeschränkter Nierenfunktion ist keine Dosisanpassung nötig.

Sonstiges: Bei Patienten mit eingeschränkter peripherer autonomer Aktivität, wie z. B. nach einer Rückenmarkverletzung, kann Dexmedetomidin eine ausgeprägte Hypotonie induzieren. Dexmedetomidin reduziert die Insulinsekretion, hemmt die Lipolyse, fördert die Thrombozytenaggregation und vermindert den intraokularen Druck.

Anwendung

Dexmedetomidin ist für den intensivmedizinischen Einsatz und die Sedierung erwachsener nicht intubierter Patienten vor und/oder während diagnostischer oder chirurgischer Maßnahmen, die eine Sedierung erfordern, zugelassen. Dexmedetomidin darf nur verdünnt als Infusion kontinuierlich verabreicht werden. Die gewählte Infusionsgeschwindigkeit sollte zwischen 0,2 und 1,4 µg/kg KG/h liegen, wobei die Maximaldosis nicht überschritten werden sollte. Die Wirkung tritt etwa nach 5 Minuten ein und erreicht das Wirkmaximum nach etwa 15 Minuten. Eine Bolusgabe von Dexmedetomidin ist aufgrund der Gefahr einer extremen Bradykardie/Asystolie kontraindiziert. Dexmedetomidin sollte nicht zur Einleitung einer Intubation oder zur Sedierung von muskelrelaxierten Patienten eingesetzt werden.

Kontraindikationen

Absolut: Patienten mit unkontrollierter Hypotonie, Schlaganfall und kardialem Blockbild (Grad 2 oder 3 bei Patienten ohne Herzschrittmacher), Unverträglichkeit von Dexmedetomidin.

Relativ: Es ist unklar, ob Dexmedetomidin eine maligne Hyperthermie induzieren kann; eingeschränkte Leberfunktion; Schwangerschaft und Stillzeit (Mangel an Erfahrung).

9.2.8 Injizierbare Benzodiazepine

Benzodiazepine werden in ➤ Kap. 10.4 und ➤ Kap. 14.7 besprochen. Für die Anästhesie spielen v. a. die Benzodiazepine **Midazolam** (Dormicum®), **Flunitrazepam** (Rohypnol®), **Lorazepam** (Tavor®) und das N-methylierte Benzodiazepinderivat **Diazepam** (Generika) eine Rolle.

Remimazolam ist ein neues Benzodiazepin, das über Gewebe-Esterasen organunabhängig abgebaut wird und daher sehr gut steuerbar ist. Nach erfolgreichen Remimazolam-Phase-III-Zulassungsstudien zur Sedierung bei wenig schmerzhaften Interventionen (z. B. Koloskopien) in Japan, USA und Europa ist die Substanz in Japan und den USA 2020 bereits zugelassen worden. Weitere Studien konnten zeigen, dass Remimazolam dem Propofol in seiner Wirksamkeit zur Einleitung und Aufrechterhaltung einer Allgemeinanästhesie nicht unterlegen ist bei gleichzeitig besserer hämodynamischen Stabilität.

Injizierbare Benzodiazepine werden bei Narkoseeinleitungen, während Regionalanästhesie oder bei diagnostischen Eingriffen angewendet, wobei hauptsächlich das kurz wirksame Midazolam zum Einsatz kommt. In der Intensivmedizin können sie zur Sedierung von beatmeten oder agitierten Patienten, zur Anxiolyse und zur Schlafinduktion verabreicht werden.

Bei kontinuierlicher Zufuhr ist die kontextsensitive Halbwertszeit von Midazolam günstiger als die von Lorazepam oder Diazepam. Alle Benzodiazepine besitzen jedoch ein Kumulationspotential und die zum Teil aktiven Metaboliten können die Wirkdauer verlängern.

Da Benzodiazepine nicht analgetisch wirksam sind und auch keine sichere Unterdrückung der corticalen Reizverarbeitung vermitteln, sollten sie nicht als Monoanästhetika verwendet werden.

WEITERFÜHRENDE LITERATUR

Abbas MS, El-Hakeem EE, Kamel HE. Three minutes propofol after sevoflurane anesthesia to prevent emergence agitation following inguinal hernia repair in children: a randomized controlled trial. Korean J Anesthesiol, 2019; 72: 253–259.

Bailey JM. Context-sensitive half-times and other decrement times of inhaled anesthetics. Anesth Analg, 1997; 85: 681–686.

Baker MT, Naguib M. Propofol: the challenges of formulation. Anesthesiology, 2005; 103: 860–876.

Borkett KM, Riff DS, Schwartz HI et al. A phase IIa, randomized, double-blind study of remimazolam (CNS 7056) versus midazolam for sedation in upper gastrointestinal endoscopy. Anesth Analg, 2015; 120: 771–780.

Campagna JA, Miller KW, Forman SA. Mechanism of actions of inhaled anesthetics. N Eng J Med, 2003; 348: 2110–2124.

Constant I, Seeman R, Murat I. Pediatric Anesthesia, 2005; 15: 266–274.

Conzen P, Kharasch ED, Czerner SF et al. Low-flow sevoflurane compared with low-isoflurane anesthesia in patients with stable renal insufficiency. Anesthesiology, 2003; 97: 578–584.

De Hert SG, Preckel B, Schlack W. Update on inhalational anaesthetics. Curr Opin Anaesthesiol, 2009; 22: 491–495.

Duan X, Coburn M, Rossaint R et al. Efficacy of perioperative dexmedetomidine on postoperative delirium: systematic review and meta-analysis with trial sequential analysis of randomized controlled trials. Br j Anaesth, 2018; 121: 384–397.

Eagan TD, Shafer SL. Target-controlled infusion for intravenous anesthetics. Anesthesiology, 2003; 99: 1039–1041.

Eger EI, Lundgren C, Miller SL, Stevens WC. Anesthetic potencies of sulfur hexafluoride, carbon tetrafluoride, chloroform and ethrane in dogs: correlation with the hydrate and lipid theories of anesthetic action. Anesthesiology, 1969; 30: 129–135.

Fiset P, Plourde G, Backman SB. Brain imaging in research on anesthetic mechanisms: studies with propofol. Prog Brain Res, 2005; 150: 245–251.

Franks NP. Molecular targets underlying general anaesthesia. Br J Pharmacol, 2006; 147: S72–S81.

Fudickar A, Bein B, Tonner PH. Propofol infusion syndrome in anaesthesia and intensive care medicine. Curr Opin Anesthesiol, 2006; 19: 404–410.

Gerbershagen MU, Fiege M, Krause T, Agarwal K, Wappler F. Dantrolen. Pharmakologische und therapeutische Aspekte. Anaesthesist, 2003; 52: 238–245.

Hemphill S, McMenamin L, Bellamy M, Hopkins PM. Propofol infusion syndrome: a structures literature review and analysis of published case reports. Br J Anaesth, 2019; 122: 448–459.

Hou B, Li F, Ou S, Yang L, Zhou S. Comparison of recovery parameters for xenon versus other inhalation anesthetics: systematic review and meta-analysis. J Clin Anesth, 2016; 29: 65–74.

Iirola T, Ihmsen H, Laitio R et al. T. Population pharmacokinetics of dexmedetomidine during long-term sedation in intensive care patients. BJA, 2012; 108: 460–468.

McCarthy EJ. Malignant hyperthermia: pathophysiology, clinical presentation, and treatment. AACN Clin Issues, 2004; 15: 231–237.

Heidegger T, Minto CF, Schnider TW. Moderne Konzepte der Pharmakokinetik intravenöser Anästhetika. Anaesthesist, 2004; 53: 95–110.

Jin Z, Piazza O, Scarpati G, De Robertis E. Xenon anesthesia and beyond: pros and cons. Minerva Anesthesiologica, 2019; 85: 83–89.

Keam SJ. Remimazolam: First Approval. Drugs, 2020; 80: 625–633.

Kreuer S, Bruhn J, Wilhelm W, Bouillon T. Pharmakokinetische/pharmakodynamische Modelle für Inhalationsanästhetika. Anaesthesist 2007; 56: 538–556.

Laaksonen L, Kallioninen M, Langsjö J et al. Comparative effects of dexmedetomidine, propofol, sevoflurane, and S-ketamine on regional cerebral glucose metabolism in humans: a positron emission tomography study. Brit J Anesthesiol, 2018; 121: 281–290.

Law LS, Lo EA, Gan TJ. Xenon Anesthesia: A systematic review and meta-analysis of randomized controlled trials. Anesth Analg, 2016; 122: 678–697.

Mantz J, Josserand J, Hamada S. Dexmedetomidine: new insights. Eur J Anaesthesiol 2011; 28: 3–6.

Marik PM. Propofol: An immunomodulating agent. Pharmacotherapy, 2005; 25: 28S–33S.

McCann ME, de Graaff JC, Dorris L et al. Neurodevelopmental outcome at 5 years of age after general anaesthesia or awake-regional anaesthesia in infancy (GAS): an international, multicenter, randomized, controlled equivalence trial. Lancet, 2019; 393: 664–677.

Quasha AL, Eger EI, Tinker JH. Determinations and applications of MAC. Anesthesiology, 1980; 53: 315–334.

Preckel B, Bolten J. Pharmacology of modern volatile anaesthetics. Best Practice & Research Clin Anesthesiol, 2005; 19: 331–348.

Ryu KH, Hwang SH, Shim JG et al. Comparison of vasodilatory properties between desflurane and sevoflurane using perfusion index: a randomized controlled trial. Br J Anaesth, 2020; 125: 935–942.

San-juan D, Chippa KH, Cole AJ. Propofol and the electroencephalogram. Clin Neurophysiol 2010; 121: 998–1006.

Short TG, Young Y. Toxicity of intravenous anesthetics. Best Practice & Research Clin Anesthesiol, 2003; 17: 77–89.

Sneyd JR, Rigby-Jones A. Remimazolam for anaesthesia or sedation. Curr Opin Anesthesiol 2020; 33: 506–511.

Vutskits L. Anesthetic-related neurotoxicity and the developing brain: shall we change the practice? Paediatr Drugs, 2012; 14: 13–21.

Weber NC, Preckel B, Schlack W. The effect of anaesthetics on the myocardium – new insights into myocardial protection. Europ J Anaesth2 2005; 22: 647–657.

Zbinden AM, Maggiorini M, Petersen-Felix S et al. Anesthetic depth defined using multiple noxious stimuli during isoflurane/oxygen anesthesia. I. Motor reactions. Anesthesiology, 1994; 80: 253–260.

KAPITEL

10 Sedativa und Hypnotika

Hans-Peter Landolt

Er dachte an seine Mutter, die einmal, als er am Morgen um sieben von einer Tanzerei zurückgekommen war, zu ihm gesagt hatte: Hoffentlich machen es deine Kinder nie so. Um halb drei nahm Agnes ein Valium und bot ihm auch eins an. Er nehme doch so etwas nicht, sagte er. Das klang, als sei er wütend. Um drei Uhr nahm sie ein zweites Valium und sagte, sie würde am liebsten hundert Valium nehmen.
Martin Walser: Seelenarbeit

So legt euch denn, ihr Brüder,
In Gottes Namen nieder;
Kalt ist der Abendhauch.
Verschon uns, Gott! mit Strafen,
Und lass uns ruhig schlafen!
Und unsern kranken Nachbar auch!
Matthias Claudius

10.1 Schlaf-wach-Regulation

Im Laufe jedes Tages erleben wir normalerweise zwei grundverschiedene Verhaltensweisen: Wachsein und Schlafen. Im Schlaf ist die Empfindlichkeit gegenüber äußeren Reizen herabgesetzt. Anders als bei der Narkose bleiben aber die protektiven Reflexe erhalten, und die schlafbedingte Bewusstlosigkeit ist durch akustische, optische oder taktile Reize jederzeit rückgängig zu machen.

Auf der Ebene von neuronalen Netzwerken äußern sich der Wach- und Schlafzustand in unterschiedlichen Aktivitätsmustern des Gehirns, die durch EEG-Ableitungen identifiziert werden können (➤ Abb. 10.1). Dabei gibt es vier Hauptkategorien von Hirnstromwellen zu unterscheiden. Im **Wachzustand** sind die EEG-Rhythmen durch eine niedrige Amplitude, aber hohe Frequenzen (β- und γ-Aktivität) gekennzeichnet. Der **Schlaf** selbst ist kein einheitlicher Zustand, sondern zyklisch durch mehrere Abfolgen von Non-Rapid-Eye-Movement (NREM) und Rapid-Eye-Movement (REM)-Phasen organisiert.

Im Wachsein, NREM- und REM-Schlaf befindet sich das Gehirn in unterschiedlichen funktionellen Zuständen. Die Tiefe des NREM-Schlafs wird durch verschiedene Stadien angegeben (Stadien N1–N3). Nach dem Einschlafen und einem kurzen Auftreten der Phasen N1 und N2 ist der NREM-Schlaf im ersten NREM/REM-Schlafzyklus durch große, langsame EEG-Rhythmen (δ-Wellen) beherrscht. Zu diesem Zeitpunkt beansprucht der N3-Schlaf (auch Tiefschlaf oder Slow-Wave-Sleep) einen proportional langen Zeitraum des NREM-REM-Schlaf-Zyklus. Der Tiefschlaf ist das tiefste NREM-Schlaf-Stadium; in dieser Schlafphase ist die Weckschwelle am höchsten. Nach 90–100 Minuten des gesunden Nachtschlafs tritt das Gehirn normalerweise erstmals in eine REM-Schlafphase ein, die durch schnelle Augenbewegungen charakterisiert wird (engl. rapid eye movements). In dieser Phase sieht das EEG ähnlich wie dasjenige eines wachen oder dösenden Menschen aus. Bis auf die Augen-, Innenohr- und Atemmuskeln weist die Muskulatur in diesem Stadium jedoch eine Atonie auf. Im ersten Zyklus ist die REM-Schlafphase meistens sehr kurz oder tritt überhaupt nicht auf. In den späteren Schlafstunden wird der NREM-Schlaf flacher (v. a. durch Stadium N2 gekennzeichnet) und der REM-Schlaf prominenter. Das Stadium N2 zeigt typische Schlafspindeln und K-Komplexe (➤ Abb. 10.1).

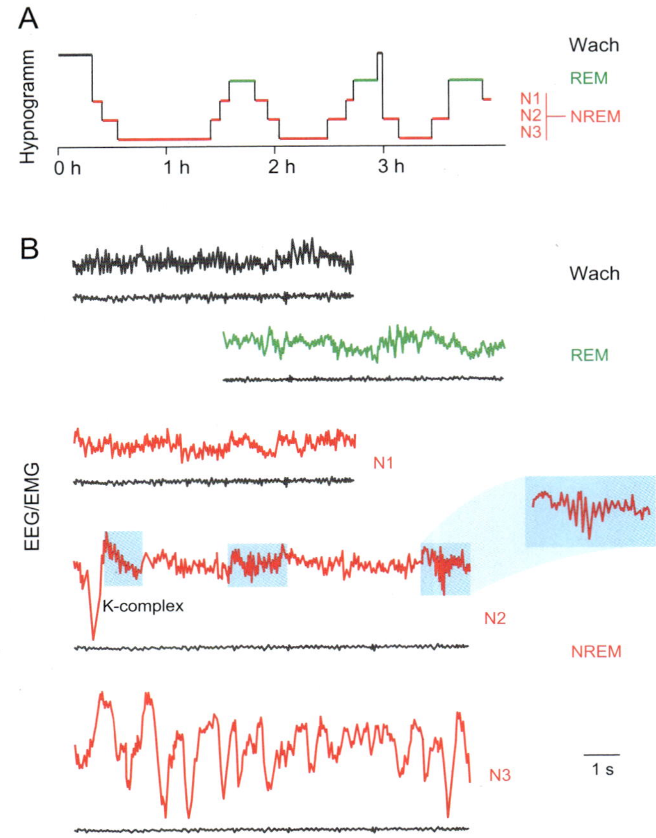

Abb. 10.1 Grundlagen des Schlafzyklus.
Aufgrund der Hirnwellen (EEG-Ableitungen) wird der Schlaf in verschiedene Schlafstadien und NREM- bzw. REM-Schlafzyklen unterteilt.
A) Typisches Hypnogramm während den ersten Stunden einer Nacht (Wachzustand = schwarz; REM-Schlafphasen = grün; NREM-Schlafphasen = rot).
B) Charakteristika der EEG- und EMG-Signale (Muskelspannung) der verschiedenen Wach- und Schlafphasen im Detail. Im Wachzustand sind höhere EEG-Frequenzen (β-, γ-Wellen; 15–40 Hz) bei tiefer Amplitude vorherrschend. Der Übergang zu Stadium N1 ist durch eine Verminderung der Frequenz in den ϑ-Bereich (6–9 Hz) gekennzeichnet. Im Stadium N2 tritt neben K-Komplexen die typische Spindelaktivität auf, die durch ein zyklisches Anschwellen und Abflauen von Schwingungen mit 11–14 Hz gekennzeichnet ist. Der NREM-Schlaf erreicht seine größte Tiefe im Stadium N3 (Tiefschlaf), in dem typische δ-Wellen (< 4 Hz) zu sehen sind. Im REM-Schlaf, der besonders durch rasche Augenbewegungen und Muskelatonie (minimale Aktivität im EMG) gekennzeichnet ist, bewegt sich die dominierende EEG-Aktivität ähnlich wie im N1-Schlaf im ϑ-Bereich. (Nach: Astori et al. 2013; Daten: H.-P. Landolt.)

Der Schlaf ist ein aktives und hoch komplexes Verhalten, das physiologisch strikt reguliert wird. Die Zeit, Dauer und Architektur (d. h. die zeitliche Abfolge der Schlafstadien; das sogenannte Hypnogramm) des Schlafs werden durch die Wechselwirkung eines circadianen und eines homöostatischen Prozesses bestimmt. Diese Wechselwirkung erlaubt es dem gesunden Menschen, während des Tags durchgehend wach und leistungsfähig zu sein und während der Nacht zu schlafen. Der **circadiane Prozess** äußert sich am auffälligsten im 24-Stunden-Rhythmus der Wach- und Schlafphasen. Bei Säugetieren werden die circadianen Rhythmen – neben dem Schlaf-wach-Rhythmus eine Vielzahl anderer physiologischer Prozesse – durch eine **zentrale Zeituhr** in den **suprachiasmatischen Kernen des Hypothalamus** organisiert und mit dem Licht-Dunkel-Wechsel des 24-Stunden-Tags synchronisiert. Eine Kombination von positiven und negativen Rückkopplungsmechanismen (circadiane Gene) löst eine Sequenz molekularer Signale aus, die sich zu genauen Zeiten während der 24-Stunden-Zyklen wiederholen. Die Aufklärung der molekularen Vorgänge, die der circadianen Rhythmik der Zellen zugrunde liegen, wurde 2017 mit dem Nobelpreis für Physiologie oder Medizin ausgezeichnet.

Der **homöostatische Aspekt** der Schlaf-wach-Regulation bezieht sich auf den Schlafdruck oder ein Schlafdefizit, das sich während der Wachzeit aufbaut und im Schlaf wieder abgebaut wird. Der homöostatische Prozess trägt neben der inneren Uhr zur Schlafbereitschaft bei. Eine Nacht ohne Schlaf, eine Verkürzung der Schlafzeit über mehrere Nächte (Schlafrestriktion) und eine selektive Unterdrückung des Tiefschlafs (z. B. durch Lärmreize unter der Weckschwelle) führen zu einer Erhöhung der Schlafbereitschaft. Diese äußert sich durch eine subjektive Erhöhung der Tagesschläfrigkeit (➤ Abb. 10.2), eine Verkürzung der Einschlafzeit, eine Erhöhung des Tiefschlafanteils und eine Reduktion der Aufwachreaktionen und der Wachdauer während der nachfolgenden Schlafepisode. Eine Verlängerung der Bettzeit oder Nickerchen während des Tages wirken sich gegenteilig auf die Schlafkontinuität während der Nacht aus.

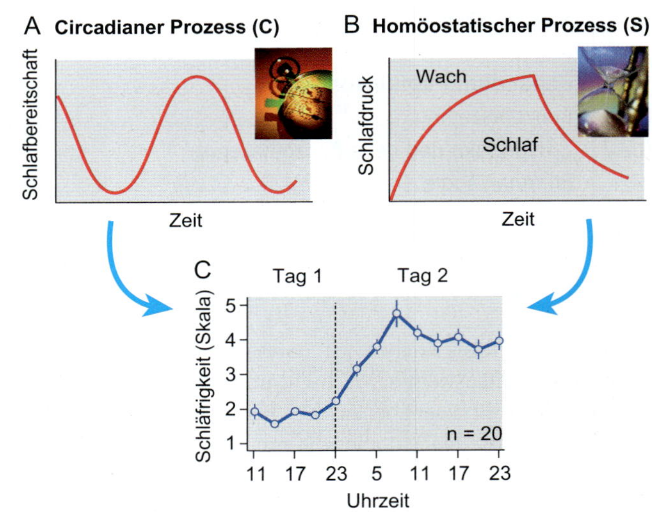

Abb. 10.2 Schlaf-wach-Regulation.
Wachzustand und Schlaf werden durch das Wechselspiel zwischen einem circadianen Prozess und einem homöostatischen Prozess reguliert (Zwei-Prozess-Modell nach Borbély, 1982).
A) Der circadiane Prozess (C) spiegelt die innere Uhr wider.
B) Der homöostatische Prozess (S) ist ein Sanduhr-ähnlicher Prozess. Der Schlafdruck wird im Wachzustand zunehmend größer. Der akkumulierte Schlafdruck kann nur im Schlaf abgebaut werden. Um gegen Abend wach zu bleiben, wird dem Schlafdruck vorerst ein Wachheitssignal des circadianen Prozesses entgegengesetzt.
C) Wenn die Wachzeit über die normale Bettzeit (z. B. 23 Uhr) hinaus verlängert wird (Schlafentzug), steigt die Schläfrigkeit an. Das Maximum am Morgen nach dem Schlafentzug und die Erhöhung der Schläfrigkeit am Tag nach einer Nacht ohne Schlaf spiegeln die Interaktion der beiden schlafregulierenden Prozesse wider.

Neuronale Grundlagen der Schlaf-wach-Regulation

Wachsein und Schlaf werden nicht durch ein einzelnes Neurotransmitter- oder Neuromodulator-System kontrolliert, sondern durch **vielfältige Kontrollsysteme.** Zahlreiche Hirnregionen und die Zellen verschiedener Neuronengruppen, die zum Teil tief im Innern des Gehirns liegen, sind an der Schlaf-wach-Regulation beteiligt und spielen für die Aktivität des Cortex eine wichtige Rolle. Subcorticale und corticale Zellverbände modulieren die Aktivität des Vorderhirns, indem sie die corticale Erregbarkeit und die Weiterleitung sensorischer Informationen zu Thalamus und Hirnrinde steuern.

Die wichtigsten exzitatorischen und inhibitorischen Neurotransmitter, **Glutamat** und **GABA,** bilden vermutlich das Rückgrat der Schlaf-wach-Regulation. Daneben wird die Qualität der Wachheit sowie des NREM- und REM-Schlafs durch die Aktivität verschiedener **Neuronengruppen** moduliert. Einige Zellgruppen zeigen im Wachzustand die höchste Entladungsrate und erhöhen kurz vor dem Aufwachen ihre Feuerungsaktivität. Dazu gehören der Locus coeruleus, der Noradrenalin enthält, serotoninhaltige Zellen der Raphekerne, acetylcholinhaltige Zellen der Mittelhirnhaube und des basalen Vorderhirns sowie Kerngebiete des Hypothalamus, die Histamin und Hypocretin (auch als Orexin bekannt) als Neurotransmitter verwenden. Diese Neuronengruppen gelten als Kerngebiete des aufsteigenden Wecksystems und verbinden über verschiedene Nervenbahnen den Thalamus, die gesamte Großhirnrinde und weitere Hirnregionen. Gemeinsam unterstützen sie die Erregbarkeit corticaler Neuronen und verhindern die langsamen rhythmischen Entladungsmuster, die den NREM-Schlaf kennzeichnen.

Beim Einschlafen sinken die Entladungsraten der meisten monoamin- und acetylcholinhaltigen modulatorischen Neuronen des Hirnstamms, Hypothalamus und basalen Vorderhirns. Es ist unklar, wodurch der NREM-Schlaf eingeleitet wird. Möglicherweise spielt dabei der inhibitorische Neuromodulator Adenosin eine wichtige Rolle. Beim Übergang vom Wachzustand zum Schlaf kann die physiologische Wirkung von GABA, dessen Wirkung primär über $GABA_A$-Rezeptoren vermittelt wird, beobachtet werden. GABAerge Neuronen im Thalamus werden bei zunehmender Schläfrigkeit aktiviert und beginnen, den Zugang von Signalen zu hemmen, die im Wachzustand normalerweise den cerebralen Cortex erreichen. Die Aktivierung thalamischer GABA-Neurone ist aus dem Auftreten der Schlafspindeln ersichtlich, die im EEG v. a. während der Schlafphase N2 beobachtet werden können (➤ Abb. 10.1). Die Schlafspindeln werden im Thalamus hervorgerufen und durch synchrone Aktivität über exzitatorische Verbindungen zwischen Thalamus und Cortex generiert. Im tiefer werdenden Schlaf (N3) werden die Spindeln durch langsame δ-Wellen ersetzt. Die δ-Wellen treten auf, wenn das Membranpotenzial thalamo-corticaler Netzwerke negativer wird als während der Schlafspindeln.

Der REM-Schlaf weist sowohl Eigenschaften des Schlafs als auch der Wachheit auf und wird deshalb manchmal als „paradoxer Schlaf" bezeichnet. Zellen im Hypothalamus, die melaninkonzentrierendes Hormon als Neurotransmitter ausbilden, unterdrücken die Aktivität der noradrenalin- und serotoninhaltigen Kerngebiete im Hirnstamm vollständig und ermöglichen damit das Auftreten des REM-Schlafs. Daneben sind acetylcholin- und glutamathaltige Neuronen im Hirnstamm und basalen Vorderhirn im REM-Schlaf mindestens so aktiv wie während des Wachseins. Die Aktivität dieser Zellen unterliegt der Aktivierung des Cortex und dem Auftreten der schnellen Augenbewegungen sowie der Muskelatonie.

10.2 Behandlung von Insomnien

Schlaf-wach-Störungen sind ein weitverbreitetes Phänomen. Sie treten häufig als Begleitsymptome organischer Erkrankungen (Herz-, Lungenerkrankungen, Schmerz), bei nahezu allen psychiatrischen Störungen und bei Einnahme und Abusus von bestimmten Medikamenten und Alkohol auf oder sind umgebungsbedingt (z. B. durch Schichtarbeit und Jetlag). Falls keine solchen Ursachen vorliegen, spricht man von primären Schlaf-wach-Störungen. Sie äußern sich hauptsächlich als **Ein- und Durchschlafprobleme,** übermäßige **Tagesschläfrigkeit** und/oder **ungewöhnliche Verhaltensvorgänge während bestimmter Phasen des Schlafs** oder im Zusammenhang mit dem Schlaf.

Häufig sind auch kurze und wiederholt auftretende Atempausen während des Schlafs **(Schlafapnoe).** Sie verursachen Weckreaktionen, die vom Schläfer oft unbemerkt bleiben, aber den Schlaf erheblich stören und zu erhöhter Schläfrigkeit und reduzierter Leistungsfähigkeit führen. Die wirksamste Therapie der Schlafapnoe beruht auf einer nächtlichen Überdruckbeatmung (Continuous Positive Airway Pressure, CPAP). Die pharmakologische Behandlung von schlafassoziierten Atmungsstörung spielt noch eine untergeordnete Rolle und wird deshalb hier nicht besprochen.

Obwohl die komplexen Kontrollsysteme der Schlaf-wach-Regulation noch nicht genügend erschlossen sind, um eine kausale Therapie der Schlaf-wach-Störungen zu ermöglichen, bilden die beschriebenen neuronalen Mechanismen eine gute Grundlage, um die hauptsächlichen Wirkungen von Schlaf-wach-Therapeutika zu verstehen.

Bei etwa 10 % der erwachsenen Bevölkerung wird eine anhaltende (über 3 Wochen bestehende) Schwierigkeit, den Schlaf einzuleiten oder aufrechtzuerhalten, angegeben. Die **Schlaflosigkeit (Insomnie)** führt zu einer deutlichen Beeinträchtigung der Schlaf- und Lebensqualität (im Alter zunehmend). Insomnien umfassen **Ein- und Durchschlafstörungen, Früherwachen** und **Schlafunterbrechungen.** Eine persistente primäre Insomnie ist ein Risikofaktor für das Auftreten einer Depression. Insomnien können zahlreiche **Ursachen** zugrunde liegen.

10

Als **Therapie** der ersten Wahl bei chronisch primärer Insomnie werden **Schlafrestriktion** zur Erhöhung des homöostatisch regulierten Schlafdrucks und die **kognitive Verhaltenstherapie** empfohlen. Falls diese Ansätze nicht ausreichen und nachdem eventuell vorliegende Grunderkrankungen behandelt wurden, kann eine medikamentöse Therapie mit **Hypnotika (Schlafmitteln)** angezeigt sein (➤ Tab. 10.1). Schlafmittel sollen jedoch als unterstützende, vorerst auf zehn Tage limitierte Therapie verordnet und beim Ausbleiben einer Besserung wieder evaluiert werden. Bei intermittierenden Schlafstörungen ist die Verwendung von Hypnotika in 4–6 Nächten pro Monat vertretbar. Diese Richtlinien gelten unabhängig

Tab. 10.1 Medikamente, die zur Pharmakotherapie der primären Insomnie eingesetzt werden (vereinfacht nach: Nissen et al. 2014; Landolt & Werth, 2021.)

Wirkstoff	Handelsname	Dosisbereich (mg/Tag bei Erwachsenen)	Effektive Halbwertszeit (h)	Hinweise zur Verwendung
Zugelassen für isolierte Schlafstörung				
Benzodiazepine				
Triazolam	Halcion®	0,125–0,25	2–5	Insbesondere bei Einschlafstörungen
Lormetazepam	Noctamid® (D), Loramet® (CH)	0,5–2	8–16	
Temazepam	Planum® (D), Normison® (CH)	10–20	8–20	
Flunitrazepam	Rohypnol®	0,5–2	10–30	
Nitrazepam	Mogadan® (D), Mogadon® (CH)	5–10	20–48	
Flurazepam	Dalmadorm®	15–30	50–200	
Z-Hypnotika[1]				
Zolpidem	Stilnox®	5–10	2–4	Warnung bei komplexen Schlafstörungen
Zopiclon	Ximovan® (D) Imovane® (CH)	3,5–7,5	5–6	
Melatonin-Rezeptor-Agonisten				
Melatonin	Circadin®	1–5	3–4	Bei Patienten über 55 Jahre
Tasimelteon	Hetlioz® (D)	20	1–2	Behandlung des Nicht-24-Stunden-Schlaf-wach-Syndroms bei blinden Patienten
Antidepressiva				
Doxepin	Aponal® (D)	10–150	8–24 (Metabolit: 33–81)	
Nicht zugelassen für isolierte Schlafstörung				
Benzodiazepine				
Clonazepam	Rivotril®	0,5–3	30–40	
Diazepam	Generika (D), Valium®, Generika (CH)	5–20	30–100 (aktive Metaboliten)	Kumulationsgefahr
Antihistaminika				
Doxylamin	Sedaplus® (D), Sanalepsi® (CH)	25–50	3–6	Nur Kurzzeitbehandlung
Diphenhydramin	Sediat® (D), Benocten® (CH)	25–50	3–9	Nur Kurzzeitbehandlung
Antidepressiva				
Trazodon	Trazodon® (D), Trittico® (CH)	25–150	5–8	Insomnie bei Depression
Amitriptylin	Saroten®	25–150	10–28	Insomnie bei Depression
Trimipramin	Stangyl® (D), Surmontil® (CH)	10–150	15–40	Insomnie bei Depression
Mirtazapin	Generika (D), Remeron® (CH)	7.5–30	20–40	Insomnie bei Depression
Antipsychotika				
Quetiapin	Seroquel®	25–50	7–12	Bei psychiatrischer Komorbidität, komplexes UAW-Profil

[1] Chemisch keine Benzodiazepine, wirken aber über die Benzodiazepin-Bindungsstelle am $GABA_A$-Rezeptor.

von der Wahl des Hypnotikums. Die Verabreichung eines Hypnotikums birgt eine Reihe von **unerwünschten Arzneimittelwirkungen,** z. B. Hang-over-Effekte mit verminderter psychomotorischer Leistungsfähigkeit und Reaktionsbereitschaft (Verkehr!), Schläfrigkeit, Schwindel, bei längerem Gebrauch auch Ataxie. Im Alter bedürfen Hypnotika häufig einer Dosisverminderung aufgrund einer verlangsamten Eliminationskinetik, eines erhöhten Verteilungsvolumens und einer erhöhten Sturzneigung aufgrund von Muskelrelaxation und Ataxie. Relative **Kontraindikationen** für Hypnotika sind gleichzeitiger Alkoholgenuss (Verstärkung der zentralnervösen Wirkung von Alkohol), Alkoholmissbrauch, schwere Leber- und Nierenschäden sowie Schlafapnoe.

10.2.1 Benzodiazepine

Der inhibitorische Neurotransmitter GABA spielt eine bedeutsame Rolle für die physiologische Schlafregulation und medikamentöse Schlafinduktion. Medikamente, welche die Wirkung von GABA am $GABA_A$-Rezeptor verstärken, greifen zugunsten einer Verstärkung

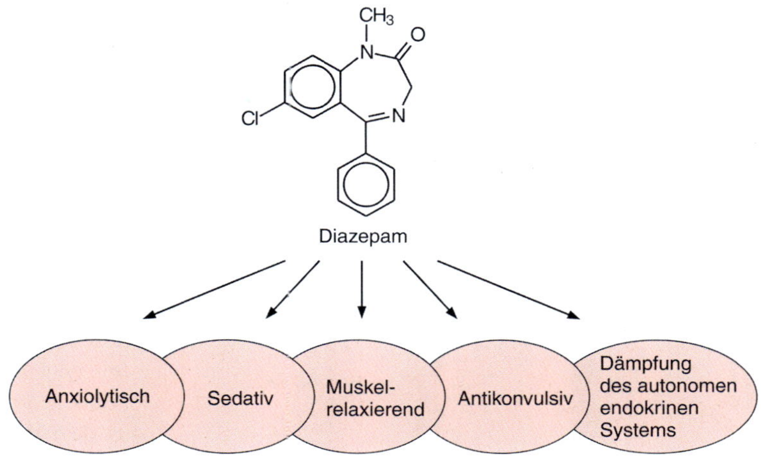

Abb. 10.3 Diazepam, das prototypische Benzodiazepin.
Zusammenfassung des pharmakologischen Spektrums der Benzodiazepine. Therapeutische Indikationen und chemische Strukturen verschiedener Benzodiazepine sind in ➤ Tab. 10.1 sowie ➤ Tab. 14.7 dargestellt.

der inhibitorischen Neurotransmission in die Balance zwischen erregender und hemmender Neurotransmission im Gehirn ein.

Der Ausdruck Benzodiazepin bezieht sich auf die chemische Struktur eines heterozyklischen Ringsystems, das dieser Klasse von Medikamenten ihren Namen gegeben hat (Prototyp Diazepam*), wobei die zwei Stickstoffatome meistens in Position 1 und 4 (1,4-Benzodiazepin) lokalisiert sind (➤ Abb. 10.3, ➤ Tab. 14.7). Mehr als ein Dutzend Benzodiazepine sind in klinischer Anwendung (➤ Tab. 10.1, ➤ Tab. 14.7). Diese Medikamente zeigen einen gemeinsamen Wirkmechanismus: Durch ihre Bindung an eine modulatorische Stelle, die am $GABA_A$-Rezeptor lokalisiert ist, wirken sie als allosterische agonistische Modulatoren des $GABA_A$-Rezeptors (➤ Abb. 10.4). Die Liganden der Benzodiazepin-Bindungsstelle umfassen nicht nur Benzodiazepine, sondern auch strukturell andersartige Medikamente, z. B. Zolpidem (➤ Abb. 10.6). Ein wichtiges Kriterium zur Definition von Liganden der Benzodiazepin-Bindungsstelle ist die Aufhebung ihrer Wirkung durch den Benzodiazepin-Antagonisten Flumazenil* (➤ Kap. 14.7.2).

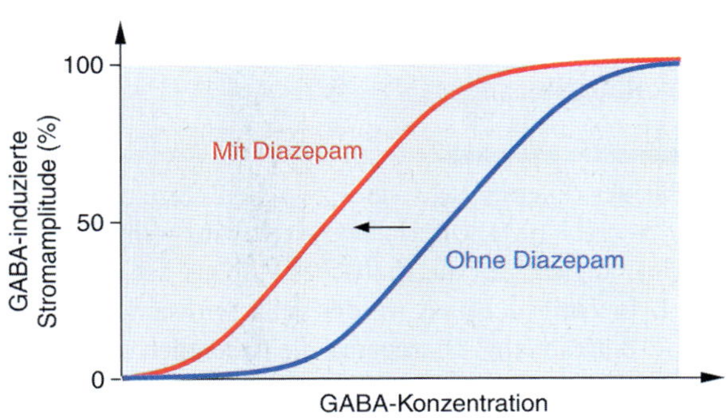

Abb. 10.4 Verstärkung der GABA-Wirkung am $GABA_A$-Rezeptor durch ein Benzodiazepin.
In der Anwesenheit eines Benzodiazepins (z. B. Diazepam) wird die Dosis-Wirkungs-Kurve der Signalgebung durch GABA nach links verschoben. Die Wirkung der Benzodiazepine ist aktivitätsabhängig und selbstlimitierend: In Abwesenheit von GABA sind die Benzodiazepine unwirksam (linkes unteres Ende der Kurven); bei mittleren GABA-Konzentrationen wird die GABA-Antwort durch ein Benzodiazepin verstärkt. Wenn die synaptische GABA-Antwort jedoch maximal ist, wird sie durch Benzodiazepine nicht weiter über das physiologische Maximum hinaus verstärkt (oben rechts). Schematische Darstellung von Messungen an Neuronen in Zellkultur.

Wirkung der Benzodiazepine am $GABA_A$-Rezeptor

$GABA_A$-Rezeptoren sind Membranproteine, die zur Klasse der ligandgesteuerten Ionenkanäle zählen (➤ Abb. 10.5). Die Bindung von GABA an den Rezeptor führt zur Öffnung des Ionenkanals. Durch den Einstrom von Chloridionen wird die postsynaptische Nervenzelle weniger empfindlich gegenüber exzitatorischen Einflüssen, die durch den Einstrom von Na^+- oder Ca^{2+}-Ionen gekennzeichnet sind. Die Wirkung von GABA im synaptischen Spalt wird beendet durch die Aufnahme von GABA in die präsynaptische Nervenendigung über selektive GABA-Transporter. Die Mehrzahl der Benzodiazepin-sensitiven $GABA_A$-Rezeptoren besteht aus zwei α-Untereinheiten (häufig α_1), zwei β-Untereinheiten (häufig β_2 oder β_3) und einer γ_2-Untereinheit. Unterschiedliche Populationen von Nervenzellen sind durch spezifische $GABA_A$-Rezeptor-Subtypen charakterisiert. Die klassischen Benzodiazepine differenzieren nicht zwischen $GABA_A$-Rezeptor-Subtypen.

Die Bindung eines Benzodiazepins an die Benzodiazepin-Bindungsstelle von $GABA_A$-Rezeptoren verstärkt die GABAerge Hemmung infolge einer Erhöhung der Öffnungsfrequenz des GABA-gesteuerten Ionenkanals. Dieser Effekt entspricht einer Zunahme der Affinität von GABA für den Rezeptor, die sich in einer Linksverschiebung der Dosis-Wirkungs-Kurve für GABA widerspiegelt (➤ Abb. 10.4). In Anwesenheit eines Benzodiazepins können daher bei gleichbleibender GABA-Konzentration mehr Rezeptoren für die GABA-Wirkung rekrutiert werden als in Abwesenheit des Medikaments. In Analogie zum Bremssystem eines Autos stellen die Benzodiazepine den Servomechanismus dar, der die Bremswirkung von GABA verstärkt.

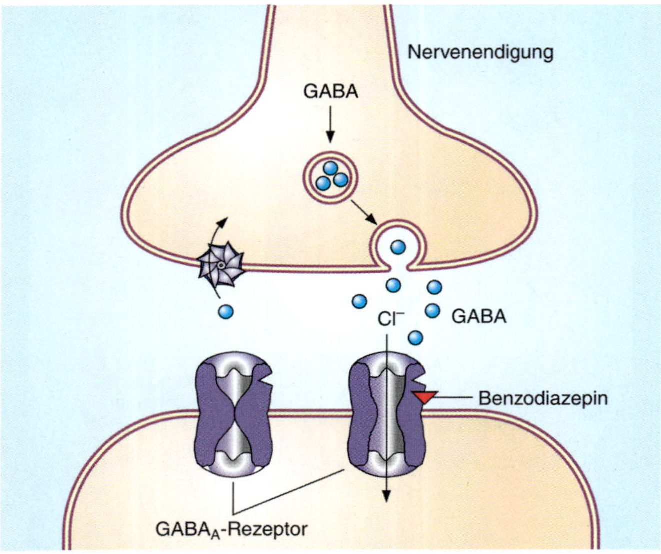

Abb. 10.5 GABAerge Synapse und Benzodiazepine.
Nach der Freisetzung aus der GABAergen Nervenendigung aktiviert der Neurotransmitter GABA die in der postsynaptischen Membran lokalisierten GABA$_A$-Rezeptoren. Sie stellen GABA-gesteuerte Chloridkanäle (Cl^-) dar, deren Signalgebung in der Anwesenheit eines Benzodiazepins verstärkt ist. Die Bindung eines Benzodiazepins an den Rezeptor bleibt unwirksam, solange der GABA$_A$-Rezeptor nicht durch GABA aktiviert wird. Die Wirkung von GABA wird durch seine Wiederaufnahme in die GABAerge Nervenendigung über GABA-Transporter beendet. Die Benzodiazepin-Bindungsstelle am GABA$_A$-Rezeptor war ursprünglich als Benzodiazepin-Rezeptor entdeckt worden (vgl. ➤ Abb. 2.16). (Nach: Möhler und Okada 1977; Möhler 2011.)

Abhängig von ihrer chemischen Struktur (➤ Tab. 14.7) können individuelle Benzodiazepine stark in ihrer Potenz (halbmaximale Dosis zur Erreichung eines therapeutischen Effekts) und damit in den therapeutisch erforderlichen Dosen differieren. Die Potenz der Benzodiazepine ist weitgehend durch die Affinität zur Benzodiazepin-Bindungsstelle bestimmt. Je höher die Affinität eines bestimmten Benzodiazepins, desto geringer ist im Allgemeinen die Dosis, die für einen halbmaximalen Effekt benötigt wird.

Aktivitätsabhängige Wirkung der Benzodiazepine

10

Angesichts der nahezu ubiquitären Verteilung von GABA$_A$-Rezeptoren im Gehirn ist es erstaunlich, dass die Benzodiazepine spezifische Wirkungen auslösen. Eine Erklärung wird durch die Aktivitätsabhängigkeit und die Selbstlimitierung der Benzodiazepinwirkung gegeben (➤ Abb. 10.4).

Die Benzodiazepin-induzierte Modulierung des Rezeptors kommt nur in den jeweils aktiven GABAergen Synapsen zum Tragen, in denen die Rezeptoren durch GABA stimuliert werden. Innerhalb der GABA-aktivierten Synapsen ist die Intensität der Benzodiazepinwirkung jedoch nicht einheitlich. In Synapsen, die eine niedrige Konzentration von GABA enthalten, ist die Verstärkung des GABA$_A$-Rezeptors durch Benzodiazepine sehr viel stärker ausgeprägt als in Synapsen, in denen die GABA$_A$-Rezeptoren durch eine hohe Konzentration von GABA nahezu maximal aktiviert sind (➤ Abb. 10.4). Damit wird die Benzodiazepinwirkung durch den Funktionszustand des jeweiligen neuronalen Schaltkreises bestimmt.

Während Benzodiazepine eine schwache GABA-Antwort verstärken, wird eine starke GABA-Antwort nicht über das physiologische Maximum hinaus verstärkt (Selbstlimitierung) (➤ Abb. 10.4). Diese Qualität der Wirkung erklärt vermutlich, warum die Wirkung der Benzodiazepine selbst bei hohen Dosen nicht lebensbedrohlich ist (es sei denn in Kombination mit anderen Sedativa). Diese Eigenschaft unterscheidet die Benzodiazepine von Medikamenten wie Barbituraten, die – zusätzlich zur allosterischen Wirkung am Rezeptor – in höheren Dosen in der Lage sind, den GABA$_A$-Rezeptor selbst zu aktivieren und somit eine zusätzliche GABA-unabhängige sedierende Wirkung auszulösen.

Eine Spezifizierung der Benzodiazepinwirkung ergibt sich auch aus dem dosisabhängigen Ausmaß der Besetzung von GABA$_A$-Rezeptoren mit Benzodiazepinen. Anxiolytische Wirkungen werden schon mit niedrigen Dosen von Benzodiazepinen ausgelöst, während höhere Dosen für die muskelrelaxierende und hypnotische Wirkung erforderlich sind und sehr hohe Dosen zur Unterdrückung eines Status epilepticus notwendig werden.

Hypnotische Wirkung

Die hypnotische Wirkung von Benzodiazepinen und Analoga beruht auf der Reduktion der Sensitivität und Reaktivität gegenüber externen Reizen. Ihre schlafanstoßende Wirkung ist durch eine gute Evidenz belegt. Bei der pharmakologischen Behandlung der Insomnie (➤ Tab. 10.1) werden Benzodiazepin-Hypnotika mit unterschiedlicher Wirkdauer eingesetzt. Kurz wirksame Medikamente sind bei Einschlafstörungen zur Verkürzung der Schlaflatenz geeignet. Substanzen mit einer längeren Halbwertszeit werden für einen anhaltenden Schlaf während der gesamten Nacht verwendet. Die sedativen Eigenschaften der Benzodiazepine werden auch zur Prämedikation vor der Induktion einer Anästhesie eingesetzt (➤ Kap. 9).

Pharmakokinetik

Die Wirkdauer differiert sehr stark zwischen einzelnen Benzodiazepinen (➤ Tab. 10.1). Die Halbwertszeit wird weitgehend durch die Geschwindigkeit des metabolischen Abbaus des Medikaments bestimmt. In einigen Fällen werden lang wirksame Metaboliten gebildet (z. B. Desmethyl-Diazepam), die wesentlich zur Wirkdauer beitragen.

Unterschiede in der Halbwertszeit sind von therapeutischer Bedeutung. Das Absetzen soll ausschleichend erfolgen.

Unerwünschte Arzneimittelwirkungen

Neben den anderen unerwünschten Arzneimittelwirkungen von Hypnotika besitzen Benzodiazepin- und Z-Hypnotika ein Potential zur Entwicklung von **Toleranz** und **Abhängigkeit.**

10.2.2 Z-Hypnotika und neue Benzodiazepin-Pharmakologie

Variationen in der Zusammensetzung der $GABA_A$-Rezeptor-Untereinheiten ergeben Rezeptor-Subtypen mit unterschiedlicher neuronaler Verteilung und funktionellen Eigenschaften. Für eine Differenzierung der pharmakologischen Wirkung erwies sich der Typ der α-Untereinheit als entscheidend. $GABA_A$-Rezeptoren mit der α_1-Untereinheit sind für die sedierende Wirkung der Benzodiazepine verantwortlich. Die Z-Hypnotika Zolpidem und Zopiclon* (➤ Abb. 10.6) besitzen eine präferentielle Affinität für diesen Rezeptorsubtyp.

$GABA_A$-Rezeptoren mit der α_2-Untereinheit vermitteln die tranquilisierende Wirkung der Benzodiazepine. Von Interesse sind auch $GABA_A$-Rezeptoren mit der α_5-Untereinheit, die v. a. im Hippocampus exprimiert sind. Liganden, welche die GABA-Wirkung an diesen Rezeptoren partiell abschwächen, sogenannte partielle inverse Agonisten (➤ Kap. 14), verbessern Lern- und Gedächtnisprozesse. Diese Wirkung könnte für eine Verbesserung kognitiver Defizite, z. B. bei Demenzerkrankungen, von Bedeutung sein.

10.2.3 Melatonin-Rezeptor-Agonisten

Melatonin, ein Serotonin-Derivat, ist ein Hormon der Zirbeldrüse, dessen Sekretion lichtgesteuert während des Tages tief und während der Nacht hoch ist. Die Melatonin-Rezeptoren, MT1 und MT2 (G-Protein-gekoppelte Rezeptoren), sind besonders im Nucleus suprachiasmaticus des Hypothalamus hoch exprimiert und wirken bei der circadianen Regulation des Schlaf-wach-Rhythmus mit. Melatonin-Rezeptor-Agonisten stellen eine neuere Klasse von Hypnotika dar, v. a. wenn der Schlaf-wach-Störung eine circadiane Rhythmusstörung zugrunde liegt. Wegen der geringeren schlafanstoßenden Wirksamkeit als GABA-erge Hypnotika wird Melatonin bei chronischer Insomnie normalerweise nicht empfohlen. In den USA und Kanada ist Melatonin als Nahrungsergänzungsmittel erhältlich. Es wird jedoch rasch metabolisiert und besitzt eine sehr kurze Plasma-Halbwertszeit (Minuten). In Retard-Form (2 mg; Circadin®) ist Melatonin jedoch als Schlafmittel für ältere Personen (> 55 Jahre) mit reduzierter Melatoninausschüttung zugelassen. Für die Anwendung von Melatonin bei Jetlag oder Schichtarbeit existieren wenige gut kontrollierte Studien.

Selektive MT1- und MT2-Rezeptor-Agonisten wie **Ramelteon** (in den USA zugelassen als Rozerem®) und **Tasimelteon** (Hetlioz®) werden bei Einschlafstörungen eingesetzt. Für Ramelteon (➤ Kap. 10.6) ist kein Abhängigkeitspotential bekannt. Tasimelteon wird bei völlig blinden Erwachsenen zur Behandlung des Nicht-24-Stunden-Schlaf-wach-Syndroms angewendet.

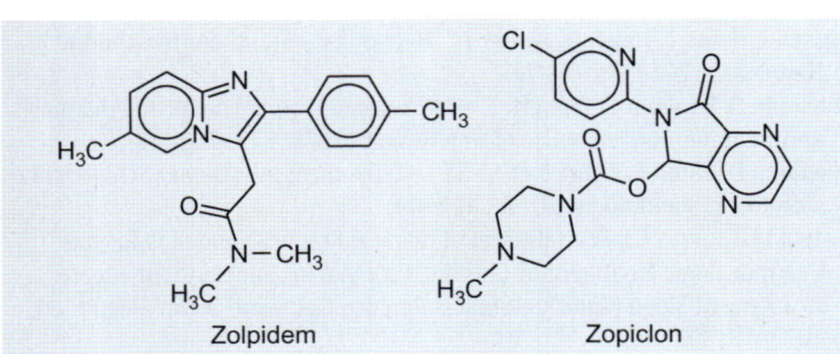

Abb. 10.6 Chemische Strukturen der Z-Hypnotika.

10.2.4 Orexin-Rezeptor-Antagonisten

Orexin-(Hypocretin-)produzierende Neurone im Hypothalamus stabilisieren sowohl den Wachzustand als auch den Schlaf. Orexin-Rezeptor-Antagonisten mit unterschiedlicher Affinität an Orexin-1- (OX1) und Orexin-2-Rezeptoren (OX2) stellen möglicherweise eine vielversprechende neue Klasse von Hypnotika dar. Der DORA (Dual Orexin-Rezeptor Antagonist) Suvorexant (Belsomra®), der sowohl OX1- als auch OX2-Rezeptoren blockiert, ist in den USA und in Japan zur Behandlung von Ein- und Durchschlafstörungen zugelassen. In Bezug auf unerwünschte Arzneimittelwirkungen wurde Suvorexant wie Benzodiazepine klassifiziert. Verschiedene Orexin-Rezeptor-Antagonisten befinden sich in fortgeschrittener klinischer Prüfung. Präklinische Befunde deuten darauf hin, dass DORAs und insbesondere selektive OX2-Rezeptor-Antagonisten weniger unerwünschte Arzneimittelwirkungen als die herkömmlichen Hypnotika bzw. Sedativa (z. B. nicht-physiologisches Schlafmuster, Tagesschläfrigkeit und allgemeine Sedierung, kognitive Beeinträchtigung, Interaktionen mit anderen Pharmaka und Alkohol, Gleichgewichtsstörungen, Abhängigkeitspotential) aufweisen könnten. Diese Hinweise müssen beim Menschen jedoch noch überprüft werden. Bei Narkolepsie ist Suvorexant kontraindiziert, da sie auf einem Defizit des Orexin-Systems beruht.

10.2.5 Weitere Sedativa und Hypnotika

In der Vergangenheit sind zahlreiche Substanzen mit unterschiedlichen Strukturen als Sedativa und Hypnotika verwendet worden. Ihre therapeutische Bedeutung ist heute – nicht zuletzt aufgrund der Unspezifität ihrer Wirkung – gering.

Barbiturate

Barbiturate üben durch einen doppelten Angriffspunkt eine unspezifische Hemmung von Gehirnfunktionen aus. Sie hemmen die exzitatorische Neurotransmission und verstärken die GABAerge inhibitorische Neurotransmission. Barbiturate haben mit den Benzodiazepinen die Fähigkeit gemeinsam, die Wirkung von GABA am $GABA_A$-Rezeptor zu verstärken. Barbiturate binden jedoch an eine andere Bindungsstelle des $GABA_A$-Rezeptors. Darüber hinaus besitzen sie nicht nur eine allosterisch modulierende Wirkung (wie die Benzodiazepine), sondern aktivieren bei höheren Dosen den $GABA_A$-Rezeptor direkt auch in Abwesenheit des Neurotransmitters GABA. Diese GABA-unabhängige Wirkung ist vermutlich der Grund dafür, dass Barbiturate (aber nicht Benzodiazepine) eine Sedierung bis hin zu Bewusstlosigkeit (Anästhesie) und Tod (Atemdepression und Herzstillstand) auslösen können.

Unerwünschte Arzneimittelwirkungen

Die unerwünschten Arzneimittelwirkungen der Barbiturate umfassen die Induktion von Cytochrom-P_{450}-Enzymen in der Leber und die Entwicklung von Toleranz und Abhängigkeitssymptomen. Aufgrund der Toxizität bei höheren Dosen werden Barbiturate nicht mehr als Tranquilizer und als Hypnotika verwendet. Barbiturate werden jedoch für spezifische Indikationen eingesetzt, wie z. B. die antikonvulsive Wirkung von Phenobarbital (➤ Kap. 11) und die narkotische Wirkung von Thiopental und Methohexital (➤ Kap. 9).

Antihistaminika mit hypnotischer Wirkung

Antagonisten an Histamin-H_1-Rezeptoren, die nach Überwindung der Blut-Hirn-Schranke im ZNS eine wirksame Konzentration erreichen (z. B. Diphenhydramin), verursachen typischerweise eine **Tagesschläfrigkeit.** Promethazin (Atosil®), ein aus H_1-Antihistaminika entwickeltes Phenothiazin (➤ Kap. 6 und ➤ Kap. 14), sowie die sedierenden H_1-Antihistaminika Diphenhydramin (Sediat®) und Doxylamin (Sedaplus®) werden aufgrund ihrer sedativ-hypnotischen Wirkung teilweise als Schlafmittel verwendet. Wegen ihrer beschränkten Wirksamkeit, des schnellen Wirkungsverlusts und der anticholinergen unerwünschten Arzneimittelwirkungen wird der Einsatz von Antihistaminika als Hypnotika nach europäischen Richtlinien jedoch nicht empfohlen.

Unerwünschte Arzneimittelwirkungen

Infolge ihrer parasympatholytischen Wirkkomponente werden als unerwünschte Arzneimittelwirkungen Mundtrockenheit, Miktionsstörungen und Obstipation beobachtet.

Sedierende Antidepressiva

10

Aufgrund der Gefahr von unerwünschten Arzneimittelwirkungen und Toleranzentwicklung bei Benzodiazepinen, Z-Hypnotika und Antihistaminika hat sich bei **schweren chronischen Schlafstörungen** der Einsatz sedierender Antidepressiva etabliert. Dabei handelt es sich meist um Off-Label-Anwendungen. Niedrig dosiertes **Doxepin,** ein trizyklisches Antidepressivum mit hoher Affinität am H_1-Rezeptor, ist bei isolierten Schlafstörungen zugelassen. **Mirtazapin,** ein tetrazyklisches Antidepressivum mit sowohl antihistaminergen als auch antiserotonergen Eigenschaften, verbessert den Schlaf bei Patienten mit Depression und comorbider Insomnie.

Weitere Antidepressiva mit verbreiteter Anwendung bei Schlafstörungen sind **Amitriptylin, Trazodon und Trimipramin**. Amitriptylin und Trimipramin haben anticholinerge und antihistaminerge Wirkungen. Trazodon ist ein Serotonin-Wiederaufnahme-Hemmer sowie ein 5-$HT_{2A/C}$-Rezeptor-Antagonist. Da sie nicht als Hypnotika zugelassen sind, existieren praktisch keine kontrollierten klinischen Studien, welche die Wirksamkeit und Unbedenklichkeit von sedierenden Antidepressiva bei der Behandlung von Insomnien belegen. Da diese Substanzen bei der Pharmakotherapie von Schlafstörungen generell niedrig dosiert und kurzzeitig angewandt werden, erscheint ihre Verträglichkeit meist akzeptabel.

Antipsychotika

Wie die der Antidepressiva beruht die sedierende Wirkung von Antipsychotika auf dem Antagonismus gegenüber wach-stimulierenden Neurotransmittern. Typische **Neuroleptika** blockieren Dopamin D_2-Rezeptoren. Daneben besitzen sie jedoch eine Vielzahl weiterer pharmakologischer Eigenschaften, wie z. B. ein unterschiedliches Maß an H_1-, M_1- und α_1-Rezeptor-Antagonismus. Aufgrund dieser Eigenschaften können sie eine **stark sedierende Wirkung** entfalten.

Quetiapin ist eine antipsychotisch wirksame Substanz, die regelmäßig off-label bei Insomnie und anderen Schlafstörungen verschrieben wird. Wegen der hohen Affinität zum H_1-Rezeptor sind für die hypnotische Wirkung 25–50 mg ausreichend, während für eine antipsychotische Wirksamkeit Dosen von 150–750 mg benötigt werden. Wegen des Fehlens einer Evidenz für die hypnotische Wirksamkeit und der zum Teil schwerwiegenden unerwünschten Arzneimittelwirkungen selbst bei geringen Dosen sind Antipsychotika außer **bei psychiatrischen Begleiterkrankungen** nicht indiziert und werden zur Behandlung von Insomnien nicht empfohlen.

Pflanzliche Schlafmittel

Es gibt zahlreiche frei verkäufliche Präparate auf pflanzlicher Basis, die angeboten werden. Häufig enthalten sie **Baldrian** und **Hopfen,** einzeln und in Kombination. Die Pharmakodynamik der Phytopharmaka ist komplex und häufig unvollständig verstanden. Baldrian-Präparate enthalten Valerensäure, welche die GABA-Wirkung an $GABA_A$-Rezeptoren verstärkt. Insgesamt liegt bei Baldrian und anderen Produkten kein überzeugender Wirksamkeitsnachweis vor.

WEITERFÜHRENDE LITERATUR

Astori S, Wimmer RD, Lüthi A. Manipulating sleep spindles – expanding views on sleep, memory, and disease. Trends Neurosci, 2013; 36: 738–748.
Holst SC, Werth E, Landolt HP. Pharmakotherapie von Schlaf-Wach-Störungen. Praxis, 2019; 108: 138.
Hoyer D, Allen A, Jacobson LH. Hypnotics with novel modes of action. Br J Clin Pharmacol, 2020; 86: 244–249.
Landolt HP, Werth E. The effects of various pharmacological treatments on sleep. In: Bassetti CL, McNicholas W, Paunio T, Peigneux P. ESRS Sleep Medicine Textbook. 2nd ed. Hoboken: Wiley, 2021: 135–149.
Nissen C, Frase L, Hajak G, Wetter TC. Hypnotika – Stand der Forschung. Nervenarzt, 2014; 85: 67–76.
Riemann D, Baglioni C, Bassetti C et al. European guideline for the diagnosis and treatment of insomnia. J Sleep Res, 2017; 26: 675–700.
Riemann D, Baum E, Cohrs S et al. S3-Leitlinie nicht erholsamer Schlaf/Schlafstörungen. Somnologie, 2017; 21: 2–44.
Sateia MJ, Buysse DJ, Krystal AD et al. Clinical Practice Guideline for the Pharmacologic Treatment of Chronic Insomnia in Adults: An American Academy of Sleep Medicine Clinical Practice Guideline. J Clin Sleep Med, 2017; 13: 307–349.

KAPITEL

11

Jörg Striessnig, Iris Unterberger

Antiepileptika

Cassius: But soft I pray you: what, did Caesar swound?
Caska: He fell downe in the Market-place, and foam'd at mouth, and was speechlesse.
Brutus: Tis very like; he hath the Falling sicknesse.
William Shakespeare: *Julius Caesar*

11.1 Einführung

Epilepsien zählen zu den häufigsten chronisch-neurologischen Erkrankungen, wobei die medikamentöse **Behandlung mit Antiepileptika** ein zentrales Therapiestandbein darstellt. Die **Prävalenz** von Epilepsien beträgt 5–9/1000, die **Neuerkrankungsrate** liegt bei 40–70/100 000 Einwohnern pro Jahr. Prinzipiell können Menschen aller Altersgruppen betroffen sein, wenngleich die Inzidenz altersabhängig ist und durch einen ersten Höhepunkt in den ersten Lebensjahren und einen deutlichen Anstieg ab dem 60. Lebensjahr gekennzeichnet ist. Insgesamt liegt die Wahrscheinlichkeit, im Laufe eines Lebens an Epilepsie zu erkranken, bei 3–4 %.

11.1.1 Epileptische Anfälle, Status epilepticus und Epilepsien

Ein **epileptischer Anfall** ist durch das passagere Auftreten von Zeichen und/oder Symptomen als Folge einer abnormen neuronalen Aktivität des Gehirns definiert. Die klinische Symptomatik ist dabei von der durch die Funktionsstörung betroffenen Gehirnregion abhängig. Sie kann sehr vielfältig sein und u. a. motorische und sensorische Manifestationen, Beeinträchtigungen des Bewusstseins und schließlich tonisch-klonische Anfälle umfassen. **Nicht provozierte Anfälle** werden von **akut symptomatischen Anfällen** unterschieden, die in einem engen zeitlichen Zusammenhang mit einer akuten zerebralen Schädigung oder im Rahmen einer akuten systemischen Krankheitssituation auftreten. **Reflexanfälle** werden durch externe (z. B. Lichtflackern, akustische Eindrücke) oder interne Reize (z. B. Emotionen) ausgelöst. Epileptische Anfälle sind typischerweise **selbstlimitierend.**

Ein anhaltender (≥ 5 Minuten dauernder) epileptischer Anfall oder mindestens 2 Anfälle ohne Wiedererlangung des vorbestehenden neurologischen Befundes werden operational als **Status epilepticus** definiert. Der Status epilepticus gehört zu den häufigsten **neurologischen Notfällen,** der eine **rasche Diagnose** auf der Basis aktueller Diagnosekriterien und eine **unverzügliche Therapie** erfordert, um bei prolongiertem Verlauf auftretende irreversible neuronale Beeinträchtigungen zu verhindern.

Die Internationale Liga gegen Epilepsie definiert **Epilepsie** als eine Erkrankung des Gehirns, die durch eines der folgenden drei Kriterien definiert ist:

1. Auftreten von mindestens zwei nicht provozierten Anfällen oder Reflexanfällen im Abstand von mehr als 24 Stunden.

2. Auftreten eines nicht provozierten Anfalls oder Reflexanfalls verbunden mit einem mindestens 60 %igen Rückfallrisiko (wie z. B. bei bestimmten Gefäßmissbildungen oder Hippocampussklerose).
3. Diagnose eines Epilepsiesyndroms.

Neu geprägt wurde der Begriff der **„überwundenen Epilepsie"** für Patienten mit einem altersabhängigen Epilepsiesyndrom (beispielsweise Absencen-Epilepsie des Kindesalters), die jenseits des entsprechenden Alters sind, und für jene Patienten, die mindestens 10 Jahre anfallsfrei sind und seit mindestens 5 Jahren keine Antiepileptika mehr einnehmen.

11.1.2 Klassifikation

Die Klassifikation der Epilepsien beruht im ersten Schritt **auf den diagnostizierten Anfallstypen**, wie sie in ➤ Abb. 11.1 abgebildet sind.

Basierend auf den **Anfallstypen** werden unterschiedliche **Epilepsieformen** unterschieden. Das sind **fokale, generalisierte, kombiniert generalisierte und fokale** und **unklare Epilepsien** (Scheffer et al., 2017). Weitere Merkmale, wie EEG-Muster, bildgebende Befunde oder das Erkrankungsalter, können in einer speziellen Konstellation auftreten und führen so zur Diagnose spezifischer **Epilepsiesyndrome.** Ein typisches Beispiel dafür ist die **Absencen-Epilepsie des Kindesalters** mit Manifestation im Schulalter und dem charakteristischen EEG-Muster der generalisierten **3-pro-Sekunde-Spike-Wave-Komplexe**.

Zu den wichtigsten **Ursachen** von Epilepsien zählen genetische, strukturelle, metabolische, immunologische, infektiöse und unbekannte Ursachen. Häufig treten sie in Kombination auf. Beispielsweise können Epilepsien als Folge kortikaler Entwicklungsstörungen strukturelle und genetische Ursachen haben.

11.1.3 Das EEG in der Diagnostik epileptischer Anfälle

Das EEG ist die **einzige Zusatzuntersuchung,** mit der die epileptische Genese eines unklaren paroxysmalen neurologischen Ereignisses bewiesen werden kann. Idealerweise zeichnet man ein EEG während eines derartigen Ereignisses auf und findet spezifische – sog. iktale – Veränderungen, wie **Spike-Wave-Komplexe** während einer Absence. Im Intervall zwischen den Anfällen haben interiktale epilepsietypische Potentiale (Spikes, Spike-Waves, Sharp Waves etc.) eine hohe diagnostische Aussagekraft. Zur Verbesserung der Sensitivität des EEG tragen Aktivierungsverfahren wie Hyperventilation, Fotostimulation, Schlaf und Schlafentzug bei. Bei unklaren Attacken ist eine prolongierte Video-EEG-Aufzeichnung über mehrere Tage Goldstandard.

11.1.4 Epileptische Erregungsbildung und -ausbreitung

Epileptische Anfälle entstehen durch eine abnorme Synchronisation der Entladung bestimmter neuronaler Populationen durch ein Ungleichgewicht zwischen neuronaler Hemmung und neuronaler Erregung im Gehirn. Unter **Epileptogenese** versteht man einen Prozess, der durch ein initiales auslösendes epileptogenes Ereignis unterschiedlicher Ursachen getriggert wird. Daraus resultierende pathologische zelluläre und molekulare Veränderungen führen nach einer **unterschiedlich langen Latenzzeit** (je nach Auslöser auch bis zu Jahren) zur Transformation von normalen zu epileptischen neuronalen Kreisen und zum Auftreten nicht-provozierter Anfälle. Wiederholte Anfälle können pathogene Prozesse verstärken (wie Veränderungen neuronaler Genexpression und biochemischer Signalwege, aberrante Neurogenese, Aussprossung von Neuronen, reaktive Gliose, Neuroinflammation) und somit den Krankheitsprozess weiter fördern. Neben einer **neuronalen Dysfunktion** wird zunehmend auch **Gliazellen** eine bedeutsame Rolle im Rahmen der Epileptogenese und Anfallsentstehung zuerkannt (z. B. durch Beeinflussung der synaptischen Neurotransmitter- und Ionenhomöostase).

Die Symptome **fokaler Anfälle** (➤ Abb. 11.1) entstehen aufgrund einer abnormen Aktivität in neuronalen Netzwerken, die auf eine Gehirnhälfte begrenzt ist. Die klinische Symptomatik ist dabei von der durch die Funktionsstörung betroffenen Gehirnregion abhängig. So führt eine Involvierung des Motorkortex zu Muskel-

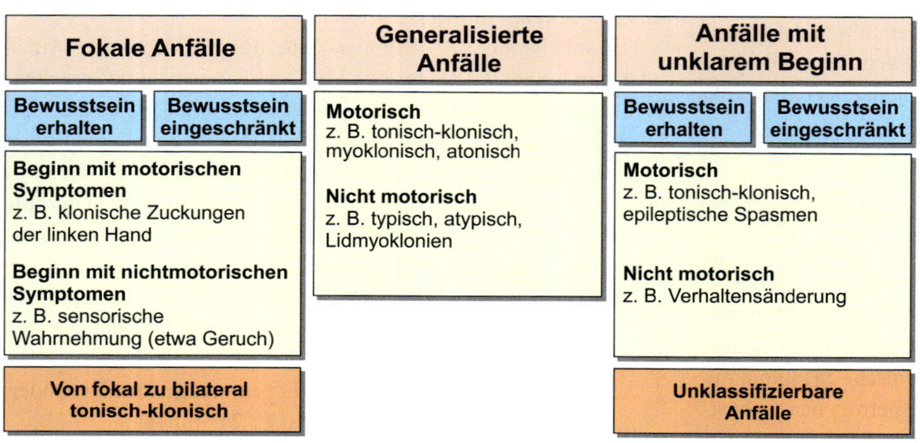

Abb. 11.1 Formen epileptischer Anfälle. (Nach: Fisher et al. 2017)

zuckungen betroffener Muskeln und ein Anfallsbeginn im okzipitalen Kortex zu visuellen Phänomenen. Häufig nehmen fokale Anfälle ihren Ausgang vom Temporallappen. Dabei treten häufig zu Beginn nicht-motorische Symptome wie autonome oder kognitive Störungen sowie ein Innehalten auf. Zudem kann es zu einer vorübergehenden Beeinträchtigung des Bewusstseins und zu stereotypen Bewegungsmustern kommen. Die bilaterale Ausbreitung fokaler Anfälle ist möglich **(fokal zu bilateral tonisch klonisch).**

Generalisierte Anfälle beruhen auf Fehlfunktionen in neuronalen Netzwerken **beider Hemisphären** und können sich unterschiedlich manifestieren (z. B. als tonisch-klonische Anfälle oder als Absencen ➤ Abb. 11.1). Im Fall von Absencen weiß man Genaueres über ihre Entstehung. Bei ihnen treten die Störungen speziell in Neuronen auf, die vom Thalamus zum Cortex projizieren. Sie scheinen bei Absencen die Schrittmacherzellen zu sein. ➤ Abb. 11.2 fasst die heutige Sicht der Entstehung von Absencen zusammen.

Möglicherweise endet ein epileptischer Anfall durch die Wirkung endogener, im Anfall vermehrt entstehender antikonvulsiv wirkender Mediatoren wie Adenosin. Adenosin fällt als Abbauprodukt von ATP gerade während der massiv energieverbrauchenden epileptischen Entladungen an, gelangt in den Extrazellularraum und bewirkt eine Hyperpolarisation von Neuronen. Diese wirkt weiteren Entladungen entgegen (abgesehen allerdings von den thalamokortikalen Neuronen, die bei einer Hyperpolarisation sogar Absencen erzeugen können; ➤ Abb. 11.2).

11.1.5 Geschichte der antiepileptischen Pharmakotherapie

Die rationale, durch **Anfallsreduktion** oder **Anfallsfreiheit** empirisch bestätigte Therapie begann mit der Verwendung von Kaliumbromid im Jahr 1857. Kaliumbromid wird heute kaum noch verwendet. 1912 folgte die bis heute wichtige Einführung des Phenobarbitals als Antikonvulsivum durch den deutschen Neurologen Alfred Hauptmann. Phenytoin wurde 1937 eingeführt. Später folgten die in ihrer Struktur aus dem Phenytoin abgeleiteten Substanzen Ethosuximid und Mesuximid und das chemisch nicht mehr an das Phenytoin erinnernde Carbamazepin. Valproat wurde 1962 eher zufällig entdeckt. Auch bei der Einführung der Benzodiazepine Anfang der 1960er-Jahre stand deren antiepileptische Wirksamkeit nicht im Vordergrund. Neuere Antiepileptika (Vigabatrin, Lamotrigin, Sultiam, Felbamat, Gabapentin, Pregabalin, Topiramat, Oxcarbazepin, Zonisamid, Levetiracetam, Rufinamid, Lacosamid, Eslicarbazepin, Perampanel, Brivaracetam, Cenobamat) fanden erst seit Ende der 1980er-Jahre Eingang in die klinische Anwendung.

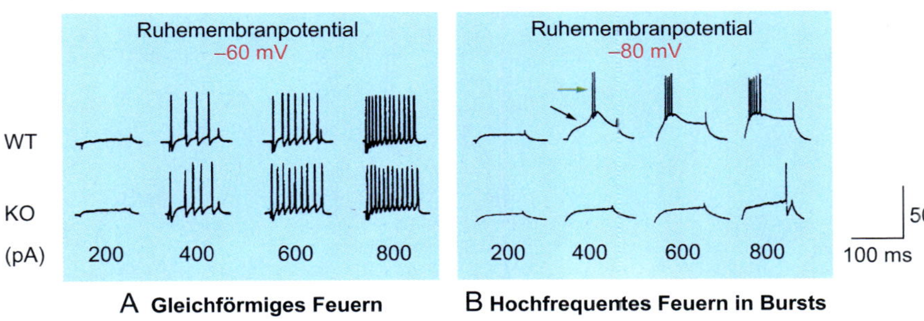

Abb. 11.2 Hypothese zur Entstehung von Absencen durch primäre Fehlfunktion von thalamokortikalen Neuronen.
Die Abbildung zeigt das elektrische Verhalten eines thalamischen Neurons, gemessen ex vivo in einem Gehirnschnitt einer Maus mit einer intrazellularen Elektrode. In vivo projiziert ein solches Neuron zum Cortex. Diese thalamokortikalen Neurone feuern nach zwei unterschiedlichen Mustern, je nach ihrem Ruhepotential. Dabei spielen spannungsabhängige **T-Typ Ca^{2+}-Kanäle** (Cav3.1) eine bedeutende Rolle. Durch zunehmend stärkere Strominjektionen durch die Messelektrode (Angaben in Picoampere, pA) wird eine zunehmend stärkere Depolarisation der Neurone angeregt.
A) Bei einem normalen Ruhepotential um –60 mV löst ein Depolarisationsreiz durch die Aktivierung von spannungsabhängigen Na^+-Kanälen ein relativ langsames, gleichförmiges Feuern von Aktionspotentialen aus (durch den Na^+-Kanal-Hemmer Tetrodotoxin hemmbar ➤ Kap. 35.11). Bei diesem Ruhepotential sind T-Typ-Kanäle inaktiviert. Es besteht daher kein Unterschied zwischen Neuronen von Mäusen mit intakten T-Typ-Kanälen (obere Spur, Wildtyp, WT) und solchen, bei denen beide Genkopien inaktiviert wurden (untere Spur, Knockouts, KO).
B) Bei Hyperpolarisation auf ein Ruhemembranpotential von –80 mV oder darunter werden Cav3.1-Kanäle jedoch aktivierbar, was bei Strominjektion durch den Einstrom von Ca^{2+}-Ionen durch diese Kanäle zu einer verstärkten Depolarisation führt, die als „Schulter" (blauer Pfeil) erkennbar ist. Diese reicht aus, um nun kurze, **hochfrequente Salven (Bursts)** von Aktionspotentialen auszulösen (grüner Pfeil, 200–500 Hz). In den Cav3.1-Knockout-Mäusen fehlen diese Schulter und auch die Bursts. In vivo kann die Hyperpolarisation beispielsweise durch GABA über $GABA_B$-Rezeptoren (➤ Kap. 2.3.7) hervorgerufen werden. Trifft nun ein Depolarisationsreiz ein solches hyperpolarisiertes Neuron, entsteht eine Salve von hochfrequenten Aktionspotentialen.
Beide Entladungsformen kommen im Thalamus auch normalerweise vor. Derzeit geht man davon aus, dass es bei einer Absence zur beidseitigen Synchronisation von Entladungen von Neuronen des thalamokortikalen Netzwerks unter Beteiligung der Hirnrinde beider Hemisphären kommt. Die thalamokortikalen Neurone werden nach einer Salve von Entladungen durch spannungsabhängige K^+-Kanäle wieder repolarisiert. Erneute Hyperpolarisationen und erneute Burst-Entladungen können folgen. Die epileptischen Entladungen der kortikalen Neurone zeigen sich im EEG abwechselnd (3-pro-Sekunde-Rhythmus) als über beiden Hemisphären gleichzeitige, anfallstypische Spikes, die Repolarisationen als Waves. Die Absence endet typischerweise nach 5–20 s. In den Wildtyp-Mäusen lösen $GABA_B$-Rezeptor-Agonisten Absencen und Spike-and-Wave-Muster im EEG aus. Dies wird in Cav3.1-Knockout-Mäusen nicht beobachtet, was die pathophysiologische (und pharmakologische) Bedeutung der T-Typ-Ca^{2+}-Kanäle unterstreicht. Zu diesem pathophysiologischen Mechanismus passt, dass Anti-Absence-Medikamente wie Ethosuximid T-Typ-Ca^{2+}-Kanale blockieren.
(Abbildung modifiziert nach: Kim et al., Neuron, 2001.)

11.2 Wirkmechanismen von Antiepileptika

Antiepileptika hemmen die Erregbarkeit von Neuronen, die Erregungsausbreitung oder beides. Eine scharfe Trennung in Stoffe, die nur die Erregbarkeit innerhalb eines epileptischen Herdes vermindern, und andere, die nur die räumliche Ausbreitung der Erregung dämpfen, ist nicht möglich, wenngleich z. B. gentherapeutische Behandlungsansätze derzeit dafür entwickelt werden.

Ihre Wirkung entfalten Antiepileptika dabei über die direkte Modulation der Aktivität von Ionenkanälen, über Rezeptoren für Neurotransmitter oder Neuromodulatoren, durch die Veränderung der Konzentrationen endogener Transmitter und Modulatoren oder über Interaktion mit Proteinen von Speichervesikeln (➤ Abb. 11.3). Häufig wird die therapeutische Wirkung auch über den gleichzeitigen pharmakologischen Angriff an mehreren dieser Mechanismen erklärt (z. B. Valproat, Gabapentin, Pregabalin).

11.2.1 Hauptwirkung: spannungsabhängige Ionenkanäle

Als Inhibitoren von **spannungsabhängigen Na^+-Kanälen** wirken **Phenytoin*, Carbamazepin*, Eslicarbazepin, Oxcarbazepin** (Wirkform: Metabolit Monohydroxycarbamazepin), **Lamotrigin*, Lacosamid** und **Rufinamid;** einer von mehreren molekularen Angriffspunkten sind die Na^+-Kanäle bei **Valproinsäure* (Valproat), Topiramat, Felbamat**, **Zonisamid** und **Cenobamat** (➤ Tab. 11.1). Die Stoffe hemmen Na^+-Kanäle in komplexer zustandsabhängiger Weise, benötigen also für ihre hemmende Wirkung den offenen und/oder den inaktivierten Kanalzustand. Deshalb werden die Amplitude und die Dauer eines einzelnen Aktionspotentials kaum beinflusst, wohl aber die Fähigkeit der Neurone, Salven von hochfrequenten Aktionspotentialen (> 10 Hz) abzufeuern, da hier offene und inaktivierte Zustände des Kanals begünstigt werden (➤ Abb. 17.10). Die Abhängigkeit von Membranpotential und Frequenz ist bei jedem der genannten Na^+-Kanal-Blocker etwas anders, und das könnte ihre unterschiedliche klinische Wirksamkeit und ihr unterschiedliches Anwendungsspektrum mit erklären. **Rufinamid** ist nur zur Behandlung von Anfällen beim Lennox-Gastaut-Syndrom zugelassen.

Auch die Inhibition prä- und postsynaptischer neuronaler spannungsabhängiger Ca^{2+}-Kanäle trägt sehr wahrscheinlich zur therapeutischen Wirkung mehrerer Antiepileptika bei. **Spannungsabhängige Ca^{2+}-Kanäle vom T-Typ** spielen eine entscheidende Rolle für die Erregbarkeit unterschiedlicher Neurone, wie u. a. für thalamische Neurone im Rahmen der Entstehung von

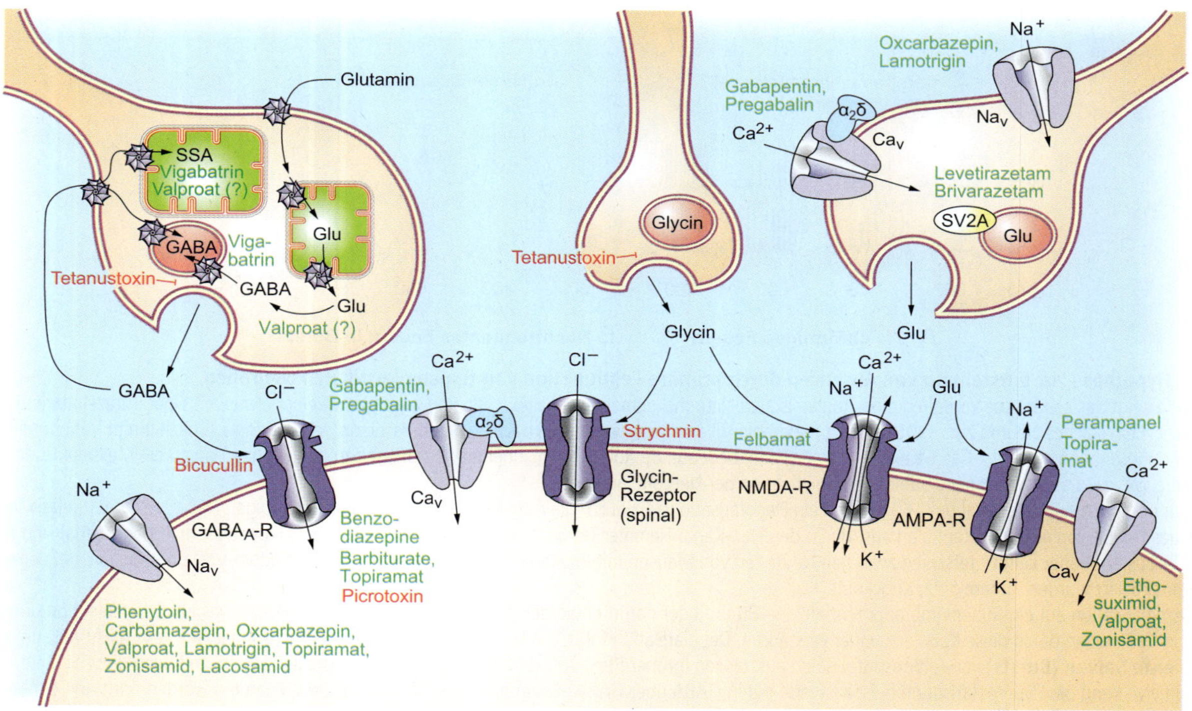

Abb. 11.3 Wirkung von Antiepileptika (grün) und prokonvulsiv wirkender Stoffe (Konvulsiva; rot).
Pfeile bedeuten Stoffbewegungen oder Stoffumwandlungen.
Links: GABAerge Axonendigung, in der aus Glutamat (Glu) unter Katalyse der Glutamat-Decarboxylase GABA entsteht und zugleich GABA unter Katalyse der GABA-Transaminase zu Succinatsemialdehyd (SSA) abgebaut wird. GABA wirkt postsynaptisch auf einen $GABA_A$-Rezeptor (➤ Abb. 2.16).
Mitte: Glycinerge Axonendigung. Glycin wirkt postsynaptisch einerseits auf den Strychnin-empfindlichen Glycin-Rezeptor, der v. a. im Rückenmark vorkommt; dadurch wird die postsynaptische Zelle gehemmt. Andererseits wirkt Glycin im Rückenmark wie im Gehirn auf eine Bindungsstelle am NMDA-Rezeptor und fördert dessen Kanalöffnung; dadurch wird die postsynaptische Zelle erregt; die Glycin-Bindungsstelle am NMDA-Rezeptor wird durch Strychnin nicht blockiert.
Rechts: Glutamaterge Axonendigung. Glutamat wirkt postsynaptisch auf einen NMDA- und einen AMPA-Rezeptor (➤ Abb. 2.15). Die Wirkmechanismen der Antiepileptika und der Prokonvulsiva werden im Text besprochen.
Anmerkung: präsynaptische Na^+- und Ca^{2+}-Kanäle sind zwecks vereinfachter Darstellung auf inhibitorischen Nervenendigungen nicht eingezeichnet.

Absencen (➤ Abb. 11.2). **Ethosuximid*** und **Zonisamid** hemmen T-Typ-Ca^{2+}-Kanäle (➤ Tab. 11.1). Ethosuximid ist eine Erstlinienbehandlung bei Absencen. Andere Ca^{2+}-Kanäle werden in therapeutischen Konzentrationen zumindest teilweise auch von **Topiramat, Levetriacetam** und **Lamotrigin** gehemmt. **Gabapentin** und **Pregabalin*** (➤ Tab. 11.1) binden mit hoher Affinität an $\alpha_2\delta$-Untereinheiten, die mit den meisten neuronalen Ca^{2+}-Kanälen (außer jenen vom T-Typ) assoziiert sind (➤ Abb. 11.3), und reduzieren dadurch ihre Aktivität.

Die meisten Antiepileptika mit Wirkungen an spannungsabhängigen Ionenkanälen wirken somit nicht kanalspezifisch. Ebenso muss daher in Betracht gezogen werden, dass sie auch noch andere strukturell verwandte Ionenkanäle modulieren, wie **K^+-Kanäle** oder die im Herzen wichtigen **hyperpolarisationsaktivierten (HCN-)Kationenkanäle** (I_h Strom; ➤ Abb. 3.2). Sie kommen auch in Neuronen vor. Lamotrigin und Gabapentin **aktivieren** sie und vermindern so neuronale Erregung (nicht in ➤ Abb. 11.3).

Tab. 11.1 Klinische Anwendung der wichtigsten Antiepileptika (in alphabetischer Reihenfolge)

Substanz, chemische Struktur	(Orale) Maximaldosis, Pharmakokinetik, Wechselwirkungen	Indikationen (fettgedruckt = Mittel erster Wahl)	UAW, Risiken
Brivaracetam (Briviact®) 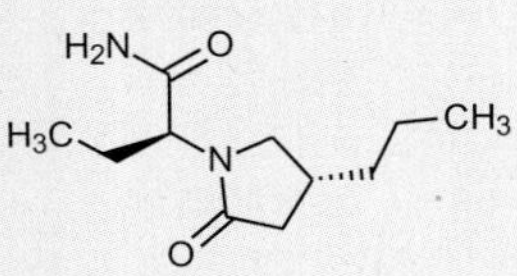	• 200 mg • $t_{1/2}$ = 8–9 h • Geringes Interaktionspotential	• Fokale Epilepsie	• Reizbarkeit, Schläfrigkeit, Schwindel
Carbamazepin (z. B. Tegretal®, Timonil®, Generika) 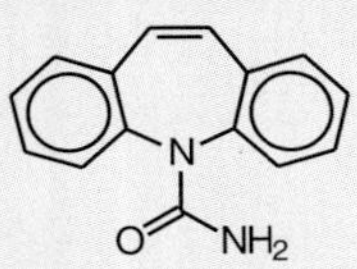	• 1600 mg • $t_{1/2}$ = 35 h initial, 12 h bei chronischer Therapie • Enzyminduktor hepatischer Enzyme (Interaktionen!) • Metabolismus von Kontrazeptiva, Phenytoin und Valproat erhöht • Erythromycin erhöht Carbamazepin-Spiegel (anzustreben 8–12 µg/ml)	• **Fokale Epilepsie** • Günstig bei Komorbitäten: bipolare Erkrankung, Neuralgien, schmerzhafte Polyneuropathie • Nicht bei Absencen	• Schwindel und Sedation, Tremor, Nystagmus, Doppeltsehen • **Hyponatriämie, Leukopenie,** • Hautrötung, Exanthem, **Steven-Johnson Syndrom (selten)** • Syndrom der Arzneimittelreaktion mit Eosinophilie und systemischen Symptomen (DRESS) • relative Kontraindikation bei Arrhythmie
Cenobamat (Ontozry®) 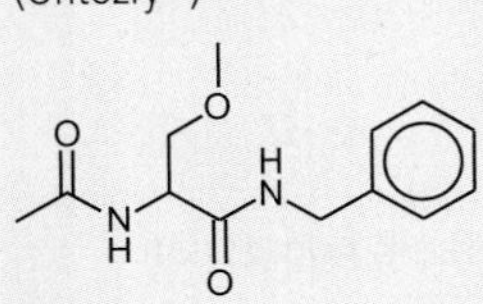	• 400 mg • $t_{1/2}$ = 50 h • Mäßiges Interaktionspotential	• Fokale Epilepsie	• Schläfrigkeit, Ataxie, Doppeltsehen • Syndrom der Arzneimittelreaktion mit Eosinophilie und systemischen Symptomen (DRESS)
Ethosuximid (z. B. Petnidan®, Generika) 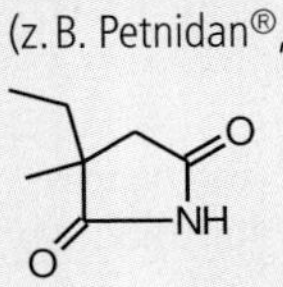	• 2000 mg • $t_{1/2}$ = 20–60 h	• **Absencenepilepsie** des Kindesalters • Keine sonstige Anfallsform	• **Kopfschmerz, Schwindel** • Leukopenie • Übelkeit • Hepatotoxizität • Steven-Johnson Syndrom (selten)
Lacosamid (Vimpat®) 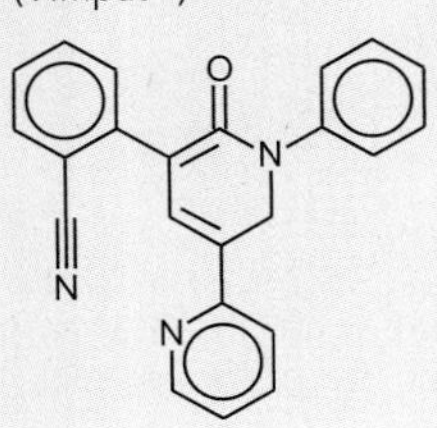	• 400 mg • $t_{1/2}$ = 13 h • Geringes Interaktionsprofil	Fokale Epilepsie	• Gastrointestinale Beschwerden • Schwindel

Tab. 11.1 Klinische Anwendung der wichtigsten Antiepileptika (in alphabetischer Reihenfolge) *(Forts.)*

Substanz, chemische Struktur	(Orale) Maximaldosis, Pharmakokinetik, Wechselwirkungen	Indikationen (fettgedruckt = Mittel erster Wahl)	UAW, Risiken
Lamotrigin (Lamictal®, Generika) 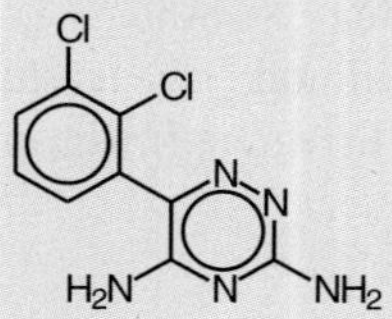	• 600 mg • $t_{1/2}$ = 15–60 h (abhängig von Komedikation, mit Phenytoin oder Carbamazepin 15 h, mit Valproat 60 h) • Metabolische Wechselwirkungen mit verstoffwechselten Substanzen sehr ausgeprägt	• **Fokale Epilepsie** • Generalisierte Epilepsie • Günstig bei Komorbiditäten: bipolare Erkrankung, Migräne	• Schwächegefühl, Kopfweh, Übelkeit, Nystagmus, Schlafstörung • Hautreaktionen bei langsamer Dosistitration geringer
Levetiracetam (Keppra®; Generika) 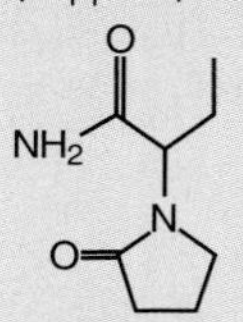	• 3000 mg • $t_{1/2}$ = 6–8 h • Geringe Plasmaeiweißbindung, Dosisreduktion bei Niereninsuffizienz • Geringes Interaktionspotential	• **Fokale Epilepsie** • Generalisierte Epilepsie	• **Reizbarkeit,** Schläfrigkeit, Schwindel
Lorazepam i. v. (z. B. Temesta®, Generika) 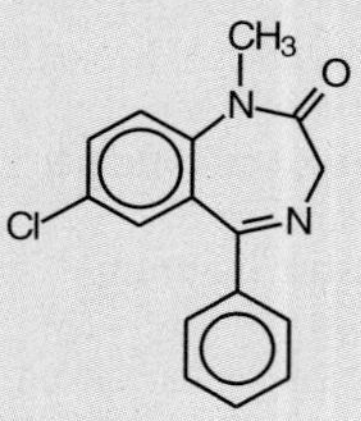	• Bei Status epilepticus bis zu 8 mg i. v. • $t_{1/2}$ = 12–16 h • Keine orale Dauertherapie	**Status epilepticus** 1. Stufe	• **Sedation,** Atemdepression • Hypotonie
Oxcarbazepin (Trileptal®, Generika) 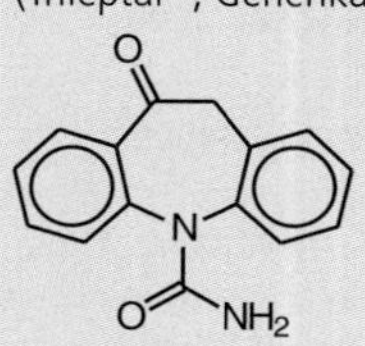	• 2400 mg • $t_{1/2}$ = 8–13 h (aktiver Metabolit: Monohydroxycarbazepin = Licarbazepin)[1] • Schwacher CYP3A4-Induktor, CYP2C19-Hemmer (Interaktionen!)	• **Fokale Epilepsie** • Nicht bei Absencen	Carbamazepin
Perampanel (Fycompa®) 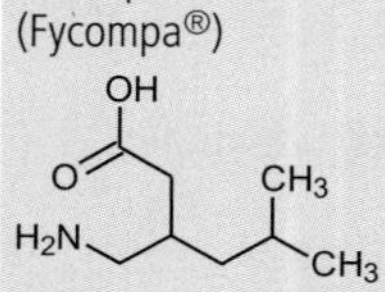	• 12 mg • $t_{1/2}$ = 105 h • Dosisreduktion bei eingeschränkter Leberfunktion	• Fokale Epilepsie • Generalisierte Epilepsie	• **Schwindel** • **Reizbarkeit, Aggression**
Phenobarbital (z. B. Luminal®) 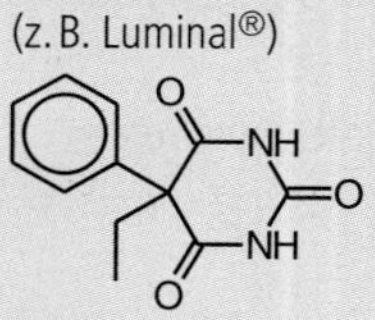	• 300 mg • $t_{1/2}$ = 63–141 h • Phenytoin- und Carbamazepinspiegel vermindert • Bei Intoxikation Urin alkalisieren • Anzustrebender Phenobarbitalspiegel 15–30 µg/ml • Relativ geringe Toleranzentwicklung (auch gegenüber Sedation) • Enzyminduktor (Interaktionen!)	• Fokale Epilepsie • Generalisierte Epilepsie • Cave: UAW, Mittel der Reserve	• **Schläfrigkeit, Ataxie,** Doppeltsehen, **Konzentrationsmangel; Cave:** Entzugsanfälle • Anämie • Dupuytren-Kontraktur, Impotenz

Tab. 11.1 Klinische Anwendung der wichtigsten Antiepileptika (in alphabetischer Reihenfolge) *(Forts.)*

Substanz, chemische Struktur	(Orale) Maximaldosis, Pharmakokinetik, Wechselwirkungen	Indikationen (fettgedruckt = Mittel erster Wahl)	UAW, Risiken
Phenytoin (Phenhydan®, Epilan®, Generika) 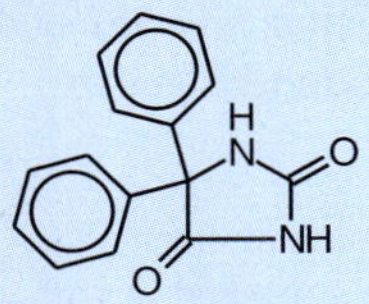	• 2 × 100–300 mg • $t_{1/2}$ = 11–97 h • Nichtlineare Dosis-Plasmakonzentrations-Beziehung, daher evtl. Spiegelkontrollen (anzustreben 10–25 µg/ml) • Enzyminduktor hepatischer Enzyme (Interaktionen!)	• Fokale Epilepsie • Generalisierte Epilepsie • Status epilepticus • Nicht bei Absencen	• Schwindel, Ataxie, Nystagmus, Kleinhirnatrophie • Eosinophilie, Leukopenie, Anämie • Hirsutismus, Exanthem, **Steven-Johnson Syndrom (selten)** • Gingivahyperplasie • Osteopenie
Pregabalin (Lyrica®, Generika), Gabapentin (Neurontin®, Generika) 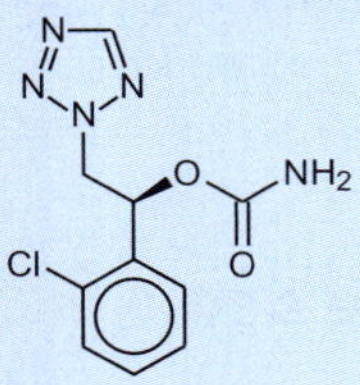	• 600 mg • $t_{1/2}$ = 6,3 h • Bioverfügbarkeit 90 % • 3600 mg • $t_{1/2}$ = 5–7 h • Bioverfügbarkeit 60 % • beide: unveränderte Ausscheidung über die Nieren	• Fokale Epilepsie • Günstig bei Komorbiditäten: schmerzhafte Polyneuropathie, generalisierte Angsterkrankung (nur Pregabalin)	• Schwindel, Müdigkeit, verschwommenes Sehen • **Ödeme, Gewichtszunahme**
Topiramat (Topamax®, Generika) 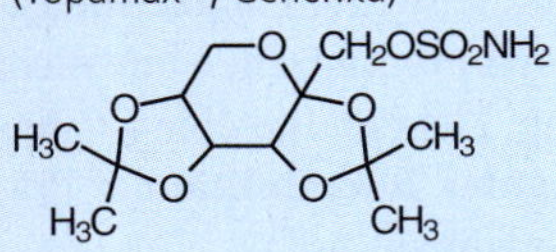	• 400 mg • $t_{1/2}$ = 20–30 h • Überwiegend renal ausgeschieden • Dosisreduktion bei Niereninsuffizienz • Spiegel durch Phenytoin oder Carbamazepin vermindert • Senkt Digoxinspiegel und Östrogenanteil von Kontrazeptiva	• Fokale Epilepsie • Generalisierte Epilepsie • Günstig bei Komorbidität: Migräne	• **Sprachstörung, Schwindel, Gedächtnisstörungen** • **Parästhesien,** Gewichtsabnahme, Nierensteine, Glaukom
Valproat (Generika) 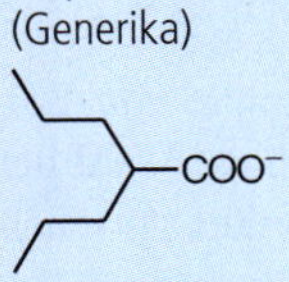	• 2000 mg • $t_{1/2}$ = 17 h (als Zusatzpräparat 4–5 h) • Enzyminhibition • Cave: Kombination mit Lamotrigin (Dosisreduktion!)	**Generalisierte Epilepsie (Cave: Einschränkungen für Frauen im gebärfähigen Alter)**	• **Tremor,** Verwirrtheit, Übelkeit, Enzephalopathie, Parkinson-Syndrom • Thrombozytopenie, Fibrinogenverminderung • Alopezie • Hepatotoxizität, Pankreatitis, Gewichtszunahme, **Teratogenität**
Zonisamid (Zonegran®) 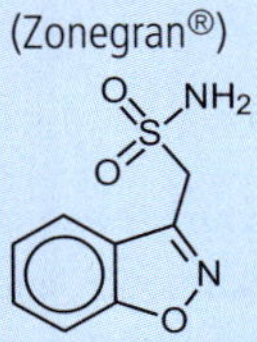	• 500 mg • $t_{1/2}$ = 60 h	Fokale Epilepsie	• Reizbarkeit, Depression, Ataxie, Diplopie, allergische Reaktionen • Nierensteine, Anorexie • Steven-Johnson Syndrom (selten)

[1] Eslicarbazepin, das reine S-(+)Enantiomer des aktiven Metaboliten von Oxcarbazepin, steht ebenfalls als Arzneispezialität (z. B. Zebinix®; Generika) zur Verfügung.

11.2.2 Hauptwirkung: Glutamat- und GABA$_A$-Rezeptoren

Als **Antagonisten an postsynaptischen Rezeptoren von exzitatorischen Aminosäuren** wirken **Felbamat,** das die Glycin-Modulationsstelle des NMDA-Rezeptors, und **Topiramat*,** das den AMPA-Rezeptor blockiert (➤ Abb. 11.3, ➤ Tab. 11.1). **Perampanel** ist ein selektiver AMPA-Rezeptor Antagonist ohne das breite molekulare Wirkspektrum des Topiramats. Der **GABA$_A$-Rezeptor,** speziell seine Benzodiazepin-Bindungsstelle, ist der Wirkort der **Benzodiazepin-Agonisten** Diazepam* und Lorazepam*. Sie **erhöhen** allosterisch die Frequenz der **GABA-bedingten Öffnung des Cl^--Kanals.** Die erhöhte Cl^--Leitfähigkeit führt meist zu einer Hyperpolarisation von Neuronen, wodurch ihre Erregbarkeit gehemmt wird. Ein Charakteristikum der Benzodiazepine ist starke Toleranzentwicklung, die auch die Neigung zu Entzugsanfällen nach abruptem Absetzen erklärt. Toleranz entwickelt sich bei allen Benzodiazepin-Agonisten und steht ihrer Verwendung als Langzeit-Antiepileptika entgegen.

Barbiturate wie **Phenobarbital*** (➤ Tab. 11.1) beeinflussen eine andere allosterische Modulationsstelle des $GABA_A$-Rezeptors (➤ Kap. 2.3.7). In therapeutischen Konzentrationen **erhöhen** sie die **Dauer,** nicht aber die Frequenz der GABA-bedingten **Öffnungen des Cl^--Kanals.** Sie wirken also über einen ähnlichen Mechanismus wie die Benzodiazepine antikonvulsiv. Toleranz und entsprechende Dosissteigerung spielen bei der Verwendung von Barbituraten als Antiepileptika (anders als bei der Verwendung als Schlafmittel und dem Missbrauch zur Erzeugung einer Euphorie) nur eine relativ geringe Rolle.

Schließlich scheinen auch Topiramat und Cenobamat über eine andere Bindungsstelle den **$GABA_A$-Rezeptor stimulierend** zu modulieren – eine weitere ihrer pharmakologischen Wirkungen.

11.2.3 Hauptwirkung: Glutamat- und GABA-Stoffwechsel

Valproat dürfte einen Teil seiner antikonvulsiven Effekte über eine Verstärkung der GABAergen Transmission erzielen. Es hemmt mehrere GABA-abbauende Enzyme, darunter die GABA-Transaminase und die Succinatsemialdehyd-Dehydrogenase, und steigert die Aktivität des Schlüsselenzyms für die GABA-Synthese, der Glutamat-Decarboxylase (➤ Abb. 11.3). Seine multiplen Wirkungen (➤ Kap. 11.2.1) erklären vielleicht gemeinsam mit der multifaktoriellen Entstehung epileptischer Anfälle sein breites therapeutisches Spektrum (➤ Tab. 11.1).

Vigabatrin ist ein selektiver, irreversibler Inhibitor der GABA-Transaminase und erhöht die GABA-Konzentration um ZNS. Seine Anwendung ist durch die hohe Inzidenz von unerwünschten Arzneimittelwirkungen (v. a. irreversible Gesichtsfelddefekte) eingeschränkt.

11.2.4 Andere Wirkmechanismen

Vesikelproteine

Levetiracetam* und **Brivaracetam** erreichen im Rahmen des präsynaptischen Recyclings entleerter Neurotransmitter-Vesikel (➤ Kap. 2.2.2) das Vesikelprotein SV2A (➤ Abb. 11.3). Beide binden stereoselektiv an SV2A (Brivaracetam mit etwa 30-fach höherer Affinität) und hemmen dadurch die Vesikelfreisetzung. Eine hohe neuronale Aktivität führt zu einem höheren Vesikel-Turnover und erleichtert dadurch die Aufnahme dieser Wirkstoffe. Daher wird die synaptische Übertragung v. a. bei hochfrequenten Entladungen, wie etwa in glutamatergen Neuronen bei Epilepsie, beobachtet.

Weitere antiepileptische Wirkmechanismen

Das Cannabinoid **Cannabidiol** (Epidyolex®) ist in Kombination mit dem Benzodiazepin Clobazam (➤ Kap. 14.7) bei Patienten ab 2 Jahren zur adjuvanten Behandlung von Krampfanfällen im Zusammenhang mit seltenen Epilepsien im Kinder- und Jugendalter (Lennox-Gastaut-, Dravet-Syndrom) zugelassen. Es wirkt nicht psychotrop und besitzt kein Abhängigkeitspotential. Die antiepileptische Wirkung erklärt sich nicht durch Wirkung an Cannabinoidrezeptoren (➤ Kap. 14.10). Es hemmt jedoch neuronale Übererregbarkeit durch Aufnahmehemmung von Adenosin über einen Transporter (ENT1) sowie die Modulation von intrazellulärem Calcium (über den G-Protein gekoppelten Rezeptor GPR55) und von bestimmten Transient-Rezeptor-Potential-Kationenkanälen.

Auch **Ethanol** wirkt antikonvulsiv. Einerseits bremst es als nichtkompetitiver Antagonist am NMDA-Rezeptor die glutamaterge erregende Übertragung. Andererseits greift es, ähnlich wie Benzodiazepine und Barbiturate, an $GABA_A$-Rezeptoren an, und fördert dadurch die GABAerge Hemmung. Trotzdem ist Ethanol kein zu empfehlendes Antiepileptikum, im Gegenteil: Die häufigen Entzugsanfälle bei Alkoholabhängigen weisen auf eine **epileptogene Rolle** des Alkoholentzugs hin. Besonders nach wiederholtem Alkoholentzug kommt es zu Anfällen.

11.3 Medikamentöse Therapie der Epilepsie

Die Arzneitherapie von Epilepsien stellt meist eine **Langzeittherapie** dar und entspricht prinzipiell einer **symptomatischen** und nicht einer heilenden (kurativen) Behandlung. Ziel der Therapie ist stets das Erreichen von **Anfallsfreiheit bei guter Tolerabilität** der Präparate (daher spricht man auch von "Antikonvulsiva").

11.3.1 Therapeutisches Vorgehen

Derzeit stehen mehr als 20 Medikamente zur Therapie von Epilepsien zur Verfügung (➤ Tab. 11.1). Für die jeweilige Wahl der Medikamente ist die **individuelle Situation** der Patienten entscheidend. Besonders zu beachten sind das Alter, die Komorbidität, das Geschlecht, etwaige zusätzliche Medikamente in Hinblick auf mögliche Wechselwirkungen und die Art der Epilepsie bzw. das Epilepsiesyndrom.

Anwendung

- Die Verwendung nicht enzyminduzierender Medikamente wie Levetiracetam, Pregabalin, Gabapentin, Lacosamid, Lamotrigin, Valproinsäure und Zonisamid ist zu bevorzugen.
- Aktuell stellen **Levetiracetam** und **Lamotrigin** die Mittel der ersten Wahl zur Behandlung **fokaler Epilepsien** dar.
- Für die Therapie der kindlichen **Absencenepilepsie** wird **Ethosuximid** als Mittel der ersten Wahl angesehen.
- **Generalisierte und unklare Epilepsien** werden als Erstes mit **Valproat** (cave Ausnahme: Frauen im gebährfähigem Alter) behandelt.
- Die **Monotherapie** mit einem antiepileptischen Medikament steht stets am Beginn einer Behandlung. Bei fehlendem Erfolg dieser **ersten Monotherapie** – sei es aus Tolerabilitätsgründen oder aufgrund von fehlender Wirksamkeit – ist vorerst eine

Kombinationstherapie mit einem zweiten Medikament anzustreben. Bei anhaltender Anfallsfreiheit ist eine schrittweise Umstellung auf eine **zweite Monotherapie** mit dem hinzugegebenen Medikament möglich. Kombinationstherapien mit mehreren Medikamenten sollten aufgrund von Verträglichkeitsproblemen vermieden werden.
- Sollte nach adäquaten, geeigneten und angemessen angewendeten Therapieversuchen mit zwei Antiepileptika (in Monotherapie oder in Kombination) keine anhaltende Anfallsfreiheit erreicht werden können, wird von **Pharmakoresistenz** gesprochen und es sollten weitere Therapiealternativen (➤ Kap. 11.3) in Betracht gezogen werden. Insgesamt ist von einer **guten Behandelbarkeit** bei **etwa ⅔ aller Patienten** mit Epilepsie auszugehen. Bedeutsam ist, dass die Therapiechancen am besten bei den ersten bis zu zwei eingenommen en Antiepileptika sind.

Um die **Adhärenz** bestmöglich aufrechtzuerhalten, ist es wichtig, jegliche Therapieschritte stets sorgfältig und in Ruhe mit den Patienten zu besprechen. Ein **Ausschleichversuch** der antiepileptischen Therapie nach anhaltender Anfallsfreiheit ist grundsätzlich möglich, allerdings sind dabei zahlreiche Prognosefaktoren (Erstmanifestation der Erkrankung, Dauer der Erkrankung, Ätiologie, Behandelbarkeit etc.) zu berücksichtigen.

Frauen und Epilepsie

Die antiepileptische Therapie ist insbesondere für Frauen im gebährfähigem Alter herausfordernd. Im Vordergrund stehen hier die Themen der **Schwangerschaftsverhütung** sowie die mögliche **Teratogenität** der antiepileptischen Medikation.

Aufgrund der Wechselwirkung mit oralen Kontrazeptiva sollten enzyminduzierende Antiepileptika vermieden werden. Allerdings können auch umgekehrt manche oralen Kontrazeptiva den Metabolismus von Lamotrigin beeinflussen und so zu dessen beeinträchtigter Wirksamkeit führen.

Insbesondere für Valproinsäure zeigen Schwangerschaftsregister eine deutlich erhöhte, dosisabhängige **Missbildungsrate** (hohes Risiko). Daraus resultiert eine Empfehlung der Europäischen Arzneimittel-Agentur (EMA, 21.11.2014), wonach **Valproat** bei Frauen im gebärfähigen Alter kontraindiziert ist und nur in Ausnahmefällen bei Fehlen anderer Therapiealternativen **und Einhaltung eines Schwangerschaftsverhütungsprogramms** verschrieben werden darf. Entsprechende Warnhinweise befinden sich auf der Packung und in der Gebrauchsinformation.

Für **Phenobarbital** und **Topiramat** existieren Hinweise für ein **mittleres Risiko.**

Status epilepticus

Die unverzügliche und einem **Stufenschema** entsprechende Therapieeinleitung mit Benzodiazepinen und weiteren Antiepileptika ist entscheidend für den Therapieerfolg eines Status epilepticus und die Verhinderung irreversibler neuronaler Beeinträchtigungen. Derzeit können nach angemessener **Benzodiazepingabe** (Lorazepam, Diazepam) folgende **intravenös applizierbare Antiepileptika** verwendet werden: Levetiracetam, Valproinsäure, Phenytoin, Phenobarbital und Lacosamid, wenngleich für den Großteil dieser Medikamente keine entsprechende Zulassung besteht. Patienten, bei denen der Status epilepticus nicht beherrschbar ist, werden auf einer Intensivstation in Intubationsbereitschaft weiterbetreut. Hier kommen sedierende Substanzen wie Propofol (➤ Kap.9.2.5), Midazolam (➤ Kap.9.2.8), Barbiturate (➤ Kap.9.2.3) oder Ketamin (➤ Kap.9.2.6) zum Einsatz.

Unerwünschte Arzneimittelwirkungen

➤ Tab. 11.1

Dosisabhängige unerwünschte Arzneimittelwirkungen treten v. a. zu Beginn der Therapie auf und umfassen Schwindel, Müdigkeit, Doppelbilder, Kopfschmerzen, Gleichgewichtsstörungen, Tremor oder Übelkeit.

Weitgehend dosisunabhängige, idiosynkratische unerwünschte Arzneimittelwirkungen schließen allergische Hautreaktionen (einschließlich sehr schwerer wie Steven-Johnson-Syndrom) mit zum Teil auch systemischen Reaktionen wie Fieber, Lymphadenopathie und Hepatitis, Leberversagen, neurokognitive Einschränkungen oder Eosinophilie (Syndrom der Arzneimittelreaktion mit Eosinophilie und systemischen Symptomen, DRESS, ➤ Kap.16.2.3) ein. Hautreaktionen sind v. a. nach Gabe von Ethosuximid, Carbamazepin, Oxcarbazepin, Phenytoin, Lamotrigin, Zonisamid und Cenobamat bekannt.

Langzeittolerabilitätsprobleme als Folge der Toxizität der Antiepileptika sind v. a. nach Anwendung der früh etablierten Medikamente wie Phenytoin, Valproinsäure, Phenobarbital und Vigabatrin bekannt.

11.3.2 Blutspiegelbestimmung der Antiepileptika

Blutspiegelbestimmungen ermöglichen den Nachweis der aktuellen Serumkonzentration eines Medikamentes (Therapeutic Drug Monitoring). Für die Blutspiegelbestimmung ist insbesondere zu beachten:
- Bestimmung des Blutspiegels erst nach Erreichen des Fließgleichgewichts (Steady-State-Plasmakonzentration) des jeweiligen Wirkstoffs.
- Dokumentation der Zeitpunkte der letzten Medikamenteneinahme und der Blutabnahme.
- Der Blutspiegel ist kein grundsätzlicher therapeutischer Bereich mit universell gültigen Werten, wie man ihn bei anderen Blutspiegelbestimmungen, wie etwa Immunsuppressiva oder Antidepressiva, kennt. Er ist **individuell** und nur im **klinischen Kontext** zu interpretieren.
- Falls bereits eine hohe Konzentration vorliegt, ist eine weitere Dosissteigerung in der Nutzen-Risiko-Abwägung gemeinsam mit dem Patienten zu entscheiden.
- Zur Interpretation zu niedriger oder zu hoher Werte ist immer auch

die mögliche Einnahme von Enzyminduktoren oder -hemmern zu hinterfragen. Nach einem Anfallsrezidiv kann eine Blutspiegelkontrolle helfen, Ursachen für das Ereignis zu identifizieren.

- Schwangerschaft (2. und 3. Trimenon): Aufgrund der erhöhten Clearance von v. a. Lamotrigin empfiehlt sich eine engmaschige Kontrolle der Blutspiegel nach einem Anfall bei nachweislich erniedrigten Serumkonzentrationen.

11.3.3 Weitere Therapieoptionen

Planbare (elektive) **epilepsiechirurgische Maßnahmen** und **neuromodulierende Stimulationsverfahren** erweitern die Möglichkeit der Behandlung von Epilepsiepatienten, wenn die entsprechenden Voraussetzungen dazu gegeben sind. Epilepsiepatienten sollten bei Pharmakoresistenz (➤ Kap. 11.3.1) einem Spezialzentrum zur Prüfung dieser Optionen zugewiesen werden. Chirurgische Maßnahmen können in **resektive** und **nicht-resektive (palliative)** Verfahren unterteilt werden. Bei entsprechend passender Befundkonstellation (Klinik, EEG, Bildgebung) können resektive Verfahren – insbesondere bei Temporallappenepilepsien – zur Anfallsfreiheit bei einem Großteil der Patienten führen. Zu den Stimulationsverfahren zählen die Vagusnerv-Stimulation, die responsive Neurostimulation sowie die tiefe Hirnstimulation. Diese können bei Patienten ohne Chance auf Operabilität zum Einsatz kommen und beruhen auf neuromodulierenden Effekten chronischer neurogener Stimulation. Neue Therapieverfahren, wie etwa **Gentherapie-basierte,** sind in Entwicklung und könnten in Zukunft zusätzliche Therapieoptionen bieten.

11.4 Wirkmechanismen von prokonvulsiven Substanzen

Über dieselben Wirkorte, an denen pharmakologische Substanzen das Auftreten epileptischer Anfälle hemmen, können andere Stoffe Krämpfe auslösen. Hier sollen nur drei in ihren pharmakologischen Angriffspunkten verschiedene Konvulsiva vorgestellt werden (➤ Abb. 11.4):

- Ein **kompetitiver Antagonist** von GABA **am $GABA_A$-Rezeptor** ist das Alkaloid **Bicucullin** (➤ Kap. 2.3.7). Wie nach seinem molekularen Angriffspunkt zu erwarten, ruft es im Tiermodell Krämpfe hervor. Auf die Benzodiazepin-Bindungsstelle des $GABA_A$-Rezeptors wirken **inverse Benzodiazepin-Agonisten,** welche die GABA-bedingte Öffnungsfrequenz des Cl^--Kanals nicht steigern, sondern vermindern und so die Erregbarkeit erhöhen (➤ Kap. 1.2.2, ➤ Kap. 14.7.2). Die Konvulsiva **Picrotoxin** und **Pentetrazol** wirken über eine weitere Modulationsstelle am $GABA_A$-Rezeptor (➤ Kap. 2.3.7) und **vermindern die GABAerge Hemmung.**
- **Strychnin** ist ein **kompetitiver Antagonist am Glycinrezeptor** auf Motoneuronen im Rückenmark. Es stammt aus dem Samen eines indischen Baums, *Strychnos nux-vomica* (➤ Kap. 35.12.2).
- **Tetanustoxin** ist das Exotoxin des Bakteriums *Clostridium tetani*. Es ist ein Peptid. In infizierten Wunden unter anaeroben Bedingungen synthetisiert, wird es über Motoneuron-Axone retrograd in das Vorderhorn des Rückenmarks transportiert und gelangt dort in glycinerge und GABAerge Axonendigungen. Das Toxin (genauer gesagt, die kürzere seiner beiden Aminosäureketten) wirkt dann als Protease, spaltet proteolytisch ein vesikuläres Protein, das an der Exozytose beteiligt ist, nämlich das Synaptobrevin, und **verhindert** so die exozytotische **Freisetzung von Glycin und GABA** (➤ Kap. 2.2.2, ➤ Kap. 35.14.2).

Nach ihrem bevorzugten Angriffsort sind Strychnin und Tetanustoxin **Rückenmarkskonvulsiva** (➤ Abb. 11.4). Diese Gifte erzeugen tonische Krämpfe mit beidseitig gesteigerter motorischer Aktivität. Die Anfälle spielen sich bei vollem Bewusstsein ab, da supraspinale Funktionen kaum beeinträchtigt sind. Krampfphasen von etwa einminütiger Dauer wechseln mit mehrminütigen Pausen ab. Eine Zerrung von Sehnen und Gelenkkapseln macht die Krämpfe höchst schmerzhaft. Ohne Behandlung sterben schwer betroffene Patienten wegen eines Laryngospasmus oder einer Ateminsuffizienz.

Bei dem bis zu 4 Wochen dauernden Tetanus können auch Dehydration und Kreislaufversagen oder Aspirationspneumonie zum Tod führen. Im Rahmen eines umfassenden Therapiekonzepts werden auch die Krämpfe mit Barbituraten, Benzodiazepinen und unter Umständen sogar – unter künstlicher Beatmung – mit peripheren Muskelrelaxantien (z. B. Vecuronium; ➤ Kap. 3.4) unterdrückt.

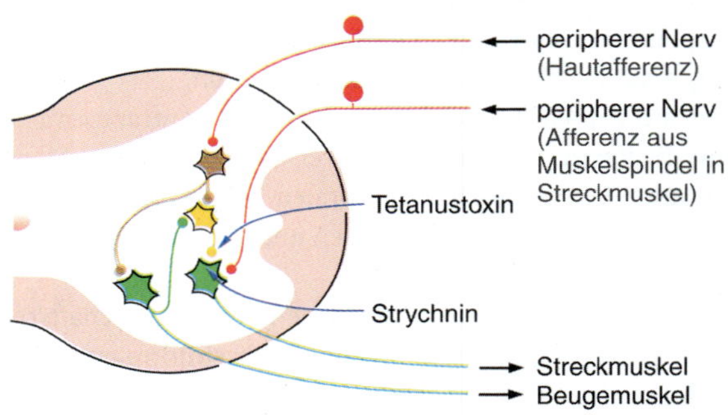

Abb. 11.4 Spinale Koordination der Muskelaktivität und Wirkung von Strychnin und Tetanustoxin.
Erregung von Muskelspindelafferenzen aus einem Streckmuskel aktiviert Motoneurone zu diesem Muskel (monosynaptischer Eigenreflex). Erregung von Hautafferenzen aktiviert über erregende Interneurone (braun) Motoneurone zu einem antagonistischen Beugemuskel (polysynaptischer Fremdreflex). In dieses System sind die hemmenden glycinergen Renshaw-Interneurone (gelb) eingeschaltet. Sie werden sowohl von den erregenden Interneuronen als auch von Axonkollateralen der Motoneurone zum Beugemuskel innerviert. Beide Impulse führen dazu, dass die Motoneurone zum Streckmuskel gehemmt werden. Mit anderen Worten: Wird der Beugemuskel erregt, so wird sein antagonistischer Streckmuskel gehemmt. Strychnin und Tetanustoxin unterbrechen die Transmission vom Renshaw-Interneuron auf das Streckmuskel-Motoneuron, Strychnin durch Blockade des postsynaptischen Glycinrezeptors, Tetanustoxin durch Hemmung der Freisetzung von Glycin. Beuge- und Streckmuskel kontrahieren sich dann in tonischem Krampf gleichzeitig.

11

WEITERFÜHRENDE LITERATUR

Beghi E, Carpio A, Forsgren L et al. Recommendation for a definition of acute symptomatic seizure. Epilepsia, 2010; 51 (4): 671–675.

Elger CE, Berkenfeld R et al. S1-Leitlinie Erster epileptischer Anfall und Epilepsien im Erwachsenenalter. 2017. In: Deutsche Gesellschaft für Neurologie. Leitlinien für Diagnostik und Therapie in der Neurologie. www.dgn.org/leitlinien.

European Medicines Agency (EMA). PRAC recommends strengthening the restrictions on the use of valproate in women and girls. Women to be better informed of the risks of valproate use during pregnancy vom 10.10.2014 EMA/612389/2014. www.ema.europa.eu/ema/index.jsp?curl=pages/medicines/human/referrals/Valproate_and_related_substances/human_referral_prac_000032.jsp&mid=WC0b01ac05805c516f.

Fisher RS, Acevedo C, Arzimanoglou A et al. ILAE official report: a practical clinical definition of epilepsy. Epilepsia, 2014; 55 (4): 475–482.

Fisher RS, Cross JH, French JA et al. Operational classification of seizure types by the International League Against Epilepsy: Position Paper of the ILAE Commission for Classification and Terminology. Epilepsia, 2017; 58 (4): 522–530.

Lowenstein D, Bleck T, McDonald RL. It's time to revise the definition of status epilepticus. Epilepsia, 1999; 40 (1): 120–122.

Meador K, Reynolds MW, Crean S et al. Pregnancy outcomes in women with epilepsy: a systematic review and meta-analysis of published pregnancy registries and cohorts. Epilepsy Res, 2008; 81 (1): 1–13.

Rassner MP, Moser A, Follo M et al. Neocortical GABA release at high intracellular sodium and low extracellular calcium: an anti-seizure mechanism. J Neurochem, 2016; 137: 177–189.

Sabers A. Pharmacokinetic interactions between contraceptives and antiepileptic drugs. Seizure, 2008; 17 (2): 141–144.

Scheffer IE, Berkovic S, Capovilla G et al. ILAE classification of the epilepsies: position paper of the ILAE commission for classification and terminology. Epilepsia, 2017; 58 (4): 512–521.

Tatum WO, Rubboli G, Kaplan PW et al. Clinical utility of EEG in diagnosing and monitoring epilepsy in adults. Clin Neurophysiol, 2018; 129: 1056–1082.

Trinka E, Cock H, Hesdorrfer D et al. A definition and classification of status epilepticus – Report of the ILAE Task Force on Classification of Status Epilepticus. Epilepsia, 2015; 56 (10): 1515–1523.

KAPITEL

12 Zentrale Muskelrelaxantien

Jörg Striessnig

12.1 Einführung

Zentrale Muskelrelaxantien vermindern den Tonus der Skelettmuskeln. Sie werden bei Erkrankungen mit **abnormer Tonuserhöhung der Skelettmuskulatur** eingesetzt. Sie sind von peripheren Muskelrelaxantien, wie den neuromuskulär blockierenden Stoffen, zu unterscheiden (➤ Abb. 3.5).

Dabei müssen lokale Muskelverspannungen von einer spastischen Tonuserhöhung **abgegrenzt** werden:

- Häufige Erkrankungen, die mit einer **spastischen Bewegungsstörung** einhergehen, sind Schlaganfall, Multiple Sklerose, Schädel-Hirn-Trauma und Rückenmarksläsionen. Der Begriff **Spastik** meint ein klinisches Syndrom aus **Erhöhung des Muskeltonus, gesteigerter Eigenreflexaktivität,** fast immer einer **Parese** sowie oft **spinalen Automatismen,** ausgelöst durch kutane und viszerale Reize oder durch Muskeldehnung. Für den Patienten besonders nachteilig ist die **Einschränkung der feinmotorischen Leistungen.** Das Syndrom beruht auf einer Läsion absteigender modulierender Neuronensysteme (➤ Abb. 12.1), beispielsweise nach einem Schlaganfall. Soweit die Parese noch willkürliche Bewegungen zulässt, ermöglicht die Spastik dem Patienten eine **reduzierte Eigenbeweglichkeit.**
- **Lokale Muskelverspannungen** können im Rahmen von Arthropathien, Radikulopathien und nicht-spezifischen Rückenschmerzen auftreten. Wie eine lokale Muskelverspannung entsteht, ist in ➤ Abb. 12.1 am Beispiel von Hüftgelenksschmerzen erklärt.

Zentrale Muskelrelaxantien wirken auf Synapsen im Rückenmark und höheren Zentren des ZNS, die für die Regulation des Muskeltonus wichtig sind. Der Muskeltonus wird durch die Aktivität der motorischen Einheiten bestimmt. An seiner Kontrolle ist der monosynaptische Eigenreflex beteiligt (➤ Abb. 12.1). **Muskelspannung** und **Eigenreflexaktivität** werden durch absteigende und segmental-spinale, **polysynaptische Neuronensysteme** reguliert. Diese Neuronensysteme verarbeiten sensible, propriozeptive und supraspinale Informationen, um Bewegungsprogramme situationsgerecht abzustimmen. Ein erhöhter Muskeltonus geht mit gesteigerter Eigenreflexaktivität einher.

Wenn die spastische Tonuserhöhung mit deutlichen Paresen einhergeht, kann der Nutzen zentraler Muskelrelaxantien durch die pharmakologische Verstärkung der zentralen Parese bei mobilen Patienten limitiert sein. Sie sind deshalb nur dann indiziert, wenn sich die spastisch-undifferenzierte Eigenbeweglichkeit des Patienten nicht weiter verschlechtert oder wenn – etwa bei bettlägerigen Patienten – die **Bekämpfung schmerzhafter spinaler Automatismen oder Dauerverspannungen** im Vordergrund steht. Der Rigor des Parkinsonpatienten (➤ Kap. 13) spricht auf zentrale Muskelrelaxantien nicht an.

12.2 Wirkmechanismen

Zentrale Muskelrelaxantien (➤ Tab. 12.1) verändern die Transmission in den absteigenden und den segmental-spinalen, polysynaptischen Neuronensystemen. Bis auf wenige Ausnahmen sind ihre genauen supraspinalen oder spinalen Angriffsorte nicht bekannt. Bei einigen Substanzen ist darüber hinaus auch der Wirkmechanismus auf zellulärer Ebene unklar. Da Sedation und Schlaf mit einer Abnahme, Angst und Spannung jedoch mit einer Zunahme des Muskeltonus einhergehen, beruhen möglicherweise die muskelrelaxierenden Wirkungen mancher Substanzen auf ihren sedativen und anxiolytischen Eigenschaften.

Baclofen, ein Agonist an $GABA_B$-Rezeptoren (➤ Kap. 2.3.7), hemmt präsynaptisch die Freisetzung exzitatorischer Transmitter und vermindert damit erregende Einflüsse auf spinale Motoneurone. Zusätzlich hemmt es die Motoneurone direkt postsynaptisch (➤ Abb. 12.1) und wirkt eigenständig analgetisch.

Auch **Tizanidin** hemmt entweder die Freisetzung oder die postsynaptische Wirkung exzitatorischer Transmitter. Tizanidin ist wie Clonidin ein α_2-Adrenozeptor-Agonist und besitzt weitere Clonidin-ähnliche Wirkungen und unerwünschte Arzneimittelwirkungen (➤ Kap. 4.4).

Tolperison ähnelt chemisch den Lokalanästhetika. Möglicherweise reduziert es neuronale Aktivität durch Hemmung spannungsabhängiger Na^+- und Ca^{2+}-Kanäle. Es soll über Angriffspunkte in Hirnstamm, Rückenmark und nozizeptiven Afferenzen den Muskeltonus senken.

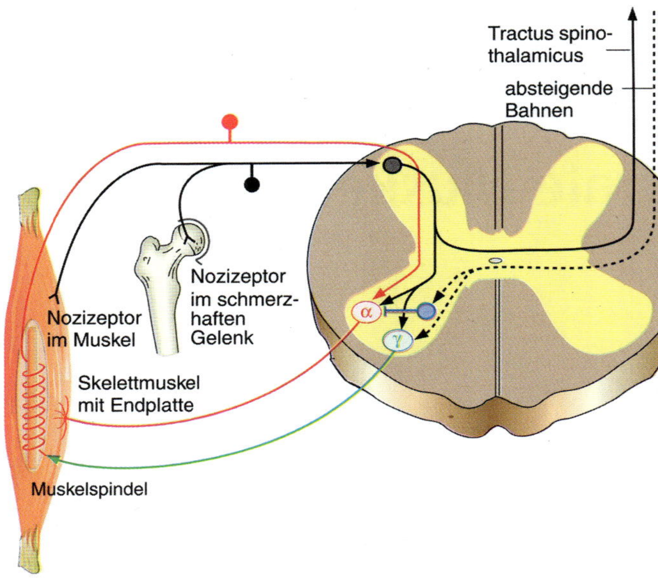

Abb. 12.1 Regelung des Muskeltonus.
Die wichtigste Kontrollinstanz ist die **motorische Einheit,** bestehend aus einem α-Motoneuron und den von ihm innervierten Muskelfasern. Sie ist in zahlreiche spinale Reflexe, wie z. B. dem hier illustrierten Regelkreis des **monosynaptischen Eigenreflexes,** eingebettet (rot): Dehnung des Muskels führt zu vermehrten Impulsen aus der Muskelspindel, diese fließen nach einmaliger Umschaltung im Rückenmark zur motorischen Einheit, und es kommt zu einer Muskelzuckung. Komplexer sind die Einflüsse **polysynaptischer** (segmental-spinaler und absteigender) **Neuronensysteme.** Als Beispiel für einen **segmentalen polysynaptischen Reflex** ist eine Bahn von Nozizeptoren im Hüftgelenk zu einem Neuron des Tractus spinothalamicus und von dort über eine Axonkollaterale zum α-Motoneuron eingezeichnet (schwarz). Schmerz im Hüftgelenk kann so zu verstärktem Muskeltonus führen. Unter Umständen bildet sich ein Teufelskreis, denn Dauerkontraktion kann ihrerseits Nozizeptoren im Muskel (illustriert) oder anderswo im betroffenen Bewegungsapparat (nicht illustriert) erregen, die den Schmerzreflex aufrechterhalten. Impulse von Axonkollateralen der spinothalamischen Neurone können auch γ-Motoneurone (grün) aktivieren und so die Muskelspindeln empfindlicher stellen. **Absteigende Bahnen** (gestrichelt) können α- und γ-Motoneurone direkt oder über Interneurone ansteuern. Ihre Hauptaufgaben sind die Kontrolle spinaler Reflexe und Vermittlung der Willkürmotorik. Eingezeichnet ist ein GABAerges Interneuron (blau), das Motoneurone über postsynaptische $GABA_B$-Rezeptoren hemmt.

Tab. 12.1 Klinische Anwendung der zentralen Muskelrelaxantien

Substanz (Handelsnamen)	Dosierung/Tag, Plasmahalbwertszeit ($t_{1/2}$), Elimination, Wechselwirkungen	Indikationen	UAW
Baclofen (Lioresal®, Generika)	• 3 × 5–25 mg (Dosis langsam steigern!) • $t_{1/2}$ = 3–4 h • Größtenteils unverändert über Niere ausgeschieden	• Spastizität z. B. wegen multipler Sklerose, Rückenmarkserkrankung oder -verletzung • Intrathekale Anwendung besonders geeignet z. B. bei Paraspastik; geringere zentrale UAW als orale Therapie	• Schläfrigkeit, Schlaflosigkeit, Verwirrtheit; Halluzinationen und Angst bei plötzlichem Entzug; bei Überdosierung Koma, Atemdepression und epileptische Anfälle • Muskelschwäche, Obstipation;Tachykardie bei plötzlichem Entzug
Tizanidin (Sirdalud®, Generika)	• 3 × 2–12 mg • $t_{1/2}$ = 3–5 h • Metabolisierung durch CYP1A2; gleichzeitige Gabe von starken CYP1A2-Hemmern (z. B. Fluvoxamin, Fluorchinolone) ist deshalb kontraindiziert	• Zentral bedingte Spastizität • Periphere schmerzbedingte Muskelverspannungen (Wirbelsäulenerkrankungen, Koxarthrose)	• Müdigkeit, Schwindel, Mundtrockenheit, Schlafstörungen, Akkommodationsstörungen, Verwirrtheit, Angst • Magen-Darm-Beschwerden, Hypotonie, Kopfschmerzen, Bradykardie • Anstieg der Leberwerte
Tolperison (Mydocalm®, Generika)	• 3 × 50–150 mg • $t_{1/2}$ = 2–3 h • Ausgeprägter Lebermetabolismus: Bioverfügbarkeit 20 %, keine Wechselwirkungen bekannt	Symptomatische Behandlung der Spastizität nach einem Schlaganfall	• Gelegentlich Schwindel, Mundtrockenheit • Magenbeschwerden, Hypotonie • Überempfindlichkeitsreaktionen (leichte Hautreaktionen bis zu seltenen, aber schweren systemischen Reaktionen, einschließlich anaphylaktischen Schocks)
Methocarbamol (Ortoton®, DoloVisano®, Methocarbamol® Generika)	• 3 × 1500 mg (max 30 Tage) • $t_{1/2}$ = 2 h • Verstärkung der Wirkung zentral dämpfender Mittel	Schmerzhafte Muskelverspannungen v. a. des unteren Rückenbereichs (Lumbago)	• Selten Schwindel, Kopfschmerzen • Allergische Reaktionen

12

Tab. 12.1 Klinische Anwendung der zentralen Muskelrelaxantien *(Forts.)*

Substanz (Handelsnamen)	Dosierung/Tag, Plasmahalbwertszeit ($t_{1/2}$), Elimination, Wechselwirkungen	Indikationen	UAW
Orphenadrin (Norflex®)	• 2 × 100 mg (nur kurzzeitige Anwendung) • $t_{1/2}$ = 14 h • Verstärkung anticholinerger Wirkungen anderer Arzneistoffe (z. B. trizyklischer Antidepressiva)	Schmerzhafte Muskelverspannungen	• Müdigkeit, Schwindel, Schlafstörungen • Übelkeit, Mundtrockenheit, Harnverhalt, Obstipation
Pridinol (Mytidin®, Myopridin®)	• 3 × 1,5–3 mg • Verstärkung anticholinerger Wirkungen anderer Arzneistoffe	• Zentrale und periphere Muskelspasmen • Lumbalgie • Torticollis	• Müdigkeit, Schwindel, Schlafstörungen • Übelkeit, Mundtrockenheit, Harnverhalt, Obstipation
Delta-9-Tetrahydrocannabinol (THC), Cannabidiol (CBD) (Sativex®; 2,7 mg THC/2,5 mg CBD pro Sprühstoß)	• Individuell bis zu 12 Sprühstöße pro Tag • $t_{1/2}$ = 2–5 (THC), 5–9 (CBD)	Mittelschwere bis schwere Spastik aufgrund von multipler Sklerose (➤ Kap. 14.10.5)	• Müdigkeit, Schwindel, Desorientiertheit, Euphorie, Gedächtnisstörungen, Trunkenheitsgefühl • Obstipation, Diarrhö, Mundtrockenheit, Appetitstörung

Die molekularen Wirkmechanismen von **Methocarbamol, Orphenadrin** und **Pridinol** sind unklar. Zentrale anticholinerge Wirkungen scheinen dazu beizutragen. Müdigkeit und Schwindel sind häufige Nebenwirkungen.

Die Wirkmechanismen von **Delta-9-Tetrahydrocannabinol** und **Cannabidiol** sind in ➤ Kap. 14.10 beschrieben.

Benzodiazepine verstärken postsynaptisch die GABAerge Neurotransmission über $GABA_A$-Rezeptoren (➤ Kap. 2.3.7). Tetrazepam war als zentrales Muskelrelaxans zugelassen. Es wirkt auch anxiolytisch, jedoch weniger sedierend als andere Benzodiazepine. Nach dem Auftreten von seltenen, aber schwerwiegenden Hautreaktionen wurde mittlerweile die Zulassung widerrufen.

12.3 Therapeutische Anwendung

Indikationen und Dosierung

➤ Tab. 12.1

Zur Behandlung **spastischer Bewegungsstörungen** kommen v. a. Baclofen und Tizanidin zur Anwendung.

Bei der Behandlung von **lokalen Muskelverspannungen** im Rahmen von Erkrankungen der Wirbelsäule (z. B. lumbale oder zervikale Radikulopathien, nicht spezifische Rückenschmerzen) steht eine **frühzeitige und ausreichende Schmerzbekämpfung,** z. B. mit nichtsteroidalen Antirheumatika (NSAR, ➤ Kap. 7) in Kombination mit geeigneten nicht medikamentösen (z. B. physikalischen) Maßnahmen, im Vordergrund. Der zusätzliche Nutzen zentraler Muskelrelaxantien ist bei diesen Indikationen unklar.

Für ausgewählte Indikationen sind differenzialtherapeutisch das peripher wirkende Muskelrelaxans **Dantrolen** (➤ Kap. 3.4.6) und lokale Injektionen von **Botulinusneurotoxin A** (➤ Kap. 3.8) (etwa zur Behandlung fokaler Spasmen) in Erwägung zu ziehen.

Zur Minimierung von unerwünschten Arzneimittelwirkungen sollte die **Dosierung einschleichend** erfolgen.

Unerwünschte Arzneimittelwirkungen

➤ Tab. 12.1

Zentrale Muskelrelaxantien führen neben anderen unerwünschten Arzneimittelwirkungen oftmals zu **zentralnervösen Störungen** wie Sedation, Müdigkeit und Abnahme der Muskelkraft. Daher ist eine **kritische Indikationsstellung** notwendig.

WEITERFÜHRENDE LITERATUR

Bundesärztekammer (BÄK), Kassenärztliche Bundesvereinigung (KBV), Arbeitsgemeinschaft der Wissenschaftlichen Medizinischen Fachgesellschaften (AWMF). Nationale Versorgungsleitlinie nicht-spezifischer Kreuzschmerz – Langfassung. 2. Aufl. Version 1. 2017.

Glocker F et al. Lumbale Radikulopathie, S2k-Leitlinie, 2018. In: Deutsche Gesellschaft für Neurologie. Leitlinien für Diagnostik und Therapie in der Neurologie.

Platz T et al. Therapie des spastischen Syndroms, S2k-Leitlinie, 2018. In: Deutsche Gesellschaft für Neurologie. Leitlinien für Diagnostik und Therapie in der Neurologie.

Pohl M et al. S2k-Leitlinie Zervikale Radikulopathie, 2017. In: Deutsche Gesellschaft für Neurologie. Leitlinien für Diagnostik und Therapie in der Neurologie.

KAPITEL

13 Antiparkinsonmittel

Jörg Striessnig

Mit der Schwierigkeit in der Hand beim Schreiben haben Sie vollkommen Recht, sie begleitet gewöhnlich den Eintritt höherer Jahre. Es tritt dann entweder Zittern ein, oder ein Zustand, den ich mehr Unbehülflichkeit, als Schwäche nennen möchte. Das Schreiben erfordert, wenn die Hand fest und deutlich seyn soll, eine Menge zum Theil sehr kleiner und kaum merklicher Bewegungen der Finger, die schnell nach einander, und doch bestimmt von einander geschieden gemacht werden müssen. Dazu mangelt im Alter die Gelenkigkeit. Wie beim Schreiben ist es bei allen ähnlichen Verrichtungen, dem Zuknöpfen beim Anziehen u.s.f., wogegen im Fassen, Tragen, Halten u.s.f. die Hand die gleiche Kraft behält.
Wilhelm von Humboldt am 19. Oktober 1829 an Charlotte Hildebrand

13.1 Einführung

Das **Parkinson-Syndrom** wurde 1817 erstmalig vom englischen Arzt James Parkinson beschrieben. Es resultiert aus einem neurodegenerativ bedingten **Dopaminmangel** in dem für die Bewegungskontrolle wichtigen **Corpus striatum.** Die bahnbrechenden Arbeiten von Arvid Carlsson (Nobelpreis für Physiologie und Medizin 2000) und des Wiener Pharmakologen Oleh Hornykiewicz über die Rolle von Dopamin als für die Bewegungskontrolle relevanten Überträgerstoff im Gehirn bereiteten den Weg für eine rationale Arzneitherapie. Dies führte letztlich zum erstmaligen Nachweis therapeutischer Wirkungen von Levodopa (➤ Tab. 13.1) bei Parkinsonpatienten durch Hornykiewicz und den Wiener Neurologen Walter Birkmayer. **Levodopa (L-3,4-Dihydroxyphenylalanin oder L-DOPA**, eine Vorstufe von Dopamin) stellt bis heute die wirksamste symptomatische Therapie dieser Erkrankung dar. Bisher ist es nicht gelungen, Medikamente zu entwickeln, die das Fortschreiten der idiopathischen Form dieser Erkrankung verzögern.

Das Parkinson-Syndrom ist durch die motorischen Hauptsymptome **Bradykinese, Ruhetremor, Rigor** sowie **Stand- und Gangunsicherheit** definiert. Daraus ergibt sich ein typisches Standbild mit gebeugter Haltung in Nacken, Ellbogen, Hüfte und Knie sowie ein kleinschrittiger Gang. Häufige **nicht-motorische Begleitsymptome** sind v. a. sensorische (z. B. Hyposmie), vegetative (z. B. orthostatische Hypotonie, Hypertonie im Liegen, Harndrang), psychische (z. B. Angst, Depressionen), kognitive Störungen (bis zu Demenz) und Schlafstörungen (z. B. REM-Schlafverhaltensstörung). Diese tragen sehr wesentlich zur fortschreitenden Behinderung bei und wirken sich ebenfalls negativ auf die Lebensqualität von Parkinson-Patienten aus.

Der **idiopathische Morbus Parkinson** macht ca. 80 % aller Parkinson-Syndrome aus. Seine Prävalenz beträgt in der Gesamtbevölkerung 0,3 %, steigt jedoch auf über 3 % bei den über 80-Jährigen. Die Mortalität ist deutlich erhöht. Alter und positive Familienanamnese sind wichtige Risikofaktoren. Erbliche Formen, oft mit frühem Manifestationsalter, sind für ca. 10–15 % von Morbus Parkinson verantwortlich.

Atypische Parkinson-Syndrome können im Rahmen anderer neurodegenerativer Erkrankungen auftreten (z. B. Demenz vom Lewy-Körper Typ, Multisystematrophie). Parkinson-Syndrome können auch **posttraumatische, metabolische** (z. B. Morbus Wilson) oder **toxische** (Kohlenmonoxid, Manganismus ➤ Kap. 35.5.6) Ursachen haben. Zumeist reversible Parkinson-ähnliche extrapyramidal-motorische Störungen können auch durch

Tab. 13.1 Mittel zur Behandlung des Morbus Parkinson

Arzneistoff (Handelsname, Beispiele)	Orale/transdermale Tagesdosis[3] (langsam auftitrieren)	Pharmakokinetik	UAW
Levodopa in Kombination mit Decarboxylase-Hemmer			
Levodopa + Benserazid (Madopar®, Generika: 100 mg + 25 mg Benserazid) Levodopa + Carbidopa (Nacom®, Generika: 100 mg Levodopa + 25 mg Carbidopa)	3–6 × 100–250 mg Levodopa	• $t_{1/2}$ = 50–120 min • Proteinreiche Mahlzeiten und Antazida vermindern Levodopa-Resorption und Wirkung	• **Wirkungsfluktuationen, Dyskinesien, Verwirrtheit, Halluzinationen** • **Übelkeit, Erbrechen,** Orthostase
Dopaminrezeptor-Agonisten			
Pramipexol (Sifrol®, Generika)	(3 × 0,088–1,1 mg) retard: 1 × 1,05–3,15 mg[4]	$t_{1/2}$ = 8–12 h	• Wirkungsfluktuationen und Dyskinesien geringer als unter Levodopa, **Verwirrtheit, Halluzinationen, imperatives Schlafbedürfnis,** Impulskontrollstörungen (z. B. Hypersexualität, Esssucht, Spielsucht) • Übelkeit, Erbrechen (v. a. zu Therapiebeginn) • Orthostase, periphere Ödeme
Ropinirol (Requip®, Generika)	3 × 1,5–3 mg retard: 1 × 4 mg [4]	• $t_{1/2}$ = 5–7 h • Renale Elimination; Dosisanpassung bei reduzierter Nierenfunktion	
Rotigotin (Neupro®)	1 × transdermales Pflaster (6–16 mg)	Steady-State-Konzentration nach 1–2 Tagen	
Piribedil (Clarium®)	3 × 50–80 mg als Monotherapie oder als Zusatztherapie zur L-Dopa-Therapie	• C_{max} nach 3–6 h • $t_{1/2}$ = 12 h • Hepatisch metabolisiert und zu 75 % renal eliminiert	
MAO-B-Hemmer			
Selegilin (Movergan®, Generika)	1–2 × 5 mg (Maximaldosis 10 mg/Tag)	Irreversible MAO-B-Hemmung	• **Übelkeit, Kopfschmerzen,** mögliche **Verstärkung von Levodopa-UAW** • Selegilin: auch Verwirrtheit und Halluzinationen; Angst, Schlafstörungen; Einnahme morgens und mittags zur Vermeidung von Schlafstörungen
Rasagilin (Azilect®, Generika)	1 × 1 mg	• Irreversible MAO-B-Hemmung • Vorsicht bei eingeschränkter Leberfunktion	
Safinamid (Xadago®)	1 × 50–100 mg	• $t_{1/2}$ = 20–30 h • Dosisreduktion bei stark eingeschränkter Leberfunktion	
COMT-Hemmer[1]			
Entacapon	200 mg (zusammen mit jeder Dosis Levodopa/Dopadecarboxylase-Hemmer)	$t_{1/2}$ < 1h	Verstärkung von Levodopa-UAW (auch **Dyskinesien**)
Opicapon	1 × 50 mg beim Zubettgehen, mindestens 1 h vor oder nach Levodopa/Dopadecarboxylase-Hemmer	$t_{1/2}$: langsame Eliminationskomponente mit ca. 100 h	
Andere Antiparkinsonmittel			
Amantadin (PK-Merz®, Generika)	2 × 100–300 mg (Einnahme nicht nach 16.00 Uhr wegen Schlafstörungen)	• $t_{1/2}$ = 10–30 h • Dosisreduktion bei Niereninsuffizienz	Verwirrtheit, Unruhe, Müdigkeit, Schlafstörungen, Halluzinationen
Biperiden (Akineton®, Generika)[2]	• 3–4 × 1–4 mg • Vorsichtige Dosierung im Alter	$t_{1/2}$ = 18–24 h	• Verwirrtheit, Gedächtnisstörungen (Vorsicht bei älteren Patienten) • Glaukom, Harnretention

[1] Auch Tolcapon, s. Text.
[2] Auch zur Behandlung medikamentös induzierter extrapyramidaler Symptome zugelassen (➤ Kap. 14.5.6)
[3] Die individuell benötigte Tagesdosis kann variieren und im Einzelfall deutlich über den angegebenen Tagesdosen liegen.
[4] Für die Behandlung des Morbus Parkinson werden vorwiegend Retardpräparate verwendet. Nicht retardierte Formulierungen kommen auch zur Behandlung des idiopathischen Restless-Legs-Syndroms zum Einsatz.

Medikamente verursacht werden (medikamenteninduzierter Parkinsonismus), wie etwa durch Methyldopa (➤ Kap. 4.2), Antiemetika (➤ Kap. 22.5.2), Neuroleptika (➤ Kap. 14.5.6), Valproat (➤ Kap. 11.4.3) oder durch Lithium (➤ Kap. 14.3.6).

13.2 Pathophysiologie des Morbus Parkinson

Die kardinale pathogenetische Veränderung beim Morbus Parkinson ist eine **Degeneration der von der Substantia nigra pars compacta zum Corpus striatum ziehenden Dopaminneurone** (➤ Abb. 2.10). Pathologisch-anatomisches Zeichen dieses Zelluntergangs ist die Depigmentierung der Substantia nigra: Mit den Dopaminneuronen verschwindet das in ihnen enthaltene Pigment Neuromelanin, das aus oxidativen Abbauprodukten von Dopamin entsteht und dem die Substantia nigra ihren Namen verdankt. Dieser Zellverlust der präsynaptischen dopaminergen Neurone kann diagnostisch durch cerebrale Single-Photon-Emissions-Computertomografie-Darstellung (SPECT) striataler Dopamintransporter (➤ Abb. 2.11) mittels geeigneter Radiotracer nachgewiesen werden. Eine Parkinson-Symptomatik beginnt erst, wenn etwa 70 % dieser zum Striatum projizierenden dopaminergen Neurone verschwunden sind. Anscheinend sind die verbleibenden nigrostriatalen Neurone in der Lage, den Ausfall vorübergehend durch eine vermehrte Dopaminsynthese und -freisetzung zu kompensieren. Die kausale Verknüpfung zwischen verminderter dopaminerger Transmission und einem Parkinson-Syndrom wird v. a. durch das **verlässliche Ansprechen auf eine Levodopa-Therapie** offensichtlich sowie durch die Tatsache, dass Dopaminrezeptor-Antagonisten eine Parkinson-Syndrom ähnliche Symptomatik erzeugen können.

Eine Neurodegeneration wird allerdings auch in **nicht-dopaminergen** vegetativen (wie dem dorsalen Vaguskern) oder neuromodulatorischen Nuclei (wie dem Locus coeruleus und den Raphekernen) beobachtet. Diese wird für die **nicht-motorischen Symptome** verantwortlich gemacht, die sich häufig schon vor den motorischen Symptomen und somit vor der Diagnose der eigentlichen Erkrankung manifestieren können.

Ein zweites pathologisches Merkmal sind die **Lewy-Körperchen,** zytoplasmatische Einschlüsse meist im Bereich degenerierender Neurone. Diese enthalten Aggregate von **α-Synuclein**, einem Protein, das eine zentrale Rolle in der Pathogenese des Morbus Parkinson und anderer sog. α-Synucleinopathien einnimmt. Es ist in der Lage, multiple Konformationen anzunehmen, einschließlich anfangs oligomerer und später unlöslicher, aggregierender fibrillärer Strukturen. Darunter befinden sich auch Konformationen, die über zahlreiche biochemische Mechanismen **neurotoxische Wirkungen** entfalten. **α-Synuclein-Aggregate** können prionenähnlich von Neuron zu Neuron übertragen werden, dort ebenfalls eine Aggregation induzieren und die dadurch langsam fortschreitende Neurodegeneration erklären.

α-Synuclein alleine kann allerdings die **selektive Vulnerabilität** für Degeneration v. a. der Neurone der Substantia nigra pars compacta nicht erklären, da benachbarte Dopaminneurone (im ventralen Tegmentum) lange unversehrt bleiben. Als zusätzliche pathogenetische Faktoren werden weitere **zelluläre Stressoren und Triggerfaktoren** (multiple-hit hypothesis) für die Neurogeneration verantwortlich gemacht. Bereits unter physiologischen Bedingungen unterliegen diese Substantia-nigra-Neurone einem erhöhten **metabolischen Stress.** Dieser erklärt sich durch den hohen Energiebedarf aufgrund ihrer weitläufigen axonalen Projektionen und ihrer permanenten elektrischen Aktivität. Dabei kommt es mit jedem Aktionspotential auch zu einem somatodendritischen Anstieg von intrazellulärem Calcium. Dem gegenüber steht eine nur gering ausgeprägte intrazelluläre Pufferkapazität, wodurch toxische Wirkungen von Calcium die bioenergetische Reserve der Mitochondrien reduzieren. Eine **mitochondriale Dysfunktion** wird außerdem durch oxidativen Stress begünstigt, zu dem auch reaktive Sauerstoffradikale im Rahmen des Dopaminmetabolismus beitragen. α-Synuclein-Aggregation und ihre neurotoxischen Wirkungen werden ebenfalls durch oxidativen Stress begünstigt.

Wie führt die Degeneration der Dopaminneurone und die somit reduzierte Dopaminfreisetzung in der nigrostriatalen Projektion zur klinischen Symptomatik? ➤ Abb. 13.1 illustriert die für das Verständnis der Rolle von Dopamin elementaren neuronalen Schaltkreise in den Basalganglien. Diese spielen für motorische Aktionen und zielgerichtetes Verhalten eine zentrale Rolle. Das Corpus striatum integriert dabei als primärer Input-Kern die Informationen motorischer kortikaler, limbischer und thalamischer Afferenzen. Dies erlaubt ihm die Steuerung der **Initiation** von Bewegungsabläufen, deren **Selektion** und eine ergebnisorientierte dynamische **Bewertung** und Optimierung. Über GABAerge Neurone des **direkten und indirekten Wegs** (➤ Abb. 13.1A) sendet es seine Informationen zum Globus pallidus medialis und zur Substantia nigra pars reticulata jenen Kernen der Basalganglien, die das Feedback des Systems im Sinne einer **Filterfunktion** über den motorischen Thalamus zurück zu motorischen Cortexarealen vermitteln. Wie in ➤ Abb. 13.1A beschrieben, nimmt dabei das von den Neuronen der Substantia nigra pars compacta freigesetzte Dopamin eine zentrale modulatorische Funktion ein. Es verstärkt den Informationsfluss über den direkten Weg und fördert dabei die zielorientierte Selektion von Bewegungsmustern, während es kompetierende Bewegungen durch Hemmung des indirekten Wegs unterdrückt.

Das Corpus striatum enthält neben der großen Zahl GABAerger Projektionsneurone auch eine geringere Zahl **cholinerger Interneurone.** Dopaminmangel führt beim Morbus Parkinson zur Enthemmung der cholinergen Interneurone. Dieses Ungleichgewicht zwischen dopaminerger und cholinerger Neurotransmission erklärt (schwache) therapeutische Wirkungen von Muscarinrezeptor-Antagonisten (➤ Kap. 3.3), welche die postsynaptischen Effekte der enthemmten cholinergen Interneurone blockieren.

13.3 Arzneistoffe zur Behandlung des Morbus Parkinson

Bei der Behandlung von Parkinson-Patienten verwendete Medikamente sind in ➤ Tab. 13.1 zusammengefasst.

13.3.1 Levodopa

Dopamin selbst ist zur Behandlung von Parkinson-Kranken ungeeignet, weil es die Blut-Hirn-Schranke kaum passiert. Seine Vorstufe **Levodopa*** wird dagegen als Aminosäure durch die Blut-Hirn-Schranke transportiert und im Neuron durch die aromatische L-Aminosäure-Decarboxylase (Dopadecarboxylase, ➤ Kap. 2.3.2 und ➤ Tab. 4.1) zu Dopamin umgewandelt (➤ Tab. 13.1). Es ist das **wirksamste und wichtigste Parkinsonmedikament.** Allerdings werden nach oraler Gabe 95 % des Levodopa in extrazerebralen Geweben rasch zu Dopamin decarboxyliert. Daher wird es in **fixer Kombination** zusammen mit Benserazid oder Carbidopa gegeben, den **nur peripher** wirksamen Inhibitoren der Dopadecarboxylase (➤ Tab. 13.1). Die **Kombination mit Benserazid* oder Carbidopa** hat zwei Konsequenzen:

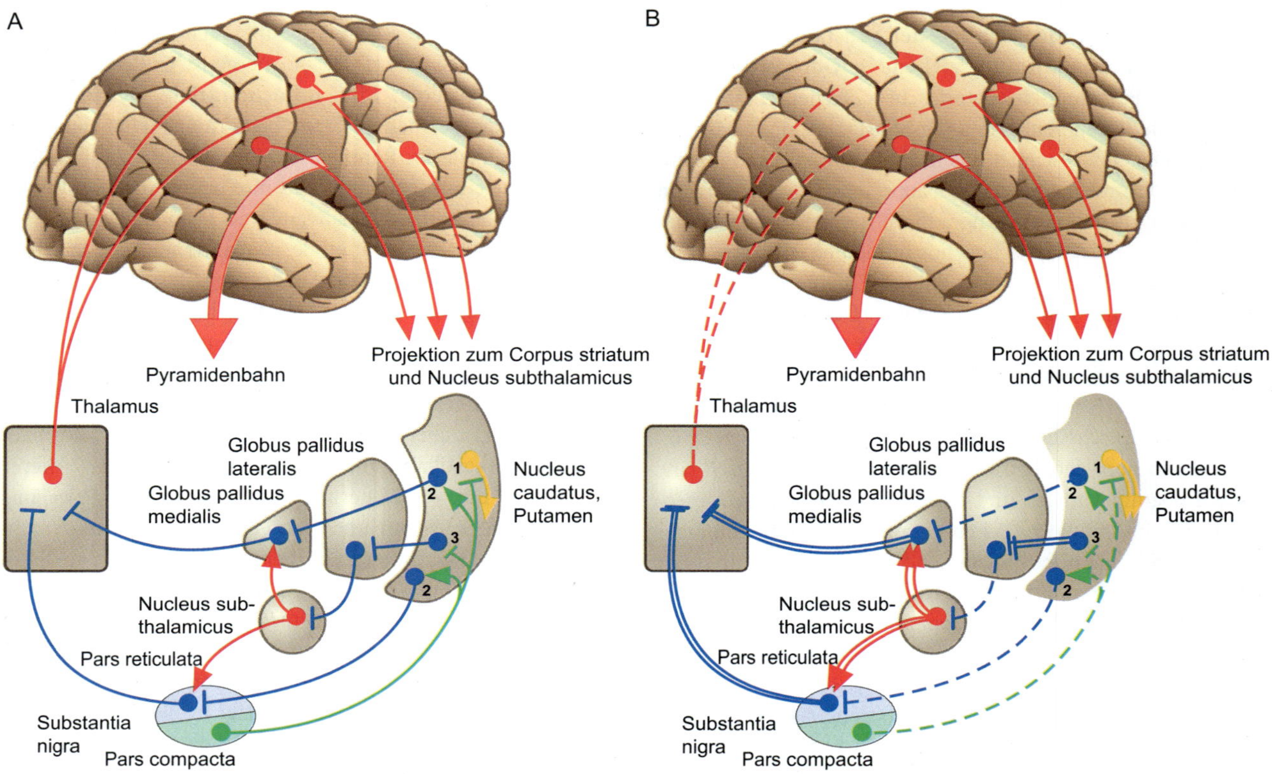

Abb. 13.1 Extrapyramidal-motorische Basalganglien-Schaltkreise beim Gesunden (A) und bei Morbus Parkinson (B). (Pfeilspitzen = Aktivierung; Balken = Hemmung; gestrichelte Linien = Aktivitätsverminderung; doppelte Linien = Aktivitätssteigerung; glutamaterg = rot; GABAerg = blau; dopaminerg = grün; cholinerg = gelb; 1, 2, 3 = striatale Neurone und deren Fehlfunktionen bei Dopaminmangel)

Pyramidenbahn und extrapyramidal-motorische Schleife: Die Funktion des pyramidalen Systems wird durch extrapyramidal-motorische Schaltkreise moduliert, die vom Cortex über die Basalganglien und den Thalamus zurück zum Cortex verlaufen. Diese Modulation hilft, einen motorischen Handlungsentwurf in einen koordinierten Bewegungsablauf umzusetzen: Zielgerichtete Bewegungen werden gefördert und laufend bewertet, ungewollte gehemmt.

A) Basalganglienfunktion bei Gesunden: Das Corpus striatum integriert als primärer „Input-Kern" die Informationen motorischer corticaler, limbischer und thalamischer Afferenzen. Vom Cortex ziehen **Glutamatneurone** zum Corpus striatum (Nucleus caudatus – Putamen) und zum Nucleus subthalamicus. Im Corpus striatum aktivieren sie GABAerge Projektionsneurone (2, 3) und modulatorische cholinerge Interneurone (1). Die GABAergen Neurone bestimmen den inhibitorischen Einfluss auf den Thalamus über die Aktivität der Substantia nigra pars reticulata und des Globus pallidus medialis über einen direkten und einen indirekten Weg. Der **direkte Weg** (2) führt über den Globus pallidus medialis oder die Substantia nigra pars reticulata direkt zum Thalamus. Erregung dieses Wegs reduziert den inhibitorischen Einfluss auf den Thalamus und fördert Bewegungen sowie die Selektion spezifischer Bewegungsmuster. Beim **indirekten Weg** (3) sind der Globus pallidus lateralis und der Nucleus subthalamicus zwischengeschaltet. Aktivierung des indirekten Wegs erhöht die inhibitorische Wirkung auf den Thalamus, hemmt Bewegung und unterdrückt kompetierende Bewegungsmuster. Alleinige Aktivierung des direkten Wegs führt zu **exzessiven und unkoordinierten Bewegungen**, alleinige Aktivierung des indirekten Wegs zu **Akinese**. Somit ist die Feinabstimmung der Aktivität zwischen diesen beiden Bahnen von entscheidender Bedeutung. Aus den Axonen der Neurone in der Substantia nigra pars compacta freigesetztes Dopamin spielt dabei eine zentrale Rolle. Es aktiviert über stimulatorische D_1-Dopamin-Rezeptoren den direkten Weg und hemmt über D_2-Dopamin-Rezeptoren den indirekten Weg. Durch verstärkten Informationsfluss über den direkten Weg fördert es dabei die zielorientierte Selektion von Bewegungsmustern, während es kompetierende Bewegungen durch Hemmung des indirekten Wegs unterdrückt.

B) Basalgangliendysfunktion bei Morbus Parkinson: Der **Dopaminmangel** beim Morbus Parkinson reduziert diese Dopaminwirkungen: Die Aktivität der GABAergen Neurone des aktivierenden direkten Wegs (2) wird vermindert, was die Braykinese erklären könnte. Jene des inhibitorischen indirekten Wegs wird enthemmt, was Rigor und Akinese erklären könnte. Die Filterfunktion des Thalamus für sensomotorische Meldungen zum Cortex wird somit verstärkt. Es resultiert das Parkinson-Syndrom. Bei Dopaminmangel wird auch eine Enthemmung cholinerger Interneurone beobachtet. Diese werden durch das freigesetzte Dopamin gehemmt, beeinflussen aber ihrerseits auch über unterschiedliche muscarinische Acetylcholinrezeptoren die axonale Dopaminfreisetzung sowie die Aktivität der GABAergen Projektionsneurone und der afferenten corticalen glutamatergen Neurone. (Vereinfachte Darstellung nach: Albin RL. Parkinsonism & Related Disorders, 1995; 1: 3–11.)

1. Es erhöht sich die ZNS-Verfügbarkeit von Levodopa, was eine Reduktion der oralen Dosis ermöglicht.
2. Unerwünschte Arzneimittelwirkungen, die auf die periphere Bildung von Dopamin (sowie Noradrenalin und Adrenalin) zurückgehen, werden vermindert; dazu gehören Übelkeit, Erbrechen, kardiale Arrhythmien und orthostatische Regulationsstörungen.

Levodopa/Decarboxylase-Hemmer wirken besonders günstig auf die Symptome **Akinese** und **Rigor,** v.a. zu Beginn der Therapie. Tremor wird manchmal weniger gut beeinflusst. Gangstörungen, Haltungsinstabilität und Dysarthrie, also die gestörte Koordination des Sprechens, sprechen generell schlechter an.

Trotz des in den meisten Fällen sehr guten Ansprechens auf Levodopa/Decarboxylase-Hemmer im Frühstadium nimmt dieses mit dem Fortschreiten der Erkrankung ab. Es kommt dann zu **motorischen Komplikationen** mit **Wirkungseinschränkungen, Wirkungsfluktuationen** und **L-DOPA-induzierten Dyskinesien.** Diese Komplikationen nehmen im weiteren Krankheitsverlauf zu und entwickeln sich bei etwa 30–40 % der Patienten in den ersten fünf Jahren und bei ca. 60 % nach 10 Jahren der Therapie.

Häufig beginnen diese Veränderungen mit vermindertem Wirkungsausmaß und einer verkürzten Wirkdauer einer einzelnen Dosis und Rückkehr der Symptome vor Gabe der nächsten Dosis **(wearing off, End-of-Dose-Akinesie).** Dies spiegelt die kurze Halbwertszeit von Levodopa wider (ca. 90 min). Während dieser **Wirkungsfluktuationen** durchlebt der Patient abwechselnd Perioden mit (On-Phase) und ohne Wirkung (Off-Phasen, Rückkehr der Parkinson-Symptome). Möglicherweise erklärt die verminderte Decarboxylierungs- und Speicherungskapazität für Levodopa bei fortschreitender Degeneration dopaminerger Neurone diese Wirkungseinschränkung. Bei Patienten mit einem verzögerten Wirkungseintritt (Delayed-On) können Formulierungen mit rascher Wirkstofffreisetzung (Levodopa + Benserazid als lösliche Tabletten) verabreicht werden. Bei einigen Patienten kann es nach längerer Therapie auch wiederholt zu Episoden von **plötzlichem und unvorhersehbarem** Wirkungsverlust und, nach unterschiedlichem Zeitintervall, zu einer **abrupten Wirkungsrückkehr** kommen **(On-Off-Phänomen).**

Dyskinesien sind choreatisch-schnelle, zum Teil ballistische oder dystonisch-langsame unwillkürliche Bewegungen. Sie treten meist während maximaler Plasmaspiegel als Peak-Dose-Dyskinesien auf. Die Dyskinesien können so ausgeprägt sein, dass Gehen, Essen oder Reden eingeschränkt sind.

Neben der fortschreitenden Degeneration dopaminerger Neurone und pharmakokinetischen Ursachen (z.B. rasche Plasmaspiegelschwankungen durch erratische Resorption) werden auch **Veränderungen der synaptischen Plastizität** im Bereich der striatalen Neurone für die motorischen Komplikationen verantwortlich gemacht. Die früher vertretene Ansicht, dass die Dauer der Levodopa/Decarboxylase-Hemmer-Therapie selbst für die motorischen Komplikationen verantwortlich ist, konnte in Studien nicht belegt werden. Somit sollte, bei entsprechender Indikation, der Beginn einer Levodopa/Decarboxylase-Hemmer-Therapie auch **nicht hinausgezögert** werden.

Für die Behandlung der **motorischen Fluktuationen** stehen unterschiedliche Therapieansätze zur Verfügung. Patienten sollten darauf hingewiesen werden, dass die Resorption von Levodopa (und damit seine Wirkung) durch andere Aminosäuren bei gleichzeitiger Nahrungsaufnahme verringert werden kann. Plasmaspiegelschwankungen können durch Retardpräparate oder durch Dosisfraktionierung, also häufigere Gabe kleinerer Dosen, reduziert werden. Für schwere Fälle stehen auch Formulierungen für die kontinuierliche **duodenale Langzeitapplikation** von Levodopa/Decarboxylase-Hemmer als Intestinalgel mittels Pumpe und Dauersonde zur Verfügung. Off-Phasen können auch durch die Kombination der Levodopa/Decarboxylase-Hemmer-Therapie mit **Dopaminrezeptor-Agonisten, COMT-Hemmern und MAO-B-Hemmern** (➤ Kap. 13.3.2, ➤ Kap. 13.3.3, ➤ Kap. 13.3.4) zur Steigerung der zentralen Dopaminwirkungen verkürzt werden. Allerdings können durch die Verstärkung der Wirkungen von endogenem und exogenem Dopamin Dyskinesien begünstigt werden.

Zur Verkürzung der täglichen Off-Dauer bei Patienten mit **schweren** motorischen Fluktuationen, eignen sich intermittierende subkutane Injektionen des **Dopamin-D_2-Rezeptor-Agonisten Apomorphin** (1–5 mg). Diese können eine Off-Phase schon nach 10–20 min bessern. Apomorphin kann auch kontinuierlich mittels **Pumpe** als subcutane Apomorphin-Infusion appliziert werden. Der emetischen Wirkung des Apomorphins kann prophylaktisch mit dem antiemetisch wirksamen, peripheren (nicht ZNS-gängigen) Dopamin-D_2-Rezeptor-Antagonisten Domperidon (cave: QT-Zeit Verlängerung; ➤ Kap. 22.2.2) begegnet werden.

13.3.2 Dopaminrezeptor-Agonisten

Die Wirkungen der nicht ergolinen **Dopaminrezeptor-Agonisten Pramipexol*, Rotigotin, Ropinirol** und **Piribedil** (➤ Tab. 13.1) sind von der Decarboxylierungskapazität des striatalen Gewebes unabhängig. Die Halbwertszeiten sind länger als die von Levodopa. Die Therapie mit Dopaminrezeptor-Agonisten geht deshalb im Vergleich zu Levodopa/Decarboxylase-Hemmer mit geringeren Wirkungsfluktuationen einher. Ihre therapeutische Wirkung ist allerdings geringer. Sie werden zu Therapiebeginn als Monotherapie und später meist in der Kombinationstherapie eingesetzt. Eine Kombination mit Levodopa/Decarboxylase-Hemmer ermöglicht i.d.R. eine Reduktion der Dosis von Levodopa. Häufige und klinisch-relevante unerwünschte Arzneimittelwirkungen, wie Impulskontrollstörungen, Halluzinationen, Schläfrigkeit und Orthostase (➤ Tab. 13.1), sind zu beachten.

Ergoline Dopaminagonisten (z.B. Bromocriptin, Cabergolin; ➤ Kap. 4.5) spielen wegen gefährlicher unerwünschter Arzneimittelwirkungen bei chronischem Gebrauch (v.a. kardiale, pulmonale, retroperitoneale Fibrosen; ➤ Kap. 5.2.1) nur noch eine sehr untergeordnete Rolle in der Parkinsontherapie.

13.3.3 MAO-B-Hemmer

Selegilin, Rasagilin* und **Safinamid** (➤ Tab. 13.1, ➤ Tab. 4.1) sind **selektive MAO-B-Hemmer** (➤ Tab. 13.1). Während die MAO-A im gesunden Striatum für den Dopamin-Abbau verantwortlich ist, erhöht bei Morbus Parkinson auch die selektive Hemmung der MAO-B die extrazellulären Dopaminspiegel im Striatum. Selegilin und Rasagilin hemmen das Enzym irreversibel, Safinamid reversibel. Zur Safinamid-Wirkung könnten auch eine zustandsabhängige Hemmung spannungsabhängiger Natrium-Kanäle (➤ Kap. 8.3) und die Modulation der stimulierten Freisetzung von Glutamat beitragen. Aufgrund ihrer nur schwachen Antiparkinsonwirkung können sie als Monotherapie nur im Frühstadium gegeben werden (Selegilin, Rasagilin). Alle drei sind für die Kombinationstherapie gemeinsam mit Levodopa/Decarboxylase-Hemmern bei motorischen Fluktuationen zugelassen. MAO-B-Hemmer sind gut verträglich. In therapeutischen Dosen sind hypertensive Reaktionen nach Genuss tyraminreicher Nahrungsmittel aufgrund der MAO-B-Selektivität nicht zu beobachten (➤ Kap. 14.2.8).

13.3.4 Catechol-O-Methyltransferase-Hemmer

Entacapon*, **Opicapon** und **Tolcapon** sind **Inhibitoren der Catechol-O-Methyltransferase (COMT-Hemmer),** die nicht nur Dopamin (➤ Kap. 2.3.2), sondern auch Levodopa O-methyliert. Durch periphere Decarboxylase-Hemmung kommt es vermehrt zum Abbau des peripheren Levodopas über die COMT. Daher erhöhen zusätzliche COMT-Hemmer weiter die Bioverfügbarkeit und Halbwertszeit von Levodopa und verringern Off-Phasen. Die Wirkungen von Entacapon und Opicapon sind hauptsächlich auf die Körperperipherie beschränkt und ähneln insoweit den peripheren Decarboxylasehemmern. Sie eignen sich daher v. a. als **Zusatztherapie** zu Levodopa/Decarboxylase-Hemmern bei Patienten mit motorischen End-of-Dose-Fluktuationen. Entacapon findet sich in einer Vielzahl von Arzneispezialitäten in fixer Kombination von Levodopa mit Benserazid oder mit Carbidopa. Tolcapon ist wegen gefährlicher **Lebertoxizität** nur noch für Patienten zugelassen, die auf andere COMT-Inhibitoren nicht ansprechen bzw. diese nicht vertragen.

13.3.5 Muscarinrezeptor-Antagonisten

Die Muscarinrezeptor-Antagonisten **Biperiden, Trihexyphenidyl** und **Metixen** (➤ Tab. 13.1) zeichnen sich gegenüber anderen Atropin-ähnlichen Substanzen durch eine bessere ZNS-Gängigkeit aus. Ihre Wirksamkeit bei idiopathischem Parkinson scheint insgesamt eher schwach ausgeprägt. Auch ein angeblich bevorzugter Antitremor-Effekt ist nur schlecht belegt. Hingegen scheint das Risiko für **Halluzinationen** und **Konfusionen** unter Anticholinergika erhöht. Bei Patienten mit vorbestehenden kognitiven Einschränkungen sollten Anticholinergika vermieden werden. Wegen der besonderen Empfindlichkeit älterer Menschen gegenüber anticholinergen unerwünschten Arzneimittelwirkungen (auch Konfusionen und Gedächtnisstörungen) sind sie bei älteren Patienten nur mit besonderer Vorsicht anzuwenden. Weitere periphere anticholinerge unerwünschte Arzneimittelwirkungen sind Mundtrockenheit, Obstipation, Tachykardie, Erhöhung des Augeninnendrucks und Akkommodationsstörungen. Kontraindikationen bestehen bei Prostatahypertrophie mit Gefahr einer Blasenentleerungsstörung, Herzrhythmusstörungen, gastrointestinaler Obstruktion und Engwinkelglaukom (➤ Kap. 3.3.5).

13.3.6 NMDA-Rezeptor-Antagonisten

Amantadin* (➤ Tab. 13.1) hat nur schwache Antiparkinsonwirkungen. Sein Wirkmechanismus ist unklar, seine N-methyl-D-aspartate (NMDA)-Rezeptor-antagonistischen Wirkungen (➤ Kap. 2.3.6) hemmen möglicherweise exzessive glutamaterge Neurotransmission in den Basalganglien. Es erhöht auch die Dopaminfreisetzung, hemmt dessen neuronale Wiederaufnahme und stimuliert Dopaminrezeptoren. Amantadin **reduziert Dyskinesien** bei Levodopa-induzierten motorischen Komplikationen. Anticholinerge unerwünschte Arzneimittelwirkungen und Halluzinationen sind dabei zu beachten.

13.4 Arzneitherapie des Morbus Parkinson: praktisches Vorgehen

Bei der Behandlung sollte immer die niedrigste für den Patienten befriedigende Dosis dopaminerger Medikation angestrebt werden. MAO-B-Hemmer und Amantadin sind zwar gut verträglich, haben aber nur schwache Antiparkinsonwirkungen. Sie eignen sich daher in der Monotherapie nur für sehr frühe Stadien. Levodopa/Decarboxylase-Hemmer ist am wirksamsten und praktisch alle Patienten werden im Verlauf der Therapie damit behandelt. Es muss allerdings mehrmals täglich eingenommen werden und hat das höchste Risiko für motorische Komplikationen. Dopaminrezeptor-Agonisten sind mittelstark wirksam mit geringerem Risiko für motorische Komplikationen als Levodopa/Decarboxylase-Hemmer, aber mit höherem Risiko für Halluzinationen, Verlust der Impulskontrolle, Schlafattacken und Müdigkeit. Die frühe Therapie der Erkrankung richtet sich daher **individuell** nach Wirksamkeit, unerwünschten Arzneimittelwirkungen und individuellen Patientencharakteristika. Bei nicht mehr befriedigender Symptomkontrolle durch Levodopa/Decarboxylase-Hemmer oder bei motorischen Komplikationen wird eine individuell abgestimmte Kombinationstherapie mit anderen Parkinsonmitteln zur Verlängerung der Levodopa-Wirkung erforderlich. Die wiederholt notwendige Optimierung der medikamentösen Parkinsontherapie im Verlauf der Krankheit erfordern sowohl vom Patienten als auch vom behandelnden Arzt viel Geduld. Neben der Behandlung der motorischen Symptome ist die Kontrolle der häufigen und mannigfaltigen **nicht-motorischen Symptome** der Parkinsonerkrankung, die wesentlich zur fortschreitenden Behinderung beitragen (➤ Kap. 13.1), ebenfalls in das Gesamtmanagement der Erkrankung miteinzubeziehen.

Neben der kontinuierlichen duodenalen Langzeitapplikation von Levodopa/Decarboxylase-Hemmer als Intestinalgel mittels Pumpe und Dauersonde oder der subcutanen Gabe (Bolus oder kontinuierlich mittels Pumpe) von **Apomorphin** (➤ Kap. 13.3.1) profitieren Patienten mit fortgeschrittenem Parkinson-Syndrom symptomatisch von **Deep Brain Stimulation**. Dabei werden durch Hochfrequenzstimulation mittels einer z. B. in den Nucleus subthalamicus implantierten Elektrode selektiv die GABAergen Axone aus dem Globus pallidus lateralis gereizt. GABA bremst dann die pathologisch gesteigerte Aktivität der Glutamatneurone zum Globus pallidus medialis und zur Substantia nigra pars reticulata. Es gelingt so, die Dosis von Levodopa zu halbieren. Auch Levodopa-induzierte Dyskinesien nehmen ab.

13.5 Ausblick

Istradefylline ist ein oraler **Adenosin-A_{2A}-Rezeptor-Antagonist** (➤ Kap. 2.3.9), der 2019 in den USA (mangels überzeugender Wirksamkeit jedoch nicht von der Europäischen Arzneimittelagentur) für die Behandlung von Wearing-off-Symptomen zugelassen wurde. Der sich daraus ergebende Mechanismus für seine therapeutische Wirkung bei Parkinson ist nicht geklärt.

Ein großer medizinischer Bedarf besteht für die Behandlung **der Levodopa-induzierten Dyskinesien**. Dazu befinden sich derzeit zahlreiche Substanzen in klinischer und präklinischer Entwicklung.

Mit einer optimierten Dopamin-Substitution durch Levodopa und neueren Therapieoptionen, wie der Deep Brain Stimulation, ist Morbus Parkinson derzeit die **einzige wirksam behandelbare neurodegenerative Erkrankung.** Für Patienten verschafft sie zufriedenstellende Lebensqualität oft bis über Jahrzehnte nach Erkrankungsbeginn. Allerdings ist die Therapie nicht kurativ und die Progression therapieresistenter motorischer und nicht-motorischer Symptome führt letztlich zur **Behinderung.**

Aufgrund der bisher nur symptomatischen Therapieansätze besteht ein hoher medizinischer Bedarf für **krankheitsmodifizierende**, d. h. die Krankheitsprogression verlangsamende Arzneistoffe. Dazu wäre auch eine verlässliche Diagnose des (präsymptomatischen) Frühstadiums der Erkrankung durch entsprechende klinische und/ oder biochemische Biomarker erforderlich. Die Entwicklung solcher neuroprotektiver Antiparkinsonmittel ist weltweit Gegenstand intensiver Forschungsaktivitäten. Gegen α-Synuclein-Aggregation gerichtete Ansätze (z. B. α-Synuclein-Antikörper, Aggregationsinhibitoren) nehmen dabei eine wichtige Rolle ein.

WEITERFÜHRENDE LITERATUR

Deutsche Gesellschaft für Neurologie (2016). Leitlinien für Diagnostik und Therapie in der Neurologie: Idiopathisches Parkinson-Syndrom (S3 Leitlinie). AWMF-Register-Nummer: 030-010.

Feuerstein TJ, Kammerer M, Lücking CH et al. Selective GABA release as a mechanistic basis of high-frequency stimulation used for the treatment of neuropsychiatric diseases. Naunyn-Schmiedeberg's Arch Pharmacol, 2011; 384: 1–20.

Jankovic J, Tan EK. Parkinson's disease: etiopathogenesis and treatment. J Neurol Neurosurg Psychiatry, 2020; 91: 795–808.

Liss B, Striessnig J. The Potential of L-Type Calcium Channels as a Drug Target for Neuroprotective Therapy in Parkinson's Disease. Annu Rev Pharmacol Toxicol, 2019; 59: 263–289.

Park J, Coddington LT, Dudman JT. Basal Ganglia Circuits for Action Specification. Annu Rev Neurosci, 2020; 43: 485–507.

Poewe W, Seppi K, Tanner CM et al. Parkinson disease. Nature Reviews Disease Primers, 2017; 3: 17013.

Ribot B, Aupy J, Vidailhet M et al. Dystonia and dopamine: From phenomenology to pathophysiology. Progress in Neurobiolog, 2019; 182: 101678.

KAPITEL

14

F. Markus Leweke, Dagmar Koethe

Psychopharmaka

ἔνθ’ αὖτ’ ἄλλ’ ἐνόησ’ Ἑλένη Διὸς ἐκγεγαυῖα·
αὐτίκ’ ἄρ’ εἰς οἶνον βάλε φάρμακον, ἔνθεν ἔπινον,
νηπενθές τ’ ἄχολόν τε, κακῶν ἐπίληθον ἁπάντων.

Da ersann die zeusentsprossene Helena andres.
Und sie warf in den Wein, von welchem sie tranken, ein Mittel
gegen Kummer und Groll und aller Übel Gedächtnis.
Homer: *Odyssee*

14.1 Einführung

14.1.1 Definition und Einteilung

Unter **Psychopharmaka im engeren Sinne** versteht man Arzneistoffe, deren Hauptwirkung und Zweckbestimmung die **Beseitigung oder Abschwächung pathologischer psychischer Syndrome und Krankheiten** ist. Obschon heute die Zulassung von Arzneimitteln an Erkrankungen als Indikationsgebiete geknüpft ist, orientiert sich die **Einteilung** der Psychopharmaka an den **psychischen Symptomen, die durch die Stoffe beeinflusst werden,** unabhängig von unterschiedlichen psychiatrischen Erkrankungen, bei denen sie auftreten können.

Antidepressiva sind die wichtigsten Mittel zur Behandlung v. a. unipolarer **affektiver Störungen.** Diese verlaufen oft rezidivierend und werden von den bipolaren Störungen (manisch-depressiven Erkrankungen) abgegrenzt. Die 12-Monats-Prävalenz einer schweren Depression (major depression) liegt bei 6 %, das Lebenszeitrisiko bei 16–20 %. Nach Meinung der WHO werden affektive Störungen in den 2020er-Jahren weltweit die zweithäufigste Erkrankung sein. Antidepressiva heben eine pathologisch gesenkte Grundstimmung und können in geringem Maße auch depressive Wahngedanken beseitigen. Einige können dabei auch den Antrieb steigern oder psychomotorische Unruhe dämpfen. Der Prototyp ist das Imipramin (➤ Tab. 14.1). Mehrere Antidepressiva wirken auch angstlösend (anxiolytisch) und gegen Zwangs- und Essstörungen. Antidepressiva werden nicht nur bei akuten Krankheiten eingesetzt. Sie halten eine therapeutisch induzierte Symptomreduktion aufrecht (Erhaltungstherapie) und reduzieren die Wahrscheinlichkeit neuer Krankheitsepisoden (prophylaktische Therapie).

Stimmungsstabilisatoren sind die Mittel zur Behandlung v. a. der **bipolaren affektiven Störungen.** Sie beseitigen oder dämpfen die extremen Stimmungsschwankungen, die mit den Krankheitsepisoden verbunden sind, sowie die Affektlabilität während und zwischen den Episoden. Sie werden sowohl zur sogenannten Phasenprophylaxe als auch in der Akutbehandlung manischer Episoden eingesetzt. Hier finden auch die meisten der modernen atypischen Antipsychotika Verwendung, unter denen Quetiapin bei bipolaren Störungen eine Sonderstellung zukommt, weil es als einziges Einzelpräparat zur Behandlung der akuten bipolaren Depression zugelassen ist. Antidepressiva sollten bei bipolaren Störungen – entgegen der derzeit noch gängigen klinischen Praxis – nicht eingesetzt werden, da sie das Risiko einer Verschlechterung (Switch in eine Manie bzw. Akzeleration der Episoden) erhöhen.

Antipsychotika (früher: Neuroleptika; ➤ Tab. 14.3) werden zur Reduktion von psychotischen Symptomen wie Wahnwahrnehmungen, Halluzinationen einschließlich der Körperwahrnehmungsstörungen, Störungen des Denkens und des Ich-Erlebens (sog. **Positivsymptome**) eingesetzt. Sie sind aber grundsätzlich auch zur Behandlung der Verflachung des Affektes, von Antriebs- und Kommunikationsarmut, des sozialen Rückzugs und der Teilnahmslosigkeit als sogenannten **Negativsymptomen** indiziert. Diese Symptome können bei verschiedenen Erkrankungen auftreten, wobei i. d. R. eine Zulassung der Antipsychotika zur Behandlung bei **schizophrenen Psychosen** vorliegt. Die Prävalenz von schizophrenen Erkrankungen liegt bei 1,4–3,9 pro 1.000 Personen. Männer erkranken etwa 10 Jahre früher (15.–25. Lebensjahr), sind aber sonst genauso häufig betroffen wie Frauen.

Antipsychotika sind geeignet, neben den genannten Positivsymptomen auch weitere produktive Symptome wie psychomotorische Erregung, affektive Erregbarkeit und Vigilanz zu dämpfen und Antrieb, Spontanbewegungen und Ausdrucksmotorik zu vermindern. Manche Antipsychotika schwächen auch die oben genannten Negativsymptome ab. Antipsychotika werden zudem zur Behandlung von psychotischen Symptomen bei anderen Erkrankungen (z. B. affektiven oder organisch begründeten) und insbesondere bei Manien eingesetzt, weiterhin zur Aufrechterhaltung einer Remission psychotischer Symptome (Erhaltungstherapie) und zur Verhütung neuer psychotischer Krankheitsepisoden (Rezidivprophylaxe).

Tranquillantien (Synonyme: Ataraktika, **Anxiolytika**) sind zur Therapie von **Angststörungen** (Agoraphobie, Panikstörung, soziale Phobie, generalisierte Angst) indiziert. Die mittlere Lebensprävalenz liegt bei Agoraphobie und generalisierter Angst bei 5 %, wobei Frauen doppelt bis 5-fach (Agoraphobie) häufiger erkranken. Am

Tab. 14.1 Mittel zur Behandlung affektiver Störungen: Antidepressiva

Gruppe	Grundgerüst	R_1	R_2	Substanz	Orale Tagesdosis Anfangs-/Standarddosis (mg)	HWZ (h)	Aktiver Metabolit
Nichtselektive Monoamin-Wiederaufnahme-Inhibitoren (NSMRI) = trizyklische Antidepressiva (TCA)	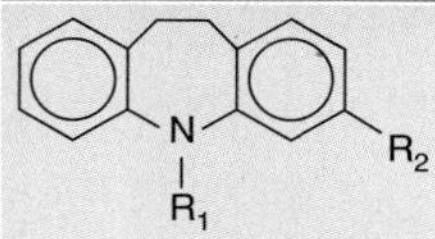	$-(CH_2)_3N(CH_3)_2$	–H	Imipramin (Tofranil®)	25–50/100–300	9–24	Desipramin
			–Cl	Clomipramin (Anafranil®)	25–50/100–250	17–35	Desmethylclomipramin
	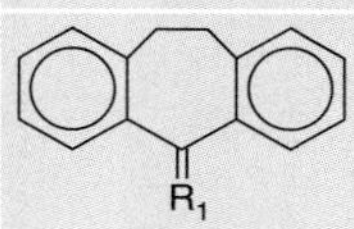	$=CH(CH_2)_2N(CH_3)_2$		Amitriptylin (Saroten®)	25–50/100–300	10–40	Nortriptylin
		$=CH(CH_2)_2NHCH_3$		Nortriptylin (Nortrilen®)	25–50/50–200	13–46	
	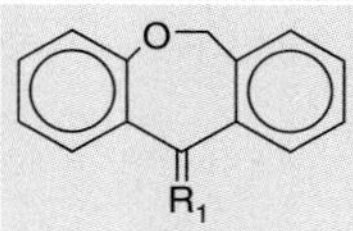	$=CH(CH_2)_2N(CH_3)_2$		Doxepin (Aponal®)	25–50/100–300	11–24	Desmethyldoxepin
Selektive Serotonin-Wiederaufnahme-Inhibitoren (SSRI)				Escitalopram (Cipralex®)	10/10–20		
	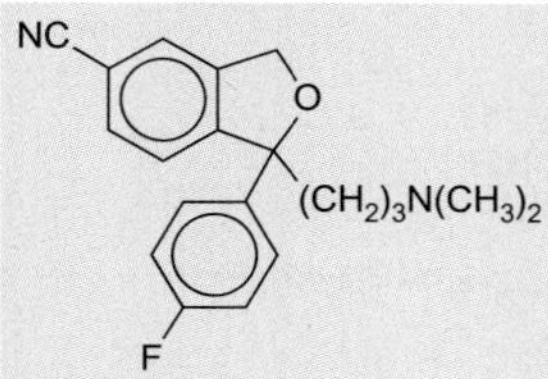			Citalopram (Cipramil®)	20/20–40	33	Desmethylcitalopram[1]
	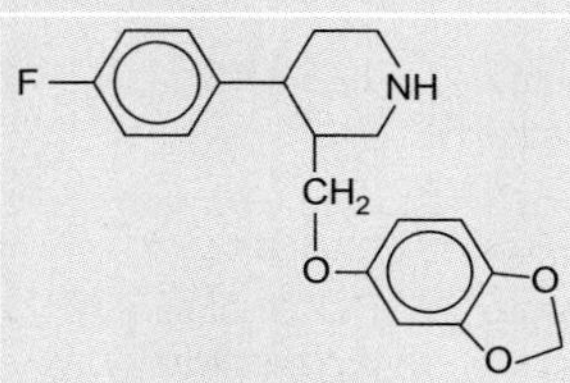			Paroxetin (Seroxat®)	10/40–60	8–30	
	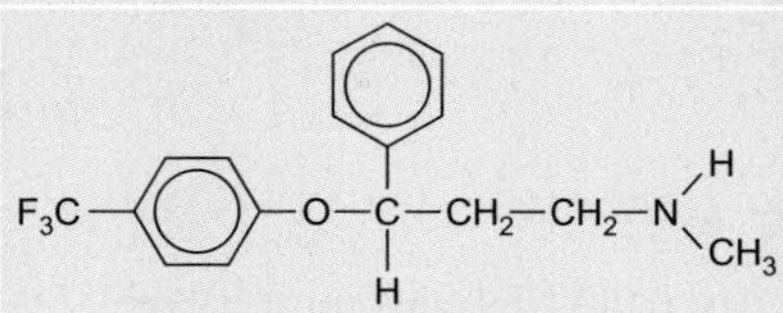			Fluoxetin (Fluctin®)	20/20–60	48–96	Norfluoxetin
				Sertralin (Zoloft®)	25–50/50–200	24	Desmethylsertralin
Selektiver Noradrenalin-Wiederaufnahme-Inhibitor (SNRI)	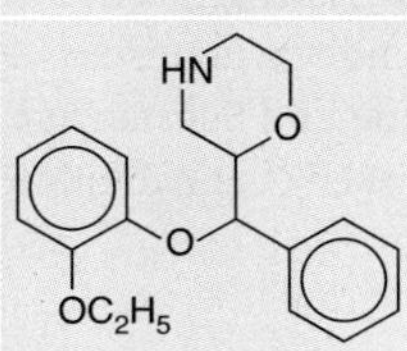			Reboxetin (Edronax®[2])	4–8/8–12	13	Desethylreboxetin
Selektive Serotonin-Noradrenalin-Wiederaufnahme-Inhibitoren (SSNRI)	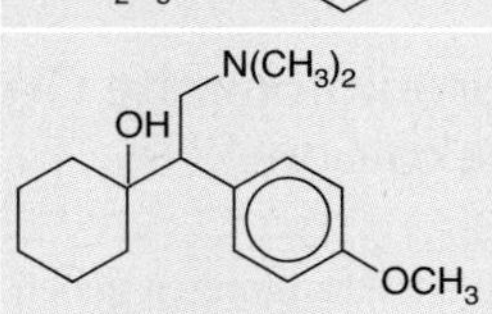			Venlafaxin (Trevilor®)	37,5–75/75–225	5	Desmethylvenlafaxin
				Duloxetin (Cymbalta®)	30–60/60–120	12	4OH-Duloxetinglukuronid
				Milnacipran (Milnaneurax®)	50/100	8	

Tab. 14.1 Mittel zur Behandlung affektiver Störungen: Antidepressiva *(Forts.)*

Gruppe	Grundgerüst	R_1	R_2	Substanz	Orale Tagesdosis Anfangs-/Standarddosis (mg)	HWZ (h)	Aktiver Metabolit
α_2-Adrenozeptor-Antagonist (NaSSA)	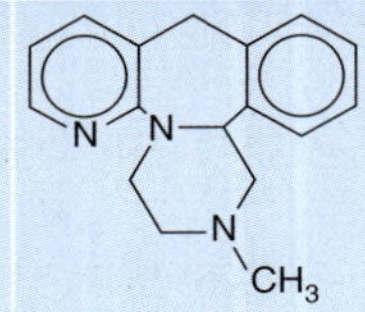			Mirtazapin (Remergil®)	15/15–45	20–40	Desmethylmirtazapin
Monoaminoxidase-Inhibitoren (MAO-I)	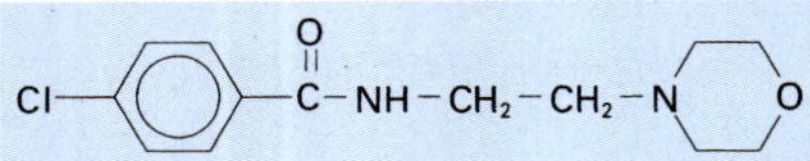			Tranylcypromin (Jatrosom®)	10/20–40	1,5	
	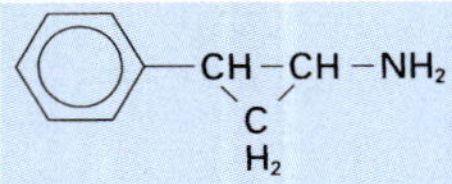			Moclobemid (Aurorix®)	150/300–600	2	
Selektiver Noradrenalin-Dopamin-Wiederaufnahme-Inhibitor (SNDRI)				Bupropion (Elontril®)	150/150–300	20–37	Hydroxybupropion, Threohydrobupropion, Erythrohydrobupropion
Serotonin-Antagonist und -Wiederaufnahme-Inhibitor (SARI)				Vortioxetin (Brintellix®)	10/5–20	66	
Melatonin-MT1- und -MT2-Rezeptor-Agonist				Agomelatin (Valdoxan®)	25/25–50	1–2	
Modulierende Wirkung auf glutamaterge NMDA- und AMPA Rezeptoren				Tianeptin (Tianeurax®)	12,5/47,5	8	
Antagonismus an den NMDA-Rezeptoren				Ketamin (Spravato®)	56/56–84 (Nasenspray, 2 × wöchentlich)	7–12	Noresketamin[1]

[1] Die antidepressive Wirkung dieses Metaboliten ist klinisch unbedeutend.
[2] Die antidepressive Wirkung ist schwach und unsicher.

häufigsten werden Benzodiazepine verwendet. Sie sedieren, vermindern Angst und mildern Erregungszustände sowie deren somatische Begleiterscheinungen. Ein Prototyp ist das Diazepam (➤ Tab. 14.7).

Stimulantien sind Stoffe mit vorwiegend erregender Wirkung auf die Psyche; sie steigern den Antrieb sowie Wahrnehmungs- und Denkleistungen und verringern Müdigkeit. Prototypen sind Amphetamin (➤ Tab. 14.8) und Coffein (➤ Kap. 4.4). Methylphenidat, das ähnlich wie Amphetamin wirkt, ist bei Narkolepsie und der Aufmerksamkeitsdefizit-Hyperaktivitätsstörung **(ADHS)** indiziert. ADHS kommt familiär gehäuft im Kindes- und Jugendalter vor (Prävalenz: 3–10 %) und erstreckt sich bei etwa 10 % bis ins Erwachsenenalter.

Rauschmittel sind therapeutisch i. d. R. nicht eingesetzte Stoffe, die euphorisieren und enthemmen. Die als positiv empfundene Veränderung des Bewusstseins kann bei einzelnen Stoffen auch psychotische Symptome wie Halluzinationen, ferner eine Unterdrückung von Schmerzen umfassen. Stoffe, die deutlich Halluzinationen oder Entfremdungserlebnisse hervorrufen, werden auch als Halluzinogene bezeichnet. Hierher gehört LSD (➤ Abb. 14.5). Überlappende Eigenschaften zeigen die Cannabinoide wie das (–)-Δ^9-Tetrahydrocannabinol (➤ Abb. 14.4). Die mit dem Missbrauch von Rauschmitteln verbundenen Fehlhandlungen, Intoxikationen und Abhängigkeiten stellen ein erhebliches medizinisches und gesundheitspolitisches Problem dar. In jüngster Zeit finden Cannabinoide und Substanzen, die über das endogene Cannabinoidsystem wirken (Cannabimimetika), zunehmendes Interesse als Therapeutika.

14.1.2 Neurobiologische Grundlagen der Psychopharmakologie

Alle psychischen Erkrankungen gehen mit Funktionsstörungen des Gehirns einher. Diese können mit strukturellen Hirnveränderungen einschließlich solcher in der Entwicklung des Gehirns assoziiert sein. In den meisten Fällen stehen jedoch Störungen auf molekularer Ebene im Vordergrund, besonders der **Signalübermittlung zwischen und der Signaltransduktion innerhalb von Nervenzellen.**

Unser gegenwärtiges Verständnis der Psychopharmaka wird deshalb vom Wissen über deren Einfluss auf die synaptischen

Grundprozesse, auf Neurotransmitter, Rezeptoren, Transporter und *second messenger* geprägt. Als Folge der pharmakologischen Modifikation der synaptischen Übertragung treten bei längerer Einwirkung von Psychopharmaka (d.h. mit einer Latenz) plastische Veränderungen der Rezeptordichte (Up- oder Down-Regulation; ➤ Kap. 1.2) und der neuronalen Verknüpfungen (durch Neurogenese) auf, die sich in Änderungen psychischer Funktionen manifestieren. Insgesamt gesehen sind die **Wirkungsmechanismen der Psychopharmaka nur in Teilaspekten geklärt;** dies gilt auf der Ebene der Biochemie und Biophysik des Gehirns und erst recht auf der Ebene der Beeinflussung der Psyche.

Die zentralnervösen Transmittersysteme, auf die Psychopharmaka wirken, beeinflussen auch den Hormonhaushalt, die zentrale Regelung der Motorik sowie immunologische Prozesse und den Energiemetabolismus im Gehirn, was sich in unerwünschten Wirkungen von Psychopharmaka abbildet. Außerdem kommen manche zentralnervöse Transmitter auch in der Peripherie vor, v.a. im vegetativen Nervensystem. Das Vorkommen verschiedener Transmitter sowohl im zentralen als auch peripheren Nervensystem erklärt unerwünschte Effekte der Psychopharmaka.

14.2 Antidepressiva

Hat mich danach zum erstenmal die grausame Melancholey gepacket, von welcher ich späterhin noch zu reden haben werde. Wenn ich an diese Krankheit gedenke, so gehet mir ein Grauen über den ganzen Leib, denn dabei kann in der ganzen Welt kein Mensch einem helfen und einen trösten. Mir war alles schwarz verhänget wie eine Totenkammer, in welcher ich umging und keinen Ausweg finden konnte.

*Wilhelm Raabe: Aus dem Lebensbuch des Schulmeisterleins Michel Haas. Die Erzählung ist die dichterisch überformte Autobiographie des Johann Michael Hase, *1697 in Wetterburg*

Anders als zur Zeit dieser ersten präzisen Wiedergabe der Innensicht eines an „Melancholey" Leidenden kann man heute helfen. Zur Pharmakotherapie werden Antidepressiva (Definition ➤ Kap. 14.1.1), Lithium und andere Stimmungsstabilisatoren (➤ Kap. 14.3; Definition ➤ Kap. 14.1.1) sowie bestimmte Antipsychotika (➤ Kap. 14.5) eingesetzt. Die Antidepressiva sind nicht die historisch erste, aber der weiten Verbreitung der Krankheit wegen heute die wichtigste Gruppe von Psychopharmaka und werden deshalb als erste behandelt. Zu den Antidepressiva (➤ Tab. 14.1) gehören:

- Nichtselektive Monoamin-Wiederaufnahme-Inhibitoren (NSMRI), trizyklische Antidepressiva
- Selektive Serotonin-Wiederaufnahme-Inhibitoren (SSRI)
- Selektive Noradrenalin-Wiederaufnahme-Inhibitoren (SNRI)
- Selektive Serotonin- und Noradrenalin-Wiederaufnahme-Inhibitoren (SSNRI)
- Selektive Noradrenalin- und Dopamin-Wiederaufnahme-Inhibitoren (SNDRI)
- Serotonin-Antagonist- und -Wiederaufnahmehemmer (SARI)
- Noradrenerg/spezifisch serontonerges Antidepressivum mit α_2-Adrenorezeptor-antagonistischer Wirkung (NaSSA)
- Monoaminoxidase-Inhibitoren (MAO-Inhibitoren)
- Pharmaka mit anderen Wirkprinzipien (Dopamin-Wiederaufnahmehemmer, glutamaterge Modulation, Psilocybin)
- Phytopharmaka

14.2.1 Pharmakologische Hypothesen affektiver Störungen

Die neurobiologischen Grundlagen affektiver Störungen sind bis heute nicht hinreichend erforscht. Zwar gibt es Erklärungsmodelle, doch erklärt jedes nur begrenzt die psychischen Syndrome in ihrer Komplexität.

Zusammengefasst beziehen sich die Erklärungsmodelle auf eine Dysfunktionalität letztlich fast aller zentralnervösen Neuromodulatoren. Am längsten bekannt ist die **Monoaminmangel-Hypothese** der Depression. Sie wurde aus pharmakologischen Befunden abgeleitet, nach denen viele Antidepressiva die Neurotransmission von Noradrenalin, Serotonin und Dopamin verstärken, meist durch Hemmung der Wiederaufnahme der präsynaptisch freigesetzten Neurotransmitter, sodass an den postsynaptischen Rezeptoren höhere Aminkonzentrationen zur Verfügung stehen und diese Rezeptoren einen stärkeren Effekt in das Zellinnere weiterleiten.

Über einen anderen Mechanismus, nämlich durch Hemmung des mitochondrialen Abbaus der Amine in den präsynaptischen Axonendigungen, erzielen die Monoaminoxidasehemmer (MAOI) denselben Effekt der Erhöhung der synaptischen Konzentration der freigesetzten Amine.

Da allerdings bei Gabe von Antidepressiva die Wirkung mit einer Latenz von Tagen bis ggf. Wochen auftritt, müssen über die sofort eintretende Hemmung der Wiederaufnahme oder des Abbaus hinaus weitere Mechanismen angenommen werden. Hier ist etwa die Beeinflussung der Signalvermittlung an metabotropen Rezeptoren denkbar, wie beispielsweise die Erhöhung von cAMP, die zur Phosphorylierung und Aktivierung des Transkriptionsfaktors CREB (cAMP response element-binding protein) führen könnte. Insgesamt werden wohl auf dieser intrazellulären Ebene der Second-Messenger-Systeme und der nachgeschalteten Genexpression verschiedene adaptive Vorgänge angestoßen, wie beispielsweise die Neurogenese. Das unterstützt die **Neurotrophin-Hypothese der Depression,** die einen Mangel an neurotrophen Faktoren postuliert. In der Tat waren bei depressiven Patienten die Konzentrationen von Neurotrophinen wie BDNF (brain-derived neurotrophic factor) im Liquor cerebrospinalis erniedrigt.

Die **Corticosteroidrezeptor-Hypothese** nimmt funktionelle Veränderungen von Cortikosteroidrezeptoren und eine vermehrte Freisetzung verschiedener Neuropeptide an. So wurden bei depressiven Patienten höhere Konzentrationen von CRH (corticotropin-releasinghormone) und andere Anzeichen einer veränderten Stresshormonregulation gefunden. Häufig sprechen insbesondere Patienten mit Stress-Symptomen wie Angst, Unruhe, Schlafstörungen und Änderungen der Appetenz auf eine pharmakologische antidepressive Therapie an. Auch normalisieren sich bei Patienten, die auf Antidepressiva, aber auch auf Psychotherapie (!) ansprechen, die Marker der Stresshormonregulation häufig schon vor einer psychopathologisch erfassbaren Besserung. Umgekehrt weisen Patienten, die keine Besserung dieser Marker zeigen, ein erhöhtes Rückfallrisiko auf. Entsprechend der Cortocosteroidrezeptor-Hypothese wurden bereits CRH-Rezeptor-1-Antagonisten entwickelt. In ersten Untersuchungen ergaben sich Hinweise auf eine Wirksamkeit, jedoch zahlreiche unerwünschte Arzneimittelwirkungen. Auch andere Substanzen aus diesem System, wie Vasopressin, V_{1B}-Rezeptor-Antagonisten, Hemmer der Cortisolsynthese und Glucocorticoidrezeptor-Antagonisten wie Mifepriston wurden oder werden aktuell geprüft.

In mehreren Studien wurde eine schnelle, sich innerhalb von Stunden entwickelnde, wenn auch vorübergehende antidepressive Wirksamkeit des NMDA-Antagonisten Ketamin (➤ Kap. 9.2.6) belegt. Dies und weitere Hinweise führten zur **Glutamat-Hypothese der Depression.** Mit Esketamin (Spravato®) als einem Antagonisten am Glutamat-NMDA-Rezeptorkomplex, wurde im März 2021 erstmals seit 60 Jahren ein Medikament gegen therapieresistente Depressionen mit einem neuen Wirkmechanismus in Deutschland zugelassen. Antagonisten der metabotropen Glutamatrezeptoren sowie NMDA-Kanalblocker befinden sich in klinischer Erprobung.

Weiterhin werden genetischen Polymorphismen und epigenetischen Modifikationen auch mit der Idee untersucht, eine individuell maßgeschneiderte Therapie zu finden, die beispielsweise durch genetische Prädiktoren das Ansprechen auf eines der zur Verfügung stehenden Medikamente oder die Entwicklung von unerwünschter Arzneimittelwirkungen vorhersagen könnte.

14.2.2 Stoffe und Wirkmechanismen

Nichtselektive Monoamin-Wiederaufnahme-Inhibitoren (NSMRI)

Die älteste Untergruppe bilden die **nichtselektiven Monoamin-Wiederaufnahme-Inhibitoren (NSMRI),** die sich von den trizyklischen Phenothiazin- und Thioxanthen-Antipsychotika ableiten und daher international meist als **trizyklische Antidepressiva (TCA)** bezeichnet werden (➤ Tab. 14.1). Diese nach der chemischen Grundstruktur ausgerichtete Bezeichnung soll hier neben der neueren Bezeichnung **NSMRI** benutzt werden. Bei den NSMRI wurde der Schwefel des mittleren Rings der Phenothiazine und Thioxanthene durch eine Ethylenbrücke ersetzt. So stammt das **Dibenzoazepin**-(= Iminodibenzyl-)Derivat **Imipramin** formal von dem Phenothiazin Chlorpromazin und das **Dibenzocycloheptadien**-Derivat **Amitriptylin*** formal von dem Thioxanthen Chlorprothixen ab (➤ Tab. 14.1). Der siebengliedrige mittlere Ring führt zu einer starken Winkelung des Ringgerüsts. Dies gilt auch für das Dibenzoxepin-Derivat **Doxepin.** In diese Substanzklasse ist auch **Opipramol*** als angstlösender, beruhigender und nur schwach antidepressiver Wirkstoff einzuordnen, dessen vormals breiter, insbesondere intramuskulärer Einsatz in Europa aktuell nicht mehr empfohlen ist.

Die Substanzen dieser Gruppe hemmen mit unterschiedlicher Präferenz die neuronale Wiederaufnahme von Noradrenalin und Serotonin (5-HT) durch Blockade der entsprechenden Monoamin-Transporter.

NSMRI mit nur einer Methylgruppe am Stickstoff der Seitenkette wie Desipramin und **Nortriptylin** hemmen i. d. R. bevorzugt die Noradrenalinaufnahme. Sie steigern meist ausgeprägter den Antrieb als Verbindungen mit zwei Methylgruppen am Stickstoff (tertiäre Amine, z. B. **Imipramin**). **Clomipramin*** hemmt vorwiegend die 5-HT-Wiederaufnahme und zeigt dadurch eine deutlich anxiolytische Wirkung. Die NSMRI blockieren auch diverse Neurotransmitterrezeptoren, was einen Großteil der insbesondere anticholinergen und kardiotoxischen unerwünschten Arzneimittelwirkungen erklärt. Erwähnenswert erscheint daher eine Metaanalyse, die zeigte, dass niedrigere Dosierungen von 75–100 mg gleich wirksam, aber deutlich besser verträglich waren als in den empfohlenen Dosierungen.

Selektive Serotonin-Wiederaufnahme-Inhibitoren (SSRI)

Generell gilt für diese und die beiden folgenden Gruppen eine nahezu reine Inhibition der Wiederaufnahme von 5-HT oder Noradrenalin ohne Wirkung auf Neurotransmitterrezeptoren (➤ Tab. 14.1).

Die **selektiven Serotonin-Wiederaufnahme-Inhibitoren (SSRI)** erhöhen die zentrale Serotonin-Neurotransmission. Ihre Wirksamkeit bei akuten Depressionen ist in zahlreichen Studien gut belegt. Beispielsubstanzen sind **Citalopram*, Fluoxetin, Paroxetin** und **Sertralin***. Das jüngere **Escitalopram** besitzt die höchste Selektivität und soll etwas rascher wirken.

Prinzipiell sind die SSRI in ihrer Wirksamkeit mit den klassischen Antidepressiva vergleichbar. Allerdings sind sie meist deutlich besser verträglich, weisen keine anticholinergen und in den empfohlenen Standarddosen geringere kardiotoxische Wirkungen auf. Häufig sind hingegen anfängliche Übelkeit und Agitiertheit und im Verlauf eine sexuelle Dysfunktion, die auch nach Absetzen bestehen bleiben kann. Zu beachten ist insbesondere für Fluoxetin und Paroxetin die Inhibition des Cytochrom P_{450}-Isoenzyms CYP2D6, Fluvoxamin ist Inhibitor von CYP1A2 und CYP2C19, daher ist bei Medikationen, die Substrate der genannten CYPs sind, mit Interaktionen zu rechnen. Insbesondere bei älteren Patienten ist auf die Bildung von Hyponatriämien zu achten, häufig verstärkt durch Diuretika. Fluoxetin hat eine deutlich längere Halbwertszeit von mehreren Tagen und wirkt über den aktiven Metaboliten Norfluoxetin Wochen weiter. Bei Absetz- und Entzugsphänomenen von Antidepressiva wird deshalb empfohlen, zum schrittweisen Ausdosieren auf Fluoxetin umzustellen.

Selektive Noradrenalin-Wiederaufnahme-Inhibitoren (SNRI)

Die Wirkung des **Reboxetin** soll auf einer selektiven Hemmung der Wiederaufnahme von Noradrenalin in das präsynaptische Neuron beruhen. Für die Behandlung von Depressionen wird Reboxetin wegen des fehlenden Nutzenbeleges gegenüber Placebo und des geringeren Nutzens gegenüber SSRI nicht empfohlen.

Zu dieser Gruppe werden auch Substanzen mit *überwiegender* NA-Wiederaufnahmehemmung wie Maprotilin, ein tetrazyklisches

Antidpressivum. und auch Mianserin, ebenfalls ein tetrazyklisches Antidepressivum mit zusätzlich Histamin-H_1, 5-HT_2- und α_1 - und α_2-antagonistischen Effekten, gerechnet, kommen aber klinisch aufgrund ihres Profils unerwünschter Wirkungen kaum noch zum Einsatz. Vollständigkeitshalber soll hier auch Atomoxetin erwähnt werden, das – ursprünglich als Antidepressivum entwickelt – aktuell als Alternative zu Psychostimulantien bei ADHS in Deutschland zugelassen ist.

Selektive Serotonin-Noradrenalin-Wiederaufnahme-Inhibitoren (SSNRI)

Beispiele für **selektive Serotonin-Noradrenalin-Wiederaufnahme-Inhibitoren (SSNRI)** sind **Venlafaxin*** (➤ Tab. 14.1). **Duloxetin** und **Milnacipran.** Sie sind mit den trizyklischen Antidepressiva chemisch nicht verwandt. Transmitterrezeptoren werden wenig beeinflusst. Die Effektivität ist bei schweren Depressionen wahrscheinlich der von SSRI überlegen, auch scheinen sie bei rascher Dosissteigerung schneller zu wirken als andere Substanzen.

Milnacipran ist in Deutschland nun seit März 2016 zugelassen. Es ist von Bedeutung für schwer leberkranke Patienten, da es, an Glucuronsäure gekoppelt, im Wesentlichen über die Niere ausgeschieden wird.

Selektive Noradrenalin- und Dopamin-Wiederaufnahme-Inhibitoren (SNDRI)

Bupropion ist ein selektiver Dopamin-, Noradrenalin- und geringfügig auch Serotonin-Wiederaufnahme-Hemmstoff, der als Antidepressivum, aber auch zur Nicotinentwöhnung eingesetzt wird. Chemisch gehört es zu den Phenethylaminen. Es wirkt in der Zweitlinientherapie nach Therapieversagen von Citalopram ähnlich gut wie Venlafaxin. Es gibt Hinweise darauf, dass Bupropion bei depressiven Syndromen mit Antriebsminderung und Ermüdbarkeit besser, bei ängstlicher Depression dagegen schlechter wirksam ist als SSRI. Wichtig ist zu beachten, dass Bupropion und seine Stoffwechselprodukte den CYP450-2D6-Stoffwechselweg hemmen und so die Blutspiegel aller NSMRI und vieler SSRI, Antipsychotika, Betablocker und Klasse-1C-Antiarrhythmika steigern können.

Bupropion besitzt anders als die übrigen Antidepressiva psychostimulierende Wirkungen (➤ Kap. 14.9) wie Schlaflosigkeit, dazu Mundtrockenheit. Als einziges Antidepressivum verlängert es den REM-Schlaf.

Ein anderer Wirkstoff dieser Klasse ist Methylphenidat, was jedoch für die antidepressive Therapie keine Zulassung hat.

Serotonin-Antagonist und -Wiederaufnahme-Inhibitoren (SARI)

Diese Wirkstoffe sind Antagonisten an Serotoninrezeptoren, meist 5-HT_{2A}, wirken aber zumeist auch als Antagonisten des α_1-Adrenorezeptors. Ein bekannter Wirkstoff dieser Gruppe ist das **Trazodon,** das als Antagonist an postsynaptischen 5-HT_{2A}-Rezeptoren wirkt. Dadurch verstärkt sich spezifisch und anders als bei den SSRI die 5-HT_{1A}-vermittelte Neurotransmission. Dieser Mechanismus wird auch für die ausgesprochen günstige Wirkung bei Schlafstörungen als ursächlich angesehen, da der Antagonismus an H_1-Rezeptoren nur gering ausgeprägt ist. Anders als die meisten anderen Antidepressiva unterdrückt es nicht den REM-Schlaf. Wichtig ist die Aufklärung der Patienten über die günstige Wirkung auf die erektile Dysfunktion durch Wirkung auf α_1- und α_2-adrenerge Rezeptoren, die sehr selten jedoch zum Priapismus führen kann.

Dieser Gruppe zugeordnet wird auch **Vortioxetin,** ein neuerer antidepressiver Wirkstoff mit einem multimodalen Wirkprinzip. Es inhibiert zum einem den 5-HT-Transporter und weist zum anderen noch spezifische direkte Modulation an verschiedenen Serotoninrezeptoren auf, nämlich antagonistisch am 5-HT_3-Rezeptor, 5-HT_{1D}-Rezeptor und 5-HT_7-Rezeptor, partiell agonistisch am 5-HT_{1B}-Rezeptor und agonistisch am 5-HT_{1A}-Rezeptor, was zu einer Erhöhung der Freisetzung von Serotonin, Noradrenalin, Dopamin sowie Acetylcholin und Histamin zu führen scheint, zudem zu einer Reduktion von GABA und in spezifischen Hirnarealen auch zu einer Erhöhung von Glutamat. Aufgrund dieses Profils wurde neben der antidepressiven Wirkung eine Verbesserung der kognitiven Leistung postuliert, wofür sich Hinweise in ersten klinischen Untersuchungen ergaben. Die Substanz zeigt ein sehr günstiges Profil unerwünschter Wirkungen; dabei am häufigsten ist Übelkeit.

Noradrenerg/spezifisch serotonerges Antidepressivum mit α_2-Adrenozeptor-antagonistischer Wirkung (NaSSA)

Mirtazapin hemmt die Aufnahme von Noradrenalin und Serotonin praktisch nicht, sondern verstärkt die noradrenerge und serotoninerge Neurotransmission über eine Blockade von präsynaptischen α_2-Autorezeptoren und α_2-Heterorezeptoren an 5-HT-Axonendigungen. Als „spezifisch serotonerg" bezeichnet man die Blockade von 5-HT_2- und 5-HT_3-Rezeptoren auf serotonergen Neuronen, womit eine Verstärkung der serotonergen Transmission über 5-HT_1-Rezeptoren verbunden ist. Für die stark sedierende Wirkung ist die Blockade von H_1-Rezeptoren verantwortlich; daher werden sie teilweise auch als Schlafmittel eingesetzt. **Mianserin,** ebenfalls ein tetrazyklisches Antidepressivum mit zusätzlich Histamin-H_1, 5-HT_2- sowie α_1- und α_2-antagonistischen Effekten, wird auch zu den NaSSA gerechnet, kommt aber klinisch aufgrund seines Profils unerwünschter Wirkungen kaum noch zum Einsatz.

Monoaminoxidase-Inhibitoren (MAO-Inhibitoren)

Noradrenalin und Serotonin (5-HT) werden durch MAO-A abgebaut. Damit passt der **Wirkungsmechanismus der MAO-Inhibitoren gut zur Monoaminmangel-Hypothese der Depression.** Wenn Noradrenalin und 5-HT in ihren Axonendigungen nicht mehr abgebaut werden, steigt der Gehalt in den Speichervesikeln und damit die Freisetzung in den synaptischen Spalt. Es folgen die oben beschriebenen Adaptationsprozesse, die wahrscheinlich für die Besserung der Depression verantwortlich sind. **Moclobemid*** als reversibler selektiver Hemmer der MAO-A und **Trancylpromin*** als irreversibler Inhibitor der MAO-A und MAO-B stehen zur Verfügung (➤ Tab. 14.1). Sie haben keine Affinität zu Neurotransmitterrezeptoren. Tranylcypromin wird über den Noradrenalintransporter in noradrenerge Neurone aufgenommen und kann hierdurch einen Auswärtstransport von Noradrenalin auslösen (wie die indirekten Sympathomimetika, ➤ Kap. 4.3). Diese Eigenschaft dürfte mitverantwortlich für seine stark zentral stimulierende Wirkung sein. Substanzen wie **Selegilin,** die selektiv die MAO-B und damit den Dopaminabbau hemmen, sind Antiparkinsonmittel (➤ Kap. 13.3.2), in den USA jedoch auch zur Behandlung der Depression in Form eines transdermalen Pflasters zugelassen (höhere Konzentration im ZNS, aber nicht in der Leber beim transdermalen Pflaster). Durch diese Applikationsform, die neben MAO-B auch zu einer Hemmung von MAO-A führt, kann als Vorteil auf die tyraminarme Diät, die bei oraler Einnahme von Trancylpromin streng eingehalten werden muss, verzichtet werden. Wegen des **gefährlichen Serotonin-Syndroms** ist die **Kombination von MAO-Hemmern mit serotonergen Substanzen wie SSRI, SNRI oder auch NSMRI, kontraindiziert,** und bei Medikationsumstellung müssen die angegebenen Wash-out-Sicherheitszeiten beachtet werden.

Pharmaka mit anderen Wirkprinzipien

Agomelatin weist einen neuartigen Wirkmechanismus auf: Aktivierung von Melatonin-MT_1- und -MT_2-Rezeptoren bei Einnahme direkt vor der Schlafzeit normalisiert den Schlafrhythmus und verbessert Schlafkontinuität und Tiefschlaf, ohne REM-Schlaf-Suppression. Die zusätzliche Blockade des 5-HT_{2C}-Rezeptors wirkt über eine Verstärkung der dopaminergen und noradrenergen Neurotransmission stimmungsaufhellend. Der Stoff hat sich insbesondere zur ambulanten Behandlung leichter bis mittelschwerer Depressionen mit Schlafstörungen etabliert, sicherlich auch wegen des sehr günstigen Profils unerwünschter Wirkungen: Agomelatin besitzt keine antiadrenergen, anticholinergen und antihistaminergen Eigenschaften; es verursacht keine Gewichtszunahme und wirkt tagsüber nicht sedierend. Es kann (selten) Hepatitis auslösen, weshalb regelmäßig Transaminasen bestimmt werden sollen.

Tianeptin, ist chemisch ein trizyklisches Antidepressivum mit **modulierender Wirkung auf glutamaterge NMDA- und AMPA-Rezeptoren** und erhöht auch die extrazelluläre Dopaminkonzentration im Nucleus accumbens. Es verstärkt die Wiederaufnahme von Serotonin im synaptischen Spalt und führt so zu einer Absenkung der Serotoninkonzentration im extrazellulären Bereich und wird daher auch als Serotonin-Reuptake-Enhancer (SRE) bezeichnet. Die Substanz wurde als gleichwertig gegenüber SSRI wie auch NSMRI getestet und ist auch in der anxiolytischen Wirkung ebenbürtig. In der klinischen Praxis überzeugt Tianeptin v. a. durch sein günstiges Profils unerwünschter Wirkungen geringer Beeinflussung von Appetit, Gewicht, Schlaf und sexueller Funktion, geringeren gastrointestinalen Störungen und geringer Kardiotoxizität.

Nachdem seit den 2000er-Jahren zunehmend die rasche antidepressive Wirkung von Ketamin, einem Antagonisten am Glutamat-NMDA-Rezeptorenkomplex, in zahlreichen Studien für depressive, aber auch bipolare und schwer suizidale Patienten gezeigt werden konnte, wurde 2021 in Deutschland das enantiomerenreine Eutomer **Esketamin** (Spravato®) als Nasenspray zur Behandlung von therapieresistenter Depression (nur in Kombination mit einem SSRI oder einem SNRI bei Erwachsenen) oder die Behandlung eines psychiatrischen Notfalls zugelassen. In klinischen Studien wird die Substanz auch in kleinsten Dosierungen subcutan verabreicht. Auch wenn der Wirkmechanismus noch weitgehend ungeklärt ist, wird angenommen, dass die antidepressive Wirkung von Esketamin über einen **Antagonismus mit NMDA-Rezeptoren** vermittelt wird: Dabei kommt es durch reduzierte Exzitation an Untergruppen corticolimbischer GABA-Interneuronen zu einer transienten vermehrten Freisetzung von Glutamat, das dann postsynaptische AMPA-Rezeptoren stimuliert. Dadurch wird lokal mehr BDNF freigesetzt, das TrkB-Rezeptoren stimuliert und die Signalsteuerung von AKT/mTORC1 aktiviert, einem intrazellulären Signalweg, der in eine Vielzahl zellulärer Regelprozesse involviert ist. Infolgedessen nehmen Anzahl und Funktion der Synapsen zu, wodurch die durch Stress und Depression reduzierte dendritische Population in den an der Stimmungsregulation beteiligten Kreisläufen wieder aufgefüllt wird. Bemerkenswert ist, dass diese Effekte binnen weniger Stunden einsetzen und die Rückfallwahrscheinlichkeit von 58 % auf 26 % deutlich reduziert werden kann. Auch in ersten Langzeituntersuchungen verringerte sich das Rezidivrisiko signifikant bei einer insgesamt guten Verträglichkeit der Substanz.

Phytopharmaka

Hierzu gehören Extrakte des **Johanniskrauts** *(Hypericum perforatum),* **Baldrian** *(Valeriana officinalis),* **Hopfen** *(Humulus lupulus),* **Melisse, Passionsblume** und **Lavendelöl.** Sie werden zur Behandlung von innerer Unruhe, ängstlicher Verstimmung und Schlafstörungen eingesetzt. Die aktuell am häufigsten verwendete und verschriebene Substanz dürfte Johanniskraut sein.

Johanniskrautextrakt-Präparate bessern das Befinden von Patienten mit leichter oder mittelschwerer Depression. Für die Indikation „mittelschwere Depression" sind solche Präparate (Tabletten oder Kapseln mit 300–600 mg Trockenkrautextrakt) verschreibungspflichtig. Als Wirkstoffe werden Hypericin, das die Dopaminaufnahme hemmt, wie auch das potentere Hyperforin diskutiert. Durch Aktivierung eines Natriumkanals verursacht es eine Abflachung des Natriumgradienten und damit eine Verminderung der Natriumgradient-getriebenen neuronalen Aufnahme von Noradrenalin, 5-HT, Dopamin, GABA und Glutamat und eine Steigerung der Freisetzung von GABA, Aspartat und Glutamat.

Was Johanniskraut für Betroffene, Ärzte und Pharmakologen interessant macht, ist seine Pflanzennatur, die für Psychopharmaka unkonventionelle Chemie seiner Inhaltsstoffe und sein Ruf, arm an unerwünschten Wirkungen zu sein. Allerdings ist erstens eine photosensibilisierende Wirkung zu beachten und zweitens eine Induktion von Cytochrom-P_{450}-Enzymen und dem Efflux-Transporter P-Glykoprotein, woraus verminderte Plasmaspiegel von Ciclosporin, Sirolimus, Indinavir, Phenprocoumon, hormonalen Kontrazeptiva und Digoxin resultieren können. Johanniskrautextrakte sollen nicht mit SSRI oder SSNRI kombiniert werden (u. U. Entwicklung eines Serotoninsyndroms).

ZUR VERTIEFUNG

Neue pharmakologische Ansätze

In der klinischen Phase der Entwicklung befinden sich mehrere Ansätze, so die neue Klasse der **Triple-Wiederaufnahmehemmer** (z. B. Amitifadine) mit unterschiedlichen Wirkungen auf die 5-HT, NA- und DA-Wiederaufnahme und andere zusätzliche Mechanismen.
Basierend auf der schnell eintretenden Wirksamkeit insbesondere bei therapieresistenten Depressionen des NMDA-Antagonisten Ketamin befinden sich derzeit eine Reihe von Substanzen, die in das **glutamaterge System** eingreifen, in klinischer Untersuchung. Dabei sind einige wie die partiellen Glycin-Agonisten GLYX-13 oder NRX-1074 bereits in fortgeschrittenen Stadien.
Eine weitere Gruppe sind die **Corticotropin-Releasing-Hormon-(CRH-)Rezeptor-1-Antagonisten** – entsprechend der HPA-Hypothese der Depression. Im Stadium der klinischen Prüfung befinden sich dabei auch Glucocorticoidrezeptor-Antagonisten wie das Mifepriston, Cortisolsynthesehemmer wie Metyrapon und FKBP51-Inhibitoren. Alle diese Behandlungsansätze bedürfen noch der genaueren Untersuchung und sind nicht etabliert.
Da klinisch die Depression häufig mit Diabetes mellitus gemeinsam auftritt und dann mit einem schlechteren Verlauf des Diabetes mellitus assoziiert ist, ist der Einsatz **von oralen Antidiabetika** und **PPAR-γ-Agonisten** (Pioglitazon) interessant, die in ersten Untersuchungen sowohl als Monotherapie als auch als bei Add-on-Gabe zu anderen Antidepressiva günstige Effekte auf die Depressivität zeigten.
Es sei erwähnt, dass derzeit die erneuten experimentellen Untersuchungen zur Wirksamkeit psychodelischer Substanzen (z. B. **Psilocybin**) als potentielle Antidepressiva einige Aufmerksamkeit erhalten und in klinischen Studien reevaluiert werden, jedoch von einem regelmäßigen klinischen Einsatz noch entfernt sein dürften.

14.2.3 Pharmakodynamik: therapeutische Wirkungen

Antidepressiva besitzen drei **Hauptwirkungskomponenten:**

- **Depressionslösung** (Stimmungsaufhellung; obligat)
- **Psychomotorische Dämpfung** (Sedierung) oder **psychomotorische Aktivierung:** die psychomotorische **Aktivierung** kann dabei in eine therapeutisch erwünschte Antriebssteigerung oder in eine unerwünschte Steigerung der inneren Unruhe münden
- **Angstlösung** (Anxiolyse; fakultativ)

Stimmungsaufhellend wirken alle Substanzen. Dabei tritt die Wirkung anders als früher publiziert relativ rasch ein, bei adäquater Dosierung kann bei ca. 70 % der Patienten mit einem Ansprechen innerhalb der ersten 1–2 Wochen der Behandlung gerechnet werden, wenn nicht, sinkt die Wahrscheinlichkeit eines therapeutischen Ansprechens auf unter 15 %, spätestens nach 4 Wochen sollte die Behandlung modifiziert werden.

Den Leitlinien entsprechend sollten Antidepressiva schrittweise bis zur Standarddosierung aufdosiert werden. **Für SSRI besteht keine Dosis-Wirkungs-Beziehung.** Deshalb sollten sie nicht höher dosiert werden: es wird kein besserer Therapieeffekt erreicht und die unerwünschten Arzneimittelwirkungen nehmen zu. Bei den NSMRI, Venlafaxin und Trancylpromin dagegen stellt aufgrund einer klaren Dosis-Wirkungs-Beziehung die Anhebung der Dosis die einfachste Maßnahme bei ungenügendem Ansprechen dar.

Die Antidepressiva unterscheiden sich dadurch, dass sie (ohne Latenz) psychomotorisch entweder dämpfen oder aktivieren. Von den Stoffen der ➤ Tab. 14.1 wirken die meisten NSMRI sowie Mirtazapin psychomotorisch dämpfend. Bei Imipramin und Clomipramin ist die psychomotorische Dämpfung nur gering ausgeprägt. Die SSRI und Venlafaxin wirken antriebssteigernd; die Antriebssteigerung ist deutlich stärker ausgeprägt bei Bupropion und Nortriptylin und besonders stark bei den MAO-Inhibitoren (insbesondere Tranylcypromin). Hierdurch wird möglicherweise das Suizidrisiko zu Beginn der Therapie erhöht; eine vorübergehende Kombination mit Benzodiazepinen kann hier indiziert sein. Eine angstlösende Wirkung ist am ausgeprägtesten bei Venlafaxin und den SSRI, d. h. bei Substanzen, die bevorzugt oder selektiv den Serotonintransporter hemmen.

Antidepressiva besitzen keine antisuizidale Wirkungen; solche sind nur für Lithium (➤ Kap. 14.5) belegt. Für Patienten unter 25 Jahren wird sogar ein erhöhtes Suizidrisiko unter Antidepressiva (v. a. SSRI) diskutiert.

14.2.4 Pharmakokinetik

Viele pharmakokinetische Eigenschaften der **Antidepressiva** sind wegen ihrer hohen Lipophilie verständlich. Das Verteilungsvolumen ist hoch, bis zu 50 l/kg, ebenso die Plasmaproteinbindung mit meist > 90 % (bei Venlafaxin nur 30 %). Die orale Bioverfügbarkeit liegt i. d. R. bei > 50 %. Da die Plasmahalbwertzeiten zwischen 15 und 50 Stunden liegen, ist eine einmal tägliche Dosierung ausreichend. Unter hepatischer Metabolisierung entstehen bei vielen Antidepressiva aktive Metaboliten, daher korreliert die Dauer der Wirksamkeit nicht direkt mit der Plasmahalbwertzeit der verabreichten Substanz.

Die Elimination erfolgt durch Metabolisierung, häufig unter Mitwirkung polymorpher Cytochrom-P_{450}-Enzyme (insbesondere bei den SSRI).

Bei **NSMRI** entstehen durch N-Demethylierung aus tertiären Aminen pharmakologisch wirksame sekundäre Amine (➤ Tab. 14.1), deren Plasmaspiegel teilweise diejenigen der Muttersubstanz übersteigen. So entsteht aus Imipramin Desipramin. Die weitere Metabolisierung (unter Beteiligung des polymorphen CYP2D6) erfolgt durch Ring- und Seitenkettenhydroxylierung oder N-Oxidation. Nach Konjugation werden die Metaboliten über die Nieren ausgeschieden. Die Eliminationshalbwertszeiten sind wegen des hohen Verteilungsvolumens meist lang (➤ Tab. 14.1).

Von den **SSRI** wird Citalopram nahezu vollständig abgebaut, wobei ein schwach aktiver Metabolit entsteht (➤ Tab. 14.1). Paroxetin wird vollständig zu inaktiven Metaboliten abgebaut. Bei Fluoxetin, dass durch eine sehr lange Eliminationshalbwertszeit (2–4 Tage) gekennzeichnet ist, führt die N-Demethylierung zum aktiven Metaboliten Norfluoxetin (➤ Tab. 14.1) mit extrem langer Halbwertszeit (7 Tage). Aus Venlafaxin und Mirtazapin entstehen aktive Desmethyl-Derivate (➤ Tab. 14.1).

Die Pharmakokinetik des **MAO-Inhibitors** Tranylcypromin ist kaum bekannt. Aufgrund der kovalenten Bindung an die MAO hält seine Wirkung nach Absetzen noch so lange an, bis ausreichend neues Enzym synthetisiert ist. Moclobemid wird zu meist inaktiven Metaboliten abgebaut. Die Plasma-Eliminationshalbwertszeit beider Stoffe liegt bei etwa 2 Stunden (➤ Tab. 14.1).

14.2.5 Indikationen

Depressive Syndrome im Rahmen unipolar depressiver Erkrankungen sind das **Hauptindikationsgebiet** der Antidepressiva. Dabei liegt die Responserate bei 50–60 % gegenüber Placebo-Responseraten von 25–30 %. Zwei neuere Metaanalysen bestätigen, dass die Überlegenheit der Antidepressiva über Placebo in Abhängigkeit von der Schwere der Depression zunimmt. Bei leichten Depressionen, z. B. reaktiv durch belastende Lebenssituationen bedingt, ist ein Unterschied zwischen Placebo und Antidepressiva kaum noch nachweisbar. Auch somatogene Formen der Depression, bei denen z. B. durch Arteriosklerose oder Traumen das Gehirn strukturell verändert ist und die Behandlung der Grundkrankheit im Vordergrund steht, können zusätzlich mit einem Antidepressivum behandelt werden; es ist eine Verbesserung nicht nur der affektiven Symptomatik, sondern des Gesamtverlaufs zu erwarten.

Die verschiedenen Wirkprofile der einzelnen Antidepressiva sind Grundlage differenzierter Indikationsstellungen. **Sedierende Antidepressiva** wie Amitriptylin und Mirtazapin werden eingesetzt **bei einem agitiert-ängstlichen depressiven Syndrom, nichtsedierende Antidepressiva** wie Nortriptylin, die SSRI und MAO-Inhibitoren **bei einem gehemmt-apathischen depressiven Syndrom.** Bei Versagen von SSRI soll Venlafaxin wirksam sein. MAO-Inhibitoren sollten besonders bei Therapieresistenz gegenüber anderen Antidepressiva gewählt werden.

Aktuell gelten die SSRI aufgrund ihres günstigen Profils unerwünschter Wirkungen (➤ Kap. 14.4.6) und ihrer geringen Toxizität als Mittel der ersten Wahl und andere Substanzen als Zweitlinienstrategie, wobei orientiert an den unerwünschten Wirkungen behandelt werden sollte. In zwei großen, systematischen Metaanalysen zum Vergleich neuer Antidepressiva untereinander wurden Venlafaxin, Mirtazapin, Escitalopram und Sertralin besonders wirksam gefunden. Da Venlafaxin und Mirtazapin häufiger unerwünschte Arzneimittelwirkungen aufwiesen, wurde eine vorsichtige Empfehlung für Escitalopram und Sertralin ausgesprochen.

Antidepressiva sind weiter indiziert bei **chronischen Schmerzen** (auxiliäre Therapie, z. B. bei Tumorschmerzen, diabetischen Polyneuropathien, Trigeminusneuralgien [➤ Kap. 7.4]). Weitere Indikationen sind **Bulimie** (Fluoxetin) sowie **Zwangs-** und **Angstsyndrome** (SSRI) (➤ Kap. 14.8).

14.2.6 Absetz-/Entzugssyndrom

Einige Patienten entwickeln bei der Reduktion von Antidepressiva Absetzphänomene wie bei Entzug von Benzodiazepinen, nämlich Schwindel, Gleichgewichtsstörungen, Kopfschmerzen, Übelkeit, Schlafstörungen, vermehrter Traumschlaf, dazu Parästhesien, Depersonalisation, vermehrte Irritierbarkeit und sehr selten visuelle und akustische Halluzinationen (➤ Abb. 14.1).

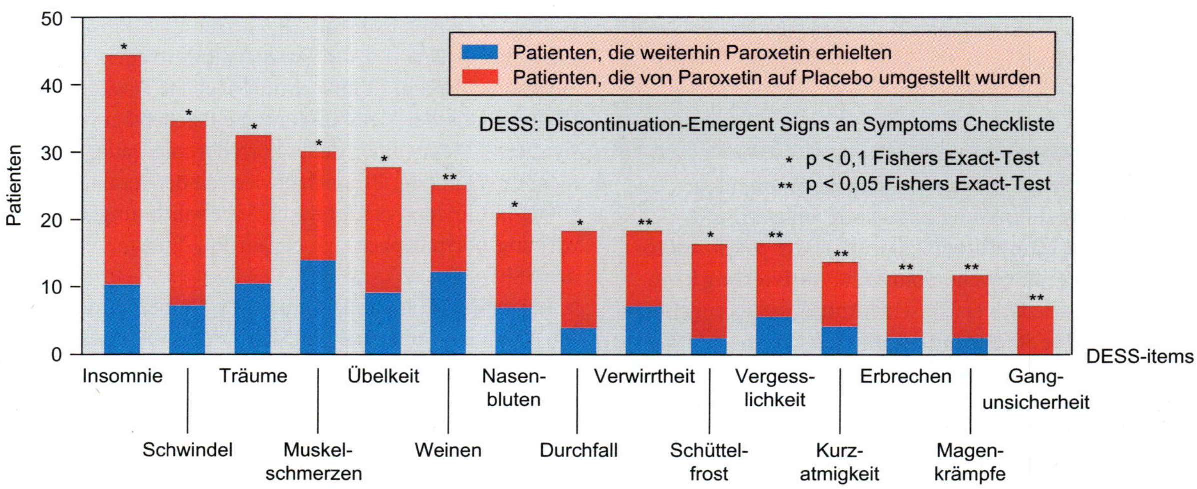

Abb. 14.1 Absetzsyndrom.
Nach dem Absetzen von Paroxetin auftretende Absetzsymptome. Nach 12 Wochen Behandlung mit Paroxetin erhielten die Patienten entweder weiter Paroxetin oder Placebo. Eine oder zwei Wochen später wurden mögliche Absetzsymptome ermittelt. Blaue Teile der Säulen: Symptome bei Weitergabe von Paroxetin. Gesamthöhe der Säulen: Symptome nach Umstellung auf Placebo. (Nach: Montgomery SA et al. Int Clin Psychopharm, 2004; 19: 271–280.)

Die Symptome halten bis zu 2 Wochen an, sind i. d. R. nicht schwer ausgeprägt und sistieren rasch, wenn das Antidepressivum wieder höher dosiert wird. Das Syndrom kann prinzipiell bei allen bekannten Antidepressiva auftreten, besonders aber bei Antidepressiva mit kürzeren Halbwertszeiten wie Venlafaxin oder Paroxetin. Es wird empfohlen, Antidepressiva schrittweise abzusetzen und vor Absetzen bei vulnerablen Patienten die Medikation umzusetzen auf ein Antidepressivum mit einer langen Halbwertszeit, also beispielsweise Fluoxetin.

14.2.7 Unerwünschte Arzneimittelwirkungen

Das Ausmaß der Blockade zentraler und peripherer Neurotransmitterrezeptoren (➤ Tab. 14.1) prägt das Bild der unerwünschten Arzneimittelwirkungen, deren Profile gruppenspezifisch sind.

Unerwünschte Arzneimittelwirkungen der NSMRI

Bei den NSMRI herrschen die **peripheren vegetativen** Nebenwirkungen vor. Im Vordergrund steht die **Blockade von Muscarinrezeptoren** mit Mundtrockenheit, Akkommodationsstörung, Mydriasis mit Gefahr eines Glaukomanfalls (bei Engwinkelglaukom), Obstipation, Miktionsbeschwerden bis zum Harnverhalt, Tachykardie. Bei längerer Therapie nehmen diese unerwünschten Arzneimittelwirkungen jedoch ab. Die Blockade peripherer α_1-Adrenozeptoren ist mitverantwortlich für Orthostase mit reflektorischer Tachykardie.

Weitere, **direkte kardiale Wirkungen** in Form von Erregungsleitungsstörungen, die sich im EKG als PQ-/QRS-Verbreiterung zeigen, sind auf chinidinartige Eigenschaften zurückzuführen (➤ Kap. 14.4.2). Daher sind regelmäßige EKG-Kontrollen zur Überwachung insbesondere während der Eindosierung, v. a. – aber nicht nur – bei älteren Patienten notwendig. Bei kardial vorgeschädigten Patienten sollten sie nicht eingesetzt werden.

Zentrale unerwünschte Arzneimittelwirkungen sind **Sedation und Schläfrigkeit.** Sie sind Ausdruck der Blockade von H_1-Rezeptoren (z. B. bei Amitriptylin und Doxepin). Die Blockade von 5-HT_{2C}- und/oder H_1-Rezeptoren ist verantwortlich für **Gewichtszunahme** (➤ Tab. 14.1). Die Blockade von Muscarinrezeptoren kann zu **Delirien** führen.

Antidepressiva, die bevorzugt den Noradrenalintransporter hemmen (z. B. Nortriptylin), sedieren weniger und führen seltener zur Gewichtszunahme, sind aber gelegentlich mit **erhöhter oder irregulärer Herzfrequenz** assoziiert und sollten in der akuten Erholungsphase nach Myokardinfarkten nicht eingesetzt werden. Da NSMRI die Krampfschwelle senken, können bei prädisponierten Patienten **epileptische Krämpfe** auftreten.

Unerwünschte Arzneimittelwirkungen der anderen Antidepressiva

Im Vergleich zu den NSMRI haben die anderen Antidepressiva (mit Ausnahme von Mianserin und Mirtazapin) keine oder nur geringe Affinität zu zentralen und peripheren Neurotransmitterrezeptoren (➤ Tab. 14.1), weshalb sie sich in ihren unerwünschten Wirkungen deutlich von den trizyklischen Antidepressiva unterscheiden.

Bei den **SSRI** treten **anticholinerge oder kardiovaskuläre Effekte praktisch nicht auf.** Sie wirken **praktisch nicht sedierend** und verursachen **keine bis geringe Gewichtszunahme** und selten Krampfanfälle. Sie sind insgesamt weniger kardiotoxisch, können aber eine QT_c-Verlängerung bewirken, insbesondere Citalopram und Escitalopram, Letztere dürfen nicht mit anderen die QT_c-Zeit verlängernden Medikamenten kombiniert werden (➤ Tab. 17.2). Zu Therapiebeginn sind **Übelkeit** und andere **gastrointestinale Störungen** (z. B. Diarrhö) sowie **Kopfschmerzen** häufig. Seltener kommt es zu Schwindel, Schlafstörungen, Agitiertheit und **sexuellen Funktionsstörungen** (z. B. verzögerte Ejakulation, Anorgasmie). Die gastrointestinalen Störungen sind Folge einer erhöhten intestinalen 5-HT-Konzentration mit verstärkter Erregung von 5-HT_3-Rezeptoren (➤ Tab. 5.1), ausgelöst durch die Hemmung der 5-HT-Aufnahme in enterochromaffine Zellen und Thrombozyten (was auch zu **erhöhter Blutungsneigung** führt). Durch vermehrte ADH-Sekretion kann insbesondere bei älteren Frauen eine **Hyponatriämie** auftreten. Die SSRI haben eine deutlich größere therapeutische Breite als NSMRI.

Die häufigsten unerwünschten Wirkungen von **Mirtazapin** sind **Sedation und Schläfrigkeit** (wegen der H_1-Rezeptor-Blockade; ➤ Tab. 14.1) sowie oft therapielimitierend die **Gewichtszunahme,** seltener sind **orthostatische Störungen** und **Blutbildveränderungen.**

Die häufigsten **unerwünschten Arzneimittelwirkungen der MAO-Inhibitoren** sind Schwindel, Kopfschmerzen, Schlaflosigkeit, Agitiertheit, Tremor und Verwirrtheit; der irreversible MAO-Hemmer Tranylcypromin, nicht aber der reversible Hemmer Moclobemid kann sowohl orthostatischen Blutdruckabfall als auch hypertone Blutdruckkrisen auslösen.

Da die Gewichtszunahme unter Antidepressiva einen großen Einfluss auf die Compliance und Adhärenz sowie die Entwicklung einer gestörten Glukosetoleranz und eines Diabetes mellitus hat, sollte insbesondere bei Amitriptylin und anderen NSMRI sowie bei Mirtazapin auf die Gewichtsentwicklung geachtet und aufgeklärt werden.

14.2.8 Interaktionen

Die in ➤ Tab. 14.1 aufgeführten Monoamin-Wiederaufnahme-Inhibitoren und α_2-Adrenozeptor-Antagonisten (am wenigsten die SSRI und Reboxetin) verstärken die zentral dämpfenden Wirkungen von Sedativa, Hypnotika und Alkohol.

NSMRI verstärken die vasokonstriktorische Wirkung von Catecholaminen und anticholinerge Wirkungen anderer Pharmaka und schwächen die antihypertensive Wirkung von Clonidin ab.

SSRI können den Plasmaspiegel von Li^+ erhöhen. Die meisten SSRI sind sowohl Substrate als auch Inhibitoren von Cytochrom-P_{450}-Isoenzymen. Als potente Inhibitoren von CYP2D6 können z. B. Paroxetin und Fluoxetin, aber auch der NA-Wiederaufnahmehemmer

Bupropion, die Plasmaspiegel trizyklischer Antidepressiva und Antipsychotika bis hin zu toxischen Spiegeln erhöhen. Diese SSRI vermindern die antiöstrogene Wirkung von Tamoxifen.

Bei Gabe von **MAO-Inhibitoren** können gefährliche Interaktionen mit Substraten der MAO auftreten. Dies gilt besonders für das indirekt wirkende sympathomimetische Amin Tyramin. Wird der Aminabbau durch MAO-Inhibitoren gehemmt, nimmt die Wirkung zu. So kann es zu schweren hypertensiven Krisen und kardialen Rhythmusstörungen kommen. Die Gefahr gilt besonders für den irreversiblen und nichtselektiven MAO-Inhibitor Tranylcypromin. Bei Moclobemid ist sie erheblich geringer, denn hier steht noch die MAO-B für den Abbau zur Verfügung. Als Anweisung an den Patienten ergibt sich hieraus, dass bei Gabe von Tranylcypromin der Verzehr von tyraminreichen Nahrungs- oder Genussmitteln verboten ist.

Moclobemid soll nicht, Tranylcypromin darf nicht mit Antidepressiva der anderen Gruppen (NSMRI und α_2-Adrenozeptor-Antagonisten) **kombiniert werden,** da durch gegenseitige Wirkungsverstärkung Krampfanfälle, schwere Erregung und (bei Kombination mit SSRI oder Clomipramin) – insbesondere bei älteren Patienten – ein zentrales **Serotoninsyndrom** ausgelöst werden können.

Das Interaktionspotential der Antidepressiva ist generell groß, da sie einer komplexen Metabolisierung durch eines oder mehrere Cytochrom-P_{450}-Enzyme unterliegen, die in Enterozyten und v. a. in der Leber vorkommen. Auch hemmen oder verstärken Antidepressiva CYP-Enzyme in unterschiedlich starkem Ausmaß, was zum Teil gravierende Folgen aufgrund der Interaktionspotentiale auch mit anderen Arzneistoffen haben kann. Daher ist ein Grundwissen über die zum Teil sehr unterschiedliche Metabolisierung unabdingbar (➤ Tab. 14.2) und mögliche Interaktionen sollten geprüft werden. Tianeptin kommt dabei eine günstige Rolle mit einem sehr geringen Interaktionspotential zu, da die Metabolisierung über β-Oxidation verläuft und nicht über Cytochrom-P_{450}-Enzyme. Eine Sonderrolle kommt auch dem Phytopharmakon Johanniskraut zu, das ein Induktor von CYP 3A4 ist, d. h. Medikamente wie z. B. Cyclosporin, die darüber abgebaut werden, weisen geringere Konzentrationen auf und könnten so unwirksam werden.

Tab. 14.2 Antidepressiva: metabolisierende und gehemmte CYP-Enzyme

	Metabolisierende CYP-Enzyme	Gehemmte CYP-Enzyme		
		Stark	Mittel	Schwach
NSMRI				
Imipramin	2D6, 2C19, **1A2**	**2C19**	1A2	2D6, 3A4, 2C9
Desipramin	**2D6**			2D6, 2C19
Clomipramin	2C19, 3A4, 2D6	**2C19**		
Amitriptylin	**2C19, 2D6, 1A2, 2D6**	**2C19**	1A2	2D6, 2C9
Nortriptylin	2D6			2D6, 2C19
Doxepin	2D6, 2C19, 2C9, 1A2			2D6
SSRI				
Citalopram	**2C19, 3A4,** 2D6			2D6
Escitalopram	2C19, 3A4, 2D6			2D6
Fluoxetin	2D6, **2C9, 2C19,** 3A4	**2D6**	2C9, 3A4	2C19, 1A2
Fluvoxamin	1A2, 2D6	**1A2, 2C19**	2C9, 3A4	2D6
Paroxetin	2D6, 3A4	**2D6**		1A2, 2C9, 2C19, 3A4
Sertralin	2B6, 2C9, 2C19, 3A4, 2D6		2D6	1A2, 2C9, 2C19, 3A4
SSNRI				
Venlafaxin	2D6, 3A4, 2C19			2D6
Trazodon	3A4			
Vortioxetin	2D6, 3A4, 2C19, 2C9, 2A6, 2C8, 2B6			
NaSSA				
Mirtazapin	2D6, 1A2, 3A4			
SNDRI				
Bupropion	2B6	**2D6**		
Andere Wirkmechanismen				
Agomelatin	**1A2,** 2C9, 2C19			2D, 3A, 2C11
Tianeptin	3A4			
Ketamin	**3A4,** 2B6, 2C9			

14.2.9 Vergiftungen

Akute Vergiftungen sind häufig die Folge eines Suizidversuchs depressiver Patienten. Dabei können Antidepressiva selbst insbesondere bei jungen Menschen in den ersten 28 Tagen nach Eindosierung die Suizidgefahr erhöhen.

Die Intoxikation mit **trizyklischen Antidepressiva** ähnelt einer Atropinvergiftung (➤ Kap. 3.3.5). Chinidinartige Eigenschaften sind verantwortlich für **weitere kardiale Wirkungen wie Verlangsamung der Überleitung bis zum AV-Block.** Die Vergiftung ist besonders für Kinder lebensbedrohlich. Sie erfordert sofortige intensivmedizinische Behandlung. Neben den allgemeinen therapeutischen Maßnahmen wird als Antidot unter EKG-Kontrolle **Physostigmin** (➤ Kap. 3.6.5) eingesetzt. Die tachykarden Rhythmusstörungen können zusätzlich mit β-Adrenozeptor-Antagonisten, generalisierte Krämpfe mit Diazepam (➤ Kap. 14.7) behandelt werden. Die Elimination trizyklischer Antidepressiva lässt sich nach erfolgter Resorption mit keinem der üblichen Verfahren (➤ Kap. 35.1.1) beschleunigen.

Bei Intoxikation mit **SSRI** kommt es zum sogenannten **Serotoninsyndrom:** Hyperthermie, Übelkeit, Erbrechen, Verwirrtheit, psychomotorische Unruhe, Tremor, Myoklonus und eventuell Krämpfe. Bei schwerer Intoxikation mit Paroxetin können auch Symptome einer Atropinvergiftung auftreten. Die Therapie ist rein symptomatisch.

Die Toxizität von **Venlafaxin** und **Mirtazapin** ist sehr gering.

Die Vergiftung durch den **MAO-Inhibitor** Moclobemid äußert sich in Agitiertheit und Erregung, die symptomatisch behandelt wird. Bei der Intoxikation mit Tranylcypromin kommt es zu schweren zentralnervösen Erregungen mit Halluzinationen, Hyperreflexie, Tremor und Krämpfen sowie ausgeprägten Blutdruckschwankungen; zusätzlich kann eine maligne Hyperthermie auftreten. Bei bedrohlichem Blutdruckabfall wird Noradrenalin, bei Erregungszuständen ein sedierendes Antipsychotikum verabreicht.

14.3 Stimmungsstabilisatoren: Lithium

Zu den Stimmungsstabilisatoren werden Substanzen gezählt, die psychopharmakologisch vorrangig bei der Behandlung von bipolaren affektiven Störungen eingesetzt werden (➤ Kap. 14.1). Die gegenwärtigen Vertreter dieser Gruppe sind **Lithium** und die Antikonvulsiva **Carbamazepin, Valproinsäure** (Valproat) und **Lamotrigin,** die im ➤ Kap. 11 charakterisiert werden.

14.3.1 Stoffe

Das Alkalikation Li^+ ähnelt dem Na^+ oder K^+. In Deutschland ist **Lithium*** als Carbonat, Sulfat, Acetat oder Aspartat zur oralen Anwendung im Handel.

14.3.2 Wirkmechanismus

Der **Mechanismus** der psychotropen Wirkung von Li^+ ist **nicht geklärt.** Lithiumionen treten durch Natriumkanäle in Zellen ein. Intrazelluläres Li^+ wird jedoch mit weniger als einem Zehntel der Geschwindigkeit des Na^+ durch die Na^+-K^+-ATPase aus der Zelle herausbefördert. Da dann durch die Pumpe auch weniger K^+ in die Zelle aufgenommen wird, sinkt der intrazelluläre K^+-Gehalt. Solche Elektrolytveränderungen werden für experimentell beobachtete Veränderungen der Speicherung, Freisetzung, Biotransformation und Wiederaufnahme von Neurotransmittern verantwortlich gemacht.

Gesichert ist, dass Li^+ bei Konzentrationen im Bereich therapeutischer Serumspiegel in das Second-Messenger-System des Phosphatidylinositol-Stoffwechsels eingreift (➤ Abb. 1.15). Li^+ hemmt die Inositolmonophosphat-Phosphatase. Es wird weniger Inositol gebildet, das zur Resynthese von PIP_2 benötigt wird, und die Phospholipase-C-PIP_2-Signaltransduktion läuft nicht mehr normal ab. Li^+ würde demnach die Aktivität von Neuronen mit Phospholipase-C-PIP_2-gekoppelten Rezeptorsystemen vermindern. Der Weg von diesen neurochemischen Effekten zur therapeutischen Wirkung ist aber unbekannt. Neuerdings wird auch eine Hemmung der Apoptose von Nervenzellen beschrieben (➤ Kap. 14.4.2).

14.3.3 Pharmakodynamik: therapeutische Wirkungen

Lithium wirkt

- **normalisierend bei bestehender manischer Episode,**
- **prophylaktisch gegen manische (gesichert) und depressive Rezidive** bei mehrphasig unipolarer wie mehrphasig bipolarer affektiver Störung,
- trotz kaum merklicher antidepressiver Eigenwirkung **die Wirkung anderer Antidepressiva verstärkend (augmentierend)** und
- **suizidprophylaktisch (antisuizidal).**

Die Abschwächung manischer Symptome tritt erst nach 1–2 Wochen ein, weshalb bei ausgeprägten Manien initial Antipsychotika und/oder Valproinsäure verabreicht werden (➤ Kap. 14.6). Eine rezidivprophylaktische Wirkung bei unipolar oder bipolar depressiven Störungen ist erst nach 6–12 Monaten zu erwarten.

14.3.4 Pharmakokinetik

Li^+ wird nach oraler Zufuhr relativ schnell und nahezu vollständig resorbiert (Bioverfügbarkeit > 85 %) und erreicht nach ca. 2 Stunden maximale Plasmaspiegel. Die Ausscheidung erfolgt überwiegend renal. Nach glomerulärer Filtration werden ca. 80 % im proximalen Tubulus, mit Na^+ um dasselbe Transportsystem konkurrierend, rückresorbiert. Daher ist bei niedriger tubulärer Na^+-Konzentration (Hyponatriämie) die Li^+-Rückresorption gesteigert und damit die Ausscheidung verringert. Dementsprechend besteht **bei starken Na^+-Verlusten** (z. B. durch Erbrechen, starkes Schwitzen, natriumarme Kost, Diuretikabehandlung) ein **erhöhtes Intoxikationsrisiko.** Die Plasmahalbwertszeit liegt bei ca. 24 Stunden.

14.3.5 Indikationen

Lithium wird eingesetzt zur:

- **Akutbehandlung einer bestehenden Manie**
- **Phasenprophylaxe** bei mehrphasigen unipolaren wie bipolaren affektiven Störungen
- Verstärkung **(Augmentation)** von Antidepressiva (v. a. SSRI) bei Vorliegen einer **therapieresistenten Depression**
- **Langzeitprophylaxe suizidgefährdeter Patienten** mit affektiven Störungen

14.3.6 Unerwünschte Arzneimittelwirkungen

Li^+ wirkt unerwünscht auf den **Magen-Darm-Trakt** (vorübergehende Schmerzen, Übelkeit und Durchfall), das **Nervensystem, die Schilddrüse und die Nieren.** An nervalen unerwünschten Arzneimittelwirkungen ist neben Müdigkeit der häufige **feinschlägige Tremor** zu nennen, der durch β-Adrenozeptor-Antagonisten (z. B. Propranolol) beseitigt werden kann. Bei etwa 10 % der Patienten entwickelt sich eine **euthyreote Struma.** In der Niere kann es zu einer Art nephrogenem Diabetes insipidus mit **Polyurie** und **Polydipsie** kommen. Dies erklärt sich dadurch, dass Li^+ die Adiuretin-V_2-Rezeptor- und G_s-vermittelte Stimulation der Adenylylcyclase in den Sammelrohren der Niere abschwächt. Außerdem besteht das Risiko einer **Gewichtszunahme,** weshalb Frauen nicht selten die Behandlung ablehnen. In solchen Fällen sollte alternativ Carbamazepin als Phasenprophylaktikum eingesetzt werden.

Absolute Kontraindikationen für die Gabe von Lithium sind schwere Nierenfunktionsstörungen, schwere Herz-Kreislauf-Erkrankungen und Gravidität im 1. Trimenon (Gefahr von Herzfehlbildungen).

14.3.7 Interaktionen

Eine diuretikainduzierte Hyponatriämie verringert die renale Ausscheidung von Li^+ und erhöht dadurch den Plasmaspiegel. Auch nichtsteroidale Antiphlogistika, ACE-Hemmer und SSRI (insbesondere Fluoxetin) können den Plasmaspiegel erhöhen.

14.3.8 Vergiftungen

Li^+ hat eine **geringe therapeutische Breite.** Bei einer Erhöhung der therapeutischen Plasmaspiegel von 0,5–0,8 (bzw. bis 1,2 in der Akutphase) auf Werte > 1,5 mmol/L, u. U. aber auch schon bei niedrigeren Spiegeln, treten Intoxikationen auf. Diese können insbesondere bei gleichzeitigem Natrium- und Kaliummangel schwer, sogar tödlich verlaufen. **Symptome** sind Verstärkungen der unerwünschten Wirkungen auf den Magen-Darm-Kanal und das ZNS: Durchfall, Erbrechen, grobschlägiger Tremor, Krampfanfälle und Koma.

Die **Therapie** besteht in der Beschleunigung der Elimination von Li^+ durch **forcierte Diurese** (bei gleichzeitiger NaCl-Zufuhr) **oder Hämodialyse,** im Ausgleich des Elektrolythaushalts und in symptomatischen Maßnahmen.

14.4 Behandlung affektiver Störungen

Etwa 67 % der affektiven Störungen verlaufen als unipolare Depression und 75 % hiervon rezidivieren. Für unipolare Depressionen, insbesondere aber bipolare Störungen besteht eine genetische Disposition. Die Dauer unbehandelter depressiver oder manischer Episoden liegt bei 4–12 Monaten, wobei die manischen Phasen meist kürzer sind. Beim „Rapid Cycling" kommt es zum raschen Wechsel zwischen Manie und Depression (> 4/Jahr).

14.4.1 Allgemeine Therapieprinzipien

Vor der Therapie sollte ein **Gesamtbehandlungsplan** erstellt werden. In ihm werden je nach Erkrankungsart, Verlaufsform und Schweregrad **antidepressive Medikation** (ggf. antimanische Medikation, phasenprophylaktische Medikation), **Psychotherapie** und **weitere somatische Behandlungsmaßnahmen** festgelegt. Als nichtmedikamentöse Somatotherapie kommen z. B. infrage **transkranielle Magnetstimulation, Schlafentzug** (bei unipolarer Depression), **Lichttherapie** (bei der Unterform der saisonalen Depression) und **Elektrokrampftherapie** (bei wahnhaften oder sehr schweren, pharmakotherapieresistenten Depressionen).

Der Patient sollte informiert werden, dass sich bei der Pharmakotherapie affektiver Psychosen zu Beginn vorwiegend unerwünschte Arzneimittelwirkungen und **erst im Verlauf von 2–4 Wochen erwünschte Therapieeffekte** voll ausbilden und dass Antidepressiva und Lithium nicht zu einer Abhängigkeit oder Sucht führen.

Die Pharmakotherapie affektiver Störungen umfasst eine **Akutbehandlung** (bis zur Remission), **eine Erhaltungstherapie** (4–9 Monate mit bleibender Dosierung; zur Stabilisierung der Remission) und ggf. eine **Rezidivprophylaxe** (u. U. mehrere Jahre). Ein Absetzen oder Umsetzen auf ein anderes Antidepressivum soll langsam und schrittweise erfolgen. Die Auswahl der Psychopharmaka erfolgt nach der Art der Störung und dem Profil unerwünschter Wirkungen. Bei Eigen- oder Fremdgefährdung erfolgt die Behandlung stationär.

14.4.2 Akutbehandlung unipolarer depressiver Episoden

Eine schwere depressive oder chronisch depressive Episode soll mit einer Kombination aus Psychotherapie und einem Antidepressivum behandelt werden. Hierbei werden meist die Antidepressiva, die weniger unerwünschte Wirkungen zeigen, wie SSRI, Venlafaxin oder Mirtazapin den NSMRIs vorgezogen.

- Bei **ängstlich agitierten Syndromen** werden bevorzugt sedierende NSMRI (z. B. Amitriptylin) oder Mirtazapin eingesetzt.
- Beim **psychomotorisch gehemmten depressiven Syndrom** kommen hingegen antriebssteigernde Antidepressiva wie SSRI oder auch MAO-Inhibitoren zum Einsatz; hier ist zu beachten, dass die Antriebssteigerung vor der Stimmungsbesserung auftritt, weshalb bei Suizidalität die adjuvante Gabe eines Benzodiazepins indiziert sein kann.
- Bei **Komorbidität mit Zwangsstörungen** werden SSRI oder Clomipramin eingesetzt.
- Bei **atypischen Depressionen** (reaktiven Depressionsformen mit erhöhter Angst, vermehrtem Appetit und Hypersomnie) sollen MAO-Inhibitoren besser wirksam sein als NSMRI.
- Bei **depressiven Episoden mit psychotischen Merkmalen** ist adjuvant zum Antidepressivum ein Antipsychotikum (z. B. Quetiapin oder Olanzapin) indiziert.

Die **Dosierung** des Antidepressivums erfolgt i. d. R. einschleichend bis zum Erreichen der üblichen Standarddosierung (➤ Tab. 14.1). Die Behandlung muss ausreichend lange erfolgen (6–12 Wochen). Bleibt die Therapie mit einem Antidepressivum trotz ausreichender Dosierung nach 4–6 Wochen erfolglos, so sollte ein Antidepressivum mit anderem Wirkmechanismus versucht werden. Beim Wechseln von einem Monoamin-Wiederaufnahmehemmer auf einen MAO-Inhibitor muss ein Zeitabstand eingehalten werden. Bei Therapieresistenz verspricht eine Kombination mit Lithium („Lithiumaugmentation"), aber auch eine Kombination von Fluoxetin mit Olanzapin Erfolg.

14.4.3 Langzeitbehandlung unipolarer depressiver Episoden

Wegen einer hohen **Rückfallgefahr** empfiehlt sich eine Fortsetzung der Antidepressivatherapie bei voller Wirkdosis für 4–9 (ggf. bis 12) Monate. Bei bekanntem rezidivierendem Verlauf (≥ 2 depressive Episoden innerhalb von 5 Jahren) sollte für einige Jahre eine **Rezidivprophylaxe** primär mit dem zuletzt wirksamen Antidepressivum erfolgen.

14.4.4 Akutbehandlung einer depressiven Episode im Rahmen einer bipolaren Störung

Bei akuten depressiven Episoden bipolarer Störungen ist die Gabe von **Quetiapin** (➤ Kap. 14.5.1) als Mittel der ersten Wahl anzusehen. Dabei ist die deutliche geringere Zieldosierung von 150–300 mg zur Nacht zu beachten. Wesentliche Grundlage der Therapie ist allerdings die Gabe eines **Stimmungsstabilisators** (Lithium oder Lamotrigin). Adjuvant kann ein **SSRI** verabreicht werden. Eine NSMRI-Gabe ist zu vermeiden, da NSMRIs eine Manie oder eine Zunahme der Phasenfrequenz induzieren können.

14.4.5 Akutbehandlung einer manischen Episode im Rahmen einer bipolaren Störung

Manische Episoden mit psychotischen Symptomen werden mit **Lithium** oder **Valproinsäure** (auch i. v. verfügbar) als Basistherapeutikum behandelt, **kombiniert** mit einem **atypischen Antipsychotikum** wie z. B. Quetiapin (**cave** mögliche Erhöhung der Quetiapin-Plasmaspiegel durch Hemmung seines Metabolismus [CYP3A4] durch Valproinsäure) oder Aripiprazol.

Wegen der überadditiven Gewichtszunahme sollte die wirksame Kombination aus Olanzapin und Valproinsäure vermieden werden, ebenso die Kombination von Carbamazepin mit Olanzapin oder Quetiapin, da es zu klinisch relevanten pharmakokinetischen Wechselwirkungen (inklusive Intoxikationen) kommen kann.

Antipsychotika der 1. Generation (z. B. Haloperidol) sollten grundsätzlich vermieden werden, da sie sehr häufig mit einem Phasenwechsel in die Depression verbunden sind.

14.4.6 Langzeitbehandlung bipolarer Störungen

Sie erfolgt i. d. R. mit Lithium. Alternativ kommen atypische Antipsychotika (z. B. Quetiapin), Carbamazepin oder Valproat (retardiert) in Betracht. Lamotrigin wirkt bei überwiegend depressiven Episoden phasenprophylaktisch. Der dabei zugrunde liegende Wirkungsmechanismus ist unklar. Insbesondere bei „Rapid Cycling" sollen keine Antidepressiva verabreicht werden, da diese ein „Rapid Cycling" sogar triggern können; Wirksamkeit wurde hier für Lamotrigin, Quetiapin, Olanzapin und Valproat gezeigt.

Die rezidivprophylaktische Behandlung bipolarer (oder unipolarer) Störungen mit Lithium muss häufig lebenslang erfolgen. Sie darf ohne zwingende Gründe frühestens nach 3 Jahren langsam ausschleichend beendet werden. Die **geringe therapeutische Breite von Lithium** macht eine **sorgfältige Anamnese** vor der ersten Gabe und anschließend während der Therapie eine regelmäßige **Kontrolle der Serumspiegel** erforderlich (therapeutische Wirkspiegel: 0,5–0,8 mmol/l). Bei älteren Patienten wird eine geringere Lithium-Serumkonzentration empfohlen.

14.5 Antipsychotika

14.5.1 Stoffe

1951 und 1952 waren die Geburtsjahre einer rationalen, am Erfolg für den Kranken orientierten Psychopharmakologie. In diesen Jahren wurde in Frankreich die Wirkung des Chlorpromazins bei schizophrenen Psychosen beschrieben. Es gehört innerhalb der Antipsychotika (Definition ➤ Kap. 14.1.1) zur Gruppe der Phenothiazine. Wichtiger als die Einteilung nach der chemischen Struktur ist die Einteilung in **konventionelle und atypische Antipsychotika.** Die konventionellen Antipsychotika teilt man weiter in **nieder-mittel-** und **hoch potente** Substanzen.

Zu den **konventionellen Antipsychotika** gehören die **Phenothiazine.** Diese sind am Stickstoff des Ringsystems mit einer basischen Seitenkette substituiert. Hierzu gehört das niederpotente Promethazin*. Die antipsychotische Potenz, d. h. die antipsychotische Wirkung im Verhältnis zur Dosis des Antipsychotikums, ist bei Derivaten mit aliphatischer Seitenkette relativ gering, kaum größer bei Piperidin-substitutierten und am ausgeprägtesten bei den Piperazin-substitutierten Derivaten. Das Piperazin-substituierte Fluphenazin ist ein hoch potentes und das ebenfalls Piperazin-substituierte Perazin (Taxilan®) ein mittelpotentes Antipsychotikum. Die **Thioxanthene** unterscheiden sich von den Phenothiazinen darin, dass das N-Atom des Ringsystems durch ein C-Atom ersetzt ist. Die Seitenkette ist bei den Thioxanthenen über eine Doppelbindung mit dem Ringsystem verbunden. Das Piperazin-substituierte Thioxanthen Flupentixol (Fluanxol®) ist ein hoch potentes, das ebenfalls Piperazin-substituierte Zuclopenthixol (Ciatyl-Z®) ein mittel potentes Antipsychotikum. Zu den **Butyrophenonen** gehören das hoch-potente **Haloperidol*** (➤ Tab. 14.3) und die niederpotenten **Melperon*** (Melneurin®) und Pipamperon* (Dipiperon®).

Unter den genannten Pharmaka, die zu den konventionellen Antipsychotika zählen, haben insbesondere die hochpotenten

Vertreter schwerwiegende motorische unerwünschte Arzneimittelwirkungen (➤ Kap. 14.2.6). Vorteile bieten diesbezüglich **atypische Antipsychotika** („Atypika"), die mit Ausnahme von Clozapin in den letzten Jahrzehnten verfügbar wurden. **Clozapin***, **Olanzapin*** und **Quetiapin*** enthalten einen zentralen siebengliedrigen Ring, an den zwei Aromaten kondensiert sind (➤ Tab. 14.3). **Amisulprid** gehört zur Gruppe der Benzamide (➤ Tab. 14.3), während sich **Risperidon*** (➤ Tab. 14.3), **Ziprasidon** (Zeldox®) und **Aripiprazol** (➤ Tab. 14.3) chemisch keiner der besprochenen Gruppen zuordnen lassen.

14.5.2 Wirkmechanismen

Mögliche Angriffspunkte der Antipsychotika und ihre klinischen Korrelate sind in ➤ Tab. 14.4 zusammengefasst.

Das kardinale pharmakologische Merkmal der Antipsychotika ist ihre **antagonistische oder partialagonistische Wirkung an Dopaminrezeptoren** (➤ Kap. 2.3.2). **Antipsychotika** wirken am **D_2-Typ als Antagonisten, Aripiprazol, Brexpiprazol und Cariprazin**

Tab. 14.3 Antipsychotika

Chemische Gruppe	Substanz	Formel	Klassifizierung	Orale Tagesdosis (mg)	HWZ (h)	log P[1]
Butyrophenone	Haloperidol (Haldol®)	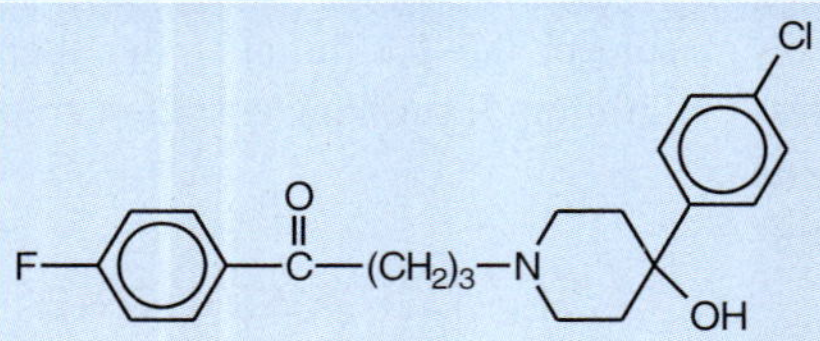	Konventionell	4–8 (–40)	12–36	4,0
Trizyklische Stoffe	Clozapin[2] (Leponex®)	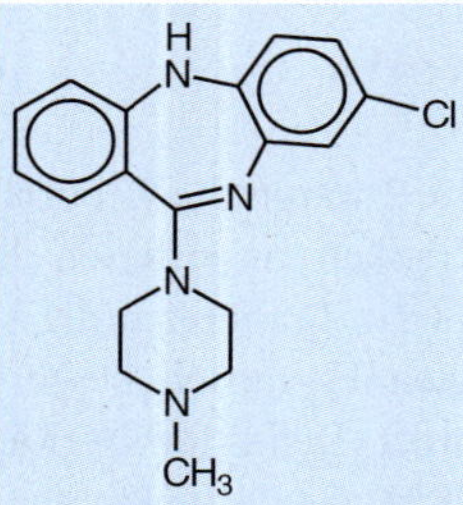	Atypisch	100–400 (–600)	16	2,7
	Olanzapin[3] (Zyprexa®)	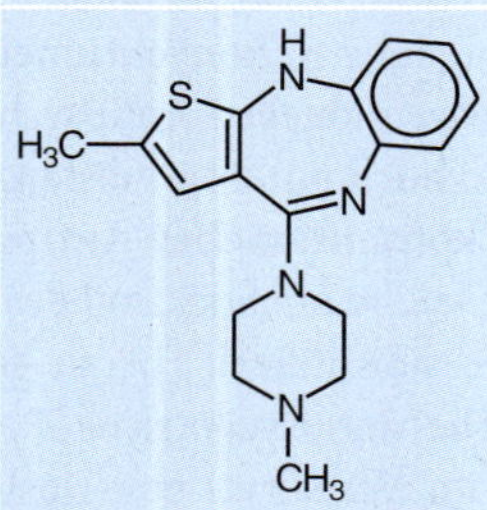	Atypisch	5–20	30–60	2,0
	Quetiapin[3] (Seroquel®)	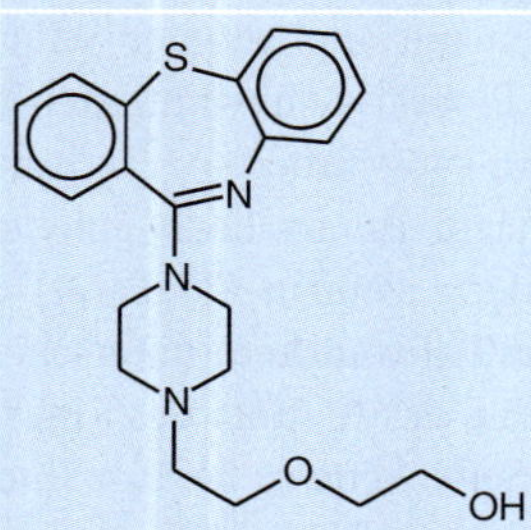	Atypisch	300–600 (–800) Indikationsabhängig	7	2,8
Benzamide	Amisulprid (Solian®)	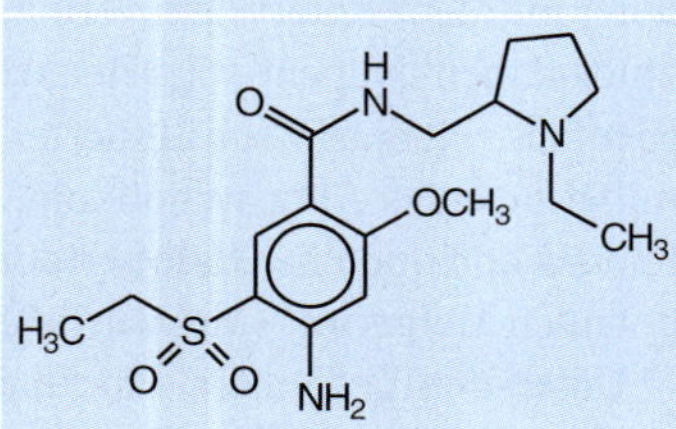	Atypisch	400–800 (–1200)	12–20	1,1

Tab. 14.3 Antipsychotika (*Forts.*)

Chemische Gruppe	Substanz	Formel	Klassifizierung	Orale Tagesdosis (mg)	HWZ (h)	log P[1]
Weitere	Aripiprazol[3] (Abilify®)	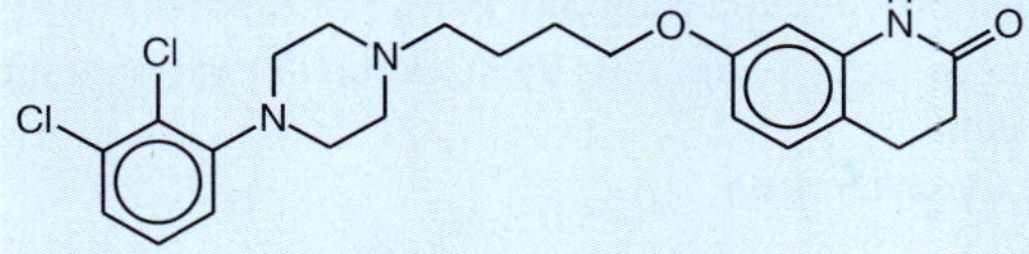	Atypisch	10–15 (–30)	60–80	4,5
	Brexpiprazol[4] (Rexulti®)		Atypisch	2–4	80–90	5,4
	Cariprazin (Reaglia®)		Atypisch	1,5–4,5 (–6)	48–120	4,6
	Lurasidon[5] (Latuda®)		Atypisch	37–148	18–40	5,6
	Risperidon[3] (Risperdal®)	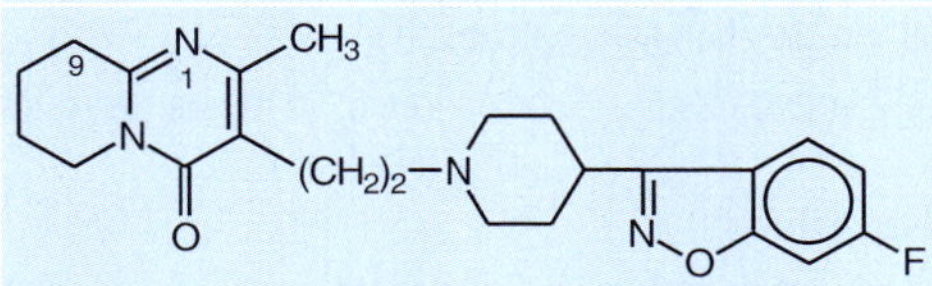	Atypisch	4–6 (–16)	24[6]	2,5
	Sertindol[2] (Serdolect®)		Atypisch	4–20 (–24)	55–90	4,3
	Ziprasidon[3] (Zeldox®)		Atypisch	80–160	4–8	4,1

[1] Der log P-Wert (Logarithmus des Octanol/Wasser-Verteilungskoeffizienten; ➤ Kap. 1.4) ist ein Maß für die Lipophilie eines Pharmakons. Amisulprid (1,1) ist wesentlich weniger lipophil als die anderen Antipsychotika (Bereich 2,0–4,5).
[2] Second-Line-Antipsychotika mit Anwendungseinschränkungen aufgrund des Profils unerwünschter Wirkungen.
[3] In der Europäischen Union zugelassen zur Behandlung schizophrener Psychosen und zur Behandlung mäßiger bis schwerer manischer Episoden einer Bipolar-I-Störung (cave: ggf. Anwendungsbeschränkungen bei Jugendlichen).
[4] In der Europäischen Union zugelassen (2017), wird derzeit in Deutschland jedoch nicht vertrieben (2021).
[5] In der Europäischen Union zugelassen (2014), wird derzeit in Deutschland jedoch nicht vertrieben (2021).
[6] Die Angabe bezieht sich auf die gesamte antipsychotisch wirksame Fraktion, d. h. auf Risperidon plus 9-Hydroxyrisperidon. Letzteres ist seit 2007 als eigenes Antipsychotikum im Handel: Paliperidon (Invega®, Xeplion®).

wirken **als Partialagonist.** Die Wirkung auf den D_2-Typ kann mittels PET beim Patienten in vivo gezeigt werden (➤ Abb. 14.2). Je größer die Affinität der Antipsychotika zu D_2-Rezeptoren, desto niedriger sind die für die Therapie erforderlichen freien Plasmakonzentrationen – eine inverse Korrelation, die auf die Bedeutsamkeit der Blockade der D_2-Rezeptoren für die antipsychotische Wirkung hinweist. Eine der wichtigsten Hypothesen zur Pathogenese von Schizophrenien besagt, dass der Entwicklung von Halluzinationen, Wahn und Erregung (sog. Positiv-/produktive Symptome) eine Überaktivität dopaminerger Neuronensysteme, speziell von mesolimbischen Dopaminneuronen, zugrunde liegt. So kann z. B. Amphetamin, das im ZNS Dopamin freisetzt, bei Gesunden eine Psychose auslösen, die der produktiven Symptomatik einer Schizophrenie ähnelt. Demgegenüber wird eine verminderte Aktivität dopaminerger mesocorticaler Neurone postuliert, die mit der Ausbildung von Negativsymptomen in Zusammenhang gebracht wird.

Die **antipsychotische Wirkung der Antipsychotika** manifestiert sich i. d. R. langsam, im Verlauf von Tagen bis wenigen Wochen, während sedierende Eigenschaften, motorische oder appetitanregende unerwünschte Wirkungen zeitnah beobachtet werden können.

Die Blockade von D_2-Rezeptoren wird auch zur Erklärung anderer Wirkungen der Antipsychotika herangezogen (➤ Tab. 14.5). So kommt es durch D_2-Blockade im Corpus striatum zu **extrapyramidalen Bewegungsstörungen** und durch D_2-Blockade im Hypophysenvorderlappen zu **vermehrter Prolactinausschüttung.** D_2-Rezeptor-Blockade in der Area postrema des Hirnstamms wird für den **antiemetischen Effekt** der Antipsychotika verantwortlich gemacht. Die ursächliche Bedeutung des D_2-Antagonismus wird in jedem dieser drei Fälle durch die Beobachtung unterstützt, dass Dopaminrezeptor-Agonisten gegensätzlich wirken (➤ Kap. 13.2.2, ➤ Kap. 22.5.2, ➤ Kap. 27.2.1).

Extrapyramidal-motorische unerwünschte Arzneimittelwirkungen werden durch die meisten **konventionellen** Antipsychotika hervorgerufen (relativ selten durch Melperon). Demgegenüber rufen **atypische Antipsychotika** – wie Clozapin und Quetiapin – diese unerwünschte Arzneimittelwirkung allenfalls auf Placeboniveau oder – wie Olanzapin, Risperidon, Ziprasidon, Aripiprazol und Amisulprid – nur in geringem Maße und i. d. R. dosisabhängig hervor (➤ Abb. 14.3).

Atypische Antipsychotika zeigen bezüglich ihrer Rezeptorinteraktionen einige **Besonderheiten:**

- Die Mehrheit der atypischen Antipsychotika (mit Ausnahme von Amisulprid) blockiert außer D_2- auch Serotonin-5-HT_{2A}-Rezeptoren stark. Als Folge wird über eine Erhöhung des

Tab. 14.4 Angriffspunkte von Antipsychotika und ihre möglichen klinischen Korrelate

Angriffspunkt	Klinisches Korrelat[1]
Blockade von D_2-Rezeptoren	
Mesolimbisches System	**Wirksamkeit gegen produktive Symptome einer Schizophrenie**
Nigrostriatales System	**Extrapyramidal-motorische Symptome; Verstärkung der extrapyramidal-motorischen Symptome durch Metoclopramid**
Tuberoinfundibuläres System	**Galaktorrhö und Gynäkomastie**
Hypothalamus	**Hypothermie**
Area postrema	**Antiemetische Wirkung**
Partieller Agonismus an D_2-Rezeptoren (Aripiprazol, Brexpiprazol, Cariprazin)	
Mesolimbisches System	Wirksamkeit gegen produktive Symptome einer Schizophrenie
Mesokortikales System	Wirksamkeit gegen Negativsymptome einer Schizophrenie
Nigrostriatales System	Geringe Häufigkeit von extrapyramidal-motorischen Symptomen
Blockade von D_4-Rezeptoren	Fehlen von extrapyramidal-motorischen Symptomen
Blockade von 5-HT_{2A}-Rezeptoren	Wirksamkeit gegen Negativsymptome einer Schizophrenie; vermindertes Auftreten von extrapyramidal-motorischen Symptomen
Blockade von 5-HT_{2C}-Rezeptoren	**Appetit- und Gewichtszunahme**
Blockade von H_1-Rezeptoren	**Sedierung;** Erniedrigung der Krampfschwelle; **Gewichtszunahme**
Blockade von α_1-Adrenozeptoren	**Vegetative unerwünschte Arzneimittelwirkungen (z. B. Blutdruckabfall); Verstärkung der Wirkung von Antihypertonika im Allgemeinen;** Sedierung
Blockade von α_2-Adrenozeptoren	**Zunahme von Blutdruck und Augeninnendruck** (Abschwächung der Wirkung von Clonidin)
Blockade von Muscarinrezeptoren	
ZNS	Vermindertes Auftreten von extrapyramidal-motorischen Symptomen; **pharmakogenes Delir**
Autonomes Nervensystem	**Vegetative unerwünschte Arzneimittelwirkungen (z. B. Obstipation)**
Aktivierung von Muscarin-M_4-Rezeptoren	Hypersalivation (bei Clozapin)

[1] Gut gesicherte klinische Korrelate: Fettdruck; weniger gut gesicherte Korrelate: Normaldruck.

dopaminergen Tonus in mesocorticalen Bahnen eine positive Beeinflussung der Negativsymptomatik angenommen.

- **Partialagonisten** wirken vorwiegend antagonistisch, wenn ein Agonist mit höherer intrinsischer Aktivität am gleichen Rezeptor vorhanden ist, sonst agonistisch (➤ Kap. 1.2.2). Das erklärt, weshalb der D_2-Partialagonist **Aripiprazol** in einem dopaminergen Neuronensystem mit Überfunktion überwiegend als Antagonist, in einem dopaminergen System mit Unterfunktion aber vorwiegend als Agonist wirkt. Die angenommene Assoziation von Negativsymptomen zur mesocorticalen dopaminergen Unterfunktion könnte die Wirksamkeit von Aripiprazol gegen Negativsymptome erklären und die partialagonistische Wirkung an D_2-Rezeptoren für das seltenere Auftreten von extrapyramidal-motorischen Symptomen verantwortlich sein (➤ Tab. 14.4).
- **Clozapin** ist ein hoch potenter Antagonist an D_4-Rezeptoren, zu denen es höhere Affinität als zu D_2-Rezeptoren besitzt. Die D_4-Blockade trägt möglicherweise zur praktisch fehlenden Wirkung auf das extrapyramidal-motorische System bei (➤ Tab. 14.4), kann aber die Erfolge bei therapieresistenter Schizophrenie und bei Negativsymptomen nicht erklären.
- **Clozapin, Olanzapin** und **Quetiapin** blockieren Muscarinrezeptoren (➤ Tab. 14.5). Dies mag dazu beitragen, dass bei diesen Substanzen Wirkungen auf das extrapyramidal-motorische

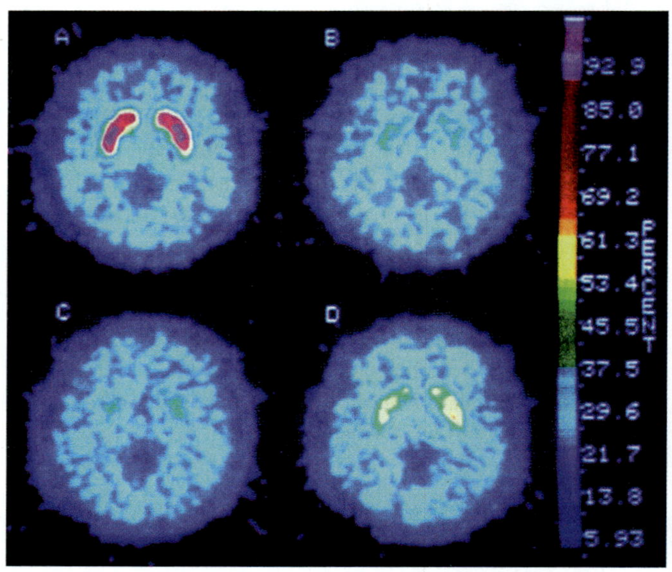

Abb. 14.2 Positronenemissionstomogramm des Gehirns mit Markierung von Dopamin-D_2-Rezeptoren durch den D_2-Liganden ^{11}C-Racloprid vor (A) sowie 3 Stunden (B), 6 Stunden (C) und 27 Stunden (D) nach Gabe von 4 mg Haloperidol.
Die PET-Aufnahmen zeigen, dass Haloperidol den D_2-Liganden von den D_2-Rezeptoren im Striatum reversibel verdrängt. (Aus: Nordström et al. Psychopharmacology, 1992; 106: 433–438. Mit Erlaubnis von Verlag und Verfassern.)

Tab. 14.5 Affinitäten von Haloperidol und atypischen Antipsychotika zu vier Rezeptoren im Vergleich zum D_2-Rezeptor[1]

	Dopamin D_2	Serotonin5-HT_{2A}	Histamin H_1	Muscarin	α_1-Adrenozeptor
Haloperidol	2,6	61 (0,04)	260 (0,01)	> 1000 (< 0,003)	17 (0,15)
Clozapin	210	2,6 **(81)**	3,1 **(68)**	9,0 **(23)**	6,8 **(31)**
Olanzapin	20	1,5 **(13)**	0,1 **(200)**	36 (0,56)	44 (0,45)
Quetiapin	770	31 **(25)**	19 **(41)**	1400 (0,55)	8,1 **(95)**
Risperidon	3,8	0,2 **(19)**	5,2 (0,73)	> 1000 (< 0,004)	2,7 **(1,4)**
Ziprasidon	2,6	0,1 **(26)**	4,6 (0,57)	> 1000 (< 0,003)	2,6 (1,0)
Aripiprazol	0,5	3,4 (0,15)	25 (0,02)	> 1000 (< 0,0005)	26 (0,02)
Brexpiprazol	0,3	0,47 (0,64)	19 (0,016)	> 10000 (< 0,00003)	3,8 (0,08)
Cariprazin	0,59	18,8 (0,03)	23,2 (0,025)	> 1000 (< 0,0006)	155 (0,004)
Lurasidon	1,68	2,03 (0,83)	> 1000 (0,002)	> 1000 (0,002)	47,9 (0,035)

[1] Die Affinität ist ausgedrückt als Hemmkonstante K_i (nmol/L). Die Affinität relativ zur D_2-Affinität ist ausgedrückt als Quotient des K_i-Werts am D_2-Rezeptor und des K_i-Werts an dem anderen Rezeptor (Quotienten in Klammern). Werte über 1 (in Fettdruck) besagen also, dass das Pharmakon an dem entsprechenden Rezeptor eine höhere Affinität besitzt als am D_2-Rezeptor (Werte nach: Richelson, Souder. Life Sci, 2000; 68: 29–39. Klein et al. Psychopharmakotherapie, 2006; 13: 49–54. Maeda et al. J Pharmacol Exp Ther, 2014; 350: 589–604.)

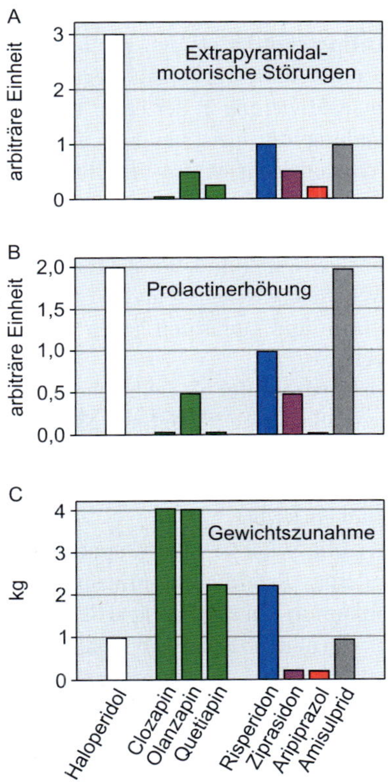

Abb. 14.3 Extrapyramidal-motorische Störungen (A), Prolactinerhöhung (B) und Gewichtszunahme (C) bei Haloperidol und atypischen Antipsychotika.
Atypische Antipsychotika haben, verglichen mit Haloperidol, ein niedrigeres oder fehlendes Risiko extrapyramidaler Störungen. Hinsichtlich der Prolactinerhöhung zeigen nur einige der atypischen Antipsychotika einen Vorteil gegenüber Haloperidol. Die Gewichtszunahme (mittlere Gewichtszunahme in 2–3 Monaten) ist bei mehreren atypischen Antipsychotika sogar stärker ausgeprägt als bei Haloperidol. Kombiniert aus Benkert und Hippius (2014).

System nicht bzw. selten auftreten (➤ Tab. 14.4). Für **Clozapin** und **Quetiapin** wird ein sogenanntes loose-binding („lockere Bindung") beider Substanzen in nigrostriatalen Strukturen angenommen, sodass eine kompetitive Verdrängung von Dopamin aus niedrig-affinen D_2-Rezeptoren resultieren soll. Durch die niedrigere Bindungswahrscheinlichkeit des endogenen Liganden kommt es zur Reduktion des dopaminergen Tonus bei gleichzeitig erhaltener funktioneller Verfügbarkeit des Systems.

- **Clozapin, Olanzapin, Quetiapin, Risperidon** und **Ziprasidon** blockieren 5-HT_{2A}-Rezeptoren stärker als D_2-Rezeptoren; bei **Aripiprazol und Brexpiprazol** ist die Affinität für 5-HT_{2A}-Rezeptoren fast so ausgeprägt wie die für D_2-Rezeptoren, bei Cariprazin etwas geringer (➤ Tab. 14.5). Es wird diskutiert, dass die extrapyramidal-motorischen Wirkungen eines Antipsychotikums gering sind, wenn die Affinität zu 5-HT_{2A}-Rezeptoren, verglichen mit derjenigen zu D_2-Rezeptoren, hoch ist (➤ Tab. 14.5). Die Wirkung gegen Negativsymptome wird ebenfalls mit der Blockade von 5-HT_{2A}-Rezeptoren in Zusammenhang gebracht (➤ Tab. 14.5).
- Bei **Amisulprid** schließlich lässt sich das atypische Wirkungsprofil nicht auf die zusätzliche Wirkung an einem bestimmten Rezeptor zurückführen, denn es wirkt fast ausschließlich auf $D_{2/3}$-Rezeptoren. Möglicherweise ist hierfür neben der Wirkung von Amisulprid auf D_3-Rezeptoren die stärkere Blockade der mesolimbischen als der striären D_2-Rezeptoren verantwortlich. Letzteres mag auch für **Clozapin, Olanzapin** und **Quetiapin** zutreffen.

14.5.3 Pharmakodynamik: therapeutische Wirkungen

Hinsichtlich ihres Wirkprofils unterscheiden sich die Antipsychotika qualitativ und quantitativ. Es werden v. a. **drei Hauptwirkungen** therapeutisch genutzt:

1. **Beseitigung oder Abschwächung produktiver psychotischer Symptome („antipsychotische Wirkung"):** Bezogen auf die Schizophrenie ist hiermit die gute Wirksamkeit gegen Positivsymptome wie Denkstörungen, Wahnideen und Halluzinationen gemeint. Doch spricht eine produktive Symptomatik auch bei anderen Psychosen an, z. B. bei manischen Episoden oder bei Schuld- oder Verarmungswahn im Rahmen von depressiven Episoden. Die Wirkung kommt allen außer den niederpotenten konventionellen Antipsychotika zu.
2. **Abschwächung von** Negativsymptomen **schizophrener Erkrankungen:** Gegen schizophrene Negativsymptome wie Verarmung der Sprache, affektive Verflachung, sozialen Rückzug und Apathie wirken Antipsychotika viel schlechter als gegen die produktive Symptomatik. Eine im Vergleich zu klassischen Antipsychotika etwas bessere Wirksamkeit besitzen atypische Antipsychotika wie Amisulprid, Clozapin, Olanzapin und Risperidon. Allerdings wirkt auch das konventionelle Antipsychotikum Flupentixol – v. a. in niedrigerer Dosierung – gegen Negativsymptome.
   Insgesamt gehört die **Behandlung von Negativsymptomen** sowie **kognitiven Störungen** bei schizophrenen Psychosen zu den Bereichen, in denen **wirksamere therapeutische Optionen besonders dringend benötigt** werden.
3. **Sedierung:** Einige Antipsychotika wirken auch sedierend (Melperon, Perazin, Zuclopenthixol, Clozapin, Olanzapin, Quetiapin). Diese Wirkung beruht vermutlich auf der Blockade von H_1-Rezeptoren (➤ Tab. 14.4, ➤ Tab. 14.5) und wird zur Behandlung psychomotorischer Erregungszustände und affektiver Spannung, z. B. bei Schizophrenien und manischen Episoden, sowie bei psychotisch bedingten Schlafstörungen genutzt.

Abgesehen von diesen Haupteffekten, üben Antipsychotika **weitere Wirkungen** aus:

- Manische Episoden im Rahmen von bipolaren Erkrankungen können v. a. durch atypische Antipsychotika wirksam behandelt werden.
- Außerdem werden einige atypische Antipsychotika zur Langzeitbehandlung der bipolaren Erkrankung (Erhaltungstherapie und Rückfallprophylaxe) eingesetzt.
- Auch **antidepressive** Wirkkomponenten werden den atypischen Antipsychotika zugeschrieben. Das gilt einerseits für depressive Symptome bei einer Schizophrenie. Andererseits ist gut belegt, dass einige atypische Antipsychotika (v. a. Quetiapin) den antidepressiven Effekt von Antidepressiva bei der Behandlung affektiver Störungen verstärken. Prinzipiell ist bei Auftreten depressiver Symptome im Rahmen einer Schizophrenie auch ein Umsetzen auf ein Antipsychotikum mit antidepressiver Komponente oder eine Kombination mit einem Antidepressivum zu erwägen. Einzelne Antipsychotika (z. B. Quetiapin) sind für die Behandlung depressiver Episoden bei der bipolaren Störung oder als Adjuvans bei unipolaren Depressionen zugelassen. Demgegenüber sind verschiedene klassische Antipsychotika (z. B. Haloperidol) mit einem gehäuften Auftreten sogenannter post-schizophrener depressiver Episoden verbunden oder führen bei der Akutbehandlung manischer Episoden häufig zu einem sogenannten Switch zu depressiven Episoden.
- Bei niedriger Dosierung wirken manche konventionellen Antipsychotika (z. B. von Fluphenazin oder Flupentixol) **anxiolytisch,** allerdings schwächer als die Benzodiazepine und Antidepressiva. **Eine therapeutische Anwendung zur Anxiolyse außerhalb einer Psychose kommt wegen der unerwünschten Wirkungen nicht infrage.**

Aufgrund des günstigeren Profils unerwünschter Wirkungen und der relativ besseren Wirkung auf Negativsymptome sollte heute bei einer Erstbehandlung von Psychosen mit Antipsychotika i. d. R. den Atypika der Vorzug gegeben werden.

14.5.4 Pharmakokinetik

Wie bei den Antidepressiva stehen viele pharmakokinetische Eigenschaften der Antipsychotika in Beziehung zu ihrer **Lipophilie** (siehe log P in ➤ Tab. 14.3).

Lipophile Antipsychotika werden gut im Magen-Darm-Trakt resorbiert. Die orale Bioverfügbarkeit liegt wegen ausgeprägter präsystemischer Inaktivierung in der Leber bei maximal 60 %. Die Plasmaeiweißbindung liegt meist bei mehr als 90 %. Entsprechend der guten Gewebegängigkeit ist das Verteilungsvolumen meistens hoch. Die meisten Antipsychotika unterliegen einem ausgeprägten Metabolismus. Bei manchen (z. B. Risperidon) tragen Metaboliten zur Hauptwirkung bei. Die Eliminationshalbwertszeit beträgt für die meisten Antipsychotika zwischen 15 und 35 Stunden (➤ Tab. 14.3). Melperon, Quetiapin und Ziprasidon haben eine kürzere Eliminationshalbwertszeit (5–7 h).

Amisulprid ist hydrophiler als zahlreiche andere Antipsychotika. Die Plasmaeiweißbindung beträgt nur 17 %. Es wird nur minimal metabolisiert. Bei eingeschränkter Nierenfunktion muss die Dosis reduziert werden. Bei Leberfunktionsstörungen ist es demgegenüber sehr gut einsetzbar.

Von einigen Antipsychotika sind **Depotformulierungen** verfügbar. Als modernes Retardierungsprinzip (➤ Kap. 1.6) wird das Antipsychotikum in Mikrosphärenpartikel eingebettet, die aus einem biologisch abbaubaren Polymer bestehen. Nach der intramuskulären Injektion der wässrigen Mikrosphärensuspension zerfallen die Partikel mit einer definierten Geschwindigkeit und sorgen so für einen konstanten Wirkstoffspiegel im Blut. Die Polymere werden vollständig resorbiert und das Depotpräparat rückstandslos abgebaut. Beispiele sind Risperidon (Risperdal consta®; Wirkdauer 2 Wochen), Paliperidon (Xeplion®; Wirkdauer 4 Wochen) und Aripiprazol (Abilify Maintena®, Wirkdauer 4 Wochen). Die beiden letztgenannten Substanzen sind nicht nur gluteal, sondern auch deltoidal injizierbar. Die Retardierung insbesondere bei den konventionellen Präparaten wird hingegen dadurch erreicht, dass Antipsychotika als Ester mit langkettigen Fettsäuren in Öl gelöst intramuskulär appliziert werden. Diese Ester gelangen aus dem Depot sehr langsam ins Blut. Dort werden sie durch Esterasen sofort gespalten, sodass das freie Antipsychotikum entsteht. Beispiele sind Fluphenazindecanoat (Lyogen® Depot; Wirkdauer 2–4 Wochen), Flupentixoldecanoat (Fluanxol® Depot; Wirkdauer 3–4 Wochen), Zuclopenthixoldecanoat (Ciatyl-Z® Depot; Wirkdauer 2–3 Wochen), Haloperidoldecanoat (Haldol®-Janssen Decanoat; Wirkdauer 2–4 Wochen) und Olanzapinpamoat (Zypadhera®; Wirkdauer 2–4 Wochen).

14.5.5 Indikationen

Die klassische Hauptindikation der Antipsychotika bilden **Schizophrenien** (➤ Kap. 14.6). Weitere Indikationen sind **manische Episoden bei bipolaren Störungen** sowie – für eine Vielzahl von Substanzen off-label – **schizoaffektive Erkrankungen**. Bei **wahnhafter Depression** sind Antipsychotika in Kombination mit Antidepressiva indiziert. Speziell **Quetiapin** ist bei **Depressionen im Rahmen bipolarer Störungen** ebenso wie als **Adjuvans zur antidepressiven Therapie bei unipolarer Depression** zugelassen und wirksam. Bei **anhaltenden wahnhaften Störungen** werden Antipsychotika formal off-label verabreicht. Hier ist eine längere Latenz (> mehrere Monate) bis zum antipsychotischen Wirkeintritt zu beachten.

Niederpotente Antipsychotika wie Melperon oder Dipiperon sind zur Behandlung der produktiven psychotischen Symptomatik bei Schizophrenien nicht geeignet, sind aber – wie alle Antipsychotika – bei **psychomotorischen Erregungszuständen** (auch im Rahmen von Schizophrenien) indiziert. Außerhalb der Psychiatrie wird Haloperidol zur Behandlung von **Erbrechen** (➤ Tab. 14.4) und von **Hyperkinesen,** z. B. bei Gilles-de-la-Tourette-Syndrom, verwendet. Bei der letztgenannten Indikation werden die bei der antipsychotischen Therapie unerwünschten extrapyramidal-motorischen Effekte genutzt (➤ Tab. 14.4). Der Einsatz bei Erbrechen und Hyperkinesen ist nur nach Ausschöpfung aller anderen Möglichkeiten indiziert.

14.5.6 Unerwünschte Arzneimittelwirkungen von Antipsychotika

Antipsychotika führen auch bei Langzeitbehandlung nicht zur Abhängigkeit, sie besitzen aber zahlreiche, häufig schwere und z. T. lebensbedrohliche unerwünschte Arzneimittelwirkungen.

Extrapyramidal-motorische unerwünschte Arzneimittelwirkungen

Extrapyramidal-motorische unerwünschte Arzneimittelwirkungen werden besonders bei hoch potenten konventionellen Antipsychotika beobachtet (➤ Abb. 14.2) und manifestieren sich in fünf verschiedenen Syndromen:

- Die **Frühdyskinesie** (Häufigkeit 2–25 %) beginnt typischerweise in der 1. Woche. Die Störung äußert sich in Verkrampfungen der mimischen Muskulatur (Schnauzkrampf), der äußeren Augenmuskeln und der Muskulatur von Zunge und Schlund sowie in Bewegungsstörungen von Hals und Armen. Sehr selten treten lebensbedrohliche laryngeale und pharyngeale Spasmen auf. Man vermutet als Ursache eine D_2-Rezeptoren-Blockade und ein Übergewicht der cholinergen striatalen Interneurone (➤ Kap. 13.1). In der Tat bessern Antagonisten an Muscarinrezeptoren (z. B. Biperiden [Akineton®]) die Störung rasch.
- Das **Antipsychotika-induziertes Parkinsonoid** (Häufigkeit 15–30 %) beginnt meist in der 1.–10. Woche. Es manifestiert sich in erhöhtem Muskeltonus (Rigor), Zittern (Tremor), Einschränkung der Beweglichkeit mit Starre der Mimik und Verlust der Mitbewegungen einschließlich kleinschrittigen Ganges (Akinesie) sowie vegetativen Symptomen (z. B. Speichelfluss oder Salbengesicht). Die Pathogenese ähnelt derjenigen bei der Frühdyskinesie, was wiederum die Wirksamkeit von Muscarinrezeptor-Antagonisten erklärt. Weitere Möglichkeiten sind, die Dosis des Antipsychotikums zu reduzieren oder auf ein anderes Antipsychotikum umzusetzen.
- **Akathisie, Tasikinesie** (Häufigkeit 20–25 %) beginnt typischerweise in der 1.–7. Woche. Es handelt sich um eine subjektiv quälende und durch den Willen nicht beeinflussbare motorische Unruhe (Unmöglichkeit, ruhig sitzen oder stehen zu bleiben). Die Pathogenese ist nicht geklärt, die Behandlung schwierig. Neben Dosisreduktion und Umsetzen auf ein anderes Antipsychotikum als erste Wahl können verschiedene Pharmaka probiert werden: Propranolol, Benzodiazepin, Muscarinrezeptor-Antagonist, alleine oder in Kombination. Außerdem kann das Antidepressivum Mirtazapin versucht werden.
- Die **Spätdyskinesie** oder tardive Dyskinesie (Häufigkeit 15–20 %, 3–5 %/Jahr für konventionelle, 0,5 %/Jahr für atypische Antipsychotika) beginnt typischerweise 3 Monate bis mehrere Jahre nach Behandlungsbeginn. Bei dieser Störung kommt es zu stereotypen Saug-, Schmatz-, Kau- und Zungenbewegungen. Auch distale Muskelgruppen der Extremitäten und sogar der Rumpf können betroffen sein (athetoide Bewegungen). Spätdyskinesien werden von den Betroffenen häufig nicht wahrgenommen, obwohl sie sozial erheblich beeinträchtigen. Als Risikofaktoren gelten längere Einnahmedauer und Gesamtlebenszeitdosis von klassischen Antipsychotika, höheres Alter, weibliches Geschlecht und Hirnschädigungen. Zur Pathogenese wird eine Überempfindlichkeit (Up-Regulation) der D_2-Rezeptoren im Corpus striatum diskutiert, zumal Spätdyskinesien häufig nach Absetzen von Antipsychotika beobachtet werden und sich bei Dosiserhöhung oder Umsetzen auf ein höherpotentes Antipsychotikum zeitweise bessern. Ein weiterer pathogenetischer Faktor ist wahrscheinlich eine Unterfunktion cholinerger Neurone. Dadurch ließe sich die Verschlechterung der Spätdyskinesie bei Gabe eines Muscarinrezeptor-Antagonisten erklären. Die Behandlung ist sehr schwierig und häufig erfolglos. Umsetzen auf Clozapin oder Quetiapin ist zu erwägen. Positive Ergebnisse wurden auch durch die zusätzliche Gabe des atypischen Antipsychotikums Tiaprid, des Reserpin-Analogons Tetrabenazin, des Nootropikums Piracetam, des Antiepileptikums Levetiracetam und Vitamin B_6 erzielt. Nach Absetzen der antipsychotischen Behandlung wurde eine Rückbildung der Symptomatik im Langzeitverlauf beschrieben.

- Das **maligne neuroleptische Syndrom** (Häufigkeit 0,02–0,5 %) ist ein psychiatrischer Notfall, der typischerweise in der 1.–2. Behandlungswoche nach Beginn der Behandlung oder Dosissteigerung auftritt, sich innerhalb von 1–3 Tagen voll entwickelt und in bis zu 20 % der Fälle zum Tode führt. Zu den (bei Atypika fakultativen) extrapyramidal-motorischen Störungen (Rigor, Akinesie) kommen hohes Fieber und vegetative Symptome (Blutdrucklabilität), Tachykardie und Tachypnoe sowie Leukozytose. Die Kranken sind wach bis komatös. Es besteht eine metabolische Azidose. Wegen der Skelettmuskulaturbeteiligung ist die Creatinkinase im Plasma erhöht, der Urin dunkel verfärbt (Myoglobinurie). Therapeutisch erfolgen notfallmäßig das Absetzen der Antipsychotika, Kühlung und intensivmedizinische Versorgung. Außerdem wird Dantrolen, Bromocriptin, Amantadin oder Lorazepam gegeben.

Gewichtszunahme und metabolisches Syndrom

Gewichtszunahme und das **metabolische Syndrom** sind sowohl unter konventionellen als auch atypischen Präparaten zu beobachten. Ob der Blockade von Histamin-H_1- und 5-HT_{2C}-Rezeptoren oder anderen Mechanismen dabei eine wesentliche Rolle zukommt (➤ Tab. 14.5), ist unklar. Clozapin und Olanzapin können sogar zum Neuauftreten von Diabetes mellitus sowie zu Hyperlipidämien führen.

Die Gewichtszunahme und Appetitzunahme zeichnen sich oft bereits früh ab, so dass die **tägliche Gewichtskontrolle in initialen Behandlungsphase** und darüber hinaus zum Standard bei der Antipsychotika-Verordnung zählen sollte. Bei einer Gewichtszunahme >3 kg oder deutlicher Appetitsteigerung sind Gegenmaßnahmen zu treffen. Dazu zählen neben Psychoedukation, kalorienreduzierter Kost und vermehrter Bewegung auch die Gabe von Metformin in mittlerer Dosierung zur Nacht, die sich in ersten Studien als wirksam gezeigt hat.

Prolactinerhöhung, Sedierung und vegetative unerwünschte Arzneimittelwirkungen

- Die Blockade von D_2-Rezeptoren im tuberoinfundibulären System erhöht die **Freisetzung von Prolactin** (➤ Tab. 14.4), wodurch es bei Frauen zu Galaktorrhö und Amenorrhö, bei Männern zu Gynäkomastie und verminderter Libido kommen kann. Diese unerwünschte Arzneimittelwirkung tritt insbesondere bei hochpotenten konventionellen Antipsychotika auf, aber auch bei bestimmten atypischen Antipsychotika wie Amisulprid (➤ Abb. 14.2). Leitliniengerecht kann die Hinzugabe von 5 mg Aripiprazol pro Tag in Erwägung gezogen werden, wodurch der Prolactin-Spiegel häufig reduziert wird.
- **Sexuelle Dysfunktion** und **Libidoverlust** unter Antipsychotika sind sehr häufig und stellen ein erhebliches, wahrscheinlich unterschätztes Compliance-Risiko dar. Sie werden häufig dem Prolactinanstieg zugeordnet, der einen wesentlichen ursächlichen Faktor darstellt. Daneben sind die Blockade der tuberoinfundibulären dopaminergen Bahnen (Libidoverlust) als auch die Blockade von α_1-Adrenozeptoren (Erektions- und Lubrikationsstörungen) sowie die histaminergen Effekte (Sedierung) zu beachten. Von den atypischen Antipsychotika haben sich Aripiprazol, Quetiapin, Olanzapin und Clozapin gegenüber Risperidon (mechanistisch wohl auch Amisulprid) bzgl. sexueller Dysfunktion als günstiger erwiesen.
- **Sedierung** kommt durch H_1-Rezeptor-Blockade zustande; sie ist bei den nieder- und mittel potenten konventionellen und bei einigen atypischen Antipsychotika ausgeprägt und kann therapeutisch genutzt werden (➤ Kap. 14.2.3, ➤ Tab. 14.5). Im Verlauf der Behandlung lässt sie meist nach.
- Durch Blockade von peripheren Muscarinrezeptoren können v. a. Phenothiazine und die drei atypischen Antipsychotika Clozapin, Olanzapin und Quetiapin (➤ Tab. 14.4, ➤ Tab. 14.5) **Obstipation, Miktionsstörungen, Tachykardie,** Mundtrockenheit, **Störungen der Akkommodation** und – bei engem Kammerwinkel – einen **Glaukomanfall** auslösen. Clozapin verursacht daneben häufig auch Hypersalivation – wahrscheinlich wegen seiner agonistischen Wirkung an Muscarin-M_4-Rezeptoren (➤ Tab. 14.4).
- Durch Blockade von Muscarinrezeptoren im ZNS (besonders durch Perazin und Clozapin) können **Delirien** ausgelöst werden. Bei alten Menschen ist die Gefahr eines pharmakogenen Delirs besonders hoch (➤ Tab. 14.4).
- **Arterielle Hypotonie** und **orthostatische Regulationsstörungen** sind auf die Blockade von α_1-Adrenozeptoren zurückzuführen (➤ Tab. 14.4, ➤ Tab. 14.5) und bei den meisten Antipsychotika (nicht bei Amisulprid) zu erwarten.

Weitere unerwünschte Arzneimittelwirkungen

Aufgrund **kardialer unerwünschte Arzneimittelwirkungen** kann es zu plötzlichen Todesfällen kommen, die im Falle von Clozapin im Zusammenhang mit einer **Myokarditis oder Kardiomyopathie** oder bei anderen Antipsychotika (z. B. Ziprasidon oder Sertindol [Serdolect®]) mit einer **QT_c-Zeitverlängerung** (➤ Tab. 17.2) stehen können. Bei Haloperidol ist dies in hoher Dosierung zu beobachten, das daher nur unter EKG-Monitoring intravenös verabreicht werden darf. Die **QT_c-Zeit-Verlängerung** ist gehäuft **bei Kombinationstherapien** der Antipsychotika mit Substanzen der gleichen oder anderer Wirkstoffklassen **zu beachten.**

Relativ selten treten, besonders bei Antipsychotika mit trizyklischer Struktur einschließlich Clozapin, **epileptische Anfälle** auf. Das Risiko ist bei cerebraler Vorschädigung erhöht.

Blutbildveränderungen kommen insbesondere bei Clozapin (**Agranulozytose;** 0,2–2 %) und bei Phenothiazinen vor. Bei Auftreten einer Agranulozytose (typischerweise in der 4.–10. Behandlungswoche) muss das Antipsychotikum sofort abgesetzt werden. Die Genese – allergisch oder toxisch – ist unklar. Deshalb ist der Clozapin verordnende Arzt verpflichtet, das Blutbild während der ersten 18 Wochen wöchentlich, später monatlich zu kontrollieren.

In den ersten 3 Stunden nach Injektion des Depot-Antipsychotikums Olanzapinpamoat (Zypadhera®) kann es zu Symptomen wie bei einer Olanzapin-Überdosierung (**Postinjektionssyndrom**) mit Vigilanzminderung oder Delir kommen.

14.5.7 Interaktionen

Besonders wichtig ist die **Verstärkung der sedierenden Wirkung** von Substanzen wie **Alkohol und Benzodiazepinen**. Bei Kombination von Antipsychotika und Lithium können neurotoxische Wirkungen (z. B. epileptische Anfälle, Delirien) auftreten. Der Plasmaspiegel von Clozapin und Olanzapin wird durch Rauchen (das zur Induktion des abbauenden Enzyms Cytochrom-P_{450}-1A2 führt) erniedrigt und durch Fluvoxamin und Ciprofloxacin (die dieses Enzym hemmen) erhöht.

Levodopa als Pro-Drug von Dopamin sowie Dopaminrezeptor-Agonisten (z. B. Ropinirol) können die Wirksamkeit der Antipsychotika aufheben, indem sie sie von den Dopaminrezeptoren verdrängen. Das zur Behandlung von gastrointestinalen Beschwerden verwendete Benzamid Metoclopramid kann andererseits die extrapyramidal-motorischen Wirkungen der Antipsychotika verstärken, da es selbst Dopaminrezeptoren blockiert (➤ Tab. 14.5). Muscarinrezeptor-Antagonisten können unerwünschte Effekte verstärken, die als Folge der antagonistischen Wirkung von Antipsychotika an den Muscarinrezeptoren auftreten. Bei gleichzeitiger Gabe von gut ins ZNS penetrierenden Muscarinrezeptor-Antagonisten kann außerdem ein Delir provoziert werden (➤ Tab. 14.5). Die blutdrucksenkende Wirkung von Antihypertensiva kann durch Antipsychotika verstärkt (➤ Tab. 14.2), die von Clonidin aber abgeschwächt werden (➤ Tab. 14.4).

14.5.8 Vergiftungen

Ein tödlicher Ausgang ist bei ausschließlicher Vergiftung mit Antipsychotika wegen ihrer relativ großen therapeutischen Breite selten. Die Intoxikation ist durch **schwere extrapyramidal-motorische Symptome** im Sinne einer Frühdyskinesie und **Veränderungen der Bewusstseinslage** gekennzeichnet. Außerdem können cerebrale Krampfanfälle, Hypothermie und respiratorische Komplikationen (bis zum Atemstillstand) auftreten, letztere besonders bei kombinierter Intoxikation mit anderen zentral dämpfenden Pharmaka. Vegetative Symptome sind für eine ungünstige Prognose von großer Bedeutung: Hypo- oder Hypertonie, Tachykardie oder Bradykardie, schwere Herzrhythmusstörungen sowie Herz- und Kreislaufversagen.

Nicht resorbierte Antipsychotika kann man in früh erkannten Fällen durch Magenspülung entfernen und durch Gabe von Aktivkohle an der Resorption hindern. Auf Maßnahmen zur Beschleunigung der Elimination (➤ Kap. 35.1.1) sprechen resorbierte Antipsychotika i. d. R. nicht an.

Biperiden kann gegen die extrapyramidalen Symptome gegeben werden, die oft sehr bedrohlich wirken. Sie sind aber – außer bei Beteiligung des Kehlkopfes – ungefährlich. Bei wiederholten Krampfanfällen wird Lorazepam oder Diazepam i. v. verabreicht. Bei Herzrhythmusstörungen werden Antiarrhythmika eingesetzt. Zur Behandlung der Hypotonie wird beispielsweise Angiotensinamid infundiert; Adrenalin würde die Hypotonie verstärken (Adrenalinumkehr; ➤ Kap. 4.5.2). Bei schweren, durch Muscarinrezeptor-Blockade bedingten Störungen im ZNS (zentrales anticholinerges Syndrom; ➤ Kap. 3.3.6) kann Physostigmin (➤ Kap. 3.6.6) indiziert sein.

14.6 Die Behandlung von Schizophrenien

Schizophrene Erkrankungen (Schizophrenien) sind durch eine einmalige oder rezidivierende akute psychotische Episode mit einer Mindestdauer von 6 Wochen (*International Classification of Diseases-10,* ICD-10) bzw. 6 Monaten (*Diagnostic and Statistical Manual of Mental Disorders-5,* DSM-5) sowie Phasen der Symptomrückbildung oder partiell persistierender Symptome gekennzeichnet. Ihnen gehen sog. Prodromalstadien voraus, die durch Veränderungen der Wahrnehmung und andere sogenannte prä-psychotische Symptome mit wechselnder Ausprägung gekennzeichnet sind und oft mit anderen psychiatrischen Erkrankungen wie etwa Angststörungen, affektiven Erkrankungen oder Persönlichkeitsstörungen verwechselt werden. Diese Vorstadien dauern im Mittel etwa 5–6 Jahre, zuweilen aber auch länger als eine Dekade.

Da sich die Prognose der Erkrankung mit der Dauer der unbehandelten Erkrankung (DUP) verschlechtert, versucht man die DUP möglichst kurz zu halten. Jedoch begründet dies **keine sofortige antipsychotische Behandlung nach Erstkontakt und Stellung einer klinischen Verdachtsdiagnose.** Vielmehr ist erforderlich, die **Differentialdiagnose** gezielt und umfassend zu **klären** und die **antipsychotische Behandlung, wo immer möglich, im Konsens mit dem betroffenen Patienten auszuwählen,** um eine langfristige **Adhärenz** (Bindung an Arzt und therapeutisches Setting) und **Compliance** (Verlässlichkeit gegenüber therapeutischen Maßnahmen) der Patienten zu erreichen. Sie sind für eine erfolgreiche langfristige Behandlung entscheidender als eine mögliche – mit einer Latenz einhergehende – Entaktualisierung der Symptomatik. Zur Verminderung der DUP sind Früherkennungs- und -interventionsprogramme entwickelt worden. Pharmakologische Interventionen in dieser Phase sind jedoch bislang als experimentell oder als individueller Heilversuch anzusehen, da keine für eine präventive Behandlung vor Manifestation der eigentlichen Psychose zugelassenen Arzneimittel verfügbar sind.

Bei der initialen **Akutbehandlung** sowohl bei Erstbehandlung als auch bei Rezidiven kommt dem Einsatz von **Tranquillantien** – ggf. auch in höheren Dosierungen – eine wesentliche Rolle zur **Entaktualisierung von Anspannung und Ängsten** zu, auch um einen besseren therapeutischen Zugang zu erreichen.

Bei der Erstbehandlung sollte der diagnostische Prozess – falls eine Medikation erforderlich ist – sowohl klinisch/differentialdiagnostisch als auch apparativ schnellstmöglich abgeschlossen werden. Diese leitlinienkonforme Vorgehensweise ermöglicht eine durch Antipsychotika nicht beeinträchtigte Diagnostik und befördert i. d. R. den Aufbau der Arzt-Patienten-Beziehung.

Nach Sicherung der Diagnose (i. d. R. innerhalb weniger Tage) spielen die Antipsychotika eine zentrale Rolle. Eine geeignete Antipsychotikatherapie ist i. d. R. die Grundlage intensiver psycho- und soziotherapeutischer Maßnahmen, mit denen sie in einem integrierten Zusammen- und Wechselspiel steht.

Im Grundsatz sind die **Erst- und Akutbehandlung,** die Behandlung in der **postakuten Stabilisierungsphase** und die Behandlung in der **Remissionsphase** zu unterscheiden (➤ Tab. 14.6).

Tab. 14.6 Differenzialtherapie von Schizophrenien mit atypischen Antipsychotika[1]

	Vorteile	Nachteile
Amisulprid	• Wirkung gegen primäre Negativsymptome • Sedierung und vegetative UAW selten • Wird renal eliminiert	• Sehr häufig (> 1/10): ausgeprägte Prolactinerhöhung, extrapyramidale Störungen • Häufig (1–10 %): Gewichtszunahme
Aripiprazol	• Kaum Gewichtszunahme • Keine Sedierung • Leicht antriebssteigernd • Mäßige Wirkung gegen Negativsymptome • Wirkt niedrig dosiert einer Prolactinerhöhung entgegen • Depotformulierung verfügbar	• Produktiv-psychotische Symptomatik kann verschlechtert werden (höhere Dosierungen) • Häufig (1–10 %): Akathisie
Brexpiprazol	• Dem Aripiprazol verwandte Substanz mit geringerer intrinsischer Wirkung am Dopamin$_2$-Rezeptor • Weniger Akathisie und extrapyramidale Symptome als unter Aripiprazol	• Produktiv-psychotische Symptomatik kann verschlechtert werden (höhere Dosierungen) • Seltener als bei Aripiprazol, aber dennoch häufig Akathisie
Cariprazin	Kein Einfluss auf die QT-Zeit	Sehr häufig (> 1/10): Akathisie, Parkinsonoid
Clozapin	• In 30–60 % Wirksamkeit bei therapieresistenten Schizophrenien • Keine extrapyramidal-motorischen Symptome • Partielle Wirkung gegen Negativsymptome • Keine Prolactinerhöhung	• Eingeschränkte Indikation wegen Gefahr der Agranulozytose • Sedierung und vegetative UAW sehr häufig • Ausgeprägte Gewichtszunahme
Lurasidon	• Geringe Gewichtszunahme • Einmalige Einnahme am Tag	Sehr häufig (> 1/10): Sedierung, Akathisie, Parkinsonoid, Übelkeit
Olanzapin	• Standard-Atypikum, heute wegen metabolischer Effekte nicht mehr als Primärtherapie vorgesehen • Mäßige Wirkung gegen Negativsymptome • Depotformulierung verfügbar	• Ausgeprägte Gewichtszunahme • Erhöhung der Lipide im Blut • Sedierung und vegetative UAW häufig
Paliperidon	• Aktiver Metabolit von Risperidon mit anderem Nebenwirkungsspektrum • Depotformulierung verfügbar	Geringere extra-pyramidal-motorische Symptome als bei Risperidon
Quetiapin	• Standard-Atypikum • Keine extrapyramidal-motorischen Symptome • Keine Prolactinerhöhung • Mäßige Wirkung gegen Negativsymptome • Antidepressiv, antimanisch und phasenprophylaktisch bei bipolaren Störungen • Antidepressiv bei unipolarer Depression	• Anfänglich sedierend • Gewichtszunahme
Risperidon	• Standard-Atypikum • Mäßige Wirkung gegen Negativsymptome • Depotformulierung verfügbar	• Zunehmende Häufigkeit von extrapyramidal-motorischen Symptomen bei Dosierungen > 6 mg • Libidostörungen

[1] Zur Häufigkeit von extrapyramidal-motorischen Symptomen sowie zur Prolactin- und Gewichtserhöhung ➤ Abb. 14.2.

Akutbehandlung schizophrener Erkrankungen

- Zur Behandlung einer akuten psychotischen Episode (im Rahmen einer Schizophrenie) wird ein **atypisches Antipsychotikum,** i. d. R. oral, verabreicht. Die **Ansprechrate** einer sich über 6 Wochen erstreckenden Therapie mit einem atypischen (oder auch konventionellen) Antipsychotikum beträgt **etwa 70 %,** verglichen mit etwa 25 % bei Placebogabe. Gängige Ansprechkriterien definieren eine Response bei Besserung von psychotischen Symptomen um mindestens 20 bis 30 %.
- Während bei Ersterkrankungen eine kurze Latenz bis zum Beginn der antipsychotischen Behandlung zur Durchführung einer leitlinienkonformen diagnostischen Klärung sinnvoll ist, sollte bei akuter Exazerbation einer bekannten schizophrenen Psychose wegen des oft bestehenden hohen Leidensdrucks mit dem Risiko einer Eigen- oder Fremdgefährdung eine antipsychotische Therapie ohne langes Zuwarten begonnen werden. Dabei ist zum einen die bisherige Therapieresponse, zum anderen aber auch ein Therapieversagen oder -abbruch und dessen Ursache (z. B. Non-Compliance bei sexueller Dysfunktion) zu beachten.
- Bei fehlendem Therapieerfolg sollte leitlinienkonform frühestens nach 2–4 Wochen eine **Dosiserhöhung** oder die **Umstellung** auf ein anderes Antipsychotikum erfolgen. Auch hier sollte bevorzugt ein atypisches Antipsychotikum zum Einsatz kommen, womöglich eines mit einem differenten Wirkprofil (z. B. Amisulprid oder Aripiprazol auf Olanzapin oder Quetiapin).
- Bei fehlendem oder nur partiellen Ansprechen kann von der Empfehlung abgewichen werden, möglichst nur ein Antipsychotikum in Monotherapie einzusetzen. Bei der Auswahl von

Kombinationen sind solche mit ergänzenden Wirkweisen zu bevorzugen und mögliche Interaktion zu berücksichtigen.

- Falls ein **konventionelles Antipsychotikum** in der Akuttherapie in Erwägung gezogen wird, sollten in erster Linie Haloperidol, Flupentixol, Fluphenazin oder Perazin verwendet werden, da für sie eine qualitativ hochwertige Evidenz vorliegt.
- Sind zwei Therapieversuche mit unterschiedlichen Antipsychotika fehlgeschlagen (sog. medikamentöse Therapieresistenz), kann **Clozapin** verwendet werden. Möglich ist an dieser Stelle auch die Gabe von Sertindol, falls von kardiologischer Seite keine Bedenken bestehen.
- Bei der Behandlung psychotischer Episoden mit **ausgeprägter psychomotorischer Erregtheit oder aggressiv-impulsivem Verhalten** bestehen heute Therapiestrategien, die auch den gesetzlichen Rahmenbedingungen, etwa der Unterbringung, Rechnung tragen. Neben dem bevorzugten Einsatz von Benzodiazepinen (in erster Linie Lorazepam und Diazepam) stehen je nach erforderlicher Applikationsform orale atypische Antipsychotika mit antiaggressivem Potential (z. B. Quetiapin) oder kurz wirksame intramuskuläre Formen (z. B. Aripiprazol oder Olanzapin) zur Verfügung sowie inhalativ das Loxapin (Adasuve®). Der Einsatz eines konventionellen Antipsychotikums (z. B. Haloperidol oder Zuclopenthixol) allein oder mit einem Benzodiazepin kombiniert ist heute als Reservestrategie zu sehen.
- Beim **Überwiegen von sogenannten Negativsymptomen** (Affektverflachung, Antriebsarmut und sozialer Rückzug) wird mit einem atypischen, nicht sedierenden Antipsychotikum (z. B. Amisulprid) behandelt. Bei persistierenden Negativsymptomen wird von einigen Autoren die zusätzliche Gabe eines Antidepressivums (z. B. eines SSRIs) empfohlen. Die Wirksamkeit dieser Strategie ist jedoch fraglich und kardiale und metabolische unerwünschte Arzneimittelwirkungen oder pro-konvulsive Effekte sind zu beachten.

Postakute Stabilisierung und Rezidivprophylaxe

- Wenn die akuten produktiven schizophrenen Symptome unter antipsychotischer Therapie abgeklungen sind, wird die **Dosis zunächst beibehalten,** da eine frühzeitige Reduktion bei vielen Patienten zu einem Rückfall führt.
- Zwar ist die Gefahr von Rezidiven (unbehandelt bis zu 80 % innerhalb von 2 Jahren) innerhalb der ersten 1–3 Jahre unter einer stabilen Erhaltungstherapie am geringsten, es sollte aber zur Verbesserung der Compliance eine Dosisreduktion auf die **niedrigste mögliche Erhaltungsdosis** durchgeführt werden. Treten bei der Reduktion erste Symptome auf, so ist die zuletzt wirksame Dosis als Schwellendosis anzusehen.
- Es sollte möglichst das Präparat eingesetzt werden, mit dem eine Remission erreicht wurde. Im Hinblick auf das geringere Risiko für Spätdyskinesien und auf die Compliance sind **atypische Antipsychotika** Mittel der ersten Wahl. Hinsichtlich der Compliance kann ein Depotpräparat nützlich sein, sofern dies vom Patienten unterstützt und die regelmäßige Anwendung gesichert ist.
- Nach einer Erstmanifestation sollte ein Antipsychotikum über **mindestens 1 Jahr** gegeben werden. Nach einem ersten **Rezidiv** sollte die Behandlung mit einem Antipsychotikum über mindestens **2–5 Jahre** kontinuierlich erfolgen. Bei weiteren Rezidiven wird derzeit eine lebenslange Gabe eines Antipsychotikums empfohlen.
- Erste Langzeitdaten weisen darauf hin, dass sich der Vorteil der antipsychotischen Dauermedikation gegenüber einer sog. Intervalltherapie, bei der in engem Arzt-Patienten-Kontakt Antipsychotika nur bei Vorliegen von Symptomen oder zeitlich begrenzt nach deren Abklingen gegeben werden, nach etwa 3 Jahren in das Gegenteil verkehren kann. Diese Daten bedürfen der weiteren Untersuchung.
- Die Beendigung einer Rezidivprophylaxe sollte ärztlich begleitet sein und ausschleichend erfolgen; andernfalls können Absetzerscheinungen auftreten (schlimmstenfalls Spätdyskinesien nach Gabe von konventionellen Antipsychotika).

ZUR VERTIEFUNG

Hinweis zur Anwendung der Antipsychotika

Antipsychotika werden heute nicht nur bei Schizophrenien eingesetzt. Ihre relativ sichere günstige Wirkung auf Positivsymptome hat zu einem breiten Einsatz auch bei anderen psychotischen Störungen (außerhalb der Schizophrenie) geführt. Daneben sind einzelne atypische Antipsychotika auch gegen Manien bzw. bipolare Störungen wirksam und zugelassen. Der verbreitete Einsatz von sedierenden Antipsychotika zur Reduktion von psychomotorischer Unruhe bei älteren Menschen ist dagegen schädlich (z. B. reduzierte Lebenserwartung); die Reduktion der hohen Verordnungsraten in Pflegeheimen ist ein anerkanntes, wichtiges Anliegen der öffentlichen Gesundheit.

14.7 Tranquillantien/Anxiolytika

Als Tranquillantien (Definition ➤ Kap. 14.1.1) werden weitaus am häufigsten die **Benzodiazepine** verwendet (u. a. Diazepam*, Lorazepam*, Midazolam*, Triazolam*). Auf sie und das hier separat besprochene Buspiron beschränkt sich dieses Kapitel. Das älteste, Chlordiazepoxid, wurde 1960 in den USA als Anxiolytikum in die Therapie eingeführt. 1962 folgte Diazepam, das wohl am meisten eingesetzte und bestuntersuchte Benzodiazepin. Heute sind zahlreiche Benzodiazepine verfügbar, sodass in ➤ Tab. 14.7 eine Auswahl dargestellt ist.

ZUR VERTIEFUNG

Buspiron

Die Substanz ist ein Agonist an 5-HT_{1A}-Rezeptoren. Akut bewirkt die Stimulation somadendritischer 5-HT_{1A}-Autorezeptoren eine Hemmung der 5-HT-Freisetzung. Für die erst nach wiederholter Gabe und mit einer Latenz von 1–3 Wochen einsetzende Anxiolyse spielen aber offenbar adaptive Modulationen der 5-HT-Neurotransmission eine wesentliche Rolle. Diskutiert werden eine durch Desensitisierung somadendritischer 5-HT_{1A}-Autorezeptoren einsetzende Erhöhung der 5-HT-Freisetzung und möglicherweise eine zusätzliche Downregulation postsynaptischer 5-HT_2-Rezeptoren. Nicht auszuschließen ist auch eine vermehrte, durch

Stimulation postsynaptischer, hippokampaler 5-HT_{1A}-Rezeptoren vermittelte Neurogenese. Im Vergleich zu den sofort anxiolytisch wirkenden Benzodiazepinen hat Buspiron eine geringere anxiolytische Wirkungsstärke. Es besitzt dafür aber **keine sedativen, muskelrelaxierenden, antikonvulsiven und abhängigkeitserzeugenden Eigenschaften** und verursacht nach Absetzen keine Entzugserscheinungen. Buspiron ist durch einen hohen First-Pass-Metabolismus gekennzeichnet. Es wird in der Leber in einen ebenfalls anxiolytischen Metaboliten umgewandelt.
Als **unerwünschte Wirkungen** werden Schwindel, Kopfschmerzen, Nervosität und Übelkeit angegeben.

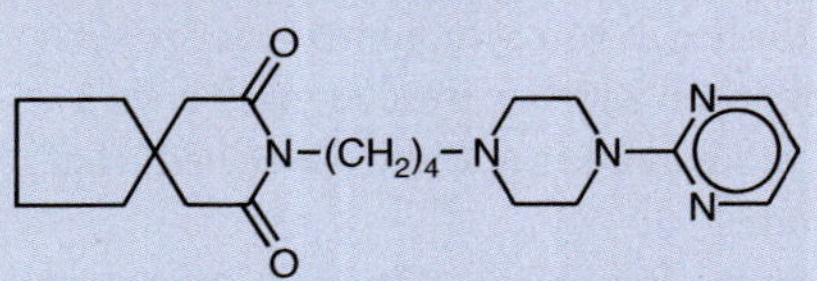

Buspiron (Anxut®): orale Tagesdosis 15–30 mg, Halbwertszeit 2–3 Stunden.

In der Regel handelt es sich um 1,4-Benzodiazepine; lediglich das Clobazam ist ein 1,5-Benzodiazepin (> Tab. 14.7).

Für die Wirksamkeit bedeutsam sind einerseits ein aromatischer Substituent am C-Atom 5 (R_4 in > Tab. 14.7) und andererseits eine NO_2- oder Halogensubstitution am C-Atom 7 (R_5 in > Tab. 14.7). In einigen Fällen ist ein fünfgliedriger Ring mit dem Benzodiazepingerüst am N-Atom 1 und am C-Atom 2 fusioniert, so bei dem Triazolobenzodiazepin Triazolam und dem Imidazolobenzodiazepin Midazolam (> Tab. 14.7).

14.7.1 Wirkmechanismen

Die Wirkungen der Benzodiazepine sind an die Anwesenheit endogener γ-Aminobuttersäure (GABA) gebunden. Sie werden durch $GABA_A$-Antagonisten wie Bicucullin (> Kap. 2.3.7) oder Hemmung der GABA-Synthese aufgehoben. Die Benzodiazepine binden an eine **spezifische modulatorische Bindungsstelle am $GABA_A$-Rezeptor** (> Abb. 10.3), der zu den ligandengesteuerten Ionenkanälen gehört. Er ist aus 5 Untereinheiten, meist 2 α-, 2 β- und 1 γ-Untereinheit, zusammengesetzt (wobei es von den Untereinheiten noch Subtypen gibt). Die Untereinheiten bilden einen Kanal für Chloridionen. Die Bindungsstelle für GABA ist auf der Kontaktstelle der α- zur β-Untereinheit lokalisiert, diejenige für Benzodiazepine auf der Kontaktstelle der α- zur γ-Untereinheit. Die Bindung eines Benzodiazepins an seine Bindungsstelle auf der α-Untereinheit erhöht allosterisch die Affinität des Neurotransmitters GABA zu seiner Bindungsstelle am $GABA_A$-Rezeptor, sodass GABA diesen nun effektiver stimuliert. Benzodiazepine verschieben so die Konzentrations-Wirkungs-Kurve für GABA nach links (> Abb. 10.4). Die Folge ist eine Zunahme der Offenwahrscheinlichkeit der Chloridkanäle und damit eine verstärkte Hyperpolarisation, d. h. Hemmung der Zelle. $GABA_A$-Rezeptoren kommen in besonders hoher Zahl im **limbischen System** vor, wo sich der **Hauptwirkort der Benzodiazepine** befindet.

Die meisten Benzodiazepine wirken an ihrer Bindungsstelle am $GABA_A$-Rezeptor als **Agonisten,** d. h., sie **fördern die Wirkung von GABA.** Es gibt aber auch **Antagonisten** wie **Flumazenil** (> Tab. 14.7), die praktisch **keine intrinsische Aktivität** besitzen. **Partialagonisten** wie **Bretazenil** nehmen diesbezüglich eine Mittelstellung ein. Schließlich wurde erstmalig am Beispiel der modulatorischen Benzodiazepin-Bindungsstelle erkannt, dass es außer den üblichen Agonisten, Partialagonisten und kompetitiven Antagonisten auch **inverse Agonisten** gibt, die gegensätzlich zu den Agonisten wirken: Inverse Benzodiazepin-Agonisten wie 6,7-Dimethoxy-4-ethyl-β-carbolin-3-carbonsäuremethylester (DMCM) **hemmen die Wirkung von GABA,** sodass die Offenwahrscheinlichkeit der $GABA_A$-Chloridkanäle vermindert und die Zelle stimuliert wird. Inverse Benzodiazepin-Agonisten lösen beim Menschen – wie nach dem Gesagten zu erwarten – Angst aus.

14.7.2 Pharmakodynamik: therapeutische Wirkung

Charakteristisch für Benzodiazepine ist eine **allgemein beruhigende und dämpfende Wirkung.** Im Einzelnen werden fünf pharmakodynamische Eigenschaften beim Menschen therapeutisch genutzt:

- **Anxiolyse** (Unterdrückung von Angst, affektiver Spannung und Erregung)
- **Beruhigung und Schlafförderung**
- **antikonvulsive/antiepileptische Wirkung:** Diese stellt ein Unterscheidungsmerkmal zu den Antipsychotika und Antidepressiva dar, die – mit einigen Ausnahmen (z. B. Melperon oder Citalopram) – die Krampfbereitschaft eher erhöhen.
- **Amnesie** (therapeutisch eher wenig benutzt)
- **zentrale Muskelrelaxation.**

Die Anxiolyse kommt durch Interaktion mit α_2-, die restlichen Wirkungen kommen durch Interaktion mit α_1-Untereinheiten des $GABA_A$-Rezeptors zustande. Die nur als Schlafmittel eingesetzten Benzodiazepin-Analoga Zolpidem und Zopiclon (Z-Substanzen) binden nicht an die α_2-Untereinheit, sie haben daher keine anxiolytische Wirkung (> Kap. 10.2).

14.7.3 Pharmakokinetik

Die **einzelnen Benzodiazepine unterscheiden sich in ihren pharmakokinetischen Eigenschaften.** Hieraus lässt sich im Falle von Schlafstörungen die Bevorzugung bestimmter Benzodiazepine ableiten (> Kap. 10.4). Die pharmakokinetischen Eigenschaften der Benzodiazepine werden ebenso wie bei den Antipsychotika, trizyklischen Antidepressiva und SSRI durch ihre **Lipophilie** determiniert. So werden Benzodiazepine schnell resorbiert. Die Bioverfügbarkeit beträgt i. d. R. > 80 %. Die höchste Plasmakonzentration wird bei den meisten Stoffen innerhalb von 1–2 Stunden (Diazepam 4 h) nach oraler Gabe

Tab. 14.7 Benzodiazepine und verwandte Substanzen (D = Diazepamtyp; O = Oxazepamtyp; N = Nitrazepamtyp; T = Typ der tetrazyklischen Benzodiazepine; ANX = Anxiolyse; ZMR = zentrale Muskelrelaxation; AEP = Antiepileptikum; SCH = Schlafmittel; AAN = Allgemeinanästhesie [Narkoseeinleitung]; BZV = Benzodiazepin-Vergiftung)

Grundgerüst	R_1	R_2	R_3	R_4	R_5	Substanz	Orale Tagesdosis (mg)	HWZ (h)	Metabolisierungstyp	Therap. Anwendung
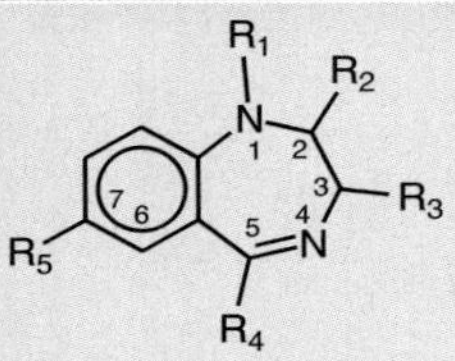	$-CH_3$	=O	$-H_2$	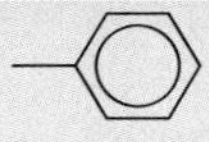	–Cl	Diazepam[1, 2] (Valium®)	2–15	20–40	D	**ANX, ZMR, AEP**
	$-CH_2-CH_2-N(C_2H_5)_2$	=O	$-H_2$	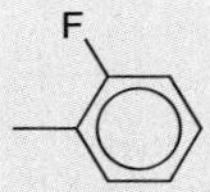	–Cl	Flurazepam[1,3] (Dalmadorm®)	15–30	1,5	D	**SCH**
	–H	=O	–OH –H	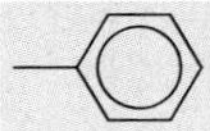	–Cl	Oxazepam (Adumbran®)	10–60	6–12	O	**ANX**
	–H	=O	–OH	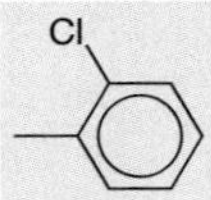	–Cl	Lorazepam (Tavor®)	0,5–7,5	11–18	O	**ANX, AEP, SCH**
	–H	=O	$-H_2$	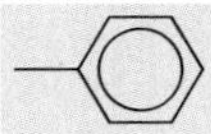	$-NO_2$	Nitrazepam (Mogadan®)	5–10	20–48	N	**SCH**
	$-CH_3$	=O	$-H_2$	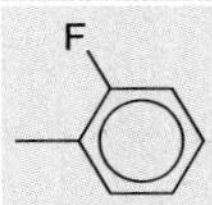	$-NO_2$	Flunitrazepam[1, 4] (Rohypnol®)	1–2	10–20	D, N	**SCH**
	Anellierter Triazolring[6]		$-H_2$	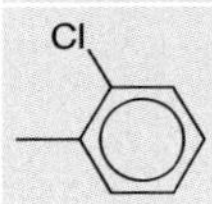	–Cl	Triazolam (Halcion®)	0,125–0,25	2–5	T	**SCH**
	Anellierter Imidazolring[7]		$-H_2$	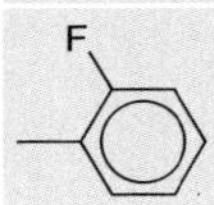	–Cl	Midazolam (Dormicum®)	7,5–15[8]	1,5–2,5	T	**AAN**
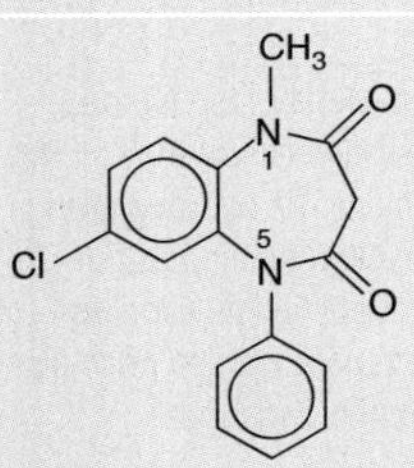						Clobazam[1, 5] (Frisium®)	10–30	10–30	D	**ANX (AEP)[9]**
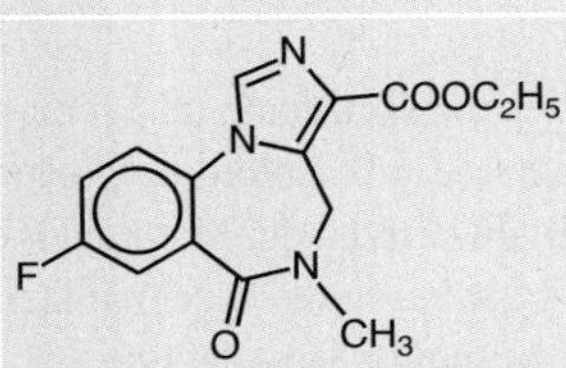						Flumazenil (Anexate®)	0,2–1[10]	0,8–1		**BZV**

[1] Entstehung eines pharmakologisch wirksamen desalkylierten Metaboliten.
[2] Nordazepam (HWZ 30–90 h).
[3] Desalkylflurazepam (HWZ 40–250 h).
[4] Desmethylflunitrazepam (HWZ 20–30 h).
[5] Desmethylclobazam (HWZ 30–90 h).
[6] 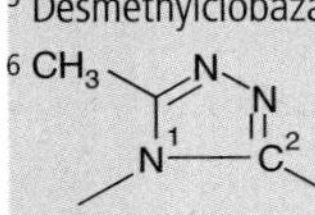
[7] 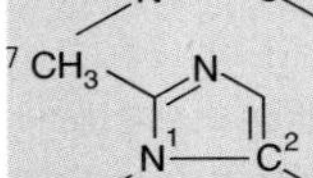
[8] Prämedikation in der Anästhesiologie.
[9] Zusatzmedikation bei Patienten mit Anfallsleiden.
[10] Intravenöse Dosis zur Beendigung der Bewusstlosigkeit.

14

erreicht. Die Bindung der verabfolgten Substanz und/oder ihrer wirksamen Metaboliten an Plasmaproteine ist hoch (> 80 %).

Die **Metabolisierung** spielt die Hauptrolle für die **Elimination** der Benzodiazepine; hierbei sind die Enzyme CYP2C19 und CYP3A4 und die Glucuronsäure-Kopplung sehr wichtig.

Bezüglich ihres Metabolismus lassen sie sich in vier verschiedene Hauptgruppen gliedern, mit bestimmten Prototypen oder Strukturmerkmalen (➤ Tab. 14.7): den **Diazepamtyp** (gekennzeichnet durch die Entstehung langlebiger pharmakologisch wirksamer Metaboliten), den **Oxazepamtyp,** den **Nitrazepamtyp** und den **Typ der tetrazyklischen Benzodiazepine** (die drei letzten Typen sind dadurch gekennzeichnet, dass keine langlebigen Metaboliten gebildet werden). Im Einzelnen:

- **Diazepamtyp: Diazepam** (➤ Abb. 14.4) wird hauptsächlich zu Nordazepam (Halbwertszeit 30–90 Stunden) desalkyliert und anschließend am C-Atom 3 zu Oxazepam (Halbwertszeit 6–12 Stunden) hydroxyliert. Zu denselben Metaboliten führt die Biotransformation von **Chlordiazepoxid,** dem ältesten Benzodiazepin. Der letzte Schritt des Metabolismus besteht darin, dass an der entstandenen OH-Gruppe am C-Atom 3 des Oxazepams und des im Nebenweg gebildeten Temazepams (➤ Abb. 14.4) mit Glucuronsäure konjugiert wird. Die Glucuronide werden renal ausgeschieden (dies gilt für alle Benzodiazepin-Konjugate). Da der zentrale Metabolit Nordazepam eine längere Halbwertszeit hat als die Ausgangssubstanzen Diazepam und Chlordiazepoxid, kumuliert er bei täglicher Gabe dieser Pharmaka; seine Konzentration ist nach wenigen Tagen höher als die der Ausgangssubstanz. Dem Diazepamtyp des Metabolismus sind prinzipiell auch **Flurazepam** und **Flunitrazepam** sowie das 1,5-Benzodiazepin **Clobazam** zugeordnet, bei denen ebenfalls ein desalkylierter, dem Nordazepam analoger langlebiger Metabolit entsteht (➤ Tab. 14.7).
- **Oxazepamtyp: Oxazepam** (➤ Tab. 14.7), **Lorazepam** (➤ Tab. 14.7), **Temazepam** (➤ Abb. 14.4) und andere hier nicht genannte Benzodiazepine sind dadurch gekennzeichnet, dass am C-Atom 3 bereits eine OH-Gruppe vorhanden ist. Der Metabolismus besteht aus einem einzigen Schritt, nämlich der Konjugation mit Glucuronsäure.
- **Nitrazepamtyp:** Hierzu gehören **Nitrazepam** und **Flunitrazepam** (➤ Tab. 14.7; Letzteres wird gleichzeitig analog dem Diazepam metabolisiert). Die Benzodiazepine vom Nitrazepamtyp tragen am C-Atom 7 des Benzodiazepin-Grundgerüsts eine Nitrogruppe (R_5 in ➤ Tab. 14.7). Die Nitrogruppe wird zur Aminogruppe reduziert, die dann für eine Acetylierungsreaktion zur Verfügung steht.
- **Typ der tetrazyklischen Benzodiazepine: Triazolam** und **Midazolam** (➤ Tab. 14.7) werden an der Methylgruppe des anellierten Triazol- oder Imidazolrings sowie am C-Atom 3 des Diazepin-Grundgerüsts schnell hydroxyliert. Somit stehen zwei OH-Gruppen für die anschließende Konjugation mit Glucuronsäure zur Verfügung. Die tetrazyklischen Benzodiazepine werden i. d. R. besonders schnell eliminiert.

In der **Klinik** werden die Benzodiazepine in Substanzen mit kurzer, mittlerer und langer Wirkungsdauer eingeteilt (➤ Tab. 14.7). In die Gruppe der **kurz wirkenden Benzodiazepine** (Halbwertszeit: 2–5 h) gehören z. B. Triazolam und Midazolam. Eine **mittlere Wirkungsdauer** (Halbwertszeit: 6–24 h) besitzen Lorazepam, Oxazepam und Temazepam. **Lang wirkende Benzodiazepine** sind z. B. Chlordiazepoxid, Clobazam, Diazepam und Flurazepam (Halbwertszeit der Muttersubstanz und/oder aktiver Metaboliten: > 24 h); bei deren regelmäßiger täglicher Zufuhr kommt es zwangsläufig zu starker Kumulation.

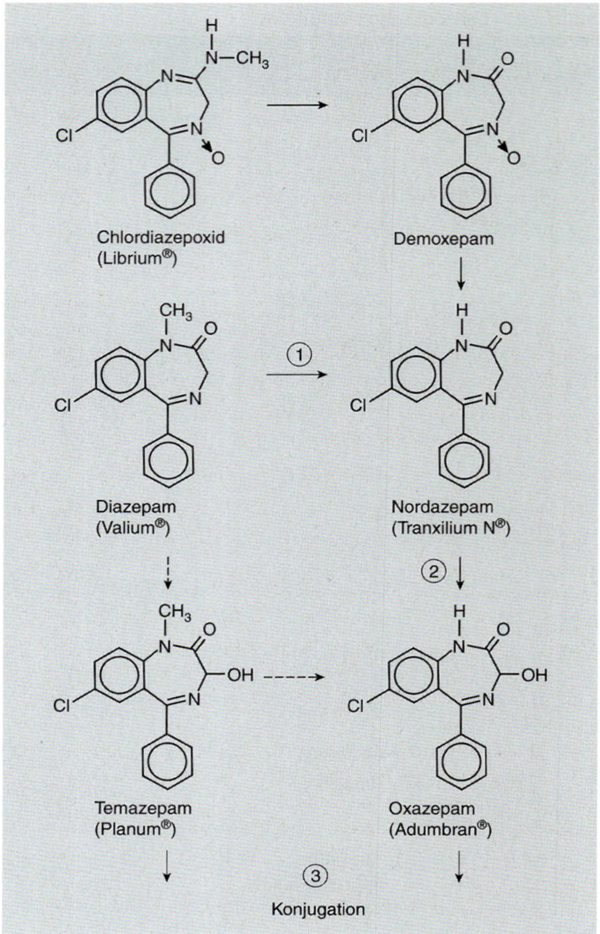

Abb. 14.4 Stoffwechsel einiger Benzodiazepine.
Diazepam und Chlordiazepoxid werden über den zentralen Metaboliten Nordazepam (= N-Desmethyldiazepam) abgebaut. ⟶: Hauptstoffwechselweg; - - ➤: Nebenstoffwechselweg; ①: N-Desmethylierung von Diazepam; ②: Hydroxylierung am C-Atom 3 von Nordazepam; ③: Konjugation der Hydroxylgruppe in Position 3 des Oxazepams und des im Nebenweg entstandenen Temazepams mit Glucuronsäure. Die Metaboliten Nordazepam, Temazepam und Oxazepam werden auch als eigenständige Arzneistoffe unter den genannten Warenzeichen angeboten.

Im Alter und bei eingeschränkter Leberfunktion werden Benzodiazepine (v. a. die vom Diazepamtyp) langsamer eliminiert. Die übliche Dosis ist zu reduzieren.

14.7.4 Indikationen

Die psychiatrischen Indikationen ergeben sich vornehmlich aus der Anxiolyse. Ihretwegen werden Benzodiazepine bei **Panikattacken,**

phobischen Störungen und bei der **generalisierten Angststörung,** außerdem in Kombination mit Antipsychotika bzw. Antidepressiva bei **Angst im Rahmen von Schizophrenien bzw. Depressionen** verordnet. Bei katatonen Syndromen und beim malignen neuroleptischen Syndrom (MNS) ist Lorazepam – ggf. in hohen Dosierungen – als Mittel der ersten Wahl anzusehen.

Über diese psychiatrischen Krankheitsbilder hinaus werden Benzodiazepine zur symptomatischen Therapie bei Angst-, Spannungs- und Erregungszuständen verschrieben. Eine weitere Indikation, an anderer Stelle ausführlich abgehandelt (➤ Kap. 10.2), sind **Schlafstörungen.**

In der Neurologie werden Benzodiazepine zur Behandlung von **Epilepsien** (Diazepam, Lorazepam, Clobazam; ➤ Kap. 11.4) eingesetzt. Die antikonvulsive Wirkung erstreckt sich auf primär und sekundär generalisierte Krämpfe sowie auf Absencen. Sie wird auch beim Alkoholentzug (bei dem mittellang wirksame Benzodiazepine deutlich besser steuerbar sind und Benzodiazepine aufgrund des negativen Einflusses auf das Kurzzeitgedächtnis motivational Behandlungen im Frühstadium erschweren) und bei **cerebralen Krampfanfällen infolge von Intoxikationen** therapeutisch genutzt. Der **Einsatz als zentrale Muskelrelaxantien** (➤ Kap. 12) ist aufgrund des Abhängigkeits- und Missbrauchspotentials weitgehend **verlassen.**

Benzodiazepine sind wichtig in der **Anästhesiologie.** Sie werden oral für die Prämedikation und intravenös (Midazolam) bei Kombinationsnarkosen verwendet. Midazolam wird auch bei Gabe von Ketamin zur Reduktion Ketamin-induzierter Psychosen eingesetzt.

In der **Inneren Medizin** sedieren Benzodiazepine bei diagnostischen Maßnahmen wie Gastroskopien oder Koloskopien. Beim Herzinfarkt können sie Angst und psychische Erregung kupieren.

Die Auswahl eines Benzodiazepins für bestimmte Indikationen (➤ Tab. 14.7) richtet sich nach den pharmakokinetischen Charakteristika, den interessanterweise vorhandenen Wirkschwerpunkten und nach der Indikation, für die die jeweilige Substanz zugelassen ist.

14.7.5 Unerwünschte Wirkungen von Benzodiazepine

Da für die meisten Indikationen vorwiegend eine der vier Kardinalwirkungen therapeutisch genutzt wird, treten zwangsläufig die anderen Effekte als unerwünschte Arzneimittelwirkungen in Erscheinung. Ihre Art und Intensität hängen auch von der Dosierung und Applikationsweise ab.

Akute unerwünschte Arzneimittelwirkungen

Unter den akuten unerwünschten Arzneimittelwirkungen einer oralen Therapie mit Benzodiazepinen stehen **Müdigkeit, Schläfrigkeit, Konzentrationsschwäche** sowie die **Beeinträchtigung der Aufmerksamkeit und des Reaktionsvermögens** im Vordergrund. Dadurch wird die Fähigkeit zur Teilnahme am Straßenverkehr und zur Bedienung von Maschinen beeinträchtigt. Muskelschwäche ist Folge der zentralen Muskelrelaxation. Muskelschwäche und Sedierung können bei älteren Patienten zu **Gangunsicherheit** mit Stürzen und Frakturen führen. Wegen der zentralen Muskelrelaxation sind Benzodiazepine bei Myasthenia gravis kontraindiziert.

Bei hoher Dosierung werden **ataktische Störungen** beobachtet. **Mnestische Störungen** können, besonders nach intravenöser Verabreichung und Gabe von Substanzen, die schnell in das Gehirn übertreten (z. B. Midazolam), hinzukommen. Speziell kann eine **anterograde Amnesie** (Erinnerungslücke für die erste Zeit nach der Applikation) auftreten; sie kann gegen Ketamin-induzierte Albträume (bad trips) genutzt werden (➤ Kap. 9.2.6) und kann sich in einer Vielzahl der oben genannten Indikationsgebiete als hilfreich erweisen (z.B. Amnesie für unangenehme Erlebnisse im Rahmen einer Behandlung).

Die **Libido** kann **vermindert,** der **weibliche Zyklus gestört** und der Appetit vermehrt sein **(Gewichtszunahme).** Weitere Folgen höherer Benzodiazepindosen können – besonders bei älteren Patienten – paradoxe Wirkungen wie Schlaflosigkeit, Erregung und Reizbarkeit sein.

Nach schneller intravenöser Verabfolgung sind Blutdruckabfall, Atemdepression und selten Herzstillstand beobachtet worden.

Unerwünschte Arzneimittelwirkungen bei chronischer Anwendung

Bei langfristigem Gebrauch von Benzodiazepinen können zu dem bisher Besprochenen **affektive Verflachung, kognitive Leistungseinbußen, Beeinträchtigung der Initiative** und **neurologische Störungen** wie verwaschene Sprache, Schwindel, Ataxie und Muskelschwäche kommen. Die Muskelschwäche kann extrem und mit Reflexverlust verbunden sein.

Bei jeder länger dauernden Anwendung besteht die **Gefahr der Abhängigkeit und Toleranz** (➤ Kap. 14.12) sowie nach neueren Daten der Induktion dementieller Syndrome im Alter.

Spezielle unerwünschte Arzneimittelwirkungen bei Neugeborenen und Säuglingen

Die Benzodiazepine durchdringen die Placentaschranke leicht und gehen in die Muttermilch über. Deshalb muss während der Geburt und bei stillenden Müttern die Gefährdung des Kindes bedacht werden. Insbesondere kann es zu **Hypothermie** sowie **Muskelerschlaffung mit Atem- und Saugstörungen** kommen (floppy infant syndrome).

14.7.6 Interaktionen

Benzodiazepine, zentral dämpfende Pharmaka wie Hypnotika, Opioide und **Alkohol,** verstärken sich wechselseitig in ihren Wirkungen.

14.7.7 Vergiftungen

Die Benzodiazepine haben eine große therapeutische Breite. **Hohe Dosen in Kombination mit Ethanol** sind allerdings wegen der

14

Atemdepression gefährlich. Eine Atemdepression kann auch bei der für die Allgemeinanästhesie erforderlichen Dosierung auftreten.

Flumazenil, der oben erwähnte kompetitive Benzodiazepin-Antagonist (➤ Tab. 14.7), ist zur Behandlung von **schweren Benzodiazepinvergiftungen mit Atemdepression** geeignet. Bei Intoxikation mit lang wirkenden Benzodiazepinen ist zu beachten, dass die Eliminationshalbwertszeit von Flumazenil nur etwa 1 Stunde beträgt. Auch zur Differenzialdiagnose und-therapie von komatösen Intoxikationen, bei denen der Verdacht auf eine Beteiligung von Benzodiazepinen besteht, kann Flumazenil appliziert werden. Eine mögliche unerwünschte Wirkung bei relativer Überdosierung (bezogen auf die Dosis des Agonisten) ist Angst. Besonders bei Abhängigen kann es zu Krampfanfällen und einem Entzugsdelir kommen. Eine routinemäßige Injektion von Flumazenil zum schnelleren Aufklaren des Bewusstseins, z. B. nach Gabe von Benzodiazepinen bei Kombinationsnarkosen, kommt daher nicht infrage.

14.8 Die Behandlung von Angststörungen

Die wichtigsten Pharmaka zur Behandlung von Angststörungen sind Antidepressiva (SSRI, SSNRI, Clomipramin), Anxiolytika und das primär als Antikonvulsivum verwendete Pregabalin (➤ Kap. 11.4). Der Vorteil der Antidepressiva besteht im Fehlen einer Abhängigkeitsentwicklung, der Vorteil von Pregabalin in seiner guten Verträglichkeit. Neben den medikamentösen Therapien ist Psychotherapie (z. B. Verhaltenstherapie) wirksam.

Bei **Panikattacken** und **phobischen Störungen** sollen Benzodiazepine wegen der gravierenden unerwünschten Arzneimittelwirkungen vermieden werden. Nur in Ausnahmefällen (z. B. schwere kardiale Erkrankungen, Kontraindikationen für Standardmedikamente, Suizidalität u. a.) können sie unter sorgfältiger Nutzen-Risiko-Abwägung leitliniengerecht **vorübergehend** eingesetzt werden. Zur **Erhaltungstherapie und Prophylaxe** (mindestens 1–2 Jahre) werden sie initial zusammen mit Antidepressiva zur Überbrückung von deren 2–3-wöchiger Wirklatenz angewandt; danach folgt Monotherapie mit Antidepressiva (SSRI, Venlafaxin, Clomipramin). Die medikamentöse Behandlung sollte durch eine Psychotherapie ergänzt werden.

Dieselben Überlegungen bestimmen die Anwendung von Psychopharmaka bei der **generalisierten Angststörung.** SSRI, SSNRI sowie Pregabalin sind Mittel erster Wahl. Benzodiazepine können in möglichst niedriger Dosierung allenfalls dann indiziert sein, wenn vegetative Symptome dominieren, die durch Antidepressiva verstärkt werden könnten. Auch Buspiron ist geeignet, wenn die Mittel der ersten Wahl mangels Wirksamkeit oder Verträglichkeit ausscheiden.

Angst und die damit verbundene affektive Spannung, Erregung und Schlaflosigkeit sind normale Reaktionen auf belastende Lebenssituationen. Auf keinen Fall sollten automatisch Benzodiazepine gegeben werden. Vielmehr ist eine **strenge Indikationsstellung** erforderlich, da sich die Lebenssituation des Patienten durch die Einnahme von Benzodiazepinen nicht ändert und es zu einem Dauerkonsum mit Risiken wie psychischer und physischer Abhängigkeit kommen kann. Bei jeder länger dauernden Verschreibung von Benzodiazepinen muss daher überprüft werden, ob nicht bereits die Grenze vom Gebrauch zum Missbrauch (Benzodiazepine gehören zu den am meisten missbrauchten Arzneistoffen) überschritten ist. **Patienten sind über diese Gefahren aufzuklären.**

14.9 Stimulantien

14.9.1 Stoffe

Stimulantien (Definition ➤ Kap. 14.1.1) sind einerseits die **Methylxanthine,** besonders das Coffein, andererseits das **Amphetamin und seine Verwandten.** Methylxanthine werden wegen ihrer therapeutischen Verwendung beim Asthma in ➤ Kap. 4.7 besprochen. Die Darstellung hier beschränkt sich auf die amphetaminähnlichen Substanzen. Sie sind wie Dopamin, Noradrenalin und Adrenalin Abkömmlinge des Phenylethylamins (➤ Tab. 14.8). Sie besitzen aber, anders als die Catecholamine, keine Catechol-Hydroxylgruppen und meist auch keine Hydroxylgruppe am β-Kohlenstoff (dem ringnahen C) der Seitenkette (➤ Abb. 14.2). Daher sind sie relativ lipophil. Sie sind schwache bis mäßig starke, die Blut-Hirn-Schranke permeierende Basen. Von **Amphetamin** und **Methamphetamin** sind die rechtsdrehenden (S)-(+)-Enantiomere etwa 3–4-mal stärker zentral wirksam als die linksdrehenden (R)-(–)-Enantiomere. Im Folgenden ist mit Amphetamin bzw. Methamphetamin stets die (S)-(+)-Form gemeint, beim Amphetamin auch Dexamfetamin genannt. Der Einbau des Aminostickstoffs in ein Ringsystem (bei **Methylphenidat***) führt nicht zu einer Abnahme der zentralen Wirkungen (➤ Tab. 14.8).

Einige Verbindungen sind dadurch gekennzeichnet, dass der Ring von Amphetamin oder Methamphetamin mit Methoxygruppen substituiert ist oder dass in Position 3 und 4 Sauerstoffatome, die über eine Methylenbrücke zu einem fünfgliedrigen Ring verknüpft sind, eingeführt wurden. Solche Verbindungen sind 4-Methoxyamphetamin, 2,5-Dimethoxy-4-methylamphetamin (DOM, STP; ➤ Abb. 14.6 unten), 3,4-Methylendioxyamphetamin (MDA) und 3,4-Methylendioxymethamphetamin (MDMA), Ecstasy, XTC, Adam; (➤ Tab. 14.8). Auch Mescalin (➤ Abb. 14.6 unten) gehört in diese Gruppe von Verbindungen. Sie üben zusätzlich oder überwiegend LSD-artige halluzinogene Wirkungen aus (➤ Kap. 14.11), die wahrscheinlich auf eine Freisetzung von 5-HT zurückzuführen sind. Die synthetischen Substanzen aus dieser Gruppe finden sich als **Designerdrogen** in der Drogenszene. Sie werden von Jugendlichen und jungen Erwachsenen im Zusammenhang mit Musik- und Tanzveranstaltungen der sogenannten Techno-Szene konsumiert; Todesfälle durch extreme Hyperthermie, Krämpfe, Kreislauf- und Nierenversagen sind vorgekommen.

Tab. 14.8 Stimulantien (Phenylethylamin-Derivate) und das strukturverwandte Halluzinogen MDMA

Struktur	R	Substanz	Orale Tagesdosis (mg)
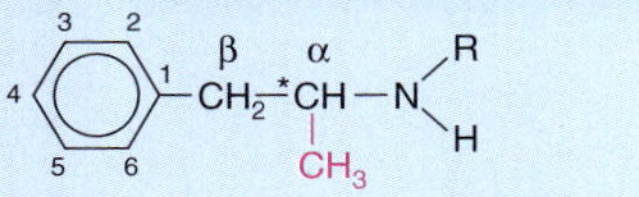	–H $-CH_3$	Amphetamin (Dexamfetamin; Attentin®) Methamphetamin	10–20 5–10
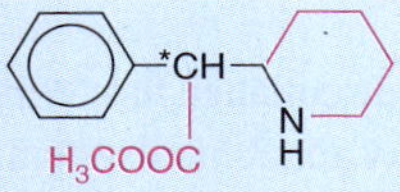		Methylphenidat (Ritalin®)	10–60
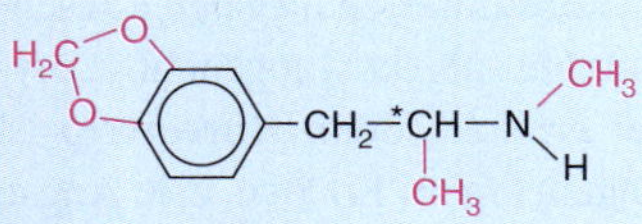		3,4-Methylendioxymethamphetamin (MDMA, Ecstasy)	

* Chiralitätszentrum

14.9.2 Wirkmechanismen

Amphetamin, die am besten untersuchte Substanz, ist ein Substrat der Monoamintransporter in der Plasmamembran dopaminerger, noradrenerger und adrenerger Neurone und in der Membran der Speichervesikel. Hierdurch löst es einen **Auswärtstransport endogener Catecholamine** aus und hemmt dann **kompetitiv deren Wiederaufnahme.** Beides erhöht die extrazelluläre Monoaminkonzentration. Die Wirkung ist also indirekt (ähnlich wie beim Tyramin; ➤ Kap. 4.3). Amphetamin besitzt keine Affinität zu Adrenozeptoren oder Dopaminrezeptoren. In der Peripherie wird Noradrenalin, im Gehirn werden Noradrenalin, Dopamin und vielleicht auch Adrenalin freigesetzt. Methylphenidat ist – im Unterschied zu Amphetamin – kein Auswärtstransport-induzierendes Substrat, sondern ein Hemmstoff des Noradrenalin- und des Dopamintransporters. MDMA (Ecstasy) und verwandte Substanzen verursachen als Substrate eine transportervermittelte Freisetzung von Serotonin. Bei Versuchstieren macht sich die Freisetzung von Noradrenalin im ZNS durch Zunahme der motorischen Aktivität bemerkbar. Die Freisetzung von Dopamin führt zu Stereotypien, die durch Antipsychotika unterdrückt werden können. Nach wiederholter Gabe nimmt die Wirksamkeit von Amphetamin durch Entleerung der Monoaminspeicher ab, eine besondere Form der **Toleranzentwicklung** (Tachyphylaxie; ➤ Kap. 4.3.2).

14.9.3 Pharmakodynamik: therapeutische Wirkungen

Für die Therapie sind nur die zentralen Wirkungen von Amphetamin und anderen Stimulantien von Bedeutung. Dopamin wird für die **euphorisierende,** Noradrenalin für die **zentral stimulierende, antriebssteigernde Wirkung** verantwortlich gemacht. Vorübergehende Leistungssteigerung, Unterdrückung des Hungergefühls und insbesondere eine Zunahme des Wachzustands durch Unterdrückung von Schlaf und Müdigkeit sind die Folge. Daher werden Amphetaminderivate auch als **Weckamine** bezeichnet (➤ Kap. 4.3.2).

Die Erhöhung der synaptischen Konzentration von Dopamin und/oder Noradrenalin durch Amphetamin oder Methylphenidat wird **therapeutisch zur Behandlung von ADHS,** der Aufmerksamkeitsdefizit-Hyperaktivitätsstörung, eingesetzt. ADHS ist eine multifaktoriell bedingte, genetisch geprägte funktionelle Entwicklungsstörung des Gehirns im Kindes- bis jungen Erwachsenenalter. Die Ätiologie ist noch unklar. Diskutiert wird eine verminderte Aktivität dopaminerger und noradrenerger Systeme im Striatum und in Cortexarealen, die an der Steuerung von Aufmerksamkeit, Motorik und Impulskontrolle beteiligt sind. Eine Ursache hierfür kann z. B. eine genetisch bedingte Überexpression des Dopamintransporters sein.

14.9.4 Pharmakokinetik

Oral gegebenes Amphetamin wird dank guter Lipidlöslichkeit nahezu vollständig aus dem Dünndarm resorbiert. Im Gegensatz zu Tyramin wird es wegen der Methylgruppe am α-Kohlenstoff-Atom (➤ Tab. 14.8) durch MAO in den Mucosaepithelien nicht oxidativ desaminiert. Es wird sowohl unverändert als auch nach Hydroxylierung und Konjugation mit Glucuronsäure über die Nieren ausgeschieden.

Der pK_a-Wert des Amphetamins beträgt 9,9. Die Substanz wird daher umso besser aus den Nierentubuli rückresorbiert, je alkalischer der Urin ist (➤ Kap. 1.4.5). Bei einem pH von 8,0 werden beim Menschen nur 2–3 %, im sauren Harn hingegen bis zu 80 % freies Amphetamin renal eliminiert; daher wird bei Amphetaminintoxikation der Harn angesäuert.

14.9.5 Indikationen

Methylphenidat (in den USA auch Amphetamin) ist zur Behandlung der **Narkolepsie** zugelassen. Beide Substanzen, Amphetamin aber nur als Mittel der Reserve, werden bei Kindern (>6 Jahre) und Jugendlichen (bei Methylphenidat auch zur Weiterbehandlung Erwachsener) mit **ADHS** eingesetzt. Sie unterliegen der Betäubungsmittel-Verschreibungsverordnung (BtMVV). Bei der Narkolepsie- oder ADHS-Behandlung führen sie aber i. d. R. nicht zur Abhängigkeit. Eine weitere zur ADHS-Behandlung zugelassene, aber nicht der BtMVV unterliegende Substanz ist Atomoxetin (Strattera®), ein selektiver Noradrenalin-Wiederaufnahme-Inhibitor.

Die Beobachtung, dass Amphetamin den Hunger unterdrückt, führte zur Entwicklung von **Appetitzüglern** (Anorektika), die sich von Amphetamin ableiten (z. B. Norpseudoephedrin; ➤ Kap. 4.3.2 und ➤ Kap. 5.2.3). Sie besitzen ebenfalls ein Missbrauchspotential. Wegen mangelnder Wirksamkeit und eines ungünstigen Nutzen-Risiko-Verhältnisses wurde ihre Zulassung widerrufen.

14.9.6 Unerwünschte Arzneimittelwirkungen

Durch Freisetzung von Noradrenalin verursachen amphetaminähnliche Stoffe Vasokonstriktion mit **Blutdrucksteigerung, Schwitzen, Tremor, Mundtrockenheit, reflektorischer Bradykardie,** daneben häufig auch **Tachyarrhythmien,** in extremen Fällen Myokardinfarkt. Appetitzügler können eine pulmonale Hypertonie mit tödlichem Ausgang hervorrufen.

14.9.7 Interaktionen

Die gleichzeitige Gabe von **MAO-Inhibitoren** verstärkt durch Hemmung des Abbaus von Noradrenalin die zentralen und peripheren sympathomimetischen Wirkungen (vgl. ➤ Kap. 4.1).

14.9.8 Vergiftungen

Hohe Dosen von Amphetamin setzen im ZNS massiv Dopamin frei. Dadurch kommt es zu **akuten psychotischen Zuständen mit Wahn und Halluzinationen.** Diese Symptome können auch nach chronischer Anwendung auftreten und über mehrere Tage anhalten. Durch Antipsychotika (z. B. Haloperidol) lassen sie sich beseitigen. Weitere mögliche Folgen einer akuten Amphetaminintoxikation sind **Krämpfe und Delirien.**

Zur Beschleunigung der renalen Ausscheidung durch Ansäuerung des Harns kann Ammoniumchlorid oder L-Arginin-Hydrochlorid verabreicht werden.

14.10 Cannabinoide

Die pflanzlichen oder synthetischen **Cannabinoide** entfalten ihre Wirkungen über eine Interaktion mit dem endogenen Cannabinoidsystem.

Sie sind die derzeit am häufigsten konsumierten illegalen Rauschmittel. Der bei ihrer Einnahme erstrebte subjektiv angenehme psychische Zustand wird nicht immer erreicht. Beim **Horrortrip** ist der akute Rausch von äußerst unangenehmem Erleben, z. B. Angst, geprägt, und es kann zu eigen- oder fremdaggressivem Verhalten kommen. Beim **Flashback** tritt lange nach der letzten Einnahme ein Rausch auf, der sich in seiner Symptomatik nicht vom akuten Rausch kurz nach Zufuhr des Rauschmittels unterscheidet.

Seit einigen Jahren interessiert das endogene Cannabinoidsystem vermehrt bei der Entwicklung von neuen Arzneistoffen bzw. der Nutzung pflanzlicher Cannabinoide als Arzneistoffe.

14.10.1 Stoffe

Der indische Hanf, *Cannabis sativa* variatio *indica,* enthält (–)-Δ^9-**Tetrahydrocannabinol** (Δ^9-THC, ➤ Abb. 14.5) und mehr als 100 derzeit identifizierte chemisch verwandte Substanzen, darunter das (–)-Cannabidiol (➤ Abb. 14.5).

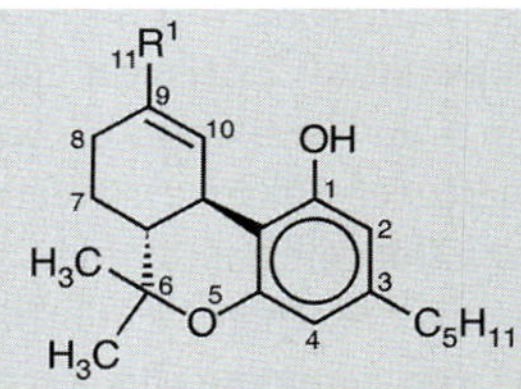

R^1	
CH_3	(–)-Δ^9-Tetrahydrocannabinol (Δ^9-THC)
CH_2OH	11-Hydroxy-Δ^9-THC (11-OH-THC)
COOH	11-Nor-Δ^9-THC-9-carbonsäure (THC-COOH)

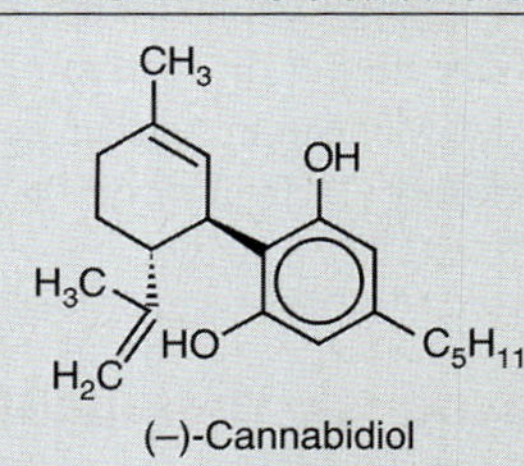

(–)-Cannabidiol

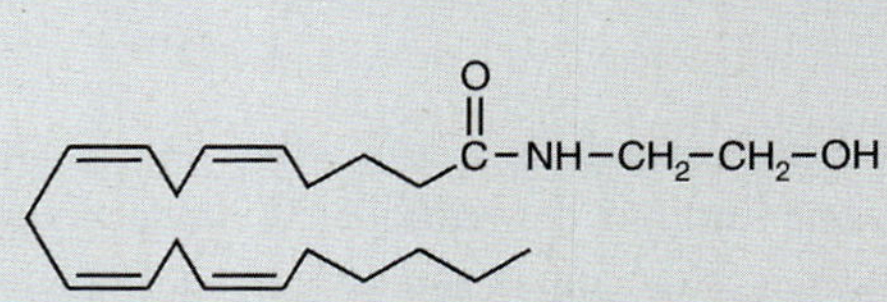

2-Arachidonylethanolamid (Anandamid)

Abb. 14.5 (–)-Δ^9-Tetrahydrocannabinol (mit Hauptmetaboliten), (–)-Cannabidiol und ein Endocannabinoid.

Die psychotrope Wirkung von Cannabis beruht v.a. auf Δ^9-THC und bei oraler Gabe zusätzlich auf dem Metaboliten 11-OH-Δ^9-THC (➤ Abb. 14.5). Psychoaktiv wirkt auch das nur in geringen Mengen vorkommende Δ^8-THC.

Cannabis wird unterschiedlich zubereitet. **Haschisch** ist das Harz der Spitzen der blühenden weiblichen Hanfstaude und enthält 3–6 % Δ^9-THC. **Marihuana** ist ein tabakartiges Gemisch aus den getrockneten Blättern und Blüten und enthält 1–3 % Δ^9-THC. Die heute angebotenen Marihuana- und Haschisch-Präparationen enthalten allerdings i. d. R. höhere Δ^9-THC-Konzentrationen von bis zu 30 %, da sie speziellen Züchtungen entspringen. Demgegenüber enthalten sie nahezu kein (–)-Cannabidiol mehr. Das **Haschischöl** enthält 30–50 % Δ^9-THC.

In den vergangenen Jahren haben synthetische Cannabinoide (Cannabinoidmimetika) an Bedeutung gewonnen. Schon 1975 wurde Nabilon (Cesamet®) als vollsynthetisches Δ^9-THC-Analogon patentiert und später als Antiemetikum zugelassen. Die Zulassung von Rimonabant (Acomplia®) in der EU, 2006, zur Gewichtsreduktion bei übergewichtigen Patienten mit zusätzlichen Risikofaktoren wurde 2009 aufgrund von psychiatrischen unerwünschten Arzneimittelwirkungen (Angst, Depression, Suizidalität) zurückgenommen. Daneben werden synthetische Cannabinoide (z. B. CP-47,497 oder JHW-018) als Rauschmittel missbraucht. Immer neue Derivate werden auf Kräutermischungen aufgebracht und als sog. „Legal Highs" in verschiedenen Variationen gehandelt. Die gesundheitlichen Folgen sind nicht einzuschätzen.

14.10.2 Wirkmechanismen

Δ^9-THC und Δ^8-THC wirken über einen eigenen heptahelikalen Rezeptor, den **Cannabinoidrezeptor** (CB_1-Rezeptor). Das (–)-Enantiomer von Δ^9-Tetrahydrocannabinol ist 10–100-mal stärker wirksam als das (+)-Enantiomer. Aktivierung hemmt über $G_{i/o}$-Proteine die Adenylylcyclase, blockiert Calciumkanäle und aktiviert K^+-Kanäle. Hinsichtlich der Transduktionsmechanismen ähnelt der CB_1-Rezeptor also den drei Opioidrezeptor-Subtypen μ, δ und κ (➤ Kap. 2.3.11). Der CB_1-Rezeptor kommt in höchster Dichte in den Basalganglien, im Hippocampus und im Cerebellum vor. Auch viele synthetische Cannabinoide wirken als Agonisten am CB_1-Rezeptor, während mit Rimonabant der erste selektive CB_1-Rezeptor-Antagonist zugelassen war. Endogene Liganden am CB_1-Rezeptor sind Amide und Ester ungesättigter Fettsäuren wie Anandamid (➤ Abb. 14.5) und 2-Arachidonoyl-sn-glycerol. (–)-Cannabidiol besitzt keine nennenswerte Affinität zu CB_1-Rezeptoren, erhöht aber die Serumspiegel von Anandamid und verwandten Fettsäurederivaten, möglicherweise über die Hemmung ihrer Wiederaufnahme und/oder ihres Abbaus. CB_2-Rezeptoren sind insbesondere auf Zellen des Immunsystems exprimiert.

14.10.3 Pharmakodynamik

Als psychotrope Effekte von Δ^9-THC werden i. d. R. ein Gefühl der **Entspannung** und des **Abrückens von den Alltagsproblemen,** eine angenehme **Apathie** sowie eine milde **Euphorie** angegeben. Bei einigen Konsumenten treten aber auch ängstliche Unruhe oder aggressive Gereiztheit bis zu Panikreaktion ein. Das Denken wird als assoziationsreich, phantasievoll und beglückend erlebt. Akustische und optische **Sinneswahrnehmungen** werden **intensiver.** Farben gewinnen an Leuchtkraft und Intensität. Die Zeit scheint langsamer zu vergehen. Nach höherer Dosierung (15 mg und darüber) kann es zum Auftreten von psychotischen Symptomen kommen.

Die psychotrope Wirksamkeit hängt von vielen Variablen ab: vom Gehalt an Δ^9-THC, vom Applikationsmodus, z. B. der beim Rauchen verwendeten Technik, von Umgebung, persönlicher Erwartung und früheren Erfahrungen mit der Droge. Die Fähigkeit zum Autofahren ist etwa so stark beeinträchtigt wie bei einem Blutalkoholspiegel von 0,7–1,0 ‰. Die sedierenden Effekte von Cannabis und Ethanol sind additiv.

An **vegetativen Symptomen** werden regelmäßig verstärkte konjunktivale Durchblutung (rotes Auge), leichte Tachykardie, Hunger und Mundtrockenheit beobachtet. Bei höheren Dosen kann eine orthostatische Hypotonie auftreten.

(–)-Cannabidiol ruft keinerlei psychotomimetischen Effekte hervor und erzeugt keine Abhängigkeit.

14.10.4 Pharmakokinetik

Beim Rauchen von Marihuana werden etwa 20 % des im Rauch vorhandenen Δ^9-THC ins Blut aufgenommen. Bei der oralen Applikation von Haschisch gelangen nur etwa 6 % des Δ^9-THC ins Blut. Die psychotrope Wirkung von gerauchtem Marihuana setzt innerhalb von Minuten ein, erreicht ihr Maximum nach 30 Minuten und hält für 2–4 Stunden an. Das stark lipophile Δ^9-THC wird metabolisiert, im Gewebe angereichert (Verteilungsvolumen 10 L/kg) und unterliegt einem ausgeprägten enterohepatischen Kreislauf. Nach 1 Woche sind erst 30 % des Δ^9-THC bzw. seiner Metaboliten ausgeschieden. Insgesamt werden 70 % über den Darm (Hauptmetaboliten: 11-OH-THC und THC-COOH; ➤ Abb. 14.5) und 30 % über die Nieren (Hauptmetabolit: glucuronidiertes THC-COOH) eliminiert.

14.10.5 Cannabinoide als Arzneistoffe

Cannabis und Cannabinoide haben **therapeutisch interessante Wirkungen,** die teils auf der Aktivierung von CB_1-Rezeptoren, teils auf anderen Mechanismen beruhen. Beispielsweise sind eine Senkung des Augeninnendrucks sowie eine bronchodilatorische, antiepileptische und analgetische Wirkung bekannt. Derzeit wird

Δ^9-THC (internationaler Freiname **Dronabinol***) als **Antiemetikum** bei chemotherapieinduziertem Erbrechen und als **Appetitstimulans** bei kachektischen AIDS-Kranken eingesetzt. Es kann über ein Betäubungsmittelrezept verordnet werden. In Kombination mit (–)-Cannabidiol (1 : 1 in Sativex®) wird es zur **symptomatischen Therapie von mittelstarker oder starker Spastik bei multipler Sklerose** verwendet (falls andere antispastisch wirksame Medikamente nicht wirksam sind). (–)-Cannabidiol soll unerwünschte Effekte von Δ^9-THC wie Sedierung und Tachykardie über einen noch unbekannten Mechanismus abmildern, ohne dessen erwünschte Wirkung zu beeinträchtigen.

(–)-Cannabidiol ist als Antikonvulsivum/Antiepileptikum (Epidyolex®) bei Kindern mit seltenen und infausten Anfallserkrankungen (Dravet- und Lennox-Gastaut-Syndrom, tuberöse Sklerose) in hohen Dosierungen als adjuvante Therapie seit 2019 zugelassen. Sein Einsatz und der anderer Cannabinoide bei Kindern und Jugendlichen wird wegen der Rolle des Endocannabinoidsystems bei der Hirnentwicklung und -reifung kontrovers diskutiert. Die Studienlage zu den ihm zugewiesenen angstlösenden und antidepressiven Eigenschaften ist ausgesprochen dürftig. Ob überhaupt ein gesundheitsrelevanter Effekt bei den derzeit neben dem verschreibungs- und apothekenpflichtigen Epidyolex® als Lebensmittelergänzung im Handel befindlichen Cannabidiolzubereitungen angenommen werden kann, ist aufgrund ihrer nahezu durchgehend niedrigen Dosierung fragwürdig.

14.11 Halluzinogene

14.11.1 Stoffe

Mehr als 100 natürliche oder synthetische Stoffe werden als **Halluzinogene** (Synonyme: Psychedelika, Psychotomimetika; Definition ➤ Kap. 14.1.1) missbraucht. Sie unterscheiden sich chemisch und pharmakologisch erheblich. So ist beispielsweise D-(+)-Lysergsäurediethylamid (LSD, internationaler Freiname Lysergid) 3000-mal stärker wirksam als Mescalin. Viele Halluzinogene sind Indolethylamine (z. B. LSD und das aus Pilzen gewonnene Psilocybin; ➤ Abb. 14.6), besitzen also das gleiche Grundgerüst wie Serotonin.

Andere sind Phenylethylamine (z. B. das aus Kakteen gewonnene Mescalin) oder Phenylisopropylamine (z. B. 2,5-Dimethoxy-4-methylamphetamin [DOM]) und damit chemisch den Catecholaminen ähnlich (➤ Abb. 14.6). Einige Phenylisopropylamine (z. B. Amphetamin) sind allerdings der in ➤ Kap. 14.9 besprochenen Gruppe der Stimulantien zuzurechnen.

Als **Prototyp** wird hier **LSD** besprochen. Es wurde bei Sandoz, Basel, als ein Derivat von Mutterkornalkaloiden synthetisiert und 1943 von Albert Hofmann (1906–2008), einem der beteiligten Chemiker, bei unbeabsichtigter Einnahme als stark psychotrop erkannt – mit weitreichenden Folgen.

LSD besitzt zwei chirale Zentren (➤ Abb. 14.6). Das (+)-Enantiomer ist stärker wirksam als das (–)-Enantiomer.

14.11.2 Wirkmechanismen

LSD hat zu fast allen **Serotoninrezeptoren** (➤ Kap. 2.3.4, ➤ Kap. 5) eine **hohe Affinität.** Zu seinem halluzinogenen Effekt trägt wahrscheinlich die partialagonistische Wirkung an 5-HT_{2A}-Rezeptoren wesentlich bei.

14.11.3 Pharmakodynamik

Psychotrope Effekte können bereits nach **LSD-Dosen von 20–25 µg oral** auftreten. Bei oraler Zufuhr beginnen die Symptome nach 40–60 Minuten, erreichen ihr Maximum nach 2–4 Stunden und klingen nach 6–8 Stunden wieder ab. Sinneswahrnehmungen werden intensiver empfunden. Es kommt zu illusionären Verkennungen und optischen, seltener akustischen oder taktilen **Sinnestäuschungen** (sog. Pseudohalluzinationen). Seltener kommt es zu voll ausgebildeten Halluzinationen. Häufig sind **Synästhesien** (Koaktivierung von Sinneseindrücken anderer Modalitäten: Farben werden gehört oder Klänge gesehen). Raum und Zeit sind verändert. Die Zeit vergeht viel langsamer als sonst. Lange zurückliegende Ereignisse werden aktualisiert. Auch der eigene Körper ist verändert. Die Sicht des eigenen Ichs ist beim **Entfremdungserleben** alteriert; beispielsweise kann das Ich „im Kosmos zerfließen". Insgesamt sind die Empfindungen äußerst variabel und ähnlich wie bei Cannabis von Persönlichkeit, Umgebung und Erwartung abhängig. Die Stimmung kann rasch von Euphorie zur Dysphorie umschlagen und umgekehrt. Der **Horrortrip** mit Panik und Angst ist häufiger und schwerer als bei Cannabis.

LSD-Konsumenten können sich selbst überschätzen und dann vielfältig gefährden (z. B. aus dem Fenster springen im Glauben, fliegen zu können, oder sich einem fahrenden Auto in den Weg stellen, in der Annahme, unverletzlich zu sein).

LSD wirkt – im Wesentlichen **sympathomimetisch** – auf das **vegetative Nervensystem** mit Tachykardie, Blutdruckanstieg, Pupillenerweiterung, Temperaturerhöhung, Schwitzen und Tremor. Hyperthermie oder Blutdruckanstieg können bei vorbestehenden kardialen oder zerebrovaskulären Schäden tödlich enden.

14.12 Abhängigkeit von psychotropen Substanzen

14.12.1 Definition und Klassifikation

Unter **Abhängigkeit** – in der ICD-10 (Diagnoseklassifikation der WHO) Abhängigkeitssyndrom – versteht man Verhaltens-, kognitive und körperliche Phänomene, die sich nach wiederholtem Substanzgebrauch entwickeln. Typischerweise bestehen ein starker Wunsch, die Substanz einzunehmen, Schwierigkeiten, den Konsum zu kontrollieren, und anhaltender Substanzgebrauch trotz schädlicher Folgen. Dem Substanzgebrauch wird Vorrang vor anderen Aktivitäten und Verpflichtungen gegeben. Es entwickeln sich Toleranz und manchmal ein körperliches Entzugssyndrom. Die Abhängigkeit kann sich auch auf mehrere Substanzen beziehen (Polytoxikomanie = polyvalente Abhängigkeit).

ZUR VERTIEFUNG

Diagnose eines Abhängigkeitssyndroms

Mindestens drei der folgenden sechs Kriterien müssen über einen Zeitraum von mindestens einem Jahr erfüllt sein, damit ein Abhängigkeitssyndrom nach ICD-10 besteht:

- Übermächtiges Verlangen nach der Substanz (Craving)
- Kontrollverlust bezüglich Menge und Dauer des Konsums
- Körperliche Entzugserscheinungen
- Toleranzentwicklung
- Aufgabe ursprünglicher Interessen oder Aktivitäten zugunsten des Substanzkonsums
- Konsum trotz nachweislicher Schädigung

Synonym zu „Abhängigkeit" spricht man oft von „Sucht" und „Suchtkrankheiten". Der Begriff **Drogen,** der sich im Kontext mit Abhängigkeit eingebürgert hat, umfasst zahlreiche Stoffe und Produkte pflanzlicher oder synthetisch-chemischer Herkunft, die entweder legal verfügbar (alkoholische Getränke, Tabakprodukte, psychotrope Pharmaka, Lösungsmittel) oder nur illegal beschaffbar sind (Cannabis, LSD, Heroin, Ecstasy und Psilocybin).

Bei der Toleranzentwicklung **lässt die Wirkung eines Pharmakons unter wiederholter Gabe nach** und kann nur bei **Erhöhung der Dosis** aufrechterhalten werden. Metabolisch bedingte Toleranz (➤ Kap. 1.2.3) spielt bei Barbituraten eine wesentliche Rolle, ist aber für die Gewöhnung an morphinartige Analgetika, Stimulantien, Alkohol und andere Rauschmittel von untergeordneter Bedeutung. Die Eliminationsgeschwindigkeit des Alkohols beim Alkoholkranken und die des Morphins beim Morphinisten unterscheiden sich nicht wesentlich von der bei Gesunden. Pharmakodynamische Toleranz (➤ Kap. 1.2.3) entwickelt sich fast nie gegen alle Wirkqualitäten eines Pharmakons **(differenzierte Toleranz).** Die dämpfenden Wirkungen der Opioide sind z. B. von der Gewöhnung stärker betroffen als die erregenden. Auch Alkohol oder Schlafmittel wirken bei chronischem Gebrauch häufig nicht mehr sedierend, sondern eher stimulierend. Mit **Kreuztoleranz** wird dabei der Wirkungsverlust von Pharmaka (z. B. von Morphin) bezeichnet, der durch wiederholte Gabe einer ähnlich wirkenden Substanz (z. B. eines anderen Opioids) ausgelöst worden ist.

Körperliche oder physische Abhängigkeit ist dadurch gekennzeichnet, dass nach chronischer Einnahme eines Pharmakons bei abruptem Absetzen oder bei Anwendung eines spezifischen Antagonisten **körperliche Entzugssymptome** auftreten, vorwiegend vegetative Reaktionen, die meist den initialen Wirkungen entgegengesetzt sind. Abstinenzerscheinungen werden speziell nach Entzug von **Morphin, morphinartig wirkenden Analgetika, Alkohol, Cannabinoiden** sowie **zentral dämpfenden Pharmaka** (Benzodiazepinen) beobachtet. Körperliche Abhängigkeit ist meist eng mit Toleranz verknüpft. Umgekehrt muss Toleranz nicht zwangsläufig mit körperlicher Abhängigkeit einhergehen (z. B. bei LSD).

Psychische Abhängigkeit (abhängiges Verhalten) ist durch **starkes Verlangen (craving), Kontrollverlust** und **Einengung auf das Suchtmittel** gekennzeichnet. Ausgangspunkt sind meist die positiven Effekte des Substanzkonsums (Reduktion von Ängstlichkeit, Steigerung des Selbstwertgefühls, Euphorie, Entspannung, Steigerung der Wahrnehmungsintensität oder Aktivierung des Gedächtnisses). Diese initial positiven Wirkungen können wichtige Motivationsfaktoren darstellen und zur **Verstärkung des Verhaltens (reinforcement)** führen. Daraus entwickelt sich der Drang, sich die Droge erneut zugänglich zu machen, wobei der Gebrauch – v. a. bei früh einsetzender Abhängigkeitsentwicklung – immer weniger kontrolliert werden kann.

14

Der psychischen Abhängigkeit liegt neurobiologisch die **aktivitätssteigernde Wirkung auf das mesolimbische Dopaminsystem zugrunde;** dieser Mechanismus ist substanzübergreifend für Morphin, Ethanol, Cocain, Amphetamin, Δ^9-THC und Nicotin nachgewiesen: Alle erhöhen trotz unterschiedlicher Angriffspunkte und Wirkungen die Dopaminkonzentration im synaptischen Spalt in Strukturen des limbischen Systems (➤ Kap. 2.3.2 und ➤ Abb. 14.6). Dieses neurobiologische Substrat wird auch **Belohnungs-(Reward-)System** genannt. Das Abhängigkeitspotential eines Pharmakons wird von der Art und Intensität der Belohnung bestimmt, die durch den Konsum erreicht wird, und damit von der Anflutungsgeschwindigkeit der jeweiligen Substanz im Gehirn, die durch die Darreichungsform (intravenös, pulmonal, oral) mitbestimmt wird.

Nach ICD-10 werden Abhängigkeiten nach der jeweiligen psychotropen Substanz **klassifiziert** (Nummer des ICD-10-Diagnoseschlüssels; Seitenhinweise auf die Darstellung der pharmakologischen Eigenschaften der Stoffe in diesem Buch):

- **Alkohol** (F10.2; ➤ Kap. 35.8)
- **Opioide** (F11.2; ➤ Kap. 7.3)
- **Cannabinoide** (F12.2; ➤ Kap. 14.10)
- **Sedativa oder Hypnotika** (F13.2; ➤ Kap. 10, ➤ Kap. 14.7)
- **Cocain** (F14.2; ➤ Kap. 4.3.2)
- **Stimulantien** (F15.2; ➤ Kap. 14.9)
- **Halluzinogene** (F16.2; ➤ Kap. 14.11)
- **Tabak** (F17.2; ➤ Kap. 35.9)
- **Flüchtige Lösungsmittel** (F18.2; ➤ Kap. 35.7).

Charakteristika der Toleranzentwicklung sowie der physischen und psychischen Abhängigkeit sind für einige der Substanzen in ➤ Tab. 14.9 zusammengefasst.

ZUR VERTIEFUNG

Liquid Ecstasy

Diese seit 2006 zunehmend missbrauchte Substanz hat mit Ecstasy = 3,4-Methylendioxymethamphetamin (➤ Kap. 14.9) chemisch und pharmakologisch nichts und nur die Verwendung als Partydroge gemein. Es handelt sich um γ-Hydroxybuttersäure (GHB), in der Tat flüssig. GHB ist ein körpereigener Stoff, der aus dem GABA-Metaboliten Succinatsemialdehyd (➤ Kap. 2.3.7) gebildet wird. Im Wirkbild ähnelt es dem Alkohol und den Benzodiazepinen. Wirkorte sind einerseits der $GABA_B$-Rezeptor, der aktiviert wird, andererseits eine noch nicht näher bekannte spezielle GHB-Bindungsstelle. GHB ist als Injektionsnarkotikum und zur Behandlung der Narkolepsie zugelassen, wird jedoch selten gebraucht.

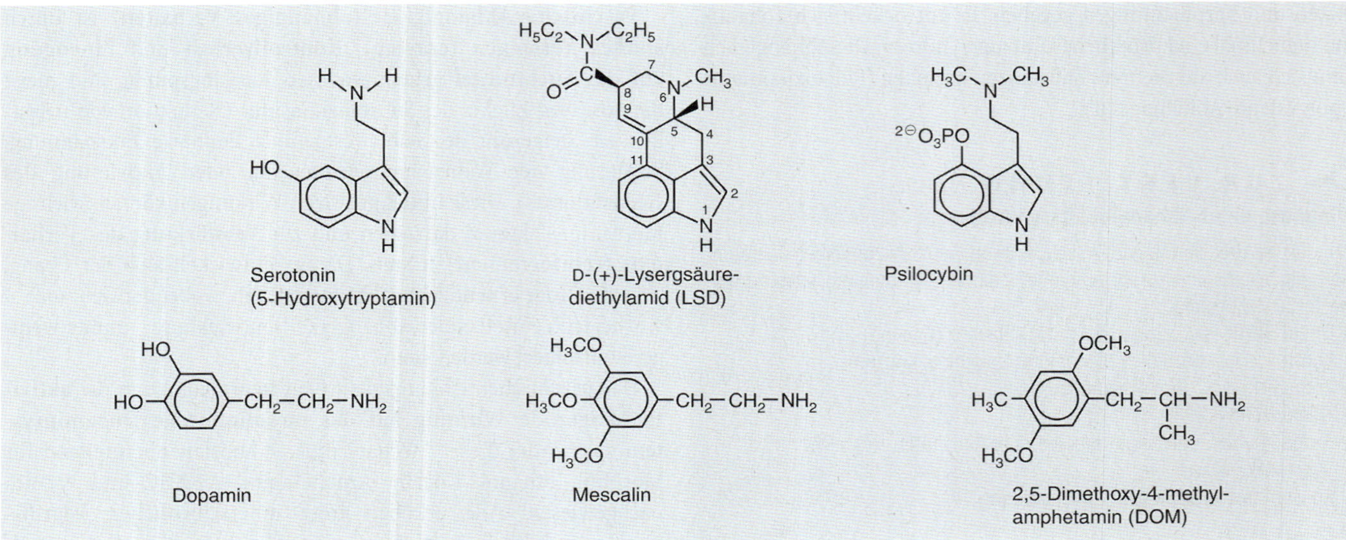

Abb. 14.6 Halluzinogene und Strukturverwandtschaft zu Serotonin und Catecholaminen.

Farb- und geschmacklos, bietet es sich zum Mischen mit alkoholischen Getränken an, sei es für das eigene Amüsement, sei es zur Bewusstseinsausschaltung anderer (Knockout-Tropfen). Die kurze Halbwertszeit von 20–60 Minuten erlaubt es, auch nach deutlicher Intoxikation das Krankenhaus bald wieder zu verlassen und zurück zur Party zu gehen. Es entwickeln sich physische und psychische Abhängigkeit, und Todesfälle sind vorgekommen.

Tab. 14.9 Charakteristik abhängigkeitserzeugender Substanzen

Abhängigkeiten nach ICD-10	Charakteristische Beispiele	Toleranz	Physische Abhängigkeit	Psychische Abhängigkeit
Alkohol		+ +	+ + +	+ +
Opioide	Heroin und Morphin	+ + +	+ + +	+ + +
Cannabinoide	Haschisch, (synthetisch: Spice)	(+)	+[1]	++
Sedativa oder Hypnotika	Benzodiazepine[2]	+ +	+ +	+ +
Cocain		(+)	+	+ + +
Stimulantien[3]	Amphetamine[4]	+ + +	(+)	+ +
Halluzinogene	LSD und Mescalin	+ + +	0	+

[1] Ein mildes bis deutliches Entzugssyndrom, das klinisch an einen Opiatentzug erinnert, kann bei Absetzen nach länger dauernder und/oder höherer Dosierung auftreten, wie sie mit hochgezüchteten Δ^9-THC-reichen Cannabisvariationen leicht erreicht wird.
[2] Hierher gehört auch die Barbiturat-Abhängigkeit, die allerdings nur noch von historischer Bedeutung ist.
[3] Im ICD-10 heißt diese Kategorie „andere Stimulantien einschließlich Coffein". Der Begriff „andere" meint hierbei, dass auch Cocain ein Stimulans ist. In diesem Kapitel werden lediglich die Amphetamine sowie Coffein als Stimulantien bezeichnet (➤ Kap. 14.1.1, ➤ Kap. 14.9.1).
[4] Amphetamin, Methamphetamin, Methylphenidat.

14.12.2 Therapie

Die Behandlung von Abhängigkeitserkrankungen wird traditionell in zwei Phasen unterteilt:

- Akutbehandlung (**Entgiftungs- und Motivationsphase,** in der die abhängigkeitserzeugende Substanz entzogen wird) und die
- Langzeitbehandlung (**Entwöhnungsphase,** in der das Leben ohne den Suchtstoff gelernt werden soll).

Der Entzug sollte medikamentös unterstützt und so das Risiko von Entzugskomplikationen deutlich verringert werden. Auch die Rückfallprophylaxe nach Erreichen der Abstinenz kann bei bestimmten Abhängigkeitstypen pharmakotherapeutisch unterstützt werden. Ziel ist jeweils die dauerhafte Reduktion des Substanzkonsums, im günstigsten Fall die Abstinenz. Bei Opioidabhängigkeit wird allerdings anstelle einer abstinenzorientierten häufig eine Substitutionstherapie (ärztlich kontrollierte Gabe des Suchtmittels) durchgeführt.

Der vorliegende Abschnitt ist auf adjuvante pharmakotherapeutische Maßnahmen fokussiert.

Alkohol

Zur Behandlung des **akuten Alkoholentzugs** stehen eine Vielzahl von pharmakologischen Behandlungsschemata zur Verfügung. Im Wesentlichen gilt es, delirante Syndrome, vegetative Entgleisung mit Blutdruck- und Herzfrequenzspitzen sowie cerebrale Entzugskrampfanfälle zu unterbinden. Letztere sind auf den Wegfall der GABAergen Wirkungen des Alkohols zurückzuführen. Gleichzeitig soll eine rasche therapeutische Erreichbarkeit der Patienten möglich werden. Einige Autoren empfehlen die fixe Eindosierung von Benzodiazepinen zur Alkoholentgiftung. Vorteil ist die gute antikonvulsive Wirksamkeit. Bei diesen Strategien sollten gut steuerbare mittellang wirksame Benzodiazepine bevorzugt werden; bei Gabe etwa von Diazepam entstehen lang wirksame Metaboliten, die im ungünstigsten Fall zu prolongierten Entzugsphänomenen führen können. Zudem ist initial eine rasche Bioverfügbarkeit der Substanzen erforderlich. Daher kann z. B. Oxazepam gut zum Alkoholentzug genutzt werden, wenn sein langsamer Wirkbeginn (2–3 Stunden) durch eine einmalige *loading dose* von Diazepam mit rascher Bioverfügbarkeit ergänzt wird. Andere Schemata basieren auf der bedarfsgerechten Gabe von Clomethiazol. Diese wird ggf. von einer Schnellaufsättigung mit Carbamazepin flankiert, das die Häufigkeit von Entzugskrampfanfällen signifikant reduziert. Hierzu wurden auch Gabapentin oder Oxcarbazepin als Alternativen mit rascherer Bioverfügbarkeit vorgeschlagen.

Das **Delirium tremens** als lebensbedrohliche Komplikation des Alkoholentzugs erfordert eine Intensivbehandlung. Clomethiazol (➤ Kap. 35.8.2) ist unter stationären Bedingungen Mittel der ersten Wahl. Es ist allerdings für eine Dauerbehandlung nicht geeignet, da es selbst Abhängigkeit erzeugen kann. Die ambulante Verordnung von Clomethiazol ist ein Behandlungsfehler. Bei Vorliegen entsprechender Zielsymptome (z. B. Halluzinationen, psychomotorische Erregung) ist zusätzlich ein Antipsychotikum (z. B. Haloperidol) indiziert. Alternativ kann ein Benzodiazepin, kombiniert mit einem Antipsychotikum, gegeben werden.

In den letzten Jahren ist die ambulante Therapie von Alkoholabhängigen durch Substanzen bereichert worden, die den Zwang, Alkohol zu trinken, vermindern: **Anticraving-Substanzen. Acamprosat** (Campral®; ➤ Kap. 36.8.2) vermindert durch einen Angriff an NMDA-Rezeptoren glutamatinduzierte neuronale Aktivitätssteigerungen. Die Wirkung des Opioidrezeptor-Antagonisten **Naltrexon** (Nemexin®; ➤ Kap. 7.3.5) hängt mit einer Beteiligung endogener Opioide an der Alkoholwirkung auf das mesolimbische Dopaminsystem zusammen. **Nalmefen** (Selincro®) ist ebenfalls ein Opioidantagonist. Es wurde in den 1970er-Jahren entwickelt und ist seit 2014 zur Reduktion des Alkoholkonsums bei Erwachsenen zugelassen, deren Alkoholkonsum sich auf einem hohen Risikoniveau befindet und die keine körperlichen Entzugserscheinungen aufweisen. Obschon der Einsatz von Anticravingsubstanzen von einigen Autoren kritisch gesehen wird, ist er wegen einer Verdoppelung der Abstinenzrate bzw. einer signifikanten Reduktion der Trinkmenge bei den sonst hohen Rückfallraten als wichtiger Bestandteil der Therapie zu betrachten.

Bei der Aversionsbehandlung des Alkoholismus mit Disulfiram (➤ Kap. 35.8.2) können lebensgefährliche Unverträglichkeitsreaktionen gegenüber Alkohol auftreten. Dieses Medikament kommt daher nur bei hochmotivierten, zuverlässigen Patienten unter Beachtung der Risiken und Kontraindikationen in Betracht.

Opioide

Zur **Entgiftung** beim Opioidentzug werden vier verschiedene Vorgehensweisen praktiziert.

1. Der Opioidentzug ist meist nicht lebensbedrohlich (etwa im Gegensatz zum Delirium tremens) und kann im Prinzip ohne medikamentöse Hilfe durchgeführt werden. Dieser **kalte Entzug** ist für die Patienten aber höchst belastend und sollte vermieden werden.
2. Die Milderung des Opioidentzugs als **warmem Entzug** kann nicht opioidgestützt oder opioidgestützt erfolgen. Der **opioidgestützte Entzug** besteht in der Umstellung von kurz wirksamem Heroin auf lang wirksames Methadon, Levomethadon oder Buprenorphin. Beim warmen Entzug ist dies die Regelbehandlung. Der Vorteil ist der relativ geringe Anteil von vorzeitigen Therapieabbrüchen.
3. Zum **nicht opioidgestützten Entzug** benutzt man Clonidin. An der Auslösung von Entzugssymptomen soll eine Überaktivität zentraler Noradrenalinneurone beteiligt sein. Clonidin hemmt diese Neurone durch Aktivierung somadendritischer und präsynaptischer α_2-Autorezeptoren (➤ Abb. 2.13). Unerwünschte Effekte sind v. a. Blutdrucksenkung und Bradykardie (➤ Kap. 4.9.2). Gegen manche Entzugssymptome wirkt Clonidin nicht, sodass zusätzliche Pharmaka erforderlich sind, etwa nichtsteroidale Analgetika gegen Muskelschmerzen oder Doxepin bei Schlafstörungen. Der Vorteil des Clonidin-gestützten Entzugs ist die relativ kurze Behandlungsdauer. Allerdings ist die Zahl der vorzeitigen Therapieabbrüche hoch, sodass das Verfahren eine Ausnahmebehandlung darstellt.
4. Beim sogenannten **Turbo-Entzug** wird das Entzugssyndrom mit Hilfe eines Opioidrezeptor-Antagonisten (Naloxon oder Naltrexon) provoziert. Der Patient wird gleichzeitig ausgeprägt sediert oder narkotisiert, sodass er die Symptomatik nicht wahrnimmt. Die Intention ist, Dauer und Intensität der Entzugssymptomatik zu vermindern und die Erfolgsaussichten für die Entgiftung und die anschließende Entwöhnungsbehandlung zu erhöhen. Das Verfahren ist mit hohem Aufwand, hohen Kosten und Risiken verknüpft und in seiner Wertigkeit nicht endgültig gesichert.

Eine **Rückfallverhinderung** nach abgeschlossener Opioidentgiftung wird mit Naltrexon, einem gut oral bioverfügbaren, lang wirkenden Opioidrezeptor-Antagonisten (➤ Kap. 7.3.5), angestrebt. Infolge der kompetitiven Opioidrezeptorblockade wirken Heroin und andere Opioide nicht mehr euphorisierend und sollen so ihren positiven Verstärkereffekt verlieren.

Sind Entzugs- und Entwöhnungsbehandlungen nicht erfolgreich oder aus anderen Gründen nicht möglich, kann auf die **Substitutionsbehandlung mit Methadon oder Levomethadon** zurückgegriffen werden. Dieses Konzept verzichtet im ersten Behandlungsschritt auf das Ziel der dauerhaften Abstinenz. Das unmittelbare Ziel ist die Risikoreduktion (berufliche und soziale Wiedereingliederung, Verminderung von Todesfällen wegen Überdosierung und Verminderung der Beschaffungskriminalität); Abstinenz wird dann erst in anschließenden Behandlungen angestrebt. Wichtig sind eine strukturierte Vergabe des Opioids (feste Zeiten) mit Urinkontrollen (zur Ermittlung eines eventuellen Beigebrauchs anderer Drogen) und eine gute psychosoziale Betreuung in erfahrenen Behandlungszentren. Das Rückfallrisiko nach dem Absetzen von Methadon ist hoch.

Neben Methadon werden hier auch andere Opioide verwendet. Das **besser steuerbare Buprenorphin** kann bei der ersten Substitutionstherapie eingesetzt werden. **Codein oder Dihydrocodein** dürfen nur bei nachgewiesener Methadon- oder Buprenorphin-Unverträglichkeit verordnet werden. Bei Schwerstopiatabhängigen, bei denen die Sucht seit mindestens 5 Jahren besteht und mindestens 2 Therapien fehlgeschlagen sind, kann eine Substitutionstherapie mit **Heroin** erfolgen.

Cannabinoide, Stimulantien und Halluzinogene

Hier spielen medikamentöse Maßnahmen eine untergeordnete Rolle. Bei Angst und Erregung im Zusammenhang mit dem Entzug von Cannabinoiden und Stimulantien sind gut steuerbare **Benzodiazepine** (v. a. Lorazepam) indiziert.

SSRI können die neurotoxischen Wirkungen von Ecstasy auf 5-HT-Neurone im Gehirn reduzieren. Allerdings besteht bei gleichzeitigem Gebrauch beider Substanzen die Gefahr eines Serotoninsyndroms (➤ Kap. 14.2.9).

Benzodiazepine

Der Entzug wird meist in Form einer **abgestuften Dosisreduktion** mit vollständigem Ausschleichen durchgeführt. Als medikamentöse Stütze werden bei Unruhe und Schlafstörungen sedierende Antidepressiva (z. B. Doxepin) und bei Krampfanfällen in der Anamnese Antikonvulsiva (z. B. Carbamazepin/Oxcarbazepin) eingesetzt. Alternativ kann eine schnellere Entgiftung innerhalb weniger Tage unter temporärer Schnellaufdosierung eines Antikonvulsivums (z. B. Valproinsäure) und ggf. Umstellung auf ein kürzer wirksames Benzodiazepin (z. B. Oxazepam als Hauptmetabolit einer Reihe von Benzodiazepinen) mit der nachfolgenden tägliche Halbierung der gegebenen initialen Äquivalenzdosis erfolgen. Hierdurch kann die stationäre Entgiftungsphase zur beginnenden Motivationsbehandlung besser genutzt werden.

Cocain

Als unterstützende pharmakotherapeutische Maßnahmen für den Entzug werden **Antidepressiva** empfohlen. Bei Angst und Erregung sind **Benzodiazepine** indiziert.

LITERATUR

Andresen H, Stimpl T, Sprys N et al. Liquid Ecstasy – ein relevantes Drogenproblem. Deutsches Ärzteblatt, 2008; 105: 599–603.
Benkert O, Hippius H. Kompendium der Psychiatrischen Pharmakotherapie. 13. Aufl. Berlin: Springer, 2021.
Berton O, Nestler E J. New approaches to antidepressant drug discovery: beyond monoamines. Nat Rev Neurosci, 2006; 7: 137–151.
Davis KL, Charney D, Coyle JT, Nemeroff C. Psychopharmacology. The Fifth Generation of Progress. Philadelphia: Lippincott, Williams & Wilkins, 2002.
Haenisch B, Bönisch H. Depression and antidepressants: insights from knockout of dopamine, serotonin or noradrenaline re-uptake transporters. Pharmacol Ther, 2011; 129: 352–368.
Hyttel J. Pharmacological characterization of selective serotonin reuptake inhibitors (SSRIs). Intern Clin Psychopharmacol, 1994; 9 (Suppl. 1): 19–24.
Klein N, Wallner H, Kasper S. Aripiprazol – ein partieller Dopamin-Agonist als neues Antipsychotikum. Psychopharmakotherapie, 2006; 13: 49–54.
Ludwig W-D, Mühlbauer B, Seifert R. Arzneiverordnungsreport 2021. Berlin: Springer, 2021.
Brady S, Siegel GJ, Albers RW, Price D. Basic Neurochemistry. 8. Aufl. Cambridge: Academic Press, 2012.

KAPITEL

15

Thomas Hohlfeld

Derivate des Arachidonsäurestoffwechsels

15.1 Allgemeines

Viele Produkte des Arachidonsäurestoffwechsels beeinflussen physiologische und pathophysiologische Prozesse. Hierzu gehören die **Prostaglandine** (PG), **Thromboxane** (TX) und **Leukotriene** (LT). Sie werden in den verschiedenen Organen und Zellen auf unterschiedliche Stimuli hin neu synthetisiert und freigesetzt. Neben ihrer Bedeutung als Gewebehormone werden diese Substanzen auch pharmakologisch eingesetzt. Die Hemmung ihrer Biosynthese hat ebenfalls therapeutische Bedeutung erlangt.

Substrate der PG-Biosynthese sind mehrfach ungesättigte Fettsäuren, insbesondere die C20-Fettsäure **Arachidonsäure.** Deren Metaboliten werden auch als Eicosanoide bezeichnet (griechisch εικος = zwanzig). Durch die Aktivität des Enzyms **Fettsäurecyclooxygenase** (COX; Synonym: PGH-Synthase oder PGHS) entstehen dabei die **PG** und **TX** (➤ Abb. 15.1). Dieses Enzym katalysiert in zwei Reaktionsschritten zunächst die Synthese von PGG_2 und anschließend von PGH_2. Die COX kommt in zwei Isoformen vor, COX-1 und COX-2. Im ZNS von Hunden wurde eine Splice-Variante der COX-1 gefunden und als COX-3 bezeichnet. Ob sie beim Menschen Bedeutung hat, ist nicht geklärt. Verschiedene **Lipoxygenasen** bilden Hydroperoxy- und Hydroxy-Derivate (➤ Abb. 15.5). Über die 5-Lipoxygenase entstehen die **LT.**

Weitere Eicosanoide sind die Lipoxine (LX) A_4 und B_4 sowie verschiedene Epoxyeicosatriensäuren (EET). Sie werden ebenfalls durch enzymatische Oxidation von Arachidonsäure gebildet. Für sie wurden biologische Funktionen beschrieben (z. B. LX: Entzündungshemmung, EET: Blutdruckregulation), doch ist über ihre pharmakotherapeutische Nutzung wenig bekannt.

15.2 Cyclooxygenaseabhängige Arachidonsäuremetaboliten

Die Bezeichnung „Prostaglandine" geht darauf zurück, dass die zuerst in der Samenflüssigkeit entdeckten Substanzen für ein Prostatasekret gehalten wurden. Wesentliche Merkmale der **chemischen Struktur** sind ein Cyclopentan-Ring sowie eine Karbonsäure- und eine Alkyl-Seitenkette (➤ Abb. 15.1).

Die **Biosynthese** der Prostaglandine erfolgt primär durch die Freisetzung aus zellulären Membranphospholipiden, wo Arachidonsäure verestert gebunden ist. Dies geschieht durch Aktivierung einer zytosolischen Phospholipase A_2 ($cPLA_2$) oder in zwei Schritten durch Phospholipase C und Diacylglyceridlipase. Physiologische, pathophysiologische und pharmakologische Stimuli können die Phospholipaseaktivität durch Erhöhung der intrazellulären Calciumkonzentration steigern. Nachfolgend wird Arachidonsäure durch die COX-Isoenzyme zu den PG-Endoperoxiden PGG_2 und PGH_2 umgesetzt und zu weiteren Produkten metabolisiert (➤ Abb. 15.1).

Die Isoform **COX-1** kommt konstitutiv in verschiedenen Zellen und Geweben (z. B. Thrombozyten, Magenschleimhaut) vor. Ihr werden wichtige Haushaltsfunktionen (engl. housekeeping) zugeschrieben, wie z. B. thrombozytäre Hämostase, Magenschleimhautprotektion, Nierenfunktion. Die z. B. durch Zytokine induzierbare **COX-2** unterscheidet sich von der COX-1 biochemisch und pharmakologisch. Ihr wird eine besondere Rolle u. a. bei Entzündung und Schmerz zugeschrieben. Allerdings kommt COX-2 in manchen Geweben (z. B. Niere, Gefäßendothel, Nervengewebe) auch konstitutiv vor und trägt dort

15

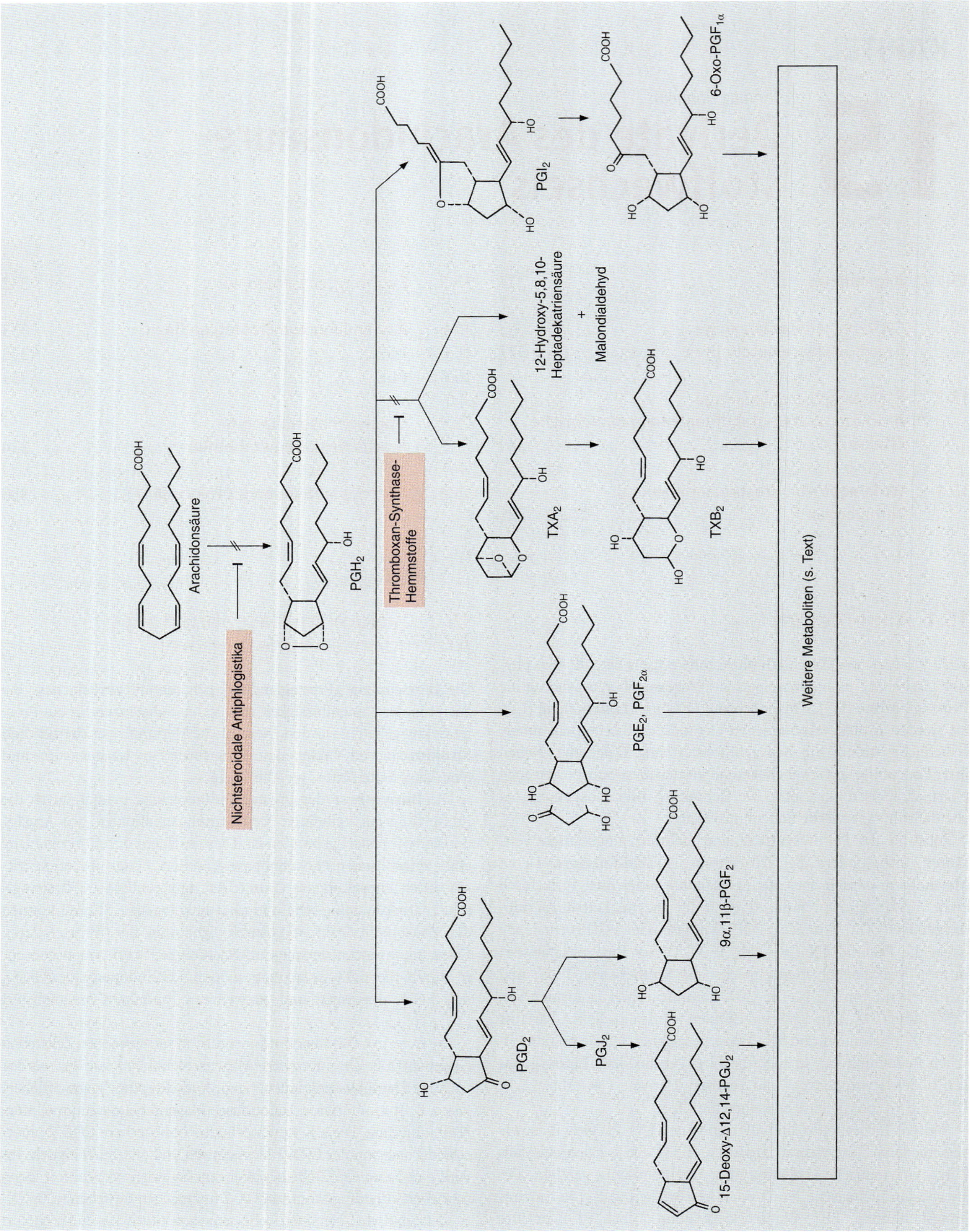

Abb. 15.1 Vereinfachte Darstellung der Biosynthese von Cyclooxygenaseprodukten des Arachidonsäurestoffwechsels einschließlich der renal eliminierten inaktiven Metaboliten.
Zusätzlich angegeben sind die Angriffspunkte der nichtsteroidalen Antiphlogistika und der Thromboxansynthase-Hemmstoffe.

zu physiologischen Prozessen bei, wie z. B. Regeneration von Zellen und Regulation der Durchblutung.

In Makrophagen und Thrombozyten werden die PG-Endoperoxide überwiegend durch das Enzym TX-Synthase zum vasokonstriktorischen und Thrombozyten aktivierenden TXA_2 metabolisiert. Andere Gewebe, z. B. das Gefäßendothel, metabolisieren die PG-Endoperoxide zu einem funktionellen Antagonisten des TXA_2, dem vasodilatierenden und die Thrombozyten hemmenden PGI_2 (Synonym: Prostacyclin).

Die Metabolisierung von PGH_2 zu PGE_2, $PGF_{2\alpha}$ und PGD_2 erfolgt durch enzymatische Isomerisierung (> Abb. 15.1). PGD_2 kann weiter zu PGJ_2 und 15-Desoxy-Δ^{12-14}-PGJ_2 umgewandelt werden. Die Buchstabenbezeichnungen charakterisieren die Substitutionen an der Ringstruktur des PG-Moleküls. Die sterische Position der OH-Gruppe an C9 bei den PG der F-Serie wird mit α oder β angegeben.

Neben der Arachidonsäure sind die Eicosatriensäure (Dihomo-γ-Linolensäure) und die in Fischölen vorkommende Eicosapentaensäure (Timnodonsäure) Substrate der COX. Aus ihnen werden PG der 1- bzw. 3-Serie synthetisiert. Die Zahlen 1–3 im Index weisen dabei auf die Anzahl der Doppelbindungen in den Seitenketten der PG hin. Weitere, mit den Prostaglandinen verwandte Arachidonsäuremetaboliten sind die Isoprostane. Sie werden COX-unabhängig über einen radikalvermittelten Mechanismus gebildet. Isoprostane sind Marker für oxidativen Stress im Gewebe.

Die **Inaktivierung** zirkulierender PG der E- und F-Serie erfolgt v. a. enzymatisch in der Lunge, daneben auch in Niere, Milz, Gastrointestinaltrakt und Plazenta, durch die 15-Hydroxy-PG-Dehydrogenase. Die resultierenden kaum mehr aktiven 15-Keto-Verbindungen werden anschließend an der Δ^{13}-Doppelbindung reduziert. Der weitere Metabolismus geschieht vorwiegend in der Leber über β- und ω-Oxidation der Seitenketten.

PGI_2 und TXA_2 werden mit kurzer Halbwertszeit (30 Sekunden bzw. 3 Minuten) nichtenzymatisch zu biologisch inaktiven Metaboliten umgesetzt (6-Oxo-$PGF_{1\alpha}$ bzw. TXB_2; > Abb. 15.1). Die Hauptmetaboliten von TXA_2 im Urin sind 2,3-Dinor-TXB_2 und 11-Dehydro-TXB_2. Diese und weitere Metaboliten können zur Bestimmung der Ganzkörpersynthese von PGI_2 oder TXA_2 herangezogen werden, z. B. zum Nachweis der Wirkung von Cyclooxygenasehemmstoffen.

15.3 Cyclooxygenaseabhängige Arachidonsäuremetaboliten: pharmakologische Effekte

Rezeptoren

PG- und TXA_2-Effekte werden über **G-Protein-gekoppelte Rezeptoren** (> Kap. 1.2.4) vermittelt. Entsprechend der höchsten Affinität für PG der D-, F-, I- und E-Serie bzw. für TXA_2 werden sie in die fünf Haupttypen DP, FP, IP, EP und TP eingeteilt (> Tab. 15.1). Innerhalb der EP-Rezeptoren unterscheidet man vier Subtypen. Die wichtigsten intrazellulären Signaltransduktionswege sind entweder Stimulation oder Hemmung der Adenylylcyclase sowie Stimulation der Phospholipase C, wobei manche Rezeptoren auch an mehrere Signaltransduktionswege koppeln können (> Tab. 15.1). Rezeptorspezifische Agonisten und Antagonisten wurden synthetisiert, doch haben nur wenige klinische Bedeutung erlangt. Ein Metabolit von PGD_2, 15-Deoxy-Δ^{12-14}-PGJ_2 (> Abb. 15.1), ist der endogene Agonist an $PPAR_\gamma$-Rezeptoren, die im Zellkern vieler Zelltypen die Transkription zahlreicher Gene steuern und an Stoffwechselfunktionen und Entzündungsprozessen beteiligt sind (vgl. > Kap. 1.3.5).

Kardiovaskuläre Wirkungen von PG werden durch verschiedene Rezeptorsubtypen mit regional unterschiedlicher Expression vermittelt. **PGI_2, PGD_2, PGE_2** und **PGE_1** erweitern über IP-, DP_1 EP_2- und EP_4-Rezeptoren die meisten Gefäßgebiete und **senken** den **arteriellen Blutdruck.** An den Hautgefäßen verursacht lokale

Tab. 15.1 Einteilung und Charakteristika der G-Protein-gekoppelten PG-Rezeptoren (vereinfacht)

Rezeptor-Subtyp	Natürlicher Agonist	G-Protein	Signaltransduktion	Lokalisation (Beispiele)
DP_1	PGD_2	G_s	cAMP ↑	Thrombozyten, Auge, Darm, ZNS, Gefäße
DP_2 ($CRTH_2$)	PGD_2	G_i	cAMP ↓	Immunsystem (z. B. Th2-Lymphozyten, eosinophile und basophile Granulozyten), Magen, Darm, Herz, Thymus
EP_1	PGE_2	G_q	IP_3/DAG/Ca^{2+} ↑	Uterus, Gefäße, Darm, Niere, Mastzellen
EP_2	PGE_2	G_s	cAMP ↑	Bronchien, Gefäße, Niere, ZNS, Leukozyten
EP_3	PGE_2	G_i G_s G_q	cAMP ↓ cAMP ↑ IP_3/DAG/Ca^{++} ↑	ZNS, Gefäße, Herz, Reproduktionssystem, Niere, Harnblase, Thrombozyten, Magen, Darm, Lunge
EP_4	PGE_2	G_s	cAMP ↑	Darm, Gefäße, Herz, Niere, Knochen, Leukozyten
FP	$PGF_{2\alpha}$	G_q	IP_3/DAG/Ca^{2+} ↑	Ovar, Uterus, ZNS, Niere, Auge, Gefäße
IP	PGI_2	G_s	cAMP ↑	Gefäße (glatte Muskulatur, Endothel), Thrombozyten, Niere, Herz, Bronchien, ZNS, Magen
TP	TXA_2, PGH_2	G_q $G_{12/13}$	IP_3/DAG/Ca^{2+} ↑ Rho-GEF	Thrombozyten, Monozyten, Gefäße, Herz, ZNS, Niere, Bronchien

Injektion von PG der E-Serie ein lang anhaltendes Erythem. **PGE_2** ist auch für das Offenhalten des Ductus arteriosus vor der Geburt bedeutsam, was vorrangig durch den EP_4-Rezeptor vermittelt wird. Bei intravenöser Gabe von **PGE_1** werden arterielle und venöse Blutgefäße dilatiert, sodass endsystolischer und -diastolischer Druck im linken Ventrikel abnehmen und reflektorisch die Kontraktionskraft des Herzens und seine Frequenz zunehmen (➤ Abb. 15.2). Die Kreislaufwirkungen höherer PGE_1-Dosen können von pulsierenden Kopfschmerzen, Rötungen des Gesichts, kolikartigen Bauchschmerzen und Fieber begleitet sein. Die vaskulären Wirkungen von **PGI_2** bzw. Prostacyclinmimetika sind ähnlich.

15

Die Endoperoxide **PGG_2** und **PGH_2** bewirken eine **Vasokonstriktion,** die durch TP-Rezeptoren vermittelt wird. Dies wird aber häufig von einer Vasodilatation überlagert oder gefolgt, die durch rasche enzymatische Umwandlung in Lunge und Endothel zum vasodilatierenden PGI_2 bedingt ist. **TXA_2** ist ein potenter Vasokonstriktor, dessen Wirkung durch glattmuskuläre TP-Rezeptoren vermittelt wird. Es ist an der Pathogenese von Durchblutungsstörungen durch z. B. Vasokonstriktion und Thrombose beteiligt. Auch $PGF_{2\alpha}$ hat vasokonstriktorische Wirkung.

PG üben darüber hinaus wahrscheinlich auch Langzeitwirkungen auf das kardiovaskuläre System aus, z. B. durch Wirkungen auf Genregulation und Differenzierung vaskulärer Zellen.

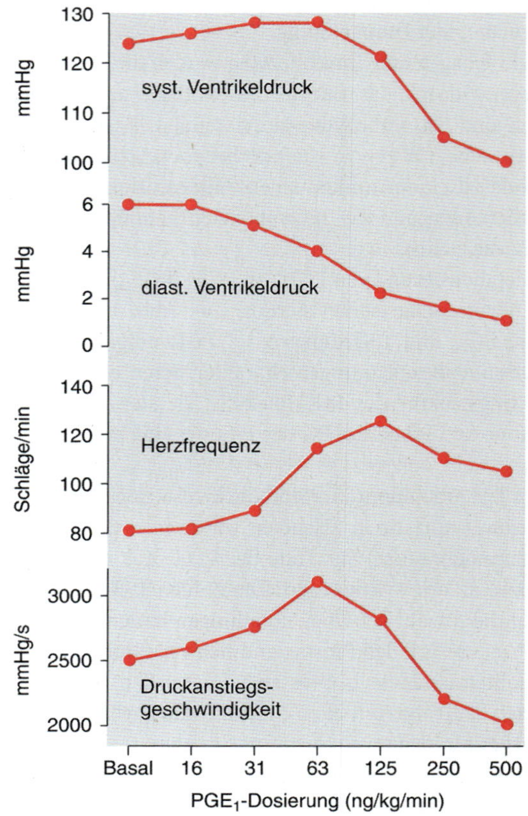

Abb. 15.2 Linksventrikulärer systolischer und enddiastolischer Druck, Herzfrequenz und Druckanstiegsgeschwindigkeit (als Maß der Kontraktionskraft) am Hund während der Infusion aufsteigender Dosierungen von PGE_1 in den linken Vorhof.
(Nach: Roux S et al. Can J Physiol Pharmacol, 1984; 62: 1505.)

Thrombozytenfunktion

PGI_2 hemmt an Thrombozyten der meisten Spezies einschließlich des Menschen die Aggregation (➤ Kap. 21). Diese Wirkung wird im Konzentrationsbereich von 0,5–20 nmol/l beobachtet. Eine ähnliche Wirkung haben **PGE_1** und **PGD_2**, jedoch ist **PGI_2** 20–40-mal potenter. **PGI_2, PGE_1** und **PGD_2** hemmen auch Formwandel, Adhäsion und Degranulierung von Thrombozyten.

PGI_2 und **PGE_1** wirken über thrombozytäre IP-Rezeptoren, **PGD_2** vermutlich über DP-Rezeptoren (➤ Abb. 15.3). Die **Hemmung der Thrombozytenaggregation durch PG** wird über eine Aktivierung der Adenylylcyclase vermittelt.

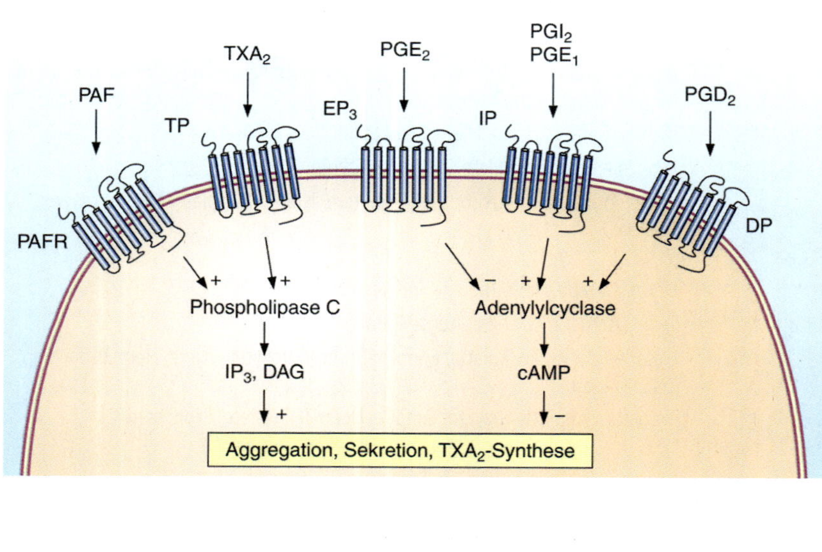

Abb. 15.3 Beeinflussung der Thrombozytenfunktion durch Eicosanoide.
PGI_2, PGE_1 und PGD_2 aktivieren über G-Protein-gekoppelte Rezeptoren (IP und DP) die Adenylylcyclase, erhöhen die cAMP-Konzentration und hemmen dadurch die Thrombozytenfunktion. TXA_2 und PAF aktivieren (über TP bzw. PAFR) Thrombozyten durch Phospholipase-C-Stimulation über einen Anstieg von intrazellulärem IP_3 und DAG. Über EP_3-Rezeptoren und Adenylylcyclase-Hemmung hat PGE_2 eine indirekte stimulierende Wirkung.

PGE_2 fördert in niedrigen Konzentrationen die Thrombozytenaggregation durch Stimulation thrombozytärer EP_3-Rezeptoren. $PGF_{2\alpha}$ hat keinen Effekt. Das dominierende Produkt des Arachidonsäurestoffwechsels in Thrombozyten, **TXA_2, induziert und fördert die Aggregation** und führt zu Degranulierung mit Freisetzung vasoaktiver Substanzen wie ADP und Serotonin. Die durch Kollagen ausgelöste Plättchenaggregation hängt wesentlich von einer intakten TXA_2-Biosynthese ab. Sie wird durch COX-Inhibitoren wie Acetylsalicylsäure gehemmt (➤ Kap. 21).

Niere

Das Prostaglandinsystem hat erhebliche Bedeutung für die Nierenfunktion. Beide COX-Isoformen und nahezu alle Rezeptorsubtypen kommen in der Niere vor.

PGE_2 und PGI_2 steigern den renalen Blutfluss. So wird die in ➤ Kap. 20.1.2 beschriebene Aktivierung des Renin-Angiotensin-Systems durch Na^+-Verlust teilweise durch eine gesteigerte PG-Synthese (z. B. PGI_2) in der Nierenrinde vermittelt. Eine **Hemmung der renalen PG-Synthese** mit Verminderung der Nierendurchblutung ist an der bei länger dauernder Antiphlogistikabehandlung gelegentlich beobachteten Nierenschädigung beteiligt. Schließlich steigern PG (z. B. **PGE_2**) die Diurese, indem die Wasserrückresorption in den Sammelrohren vermindert wird.

Nichtvaskuläre glatte Muskulatur

PG haben ausgeprägte Wirkungen auf die Darmmotilität. Die Längsmuskulatur von Magen, Dünn- und Dickdarm wird in vitro durch **PG der E- und F-Serie** kontrahiert, während die Ringmuskulatur durch **PGE_2** relaxiert wird. Kolikartige Bauchschmerzen, Diarrhö, Übelkeit und Erbrechen sind typische unerwünschte Arzneimittelwirkungen der PG.

Die Bronchial- und Trachealmuskulatur wird durch **PGI_2 und PGE_1 relaxiert.** Diese PG werden wegen erheblicher Reizwirkungen auf die Bronchialschleimhaut aber nicht zur Asthmatherapie verwendet. **PGD_2, $PGF_{2\alpha}$ und TXA_2** wirken **bronchokonstriktorisch.**

Die Muskulatur des nicht schwangeren Uterus wird durch PG der F-Reihe kontrahiert und solche der E-Reihe relaxiert. Der **schwangere Uterus** wird in vivo durch **$PGF_{2\alpha}$ und PGE_2 kontrahiert. PGI_2** hat hier einen **relaxierenden** Effekt.

Gastrointestinale Sekretion

PGE_2 und PGI_2 hemmen die Magensaftsekretion nach Stimuli wie Nahrungsaufnahme, Histamin oder Gastrin. Die Säure- und Pepsinsekretion wird vermindert. Dagegen werden die **Schleim- und Bicarbonatsekretion** im Magen und Dünndarm sowie die lokale Durchblutung durch diese PG gesteigert. Im Darm wird die **Sekretion von Wasser und Elektrolyten** in das Lumen durch PG der E- und F-Reihe stimuliert. Dieser Effekt, zusammen mit der stimulierenden Wirkung auf die glatte Muskulatur des Darms, ist die Ursache von **Diarrhöen,** die nach oraler oder parenteraler Gabe von PG beobachtet werden.

Entzündung und Immunreaktionen

Bei Entzündungsreaktionen werden PG vorrangig durch die induzierbare COX-2 synthetisiert. Neben der Vasodilatation und einer Verstärkung der Wirkung von Histamin und Bradykinin auf die Gefäßpermeabilität verursacht **PGE_2 Fieber.** Dessen Auslösung durch Pyrogene wird auf die Freisetzung von PGE_2 im Organum vasculosum laminae terminalis mit Stimulation hypothalamischer EP_3-Rezeptoren zurückgeführt (s. auch ➤ Kap. 7.2).

PGE_2 und PGI_2 sensibilisieren nozizeptive Nervenendigungen für chemische und mechanische Stimuli. Dadurch wird eine Hyperalgesie hervorgerufen, die Grundlage der Schmerztherapie mit Hemmstoffen der PG-Synthese ist. **PGD_2,** das v. a. von Mastzellen gebildet wird, wirkt über DP_2-Rezeptoren chemotaktisch und aktivierend auf T-Helferzellen und andere Leukozyten.

Verschiedene PG haben **antiphlogistische Effekte.** So hemmen PG der E-Serie die Freisetzung von Histamin aus Mastzellen bei anaphylaktischen Reaktionen. Sie hemmen auch die Freisetzung von Sauerstoffradikalen, lysosomalen Enzymen und LTB_4 aus aktivierten Leukozyten, die Proliferation und Zytokinfreisetzung von T-Lymphozyten sowie die Differenzierung von B-Lymphozyten zu antikörperbildenden Plasmazellen.

15.4 Wirkungen von Prostaglandinen und Thromboxan A_2

Thrombozyten-Gefäßwand-Interaktion

Normalerweise verhindert die PGI_2-Biosynthese der unverletzten Gefäßwand die Aggregation und Adhärenz von Thrombozyten. Bei Gefäßverletzungen oder atherosklerotischen Läsionen kann die TXA_2-Synthese aktivierter Thrombozyten zum thrombotischen Gefäßverschluss führen (vgl. ➤ Kap. 21). **Die thrombozytäre Thromboxansynthese wird durch Acetylsalicylsäure (Aspirin®) gehemmt.** Dies wird erfolgreich zur Sekundärprävention arterieller Thrombosen wie z. B. Myokardinfarkt und Schlaganfall genutzt, kann erwartungsgemäß aber auch Blutungen begünstigen. Antagonisten an TP-Rezeptoren und Hemmstoffe der Thromboxansynthase hemmen ebenfalls die Thrombozytenfunktion, haben aber keine klinische Bedeutung erlangt. Thrombozytenfunktionshemmer werden in ➤ Kap. 21 behandelt.

Reproduktion und Geburt

PGE_2 ist generell für eine normale Ovulation und Fertilisierung bedeutsam. **$PGF_{2\alpha}$** hemmt die Freisetzung von Progesteron und führt zur **Regression des Corpus luteum.** Dadurch kann eine frühe Schwangerschaft unterbrochen werden. **$PGF_{2\alpha}$** sensibilisiert bei Schwangerschaftsende auch den Uterus für Oxytocin. Nichtsteroidale

Antiphlogistika können durch Hemmung der PG-Synthese die Dauer einer spontanen Geburt verlängern. Wegen der Gefahr eines vorzeitigen Verschlusses des Ductus Botalli wird diese Wirkung jedoch nicht genutzt.

Bei Dysmenorrhö sind erhöhte PG-Spiegel im Endometrium und im Menstruationsblut gemessen worden. **COX-Hemmstoffe wie Acetylsalicylsäure und Ibuprofen** haben hier eine **schmerzlindernde Wirkung,** was die pathophysiologische Bedeutung der PG unterstreicht.

Protektion der Magenschleimhaut

PG schützen die Magenschleimhaut gegenüber Noxen wie Alkohol oder Säuren. Dieser **gastroprotektive Effekt** beruht auf einer Hemmung der Salzsäureproduktion, Aktivierung der Bicarbonat- und Schleimsekretion sowie **Steigerung der Durchblutung der Mucosa.** Die Hemmung der endogenen PG-Synthese in der Magenschleimhaut durch nichtsteroidale Antiphlogistika ist dadurch eine Ursache für deren schleimhautschädigende Wirkung.

Protektive Effekte von PG sind experimentell auch an anderen Organen (z. B. Leber oder Herz) beschrieben worden. Die Mechanismen, die dieser **Organprotektion** zugrunde liegen, beruhen wahrscheinlich ebenfalls auf einer Stimulation zellulärer Prostaglandinrezeptoren.

Entzündung

Die Hyperalgesie zusammen mit pyretischen, vasodilatatorischen und ödemsteigernden Wirkungen kennzeichnen die PG als wichtige Entzündungsmediatoren. Ihre besondere Bedeutung geht daraus hervor, dass nichtsteroidale Antiphlogistika die PG-Biosynthese hemmen (➤ Abb. 15.1), im Allgemeinen aber keinen Effekt auf andere Entzündungsmediatoren wie Zytokine, Kinine oder Histamin haben. PG und TX werden neben anderen Mediatoren auch bei allergischen Reaktionen freigesetzt; beim allergischen Asthma bronchiale wird die Bedeutung der Cyclooxygenaseprodukte des Arachidonsäurestoffwechsels aber von den stark bronchokonstriktorisch wirksamen Cysteinyl-Leukotrienen übertroffen (➤ Kap. 15.7).

Zellproliferation

Schon länger ist bekannt, dass PG die Proliferation verschiedener Zelltypen beeinflussen können. Experimentell wurde eine Steigerung des Tumorzellwachstums (z. B. Kolonkarzinom) durch PG nachgewiesen. Klinisch wurde dies durch epidemiologische Studien bestätigt. Über einen längeren Zeitraum (Jahre) wiesen regelmäßig mit COX-Hemmstoffen behandelte Patienten in einigen Studien eine etwas geringere Inzidenz von Kolonkarzinomen auf. Hemmstoffe der PG-Synthese reduzieren auch das Polypenwachstum bei Patienten mit familiärer Polyposis. Auch beim hepatozellulären Karzinom und beim metastasierenden Mammakarzinom wird ein das Tumorwachstum fördernder Einfluss von PG diskutiert.

Abfluss des Kammerwassers im Auge

Entzündungen am Auge (Uveitis, Iritis) werden oft von einer Abnahme des Augeninnendrucks begleitet. Daran sind lokal gebildete PG beteiligt, die über eine Stimulation von EP- und FP-Rezeptoren zur Neusynthese von Metalloproteasen führen. Diese bewirken über den Abbau von Matrixproteinen (wie z. B. Kollagen) eine Erweiterung interzellulärer Räume des Ciliarmuskels, was den Abfluss von Kammerwasser erleichtert. Da die Senkung des Augeninnendrucks durch $PGF_{2\alpha}$ innerhalb weniger Stunden einsetzt und recht ausgeprägt ist, werden weitere Mechanismen diskutiert, die den trabekulären Kammerwasserabfluss im Bereich des Kammerwinkels fördern.

15.5 Cyclooxygenasehemmer

Cyclooxygenasehemmer, oft auch als **Nicht-Opioid-Analgetika** oder **nichtsteroidale Analgetika/Antiphlogistika (NSA)** bezeichnet, zählen mit zu den am häufigsten verwendeten Arzneistoffen überhaupt. Auf sie wird an dieser Stelle jedoch nur kurz eingegangen, da sie ausführlich in den ➤ Kap. 7.2, ➤ Kap. 16.4 und ➤ Kap. 21.2 behandelt werden.

Die analgetischen und antiphlogistischen Eigenschaften der NSA beruhen, ebenso wie wichtige unerwünschte Wirkungen (z. B. Magenschleimhautschädigung, erhöhtes Blutungsrisiko), auf der pharmakologischen Hemmung der COX-Enzyme (➤ Kap. 7.2.1). Viele NSA hemmen die Isoformen COX-1 und COX-2 mit annähernd vergleichbarer Wirkstärke. Dies gilt u. a. für Acetylsalicylsäure, Ibuprofen und Naproxen. Diclofenac zeigt eine mäßige Präferenz für die COX-2.

Einige COX-Inhibitoren, wie **Celecoxib** (Celebrex®) oder **Etoricoxib** (Arcoxia®), hemmen mit mittlerer bzw. hoher Selektivität die COX-2 (➤ Kap. 16.4.3). Bei vergleichbarer analgetischer und entzündungshemmender Wirksamkeit ist die durch diese Substanzen verursachte Schädigung der Magenschleimhaut wahrscheinlich etwas geringer als bei nichtselektiven NSA. Experimentelle und klinische Studien haben allerdings Hinweise geliefert, dass COX-2-Hemmung das Risiko für Myokardinfarkt und Schlaganfall geringfügig steigern kann.

Ein besonderer Stellenwert unter den Cyclooxygenasehemmstoffen kommt der **Acetylsalicylsäure** (Aspirin®) zu. Sie ist der einzige klinisch verwendete *irreversible* COX-Inhibitor. In niedriger Dosierung (75–100 mg/Tag) hemmt Acetylsalicylsäure bevorzugt die COX-1. Durch die **Hemmung der TXA_2-Biosynthese** in den Thrombozyten hat Acetylsalicylsäure große Bedeutung in der Prävention von Myokardinfarkten, ischämischen Schlaganfällen und bei der peripheren arteriellen Verschlusskrankheit erlangt (➤ Kap. 7.2.1 und ➤ Kap. 21.2.1).

15.6 Anwendung von Prostaglandinen

15.6.1 PGE_2

Anwendung

PGE_2 (Dinoproston [Minprostin E_2®]) wird als Vaginalgel oder -tablette zur **Geburtseinleitung** bei ausreichender Zervixreife eingesetzt. Bei unreifem Zervixbefund kann in der Vorgeburtsphase durch PGE_2 (Prepidil®, Propess®) eine **Zervixerweichung und -dilatation** erreicht werden. Das intravenös applizierbare PGE_2-Mimetikum Sulproston (Nalador®) steht für die Vorbereitung einer instrumentellen Uterusausräumung oder Geburtseinleitung, z. B. bei intrauterinem Fruchttod, sowie zur Behandlung **atonischer postpartaler Blutungen** zur Verfügung.

Das PGE_1-Derivat Misoprostol kann in Tablettenform für den **medikamentösen Schwangerschaftsabbruch** bis zum 49. Tag eingesetzt werden, wobei hier die Gabe eines Antiprogesterons (Mifepriston) vorausgeht.

Unerwünschte Arzneimittelwirkungen

Typische unerwünschte Arzneimittelwirkungen von PGE_2 und Sulproston sind Übelkeit, Erbrechen, kolikartige Bauchschmerzen und Diarrhö, Kopfschmerzen, Erytheme an den Infusionsstellen, Temperaturerhöhungen sowie bronchokonstriktorische Reaktionen.

15.6.2 PGE_1

Anwendung

PGE_1 (Alprostadil [Prostavasin®]), ein Agonist an EP- und IP-Rezeptoren, kann bei fortgeschrittener **chronischer arterieller Verschlusskrankheit** in den Stadien III–IV lokal intraarteriell oder (Stadium III) in höherer Dosierung auch intravenös infundiert werden, um eine Abheilung von Ulzerationen und eine Reduktion des Ruheschmerzes zu erreichen. Zu den häufigeren unerwünschten Arzneimittelwirkungen zählen Rötung und Schmerzen in der infundierten Extremität. Daneben können Flush, Kopfschmerzen und Diarrhö sowie Blutdruckabfall und Tachykardie auftreten (➤ Abb. 15.2). Die gelegentlich lang anhaltende therapeutische Wirkung (z. B. Rückführung in ein leichteres Stadium der Verschlusskrankheit) ist nicht allein durch Vasodilatation und Hemmung der Thrombozytenfunktion erklärbar. Wahrscheinlich spielen Entzündungshemmung, Verbesserung der Erythrozytenflexibilität und Hemmung der Proliferation glatter Gefäßmuskelzellen zusätzlich eine Rolle.

PGE_1 wird auch zur **zeitweiligen Offenhaltung des Ductus arteriosus Botalli** bei Neugeborenen mit angeborenen Herzfehlern eingesetzt.

Schließlich kann PGE_1 auch zur Behandlung der **erektilen Dysfunktion** angewandt werden. PGE_1 wird dabei entweder intrakavernös injiziert oder transurethral appliziert. Es wurde in dieser Indikation aber durch Phosphodiesterase-5-Inhibitoren wie Sildenafil (➤ Kap. 18) weitgehend verdrängt.

Qualitativ ähnlich wirkt das stabile PGI_2-Analogon Iloprost (➤ Abb. 15.4), das durch eine Dreifachbindung in der Alkyl-Seitenkette gegen Inaktivierung durch ω-Oxidation geschützt ist, was die Halbwertszeit gegenüber PGI_2 verlängert (ca. 30 min). Iloprost wird in Form einer mehrwöchigen Infusionstherapie (Ilomedin®) bei schweren Durchblutungsstörungen wie fortgeschrittener **arterieller Verschlusskrankheit, Thrombangiitis obliterans** und **schwerem Morbus Raynaud** eingesetzt.

Die vasodilatatorischen PGI_2-Analoga Treprostinil (Remodulin®) und Epoprostenol (Epoprostenol Rotexmedica®) werden als Infusion bei **schwerer pulmonal arterieller Hypertonie** (NYHA III und IV) eingesetzt (➤ Kap. 18.4.6). Bei **pulmonaler Hypertonie** kommt auch inhalativ verabreichtes Iloprost (Ventavis®) zur Anwendung.

Latanoprost* (Xalatan®), Travoprost (Travatan®), Bimatoprost (Lumigan®) und Tafluprost (Taflotan®) sind $PGF_{2\alpha}$-Derivate, die als Augentropfen zur **Senkung des Augeninnendrucks** beim primären Offenwinkelglaukom eingesetzt werden. Sie wirken über eine Steigerung des Kammerwasserabflusses. Typische lokale unerwünschte Arzneimittelwirkungen sind Irisverfärbung, veränderte Farbe und Struktur der Augenwimpern, Erosionen des Corneaepithels und selten Maculaödeme.

Ein synthetisches Analogon von PGE_1 ist Misoprostol, das nach Resorption in den aktiven Metaboliten Misoprostolsäure umgesetzt wird. Es wird allein (Cytotec®) oder in Kombination mit Diclofenac (Arthotec®) bei Patienten mit erhöhtem Risiko für **NSAR-induzierte Magen- und Duodenalulzera** eingesetzt. Es ist den H_2-Rezeptor-Blockern und Protonenpumpen-Inhibitoren wahrscheinlich nicht überlegen (➤ Kap. 22.1.2).

Unerwünschte Arzneimittelwirkungen

Häufige unerwünschte Arzneimittelwirkungen dieser PG-Mimetika sind Diarrhö und Übelkeit, darüber hinaus können Kopfschmerzen und Menstruationsstörungen auftreten. Wegen ihrer Uteruswirksamkeit sind viele dieser Substanzen in der Schwangerschaft kontraindiziert.

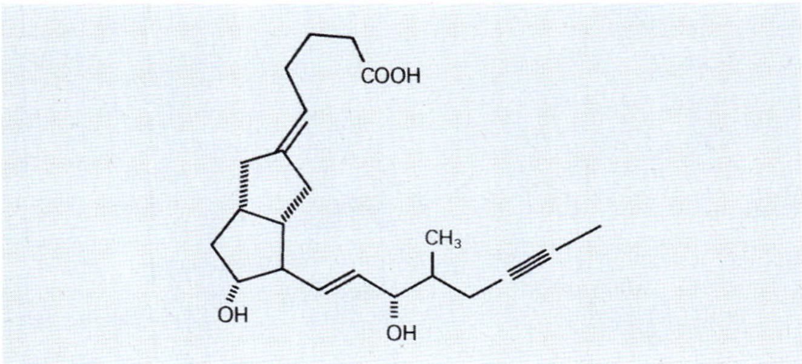

Abb. 15.4 Iloprost.

Für Magenerkrankungen (Ulkustherapie) zugelassene Misoprostol-Tabletten werden außerhalb der Zulassung (Off-Label-Use) manchmal auch oral, sublingual oder in zerkleinerter Form vaginal zur Geburtseinleitung eingesetzt. Diese Anwendung ist jedoch umstritten, da es zu gravierenden Dosierungsfehlern mit Uterusruptur und fetaler Arrhythmie gekommen ist.

15.7 Lipoxygenaseabhängige Arachidonsäuremetaboliten

Biosynthese, Struktur und Metabolismus

Lipoxygenasen werden von verschiedenen Zelltypen, darunter neutrophilen und eosinophilen Granulozyten, Mastzellen, Thrombozyten, Makrophagen und dendritischen Zellen freigesetzt. Wichtigstes Substrat ist Arachidonsäure (➤ Abb. 15.5). So katalysiert eine 12-Lipoxygenase in Thrombozyten die Synthese von 12-Hydroperoxy-5,8,10,14-Eicosatetraensäure (12-HPETE). In Neutrophilen entsteht 15-Hydroperoxy-5,8,11,13-Eicosatetraensäure (15-HPETE). Die 5-Lipoxygenase von Leukozyten synthetisiert das Zwischenprodukt 5-Hydroperoxy-6,8,11,14-Eicosatetraensäure (5-HPETE). Dieses Enzym benötigt die Assoziation mit dem Aktivierungsprotein FLAP (five lipoxygenase-activating peptide), das den Substrattransfer katalysiert. Die Hydroperoxy-Derivate werden weiter zu Hydroxyeicosatetraensäuren (HETEs) reduziert (➤ Abb. 15.5).

5-HPETE wird zum instabilen Leukotrien (LT) A_4 umgesetzt. Der Name Leukotriene ist abgeleitet von den Leukozyten, aus denen sie freigesetzt werden, und der Trienstruktur mit drei konjugierten Doppelbindungen. LTA_4 wird entweder – vorwiegend in Neutrophilen und mononukleären Phagozyten – durch Hydrolyse zu LTB_4 oder – vorwiegend in Eosinophilen und Mastzellen – durch Kopplung mit Glutathion zu LTC_4 umgesetzt. Durch Abspaltung des γ-rests aus dem Glutathionteil des LTC_4 entsteht LTD_4 und weiter durch Abspaltung von Glycin LTE_4 (➤ Abb. 15.5). LTC_4, LTD_4 und LTE_4 werden auch als Cysteinyl-LT bezeichnet.

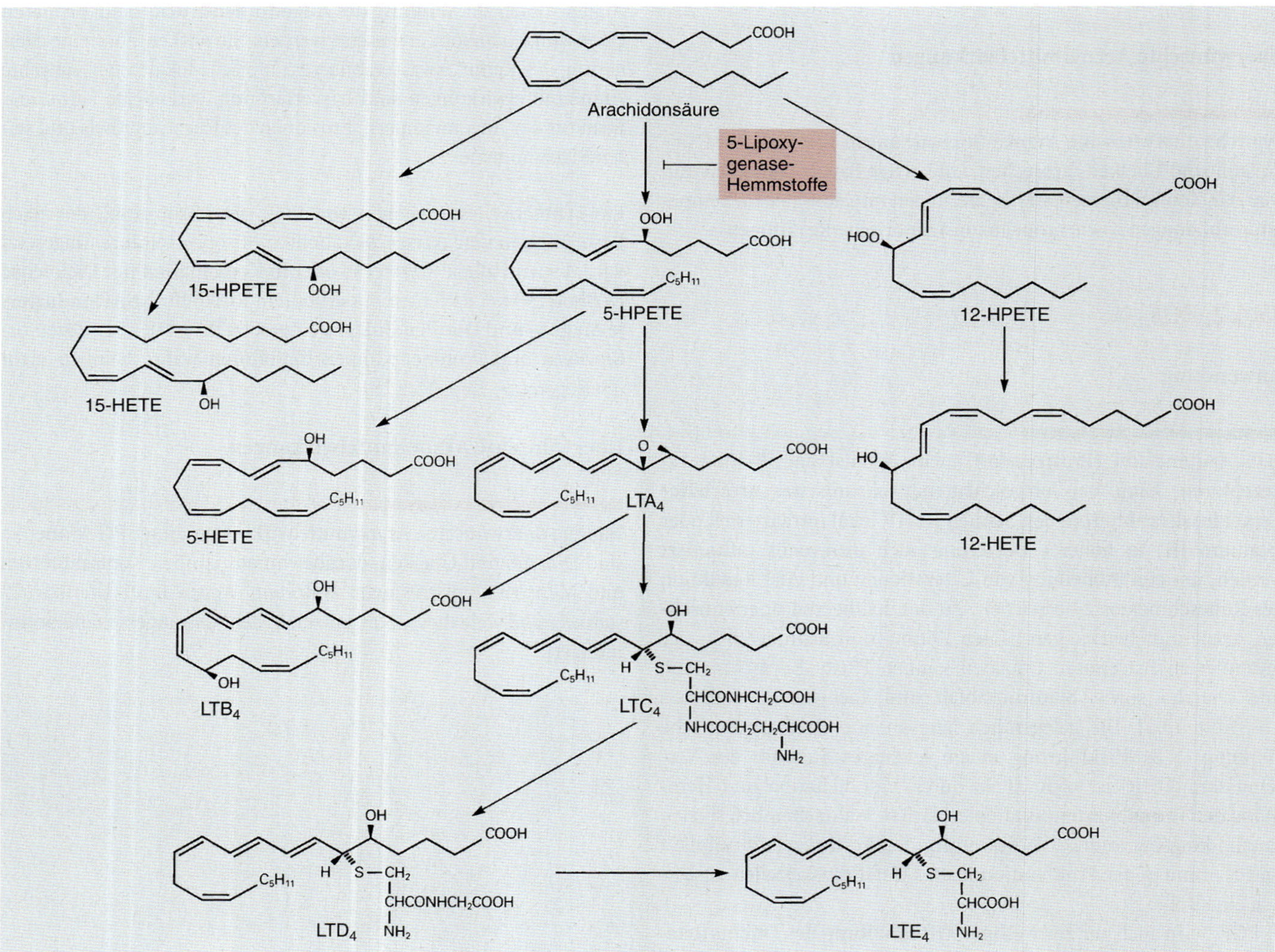

Abb. 15.5 Biosynthese von Lipoxygenaseprodukten des Arachidonsäurestoffwechsels und der Angriffspunkt von 5-Lipoxygenase-Hemmstoffen (Nach: Zweerink HJ et al. In: Patrono C, Peskar BM. Radioimmunoassay in Basic and Clinical Pharmacology. Heidelberg: Springer, 1987.)

LT haben in der Blutbahn eine kurze Halbwertszeit und wirken, wie die PG, lokal am Ort ihrer Biosynthese. Sie werden hepatisch weiter abgebaut und vorwiegend über die Galle, zum kleineren Teil renal eliminiert.

Weitere Metaboliten von Lipoxygenasen, auf die nicht näher eingegangen wird, sind die Lipoxine (LXA_4, LXB_4). Sie entstehen über den 5- und 15-Lipoxygenase-Stoffwechselweg, wobei Zell-Zell-Interaktionen u. a. zwischen Leukozyten und Thrombozyten beteiligt sind. Lipoxine hemmen die Chemotaxis neutrophiler Granulozyten, die Granulozyten-Endothelzell-Interaktion und die Zytotoxizität natürlicher Killerzellen (NK-Lymphozyten).

Wirkungen der Leukotriene

Die Wirkungen von Leukotrienen werden, wie auch die der Prostaglandine, durch G-Protein-gekoppelte Rezeptoren vermittelt. Entsprechend der Aktivierung durch LTB_4 bzw. Cysteinyl-LT werden BLT- und CysLT-Rezeptoren unterschieden, die in jeweils zwei Subtypen unterteilt werden (➤ Tab. 15.2).

Tab. 15.2 Einteilung und Charakteristika der LT-Rezeptoren (cAMP = cyclisches Adenosinmonophosphat; IP_3 = Inositol-1,4,5-trisphosphat, DAG = Diacylglycerol)

Rezeptor-Subtyp	Endogene Agonisten	G-Protein[1]	Signaltransduktion[1]	Lokalisation (Beispiele)
BLT_1	LTB_4	G_i	cAMP ↓	Leukozyten, glatter Muskel, Endothel
BLT_2	LTB_4, andere Lipoxygenaseprodukte	G_q	IP_3/DAG/ Ca^{2+} ↑	Weitverbreitet
$CysLT_1$	LTC_4, LTD_4, LTE_4	G_q	IP_3/DAG/ Ca^{2+} ↑	Glatter Muskel (Atemwege, Darm, Gefäße), Leukozyten
$CysLT_2$	LTC_4, LTD_4, LTE_4	G_q	IP_3/DAG/ Ca^{2+} ↑	Herz, Gefäße, Gehirn, Mucosa, Leukozyten, Nebennierenmark

[1] Weitere Signalwege wurden beschrieben.

LTB_4 wirkt chemotaktisch und degranulierend auf Leukozyten und stimuliert die Freisetzung von Sauerstoffradikalen. Es induziert die Adhäsion von Leukozyten an die Gefäßwand, erhöht die Gefäßpermeabilität (Ödeme) und bewirkt Hyperalgesie.

Die Cysteinyl-LT steigern die Permeabilität postkapillärer Venolen verschiedener Gefäßgebiete, auch im Bereich der Atemwege. In den Bronchien sind Cysteinyl-LT proinflammatorisch und steigern die Mukusproduktion. Sie kontrahieren glatte Muskelzellen und fördern deren Proliferation. Cysteinyl-LT wirken darüber hinaus in manchen Gefäßgebieten, z. B. in den Koronarien, vasokonstriktorisch. Sie können auch Störungen der Mikrozirkulation der Magenmucosa bewirken. Die dadurch bewirkte Schädigung der Magenschleimhaut potenziert den Effekt anderer Noxen, wie z. B. Alkohol. LTC_4 kommt auch im ZNS vor. Es ist wahrscheinlich an der Regulation hypophysärer Hormone beteiligt.

Pathophysiologische Bedeutung der Leukotriene

LTB_4 wurde in Exsudaten bei **Gelenkerkrankungen,** epidermalen Läsionen bei **Psoriasis** und in der entzündeten Darmschleimhaut, bei **Morbus Crohn** und **Colitis ulcerosa** nachgewiesen. Es ist ein starker Mediator der Chemotaxis von Granulozyten im Rahmen von Entzündungsreaktionen.

15

Eine wichtige Rolle kommt den Cysteinyl-LT bei allergischen Reaktionen wie **Rhinitis** oder **Asthma bronchiale** zu. Diese hoch aktiven Mediatorsubstanzen werden durch Allergenexposition freigesetzt. In der Lunge führen sie zu Bronchokonstriktion, Steigerung der Mukussekretion und sie hemmen den trachealen Schleimtransport. Bei Patienten mit Asthma bronchiale wurde eine Hypersensitivität der Bronchien gegenüber Cysteinyl-LT nachgewiesen.

Cysteinyl-Leukotrien-Rezeptor-Antagonisten und 5-Lipoxygenase-Hemmstoffe

Indikationen

Montelukast* (Singulair®) ist ein selektiver kompetitiver Antagonist an $CysLT_1$-Rezeptoren.. Zafirlukast und Pranlukast stehen nur in anderen Ländern zur Verfügung. Montelukast wird zur Anfallsprophylaxe des **Asthma bronchiale im Erwachsenen- und Kindesalter** zusammen mit inhalativen Glucocorticoiden und Bedarfsgaben inhalativer β-Sympathomimetika eingesetzt, wenn diese zur Kontrolle des Asthmas nicht ausreichen (➤ Kap. 4.8.2). Die Zahl nächtlicher Asthmaanfälle wird reduziert, ebenso der Glucocorticoid- und β-Sympathomimetika-Verbrauch. Die Wirksamkeit beruht auf einem antiphlogistischen Effekt und einer Hemmung der bronchialen Hypersekretion. Montelukast ist auch beim Anstrengungsasthma, Aspirin-sensitiven Asthma und bei saisonaler allergischer Rhinitis wirksam. Häufige unerwünschte Arzneimittelwirkungen sind Kopfschmerz, Husten, Diarrhö und Erbrechen. Vor neuropsychiatrischen unerwünschten Arzneimittelwirkungen wie Depression, Angstgefühl und Suizidalität wurde kürzlich gewarnt.

Ein anderer Ansatz ist die Hemmung der LT-Synthese (➤ Abb. 15.5). Man unterscheidet direkte Hemmstoffe der Lipoxygenase von indirekten Hemmstoffen des aktivierenden Proteins FLAP. Für den reversiblen FLAP-Inhibitor Zileuton, der nur in den USA im Handel ist, liegen positive klinische Ergebnisse bei **Asthma bronchiale** und **allergischer Rhinitis** vor. Eventuell sind 5-Lipoxygenase-Hemmstoffe auch für die Therapie entzündlicher Darmerkrankungen (z. B. Colitis ulcerosa) oder der Osteoarthritis interessant. Sulfasalazin (Azulfidine®) und 5-Aminosalicylsäure (Mesalazin; Salofalk®) (➤ Kap. 22.6.1), die bei chronisch-entzündlichen Darmerkrankungen eingesetzt werden, hemmen neben anderen Effekten auch die LT-Synthese in der Mucosa des Dünn- und Dickdarms.

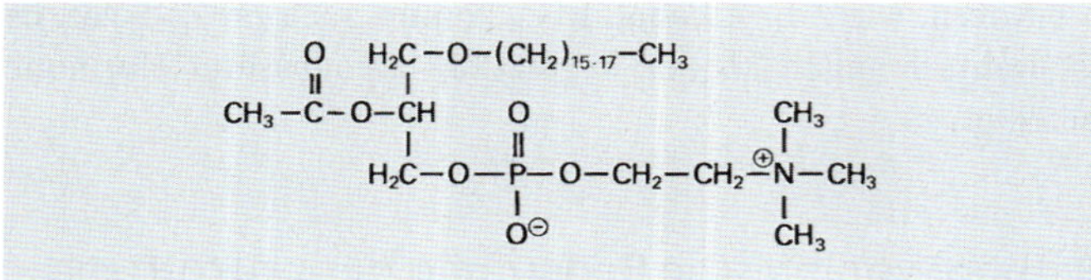

Abb. 15.6 Plättchenaktivierender Faktor (PAF).

Unabhängig von einer Zellaktivierung kann PAF auch durch Übertragung von Phosphocholin auf Alkyl-Acetyl-Glycerol gebildet werden (De-novo-Synthese). Produkte mit PAF-ähnlichen Eigenschaften entstehen auch unter oxidativem Stress.

Durch die Beteiligung von Phospholipase A_2 an der PAF-Synthese und durch den hohen Anteil von Arachidonsäure als Acylsubstituent in Position 2 der Vorstufe Alkyl-acyl-glycerophosphocholin ergibt sich eine enge Beziehung zur Eicosanoid-Biosynthese (➤ Kap. 15.2).

15.8 Plättchenaktivierender Faktor (PAF)

Biosynthese und Inaktivierung

PAF ist ein Phospholipid (1-O-alkyl-2-acetyl-*sn*-glycero-3-phosphocholin; ➤ Abb. 15.6), das dadurch bekannt wurde, dass es die Aggregation von Thrombozyten auslöst. Die exakte Bezeichnung ist PAF-acether. PAF wird u. a. in Leukozyten, Makrophagen, Thrombozyten und Endothelzellen synthetisiert.

Die Biosynthese von PAF erfolgt durch Deacylierung von Alkyl-acyl-glycerophosphocholin zu Lyso-PAF mit anschließender Acetylierung (➤ Abb. 15.7 links). Dafür ist eine Zellaktivierung durch verschiedene Stimuli erforderlich, wie z. B. Thrombin oder Zytokine. In umgekehrter Richtung (➤ Abb. 15.7 rechts) kann PAF wieder deacetyliert und verestert werden, was die Wirkung beendet. Dafür wird keine Zellaktivierung benötigt.

Wirkungen von PAF

Direkte Wirkungen von PAF werden durch Stimulation eines G-Protein-gekoppelten Rezeptors für PAF vermittelt, der auf der Oberfläche verschiedener Zelltypen nachgewiesen wurde und über eine Aktivierung der Phospholipase C zur Steigerung der intrazellulären Konzentration von Ca^{2+} führt. Experimentell sind zahlreiche biologische Wirkungen von exogenem PAF nachgewiesen worden. PAF aktiviert Thrombozyten und kann endothelabhängig den peripheren Widerstand im Gefäßsystem reduzieren. In manchen Gefäßgebieten (z. B. Koronar-, Pulmonal-, Nierenarterien) bewirkt PAF jedoch eine Vasokonstriktion mit Perfusionsabnahme. Die Permeabilität der Gefäßwand wird erhöht. PAF ist auch an der Signalübertragung im ZNS beteiligt. PAF wirkt chemotaktisch auf Leukozyten und stimuliert neutrophile Granulozyten zur Freisetzung von Leukotrienen, lysosomalen Enzymen und Sauerstoffradikalen. Die glatte Muskulatur von Bronchien, Gastrointestinaltrakt und Uterus wird kontrahiert.

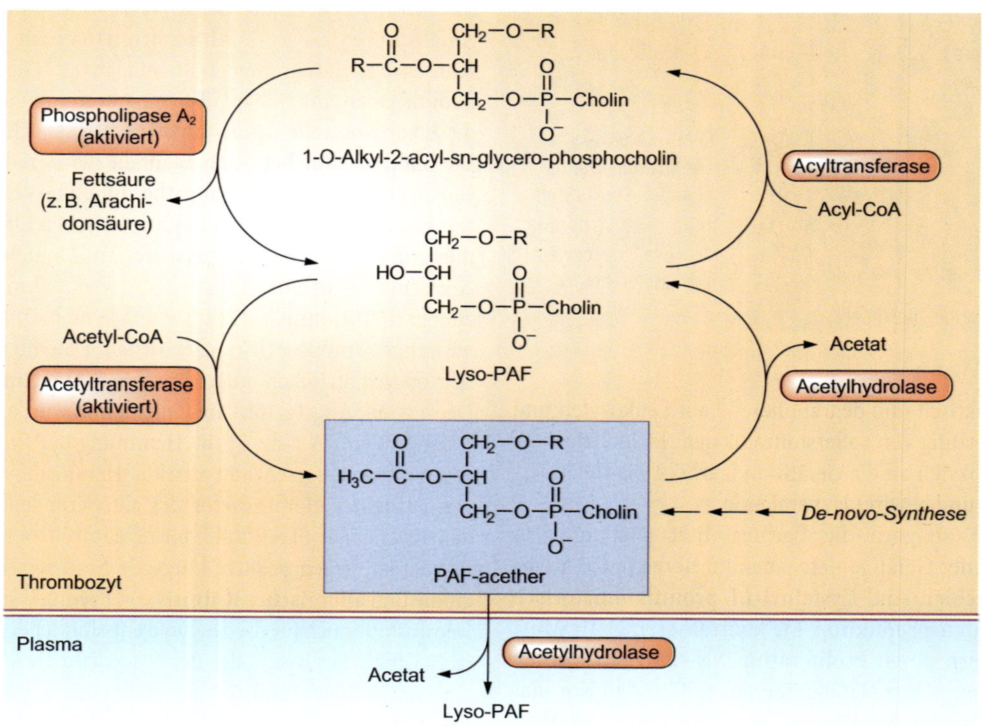

Abb. 15.7 Metabolischer Zyklus von PAF in Thrombozyten und Plasma.
(Modifiziert nach: Braquet P et al. Pharmacol Rev, 1987; 39: 97.)

Pathophysiologische Bedeutung von PAF

PAF ist ein **endogener Mediator bei Thrombosen** oder **akuten und chronischen Entzündungen.** Es wird eine Bedeutung bei der Entwicklung der Atherosklerose diskutiert. Darüber hinaus könnte PAF an der Tumorangiogenese und der neuronalen Degeneration bei HIV-Infektion beteiligt sein. PAF-Rezeptoren des sensorischen Systems scheinen zu chronischen Schmerzsyndromen beizutragen. PAF ist am Magen ulzerogen.

Verschiedene synthetische PAF-Antagonisten (z. B. Apafant, Lexipafant, Modifapant) sind entwickelt worden. Sie hemmen experimentell PAF-induzierte Wirkungen. Einige Ginkgolide aus *Ginkgo biloba* besitzen ebenfalls PAF-antagonistische Wirkung. In klinischen Studien war die Wirksamkeit von PAF-Antagonisten bei Asthma bronchiale, Sepsis und akuter Pankreatitis jedoch enttäuschend, möglicherweise weil neben PAF zahlreiche andere Mediatorsubstanzen deren Pathogenese bestimmen.

WEITERFÜHRENDE LITERATUR

Alexander SPH, Christopoulos A, Davenport AP. G protein-coupled receptors. Br J Pharmacol, 2019; 176 (Suppl. 1): S21–S141.

Braune S, Küpper J-H, Jung F. Effect of prostanoids on human platelet function: An overview. Int J Mol Sci, 2020; 21 (23): 9020.

Calder C. Eicosanoids. Essays Biochem, 2020; 64 (3): 423–441.

Chen L, Yang G, Grosser T. Prostanoids and inflammatory pain. Prostaglandins Other Lipid Mediat, 2013; 104–105: 58–66.

Grosser T, Theken CN, FitzGerald GA. Cyclooxygenase Inhibition: Pain, Inflammation, and the Cardiovascular System. Clin Pharmacol Ther, 2017; 102 (4): 611–622.

Haeggström JZ. Leukotriene biosynthetic enzymes as therapeutic targets. J Clin Invest, 2019; 128 (7): 2680–2690.

Hohlfeld T, Schrör K. Antiinflammatory Effects of Aspirin in ACS: Relevant to its Cardiocoronary Actions? Thromb Haemost, 2015; 114 (3): 469–477.

Lordan R, Tsoupras A, Zabetakis I et al. Forty Years Since the Structural Elucidation of Platelet-Activating Factor (PAF): Historical, Current, and Future Research Perspectives. Molecules, 2019; 24 (23): 4414.

Mitchell JA, Kirkby NS. Eicosanoids, prostacyclin and cyclooxygenase in the cardiovascular system. Br J Pharmacol, 2019; 176 (8): 1038–1050.

Schrör K. Acetylsalicylsäure. 3. A. Frechen: Dr. Schrör, 2018.

KAPITEL

16

Hansjörg Schild, Ulrich Förstermann

Immunpharmakologie, Pharmaka für rheumatische Erkrankungen

Das Immunsystem als „sechstes Sinnesorgan" dient dem Erkennen innerer Feinde: Bakterien, Viren und auch Krebszellen.
Der Arzt sei dein Freund und Helfer – für die Polizei deines Körpers, das Immunsystem.
Gerhard Uhlenbruck, deutscher Immunbiologe und bekannter Aphoristiker

16.1 Grundlagen von Immunreaktionen

Das Immunsystem dient dazu, **Schäden** von einem Organismus **abzuwehren,** die seine Unversehrtheit bedrohen. Hierzu wurden während der Evolution Mechanismen entwickelt, die eingedrungene Schadstoffe oder Infektionserreger entgiften, inaktivieren und so weit abbauen, dass sie eliminiert werden können. Phagozytierende Zellen wie Granulozyten und Monozyten/Makrophagen sind als Mitglieder des **angeborenen Immunsystems** für die ersten Abwehrreaktionen verantwortlich. Ihre Aktivierung, die durch die Erkennung von pathogenspezifischen Strukturen durch invariante Rezeptoren ausgelöst wird, dient aber nicht nur der schnellen Bekämpfung von Eindringlingen, sondern initiiert auch die Produktion von löslichen Mediatoren, die die Aktivierung von Lymphozyten, den Mitgliedern des **adaptiven Immunsystems,** unterstützt. Die qualitativ neue Leistung adaptiver Immunreaktionen besteht darin, dass eine große Zahl von Schadstoffen spezifisch erkannt und gezielt darauf reagiert werden kann. Dies wird durch die Expression von höchst variablen Antigenrezeptoren auf den Lymphozyten ermöglicht. Die Variabilität deckt vermutlich 10^{12}–10^{13} unterschiedliche Rezeptoren ab und ermöglicht die Erkennung einer entsprechenden Anzahl von Antigenen. Dabei trägt jeder **einzelne Lymphozyt** ausschließlich **Rezeptoren mit einer einzigen Spezifität.** Die Rezeptorvielfalt der Lymphozytengesamtpopulation entsteht während der Entwicklung der einzelnen Lymphozyten durch in der Natur einzigartige genetische Mechanismen, wobei die freie Kombination aus mehreren Genelementen die entscheidende Rolle spielt.

Es existieren zwei Klassen von Lymphozyten, die nach dem anatomischen Ort ihrer Reifung bezeichnet werden: **T-Lymphozyten,** die im Thymus, und **B-Lymphozyten,** die im Knochenmark (engl. bone marrow) geprägt werden. Die Bezeichnung B-Zellen leitet sich allerdings ursprünglich von ihrem Bildungsort bei Vögeln, der Bursa Fabricii, ab. Die Erkennung von Schadstoffen durch das adaptive Immunsystem kann auf zwei unterschiedliche Weisen erfolgen:

- **B-Lymphozyten** sezernieren **Antikörper,** die spezifisch das auslösende Antigen binden. Insgesamt können neun Klassen von Antikörpern gebildet werden, die unterschiedliche Funktionen erfüllen. Bei einer Erstantwort wird v. a. zunächst das hochmolekulare **IgM** gebildet, das besonders gut gegen Infektionserreger wirksam ist. Im Verlauf der Immunantwort und besonders bei wiederholtem Kontakt mit einem Antigen bilden andere Immunglobulinklassen die Hauptmenge der gebildeten Antikörper: **IgG** (1–4), das besser als IgM durch Gewebe penetrieren kann, **IgA** (1, 2), das über Schleimhäute sezerniert wird und so schon vor dem Eindringen eines Antigens wirksam werden kann, und schließlich **IgE,** das wichtige Abwehrleistungen gegen Parasiten erbringt, in unseren Breiten aber vorwiegend Allergien verursacht. Die Funktion des fast nur auf B-Zellen membrangebunden vorkommenden **IgD** bezieht sich wahrscheinlich in erster Linie auf die antigenstimulierte Vermehrung und Differenzierung dieser Zellen.
- **T-Lymphozyten** können Antigene – i. d. R. Proteine – nur erkennen, wenn diese in Peptide zerlegt, an Moleküle des Haupthistokompatibilitätskomplexes (HLA-Moleküle beim Menschen) gebunden und an der Oberfläche von Zellen präsentiert werden. Die HLA-Gene werden kodominant vererbt. Das Auftreten bestimmter HLA-Kombinationen (Haplotypen) erklärt so, warum Autoimmunerkrankungen und Allergien gegenüber bestimmten Stoffen in Familien gehäuft vorkommen. In diesen Fällen ist der **vererbte HLA-Haplotyp** besonders geeignet, bestimmte Peptide zu präsentieren. Bei Allergien sind dies solche HLA-Moleküle, an die ein Allergen besonders gut gebunden wird.

Die beiden Hauptpopulationen von T-Zellen, die **zytotoxischen T-Zellen** und die **Helfer-T-Zellen,** interagieren mit unterschiedlichen Klassen von HLA-Molekülen. Die zytotoxischen T-Lymphozyten erkennen, unterstützt durch den Korezeptor CD8, Peptide, die an MHC-Klasse-I-Moleküle (HLA-A, -B, -C beim Menschen) gebunden sind, und zerstören die Zielzellen (z. B. virusinfizierte Zellen). Diese Peptide haben i. d. R. eine Länge von 8–10 Aminosäuren und entstehen im Rahmen der zytosolischen Proteindegradation, die durch die proteolytische Aktivität der Proteasomen dominiert wird. Die Helfer-T-Lymphozyten erkennen, unterstützt durch den Korezeptor CD4, Peptide, die an MHC-Klasse-II-Moleküle (HLA-DR, -DQ, -DP beim Menschen) gebunden sind. Diese Peptide haben eine Länge von 12–25 Aminosäuren. Sie entstehen bei der lysosomalen Degradation von Proteinen, die von professionellen antigenpräsentierenden Zellen, wie Makrophagen oder dendritischen Zellen, aus dem extrazellulären Raum aufgenommen werden. Die professionellen antigenpräsentierenden Zellen zeichnen sich durch zwei unikale Merkmale aus: Nur sie exprimieren die von den Helfer-T-Zellen benötigten MHC-Klasse-II-Moleküle. Zusätzlich findet man auf ihrer Oberfläche sogenannte kostimulatorische Moleküle (z. B. CD80, CD86), deren Erkennung für die Aktivierung naiver T-Zellen, sowohl vom zytotoxischen als auch vom Helfer-Typ, essenziell ist. Die Helfer-T-Lymphozyten bestehen aus **verschiedenen Subpopulationen,** die sich nach ihrer Aktivierung besonders durch die Sekretion von verschiedenen Mediatoren unterscheiden (➤ Abb. 16.1).

TH-1-Lymphozyten sezernieren Interleukin-2 (IL-2), den Wachstumsfaktor für T-Lymphozyten, sowie Interferon-γ (IFN-γ). Sie fördern Entzündungsreaktionen, indem sie Zellen des adaptiven Immunsystems wie Monozyten/Makrophagen, dendritische Zellen oder Granulozyten zu erhöhter Aktivität stimulieren.

TH-2-Lymphozyten regulieren durch die Sekretion von IL-4, -5, -6 und -13 die Antikörpersynthese, v. a. auch die der Immunglobulin-Isotypen IgG, IgA und IgE. B-Lymphozyten können ohne Hilfe von IL-4 kein IgE synthetisieren.

TH-17-Lymphozyten produzieren hauptsächlich IL-17 und spielen eine bedeutsame Rolle bei der Kontrolle verschiedener Infektionserkrankungen. Besonders wichtig ist in diesem Zusammenhang die TH-17-vermittelte Aktivierung von neutrophilen Granulozyten. Die unkontrollierte Aktivität von TH-17-Zellen wird allerdings häufig bei Autoimmunerkrankungen, z. B. multipler Sklerose, systemischem Lupus erythematodes oder rheumatoider Arthritis, beobachtet und mit der Entstehung und dem Verlauf der Erkrankung in Verbindung gebracht.

Regulatorische T-Lymphozyten (Treg) sind eine spezielle Untergruppe von T-Zellen, deren Funktion überwiegend darin besteht, Immunantworten zu unterdrücken. Sie üben eine zentrale Funktion bei der Aufrechterhaltung immunologischer Toleranz aus, können aber auch erwünschte Immunreaktionen, z. B. bei der Bekämpfung von Tumoren, behindern. Es existieren verschiedenen Arten von Treg, die sich an verschiedenen Stellen im Körper befinden und über die Freisetzung von Zytokinen, besonders IL-10, TGF-β und IL-35 sowie zellkontaktvermittelt, die Aktivierung von B- und T-Zell-vermittelten Immunantworten unterdrücken.

Die verschiedenen TH-Subpopulationen entwickeln sich erst im immunologisch reifen Organismus aus einer gemeinsamen Vorläuferzelle. IL-4 (wie auch IL-10 und IL-13) lenken die Differenzierung in Richtung auf **TH-2-Zellen,** IFN-γ steuert die Differenzierung zu **TH-1-Zellen,** die Anwesenheit von IL-6 und Transforming Growth Factor-β (TGF-β) ist für die Entwicklung von **TH-17-Zellen** und IL-10 zusammen mit TNF-α ist für die Entwicklung einer bestimmten Population von **Treg** notwendig. Eine andere Population von **Treg** entwickelt sich aus einer eigenen Vorläuferzelle, die bereits im Thymus vorhanden ist. Damit fördern die TH-Subpopulationen ihre eigene Entwicklung, zum Teil unterstützt durch andere Zellen wie die natürlichen Killerzellen (NK-Zellen). Gleichzeitig hemmen sie die Reifung der anderen Subpopulation. Gewinnt damit eine Subpopulation einen Entwicklungsvorsprung, verstärkt sie ihn auf Kosten der anderen. Da keine Unterschiede in der Antigenerkennung von TH-1-, TH-2-, TH-17- und Treg bekannt sind, muss die initiale Weichenstellung von außen erfolgen. Für die TH-1-Zellen

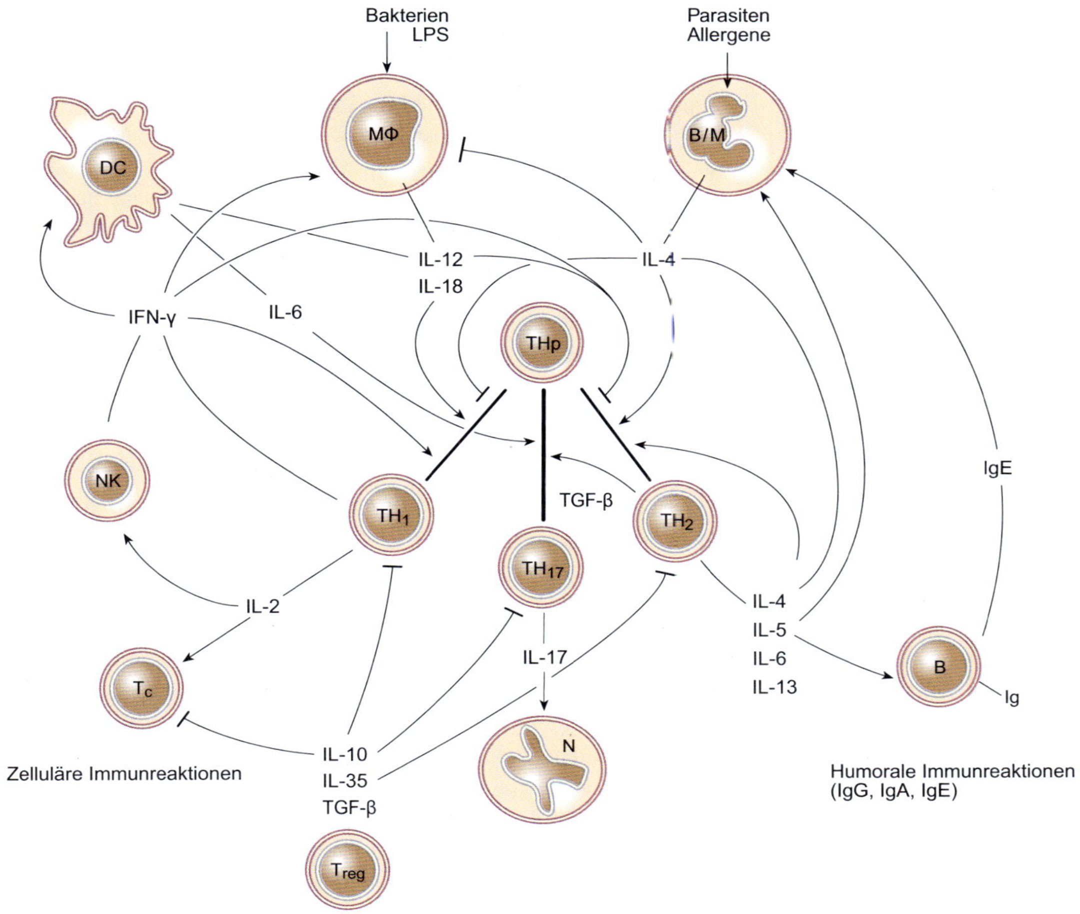

Abb. 16.1 Regulation einer Immunantwort.
B = B-Lymphozyten; Tc = zytotoxische T-Lymphozyten; TH = Helfer-T-Lymphozyten; THp = TH-Vorläuferzellen; T_{reg} = regulatorische T-Zellen (T-Suppressorzelle); MΦ = Monozyten bzw. Makrophagen; DC = dendritische Zellen; B/M = basophile Leukozyten/Mastzellen; N = neutrophile Leukozyten; IL = Interleukine; IFN = Interferon; Ig = Immunglobulin; NK = natürliche Killerzellen; ⟶ = Aktivierung; ⊣ = Hemmung

sind hierfür Makrophagen und dendritische Zellen entscheidend, die über die Sekretion von IL-12 und IL-18 die IFN-γ-Synthese stimulieren. Mastzellen/basophile Leukozyten spielen dieselbe Rolle für die TH-2-Zellen, da sie große Mengen von IL-4 synthetisieren können. Darüber hinaus sorgt die Produktion von IL-6 durch dendritische Zellen in Kombination mit TGF-β, das von vielen Zellen (z. B. Monozyten, T-Zellen) hergestellt wird, für die Entwicklung von TH-17-Zellen.

Beim Zusammenspiel der verschiedenen Komponenten des Immunsystems wird ein wichtiges Prinzip aller Immunreaktionen sichtbar. Antikörper oder sensibilisierte T-Lymphozyten sind nur in wenigen Ausnahmefällen allein wirksam; Beispiele hierfür sind Antikörper, die ein Gift – z. B. Tetanustoxin – neutralisieren, oder die zytotoxischen T-Lymphozyten. In der Mehrzahl der Fälle lösen Antikörper oder T-Lymphozyten nachgeschaltete **Effektormechanismen einer Entzündung** aus, die häufig den größten Teil der Abwehrleistung erbringen. **Antigen-Antikörper-Komplexe aktivieren das Komplementsystem.** Eine wesentliche Aufgabe des Komplements besteht darin, die Oberfläche von Krankheitserregern zu bedecken, um Phagozyten die Zerstörung solcher Erreger zu ermöglichen, die sie sonst nicht erkennen würden (Opsonisierung). Daneben lösen Komplementfaktoren Entzündungsreaktionen aus; andere wirken als Chemokine und locken weitere Phagozyten zum Infektionsherd. Antigen-Antikörper-Komplexe aktivieren auch direkt Monozyten und Granulozyten und tragen damit zu einer immunologisch ausgelösten Entzündung bei.

16.2 Allergie und Hypersensibilität

Der Begriff „Allergie" wurde von dem Wiener Pädiater Pirquet aus den griechischen Worten „allos" (= anders) und „ergein" (= handeln) gebildet. Der Begriff drückt damit aus, dass der Organismus anders als gewohnt auf äußere Reize reagiert. Eine solche ungewöhnliche Reaktion kann mehrere Ursachen haben, sie kann z. B. auf einem Enzymdefekt beruhen.

Eine Allergie liegt per definitionem nur vor, wenn ihr eine (veränderte) Immunreaktion zugrunde liegt.

Immunreaktionen dienen der Abwehr pathogener Fremdstoffe (z. B. Gifte) und/oder Erreger. Zur Abwehr werden Mechanismen aktiviert (z. B. eine Entzündung), die dann selbst Krankheitscharakter haben können. Eine Allergie ist eine unangemessene Immunreaktion auf einen äußeren Reiz. Sie geht mit körperlichen Erscheinungen einher, die von lästig (Heuschnupfen) bis lebensbedrohlich (anaphylaktischer Schock) reichen können.

Sensibilisierung – allergische Reaktion

Wie bei allen Immunreaktionen kann man auch bei allergischen Reaktionen gegen einen Fremdstoff (Allergen) zwei zeitlich aufeinanderfolgende Phasen abgrenzen, die bei kontinuierlicher Exposition ineinander übergehen können.

Sensibilisierung

Bei **Erstkontakt** kommt es frühestens nach einigen Tagen zur Sensibilisierung, ohne dass der Betroffene hiervon etwas bemerkt. Bei erneutem Kontakt mit demselben Allergen treten dann die klinischen Erscheinungen der Allergie auf. Während der Sensibilisierung werden Antikörper gegen das Allergen – sehr häufig der Klasse IgE – synthetisiert, oder es vermehren sich die gegen das Allergen gerichteten T-Lymphozyten mit einer veränderten, erhöhten Reaktionsbereitschaft (sensibilisierte T-Lymphozyten).

Bei **starken Allergenen** wird das Maximum der Sensibilisierung nach 6–10 Tagen erreicht, **bei schwachen Allergenen** können **Wochen bis Monate** vergehen. Starke Allergene sind Fremdproteine, wie z. B. tierische Antiseren oder Polysaccharide, während die meisten niedermolekularen Arzneistoffe nur eine **schwache** allergene Potenz besitzen. Die häufig vertretene Ansicht, dass eine allergische Reaktion nicht mehr auftreten könne, wenn ein Arzneistoff über mehrere Monate keine Allergie ausgelöst habe, ist falsch.

Eine Sensibilisierung kann auch bei völliger **Antigenkarenz** sehr lange, d. h. über viele Jahre, erhalten bleiben. Zwar sinken die Antikörperkonzentrationen mit einer durchschnittlichen Halbwertszeit von einigen Wochen, die gleichzeitig gebildeten Gedächtnis-B-Lymphozyten sind jedoch sehr langlebig. Sie können sehr schnell bei erneutem Allergenkontakt wieder Antikörper bilden. Besonders langlebig sind sensibilisierte T-Lymphozyten, von denen einige wahrscheinlich lebenslang im Organismus überdauern.

Allergische Reaktion

Liegt eine Sensibilisierung vor, wird bei erneutem Kontakt mit dem Allergen eine allergische Reaktion ausgelöst, die zu **klinischen Erscheinungen** führt. Die allergischen Reaktionen können unterschiedlichen Reaktionstypen zugeordnet werden. In der Klinik hat sich die vor mehr als 40 Jahren von **Coombs und Gell** vorgeschlagene Einteilung der Reaktionsabläufe in vier Grundtypen durchgesetzt. Diese Einteilung entstand zu einer Zeit, als das Wissen um die zellulären Grundlagen von Immunreaktionen noch sehr lückenhaft war. Inzwischen hat es sich – den unterschiedlichen Reaktionsmechanismen entsprechend – als zweckmäßig erwiesen, den zellulären Reaktionstyp (Typ IV) in a und b zu untergliedern.

Bei allen **Reaktionstypen** spielt es eine entscheidende Rolle, dass ähnlich wie bei allen Entzündungsreaktionen eine große Anzahl von **Mediatoren** erzeugt oder aus Zellen freigesetzt wird, die auf Gewebe und Organe der Umgebung wirken. **Zielorgane** können die Gefäße der Haut, die Schleimhaut und Muskulatur der Bronchien, der Magen-Darm-Trakt oder andere Organe sein. Es sollte nicht übersehen werden, dass die immunologischen Reaktionstypen das Resultat schematischer Abgrenzungen sind; praktisch jedes Allergen führt sowohl zur Induktion humoraler (= Antikörperbildung) als auch zu zellulären Reaktionen. Ein einziger Fremdstoff kann daher auch immunologische Vorgänge auslösen, die zu mehreren Reaktionstypen passen; an der klinischen Ausprägung einer allergischen Reaktion sind dann, wie z. B. bei Penicillin, mehrere pathogenetische Mechanismen beteiligt.

16.2.1 Allergische Reaktionen der Typen I, II und III: Sensibilisierung durch Antikörperbildung

Typ I: anaphylaktische allergische Reaktionen

Bei der anaphylaktischen allergischen Reaktion vom Typ I führt die Sensibilisierung zur Bildung von **Antikörpern der Klasse IgE.** IgE wurde früher auch als Reagin bezeichnet. Diese Antikörper binden zytophil mit ihrem Fc-Anteil (für die Bindung an die Zellmembran essenzieller Teil des IgE-Moleküls) an die hoch affinen Fc--Rezeptoren von basophilen Granulozyten im Blut oder Mastzellen im Gewebe (➤ Abb. 16.2). Die Bindung erfolgt dabei so, dass die Antigenbindungsstellen des IgE frei bleiben; die IgE-armierten Zellen können von jetzt an das Allergen erkennen.

Bei erneuter Allergenexposition werden aus den Gewebemastzellen und den basophilen Leukozyten **Mediatoren** ausgeschüttet, von denen einige in der Zelle gespeichert vorliegen, wie Histamin, Heparin oder einige Enzyme, während andere infolge der Zellaktivierung

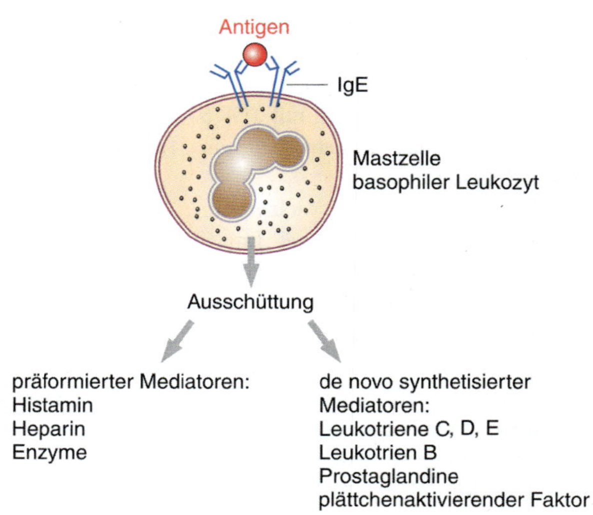

Abb. 16.2 Allergische Reaktionen Typ I: anaphylaktische Reaktion.

neu synthetisiert werden; hierzu gehören Prostaglandine, Leukotriene oder der plättchenaktivierende Faktor (PAF; ➤ Kap. 15.8).

Diese Mediatoren erzeugen dann anaphylaktische allergische Reaktionen; sie erhöhen die **Durchlässigkeit** von **Gefäßen** und/oder lösen eine **spastische Kontraktion** der glatten Muskulatur, z. B. der Bronchien, aus. Durch einige der Mediatoren werden chemotaktisch weitere Zellen des Immunsystems angelockt und aktiviert, die dann zu einer **lokalen Entzündungsreaktion** führen. Hierzu gehören v. a. neutrophile Granulozyten, mononukleäre Phagozyten und Lymphozyten.

Anaphylaktoide Reaktionen

Die Mediatorfreisetzung kann auch durch **nichtimmunologische Mechanismen** erfolgen, wobei die Symptome oftmals identisch sind und eine klare Unterscheidung klinisch nicht möglich ist. Man spricht in diesen Fällen von **pseudoallergischen oder anaphylaktoiden Reaktionen.** Auslöser können dabei u. a. Chemikalien, Pharmaka, einige Bestandteile des Bienengifts, UV-Licht, Neurotransmitter oder Enzyme sein.

Die Mastzelldegranulation kann darüber hinaus durch psychische Einflüsse verstärkt werden.

Klinik

Zu den klinischen Manifestationen dieser Mediatorfreisetzung zählen:

- Rhinitis
- Konjunktivitis
- Urtikaria
- Quincke-Ödem
- Larynxödem
- Asthma
- Im Extremfall anaphylaktischer Schock

Typ II: zytotoxische allergische Reaktionen

Zytotoxischen allergischen Reaktionen vom Typ II geht die Synthese von Antikörpern der **IgG**- oder **IgM-Klasse** voraus (➤ Abb. 16.3). Gleichzeitig bindet das Allergen, bei Arzneistoffen meist ein reaktiver Metabolit (➤ Kap. 16.2.3), an die Oberfläche von Zellen, besonders häufig von denen des Blutes, wie Erythrozyten, Leukozyten und Thrombozyten. Dies führt dann dazu, dass diese körpereigenen Zellen als fremde Zellen behandelt werden, an die der Antikörper bindet. Daraus resultiert die **Aktivierung von komplement- oder antikörperabhängigen Effektormechanismen,** die zur Zerstörung dieser körpereigenen Zellen führen.

Allergene können sehr fest an Membranbestandteile gebunden sein und in dieser Form lange persistieren. Dies scheint besonders bei der Arzneimittelallergie von Bedeutung zu sein: Auch nach Absetzen des Medikaments schreitet die Zellzerstörung fort, weil Arzneistoff(metaboliten) noch in zellgebundener Form vorliegen, während der Arzneistoff selbst schon eliminiert ist.

Klinik

Klinische Erscheinungsbilder allergischer Reaktionen des Typs II sind u. a.:

- Vaskulitis
- Thrombozytopenische Purpura
- Anämie

Typ III: allergische Immunkomplexreaktionen

Auch bei der allergischen Reaktion vom Typ III, der Immunkomplexreaktion, führt ein Antigen zunächst zur Bildung von Antikörpern der Klasse IgM oder IgG (➤ Abb. 16.4). Diese Antikörper binden das Antigen in einem **Antigen-Antikörper-Komplex.** Dies ist ein physiologischer Prozess, der bei allen Antigenen zu deren

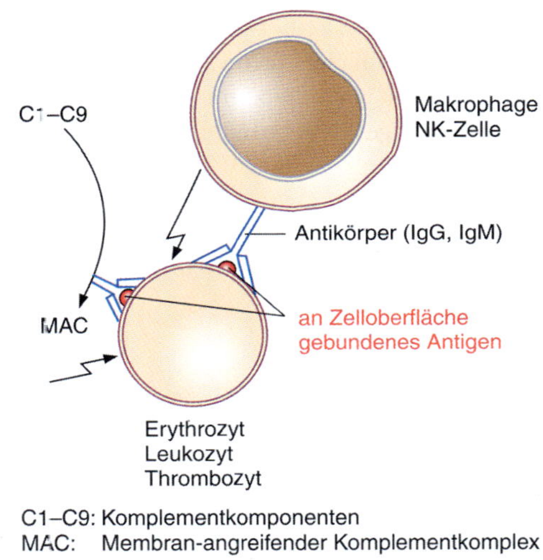

Abb. 16.3 Allergische Reaktionen Typ II: zytotoxische Reaktion.

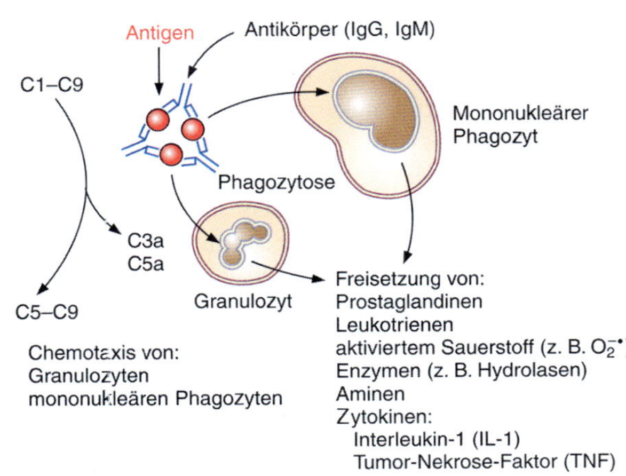

Abb. 16.4 Allergische Reaktionen Typ III: Immunkomplexreaktion. (C5–C9 = aktivierter Komplementkomplex)

Elimination beiträgt. Wenn das Antigen – in solchen Fällen wird es auch als Allergen bezeichnet – nicht eliminiert werden kann (z. B. weil es mit berufsbedingten Stäuben immer inhaliert wird), werden die gebildeten Immunkomplexe auch in kleinen Gefäßen abgelagert. Diese aktivieren dort das **Komplementsystem.** Damit wird eine Reaktionskaskade in Gang gesetzt, die zur Schädigung der Gefäße und damit zum Austritt von Immunkomplexen in das Gewebe führt, wo diese liegen bleiben.

Zum anderen locken Komplementspaltprodukte **phagozytierende Zellen** wie neutrophile Granulozyten oder mononukleäre Phagozyten an. Es gibt Hinweise, dass Immunkomplexe mit Allergenen nur schwer von phagozytierenden Zellen aufgenommen und eliminiert werden können.

Bei dem vergeblichen Versuch der Phagozytose sezernieren diese Zellen dann eine größere Zahl von **Entzündungsmediatoren.** Zu ihnen gehören Prostaglandine, Leukotriene, viele Enzyme, reaktive Sauerstoffspezies und Zytokine, wie Interleukine oder Tumor-Nekrose-Faktor α (TNF-α). Diese Mediatoren lösen (allergische) Entzündungserscheinungen aus: Die Permeabilität von Gefäßen wird erhöht, sodass Plasmawasser und Plasmaproteine austreten; es wird Gewebe zerstört, und es setzt eine Bindegewebsproliferation ein, die funktionstüchtiges Gewebe mit der Zeit verdrängt.

Klinik

Zu den klinischen Erscheinungsbildern allergischer Reaktionen des Typs III zählen:

- Purpura Schoenlein-Henoch
- Glomerulonephritis
- Rheumatoide Arthritis
- Kollagenosen
- Reaktionen auf Tierseren (Serumkrankheit)

16.2.2 Allergische Reaktionen vom Typ IV: Bildung von immunreaktiven Lymphozyten

Allergische Reaktionen vom Typ IV verlaufen zunächst grundsätzlich anders als bei den bisher beschriebenen allergischen Reaktionstypen; denn bei diesen zellvermittelten Immunreaktionen wird die Erkrankung nicht durch Antikörper, sondern unmittelbar durch **spezifische T-Lymphozyten** ausgelöst. Ähnlich wie bei der Reaktion vom Typ III wird diese physiologische Abwehrreaktion (die z. B. unser Überleben bei vielen Virusinfektionen sicherstellt) nur dann allergisch, wenn das Allergen nicht oder nur sehr langsam eliminiert werden kann. Dies ist z. B. beim andauernden Hautkontakt mit einigen Schwermetallen (Nickel, Chrom) in Form von Schmuckstücken, Knöpfen o. Ä. der Fall, der zu Kontaktallergien führt.

Typ IVa: zellvermittelte, zytotoxische allergische Reaktion

Einige dieser T-Lymphozyten gehören zur Gruppe der **zytotoxischen** Zellen, sie tragen den Oberflächenmarker **CD8.** Kommen diese Zellen erneut in der zweiten Phase einer allergischen Reaktion mit Zellen in Kontakt, die Antigene (Allergene) an ihrer Oberfläche tragen, so zerstören sie diese Zellen (➤ Abb. 16.5).

Typ IVb: zellvermittelte allergische Reaktionen vom verzögerten Typ

Ein für allergische Reaktionen weiterer wichtiger Reaktionsweg besteht darin, dass sensibilisierte T-Lymphozyten, die zur Gruppe der **Helfer-T-Lymphozyten** gehören (Oberflächenmarker **CD4**), nach Antigenstimulation Lymphokine sezernieren, die andere Zellen an den Ort des Geschehens rufen und sie dort zu ihrer Funktion aktivieren. Die wichtigste Effektorzelle hierbei ist wieder der mononukleäre Phagozyt, der nach Stimulation durch die Lymphokine dieselben Mediatoren sezerniert, wie sie auch schon bei der Typ-III-Immunkomplex-Erkrankung beschrieben worden sind (➤ Abb. 16.6).

Klinik

Klinische Erscheinungsbilder allergischer Reaktionen der Typen IVa/IVb können sein:

- Hautveränderungen: Kontaktekzem, atopische Dermatitis
- Abstoßung von Transplantaten
- Autoimmunerkrankungen, die überwiegend durch zelluläre Immunreaktionen verursacht sind

16.2.3 Arzneimittelallergie

Vorkommen

Meldungen über unerwünschte Arzneimittelwirkungen werden in vielen Ländern zunehmend systematisch erfasst und ausgewertet. In Deutschland geschieht dies durch die Arzneimittelkommission der Deutschen Ärzteschaft und das Bundesinstitut für Arzneimittel und Medizinprodukte. Etwa die Hälfte der Verdachtsfälle betreffen allergische unerwünschte Arzneimittelwirkungen von Arzneistoffen. Insgesamt liegt die Inzidenz bei etwa 1 : 10 000. 26 % aller Erwachsenen erleiden im Verlauf ihres Lebens eine allergische Arzneimittelreaktion.

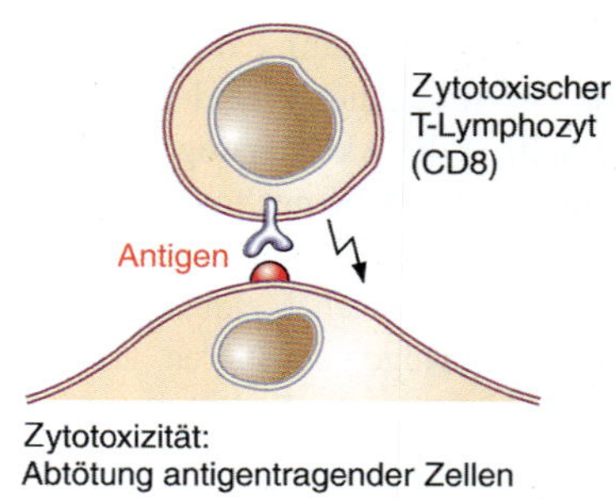

Abb. 16.5 Allergische Reaktionen Typ IVa: zellvermittelte Reaktion, Zytotoxizität.

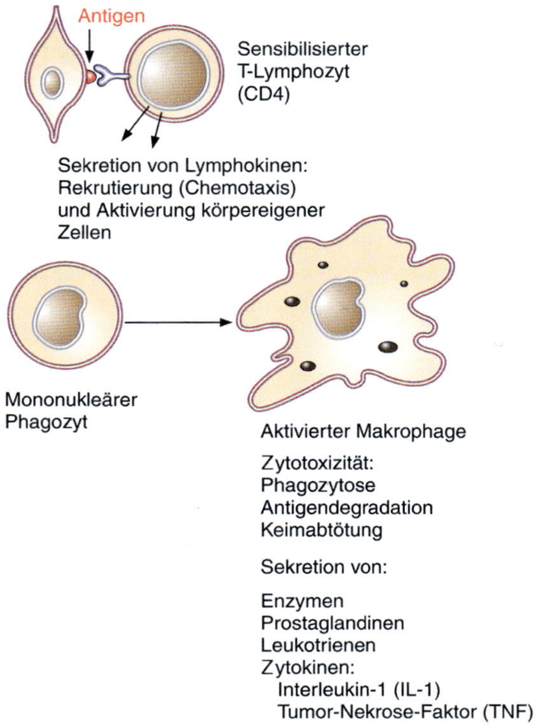

Abb. 16.6 Allergische Reaktionen Typ IVb: zellvermittelte Reaktion, verzögerter Typ.

Die **Häufigkeit** von Arzneimittelallergien schwankt sehr stark und hängt vom angewendeten Arzneistoff ab. Bei 0,7–10 % aller Patienten, die mit **Penicillinen** behandelt werden, treten allergische Reaktionen auf; dies betrifft alle Formen allergischer unerwünschter Arzneimittelwirkungen. Für eine der schwersten allergischen unerwünschten Arzneimittelwirkungen, die **Agranulozytose,** wurde versucht, in einer großen internationalen multizentrischen Studie (Boston-Studie) die Inzidenz festzustellen; für Metamizol z. B. liegt sie zwischen 1 : 100 000 und 1 : 1 000 000. Bei einigen Arzneistoffen, die sehr häufig angewandt wurden, wie z. B. Digoxin, wurden allergische Reaktionen nur extrem selten beobachtet. Auch bei Arzneistoffen, die häufig zu allergischen Reaktionen führen, sind lebensbedrohliche Reaktionen, wie anaphylaktischer Schock, Agranulozytose, Thrombopenien oder Autoimmunerkrankungen, selten.

Allergieauslösende Arzneistoffe

Wichtige Pharmaka, die allergische unerwünschte Arzneimittelwirkungen hervorrufen können, sind in ➤ Tab. 16.1 aufgeführt. „Wichtig" soll heißen, dass entweder bei einem der angegebenen Arzneistoffe allergische Wirkungen häufig auftreten oder dass sie – wenn auch selten auftretend – schwerwiegend sind. Die Zusammenstellung ist nicht vollständig; sie soll v. a. darauf hinweisen, dass **Arzneimittelallergien bei allen Arzneistoffklassen** vorkommen können.

Für die Häufigkeit des Auftretens allergischer Reaktionen spielt die **Art der Verabreichung** eine wichtige Rolle. Bei lokaler **Verabreichung auf der Haut kommen Allergien weitaus am häufigsten vor,** dagegen sehr viel seltener bei intravenöser oder oraler Gabe; die intramuskuläre Injektion nimmt eine mittlere Stellung ein. Die lange Verweildauer von Arzneistoffen in der Haut einerseits und eine besonders hohe Dichte immunologisch kompetenter Zellen andererseits begünstigen das Zustandekommen immunologischer Reaktionen in diesem Organ.

Einige wichtige **topisch** angewandte Arzneistoffe, die zu allergischen Reaktionen führen können, sind in ➤ Tab. 16.2 aufgeführt.

Tab. 16.1 Wichtige systemisch angewandte Arzneimittel mit allergischen unerwünschten Arzneimittelwirkungen

Psychopharmaka	• Neuroleptika (Phenothiazine, Clozapin) • Trizyklische Antidepressiva • Meprobamat
Hypnotika	Barbiturate
Antiepileptika	Phenytoin
Antiphlogistika/Analgetika	• Pyrazolone, Pyrazolidine • Oxicame • Goldpräparate • D-Penicillamin
Muskelrelaxantien	Suxamethonium
Arzneistoff mit Wirkung auf Herz/Kreislauf	• Procainamid • Methyldopa • Hydralazin
Thyreostatika	• Mercaptoimidazole • Thiouracile • Perchlorat
Antibiotika	• Penicilline • Cephalosporine • Chloramphenicol
Chemotherapeutika	• Sulfonamide • Nitrofurantoin • Nalidixinsäure • Isoniazid
Fungistatika	Amphotericin B
Medikamente gegen Protozoen	Chinin
Blutersatzmittel	• Gelatine • Hydroxyethylstärke • Humanes Serumalbumin
Hormone und hormonfreisetzende Substanzen	• ACTH • Insulin

Tab. 16.2 Wichtige topisch angewandte Arzneistoffe mit allergischen Reaktionen

Lokalanästhetika	• Procain • Lidocain
Antihistaminika	H_1-Rezeptor-Antagonisten
Antibiotika	• Neomycin • Gentamicin • Penicillin • Streptomycin
Chemotherapeutika	• Sulfonamide • Chinoline • Imidazole

16

Allergische Reaktionen auf lokal angewandte Penicilline, Sulfonamide oder Streptomycin sind so häufig, dass eine topische Verabreichung auf der Haut **kontraindiziert** ist. Diese Arzneistoffe stellen aber bei Unachtsamkeit ein nicht unbeträchtliches Risiko für das Pflegepersonal dar.

Immunogenität von Arzneistoffen

Ein Arzneistoff enthält neben dem **Wirkstoff** (Pharmakon) oft eine beträchtliche Anzahl von Hilfsstoffen wie Träger- und Füllstoffe, Stabilisatoren, Geschmackskorrigenzien, Farbstoffe u. a.; zudem können im Arzneistoff noch Verunreinigungen aufgrund des Herstellungsprozesses vorhanden sein. Alle diese **Begleitstoffe** können selbst zu **allergischen Reaktionen** führen. Im Folgenden wird v. a. auf die Wirkstoffe eingegangen.

Eine notwendige Bedingung für eine allergische Reaktion ist, dass das Pharmakon immunogene Eigenschaften besitzt, d. h. auch im Menschen als Antigen wirkt und eine Immunantwort auslöst. Für die Immunogenität gibt es Mindestanforderungen an die **Molekülgröße;** dies ist am besten für Peptidantigene untersucht. Hier fand man, dass die kleinsten immunogenen Peptide aus etwa 7 Aminosäuren bestehen. Überträgt man diese Erkenntnis auf andere Verbindungen, muss eine Substanz mindestens eine Molekülmasse von 700–800 Da haben, um zumindest als schwaches Immunogen eine Immunantwort auszulösen. Solche Molekülgrößen werden von den meisten Pharmaka nicht erreicht, auch nicht von solchen, die relativ häufig zu allergischen Reaktionen führen, wie z. B. die β-Lactam-Antibiotika. Voraussetzung für die Auslösung einer allergischen Reaktion ist die Bindung eines Pharmakons an ein (größeres) Trägermolekül, sodass ein **Immunogen** entsteht. Allgemein besteht demnach ein Immunogen aus **Hapten** und **Träger** (Carrier). Als Träger kommen v. a. Proteine in Betracht, sowohl lösliche als auch Oberflächenproteine von Zellen.

Die Bildung des Immunogens erfordert eine **stabile Bindung** zwischen niedermolekularem Hapten und (Protein-)Träger. Sie wird in aller Regel durch kovalente Bindungen erreicht, in selteneren Fällen auch durch andere feste Bindungsarten, wie z. B. durch Koordinationskomplexe mit Schwermetallen. Nur wenige Pharmaka besitzen reaktive Gruppen, die sie zur kovalenten Bindung mit Proteinen befähigen. Sie können – selten – spontan im Plasma entstehen, wie z. B. beim Aufgehen des β-Lactam-Rings von Penicillinen. Bei den meisten Pharmaka treten reaktive Gruppen – Säureanhydride, Säurechloride, reaktive aromatische Halide, Isocyanate, Mercaptane, Chinone, Oxazolone u. a. – bei der Metabolisierung im Organismus auf.

Der Grund dafür, dass i. d. R. kovalente Proteinaddukte notwendig für eine Immunanwort sind, wurde erst klar, als man verstand, wie T-Lymphozyten Antigene erkennen. T-Helfer-Lymphozyten (TH-Lymphozyten) sind an allen allergischen (Immun-)Reaktionen beteiligt, z. B. dadurch, dass sie das zur IgE-Bildung benötigte Interleukin-4 bilden (➤ Abb. 16.1). TH-Lymphozyten erkennen Peptide aus 12–25 Aminosäuren, die ihnen von antigenpräsentierenden Zellen, z. B. dendritischen Zellen, gebunden an Klasse-II-Moleküle des MHC-Komplexes (beim Menschen HLA-DR, -DP, -DQ), präsentiert werden.

Haptene können als Haptenderivate solcher Peptide an die MHC-Moleküle binden. Ein Haptenaddukt an ein Protein muss so stabil sein, dass es bei der proteolytischen Spaltung des Proteins in Peptide erhalten bleibt – dies erfüllt im Regelfall nur eine kovalente Bindung.

Die Metabolisierung von Arzneistoffen zu reaktiven Verbindungen findet bei Arzneimittelallergien nicht nur in der Leber statt (dort mit Arzneistoffen derivatisierte Proteine können von antigenpräsentierenden Zellen aufgenommen werden), sondern auch in den antigenpräsentierenden Zellen selbst. Als Proteinakzeptoren dienen körpereigene Massenproteine, z. B. Albumin.

Klinische Erscheinungen

Arzneimittelallergien treten unter vielen klinischen Bildern auf, wobei zahlreiche Organe betroffen sein können. Nicht selten imitieren sie andere Krankheiten. Dadurch kann eine Zuordnung mancher durch Arzneistoffe ausgelöste Krankheitsbilder schwierig sein und eine Allergie als Ursache unerkannt bleiben.

In einer groben Klassifikation kann man **generalisierte** Reaktionen, die in mehreren Organsystemen auftreten, von solchen abgrenzen, bei denen nur **ein Organ** betroffen ist. Unabhängig davon treten frühe Symptome einer Allergie sehr häufig in der Haut auf. Auffällige Hautveränderungen, die im Zusammenhang mit der Einnahme von Arzneistoffen auftreten, müssen daher immer als ein frühes Warnsignal für Allergien gelten.

Generalisierte Arzneimittelallergien

Die wichtigsten generalisierten Arzneimittelallergien sind
- Anaphylaktischer Schock
- Anaphylaktoide Reaktionen und Schockfragmente
- Serumkrankheit
- Arzneimittelfieber
- Vaskulitiden
- Arzneistoffinduzierte Autoimmunerkrankungen: systemischer Lupus erythematodes
- Nephritis
- Pemphigus

Anaphylaktischer Schock

Die schwerste akute Form einer Allergie ist der anaphylaktische Schock, der eine lebensbedrohliche generalisierte allergische Reaktion darstellt. Neben dem insgesamt seltenen Vollbild treten häufiger anaphylaktoide Reaktionen mit sog. Schockfragmenten auf, die als minimale Ausprägung bis zur häufigen urtikariellen Hautreaktion reichen.

Die Symptome des anaphylaktischen Schocks betreffen die Haut, den Respirationstrakt, den Magen-Darm-Trakt und das kardiovaskuläre System. Frühe **Warnzeichen** sind plötzlich auftretende Urtikaria, Gesichtsrötung oder Blässe, Hitzegefühl, Dyspnoe und Husten, Übelkeit, Schwächegefühl und Schwindel. Sehr rasch entwickeln sich ausgedehnte Erytheme und Urtikaria, Ödeme, Bronchospasmus, abdominale Krämpfe, Herzrhythmusstörungen und Kreislaufkollaps.

Symptome sind: kleiner (schwacher) und beschleunigter Puls, Blutdruckabfall, Erbrechen und Diarrhö, Dyspnoe, Beklemmung, Angst und Bewusstseinsstörung. Etwa in 10 % der Fälle verläuft ein anaphylaktischer Schock tödlich. Ursachen sind hypotones Kreislaufversagen, Larynxödem, Herzstillstand oder Bronchospasmus. Die klinischen Symptome können sich innerhalb weniger Minuten entwickeln. **Pathologisch** liegt eine plötzlich einsetzende überschießende Freisetzung von Mediatoren aus Gewebe- und Blutmastzellen zugrunde.

Ursache für die Freisetzung der Mediatoren ist eine allergische Typ-I-Reaktion; sie kann aber auch nichtimmunologisch durch eine direkte Stimulation der Leukozyten (pseudoallergische Reaktion) ausgelöst werden (arzneistoffinduzierte Pseudoallergie).

Grundsätzlich kann jedes Antigen, das zu einer verstärkten IgE-Bildung führt, auch einen anaphylaktischen Schock auslösen. Häufigere Ursachen sind Insektengifte, einige Nahrungsmittel, z. B. Nüsse, Fisch, Ei-Albumin und Beeren, sowie einige Pharmaka. Bei den **Arzneistoffen** können hoch molekulare Stoffe, insbesondere **Fremdproteine,** einen anaphylaktischen Schock auslösen. Hierzu gehören Pflanzenproteine, Plasmaersatzmittel, Enzympräparate, Fremdseren, Impfstoffe, Allergenextrakte, Organextrakte und Frischzellen. Von den **niedermolekularen** Arzneistoffen sind Antibiotika, insbesondere Penicilline, nichtsteroidale Analgetika/Antiphlogistika, Lokalanästhetika, Röntgenkontrastmittel sowie Muskelrelaxantien bei Allgemeinanästhesie als auslösende Ursache beschrieben.

Der anaphylaktische Schock ist zwar ein relativ seltenes Ereignis. Immerhin ist aber bei der Anwendung von Röntgenkontrastmitteln zur Urografie mit einem Todesfall bei 20 000 Anwendungen zu rechnen.

Serumkrankheit

Die sogenannte Serumkrankheit ist eine allergische Reaktion, die durch **zirkulierende Antigen-Antikörper-Komplexe** hervorgerufen wird (Typ-III-Reaktion). Sie tritt gewöhnlich 5–14 Tage nach der ersten Verabreichung eines Medikaments auf. Kennzeichnend sind urtikarielles Exanthem, Fieber, Arthralgien und Lymphknotenschwellung. Kurze Episoden einer Nephritis oder Neuritis sind nicht selten. Nach Absetzen des auslösenden Arzneistoffs verschwinden die Symptome i. d. R. nach wenigen Tagen.

Artfremde Seren waren früher zur Zeit der Antiserentherapie häufige Ursache, woher die Bezeichnung „Serumkrankheit“ stammt. Ähnliche Reaktionen können auch durch **niedermolekulare Pharmaka** ausgelöst werden. Hierzu gehören Penicilline, Sulfonamide, Phenylbutazon und Thiouracile.

Arzneistoffinduziertes Fieber

Das arzneistoffinduzierte Fieber kann als isolierte Manifestation einer Allergie auftreten, häufiger jedoch ist es ein Begleitsymptom anderer allergischer Reaktionen. Die Abgrenzung gegen Fieber anderer Genese, z. B. durch eine Infektion, ist schwierig, da gewöhnlich in beiden Fällen eine Leukozytose auftritt.

Die Ursache für den Temperaturanstieg ist die Freisetzung endogener Pyrogene, insbesondere Interleukin-1, aus mononukleären Phagozyten durch Immunkomplexe (Typ-III-Reaktion) oder Lymphokine (Typ-IV-Reaktion).

Zu den Pharmaka, die aufgrund allergischer Mechanismen häufiger Fieber erzeugen, gehören Penicilline, Cephalosporine, Aminoglykoside, Phenobarbital und Chinidin.

Ein kleiner Teil der klinisch auftretenden **Vaskulitiden** ist bedingt durch Arzneimittelallergie. Diese können isoliert die Haut betreffen oder eine Reihe von Organen befallen, insbesondere Niere, Leber, Magen-Darm-Trakt oder Muskeln. Entsprechend treten als Symptome Fieber, Ödeme, Arthralgien, Leibschmerzen, Myalgien und Dyspnoe auf. Immunpathologisch sind Typ-III- und Typ-IV-Reaktionen beteiligt. Sulfonamiden, Allopurinol, Furosemid, Hydantoinen und einigen nichtsteroidalen Antiphlogistika wird eine auslösende Bedeutung zuerkannt.

Generalisierte Autoimmunreaktionen

Auch generalisierte Autoimmunreaktionen, die sich klinisch wie ein **systemischer Lupus erythematodes (SLE-Syndrom)** darstellen, können durch Arzneistoffe ausgelöst werden. Nach Absetzen der Pharmaka ist das SLE-Syndrom **reversibel.**

Hydralazin, Procainamid, Isoniazid, seltener auch D-Penicillamin, Hydantoine oder Phenothiazine werden als auslösende Arzneistoffe beschrieben.

Arzneimittelallergien, die sich an einzelnen Organen manifestieren

In ➤ Tab. 16.3 sind Arzneimittelallergien zusammengestellt, die sich vorwiegend an einzelnen inneren Organen manifestieren.

Eosinophilie

Eine Eosinophilie wird bei vielen Arzneimittelallergien als Begleitsymptom beobachtet. Oft geht sie den anderen Symptomen voraus. Sie kann auch als einzige Manifestation einer Allergie auftreten.

Eine selten auftretende Sonderform stellt das **DRESS-Syndrom** (Drug Reaction with Eosinophilia and Systemic Symptoms) dar.

Tab. 16.3 Manifestationen von Arzneimittelallergien an inneren Organen

Hämatologische Manifestationen	• Eosinophilie • Leukopenie • Agranulozytose • Thrombopenie • Hämolytische Anämie • Lymphadenopathien • Mononukleoseartiges Syndrom
Respirationstrakt	• Rhinitis • Larynxödem • Asthma bronchiale • Infiltrative Lungenerkrankungen (z. B. Alveolitis)
Leber	• Hepatozelluläre Erkrankungen • Cholestase
Niere	• Glomerulonephritis • Nephrotisches Syndrom • Interstitielle Nephritis
Nervensystem	• Neuritis

Es ist eine schwere Arzneimittelreaktion, die bei bis zu 10 % der Patienten tödlich enden kann. Zu den Symptomen gehören Fieber, makulopapulöses Exanthem, vergrößerte Lymphknoten und starkes Krankheitsgefühl. Als Symptom einer vermehrten Gefäßpermeabilität kann ein Gesichtsödem auftreten. Nicht selten wird die Diagnose eines Infekts gestellt, zu der die deutliche Eosinophilie aber nicht passt. Ein sofortiges Absetzen des ursächlichen Medikamentes ist erforderlich. Das Syndrom kann unterschiedliche Organmanifestationen haben; am häufigsten ist die Leber mit Hepatomegalie und deutlich erhöhten Leberenzymen betroffen, aber auch Niere, Lunge, Herz, Pankreas und Darm (Kolon) können betroffen sein.

Zytopenie

Die Zerstörung von Leukozyten, Erythrozyten oder Thrombozyten im peripheren Blut durch immunologische Mechanismen muss von toxischen Wirkungen auf das Knochenmark abgegrenzt werden, die zu verminderter Zellbildung führen. Arzneistoffe können über beide Mechanismen zur Verminderung der zellulären Elemente des Blutes führen. Bei einigen Pharmaka sind toxische und allergische Reaktionen als Ursache von Zytopenien beobachtet worden. Ein wichtiges Beispiel sind dafür Analgetika, die zu den Pyrazolinonen (➤ Kap. 7.2.2) gehören. Wie sich allergische und toxische Arzneistoffreaktionen unterscheiden, ist in ➤ Tab. 16.4 aufgeführt.

Allergischen Zytopenien liegen vorwiegend **zytotoxische (Typ II) oder Immunkomplexreaktionen (Typ III)** zugrunde. Neuere Kenntnisse machen es wahrscheinlich, dass auch **zelluläre Reaktionen (Typ IVa)** beteiligt sind. Bei den zytotoxischen allergischen Reaktionen wird ein Arzneistoff, oder viel häufiger ein Metabolit, an der Oberfläche gebunden. Ein Antikörper gegen den Arzneistoff oder dessen Metaboliten reagiert dann so, als ob ein Membranbestandteil der Zelle erkannt würde. Wie bei fremden Zellen wird dann durch Aktivierung von Komplement oder Zellen, die zur antikörperabhängigen Zelllyse befähigt sind, die betroffene Zelle zerstört. In analoger Weise können sich zytotoxische T-Lymphozyten gegen Zellen des Blutes richten. Zirkulierende Antigen(Pharmakon oder Metabolit)-Antikörper-Komplexe können sich ebenfalls an Zellen anheften und eine Zerstörung dieser „innocent bystander" über immunologische Effektormechanismen einleiten.

Tab. 16.4 Gegenüberstellung allergischer und toxischer Arzneistoffschäden am Beispiel der Agranulozytose

	Allergisch	Toxisch
Ursache	Immunreaktion gegen Arzneistoff(metaboliten) führt zur Zerstörung reifer Zellen (und evtl. Vorläuferzellen)	Schädigung des Knochenmarks durch Arzneistoff(metaboliten) führt zur Verminderung von Vorläuferzellen
Dosisabhängigkeit	Gering	Stark, kumulative Wirkungen
Sensibilisierung (= vorausgegangene Exposition)	Erforderlich	Nicht erforderlich
Abfall der Granulozyten	Rasch (Stunden!)	Langsam (Tage bis Wochen)
Reexposition	Immer Rückfall	Nicht immer Rückfall

Je nachdem, welche Zellen betroffen sind, resultieren Leukopenien, die bis zur Agranulozytose reichen können, Thrombopenien, Anämien oder Panzytopenien mit den entsprechenden klinischen Symptomen. Schwere Formen, insbesondere von Agranulozytose, können tödlich verlaufen, auch wenn der Arzneistoff sofort nach Auftreten der Symptome abgesetzt wird. Dies beruht darauf, dass Arzneistoffmetaboliten, die an Zelloberflächen (kovalent) gebunden sind, dort eine sehr lange Halbwertszeit haben und damit auch nach Absetzen des Arzneistoffs nicht ausreichend schnell eliminiert werden.

Von den insgesamt seltenen schweren Zytopenien wird ein großer Teil durch arzneimittelallergische Reaktionen ausgelöst. Eine Vielzahl von **Arzneistoffen** ist dafür als Ursache erkannt worden. Wichtig sind v. a. Penicilline, nichtsteroidale Antiphlogistika, Pyrazolone und Pyrazolidinderivate, Thyreostatika und α-Methyldopa.

Respirationstrakt

Alle Arzneistoffe, welche die Bildung von IgE induzieren, können zu Erkrankungen des Respirationstrakts führen. **Rhinitis, Larynxödem** und **Asthma bronchiale** sind die häufigsten Manifestationen einer Arzneimittelallergie an den Atemwegen. Isoliert kommen sie allerdings fast nur bei inhalativ aufgenommenen Arzneistoffen vor bzw. bei Arzneistoffen, die auf die Nasenschleimhaut appliziert werden, wie z. B. Hypophysenhormone. Dass die Nasenschleimhaut auch für Arzneistoffe aus Augentropfen der Hauptresorptionsort ist, sollte nicht unbeachtet bleiben. In Einzelfällen sind diese Erscheinungen auch bei systemisch verabreichten Pharmaka, z. B. Penicillinen, beobachtet worden.

Von diesen allergischen Erkrankungen des Respirationstrakts müssen solche Erkrankungen abgegrenzt werden, die klare **nichtimmunologische Ursachen** haben. Hierzu gehören z. B. atemwegreizende Wirkungen von Cromoglicinsäure, aber auch die von Sulfiten, aus denen das Reizgas Schwefeldioxid freigesetzt wird und die manchen Arzneistoffen oder auch Nahrungsmitteln zugesetzt werden. An dieser Stelle müssen auch Konservierungsmittel, z. B. die Ester der Parahydroxybenzoesäure, erwähnt werden, die in vielen Arzneistoffen enthalten sind. **Toxische** Schäden können einige Zytostatika, insbesondere Bleomycin, hervorrufen.

Einen besonderen Wirkmechanismus haben nichtsteroidale Antiphlogistika, die bei Patienten mit **Atopie** häufig zu Asthmaanfällen führen (➤ Kap. 7.2.1). Etwa 10 % aller Asthmatiker zeigen diese **Analgetikaintoleranz.** Mastzellen können aus Arachidonsäure Prostaglandine und Leukotriene synthetisieren. Von den Prostaglandinen wird in den Luftwegen vorwiegend das bronchodilatatorische PGE_2 gebildet, das funktionell die bronchokonstriktorischen Cysteinyl-Leukotriene antagonisiert. Patienten mit Atopie haben eine erhöhte Leukotriensynthese, zum Teil erklärt durch einen Polymorphismus in der Promotorregion der Leukotrien-C_4-Synthase. Wird nun durch nichtsteroidale Antiphlogistika die Synthese von PGE_2 unterdrückt, wird Arachidonsäure vermehrt zu Leukotrienen metabolisiert und durch die Bronchokonstriktion ein Asthmaanfall ausgelöst.

Neben Asthma können Arzneistoffe auch zu infiltrativen Lungenerkrankungen führen, die manchmal das Bild einer allergischen **Alveolitis** zeigen. In einigen Fällen wurden IgG-Antikörper gefunden, sodass als Ursache eine **Typ-III-(Immunkomplex-)Reaktion** wahrscheinlich ist. Positive Reaktionen von Lymphozyten auf einen Arzneistoff legen nahe, dass auch **zelluläre (Typ-IV-)Reaktionen** beteiligt sind. Nach Absetzen des Pharmakons sind die klinischen Erscheinungen meist reversibel. Infiltrative allergische Lungenprozesse sind v. a. bei Nitrofurantoin, seltener bei Goldsalzen, Methotrexat, Hydrochlorothiazid, Penicillin oder D-Penicillamin beobachtet worden.

Leber

Durch Arzneimittelallergien bedingte Leberschäden können als **primär hepatozelluläre Schädigung** oder **Cholestasesyndrom** auftreten. Sowohl **Typ-III- (Immunkomplex-)** als auch **(zelluläre) Typ-IV-Reaktionen** scheinen eine pathogenetische Rolle zu spielen. Als relativ häufige Verursacher wurden Phenothiazine, Rifampicin und Erythromycin-Estolat beschrieben. Allergische Leberschädigungen durch Imipramin, Nitrofurantoin und Halothan sind ebenfalls belegt. Bei arzneistoffinduzierten Leberschäden ist es häufig sehr schwierig, zwischen allergischen und toxischen Reaktionen zu unterscheiden. Für die Mehrzahl beider Reaktionen sind Metaboliten von Arzneistoffen verantwortlich, die in der Leber als dem primären Metabolisierungsorgan für Fremdstoffe entstehen. Klinisch gelten zur Unterscheidung dieselben Kriterien wie in ➤ Tab. 16.4 beschrieben.

Niere

Auch bei **arzneistoffbedingten** Nierenerkrankungen ist es oft schwierig, zwischen allergischen und toxischen Reaktionen zu unterscheiden. Im Rahmen einer Serumkrankheit können Antigen-Antikörper-Komplexe in den Glomeruli abgelagert werden und so zu einer meist transienten **Glomerulonephritis** führen. Auch beim **nephrotischen Syndrom** werden Ablagerungen von IgG und Komplement gefunden. Ursache sind hierfür insbesondere Penicillin, D-Penicillamin, organische Quecksilber- und Goldverbindungen. Die häufigste Form einer allergischen Nierenläsion ist die **interstitielle Nephritis,** die häufig von Fieber, Hauterscheinungen und Eosinophilie begleitet ist. Die renalen Symptome sind charakterisiert durch Hämaturie, Proteinurie und progredientes Nierenversagen.

Da pathologisch vorwiegend mononukleäre Zellinfiltrate gefunden werden, kommen als Ursache v. a. **zelluläre Typ-IV-Reaktionen** in Betracht. Daneben können **Typ-III-(Immunkomplex-)Reaktionen** beteiligt sein. Die häufigste Ursache sind Penicilline, Cephalosporine, Allopurinol, Sulfonamide und peripher wirksame Analgetika.

Arzneimittelallergien der Haut

Die Haut ist ein **immunologisch privilegiertes** Organ, wie es seiner Bedeutung als erster Abwehrlinie für alle Noxen der Umwelt entspricht. Daher manifestieren sich an ihr weitaus am häufigsten arzneimittelallergische Reaktionen. Die klinischen Erscheinungen der Haut können einziges Zeichen einer Allergie sein. Häufig treten sie jedoch kombiniert mit Symptomen an anderen Organen auf. Da sie dann in aller Regel anderen Manifestationen vorausgehen, stellen sie ein wichtiges Frühwarnsymptom allergischer Reaktionen dar. Allergischen Erkrankungen der Haut können alle Reaktionstypen zugrunde liegen. Entsprechend beeindruckt der Formenreichtum der klinischen Erscheinungen. Die wichtigsten arzneimittelallergischen Reaktionen der Haut sind:

- Urtikaria, Quincke-Ödem
- Makulopapulöse Exantheme
- Erythema-multiforme-ähnliche Exantheme
- Stevens-Johnson-Syndrom
- Fixe Exantheme
- Purpura, Vasculitis allergica
- Vesikulo-bullöse Exantheme
- Ekzematische Reaktionen
- Erythrodermie, Dermatitis exfoliativa
- Lyell-Syndrom (toxische epidermale Nekrolyse)
- Kontaktdermatitis
- Fotoallergische Dermatitis

Alle Arzneistoffe, gegen die überhaupt allergische Reaktionen auftreten, können zu allergischen Manifestationen an der Haut führen. Sie vollständig aufzuführen ist nicht möglich. Eine besondere Gefährdung ergibt sich bei lokaler Anwendung.

Eine Sonderform stellt die **Fotokontaktdermatitis** dar, die in der Lokalisation primär auf die lichtexponierten Bereiche der Haut begrenzt ist. Sie kann sich sowohl nach äußerer als auch nach innerer Gabe eines Arzneistoffs entwickeln. Die auslösenden Arzneistoffe bewirken eine sonnenbrandartige Dermatitis bereits bei Strahlungsdosen, die sonst ohne Sonnenbrand toleriert würden. Medikamente, die häufig fototoxische Reaktionen verursachen, sind z. B. Tetracycline, Phenothiazine und Griseofulvin.

Arzneistoffinduzierte Pseudoallergie

Allergien sind so definiert, dass durch eine Immunreaktion gegen das Allergen Reaktionen an Effektoren ausgelöst werden, die zu klinischen Erscheinungen führen. So induziert bei der Typ-I-Reaktion die Bindung des Allergens an sein spezifisches, zytophil an die Mastzellen gebundenes IgE (= Immunreaktion) die Ausschüttung von Histamin, Leukotrienen und anderen Mediatoren (Effektormechanismus), die z. B. in der Haut eine juckende Quaddelbildung hervorrufen (= klinische Erscheinung).

Einige Stoffe, zu denen auch Arzneistoffe gehören, wie z. B. Histaminliberatoren, können unmittelbar, **ohne** eine **dazwischengeschaltete Immunreaktion,** Effektormechanismen auslösen. Da die klinischen Erscheinungen dann die gleichen sein können wie die einer echten immunologisch bedingten Allergie, bezeichnet man solche Reaktionen als Pseudoallergien.

Die wichtigsten **Mechanismen,** die bei pseudoallergischen Reaktionen beteiligt sein können, sind in ➤ Tab. 16.5 aufgeführt. Dort sind auch einige wichtige **Arzneistoffe** angegeben, die die einzelnen Mechanismen auslösen können.

Eine **Unterscheidung** zwischen **Allergien** und **Pseudoallergien** ist klinisch sehr schwierig und oftmals nicht möglich. Beweisend für eine allergische Genese ist der Nachweis einer spezifischen Sensibilisierung, sei es durch die Messung spezifischer, gegen einen verdächtigen Stoff gerichteter Antikörper (z. B. IgE) oder einer Reaktion von T-Lymphozyten im Lymphozyten-Transformationstest.

Schwierig ist die Einordnung von Arzneistoffen, die einen Einfluss auf die **Immunregulation** haben. Eine allergische Reaktion auf ein Zytokin (wie Interleukin-2) würde bedeuten, dass z. B. Antikörper vom IgE-Typ gegen Interleukin-2 gebildet werden; eine wiederholte

Tab. 16.5 Mechanismen arzneistoffinduzierter pseudoallergischer Reaktionen (nach P. A. Berg et al. In: E. Fuchs, K. H. Schulz [Hrsg.], Manuale Allergologicum IV, Dustri-Verlag 1987)

Mechanismus	Pharmaka
Direkte Aktivierung von Komplement	• Röntgenkontrastmittel • Intravenös verabreichte Anästhetika (Thiopental) • Volumenexpander (Hydroxyethylstärke)
Aktivierung von Komplement durch Proteinaggregate	• Immunglobulin
Direkte Mediatorfreisetzung aus Mastzellen	• Röntgenkontrastmittel • Muskelrelaxantien (Alcuronium) • Antibiotika (Polymyxine, Bacitracin, Aminoglykoside)
Interaktion mit dem Arachidonsäurestoffwechsel	• Prostaglandinsynthesehemmer (Acetylsalicylsäure, Diclofenac, Ibuprofen)
Einfluss auf Immunregulation	• Mediatoren des Immunsystems (Interferone, Zytokine) • Immunmodulatoren (Levamisol, Thymusextrakte)

Gabe würde dann eine Typ-I-Reaktion hervorrufen. Interleukin-2 kann in vivo aufgrund seiner biologischen Wirkung T-Lymphozyten aktivieren und damit Immunreaktionen gegen beliebige Antigene verstärken oder überhaupt erst möglich machen. Dies kann dazu führen, dass physiologische Immunreaktionen gegen nicht verwandte Antigene außer Kontrolle geraten und eine Allergie gegen sie entsteht. Da in diesem Fall die Wirkung des Zytokins Reaktionen auf nicht verwandte Antigene betrifft, sollte dies von einer Allergie abgegrenzt werden. Solche Wirkungen werden daher als **immuntoxische** Wirkungen bezeichnet.

16.2.4 Pharmakotherapie der Allergie

Die **kausale** Therapie einer allergischen Erkrankung besteht in der völligen **Allergenkarenz.** Diese ist oft nur möglich, wenn ein Berufs- oder Tätigkeitswechsel erfolgt (z. B. Mehlstauballergie beim Bäcker).

Bei nachgewiesenen Allergien gegen Arzneistoffe muss dem Patienten ein **Allergiepass** ausgestellt werden, damit der fragliche Arzneistoff (z. B. Penicillin) nicht in einer Notfallsituation verabreicht wird. Die Karenzempfehlung hat auch Strukturverwandte des betreffenden Arzneistoffs zu umfassen, da diese oft zu Kreuzreaktionen führen; so rufen Cephalosporine in mehr als 10 % der Betroffenen bei Penicillinallergie eine allergische Reaktion hervor (beide sind β-Lactame). Bei zwingender Indikation ist das Vorliegen einer Kreuzallergie zu klären.

Durch immunologische Maßnahmen kann man versuchen, auf die zur allergischen Reaktion führende Fehlregulation Einfluss zu nehmen. Hierauf beruht die empirisch entwickelte **Hyposensibilisierung oder spezifische Immuntherapie (SIT).** Hier werden zunächst sehr kleine – weit unter der Reaktionsschwelle liegende – Allergendosen zugeführt. Die Dosen werden allmählich kontinuierlich gesteigert, bis ein Zustand erreicht ist, bei dem die Allergene in natürlich vorkommenden Konzentrationen keine oder nur eine sehr abgeschwächte allergische Reaktion hervorrufen. Zumindest für die – häufigste – Typ-I-Reaktion sind die der Hyposensibilisierung zugrunde liegenden Mechanismen grob verstanden: Sie bestehen in der Verstärkung der Auslenkung der spezifischen Immunantwort in Richtung TH-1-Antwort (messbar am Anstieg von Interferon-γ) und einer Abschwächung der TH-2-Ausrichtung (messbar an einem Absinken von Interleukin-4) sowie der Aktivierung regulatorischer T-Zellen (➤ Abb. 16.1).

Bei den gefürchteten Allergien gegen Insektengifte verhütet die Hyposensibilisierung langfristig schwere allergische Reaktionen und ist daher absolut indiziert. Bei einer Reihe häufiger Allergene (z. B. aus Blütenpollen) kann sie zumindest für einige Jahre erfolgreich sein.

Die zur Verfügung stehenden **Pharmaka** für eine antiallergische Therapie wirken alle **symptomatisch;** einige können **prophylaktisch** eingesetzt werden. Ein Antikörper gegen IgE (Omalizumab, Xolair®) steht zur Behandlung des schweren persistierenden allergischen Asthmas zur Verfügung. Weitere Hoffnungen richten sich auf Interleukin-4-Antagonisten, die zurzeit in klinischen Studien geprüft werden.

Antiallergische Therapie der Typ-I-Reaktionen

Da bei allergischen Reaktionen vom Typ I die massive Freisetzung von Entzündungsmediatoren aus Mastzellen im Vordergrund steht, sollten Pharmaka verwendet werden, die die Synthese bzw. die Ausschüttung dieser Mediatoren hemmen oder deren Wirkung an den Zielorganen blockieren. Im Falle des Histamins sind dies **Inhibitoren der Mastzelldegranulation** (➤ Kap. 6.2.3) oder die oft vereinfacht als Antihistaminika bezeichneten **H_1-Rezeptor-Antagonisten** (➤ Kap. 6.4.2).

Prophylaktisch verwendete Antiallergika

Die größte Bedeutung unter den prophylaktisch verwendeten Antiallergika kommt den **Inhibitoren der Mastzelldegranulation Cromoglicinsäure** (Intal®) und **Nedocromil** (Irtan® Augentropfen/Nasenspray) zu (➤ Abb. 16.7). Beide inhibieren nicht nur eine IgE-vermittelte, sondern auch eine nichtimmunologisch ausgelöste Mastzelldegranulation. Sie können somit zur Prophylaxe bzw. Dauertherapie von Symptomen allergischer Erkrankungen des Typs I sowie anaphylaktoider Reaktionen eingesetzt werden.

Da die volle **Wirksamkeit erst nach 1–2 Wochen** eintritt, sind diese Wirkstoffe nicht zur Behandlung akuter Reaktionen geeignet. Cromoglicinsäure ist praktisch unlöslich und wird vorwiegend lokal in Form von Augentropfen, Nasenspray oder als Aerosol benutzt. Die Einzeldosis bei mehrfacher täglicher Anwendung beträgt 20 mg (inhalativ als Pulver) oder 1–2 mg (als Aerosol). Bei Nahrungsmittelallergien kann Cromoglicinsäure als Granulat (Colimune®)

oral verabreicht werden, um Symptome im Magen-Darm-Trakt zu vermindern (4 × täglich 200 mg). Da beide Wirkstoffe praktisch nicht resorbiert werden, sind sie wenig toxisch und zeigen **kaum unerwünschte Arzneimittelwirkungen.** Nach Inhalation kann es zu Irritationen des Rachens und der Trachea mit Hustenreiz und eventuell einer Reflexbronchokonstriktion kommen.

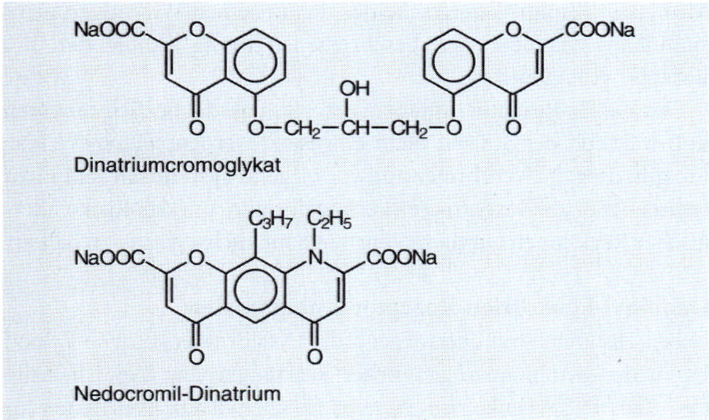

Abb. 16.7 Inhibitoren der Mastzelldegranulation.

Auch Immunsuppressiva und **Glucocorticoide** in hoher Konzentration können eine Mediatorausschüttung verringern. Die wichtigere Glucocorticoidwirkung beruht jedoch auf der Fähigkeit, die Neusynthese von Mediatoren wie proinflammatorischen Zytokinen zu inhibieren (> Kap. 16.3.4).

Symptomatisch verwendete Antiallergika

Die überwiegende Zahl der zugelassenen Antiallergika sind Substanzen, die die Wirkung des bereits ausgeschütteten Histamins am H_1-Rezeptor antagonisieren können. Die **H_1-Rezeptor-Antagonisten** heben kompetitiv die Wirkung von Histamin an H_1-Rezeptoren v. a. an den peripheren Gefäßen auf, haben aber keinen Einfluss auf H_2- oder H_3-Rezeptor-vermittelte Histamineffekte.

Bei einer **topischen** Anwendung auf der Haut (Chlorphenoxamin [Systral®], Bamipin [Soventol® Gel]), z. B. bei Insektenstichen oder Sonnenbrand, beruht die Verringerung des Juckreizes vorwiegend auf einer lokalanästhetischen Wirkung. 16

Ältere H1-Rezeptor-Antagonisten (> Abb. 16.8) haben deutliche zentrale Wirkungen (v.a. Sedation). In den letzten Jahren wurden überwiegend Wirkstoffe entwickelt, die keine oder nur eine **geringfügige**

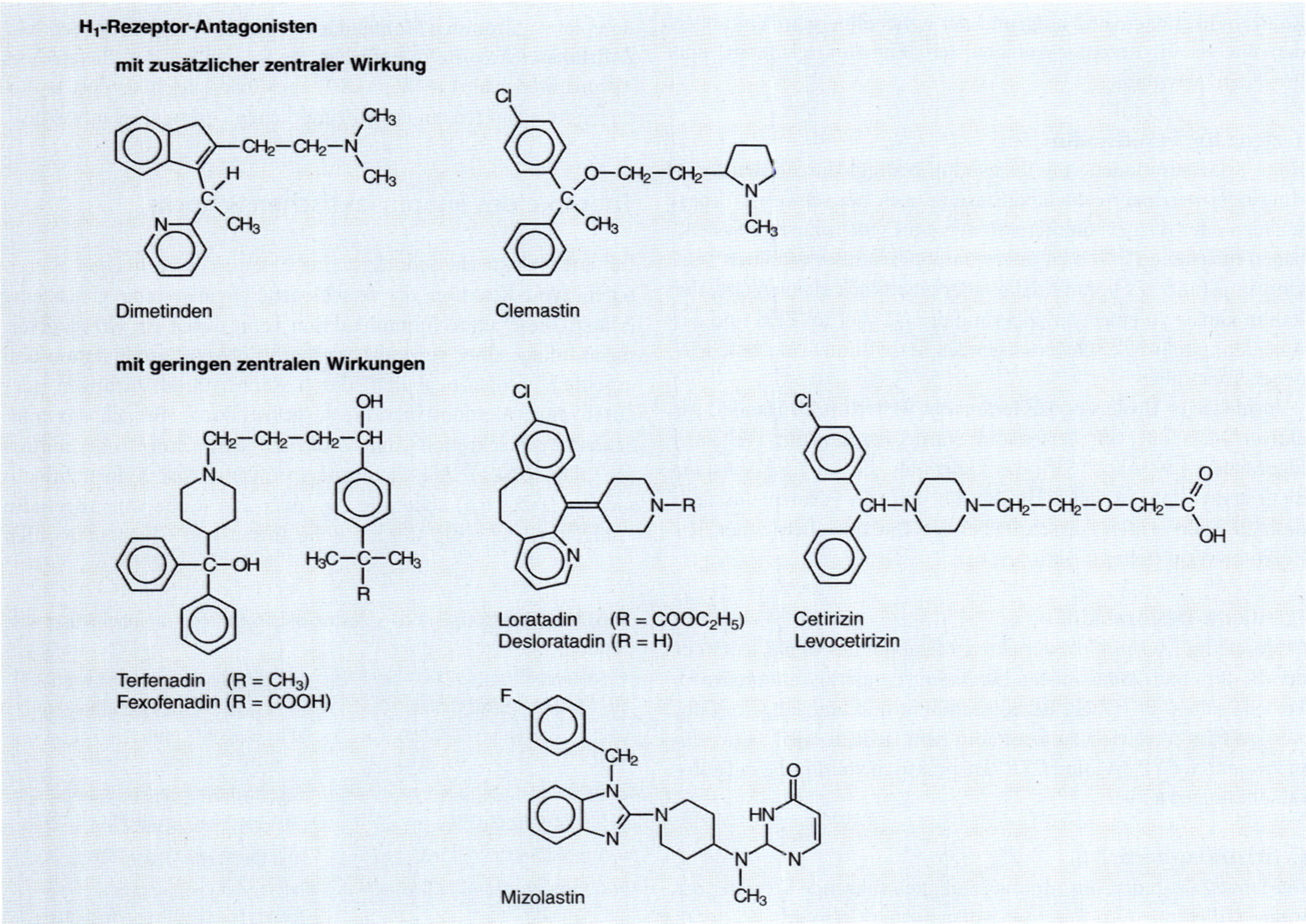

Abb. 16.8 H_1-Rezeptor-Antagonisten.

sedierende Wirkung aufweisen (➤ Abb. 16.8), da die Passage über die Blut-Hirn-Schranke aufgrund chemischer Modifikationen drastisch vermindert wurde. Inzwischen haben diese einen Anteil von über 90 % der verordneten H_1-Rezeptor-Antagonisten erreicht.

H_1-Rezeptor-Antagonisten werden nach **oraler Gabe** gut resorbiert. Bei den neueren Präparaten ist aufgrund ihrer lang anhaltenden Wirkung eine einmal tägliche Einnahme ausreichend.

Unerwünschte Arzneimittelwirkungen

Vor allem die älteren Substanzen dieser Wirkstoffklasse, z. B. Dimetinden (Fenistil®) und Clemastin* (Tavegil®) (➤ Abb. 16.8), zeigen erhebliche unerwünschte Arzneimittelwirkungen im ZNS. Die besonders zu Beginn der Behandlung auftretende **Sedierung** führt zur Beeinträchtigung der Vigilanz und der Verkehrstüchtigkeit, speziell in Verbindung mit Alkohol, Sedativa und Psychopharmaka. Neben der Sedierung treten v. a. unerwünschte **anticholinerge Wirkungen** auf.

16

Kontraindikationen

Kontraindikationen sind aufgrund der anticholinergen Wirkungen der älteren H_1-Rezeptor-Antagonisten Engwinkelglaukom und Prostatahypertrophie.

Terfenadin, Fexofenadin

Hohe Konzentrationen von Terfenadin, bedingt durch Überdosierung oder verringerte Metabolisierung, z. B. bei schweren Leberschäden oder Arzneistoffinteraktionen am Cytochrom-P_{450}-System, haben in seltenen Fällen zu unerwünschten kardiovaskulären Wirkungen geführt. Es kommt dabei über eine Blockade myokardialer Kaliumkanäle zu einer Verlängerung der QT-Zeit im EKG und zur Ausbildung teilweise schwerwiegender Arrhythmien mit beschriebenen Todesfällen.

In niedriger Dosierung ist Terfenadin weiterhin im Handel. Als aktiver Metabolit von Terfenadin wurde Fexofenadin (Telfast®) identifiziert (➤ Abb. 16.8), das anders als die Ausgangssubstanz nicht arrhythmogen wirkt. Die Einführung von Fexofenadin stellt deshalb einen echten Fortschritt bei der Therapie allergischer, H_1-Rezeptor-vermittelter Reaktionen dar.

Loratadin/Desloratadin

Desloratadin (Aerius®) ist der aktive Metabolit des wenig sedierenden H_1-Rezeptor-Antagonisten Loratadin (Loratadin ratiopharm®). Vorteile sollen die höhere Rezeptoraffinität und eine längere Halbwertszeit im Vergleich zu Loratadin sein, jedoch wird Loratadin in vivo durch CYP 3A4 und CYP 2D6 praktisch vollständig in Desloratadin umgewandelt.

Cetirizin/Levocetirizin

Der lange Zeit in der Verordnungshäufigkeit führende Vertreter der wenig sedierenden H_1-Rezeptor-Antagonisten Cetirizin* (Zyrtec®) ist durch die Einführung des Nachfolgeproduktes Levocetirizin (Xusal®), eines reinen Enantiomers des Cetirizins, ersetzt worden. Dieses weist eine höhere Affinität zu H_1-Rezeptoren auf, unterscheidet sich aber in seinen erwünschten und unerwünschten Wirkungen nicht von seinem Vorgänger. Cetirizin/Levocetirizin sind bei allergischer Rhinitis schneller und stärker wirksam als Loratadin/Desloratadin, aber auch eher sedierend.

Mizolastin

Mizolastin (Zolim®) unterscheidet sich in seinen Wirkungen nicht signifikant von den oben beschriebenen wenig sedierenden H_1-Rezeptor-Antagonisten.

Für alle H_1-Rezeptor-Antagonisten gilt, dass sie bei Schwangeren und während der Stillzeit nicht eingesetzt werden sollten. Weiterhin gilt, dass die **Verabreichung** vorwiegend **systemisch** und nicht topisch (z. B. als Nasentropfen) erfolgen sollte, um das Risiko allergischer Reaktionen auf diese Pharmaka möglichst gering zu halten.

Cysteinyl-Leukotrien-Rezeptor-Antagonisten

Neben Histamin sind überwiegend die Cysteinyl-Leukotriene C_4 und D_4 an den Symptomen allergischer Reaktionen vom Typ I beteiligt (➤ Kap. 15.8). Leukotrien B_4 trägt als chemotaktischer Faktor für Leukozyten zur Chronifizierung der entstehenden Entzündung bei. Somit wäre eine spezifische Inhibition der Leukotriensynthese bzw. -wirkungen sinnvoll. Als erste Wirkstoffe sind die Cysteinyl-Leukotrien-Rezeptor-Antagonisten **Montelukast** (Singulair®) und (in der Schweiz) **Zafirlukast** (Accolate®) verfügbar, die speziell bei der Therapie des Asthma bronchiale (➤ Kap. 4.8.2) eine Rolle spielen, da dort H_1-Rezeptor-Antagonisten nur eine unzureichende Wirksamkeit aufweisen.

Therapie des anaphylaktischen Schocks

Der anaphylaktische Schock ist eine systemische Form einer allergischen Typ-I-Reaktion, die verschiedene Organsysteme gleichzeitig erfasst. Diese akute Immunreaktion kann durch ein Kreislaufversagen infolge einer generalisierten arteriolären Vasodilatation und erhöhten Vasopermeabilität, durch Herzrhythmusstörungen oder durch eine Atemobstruktion, ausgelöst durch Bronchospasmus, Schleimhypersekretion und Mucosaödem, zum Tode führen (➤ Kap. 16.4.1). Als wichtigste medikamentöse Sofortmaßnahme (➤ Tab. 16.6) sollte die i. v.- oder i. m.-Gabe von **Adrenalin** erfolgen. Gleichzeitig werden hohe Dosen von **Glucocorticoiden**

Tab. 16.6 Medikamentöse Sofortmaßnahmen beim anaphylaktischen Schock

1. Epinephrin (Adrenalin) 1 : 10 000-Fertigspritze oder 1 : 10-Verdünnung der 1 : 1000-Lösung	1 ml (= 0,1 mg) langsam i. v. oder i. m. injizieren ggf. Wiederholung der Epinephringabe
2. Volumensubstitution i. v.	Elektrolytlösungen, Plasmaexpander
3. Glucocorticoide i. v.	250–1000 mg Prednisolon
4. Antihistaminikum i. v.	2 mg Clemastin (Tavegil®)
5. Weitere Notfall- und Therapiemaßnahmen	Tieflagerung von Kopf und Oberkörper, Atemwege freihalten, künstliche Beatmung, Sauerstoffinhalation

(Prednisolon), **Antihistaminika** (Clemastin, Tavegil®) sowie Elektrolytlösungen oder Plasmaersatzmittel i. v. verabreicht.

Antiallergische Therapie der Typ-II-, -III- und -IV-Reaktionen

Bei den zytotoxischen allergischen Reaktionen der **Typen II** und **IVa** werden antigentragende Zellen durch die durch gebundene Antikörper ausgelösten Schädigungsmechanismen (z. B. komplementabhängig) oder unmittelbar durch zytotoxische T-Lymphozyten zerstört. Neben der strikten **Allergenkarenz** kommt als gezielte Therapie daher nur eine **Immunsuppression** (➤ Kap. 16.3.3), d. h. die Unterdrückung der B- und T-Lymphozyten-Funktionen, infrage.

Bei allergischen Reaktionen der **Typen III** und **IVb** ist aufgrund der Freisetzung von Entzündungsmediatoren aus aktivierten Leukozyten eine **antientzündliche Therapie** erforderlich. Im Vordergrund steht dabei eine symptomatische Therapie, z. B. bei Gelenkschwellung oder Fieber, mit nichtsteroidalen Antiphlogistika (➤ Kap. 7.2.1 und ➤ Kap. 15.6). In vielen Fällen ist eine Therapie mit Glucocorticoiden oder Immunsuppressiva (➤ Kap. 16.3.4) sinnvoll.

16.3 Autoimmunität und Transplantation

Autoimmunität beschreibt die Reaktion des adaptiven Immunsystems gegen körpereigene Strukturen. Bereits Ende des 19. Jahrhunderts wurde die prinzipielle Möglichkeit, dass sich Immunreaktionen nicht gegen körperfremde, sondern körpereigene Antigene richten können, von Paul Ehrlich erkannt und als „Horror autotoxicus" bezeichnet. Ursächlich wird von der fälschlichen Aktivierung autoreaktiver T-Zellen ausgegangen, die dann direkt oder indirekt durch die Aktivierung zytotoxischer T-Zellen, Makrophagen oder B-Zellen zur Schädigung des Organismus führen. Unterstützt wird diese Annahme durch die häufig beobachtete HLA-Assoziation von Autoimmunerkrankungen. Als Beispiel sei hier die HLA-B27-assoziierte Erkrankung ankylierende Spondylitis genannt. Allerdings tragen Umwelteinflüsse ebenfalls zur Entstehung von Autoimmunerkrankungen bei und es muss festgehalten werden, dass der oder die aulösenden Faktoren bis dato nicht identifiziert sind.

Analog zur Einteilung allergischer Reaktionen werden Autoimmunreaktionen je nach Beteiligung von Antikörpern oder T-Zellen und den sich daraus ergebenden Immunpathologien in Typ-II-, -III- und -IV-Reaktionen unterteilt. Da IgE-Antikörper bei Autoimmunreaktionen eine untergeordnete Rolle spielen und bisher nicht als Auslöser von Immunpathologien identifiziert wurden, entfällt die Typ-I-Reaktion-Klassifizierung. Abhängig vom Vorkommen der Autoantigene, die vom Immunsystem erkannt werden, unterscheidet man organspezifische und systemische Autoimmunerkrankungen.

Das Verständnis und die darauf aufbauende Möglichkeit zur Kontrolle von Autoimmunreaktionen ermöglicht die Beeinflussung des Immunsystems, um im Rahmen von Transplantationen die Abstoßung der transplantierten Organe zu verhindern. Vermittler der Abstoßungsreaktion sind T-Zellen. Dabei spielen sowohl CD8- als auch CD4-positive T-Zellen, Letztere vom TH1- und TH17-Typ, eine entscheidende Rolle. Die in diesem Zusammenhang spezifischen Interventionen werden am Ende des Kapitels diskutiert.

16.3.1 Autoimmunitätsreaktionen der Typen II und III

Typ II: Antikörper gegen Zelloberflächen- oder Matrixantigene

Bei Typ-II-Autoimmunreaktionen binden IgM- oder IgG-Antikörper an Selbstantigene auf Zellen oder an die extrazelluläre Matrix und lösen so direkt eine Gewebezerstörung aus. Zusätzlich werden durch die Anlagerung der Antikörper inflammatorische Prozesse in Gang gesetzt, in deren Verlauf, ausgelöst durch die Freisetzung von Zytokinen und Chemokinen, weitere Zellen des angeborenen Immunsystems, z. B. Monozyten und Granulozyten, angelockt werden und zusätzlich zur Pathogenese beitragen. In anderen Fällen von Typ-II-Autoimmunreaktionen reagieren Autoantikörper mit Rezeptoren auf der Oberfläche von Zellen und lösen die Produktion von Hormonen aus (z. B. bei Morbus Basedow) oder blockieren den Rezeptor und interferieren so mit der Signalübertragung zwischen Zellen (Myasthenia gravis).

Klinik

Klinische Erscheinungsbilder von Autoimmunreaktionen des Typs II sind u. a.:

- Autoimmunhämolytische Anämien
- Immunthrombozytopenien
- Immunthyreopathien

Typ III: immunkomplexvermittelt

Die Bildung von Immunkomplexen erfolgt immer dann, wenn Antikörper gegen lösliche Antigene vorhanden sind. Immunpathologien entstehen, wenn die körpereigenen Mechanismen zum Entfernen der Komplexe nicht mehr ausreichen. Dies ist z. B. der Fall bei der Verabreichung größerer Antigendosen (Serumkrankheit nach der Injektion großer Mengen von Serumproteinen) oder bei der Entstehung von Autoantikörpern gegen häufig vorkommende Antigene. Der Protoyp dieser Erkrankung ist der systemische Lupus erythematodes. Die Bildung von Antikörpern der IgG-Klasse gegen nukleäre Zellbestandteile (ANA – antinukleäre Antikörper) und mit geringerer Häufigkeit auch gegen zytoplasmatische Antigene führt zu einer massiven Ablagerung von Immunkomplexen an den Wänden kleiner Blutgefäße, den Glomeruli, den Gelenken und verschiedenen anderen Organen. Die nachfolgende Aktivierung des Komplementsystems, die verstärkte Anlockung von Granulozyten und Makrophagen und die daraus folgende Freisetzung von anderen entzündungsfördernden Mediatoren führen zu einer

Gewebeschädigung, die neuerliches Antigen freisetzt und die Bildung weiterer Immunkomplexe und deren Ablagerung begünstigt.

Klinik

Klinische Erscheinungsbilder der Typ-III-Autoimmunreaktion können sein:

- Systemischer Lupus erythematodes (SLE)
- Essentielle gemischte Kryoglobulinämie
- Immunkomplexvaskulitis

16.3.2 Autoimmunitätsreaktionen vom Typ IV

Gewebeschädigung durch die Aktivität autoreaktiver T-Zellen ist charakteristisch für Typ-IV-Autoimmunitätsreaktionen. Es erfolgt eine spezifische Erkennung von körpereigenen Peptiden, die von MHC-Molekülen präsentiert werden. Im Fall von CD8-positiven T-Zellen kann es zu einer direkten, im Fall von CD4-positiven T-Zellen zu einer indirekten Gewebeschädigung durch die Aktivierung von Makrophagen kommen. Im Gegensatz zu den antikörpervermittelten Autoimmunitätsreaktionen sind bei den T-Zell-vermittelten Erkrankungen nur wenige Antigene bekannt. Allerdings gibt es deutliche Hinweise, dass z. B. beim insulinabhängigen Diabetes mellitus β-Zell-spezifische Antigene von CD8-positiven T-Zellen erkannt werden und so eine spezifische Zerstörung dieses Zelltyps verursacht wird. Ähnliches gilt für die multiple Sklerose, allerdings wird hier von einer Erkennung von Peptiden aus Proteinen der Myelinscheide durch CD4-positive T-Zellen des TH1- oder TH17-Typs ausgegangen, die eine Freisetzung von inflammatorischen Zytokinen und eine Aktivierung von Makrophagen nach sich zieht. Die auslösende Ursache für die Aktivierung der autoreaktiven T-Zellen ist, wie auch bei den antikörpervermittelten Erkrankungen, nicht bekannt. Allerdings werden bestimmte Viruserkrankungen (Coxsackie B4, Mumps, Röteln) gehäuft in Verbindung mit der Entstehung von Typ-1-Diabetes-mellitus gebracht. Ein kausaler Zusammenhang ist aber bisher nicht belegt.

Klinik

Klinische Erscheinungsbilder von Autoimmunreaktionen des Typs IV sind u. a.:

- Diabetes mellitus Typ 1
- Multiple Sklerose
- Rheumatoide Arthritis

16.3.3 Strategien der Immunsuppression

Alle Immunreaktionen richten sich sehr spezifisch gegen das auslösende Antigen. Von der großen Menge der Lymphozyten wird daher nur der kleine Anteil aktiv, der Rezeptoren für das Antigen trägt. Wenn die Immunreaktion medizinisch unerwünscht ist, wie bei der Abstoßung eines Transplantats, oder zur Krankheit führt, wie bei einer chronisch-entzündlichen Krankheit oder einer Autoimmunerkrankung, bestünde aus theoretischen Überlegungen die beste Therapie darin, gezielt die spezifisch reagierenden Lymphozyten in ihrer Aktivität zu hemmen.

Pharmakologisch werden rezeptorabhängige Prozesse häufig durch Rezeptor-Antagonisten ausgeschaltet; dieses Prinzip ist zum einen wegen der großen Diversität der Lymphozyten mit unterschiedlichen spezifischen Antigenrezeptoren nicht anwendbar – es sei daran erinnert, dass diese Diversität auf größer als 10^{12} geschätzt wird. Zum anderen ist es i. d. R. nicht möglich, die an einer Autoimmunreaktion beteiligten T-Zellen direkt zu identifizieren und gezielt zu eliminieren.

Für eine Immunsuppression bedeutet dies, dass Lymphozyten **antigenunspezifisch** ausgeschaltet werden müssen. Sie stellt daher immer einen schwerwiegenden Eingriff dar, weil neben der erwünschten Wirkung, wie dem Erhalt eines Transplantats oder der Unterdrückung von Autoimmunreaktionen, unvermeidlich auch lebensnotwendige Abwehrleistungen betroffen sind. Die Folge kann eine verminderte Abwehr von Infektionen mit im Extremfall tödlichem Ausgang sein.

Eine wirksame Immunsuppression erreicht man dadurch, dass man die Zahl der im Körper vorhandenen Lymphozyten vermindert. Dies kann durch physikalische Maßnahmen erreicht werden, wie die Entnahme von zirkulierenden Zellen (Lymphapherese); eine weitere Möglichkeit ist die gezielte Bestrahlung von Lymphozyten und ihrer Vorläuferzellen im Knochenmark. Beide Methoden spielen wegen der schlechten Steuerbarkeit klinisch keine Rolle.

Eine Immunsuppression wird v. a. durch die in ➤ Tab. 16.7 aufgeführten **Immunsuppressiva** herbeigeführt. Die bekannten molekularen Wirkmechanismen der wichtigsten Immunsuppressiva sind in ➤ Abb. 16.9 dargestellt.

Tab. 16.7 Immunsuppressiva

Immunsuppression	Dosierung	Bemerkungen
Inhibitoren der Interleukin-2-Synthese		
Predniso(lo)n	0,3–1 mg/kg KG/d	
Ciclosporin	4–8 mg/kg KG/d	
Tacrolimus	0,1–0,3 mg/kg KG/d	
Pimecrolimus	Creme 10 mg/g; 2 × täglich auftragen	Nur topische Anwendung
Inhibitoren der Interleukin-2-induzierten Zellproliferation		
Cyclophosphamid	2–12[1] mg/kg KG/d	Hohe Dosierung nur als Stoßtherapie
Azathioprin	1,5–3 mg/kg KG/d	
Methotrexat	0,1 mg/kg KG/d	
Mycophenolat-Mofetil, Mycophenolsäure	20–40 mg/kg KG/d	
Sirolimus (Rapamycin)	ca. 2 mg/d	
Everolimus (RAD-001 = Rapamycin-Derivat) (Certican®)	ca. 1,5 mg/Tag	
Biologische Immunsuppressiva		
In ➤ Tab. 16.8 sind Biologika (Antikörper und verwandte Proteine) aufgelistet, die zur Immunsuppression eingesetzt werden können.		

[1] Ermittlung der individuellen Dosierung durch regelmäßige Messung der Blutspiegel (therapeutisches Drug-Monitoring).

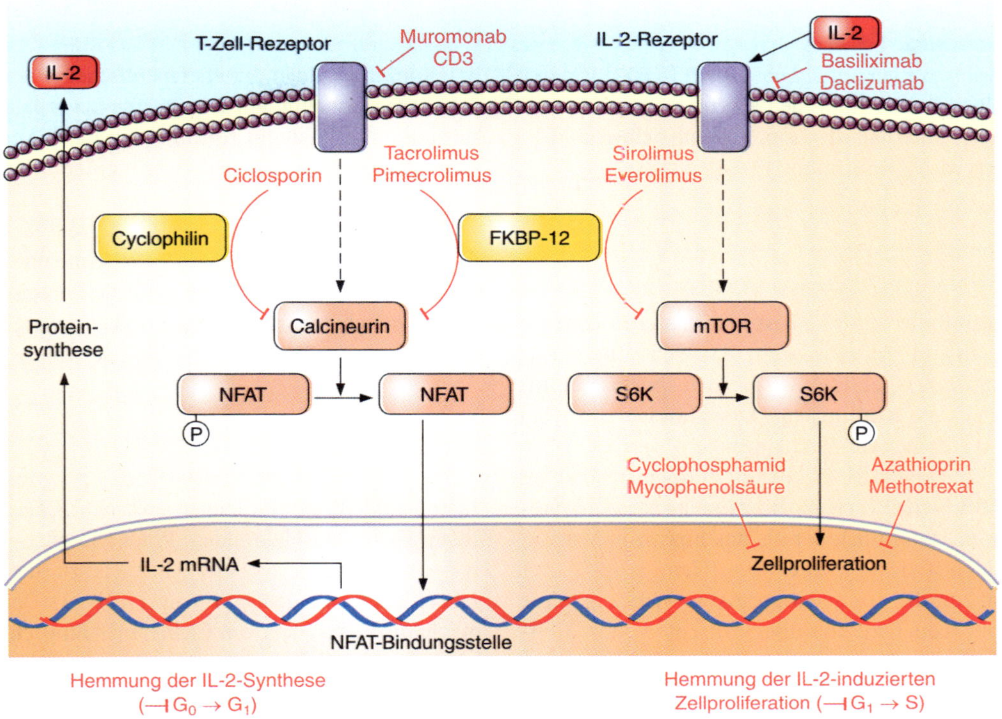

Abb. 16.9 Molekulare Mechanismen von Immunsuppressiva.
FKBP-12 = FK-bindendes Protein (FK506 war die ursprüngliche Bezeichnung von Tacrolimus); IL = Interleukin; mTOR = mammalian target of rapamycin (Rapamycin = Sirolimus); NFAT = nukleärer Faktor aktivierter T-Lymphozyten, spezifischer Transkriptionsfaktor; S6 K = S6-Kinase; ⊣ = Hemmung.

Pharmaka, welche die Synthese des für T-Lymphozyten essenziellen **Wachstumsfaktors Interleukin-2 (IL-2) hemmen,** führen zu einer Arretierung der Zellen in der G_0-Phase des Zellzyklus (Glucocorticoide, Ciclosporin, Tacrolimus, Pimecrolimus).

Die **Hemmung der IL-2-induzierten Zellproliferation** führt dagegen zu einer Inhibition des $G_1 \rightarrow S$-Übergangs des Zellzyklus. Zur Gruppe der auf diesem Weg wirksamen Immunsuppressiva gehören die Zytostatika Cyclophosphamid, Azathioprin und Methotrexat, die auch zur Chemotherapie maligner Tumoren angewandt werden (➤ Kap. 34).

Aufgrund ihres Wirkmechanismus schädigen **zytotoxische Immunsuppressiva** v. a. proliferierende Lymphozyten. Dadurch, dass auch die Nachbildung verhindert wird, sinkt die im Körper vorhandene Lymphozytenmenge rasch ab. Wenn das therapeutisch notwendige Ausmaß der Immunsuppression erreicht ist, fehlen dem Patienten auch Lymphozyten für notwendige Abwehrreaktionen: So wird er oft schutzlos gegen Infektionserreger. Gefürchtet sind Virusinfektionen, v. a. solche, gegen die nur unzureichende Medikamente vorhanden sind. **Eine immunsuppressive Therapie mit Zytostatika bewegt sich daher auf dem schmalen Grat zwischen einer ungenügenden Beeinflussung der unerwünschten Immunreaktion und einer zu weit gehenden Schwächung der Schutzfunktion des Immunsystems.**

Mycophenolsäure, Sirolimus (Rapamycin) und Everolimus (Rapamycinderivat) vermindern ebenfalls die IL-2-induzierte Proliferation von T-Lymphozyten, aber auch die anderer Zellen. Im Gegensatz zu den Zytostatika lassen sie aber die Bildung reifer Lymphozyten aus Stammzellen weitgehend unbeeinflusst.

Mit größter Selektivität greift hier der Anti-IL-2-Rezeptor-Antikörper Basiliximab ein, da der IL-2-Rezeptor nur auf aktivierten T-Lymphozyten verstärkt exprimiert wird.

16.3.4 Immunsuppression durch Inhibitoren der Interleukin-2-Synthese

Glucocorticoide

Entscheidend für die Hemmung der Synthese von Zytokinen, die an der Aktivierung von Lymphozyten beteiligt sind, wie die Interleukine-1 und -2. Glucocorticoide hemmen somit bevorzugt die Aktivierung von T-Lymphozyten. Klinisch wirken sie daher v. a. immunsuppressiv auf **zelluläre Immunreaktionen;** nur bei hohen Dosierungen wird auch die Antikörpersynthese verringert. Nach Gabe von Glucocorticoiden kommt es zu einem kurzfristigen Abfall der zirkulierenden Lymphozyten im Blut; dies beruht beim Menschen jedoch nicht wie früher oft fälschlich angenommen auf einer Zerstörung dieser Zellen, sondern auf einer **reversiblen Sequestrierung im Knochenmark.**

Dosierung

Zur Immunsuppression werden initial hohe Dosen (0,75–1,5 mg/kg Körpergewicht/d) Prednisolon-Äquivalente verabreicht, die möglichst rasch auf Dosen unterhalb der sog. Cushing-Schwelle (0,1–0,125 mg/kg Körpergewicht/d) vermindert werden sollen.

Ciclosporin

Ciclosporin* (Sandimmun Optoral®) ist ein wasserunlösliches zyklisches Peptid aus 11 Aminosäuren, das von einem Pilz *(Polypocladium inflatum)* gebildet wird. Ciclosporin **hemmt** mit hoher Selektivität die **Bildung von Lymphokinen,** die bei der Aktivierung von T-Lymphozyten induziert werden. Dazu gehört Interleukin-2, sodass die Expansion antigenspezifischer T-Lymphozyten unterbleibt. Ciclosporin bindet an einen zytosolischen Rezeptor (Cyclophilin), der als das Enzym Prolin-cis/trans-Isomerase identifiziert wurde. Die Hemmung dieser Enzymaktivität ist für die immunsuppressive Wirkung ohne Bedeutung; sie kann jedoch zu den unerwünschten Arzneimittelwirkungen beitragen.

Wirkmechanismus

Der Komplex aus Ciclosporin und Cyclophilin **hemmt die Proteinphosphatase Calcineurin** und blockiert die Signaltransduktion des Antigenrezeptors. Dadurch wird die Aktivierung (und Translokation in den Kern) einiger Transkriptionsfaktoren wie NFAT oder NF-κB gehemmt, die für die Induktion der Synthese von Zytokinen in T-Lymphozyten notwendig sind (➤ Abb. 16.9). Die Zellspezifität des am stärksten betroffenen Transkriptionsfaktors NFAT, der praktisch nur in T-Lymphozyten vorkommt, erklärt die weitgehende **Selektivität** dieses Immunsuppressivums.

In Übereinstimmung damit werden klinisch v. a. **zelluläre Immunreaktionen unterdrückt,** die Antikörpersynthese wird nicht beeinflusst. Es werden jedoch auch Wirkungen auf andere Zellen (z. B. Endothelzellen, Nierenzellen u. a.) beobachtet.

Pharmakokinetik

Nach **oraler** Gabe wird Ciclosporin nur zu 20–50 % resorbiert und zudem bei der ersten Leberpassage bis zu 30 % inaktiviert. Maximale Blutspiegel werden nach ca. 2 Stunden erreicht. Die Halbwertszeit beträgt etwa 14 Stunden. Ciclosporin wird in Leber (zu 80 %) und Niere zu über 30 nicht immunsuppressiv wirksamen Metaboliten umgewandelt, die vorwiegend über die Galle mit den Fäzes ausgeschieden werden.
Wegen der **unsicheren Bioverfügbarkeit** muss die Therapie mit Ciclosporin unter fortlaufender Kontrolle des Blutspiegels erfolgen. Angestrebt werden Talspiegel im Gesamtblut in einem sogenannten therapeutischen Fenster zwischen 100 und 200 µg/L.

Unerwünschte Arzneimittelwirkungen

Bei Konzentrationen im therapeutischen Bereich tritt als unerwünschte Arzneimittelwirkung eine reversible Nierenfunktionsstörung mit erhöhtem Creatininspiegel auf. Andere unerwünschte Arzneimittelwirkungen sind: Störung der Leberfunktion, Tremor, Hypertrichose und Hypertrophie der Gingiva. Bei der (bei Organtransplantationen lebenslangen!) Langzeittherapie kommt es zu Bluthochdruck, Hyperlipidämie, Fettsucht und Diabetes mellitus. Bei Vorschädigung der Niere oder in Kombination mit anderen nephrotoxischen Arzneistoffen, z. B. Aminoglykosiden, und in hoher Dosierung ist Ciclosporin akut nephrotoxisch.

Tacrolimus

Tacrolimus* (Prograf®, früher auch als FK506 bezeichnet) gehört chemisch zu den Makroliden. Wie Ciclosporin bindet es an einen zytosolischen Rezeptor, der ebenfalls zu den Immunophilinen gehört, das FK-bindende Protein (FKBP-12). Der molekulare **Wirkmechanismus** ist dem von **Ciclosporin ähnlich** (➤ Abb. 16.9). So **hemmt** es die Aktivierung v. a. von T-Lymphozyten und damit **zelluläre Immunreaktionen.** In klinisch wirksamen Konzentrationen wird die Antikörpersynthese ebenfalls nicht unterdrückt.

Bei Neurodermitis wird Tacrolimus auch topisch angewandt (Protopic®).

Pharmakokinetik

Die **orale Bioverfügbarkeit** ist sehr variabel (6–56 %). Die Substanz wird mit einer Halbwertszeit von 12–16 Stunden eliminiert, vorwiegend durch hepatische Metabolisierung und durch primäre biliäre Ausscheidung. Wegen der unsicheren Bioverfügbarkeit wird die Therapie anhand klinischer Parameter und Messung der Vollblut-Talspiegel fortlaufend kontrolliert (therapeutisches Fenster: 3–15 µg/L).

Unerwünschte Arzneimittelwirkungen

Ähnlich wie Ciclosporin ist auch Tacrolimus nephrotoxisch und führt zu denselben Langzeitkomplikationen. Einige unerwünschte Arzneimittelwirkungen von Ciclosporin fehlen, wie Gingivahyperplasie und Hirsutismus, andere (z. B. Hyperlipidämie) sind deutlich geringer ausgeprägt. Dagegen kann es neurologische Störungen (z. B. Krämpfe, Psychosen) auslösen.

Pimecrolimus

Pimecrolimus (Elidel®) ist ein Ascomycinderivat, das wie Tacrolimus nach Bindung an FKBP-12 die Synthese von IL-2 hemmt (➤ Abb. 16.9). Es ist für die topische Anwendung bei Neurodermitis (atopischem Ekzem) zugelassen.

16.3.5 Immunsuppression durch Hemmung der mTOR-Kinase (Hemmung der Interleukin-2-induzierten Zellproliferation)

Sirolimus

Sirolimus (Rapamune®), häufig auch als Rapamycin bezeichnet, ist ein Makrolidlacton, das aus Ascomyzeten *Streptomyces hygroscopicus* isoliert wurde und große strukturelle Ähnlichkeit mit Tacrolimus aufweist. Nach Bindung an seinen zytosolischen Rezeptor FKBP-12 wirkt es jedoch nicht als Calcineurininhibitor. Stattdessen wird die multifunktionelle **Serin-/Threonin-Kinase mTOR (mammalian target of rapamycin) inhibiert.** Dadurch wird im Weiteren die für die Zellproliferation notwendige Aktivierung der S6-Kinase unterbunden (➤ Abb. 16.9). Sirolimus hemmt zusätzlich die durch Wachstumsfaktoren induzierte Proliferation verschiedener Nicht-immunzellen und vermindert Tumorwachstum und Angiogenese.

Pharmakokinetik

Sirolimus wird nach oraler Gabe interindividuell sehr variabel resorbiert; maximale Blutspiegel werden nach circa 1 Stunde erreicht. Seine Halbwertszeit beträgt 62 Stunden, sodass ein Steady State trotz erhöhter Initialdosis erst nach mehr als 1 Woche erreicht wird. Sirolimus wird durch CYP 3A4 vollständig metabolisiert und fast ausschließlich über die Galle ausgeschieden.

Dosierung

Sirolimus wird initial in Kombination mit Ciclosporin und Glucocorticoiden verabreicht. Die Sirolimus-Dosis wird individuell angepasst, um Vollbluttalspiegel von 4–12 µg/l zu erzielen. Nach 4–8 Wochen wird Ciclosporin stufenweise abgesetzt; die Sirolimus-ollbluttalspiegel werden dann auf 12–20 µg/l erhöht.

Unerwünschte Arzneimittelwirkungen

Ein deutlicher Vorteil von Sirolimus im Vergleich zu den Calcineurininhibitoren Ciclosporin und Tacrolimus ist die fehlende Nephro- und Neurotoxizität. Als wichtigste unerwünschte Arzneimittelwirkungen werden beobachtet: Hypercholesterinämie, Hypertriglyceridämie, Anämie und Thrombozytopenie, Lymphozele, Wundheilungsstörungen.

Everolimus

Das synthetisch hergestellte Rapamycinderivat Everolimus* (40-O-[2-Hydroxyethyl]rapamycin; Certican®) zeigt die gleichen Wirkungen wie Sirolimus. Seine deutlich kürzere Halbwertszeit (ca. 28 h) bei verbesserter oraler Resorption, aber auch schnellerer Ausscheidung kann bei der Einstellung der individuellen Dosierung vorteilhaft sein.

Temsirolimus

Temsirolimus (Torisel®) ist ein weiterer selektiver mTOR-Inhibitor, der aber nur eine Zulassung zur Behandlung des fortgeschrittenen Nierenzellkarzinoms hat.

16.3.6 Immunsuppression durch Zytostatika

Cyclophosphamid

Cyclophosphamid* (Endoxan®) gehört zur Gruppe der **bifunktionellen alkylierenden Zytostatika.** Durch kovalente Quervernetzung von DNA-Strängen werden Replikation und Transkription aller sich teilenden Zellen gehemmt; dies führt zu Funktionsverlust und schließlich Zelltod. Für die immunsuppressive Wirkung ist entscheidend, dass **Lymphozyten sehr empfindlich** auf Cyclophosphamid reagieren. Die Lymphopenie betrifft fast gleichmäßig T- und B-Lymphozyten. Damit werden durch dieses Zytostatikum sowohl **humorale** (= Antikörperproduktion) als auch **zelluläre Immunreaktionen gehemmt.** Bei niedriger Dosierung scheinen bevorzugt zelluläre Reaktionen betroffen zu sein. Bei Dosen unterhalb 1 mg/kg Körpergewicht pro Tag tritt keine Immunsuppression auf; es kann sogar zu einer Verstärkung von Immunreaktionen kommen, da supprimierende Zellfunktionen besonders empfindlich gegenüber Cyclophosphamid zu sein scheinen.

Dosierung

Als Immunsuppressivum wird Cyclophosphamid i. d. R. **oral** verabreicht. Die **Tagesdosis** bei einem Erwachsenen reicht von 2–10 mg/kg Körpergewicht pro Tag, kurzfristig bis 12 mg/kg Körpergewicht pro Tag.

Azathioprin

Azathioprin* (Imurek®) ist ein inaktives Pro-Drug eines Antimetaboliten. Die Substanz wird in vivo durch die Thiopurinmethyltransferase (TPMT) rasch in **6-Mercaptopurin** umgewandelt, das auch direkt als Immunsuppressivum eingesetzt werden kann. 6-Mercaptopurin **hemmt die Biosynthese von Purinnukleotiden.** Nach Einbau in die DNA und RNA stört es zudem als falscher Baustein deren Funktion. Dies führt zu Funktionsverlust und schließlich zum Tod der Zelle.

Azathioprin (bzw. 6-Mercaptopurin) trifft stärker T- als B-Lymphozyten; daher **hemmt** es bevorzugt **zelluläre Immunreaktionen.** Auf die Antikörpersynthese hat es nur einen geringen Einfluss, der in mehreren klinischen Studien nicht nachweisbar war.

Dosierung

Die mittlere **Tagesdosis** bei einer immunsuppressiven Therapie beträgt 1,5–3 mg/kg Körpergewicht.

16

Methotrexat

Methotrexat* (Lantarel®) gehört ebenfalls zu den Antimetaboliten; als Derivat der Folsäure **hemmt es das Enzym Dihydrofolat-Reductase.** Als Folge wird vermindert Tetrahydrofolsäure gebildet, die zur Übertragung von Methylgruppen notwendig ist. Dadurch vermindert sich v. a. die Bildung von Thymidin und von Purinbasen; die gestörte DNA- und RNA-Synthese führt zu Funktionsverlust und Zelltod. B-Lymphozyten scheinen gegenüber Methotrexat empfindlicher als T-Lymphozyten zu sein. Entsprechend wurde klinisch eine größere Empfindlichkeit bei der **Antikörperbildung** als bei zellulären Immunreaktionen gefunden.

Dosierung

Zur Immunsuppression wird Methotrexat in einer mittleren **Tagesdosis** von 0,1 mg/kg Körpergewicht i. v. verabreicht.

In niedriger Dosierung (ca. 7,5–20 mg/Woche) wirkt Methotrexat hemmend auf die Aktivität von Entzündungszellen und damit **antiinflammatorisch,** ohne messbar Immunreaktionen zu beeinflussen. In dieser Weise wird es als langfristig wirksames Antirheumatikum (LWAR) bei der rheumatoiden Arthritis (➤ Kap. 16.4.4) eingesetzt.

Mycophenolatmofetil, Mycophenolsäure

Mycophenolatmofetil* (CellCept®) ist ein Pro-Drug; der aktive Metabolit ist **Mycophenolsäure.** Mycophenolat-Natriumsalz existiert in magensaftresistenter Zubereitung (Myfortic®). Mycophenolsäure ist ein Gärungsprodukt verschiedener Pilzarten der Gattung *Penicillium.* Mycophenolsäure **hemmt die Inosinmonophosphat-dehydrogenase,** ein Schlüsselenzym bei der De-novo-Synthese von Purinen, auf die v. a. T- und B-Lymphozyten angewiesen sind, während andere Zellen einen großen Teil ihrer Purine wiederverwenden können (salvage pathway). Dadurch wird bevorzugt (selektiv) die **DNA-Synthese** der Lymphozyten gehemmt.

Pharmakokinetik

Mycophenolatmofetil hat eine **orale Bioverfügbarkeit** von 94 % und wird schnell zur freien Mycophenolsäure hydrolysiert. Diese wird hauptsächlich als inaktives Glucuronid mit einer Halbwertszeit von etwa 16 Stunden renal eliminiert.

Dosierung

Mycophenolatmofetil bzw. Mycophenolat sind zur Prophylaxe der Transplantatabstoßung in Kombination mit Ciclosporin und Glucocorticoiden zugelassen. Die Dosis beträgt 20–40 mg/kg Körpergewicht pro Tag. Weitere Indikationen sind in klinischer Prüfung.

Unerwünschte Arzneimittelwirkungen

Als unerwünschte Arzneimittelwirkungen treten auf: Diarrhö, Erbrechen, Schmerzen, Harnwegs- und andere Infektionen – bis hin zu Sepsis, Leukopenien, Anämie, Hypertonie.

16.3.7 Immunsuppression durch Antikörper (und weitere rekombinante Proteine)

Bei der Immunsuppression durch biotechnologisch hergestellte Therapeutika werden zwei unterschiedliche Ansätze verfolgt: Der **eine Ansatz** ist darauf ausgerichtet, die Zahl der zirkulierenden Lymphozyten dadurch zu vermindern, dass **Antikörper** (➤ Abb. 16.10) infundiert werden, die sich **gegen auf Lymphozyten und Leukozyten vorkommende Antigene** richten. Beispiele hierfür sind das auf allen T-Zellen vorkommende Oberflächenmolekül CD3 oder das auf der B-Zell-Oberfläche exprimierte Molekül CD20, der auf der Oberfläche von T-Zellen vorhandene Interleukin-2-Rezeptor oder das auf B- und T-Zellen exprimierte Molekül CD52. Nach Bindung der Antikörper werden die Lymphozyten zerstört, v. a. durch eine **komplementvermittelte Lyse** oder unter Beteiligung von NK-Zellen.

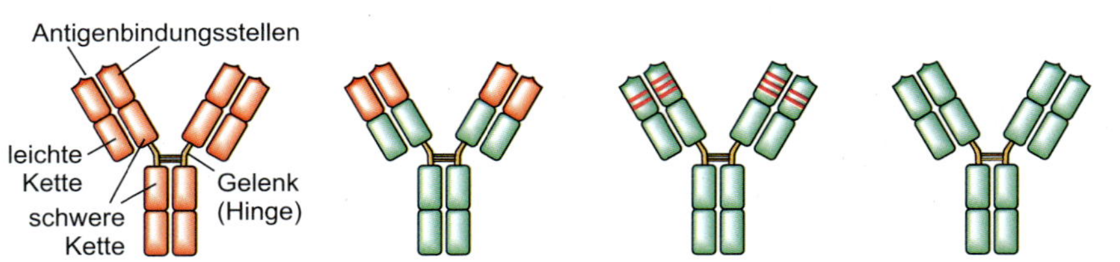

Vollständig murin **...-omab**	Chimär **...-ximab**	Humanisiert **...-zumab**	Vollständig human **...-umab**
Immunogen, Anwendung am Menschen problematisch	Die konstanten Domänen C_H und C_L sind human, der Rest ist murin, Restimmunogenität bleibt	Nur die CDR (complementarity determining regions) sind murin, der Rest ist human, wenig Immunogenität	Alle Bestandteile sind human, Immunogenität nicht zu erwarten

Abb. 16.10 Struktur und Nomenklatur monoklonaler Antikörper.

Tab. 16.8 Auswahl zugelassener oder sich in fortgeschrittenen Studien befindlicher Antikörper (und verwandter Proteine) für die Immunsuppression und die Therapie von Tumoren des lymphatischen Systems

Antikörper	Eigenschaften	Anwendung	UAW
Antikörper gegen Oberflächenantigene auf Lymphozyten (und anderen Leukozyten)			
Abatacept* (Orencia®)	Fusionsmolekül aus humanem CTLA4- und Ig-Fc-Fragment, blockiert das costimulatorische Molekül CD28 auf T-Zellen	• In Kombination mit Methotrexat: rheumatoide Arthritis, juvenile idiopathische Arthritis (wegen erheblicher UAW nur eingesetzt, wenn alternative Therapie erfolglos) • Verschiedene klinische Studien: abnormale Glucosetoleranz, Diabetes Typ 1, GVHD, systemischer Lupus erythematodes, Polymyositis, Dermatomyositis, autoimmune nekrotisierende Myopathie, überlappende Myositis, juvenile Myositis über 18 Jahre • **Dosierung:** ca. 750 mg (gewichtsabhängig) als 30-minütige i. v.-Infusion (Aufsättigungsdosis), dann 125 mg s. c. 1 ×/Woche	• Kopfschmerzen • Übelkeit • Infektionen der oberen Atemwege (einschließlich Sinusitis)
Alemtuzumab* (Lemtrada®)	Humanisierter monoklonaler Antikörper gegen CD52-Molekül auf B- und T-Lymphozyten	• Wegen mangelnden wirtschaftlichen Erfolgs zur Behandlung der CLL vom Markt genommen • Im Zulassungsverfahren nach positiven Phase-III-Studien zur Wirksamkeit bei multipler Sklerose (Reduktion von Schubfrequenz bei nicht behandelter sowie bei therapierefraktärer multipler Sklerose) • **Dosierung:** 12 mg/d, verabreicht als intravenöse Infusion in 2 Behandlungsphasen; 1. Behandlungsjahr: 12 mg/d an 5 aufeinanderfolgenden Tagen (60 mg Gesamtdosis); 2. Behandlungsjahr: 12 mg/d an 3 aufeinanderfolgenden Tagen (36 mg Gesamtdosis)	Infusionsreaktionen wie Kopfschmerzen, Hautausschläge oder Pyrexie
Basiliximab* (Simulect®)	Mit humanen Antikörpern chimärisierter muriner monoklonaler Antikörper gegen einen Anteil des Interleukin-2-Rezeptor, blockiert die Bindung des T-Lymphozyten-Wachstumsfaktors Interleukin-2 an seinen Rezeptor	• In Kombination mit Ciclosporin und Steroiden Senkung der Inzidenz der akuten Abstoßung bei leber- und nierentransplantierten Patienten • Induktion der raschen Bildung von humanen Anti-Maus-Ig-Antikörpern, welche die Therapie begrenzen • Klinische Studien in Kombination mit Pegaspargase: rezidiviertes/refraktäres NK/T-Zell-Lymphom • **Dosierung:** 1. Dosis 20 mg i. v. 20 min vor der Transplantation (über 20–30 min), 4 d nach der Transplantation 2. Dosis 20 mg	• Schmerzen • Übelkeit • Selten Überempfindlichkeitsreaktionen, die aber einen schweren Verlauf nehmen können
Benralizumab (Fasenra®)	Chimärer monoklonaler IgG1κ-Antikörper, bindet an IL-5R-α und leitet Apoptose von Granulozyten ein	• Eosinophiles Asthma • Studien zu zystischer Fibrose, eosinophiler Gastritis/Gastroenteritis • **Dosierung:** 30 mg s. c. alle 4 Wochen, danach 30 mg alle 8 Wochen	• Kopfschmerzen • Pharyngitis • Überempfindlichkeitsreaktionen (z. B. Urtikaria, papulöse Urtikaria, Hautausschlag) • Pyrexie • Reaktionen an der Einstichstelle
Eculizumab (Soliris®)	Humanisierter Antikörper, Immunglobulin G-κ (IgGκ) mit konstanten und variablen humanen Domänen und murinen komplementaritätsbestimmenden Regionen (CDRs) gegen das Protein C5 des Komplementsystems; das Protein C5 ist Bestandteil des Membranangriffkomplexes des Komplementsystems, das an der Zelllyse beteiligt ist	• Orphan-Drug-Status • Paroxysmale nächtliche Hämoglobinurie (PNH), atypisches hämolytisch-urämisches Syndrom (aHUS), therapierefraktäre generalisierte Myasthenia gravis (seit 2017), Neuromyelitis optica (seit 2019) • Experimentelle Behandlung: hämolytische Kälteagglutininerkrankung, typisches, durch EHEC ausgelöstes HUS (off label) • Zur Zulassung eingereicht zur Prävention der Delayed Graft Function (DGF) nach Nierentransplantation • **Dosierung:** fünfwöchige Initialphase mit 600 mg als intravenöse Infusion über 25–45 Minuten 1 ×/Woche in den ersten 4 Wochen, gefolgt von 900 mg in der 5. Woche; in der Erhaltungsphase 900 mg als intravenöse Infusion über 25–45 Minuten alle 14 Tage	• Kopfschmerzen • Nasopharyngitis • Übelkeit • Pyrexie • Myalgie • Müdigkeit • Herpes simplex
Muromonab* (Orthoclone OKT-3®)	Muriner monoklonaler Antikörper gegen CD3, ein Membranprotein auf der Zelloberfläche von T-Lymphozyten	• Immunsuppression bei akuter Abstoßungsreaktion nach Organtransplantation • **Dosierung:** 5 mg i. v./d	Cave: Zytokinfreisetzungssyndrom

16

Tab. 16.8 Auswahl zugelassener oder sich in fortgeschrittenen Studien befindlicher Antikörper (und verwandter Proteine) für die Immunsuppression und die Therapie von Tumoren des lymphatischen Systems (*Forts.*)

Antikörper	Eigenschaften	Anwendung	UAW
Natalizumab* (Tysabri®)	Humanisierter monoklonaler Antikörper gegen das Adhäsionsmolekül α4-Integrin (CD49d)	• Hochaktive und schubförmig verlaufende multiple Sklerose (in der EU ist die Verwendung von Natalizumab auf besonders schwere Krankheitsverläufe limitiert, da es unter Behandlung zum Auftreten einer progressiven multifokalen Leukenzephalopathie kommen kann; diese schwerwiegende opportunistische Virusinfektion des Gehirns verläuft oft tödlich oder hinterlässt bleibende Schäden) • In den USA: Morbus Crohn, wenn andere Therapieformen unwirksam sind • Beobachtungsstudien zu Schizophrenie und progressiver multifokaler Leukoenzephalopathie bei mit Natalizumab behandelten Patienten mit multipler Sklerose • **Dosierung:** 300 mg i. v. alle 4 Wochen	• Kopfschmerzen • Harnwegsinfektionen • Atemwegserkrankungen
Obinutuzumab (Gazyvaro®)	Humanisierter monoklonaler IgG1-Antikörper, bindet an CD20 der B-Lymphozyten, löst Apoptose und Zytolyse aus	• In Kombination mit anderen Medikamenten bei CLL und follikulärem Lymphom • Verschiedene klinische Studien u. a. zu Lupus-Nephritis, Morbus Waldenström • **Dosierung:** 1000 mg und wird über Tag 1 und 2, an Tag 8 und an Tag 15 des ersten Behandlungszyklus, der 28 Tage dauert, verabreicht. Für die Zyklen 2–6 beträgt die empfohlene Dosierung von Obinutuzumab 1000 mg, die an Tag 1 verabreicht wird.	• Atemwegsinfektionen • Husten • Durchfall, Verstopfung • Gelenkschmerzen • Fieber • Schwäche • Neutropenie, Thrombozytopenie, Anämie
Ocrelizumab (Ocrevus®)	Humanisierter monoklonaler Antikörper, neutralisiert CD20-positive B-Zellen	• Primär progrediente multiple Sklerose (im Frühstadium): betrifft ca. 10–15 % der 700 000 Patienten mit multipler Sklerose in Europa • **Dosierung:** 300 mg i. v., nach 2 Wochen wiederholen, danach alle 6 Monate 600 mg i. v.	• Kopfschmerzen • Fieber • Übelkeit • Atemnot
Ofatumumab (Arzerra®, Kesimpta®)	Humaner monoklonaler Antikörper gegen CD20 (auf B-Zellen; das erkannte CD20-Epitop unterscheidet sich von Rituximab und Ocrelizumab)	• Refraktäre CLL, aktive schubförmige Multiple Sklerose (RMS) • **Dosierung bei CLL** (Arzerra®): 300 mg bei der 1. i. v.-Infusion, 2000 mg für alle nachfolgenden Infusionen (8 in einwöchigen Abständen, dann 4 in ein monatigen Abständen) • **Dosierung bei RMS:** 20 mg Fertigspritze s. c. an Tag 1, 7, 14 und dann alle 4 Wochen (Eigenapplikation) • **Nicht verabreichen** bei aktiver Hepatitis B	• Infektionen der Atemwege • Neutropenie, Anämie • Hautausschläge • Risiko für schwerwiegende Infusionsreaktionen: kardiovaskulärer Zwischenfall
Rituximab* (MabThera®)	Chimärer Antikörper gegen das CD20-Molekül auf B-Lymphozyten, Wirkmechanismus ist vermutlich die vorübergehende Elimination der meisten B-Zellen und damit die Reduktion autoreaktiver Antikörper	• Zur Behandlung von Non-Hodgkin-Lymphomen (NHL) entwickelt • In Kombination mit Methotrexat zur Behandlung schwerer rheumatoider Arthritis einsetzbar • Positive Ergebnisse einer klinischen Studie bei chronischem Erschöpfungssyndrom (ME/CFS) • **Dosierung bei NHL:** 375 mg/m² Körperoberfläche i. v., 4 Infusionen in ein wöchigen Abständen, dann evtl. alle 2 Monate (Erhaltungstherapie) • **Dosierung bei rheumatoider Arthritis:** 1000 mg i. v. gefolgt von weiteren 1000 mg i. v. 2 Wochen später • Vor Beginn der Behandlung Testung auf Hepatitis-B-Virus (HBV) durchführen	• Bakterielle oder virale Infektionen (wie Bronchitis, Infektionen der oberen Atemwege, Harnwegsinfektionen) • (Febrile) Neutropenie, Leukopenie, Thrombozytopenie, Anämie
Vedolizumab (ENTYVIO®)	Humanisierter, monoklonaler Antikörper, bindet spezifisch an α4β7-Integrin, hemmt Adhäsion der T-Zellen an das mucosale Adressin-Zelladhäsionsmolekül-1 (MadCAM-1) auf Darm-Endothelzellen, entzündungshemmend	• Mittelschwere bis schwere aktive Colitis und mittelschwerer bis schwerer aktiver Morbus Crohn (2. Wahl) • Klinische Studien zu inflammatorischen Darmerkrankungen • **Dosierung:** 300 mg i. v.-Infusion zur Einleitung der Behandlung, dann nach 2 und 6 Wochen, im Anschluss alle 8 Wochen	• Infektionen (wie Nasopharyngitis, Infektionen der oberen Atemwege, Bronchitis, Influenza, Sinusitis) • Kopfschmerzen • Übelkeit • Fieber • Müdigkeit • Husten • Arthralgie

Tab. 16.8 Auswahl zugelassener oder sich in fortgeschrittenen Studien befindlicher Antikörper (und verwandter Proteine) für die Immunsuppression und die Therapie von Tumoren des lymphatischen Systems (*Forts.*)

Antikörper	Eigenschaften	Anwendung	UAW
Veltuzumab	Humanisierter monoklonaler Antikörper gegen CD20	• Phase-II-Studien bei chronischer Immun-Thrombozytopenie, Non-Hodgkin-Lymphom, CLL, aggressivem Non-Hodgkin-Lymphom (in Kombination mit Yttrium-90-markiertem Anti-CD22- Epratuzumab) • Kurz vor Zulassung für die Behandlung der rheumatoiden Arthritis (evtl. auch für Kinder) • **Dosierung** in Studien: vierwöchentliche Injektionen von 200 mg/m^2 Körperoberfläche	• Wenig Daten zu UAW
Antikörper (und verwandte Proteine) gegen proinflammatorische Zytokine (bzw. deren Rezeptoren) oder gegen Immunglobuline			
Adalimumab* (Humira®)	Humaner, monoklonaler Antikörper gegen TNF-α (Weiterentwicklung von Infliximab, die aufgrund der vollkommenen Humanisierung die Problematik der Entwicklung einer Immunantwort gegen Mausproteine umgeht)	• Rheumatoide Arthritis, ankylosierende Spondylitis, Morbus Crohn, Colitis ulcerosa, Psoriasis-Arthritis • Zulassung für Kinder und Jugendliche zur Behandlung von aktiver polyartikulärer juveniler idiopathischer Arthritis und aktivem Morbus Crohn • Klinische Studien zu chronischer Plaque-Psoriasis, psoriatischer Arthritis • **Dosierung:** 80 mg s.c. Anfangsdosis, dann 40 mg s.c. jede Woche (Fertigspritzen-Pen)	• Reaktionen an der Injektionsstelle • Infektionen (z.T. schwer) • Haarausfall • Husten, gelegentlich Luftnot, Infektionen der oberen und unteren Atemwege • Verschlechterung einer Herzinsuffizienz • Kontraindikationen: aktive Tuberkulose, andere schwere Infektionen, Herzinsuffizienz NYHA-Grad III–IV • Häufige Interaktionen mit Anakinra und Abatacept
Belimumab (Benlysta®)	Humaner monoklonaler Antikörper gegen Blys (B-Lymphozyten-Stimulator-Protein), interferiert mit der Reifung von B-Zellen	• Verwendung als Zusatztherapie bei systemischem Lupus erythematodes • **Dosierung:** 10 mg/kg Körpergewicht, zu Beginn 2 × in 2-wöchigen Infusionsintervallen, danach alle 4 Wochen	• Hautausschlag • Übelkeit • Müdigkeit • Muskelschmerzen • Kopfschmerzen • Gesichtsschwellung
Brodalumab (Kyntheum®)	Humaner monoklonaler IgG2-Antikörper gegen den IL-17A-Rezeptor, blockiert die biologische Aktivität der proinflammatorischen Zytokine IL-17A, IL-17F, IL-17A/F-Heterodimer und IL-25	• Mittelschwere bis schwere Plaque-Psoriasis • Klinische Studien zur systemischen Sklerose • **Dosierung:** 210 mg s.c. in Woche 0, 1 und 2, gefolgt von 210 mg alle 2 Wochen	• Arthralgien • Kopfschmerzen • Ermüdung • Diarrhö • Schmerzen im Mund und Rachen • Aktiver Morbus Crohn • Durchfall • Vereinzelt Berichte von Suizidgedanken und suizidalem Verhalten • Kontraindikationen: klinisch bedeutende aktive Infektionen
Canakinumab* (Ilaris®)	Humaner monoklonaler Antikörper gegen Interleukin 1β (IL-1β)	• Autoinflammatorische periodische Fiebersyndrome wie: Muckle-Wells-Syndrom (MWS), Neonatal-Onset Multisystem Inflammatory Disease (NOMID), Chronic Infantile Neurological, Cutaneous, Articular Syndrome (CINCA), Familial Cold Autoinflammatory Syndrome (FCAS), Familial Cold Urticaria (FCU), Tumor-Nekrose-Faktor-Rezeptor-assoziiertes periodisches Syndrom (TRAPS), Hyperimmunoglobulin-D-Syndrom (HIDS)/ Mevalonatkinase-Defizienz (MKD), familiäres Mittelmeerfieber (FMF), Still-Syndrom (Adulto-Onset Still's Disease, AOSD), Gichtarthritis • **Dosierung:** Körpergewicht > 40 kg 150 mg s.c., 15–40 kg 2 mg/kg s.c.; alle 8 Wochen als Einzeldosis	• Reaktionen an der Einstichstelle und andere allergische Hautreaktionen • Juckreiz • Schwindel • Infektionen der oberen Atemwege

16

Tab. 16.8 Auswahl zugelassener oder sich in fortgeschrittenen Studien befindlicher Antikörper (und verwandter Proteine) für die Immunsuppression und die Therapie von Tumoren des lymphatischen Systems (*Forts.*)

Antikörper	Eigenschaften	Anwendung	UAW
Certolizumab pegol (Cimzia®)	Pegyliertes Fab-Fragment eines rekombinanten, humanisierten monoklonalen Antikörpers, gegen TNF-α	• Morbus Crohn, rheumatoide Arthritis, in Kombination mit Methotrexat oder als Monotherapie bei Methotrexat-Unverträglichkeit (nicht < 18 Jahren empfohlen) • **Dosierung:** 400 mg (in 2 s. c.-Injektionen am gleichen Tag), Wiederholung nach 2 und 4 Wochen, dann Erhaltungsdosis von 200 mg alle 2 Wochen	• Reaktionen an der Injektionsstelle • Schwere bakterielle und virale Infektionen (einschließlich Herpes zoster, Papillomavirus und Influenza) • Reaktivierung latenter Tuberkulosen • Verschlechterung einer Herzinsuffizienz oder interstitiellen Lungen-erkrankung • Auftreten von Malignomen • Eosinophile Erkrankungen • Leukopenie, Panzytopenie • Kopfschmerzen • Sensorische Anomalien • Arterielle Hypertonie • Hepatitis • Ausschlag • Fieber • Schmerzen • Asthenie • Pruritus • Kontraindikationen: aktive Tuberkulose, andere schwere Infektionen wie Sepsis oder opportunistische Infektionen, Herzinsuffizienz NYHA Grad III–IV
Clazakizumab	Humanisierter monoklonaler Antikörper gegen Interleukin-6, verhindert die Bindung von Interleukin-6 an Interleukin-6-Rezeptor	• Verschiedene klinische Studien bei rheumatoider Arthritis, Erkrankungen nach Nierentransplantationen und COVID-19 • **Dosierung:** noch in der Dosisfindung (ca. 25 mg i. v.)	• Keine schwerwiegenden behandlungsbedingten Symptome unerwünschte Ereignisse (SAEs) innerhalb der ersten 14 Tage
Daclizumab (Zenapax®)	Mit humanen Antikörpern chimärisierter muriner monoklonaler Antikörper gegen Anteil des Interleukin-2-Rezeptors, bindet spezifisch an die α-Untereinheit des humanen Interleukin-2-Rezeptors	• Immunsuppression bei akuter Abstoßungsreaktion bei Nierentransplantation, aber wegen mangelnden wirtschaftlichen Erfolgs vom Markt genommen • Phase-III-Studie: schubförmige multiple Sklerose • Klinische Studie: Neurodermitis, Uveitis • Aktuelle klinische Studie in Kombination mit Chemotherapie und Stammzelltherapie: Hodgkin-Krankheit, Hodgkin-Lymphom • **Dosierung:** 150 mg s. c. pro Monat	• Hautausschlag • Anstieg der Alanin-Aminotransaminase (ALT) • Depression • Selten schwere Leberschädigung • **Cave:** nicht mit lebertoxischen Arzneistoffen kombinieren
Dupilumab (Dupixent)	Humaner, monoklonaler IgG4-Antikörper, gegen IL-4Rα-Untereinheit der Typ-1- und Typ-2-Rezeptoren von B- bzw. T-Zellen, entzündungshemmend	• Mittelschwere bis schwere atopische Dermatitis, Ad-on bei schwerem Asthma mit Typ-2-Inflammation, chronische Rhinosinusitis mit Nasenpolypen (CRSwNP) • Klinische Studien: Erdnussallergie • **Dosierung:** 600 mg s. c. als Anfangsdosis (2 Injektionen zu je 300 mg), gefolgt von 300 mg alle 2 Wochen	• Reaktionen an der Injektionsstelle • Konjunktivitis, Blepharitis • Infektionen mit Herpesviren im Mundbereich
Etanercept* (Enbrel®)	Dimeres Fusionsprotein aus zwei rekombinanten löslichen TNF-α-Rezeptor-(p75)-Molekülen und dem Fc-Teil eines humanen IgG1, neutralisiert TNF-α	• Rheumatoide Arthritis, ankylosierende Spondylitis, Plaque-Psoriasis, Psoriasis-Arthritis • **Dosierung:** 2 × wöchentlich 25 mg oder 1 × wöchentlich 50 mg als Infusion	• Hautreaktionen an der Injektionsstelle • Bakterielle und opportunistische Infektionen einschließlich Tuberkulose • Kontraindikationen: aktive Tuberkulose, andere schwere Infektionen, Herzinsuffizienz NYHA Grad III–IV

Tab. 16.8 Auswahl zugelassener oder sich in fortgeschrittenen Studien befindlicher Antikörper (und verwandter Proteine) für die Immunsuppression und die Therapie von Tumoren des lymphatischen Systems (*Forts.*)

Antikörper	Eigenschaften	Anwendung	UAW
Golimumab (Simponi®)	Humaner monoklonaler Antikörper gegen TNF-α	• Rheumatoide Arthritis in Kombination mit Methotrexat • Morbus Bechterew, Psoriasis-Arthritis, Colitis ulcerosa • **Dosierung:** 100 mg s.c. initial, dann 50 mg nach 2 Wochen, dann 50 mg 1 × pro Monat (Fertigspritze oder Autoinjektor, SmartJect®)	• Reaktionen an der Injektionsstelle • Schwere bakterielle Infektionen (darunter Tuberkulose, bakterielle Infektionen einschließlich Lungenentzündungen), virale Infektionen (einschließlich Herpes zoster, Papillomavirus, Influenza), schwerwiegende Pilzinfektionen und andere opportunistische Infektionen • Verschlechterung einer Herzinsuffizienz oder interstitiellen Lungenerkrankung • Auftreten von Malignomen • Eosinophile Erkrankungen • Leukopenie, Panzytopenie • Kopfschmerzen • Sensorische Anomalien • Arterielle Hypertonie • Hepatitis • Ausschlag • Fieber • Schmerzen • Asthenie • Pruritus • Demyelinisierende Erkrankungen • Kontraindikationen: aktive Tuberkulose, andere schwere Infektionen wie Sepsis oder opportunistische Infektionen, Herzinsuffizienz NYHA Grad III–IV
Guselkumab (Tremfya)	Humaner, monoklonaler Antikörper, bindet an α-Untereinheit von IL-23	• Mittelschwere bis schwere Plaque-Psoriasis • **Dosierung:** 100 mg s.c. in den Wochen 0 und 4, gefolgt von einer Erhaltungsdosis alle 8 Wochen	• Arthralgie • Erhöhte Transaminasen • Infektionen v.a. der oberen Atemwege (vorbestehende Infektionen vor Therapiebeginn ausschließen) • Stomatitis, Pharyngitis • Gastroenteritis • Kopfschmerzen • Schwerwiegende allergische Reaktionen • Vor Gabe auf aktive oder latente Tuberkulose testen

Tab. 16.8 Auswahl zugelassener oder sich in fortgeschrittenen Studien befindlicher Antikörper (und verwandter Proteine) für die Immunsuppression und die Therapie von Tumoren des lymphatischen Systems (*Forts.*)

Antikörper	Eigenschaften	Anwendung	UAW
Infliximab (Remicade®)	Chimärer Antikörper gegen humanes TNF-α, der die TNF-α-vermittelten biologischen Effekte neutralisiert, konstante Regionen des Maus-Antikörpers wurden durch die des humanen IgG1 ersetzt	• Rheumatoide Arthritis bei Methotrexat-resistenten Patienten; zeigt besonders im frühen Stadium bei gering supprimierter Gelenkaktivität deutlich antierosive Wirkung; synergistische Effekte mit Methotrexat • In EU außerdem bei Morbus Crohn (auch bei Kindern), Fistelbildungen bei Morbus Crohn, Colitis ulcerosa, Spondylitis ankylosans, Psoriasis-Arthritis, Schuppenflechte • Zahlreiche aktuelle klinische Studien z. B. bei COVID-19, Uveitis im Kindesalter, chronisch inflammatorischer Erkrankung • **Dosierung:** 5 mg/kg i. v., weitere Dosen nach 2 und 6 Wochen, danach alle 8 Wochen	• Reaktionen an der Injektionsstelle • Bakterielle Infektionen (zum Teil schwer) • Neutropenie, Leukopenie, Anämie • Lymphadenopathie • Depression • Schlaflosigkeit • Schwindel, Benommenheit-Vermehrtes Auftreten von Tuberkulose • Leicht erhöhte Rate von Pilzinfektionen • 5-fach erhöhte Inzidenz von Lymphomen → besondere Überwachung der Patienten • Kontraindikationen: aktive Tuberkulose, andere schwere Infektionen, bekannte Überempfindlichkeit gegen Mausproteine, Herzinsuffizienz NYHA Grad III–IV
Mepolizumab* (Nucala)	Humanisierter monoklonaler IgG1κ-Antikörper, bindet an IL-5, Reduktion von Eosinophilen im Blut	• Eosinophiles Asthma • Klinische Studien zu Asthma, Chung-Strauss-Syndrom • **Dosierung:** 100 mg s. c. alle 4 Wochen	• Systemische Reaktionen • Reaktionen an der Injektionsstelle • Opportunistische Infektionen • Kardiale Störungen
Omalizumab* (Xolair®)	Humanisierter monoklonaler Antikörper gegen IgE	• Schweres allergisches Asthma (Mittel 2. Wahl) • Aktuelle klinische Studien zu verschiedenen Nahrungsmittelallergien • **Dosierung:** 75–600 mg s. c., 1–4 Injektionen abhängig vom IgE-Basiswert	• Kopfschmerzen • Schwindel • Arthralgie • Schmerzen im Oberbauch • Reaktionen an der Injektionsstelle
Reslizumab (Cinqaero®)	Humanisierter, monoklonaler Antikörper gegen IL-5, Reduktion von Eosinophilen und Entzündungen	• Zusatztherapie bei Erwachsenen mit schwerem eosinophilem Asthma • **Dosierung:** 3 mg/kg Körpergewicht i. v., 1 × alle 4 Wochen	• Muskelschmerzen • Kreatinphosphokinase erhöht
Sarilumab (Kevzara®)	Humaner monoklonaler Antikörper gegen den IL-6-Rezeptor	• Kombinationstherapie mit Methotrexat bei mittelschwerer bis schwerer aktiver rheumatoider Arthritis • **Dosierung:** 200 mg s. c. alle 2 Wochen	• Neutropenie • ALT erhöht • Rötung der Injektionsstelle • Infektionen der oberen Atemwege, Harnwegsinfekte
Secukinumab (Cosentyx®)	Humaner monoklonaler Antikörper gegen IL-17A	• Mittelschwere bis schwere Plaque-Psoriasis • Second-Line-Therapie bei Psoriasis-Arthritis, ankylosierender Spondylitis • Klinische Studien zu Spondylitis ankylosans, Pyoderma gangraenosum, nicht-radiografische Spondyloarthritis • **Dosierung:** 300 mg in Form von 2 subkutanen Injektionen zu je 150 mg wöchentlich Wochen 0–4, danach 1 × monatlich	• Reaktionen an der Einstichstelle • Allergische Hautreaktionen • Infektionen der oberen Atemwege • Candida-Infektionen • Kontraindikationen: aktive Tuberkulose, andere schwere Infektionskrankheiten
Siltuximab (Sylvant)	Chimärer monoklonaler Anti-IL-6-Antikörper	• Castleman-Krankheit • Aktuelle klinische Studien zu COVID-19, multiplem Myelom, AL-Amyloidosis • **Dosierung:** 11 mg/kg Körpergewicht alle 3 Wochen	• Infektionen (einschließlich Infektionen der oberen Atemwege) • Juckreiz • Hautausschlag • Arthralgie • Diarrhö

16

Tab. 16.8 Auswahl zugelassener oder sich in fortgeschrittenen Studien befindlicher Antikörper (und verwandter Proteine) für die Immunsuppression und die Therapie von Tumoren des lymphatischen Systems (*Forts.*)

Antikörper	Eigenschaften	Anwendung	UAW
Tildrakizumab (Ilumetri®)	Humanisierter, monoklonaler IgG1/κ-Antikörper, bindet an p19-Untereinheit von IL-23, reduziert Immunantwort durch TH-1 und TH-17	• Mittelschwere bis schwere Plaque-Psoriasis • Klinische Studien u. a. für psoriatische Arthritis, Spondylitis ankylosans, Nicht-röntgenologische axiale Spondyloarthritis • **Dosierung:** 100 mg s. c. in den Wochen 0 und 4, danach alle 12 Wochen	• Schmerzen an der Injektionsstelle • Infektionen der oberen Atemwege (Nase und Rachen) • Kopfschmerzen • Übelkeit, Erbrechen, Gastroenteritis, Diarrhö • Rückenschmerzen • Kontraindikationen: klinisch relevante aktive Infektionen, z. B. aktive Tuberkulose
Tocilizumab* (RoActemra®)	Humanisierter, monoklonaler Antikörper gegen IL-6R	• Rheumatoide Arthritis, systemische juvenile idiopathische Arthritis, in Kombination mit Methotrexat oder als Monotherapie bei Methotrexat-Unverträglichkeit • Aktuelle Studien bei SARS-CoV2-Pneumonie, hämophagozytischer Lymphohistiozytose (HLH), koronarer Herzkrankheit, Myokardinfarkt • In Kombination mit Atenzolizumab Studien zu verschiedenen Tumorerkrankungen (z. B. fortgeschrittenes nicht viral assoziiertes Plattenepithelkarzinom) • **Dosierung:** 162 mg/Woche s. c.	• Infektionen des oberen Respirationstrakts, Nasopharyngitis • Kopfschmerzen • Hypertonie • ALAT (GPT) erhöht
Ustekinumab* (STELARA®)	Humaner monoklonaler IgG1κ-Antikörper, bindet spezifisch an die p40-Protein-Untereinheit von IL-12 und IL-23	• Mittelschwere bis schwere Plaque-Psoriasis • Studien bei Psoriasis-Arthritis, Morbus Crohn • **Dosierung:** 45 mg s. c. für Patienten < 100 kg, 90 mg > 100 kg Körpergewicht, Woche 0 und 4, danach alle 3 Monate	• Rötung an der Injektionsstelle • Arthralgie • Erhöhte Transaminasen • Infektionen v. a. der oberen Atemwege (vorbestehende Infektionen vor Therapiebeginn ausschließen) • Stomatitis, Pharyngitis, Gastroenteritis • Kopfschmerzen • Schwerwiegende allergische Reaktionen • Vor Gabe auf aktive oder latente Tuberkulose testen • Depression • Schwindel • Dermatitis, Urtikaria

Bei Letzterem interagieren die NK-Zellen mit dem Fc-Teil von Antikörpern (besonders von IgG1-Isotyp). Durch einen Vorgang, der „antibody-dependent cellular cytotoxicity" (ADCC) genannt wird, lysieren die NK-Zellen die Zellen, die auf ihrer Oberfläche entsprechende Antikörper gebunden haben. Humanisierte monoklonale Antikörper aus der Maus oder Fusionsproteine werden zurzeit in klinischen Studien bei verschiedenen **Autoimmunerkrankungen** und **chronisch-entzündlichen Erkrankungen** geprüft. Zu ihnen gehören Antikörper, die neue Epitope auf dem CD20-Molekül erkennen, gegen CD49d oder den IL-6-Rezeptor gerichtet sind, sowie ein Fusionsprotein, bestehend aus CTLA4 und dem Fc-Teil eines Antikörpers, welches das kostimulatorische CD28-Molekül auf T-Zellen blockiert (➤ Tab. 16.8). In dem anderen Ansatz wird versucht, die **Wirkung proinflammatorischer Zytokine,** besonders TNF-α, aber seit Kurzem auch IL-12, IL-6, IL-17 und IL-23, durch die Gabe von Antikörpern oder löslichen Zytokinrezeptoren zu **neutralisieren** (➤ Tab. 16.8). Auch gegen **Immunglobuline** wurden Antikörper entwickelt.

16.3.8 Immunsuppression durch Verminderung der Lymphozytenzahl

Wirkstoffe mit diesem Wirkspektrum sind **Fingolimod*** (Gilenya®), **Ponesimod** (Ponvory®), **Siponimod** (Mayzent®, bisher [2021] nur in USA zugelassen) und **Ozanimod** (Zeposia®, in Phase III klinischer Studien). Alle Wirkstoffe sind Sphingosin-1-Phosphat-(S1P)-Rezeptor-Modulatoren. Sie hemmen den Übertritt von Lymphozyten aus Lymphknoten in den Blutkreislauf und von dort in das zentrale Nervensystem. So wirken sie selektiv immunsuppressiv und unterdrücken die bei multipler Sklerose fortschreitende Schädigung von Nervenbahnen.

16

Indikationen und Dosierung

Multiple Sklerose ist gegenwärtig (2021) auch die einzige Indikation dieser Substanzgruppe. In der EU und der Schweiz sind Fingolimod und Ponesimod zur Behandlung einer hochaktiven, rezidivierend-remittierenden multiplen Sklerose zur Reduzierung der Schubhäufigkeit bzw. zur Verminderung der Behinderungen zugelassen.

Im Gegensatz zu anderen Medikamenten bei multipler Sklerose können diese Pharmaka täglich p. o. eingenommen werden und müssen nicht gespritzt werden.

Dosierung:

- Fingolimod: 0,5 mg/Tag
- Ponesimod: Auftitration und dann Erhaltungsdosis 20 mg/Tag

16

Unerwünschte Arzneimittelwirkungen

Erhöhung der Infektanfälligkeit durch Verminderung der Leukozyten, Erhöhung der Leberenzyme.

Kontraindikationen

Akute infekte, Immundefizienz/Immunsuppression, maligne Erkrankungen, Herz-Kreislauf-Erkrankungen in der Patientengeschichte (Herzinfarkt, instabile Angina pectoris, Schlaganfall, dekompensierte Herzinsuffizienz), Sick-Sinus-Syndrom, AV-Überleitungsstörungen, Schwangerschaft.

16.3.9 Klinische Anwendung von Immunsuppressiva

Transplantation

Die Transplantation fremder Organe wie Niere, Herz, Leber, Lunge, Pankreas etc. und zu einem geringeren Anteil auch die Knochenmarkstransplantation stellen eine absolute Indikation für eine **lebenslange Behandlung** mit **Immunsuppressiva** dar. Eine Ausnahme sind diesbezüglich nur Transplantationen in einer HLA-identen Spendersituation. Die immunsuppressive Therapie verhindert entweder die Abstoßung des Spenderorgans oder schützt bei der allogenen Knochenmarks- oder Stammzelltransplantation den Empfänger vor immunologischen Reaktionen übertragener reifer Lymphozyten des Spenders (Graft-versus-Host-Reaktion). Die nach Organtransplantation verwendeten Immunsuppressiva rekrutieren sich aus den Gruppen der Inhibitoren der Interleukin-2-Synthese (Glucocorticoide oder Ciclosporin) und Inhibitoren der Interleukin-2-induzierten Zellproliferation (z. B. Azathioprin). Abhängig vom transplantierten Organ werden sie mit Antikörpertherapien kombiniert, die sich gegen Lymphozytenoberflächenantigene richten (z. B. Antilymphozyten- und Antithymozytenglobuline), Muromonab.

Bei der Immunsuppression nach Organtransplantation wird zwischen Abstoßungsbehandlung und einer Dauerprophylaxe unterschieden, die sich in erster Linie in der Höhe der Dosierung der verwendeten Immunsuppressiva voneinander unterscheiden. Nach Knochenmarkstransplantationen wird, abhängig vom Auftreten von Graft-versus-Host-Reaktionen, versucht, die Immunsuppression nach 3–6 Monaten zu beenden.

Autoimmunerkrankungen

Autoimmunerkrankungen stellen dann eine Indikation für eine Therapie mit Immunsuppressiva dar, wenn sie entweder systemisch auftreten oder wenn bei organspezifischen Störungen diese schwerwiegend sind und nicht anders behandelt werden können. Neben der Verwendung von Immunsuppressiva, die auch im Rahmen von Transplantationen eingesetzt werden, kommen hier zunehmend Immuntherapeutika zum Einsatz, die die Wirkung proinflammatorischer Zytokine beeinflussen. Als prominentes Beispiel sind hier Antikörper zu nennen, die die Wirkung von TNF-α neutralisieren (z. B. Infliximab und Etanercept). Ihre Verwendung erfolgt i. d. R. in Kombination mit Methotrexat.

Zur ersten Gruppe der **systemischen Autoimmunerkrankungen** gehören: Kollagenosen wie systemischer Lupus erythematodes (SLE), Vaskulitiden, systemische Sklerosen und Erkrankungen, die v. a. den Bewegungsapparat betreffen, die Mischkollagenosen (mixed connective tissue diseases, MCTD).

Einige wichtige Beispiele für **organspezifische Autoimmunerkrankungen,** bei denen Immunsuppressiva indiziert sind, sind: autoimmunhämolytische Anämien, Goodpasture-Syndrom, Autoimmunhepatitis, Colitis ulcerosa, Myasthenia gravis, Basedow-Orbitopathie, sympathische Ophthalmie, Uveitis und einige bullöse Dermatosen, z. B. Pemphigus.

Auch bei der Pathogenese vieler **chronisch-entzündlicher Erkrankungen** spielen Autoimmunprozesse eine zentrale Rolle. Auch wenn zunächst die Therapie mit Antiphlogistika im Vordergrund steht, stellen schwere Verlaufsformen oder die Induktion von Remissionen, die dann lang anhalten können, eine Indikation für Immunsuppressiva dar. Zu diesen Indikationsgebieten gehören: die rheumatoide Arthritis, die chronische progrediente Glomerulonephritis, Morbus Crohn, Colitis ulcerosa, Dermatomyositis, Polymyositis. Es sei angemerkt, dass bei einigen Pharmaka eine antiphlogistische Wirkung nur schwer von einer immunsuppressiven Wirkung abgrenzbar ist. Dies trifft z. B. für Glucocorticoide oder Methotrexat zu.

Die **Psoriasis** (Schuppenflechte) ist eine entzündliche, nichtansteckende chronische Autoimmunerkrankung, die sich v. a. an der Haut als Dermatose manifestiert. Bei der Psoriasis vulgaris ist die Haut gerötet und zeigt weißliche, leicht erhabene Veränderungen (Plaques), die deutlich schuppen und oft auf beiden Seiten des Körpers symmetrisch auftreten (z. B. beide Ellenbogen). Darüber hinaus sind nicht selten andere Organe betroffen, v. a. Gelenke und angrenzenden Weichteile (Psoriasis-Arthritis), Herz und Gefäßsystem, Augen sowie der Urogenitaltrakt. Wenn die geröteten, schuppenden Hautveränderungen an sichtbaren Körperstellen auftreten, kann dies für viele Menschen psychisch sehr belastend sein. Die Psoriasis verläuft häufig schubweise, mit zum Teil stärkeren, zum Teil nur geringen oder gar keinen Hautproblemen. Es gibt verschiedene Behandlungen, welche die Symptome lindern können (➤ Kap. 16.4.6), heilbar ist die Psoriasis bisher nicht.

Auch **allergische Reaktionen** können zu klinischen Erkrankungen führen, die Autoimmun- oder chronisch-entzündlichen Erkrankungen ähneln (ein Beispiel ist der durch Arzneistoffe ausgelöste systemische Lupus erythematodes). Neben der sofortigen Elimination des Allergens können hier Immunsuppressiva indiziert sein. Bei den durch T-Lymphozyten ausgelösten Allergien vom Typ IV (➤ Abb. 16.5 und ➤ Abb. 16.6) wird die immunsuppressive Eigenschaft von Glucocorticoiden therapeutisch genutzt. Bei atopischer Dermatitis erwiesen sich auch lokal verabreichtes Tacrolimus (Protopic®) sowie Pimecrolimus (Elidel®) als wirksam.

16.4 Entzündliche Erkrankungen und ihre Pharmakotherapie

16.4.1 Akute und chronische Entzündung

In den Körper eingedrungene Infektionserreger oder Schadstoffe sowie geschädigte und abgestorbene (apoptotische) Zellen müssen rasch eliminiert werden. In höheren Organismen geschieht dies in aller Regel im Rahmen einer entzündlichen Reaktion (➤ Abb. 16.11). Die dabei auftretenden Symptome **Dolor** (Schmerz), **Rubor** (Rötung), **Calor** (lokale Erwärmung und Fieber) und **Tumor** (Schwellung) bezeichneten schon in der Antike diesen Typ einer Erkrankung; in der Spätantike wurde dies noch durch **Functio laesa** (Funktionseinschränkung oder -verlust) ergänzt.

Bei einer **akuten Entzündung** führt die auslösende Noxe – oder das durch sie geschädigte Gewebe – unmittelbar zur Aktivierung von überall im Gewebe vorkommenden Gewebsmakrophagen, der mit ihnen verwandten dendritischen Zellen und von Mastzellen. Diese Wächterzellen setzen Botenstoffe frei, die zur chemotaktischen Anlockung und zum Austritt von phagozytischen Zellen aus der Blutbahn führen, initial v. a. von neutrophilen Granulozyten, nachfolgend von Monozyten. Diese Zellen phagozytieren Fremdstoffe, Krankheitserreger oder zerstörtes Gewebe.

Bei rasch sich vermehrenden Infektionserregern sind die oben geschilderten Abwehrmechanismen nicht effektiv genug. Antigene aus diesen Erregern aktivieren Lymphozyten. B-Lymphozyten sezernieren daraufhin Antikörper, die an die Infektionserreger binden und zu einer deutlich verbesserten Phagozytose über Fc-Rezeptoren führen. Antigen-Antikörper-Komplexe aktivieren auch Komplement; dies kann zum Tod von Bakterien führen. Wichtiger ist, dass auch Komplementrezeptoren die Phagozytose weiter verstärken. Aktivierte T-Lymphozyten können Zellen töten, die Antigene an der Oberfläche tragen; dies ist v. a. bei Virusinfektionen wichtig, wobei die Produktionsstätten, die virusreplizierenden Zellen, zerstört werden (zytotoxische T-Lymphozyten). Eine andere T-Lymphozyten-Population (T-Helfer-Lymphozyten)

16

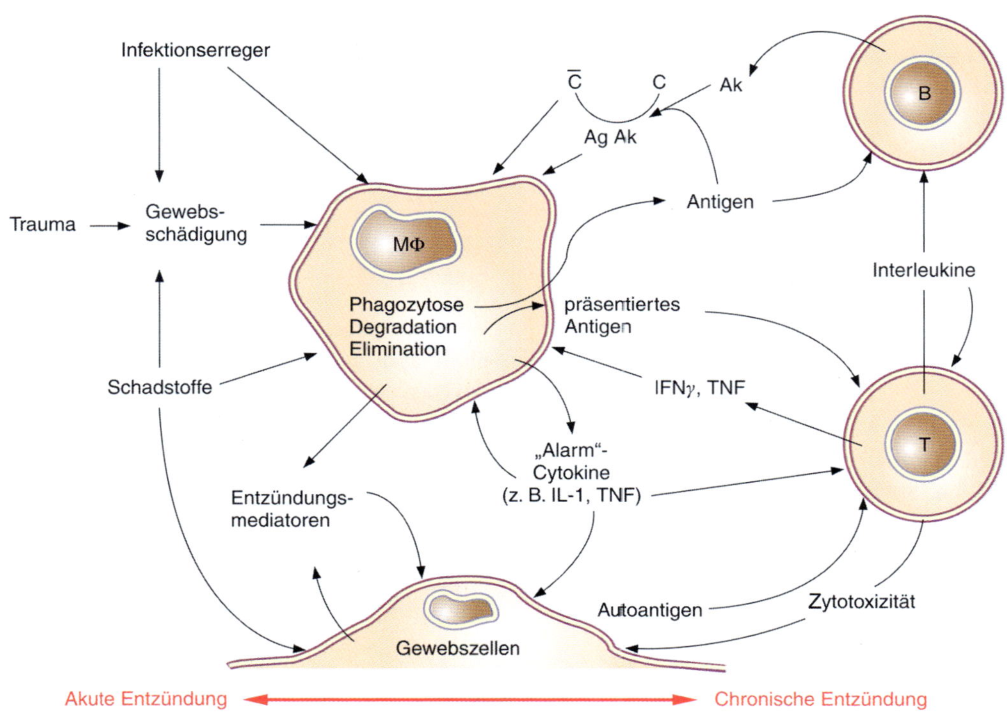

Abb. 16.11 Mechanismen der akuten und chronischen Entzündung.
(Ag = Antigen; Ak = Antikörper; B = B-Lymphozyt; C = Komplement; C̄ = aktiviertes Komplement; IFN = Interferon; IL = Interleukin; MΦ = Monozyt/Makrophage; T = T-Lymphozyt)

verstärkt und reguliert die Aktivität von B-Lymphozyten (➤ Kap. 16.1) und aktiviert z. B. durch Interferon-γ die weitgehend inaktiven Monozyten des Bluts zu phagozytoseaktiven Makrophagen. Diese immunologisch ausgelöste Entzündung kann zur Elimination der sich vermehrenden Infektionserreger führen; dann kommt auch die Entzündungsreaktion zum Stillstand. Auch das Abschalten von Entzündungszellen – seien es Phagozyten oder Lymphozyten – ist ein aktiver Prozess. Eine Schlüsselrolle spielt die Induktion der Expression von apoptoseauslösenden Rezeptoren (z. B. Apo 1/Fas/CD95) oder ihrer Liganden im Verlauf einer entzündlichen Reaktion.

Infektionen – wahrscheinlich auch andere Noxen – können zu Situationen führen, bei denen eine immunologisch ausgelöste Entzündungsreaktion andauert, ohne dass der Infektionserreger – oder andere Auslöser – weiterhin nachweisbar sind. Dies ist bei den **chronisch-entzündlichen Erkrankungen,** z. B. der rheumatoiden Arthritis, der Fall. Man nimmt an, dass diese initial durch Infektionserreger (evtl. Viren) ausgelöst werden, die antigene Strukturen tragen, die auch auf körpereigenen Zellen vorkommen. Eine Immunantwort gegen diese bis heute nicht identifizierten Auslöser könnte dann mit diesen körpereigenen Antigenen reagieren. Die **Autoimmunreaktion** wird dann zum **perpetuierenden Mechanismus** der chronisch-entzündlichen Reaktion (➤ Abb. 16.11).

16

Entzündungsmediatoren

Bei akuten Entzündungen aktivieren phagozytosevermittelnde Rezeptoren (und andere, die mit auslösenden Noxen reagieren) die Entzündungszellen; bei chronischen Entzündungen geschieht dies sehr effektiv durch immunologische Mechanismen. Die Entzündungszellen setzen dabei eine Vielzahl von Mediatoren frei, die schon extrazellulär die Entzündungsnoxen angreifen. Andere Entzündungsmediatoren erhöhen die Durchlässigkeit der Gefäße und erhöhen den Durchfluss, wodurch der Abtransport (Elimination) von nicht abbaubaren Resten erleichtert wird. Zusammen erzeugen die Mediatoren die bekannten lokalen und systemischen Symptome einer Entzündung.

Mediatoren der entzündlichen Reaktion aus Granulozyten und Monozyten/Makrophagen sind:

- Enzyme, z. B. Proteasen und Phospholipasen
- Lipidmediatoren
  - Prostaglandine
  - Leukotriene
  - Plättchenaktivierender Faktor (PAF)
- Reaktive Sauerstoff- und Stickstoffspezies
  - $O_2^{\cdot-}$, H_2O_2
  - $NO^{\cdot}$
- Histamin (nur basophile Granulozyten)
- Bradykinin
- Komplementfaktoren
- Zytokine (➤ Tab. 16.9)
- Gerinnungsfaktoren
- Wachstumshormone
- Andere wichtige Proteine, z. B. α_2-Makroglobulin, Defensine

Tab. 16.9 Wichtige inflammatorische Zytokine

	Hauptsynthesezellen	Hauptfunktionen bei Entzündung
Zytokine		
Interferon-γ (IFN-γ)	T-Lymphozyten	Aktivierung von Monozyten
Interleukin-1 (IL-1)	Monozyten	Aktivierung von Leukozyten, Endothelzellen und Gewebezellen
Interleukin-6 (IL-6)	Monozyten, T-Lymphozyten	
Interleukin-17 (IL-17)	T-Lymphozyten	
Tumor-Nekrose-Faktor-α (TNF-α)	Monozyten	Aktivierung von Leukozyten (z. B. Makrophagen, neutrophile Granulozyten), Stimulation der Bildung von Akute-Phase-Proteinen (z. B. CRP)
Chemokine		
Interleukin-8 (IL-8)	Monozyten, neutrophile Granulozyten	Chemotaxis und Aktivierung von Granulozyten
Makrophagen-chemotaktisches Peptid (MCP-1)	Monozyten, Gewebezellen	Chemotaxis und Aktivierung von Monozyten
RANTES (**r**egulated upon **a**ctivation, **n**ormal **T** **e**xpressed and presumably **s**ecreted)	T-Lymphozyten	
Koloniestimulierende Faktoren (CSF)		
Granulozyten/Monozyten-CSF (GM-CSF)	Monozyten, T-Lymphozyten	Differenzierung myeloider Vorläuferzellen
Multi-CSF (= IL-3)	Endothelzellen	
Monozyten-CSF (M-CSF)	Endothelzellen, Monozyten	Reifung und Aktivierung von Monozyten
Granulozyten-CSF (G-CSF)	Monozyten	Reifung und Aktivierung von Granulozyten

Enzyme

Wie oben aufgeführt, gehören **Enzyme** wie **Proteasen** und **Phospholipasen** zu den Entzündungsmediatoren. Auf die einzelnen Enzymsysteme soll hier nicht näher eingegangen werden. Wir verweisen hier auf die Lehrbücher der Biochemie.

Lipidmediatoren, Prostaglandine und Leukotriene

Zu den wichtigsten **Lipidmediatoren** gehören die als **Eicosanoide** bezeichneten biologisch aktiven Metaboliten der Arachidonsäure, die **Prostaglandine und Leukotriene** (➤ Kap. 15). Mit Ausnahme von T-Lymphozyten können alle Leukozyten nach entsprechender Stimulation Eicosanoide de novo synthetisieren. Auslöser sind dabei nahezu alle Stimuli, die auch eine Entzündung in Gang setzen und unterhalten. Dazu gehören v. a.: phagozytierte Mikroorganismen, Antigen-Antikörper-Komplexe, Komplementprodukte, bakterielle Lipopolysaccharide und Exotoxine, chemotaktische Faktoren und verschiedene Zytokine.

Ein wichtiger Mechanismus ist dabei die Induktion des Schlüsselenzyms Cyclooxygenase-2 (COX-2; ➤ Kap. 15).

Reaktive Sauerstoffspezies

Im Rahmen von Entzündungsreaktionen spielt die Bildung reaktiver Sauerstoffspezies eine wichtige Rolle. Unter reaktiven Sauerstoffspezies versteht man eine Vielzahl von Verbindungen, die sich vom molekularen Sauerstoff (O_2) ableiten, aber im Gegensatz zu O_2 sehr reaktionsfreudig sind. Die wesentlichen Vertreter sind Sauerstoffradikale wie das **Superoxid-Radikal-Anion ($O_2^{\bullet -}$)** und das **Hydroxyl-Radikal ($OH^{\bullet}$)** sowie **Wasserstoffperoxid (H_2O_2).**

Phagozyten spielen als Quelle von $O_2^{\bullet -}$ eine entscheidende Rolle. In Monozyten, Makrophagen und polymorphkernigen Leukozyten wird $O_2^{\bullet -}$ durch eine membranständige **NADPH-Oxidase** gebildet und ins extrazelluläre Milieu abgegeben. Die $O_2^{\bullet -}$-Bildung durch Phagozyten ist normalerweise gering, steigt aber bei Aktivierung, z. B. während der Phagozytose, um mehr als das Zehnfache an **(oxidative burst).** Nicht nur opsonierte Bakterien, sondern eine Vielzahl von nichtinfektiösen Fremdkörpern und endogenen oder xenogenen Substanzen können in Phagozyten die $O_2^{\bullet -}$-Bildung anregen, z. B. der Komplementfaktor C5a, Leukotrien B_4 und bakterielle leukotaktische Peptide wie Formyl-methionyl-leucyl-phenylalanin (FMLP).

Die Bildung der chemisch aggressiven Sauerstoffradikale durch Phagozyten steht eindeutig im Dienste der **Infektabwehr.** Polymorphkernige Leukozyten, Monozyten und Makrophagen nutzen das toxische Potential reaktiver Sauerstoffspezies, um phagozytierte Bakterien und Protozoen im Zusammenspiel mit lytischen Enzymen abzutöten und zu verdauen. Der **NADPH-Oxidase-Reaktion** fällt hierbei eine Schlüsselfunktion zu, da sie das Primärprodukt $O_2^{\bullet -}$ für weitere toxische Metaboliten liefert. Die Bedeutung dieses Enzyms ist durch einen seltenen genetischen Defekt eindeutig belegt: Bei der **chronischen Granulomatose** ist die Phagozytose selbst ungestört, aber die **$O_2^{\bullet -}$-Produktion defekt.** Das Krankheitsbild geht mit einer generell geschwächten Abwehr gegen bakterielle Infektionen einher. Charakteristischerweise werden dann die phagozytierten Bakterien von den Phagozyten im Organismus verschleppt, ohne abgetötet zu werden, wodurch es zu multipler Abzessbildung kommt.

Das $O_2^{\bullet -}$-Radikal bzw. dessen Folgeprodukte scheinen aber nicht nur für die Abtötung der Bakterien verantwortlich, sondern auch an der **Rekrutierung von Leukozyten** im Infektionsherd beteiligt zu sein.

Reaktive Stickstoffverbindungen

Die reaktive Stickstoffverbindung **Stickstoffmonoxid ($NO^{\bullet}$,** ➤ Kap. 18.1.2) wird enzymatisch in einer Reihe von Geweben in streng kontrollierter Weise synthetisiert. Ausgangssubstanz ist die Aminosäure **L-Arginin,** aus der das freie Radikal durch das Enzym NO-Synthase (NOS) gebildet wird. Bisher sind drei Isoenzyme bekannt, die unterschiedliche Genprodukte repräsentieren. Zwei der Enzyme werden konstitutiv exprimiert: eNOS v. a. im Gefäßentdohel, nNOS v. a. im ZNS (➤ Kap. 18.1.2). In Immunzellen, speziell in Makrophagen und Granulozyten, aber auch in Endothelzellen und einer Reihe weiterer Gewebezellen kann nach Stimulation die **induzierbare NOS** (iNOS) exprimiert werden. Stimuli sind dabei v. a. Auslöser von Entzündungsreaktionen wie Bakterien oder deren Bestandteile und inflammatorische Zytokine.

In hohen Konzentrationen, wie sie durch die iNOS während einer Entzündung gebildet werden, zeigt $NO^{\bullet}$ neben den in ➤ Kap. 18.1.2 besprochenen cGMP-vermittelten Effekten zusätzliche Wirkungen. So kann $NO^{\bullet}$ durch die Hemmung metabolischer Enzyme, der Schlüsselenzyme der DNA-Synthese und durch direkte DNA-Schädigung zur Hemmung des Wachstums mikrobieller Pathogene beitragen. Das Spektrum reicht von Parasiten über Bakterien bis zu DNA-Viren. Daneben besitzt $NO^{\bullet}$ hemmende Wirkung auf das Wachstum bestimmter Tumoren.

Histamin als Entzündungsmediator

Histamin (s. auch ➤ Kap. 6) ist ein schon lange bekannter und vergleichsweise gut untersuchter Mediator der Entzündung. Als Produkt von basophilen Granulozyten und Mastzellen unterstreicht er die Rolle beider Zelltypen bei meist schnell auftretenden Entzündungen. Obwohl üblicherweise mit **Sofortreaktionen** bei allergischen Reaktionen (➤ Kap. 16.2) in Verbindung gebracht, hat man in den letzten Jahren auch eine regulative Funktion für das gesamte Immunsystem entdeckt.

Histamin induziert eine **Vasodilatation** und damit verbunden eine deutlich sichtbare Rötung. Die Gefäßpermeabilität wird erhöht, da sich im postkapillären Bereich Endothelzellen kontrahieren und interzelluläre Spalten (gaps) auftun. Folge ist eine **Ödembildung** im betroffenen Gewebe. Interaktionen erfolgen auch mit dem **neuronalen** System, z. B. Erhöhung der cholinergen Stimulation und der α-adrenergen Reagibilität, Freisetzung der Substanz P und Sensibilisierung der schmerzempfindenden Nerven. Zusammengenommen ergibt sich, dass Histamin allein oder in enger Kooperation mit anderen Mediatoren zur Ausprägung von drei der vier Kardinalsymptome der Entzündung beiträgt, nämlich Rubor, Tumor und Dolor.

Bradykinin als Entzündungsmediator

Bradykinin, als der wichtigste Vertreter der Kinine, ist ein Nonapeptid, das aus dem hoch molekularen Kininogen abgespalten werden kann. Bradykinin hat die typischen Eigenschaften eines Entzündungsmediators. Es erweitert die Gefäße und erhöht die Permeabilität, führt zur Leukozytenmargination und induziert Schmerz. Es wird angenommen, dass die entzündungsauslösenden Effekte v. a. bei anaphylaktischen und allergischen Reaktionen eine Rolle spielen.

Komplementfaktoren

Bei einer Aktivierung von Komplement werden die Fragmente **C3a, C4a** und **C5a,** die sog. Anaphylatoxine, freigesetzt. Sie besitzen vielfältige biologische Aktivitäten. So erhöhen sie die Permeabilität von Gefäßen und führen zur Kontraktion glatter Muskulatur. Wichtig ist ihre **chemotaktische Aktivität** gegenüber Leukozyten und deren Aktivierung. Diese ist mit erhöhter Adhärenz an Oberflächen, gesteigerter Bakterizidie mit vermehrtem Sauerstoffverbrauch und der Sekretion lysosomaler Enzyme verbunden, bei Mastzellen und basophilen Granulozyten auch mit der Freisetzung von Histamin

16

und anderen Mediatoren.

C5a konnte in der Synovialflüssigkeit bei rheumatischen Patienten, in entzündlichen Exsudaten, in Gefäßen mit immunologisch bedingten Entzündungsprozessen und auch im Liquor cerebrospinalis bei Meningitis nachgewiesen werden. So kann die leukozytäre Infiltration bei derartigen Entzündungen auf der chemotaktischen Wirkung von C5a beruhen. C5a aktiviert die polymorphkernigen Leukozyten. Dadurch werden lysosomale Enzyme frei und reaktive Sauerstoffverbindungen bilden sich. Gewebeschäden sind die Folge.

Inzwischen haben sich deutliche Hinweise ergeben, dass ein Teil der Anaphylatoxinwirkung auf glatte Muskulatur und Leukozyten nicht direkt, sondern über eine zwischengeschaltete Aktivierung des Arachidonsäuremetabolismus verläuft, sodass hierbei de novo synthetisierte Eicosanoide für die eigentlichen Anaphylatoxineffekte verantwortlich sind.

Zytokine und Entzündung

Eine Schlüsselrolle bei jeder Entzündung nehmen Zytokine ein. Zytokine sind (meist glykosylierte) Proteine mit Molekulargewichten zwischen 8000 und 45 000 Da, die vorwiegend von Zellen des Immunsystems gebildet werden und die Differenzierung und Aktivierung dieser Zellen steuern. Einige davon werden oft als inflammatorische Zytokine zusammengefasst (➤ Tab. 16.9). Sie sind zentrale **Aktivatoren von Entzündungszellen,** steuern ihre Auswanderung aus dem Blut ins Gewebe, stimulieren ihre Reifung und sorgen so für ihre Nachbildung. Daneben wirken sie auf Zellen des entzündlichen Gewebes und rekrutieren viele dieser Zellen, an Entzündungsreaktionen teilzunehmen. Ein Beispiel ist die Sekretion von degradierenden Enzymen durch Chondrozyten bei einer rheumatoiden Arthritis, die durch Interleukin-1 oder Tumor-Nekrose-Faktor ausgelöst wird.

Bei einer lokalen Entzündung müssen die zirkulierenden Leukozyten die Blutbahn verlassen und in das betroffene Gewebe infiltrieren. Dies geschieht in mehreren Schritten: der Verlangsamung im strömenden Blut im sog. „Rollen“, der Anheftung an die Endotheloberfläche und schließlich dem Austritt aus der Blutbahn und der Wanderung zur Noxe und zum geschädigten Gewebe. Dieser komplexe Prozess wird durch mehrere Zytokine gesteuert: Proinflammatorische Zytokine (Interleukin-1, Tumor-Nekrose-Faktor) induzieren die Bildung von Chemokinen und die Expression von Zellinteraktionsmolekülen auf den Endothelzellen. Chemokine, die in der Glykocalix des Endothels festgehalten werden, signalisieren – sehr selektiv – Leukozyten den Ort der Schädigung und leiten sie chemotaktisch dahin.

Ein Charakteristikum von Entzündungsreaktionen ist das Auftreten von **Fieber.** Zytokine wie **Interleukin-1** (IL-1) und **IL-6** treten im Entzündungsherd auch in die Blutbahn über. Mit dem Blut erreichen sie das ZNS und wirken hier als endogene Pyrogene. In den Kapillarendothelien des dem Hypothalamus benachbarten Organum vasculosum laminae terminalis (OVLT) induzieren sie die COX-2-Expression und damit die Synthese von Prostaglandin E_2 (PGE_2). Das freigesetzte PGE_2 verstellt im Wärmeregulationszentrum im vorderen Hypothalamus den Sollwert für die Körperkerntemperatur. Die Temperatur steigt durch verminderte Wärmeabgabe und vermehrte Wärmeproduktion.

Eine weitere systemische Wirkung von IL-6 ist die **Induktion von Akute-Phase-Proteinen** in der Leber. Ein prominenter Vertreter ist das C-reaktive Protein (CRP), das klinisch als **diagnostischer Parameter** einer stattfindenden **Entzündung** verwendet wird. CRP ist ein Opsonin, welches das Komplementsystem aktivieren kann.

16.4.2 Pharmakotherapie entzündlicher Erkrankungen

Die bei einer Entzündung freigesetzten **terminalen Mediatoren** – degradierende Enzyme, Sauerstoff- und Stickstoffspezies – **greifen nicht nur Fremdstoffe, sondern auch körpereigene Gewebe** an. Dieselben Mediatoren sind daher bei einer Entzündung sowohl für die Abwehr von Noxen als auch für entzündliche Läsionen verantwortlich.

Eine entzündliche Reaktion wird behandlungsbedürftig, wenn die Entzündung über den Anlass hinausgeht oder selbst Krankheitswert erhält. Bei **akuten Ereignissen** steht die **Unterdrückung von Entzündungssymptomen** (wie Schmerz, Schwellung, Fieber) im Vordergrund. Bei längerfristigen und v. a. **chronisch-entzündlichen Erkrankungen** wird darüber hinaus die **Verhinderung von Organschäden,** zumindest deren Stillstand, zum entscheidenden Therapieziel.

Es darf aber nicht vergessen werden, dass eine antientzündliche Therapie immer mit dem Risiko des Auflebens oder der Verschlechterung von Infektionserkrankungen einhergeht. Dies ist besonders bei Pharmaka zu bedenken, die an zentralen Angriffspunkten, z. B. der Blockade von Zytokinen, in das Entzündungsgeschehen eingreifen.

Aufgrund der Pathophysiologie einer Entzündung kann man mehrere Ebenen einer antiphlogistischen Therapie unterscheiden. **Nichtsteroidale Antiphlogistika** hemmen die Synthese von Prostaglandinen und vermindern dadurch die Symptome der Entzündung. Dieser therapeutische Ansatz kommt **bei akuten, temporären Entzündungen meist allein** zum Tragen; **bei chronischen Entzündungen** dient er der **Linderung der Schmerzen und Entzündungssymptome,** ohne Verlauf und Progression der Erkrankung wesentlich zu beeinflussen. Eine **progressionshemmende Therapie chronisch-entzündlicher Erkrankungen** wird durch Eingriffe in die ursächlichen Autoimmunprozesse versucht.

16.4.3 Symptomatische Pharmakotherapie: nichtsteroidale Antiphlogistika/Antirheumatika (NSA)

In ➤ Abb. 16.12 und ➤ Tab. 16.10 sind **antiphlogistisch-antirheumatisch** wirksame Substanzen (nichtsteroidale Antiphlogistika, NSA) aufgeführt. Viele nichtsteroidale Antiphlogistika sind auch Analgetika und Antipyretika. Sie sind als solche in ➤ Kap. 7 besprochen. Diese Substanzen hemmen die Biosynthese von Prostanoiden durch Blockade des Schlüsselenzyms Cyclooxygenase (COX, vgl. ➤ Kap. 15).

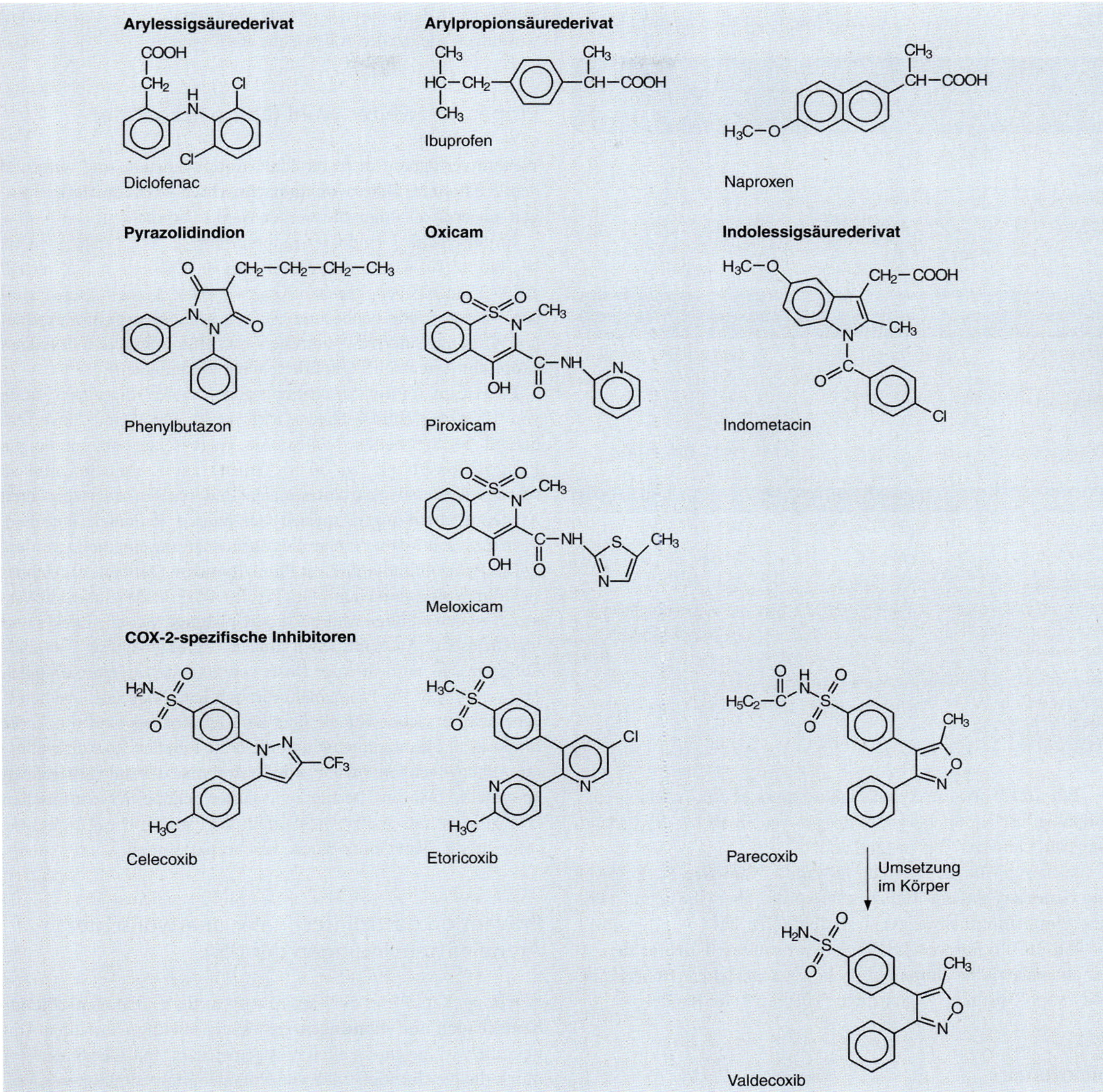

Abb. 16.12 Nichtsteroidale Antiphlogistika (NSA).

Acetylsalicylsäure

Das klassische Analgetikum/Antiphlogistikum dieser Gruppe ist Acetylsalicylsäure*. Um eine antiphlogistische/antirheumatische Wirkung mit Acetylsalicylsäure zu erzielen, müssen aber deutlich höhere Plasmakonzentrationen als bei der Analgesie erreicht werden (Tagesdosen bis 5 g; ➤ Tab. 16.10). Bei dieser hohen Dosierung sind unerwünschte gastrointestinale Wirkungen (Blutungen) so häufig, dass Acetylsalicylsäure **in dieser Indikation kaum eingesetzt** wird (vgl. ➤ Kap. 7).

Ibuprofen, Naproxen

Das in Deutschland am häufigsten verordnete Analgetikum/Antiphlogistikum ist **Ibuprofen*** (z. B. Aktren® und Generika; ➤ Abb. 16.12,

Tab. 16.10 Dosierung und Plasmahalbwertszeit ausgewählter nichtsteroidaler Antiphlogistika

	Einzeldosis bei Erwachsenen	Plasmahalbwertszeit
Nichtselektive NSA: Präparate 1. Wahl		
Acetylsalicylsäure (als NSA)	1 g (bis 5 g/Tag)	0,25 h (Salicylat dosisabhängig bis 20 h)
Diclofenac	0,05–0,1 g	2 h
Ibuprofen (als NSA)	0,4–0,8 g (bis 2,4 g/Tag)	2–3 h
Naproxen	0,25 g (bis 0,75 g/Tag)	10–18 h
Nichtselektive NSA: Präparate 2. Wahl aufgrund häufiger UAW (ältere Präparate)		
Indometacin	0,05–0,15 g	Sehr variabel[1] (terminale Phase 4–11 h)
Piroxicam	0,01–0,02 g	Sehr variabel[2] (bis 50 h)
Phenylbutazon	0,2–0,6 g	Sehr variabel[2] (bis 70 h)
COX-2-selektive NSA		
Meloxicam[3]	0,0075–0,015 g	20 h
Celecoxib	0,1–0,4 g	8–12 h
Etoricoxib	0,06–0,09 g	22 h
Parecoxib (Valdecoxib als wirksamer Metabolit des Parecoxibs)	0,04–0,08 g (i.v./i.m.)	0,5 h (Umwandlung in Valdecoxib) 8–11 h

[1] Bedingt durch ausgeprägten enterohepatischen Kreislauf.
[2] Aufgrund der bei hohen Dosen ausgeprägten gastrointestinalen UAW kaum Einsatz als Antiphlogistikum.
[3] COX-2-Selektivität gering.

➤ Tab. 16.10). Wie Acetylsalicylsäure muss es zur Erzielung eines antiphlogistischen Effekts höher dosiert werden als bei der Behandlung von Schmerzen (bis zu 1,6 g/Tag).

Gleiches gilt für das strukturverwandte **Naproxen** (z. B. Aleve® und Generika), das ein ähnliches Wirkprofil, aber eine deutlich längere Eliminationshalbwertszeit als Ibuprofen hat (➤ Abb. 16.12, ➤ Tab. 16.10). Ein weiterer Strukturverwandter, **Flurbiprofen,** ist nur als analgetische/antiphlogistische Lutschtabletten (Dobendan®) und antiphlogistische Augentropfen (Ocuflur®) im Handel.

Diclofenac

Bei rheumatischer Arthritis wird **Diclofenac*** (Voltaren®; ➤ Abb. 16.12, ➤ Tab. 16.10) in einer Dosis von 50 mg (3-mal täglich) bzw. 100 mg (in retardierter Form, 1-mal täglich) verabreicht. Es unterliegt einem hohen First-Pass-Effekt. Die parenterale Gabe kann zu einem Kreislaufschock führen. Diclofenac sollte daher nicht i. v. verabreicht werden. Die i. m. Gabe ist nur gerechtfertigt bei Patienten, denen eine verzögerte Schmerzminderung nicht zuzumuten ist. Gegen Muskel- und Gelenkschmerzen ist Diclofenac auch als wirkstofffreisetzendes Pflaster verfügbar. Wie bei der häufig praktizierten topischen Anwendung von NSA, z. B. als Salbe oder Gel, gelangt Diclofenac nach befriedigender Resorption nur wenig direkt, sondern überwiegend über das Blut z. B. in das behandelte Gelenk und zeichnet sich dann durch vergleichbare unerwünschte Arzneimittelwirkungen wie bei der oralen Gabe aus.

Präparate zweiter Wahl (ältere Präparate)

Weitere verfügbare nichtsteroidale Antiphlogistika sind aufgrund deutlich **höherer Raten von unerwünschten Arzneimittelwirkungen** nur noch als Präparate zweiter Wahl zu betrachten.

Indometacin (Indomet-ratiopharm®; ➤ Abb. 16.12, ➤ Tab. 16.10) wird oral in Dosen von 50–150 mg pro Tag, verteilt auf 1–3 Einzelgaben, gegeben. Unerwünschte Arzneimittelwirkungen werden häufig beobachtet. Zu den bekannten gastrointestinalen Wirkungen der NSA kommen v. a. zentralnervöse Wirkungen (Kopfschmerzen, Übelkeit, Erbrechen und Müdigkeit).

Piroxicam (Piroxicam-ratiopharm®) wird in einer Dosis von 10–20 mg einmal täglich oral verabreicht. Seine Bioverfügbarkeit beträgt nahezu 100 %. Als Folge seiner extrem langen Plasmahalbwertszeit (bis 50 h) kann es zur Kumulation und zu schwerwiegenden gastrointestinalen und renalen unerwünschten Arzneimittelwirkungen speziell bei älteren Patienten kommen. Piroxicam sollte daher mit großer Zurückhaltung eingesetzt werden.

Das Pyrazolidindionderivat **Phenylbutazon** (Ambene®) zeichnet sich durch eine starke antiphlogistische Wirksamkeit, aber im Vergleich zu den anderen NSA auch durch häufige toxische Effekte und unerwünschte Arzneimittelwirkungen (Agranulozytose, Ödembildung) aus. Es wird in einer Dosis von 200–600 mg einmal täglich oral verabreicht Die Plasmahalbwertszeit kann mehrere Tage betragen. Hauptursachen für die langsame Elimination sind die starke Bindung an Plasmaproteine und die hohe tubuläre Rückdiffusionsrate. Phenylbutazon ist nur zur Behandlung der ankylosierenden Spondylitis (Morbus Bechterew), akuter Schübe der chronischen Polyarthritis und akuter Gichtanfälle zugelassen. Die Anwendung sollte auf die Dauer einer Woche beschränkt werden.

Prävention gastrointestinaler unerwünschter Arzneimittelwirkungen der NSA

Wie in ➤ Kap. 7 und ➤ Kap. 15 dargestellt, sind **Magenschleimhautschäden und -blutungen** die wichtigsten unerwünschten Arzneimittelwirkungen, die allen NSA gemeinsam sind. Sie können v. a. durch die gleichzeitige Gabe von Protonenpumpeninhibitoren vermieden werden (➤ Kap. 22). Auch das Prostaglandin-E-Analogon Misoprostol (➤ Kap. 15) verringert Magenschleimhautschäden. Diclofenac wird in fixer Kombination mit Misoprostol in magensaftresistenter Formulierung (Arthotec®) angeboten. Dabei sind jedoch unerwünschte Arzneimittelwirkungen des Misoprostols (v. a. Diarrhö, ➤ Kap. 15) zu beachten. Zudem ist seine Gabe bei Frauen, die eine Schwangerschaft planen, kontraindiziert.

Selektive Inhibitoren der Cyclooxygenase-2

Da die inflammatorischen Prostaglandine bei Entzündungsphänomenen vorwiegend über den COX-2-Weg gebildet werden, unerwünschte Arzneimittelwirkungen der o. g. konventionellen NSA (Verlängerung der Blutungszeit, Magenschleimhautschäden, vgl. ➤ Kap. 15) aber überwiegend durch Hemmung der COX-1 bedingt sind, wurden selektive Hemmstoffe der COX-2 entwickelt. Diese zeigen in der Tat weniger gastrointestinale unerwünschte Arzneimittelwirkungen.

Das Oxicam **Meloxicam** (Mobec®) zeigt in vitro eine gewisse COX-2-Selektivität, klinisch weist es aber nur eine dem Diclofenac vergleichbare COX-2-Selektivität auf. Bei äquiantiphlogistischer Dosierung (> 7,5 mg/Tag) ist seine Verträglichkeit nicht besser als die anderer konventioneller NSA mit kurzer oder mittlerer Halbwertszeit.

COX-2-selektiver sind die neueren Coxibe **Celecoxib** (Celebrex®) und **Etoricoxib*** (Arcoxia®). Als erste injizierbare (i. v., i. m.) Form eines selektiven COX-2-Inhibitors ist **Parecoxib** (Dynastat®) für eine kurzfristige postoperative Schmerztherapie zugelassen. **Parecoxib** ist ein Pro-Drug und wird nach Injektion durch Esterhydrolyse schnell in seine Wirkform Valdecoxib umgesetzt. Interessanterweise wurde Valdecoxib selbst aus dem Handel genommen. Parecoxib steht nur als Injektionslösung zur Verfügung.

Mehrere Coxibe wurden kurz nach Einführung wegen ihrer unerwünschten Arzneimittelwirkungen wieder vom Markt genommen; so **Rofecoxib** (ehemals VIOXX®) 2004 wegen erhöhten kardiovaskulären Risikos, **Valdecoxib** (ehemals Bextra®) 2005 wegen erhöhten kardiovaskulären Risikos und schwerer allergischer Hauterscheinungen und **Lumiracoxib** (ehemals Prexige®) 2007 wegen Hepatotoxizität.

Die US-Arzneimittelbehörde FDA hat 2007 **Etoricoxib** (Arcoxia®) wegen Kardiotoxizität die Zulassung verweigert.

16.4.4 Symptomatische Pharmakotherapie: Glucocorticoide

Alle als Arzneistoffe verwendeten Glucocorticoide leiten sich strukturell von dem Nebennierenrindenhormon Cortisol ab. Durch chemische Abwandlung können die pharmakokinetischen Eigenschaften wie Resorption, Metabolisierung oder Ausscheidung verändert werden. Auch die Wirkstärke (Potenz) kann erheblich gesteigert werden. Alle Zellen des Organismus besitzen den gleichen Glucocorticoidrezeptor. Ein Glucocorticoid mit hoher pharmakologisch erwünschter Wirkung führt deshalb auch im gleichen Maße zu unerwünschten Arzneimittelwirkungen (➤ Kap. 27).

Allgemeiner Wirkmechanismus

Alle Glucocorticoide binden an den spezifischen Glucocorticoidrezeptor, der im Zytosol in inaktiver Form an das Hitzeschockprotein HSP 90 gebunden ist. Nach Hormonbindung kommt es nach Dissoziation von diesem Protein zu einer Dimerisierung, und der Rezeptor-Glucocorticoid-Komplex transloziert in den Zellkern, wo er an die Glucocorticoid-responsiven Elemente (GRE) der DNA bindet. Durch diese Elemente wird die **Transkriptionsrate** von 50–100 Genen verändert. Neben der erhöhten Synthese v. a. von Enzymproteinen (= glucocorticoide Wirkung) kann die Synthese anderer Proteine abgeschaltet werden. Auf dem zweiten Mechanismus beruhen v. a. die antiphlogistischen, antiallergischen und immunsuppressiven Wirkungen.

Antiphlogistischer Wirkmechanismus

Glucocorticoide sind die wirksamsten entzündungshemmenden Wirkstoffe, die heute verfügbar sind. Die antiphlogistische Wirkung beruht auf mehreren Mechanismen:

- **Hemmung der Bildung von Zytokinen:**
  - IL-1 bis IL-6, IL-8
  - TNF- α, Interferon-γ
  - Granulozyten/Makrophagen-Kolonie-stimulierender Faktor
- **Hemmung der Induktion proinflammatorischer Enzyme:**
  - Degradierende Enzyme, z. B. Kollagenase
  - Phospholipase A_2
  - Cyclooxygenase-2
  - Induzierbare NO-Synthase
- **Hemmung der Expression von Zellinteraktionsmolekülen:**
  - Selektine
  - Interzelluläres Adhäsionsmolekül-1 (ICAM-1)
- **Hemmung der Expression von MHC-Molekülen**
- **Hemmung der Ausschüttung präformierter Mediatoren:**
  - Histamin
- **Induktion von Akute-Phase-Proteinen in der Leber**

In aktivierten Makrophagen (und anderen Entzündungszellen) wird die Synthese von **Zytokinen** wie Interleukin-1 oder Tumor-Nekrose-Faktor α abgeschaltet. Ebenso wird die Synthese von degradierenden Enzymen vermindert. Die Bildung von **Prostaglandinen** wird auf mehreren Ebenen gehemmt. Neben der verringerten Expression induzierender Zytokine wie Interleukin-1 oder Interferon-γ wird auch die **Genexpression** des induzierbaren Enzyms **COX-2** unterdrückt. Zusätzlich wird die **Phospholipase A_2** gehemmt, welche die Freisetzung von Arachidonsäure, dem Ausgangssubstrat der Prostaglandine und Leukotriene, katalysiert. In ähnlicher Weise vermindern Glucocorticoide die Bildung von **NO˙** dadurch, dass die Expression der induzierbaren NO-Synthase (iNOS) verhindert wird.

Bei der Hemmung der Synthese proinflammatorischer Proteine sind mehrere molekulare Mechanismen wirksam. Die in der ➤ Abb. 16.13 aufgezeigten Mechanismen 1 bis 3 hängen von der Bindung eines GRE an den jeweiligen Genpromotor ab. Bei den Mechanismen 1 und 2 regulieren GRE die Genexpression negativ. Mechanismus 3 besteht in der Induktion von Genexpression durch GRE (und anschließender Proteinsynthese). Der Mechanismus 4 ist hiervon unabhängig. Dies konnte dadurch gezeigt werden, dass auch Glucocorticoid-Rezeptor-Konstrukte, denen die DNA-Bindungsstelle fehlte, bei der Hemmung der Synthese einiger entzündungsrelevanter Proteine wirksam waren. Welche Mechanismen im Einzelnen wirksam sind, ist nicht klar; möglicherweise wird die große antiphlogistische Effizienz der Glucocorticoide gerade dadurch erreicht, dass mehrere molekulare Mechanismen beteiligt sind.

Bei **chronisch-entzündlichen** Erkrankungen führt auch die Suppression der die Krankheit perpetuierenden Autoimmunreaktion zu einer Verminderung von Entzündungsreaktionen. Glucocorticoide

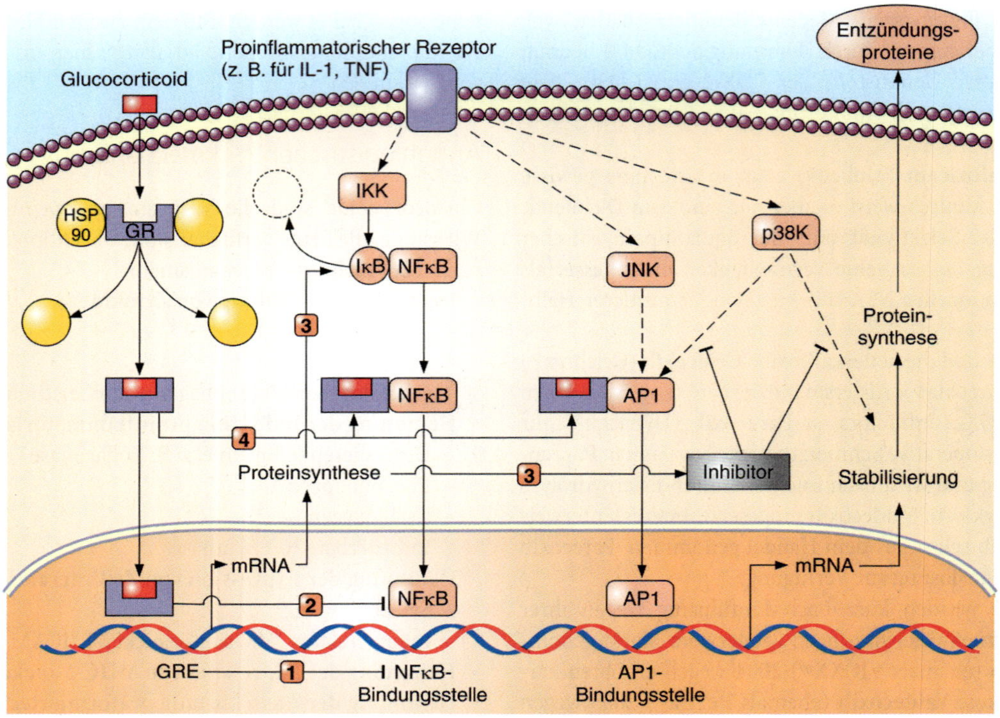

Abb. 16.13 Molekulare Mechanismen der Entzündungshemmung und Immunsuppression von Glucocorticoiden.
(AP1 = Transkriptionsfaktor, bestehend aus zwei Untereinheiten, cJun und cFos; GR = Glucocorticoid-Rezeptor; GRE = Glucocorticoid-responsives Element = Bindungsstelle für GR in Promotoren; HSP 90 = Hitzeschockprotein 90; IKK = IκB-Kinase; IκB = Inhibitor von NFκB; IL-1 = Interleukin-1; JNK = cJun-N-terminale Kinase; NFκB = Transkriptionsfaktor aus zwei Untereinheiten, p50 und p65; p38 K = p38-Proteinkinase; TNF = Tumor-Nekrose-Faktor)
1 Cis-inhibitorische Wechselwirkung zwischen GRE und z. B. NFκB-Promotor-Element.
2 Transinhibitorische Protein-Protein-Interaktion zwischen GR und NFκB am Promotor; diese schließt auch die mögliche Kompetition um Koaktivatorproteine (z. B. p300) ein.
3 Induktion inhibitorischer Proteine durch GR, z. B. IκB oder Phosphatase, die p38 K antagonisiert.
4 Bindung von GR und Transkriptionsfaktoren wie NFκB oder AP-1 und Hemmung ihrer Kernlokalisation und/oder Funktion.

hemmen die Synthese von Interleukin-2. Dadurch wird die Aktivierung von T-Lymphozyten blockiert. Hierzu trägt auch die verminderte Expression von MHC-codierten Molekülen bei, wodurch die Antigenpräsentation für T-Lymphozyten verschlechtert wird. In vivo haben Glucocorticoide eine starke immunsuppressive Wirkung auf zelluläre Immunreaktionen; die Antikörpersynthese wird dagegen nicht oder nur durch sehr hohe Konzentrationen beeinflusst.

Unerwünschte Arzneimittelwirkungen

Bei der antiphlogistischen Therapie erreichen die Glucocorticoide Konzentrationen im Plasma, die mehrfach über denen der physiologischen Ausschüttung von Cortisol liegen. Die unerwünschten Arzneimittelwirkungen sind vorwiegend eine zu starke Ausprägung ihrer physiologischen (metabolischen) Wirkungen. Das Auftreten und die Stärke von unerwünschten Arzneimittelwirkungen hängen von der verabreichten täglichen Dosis, der Dauer und der Art der Verabreichung ab (vgl. ➤ Kap. 27).

Die **häufigsten unerwünschten Arzneimittelwirkungen** sind Osteoporose, Wachstumsstörungen bei Kindern, das Manifestwerden oder Entgleisen eines Diabetes mellitus und z. B. in Kombination mit NSA die Verstärkung von Magenulzera. Weiterhin kann es zu Hypertonie und Störungen des Salz- und Wasserhaushalts kommen. Seltener sind Katarakte im Auge, Steroidakne, eine erhöhte Thromboseneigung sowie psychische oder neurologische Störungen. Durch Störung der hormonellen Regelkreise tritt regelmäßig eine relative Nebenniereninsuffizienz auf, die bei langfristiger und insbesondere nichtzirkadianer Verabreichung absolut werden kann.

16.4.5 Therapie der rheumatoiden Arthritis

Basistherapeutika (disease-modifying antirheumatic drugs, DMARDs)

Unter dem Begriff „Basistherapeutika" werden verschiedene v. a. bei der Therapie der rheumatoiden Arthritis verwendete Pharmaka zusammengefasst, die einige gemeinsame Eigenschaften haben (➤ Tab. 16.11): Sie **wirken** erst nach längerer Zeit, **oft erst nach einigen Wochen.** Eine Ausnahme davon stellen die neuen biotechnologisch hergestellten Zytokininhibitoren dar, die schnell eine

Tab. 16.11 Basistherapeutika

Substanz	Eigenschaften, Anwendung	UAW
Klassische Basistherapeutika (conventional synthetic disease-modifying drugs, csDMARDs)		
Methotrexat (Generika) (➤ Kap. 16.3.5, ➤ Kap. 34.9.3)	• Basismedikament, das weltweit am meisten eingesetzt wird • Sehr gutes Nutzen-Risiko-Verhältnis • Sehr effektives DMARD (z. B. als Metex®) • Viel niedrigere Dosierungen als bei der Tumortherapie ausreichend • Klinische Wirkung nach ca. 6 Wochen • Wirkmechanismus besteht v. a. in der Reduktion der Zytokinsynthese (z. B. IL-1) • **Dosierung:** 1 × 5–15 mg/Woche p. o.	• Treten trotz niedriger Dosierung auf • Störungen des Gastrointestinaltrakts • Leberschädigung (Anstieg der Transaminasen) • Leukopenie, Thrombozytopenie • Nierenschädigung • Impotenz • Antriebslosigkeit • Teratogenität
Ciclosporin A (Ciclosporin Pro®) (➤ Kap. 16.3.4)	• Kann Auftreten entzündlicher Gelenkveränderungen verhindern oder hinauszögern • Benötigt zur Entfaltung seiner Wirkung u. U. Monate • Lang wirksame antirheumatische Wirkung ist etwa der von intramuskulärem Gold (z. B. Tauredon) vergleichbar, bei besserer Verträglichkeit • Wirksamkeit für die Behandlung weiterer chronisch-entzündlicher bzw. immunologischer Erkrankungen gut belegt, z. B. bei Psoriasis-Arthritis (➤ Kap. 16.4.6) • **Dosierung:** 2 × täglich 1,3 mg/kg KG p. o.	• 40-prozentiges Risiko für Hypertonie, Nierenfunktionseinschränkung • Kein hemmender Einfluss auf Knochenmark, Schleimhäute • Risiko einer Infektion mit Bakterien oder Pilzen ist nicht so hoch wie bei anderen immunsuppressiven DMARDs
Sulfasalazin (Generika) (➤ Kap. 22.6)	• Basistherapeutikum bei rheumatischen Erkrankungen, chronisch-entzündlichen Darmerkrankungen • Verändert die Immunreaktionen des Körpers • Entzündungshemmend • Antibakteriell • Genauer Wirkmechanismus noch nicht geklärt • Wird im Körper in aktive Verbindungen umgewandelt: Sulfapyridin und 5-Aminosalicylsäure (5-ASA, Mesalazin); Einfluss der einzelnen Stoffwechselprodukte noch nicht abschließend geklärt; 5-ASA hat offensichtlich positiven Effekt auf chronisch-entzündlichen Darmerkrankungen, Sulfapyridin scheint hauptsächlich bei Rheuma zu wirken • **Dosierung:** 1 × 500 mg täglich p. o.; steigerbar bis auf 2000 mg täglich	• Übelkeit, Erbrechen • Durchfall • Bauchschmerzen • Kopfschmerzen • Schwindelgefühl • Müdigkeit • Haarausfall • Juckreiz • Hautausschlag, schmerzhafte Bläschen in Mund und/oder Rachen • Blutbildveränderungen • Lebertoxizität • Oligospermie
Leflunomid* (Arava®) (➤ Abb. 16.14)	• Wird im Organismus sehr rasch in den aktiven Metaboliten A771726 umgewandelt → dieser hemmt die Dihydroorotatdehydrogenase, das Schlüsselenzym bei der De-novo-Synthese von Pyrimidinbasen → Leflunomid führt so zu einer Verringerung der Proliferation aktivierter T-Lymphozyten, die in der Pathogenese der rheumatoiden Arthritis eine wesentliche Rolle spielen • Vermindert Gelenkdestruktionen so effektiv wie Sulfasalazin und Methotrexat • Aufgrund seiner Pharmakokinetik auch bei eingeschränkter Nierenfunktion einsetzbar • **Dosierung:** Aufsättigung mit 100 mg täglich über 3 Tage, dann 20 mg täglich (Erhaltungsdosis) p. o.	• Gastrointestinale Beschwerden • Diarrhö • Übelkeit • Leberschädigung (Anstieg der Transaminasen) • Infektionen der Atemwege • Kopfschmerzen • Teratogenität
Mycophenolat-Mofetil, Mycophenolsäure (CellCept®, Generika)	• Hemmt die Inosin-Monophosphat-Dehydrogenase im Syntheseweg der Purine → hemmt damit die Vermehrung von B- und T-Lymphozyten → wirkt aufgrund der maßgeblichen Beteiligung von Lymphozyten an der Entstehung von Entzündungsreaktionen entzündungshemmend • Wirkmechanismus ist dem des Azathioprins ähnlich, wobei die immunsuppressive Wirkung der des Azathioprins überlegen ist • **Dosierung:** 2 × täglich 600 mg/m^2 (max. 2 g/Tag) p. o.	• Diarrhö • Erbrechen • Schmerzen • Harnwegs- und andere Infektionen bis hin zu Sepsis • Leukopenie, Anämie • Hypertonie

Tab. 16.11 Basistherapeutika (*Forts.*)

Substanz	Eigenschaften, Anwendung	UAW
Hydroxychloroquin* (Antimalariamittel, Resochin®, Generika)	• Wirkstoff ist ein hydroxyliertes Derivat von Chloroquin, das sowohl gegen Malaria als auch gegen Entzündungen wirkt • Hat eine ähnliche Antimalaria-Aktivität wie Chloroquin, ist jedoch weniger toxisch und kann in höheren Dosen über längere Zeiträume angewendet werden • Wird bei rheumatoider Arthritis als (eher schwach wirksames) DMARD eingesetzt • Wirkmechanismus ist unklar, eine immunmodulierende Wirkung wird angenommen • Wird oft mit anderen DMARDs, z. B. Methotrexat und Sulfasalazin, kombiniert • Bei einer Behandlung mit Hydroxychloroquin allein setzt die Wirkung langsam ein und ist weniger ausgeprägt als die von Methotrexat • **Dosierung:** 400–600 mg täglich p. o. für einige Wochen, Erhaltungsdosis 200–400 mg/d	• Sehstörungen, Kristalleinlagerungen in die Cornea, Netzhautschädigung (selten irreversible Retinopathie) • Hepatotoxizität (Transaminasenanstieg) • Übelkeit, Erbrechen • Diarrhö • Schwindel • Parästhesien • Neuropathien • Herzrhythmusstörungen (QT-Zeit-Verlängerung, v. a. in Kombination mit Azithromycin), Kardiomyopathie • Fotosensibilität • Hörnervschädigung • Leukopenie, Thrombozytopenie
Azathioprin (Generika) (➤ Kap. 16.3.5)	• Verbesserung der klinischen Parameter der rheumatoiden Arthritis um ca. 30–50 % • In seiner klinischen Effektivität in etwa vergleichbar mit Gold, Cyclophosphamid, Cyclosporin A, Penicillamin und Hydroxychloroquin, im Vergleich mit Methotrexat unterlegen • Maximale Effektivität tritt nach 6–12 Monaten ein • Spielt als DMARD zur Therapie der rheumatoiden Arthritis nur noch untergeordnete Rolle • **Dosierung:** 1–3 mg/kg/d p. o.	• Blutbildveränderungen (Cave: Interferenz mit Allopurinol!) • Cholestatische Hepatopathie • Azathioprin-Fieber • Entwicklung eines Lymphoms
Cyclophosphamid (Endoxan®, Generika) (➤ Kap. 16.3.5)	• In der Rheumatologie nur bei schweren Krankheitsverläufen eingesetzt • Spielt als DMARD nur noch untergeordnete Rolle bei schweren Fällen • **Dosierung:** 1 × täglich 1–2-mg/kg KG p. o.	• Vergleichsweise hohe Rate an bedrohlichen Infektionskomplikationen • Blutbildveränderungen • Myelodysplastisches Syndrom • Bei hohen kumulativen Dosen Gefahr der Auslösung von Tumoren (v. a. Harnblasenkarzinom, Leukämie)
Organische Goldverbindungen, z. B. Auranofin (Ridaura®)	• Gehört zu den ältesten DMARDs • Haben immunsuppressive, entzündungshemmende und antimikrobielle Eigenschaften • Sind bei der rheumatischen Arthritis zwar wirksam, werden aber aufgrund ihrer UAW heute nur noch in Ausnahmefällen eingesetzt	• Nierenschädigung • Knochemarksdepression • Dermatitis • Goldkolitis • Durchfall • Metallgeschmack (bei oralem Gold)
D-Penicillamin (Metalcaptase®)	• Gehört zu den historischen DMARDs • Wird zur Behandlung von Schwermetallvergiftungen und bei der Wilson-Krankheit angewendet • Kann als Mercaptan Rheumafaktoren durch Sprengung intramolekularer Disulfidbrücken spalten • Wegen seiner begrenzten Wirksamkeit und im Vergleich dazu erheblichen UAW heute in der Rheumatologie kaum noch eingesetzt	• Hautreaktionen • Übelkeit • Geschmacksstörungen • Stomatitis • Diarrhö • Cholestase • Zytopenie • Polyneuropathie • Fieber

Tab. 16.11 Basistherapeutika (*Forts.*)

Substanz	Eigenschaften, Anwendung	UAW
Zielgerichtete Basismedikamente (target-specific disease-modifying drugs, tsDMARDS) (interferieren intrazellulär mit Signalwegen, die Entzündungsprozesse unterhalten)		
Tyrosinkinase-Inhibitoren (Januskinase[JAK]-Inhibitoren) (➤ Kap. 34.13.1): • Tofacitinib (Xeljanz®) • Baricitinib (Olumiant®) • Upadacitinib (Rinvoq®) • Filgotinib (Jyseleca®)	• Immunsuppressiv, entzündungshemmend, antiproliferativ • Tofacitinib hemmt die JAKs 1, 2 und 3, Baricinib JAKs 1 und 2, Upadacitinib und Filgotinib hemmen selektiv nur JAK1. • Mittelschwere bis schwere aktive rheumatoide Arthritis, wenn das Ansprechen auf ein oder mehrere andere DMARDs unzureichend war • Alle als Monotherapie oder in Kombination mit Methotrexat eingesetzt • Aktuell laufen Studien für Morbus Crohn, Colitis ulcerosa, Neurodermitis, Psoriasis-Arthritis, Riesenzellarteriitis • In einer aktuellen Phase 3-Studie reduzierte Baricitinib signifikant die Mortalität von Patienten mit schwerer COVID-19 Infektion. • **Dosierung:** – Baricinib: 1 × täglich 4 mg p. o. – Tofacitinib: 2 × täglich 5 mg p. o. – Upadacitinib: 1 × täglich 15 mg p. o. – Filgotinib: 1 × täglich 200 mg p. o.	• Schwere, Infektionen (v. a. der oberen Atemwege) • Erhöhtes Risiko für Lymphome und andere Krebserkrankungen • Für Barcitinib zusätzlich: Übelkeit, Erhöhung der Kreatinphosphokinase (CPK) im Blut, Husten • Für Tofacitinib: Kopfschmerzen, Verdauungsbeschwerden, Durchfall • Für Upadacitinib: Bluthochdruck, Übelkeit, Erbrechen • Für Filgotinib: Übelkeit, Infektionen der oberen Atemwege oder des Harntrakts, Schwindelgefühl.
Phosphodiesterase-4-Inhibitor (PDE4-Inhibitor): Apremilast (Otezla®)[1]	• PDE4 ist eine für cAMP spezifische Phosphodiesterase → durch ihre Hemmung Anstieg des intrazellulären cAMP-Spiegels → verminderte Expression von Zytokinen wie TNF-α, IL-23, IL-17 sowie erhöhte Konzentration antiinflammatorischer Zytokine wie IL-10 → Verringerung von Entzündungsreaktionen • Mittel 2. Wahl bei aktiver Psoriasis-Arthritis, die auf eine vorangegangene DMARD-Therapie unzureichend angesprochen hat • Schwere chronische Plaque-Psoriasis bei Erwachsenen, die auf andere systemische Therapie nicht angesprochen haben • **Dosierung:** 10 mg p. o. an Tag 1, Steigerung innerhalb einer Woche auf 2 × 30 mg täglich	• Diarrhö • Übelkeit • Infektionen des oberen Gastrointestinaltrakts • Kopfschmerzen • Nasopharyngitis
Biologische Original-Basismedikamente (biological original disease-modifying drugs, boDMARDs)		
TNF-α-Inhibitoren: • Etanercept (Enbrel®) • Infliximab (Remicade®) • Adalimumab (Humira®) • Golimumab (Simponi®) • Certolizumab Pegol (Cimzia®)	• TNF-α wird durch die Wechselwirkung von Antigenen mit T-Zellen freigesetzt und stimuliert Makrophagen zur zusätzlichen Freisetzung von TNF-α und IL-1 → Auslösung von proinflammatorischen Reaktionen → Einwanderung von Leukozyten ins Gewebe, Bindegewebsproliferation, Verdickung der Synovia, Gelenkdestruktion • TNF-α-Inhibitoren hemmen über unterschiedliche Ansätze die Wirkungen von TNF-α: – Etanercept: dimeres Fusionsprotein aus 2 rekombinanten löslichen TNF-α-Rezeptor(p75)-Molekülen und dem Fc-Teil eines humanen IgG1, das TNF-α-neutralisiert – Infliximab: ein gegen TNF-α gerichteter chimärer monoklonaler Antikörper – Adalimumab und Golimumab: ausschließlich humane Anti-TNF-α-Antikörper, haben ein sehr geringes immunogenes Potential – Certolizumab Pegol: pegylierter monoklonaler Antikörper gegen TNF-α, der im Gegensatz zu konventionellen Antikörpern kein Fc-Fragment besitzt, sondern nur aus einem pegylierten Fab-Fragment besteht; ob er besser als andere Antikörper gegen TNF-α wirkt, ist ungewiss • **Dosierung:** – Etanercept: 2 × wöchentlich 25–50 mg s. c. – Infliximab: 3 mg/kg i. v., Wiederholung nach 2 und 6 Wochen, danach alle 8 Wochen – Adalimumab: 80 mg s. c. Anfangsdosis, dann 40 mg jede Woche (Fertigspritzen-Pen) – Golimumab: 100 mg s. c. initial, dann 50 mg nach 2 Wochen, dann 50 mg pro 1 × Monat (Fertigspritze oder Autoinjektor, SmartJect®) – Certolizumab Pegol: 400 mg (in 2 Injektionen am gleichen Tag), Wiederholung nach 2 und 4 Wochen, dann Erhaltungsdosis von 200 mg alle 2 Wochen	• In der Regel recht gut verträglich, Unverträglichkeits- und Infusionsreaktionen bei unter Infliximab häufiger als bei den anderen TNF-α-Inhibitoren • Erhöhtes Infektionsrisiko (v. a. unter Infliximab) (präexistente Infektionen, z. B. eine alte Tuberkulose, sind auszuschließen) • (Opportunistische) Infektionen, v. a. an Haut und der Atemwege • Reaktivierung einer Varicella-Zoster-Infektion (v. a. unter Infliximab)

[1] Der erste zugelassene Arzneistoff aus der Gruppe der Phosphodiesterase-4-Inhibitoren war Roflumilast (Daxas®). Er wird zur Behandlung der schweren, chronisch obstruktiven Lungenerkrankung (COPD) bei erwachsenen Patienten eingesetzt. Grundmechanismus ist auch hier eine Hemmung von Entzündungsprozessen.

16

Tab. 16.11 Basistherapeutika (*Forts.*)

Substanz	Eigenschaften, Anwendung	UAW
Anakinra* (Kineret®)	• Blockiert IL-1-Rezeptor und damit die Wirkungen dieses Zytokins (IL-1 ist an der Entstehung der Gelenkentzündung beteiligt) • Bei Erwachsenen in Kombination mit Methotrexat zur Behandlung der rheumatoiden Arthritis indiziert, wenn eine Therapie mit Methotrexat alleine nicht den gewünschten Erfolg bringt • Schmerzlinderung, Verminderung der Schwellungen und Verhinderung, dass die Erkrankung fortschreitet • **Dosierung:** 100 mg s. c. 1 × täglich (Fertigspritze)	• Gutes Sicherheitsprofil • Reaktionen an der Einstichstelle • Kopfschmerzen • Erhöhung des Gesamtcholesterins • Entwicklung von Antikörpern gegen Anakinra bei einigen Patienten
Tocilizumab (RoActemra®)	• Humanisierter, monklonaler Antikörper gegen den löslichen und den membrangebundenen IL-6-Rezeptor • In der entzündlich veränderten Synovialis finden sich vermehrt IL-6-produzierende Zellen, die wiederum durch proinflammatorische Mediatoren wie TNF-α, IL-1 und IL-17 induziert werden • Bei Erwachsenen allein oder in Kombination mit Methotrexat zur Behandlung der rheumatoiden Arthritis indiziert, wenn eine Therapie mit Methotrexat alleine nicht den gewünschten Erfolg bringt • Schwere, aktive und progressive rheumatoide Arthritis • **Dosierung:** 162 mg/Woche s. c.	• Infektion der oberen Atemwege, Nasen-Rachen-Entzündung • Orale Herpes simplex-Infektion, Herpes zoster-Infektion • Übelkeit • Diarrhö • Kopfschmerzen • Hypercholesterinämie • Erhöhte Transaminasen (Lebertoxizität?) • Granulozytopenie, Thrombozytopenie • Hautausschlag • Juckreiz
Sarilumab (Kevzara®)	• Humaner monoklonaler Antikörper (Subtyp IgG1) gegen den löslichen und den membrangebundenen IL-6-Rezeptor • In Kombination mit Methotrexat oder als Monotherapie bei erwachsenen Patienten mit mittelschwerer bis schwerer aktiver rheumatoider Arthritis • **Dosierung:** 200 mg s. c. alle 2 Wochen	• Infektionen v. a. der Atemwege, Harnwegsinfektionen • Neutropenie • Leberfunktionsstörungen, erhöhte Transaminasen (v. a. ALT) • Erythem an der Injektionsstelle
Rituximab (MabThera®) (➤ Kap. 34.15.4)	• Chimärer, gegen CD20 gerichteter monoklonaler Antikörper, der eine vorübergehende Depletion von CD20-exprimierenden B-Zellen induziert (während der Entwicklung von B-Zellen wird CD20 auf der Oberfläche von Vorläufer-B-Zellen exprimiert, nicht jedoch auf Stammzellen oder Plasmablasten bzw. Plasmazellen) • Non-Hodgkin-Lymphome der B-Zell-Reihe • Aktive rheumatoide Arthritis und Therapieversagen bzw. Unverträglichkeit von TNF-α-Inhibitoren in Kombination mit Methotrexat • **Dosierung:** 1000 mg i. v. gefolgt von weiteren 1000 mg i. v. 2 Wochen später	• Gefahr bakterieller und viraler Infektionen • Neutropenie, Thrombozytopenie • Allergische Reaktionen, teils mit Schwellungen (Ödeme) • Übelkeit • Ausschlag • Juckreiz • Haarausfall • Fieber • Kopfschmerzen
Abatacept (Orencia®)	• Rekombinantes Fusionsprotein aus dem humanen CTLA4-Molekül und dem Fc-Rezeptor-Teil von IgG1 • Erster Vertreter einer neuen Klasse von immunmodulatorischen Therapeutika, die sehr selektiv das zwischen den Oberflächenmolekülen CD80/CD86 und CD28 erfolgende, für die volle Aktivierung von T-Lymphozyten notwendige Signal beeinflussen • Gleichwertig mit Adalimumab • Nach der Anwendung der Zytokinantagonisten ein zusätzliches Behandlungsprinzip der rheumatoiden Arthritis • Sollte in Kombination mit Methotrexat eingesetzt werden, für eine Kombination mit anderen DMARDs gibt es keine Daten • **Dosierung:** ca. 750 mg (gewichtsabhängig) als 30-minütige i. v.-Infusion (Aufsättigungsdosis), dann 125 mg s. c. 1 ×/Woche	• Infektionen der oberen und unteren Atemwege, Harnwegsinfekte • Herpesinfektionen • Kopfschmerzen • Benommenheit • Hypertonie • Übelkeit, Erbrechen • Diarrhö • Aphthöse Stomatitis • Leberfunktionsstörungen, erhöhte Transaminasen • Dermatitis • Fatigue, Asthenie

Tab. 16.11 Basistherapeutika (*Forts.*)

Substanz	Eigenschaften, Anwendung	UAW
• Ustekinumab (Stelara®) • Guselkumab (Tremfya®)	• IL-12 und das in der p40-Untereinheit identische IL-23 spielen eine wichtige Rolle im Entzündungsprozess der Psoriasis und Psoriasis-Arthritis: stimulieren T-Zellen, sich in TH1- und TH17-Zellen zu differenzieren → diese schütten dann inflammatorische Zytokine wie TNF-α, IFN-γ, IL-17 und IL-22 aus, welche die Entzündung unterhalten • Ustekinumab: humaner monoklonaler Antikörper des Typs IgG1κ; bindet spezifisch an die p40-Untereinheit von IL-12 und IL-23 und verhindert deren Bindung an den Zielrezeptor • Guselkumab: humaner monoklonaler IgG1λ-Antikörper, der mit hoher Spezifität und Affinität selektiv an das IL-23-Protein bindet • Mittelschwere bis schwere Psoriasis-Arthritis bei Erwachsenen, wenn andere systemische Therapien einschließlich Ciclosporin oder Methotrexat nicht angesprochen haben oder kontraindiziert sind • Häufig in Kombination mit Methotrexat bei aktiver psoriatischer Arthritis bei Erwachsenen, wenn das Ansprechen auf eine vorherige nicht-biologische DMARD-Therapie unzureichend gewesen ist • **Dosierung:** – Ustekinumab: initial 45 mg s. c., 45 mg 4 Wochen später, dann alle 12 Wochen – Guselkumab: 100 mg s. c. im 4-Wochen-Abstand, danach im 8-Wochen-Abstand	• Infektionen v. a. der oberen Atemwege (vorbestehende Infektionen vor Therapiebeginn ausschließen) • Stomatitis • Pharyngitis • Gastroenteritis • Kopfschmerzen • Schwerwiegende allergische Reaktionen • Dermatitis (Ustekinumab)
• Secukinumab (monklonaler AK gegen IL-17A; Cosentyx®) • Ixekizumab (Taltz®)	• Produktion des proinflammatorischen IL-17A in CD4-positiven Zellen wird durch IL-23 stimuliert • IL-17A spielt eine Schlüsselrolle im Entzündungsprozess der Plaque-Psoriasis und Psoriasis-Arthritis • Monoklonale Antikörper gegen IL-17A, das bei Psoriasis, Psoriasis-Arthritis und axialer Spondyloarthritis in erhöhten Konzentrationen vorliegt • Mittelschwere bis schwere Plaque-Psoriasis bei Erwachsenen, die für eine systemische Therapie in Frage kommen • Aktive Psoriasis-Arthritis bei Erwachsenen als Monotherapie oder Kombination mit Methotrexat, wenn sie auf eine vorangegangene DMARD-Therapie unzureichend angesprochen oder diese nicht vertragen haben • **Dosierung:** – Secukinumab: 300 mg wöchentlich s. c. für die ersten 4 Wochen, danach monatlich (immer Gabe von 2 Injektionen mit jeweils 150 mg) – Ixekizumab: 1. Dosis 160 mg s. c., dann 80 mg in 4-Wochen-Abständen	• Fieber • Grippeähnliche Symptome • Schwerwiegende Infektionen (bestehende Infektionen vor Therapiebeginn ausschließen) • Gerötete und schmerzhafte Haut oder Hautausschlag • Schwerwiegende allergische Reaktionen
Belimumab (Benlysta®)	• Humaner monoklonaler Antikörper (Typ IgG1λ), der spezifisch die Bindung von „B lymphocyte stimulator" (BLyS) an seinen Rezeptor auf den B-Zellen blockiert → Autoantikörperspiegel und Krankheitsaktivität werden reduziert • Systemischer Lupus erythematodes, der mit einer Standardtherapie (Hydroxychloroquin, Immunsuppressivum [z. B. Azathioprin], Glucocorticoiden) nicht ausreichend therapierbar ist • **Dosierung:** 200 mg s. c. 1 ×/Woche	• Zum Teil schwere Überempfindlichkeitsreaktionen • Leukopenie • Hautausschlag • Stomatitis, Nasopharyngitis, Pharyngitis, Bronchitis (vorbestehende Infektionen vor Therapiebeginn ausschließen) • Übelkeit • Gastroenteritis • Diarrhö • Harnwegsinfekt • Kopfschmerzen, Migräne • Depression, suizidales Verhalten • Schlaflosigkeit • Fieber

16

Tab. 16.11 Basistherapeutika (*Forts.*)

Substanz	Eigenschaften, Anwendung	UAW
Canakinumab (Ilaris®)	• Humaner monoklonaler Antikörper gegen IL-1β → verhindert Genaktivierung und Bildung von Entzündungsmediatoren, indem es die Interaktion mit IL-1-Rezeptoren blockiert • Cryopyrin-assoziierte periodische Syndrome (CAPS) bei Patienten ab 4 Jahren (diese genetischen Defekte führen u. a. zu einer Überproduktion von IL-1β und gehen mit multiplen Organschäden einher, u. a. mit auch Arthralgien und Knochenschmerzen) • **Dosierung:** 150 mg s. c. alle 8 Wochen	• Nasopharyngitis, Bronchitis, Pneumonie, Harnwegsinfekt (vorbestehende Infektionen vor Therapiebeginn ausschließen) • Schwindel • Reaktionen an der Injektionsstelle
Biosimilare Basismedikamente (biosimilar disease-modifying drugs, bsDMARDs): Generika der boDMARDs		
Infliximab (als Biosimilars, z. B. Inflectra®, Remsima®, Flixabi®, Zessly®)	Infliximab oben	
Etanercept (als Biosimilars, z. B. Benepali®, Erelzi®®, Nepexto®)	Etanercept oben	
Rituximab (als Biosimilars z. B. Truxima®, Rixathon®, Ruxience®)	Rituximab oben	
Adalimumab (als Biosimilars, z. B. Amgevita®®, Imraldi®, Hyrimoz®, Hulio®, Idacio®)	Adalimumab oben	

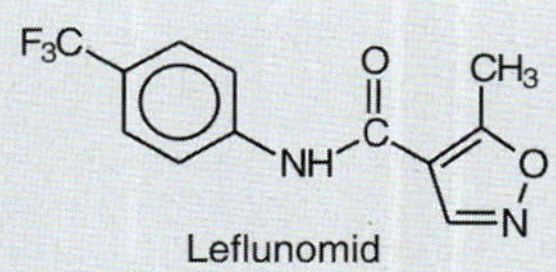

Abb. 16.14 Leflunomid.

Wirkung zeigen. In vielen Fällen induzieren Basistherapeutika lang anhaltende klinische Besserungen (Remissionen). Im Englischen werden sie als **„disease-modifying antirheumatic drugs"** bezeichnet; die Abkürzung **DMARDs** findet man zunehmend auch im deutschen Schrifttum.

Alle DMARDs **greifen auf der Ebene der Entzündungsauslösung ein.** Der molekulare Wirkmechanismus der einzelnen Substanzen ist nicht immer bekannt. Alle vermindern langfristig die Fähigkeit von Entzündungszellen, insbesondere auch von Makrophagen, Entzündungsmediatoren zu sezernieren. Aus der pathophysiologischen Erkenntnis, dass Autoimmunreaktionen für die Perpetuation von Entzündungen verantwortlich sind, werden bei chronisch-entzündlichen Erkrankungen, wie der rheumatoiden Arthritis, auch Immunsuppressiva eingesetzt. In dieser Gruppe finden sich somit eine Reihe von Substanzen wieder, die in ➤ Kap. 16.3.4 und ➤ Kap. 16.3.5 besprochen werden.

Glucocorticoide haben eine **stark entzündungshemmende Wirkung** und sind geeignet, dosisabhängig sehr rasch die Schmerzen und die Entzündung der Gelenke zu verringern. Glucocorticoide sollten **initial** in niedriger bis mittelhoher Dosierung als **Ergänzung zu klassischen DMARD** verabreicht werden (➤ Abb. 16.15). Wie die nichtsteroidalen Antirheumatika haben[1] Glucocorticoide aber **keinen Einfluss auf den Krankheitsverlauf.**

Antirheumatika mit fragwürdiger Wirkung

Wenn man degenerative Erkrankungen des Bewegungsapparats mit einbezieht, leidet ein großer Teil der Bevölkerung an „rheumatischen" Beschwerden. In diesem großen Markt wird eine Vielzahl von Arzneien mit ungesicherter Wirkung zur Linderung und Heilung angeboten. Diese reichen von pflanzlichen Zubereitungen (Tees, standardisierte Extrakte), z. B. aus **Teufelskrallenwurzeln** oder **Brennnesselblättern,** über bakterielle Extrakte bis hin zu verschiedenen Enzymgemischen. Für keine dieser Arzneien ist in kontrollierten klinischen Studien eine überzeugende Wirkung belegt. Dies gilt auch für antioxidativ wirkende Vitamine, wie das **Vitamin E,** das über einen ungeklärten Mechanismus zu einer geringfügigen Schmerzreduktion führen soll.

Eine besondere Betrachtung ist für die sogenannten **Chondroprotektiva** notwendig, die aus Bestandteilen von Knorpel (Glucosaminsulfat, Hyaluronsäure, Kollagen), aber auch aus Organextrakten (Knorpel, Knochenmark) bestehen. Eine überzeugende klinische Wirkung ist in keinem Fall belegt, wohl aber sind schwere, v. a. immunologische, unerwünschte Arzneimittelwirkungen bis zum Schock dokumentiert.

Therapieschema bei rheumatoider Arthritis

Für die Therapie der rheumatoiden Arthritis existieren mehrere Schemata, die den Schweregrad der Erkrankung einbeziehen (Stufenschema, Treppenschema; > Abb. 16.15). Wichtiges Kriterium für die Veränderung der Therapie ist die Besserung oder der Stillstand der Erkrankung. Dabei sollte die Wirksamkeit der jeweiligen Therapie 3 Monate geprüft werden.

16.4.6 Therapie der Psoriasis

Die Psoriasis (Schuppenflechte) ist eine nicht infektiöse, entzündliche Erkrankung, die sich v. a. an der Haut durch rote, schuppende Veränderungen manifestiert.
Der klinische Schweregrad der Psoriasis wird mittels des „Psoriasis Area and Severity Index" (PASI) bestimmt. Er beurteilt sowohl den prozentualen Anteil der betroffenen Körperoberfläche als auch die Symptomintensität (Rötung, Plaque-Dicke, Stärke der Schuppenbildung) auf einer Skala von 0–72 Punkten. Abhängig davon können Therapieentscheidung getroffen werden (> Abb. 16.16).

Viele Patienten fühlen sich durch die Psoriasis vulgaris in ihrer Lebensqualität stark beeinträchtigt. Die Behandlung sollte daher deutliche Verbesserungen mit sich bringen. Laut der gültigen S3-Leitlinie der AWMF zur Psoriasis-vulgaris-Therapie besteht das Behandlungsziel darin, eine PASI-75-Antwort, also eine mindestens 75-prozentige Reduktion des Ausgangswerts zu erreichen. Zum Einsatz kommen dabei topische Antipsoriatika, Fototherapie und systemische Antipsoriatika.

Topische Antipsoriatika

Bei **leichten Formen** der Psoriasis kommt i. d. R. eine topische Therapie zum Einsatz. Dabei werden Substanzen eingesetzt, welche die übermäßige Proliferation der Hautzellen (und damit die Schuppenbildung) bremsen und/oder entzündungshemmend wirken. Sie werden in Form von Cremes, Gels, Lotionen oder Shampoos angewendet. Sie enthalten die in > Tab. 16.12 gelisteten Wirkstoffe.

Fototherapie

Führt die alleinige topische Behandlung nicht zum gewünschten Erfolg, kann eine Fototherapie (Lichttherapie) sinnvoll sein. Dabei wird die Wirkung von **UV-Strahlung** bestimmter Wellenlänge genutzt. Dies kann zu einer deutlichen Verbesserung der von Psoriasis betroffenen Hautstellen führen. Möglich ist sowohl eine alleinige Behandlung mit UV-Licht als auch eine Kombination mit einer topischen Therapie.

Die Fototherapie triggert verschiedene biologische Effekte. Dazu zählen eine reduzierte Mobilität antigenpräsentierender Langerhans-Zellen und eine Hemmung der Aktivierung von T-Lymphozyten. Daneben wird die epidermale Hyperproliferation gehemmt.

Zur Behandlung der Psoriasis vulgaris gelangen verschiedene Spektren des UV-B- und UV-A-Wellenlängenbereichs zum Einsatz. Eine **UV-B-Lichttherapie** (Wellenlänge 300–315 nm) wird bei Psoriasis wegen geringer unerwünschter Arzneimittelwirkungen als erste Wahl empfohlen.

Bei der **Fotochemotherapie (PUVA)** gegen schwere Psoriasis kommen **UV-A-Strahlen** zum Einsatz, die tiefer in die Haut dringen (Wellenlänge 315–380 nm). Vor der Bestrahlung werden dem Patienten **Psoralene** verabreicht, pflanzliche Wirkstoffe, welche die Haut empfindlicher für das UV-Licht machen (in Form von Tabletten, Cremes oder Badezusätzen). Zwar ist die PUVA-Lichttherapie wirkungsvoller als eine UV-B-Behandlung, gleichzeitig muss aber von einem erhöhten Risiko für Hautkrebs ausgegangen werden.

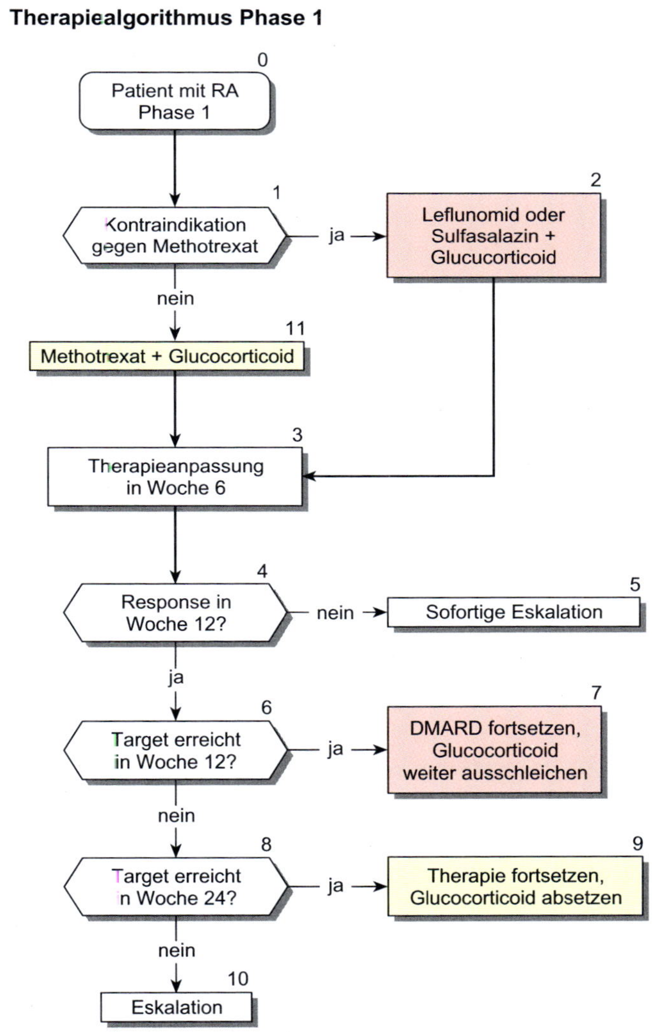

Abb. 16.15 Therapie der rheumatoiden Arthritis mit krankheitsmodifizierenden Medikamenten (DMARDs).
In Anlehnung an die S2e-Leitlinie der Deutschen Gesellschaft für Rheumatologie 2018 (die Leitlinie fokussiert sich auf die medikamentöse Therapie der rheumatoiden Arthritis und gilt für erwachsene Patienten mit dieser Erkrankung). Die Zahlen geben die Reihenfolge der therapeutischen Schritte an.

Therapiealgorithmus Phase 2

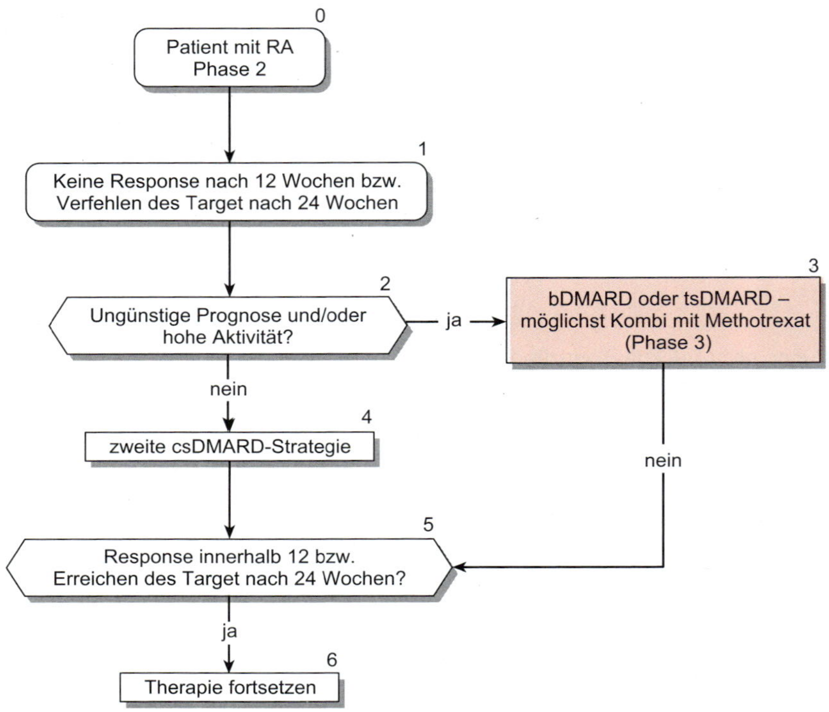

Therapiealgorithmus Phase 3

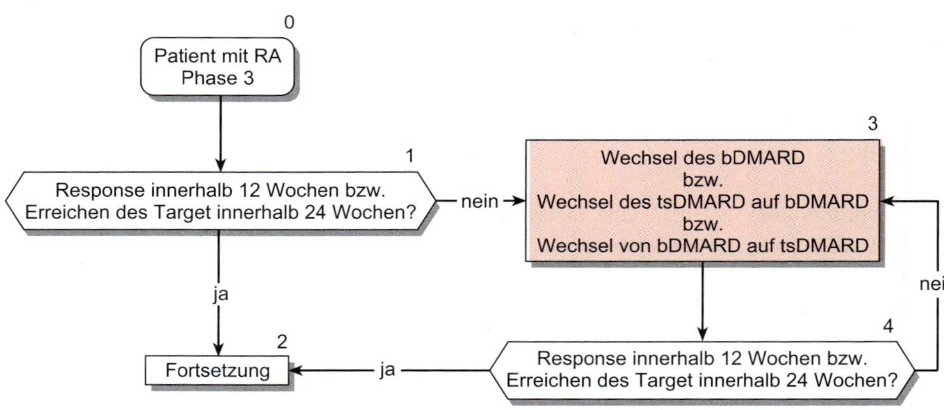

Abb. 16.15 ***(Forts.)*** **Therapie der rheumatoiden Arthritis mit krankheitsmodifizierenden Medikamenten (DMARDs).**

Bei der **Licht-Bade-Therapie** (Balneofototherapie) gegen Psoriasis werden Bestrahlung (UV-A- oder UV-B-Licht) und salzhaltige Bäder miteinander kombiniert. Studien zufolge steigert sich die Wirkung dadurch signifikant gegenüber reiner UV-Bestrahlung.

Bei der **Lasertherapie** werden Excimerlaser eingesetzt, die eine besonders konzentrierte UV-B-Strahlung (308 nm) ausschließlich auf erkrankte Hautareale lenken. Da nicht der gesamte Körper den Strahlen ausgesetzt ist, minimiert sich das Krebsrisiko. Dieses relativ neue Verfahren wird für die Behandlung einzelner Plaques empfohlen.

Unerwünschte Arzneimittelwirkungen

UV-Erythem (Sonnenbrand), bei für den Hauttyp falscher Dosierung. Fototoxisch oder fotoallergisch wirksame Medikamente können im Rahmen der Durchführung einer Fototherapien zu unerwünschten Arzneimittelwirkungen führen. Es sollte daher vor Einleitung einer Fototherapie eruiert werden, ob entsprechende Medikamente angewandt und abgesetzt werden können. Dazu zählen Tetrazykline, Phenotiazine, Griseofulvin, Nalixidinsäure, Furosemid, Hydrochlorothiazid, Chinidin, Amiodaron, Piroxicam, Tiaprofensäure, Dimethyltriazenoimidazolcarboxamid und Johanniskraut.

Tab. 16.12 Topisch angewandte Antipsoriatika

Wirkstoff	Wirkmechanismus, Anwendung	UAW
Calcineurin-Inhibitoren: • Tacrolimus (Protopic®) • Primecrolimus (Elidel®)	• Atopisches Ekzem • Psoriasis vulgaris (der Einsatz beruht auf Ergebnissen klinischer Studien, die 1998 eine sehr gute Wirkung für okklusiv angewandtes Pimecrolimus und 1999 für Tacrolimus gezeigt haben) • Häufig wird eine kurzzeitige Vortherapie mit topischen Glucocorticoiden durchgeführt • Calcineurin-Inhibitoren werden gern zur Erhaltungs- oder Intervalltherapie eingesetzt • Behandlung sollte bis zur weitgehenden Erscheinungsfreiheit erfolgen • **Dosierung:** – Tacrolimus ist als Salbe in Konzentrationen von 0,03 % und 0,1 % verfügbar, Pimecrolimus als Creme mit einer Konzentration von 1 %. – Topische Anwendung: 1–2 × täglich	Lokale Reaktionen an der Anwendungsstelle wie Brennen, Reizungen, Juckreiz, Rötungen, Hautinfektionen
Dithranol/Cignolin (Psoralon® MT)	• Synthetisches Teer-Derivat • Unterdrückt die Zellproliferation, hemmt neutrophile Granulozyten und Monozyten, die Migration von Leukozyten und die Proliferation von Lymphozyten • Starke antiproliferative Wirkung auf Keratinozyten durch Hemmung des epidermalen Wachstumsfaktorrezeptors (EGF) und Bindung des Liganden an den EGF-Rezeptor, Hemmung der Sekretion von transformierendem Wachstumsfaktor-α (TGF-α) von Keratinozyten und Hemmung der Signalübertragungskaskade durch Protein-Tyrosinkinase • Deutliche Inhibition der inflammatorischen Zytokine IL-6 und IL-8 aus Monozyten • Dithranol wird bei Resorption durch die Haut schnell in seine Autooxidationsprodukte Danthron und Dianthron gespalten und über die Niere ausgeschieden • Man beobachtet bei mit Dithranol behandelten Patienten eine Abheilung sowohl von behandelter als auch von unbehandelter Haut, was nicht durch zirkulierendes Dithranol, sondern durch die Wirkung Dithranol-beeinflusster T-Lymphozyten erklärt wird • **Dosierung:** bevorzugt als Minuten- oder Kurzkontakttherapie; Psoralon® MT Salbe wird in den ersten Tagen etwa 10 min auf den betroffenen Hautstellen belassen und anschließend mit lauwarmem Wassers abgespült, dann wird die Einwirkzeit allmählich auf 30 min verlängert; Psoralon® MT Salbe sollte im weiteren Verlauf auf 1, 2 bzw. 3 % gesteigert werden.	• Rötung, Brennen, Jucken der behandelten Hautbezirke und der gesunden Umgebung • Braunverfärbung der behandelten Haut, der betroffenen Nägel sowie von Haaren und Kleidung
Glucocorticoide	• Als Indikation werden meist nicht einzelne Hautkrankheiten oder die Psoriasis vulgaris genannt, sondern vielmehr allgemein entzündliche, allergische und pruriginöse Dermatosen • Wirken über nukleäre Rezeptoren (Superfamilie der Retinoid-, Thyroid- und Steroidrezeptoren) → über die Regulierung der Genexpression, aber auch teils posttranskriptionell, wird eine Vielzahl an Proteinen in der Zelle in ihrer Aktivität moduliert → weitreichenden Hemmung von Entzündungsreaktionen und Immunsuppression, was auch die Symptome der Psoriasis vulgaris unterdrückt • **Dosierung:** hängt vom verwendeten Präparat ab, meist 1 × täglich auf die betroffenen Hautareale; bei Besserung des Hautzustands Verlängerung der Therapieintervalle; typisches Protokoll für Betamethasondipropionat ist 1 × täglich für 3 Wochen, danach jeden 2. Tag, gefolgt von 1 Woche nur jeden 3. Tag, dann Absetzen des Präparats	• Hautgeschwüre • Akne • Juckreiz ohne Entzündung • Virusinfektionen (z. B. Herpesinfektion, Gürtelrose) • Bakterielle Hautinfektionen • Hautpilzinfekionen
Vitamin-A-Abkömmling Tazaroten (ZORAC)	• Seit November 2007 in Deutschland nicht mehr im Handel, kann aber als Reimport aus anderen EU-Ländern bezogen werden • Gehört zur Substanzgruppe der Retinoide (3. Generation) • Wirkung tritt rasch nach Behandlungsbeginn ein und hält bis 12 Wochen nach Therapieende an • Wird in der Haut durch Esterasen zum aktiven Metaboliten, der Tazarotensäure hydrolisiert → bindet an die nukleären Retinsäurerezeptoren RAR-β und RAR-γ und wirkt so auf die epidermale Proliferation und Differenzierung • Genauer Mechanismus der antipsoriatischen Wirksamkeit nicht vollständig bekannt • Unter der Therapie verminderte Expression von Entzündungsmediatoren in der Epidermis und Dermis; Wirkung könnte somit zum einen auf einer Entzündungshemmung, zum anderen auf einer Verminderung der epidermalen Proliferation beruhen • **Dosierung:** Tazaroten-Gel 0,1 % 1 × täglich abends als dünnen Film exakt auf die betroffenen Hautstellen (nicht mehr als 10 % der Körperoberfläche) auftragen, wobei die Applikation auf gesunde Haut und Hautfalten aufgrund der möglichen irritierenden Wirkung zu vermeiden ist	Dosisabhängig Hautirritationen (Juckreiz, Brennen, Rötung)

Tab. 16.12 Topisch angewandte Antipsoriatika (*Forts.*)

Wirkstoff	Wirkmechanismus, Anwendung	UAW
Vitamin D_3 und -Analoga: • Calcitriol (Silkis®) • Calcipotriol (Daivonex®) • Tacalcitol (Curatoderm®)	• Leichte bis mittelschwere Psoriasis vulgaris • Auch fixe Kombination von Calcipotriol und Betamethason (Daivobet®) ist zur Initialbehandlung einer Psoriasis vulgaris zugelassen • Wirkung wird über Vitamin-D-Rezeptor vermittelt, der zur Superfamilie der nukleären Rezeptoren gehört (wie für Retinoide, Thyroid- und Steroidhormone): Rezeptoren, die in fast allen Zellen der Haut vorkommen, binden nach Aktivierung durch den Liganden an regulatorische Abschnitte der DNA und beeinflussen die Expression von Zielgenen → Unterdrückung der Produktion proentzündlicher Zytokine, wie IL-8, die im psoriatischen Entzündungsprozess eine Rolle spielen, Induktion der Bildung antientzündlich wirkender Zytokine wie IL-4 und IL-10 und Interferenz der Vitamin-D_3-Signaltransduktion mit Transkriptionsfaktoren wie NFAT und NF-κ B, die an der verehrten Bildung von Entzündungsmediatoren bei der Psoriasis vulgaris beteiligt sind • **Dosierung:** Calcipotriol zu Beginn 2 × täglich, dann 1–2 × täglich, Tacalcitol 1 × täglich und Calcitriol 2 × täglich dünn auf die erkrankten Hautstellen auftragen; bei Calcipotriol längerfristig bei täglicher Anwendung nicht mehr als 15 g, wöchentlich nicht mehr als 100 g Creme oder Salbe auf maximal ca. 30 % der Körperoberfläche auftragen, für Tacalcitol gilt als tägliche Höchstmenge 10 g auf ca. 15–20 % der Körperoberfläche, für Calcitriol 30 g Salbe täglich auf bis zu 35 % der Körperoberfläche	Lokale Hautreaktionen (Brennen, Stechen, Juckreiz, trockene Haut, Ausschlag, Hautrötung)

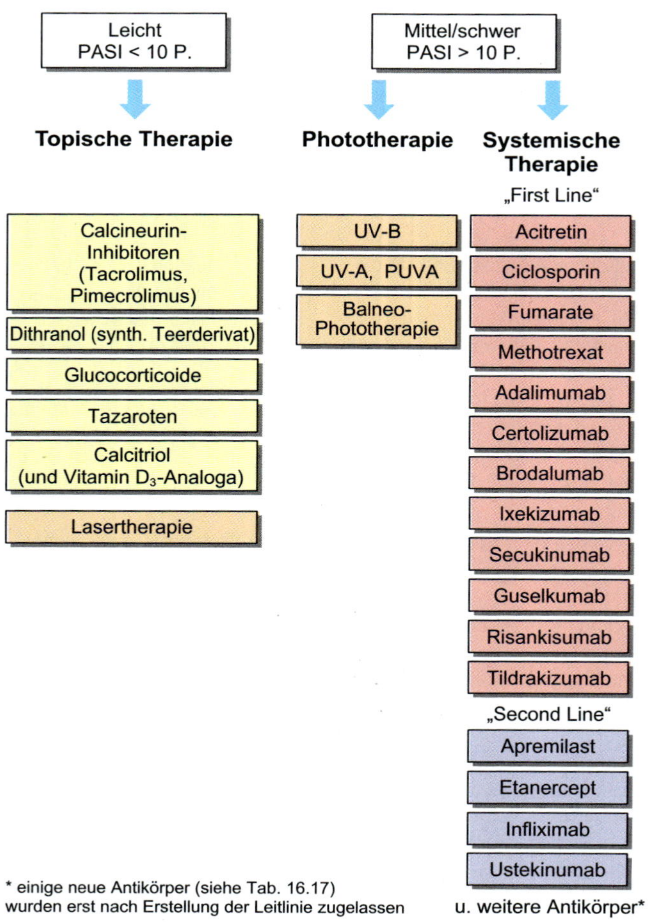

Abb. 16.16 Therapieoptionen bei chronischer Psoriasis vulgaris. (Nach der S3-Leitlinie der Arbeitsgemeinschaft wissenschaftlicher Fachgesellschaften [AWMF], 2021), Beschreibung der Wirkstoffe und Antikörper ➤ Tab. 16.13.

Systemische Antipsoriatika

Bei Patienten mit mittelschwerer bis schwerer Psoriasis mit oder ohne Beteiligung der Gelenke muss zum Teil eine systemische Therapie angewandt werden. Die systemische Therapie lässt sich in zwei Gruppen unterteilen: die **klassische systemische Pharmakotherapie** und die Therapie mit **Biologika** (➤ Tab. 16.13)

Die beiden Gruppen der systemisch wirkenden Medikamente haben eine Gemeinsamkeit: Sie beeinflussen das Immunsystem, das die Entzündungen sowohl der Haut als auch der Gelenke verursacht. Damit kann der Verlauf der Erkrankung positiv beeinflusst werden. Unterschiede bestehen darin, wie gezielt die Therapien in das Immunsystem eingreifen: Klassische Pharmaka hemmen das Immunsystem an mehreren Stellen, Biologika dagegen greifen gezielt in den Entzündungsprozess einer Psoriasis mit oder ohne Beteiligung der Gelenke (Psoriasis-Arthritis) ein.

Der autoimmunologische Entzündungsprozess der Psoriasis wird durch vermehrte Ausschüttung proinflammatorischer Zytokine aus aktivierten Immunzellen unterhalten. Dies sind v. a. TNF-α und die Interleukine 2, 12, 17, 22 und 23. Sie bilden daher die Angriffspunkte einer biologischen Systemtherapie.

Tab. 16.13 Systemisch angewandte Antipsoriatika

Wirkstoff	Wirkmechanismus, Anwendung	UAW
Klassische Pharmaka (kleine Moleküle)		
Acitretin, Retinoid (Neotigason®, Acicutan®)	• Aromatisches Derivat der Retinsäure • Fördert die normale Differenzierung der Haut • Psoriasis und andere schwere Verhornungsstörungen der Haut • **Dosierung:** einschleichend dosieren, Erhaltungsdosis 30–75 mg/d	• Vermehrter Haarausfall • Nagelbrüchigkeit • Dermatitis • Kopfschmerzen • Ödeme • Flush • Xerophthalmie • Konjunktivitis • Verschwommensehen, vermindertes Nachtsehen • Stomatitis, Gingivitis • Fruchtschädigend (**cave** Schwangerschaft)
Ciclosporin (Sandimmun®)	• Wirksamkeit v. a. bei schwerer Ausprägung von Psoriasis nachgewiesen • **Dosierung:** zu Beginn tägliche Dosis von 2,5 mg/kg KG aufgeteilt auf 2 Gaben morgens und abends; wenn sich die Psoriasis 1 Monat nach Beginn nicht gebessert hat, kann die Dosis auf maximal 5 mg/kg KG gesteigert werden; ist nach 6 Wochen keine deutliche Wirkung zu verzeichnen, sollte die Therapie beendet werden	• Anstiege des Serumkreatinin • Hypertonie
Fumarate (Fumarsäureester), Dimethylfumarat*glatiram/ Ethylhydrogenfumarat (Fumaderm®)	• Fumarsäure ist eine ungesättigte, aliphatische Dicarbonsäure (Fruchtsäure) • Wirkmechanismus der in der Psoriasistherapie eingesetzten Fumarsäurederivate bis heute weitgehend unbekannt • Nach systemischer Gabe von Fumarsäureestern Reduktion von CD15-positiven Zellen (neutrophile Granulozyten) und nachfolgend von T-Helfer-Zellen in Epidermis und Korium, was als immunsuppressiver Effekt interpretiert werden kann • Verabreichung in Tablettenform • Einnahme über längeren Zeitraum möglich • **Dosierung:** ca. 100 mg Fumarat, 1–3 × täglich	• Durchfall • Übelkeit • Sodbrennen • Bei einigen Patienten zu Beginn der Behandlung Hautrötungen (daher Behandlung mit niedriger Dosierung starten und dann schrittweise erhöhen)
Methotrexat (viele Generika)	• Schwere Fälle von Plaque-Psoriasis zugelassen • Meist deutliche Besserung der Psoriasis nach 2–6 Wochen • **Dosierung:** anfangs 10–25 mg/Woche; 30 mg/Woche sollten nicht überschritten werden	• Vorübergehender Haarausfall • Erhöhung der Leberenzyme • Veränderungen im Blutbild
Apremilast (Otezla®)	• Phosphodiesterase-4-Inhibitor • PDE4 ist eine für cAMP spezifische Phosphodiesterase → durch ihre Hemmung Anstieg des intrazellulären cAMP-Spiegels → verminderte Expression von Zytokinen wie TNF-α, IL-23, IL-17 sowie erhöhte Konzentration antiinflammatorischer Zytokine wie IL-10 → Verringerung von Entzündungsreaktionen • Schwere chronische Plaque-Psoriasis bei Erwachsenen, die auf andere systemische Therapie nicht angesprochen hat • Mittelschwere bis schwere Psoriasis und Psoriasis-Arthritis • **Dosierung:** 2 × täglich 30 mg	• Diarrhö • Übelkeit • Infektionen des oberen Gastrointestinaltrakts • Kopfschmerzen • Nasopharyngitis
Biologische systemische Antipsoriatika (Biologika)		
Adalimumab (Humira®)	• Humaner Anti-TNF-α-Antikörper • Erstlinien-Therapie bei mittelschwerer bis schwerer Psoriasis vulgaris • Juvenile Psoriasis vulgaris ab 4 Jahren • **Dosierung:** 80 mg s. c. als Initialdosis, dann 40 mg s. c. alle 2 Wochen (Fertigspritzen-Pen)	• Reaktionen an der Injektionsstelle • Infektionen (zum Teil schwer) • Haarausfall • Husten, gelegentlich Luftnot, Infektionen der oberen und unteren Atemwege • Verschlechterung einer Herzinsuffizienz • Kontraindikationen: aktive Tuberkulose, andere schwere Infektionen, Herzinsuffizienz NYHA-Grad III–IV • Häufige Interaktionen mit Anakinra und Abatacept

16

Tab. 16.13 Systemisch angewandte Antipsoriatika (*Forts.*)

Wirkstoff	Wirkmechanismus, Anwendung	UAW
Certolizumab Pegol (Cimzia®)	• Pegylierter monoklonaler Antikörper gegen TNF-α • Besitzt im Gegensatz zu konventionellen Antikörpern kein Fc-Fragment, sondern besteht nur aus einem pegylierten Fab-Fragment • Plaque-Psoriasis, Psoriasis-Arthritis • **Dosierung:** 400 mg s. c. (in 2 Injektionen am gleichen Tag), Wiederholung nach 2 und 4 Wochen, dann Erhaltungsdosis von 200 mg alle 2 Wochen (Fertigspritze)	• Reaktionen an der Injektionsstelle • Schwere bakterielle und virale Infektionen (einschließlich Herpes zoster, Papillomavirus und Influenza) • Reaktivierung latenter Tuberkulosen • Verschlechterung einer Herzinsuffizienz oder interstitiellen Lungenerkrankung • Auftreten von Malignomen • Eosinophile Erkrankungen • Leukopenie, Panzytopenie • Kopfschmerzen • Sensorische Anomalien • Arterielle Hypertonie • Hepatitis • Ausschlag • Fieber • Schmerzen • Asthenie • Pruritus • Kontraindikationen: aktive Tuberkulose, andere schwere Infektionen wie Sepsis oder opportunistische Infektionen, Herzinsuffizienz NYHA Grad III–IV
Brodalumab (Kyntheum®)	• Humaner monoklonaler IgG2-Antikörper gegen IL-17A-Rezeptor • Blockiert die biologische Aktivität der proinflammatorischen Zytokine IL-17A, IL-17F, IL-17A/F-Heterodimer und IL-25 • Erstlinientherapie bei mittelschwerer bis schwerer Psoriasis vulgaris • **Dosierung:** 210 mg s. c. in den ersten 3 Wochen 1 ×/Woche, dann alle 2 Wochen (Fertigspritze)	• Arthralgien • Kopfschmerzen • Ermüdung • Diarrhö • Schmerzen im Mund und Rachen • Aktiver Morbus Crohn • Durchfall • Vereinzelt Berichte von Suizidgedanken und suizidalem Verhalten • Kontraindikationen: klinisch bedeutende aktive Infektionen
Ixekizumab (Taltz®)	• Humanisierter monoklonaler Antikörper gegen proinflammatorisches IL-17A, das bei Psoriasis und Psoriasis-Arthritis in erhöhter Konzentration vorliegt → antiinflammatorische Wirkungen, Proliferationshemmung von Keratinozyten • Mittelschwere bis schwere Plaque-Psoriasis, Psoriasis-Arthritis • **Dosierung:** initial 160 mg s. c. (2 Injektionen zu 80 mg mit Fertigspritze), dann alle 2 Wochen 80 mg s. c. 12 Wochen lang, und danach alle 4 Wochen 80 mg s. c.	• Reaktionen an der Injektionsstelle • Infektionen der oberen Atemwege (Nasopharyngitis) • Kontraindikation: klinisch relevante aktive Infektionen (z. B. aktive Tuberkulose)
Secukinumab (Cosentyx®)	• Humaner monoklonaler Antikörper gegen proinflammatorisches IL-17A, das bei Psoriasis und Psoriasis-Arthritis in erhöhter Konzentration vorliegt → antiinflammatorische Wirkungen, Proliferationshemmung von Keratinozyten • Mittelschwere bis schwere Psoriasis, Psoriasis-Arthritis, axialer Spondyloarthritis • **Dosierung:** Initial 300 mg s. c. in Form von 2 Injektionen mit jeweils 150 mg (Fertigpen), gleiche Dosis (2 × 150 mg s. c.) wöchentlich bis Woche 4, dann die gleiche Dosis monatlich	• Reaktionen an der Einstichstelle • Allergische Hautreaktionen • Infektionen der oberen Atemwege • Candida-Infektionen • Kontraindikationen: aktive Tuberkulose, andere schwere Infektionskrankheiten

Tab. 16.13 Systemisch angewandte Antipsoriatika (*Forts.*)

Wirkstoff	Wirkmechanismus, Anwendung	UAW
• Guselkumab (Tremfya®)	• IL-12 und das in der p40-Untereinheit identische IL-23 spielen eine wichtige Rolle im Entzündungsprozess der Psoriasis und Psoriasis-Arthritis: stimulieren T-Zellen, sich in TH1- und TH17-Zellen zu differenzieren → diese schütten dann inflammatorische Zytokine wie TNF-α, IFN-γ, IL-17 und IL-22 aus, welche die Entzündung unterhalten und die Plaque-Bildung anregen • Guselkumab: humaner monoklonaler IgG1λ-Antikörper, der mit hoher Spezifität und Affinität selektiv an das IL-23-Protein bindet • Mittelschwere Plaque-Psoriasis bei Erwachsenen, bei denen andere systemische Therapien einschließlich Ciclosporin oder Methotrexat nicht angesprochen haben oder kontraindiziert sind • Häufig in Kombination mit Methotrexat bei aktiver psoriatischer Arthritis bei Erwachsenene, wenn das Ansprechen auf eine vorherige nicht-biologische DMARD-Therapie unzureichend gewesen ist • **Dosierung:** – Dosis von 100 mg s. c. im 4-Wochen-Abstand gegeben, danach im 8-Wochen-Abstand	• Arthralgie • Erhöhte Transaminasen • Infektionen v. a. der oberen Atemwege (vorbestehende Infektionen vor Therapiebeginn ausschließen) • Stomatitis, Pharyngitis, Gastroenteritis • Kopfschmerzen • Schwerwiegende allergische Reaktionen • Vor Gabe auf aktive oder latente Tuberkulose testen
Risankizumab (Skyrizi®)	• Humanisierter Anti-IL-23-Antikörper • IL-23 spielt eine bedeutende Rolle im Entzündungsgeschehen der Psoriasis: es aktiviert eine Subpopulation von T-Zellen (TH1 und TH17), die TNF-α-vermittelt die Entzündung triggern • Mittelschwere bis schwere Plaque-Psoriasis bei Erwachsenen • **Dosierung:** initial 150 mg s. c., aufgeteilt auf 2 Injektionen mit jeweils 75 mg, Wiederholung der gleichen Dosis nach 1 Monat, danach 150 mg alle 3 Monate (Fertigspritze).	• Infektion der oberen Atemwege (13 %) • Tinea-Infektionen • Follikulitis • Kopfschmerzen • Pruritus • Fatigue • Reaktionen an der Injektionsstelle • Kontraindikationen: klinisch relevante aktive Infektionen (z. B. aktive Tuberkulose)
Tildrakizumab (Ilumetri®)	• Humanisierter, monoklonaler IgG1/κ-Antikörper gegen die p19-Protein-Untereinheit von IL-23, das eine entscheidende Rolle beim Entzündungsgeschehen der Psoriasis spielt: IL-23 aktiviert TH1- und TH17-Zellen, welche die TNF-α-vermittelten Entzündungsprozesse bei Psoriasis triggern • Mittelschwere bis schwere Plaque-Psoriasis • **Dosierung:** 100 mg s. c. initial, Wiederholung nach 4 Wochen und danach alle 3 Monate (Fertigspritze)	• Schmerzen an der Injektionsstelle • Infektionen der oberen Atemwege (Nase, Rachen) • Kopfschmerzen • Übelkeit, Erbrechen, Gastroenteritis, Diarrhö • Rückenschmerzen • Kontraindikationen: klinisch relevante aktive Infektionen, z. B. aktive Tuberkulose
Etanercept (Enbrel®)	• Dimeres Fusionsprotein aus 2 rekombinanten löslichen TNF-α-Rezeptor(p75)-Molekülen und dem Fc-Teil eines humanen IgG1, neutralisiert TNF-α • Schwächstes, aber am besten geprüftes Biologikum bei Psoriasis • Plaque-Psoriasis, Psoriasis-Arthritis, juvenile Psoriasis vulgaris ab 6 Jahren • **Dosierung:** 2 × wöchentlich 25–50 mg s. c.	• Hautreaktionen an der Injektionsstelle, Rötung, Juckreiz, Schmerzen • Bakterielle und opportunistische Infektionen einschließlich Tuberkulose • Kontraindikationen: aktive Tuberkulose, andere schwere Infektionen, Herzinsuffizienz NYHA Grad III–IV • Interaktion mit Anakinra (IL-1-Rezeptor-Antagonist), Abatacept (Co-Stimulationshemmer)

16

Tab. 16.13 Systemisch angewandte Antipsoriatika (*Forts.*)

Wirkstoff	Wirkmechanismus, Anwendung	UAW
Infliximab (Remicade®)	• Gegen TNF-α gerichteter chimärer monoklonaler Antikörper • Plaque-Psoriasis, Psoriasis-Arthritis • **Dosierung:** 5 mg/kg KG verabreicht als i. v.-Infusion; nach der Erstinfusion weitere Dosen nach 2 und 6 Wochen, danach alle 8 Wochen	• Reaktionen an der Injektionsstelle • Bakterielle Infektionen (zum Teil schwer) • Neutropenie, Leukopenie, Anämie • Lymphadenopathie • Depression • Schlaflosigkeit • Schwindel, Benommenheit • Vermehrtes Auftreten von Tuberkulose • Leicht erhöhte Rate von Pilzinfektionen • 5-fach erhöhte Inzidenz von Lymphomen → besondere Überwachung der Patienten • Kontraindikationen: aktive Tuberkulose, andere schwere Infektionen, bekannte Überempfindlichkeit gegen Mausproteine, Herzinsuffizienz NYHA Grad III–IV
• Ustekinumab (Stelara®)	• IL-12 und das in der p40-Untereinheit identische IL-23 spielen eine wichtige Rolle im Entzündungsprozess der Psoriasis und Psoriasis-Arthritis: stimulieren T-Zellen, sich in TH1- und TH17-Zellen zu differenzieren → diese schütten dann inflammatorische Zytokine wie TNF-α, IFN-γ, IL-17 und IL-22 aus, welche die Entzündung unterhalten und die Plaque-Bildung anregen • Ustekinumab: humaner monoklonaler Antikörper des Typs IgG1κ; bindet spezifisch an die p40-Untereinheit von IL-12 und IL-23 und verhindert deren Bindung an den Zielrezeptor • Schwere Plaque-Psoriasis bei Erwachsenen, bei denen andere systemische Therapien einschließlich Ciclosporin oder Methotrexat nicht angesprochen haben oder kontraindiziert sind • Häufig in Kombination mit Methotrexat bei aktiver psoriatischer Arthritis bei Erwachsenenen, wenn das Ansprechen auf eine vorherige nicht-biologische DMARD-Therapie unzureichend gewesen ist • **Dosierung:** - Initial 45 mg s. c., gefolgt von einer 45-mg-Dosis 4 Wochen später und dann alle 12 Wochen.	• Arthralgie • Erhöhte Transaminasen • Infektionen v. a. der oberen Atemwege (vorbestehende Infektionen vor Therapiebeginn ausschließen) • Stomatitis, Pharyngitis, Gastroenteritis • Kopfschmerzen • Schwerwiegende allergische Reaktionen • Vor Gabe auf aktive oder latente Tuberkulose testen • Dermatitis, Urtikaria (bei Ustekinumab)

16.5 Immunmodulation

Immunmodulatoren werden im Angelsächsischen auch als „biological response modifier" (BRM) bezeichnet. Beide Benennungen bringen zum Ausdruck, dass solche Substanzen die Abwehrleistung des Immunsystems modulieren, wobei natürlich für den Patienten ein günstiger Effekt erwartet wird. Bei einer solchen Definition würden auch die modernen nichtzytotoxischen Immunsuppressiva in diese Gruppe gehören.

In einem engeren Sinne versteht man unter Immunmodulatoren Stoffe, die die **immunologische Abwehr des Immunsystems beeinflussen;** dabei wird bei aktivierender Wirkung der Begriff Immunstimulantien gebraucht.

Eine etablierte Maßnahme, die immunologische Abwehr gegen Infektionskrankheiten zu verbessern, ist die Impfung. Dabei werden antigene Bestandteile in Form von attenuierten Lebendkeimen, nichtinfektiösen Antigenzubereitungen oder ungiftigen Toxoiden verabreicht, die dann bei erfolgreicher Immunisierung zu einem lang anhaltenden Schutz vor einer Infektion führen. Der Impfschutz richtet sich ausschließlich gegen solche Infektionserreger, deren Bestandteile im Impfstoff enthalten waren.

Im Gegensatz dazu werden als Immunstimulantien Stoffe verwandt, die keinerlei Verwandtschaft mit den Krankheitsauslösern besitzen, gegen die die Immunabwehr verstärkt werden soll, seien dies Infektionserreger oder maligne Tumoren. Sie erreichen eine Steigerung der erwünschten Abwehrleistung dadurch, dass **antigenunspezifisch alle Reaktionen des Immunsystems verstärkt** werden. Das kann sowohl Aspekte des angeborenen als auch des adaptiven Immunsystems betreffen. Dies birgt natürlich auch die Gefahr in sich, dass Reaktionen gegen solche Antigene möglich werden, die beim Gesunden streng kontrolliert werden. In erster Linie sind dies die physiologisch unterdrückten Reaktionen gegen körpereigene Antigene. Als Folge können Autoimmunerkrankungen oder chronisch-entzündliche Erkrankungen entstehen; auch können klinisch nicht manifeste Allergien exazerbieren und zu einer allergischen Reaktion führen. Ähnlich wie die globale Immunsuppression bewegt sich daher auch die globale Immunstimulation auf einem sehr schmalen Grat. Dies sollte bedacht werden, wenn für eine Stärkung der körpereigenen Abwehr geworben wird, wobei unterschwellig suggeriert wird, dass dies nebenwirkungsfrei geschehe.

16.5.1 Immunstimulation mittels Liganden für Toll-like-Rezeptoren

Die Zahl von Immunstimulantien ist sehr groß, die in In-vitro-Versuchen die Aktivität von Zellen des Immunsystems verändern. Zum einen Teil handelt es sich um wenig definierte Stoffgemische wie **Extrakte** aus **Pflanzen, Mikroben** oder **tierischen Organen.** Aus ihnen wurden auch Einzelstoffe isoliert, von denen einige Peptide auch gentechnologisch hergestellt wurden. Andere Stoffe werden **chemisch** synthetisiert. Detaillierte Erkenntnisse zu der Wirkungsweise von Immunstimulantien und deren Interaktion mit Rezeptoren, besonders auf Zellen des Rezeptorantagonisten, haben es ermöglicht, spezifische Rezeptorantagonisten, die sich von Immunstimulantien ableiten, zu entwickeln. Durch diese Möglichkeit hat sich der potentielle Einsatz dieser Gruppe von Molekülen neben der reinen Immunstimulation im Rahmen von z. B. Tumorimmuntherapien auch auf die Behandlung von ungewollten Immunreaktionen bei Allergien und Autoimmunerkrankungen erweitert.

Einige dieser Immunstimulantien sind in ➤ Tab. 16.14 zusammengestellt. Sie repräsentieren in erster Linie Liganden für Toll-like-Rezeptoren (TLR), die besonders auf Zellen des angeborenen Immunsystems in unterschiedlichen Kombinationen exprimiert sind. Diese invarianten Rezeptoren (TLR-1 bis TLR-11) erkennen bestimmte Muster, die auf Pathogenen, nicht aber auf körpereigenen Zellen vorkommen. Die Interaktion dieser Rezeptoren (pattern recognition receptors, PRRs) mit ihren Liganden führt zur Aktivierung zellulärer Effektorfunktionen und Freisetzung proinflammatorischer Zytokine. Lipopolysaccharide auf der Oberfläche gramnegativer Bakterien wurden als erster TLR-Ligand (für TLR-4) identifiziert. Durch große Anstrengungen in der präklinischen Forschung sind mittlerweile eine Vielzahl von TLR-Liganden identifiziert und ihre genaue Wirkungsweise entschlüsselt worden. Einige dieser Liganden befinden sich in klinischen Studien bis einschließlich Phase III und versprechen als wirkungsvolle Adjuvantien die Verbesserung von Impfstoffen bzw. als Antagonist die effektive Unterdrückung der Produktion proinflammatorischer Zytokine. Einige dieser Moleküle,

16

Tab. 16.14 Immunmodulatoren, Immunstimulantien

Toll-like-Rezeptor	Ligand	Beispielsubstanzen	Klinische Phase	Indikationen
Indikation: Präkanzerosen, Krebserkrankungen				
TLR7-, -8-Agonist	Einzelstrang-RNA	Imiquimod (Aldara®)	Zugelassen	Aktinische Keratose, oberflächliche Basaliome (im Frühstadium), Morbus Bowen
TLR7-, -8-Agonist	Einzelstrang-RNA	Resiquimod (R-845)	Phase III	Studien zu oberflächlichem Basaliom, aktinischen Keratose, kutanem T-Zell-Lymphom
TLR9-Agonist	CpG-Motiv enthaltende DNA	Agatolimod	Phase II/III	Melanom Stadium III oder Stadium IV, das nicht chirurgisch entfernt werden kann, Brustkrebs
Indikationen: Infektionen (viral und bakteriell)				
TLR3-Agonist	Doppelstrang-RNA	Rintatolimod (Ampligen®)	EU Orphan-Drug-Status (zugelassen)	Chronisches Müdigkeitssyndrom (CFS) (mäßige Evidenz, dass es die CFS-Symptome verringert)
TLR7-, -8-Agonist	Einzelstrang-RNA	Imiquimod (Aldara®)	Zugelassen	Condylomata acuminata (humanes Papillomavirus)
TLR7-, -8-Agonist	Einzelstrang-RNA	Resiquimod	Phase II/III	Studien zu Condylomata acuminata (humanes Papillomavirus)
TLR9-Agonist	Bakterienfiltrat + CpG-Motiv enthaltende DNA	BioThrax® plus (Anthrax Impfstoff)	Zugelassen (Deutschland, Paul Ehrlich Institut)	Einziger zugelassener Impfstoff zur Vorbeugung einer Milzbrand-Infektion
Indikationen: Allergie, Asthma, Autoimmunerkrankungen				
TLR4-Agonist	Monophosphoryl Lipid A	CRX-675	Phase II	Studien zu allergischer Rhinitis
	Monophosphoryl Lipid A + Pollenextrakt (Gräser, Roggen, Bäume, Kräuter nach individueller ärztlicher Rezeptur)	Pollinex® Quattro	Zugelassen	Behandlung von Rhinitis, Konjunktivitis und Bronchialasthma (durch IgE-vermittelte Allergie gegen Gräser-, Roggen-, Bäume- oder Kräuterpollen hervorgerufen)
TLR4-Antagonist	Phosphodiesterase-Inhibitor (nicht-selektiv, v. a. PDE-4)	Ibudilast	Phase II	Antiinflammatorische Eigenschaften; Studien bei progressiven Verlaufsformen der multiplen Sklerose; evtl. verlangsamter Abbau von Hirnmasse
TLR7-, -8-, -9-Antagonist	CpG-Motiv enthaltende DNA	IMO-8400	Phase II	Studien bei schwerer Plaque-Psoriasis

Tab. 16.14 Immunmodulatoren, Immunstimulantien (*Forts.*)

Toll-like-Rezeptor	Ligand	Beispielsubstanzen	Klinische Phase	Indikationen
TLR7 + -9-Antagonist	CpG-Motiv enthaltende DNA	IMO-3100	Phase II	Studien bei schwerer Plaque-Psoriasis
TLR8-Agonist	Einzelstrang-RNA	VTX-1463 oder VTX-378	Phase II	Studien zu allergischer Rhinitis
TLR9-Agonist	CpG-Motiv enthaltende DNA	Cobitolimod (Kappaproct®)	Phase II/III	Studien zu therapierefraktärer Colitis ulcerosa

wie z. B. Ibudilast, habe neben ihrer TLR-Liganden-Funktion noch andere pharmakologische Eigenschaften. Der erste agonistische Ligand mit klinischer Zulassung war Imiquimod.

16

Imiquimod

Imiquimod (Aldara®) wird zur lokalen Therapie der häufig durch das humane Papillomavirus ausgelösten Feigwarzenbildung eingesetzt. Weiterhin wird Imiquimod zur Behandlung von Basaliomen und Melanomen eingesetzt. Als Wirkmechanismus wird eine Aktivierung von Zellen des angeborenen Immunsystems (Langerhans-Zellen, dermale Mastzellen) nach **Bindung von Imiquimod an den TLR7** zugrunde gelegt.

Glatiramer

Glatirameracetat* (Copaxone®) ist ein Immunmodulator zur Therapie der schubförmig remittierenden multiplen Sklerose. Es ist ein synthetisches Gemisch zufällig angeordneter Polymere aus Glutaminsäure, Lysin, Alanin und Tyrosin mit einer mittleren Molekülmasse von 4,7–11,0 kDa (45–100 Aminosäuren). Die Wirksamkeit der Substanz ist umstritten. Die gegenwärtig zur Verfügung stehenden Daten ergeben keinen entscheidenden Nachweis dafür, dass Glatirameracetat eine signifikante Wirkung auf die Progression der multiplen Sklerose hat.

Lenalidomid

Lenalidomid (Revlimid®) ist strukturell dem Thalidomid (ehemals Contergan®) sehr ähnlich. Lenalidomid ist ein Immunmodulator mit vielfältigen Wirkungen. Er hemmt die Proliferation bestimmter hämatopoetischer Tumorzellen, fördert die durch T-Lymphozyten und natürliche Killerzellen vermittelte Immunität, stimuliert die Erythropoese, hemmt die Angiogenese und die Produktion proinflammatorischer Zytokine wie TNF-α und IL-6 und -12. Der genaue Wirkmechanismus ist nicht bekannt. Lenalidomid ist als Orphan Drug bei Patienten mit multiplem Myelom zugelassen, die vorher mindestens eine andere Therapie erhalten haben. Lenalidomid wird dabei immer mit Dexamethason kombiniert. Weibliche Patienten müssen ein **striktes Schwangerschaftsverhütungsprogramm** einhalten.

16.5.2 Mediatoren des Immunsystems: Zytokine

Alle Immunreaktionen werden durch eine Vielzahl von Mediatoren reguliert. Eine größere Gruppe dieser Mediatoren wird als Zytokine bezeichnet; fast 100 dieser Proteine sind strukturell aufgeklärt und biologisch charakterisiert. **Zytokine steuern die Differenzierung und Aktivierung aller Zellen des Immunsystems.** Sie sind auch an einigen wichtigen **Effektorfunktionen** wie der **Entzündung** beteiligt. Mithilfe der Gentechnik lassen sich Zytokine in so großen Mengen herstellen, dass sie als Pharmaka eingesetzt werden können.

Koloniestimulierende Faktoren (colony-stimulating factors, CSF)

Wie Erythrozyten und Thrombozyten müssen auch Zellen des Immunsystems lebenslang gebildet werden. Dies gilt ganz besonders für Granulozyten und Monozyten, die nur relativ kurzlebig sind. Deren Differenzierung aus hämatopoetischen Stammzellen wird durch Glykoproteine gesteuert, die als koloniestimulierende Faktoren bezeichnet werden. Die Strukturen der wichtigsten CSF und ihrer Rezeptoren sind durch molekulare Klonierung aufgeklärt.

Während Multi-CSF (= Interleukin-3) und GM-CSF in frühe Differenzierungsstufen eingreifen und daher zur vermehrten Bildung von Monozyten, Granulozyten und Thrombozyten führen, induzieren M-CSF oder G-CSF bei späteren Differenzierungsschritten selektiv die Vermehrung von Monozyten oder neutrophilen Granulozyten.

Granulozyten-CSF (G-CSF)

Die Gabe von G-CSF führt dosisabhängig zu einer bis zu 100-fachen Erhöhung der Granulozytenzahl im Blut und zu einer Verbesserung von Granulozytenfunktionen ohne wesentliche Effekte auf andere Blutzellen.

Pharmakokinetik

Als Protein muss G-CSF **parenteral** i. v. oder s. c. verabreicht werden. Nach s. c.-Injektion wird es rasch resorbiert; maximale Serumspiegel treten nach 2–6 Stunden auf. Die Elimination erfolgt durch Metabolisierung zu Peptiden mit einer Halbwertszeit von etwa 3,5 Stunden.

Indikationen

Indikationen für G-CSF sind klinisch relevante angeborene oder erworbene (v. a. zytostatikabedingte) **Neutropenien.** Durch Gabe von G-CSF wird das Infektionsrisiko deutlich vermindert. Bei mit Zytostatika behandelten malignen Tumoren wird keine Lebensverlängerung erreicht.

Unerwünschte Arzneimittelwirkungen

Als unerwünschte Arzneimittelwirkungen treten häufig Knochenschmerzen (Expansion des Knochenmarks!) und auch Kopf- und Rückenschmerzen auf. Seltener sind: Schwindel, Übelkeit, Fieber, Anstieg von Leberenzymen.

Filgrastim

Filgrastim* (Neupogen®) ist ein gentechnisch in Bakterien hergestellter humaner G-CSF, der sich bei gleichen Wirkungen vom natürlichen G-CSF durch ein zusätzliches Methionin und das Fehlen der O-Glykosylierung unterscheidet.

Dosierung

Die mittlere Dosierung beträgt 5 µg/kg Körpergewicht (s. c.). Die Anwendung erfolgt, bis die Anzahl neutrophiler Granulozyten nach dem Nadir wieder im Normbereich ist (meist 7–9 Tage).

Lenograstim

Lenograstim (Granocyte®) ein in CHO-Zellen (Chinese Hamster Ovary) hergestellter humaner G-CSF, der mit dem natürlichen Faktor identisch ist. Dosierung und Anwendung erfolgen wie beim Filgrastim.

Granulozyten-Monozyten-CSF (GM-CSF)

GM-CSF stimuliert die Bildung von Granulozyten und Monozyten/Makrophagen und dient zur Verbesserung der Funktionen der reifen Zellen wie der Phagozytose. Es muss wie alle Proteine **parenteral** verabreicht werden.

Pharmakokinetik

Nach s. c. Injektion werden maximale Plasmaspiegel nach 3–4 Stunden erreicht; die Halbwertszeit beträgt 2–3 Stunden.

Indikationen

Indikationen sind klinisch relevante **Neutropenien.** Nach Behandlung mit Zytostatika führt GM-CSF zur Reduktion des Infektionsrisikos.

Unerwünschte Arzneimittelwirkungen

Die unerwünschten Arzneimittelwirkungen ähneln denen von G-CSF; sie sind häufig schwerwiegender.

Interferone

Als Interferone wird eine Familie von zum größten Teil glykosylierten Proteinen bezeichnet, deren gemeinsame Wirkung darin besteht, Zellen vor einer Infektion mit **Viren** zu schützen. Aufgrund ihrer Struktur unterscheidet man vier Klassen, die Interferone-α (eine Klasse mit 15 Proteinen), Interferon-β, -γ und -λ (eine Klasse mit 4 Molekülen).

Die **Interferone-α** werden v. a. in Monozyten gebildet. In der gleichen Spezies haben sie untereinander eine **Aminosäuresequenzhomologie** von etwa 80 %. **Interferon-β*** wird vorwiegend in Fibroblasten, aber auch von Monozyten und dendritischen Zellen synthetisiert. Die Aminosäuresequenzhomologie zu den Interferonen-α beträgt etwa 30 %. **Interferon-γ** wird von T-Lymphozyten sezerniert, es gehört funktionell zur Gruppe der Interleukine. Zu den anderen Interferonen besteht nur eine sehr geringe Aminosäuresequenzhomologie.

Alle Interferone werden nur **nach Stimulation** gebildet und sezerniert. Induktoren für Interferon-α und -β sind neben Viren v. a. bakterielle Oberflächenbestandteile (z. B. Lipopolysaccharide) oder Polyanionen. Die Synthese von Interferon-γ wird bei der Aktivierung von T-Lymphozyten induziert, daher auch die alte Bezeichnung „Immuninterferon".

Die **Interferone-α und -β** binden an denselben Rezeptor und haben daher ähnliche **Wirkungen.** Neben der antiviralen Schutzwirkung besitzen sie antiproliferative Eigenschaften, führen zur verstärkten Expression von HLA-A-, -B- und -C-Molekülen und aktivieren zelluläre Effektorsysteme des Immunsystems (z. B. von natürlichen Killerzellen, zytotoxischen T-Lymphozyten und Makrophagen).

Interferon-γ bindet an einen eigenen Rezeptor und ist als Immunmodulator v. a. an der Differenzierung, Aktivierung und Regulation von Zellen des Immunsystems beteiligt. Interferon-γ ist der wichtigste von T-Lymphozyten gebildete makrophagenaktivierende Faktor.

Interferon-λ ähnelt in seiner Wirkung den Interferonen-α und -β. Es bindet ebenfalls an einen eigenen Rezeptor, der besonders auf Epithelzellen der Atemwege, des Gastrointestinaltrakts und der Blut-Hirn-Schranke exprimiert ist.

Die **antivirale Schutzwirkung** von Interferonen beruht auf mehreren **Mechanismen.** Unter anderem hemmen Interferone die Synthese früher Virusproteine und die Ausschleusung von Virionen aus der Zelle. Bei Infektionen mit lytischen Viren werden in Interferon-aktivierten Zellen Endoribonukleasen aktiviert, die die Virusvermehrung hemmen. Die **antiproliferative** Wirkung erfolgt u. a. durch die Induktion von Endonukleasen und die Hemmung von Proteinkinase-Kaskaden. Beides führt zur Hemmung der zellulären Proteinsynthese.

Pharmakokinetik

Als Proteine werden Interferone **parenteral,** i. m. oder s. c. verabreicht. Maximale Serumkonzentrationen von Interferon-α werden nach 4 (i. m.) bis 7 Stunden (s. c.) erreicht. Interferone werden rasch ausgeschieden, die mittlere Eliminationshalbwertszeit liegt nach i. v.-Injektion bei 30 Minuten, nach s. c. Injektion bei mehreren Stunden.

Zwecks Verlängerung der Halbwertszeiten von Interferonen in vivo werden vermehrt Modifikationen (z. B. Pegylierung, Interferon-α) eingefügt.

Unerwünschte Arzneimittelwirkungen

Die häufigsten unerwünschten Arzneimittelwirkungen sind dosisabhängige grippeähnliche Symptome mit Fieber, Schüttelfrost und Müdigkeit. Andere häufige unerwünschte Arzneimittelwirkungen sind: passagere Leukopenien, Anstieg von Lebertransaminasen, Somnolenz. Seltener treten Tachykardien, Blutdruckabfall und lang anhaltende Leukopenien auf.

Interferone-α

- Interferon-α-2a und Peginterferon-α-2a* (Roferon-A®, pegyliert: Pegasys®)
- Interferon-α-2b (IntronA®), pegyliert (PegIntron®).

Indikationen und Dosierung

Klinisch gesicherte Indikationen für die Therapie mit Interferonen-α sind: chronisch aktive Hepatitiden B und C, Haarzellenleukämie, chronische myeloische Leukämie, kutanes T-Zell-Lymphom und einige andere Lymphome, malignes Melanom, Nierenzellkarzinom und Kaposi-Sarkom bei Patienten mit AIDS.

Die mittlere **Dosierung** beträgt 2×10^6 IE/m² Körperoberfläche ($3 \times$ pro Woche); in klinischen Studien mit malignen Tumoren bis $> 50 \times 10^6$ IE/Tag.

Interferone-β-1a und -β-1b

Indikationen und Dosierung

Die Indikation für Interferon-β-1a (Avonex®) und -β-1b (Betaferon®) ist die schubförmige multiple Sklerose.

Die **Dosierung** beträgt bei Interferon-β-1a 6×10^6 IE/Woche (i. m.) bzw. bei Interferon-β-1b 8×10^6 IE ($2 \times$ täglich s. c.).

Interferon-γ-1b

Indikationen und Dosierung

Indikation für Interferon-γ-1b (Imukin®) ist die chronische Granulomatose; dabei wird die Häufigkeit schwerer Infektionen gesenkt.

Die **Dosierung** beträgt 5 μg/m² Körperoberfläche ($3 \times$ pro Woche s. c.).

Interleukine

Interleukin-2

Die Synthese wird durch die Aktivierung der Zellen induziert. IL-2 stellt für alle T-Lymphozyten einen Wachstumsfaktor dar. Daneben aktiviert es die natürlichen Killer zellen und Vorläuferzellen von Monozyten.

Indikationen und Dosierung

Gentechnisch in Bakterien hergestelltes Interleukin-2, Aldesleukin (Proleukin®), ist zur Therapie des metastasierenden Nierenkarzinoms zugelassen. Die Wirksamkeit gegenüber anderen malignen Tumoren sowie bei der AIDS-Therapie wird klinisch geprüft.

Proleukin wird über einen Zeitraum von 5 Tagen als 24-stündige Dauerinfusion in einer Dosierung von 18×10^6 IE/m² Körperoberfläche verabreicht (Wiederholung nach einigen Tagen). Dieser Therapiezyklus sollte nach einer mehrwöchigen Behandlungspause wiederholt werden.

Interleukin-1

Das vorwiegend von Monozyten gebildete IL-1 verstärkt an zentralen Stellen Immunreaktionen; so wird in T-Lymphozyten die Synthese von Interleukin-2, Interferon-γ und Kolonie-stimulierenden Faktoren gesteigert. Daneben ist IL-1 ein zentraler Mediator von Entzündungsreaktionen. Für einige Tumoren besitzt es antiproliferative Eigenschaften. IL-1 wird in klinischen Studien bei malignen Tumoren geprüft.

Tumor-Nekrose-Faktor-α

Wie IL-1 wird auch Tumor-Nekrose-Faktor α (TNF-α) vorwiegend von Monozyten/Makrophagen gebildet. In einigen Tumorzellen induziert er einen programmierten Zelltod (Apoptose). Klinische Studien mit systemischer Gabe von TNF-α verliefen bei mehreren Tumoren wegen der hohen Toxizität enttäuschend. Erfolgreicher scheint die lokale Perfusion bei Extremitäten- oder Lebertumoren zu sein.

16.5.3 Stimulatoren der Leukozytenmigration: Chemokine

Chemokine sind kleine Proteine (bestehend aus ca. 75–125 Aminosäuren), die eine Migrationsbewegung (Chemotaxis) von Zellen entlang eines Konzentrationsgradienten auslösen. Sie spielen somit eine zentrale Rolle bei der **Auswanderung von Immunzellen** aus dem Blut und innerhalb von Geweben sowie der **Regulation von Entzündungsvorgängen.** Es existieren ungefähr 50 verschiedene Chemokine, die – basierend auf der Anzahl und Position der Aminosäure Cystein im N-terminalen Bereich, die für die Ausbildung von Disulfidbrücken verantwortlich sind – in unterschiedliche Unterfamilien unterteilt werden. Man unterscheidet so die Familien der CC-, CXC-, CX3C- und XC-Chemokine, wobei X eine beliebige Aminosäure sein kann. Die Chemokine entfalten ihre Wirkung durch die Bindung an Chemokin-Rezeptoren. Diese Gruppe von Rezeptoren besteht aus ca. 20 Mitgliedern, die zur Gruppe der G-Protein-gekoppelten Rezeptoren gehören und besonders auf verschiedenen Zellen des Immunsystems exprimiert werden. Die Nomenklatur der Chemokin-Rezeptoren leitet sich von der der Chemokine ab. CC-Chemokine binden an CC-Rezeptoren (CCR), CXC-Chemokine an CXC-Rezeptoren (CXCR), CX3C-Chemokine an CX3XC-Rezeptoren (CX3XCR) und XC-Chemokine an XC-Rezeptoren (XCR).

Die **Beeinflussung der Interaktionen von Chemokinen mit ihrem Rezeptor** durch Antikörper oder Rezeptoragonisten bzw. -antagonisten stellt einen wichtigen Therapieansatz dar, der z. B. zur Mobilisierung von Stammzellen eingesetzt wird. So wird der CXCR4-Antagonist Plerixafor (Mozobil®) in Kombination mit G-CSF zur Verbesserung der Mobilisierung von hämatopoetischen Stammzellen bei erwachsenen Patienten mit Lymphom oder multiplem Myelom verwendet. Das Virostatikum Maraviroc (Celsentri®) bindet selektiv an CCR5 und verhindert so als Entry-Inhibitor das Eindringen von CCR5-tropen HI-Viren in ihre Zielzellen. Ein weiteres Beispiel ist Mogamulizumab (Poteligeo®), das als Antikörper gegen CCR4 für die Behandlung von Mycosis fungoides und Sézary-Syndrom sowie beim kutanen T-Zell-Lymphom eingesetzt wird. Diese Beispiele zeigen exemplarisch die breiten Einsatzmöglichkeiten der Modulation von Chemokinen und ihren Rezeptoren.

16.5.4 Immunstimulation durch Antikörper

Ein vertieftes Verständnis der Vorgänge, die bei der Regulation von Immunantworten eine wichtige Rolle spielen, hat zur Entwicklung neuer Antikörper-vermittelter Immuntherapien geführt. Diese beruhen besonders auf dem Einsatz von Antikörpern, die Moleküle auf T-Zellen erkennen, die für die Kontrolle der T-Zell-Aktivität von Bedeutung sind. Diese **Immun-Checkpoint-Moleküle** stellen Oberflächenrezeptoren oder Liganden dar, die unter physiologischen Umständen zur Kontrolle von Immunantworten benutzt werden und bei der Verhinderung von Autoimmunreaktionen oder der Aufrechterhaltung der Selbsttoleranz eine wichtige Rolle spielen. Das Wirkprinzip dieser Antikörper beruht darauf, die Interaktion von inhibitorischen Rezeptoren auf T-Zellen mit den entsprechenden Liganden, z. B. auf antigenpräsentierenden Zellen oder Tumorzellen, zu unterbinden und dadurch die Effektorfunktionen von ruhiggestellten T-Zellen zu reaktivieren. Diese Klasse von Antikörper wird **Checkpoint-Inhibitoren** genannt (➤ Tab. 16.15). Die größten Erfolge konnten bisher mit Antikörpern gegen die inhibitorischen Rezeptoren CTLA-4 und PD-1 (programmed cell death protein 1) erzielt werden.

Tab. 16.15 Auswahl an zugelassenen oder sich in fortgeschrittenen Studien befindlichen Immunreaktion-aktivierender Antikörper z. B. für die Tumortherapie

Antikörper	Eigenschaften	Anwendung
Blinatumomab (BLINCYTO®)	• Muriner Antikörper • Bindet spezifisch an Oberflächenprotein CD19 von B-Zellen und an CD3 von T-Zellen • Aktiviert endogene T-Zellen	• Monotherapie für Erwachsene mit Philadelphia-Chromosom-negativer, CD19-positiver, rezidivierter oder refraktärer B-Vorläufer ALL (wird auch bei Kindern über 1 Jahr eingesetzt, wenn die Erkrankung refraktär oder verstärkt rezidiv ist) • Klinische Studien zum Einsatz bei Richter-Transformation
Rituximab (MabThera®)	Chimärer monoklonaler Antikörper gegen das CD20-Antigen (kommt hauptsächlich auf der Oberfläche von B-Zellen und B-Zell-Lymphomen vor)	• Non-Hodgkin-Lymphom, CLL, rheumatoider Arthritis, mittelschwerer bis schwerer Pemphigus vulgaris • Vielzahl klinischer Studien zu verschiedenen Lymphom-Arten, Nierentransplantation, Waldenström-Makroglobulinämie, chronisch entzündlicher demyelinisierender Polyradikuloneuropathie (CIDP), multiple Sklerose
Ibritumomab Tiuxetan (Zevalin®)	• Gegen Oberflächenantigen CD20 gerichtet, das hauptsächlich von B-Lymphozyten exprimiert wird • Chelator, der z. B. radioaktive Isotope wie ^{90}Yttrium komplexieren kann: durch die Bindung des Antikörpers an die Zelloberfläche erreicht man mit diesen Radioimmunkonjugaten eine zellnahe Bestrahlung	Radioimmuntherapie gegen verschiedene maligne Lymphome von B-Zellen (z. B. B-Zell Non-Hodgkin-Lymphom)
Brentuximab-Vedotin (Adcetris®)	Chimärer IgG1-Antikörper gegen CD30 mit kovalent gebundenem Zytostatikum Monomethylauristatin E (bewaffneter Antikörper)	• Hodgkin-Lymphom, anaplastisch-großzelliges Lymphom (ALCL), CD30$^+$ kutanes T-Zell-Lymphom (CTCL), wenn vorherige Behandlungen zu Rezidiven führten oder refraktär waren • Untersuchungen zum Einsatz bei T-Zell-Lymphomen (TCL)

Tab. 16.15 Auswahl an zugelassenen oder sich in fortgeschrittenen Studien befindlichen Immunreaktion-aktivierender Antikörper z. B. für die Tumortherapie (*Forts.*)

Antikörper	Eigenschaften	Anwendung
Cetuximab (Erbitux®)	Chimärer monoklonaler IgG1-Antikörper, der gegen EGFR gerichtet ist	• EGFR-exprimierendes Kolorektalkarzinom, metastasierte Plattenepithelkarzinome aus dem Kopf-Hals-Gebiet (dazu in Deutschland nicht zugelassen), nicht-kleinzelliges metastasiertes Bronchialkarzinom • Aktuell verschiedene klinische Studien zu fortgeschrittenem Rektalkarzinom, Hautkrebs, Thymom, Thymuskarzinom, kolorektalem Karzinom und verschiedenen Plattenepithelkarzinomen
Dinutuximab (Unituxin®)	• Chimärer monoklonaler Antikörper • Bindet an Gangliosid DG2	• Orphan-Drug-Status • Hochrisiko-Neuroblastome bei Kindern zwischen 12 Monaten und 17 Jahren in Kombination mit Granulozyten-Monozyten-Kolonie-stimulierenden Faktor (GM-CSF), IL-2 und Isotretinoin • Verschiedene aktive klinische Studien u. a. zum rezidivierenden Osteosarkom und Neuroblastom
Atezolizumab (Tecentriq®)	• Chimärer monoklonaler IgG1-Ak gegen Programmed-Cell-Death-Liganden 1 (PD-L1); der PD-1-Rezeptor wird hauptsächlich auf der Oberfläche aktivierter T-Zellen exprimiert; bindet an ihn der Liganden-PD-L1 → Hemmung der zytotoxischen T-Zell-Immunantwort • Unterbricht Interaktion zwischen Ligand und Rezeptor	• Nicht-kleinzelliges Lungenkarzinom, lokal fortgeschrittenes oder metastasiertes Urothelkarzinom nach vorangegangener platinhaltiger Chemotherapie • Verschiedene klinische Studien zum möglichen Einsatz bei Brustkrebs, Sarkom, Harnblasenkrebs, nicht-kleinzelligem Lungenkrebs, verschiedene Tumoren des (weiblichen) Urogenitaltrakts
Elotuzumab (Empliciti®)	• Humanisierter monoklonaler IgG1-Antikörper • Bindet hochspezifisch an Glycoprotein SLAMF7 auf Myelomzellen und NK-Zellen • Dualer Wirkmechanismus durch Aktivierung von NK-Zellen und Oberflächenmarkierung der Myelomzellen (Antikörper-abhängige Zytotoxizität)	• Multiples Myelom • Weitere Studien sind derzeit im aktiven Verlauf
Mogamulizumab (Poteligeo®)	• Humanisierter monoklonaler AK • Bindet an CCR4 (C-C-Chemokinrezeptor 4) • Löst in malignen T-Lymphozyten eine AK-unabhängige zelluläre Zytotoxizität aus • Aktivierung von NK-Zellen	• Mycosis fungoides, Sézary-Syndrom (Subtypen kutaner T-Zell-Lymphome) • Studien zu verschiedenen B-Zell-Lymphomen
Pembrolizumab (KEYTRUDA®)	• Humanisierter monoklonaler Antikörper, Immun-Checkpoint-Inhibitor • Bindet an Programmed-Cell-Death-Rezeptor PD-1 und verhindert dessen Interaktion mit den Programmed-Cell-Death-Liganden PD-L1/PD-L2; der PD-1-Rezeptor wird hauptsächlich auf der Oberfläche aktivierter T-Zellen exprimiert; bindet an ihn der Liganden-PD-L1 → Hemmung der zytotoxischen T-Zell-Immunantwort	• Monotherapie des fortgeschrittenen (nicht resezierbaren oder metastasierten) Melanoms, Melanom im Tumorstadium III mit Lymphknotenbeteiligung nach vollständiger Resektion, metastasiertes nicht-kleinzelliges Lungenkarzinom (NSCLC), lokal fortgeschrittenes oder metastasiertes NSCLC nach vorherigen Therapien, rezidiviertes oder refraktäres klassisches Hodgkin-Lymphom, lokal fortgeschrittenes oder metastasiertes Urothelkarzinom nach vorherigen Therapien • Kombinationstherapie mit anderen Medikamenten: nicht-plattenepitheliales NSCLC, metastasiertes plattenepitheliales NSCLC, fortgeschrittenen Nierenzellkarzinoms (RCC) • Über 100 aktuelle klinische Studien u. a. zu Ösophagus-, Mammakarzinom, neuroendokrinen Tumoren
Trastuzumab (Herceptin®)	• Humanisierter monoklonaler Antikörper • Bindet an HER2/neu (human epidermal growth factor receptor 2) → Rekrutierung von Immunzellen, Hemmung der Angiogenese	• Einsatz bei HER2-positivem Mammakarzinom und Magenkarzinom (meist als Kombinationstherapie) • Circa 150 aktive klinische Studien – häufig hinsichtlich einer Kombinationstherapie zu unterschiedlichen Tumorarten (z. B. Mamma-, Ösopaguskarzimon, intestinales und diffuses Adenokarzimon des Magens)
Daratumumab (DARZALEX®)	• Humaner monoklonaler IgG1κ-Antikörper • Bindet an und hemmt CD38 (überexprimiert auf z. B. Tumorzellen des multiplen Myeloms) • Induziert Apoptose • Effekte auf das Immunsystem: Rückgang von myeloiden Suppressor- und NK-Zellen, Zunahme der CD4-/CD6-positiven T-Zellen	• Mono- oder Kombinationstherapie bei multiplem Myelom • Klinische Studien z. B. zu Morbus Waldenström, monoklonaler Gammopathie, membranoproliferativer Glomerulonephritis, verschiedenen großzelligen B-Lymphomen, plasmablastischem Lymphom

Tab. 16.15 Auswahl an zugelassenen oder sich in fortgeschrittenen Studien befindlichen Immunreaktion-aktivierender Antikörper z. B. für die Tumortherapie (*Forts.*)

Antikörper	Eigenschaften	Anwendung
Denosumab (Prolia®, XGEVA®)	• Humaner monoklonaler IgG2-anti-RANKL Antikörper • Bindet an RANKL (Receptor Activator of NF-κB Ligand)	Osteoporose, Vorbeugung von skelettalen Komplikationen bei Patienten mit Tumoren und Metastasen im Knochen, Knochenschwund bei Männern mit Prostatakarzinom mit erhöhtem Frakturrisiko
Durvalumab (Imfinzi®)	Humaner monoklonaler Antikörper gegen den Liganden PD-L1 (durch dieses Protein wird die Immunabwehr gegen die Tumorzellen geschwächt)	Lokal fortgeschrittenes, inoperables nicht kleinzelliges Lungenkarzinom (NSCLC)
Ipilimumab (Yervoy®)	• Humaner monoklonaler Antikörper vom Typ IgG1κ gegen CTLA-4 • Immun-Checkpoint-Inhibitor	• Fortgeschrittenes (nicht resezierbares oder metastasiertes) Melanomen bei Jugendlichen ab 12 Jahren und Erwachsenen • Verschiedene Studien zu Behandlungsoptionen teilweise in Kombination mit Anti-PD-1-AK bei unterschiedlichen Tumoren, wie Merkel-Zell-, Kolonkarzinom • In Kombination mit Nivolumab bei fortgeschrittenem Nierenzellkarzinom • Verschiedene klinische Studien z. B. bei Prostata-, Magenkarzinom und gastroösophagealen Tumoren
Nivolumab (Opdivo®) (Struktur: siehe Buchumschlag)	• Humaner monoklonaler IgG4- Antikörper, Immun-Checkpoint-Inhibitor • Bindet an Programmed-Cell-Death-Rezeptor PD-1 und verhindert dessen Interaktion mit Programmed-Cell-Death-Liganden PD-L1/PD-L2 PD-1-Rezeptor wird hauptsächlich auf der Oberfläche aktivierter T-Zellen exprimiert); bindet an ihn der Liganden-PD-L1 → Hemmung der zytotoxischen T-Zell-Immunantwort	Nicht-kleinzelliges Bronchialkarzinom (NSCLC), malignes Melanom, Nierenzellkarzinom, klassisches Hodgkin-Lymphom, Plattenepithelkarzinom des Kopf-Hals-Bereichs, Urothelkarzinom
Andere Antikörper-vermittelte Therapien, die nicht direkt das Immunsystem betreffen		
Bevacizumab (Avastin®)	• Chimärer monoklonaler AK • Bindet an den Vascular Endothelial Growth Factor (VEGF) und hemmt diesen	• Als Kombinationspräparat bei metastasiertem Kolon- oder Rektumkarzinom, metastasiertem Mammakarzinom, inoperablem fortgeschrittenem, metastasiertem oder rezidivierendem nicht-kleinzelligem Bronchialkarzinom, fortgeschrittenem und/oder metastasiertem Nierenzellkarzinom, fortgeschrittenem epithelialem Ovarialkarzinom, Eileiterkarzinom oder primärem Peritonealkarzinom, rezidivierendem oder metastasiertem Zervixkarzinom • Aktuelle Studien zu verschiedenen anderen Tumorarten, z. B. zervixendometrialem oder ovarialem Karzinom, Nierenkarzinom, Glioblastom oder -sarkom
Caplacizumab (Cablivi®)	• Humanisierter monoklonaler Antikörper • Bindet an Von-Willebrand-Faktor	Acquired Thrombotic Thrombocytopenic Purpura (aTTP)
Emicizumab (Hemlibra®)	• Chimärer, bispezifischer, humanisierter monoklonaler Antikörper • Aktivierung von Faktor-IXa und Faktor-X	• Hämophilie A • Studie zum Einsatz bei Hämophilie A in Kombination mit Immuntoleranz bei Kindern
Gemtuzumab Ozogamicin (Mylotarg®)	• Immunkonjugat aus humanisiertem monoklonalem Antikörper (Gemtuzumab) und bakteriellem Zytotoxin (bewaffneter Antikörper) • Bindung an CD33 • Apoptose-Induktion	• Rezidivierende AML • Studien zu akuter megakaryoblastischer Leukämie, akuter monoblastischer Leukämie bei Erwachsenen, AML, myelodysplastischem Syndrom, juveniler myelomonozytärer Leukämie
Pertuzumab (Perjeta®)	• Humanisierte monoklonale Antikörper • Bindet spezifisch an extrazelluläre Dimerisierungsdomäne (Subdomäne II) des Wachstumsfaktorrezeptorproteins HER2 • Hemmung verschiedener Signalwege → Wachstumsstopp bzw. Apoptose	HER2-positives metastasiertes oder lokal rezidivierendes, inoperables Mammakarzinom, auch als adjuvante Therapie im Frühstadium bei hohem Rezidivrisiko
Panitumumab (Vectibix®)	• Humaner monoklonaler IgG2κ- Antikörper • Bindet an EGF (Epidermal Growth Factor) • Hemmt Zellproliferation	Metastasiertes, EGFR-exprimierendes kolorektales Karzinom

Tab. 16.15 Auswahl an zugelassenen oder sich in fortgeschrittenen Studien befindlichen Immunreaktion-aktivierender Antikörper z. B. für die Tumortherapie (*Forts.*)

Antikörper	Eigenschaften	Anwendung
Ramucircumab (Cyramza®)	• Humaner monoklonaler Antikörper • Bindet spezifisch an vaskulären endothelialen Wachstumsfaktorrezeptor-2 (VEGF-Rezeptor-2) • Reduktion der Liganden-induzierten Proliferation und Migration	Kombinations- oder Anschlusstherapie bei fortgeschrittenem Adenokarzinom des Magens oder gastroösophagealen Übergangs, metastasiertem Kolorektalkarzinom, lokal fortgeschrittenem oder metastasiertem nicht-kleinzelligem Lungenkarzinom
Necitumumab (Portrazza®)	• Humaner monoklonaler IgG1-Antikörper • Bindet an EGF-Rezeptor • Hemmung von Zellwachstum und Apoptose	Kombinationstherapie bei lokal fortgeschrittenem oder metastasiertem, den epidermalen Wachstumsfaktor-Rezeptor (EGFR) exprimierendem, plattenepithelialem, nicht-kleinzelligem Bronchialkarzinom

16

WEITERFÜHRENDE LITERATUR

Battaglin F, Dadduzio V, Bergamo F et al. Anti-EGFR monoclonal antibody panitumumab for the treatment of patients with metastatic colorectal cancer: an overview of current practice and future perspectives. Expert Opin Biol Ther, 2017; 17 (10): 1297–1308.

Dougan M, Dranoff G, Dougan SK. Cancer Immunotherapy: Beyond Checkpoint Blockade. Annu Rev Cancer Biol, 2019; 3: 55–75.

Exman P, Tolaney SM. HER2-positive metastatic breast cancer: a comprehensive review. Clin Adv Hematol Oncol, 2021; 19 (1): 40–50.

Furst DE et al. Updated consensus statement on biological agents, specifically tumor necrosis factor α (TNFα) blocking agents and interleukin receptor antagonist (IL-1ra), for the treatment of rheumatic diseases. Ann Rheum Dis, 2004; 63 (suppl. II): ii2–ii12.

Hennessy EJ, Parker AE, O'Neill LA. Targeting Toll-Like receptors: emerging therapeutics? Nat Rev Drug Discov, 2010; 9 (4): 293–307.

Hodi FS, O'Day SJ, McDermott DF et al. Improved Survival with Ipilimumab in Patients with Metastatic Melanoma. N Engl J Med, 2010; 363: 711–723.

Kaever V, Szamel M. Immunosuppressive Agents. Offermann S. Rosenthal W. Encyclopedia of Molecular Pharmacology. Heidelberg: Springer, 2008: 618–622.

Larkin J, Hodi FS, Wolchok JD. Combined Nivolumab and Ipilimumab or Monotherapy in Untreated Melanoma. N Engl J Med, 2015; 373: 1270–1271.

Manger B. Überarbeitete Empfehlungen der Deutschen Gesellschaft für Rheumatologie mit Tumornekrosefaktor-hemmenden Wirkstoffen bei entzündlich rheumatischen Erkrankungen. Z Rheumatol, 2002; 61: 694–697.

Marin-Acevedo JA, Dholaria B, Soyano AE et al. Next generation of immune checkpoint therapy in cancer: new developments and challenges. Journal of Hematology & Oncology, 2018; 11: 1–20.

Nijkamp FP, Parnham MJ. Principles of immunopharmacology. Basel: Birkhäuser, 2005.

Oppenheim J, Feldman M. Zytokine reference, includes regularly updated online version. New York: Academic Press, 2000.

Postow MA, Chesney J, Pavlick AC et al. Nivolumab and Ipilimumab versus Ipilimumab in Untreated Melanoma. N Engl J Med, 2015; 372: 2006–2017.

Resch K. Einfluss von Pharmaka und toxischen Substanzen auf das Immunsystem. In: Grosdanoff P et al. Toxikologische und klinisch-pharmakologische Prüfungen, Anforderungen, Methoden, Erfahrungen, Perspektiven. Berlin: DeGruyter, 1990: 281–299.

Resch K. Zytokine als neue Arzneimittel. Bundesgesundheitsbl-Gesundheitsforsch-Gesundheitsschutz, 2003; 46: 173–181.

Topalian SL, Hodi FS, Brahmer JR et al. Safety, Activity, and Immune Correlates of Anti-PD-1 Antibody in Cancer. N Engl J Med, 2012; 366: 2443–2454.

Varga C, Waldschmidt JM, Gandolfi S, Richardson PG. Current antibody-based therapies for the treatment of multiple myeloma. Clin Adv Hematol Oncol, 2020; 18 (11): 736–748.

Vincenti F. What's in the pipeline? New immunosuppressive drugs in transplantation. Am J Transplant, 2002; 2: 898–903.

KAPITEL

17

Thomas Eschenhagen

Pharmaka für Herzerkrankungen

Der Winterabend dämmerte schon, als Martin zurück war und die Medizin an Engelke abgab. Der brachte sie seinem Herrn. „Sieh mal", sagte dieser, als er das rundliche Fläschchen in Händen hielt, „die Granseer werden jetzt auch fein. Alles in rosa Seidenpapier gewickelt." Auf einem angebundenen Zettel aber stand: „Herrn Major von Stechlin. Dreimal täglich zehn Tropfen." Dubslav hielt die kleine Flasche gegen das Licht und tröpfelte die vorgeschriebene Zahl in einen Löffel Wasser. Als er sie genommen hatte, bewegte er die Lippen hin und her, etwa wie wenn ein Kenner eine neue Weinsorte probt. Dann nickte er und sagte: „Ja, Engelke, nu geht es los. Fingerhut."

Theodor Fontane: Der Stechlin

17.1 Beeinflussung der Erregungsbildung und Erregungsleitung – Pharmakotherapie der Herzrhythmusstörungen

17.1.1 Physiologische Vorbemerkungen: Elektrophysiologie des normalen Herzrhythmus

Die **normale Erregung des Herzens** geht vom Sinusknoten aus und wird über das Vorhofmyokard zum atrioventrikulären Knoten (AV-Knoten) und von dort über das His-Purkinje-System in die Kammermuskulatur fortgeleitet (> Abb. 17.1). Diese hierarchische Ordnung ist Voraussetzung für die regelhafte Abfolge der **Herzkontraktion** und wird im Wesentlichen durch drei Mechanismen gewährleistet:

- durch die Differenzierung von Kardiomyozyten in spontan depolarisierende Schrittmacherzellen (Sinusknoten, AV-Knoten, His-Purkinje-System) und normalerweise nicht spontan depolarisierende Arbeitsmyozyten,
- durch die absteigende Spontanfrequenz der genannten Erregungsbildungszentren und
- durch elektrische Isolation des Vorhofs von der Kammer, die normalerweise nur durch spezialisierte Leitungsbahnen wie den AV-Knoten unterbrochen ist (seltene Ausnahme z. B. akzessorische Bahnen bei WPW-Syndrom).

Verantwortlich für die Erregungsleitung ist eine **Membranpotentialänderung,** die sich unidirektional entlang oben genannter anatomischer Strukturen fortpflanzt. Das jeweilige transmembranäre Potential einer Zelle wird bestimmt durch die Konzentration verschiedener Ionen auf beiden Seiten der Membran (Na^+, K^+, Ca^{2+} und Cl^-) und die Membranpermeabilität für jedes dieser Ionen. Die Ionen passieren die Membran ohne Energieverbrauch durch ionenselektive Kanäle (z. B. Na^+-Kanal) und Transporter (z. B. Na^+-Ca^{2+}-Austauscher) sowie ATP-abhängige, energieverbrauchende

Ionenpumpen (z. B. Na^+-K^+-ATPase). Ionen passieren die Pore von Ionenkanälen und Transportern durch Diffusion.

Die **Richtung** des Ionenflusses wird durch den **Konzentrationsgradienten** einerseits und den **elektrischen Gradienten** andererseits bestimmt. Diese beiden Größen zusammen bestimmen das Gleichgewichtspotential **(Nernst-Gleichung),** das für jedes Ion charakteristisch ist und bei dem es zu keinem Nettofluss über die Membran kommt. Es liegt für Na^+ bei + 45 mV, für K^+ bei –90 mV. Das bedingt, dass unter normalen Umständen, d. h. bei Membranpotentialen zwischen –90 und + 10 mV, Na^+ immer von außen nach innen, K^+ immer von innen nach außen fließt.

Die **Selektivität** von Ionenkanälen ist eine biologische Konstante und wird durch einen Selektivitätsfilter in der Kanalpore vermittelt (➤ Abb. 8.3, ➤ Abb. 8.4). Die **Stärke** des Ionenflusses wird neben dem Abstand vom Gleichgewichtspotential v. a. durch die Öffnungswahrscheinlichkeit des Kanals bedingt. Die wichtigsten Kanäle am Herzen sind spannungsabhängig, d. h., sie haben eingebaute Spannungssensoren, die eine Öffnung oder Schließung der Kanalpore entsprechend dem augenblicklichen Membranpotential verursachen. Darüber hinaus wird die Öffnungswahrscheinlichkeit durch Phosphorylierungen (häufig von vermittelnden Proteinen wie Rad bei der β-adrenergen Stimulation des Ca^{2+}-Kanals), zyklische Nukleotide (z. B. Schrittmacherkanäle im Sinusknoten), die Ionenkonzentration selbst (z. B. Stimulation von K^+-Kanälen durch K^+) und Fremdstoffe moduliert (Antiarrhythmika der Klassen I, III und IV).

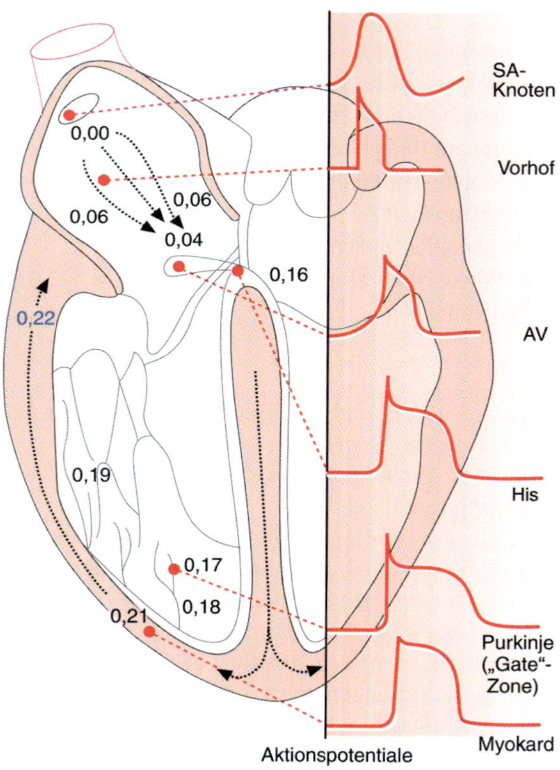

Abb. 17.1 Aktionspotentiale in den einzelnen Abschnitten des Erregungsleitungssystems des Herzens und Zeitpunkte des Eintreffens der Erregungswelle.
Man beachte die unterschiedliche Steilheit der diastolischen Depolarisation in den zur Automatie befähigten Geweben (Sinusknoten, AV-Knoten, Purkinje-Fasern) sowie die Verzögerung der Erregungsfortleitung im AV-Knoten.

Wesentlich für das Verständnis des Erregungszyklus ist, dass jeder **Kanal** seine eigene charakteristische Aktivierungs- und Inaktivierungskinetik hat. So inaktiviert (und schließt damit) der schnelle Natriumkanal auch bei anhaltender Depolarisation nach wenigen Millisekunden. Der langsame Ca^{2+}-Kanal inaktiviert dagegen erst nach etwa 200 ms, bleibt also etwa so lange offen, wie die Membran depolarisiert ist (daher der Name L-Typ-Ca^{2+}-Kanal für „long"). In der Ruhephase des Herzens (Diastole) ist die Membranpermeabilität für K^+ wesentlich höher als für andere Ionen, das Membranpotential kommt daher an das Äquilibriumpotential für K^+ von ca. –90 mV sehr nahe heran, d. h., es ist im Wesentlichen durch einen K^+-Strom bestimmt.

Im Unterschied zu Kanälen können **Transporter** Ionen auch gegen ihr Gleichgewichtspotential ohne Energieverbrauch transportieren. Sie nutzen dafür den größeren Gradienten eines Gegenions. Beispielsweise transportiert der Na^+-Ca^{2+}-Austauscher normalerweise das durch den L-Typ-Ca^{2+}-Kanal systolisch einfließende Ca^{2+} gegen Na^+ wieder aus der Zelle heraus. Da für 1 Ca^{2+} 3 Na^+ transportiert werden, ist dieser Transport elektrogen. Auswärtstransport von Ca^{2+} (forward mode) wirkt daher depolarisierend, Einwärtstransport von Ca^{2+} (reverse mode) repolarisierend. Depolarisation der Membran fördert daher den „reverse mode" ebenso wie jede Erhöhung der intrazellulären Na^+-Konzentration (➤ Abb. 17.2). Beide Bedingungen sind in der Phase 1 des Aktionspotentials erfüllt, was den Beitrag des Na^+-Ca^{2+}-Austauschers zum repolarisierenden Ca^{2+}-Einwärtstransport in der frühen Phase des Aktionspotentials begründet (➤ Abb. 17.3).

Das normale Ionengleichgewicht wird durch die Aktivität der Na^+-K^+-ATPase aufrechterhalten, die gegen das Gleichgewichtspotential beider Ionen und unter ATP-Verbrauch Na^+ aus der Zelle heraus- und K^+ in die Zelle hineinpumpt. Da 3 Na^+ gegen 2 K^+ transportiert werden, trägt diese Aktivität zur Repolarisation bei. Die Aktivität sowohl der Transporter als auch der ATPasen kann durch ein Second-Messenger-System reguliert werden. So wird die seit Langem bekannte β-adrenerge Stimulation der Na^+-K^+-ATPase im Herzen durch Phosphorylierung von Phospholemman, einem kleinen Regulatorprotein, vermittelt.

Aktionspotential im Arbeitsmyokard und Schrittmachergewebe

Im normalen Arbeitsmyokard (➤ Abb. 17.3 links) lässt sich die elektrische Erregung in fünf Phasen einteilen.

- **Phase 0** bezeichnet den Beginn des Aktionspotentials (AP), der durch eine rasche und kurz anhaltende Öffnung spannungsabhängiger Na^+-Kanäle gekennzeichnet ist. Voraussetzung ist ein elektrischer Reiz ausreichender Stärke. Er muss einen Einwärtsstrom hervorrufen, der den basalen K^+-Auswärtsstrom I_{K1} übertrifft und den Spannungssensor des Na^+-Kanals so weit erregt, dass es zur schlagartigen Öffnung des Kanals kommt. Das Schwellenpotential des kardialen Na^+-Kanals liegt bei etwa –75 mV.
- In **Phase 1** inaktivieren die Na^+-Kanäle, das Potential wird durch transiente K^+-Auswärtsströme (I_{to}) teilweise repolarisiert,

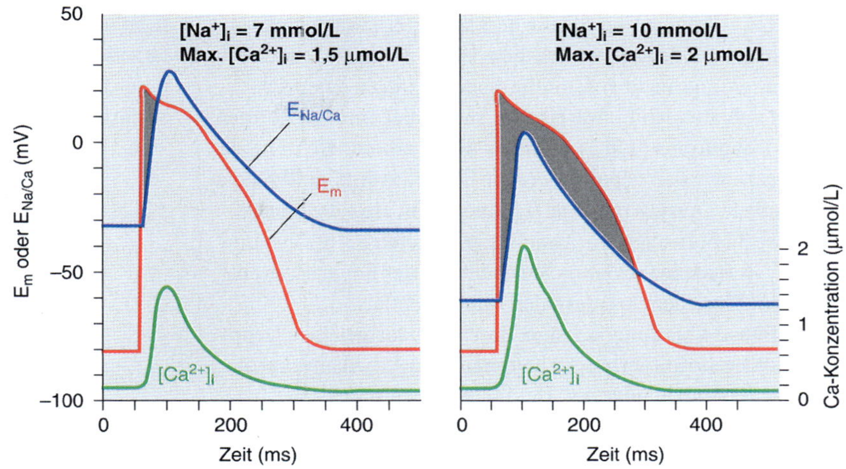

Abb. 17.2 Einfluss der intrazellulären Natriumkonzentration auf die Richtung des Natrium/Calcium-Austauschers (NCX).
Schematische Darstellung der geschätzten Veränderungen des Na^+/Ca^{2+}-Gleichgewichtspotentials ($E_{Na/Ca}$) während eines Aktionspotentials in ventrikulärem Myokard des Kaninchens. Wenn das Membranpotential (E_m) gegenüber $E_{Na/Ca}$ positiv ist, kommt es zu einem C^{2+}-Einwärtsstrom (schattierte Felder) und umgekehrt. Bei einer **erhöhten** intrazellulären Na^+-Konzentration (z. B. als Herzglykosidwirkung, rechts) kommt es aufgrund der Verschiebung des $E_{Na/Ca}$ zu einer deutlichen Zunahme des Ca^{2+}-Einwärtsstroms über den NCX. Der intrazelluläre Ca^{2+}-Transient ($[Ca^{2+}]i$) ist unten dargestellt. (Aus: Bers DM. Excitation-contraction Coupling and Cardiac Contractile Force. 2. Aufl. London: Kluwer, 1993.)

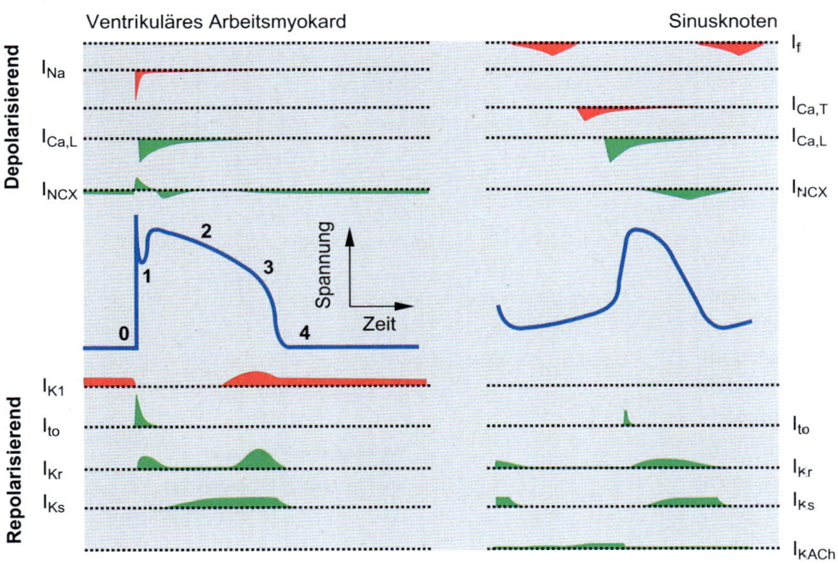

Abb. 17.3 Ionenströme im ventrikulären Arbeitsmyokard (links) und Sinusknoten (rechts).
Stark vereinfachte Darstellung der depolarisierenden (oben) und repolarisierenden Ströme, die in ihrer Summe das jeweilige Aktionspotential verursachen. Typische Unterschiede sind in Rot gekennzeichnet. Man beachte das niedrigere maximale diastolische Potential im Sinusknoten und die spontane diastolische Depolarisation (Phase 4).

I_{Na}: Schneller Na^+-Strom, der das Aktionspotential einleitet und in wenigen ms inaktiviert. I_{Na} fehlt in zentralen Abschnitten des Sinusknotens, scheint aber nach neueren Daten in seiner Peripherie zu existieren.

I_f: Depolarisierender, Hyperpolarisations-aktivierter, durch zyklische Nukleotide modulierter nichtse ektiver (Na^+- und K^+-leitender) Strom (Schrittmacherstrom), der die spontane Depolarisation im Sinusknoten einleitet. Fehlt im normalen Arbeitsmyokard.

$I_{Ca,L}$: L-Typ-Ca^{2+}-Strom, der in allen Myokardanteilen den langsamen Ca^{2+}-Einstrom in der Plateauphase des Aktionspotentials vermittelt.

$I_{Ca,T}$: T-Typ-Ca^{2+}-Strom, der im Sinusknoten durch die initiale, I_f-vermittelte Depolarisation transient (daher der Name „T") angeschaltet wird. Fehlt im Arbeitsmyokard.

I_{NCX}: Na^+/Ca^{2+}-Austauscherstrom, trägt in Phase 1 im Arbeitsmyokard kurzfristig zum Ca^{2+}-Einwärtsstrom bei (reverse mode) und ist dann im Weiteren der wichtigste Mechanismus, das durch den $I_{Ca,L}$ einfließende Ca^{2+} elektrogen (depolarisierend) wieder aus der Zelle zu transportieren (forward mode).

I_{K1}: Einwärtsgleichrichter (inward rectifier), ist hauptverantwortlich für die Aufrechterhaltung des Ruhepotentials. Er wird während der Depolarisation abgeschaltet und springt ab einem Potential von ca. –50 mV wieder an. I_{K1} fehlt im Sinusknoten.

I_{to}: Der für die Kerbe des Aktionspotentials (Phase 1) verantwortliche K^+-Strom. Er springt unmittelbar nach Beginn der Depolarisation an und wird dann rasch inaktiviert.

I_K: Verzögerter Gleichrichter (delayed rectifier), ist hauptverantwortlich für die Repolarisation und setzt mit Verzögerung (daher der Name) ein. I_K gliedert sich in unterschiedlich rasch aktivierbare Komponenten (I_{Ks} – „slowly", I_{Kr} – „rapidly"), wobei v. a. I_{Kr} Hauptangriffspunkt für spezifische (Sotalol) und unspezifische (➤ Abb. 17.1) Hemmstoffe der Repolarisation ist.

I_{KACh}: Acetylcholin-aktivierter K^+-Strom, ist für die Vagus- und Adenosin-vermittelte Abnahme der spontanen diastolischen Depolarisation im Sinusknoten und Verkürzung des Aktionspotentials im Vorhof verantwortlich (➤ Abb. 17.1). Er fehlt im Ventrikel.

und es kommt zur depolarisationsvermittelten Öffnung von L-Typ-Ca^{2+}-Kanälen, welche die herzcharakteristische breite **Plateauphase 2** des AP verursachen. Die Na^+-Kanäle inaktivieren allerdings nicht vollständig, sondern lassen einen sehr kleinen anhaltenden Einwärtsstrom zu. Bei bestimmten Formen des LQT-Syndroms (Typ 3) ist dieser Anteil erhöht. Während des Plateaus halten sich depolarisierende Ca^{2+}-Einwärts- und repolarisierende K^+-Auswärtsströme (I_{Kr} und I_{Ks}) in etwa die Waage.

- In **Phase 3** überwiegen die auswärts gerichteten K^+-Ströme und die Ca^{2+}-Kanäle inaktivieren. Sie endet mit der Repolarisation, d. h. dem Erreichen des normalen Ruhepotentials.
- In der **Phase 4** bis zum nächsten, durch eine fortgeleitete Depolarisationswelle initiierten AP kommt es (im Arbeitsmyokard) zu keiner Potentialänderung. Dafür sind v. a. einwärts gleich richtende K^+-Ströme (I_{K1}) verantwortlich, die das Ruhepotential nah am Gleichgewichtspotential für K^+ halten.

Der Erregungszyklus der Schrittmacherzellen im Sinusknoten und AV-Knoten (➤ Abb. 17.3 rechts) unterscheidet sich von dem der Arbeitsmyozyten durch (1) ein niedrigeres Ruhepotential, (2) die spontane diastolische Depolarisation (Phase 4) aufgrund eines Hyperpolarisations-aktivierten Einwärtsstroms (Schrittmacherstrom I_f), eines transienten Ca^{2+}-Einwärtsstroms ($I_{Ca,T}$) sowie das Fehlen des Einwärtsgleichrichters I_{K1} und (3) das Fehlen des schnellen Na^+-Einstroms.

Das bedeutet, dass die Phase 0 im Sinusknoten und AV-Knoten im Wesentlichen durch Ca^{2+}, im Arbeitsmyokard v. a. durch Na^+ getragen wird. Der Ca^{2+}-Einwärtsstrom verläuft aber wesentlich langsamer als der Na^+-Einstrom, und entsprechend geringer ist die Steilheit der Phase 0. Da diese ein entscheidender Parameter für die Leitungsgeschwindigkeit ist, werden die Ca^{2+}-getragenen Potentiale langsamer fortgeleitet. Daher spricht man von **Slow-Response-Potentialen** im Sinus- und AV-Knoten gegenüber den **Fast-Response-Potentialen** im Arbeitsmyokard. Die niedrige Geschwindigkeit der Erregungsleitung erklärt die markante Leitungsverzögerung im AV-Knoten (0,16; ➤ Abb. 17.1). Die schnellere Entladungsfrequenz im Sinusknoten gegenüber dem AV-Knoten ist wahrscheinlich Folge des niedrigeren Ruhepotentials und einer niedrigeren Aktivierungsschwelle des I_f, möglicherweise aufgrund höherer Konzentrationen des I_f-stimulierenden zyklischen AMP (cAMP).

Refraktärzeit

Die Na^+-Kanäle durchlaufen während des Aktionspotentials drei Zustände (➤ Abb. 8.3, ➤ Abb. 8.4). Aus dem **Ruhezustand (R)** öffnen sie bei Erreichen des Schwellenpotentials und gehen damit in den **offenen, leitenden Zustand (O)** über. Innerhalb von 2 ms schließen sie aber wieder und sind dann während der gesamten Plateauphase und der beginnenden Repolarisationsphase in einem **inaktiven Zustand (I).** In I sind die Na^+-Kanäle auch auf noch so starke Reize nicht ansprechbar. Dieser Zustand der Inaktivierung wird erst von einem Potential von –50 mV an progredient durch Repolarisation beseitigt.

Die Zeit, in der alle Na^+-Kanäle inaktiviert sind und daher einfallende Impulse kein Aktionspotential auslösen können, wird als **absolute Refraktärzeit** bezeichnet. Der Zeitraum der zunehmenden Erholung der Na^+-Kanäle, d. h. zwischen Ende der absoluten Refraktärzeit und der vollen Aktivierbarkeit, wird als **relative Refraktärzeit** bezeichnet (➤ Abb. 17.4). In dieser Zeit sind zwar Aktionspotentiale auslösbar, aber sie sind kürzer und in ihrem Anstieg flacher als nor-

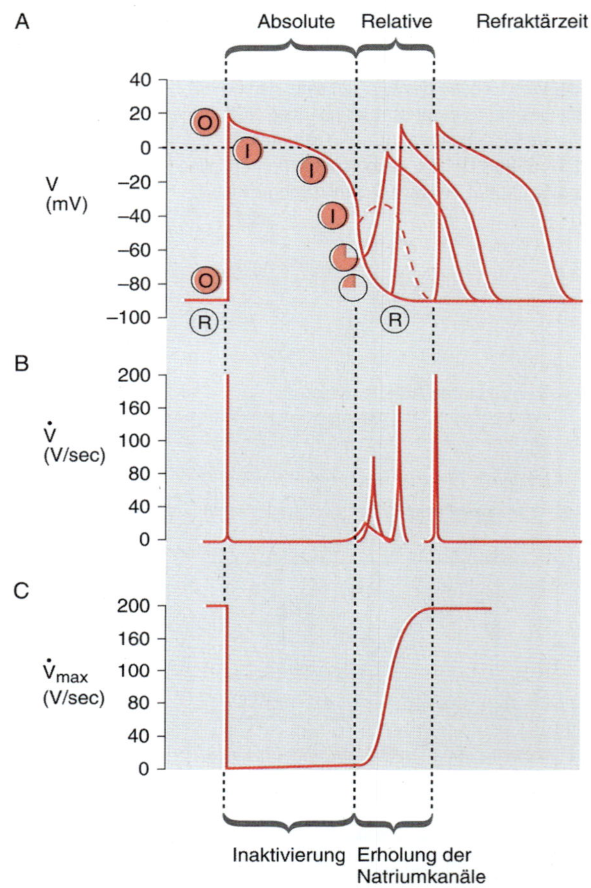

Abb. 17.4 Zustandsänderungen des Na^+-Kanals im Verlauf eines Aktionspotentials.

A) Während der Diastole (Ruhephase R) ist der Na^+-Kanal geschlossen, aber durch Spannungsreize aktivierbar. Nur während der Phase 0 der Depolarisation (für 1–2 ms) ist er im offenen, konduktiven Zustand O; ab dem Einsetzen der Plateauphase bis zu einem Wert von –50 mV der Repolarisation ist der bereits geschlossene Kanal inaktiviert (Zustand I). Die Phasen 0–2 und teilweise 3 bilden daher die **absolute Refraktärzeit,** während der en auch mit noch so hohen Stromstärken keine Reizantwort auslösbar ist. Der absoluten Refraktärzeit folgt unmittelbar ein ganz kurzes Intervall, innerhalb dessen durch hohe Stromstärken nur eine langsame Membrandepolarisation (gestrichelte Linie), aber noch kein Aktionspotential ausgelöst werden kann. Zwischen –50 mV und dem Ruhemembranpotential (hier bei –90 mV) wird die Inaktivierung des Na^+-Kanals progredient durch Repolarisation beseitigt **(relative Refraktärzeit).** Charakteristisch für diesen Zeitraum ist, dass erhöhte Reizströme tatsächlich ein Aktionspotential auslösen können, das aber – wie aus der Abbildung zu ersehen – kürzer ist und in seiner Anstiegsphase flacher verläuft.

B) Gezeigt ist die Aufstrichgeschwindigkeit (V) der in A dargestellten Aktionspotentiale. Man beachte die progredient zunehmende maximale Aufstrichgeschwindigkeit, V_{max}, als Zeichen der Erholung des Na^+-Kanals.

C) Am deutlichsten wird die Erholungsphase des Na^+-Kanals veranschaulicht, wenn V_{max} gegen die Zeit aufgetragen ist.

mal. Die im Vergleich zu anderen Geweben lange (absolute) Refraktärzeit des Herzens ermöglicht eine synchrone Kontraktion erst der Vorhof-, dann der Kammermuskulatur. Wie aus ➢ Abb. 17.1 zu ersehen, benötigt eine Erregung vom His-nahen AV-Knoten bis zur letzten Ventrikelfaser weniger als 100 ms. Refraktärzeiten liegen aber i. d. R. darüber (200–400 ms), sodass jede Herzmuskelzelle von ein und derselben Erregung nur einmal erfasst wird.

Einfluss des vegetativen Nervensystems

Parasympathikus

Acetylcholin aktiviert über M_2-Muscarin-Rezeptoren, die in supraventrikulären Abschnitten des Erregungsleitungssystems in hoher Dichte vorhanden sind, einen G-Protein-modulierten (G_i-modulierten) K^+-Strom (I_{KACh}), reduziert aber auch I_{Ca}- und I_f-Ströme. Dadurch wird das Aktionspotential folgendermaßen beeinflusst (➢ Abb. 17.5):

- Abflachung der diastolischen Depolarisation und Erhöhung (= Negativierung) des maximalen diastolischen Potentials. Beides senkt die Sinusfrequenz.
- An Zellen mit Slow-Response-Potentialen Verzögerung der Aufstrichphase (Phase 0), sodass am AV-Knoten die Überleitung verlängert wird. Der durch den Vagus verstärkte K^+-Ausstrom wirkt dem in dieser Phase dominierenden Ca^{2+}-Einstrom entgegen. An Zellen mit Fast-Response-Potentialen (Na^+-Potentialen) ist die vagusvermittelte Erhöhung der K^+-Leitfähigkeit hingegen zu schwach, um die Aufstrichphase nachhaltig zu beeinflussen.
- Über die beschleunigte Repolarisation (I_{KACh}) Verkürzung der Aktionspotentialdauer mit zwei Konsequenzen: Verkürzung der Refraktärzeit (kann Vorhofflimmern begünstigen, weil die Wahrscheinlichkeit einer kreisenden Erregung, auf wieder erregbares Myokard zu treffen, steigt) und verminderter Ca^{2+}-Einstrom, der für die verminderte Kontraktionskraft (negativ inotrope Wirkung) einer Vagusstimulation besonders im Vorhof verantwortlich ist.
- Zunahme der Dispersion der Aktionspotentialdauer und Refraktärzeit, da die M_2-Rezeptoren nicht homogen verteilt sind. Dies erhöht das Risiko von Reentry und Vorhofflimmern (➢ Kap. 17.1.2).

Sympathikus

Noradrenalin bewirkt über β-Adrenozeptoren (vornehmlich, aber nicht ausschließlich vom β_1-Subtyp) einen cAMP-Anstieg in der Zelle und dadurch über die cAMP-gesteuerte Proteinkinase A und Phosphorylierung von RAD (kleines GTP-bindendes Protein mit basal hemmender Wirkung auf den Calciumkanal) eine Zunahme von I_{Ca}. In Schrittmacherzellen stimuliert der cAMP-Anstieg direkt I_f-Ströme, welche die diastolische Depolarisation mitbestimmen (➢ Abb. 17.3). Das Aktionspotential wird demnach folgendermaßen beeinflusst (➢ Abb. 17.5):

- An Schrittmacherzellen zunehmende Steilheit der diastolischen Depolarisation (Phase 4), was in einer Erhöhung der Sinusfrequenz resultiert.
- An Zellen des AV-Knotens Beschleunigung der Aufstrichphase mit der Folge einer Überleitungsbeschleunigung.

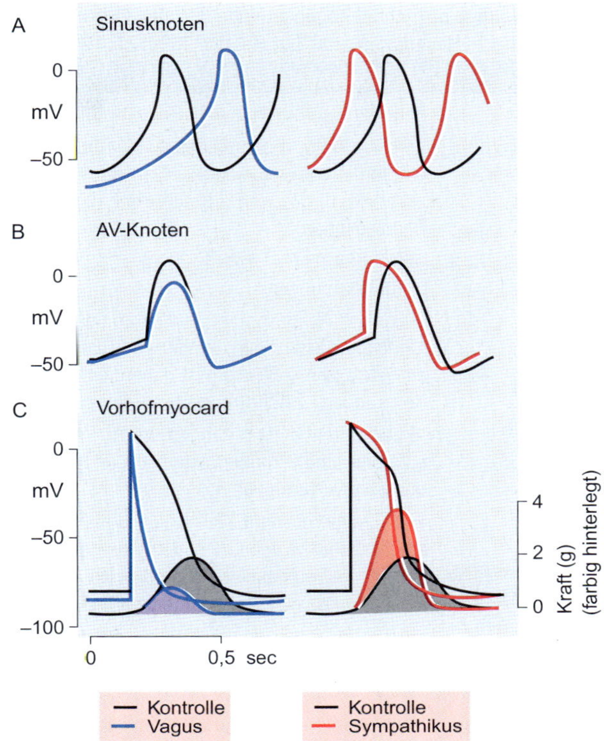

Abb. 17.5 Einfluss des vegetativen Nervensystems auf die Erregungsbildung und -leitung und die Kraft im Vorhof.
Die durch den **N. vagus** hervorgerufene Zunahme des I_{KACh} und die Abnahme von I_f-Einwärtsströmen wirkt sich an den einzelnen Abschnitten des Erregungsleitungssystems unterschiedlich aus: Am **Sinusknoten (A)** Frequenzverlangsamung durch Erhöhung des maximalen diastolischen Potentials und Abflachung der diastolischen Depolarisation, am **AV-Knoten (B)** verzögerte Überleitung durch Verzögerung der Phase 0, am **Vorhof (C)** Abnahme der Refraktärzeit durch eine früh einsetzende und beschleunigte Repolarisation. Die Verkürzung des Aktionspotentials hat über die Verringerung des Ca^{2+}-Einstroms eine ausgeprägt negativ inotrope Wirkung (untere Kurven in **C**). Die durch den **Sympathikus** hervorgerufene Zunahme von I_{Ca} und, an Schrittmacherzellen, von I_f bewirkt eine frühere Auslösung und beschleunigte Aufstrichphase von Slow-Response-Potentialen (**A** Erhöhung der Sinusfrequenz; **B** beschleunigte AV-Überleitung); am Vorhofmyokard **(C)** ist die Plateauphase verstärkt und die Repolarisation (durch Aktivierung von I_{Ks}) beschleunigt. Die Stimulation von I_{Ca} führt zu einer verstärkten Kontraktion (➢ Kap. 17.2.4).

- Am Arbeitsmyokard Zunahme der Kontraktionskraft (positiv inotrope Wirkung) über den vermehrten Ca^{2+}-Einstrom. Am Vorhofmyokard Beschleunigung der Repolarisation über Aktivierung von I_K und der Na^+-K^+-ATPase.

17.1.2 Pathophysiologische Vorbemerkungen

Die Ätiologie von Arrhythmien ist vielfältig und komplex (➢ Tab. 17.1). Ursachen sind:

- Ischämie bzw. Hypoxie (z. B. beim Herzinfarkt)
- Elektrolytverschiebungen (v. a. Hypokaliämie)
- pH-Verschiebungen
- Vegetative Einflüsse (z. B. vagal induziertes Vorhofflimmern)
- Erhöhte Catecholaminkonzentrationen

Tab. 17.1 Häufige arrhythmiebegünstigende und -auslösende Faktoren (Modifiziert nach: Haverkamp et al. Eur Heart J, 2000; 21: 1216–1231.)

Faktor	Mechanismus
Hypokaliämie	Reduziert I_{Kr} und verursacht Repolarisationsstörung
Ischämie	Verkürzt Aktionspotentialdauer (➢ Abb. 17.1), erhöht die Dispersion der Repolarisation und reduziert Leitungsgeschwindigkeit wegen der partiellen Depolarisation
Medikamente	Alle I_K-Blocker (➢ Abb. 17.1) verursachen Repolarisationsstörungen
Bradykardie	Verlängert Aktionspotentialdauer und depolarisierende Einwärtsströme; repolarisationsverlängernder Effekt von I_K-Blockern ist daher bei niedriger Herzfrequenz erhöht (reverse use-dependence)
Hypertrophie/Herzinsuffizienz	Aktionspotential ist verlängert und I_{to}- und I_K-Ströme sind verringert exprimiert → Repolarisationsreserve verringert
Metabolische Faktoren	Viele I_K-Blocker sind CYP3A4-Substrate, daher erhöht die Gabe von CYP3A4-hemmenden Arzneistoffen wie Verapamil, Ketoconazol, HIV-Protease-Inhibitoren das Risiko für LQT-Syndrome
Sympathische Aktivierung	Erhöht die Dispersion der Repolarisation, begünstigt Ca^{2+}-Überladung und Ca^{2+}-Freisetzung aus dem SR
Reduzierte Repolarisationsreserve	Selten angeborenes LQT-Syndrom, häufiger Hypertrophie, Herzinsuffizienz und asymptomatische Varianten in K^+- und Na^+-Kanälen, die erhöhte Empfindlichkeit gegenüber repolarisationsverlängernden Arzneistoffen verursachen

- Überdehnung und Vernarbung von Herzmuskelfasern
- Entzündliche Erkrankungen des Herzmuskels
- Molekulare Anpassungen bei Herzinsuffizienz (z. B. Reduktion von Kaliumströmen, Zunahme von spontanen intrazellulären Ca^{2+}-Freisetzungen aus dem SR, den „sparks")
- Angeborene Ionenkanalerkrankungen (z. B. Long-QT-Syndrom [LQTS], Short-QT-Syndrom [SQTS], Brugada-Syndrom, catecholaminerge polymorphe ventrikuläre Tachykardie [CPVT])
- Angeborene anatomische Anomalien (ektopes Myokard in den Lungenvenen bei Vorhofflimmern)
- Nicht selten Arzneistoffwirkungen (z. B. Herzglykoside, Antiarrhythmika, Antibiotika; ➢ Tab. 17.2)

Arrhythmien lassen sich formal in **bradykarde** und **tachykarde** sowie ihrem Ursprungsort entsprechend in **supraventrikuläre** und **ventrikuläre** unterteilen.

Arrhythmiemechanismen

Formal lassen sich Arrhythmien in Störungen der **Erregungsbildung** und Störungen der **Erregungsleitung** einteilen. **Bradykarde** Störungen der Erregungsbildung liegen dann vor, wenn die Sinusfrequenz unter normal (50 Schläge/min) fällt (bei primären Störungen der Sinusknotenfunktion = Sick-Sinus-Syndrom). Dabei ist zu beachten, dass die normale Sinusfrequenz individuell und altersabhängig stark variiert, und gerade Sportler häufig Frequenzen unter

Tab. 17.2 Arzneistoffe, die zu Verlängerungen des QT-Intervalls führen können (Auswahl) (Modifiziert nach: Haverkamp W et al. Eur Heart J, 2000: 21: 1216–1231 aktualisiert nach Literaturrecherche 06/2020.)

Substanzklasse	Arzneistoffe	Torsade-de-pointes-Arrhythmien berichtet
Antiarrhythmika	Amiodaron	+
	Dofetilid	+
	Disopyramid	+
	Procainamid	+
	Propafenon	+
	Chinidin	+
	Sotalol	+
Psychopharmaka	Amisulpirid	
	Amitriptylin	+
	Chloralhydrat	++
	Chlorpromazin	++
	Citalopram	++
	Clozapin	++
	Doxepin	++
	Escitalopram	++
	Fluphenazin	++
	Haloperidol	++
	Imipramin	++
	Lithium	++
	Olanzapin	++
	Quetiapin	++
	Risperidon	++
	Sertindol	++
	Thioridazin	++
	Trifluoperazin	++
Antimikrobielle Pharmaka	Amantadin	++
	Azithromycin	++
	Clarithromycinn	++
	Chloroquin	++
	Cotrimoxazol	++
	Erythromycin	++
	Grepafloxacin	++
	Halofantrin	++
	Ketoconazol	++
	Moxifloxacin	++
	Pentamidin	++
	Chinin	++
	Spiramycin	++
	Sparfloxacin	+
Antihistaminika	Astemizol	+
	Diphenhydramin	++
	Ebastin	+
	Terfenadin	+
Verschiedene	Budipin	++
	Cisaprid	++
	Vasopressin	++

50/min aufweisen. Bradykarde Störungen auf dem Boden von Erregungsleitungsstörungen liegen dann vor, wenn die normale Sinuserregung nicht in den Vorhof (sinuatrialer Block) oder vom Vorhof nicht in den Ventrikel geleitet wird (AV-Block). Diese Störungen treten typischerweise bei Älteren oder auch bei Infarkten auf und können akut lebensbedrohlich sein. Sie werden nur vorübergehend z. B. mit Atropin medikamentös, dann aber i. d. R. mit einem elektrischen Schrittmacher versorgt.

Wichtiger für den Einsatz von Antiarrhythmika sind tachykarde Arrhythmien. Auch hier kann man formal Störungen der Erregungsbildung (**heterotope Automatie** = frühe und späte Nachdepolarisationen) von Störungen der Erregungsleitung (Blockierungen bzw. Verzögerungen der Erregungsleitung mit **Reentry-Kreisen**) abgrenzen. Ein drittes wichtiges Arrhythmiekonzept ist das der elektrischen Heterogenität oder **Dispersion.** Tatsächlich sind diese drei modellhaften Mechanismen aber nicht sinnvoll voneinander zu trennen (➤ Abb. 17.6).

Störungen der Erregungsbildung

Unter pathologischen Bedingungen kann jede Herzmuskelzelle eine Erregung initiieren und Schrittmacherfunktion übernehmen, man spricht dann von **heterotoper Automatie.** Dies ist im Ventrikel Ausdruck der sogenannten **Nachdepolarisationen** (➤ Abb. 17.6). Formal unterscheidet man frühe und späte Nachdepolarisationen, je nachdem, ob sie aus dem Aktionspotential hervorgehen (im EKG als „R-auf-T-Phänomen" sichtbar) oder mit Abstand auf ein solches folgen.

Frühe Nachdepolarisationen sind formal dadurch gekennzeichnet, dass es während der Repolarisation des Membranpotentials (Phase 3, etwa bei –60 bis –40 mV) zu einem plötzlichen Wiederanstieg des Potentials kommt, was bei Erreichen der Erregungsschwelle des Calciumkanals zu einem erneuten Aktionspotential führt. Die gefährlichste Konsequenz ist der Reizwiedereintritt (Reentry), der sich in anfallsartigen Kammertachykardien äußern kann, wobei im EKG die Kammerkomplexe charakteristisch undulieren (Spitzenumkehrtachykardien, **Torsade de pointes;** ➤ Abb. 17.7). Wie alle Kammertachykardien können sie leicht in Flimmern übergehen. Zur Behandlung werden Kalium- und Magnesium-Serumkonzentrationen durch intravenöse Infusion auf hoch normale Werte gebracht.

Ursächlich liegt den frühen Nachdepolarisationen eine Verbreiterung des Aktionspotentials als Folge einer pathologischen Verringerung von K^+-Strömen oder einer pathologisch verringerten Inaktivierung von Na^+-Strömen (= erhöhter Na^+-Einwärtsstrom) zugrunde. Dies ist im Oberflächen-EKG als Verlängerung der QT-Zeit erkennbar, daher der Name LQT-Syndrom. Die Ursachen der LQT-Syndrome sind vielfältig und beinhalten alle repolarisationshemmenden Medikamente (➤ Tab. 17.2). Die Aktionspotentialverbreiterung mit dem längeren Plateau hat einen vermehrten Ca^{2+}-Einstrom, sekundär einen erhöhten Na^+/Ca^{2+}-Austauscher-Strom und eine Instabilität der Repolarisation (Verkleinerung der Repolarisationsreserve) zur Folge (➤ Abb. 17.6). Das heißt, dass selbst kleine Zunahmen depolarisierender Ströme zu frühen Nachdepolarisationen führen können. Ein typisches Beispiel ist β-adrenerge Stimulation, weil sie den Einstrom von Ca^{2+} weiter fördert und durch die Tachykardie die Zeit für die Repolarisation verringert. Die Verringerung dieses Effekts erklärt den protektiven Effekt der β-Adrenozeptor-Antagonisten (β-Blocker) bei den meisten Formen des LQT-Syndroms.

Späte Nachdepolarisationen sind vorzeitige Depolarisationen nach weitgehend vollständiger Repolarisation (d. h. im Bereich von –60 bis –80 mV). Es sind daher i. d. R. Na^+-Potentiale. Auslösend sind sehr hohe Ca^{2+}-Konzentrationen im sarkoplasmatischen Retikulum, die dann die (normalerweise immer auf sehr niedrigem Niveau vorhandene) Ca^{2+}-Freisetzung aus dem sarkoplasmatischen Retikulum **während der Diastole** (sog. Ca^{2+}-Sparks aus dem Ryanodinrezeptor) verstärken. Das ins Zytosol freigesetzte Ca^{2+} wird über den Na^+/Ca^{2+}-Austauscher elektrogen nach außen transportiert und kann daher, bei Überschreiten des Schwellenpotentials, ein Aktionspotential auslösen (➤ Abb. 17.6). Alle Einflüsse, die $[Ca^{2+}]_i$ derartig erhöhen, dass die sarkoplasmatischen Ca^{2+}-Speicher überladen werden, begünstigen somit späte Nachdepolarisationen, z. B. eine Hypercalcämie oder toxische Catecholamin- oder Herzglykosidkonzentrationen. Auch Reperfusionsarrhythmien nach Ischämie fallen in diese Kategorie. Späte Nachdepolarisationen liegen auch einer **Bigeminie** als EKG-Symptom einer Herzglykosidüberdosierung zugrunde (➤ Abb. 17.23). Schließlich gibt es selten Mutationen in dem Ca^{2+}-Freisetzungskanal des sarkoplasmatischen Retikulums, dem Ryanodinrezeptor, oder in Calsequestrin, einem Ca^{2+}-bindenden Protein im sarkoplasmatischen Retikulum, die einerseits zu einem vermehrten Ca^{2+}-Leck, andererseits zu einer verminderten Ca^{2+}-Speicherfähigkeit und dadurch zu pathologisch hohen Ca^{2+}-Freisetzungen führen. Formen des LQT-Syndroms, die mit einem verstärkten Einstrom von Na^+ einhergehen, führen indirekt auch zu einem Ca^{2+}-Anstieg und begünstigen daher späte Nachdepolarisationen. Zu beachten ist, dass diese Form eher durch Bradykardie begünstigt wird, möglicherweise weil dann die Zeit für den irregulären Na^+-Einstrom größer ist.

Störungen der Erregungsleitung

Komplexe Tachyarrhythmien sind letztlich immer Ausdruck von **kreisenden Erregungen (Reentry;** ➤ Abb. 17.8). Kreisende Erregungen entstehen dann, wenn sich die Erregungswelle nicht totläuft, sondern wieder auf erregbares Myokard trifft.

Modellhaft lässt sich der Reentry-Mechanismus am Beispiel des unidirektionalen Blocks erklären, wie er z. B. als Folge einer Narbe oder Ischämie auftritt. Der unidirektionale Block ist dadurch charakterisiert, dass die normale (anterograde) Leitung blockiert, die retrograde Leitung durch das geschädigte Areal aber möglich und gleichzeitig verzögert ist. Dies hat zur Folge, dass die Erregungswelle nach dem Block wieder auf erregbares Myokard trifft und sich eine kreisende Erregung ausbildet.

Ein zweites Beispiel ist die Infarktnarbe, in deren Randgebiet sich die Erregung rings um den Infarktkern verzögert ausbreitet und schließlich auf wieder erregbares Myokard trifft.

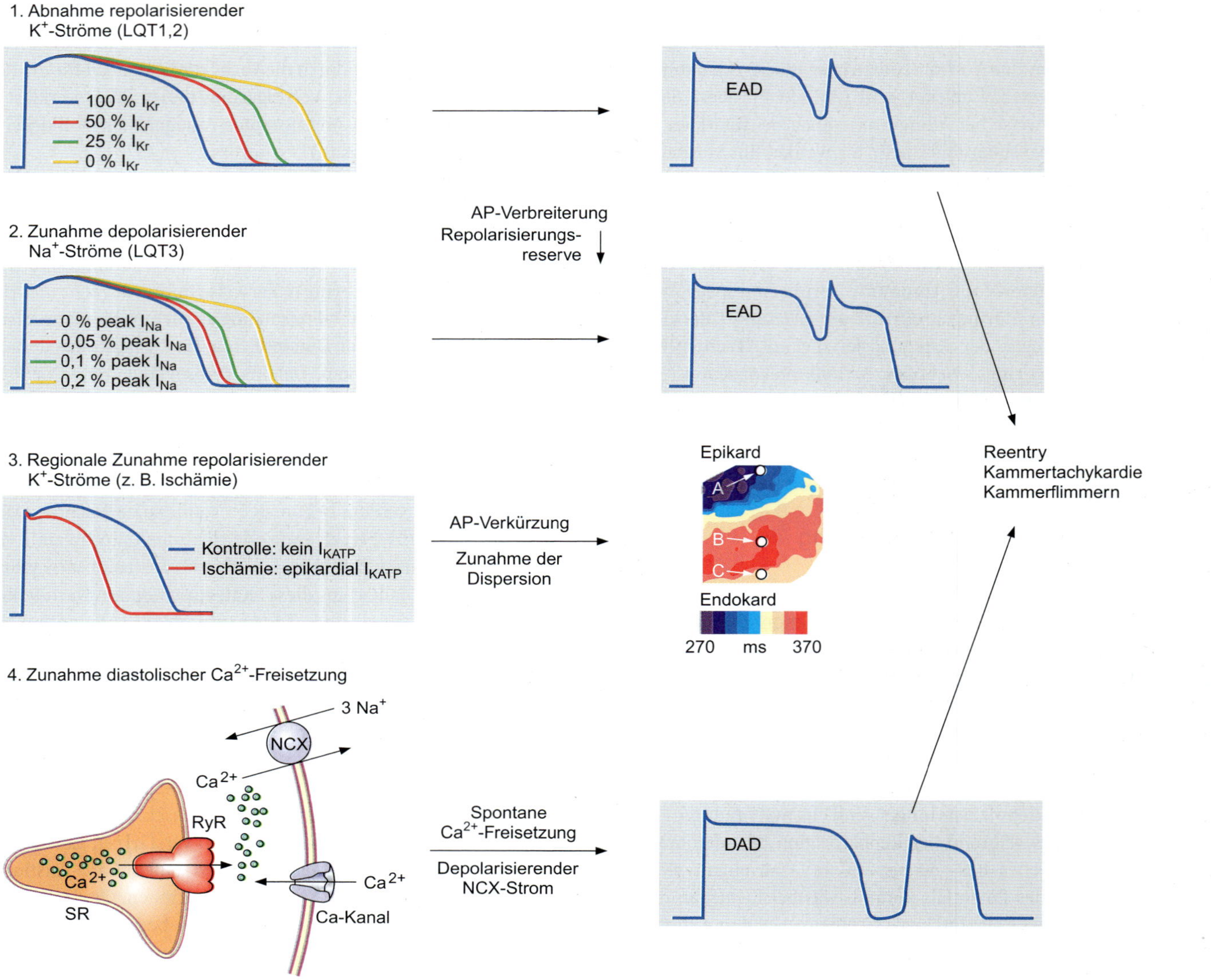

Abb. 17.6 Molekulare Konzepte der Arrhythmieentstehung.

1. Mutationen in Kaliumkanälen bei angeborenem LQT-Syndrom (1 + 2), Klasse-Ia- und -III-Antiarrhythmika und alle anderen repolarisationsverzögernden Arzneistoffe (➤ Abb. 17.1) führen zu einer Abnahme von repolarisierenden K^+-Strömen. Dies bedingt eine Aktionspotentialverbreiterung und Einschränkung der Repolarisationsreserve, sodass selbst kleine Zunahmen depolarisierender Ströme zu **frühen Nachdepolarisationen** (EAD) führen. Diese können über einen Reentry-Mechanismus tachykarde ventrikuläre Herzrhythmusstörungen **(Torsade de Pointes)** auslösen.

2. Eine pathologische Zunahme von **depolarisierenden Na^+-Einwärtsströmen** durch mangelnde Inaktivierung von I_{Na} (LQT 3) führt ebenfalls zur Aktionspotentialverbreiterung und den unter 1. beschriebenen Folgen.

3. Eine **Zunahme von repolarisierenden K^+-Strömen** (Short-QT-Syndrom, Vagusaktivierung im Vorhof, Ischämie [Zunahme des ATP-sensitiven I_{KATP}]) verkürzt v. a. epikardial das Aktionspotential, sodass es zu einer Zunahme der Dispersion der Repolarisationsdauer kommt. Dies begünstigt intramurale Reentry-Kreise. In ähnlicher Weise führt eine pathologische Abnahme von I_{Na} (Brugada-Syndrom, Klasse-I-Antiarrhythmika) zu einer Verlangsamung der Erregungsausbreitung, Zunahme der Dispersion und Begünstigung von Reentry-Kreisen.

4. Mutationen des Ryanodinrezeptors (RyR) als eine Ursache der seltenen catecholaminergen polymorphen ventrikulären Tachykardie (CPVT) oder Modifikation durch Phosphorylierung (bei Herzinsuffizienz) erhöhen die Bereitschaft des sarkoplasmatischen Retikulums (SR) zur spontanen Ca^{2+}-Freisetzung (sparks). Dieses Ca^{2+} wird über einen depolarisierenden I_{NCX} (➤ Abb. 17.2, ➤ Abb. 17.3) nach außen transportiert, was **späte Nachdepolarisationen** (DAD) auslöst. Diese können, ebenso wie EADs, über einen Reentry-Mechanismus tachykarde Arrhythmien auslösen. Eine Zunahme der Ca^{2+}-Überladung des SR (Herzglykosid-Intoxikation, LQT 3) oder Mutationen im Ca^{2+}-Speicherprotein Calsequestrin haben dieselbe Konsequenz.

(Teile der Abbildung angelehnt an: Gima K, Rudy Y. Circ Res, 2002; 90: 889–896. Akar FG, Rosenbaum DS. Circ Res, 2003; 93: 638–645. Bers DM. Nature, 2002; 415: 198–205.)

Ein drittes Beispiel ist das angeborene Wolff-Parkinson-White(WPW)-Syndrom mit akzessorischen Leitungsbahnen (makroreentry). Diese leiten elektrische Erregungen ungebremst vom Vorhof in den Ventrikel (**cave** Vorhofflimmern!). Wenn nun Erregungen vom Ventrikel durch den AV-Knoten retrograd und verzögert in den Vorhof übertreten, treffen sie dort auf bereits wieder erregbares Myokard und der Reentry-Kreis schließt sich.

Reentry wird begünstigt durch **lange Wege** (wie bei dilatierten Vorhöfen als Folge von Mitralklappenfehlern), eine **kurze Refraktärzeit** (z. B. im Vorhof durch Vagusstimulation), eine **Verzögerung der Erregungsleitung** (z. B. durch Klasse-I-Antiarrhythmika oder Verapamil bei WPW) und **Inhomogenität der Refraktärzeit** (Dispersion). Alle vier erhöhen die Wahrscheinlichkeit, dass eine Erregungswelle auf wieder erregbares Myokard trifft. Antiarrhythmika unterbrechen Reentry-Kreise durch zwei Hauptmechanismen. Entweder werden eine pathologisch verlangsamte/behinderte Erregungsleitung und damit der Reentry-Kreis ganz unterbrochen (Klasse I) oder die Refraktärzeit wird verlängert (Klassen I und III), sodass eine Erregung trotz einer Leitungsverzögerung auf immer noch refraktäres Myokard trifft.

Klar ist aber auch, dass alle leitungsverzögernden Substanzen (Klasse I) Reentry-Kreise begünstigen können, weil dadurch unter Umständen erst die Zeit bis zum Ablauf der Refraktärzeit ausreicht, den Erregungskreis zu schließen. Andererseits ist die durch Repolarisationsverzögerung bedingte Verlängerung des Aktionspotentials bei den Klasse-III-Antiarrhythmika exakt der Mechanismus, der dem LQT-Syndrom zugrunde liegt. Dies zeigt, dass sich anti- und proarrhythmische Effekte von Antiarrhythmika praktisch nicht voneinander trennen lassen.

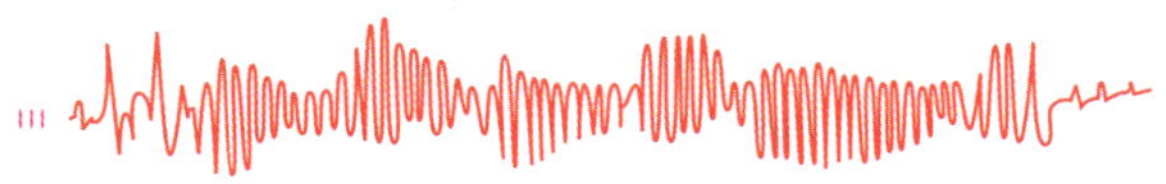

Abb. 17.7 Torsade de pointes im Oberflächen-EKG.
Paroxysmale Kammertachykardien, bei denen die Kammerkomplexe um die isoelektrische Linie zu tanzen scheinen. Sie werden durch Sinusschläge eingeleitet und beendet. (Aus: Yan GX, Antzelevitch C. Circulation, 1998; 98: 1928–1936.)

Zunahme der räumlichen Dispersion der Repolarisation

Ein entscheidender dritter Arrhythmiemechanismus ist die **elektrische Inhomogenität** (Dispersion) der Repolarisation innerhalb des Myokards (➤ Abb. 17.6). Physiologischerweise existiert ein Gradient in der Repolarisation vom subendokardialen (langes Aktionspotential, wenig K^+-Kanäle vom Typ I_{to}) zum subepikardialen Myokard (kurzes Aktionspotential, viel I_{to}). Dies begründet, warum die unterschiedlichen Myokardabschnitte unterschiedlich empfindlich einerseits auf repolarisationsverzögernde (➤ Tab. 17.2), aber auch repolarisationsfördernde Störungen (z. B. Ischämie, Short-QT-Syndrom) reagieren. Im ersten Fall kommt es aufgrund der geringeren Repolarisationsreserve subendokardial zu einer stärkeren Zunahme der Aktionspotentialdauer als subepikardial und damit zu einer Zunahme der Dispersion. Umgekehrt kommt es z. B. bei Ischämie zu einer Öffnung von praktisch nur subepikardial exprimierten ATP-sensitiven K^+-Kanälen und einer Verringerung des ohnehin schon kürzeren Aktionspotentials und letztlich zu einer Zunahme der Dispersion. Dies führt dazu, dass Teile des Myokards schon wieder erregbar sind, während andere noch in der Repolarisation und damit der absoluten Refraktärzeit sind. Wenn es jetzt im langsam repolarisierenden, subendokardialen Bereich zu einer frühen

Abb. 17.8 Modellvorstellung der kreisenden Erregung (Reentry) und ihrer pharmakologischen Unterbrechung.
A) Dargestellt ist die normale Situation einer hierarchischen Erregungsleitung von proximal nach distal. Die Erregungswelle trifft nach Aufteilung in einen linken und rechten Schenkel in der Mitte unten wieder zusammen und läuft sich tot.
B) Bei Auftreten eines Leitungshindernisses (z. B. Ischämie, Narbe) kann es zu einem unidirektionalen Block kommen, d. h., die Leitung wird in einer Richtung komplett blockiert, ist in der anderen Richtung aber verzögert möglich. Durch diese Leitungsverzögerung trifft die Erregungswelle oberhalb des unidirektionalen Blocks auf wiedererregbares Myokard, der Reentry-Kreis schließt sich.
C) Durch Gabe eines Klasse-I-Antiarrhythmikums (Na^+-Kanal-Hemmung) fällt die verzögerte retrograde Leitung durch das geschädigte Myokard ganz aus, es resultiert ein bidirektionaler kompletter Block, und der Reentry-Kreis bricht zusammen.
D) Durch Gabe eines Klasse-I- oder -III-Antiarrhythmikums (K^+-Kanal-Hemmung) wird die relative bzw. absolute Refraktärzeit verlängert. Dadurch trifft die verzögert eintretende Erregungswelle oberhalb des unidirektionalen Blocks auf immer noch refraktäres Myokard, der Reentry-Kreis bricht zusammen.

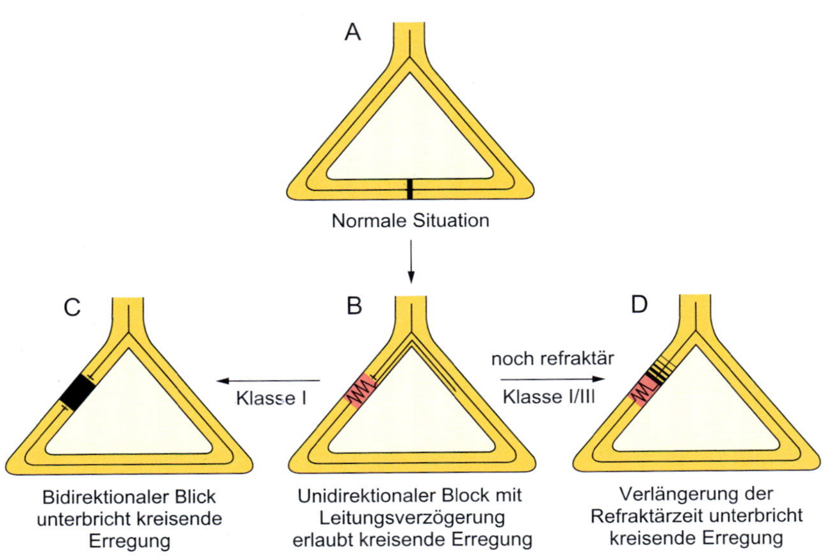

17

Nachdepolarisation kommt, trifft diese nach epikardial gerichtet auf erregbares Myokard, und es bildet sich ein Reentry-Kreis.

Molekulare Arrhythmiemechanismen

Die Aufdeckung der molekularen Ursachen der seltenen angeborenen monogenen Formen von Herzrhythmusstörungen hat das Verständnis auch der häufigen Arrhythmiemechanismen enorm verbessert. LQT-Syndrome sind Folge einer Unterfunktion von repolarisierenden K^+-Kanälen (LQT1 = I_{Ks}; LQT2 = I_{Kr}) oder einer unvollständigen Inaktivierung des depolarisierenden Na^+-Kanals (LQT3). Das Brugada-Syndrom ist ebenfalls Folge von Mutationen im Na^+-Kanal, allerdings mit der Folge einer Unterfunktion mit Leitungsverzögerung. Die catecholaminerge polymorphe ventrikuläre Tachykardie (CPVT) ist Folge eines undichten Ryanodinrezeptors, des Ca^{2+}-Freisetzungskanals des SR (➤ Kap. 17.2.1), oder von Mutationen im Ca^{2+}-Speicherprotein im sarkoplasmatischen Retikulum. Beides begünstigt eine übernormale spontane Ca^{2+}-Freisetzung aus dem SR (➤ Abb. 17.6).

Bemerkenswert ist, dass das Herz offensichtlich über wirkungsvolle Kompensationsmechanismen verfügt, die selbst bei deutlichen Defekten in der Funktion einzelner Ionenkanäle i. d. R. einen normalen Rhythmus garantieren. Nur so ist zu erklären, dass Patienten mit angeborenem LQT-Syndrom häufig ein normales Alter erreichen und erst dann klinisch manifest werden, wenn sie repolarisationsverzögernde Medikamente wie Erythromycin oder andere (➤ Tab. 17.2) erhalten oder strukturelle Herzerkrankungen erleiden, die durch Narbenbildung, Überdehnung, Dilatation oder Ischämie Reentry-Kreise begünstigen.

17.1.3 Antiarrhythmika: Allgemeines

Die Verordnungszahlen von Antiarrhythmika im engeren Sinne (ohne β-Adrenozeptor-Antagonisten) sind zwischen 2010 und 2019 um 20 % zurückgegangen. Dies ist v. a. Folge einer drastischen Abnahme bei Sotalol und Propafenon. Dagegen ist die Verordnung von Flecainid und Amiodaron etwa gleichgeblieben. Die Zurückhaltung mit Antiarrhythmika v. a. bei ventrikulären Tachyarrhythmien ist Ausdruck der Erkenntnis, dass potentiell lebensbedrohliche unerwünschte Arzneimittelwirkungen häufig den Nutzen überwiegen. β-Adrenozeptor-Antagonisten und Amiodaron sind die wichtigsten Antiarrhythmika bei Patienten mit strukturellen Herzerkrankungen (z. B. KHK, Herzinsuffizienz, Klappenfehler), weil sie effektiv und prognoseverbessernd (β-Adrenozeptor-Antagonisten) oder -neutral (Amiodaron) sind.

Klassifikation von Antiarrhythmika: Prinzipien

Antiarrhythmika sind eine sehr heterogene Substanzgruppe. Sie werden anhand ihres Hauptwirkungsmechanismus nach Vaughan-Williams in die Klassen I–IV eingeteilt. Das Ziel, **tachykarde** Rhythmusstörungen zu terminieren bzw. zu verhindern, wird mit den dafür zur Verfügung stehenden Substanzen auf höchst unterschiedliche Weise erreicht und beruht auf deren Interaktion mit Ionenkanälen (Klassen I, III und IV), Rezeptoren (Klasse II) oder Ionenpumpen (Herzglykoside). Die wichtigsten **antiarrhythmischen Prinzipien** sind:

- Durchbrechung von Reentry-Kreisen durch Verlängerung der relativen bzw. absoluten Refraktärzeit (Klassen I und III) bzw. Leitungsunterbrechung (Klasse I)
- Unterdrückung der Fortleitung ektoper Erregungen (Klasse I)
- Verhinderung einer zellulären Ca^{2+}-Überladung (Klasse II)
- Bremsung am AV-Knoten (Klassen II und IV, akut auch Adenosin)

Die Klasse-I-Antiarrhythmika leiten sich von den Lokalanästhetika ab und haben deren typische **amphiphile Struktur** (➤ Tab. 17.3). Mit dem aromatischen, lipophilen Anteil sind sie in der Wand des Ionenkanals verankert, und mit dem hydrophilen aliphatischen Amin oder Piperidin wird die Kanalpore blockiert.

Klassen I–IV nach Vaughan-Williams

In ➤ Tab. 17.3 zeigen die vollen Symbole den **Hauptwirkungsmechanismus** der wichtigsten heute verwendeten Antiarrhythmika, die Tabelle zeigt andererseits aber auch, dass es sich dabei nicht unbedingt um den alleinigen antiarrhythmischen Wirkungsmechanismus einer Substanz handelt. Eine Übersicht über die pharmakotherapeutischen Eigenschaften einzelner Antiarrhythmika gibt ➤ Tab. 17.4.

Antiarrhythmika werden nach Vaughan-Williams in die Klassen I–IV eingeteilt. Die Subklassifikation von Klasse I in Ia–Ic geschieht nach der Wirkung auf das AP und nach der Dauer der hemmenden Wirkung auf den I_{Na}.

Das Hauptproblem aller Antiarrhythmika ist, dass sie besonders bei vorgeschädigtem Herzen proarrhythmisch und, bis auf Digitalisglykoside und Amiodaron/Dronedaron, negativ inotrop wirken. Hinzu kommt bei einigen Antiarrhythmika eine komplexe Pharmakokinetik mit relevanten genetisch determinierten Unterschieden in der hepatischen Verstoffwechselung (z. B. Propafenon).

Klasse I (Na^+-Kanal-Blocker)

Klasse-I-Antiarrhythmika oder Na^+-Kanal-Blocker sind von den Lokalanästhetika abgeleitet und hemmen den schnellen Na^+-Kanal. Sie verringern dadurch die Wahrscheinlichkeit, dass der Na^+-Kanal öffnet, und **verlängern die relative Refraktärzeit.** Das heißt, dass Reizströme größer sein müssen, um ein Aktionspotential auszulösen. Dies wirkt antiarrhythmisch, weil es die Fortleitung ektoper Automatien unterdrückt, einen unidirektionalen Block in einen kompletten, bidirektionalen Block überführen und pathologisch langsame oder akzessorische Erregungsbahnen gänzlich unterdrücken kann und die Wahrscheinlichkeit erniedrigt, dass eine Erregungswelle auf wieder erregbares Myokard trifft (➤ Abb. 17.8). Andererseits können insbesondere die lang am Kanal haftenden Vertreter der Klasse Ic die **Aufstrichgeschwindigkeit der Phase 0 verringern.** Da die Steilheit der Phase 0 im normal leitenden

Tab. 17.3 Einteilung der Antiarrhythmika nach ihren Angriffsorten (Ionenkanäle, Ionenpumpen, Rezeptoren). Die Hauptwirkungen sind mit vollen Symbolen (•, ▪) markiert, zusätzliche Wirkungen mit leeren Symbolen, Substanzwirkungen im Sinne einer Inaktivierung bzw. eines Antagonismus sind als Kreis, solche im Sinne eines Agonismus als Quadrat gekennzeichnet.

Antiarrhythmikum	Kanäle			Pumpen	Rezeptoren		
	Na^+	K^+	Ca^{2+}	Na^+-K^+-ATPase	β	A_1	M_2
Chinidin	●	○					○
Lidocain	●						○
Mexiletin	●						
Propafenon	●				○		
Flecainid	●						
Amiodaron	○	●	○		○		
Sotalol		●			○		
Ibutilid*		●					
Verapamil	○		●				
Diltiazem			●				
Digoxin				●			
Propranolol	○				●		
Metoprolol etc.					●		
Esmolol					●		
Adenosin						■	
Atropin							●
Ipratropium							●

Modifiziert nach „Task Force of the Working Group on Arrhythmias of the European Society of Cardiology" Circulation **84,** 1831–1851, 1991; * zugelassen in der Schweiz

Myokard die wichtigste Determinante der Leitungsgeschwindigkeit ist, bewirkt die (leichte) Abnahme der Steilheit eine Verlangsamung der Erregungsausbreitung im Arbeitsmyokard. Diese Eigenschaft der Klasse-I-Antiarrhythmika begünstigt kreisende Erregungen, weil die Wahrscheinlichkeit für eine Erregungswelle, auf wieder erregbares Myokard zu treffen, mit abnehmender Leitungsgeschwindigkeit steigt. Dies dürfte die Ursache dafür sein, dass besonders die lang am Kanal gebundenen Substanzen der Klasse Ic bei strukturellen Herzerkrankungen komplexe ventrikuläre Tachyarrhythmien bis hin zum tödlichen Kammerflimmern auslösen können (➤ Abb. 17.9).

Vertreter der **Klasse Ia (Chinidin, Procainamid, Disopyramid)** binden an Na^+-Kanäle nur im offenen (aktivierten) Zustand und besitzen daher eine bessere Wirkung bei schnellen Tachykardien, wie sie im Vorhof typisch sind. Sie **verlängern das AP,** was durch eine zusätzliche Blockade von K^+-Kanälen erklärt wird. Derselbe Mechanismus begründet, warum diese Substanzen relativ häufig LQT-Syndrome auslösen, die Ursache der sogenannten Chinidinsynkope bei Therapiebeginn. Chinidin und Disopyramid wirken in therapeutischer Dosierung zusätzlich anticholinerg, was zu einer gefährlichen Überleitungsbeschleunigung bei Vorhofflattern/-flimmern führen kann. Sie dürfen hier nur nach vorheriger Digitalisierung bzw. in

Tab. 17.4 Klinische Anwendung von Antiarrhythmika (zum dominierenden Wirkungsmechanismus ➤ Abb. 17.1, zu β-Adrenozeptor-Antagonisten und Calciumkanalblockern s. Text)

Substanz (Handelsnamen), chemische Struktur	Dosierung, pharmakokinetische Angaben, Interaktionen	Indikationsspektrum	UAW und Risiken
Chinidin (in Cordichin®, in Kombination mit Verapamil) Diastereomer des Chinins (➤ Abb. 33.84)	0,2–0,4 g/d peroral (Anwendung in Retardform); $t_{1/2}$ = 6 h, Verringerung der Clearance von Digoxin und Digitoxin; starke CYP2D6-Hemmung metabolische Elimination (oxidativ)	Vorhofflattern, Vorhofflimmern (Wiederherstellen des Sinusrhythmus), rekurrente ventrikuläre Tachykardien (gilt zunehmend als obsolet)	Proarrhythmisch (QT-Verlängerung, Torsades de pointes), negativ inotrop, anticholinerg (➤ Kap. 33.20.1) Cinchonismus (Verwandtschaft mit Chinin), Diarrhö, Thrombozytopenie
Lidocain (Xylocain für die Kardiologie; Xylocard) (Formel ➤ Tab. 8.1)	i. v.-Sättigungsdosis 0,15–0,2 g für 15 min, $t_{1/2}$ = 2 h, i. v.-Erhaltungsdosis 2–4 mg/min, keine orale Gabe, da hoher First-Pass-Effekt	Kammertachykardien, Verhinderung eines infarktbedingten Kammerflimmerns	Proarrhythmisch (selten), neurologisch: Parästhesien, Tremor, Erbrechen, Benommenheit, Hörstörungen, verwaschene Sprache, Konvulsionen
Mexiletin (Mexitil®, Derivat des Lidocains) 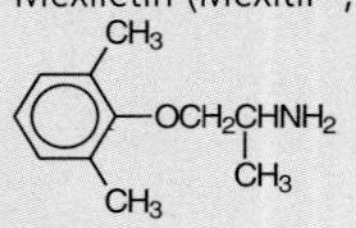	Geringer First-Pass-Effekt, daher ausreichend bioverfügbar nach peroraler Gabe (0,3–0,9 g/d), $t_{1/2}$ = 9–15 h	Kammertachykardien	Proarrhythmisch (selten), Tremor, Nausea
Propafenon (Rytmonorm®) 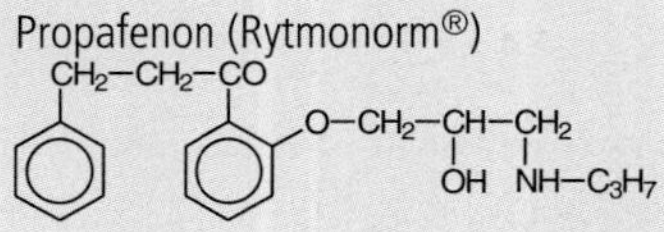	Peroral 0,6–0,9 g/d, auch i. v.-Zubereitung, $t_{1/2}$ = 5–6 h, metabolische Oxidation des Racemats unterliegt genetischem Polymorphismus (CYP2D6, ➤ Kap. 1.4.4); Kumulation des β-blockierenden (–)-Enantiomers	Ventrikuläre und supraventrikuläre Tachyarrhythmien (einschließlich Vorhofflimmern)	Proarrhythmisch (Reentry-Tachykardien), negativ inotrop, bei „slow metabolizers" Zeichen einer β-Blockade (u. a. Bradykardie)
Flecainid (Tambocor®; Aristocor® ➤ Abb. 17.1) 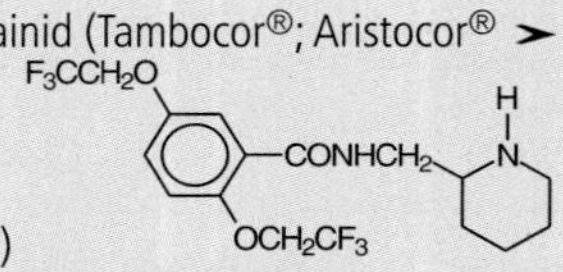	Peroral 0,2–0,4 g/d, auch i. v.-Zubereitung, $t_{1/2}$ = 10–18 h, hepatische (über CYP2D6-Enzyme) und renale Elimination	Ventrikuläre und supraventrikuläre Tachyarrhythmien (einschließlich Vorhofflimmern)	Proarrhythmisch (Reentry-Tachykardien), negativ inotrop, verschwommenes Sehen
Amiodaron (Cordarex®; Sedacoron® ➤ Abb. 17.1) 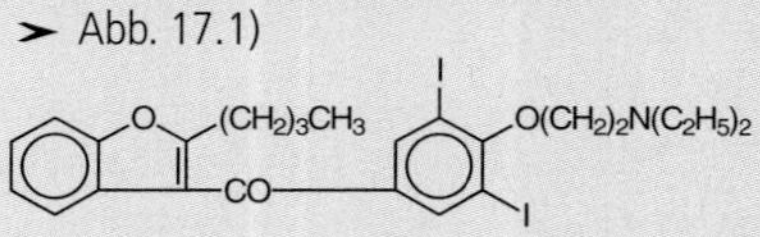	Perorale Erhaltungsdosis 0,1–0,4 g/d (zur Aufsättigung 0,6–0,8 g/d), auch zur i. v.-Infusion, $t_{1/2}$ = mehrere Wochen, starke Verteilung im Fettgewebe (tiefe Kompartimente), aktiver Metabolit Desethylamiodaron verstärkt die Wirkung von Cumarinen, hemmt CYP3A4 und CYP2D6	Vorhofflattern, Vorhofflimmern (Wiederherstellen des Sinusrhythmus), rekurrente ventrikuläre Tachykardien; i. v.: akute Terminierung ventrikulärer Tachykardien	Bradykardie, QT-Verlängerung (Torsades de pointes aber selten), Lungenfibrose, Lipofuszin-Ablagerungen in der Cornea, neurologische Symptome (Parästhesien, Tremor, Ataxie), Fotodermatitis, Lebernekrosen, Hypo- und Hyperthyreose
Dronedaron (Multaq®)	Peroral 2 × 400 mg, hepatische Elimination über CYP3A4, BV 15 % (hoher First Pass), $t_{1/2}$ = 25–30 h, hemmt gp-170 stark, CYP3A4 mittel und CYP2D6 schwach	Stabilisierung des Sinusrhythmus nach Konversion von paroxysmalem oder persistierendem Vorhofflimmern als 2. Wahl	Nicht bei permanentem Vorhofflimmern, AV-Block, Sick-Sinus-Syndrom, Herzinsuffizienz, gleichzeitige Gabe starker CYP3A4-Hemmer oder LQT-auslösender Arzneistoffe; erhöht Creatinkonzentration i. S., Bradykardie, selten Lungenfibrose, Lebernekrose
Sotalol (Sotalex®; Sotacor® ➤ Abb. 17.1) 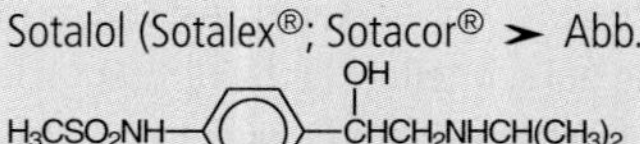	Peroral 0,16–0,32 g/d, auch i. v.-Zubereitung, $t_{1/2}$ = 8 h, renale Elimination (Dosisanpassung bei eingeschränkter Nierenfunktion!)	Vorhofflattern, Vorhofflimmern; ventrikuläre Tachyarrhythmien	Proarrhythmisch (QT-Verlängerung, Torsades de pointes); Zeichen einer β-Blockade (➤ Kap. 4.7.4) durch das L-Enantiomer
Calciumkanalblocker: Verapamil, Diltiazem (Formeln ➤ Abb. 18.15)	➤ Tab. 18.6	Paroxysmale supraventrikuläre Reentry-Arrhythmien, Vorhofflattern, Vorhofflimmern	Negativ inotrop, negativ dromotrop, blutdrucksenkend, obstipierend; nicht bei Herzinsuffizienz oder AV Blockierungen; beachte CYP3A4 Hemmung

Tab. 17.4 Klinische Anwendung von Antiarrhythmika (zum dominierenden Wirkungsmechanismus ➤ Abb. 17.1, zu β-Adrenozeptor-Antagonisten und Calciumkanalblockern s. Text) (*Forts*)

Substanz (Handelsnamen), chemische Struktur	Dosierung, pharmakokinetische Angaben, Interaktionen	Indikationsspektrum	UAW und Risiken
Herzglykoside	➤ Kap. 17.2.4	Paroxysmale supraventrikuläre Reentry-Arrhythmien, Vorhofflattern, Vorhofflimmern	➤ Kap. 17.2.4
β-Adrenozeptor-Antagonisten (Formeln ➤ Abb. 4.13) Esmolol (Brevibloc® ➤ Abb. 17.1)	➤ Kap. 4.7 i. v.-Einleitungsdosis von 0,5 mg/kg/min für 4 min, gefolgt von 0,05–0,15 mg/kg/min, $t_{1/2}$ = 9 min (rasche Metabolisierung durch erythrozytäre Esterasen)	Tachyarrhythmien, insbesondere supraventrikuläre Tachyarrhythmien zur schnellen Senkung der Ventrikelfrequenz bei Vorhofflimmern	➤ Kap. 4.7.4 Allfällige UAW sehr kurz wegen rascher Elimination
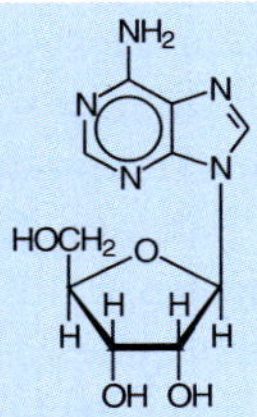 Adenosin (Adrekar®)	3–12 mg als i. v.-Bolusinjektion, $t_{1/2}$ < 10 s (rasche Aufnahme in Erythrozyten und Endothelzellen, dort Metabolisierung durch Adenosindesaminase)	Kupierung paroxysmaler supraventrikulärer Tachykardien	Transiente Asystolie (< 5 s) Kurzatmigkeit, Brustschmerz (infolge Bronchospasmus)
Muscarinrezeptor-Antagonisten: Atropin, Ipratropium (Itrop®) (Formeln ➤ Abb. 3.4)	Ipratropium: 1 Filmtablette (10 mg) oder 1 Ampulle (0,5 mg), zur Pharmakokinetik ➤ Kap. 3.3.4	Bradykarde Rhythmusstörungen (z. B. Sinusbradykardie, SA-, AV-Block)	➤ Kap. 3.3.6

[1] Handelsname in Österreich.

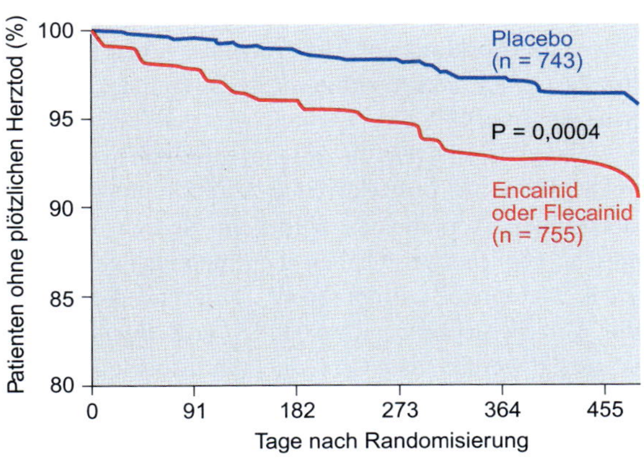

Abb. 17.9 Plötzlicher Herztod während Langzeitverabreichung von Flecainid und Encainid.
Patienten mit Herzrhythmusstörungen in der frühen Postinfarktphase wurden in zwei Gruppen eingeteilt: in solche, die Flecainid oder Encainid, und in solche, die stattdessen Placebo erhielten. Die Studie musste früher als geplant abgebrochen werden, da die Fälle plötzlichen Herztodes in der Behandlungsgruppe bereits zu diesem frühen Zeitpunkt signifikant höher als in der Placebogruppe waren. (Aus: The Cardiac Arrhythmia Suppression Trial [CAST]. N Engl J Med, 1991; 324: 781–788.)

Kombination mit β-Adrenozeptor-Antagonisten oder Verapamil gegeben werden. Zusätzliche unerwünschte Arzneimittelwirkungen sind Gehör- und Sehstörungen, Kopfschmerzen, Schwindel, Fieber, Anaphylaxie und (selten) Thrombozytopenien, Agranulozytose und hämolytische Anämie. Disopyramid wirkt stärker als die anderen negativ inotrop und hat daher eine Spezialanwendung bei Patienten mit obstruktiven Formen der hypertrophischen Kardiomyopathie. Procainamid kann Lupus-erythematodes-ähnliche Bilder auslösen. Aufgrund der ausgeprägten unerwünschten Arzneimittelwirkungen und Risiken dieser „dirty drugs" gehören sie nicht mehr zu den Mitteln der ersten Wahl.

Vertreter der **Klasse Ib (Lidocain*, Mexiletin, Tocainid, Phenytoin*) verkürzen das AP** geringgradig. Sie binden an den Na^+-Kanal **nur im inaktivierten** Zustand. Dies begründet eine präferenzielle Wirksamkeit im Ventrikel, weil die ventrikulären Aktionspotentiale länger als im Vorhof sind und damit die Na^+-Kanäle länger im inaktivierten Zustand verbleiben. Sie diffundieren so schnell wieder vom Na^+-Kanal, dass das normal einfallende nächste AP nicht, eine verfrüht einfallende Erregung aber effektiv unterdrückt wird (➤ Abb. 17.10). Dies begründet eine geringe Wirkung auf die normale Erregungsfortleitung und Herzkraft und eine (relativ) selektive Unterdrückung von Extrasystolen. Die Wirkung von Lidocain ist wie die aller Klasse-I-Antiarrhythmika im ischämischen Myokard noch ausgeprägter, weil die Blockade potentialabhängig und bei partieller Depolarisation ausgeprägter ist. Lidocain gilt daher als Mittel der Wahl zur Behandlung (nicht Prophylaxe) von ventrikulären Herzrhythmusstörungen bei Myokardinfarkt und (wie Phenytoin) bei Digitalisintoxikation. Lidocain muss parenteral verabreicht werden, Mexiletin und Tocainid wirken auch oral. Der Wert dieser Substanzen zur Behandlung chronischer ventrikulärer Rhythmusstörungen ist gering. Mexiletin wird aber erfolgreich bei Patienten mit angeborenem LQT3-Syndrom eingesetzt, weil hier das zugrunde liegende Problem eine inkomplette Inaktivierung des Na^+-Kanals ist. Unerwünschte Arzneimittelwirkungen sind v. a. zentralnervös,

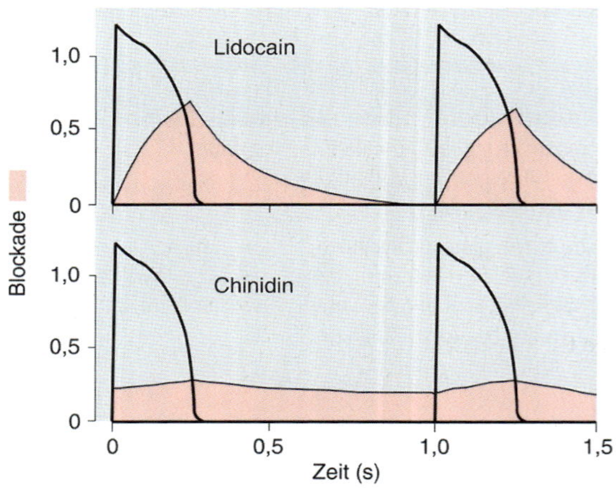

Abb. 17.10 Kinetik der Na^+-Kanal-Blockade während zweier Aktionspotentiale.
Die roten Flächen zeigen das Ausmaß der Na^+-Kanal-Blockade, das nach Einstellung eines Gleichgewichts zwischen Assoziation und Dissoziation des Antiarrhythmikums zum bzw. vom Na^+-Kanal erreicht wird. Die Substanzen verlieren ihre hohe Bindungsaffinität zum Na^+-Kanal, wenn er sich in seinem Ruhezustand befindet. Bei Lidocain, das rasch abdiffundiert, wird daher das Ausmaß der Blockade in der Diastolenphase merklich reduziert, umso mehr, je länger die Diastole andauert. Lidocain zeigt daher eine charakteristische positive Frequenzabhängigkeit der Wirkung **(use-dependence).** Chinidin diffundiert – wie die meisten anderen Antiarrhythmika dieser Wirkungsklasse – im Ruhezustand des Na^+-Kanals nur langsam von seiner Bindungsstelle, seine „use-dependence" ist demnach viel schwächer. (Nach: Weirich J, Antoni H. Z Kardiol, 1991; 80: 177–186.)

nämlich Schwindel, Erregung, Verwirrung, Somnolenz, Hör- und Sehstörungen sowie Krämpfe.

Die Vertreter der **Klasse Ic (Flecainid*, Propafenon)** haben **keine konsistente Wirkung auf die AP-Dauer,** hemmen den Na^+-Kanal im offenen und inaktivierten Zustand und zeichnen sich durch eine besonders langsame Assoziations-Dissoziations-Kinetik am Na^+-Kanal aus. Dies führt zu einer ausgeprägten Unterdrückung von pathologischen Erregungen und hohen akuten antiarrhythmischen Effektivität, gleichzeitig aber auch zu den proarrhythmischen Wirkungen dieser Substanzen. Diese sind besonders bei strukturell vorgeschädigtem (Fibrose, Narben, Klappenfehler) und ischämischem Herzen beobachtet worden (➤ Abb. 17.9) und haben zur Kontraindikation strukturelle Herzerkrankungen (v. a. KHK, Herzinsuffizienz) geführt. Sie bleiben aber Mittel der Wahl zur Rhythmisierung des häufigen Vorhofflimmerns ohne erkennbare andere Herzerkrankung und sind mit Abstand die effektivsten Arzneistoffe zur Unterbrechung von paroxysmalen supraventrikulären Tachykardien inklusive Präexzitationssyndromen. Im Gegensatz zur Klasse Ia fehlen anticholinerge Wirkungen. Flecainid erhöht Digitalisglykosidspiegel. Propafenon hat zusätzlich β-blockierende Eigenschaften (**cave** Asthma bronchiale). Flecainid hat eine Spezialanwendung bei Patienten mit CPVT und Mutationen im Ryanodinrezeptor gefunden, weil es die Freisetzung von Ca^{2+} aus dem Ryanodinrezeptor fragmentiert und dadurch fortgeleitete Wellen verhindert.

β-Adrenozeptor-Antagonisten (Klasse-II-Antiarrhythmika)

β-Adrenozeptor-Antagonisten (Klasse II) reduzieren den stimulierenden Einfluss endogener Catecholamine und verringern dadurch die Herzfrequenz, die AV-Überleitungsgeschwindigkeit, die Kontraktionskraft und die ventrikuläre Automatiebereitschaft (durch Verhinderung einer intrazellulären Ca^{2+}-Überladung und spontanen Ca^{2+}-Freisetzung). Sie wirken zwar bei ventrikulären Tachyarrhythmien akut relativ gering, haben aber in der chronischen Therapie der KHK deutliche antiarrhythmische und zusätzlich antiischämische und energieeinsparende Effekte. Sie erhöhen dadurch als einzige Antiarrhythmika nachweislich die Prognose quoad vitam. Die **Senkung der Häufigkeit des plötzlichen Herztods** bei Langzeitverabreichung von β-Adrenozeptor-Antagonisten ist – im Gegensatz zu den anderen Antiarrhythmika – bei Patienten **nach Myokardinfarkt** und Patienten mit chronischer Herzinsuffizienz durch zahlreiche Studien belegt. Daher sollten β-Adrenozeptor-Antagonisten Patienten nach abgelaufenem Infarkt nur bei Vorliegen von Kontraindikationen vorenthalten werden. Die Wirkung auf den AV-Knoten begründet die Indikation bei Vorhofflimmern/-flattern mit schneller Überleitung. Die Vorhofarrhythmie selbst wird i. d. R. nicht verhindert, sondern nur (durch Erhöhung der AV-Siebwirkung) die Kammerfrequenz herabgesetzt. Allerdings gibt es klinische Hinweise darauf, dass β-Adrenozeptor-Antagonisten auch die Häufigkeit von Rezidiven von Vorhofflimmern nach Kardioversion reduzieren. Pathologische Slow-Response-Potentiale im Ventrikel werden durch β-Adrenozeptor-Antagonisten unterdrückt, wenn Catecholamine an deren Auslösung beteiligt sind (z. B. Myokardinfarkt, koronare Herzkrankheit, Hyperthyreose, Phäochromozytom, hypertrophische Kardiomyopathie, einige Formen des angeborenen LQT-Syndroms und CPVT).

Die (relativ) selektiven β_1-Adrenozeptor-Antagonisten (z. B. Bisoprolol*) und die unselektiven β-Adrenozeptor-Antagonisten (z. B. Carvedilol, Propranolol*) wirken in gleicher Weise antiarrhythmisch, möglicherweise haben aber lipophile Substanzen (z. B. Bisoprolol, Metoprolol*, Propranolol*) aufgrund ihrer zentralen Wirkung Vorteile gegenüber hydrophilen (z. B. Atenolol). Außerdem ist gezeigt worden, dass Carvedilol (ähnlich wie Flecainid) die Ca^{2+}-Freisetzung aus dem sarkoplasmatischen Retikulum (➤ Kap. 17.2.1) hemmt und dadurch vielleicht speziell antiarrhythmisch wirkt. Alle β-Adrenozeptor-Antagonisten sind bei Asthma bronchiale (nicht COPD) und AV-Block kontraindiziert.

Klasse-III-Antiarrhythmika

Vertreter der **Klasse III (Amiodaron*, Dronedaron, Sotalol) blockieren repolarisierende K^+-Kanäle,** was eine Verbreiterung des AP, Verlängerung der effektiven Refraktärzeit und damit die Unterbrechung von Reentry-Kreisen erklärt. Die Verbreiterung des AP und damit Zunahme der Zeit, in der Ca^{2+} einströmen kann, erklärt das Fehlen einer negativ inotropen Wirkung, aber auch die Förderung von LQT-Syndromen.

Amiodaron unterdrückt effektiv supraventrikuläre und ventrikuläre Tachyarrhythmien und hat zumindest keinen negativen Effekt auf die Prognose von Patienten mit KHK und Herzinsuffizienz. Es ist Mittel der Wahl bei symptomatischen und/oder lebensbedrohlichen ventrikulären Tachyarrhythmien bei Patienten mit Herzinsuffizienz oder stattgehabtem Infarkt. Amiodaron hat weniger proarrhythmische Wirkungen im Sinne eines LQT-Syndroms als Sotalol, wahrscheinlich weil es auch Na^+-Kanal-, Ca^{2+}-Kanal- und β-blockierende Wirkungen hat (Klasse-I- bis -IV-Antiarrhythmikum). Es ist seit Jahren das am häufigsten verordnete Antiarrhythmikum. Solatol ist ein racemisches Gemisch aus D- und L-Solatol, wobei das L-Enantiomer β-blockierende Wirkungen hat. D-Sotalol (nicht im Handel befindliches Enantiomer von Sotalol, das reine Klasse-III-Wirkungen hat) führte dagegen in einer Studie zu Übersterblichkeit, sodass der Wert der Klasse-III-Antiarrhythmika als solche und der von Sotalol in der chronischen Therapie ventrikulärer Tachyarrhythmien eher kritisch zu sehen ist.

Amiodaron hat eine ungewöhnlich lange Halbwertszeit (bis zu 100 Tage) und muss daher über Monate aufgesättigt werden. Das Verteilungsvolumen ist sehr hoch, was zu dem komplexen UAW-Spektrum in praktisch allen Geweben beiträgt. Bedrohlich sind v.a. z. T. tödliche Lungenfibrosen sowie Hypothyreose und Hyperthyreose (Letzteres aufgrund des Jodgehalts), häufiger Ablagerungen in der Cornea und der Haut. Amiodaron ist bei Patienten mit Long-QT-Syndrom (ebenso wie Klasse-Ia- und -III-Antiarrhythmika) kontraindiziert und erhöht durch CYP3A4, CYP2D6 und gp-170-Hemmung die Konzentration und dadurch die Wirkung vieler Arzneistoff (z. B. Digitalisglykoside, Phenprocoumon).

Dronedaron ist 2009 als jodfreies Amiodaron-Derivat mit deutlich kürzerer Halbwertszeit (25–30 h) zugelassen worden. Es hat ähnliche pharmakodynamische Wirkungen wie Amiodaron, ist aber weniger stark wirksam. Die Indikation ist 2011 wegen Hinweisen auf eine Erhöhung der Sterblichkeit bei Patienten mit Vorhofflimmern auf den Erhalt von Sinusrhythmus nach Konversion von paroxysmalem oder persistierendem Vorhofflimmern beschränkt worden. Es ist kontraindiziert bei Herzinsuffizienz und unterliegt mannigfaltigen Wechselwirkungen über CYP3A4 und gp-170.

Calciumkanalblocker (Klasse-IV-Antiarrhythmika)

Die Calciumkanalblocker vom Typ **Verapamil** und **Diltiazem (Klasse IV)** hemmen den systolischen Ca^{2+}-Einwärtsstrom durch L-Typ-Ca^{2+}-Kanäle und wirken daher leitungsverzögernd in den Herzbereichen, in denen Ca^{2+}-getragene APs dominieren (Sinusknoten, AV-Knoten). Therapeutisch ist diese Wirkung nur zur Verlangsamung der AV-Überleitung zu nutzen, die Wirkung auf ventrikuläre Tachyarrhythmien ist zu vernachlässigen, und die Wirkung auf den Sinusknoten wird durch Reflexaktivierung des Sympathikus ausgeglichen. Daraus ergibt sich die Indikation Vorhofflimmern/-flattern mit schneller Überleitung, wo Verapamil besonders bei Vorliegen von Kontraindikationen für β-Adrenozeptor-Antagonisten Mittel der Wahl ist. Bei Präexzitationssyndromen kann Verapamil aber Reentry-Tachykardien provozieren und ist daher kontraindiziert. Eine Kombination mit β-Adrenozeptor-Antagonisten ist wegen der sich potenzierenden Wirkung auf den AV-Knoten kontraindiziert. Verapamil und Diltiazem sind (ebenso wie alle Dihydropyridine der ersten Generation) aufgrund der negativ inotropen Wirkung bei Herzinsuffizienz kontraindiziert. Sie sind mittelstarke bis starke (Verapamil) Hemmer von CYP3A4 und gp-170 mit entsprechenden Arzneistoffindikationen. Die Dihydropyridine wirken nicht antiarrhythmisch. Sie können sogar tachykarde Arrhythmien verschlechtern, da sie aufgrund der Vasodilatation eine reflektorische Sympathikusaktivierung verursachen.

Digitalisglykoside

Digitalisglykoside werden gelegentlich als **Klasse V** bezeichnet, weil sie therapeutisch nutzbare negativ dromotrope Wirkungen auf den AV-Knoten ausüben. Deren Mechanismus ist nicht vollständig geklärt, aber die direkte und indirekte Vagusstimulation (Letztere als Folge der positiv inotropen Wirkung) trägt sicher dazu bei (➤ Tab. 17.12). Digitalisglykoside waren lange Zeit Mittel der Wahl bei Vorhofflimmern/-flattern bei Herzinsuffizienz. Zu beachten sind allerdings die geringe therapeutische Breite, die komplexe Pharmakokinetik und die ausgeprägte proarrhythmische Wirkung (➤ Tab. 17.11). Aus diesem Grund sind sie gegenüber β-Adrenozeptor-Antagonisten in den Hintergrund geraten. Gute Studiendaten zu dieser Indikation fehlen.

Stimulierung von A_1-Adenosin-Rezeptoren: Adenosin

Über A_1-Adenosin-Rezeptoren aktiviert Adenosin (ganz ähnlich wie Acetylcholin) unmittelbar einen G_i-Protein-modulierten K^+-Kanal (I_{KACh} in ➤ Abb. 17.3) und wirkt damit negativ dromotrop (AV-Knoten) und negativ chronotrop (Sinusknoten). Eine Besonderheit ist die extrem kurze Wirkdauer (Halbwertszeit < 10 s). Adenosin wird ausschließlich akut als intravenöse Bolusinjektion bei AV-Knoten-Reentry-Tachykardien und Präexzitationssyndromen eingesetzt

17.1.4 Differenzialtherapie tachykarder Rhythmusstörungen

Die Differenzialtherapie von Rhythmusstörungen ist schwierig und gehört in die Hand von darin erfahrenen Ärzten. Insgesamt hat sich der Eindruck durchgesetzt, dass die Antiarrhythmika im engeren Sinne (Klassen I und III) in der chronischen Therapie häufig mehr schaden als nützen. Patienten mit lebensbedrohlichen **bradykarden** Rhythmusstörungen werden mit einem elektrischen Schrittmacher, Patienten mit **tachykarden** ventrikulären Rhythmusstörungen nach klar festgelegten Kriterien mit einem implantierbaren Kardioverter/Defibrillator (ICD) versorgt. Präexzitationssyndrome werden zunehmend durch Ablation der akzessorischen Leitungsbahnen, paroxysmales Vorhofflimmern durch elektrische Isolation der elektrischen Foci in den Lungenvenen behandelt. Der Erfolg dieser invasiven Maßnahmen hat zum Rückgang der Verordnungen von Klasse-I- und -III-Antiarrhythmika beigetragen. Die Haupteinsatzgebiete der Substanzen sind heute das Vorhofflimmern und, als akute Maßnahme, die Durchbrechung von Vorhofflattern, anderen supraventrikulären und ventrikulären Tachyarrhythmien. Die Indikation für eine chronische Therapie orientiert sich v. a. an der Symptomatik.

Vorhofflimmern

Vorhofflimmern ist die mit Abstand häufigste Indikation zur antiarrhythmischen Therapie. Vorhofflimmern ist eine in Bezug auf Ätiologie und Erscheinungsform sehr heterogene Erkrankung mit einer über die Lebenszeit typischen Abfolge von paroxysmalem, persistierendem und permanentem Vorhofflimmern. Die Prävalenz des Vorhofflimmerns liegt bei 0,4–0,9 % der Erwachsenenbevölkerung und bei den über 60-Jährigen bei 2–4 %. Man unterscheidet drei **Ziele der Behandlung:**

- Rhythmisierung (bzw. Verhinderung von Rezidiven)
- Frequenzkontrolle
- Verhinderung von thrombembolischen Komplikationen, v. a. des Schlaganfalls

Letzteres erfolgt risikoadaptiert (z. B. anhand CHAD-VASc-Scores, siehe DGK-Leitlinien Vorhofflimmern) durch Antikoagulation (z. B. Apixaban, Dabigatran, Rivaroxaban oder Phenprocoumon; ➤ Kap. 21).

Paroxysmales Vorhofflimmern bezeichnet Anfälle, die innerhalb einer Woche selbstterminierend sind. Hier steht therapeutisch die Rhythmisierung, d. h. die Wiederherstellung des Sinusrhythmus, im Vordergrund. Sie gelingt am ehesten durch Gabe von Klasse-Ic- (z. B. Flecainid) oder Klasse-III-Antiarrhythmika (Amiodaron oder Sotalol). Empfohlen wird häufig das Konzept der „pill in the pocket", d. h., man verzichtet auf eine Dauertherapie mit seinen unerwünschten Wirkungen, und der Patient nimmt im Anfall einmalig Flecainid ein (z. B. 100–300 mg, Erstgabe unter stationärer Kontrolle, nur bei Fehlen einer strukturellen Herzerkrankung). Die möglichst rasche Unterbrechung der Anfälle soll das innerhalb von Tagen einsetzende elektrische Remodeling verhindern. Darunter versteht man Veränderungen in der Genexpression und Funktion der für die normale elektromechanische Kopplung verantwortlichen Proteine mit der Konsequenz einer Unterhaltung des Vorhofflimmerns. Die chronische Gabe von β-Adrenozeptor-Antagonisten verringert wahrscheinlich die Anfallsfrequenz. Zunehmend wird bei Patienten bei symptomatischen Patienten die relativ frühe katheterbasierte Ablation (Pulmonalvenenisolation) empfohlen, um die Entwicklung von persistierendem oder permanentem Vorhofflimmern zu verhindern.

Persistierendes Vorhofflimmern ist i. d. R. nicht selbstterminierend und erfordert häufig die elektrische Kardioversion. Rezidive sind sehr häufig und lassen sich mit Klasse-I- oder -III-Antiarrhythmika zwar verzögern, aber letztlich nicht verhindern. Wegen ihrer ausgeprägten unerwünschten Arzneimittelwirkungen ist die Indikation zur medikamentösen Rhythmuskontrolle auf hoch symptomatische Patienten zu begrenzen. Bei struktureller Herzerkrankung wird Amiodaron wegen der geringeren Gefahr proarrhythmischer und negativ inotroper Wirkungen bevorzugt.

Permanentes Vorhofflimmern lässt sich nicht mehr in Sinusrhythmus konvertieren. Hier stehen die Frequenzkontrolle mit β-Adrenozeptor-Antagonisten, Calciumkanalblockern (Verapamil, Diltiazem) oder Herzglykosiden sowie die Antikoagulation ganz im Vordergrund.

Bei **Vorhofflattern** liegt ein Reentry-Kreis im (meistens) rechten Vorhof vor, der sich in einer schnellen und geordneten Vorhoferregung mit einer Frequenz von 240–300/min äußert (sägezahnartige P-Wellen im EKG). Im Gegensatz zum Vorhofflimmern kommt es zu einer regelmäßigen AV-Überleitung, was bei 2:1 in einer Kammerfrequenz von 120–150 resultiert. Dies kann insbesondere bei vorgeschädigtem oder ischämischem Herzen hämodynamisch kritisch werden und stellt eine Indikation zur sofortigen Durchbrechung dar. Im Vordergrund steht wiederum die Frequenzkontrolle (β-Adrenozeptor-Antagonisten, Calciumkanalblocker, Herzglykoside). Alternativen sind die medikamentöse (Klasse III) oder elektrische Kardioversion. Zur Rezidivprophylaxe werden zunächst β_1-selektive β-Adrenozeptor-Antagonisten gegeben. Typisches rezidivierendes Vorhofflattern wird zunehmend einer Katheterablation zugeführt.

Paroxysmale supraventrikuläre Tachykardien

Paroxysmale supraventrikuläre Tachykardien (Prävalenz ca. 0,2 %) sind durch anfallsartiges Herzrasen mit regelmäßigem Rhythmus, plötzlichem Beginn und plötzlichem Ende gekennzeichnet. Es handelt sich pathophysiologisch um Reentry-Kreise im Bereich des AV-Knotens bei ansonsten gesundem Herzen.

Sie können häufig durch vagale Reize (Valsalva-Manöver) unterbrochen werden, therapeutisch werden sonst akut Verapamil oder Adenosin eingesetzt. Eine Rezidivprophylaxe kann mit β-Adrenozeptor-Antagonisten oder Verapamil, zunehmend auch durch Katheterablation erfolgen.

Deltawellen im EKG beweisen ein WPW-Syndrom, die häufigste Form von **Präexzitationssyndromen,** die durch akzessorische Bahnen zwischen Vorhof und Kammer gekennzeichnet sind. Sie nehmen therapeutisch eine Sonderform paroxysmaler supraventrikulärer Herzrhythmusstörungen ein, weil hier Substanzen, welche die AV-Überleitung verzögern, kontraindiziert sind. Der Grund ist, dass durch die pharmakologische Bremsung der anterograden Leitung durch den AV-Knoten antidrome Erregungskreise begünstigt werden. Hier erfolgt dann die Leitung vom Vorhof zur Kammer über die akzessorische Bahn, von der Kammer zurück in den Vorhof retrograd und langsam über den AV-Knoten, eine klassische Konstellation für die Etablierung eines Reentry-Kreises (➤ Abb. 17.8). Akut werden daher bei Präexzitationssyndromen v. a. Klasse-I-Antiarrhythmika (z. B. Flecainid) verwendet, langfristig sollten die akzessorischen Bahnen abladiert werden.

Ventrikuläre Tachyarrhythmien

Ventrikuläre Tachyarrhythmien treten häufig nach Infarkten und bei Patienten mit Herzinsuffizienz auf und sind prognostisch ungünstig. Sie können sich als einzelne oder komplexe (Bigeminie, Couplets, Triplets und Salven) ventrikuläre Extrasystolen manifestieren und im schlimmsten Fall in das tödliche Kammerflimmern übergehen. Die Hälfte aller kardialen Todesfälle bei Patienten mit Herzinsuffizienz ist plötzlich und damit i. d. R. durch Kammerflimmern bedingt. Häufigste Ursache anhaltender ventrikulärer Tachykardien sind kreisende Erregungen, die gerne im Grenzareal eines alten Infarkts entstehen. Sie sind als solche keine Indikation für die Langzeitgabe von Antiarrhythmika (außer β-Adrenozeptor-Antagonisten). Entscheidend sind vielmehr eine gute medikamentöse Einstellung der Herzinsuffizienz (ACE-Hemmer, β-Adrenozeptor-Antagonisten, Aldosteronrezeptor-Antagonisten, Sacubitril/Valsartan, Diuretika [**cave** Hypokaliämie!]) und die Sekundärprophylaxe nach Infarkt (β-Adrenozeptor-Antagonisten, Statine, ASS).

Zur **akuten Durchbrechung** anhaltender symptomatischer Kammertachykardien kommen bei hämodynamisch stabilen Patienten Klasse-I- (Lidocain) oder Klasse-III-Antiarrhythmika (Amiodaron, Sotalol) infrage. Bei Ineffektivität und einer hämodynamisch kritischen Situation ist der elektrischen Kardioversion der Vorzug zu geben. Bei Kammertachykardien vom Torsade-de-pointes-Typ (TpP) wird auch Mg^{2+} zu deren Terminierung infundiert (z. B. $MgSO_4$ – Magnesium-Diasporal®). Dazu liegen zwar keine kontrollierten klinischen Prüfungen vor, aber hohe Dosen von Magnesiumsulfat (5 g) verhinderten erfolgreich eine TdP-Induktion durch ein Klasse-III-Antiarrhythmikum (Patsilinakos et al. 2010). In der chronischen Therapie von stark symptomatischen Rhythmusstörungen kann v. a. Amiodaron ohne negativen Effekt auf die Prognose gegeben werden. Am effektivsten ist aber quoad vitam die Implantation eines ICD.

Pulsloses Kammerflimmern, die häufigste Ursache des sogenannten **plötzlichen Herztodes,** kann medikamentös nicht behandelt werden. Nach Positionierung von zwei gegenüberliegenden Elektroden am Thorax wird mittels einer hoch energetischen Gleichstromentladung (200 J) eine Defibrillation versucht, wobei oft Wiederholungen notwendig sind.

Bradykarde Herzrhythmusstörungen

Bradykarde Rhythmusstörungen sind häufig bei Älteren und gehören zu den wichtigen Ursachen von Schwindel oder Synkopen. Typische Formen sind:

- **Sinusknotensyndrom** mit Wechsel zwischen Bradykardie und Tachykardie
- **AV-Block II. Grades** mit stark reduzierter Ventrikelfrequenz und **AV-Block III. Grades** (= kompletter AV-Block)
- **Sinusbradykardie** und **sinuatrialer Block** als Folge vagaler Entladungen, die in den ersten Stunden eines akuten Myokardinfarkts auftreten können

Akut können Muscarinrezeptor-Antagonisten wie Atropin indiziert sein. Anhaltende bradykarde Rhythmusstörungen sind eine Indikation zur Implantation eines elektrischen Schrittmachers.

β-Adrenozeptor-Agonisten sollten in der Behandlung bradykarder Rhythmusstörungen sehr zurückhaltend gegeben werden, da sie insbesondere in ischämischen Arealen Tachyarrhythmien auslösen können. Eine Ausnahme bildet die medikamentöse Notfalltherapie bei Asystolie: hier wird i. d. R. Adrenalin i. v. verabreicht, um subsidiäre Kammerschrittmacher zu aktivieren.

17.2 Pharmakotherapie der Herzinsuffizienz

17.2.1 Physiologische Vorbemerkungen

Mechanismen der Kontraktion

Für die Übermittlung von der erregten Zellmembran zu den in der Tiefe liegenden Myofibrillen **(elektromechanische Kopplung)** sind die während der Plateauphase (Phase 2) des Aktionspotentials einströmenden Ca^{2+}-Ionen verantwortlich. Das Ausmaß des Ca^{2+}-Einstroms und der Kontraktionskraft sind daher eng korreliert, und die Änderung des Ca^{2+}-Einstroms (z. B. unter dem Einfluss des vegetativen Nervensystems) stellt eine wichtige Regulationsmöglichkeit der myokardialen Kontraktionskraft dar (➤ Abb. 17.5C). Der frühe transsarkolemmale Ca^{2+}-Einstrom durch L-Typ-Ca^{2+}-Kanäle des zum Sarkolemm gehörenden transversalen tubulären Systems ist der Initialzünder für die Entleerung des intrazellulären Ca^{2+}-Speichers, des **sarkoplasmatischen Retikulums** (SR; ➤ Abb. 17.11).

Die Ca^{2+}-Freisetzung aus dem SR erfolgt über einen durch Ryanodin, einen pflanzlichen Inhaltsstoff, hemmbaren Kanal (Ryanodinrezeptor). Beide Kanäle, der L-Typ-Ca^{2+}-Kanal und der Ryanodinrezeptor, sind morphologisch so angeordnet, dass der Ca^{2+}-Einwärtsstrom genau auf den Ryanodinrezeptor gerichtet ist. Die erhöhte Ca^{2+}-Konzentration im Spalt zwischen den beiden Kanälen bewirkt eine Ca^{2+}-induzierte Ca^{2+}-Freisetzung über den Ryanodinrezeptor, die zur Muskelkontraktion führt. Das so freigesetzte Ca^{2+} gelangt an die kontraktilen Proteine, wo es an das Ca^{2+}-sensitive Protein Troponin C bindet (➤ Abb. 17.12). Die dadurch erzeugte Konformationsänderung im Troponin C erlaubt eine hoch affine Bindung des C-Terminus von Troponin I an Troponin C, was wiederum die Position von Troponin T so verändert, dass es Tropomodulin in die Rinne des Actinfilaments zieht. Dadurch werden am Actin Haftstellen für die Myosinköpfe frei. Die Wechselwirkung von Myosin mit Actin hat eine Aktivierung der Mg^{2+}-abhängigen ATPase an den Myosinköpfen zur Folge (Actomyosin-ATPase). Unter Verbrauch von ATP verrichten die Myosinköpfe nun eine Kippbewegung, wodurch die Actinfilamente in Richtung Sarkomermitte gezogen werden. Das wiederholte Freiwerden und Anheften der Myosinköpfe, d. h. die mehrfache Ausführung einer solchen Kippbewegung in den unzähligen in Serie geschalteten Sarkomeren, spiegelt sich schließlich in einer makroskopisch erkennbaren Kontraktion wider.

Die Empfindlichkeit des Systems wird einerseits durch den Troponin-Komplex der dünnen Filamente, andererseits durch Interaktion der beiden leichten Myosinketten (essentielle MLC1, regulatorische MLC2) und des Myosin-bindenden Proteins C mit dem Myosinhebelarm reguliert (➤ Abb. 17.12). MLC2, MyBP-C

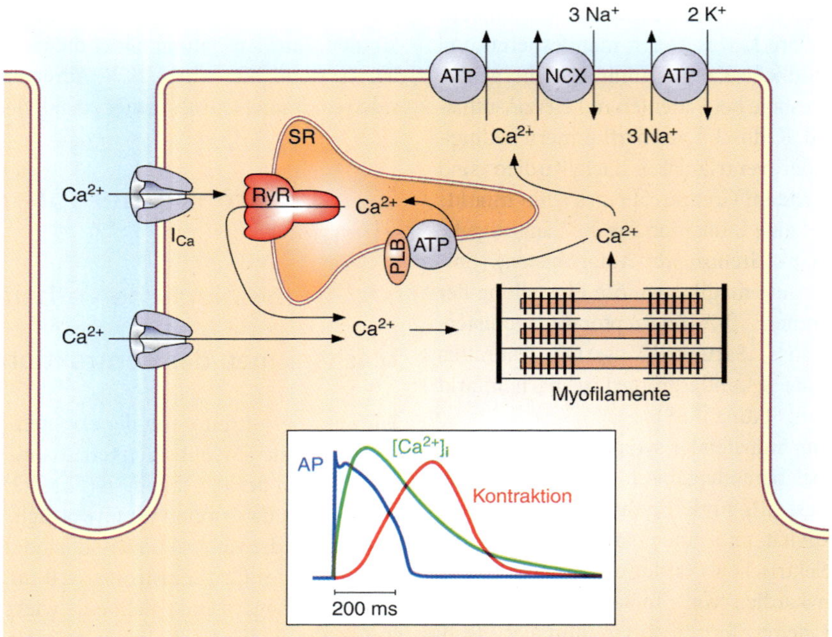

Abb. 17.11 Schema der elektromechanischen Kopplung.
Sie wird durch den initialen Ca^{2+}-Einstrom (I_{Ca}) in der Phase 2 des Aktionspotentials eingeleitet, das sich auch über das zum Sarkolemm gehörige transversale tubuläre System (T-System) erstreckt. Die einwärts strömenden Ca^{2+}-Ionen dienen dabei allerdings nur zu einem geringen Teil der direkten Aktivierung des kontraktilen Apparats. Wichtiger ist die – durch das einströmende Ca^{2+} ausgelöste – Ca^{2+}-Freisetzung aus seinem intrazellulären Depot, dem sarkoplasmatischen Retikulum (SR). Diese Ca^{2+}-Freisetzung erfolgt über den Ryanodinrezeptor (RyR) als Folge eines Anstiegs der Ca^{2+}-Konzentration zwischen L-Typ-Ca^{2+}-Kanal und Ryanodinrezeptor. Der Beitrag des transsarkolemmalen Ca^{2+}-Einstroms am gesamten Ca^{2+}-Transienten wird beim Menschen auf etwa 30 % geschätzt. Die Erhöhung der freien Ca^{2+}-Konzentration (von 10^{-7} auf 10^{-5} mol/L) bewirkt schließlich über Bindung von Ca^{2+} an das regulatorische Protein Troponin C die Umsetzung chemischer Energie (ATP aus den Mitochondrien) in mechanische Verkürzung und Kraftentwicklung der Muskelfaser. Die Relaxation folgt zeitlich mit kleiner Verzögerung (siehe Inset) der Elimination von Ca^{2+} aus dem Zytosol. Für diese ist einerseits eine über die SR-Ca^{2+}-ATPase (SERCA) vermittelte Rückaufnahme von Ca^{2+} in das SR verantwortlich. Dieser Prozess wird durch das durch die Proteinkinase A phosphorylierte Phospholamban (PLB) reguliert. Andererseits wird Ca^{2+} aus der Zelle über den sarkolemmalen Na^+/Ca^{2+}-Austauscher (NCX) transportiert, wobei ein Ca^{2+} im Austausch gegen drei Na^+ die Zellmembran passiert (= depolarisierender Strom). Unter Gleichgewichtsbedingungen verlässt genau die Menge Ca^{2+}, die in die Zelle systolisch eingeströmt ist, diese diastolisch wieder über den NCX. Der (größere) Rest wird über die SERCA recycelt (Anmerkung: Im Skelettmuskel erreicht dieser Anteil 100 %). Hemmung der Na^+-K^+-ATPase durch Herzglykoside bewirkt über einen Anstieg des intrazellulären Na^+ eine Beeinträchtigung des Na^+-Ca^{2+}-Austauschs (➤ Abb. 17.1) und hat einen Anstieg des freien Ca^{2+} in der Zelle zur Folge. Eine ATP-abhängige Ca^{2+}-Pumpe am Sarkolemm spielt quantitativ nur eine untergeordnete Rolle. (Modifiziert nach: Bers DM. Nature, 2002; 415: 198–205.)

und Troponin I werden durch verschiedene Proteinkinasen (Myosin-leichte-Kette-Kinase, Proteinkinase A, Proteinkinase C) phosphoryliert, was die Ca^{2+}-Sensitivität der Myofilamente und damit die Kraft und die Relaxation reguliert.

Die myokardiale Relaxation folgt zeitlich dem Abfall der Ca^{2+}-Konzentration in Phase 3 des Aktionspotentials (➤ Abb. 17.11). Am dünnen Filament dissoziiert Ca^{2+} von seiner Bindungsstelle am Troponin C, und die Wechselwirkung der Querbrücken mit Actin kommt zum Stillstand.

Regulation der Herzmuskelkontraktion im intakten Organismus

Im intakten Organismus wird die Herzmuskelkontraktion durch das Zusammenspiel der vier Faktoren Vorlast, Kontraktilität, Frequenz und Nachlast reguliert.

Vorlast

Unter Vorlast (engl. **preload**) versteht man **die am Ende der Diastole herrschende Wandspannung T,** die durch die Laplace-Beziehung für Hohlkugeln $T = p \times r/2d$ definiert ist. **p** steht für den intraventrikulären Druck, **r** für den Radius und **d** für die Wanddicke des linken Ventrikels. Die Wandspannung steigt also nicht nur mit dem intraventrikulären Druck, sondern auch mit dem Hohlraumradius. Die Erklärung dafür liegt in der direkten Proportionalität zwischen der auf die Ventrikelwand einwirkenden Gesamtkraft und der inneren Querschnittsfläche des Ventrikels („sprengende" Kraft $= p \times r^2\pi$). Ihr muss die von der Ventrikelwand ausgeübte Gegenkraft gleichgesetzt werden („zusammenhaltende" Kraft $= T \times 2r\pi d$).

Die Herzmuskelfaser wird durch die diastolische Ventrikelfüllung passiv gedehnt, d. h., sie verhält sich im Ruhezustand elastisch. Anders als bei einer Feder nimmt die Spannung aber nicht linear mit der Dehnung zu. Vielmehr führt eine Zunahme des linksventrikulären enddiastolischen Volumens (LVEDV) zu einer exponen-

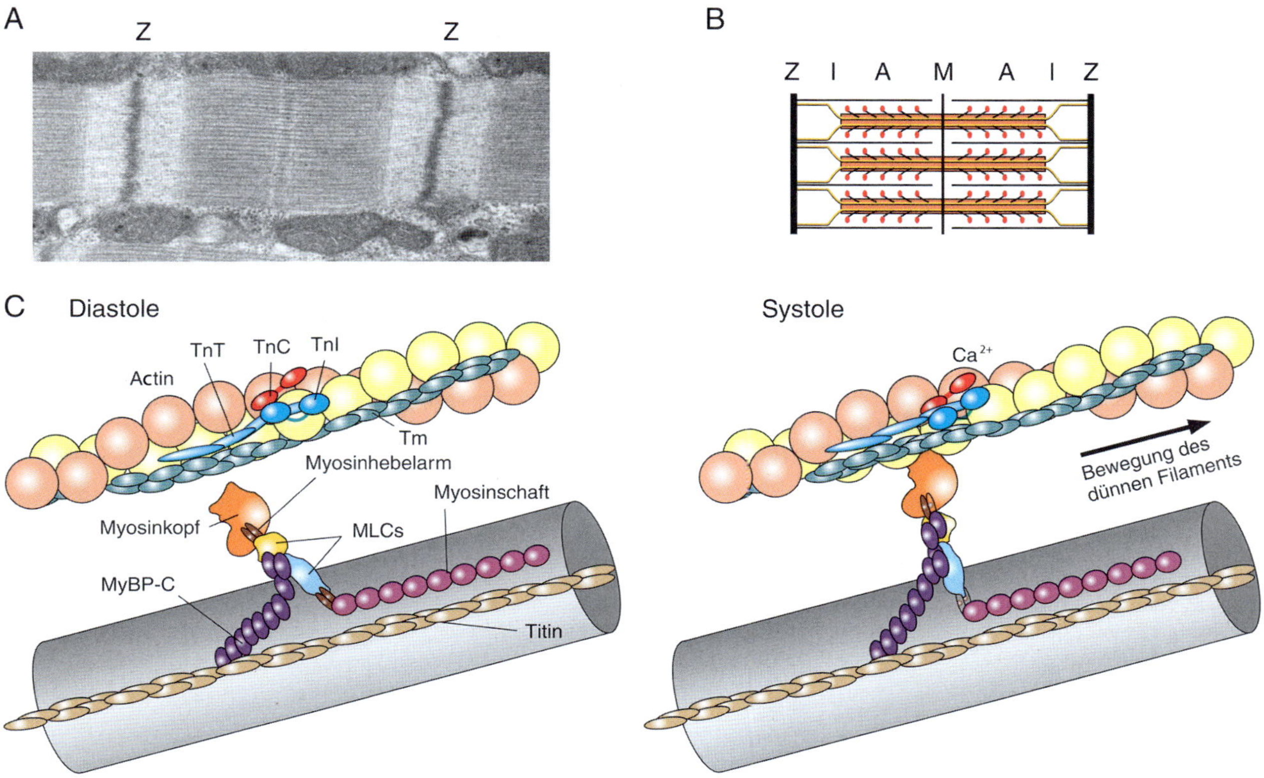

Abb. 17.12 Kontraktiler Apparat.
A) Elektronenmikroskopische Aufnahme eines Sarkomers aus dem Rattenherzen. Man beachte die umgebenden Mitochondrien.
B) Schema eines Sarkomers (ca. 2 µm Länge von Z- zu Z-Bande). Die dicken Myosinfilamente mit den Querbrücken überlappen in der A-Bande des Sarkomers mit den dünnen Actinfilamenten, die an den Z-Banden links und rechts verankert sind. Die M-Bande bildet die Mitte des Sarkomers. Das Riesenmolekül Titin verläuft von der Z- zur M-Bande, ist also etwa 1 µm lang. Es ist wesentlich für die Elastizität des Sarkomers verantwortlich und trägt zum Frank-Starling-Mechanismus bei (➤ Abb. 17.13).
C) Schema der strukturellen Einheit des Sarkomers mit einer Querbrücke in der Diastole links und Systole rechts. Das dünne Actinfilament besteht aus zwei umeinander gewundenen Ketten perlförmiger Monomere. Die Ketten sind in regelmäßigen Abständen mit dem Troponin-Komplex besetzt, während in den Längsrinnen zwischen den Ketten Fäden aus Tropomyosin (Tm) laufen. Letztere sind in Abwesenheit von Ca^{2+} (links in Diastole) so gelagert, dass sie das Anheften von Myosinköpfen an den Actinsträngen blockieren. Bei Bindung von Ca^{2+} an Troponin C (TnC, rechts in Systole) wird dieses derartig deformiert, dass es über Wechselwirkung mit Troponin I (TnI) und Troponin T (TnT) ein Tiefergleiten des Tropomyosins in die Längsrinne zwischen den Actinsträngen bewirkt. Dadurch werden die Haftstellen für die Myosinköpfe frei, sie haften am Actinfilament, spalten ATP und entwickeln Muskelkraft. Die Beweglichkeit des Myosinhebelarms wird durch die Myosin-leichte-Kette (MLC) und Myosin-bindendes Protein C (MyBP-C) reguliert. (C modifiziert nach: Kass DA, Solaro RJ. Circulation, 2006; 113: 305–315.)

tiellen Steigerung des linksventrikulären enddiastolischen Drucks (LVEDP). Das Verhältnis der Änderung des LVEDV zur Änderung des LVEDP (ΔLVEDV/ΔLVEDP) wird als linksventrikuläre Dehnbarkeit oder **Compliance** bezeichnet. Die Elastizität wird dem Riesenmolekül Titin und anderen dehnbaren Strukturen in den Kardiomyozyten (Sarkolemm, sarkoplasmatisches Retikulum) und dem extrazellulären Bindegewebe zugeschrieben, die zu den kontraktilen Fibrillen parallel geschaltet sind (➤ Abb. 17.11, ➤ Abb. 17.13). Die Myofibrillen hingegen sind im erschlafften Zustand fast widerstandslos dehnbar. Die zentrale Rolle von Titin für die Elastizität wurde durch die Entdeckung einer Titin-Mutation untermauert, die zur Ausbildung eines Riesen-Titins und zerreißfreien Dehnbarkeit der Sarkomere auf bis zu 4 µm führt (funny rat, Guo et al. 2012).

Die Vordehnung bestimmt aber nicht nur die Wandspannung des Ventrikels in der Diastole, sondern auch das Ausmaß der systolischen Kontraktion. Die passiven elastischen Kräfte der gedehnten Elemente müssen nun den aktiv kontraktilen Kräften hinzuaddiert werden. Betrachtet man die zwischen systolischer Kontraktionskraft und enddiastolischer Vordehnung bestehende Beziehung, dann wird die maximale Kontraktionskraft bei einer Sarkomerlänge von 2,0–2,2 µm erreicht, entsprechend einem LVEDP von 10–12 mmHg. Das Herz ist daher in der Lage, aus sich heraus – autoregulativ – eine vermehrte diastolische Füllung durch den Auswurf eines größeren Schlagvolumens zu bewältigen, ein Anpassungsvorgang, der als **Frank-Starling-Mechanismus** bezeichnet wird. Die Beziehung zwischen Sarkomerlänge und Kraft verläuft im Herzen wesentlich steiler als im Skelettmuskel, was u. a. für eine vollständige Relaxation in der Diastole entscheidend ist. Damit einher geht, dass sich die Regulation in einem sehr engen Bereich im oberen Bereich der Sarkomerlänge abspielt, was nicht mit der

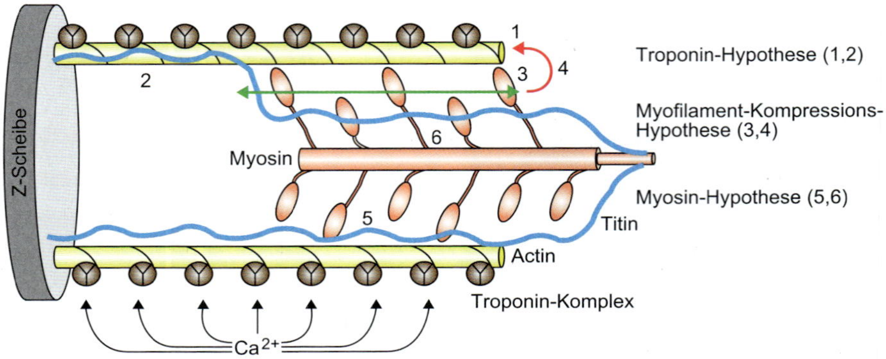

Abb. 17.13 Beziehung zwischen Sarkomerlänge und Kraftentwicklung.
Die von Frank (1895) und Starling (1915) formulierte gesetzmäßige Abhängigkeit der myokardialen Kontraktionskraft von der enddiastolischen Vordehnung, d. h. Faserlänge, kann auch auf der Ebene isolierter Myofilamente beobachtet werden. Der genaue Mechanismus ist bis heute unklar. Eine zentrale Rolle nimmt das Riesenmolekül Titin ein, das von der Z-Scheibe bis zur M-Bande zieht (1 µm). Verschiedene Theorien wurden vorgeschlagen und sind hier schematisch dargestellt:
a) Dehnung erhöht die Kooperativität der Troponin-Troponin-Interaktion entweder direkt (1) oder vermittelt durch eine Titin-Actin-Interaktion (2), die dann indirekt Einfluss auf die Ca^{2+}-Bindungsaffinität des Troponin-Komplexes nimmt.
b) Dehnung erhöht die Zahl aktiver, krafterzeugender Querbrücken (Myosin-Actin-Interaktionen, 3) z. B. durch Verringerung des Actin-Myosin-Abstands (Kompression). Zusätzlich könnten die angehefteten Querbrücken die dünnen Filamente aktivieren und die Ca^{2+}-Bindungsaffinität erhöhen (roter Pfeil, 4).
c) Dehnung ändert durch Interaktion von Titin mit Myosin die Struktur des Myosinköpfchens (5) und beeinflusst dadurch deren Affinität zu Actin. Schließlich könnte auch eine Titin-Myosin-Interaktion im vor-krafterzeugenden Zustand die Struktur oder Verteilung der geringgradig krafterzeugenden Querbrücken beeinflussen (6).
(Modifiziert nach: de Tombe PP et al. J Mol Cell Kardiol, 2010; 48: 851–858.)

klassischen Myofilamentüberlappungstheorie zu erklären ist. Wichtiger ist die steile Zunahme der Ca^{2+}-Sensitivität der Myofilamente bei steigender Vordehnung.

Nicht berücksichtigt in den Frank-Starling-Diagrammen sind der Zeitfaktor und damit auch die Geschwindigkeit der Kontraktion. Bei Betrachtung des zeitlichen Verlaufs der Spannungsentwicklung ist am Modell des isolierten Papillarmuskels zu ersehen, dass die isometrische Kontraktionskraft bei zunehmender initialer Faserlänge zwar zunimmt, aber die Zeit bis zum Erreichen der maximalen Spannung unverändert bleibt (➤ Abb. 17.14a → b).

Kontraktilität

Unter Kontraktilität versteht man die **Kontraktionsfähigkeit des Ventrikels an sich,** sie stellt also eine **von der Vordehnung unabhängige Größe** dar. Wirkungen von Transmittern oder Pharmaka auf die Kontraktilität bezeichnet man als **inotrop.** Bei Zunahme der Kontraktilität liegt ein positiv inotroper Effekt vor, der eine Vergrößerung des systolischen Auswurfvolumens zur Folge hat **ohne** vorherige Vergrößerung der diastolischen Füllung. Wie in ➤ Abb. 17.14a → c am Beispiel von Noradrenalin zu ersehen ist, nimmt nicht nur die Zeit bis zum Erreichen des Kontraktionsmaximums ab, sondern auch die Zeit bis zur vollständigen Erschlaffung (positiv **lusitrope** Wirkung). Dieser Effekt begünstigt eine raschere diastolische Füllung des Ventrikels, allerdings zum Preis eines überproportionalen Energieverbrauchs. Zu molekularen Mechanismen zur Regulation der Kontraktionskraft ➤ Abb. 17.18.

Um klinisch Anhaltspunkte für die Beurteilung der Kontraktilität zu erhalten, wird als Kriterium die maximale intraventrikuläre Druckanstiegsgeschwindigkeit (dp/dt_{max}) herangezogen. Sie kann

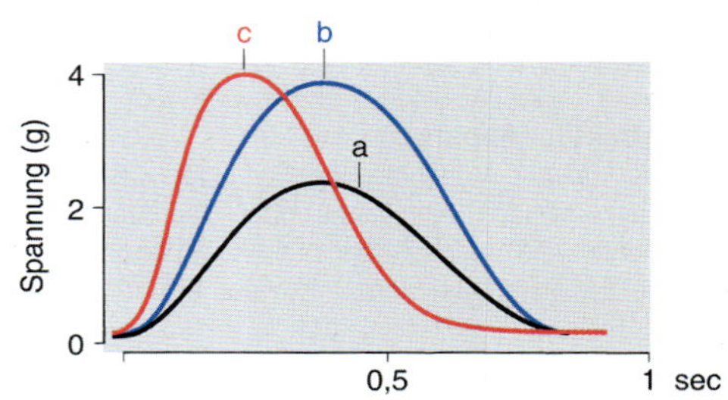

Abb. 17.14 Isometrische Kontraktion eines Papillarmuskels.
a) Kontrolle.
b) Unter dem Einfluss erhöhter Ruhedehnung; entsprechend dem Frank-Starling-Mechanismus nehmen dabei maximale Spannung und Kontraktionsgeschwindigkeit zu, die Zeit bis zum Erreichen der maximal entwickelten Spannung und bis zur maximalen Erschlaffung ändert sich hingegen nicht.
c) Erhöhung der isometrischen Spannung durch Noradrenalin; der starke Anstieg der Kontraktions- und Erschlaffungsgeschwindigkeit geht mit einer Verkürzung der Zeit bis zur maximal entwickelten Spannung und bis zur maximalen Erschlaffung einher (positiv lusitroper Effekt).
(Modifiziert nach: Sonnenblick EF. The Myocardial Cell: Structure, Function, and Modification by Cardiac Drugs. In: Briller SA, Conn HJ. Philadelphia: University of Pennsylvania Press, 1966.)

mittels Linksherzkatheter bestimmt werden. Ihre Werte liegen im Bereich von 1500–2500 mmHg/s. Ein anderes Maß für die Kontraktilität des Herzens ist das Verhältnis von Schlagvolumen zu LVEDV, das als **Auswurffraktion** (engl. ejection fraction) bezeichnet wird. Die Normalwerte liegen beim Menschen zwischen 50 und 70 %. Die Bestimmung der Auswurffraktion erfolgt i. d. R. mit Echokardiografie, am genauesten aber mit der Kernspintomografie (MRT). Zu bedenken ist, dass dp/dt_{max} und Auswurffraktion stark nachlastabhängig sind.

Frequenz

Die über den sympathischen N. accelerans erzeugte Steigerung der Herzfrequenz stellt den wichtigsten Anpassungsmechanismus zur Steigerung des Herzzeitvolumens **bei Belastung** dar. Die zwangsläufige Verkürzung der beiden Phasen der Herzperiode betrifft in erster Linie die Diastole; die Erholungspausen mit der höchsten myokardialen Durchblutung nehmen entsprechend ab. Die Nettoarbeitszeit des Herzens (errechnet als Summe aller Systolenzeiten pro Minute) steigt beträchtlich an. Der O_2-Verbrauch des Herzens nimmt etwa proportional zur Quadratwurzel der Herzfrequenz zu.

Nachlast

Die Nachlast (engl. **afterload**) lässt sich als die Wandspannung definieren, die in der Systole aufgebracht werden muss, um den Widerstand im großen und kleinen Kreislauf zu überwinden. **Vorlast** kann **vereinfacht als Wandspannung in der Diastole** und **Nachlast als Wandspannung in der Systole** bezeichnet werden. Gemäß der Laplace-Beziehung kann eine Verminderung der Nachlast durch eine Senkung des diastolischen Aortendrucks oder durch Verkleinerung des Ventrikeldurchmessers erreicht werden. Daher ist auch die Vorlast als wichtige Determinante der Nachlast zu betrachten, denn der Ventrikelradius zu Beginn der Systole wird durch die Ventrikelfüllung am Ende der Diastole mit bestimmt. Der myokardiale O_2-Verbrauch hängt in hohem Maße von der Wandspannung (ebenso wie von Herzfrequenz und Kontraktilität) ab. Damit erklärt sich auch der O_2-sparende Effekt einer Vor- und/oder Nachlastsenkung durch Vasodilatantien, ein therapeutisches Prinzip in der Behandlung der koronaren Herzkrankheit (➤ Kap. 17.3.3).

17.2.2 Klinik der Herzinsuffizienz

Definition

Herzinsuffizienz ist keine Diagnose im engeren Sinne, sondern ein klinisches Syndrom. Pathophysiologisch liegt dann eine Herzinsuffizienz vor, wenn die Auswurfleistung des Herzens zur Deckung des Sauerstoffbedarfs der Peripherie nicht ausreicht. Häufig lassen sich aber die klassischen Herzinsuffizienz-Symptome Luftnot, Belastungsintoleranz, Müdigkeit, Schwindel und Schwäche auch ohne wesentliche Einschränkung der linksventrikulären Auswurfleistung beobachten. Bei dieser **Herzinsuffizienz bei erhaltener linksventrikulärer Funktion** (engl. HFpEF, früher diastolische Herzinsuffizienz) ist die Dehnbarkeit (Compliance) des Herzens verringert, der linksventrikuläre enddiastolische Druck ist erhöht, und es kommt zu einer Einflussstauung. Sie ist häufig mit arterieller Hypertonie, Diabetes mellitus, Adipositas und weiblichem Geschlecht assoziiert. Die Pathophysiologie ist bis heute nicht gut verstanden, möglicherweise kommt einer Zunahme von steiferen Titin-Isoformen und/oder einer Störung der Unfolded Protein Response über vermehrten nitrosativen Stress (Schiatarella et al. 2020) Bedeutung zu. Therapieversuche mit klassischen Herzinsuffizienz-Interventionen inkl. Mineralocorticoid-Rezeptor-Antagonisten oder cGMP-steigernden Arzneistoffen wie Sildenafil zur vermehrten Phosphorylierung und dadurch Relaxation von Titin waren bislang erfolglos. Die **weitere Betrachtung** konzentriert sich daher auf die **Herzinsuffizienz mit eingeschränkter linksventrikulärer Funktion.**

Ätiologie

Die häufigsten Ursachen einer **chronischen Herzinsuffizienz** sind:

- **Verlust von kontraktionsfähigem Myokard:** koronare Herzkrankheit, Myokardinfarkt, Aneurysmen
- **Chronische Druckbelastung:** arterielle Hypertonie, Aortenstenose
- **Chronische Volumenbelastung:** Mitralinsuffizienz, AV-Shunts
- **Kardiomyopathien:** sekundär (infektiös, toxisch, metabolisch, endokrin) oder primär (dilatativ, hypertroph u. a.)
- **Virusinfektionen**
- **Angeborene Störungen**

Klinik

Klinische Hauptkriterien einer Herzinsuffizienz sind anfallsweise nächtliche Atemnot, erhöhter Venendruck und Halsvenenstauung, feuchte Rasselgeräusche, Herzvergrößerung und dritter Herzton. Nebenkriterien sind Knöchelödeme, Lebervergrößerung, nächtlicher Husten, Pleuraerguss, erniedrigte Vitalkapazität und Tachykardie.

Die Diagnose Herzinsuffizienz wird gestellt, wenn zwei Hauptkriterien oder ein Haupt- und zwei Nebenkriterien vorliegen (Framingham-Studie). Zur Untermauerung der Diagnose gehört heute eine Echokardiografie.

Der **Schweregrad** der Erkrankung richtet sich nach den Symptomen (➤ Tab. 17.5): Geht die Herzinsuffizienz überhaupt mit Symptomen wie Atemnot einher, und wenn ja, erst unter körperlicher Belastung oder bereits in Ruhe? Dabei ist zu beachten, dass die Diagnose „NYHA Stadium I" praktisch ausschließlich auf der durch technische Mittel wie Echokardiografie bestimmten Erniedrigung der linksventrikulären Leistung beruht.

Die verminderte Belastbarkeit, verbunden mit rascher muskulärer Ermüdung, ist eine direkte Konsequenz des eingeschränkten Herzzeitvolumens. Es ist also primär noch nicht die Herzauswurfleistung

Tab. 17.5 Klassifizierung der Herzinsuffizienz nach der New York Heart Association (NYHA). Die Klassifikation der American Heart Association (2001), die mehr auf das Stadium der Progression der Herzinsuffizienz als nur auf die augenblicklichen Symptome zielt, wird hier nicht verwendet, weil die meisten klinischen Studien weiterhin auf Basis der NYHA-Klassifikation durchgeführt werden.

Stadium	Symptome
I	Keine Beschwerden (weder in Ruhe noch unter Belastung)
II	Beschwerden bei mittelschwerer bis schwerer Belastung
III	Beschwerden bereits bei geringer alltäglicher Belastung
IV	Beschwerden bereits unter Ruhebedingungen

17

in Ruhe ungenügend, sondern die Anpassungsfähigkeit des Herzzeitvolumens an körperliche Belastung ist beeinträchtigt. Da weniger Blut ausgeworfen wird, werden aufgrund des zunehmenden venösen Rückstroms bei körperlicher Belastung als erste hämodynamische Veränderungen ein Anstieg des enddiastolisch im linken Ventrikel vorhandenen Blutvolumens (LVEDV, normal 110–130 ml) und des dann herrschenden Drucks (LVEDP, normal 5–10 mmHg) registriert. **Bei Vorliegen erhöhter Füllungsdrücke wird daher in jedem Fall von einer Herzinsuffizienz gesprochen.**

Im Frühstadium kann das Herz über den Frank-Starling-Mechanismus noch sein Schlagvolumen entsprechend dem LVEDV steigern. Durch die zunehmende Dilatation der Herzkammern wird die Vorlastreserve aber schließlich erschöpft. Unter diesen Bedingungen sind die Ventrikelfunktionskurven (die Beziehung zwischen LVEDP und linksventrikulärer Schlagarbeit; ➤ Abb. 17.15) abgeflacht und nach rechts verschoben. Diagnostisch wichtigster Parameter ist die Auswurffraktion, die häufig als Einschlusskriterium für Herzinsuffizienzstudien verwendet wird (z. B. Abfall unter 40 %).

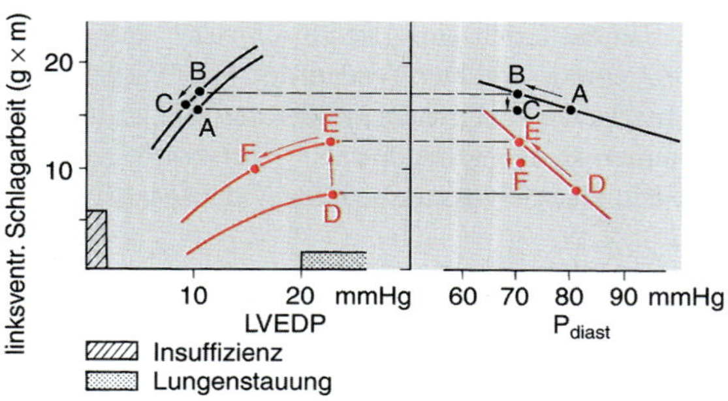

Abb. 17.15 Einfluss der Vor- und Nachlast auf die Ventrikelfunktionskurven.
Gezeigt ist die Beziehung zwischen Schlagvolumen (dargestellt als linksventrikuläre Schlagarbeit, g × m) und LVEDP (links) und diastolischem Aortendruck (P_{diast}, rechts).
Das **gesunde Herz** (schwarze Kurven), mit enddiastolischen Druckwerten < 12 mmHg, zeigt steil ansteigende Ventrikelfunktionskurven (linke Seite). Geringe Änderungen im Füllungsdruck sind in diesem Bereich mit ausgeprägten Veränderungen im Schlagvolumen verbunden (Frank-Starling-Mechanismus). Das Schlagvolumen ist ferner weitgehend unabhängig von der Nachlast. Bei Reduktion der Nachlast (z. B. Abfall von P_{diast} durch Vasodilatantien) steigt das Schlagvolumen initial zwar leicht an (A → B); die dadurch verminderte Füllung reduziert aber die Vorlast, sodass das Schlagvolumen über den Frank-Starling-Mechanismus wieder annähernd den Ausgangswert erreicht (B → C).
Am **insuffizienten Herzen** (rote Kurven), mit enddiastolischen Drücken > 12 mmHg, ist die Ventrikelfunktionskurve nach rechts verschoben und abgeflacht (linke Seite). Das Schlagvolumen wird jetzt bereits durch geringe Änderungen der Nachlast hochgradig beeinflusst (rechte Seite). Eine Reduktion von P_{diast} durch dieselben Vasodilatantien kann nun das Schlagvolumen deutlich steigern (D → E). Dadurch nimmt über eine bessere linksventrikuläre Entleerung der LVEDP ab (E → F). Aufgrund des flachen Verlaufs der Ventrikelfunktionskurve am insuffizienten Herzen wird dadurch das verbesserte Schlagvolumen nur mehr geringfügig beeinträchtigt. Eine Versteilerung und Linksverschiebung der Ventrikelfunktionskurven am insuffizienten Herzen wird gleichermaßen durch positiv inotrop wirkende Substanzen hervorgerufen. (Modifiziert nach: Schlant RC, Alexander RW, Fuster V. Hurst's The Heart. 9th ed. New York: McGraw-Hill, 1998.)

17.2.3 Pathophysiologie der Herzinsuffizienz

Alle Formen der (systolischen) Herzinsuffizienz können als Ausdruck einer chronischen Überlastung des Myokards und des einzelnen Myozyten angesehen werden. Klappenfehler und arterieller Hypertonus überlasten das Herz direkt, ein Myokardinfarkt indirekt, indem die nach dem Untergang eines bestimmten Anteils verbleibende Restmuskelmasse dieselbe Pumpleistung übernehmen muss. Es gibt nur zwei prinzipielle Möglichkeiten, dies zu kompensieren und eine ausreichende Pumpleistung aufrechtzuerhalten – eine Vergrößerung der Muskelmasse und eine verstärkte neurohumorale Stimulation. Beide miteinander verbundenen Anpassungen beschleunigen aber langfristig die Progression der Herzinsuffizienz im Sinne eines Circulus vitiosus (➤ Abb. 17.16).

Herzhypertrophie

Jede chronische Belastung des Herzens (also auch außergewöhnliche physiologische Belastung) führt zur **Hypertrophie,** d. h. einer Größenzunahme des Myokards und der einzelnen Myozyten. Die größere Muskelmasse begünstigt die Anpassung der Herzleistung an größere Druck- oder Volumenbelastung. Bei einer vorwiegenden Druckbelastung ist die Hypertrophie zunächst **konzentrisch** (Zunahme der Wanddicke ohne Erweiterung der Herzhöhlen), was über das Laplace-Gesetz zu einer relativen Abnahme der systolischen Wandspannung und damit zu einer Kompensation der erhöhten Druckbelastung führt. Die klinische Symptomatik wird durch eine diastolische Dysfunktion bestimmt, da die Hypertrophie mit einer eingeschränkten **Relaxation** einhergeht. Die Folge ist eine eingeschränkte Compliance, d. h., bereits eine normale Füllung bedingt hohe linksventrikuläre Drücke. Bei einer vorherrschenden Volumenüberlastung und im Stadium der Dekompensation kommt es zu einer Vergrößerung der Herzhöhlen **(exzentrische Hypertrophie),** die systolische Wandspannung und damit der Sauerstoffverbrauch nehmen exponentiell zu.

Das Ausmaß der Hypertrophie korreliert in epidemiologischen Studien eindeutig mit einer Einschränkung der Überlebenszeit. Daher gilt Herzhypertrophie trotz der genannten pathophysiologisch sinnvoll erscheinenden Effekte als unabhängiger Risikofaktor und wird seit Jahrzehnten intensiv beforscht. Es gibt Hinweise darauf, dass sich die pathologische Hypertrophie im Rahmen kardiologischer Erkrankungen von der prognostisch neutralen physiologischen Hypertrophie (Leistungssport, Schwangerschaft) qualitativ und nicht nur quantitativ unterscheidet. Beispielsweise spielen Noradrenalin, Angiotensin II und Endothelin (neurohumorale Aktivierung) eine zentrale Rolle in der pathologischen Hypertrophie, Wachstumshormon und Insulin-like Growth Factor in der physiologischen. Das Myozytenwachstum wird in der pathologischen Hypertrophie Ca^{2+}-Calcineurin-abhängig stimuliert, bei physiologischer Hypertrophie aber über Akt- und PI3-Kinasen. Bei einer Hypertrophie als Folge einer Aortenstenose unterschreitet im Laufe der Erkrankung die Zunahme der Kapillardichte die Größenzunahme der Myozyten, was dann zur Dekompensation führt. Diese

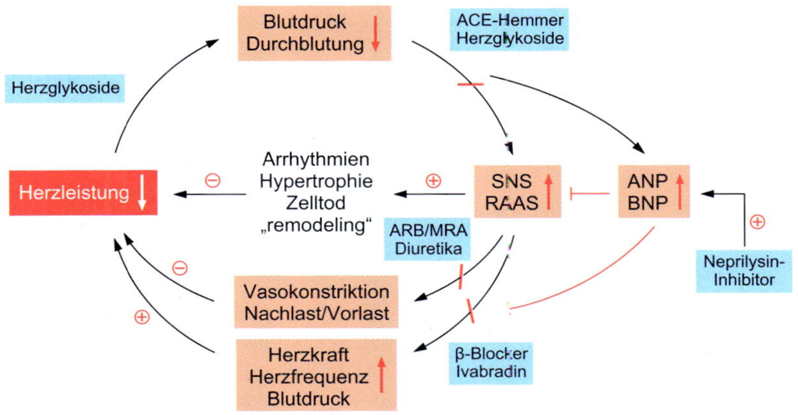

Abb. 17.16 Circulus vitiosus bei verminderter kardialer Auswurfleistung.
Neurohumorale Gegenregulationen als Folge einer verminderten Auswurfleistung des linken Ventrikels (Stimulierung des Sympathikus [SNS] und des Renin-Angiotensin-Aldosteron-Systems [RAAS]) erhöhen einerseits Vor- und Nachlast und verursachen andererseits am Herzen das charakteristische Remodeling. Beide Prozesse schränken die Auswurfleistung weiter ein und tragen zur Beschleunigung des Herzmuskeluntergangs bei. Andererseits schüttet das Herz unter vermehrter Belastung natriuretische Peptide (atrial natriuretic peptide [ANP] und brain natriuretic peptide [BNP]) aus, die über diuretische und vasodilatatorische Wirkungen und Antiremodeling gegensinnige Effekte ausüben. Die Pharmakotherapie der Herzinsuffizienz zielt daher primär darauf ab, den Circulus vitiosus zu durchbrechen und den protektiven ANP/BNP-Mechanismus zu fördern. Das gelingt durch ACE-Hemmer bzw. Angiotensin-Rezeptor-Blocker (ARB), β-Adrenozeptor-Antagonisten, Mineralocorticoid-Rezeptor-Antagonisten (MRA), Diuretika einerseits und Neprilysin-Inhibitoren andererseits. Der ältere Ansatz, die verminderte Auswurfleistung durch positiv inotrope Substanzen direkt zu verbessern, ist heute auf akute Behandlungen beschränkt. Zu beachten ist, dass das Signal für die Ausschüttung von ANP/BNP nicht der Blutdruckabfall, sondern die Dehnung des Herzens ist.

Unterschiede stärken die Hoffnung, dass man in Zukunft maladaptive Formen der Hypertrophie pharmakologisch unterdrücken, adaptative aber fördern kann.

Zelluntergang, Fibrose und molekulare Anpassungen (Remodeling)

Chronische Überlastung begünstigt einen vermehrten Untergang von Myozyten (über Nekrose oder programmierte Nekrose), was die Überlastung der verbleibenden Myozyten verstärkt. Dieser Verlust ist praktisch irreversibel, weil Myozyten nicht regeneriert werden bzw. nur mit einer Rate von 1/200–1/100 pro Jahr (Bergmann et al. 2009). Der Raum wird durch Bindegewebszellen ersetzt. Diese Ersatzfibrose und eine zusätzliche Stimulation der Bildung extrazellulärer Matrix führen zu der bei Herzinsuffizienz typischen Fibrose des Herzens. Da sie ebenfalls prognostisch ungünstig ist, wird intensiv an nichtinvasiven Methoden zur Quantifizierung von Fibrose geforscht (z. B. durch MRT oder Serummarker). Aber ebenso wie bei Hypertrophie ist nicht jede Form der Fibrose schlecht. Beispielsweise verhindert der bindegewebige Umbau der Narbe nach einem Herzinfarkt Rupturen. Und die von Fibroblasten gebildete extrazelluläre Matrix verbindet über Membranrezeptoren (z. B. Integrine), die mit dem intrazellulären Zytoskelett (z. B. Dystrophin-Komplex) verbunden sind, Myozyten miteinander und verhindert so eine Gefügedilatation. Störungen dieses Prozesses sind Ursache von angeborenen oder durch Virusinfektion erworbenen Formen der dilatativen Kardiomyopathie (Zytomegalievirus bildet Dystrophin-spaltende Proteasen). Funktionell-molekular ist der erkrankte Myozyt v. a. durch eine verzögerte elektrische Repolarisation mit Verbreiterung des Aktionspotentials (Herzinsuffizienz = erworbenes Long-QT-Syndrom), einen Defekt des sarkoplasmatischen Rücktransports von Calcium, eine Zunahme des Na^+-Ca^{2+}-Austauschs, eine vermehrte Expression fetaler Isoformen kontraktiler Proteine und eine Desensitivierung des β-adrenergen Signalwegs gekennzeichnet. Diese Veränderungen sind zunächst als Anpassungen in Richtung eines verminderten Energieverbrauchs zu interpretieren, führen aber gleichzeitig zu einer erhöhten elektrischen Instabilität, zu diastolischen Störungen und einer verringerten Antwort auf Stimulation durch Catecholamine. Sie sind damit Teil des herzinsuffizienzspezifischen Remodelings und stehen im Zentrum eines **Circulus vitiosus** (➤ Abb. 17.16).

Neurohumorale Anpassungsmechanismen bei Herzinsuffizienz

Sympathikusaktivierung

Infolge verminderter O_2-Spannung im Blut und Abfall des mittleren arteriellen Blutdrucks werden die Chemo- und Barorezeptoren erregt. Die dadurch hervorgerufene **chronische** Sympathikusaktivierung kann über eine Steigerung der Herzfrequenz und der Kontraktilität noch über längere Zeit zumindest in körperlicher Ruhe ein gefährliches Absinken des Herzzeitvolumens verhindern, hat aber langfristig fatale Konsequenzen. Die über **α_1-Adrenozeptoren** vermittelte Erhöhung des Gefäßtonus steigert den venösen Rückstrom zum Herzen und den ventrikulären Füllungsdruck **(Steigerung der Vorlast).** Die damit verbundene Dilatation erhöht die Wandspannung und dadurch den myokardialen O_2-Verbrauch. Zusätzlich schränkt der erhöhte periphere Gefäßwiderstand das Schlagvolumen über eine **Steigerung der Nachlast** weiter ein (➤ Abb. 17.15).

Aus dem Erfolg der β-Adrenozeptor-Antagonisten bei fehlendem Langzeiteffekt der α_1-Adrenozeptor-Antagonisten kann man schließen, dass die prognostisch wichtigeren Konsequenzen der Sympathikusaktivierung die über **β-Adrenozeptoren** direkt am Herzen vermittelten Effekte darstellen. Dazu gehören Tachykardie (erhöhter Energieverbrauch), Störungen der intrazellulären Ca^{2+}-Homöostase, Zunahme heterotoper Automatie (positiv bathmotroper Effekt) mit dem Risiko für tödliche Herzrhythmusstörungen, Hypertrophie und Nekrose von Herzmuskelzellen, also zentrale Elemente des **Remodeling.** Hinzu kommt die über β_1-Adrenozeptoren in der Macula densa der Niere vermittelte Freisetzung von Renin mit Aktivierung des Renin-Angiotensin-Systems. Jede Sympathikusaktivierung führt also zur gleichzeitigen Stimulation des zweiten wichtigen neurohumoralen Anpassungsmechanismus und vice versa.

Aktivierung des Renin-Angiotensin-Aldosteron-Systems (RAAS)

Abnahme der Herzauswurfleistung und Steigerung des Sympathikotonus führen zu einer Umverteilung in der Organdurchblutung im Sinne einer Zentralisation, wobei v. a. Hautdurchblutung (wichtig für die Hitzetoleranz) und Nierendurchblutung stark abnehmen. Der verminderte effektive Filtrationsdruck in den Glomeruli stimuliert die Reninsekretion. Das unter dem Einfluss von Renin und dem Angiotensin-Konversionsenzym (ACE) gebildete **Angiotensin II** hat folgende Hauptwirkungen:

- Potenter Vasokonstriktor (mit der Konsequenz einer weiteren Erhöhung von Vor- und Nachlast des Herzens).
- Wachstumsfaktor (fördert die Zellproliferation und begünstigt die Herzhypertrophie in den Gefäßen und im Herzen).
- Stimulator der Aldosteronfreisetzung (sekundärer Aldosteronismus): Die dadurch hervorgerufene Zunahme der Na^+-Rückresorption und der extrazellulären Flüssigkeit erhöht wiederum den venösen Rückstrom zum Herzen und das Ansprechen der Gefäße auf Vasokonstriktoren.
- Stimulator der Noradrenalinfreisetzung über präsynaptische AT_1-Rezeptoren.

Freisetzung von Vasopressin (ADH)

Hypotension führt zu einer reflektorischen Freisetzung von Vasopressin aus der Hypophyse, dem antidiuretischen Hormon (ADH, ➤ Kap. 26.4.2). Die Folgen sind auch hier eine gesteigerte renale Wasserretention sowie eine Erhöhung des peripheren Gefäßwiderstands.

Der durch die beschriebenen Gegenregulationen bedingte Anstieg der enddiastolischen Füllungsdrücke setzt sich über die Vorhöfe auf die zuführenden Venensysteme fort. Es kommt daher bei Linksherzversagen zu Stauungen im Lungenkreislauf und bei Rechtsherzversagen zu Stauungen im großen Kreislauf. Überschreitet der hydrostatische Druck im venösen Schenkel der Kapillarstrombahn den kolloidosmotischen Druck, nimmt die Rückresorption des kapillären Filtrats ab (Ödembildung) und die Diffusionsstrecke für Sauerstoff zu, was in der Lunge den Gasaustausch behindert und Luftnot erzeugt. Der Vasopressin-Antagonist Tolvaptan hatte in mehreren klinischen Studien bei Patienten mit akuter Herzinsuffizienz keinen überzeugenden klinischen Nutzen, führte aber zu deutlich mehr Durstgefühl. Er spielt daher keine Rolle bei der Therapie der Herzinsuffizienz.

Freisetzung natriuretischer Peptide (ANP, BNP)

Die aufgrund der Vorhofdehnung vermehrt ausgeschütteten und im Rahmen des Remodelings auch ventrikulär produzierten **natriuretischen Peptide (ANP, BNP)** steigern die renale Salz- und Wasserausscheidung und können den Wirkungen von Angiotensin II und ADH anfänglich noch entgegenwirken. ANP und BNP sind also, im Gegensatz zu den anderen neurohumoralen Mechanismen, als **pathophysiologisch günstige** Anpassungen zu verstehen (➤ Abb. 17.16). BNP gilt heute einerseits als sensitiver Biomarker für eine kardiale Dysfunktion und hat sich v. a. im Ausschluss derselben bewährt (hoher negativ prädiktiver Wert). Andererseits führt eine pharmakologische Hemmung des Abbaus natriuretischer Peptide (Neprilysin-Hemmung) in Kombination mit einem AT_1-Rezeptor-Blocker (Sacubitril/Valsartan) zu einer Prognoseverbesserung gegenüber einer Therapie mit einem ACE-Hemmer (McMurray et al. 2014).

17.2.4 Arzneistoffe zur Therapie der Herzinsuffizienz

Das verbesserte Verständnis der Pathophysiologie und die Ergebnisse großer klinischer Studien haben in den letzten 30 Jahren zu einer grundlegenden Änderung der Therapieziele und der medikamentösen Therapie der chronischen Linksherzinsuffizienz geführt. Standen früher die Normalisierung der linksventrikulären Auswurffraktion und die Beseitigung der Stauungssymptomatik, z. B. durch positiv inotrope Arzneistoffe, im Vordergrund, so wird die Therapie heute an ihrem in klinischen Studien nachweisbaren Einfluss auf die Überlebenswahrscheinlichkeit und die Beschwerdesymptomatik gemessen. Damit einhergehend hat die Betrachtung kurzfristiger hämodynamischer Wirkungen (Surrogatparameter) gegenüber dem langfristigen Effekt auf vordefinierte harte Endpunkte (z. B. Tod, Hospitalisierungsrate, Schlaganfälle) an Bedeutung verloren.

Ursache für diesen Paradigmenwandel ist die Erkenntnis, dass viele Arzneistoffe, die akut zu einer Verbesserung der Hämodynamik führen, langfristig keinen (z. B. der α_1-Adrenozeptor-Antagonist Prazosin) oder sogar einen ungünstigen Effekt auf das Überleben haben (z. B. der Phosphodiesterasehemmer Milrinon). Umgekehrt erwiesen sich β-Adrenozeptor-Antagonisten, die akut zu einer gefährlichen Einschränkung der linksventrikulären Auswurffraktion führen können, bei vorsichtig einschleichender Dosierung langfristig als prognoseverbessernd (➤ Abb. 17.17).

Folgende Ansatzpunkte sind heute die **Basis der Therapie:**

1. **Neurohumorale Modulation:** Die pharmakologische Hemmung der Aktivierung des RAAS und des Sympathikus bei Herzinsuffizienz durchbricht den in ➤ Abb. 17.16 dargestellten Circulus vitiosus mit seinen zwei Hauptkomponenten – die durch

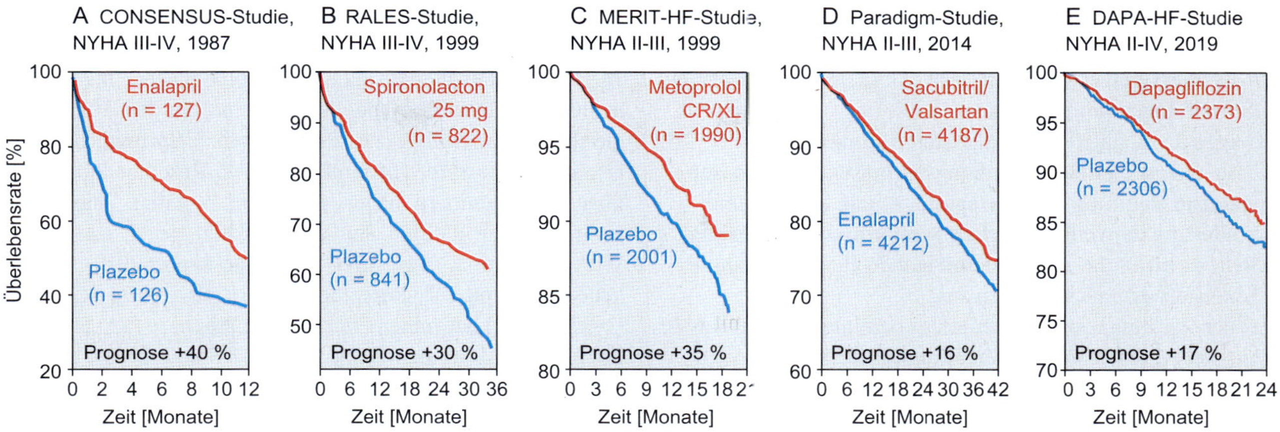

Abb. 17.17 Klinische Studien zur Therapie der chronischen Herzinsuffizienz.
Man beachte die unterschiedlichen Patientenkollektive (NYHA III–IV vs. II–III) und die unterschiedlichen Maßstäbe der X- und Y-Achsen.
A) Die Consensus-Studie (1987) zeigte erstmalig den lebensverlängernden Effekt von ACE-Hemmern bei Patienten mit Herzinsuffizienz im fortgeschrittenen Stadium. Die Placebo-Gruppe erhielt Diuretika und Herzglykoside.
B) Die RALES-Studie (1999) wies einen lebensverlängernden Effekt des Mineralocorticoid-Rezeptor-Antagonisten (MRA) Spironolacton nach, der zusätzlich zu einer Basistherapie von ACE-Hemmern, Diuretika, Herzglykosiden und (in 10 %) β-Adrenozeptor-Antagonisten gegeben wurde.
C) Die MERIT-HF-Studie (1999) belegte den lebensverlängernden Effekt des β-Adrenozeptor-Antagonisten Metoprolol in retardierter Formulierung (ZOK) auf der Basis einer Therapie von ACE-Hemmern, Herzglykosiden und Diuretika.
D) Die PARADIGM-Studie (2014) zeigte erstmalig, dass die Kombination eines Neprilysin-Inhibitors (Sacubitril) mit einem AT_1-Rezeptor-Blocker (Valsartan) die Überlebenschance von Patienten mit mittelschwerer Herzinsuffizienz gegenüber einer Therapie mit dem ACE-Hemmer Enalapril steigert. Praktisch alle Patienten erhielten β-Adrenozeptor-Antagonisten und Diuretika, über 50 % MRA als Basistherapie.
E) Die DAPA-HF Studie (2019) zeigte, dass die Gabe des Natrium-Glukose-Co-Transporter-Inhibitors (SGLT2-Inhibitor) Dapagliflozin das Überleben von Patienten mit mittelgradiger bis schwerer Herzinsuffizienz verbesserte. Der Effekt war vom Vorliegen eines Diabetes unabhängig. Die Basismedikation umfasste ACE Hemmer/AT_1-Rezeptor-Blocker, β-Adrenozeptor-Antagonisten, Diuretika und MRA, in 10 % Sacubitril/Valsartan.

Nachlast- und Vorlasterhöhung verursachte Verschlechterung der kardialen Auswurfleistung und das kardiale Remodeling. Neu hinzugekommen ist die durch Hemmung von Neprilysin hervorgerufene Steigerung natriuretischer Peptide. Erreicht wird sie durch ACE-Hemmer/AT_1-Rezeptor-Blocker, β-Adrenozeptor-Antagonisten, Mineralocorticoid-Rezeptor-Antagonisten (MRA) und Neprilysin-Hemmung.

2. **Senkung von Vor- und Nachlast:** Eine **Vorlastsenkung** ist mit einem Rückgang der rechts- und linksventrikulären Füllung, der Wandspannung und der Stauungssymptomatik im Lungenkreislauf (des Lungenödems) verbunden. Eine **Nachlastsenkung** wird durch Dilatation der Widerstandsgefäße erreicht. Bei flach verlaufender Ventrikelfunktionskurve und stark erhöhtem LVEDP geht eine Nachlastsenkung mit einer signifikanten Zunahme des Schlagvolumens einher (➤ Abb. 17.15). ACE-Hemmer und AT_1-Rezeptor-Blocker senken die Vor- und Nachlast, verursachen aber aufgrund einer gleichzeitigen Hemmung der Noradrenalinausschüttung nicht wie andere Vasodilatatoren eine reflektorische Tachykardie. Die Kombination aus Nitraten und Dihydralazin hat eine Indikation bei Afroamerikanern.
3. **Entwässerung und Natriumausscheidung:** Diuretika dienen in erster Linie der Reduzierung des zirkulierenden Blutvolumens, um eine Stauungssymptomatik zu beseitigen. Die mit der Reduzierung des Blutvolumens verbundene Senkung der ventrikulären Füllung trägt ebenfalls über eine verminderte Vorlast zu einer Entlastung des Herzens bei.
4. **Steigerung der Kontraktionskraft:** Positiv inotrope Substanzen erhöhen die kardiale Kontraktilität und verursachen daher eine Linksverschiebung und Versteilerung der Ventrikelfunktionskurven mit der Folge einer Verbesserung von Auswurffraktion und Abnahme eines pathologisch erhöhten LVEDP (➤ Abb. 17.15). Problematisch ist die damit einhergehende Zunahme des Energieverbrauchs und der Arrhythmieneigung. Bis auf das Herzglykosid Digoxin, das sich in der 1997 veröffentlichten DIG-Studie als prognoseneutral erwiesen hat, haben positive inotrope Substanzen wegen vielfacher Hinweise auf Übersterblichkeit keinen Stellenwert in der Therapie der chronischen Herzinsuffizienz.
5. **Hemmung von SGLT2:** Der überlebensverlängernde Effekt der Natrium-Glukose-Co-Transporter-Inhibitoren (SGLT2-Inhibitoren) war überraschend und lässt sich aktuell nicht befriedigend erklären. Der Erfolg zeigt aber, dass das aktuelle Verständnis der Herzinsuffizienz unvollständig ist und potentiell weitere Erfolge erwarten lässt.

Hemmstoffe des Angiotensin-Konversions-Enzyms (ACE-Hemmer)

Die systematische Pharmakologie der ACE-Hemmer wird an anderer Stelle besprochen (➤ Kap. 18.1.1). ACE-Hemmer haben sich in der Therapie einer chronischen Herzinsuffizienz gegenüber anderen

Vasodilatantien wie Nitraten, Dihydralazin und α_1-Adrenozeptor-Antagonisten (Prazosin, Doxazosin etc.) in kontrollierten klinischen Studien als **überlegen** erwiesen (➤ Abb. 17.17). Dafür werden folgende Gründe angenommen:

- Im Gegensatz zu anderen Vasodilatatoren kommt es unter ACE-Hemmern über eine Hemmung der präsynaptischen Noradrenalinausschüttung (AT_1-Rezeptor; ➤ Tab. 18.1) zu einer **Verhinderung der reflektorischen Sympathikusaktivierung.** Die Reflextachykardie und die damit einhergehende Zunahme des Sauerstoffverbrauchs bleiben aus.
- Unter der Wirkung von ACE-Hemmern kommt es zur **Verringerung der Aldosteron- und Vasopressinsekretion,** da auch Letztere durch Angiotensin II stimuliert wird (➤ Abb. 18.2).
- Der Rückgang des linksventrikulären Füllungsdruckes unter ACE-Hemmern ist stärker, als es durch die Abnahme von Vor- und Nachlast und die systemische RAAS-Hemmung allein zu erklären wäre. Hier dürfte die Hemmung auch eines lokalen autokrinen RAAS zum Tragen kommen. Als Wachstumsfaktor ist im Gewebe gebildetes Angiotensin II an der Hypertrophie und an fibrosierenden Vorgängen des Myokards beteiligt. ACE-Hemmer wirken demnach über eine **Hemmung von systemischem und lokalem RAAS** einer Linkshypertrophie entgegen. Sie erhöhen dadurch die verringerte Compliance; d. h., im Gegensatz zu direkten Vasodilatantien können sie die diastolische Dysfunktion des linken Ventrikels (d. h. eine eingeschränkte **myokardiale Relaxation**) verbessern. Allerdings hatten sie bei isolierter diastolischer Dysfunktion keinen positiven Effekt.
- An der therapeutischen Wirkung ist sehr wahrscheinlich der **Anstieg von Bradykinin** beteiligt (ACE = Kininase), weil sich in Tiermodellen fast alle günstigen Wirkungen von ACE-Hemmern durch gleichzeitige Gabe eines Bradykinin-Rezeptor-Antagonisten aufheben lassen. Bradykinin wirkt unter Vermittlung von Prostaglandinen, was die negative Interaktion zwischen ACE-Hemmern und ASS (nicht in niedriger Herz-Dosis) und anderen nichtsteroidalen Antirheumatika erklärt.

Die Therapie mit ACE-Hemmern ist in allen Stadien der Herzinsuffizienz indiziert (➤ Tab. 17.6). Sie wird bei Patienten mit symptomatischer Herzinsuffizienz mit niedrig einschleichenden Dosen des kurz wirksamen Captoprils (z. B. 2 × 6,25 mg/Tag) begonnen, weil es initial zu schwerer Hypotension kommen kann. Ursache ist das unter diesen Umständen aktivierte RAAS, was durch Vorbehandlung mit Diuretika noch gesteigert wird. Die Dosis wird dann langsam auf die in Studien untersuchte Dosis von Captopril hochtitriert (3 × 50 mg/Tag). Dosislimitierend ist eine Hypotonie. Für die Dauertherapie sollte aus Gründen der Compliance unbedingt eines der lang wirkenden Präparate gewählt werden.

Zu den unerwünschten Wirkungen der ACE-Hemmer ➤ Kap. 18.1.

Angiotensin-II-Rezeptor-Antagonisten (AT_1-Rezeptor-Blocker)

Die systematische Pharmakologie der AT_1-Rezeptor-Blocker wird an anderer Stelle besprochen (➤ Kap. 18.1.1). Sie gelten heute in der Therapie der Herzinsuffizienz als Mittel der Wahl **bei Unverträglichkeit von ACE-Hemmern.** Aufgrund der zentralen Bedeutung der AT_1-Rezeptoren für die Wirkungen von Angiotensin II (➤ Tab. 18.1) erstaunt nicht, dass die AT_1-Rezeptor-Blocker, bis auf den fehlenden Husten und fehlende Angioödeme, ein den ACE-Hemmern gleiches pharmakologisches Profil zeigen. Ursprüngliche Hoffnungen auf eine bessere Wirksamkeit der AT_1-Rezeptor-Blocker gegenüber ACE-Hemmern haben sich nicht bestätigt. Allerdings war in Studien die Rate an Studienabbrüchen wegen unerwünschter Wirkungen um 37 % geringer (Cochrane-Report 2012). Die zusätzliche Gabe von AT_1-Rezeptor-Blockern zu einem ACE-Hemmer (➤ Tab. 17.7) hat keinen Effekt auf die Prognose (VALHEFT-Studie 2001, CHARM-Studien 2003, VALIANT-Studie 2003), erhöht aber unerwünschte Arzneimittelwirkungen, v. a. Hypotonie und Hyperkaliämie. Daher gibt es heute keine Routineindikation für diese Kombination.

Die zur Behandlung der Herzinsuffizienz zugelassenen AT_1-Rezeptor-Blocker Candesartan, Losartan und Valsartan unterscheiden

Tab. 17.6 Übersicht über die in Deutschland am häufigsten eingesetzten ACE-Hemmer mit ihren bei der Therapie der chronischen Herzinsuffizienz empfohlenen Dosen. (pd = pharmakodynamisch; pk = pharmakokinetisch) (Nach: ESC Guidelines for the diagnosis and treatment of acute and chronic heart failure, 2016.)

ACE-Hemmer	Startdosis (mg)	Zieldosis (mg)	Wichtige UAW, Interaktionen und Kontraindikationen
Captopril	3 × 6,25	3 × 50	**UAW:** Reizhusten (ca. 5 %), Creatininanstieg (bis 25 % normal, > 50 % **cave** Nierenarterienstenose), Hyperkaliämie, Hypotension, insbes. bei Vorbehandlung mit Diuretika, Angioödem **Kontraindikationen:** beidseitige Nierenarterienstenose **Interaktionen:** Hyperkaliämie bei Kombination mit kaliumsparenden Diuretika, Kaliumsalzen, Ciclosporin, nichtsteroidalen Antiphlogistika (pd). Wirkungsverminderung durch nichtsteroidale Antiphlogistika (pd). ACE-Hemmer können die Lithiumkonzentration erhöhen (pk). Hypoglykämie bei Kombination von ACE-Hemmern mit Insulin und oralen Antidiabetika
Enalapril	2 × 2,5	2 × 20	
Lisinopril	1 × 2,5–5	1 × 20–35	
Ramipril	1 × 2,5	1 × 10	
Trandolapril	1 × 0,5	1 × 4	

Tab. 17.7 Übersicht über die bei der Therapie der chronischen Herzinsuffizienz gebräuchlichen AT_1-Rezeptor-Blocker mit den empfohlenen Dosen (Nach: ESC Guidelines for the diagnosis and treatment of acute and chronic heart failure, 2016.)

AT_1-Blocker	Startdosis (mg)	Zieldosis (mg)	Wichtige UAW, Interaktionen und Kontraindikationen
Candesartan	1 × 4–8	1 × 32	**UAW:** wie ACE-Hemmer (➤ Tab. 17.6) mit Ausnahme von Husten und Angioödemen **Kontraindikationen und Interaktionen:** wie ACE-Hemmer (➤ Tab. 17.6)
Losartan	1 × 50	1 × 150	
Valsartan	2 × 40	2 × 160	

sich pharmakologisch kaum (➤ Tab. 18.3). Aufgrund der Studienlage bei Herzinsuffizienz wird aber bei Valsartan abweichend von der Hypertoniebehandlung die zweimal tägliche Gabe empfohlen.

Angiotensin-Rezeptor-Neprilysin-Inhibitor-Kombination (ARNI)

Aufgrund der pathophysiologisch günstigen Wirkungen der natriuretischen Peptide ANP und BNP (Diurese, Vasodilatation, Antiremodeling-Effekte) wurden mehrere Versuche unternommen, die protektiven Effekte dieses Systems pharmakologisch zu verstärken. Allerdings erwies sich die Infusion (48–168 Stunden) von rekombinantem BNP (Nesiritide) bei akuter Herzinsuffizienz nur als prognoseneutral und war von einer erhöhten Rate von Hypotension begleitet (O'Connor et al. 2011). Der duale ACE- und Neprilysin-Hemmer Omapatrilat führte (besonders bei Afroamerikanern) zu einer erhöhten Rate von Angioödemen (Packer et al. 2002). Neprilysin ist eine Metalloprotease, die Peptidhormone wie ANP und BNP abbaut. Dagegen senkte die Gabe von Sacubitril*/Valsartan (LCZ696), einem Molekül, das einen Neprilysin-Inhibitor und einen AT_1-Rezeptor-Blocker verbindet, gegenüber dem ACE-Hemmer Enalapril sowohl die Gesamtmortalität als auch alle anderen relevanten Endpunkte bei Patienten mit Herzinsuffizienz (McMurray et al. 2014). Aufgrund des eindeutigen Vorteils gegenüber dem bisherigen Goldstandard ACE-Hemmer erhielt die Substanz im November 2015 die EU-weite Zulassung und wird in den aktuellen ESC-Leitlinien (2016) als Mittel der Wahl bei ungenügender Wirkung einer Kombination von ACE-Hemmern, β-Adrenozeptor-Antagonisten und MRA empfohlen.

Vorteile des neuen Prinzips gegenüber rekombinantem BNP sind, neben der Möglichkeit einer oralen Dauertherapie, wahrscheinlich v. a., dass die Hemmung des Abbaus die endogene Regulation erhält und verstärkt, während die Infusion des Agonisten zu unphysiologisch starren Konzentrationen führt. Gegenüber Omapatrilat hat Sacubitril/Valsartan den Vorteil, dass die Kininase ACE nicht blockiert und damit Bradykinin und Substanz P weiterhin über diesen Weg abgebaut werden können.

β-Adrenozeptor-Antagonisten

β-Adrenozeptor-Antagonisten sind systematisch in ➤ Kap. 4.7 abgehandelt. Die heutige Erkenntnis, dass β-Adrenozeptor-Antagonisten zu den wichtigsten Arzneistoffen bei der Behandlung der chronischen Herzinsuffizienz gehören, hat die Medizin dem Durchhaltevermögen einer kleinen Gruppe von Kardiologen um Waagstein und Hjalmerson in Göteborg zu verdanken, die schon Mitte der 1970er-Jahre gezeigt haben, dass man durch eine sehr vorsichtig einschleichende Gabe von β-Adrenozeptor-Antagonisten Patienten mit schwerer Herzinsuffizienz (und Tachykardie) erfolgreich behandeln kann. Es hat mehr als 20 Jahre und heftigen Streit gebraucht, bis sich dieses Konzept durchgesetzt hat. Tatsächlich wirken β-Adrenozeptor-Antagonisten akut verschlechternd auf die kardiale Auswurfleistung und können eine Dekompensation provozieren und galten daher als kontraindiziert. Wenn man sie aber einschleichend dosiert, kommt es, auf der Basis von ACE-Hemmern, Diuretika und Herzglykosiden, zu einer eindrucksvollen Verbesserung der Überlebensprognose und der kardialen Auswurfleistung. Der Effekt ist in den Studien größer gewesen als der von ACE-Hemmern.

Die **Mechanismen** der auf den ersten Blick paradox erscheinenden günstigen Wirkung von β-Adrenozeptor-Antagonisten bei der chronischen Herzinsuffizienz sind nicht ganz klar. Folgende Faktoren werden diskutiert:

- Hemmung der Catecholamintoxizität (Nekrose): Dadurch wird der schleichende Untergang von Herzmuskulatur verzögert.
- Verhinderung von ventrikulären Arrhythmien: Die Rate an plötzlichem Herztod sinkt um etwa 40 %.
- Frequenzsenkung: Dadurch Senkung des Energieverbrauchs
- Reversion des herzinsuffizienztypischen Phänotyps mit Resensitivierung der β-adrenergen Signalkaskade, Normalisierung des intrazellulären Calciumstoffwechsels und Reversion des fetalen Genexpressionsprogramms kontraktiler Proteine. Diese Faktoren könnten die Erholung der kontraktilen Funktion erklären.

β-Adrenozeptor-Antagonisten (➤ Tab. 17.8) sind heute in allen Stadien der **symptomatischen chronischen Herzinsuffizienz** indiziert. Formal zugelassen sind Bisoprolol*, Carvedilol, Metoprolol* in einer retardierten Zubereitung und Nebivolol (bei

Tab. 17.8 Einteilung der für die Behandlung der chronischen Herzinsuffizienz zugelassenen β-Adrenozeptor-Antagonisten nach ihren pharmakodynamischen und pharmakokinetischen Wirkungen (VV = scheinbares Verteilungsvolumen [hohe Werte zeigen hohe Gewebegängigkeit und eher lipophile Eigenschaft an]; HWZ = Plasmahalbwertszeit; CYP2D6 = Verstoffwechselung über Cytochrom P450 2D6)

Substanz[1]	Handelsname	β_1-Selektivität	Vasodilatation	VV (l/kg)	HWZ (h)	Startdosis (mg)	Zieldosis (mg)	Bemerkungen
Bisoprolol	Concor®	Ja	Nein	2,9	10–12	1 × 1,25	1 × 10	–
Carvedilol	Dilatrend®	Nein	Ja	1,6–1,9	6–10[4]	2 × 3,125	2 × 25	CYP2D6, α_1-Antagonismus
Metoprolol-Succinat	Beloc-ZOK® [2]	Ja	Nein	5,6	3–5[3, 4]	1 × 12,5	1 × 200	CYP2D6
Nebivolol	Nebilet®	Ja	Ja	9–10	10[4]	1 × 1,25	1 × 10	CYP2D6, Erhöhung von vaskulärem NO

[1] Keiner der genannten β-Adrenozeptor-Antagonisten hat eine intrinsische sympathomimetische Aktivität.
[2] Bei Herzinsuffizienz nur in der Zero-Order-of-Kinetics (ZOK) Retardzubereitung zugelassen.
[3] In der Retardzubereitung > 12 h.
[4] Ist bei CYP2D6-langsamen Metabolisierern deutlich länger, bei Nebivolol wegen wirksamer erster Metaboliten wahrscheinlich nicht bedeutsam.

Patienten > 70 Jahren) mit dem Zusatz „zusätzlich zu ACE-Hemmern und Diuretika und ggf. Herzglykosiden". Dies reflektiert die Studienlage. Tatsächlich macht es aber keinen Unterschied, ob man die Therapie mit einem ACE-Hemmer (Enalapril) oder einem β-Adrenozeptor-Antagonisten (Bisoprolol) beginnt (CIBIS III, 2005). Bisoprolol, Metoprolol und Nebivolol sind relativ β_1-selektiv, Carvedilol unselektiv. Nebivolol hat eine zusätzliche, NO-vermittelte gefäßerweiternde Wirkung. Carvedilol wirkt über einen Antagonismus an α_1-adrenergen Rezeptoren vasodilatierend. Es hatte in einer direkten Vergleichsstudie eine deutlich bessere Wirkung auf das Überleben und andere Endpunkte als Metoprolol (COMET 2003). Die Studie ist wegen der Verwendung eines schlecht retardierten Metoprolol-Tartra-Präparats in relativ geringer Dosis kritisiert worden. Vorteilhaft bei Carvedilol ist eine lange Verweildauer am Rezeptor, was eine, trotz der geringen Halbwertszeit, Wirkung von > 24 Stunden erklärt. Außerdem zeigen neuere Daten, dass Carvedilol, ähnlich wie Flecainid, die spontane Freisetzung von Ca^{2+} aus dem Ryanodinrezeptor hemmt, was antiarrhythmisch wirken könnte (Zhou et al. 2011).

17

Die Therapie wird bei klinisch stabilen Patienten i. d. R. mit ⅒ der Zieldosis begonnen und in 2–4-Wochen-Schritten auf die Zieldosis gesteigert. Die individuelle Reaktion auf β-Adrenozeptor-Antagonisten ist sehr unterschiedlich. Retrospektive Auswertungen großer Studien zeigen, dass Patientenkollektive, die im Mittel niedrig dosiert z. B. mit Metoprolol (100 mg) behandelt wurden, genauso profitiert haben wie solche, die eine hoch dosierte Therapie (200 mg) erhielten. Metoprolol hat als solches eine kurze Halbwertszeit und muss daher zur Erreichung ausreichend gleichmäßiger Plasmakonzentrationen als Succinat-Salz in Zero-Order-of-Kinetics(ZOK)-Kinetik gegeben werden. Ein Teil der interindividuellen Unterschiede lassen sich bei Carvedilol und Metoprolol durch genetische Unterschiede im Cytochrom-P_{450}-abhängigen Abbau (CYP2D6) erklären, die zu mehrfachen Unterschieden im Plasmaspiegel bei derselben Dosis führen. Außerdem könnten Polymorphismen im Gen für β_1-Adrenozeptoren Variabilität erklären. Orientieren kann man sich an der Senkung der Herzfrequenz.

In der Initialphase kann es trotz der niedrigen Dosen zur Verschlechterung der Symptomatik kommen, sodass das Titrierungsschema verlangsamt werden muss. Der therapeutische Effekt setzt mit einer Verzögerung von etwa 3 Monaten (!) ein. Zu unerwünschten Wirkungen und Kontraindikationen ➤ Kap. 4.7.4.

Mineralocorticoid-Rezeptor-Antagonisten (MRA)

Der Mineralocorticoid-Rezeptor-Antagonist (MRA) **Spironolacton*** gilt zunächst als eines von drei kaliumsparenden Diuretika, das über eine langsam einsetzende Abnahme der Amilorid-sensitiven Natriumkanäle im distalen Tubulus wirkt (➤ Kap. 20). Die überraschend gute Wirksamkeit von Spironolacton in niedriger Dosis (25 mg/Tag) bei schwerer Herzinsuffizienz (RALES-Studie 1999; ➤ Abb. 17.7) wies aber darauf hin, dass Spironolacton über die diuretische Wirkung hinaus in den **kardialen Remodeling-Prozess** eingreift. So reduzierte Spironolacton die Rate an Todesfällen in 24 Monaten von 46 auf 30 % (relative Reduktion 30 %) und der Todesfälle aufgrund einer Verschlechterung der Herzinsuffizienz sogar um 36 %. Möglicherweise ist der Effekt auf eine direkte Hemmung der fibrosefördernden Wirkung von Aldosteron im Myokard zurückzuführen. Zwei Studien bei Patienten mit eingeschränkter linksventrikulärer Funktion nach Myokardinfarkt bzw. leichter Herzinsuffizienz mit dem selektiven MRA Eplerenon haben die Ergebnisse der RALES-Studie bestätigt (Pitt et al. 2003, Zannad et al. 2011). Wichtig ist, dass eine Abnahme der Gesamtsterblichkeit auch auf der Basis einer Therapie mit ACE-Hemmern, Diuretika und β-Adrenozeptor-Antagonisten zu sehen war. Die in allen Studien beobachtete Reduktion der Rate an Hypokaliämien in der MRA-Gruppe könnte für die Bedeutung des Kaliumeffekts als antiarrhythmisches Prinzip sprechen. In jedem Fall ist zu beachten, dass MRA in Kombination mit ACE-Hemmern/AT_1-Rezeptor-Blockern insbesondere bei eingeschränkter Nierenfunktion auch zu einer gefährlichen Hyperkaliämie führen können (Kontraindikation!).

Spironolacton verursacht aufgrund einer Interaktion mit Androgen- und Progesteronrezeptoren Gynäkomastie (unter Dauertherapie 10 %) und Impotenz bei Männern sowie Regelblutungsstörungen und Hirsutismus bei Frauen. **Eplerenon*** ist aufgrund einer höheren Rezeptorselektivität frei von diesen unerwünschten Arzneimittelwirkungen (➤ Tab. 17.9). Es ist, im Gegensatz zu Spironolacton, offiziell zur Verringerung des Risikos von kardiovaskulärer Mortalität und Morbidität bei erwachsenen Patienten mit (chronischer) Herzinsuffizienz der NYHA-Klasse II und linksventrikulärer systolischer Dysfunktion (LVEF ≤ 30 %) zugelassen.

Tab. 17.9 Übersicht über Mineralocorticoid-Rezeptor-Antagonisten (MRA) mit ihren bei der Therapie der chronischen Herzinsuffizienz empfohlenen Dosen (pd = pharmakodynamisch; pk = pharmakokinetisch). Nach: ESC Guidelines for the diagnosis and treatment of acute and chronic heart failure (2016)

Wirkstoffe	Startdosis (mg/Tag)	Zieldosis (mg/Tag)	Wirkeintritt (h)	Wirkdauer (h)	Wichtige UAW, Interaktionen und Kontraindikationen
Eplerenon	1 × 25	1 × 50	2–6	24–36	**UAW:** Hyperkaliämie, Gynäkomastie (nur Spironolacton) **Kontraindikation:** Niereninsuffizienz mit Creatinin-Clearance < 30 ml/min **Interaktionen:** Verstärkung der Hyperkaliämie bei Kombination mit ACE-Hemmern, AT_1-Rezeptor-Blocker, Ciclosporin, Kaliumsalzen, nichtsteroidalen Antiphlogistika (pd)
Spironolacton	1 × 25	1 × 25–50	2–6	24–36	

Diuretika

Diuretika werden in ➤ Kap. 20 systematisch behandelt. Sie spielen eine zentrale Rolle in der Therapie der Herzinsuffizienz (➤ Tab. 17.10). Diuretika dienen in erster Linie der Reduzierung des zirkulierenden Blutvolumens, um eine Stauungssymptomatik zu beseitigen. Sie sind daher aus symptomatischer Indikation indiziert. Schleifendiuretika senken zusätzlich den Tonus der Kapazitätsgefäße. Beim akuten Lungenödem handelt es sich um den entscheidenden therapeutischen Effekt, denn es wird dadurch bereits vor Einsetzen der Diurese eine Flüssigkeitsverschiebung aus der Lunge in das venöse System hervorgerufen und der linksventrikuläre Füllungsdruck gesenkt. Folgende Gesichtspunkte in der Behandlung mit Diuretika verdienen Beachtung:

- Diuretika werden nach der Stauungssymptomatik (Lunge, Beinödeme, Ascites) dosiert. Absetzen von Diuretika kann eine latente Herzinsuffizienz demaskieren.
- Wegen der reflektorischen Aktivierung des RAAS sollten sie in frühen Stadien **zurückhaltend dosiert** werden.
- Bei normaler Nierenfunktion und in frühen Stadien sind, wie bei der Hypertoniebehandlung, Thiaziddiuretika wie Chlortalidon oder Indapamid Mittel der Wahl. Ab einer glomerulären Filtrationsrate (GFR) von < 30 ml/min verlieren sie ihre Wirkung. Xipamid wirkt von der Blutseite und hat daher auch bei stark eingeschränkter GFR noch diuretische Wirksamkeit.
- Furosemid hat eine kurze Wirkdauer und muss daher mehrfach am Tag gegeben werden, um eine gleichmäßige Wirkung zu erreichen.
- Torasemid hat aufgrund besserer Bioverfügbarkeit bei Herzinsuffizienz, längerer Halbwertszeit und Wirkdauer Vorteile gegenüber Furosemid.
- Thiaziddiuretika in niedrigen Dosen können eine bei schwerer Herzinsuffizienz häufige Schleifendiuretika-Resistenz durchbrechen (sequenzielle Tubulusblockade), weil sie die kompensatorisch gesteigerte Rückresorption im distalen Tubulus hemmen. Allerdings muss auch ein deutlich vermehrtes Risiko für Hypokaliämie und Hypovolämie beachtet werden.
- Eine durch Diuretika hervorgerufene **Hypokaliämie** geht mit einer signifikant höheren Rate an plötzlichem Herztod einher. Die Hypokaliämie wird durch gleichzeitige Gabe von ACE-Hemmern/AT_1-Rezeptor-Blockern und ggf. kaliumsparende Diuretika verhindert.
- Da MRA nachgewiesenermaßen die Prognose verbessern, sind sie bei der Herzinsuffizienz den anderen kaliumsparenden Diuretika Amilorid oder Triamteren i. d. R. vorzuziehen. Dies gilt v. a. bei fortgeschrittenen Stadien.

Hemmstoffe des renalen Glucosetransporters SGLT2

Mit Hemmstoffen des renalen Glucosetransporters SGLT2 (sodium-glucose co-transporter 2), einer neuen Klasse von Antidiabetika (➤ Kap. 25.4.2), steht wahrscheinlich bald ein neues Prinzip zur Behandlung der chronischen Herzinsuffizienz zur Verfügung. Nachdem zunächst überraschend gefunden wurde, dass **Empagliflozin*** die kardiovaskuläre Mortalität von Patienten mit Diabetes Typ 2 senkt (Zinman et al. 2015), ist in der Folge gezeigt worden, dass der günstige Effekt bei Herzinsuffizienz ein Klasseneffekt ist und dass die zusätzliche Gabe von **Dapagliflozin** zu einer modernen Kombinationstherapie die Prognose von Patienten mit Herzinsuffizienz auch ohne Diabetes verbessert (McMurray et al. 2019; ➤ Abb. 17.17). Die

Tab. 17.10 Übersicht über gebräuchliche Diuretika mit ihren bei der Therapie der chronischen Herzinsuffizienz empfohlenen Dosen (pd = pharmakodynamisch; pk = pharmakokinetisch)

Diuretikum	Startdosis (mg/Tag)	Übliche Tagesdosen (mg/Tag)	t_{max} bei oraler Gabe (h)	HWZ (h)	Wirkeintritt (h)[1]	Wirkdauer (h)[1]	Wichtige UAW und Interaktionen
Schleifendiuretika							
Furosemid	20–40	40–240	2,4[2]	1,3–3[2,3]	0,5	4–6	**UAW:** Hypokaliämie, Hyponatriämie, Hypomagnesiämie, Hypotonie, Hyperurikämie, Glucosetoleranzstörung **Interaktionen:** Diuretika erhöhen die Toxizität von Lithium (pk) und Herzglykosiden (pd, Hypokaliämie). Die Wirkung von Diuretika kann durch Anionenaustauscher (z. B. Colestyramin, pk), nichtsteroidale Antiphlogistika (pd), Glucocorticoide (pd) vermindert werden.
Piretanid	3–6	6–18	0,9	1–1,7[3]	1	4–6	
Torasemid	5–10	10–20	1,1[2]	5–7[2]	1	8–12	
Thiaziddiuretika							
Chlortalidon	50	50–100	8–12	50[3]	2–3	48–72	
Hydrochlorothiazid	25	12,5–100	2–5	6–8[3]	1–2	6–12	
Indapamid	2,5	2,5–5	1–2	15–18	1	12–24	
Xipamid	10–20	10–80	1	7	1	12–24	
Kaliumsparende Diuretika (außer Aldosteronrezeptor-Antagonisten)							
Amilorid	2,5	5–10	4	16–20[3]	2	10–24	**UAW:** Hyperkaliämie **Interaktionen:** Verstärkung der hyperkaliämischen Wirkung bei Kombination mit ACE-Hemmern, AT_1-Blocker, Ciclosporin, Kaliumsalzen
Triamteren	25	100	1,5–3	4–7[3]	2	12–24	

[1] Nach Fachinformation.
[2] Bei Patienten mit Herzinsuffizienz (Vargo et al. 1995).
[3] Deutliche Verlängerung bei Niereninsuffizienz.

US-amerikanische FDA und die europäische EMA haben daraufhin Dapagliflozin 2020 für die Behandlung der Herzinsuffizienz auch ohne Diabetes mellitus zugelassen. Der Mechanismus dieses Effekts ist unklar. Diskutiert werden eine verstärkte Diurese, eine verstärkte Produktion von Ketonkörpern, ein Anstieg von Erythropoetin, eine Hemmung des kardialen Natrium-Protonenaustauschers NHE1 und eine Hemmung des späten Natriumeinstroms (Philippaert et al. 2021).

Ivabradin

Ivabradin* hemmt spezifisch den Schrittmacherstrom I_f im Sinusknoten, der von hyperpolarisationsaktivierten, durch zyklische Nukleotide modulierten Ionenkanälen (HCN) getragen wird. Dadurch senkt es die Herzfrequenz und damit den Energieverbrauch ohne negativ inotrope oder AV-blockierende Wirkungen. In der SHIFT-Studie (2010) bei Patienten, deren Herzfrequenz unter β-Adrenozeptor-Antagonisten ungenügend gesenkt war (≥ 70/min), verringerte die zusätzliche Gabe von Ivabradin die Hospitalisierungsrate, nicht aber die Gesamtletalität. Nach Erstzulassung bei stabiler Angina pectoris 2005 (➤ Kap. 17.3.3) ist Ivabradin in der EU (nicht in den USA) seit 2012 auch zur Behandlung der Herzinsuffizienz zugelassen. Es wird von den ESC-Leitlinien bei Patienten empfohlen, die unter ausreichenden Dosen (!) von ACE-Hemmern, β-Adrenozeptor-Antagonisten und MRA eine Ejektionsfraktion (EF) ≤ 35 % und eine Herzfrequenz ≥ 70/min haben. Eine typische unerwünschte Arzneimittelwirkung sind in etwa 5–10 % auftretende Phosphene (Empfindung von Lichtblitzen), die sich im Laufe der Therapie rückbilden können. Naturgemäß verschlechtert Ivabradin ein Sick-Sinus-Syndrom. Wegen seiner CYP3A4-abhängigen Verstoffwechselung darf es nicht mit starken CYP3A4-Hemmstoffen wie Azol-Antimykotika, HIV-Protease-Inhibitoren wie Ritonavir oder Makroliden wie Erythromycin und Clarithromycin kombiniert werden. Die Verordnungen der Substanz betragen aktuell 1 % der von β-Adrenozeptor-Antagonisten.

Vasodilatatoren

- **Glyceroltrinitrat oder Isosorbiddinitrat (ISDN)** werden heute nur noch bei **akuter** Herzinsuffizienz mit stark dilatiertem Herzen und hochgradiger Stauung im Lungenkreislauf zur raschen **Senkung der Vorlast** eingesetzt (deren systematische Pharmakologie wird in ➤ Kap. 18.1.2 besprochen). Wenn sich eine orale oder sublinguale Gabe als nicht ausreichend erweist, können Nitrovasodilatatoren auch mittels Perfusor oder Tropfenzähler i. v. infundiert werden. In fixer Kombination mit Hydralazin hat ISDN 2006 die Zulassung zur Behandlung der chronischen Herzinsuffizienz bei Afroamerikanern erhalten (erste Zulassung eines Medikaments nach ethnischer Zugehörigkeit), weil eine Studie einen überraschend deutlichen Überlebensvorteil bei diesen Patienten gesehen hat, die zusätzlich zur Standardtherapie mit ISDN/Hydralazin behandelt worden sind. Trotz der prognoseverbessernden Wirkung liegen die Verordnungen der Kombination nur bei etwa 15 % aller Afroamerikaner mit entsprechender Indikation (Ziaeian et al. 2017).
- **Calciumkanalblocker** können aufgrund ihrer negativ inotropen Wirkung eine bestehende Herzinsuffizienz verschlechtern und gelten daher prinzipiell als kontraindiziert. Ausnahmen sind die lang wirkenden Dihydropyridine Amlodipin und Felodipin, die prognoseneutral waren. Erwünscht ist der negativ inotrope Effekt hingegen bei der hypertrophen Kardiomyopathie, bei der v. a. Verapamil wirksam ist.
- **α_1-Adrenozeptor-Antagonisten** wie Prazosin oder Doxazosin senken zwar auch die Nachlast, hatten aber in Studien keinen oder sogar einen negativen Effekt auf die Prognose von Patienten mit Herzinsuffizienz, möglicherweise aufgrund der reflektorischen Sympathikusaktivierung. Sie gelten daher als (relativ) kontraindiziert.

Positiv inotrope Substanzen: Allgemeines

Die Steigerung der Kontraktionskraft des Herzens ist als therapeutisches Prinzip stark in den Hintergrund getreten, weil sich gezeigt hat, dass die Stimulation des ohnehin energetisch defizitären und durch erhöhte Catecholaminkonzentrationen dauerstimulierten Herzens den Untergang von Herzmuskulatur beschleunigt und die Sterblichkeit erhöht. Bis auf Herzglykoside ist der Einsatz positiv inotroper Substanzen auf akute Formen der Herzinsuffizienz beschränkt. Die ausführliche Besprechung positiv inotroper Prinzipien an dieser Stelle ist v. a. gewählt worden, weil man an ihnen die Funktionsweise des Herzens verstehen lernt.

Die meisten zurzeit therapeutisch verwendeten positiv inotropen Substanzen wirken über eine **Zunahme der freien intrazellulären Ca^{2+}-Konzentrationen** ($[Ca^{2+}]_i$). Eine Ausnahme machen die Ca^{2+}-Sensitizer (z. B. Levosimendan), welche die Myofilamente gegenüber Ca^{2+} sensitivieren (➤ Abb. 17.18).

Eine Zunahme von $[Ca^{2+}]_i$ kann pharmakologisch über verschiedene Angriffspunkte erreicht werden:

1. **Hemmung der Na^+-K^+-aktivierbaren ATPase:** Bindung der Herzglykoside an die in den extrazellulären Raum ragende α-Untereinheit der Na^+-K^+-ATPase ist mit einer Hemmung der Enzymaktivität und daher mit einem verminderten Auswärtstransport von Na^+ und Einwärtstransport von K^+ verbunden (➤ Abb. 17.18). Hohes extrazelluläres K^+ hemmt die Glykosidbindung, was den günstigen Effekt einer K^+-Zufuhr im Rahmen einer Herzglykosidintoxikation erklärt. Lange Zeit war es ein Rätsel, wie eine Hemmung der Na^+-K^+-ATPase eine Zunahme der intrazellulären Ca^{2+}-Konzentration während der Systole und damit einen positiv inotropen Effekt bewirken kann. Der Schlüssel zum Verständnis ist der eingangs beschriebene **NCX** (Austauscher), der ohne Energieverbrauch ein Ca^{2+} gegen drei Na^+ transportiert (elektrogen!). Die Richtung hängt dabei einerseits von dem elektrochemischen Na^+- und Ca^{2+}-Gradienten, andererseits aber auch vom Membranpotential ab. Wie ➤ Abb. 17.2 und ➤ Abb. 17.3 zeigen, ändert sich die Richtung

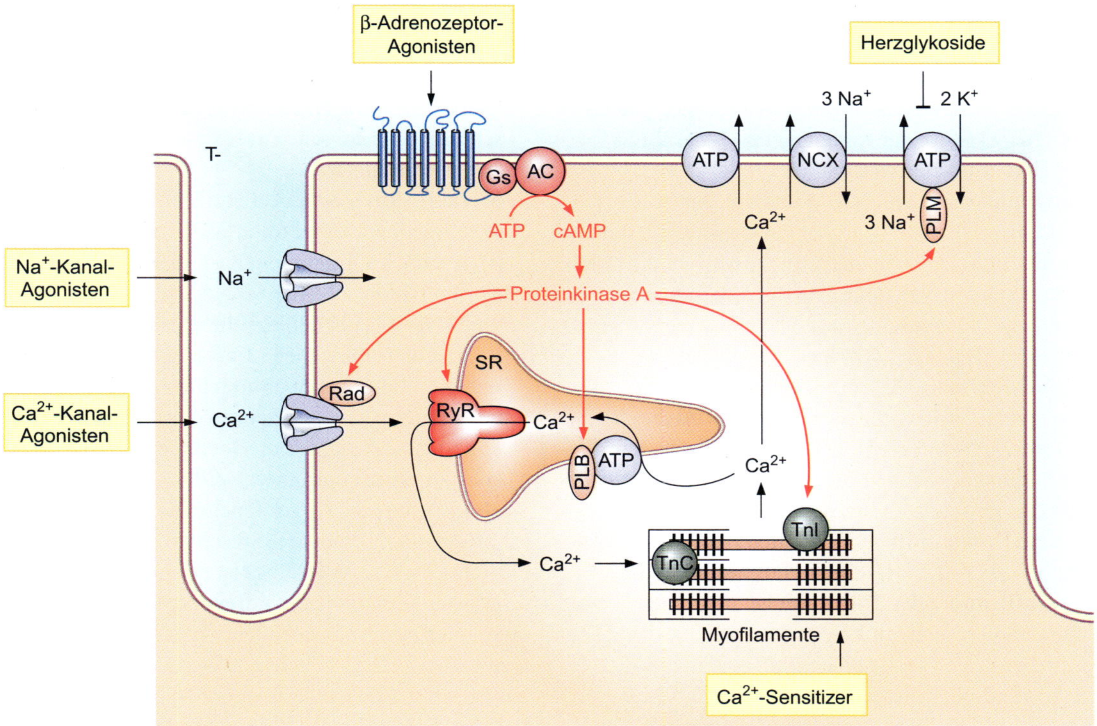

Abb. 17.18 Übersicht über Angriffspunkte positiv inotrop wirkender Pharmaka an der Myokardzelle.
Prinzipiell unterscheidet man positiv inotrope Interventionen als Folge einer Erhöhung der intrazellulären Ca^{2+}-Konzentration von solchen, die Folge einer Erhöhung der Ca^{2+}-Sensitivität der Myofilamente sind (Ca^{2+}-Sensitizer). Zu den Ersteren gehören die endogenen Catecholamine Adrenalin und Noradrenalin, die im Rahmen der Fight-or-Flight-Reaktion über eine Stimulation von β-Adrenozeptoren die cAMP-Konzentration intrazellulär erhöhen. Dies führt über Aktivierung der Proteinkinase A zur Phosphorylierung des GTP-bindenden Proteins Rad und dessen Abdissoziation von der β-Untereinheit des spannungsabhängigen Ca^{2+}-Kanals, von Phospholamban (PLB), Phospholemman (PLM), Ryanodinrezeptoren (RyR) und der Myofilamentproteine Troponin I (TnI) und kardiales Myosin-bindendes Protein C (cMyBP-C). Konsequenzen sind ein vermehrter systolischer Ca^{2+}-Einwärtsstrom und, über eine Aufhebung der PLB-vermittelten Hemmung der SERCA, eine vermehrte diastolische Rückaufnahme von Ca^{2+} in das sarkoplasmische Retikulum (SR). Dadurch nimmt die Ca^{2+}-Füllung des SR zu und sekundär die systolische Ca^{2+}-Freisetzung. Die Phosphorylierung des RyR erhöht dessen Öffnungswahrscheinlichkeit, was möglicherweise zur Beschleunigung der Ca^{2+}-Freisetzung und dadurch Kontraktion beiträgt (positiv klinotroper Effekt). Die beschleunigte diastolische Rückaufnahme von Ca^{2+} in das SR begründet zusammen mit der Phosphorylierung von TnI und cMyBP-C eine beschleunigte Erschlaffung der Myofilamente in der Diastole. Phosphorylierung von PLM bewirkt eine Enthemmung der Na^+/K^+-ATPase (merke Analogie zu PLB-SERCA), einen beschleunigten Export von Na^+ und eine beschleunigte Repolarisation. Zusammen begründen diese Mechanismen eine verstärkte und beschleunigte Kontraktion (positiv inotroper und lusitroper Effekt). Weitere positiv inotrope Möglichkeiten sind eine Hemmung der Na^+-K^+-ATPase durch Herzglykoside und eine Erhöhung der Öffnungswahrscheinlichkeit von Ca^{2+}- und Na^+-Kanälen, die direkt bzw. indirekt über den NCX (Austauscher, ➤ Abb. 17.2) zu einer Erhöhung des intrazellulären Ca^{2+}-Konzentration führen. Davon abzugrenzen sind Ca^{2+}-Sensitizer, die direkt am Troponin-Komplex der Myofilamente angreifen und die Affinität von Troponin C für Ca^{2+} erhöhen (z. B. Levosimendan). Mit Omecamtiv-Mecarbil ist zurzeit ein neues Prinzip in klinischer Testung. Die Substanz steigert direkt die Myosin-ATPase-Aktivität und verlängert darüber v. a. die Zeit der systolischen Kraftentwicklung.

während jedes Aktionspotentials. In Phase 1 des Aktionspotentials überwiegt ein Ca^{2+}-Einwärtsstrom (= repolarisierend = reverse mode), sonst dominiert ein Ca^{2+}-Auswärtsstrom (= depolarisierend = forward mode). Jeder Anstieg der intrazellulären Konzentration von Na^+ (z. B. als Folge einer Hemmung der Na^+-K^+-ATPase) bewirkt einen verminderten Auswärtstransport von Ca^{2+}. Unter der Einwirkung therapeutischer Konzentrationen von Herzglykosiden an isolierten Herzmuskelfasern konnte mit Na^+-sensitiven intrazellulären Mikroelektroden eine strenge Korrelation zwischen dem Anstieg von intrazellulärem Na^+ und der entwickelten Kraft gezeigt werden. Da eine ebenso gute **Korrelation zwischen dem durch Herzglykoside hervorgerufenen Anstieg von $[Ca^{2+}]_i$ und der entwickelten Kraft** besteht (➤ Abb. 17.19), gilt folgendes Modell der positiv inotropen Wirkung der Herzglykoside als akzeptiert: Na^+-Pumpe ↓ → $[Na^+]_i$ ↑ → NCX forward mode ↓/reverse mode ↑ → $[Ca^{2+}]_i$ ↑ → Kontraktilität ↑.

2. **Verlängerung der Öffnungszeiten der Na^+-Kanäle:** Veratrum-Alkaloide wie Aconitin und verschiedene Toxine (Batrachotoxin, Grayanotoxin, Seeanemonentoxine, Skorpiontoxine und Korallentoxin, ➤ Kap. 35.12.1) verlängern die Öffnungszeit der schnellen Na^+-Kanäle. Die Verstärkung des Na^+-Einstroms führt wie bei Herzglykosiden sekundär zu einem Anstieg der intrazellulären Ca^{2+}-Konzentration. Im Unterschied zu diesen kommt es jedoch bei Na^+-Kanal-Aktivatoren zu einer Verlängerung des Aktionspotentials und der Refraktärzeiten (pharmakologisches LQT-Syndrom Typ 3). Therapeutisch wird dieses Prinzip nicht genutzt.
3. **Aktivierung der langsamen Ca^{2+}-Kanäle unabhängig von cAMP:** Die positiv inotrope Wirkung einiger den Calciumkanalblockern der Dihydropyridinreihe chemisch verwandter

Substanzen (z. B. BAY K 8644) ist auf eine Zunahme der Öffnungsdauer der langsamen, spannungsabhängigen Ca^{2+}-Kanäle zurückzuführen, weshalb sie auch als Calciumagonisten bezeichnet werden. Diese Verbindungen sind aber auch potente Vasokonstriktoren (inklusive der Koronargefäße), was ihren Einsatz bei der Herzinsuffizienz ausschließt.

4. **Hemmung von repolarisierenden K^+-Kanälen:** Das Wirkprinzip der Klasse-III-Antiarrhythmika führt, im Gegensatz zu allen anderen antiarrhythmischen Prinzipien, zu einem verlängerten Ca^{2+}-Einstrom und dadurch zu einer Zunahme der Kontraktionskraft. Da dies aber gleichzeitig das Risiko für Arrhythmien erhöht, wird es nicht als positiv inotropes Prinzip genutzt.
5. **Zunahme des intrazellulären cAMP:** Die stärkste (und physiologisch genutzte) Stimulation des Herzens wird durch eine rezeptorvermittelte Stimulierung der Adenylylcyclase mit nachfolgender Bildung des Second-Messenger-cAMP erreicht. Dies begründet den Einsatz der Catecholamine **Adrenalin, Noradrenalin** und **Dobutamin** bei der akuten Herzinsuffizienz. Hemmung des Abbaus von cAMP durch Phosphodiesterase-Hemmstoffe wie **Milrinon** oder **Enoximon** hat denselben Nettoeffekt. Eine intrazelluläre Akkumulation von cAMP bewirkt über eine Aktivierung der cAMP-abhängigen Proteinkinase A schließlich eine Phosphorylierung verschiedener Effektormoleküle (➤ Abb. 17.18). Phosphorylierung des ras-ähnlichen, GTP-bindenden Proteins Rad führt zur Dissoziation dieses erst kürzlich als Hauptregulator identifizierten Proteins von der β-Untereinheit spannungsabhängiger Ca^{2+}-Kanäle, was eine Zunahme des Ca^{2+}-Einwärtsstroms und dadurch der Ca^{2+}-induzierten Ca^{2+}-Freisetzung aus dem SR bewirkt (Liu et al. 2020). Phosphorylierung von Phospholamban, das normalerweise die SR-Ca^{2+}-ATPase inhibiert, hebt diese Hemmung auf, was zu einer vermehrten Aufnahme von Ca^{2+} in das SR führt. Analog führt Phosphorylierung von Phospholemman zur Enthemmung der Na^+-K^+-ATPase. Netto wird der gesamte Ionentransport verstärkt und beschleunigt. Dies hat drei wichtige Konsequenzen:
   a) Der verstärkte Ca^{2+}-Einwärtsstrom und die beschleunigte Ca^{2+}-Freisetzung aus dem SR (Ryanodinrezeptor) könnte für die verkürzte Zeit vom Beginn bis zum Maximum der Kontraktion (positiv klinotroper Effekt) mitverantwortlich sein.
   b) Die vermehrte Ca^{2+}-Beladung des SR bewirkt eine vermehrte systolische Freisetzung von Ca^{2+} und trägt dadurch wesentlich zum positiv inotropen Effekt bei.
   c) Der beschleunigte Rückgang der zytosolischen Ca^{2+}-Konzentration in der Diastole akzeleriert auch die Erschlaffung der kontraktilen Elemente, sodass die Relaxationszeit verkürzt wird (positiv lusitrope Wirkung). Auf diese Weise sind trotz gleichzeitiger Frequenzsteigerung (durch β-Adrenozeptor-Agonisten) eine ausreichende Blutfüllung und Durchblutung der Ventrikel in der Diastole gewährleistet.
6. **Sensitivierung der Myofilamente gegen Ca^{2+}:** Calciumsensitizer wie Levosimendan erhöhen die Affinität der Myofilamente gegenüber Ca^{2+}. Sie erhöhen die Kraft ohne eine Erhöhung der intrazellulären Ca^{2+}-Konzentration mit ihren deletären Folgen wie Arrhythmien und überproportionale Energieverbrauchssteigerung. Auf der anderen Seite bedeutet eine erhöhte Affinität der Myofilamente für Ca^{2+} auch eine verzögerte Abdiffusion von Ca^{2+} und damit eine Verlängerung der Kontraktionszeit (negativ lusitrope Wirkung). Dies birgt die Gefahr, die bereits eingeschränkte diastolische Funktion des erkrankten Herzens weiter zu verschlechtern.
7. **Myosin-Aktivierung:** Direkte Stimulation der Myosin-ATPase Aktivität durch Omecamtiv-Mecarbil (in klinischer Testung) verlängert die Kontraktionszeit (negativ klinotroper Effekt), was am ganzen Herzen zu einer verlängerten systolischen Ejektionszeit und Zunahme des Schlagvolumens führt, ohne wesentlich mehr Energie zu verbrauchen (Merke: langsame Kontraktion spart Energie). Naturgemäß führen hohe Konzentrationen aber ebenso wie Calciumsensitizer zu einer Einschränkung der diastolischen Funktion. Daher muss die Therapie über Messungen der Blutkonzentration kontrolliert werden.

Auch alle Agonisten G_q-gekoppelter Rezeptoren ($α_1$-Adrenozeptoren, AT_1-Rezeptoren, Endothelinrezeptoren) erhöhen die Kontraktionskraft des Herzens. Allerdings ist der positiv inotrope Effekt deutlich schwächer als der einer β-Adrenozeptor-Stimulation. Er setzt etwas langsamer ein, ist unabhängig von cAMP, nur mit einer geringen Erhöhung der intrazellulären Ca^{2+}-Konzentration verbunden und zum größeren Teil Folge einer Ca^{2+}-Sensitivierung der Myofilamente. Letztere ist wahrscheinlich Folge einer vermehrten Phosphorylierung der leichten Myosinketten (➤ Abb. 17.12).

Positiv inotrope Substanzen: Herzglykoside

Die Herzglykoside umfassen eine große Gruppe von Verbindungen pflanzlicher Herkunft. Heute werden nur mehr zwei Stoffe klinisch verwendet: **Digitoxin** und **Digoxin* (plus Derivate),** die wesentlichen Inhaltsstoffe von *Digitalis purpurea* (Roter Fingerhut) und *Digitalis lanata* (Wolliger Fingerhut).

Die Herzwirkung von *Digitalis purpurea* wurde bereits im Jahre 1785 vom englischen Arzt W. Withering eingehend beschrieben, wobei er v. a. in seiner berühmten Schrift „An Account of the Foxglove and Some of its Medical Uses" erste exakte Dosierungsschemata ausgearbeitet hat.

Pharmakokinetik

Resorption und Verteilung: Die einzelnen Herzglykoside unterscheiden sich ausschließlich in ihren pharmakokinetischen Eigenschaften. Die Polarität von Digoxin ist aufgrund einer zusätzlichen OH-Gruppe höher als die von Digitoxin. Die Folgen sind unterschiedliche enterale Resorption, Plasmaeiweißbindung und Biotransformation der beiden Glykoside (➤ Tab. 17.11). Aus den halbsynthetischen Methyl- und Acetyldigoxinen entsteht im Organismus sehr rasch Digoxin. Digoxin ist Substrat des p-Glykoproteins (gp-170 oder auch MDR1, ➤ Kap. 1.4.5), was viele relevante Wechselwirkungen erklärt.

Tab. 17.11 Pharmakokinetik der Herzglykoside

	Digitoxin	Digoxin
Bioverfügbarkeit (%)	> 90	70–80
Plasmaproteinbindung (%)	> 90	20–40
Metabolisierter Anteil (%)	> 70	< 30
Plasmahalbwertszeit (Tage)	7	1,5
Tägliche orale Erhaltungsdosis (mg)	0,05–0,1	0,15–0,4
Therapeutische Plasmakonzentration (ng/ml)	10–20	0,5–0,8

Elimination: Digitoxin wird überwiegend metabolisiert, wobei einer der Metaboliten Digoxin ist. Teilweise unterliegt es einem enterohepatischen Kreislauf, der neben der hohen Plasmaeiweißbindung zu dessen langer Verweildauer im Organismus beiträgt. Hingegen wird **Digoxin** zum größeren Teil unverändert über die Niere ausgeschieden.

Während **Nierenfunktionsstörungen** auf die Dosierung von Digitoxin ohne Einfluss sind, wird die Elimination von Digoxin verlängert. Eine Dosisanpassung kann mittels Datentabellen oder Nomogrammen auf der Basis der Creatininclearance erfolgen.

Positiv inotrope Wirkung

An Patienten mit Herzinsuffizienz bewirken Herzglykoside über eine Steigerung von Schlagarbeit und Herzminutenvolumen einen Rückgang der Symptomatik. Durch die erhöhte Pumpleistung werden auch die für den reflektorisch erhöhten Sympathikotonus verantwortlichen Stimuli eliminiert, woraus eine Reduktion der Herzfrequenz und des Tonus der Widerstands- und Kapazitätsgefäße resultiert. Die Folgen sind eine Verminderung der Vor- und Nachlast, der Herzgröße und auch des myokardialen O_2-Verbrauchs. Die erhöhte renale Durchblutung führt zu einer Drosselung der Reninproduktion; die daraus resultierende Ödemausschwemmung führt zu einer weiteren Reduktion der Vorlast.

Wirkungen am Herzen

Elektrophysiologische Herzglykosidüberdosierungen verursachen eine charakteristische Progredienz von Rhythmusstörungen (➤ Abb. 17.19 und ➤ Tab. 17.12):

- Verkürzung des AP. Eine Erklärung dafür liegt in der Erhöhung der intrazellulären Ca^{2+}-Konzentration, die die Inaktivierung des Ca^{2+}-Kanals beschleunigt (Verkürzung der Plateauphase). Diskutiert werden auch repolarisierende K^+-Kanäle, die durch hohes intrazelluläres Na^+, aber auch Ca^{2+} aktiviert werden.
- Die unter 1. genannten Änderungen des AP gehen klinisch noch nicht mit Zeichen einer Intoxikation einher. Mit zunehmender Hemmung kommt es zum intrazellulären K^+-Verlust und Na^+-Anstieg, zur Abnahme des maximalen diastolischen Potentials und zum Steilerwerden der diastolischen Depolarisation (Phase 4), womit die Automatie der Zelle gesteigert ist. Aufgrund der partiellen Depolarisation und der Anreicherung von Na^+ in der Zelle sind die Na^+-Leitfähigkeit und damit die Erregungsleitungsgeschwindigkeit stark vermindert. Die Gefahr kreisender Erregungen (➤ Kap. 17.1.2) wird dadurch erhöht.
- Eine weiter fortschreitende Digitalistoxizität ist Folge einer Ca^{2+}-Überladung des SR, die in späten Nachpotentialen resultieren (➤ Kap. 17.1.2 und Pfeile in ➤ Abb. 17.19). Sie können sich als mit normalen Erregungen gekoppelte Extrasystolen bemerkbar machen (Bigeminie) oder als sich selbst erhaltende ventrikuläre Tachykardie bis hin zu Kammerflimmern äußern (➤ Tab. 17.12).

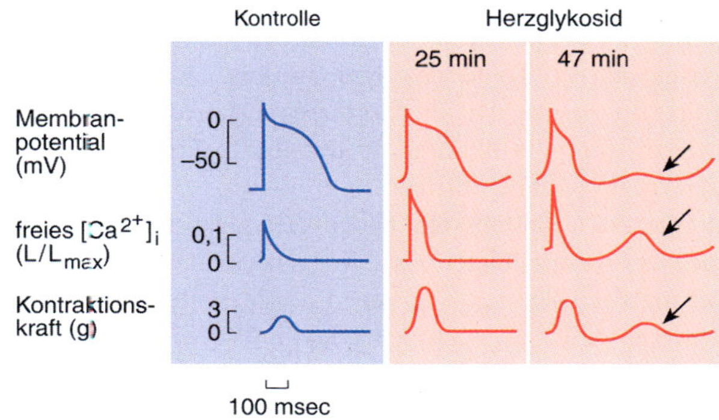

Abb. 17.19 Wirkung eines Herzglykosids auf Aktionspotential (AP), $[Ca^{2+}]$ und Kontraktion.
Die Messungen wurden an einer isolierten Purkinje-Zelle des Hundes vorgenommen. Die **oberen Kurven** zeigen ein AP unter Kontrollbedingungen sowie AP nach Zugabe des Glykosids, und zwar in einer frühen Phase von 25 min (mit Veränderungen, die auch im therapeutischen Dosisbereich auftreten) und in einer späten Phase von 47 min (mit Veränderungen, die im Rahmen einer Intoxikation auftreten). Die Messung des zeitlichen Verlaufs von $[Ca^{2+}]_i$ **(mittlere Kurven)** erfolgte durch Lichtemission des Ca^{2+}-bindenden Proteins Aequorin (relativ zur maximal möglichen Emission L/L_{max}). Die **unteren Kurven** zeigen die durch das AP ausgelösten Kontraktionen. Die frühe Phase der Glykosidwirkung (25 min) ist durch eine Verkürzung des AP (mit gleichzeitigem Steilerwerden der Phase 4) sowie eine deutliche Zunahme von $[Ca^{2+}]_i$ und der Kontraktionskraft charakterisiert. Die späte, toxische Phase (47 min) zeigt dieselben, aber wesentlich ausgeprägteren Effekte auf das AP, zusätzlich aber ein spätes Nachpotential mit Nachkontraktion (Pfeile). (Modifiziert nach: Wier WG, Hess P. J Gen Physiol, 1984; 83: 395–415.)

Tab. 17.12 Elektrophysiologische Wirkungen der Herzglykoside mit klinischer Manifestation

Wirkung	Lokalisation
Direkt: • Erhöhte ektope Automatie • EKG: Vorhofflimmern, Extrasystolen (Bigeminie), Kammertachykardie, Kammerflimmern	Vorhof, Purkinje-System, Ventrikel
Indirekt (Vagusaktivierung): • Bradykardie, Verkürzung der Refraktärzeit, verminderte Leitungsgeschwindigkeit • EKG: Verlängerung der PQ-Zeit	Sinusknoten, Vorhof AV-Knoten

Extrakardiale Wirkungen

Durch **Hemmung der Na^+-K^+-ATPase** wirken Herzglykoside auch depolarisierend an anderen erregbaren Geweben. Bereits im unteren therapeutischen Dosisbereich kommt es über eine Erregung

17

zentraler Vaguskerne und eine gesteigerte Empfindlichkeit der Barorezeptoren zu einem **erhöhten Tonus des Parasympathikus** und einem **geringeren Tonus des Sympathikus.** Der günstige Effekt niedriger Dosen spricht dafür, dass diese vegetative Umstellung, und weniger die inotrope Wirkung für den therapeutischen Erfolg der Herzglykoside verantwortlich ist.

An glatten Gefäßmuskeln haben Herzglykoside direkt einen Anstieg der intrazellulären Ca^{2+}-Konzentration und eine Tonussteigerung zur Folge (**cave** Spasmen der Mesenterialarterien). An Patienten resultiert aber als Nettoeffekt i. d. R. eine Abnahme des Gefäßtonus, bedingt durch Abnahme des Sympathikotonus.

Indirekte Herzwirkungen

Durch die Erregung der Vaguskerne kommt es zu Frequenzabnahme, Verlängerung der AV-Überleitungszeit und Begünstigung von Vorhofflattern und Vorhofflimmern (begründet in einer Verkürzung der absoluten Refraktärzeit, die durch die direkten Wirkungen der Herzglykoside synergistisch beeinflusst wird). Andererseits können sie – durch Erhöhung der Siebfunktion des AV-Knotens – die Kammern vor supraventrikulären Tachykardien schützen und werden deswegen zur **Frequenzkontrolle bei chronischem Vorhofflimmern** verwendet (➤ Kap. 17.1.3). Am Ventrikelmyokard spielen die indirekten Effekte der Herzglykoside wegen geringer cholinerger Innervation keine Rolle.

Interaktionen mit K^+, Ca^{2+} und Mg^{2+}

Hyperkaliämie vermindert die Bindung des Glykosids an die Na^+-K^+-ATPase, während eine **Hypokaliämie** diese begünstigt. Darüber hinaus hat ein Absinken des extrazellulären K^+ auch intrazelluläre K^+-Verluste und damit eine Verminderung der transmembranären K^+-Leitfähigkeit zur Folge, sodass Hypokaliämie ein Steilerwerden der diastolischen Depolarisation begünstigt und die Gefahr heterotoper Automatien zusätzlich erhöht. Hyperkaliämie hat gegensinnige Effekte.

Eine **Hypercalcämie** begünstigt die Überladung der intrazellulären Ca^{2+}-Speicher und erhöht somit die Gefahr einer abnormen, durch Herzglykoside induzierten Automatie. Denselben Effekt hat eine Erniedrigung der Mg^{2+}-Konzentration. Während einer Therapie mit Herzglykosiden müssen also die Serumspiegel dieser Elektrolyte exakt kontrolliert werden.

Unerwünschte Arzneimittelwirkungen und Toxizität

- Die **Vergiftungssymptomatik** umfasst zu 90 % **Störungen der Herzrhythmik** (bisweilen lebensbedrohend). Gastrointestinale Störungen machen sich bei 50–60 %, neurotoxische bei 10–15 % der Vergiftungen bemerkbar. Die Inzidenz toxischer Reaktionen im Verlauf einer Glykosidtherapie ist mit 5–15 % sehr hoch. Die Ursache liegt in der extrem **geringen therapeutischen Breite von 1,5–2,5** begründet. Hinzu kommt, dass die aus Akutversuchen abgeleiteten therapeutischen Plasmaspiegel wahrscheinlich deutlich zu hoch angesetzt sind und ein therapeutischer Vorteil auf einen Plasmaspiegelbereich von 0,5–0,8 ng/ml begrenzt zu sein scheint (➤ Abb. 17.20).
- **Kardiotoxische Wirkungen:** Es bestehen deutliche Unterschiede im Wirkungsmuster Herzgesunder und Herzkranker. An Herzgesunden (Vergiftungen von Kindern, Suizid, Verbrechen) stehen supraventrikuläre Rhythmusstörungen im Vordergrund **(extreme Bradykardie, Vorhofflimmern, AV-Überleitungsstörungen).** Ektope ventrikuläre Rhythmusstörungen sind dagegen selten. Wegen der hohen Widerstandsfähigkeit des gesunden Herzens sind die Vergiftungen selten tödlich. Beim Herzkranken dominieren ventrikuläre **Extrasystolen,** die vereinzelt, gehäuft oder in Form einer Bigeminie auftreten können. Gefährlich sind salvenartig einfallende Extrasystolen, besonders aber eine **Kammertachykardie,** die sehr leicht in Kammerflimmern übergehen kann. Grundsätzlich kommt am vorgeschädigten Herzen fast jeder Typ einer Herzrhythmusstörung bei Glykosidüberdosierung in Betracht.
- **Gastrointestinale Störungen:** Anorexie, Nausea und Erbrechen sind Zeichen einer toxischen Wirkung und eher einer Wirkung auf die Chemorezeptoren-Triggerzone als einer lokalen Reizwirkung im Magen-Darm-Trakt zuzuschreiben. Selten kommt es durch Spasmen der Mesenterialarterien zu schweren Durchfällen bis hin zu tödlichen Darmnekrosen.
- **Neurotoxische Reaktionen:** Kopfschmerzen, Müdigkeit und Schlaflosigkeit stellen ebenfalls Frühsymptome dar. Bei älteren

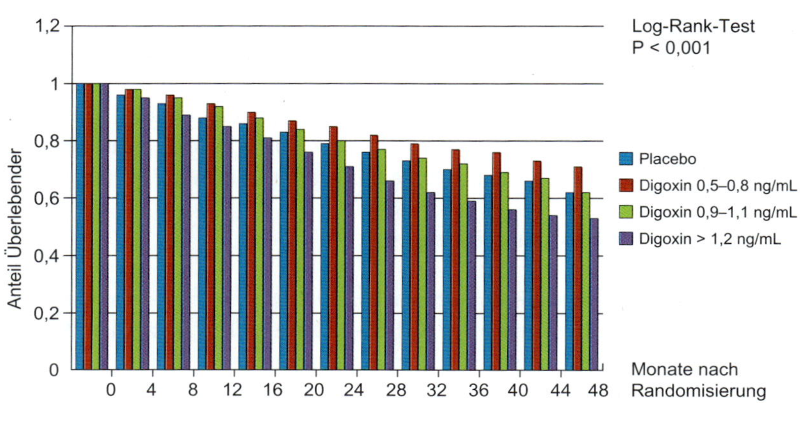

Abb. 17.20 Retrospektive Auswertung der DIG-Studie. Patienten mit niedrigen Digoxin-Plasmaspiegeln (0,5–0,8 ng/ml; rot) hatten eine bessere Prognose als Patienten, die nur mit Placebo (zusätzlich zu ACE-Hemmern und Diuretika; schwarze Linie in Abb.) behandelt wurden. Patienten mit mittleren Digoxin-Plasmaspiegeln (0,9–1,1 ng/ml; grün) verhielten sich wie die Placebogruppe, solche mit hohen Plasmaspiegeln (1,2 ng/ml und mehr; lila) hatten eine Übersterblichkeit. Wichtig ist, dass bis zu dieser Studie Plasmaspiegel zwischen 0,5 und 2,0 ng/ml als normal angesehen worden waren. (Nach: Rathore SS et al. JAMA, 2003; 289: 871–878.)

Patienten mit Atherosklerose sind Verwirrtheitszustände und Halluzinationen beobachtet worden. Typisch für eine Überdosierung sind Störungen des Sehsinns, wie Halo- und Skotombildung, und Störungen des Farbsehens (Gelb-Grün-Sehen, Kornblumenphänomene).

Therapie der Herzglykosidvergiftung

Entscheidend ist die **frühzeitige Diagnose.** Leichte Rhythmusstörungen, wie vereinzelte Kammerextrasystolen, AV-Block I. Grades und Vorhofflimmern, erfordern i. d. R. nur ein temporäres Absetzen der Medikation. Rhythmusstörungen, die durch hohe Frequenzen oder extreme Bradykardie die Auswurfleistung herabsetzen, erfordern ein aktives therapeutisches Vorgehen:

- **Extreme Sinusbradykardie, Sinusknoten-Stillstand, AV-Block II. und III. Grades:** Atropin (0,5–1 mg) oder Ipratropiumbromid (0,5 mg) i. v., β-Adrenozeptor-Antagonisten (z. B. Dobutamin) nur bei Asystolie. Ein temporärer Schrittmacher kann erforderlich sein.
- **Ektope Kammerarrhythmien bei gleichzeitiger Hypokaliämie:** K^+-Zufuhr (40–60 mmol/Tag). Kontraindikation sind AV-Überleitungsstörungen (membranstabilisierende Wirkung von K^+) und Niereninsuffizienz (Gefahr einer Hyperkaliämie).
- **Kammertachykardien:** Lidocain i. v.; bei besonders schwerwiegenden, lebensbedrohlichen Digitalisvergiftungen kann das Serumkalium zum Diagnosezeitpunkt erhöht sein (bedingt durch hohe Verluste an intrazellulärem Kalium). Unter dieser Bedingung kann durch Antiarrhythmika ein Herzstillstand ausgelöst werden. Aus diesem Grunde eignen sich bei derartigen Patienten eher **Digitalis-Antikörper (Digitalis-Antidot BM®).**

Bei Vergiftungen mit Digitoxin können Aktivkohle oder Anionenaustauscher wie Colestyramin (➤ Kap. 24.2.1) den enterohepatischen Kreislauf unterbrechen.

Kontraindikationen und Interaktionen

Zu den **Kontraindikationen** für Herzglykoside zählen:

- Ventrikuläre Tachyarrhythmien
- AV-Block II. und III. Grades
- Ausgeprägte Hypokaliämie
- Frischer Myokardinfarkt
- Hypercalcämie (z. B. bei Hyperparathyreoidismus)
- Hypertrophe obstruktive Kardiomyopathie

Folgende Interaktionen mit anderen Arzneistoffen sind zu beachten: **Diuretika** (Thiazide, Schleifendiuretika) erhöhen die Gefahr einer Hypokaliämie und daher auch einer Digitalisintoxikation; **Chinidin, Verapamil und Ciclosporin** steigern den Plasmaspiegel von Digoxin durch Hemmung des enteralen Auswärtstransports über p-Glykoprotein; Rifampicin und Johanniskraut senken Digoxinspiegel über Induktion von p-Glykoprotein. **Colestyramin** und Antazida vermindern die Resorption von Herzglykosiden. Eine **Hyperthyreose** resultiert in verminderten Plasmaspiegeln von Digoxin.

Dosierung und Auswahl der Herzglykoside

Einen Überblick über Dosierung und therapeutische Plasmaspiegel von Digitoxin und Digoxin gibt ➤ Tab. 17.11. Herzglykoside haben eine lange Halbwertszeit. Da es kaum Gründe für eine Akutbehandlung mit Herzglykosiden gibt, wird die Therapie mit der angenommenen Erhaltungsdosis begonnen und durch eine Plasmaspiegelbestimmung nach Ablauf von mindestens fünf Halbwertszeiten (= steady state) kontrolliert. Beachtet werden muss, dass die Frage des optimalen Plasmaspiegels bis heute nur für Digoxin durch klinische Daten untermauert ist. Der alte obere Grenzwert von 2,0 ng/ml für Digoxin muss als bereits toxisch und mortalitätserhöhend angesehen werden (➤ Abb. 17.20).

Der **Vorteil von Digoxin** liegt im rascheren Abklingen einer toxischen Wirkung nach Absetzen des Präparats, der **Nachteil** in mehr Wechselwirkungen und der Abhängigkeit von der Nierenfunktion. **Vorteile von Digitoxin** sind seine konstante Bioverfügbarkeit und die weitgehende Unabhängigkeit von der Nierenfunktion, **Nachteile** sind die extrem langsame Elimination und das Fehlen großer klinischer Studien.

17

Positiv inotrope Substanzen: β-Adrenozeptor-Agonisten

Die positiv inotrope Wirkung der β-Adrenozeptor-Agonisten wie **Adrenalin** und **Noradrenalin** setzt schneller ein (Sekunden bis Minuten), ist stärker und besser steuerbar als die der Herzglykoside. Dennoch sollten sie wegen erheblicher **Nachteile** nur wenn unbedingt notwendig und in der niedrigsten möglichen Dosis eingesetzt werden:

- Sie steigern den O_2-Verbrauch überproportional, weil sie die Kontraktion nicht nur erhöhen, sondern auch beschleunigen. Dies macht eine überproportionale Steigerung aller energieverbrauchenden Ionen-Transporte in das SR und aus der Zelle notwendig.
- Sie begünstigen ventrikuläre Tachyarrhythmien, weil der durch sie gesteigerte transmembranäre depolarisierende Ca^{2+}-Einstrom die Automatie fördert (➤ Abb. 17.6) und weil es vermehrt zu Slow-Response-Potentialen im Purkinje-System kommen kann.
- Die Ca^{2+}-Überladung der Myokardzellen erhöht das Risiko herdförmiger Herzmuskelnekrosen.
- Eine kontinuierliche Therapie mit β-Adrenozeptor-Agonisten führt zu einem rasch einsetzenden Wirkungsverlust aufgrund einer Desensitivierung der β-Adrenozeptoren.

Hinzu kommt, dass im Rahmen einer Herzinsuffizienz die β-Adrenozeptoren aufgrund erhöhter Sympathikusaktivität bereits desensitiviert sind und β-Adrenozeptor-Agonisten schon aus diesem Grunde am insuffizienten Herzen schwächer wirksam sind als am gesunden (relative Catecholaminrefraktärität).

Das Catecholamin **Dobutamin** (Dobutrex®) wird im Rahmen einer akuten Herzinsuffizienz gerne eingesetzt, weil seine positiv inotrope Wirkung mit geringerer Frequenzsteigerung verbunden ist als die von Adrenalin. Ein möglicher Grund liegt darin, dass Dobutamin keinen wesentlichen Abfall des peripheren Widerstandes und daher zumindest keinen reflektorisch bedingten Frequenzanstieg hervorruft. Dobutamin wird als Racemat angeboten, wobei das (−)-Enantiomer α_1-agonistisch und die (+)-Enantiomere β_1- und β_2-agonistisch wirken. Dadurch halten sich die über α_1-Adrenozeptoren vermittelte Vasokonstriktion und die über β_2-Adrenozeptoren vermittelte Vasodilatation weitgehend die Waage (➤ Tab. 17.13; ➤ Kap. 4.2.3). Bei Patienten mit stark eingeschränkter Nierenfunktion oder drohendem Nierenversagen wurde lange Zeit Dopamin in niedriger, sogenannter Nierendosis bevorzugt. Zur Pharmakologie von Dopamin ➤ Kap. 4.2.2. Es aktiviert schon in niedrigen Dosen Dopaminrezeptoren, wodurch die renale und mesenteriale Perfusion gesteigert werden soll. Tatsächlich haben klinische Studien diesen Effekt aber nicht gezeigt, sodass das Konzept heute verlassen wurde.

Tab. 17.13 Rezeptoraffinität der Catecholamine

	α_1	β_1	β_2	$D_{1/5}$
Dopamin	+	++	+	+++
Noradrenalin	+++	+++	+	0
Adrenalin	+++	+++	+++	0
Isoprenalin	0	+++	+++	0
Dobutamin	+	++	++	0

Positiv inotrope Substanzen: Phosphodiesterasehemmstoffe

Hemmstoffe der Phosphodiesterase 3 und 4 (PDE; von dem Enzym gibt es mindestens 11 Isoformen, davon 4 in Herzmuskelzellen) verlangsamen den Abbau von cAMP. Der Effekt auf das Herz ähnelt daher dem der β-Adrenozeptor-Agonisten, sie haben aber eine stärkere vasodilatierende und dadurch nachlastsenkende und blutdrucksenkende Wirkung. Im Handel befinden sich die PDE-3-präferentiellen **Milrinon** (Corotrop®) und **Enoximon** (Perfan®). Die PDE-Hemmer wurden in der Hoffnung entwickelt, positiv inotrope Substanzen zu erhalten, die eine höhere therapeutische Breite als Herzglykoside haben, zusätzlich nachlastsenkend wirken (Inodilatatoren) und auch dann noch wirken, wenn Catecholamine wegen der bei Herzinsuffizienz beobachteten Abnahme der β-Adrenozeptoren unwirksam sind. Diese Hoffnungen haben sich in der Therapie der chronischen Herzinsuffizienz nicht erfüllt. Wegen schwerer unerwünschter Wirkungen (Übersterblichkeit, Progredienz der linksventrikulären Dysfunktion, Arrhythmien, Thrombozytopenie) ist ihr Einsatz ausschließlich der kurzzeitigen Therapie schwerer Formen von Herzinsuffizienz, die sich gegen andere medikamentöse Maßnahmen als refraktär erwiesen haben, vorbehalten. Roflumilast ist ein selektiver Hemmstoff der PDE 4 zur Behandlung chronisch obstruktiver Lungenerkrankungen. Er hat keine Bedeutung in der Therapie der Herzinsuffizienz.

Positiv inotrope Substanzen: Calciumsensitizer

Levosimendan (Simdax®) ist eine Substanz zur Behandlung der akuten Herzinsuffizienz, die sowohl eine Ca^{2+}-sensitivierende Wirkung hat als auch hochselektiv und potent (EC_{50} 25 nM) die PDE 3 hemmt. Daraus resultiert ein positiv inotroper Effekt, der mit einer gegenüber Catecholaminen und reinen PDE-Hemmern geringeren Erhöhung der cAMP- und intrazellulären Ca^{2+}-Konzentration einhergeht. Die Kontraktionszeiten werden kaum beeinflusst, was für einen in etwa ausgeglichenen Effekt auf die Myofilamente und PDE 3 spricht. Die Substanz wird seit 2000 in Schweden zur Therapie der akuten Herzinsuffizienz als Alternative zu Catecholaminen eingesetzt; ihr Stellenwert bleibt aber nach wie vor unklar (ESC-Leitlinien). In Deutschland ist Levosimendan seit 2013 zugelassen.

17.2.5 Differenzialtherapie der Herzinsuffizienz

Die Prävalenz der chronischen Herzinsuffizienz (engl. congestive heart failure) liegt bei ≈ 2 % der Bevölkerung. Die Fünfjahresmortalität liegt bei 50 %, ist aber in fortgeschrittenen Stadien wesentlich höher. Die Prognose der chronischen Herzinsuffizienz ist somit schlechter als bei vielen Malignomen. Ihre Behandlung gehört in der ärztlichen Praxis zu den wichtigsten pharmakotherapeutischen Maßnahmen.

Chronische Herzinsuffizienz

Am Anfang steht, wenn möglich, eine kausale Therapie, d. h. eine Korrektur von Klappenvitien, Revaskularisierung oder antiarrhythmische Therapie (z. B. bei Vorhofflimmern mit schneller Überleitung). Nichtmedikamentöse Maßnahmen wie Gewichtsreduktion, Einschränkung der täglichen Trinkmenge und Na^+-Restriktion bilden die Basis der Therapie, sind aber alleine nicht ausreichend und auch nicht ausreichend evidenzbasiert. Bei leichten bis mittelschweren Formen kann regelmäßige körperliche Belastung die Morbidität verringern.

Bei schwerer Herzinsuffizienz mit Linksschenkelblock und anderen Zeichen der Asynchronie der linken und rechten Herzkammer hat die Implantation eines biventrikulären Schrittmachers günstige Effekte auf die Herzfunktion, körperliche Belastbarkeit und Sterblichkeit **(kardiale Resynchronisationstherapie).**

Da bei diesen Patienten auch tödliche Herzrhythmusstörungen häufig sind, wird zunehmend die Implantation eines kombinierten biventrikulären **Schrittmacher-Defibrillators** gewählt (Bristow et al. 2004).

Die medikamentöse Therapie der chronischen Herzinsuffizienz ist von Beginn an eine Kombinationstherapie, die sich an aktuellen Leitlinien orientiert (➤ Abb. 17.21). Seit 2012 empfehlen diese ein sequenzielles Vorgehen. Dabei stehen **ACE-Hemmer** (alternativ bei Unverträglichkeit **AT_1-Rezeptor-Blocker**), **β-Adrenozeptor-Antagonisten** und **MRA im Vordergrund,** weil sie die Mortali-

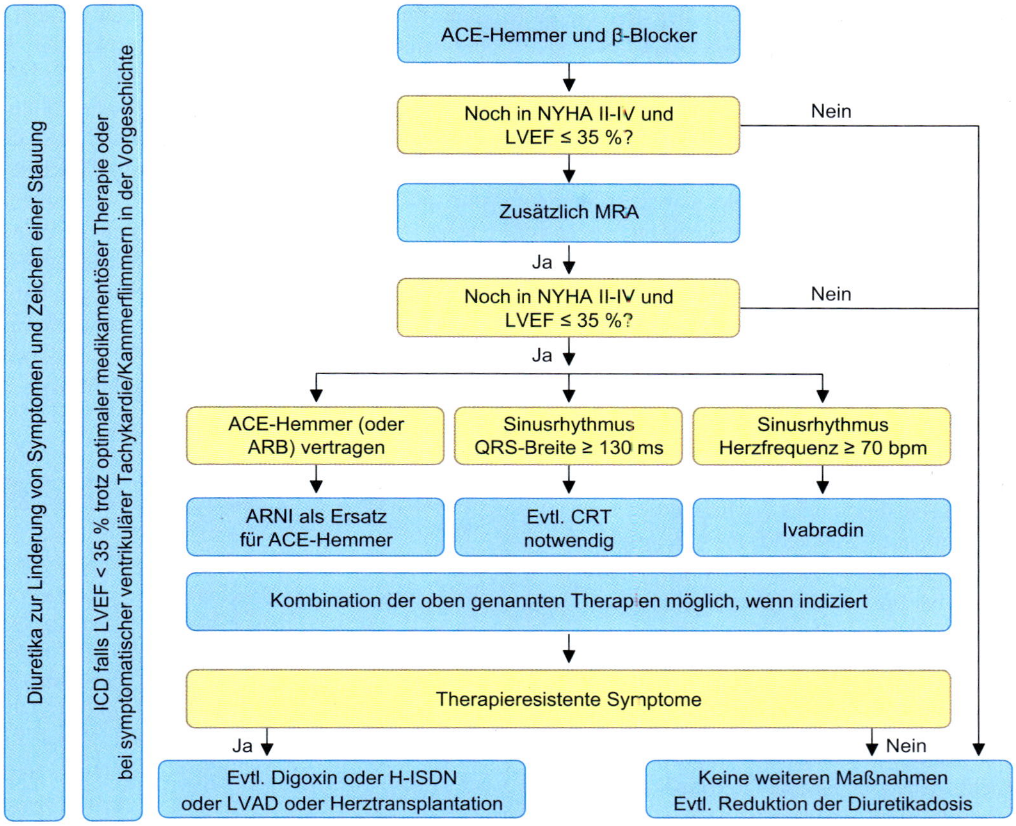

Abb. 17.21 Leitlinien der European Society of Cardiology 2016. (Ponikowski et al. Eur Heart J 2016; 37: 2129–2200.)
Vereinfachter Therapiealgorithmus für Patienten mit chronischer symptomatischer Herzinsuffizienz (NYHA II–IV) und linksventrikulärer Dysfunktion. Bei asymptomatischen Patienten (NYHA I) werden ACE-Hemmer als Therapie empfohlen. Einsatz von AT_1-Blockern (ARB) bei Unverträglichkeit von ACE-Hemmern. (ARNI = kombinierter Angiotensin-Rezeptor-/Neprilysin-Inhibitor; bpm = Schläge pro Minute; CRT = kardiale Resynchronisationstherapie; H-ISDN = Hydralazin-Isosorbiddinitrat; HTX = Herztransplantation; ICD = implantierbarer Kardioverter-Defibrillator; LVAD = linksventrikuläres Assist-Device; LVEF = linksventrikuläre Ejektionsfraktion)

tät bei Patienten mit Herzinsuffizienz senken. Diuretika sind zur symptomatischen Therapie unverzichtbar. Sacubitril/Valsartan wird seit 2016 als Ersatz für ACE-Hemmer bei allen Patienten empfohlen, die trotz Dreifachtherapie symptomatisch sind. Es steht damit in derselben Stufe wie Ivabradin, das aber nur bei hoher Herzfrequenz empfohlen wird.

Von den MRA ist zurzeit nur Eplerenon „zur Verringerung des Risikos einer kardiovaskulären Mortalität und Morbidität bei erwachsenen Patienten mit (chronischer) Herzinsuffizienz der NYHA-Klasse II und linksventrikulärer systolischer Dysfunktion (LVEF ≤ 30 %)" zugelassen. Das ältere Spironolacton ist bei Herzinsuffizienz nie formal zugelassen worden, wird aber auf Basis der überzeugenden Studienlage nach Leitlinien genauso eingesetzt. Ivabradin ist ein Mittel der 2. Wahl bei Patienten, die mit den RAAS-Hemmstoffen und β-Adrenozeptor-Antagonisten nicht ausreichend eingestellt sind. Während die Leitlinien der European Society of Cardiology als Indikationskriterium eine Herzfrequenz von ≥ 70/min empfehlen, lautet die Zulassung „Herzfrequenz ≥ 75/min". Die Diskrepanz ist unerklärt. Herzglykoside sind in den aktuellen Empfehlungen noch weiter nach hinten gerutscht, sind aber in Bezug auf die Hospitalisierungsrate und das Patientenkollektiv (DIG-Studie vs. SHIFT-Studie) durchaus Ivabradin vergleichbar und daher eine Alternative zu Ivabradin bei Patienten mit hoher Herzfrequenz trotz β-Adrenozeptor-Antagonisten. Bei Patienten mit Vorhofflimmern senken Herzglykoside die Ventrikelfrequenz und wurden daher bei diesen Patienten früher grundsätzlich empfohlen. Aber auch hier gilt den β-Adrenozeptor-Antagonisten der Vorzug. Die **Einstellung mit den gelisteten Arzneistoffen** bei der chronischen Herzinsuffizienz soll **nacheinander und langsam einschleichend** erfolgen (➤ Tab. 17.6, ➤ Tab. 17.7, ➤ Tab. 17.8, ➤ Tab. 17.9 und ➤ Tab. 17.10) erfolgen, um die Verträglichkeit zu verbessern und Dekompensationen zu vermeiden. Dies gilt insbesondere für die β-Adrenozeptor-Antagonisten. SGLT2-Inhibitoren werden in den 2021 veröffentlichten ESC-Leitlinien parallel zu RAAS-Hemmstoffen, β-Adrenozeptor-Antagonisten, MRA und ARNI als erste Wahl empfohlen.

Akute Herzinsuffizienz

Wenn Zeichen eines Herzversagens innerhalb von Minuten oder Stunden manifest werden, liegt eine akute Herzinsuffizienz vor. Eine kausale Behandlung hat, soweit sie möglich ist, Priorität. Zwecks rascher Diagnose und selektiver Behandlung ist die Erhebung eines hämodynamischen Status wesentlich wichtiger als bei der chronischen Herzinsuffizienz. Dazu gehören die Bestimmung des arteriellen Drucks, des zentralvenösen Drucks, des LVEDP (gemessen mittels Einschwemmkatheter als Pulmonalkapillardruck), des Herzzeitvolumens und der ventrikulären Auswurffraktion. Lebensbedrohlich ist das **Lungenödem,** welches das **gleichzeitige Einsetzen folgender Maßnahmen** erfordert. Leider fehlt für praktisch alle Maßnahmen ausreichende Evidenz dafür oder dagegen. Studien mit neueren Prinzipien (z. B. Vasopressin-Antagonisten, Adenosin A_1-Rezeptor-Antagonisten, Nesiritide, rekombinantes Relaxin), alle negativ ausgegangen:

- Oberkörper erhöht lagern
- O_2-Zufuhr (Nasensonde)
- i. v.-Gabe von Schleifendiuretika (z. B. 40–80 mg Furosemid)
- Glyceroltrinitrat zunächst sublingual, dann als kontinuierliche Infusion i. v. (Beginn mit 0,3 µg/kg KG min) (**cave** Blutdruckabfall, Kontraindikation systolischer Blutdruck < 110 mmHg)
- Bei erhöhtem Blutdruck Reduktion der Nachlast durch Natriumnitroprussid (Beginn mit 0,2 µg/kg KG min; Steigerung bis zu einem systolischen Blutdruck von 90–100 mmHg) (**cave** Thiocyanatvergiftung bei Dosen > 1–1,5 mg/kg KG)
- Bereitstellung eines Kardioverter-Defibrillators

17

Positiv inotrope Substanzen sind nur dann und dann auch nur kurzfristig einzusetzen, wenn trotz ausreichenden intravasalen Volumens (!) und der genannten Maßnahmen die Auswurffraktion extrem eingeschränkt bleibt und die Schocksymptomatik **(kardiogener Schock)** nicht beherrschbar ist. Retrospektive Studien sprechen dafür, dass die Gabe positiv inotroper Substanzen die Mortalität erhöht.

- Dobutamin (Beginn mit 2,5 µg/kg KG min; Steigerung bis zu einem systolischen Blutdruck von 90–100 mmHg)
- Alternativ: Adrenalin (Beginn mit 2 µg/min; Steigerung bis zu einem systolischen Blutdruck von 90–100 mmHg)
- Bei Therapierefraktärität Kombination mit Milrinon (0,375–0,75 µg/kg KG/min) oder Enoximon (90 µg/kg KG/min) (**cave** Blutdruckabfall)
- Alternativ (ohne überzeugende Evidenz für eine bessere Wirkung als Dobutamin): Levosimendan 0,05–0,2 µg/kg/min.

17.3 Pharmakotherapie der koronaren Herzkrankheit

17.3.1 Physiologische Vorbemerkungen

Hämodynamische Besonderheiten des Koronarkreislaufs

Das Herz benötigt als unablässig arbeitender Hohlmuskel zur Deckung seines Energiebedarfs eine besonders **intensive Versorgung mit Sauerstoff** und Substraten. Die Energiegewinnung erfolgt unter physiologischen Bedingungen über den aeroben Stoffwechsel (hohe Mitochondriendichte, geringe Glycogenspeicherung), wobei in Ruhe freie Fettsäuren (bis zu 70 %), Glucose (20 %) und Lactat (ca. 10 %) sich gegenseitig in Abhängigkeit von der Konzentration im arteriellen Blut als Substrate vertreten können („das Herz ist ein Omnivor"). Bei körperlicher Arbeit kann parallel mit dem Ansteigen des arteriellen Lactatspiegels die myokardiale Lactatverbrennung bis zu 40 % des Energiebedarfs decken. Das Herz verstoffwechselt auch Ketonkörper, was in experimentellen Studien vorteilhaft war. Versorgungsstörungen betreffen in erster Linie den Sauerstofftransport, der bei verminderter Anpassungsfähigkeit der Durchblutung unzureichend werden kann. Der Sauerstoffbedarf des Herzens spiegelt sich in einer hohen Sauerstoffextraktion wider, die unter allen Organen mit ca. 70 % den weitaus höchsten Ruhewert aufweist (➤ Tab. 17.14). Eine **Steigerung des Sauerstoffverbrauchs** (bei Arbeit bis zum Dreifachen des Ruhebedarfs = Leistungsreserve) kann daher nicht durch eine erhöhte Extraktion, sondern **nur durch eine Zunahme der Herzdurchblutung abgedeckt** werden.

Tab. 17.14 Sauerstoffextraktion von Herz- und Skelettmuskel

	AVD-O_2 (Vol.-%)	O_2-Extraktion (%)
Herz	12–15	60–75
Skelettmuskel	4–6	20–30
Unter Zugrundelegung eines arteriellen O_2-Gehalts (O_2-art.) von 20 ml/100 ml Blut (= 20 Vol.-%) errechnet sich die **Gewebesauerstoffextraktion** (in %) aus (AVD-$O_{2/20}$) × 100. Der **Gewebesauerstoffverbrauch** errechnet sich aus (AVD-O_2) × Blutfluss. Bei einem Ruhe-Koronarfluss von 70 ml/(min × 100 g) beträgt der myokardiale O_2-Verbrauch demnach 8,5–10,5 ml/(min × 100 g). (AVD = arteriovenöse Differenz)		

Diese kann am gesunden Herzen bis auf das Fünffache der Ruhedurchblutung ansteigen **(Koronarreserve).**

Der Koronarfluss ist proportional dem transkardialen Druckgradienten (zwischen Abgang der Koronarien und Einmündung ihres venösen Ausflusses in den Sinus coronarius) und umgekehrt proportional dem Widerstand in der Koronarstrombahn (Koronarwiderstand), der überwunden werden muss. Der Koronarwiderstand hängt dabei von zwei Größen ab:

1. Vom arteriolären Gefäßtonus (der **vasalen Komponente**), wie in jedem anderen Gewebe oder Organ.
2. Vom sich ständig ändernden intramuralen Druck in der Ventrikelwand; diese **extravasale Komponente** stellt ein Spezifikum des Koronarkreislaufs dar. So nehmen in der linken Koronararterie während der isometrischen Anspannungsphase der Wanddruck und damit der Koronarwiderstand bis zu einem Maximum am Beginn der Austreibungsphase zu, wobei der koronare Perfusionsdruck kurzfristig überschritten wird (Stromumkehr; ➤ Abb. 17.22). Bis zum Schluss der Aortenklappen bleibt der Koronareinstrom weitgehend gedrosselt (koronarwirksame Systolenzeit) und steigt erst protodiastolisch sprunghaft an. Das bedeutet praktisch, dass 75–85 % des Stromvolumens in der Diastole befördert werden. Wegen der geringeren Spannungsentwicklung des rechten Ventrikels ist dort die Auswirkung der Systole auf den Koronarfluss wesentlich geringer.

Der intramyokardiale Druck bzw. die Wandspannung nimmt vom Epikard zum Endokard hin zu, sodass auch die extravasale Komponente des Koronarwiderstands vom Epikard zum Endokard hin eine immer größere Rolle spielt. Dass die endokardnahen Schichten

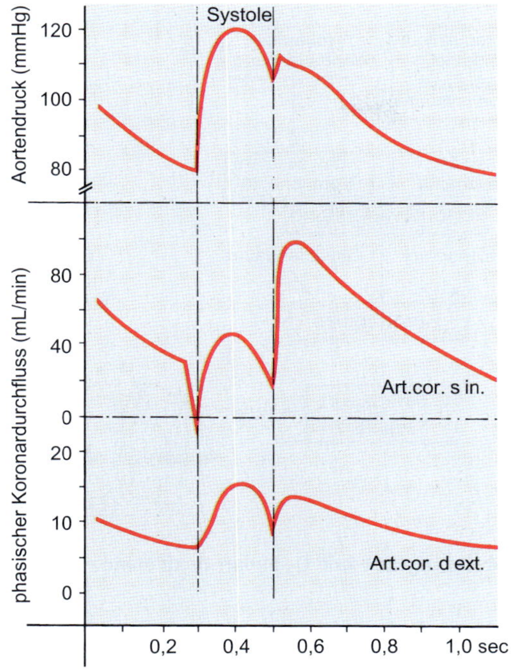

Abb. 17.22 Druckverlauf in der Aorta und Koronarfluss durch die linke und rechte Koronararterie.
Zu beachten sind die Stromumkehr am Beginn der Systole und die starke Steigerung des Koronarflusses am Beginn der Diastole in der linken Koronararterie. Die Auswirkungen der Wandspannung auf den Koronarfluss sind am muskelschwachen rechten Ventrikel, bei deutlich niedrigeren intraventrikulären Druckwerten, wesentlich geringer ausgeprägt. (Nach: Berne RM, Levy MN. Kardiovascular Physiology. 7th ed. St. Louis: C. V. Mosby Year Book, 1997.)

des Myokards trotzdem gleich gut durchblutet sind wie die epikardnahen, ist mit einer **autoregulativen** Abnahme der **vasalen** Widerstandskomponente in den endokardnahen Schichten zu erklären. Die von epi- nach endokardial zunehmende Wandspannung geht mit zunehmendem Sauerstoffverbrauch einher, sodass von epi- nach endokardial ein immer größerer Teil der Koronarreserve bereits zur Aufrechterhaltung einer normalen Durchblutung aufgebraucht wird. Jede Durchblutungsabnahme des Herzens (koronare Herzkrankheit) wird daher die endokardnahen Schichten zuerst betreffen („letzte Wiese"). Aber auch jedes Ansteigen des enddiastolischen Ventrikeldrucks (Herzinsuffizienz, Angina-pectoris-Anfall) führt zu einer Steigerung der extravasalen Komponente (➤ Abb. 17.23), die sich v. a. auf die diastolische Einstromphase und hier wieder stärker auf die endokardnahe Durchblutung auswirkt.

Regulation der Koronardurchblutung

Metabolische Regulation

Eine **Steigerung des Sauerstoffverbrauchs des Herzens** (z. B. bei körperlicher Arbeit) kann nur durch eine **Steigerung seiner Durchblutung** abgedeckt werden. Das wiederum kann nur durch eine enge Assoziation zwischen dem myokardialen Sauerstoffpartialdruck (pO_2) und dem Tonus der koronaren Widerstandsgefäße gewährleistet werden. In der Tat besteht innerhalb der Koronar-

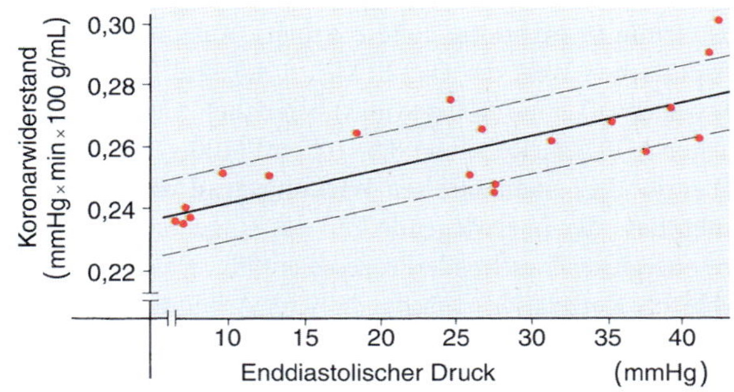

Abb. 17.23 Abhängigkeit des Koronarwiderstands vom enddiastolischen Druck im linken Ventrikel, ermittelt durch Messung von Aortendruck und Koronardurchfluss am narkotisierten Hund.
Die Koronargefäße waren durch intrakoronare Adenosin-Infusion maximal weit gestellt. Die gestrichelten Linien markieren die Streuung um die Regressionsgerade. (Nach Raff WK et al. Pflügers Arch, 1971; 327: 225–233.)

reserve eine inverse Korrelation zwischen dem myokardialen pO_2 und dem koronaren Stromvolumen; demgemäß verhält sich das koronare Stromvolumen direkt proportional zum myokardialen Sauerstoffverbrauch (MVO_2). Das Herz besitzt demnach die Fähigkeit zur **metabolischen Autoregulation seiner Durchblutung.** Sie wird durch Bildung und Freisetzung vasoaktiver Metaboliten als Folge erhöhter Stoffwechselaktivität der Myozyten bewerkstelligt.

Die wichtigste Rolle eines solchen metabolischen Mediators dürfte dem **Adenosin** zukommen. Es wird sowohl intrazellulär als auch extrazellulär durch Hydrolyse der Adenin-Nukleotide gebildet, wird über die Zellmembran nach extrazellulär transportiert und wirkt über A_2-Adenosin-Rezeptoren stark vasodilatierend. Für die autoregulative Funktion des Adenosins spricht auch seine Kurzlebigkeit: seine Wirkung wird durch Aufnahme in Endothelzellen und Erythrozyten, wo auch sein Abbau (überwiegend durch Desaminierung) erfolgt, rasch beendet. Als weitere potentielle Mediatoren werden Nukleotide, CO_2 und H^+ diskutiert.

Hinzu kommt die Rolle des Endothels in der lokalen Kontrolle von Gefäßmuskeltonus und Gerinnung. Es kann sowohl **Stickstoffmonoxid (NO)** als auch **Prostaglandin I_2 (PGI_2, Prostacyclin)** bilden und an die glatten Muskelzellen abgeben. Dort wird über Stimulierung der Adenylylcyclase (durch PGI_2) **cAMP**, über Stimulierung der **Guanylylcyclase** (durch NO) **cGMP** gebildet und so eine glattmuskuläre Relaxation hervorgerufen (➤ Kap. 18). Die basale NO-Freisetzung liefert einen permanenten Stimulus für eine Relaxation der Koronargefäße. PGI_2 und NO wirken außerdem als Thrombozytenaggregationshemmer (➤ Abb. 18.5). Bei Freisetzung von NO in die Blutbahn ist dessen Wirkung lokal begrenzt, da es durch Hämoglobin sehr rasch inaktiviert wird. Eine Reihe von Stoffen, wie Serotonin, Histamin, Bradykinin, „platelet activating factor" (PAF), führen über eine endothelvermittelte NO-Freisetzung zur koronaren Vasodilatation.

Determinanten des myokardialen Sauerstoffverbrauchs (MVO_2)

Die mechanische Herzleistung, definiert als Schlagarbeit beider Ventrikel (mittlerer Aorten- bzw. Pulmonalarteriendruck ×

Minutenvolumen) plus der Energie der Pulswelle, beträgt in Ruhe etwa 90 J/min (9 mkp/min; äußere Arbeit). Aus dieser Größe und dem kalorischen Wert des O_2 (20 kJ/L ≈ 4,8 kcal/L) lässt sich ein MVO_2 von etwa 1,5 ml/(100 g × min) berechnen. Gemessen am tatsächlichen MVO_2 in Ruhe von 8,5–10,5 ml/(100 g × min; ➤ Tab. 17.14) ergibt dies einen **aeroben Wirkungsgrad von < 20 %.** Dies bedeutet, dass der überwiegende Teil des aufgenommenen O_2 auf andere energieverbrauchende Prozesse entfällt. Dafür spricht auch die schlechte Korrelation zwischen äußerer Arbeit und MVO_2 unter verschiedenen Belastungssituationen. Eine Änderung der Druckkomponente der äußeren Herzarbeit wirkt sich viel stärker als eine Erhöhung der Volumenkomponente auf den MVO_2 aus.

Hauptdeterminanten des MVO_2 sind vielmehr jene hämodynamischen Parameter, die den ATP-Umsatz am kontraktilen System unmittelbar beeinflussen. Dazu gehören

- Intramyokardiale Wandspannung (Vorlast, Nachlast; ➤ Kap. 17.2.1)
- Kontraktilität
- Herzfrequenz
- Myokardmasse (Hypertrophie)

Nebendeterminanten des MVO_2 sind:

- Äußere Arbeit (Aortendruck, HZV)
- Basaler O_2-Bedarf
- Energie für elektrische Aktivierung

Ein klinisch brauchbares Korrelat zum MVO_2 stellt das Produkt aus systolischem Blutdruck und Herzfrequenz, der Tension-Time-Index, dar.

Da die intramyokardiale Wandspannung in den endokardnahen Schichten stärker zum Tragen kommt als in den epikardnahen, ist dort auch der MVO_2 höher. Das erklärt, warum der erhöhte extravasale Widerstand im endokardnahen Bereich durch einen Rückgang des vasalen Widerstands ausgeglichen wird.

Einfluss des vegetativen Nervensystems

Epikardiale und intramurale Arterien und Venen werden durch sympathische Fasern innerviert. Die großen extramuralen Gefäße besitzen α- und β_2-Adrenozeptoren, die Widerstandsgefäße hingegen nur β_2-Adrenozeptoren. Stimulation der Nn. accelerantes führt zwar zu einer direkten Vasokonstriktion der großen Koronararterien, gleichzeitig werden aber auch Herzfrequenz und Kontraktilität und damit der MVO_2 erhöht. Die resultierende metabolisch vermittelte Koronardilatation überspielt die direkte vasokonstriktorische Sympathikuswirkung, sodass der Einfluss des vegetativen Nervensystems auf den Koronargefäßtonus – zumindest am gesunden Herzen – gering ist.

17.3.2 Koronare Durchblutungsstörungen

Myokardiale Ischämie ist die Folge eines Ungleichgewichts zwischen Zufuhr und Bedarf der Myozyten an Sauerstoff (➤ Abb. 17.24). Den Hauptdeterminanten des Verbrauchs – Herzfrequenz, Wandspannung, Kontraktilität – stehen die Hauptdeterminanten der Zufuhr – Koronarfluss und O_2-Transportkapazität des Blutes – gegenüber. Die bei Weitem häufigste Ursache einer myokardialen Ischämie

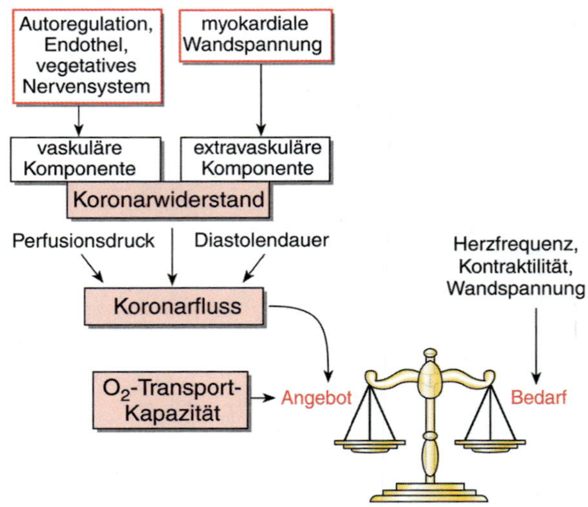

Abb. 17.24 O_2-Angebot- und O_2-Bedarf-regulierende Faktoren im Herzen.

stellt eine inadäquate O_2-Zufuhr infolge Atherosklerose der großen Koronargefäße dar, die koronare Herzkrankheit (KHK). Aortenklappenstenose, hypertrophe Kardiomyopathie, schwere Anämie, Anomalien von Koronargefäßen und Koronarspasmen sind wesentlich seltenere Ursachen. Die insuffiziente koronare Perfusion löst eine pathophysiologische Kaskade aus:

- Anaerober Stoffwechsel,
- eingeschränkte Relaxation und kontraktile Dysfunktion, wobei die Auswurffraktion innerhalb von 10 Sekunden um ein Drittel sinken kann,
- über einen Anstieg des linksventrikulären Volumens Zunahme des linksventrikulären Füllungsdrucks und damit der Wandspannung (Vorlast),
- EKG-Veränderungen (➤ Abb. 17.29) und in der Folge
- der als Angina pectoris bezeichnete Ischämieschmerz (krisenhafte, retrosternal ausstrahlende Schmerzen). Ischämische Episoden können aber auch ohne Schmerzen einhergehen (stumme Ischämien).
- Untergang von Herzmuskelzellen mit Freisetzung z. B. von Troponin I/T ins Blut.

Die für Ischämie anfälligste Zone des Myokards ist das linksventrikuläre **Subendokard.** Einerseits ist aufgrund des hohen MVO_2 und des hohen extravasalen Koronarwiderstands die Koronarreserve hier am geringsten, andererseits bedingt die Ischämie einen weiteren Anstieg der Wandspannung, sodass MVO_2 und Durchblutungsdefizit des Subendokards in Sinne einer positiven Rückkopplung (Circulus vitiosus) weiter zunehmen. Bei schwerer Ischämie erfasst das O_2-Defizit aber das Myokard in seinem gesamten Querschnitt **(transmurale Ischämie).**

Ein Selbstschutz des Herzens gegen länger dauernde Hypoxie ist die **Bildung von Kollateralen.** Es wird angenommen, dass unter Hypoxie freigesetzte Metaboliten sowie Makrophagen für das Wachstum bereits mikroskopisch bestehender Kollateralgefäße verantwortlich sind. Da in erster Linie das Subendokard von Hypoxie betroffen ist, bilden sich typischerweise transmurale Kollateralen von epikardial nach endokardial aus (perpendikuläre Gefäße; ➢ Abb. 17.27).

Klinische Syndrome

Klinisch kann sich die myokardiale Ischämie in folgenden Formen manifestieren:

- **Stabile Syndrome:** Chronische stabile Angina.
- **Instabile Syndrome:** Plötzlicher Herztod, akuter Myokardinfarkt, instabile Angina. Der akute Myokardinfarkt wird anhand von EKG-Kriterien in den transmuralen (großen) STEMI (ST-elevation myocardial infarction) und den nichttransmuralen NSTEMI (non-STEMI) unterteilt. Beide unterscheiden sich von der instabilen Angina pectoris durch den Anstieg z. B. von Troponin über einen Grenzwert. Dabei ist zu beachten, dass Grenzwerte für „normale Troponinkonzentrationen im Serum" in Zukunft möglicherweise an die sensitiveren Methoden angepasst werden.
- **Sonderformen:** Vasospastische Angina (Variant- oder Prinzmetal-Angina), stumme Ischämien.

Die Übergänge zwischen den Erscheinungsformen der KHK sind fließend. Es ist wichtig, sich zu vergegenwärtigen, dass es bei allen Formen zum Untergang von Herzzellen kommen kann. Dieser kann heute mithilfe zunehmend sensitiver Nachweissysteme (z. B. hochsensitiver Troponin-Test) immer besser nachgewiesen werden und erweist sich als prognostisch relevant.

Stabile Syndrome

An extramuralen Stammgefäßen, häufig nahe den Ostien, bilden sich langsam wachsende atherosklerotische Plaques. Sie können in das Gefäßlumen hineinragen und konzentrisch oder – häufiger – exzentrisch den Durchfluss behindern. Solange nicht mehr als etwa 70 % des Lumenquerschnitts verlegt sind, tritt unter Ruhebedingungen noch keine Ischämie auf, da die koronaren Widerstandsgefäße dilatieren und durch diesen Aufbrauch der Koronarreserve zumindest in Ruhe noch einen ausreichenden Koronarfluss gewährleisten. Unter körperlicher Belastung ist nun aber keine autoregulative Durchblutungsanpassung an die erhöhten O_2-Erfordernisse des Herzens mehr möglich, und die myokardiale Ischämie wird manifest. Sie tritt erst ab einem bestimmten Grad an körperlicher Belastung auf. Man spricht von stabiler Angina, da dem Patienten immer ab einem ziemlich genau definierbaren Anstrengungsgrad der Ischämieschmerz widerfährt (➢ Abb. 17.28).

Bei völliger Ausschöpfung der Koronarreserve verhalten sich die Koronargefäße wie ein starres Rohrsystem, d. h., die bereits in Ruhe maximal dilatierten Widerstandsgefäße sind nun nicht mehr in der Lage, den Koronarfluss bei Änderungen des Perfusionsdrucks konstant zu halten (➢ Abb. 17.25).

Ischämien treten daher nicht nur unter Belastung, sondern auch bei Abfall des diastolischen Perfusionsdrucks auf (z. B. unter dem Einfluss vasodilatierender Pharmaka). Ein zusätzlicher Gefäßspasmus an der Stelle der atherosklerotischen Einengung kann sehr rasch

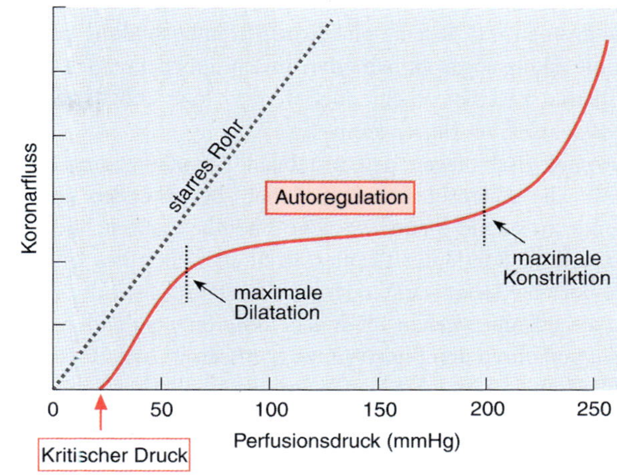

Abb. 17.25 Einfluss des Perfusionsdrucks auf den Durchfluss durch ein (mit Ringer-Lösung durchströmtes) starres Rohrsystem und durch ein (mit Blut durchströmtes) Gefäßbett.
In einem intakten Gefäßsystem wird der Blutfluss innerhalb eines großen Druckbereichs (60–200 mmHg) weitgehend konstant gehalten, d. h., der Koronarwiderstand verhält sich nicht nur zum myokardialen O_2-Verbrauch, sondern auch zum intravaskulären Druck umgekehrt proportional. Für letzte Beziehung verantwortliche autoregulative Mechanismen sind lokal (v. a. aus dem Endothel) durch Druck und Scherkräfte freigesetzte Metaboliten und Mediatoren. Bei hochgradiger sklerotischer Einengung großer Koronargefäße wird der Koronarkreislauf funktionell einem starren Rohrsystem immer ähnlicher, da die dilatatorische Fähigkeit der Widerstandsgefäße bereits in Ruhe völlig erschöpft ist (Verlust der Koronarreserve). Der Koronarfluss ist dann linear vom Perfusionsdruck abhängig. (Modifiziert nach: Bader HS. Cardiovascular Physiology. Basel: Karger, 1984.)

in einer Myokardischämie resultieren, weil sich der Fluss durch ein Rohr mit der vierten Potenz des Radius (Hagen-Poiseuille-Gesetz) ändert. Derartige Angina-pectoris-Anfälle treten in Ruhe und dann bevorzugt in den frühen Morgenstunden auf, da zu dieser Zeit auch der arterielle Perfusionsdruck am niedrigsten ist.

Instabile Koronarsyndrome

Zu den instabilen Koronarsyndromen gehören die instabile Angina pectoris, der akute Myokardinfarkt und der plötzliche Herztod.

- Unter **instabiler Angina** versteht man Angina-pectoris-Schmerzen, die unvermutet (auch in Ruhe!) oder erstmalig auftreten, die in ihrer Frequenz und Dauer progressiv ansteigen (Crescendo-Angina) oder unabhängig von körperlicher Belastung an- und abschwellen.
- Der **akute Myokardinfarkt** ist charakterisiert durch anhaltenden Brustschmerz, typische EKG-Veränderungen und Anstieg von Enzymen im Serum (Troponine, LDH, CK) als Zeichen myokardialer Nekrosen.
- Von **plötzlichem Herztod** spricht man bei Todeseintritt innerhalb einer Stunde nach Beginn des Ereignisses (hier der Ischämiesymptome). Ursächlich liegt in diesem Fall i. d. R. Kammerflimmern als Folge der Ischämie vor.

Früher ging man davon aus, dass das instabile Koronarsyndrom grundsätzlich die schwerste Form einer atherosklerotischen Einengung von Koronararterien anzeigt (das Bild des sich zunehmend

17

verschließenden Rohrs). Heute weiß man, dass den instabilen Koronarsyndromen i. d. R. eine plötzliche Thrombusbildung zugrunde liegt, die häufig sogar an hämodynamisch unbedeutenden Plaques auftritt und zu einem mehr oder weniger lang anhaltenden Verschluss des Gefäßes führen kann.

Morphologisch liegen den instabilen Koronarsyndromen Einrisse des die atherosklerotischen Plaques bedeckenden Endothels zugrunde (instabile Plaque). Solche Endothelfissuren bilden sich bevorzugt am Rande der Plaques, d. h. an Stellen des Übergangs in die normale Gefäßwand, oder an den Oberflächen der Plaques, wenn die sich über weiche lipidreiche Atherome bildenden fibrinösen Kappen durch den Blutstrom weggerissen werden. Das geschädigte Endothel kann daher keinen antithrombotischen Schutz mehr bieten, die Bildung von NO, PGI_2 und anderen gewöhnlich vom Endothel gebildeten Stoffen ist an dieser Stelle unterbrochen. Das Aufreißen der Plaques wird durch Entzündungen gefördert, was erklärt, warum Stress und viele Infekte mit einer statistisch erfassbaren Zunahme der Herzinfarktrate einhergehen (protektiver Effekt der Grippeschutzimpfung!). Neuere Untersuchungen weisen auf die zunehmende Bedeutung von Plaque-Erosionen hin, die nicht das typische Bild des lipidreichen, entzündlichen Plaques zeigen (Libby et al. 2019). Der Mechanismus ist Gegenstand aktiver Forschung. Den weiteren Ablauf der Ereignisse zeigt ➤ Abb. 17.26.

An den des Endothelschutzes beraubten subendothelialen Schichten (z. B. Kollagen) lagern sich Thrombozyten an und setzen zahlreiche Mediatoren frei, u. a. Serotonin, Thromboxan A_2, ADP und PAF, die allesamt selbst plättchenaggregierend und gerinnungsaktivierend (Fibrinbildung) wirken. Hinzu kommt ein stark vasokonstriktiver Effekt von Serotonin und Thromboxan A_2

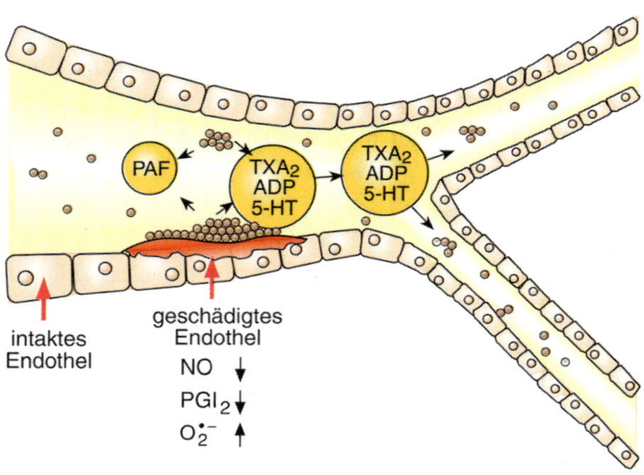

Abb. 17.26 Koronargefäßmorphologie bei instabilen Syndromen. Das Endothel setzt normalerweise antiaggregatorische und vasodilatierende Faktoren frei, wie PGI_2 und NO. Durch atherosklerotische Plaques bedingte Endothelschäden und damit einhergehender Verlust dieser Faktoren führen zur Ablagerung und Aggregation von Thrombozyten, die durch Freisetzung aggregatorischer und vasokonstriktorischer Faktoren (Thromboxan A_2, 5-HT, ADP, PAF) den Aggregationsprozess weiter verstärken. Platelet activating factor (PAF) wird auch aus Leukozyten und Makrophagen, die in das geschädigte Areal einwandern, freigesetzt. Durch Bildung freier $O_2^{\bullet-}$-Radikale in cholesterinreichen Plaques wird zusätzlich der endotheliale NO-Abbau verstärkt. Stromabwärts können fortgeschwemmte Plättchenaggregate und vasokonstriktorische Mediatoren ebenfalls Stenosen und Verschlüsse mit Mikroinfarkten hervorrufen. (Modifiziert nach: Willerson JT et al. Circulation, 1989; 80: 198.)

bei direktem Zugang zum glatten Gefäßmuskel. Zusätzlich lagern sich Leukozyten und Makrophagen ab, die ebenfalls PAF freisetzen. Durch kontinuierliche Vergrößerung des Thrombozytenpfropfes und Ablagerungen von Fibrinsträngen entsteht schließlich ein stenosierender Thrombus. Persistiert er für mehrere Stunden und an entsprechend proximaler Lokalisation, entwickelt sich ein transmuraler Myokardinfarkt. Der Pfropf kann sich aber auch innerhalb von Minuten wieder auflösen oder mehrmals neu bilden, sodass das klinische Bild einer instabilen Angina vorliegt. Auch diese geht häufig mit Herzmuskelzellnekrosen einher, die sich als Troponin-T- oder -I-Erhöhungen im Plasma nachweisen lassen. Um dieser Tatsache Rechnung zu tragen, hat man die Begriffe **STEMI** (ST-elevation myocardial infarction = transmuraler Infarkt als Folge eines vollständigen Koronargefäßverschlusses) und **NSTEMI** (non-ST-elevation moycardial infarction) eingeführt.

Die Prognose eines instabilen Syndroms ist ungünstig. Bei einem Drittel bis der Hälfte der Patienten stellt es die erste klinische Manifestation der KHK dar ohne vorherige Symptomatik einer stabilen Angina, unter Umständen sofort in Form des plötzlichen Herztodes oder des akuten Myokardinfarkts. Bei Patienten mit instabiler Angina liegt die Mortalität innerhalb von 3–6 Monaten bei 2–10 %, das Risiko eines nachfolgenden Myokardinfarkts bei 15–25 %. Die Behandlung der instabilen Angina gleicht daher immer mehr derjenigen eines Myokardinfarkts, d. h., zusätzlich zur konventionellen antianginösen Therapie werden antithrombotisch und antikoagulativ wirkende Mittel verabreicht. Aus nicht im Einzelnen verstandenen Gründen ist jedoch die fibrinolytische Therapie bei instabiler Angina und NSTEMI im Gegensatz zum STEMI nicht prognoseverbessernd. Möglichkeiten der nichtmedikamentösen Revaskularisierung bieten v. a. die möglichst schnell durchzuführende Koronarangioplastie (PTCA) und das Einsetzen von koronaren Stents sowie, i. d. R. im Intervall, die koronare Bypass-Chirurgie.

Sonderformen

Vasospastische Angina: Synonyme Begriffe sind Variant-Angina und Prinzmetal-Angina (nach dem Erstbeschreiber). Sie ist selten, häufiger bei Jüngeren und Frauen, kann mit einem Raynaud-Syndrom assoziiert sein und hat eine starke genetische Komponente. Ursache der anginösen Attacke sind Spasmen eines oder mehrerer großer Koronargefäße. Spasmen sind auch pharmakologisch durch Ergotalkaloide und die Gruppe der Triptane (z. B. Sumatriptan) aufgrund ihrer α-Adrenozeptor- bzw. Serotonin-agonistischen Eigenschaften auslösbar (➤ Kap. 4.6.2 und ➤ Kap. 5.2.2). Sie können an angiografisch unauffälligen Koronargefäßen oder im Rahmen stabiler und instabiler Syndrome auftreten. Insbesondere bei instabilen Syndromen überwiegen an der Stelle des geschädigten Endothels vasokonstriktorische Faktoren – neben Thromboxan A_2 und 5-HT auch **Endothelin** (➤ Kap. 18.1.6). Die vasospastische Angina gehört zu den ganz seltenen kardiologischen Diagnosen, die durch β-Adrenozeptor-Antagonisten verschlechtert werden.

Stumme Ischämien: Es wird angenommen, dass nur 25 % aller myokardialen Ischämien mit der klinischen Symptomatik des Anginaschmerzes einhergehen, 75 % hingegen klinisch stumm und nur mittels Langzeit-EKG-Aufzeichnung (Holter-Monitoring) erkennbar sind. Alle beschriebenen Arten von Ischämien (stabile, instabile Syndrome, Vasospasmus) können klinisch stumm verlaufen. Stumme Ischämien sind prognostisch ähnlich einzustufen wie die mit Symptomen einhergehenden Ischämien. Sie sind bei Patienten mit Diabetes häufiger.

17.3.3 Prinzipien der Pharmakotherapie der koronaren Herzkrankheit

Mit dem geänderten pathophysiologischen Verständnis der KHK und den verbesserten invasiven Behandlungsmöglichkeiten hat sich auch in der Therapie der KHK ein Paradigmenwandel vollzogen. Von einer Fokussierung auf die hämodynamisch begründete medikamentöse antianginöse Therapie hat sich das Spektrum der therapeutischen Bemühungen der chronischen KHK heute auf folgende Prinzipien verlagert:

1. **Prävention der zugrunde liegenden Mechanismen der KHK** (endotheliale Dysfunktion, Lipideinlagerung, Atherosklerose): Dies gelingt in Frühformen mit einer konsequenten Lebensstilmodifikation (fettarme, gemüsereiche Ernährung, Verzicht auf Rauchen, Gewichtsreduktion, regelmäßige körperliche Bewegung). Das Fortschreiten der KHK mit ihren Komplikationen kann nachgewiesenermaßen mit Statinen verzögert werden. Dies dürfte im Wesentlichen, aber möglicherweise nicht ausschließlich Folge der Senkung der LDL-Cholesterin-Konzentration im Blut sein. Die systematische Besprechung der Lipidsenker erfolgt in ➤ Kap. 24.
2. **Blutdrucksenkung:** Auch wenn der Zusammenhang zwischen Bluthochdruck und Myokardinfarkt nicht ganz so eng ist wie beim Schlaganfall, gehört der Bluthochdruck zu den wesentlichen Risikofaktoren der KHK. Die medikamentöse Blutdrucksenkung senkt nachgewiesenermaßen die Rate an Myokardinfarkten und Todesfällen.
3. **Verhinderung von Thrombenbildung** an instabilen Plaques: Dies gelingt v. a. durch die Thrombozytenaggregationshemmer ASS, Clopidogrel, Prasugrel und Ticagrelor. Mit allen lässt sich die Prognose einer manifesten KHK verbessern. Die systematische Besprechung der Thrombozytenaggregationshemmer erfolgt in ➤ Kap. 24.
4. **Antientzündliche Maßnahmen:** Möglicherweise kommt diesen zur Reduktion der Plaque-Instabilität eine wichtige Rolle zu. Statine verringern über eine Senkung des LDL-Cholesterins langfristig die Lipideinlagerung in die Plaques. Dies führt z. B. zu einer Reduktion der Rekrutierung von Makrophagen, nachfolgender Schaumzellbildung und letztlich der Entzündungsaktivität im Plaque. Andererseits haben Statine aber auch in einigen Modellsystemen direkte Wirkungen auf Zellen des Immunsystems und führen im Tierversuch zu einer verstärkten Fibrosierung von Plaques, was als Stabilisierung zu begreifen ist. Auch die wahrscheinlich günstigen Effekte einer Grippeimpfung sind auf im weiteren Sinne antientzündliche Mechanismen zurückzuführen. Mit der CANTOS-Studie ist erstmalig gezeigt worden, dass eine direkte antiinflammatorische Intervention (monoklonaler Antikörper gegen Interleukin 1β) bei Hochrisikopatienten die Rate kardiovaskulärer Komplikationen reduziert, allerdings unter Inkaufnahme einer vermehrten Rate an tödlichen Infektionen (Ridker et al. 2017).
5. **Verhinderung von arrhythmischen Komplikationen** (v. a. Kammerflimmern und plötzlicher Herztod): Dies gelingt nachgewiesenermaßen v. a. durch β-Adrenozeptor-Antagonisten, deren lebensverlängernder Effekt wahrscheinlich zu einem wichtigen Teil auf diese Wirkung zurückzuführen ist.
6. **Reduktion der Schwere und Frequenz der Angina-pectoris-Intervalle:** Hauptprinzip ist eine Senkung des myokardialen O_2-Bedarfs. β-Adrenozeptor-Antagonisten tun dies durch Senkung der Frequenz und der Kraft des Herzen, Nitrate durch Senkung der Vorlast und Calciumkanalblocker durch Senkung der Nachlast. Der I_f-Blocker Ivabradin senkt die Herzfrequenz und wirkt dadurch antianginös. Die 2008 zugelassene Substanz Ranolazin soll über eine Senkung der intrazellulären Na^+-Konzentration und dadurch indirekt der Ca^{2+}-Konzentration in Myozyten die diastolische Relaxation begünstigen und somit die Wandspannung und den O_2-Verbrauch senken. Die antianginöse Therapie ist als solche nicht mit einer Verbesserung der Prognose verbunden, hat aber ihren festen Stellenwert in allen Fällen, in denen man mit interventionellen Maßnahmen keine befriedigende Besserung der Angina-pectoris-Symptomatik erreicht.
7. **Rasche Beseitigung der Angina pectoris (Anfallstherapie):** Für diese typische Bedarfstherapie stehen aus pharmakokinetischen Gründen ausschließlich Glyceroltrinitrat und ISMN in sublingualer Anwendung zur Verfügung.
8. **Beseitigung hämodynamisch relevanter Stenosen:** Dies ist die Domäne der interventionellen Kardiologie mit PTCA und Stent-Einlage und der Herzchirurgie mit aortokoronaren Venen-Bypässen. Die interventionellen Maßnahmen als solche haben primär symptomatischen Charakter und greifen nicht in das zugrunde liegende atherosklerotische Geschehen am Koronarsystem oder an anderen Gefäßprovinzen ein. Sie müssen daher von einer prognoseorientierten medikamentösen Therapie begleitet werden.

Senkung des Sauerstoffbedarfs

Vorlastsenkung

Die wirksamste Maßnahme zur Senkung des MVO_2 liegt in einem Rückgang des venösen Rückstroms zum Herzen, verursacht durch die dilatatorische Wirkung **organischer Nitrate** auf die Kapazitätsgefäße (venous pooling). Bedingt durch die Compliance des Herzens sinkt der Ventrikeldruck mit abnehmender Füllung, und das Herz wird kleiner. Nach dem Laplace-Gesetz (➤ Kap. 17.2.1) nimmt demnach die diastolische Wandspannung (= Vorlast) ab.

Nachlastsenkung

Calciumkanalblocker senken die Nachlast durch Dilatation der arteriolären Widerstandsgefäße in der Peripherie. Dies geht mit einer Abnahme der systolischen Wandspannung (= Nachlast) und damit einer Senkung des MVO_2 einher. **ACE-Hemmer** und andere **Vasodilatatoren** haben im Prinzip den gleichen Effekt, wirken aber, aus im Einzelnen nicht verstandenen Gründen, nicht antianginös. Der günstige Effekt einer Nachlastsenkung wird teilweise wieder aufgehoben durch:

- Senkung des koronaren Perfusionsdrucks, der an partiell stenosierten Koronargefäßen eine kritische Größe für eine ausreichende Ruhedurchblutung darstellt (➤ Abb. 17.25)
- Reflektorische Steigerung der Herzfrequenz (bei den Dihydropyridinen)

Senkung von Kontraktilität und Herzfrequenz

Dieses Prinzip nutzen **β-Adrenozeptor-Antagonisten, Calciumkanalblocker und Ivabradin.** Die O_2-Einsparung durch β-Adrenozeptor-Antagonisten liegt im Wesentlichen in einer Abschwächung des belastungsinduzierten Anstiegs von Kontraktilität und Herzfrequenz begründet und stellt deren dominierendes antianginöses Wirkprinzip dar. Der I_f-Blocker Ivabradin senkt selektiv die Herzfrequenz ohne Beeinflussung der Kraft. Der negativ inotrope und chronotrope Effekt bestimmter Calciumkanalblocker (Verapamil, Diltiazem) ist für ihr antianginöses Wirkprinzip im Vergleich zu ihrer nachlastsenkenden Wirkung von sekundärer Bedeutung.

17

Steigerung des Sauerstoffangebots

Dilatation von Koronargefäßen

Die Dilatation größerer epikardialer Koronargefäße wirkt antianginös, weil sie zu einem erhöhten Druckgradienten über die Koronarstenosen und, im Bereich der Stenose selbst, zu einer Erweiterung führen kann (dynamische Stenose). Sie erfolgt durch **Nitrovasodilatatoren** und **Calciumkanalblocker.** Bei der vasospastischen Angina ist die direkte Koronardilatation der entscheidende Mechanismus, bei der normalen stabilen Angina pectoris ist die Bedeutung der Koronardilatation untergeordnet. Im Gegenteil ist sogar zu beachten, dass Substanzen, die auch oder v. a. koronare **Widerstandsgefäße** dilatieren, bei bestimmten Ischämieformen gefährlich werden, weil sie das **„coronary steal"** auslösen können (➤ Abb. 17.27). Dies gilt besonders für den zur Provokation von Angina eingesetzten Koronardilatator Dipyridamol, aber auch für kurz und schnell wirkende Calciumkanalblocker vom 1,4-Dihydropyridin-Typ in unretardierter Zubereitung. Sie sind daher heute bei instabilen Koronarsyndromen kontraindiziert.

Senkung der extravasalen Komponente des Koronarwiderstandes

Vor- und Nachlastsenkung führen über eine Reduktion der Wandspannung nicht nur zur Senkung des Sauerstoffverbrauchs, sondern auch über eine Senkung der extravasalen Komponente des Koronarwiderstands zu einer Zunahme der Durchblutung insbesondere der kritischen subendokardialen Abschnitte.

Verlängerung der Diastolendauer

Da die effektive Myokarddurchblutung während der Diastole stattfindet, bedeutet eine Verlängerung der Diastole ein vermehrtes Angebot an Sauerstoff und Substraten. Dieses Prinzip wird v. a. durch β-Adrenozeptor-Antagonisten und Ivabradin genutzt.

17.3.4 Antianginös wirkende Pharmaka

Nitrovasodilatatoren, NO-Donator-Substanzen

Organische Nitrate und Nitrite unterliegen in der Gefäßwand einer metabolischen Umwandlung zu NO (oder einer NO-verwandten, wirkgleichen Verbindung; ➤ Kap. 18, ➤ Abb. 18.9). Verbindungen mit diesem Wirkmechanismus werden auch als **Nitrovasodilatatoren** bezeichnet. In klinischer Verwendung sind **Glyceroltrinitrat*** (Nitroglycerin, **GTN**) und **Isosorbid-2,5-dinitrat (ISDN), Isosorbid-5-mononitrat (ISMN)**. Die molekularen Mechanismen der Bioaktivierung organischer Nitrate und der Signalweg der NO-induzierten glattmuskulären Relaxation (Stimulierung der löslichen Guanylylcyclase) werden in ➤ Kap. 18.1.2 besprochen. **Aldehyddehydrogenase (ALDH)-2** ist als das für GTN und PETN entscheidende Nitrat-metabolisierende Enzym identifiziert worden. Deren starke Expression in den großen Blutgefäßen könnte ein Grund für die präferenzielle Wirkung dieser Nitrate in diesen Gefäßprovinzen sein.

Molsidomin (D und CH: Corvaton®, A: Molsidolat®) ist ein direkter NO-Donator. In der Leber entsteht dessen Metabolit Linsidomin (SIN-1), der unter OH^--Katalyse (bei pH ≥ 7) in ein labiles N-Nitrosoaminoacetonitril (SIN-1A) umgewandelt wird. SIN-1A setzt ohne Vermittlung von SH-Gruppen NO frei (➤ Kap. 18.1.2). Dies wird als Grund für eine in experimentellen Studien beobachtete geringere Toleranz gesehen. Allerdings verliert die Substanz beim Patienten bei kontinuierlicher Gabe ebenfalls ihre Wirkung, sodass der klinische Nutzen der Substanz bis heute unklar ist.

Nicorandil (Dancor®) hat neben einer NO-freisetzenden Wirkung eine Öffnung ATP-abhängiger K^+-Kanäle zur Folge. Dies trägt zur vasodilatierenden und damit auch koronardilatierenden Wirkung bei (➤ Kap. 18.2.2). Klinische Prüfungen weisen auf eine Senkung der Mortalität bei Patienten mit stabiler Angina hin, wenn die Patienten bei nicht ausreichender Wirkung von anderen Nitrovasodilatatoren (Nitroglycerin, ISDN), β-Adrenozeptor-Antagonisten oder Calciumkanalblockern Nicorandil erhalten. Ausreichend große Überlebensstudien fehlen allerdings. Außerdem induziert die Substanz schmerzhafte bukkale Aphthen und gastrointestinale Ulzerationen. Nicorandil ist in Österreich und der Schweiz zugelassen; in Deutschland ist es nicht im Handel.

Die Einführung von Glyceroltrinitrat zur Behandlung anginöser Attacken geht auf die Entdeckung des englischen Arztes T. Lauder Brunton (1857) zurück, dass der typische rekurrente Anginaschmerz nur mittels Aderlasses oder mittels Inhalation des damals schon als Vasodepressor bekannten Amylnitrits zu kupieren war. Dieses Konzept einer Vorlastsenkung als antianginöse Maßnahme ist bis heute gültig. Das extrem flüchtige Amylnitrit war allerdings

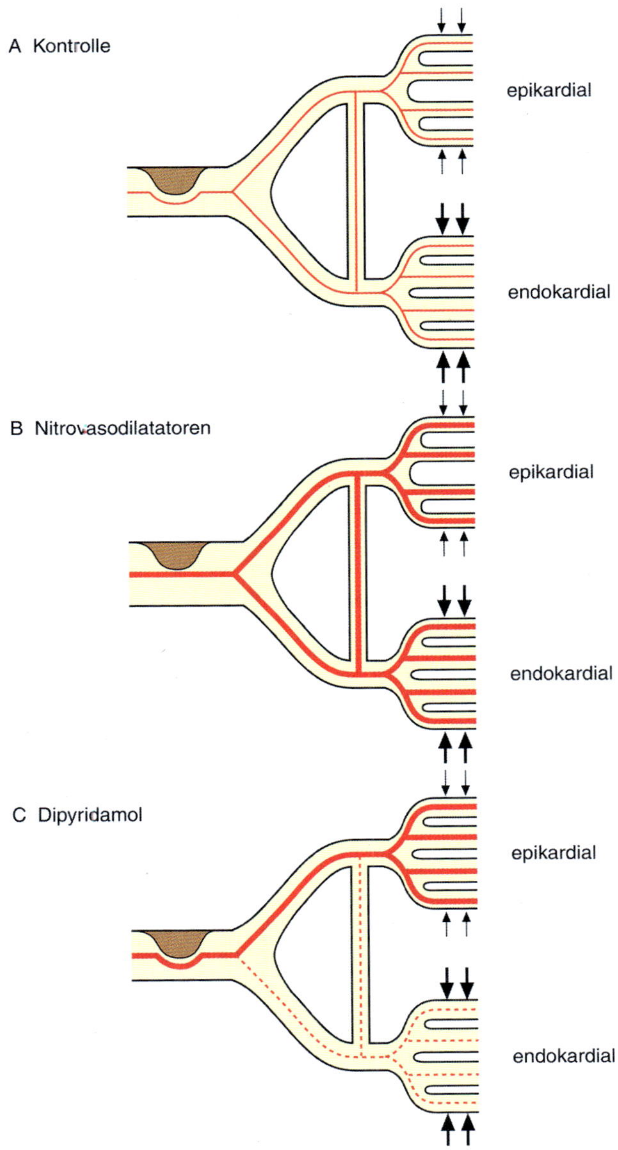

Abb. 17.27 Beeinflussung der Koronardurchblutung durch Nitrovasodilatatoren.
A) Pathologische Ausgangssituation. Infolge kritischer Einengung eines großen Koronargefäßes in Form einer exzentrischen Stenose kommt es zu einer kompensatorischen Dilatation endokardnaher Widerstandsgefäße (Folge: die Koronarreserve ist bereits unter Ruhebedingungen aufgebraucht) und zur Ausbildung präarteriolär abgehender transmuraler Kollateralen (perpendikuläre, von epi- nach endokardial ziehende Gefäße). Die Pfeile symbolisieren den unterschiedlich starken extravasalen Widerstand, der endokardial wesentlich höher ist. Aus diesem Grund ist hier eine stärkere Dilatation der Widerstandsgefäße (= geringerer vasaler Widerstand) notwendig, um ein gleich großes Stromvolumen wie epikardial zu gewährleisten.
B) Nitrovasodilatatoren erweitern die großen Koronargefäße und erhöhen dadurch einerseits den Perfusionsdruck über die Verengung und andererseits den Blutfluss an der Stelle der exzentrischen Einengung; sie beeinflussen hingegen nicht oder erst in höheren Konzentrationen den Tonus der Widerstandsgefäße. Infolgedessen steigt der Perfusionsdruck am Abgang der perpendikulären Gefäße, sodass der Einstrom von Blut über diese Kollateralen in das ischämische Areal verstärkt wird. Zusätzlich dilatieren Nitrate per se die Kollateralgefäße.
C) Ein **arteriolärer Dilatator** (wie hier Dipyridamol – ein heute nur noch als Hemmstoff der Thrombozytenaggregation verwendeter Hemmstoff der zellulären Adenosinaufnahme) senkt den Koronarwiderstand in den noch normal durchbluteten epikardialen Arealen, sodass nun, entsprechend dem Stromverteilungsgesetz, der Kollateralfluss abnimmt – man spricht von einem **Steal-Phänomen** (Flüsse verhalten sich an Verzweigungen umgekehrt proportional zu den Teilwiderständen). Auch kurz wirksame Dihydropyridine wie Nifedipin können einen Steal-Effekt und Angina pectoris auslösen.

schwer zu dosieren und wurde bereits 1879 durch Glyceroltrinitrat ersetzt. Von Glyceroltrinitrat war damals schon länger bekannt, dass wenige Tropfen einer öligen Lösung – auf die Zunge geträufelt – einen roten Kopf und heftige Kopfschmerzen hervorrufen.

Natriumnitroprussid (Nipruss®) ist eine anorganische Cyanidverbindung, die mit Sulfhydrylgruppen v. a. in Erythrozyten reagiert und dabei NO freisetzt. NO dilatiert glatte Gefäßmuskeln in Arterien und Venen, was zu einer starken, konzentrationsabhängigen Blutdrucksenkung führt. Aufgrund der kurzen Halbwertszeit lässt sich diese gut steuern. Nitroprussid ist daher ein Mittel der Wahl zur akuten Blutdrucksenkung, z. B. bei Aortendissektion. Es ist – entgegen landläufiger Annahmen – auch bei schwerer dekompensierter Herzinsuffizienz und gleichzeitiger Aortenstenose erfolgreich eingesetzt worden (Khot et al. 2003). Bei hohen kumulativen Gesamtdosen muss eine Cyanidtoxizität beachtet werden (Natriumthiosulfat!). In der Therapie der KHK hat die Substanz keinen Stellenwert und wird hier nur wegen des NO-abhängigen Wirkungsmechanismus besprochen.

Antianginöses Wirkprinzip

Die vasodilatierende Wirkung der Nitrovasodilatatoren betrifft im niedrigen Dosisbereich nur große Gefäße: die **venösen Kapazitätsgefäße und die großen konduktiven Arterien** (einschließlich der **koronaren Kollateralen**); **nicht** betroffen sind die **arteriellen Widerstandsgefäße,** für deren Dilatation wesentlich höhere Dosen erforderlich sind (➤ Abb. 17.28). Dieses hämodynamische

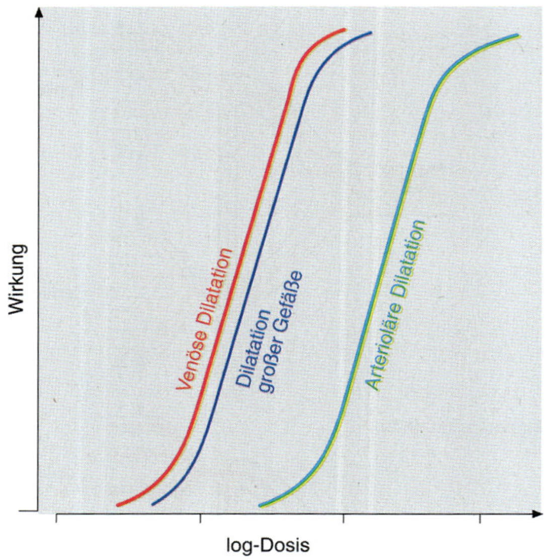

Abb. 17.28 Dosis-Wirkungs-Kurven für Nitrovasodilatatoren an verschiedenen Gefäßsystemen.
Man beachte, dass die Dosis-Wirkungs-Kurve für die Dilatation der arteriellen Widerstandsgefäße am weitesten rechts liegt. Das bedeutet, dass erst bei einer nahezu maximalen Dilatation der venösen Kapazitätsgefäße und der großen konduktiven Koronargefäße infolge einer Abnahme des peripheren Widerstandes auch ein Blutdruckabfall einsetzt.

Wirkungsspektrum verleiht den Nitrovasodilatatoren Eigenschaften eines idealen Koronardilatators:

- Das venöse Pooling reduziert über eine Abnahme des LVEDP die Vorlast und vermindert damit auch das zirkulierende Blutvolumen. Die Folgen sind:
  - ein verminderter O_2-Bedarf des Herzens,
  - eine verbesserte endokardiale Durchblutung durch Verminderung der extravasalen Komponente des Koronarwiderstandes und
  - Erhöhung des koronaren Perfusionsdrucks durch Abnahme des LVEDP. Bei akuter Linksherzinsuffizienz ist das venöse Pooling verantwortlich für die rasche Beseitigung der Stauungssymptomatik (Lungenödem, ➤ Kap. 17.2.4).
- Die Dilatation großer Koronargefäße ist an der engsten Stelle, d. h. im Bereich einer partiellen Stenose, wirksam und verbessert, u. a. auch über einen gesteigerten Kollateralfluss (➤ Abb. 17.27), die Durchblutung.
- Der Tonus der arteriellen Widerstandsgefäße bleibt erhalten, und die Entwicklung eines Coronary-Steal-Phänomens wird daher verhindert. Vielmehr wird nun über einen erhöhten koronaren Perfusionsdruck, der sich auch auf die Kollateralen auswirkt, die Durchblutung im Ischämiebereich verbessert (➤ Abb. 17.27).

Die dilatierende Wirkung der Nitrate kommt auch an Stellen mit geschädigter Endothelfunktion zum Tragen, ist also im Gegensatz zu indirekten Vasodilatatoren wie Acetylcholin oder Bradykinin endothelunabhängig.

Pharmakokinetik

Glyceroltrinitrat, ISDN und ISMN werden intestinal rasch und vollständig resorbiert und mittels Glutathionreduktasen in der Leber und in den Erythrozyten schrittweise denitriert. Die Elimination der metabolisierten Produkte einschließlich der Di- und Mononitrate erfolgt renal. Bedingt durch große interindividuelle Unterschiede in der präsystemischen Elimination (First-Pass-Effekt) ist die Bioverfügbarkeit der Nitrate nach peroraler Gabe allerdings großen Schwankungen unterworfen (bei Glyceroltrinitrat zwischen 20 und 100 %). Die Abbaugeschwindigkeit der einzelnen Nitrate hängt von ihrer chemischen Struktur ab. Sie ist bei Glyceroltrinitrat ($t_{1/2}$ 1–3 min) um ein Vielfaches höher als bei ISDN und ISMN ($t_{1/2}$ bis zu 5,5 h). Eine bei Asiaten relativ häufige vorkommende Mutation der ALDH-2 führt zu einer Wirkungsabschwächung von GTN.

Anwendung

Die Verwendung von Nitrovasodilatatoren bei Angina-pectoris-Patienten zur Anfallstherapie und zur Intervallbehandlung (Anfallsprophylaxe) ist neben der Pharmakokinetik des jeweiligen Nitrats auch von dessen pharmazeutischer Zubereitung abhängig.

Anfallstherapie

Die hohe Lipophilie von Glyceroltrinitrat und ISDN erlaubt eine **sublinguale** Verabreichung. Trotz der geringen Oberfläche der Mundschleimhaut erfolgt eine rasche quantitative Resorption direkt in die systemische Zirkulation. **Bei Glyceroltrinitrat setzt bereits innerhalb 1 Minute, bei ISDN innerhalb von 5 Minuten ein markantes Nachlassen der krisenhaften Symptomatik ein.** Die Einnahme kann erfolgen in Form von Sublingualtabletten (die der Patient unter der Zunge zergehen lässt), Zerbeißkapseln (der Patient muss den Inhalt nach Zerbeißen der Kapsel wenige Minuten im Mund behalten) oder als Spray (auf die Mundschleimhaut). Bei schwerer Angina pectoris (instabiles Syndrom) kann eine i. v.-Infusion des Nitrovasodilatators erforderlich sein (zur i. v.-Verabreichung von Nitrovasodilatatoren oder Natriumnitroprussid bei akuter Linksherzinsuffizienz ➤ Kap. 17.2.5). Eine Übersicht über die pharmazeutischen Zubereitungen gibt ➤ Tab. 17.15.

Intervallbehandlung

Für die Intervallbehandlung der Angina pectoris werden Nitrovasodilatatoren in einer konstanten täglichen Dosierung oral verabreicht. Standardpräparate sind ISDN und ISMN (➤ Tab. 17.15). Die antianginöse Wirksamkeit lässt sich durch die Erhöhung der Belastungstoleranz (➤ Abb. 17.29) und durch die erfolgreiche Reduzierung der Anfallshäufigkeit bzw. des sublingualen Akutverbrauchs an Nitraten nachweisen. Glyceroltrinitrat kann als Depotpflaster (transdermales therapeutisches System, TTS; ➤ Kap. 1.6.2) appliziert werden. Obwohl der Wirkstoff daraus bis zu 24 Stunden konstant freigesetzt wird, soll sich auch diese Behandlungsform – um die Gefahr einer Nitrattoleranz hintanzuhalten – nur über 12 Stunden

Tab. 17.15 Pharmazeutische Zubereitungen von Nitrovasodilatatoren zur Anfallskupierung und Intervallbehandlung

Nitrat	Pharm. Zubereitung	Dosierung	Zeit bis zum Wirkungseintritt	Wirkungsdauer
Anfallskupierung				
Glyceroltrinitrat (Nitrolingual® etc.)	Spray, Zerbeißkapseln, Sublingualtabletten	0,3–0,6 mg	30 s	15–30 min
	Ampullen	0,6–6 mg/h	Unmittelbar	i. v.-Infusion
ISDN (Isoket® etc.)	Spray, Sublingualtabletten	2,5–10 mg	5 min	1–2 h
	Ampullen	1–3 mg/h	Unmittelbar	i. v.-Infusion
Intervallbehandlung				
ISDN (Isoket® etc.)	Tabletten, Retardtabletten	2 × 10–40 mg	30 min	4–8 h
ISMN (Ismo® etc.)	Tabletten, Retardtabletten	2 × 20–60 mg	30 min	8–16 h
Glyceroltrinitrat (Nitroderm TTS® etc.)	Depotpflaster	5–10 mg/24 h	1 h	24 h

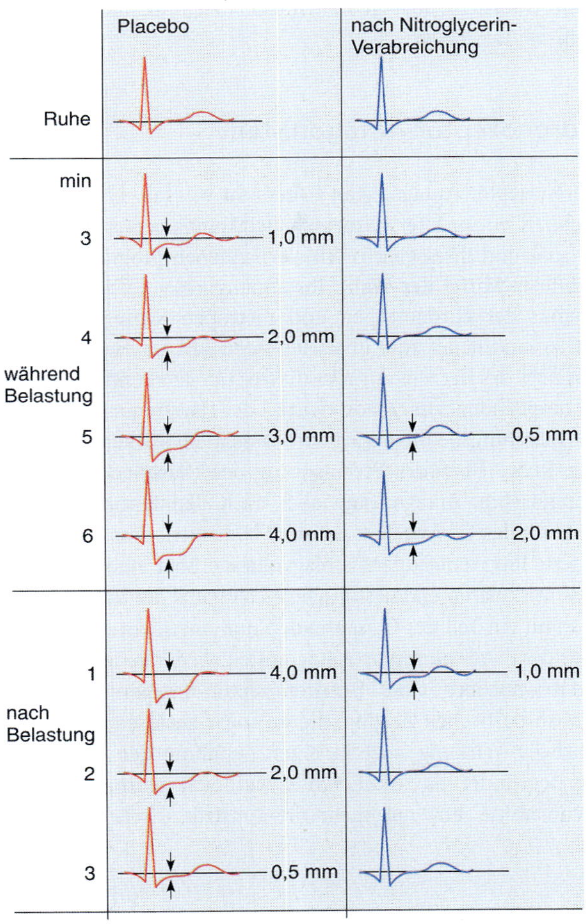

Abb. 17.29 ST-Strecke im EKG unter kontrollierter Belastung nach Verabreichung von Placebo und von Nitroglycerin.
Myokardiale Ischämien im Rahmen stabiler Syndrome sind im EKG durch eine Senkung der ST-Strecke charakterisiert, die mit den subjektiven Beschwerden parallel geht. Diese wurden hier durch eine genau definierte Arbeitsbelastung des Patienten am Fahrradergometer hervorgerufen. Ein Ausmessen der ST-Strecken-Senkung ergibt, dass deren Maximum unmittelbar nach Beendigung der Belastung erreicht ist (Placebo). Unter dem Einfluss von Nitroglycerin ist das Ausmaß der ST-Strecken-Senkung vermindert, das Zeitintervall bis zu ihrer Manifestation verlängert und das bis zu ihrer Rückbildung verkürzt. (Nach: Kaltenbach M et al. Dtsch Med Wschr, 1972; 97: 1479–1484.)

erstrecken und von einem 12-stündigen nitratfreien Intervall gefolgt sein. Ein TTS eignet sich besonders zur Behandlung nächtlicher (meist vasospastischer) Anfälle.

Nitrattoleranz

Ein Problem der Dauertherapie mit organischen Nitraten ist die Entwicklung einer Toleranz, die nach Absetzen des jeweiligen Präparats aber rasch reversibel ist. Bei intermittierender Nitratzufuhr in Form der Anfallstherapie (z. B. ISDN 20–20–0) tritt dieses Phänomen nicht auf, bei konstant hohem Blutspiegel kann sich ein Nachlassen der Wirkung aber bereits nach 24 Stunden bemerkbar machen. Über die Ursachen der Nitrattoleranz herrscht noch keine endgültige Klarheit. Neben hämodynamischer Gegenregulation gegen die Vasodilatation spielen die Auslösung von vaskulär oxidativem Stress und eine Verschlechterung der Bioaktivierung eine Rolle (Einzelheiten ➤ Kap. 18, ➤ Abb. 18.13). Ein nitratfreies Intervall stellt die ursprüngliche Wirksamkeit organischer Nitrate schnell wieder her. Daher sollte bei stabilen Koronarsyndromen auf ein nitratfreies Intervall geachtet werden.

Bei Arbeitern in Sprengstoffabriken mit langjähriger Exposition gegenüber Nitroglycerin ist bei plötzlicher Beendigung der Exposition (z. B. lange Wochenenden) ein Entzugssyndrom in Form Angina-pectoris-artiger Zustandsbilder bekannt. Der erste Arbeitstag hingegen beginnt mit (Nitrat-)Kopfschmerz (Monday Disease).

Unerwünschte Arzneimittelwirkungen

Unerwünschte Reaktionen auf Nitrovasodilatatoren sind Folge ihrer kardiovaskulären Effekte. Häufig ist der **Kopfschmerz,** der aber meist nach wenigen Tagen nachlässt. Vorübergehende Zustände mit Schwindel, Schwäche und orthostatischer Hypotonie können bei über längere Zeit immobilisierten Patienten auftreten, wenn sie wieder eine aufrechte Körperstellung einnehmen. Ethanol potenziert diese Symptomatik. Die durch Nitrate induzierte Bildung von Methämoglobin ist ihrem geringen Ausmaß entsprechend ohne klinische Konsequenz. Eine akute Intoxikation manifestiert sich in Form von kritischem Blutdruckabfall, Bradykardie durch zentrale Vaguserregung, starke Hautrötung, Erbrechen, Zyanose und Bewusstseinsverlust.

Kontraindikationen

Eine wichtige Kontraindikation besteht in der gleichzeitigen Verordnung von Hemmstoffen der Phosphodiesterase 5 wie **Sildenafil** (Viagra® und Revatio®), **Vardenafil** (Levitra®) und **Tadalafil** (Cialis® und Adcirca®). Die Phosphodiesterase 5 baut das vasodilatierend wirkende cGMP ab. Hemmung des Abbaus kann zu einer unkontrollierten Potenzierung der gefäßerweiternden und blutdrucksenkenden Eigenschaften von NO-Donatoren führen und hat in der Vergangenheit zu Todesfällen geführt.

Calciumkanalblocker

Nimmt man die in ➤ Abb. 17.28 gezeigten Dosis-Wirkungs-Kurven für Nitrovasodilatatoren als Vergleich, so zeigen Calciumkanalblocker (Calciumantagonisten) ein anderes hämodynamisches Wirkprofil: Sie dilatieren die großen Arterien und die Widerstandsgefäße (einschließlich der **Koronararterien**) in einem ähnlich niedrigen Dosisbereich, beeinflussen aber bei systemischer Gabe üblicher Dosen nicht den Tonus im venösen System. Die Calciumkanalblocker vom **1,4-Dihydropyridin-Typ** (z. B. Nifedipin), die das stärkste vasodilatatorische Potential unter den Calciumkanalblockern besitzen, eignen sich daher besonders zur Kupierung vasospastisch bedingter Anfälle, bei instabilen Koronarsyndromen erwiesen sich diese Calciumkanalblocker aber als potentiell gefährlich. So gelten Calciumkanalblocker bei instabiler Angina heute als kontraindiziert; klinische Studien weisen auf eine gesteigerte Mortalität und eine Zunahme rekurrenter anginöser Attacken unter Nifedipin hin. Ursachen dafür sind ein Coronary-Steal-Phänomen (➤ Abb. 17.27) und ein brüsker Blutdruckabfall, verbunden mit reduzierter Koronardurchblutung und gesteigerter Sympathikusaktivität.

Bei der Behandlung stabiler Syndrome haben sich alle drei Gruppen von Calciumkanalblockern (Dihydropyridine, Phenylalkylamine, Benzothiazepin) gleichermaßen symptomatisch bewährt, ohne aber die Prognose zu beeinflussen. Ihre antianginöse Wirkung wird dabei nicht so sehr durch eine Erhöhung des O_2-Angebots, sondern durch eine Senkung des O_2-Bedarfs vermittelt. Sie senken die Nachlast und über die dadurch verbesserte Ventrikelentleerung auch die Vorlast. Bei konzentrischen Stenosen lässt sich ihre Wirkung ganz überwiegend durch die Senkung des MVO_2 erklären.

Während bei den 1,4-Dihydropyridinen die negativ inotrope Wirkung am Herzen erst in höheren Dosen einsetzt als der vasodilatatorische Effekt (Abstand etwa 3–10-fach; daher der häufig falsch verwendete Ausdruck „gefäßselektiv"), wirken die **Benzothiazepine** (z. B. Diltiazem) und **Phenylalkylamine** (z. B. Verapamil*) im selben Dosisbereich negativ inotrop und chronotrop wie gefäßerweiternd. Dies dürfte einen zusätzlichen Beitrag zur Senkung des O_2-Bedarfs liefern. Dazu kommt die direkte negativ dromotrope Wirkung, die den Dihydropyridinen fehlt. Wegen additiver Wirkung auf die Verzögerung der AV-Überleitung dürfen Vertreter dieser beiden Gruppen nicht mit β-Adrenozeptor-Antagonistenn kombiniert werden.

Calciumkanalblocker werden vornehmlich peroral in der **Intervalltherapie** eingesetzt. Nur bei der rein **vasospastischen Angina** (Prinzmetal-Angina) ist Nifedipin ein Mittel der Wahl zur **Anfallskupierung.** Dabei erfolgt die Resorption der 5-mg- oder 10-mg-Kapseln nicht, wie früher angenommen, sublingual, sondern nach Verschlucken des Kapselinhalts intestinal.

Eine Übersicht über gebräuchliche Calciumkanalblocker findet sich in ➤ Tab. 17.16.

β-Adrenozeptor-Antagonisten

β-Adrenozeptor-Antagonisten (Übersicht ➤ Tab. 17.8) eignen sich ausschließlich zur Intervalltherapie der Angina pectoris. Sie sind hier aber aufgrund ihres gleichzeitig vorhandenen prognoseverbessernden Effekts **Mittel der Wahl.** Ihr antianginöser Effekt ist im Antagonismus der chronotropen und inotropen Sympathikuswirkung zu sehen und daher zum überwiegenden Teil auf eine Senkung des O_2-Bedarfs des Herzens zurückzuführen (so steigt und fällt der MVO_2 etwa proportional zur Quadratwurzel der Herzfrequenz). Der MVO_2 unter Belastungsbedingungen wird wesentlich stärker eingeschränkt als in Ruhe. Über die Verlängerung der Diastolendauer erhöhen β-Adrenozeptor-Antagonisten aber auch den koronaren Blutfluss und damit das O_2-Angebot. Es ist zu bedenken, dass durch das verminderte linksventrikuläre Schlagvolumen über eine Erhöhung des linksventrikulären enddiastolischen Volumens die Vorlast zunimmt und somit ein Teil des O_2-sparenden und durchblutungsfördernden Effekts der β-Adrenozeptor-Antagonisten wieder verloren geht.

Kontraindiziert sind β-Adrenozeptor-Antagonisten bei der rein vasospastischen Angina, die sie sogar auslösen können. Diese gefährliche Wirkung liegt in einer Zunahme des Koronargefäßtonus begründet, da zirkulierende und lokal-neuronal freigesetzte Catecholamine jetzt nur mehr die konstriktorischen α_1- und α_2-

Tab. 17.16 Übersicht über gebräuchliche Calciumkanalblocker

Substanz	Handelsname	Dosierung	t_{max}	$t_{1/2}$	Wirkungsdauer	Metabolisierung
Nitrendipin	Bayotensin® u. v. a.	1–2 × 10–20 mg	1,5–2 h	8–12 h	24 h	CYP3A4
Felodipin	Munobal® u. v. a.	1 × 5–10 mg	2–6 h	15–25 h	> 24 h	CYP3A4
Amlodipin	Norvasc® u. v. a.	1 × 5–10 mg	6–12 h	35–50 h	> 48 h	CYP3A4
Lercanidipin	Carmen®, Corifeo®	1 × 10–20 mg	1–3 h	8–10 h	24 h	CYP3A4
Verapamil	Isoptin® u. v. a.	1–2 × 120–240 mg retard		3–7 h	≈ 8 (retard 12) h	CYP3A4[1]
Diltiazem	Dilzem® u. v. a.	2 × 90–180 mg retard		5 h	≈ 8 (retard 12) h	CYP3A4[1]

[1] Mittelstarke bis starke Hemmstoffe von CYP3A4, daher Interaktionen mit allen CYP3A4-abhängigen Arzneistoffen beachten.

Adrenozeptoren, die für den Koronarspasmus möglicherweise mitverantwortlich sind, aber nicht die vasodilatatorischen β_2-Adrenozeptoren besetzen können.

Ivabradin

Ivabradin* (Procoralan®) hemmt selektiv den Schrittmacherstrom I_f im Sinusknoten. Ivabradin senkt so effektiv wie β-Adrenozeptor-Antagonisten die belastungsinduzierte Zunahme der Herzfrequenz, was in klinischen Studien mit einer entsprechenden Zunahme der anginafreien Belastbarkeit einherging. Ivabradin kann, im Gegensatz zu β-Adrenozeptor-Antagonisten, auch bei Asthma bronchiale eingesetzt werden. Aufgrund von Studiendaten ist die Substanz zurzeit zugelassen zur Behandlung der stabilen Angina pectoris und der chronischen Herzinsuffizienz (➤ Kap. 17.2.4). Die Indikation ist jeweils auf Patienten mit mangelnder Wirksamkeit (als Add-on) oder Verträglichkeit von β-Adrenozeptor-Antagonisten beschränkt. Relativ häufig (ca. 5–10 %) sind Sehstörungen (Blitzphänomene), die unter der Therapie zurückgehen können. Kontraindikationen sind u. a. Sick-Sinus-Syndrom und die gleichzeitige Gabe starker CYP3A4-Inhibitoren. Bei Patienten mit stabiler Angina pectoris und normaler linksventrikulärer Funktion und überwiegender Behandlung mit β-Adrenozeptor-Antagonisten (83 %) war die zusätzliche Gabe von Ivabradin mit einem Trend zur Zunahme kardiovaskulärer Endpunkte sowie mit einer Zunahme von Bradykardien, Vorhofflimmern und QT-Verlängerungen verbunden (Fox et al. 2014). Dies stellt den Wert der Substanz bei Patienten mit stabiler Angina ohne Herzinsuffizienz infrage und hat zu einer Zulassungsbeschränkung geführt, die nun auch die Behandlung mit Verapamil und Diltiazem als Kontraindikationen ausweist und auf das erhöhte Risiko von Vorhofflimmern hinweist.

Trapidil

Trapidil (Rocornal) ist ein unselektiver PDE-Hemmer und wirkt venodilatatorisch, thrombozytenaggregationshemmend und, im Gegensatz zu den meisten anderen Koronarmitteln, positiv inotrop. Es ist in seiner antianginösen Wirkung ISDN vergleichbar, die Häufigkeit von Kopfschmerz scheint jedoch geringer zu sein. Wegen fehlender Erfahrungen und des allgemeinen Risikos positiv inotroper Substanzen ist Trapidil bei Patienten mit symptomatischer Herzinsuffizienz (NYHA II–IV) kontraindiziert. In einer Placebokontrollierten Studie an Patienten nach elektiver Ballondilatation mit und ohne Stent hatte Trapidil keinen Einfluss auf das Risiko von Tod, Myokardinfarkt oder Reinterventionen. Es ist zugelassen zur Behandlung der ischämischen Herzkrankheit und wird als Mittel der zweiten Wahl bei Unverträglichkeit gegenüber Nitrodilatatoren oder Calciumkanalblockern empfohlen. Der therapeutische Stellenwert ist bei Fehlen überzeugender Studiendaten unklar.

Ranolazin

Diese bereits in den 1980er-Jahren entwickelte Substanz senkte in den für die Zulassung 2008 relevanten Studien die Anfallshäufigkeit und die Schwere von Anfällen bei Patienten mit chronischer Angina pectoris leicht, aber signifikant. Beim akuten Koronarsyndrom hatte es keinen prognostischen Effekt, erwies sich aber als sicher. Der Wirkmechanismus ist nicht ganz klar. Es hemmt präferenziell den späten Na^+-Einstrom, der nicht nur beim angeborenen LQT-3- Syndrom (➤ Abb. 17.6), sondern auch in ischämischen Arealen und bei Herzinsuffizienz verstärkt ist. Dies führt über eine Na^+-Akkumulation über den NCX zu einer verzögerten diastolischen Ausschleusung von Ca^{2+} und damit zu Relaxationsstörungen, erhöhter Wandspannung und gesteigertem O_2-Verbrauch. Darüber hinaus wirkt Ranolazin aber in höheren Konzentrationen auch als Na^+-Kanal-Hemmstoff (= Klasse I), antagonisiert β-adrenerge Rezeptoren und hemmt den mitochondrialen Fettsäuremetabolismus bei Steigerung der Glucose-Utilisation. Die therapeutische Breite ist gering. Häufige unerwünschte Wirkungen sind Obstipation, Übelkeit, Bauchschmerz, Erbrechen, Schwäche und Schwindel. Mit Sehstörungen, Somnolenz, Lethargie und anderen zentralnervösen unerwünschten Arzneimittelwirkungen in höheren Dosen erinnert das Profil an Klasse-I-Antiarrhythmika. Bislang sind aber trotz einer Verlängerung des QT-Intervalls keine vermehrten ventrikulären Herzrhythmusstörungen berichtet worden. Ranolazin ist als Ranexa® zur Behandlung der stabilen Angina pectoris bei Patienten zugelassen, deren Erkrankung durch andere Arzneistoffe wie β-Adrenozeptor-Antagonisten oder Calciumkanalblocker nicht ausreichend kontrolliert ist, oder bei Patienten, die diese Arzneistoffe nicht vertragen. Der therapeutische Stellenwert ist unklar.

17.3.5 Differenzialtherapie der koronaren Herzkrankheit

Die Therapie der koronaren Herzkrankheit richtet sich nach aktuellen Leitlinien (ESC-Leitlinien zur Therapie der stabilen Angina [2020] sowie zum akuten Koronarsyndrom [2020]). **Ziele** der spezifischen Pharmakotherapie sind:

- **Verbesserung der Prognose (Basistherapie):** ASS, Statine, β-Adrenozeptor-Antagonisten
- **Kupierung des akuten Anfallgeschehens:** GTN, ISDN
- **Reduktion der Anfallshäufigkeit bzw. Steigerung der Leistungstoleranz:** β-Adrenozeptor-Antagonisten, Calciumkanalblocker, Nitrate/NO-Donatoren, Ivabradin, Trapidil, Ranolazin

Die Bedeutung der antianginösen Arzneitherapie hat gegenüber einer auf die Überlebensprognose zielenden medikamentösen Risikoreduktion und mechanischen Verfahren wie PTCA und Stenteinlage erheblich an Bedeutung verloren.

Stabile Angina

Statine verlangsamen die Progression der atherosklerotischen Plaquebildung und stabilisieren vorhandene Plaques, **ASS** reduziert die Gefahr von Thrombenbildung an verletzten Plaques, und **β-Adrenozeptor-Antagonisten** verhindern u. a. arrhythmische Komplikationen bei Ischämien. Dadurch reduziert die Basistherapie

17

der KHK die Rate an Herzinfarkten, Schlaganfällen und plötzlichem Herztod und ist im Prinzip bei jedem Patienten indiziert.

Die **Anfallskupierung** gelingt durch sublinguale oder durch Sprühstoßverabreichung von **Glyceroltrinitrat** oder **Isosorbiddinitrat** (➤ Tab. 17.15). Viele Patienten haben ihr Nitro-Präparat daher immer bei sich.

Zur Reduktion der Anfallshäufigkeit **(Intervalltherapie)** sind **β-Adrenozeptor-Antagonisten, Calciumkanalblocker** und **Nitrovasodilatatoren** wahrscheinlich etwa gleich wirksam. Bei gleichzeitiger Herzinsuffizienz haben β-Adrenozeptor-Antagonisten und Ivabradin eine eigene Indikation, während Calciumkanalblocker aufgrund ihrer negativ inotropen Wirkung kontraindiziert sind (Ausnahme Amlodipin). Der Stellenwert von Trapidil und Ranolazin in der Therapie der KHK ist aufgrund der wenig überzeugenden Studienlage unklar. Für Nitrovasodilatatoren kann die Nitrattoleranz ein Problem darstellen. Die **Indikation** für eine rein symptomatisch wirkende antianginöse Intervalltherapie **ist immer wieder zu überprüfen.**

Vasospastische Angina

Die seltenere vasospastische Angina ist wesentlich schwieriger zu behandeln als die stabile Angina. Anfälle treten unvorhergesehen und oft in Ruhe auf. Risikofaktoren wie Rauchen und auslösende Faktoren wie Cocain- oder Amphetaminmissbrauch oder auch Migränemittel (Triptane, Ergotamin-Präparate) müssen unbedingt vermieden werden. β-Adrenozeptor-Antagonisten können Anfälle auslösen und sind relativ kontraindiziert.

Mittel der Wahl zur **Reduktion der Anfallshäufigkeit** sind hoch dosierte **Calciumkanalblocker,** ggf. in Kombination mit **lang wirkenden Nitraten** wie ISMN oder ISDN. **Anfälle** können durch **kurz und schnell wirkende Nitrate** wie GTN und ISDN kupiert werden. **Unretardiertes Nifedipin** kann alternativ eingesetzt werden. Etwa 10 % der Patienten sprechen nicht auf die Standardtherapie an. Hier kann ein Therapieversuch mit einem zentralen Sympatholytikum wie Clonidin gemacht werden. In jedem Fall sollte der Koronarstatus überprüft und ggf. eine invasive Revaskularisierung durch PTCA und Stenteinlage oder Bypass-Chirurgie erwogen werden.

Instabile Koronarsyndrome

Instabile Koronarsyndrome entstehen als Folge von Thrombusbildungen an verletzten Koronarplaques. Je nachdem, wie lange der Thrombus das Gefäß verschließt, kommt es zum Herzmuskelzelluntergang mit Erhöhung der Herzmuskelproteine Troponin T/I im Plasma (STEMI, NSTEMI) oder nicht. Therapeutisch ist dieser Unterschied aber zweitrangig, da sich auch aus der instabilen Angina ohne Herzmuskelzellnekrose jederzeit ein Infarkt entwickeln kann. Ziel ist es, das Gefäß so schnell wie möglich wiederzueröffnen und eine Rethrombosierung mit seinen deletären Folgen zu verhindern. Dies gelingt am sichersten und schnellsten durch mechanische Maßnahmen wie PTCA und Stenteinlage unter begleitender thrombozytenaggregationshemmender Therapie. Ein wichtiger Unterschied besteht bei der Effektivität der medikamentösen Lysetherapie, die beim transmuralen Infarkt (STEMI) wirksam ist, bei instabiler Angina und NSTEMI aber nicht.

Patienten mit instabilem Koronarsyndrom müssen sofort unter ärztlicher Betreuung ins Krankenhaus eingewiesen werden. Es werden – nach Möglichkeit noch im Notarztwagen – folgenden **Akutmaßnahmen** empfohlen (ESC-Leitlinie 2020):

- $O_2 \approx 4$ l/min per Nasensonde nur bei Patienten mit Sauerstoffsättigung < 90 % oder mit akuter Luftnot.
- Acetylsalicylsäure (ASS) 100–300 mg, sofern der Patient nicht bereits oral mit ASS vorbehandelt ist.
- Empfehlungen zur zusätzlichen prästationären Gabe von ADP-Rezeptor-Antagonisten (z. B. Ticagrelor 180 mg oder Clopidogrel 300 oral) und Heparin sind uneinheitlich und hängen vom voraussichtlichen Verlauf (konservativ oder invasiv) ab.
- Glyceroltrinitrat sublingual oder i. v. zur symptomatischen Therapie des Anginaschmerzes, i. v. zur Blutdruckreduktion, Kontraindikation: Blutdruck < 100 mmHg.
- β-Adrenozeptor-Antagonisten wie Metoprolol 5 mg i. v. (nur bei systolischem Blutdruck > 100 mmHg!)
- Morphin bei nitratresistenten Schmerzen, 3–5 mg i. v. in Abständen von wenigen Minuten bis zur Schmerzfreiheit, ggf. unter antiemetischer Begleittherapie mit Metoclopramid. Aktuell wird diskutiert, ob die motilitätshemmende Wirkung von Morphin die Wirkung von Clopidogrel und anderen ADP-Rezeptor-Antagonisten so relevant verzögert, dass letztlich ein negativer Effekt auf die Prognose resultiert.

In der Klinik wird der Patient nach Risikostratifizierung (Beschwerdebild, ST-Senkung mit oder ohne Linksschenkelblock, Erhöhung des kardialen Troponins) einer interventionellen Reperfusionstherapie zugeführt.

Transmuraler Myokardinfarkt (STEMI)

Die prästationären Maßnahmen entsprechen denen beim instabilen Koronarsyndrom.

Akutmaßnahmen nach stationärer Aufnahme

- **Interventionelle Maßnahmen (Angioplastie, Stent):** Eine schnelle mechanische Eröffnung des verschlossenen Koronargefäßes hat sich als prognostisch günstiger erwiesen als die alternative Lysetherapie, erfordert aber ein Zentrum für interventionelle Kardiologie mit 24-Stunden-Bereitschaft. Angioplastie und Stenteinlage werden routinemäßig durch Gabe eines ADP-Rezeptor-Antagonisten (v. a. Prasugrel, Ticagrelor) zusätzlich zu ASS ergänzt.
- **Fibrinolytika (Thrombolytika):** Kommt die primäre Angioplastie nicht infrage, besteht – bei Ausschluss von Gegenanzeigen – die Indikation für eine Auflösung des Thrombus mittels

Fibrinolytika (Lysetherapie; ➤ Kap. 21.2.3). In der Regel wird für 24–48 Stunden **Heparin** begleitend i. v. verabreicht. Der klinische Nutzen einer Thrombolyse ist nur gegeben, wenn sie innerhalb der ersten 12 Stunden erfolgt. Der ideale Zeitpunkt wäre eine „call-to-needle time" unter 90 Minuten (Zeitpunkt der Lyse nach Notarztruf) und eine „door-to-needle time" unter 60 Minuten (Zeitpunkt der Lyse nach Krankenhausaufnahme). Komplikationen von Fibrinolytika sind cerebrale Blutungen (selten auch allergische Reaktionen unter Streptokinase). Bisweilen auftretende Reperfusionsarrhythmien sind i. d. R. beherrschbar; hier handelt es sich um verzögerte Nachdepolarisationen, die mit einem durch die Reperfusion ausgelösten plötzlichen Ca^{2+}-Einstrom in die ischämischen Myokardzellen zu erklären sind (➤ Abb. 17.6).

- **Bypass-Operation:** Sie wird nur bei Erfolglosigkeit einer der oben genannten Maßnahmen vorgenommen.
- **Pharmakotherapeutische Behandlung von Komplikationen:**
  - Akute Herzinsuffizienz: ➤ Kap. 17.2.5
  - Kammertachykardien: β-Adrenozeptor-Antagonisten, ggf. Lidocain oder Amiodaron i. v.
  - Vorhofflimmern: β-Adrenozeptor-Antagonisten, Digoxin oder Verapamil zur Verhinderung einer hohen Ventrikelfrequenz, Amiodaron (5 mg/kg über 1 h i. v.) zur Terminierung des Vorhofflimmerns
  - Sinusbradykardie, AV-Block I. Grades (durch Vaguserregung): Atropin oder Ipratropium i. v. nur bei gleichzeitiger Hypotonie. Implantation eines Schrittmachers bei höhergradigem AV-Block.

Standen **Antiarrhythmika** vor 25 Jahren noch an der Spitze der im Myokardinfarkt eingesetzten Arzneistoffe, haben sie heute mit Ausnahme der β-Adrenozeptor-Antagonisten keine Bedeutung mehr (➤ Kap. 17.1.3). Ebenso wenig ist ein günstiger Effekt von **Magnesiumsalzen** durch klinische Studien belegt. Frühe Ergebnisse einer die Mortalität senkenden Wirkung von Magnesiumsalzen bei i. v.-Infusion während der Akutphase des Myokardinfarkts ließen sich in späteren Prüfungen nicht belegen. Es ist zwar bekannt, dass Hypomagnesiämie mit ventrikulären Tachyarrhythmien einhergeht, die Serumspiegel für Mg^{2+} lagen in allen Studien aber im Normbereich. Noch unsicherer ist die Wirkung **oraler** Mg^{2+}-Präparate zu beurteilen. Mg^{2+}-Tabletten sollten nur zur Substitution eines Mg^{2+}-Mangels eingenommen werden. Bei normaler Nierenfunktion lässt sich mit oral zugeführtem Magnesium jedenfalls keine Erhöhung des Plasmaspiegels erreichen. Intravenös verabreichtes Magnesium ist aber weiterhin bei Torsade-des-pointes-Arrhythmien indiziert.

Sekundärprävention (prognostische Indikation)

Neben **allgemeinen Maßnahmen** wie Einstellen des Rauchens, optimaler Einstellung von Diabetes und/oder Hypertonie, Gewichtsabnahme und mediterraner Diät sind folgende pharmakotherapeutische Langzeitmaßnahmen in großen Studien in ihrer Wirksamkeit zur Verhinderung von Komplikationen und Verbesserung der Prognose eindeutig belegt. Sie sollten daher Patienten nach Infarkt, bei Fehlen von Kontraindikationen, nicht vorenthalten und im Prinzip lebenslang verordnet werden:

- **Acetylsalicylsäure** 1 × 75–100 mg. Bei Unverträglichkeit kann auf Clopidogrel 1 × 75 mg umgestellt werden, bei Magenbluten ist aber die Gabe eines Protonenpumpeninhibitors (z. B. Omeprazol 1 × 20 mg) + ASS sicherer. Für die duale Plattenaggregationshemmung (ASS + Clopidogrel, Ticagrelor und Prasugrel) gibt es in der normalen Behandlung der KHK keinen überzeugenden Nutzennachweis, sie ist aber für die ersten 12 Monate nach Stentimplantation indiziert. Dies gilt insbesondere für beschichtete „drug-eluting stents", da hier ein lange anhaltendes erhöhtes Thromboserisiko besteht. Ticagrelor und Prasugrel haben sich hier gegenüber Clopidogrel als leicht überlegen erwiesen.
- **Cholesterinsenker:** Mittel der Wahl sind Statine (Lovastatin, Simvastatin, Pravastatin etc., ➤ Kap. 24.2.2), weil sie gut verträglich sind und nachgewiesenermaßen die Mortalität und das Rezidivrisiko von Postinfarktpatienten um etwa 25–30 % senken. In der Indikation und Dosierung orientiert man sich entweder an einem LDL-Cholesterin-Zielwert von < 100 mg/dl (Empfehlung der Fachgesellschaften) oder man gibt allen Patienten eine fixe Dosis von z. B. 40 mg Simvastatin (Nationale Versorgungsleitlinie). Grundlage ist eine cholesterinarme Diät. Fibrate senken v. a. Triglyceride und erhöhen HDL-Cholesterin, haben aber keinen nachgewiesenen Nutzen bei KHK und sind daher nicht indiziert. In Kombination mit Statinen erhöhen sie das Risiko einer Rhabdomyolyse um den Faktor 40. Diese Kombination sollte daher vermieden werden. Hemmstoffe der intestinalen Cholesterinaufnahme wie Ezetimib erhöhen in Kombination mit Statinen deren Effekt. Bei nicht ausreichendem Effekt einer solchen Kombination, d. h. weiterhin LDL-Cholesterinwerten > 70 mg/dl, wird in den jüngsten ESC-Leitlinien (2019) die Injektion von PCSK9-Antikörpern empfohlen. Die Empfehlungen sind allerdings aufgrund der geringen Evidenzlage in Bezug auf eine Lebensverlängerung umstritten.
- **β-Adrenozeptor-Antagonisten,** z. B. Bisoprolol, Metoprolol, Carvedilol sind bereits in der Akutphase prognoseverbessernd und bei jedem Patienten nach Infarkt indiziert.
- **ACE-Hemmer,** z. B. Captopril, Enalapril, Perindopril, haben in einigen Studien einen günstigen Effekt gehabt, wenn sie kurz nach dem Infarkt gegeben wurden. Allerdings war Trandolapril bei zusätzlicher Gabe zu ASS, Statinen und β-Adrenozeptor-Antagonisten ohne Nutzen (PEACE-Studie 2005). Auch ist in Registerstudien bei Postinfarktpatienten häufig kein Nutzen von ACE-Hemmern zu sehen. Dies spricht gegen eine generelle Indikation. Klar ist aber, dass ACE-Hemmer bei **linksventrikulärer Dysfunktion** (= Herzinsuffizienz NYHA I) nach Infarkt zur Standardtherapie gehören. Dies gilt auch für AT_1-Rezeptor-Blocker und, bei Symptomen der Herzinsuffizienz (NYHA II), auch für Aldosteronrezeptor-Antagonisten.
- Beim **asymptomatischen normotensiven Patienten** nach Infarkt gibt es **keine primäre Indikation** für Nitrate, Calciumantagonisten, Vitaminpräparate, Folsäure, Magnesium oder verschiedenste phytopharmakologische und homöopathische Behandlungen.

17

17

WEITERFÜHRENDE LITERATUR

Akar FG, Rosenbaum DS. Transmural electrophysiological heterogeneities underlying arrhythmogenesis in heart failure. Circ Res, 2003; 93: 638–645.

Benedict CR, Shelton B, Johnstone DE et al. Prognostic significance of plasma norepinephrine in patients with asymptomatic left ventricular dysfunction. SOLVD Investigators. Circulation, 1996; 94: 690–697.

Bergmann O, Bhardwaj RD, Bernard S et al. Evidence for cardiomyocyte renewal in humans. Science, 2010; 324: 98–102.

Bers DM. Cardiac excitation-contraction coupling. Nature, 2002; 415: 198–205.

Bers DM. The beat goes on: Diastolic noise that just won't quit. Circ Res, 2006; 99: 921–923.

Bristow MR, Saxon LA, Boehmer J et al. Cardiac-resynchronization therapy with or without an implantable defibrillator in advanced chronic heart failure. N Engl J Med, 2004; 350: 2140–2150.

CIBIS-II Investigators and Committees The cardiac insufficiency bisoprolol study II (CIBIS-II): a randomized trial. Lancet, 1999; 353: 9–13.

Cazorla O, Wu Y, Irving TC, Granzier H. Titin-based modulation of calcium sensitivity of active tension in mouse skinned cardiac myocytes. Circ Res, 2001; 88: 1028–1035.

Cohn JA. The management of chronic heart failure. N Engl J Med, 1996; 335: 490–498.

Cosin J, Diez J TORIC investigators. Torasemide in chronic heart failure: results of the TORIC study. Eur J Heart Fail, 2002; 4: 507–513.

ESC Guidelinefor the diagnosis and treatment of acute and chronic heart failure. Ponikowski P, Voors AA, Anker SD et al. Eur Heart J, 2016; 37: 2129–2200.

ESC Guidelines for the diagnosis and management of chronic coronary syndromes. ESC Scientific Document Group. Knuuti J, Wijns W, Saraste A et al. Eur Heart J, 2020; 41: 407–477.

ESC Guidelines for themanagement of acute coronary syndromes in patients presenting without persistent ST-segment elevation. Collet JP, Thiele H, Barbato E et al. Eur Heart J, 2020; 42: 1289–1367.

Eschenhagen T. Is ryanodine receptor phosphorylation key to the flight or fight response and heart failure? J Clin Invest, 2010; 120: 4197–4203.

Fox K, Ford I, Tendera M, Ferrari R. BEAUTIFUL Investigators. Ivabradine for patients with stable coronary artery disease and left ventricular systolic dysfunction (BEAUTIFUL): a randomised, double-blind, placebo-controlled trial. Lancet, 2008; 372: 807–816.

Fox K, Ford I, Steg PG et al. SIGNIFY Investigators. Ivabradine in stable coronary artery disease without clinical heart failure. N Engl J Med, 2014; 371: 1091–1099.

Gainer JV, Morrow JD, Loveland A et al. Effect of bradykinin-receptor blockade on the response to angiotensin-converting-enzyme inhibitor in normotensive and hypertensive subjects. N Engl J Med, 1998; 339: 1285–1292.

Gottlieb SS, McCarter RJ, Vogel RA. Effect of beta-blockade on mortality among high-risk and low-risk patients after myocardial infarction. N Engl J Med, 1998; 339: 489–497.

Guo W, Schafer S, Greaser ML et al. RBM20, a gene for hereditary cardiomyopathy, regulates titin splicing. Nat Med, 2012; 18: 766–773.

Gustafsson F, Torp-Pedersen C, Brendorp B et al. Long-term survival in patients hospitalized with congestive heart failure: relation to preserved and reduced left ventricular systolic function. Eur Heart J, 2003; 24: 863–870.

Heran BS, Musini VM, Bassett K, Taylor RS, Wright JM Angiotensin receptor blockers for heart failure. Editorial Group: Cochrane Heart Group, The Cochrane Library, 2012; 18.

Juurlink DN, Mamdani MM, Lee DS et al. Rates of hyperkalemia after publication of the Randomized Aldactone Evaluation Study. N Engl J Med, 2004; 351: 543–551.

Kadish A, Dyer A, Daubert JP et al. Prophylactic defibrillator implantation in patients with nonischemic dilated kardiomyopathy. N Engl J Med, 2004; 350: 2151–2158.

Kass DA, Solaro RJ. Mechanisms and use of calcium-sensitizing agents in the failing heart. Circulation, 2006; 113: 305–315.

Khot UN, Novaro GM, Popović ZB et al. Nitroprusside in critically ill patients with left ventricular dysfunction and aortic stenosis. N Engl J Med, 2003; 348: 1756–1763.

Libby P, Pasterkamp G, Crea F, Jang IK. Reassessing the Mechanisms of Acute Coronary Syndromes. Circ Res, 2019; 124: 150–160.

Linz W, Scholkens BAA. Specific B2-bradykinin receptor antagonist HOE 140 abolishes the antihypertrophic effect of ramipril. Br J Pharmacol, 1992; 105: 771–772.

Liu G, Papa A, Katchman AN et al. Mechanism of adrenergic CaV1.2 stimulation revealed by proximity proteomics. Nature, 2020; 577: 695–700.

McMurray JJ, Packer M, Desai AS et al. PARADIGM-HF Investigators and Committees. Angiotensin-neprilysin inhibition versus enalapril in heart failure. N Engl J Med, 2014; 371: 993–1004.

McMurray JJV, Solomon SD, Inzucchi SE. DAPA-HF Trial Committees and Investigators. Dapagliflozin in patients with heart failure and reduced ejection fraction. N Engl J Med, 2019; 381: 1995–2008.

MERIT-HF Study Group Effect of metoprolol CR/XL in chronic heart failure: Metoprolol CR/XL Randomised Intervention Trial in Congestive Heart Failure (MERIT-HF). Lancet, 1999; 353: 2001–2007.

Nieminen MS, Akkila J, Hasenfuss G et al. Hemodynamic and neurohumoral effects of continuous infusion of levosimendan in patients with congestive heart failure. J Am Coll Cardiol, 2000; 36: 1903–1912.

O'Connor CM, Starling RC, Hernandez AF et al. Effect of nesiritide in patients with acute decompensated heart failure. N Engl J Med, 2011; 365: 32–43.

Packer M, Coats AJ, Fowler MB et al. Carvedilol Prospective Randomized Cumulative Survival Study Group: Effect of carvedilol on survival in severe chronic heart failure. N Engl J Med, 2001; 344: 1651–1658.

Parker JD, Parker JO. Nitrate therapy for stable angina pectoris. N Engl J Med, 1998; 338: 520–531.

Patsilinakos S, Christou A, Kafkas N et al. Effect of high doses of magnesium on converting ibutilide to a safe and more effective agent. Am J Cardiol, 2010; 106: 673–676.

Pfeffer MA, Swedberg K, Granger CB et al. Effects of candesartan on mortality and morbidity in patients with chronic heart failure: the CHARM-Overall programme. Lancet, 2003; 362: 759–766.

Pfeffer MA, McMurray JJ, Velazquez EJ et al. Valsartan, captopril, or both in myocardial infarction complicated by heart failure, left ventricular dysfunction, or both. N Engl J Med, 2003; 349: 1893–1906.

Philippaert K, Kalyaanamoorthy S, Fatehi M et al. The Cardiac Late Sodium Channel Current is a Molecular Target for the Sodium-Glucose Co-Transporter 2 Inhibitor Empagliflozin. Circulation, 2021. doi:https://doi.org/10.1161/CIRCULATIONAHA.121.053350

Pitt B, Poole-Wilson PA, Segal R et al. Effect of losartan compared with captopril on mortality in patients with symptomatic heart failure: randomised trial – the Losartan Heart Failure Survival Study ELITE II. Lancet, 2000; 355: 1582–1587.

Pitt B, Zayad F, Remme WR et al. The effect of spironolactone on morbidity and mortality in patients with severe heart failure. Randomized Aldactone Evaluation Study Investigators (RALES). N Engl J Med, 1999; 341: 709–717.

Pitt B, Remme WR, Zannad F et al. Post-Acute Myocardial Infarction Heart Failure Efficacy and Survival Study Investigators. Eplerenone, a selective aldosterone blocker, in patients with left ventricular dysfunction after myocardial infarction. N Engl J Med, 2003; 348: 1309–1321.

Poole-Wilson PA, Swedberg K, Cleland JGF et al. Comparison of carvedilol and metoprolol on clinical outcomes in patients with chronic heart failure in the Carvedilol or Metoprolol European Trial (COMET): randomised controlled trial. Carvedilol or Metoprolol European Trial Investigators. Lancet, 2003; 362: 7–13.

Rathore SS, Curtis JP, Wang Y et al. Association of serum digoxin concentration and outcomes in patients with heart failure. J Am Med Ass, 2003; 289: 871–878.

Ridker PM, Everett BM, Thuren T et al. CANTOS Trial Group. Antiinflammatory therapy with canakinumab for atherosclerotic disease. N Engl J Med, 2017; 377: 1119–1131.

Schiattarella GG, Altamirano F, Tong D et al. Nitrosative stress drives heart failure with preserved ejection fraction. Nature, 2019; 568: 351–356.

Shah M, Akar FG, Tomaselli GF. Molecular basis of arrhythmias. Circulation, 2005; 112: 2517–2529.

Taylor AL, Ziesche S, Yancy C et al. Combination of Isosorbide Dinitrate and Hydralazine in Blacks with Heart Failure. N Engl J Med, 2004; 351: 2049–2057.

The Cardiac Arrhythmia Suppression Trial (CAST) investigators: Preliminary report: effect of flecainide and encainide on mortality in a randomized trial of arrhythmia suppression after myocardial infarction. N Engl J Med, 1989; 321: 406–412.

The CONSENSUS Trial Group: Effects of Enalapril on Mortality in Severe Congestive Heart Failure. N Engl J Med, 1987; 316: 1429–1435.

The Digitalis Investigation Group The effect of digoxin on mortality and morbidity in patients with heart failure. N Engl J Med, 1997; 336: 525–533.

The SOLVD investigators: Effect of the angiotensin-converting enzyme inhibitor enalapril on survival in patients with reduced left ventricular ejection fraction and congestive heart failure. N Engl J Med, 1991; 325: 293–302.

Waldo AL, Camm AJ, deRuyter H et al. Effect of d-sotalol on mortality in patients with left ventricular dysfunction after recent and remote myocardial infarction. Lancet, 1996; 348: 7–12.

Watanabe H, Chopra N, Laver D et al. Flecainide prevents catecholaminergic polymorphic ventricular tachycardia in mice and humans. Nat Med, 2009; 15: 380–383.

Willenheimer R, van Veldhuisen DJ, Silke B et al. Effect on survival and hospitalization of initiating treatment for chronic heart failure with bisoprolol followed by enalapril, as compared with the opposite sequence results of the randomized cardiac insufficiency bisoprolol study (CIBIS) III. Circulation, 2005; 112: 1–10.

Zannad F, McMurray JJ, Krum H et al. EMPHASIS-HF Study Group. Eplerenone in patients with systolic heart failure and mild symptoms. N Engl J Med, 2011; 364: 11–21.

Zhou Q, Xiao J, Jiang D et al. Carvedilol and its new analogs suppress arrhythmogenic store overload-induced Ca^{2+} release. Nat Med, 2011; 17: 1003–1009.

Zinman B, Wanner C, Lachin JM et al. Empagliflozin, cardiovascular outcomes, and mortality in Type 2 diabetes. EMPA-REG OUTCOME Investigators. N Engl J Med, 2015; 373: 2117–2128.

INTERNET-LINKS

http://leitlinien.dgk.org.

KAPITEL

18 Pharmaka für Gefäß- und Kreislauferkrankungen, Hypertonietherapie

Ulrich Förstermann

Aus einem Brief Alfred Nobels an einen Freund.

Alfred Nobel (der Stifter des nach ihm benannten Preises) litt am Ende seines Lebens an Angina pectoris und es wurde ihm Glyceroltrinitrat verordnet. In einem Brief an einen Freund schrieb er:

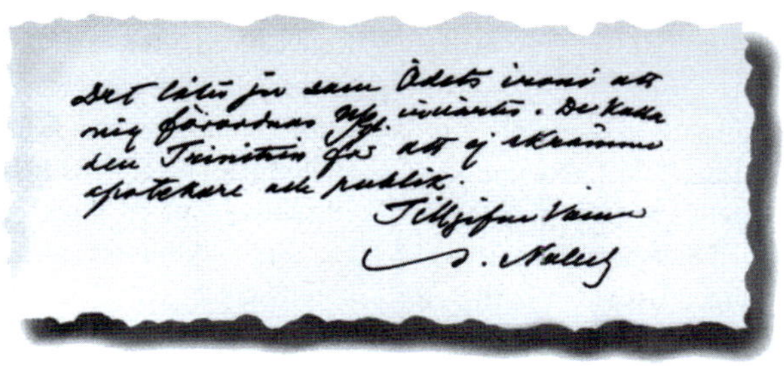

Es klingt wie die Ironie des Schicksals, dass man mir Nitroglycerin innerlich verschrieben hat. Sie haben es Trinitrin genannt, um die Apotheker und die Öffentlichkeit nicht zu beunruhigen.

Die Pharmakologie der Blutgefäße überlappt unvermeidlich mit anderen Gebieten der Pharmakologie, etwa der Pharmakologie noradrenerger und adrenerger Systeme (➤ Kap. 4), der Pharmakologie der Arachidonsäurederivate (➤ Kap. 15) und der Diuretika (➤ Kap. 20). Im vorliegenden Kapitel fließt aus den genannten Kapiteln all das zusammen, was die Blutgefäße betrifft. Insbesondere wird die Anwendung von Substanzen aus den Nachbarkapiteln bei Erkrankungen der Blutgefäße und des Kreislaufsystems hier behandelt: so etwa die Anwendung von β-Adrenozeptor-Antagonisten und Diuretika bei der Hypertonie. Die Pharmakologie der Durchblutung der Koronargefäße bedarf gesonderter Erörterung: Sie wird in ➤ Kap. 17 ausführlich besprochen.

18.1 Regulatoren des Gefäßtonus und verwandte Pharmaka

Zu den wichtigsten Regulatoren des Gefäßtonus gehören die Catecholamine Noradrenalin und Adrenalin. Ihre Pharmakologie wird in einem eigenen Kapitel detailliert dargestellt (➤ Kap. 4). Die therapeutische Anwendung der entsprechenden Substanzen bei Hypertonie, Hypotonie und Durchblutungsstörungen wird aber in diesem Blutgefäßkapitel besprochen. Neben den Catecholaminen gibt es weitere humorale, neurale und lokal gebildete Effektorsubstanzen, die an der Regulation des Gefäßtonus teilhaben (➤ Abb. 18.1, ➤ Abb. 18.7). Diese Systeme und ihre pharmakologische Beeinflussung werden im Folgenden dargestellt.

18.1.1 Renin-Angiotensin-Aldosteron-System (RAAS) und seine pharmakologische Beeinflussung

Neben dem catecholaminergen System ist das RAAS das wohl bedeutendste hormonelle System für die Regulation des Blutdrucks. In ➤ Abb. 18.2 sind die wichtigsten Komponenten des RAAS und die pharmakologischen Eingriffsmöglichkeiten in das System schematisch dargestellt.

Physiologie und Pathophysiologie

Die **juxtaglomerulären Zellen,** Epitheloidzellen in der afferenten Arteriole des Glomerulus, sind der hauptsächliche Ort der Synthese, Speicherung und Freisetzung von Renin. Folgende Mechanismen regulieren wesentlich die Reninfreisetzung:

- Die juxtaglomerulären Zellen sind mit **β_1-Adrenozeptoren** ausgestattet (➤ Tab. 4.2). Rezeptorstimulation über den Sympathikus erhöht die Reninfreisetzung, bei ausbleibender Stimulation (etwa nach β-Rezeptor-Blockade) sinkt die Reninfreisetzung. Dies ist wahrscheinlich der wichtigste Mechanismus der antihypertensiven Wirkung der β-Adrenozeptor-Antagonisten (β-Blocker).
- Das Vas afferens des Glomerulus fungiert als **Barorezeptor.** Ein verminderter Perfusionsdruck im Vas afferens erhöht die Reninausschüttung, ein erhöhter Perfusionsdruck vermindert sie.
- Die **NaCl-Konzentration im distalen Tubulus** wird von den Macula-densa-Zellen erfasst; eine Verminderung der NaCl-Konzentration erhöht die Reninfreisetzung, eine Erhöhung der NaCl-Konzentration vermindert sie.
- Schließlich gibt es Hinweise auf die Beteiligung der **Prostaglandine** Prostacyclin (PGI_2) und PGE_2. So ist die Steigerung der Reninfreisetzung durch Schleifendiuretika wie Furosemid nach Blockade der Prostaglandinsynthese mit nichtsteroidalen Antiphlogistika deutlich gehemmt (➤ Kap. 15.4).

Renin selbst hat keine Gefäßwirkungen. Es ist eine **Protease,** die aus Angiotensinogen (einem aus der Leber stammenden α_2-Globulin) das Dekapeptid **Angiotensin I** abspaltet. Angiotensin I hat nur geringe biologische Wirkung. Aus ihm wird durch die zinkhaltige Peptidase **Angiotensin-Conversions-Enzym (ACE)** das Oktapeptid **Angiotensin II** abgespalten. Das Angiotensin-Konversions-Enzym findet sich in verschiedenen Zelltypen, v. a. in Endothelzellen. Daneben gibt es ein zweites humanes Angiotensin-Conversions-Enzym (ACE2), das zusammen mit ACE für die Einstellung des Angiotensin-II-Spiegels im Organismus von Bedeutung zu sein scheint. ACE und ACE2 sind zwei ähnliche Carboxypeptidasen, deren Aminosäureabfolge im katalytischen Zentrum zu 42 % identisch ist. ACE2-exprimierende Zellen kommen praktisch überall im Körper vor.

ACE2 als Rezeptor für den Eintritt des Coronavirus SARS-CoV-2 in die Zelle

Das 2019 neu aufgetretene Coronavirus SARS-CoV-2 befällt v. a. Zellen, die auf der Zelloberfläche ACE2 exprimieren. Man spricht von ACE2-Rezeptoren, denn das Virus nutzt das Enzym als Andockstellen und (nach Aktivierung durch eine Serinprotease) als Eingangspforte, um in die Zellen einzudringen und sich dort mithilfe der zelleigenen Maschinerie zu vervielfältigen. Neben dem ACE2-Rezeptor nutzt das Coronavirus SARS-CoV-2 (anders als sein Vorgänger SARS-CoV-1) einen weiteren Rezeptor zum Eintritt in die Zellen, das Neuropilin-1. Dies erklärt das breite Symptomspektrum der von SARS-CoV-2 ausgelösten Erkrankung COVID-19. Im Spike-Protein von SARS-CoV-2 (nicht aber von SARS-CoV-1) gibt es eine Spaltstelle für eine Endoprotease Furin, einem in den Atemwegen vorkommenden Enzym. Es entsteht ein Peptid, das an Neuropilin 1 bindet. Dies könnte SARS-CoV-2 den Eintritt in solche Zellen erleichtern, die neben ACE2 auch Neuropilin 1 auf ihrer Oberfläche haben. Neuropilin 1 findet sich in vielen Geweben einschließlich der Atemwege, Blutgefäße, Nervenzellen und v. a. auch im Riechepithel.

Auch im Plasma lässt sich Angiotensin-Konversions-Enzym-Aktivität nachweisen. Durch Einwirkung einer Aminopeptidase entsteht aus Angiotensin II **Angiotensin III.** Dieses wird von Peptidasen dann weiter zu inaktiven Peptiden gespalten. Angiotensin II ist ein potenter Konstriktor peripherer und renaler Arteriolen; auf molarer Basis ist es je nach Gefäß 10–40-mal stärker vasokonstriktorisch wirksam als Noradrenalin; Angiotensin III wirkt ebenfalls vasokonstriktorisch, ist aber weniger potent als Angiotensin II. Darüber hinaus stimulieren Angiotensin II und Angiotensin III (etwa gleich stark) die Aldosteronsekretion aus den Glomerulosazellen der Nebennierenrinde. Weitere Wirkungen von Angiotensin II sind in ➤ Tab. 18.1 zusammengefasst.

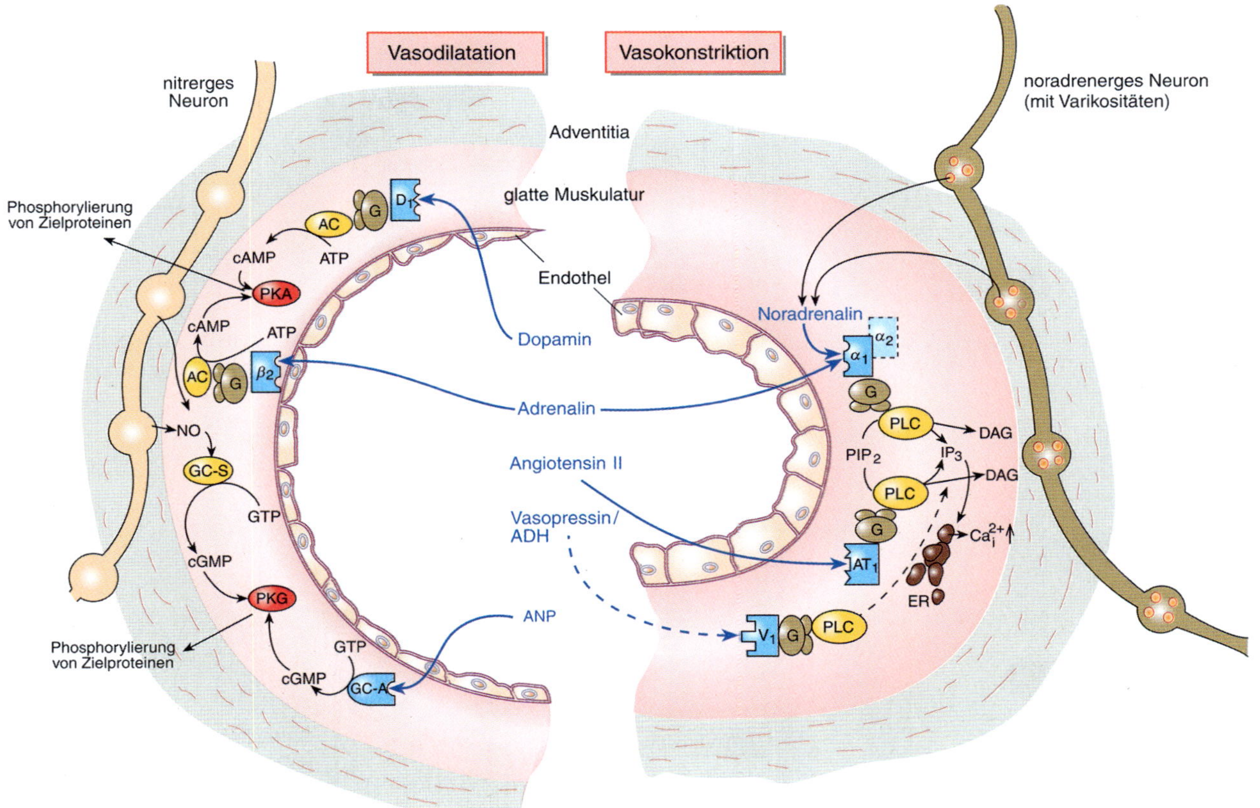

Abb. 18.1 Wichtige neurale und humorale Effektorsysteme, die den peripheren Gefäßtonus regulieren.
Eine **Vasodilatation** (Erniedrigung des Tonus der glatten Gefäßmuskulatur) wird durch Dopamin über D_1-Rezeptoren (v. a. in der renalen und mesenterialen Strombahn) vermittelt. Adrenalin, wenn es auf β_2-Adrenozeptoren einwirkt (die besonders in Gefäßen der Skelettmuskulatur zu finden sind), bewirkt ebenfalls eine Vasodilatation. Beide Rezeptoren sind über stimulierende heterotrimere G-Proteine (G_s) an die Adenylylcyclase (AC) gekoppelt (➤ Kap. 2). Der gebildete Second Messenger cAMP aktiviert die cAMP-abhängige Proteinkinase A (PKA). Die Zielproteine, die durch die Proteinkinase A phosphoryliert werden, sind im Detail bis heute nicht bekannt. Als wahrscheinlichste Möglichkeit kann die Phosphorylierung der Myosin-Leichtketten-Kinase gelten. Die phosphorylierte Myosin-Leichtketten-Kinase wird nur noch schwach von Ca^{2+}/Calmodulin aktiviert, die leichte Kette des Myosins wird weniger phosphoryliert, die Kontraktion der glatten Muskelzelle nimmt ab. Andere Hypothesen werden ebenfalls diskutiert (➤ Kap. 4). Nerven, die die neuronale Isoform der NO-Synthase enthalten (nitrerge Nerven), setzen bei Stimulation NO frei. Dieses aktiviert die lösliche Isoform der Guanylylcyclase (GC-S) in der glatten Gefäßmuskulatur. Dieser intrazelluläre Enzymrezeptor bildet aus GTP den Second Messenger cGMP; dieser aktiviert die cGMP-abhängige Proteinkinase G (PKG). PKG1 phosphoryliert den Rezeptor für Inositol-1,4,5-trisphosphat (IP_3) sowie ein IP_3-Rezeptor-assoziiertes Protein (IRAG). Die PKG-abhängige Phosphorylierung von IRAG hemmt die IP_3-vermittelte Freisetzung von Ca^{2+} aus dem endoplasmatischen Retikulum und bewirkt so eine Vasodilatation. Eine Beteiligung weiterer, noch nicht identifizierter Zielproteine der PKG an der Vasodilatation ist möglich. Weiter kann es durch Phosphorylierung von K^+-Kanälen zu deren Aktivierung kommen. Dies bewirkt eine Hyperpolarisation der glatten Gefäßmuskelzelle, was in einem verminderten Ca^{2+}-Einstrom von außen in die Zelle resultiert. Zirkulierendes atriales natriuretisches Peptid (ANP) bindet an eine membrangebundene Isoform der Guanylylcyclase (die GC-A). Die intrazelluläre katalytische Domäne dieses Enzymrezeptors bildet aus GTP ebenfalls cGMP und aktiviert die PKG.
Eine **Vasokonstriktion** (Erhöhung des Tonus der glatten Gefäßmuskulatur) bewirken neuronal freigesetztes Noradrenalin und humoral herantransportiertes Adrenalin durch Stimulation von α_1-Adrenozeptoren. Ein weiterer wichtiger Vasokonstriktor ist Angiotensin II, das seine konstriktorische Wirkung über AT_1-Rezeptoren auslöst. Angiotensin II ist nicht nur ein Hormon, es kann in vielen Gefäßbetten auch lokal (von lokalem Renin und Angiotensin-I-metabolisierenden Enzymen) gebildet werden. Zirkulierendes Vasopressin/ADH kann über V_1-Rezeptoren Vasokonstriktion auslösen. Die Vasopressin/ADH-Konzentrationen im Plasma erreichen physiologischerweise nur antidiuretische, nicht aber vasopressorische Konzentrationen. Nur bei myokardialer Insuffizienz werden möglicherweise einmal Vasopressinkonzentrationen erreicht, die den peripheren Gefäßwiderstand erhöhen. Alle genannten Rezeptoren sind über G-Proteine (G_q) an eine Phosphoinositid-spezifische Phospholipase C (PLC) gekoppelt. Diese spaltet Phosphatidylinositol-4,5-bisphosphat (PIP_2), wobei die Second Messenger IP_3 und 1,2-Diacylglycerol (DAG) entstehen. IP_3 setzt Ca^{2+} aus dem endoplasmatischen Retikulum frei, die freie intrazelluläre Ca^{2+}-Konzentration (Ca_i^{2+}) steigt an, die Myosin-Leichtketten-Kinase wird via Calmodulin aktiviert, und es kommt zur Kontraktion der glatten Muskulatur.

Die Wirkungen des Angiotensins II werden über spezifische Zellmembranrezeptoren vermittelt. Bisher wurden bei Säugetieren einschließlich des Menschen vier Rezeptortypen für Angiotensin II identifiziert, wovon die **AT_1- und AT_2-Rezeptoren** die wichtigsten sind. Der AT_1-Rezeptor dominiert in allen Blutgefäßen und findet sich auch in zahlreichen anderen Geweben. Die Mehrheit der derzeit dokumentierten Angiotensin-II-Wirkungen, wie Gefäßkontraktion, Flüssigkeitsretention und Hypertrophie-/Hyperplasiewirkungen im Herz-Kreislauf-System, werden durch AT_1-Rezeptoren vermittelt. Der **AT_1-Rezeptor** ist ein G_q- und G_{12}-Protein-gekoppelter Rezeptor,

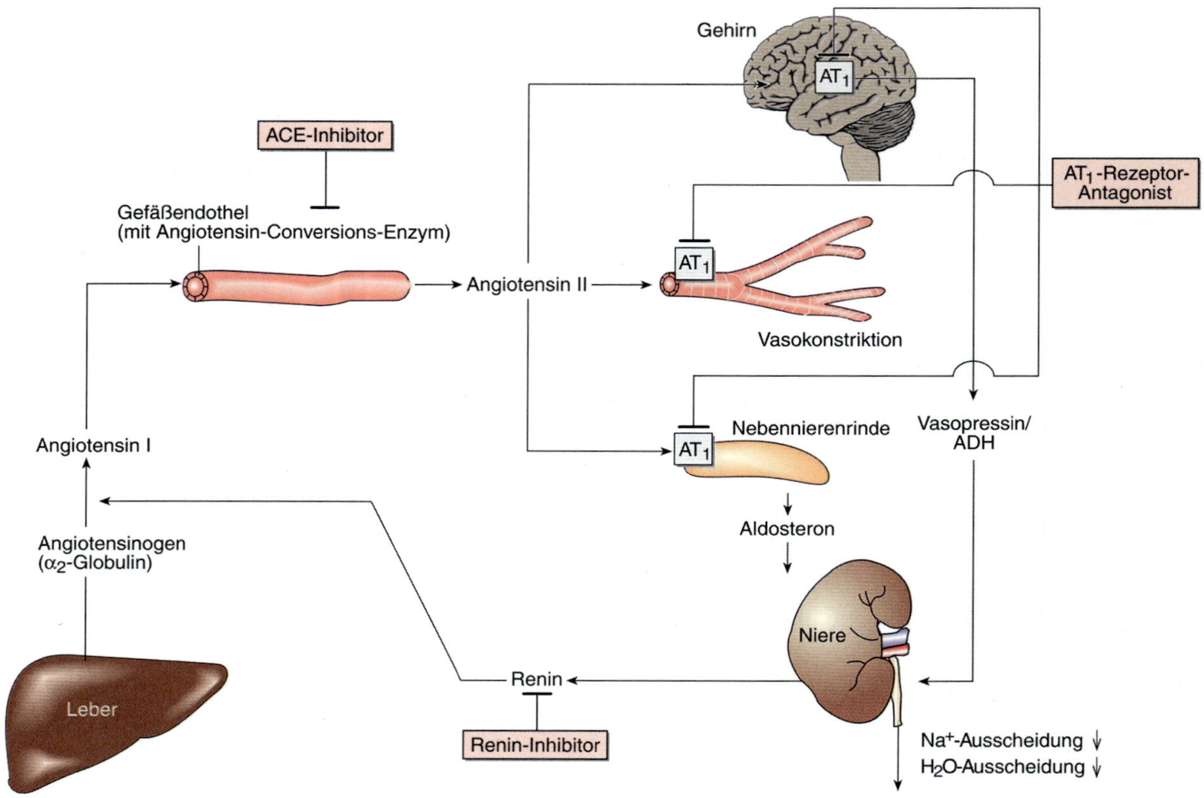

Abb. 18.2 Essentielle Komponenten des humoralen Renin-Angiotensin-Aldosteron-Systems (RAAS) und pharmakologische Eingriffsmöglichkeiten. Aus Angiotensinogen, einem in der Leber synthetisierten α_2-Globulin, wird durch die Protease Renin das Dekapeptid Angiotensin I abgespalten. Dessen biologische Wirkung (z. B. Vasokonstriktion) ist 10–100-mal geringer als die von Angiotensin II. Aus Angiotensin I wird durch das Angiotensin-Conversions-Enzym (ACE), das v. a. im Gefäßendothel lokalisiert ist, das aktive Oktapeptid Angiotensin II abgespalten. Angiotensin II hat viele Wirkungen, es ist ein potenter Vasokonstriktor und stimuliert die Aldosteron- und Vasopressin/ADH-Sekretion. Pharmakologische Eingriffsmöglichkeiten bestehen durch **Inhibitoren des Renins,** durch **ACE-Inhibitoren** und durch **Angiotensin-AT_1-Rezeptor-Antagonisten (AT_1R-Antagonisten).**

der im Gefäßsystem vorwiegend (aber nicht ausschließlich) zu einer **Aktivierung der Phospholipase C** führt (➤ Abb. 18.1). Das aus Phosphatidylinositol-4,5-bisphosphat gebildete Inositol-1,4,5-trisphosphat (IP_3) erhöht die intrazelluläre Ca^{2+}-Konzentration in der glatten Muskelzelle. Parallel dazu wird durch 1,2-Diacylglycerol die Proteinkinase C aktiviert. Sie vermittelt die Expression von Protoonkogenen, was möglicherweise die proliferative Wirkung von Angiotensin II auf glatte Muskelzellen erklärt. Daneben sind die **Hemmung derAdenylylcyclase** und die **Stimulation der Phospholipase A_2** als weitere an AT_1-Rezeptoren gekoppelte Signaltransduktionswege beschrieben.

Der AT_2-Rezeptor wird hauptsächlich in der Fetalperiode exprimiert; im späteren Leben nimmt seine Expression deutlich ab. Seine Funktion ist in vielen Bereichen immer noch unklar. Einerseits vermittelt der AT_2-Rezeptor über eine Aktivierung der Ser/Thr-Phosphatase (PP2A) und der MAP-Kinase-Phosphatase (MKP-1) proapoptotische Signale und vermindert die Aktivität der mitogenen MAP-Kinase. Andererseits gibt es in Blutgefäßen und dem Herzen Hinweise auf proliferative Wirkungen des AT_2-Rezeptors, zum Teil vermittelt über die gleichen Signaltransduktionswege, die auch der AT_1-Rezeptor benutzt. Unter diesem Aspekt gewinnen die bisher nur experimentell verwendeten AT_2-Rezeptor-Antagonisten (wie PD123319) möglicherweise in Zukunft therapeutische Bedeutung. Darüber hinaus werden dem AT_2-Rezeptor vasodilatatorische Eigenschaften zugeschrieben.

Pharmaka mit Eingriff in das RAAS

Das RAAS ist Ziel verschiedener Pharmaka, die v. a. der Behandlung des hohen Blutdrucks dienen. Dazu gehören:

- Renin-Inhibitor Aliskiren
- Angiotensin-Konversions-Enzym-Inhibitoren (ACE-Inhibitoren)
- Angiotensin-AT_1-Rezeptor-Antagonisten (auch Angiotensin-Rezeptor-Blocker, ARB).

Im weiteren Sinne sind auch Pharmaka zu nennen, die die Wirkung der sekundär freigesetzten Hormone Aldosteron und Vasopressin/ADH beeinflussen. Aldosteronantagonisten werden in ➤ Kap. 20.3.2 besprochen, ADH-Agonisten und -Antagonisten finden sich in ➤ Kap. 26.2.3.

Tab. 18.1 Angiotensin-II-Rezeptoren und wichtige von ihnen vermittelte Wirkungen (IP_3 = Inositol-1,4,5-trisphosphat; DAG = 1,2-Diacylglycerol)

Zelle, Gewebe, Organ	Rezeptortyp	Angeschlossener Signaltransduktionsweg	Akute Wirkung[1]	Chronische Wirkung[1]
Glatte Gefäßmuskulatur, Arteriolen	AT_1 (und AT_2)	Aktivierung der Phospholipase C	Kontraktion (IP_3-vermittelt), Erhöhung des peripheren Gefäßwiderstandes, Blutdrucksteigerung	Glattmuskuläre Proliferation (DAG-vermittelt), Hypertrophie und Hyperplasie
Nieren	AT_1	Aktivierung der Phospholipase C	Verminderte Durchblutung, aber erhöhte GFR durch überwiegende Konstriktion des Vas efferens (IP_3-vermittelt)	
	AT_1	Hemmung der Adenylylcyclase	Erhöhung der Na^+-Reabsorption und H^+-Sekretion im proximalen Tubulus	Hypervolämie
	AT_1	Aktivierung der Phospholipase C	Hemmung der Reninfreisetzung	
Nebennierenrinde (Zona glomerulosa)	AT_1 (und AT_2)	Aktivierung der Phospholipase C	Erhöhung der Aldosteronsynthese und -freisetzung (DAG-vermittelt)	Hypervolämie, Blutdrucksteigerung
Nebennierenmark	AT_1 (und AT_2)	Aktivierung der Phospholipase C	Erhöhung der Adrenalinfreisetzung (IP_3-vermittelt)	
Sympathische Nervenendigungen	AT_1	Aktivierung der Phospholipase C	Erleichterung der Noradrenalinfreisetzung (IP_3-vermittelt)	
Herz	AT_1 (und AT_2)	Aktivierung der Phospholipase C		Hypertrophie (DAG-vermittelt?)
Uterus	AT_1 (und AT_2)	Aktivierung der Phospholipase C	Kontraktion (IP_3-vermittelt)	
Hypophysenhinterlappen	AT_1	Aktivierung der Phospholipase C	Vasopressin/ADH-Freisetzung (IP_3-vermittelt)	
Hypothalamus	AT_1 (und AT_2)	?	Durst	

[1] Alle beschriebenen Wirkungen sind AT_1-Rezeptor-vermittelt, die funktionelle Bedeutung der AT_2-Bindungsstellen ist weitgehend unklar.

Renin-Inhibitor

Der Renin-Inhibitor **Aliskiren** (Rasilez®; ➤ Abb. 18.3) greift im RAAS ganz zu Beginn der Angiotensin-II-Biosynthese an (➤ Abb. 18.2).

Indikationen und Dosierung

Aliskiren wird oral appliziert; die Bioverfügbarkeit liegt unter 3 %. Es wird zur Behandlung der **essentiellen Hypertonie** typischerweise in Kombination mit einem Thiaziddiuretikum (➤ Kap. 20), Calciumkanalblocker, ACE-Inhibitor oder Angiotensin-AT_1-Rezeptor-Antagonisten eingesetzt. Die antihypertensive Wirkung von Aliskiren ist der von ACE-Inhibitoren, AT_1-Rezeptor-Antagonisten oder Diuretika nicht überlegen. Auf Basis der Ergebnisse der ALTITUDE-Studie soll Aliskiren bei Diabetikern nicht gemeinsam mit ACE-Inhibitoren oder AT_1-Rezeptor-Antagonisten gegeben werden.

Die empfohlene Dosierung von Aliskiren beträgt 150 mg/Tag; eine Erhöhung der Dosis auf 300 mg/Tag ist möglich, die dadurch zusätzlich erreichbare Blutdrucksenkung aber begrenzt. Diese Wirkungsbegrenzung nach oben ist wahrscheinlich durch die starke reaktive Erhöhung der Reninsekretion (bis zu 30-fach) bedingt, die der Blutdrucksenkung des Inhibitors entgegenwirkt. Die Eliminationshalbwertszeit von Aliskiren beträgt 34–41 Stunden, sodass eine einmal tägliche Gabe ausreicht.

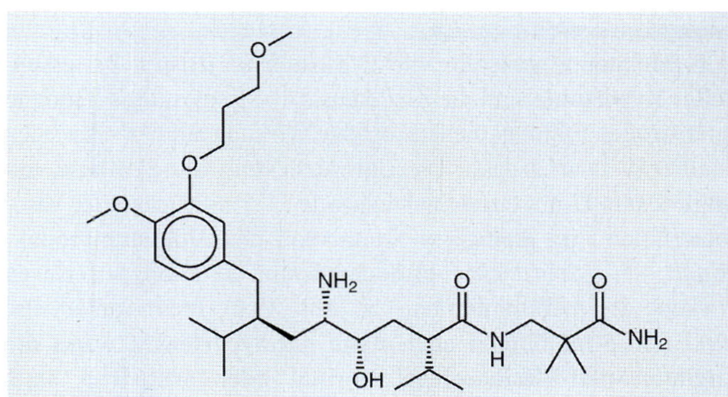

Abb. 18.3 Renin-Inhibitor Aliskiren.

Unerwünschte Arzneimittelwirkungen

Als häufigste unerwünschte Arzneimittelwirkungen von Aliskiren werden Diarrhö (2,3 %) und Arthralgie beschrieben. Gelegentlich wurden Kopfschmerzen, Nausea und Müdigkeit beobachtet. Aliskiren kann wie alle Arzneistoffe, die das RAAS hemmen, schwerwiegende Wirkungen auf die Fetogenese haben. Die Anwendung während der Schwangerschaft ist deshalb absolut kontraindiziert. Aliskiren geht wahrscheinlich in die Muttermilch über, sodass auch die Stillzeit eine Kontraindikation darstellt. Husten (eine häufige unerwünschte Arzneimittelwirkung von ACE-Inhibitoren) gehört nicht zu den unerwünschten Arzneimittelwirkungen von Aliskiren.

Angiotensin-Konverting-Enzyme-Inhibitoren (ACE-Inhibitoren)

ACE-Inhibitoren haben heute ihren festen Platz in der Behandlung von Hypertonie und myokardialer Insuffizienz. Alle bisher bekannten ACE-Inhibitoren sind Analoga der C-terminalen Peptidkette des Angiotensins I. Der erste ACE-Inhibitor auf dem Markt war **Captopril** (Cor tensobon®), ein Dipeptid-Analogon, das mittels seiner Sulfhydrylgruppe an das Zink des Angiotensin-Konversions-Enzyms bindet. Heute ist eine Vielzahl weiterer ACE-Inhibitoren verfügbar, von denen einige in ➤ Abb. 18.4 und ➤ Tab. 18.2 aufgelistet sind.

Die neueren ACE-Inhibitoren enthalten keine Sulfhydrylgruppe. Die meisten von ihnen binden das Zink im aktiven Zentrum des ACE mit ihrer Carboxylgruppe, **Fosinopril** (Fosinorm®) mit einer Phosphinoylgruppe. Alle diese Pharmaka hemmen die Spaltung des weitgehend inaktiven Angiotensins I zum aktiven Angiotensin II, wodurch alle in ➤ Tab. 18.1 aufgelisteten Wirkungen des aktiven Peptidhormons vermindert werden.

ACE-Inhibitoren lassen sich in zwei **Gruppen** unterteilen:

- Substanzen, die selbst **bereits wirksame ACE-Inhibitoren** sind, wie Captopril und Lisinopril (Generika)
- Inaktive veresterte Vorstufen **(Pro-Drugs),** die erst in der Leber zu wirksamen Carbonsäuren (den Prilaten) hydrolysiert werden (➤ Tab. 18.2), wie Benazepril, Ramipril* Cilazapril, Enalapril, Fosinopril, Moexipril, Perindopril, Trandolapril und Quinapril

Wirkmechanismus

ACE-Inhibitoren sind sehr effektive Antihypertensiva. Bei **essentieller Hypertonie** sind die Angiotensin-II-Plasmaspiegel häufig in einer Größenordnung, die eine direkte Wirkung auf den arteriellen Blutdruck erwarten lässt. Die **Unterdrückung der Synthese von Angiotensin II** mit der daraus folgenden Verminderung der Vasokonstriktion und geringeren Stimulation der Aldosteronproduktion ist hier sicher der **Hauptmechanismus** der antihypertensiven Wirkung der ACE-Inhibitoren (➤ Abb. 18.2). Interessanterweise wirken ACE-Inhibitoren **auch dann antihypertensiv, wenn die Angiotensin-II-Plasmaspiegel normal oder erniedrigt** sind. Selbst bei anephrischen Patienten ohne renale Reninproduktion senken sie den Blutdruck. Teile dieser Wirkungen sind durch die Hemmung lokaler Renin-Angiotensin-Systeme erklärbar, die in der Gefäßwand, dem Myokard oder im Gehirn autokrin oder parakrin kleine Mengen Angiotensin II produzieren.

Das Angiotensin-Konversions-Enzym ist als Dipeptidylcarboxypeptidase nicht spezifisch für Angiotensin I; es ist identisch mit der **Kininase II** (➤ Abb. 18.5) und spaltet und inaktiviert auch das Nonapeptid Bradykinin, das Dekapeptid Kallidin sowie das Undekapeptid Substanz P (➤ Kap. 2.3.10). Die Konzentrationen dieser Peptide steigen daher unter ACE-Inhibition an. Sowohl Bradykinin und Kallidin als auch Substanz P können aus Endothelzellen die endogenen Vasodilatatoren Stickstoffmonoxid (NO) und Prostacyclin (PGI_2) bzw. PGE_2 freisetzen. Man nimmt daher an, dass ein **Teil der antihypertensiven Wirkung** der ACE-Inhibitoren auf eine Anreicherung direkt und indirekt **vasodilatatorisch wirkender Peptide** zurückzuführen ist.

Schon geringe Konzentrationen von Angiotensin II steigern über AT_1-Rezeptoren die **Freisetzung von Noradrenalin** aus sympathischen Nervenendigungen und von Adrenalin aus dem Nebennierenmark. Somit könnte eine ACE-Hemmung zu einer verminderten Catecholaminfreisetzung führen, die dann zur Blutdrucksenkung beitrüge. Die Bedeutung dieser Wirkung für die Blutdrucksenkung durch ACE-Inhibitoren ist aber umstritten; einige Studien fanden keinen Abfall der Catecholaminspiegel.

Weitere Wirkungen

ACE-Inhibitoren haben auch positive Wirkungen am Herzen (vgl. ➤ Kap. 17). Am hypertrophierten Herzen wurde Hypertrophieregression, am ischämischen Herzen eine Abnahme von Reperfusionsarrhythmien und eine Verbesserung der Koronarperfusion beobachtet. Bei Patienten mit dilatiertem linkem Ventrikel konnte in mehreren klinischen Studien eine signifikant lebensverlängernde Wirkung von ACE-Inhibitoren gezeigt werden. Bei kardialen Hochrisikopatienten war die Letalität schon nach einer Woche Therapie vermindert. Viele dieser protektiven Wirkungen werden auf einen Anstieg von Bradykinin im Myokard zurückgeführt.

Unerwünschte Arzneimittelwirkungen

ACE-Inhibitoren werden im Allgemeinen gut vertragen und vermindern die Lebensqualität des Hypertoniepatienten nur wenig.

Die meisten unerwünschten Wirkungen sind mechanismusbedingt und allen ACE-Inhibitoren gemeinsam. Bei Patienten mit einseitiger und besonders mit doppelseitiger **Nierenarterienstenose** sind **ACE-Inhibitoren kontraindiziert.** Hier können sie eine funktionelle **Niereninsuffizienz** auslösen, da die betroffene Niere in dieser Situation auf die kompensatorische Vasokonstriktion der efferenten Arteriolen durch Angiotensin II angewiesen ist, um eine hinreichende glomeruläre Filtration zu gewährleisten ➤ Abb. 18.1.[1]

Eine **Hyperkaliämie** können ACE-Inhibitoren besonders dann hervorrufen, wenn sie gemeinsam mit kaliumsparenden Diuretika gegeben werden.

Ein **trockener Husten** tritt bei 2–20 % (je nach Studie) der behandelten Patienten auf. Er ist wahrscheinlich auf die Erhöhung der Konzentration inflammatorischer Mediatoren wie der Kinine (und nachfolgend Prostaglandine) und auch Substanz P zurückzuführen.

Ebenfalls auf den Anstieg inflammatorischer Peptide und Prostaglandine zurückgeführt wird das **Angioödem** (oder angioneurotisches Ödem), eine Überempfindlichkeitsreaktion, die zu einer massiven Schwellung im Bereich von Gesicht, Lippen, Glottis, Zunge oder Larynx führt. Es ist eine seltene (< 0,1 % der Behandelten), aber potentiell bedrohliche unerwünschte Arzneimittelwirkung. Beim Auftreten im Bereich des Larynx kann sie zum Ersticken führen.

[1] Angiotensin II konstringiert die efferente Arteriole mehr als die afferente und trägt so zur Aufrechterhaltung des Filtrationsdrucks bei.

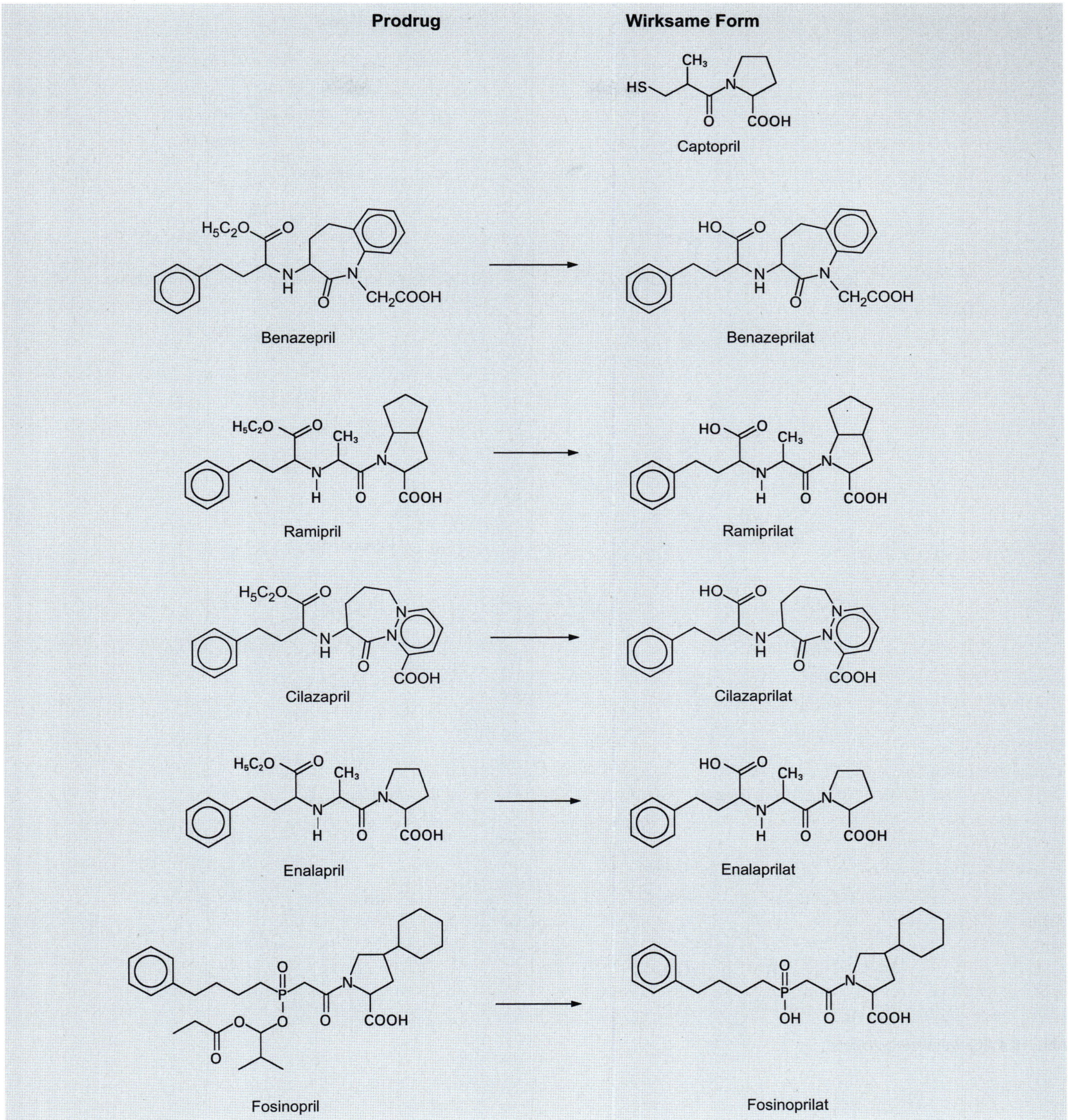

Abb. 18.4 ACE-Inhibitoren.
Es sind über zehn ACE-Inhibitoren auf dem deutschen Markt zugelassen. Captopril und Lisinopril sind aktive Moleküle. Ramipril, Enalapril, Fosinopril, Quinapril u. a. sind relativ inaktive Pro-Drugs, die in vivo von Esterasen zu den aktiven Di-Säuren (den Prilaten) gespalten werden (> Abb. 18.1). Fosinoprilat enthält im Gegensatz zu den anderen ACE-Inhibitoren eine Phosphinsäuregruppe an der Bindungsstelle für das ACE.

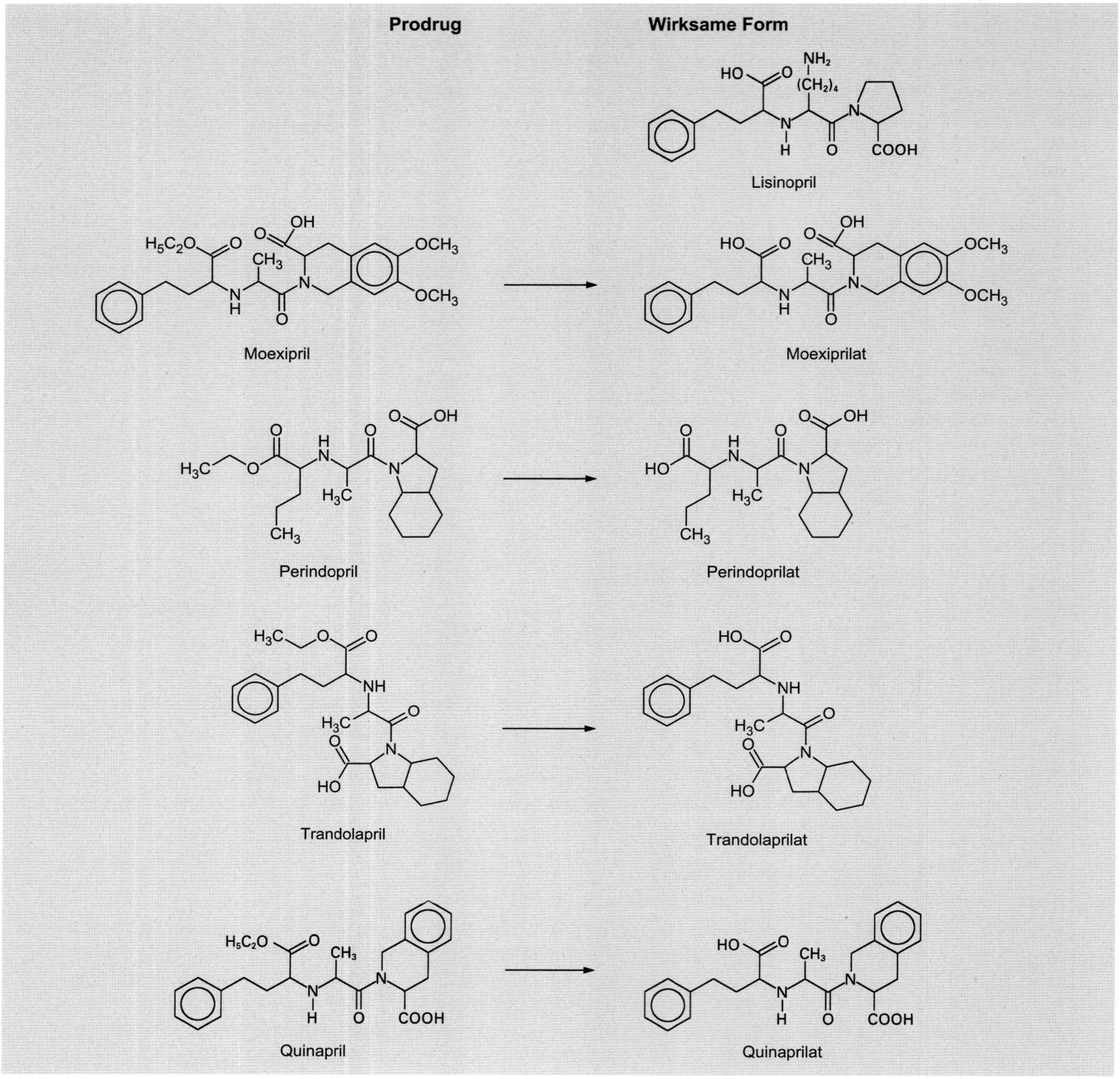

Abb. 18.4 ACE-Inhibitoren (*Forts.*)

Tab. 18.2 Eigenschaften der verschiedenen ACE-Inhibitoren (➤ Abb. 18.1)

ACE-Inhibitor	Orale Bioverfügbarkeit (%)	Wirkungsmaximum (nach h)	Aktive Substanz	Eliminationshalbwertszeit der aktiven Substanz (h)	Wirkdauer (h)	Plasmaeiweißbindung der aktiven Substanz (%)	Mittlere antihypertensive Dosis (mg/Tag)
Captoprilin (Cor tensobon®, v.a. Generika)	60	1–2	Captopril	1,7	8–12	30	2–3 × 12,5–50
Benazepril[1] (Cibacen® und Generika)	≈ 37	2–4	Benzaprilat	10–11	≈ 24	≈ 95	1 × 10–40
Ramipril[1] (Delix® und Generika)	≈ 44	6–8	Ramiprilat	13–17	24–48	≈ 56	1 × 2,5–5
Cilazapril[1] (Dynorm® und Generika)	≈ 57	2–3	Cilazaprilat	9–12	24–30	≈ 30	1 × 2,5–5
Enalapril[1] (Xanef®)	≈ 40	4–6	Enalaprilat	11	12–24	≈ 50	1–2 × 5–10
Fosinopril[1] (Fosinorm®)	≈ 36	3–4	Fosinoprilat	< 12	≈ 24	≈ 95	1 × 10–20
Lisinopril (Generika)	≈ 25	6–8	Lisinopril	13	≈ 24	0	1 × 5–20
Moexipril[1] (Fempress® plus, Kombination mit Hydrochlorothiazid)	≈ 13	2	Moexiprilat	10	12–24	≈ 74	1 × 7,5–30
Perindopril[1] (z.B. Coversum®)	≈ 30	3–4	Perindoprilat	17	≈ 24	≈ 70	1 × 2–8
Trandolapril[1] (Udrik®)	≈ 50	4–8	Trandoprilat	16–24	≈ 24	≈ 80	1 × 0,5–4
Quinapril[1] (Accupro®)	≈ 50	2–4	Quinaprilat	2	12–24	≈ 97	1–2 × 10

[1] Diese Pharmaka sind Pro-Drugs.

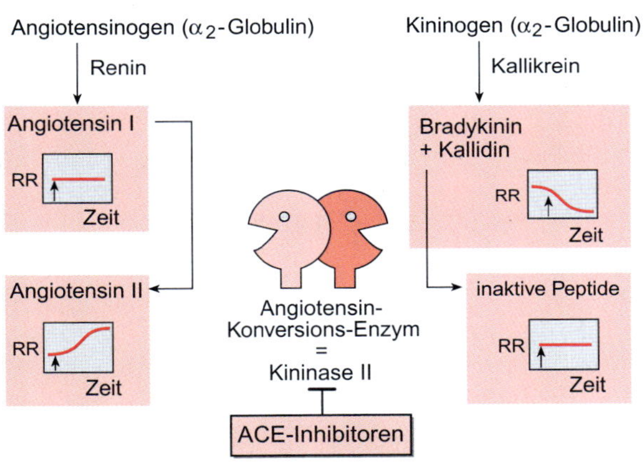

Abb. 18.5 Wirkmechanismen von ACE-Inhibitoren.
Das Angiotensin-Konversions-Enzym ist mit der Kininase II identisch. ACE-Inhibitoren vermindern damit nicht nur die Bildung des vasokonstriktorischen Angiotensins II, sie hemmen auch die Inaktivierung des Bradykinins (und anderer Kinine). Bradykinin wirkt selbst vasodilatatorisch und ist darüber hinaus ein potenter Stimulator der endothelialen Freisetzung von Stickstoffmonoxid (NO) und Prostacyclin. Auch Substanz P kann vom Angiotensin-Conversions-Enzym gespalten werden; sie kann ebenfalls über NO- und Prostacyclinfreisetzung vasodilatatorisch wirken.

Bei entsprechend empfindlichen Patienten tritt sie fast immer in den ersten Wochen der Therapie auf. Frühe Zeichen wie lokale Ödeme oder respiratorischer Stridor sind unbedingt zu beachten; der ACE-Inhibitor ist dann sofort abzusetzen.

Einige unspezifische unerwünschte Arzneimittelwirkungen sind besonders mit **Captopril** beobachtet worden: Neutropenie, nephrotisches Syndrom, Hautausschläge und Geschmacksstörungen. Sie werden auf die Sulfhydrylgruppe des Captoprils zurückgeführt und treten v.a. bei Patienten mit Niereninsuffizienz und nach hohen Dosen auf.

Vasopeptidaseinhibitoren

Die Substanzklasse der Vasopeptidaseinhibitoren (Prototyp **Omapatrilat**) hemmt zum einen das **Angiotensin-Conversions-Enzym,** zum anderen aber auch die **neutrale Endopeptidase** (NEP). Die NEP spaltet und inaktiviert die natriuretischen Peptide. Die Vasopeptidaseinhibitoren werden daher bei den natriuretischen Peptiden besprochen.

Angiotensin-AT_1-Rezeptor-Antagonisten (AT_1R-Antagonisten)

Die Blockade von Angiotensin-II-Rezeptoren ist eine weitere pharmakologische Möglichkeit, mit dem RAAS zu interferieren. Da alle wesentlichen für die Blutdruckregulation verantwortlichen Wirkungen des Angiotensins II über AT_1-Rezeptoren vermittelt werden (➤ Tab. 18.1), richteten sich die Anstrengungen zur Entwicklung nichtpeptidischer Angiotensin-II-Rezeptor-Blocker wesentlich auf AT_1-Rezeptor-Antagonisten. Der erste nichtpeptidische AT_1-Rezeptor-Antagonisten war **Losartan** (➤ Abb. 18.6, ➤ Tab. 18.3). In der Folge wurde eine Reihe weiterer AT_1-selektiver Rezeptor-Antagonisten entwickelt (➤ Abb. 18.6). Ihre wesentlichen Eigenschaften sind in ➤ Tab. 18.3 zusammengefasst.

Candesartan*, Irbesartan, Losartan, Telmisartan, Valsartan und Azisartan haben verwandte Biphenylstrukturen, Eprosartan ist ein nichtbiphenylischer AT_1-Rezeptor-Antagonist (➤ Abb. 18.6). Alle genannten AT_1-Rezeptor-Antagonisten zeigen eine ≥ 10 000-fache Selektivität für den AT_1- im Vergleich zum AT_2-Rezeptor. Alle haben eine gute bis hinreichende orale Bioverfügbarkeit (➤ Tab. 18.3). AT_1-Rezeptor-Antagonisten hemmen die Blutdrucksteigerung durch Angiotensin II, unterdrücken die Angiotensin-II-induzierte Aldosteronsekretion und vermindern die Angiotensin-II-induzierte Flüssigkeitsaufnahme.

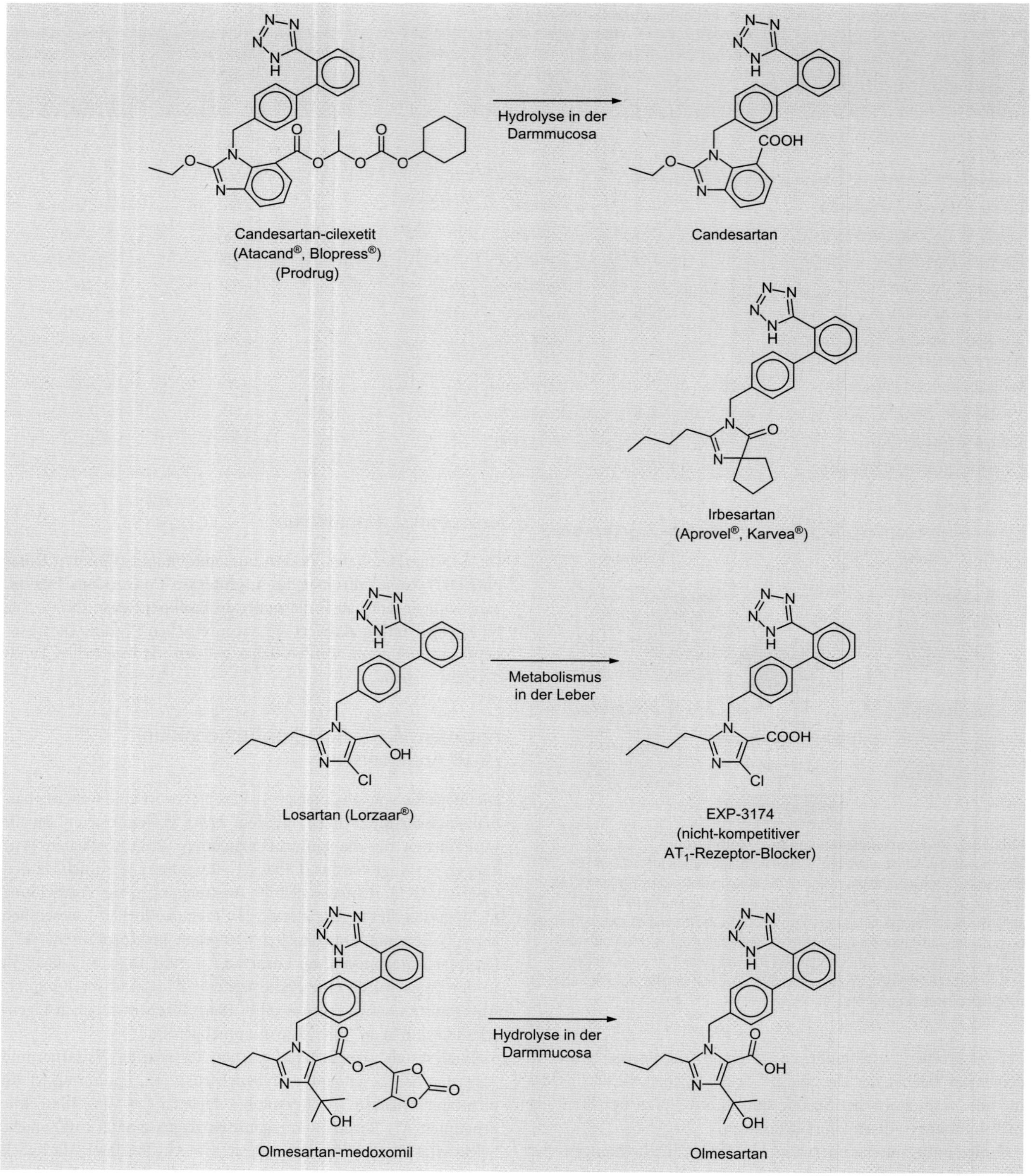

Abb. 18.6 Angiotensin-AT$_1$-Rezeptor-Antagonisten.
Candesartan wird als das Ester-Pro-Drug Candesartan-cilexetil verabreicht. Losartan wird in vivo teilweise zu dem 20-mal wirksameren Metaboliten EXP3174 umgewandelt.

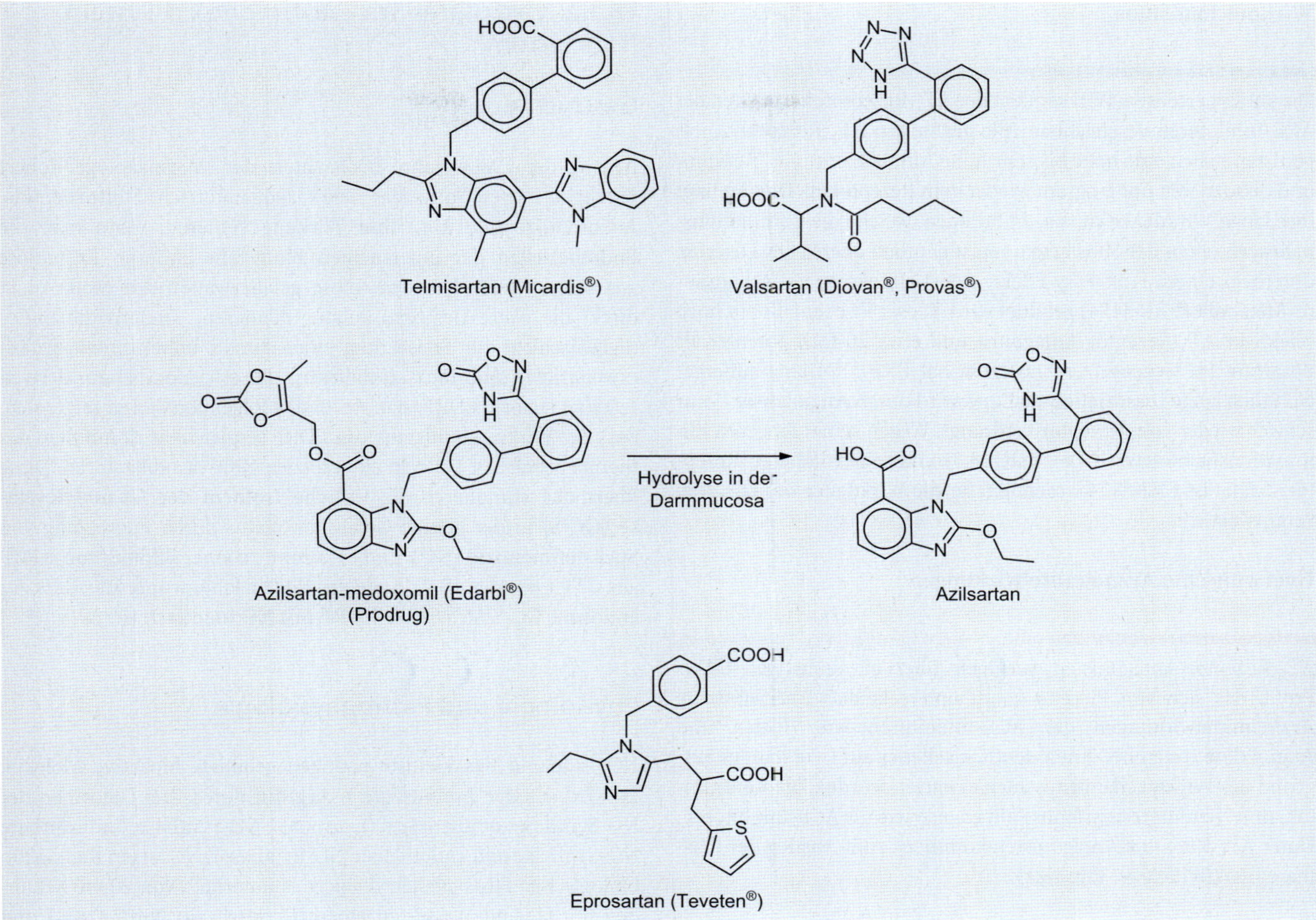

Abb. 18.6 Angiotensin-AT_1-Rezeptor-Antagonisten. (*Forts.*)

Tab. 18.3 Eigenschaften der verschiedenen Angiotensin-AT_1-Rezeptor-Antagonisten (➤ Abb. 18.6)

AT_1-Rezeptor-Blocker	Orale Bioverfügbarkeit (%)	Wirkungsmaximum (nach h)	Aktive Substanz(en)	Eliminationshalbwertszeit der aktiven Substanz(en) (h)	Wirkdauer (h)	Plasmaeiweißbindung der aktiven Substanz(en) (%)	Mittlere antihypertensive Dosis (mg/d)
Azilsartan-medoxomil (Edarbi®)	60	1,5–3	Azilsartan	11	≈ 24	99	1 × 40–80
Candesartan-cilexetil (Atacand®, Blopress®)	14	3–5	Candesartan	9–10	≈ 24	> 99	1 × 4–16
Eprosartan (z. B. Teveten®)	13	1–2	Eprosartan	5–9	≈ 24	98	1 × 600
Irbesartan (Aprovel®, Karvea®)	60–80	≈ 2	Irbesartan	12–20	≈ 24	90	1 × 150–300
Losartan (Lorzaar®)	33	5–6	Losartan und der Metabolit EXP-3174	2 (Losartan) 6–9 (EXP-3174)	< 24	> 99	1–2 × 50
Olmesartan-medoxomil (Olmetec®)	26	2	Olmesart	10–15	≈ 24	> 99	1 × 10–20
Telmisartan (Micardis®)	50	3–5	Telmisartan	> 20	> 24	99	1 × 20–80
Valsartan (Diovan®, Provas®)	23	≈ 2	Valsartan	7	≈ 24	95	1 × 40–320

Wirkmechanismus

Die antihypertensive Wirksamkeit der AT_1-Rezeptoren ist denen der ACE-Inhibitoren vergleichbar. Alle genannten AT_1-Rezeptor-Antagonisten haben eine hohe bis sehr hohe Affinität zum AT_1-Rezeptor und dissoziieren nur langsam wieder vom Rezeptor ab. Dies bedingt ihre lange Wirkdauer von ca. 24 Stunden, welche die Eliminationshalbwertszeiten der Substanzen meist deutlich übersteigt. Losartan unterliegt einem First-Pass-Effekt, wobei ein aktiver 5-Carbonsäure-Metabolit (EXP-3174) gebildet wird. Dieser ist ebenfalls ein hoch selektiver AT_1-Rezeptor-Antagonist und etwa 20-fach potenter als Losartan. Im Gegensatz zu Losartan hat EXP-3174 eine außergewöhnlich lange Dissoziationszeit und wird durch Angiotensin II nur schwer wieder vom Rezeptor verdrängt. Wegen seiner längeren Eliminationshalbwertszeit (➤ Tab. 18.3) und seiner höheren Rezeptoraffinität ist EXP-3174 wesentlich für die Wirkdauer von Losartan verantwortlich.

Unerwünschte Arzneimittelwirkungen

AT_1-Rezeptor-Antagonisten verfügen über ein günstiges UAW-Profil, das sich von Placebo kaum unterscheidet. Unerwünschte Arzneimittelwirkungen der ACE-Inhibitoren wie Husten und Angioödem treten bei ihnen deutlich seltener auf (wie man es aufgrund des Wirkmechanismus auch erwarten würde). Die Kontraindikation Nierenarterienstenose gilt ebenso wie für ACE-Inhibitoren. Unter AT_1-Rezeptor-Antagonisten kommt es zum Anstieg der Plasmareninaktivität (➤ Tab. 18.1).

ZUR VERTIEFUNG

Andere Quellen für Angiotensin II und das Angiotensin-Escape-Phänomen

Neben dem Angiotensin-Konversions-Enzym (ACE) sind eine Reihe weiterer Serinproteasen entdeckt worden, die Angiotensin I zu Angiotensin II konvertieren und nicht durch ACE-Inhibitoren gehemmt werden (Chymasen, Tonin, Gewebe-Plasminogen-Aktivator/tPA und Cathepsin G). Sie sind wahrscheinlich wesentlich verantwortlich für das Phänomen des „angiotensin escape", d. h. das Wiedererreichen oder sogar Überschreiten des ursprünglichen Angiotensin-II-Spiegels nach längerer Behandlung mit ACE-Inhibitoren. Parallel dazu nehmen auch die erwünschten Wirkungen der ACE-Inhibitoren auf das Remodeling des Herzens und die Verminderung der sympathischen Aktivität ab. Im menschlichen Herzen scheint die Konversion von Angiotensin I zu Angiotensin II überwiegend von der chymotrypsinartigen Herzchymase katalysiert zu werden. Im Gegensatz zum Angiotensin-Konversions-Enzym ist die Herzchymase spezifisch für Angiotensin I; Angiotensinogen, Bradykinin und Substanz P werden nicht gespalten. Therapeutische Konsequenz aus dem Befund des „angiotensin escape" ist die Kombination von ACE-Inhibitoren mit AT_1-Rezeptor-Antagonisten v. a. bei Patienten mit Herzinsuffizienz (vgl. Therapieabschnitt am Ende dieses Kapitels).

18.1.2 Vaskuläres Stickstoffmonoxid-System (NO-System)

Geschichte

Anfang der 1980er-Jahre beobachtete der Pharmakologe Robert Furchgott in New York, dass viele vasodilatatorische Stoffe (Peptide, Adeninnukleotide u. a.) ihre Wirkung verlieren, wenn man die Endothelzellen der untersuchten Blutgefäße entfernt. Er schloss aus seinen Befunden, dass diese gefäßerweiternden Stoffe nicht direkt die glatte Gefäßmuskulatur dilatieren, sondern die Endothelzellschicht zur Freisetzung einer damals unbekannten, gefäßerweiternden Substanz stimulieren, die er „endothelium-derived relaxing factor" (EDRF) nannte. In den folgenden Jahren zeigte sich, dass der Wirkmechanismus von EDRF vergleichbar ist mit dem der therapeutisch seit Langem eingesetzten Nitrovasodilatatoren. Diese Pharmaka stimulieren die **lösliche Isoform der Guanylylcyclase (GC-S)** in der glatten Gefäßmuskulatur durch Freisetzung von Stickstoffmonoxid (NO), und es kommt zu einer Bildung von cGMP aus GTP (➤ Abb. 18.7). Ende der 1980er-Jahre wurde klar, dass der endogene GC-S-Stimulator **EDRF mit NO identisch** ist.

Physiologie und Pathophysiologie

NO ist damit das kleinste endogen gebildete bioaktive Molekül. Es wird aus der Aminosäure L-**Arginin** durch drei Isoformen der NO-Synthase synthetisiert (neuronale NO-Synthase, induzierbare NO-Synthase und endotheliale NO-Synthase). NO ist ein Radikal; in biologischen Flüssigkeiten reagiert es innerhalb von 20–40 Sekunden mit O_2 und Wasser zu einem Gemisch aus Nitrit (NO_2^-) und Nitrat (NO_3^-). Eine noch schnellere Oxidation (innerhalb von Sekundenbruchteilen) erfolgt durch das Superoxid-Radikal-Anion $O_2^{-\bullet}$ zu Peroxynitrit ($ONOO^-$), das durch intramolekulare Umlagerung zu NO_3^- wird. Anorganisches NO_2^- und NO_3^- sind biologisch etwa 1000-fach weniger wirksam als NO, sodass diese **Oxidation** den **Inaktivierungsmechanismus für NO** darstellt.

NO relaxiert nicht nur Blutgefäße, es **hemmt** auch die **Thrombozytenaggregation** und -adhäsion (➤ Kap. 21.2). Darüber hinaus **vermindert** es die Expression von Adhäsionsmolekülen und damit die **Adhäsion von Leukozyten** an die Gefäßwand und **bremst** die **Proliferation glatter Gefäßmuskelzellen.** Da diese Prozesse alle bei atheromatösen Gefäßerkrankungen beteiligt sind, wird NO als ein protektives Prinzip im Gefäßsystem angesehen.

Oxidativer Stress im Gefäßsystem – Basis vieler (kardio-)vaskulärer Erkrankungen

Zahlreiche Risikofaktoren für kardiovaskuläre Erkrankungen (wie Hypertonie, Hypercholesterinämie, Diabetes, Rauchen etc.) führen zur endothelialen Dysfunktion, d. h. zu einer schnelleren Inaktivierung und reduzierten Synthese von protektivem NO im Gefäßendothel (➤ Abb. 18.8). So kommt es zu vermehrter Vasokonstriktion, Thrombozytenaggregation, Intimaproliferation und Atherogenese.

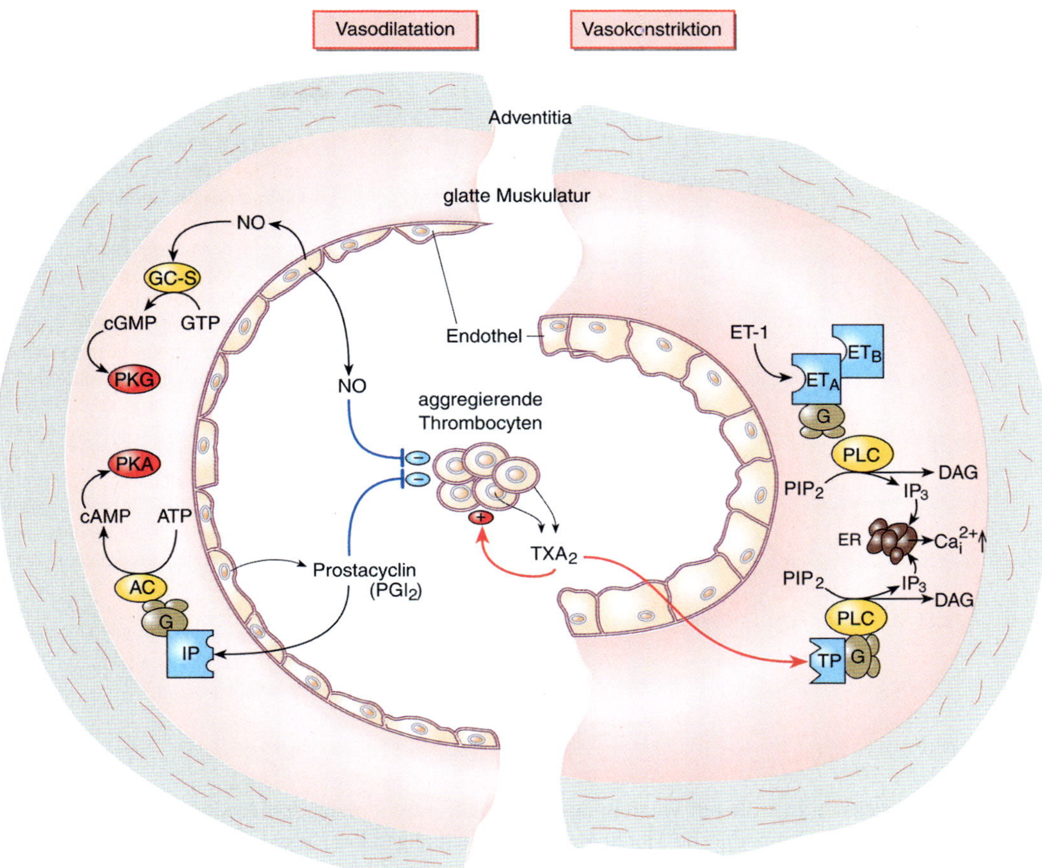

Abb. 18.7 Wichtige lokale Effektorsysteme, die den peripheren Gefäßtonus regulieren.
Das Gefäßendothel produziert kontinuierlich Stickstoffmonoxid (NO), das wahrscheinlich der wichtigste endogene Vermittler einer **Vasodilatation** ist. Aus dem Endothel in die Gefäßwand abgegebenes NO bindet an die Häm-Gruppe der löslichen Isoform der Guanylylcyclase (GC-S) in der glatten Gefäßmuskulatur. Dieser intrazelluläre Enzymrezeptor bildet aus GTP den Second Messenger cGMP. Unter Vermittlung der cGMP-abhängigen Proteinkinase G (PKG) kommt es zur Gefäßrelaxation (Legende zu ➤ Abb. 18.1). Luminalwärts abgegebenes NO stimuliert die GC-S in Thrombozyten und hemmt so deren Aggregation und Adhäsion. Endothelzellen sind auch die wichtigste Quelle für Prostacyclin (PGI_2). PGI_2 wird v. a. in das Gefäßlumen freigesetzt. Dort wirkt es auf IP-Rezeptoren auf der Thrombozytenmembran und hemmt deren Aggregation. Darüber hinaus ist Prostacyclin auch ein Vasodilatator. Der IP-Rezeptor ist über ein stimulierendes G-Protein (G_s) an die Adenylylcyclase (AC) gekoppelt. Der gebildete Second Messenger cAMP aktiviert die cAMP-abhängige Proteinkinase A (PKA). Diese vermittelt die Thrombozytenaggregationshemmung und die Vasorelaxation (Legende zu ➤ Abb. 18.1).
Eine **Vasokonstriktion** wird bewirkt durch Endothelin (v. a. ET-1), ein Peptid, das im Endothel gebildet wird und seine Rezeptoren auf der glatten Gefäßmuskulatur hat. Für die Vasokonstriktion bedeutsam ist der ET_A-Rezeptor, aber auch der ET_B-Rezeptor kann Vasokonstriktion vermitteln. Beide Rezeptoren sind über G-Proteine (G_q) an die Phosphoinositid-spezifische Phospholipase C (PLC) gekoppelt. Aggregierende Thrombozyten setzen den potenten Vasokonstriktor Thromboxan A_2 (TXA_2) frei, der über einen Thromboxanrezeptor (TP) auf die glatte Muskulatur einwirkt. Die vasoaktive Wirkung von TXA_2 überwiegt die vaskulären Wirkungen anderer Plättcheninhaltsstoffe (wie Serotonin, ADP u. a.). Der TP ist ebenfalls an die PLC gekoppelt (Legende zu ➤ Abb. 18.1).

Hauptursache scheint eine pathologisch vermehrte Produktion reaktiver Sauerstoffspezies (wie $O_2^{-\bullet}$) zu sein; man spricht von oxidativem Stress (➤ Abb. 18.8).

Nicht nur Endothelzellen können NO bilden. Im Zentralnervensystem, im vegetativen peripheren Nervensystem und im Darmnervensystem (Plexus myentericus und submucosus) finden sich zahlreiche **NO-produzierende Neurone.** Die Funktionen dieser nitrergen Nerven sind vielfältig. Im **Zentralnervensystem** ist NO wohl **kein Neurotransmitter,** es ist aber an der langfristigen Modulation synaptischer Transmission beteiligt (long-term potentiation oder long-term inhibition). Im **peripheren Nervensystem** fungiert NO als ein **atypischer Neurotransmitter** (der nicht auf einen Membranrezeptor, sondern auf einen intrazellulären Enzymrezeptor wirkt; ➤ Kap. 2). So vermittelt NO aus Magennerven die **reflektorische Erweiterung des Magens** auf Speise. NO-Synthase-haltige Nervenfasern in den Darmplexus steuern die **relaxierende Komponente der peristaltischen Welle** (➤ Abb. 2.22). Auch der Tonus von Blutgefäßen wird von NO-freisetzenden Nerven hemmend beeinflusst (➤ Abb. 18.1). Schließlich sind die Schwellkörper des Penis von einem Netzwerk NO-Synthase-haltiger

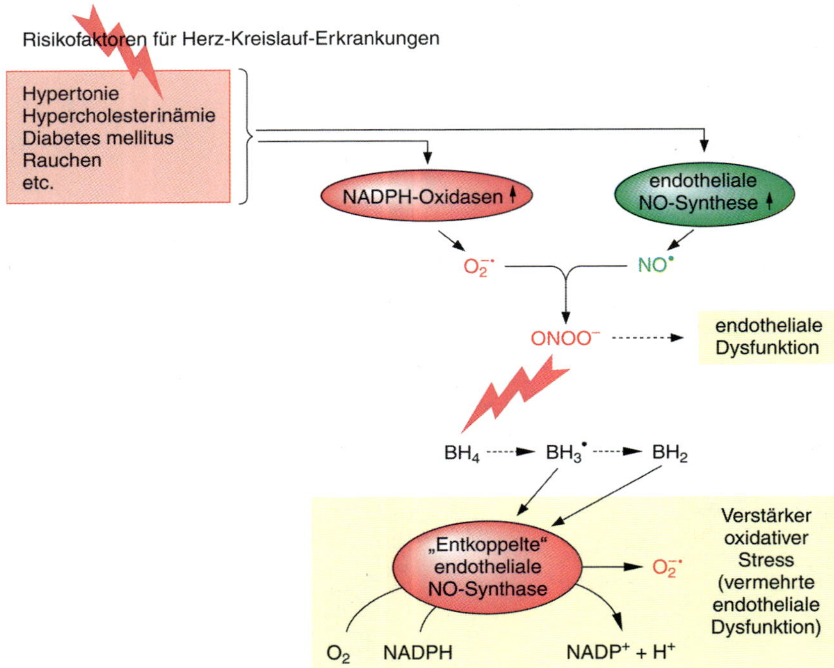

Abb. 18.8 Mechanismen des oxidativen Stresses und der endothelialen Dysfunktion bei kardiovaskulären Risikofaktoren und Erkrankungen. Bei vielen kardiovaskulären Erkrankungen kommt es – v. a. durch Heraufregulation von NADPH-Oxidasen in der Gefäßwand – zu vermehrter Bildung reaktiver Sauerstoffspezies (wie Superoxid, $O_2^{-•}$). Auch die endotheliale NO-Synthase ist bei vielen Herz-Kreislauf-Erkrankungen reaktiv hochreguliert, ihr Produkt NO wird aber durch das vermehrte $O_2^{-•}$ schnell inaktiviert. Die NO-Spiegel sinken, die Schutzwirkung des NO geht verloren. Doch damit nicht genug; das entstehende Oxidans Peroxynitrit ($ONOO^-$) kann den essentiellen Kofaktor der endotheliale NO-Synthase (6*R*-)5,6,7,8-Tetrahydrobiopterin (BH_4) zu Trihydrobiopterin-Radikal (BH_3) und 6,7-[8H]-Dihydrobiopterin (BH_2) oxidieren. Durch das Fehlen ausreichender Mengen von BH_4 wird die Sauerstoffreduktion an der NO-Synthase von der NO-Bildung abgekoppelt; aus der protektiven NO-Synthase wird ein dysfunktionelles, $O_2^{-•}$-produzierendes Enzym, das nun zum oxidativen Stress im Gefäßsystem beiträgt.

Nervenfasern überzogen. Im Gegensatz zu früheren Vorstellungen scheint die **Erektion** kaum durch parasympathische (cholinerge) Nerven, sondern ganz überwiegend durch NO-freisetzende Nerven gesteuert zu werden.

Auch **Immunzellen** können NO produzieren. Makrophagen und Granulozyten können mit bakteriellen Lipopolysacchariden oder Zytokinen zur Expression der induzierbaren NO-Synthase stimuliert werden. Dieses Enzym unterscheidet sich von den konstitutiven neuronalen und endothelialen NO-Synthasen. Es produziert große Mengen von NO, die **zytotoxische Wirkungen** haben. So üben Makrophagen über NO zytotoxische Wirkungen auf intrazelluläre Bakterien, parasitäre Protozoen, Pilze, Würmer und bestimmte Tumorzellen aus. Die hohen NO-Konzentrationen blockieren lebenswichtige eisenhaltige Enzyme in den Zielzellen. Sie können auch direkt die DNA desaminieren oder (via Peroxynitrit) oxidativ schädigen.

NO als aktives Prinzip des Pökelsalzes

Einen ähnlichen Mechanismus der Inaktivierung von Bakterien haben sich Menschen in Form des **Pökelns** seit über 1000 Jahren zur Konservierung zunutze gemacht. Beim Pökeln wird Fleisch mit einem Gemisch aus Kochsalz, Natriumnitrit und Natriumnitrat behandelt. Die wichtigste Wirkung des Verfahrens besteht im Abtöten von Bakterien, die Toxine in verdorbenem Fleisch produzieren (z. B. *Clostridium botulinum*). Nitrat kann von Bakterien wie *Micrococcus aurantiacus* zu Nitrit reduziert werden. Nitrit kann bakteriell oder chemisch (unter dem Einfluss von Protonen) zu NO reduziert werden. NO bindet an wichtige eisenhaltige Proteine der Bakterien und beeinträchtigt so deren Lebensfähigkeit. Die dunkelrote Farbe, die gepökeltes Fleisch frisch aussehen lässt, wird durch die Bindung von NO an Myoglobin, das sauerstoffbindende Hämoprotein des Muskels, verursacht.

Es überrascht nicht, dass ein Radikal, das Parasiten und Tumorzellen schädigen kann, am falschen Ort in zu hohen Konzentrationen freigesetzt, auch toxische Wirkungen auf gesunde Zellen haben kann. In der Tat sind verschiedene Krankheitsbilder bekannt, an deren Entstehung NO wahrscheinlich ursächlich beteiligt ist. Autoimmun- und Immunkomplexerkrankungen gehen mit einer Ansammlung aktivierter (induzierter) Makrophagen in den betroffenen Geweben einher. Diese Makrophagen setzen hohe Konzentrationen von NO frei, die möglicherweise gesunde Zellen in der Nachbarschaft schädigen und chronische Entzündungserscheinungen unterhalten. Beispiele für derartige Erkrankungen sind der **Diabetes mellitus Typ 1, chronische Arthritiden, Nephritiden und Vaskulitiden.** Beim **septischen Schock** kommt es zur Expression der induzierbaren NO-Synthase in verschiedenen Zellen (z. B. Endothelzellen, glatte Muskelzellen) der Gefäßwand. Hemmstoffe der induzierbaren NO-Synthase vermindern oder verhindern die Vasodilatation. Im multifaktoriellen Geschehen des septischen Schocks ist NO der wichtigste Vermittler der Vasodilatation.

Nitrovasodilatatoren, NO-Donatoren

Zu den Nitrovasodilatatoren (NO-Donatoren) rechnet man organische Nitrit- und Nitratester, die enzymatisch im glatten Gefäßmuskel zu NO metabolisiert werden müssen, sowie Substanzen wie Molsidomin und Natriumnitroprussid, die nichtenzymatisch NO abgeben.

Geschichte

Ascanio Sobrero (1812–1888) synthetisierte 1846 erstmals **Glyceroltrinitrat,** das chemisch inkorrekt, aber weithin etabliert auch als **Nitroglycerin** bezeichnet wird. 20 Jahre später (1867) stellte Alfred Nobel (1833–1896, Stifter des nach ihm benannten Preises) aus dieser hoch explosiven Verbindung durch Bindung an Kieselgur den Sicherheitssprengstoff Dynamit her. Das medizinische Interesse an Nitroglycerin wurde unmittelbar nach der Veröffentlichung der Synthese Sobreros geweckt. Der englische Arzt T. Lauder Brunton hatte bereits seit 1857 den typischen Anginaschmerz mittels Inhalation des damals schon als Vasodilatator bekannten Amylnitrits (Isoamylnitrit) behandelt. Das flüchtige Amylnitrit war aber schwierig zu dosieren und hatte eine sehr kurze Wirkdauer (< 10 min). Seit 1879 wurde zunehmend Glyceroltrinitrat zur Behandlung der Angina pectoris eingesetzt. Alfred Nobel litt am Ende seines Lebens selbst an Angina pectoris und ihm wurde von seinen Ärzten Glyceroltrinitrat verschrieben (siehe Motto zu Beginn des Kapitels). Amylnitrit wird heute zum Teil missbräuchlich auf Partys und zur sexuellen Stimulation verwendet (als Poppers), da die Vasodilatation einen kurzzeitigen Rauschzustand auslösen kann.

Organische Nitrate

Heute werden therapeutisch bei Angina pectoris folgende organischen Nitratester angewandt: **Glyceroltrinitrat*** (Nitroglycerin, GTN), **Isosorbid-2,5-dinitrat** (ISDN), **Isosorbid-5-mononitrat** (ISMN) und **Pentaerythrityltetranitrat** (PETN) (➤ Kap. 17). Diese organischen Nitratester werden in der glatten Muskulatur der Gefäße metabolisiert. Trotz ihrer erheblichen therapeutischen Bedeutung und ihrer über 130-jährigen therapeutischen Anwendung ist der molekulare Mechanismus ihrer Bioaktivierung immer noch nicht vollständig geklärt. Es ist bekannt, dass aus organischen Nitraten NO (oder eine NO-verwandte, wirkäquivalente Verbindung) entsteht, die – wie oben für das körpereigene NO beschrieben – die löslichen Guanylylcyclase aktivieren, dadurch cGMP erhöhen und eine Dilatation der glatten Gefäßmuskulatur auslösen kann (➤ Abb. 18.7). Die Mechanismen der Bioaktivierung organischer Nitrate sind in ➤ Abb. 18.10 dargestellt. Alle Pharmaka, die unter Vermittlung von NO Gefäße dilatieren, werden als **Nitrovasodilatatoren** oder **NO-Donatoren** bezeichnet.

Molsidomin, Linsidomin

Neben den Nitratestern, die in der Gefäßmuskulatur zu NO metabolisiert werden, gibt es Pharmaka, die **nichtenzymatisch NO freisetzen.** Hierzu gehört das **Molsidomin** (Corvaton®) (➤ Abb. 18.9). Auch Molsidomin ist ein Pro-Drug; aus ihm entsteht in der Leber der Metabolit Linsidomin (SIN-1). Unter OH^--Katalyse (bei pH ≥ 7) kommt es zur Ringöffnung und zur Bildung eines labilen N-Nitrosoaminoacetonitrils (SIN-1A), das spontan NO abgibt (➤ Abb. 18.10). Die Substanz Linsidomin steht für die i. v. Anwendung auch direkt zur Verfügung. Molsidomin und Linsidomin zeigen nicht die typischen Toleranzentwicklungen der Nitrate.

Natriumnitroprussid

Auch **Natriumnitroprussid*** zählt zu den NO-Donatoren (es ist darüber hinaus ein Cyanid). Es senkt den Tonus von Widerstands- und Kapazitätsgefäßen in gleicher Weise. Dadurch sinken der Blutdruck sowie die Vor- und Nachlast des Herzens. Natriumnitroprussid kann i. v. eingesetzt werden zur akuten Blutdrucksenkung bei Hochdruckkrisen; es ist für eine Dauertherapie ungeeignet. Natriumnitroprussid wirkt höchstwahrscheinlich auf nicht-enzymatischem Weg, weshalb sich bei Natriumnitroprussid keine Nitrat-typischen Toleranzentwicklungen ergeben.

ZUR VERTIEFUNG

Selektivität der Nitratwirkung

Die Wirkung organischer Nitrate ist nicht, wie häufig angenommen, venoselektiv. Sie zeigt vielmehr eine **Selektivität für große im Vergleich zu kleinen Gefäßen.** Große Gefäße scheinen aufgrund ihrer besseren Enzymausstattung organische Nitrate effizienter zu NO zu metabolisieren als kleine Gefäße. So ist die Aldehyddehydrogenase(ALDH)-2 in großen Blutgefäßen stärker exprimiert als in kleinen. Auch die Aorta (wie die großen Hohlvenen) wird gut von organischen Nitraten dilatiert, was aber ohne wesentliche hämodynamische Konsequenz bleibt.

Pharmakokinetik

➤ Tab. 18.4

Indikationen

Der hauptsächliche therapeutische Einsatzbereich organischer Nitratester ist die **koronare Herzkrankheit.** Die Anwendung ist in ➤ Kap. 17.3.4 ausführlich dargestellt. Glyceroltrinitrat und Isosorbid-2,5-dinitrat werden sublingual bzw. bukkal resorbiert. Als Spray oder Zerbeißkapsel gegeben, dienen sie zur Kupierung oder kurzfristigen Prophylaxe des Angina-pectoris-Anfalls. Organische Nitrate sind effektive Koronardilatatoren. Bei der eher seltenen **vasospastisch bedingten Form der Angina pectoris** (etwa 5 % der Fälle) wirken Glyceroltrinitrat und Isosorbid-2,5-dinitrat direkt durch **Lösung des Koronarspasmus.** Bei der viel häufigeren **arteriosklerotisch bedingten Angina pectoris** (etwa 95 % der Fälle) beruht die therapeutische Wirkung der organischen Nitrate auf einer **Dilatation der Koronararterien** (insbesondere im Bereich von exzentrischen Stenosen). Weiterhin bewirkt die **Dilatation der Kapazitätsgefäße** (große Hohlvenen) und der Lungengefäße eine Verminderung der kardialen Vorlast (preload). Dementsprechend nimmt der Füllungsdruck der Ventrikel ab, die systolische Wandspannung und damit der myokardiale Sauerstoffverbrauch sinken. Glyceroltrinitrat verbessert als einzige Substanz drastisch den Fluss in Kollateralen hin zum ischämischen Gebiet. So **verbessern** die organischen Nitrate **das Missverhältnis zwischen Sauerstoffbedarf und Sauerstoffangebot** des Herzens (➤ Kap. 17).

Das Wirkspektrum des **Molsidomins** (Corvaton®) bzw. **Linsidomins** ist dem des Glyceroltrinitrats sehr ähnlich. Molsidomin senkt

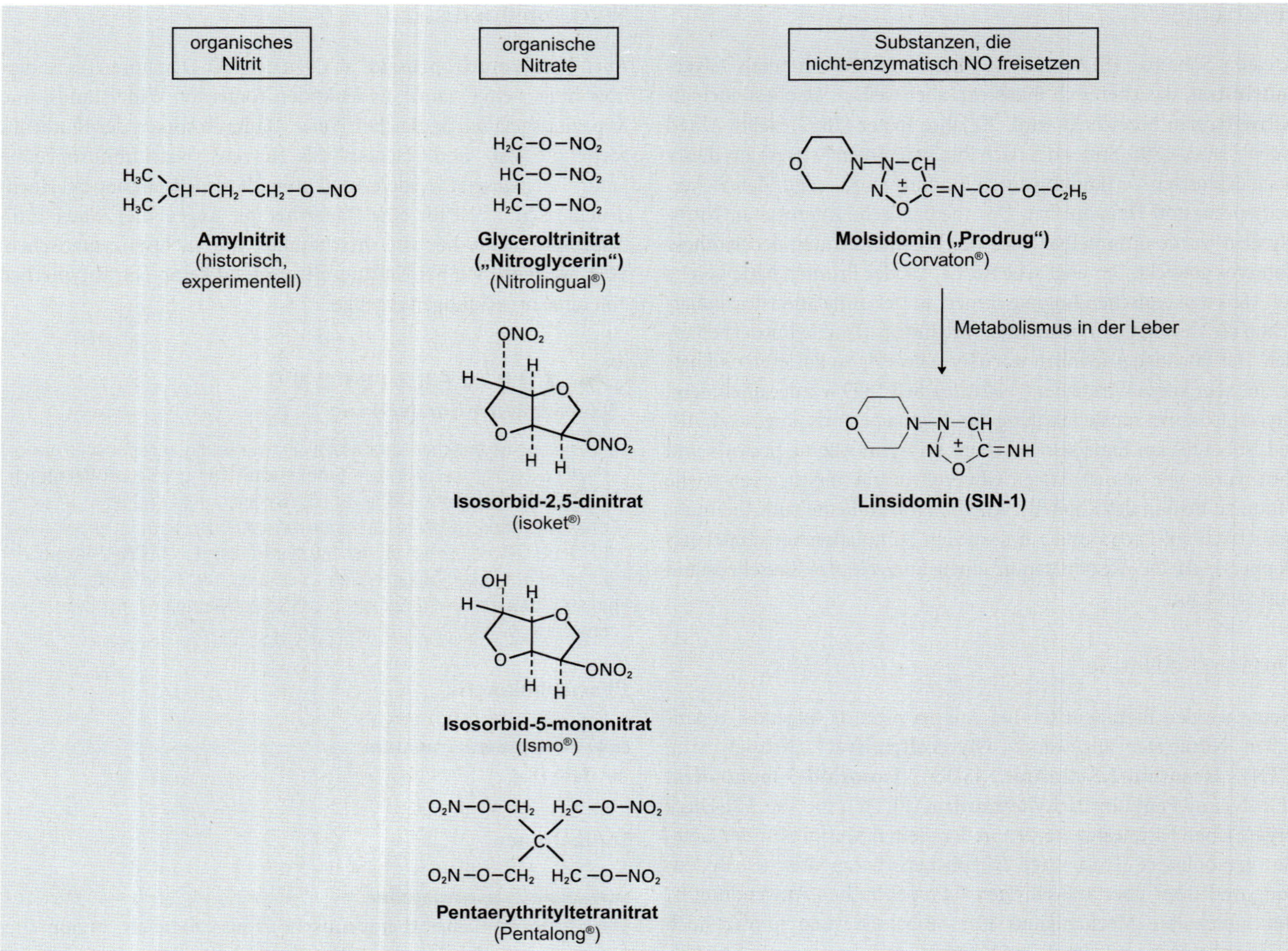

Abb. 18.9 Therapeutisch verwendete Nitrovasodilatatoren (NO-Donatoren).
Organische Nitrite und Nitrate werden in der glatten Gefäßmuskulatur zu NO metabolisiert. Molsidomin ist ein Pro-Drug und wird in der Leber zur aktiven Substanz Linsidomin (SIN-1) umgesetzt. Natriumnitroprussid setzt wahrscheinlich nichtenzymatisch NO frei.

die kardiale Vorlast, dilatiert epikardiale Herzkranzgefäße und hat nur mäßige Wirkung auf den Arteriolentonus. Es ist daher ähnlich dem Glyceroltrinitrat auch zur Behandlung der Angina pectoris bei gleichzeitig bestehender Linksherzinsuffizienz geeignet. Molsidomin hemmt darüber hinaus auch die Thrombozytenaggregation (vgl. die Wirkungen von endogenem NO).

Zur Anwendung und Dosierung der verschiedenen Nitrovasodilatatoren zusammen ➤ Tab. 18.4.

Unerwünschte Arzneimittelwirkungen

Bei Dauerapplikation organischer Nitrate lässt die vasodilatatorische Wirkung bereits nach 24 Stunden nach; es entwickelt sich eine **Nitrattoleranz** (➤ Kap. 17). Die Mechanismen der Toleranzentwicklung sind multifaktoriell und bis heute nicht vollständig geklärt. ➤ Abb. 18.11 gibt einen Überblick über die verschiedenen Phänomene, die zur Toleranzentwicklung beitragen.

18.1.3 Stimulatoren und Aktivatoren der löslichen Guanylylcyclase

Als Alternativen/Ergänzungen zu Nitrovasodilatatoren wurden direkte Stimulatoren und Aktivatoren der löslichen Guanylylcyclase entwickelt.

Riociguat* (Adempas®) ist ein **Stimulator** der löslichen Guanylylcyclase. Es erhöht für sich allein die Aktivität des intakten Enzyms um ein Vielfaches und wirkt synergistisch mit NO-Donatoren/Nitrovasodilatatoren. Riociguat ist zugelassen für die Indikation „pulmonale arterielle Hypertonie“ (PAH) und „chronisch thromboembolische pulmonale Hypertonie“ (CTEPH).

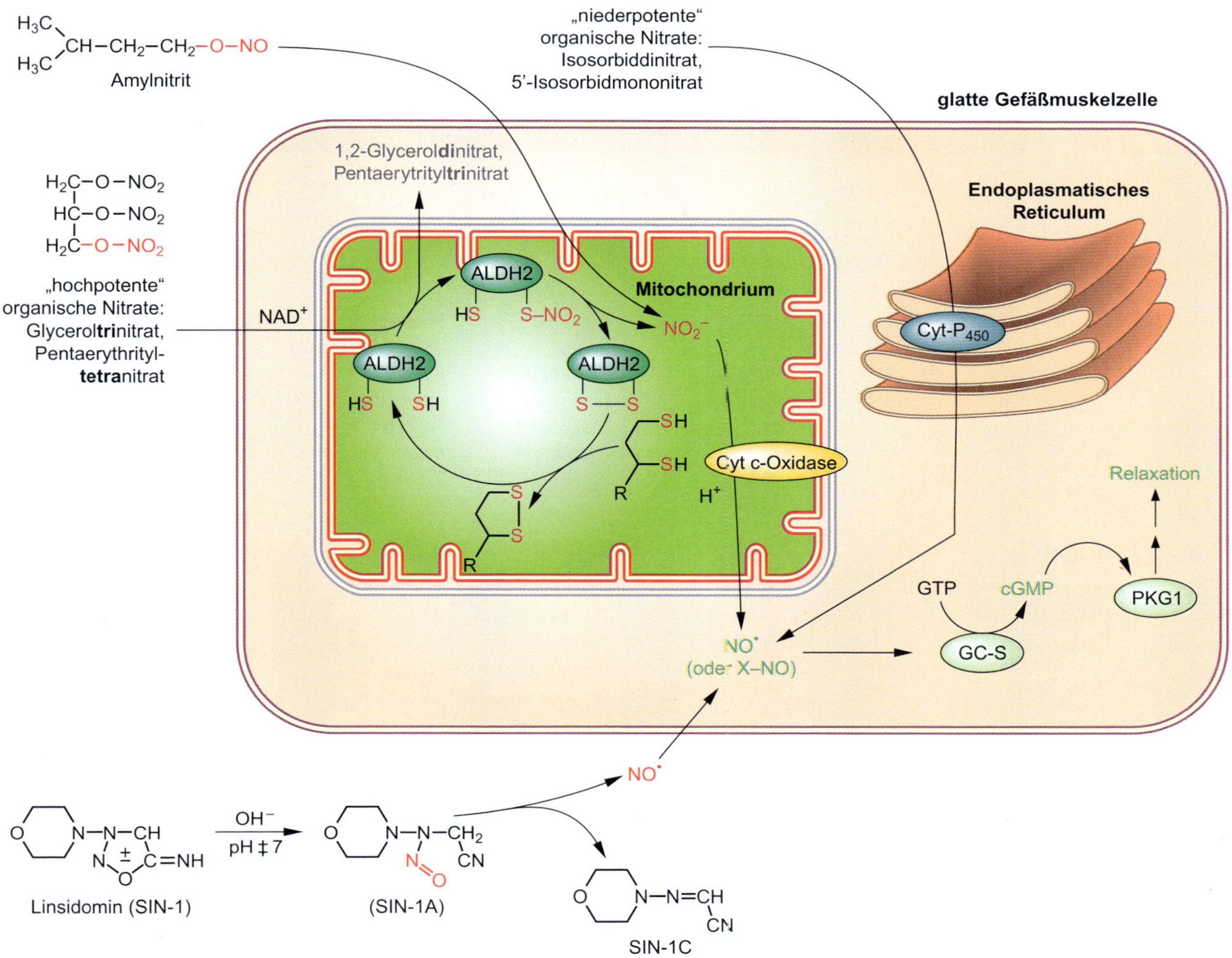

Abb. 18.10 Bioaktivierung der verschiedenen Nitrovasodilatatoren.
Organische Nitrite und Nitrate werden in der glatten Gefäßmuskulatur metabolisiert. Die Bioaktivierung therapeutisch relevanter (niedriger) Konzentrationen hoch potenter Tri- und Tetranitrate (Glyceroltrinitrat, Pentaerythrityltetranitrat) scheint über die mitochondriale **Aldehyddehydrogenase(ALDH)-2** zu erfolgen. Die Reduktaseaktivität dieses Enzyms metabolisiert die organischen Nitrate zu anorganischem Nitrit (und den entsprechenden denitrierten Metaboliten). Nitrit wird dann vermutlich durch Cytochrom-c-Oxidase (das terminale Enzym der mitochondrialen Atmungskette) und/oder durch Protonen im mitochondrialen Intermembranraum weiter zu NO (oder einer wirkäquivalenten Verbindung X-NO) reduziert. ALDH2 wird im Zuge der katalytischen Reaktion durch Oxidation kritischer Cystein-Reste inaktiviert und muss durch intramitochondriale Thiole (etwa der Dihydroliponsäure) wieder reduziert und reaktiviert werden. Niederpotente Di- und Mononitrate (Isosorbid-2,5-dinitrat, Isosorbid-5-mononitrat) werden wahrscheinlich im endoplasmatischen Retikulum über Cytochrom-P_{450}-Enzyme metabolisiert, wobei direkt NO entsteht. Bei hohen (supratherapeutischen) Konzentrationen werden auch Tri- und Tetranitrate über diesen Weg bioaktiviert. Linsidomin, der aktive Metabolit des Molsidomins, ist bei pH-Werten über 7 instabil. Durch OH^--Katalyse entsteht unter Ringöffnung SIN-1A, das spontan zu NO und SIN-1C zerfällt. (GC-S = lösliche, NO-aktivierbare Guanylylcyclase; PKG1 = Proteinkinase G1)

Cinaciguat ist ein **Aktivator** der löslichen Guanylylcyclase, der die Aktivität des Enzyms auch dann noch steigern kann, wenn (etwa durch oxidativen Stress im Gefäßsystem) die Häm-Gruppe der Guanylylcyclase oxidiert ist und das Enzym durch NO nicht mehr aktivierbar ist. Es war für die Indikation „dekompensierte Herzinsuffizienz“ gedacht, bei der es das Herz auch deutlich entlastet. Die klinische Einsetzbarkeit ist aber durch eine ausgeprägte Hypotonie begrenzt; Cinaciguat hat keine klinische Zulassung erlangt.

Weder bei Stimulatoren noch bei Aktivatoren der löslichen Guanylylcyclase ist eine Toleranz beobachtet worden.

18.1.4 Phosphodiesterase-5-Inhibitoren

Das Corpus cavernosum des Penis zeigt eine dichte Innervation durch nitrerge (NO-Synthase-haltige) Nerven (➤ Abb. 18.1). Bei sexueller Stimulation kommt es zur Aktivierung dieser Neurone und zur Freisetzung von NO. NO aktiviert die lösliche Guanylylcyclase, was zu erhöhten Spiegeln an cyclischem Guanosinmonophosphat (cGMP) führt. Dieses bewirkt eine Relaxation der glatten Muskulatur des Corpus cavernosum, einen erhöhten Bluteinstrom und damit die Erektion. Die cGMP-spezifische Phosphodiesterase-Isoform 5

Tab. 18.4 Eigenschaften der verschiedenen Nitrovasodilatatoren

Nitrovasodilatator	Darreichungsform	Orale Bioverfügbarkeit	Wirkungseintritt	Aktive Substanz(en)	Eliminationshalbwertszeit der aktiven Substanz	Wirkdauer	Mittlere Dosis
Glyceroltrinitrat (Nitroglycerin) (Nitrolingual®)	Spray[1]	40 %	< 1 min	Hauptsächlich Glyceroltrinitrat	2,5–4,5 min	15–30 min	1–3 Sprühstöße (0,4–1,2 mg)
	Zerbeißkapseln[1]	40 %	1 min			15–30 min	0,8 mg
Nitroderm TTS®	Depot-Pflaster	70 % (transdermal)	60 min			> 12 h[2]	5 mg
Isosorbid-2,5-dinitrat (Isoket®)	Spray[1]	60 %	1–5 min	Isosorbid-2,5-dinitrat, Isosorbid-5-mononitrat, Isosorbid-2-mononitrat	Isosorbid-2,5-dinitrat: 30–60 min Isosorbid-5-mononitrat: 4–6 h Isosorbid-2-mononitrat: 1,5–2 h	60 min	1–3 Sprühstöße (1,25–3,75 mg)
	Sublingualtabletten[1]	60 %	1–5 min			60 min	5 mg
	Tabletten	20 %	15–30 min			4–8 h	1–3 × 10–40 mg/Tag
	Retardkapseln	20 %	30–60 min			bis 12 h	1 × 20–60 mg/Tag
Isosorbid-5-mononitrat (Ismo®)	Tabletten	90 %	30–60 min	Isosorbid-5-mononitrat	4–6 h	6–8 h	2–3 × 20 mg
	Retardkapseln/Retardtabletten	90 %	60 min			bis 16 h	1 × 40–60 mg/Tag
Pentaerythrityltetranitrat (Pentalong®)[3]	Tabletten	5 %	30 min	Pentaerythrityltetranitrat, -trinitrat, -dinitrat, -mononitrat	5–10 h (→ aktive Metaboliten)	5–10 h	2–3 × 50 mg/Tag
Molsidomin (Corvaton®)	Tabletten	80 %	30–60 min	Linsidomin, SIN-1A (s. Text)	s. Text	2–6 h	2–4 mg/Tag
	Retardtabletten	80 %	120 min			6–10 h	8 mg/Tag

[1] Zur Anfallskupierung.
[2] Entfernung nach 12 h angeraten, um Toleranzentwicklung zu verhindern.
[3] Fiktiv zugelassener Arzneistoff in Deutschland.

(PDE5) ist im Corpus cavernosum (wie auch in anderen Gefäßregionen) wesentlich für den Abbau des cGMP verantwortlich.

Sildenafil* (Viagra®) (➤ Abb. 18.12) war der erste klinisch anwendbare selektive Hemmstoff der PDE5. Weitere Vertreter dieser Wirkstoffgruppe sind **Vardenafil** (Levitra®, Vivanza® [in Österreich und der Schweiz]), **Tadalafil** (Cialis®) und **Avanafil** (Spedra®). Sildenafil, Vardenafil und Avanafil haben ein ähnliches pharmakodynamisches und pharmakokinetisches Profil, während Tadalafil sich in einigen seiner Eigenschaften hiervon unterscheidet. Die Selektivität der genannten Inhibitoren für die PDE5 bestimmt wesentlich ihr Wirkungs- und UAW-Profil. In-vitro-Studien zeigen Sildenafil und Vardenafil eine ca. 100-fache Selektivität für PDE5 im Vergleich zur PDE1 und eine ≥ 1000-fache Selektivität gegenüber den Isoformen PDE2, -3, -4, -7, -8, -9, -10 und -11. Die geringste Selektivität (nur 10–15-fach) besteht bei Sildenafil, Vardenafil und Avanafil gegenüber der PDE6, die den Fototransduktionsprozess der Retina reguliert. Dies bedingt die unerwünschten Arzneimittelwirkungen der Störung des Farbsehens. Tadalafil ist PDE5-selektiver. Es zeigt eine ca. 700-fache Selektivität gegenüber der PDE6 und eine > 10 000-fache Selektivität gegenüber den anderen PDE-Isoformen mit Ausnahme der PDE11, deren Funktion noch weitgehend unklar ist. Für Tadalafil sind bisher keine Störungen des Farbsehens berichtet worden.

Die PDE5-Inhibitoren verstärken die natürlichen erektionsauslösenden Mechanismen, üben aber keinen direkt relaxierenden Effekt auf isoliertes menschliches Corpus-cavernosum-Gewebe aus. Entsprechend ihrem Wirkmechanismus sind die Substanzen wirkungslos, wenn keine NO-Freisetzung aus den nitrergen Nerven des Corpus cavernosum mehr erfolgt (z. B. fortgeschrittene diabetische Neuropathie, degenerative Erkrankungen unter Einbeziehung des autonomen Nervensystems).

Indikationen und Dosierung

Die **erektionsfördernde Wirkung** von Sildenafil war ein Zufallsbefund, der in Phase-I-Studien an gesunden Probanden erstmals beobachtet wurde. Die Substanz war ursprünglich als neues vasodilatatorisches Wirkprinzip (Alternative zu organischen Nitraten) entwickelt worden. Als diskret und oral anwendbare erektionsfördernde Substanz hatte Sildenafil bereits kurz nach seiner Zulassung (1998 in der EU und der Schweiz) eine enorme Publizität und Popularität erlangt. Dies ist verständlich, da die vorher verfügbaren Alternativen in der intrakavernösen Injektion von Papaverin, α-Adrenozeptor-Antagonisten oder Prostaglandin E_1 oder der transurethralen Applikation von Prostaglandin E_1 bestanden (➤ Kap. 15.7).

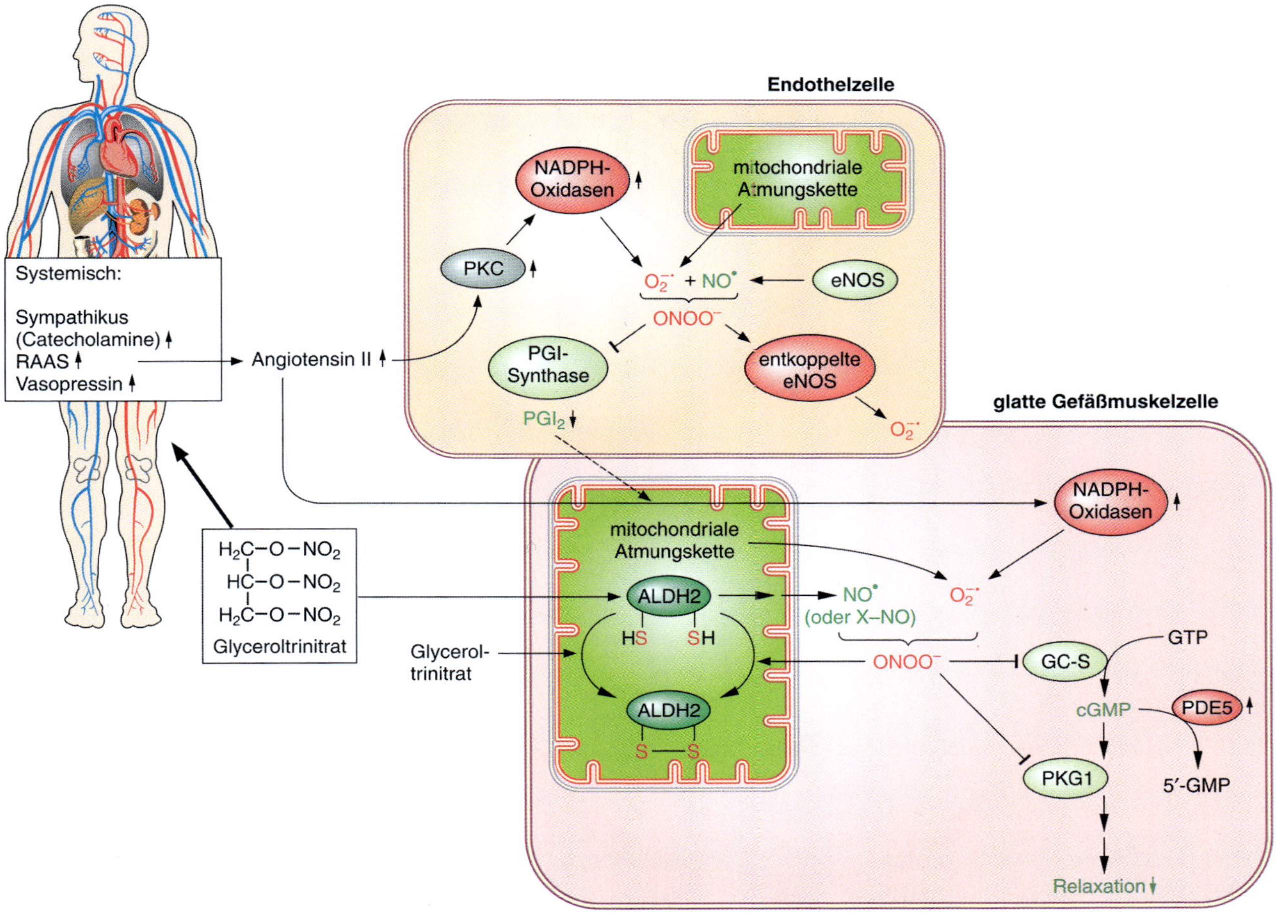

Abb. 18.11 Hämodynamische und biochemische Mechanismen der Nitrattoleranz am Beispiel des Glyceroltrinitrats.
An isolierten Gefäßen in vitro ist die vasodilatierende Wirkung organischer Nitratester bereits nach einigen Stunden Dauerapplikation deutlich abgeschwächt, man spricht von Tachyphylaxie. Eine Erschöpfung der für die enzymatische NO-Freisetzung aus Nitratestern notwendigen endogenen Thiole ist für diese In-vitro-Toleranz verantwortlich gemacht worden. Die Toleranz in vivo ist aber wesentlich durch andere Mechanismen bedingt. Systemisch kommt es nach allen organischen Nitraten sehr schnell zu einer neurohumoralen Gegenregulation wie der Aktivierung des Sympathikus (Freisetzung von Catecholaminen), der Aktivierung des Renin-Angiotensin-Aldosteron-Systems (RAAS) und einer Erhöhung der Vasopressin/ADH-Spiegel. Diese Mechanismen werden auch als Pseudotoleranz bezeichnet. Daneben finden innerhalb von Stunden bis Tagen biochemische Veränderungen in Endothelzellen und glatten Gefäßmuskelzellen statt. In beiden Zelltypen werden, stimuliert z. B. durch Angiotensin II und unter Vermittlung der Proteinkinase C (PKC), NADPH-Oxidasen hochreguliert. Durch den so induzierten oxidativen Stress kommt es zur Peroxynitrit($ONOO^\bullet$)-Bildung und Entkopplung der endothelialen NOS (eNOS; ➤ Abb. 18.8), was den oxidativen Stress weiter verstärkt. $ONOO^\bullet$ oxidiert und inaktiviert die endotheliale PGI-Synthase, sodass weniger vasodilatatorisches Prostacyclin (PGI_2) gebildet wird. Durch oxidativen Stress und $ONOO^\bullet$-Bildung in der glatten Muskelzelle (und durch Glyceroltrinitrat selbst; ➤ Abb. 18.10) wird die mitochondriale Aldehyddehydrogenase(ALDH)-2 inaktiviert, SH-Gruppen-Donatoren für ihre Reaktivierung erschöpfen sich durch den oxidativen Stress. Die Bioaktivierung des Glyceroltrinitrats wird so vermindert. Schließlich beeinflusst der oxidative Stress in glatten Muskelzellen auch die Effektoren des NO negativ (➤ Abb. 18.7, ➤ Abb. 18.10). Die lösliche Guanylylcyclase (GC-S) und die nachgeschaltete Proteinkinase G-1 (PKG1) werden durch $ONOO^-$ und $O_2^{-\bullet}$ Inaktiviert. Die Phosphodiesterase 5 (PDE5) zeigt hingegen eine erhöhte Aktivität, sodass der für die Nitratwirkung entscheidende Second Messenger cGMP vermehrt gespalten wird.

Die übliche Dosierung beträgt bei Sildenafil 50 mg, bei Vardenafil und Tadalafil 10 mg und bei Avanafil 100 mg (➤ Tab. 18.5).

Interessanterweise kehren PDE5-Inhibitoren seit einigen Jahren zu ihren Ursprüngen zurück. Sildenafil ist unter dem Handelsnamen Revatio® und Tadalafil unter dem Namen Adcirca® in der EU und der Schweiz zur Behandlung der **pulmonalen arteriellen Hypertonie** (PAH) zugelassen. Beide reduzieren signifikant den Pulmonalarteriendruck (➤ Kap. 18.4.6).

Unerwünschte Arzneimittelwirkungen

Die wichtigsten unerwünschten Wirkungen von PDE5-Inhibitoren erklären sich aus einer Verstärkung der NO-vermittelten Vasodilatation. Hierzu gehören mäßiger Blutdruckabfall (≤ 10 mmHg nach 100 mg Sildenafil), Kopfschmerzen, Schwindel, Flush, Dyspepsie und verstopfte Nase. Bei Sildenafil und Vardenafil kommt es in einem

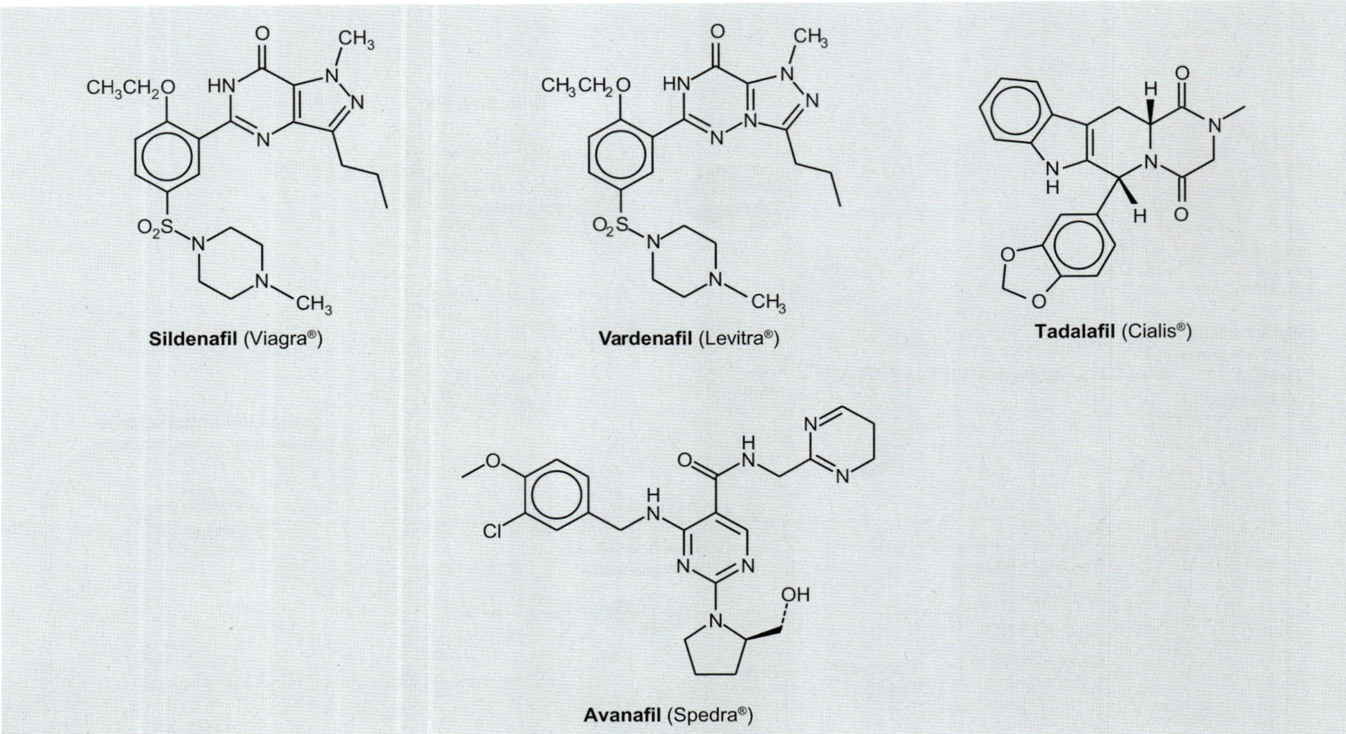

Abb. 18.12 Strukturformeln von Phosphodiesterase-5-Inhibitoren.

Tab. 18.5 Eigenschaften der verschiedenen Phosphodiesterase-5-Inhibitoren

Phosphodiesterase-5-Inhibitoren	Orale Bioverfügbarkeit	Wirkungseintritt nach:	Maximale Plasmakonzentration nach:	Eliminationshalbwertszeit (der aktiven Substanz)	Wirkdauer	Dosierung
Sildenafil (Viagra®)[1]	40 %	30–60 min	30–120 min	3–5 h	4–5 h	25–100 mg
Tadalafil (Cialis®)[2]	Nicht bestimmt	30 min	120 min	17,5 h	> 24 h	5–20 mg
Vardenafil (Levitra®)[3]	15 %	25–60 min	30–120 min	4–5 h	4–5 h	5–20 mg
Avanafil (Spedra®)	Nicht bestimmt	30 min	30–45 min	6–15 h	6 h	50–200 mg

[1] Unter dem Handelsnamen Revatio® zur Behandlung der pulmonalen arteriellen Hypertonie (PAH).
[2] Unter dem Handelsnamen Adcirca® zur Behandlung der pulmonalen arteriellen Hypertonie (PAH).
[3] Handelsname Vivanza® in Österreich und der Schweiz.

geringen Prozentsatz der Fälle zu einer Störung des Blau/Grün-Sehens, die durch eine Mithemmung der PDE6 in der Retina erklärt wird. Diese Wirkung scheint bei Tadalafil seltener aufzutreten oder ganz zu fehlen. Patienten mit vorgeschädigtem Herzen gehen bei sexueller Aktivität ein gewisses kardiales Risiko ein. Dieses könnte unter PDE5-Inhibitoren erhöht sein, da sich aufgrund des Blutdruckabfalls die (reflektorische) sympathische Stimulation des Herzens erhöht. Es sind eine ganze Reihe Todesfälle beim Geschlechtsverkehr unter PDE5-Inhibitoren berichtet worden, wobei ein kausaler Zusammenhang (u. a. in Ermangelung vergleichbarer unbehandelter Kontrollkollektive) schwer nachzuweisen ist. **PDE5-Inhibitoren potenzieren die Wirkung organischer Nitrate** und anderer NO-Donatoren, die **gemeinsame Anwendung** ist daher **kontraindiziert.** Bei anderen Vasodilatatoren und Antihypertensiva addiert sich deren Wirkung zu der leichten blutdrucksenkenden Wirkung der PDE5-Inhibitoren.

18.1.5 Natriuretische Peptide

Neben der löslichen Guanylylcyclase (GC-S) gibt es partikuläre Isoformen dieses Enzyms, die in der Zellmembran lokalisiert sind. Drei Membranrezeptor-Guanylylcyclasen sind kloniert worden; sie werden alphabetisch als GC-A, GC-B und GC-C[2] bezeichnet. Die extrazelluläre Domäne des Proteins erkennt dabei jeweils den Liganden, während die intrazelluläre Domäne die Cyclaseaktivität vermittelt. Die **natriuretischen Peptide** ANP und BNP[3] sind die

[2] GC-C findet sich in der Darmmucosa und ist der Rezeptor für das im Darm gebildete Peptid Guanylin und auch für das hitzestabile *E.-coli*-Enterotoxin STa. Beide steigern die Chlorid- und damit die Wassersekretion, u. U. bis zur Diarrhö.

[3] Ursprünglich stand ANP für „atrial natriuretic peptide" und BNP für „brain natriuretic peptide". BNP kommt aber mehr im Herzen vor als im Gehirn, daher werden ANP, BNP und CNP heute einfach als alphabetische Aufreihung der natriuretischen Peptide verstanden.

Liganden für die GC-A, das Peptid CNP bindet präferentiell an die GC-B. ANP und BNP werden v. a. im Herzen, aber auch in anderen Geweben gebildet. Die Freisetzung unterliegt Mechanismen der Kreislaufregulation; Vorhofdehnung setzt ANP, Druck- oder Volumenbelastung der Ventrikel BNP frei. ANP und BNP sind bei Herzinsuffizienz im Plasma erhöht, wobei die Werte mit der Schwere der Herzinsuffizienz korrelieren. Erhöhte Werte findet man außerdem bei Kardiomyopathien, Vorhofflimmern, akutem Koronarsyndrom und Myokardinfarkt. CNP findet sich besonders im Zentralnervensystem. ANP, BNP und CNP sind Vasodilatatoren, verursachen eine Natriurese, hemmen die Aldosteron- und Vasopressin/ADH-Freisetzung sowie die Endothelinbildung. Natriuretische Peptide wirken damit in fast jeder Beziehung funktionell antagonistisch zum RAAS. **Nesiritid** (intravenös anzuwendendes humanes rekombinantes BNP, Natrecor®) ist in den USA zur intravenösen Behandlung der akuten, dekompensierten Herzinsuffizienz zugelassen. Nesiritid reduziert bei Herzinsuffizienzpatienten den pulmonalen Gefäßwiderstand und vermindert den systemischen peripheren Widerstand (Nachlast).

Vasopeptidaseinhibitoren

Als Vasopeptidasen bezeichnet man Enzyme, die vasoaktive Peptide spalten. Hierzu zählen die **neutrale Endopeptidase** (NEP) und das Angiotensin-Konversions-Enzym (ACE). Die natriuretischen Peptide werden zu einem großen Teil durch die NEP gespalten; ein geringerer Teil wird über einen membrangebundenen Clearance-Rezeptor inaktiviert. Eine Hemmung der NEP sollte somit die günstigen kardiovaskulären Wirkungen der natriuretischen Peptide verstärken. Der am weitesten entwickelte Vertreter der kombinierten ACE- und NEP-Hemmer, das **Omapatrilat,** wurde klinisch an weit über 40 000 Patienten getestet. Dabei zeigte sich eine stärkere blutdrucksenkende Wirksamkeit als bei einem reinen ACE-Hemmer; bei der Herzinsuffizienz war eine Überlegenheit gegenüber einem ACE-Hemmer nicht nachweisbar. Ein Angioödem (➤ Kap. 18.1.1) trat unter Vasopeptidase-Inhibition aber fast doppelt so häufig auf wie unter reiner ACE-Hemmung. Vor allem wegen dieser unerwünschter Arzneimittelwirkungen erhielt Omapatrilat keine therapeutische Zulassung.

18.1.6 Vaskuläres Eicosanoidsystem

Physiologie und Pathophysiologie

Eicosanoide (Prostaglandine, Leukotriene u. a.) sind Metaboliten der Arachidonsäure (Eicosatetraensäure). Die Zellen fast aller Gewebe synthetisieren ihr spezifisches Spektrum an Eicosanoiden. Prostaglandine und Leukotriene sind an vielen physiologischen und pathophysiologischen Regulationsvorgängen beteiligt (➤ Kap. 15).

Mitte der 1970er-Jahre wurden zwei Eicosanoide entdeckt, die im kardiovaskulären System große Bedeutung für die Regulation des Gefäßtonus und der Thrombozytenaggregation haben. Beide werden durch eine konstitutive **Cyclooxygenase** und unterschiedliche nachgeschaltete Enzyme synthetisiert. Die Cyclooxygenase produziert aus Arachidonsäure cyclische Endoperoxide. Im **Endothel** werden sie durch das Enzym Prostaglandin-I-Synthase (Endoperoxid-6[9]-Oxycyclase) vorwiegend zu **Prostacyclin** (PGI_2) metabolisiert. Prostacyclin ist ein **vaskulär-protektives Eicosanoid.** Seine wichtigste Funktion ist die Hemmung der Thrombozytenaggregation. Hier wirkt es mit dem ebenfalls im Endothel gebildeten NO synergistisch; beide sind auch Vasodilatatoren (➤ Abb. 18.7). Die Prostacyclinwirkungen werden über einen Anstieg von cAMP vermittelt.

Demgegenüber entsteht in Blutplättchen aus cyclischen Endoperoxiden durch die Thromboxan-Synthase überwiegend **Thromboxan A_2**. Dieses Eicosanoid ist ein potenter Vasokonstriktor und fördert die Thrombozytenaggregation. Blutplättchen, deren Thromboxansynthese blockiert ist, aggregieren in vitro deutlich schlechter als normale Blutplättchen. In vivo führt die **Hemmung der Thromboxansynthese** zu einer signifikanten **Verlängerung der Blutungszeit** (➤ Kap. 15.5 und ➤ Kap. 21.2.1).

Anwendung

Die therapeutische Anwendung von Prostaglandinen und biologisch stabileren Prostaglandinanaloga ist in ➤ Kap. 15.7 beschrieben. Vergleiche auch Therapie der pulmonalen Hypertonie am Ende dieses Kapitels.

Endotheliale hyperpolarisierende Faktoren (EDHFs)

NO und Prostacyclin sind nicht die einzigen vom Endothel gebildeten Vasodilatatoren. Besonders in der Mikrozirkulation und in Koronararterien ist ein signifikanter Anteil der endothelvermittelten Gefäßrelaxation durch einen (oder mehrere) sog. EDHF vermittelt. In Koronararterien wurden EDHFs als Cytochrom-P_{450}-2C-Epoxygenase-Metaboliten der Arachidonsäure charakterisiert (besonders 11,12-Epoxyeicosatriensäure, 11,12-EET). Nach gegenwärtigem Konzept wird primär die Endothelzelle durch Aktivierung von „small" und „intermediate conductance" calciumgesteuerten Kaliumkanälen (SK_{Ca} und IK_{Ca}) selbst hyperpolarisiert.
Die Hyperpolarisation wird dann durch EETs via Gap Junctions und möglicherweise unter Vermittlung von K^+ von Endothelzellen auf die glatte Gefäßmuskulatur übertragen. Geringe K^+-Konzentrationen aus dem Endothel können durch Aktivierung der „inwardly rectifying" K^+-Kanäle (K_{IR}) und/oder der Na^+-K^+-ATPase glatte Muskelzellen hyperpolarisieren und so zur Vasodilatation führen.

18.1.7 Endothelinsystem

Physiologie und Pathophysiologie

Endotheline sind Peptidhormone aus 21 Aminosäuren. Heute sind drei einander ähnliche Endothelinmoleküle bekannt, ET-1, ET-2 und ET-3 (➤ Abb. 18.13). **ET-1** ist die vorherrschende Isoform im menschlichen Gefäßsystem. Nach Zellstimulation wird innerhalb von Minuten Präproendothelin gebildet. Aus diesem

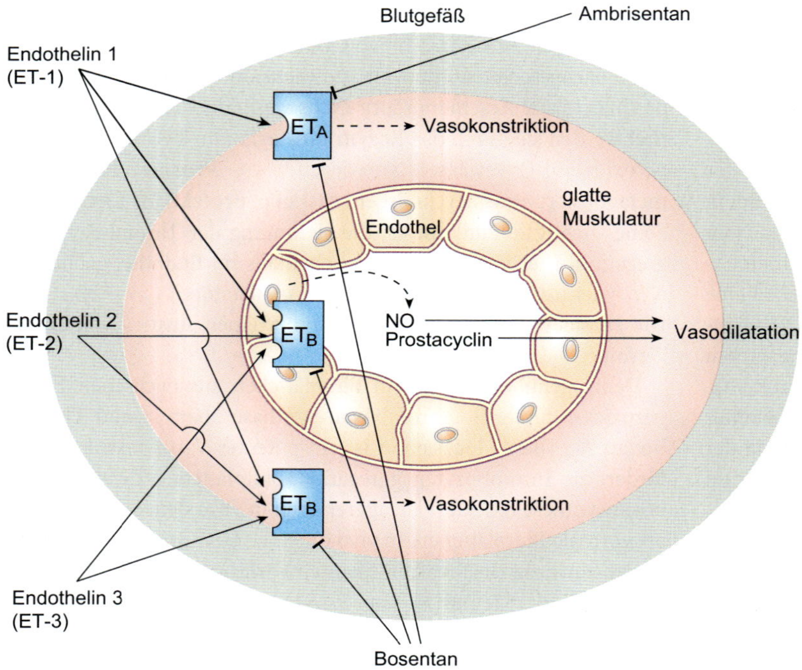

Abb. 18.13 Isoformen des Endothelins und ihre Rezeptoren.
Endothelin existiert in drei Isoformen (ET-1, ET-2 und ET-3), den Produkten dreier verschiedener menschlicher Gene. Alle bestehen aus 21 Aminosäuren. ET-1 ist wahrscheinlich das wichtigste menschliche Endothelin. Es stimuliert den ET_A-Rezeptor auf der glatten Gefäßmuskulatur und führt zu Vasokonstriktion. Der ET_B-Rezeptor ist auf Endothelzellen und glatter Gefäßmuskulatur zu finden und wird von allen drei Isoformen des Endothelins stimuliert. Er kann je nach dem untersuchten Gefäß Vasodilatation (durch Freisetzung von NO und Prostacyclin aus Endothelzellen) oder Vasokonstriktion (direkt an der glatten Muskulatur) auslösen.

18

entsteht Proendothelin, das vom Endothelin-Konversions-Enzym (ECE) zu Endothelin umgewandelt wird. Endothelin bindet dann an Endothelinrezeptoren. Die **vasokonstriktorische Wirksamkeit (potency)** von ET-1 ist 10-mal größer als die von Angiotensin II. ET-2 ist äquipotent mit ET-1, wird aber im menschlichen Plasma nicht in messbaren Konzentrationen gefunden. ET-3 kommt im menschlichen Plasma vor, es ist aber ein deutlich weniger potenter Vasokonstriktor.

Zwei ET-Rezeptoren sind bekannt (➤ Abb. 18.13). Der **ET_A-Rezeptor** bindet v. a. ET-1; er findet sich auf der glatten Gefäßmuskulatur und anderen Zelltypen, nicht aber auf Endothelzellen. Der **ET_B-Rezeptor** erkennt alle Endothelinmoleküle etwa gleich gut; er wird ebenfalls von verschiedenen Zellen exprimiert – einschließlich glatter Gefäßmuskel- und Endothelzellen. Beide Rezeptoren scheinen an die Phospholipase C gekoppelt zu sein: ihre Stimulation führt somit zur Bildung von Inositol-1,4,5-trisphosphat und 1,2-Diacylglycerol und zum Anstieg der intrazellulären Calciumkonzentration. Sowohl ET_A- als auch ET_B-Rezeptoren auf der glatten Gefäßmuskulatur können Vasokonstriktion vermitteln. Die Stimulation von ET_B-Rezeptoren auf Endothelzellen führt hingegen zur Freisetzung von NO und Prostacyclin und so zu einer vasodilatatorischen Wirkkomponente (die aber meist von der direkten Vasokonstriktion überspielt wird). ET-1 wirkt auch als Wachstumsfaktor auf glatte Gefäßmuskulatur, Kardiomyozyten und Fibroblasten. In der Niere führt ET-1 zur Vasokonstriktion, Proliferation glomerulärer Zellen und ist an der Pathophysiologie des akuten ischämischen Nierenversagens beteiligt.

Endothelin-Rezeptor-Antagonisten

Selektive ET_A-Rezeptor-Blockade im Unterarm gesunder Probanden führt zur Vasodilatation, sodass ET-1 zur Aufrechterhaltung des normalen Gefäßtonus beizutragen scheint. Die möglichen Anwendungen von Endothelin-Rezeptor-Antagonisten liegen hauptsächlich im Bereich kardiovaskulärer Erkrankungen (und möglicherweise von Nierenerkrankungen). **Bosentan** (Tracleer®) und **Macitentan** (Opsumit®) sind nichtselektive ET_A/ET_B-Rezeptor-Antagonisten; ihre Affinität zu ET_A-Rezeptoren ist nur 10- bzw. 50-fach höher als die zu ET_B-Rezeptoren. **Ambrisentan** (Volibris®) ist ein 200-fach selektiver ET_A-Rezeptor-Antagonist.

Anwendung

Bei Patienten mit **pulmonaler arterieller Hypertonie** (PAH) kommt es zu einer Überaktivierung des ET-1-Systems, die durch die ET-Rezeptor-Antagonisten normalisiert wird. Alle drei Sentane sind in der EU und der Schweiz für die Indikation PAH zugelassen.

Klinische Studien haben gezeigt, dass Bosentan auch den Blutdruck von Patienten mit essentieller Hypertonie senken und die hämodynamische Situation bei Patienten mit myokardialer Insuffizienz verbessern kann. In Anbetracht nebenwirkungsärmerer Alternativen kommt Bosentan bei diesen Indikationen bisher nicht zum Einsatz. In Tiermodellen ließ sich auch ein günstiger Effekt von Bosentan auf die Progression der Niereninsuffizienz zeigen.

Unerwünschte Arzneimittelwirkungen, Kontraindikationen und Interaktionen

Zu den häufigeren unerwünschten Arzneimittelwirkungen von **Bosentan** zählen **Kopfschmerzen, Nasopharyngitis** und **Flush.** Bosentan hemmt dosisabhängig das Gallensalztransportsystem in der Leber (bei 10 % der behandelten Patienten). In klinischen Studien kam es deswegen bei etwa 11 % der Patienten zu einer **Erhöhung der Lebertransaminasen,** vorbestehende Lebererkrankungen sind eine Kontraindikation. Zur sicheren Therapie sind vor und während der Behandlung monatliche Kontrollen der Leberwerte vorgesehen. Bosentan wird über CYP3A4 und CYP2C9 eliminiert, wobei es diese Enzyme induziert. So nimmt über die Zeit die eigene Clearance zu und es kann bei gleichzeitig verwendeten Mitteln, die über o. g. Enzyme abgebaut werden, zu einem Wirkungsverlust kommen (hormonelle Kontrazeptiva, Statine, Warfarin).

Für **Macitentan** sind Nasopharyngitiden und auch **Kopfschmerzen** berichtet. Macitentan wird überwiegend über CYP3A4 verstoffwechselt, wobei es selbst das Enzym nicht induziert. Andere Induktoren (Johanniskraut, Rifampicin, Carbamazepin u. a.) und Inhibitoren (Conazol-Fungizide, HIV-Proteaseinhibitoren, Makrolid-Antibiotika u. a.) können seine Wirkung aber vermindern bzw. verstärken.

Ambrisentan führt in höherer Dosierung zu einem häufigeren Auftreten **peripherer Ödeme** und ebenfalls zu **Kopfschmerzen.** Ambrisentan wird überwiegend über Glucuronidierung verstoffwechselt. Bei Leberfunktionsstörungen ist Vorsicht geboten. Schwangerschaft gilt als Kontraindikation.

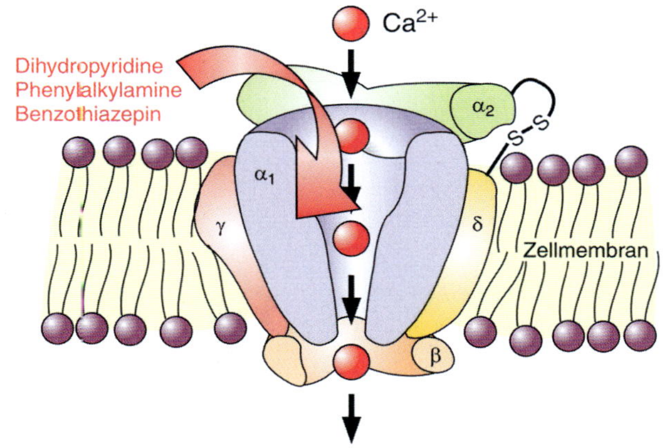

Abb. 18.14 Modell des L-Typ-Calciumkanals.
Der Kanal ist ein heterooligomerer Komplex aus vier oder fünf Proteinuntereinheiten. α_1 ist die größte Untereinheit (≈ 240 kD) und die porenbildende Komponente des Komplexes. Das α_1-Protein hat vier homologe Domänen mit je sechs putat ven Transmembransegmenten. Zum Kanal gehören weiter drei akzessorische Untereinheiten: die durch eine Disulfidbücke (-S-S-) verbundenen α_2- und δ-Untereinheiten (zusammen ≈ 175 kD) und eine β-Untereinheit (≈ 60 kD). Eine zusätzliche γ-Untereinheit (≈ 30 kD) findet sich nicht im L-Typ-Kanal des Herzens, wohl aber in Kanälen des Skelettmuskels und in neuronalen L-Typ-Kanälen. Pharmaka mit Wirkung auf den L-Typ-Calciumkanal haben stereoselektive hoch affine Bindungsstellen auf der α_1-Untereinheit des L-Typ-Kanals. Dihydropyridine, Phenylalkylamine und das Benzothiazepin binden an den Kanal in sehr enger Nachbarschaft und in überlappender Weise. Dies macht die Identifizierung separater Bindungsstellen schwierig. Vielmehr scheint es eine Mikrodomäne auf der α_1-Untereinheit zu geben, die die verschiedenen Klassen von Calciumkanalblockern aufnehmen kann. Es gibt auch Dihydropyridine, die die Öffnungswahrscheinlichkeit des L-Kanals erhöhen und als Calciumpromotoren (Calciumagonisten) wirken. Eine derartige Substanz mit positiv inotropen Eigenschaften ist Bay y 5959, die aber keine klinische Anwendung gefunden hat.

18

18.2 Gefäßwirksame Pharmaka mit Angriff an Ionenkanälen

18.2.1 Calciumkanalblocker (Calciumantagonisten)

Physiologie und allgemeines Wirkprinzip

Verschiedene Zellen besitzen verschiedene Kanäle für Calciumionen. Man klassifiziert die Kanäle nach ihren physiologischen Eigenschaften. T-Kanäle werden bei relativ negativem Membranpotential aktiviert und haben eine geringe Einzelkanalleitfähigkeit. Sie vermitteln transiente Calciumströme, die bedeutsam sind für die Erzeugung von Aktionspotentialen in Neuronen und dem Herzen. L-, N- und P-Kanäle benötigen ein positiveres Membranpotential für ihre Öffnung. N- und P-Kanäle haben eine mittlere Einzelkanalleitfähigkeit und werden bei Membranpotentialen positiver als –40 mV inaktiviert. Man findet sie v. a. in Nervenzellen, wo sie für die Neurotransmitterfreisetzung bedeutsam sind.

L-Typ-Calciumkanäle (➤ Abb. 18.14) haben die größte Einzelkanalleitfähigkeit unter den spannungsabhängigen Calciumkanälen. Sie bleiben auch bei Membranpotentialen positiver als –40 mV noch weitgehend geöffnet und sind der vorherrschende Kanaltyp in der Zellmembran von Muskelzellen. In glatten Gefäßmuskelzellen und dem Herzmuskel sind sie für den Einwärtsstrom des Calciums verantwortlich, das die Kontraktion triggert. Im Sinusknoten und AV-Knoten, deren schnelles Natriumsystem weitgehend inaktiv ist, sind sie auch Träger des Aktionspotentials. Diese L-Kanäle sind die **Zielstrukturen der therapeutisch eingesetzten Calciumkanalblocker** (Calciumantagonisten; ➤ Abb. 18.15). Die blockierende Wirkung auf die L-Kanäle im glatten Gefäßmuskel und im Herzen macht Calciumkanalblocker zu wertvollen Therapeutika bei Erkrankungen wie Hypertonie, supraventrikulären Arrhythmien und Angina pectoris (➤ Kap. 17). Die derzeit klinisch angewandten spezifischen Calciumkanalblocker gehören drei chemisch und von ihrem Wirkungsprofil unterschiedlichen **Stoffgruppen** an (➤ Abb. 18.15, ➤ Tab. 18.6):

- **Dihydropyridine:** Prototyp der 1. Generation ist **Nifedipin** (z. B. Adalat®). Sie fluten schnell an und haben eine kurze Wirkdauer. Dihydropyridine der 2. Generation fluten langsamer an und haben eine längere Wirkdauer; Beispiele sind **Isradipin** (vascal®), **Felodipin** (Modip®) und **Nitrendipin** (Bayotensin®). Dihydropyridine wie **Amlodipin*** (Norvasc®) oder **Lercanidipin** (Carmen®, Corifeo®), die nach täglich einmaliger Gabe eine lange gleichmäßige Wirkung aufweisen, werden von manchen Autoren einer 3. Generation zugerechnet. Amlodipin hat eine besonders lange Eliminationshalbwertszeit, während Lercanidipin primär in lipophilen Membrankompartimenten

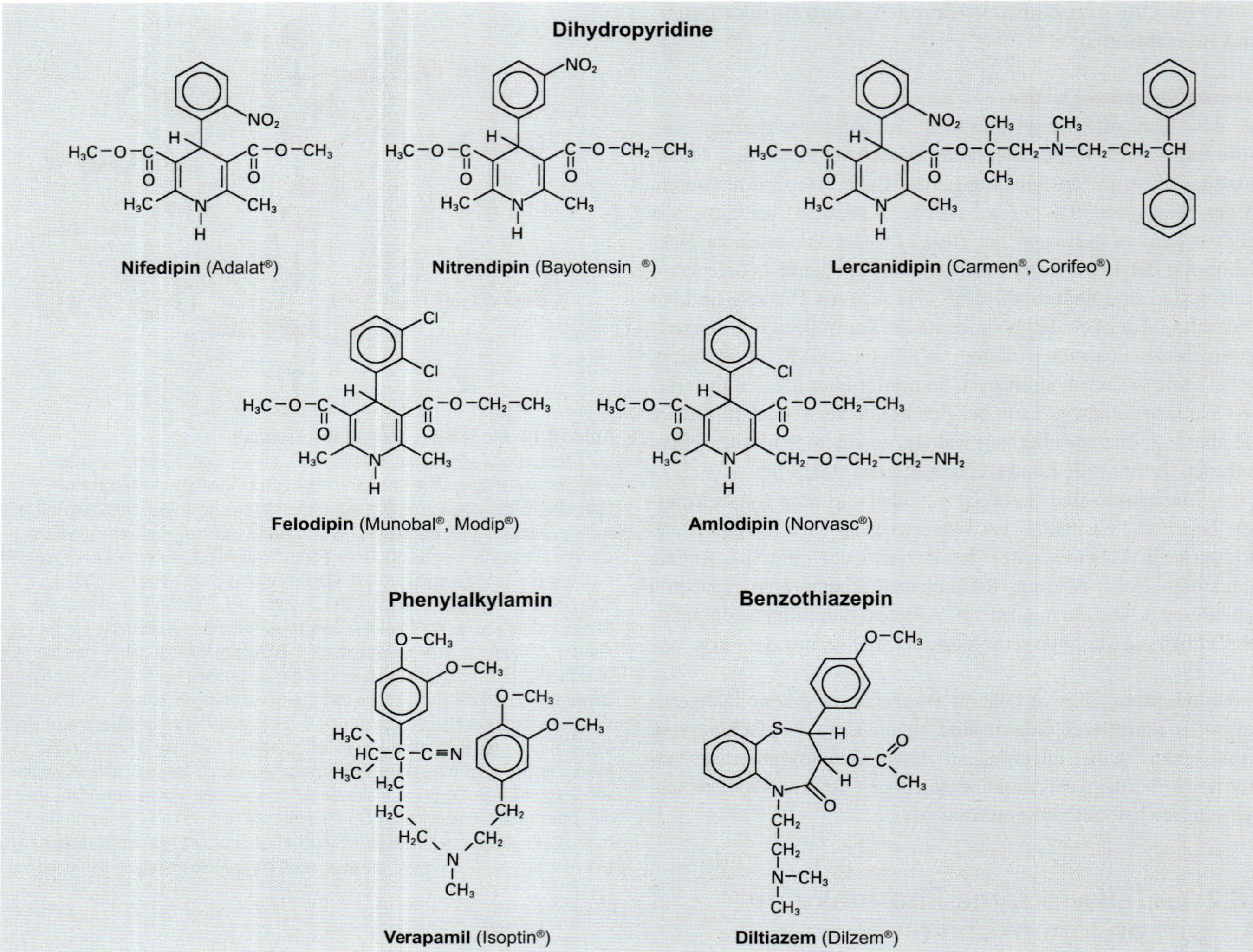

Abb. 18.15 Therapeutisch angewandte Calciumkanalblocker.
Es sind über 15 spezifische Calciumkanalblocker auf dem deutschen Markt zugelassen. Die hier aufgelistete Auswahl ist nicht wertend.

akkumuliert, aus denen es dann über die Zeit in den Calciumkanal diffundiert (Depoteffekt).

- **Phenylalkylamin:** Prototyp ist **Verapamil** (z. B. Isoptin®).
- **Benzothiazepine:** Prototyp ist **Diltiazem** (Dilzem®).

ZUR VERTIEFUNG

Daneben sind **ältere, wenig spezifische Calciumantagonisten** wie Cinnarizin (Arlevert®) und Flunarizin (Natil®-N) auf dem Markt. Diese Substanzen sind den oben genannten selektiven Calciumkanalblockern in ihren therapeutischen Wirkungen bei koronarer Herzkrankheit deutlich unterlegen. Cinnarizin und Flunarizin werden zur Therapie peripherer und cerebraler Mangeldurchblutung angeboten, wobei auch hier der therapeutische Erfolg fraglich ist. Flunarizin findet mit Erfolg Anwendung in der Prophylaxe der Migräne (➤ Kap. 5).

Dihydropyridine

Dihydropyridine haben eine **glattmuskulär erschlaffende Wirkung** v. a. an den **Arterien und Arteriolen** einschließlich der Koronararterien. Das schnell anflutende und kurz wirksame Nifedipin, der Prototyp der 1. Generation der Dihydropyridine, führt zu einer raschen Blutdrucksenkung (und Lösung von Koronarspasmen), aber auch zu einer reflektorischen Aktivierung des sympathischen Nervensystems (Reflextachykardie) und des Renin-Angiotensin-Aldosteron-Systems.

Die Dihydropyridin-Calciumkanalblocker der 2. und 3. Generation zeichnen sich v. a. durch ein langsameres Anfluten, eine längere Halbwertszeit und damit eine langsamer einsetzende und über den Tagesverlauf konstantere Blutdrucksenkung aus (➤ Tab. 18.6). Die sympathische Gegenregulation ist hier deutlich geringer ausgeprägt als bei Nifedipin.

Tab. 18.6 Eigenschaften einiger Calciumkanalblocker

Klasse	Calciumkanalblocker	Orale Bioverfügbarkeit (%)	Spitzenspiegel (nach h)	Effektive Eliminationshalbwertszeit (h)	Blutdruck	Herzfrequenz	AV-Überleitungsgeschwindigkeit	kardiale Inotropie (dp/dt_{max})
Dihydropyridine	Nifedipin (Adalat®, über 20 weitere Handelsnamen)	≈ 50	≈ 0,5 (schnell freisetzende Formulierung) ≈ 3 (Retardformulierung)	≈ 2 (apparent höher bei (Retardformulierung)	↓	↑ Sympathikus ↑	↑ Sympathikus ↑	(↑) Sympathikus ↑
	Nimodopin[1] (Nimotop®)	≈ 13 (deutlicher „First-Pass"-Metabolismus)	≈ 1	1–2	(↓)	↑ Sympathikus ↑	↑ Sympathikus ↑	(↑) Sympathikus ↑
	Nitrendipin (Bayotensin®)	≈ 20 (deutlicher „First-Pass"-Metabolismus)	1,5–2	8–12	↓	↔ – ↑ Sympathikus (↑)	↔ – ↑ Sympathikus (↑)	↔ – ↑ Sympathikus (↑)
	Felodipin (Munobal®, Modip®)	≈ 15 (deutlicher „First-Pass"-Metabolismus)	≈ 2 (schnell freisetzende Formulierung) ≈ 6 (Retardformulierung)		↓	↔ – ↑ Sympathikus (↑)	↔ – ↑ Sympathikus (↑)	↔ – ↑ Sympathikus (↑)
	Amlodipin[2] (Norvasc®)	≈ 75	6–12	35–50	↓	↔	↔	↔
	Lercanidipin[2] (Carmen®, Corifeo®)	≈ 10 (deutlicher „First-Pass"-Metabolismus)	1–3	8–10 (Wirkdauer ≈ 24)[3]	↓	↔	↔	↔
Phenylalkylamin	Verapamil (Isoptin®)	≈ 25	≈ 1	3–7	↓	↔ (neg. Dromotropie) aber Sympathikus ↑	↓ (neg. Dromotropie)	(↓) (neg. Inotropie)
Benzothiazepin	Diltiazem (Dilzem®)	≈ 40[4]	≈ 4	≈ 5	↓	↔ (neg. Chronotropie, aber Sympathikus ↑)	(↓) (neg. Dromotropie)	(↓) (neg. Inotropie)

↓ Abnahme, ↑ Anstieg, ↔ keine wesentliche Veränderung

1 Nimodipin ist ein Dihydropyridin mit besonders kurzer Halbwertszeit (ca. 1 h). Es wird zur Verhinderung cerebraler Vasospasmen nach Subarachnoidalblutung eingesetzt.

2 Zur Dauerbehandlung der Hypertonie besonders geeignet.

3 Wegen der hohen Lipophilie der Substanzen (Anreicherung in der Plasmamembran und verzögerte Diffusion in den Ca^{2+}-Kanal) ist die Wirkdauer länger als aufgrund der Halbwertszeit zu erwarten.

4 Die orale Bioverfügbarkeit kann bei Mehrfachanwendung deutlich ansteigen (sättigbarer hepatischer Metabolismus?).

In therapeutischer Dosierung haben Dihydropyridine beim Menschen **wenig direkte Wirkungen auf das Myokard:** Kontraktionskraft und elektrische Eigenschaften des Herzens bleiben weitgehend unbeeinträchtigt. Dies gilt besonders für die neueren Dihydropyridine der 2. und 3. Generation. Diese **Gefäßselektivität** unterscheidet Dihydropyridine einerseits von Phenylalkylaminen und Benzothiazepinen andererseits, bei denen vaskuläre und kardiale Wirkungen kaum zu trennen sind. Pharmakokinetische und pharmakodynamische Daten einiger Calciumkanalblocker sind in ➤ Tab. 18.6 zusammengefasst.

Anwendung

Lang wirksame Dihydropyridine gehören zu den Medikamenten der ersten Wahl in der Basistherapie der **arteriellen Hypertonie.** In verschiedenen Studien wurde belegt, dass sie bei Patienten aller Altersstufen zu einer effektiven Blutdrucksenkung führen. Der Nachweis einer Reduktion kardiovaskulärer Morbidität und Mortalität steht für einige neuere Calciumantagonisten aus. Auf der Basis der aktuellen Studienlage hat die Arzneimittelkommission der deutschen Ärzteschaft die Indikation für Dihydropyridin-Calciumantagonisten auf die essentielle Hypertonie, die vasospastische Angina (Prinzmetal-Angina), die chronisch stabile Angina (Belastungsangina), den hypertensiven Notfall und das Raynaud-Syndrom beschränkt.

18

Kontraindikationen

Als Kontraindikationen werden die instabile Angina und die ersten 4 Wochen nach Herzinfarkt angegeben. Verschiedene in den letzten Jahren durchgeführte klinische Langzeitstudien haben bei Patienten mit **koronarer Herzkrankheit** eine **erhöhte Mortalität** nach **Nifedipinbehandlung** im Vergleich zu Kontrollen gezeigt. Die Risikozunahme war dosisabhängig, bei ≥ 80 mg/Tag Nifedipin zeigte sich eine Steigerung auf das 2,8-Fache des Kontrollkollektivs. Die Ursachen dieses erhöhten Risikos sind vermutlich auf den Einsatz nichtretardierter Formen, das rasche Anfluten der Substanz und die resultierende Reflextachykardie zurückzuführen. Weitere plausible Erklärungen sind die ischämieverstärkenden und proarrhythmischen Wirkungen am Herzen (durch gesteigerte Sympathikusaktivität) sowie die kürzlich beschriebene prohämorrhagische Wirkung. Dihydropyridine in **schnell freisetzender** und/oder **kurz wirkender** Darreichungsform sind **für die Dauertherapie der Hypertonie obsolet** und finden ihren Einsatz nur in der Therapie des hypertensiven Notfalls. Aufgrund der unklaren Studienlage sollte auch der Einsatz lang wirksamer Dihydropyridine bei koronarer Herzkrankheit zurückhaltend gehandhabt werden.

Nach Gabe hoher Dosen Nifedipin an trächtige Ratten und Mäuse traten bei den Feten Fehlbildungen auf. Dihydropyridine sind daher **in der Schwangerschaft kontraindiziert.**

Unerwünschte Arzneimittelwirkungen

Eine häufige unerwünschte Arzneimittelwirkung bei der Therapie mit Dihydropyridin-Derivaten sind **Knöchelödeme**. Weiter kann es zu **Schwindel, Kopfschmerzen, Flush,** Wärmegefühl, **orthostatischer Hypotonie,** Müdigkeit, Hautreaktionen und Übelkeit kommen. Die vasodilatationsinduzierten unerwünschten Arzneimittelwirkungen scheinen bei den neuen, langsam anflutenden und lang wirksamen Dihydropyridinen (➤ Tab. 18.6) geringer ausgeprägt zu sein. Bei überschießender sympathischer Gegenregulation können Herzklopfen, Arrhythmien und Angina-pectoris-Symptome ausgelöst werden (diese Wirkungen sind mit β-Adrenozeptor-Antagonisten antagonisierbar). Nach **Nimodipin** wurde eine **vermehrte Blutungsneigung** beobachtet.

Phenylalkylamine und Benzothiazepine

Das Phenylalkylamin **Verapamil*** sowie das Benzothiazepin **Diltiazem** sind ebenfalls potente Dilatatoren arterieller Gefäßmuskulatur. Sie haben darüber hinaus aber therapeutisch nutzbare **Hemmwirkungen am Herzen.** Sie wirken **negativ chronotrop** (durch Angriff am Sinusknoten), **negativ dromotrop** (v. a. durch Angriff am AV-Knoten) und **negativ inotrop** (durch Angriff am Arbeitsmyokard) (➤ Tab. 18.6). Diltiazem zeigt noch eine mäßige Gefäßselektivität (Vasodilatation bei geringeren Dosen als für kardiale Wirkungen), während bei Verapamil kardiale und vaskuläre Wirkungen parallel einsetzen.

Anwendung

Verapamil und Diltiazem können ebenfalls als **Antihypertensiva** eingesetzt werden. Sie dienen auch zur Senkung der Anfallshäufigkeit bei koronarsklerotisch bedingter Angina pectoris. Hierzu tragen die Koronardilatation, Nachlastsenkung und (anders als bei Dihydropyridinen) auch die negative Chronotropie und Inotropie bei. Darüber hinaus werden ihre kardialen Wirkungen zur **Behandlung supraventrikulärer Tachyarrhythmien** ausgenutzt (➤ Kap. 17).

Unerwünschte Arzneimittelwirkungen

Als unerwünschte vaskuläre Wirkungen finden sich **Schwindel, Kopfschmerzen, Flush,** Wärmegefühl und **orthostatische Hypotonie.** Besonders nach Verapamil kommt es zu **Obstipation.** Darüber hinaus können sich die kardialen Wirkungen mit **Bradykardie, AV-Block** und Verstärkung einer latenten Herzinsuffizienz manifestieren (➤ Kap. 17).

18.2.2 Kaliumkanalöffner (Kaliumkanalaktivatoren)

Allgemeines Wirkprinzip

Die Offenwahrscheinlichkeit von Kaliumkanälen in der Zellmembran (z. B. der glatten Muskelzellen) bestimmt die Höhe des Ruhemembranpotentials. Mit steigender Offenwahrscheinlichkeit wird das Ruhemembranpotential in Richtung des

Kalium-Gleichgewichtspotentials verschoben, die Membran hyperpolarisiert. Als Folge sinkt der Calciumeinstrom durch spannungsabhängige Calciumkanäle. Es gibt viele verschiedene Typen von Kaliumkanälen. Der Begriff **Kaliumkanalöffner** (Kaliumkanalaktivatoren) beschreibt eine chemisch heterogene Gruppe von Stoffen, denen die Fähigkeit gemeinsam ist, die **Öffnungswahrscheinlichkeit der ATP-empfindlichen Kaliumkanäle (K_{ATP}) zu erhöhen.** Diese Wirkung ist besonders ausgeprägt in der glatten Muskulatur arterieller Blutgefäße, wo die Hyperpolarisation und Verringerung des intrazellulären Calciums zur **Vasodilatation** führt. ATP-empfindliche Kaliumkanäle finden sich aber auch in anderen Zelltypen, so in den Bronchien, im Herzen und in den β-Zellen des Pankreas. Hieraus ergeben sich weitere potentielle Wirkungen der Kaliumkanalöffner wie Bronchodilatation, Verkürzung des Aktionspotentials des Myokards (mit pro- oder antiarrhythmischen Wirkungen) und Hemmung der Insulinfreisetzung.

Substanzen

Kaliumkanalöffner wie das Thiazidderivat **Diazoxid,** das Pyrimidinderivat **Minoxidil** und das Cyanoguanidinderivat **Pinacidil** (➤ Abb. 18.16) haben alle eine **stark blutdrucksenkende Wirkung,** die fast ausschließlich auf einer dosisabhängigen Verminderung des peripheren Gefäßwiderstandes beruht. Kaliumkanalöffner sind auch potente Koronardilatatoren.

Diazoxid ist strukturell den Thiaziddiuretika ähnlich (➤ Kap. 20.3.2), wirkt aber nicht diuretisch, vielmehr aufgrund einer ausgeprägten reflektorischen und direkt ausgelösten Stimulation des Renin-Angiotensin-Aldosteron-Systems eher antidiuretisch. Außerdem führt es, umgekehrt wie Sulfonylharnstoffe (➤ Kap. 25.4.1), durch Hyperpolarisation der β-Zellen des Pankreas zur Hyperglykämie und kann daher zur symptomatischen **Behandlung von Hypoglykämien** der verschiedensten Ursachen verwendet werden (z. B. bei Inselzelltumoren). Hierbei wird Diazoxid (Proglicem®) oral verabreicht (5 mg/kg Körpergewicht mit Steigerung auf bis zu 20 mg/kg tgl.). Als **Blutdrucksenker** wird Diazoxid heute therapeutisch **nicht mehr angewandt.**

Minoxidil (Lonolox®) ist selbst inaktiv und wird in der Leber durch Sulfatierung in den wirksamen Kaliumkanalöffner **Minoxidilsulfat** umgewandelt (➤ Abb. 18.16). Minoxidilsulfat dilatiert Arteriolen, ohne die Kapazitätsgefäße wesentlich zu beeinflussen.

Nicorandil (Dancor®, in Österreich und der Schweiz) ist ein Nitratester und als solcher ein **kombinierter Kaliumkanalöffner und Aktivator der löslichen Guanylylcyclase** (➤ Abb. 18.16).

Die Benzopyrane-Gruppe von Kaliumkanalöffnern wie Cromakalim (bzw. sein aktiveres Enantiomer Levcromakalim = Lemakalim) und die Nachfolgesubstanzen Aprikalim, Bimakalim und Celikalim haben (trotz ihrer Selektivität für glattmuskuläre K_{ATP}-Kanäle) bisher keine klinische Bedeutung erlangt.

Anwendung

Minoxidil (Lonolox®) ist ein stark wirksames **Reserve-Antihypertensivum,** das eingesetzt werden kann, wenn Dreifachkombinationen anderer Antihypertensiva keine ausreichende Blutdrucksenkung

18

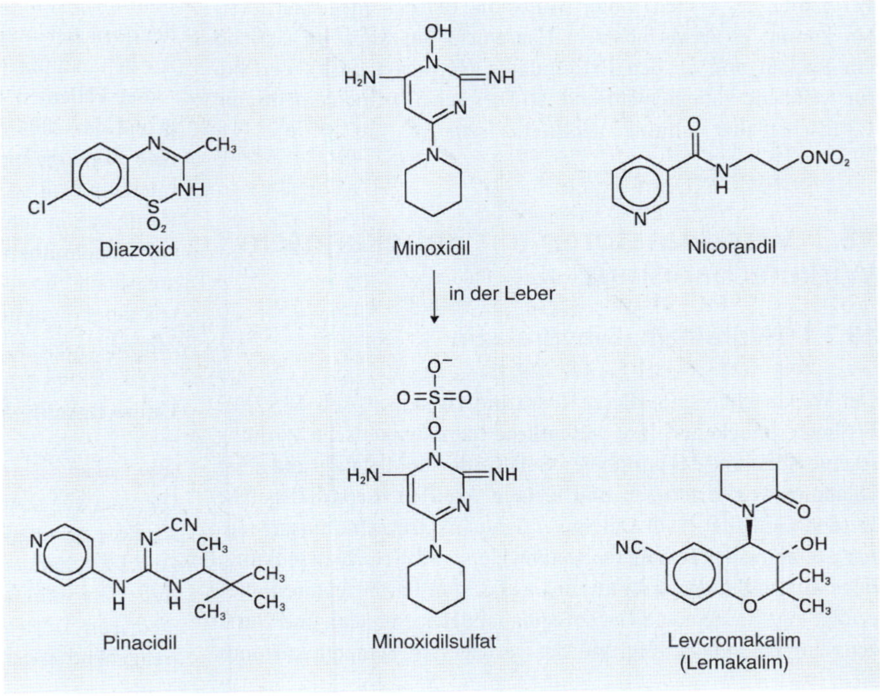

Abb. 18.16 Kaliumkanalöffner.
Minoxidil ist ein inaktives Pro-Drug; es wird in der Leber zum aktiven Minoxidilsulfat metabolisiert.

ergeben. Die Natrium- und Wasserretention ist nach Minoxidil besonders hochgradig, die Kombination mit einem Diuretikum daher unerlässlich. Trotz einer Halbwertszeit im Plasma von nur 3–4 Stunden hat Minoxidil mit ca. 24 Stunden eine lang anhaltende blutdrucksenkende Wirkung. Verantwortlich ist der aktive Metabolit Minoxidilsulfat. Die Anfangsdosis von Minoxidil ist 5 mg/Tag oral; die Dosis kann erforderlichenfalls bis auf 40 mg/Tag gesteigert werden. In einigen EU-Ländern findet der verwandte Kaliumkanalöffner **Pinacidil** therapeutische Anwendung beim Bluthochdruck.

Die bei weiblichen Patienten typischerweise unerwünschte haarwuchssteigernde Wirkung der Kaliumkanalöffner wurde zu einer kosmetischen Indikation gemacht; Minoxidil ist zur **topischen Anwendung** als **Haarwuchsmittel** (z. B. bei Alopecia androgenetica) zugelassen (Regaine®).

Nicorandil (Dancor® in Österreich und der Schweiz) vermindert die kardiale Vorlast (preload, Kaliumkanalöffner-Wirkung) und Nachlast (afterload, Nitratwirkung). Es hat damit ein günstiges Wirkprofil als **antianginöse Substanz.** Darüber hinaus ist es – wie andere Kaliumkanalöffner – ein potenter Koronardilatator.

Unerwünschte Arzneimittelwirkungen

Bei der Gabe von Kaliumkanalöffnern kommt es zu einem reflektorischen **Anstieg des Sympathikotonus** mit **Tachykardie;** diese kann mit β-Adrenozeptor-Antagonisten vermindert werden. Auch das RAAS wird aktiviert mit nachfolgender **Natrium- und Wasserretention;** dies erfordert die zusätzliche Gabe eines Diuretikums. Wegen der starken meningealen und cerebralen Gefäßerweiterung stellen **Kopfschmerzen** eine häufige unerwünschte Arzneimittelwirkungen dar. Weitere unangenehme unerwünschte Arzneimittelwirkungen sind die Neigung zu **Perikarditis** (ca. 4 %) und Perikarderguss (selten) unter Minoxidil. Bei den meisten Patienten kommt es zu vermehrtem Haarwuchs am Kopf, im Gesicht, am Rücken und an den Extremitäten **(Hypertrichose)**, der v. a. für weibliche Patienten störend ist. Dies scheint eine gemeinsame Eigenschaft aller Kaliumkanalöffner zu sein.

18

18.3 Vasodilatatoren mit unbekanntem Wirkmechanismus

18.3.1 Hydralazin, Dihydralazin

Der Wirkmechanismus dieser Hydrazinderivate (➤ Abb. 18.17) ist bis heute unbekannt. Ihre wesentliche hämodynamische Wirkung ist eine Abnahme des peripheren Gefäßwiderstandes aufgrund einer Dilatation von Arteriolen und kleinen Arterien; Kapazitätsgefäße werden nicht dilatiert. Bei alleiniger Gabe sinkt trotz einer ausgeprägten Abnahme des peripheren Gefäßwiderstands (Nachlastsenkung) der mittlere Blutdruck kaum, denn über den Barorezeptorenreflex erfolgt eine ausgeprägte Gegenregulation: Herzfrequenz und Herzzeitvolumen steigen aufgrund des gesteigerten Sympathikustonus

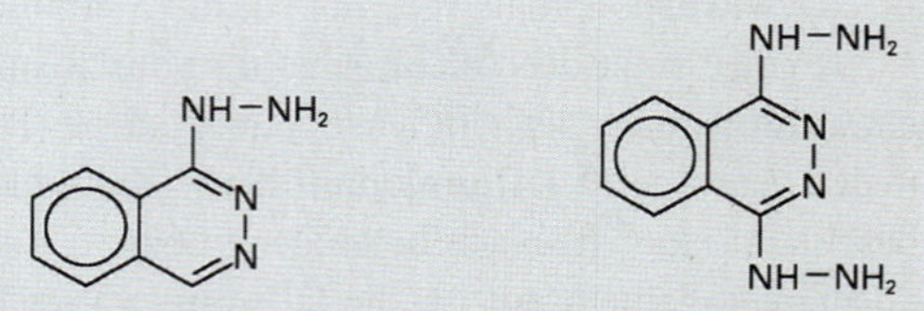

Abb. 18.17 Vasodilatatorische Pharmaka mit unbekanntem Wirkmechanismus.

an. Auch das RAAS wird stimuliert, Angiotensin II vermindert die blutdrucksenkende Wirkung, Aldosteron führt zu Natrium- und Wasserretention. Dementsprechend verbietet sich eine Monotherapie mit (Di-)Hydralazin.

Pharmakokinetik

Dihydralazin unterliegt nach oraler Gabe einem hohen First-Pass-Effekt. Bei Schnell-Acetylierern erreichen nur 17 %, bei Langsam-Acetylierern 35 % der oral verabfolgten Dosis die systemische Zirkulation. Bei Langsam-Acetylierern kann daher die Inzidenz unerwünschter Wirkungen erhöht sein. Bei einer Eliminationshalbwertszeit von etwa 4 Stunden beträgt die Dauer der antihypertensiven Wirkung von Dihydralazin etwa 6–8 Stunden.

Anwendung

Hydralazin ist in Deutschland als Monosubstanz nicht im Handel. Hydralazin und Dihydralazin (Nepresol®) sind **Kombinationspartner von antihypertensiven Dreierkombinationen.** Eine Kombination mit β-Adrenozeptor-Antagonist und Diuretikum ist aufgrund der oben genannten Gegenregulationen eine sinnvolle Kombination zur Behandlung der Hypertonie.

Bei Patienten mit fortgeschrittener Herzinsuffizienz wird aufgrund der 2004 publizierten A-HeFT-Studie diskutiert, inwieweit eine Kombinationstherapie von Hydralazin mit organischen Nitraten sinnvoll ist. Die A-HeFT-Studie hatte gezeigt, dass eine fixe Kombination von Isosorbid-2,5-dinitrat und Hydralazin (zusätzlich zur Standardtherapie der Herzinsuffizienz ➤ Kap. 17.2) bei afroamerikanischen Patienten mit deutlich eingeschränkter linksventrikulärer Funktion (NYHA-Klassen III und IV) Morbidität und Mortalität senkte.

Unerwünschte Arzneimittelwirkungen

Die unerwünschten Wirkungen wie Flush, Kopfschmerzen, Tachykardie, pektanginöse Beschwerden, Hautausschläge, Diarrhö, Lupus-erythematodes-artige Krankheitsbilder (verbunden mit dem Auftreten antinukleärer Antikörper) treten bei der heute üblichen niedrigen Dosierung (25–50 mg/Tag) in Dreifachkombinationen weitgehend in den Hintergrund.

18.4 Behandlung der Hypertonie

18.4.1 Definition, Epidemiologie, Pathophysiologie

Das kardiovaskuläre Risiko steigt mit dem systolischen und diastolischen Blutdruck an. Die neuen Leitlinien der European Society of Cardiology (ESC) 2018 definieren den optimalen Blutdruck als 120/80 mmHg, den hochnormalen Bereich als 130–139/85–89 mmHg. Die **Hypertonie (Grad 1)** beginnt bei Werten ≥ **140/90 mmHg, Grad 2 ist 160–179/100–109 mmHg und Grad 3 ≥ 180/110 mmHg.** Die Hypertonie ist nur einer der Risikofaktoren, die Patienten für die Entwicklung einer arteriosklerotischen koronaren Herzerkrankung und ihrer Komplikationen prädisponieren. Andere etablierte und beeinflussbare kardiovaskuläre Risikofaktoren sind Rauchen, Hypercholesterinämie/Dyslipoproteinämie, Diabetes mellitus, Bauchfettleibigkeit bzw. Body-Mass-Index ≥ 30 und Bewegungsarmut. Zu den nicht beeinflussbaren, etablierten Risikofaktoren gehört eine Familienanamnese früher kardiovaskulärer Erkrankung (Männer < 55 Jahre, Frauen < 65 Jahre) und das Alter (> 55 Jahre für Männer, > 65 Jahre für Frauen). Bei der Mehrzahl der Patienten werden **persistierende systolische Werte von > 140 mmHg und persistierende diastolische Werte von > 90 mmHg als therapiebedürftig** angesehen.

Bei etwa 95 % der Hypertoniepatienten liegt eine primäre oder essentielle Hypertonie vor, d. h., die pathophysiologische Ursache bleibt unklar. Etwa 5 % der Hypertoniepatienten haben eine sekundäre Hypertonie z. B. renaler oder endokriner Genese, bei der die primäre Ursache zu behandeln ist. Vor der Einleitung einer medikamentösen Therapie muss die Diagnose „dauerhaft erhöhter Blutdruck“ durch mindestens drei unabhängige Blutdruckmessungen (möglichst auch außerhalb einer medizinischen Einrichtung) abgesichert werden. Weiterhin sollten zunächst die nachfolgend genannten nichtpharmakologischen Therapieansätze ausgeschöpft sein.

18.4.2 Nichtpharmakologische Maßnahmen

Durch randomisierte, kontrollierte, klinische Studien (oder Metaanalysen mehrerer derartiger Studien) belegt sind die nachfolgend genannten Maßnahmen. Die Angaben betreffen die Blutdrucksenkung; ein günstiger Effekt auf die kardiovaskuläre Morbidität und Mortalität wird angenommen, ist aber meist nicht bewiesen.

Senkung des Blutdrucks

Gewichtsreduktion ist für alle übergewichtigen Hypertoniker vordringlich zu empfehlen; selbst eine moderate Verminderung des Körpergewichts kann den Blutdruck senken (ca. –2,5/1,5 mmHg pro kg Gewichtsabnahme).

Eine regelmäßige **körperliche Aktivität** ist für alle Hochdruckkranke zu empfehlen. Der blutdrucksenkende Effekt körperlichen Trainings ist mehrfach nachgewiesen worden. Dabei beträgt die Responderrate etwa 40–60 %. Als grobe Faustregel ist auch für den Hochdruckkranken eine Trainingsfrequenz von 180 minus Lebensalter anzuraten, wobei die allmähliche Steigerung des Belastungsmaßes empfohlen wird. Der blutdrucksenkende Effekt ist an die regelmäßige Durchführung des Trainings gebunden (mindestens 3-mal pro Woche für mindestens 30 min).

Kochsalzrestriktion auf unter 6 g (bzw. 100 mmol) Kochsalz/Tag. Der Zusammenhang zwischen Kochsalzverbrauch und Blutdruckhöhe kann als gesichert angenommen werden, obwohl die Bedeutung des Kochsalzes für die Hypertonieentstehung noch kontrovers diskutiert wird. Die Kochsalzsensitivität betrifft nur einen Teil der Hypertoniker und ist eine wahrscheinlich genetisch determinierte Eigenschaft. Leider gibt es bis jetzt keinen breit anwendbaren Test, mit dem kochsalzsensitive Personen in der Bevölkerung identifiziert werden könnten.

Senkung eines übermäßigen Alkoholkonsums. Übermäßige Alkoholaufnahme steigert den Blutdruck; Alkoholabusus ist eine der häufigsten Ursachen der reversiblen Hypertonie. Eine moderate Alkoholaufnahme (unter 30 g Ethanol/Tag bei Männern, unter 20 g Ethanol/Tag bei Frauen) erhöht die Prävalenz der Hypertonie hingegen nicht; sie scheint sogar mit einer niedrigeren Rate koronarer Herzerkrankungen einherzugehen.

Prävention von Folgeerkrankungen (ohne wesentlichen Einfluss auf den Blutdruck selbst)

Rauchen erhöht das kardiovaskuläre Risiko bei milden und bei schwereren Hochdruckformen erheblich. Obwohl das Rauchen keinen direkten hypertonieauslösenden Effekt hat, ist aus den o. g. Gründen die **Vermeidung des Zigarettenrauchens** eine besonders wirksame Möglichkeit, die Lebenserwartung des Hypertonikers zu erhöhen.

Es ist weiterhin durch Studien belegt, dass man durch die Umstellung der Ernährung auf eine **obst- und gemüsereiche Kost** und die **Reduktion des Fettanteils** (einschließlich der Erhöhung des Anteils mehrfach ungesättigter Fettsäuren) Folgeerkrankungen des erhöhten Blutdrucks vermindern kann. Eine Blutdrucksenkung durch Veränderung weiterer Ernährungsfaktoren wie die Erhöhung der Kalium-, Magnesium- und Calciumzufuhr ist nicht belegt.

Psychophysiologisch orientierte **Entspannungsverfahren** und **Stressbewältigung** können im Einzelfall den Blutdruck senken. Große vergleichende Studien zur Bewertung des Langzeiteffekts liegen aber nicht vor.

18.4.3 Pharmakotherapie

Antihypertensiva der ersten Wahl: Substanzklassen

Die antihypertensive Therapie verfolgt das Ziel, mit möglichst geringen unerwünschten Arzneimittelwirkungen Hochdruckkomplikationen und Zielorganschäden zu vermeiden. Nach den neuen Leitlinien der European Societylogy (ESC) 2018 ist grundsätzlich eine **Blutdrucknormalisierung** anzustreben, d. h., der Zielwert in Ruhe sollte **systolisch < 130 mmHg** und **diastolisch < 80 mmHg** liegen (bei über 65-Jährigen ist der systolische Zielwert

130–139 mmHg). Neu in diesen ESC-Leitlinien ist eine Blutdruckuntergrenze von systolisch 120 mmHg, die nicht unterschritten werden soll. Verschiedene Klassen wirksamer und langzeiterprobter Antihypertensiva stehen für die Therapie des Bluthochdrucks zur Verfügung (➤ Tab. 18.7):

- **ACE-Inhibitoren**
- **Angiotensin-AT$_1$-Rezeptor-Antagonisten**
- **Calciumkanalblocker**
- **Diuretika**
- **β-Adrenozeptor-Antagonisten** (β-Blocker)

Aufgrund ihrer guten Wirksamkeit und Verträglichkeit kommt **ACE-Inhibitoren** und **Angiotensin-AT$_1$-Rezeptor-Antagonisten** als Antihypertensiva die größte Bedeutung zu. Alle auf dem Markt befindlichen ACE-Inhibitoren sind für die Indikation Hypertonie geeignet und zugelassen. Gleiches gilt für die AT$_1$-Rezeptor-Blocker. Eine Kombination von (niedriger dosierten) ACE-Inhibitoren und Angiotensin-AT$_1$-Rezeptor-Antagonisten kann sinnvoll sein und eine additive blutdrucksenkende Wirkung haben. Eine Kombination der beiden Gruppen wird nicht mehr empfohlen, da sie keine zusätzliche Reduktion kardiovaskulärer Ereignisse erzielte, die Rate unerwünschter Wirkungen (Hyperkaliämie, Hypotonie, Nierenversagen) erhöhte und die Mortalität bei Patienten ohne Herzinsuffizienz sogar steigerte.

Prinzipiell sind alle drei Klassen von **Calciumkanalblockern** (Dihydropyridine, Phenylalkylamine und Benzothiazepine) als Antihypertensiva einsetzbar, wobei langsam anflutende und lang wirksame Dihydropyridine der 2. Generation (Amlodipin, Norvasc®) und 3. Generation (Lercanidipin, Carmen®, Corifeo®) am häufigsten verwendet werden. Klinisch relevante Unterschiede ergeben sich durch die kardialen Wirkungen der Phenylalkylamine und Benzothiazepine und durch das UAW-Profil (z. B. Obstipation bei Verapamil, Knöchelödeme und Flush bei Dihydropyridinen). Für kurz wirksame Dihydropyridine vom Nifedipintyp ergaben verschiedene Studien eine erhöhte Sterblichkeit; sie sind daher für die Hypertonietherapie obsolet (mit Ausnahme der Therapie des hypertensiven Notfalls).

Aus der Gruppe der **Diuretika** eignen sich primär die Thiazide (und Analoga) aufgrund ihrer längeren Wirkdauer als Antihypertensiva (➤ Kap. 20.3.2). Bei Prädiabetikern und Diabetikern ist die Verminderung der Glucosetoleranz zu beachten. Wenn Thiazide keine ausreichende Wirkung mehr haben (etwa bei Niereninsuffizi-

Tab. 18.7 Therapie der Hypertonie (basierend auf den Leitlinien der European Society of Cardiology, 2018)

Kombinationsempfehlungen der fünf Substanzklassen zur Therapie der Hypertonie ACE-Hemmer, Angiotensin-AT$_1$-Rezeptor-Antagonisten, Calciumkanalblocker, Diuretika und β-Adrenozeptor-Antagonisten

- Leicht erhöhter Ausgangsblutdruck, geringes kardiovaskuläres Risiko: Zweierkombination, niedrige Dosierung
- Höherer Ausgangsblutdruck, deutliches kardiovaskuläres Risiko: Zweierkombination, höhere Dosierung
- Bei nicht ausreichender Wirksamkeit: Dreierkombination
- Bei nicht ausreichender Wirkung der Dreierkombination Hinzunahme „sonstiger" Antihypertensiva (Aldosteronantagonist Spironolacton [ggf. in Kombination mit anderen Diuretika], Vasodilatoren, α$_1$-, β-Adrenozeptor-Antagonisten)

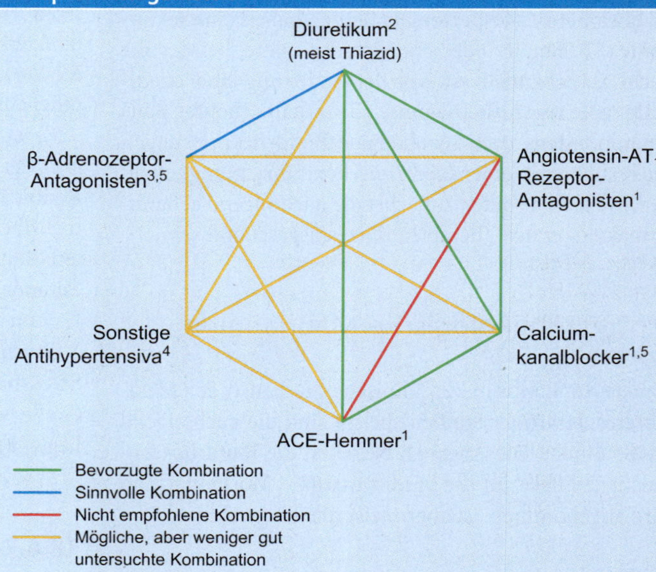

[1] Uneingeschränkt gute Studienlage für ACE-Inhibitoren, Angiotensin-AT$_1$-Rezeptor-Antagonisten und Dihydropyridin-Calciumkanalblocker der 2. und 3. Generation.
[2] Thiazid-diuretika waren die Basis der antihypertensiven Therapie in den meisten klinischen Studien. In fast allen Studien zeigten sie uneingeschränkte Wirksamkeit bei der Prävention kardiovaskulärer Komplikationen der Hypertonie. Ausnahme ist die „Second Australian National Blood Pressure Trial (ANBP2)", in welcher der ACE-Inhibitor Enalapril – bei gleicher antihypertensiver Wirksamkeit – bei Männern einen leicht höheren Schutz vor kardiovaskulären Ereignissen bot als das Diuretikum Hydrochlorothiazid. Diese Studie widerspricht aber der parallel durchgeführten „Meilenstein-Studie ALLHAT", die in der gleichen Indikation ein besseres Ergebnis des thiazidähnlichen Diuretikums Chlortalidon gegenüber ACE-Hemmern, Calciumkanalblockern und α$_1$-Adrenozeptor-Antagonisten zeigte. Diuretika verstärken die Effizienz anderer Antihypertensiva und können weiterhin als Mittel der ersten Wahl, besonders bei älteren Patienten, betrachtet werden.
[3] β-Adrenozeptor-Antagonisten präferentiell bei Patienten mit kardialer Komorbidität (Herzinsuffizienz, Angina pectoris, Myokardinfarkt, Tachykardie, Vorhofflimmern) sowie bei jüngeren Frauen, die schwanger sind oder eine Schwangerschaft planen.
[4] Spironolacton, Vasodilatatoren, Antisympathotonika, α$_1$-Adrenozeptor-Antagonisten.
[5] Obwohl Verapamil oder Diltiazem manchmal mit einem β-Adrenozeptor-Antagonisten kombiniert werden, um die Herzfrequenz bei permanentem Vorhofflimmern zu kontrollieren, sollten normalerweise nur Dihydropyridin-Calciumkanalblocker mit β-Adrenozeptor-Antagonisten kombiniert werden (Gefahr eines AV-Blocks).

enz), können auch Schleifendiuretika zum Einsatz kommen, wobei Verbindungen mit längerer Halbwertszeit (wie z. B. Torasemid, Unat®) der Vorzug zu geben ist.

Alle β-**Adrenozeptor-Antagonisten** (β-Blocker) senken den erhöhten Blutdruck. Die wahrscheinlich wichtigste Komponente ihrer Wirkung ist hierbei die Hemmung der Reninfreisetzung. β-Adrenozeptor-Antagonisten beeinträchtigen (mechanismusbedingt) den Patienten aber mehr als die anderen o. g. Antihypertensiva.

β_1-selektiven β-Adrenozeptor-Antagonisten der 2. Generation wie Metoprolol (Beloc-Zok®) oder Bisoprolol (Concor®) ist der Vorzug zu geben. β-Adrenozeptor-Antagonisten der 3. Generation wie das hoch β_1-selektive, NO-freisetzende Nebivolol (Nebilet®) oder der α- und β-Adrenozeptor-Antagonist Carvedilol (Dilatrend®, Querto®) weisen zusätzliche vasodilatatorische Wirkungen auf. Dies dürfte für die hämodynamische Situation bei Hochdruck (und wahrscheinlich auch für das UAW-Profil) von Vorteil sein.

Diese fünf genannten Substanzklassen zeichnen sich durch eine gute therapeutische Breite aus und führen zu keiner oder nur einer geringen Einschränkung der Lebensqualität des Patienten. Für Vertreter aller fünf Substanzgruppen gibt es mittlerweile auch Studien, die eine Verminderung von Morbidität und Mortalität der behandelten Patienten zeigen. Bei vielen Hochdruckpatienten liegen Begleiterkrankungen und Zusatzkriterien vor, die zum bevorzugten Einsatz bestimmter Substanzgruppen Anlass geben. Einige Kriterien für die Auswahl des geeigneten Antihypertensivums für den jeweiligen Patienten sind in ➤ Tab. 18.8 dargestellt.

Auf Basis der ESC-Leitlinien 2018 soll die Hypertoniebehandlung mit einer **niedrig dosierten Zweifach-Kombinationstherapie** begonnen werden, möglichst als Fixkombination, um die Compliance zu erhöhen. Möglich ist etwa eine Fixkombination aus ACE-Hemmer oder Angiotensin-AT_1-Rezeptor-Antagonist plus Calciumantagonist oder plus Diuretikum. Eine initiale Monotherapie sollte nur noch bei Hypertonikern Grad 1 und älteren Patienten in Betracht gezogen werden, sie stellt also die Ausnahme dar.

Bei **unzureichender Blutdruckeinstellung** unter dualer Therapie sollte im nächsten Schritt eine **Dreifach-Kombination** aus ACE-Hemmer oder Angiotensin-AT_1-Rezeptor-Antagonist plus Calciumantagonist plus Diuretikum zum Einsatz kommen.

Generell können die fünf Substanzklassen in jeglichen Kombination zum Einsatz kommen (mit Ausnahme von ACE-Hemmern und Angiotensin-AT_1-Rezeptor-Antagonisten, die nicht zusammen gegeben werden sollten). Bevorzugt eingesetzt werden sollte eine Kombination aus einem Hemmstoff des Renin-Angiotensin-Systems (RAS), also ACE-Hemmer oder Angiotensin-AT_1-Rezeptor-Antagonist, mit einem Calciumkanalblocker oder Diuretikum.

β-Adrenozeptor-Antagonisten sind nach den neuen ESC-Leitlinien 2018 Mittel präferentiell bei Patienten mit kardialer Komorbidität (Herzinsuffizienz, Angina pectoris, Myokardinfarkt, Tachykardie, Vorhofflimmern) einzusetzen, sowie bei jüngeren Frauen, die schwanger sind oder eine Schwangerschaft planen.

Führt auch die Dreifach-Kombination zu keiner zufriedenstellenden Blutdruckkontrolle, kommen für die Therapieeskalation dann der Aldosteronantagonist Spironolacton (ggf. in Kombination mit anderen Diuretika, einem Vasodilatator, einem α_1- oder β-Adrenozeptor-Antagonisten) infrage.

18

Weitere (z. T. ältere) Antihypertensiva

Reichen die Mittel der ersten Wahl in ihrer Wirkung (Dreierkombination) nicht aus oder können sie aufgrund von Unverträglichkeiten nicht eingesetzt werden, gibt es weitere (z. T. älterer) Antihypertensiva:

Tab. 18.8 Welches Medikament für welchen Patienten (nach ESC-Leitlinien 2018)? Die individuell unterschiedlichen Begleiterkrankungen, Endorganschäden und UAW-Profile lassen eine **optimale Differentialtherapie** mit den zur Verfügung stehenden Antihypertensiva als strategisches Ziel der medikamentösen Behandlung erscheinen.

	Geeignete Antihypertensiva	Eher ungeeignete Antihypertensiva	Bemerkungen
Hypertonie und sportliche Aktivität			
Sportlich aktiver Patient	ACE-Inhibitoren, Angiotensin-AT_1-Rezeptor-Antagonisten, Diuretika, Dihydropyridin-Calciumkanalblocker	β-Adrenozeptor-Antagonisten, Verapamil, Diltiazem, α_2-Adrenozeptor-Agonisten	Die Begrenzung von Herzfrequenz und Herzzeitvolumen durch β-Adrenozeptor-Antagonisten, Verapamil und Diltiazem wird von sportlichen Patienten zum Teil als behindernd empfunden. Ähnliches gilt für die Sedation durch zentral wirksame α_2-Adrenozeptor-Agonisten.
Hypertonie und Herzerkrankungen			
Koronare Herzkrankheit	β-Adrenozeptor-Antagonisten, ACE-Inhibitoren, AT_1-Rezeptor-Blocker	Vorsicht mit Dihydropyridin-Calciumkanalblockern	β-Adrenozeptor-Antagonisten nicht bei vasospastischer Angina pectoris.
Myokardiale Insuffizienz	Diuretika, β-Adrenozeptor-Antagonisten, ACE-Inhibitoren, AT_1-Rezeptor-Blocker		Vgl. Therapie der Herzinsuffizienz ➤ Kap. 17.2.
Bradykardie, Bradyarrhythmie, kranker Sinusknoten, AV-Block 2. und 3. Grades	ACE-Inhibitoren, Angiotensin-AT_1-Rezeptor-Antagonisten, Dihydropyridin-Calciumkanalblocker, α_1-Adrenozeptor-Antagonisten	β-Adrenozeptor-Antagonisten, Verapamil, Diltiazem, α_2-Adrenozeptor-Agonisten	

Tab. 18.8 Welches Medikament für welchen Patienten (nach ESC-Leitlinien 2018)? Die individuell unterschiedlichen Begleiterkrankungen, Endorganschäden und UAW-Profile lassen eine **optimale Differentialtherapie** mit den zur Verfügung stehenden Antihypertensiva als strategisches Ziel der medikamentösen Behandlung erscheinen. (*Forts.*)

	Geeignete Antihypertensiva	Eher ungeeignete Antihypertensiva	Bemerkungen
Tachykardie, Tachyarrhythmie	β-Adrenozeptor-Antagonisten, Verapamil, Diltiazem, α_2-Adrenozeptor-Agonisten	α_1-Adrenozeptor-Antagonisten, Dihydropyridin-Calciumkanalblocker, (Di-)Hydralazin	
Hypertonie und Nierenerkrankungen			
Niereninsuffizienz	Schleifendiuretika, ACE-Inhibitoren, Angiotensin-AT_1-Rezeptor-Antagonisten	Thiaziddiuretika, kaliumsparende Diuretika	Thiaziddiuretika und kaliumsparende Diuretika sind bei Niereninsuffizienz häufig unwirksam. ACE-Inhibitoren, Angiotensin-AT_1-Rezeptor-Antagonisten und renal eliminierte β-Adrenozeptor-Antagonisten (z. B. Atenolol, Tenormin®) müssen in ihrer Dosis reduziert werden.
Bilaterale Nierenarterienstenose		ACE-Inhibitoren, Angiotensin-AT_1-Rezeptor-Antagonisten	Angiotensin II ist in dieser Situation für die Aufrechterhaltung der Filtration unerlässlich.
Hypertonie und Stoffwechselerkrankungen			
Diabetes mellitus (Typ 1)	ACE-Inhibitoren, Angiotensin-AT_1-Rezeptor-Antagonisten, Calciumkanalblocker		Aufgrund des spezifischen nephroprotektiven Effekts Therapiebeginn mit einem ACE-Inhibitor oder Angiotensin-AT_1-Rezeptor-Antagonisten. Dann kann mit Diuretika in niedriger Dosierung kombiniert werden, da sie die antihypertensive Wirksamkeit des ACE-Hemmers besonders steigern. Als weitere Kombinationspartner bieten sich dann niedrig dosierte Calciumkanalblocker an. Thiazide vermindern die Glucosetoleranz durch verschiedene Mechanismen (➤ Kap. 20).
Diabetes mellitus (Typ 2), metabolisches Syndrom, Glucoseintoleranz		Thiaziddiuretika, β-Adrenozeptor-Antagonisten (relative Kontraindikation für beide Substanzgruppen)	Bei jüngeren (nicht übergewichtigen) Patienten mit Typ-2-Diabetes gelten die gleichen Empfehlungen wie bei Typ-1-Diabetes. In einer vergleichenden Studie konnte durch einen Angiotensin-AT_1-Rezeptor-Antagonisten das Neuauftreten eines Typ-2-Diabetes um 25 % gegenüber dem β-Adrenozeptor-Antagonisten reduziert werden.
Hyperurikämie, Gicht		Thiaziddiuretika, Schleifendiuretika	Sowohl Thiazide als auch Schleifendiuretika vermindern die Harnsäureausscheidung.
Hypokaliämie		Thiaziddiuretika, Schleifendiuretika	
Hypercalciämie		Thiaziddiuretika	
Hypertonie und weitere Begleiterkrankungen			
Periphere Durchblutungsstörung	Calciumkanalblocker, ACE-Inhibitoren, Angiotensin-AT_1-Rezeptor-Antagonisten, α_1-Adrenozeptor-Antagonisten	β-Adrenozeptor-Antagonisten (außer Carvedilol und Nebivolol), α_2-Adrenozeptor-Agonisten	Periphere Durchblutungsstörungen sind eine relative Kontraindikation für β-Adrenozeptor-Antagonisten. Carvedilol (Dilatrend®, Querto®) ist ein kombinierter α_1- und β-Adrenozeptor-Antagonist. Er führt nicht zu peripherer Vasokonstriktion. Auch Nebivolol (Nebilet®) bewirkt (möglicherweise durch NO-Freisetzung) keine nennenswerte periphere Vasokonstriktion.
Obstruktive Ventilationsstörung, Asthma	Calciumkanalblocker, ACE-Inhibitoren, Angiotensin-AT_1-Rezeptor-Antagonisten, α_1-Adrenozeptor-Antagonisten	β-Adrenozeptor-Antagonisten	Auch bei β_1-selektiven β-Adrenozeptor-Antagonisten ist Vorsicht geboten.
Erektile Impotenz	ACE-Inhibitoren, Angiotensin-AT_1-Rezeptor-Antagonisten	Unselektive β-Adrenozeptor-Antagonisten, α_2-Adrenozeptor-Agonisten	
Hypertonie in der Schwangerschaft			
Schwangerschaft	β_1-selektive β-Adrenozeptor-Antagonisten, α-Methyldopa	Diuretika, ACE-Inhibitoren, Angiotensin-AT_1-Rezeptor-Antagonisten, Dihydropyridin-Calciumkanalblocker	Diuretika können das Plasmavolumen erniedrigen und die Durchblutung der uteroplazentaren Einheit vermindern. Auch ACE-Inhibitoren und Angiotensin-AT_1-Rezeptor-Antagonisten vermindern die Durchblutung der uteroplazentaren Einheit und können beim Neugeborenen zu Anurie führen. Dihydropyridin-Calciumkanalblocker haben im Tierversuch teratogene Eigenschaften gezeigt.

18

- Postsynaptische α_1-**Adrenozeptor-Antagonisten** wie Doxazosin (Diblocin®), Terazosin (Heitrin®) oder Urapidil (Ebrantil®) werden aufgrund der Veröffentlichungen zur ALLHAT-Studie wegen der signifikant häufigeren Entwicklung einer Herzinsuffizienz unter Doxazosin im Vergleich zu Chlortalidon nicht mehr als Mittel der ersten Wahl für die Monotherapie der Hypertonie empfohlen.
- α_2-**Adrenozeptor-Agonisten** mit vorwiegend zentralem Angriffspunkt (Clonidin, Catapresan® und α-Methyldopa, Presinol®; ➤ Kap. 4.9) beeinträchtigen aufgrund ihrer zentralnervösen unerwünschten Arzneimittelwirkung (Sedation) die Lebensqualität des Patienten mehr als die neueren Antihypertensiva. Sie haben noch eine gewisse Bedeutung als Kombinationspartner in Dreierkombinationen (➤ Tab. 18.7). α-Methyldopa ist außerdem als Reserveantihypertensivum in der Schwangerschaft indiziert (➤ Tab. 18.8).
- Weitere Reserveantihypertensiva sind **Hydralazin** und **Dihydralazin** (Nepresol®), die aufgrund erheblicher Gegenregulationsphänomene nicht allein gegeben werden können. Sie sind Kombinationspartner in Dreierkombinationen von Antihypertensiva (➤ Tab. 18.7). Hydralazin ist in Deutschland nur in Kombinationspräparaten im Handel (z. B. in sinnvoller Kombination mit Atenolol und Chlortalidon, TRI-Normin®).

Rebound- oder Entzugssyndrome

Nach dem **plötzlichen Absetzen** einer länger dauernden Therapie mit Antihypertensiva können Rebound- oder Entzugssyndrome auftreten, die sich entweder nur in uncharakteristischen Symptomen (Unruhe, Schlaflosigkeit, Angstgefühl, Schweißausbruch) oder in gefährlichen Blutdruckerhöhungen äußern können. Die Gefahr von Rebound-Effekten scheint desto größer, je höher die Dosis war und je länger das Antihypertensivum angewendet wurde.

Zur Vermeidung von Entzugsphänomenen sollte ein Antihypertensivum prinzipiell ausschleichend abgesetzt werden. Bei gravierendem Rebound muss das entsprechende Antihypertensivum (oder die Antihypertensivakombination) erneut verabfolgt werden. Blutdruckkrisen nach Absetzen von Antihypertensiva sollten behandelt werden wie unten beschrieben.

18.4.4 Therapie des hypertensiven Notfalls und der hypertensiven Krise

Sehr stark erhöhte Blutdruckwerte stellen in jedem Fall ein erhebliches Risiko dar und müssen sofort und konsequent behandelt werden. Die Art der Anfangsbehandlung und die sich unmittelbar anschließende Betreuung hängen davon ab, ob es sich um einen eher seltenen hypertensiven Notfall (hypertensive emergency) oder um eine hypertensive Krise (hypertensive urgency) handelt. Ein **hypertensiver Notfall** liegt nur dann vor, wenn Hinweise auf Folgeerscheinungen wie **Hochdruckencephalopathie** (mit Sehstörungen, Schwindel, Bewusstseinsstörungen, neurologischen Ausfallserscheinungen, differentialdiagnostisch schwer abgrenzbar von einem Schlaganfall), **intrakraniale Blutungen, frische Blutungen und Papillenödem am Augenhintergrund, Lungenödem, instabile Angina pectoris, Myokardinfarkt oder dissezierendes Aortenaneurysma** vorliegen.

Behandlung außerhalb der Klinik (Haus-, Notarzt)

Bei einem hypertensiven Notfall muss die Behandlung außerhalb der Klinik sofort begonnen werden. Therapieoptionen sind:

- Oral verabreichbare Medikamente:
  - 1,2 mg **Glyceroltrinitrat** (Nitroglycerin; Nitrolingual®) als Spray oder Kapsel, Wirkungseintritt innerhalb weniger Minuten. Mittel der Wahl bei Lungenödem, instabiler Angina pectoris und Myokardinfarkt.
  - 10 mg **Nifedipin** (Adalat® Weichkapsel) oder 5 mg **Nitrendipin** (Bayotensin® akut Phiole). Wirkungseintritt bei diesen schnell resorbierbaren Formen innerhalb weniger Minuten. Diese Calciumkanalblocker sind aber bei instabiler Angina pectoris und Myokardinfarkt kontraindiziert.
- Intravenös zu verabreichende Medikamente:
  - 25 mg **Urapidil** (Ebrantil®) i. v., Wirkungseintritt nach etwa 10 Minuten. UAW: Kopfschmerzen, Palpitationen
  - 0,075 mg **Clonidin** (Catapresan®) **langsam** i. v., Wirkungseintritt nach etwa 10 Minuten. UAW: Sedation.

Eine Wiederholung der Medikation ist bei allen genannten Substanzen möglich.

Behandlung in der Klinik

Die oben aufgeführten Maßnahmen werden in gleicher Weise auch als Erstmaßnahmen in der Klinik angewandt. Bei Vigilanzstörungen, unzureichender Wirkung oder schnellem Wiederanstieg des Blutdrucks kommen intravenöse Dauerinfusionen mit **Nitroglycerin** sowie alternativ mit **Clonidin** (Catapresan®), **Urapidil** (Ebrantil®) und **Dihydralazin** (Nepresol®) infrage. Alle diese Maßnahmen erfordern eine Intensivüberwachung (Perfusor). Sofern keine Kontraindikation vorliegt (z. B. Dehydratation), empfiehlt sich stets zusätzlich die Gabe von 20–40 mg **Furosemid** (Lasix®) i. v. Insbesondere bei Niereninsuffizienz und Überwässerung sollte eine möglichst intensive Diurese, ggf. durch höhere Dosen von Furosemid, angestrebt werden.

Bei Tachykardie sind zusätzlich β-Adrenozeptor-Antagonisten zu verabreichen.

Sobald der Blutdruck ausreichend kontrolliert ist und der Zustand des Patienten es erlaubt, geht man von der parenteralen Behandlung zu einer oralen Dauertherapie über.

Selbst bei sehr stark erhöhten Blutdruckwerten fehlen häufig die beim hypertensiven Notfall genannten Symptome, Folgeerscheinungen und Begleiterkrankungen. In diesen Fällen einer **hypertensiven Krise** reicht die orale Gabe eines lang wirkenden Antihypertensivums in der üblichen Dosierung unter regelmäßigen Blutdruckkontrollen aus.

18.4.5 Medikamentöse Therapie bei Phäochromozytom

Phäochromozytome sind catecholaminproduzierende Tumoren, die adrenal (am Nebennierenmark) oder extraadrenal (häufig paraaortal) lokalisiert sein können. Sie sind meist benigne, manchmal maligne. Sie setzen ungeregelt, häufig intermittierend, große Mengen Noradrenalin und Adrenalin frei und verursachen so zum Teil massive Blutdruckanstiege. 0,1–0,5 % der Hypertoniefälle beruhen auf einem Phäochromozytom. Die Diagnose erfolgt durch den Nachweis erhöhter Catecholaminkonzentrationen im Plasma und erhöhter Ausscheidung von Catecholaminen und ihrer Metaboliten (v. a. Vanillinmandelsäure) im Urin. Die kausale Therapie des Phäochromozytoms besteht in der chirurgischen Entfernung des Tumors. Prä- und intraoperativ wird der Blutdruck mit einem **α-Adrenozeptor-Antagonisten** (Phenoxybenzamin, Dibenzyran®, Urapidil) gesenkt und die Tachykardie mit einem **β-Adrenozeptor-Antagonisten** behandelt. Bei Inoperabilität muss eine Dauertherapie mit α_1- und β-Adrenozeptor-Antagonisten durchgeführt werden.

18

18.4.6 Medikamentöse Therapie der pulmonalen arteriellen Hypertonie

Eine pulmonale arterielle Hypertonie (PAH) liegt nach der European-Society-of-Cardiology (ESC)-Definition vor, wenn **in Ruhe ein pulmonaler Mitteldruck von 25 mmHg überschritten** wird. Die schwere PAH schränkt die körperliche Belastbarkeit und die Lebenserwartung erheblich ein und ist zurzeit nicht kausal behandelbar.

Zur symptomatischen Behandlung stehen Medikamente aus den Klassen der Endothelin-Rezeptor-Antagonisten, Phosphodiesterase-5-Hemmstoffe, ein Stimulator der löslichen Guanylylcylase und Prostanoide zur Verfügung. Ihre wesentlichen Eigenschaften sind in ➤ Tab. 18.9 zusammengefasst.

- Aus der Gruppe der **Endothelin-Rezeptor-Antagonisten** (➤ Kap. 18.1.7) sind die unspezifischen ET_A- und ET_B-Antagonisten Bosentan (Tracleer®) und Macitentan (Opsumit®) und der selektive ET_A-Antagonist Ambrisentan (Volibris®) verfügbar. Die ET_A-Rezeptor-Selektivität scheint keinen wesentlichen therapeutischen Vorteil bei der Therapie der PAH zu haben.
- Die **Phosphodiesterase-5-Hemmstoffe** Sildenafil (Revatio®) und Tadalafil (Adcirca®) (➤ Kap. 18.1.4) haben ebenfalls Eingang in die Therapie der PAH gefunden.
- Der **Stimulator der löslichen Guanylylcylase** Riociguat* (Adempas®) (➤ Kap. 18.1.3) ist für die Therapie der PAH und der chronisch thromboembolischen pulmonalen Hypertonie zugelassen. Die übliche Dosierung beträgt 2 × täglich 2,5 mg. Riociguat wird schnell im Darm resorbiert, die orale Bioverfügbarkeit ist über 90 %, maximale Plasmakonzentrationen werden nach 0,5–1,5 Stunden erreicht. Die durchschnittliche Eliminationshalbwertszeit liegt zwischen 5 und 10 Stunden. Riociguat-Plasmakonzentrationen zeigen eine deutliche Variabilität zwischen verschiedenen Patienten. Daher muss die Dosis zu Therapiebeginn individuell eintitriert werden.
- **Prostanoide** (➤ Kap. 15.6) sind aufgrund ihrer geringen Bioverfügbarkeit und kurzen Plasmahalbwertszeit nur zur parenteralen Therapie der PAH verfügbar und höheren Schweregraden (NYHA III und IV) vorbehalten (➤ Tab. 18.9).

Riociguat und Phosphodiesterase-5-Hemmstoffe sollten nicht kombiniert werden. Ansonsten sind alle Kombinationen der genannten Medikamente möglich und häufig führen auch erst die Kombinationen zu einem ausreichenden klinischen Ergebnis.

Tab. 18.9 Arzneistoffe zur Behandlung der pulmonalen arteriellen Hypertonie

Wirkstoffklasse	Wirkstoff	Orale Bioverfügbarkeit	Eliminationshalbwertszeit	Dosierung
Endothelin-Rezeptor-Antagonisten	Bosentan (Tracleer®)	50–60 %	5–6 h	2 × tägl. 62,5 (initial) – 2 × tägl. 125 mg. p.o.
	Ambrisentan (Volibris®)	70 %	13–15 h	1 × tägl. 5–10 mg p.o.
	Macitentan (Opsumit®)	70 %	16 h (aktiver Metabolit > 1 Tag)	1 × tägl. 10 mg p.o.
Phosphodiesterase-5-Hemmstoffe	Sildenafil (Revatio®)	40 %	3–5 h	3 × tägl. 20 mg p.o.
	Tadalafil (Adcirca®)	Nicht bestimmt	17,5 h	1 × tägl. 40 mg p.o.
Guanylylcylase-Stimulator	Riociguat (Adempas®)	> 90 %	5–10 h	3 × tägl. 1–2,5 mg p.o.[1]
Prostanoide	Iloprost (Ventavis®) Lösung für Vernebler	–	20–30 min	2,5–5 µg 6–9 × täglich inhalieren
	Treprostinil (Remodulin®)	–	4,5 h	Infusion 0,6–1,3 ng/kg/min s.c.
	Epoprostenol (Epoprostenol Rotexmedica®)	–	2–3 min	Infusion 2–8 ng/kg/min i.v.

[1] Riociguat-Plasmakonzentrationen zeigen eine deutliche Variabilität zwischen verschiedenen Patienten. Daher muss die Dosis zu Therapiebeginn individuell eintitriert werden.

18.5 Behandlung von Hypotonie und orthostatischer Dysregulation

18.5.1 Pathophysiologische Vorbemerkungen

Der **erniedrigte Blutdruck** ohne wesentliche Kreislaufregulationsstörungen und ohne organisch fassbare Ursache (wie etwa myokardiale Insuffizienz, Herzrhythmusstörungen, Herzklappenfehler oder endokrine Störungen) stellt **keine Erkrankung** dar. Entsprechend gibt es auch keine Definition der unteren Grenzen des normalen Blutdrucks. Über 3 Mio. Deutsche sollen systolische Blutdruckwerte unter 105 mmHg haben. Typischerweise mit niedrigem Blutdruck assoziierte Symptome wie Müdigkeit, Abgeschlagenheit und eingeschränkte Leistungsfähigkeit werden individuell sehr unterschiedlich empfunden, und die unten angegebenen nichtpharmakologischen Maßnahmen vermindern häufig diese Symptome, ohne den Blutdruck messbar zu erhöhen. Eine medikamentöse Therapie mit **Antihypotensiva** sollte die **Ausnahme** darstellen; in der angloamerikanischen Medizin spielen Antihypotensiva generell nur eine sehr untergeordnete Rolle.

Mit größeren subjektiven Missempfindungen können Kreislaufregulationsstörungen einhergehen, die beim Aufrichten des Körpers von der horizontalen (oder sitzenden) in die stehende Position auftreten, sog. **orthostatische Dysregulationen.** Symptome können sein: allgemeine Unsicherheit, leerer Kopf, Tachykardie, Schweißausbruch, Ohrensausen, Schwindelgefühl, Flimmern oder Schwarzwerden vor den Augen bis hin zu Synkopen. Diese Symptome sind Ausdruck einer vorübergehenden leichten Minderperfusion des Gehirns, die durch Lagewechsel zum Liegen sofort wieder behoben werden kann. Derartige Kreislaufregulationsstörungen sind häufig konstitutionell bedingt, können aber auch ausgelöst oder verstärkt werden durch Infektionen, Hypovolämie und Exsikkose (ältere Patienten), längere Bettlägerigkeit, mangelndes körperliches Training sowie endokrine oder neurologische Erkrankungen (z. B. diabetische Polyneuropathie, alkoholische Polyneuropathie, Morbus Parkinson). Die meisten **Antihypertensiva, alle erektionsfördernden PDE5-Hemmstoffe** und viele **Pharmaka mit Wirkung auf das ZNS** (trizyklische Antidepressiva, Phenothiazin-Neuroleptika, Benzodiazepine, Narkotika und Opiate) können orthostatische Kreislaufregulationsstörungen auslösen. Akute Blutdruckabfälle sieht man auch bei **regionalen Anästhesieverfahren** wie Spinal-, Peridural- und Plexusanästhesie. Man unterscheidet mehrere pathophysiologische Formen (zwischen denen es fließende Übergänge gibt, ➤ Abb. 18.18):

- **Hypertone Orthostasereaktion:** Anstieg des systolischen und diastolischen Blutdrucks und Anstieg der Herzfrequenz.
- **(Hyper)sympathikotone Orthostasereaktion:** Abfall des systolischen und diastolischen Blutdrucks und Anstieg der Herzfrequenz.
- **Asympathikotone Orthostasereaktion:** Abfall des systolischen und diastolischen Blutdrucks bei gleichbleibender Herzfrequenz.
- **Neurokardiogene Synkope:** Abfall von systolischem und diastolischem Blutdruck und Abfall der Herzfrequenz durch Überwiegen des Parasympathikus. Die Trigger können sowohl psychisch als auch somatisch sein. Die häufigsten psychischen Auslöser sind Angst, Stress und Schmerz. Hierbei wird ein direkter Einfluss auf das Vasomotorenzentrum im Hirnstamm vermutet. Die neurokardiogene Synkope hat klassischerweise Prodromalsymptome wie uncharakteristisches Unwohlsein, Schwindel, Schwarzwerden vor den Augen, Herzklopfen, von der Magengrube aufsteigendes Hitzegefühl, Schwitzen, Übelkeit und Blässe. Eine nette Beschreibung findet sich bei Wilhelm Busch:

  „O Gott, da springt ein grüner, nasser, erschrecklich großer Frosch ins Wasser. Adele, die ihn hüpfen sah, fällt um und ist der Ohnmacht nah.“

Die Diagnose erfolgt durch einen Test mit akutem Lagewechsel vom Liegen zum Stehen unter dauernder Messung von Blutdruck und Puls (z. B. dem **Schellong-Test**). Die vom Patienten berichteten Symptome allein lassen eine Unterscheidung der verschiedenen Formen oft nicht zu (auch keine Differenzierung zwischen hypertonen und hypotonen Formen).

18.5.2 Nichtpharmakologische Maßnahmen

Ein **therapeutisches Eingreifen** ist nur angezeigt, wenn die Hypotonie zu subjektiven **Beschwerden** führt oder als **risikohaft** einzustufen ist (Schwangerschaft, Neigung zu Synkopen, Gefahr von Insulten bei geriatrischen Patienten). Bei sekundären Hypotonieformen gilt es, die Grunderkrankung zu behandeln. Bei primären hypotonen Kreislaufregulationsstörungen kommt der Aufklärung über die Harmlosigkeit des Zustands und nichtmedikamentösen Allgemeinmaßnahmen die wichtigste Bedeutung zu. Zu den Allgemeinmaßnahmen gehören **ausreichende Flüssigkeits- und Salzzufuhr, coffeinhaltige Getränke, isometrisches Muskeltraining** (weniger Ausdauersport), **Hydrotherapie** (Wechselduschen, Kneippanwendungen), Zurückhaltung bei Alkoholgenuss etc. Dies mindert oft die Symptome, selbst dann, wenn der Blutdruck gar nicht messbar steigt. Erst bei Versagen dieser Möglichkeiten sollte eine medikamentöse Therapie erwogen werden.

18

18.5.3 Pharmakotherapie

Eine Pharmakotherapie der Hypotonie sollte nur sehr zurückhaltend eingeleitet werden.

Sympathomimetika sind v. a. bei **asympathikotonen Dysregulationen** mit niedrigen Catecholaminspiegeln angezeigt (bei sympathikotonen Formen mit hohen Catecholaminspiegeln erscheinen sie wenig sinnvoll). Es stehen drei Substanzklassen zur Verfügung:

- Vorwiegende α-**Adrenozeptor-Agonisten: Midodrin** (Gutron®) ist ein „Pro-Drug“, aus dem nach Abspaltung von Glycin der aktive α-Adrenozeptor-Agonist ST1059 entsteht.
- **α- und β-Adrenozeptor-Agonisten:** Der α- und β-Adrenozeptor-Agonist **Etilefrin** (Effortil®) erhöht den Blutdruck durch periphere Vasokonstriktion und Steigerung des Herzminutenvolumens.

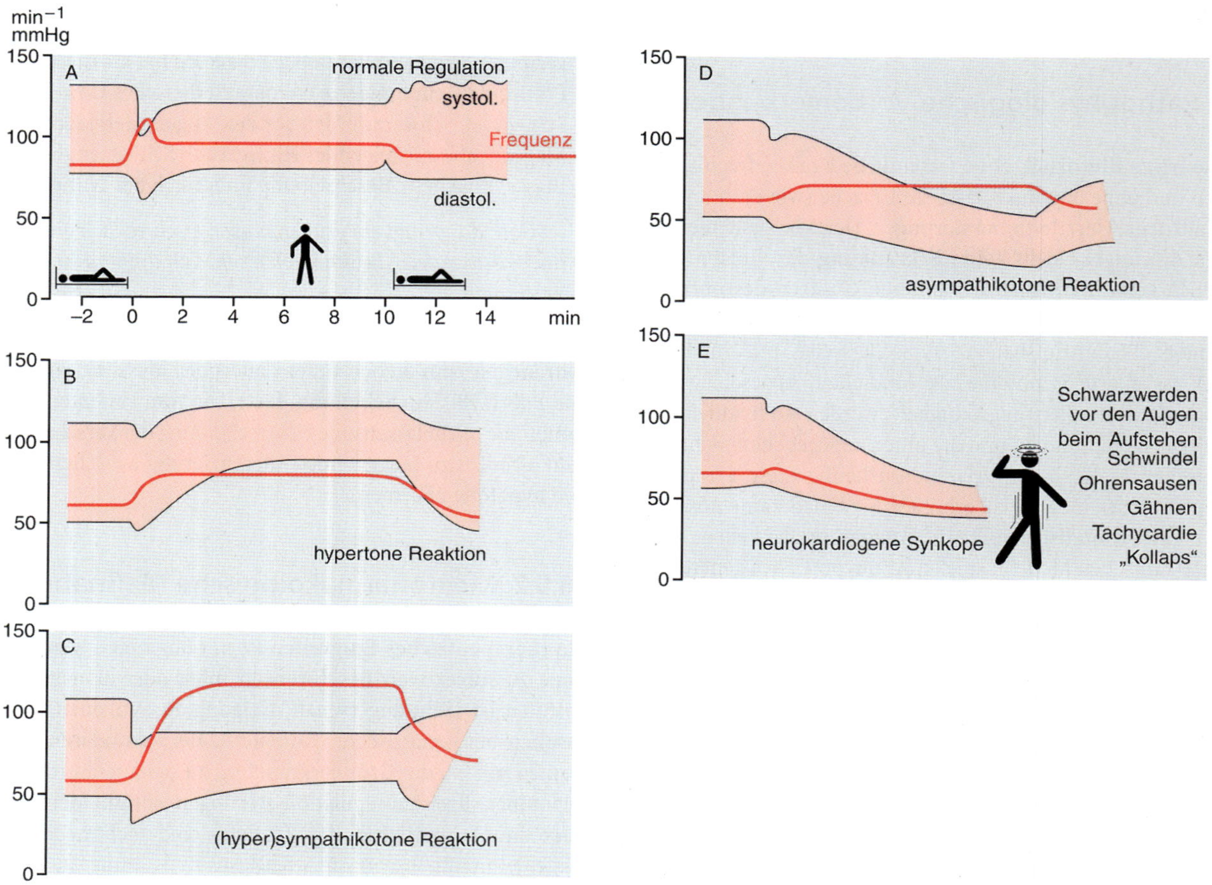

Abb. 18.18 Kreislaufreaktionen beim Wechsel vom Liegen zum Stehen (Orthostasereaktionen).
A) Beim Gesunden wird der Gefäßtonus der Kapazitätsgefäße innerhalb weniger Sekunden durch Aktivierung des sympathischen Nervensystems erhöht und wirkt so dem Versacken des Blutes im venösen Niederdrucksystem entgegen. Darüber hinaus wirkt die Beinmuskulatur als Muskelpumpe. Die Umverteilung des Blutes ist somit beim Kreislaufgesunden innerhalb von 30–60 s abgeschlossen. Die Herzfrequenz schwingt rasch auf Ruhewerte zurück.
B) Bei Volumenmangel oder unzureichender Mobilisierung des Blutes aus den abhängigen Körperpartien verringert sich die Blutdruckamplitude. Das kompensatorische Feuern des Sympathikus führt entweder zu einer übermäßigen Steigerung des arteriellen Mitteldrucks bei vermindertem kardialem Füllungsdruck (hypertone Reaktionsform, B) oder zu einem unangemessenen Anstieg der Herzfrequenz ([hyper]sympathikotone Reaktionsform, C).
C) Feuert der Sympathikus zu wenig, um dem Versacken des Blutes entgegenzuwirken, so sinkt der Blutdruck deutlich ab, und ein reflektorischer Anstieg der Herzfrequenz bleibt aus (asympathikotone Reaktionsform). Dieser Reaktionstyp ist extrem ausgeprägt bei der seltenen familiären Dysautonomie (Shy-Drager-Syndrom).
D) Bei der neurokardiogenen Synkope kommt es zu einem gemeinsamen Abfall von Blutdruck und Herzfrequenz. Die Reaktionsform ist geprägt durch ein inadäquates Überwiegen des Vagus über den Sympathikus. Häufig liegen der Reaktionsform psychovegetative Störungen zugrunde.

- Die **hypertone Orthostasereaktion** sollte nicht mit Antihypotonika behandelt werden; eher zu empfehlen sind **β-Adrenozeptor-Antagonisten** (β-Blocker). Niedrige Dosen von β-Adrenozeptor-Antagonisten können auch sympathikotone Regulationsstörungen zum Teil positiv beeinflussen.

Bei therapieresistenten hypotonen Orthostasereaktionen stehen **Mineralocorticoide** wie etwa **Fludrocortison** (Astonin® H, 1–3 × täglich 0,1 mg) zur Verfügung. Eine Daueranwendung verbietet sich (auch aufgrund der unerwünschten glucocorticoiden Wirkungen).

Die Therapie der **neurokardiogenen Synkope** besteht in Allgemeinmaßnahmen (Aufklären über die gutartige Natur der Erkrankung, vermehrte Salzzufuhr, Vermeiden auslösender Situationen, Kompressionsstrümpfe).

Der **Hypotonie in der Schwangerschaft** ist lange wenig Aufmerksamkeit geschenkt worden. 5–10 % der Schwangeren im dritten Trimenon haben systolische Blutdruckwerte unter 100 mmHg. Die stabile Hypotonie allein stellt wahrscheinlich kein Risiko für den Fetus dar. Kommt es aber darüber hinaus zu orthostatischen Dysregulationen, sind diese häufig mit fetalen Herzfrequenzdezelerationen verbunden. Dies kann die erhöhte Rate von Plazentainsuffizienz, vorzeitiger Plazentalösung und fetaler Mangelentwicklung bei Patientinnen mit orthostatischen Dysregulationen erklären. In der Spätschwangerschaft (nicht in der Frühschwangerschaft) kann therapeutisch **Dihydroergotamin** zur Besserung/Behebung der orthostatischen Dysregulation eingesetzt werden.

18.6 Behandlung peripherer Durchblutungsstörungen

18.6.1 Pathophysiologische Vorbemerkungen

Die häufigste Ursache **peripherer Durchblutungsstörungen** bei Patienten über 40 Jahre sind **arteriosklerotische Veränderungen** (Arteriosclerosis obliterans). Das vorherrschende Symptom ist die Claudicatio intermittens, das intermittierende Hinken. Nach dem Gehen einer bestimmten Wegstrecke treten Ischämieschmerzen im betroffenen Skelettmuskel auf (z. B. in der Wade), die zum Stehenbleiben zwingen. In Ruhe verschwinden die Schmerzen dann wieder. Die **Prävalenz** dieser Erkrankung ist deutlich **erhöht bei Patienten mit Hypertonie, Hypercholesterinämie, Diabetes mellitus und bei Zigarettenrauchern.**

Die **Thrombangiitis obliterans** (Winiwarter-Buerger-Erkrankung) ist eine entzündliche Gefäßerkrankung unbekannter Ursache, die v. a. Männer unter 40 Jahren befällt. Sie geht typischerweise mit der Trias Claudicatio intermittens, Raynaud-Phänomen und oberflächliche Thrombophlebitis einher. Auch sind diese Patienten **häufig starke Raucher.**

Das **Raynaud-Phänomen** ist charakterisiert durch episodische digitale Ischämien. Betroffen sind Finger und Zehen. Charakteristischerweise werden bei Kälteexposition Finger oder Zehen zuerst weiß und zyanotisch und bei Wiedererwärmung stark rot. Zugrunde liegt ein Spasmus der Digital- bzw. Zehenarterien. Das Raynaud-Phänomen tritt als Begleiterscheinung verschiedener Erkrankungen auf (Kollagenosen, arteriosklerotische oder entzündliche periphere Verschlusskrankheit, neurologische Störungen sowie traumatische Einflüsse). Auch verschiedene Pharmaka können es auslösen, so Ergotalkaloide, β-Adrenozeptor-Antagonisten, Bleomycin, Vinblastin und Cisplatin. Findet sich keine primäre Ursache, so spricht man von der **(idiopathischen) Raynaud-Krankheit.**

18.6.2 Pharmakotherapie

Die therapeutischen Maßnahmen bei peripherer Verschlusskrankheit bestehen zunächst in allgemeinen Maßnahmen wie dem Schutz der betroffenen Extremität, z. B. durch gute Schuhe und Hautpflege (Verletzungen heilen schlecht!). Bei Claudicatio intermittens können kontrollierte Trainingsprogramme manchmal die Gehstrecke verlängern. Die **medikamentöse Behandlung** der Arteriosclerosis und Thrombangiitis obliterans ist **nicht annähernd so erfolgreich wie die Behandlung der koronaren Herzkrankheit.** Vasodilatatoren (wie α-Adrenozeptor-Antagonisten oder Calciumkanalblocker) sind im Allgemeinen von geringem Wert, denn im ischämischen Skelettmuskel ist die noch vorhandene vasodilatatorische Kapazität fast immer voll ausgeschöpft. Die Substanzen können die Perfusion sogar verschlechtern, indem sie gesunde oder weniger erkrankte Gefäßbereiche dilatieren, sodass die Perfusion in den erkrankten Arealen weiter abfällt (steal phenomenon). Auf dem Markt wird eine Vielzahl weiterer Vasodilatatoren, zum Teil mit unbekanntem Wirkmechanismus, zur Therapie peripherer Durchblutungsstörungen angeboten (z. B. der unselektive Histamin-H_1-Antagonist, Serotonin-Antagonist und Calciumkanalblocker Cinnarizin [Arlevert®], Substanzen wie Naftidrofuryl [Dusodril®] oder das substituierte Xanthinderivat Pentoxifyllin [Trental®]). Ihre therapeutische Wirksamkeit ist fraglich, die zahlenmäßige Anwendung steht in keinem Verhältnis zum therapeutischen Erfolg, insbesondere bei der Therapie der cerebralen Mangeldurchblutung.

Viele Patienten mit **Raynaud-Phänomen (Raynaud-Krankheit)** haben geringe bis mäßige Symptome und benötigen keine spezifische Therapie. Die kälteinduzierte Reflexvasokonstriktion sollte mit warmer Kleidung (Handschuhe, Stiefel, Kopfbedeckung) vermieden werden. In ausgeprägteren Fällen vermindern **Calciumkanalblocker** (z. B. Nifedipin, 3 × 10 mg/Tag) **oder** α_1-**Adrenozeptor-Antagonisten** (z. B. Prazosin, 3 × 1–5 mg/Tag) die Häufigkeit der Anfälle. Auch Salben mit organischen Nitraten können therapeutisch erfolgreich sein.

WEITERFÜHRENDE LITERATUR

Cantuti-Castelvetri L, Ojha R, Pedro LD et al. Neuropilin-1 facilitates SARS-CoV-2 cell entry and infectivity. Science, 2020; 370: 856–860.

Dahlöf B, Sever PS, Poulter NR, Wedel H, Beevers DG et al. for the ASCOT investigators: Prevention of cardiovascular events with an antihypertensive regimen of amlodipine adding perindopril as required versus atenolol adding bendroflumethiazide as required, in the Anglo-Scandinavian Cardiac Outcomes Trial-Blood Pressure Lowering Arm (ASCOT-BPLA): a multicentre randomised controlled trial. Lancet, 2005; 366: 895–906.

Daiber A, Wenzel P, Oelze M, Münzel T. New insights into bioactivation of organic nitrates, nitrate tolerance and cross-tolerance. Clin Res cardiol, 2008; 97: 12–20.

ESC Scientific Document Group. 2018 ESC/ESH Guidelines for the management of arterial hypertension: The Task Force for the management of arterial hypertension of the European Society of Cardiology (ESC) and the European Society of Hypertension (ESH), European Heart Journal, 2018; 39: 3021–3104.

Förstermann U, Münzel T. Endothelial NO synthase in vascular disease – from marvel to menace. Circulation, 2006; 113: 1708–1714.

Förstermann U. Oxidative stress in vascular disease: causes, defense mechanisms and potential therapies. Nat Clin Pract cardiovasc Med, 2008; 5: 338–349.

Hofmann F, Ammendola A, Schlossmann J. Rising behind NO: cGMP-dependent protein kinases. J Cell Sci 2000; 113: 1671–1676.

O'Brien E, Barton J, Nussberger J, Mulcahy D, Jensen C, Dicker P, Stanton A. Aliskiren reduces blood pressure and suppresses plasma renin activity in combination with a thiazide diuretic, an angiotensin-converting enzyme inhibitor, or an angiotensin receptor blocker. Hypertension, 2007; 49: 276–284.

Olschewski H, Hoeper MM, Borst MM, Ewert R, Grünig E et al. Diagnostik und Therapie der chronischen pulmonalen Hypertonie. Clin Res Cardiol, 2007; 96: 301–330.

Pool JL, Schmieder RE, Azizi M, Aldigier JC, Januszewicz A, Zidek W, Chiang Y, Satlin A. Aliskiren, an orally effective renin inhibitor, provides antihypertensive efficacy alone and in combination with valsartan. Am J Hypertens, 2007; 20: 11–20.

The ALLHAT Officers and Coordinators for the ALLHAT Collaborative Research Group: Major outcomes in high-risk hypertensive patients randomized to angiotensin-converting enzyme inhibitor or calcium channel blockers vs diuretica. JAMA, 2002; 288: 2981–2997.

Wachtell K, Lehto M, Gerdts E, Olsen MH, Hornestam B et al. Angiotensin II receptor blockade reduces new-onset atrial fibrillation and subsequent stroke compared to atenolol. The losartan intervention for end point reduction in hypertension (LIFE) study. J Am Coll Cardiol, 2005; 45: 712–719.

Wing LM, Reid CM, Ryan P for the second Australian national blood pressure study group: A comparison of outcomes with angiotensin-converting-enzyme inhibitors and diuretics for hypertension in the elderly. Second Australian National Blood Pressure Trial (ANBP2). N Engl J Med, 2003; 348: 583–592.

KAPITEL

19 Therapie des peripheren Kreislaufversagens

Ulrich Förstermann

19.1 Definition und Ätiologie des Schocks und des peripheren Kreislaufversagens

Der Begriff „Schock" im weiteren Sinne beschreibt einen Zustand, bei dem die zelluläre Sauerstoffversorgung und/oder Sauerstoffverwertung zahlreicher Organe einen kritischen Grenzwert unterschreitet. Besteht dieser Zustand für längere Zeit, so kann er im Multiorganversagen enden. Gemäß dieser Definition kann die kritische Begrenzung des aeroben Zellstoffwechsels prinzipiell **drei Ursachen** haben:

1. **Verminderung der pulmonalen Sauerstoffaufnahme** (Sauerstoffmangel, Verlegung der Atemwege, Versagen des Atemantriebs, Versagen der Gasaustauschfunktion der Lunge)
2. **Verminderung des Sauerstofftransports** (z. B. bei Kohlenmonoxidvergiftung) oder der **zellulären Sauerstoffverwertung** (z. B. bei Zyanidintoxikation, evtl. auch bei Sepsis)
3. **Zusammenbruch der geregelten Druck-Fluss-Verhältnisse** im Herz-Kreislauf-System (Kreislaufversagen)

Für das in diesem Kapitel zu besprechende Kreislaufversagen lassen sich wiederum drei wesentliche **pathophysiologische Mechanismen** unterscheiden:

1. Plötzliches Pumpversagen des Herzens, **kardiogener Schock** (Infarkt, Myokarditis, Kardiomyopathie, hämodynamisch wirksame Herzrhythmusstörungen, Herzbeuteltamponade)
2. Plötzliche Verminderung der zirkulierenden Blutmenge, **Volumenmangelschock** (Blutung, Flüssigkeitsverlust)
3. Plötzliches Versagen der peripheren Kreislaufregulation, **anaphylaktischer Schock, septischer Schock, neurogener Schock**.

19.2 Pathophysiologie des peripheren Kreislaufversagens

19.2.1 Kreislaufzentralisation und schockspezifische Veränderungen der Vasomotion

Die arterielle Hypotonie führt (mit Ausnahme einiger Formen des neurogenen Schocks) durch Stimulation der Barorezeptoren zu einer reflektorischen Aktivierung des sympathoadrenalen Systems (➤ Abb. 19.1). Es kommt zu einer gesteigerten Freisetzung von Noradrenalin aus den noradrenergen Nervenendigungen und zu einer vermehrten Ausschüttung von Adrenalin und Noradrenalin aus dem Nebennierenmark. Unter ihrem Einfluss nehmen der periphere Gefäßwiderstand und der Venentonus (vorwiegend durch Stimulation von α_1-Adrenozeptoren) sowie die Herzfrequenz und das Herzminutenvolumen (vorwiegend durch Stimulation von β_1-Adrenozeptoren) zu. Durch vermehrten venösen Rückfluss zum rechten Herzen steigt das Herzzeitvolumen. Dies führt gemeinsam mit dem erhöhten peripheren Widerstand zum kompensatorischen Wiederanstieg des Blutdrucks (Kreislaufzentralisation). Kann die Kapazität des Gefäßraums nicht ausreichend an das zirkulierende Blutvolumen angeglichen werden, so besteht die Hypotonie fort. Gleichzeitig wird die Durchblutung in den Teilkreisläufen der Haut, der Skelettmuskulatur, dem Splanchnikusgebiet und den Nieren durch Stimulation von α_1-Adrenozeptoren gedrosselt. Ein Anhalten dieser Minderperfusion führt zur Ischämie in diesen Organen. Primär betroffen ist häufig die Niere aufgrund ihres hohen Anteils am Herzzeitvolumen (25–30 %) und ihres hohen Sauerstoffbedarfs. So können die Kompensationsmechanismen der Kreislaufzentralisation, obwohl primär sinnvoll, sekundäre Folgeveränderungen bewirken, die das Schockgeschehen aggravieren (➤ Abb. 19.2).

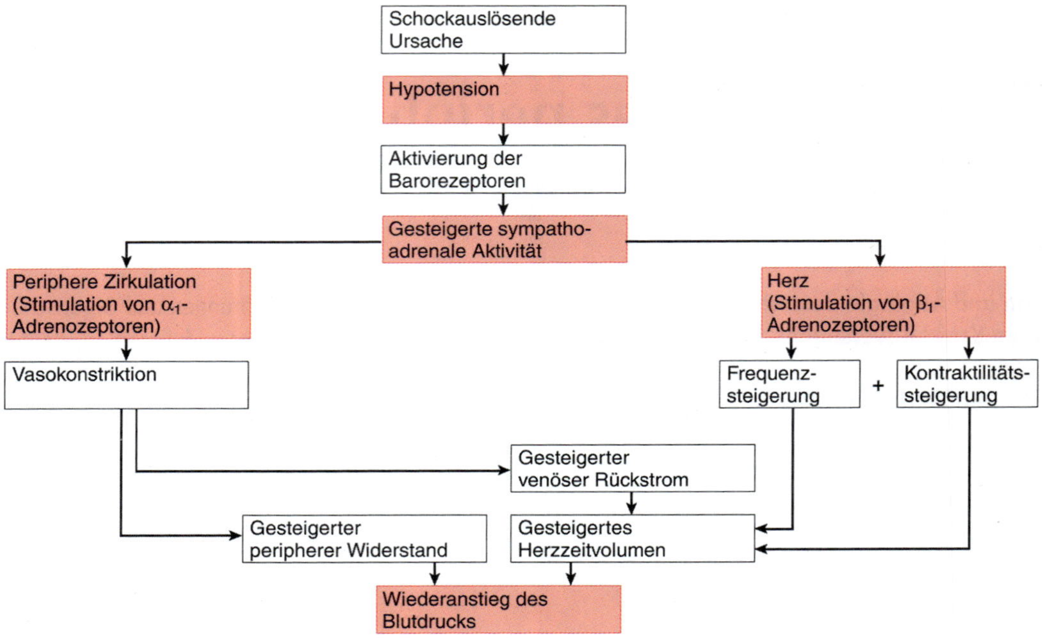

Abb. 19.1 Mechanismen der schockbedingten Kreislaufzentralisation (frühe Kompensationsmechanismen).

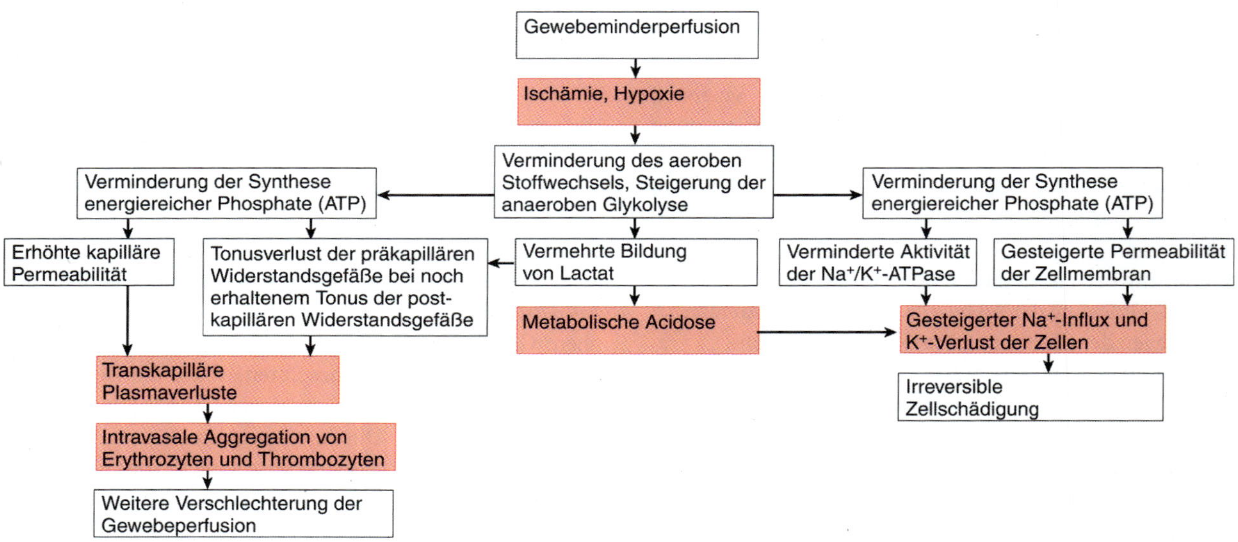

Abb. 19.2 Vaskuläre und metabolische Konsequenzen der Gewebeminderperfusion im Schock (spätere Phasen des Schockgeschehens).

Der Sauerstoffmangel bewirkt die Herabsetzung des aeroben Stoffwechsels und eine Steigerung des anaeroben Stoffwechsels mit Anhäufung saurer Stoffwechselprodukte wie Lactat; es entsteht eine metabolische Azidose.

Die Anhäufung gefäßaktiver Metaboliten und die zunehmende Azidose verursachen eine Erschlaffung der glatten Gefäßmuskulatur (➤ Abb. 19.3). Im Tierversuch wurde gezeigt, dass im Zustand der kontrollierten hypovolämischen Hypotonie (40 mmHg) die präkapillären Widerstandsgefäße zuerst betroffen waren. Sie verloren innerhalb 1 Stunde die Fähigkeit, auf Stimulierung sympathischer Nerven oder auf Adrenalin zu reagieren, während die postkapillären Widerstandsgefäße ihre Reaktionsfähigkeit bis zu 4 Stunden erhalten konnten. Das Versagen der präkapillären Widerstandsgefäße in Gegenwart intakter postkapillärer Widerstandsregulation führt zu einer gesteigerten Filtration von Flüssigkeit aus der Blutbahn (➤ Kap. 20.2). Es kommt zur Hämokonzentration mit Zunahme des Hämatokritwertes, Erhöhung der Blutviskosität und Verschlechterung der Fluidität. Im weiteren Verlauf anhalten-

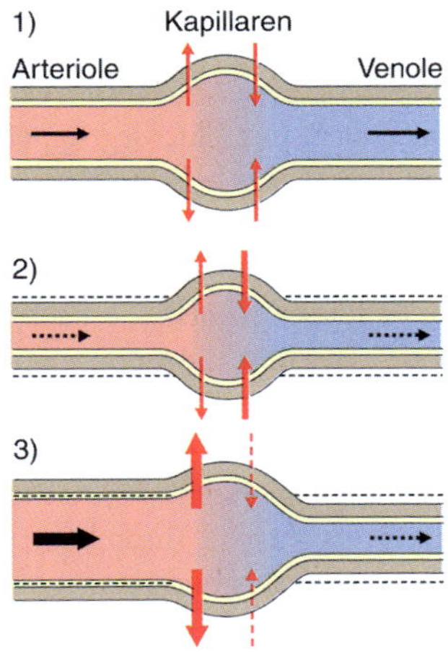

Abb. 19.3 Schema der Vasomotion.
1) Normotensives Verhalten: Filtration und Reabsorption sind im Gleichgewicht (rote Pfeile: adäquate Perfusion).
2) Frühes Stadium: Infolge prä- und postkapillärer Konstriktion kommt es zu:
a) Kompensatorischem Flüssigkeitseinstrom (erniedrigter Filtrationsdruck)
b) Abnahme des Hämatokritwertes (Hämodilution)
c) Verminderter Perfusion, verbunden mit Hypoxie, Stase und lokaler Azidose
3) Spätes Stadium: Versagen der präkapillären Widerstandsregulation infolge anhaltender Hypoxie und Lactatazidose führt zu:
a) Präkapillärer Dilatation
b) Vermehrtem Flüssigkeitsausstrom (evtl. Extravasation von Proteinen und Erythrozyten)
c) Anstieg des Hämatokritwerts

der Hypoxie tritt eine Schädigung des Kapillarendothels auf. Die Kapillardurchlässigkeit steigt an, d. h., der Flüssigkeitsverlust aus der Blutbahn wird größer, und außerdem kommt es zur Extravasation von Proteinen. Mangelnde Perfusion der Peripherie mit stark reduzierter Strömungsgeschwindigkeit des Blutes hat die Aggregation von Erythrozyten und von Thrombozyten zur Folge. Es ist offensichtlich, dass die Aggregation von Erythrozyten (Sludge-Phänomen) und von Thrombozyten die Mikrozirkulation weiter erheblich behindert. Schließlich kommt es zur disseminierten intravasalen Koagulation.

19.2.2 Metabolische Störungen und Organschäden

Die inhomogene Durchblutung in der Frühphase des Schocks und besonders die stagnierende Perfusion in der Spätphase führen zu einer verminderten Versorgung der Zellen mit Sauerstoff und Substraten. Der Sauerstoffmangel reduziert den aeroben Stoffwechsel zugunsten der anaeroben Glykolyse. Die energiereichen Phosphate (v. a. ATP) nehmen ab, während saure Stoffwechselprodukte wie Lactat vermehrt entstehen; es kommt zur metabolischen Azidose. Ein zunehmendes Versagen der Na^+-K^+-ATPase führt zu pathologischem Na^+- und Wasser-Einstrom in die Zelle und Austritt von K^+ in das Interstitium. Bei der Reperfusion vormals ischämischer Gewebe ist darüber hinaus mit Zellschäden durch Sauerstoffradikale und Peroxynitrit zu rechnen.

Der verminderte Zellmetabolismus aufgrund gestörter Substrat- und Sauerstoffversorgung führt zwangsläufig zu Organfunktionsstörungen, die bei anhaltendem Schockgeschehen in ein terminales Organversagen einmünden. Die **Niere im Schock** ist hauptsächlich gekennzeichnet durch eine Abnahme der glomerulären Filtrationsrate, eine Verminderung der tubulären Konzentrationsfähigkeit und eine Oligurie.

Die **Lunge im Schock** zeigt einen gestörten Sauerstoffaustausch, die Sauerstoffdruckdifferenz zwischen Alveolarraum und Arteriolen nimmt zu, Lungenödem, Mikrothrombosen und Mikroatelektasen führen zu einem Missverhältnis von Ventilation und Perfusion.

In der Frühphase des Schocks nimmt das **Herzzeitvolumen** aufgrund der sympathoadrenalen Stimulation zunächst zu. Mit fortschreitendem Schockgeschehen kommt es dann aber aufgrund makro- und mikrovaskulärer Minderperfusion und Sauerstoffmangel zur myokardialen Insuffizienz. Mit der verminderten kardialen Kontraktilität sinken Blutdruck und periphere Perfusion weiter ab. Auch der **Darm** zeigt frühzeitig Mikrozirkulationsstörungen; später kann die Mucosa ihre Barrierefunktion verlieren mit der Folge, dass Bakterien und Toxine in die Blutbahn eingeschwemmt werden.

19.2.3 Klinisches Bild des peripheren Kreislaufversagens

Die klinischen Leitsymptome des peripheren Kreislaufversagens sind einerseits eine Folge des Missverhältnisses zwischen zirkulierendem Blutvolumen und der Kapazität des Gefäßraums und andererseits eine Folge der reflektorisch gesteigerten Sympathikusaktivität. Die folgenden Symptome sind charakteristisch:

- Hypotonie und Tachykardie
- Kühle, kaltschweißige Haut, Hautblässe
- Fadenförmiger, leicht unterdrückbarer Puls
- Schnelle, vertiefte oder flache Atmung
- Bewusstseinseintrübung oder Ohnmacht; bei hochgradiger cerebraler Hypoxie Bewusstseinsverlust
- Oligurie (bei niedrigem spezifischem Gewicht des Urins, 1010–1012) oder Anurie

19.3 Eigenschaften der Plasmaersatzmittel

Plasmaersatzmittel dienen der Volumenauffüllung und Aufrechterhaltung des onkotischen Drucks. Elektrolytlösungen, z. B. Ringer oder Tyrode, fehlt eine wesentliche Fähigkeit der Plasmaersatzmittel, nämlich einen kolloidosmotischen Druck zu entwickeln.

Plasmaersatzmittel müssen so weit wie möglich folgenden **Anforderungen** genügen, um ihre Funktion zu erfüllen:

- Sie müssen den gleichen kolloidosmotischen (onkotischen) Druck wie Blutplasma erzeugen und blutisoton sein.
- Sie müssen eine ausreichend lange Verweildauer in der Blutbahn haben, um ihrer Funktion als Plasmaersatz gerecht zu werden.
- Sie müssen entweder harnfähig sein oder metabolisiert werden können und sollen nicht gespeichert werden.

- Sie sollen pharmakologisch inert sein, d. h. neben ihren physikochemischen Eigenschaften als onkotisch wirksame Substanzen keine biologische Wirkung haben. Besondere Aufmerksamkeit gilt dabei antigenen und pyrogenen Eigenschaften sowie der Beeinflussung der Blutgruppenbestimmung.
- Sie sollen die Viskosität des Blutes nicht erhöhen.
- Sie müssen temperaturunempfindlich sein (Sterilisierung, Umgebungstemperatur, z. B. Tropen, kalte Zonen) und lange lagerfähig. Sie sollen billig herzustellen sein; dies ist wichtig für Massenbehandlungen bei Katastrophen.

Plasmaersatz wird immer dann durchgeführt, wenn ein Volumenmangel nicht mit erheblichem Erythrozytenverlust verbunden ist. Bei größerem Erythrozytenverlust ist entweder Vollblut (Konserve) oder eine Kombination von Erythrozytenkonzentrat und Volumenersatzmitteln zu verwenden.

Das erste am Menschen verwendete Plasmaersatzmittel, Polyvinylpyrrolidon, wurde von Hellmuth Weese im Zweiten Weltkrieg entwickelt. Es wurde vom deutschen Armeesanitätsdienst unter dem Namen Periston® erfolgreich eingesetzt und hat Tausenden das Leben gerettet. Das damals verwendete Periston® entsprach einer 4-prozentigen Lösung mit einer mittleren Molekülmasse von 50 000. Polyvinylpyrrolidon wird seit Anfang der 1960er-Jahre als Plasmaersatzmittel nicht mehr eingesetzt, da es als synthetisches Polymer (Kunststoff) enzymatisch unangreifbar ist und die hochmolekularen Anteile (Molekülmasse > 25 000) auch kaum nierengängig sind. Diese hochmolekularen Anteile werden von phagozytierenden Zellen des Monozyten-Makrophagen-Systems aufgenommen und langfristig gespeichert. Zur Verminderung der Speichergefahr wurde in Deutschland seit 1952 nur noch Periston® mit einer mittleren Molekülmasse von 25 000 abgegeben, dessen intravasale Verweildauer deswegen aber stark verkürzt war. Polyvinylpyrrolidon findet sich heute noch als pharmazeutischer Hilfsstoff, v. a. in extern anzuwendenden Arzneistoffen. Die Absorption von Polyvinylpyrrolidon durch die Haut und durch Schleimhäute ist vernachlässigbar gering.

Folgende zwei **Stoffgruppen** finden heute Anwendung als Plasmaersatzmittel:

- Polyhydroxyethylstärke (aus Amylopektin)
- Gelatine-Präparationen (Polypeptid-Polymerisat)

Polyhydroxyethylstärke

Polyhydroxyethylstärke (HES; HAES-steril®, Venofundin®) besteht aus Amylopektin, bei dem an den Glucosegruppen Hydroxyethylreste eingeführt wurden. Es hat sehr hohe mittlere Molekülmassen von 130 000–200 000 (➤ Tab. 19.1). Während i. v. infundierte Stärke bereits nach 60 Minuten abgebaut und aus der Blutbahn eliminiert war, beträgt die Verweildauer von HES je nach Molekülgröße 4–6 Stunden (➤ Tab. 19.1). Die Verweildauer im Blut ist darauf zurückzuführen, dass die Hydroxyethylgruppen den Abbau durch die Serumamylase verlangsamen. Trotz ihrer hohen mittleren Molekülmasse hat HES günstige rheologische Eigenschaften; sie wirkt der Aggregation von Erythrozyten und Thrombozyten entgegen. Ursache für diese günstigen Eigenschaften ist offenbar die kugelförmige Molekülstruktur. Nach Gabe von HES kann mit einem zeitlichen Verzug von mehreren Tagen für Monate ein hartnäckiges Hautjucken in Erscheinung treten, wahrscheinlich die Folge einer Einlagerung von HES in die Haut (nachgewiesen für bis zu 19 Monate).

Große randomisierte klinische Studien haben über ein erhöhtes Risiko für Nierenfunktionsstörungen bei kritisch kranken Patienten, einschließlich Patienten mit Sepsis, berichtet. HES sollte bei diesen Patienten nicht weiter angewendet werden.

Der Einsatz von HES sollte beim ersten Anzeichen einer Nierenschädigung beendet werden und es wird empfohlen, die Nierenfunktion der mit HES behandelten Patienten für 90 Tage zu überwachen.

Gelatinepräparationen

Gelatine wird aus tierischen Kollagenen gewonnen. Im Handel ist ein Polymerisat aus abgebauter succinylierter Gelatine (**Gelatinepolysuccinat;** Gelafundin®, Gelafusal®; ➤ Tab. 19.1).

Die Verweildauer der Gelatinepräparate in der Blutbahn ist kürzer als die von HES, da der Prozentsatz an niedermolekularen Fraktionen größer ist. Bis zu 50 % der Gelatine verlassen bereits im Laufe der Infusion die Blutbahn. 70–90 % der verabreichten Dosis werden innerhalb weniger Stunden im Urin aufgefunden. Über das Schicksal des im Organismus verbleibenden Anteils der Gelatine ist wenig bekannt.

Tab. 19.1 Charakteristika gebräuchlicher Plasmaersatzmittel

Stoffgruppe	Mittlere Molekülmasse (MM)	Schwankungsbereich der MM	Lösung (g/100 ml)	Intravasale Verweildauer (h)	Plasmaexpanderwirkung[1]
Polyhydroxyethylstärke (HES)	200 000 (HAES-steril® 10 %)		10	4–6	Ja
	200 000 (HAES-steril® 6 %)		6	4–6	Nein
	130 000 (Venofundin® 6 %)		6	4–6	Nein
Gelatinepolysuccinat	30 000 (Gelafundin®4 %)	10 000–100 000	4	3–4	Nein
	30 000 (Gelafusal®)	27 000–33 000	4	3–4	Nein
Humanalbumin[2]	69 000		5	Tage	Nein

[1] Mobilisierung zusätzlichen Volumens aus dem extravasalen Raum.
[2] Keine routinemäßige Anwendung als Plasmaersatzmittel.

Man vermutet, dass Gelatine von körpereigenen Enzymen abgebaut werden kann. Die Häufigkeit einer anaphylaktischen Reaktion liegt bei etwa 0,1% der Infusionen.

Die Viskosität des Blutes wird durch Gelatinepräparate im Allgemeinen erhöht. Die H_2O-retinierende Eigenschaft von Gelatine ist infolge der kurzen Verweildauer in der Blutbahn geringer als die von HES-Lösungen.

Gelatine steigert die Senkungsgeschwindigkeit und begünstigt die Aggregation von Erythrozyten. Bei Verwendung der klinisch empfohlenen Mengen wird die Blutgruppenbestimmung nicht gestört und die Blutgerinnung nur geringfügig beeinflusst.

Gelatinepräparate können lange gelagert werden und sind billig herzustellen. Von Nachteil ist, dass einige bei niedriger Temperatur gelieren und vor Gebrauch durch Erwärmen wieder verflüssigt werden müssen.

Dextrane (Glucopolysaccharide) sind als Plasmaersatzmittel wegen vergleichsweise häufiger Unverträglichkeitserscheinungen seit 2005 in der EU und der Schweiz nicht mehr im Handel. Nach Dextran-Gabe wurden v. a. Hauterscheinungen, aber auch schwere Schockreaktionen beobachtet.

Natürliche Plasmaersatzmittel

Zu den natürlichen kolloidalen Lösungen zählen 5-prozentige Albuminlösung (➤ Tab. 19.1), pasteurisierte Plasmaproteinlösungen und „fresh frozen plasma". Sie finden Anwendung bei Hypalbuminämie und zum Plasmaaustausch. Ihr routinemäßiger Einsatz als Plasmaersatzmittel ist wegen der begrenzten Verfügbarkeit, der hohen Kosten und bei Plasma wegen der Gefahr der Übertragung von Hepatitis und HIV nicht vertretbar.

Kristalloide Volumenersatzmittel

Kristalloide Lösungen oder Elektrolytlösungen (z. B. Ringer oder Tyrode) haben grundsätzlich den Nachteil, dass ihre Verweildauer in der Blutbahn äußerst kurz ist. Die niedermolekularen Bestandteile verlassen die Blutbahn und begünstigen – bei Infusion von größeren Mengen – die Entstehung von Ödemen. Ihre Anwendung bei geringgradigem Volumenverlust erscheint gerechtfertigt, der Bereich einer bevorzugten Anwendung für kristalloide Lösungen ist die Therapie von Störungen im Elektrolythaushalt oder des Säure-Basen-Gleichgewichts (➤ Kap. 20).

19.4 Therapie

Bei der Therapie des peripheren Kreislaufversagens müssen sich **symptomatische Sofortmaßnahmen** und Maßnahmen zur **Bekämpfung der pathophysiologischen Ursachen** ergänzen.

Zu den **Sofortmaßnahmen** (Basistherapie), die unabhängig von der Ursache des Schocks zur Anwendung kommen, zählen: Sicherung der Atemwege, **Sauerstoffzufuhr;** wenn notwendig, Intubation und mechanische Beatmung.

Volumenersatz mit kolloidalen Plasmaersatzmitteln zur Aufrechterhaltung eines minimalen Blutdrucks, evtl. zusätzliche Gabe von Catecholaminen.

Korrektur des Säure-Basen-Haushalts, **Bekämpfung der Azidose** durch Infusion von Natriumbicarbonatlösung (1 mol/l, 8,4 %) oder Trometamol-Lösung (Trishydroxymethyl-aminomethan, 0,3 mol/l) unter häufiger Kontrolle der Blutgase und des pH-Wertes (Ziel-pH ist etwa 7,35).

Die parallel einzuleitende **kausale Therapie** ist darauf gerichtet, die spezifischen schockauslösenden Ursachen zu beseitigen. Aufgrund der Heterogenität der Schockursachen würde ihre Darstellung den Rahmen dieses Kapitels übersteigen.

Kann der arterielle Blutdruck durch die o. g. Sofortmaßnahmen nicht ausreichend stabilisiert werden, sind **zusätzliche pharmakotherapeutische Maßnahmen** indiziert:

Mit der Kombination aus **Theodrenalin und Cafedrin** (im Verhältnis 1 : 20 in Akrinor®) steht bei hypotonem Kreislaufversagen und intraoperativem Blutdruckabfall (in Anästhesie, Intensivmedizin und Notfallmedizin) ein infundierbarer Arzneistoff zur Verfügung, der einen zuverlässigen und lang anhaltenden Blutdruckanstieg bei praktisch unverändertem peripherem Widerstand und mäßig reduzierter Herzfrequenz bewirkt. Bei den beiden Wirkstoffen handelt es sich um Xanthinverbindungen, die mit sympathomimetisch aktiven Substanzen konjugiert sind. Cafedrin ([1R, 2S]-7-[2-(1-Methyl-2-hydroxy-2-phenylethylamino)-ethyl]-theophyllin HCl) ist eine Verbindung aus Theophyllin und Norephedrin. Theodrenalin (7-{2-[2-Hydroxy-2-(3,4dihydoxyphenyl)-ethylamino]-ethyl}-theophyllin HCl) ist ein Konjugat aus Theophyllin und Noradrenalin. Im Wesentlichen resultiert der Blutdruckanstieg aus einer α-Rezeptor-vermittelten Erhöhung des Venentonus (Theodrenalin) und einer β-Rezeptor-vermittelten Erhöhung des Herzminutenvolumen (Cafedrin).

Die Infusion von **Dopamin** (➤ Kap. 4.2.3) führt zur Verbesserung der Perfusion der Nieren und des Splanchnikusgebietes (Stimulation von D_1-Rezeptoren auf der glatten Gefäßmuskulatur bei niedrigen Dosen, 1–3 µg/kg/min). Die Infusion höherer Dosen (4–7 µg/kg/min) führt zusätzlich zur Steigerung des Herzzeitvolumens (durch Stimulation kardialer β_1-Adrenozeptoren); bei hohen Dosen (8–10 µg/kg/min) findet man auch eine periphere Vasokonstriktion (durch Stimulation von α_1-Adrenozeptoren).

Die Infusion von **Dobutamin** (3–10 µg/kg/min) oder **Dopexamin** (0,5–4 µg/kg/min) (➤ Kap. 4.2.3) kommt zur weiteren Steigerung des Herzzeitvolumens in Betracht (Mittel der Wahl bei kardiogenem Schock).

Steigt der Blutdruck trotz ausreichender Volumensubstitution und der Gabe der genannten Pharmaka nicht genügend an, kann z. T. auf die zusätzliche Infusion von **Noradrenalin** nicht verzichtet werden. Dies gilt v. a. für das neurogene Kreislaufversagen und den septischen Schock. **Adrenalin** ist das Catecholamin der Wahl beim anaphylaktischen und kardiogenen Schock.

Nach Ausgleich des Volumendefizits sollten **Schleifendiuretika** (➤ Kap. 20.3.2) zur Aufrechterhaltung der Diurese eingesetzt werden.

19

WEITERFÜHRENDE LITERATUR

Astiz ME. Pathophysiology and classification of shock states. In: Vincent J-L, Abraham E,Kochanek P, Moore FA, Fink HP. Textbook of Critical Care. 6th ed. Philadelphia:Elsevier Saunders, 2011.

Förstermann U, Suttorp N. Chronisch hypotone Kreislaufregulationsstörungen und akutes Kreislaufversagen (Schock). In: Lemmer B, Brune K. Pharmakotherapie. 14. Aufl. Berlin: Springer, 2010.

Haljamäe H. Volume substitution in shock. Acta AnaesthesiolScand, 1993; 98: 25–28.

Kaye AD, Riopelle JM. Intravascular fluid and electrolyte physiology. In: Miller RD et al. Miller's Anesthesia. 7th ed. Philadelphia: Elsevier/Churchill Livingstone,2010.

Seeger W, Walmrath HD, Lasch HG. Schock und akute Kreislaufinsuffizienz. In: Steinbeck G, Paumgartner G et al. Therapie innerer Krankheiten. 11. Aufl. Berlin: Springer, 2005.

KAPITEL

20 Diuretika

Jens Schlossmann

20.1 Die Körperflüssigkeiten: Zusammensetzung und Regulierung

Die unterschiedlichen intra- und extrazellulären Elektrolytkonzentrationen sind für Lebensvorgänge essentiell und werden physiologisch weitgehend konstant gehalten. In Zellen sind die Na^+- und Cl^--Konzentrationen niedrig, die K^+-Konzentration hoch. Außerhalb von Zellen hingegen sind die Konzentrationen von Na^+- und Cl^- hoch und von K^+ niedrig. Für diese **Homöostase** sind zahlreiche Mechanismen verantwortlich, die u. a. Wasserbilanz, Osmolarität, pH-Wert und Elektrolytkonzentrationen im Extra- und Intrazellularraum kontrollieren.

20.1.1 Flüssigkeitsräume und Elektrolytverteilung

Der menschliche Körper besteht zu 55–60 % aus Wasser, das sind bei einem Körpergewicht von 70 kg etwa 40 l. Die tägliche Wasseraufnahme und -abgabe beträgt 1,5–2,7 l (➤ Tab. 20.1), wobei v. a. die Nieren den Wasserverlust über andere Organe (z. B. Haut, Darm, Lunge) kompensieren.

Zwei Drittel des gesamten Körperwassers entfallen auf den **Intrazellularraum** (etwa 25 l), ein Drittel auf den **Extrazellularraum,** der wieder in den **Plasmaraum** (3 l), den **interstitiellen Raum** (11 l) und den **Transzellularraum** (1–2 l) unterteilt wird.

Für die Wasserverteilung in den verschiedenen Räumen sind hydrostatische und osmotische Druckunterschiede verantwortlich, die durch alle gelöste Teilchen bestimmt werden. Die ionale Zusammensetzung des Plasmawassers sowie der interstitiellen und intrazellulären Flüssigkeit ist in ➤ Tab. 20.2 angegeben. Im Extrazellularraum ist Na^+ das quantitativ wichtigste Kation, im Intrazellularraum hingegen K^+. Verantwortlich für diese Asymmetrie ist eine Ionenpumpe in der Zellmembran, die ATP-abhängig Na^+ aus der Zelle und K^+ in die Zelle pumpt (Na^+-K^+-ATPase).

Der **Transzellularraum** besteht u. a. aus dem Liquor cerebrospinalis, den Flüssigkeiten des Auges, des Magen-Darm-Trakts und der Harnwege. Im Darmlumen werden täglich 7–8 l Flüssigkeit sezerniert und wieder rückresorbiert. Bei Erbrechen oder Diarrhö kann es zu bedrohlichem Sekretverlust kommen. Bei Pleuraerguss und Aszites kann das transzelluläre Flüssigkeitsvolumen erheblich ansteigen.

Die Zusammensetzung des **Plasmawassers** und der **interstitiellen Flüssigkeit** variiert geringfügig, weil u. a. polyanionische Plas-

Tab. 20.1 Täglicher Wasserumsatz beim Erwachsenen in moderatem Klima

Aufnahme (ml/Tag)		Abgabe (ml/Tag)	
Trinkmenge	500–1350	Harn	500–1500
Wasser in der Nahrung	700–1000	Respiration	400–500
Oxidationswasser[1]	300–350	Haut	500
		Faeces	100–200
Total	1500–2700	Total	1500–2700

[1] beim Abbau von Fetten, Kohlenhydraten und Proteinen entstehendes Wasser.

maproteine nicht durch die Kapillarwand treten und extrazellulär membranpermeable Kationen, insbesondere Na^+, anziehen. Es entsteht mittels einer elektrischen Potentialdifferenz (Gibbs-Donnan-Potential) eine treibende Kraft für Anionen Richtung Interstitium und für Kationen Richtung Plasma. Der auf die Plasmaproteine zurückzuführende osmotische (oder onkotische) Druck ist daher etwas höher, als es der Proteinkonzentration entspricht (➤ Abb. 20.1).

Der **Intrazellularraum** enthält im Vergleich zum Extrazellularraum eine hohe Konzentration polyanionischer Proteine sowie organischer Phosphate (➤ Tab. 20.2). Dadurch werden ebenfalls diffundierende Kationen angezogen, wodurch tendenziell intrazellulär ein höherer osmotischer Druck als im Extrazellularraum und somit die Gefahr einer Zellschwellung besteht. Die Na^+-K^+-ATPase gleicht diese Konzentrationsdifferenz aus. Demnach kommt es bei Hemmung des Metabolismus und damit der Na^+-K^+-ATPase, z. B. im Rahmen einer Hypoxie, zu einer Zellschwellung.

20.1.2 Regulierung des effektiven zirkulierenden Volumens

Die Osmolarität und damit das Volumen des Extrazellularraums wird hauptsächlich durch dessen Na^+-Gehalt bestimmt (durchschnittlicher Gehalt im Körper: 2 mol oder 46 g). Das Plasmavolumen, das an der Gewebeperfusion teilnimmt, das sogenannte **effektive zirkulierende Volumen,** hängt daher von der **NaCl-Bilanz** ab, also vom Verhältnis von NaCl-Aufnahme und NaCl-Ausscheidung, und korreliert normalerweise direkt mit dem Volumen des Extrazellularraums. Dieses Volumenverhältnis kann sich jedoch bei pathologischen Zuständen ändern. Das effektive zirkulierende Volumen

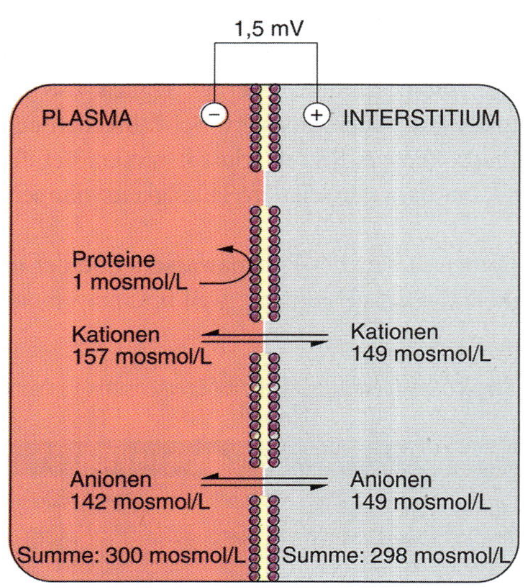

Abb. 20.1 Asymmetrie von frei diffundierenden Kationen und Anionen an der Kapillarwand aufgrund der Impermeabilität der Kapillaren für Plasmaproteine (Gibbs-Donnan-Gleichgewicht).
An der Kapillarwand ergibt sich ein rechnerischer osmotischer Druckgradient von 2 mosmol/l.

Tab. 20.2 Zusammensetzung (in mmol/l) von Plasmawasser, interstitieller und intrazellulärer Flüssigkeit

	Plasmawasser[1]	Interstitielle Flüssigkeit	Intrazelluläre Flüssigkeit
Kationen			
Natrium	149	143	10
Kalium	4	4	155
Calcium	2,5[2]	1,5	< 0,001[3]
Magnesium	1	0,5	15
Anionen			
Chlorid	109	115	8
Bicarbonat	27	28	10
Phosphat	1	1	65[4]
Sulfat	0,5	0,5	10
Organ. Säuren	4	4	2
Proteine	1	< 1	6

[1] Proteine nehmen etwa 6 % des Plasmavolumens ein. Die Elektrolytkonzentrationen sind daher im Plasma um den Faktor 1,06 niedriger als im Plasmawasser.
[2] Etwa 40 % des Calciums im Plasma sind an Proteine gebunden.
[3] Freies Calcium im Zytoplasma.
[4] Primär organisches Phosphat (z. B. Nukleotide, Glucosephosphat).

ist z. B. bei Herzinsuffizienz aufgrund der verminderten kardialen Auswurfleistung reduziert, das gesamte Plasmavolumen und das Volumen des Extrazellularraumes aber sind gesteigert.

Das effektive zirkulierende Volumen wird insbesondere durch das Renin-Angiotensin-Aldosteron-System (RAAS), natriuretische Peptide, das sympathische Nervensystem sowie Vasopressin reguliert. Die Volumenregulation wird aktiviert über Rezeptoren im Herz-Kreislauf-System (Karotissinus, Aortenbogen, Herzkammern, Pulmonalvenen, afferente Arteriolen der Nieren), die auf Druck bzw. Dehnung reagieren. Volumenrezeptoren im Interstitium sind nicht bekannt. Die durch Volumenregulatoren ausgelösten Änderungen des Extrazellularraums sind an verschiedenen Erkrankungen wie Herzinsuffizienz, Leberzirrhose und Niereninsuffizienz beteiligt.

Renin-Angiotensin-Aldosteron-System

Renin ist eine Protease, die von juxtaglomerulären Zellen der Niere sezerniert wird. Die Reninfreisetzung wird durch renale Minderdurchblutung, Sympathikusaktivierung oder nach verminderter Na^+-Resorption durch tubuloglomeruläres Feedback (TGF) an der Macula densa stimuliert. Renin aktiviert das RAAS, indem es aus dem von der Leber freigesetzten α_2-Globulin-Angiotensinogen das Dekapeptid Angiotensin I abspaltet, das durch ACE (angiotensin-converting enzyme) in das Octapeptid Angiotensin II umgewandelt wird (➤ Kap. 18.1.1).

Angiotensin II wirkt einer Hypotonie und Hypovolämie in zweifacher Weise entgegen. Einerseits ist Angiotensin II ein starker arterieller Vasokonstriktor, andererseits fördert es die renale Na^+- und Wasserretention, indem es die Na^+-Resorption im proximalen Tubulus sowie die Aldosteron-Sekretion steigert. Diese Effekte werden über G_q-Protein-gekoppelte AT_1-Rezeptoren vermittelt (➤ Kap. 18.1.1). Angiotensin II vermindert den renalen Blutfluss, eine exzessive renale Vasokonstriktion wird aber durch gleichzeitige Freisetzung von vasodilatierenden Prostaglandinen verhindert.

Bei Na^+-Mangel ist die Sekretion von **Aldosteron** in der Zona glomerulosa der Nebennierenrinde hoch (bis zu 1,5 mg/Tag), bei erhöhter Na^+-Zufuhr hingegen niedrig (< 0,1 mg/Tag). Neben Angiotensin II wird die Sekretion dieses Mineralocorticoids durch eine Hyperkaliämie stimuliert, ACTH erhöht die Aldosteronsekretion nur kurzfristig (➤ Kap. 27.1).

Im distalen Nephron, in den Epithelien des Dickdarms und der Lunge sowie in Schweiß- und Speicheldrüsen erhöht Aldosteron die Expression von Amilorid-hemmbaren Na^+-Kanälen (ENaC), die in der luminalen Zellmembran den Einstrom von Na^+ in die Epithelzellen vermitteln (➤ Kap. 27.2.2). Dieser zelluläre Na^+-Einstrom führt zu einer erhöhten elektronegativen Ladung des Tubuluslumens und fördert dadurch im distalen Nephron die Ausscheidung von K^+- und H^+-Ionen im Harn. Zusätzlich steigert Aldosteron die Na^+-K^+-ATPase-Menge in der basolateralen Zellmembran und dadurch die Geschwindigkeit der transepithelialen Na^+-Resorption.

Natriuretische Peptide

An der Volumenregulation des Extrazellularraums sind verschiedene natriuretische Peptide beteiligt, zu denen das atriale natriuretische Peptid **(ANP)** und das Brain-natriuretische Peptid **(BNP)** gehören, die in Herz und Hirn produziert werden. Das Signal für die kardiale Freisetzung dieser natriuretischen Peptide ist eine Dehnung der Herzwand. Weitere natriuretische Peptide sind das C-Typ-natriuretische Peptid **(CNP),** das u. a. in Hirn, Endothelzellen und Chondrozyten vorkommt, sowie **Urodilatin,** das in der Niere gebildet wird. Durch diese Peptide, die aus 17–28 Aminosäuren bestehen, werden partikuläre Guanylylcyclasen aktiviert, die die cGMP-Bildung katalysieren. Dadurch können schließlich u. a. zwei Na^+-Kanäle im Sammelrohr reguliert werden, der epitheliale Na^+-Kanal (ENaC) und ein durch cyclische Nukleotide regulierter Na^+-Kanal (CNG); beide sind durch das Diuretikum Amilorid hemmbar. ANP und BNP führen zu Natriurese und Vasodilatation. Endogene BNP-Spiegel sind bei Herzinsuffizienz erhöht; sie werden daher zur Verlaufskontrolle einer Herzinsuffizienz verwendet.

Sympathisches Nervensystem

Eine Verminderung des effektiven zirkulierenden Volumens aktiviert das sympathische Nervensystem, wodurch im Herz-Kreislauf-System die kardiale Auswurfleistung, die Vasokonstriktion und der Blutdruck gesteigert werden. In der Niere wird über β_1-Adrenozeptoren die Reninsekretion und dadurch über das RAAS die Na^+-Retention erhöht. Catecholamine stimulieren zudem die Na^+-Resorption im proximalen Tubulus und in der Henle-Schleife.

20.1.3 Regulierung der Osmolarität des Extrazellularraums, Vasopressin

Der osmotische Druck der extrazellulären Flüssigkeit (280–290 mosmol/l) muss in engen Grenzen konstant gehalten werden. Der osmotische Druck wird nur über **Vasopressin** kontrolliert, das durch zentrale und periphere Osmorezeptoren gesteuert wird. Dieses cyclische Nonapeptid wird im Hypothalamus synthetisiert und im Hypophysenhinterlappen gespeichert (➤ Kap. 26.2.3). Eine erhöhte Osmolarität im Plasma steigert, eine erniedrigte Osmolarität hemmt die Abgabe von Vasopressin in das Blut. Die Beziehung zwischen Plasmaosmolarität und Vasopressin-Freisetzung ist steil, ein Anstieg der Osmolarität im Plasma von 285 auf 290 mosmol/l führt zu einem zwei- bis dreifachen Anstieg der Vasopressin-Konzentration. Die Sekretion von Vasopressin wird auch durch das effektive zirkulierende Volumen reguliert. Allerdings muss das Blutvolumen um mindestens 10 % abnehmen, bevor ein Anstieg des Vasopressin-Spiegels festzustellen ist.

Eine Zunahme des osmotischen Drucks im Plasma stimuliert auch das Durstgefühl. An der Vermittlung des Durstgefühls ist Angiotensin II beteiligt. Vasopressin führt zur **Konzentrierung des Harns** durch die Nieren, indem es die Wasserpermeabilität der Sammelrohre erhöht, sodass Wasser aus dem Lumen in das hypertone Interstitium des Nierenmarks aufgenommen wird. Über eine Aktivierung von G_s-gekoppelten V_2-Rezeptoren stimuliert Vasopressin in der luminalen Zellmembran die Anzahl der Wasserkanäle vom Typ **Aquaporin 2** und damit den zellulären Wassereinstrom. Weitere bekannte Wasserkanäle sind Aquaporin 1, das zur Wasserresorption im proximalen Tubulus führt, sowie Aquaporin 3, das die Wasserpermeabilität der basolateralen Zellmembran des Sammelrohrs vermittelt. Diese Wasserkanäle bestehen aus sechs transmembranären Domänen mit einer Wasserpore.

Vasopressin verursacht in hohen Konzentrationen über G_q-gekoppelte V_1-Rezeptoren eine **Vasokonstriktion.** Außerdem stimuliert Vasopressin über V_2-Rezeptoren die Freisetzung des **Gerinnungsfaktors VIII** und des **Von-Willebrand-Faktors** aus dem Gefäßendothel. 20

Ein relativ selektiver Agonist an V_2-Rezeptoren ist **Desmopressin** (1-Desamino-8-D-Arginin-Vasopressin, DDAVP, Minirin®), das zur Behandlung eines zentralen Diabetes insipidus, bei Enuresis nocturna sowie Gerinnungsstörungen bei Mangel von Faktor VIII und Von-Willebrand-Faktor verwendet wird (➤ Kap. 26.2.3). Felypressin (Octapressin®) wirkt hauptsächlich auf V_1-Rezeptoren und wird als Zusatz bei Lokalanästhetika eingesetzt (➤ Kap. 8.5.1).

Plasmaspiegel von Vasopressin sind bei Patienten mit Herzversagen erhöht, was möglicherweise zur Flüssigkeitsretention beiträgt. Nichtpeptidartige, peroral wirksame Vasopressin-Antagonisten werden als **Aquaretika** bezeichnet. Der V_2-Rezeptor-Antagonist **Tolvaptan** (Samsca®; ➤ Tab. 20.4 und ➤ Kap. 26.2.3) wird bei Hyponatriämie aufgrund vermehrter Rückresorption freien Wassers (Syndrom der inadäquaten ADH-Sekretion, SIADH; Schwartz-Bartter-Syndrom) genutzt. Tolvaptan ist (als Jinarc®) auch zur Behandlung der autosomal-dominanten polyzystischen Nierenerkrankung (ADPKD) zugelassen. In den USA wird der unselektive V_{1A}-/V_2-Rezeptor-Antagonist Conivaptan (Vaprisol®) bei SIADH eingesetzt.

Wie eine Vielzahl anderer Pharmaka (z. B. das Antibiotikum **Demeclocyclin**) hemmt auch **Lithium** die renalen Effekte von Vasopressin; es kann die Symptome eines Diabetes insipidus auslösen, da der Gehalt von Aquaporin 2 in den Sammelrohren sinkt.

20.1.4 Säure-Basen-Haushalt

Der pH-Wert, der negative dekadische Logarithmus der H^+-Ionen-Konzentration, ist umgekehrt proportional zur H^+-Konzentration. Eine Änderung des pH-Werts um eine Einheit entspricht demnach einer 10-fachen Änderung der H^+-Konzentration.

$$\mathrm{pH} = -\log\left[\mathrm{H}^+\right]$$

Der normale pH-Wert der extrazellulären Flüssigkeit beträgt 7,4, der intrazelluläre pH-Wert ist mit 7,2 geringfügig saurer. Die entsprechenden H^+-Konzentrationen sind 40 bzw. 60 nmol/L. Der maximale pH-Bereich, der noch mit dem Leben vereinbar ist, liegt zwischen 6,8 und 7,8.

Regulierung des pH im Extrazellularraum

Drei **Mechanismen** regulieren die H^+-Konzentration im Extrazellularraum:

1. Bindung oder Freisetzung von H^+ durch Puffersysteme (H_2CO_3/HCO_3^-; $H_2PO_4^-$/HPO_4^{2-}; Proteine)
2. Ausscheidung von CO_2 über die Atmung
3. Ausscheidung von H^+- bzw. Rückresorption von HCO_3^- durch die Nieren

Das **Kohlensäure-Bicarbonat-System** ist der wichtigste Puffer im Extrazellularraum, während die primären intrazellulären Puffer Proteine (in den Erythrozyten v. a. Hämoglobin) und Phosphate sind. Da alle Puffersysteme untereinander im Gleichgewicht stehen, genügt es, einen Puffer, z. B. das Kohlensäure-Bicarbonat-System, zu analysieren, um den Säure-Basen-Status zu bestimmen. Der pH und der Partialdruck von CO_2, pCO_2, im Plasma werden meistens mittels Elektroden gemessen und die HCO_3^--Konzentration, $[HCO_3^-]$, mit der Henderson-Hasselbalch-Gleichung

$$\mathrm{pH} = 7{,}62 + \log \frac{[\mathrm{HCO}_3^-]}{\mathrm{pCO}_2}$$

berechnet. Bei einem pCO_2 von 42 mmHg und einem pH von 7,4 ergibt sich eine HCO_3^--Konzentration von 25 mmol/l.

Insgesamt entstehen im Stoffwechsel pro Tag etwa 15–20 mol CO_2 (100-mal mehr als im Körper gelöst vorliegt), das über die Lunge abgeatmet wird. Durch einen Rückkopplungskreis über das Atemzentrum in der Medulla oblongata, das direkt durch den pH bzw. pCO_2 im Hirngewebe gesteuert wird, kann die Respiration dem jeweiligen Druck von CO_2 im Blut angepasst werden.

Die Elimination von CO_2 über die Lunge ist mit Verlust von HCO_3^- verbunden. Die Nieren können hingegen insbesondere durch **Carboanhydrase** H^+ ohne HCO_3^--Verlust ausscheiden (➤ Abb. 20.2). Durch HCO_3^- Rückresorption kann der pH des Harns auf 4,7–5,0 gesenkt werden. H^+-Ionen können darüber hinaus mittels Ammoniak, NH_3, das in Tubuluszellen durch Desaminierung von Glutamin entsteht und membranpermeabel ist, durch Bildung von Ammoniumionen, NH_4^+, im Tubuluslumen eliminiert werden.

Die Menge der tubulären H^+-Sekretion und HCO_3^--Resorption bzw. -Neubildung ist vom pCO_2 im Organismus abhängig. Bei H^+-Überschuss, also bei **Azidose,** sind die H^+-Sekretion

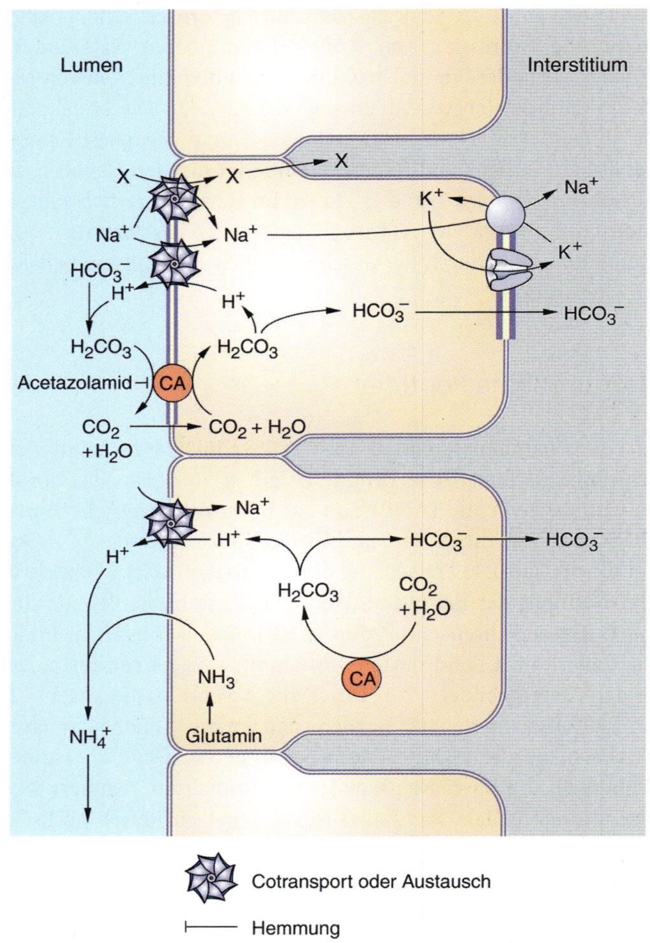

Abb. 20.2 Mechanismus der Bicarbonatrückresorption und der Ammoniumausscheidung im proximalen Nephron.
Na^+ gelangt über einen Na^+-H^+-Austauscher sowie Cotransportsysteme mit Glucose, Aminosäuren, Nukleosiden oder Phosphat (in der Abbildung mit X repräsentiert) vom Lumen in die Zelle. Sezerniertes H^+ bildet mit Bicarbonat im Lumen Kohlensäure, die durch Carboanhydrase (CA) in CO_2 und Wasser zerfällt. Das membranpermeable CO_2 wird in die Tubuluszelle aufgenommen und dann in Kohlensäure bzw. durch CA in H^+ und HCO_3^- umgewandelt. Über HCO_3^-/Na^+-Cotransporter bzw. HCO_3^--Cl^--Austauscher wird HCO_3^- basolateral transportiert. Acetazolamid, ein Hemmer der Carboanhydrase, blockiert die Resorption von Bicarbonat (➤ Kap. 20.3.2). NH_4^+ kann aus H^+ und NH_3 im Tubuluslumen entstehen sowie zellulär über den luminalen Na^+-H^+-Austauscher sezerniert werden, der dann als Na^+-NH_4^+-Austauscher fungiert. Die Na^+-K^+-ATPase hält die Na^+-Konzentration in der Zelle niedrig und stellt damit die treibende Kraft für den Na^+-H^+-Austausch bereit.

und damit die HCO_3^--Rückresorption und -Neubildung hoch, bei H^+-Mangel, also bei **Alkalose,** ist die Situation umgekehrt. Bei Azidose ist die NH_3-Bildung und damit die NH_4^+-Ausscheidung erhöht. Aldosteron stimuliert möglicherweise den luminalen Na^+-H^+-Austauscher im Tubulusepithel, wodurch die HCO_3^--Rückresorption ansteigt.

Ein weiterer Puffer für die renale H^+-Ausscheidung ist das **Phosphatsystem** ($H_2PO_4^-/HPO_4^{2-}$; pK 6,8). Bei pH 7,4 liegt Phosphat zu 80 % als HPO_4^{2-} vor, bei pH 5,5 zu 95 % als $H_2PO_4^-$. Durch Ansäuern des Harns nimmt Phosphat also eine fast äquimolare Menge H^+ auf.

Regulation des pH im Intrazellularraum

Der Metabolismus von Zellen führt zu einer kontinuierlichen Säurebelastung. Es gibt zwei Mechanismen, um den intrazellulären pH konstant bei etwa 7,2 zu halten: die metabolische Pufferung und den Transport von Säuren und Basen durch die Zellmembran.

Metabolische Pufferung

Bei intrazellulärer Azidose werden H^+-erzeugende Enzymsysteme gehemmt und H^+-verbrauchende aktiviert, die Glykolyse nimmt ab, Gluconeogenese und Oxidation von Pyruvat werden stimuliert. Lactat, Pyruvat und andere Carboxylate werden gemeinsam mit H^+-Ionen in neutrale oder flüchtige Produkte wie Glucose, CO_2 und Wasser umgewandelt.

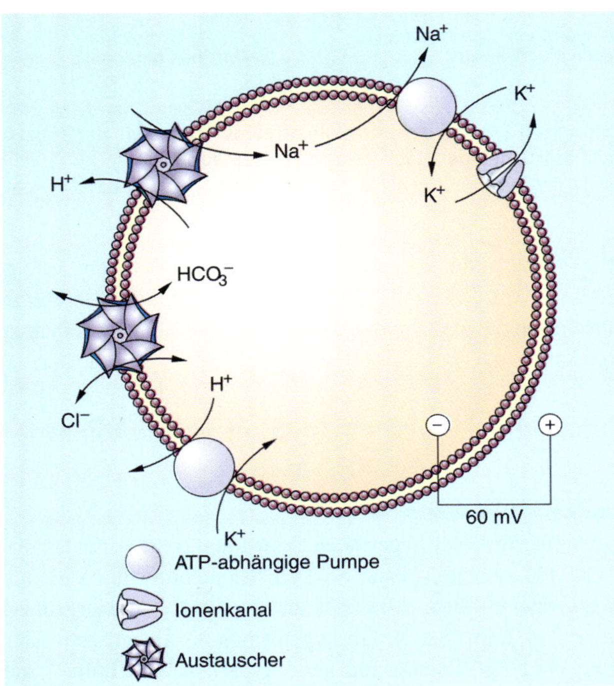

Abb. 20.3 Schema der an der Regulierung des intrazellulären pH beteiligten membranären Transportmechanismen in einer apolaren Zelle.

Säure-Basen-Transport durch die Zellmembran

H^+-Ionen werden durch Na^+-H^+-Austauscher (➤ Abb. 20.3) nach außen transportiert, der durch intrazelluläre Ansäuerung stimuliert, hingegen durch extrazelluläre Azidose gehemmt wird. Außerdem existiert ein Cl^--HCO_3^--Exchanger, der vom transmembranären Konzentrationsgefälle dieser Anionen getrieben wird. Zusätzlich enthalten manche Zellen, z. B. im distalen Nephron, eine H^+-Pumpe, die H^--Ionen zum Teil im Austausch gegen K^+-Ionen unter Verbrauch von ATP in den Extrazellularraum sezerniert.

20.2 Störungen im Elektrolyt-, Wasser- und Säure-Basen-Haushalt

20.2.1 Störungen des Elektrolyt- und Wasserhaushalts

Bei Störungen des Natrium- und Wasserhaushalts wird bezüglich der Osmolarität des Plasmas jeweils eine **isotone, hypotone** und **hypertone Dehydratation** oder **Hyperhydratation** unterschieden; es sind also Veränderungen des Volumens und der Osmolarität zu beachten (➤ Abb. 20.4). Bei isotonen Volumenänderungen des Extrazellularraums bleibt das Volumen des Intrazellularraums konstant. Verminderte Na^+-Konzentration und damit Osmolarität im Extrazellularraum führt hingegen zu einem **Anschwellen der Zellen.** Symptom einer **Hyponatriämie** (Na^+ im Serum < 136 mmol/l) ist eine Beeinträchtigung des Zentralnervensystems (Kopfschmerzen, Übelkeit, Erbrechen, Muskelkrämpfe, Verwirrtheit). Umgekehrt führt ein **Anstieg der Na^+-Konzentration** bzw. der Osmolarität im Extrazellularraum zu einer **Abnahme des Zellvolumens,** also zu einer Exsikkose der Zellen. Das Zentralnervensystem reagiert mit Symptomen wie Durst, Unruhe, Reduktion der Vigilanz und Fieber.

Bei **Hyperkaliämie** (K^+ > 5 mmol/l) und **Hypokaliämie** (K^+ < 3,5 mmol/l) ähneln sich die Symptome. Es treten u. a. Muskelschwäche, gastrointestinale Beschwerden, Apathie und Herzrhythmusstörungen, z. B. Extrasystolen, auf. Hypokaliämie bewirkt eine erhöhte Herzglykosid-Toxizität und kann zu metabolischer Alkalose führen.

Therapie der Dehydratation

Eine Dehydratation wird durch **Volumen-** und ggf. durch **Elektrolytsubstitution** behandelt. Bei **hypotoner Dehydratation** kann der initiale Na^+-Bedarf (in mmol) mit einer Ringer-Lactat-Lösung (282 mosmol/l) oder einer ELO-MEL-Lösung (302 mosmol/l) infundiert werden. Durch die zugeführten Elektrolyte gelangt Wasser osmotisch aus den Zellen in das Interstitium, wodurch Na^+ im Plasma neuerdings abfallen kann.

Bei **isotoner Dehydratation** wird Flüssigkeit am einfachsten in Form von **peroralen Rehydratationslösungen,** die Na^+ und Glucose enthalten, zugeführt (➤ Tab. 22.11). Bei schwerwiegender Hypovolämie mit Kreislaufinsuffizienz werden isotone Salzlösungen, Plasmaersatzstoffe (➤ Kap. 19.3) oder bei gleichzeitig bestehender Anämie Blutkonserven intravenös verabreicht. Eine **hypertone**

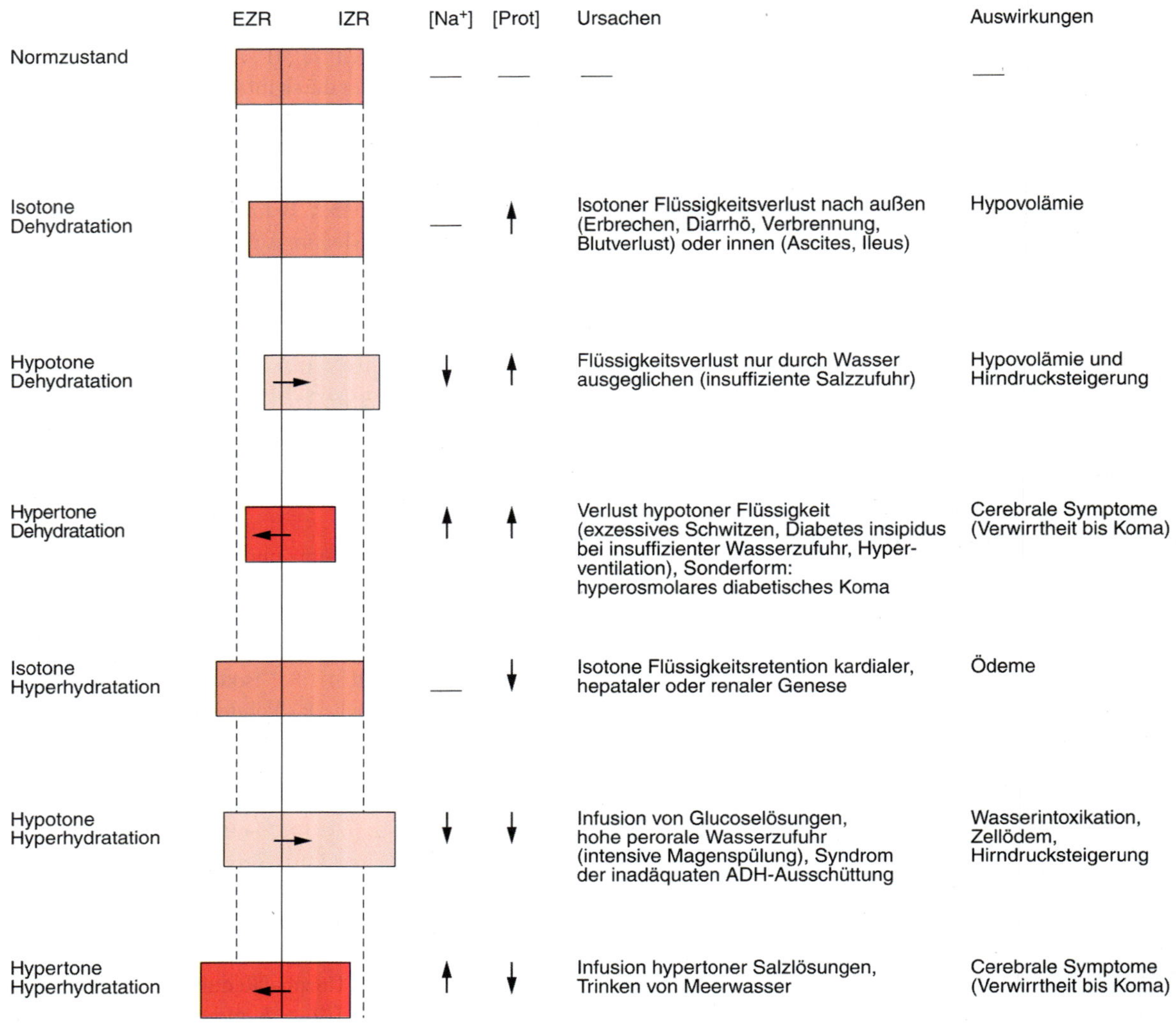

Abb. 20.4 Veränderungen des Volumens bzw. der Osmolarität des Extrazellularraums (EZR) und des Intrazellularraums (IZR) sowie der Konzentrationen von Natrium und Protein im Plasma, [Na⁺] und [Prot] bei verschiedenen Störungen des Natrium- und Wasserhaushalts.
Die horizontalen Pfeile geben die Richtung einer Volumenänderung des IZR an, die aufgrund einer Zunahme oder Abnahme der Osmolarität des EZR zustande kommt (starke bzw. schwache Farbgebung).

Dehydratation kann hingegen durch Zufuhr elektrolytfreien Wassers in Form einer isotonen, also 5-prozentigen Glucoselösung (Glucose ist nur vorübergehend osmotisch aktiv, da sie zu CO_2 und H_2O abgebaut wird) oder einer Mischung von 5-prozentiger Glucose (278 mosmol/l) und 0,9-prozentigem NaCl (308 mosmol/l), behandelt werden. Bei hypertoner Dehydratation kann trotz der Hypernatriämie ein Na^+-Mangel vorliegen, da wegen des reduzierten Extrazellularraums die im Körper vorhandene Na^+-Menge möglicherweise vermindert ist.

Das **Wasserdefizit** bei **Hypernatriämie** (Plasmanatrium > 150 mmol/l) kann aus dem Verhältnis von Ist- und Sollwert der Na^+-Konzentration im Plasma abgeschätzt werden:

$$\text{Wasserdefizit} = \frac{([\text{Na}^+]_{\text{Soll}} - [\text{Na}^+]_{\text{Ist}})}{[\text{Na}^+]_{\text{Soll}}} \times 0{,}6 \times \text{kg Körpergewicht}$$

wobei der Faktor 0,6 dem Wasseranteil des Körpers entspricht.

Die Substitution von freiem Wasser muss langsam erfolgen (Reduktion von Serum-$[Na^+]$ maximal 0,5–1 mmol/l pro Stunde), da ansonsten durch das osmotische Druckgefälle ein Hirnödem auftreten kann.

Therapie des hyperosmolaren diabetischen Komas

Eine Sonderform der hypertonen Dehydratation (Plasmaosmolarität 350–400 mosmol/l) kann bei Diabetes mellitus durch die nicht rückresorbierte Glucose im Tubuluslumen der Nieren verursacht werden (➤ Kap. 25.8.5). Ein hyperosmolares diabetisches Koma, das oft ohne Ketoazidose und ohne Hypernatriämie auftritt, kann insbesondere bei alten Menschen auftreten, die nicht in der Lage sind, den renalen Verlust freien Wassers durch ausreichendes Trinken zu ersetzen. Durch **Volumensubstitution** sollen Kreislauf und Harnfluss in Gang gehalten werden. Dazu wird anfänglich 1 l einer isotonen NaCl-Lösung intravenös infundiert; in der Folge soll die Osmolarität der infundierten Lösung maximal 50 mosmol/l unter der aktuellen Plasmaosmolarität liegen.

Pathogenese von Ödemen

Ein Ödem (griech. Schwellung) wird als **isotone Hyperhydratation** mit Zunahme des interstitiellen Raumes verstanden. Ödeme entstehen durch Störungen des Flüssigkeitsaustauschs zwischen Intravasalraum und Interstitium (> Abb. 20.5). Die Differenz zwischen hydrostatischem und onkotischem Druckgefälle, der **effektive Filtrationsdruck,** bestimmt Ausmaß und Richtung der Flüssigkeitsbewegung durch die Kapillarwand. Am arteriellen Ende der Kapillare strömt Flüssigkeit von der Kapillare in das Interstitium, am venösen Ende strömt Flüssigkeit vom Interstitium in das Blutgefäß zurück.

Ödeme entstehen, wenn die **Wiederaufnahme von Flüssigkeit in die Kapillaren** oder der **Abfluss über die Lymphgefäße behindert** ist:

1. Steigerung des hydrostatischen Drucks in den Kapillaren:

- Venöse Stauung bei Herzinsuffizienz, venösen Thrombosen, Insuffizienz von Venenklappen oder Obstruktion der Venen, z. B. bei Leberzirrhose
- Hyperhydratation bzw. Natriumretention:
  - Renale Insuffizienz
  - Sekundärer Hyperaldosteronismus:
    - Verminderung des effektiven zirkulierenden Volumens (z. B. kardiale Insuffizienz)
    - Verminderter Aldosteronkatabolismus (Leberschaden)

2. Senkung des onkotischen Drucks im Plasma (Hypoproteinämie):

- Proteinverlust (Nephrose, exsudative Enteropathie)
- Verminderte Proteinsynthese (Leberschaden, Katabolismus, Mangelernährung)
- Abnahme der Konzentration der Plasmaproteine durch Hyperhydratation

3. Steigerung des interstitiellen onkotischen Drucks:

- Erhöhung der kapillären Permeabilität, z. B. durch Mediatoren der Entzündung und Allergie (Histamin, Prostaglandine, Kinine)
- Ungenügende Entfernung von Proteinen aus dem Interstitium (Lymphstau)

4. Lymphstau:

- Mechanische Obstruktion, z. B. durch Tumoren, Parasiten, Lymphknotenexstirpation oder Narben
- Erhöhung des zentralvenösen Drucks, z. B. kardiale Insuffizienz

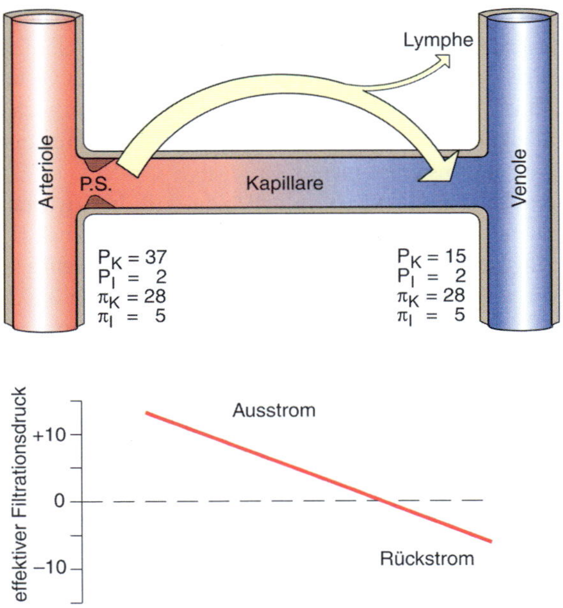

Abb. 20.5 Schema der treibenden Kräfte für den konvektiven Flüssigkeitsaustausch durch die Kapillarwand.
Ausstrom und Rückstrom hängen vom Verhältnis der Starling-Kräfte ab, das sind der hydrostatische Druck in der Kapillare (P_K) bzw. im Interstitium (P_I) sowie der onkotische Druck in der Kapillare (π_K) bzw. im Interstitium (π_I). Der effektive Filtrationsdruck, der die Richtung und das Ausmaß der Nettoflüssigkeitsbewegung durch die Kapillarwand bestimmt, ist gleich $(P_K - P_I) - (\pi_K - \pi_I)$. Alle Drücke sind in mmHg angegeben. (P. S. = präkapillärer Sphincter)

Ein Anstieg des arteriellen Blutdrucks führt i. d. R. nicht zu Ödemen, da eine Steigerung des arteriellen Drucks wegen der autoregulatorischen Kontraktion der präkapillären Sphincteren kaum die Kapillaren beeinflusst. Hingegen ändert jede Erhöhung des venösen Drucks den hydrostatischen Druck in den Kapillaren. Durch eine Flüssigkeitsretention, z. B. bei Herzinsuffizienz wegen Abnahme des effektiven zirkulierenden Volumens, mangelhafter Nierendurchblutung und sekundären Hyperaldosteronismus, können der venöse Druck und damit die Gefahr einer Ausbildung von Ödemen ansteigen. Zur Therapie von Ödemen werden vorwiegend Schleifendiuretika eingesetzt (> Kap. 20.3.3).

20.2.2 Störungen des Säure-Basen-Haushalts

Azidosen und Alkalosen können auf Änderungen von pCO_2 oder HCO_3^--Konzentration im Plasma beruhen. Da der pCO_2 primär von der Atmung abhängt, entsteht bei hohem pCO_2 (Hyperkapnie) und niedrigem pH eine respiratorische Azidose und bei niedrigem pCO_2 und hohem pH eine respiratorische Alkalose. Ein primärer Abfall oder Anstieg der HCO_3^--Konzentration im Serum wird hingegen als metabolische Azidose oder metabolische Alkalose bezeichnet (> Tab. 20.3). Es existieren renale oder respiratorische Mechanismen, um den Quotienten $[HCO_3^-]/pCO_2$ und damit den pH möglichst konstant zu halten.

Respiratorische Azidose und Alkalose

Bei mangelhaftem alveolärem Gasaustausch steigt der pCO_2 im Plasma und werden renal die H^+-Ausscheidung und HCO_3^--Neubildung erhöht, sodass die HCO_3^--Konzentration im Plasma gemeinsam mit dem pCO_2 ansteigt; es liegt eine **respiratorische Azidose** vor. Es

Tab. 20.3 Charakterisierung und Ursachen von Störungen des Säure-Basen-Haushalts anhand der Veränderungen von pH, pCO_2 und $[HCO_3^-]$ im Plasma

	pH	pCO_2	$[HCO_3^-]$	Ursachen
Respiratorische Azidose	↓	↑	↑	**Verminderte Abatmung von CO_2:** • Obstruktive Lungenerkrankungen (Asthma bronchiale, spastische Bronchitis, Laryngospasmus, Fremdkörperaspiration) • Emphysem, akutes Lungenödem, Pneumothorax • Neuromuskuläre Erkrankungen (Guillain-Barré-Syndrom, Myasthenia gravis, Vergiftung mit Hemmern der Acetylcholinesterase) • Kyphoskoliose • Hemmung des Atemzentrums (Schlafapnoe, Vergiftung mit Barbituraten, Opioiden etc.)
Respiratorische Alkalose	↑	↓	↓	**Vermehrte Abatmung von CO_2 durch Hyperventilation aufgrund einer Stimulierung des Atemzentrums:** • Hypoxie (Pneumonie, Lungenfibrose, Anämie, Höhenlage) • Direkte Stimulierung (Fieber, Encephalitis, psychogene Hyperventilation, Salicylatvergiftung)
Metabolische Azidose	↓	↓	↓	**HCO_3^--Verlust bzw. vermehrte H^+-Belastung oder mangelhafte H^+-Ausscheidung:** • Niereninsuffizienz (Urämie, renale tubuläre Azidose) • Hypoaldosteronismus • Hemmung der Carboanhydrase (Acetazolamid) • Gastrointestinaler HCO_3^--Verlust (Diarrhö, Pankreas- oder Gallenfisteln) • Lactatazidose, Ketoazidose • Vergiftung mit Salicylat, Methanol, Formaldehyd, Ethylenglykol etc.
Metabolische Alkalose	↑	↑	↑	**H^+-Verlust:** • Erbrechen, Verlust von Magensaft, Hyperaldosteronismus, Hypokaliämie **Erhöhte Alkalizufuhr:** • Exzessive Antazida- bzw. $NaHCO_3$-Therapie, Milch-Alkali-Syndrom

dauert allerdings 3–5 Tage, bis dieser renale Kompensationsmechanismus voll einsetzt. Bei akuter respiratorischer Azidose kann daher die HCO_3^--Konzentration im Plasma noch unverändert sein, wegen des pCO_2-Anstiegs ist daher der pH-Wert des Plasmas stärker gesenkt als bei chronischer respiratorischer Azidose.

Bei Diffusionsstörungen der Lunge ist insbesondere die Oxygenierung des Blutes behindert, der Austausch von CO_2 jedoch weniger eingeschränkt, da CO_2 die Alveolarwand schneller penetriert als O_2. Die durch Hypoxie bedingte Hyperventilation, z. B. bei Höhenkrankheit, kann daher mit **respiratorischer Alkalose** einhergehen.

Metabolische Azidose und Alkalose

Eine **metabolische Azidose** entsteht bei erhöhtem HCO_3^--Verlust. Sie kann durch verstärkte respiratorische Elimination von CO_2 (Kußmaul-Atmung) schnell kompensiert werden. Das Verhältnis $[HCO_3^-]/pCO_2$ ist daher bei akuter und chronischer metabolischer Azidose gleich. Ein HCO_3^--Mangel kann auf vermehrte renale oder intestinale HCO_3^--Ausscheidung oder gesteigerte Mengen von Säuren beruhen, die durch HCO_3^- abgepuffert werden müssen. Endogen werden Säuren, z. B. bei diabetischer Ketoazidose oder kataboler Stoffwechsellage (Hungern), gebildet. Lactat wird bei verminderter Hämoperfusion des Gewebes (Kreislaufversagen) oder mangelnder Oxygenierung (respiratorische Insuffizienz) angehäuft. Exogene Säuren können bei Vergiftung mit Methanol (➤ Kap. 35.8.3) oder Salicylaten auftreten (➤ Kap. 7.2.1).

Eine **metabolische Alkalose** kann auftreten, wenn saurer Magensaft erbrochen und dabei vermehrt H^+ verloren wird. Sie wird meist rasch durch erhöhte renale HCO_3^--Ausscheidung (als $NaHCO_3$) kompensiert. Bei gleichzeitigem Volumenmangel kann die metabolische Alkalose bestehen bleiben, da Na^+ und damit als Gegenion auch HCO_3^- rückresorbiert werden müssen. Erst wenn der Volumenmangel mittels einer NaCl-Lösung behoben wurde, kann HCO_3^- mit Na^+ ausgeschieden werden. Die metabolische Alkalose kann auch durch Einschränkung der Ventilation und damit der CO_2-Elimination sehr begrenzt kompensiert werden.

Chronisch können **Mineralocorticoide** (z. B. bei Hyperaldosteronismus) eine metabolische Alkalose durch gesteigerte renale H^+-Ausscheidung hervorrufen. Auch Schleifen- und Thiaziddiuretika können zu einem vermehrten renalen H^+-Verlust führen (➤ Kap. 20.3.4).

Die durch **Hypokaliämie** auftretende Alkalose hat extrarenale und renale Ursachen. Bei Hypokaliämie ist die Aktivität der Na^+-K^+-ATPase vermindert, wodurch der Auswärtstransport von H^+ aus den Zellen über den Na^+-H^+-Austauschmechanismus gehemmt wird (➤ Abb. 20.3). Bei Hypokaliämie liegt daher eine Verschiebung von H^+-Ionen von extra- nach intrazellulär vor, also eine intrazelluläre Azidose bei extrazellulärer Alkalose. In der Niere kommt es bei intrazellulärer Ansäuerung zu einer Aktivierung der NH_3-Produktion und damit zu vermehrter Ausscheidung von H^+ in Form von NH_4^+ bzw. zu vermehrter HCO_3^--Neubildung (➤ Abb. 20.2).

Therapie von Störungen des Säure-Basen-Haushalts

Die Behandlung von Azidosen und Alkalosen soll primär die zugrunde liegende Erkrankung zum Ziel haben, z. B. muss die diabetische

20

Ketoazidose, die Atem- oder die Kreislaufinsuffizienz behandelt werden. Bei urämischen oder anderen Formen der renalen Azidose kann peroral **Natriumbicarbonat** oder **Natriumcitrat** verabreicht werden (1–2 mmol/kg/Tag), um die Entstehung einer Osteomalazie, Hypercalciurie und Nephrocalcinose zu vermeiden. Citrat ($C_6H_8O_7$) wird im Organismus zu HCO_3^- metabolisiert.

$$\text{Citrat} + 4{,}5\ O_2 \rightarrow 5\ CO_2 + 3\ H_2O + HCO_3^-$$

Bei der **Lactatazidose** (Plasmalactat > 10 mmol/L, Normwert ≈ 1 mmol/l) ist die Gabe von $NaHCO_3$ oft ineffektiv.

Bei Natriumbicarbonat i. v. kann u. a. entstehendes CO_2 die intrazelluläre Azidose verstärken sowie die Na^+-Zufuhr das extrazelluläre Volumen erhöhen. Zu starke Alkalisierung kann die Sauerstoff-Hämoglobin-Affinität reduzieren und dadurch die Verfügbarkeit von Sauerstoff im Gewebe senken. Deshalb soll bei Azidose der pH-Wert oder die Konzentration von HCO_3^- im Plasma nicht bis zum Normwert erhöht werden, es reicht ein pH von 7,25 bzw. ein $[HCO_3^-]$ von 22 mmol/L.

Bei schwerwiegender metabolischer Alkalose, z. B. bei Magensaftverlust über eine Sonde, können z. B. Ammoniumchlorid oder die kationischen Aminosäuren Arginin und Lysin (jeweils als Hydrochlorid) verabreicht werden. Um den pH rasch zu senken, kann HCl (100 mmol/l in 0,9-prozentigem NaCl oder 5-prozentiger Glucose) langsam infundiert werden. Zur Ansäuerung des Plasmas kann auch Acetazolamid (➤ Kap. 20.3.2) genutzt werden.

20.3 Diuretika

Diuretika stimulieren die renale Flüssigkeits- und Elektrolytausscheidung. Sie werden u. a. bei Bluthochdruck, chronischer Herzinsuffizienz und bei Ödemen eingesetzt. Alle Diuretika steigern die renale Na^+-Ausscheidung. Mit Ausnahme der Osmodiuretika und Xanthine greifen Diuretika direkt an Transportproteinen für Na^+ in der luminalen Membran der Tubuluszellen an und führen dabei zur Hemmung der tubulären Na^+-Resorption.

20.3.1 Prinzipien der Funktion des Nephrons, Angriffspunkte der Diuretika

Die menschliche Niere enthält etwa 1 Million Nephrone, die aus dem **Glomerulus,** dem **proximalen Tubulus,** der **Henle-Schleife** und dem **distalen Tubulus** bestehen. Der Harn mehrerer Nephrone wird über das **Sammelrohr** in das Nierenbecken geleitet. Das Ende des aszendierenden Schenkels der Henle-Schleife liegt zwischen der afferenten und efferenten Arteriole des zugehörigen Glomerulus, der beiden Arteriolen anliegende Teil des Tubulus wird als **Macula densa** bezeichnet (➤ Abb. 20.6).

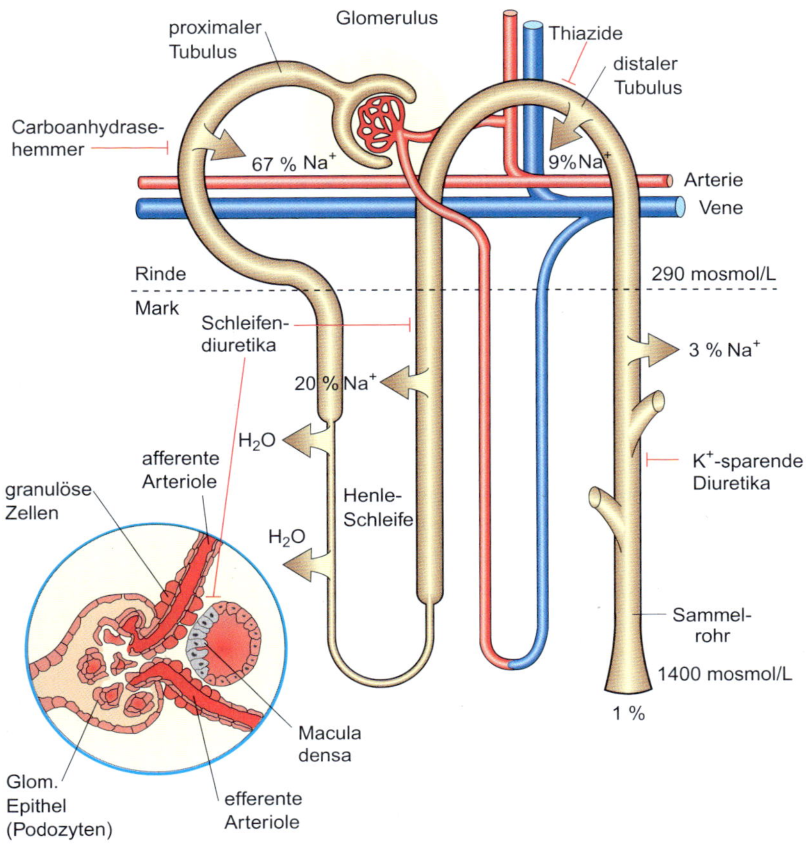

Abb. 20.6 Abschnitte des Nephrons mit Ausmaß der jeweiligen Na^+-Rückresorption, angegeben in Prozent der glomerulär filtrierten Na^+-Menge, und Angriffspunkte verschiedener Diuretikaklassen.
Vergrößert ist der Glomerulus mit dem juxtaglomerulären Apparat, der aus der Macula densa des dicken aufsteigenden Schenkels der Henle-Schleife und reninproduzierenden granulären Zellen der afferenten und efferenten Arteriole besteht.

Glomeruläre Filtration

Bei einem Nierengewicht von 0,3–0,5 % des Körpergewichts ist der renale Blutfluss mit 20–25 % des Herzminutenvolumens sehr hoch; pro Minute fließen etwa 1200 ml Blut oder 660 ml Plasma durch die Nieren. Das davon in den Glomeruli pro Zeiteinheit abgepresste Ultrafiltrat (beim jugendlichen Erwachsenen circa 120 ml/min oder 170 l/Tag) wird als **glomeruläre Filtrationsrate (GFR)** bezeichnet. Das Volumen des Extrazellularraums von etwa 15 l wird also 11-mal pro Tag durch die Nieren geklärt. Die Basalmembran der Glomerulusgefäße filtriert Partikel bis zu einer Molekülmasse (MM) von 20 000–50 000. Kleine Moleküle wie Harnstoff (MM 60) oder Glucose (MM 180) werden ungehindert durchgelassen. Inulin (ein Polyfructosid mit einer MM von 5500) wird zu 98 % filtriert, Plasmaalbumin (MM 69 000) fast vollständig zurückgehalten.

Für die Autoregulation des Blutflusses durch die Glomeruli und damit der GFR ist u. a. das **tubuloglomeruläre Feedback** verantwortlich: Bei hoher NaCl-Konzentration an der Macula densa verengen sich die afferenten Arteriolen und die GFR nimmt ab, bei niedriger NaCl-Konzentration hingegen steigt die GFR. An dem tubuloglomerulären Feedback ist u. a. Adenosin beteiligt. Antagonisten an Adenosinrezeptoren wie Theophyllin (➤ Kap. 20.3.2) hemmen das tubuloglomeruläre Feedback und erhöhen damit die GFR.

Die Macula densa reguliert auch die Reninsekretion, die umgekehrt proportional der Na^+-Konzentration an der Macula densa bzw. der Geschwindigkeit des Na^+-Transports durch die juxtaglomerulären Zellen ist. Hemmer des Na^+-Transports an der Macula densa (Schleifendiuretika) stimulieren die Reninsekretion. Angiotensin II (➤ Kap. 18.1.1) verringert die Nierendurchblutung, Dopamin (➤ Kap. 4.2.5) sowie die Prostaglandine E_2 und I_2 (➤ Kap. 15.4) steigern sie.

Tubuläre Resorption und Sekretion

Von den täglich gebildeten 170 l Glomerulusfiltrat wird nur etwa 1 % im Harn ausgeschieden, der Rest muss im Tubulussystem rückresorbiert werden. Diese Resorption erfolgt selektiv, um Volumen und Elektrolytzusammensetzung, Osmolarität sowie pH des Extrazellularraums möglichst konstant zu halten. Die tubuläre Transportleistung benötigt viel Energie, die Nieren verbrauchen 7 % des gesamten vom Körper aufgenommenen Sauerstoffs.

Der **transzelluläre Na^+-Transport** erfolgt in zwei Schritten, luminaler (oder apikaler) Einstrom, gefolgt von basolateralem (oder peritubulärem) Ausstrom. An dem luminalen Na^+-Einstrom sind spezialisierte Transportproteine beteiligt, die überwiegend vom chemischen Gradienten für Na^+ aktiviert werden. Der Auswärtstransport von Na^+ aus der Zelle in das Interstitium oder zur Blutseite des Tubulus erfordert einen aktiven Transportmechanismus durch die Na^+-K^+-ATPase. Das in die Zelle aufgenommene K^+ wird durch K^+-selektive Kanäle wieder zur basolateralen Seite transportiert. Durch den transzellulären Transport von Na^+ und anderen Substanzen, die gemeinsam mit Na^+ resorbiert werden, steigt der osmotische Druck in den lateralen Räumen zwischen den Epithelzellen, was bei entsprechender Permeabilität zur Wasserresorption führt. Die Resorption von Wasser ist also ein sekundärer Prozess, der an den primär aktiven Transport von Na^+ gekoppelt ist.

Alle Epithelzellen der verschiedenen Nephronabschnitte haben in der basolateralen Zellmembran die dargestellte Kombination von Na^+-Pumpen mit K^+-Kanälen. Die **Mechanismen für den luminalen Na^+-Einstrom** sind jedoch **in den einzelnen Nephronabschnitten unterschiedlich.** Im **proximalen Tubulus** erfolgt der luminale Na^+-Einstrom gekoppelt mit Glucose, Aminosäuren, Nukleosiden oder Phosphat (**Cotransport** oder **Symport**) bzw. im Austausch gegen H^+ **(Antiport).** H^+-Ionen entstehen u. a. durch Dissoziation der Kohlensäure, deren Synthese aus CO_2 und H_2O durch die **Carboanhydrase katalysiert** wird. Der **Na^+-H^+-Exchanger** und die Carboanhydrase spielen bei der Rückresorption von Bicarbonat eine wichtige Rolle (➤ Abb. 20.2).

Aufgrund der **hohen Wasserpermeabilität** des proximalen Tubulus (u. a. durch Aquaporin 1) ist die Na^+-Resorption von einer äquivalenten Wassermenge begleitet, sie erfolgt also isoton. Trotz der hohen Na^+-Resorption bleibt daher unter physiologischen Bedingungen die Na^+-Konzentration im Lumen gleich der im Plasma.

Der proximale Tubulus enthält außerdem **sekretorische Transporter** für organische Anionen und Kationen (➤ Kap. 1.4.5), über die verschiedene Pharmaka ausgeschieden werden. Schleifen- und Thiaziddiuretika, die im Plasma vorwiegend proteingebunden vorliegen und daher kaum glomerulär filtriert werden, werden über das sekretorische System für Anionen (OAT) in das Tubuluslumen sezerniert, wo sie durch die Wasserresorption 10–20-fach angereichert werden. Die Diuretika Amilorid und Triamteren werden über das Transportsystem für organische Basen in das Tubuluslumen sezerniert.

Im dünnen **deszendierenden Schenkel der Henle-Schleife** existiert kein aktiver transepithelialer Transportmechanismus für Elektrolyte, die Permeabilität dieses Nephronabschnitts für Elektrolyte und andere Substanzen wie Harnstoff ist niedrig, hingegen ist die Wasserpermeabilität hoch (➤ Abb. 20.6).

Im **dicken aszendierenden Schenkel der Henle-Schleife** (TAL) wird die luminale Na^+-Aufnahme durch einen **Na^+-K^+-$2Cl^-$-Cotransporter** (NKCC2) vermittelt. Dieses Transporterprotein besteht aus 1100 Aminosäuren mit 12 transmembranären Helices. Es wird durch Vasopressin stimuliert. NKCC2 wird reversibel durch Diuretika vom Furosemid-Typ gehemmt (Schleifendiuretika) (➤ Kap. 20.3.2). Das über NKCC2 in die Zelle aufgenommene K^+ rezirkuliert über K^+-selektive, ATP-hemmbare Kanäle (Renal Outer Medullary Potassium Channels, ROMK) in der luminalen Zellmembran zurück in das Tubuluslumen. Dadurch wird das Lumen des aszendierenden Teils der Henle-Schleife positiv gegenüber dem Interstitium geladen (➤ Abb. 20.8). Diese Potentialdifferenz treibt Ca^{2+} und Mg^{2+} durch die Interzellularspalten in das Interstitium, trägt also zur Resorption dieser Kationen bei. Die über NKCC2 in die Tubuluszelle aufgenommenen Cl^--Ionen werden über den Chlorid-Transporter ClC-Kb basolateral resorbiert. Für das Bartter-Syndrom (einer genetischen Nierenerkrankung mit Salzverlust, Hypokaliämie und metabolischer Alkalose) sind u. a. Mutationen des NKCC2, ROMK und des ClC-Kb bekannt.

Der dicke aszendierende Schenkel der Henle-Schleife ist für Wasser impermeabel. Die treibende Kraft für den Konzentrierungsmechanismus liefert der o. g. aktive Transport von Na^+, ohne dass ihm Wasser folgen kann. Damit wird das Interstitium (Nierenmark) hyperton und zieht Wasser aus dem deszendierenden Schenkel der Henle-Schleife, der eine gute Permeabilität für Wasser hat; der Harn wird hyperton. Der Harn fließt dann in den aszendierenden Schenkel der Henle-Schleife, wo erneut ein osmotischer Gradient entsteht. Dieser Vorgang läuft Richtung Papillenspitze wiederholt ab, sodass sich in der Medulla ein stehender osmotischer Gradient bildet (**Gegenstrom-Multiplikationssystem;** ➤ Abb. 20.6). Die haarnadelartige Struktur der **Vasa recta,** die sehr permeabel für Wasser und niedermolekulare Stoffe ist, ist entscheidend dafür, dass der osmotische Gradient in Richtung Markspitze erhalten bleibt. Wenn der Blutfluss durch die Vasa recta mittels Vasodilatation gesteigert wird, kann die Hypertonizität im Mark jedoch ausgewaschen und die Fähigkeit der Niere zur Harnkonzentrierung gesenkt werden.

Der aszendierende Teil der Henle-Schleife wird gemeinsam mit dem frühdistalen Tubulus (weil hier eine weitere Abnahme der Osmolarität des Harns bis auf 50 mosmol/l erfolgt) als Verdünnungssegment bezeichnet. Von hier steigt der Tubulus, nun als Sammelrohr bezeichnet, durch das zunehmend hypertone Interstitium der Medulla in das Nierenbecken ab. In Anwesenheit von Vasopressin ist die Wasserpermeabilität des Sammelrohrs hoch (➤ Kap. 20.1.3), der Harn wird zunehmend hyperton (bis zu 1200 mosmol/l). In Abwesenheit von Vasopressin hingegen werden große Mengen eines hypotonen Harns ausgeschieden (Harnverdünnung).

Im **frühdistalen Tubulus,** der ebenfalls für Wasser undurchlässig ist, wird die Resorption von Na^+ durch einen **Na^+-Cl^--Symporter (NCC)** vermittelt, der durch Thiaziddiuretika gehemmt wird (➤ Abb. 20.10). Dieses Transportprotein besteht aus 1020 Aminosäuren mit 12 transmembranären Domänen und weist eine 47-prozentige Sequenzhomologie mit dem NKCC2 in der aszendierenden Henle-Schleife auf, benötigt jedoch kein K^+ und wird nicht durch Schleifendiuretika gehemmt. Mutationen des renalen NCC verursachen das Gitelman-Syndrom, das symptomatisch dem Bartter-Syndrom ähnelt.

Der **spätdistale Tubulus** und das **Sammelrohr** bestehen aus Haupt- und Zwischenzellen. Die Hauptzellen resorbieren Na^+ und sezernieren K^+, die Zwischenzellen sezernieren H^+. Der **luminale Na^+-Einstrom** in die Hauptzellen wird durch **Na^+-selektive Kanäle** vermittelt, die durch **Amilorid blockiert** werden (➤ Abb. 20.11). Dieser epitheliale Na^+-Kanal (ENaC) ist aus drei homologen Untereinheiten (α, β, γ) zusammengesetzt, die jeweils aus etwa 700 Aminosäuren bestehen und zwei transmembranäre Helices bilden. Die Amilorid-Bindungsstelle liegt auf der α-Untereinheit.

20.3.2 Einteilung der Diuretika

Nach ihrem Angriffspunkt im Nephron (➤ Abb. 20.6) werden Diuretika in folgende Gruppen eingeteilt:

- **Hemmer der Carboanhydrase,** die hauptsächlich im proximalen Tubulus lokalisiert ist
- **Schleifendiuretika,** die im TAL und in der Macula densa wirken
- Diuretika, die im frühdistalen Tubulus angreifen **(Thiazide)**
- Diuretika, die im spätdistalen Tubulus und im Sammelrohr angreifen (Hemmer des epithelialen Na^+-Kanals und Aldosteron-Antagonisten, **K^+-sparende Diuretika**),
- **Osmodiuretika,** die entlang des gesamten Nephrons wirken.

Außerdem wirken beispielsweise Xanthine und Vaptane (Aquaretika) (➤ Kap. 20.1.3) diuretisch. Mittlere therapeutische Dosen, pharmakokinetische Parameter, Wirkmechanismen und klinische Anwendungen von Diuretika sind in ➤ Tab. 20.4 und ➤ Tab. 20.5 zusammengefasst.

Hemmer der Carboanhydrase

Hemmung der Carboanhydrase vermindert im proximalen Tubulus die Bildung von Kohlensäure und damit die H^+-Sekretion; die Resorption von HCO_3^- wird reduziert. Inhibitoren der Carboanhydrase steigern die ausgeschiedene Harnmenge auf maximal **5–8 % des Glomerulusfiltrats.** Diese relativ schwache diuretische Wirkung kommt daher, dass selbst bei kompletter Hemmung der Carboanhydrase nur etwa 30 % des filtrierten Bicarbonats ausgeschieden werden und dass eine Hemmung der $NaHCO_3$-Resorption im proximalen Tubulus in weiter distal gelegenen Nephronabschnitten durch höhere NaCl-Resorption teilweise kompensiert wird. Als Gegenion für nicht resorbiertes HCO_3^- wird im Harn primär K^+ zurückgehalten. Aufgrund des Verlustes von $KHCO_3$ folgen **Hypokaliämie** und **metabolische Azidose.** In dem Maß, wie der Bicarbonatspiegel sinkt, steht auch weniger Bicarbonat für die Rückresorption im Tubulus zur Verfügung; der diuretische Effekt von Carboanhydrase-Hemmern nimmt daher bei Azidose ab. Wegen der verminderten proximalen Na^+-Rückresorption kommt mehr Na^+ zur Macula densa, das tubuloglomeruläre Feedback wird aktiviert; es resultiert eine Abnahme der GFR.

Der klassische Vertreter der Carboanhydrase-Hemmer ist **Acetazolamid*,** eine aromatische Sulfonamidverbindung (➤ Abb. 20.7), die lokal hauptsächlich bei Glaukom zur Verminderung der Kammerwasserproduktion verwendet wird. Systemisch wird Acetazolamid bei Höhenkrankheit sowie bei metabolischer Alkalose eingesetzt (➤ Kap. 20.2.2). Weitere Hemmer der Carboanhydrase sind **Dorzolamid** (➤ Kap. 3.6.6) und **Brinzolamid*,** ebenfalls Sulfonamidverbindungen, die lokal bei Weitwinkelglaukom eingesetzt werden.

Schleifendiuretika

Die Schleifendiuretika sind Inhibitoren des $Na^+/K^+/2Cl^-$-Cotransporters **(NKCC-Inhibitoren).** Die Wirkstoffe **Furosemid*, Bumetanid** und **Piretanid** sind aromatische Carbonsäuren, die eine Sulfonamidgruppe enthalten. **Torasemid** ist ein Sulfonylharnstoffderivat und **Etacrynsäure** eine halogenierte Phenoxyessigsäure (➤ Abb. 20.7). Diese Substanzen führen in hohen Dosen zur Ausscheidung von **20–25 % des Glomerulusfiltrats** und können bei entsprechender Flüssigkeitssubstitution einen Harnfluss von 35–45 l pro Tag hervorrufen (forcierte Diurese), Daher werden sie auch als starke oder „high-ceiling"-Diuretika bezeichnet.

Tab. 20.4 Dosierung und Parameter von Diuretika bei peroraler Verabreichung. Die intravenöse Dosierung ergibt sich durch Multiplikation mit dem jeweiligen F-Wert. ($t_{1/2}$ = Plasmahalbwertszeit; F = orale Bioverfügbarkeit)

Freiname	Handelsname	Mittlere Tagesdosis (mg)	Wirkdauer (h)	$t_{1/2}$ (h)	F
Schleifendiuretika					
Furosemid	Lasix®	40–80	4–6	1,5–2	0,1–1,0
Bumetanid	Burinex®[1]	0,5–2	4–6	0,3–1,5	0,8–1,0
Piretanid	Arelix®	6–12	4–5	0,6–1,5	0,8
Torasemid	Unat®	2,5–20	12	3–4	0,8–1,0
Etacrynsäure	Hydromedin®	50–150	12	0,5–2,0	> 0,9
Thiazide und thiazidähnliche Diuretika					
Hydrochlorothiazid	Esidrix®	12,5–75	12–18	3–10	0,7
Bendroflumethiazid	Tensoflux®[2]	2,5–15	18	2–5	0,9
Chlortalidon	Hygroton®	25–50	24–72	24–55	0,6
Xipamid	Aquaphor®	20–40	12–24	5–7	0,7
K^+-sparende Diuretika					
Amilorid	MODUCRIN®[3]	5–10	12–24	6–21	0,2–0,5
Triamteren	Dytide® H[4]	50–200	8–12	2–5	0,8
Spironolacton	Aldactone®	50–400	48–72[4]	14–17[5]	0,7
Eplerenon	Inspra®	25–50	12	3–6	0,7–0,9
Osmodiuretika					
Mannitol	Osmofundin®	50–100 g	2	1	0
Carboanhydrasehemmer					
Acetazolamid	Diamox®	250–500	8–9	3–9	> 0,7
Vaptane (Aquaretika)					
Tolvaptan	Samsca®	15–60	12–24	6–8	0,6

[1] Zulassung in der Schweiz. [2] Kombinationspräparat mit Amilorid.
[3] Kombinationspräparat mit Hydrochlorothiazid und Timolol. [4] Kombinationspräparat mit Hydrochlorothiazid.
[5] Lange Wirkdauer und $t_{1/2}$, wesentlich bedingt durch den Metaboliten Canrenon.

Tab. 20.5 Wirkmechanismen und klinische Anwendung der Diuretika

Diuretikaklassen	Wirkungsmechanismus	Indikationen
Carboanhydrase-hemmer	Carboanhydrase-Hemmung führt zu verminderter HCO_3^--Rückresorption im proximalen Tubulus. Dadurch erniedrigte Na^+-Rückresorption und verminderte H^+-Sekretion über Na^+-H^+-Exchanger.	• Glaukom • Höhenkrankheit
Schleifendiuretika	Hemmung von NKCC2 (Na^+-K^+-$2Cl^-$-Cotransporter) im dicken aufsteigenden Ast der Henle-Schleife sowie in der Macula densa. Dadurch erniedrigte Na^+-, K^+-, Cl^--Rückresorption sowie Hemmung des tubuloglomerulären Feedbacks.	• Ödem (Lungenödem) • Nephrotisches Syndrom • Herzinsuffizienz (akute Linksherzinsuffizienz, Kombination mit Thiaziden) • Forcierte Diurese bei Vergiftungen
Thiazide	Hemmung von NCC (Na^+-Cl^--Cotransporter) im frühdistalen Tubulus, dadurch verminderte Na^+-, Cl^--Rückresorption.	• Arterielle Hypertonie • Herzinsuffizienz • Ödeme • Nephrogener Diabetes insipidus
ENaC-Hemmer	Hemmung von ENaC (epithelialer Na^+-Kanal) in Hauptzellen des spätdistalen Tubulus und des Sammelrohrs. Dadurch verminderte Na^+-Rückresorption sowie sekundär reduzierte K^+-Ausscheidung.	K^+-sparend (Kombination mit Schleifendiuretika oder Thiaziden)
Aldosteron-Antagonisten	Hemmung des Mineralocorticoid-Rezeptors. Dadurch u.a. verminderte ENaC-, Na^+-K^+-ATPase- und ROMK-Synthese und demzufolge erniedrigte Na^+-Rückresorption sowie verminderte K^+-Ausscheidung.	• K^+-sparend (Kombination mit Schleifendiuretika oder Thiaziden) • Leberzirrhose • Hyperaldosteronismus
Vaptane	Hemmung des V_2-Vasopressinrezeptors vermindert Aquaporin-2-Aktivierung und reduziert dadurch Wasserrückresorption. Hemmung des V_{1A}-Vasopressinrezeptors führt zu Vasokonstriktion.	• SIADH (Syndrom der inadäquaten ADH-Sekretion, Schwartz-Bartter-Syndrom) • ADPKD (autosomal-dominante polyzystische Nierenerkrankung)
Osmodiuretika	Diurese durch osmotische Wasserretention im Tubuluslumen.	• Hirnödem • Glaukom

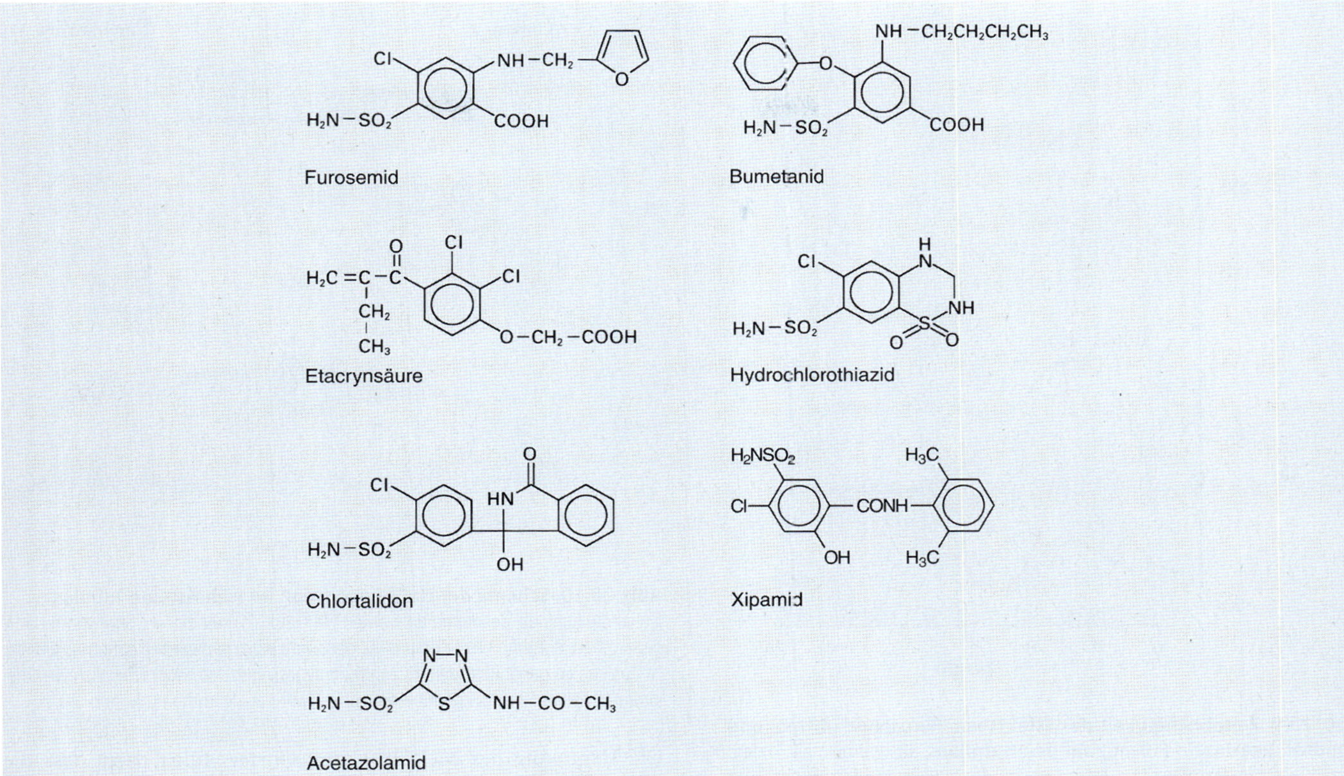

Abb. 20.7 Strukturformeln der Schleifendiuretika Furosemid, Bumetanid und Etacrynsäure, des Thiazids Hydrochlorothiazid, der thiazidähnlichen Diuretika Chlortalidon und Xipamid sowie des Carboanhydrasehemmers Acetazolamid.

Furosemid, Bumetanid, Piretanid und Torasemid **hemmen reversibel das luminale Na^+-K^+-$2Cl^-$-Cotransportsystem im dicken aszendierenden Schenkel der Henle-Schleife.** Damit wird die interstitielle Hypertonizität im Mark bzw. die Fähigkeit der Niere zur Harnkonzentrierung reduziert. Auch Etacrynsäure hemmt den Cotransporter; der Effekt ist aber nur langsam reversibel (> Abb. 20.8).

Durch Hemmung des Na^+-K^+-$2Cl^-$-Cotransportsystems der Macula densa unterbrechen Schleifendiuretika das tubuloglomeruläre Feedback. Trotz höherer Na^+-Konzentration an der Macula densa wird daher die GFR und die Volumenausscheidung nicht reduziert.

Der diuretische Effekt nach Gabe eines Schleifendiuretikums setzt schnell ein, hält aber nur 4–6 Stunden an (> Abb. 20.9). Danach fällt die Na^+- und Harnausscheidung für den Rest des Tages unter den Kontrollwert vor Gabe des Diuretikums. Diese **postdiuretische Na^+-Retention** ist auf Aktivierung von Gegenregulationsmechanismen, u. a. des sympathikoadrenalen und des Renin-Angiotensin-Aldosteron-Systems, durch die schnelle Abnahme des zirkulierenden Volumens zurückzuführen. Die initial erhöhte GFR nimmt durch das verminderte Plasmavolumen wieder ab.

Bei akuter Linksherzinsuffizienz vermindern Schleifendiuretika den Druck im linken Vorhof, bevor der diuretische Effekt einsetzt. Möglicherweise erweitern Schleifendiuretika durch Freisetzung von NO venöse Blutgefäße und führen dadurch ähnlich wie Nitrovasodilatantien zu einer Vorlastsenkung (> Kap. 17.2.5).

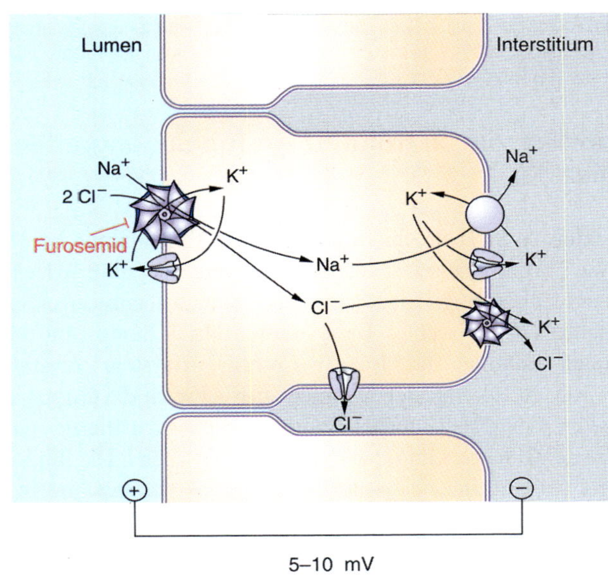

Abb. 20.8 Schema des Elektrolyttransports im dicken aszendierenden Schenkel der Henle-Schleife.
Über einen luminalen Cotransporter werden jeweils ein Na^+, ein K^+ und zwei Cl^- in die Zelle aufgenommen. Das über diesen Transportmechanismus in die Zelle gelangte K^+ wird durch K^+-selektive Kanäle in das Lumen rezirkuliert, wodurch die lumenpositive transepitheliale elektrische Potentialdifferenz resultiert. Der Na^+-K^+-$2Cl^-$-Cotransporter wird durch Diuretika vom Furosemid-Typ gehemmt.

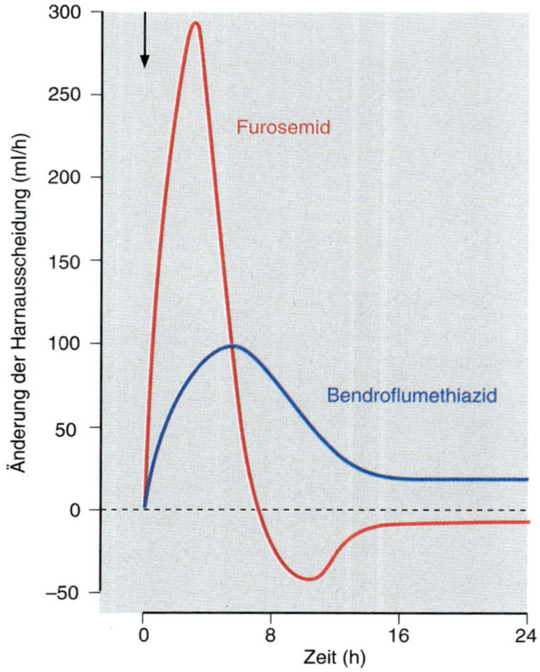

Abb. 20.9 Zeitabhängigkeit des Effekts von Furosemid (40 mg) und Bendroflumethiazid (10 mg) auf den Harnfluss, ausgedrückt als Änderung gegenüber dem Harnfluss vor Verabreichung des jeweiligen Diuretikums. Nach dem initial sehr starken diuretischen Effekt von Furosemid sinkt die Harnausscheidung aufgrund von Gegenregulationsmechanismen unter den Wert vor Gabe von Furosemid (Rebound-Effekt). Mit dem Thiaziddiuretikum Bendroflumethiazid, das anfänglich schwächer wirkt, kommt es zu keinem Rebound-Effekt, sodass die Zunahme des Harnvolumens in der Thiazidgruppe innerhalb von 24 Stunden 1000 ml ausmacht, mit Furosemid hingegen nur 800 ml. (Nach: Forrester TM, Shirriffs GG. Lancet, 1965; 1: 409.)

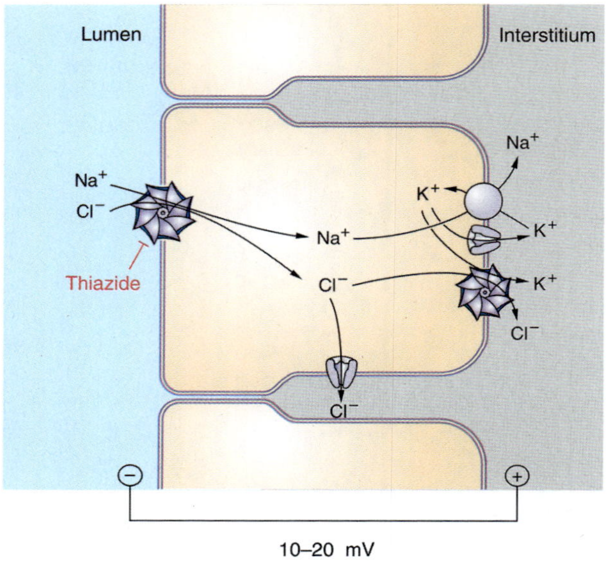

Abb. 20.10 Schema der NaCl-Resorption im frühdistalen Tubulus
Durch die luminale Zellmembran werden Na^+ und Cl^- über einen Cotransporter aufgenommen, der durch Thiaziddiuretika gehemmt wird. In diesem Nephronabschnitt ist das Lumen gegenüber dem Interstitium negativ geladen, wahrscheinlich weil die luminale Zellmembran in geringem Ausmaß Na^+-Kanäle enthält (➤ Abb. 20.1).

Diuretika, die im frühdistalen Tubulus angreifen (Thiazide)

Thiazide (z. B. Hydrochlorothiazid) oder **thiazidähnliche Diuretika** sind aromatische Sulfonamidderivate, die zum Teil einen Benzothiadiazinring oder verwandte Sulfamylbenzenstrukturen enthalten (➤ Abb. 20.7). Diese Substanzklasse **hemmt im frühdistalen Tubulus das Na^+-Cl^--Cotransportsystem reversibel** (➤ Abb. 20.10). Thiazide hemmen auch schwach die Carboanhydrase im proximalen Tubulus. Dadurch verursachen Thiazide einen Abfall der GFR und limitieren so ihren diuretischen Effekt. Im Sammelrohr zeigen Thiazide weitere pleiotrope Wirkungen, indem sie den Na^+/HCO_3^--Transporter hemmen.

Verglichen mit den Schleifendiuretika, ist die akute diuretische Wirkung der Thiazide schwächer und langsamer, die Na^+-Ausscheidung kann auf maximal **5–8 % des glomerulär filtrierten Na^+** steigen. Die Plasmahalbwertszeiten der Thiazide sind länger als jene der Schleifendiuretika (➤ Tab. 20.4), die diuretische Wirkung der Thiazide hält also länger an. Im Gegensatz zu Schleifendiuretika kommt es mit Thiaziden zu **keiner postdiuretischen Na^+-Retention.** Wenn die Nettoeffekte von Einzeldosen über den ganzen Tag betrachtet werden, sind Thiazide nicht schwächer wirksam als Schleifendiuretika (➤ Abb. 20.9).

Die Hemmung des Na^+-Cl^--Cotransporters führt dazu, dass die Konzentration von NaCl und damit die Osmolarität im Lumen des distalen Tubulus steigt. Thiazide vermindern daher die Fähigkeit der Niere zur Harnverdünnung, hingegen wird die Harnkonzentrierung im Gegensatz zu den Schleifendiuretika nicht beeinträchtigt.

Während Schleifendiuretika die renale Ca^{2+}-Ausscheidung erhöhen, **senken Thiazide die Ca^{2+}-Konzentration im Harn.** Die verminderte Na^+-Resorption stimuliert die Ca^{2+}-Resorption im frühdistalen Tubulus über basolaterale Ca^{2+}-Na^+-Austauscher und epitheliale TRPV5 Ca^{2+}-Kanäle. Thiazide werden bei Hypercalciurie und Ca^{2+}-haltigen Konkrementen in den Harnwegen therapeutisch ausgenützt und können möglicherweise einer Osteoporose vorbeugen.

Ein wichtiges **therapeutisches Anwendungsgebiet** der Thiazide ist die **arterielle Hypertonie.** Am Beginn der Behandlung sinkt der Blutdruck in erster Linie aufgrund einer Reduktion des zirkulierenden Plasmavolumens, während nach längerer Verabreichung der periphere Gefäßwiderstand abnimmt, möglicherweise aufgrund einer Stimulierung von Ca^{2+}-aktivierten K^+-Kanälen.

Diuretika, die im spätdistalen Tubulus und Sammelrohr angreifen (K^+-sparende Diuretika)

Hemmer des epithelialen Na^+-Kanals

Die Aufnahme von Na^+ durch die luminale Membran der Hauptzellen des spätdistalen Tubulus und Sammelrohrs erfolgt über den epithelialen Na^+-Kanal ENaC und führt zu einer Depolarisierung der Tubuluszellen sowie einer peritubulär positiven transepithelialen Potentialdifferenz (➤ Abb. 20.11). Dieser elektrische Gradient fördert den Ausstrom von K^+-Ionen in das Tubuluslumen, einerseits aus der Zelle durch K^+-selektive Kanäle (ROMK) in der luminalen

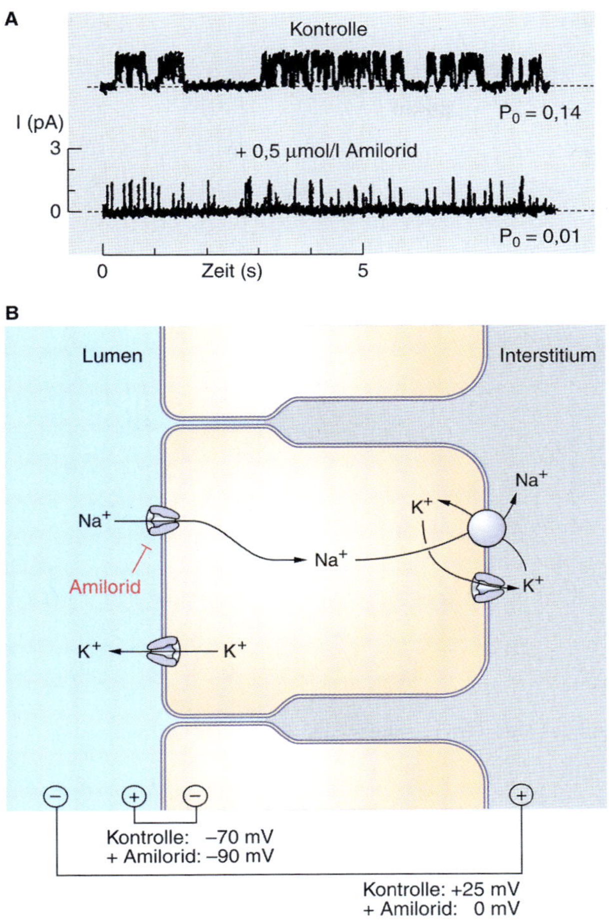

Abb. 20.11 A) Einzelkanalmessung an einem epithelialen Na^+-Kanal der Ratte unter Kontrollbedingungen und in Gegenwart von Amilorid. Die Wahrscheinlichkeit, dass der Kanal im offenen Zustand ist, P_o, wird durch Amilorid stark reduziert. (Daten von Ismailov II et al. J Biol Chem, 1997; 272: 21075.) **B) Schema der Na^+-Resorption und K^+-Sekretion in den Hauptzellen des spätdistalen Tubulus und Sammelrohrs.** Amilorid führt zu einer Hyperpolarisation der luminalen Membran, weil der elektrogene Einstrom von Na^+ vom Lumen in die Zelle gehemmt wird. Aufgrund der Na^+-Resorption ist die peritubuläre Seite des Nephrons (Interstitium) unter Kontrollbedingungen positiv geladen. Die transepitheliale Potentialdifferenz wird durch Amilorid auf null reduziert. Aufgrund dieser Effekte kommt es durch Amilorid zu verminderter K^+-Ausscheidung.

Zellmembran und andererseits aus dem Interstitium durch die Interzellularspalten. Wir haben es also mit einem **funktionellen Na^+-K^+-Austauschmechanismus** zu tun. Die kanalvermittelte Na^+-Resorption und sekundär die K^+- bzw. H^+-Ausscheidung werden durch das Mineralocorticoid Aldosteron stimuliert, aber durch Amilorid und Triamteren gehemmt.

Amilorid enthält einen Pyrazinring mit einem Guanidinrest; **Triamteren** ist eine Pteridinverbindung (➤ Abb. 20.12) mit Ähnlichkeiten zu Folsäure bzw. Methotrexat (➤ Abb. 34.17). Amilorid und Triamteren sind schwache Basen, die in ihrer kationischen Form den ENaC **in der luminalen Zellmembran reversibel blockieren.**

Im spätdistalen Tubulus und Sammelrohr wird nur noch wenig Na^+ resorbiert; Amilorid und Triamteren haben daher unter physiologischen Bedingungen nur einen schwachen natriuretischen Effekt. Wenn allerdings in proximal gelegenen Abschnitten die Na^+-Rückresorption gehemmt wird, gelangt mehr Na^+ in das distale Nephron. Unter diesen Bedingungen kann die Natriurese durch Amilorid und Triamteren auf **3–5 % des glomerulär filtrierten Na^+** zunehmen. Amilorid und Triamteren verstärken also die Wirkung anderer Diuretika. Der Hauptgrund für die Verwendung von Amilorid und Triamteren ist allerdings ihr **K^+-retinierender Effekt.** K^+-sparende Diuretika werden daher häufig mit Schleifendiuretika oder Thiaziden kombiniert, die einen K^+-Verlust verursachen. Die GFR wird durch K^+-sparende Diuretika nicht beeinflusst.

Aldosteron-Antagonisten

Spironolacton* ist ein synthetisches Analogon von Aldosteron, das in Position C_{17} einen Lactonring enthält (➤ Abb. 20.12). Im Organismus wird aus Spironolacton der ebenfalls aktive Metabolit **Canrenon** gebildet. Für die intravenöse Verabreichung steht das besser wasserlösliche **Kaliumcanrenoat** zur Verfügung, das im Organismus ebenfalls zu Canrenon umgewandelt wird.

Spironolacton und Canrenon sowie **Eplerenon***, ein analoges Steroid mit $C_{9,11}$-Epoxid und C_7-Carboxymethyl-Gruppe, **hemmen kompetitiv die Bindung von Aldosteron an den zytosolischen Rezeptor für Mineralocorticoide.** Dadurch werden die **durch Aldosteron stimulierte Na^+-Resorption und K^+-Sekretion im distalen Nephron reduziert.** Die Wirkung setzt verzögert ein und erreicht erst nach 3–5 Tagen ihr Maximum, da die präformierten Aldosteron-induzierten Proteine (➤ Kap. 27.2.2) zunächst eliminiert werden müssen. Im Gegensatz zu Amilorid und Triamteren sind Aldosteron-Antagonisten wirkungslos, wenn die endogene Aldosteronsekretion fehlt oder gering ist, z. B. bei Nebennierenrindeninsuffizienz oder kochsalzreicher Ernährung. Im Vergleich zu Spironolacton hat **Eplerenon** als selektiver Aldosteron-Rezeptor-Antagonist eine niedrigere Affinität an Androgen- und Progesteron-Rezeptoren und damit geringere antiandrogene Effekte (➤ Kap. 20.3.4).

In Bezug auf die K^+-retinierende Wirkung sind 10 mg Amilorid, 100 mg Triamteren und 25 mg Spironolacton äquivalent. 10 mg Amilorid entsprechen ungefähr der peroralen Substitution von 60–80 mmol KCl.

Osmodiuretika

Osmodiuretika wirken diuretisch, weil sie nach glomerulärer Filtration nicht rückresorbiert werden und dadurch osmotisch Wasser im Tubuluslumen zurückgehalten wird. Daher sind hohe Dosen erforderlich. Ein spezifischer Rezeptor für diese Substanzen ist nicht vorhanden. Als Osmodiuretikum wird in erster Linie der Zuckeralkohol **Mannitol*** (als 10- oder 20-prozentige Lösung) therapeutisch verwendet, der intravenös verabreicht wird und metabolisch inert ist. Mannitol führt im proximalen Tubuluslumen zu einer Erhöhung des osmotischen Drucks und dadurch zu einer Wasserretention. Da die Na^+-Resorption nicht von einer äquivalenten Wassermenge begleitet wird, sinkt die luminale Na^+-Konzentration. Dadurch entsteht in Gegenwart von Mannitol ein Konzentrationsgradient für Na^+ zwischen Interstitium und Tubuluslumen, der zu einer verminderten Geschwindigkeit der Netto-Na^+-Resorption und damit

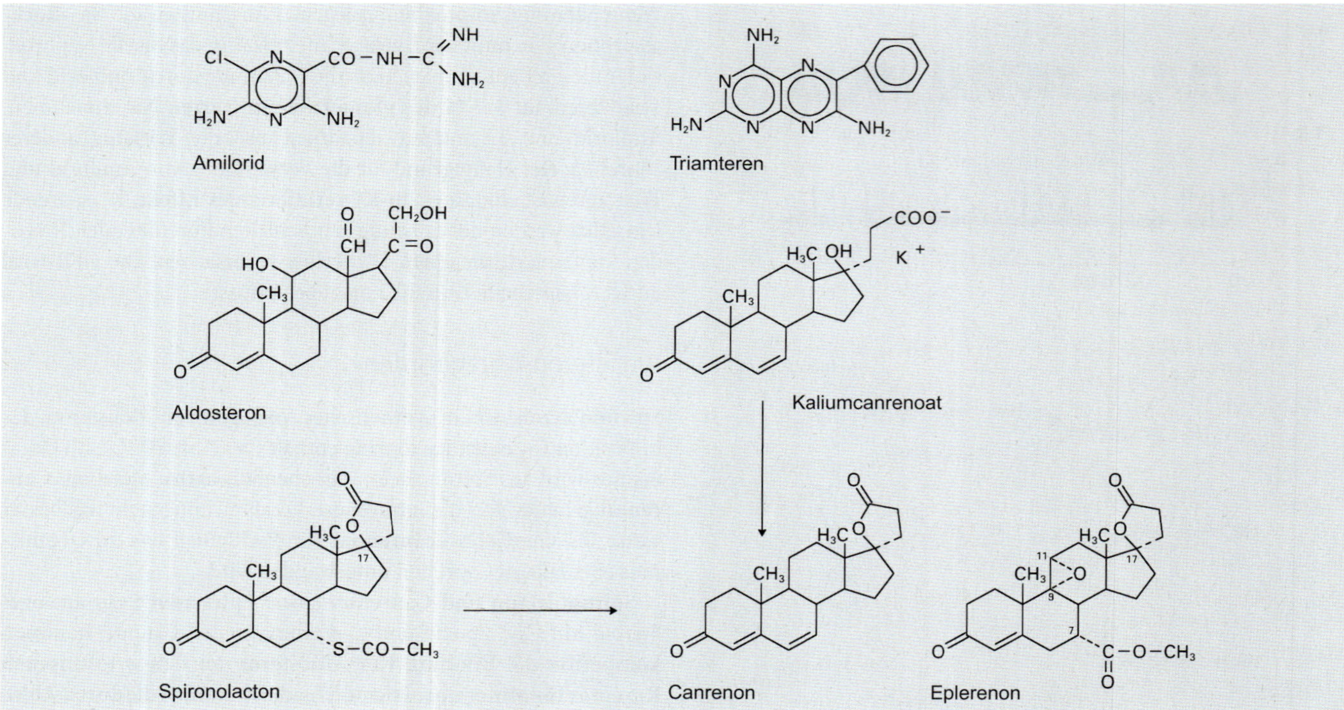

Abb. 20.12 Strukturformeln der Na^+-Kanal-Blocker Amilorid und Triamteren und der Aldosteron-Antagonisten Eplerenon, Spironolacton, Kaliumcanrenoat bzw. des aktiven Metaboliten Canrenon.
Zum Vergleich ist die Formel von Aldosteron angegeben.

auch der Wasserresorption führt. Zudem steigert Mannitol die renale Durchblutung und vermindert die medulläre Hypertonizität, was zum diuretischen Effekt von Mannitol beiträgt. Wegen höherer Durchblutung und resultierender Abnahme des onkotischen Drucks im Plasma führt Mannitol zu einer Steigerung der GFR.

Mannitol kann eine Hypernatriämie bzw. einen Anstieg des osmotischen Drucks im Plasma hervorrufen. Daher wird Mannitol **zum Abschwellen eines Hirnödems** verwendet. Zum therapeutischen Effekt von Mannitol bei Hirnödem sowie Glaukom trägt die Tatsache bei, dass die Blut-Hirn-Schranke und die Kapillaren des Auges für Mannitol nahezu impermeabel sind (➤ Kap. 1.4.1).

SGLT2-Inhibitoren, z. B. **Empagliflocin** (➤ Kap. 28.8.3), haben ebenfalls einen osmodiuretischen Effekt durch ihre Hemmung der Glucose-Reabsorption im proximalen Tubulus.

Xanthine

Die diuretische Wirkung der Methylxanthine **Theophyllin, Theobromin** und **Coffein** wird damit erklärt, dass sie **A_1-Adenosin-Rezeptoren** hemmen. Adenosin beeinflusst das tubuloglomeruläre Feedback und steigert die Na^+-Resorption im proximalen Nephron, wahrscheinlich indem es basolaterale Na^+-HCO_3^--Cotransporter stimuliert (➤ Abb. 20.2). Xanthinderivate steigern die GFR und die Elektrolytausscheidung. Xanthine werden u. a. wegen ihrer bei Therapie nachlassenden Wirkung nicht mehr als Diuretika eingesetzt.

20.3.3 Klinische Anwendung von Diuretika

Diuretika werden in erster Linie zur Behandlung von **Ödemen** sowie der **arteriellen Hypertonie** verwendet. Mit Ausnahme von lebensbedrohlichen Zuständen (Lungenödem, Hirnödem) soll die Ödemausschwemmung langsam erfolgen. Richtwerte sind ein Gewichtsverlust von 1 kg/Tag bei generalisierten Ödemen und 0,3 kg/Tag bei Aszites.

Bei **dekompensierter Herzinsuffizienz mit Lungenödem** soll die Volumenbelastung des Herzens verringert, der linksventrikuläre Druck gesenkt und durch Beseitigung der pulmonalen Stauung die Oxygenierung des Blutes verbessert werden. Schleifendiuretika haben den Vorteil, dass sie die bei Herzinsuffizienz gesenkte GFR zumindest am Beginn der Behandlung steigern und die Vorlast senken. Sie werden bei Lungenödem als i. v.-Dauerinfusion eingesetzt, um der postdiuretischen Na^+-Retention vorzubeugen.

Bei Patienten mit **geringfügiger oder mäßiggradiger Herzinsuffizienz** können Thiazide aufgrund ihrer negativen Na^+-Bilanz und ihrer vasodilatierenden Wirkung verwendet werden. Bei therapierefraktären Ödemen können Schleifendiuretika, Thiazide und K^+-sparende Diuretika kombiniert werden; bei sekundärem Hyperaldosteronismus sind Aldosteron-Antagonisten indiziert, die die Belastbarkeit und Prognose der Patienten verbessern. SGLT2-Inhibitoren in Kombination mit Schleifendiuretika können bei chronischer Herzinsuffizienz mit Typ-2-Diabetes die Wasserausscheidung verbessern.

SGLT2-Inhibitoren senken die Progression der diabetischen Nephropathie (➤ Kap. 25.4.3). Dapagliflozin verbesserte in der DAPA-CKD-Studie die GFR und verringerte die Mortalität bei Patienten mit und ohne Diabetes Typ 2. Dapagliflozin ist daher auch bei chronischer Niereninsuffizienz ohne Diabetes mellitus zugelassen. Renale Ödeme, z. B. beim **nephrotischen Syndrom,** werden mit Na^+-Restriktion oder Schleifendiuretika behandelt, welche die GFR nicht senken (z. B. 120 mg Furosemid i. v.).

Ein **Hirnödem** kann durch i. v.-Infusion hypertoner Mannitol-Lösung behandelt werden. Ziel ist es, die Plasmaosmolarität auf 305–315 mosmol/l zu steigern.

Bei **Leberzirrhose** ist wegen arteriovenöser Anastomosen und Hypoalbuminämie das effektive zirkulierende Volumen vermindert und das RAAS aktiviert. Primär werden Aldosteron-Antagonisten eingesetzt. Wenn zusätzlich Thiazide und Schleifendiuretika kombiniert werden, ist zu beachten, dass bei Leberzirrhose Störungen des Elektrolyt- und Wasserhaushalts sowie des Säure-Basen-Gleichgewichts schlecht kompensiert werden.

Diuretika, v. a. Thiazide, werden bei **Hypertonie** eingesetzt (➤ Kap. 18.4.3). In einer großen Studie (ALLHAT 2002) waren Thiazide bezüglich Reduktion kardiovaskulärer Komplikationen gegenüber Calciumkanalblockern (Amlodipin) und ACE-Hemmern (Lisinopril) überlegen.

In der **Schwangerschaft** muss die Gabe von Diuretika sehr vorsichtig gehandhabt werden, da Thiazide und Schleifendiuretika die plazentare Durchblutung vermindern, außerdem Thiazide Wehen hemmen.

Bei **nephrogenem Diabetes insipidus** können Thiazide paradoxerweise das Harnvolumen senken. Die aufgrund der Vasopressinresistenz hervorgerufene Hypertonizität des Plasmas bewirkt den Durst dieser Patienten. Durch Hemmung der Na^+-Rückresorption im Verdünnungssegment des Nephrons, z. B. mit Hydrochlorothiazid, kann die Hypertonizität und damit der Durst vermindert werden. Dadurch wird weniger getrunken und die GFR nimmt ab. Damit wird Flüssigkeit im Nephron besser rückresorbiert (➤ Kap. 20.1.3).

20.3.4 Unerwünschte Arzneimittelwirkungen, Kontraindikationen und Wechselwirkungen

Unerwünschte Arzneimittelwirkungen

Der durch Diuretika verursachte **Flüssigkeitsverlust** kann durch **Hypovolämie** zu **Blutdruckabfall** und **verminderter Durchblutung** einzelner Organe führen, insbesondere bei Patienten mit Herzinsuffizienz, Leberzirrhose oder Nierenschäden, sowie das Thromboserisiko erhöhen. Neben Orthostasesymptomen wie Schwindel sind renale Funktionsstörungen möglich. Bei ungenügender Flüssigkeitszufuhr können Diuretika zu **Dehydrierung** führen. Umgekehrt sind unter Osmodiuretika-Therapie bei Patienten mit Herzinsuffizienz Stauungszeichen möglich.

Die häufigste unerwünschte Wirkung von Schleifendiuretika und Thiaziden ist eine dosisabhängige **Hypokaliämie** aufgrund eines gesteigerten renalen K^+-Verlustes, der durch Na^+-K^+-Austausch im spätdistalen Tubulus und Sammelrohr sowie durch Aktivierung des RAAS verursacht wird. Bei Verwendung von K^+-sparenden Diuretika besteht die Gefahr einer **Hyperkaliämie.**

Bei Verabreichung von Schleifendiuretika, gelegentlich auch von Thiaziden, kann gemeinsam mit der Hypokaliämie eine **Hypomagnesiämie** auftreten, die durch Gabe von K^+-sparenden Diuretika zu verhindern ist. Schleifendiuretika steigern auch die renale Ca^{2+}-Ausscheidung; es kann eine **Hypocalcämie bei Hypercalciurie** resultieren. Andererseits stimulieren Thiazide die renale Ca^{2+}-Rückresorption; es ist daher mit diesen Pharmaka eine **Hypercalcämie** möglich.

Patienten, die mit Diuretika (z. B. Thiazide oder Thiazid/Amilorid) behandelt werden und zu wenig NaCl aufnehmen, können eine **Hyponatriämie** entwickeln. Thiazide und Schleifendiuretika hemmen die tubuläre Sekretion von Harnsäure und verursachen daher eine **Hyperurikämie.**

Die Behandlung mit Diuretika, v. a. mit Thiaziden, kann zu einer **verminderten Glucosetoleranz** führen. Durch Hypokaliämie kann u. a. durch die Hemmung der Insulinsekretion die **Hyperglykämie** verstärkt werden.

Thiazide erhöhen bei lang dauernder Anwendung die Plasmalipide; wegen einer **Zunahme der Low-Density-Lipoproteine (LDL)** und der **Very-Low-Density-Lipoproteine (VLDL)** kann das Gesamtcholesterin um 5–10 % steigen. Die Triglyceride sind häufig ebenfalls erhöht. Auch Schleifendiuretika können die Plasmalipide erhöhen.

Mit Etacrynsäure und Furosemid, aber auch mit anderen Schleifendiuretika sind **ototoxische Effekte** durch Hemmung des Ionentransports im Innenohr und Senkung des endokochleären elektrischen Potentials möglich (v. a. bei i. v. Gabe). Der Hörverlust geht meist nach Absetzen in 1–2 Tagen wieder zurück.

Diuretika, die zu einem sekundären Hyperaldosteronismus und K^+-Mangel führen, können durch gleichzeitigen H^+-Verlust eine **metabolische Alkalose** verursachen (➤ Kap. 20.2.2). Dabei soll primär der Kaliummangel behoben werden.

Carboanhydrasehemmer können aufgrund des Bicarbonatverlustes in den Nieren zu einer **metabolischen Azidose** bei Alkalisierung des Harns führen; Calciumphosphat kann dadurch im Harn ausfallen. Eine metabolische Azidose kann auch mit K^+-sparenden Diuretika auftreten, die nicht nur die renale Ausscheidung von K^+, sondern auch von H^+ reduzieren. Bei Niereninsuffizienz ist die Gefahr einer Azidose besonders hoch.

Triamteren hat eine schwache Folsäure-antagonistische Wirkung. Bei Patienten mit Folsäuremangel ist daher eine **megaloblastäre Anämie** möglich.

Mit Spironolacton können **endokrine Effekte** auftreten: bei Männern Gynäkomastie und Impotenz, bei Frauen Menstruationsstörungen. Da Eplerenon eine geringere Affinität zu Androgen- und Progesteron-Rezeptoren als Spironolacton hat, treten diese unerwünschten Wirkungen bei Eplerenon nicht auf.

Tolvaptan führt insbesondere zu Durst, Polyurie, Pollakisurie und Übelkeit.

Diuretika können zu **Nykturie** führen und sollten daher morgens verabreicht werden. Bei Prostatahypertrophie kann die Restharnmenge zunehmen, bei Frauen eine Harninkontinenz verstärkt werden. Mögliche Störungen der männlichen Sexualfunktion (Impotenz) durch Diuretika können durch die Blutdrucksenkung

20

verursacht sein. Daneben kommen selten allergische Reaktionen vor (Exantheme, Leukozytopenie, Thrombozytopenie, Pankreatitis).

Im Rahmen einer Behandlung mit Diuretika sollen regelmäßig die Plasmaspiegel von K^+, Na^+, Glucose, Harnsäure, Cholesterin und Creatinin kontrolliert werden.

Kontraindikationen

Die Kontraindikationen von Diuretika ergeben sich hauptsächlich aus ihren unerwünschten Wirkungen. Schleifendiuretika und Thiazide sollen nicht bei Hypokaliämie, Hypovolämie und Hyponatriämie verwendet werden, K^+-sparende Diuretika nicht bei Hyperkaliämie. Eine weitere Kontraindikation für Thiazide ist eine Niereninsuffizienz mit einer GFR unter 30 ml/min, während Schleifendiuretika und Osmodiuretika erst bei Anurie kontraindiziert sind. Mit Thiaziden ist Vorsicht geboten bei Patienten mit Gicht, Diabetes mellitus, Hyperlipidämie und Hypercalcämie. Schleifendiuretika hingegen sind bei Hypercalciurie, Nephrocalcinose bzw. kalkhaltigen Nierensteinen kontraindiziert. Hemmer der Carboanhydrase sollen nicht bei Azidose und Hypokaliämie verwendet werden. Eine generelle Kontraindikation stellt eine Allergie oder Überempfindlichkeit gegenüber dem jeweiligen Diuretikum bzw. der Substanzklasse (z. B. Sulfonamide) dar.

Wechselwirkungen

Folgende Interaktionen von Diuretika mit anderen Pharmaka sind zu beachten:

- **Schleifendiuretika, Thiazide:**
  - Hypokaliämie durch Corticoide, Laxantien, Insulin, β-Adrenozeptor-Agonisten und Amphotericin B verstärkt
  - Bei Hypokaliämie Verstärkung der Toxizität von Herzglykosiden und der Wirkung von nichtdepolarisierenden Muskelrelaxantien
  - Verstärkung des blutdrucksenkenden Effekts anderer Antihypertensiva (v. a. mit ACE-Hemmern Kreislaufversagen und Einschränkung der Nierenfunktion möglich)
  - Abschwächung der Wirkung von Antidiabetika und Urikosurika
  - Nichtsteroidale Antirheumatika (z. B. Indometacin) und Urikosurika hemmen die Wirkung von Schleifendiuretika und Thiaziden
  - Toxizität von Lithium durch Hemmung der renalen Lithiumausscheidung erhöht
- **Schleifendiuretika:** Ototoxizität durch Aminoglykoside, Cisplatin und Paclitaxel verstärkt
- **Thiazide:** Hypercalcämie durch Verabreichung von Calciumsalzen oder Vitamin D verstärkt
- **K^+-sparende Diuretika:** Hyperkaliämie wird bei Kombination mit K^+-Substitution, ACE-Hemmern, AT_1-Rezeptor-Antagonisten oder β-Blockern verstärkt

20.3.5 Resistenz gegenüber Diuretika

Bei Behandlung mit Diuretika wird die Wirksamkeit durch gegenregulatorische Mechanismen abgeschwächt, u. a. durch Aktivierung des RAAS. Durch Kombination von Diuretika mit unterschiedlichen Angriffspunkten im Nephron kann die durch chronische Diuretika-Gabe verursachte Resistenz aufgehoben werden (z. B. Kombination von Schleifendiuretika und Thiaziden mit oder ohne K^+-sparende Diuretika; Synergismus von Diuretika). Allerdings bewirkt die Kombination von Schleifendiuretika und Thiaziden eine höhere Inzidenz unerwünschter Wirkungen. Anfänglich sollen daher nur niedrige Dosen des zweiten Diuretikums verwendet werden. Ist pharmakologisch keine ausreichende Diurese zu erreichen, muss Hämofiltration in Betracht gezogen werden.

Durch **verminderte renale Ausscheidung** kann sich die Wirksamkeit der Diuretika (mit Ausnahme von Spironolacton) reduzieren. Gründe dafür sind eine reduzierte Nierenfunktion (z. B. physiologisch bei Neugeborenen oder im hohen Lebensalter, pathologisch bei chronischer Niereninsuffizienz) sowie eine Hemmung der tubulären Sekretion von Diuretika. Die Wirkung von Schleifendiuretika und Thiaziden wird durch gleichzeitige Verabreichung von Urikosurika und nichtsteroidale Antirheumatika gehemmt. Die tubuläre Sekretion und damit die diuretische Wirksamkeit von Amilorid und Triamteren werden durch **Cimetidin** und andere basische Pharmaka vermindert.

Bei **alten Menschen mit eingeschränkter Nierenfunktion** kann der Harnfluss durch häufigere Verabreichung der üblichen Einzeldosen oder durch Kombination von Diuretika mit verschiedenen Angriffspunkten im Nephron gesteigert werden (z. B. Schleifendiuretika mit Thiaziden).

Beim **nephrotischen Syndrom** ist wegen der Albuminurie die freie Konzentration des Diuretikums in der Tubulusflüssigkeit durch Proteinbindung vermindert, was ebenfalls eine Wirkungsabnahme bedingt.

Ein weiterer Faktor für die Effektivität der diuretischen Therapie ist die **diätetische NaCl-Zufuhr.** Um eine negative Na^+-Bilanz zu erreichen, soll eine diätetische Kochsalzeinschränkung die Diuretikatherapie begleiten.

WEITERFÜHRENDE LITERATUR

ZU 20.1 UND 20.2

Adler SM, Verbalis JG. Disorders of body water homeostasis in critical illness. Endocrinol. Metab. Clin North Am, 2006; 35: 873–894.
Berend K, de Vries A, Gans ROB. Physiological approach to assessment of acid-base disturbances. New England Journal of Medicine, 2014; 37: 1434–1445.
Cho S, Atwood JE. Peripheral edema. Am J Med, 2002; 113: 580–586.
De Vecchis R, Esposito C, Di Biase G et al. B-type natriuretic peptide-guided versus symptom-guided therapy in outpatients with chronic heart failure: a systematic review with meta-analysis. J Cardiovasc Med, 2014; 15: 122–134.
Knepper M, Kwon TH, Nielsen S. Molecular Physiology of Water Balance. N Engl J Med, 2015; 372: 1349–1358.

Lang F, Deetjen P, Reissigl H. Handbuch der Infusionstherapie und klinischen Ernährung, I: Wasser- und Elektrolythaushalt – Physiologie und Pathophysiologie. Basel: Karger, 1984.

Levick JR, Michel CC. Microvascular fluid exchange and the revised Starling principle. Cardiovasc Res, 2010; 87: 198–210.

Rossier BC, Staub O, Hummler E. Genetic dissection of sodium and potassium transport along the aldosterone-sensitive distal nephron: Importance in the control of blood pressure and hypertension. FEBS Letters, 2013; 587: 1929–1941.

Theilig F, Wu Q. ANP-induced singaling cascade and its implications in renal pathophysiology. American Journal of Physiology, 2015; 308: F1047–F1055.

Zmily HD, Daifallah S, Ghali JK. Tolvaptan, hyponatremia and heart failure. Int J Nephrol Renovasc Dis, 2011; 4: 57–71.

ZU 20.3

ALLHAT Collaborative Research Group: Major outcomes in high-risk hypertensive patients randomized to angiotensin-converting enzyme inhibitor or calcium channel blocker vs. diuretic. JAMA, 2002; 288: 2981–2997.

Brater DC. Diuretic therapy. N Engl J Med, 1998; 339: 387–395.

Hiddo JL, Heerspink PhD, Bergur V et al. Dapagliflozin in Patients with Chronic Kidney Disease. N Engl J Med, 2020; 383: 1436-1446.

Mordi AM, Morid RI, Singh JS et al. Renal and cardiovascular effects of SGLT2 inhibition in combination with loop diuretics in patients with type 2 diabetes and chronic heart failure. Circulation 2020; 142: 1713–1724.

Nigam SK, Wu W, Bush KT et al. Handling of Drugs, Metabolites, and Uremic Toxins by Kidney Proximal Tubule Drug Transporters. Clin J Am Soc Nephrol, 2015; 10: 2039–2049.

Pallone TL, Turner MR, Edwards A, Jamison RL. Countercurrent exchange in the renal medulla. Am J Physiol, 2003; 284: R1153–1175.

Qavi AH, Kamal R, Schrier RW. Clinical Use of Diuretics in Heart Failure, Cirrhosis and Nephrotic Syndrome. International Journal of Nephrology, 2015; ID. 975934.

Roush GC, Kaur R, Ernst ME. Diuretics: a review and update. J Cardiovasc Pharmacol Ther, 2014; 19: 5–13.

Serafidis PA, Georgianos PI, Lasaridis AN. Diuretics in clinical practice. Part I: mechanisms of action, pharmacological effects and clinical indications of diuretic compounds. Expert Opin Drug Saf, 2010; 9: 243–257.

Vallon V, Mühlbauer B, Osswald H. Adenosine and kidney function. Physiol Rev, 2006; 86: 901–940.

Welling PA. Roles and regulation of renal K channels. Annu Rev Physiol, 2016; 78: 1–23.

KAPITEL

21

Stavros Konstantinides, Wolfram Ruf

Pharmakologie der Hämostase

21.1 Physiologie und Pathophysiologie

Hämostase hat die Funktion, Blutgefäße nach Verletzungen schnell mit einem Thrombus zu verschließen und die Thrombusbildung präzise auf den Bereich einer Gefäßverletzung zu beschränken. Einer generellen intravaskulären Gerinnungsaktivierung wirken dabei plasmatische Inhibitoren der Gerinnungsenzyme und die gerinnungshemmende Funktion der Gefäßwand entgegen. Darüber hinaus tragen das fibrinolytische System und andere Enzyme wesentlich dazu bei, Thromben während der Wundheilung wieder zu entfernen. Die biochemischen und zellulären Vorgänge der Hämostase sind eng miteinander verknüpft und unterliegen einer vielschichtigen Regulierung durch pro- und antikoagulatorische Faktoren und durch Mediatoren (Botenstoffe), die von einem intakten Endothel gebildet werden. Sind diese Prozesse gestört, kann es zu Blutungen (z. B. bei Hämophilie) oder zu Thrombosen (z. B. Herzinfarkt, Schlaganfall, venöse Thrombose, Lungenembolie) kommen.

Wird das Endothel eines Blutgefäßes beschädigt, adhärieren **Thrombozyten** an subendotheliale Proteine, die zusammen mit löslichen Faktoren die Thrombozyten aktivieren. Im beschädigten Gewebe freigelegtes Gewebethromboplastin **(tissuefactor: TF)** initiiert gleichzeitig die plasmatische Gerinnung. Aktivierte Thrombozyten werden durch das von der plasmatischen Gerinnung gebildete Fibrin aneinandergebunden (Aggregation), und ein stabiler Thrombus entsteht. Die gleichzeitige Aktivierung des fibrinolytischen Systems führt zunächst zu einem Gleichgewicht von Thrombusbildung und -abbau. Während der Wundheilung überwiegt dann der Abbau.

Die Struktur eines Thrombus wird durch die Flussgeschwindigkeit des Bluts und die daraus resultierenden Scherkräfte sowie durch Sequestrierung von Blutzellen an der Gefäßwand bestimmt. Die in Arterien auftretenden Scherkräfte beeinflussen insbesondere die Thromboyztenaktivierung. Arterielle Thromben sind deshalb eher thrombozytenreich, venöse Thromben beinhalten – neben Thrombozyten – einen höheren Anteil an Erythrozyten und Leukozyten in den Fibrinnetzwerken. Aufgrund dieser Unterschiede bei der pathologischen Thrombusbildung werden deshalb für die Prävention bzw. Therapie von **venösen Thrombosen** primär **Hemmstoffe der Blutgerinnung (= Antikoagulantien)** eingesetzt, während für die Prävention bzw. Therapie von **arteriellen Thrombosen** vorwiegend **Thrombozytenfunktionshemmer** verwendet werden.

Um das mit einer Thromboseprophylaxe verbundene Blutungsrisiko zu reduzieren, gibt es Bestrebungen, neue Antikoagulantien zu entwickeln, die auf spezifische Mechanismen der Thromboseentstehung abzielen. Botenstoffe der angeborenen Immunantwort (z. B. extrazelluläre DNA, RNA), das Komplementsystem und die Aktivierung des Gerinnungsfaktors XI sind mit der Gerinnungsaktivierung verknüpft und bieten somit Möglichkeiten, Thrombosen gezielter zu behandeln. Verschiedene Therapieansätze befinden sich derzeit im Stadium der Entwicklung oder bereits in klinischer Erprobung.

21.1.1 Thrombozyten

Zu den **Funktionen aktivierter Thrombozyten** in der Hämostase gehören:

- Abdichtung von Endothelverletzungen durch Adhäsion der Thrombozyten auf freigelegte extrazelluläre Matrixproteine
- Bildung einer negativ geladenen Phospholipid-Oberfläche im Bereich einer Endothelverletzung, an die Gerinnungsfaktoren aus dem fließenden Blut binden und aktiviert werden (= Anreicherung von Gerinnungsfaktoren)
- Ausbildung eines Gerinnsels durch Anlagerung weiterer Thrombozyten und Vernetzung des Thrombozytenrezeptors **Integrin $\alpha_{IIb}\beta_3$ (GlykoproteinIIb/IIIa)** und der Plasmaproteine Fibrinogen, Fibrin und Von-Willebrand-Faktor (= Thrombozytenaggregation)
- Vasokonstriktion durch freigesetzte Mediatoren
- Retraktion des Gerinnsels, die zur Wundheilung beiträgt

Für eine stabile Thrombozytenaggregation ist die **Aktivierung des Integrins $\alpha_{IIb}\beta_3$** durch verschiedene Faktoren erforderlich (➤ Abb. 21.1). Diese Aktivierung kommt durch folgende Faktoren zustande:

- Signale von außen, insbesondere die Adhäsion der Thrombozyten an Von-Willebrand-Faktor über das Glykoprotein (GP) Ib oder an Kollagen über GPVI und Integrin $\alpha_2\beta_1$

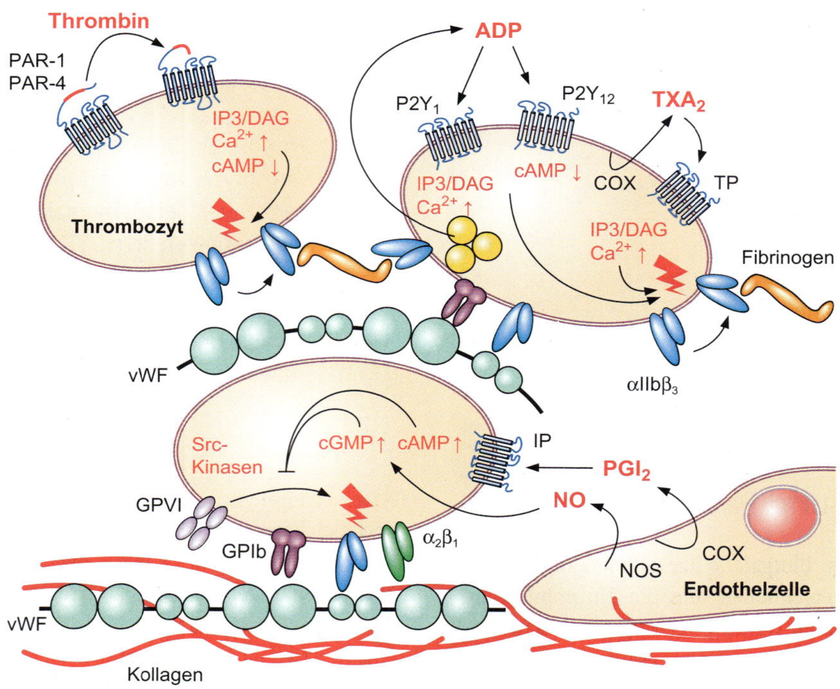

Abb. 21.1 Modell der Thrombozytenaggregation.
Initiation: Nach einer Endothelverletzung adhärieren Thrombozyten durch Bindung des Glykoproteins Ib (GPIb) an Kollagen-gebundenen **Von-Willebrand-Faktor (vWF)** sowie durch Bindung des Glykoproteins VI (GPVI) an Kollagen. GPVI vermittelt über Kinasen der Src-Familie die Thrombozytenaktivierung. Durch die beginnende Gerinnungsreaktion wird Thrombin gebildet. Thrombin aktiviert Thrombozyten durch proteolytische Spaltung von G-Protein-gekoppelten Protease-aktivierten Rezeptoren (PAR) 1 und 4 (Thrombinrezeptoren), wodurch ADP, Thromboxan A_2 (TXA_2) und andere Mediatoren aus den Thrombozyten freigesetzt werden.
Extension: Die Mediatoren aktivieren durch intrazelluläre Signalprozesse **Integrin $\alpha_{IIb}\beta_3$** auf der Thrombozyten-Oberfläche, das dann mittels der Brückenmoleküle vWF und Fibrinogen weitere Thrombozyten bindet (= Aggregation). Die relative Bedeutung von Fibrinogen bzw. vWF ist u. a. von den vorherrschenden Scherstressbedingungen abhängig. Neben den in der Abbildung dargestellten können auch Mediatoren wie Adrenalin, Serotonin oder erhöhter Scherstress eine Thrombozytenaktivierung bewirken. **ADP** wird aus elektronendichten Granula freigesetzt und aktiviert purinerge Rezeptoren ($P2Y_1$ und $P2Y_{12}$). Die in Thrombozyten exprimierte Cyclooxygenase (COX)-1 bildet *TXA_2*, das Thromboxan-Rezeptoren (TP) aktiviert. ADP und TXA_2 wirken als effiziente Verstärkungsmechanismen der Thrombozytenrekrutierung und -aktivierung. Im Nahbereich der Endothelverletzung wird die Thrombozytenfunktion durch endotheliale Mediatoren, wie das durch die NO-Synthase (NOS) gebildete **Stickstoffmonoxid (NO)** und das COX-abhängig gebildete **Prostacyclin (PGI_2)** inhibiert. Dies beschränkt das Wachstum des Thrombus auf die Verletzung.
Stabilisierung: Das Gerinnsel wird durch Fibrin, das durch den gleichzeitig ablaufenden plasmatischen Gerinnungsprozess gebildet wird, stabilisiert (➤ Abb. 21.3). Zur Stabilisierung des Gerinnsels trägt weiterhin eine chemische Quervernetzung des Fibrins durch den durch Thrombin aktivierten Faktor XIII bei.
(COX = Cyclooxygenase; GP = Glykoprotein; cAMP = zyklisches Adenosinmonophosphat; cGMP = zyklisches Guanosinmonophosphat; DAG = Diacylglycerol; IP_3 = Inositol-1,4,5-Trisphosphat; NOS = NO-Synthase; IP = Prostacyclin-Rezeptor; PAR = Protease-aktivierter Rezeptor; PG = Prostaglandin; TP = Thromboxan A_2 Rezeptor; vWF = Von-Willebrand-Faktor)

- Lösliche Mediatoren (z. B. Thrombin, Adenosindiphosphat, Thromboxan A_2, Epinephrin), die über an G-Protein gekoppelte Rezeptoren wirken

Die exozytotische Freisetzung von **Adenosindiphosphat (ADP)** sowie die Synthese und Freisetzung von **Thromboxan A_2 (TXA_2)** sind wichtige Verstärkungsmechanismen der Thrombozytenaktivierung.

21.1.2 Plasmatische Gerinnung

Das Schlüsselenzym der Gerinnungskaskade ist **Thrombin** (Faktor [F] IIa; ➤ Abb. 21.2). Die Gerinnungskaskade wird durch Bindung von FVIIa an Gewebsthromboplastin **(TF: tissue factor)** initiiert. TF ist in der Gefäßwand lokalisiert und kommt bei Gefäßverletzung in Kontakt mit dem fließenden Blut. Darüber hinaus zirkuliert TF in Mikropartikel-gebundener Form im Blut und kann auf zirkulierenden Monozyten u. a. durch Komplementfaktoren auf der Zellmembranoberfläche aktiviert werden. Der Komplex aus TF und FVIIa (extrinsische Tenase) bildet FXa, der nach Aktivierung von FVa zur Bildung kleiner Mengen Thrombin (FIIa) führt (= Startphase). Dieses Thrombin aktiviert Thrombozyten, die dadurch auf ihrer Oberfläche Ca^{2+}-abhängige Multi-Enzym-Kofaktor-Substrat-Komplexe bilden können (= Rekrutierungsphase). Dadurch werden größere Mengen Thrombin gebildet, das wiederum die Bildung größerer Mengen der intrinsischen Tenase (bestehend aus FVIIIa/FIXa) und der Prothrombinase (bestehend aus FVa/FXa) ermöglicht (= Amplifikationsphase). Dies führt dazu, das Thrombin explosionsartig in einer Quantität gebildet wird, die für die Ausbildung eines Gerinnsels ausreichend ist. Thrombin spaltet aus löslichem Fibrinogen die Fibrinopeptide A und B ab. Das modifizierte Fibrinogen polymerisiert zu Fibrin-Protofibrillen und Fibrinsträngen, die durch FXIIIa-vermittelte Quervernetzung weiter stabilisiert werden. Es entsteht ein stabiler Thrombus mit eingebundenen Thrombozyten.

Um eine übermäßige Thrombusbildung zu verhindern, unterliegt die Blutgerinnung einer **intrinsischen Kontrolle.** Diese besteht darin, dass die Enzyme der plasmatischen Gerinnungskaskade nur lokal aktiviert und durch endogene Inhibitoren der Blutgerinnung (z. B. tissue factor pathway inhibitor, Antithrombin) inhibiert werden. Die Amplifizierung der Gerinnungsaktivierung und Thrombusbildung wird weiterhin durch das antikoagulatorische aktivierte Protein C (aPC) über eine Inaktivierung von FVa und FVIIIa limitiert.

21.1.3 Fibrinolyse

Die Fibrinolyse hat die Funktion, dem Thrombuswachstum entgegenzuwirken und den Thrombus während der Wundheilung zu entfernen (= **Terminierungsphase**). Ähnlich wie bei der lokal

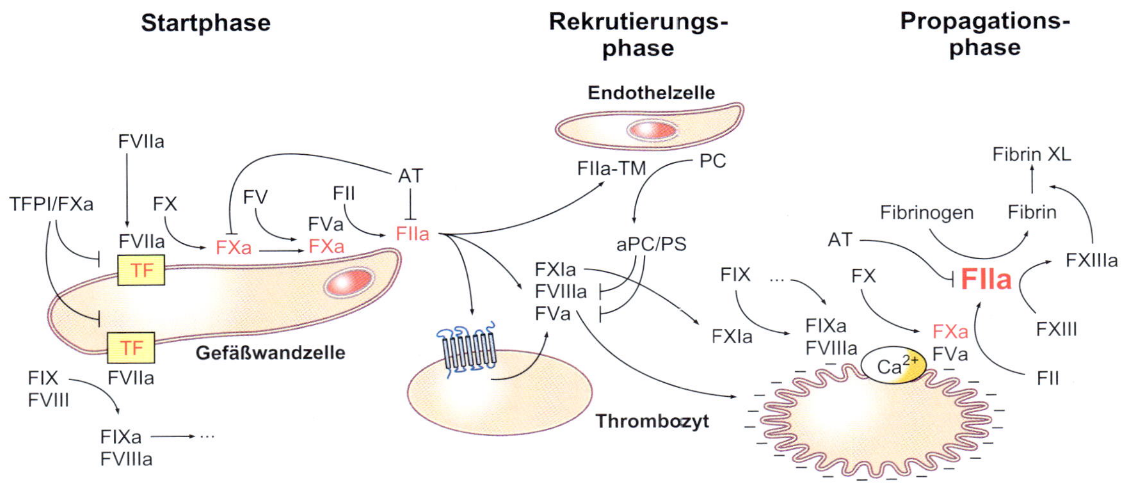

Abb. 21.2 Modell der Blutgerinnung.
In der **Startphase** kommt es durch eine Endothelverletzung zu einer Interaktion von zirkulierendem aktivem FVII (FVIIa) mit Gewebethromboplastin (tissue factor, TF). Der FVIIa/TF-Komplex aktiviert die Faktoren X und IX. FXa aktiviert die plasmatischen Gerinnungs(ko)faktoren FVIII und FV. Mit FVa bildet FXa den aktiven Komplex, der die Bildung kleiner Mengen Thrombin (FIIa) katalysiert. Diese frühe Aktivierung der Blutgerinnung wird von *tissue factor pathway inhibitor* (TFPI) durch die Bildung eines stöchiometrischen Komplexes mit TF/FVIIa/FXa reguliert. Die Menge und Dauer des initialen FXa und damit der Thrombinbildung schafft die molekularen und zellulären Voraussetzungen zur Bildung großer Mengen von Thrombin. Dabei spielen die Aktivierung von Thrombozyten durch Thrombin (über Protease-aktivierte Rezeptoren, PAR), die weitere Aktivierung der Gerinnungs(ko)faktoren V und VIII sowie die Aktivierung von FXI eine wichtige Rolle. Die so rekrutierten und aktivierten Thrombozyten bieten eine Oberfläche für Gerinnungsreaktionen, die sowohl Ca^{2+} als auch negativ geladene Phospholipide benötigen. In dieser **Rekrutierungsphase** für Thrombozyten spielt das intakte Endothel für die Lokalisierung und Eindämmung der Thrombusbildung eine wichtige Rolle. Dabei aktiviert Thrombin nach Bindung an das endotheliale Thrombomodulin (TM) Protein C (PC). Das aktivierte PC zusammen mit Protein S (PS) übt eine wichtige antikoagulatorische Wirkung durch Inaktivierung von FVa und FVIIIa aus.
In der **Amplifikationsphase** findet eine vermehrte sequentielle Aktivierung von FXa durch FVIIIa/FIXa und Thrombin durch FVa/FXa statt. Die effiziente Bildung großer Mengen Thrombin führt schließlich zur Entstehung eines Thrombus, der über eine Quervernetzung des Fibrins durch aktivierten Faktor XIII weiter stabilisiert wird. (aPC = aktiviertes Protein C; AT = Antithrombin; TF = tissue factor; TFPI = tissue factor pathway inhibitor; TM = Thrombomodulin; PAR = Protease-aktivierter Rezeptor; PC = Protein C; PS = Protein S)

begrenzten Aktivierung des Gerinnungssystems findet in der Fibrinolyse eine lokale, auf den Thrombus begrenzte Aktivierung des Schlüsselenzyms **Plasmin** statt (➤ Abb. 21.3). Plasminogen wird durch Gewebe-Plasminogenaktivator **(t-PA: tissue plasminogen activator)** zu Plasmin aktiviert. Die **Thrombusspezifität** (= lokal begrenzte Aktivierung) wird zum einen durch die Hemmung des systemisch zirkulierenden Plasmins durch α_2-Antiplasmin erreicht. Zum anderen wird die Plasminaktivierung durch – auf den Thrombus begrenzte – Multi-Enzym-Kofaktor-Substrat-Komplexe erheblich gesteigert. Dabei übernimmt Fibrin die Funktion einer faktorenkonzentrierenden Oberfläche (analog zu den negativ geladenen Thrombozytenoberflächen bei der Blutgerinnung).

Auch die Fibrinolyse unterliegt **intrinsischen Kontrollmechanismen.** Neben α_2-Antiplasmin sind die Aktivierung des Thrombin-aktivierbaren Fibrinolyseinhibitors (TAFI) sowie die Freisetzung von Plasminogenaktivator-Inhibitor-1 (PAI-1) an der Hemmung der Fibrinolyse beteiligt.

21.2 Thrombozytenfunktionshemmer

Eine Hemmung der Thrombozytenfunktion ist prinzipiell auf allen Stufen der Thrombozytenaktivierung (initiale Aktivierung, Verstärkungsmechanismen, Ligandenbindung) möglich.

Die zur Dauertherapie eingesetzten Thrombozytenfunktionshemmer (➤ Tab. 21.1) interferieren mit den Verstärkungsmechanismen der Thrombozytenaktivierung. Hierzu stehen zwei Hauptgruppen von Substanzen zur Verfügung:

COX-Inhibitoren (Acetylsalicylsäure) sowie ADP (P2Y 12)-Rezeptor-Antagonisten (z. B. Clopidogrel, Prasugrel, Ticagrelor, Cangrelor).

Beide Substanzgruppen hemmen jeweils nur einen von mehreren Verstärkungsmechanismen und die Thrombozytenfunktion ist nicht vollständig aufgehoben. Die nur kurzzeitig (z. B. bei akutem Koronarsyndrom) verwendeten Hemmer der Ligandenbindung (Integrin α_{IIb} β_3-Inhibitoren) sind unabhängig von Art und Stärke der Thrombozytenaktivierung in der Lage, die Thrombozytenaggregation komplett zu inhibieren.

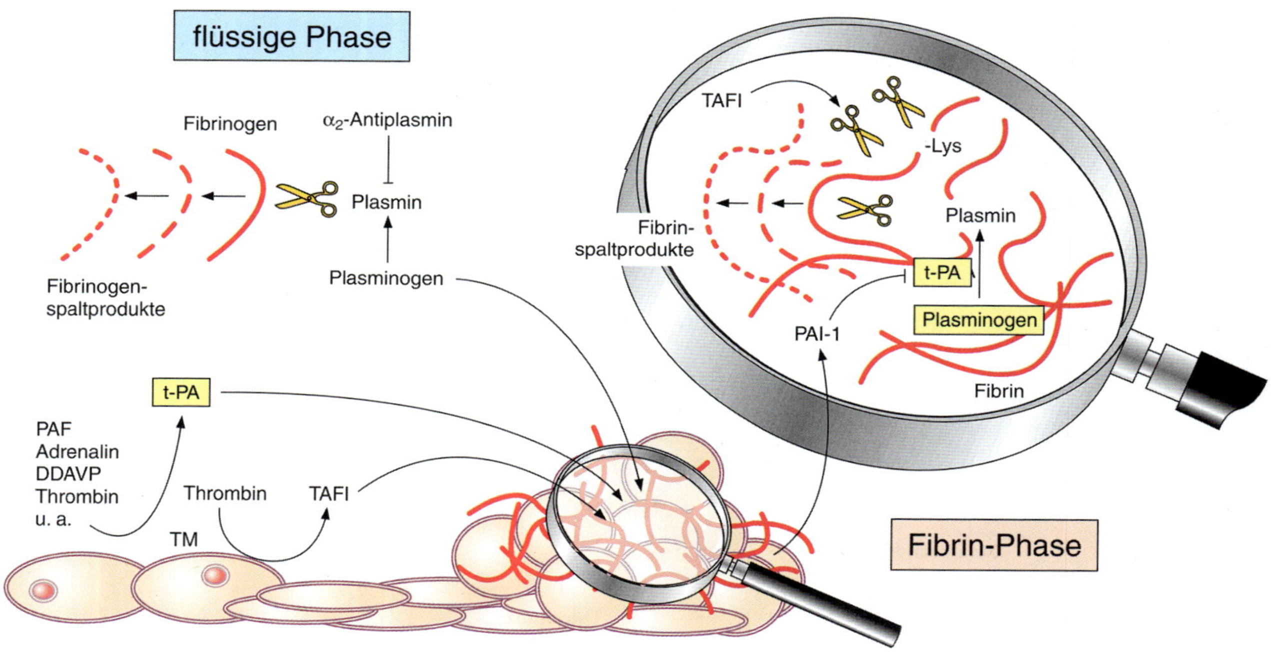

Abb. 21.3 Modell der Fibrinolyse.
Parallel zur Fibrinbildung wird durch die Freisetzung von Gewebe-Plasminogenaktivator **(t-PA: tissue plasminogen activator)** aus Endothelzellen die Fibrinolyse initiiert. Verschiedenene vasoaktive Substanzen (einschließlich Thrombin) können zu einer Freisetzung von t-PA führen. Tt-PA aktiviert Plasminogen zu Plasmin. **Zirkulierendes Plasmin** wird durch α_2-Antiplasmin neutralisiert. Dies hemmt die systemische Fibrinolyse im Blut **(flüssige Phase).** Im Thrombus wird Plasminogen erheblich effektiver durch Bindung von Plasminogen und t-PA an Fibrin aktiviert **(Fibrin-Phase).** Das **im Thrombus gebildete Plasmin** übt, neben dem proteolytischen Abbau von Fibrin zu seinen Spaltprodukten, verschiedene weitere Funktionen aus, die die Fibrinolyse verstärken. So liefert die sog. partielle Plasminolyse von Fibrin an mehreren Spaltstellen definierte Fragmente mit C-terminalen Lysinresten, die zu einer Verstärkung der Bindung von Plasminogen und t-PA an den Thrombus führen. Dabei wird aus dem nativen Plasminogen ein kürzeres Lys-Plasminogen generiert, das mit einer höheren Affinität an Thromben bindet. Plasmin induziert auch die Bildung der aktiveren Zweikettenform des t-PA.
Den fibrinspezifischen Verstärkungsmechanismen der Fibrinolyse stehen **verschiedene inhibitorische Mechanismen** gegenüber, die eine überschießende Reaktion limitieren und eine systemische Fibrinolyse verhindern. Hierzu gehören die lokale Freisetzung von Plasminogenaktivator-Inhibitor-1 (PAI-1) aus aktivierten Thrombozyten innerhalb des Thrombus. Freigesetztes PAI-1 bindet an Fibrin und Vitronektin im Thrombus und mindert ebenfalls die t-PA-Wirkung. Thrombin bildet darüber hinaus nach Bindung an Thrombomodulin (TM) den Thrombin-aktivierbaren Fibrinolyseinhibitor (TAFI). TAFI eliminiert die C-terminalen Lysinreste am Fibrin und schwächt so die Bindungsfähigkeit von Plasminogen und t-PA an den Thrombus.
(DDAVP = Vasopressin; PAF = platelet-activating factor; PAI-1 = Plasminogenaktivator-Inhibitor-1; TAFI = Thrombin-aktivierbarer Fibrinolyseinhibitor; TM = Thrombomodulin; t-PA = tissue plasminogen activator)

Tab. 21.1 Eigenschaften von Thrombozytenaggregationshemmern

Wirkstoff (Handelsname)	Wirkweise	Applikation und Dosierung	Eliminationshalbwertszeit	Wirkdauer (Hemmung der Thrombozytenaggregation)	Indikation	Bemerkungen
Acetylsalicylsäure (ASS) (z. B. Aspirin®, Generika)	Irreversible COX-Hemmer	• Akut: 150–300 mg als Kautablette oder i. v. • Dauertherapie: 75–100 mg/Tag p. o.	15–20 min	3–4 Tage	• Akutes Koronarsyndrom • Sekundärprävention nach Myokardinfarkt • Nach aortokoronarem Bypass • Nach perkutaner Koronarintervention • TIA- und Schlaganfallprävention	• Interaktionen mit COX-Inhibitoren möglich • Minderung des gastrointestinalen Blutungsrisikos durch magensaftresistente Formulierungen nicht erwiesen
Clopidogrel (z. B. Plavix®, Generika)	Irreversible P2Y12-ADP-Rezeptor-Antagonisten	• Initial: 300–600 mg • Erhaltung: 75 mg/Tag p. o.	Aktiver Metabolit: ≈ 30 min	≈ 5 Tage	• Akutes Koronarsyndrom • Koronarinterventionen • In Kombination mit ASS: Schlaganfallprävention bei Vorhofflimmern (cave: nur für Patienten, die keine oralen Antikoagulantien erhalten können!)	Genetische Varianten der aktivierenden Enzyme (z. B. CYP2C19*2, CYP2C19*3) können mit verminderter Aktivierung der Pro-Drugs und verminderter Wirkung einhergehen
Prasugrel (Generika)	Irreversible PSY12-ADP-Rezeptor-Antagonisten	• Initial: 60 mg • Erhaltung: 10 mg/Tag p. o.	Aktiver Metabolit: ≈ 7 h (2–15 h)	≈ 5 Tage	In Kombination mit ASS: akutes Koronarsyndrom mit primärer oder verspäteter perkutaner Koronarintervention	• Rasche Aktivierung der Pro-Drugs durch unspezifische Esterasen resultiert in geringerer Variabilität (aber höherer Blutungsrate) als Clopidogrel • UAW: erhöhtes Blutungsrisiko insbesondere bei älteren Patienten (> 75 Jahre)
Ticlopidin (Tyklid®)		2 × 250 mg/Tag p. o.	≈ 13 h	≈ 5 Tage	Meist nicht mehr verwendet wegen hämatologischer UAW	UAW: Leukopenie (ca. 2 %), selten Agranulozytose oder aplastische Anämie
Ticagrelor (Brilique®)	Reversible P2Y12-ADP-Rezeptor-Antagonisten	• Initial180 mg p. o. • Erhaltung: 2 × 90 mg/Tag	• ≈ 8 h • Aktiver Metabolit: ≈ 9 h	≈ 3 Tage	In Kombination mit ASS: • Akutes Koronarsyndrom (Therapie über 12 Monate) • Myokardinfarkt in der Vorgeschichte (≥ 1 Jahr zurückliegend) und hohes Risiko atherothrombotischer Ereignisse	• Nichtkompetitiver langsam reversibler Antagonist • UAW: Dyspnoe (15 %) • Interaktionen mit CYP3A4-Hemmern/Induktoren und P-Glykoprotein abhängigen Pharmaka (z. B. Digoxin, Ciclosporin)
Cangrelor (Kengrexal®)		• Initial: 30 mg/kg i. v. • Erhaltung: 4 mg/kg/min i. v. (für bis zu 4 h)	≈ 3–6 min	≈ 1 h	In Kombination mit ASS: während perkutaner Koronarinterventionen, wenn keine oralen P2Y12-Hemmer gegeben wurden oder falls diese nicht vertragen werden/nicht gewünscht sind	• Kurz wirksamer Antagonist zur akuten Verwendung • UAW: Niereninsuffizienz (3 %), Dyspnoe (1 %)

Tab. 21.1 Eigenschaften von Thrombozytenaggregationshemmern (*Forts.*)

Wirkstoff (Handelsname)	Wirkweise	Applikation und Dosierung	Eliminationshalbwertszeit	Wirkdauer (Hemmung der Thrombozytenaggregation)	Indikation	Bemerkungen
Eptifibatid (Integrilin®)	Integrin-$\alpha_{IIb}\beta_3$-Inhibitoren	• Initial: 180 µg/kg (max. 22,6 mg) i. v. • Erhaltung: 2 µg/kg/min i. v. (max. 15 mg/h, bis zu 72 h)	≈ 2,5 h	≈ 4–8 h	In Kombination mit ASS und unfraktioniertem Heparin: instabile Angina pectoris oder Nicht-ST-Hebungsinfarkt, zur Prävention eines drohenden Myokardinfarkts	• Zyklisches Heptapeptid • Dosisanpassung bei Niereninsuffizienz • Bei schwerer Niereninsuffizienz kontraindiziert
Tirofiban (Aggrastat®)		• Initial: 0,4 µg/kg/min für 30 min i. v. • Erhaltung: 0,1 µg/min, i. v. (für 48–108 h)	≈ 1,5 h	≈ 4–8 h	In Kombination mit ASS und unfraktioniertem Heparin: instabile Angina pectoris oder Nicht-ST-Hebungsinfarkt, zur Prävention eines drohenden Myokardinfarkts	• Nichtpeptidisches Tyrosin-Derivat • Dosisanpassung bei Niereninsuffizienz • UAW: Thrombozytenabfall
Dipyridamol (in Kombination mit Acetylsalicylsäure in Aggrenox®)	Erhöhung der cAMP-Konzentration in Thrombozyten	2 × (200 mg Dipyridamol/25 mg ASS)/Tag p. o.	10–12 h	3–4 Tage wegen fester Kombination mit ASS	Sekundärprävention ischämischer Schlaganfälle und TIA	• UAW: Benommenheit/Schwindel (14 %), Kopfschmerzen (12 %), Hypotension (5 %) • Kontraindikation: Aortenklappenstenose
Cilostazol (Pletal®)	Erhöhung der cAMP-Konzentration in Thrombozyten	2 × 100 mg/Tag p. o.	11–13 h	3–4 Tage	Periphere arterielle Verschlusskrankheit	• UAW: Kopfschmerzen (ca. 30 %), Diarrhö (12–20 %), Benommenheit/Schwindel (10 %) • Kontraindikation: Herzinsuffizienz

21.2.1 Acetylsalicylsäure*

Pharmakodynamik

In antithrombotischen Dosen beruht der thrombozytenhemmende Effekt von Acetylsalicylsäure (ASS, z. B. Aspirin®, Strukturformel Abb. 7.3) auf einer Hemmung der COX-1 in Thrombozyten. Acetylsalicylsäure ist ein irreversibler Inhibitor. Die Acetylierung eines spezifischen Serinrests (Ser530) der COX-1 verhindert sterisch den Zutritt des Substrats (Arachidonsäure) zum aktiven Zentrum des Enzyms.

Da Thrombozyten als kernlose Zellen zu einer Neusynthese der COX-1 nicht fähig sind, ist die TXA_2-Bildung für die gesamte Lebensdauer der Thrombozyten, d. h. für etwa 7–10 Tage, gehemmt. Die Wirkung niedriger ASS-Dosen, die als Einzeldosen keine therapeutische Thrombozytenhemmung verursachen, kumuliert deshalb bei wiederholter Gabe.

Pharmakokinetik

Die pharmakokinetischen Daten sind in ➤ Kap. 7.2.1 zusammengefasst. In den für die antithrombotische Therapie verwendeten niedrigen Dosierungen ist die systemische Bioverfügbarkeit niedrig (präsystemische Deacetylierung in Darm und Leber). Die Thrombozytenhemmung erfolgt bereits in der Pfortader. Niedrige Dosierungen (z. B. 100 mg/Tag) reduzieren deshalb das Risiko systemischer unerwünschter Arzneimittelwirkungen, wie die Bildung gastrointestinaler Ulcera.

Indikationen und Dosierung

Acetylsalicylsäure wird sowohl in Akutsituationen (z. B. akutes Koronarsyndrom) als auch zur Sekundärprävention atherothrombotischer Komplikationen nach Myokardinfarkt, nach arteriellen gefäßchirurgischen oder interventionellen Eingriffen (z. B. aortokoronarer Bypass oder perkutane Koronarintervention) sowie nach zerebrovaskulären Ereignissen eingesetzt.

Für einen klinisch relevanten antithrombotischen Effekt ist eine nahezu komplette (> 95 %) Hemmung der TXA_2-Bildung erforderlich. Dies kann nach einigen Tagen der Therapie zuverlässig mit **Dosierungen** von 100–300 mg/Tag erreicht werden.

Unerwünschte Arzneimittelwirkungen

➤ Kap. 7.2.1

Kontraindikationen

➤ Kap. 7.2.1

Interaktionen

Die gleichzeitige Gabe von Antikoagulantien, Fibrinolytika oder anderen Thrombozytenfunktionshemmern erhöht das Blutungsrisiko. Die gleichzeitige Gabe von anderen COX-Inhibitoren (z. B. Ibuprofen, Naproxen) oder von Pyrazol-Analgetika (z. B. Metamizol) kann die thrombozytenhemmende Wirkung von Acetylsalicylsäure abschwächen. Es ist nicht belegt, dass die gastrointestinale Komplikationsrate (symptomatisches Ulkus, Blutung, Perforation, Obstruktion) durch magensaftresistente Galeniken (z. B. Aspirin® protect) vermindert wird. Solche Galeniken reduzieren jedoch – insbesondere bei gleichzeitiger Nahrungsaufnahme – die Bioverfügbarkeit von ASS erheblich.

21.2.2 Irreversible P2Y12-ADP-Rezeptor-Antagonisten (Clopidogrel, Prasugrel, Ticlopidin)

Pharmakodynamik

Die Thienopyridine Clopidogrel* (z. B. Plavix®), Prasugrelund Ticlopidin (z. B. Tiklyd®) (➤ Abb. 21.4) sind Pro-Drugs und werden hepatisch bioaktiviert. Ihre jeweils aktiven Metaboliten hemmen irreversibel und nichtkompetitiv den thrombozytären P2Y12-ADP-Rezeptor.

Nach oraler Applikation von Erhaltungsdosen von Clopidogrel wird die maximale Hemmung der ADP-induzierten Thrombozytenaggregation nach 4–6 Tagen erreicht. Ein schnellerer Wirkeintritt wird durch Gabe einer Aufsättigungsdosis erreicht. Nach oraler Gabe einer Aufsättigungsdosis von Prasugrel tritt eine messbare Thrombozytenfunktionshemmung bereits nach 15 Minuten auf. Die interindividuelle Variabilität der Wirkung von Prasugrel ist im Vergleich zu Clopidogrel geringer.

Bedingt durch die irreversible Hemmung des ADP-Rezeptors ist die Thrombozytenfunktion – ähnlich wie bei der Acetylsalicylsäure – für die gesamte Lebensdauer der Thrombozyten gehemmt.

Pharmakokinetik

Thienopyridine werden enteral gut resorbiert. Bei Clopidogrel wird ein Großteil (etwa 85 %) der Muttersubstanz inaktiviert. Der kleinere Teil wird zweischrittig (zunächst über CYP1A2, -2B6, -2C19, dann über CYP3A, -2B6, -2C9, -2C19) zu seinem aktiven Metaboliten umgewandelt. Bei Trägern des CYP2C19-Allels mit reduzierter Funktion sind die Konzentrationen des aktiven Clopidogrel-Metaboliten reduziert, was aber nicht notwendigerweise mit einer höheren Inzidenz von atherothrombotischen Ereignissen einhergeht. Prasugrel wird zunächst (im Darm und im Blut) rasch und vollständig durch unspezifische Esterasen zu einem Intermediärmetaboliten hydrolysiert. Anschließend erfolgt eine einschrittige Aktivierung durch CYP3A oder CYP2B6 zu dem aktiven Metaboliten.

Indikationen und Dosierung

Clopidogrel (75 mg/Tag) ist indiziert zur Prävention atherothrombotischer Ereignisse bei Patienten mit akutem Koronarsyndrom und/oder Koronarinterventionen sowie – in seltenen Situationen und nur, falls die Gabe von Antikoagulantien nicht möglich ist – zur Prävention thromboembolischer Ereignisse bei Vorhofflimmern. Bei Patienten mit akutem Koronarsyndrom wird die Therapie i. d. R. mit einer Aufsättigungsdosis von 300–600 mg begonnen und mit einer Erhaltungsdosis von 75 mg/Tag fortgeführt.

Prasugrel wird in Kombination mit Acetylsalicylsäure bei Patienten mit akutem Koronarsyndrom und perkutaner Koronarintervention angewendet. Die Therapie sollte mit einer Aufsättigungsdosis (60 mg) begonnen und mit einer Erhaltungsdosis von 10 mg/Tag fortgesetzt werden.

Ticlopidin (2 × 250 mg/Tag) wird wegen des ungünstigeren Nebenwirkungsprofils zumeist nicht mehr verwendet.

Unerwünschte Arzneimittelwirkungen

Neben einer der Acetylsalicylsäure vergleichbaren Erhöhung des Blutungsrisikos betreffen die unerwünschten Wirkungen der Thienopyridine v. a. den Gastrointestinaltrakt (Durchfall, Bauchschmerzen). Die Therapie mit Ticlopidin führt bei bis zu 1 % der Patienten zu Leukopenien und in seltenen Fällen zu Agranulozytosen und thrombotisch-thrombozytopenischer Purpura.

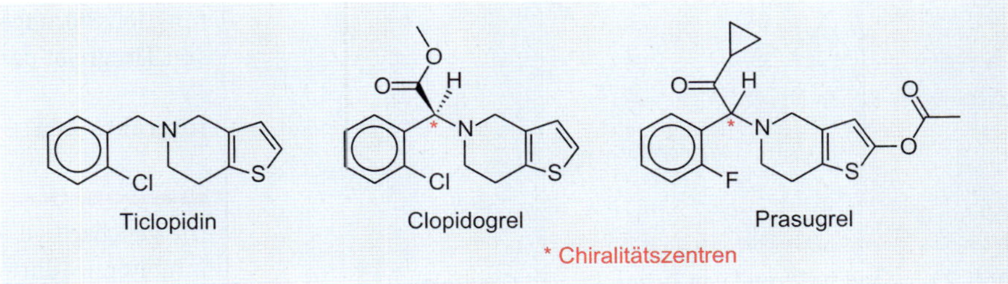

Abb. 21.4 Strukturformeln von Ticlopidin, Clopidogrel und Prasugrel.

Kontraindikationen

Blutungsneigung stellt eine Kontraindikation für Thienopyridine dar.

Interaktionen

Die gleichzeitige Gabe von Antikoagulantien, Fibrinolytika oder anderen Thrombozytenfunktionshemmern erhöht das Blutungsrisiko. Ticlopidin verlängert die Halbwertszeit von Theophyllin. Die Ciclosporin-Konzentration kann durch gleichzeitige Therapie mit Ticlopidin vermindert sein.

21.2.3 Reversible P2Y12-ADP-Rezeptor-Antagonisten (Ticagrelor, Cangrelor)

Pharmakodynamik

Ticagrelor (Brilique®) und Cangrelor (Kengrexal®) sind reversible P2Y12-ADP-Rezeptor-Antagonisten. Die chemische Struktur von Ticagrelor, das zur Klasse der Cyclopentyltriazolopyrimidine gehört, ist mit Adenosin verwandt (➤ Abb. 21.5). Ticagrelor bindet nicht an die ADP-Bindungsstelle des Rezeptors und ist somit ein nichtkompetitiver Inhibitor. Ähnlich wie Prasugrel weist Ticagrelor einen – im Vergleich zu Clopidogrel – schnelleren Wirkungseintritt sowie eine in therapeutischen Dosen stärkere Thrombozytenfunktionshemmung auf.

Cangrelor ist ein stabiles Adenosintriphosphat-Analog, dessen Bindungsstelle am Rezeptor nicht eindeutig charakterisiert ist. Es ist der erste reversible P2Y12-ADP-Rezeptor-Antagonist für den intravenösen Gebrauch und wirkt sehr rasch.

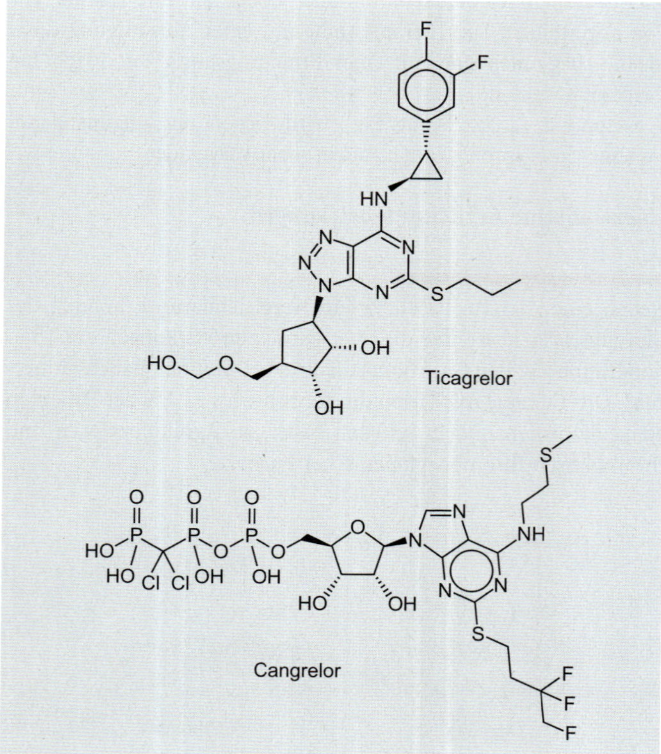

Abb. 21.5 Strukturformel von Ticagrelor und Cangrelor.

Pharmakokinetik

Die orale Bioverfügbarkeit von Ticagrelor beträgt etwa 35 %. Ticagrelor selbst ist pharmakologisch aktiv und wird rasch durch das CYP3A4-System zu einem ebenfalls aktiven Metaboliten verstoffwechselt. Die Plasmaeiweißbindung von Ticagrelor ist hoch (> 99 %). Die Elimination erfolgt hauptsächlich hepatisch mit einer Halbwertszeit von etwa 8 Stunden.

Cangrelor wird i. v. verabreicht und ist unmittelbar pharmakologisch aktiv. Es wird rasch (3–6 min) durch Dephosphorylierung inaktiviert; die Thrombozytenfunktion erholt sich innerhalb von 30–60 Minuten nach Beendigung der Infusion. Die Plasmaeiweißbindung ist mit > 97 % hoch.

Indikationen und Dosierung

Ticagrelor wird in Kombination mit Acetylsalicylsäure bei Patienten mit akutem Koronarsyndrom oder bei akutem Herzinfarkt in der Vorgeschichte (mindestens 1 Jahr zurückliegend) und hohem Risiko atherothrombotischer Ereignisse eingesetzt.

Die **Dosierung** beträgt 2 × 90 mg/Tag. Cangrelor wird während perkutaner Koronarinterventionen als intervenöser Bolus (30 mg/kg KG), gefolgt von einer Infusion (4 mg/kg/min), verwendet.

Unerwünschte Arzneimittelwirkungen

Neben einem erhöhten Blutungsrisiko kann es bei Einnahme von Ticagrelor bei etwa 15 % der Patienten zur Dyspnoe kommen. Selten werden Bradykardien provoziert.

Cangrelor kann Blutungen (etwa 10 %), Dyspnoe (etwa 10 %), Blutdruckschwankungen (etwa 1 %), eine Einschränkung der Nierenfunktion (etwa 1 %) und selten allergische Reaktionen verursachen.

Kontraindikationen

Aktive Blutungen, eine relevante Blutungsanamnese und Leberfunktionsstörungen stellen Kontraindikationen für die Anwendung von Ticagrelor dar.

Interaktionen

Die gleichzeitige Anwendung von Ticagrelor mit starken CYP3A4-Inhibitoren führt zu einem Anstieg der Ticagrelor-Konzentration und sollte daher vermieden werden. CYP3A-Induktoren können die Konzentration und Wirksamkeit von Ticagrelor reduzieren.

Bei gleichzeitiger Anwendung von Ticagrelor und Simvastatin kann es zu einem Anstieg der Simvastatin-Konzentration kommen, sodass die Kombination mit höheren Dosen von Simvastatin oder Lovastatin nicht empfohlen wird. Ticagrelor ist ein P-Glykoprotein-Inhibitor. Daher sollten die Konzentrationen P-Glykoprotein-abhängiger Pharmaka mit geringer therapeutischer Breite (z. B. Digoxin, Ciclosporin) überwacht werden.

21.2.4 Integrin-$\alpha_{IIb}\beta_3$-Inhibitoren (Abciximab, Eptifibatid, Tirofiban)

Aktiviertes Integrin $\alpha_{IIb}\beta_3$ bildet stabile Thrombozytenaggregate durch Bindung von Brückenmolekülen wie Fibrinogen oder vWF. Integrin-$\alpha_{IIb}\beta_3$-Inhibitoren verhindern diese Ligandenbindung und führen so – ab einer kritischen Rezeptorbesetzung von etwa 80 % – zu einer kompletten Hemmung der Thrombozytenaggregation.

Pharmakodynamik

Abciximab (ReoPro®) ist ein Fab-Fragment des chimären (Maus/Mensch) monoklonalen Antikörpers 7E3, das nach Bolusgabe schnell und lang anhaltend (pseudoirreversibel) an thrombozytäre Integrin-$\alpha_{IIb}\beta_3$-Rezeptoren bindet und diese blockiert. Abciximab wird in Deutschland nicht mehr vermarktet.

Eptifibatid (Integrilin®) ist ein zyklisches Heptapeptid (➤ Abb. 21.6). Die Struktur beruht auf der KGD(Lys-Gly-Asp)-Sequenz des Schlangengifts Barburin. Eptifibatid hemmt kompetitiv den Integrin-$\alpha_{IIb}\beta_3$-Rezeptor.

Tirofiban (Aggrastat®) ist ein nichtpeptidisches Tyrosin-Derivat (➤ Abb. 21.6), das auf der RGD(Arg-Gly-Asp)-Sequenz beruht, die für die Bindung an Integrin-$\alpha_{IIb}\beta_3$ verantwortlich ist und den Rezeptor kompetitiv hemmt.

Pharmakokinetik

Die zur Verfügung stehenden Integrin-$\alpha_{IIb}\beta_3$-Inhibitoren müssen parenteral appliziert werden. Die niedermolekularen Inhibitoren besitzen kurze Eliminationshalbwertszeiten (Eptifibatid ca. 2,5 h, Tirofiban ca. 1,5 h), was nach Unterbrechung der Zufuhr innerhalb weniger Stunden zu einer Normalisierung der Thrombozytenfunktion führt. Eptifibatid wird hauptsächlich renal, Tirofiban renal und biliär eliminiert. Abciximab besitzt ebenfalls eine kurze Plasmahalbwertszeit (ca. 30 min). Nach Unterbrechung der Zufuhr normalisiert sich die Thrombozytenfunktion aber erst innerhalb von 48 Stunden, da ein großer Teil der Substanz pseudoirreversibel an Thrombozyten gebunden ist. Abciximab kann noch nach 15 Tagen – also länger, als die Thrombozytenüberlebenszeit beträgt – auf der Thrombozytenoberfläche nachgewiesen werden. Dies erklärt sich durch eine Umverteilung der Substanz von Thrombozyt auf Thrombozyt.

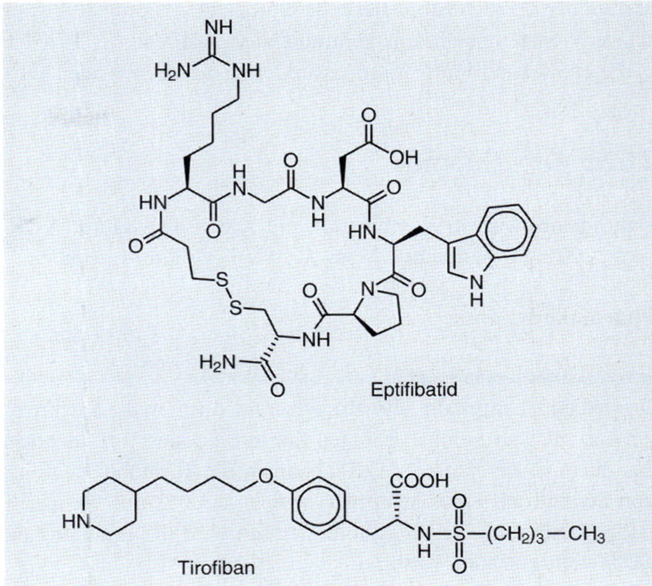

Abb. 21.6 Strukturformeln von Eptifibatid und Tirofiban.

Indikationen und Dosierung

Eptifibatid wird in Kombination mit ASS und unfraktioniertem Heparin bei instabiler Angina pectoris oder Nicht-ST-Hebungsinfarkt zur Prävention eines drohenden Myokardinfarkts angewendet. Es werden 180 µg/kg als Bolusinjektion (i. v.) appliziert, die von einer Dauerinfusion (bis zu 72 h, 2 µg/kg/min, i. v.) gefolgt wird.

Tirofiban wird ebenfalls in Kombination mit ASS und unfraktioniertem Heparin bei instabiler Angina pectoris oder Nicht-ST-Hebungsinfarkt zur Prävention eines drohenden Myokardinfarkts angewendet. Die initiale Dosierung beträgt 0,4 µg/kg/min für 30 min (i. v.). Anschließend folgt eine Infusion mit einer Erhaltungsdosis von 0,1 µg/min (i. v.) für 48–108 Stunden.

Unerwünschte Arzneimittelwirkungen

Alle Integrin-$\alpha_{IIb}\beta_3$-Inhibitoren gehen mit einem erhöhten Risiko für Blutungskomplikationen einher.

Abciximab, seltener auch die niedermolekularen Integrin-$\alpha_{IIb}\beta_3$-Inhibitoren können Thrombozytopenien induzieren. Bei wiederholter Gabe von Abciximab kann es zur Bildung von sogenannten humanen antichimären Antikörpern (HACA) kommen, die mit dem Risiko von Überempfindlichkeitsreaktionen einhergehen.

Kontraindikationen

Integrin-$\alpha_{IIb}\beta_3$-Inhibitoren dürfen nicht angewendet werden, wenn eine erhöhte Gefahr von inneren Blutungen vorliegt (z. B. kürzlich zurückliegende operative Eingriffe, insbesondere intrakranielle oder intraspinale Operationen, kürzlich zurückliegender Schlaganfall, aktive oder kürzlich zurückliegende Blutung etc.). Eptifibatid ist bei schwerer Niereninsuffizienz kontraindiziert, während für Tirofiban in dieser Situation eine Dosisanpassung vorgenommen werden muss.

21.2.5 Dipyridamol

Dipyridamol wird in Kombination mit Acetylsalicylsäure (Aggrenox®, 200 mg Dipyridamol, 25 mg Acetylsalicylsäure) vertrieben.

Pharmakodynamik

Dipyridamol hemmt die Aufnahme von Adenosin in die Erythrozyten und führt so zu lokal erhöhten Konzentrationen von Adenosin, das über A2-Rezeptoren cAMP-abhängig die Thrombozytenfunktion hemmt und vasodilatatorisch wirken kann. Durch die gleichzeitige Hemmung der Phosphodiesterasen wird die Erhöhung der cAMP-Konzentration verstärkt.

Indikationen und Dosierung

Das Kombinationspräparat ist zur Sekundärprävention ischämischer Schlaganfälle zugelassen (2 × 1 Tbl./Tag). Die **Dosierung** von Acetylsalicylsäure ist in dem Präparat mit 25 mg allerdings sehr niedrig gewählt.

21.2.6 Cilostazol

Pharmakokinetik

Cilostazol (Pletal®) ist ein Hemmstoff der Phosphodiesterase-III und hemmt so cAMP-abhängig die Thrombozytenfunktion.

Indikationen und Dosierung

Cilostazol wird zur Therapie der peripheren arteriellen Verschlusskrankheit eingesetzt (2 × 100 mg/Tag).

21.3 Antikoagulantien

21.3.1 Heparine und Heparinoide

Heparine erhöhen die hemmende Wirkung von Antithrombin (AT) um etwa das 1000-Fache. Endothelzellen produzieren Heparansulfate, die normalerweise die Wirkung des AT an der Gefäßwand verstärken und über ein spezifisches Pentasaccharidmotiv an AT binden. AT ist ein wichtiger endogener Inhibitor von Thrombin und Faktor Xa und seine Wirkung wird durch therapeutisch angewendete Heparine, die ebenfalls das Pentasaccharidmotiv enthalten, ausgenutzt. Neben dem Endothel findet man Heparin v. a. in Mastzellen und in basophilen Granulozyten. Heparin wird kommerziell aus mastzellreichem Mucosagewebe (z. B. der Darmmucosa von Schweinen) isoliert.

Unfraktioniertes Heparin (UFH)

Unfraktioniertes Heparin* (UFH) ist ein heterogenes Gemisch negativ geladener Glykosaminoglycane unterschiedlicher Länge. In der Primärstruktur wechseln sich jeweils ein Aminozucker (D-Glucosamin) und eine Uronsäure (D-Uronsäure oder L-Iduronsäure) ab.

Die Molekulargewichtsverteilung der Heparin-Polysaccharide ist sehr heterogen (zwischen 3 und 30 kD). Das mittlere Molekulargewicht beträgt 12 kD, was etwa 35 Saccharideinheiten entspricht (➤ Abb. 21.7, ➤ Tab. 21.2).

Pharmakodynamik

Die antikoagulatorische Wirkung von Heparin beruht auf einer Aktivierung von AT und der folgenden Hemmung von Thrombin und FXa.

Für die effektive Hemmung von Thrombin sind zwei strukturelle Voraussetzungen im Heparinmolekül erforderlich:

Das Molekül muss zumindest eine spezifische Pentasaccharidsequenz (➤ Abb. 21.8) enthalten, die für die Bindung des Heparins an AT und dessen Aktivierung erforderlich ist. Da nur etwa 30% der Moleküle des aus Schweinegewebe gewonnenen Heparins die Pentasaccharidsequenz enthalten, sind etwa 70 % des verwendeten Materials – zumindest was die Effekte auf die Blutgerinnung angeht – unwirksam.

Eine zusätzliche direkte Bindung von Heparin an die sogenannte Exosite-2 des Thrombins verstärkt die Inhibierung von Thrombin durch Heparin/AT (➤ Abb. 21.7). Hierfür ist eine Größe der Heparinmoleküle von mindestens 18 Zuckereinheiten erforderlich. Da jedoch im UFH die meisten Moleküle diese Mindestgröße aufweisen, hemmt UFH Thrombin und FXa gleichermaßen.

Für eine Hemmung von FXa ist die folgende strukturelle Voraussetzung im Heparinmolekül erforderlich: Allein eine Aktivierung von AT durch die Pentasaccharidsequenz ist ausreichend. Eine zusätzliche Bindung des Heparins an FXa ist nicht erforderlich.

Aus diesem Grund sind kleinere Heparinmoleküle mit weniger als 18 Zuckereinheiten oder auch das Pentasaccharid als das kürzeste Heparin antikoagulatorisch primär über eine selektive Hemmung von FXa wirksam. Fibringebundenes Thrombin wird durch Heparine nicht gehemmt.

Heparine haben jedoch auch verschiedene AT-unabhängige Wirkungen. So stimulieren Heparine die Freisetzung von Tissue Factor Pathway Inhibitor (TFPI) und Tissue Plasminogen Activator (t-PA) aus Endothelzellen, was lokal zu Veränderungen der Regulation der Thrombose und Hämostase führen kann. Abhängig von der Glykosaminoglykanstruktur hemmen Heparine die Leukozytenadhäsion und stimulieren außerdem die Freisetzung der Lipoproteinlipase aus Endothelzellen und reduzieren auf diese Weise die Triglyceridkonzentrationen im Plasma. Schließlich binden Heparine Wachstumsfaktoren (z. B. den basic fibroblast growth factor, bFGF) und hemmen so die Proliferation verschiedener Zellen. Die klinische Relevanz dieser Wirkung ist nicht klar. Als negativer Begleiteffekt kann durch Hemmung der Osteoblastenfunktion die Entstehung einer Osteoporose begünstigt werden.

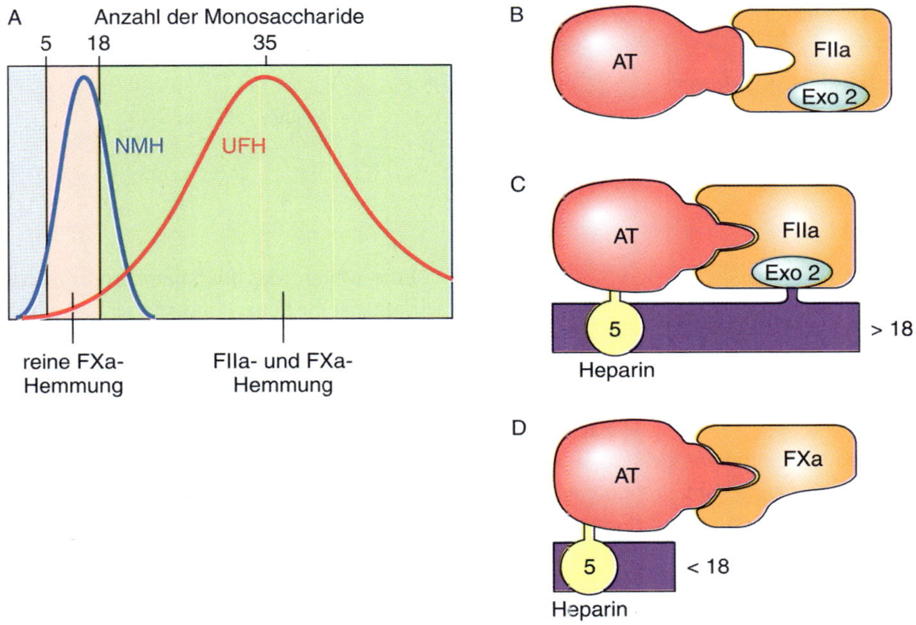

Abb. 21.7 Molekulargewichtscharakterisierung und Wirkmechanismus von Heparinen.
A) Schematische Darstellung der Molekulargewichtsverteilung und der daraus resultierenden FXa-Selektivität von unfraktioniertem Heparin (UFH) im Vergleich zu niedermolekularen Heparinen (NMH).
B) Schwache Hemmung von Thrombin (FIIa) durch Antithrombin (AT) in Abwesenheit von Aktivatoren.
C) Strukturelle Voraussetzungen für die Hemmung von FIIa durch Heparine: 1. Aktivierung von AT durch die pentasaccharidabhängige Bindung an AT; 2. Bindung an die Exosite 2 (Exo 2) (nur bei Heparinmolekülen mit > 18 Zuckereinheiten möglich).
D) Strukturelle Voraussetzung für die Hemmung von FXa durch Heparine: Aktivierung von AT durch die pentasaccharidabhängige Bindung an AT ausreichend (auch bei Heparinmolekülen mit < 18 Zuckereinheiten möglich).

Tab. 21.2 Heparine und Heparinoide

	Molekulargewicht (Mittelwert) (kD)	FXa/FIIa-Selektivität	Bioverfügbarkeit nach s.c.-Gabe (%)	t_{max} (h)[1]	$t_{1/2}$ (h)	Dosierung zur Prophylaxe
UFH	3–30 (12)	1	15–30	0,5	1,5–3[2]	2–3 × 5000 IE oder 2 × 7500 IE
Certoparin (Mono-Embolex®)	4,2–6,2 (5,3)	2,2	95	2–4	4,3	1 × 3000 IE[3]
Dalteparin (Fragmin®)	5,6–6,4 (6,0)	2,5	90	3–4	3,8	1 × 2500 IE[4], 1 × 5000 IE[5]
Enoxaparin (Clexane®)	3,8–5 (4,5)	3,3–5,3	92	3–5	4,4	1 × 20 mg[4], 1 × 40 mg[5]
Nadroparin (Fraxiparin®)	3,6–5,0 (4,5)	2,5–4,0	98	3	3,5	1 × 2850 IE[6]
Reviparin (Clivarin®)	3,1–5,2 (4,1)	3,6–6,1	95	3	3	1 × 1750 IE[3]
Tinzaparin (Innohep®)	5500–7500 (6,5)	1,5–2,5	90	4	1,3	1 × 3500 IE[3]
Fondaparinux (Arixtra®)	1728	Selektiv für FXa	100	2	17	1 × 2,5 mg
Danaparoid (Orgaran®)	(5,5)	> 28	100	4–5	25	2 × 750 IE[7]

Angaben schwanken je nach Literaturquelle. Die meisten pharmakokinetischen Parameter bei den NMH beziehen sich auf die Anti-FXa-Aktivität. NMH sind aufgrund der unterschiedlichen chemischen Struktur untereinander (auch hinsichtlich der IE) nicht vergleichbar.
1 Nach s.c.-Applikation.
2 Dosisabhängig.
3 Keine risikoadaptierte Prophylaxe vorgesehen.
4 Mittleres Thromboserisiko.
5 Hohes Thromboserisiko.
6 Niedriges, mittleres und hohes Thromboserisiko, bei höchstem Thromboserisiko in den ersten 3 postoperativen Tagen gewichtsadaptiert 1900–3800 IE/Tag, ab dem 4. postoperativen Tag gewichtsadaptiert 2850–5700 IE/Tag.
7 Bei HIT-Patienten sind deutlich höhere Dosierungen erforderlich

21

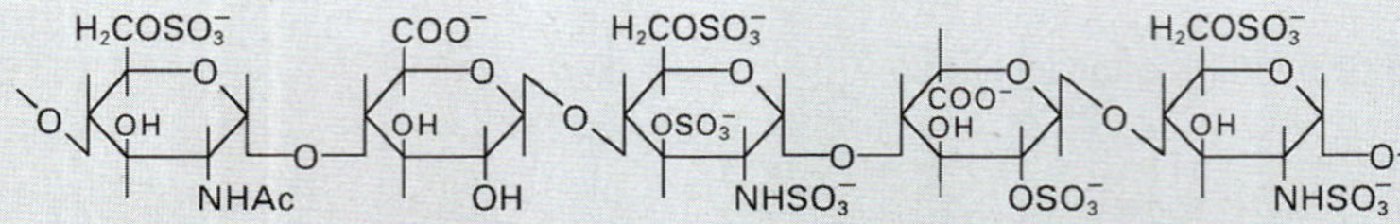

Abb. 21.8 Pentasaccharidsequenz der Heparine.

Pharmakokinetik

UFH wird intestinal nicht nennenswert resorbiert und muss daher parenteral (i. v. oder s. c.) appliziert werden. Die Bioverfügbarkeit nach s. c. Gabe ist niedrig und variabel (15–30 %). Heparin wird in hohem Maße unspezifisch an Plasmaproteine gebunden. Größere Heparinmoleküle werden stärker an Plasmaproteine gebunden als kleinere. Die hohe Plasmaeiweißbindung erklärt einen Teil der hohen Variabilität der antikoagulatorischen Wirkung, da zahlreiche – die Heparinwirkung neutralisierende – Plasmaproteine (z. B. Akute-Phasen-Proteine, Plättchenfaktor 4) erheblichen Konzentrationsschwankungen unterliegen. Die Eliminationshalbwertszeit ist kurz und interindividuell variabel (90–120 min). Die großen Heparinmoleküle werden in das retikuloendotheliale System (RES) aufgenommen bzw. nach enzymatischer Spaltung (Heparinasen) in der Leber renal eliminiert. Die Aufnahme in das RES ist kapazitätslimitiert. Daher verlängert sich die Eliminationshalbwertszeit des UFH bei höheren Dosen. Kleinere Heparinmoleküle werden ohne Beteiligung des RES renal ausgeschieden. Als eines von wenigen Pharmaka ist Heparin nicht plazentagängig.

Indikationen

UFH wird zur Prophylaxe und Therapie von venösen und arteriellen thrombembolischen Erkrankungen eingesetzt. Aufgrund der hohen intra- und interindividuellen Variabilität wird die Wirkung des UFH durch die Bestimmung der aktivierten partiellen Thromboplastinzeit (aPTT) überwacht.

Unerwünschte Arzneimittelwirkungen

Wie bei allen Antikoagulantien besteht unter Heparinbehandlung ein erhöhtes Blutungsrisiko, das durch Kombination mit anderen Substanzen, die die Blutgerinnung oder die Thrombozytenfunktion hemmen, verstärkt wird. Das Blutungsrisiko ist dosisabhängig. Bei lebensbedrohlichen Blutungen kann **Protamin*,** ein basisches argininreiches Protein aus Lachssperma, gegeben werden (1 mg neutralisiert 100 IE Heparin). Allerdings sind anaphylaktische Reaktionen häufig. Besonders gefährdet sind Patienten, die mit Protamin vorbehandelt wurden.

Eine weitere das Blut betreffende unerwünschte Arzneimittelwirkung ist die heparininduzierte Thrombozytopenie (HIT), bei der zwei Formen unterschieden werden:

- Die HIT-1 ist häufig (10–20 %), aber i. d. R. nicht klinisch relevant. Sie beginnt innerhalb der ersten Tage der Therapie (Tag 1–4) und führt zu einer moderaten (20–30 %) und – trotz Fortführung der Therapie – reversiblen Reduktion der Thrombozytenzahl. Der Mechanismus beruht wahrscheinlich auf einer direkten, antikörperunabhängigen Thrombozytenaktivierung durch Heparin.
- Die HIT-2 hingegen ist eine ernsthafte und lebensbedrohliche Komplikation. Schätzungen zufolge beträgt die Häufigkeit der HIT-2 bei hohen (therapeutischen) Dosen von UFH 1–3 % und bei niedrigen (prophylaktischen) Dosen 0,1–1 %. Typischerweise tritt die HIT-2 5–10 Tage nach Therapiebeginn auf. Frühere (early-onset) oder spätere (late-onset) Manifestationen sind jedoch möglich. Der Mechanismus beruht auf einer Antikörperbildung gegen Komplexe aus Heparin und dem physiologisch im Blut zirkulierenden Plättchenfaktor 4 (PF4). Diese Antikörper-Heparin-PF4-Komplexe führen über einen Fc-Rezeptor(FcγRIIa)-mediierten Mechanismus zu einer Aktivierung und Aggregation von Thrombozyten. Die Folge sind schwere thrombembolische Komplikationen (z. B. venöse und arterielle Thrombosen, Lungenembolien). Eine unerkannte HIT-2 weist eine hohe Letalität auf (bis zu 20 %) und geht mit einer hohen Rate an Extremitätenamputationen einher. Bei Ausschluss anderer Ursachen ist ein Thrombozytenabfall um > 50 % des Ausgangswertes bzw. auf < 150 000/µl bezeichnend für die HIT-2. Die Thrombozytenzahl sollte daher vor der Therapie mit Heparin bestimmt und während der gesamten Therapiedauer wöchentlich kontrolliert werden. Zur Diagnosesicherung werden immunologische Methoden sowie funktionelle Tests (z. B. HIPA-Test: Heparin-induzierte Plättchenaktivierung) eingesetzt. Beim Auftreten einer HIT-2 müssen Heparine sofort abgesetzt werden. Beim Fortbestehen einer Indikation zur Antikoagulation kann Danaparoid oder Argatroban eingesetzt werden. In der Regel muss eine Reexposition mit Heparinen vermieden werden.

Weitere häufige unerwünschte Arzneimittelwirkungen von UFH sind lokale Gewebereaktionen an der Injektionsstelle sowie Transaminasenerhöhungen. Ein durch Heparin induzierter Hypoaldosteronismus ist zwar selten, kann aber insbesondere bei Patienten mit Niereninsuffizienz oder aufgrund von Arzneimittelinteraktionen (z. B. ACE-Hemmer) zu einer Hyperkaliämie führen.

Kontraindikationen

Heparine können die Ergebnisse verschiedener laborchemischer Untersuchungen verfälschen (z. B. falsch hohe T_3- und T_4-Konzentrationen). Bei Erkrankungen oder Organläsionen mit erhöhter Blutungsgefahr sowie bei akuter infektiöser Endokarditis dürfen Heparine nicht eingesetzt werden.

Interaktionen

Nitroglycerin schwächt die Wirkung von Heparinen ab, was eine Dosisanpassung erforderlich macht. Nach Absetzen von Nitroglycerin kann es zu einem sprunghaften Anstieg der aPTT kommen.

Niedermolekulare Heparine (NMH)

Niedermolekulare Heparine (NMH, engl. low molecular weight heparins, LMWH) wie **Certoparin, Dalteparin, Enoxaparin*, Nadroparin, Reviparin** und **Tinzaparin** werden durch verschiedene physikalische, chemische oder enzymatische Verfahren aus dem UFH gewonnen. Daher unterscheiden sich die verschiedenen Präparate hinsichtlich chemischer Struktur, Molekülgröße, Pharmakokinetik sowie FXa-Selektivität (➤ Tab. 21.2).

Pharmakodynamik

NMH wirken, wie das UFH, durch eine Aktivierung von AT. Bedingt durch die Fraktionierung enthalten aber nur etwa 10 % der Moleküle in den NMH die für die antikoagulatorische Wirksamkeit erforderliche Pentasaccharidsequenz. Da die mittlere Molekülgröße mit < 6,0 kD deutlich kleiner ist als beim UFH, weist ein Großteil der Moleküle der NMH eine Kettenlänge von < 18 Zuckereinheiten auf. Da diese kleinen Heparinmoleküle eine geringere thrombinhemmende Wirkung haben, sind die NMH relativ (ca. 4 : 1) spezifische FXa-Inhibitoren. Obwohl die relative FXa-Selektivität häufig als die wichtigste Eigenschaft zur pharmakodynamischen Differenzierung zwischen UFH und NMH angesehen wird, liegen die Vorteile der NMH wahrscheinlich in erster Linie in ihren günstigeren pharmakokinetischen Eigenschaften. Ein Teil der antikoagulatorischen Wirkung von NMH wird auf AT-unabhängige Wirkungen (z. B. Stimulation der Freisetzung von TFPI) zurückgeführt. Dieser Mechanismus stellt eine mögliche Erklärung für die lange Wirkdauer von NMH dar.

Pharmakokinetik

NMH sind, wie UFH, oral nicht wirksam, weisen im Vergleich zum UFH jedoch eine deutlich höhere (> 90 %) und konstantere Bioverfügbarkeit nach s. c. Applikation sowie längere Eliminationshalbwertszeiten (3–4 h) auf. Bedingt durch die kleinere Molekülgröße, ist die unspezifische Bindung an Plasmaproteine (z. B. PF4) sowie an Endothelzellen und Monozyten/Makrophagen geringer. Daraus erklärt sich zum einen die relativ geringere Bedeutung der Elimination über das RES – und damit eine dosisunabhängige Eliminationshalbwertszeit –, zum anderen die geringere Häufigkeit der HIT-2.

Indikationen

NMH werden zur Prophylaxe und Therapie von venösen und arteriellen thrombembolischen Erkrankungen eingesetzt. Aufgrund der längeren Eliminationshalbwertszeit ist eine einmal oder zweimal tägliche Gabe ausreichend. Da die NMH im Vergleich zum UFH eine vorhersagbarere Antikoagulation bewirken, ist – bis auf besondere Situationen (Kinder, sehr niedriges oder hohes Körpergewicht, Niereninsuffizienz, Langzeittherapie, Schwangerschaft, unerwartete Blutungen oder Thrombosen) – eine Therapieüberwachung durch die Bestimmung der Anti-FXa-Aktivität nicht notwendig.

Unerwünschte Arzneimittelwirkungen

Die unerwünschten Arzneimittelwirkungen der NMH sind prinzipiell die gleichen wie beim UFH. Allerdings ist die Häufigkeit des Auftretens von unerwünschten Arzneimittelwirkungen bei den NMH niedriger. So wird die Häufigkeit der HIT-2 bei hohen (therapeutischen) Dosen auf 0,1–1 % und bei niedrigen (prophylaktischen) Dosen auf < 0,1 % geschätzt. Das Osteoporoserisiko ist ebenfalls niedriger als beim UFH. Bei lebensbedrohlichen Blutungen kann ggf. Protamin appliziert werden. Allerdings kann die Wirkung der NMH durch Protamin nur um maximal 60 % neutralisiert werden.

Kontraindikationen

Die Kontraindikationen der NMH sind prinzipiell die gleichen wie beim UFH. Bei schwerer Niereninsuffizienz (Creatinin-Clearance < 30 ml/min) sollten NMH entweder gar nicht oder in einer reduzierten Dosis (Enoxaparin, Clexane®) angewendet werden.

Interaktionen

Die Interaktionen der NMH sind prinzipiell die gleichen wie beim UFH.

Fondaparinux

Anders als die Heparine ist Fondaparinux* (Arixtra®) kein biologisches Produkt, sondern ein synthetisch hergestelltes Methoxyderivat der natürlichen Pentasaccharidsequenz.

Pharmakodynamik

Fondaparinux stellt als Pentasaccharid das kleinste mögliche Heparinmolekül dar, das in der Lage ist, AT zu aktivieren. Aufgrund der kleinen Molekülgröße weist Fondaparinux eine sehr hohe Selektivität für die AT-abhängige Inhibition von FXa auf.

Pharmakokinetik

Fondaparinux wird nach s. c. Applikation schnell und vollständig resorbiert. Die unspezifische Plasmaeiweißbindung (einschließlich PF4) dieses ultrakurzen Heparins ist sehr gering.

Fondaparinux wird renal eliminiert. Die Eliminationshalbwertszeit beträgt 17 Stunden.

Indikationen

Fondaparinux wird zur Therapie venöser Thrombosen und Lungenembolien sowie zur Prophylaxe venöser Thrombosen eingesetzt. Eine Therapieüberwachung (Bestimmung der Anti-FXa-Aktivität) ist i. d. R. nicht notwendig.

Unerwünschte Arzneimittelwirkungen

Die wichtigste und häufigste unerwünschte Wirkung von Fondaparinux stellen Blutungen dar. Das Blutungsrisiko wird durch Kombination mit anderen Substanzen, die die Blutgerinnung oder die Thrombozytenfunktion hemmen, verstärkt. Aufgrund der Molekülgröße ist die Komplexbildung mit PF4 nicht für eine Plättchenaktivierung ausreichend und das Risiko einer HIT-2 sehr gering. Allerdings führt Fondaparinux zu einer mit den NMH vergleichbaren Bildung von PF4/Heparin-Antikörpern und sensibilisiert möglicherweise so hinsichtlich einer möglichen HIT-2-Entstehung bei späterer Exposition mit Heparinen.

Kontraindikationen

Bei schwerer Nierenfunktionsstörung (Creatinin-Clearance < 20 ml/min) sowie bei aktiven Blutungen darf Fondaparinux nicht eingesetzt werden.

Danaparoid

Danaparoid (Orgaran®) ist eine Mischung niedermolekularer, sulfatierter Glykosaminoglycane tierischer Herkunft, bestehend aus Heparansulfat, Dermatansulfat und Chondroitinsulfat.

Pharmakokinetik

Danaparoid ist ein relativ selektiver, AT-abhängiger FXa-Inhibitor. Darüber hinaus wurden AT-unabhängige Wirkungen beschrieben. Nach s. c. Injektion wird Danaparoid vollständig resorbiert. Die Elimination ist renal.

Indikationen

Danaparoid weist eine niedrige (ca. 5 %) Kreuzreaktivität mit Heparin-induzierten Antikörpern auf und wird daher zur Antikoagulation bei Patienten eingesetzt, die eine HIT entwickeln oder in der Anamnese aufweisen (2 × 750 IE/Tag). Bei schweren Blutungen wird die Gabe von gefrorenem Frischplasma (jedoch nicht von Protamin) empfohlen.

21.3.2 Direkte parenterale Thrombin-Inhibitoren

Argatroban

Pharmakokinetik

Argatroban (Argatra®, ➤ Abb. 21.9) ist ein synthetisches L-Arginin-Derivat, das reversibel an das katalytische Zentrum des Thrombins bindet. Daraus resultiert eine direkte (AT-unabhängige) Hemmung von Thrombin. Die orale Bioverfügbarkeit ist niedrig, sodass Argatroban parenteral (i. v.) angewendet wird. Argatroban wird hepatisch metabolisiert, die Eliminationshalbwertszeit beträgt 1 Stunde.

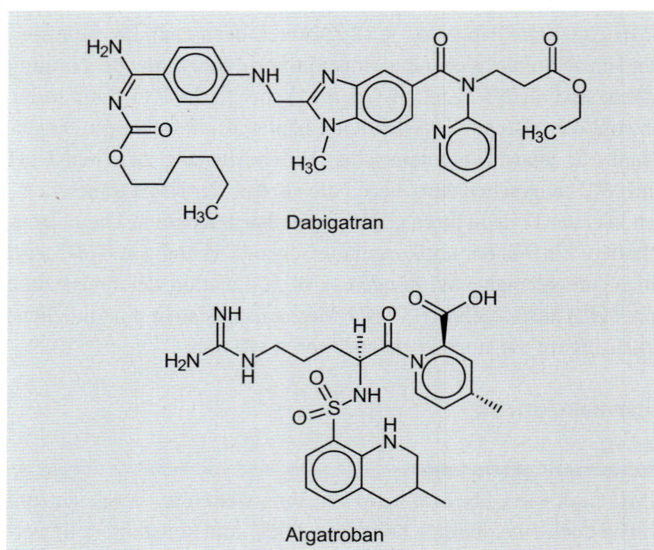

Abb. 21.9 Strukturformeln von Dabigatran und Argatroban.

Indikationen und Dosierung

Argatroban wird in einer i. v. Dosierung von 2 µg/kg/min zur Antikoagulation bei Patienten mit HIT eingesetzt.

Hirudine

Natürliches Hirudin wird in den Speicheldrüsen des Blutegels *Hirudo medicinalis* als ein 65 Aminosäuren großes Polypeptid synthetisiert. Das Hirudin Bivalirudin (Angiox®) wird als rekombinantes Protein hergestellt.

Hirudine sind direkte (AT-unabhängige) Thrombin-Inhibitoren. Die Hemmung kommt durch die Ausbildung eines außerordentlich stabilen, nichtkompetitiven (pseudoirreversiblen) Komplexes mit Thrombin zustande. Hirudine sind bivalente Inhibitoren und binden zum einen mit ihrem C-terminalen Schweif an die Fibrinogenerkennungsstelle des Thrombins (Anionenbindungsstelle) und zum anderen mit der N-terminalen Domäne an das aktive Zentrum (und die benachbarte hydrophobe Region) des Enzyms. Daraus resultiert eine Hemmung der enzymatischen Aktivität des Thrombins, und zwar hinsichtlich Fibrinogenspaltung, Aktivierung der Faktoren V, VIII und XI sowie Aktivierung von Proteinase-aktivierten Rezeptoren (z. B. auf Thrombozyten).

Im Gegensatz zu Heparinen hemmen Hirudine auch fibringebundenes Thrombin und können so die Thrombinaktivität auch im Thrombus beeinflussen.

Bivalirudin, das nur 20 Aminosäuren groß ist, geht eine reversible Bindung mit Thrombin ein. Die Reversibilität resultiert daraus, dass Thrombin in der Lage ist, die Arg3-Pro4-Bindung im N-terminalen Bereich des Bivalirudins proteolytisch zu spalten, was zum Verlust der Affinität zum katalytischen Zentrum des Thrombins und zur Wiederherstellung seiner enzymatischen Aktivität führt. Dies resultiert in einem – im Vergleich zu den anderen Hirudinen– geringeren Blutungsrisiko.

Pharmakokinetik

Hirudine müssen parenteral (s. c. oder i. v.) appliziert werden. Die Eliminationshalbwertszeit liegt für Bivalirudin bei 45 Minuten. Da Hirudine renal eliminiert werden, steigt die Eliminationshalbwertszeit bei Niereninsuffizienz deutlich an. Bivalirudin ist daher bei schwerer Niereninsuffizienz (Creatinin-Clearance < 30 ml/min) kontraindiziert. Bivalirudin wird proteolytisch gespalten, der primäre Metabolit ist unwirksam.

Indikationen und Dosierung

Bivalirudin wird bei Patienten eingesetzt, die sich wegen koronarer Herzkrankheit einschließlich akuter Koronarsyndrome (ST-Hebungs- oder Nicht-ST-Hebungsinfarkt, instabile Angina pectoris) einer perkutanen Koronarintervention unterziehen (initiale i. v. Gabe von 0,75 mg/kg, gefolgt von einer i. v. Infusion 1,75 mg/kg/h bis zu 4 Stunden nach der Intervention). Die Wirkung von Bivalirudin kann anhand der aktivierten Gerinnungszeit (ACT) beurteilt werden.

Unerwünschte Arzneimittelwirkungen

Blutungen sind eine sehr häufige unerwünschte Arzneimittelwirkung, wobei Bivalirudin ein geringeres Blutungsrisiko zu haben scheint. Da die Gabe von Bivalirudin bei perkutanen Koronarinterventionen i. d. R. parallel zu den Thrombozytenaggregationshemmern Acetylsalicylsäure und Clopidogrel erfolgt, wird das Blutungsrisiko bei der Kombination verstärkt. Allergische Reaktionen sind zwar selten, können jedoch – insbesondere bei Reexposition – sehr schwere Verläufe annehmen.

Kontraindikationen

Bei Erkrankungen oder Organläsionen mit erhöhter Blutungsgefahr dürfen Hirudine nicht eingesetzt werden. Bei schwerer Niereninsuffizienz dürfen Hirudine nicht angewendet wenden.

21.3.3 Direkte orale Thrombin-Inhibitoren

Dabigatranetexilat*

Pharmakodynamik

Dabigatranetexilat (Pradaxa®, ➤ Abb. 21.9) ist ein Pro-Drug und wird durch unspezifische Esterasen im Plasma und in der Leber zu Dabigatran, einem direkten (AT-unabhängigen), kompetitiven Inhibitor von Thrombin (FIIa), metabolisiert. Es wird oral verabreicht.

Pharmakokinetik

Die orale Bioverfügbarkeit von Dabigatran ist mit 6–7 % niedrig. Die Eliminationshalbwertszeit beträgt etwa 9–13 Stunden. Die Elimination erfolgt zu 80 % renal.

Indikationen und Dosierung

Dabigatran wird für die Thromboseprophylaxe nach chirurgischem Knie- oder Hüftgelenksersatz, zur Schlaganfall- und peripherer Thrombembolieprävention bei Patienten mit Vorhofflimmern und zur Therapie und Sekundärprävention nach akuter Venenthrombose oder Lungenembolie verwendet.

Für die primäre Thromboseprophylaxe in der orthopädischen Chirurgie beträgt die empfohlene Tagesdosis 1 × 220 mg täglich.

21

Bei Patienten ≥ 75 Jahre, bei mäßig beeinträchtigter Nierenfunktion (Creatinin-Clearance 30–50 ml/min) sowie bei gleichzeitiger Einnahme von Verapamil, Amiodaron oder Chinidin empfiehlt sich eine Dosisreduktion auf 1 × 150 mg täglich.

Für die Schlaganfallprävention bei Patienten mit Vorhofflimmern sowie für die Therapie und Sekundärprävention von venösen Thrombosen und Lungenembolien beträgt die in Europa empfohlene Tagesdosis 2 × 150 mg täglich. Eine Dosisreduktion auf 2 × 110 mg täglich empfiehlt sich bei Patienten mit erhöhtem Blutungsrisiko (insbesondere bei Alter ≥ 80 Jahre, gleichzeitiger Einnahme von Verapamil). In den USA sind teilweise abweichende Dosierungen zugelassen. Bei Venenthrombose und Lungenembolie darf die Therapie mit Dabigatran erst nach mindestens 5-tägiger parenteraler Antikoagulation (i. d. R. mit einem niedermolekularen Heparin) beginnen.

Während der Behandlung mit Dabigatran ist ein Monitoring der Gerinnungsparameter nicht erforderlich.

Unerwünschte Arzneimittelwirkungen

Neben einem erhöhten Blutungsrisiko können Störungen der Leberfunktion auftreten.

Kontraindikationen

Dabigatran ist bei schwerer Niereninsuffizienz (Creatinin-Clearance < 30 ml/min), bei akuten Blutungen sowie bei hohem Blutungsrisiko kontraindiziert.

Interaktionen

Dabigatran ist ein P-Glykoprotein-Substrat, sodass bei gleichzeitiger Anwendung von starken P-Glykoprotein-Hemmern (z. B. Dronedaron, Verapamil, systemische Antimykotika, einige Tyrosinkinase-Inhibitoren, Cyclosporin) erhöhte Dabigatran-Plasmakonzentrationen auftreten können. Bei gleichzeitiger Anwendung von P-Glykoprotein-Induktoren (z. B. Carbamazepin, Phenytoin, Rifampicin) sind herabgesetzte Dabigatran-Plasmaspiegel zu erwarten.

21.3.4 Direkte orale Faktor-Xa-Inhibitoren

Rivaroxaban*

Pharmakodynamik

Rivaroxaban (Xarelto®, ➤ Abb. 21.10) ist ein oraler reversibler, kompetitiver Inhibitor von FXa.

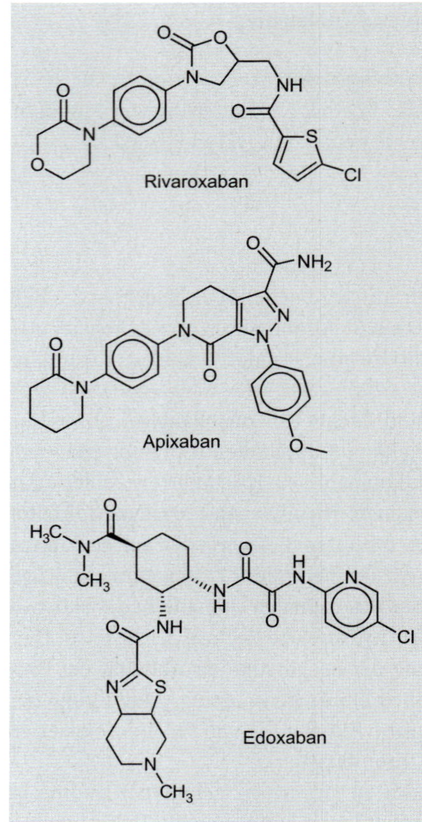

Abb. 21.10 Strukturformeln von Rivaroxaban, Apixaban und Edoxaban.

Pharmakokinetik

Rivaroxaban wird nach oraler Gabe nahezu vollständig (etwa 70 %, mit Nahrung 100 %) resorbiert. Die Plasmaeiweißbindung von Rivaroxaban beträgt etwa 95 %. Die Elimination erfolgt zu etwa 70 % durch Metabolisierung (u. a. CYP3A4) und zu etwa 30 % durch aktive renale Sekretion. Die Eliminationshalbwertszeit beträgt 5–13 Stunden.

Indikationen und Dosierung

Rivaroxaban weist ein breites Indikationsspektrum auf und wird zur Thrombembolieprophylaxe in der orthopädischen Chirurgie, in der Schlaganfallprophylaxe bei Patienten mit Vorhofflimmern, zur Behandlung und Prophylaxe von tiefen Venenthrombosen und Lungenembolien sowie (in niedriger Dosierung und in Kombination mit ASS) zur Sekundärprävention bei Patienten mit koronarer Herzkrankheit oder symptomatischer peripherer arterieller Verschlusskrankheit und einem hohen Risiko für ischämische Ereignisse eingesetzt.

Dosierung:

- Zur primären Thromboseprophylaxe in der orthopädischen Chirurgie 1 × 10 mg täglich

- Bei Patienten mit Vorhofflimmern zur Schlaganfallprävantion 1 × 20 mg täglich
- Bei Venenthrombose und Lungenembolie wird die Therapie mit 2 × 15 mg täglich initiiert, gefolgt von 1 × 20 mg täglich nach den ersten 3 Wochen
- Bei koronarer Herzkrankheit oder symptomatischer peripherer arterieller Verschlusskrankheit 2 × 2,5 mg täglich, in Kombination mit ASS 1 × 100 mg bzw. 75 mg täglich

Rivaroxaban ist ebenfalls für die Behandlung und Sekundärprävention von Venenthrombosen und Lungenembolien bei Kindern und Jugendlichen zugelassen. Die empfohlene Dosis richtet sich nach dem Körpergewicht.

Während der Behandlung mit Rivaroxaban ist ein Monitoring der Gerinnungsparameter nicht erforderlich.

Bei Niereninsuffizienz sollte bei Patienten mit Vorhofflimmern, Venenthrombose oder Lungenembolie eine Dosisreduktion auf 1 × 15 mg täglich erfolgen.

Unerwünschte Arzneimittelwirkungen

Neben einem erhöhten Blutungsrisiko wurden unspezifische unerwünschte Wirkungen, wie Schwindel, Kopfschmerzen sowie eine verminderte Leistungsfähigkeit, beschrieben. Bei Patienten mit aktiver Blutung, bei schwerer Leberfunktionsstörung sowie bei Schwangeren ist Rivaroxaban kontraindiziert.

Kontraindikationen

Bei schwerer Niereninsuffizienz (Creatinin-Clearance < 15 ml/min) wird die Anwendung von Rivaroxaban nicht empfohlen, ebenso nicht bei gleichzeitiger Therapie mit starken Inhibitoren von CYP3A4 und P-Glykoprotein (Azol-Antimykotika, HIV-Protease-Inhibitoren) wegen erhöhten Blutungsrisikos.

Rivaroxaban und andere direkt wirkende orale Antikoagulantien sind bei Patienten mit einer venösen (oder arteriellen) Thrombose in Zusammenhang mit einem bestätigten Antiphospholipdsyndrom nicht empfohlen. Dies gilt insbesondere für dreifach positive Patienten (für Lupus-Antikoagulans, Anticardiolipin-Antikörper, Anti-Beta-2-Glykoprotein-I-Antikörper). In diesen Fällen sollte zur Antikoagulation ein Vitamin-K-Antagonist (Cumarin) eingesetzt werden.

Interaktionen

Die gleichzeitige Anwendung von Rivaroxaban mit starken Induktoren von CYP3A4 und P-Glykoprotein (z. B. Rifampicin, Phenytoin, Carbamazepin, Phenobarbital, Johanniskraut) sollte vermieden werden, da diese zu einer verminderten Wirksamkeit von Rivaroxaban führen können.

Apixaban

Pharmakodynamik

Apixaban (Eliquis®, ➤ Abb. 21.10) ist ein oraler reversibler, kompetitiver, direkter FXa-Inhibitor.

Pharmakokinetik

Die orale Bioverfügbarkeit von Apixaban beträgt 50 %. Die Plasmaeiweißbindung beträgt etwa 90 %. Die Elimination ist komplex und erfolgt durch Metabolisierung (hauptsächlich CYP3A4/5) sowie durch renale (etwa 30 %), biliäre und direkte intestinale Ausscheidung. Die Eliminationshalbwertszeit beträgt 9–14 Stunden.

Indikationen und Dosierung

Apixaban wird in der orthopädischen Chirurgie zur primären Thromboembolieprophylaxe nach elektiven Hüft- oder Kniegelenksersatzoperationen eingesetzt. Außerdem findet Apixaban in der Schlaganfallprophylaxe bei Patienten mit Vorhofflimmern sowie zur Behandlung und Prophylaxe von tiefen Venenthrombosen und Lungenembolien Anwendung.

Dosierung:

- Zur primären Thromboseprophylaxe in der orthopädischen Chirurgie 2 × 2,5 mg täglich
- Bei Patienten mit Vorhofflimmern zur Schlaganfallprävention 2 × 5 mg täglich; bei erhöhtem Blutungsrisiko (mindestens 2 von 3 Risikofaktoren vorhanden: Alter ≥ 80 Jahre, Körpergewicht ≤ 60 kg, Serumkreatinin ≥ 1,5 mg/dl bzw. 133 µmol/l) Dosisreduktion auf 2 × 2,5 mg täglich
- Zur Behandlung von Venenthrombosen und Lungenembolien 2 × 10 mg täglich in den ersten 7 Tagen, gefolgt von 2 × 2,5 mg täglich; bei einer verlängerten, über 6 Monate hinausgehenden Antikoagulation zur Sekundärprävention von Rezivithrombosen reduzierte Dosis von 2 × 2,5 mg täglich

Während der Behandlung mit Apixaban ist ein Monitoring der Gerinnungsparameter nicht erforderlich.

Unerwünschte Arzneimittelwirkungen

Neben Blutungen werden insbesondere gastrointestinale unerwünschte Arzneimittelwirkungen (Übelkeit) beschrieben.

Kontraindikationen

Bei aktiven Blutungen sowie schweren Leber- und Nierenfunktionsstörungen (Creatinin-Clearance < 15 ml/min) sollte Apixaban nicht eingesetzt werden.

21

Interaktionen

Bei gleichzeitiger Therapie mit starken Inhibitoren von CYP3A4 und P-Glykoprotein (Azol-Antimykotika, HIV-Protease-Inhibitoren) wird die Gabe von Apixaban wegen erhöhten Blutungsrisikos nicht empfohlen. Die gleichzeitige Anwendung von Apixaban mit starken Induktoren von CYP3A4 und P-Glykoprotein (z. B. Rifampicin, Phenytoin, Carbamazepin, Phenobarbital, Johanniskraut) wird ebenfalls nicht empfohlen, da sie zu einer verminderten und somit unzureichenden Wirksamkeit von Apixaban führen können.

Edoxaban

Pharmakodynamik

Edoxaban (Lixiana®, ➤ Abb. 21.10) ist ein oraler reversibler, kompetitiver, direkter FXa-Inhibitor.

Pharmakokinetik

Edoxaban hat eine Bioverfügbarkeit von etwa 60 %, ist zu 55 % plasmaeiweißgebunden und wird hepatisch (mit nur geringem Anteil von CYP3A4) und renal (35 % der Dosis) weitgehend unverändert eliminiert. Die Eliminationshalbwertszeit beträgt 6–11 Stunden.

Indikationen und Dosierung

Edoxaban ist zur Prophylaxe von Schlaganfällen und systemischen Embolien bei Vorhofflimmern sowie zur Behandlung und Sekundärprävention von tiefer Venenthrombose und Lungenembolie zugelassen.
Dosierung:

- Schlaganfallprävention bei Patienten mit Vorhofflimmern 1 × 60 mg täglich.
- Bei Venenthrombose oder Lungenembolie 1 × 60 mg täglich; die Therapie darf erst nach mindestens 5-tägiger parenteraler Antikoagulation (i. d. R. mit einem niedermolekularen Heparin) beginnen

Bei Creatinin-Clearance 15–50 ml/min, bei einem Körpergewicht ≤ 60 kg oder bei gleichzeitiger Anwendung von P-Glykoprotein-Inhibitoren (Cyclosporin, Dronedaron, Erythromycin oder Ketoconazol) sollte eine Dosisreduktion auf 1 × 30 mg täglich erfolgen.

Wie auch bei den anderen direkten FXa-Inhibitoren ist während der Behandlung mit Edoxaban ein Monitoring der Gerinnungsparameter nicht erforderlich.

Unerwünschte Arzneimittelwirkungen

Neben Blutungen können Hautausschlag und eine Erhöhung der Leberenzyme auftreten.

Interaktionen

Bei gleichzeitiger Therapie mit Inhibitoren des P-Glykoproteins sollte eine Dosisreduktion erfolgen. Die gleichzeitige Anwendung von Edoxaban mit P-Glykoprotein-Induktoren (z. B. Rifampicin, Phenytoin, Carbamazepin, Phenobarbital, Johanniskraut) sollte mit Vorsicht erfolgen.

ZUR VERTIEFUNG

Antidote für die oralen Thrombin- und Faktor-Xa-Inhibitoren

Idarucizumab* (Praxbind®, ➤ Abb. 21.10) ist ein humanisiertes Fab-Antikörperfragment, ein Antidot gegen den direkten Thrombininhibitor Dabigatran. Idarucizumab bindet hochaffin an Dabigatran (etwa 300-fach stärker als Dabigatran an Thrombin) und führt bei Notfalloperationen oder bei nicht beherrschbaren Blutungen in einer Dosierung von 5 g (2 × 2,5 g/50 ml i. v.) zu einer raschen Aufhebung der antikoagulatorischen Wirkung. Das Antidot wird renal und durch proteolytischen Abbau mit einer terminalen Halbwertszeit von 10 Stunden eliminiert. Nach der Gabe von Idarucizumab kann es zu einer transienten Proteinurie (Maximum nach 4 h, Normalisierung innerhalb von 12–24 h) kommen.
Andexanet alfa* (Ondexxya®, ➤ Abb. 21.10) ist ein rekombinantes, modifiziertes, katalytisch inaktives FXa-Protein, das als „decoy" (= Köder)-Molekül FXa-Inhibitoren (Rivaroxaban, Apixaban, Edoxaban), aber auch NMH (z. B. Enoxaparin) bindet und nach i. v. Applikation ihre antikoagulatorische Wirkung innerhalb von 2–5 Minuten neutralisiert.
Gemäß aktuellem Zulassungsstatus wird Andexanet alfa bei lebensbedrohlichen oder nicht beherrschbaren Blutungen unter Therapie mit einem direkten FXa-Inhibitor eingesetzt. Klinische Studiendaten und Empfehlungen für die Praxis liegen zu diesem Zeitpunkt für die Aufhebung der Wirkung von Apixaban und Rivaroxaban vor. Zunächst erfolgt ein i. v.-Bolus (Kurzinfusion) über 15–30 Minuten mit einer anzustrebenden Geschwindigkeit von ca. 30 mg/min. Dieser wird gefolgt von einer i. v.-Dauerinfusion über 2 Stunden mit einer Geschwindigkeit von 4 mg/min (niedrige Dosis) oder 8 mg/min (hohe Dosis). Die Infusionsgeschwindigkeit und -dosis richten sich nach der Dosis des FXa-Inhibitors und dem Zeitintervall seit dessen letzter Einnahme: Bei hoher (> 5 mg für Apixaban bzw. > 10 mg für Rivaroxaban) oder unbekannter zuletzt eingenommener Dosis sowie bei kurzem (< 8 Stunden) oder unbekanntem Intervall seit der letzten Dosis FXa-Inhibitors wird zur Aufhebung der gerinnungshemmenden Wirkung die hohe Andexanet-Dosis eingesetzt.

21.3.5 FXIa-Inhibitoren (klinische Prüfung)

Die direkten oralen Thrombin- und FXa-Inhibitoren sind durch eine hohe klinische Wirksamkeit gekennzeichnet. Parallel dazu weisen sie dank ihrer vorhersehbaren Pharmakokinetik und stabilen gerinnungshemmenden Wirkung ein – im Vergleich zu den Cumarinen – sichereres Profil auf. Nichtsdestoweniger bleiben Blutungskomplikationen, insbesondere in vulnerablen Patientengruppen (z. B. Patienten mit schwerer bzw. terminaler Niereninsuffizienz, Tumorpatienten unter Chemotherapie), ein Problem. Dies ist angesichts der zentralen Rolle der Zielproteine dieser Substanzen für die Hämostase unvermeidbar. Infolgedessen hat sich die Aufmerksamkeit auf Faktoren der vorgeschalteten (upstream) intrinsischen Gerinnungskaskade als möglicherweise noch sichereres Ziel gerich-

21

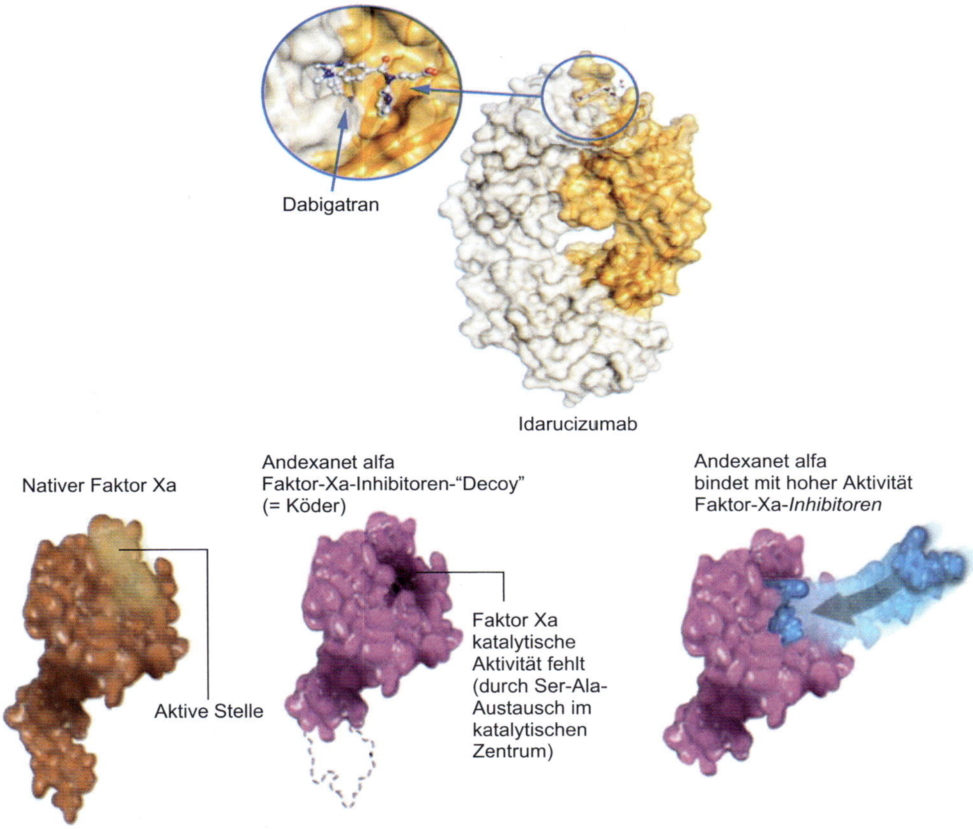

Abb. 21.11 Antidote für die oralen Thrombin- und Faktor-Xa-Inhibitoren.
A) Idarucizumab: Antikörper gegenden oralen Thrombin-Inhibitor Dabigatran.
B) Andexanet alfa: Antidot gegen Faktor-Xa-Inhibitoren.

tet. Die meisten der vorhandenen epidemiologischen und experimentellen Daten weisen auf FXI als geeignetes Ziel hin.

Eine Vielzahl von Ansätzen für die Hemmung von FXI wurde bereits vorgeschlagen. Von denjenigen, die sich aktuell in einem fortgeschrittenen Stadium der klinischen Prüfung befinden (➤ Tab. 21.3), bieten **Antisense-Oligonukleotide (ASO)**– kurze Nukleotidsequenzen, die zu spezifischen mRNA-Zielen komplementär sind – eine Reihe **potentieller Vorteile** in der Thromboseprophylaxe oder -therapie:

- Die Leber, in der FXI in erster Linie synthetisiert wird, ist eines der empfindlichsten Gewebe für eine Therapie durch ASO.
- ASOs der 2. Generation zeigen beim Menschen eine lineare dosisabhängige, vorhersehbare Pharmakokinetik.
- ASOs haben verlängerte Halbwertszeiten und müssen daher nicht täglich verabreicht werden, was die Compliance der Patienten fördern könnte.
- ASOs bieten ein hohes Maß an Zielspezifität und damit eine höhere Patientensicherheit.
- ASOs der 2. Generation stellen kein Substrat für Cytochrom-P_{450}-Enzyme dar, weshalb Wechselwirkungen mit anderen Arzneistoffen (z. B. Chemotherapeutika) kaum zu erwarten sind.

Neben den ASOs befinden sich **monoklonale Antikörper,** welche die Aktivierung und/oder Aktivität von FXIa blockieren, in einer fortgeschrittenen Phase der klinischen Prüfung (➤ Tab. 21.3). Antikörper teilen mit den ASOs die Unabhängigkeit von der Nierenfunktion für ihre Elimination sowie ein geringes Risiko für Wechselwirkungen mit anderen Arzneistoffen. Darüber hinaus bieten Antikörper einen raschen Wirkungseintritt und eine Halbwertszeit von bis zu 6 Wochen. Allerdings könnte die sehr lange Halbwertszeit, ähnlich wie bei den ASOs, eine große Herausforderung bei Blutungskomplikationen darstellen.

Im Gegensatz zu ASOs oder Antikörpern sind der Metabolismus und Abbau **niedermolekularer, oraler FXIa-Inhibitoren** von der Leber- und Nierentätigkeit abhängig. Andererseits bieten kleine Moleküle den Vorteil einer schnell einsetzenden Wirkung und einer kurzen Halbwertszeit (➤ Tab. 21.3).

21

Tab. 21.3 FXIa-Inhibitoren, die sich in einer fortgeschrittenen Phase der klinischen Prüfung befinden

	Antisense-Oligonukleotide	Antikörper			Kleine Moleküle
Name	Ionis-416858 (auch BAY-2306001)	Osocimab (BAY-1213790)	Abelacimab (MAA-868)	Xisomab (AB-023)	BMS-986177/JNJ-70033093
Art der Substanz	Antisense-Oligonukleotid der 2. Generation	Monoklonaler IgG1-Antikörper	Monoklonaler IgG1-Antikörper	Monoklonaler IgG2b-Antikörper	Niedermolekularer oraler Inhibitor
Wirkmechanismus	Reduktion der Expression von FXI-mRNA in der Leber	Blockade der katalytischen Domäne von FXIa durch Strukturveränderung	Blockade der katalytischen Domäne von FXI und FXIa durch Strukturveränderung	• Erkennung der Apple-2-Domäne von FXI und FXIa • Blockade der FXIIa-vermittelten FXI-Aktivierung (keine Hemmung der Thrombin-vermittelten Aktivierung von FXI)	Hemmung des aktiven Zentrums von FXIa
Zeitintervall bis zur maximalen Wirkung	4–6 Wochen	1–4 Stunden	7–21 Tage	< 1 Stunde	3 Stunden
Halbwertszeit	2 Wochen	30–44 Tage	20–29 Tage	Variabel, bis zu 120 Stunden	8–14 Stunden
Abbau in der Niere	Nein, Elimination unabhängig von der Nierenfunktion	Nein, Elimination unabhängig von der Nierenfunktion	Nein, Elimination unabhängig von der Nierenfunktion	Nein, Elimination unabhängig von der Nierenfunktion	8–20 %
Interaktionen	Geringes Risiko	Geringes Risiko	Geringes Risiko	Geringes Risiko	Interaktionen im Zusammenhang mit dem CYP-Metabolismus
UAW, Kontraindikationen, Warnhinweise	Lokale Reaktionen an der Einstichstelle	Mögliche Dosierung 1 ×/Monat	Verminderte Wirksamkeit bei Adipositas	Produktiver Husten, wahrscheinlich ohne direkten Zusammenhang mit dem Medikament	Lebensmittel können die Bioverfügbarkeit erhöhen
Antidot-Verfügbarkeit	Nein	In Prüfung	Rekombinanter Faktor VIIa (Novoseven®) als mögliches Antidot	Nein	• 4-Faktor-Prothrombin-Komplex-Konzentrat (FEIBA®) • Rekombinanter Faktor VIIa (Novoseven®) in Prüfung
Indikation in Prüfung (Clinicaltrials. gov-Nummer, Studienstatus)	Prophylaxe venöser Thromboembolien bei terminaler Niereninsuffizienz unter Hämodialyse (NCT03358030: Studie beendet; NCT02553889: Studie beendet und publiziert)	Prophylaxe venöser Thromboembolien bei terminaler Niereninsuffizienz unter Hämodialyse (NCT04523220: Studie läuft)	Prophylaxe venöser Thromboembolien bei elektiver einseitiger Knie-Arthroplastik (EUdraCT 2019-003756-37)	• Thromboseprophylaxe bei Verweilkatheter zur Chemotherapie bei Krebspatienten (NCT04465760: Studie läuft) • VTE-Prophylaxe bei terminaler Niereninsuffizienz unter Hämodialyse (NCT03612856: Studie beendet)	Prophylaxe venöser Thromboembolien bei elektiver Knie-Arthroplastik (NCT03891524: Studie läuft) und terminaler Niereninsuffizienz unter Hämodialyse (NCT03000673: Studie beendet)

21

21.3.6 Cumarine

Pharmakodynamik

Die therapeutisch eingesetzten 4-Hydroxy-Cumarin-Derivate sind **Acenocoumarol** (Sintrom®), in A und CH), **Phenprocoumon (z. B. Marcumar®)** und **Warfarin** (Coumadin®) (➤ Abb. 21.12).

Der molekulare Wirkmechanismus der Cumarine beruht auf der Hemmung der Vitamin-K-Epoxid-Reduktase (VKORC) (➤ Abb. 21.13). Dadurch kann Vitamin-K-Epoxid nicht zum aktiven Vitamin-K-Hydrochinon reduziert werden.

Vitamin-K-Hydrochinon dient als Cofaktor bei der posttranslationalen γ-Carboxylierung N-terminaler Glutaminsäurereste verschiedener Proteine der Gerinnungskaskade und wird dabei zum inaktiven Vitamin-K-Epoxid oxidiert. Die Hemmung der Vitamin-K-Hydrochinon-Regeneration resultiert in einer unvollständigen Synthese der sog. Vitamin-K-abhängigen prokoagulatorischen (Gerinnungs-)Faktoren II, VII, IX und X. Es werden stattdessen unvollständige Vorstufen (PIVKAS, proteins induced by vitamin K absence) synthetisiert, die keine γ-Carboxy-Glutaminsäure(Gla)-Reste enthalten. Da für die Ca^{2+}-abhängige Bindung dieser Gerinnungsfaktoren an gerinnungsaktive Lipidmembranen etwa 10 Gla-Reste pro Molekül erforderlich sind, wird ihre biologische Aktivität durch Cumarine deutlich reduziert (10–40 % der normalen

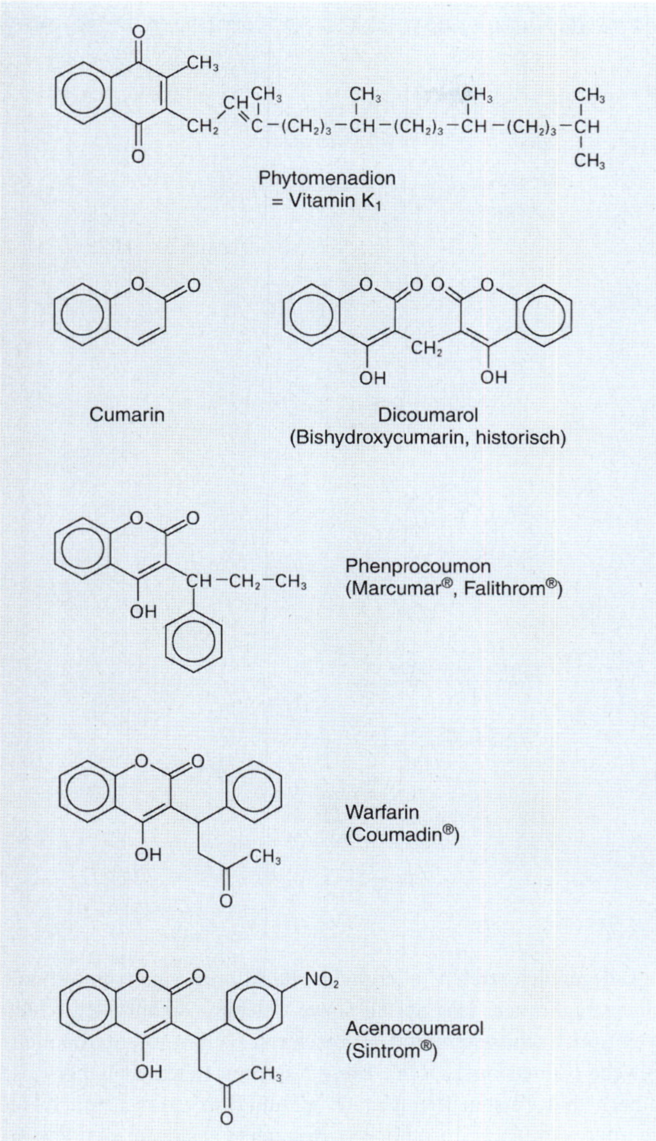

Abb. 21.12 Strukturformeln von Cumarinen.

Aktivität). Da Cumarine auf die Aktivität von bereits voll carboxylierten Gerinnungsfaktoren keinen Einfluss haben, manifestiert sich ihre antikoagulatorische Wirkung erst mit einer zeitlichen Verzögerung, deren Dauer von der biologischen Halbwertszeit der Vitamin-K-abhängigen Gerinnungsfaktoren abhängt. Für den Eintritt der Gerinnungshemmung ist insbesondere die lange Halbwertszeit von Prothrombin (FII) (> 50 h) bedeutsam. Der Hemmeffekt auf die Gerinnung setzt daher erst einige Tage nach Therapiebeginn ein.

Sowohl für die therapeutische Wirksamkeit der Cumarine als auch für das Auftreten von unerwünschten Arzneimittelwirkungen ist von Bedeutung, dass nicht nur die prokoagulatorisch wirkenden Gerinnungsfaktoren, sondern auch die antikoagulatorischen Proteine C und S (PC, PS) Vitamin-K-abhängig carboxyliert werden. Da die Halbwertszeit des antikoagulatorischen PC mit etwa 6 Stunden deutlich kürzer ist als die von FII, wird zu Beginn einer Therapie mit Cumarinen zunächst ein wichtiger antikoagulatorischer Mechanismus inaktiviert, was mit einem erhöhten Thromboserisiko verbunden ist. Zu Beginn der Therapie mit Cumarinen muss deshalb eine überbrückende Antikoagulation mit Heparinen (i. d. R. NMH) erfolgen, bis die angestrebte Cumarinwirkung (gemessen als International Normalized Ratio, INR) erreicht ist.

Pharmakokinetik

Cumarine werden nach oraler Gabe gut resorbiert. Die Plasmaeiweißbindung ist hoch (etwa 99 %). Sie werden hepatisch durch das Cytochrom-P_{450}-System metabolisiert. Cumarine werden als Racemate vertrieben. Die Enantiomere unterscheiden sich jedoch hinsichtlich Pharmakokinetik und antikoagulatorischer Wirkung. Die Inaktivierung von S(−)-Warfarin erfolgt durch CYP2C9, während R(+)-Warfarin v. a. durch CYP3A4 metabolisiert wird. Da S(−)-Warfarin etwa drei- bis fünfmal stärker antikoagulatorisch wirksam ist als das R(+)-Enantiomer, sollte bei Patienten, die CYP2C9-defiziente Metabolisierer sind, eine Dosisreduktion erfolgen.

Phenprocoumon wird durch CYP2C9 und wahrscheinlich ebenfalls durch CYP3A4 metabolisiert, Acenocoumarol durch CYP2C9. Cumarine unterliegen einem enterohepatischen Kreislauf. Die Eliminationshalbwertszeit von Phenprocoumon beträgt 5–7 Tage, die von Warfarin 1,5–2 Tage, während Acenocoumarol mit 8–11 Stunden die kürzeste Halbwertszeit aufweist. Aufgrund der unterschiedlichen Eliminationsgeschwindigkeiten liegt die Zeit bis zur Normalisierung der Blutgerinnung nach Absetzen (Abklingzeit) zwischen 3 und 10 Tagen.

Mit Ausnahme von Warfarin gehen Cumarine in die Muttermilch über, was eine Behandlung von gestillten Säuglingen mit Vitamin K erforderlich macht.

Indikationen und Dosierung

Wegen vielfältiger Einflussfaktoren, die zu einer Verstärkung oder Abschwächung der gerinnungshemmenden Wirkung von Cumarinen führen können, ist eine Therapiekontrolle durch die Bestimmung der International Normalized Ratio (INR) erforderlich. In Abhängigkeit von der Indikation werden INR-Bereiche von 2,0–3,0 (z. B. Rezidivprophylaxe nach venöser Thrombembolie, Primärprophylaxe bei Vorhofflimmern und nach Aortenklappenersatz) (bzw. 3,0–4,0) (z. B. nach Mitralklappenersatz sowie bei mechanischen Klappen) angestrebt. Die Therapie mit Phenprocoumon wird häufig mit einer Initialdosis eingeleitet (bei einer normalen Blutgerinnung z. B. am 1. Tag 6–9 mg, am 2. Tag 6 mg, dann – je nach erreichter INR – 1,5–4,5 mg/Tag als Erhaltungsdosis). Bei Verordnung der anderen beiden Cumarine wird die Therapie meist mit der Erhaltungsdosis eingeleitet (für Warfarin i. d. R. 5 mg/Tag, für Acenocoumarol i. d. R. 4 mg/Tag).

Eine interindividuell sehr unterschiedlich ausgeprägte Aktivität der Epoxidreduktase (z. B. durch VKORC-Polymorphismen) bzw. ihre unterschiedliche Hemmbarkeit durch Cumarine, verbunden

21

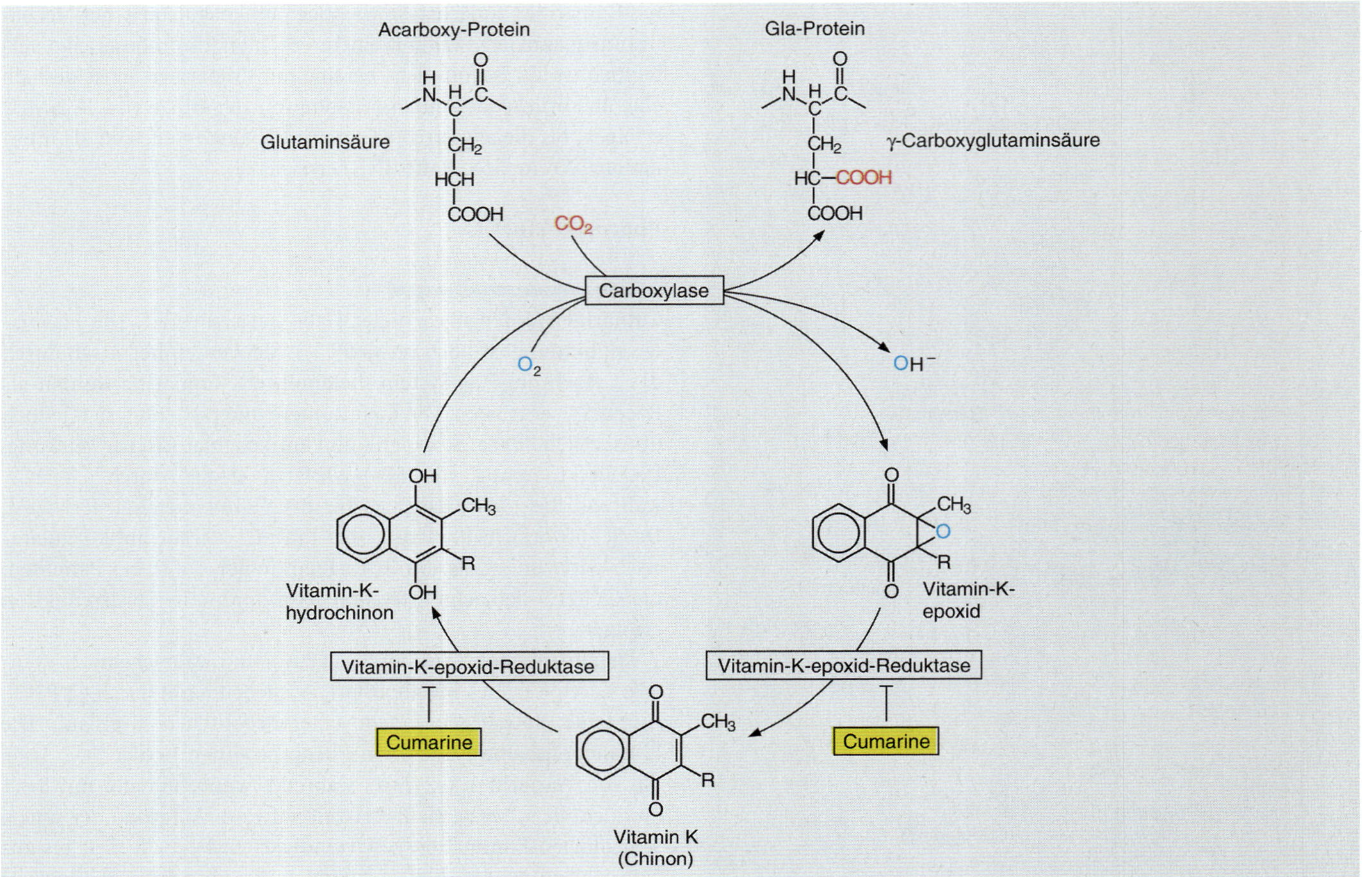

Abb. 21.13 Molekularer Wirkmechanismus der Cumarine.

mit unterschiedlichen Ernährungsgewohnheiten sowie weiteren Störfaktoren, erklärt, warum die individuelle Erhaltungsdosis sehr unterschiedlich sein kann. Bei extremen Dosierungsabweichungen sollte eine Abklärung möglicher genetischer Ursachen erfolgen.

Auch wenn Warfarin, bedingt durch seine kürzere Eliminationshalbwertszeit besser steuerbar und hinsichtlich Metabolisierung sowie möglicher Interaktionen weitaus besser charakterisiert ist, wird im deutschsprachigen Raum vornehmlich Phenprocoumon verwendet.

Unerwünschte Arzneimittelwirkungen

Blutungskomplikationen, die sehr häufig auftreten, sind die wichtigsten unerwünschten Wirkungen. Das Blutungsrisiko ist abhängig von der INR und steigt ab einer INR 3,0, ab einem Wert von von 5,0 sogar exponentiell an. Im INR-Bereich zwischen 2,0 und 3,0 wird mit einer schwerwiegenden Blutung pro 10 Behandlungsjahre gerechnet. Bei leichteren Blutungen ist das Absetzen der Cumarine für 2–3 Tage erforderlich. Bei schweren Blutungen sollte Vitamin K (Konakion®, 5–10 mg p. o. oder 5–25 mg i. v.) appliziert werden. Allerdings ist der Effekt von Vitamin K um einige Stunden verzögert, da die funktionell defizienten Gerinnungsfaktoren erst durch Neusynthese und Carboxylierung ersetzt werden müssen. Daher ist bei lebensbedrohlichen Blutungen die Gabe von Prothrombinkomplexkonzentrat erforderlich.

Gelegentlich treten allergische Reaktionen, gastrointestinale Unverträglichkeit, Haarausfall sowie Osteoporose auf. Gefürchtet, wenngleich sehr selten, sind Nekrosen von Haut- und Unterhautfettgewebe (Cumarinnekrosen). Diese Nekrosen treten typischerweise innerhalb der ersten Therapietage auf und sind wahrscheinlich Folge mikrovaskulärer Thrombosen. Besonders gefährdet sind Patienten mit einem Protein-C- oder -S-Mangel und Patienten, die eine hohe Initialdosis erhalten haben. In seltenen Fällen kann es zu brennenden Schmerzen mit gleichzeitiger Verfärbung in den Großzehen (purple toes) kommen.

Bei schwangeren Patientinnen kann die Therapie mit Cumarinen zu fötalen Blutungen und Spontanaborten führen. Außerdem besteht bei der Anwendung im ersten Trimenon der Schwangerschaft (6.–9. Woche) die Gefahr einer Cumarin-Embryopathie. Neben dem fötalen Warfarin-Syndrom kann es auch nach Exposition im zweiten und dritten Trimenon zu ZNS-Defekten kommen.

Kontraindikationen

Die Anwendung von Cumarinen ist daher – abgesehen von vitalen Indikationen – während der gesamten Schwangerschaft kontraindiziert.

Interaktionen

Durch die orale Verabreichung von Colestyramin (5 × 4 g/Tag) kann die Elimination der Cumarine beschleunigt werden (Unterbrechung des enterohepatischen Kreislaufs).

Zahlreiche Pharmaka, Nahrungsmittel sowie Kräuter können die Wirkung der Cumarine verstärken oder abschwächen (➤ Tab. 21.4). Wichtige pharmakokinetische Interaktionen bestehen in der Verminderung der Bioverfügbarkeit (z. B. durch Colestyramin) sowie in der Steigerung (z. B. Enzyminduktion durch Barbiturate) bzw. Herabsetzung (z. B. Enzymhemmung durch Cimetidin) der Biotransformation. Die Verdrängung der Cumarine aus der Plasmaeiweißbindung durch andere Pharmaka findet zwar statt, ist klinisch jedoch von untergeordneter Bedeutung.

Wichtige pharmakodynamische Interaktionen bestehen neben der Erhöhung des Blutungsrisikos durch Kombination mit anderen Pharmaka, die die Blutgerinnung oder die Thrombozytenfunktion beeinflussen, in einer Verminderung der Vitamin-K-Bioverfügbarkeit (z. B. durch Antibiotika). Vitamin-K-reiche (z. B. Kohlarten, Petersilie) bzw. -arme Ernährung beeinflusst ebenfalls die antikoagulatorische Wirkung von Cumarinen. Aufgrund der Vielzahl der möglichen Interaktionen sollte bei jeder Therapieumstellung (Hinzunahme oder Absetzen von Pharmaka) die INR engmaschig kontrolliert werden.

Tab. 21.4 Klinisch signifikante Interaktionen mit Warfarin. Dargestellt ist eine Auswahl klinisch signifikanter Interaktionen, für die der Kausalzusammenhang eine sehr hohe Wahrscheinlichkeit hat (level of causation I = highly probable). Darüber hinaus wurden zahlreiche weitere Interaktionen beschrieben (siehe Holbrook et al. Arch Intern Med, 2005; 165: 1095–1106.).

Verstärkung der Cumarinwirkung	Verminderung der Cumarinwirkung
Antiinfektiva	
• Ciprofloxacin • Co-trimoxazol • Erythromycin • Fluconazol • Isoniazid • Metronidazol • Miconazol • Voriconazol	• Griseofulvin • Ribavirin • Rifampicin
Herz-Kreislauf-Stoffwechsel-Therapeutika	
• Amiodaron • Clofibrat • Diltiazem • Fenofibrat • Propafenon • Propranolol	Colestyramin
Nichtsteroidale Antiphlogistika, Analgetika	
Piroxicam	
ZNS-Therapeutika, Alkohol	
• Alkohol[1] • Citalopram • Entacapon • Sertralin	• Barbiturate • Carbamazepin
Magen-Darm-Therapeutika	
• Cimetidin • Omeprazol	Mesalazin
Sonstige Pharmaka	
Anabole Steroide	Mercaptopurin
Lebensmittel, Kräuter	
• Boldo *(Peumus boldus)* • Bockshornklee *(Trigonella foenum-graecum)* • Guilinggao *(Testudinis carapax et plastrum, Fritillaris sp., Paeonia rubra, Lonicera japonica, Poncirus trifolata)* • Fischöl • Mango	• Vitamin-K-haltige Nahrungsmittel • Avocado[2]

[1] Bei bestehender Lebererkrankung.
[2] Bei hohen Mengen.

21.4 Fibrinolytika

Fibrinolytika bzw. Thrombolytika führen direkt oder indirekt (durch Bildung eines Aktivatorkomplexes mit Plasminogen) zu einer Aktivierung von Plasminogen zu Plasmin. Die Substanzen können prinzipiell in zwei Gruppen unterteilt werden. Fibrinolytika der ersten Generation (Streptokinase, Urokinase) weisen keine Fibrinspezifität auf und aktivieren auch zirkulierendes Plasminogen, während Fibrinolytika der zweiten Generation (verschiedene rekombinante t-PA-Formen) vorzugsweise fibringebundenes Plasminogen aktivieren, was zu einer geringeren systemischen Fibrinolyse führt.

Streptokinase

Pharmakodynamik

Streptokinase (Generika) ist ein einkettiges Polypeptid (47 kD), das aus *Streptococcus haemolyticus* gewonnen wird. Streptokinase wirkt indirekt, indem sie einen Komplex mit Plasminogen bildet und zu einer Konformationsänderung des Plasminogens führt. Der Streptokinase-Plasminogen-Komplex (= Aktivatorkomplex) ist durch α_2-Antiplasmin nicht hemmbar und bewirkt eine Aktivierung von Plasminogen zu Plasmin. Dabei wird sowohl fibringebundenes als auch frei zirkulierendes Plasminogen aktiviert. Dies resultiert in einer systemischen Fibrinolyse. Die Wirksamkeit der Streptokinase wird durch vorhandene Anti-Streptokokken-Antikörper eingeschränkt. Da die Antikörpertiter nach einer bereits erfolgten Streptokinasebehandlung oder nach vorangegangenen Streptokokkeninfektionen (z. B. Streptokokken-Tonsillitis) hoch sein können, sollten bei solchen Patienten andere Fibrinolytika eingesetzt werden. Bei hohen Dosierungen von Streptokinase kann das verfügbare Plasminogen verbraucht werden, was zu einer Reduktion der fibrinolytischen Wirkung führt. In solchen Situationen kann durch eine Reduktion der Dosis eine scheinbar paradoxe Zunahme der fibrinolytischen Wirkung erreicht werden.

Pharmakokinetik

Streptokinase muss parenteral (i. v. oder i. a.) appliziert werden. Durch Bindung an Antistreptokokken-Antikörper wird zunächst ein geringer Teil rasch neutralisiert. Die auf der Bildung des Aktivatorkomplexes beruhende Elimination erfolgt mit einer Halbwertszeit von ca. 1,5 Stunden. Letztlich werden die Polypeptide proteolytisch abgebaut.

Indikationen und Dosierung

Streptokinase wird in verschiedenen Behandlungsprotokollen (systemische bzw. lokale Therapie, Kurzzeit- bzw. Langzeitlyse) zur Behandlung von thrombotischen Gefäßverschlüssen sowie bei peripherer arterieller Verschlusskrankheit eingesetzt. Für die systemische Kurzzeitlyse zur Behandlung des akuten Myokardinfarkts werden z. B. 1,5 Mio. IE innerhalb von 60 Minuten verabreicht.

Unerwünschte Arzneimittelwirkungen

Die wichtigste Akutkomplikation stellen Blutungen dar. Leichtere Formen sind häufig. Gelegentlich können schwere Blutungen (z. B. cerebrale Blutungen) auftreten. Sehr häufig kommt es zur Bildung von Anti-Streptokokken-Antikörpern. Allergisch-anaphylaktische Reaktionen sind häufig. Weitere häufige unerwünschte Arzneimittelwirkungen sind unspezifische Schmerzreaktionen, Fieber, Abgeschlagenheit. Insbesondere zu Beginn der Therapie werden häufig Blutdruckabfall, Tachy- oder Bradykardie beobachtet. Streptokinase sollte daher zunächst langsam infundiert werden. Außerdem ist die prophylaktische Gabe von Glucocorticoiden zu erwägen.

Kontraindikationen

21

Für die Therapie mit Streptokinase bestehen eine ganze Reihe von Kontraindikationen (bestehende oder kurz zurückliegende Blutungen, Blutungsneigung, kurz zurückliegende cerebrovaskuläre Ereignisse/Eingriffe oder andere größere operative Eingriffe, unkontrollierbarer Bluthochdruck u. a.). Die Risiken der Therapie müssen mit dem zu erwartenden Nutzen, insbesondere bei lebensbedrohlichen thrombembolischen Ereignissen, abgewogen werden.

Interaktionen

Das Blutungsrisiko wird durch Kombination mit anderen Pharmaka, welche die Blutgerinnung oder die Thrombozytenfunktion beeinflussen, erhöht.

Urokinase

Endogene Pro-Urokinase (scu-PA, single chain urokinase-type plasminogen activator) wird durch verschiedene Zellen sezerniert und durch Trypsin, Plasmin oder Kallikrein zu der aktiveren zweikettigen Urokinase (tcu-PA, two chain urokinase-type plasminogen activator) überführt. Urokinase ist v. a. für die extravasale Plasminbildung im Rahmen von Zellinvasion und Gewebeumbau verantwortlich. Die Plasminbildung wird durch die Bindung von scu-PA an zelluläre Urokinase-Rezeptoren (u-PAR) verstärkt. Diese Rezeptoren vermitteln darüber zahlreiche zelluläre Wirkungen z. B. bei Tumorprogression und -metastasierung.

Pharmakokinetik

Urokinase ist eine hoch gereinigte Serinprotease, die aus menschlichem Urin isoliert wird und zum großen Teil aus der hochmolekularen, zweikettigen Form besteht. Die hochmolekulare Form der Urokinase bewirkt eine direkte Aktivierung von Plasminogen zu Plasmin. Dabei wird sowohl fibringebundenes als auch frei zirkulierendes Plasminogen aktiviert. Die niedermolekulare Form der Urokinase ist zwar weniger aktiv, weist aber eine gewisse Fibrinspezifität auf. Urokinase muss parenteral (i. v.) appliziert werden. Die Elimination erfolgt durch proteolytischen Abbau. Die Eliminationshalbwertszeit beträgt 9–16 Minuten.

Indikationen und Dosierung

Urokinase wird zur Behandlung von thrombotischen Gefäßverschlüssen eingesetzt. Für die systemische Kurzzeitlyse werden z. B. initial 250 000–600 000 IE innerhalb von 10–20 Minuten, gefolgt von einer Erhaltungsdosis von 80 000–150 000 IE für etwa 4–5 Tage, appliziert.

Unerwünschte Arzneimittelwirkungen

Da es sich um ein humanes Protein handelt, ist die Gefahr einer allergischen Reaktion deutlich geringer als bei Streptokinase. Die anderen unerwünschten Arzneimittelwirkungen entsprechen denen von Streptokinase.

Kontraindikationen

➤ Streptokinase

Interaktionen

➤ Streptokinase

Gewebeplasminogen-Aktivator (rt-PA): Alteplase*

Pharmakodynamik

Alteplase (Actilyse®) ist ein 70 kD großes, rekombinant hergestelltes Protein. Es aktiviert, wie der aus Endothelzellen freigesetzte endogene t-PA, Plasminogen zu Plasmin. Zirkulierender rt-PA hat eine niedrige Plasminogen-aktivierende Wirkung. Nach Bindung an Fibrin ist die Aktivierung des ebenfalls an Fibrin gebundenen Plasminogens um 1–2 Zehnerpotenzen effektiver (Thrombusspezifität). Nach i. v. Gabe wird Alteplase durch proteolytischen Abbau rasch mit einer Eliminationshalbwertszeit von 4–5 Minuten eliminiert.

Indikationen und Dosierung

Alteplase wird, je nach Indikation, in verschiedenen Behandlungsprotokollen zur Behandlung von thrombotischen Gefäßverschlüssen eingesetzt.

Das akzelerierte (front-loaded) Infusionsschema bei der Therapie eines innerhalb der letzten 6 Stunden aufgetretenen Myokardinfarkts enthält zunächst die Bolusgabe von 15 mg (i. v.). Es folgen eine Infusion von 0,75 mg/kg (bis zu 50 mg) über 30 Minuten und eine anschließende Infusion von 0,5 mg/kg (bis zu 35 mg) über 60 Minuten. In Deutschland wird allerdings eine fibrinolytische Behandlung des Myokardinfarkts nur noch selten durchgeführt. Die Therapie der ersten Wahl ist die rasche perkutane, kathetergestützte Koronarintervention, die eine – im Vergleich zur Fibrinolyse – überlegene Wirksamkeit bei gleichzeitig niedrigerem Blutungsrisiko aufweist.

Bei der fibrinolytischen Therapie einer akuten Lungenembolie wird zunächst ein Alteplase-Bolus von 10 mg verabreicht, gefolgt von einer Infusion von 90 mg über 2 Stunden (Gesamtdosis 100 mg). Die Indikation zur Behandlung der Lungenembolie mit Alteplase besteht bei Patienten, die mit hämodynamischer Instabilität eingewiesen werden oder in den ersten Stunden oder Tagen des Krankenhausaufenthalts eine hämodynamische Dekompensation bzw. einen Kreislaufkollaps unter Heparinbehandlung entwickeln.

Bei akutem ischämischem Schlaganfall beträgt die empfohlene Dosis 0,9 mg/kg, infundiert i. v. über 60 Minuten. Von dieser Dosis werden die ersten 10 % als initialer Bolus verabreicht. Die Therapie soll so früh wie möglich, spätestens jedoch 4,5 Stunden nach Beginn der Schlaganfall-Symptomatik, beginnen, ansonsten überwiegt das Risiko einer intrakranialen Blutung gegenüber dem zu erwartenden Nutzen.

Unerwünschte Arzneimittelwirkungen

Die unerwünschten Arzneimittelwirkungen entsprechen im Wesentlichen denen von Streptokinase. Bei gleichzeitiger Behandlung mit ACE-Hemmern kann das Risiko eines Angioödems erhöht sein.

Kontraindikationen

➤ Streptokinase

Reteplase (r-PA)

Pharmakodynamik

Reteplase (r-PA) (Rapilysin®)ist ein rekombinant hergestelltes Protein (39 kD), das sich von rt-PA durch das Fehlen einiger funktioneller Domänen unterscheidet. Dadurch ist die Affinität zum Fibrin – und somit die Thrombusspezifität – geringer als die von rt-PA. Auf der anderen Seite scheint dadurch eine schnellere Diffusion in den Thrombus und eine damit verbundene raschere Thrombusauflösung zu erfolgen. Nach i. v. Gabe wird Reteplase langsamer als Alteplase (Eliminationshalbwertszeit 18 min) eliminiert (wahrscheinlich durch proteolytischen Abbau in Leber und Niere).

Indikationen

Reteplase wird zur fibrinolytischen Therapie des akuten Myokardinfarkts (innerhalb von 12 h nach Beginn der Symptome) angewendet. Bedingt durch die längere Eliminationshalbwertszeit kann Reteplase als zwei Einzeldosen (je 10 U) im Abstand von 30 Minuten appliziert werden, was eine prähospitale Lysetherapie erleichtert. Eine fibrinolytische Behandlung des Myokardinfarkts wird allerdings nur noch selten durchgeführt. Die Therapie der Wahl ist die rasche perkutane, kathetergestützte Koronarintervention.

Unerwünschte Arzneimittelwirkungen

➤ Streptokinase, Alteplase

Kontraindikationen

➤ Streptokinase, Alteplase

Interaktionen

➤ Streptokinase, Alteplase

Tenecteplase (TNK-t-PA)

Pharmakodynamik

Tenecteplase (Metalyse®) ist ein rekombinanter fibrinspezifischer Plasminogenaktivator, der an drei Stellen von der t-PA-Sequenz abweicht. Diese strukturelle Veränderung hat eine relative Resistenz gegenüber der hemmenden Wirkung von PAI-1 sowie eine im Vergleich zu t-PA mehr als 10-fach höhere Fibrinspezifität zur Folge. Daraus resultiert eine sehr hohe Thrombusspezifität, die sich u. a. darin widerspiegelt, dass es bei der Therapie mit Tenecteplase zu keinem signifikanten Abfall der Fibrinogenkonzentration im Plasma kommt. Nach i. v.-Gabe wird Tenecteplase langsamer mit einer dominanten Eliminationshalbwertszeit von 24 Minuten durch proteolytischen Abbau in der Leber eliminiert.

Indikationen und Dosierung

Tenecteplase wird zur fibrinolytischen Therapie des akuten Myokardinfarkts (innerhalb von 6 h nach Beginn der Symptome) angewendet. Die relativ lange Eliminationshalbwertszeit ermöglicht eine einmalige körpergewichtsadaptierte i. v. Bolusgabe von maximal 50 mg (≙ 10 000 U).

Unerwünschte Arzneimittelwirkungen

➢ Streptokinase, Alteplase

Kontraindikationen

➢ Streptokinase, Alteplase

Interaktionen

➢ Streptokinase, Alteplase

21.5 Hämostyptika

Hämostyptika, d. h. blutstillende Arzneistoffe, wirken gerinnungsfördernd, vasokonstriktorisch oder Fibrinolyse-hemmend.

21.5.1 Antifibrinolytika

Die synthetischen **Aminocarbonsäuren Tranexamsäure** und **4-Aminomethylbenzoesäure** (Pamba®) sind Lysinanaloga und hemmen die Fibrinolyse, hauptsächlich, indem sie die Bindung von Plasminogen und Plasmin an Fibrin verhindern. Eine direkte Hemmung von Plasmin ist von untergeordneter Bedeutung.

Beide Aminocarbonsäuren habe eine gute orale Bioverfügbarkeit und werden mit einer Eliminationshalbwertszeit von 1–2 Stunden renal ausgeschieden. Gelegentlich treten unspezifische gastrointestinale unerwünschte Wirkungen sowie Schwindel auf.

21.5.2 Desmopressin

Das **Vasopressin-Analogon** Desmopressin (Minirin®, ➢ Kap. 26.2.3) stimuliert die Freisetzung von FVIII und Von-Willebrand-Faktor aus dem Endothel und wird zur Behandlung von Blutungen bei leichten Formen der Hämophilie A und des Von-Willebrand-Syndroms eingesetzt.

21.5.3 Faktorenkonzentrate in der Hämophilie-Behandlung

Eine Substitutionstherapie mit Faktorenkonzentraten dient der Behandlung oder Prophylaxe von Blutungen, z. B. bei Patienten mit angeborenem oder erworbenem Faktorenmangel.

Neben pd-Konzentraten (plasma-derived), die aus einem großen Spenderpool gewonnen werden, stehen gentechnisch hergestellte Konzentrate (recombinant) zur Verfügung. Zur Substitutionstherapie bei der Hämophilie A können verschiedene F-VIII-Konzentrate (z. B. Beriate®, Haemoctin® SDH, Octanate®) eingesetzt werden. Bei der Hämophilie B werden F-IX-Konzentrate (z. B. BeneFIX®, Berinin® P, Octanine® F) verwendet.

Rekombinante F-VIII-Produkte der neuesten Generation (Kovaltry®, Afstyla®, Nuwiq®, NovoEight®) bieten eine Optimierung der Stabilität und der Eigenschaften (z. B. erhöhte Affinität für Von-Willebrand-Faktor) des F-VIII-Proteins. Damit ermöglichen diese Präparate verlängerte Zeitintervalle zwischen den Injektionen und eine Gabe ≤ 2 ×/Woche bei ca. 30 % der Patienten. Darüber hinaus stehen biotechnologisch modifizierte (bioengineered) Produkte des F VIII (Elocta®, Adynovi®, Esperoct®, Jivi®) und des F IX (Alprolix®, Refixia®, Idelvion®) zur Verfügung. Dabei handelt es sich um die Fusion des Gerinnungsfaktors mit einem anderen, rekombinant hergestellten Protein (Fc-Region von Immunglobulin G bzw. Albumin) oder um Pegylierung. Dadurch kann die Halbwertszeit verlängert werden und die Substitutionsbehandlung mit F VIII (bei Hämophilie A) alle 3–5 Tage erfolgen, mit F IX-Produkten sogar (bei Hämophilie B) alle 7, 10 oder 14 Tage.

Ungeachtet dieser Fortschritte stellt jede Form der Substitutionstherapie durch die Notwendigkeit häufiger i. v.-Injektionen (oft über Verweilkatheter) eine erhebliche Belastung für Patienten und medizinisches bzw. Pflegepersonal dar. Ein weiteres großes Problem der Substitutionstherapie ist die Entstehung von neutralisierenden Antikörpern, sog. Hemmkörpern, die bei 25–40 % der Patienten auftreten. Sogenannte Bypassing-Produkte, welche die Gerinnung unabhängig von F VIII und F IX stimulieren (NovoSeven, FEIBA), kommen bei der akuten Behandlung der Hemmkörperhämophilie zum Einsatz. Neue substitutionsunabhängige Therapieansätze könnten helfen, diese Probleme auch langfristig zu lösen. Der humanisierte bispezifische monoklonale Antikörper Emicizumab (Hemlibra®) bindet sowohl an den aktivierten F IX als auch an F X und imitiert auf diese Weise die Funktion des aktivierten F VIII. Vorteile sind die s.c.-Verabreichung (anstatt i.v.), ein stabiler hämostatischer Effekt bei nur einmal monatlich notwendiger Injektion und die Abwesenheit einer Immunreaktion gegen F VIII und damit der Bildung von Hemmkörpern. Weitere Ansätze, die sich in einem fortgeschrittenen Stadium der klinischen Prüfung (Phase-III-Studien) befinden und sich sowohl für die Hämophilie A als auch für die Hämophilie B eignen, sind siRNA Fitusiran (inhibiert die Synthese von Antithrombin) und der monoklonale Antikörper Concizumab (verhindert die Bindung von tissue factor pathway inhibitor [TFPI] an F Xa). Eine Überwachungsmöglichkeit (Monitoring) dieser Therapieformen im Labor ist allerdings aktuell nicht vorhanden, und das damit verbundene Thromboserisiko ist noch nicht abschließend geklärt. Fragen im Zusammenhang mit dem perioperativen Management der Patienten und der Wirksamkeit in der Prävention von Arthropathien sind ebenfalls noch offen.

Auch für andere Faktorenmangel stehen spezifische Faktorenkonzentrate zur Verfügung. Erste klinische Studien zeigen darüber hinaus, dass sich eine regelmäßige Substitutionstherapie durch eine gentherapeutische Expression von z. B. F IX in der Leber ersetzen lässt.

21.6 Grundzüge der antithrombotischen und fibrinolytischen Therapie

21.6.1 Wartezeiten bei rückenmarksnahen Anästhesieverfahren

Eine medikamentöse Thromboembolieprophylaxe soll in einem sicheren zeitlichen Abstand zur Regionalanästhesieeinleitung und Katheterentfernung erfolgen, um das Risiko von spinalen epiduralen Hämatomen zu reduzieren (> Tab. 21.5).

21.6.2 Prophylaxe und Therapie venöser Thrombosen und Lungenembolien

Prophylaxe

Die Notwendigkeit einer primären Thrombose- und Thromboembolieprophylaxe ergibt sich aus einer individuellen Risikoabschätzung der Patienten. Dabei führt eine kombinierte Betrachtung von dispositionellen (Alter, Geschlecht, Vor-/Begleiterkrankungen etc.) und expositionellen Risiken (Art und Dauer eines operativen Eingriffs, Grad der Immobilisierung etc.) zu einer Einstufung in eine der drei Thromboembolierisikostufen (niedrig, mittel, hoch), für die das Risiko für das Auftreten von Thrombosen bzw. Lungenembolien ohne Prophylaxe beziffert werden kann. Dies ermöglicht eine risikoadaptierte Thromboembolieprophylaxe, die entweder nur physikalische Maßnahmen vorsieht oder zusätzlich eine Pharmakotherapie beinhaltet.

Tab. 21.5 Zeitintervalle zur Reduktion des Risikos von spinalen epiduralen Hämatomen bei rückenmarksnaher Regionalanästhesie (Deutsche Gesellschaft für Anästhesiologie und Intensivmedizin, S1-Leitlinie 001/005, Rückenmarksnahe Regionalanästhesien und Thromboembolieprophylaxe/antithrombotische Medikation, 2014)

	Letzte Medikamentengabe vor Punktion/Katheterentfernung[1]	Nächste Medikamentengabe nach Punktion/Katheterentfernung[1]
UFH • Prophylaktische Dosis • Therapeutische Dosis	 Falls i.v.: 4–6 h Falls s.c.: 8–12 h	 1 h 1 h
NMH • Prophylaktische Dosis • Therapeutische Dosis	 12 h 24 h	 4 h 4 h
Fondaparinux 1 × 2,5 mg/d	36–42 h	6–12 h
Danaparoid 2 × 750 IE/d	48 h	3–4 h
Hirudin: Bivalirudin	4 h	8 h
Argatroban[2]	4 h	5–7 h
Dabigatran • Max. 1 × 150–220 mg/d • Max. 2 × 150 mg/d	 28–34 h 6–85 h	 6 h 6 h
Rivaroxaban • 1 × 10 mg/d • 2 × 15 mg/d, 1 × 20 mg/d	 22–26 h 44–65 h	 4,0–5,5 h 4,0–5,5 h
Apixaban • 2 × 2,5 mg/d • 2 × 5 mg/d	 26–30 h 40–75 h	 5–7 h 5–7 h
Vitamin-K-Antagonisten	INR < 1,4	Nach Katheterentfernung
Acetylsalicylsäure 100 mg/d[3]	Keine	Keine
Thienopyridine: • Clopidogrel, Ticlopidin • Prasugrel	 7 Tage 7 Tage	 Nach Katheterentfernung 6 h nach Katheterentfernung
Ticagrelor	5 Tage	6 h nach Katheterentfernung
Integrin-$\alpha_{IIb}\beta_3$-Inhibitoren: • Abciximab • Tirofiban, Eptifibatid	 Kontraindikation für Katheteranlage/48 h vor Katheterentfernung Kontraindikation für Katheteranlage/10 h vor Katheterentfernung	 8 h nach Katheterentfernung 8 h nach Katheterentfernung
Dipyridamol	Kontraindikation	5–6 h nach Entfernung
Cilostazol	42 h	5 h

[1] Bei normaler Nierenfunktion. [2] Bei Leberinsuffizienz länger.
[3] Werden zusätzlich zu einer niedrig dosierten Aspirin-Therapie weitere antithrombotische Medikamente, z. B. Heparin, Hirudine, neue orale Antikoagulantien, verabreicht, so sollten diese 4–5 Halbwertszeiten vor Punktion/Kathetermanipulation pausiert werden.

21

Aufgrund günstigerer pharmakokinetischer Eigenschaften, einer geringeren Häufigkeit unerwünschter Wirkungen, ihrer hohen Wirksamkeit sowie guter Praktikabilität bieten NMH (z. B. Enoxaparin, Clexane®) oder Fondaparinux (Arixtra®) Vorteile gegenüber UFH (Generika). Bei Patienten mit HIT-2 kann Danaparoid (Orgaran®) oder Argatroban (Argatra®) verwendet werden.

In der orthopädischen Chirurgie stehen mit den direkten oralen F-Xa-Inhibitoren Rivaroxaban (Xarelto®) und Apixaban (Eliquis®) sowie mit dem direkten oralen Thrombininhibitor Dabigatranetexilat (Pradaxa®) wirksame und sichere Alternativen zu der parenteralen prophylaktischen Heparinantikoagulation zur Verfügung.

Wegen der notwendigen Laborkontrollen (INR) mit individueller Dosisanpassung werden Cumarine kaum perioperativ und sehr selten zur Langzeitprophylaxe (INR 2,0–3,0) eingesetzt.

Thrombozytenfunktionshemmer (z. B. Acetylsalicylsäure) sind zur Senkung des venösen Thrombembolierisikos den oben genannten oralen oder parenteralen Antikoagulantien deutlich unterlegen und werden deshalb nicht empfohlen.

Die Dauer der medikamentösen Thrombembolieprophylaxe hängt von der Eingriffsart ab und soll sich am Fortbestehen relevanter Risikofaktoren für venöse Thrombembolien orientieren.

Zur Sekundärprävention nach einer tiefen Beinvenenthrombose oder Lungenembolie werden die direkten oralen Xa-Inhibitoren Rivaroxaban (Xarelto®), Apixaban (Eliquis®), Edoxaban (Lixiana®) oder der direkte orale Thrombininhibitor Dabigatranetexilat (Pradaxa®) verwendet. Alternativ können Cumarine (z. B. Warfarin, Coumadin®, INR-Korridor 2,0–3,0) eingesetzt werden.

Bei Patienten mit Krebs-assoziierter Thrombose werden in der Sekundärprävention – zumindest für die ersten 3–6 Monate – NMH, z. B. Dalteparin (Fragmin®), bevorzugt. Die direkten oralen Xa-Inhibitoren Apixaban, Edoxaban oder Rivaroxaban stellen allerdings auch bei dieser Indikation eine wirksame Alternative dar.

Die Dauer der Sekundärprophylaxe (= Rezidivprophylaxe) nach Venenthrombose oder Lungenembolie beträgt für alle Patienten mindestens 3 Monate. In Abhängigkeit vom Vorliegen transienter oder persistierender Thromboserisikofaktoren oder falls kein Thromboserisikofaktor identifiziert wird, kann sie über diesen Zeitraum hinaus verlängert werden. Bei rezidivierenden Thrombembolien oder bei starken persistierenden Risikofaktoren, typischerweise bei aktiver Krebserkrankung, sollte die Antikoagulation zeitlich unbegrenzt durchgeführt werden.

Therapie

Für die initiale Behandlung der tiefen Beinvenenthrombose und Lungenembolie sind UFH (Generika), NMH (z. B. Enoxaparin, Clexane®), Fondaparinux (Arixtra®), Apixaban (Eliquis®) und Rivaroxaban (Xarelto®) zugelassen. Die Initialtherapie geht nahtlos in die Sekundärprophylaxe über.

Thrombusbeseitigende Verfahren wie eine systemische Fibrinolyse (➤ Kap. 21.4) (alternativ eine kathetergestützte mechanische oder pharmakomechanische Thrombusaspiration/-auflösung oder eine chirurgische Embolektomie) sind bei Patienten mit hämodynamischer Instabilität infolge einer akuten Lungenembolie indiziert. Ihr Stellenwert bei Patienten mit akuter Lungenembolie und intermediärem Risiko (Zeichen einer rechtsventrikulären Drucküberlastung und Dysfunktion bei erhaltenem systemischem Blutdruck) ist nicht belegt.

Eine besondere Situation stellen schwangere Patientinnen dar. Hier sind Cumarine und direkte orale Thrombin- oder FXa-Inhibitoren kontraindiziert. NMH sind für diese Indikation zwar nicht explizit zugelassen, stellen aber in der klinischen Praxis die Standardmaßnahme bei dieser Patientengruppe dar. Die optimale therapeutische Dosis einer Heparintherapie ist bei Schwangeren noch nicht gut etabliert, richtet sich jedoch nach Meinung der meisten Experten nach dem Gewicht der Patientin zu Beginn der Schwangerschaft. Wegen des hohen Thrombembolierisikos in der peri- und postpartalen Phase wird die Fortführung der Antikoagulation für mindestens 6 Wochen nach der Geburt empfohlen.

21.6.3 Therapie und Prophylaxe arterieller Thrombosen und Embolien

Akutes Koronarsyndrom

Beim akuten Koronarsyndrom (ACS) ohne persistierende ST-Hebung (Nicht-ST-Strecken-Hebungsinfarkt, NSTEMI, bzw. instabile Angina) sind eine Langzeittherapie mit Acetylsalicylsäure (Initialdosis: 150–300 mg als Kautablette oder i. v.; Erhaltungsdosis 75–100 mg/Tag) sowie für 12 Monate ein P2Y12-ADP-Rezeptor-Antagonist indiziert. Bei Patienten mit moderatem bis hohem klinischem Risiko wird die Gabe von Ticagrelor empfohlen (Initialdosis: 180 mg; Erhaltungsdosis 90 mg zweimal täglich). Prasugrel wird (nur dann) empfohlen, wenn eine perkutane Koronarintervention geplant ist (Initialdosis: 60 mg; Erhaltungsdosis 10 mg/Tag). Patienten, die Kontraindikationen gegen Ticagrelor oder Prasugrel haben, sollten Clopidogrel erhalten (Initialdosis: 300–600 mg; Erhaltungsdosis 75 mg/Tag). Bei Patienten mit einem erhöhten Risiko für gastrointestinale Blutungen sollte zusätzlich ein Protonenpumpenhemmer gegeben werden.

Eine parallele Behandlung mit einem parenteralen Antikoagulans ist nach Diagnose des akuten Koronarsyndroms für alle Patienten indiziert. Falls dazu Fondaparinux (Arixtra®, 2,5 mg/Tag s. c.) eingesetzt wird, muss es während einer Koronarintervention um UFH (Generika; einmaliger i. v. Bolus von 70–85 IE/kg vor dem Eingriff) ergänzt werden. Alternativ können primär Enoxaparin (Clexane®) oder UFH eingesetzt werden. Bei Patienten mit dringender Koronarintervention, insbesondere bei erhöhtem Blutungsrisiko, kann die Antikoagulation mit Bivalirudin (Generika) durchgeführt werden. Der Einsatz von Integrin-$\alpha_{IIb}\beta_3$-Inhibitoren (Eptifibatid, Integrilin®; Tirofiban, Aggrastat®) wird bei instabiler Angina pectoris oder Nicht-ST-Hebungsinfarkt zur Prävention eines drohenden Myokardinfarkts i. d. R. im Zusammenhang mit perkutanen Koronarinterventionen empfohlen (➤ Tab. 21.1). Bei der Gabe von Integrin-$\alpha_{IIb}\beta_3$-Inhibitoren muss die Heparindosis reduziert werden, um die Blutungsgefahr herabzusetzen.

Beim ACS mit ST-Hebung (STEMI) wird initial – wie oben für NSTEMI dargelegt – eine thrombozytenhemmende Therapie mit Acetylsalicylsäure und einem P2Y12-ADP-Rezeptor-Antagonisten durchgeführt. Eine primäre perkutane Koronarintervention ist die Therapie der Wahl. Periinterventionell wird eine Antikoagulation mit UFH oder Bivalirudin durchgeführt. Die periinterventionelle Gabe eines Integrin-$\alpha_{IIb}\beta_3$-Inhibitors kann in ausgewählten Risikosituationen (typischerweise bei hoher Thrombuslast intrakoronar) erwogen werden.

Falls eine primäre Koronarintervention nicht innerhalb von 120 Minuten durchgeführt werden kann, wird bis zu 12 Stunden nach Symptombeginn eine fibrinolytische Therapie empfohlen. Eine prästationäre Fibrinolyse ist der stationären überlegen. Ein fibrinspezifisches Fibrinolytikum (Alteplase, z. B. Actilyse®; Reteplase, Rapilysin®; Tenecteplase, Metalyse®) ist zu bevorzugen.

Der Wert der Sekundärprävention eines akuten Koronarsyndroms durch Thrombozytenfunktionshemmer (Acetylsalicylsäure und P2Y12-ADP-Rezeptor-Antagonist) ist gut belegt. Acetylsalicylsäure sollte lebenslang, der P2Y12-ADP-Rezeptor-Antagonist für mindestens 12 Monate gegeben werden. Bei Kontraindikationen für Acetylsalicylsäure sollte eine lebenslange Therapie mit einem P2Y12-ADP-Rezeptor-Antagonisten durchgeführt werden.

Bei akutem Herzinfarkt in der Anamnese, der mindestens 1 Jahr zurückliegt, und hohem Risiko atherothrombotischer Ereignisse kann Ticagrelor eingesetzt werden.

Ein neuer Ansatz zur Sekundärprävention akuter Koronarsyndrome und anderer atherothrombotischer Ereignisse besteht in der Dauerbehandlung mit der Kombination von Acetylsalicylsäure (1 × 100 bzw. 75 mg täglich) und dem Faktor-Xa-Inhibitor Rivaroxaban (Xarelto®) in niedriger Dosierung (2 × 2,5 mg täglich). Die Zielgruppe umfasst Patienten mit koronarer Herzkrankheit oder symptomatischer peripherer arterieller Verschlusskrankheit und einem hohen Risiko für ischämische Ereignisse.

Patienten mit Vorhofflimmern stellen eine besondere Herausforderung in der Sekundärprävention dar. In diesen Fällen soll – nach erfolgter perkutaner Koronarintervention und Stentimplantation – zusätzlich zu der Thrombozytenhemmung (i. d. R. nach dem ersten Monat mit Clopidogrel alleine) eine orale Antikoagulation (vorzugsweise mit Apixaban, Dabigatran oder Rivaroxaban) zur Schlaganfallprophylaxe angesetzt bzw. weitergeführt werden.

Eine Primärprävention akuter Koronarsyndrome mit Acetylsalicylsäure oder anderen Thrombozytenhemmern wird grundsätzlich nicht mehr empfohlen.

Ischämischer Schlaganfall

Die antithrombotische Akuttherapie eines ischämischen Schlaganfalls beinhaltet die Fibrinolyse mit Alteplase (Actilyse®). Die Therapie soll so früh wie möglich, spätestens jedoch 4,5 Stunden nach Beginn der Schlaganfall-Symptomatik beginnen, ansonsten überwiegt das Risiko einer intrakranialen Blutung gegenüber dem zu erwartenden Nutzen.

Zur Sekundärprävention des Schlaganfalls wird Acetylsalicylsäure (z. B. Aspirin®, 100–300 mg/Tag) empfohlen (➤ Kap. 21.2). Eine Therapie mit Heparin ist nur bei erhöhtem Rezidivrisiko indiziert.

Periphere arterielle Verschlusskrankheit

Bei Patienten mit peripherer arterieller Verschlusskrankheit ist die Gabe von Thrombozytenfunktionshemmern (Acetylsalicylsäure, z. B. Aspirin®, 100–300 mg/Tag; Clopidogrel, z. B. Plavix®, 75 mg/Tag) vorrangig. Der therapeutische Nutzen beinhaltet v. a. eine Risikoreduktion für kardiale und cerebrale atherothrombotische Komplikationen.

Wie bereits im Zusammenhang mit dem akuten Koronarsyndrom erwähnt, besteht ein neuer Ansatz zur Sekundärprävention atherothrombotischer Ereignisse in der Dauerbehandlung mit der Kombination von Acetylsalicylsäure (1 × 100 bzw. 75 mg täglich) und dem Faktor-Xa-Inhibitor Rivaroxaban (Xarelto®) in niedriger Dosierung (2 × 2,5 mg täglich). Die Zielgruppe umfasst Patienten mit symptomatischer peripherer arterieller Verschlusskrankheit und einem hohen Risiko für ischämische Ereignisse.

Eine Steigerung der Gehstrecke wurde für Cilostazol (Pletal®) nachgewiesen.

WEITERFÜHRENDE LITERATUR

Collet JP, Thiele H, Barbato E et al. 2020 ESC Guidelines for the management of acute coronary syndromes in patients presenting without persistent ST-segment elevation.doi:https://doi.org/10.1093/eurheartj/ehaa575.

Greinacher A. Clinical practice: Heparin-induced thrombocytopenia. N Engl J Med, 2015; 373: 252–261.

Konstantinides S, Meyer G, Becattini C et al. 2019 ESC Guidelines for the diagnosis and management of acute pulmonary embolism. Eur Heart J, 2020; 41: 543–603.

Mackman N, Bergmeier W, Stouffer GA, Weitz JI. Therapeutic strategies for thrombosis: new targets and approaches. Nat Rev Drug Discov, 2020; 19: 333–352.

Mann KG. Thrombin generation in hemorrhage control and vascular occlusion. Circulation, 2011; 124: 225–235.

Mega JL, Simon T. Pharmacology of antithrombotic drugs: an assessment of oral antiplatelet and anticoagulant treatments. Lancet, 2015; 386: 281–291.

Manusco ME, Mahlangu JN, Pipe SW. The changing treatment landscape in haemophilia: from standard half-life clotting factor concentrates to gene editing. Lancet, 2021; 397: 630–640.

Siegal DM. What we have learned about direct oral anticoagulant reversal. Hematology Am Soc Hematol Educ Program, 2019; 1: 198–203.

Steffel J, Verhamme P, Potpara TS et al. 2021 European Heart Rhythm Association Practical Guide on the Use of Non-Vitamin K Antagonist Oral Anticoagulants in Patients with Atrial Fibrillation. Europace, 2021; 23: 1612-1676.

KAPITEL

22 Pharmakotherapie gastrointestinaler Erkrankungen

Peter Holzer

Eine gute Regierung ist wie eine geregelte Verdauung; solange sie funktioniert, merkt man von ihr kaum etwas.
Erskine Caldwell

Der Magen-Darm-Trakt stellt die größte Grenzfläche des Körpers zur Außenwelt dar, die Oberfläche der gastrointestinalen Mucosa wird auf 200–300 m^2 geschätzt. Sie hat die Aufgabe, einerseits Nährstoffe, Elektrolyte und Wasser zu resorbieren und andererseits Fremdstoffe, Toxine und Mikroorganismen abzuweisen. Die Verdauung wird von intrinsischen enteralen Neuronen, extrinsischen autonomen Reflexkreisen (aus vagalen und spinalen Afferenzen und parasympathischen und sympathischen Efferenzen), mehr als 20 gastrointestinalen Hormonen und den interstitiellen Cajal-Zellen gesteuert. Strukturelle und funktionelle Mucosabarrieren und das

Darmimmunsystem sichern die Grenzfläche und halten ein synergistisches Gleichgewicht mit dem kommensalen Darmmikrobiom, das seinerseits ein physiologischer Teil des Verdauungssystems ist und intestinale und extraintestinale Funktionen beeinflusst. Eine erfolgreiche Therapie gastrointestinaler Krankheiten ist ohne Berücksichtigung dieser komplexen Zusammenhänge nicht möglich.

22.1 Magensäureassoziierte Erkrankungen

Zu diesen Erkrankungen zählen die **gastroösophageale Refluxkrankheit, Gastritis** und **gastroduodenale (peptische) Ulkuskrankheit.** Die **gastroösophageale Refluxkrankheit** beruht in Wahrheit auf einem funktionalen Defekt im Bereich des unteren Ösophagus, wodurch eine mucosaschädigende Menge von Magensaft in den Ösophagus zurückfließt. Da eine wirksame Behandlung der motorischen Funktionsstörung derzeit nicht möglich ist, steht die Hemmung der Magensäuresekretion als therapeutisches Prinzip im Vordergrund. Deshalb wird die gastroösophageale Refluxkrankheit ebenfalls zu den magensäureassoziierten Erkrankungen gezählt. Sie stellt derzeit die häufigste Krankheit in diesem Bereich dar.

Bei der **gastroduodenalen Ulkuskrankheit** (Ulcus ventriculi und Ulcus duodeni) penetrieren Schleimhautläsionen kraterförmig durch die Muscularis mucosae in die Wand des Magens bzw. Duodenums. Sie werden als peptische Ulzera bezeichnet, da für ihre Entstehung neben Magensäure auch Pepsin maßgeblich ist. Meist ist *Helicobacter pylori (H. pylori)* an der Entstehung und Rezidivierung der peptischen Ulkuskrankheit beteiligt. In diesem Fall kann die Ulkuskrankheit mit einer antibiotischen Eradikationstherapie in Kombination mit einem Hemmstoff der Magensäuresekretion geheilt werden.

22.1.1 Pharmakologische Angriffspunkte bei der Steuerung der Magensäuresekretion

Magensäure

Die Produktion der Magensäure (HCl) erfolgt in den **Parietalzellen** (Belegzellen). In Ruhe enthalten diese Zellen Tubulovesikel, die sich bei Zellstimulierung in kanalikuläre Strukturen **(Canaliculi)** umwandeln, die sich zum Lumen der Drüsenschläuche hin öffnen. In den kanalikulären Membranen befindet sich die **H^+-K^+-ATPase (Protonenpumpe),** die K^+-Ionen in die Parietalzellen hinein- und H^+-Ionen (Protonen) aus ihnen herauspumpt. Die H^+-Ionen werden von einer intrazellulären **Carboanhydrase** bereitgestellt, welche die Bildung von H_2CO_3 aus H_2O und CO_2 katalysiert, wobei H_2CO_3 in H^+-Ionen und HCO_3^-(Bicarbonat)-Ionen dissoziiert. Die Protonen werden von der Protonenpumpe aus der Zelle befördert und bilden zusammen mit Cl^--Ionen HCl. Die dafür notwendigen Cl^--Ionen werden über Cl^--Kanäle in den kanalikulären Membranen der Parietalzellen ausgeschleust (➤ Abb. 22.1). Die intrazellulären HCO_3^--Ionen werden an der basolateralen Membran von einem Antiporter gegen Cl^- ausgetauscht. Die Protonenpumpe ist enorm leistungsfähig, kann sie doch eine 4-millionenfache Anreicherung von H^+-Ionen im Magenlumen bewerkstelligen. Das Sekret in den Canaliculi entspricht einer isotonen Salzsäure (0,16 M).

Über den Tag gerechnet liegt der durchschnittliche pH-Wert des Magensafts bei 1,5. Obwohl nach Nahrungsaufnahme die Magensäuresekretion zunimmt, steigt der pH-Wert, da die Magensäure durch die vermehrte Sekretion von Magensaft und die aufgenommene Nahrung verdünnt und gepuffert wird. Die basale Magensäuresekretion unterliegt einem **zirkadianen Rhythmus,** wobei nachts zwischen 23.00 und 3.00 Uhr ein Maximum erreicht wird. Dieser Umstand wird bei der Medikation mit H_2-Rezeptor-Antagonisten berücksichtigt. Die mahlzeitinduzierte Magensaftsekretion erfolgt in drei Phasen: Die cephale Phase wird vom Zentralnervensystem (ZNS) über den efferenten Vagus gesteuert, während die gastrale und intestinale Phase durch die Ankunft der Nahrung im Magen bzw. Dünndarm ausgelöst werden.

Verdauungsenzyme

Das wichtigste Verdauungsenzym im Magensaft ist **Pepsin,** dessen Vorstufe Pepsinogen in den Hauptzellen gebildet und bei Nahrungsaufnahme vermehrt sezerniert wird. Bei einem pH-Wert des Magensaftes unter 3 wird Pepsinogen durch bereits vorhandenes Pepsin proteolytisch aktiviert. Außer Pepsin enthält der Magensaft in geringen Mengen **gastrale Lipase,** die ein pH-Optimum im sauren Bereich aufweist.

Humorale und neuronale Steuerung der Magensäuresekretion

Ein komplexes System endokriner, parakriner und neuronaler Steuermechanismen regelt die Magensäuresekretion (➤ Abb. 22.1).

Die wichtigsten **Stimulatoren** sind Gastrin, Histamin und Acetylcholin.

- **Gastrin** wird in den endokrinen G-Zellen des Antrums gebildet und seine Freisetzung durch proteinhaltige Nahrung ausgelöst. Auf dem Blutweg gelangt es zu den Parietalzellen und endokrinen ECL(enterochromaffin-like)-Zellen (➤ Abb. 22.1), die es über Aktivierung von CCK_2-Rezeptoren (Gastrin-Rezeptoren) stimuliert (➤ Abb. 22.1). Gastrin stimuliert somit die Magensäuresekretion indirekt über die ECL-Zellen und direkt über die Parietalzellen.
- Aus den stimulierten ECL-Zellen wird **Histamin** freigesetzt, das auf parakrinem Weg die Parietalzellen über Aktivierung von H_2-Rezeptoren stimuliert (➤ Abb. 22.1).
- Aktivierung präganglionärer parasympathischer Nervenfasern des Vagus steigert die Säuresekretion über Stimulierung postganglionärer Neuronen des Plexus myentericus. Die ganglionäre Transmission wird von **Acetylcholin** vermittelt, das M_1-Muscarin-Rezeptoren und neuronale Nicotin-Rezeptoren im Plexus myentericus aktiviert. Diese postganglionären Neuronen sind ebenfalls cholinerg und stimulieren die ECL-Zellen über M_1-Muscarin-Rezeptoren und die Parietalzellen über M_3-Muscarin-Rezeptoren (➤ Abb. 22.1).

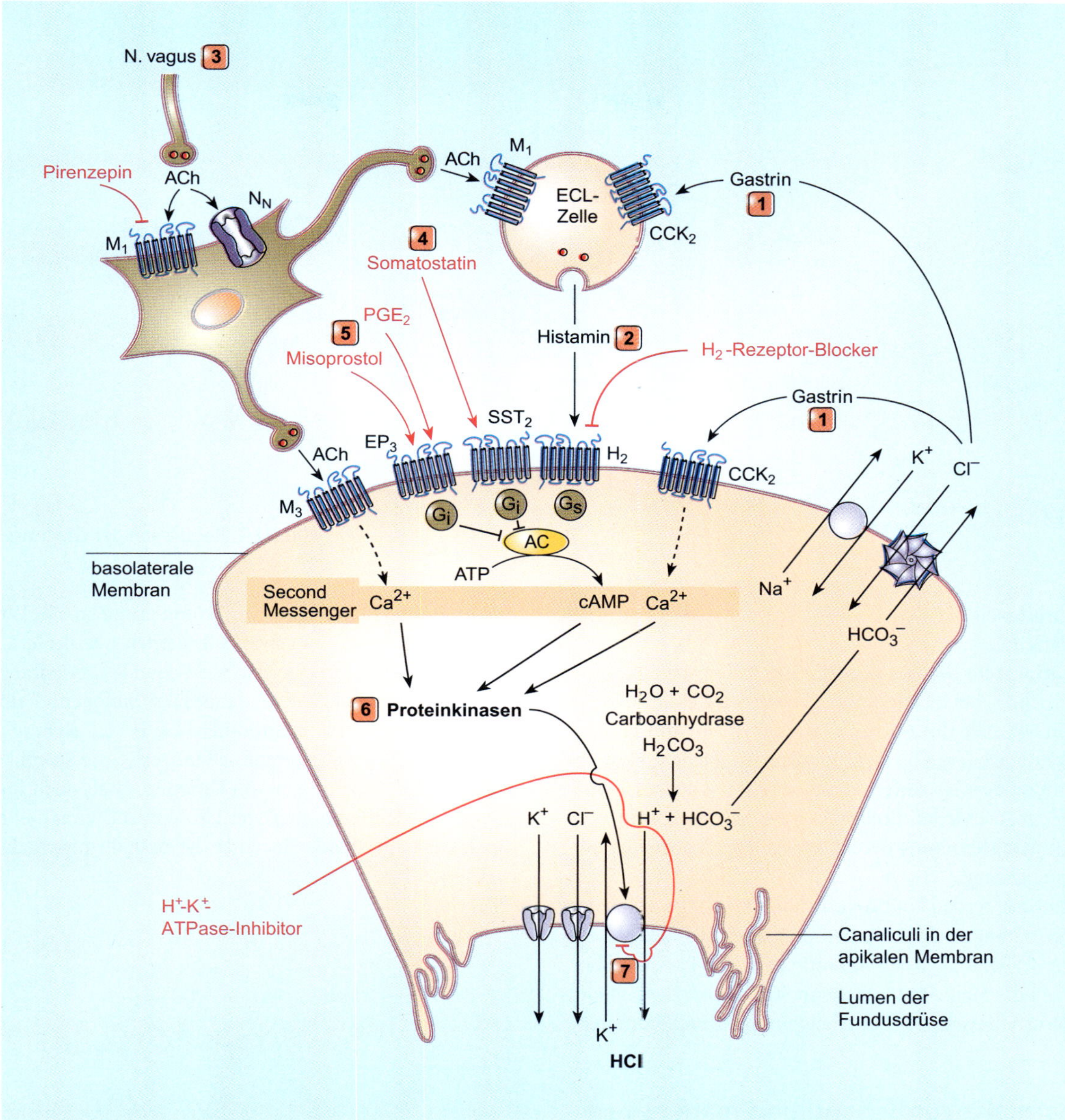

Abb. 22.1 Regulation der Magensäuresekretion.

1 **Gastrin** stimuliert Parietalzellen und ECL(enterochromaffin-like)-Zellen über CCK_2-Rezeptoren, die derzeit keinen Angriffspunkt für Ulkustherapeutika darstellen.

2 Bei Stimulierung der parakrinen ECL-Zellen durch Gastrin (über CCK_2-Rezeptoren) oder Acetylcholin (über M_1-Muscarin-Rezeptoren) wird **Histamin** freigesetzt, das die Parietalzellen über Histamin-H_2-Rezeptoren aktiviert. Die von Histamin ausgelöste Magensäuresekretion wird durch **H_2-Rezeptor-Antagonisten** blockiert, die deswegen auch die über Gastrin oder Acetylcholin ausgelöste Magensäuresekretion partiell reduzieren können.

3 Erregung präganglionärer parasympathischer Nervenfasern des Vagus setzt **Acetylcholin** (ACh) frei, das postganglionäre Neuronen im Plexus myentericus über neuronale Nicotinrezeptoren (N_N) und M_1-Muscarin-Rezeptoren aktiviert. Das aus postganglionären Neuronen freigesetzte Acetylcholin stimuliert die ECL-Zellen über M_1-Muscarin-Rezeptoren und die Parietalzellen über M_3-Muscarin-Rezeptoren. Muscarin-Rezeptor-Antagonisten wie Pirenzepin (partiell selektiv am M_1-Rezeptor) sind wegen ihrer parasympatholytischen Eigenschaften von untergeordneter Bedeutung für die Ulkustherapie.

4 **Somatostatin** senkt die Magensäuresekretion auf drei Ebenen: indirekt durch eine Blockade der Gastrinsekretion und der Acetylcholinfreisetzung und direkt durch eine Hemmung der Parietalzelle. Diese Wirkung von Somatostatin wird durch den SST_2-Rezeptor (➤ Tab. 26.2) vermittelt, der derzeit kein Angriffspunkt für Ulkustherapeutika ist. Die Gastrinsekretion aus den antralen G-Zellen unterliegt einer negativen Feedback-Kontrolle. Auf dem Blutweg erreicht Gastrin die Parietalzellen und benachbarten ECL-Zellen und steigert auf diese Weise die Säuresekretion. Ein Absinken des luminalen pH-Werts unter 3 führt zu vermehrter Freisetzung von Somatostatin, das die weitere Gastrinfreisetzung hemmt und die Aktivität der Parietalzellen reduziert.

5 **Prostaglandine** (z. B. PGE_2) dämpfen die Aktivität der Parietalzelle über Aktivierung des Prostaglandin-EP_3-Rezeptors (➤ Tab. 15.1). **Misoprostol** ist ein therapeutisch verwendeter Agonist am EP_3-Rezeptor.

6 Die **Second Messengers,** Ca^{2+}-Ionen bzw. cAMP, stimulieren verschiedene Proteinkinasen und führen über weitere intrazelluläre Signalkaskaden zur Aktivierung der H^+-K^+-ATPase in den Canaliculi der Parietalzelle.

7 Der Protonengenerator für die H^+-K^+-ATPase **(Protonenpumpe)** ist die Carboanhydrase, welche die Bildung von Kohlensäure (H_2CO_3) aus H_2O und CO_2 katalysiert. H^+-K^+-ATPase-Inhibitoren blockieren die Protonenpumpe.

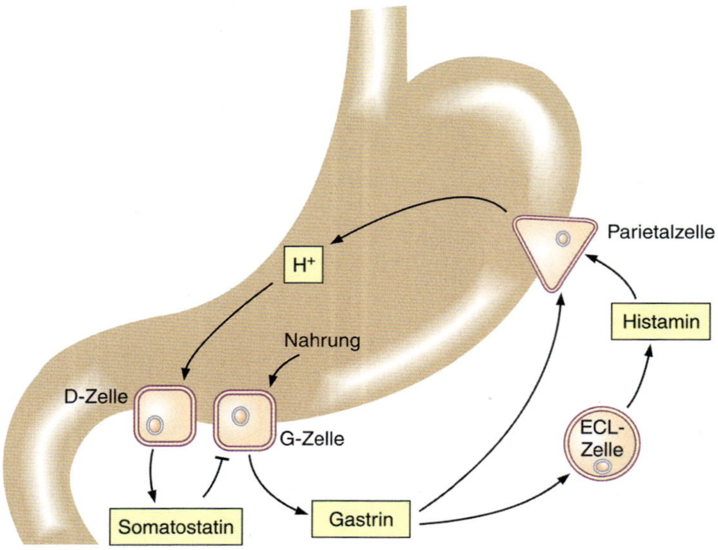

Abb. 22.2 Regulation der Gastrinsekretion.

Wichtige **Inhibitoren** der Magensäuresekretion sind Somatostatin und Prostaglandine.

- **Somatostatin** ist für die Feedback-Kontrolle der Magensäuresekretion wichtig. Bei fallendem Magen-pH wird es aus den endokrinen D-Zellen des Antrums freigesetzt (➤ Abb. 22.2) und hemmt die weitere Säuresekretion auf dreifachem Weg: über eine Hemmung der Gastrinfreisetzung aus den G-Zellen, eine Hemmung der Acetylcholinfreisetzung aus enteralen Neuronen und eine direkte Hemmung der Parietalzellen, zu denen es auf dem Blutweg gelangt.
- **Prostaglandine** werden kontinuierlich in den Epithelzellen der Magenschleimhaut gebildet. Sie hemmen über EP_3-Rezeptoren (➤ Abb. 22.1) die Magensäuresekretion aus den Parietalzellen und schützen die Magenmucosa durch Stimulation der Schleimbildung, Bicarbonatsekretion und Schleimhautdurchblutung.

22.1.2 Pharmaka zur Behandlung magensäure-assoziierter Erkrankungen

Protonenpumpeninhibitoren (PPI)

Pharmakodynamik

Omeprazol, Lansoprazol, Pantoprazol* und **Rabeprazol** (➤ Abb. 22.3) sind lipophile Benzimidazolderivate, die über ein asymmetrisch substituiertes Schwefelatom verfügen und als Racemate aus gleichen Teilen des jeweiligen S- und R-Enantiomers bestehen. Alle Protonenpumpeninhibitoren (PPI) sind Pro-Drugs (unwirksame Vorstufen), die nach der enteralen Resorption auf dem Blutweg in die Magenmucosa gelangen, wo sie über die basolaterale Membran in die Parietalzellen aufgenommen werden. Als schwache Basen reichern sie sich im sauren Milieu der Canaliculi an, wo sie durch eine nichtenzymatische Protonierung in die Wirkform, ein Sulfenamid-Kation, umgewandelt werden (➤ Abb. 22.4). S- und R-Omeprazol werden, genauso wie S- und R-Lansoprazol, im sauren Milieu der Parietalzelle zu demselben Sulfenamid umgewandelt. Somit hemmen beide Enantiomere die H^+-K^+-ATPase gleich stark. Der Umstand, dass die empfohlene Dosierung sowohl für **Esomeprazol** (das S-Enantiomer von Opremazol) als auch für **Dexlansoprazol** (das R-Enantiomer von Lansoprazol) zum Teil höher ist als für das entsprechende Racemat, ist deshalb pharmakodynamisch nicht erklärbar.

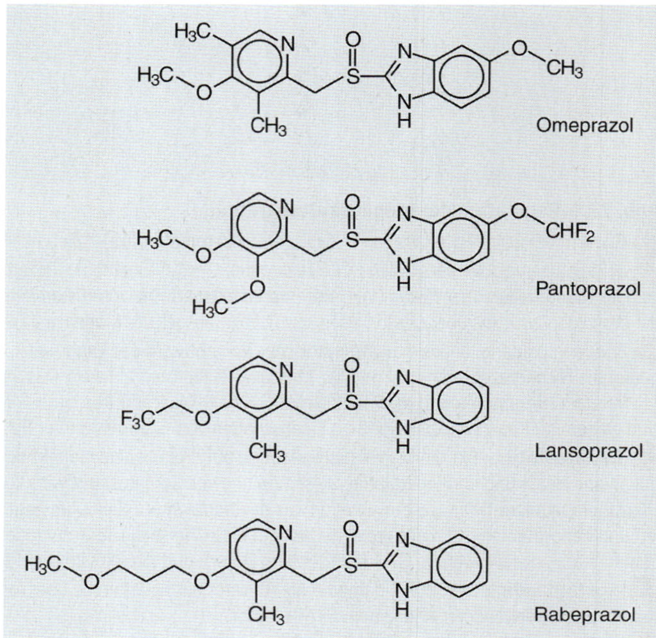

Abb. 22.3 H^+-K^+-ATPase-Blocker (Protonenpumpeninhibitoren).

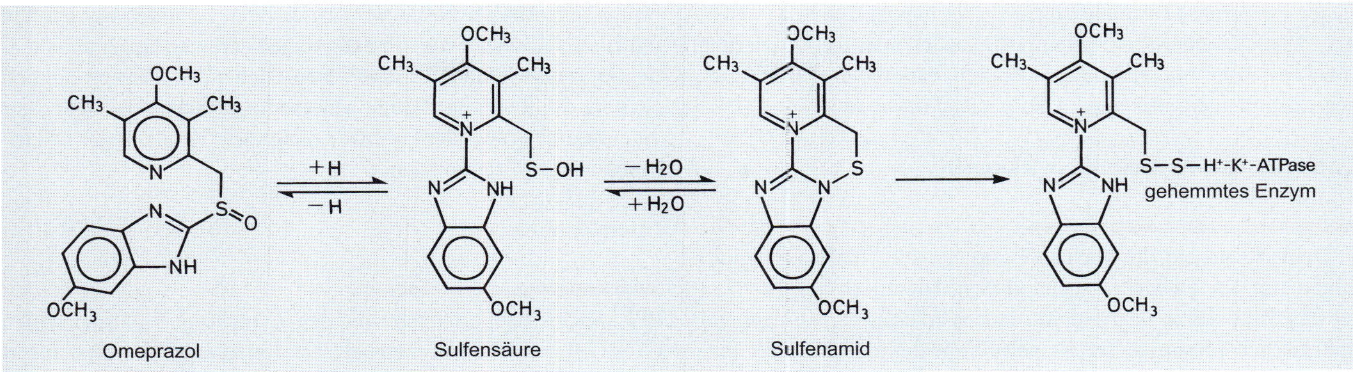

Abb. 22.4 Aktivierung von Omeprazol in Gegenwart von Protonen und Hemmung der H^+-K^+-ATPase.
Omeprazol wird im sauren pH-Bereich in eine Sulfensäure und unter Wasserabspaltung in ein tetrazyklisches Sulfenamid umgewandelt. Das Sulfenamid stellt die aktive Wirkform dar, die mit Cysteinen der H^+-K^+-ATPase kovalente Disulfidbrücken bildet und damit das Enzym irreversibel hemmt.

Die protonierten Sulfenamide sind nicht membrangängig und bleiben aufgrund dieser Säurefalle im kanalikulären System gefangen. Dort binden sie über eine Disulfidbrücke an die Protonenpumpe und blockieren sie irreversibel. Die Hemmung der Säuresekretion hält so lange an, bis neue H^+-K^+-ATPase-Moleküle nachsynthetisiert werden (die Halbwertszeit der H^+-K^+-ATPase beträgt 2–3 Tage). Die PPI sind die stärksten Hemmstoffe der basalen und stimulierten Magensäuresekretion, da sie den terminalen Sekretionsprozess unabhängig vom jeweiligen Stimulus (Gastrin, Histamin, Acetylcholin) blockieren.

Pharmakokinetik

Da PPI im sauren Magensaft zu nichtresorbierbaren Sulfenamiden protoniert werden, müssen sie in magensaftresistenten Arzneiformen verabreicht werden. Nach ihrer Resorption im Dünndarm werden in 1–3 Stunden maximale Plasmaspiegel erreicht. Eine Einnahme etwa 1 Stunde vor einer Mahlzeit verhindert, dass sich ihre Resorption verzögert. Die PPI erreichen dann die Canaliculi der Parietalzellen zu einem Zeitpunkt, wo die Säureproduktion aufgrund der Nahrungsaufnahme maximal ist und infolge des niedrigen pH-Werts in den Canaliculi die unwirksamen Vorstufen rasch und quantitativ in die Sulfenamid-Wirkformen umgewandelt werden.

Obwohl die Plasmahalbwertszeiten der verschiedenen PPI nur 1–2 Stunden betragen, dauert ihre antisekretorische Wirkung aufgrund der Akkumulation in den Canaliculi und irreversiblen Hemmung der Protonenpumpe erheblich länger. Eine maximale Hemmung der basalen und mahlzeitinduzierten Säuresekretion (um ca. 90 %) wird mit den in ➢ Tab. 22.1 angegebenen Tagesdosen nach 3–5 Tagen erreicht. Nach Absetzen der PPI normalisiert sich die Säuresekretion innerhalb von 3–4 Tagen.

Der nicht in die Parietalzellen aufgenommene Anteil der PPI wird in der Leber über Cytochrom-P_{450}-abhängige Enzymsysteme (CYP2C19, CYP3A4) metabolisiert. Die Metaboliten besitzen keine Wirkung auf die Säuresekretion und werden überwiegend renal eliminiert. Der ausgeprägte First-Pass-Metabolismus von Omeprazol bedingt seine relativ geringe Bioverfügbarkeit, die bei wiederholter Gabe durch Hemmung von CYP2C19 auf über 60 % ansteigt (➢ Tab. 22.1).

Tab. 22.1 Pharmakokinetische Daten von PPI. (k. A. = keine Angaben)

Wirkstoff	Handelsname	Einzeldosis[1] (mg)	Orale Bioverfügbarkeit (%)
Omeprazol	Antra Mups®, Omeprazol-Generika	20	ca. 35[2]
Esomeprazol	Nexium Mups®, Esomeprazol-Generika	20	ca. 50[2]
Pantoprazol	Pantozol®, Pantoprazol-Generika	40	77
Lansoprazol	Agopton®, Lansoprazol-Generika	30	80
Dexlansoprazol[3]	Dexilant®	30–60	k.A.
Rabeprazol	Pariet®, Rabeprazol-Generika	20	ca. 50

[1] Standarddosis zur Eradikation von *H. pylori*. Höhere Dosen sind beim Zollinger-Ellison-Syndrom erforderlich.
[2] Anstieg auf 60–70 % bei wiederholter Gabe.
[3] Dexlansoprazol ist nur für die Behandlung der gastroösophagealen Refluxkrankheit zugelassen.

Anwendung

Die **Indikationen** der PPI umfassen:

- Erosive gastroösophageale Refluxkrankheit
- Chronische Gastritis vom Typ B und C
- Ulcus ventriculi und Ulcus duodeni
- Eradikationstherapie einer *H.-pylori*-Infektion in Kombination mit geeigneten Antibiotika bei peptischem Ulkus
- Therapie und Prophylaxe von gastrointestinalen Läsionen durch nichtsteroidale Antiphlogistika (NSA)
- Zollinger-Ellison-Syndrom

Die relativ geringen pharmakodynamischen und pharmakokinetischen Unterschiede der PPI sind ohne wesentliche praktische Relevanz. Mit den in ➢ Tab. 22.1 angegebenen Dosen werden gleichwertige therapeutische Ergebnisse erzielt. Im Regelfall werden die PPI oral eingenommen. Für die Behandlung von Patienten in intensivmedizinischer Versorgung und die Prävention von Rezidivblutungen eines peptischen Ulkus (nach endoskopischer Blutstillung)

22

stehen intravenöse Formulierungen zur Verfügung. Durch die maximale Hemmung der Protonenpumpe reduzieren sie die Aktivierung von Pepsinogen und verhindern dadurch, dass die dem Ulkus aufliegenden Blutgerinnsel durch Pepsin aufgelöst werden.

Unerwünschte Arzneimittelwirkungen

In Deutschland hat die Verschreibung von PPI in den letzten 20 Jahren um ein Vielfaches zugenommen. Dieser Anstieg ist nicht rein medizinisch zu begründen, sondern spiegelt den zunehmend unkritischen Einsatz dieser Arzneistoffe wider, der auf ihrer therapeutischen Wirksamkeit und guten Verträglichkeit bei akuter Anwendung beruht. Die Langzeiteinnahme von PPI ist jedoch mit einer Reihe von Risiken verbunden. Die unerwünschten Arzneimittelwirkungen von PPI umfassen:

- Zentralnervöse Störungen (Kopfschmerzen, Schlafstörungen, Schwindel)
- Gastrointestinale Störungen (Übelkeit, Erbrechen, Blähungen, Obstipation, Durchfall)
- Hautausschläge
- Reversibel erhöhte Leberenzyme
- Reversible Seh-, Hör- und Geschmacksstörungen (besonders nach i. v.-Gabe).

Eine **Langzeitbehandlung** mit PPI erhöht das **Risiko** für:

- Diarrhöen und Enteritiden durch *Clostridioides difficile* und andere Keime, mitbedingt durch eine Störung des physiologischen Darmmikrobioms
- Eisenmangel
- Hypomagnesiämie, insbesondere in Kombination mit Schleifendiuretika
- Schenkelhals- und Wirbelkörperfrakturen (bedingt durch eine verminderte Calciumresorption im Darm und/oder Änderungen im Knochenstoffwechsel)
- Chronische Nierenerkrankungen

Obwohl es bei der Langzeithemmung der Säuresekretion durch PPI zu einem ausgeprägten Anstieg der Gastrinfreisetzung aus den G-Zellen und zu einer Hyperplasie der ECL-Zellen kommt, konnte bisher kein erhöhtes Risiko von Karzinoiden gefunden werden. Ein plötzliches Absetzen von PPI kann wegen der noch länger anhaltenden Hypergastrinämie zu einer überschießenden Säureproduktion (Rebound-Effekt) führen, die säurebedingte Schmerzen oder gar eine Rezidivierung der gastroösophagealen Reflux- oder Ulkuskrankheit provozieren kann.

Interaktionen

PPI werden hauptsächlich von den Cytochrom-P_{450}-Isoenzymen CYP2C19 und CYP3A4 metabolisiert und können sowohl Substrat als auch Inhibitor dieser Enzyme sein. So hemmt Omeprazol einerseits den Abbau von CYP2C19-Substraten wie Phenytoin, Warfarin, Diazepam und Clarithromycin und verlängert bzw. verstärkt deren Wirkung, was eine Dosisanpassung erfordert. PPI können die Aktivierung von Clopidogrel durch CYP2C19 und damit seine antithrombotische Wirkung abschwächen. Diese Interaktion ist bei Pantoprazol am geringsten ausgeprägt. Andererseits induziert Omeprazol CYP1A2 und beschleunigt dadurch den Abbau von Theophyllin. Johanniskrautextrakte und Rifampicin senken über Induktion von CYP3A4 und CYP2C19 die Bioverfügbarkeit und beschleunigen die Elimination von PPI.

Als Folge des erhöhten Magen-pH-Werts sind die Resorption und Bioverfügbarkeit von Nahrungsbestandteilen und Medikamenten (z. B. Vitamin B_{12}, Fe^{2+}, HIV-Therapeutika, Azol-Antimykotika, Bosutinib und anderen Tyrosinkinase-Inhibitoren) verringert. Bei einer Therapie mit Atazanavir oder Nelfinavir sind deswegen PPI kontraindiziert. H_2-Rezeptor-Antagonisten vermindern die Wirksamkeit von PPI, weil sie durch die Anhebung des kanalikulären pH-Werts die Aktivierung der PPI abschwächen.

H_2-Rezeptor-Antagonisten

Die H_2-Rezeptor-Antagonisten (H_2-Rezeptor-Blocker) **Ranitidin*** und **Famotidin** sind durch Strukturabwandlungen der Leitsubstanz Histamin entwickelt worden (➤ Abb. 22.5). Sie hemmen

22

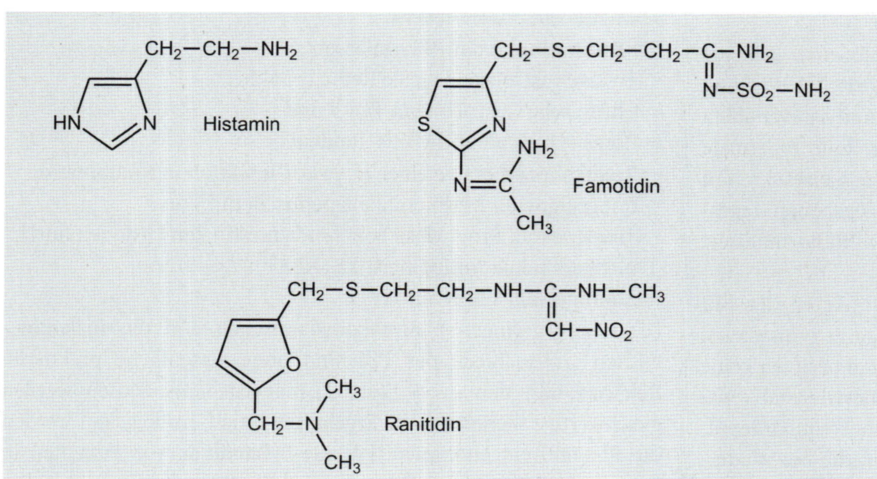

Abb. 22.5 H_2-Rezeptor-Antagonisten

kompetitiv die stimulierende Wirkung von Histamin an den H_2-Rezeptoren der Parietalzelle (➤ Abb. 22.1). Da der stimulierende Einfluss von Nahrungsaufnahme, Gastrin und Vagusreizung nur teilweise durch Histaminfreisetzung aus den ECL-Zellen vermittelt wird, ist das antisekretorische Wirkungsmaximum der H_2-Rezeptor-Antagonisten geringer als jenes der PPI. In therapeutischen Dosen wird die basale (nächtliche) Säuresekretion zwar um etwa 90 % reduziert, während die mahlzeitinduzierte Säuresekretion nur um ca. 50 % vermindert wird. Bei der Prophylaxe und Behandlung der magensäureassoziierten Erkrankungen sind deshalb die PPI den H_2-Rezeptor-Antagonisten überlegen.

Ranitidin und **Famotidin** unterscheiden sich nur in ihrer Wirkstärke und Dosierung (➤ Tab. 22.2), nicht jedoch in ihrer therapeutischen Wirksamkeit. **Cimetidin,** der erste H_2-Rezeptor-Blocker, ist wegen seines Neben- und Wechselwirkungsprofils weitgehend obsolet. Bei allen H_2-Rezeptor-Antagonisten können eine Toleranzentwicklung (Wirkungsabschwächung) und bei plötzlichem Absetzen ein Rebound-Effekt beobachtet werden.

Tab. 22.2 Pharmakokinetische Daten von H_2-Rezeptor-Antagonisten

Wirkstoff	Handelsname	Tagesdosis (mg)	Bioverfügbarkeit (%)	Plasmahalbwertszeit (h)
Ranitidin	Sostril®, Ranitidin-Generika	300	50	2–3
Famotidin	Pepdul®, Famotidin-Generika	40	40	3–4

Pharmakokinetik

Nach oraler Gabe werden die H_2-Rezeptor-Antagonisten rasch resorbiert und in unterschiedlichem Ausmaß in der Leber metabolisiert (➤ Tab. 22.2). Die Ausscheidung der Wirkstoffe und Metaboliten erfolgt über die Niere, was eine Dosisreduktion bei eingeschränkter Nierenfunktion notwendig macht.

Anwendung

Wichtig für die therapeutische Wirkung der H_2-Rezeptor-Antagonisten ist die Einnahme vor dem Schlafengehen, damit die nächtliche Säuresekretion ausreichend unterdrückt wird. Zu diesem Zweck wird entweder die gesamte Tagesdosis am Abend genommen oder auf 2 gleiche Einzeldosen morgens und abends aufgeteilt.

Unerwünschte Arzneimittelwirkungen

Unerwünschte Arzneimittelwirkungen sind selten (< 1 %) und können sich in Kopfschmerzen, Müdigkeit, Schwindel, Durchfall, aber auch Obstipation äußern. Klinisch relevante Wechselwirkungen sind bei Ranitidin und Famotidin nicht gegeben.

Misoprostol

Misoprostol ist ein stabiles Analogon von Prostaglandin E_1, das rasch enteral resorbiert und zum aktiven Metaboliten Misoprostolsäure (Plasmahalbwertszeit: 30 min) umgewandelt wird. In therapeutischer Dosierung hemmt Misoprostol die basale und nahrungsinduzierte Magensäuresekretion über Stimulierung von EP_3-Rezeptoren. Außerdem steigert es die Schleim- und Bicarbonatsekretion sowie die Mucosadurchblutung und verstärkt damit den Magenschutz.

Anwendung

Misoprostol wird in einer Dosierung von 2 × 200 µg pro Tag eingenommen und zur Prävention von NSA-bedingten Ulzera verwendet. Es erreicht allerdings nicht die Wirkstärke von PPI, die überdies besser verträglich sind. In Deutschland ist Misoprostol nur in einer fixen Kombination mit Diclofenac (Arthotec®) zugelassen.

In Terminnähe ist Misoprostol (25 µg oral) ein wirksames Mittel zur Einleitung einer vaginalen Geburt. Für diese Indikation ist Misoprostol in Deutschland, Österreich und der Schweiz jedoch nicht zugelassen und kann nur off-label eingesetzt werden.

Unerwünschte Arzneimittelwirkungen

Die unerwünschten Arzneimittelwirkungen von Misoprostol limitieren seinen therapeutischen Nutzen. Bei etwa 15 % der Patienten treten Diarrhö und krampfartige Bauchschmerzen auf. Seltener kommt es zu Kopfschmerzen, Benommenheit, Krämpfen der Gebärmutter sowie Menstruationsstörungen und Zwischenblutungen. Misoprostol ist daher während einer Schwangerschaft kontraindiziert.

Antazida

Antazida sind basische Aluminium- und Magnesiumverbindungen, welche die Magensäure im Magensaft neutralisieren. Es können drei **Gruppen** von Antazida unterschieden werden:

- **Aluminiumverbindungen** wie Aluminiumhydroxid und Aluminiumoxid
- **Magnesiumverbindungen** wie Magnesiumhydroxid und
- **Kombinationen von Aluminiumoxid/Aluminiumhydroxid und Magnesiumhydroxid** (z. B. Maalox®) sowie **Komplexverbindungen,** die Aluminium und Magnesium enthalten:
  - Hydrotalcit (Aluminium-Magnesiumhydroxid-Carbonathydrat, z. B. Talcid®)
  - Magaldrat (Aluminium-Magnesiumhydroxid-Sulfathydrat, z. B. Riopan®)
  - Almasilat (Aluminium-Magnesium-Silicathydrat, z. B. Megalac® Almasilat).

Die Wirksamkeit der Antazida wird durch ihre Neutralisationskapazität pro Dosiseinheit quantifiziert und liegt zwischen 10 und 30 mmol HCl pro Dosiseinheit. Die Kombinationspräparate vereinen den raschen Wirkungseintritt der Magnesiumverbindungen mit der

22

lang andauernden Wirkung von Aluminiumverbindungen. Je nach Füllungszustand hält die Wirkung der Antazida im Magen zwischen 30 min (im leeren Magen) und 2–3 Stunden (im gefüllten Magen) an. Aus den Antazida bilden sich im Magen zunächst Magnesium- und Aluminiumchloride, die im Dünndarm in unlösliche Carbonate und Phosphate umgewandelt werden, die hauptsächlich mit den Fäzes ausgeschieden werden. Geringe Mengen von Al^{3+} (bis zu 2 %) und Mg^{2+} (bis zu 10 %) werden resorbiert und über die Niere eliminiert.

Anwendung

Obwohl Antazida klinisch nur geringe Bedeutung haben, ist die Kenntnis ihrer Pharmakologie aufgrund der weitverbreiteten Anwendung, oft in Selbstmedikation, dennoch wichtig. Antazida werden zwischen den Mahlzeiten und vor dem Schlafengehen eingenommen, wenn die säurepuffernde Wirkung der Nahrung abgeklungen ist. Sie sind primär zur Behandlung einer **geringgradigen Refluxkrankheit** indiziert, wo sie rascher als PPI und H_2-Rezeptor-Antagonisten eine Schmerzlinderung bewirken. In der Behandlung der Ulkuskrankheit spielen sie wegen ihrer geringen Wirksamkeit keine Rolle mehr.

Unerwünschte Arzneimittelwirkungen

Aluminiumhaltige Antazida können durch Hemmung der Magenentleerung und Adsorption von Gallensäuren zu **Obstipation** führen, während magnesiumhaltige Antazida wegen ihres osmotischen Effekts **laxierend** wirken. Auch aus diesem Grund sind Kombinationspräparate aus Aluminium- und Magnesiumverbindungen zu bevorzugen, da sich die laxierende und obstipierende Wirkungen der einzelnen Komponenten gegenseitig ausgleichen können.

Bei **Niereninsuffizienz** dürfen Antazida nur kurzzeitig und niedrig dosiert verwendet werden, denn bei chronischer Einnahme magnesiumhaltiger Antazida besteht das Risiko einer Hypermagnesiämie mit Muskelschwäche, Herzinsuffizienz und Blutdruckabfall. Die chronische Einnahme von aluminiumhaltigen Antazida bei Niereninsuffizienz (speziell bei Dialysepatienten) kann durch Al^{3+}-Ablagerung im ZNS Encephalopathien verursachen. Hypophosphatämie und Osteomalazie können auftreten, wenn bei langfristiger Gabe von aluminiumhaltigen Antazida aus der Bildung von nicht resorbierbarem Aluminiumphosphat im Dünndarm ein systemischer Phosphatmangel resultiert.

Calciumcarbonat und Natriumhydrogencarbonat (Natriumbicarbonat) sind als Antazida obsolet, da sie die Gastrinfreisetzung stimulieren und verschiedene systemische unerwünschte Arzneimittelwirkungen haben.

Interaktionen

Antazida haben ein vielfältiges Interaktionspotential, da sie die Resorption vieler Arzneistoffe durch Veränderung des gastrointestinalen pH-Werts oder durch Adsorption beeinträchtigen können. Daher soll die Einnahme anderer Arzneistoffe mindestens 2 Stunden vor oder nach der Antazidagabe erfolgen. Umgekehrt können Antazida die Bioverfügbarkeit mancher Arzneistoffe (z. B. Levodopa, Metoprolol) verbessern.

Sucralfat

Sucralfat (Ulcogant®) ist eine wasserunlösliche Komplexverbindung aus Saccharosesulfat und Aluminiumhydroxid. Es verstärkt die endogenen Schutzmechanismen der ösophagealen, gastralen und duodenalen Mucosa. Mit Gewebeproteinen und Schleimkomponenten geht es Komplexverbindungen ein, die auf Schleimhautläsionen einen Schutzfilm bilden. Diese Barriere schützt die Läsionen vor dem weiteren Zugriff von Salzsäure und Pepsin, sodass der Heilungsprozess effizienter ablaufen kann. Neben einer Adsorption von Pepsin und Gallensäuren stimuliert Sucralfat die mucosale Prostaglandinsynthese, Schleimbildung und Bicarbonatsekretion. In therapeutischen Dosen beschleunigt es die Abheilung peptischer Ulzera, ist angesichts der Verfügbarkeit wirksamerer Mittel jedoch von eingeschränkter Bedeutung für die Ulkustherapie.

Sucralfat wird in einer Tagesdosis von 4 g, aufgeteilt auf 4 Einzeldosen, eingenommen. Andere Arzneistoffe können von Sucralfat adsorbiert und müssen daher 2 Stunden vor Sucralfat verabreicht werden. Sucralfat wird nur in sehr geringem Umfang resorbiert. Da es Aluminiumhydroxid enthält, ist die häufigste unerwünschte Arzneimittelwirkung Obstipation (1–3 %). Bei Patienten mit eingeschränkter Nierenfunktion ist es wegen der Gefahr einer Aluminiumencephalopathie kontraindiziert.

22.1.3 Behandlung der Ulkuskrankheit

Ungleichgewicht zwischen protektiven und aggressiven Faktoren

Häufigste Ursachen für die Ulkuskrankheit sind eine Infektion mit dem gramnegativen Bakterium *Helicobacter pylori (H. pylori)* und die Einnahme von NSA (➤ Tab. 22.3). *H. pylori* ist bei 85–90 % der Patienten mit peptischen Ulzera nachweisbar. Die regelmäßige Einnahme von NSA führt in Abhängigkeit von der Dosis bei 10–15 % aller Patienten zu Magenulzera, aber nur selten zu Duodenalulzera. Sowohl bei durch *H. pylori* als auch bei durch NSA ausgelösten Ulzera ist das Gleichgewicht zwischen protektiven Faktoren wie Schleimbildung und Bicarbonatsekretion und aggressiven Faktoren wie Salzsäure und Pepsin gestört.

Tab. 22.3 Ursachen peptischer Ulzera

Häufige Ursachen	• Infektion mit *H. pylori* • Einnahme nichtsteroidaler Antiphlogistika (NSA)
Seltene Ursachen	• Hypersekretion von Magensäure (z. B. Zollinger-Ellison-Syndrom) • Stressulzera bei Intensivpatienten • Hypercalcämie (Hyperparathyreoidismus) • Morbus Crohn • Adenokarzinom

Schutzmechanismen der gastroduodenalen Mucosa

Die gastroduodenale Schleimhaut wird durch verschiedene Mechanismen vor den schädlichen Einflüssen von Salzsäure, Pepsin und Gallensäuren geschützt. Hierbei können verschiedene Ebenen der gastralen Schutzmechanismen unterschieden werden.

Eine **Schleim-Bicarbonat-Schicht,** die das Oberflächenepithel überzieht, fungiert als Neutralisationsbarriere für die vom Lumen eindringende Salzsäure. Das **Oberflächenepithel** stellt aufgrund seiner physikochemischen Eigenschaften eine dichte Barriere für Säure und Verdauungsenzyme dar. Eine **ständige Zellerneuerung** hält die Barrierefunktion des Epithels aufrecht und sorgt für eine rasche Reparatur von Mucosaschäden. Bei verstärkter Säureproduktion der Parietalzellen wird auf der basolateralen Seite vermehrt Bicarbonat abgegeben, das als **Alkaliflut** auf dem Blutweg die Neutralisationsbarriere verstärkt. Die **mucosale Mikrozirkulation** unterstützt alle Schutzmechanismen und wird von vielen vaskulären und extravaskulären Faktoren gesteuert.

Extrinsische **sensible Nervenfasern,** die auf gewebeschädigende Reize ansprechen (nozizeptive Neuronen), innervieren die Basis der Mucosa und erhöhen bei Aktivierung durch Neuropeptidfreisetzung die Mucosadurchblutung und Bicarbonatsekretion und beschleunigen die Heilung von Mucosaschäden. Dieser neuronale Schutzmechanismus wird auch von Capsaicin, dem scharfen Inhaltsstoff in Paprika und Chili, über Aktivierung von säuresensitiven TRPV1-Ionenkanälen stimuliert.

Prostaglandine (PGE_1, PGE_2, PGI_2) unterstützen einerseits alle protektiven Mechanismen, insbesondere die Schleim- und Bicarbonatsekretion sowie die Mikrozirkulation, und hemmen andererseits die Magensäuresekretion (➤ Abb. 22.1). Das Schlüsselenzym für die Biosynthese der Prostaglandine, die Cyclooxygenase (COX), kommt in der Mucosa primär in der konstitutiven Isoform COX-1, aber zu einem geringen Teil auch in der (konstitutiven und induzierbaren) Isoform COX-2 vor. An der magenschädigenden Wirkung von NSA ist eine Hemmung von COX-1 und COX-2 beteiligt. Die Hemmung der Prostaglandinsynthese reduziert die Schleim- und Bicarbonatsekretion, bewirkt eine Hypermotilität des Magens, führt zu Endothelzellschäden, aktiviert neutrophile Leukozyten und reduziert die Schleimhautdurchblutung sowie die Reparatur von Mucosaschäden.

Infektion mit Helicobacter pylori (H. pylori)

Die Prävalenz der *H.-pylori*-Infektion schwankt weltweit erheblich: einer durchschnittlichen Häufigkeit von über 50 % in Entwicklungsländern steht eine Prävalenz von weniger als 25 % in Industrienationen gegenüber. Innerhalb einer Population ist die Prävalenz der *H.-pylori*-Infektion altersabhängig: In Deutschland variiert sie zwischen 3 % bei Kindern und 48 % bei Erwachsenen, nimmt jedoch insgesamt kontinuierlich ab. Die Mehrheit der *H.-pylori*-Infizierten entwickelt keine klinischen Symptome und nur ca. 10 % erkranken an einem Ulkus. Ganz offensichtlich sind zusätzliche Risikofaktoren von Bedeutung. Neben den von *H. pylori* abgegebenen toxischen Produkten (u. a. Phospholipasen, Ammoniak, Zytotoxinen) trägt auch die infektionsbedingte Entzündung durch Freisetzung proinflammatorischer Zytokine zur Mucosaschädigung bei.

Nach einer Infektion besiedelt *H. pylori* die Magenschleimhaut und bindet schließlich an die Epithelzellen. Im sauren Milieu des Magens überlebt *H. pylori,* indem es mithilfe einer Urease aus Harnstoff Ammoniak bildet, das die Salzsäure im Umfeld des Keims neutralisiert. Die *H.-pylori*-Infektion führt zu einer chronischen Gastritis vom Typ B, die bei den meisten Patienten keine offensichtlichen Beschwerden hervorruft. Die Entzündung ist im Antrum meist stärker ausgeprägt als im Korpus oder Fundus. Mithilfe von Ammoniak reduziert *H. pylori* die säureinduzierte Freisetzung von Somatostatin im Antrum und vermindert dadurch den hemmenden Einfluss von Somatostatin auf die Gastrinfreisetzung. Die Antrumgastritis ist somit mit einer verminderten Synthese und Freisetzung von Somatostatin und einer erhöhten Gastrin- und Säuresekretion verbunden, was schließlich zur Entwicklung eines Ulcus duodeni führen kann (➤ Abb. 22.6). Alternativ kann sich eine Gastritis vornehmlich im Korpus- und Fundusbereich entwickeln, die trotz einer Hypo- oder Achlorhydrie zum Ulcus ventriculi disponiert.

Neben Typ-B-Gastritis und Ulkuskrankheit gelten auch das B-Zell-Lymphom des MALT (mucosa-associated lymphatic tissue) und das distale Magenkarzinom als *H.-pylori*-assoziierte Erkrankungen. *H. pylori* ist entscheidend an der Entstehung des

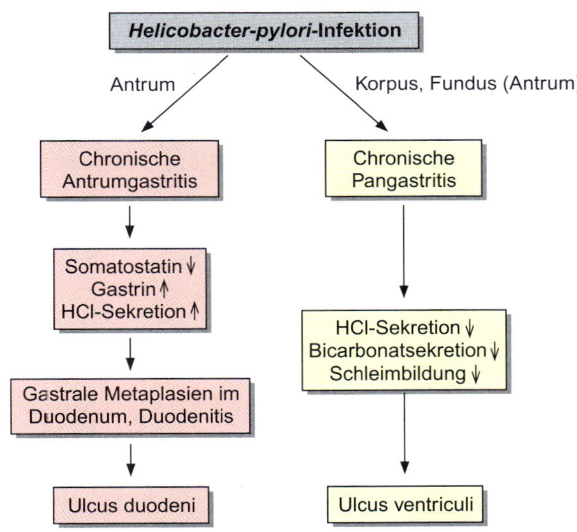

Abb. 22.6 Veränderung der Magensäuresekretion als Folge einer *H.-pylori*-Infektion.
Die *H.-pylori*-Infektion kann mit einer erhöhten oder verminderten Magensäuresekretion einhergehen. Bei der Antrumgastritis sind Bildung und Freisetzung von Somatostatin aus den antralen D-Zellen verringert, was in einer vermehrten Freisetzung von Gastrin aus den antralen G-Zellen und damit in einer gesteigerten Säuresekretion resultiert. Die vermehrte Säurebelastung des Duodenums induziert gastrale Metaplasien im Bulbus duodeni. *H. pylori* besiedelt diese Metaplasieareale, wodurch eine Duodenitis und schließlich ein Ulcus duodeni entstehen können. *H. pylori* kann auch im Korpus- und Fundusbereich des Magens eine Gastritis hervorrufen, was eine Verminderung der Magensäuresekretion, aber auch der Bicarbonatsekretion und Schleimbildung zur Folge hat. Dadurch ist die Schleimhaut trotz Hypochlorhydrie nur ungenügend geschützt, sodass ein Ulcus ventriculi entstehen kann.

MALT-Lymphoms beteiligt, und in dessen Frühstadium ist die Eradikation von *H. pylori* die Therapie der ersten Wahl. Patienten, die mit *H. pylori* infiziert sind, weisen auch ein 2–4-fach erhöhtes Risiko für ein distales Magenkarzinom auf. Während die Eradikation von *H. pylori* bei Risikopatienten indiziert ist, ist eine generelle *H.-pylori*-Eradikation als Karzinomprävention wegen der geringen Lebenszeitprävalenz dieser Tumorart nicht sinnvoll. Eine flächendeckende *H.-pylori*-Eradikation würde zudem die Resistenzentwicklung dieses Keims begünstigen.

Eradikationstherapie bei *H.-pylori*-assoziierten Ulzera

Die Therapieziele sind eine vollständige Beseitigung **(Eradikation)** des Erregers und eine rezidivfreie **Heilung des peptischen Ulkus,** was in **zwei Etappen** erreicht wird. In der ersten Etappe wird durch eine **Kombinationstherapie mit einem PPI und zumindest zwei Antibiotika** eine rasche Schmerzlinderung und Eradikation von *H. pylori* angestrebt. Dieses Ziel ist üblicherweise in 7–14 Tagen erreichbar. Für die vollständige Abheilung des Ulkus ist eine **Anschlussbehandlung mit einem PPI allein** erforderlich, die je nach Ulkusgröße 4–6 Wochen dauert. Die Eradikation von *H.-pylori* bei Typ B-Gastritis und MALT-Lymphom erfolgt mit einer analogen Kombinationstherapie.

Für die Eradikation von *H. pylori* stehen Primär- und Sekundärtherapieschemata (➤ Tab. 22.4) zur Verfügung. Die **Primärtherapie** (Erstlinientherapie) ist eine über 7–14 Tage durchgeführte **Tripeltherapie** oder **Vierfachtherapie** mit einem PPI und zwei oder drei Antibiotika, die Amoxicillin, Clarithromycin und Metronidazol umfassen. Bei Versagen der Primärtherapie kommen **Sekundärtherapie-** bzw. **Zweitlinientherapieschemata** (➤ Tab. 22.4) zur Anwendung. Bei erneutem Versagen dieser Reservetherapie ist eine Resistenztestung erforderlich, um eine gezielte Eradikationstherapie zu ermöglichen.

Für die Auswahl der Antibiotika ist die **prätherapeutische Resistenzlage** von *H. pylori* ausschlaggebend, wobei es große geografische Unterschiede gibt. Für die Eradikationstherapie sollten nur Therapieschemata angewandt werden, die eine Eradikationsrate von mindestens 80 % erreichen und bei denen die Rate schwerwiegender unerwünschter Arzneimittelwirkungen unter 5 % liegt. Im Idealfall sind Eradikationsraten > 90 % erzielbar. In vielen Ländern sind bereits 30 % und mehr der *H.-pylori*-Stämme primär resistent auf Metronidazol, und auch die Resistenz auf Clarithromycin nimmt zu. Internationale Konsensus-Leitlinien empfehlen deshalb, die Primärtherapie mit Vierfachtherapie-Schemata über 14 Tage durchzuführen, wenn die regionale Makrolidresistenz von *H. pylori* 15 % übersteigt. Der Eradikationserfolg wird durch einen negativen Test auf *H. pylori* (z. B. mit dem ^{13}C-Harnstoff-Atemtest) frühestens 4 Wochen nach Therapieende überprüft.

Die Kombination von zwei oder drei Antibiotika bei der Eradikation von *H. pylori* macht sich eine additive oder gar synergistische Wirkung der einzelnen Komponenten, die verschiedene Angriffspunkte

Tab. 22.4 Ausgewählte Therapieschemata zur Eradikation von *H. pylori* (siehe Fallone et al. 2016; Malfertheiner et al. 2017)

Schema	Arzneistoff	Tagesdosis	Dauer
Primärtherapien			
Tripeltherapie (bei regionaler Makrolidresistenz < 15 %; italienisches Schema)	PPI[1]	2 × Standarddosis	7–14 Tage
	Clarithromycin	2 × 250–500 mg	7–14 Tage
	Metronidazol	2 × 400–500 mg	7–14 Tage
Tripeltherapie (bei regionaler Makrolidresistenz < 15 %; französisches Schema)	PPI[1]	2 × Standarddosis	7–14 Tage
	Clarithromycin	2 × 500 mg	7–14 Tage
	Amoxicillin	2 × 1 000 mg	7–14 Tage
Bismuthaltige Vierfachtherapie	PPI[1]	2 × Standarddosis	10–14 Tage
	Bismut-Kalium-Salz (140 mg) + Metronidazol (125 mg) + Tetracyclin (125 mg) in einer Hartkapsel	4 × 3 Kapseln	10–14 Tage
Kombinierte (konkomittierende) Vierfachtherapie	PPI[1]	2 × Standarddosis	7–14 Tage
	Clarithromycin	2 × 500 mg	7–14 Tage
	Metronidazol	2 × 400–500 mg	7–14 Tage
	Amoxicillin	2 × 1000 mg	7–14 Tage
Sekundärtherapien			
Fluorchinolon-Tripeltherapie	PPI[1]	2 × Standarddosis	10–14 Tage
	Amoxicillin	2 × 1000 mg	10–14 Tage
	Levofloxacin (500 mg) oder Moxifloxacin (400 mg)	1 × Standarddosis	10–14 Tage
Rifabutin-Tripeltherapie[2]	PPI[1]	2 × Standarddosis	10–14 Tage
	Levofloxacin (500 mg) oder Moxifloxacin (400 mg)	1 × Standarddosis	10–14 Tage
	Rifabutin	2 × 150 mg	10–14 Tage

[1] PPI-Standarddosis: Omeprazol 20 mg; Esomeprazol 20 mg; Lansoprazol 30 mg; Pantoprazol 40 mg; Rabeprazol 20 mg. Eine Verdoppelung der Dosis kann den Eradikationserfolg erhöhen.
[2] Bei Penicillinunverträglichkeit.

in der Bakterienzelle haben, zunutze und verlangsamt die Resistenzentwicklung. Die Anhebung des Magen-pH durch den PPI verstärkt die antibakterielle Wirksamkeit von Amoxicillin und Clarithromycin. Rifabutin, das primär ein Mykobakterienantibiotikum ist, und die Fluorchinolone Levofloxacin und Moxifloxacin haben die Palette der gegen *H. pylori* einsetzbaren Antibiotika erweitert. Außerdem steht Bismut-Kalium-Salz in einer fixen Kombination mit Tetracyclin und Metronidazol (Pylera®) zur Verfügung. Zusammen mit einem PPI kann diese Kombination sowohl zur Primär- als auch zur Sekundärtherapie eingesetzt werden. Der antibiotische Wirkmechanismus von Bismut ist nicht genau bekannt, als besondere unerwünschte Arzneimittelwirkung ist eine Verfärbung von Urin und Stuhl erwähnenswert.

Ulzera durch nichtsteroidale Antiphlogistika (NSA)

NSA, die als nichtselektive COX-Hemmstoffe die Biosynthese von Prostaglandinen unterdrücken, schwächen die Schutzmechanismen der gastrointestinalen Schleimhaut und begünstigen so in unterschiedlichem Ausmaß die Entstehung einer Typ-C-Gastritis, gastrointestinaler Blutungen und peptischer Ulzera, vornehmlich im Magen. So nehmen die gastrointestinalen unerwünschten Arzneimittelwirkungen von NSA in analgetischen Dosen in der Reihenfolge Ibuprofen < Diclofenac = Acetylsalicylsäure < Naproxen < Indometacin < Piroxicam zu (Seager und Hawkey 2001). Die Wahrscheinlichkeit, ein NSA-induziertes peptisches Ulkus zu entwickeln, wird durch eine Reihe von **Risikofaktoren** erhöht:

- Lebensalter > 65 Jahre
- Männliches Geschlecht
- Frühere gastrointestinale Blutung bzw. peptisches Ulkus in der Anamnese
- Hohe Dosierung von NSA
- Gleichzeitige Einnahme mehrerer NSA (inklusive niedrig dosierter Acetylsalicylsäure)
- *H.-pylori*-Infektion
- Gleichzeitige Therapie mit Glucocorticoiden
- Gleichzeitige Therapie mit oralen Antikoagulantien
- Gleichzeitige Einnahme von selektiven Serotonin-Wiederaufnahmehemmern (SSRI)

Coxibe (z. B. Celecoxib) sind Antiphlogistika, die selektiv COX-2 blockieren, sodass die Schutzwirkung von über COX-1 gebildeten Prostaglandinen erhalten bleibt. Trotzdem sind Coxibe mit einem Risiko gastroduodenaler Ulzera behaftet, was vermutlich mit der Reparaturfunktion von COX-2 in der gastrointestinalen Mucosa zusammenhängt. Bei Entzündungen (*H. pylori*-Infektionen) oder Läsionen kommt es zur Induktion von COX-2 und zur vermehrten Bildung von Prostaglandinen, welche die Abheilung von Läsionen in der Schleimhaut fördern. Coxibe verzögern die Ulkusheilung und sind daher bei aktiven peptischen Ulzera kontraindiziert.

Behandlung von NSA-bedingten Ulzera

Zur Behandlung der Ulzera sollte zunächst das Antiphlogistikum abgesetzt oder seine Dosierung verringert werden. Mittel der ersten Wahl sind **PPI,** die in der Standarddosis (➤ Tab. 22.1) bei mehr als 90 % der Patienten innerhalb von 4 Wochen eine Abheilung des Ulkus bewirken. **H_2-Rezeptor-Antagonisten** sind ebenfalls eine Option, obwohl sie schwächer wirksam sind, denn die Heilungsraten liegen nach einer Behandlungsdauer von 4–6 Wochen zwischen 70 und 80 %. PPI führen bei etwa 75 % der Patienten auch dann zur Abheilung des Ulkus, wenn die Therapie mit einem NSA fortgesetzt werden muss (z. B. bei Patienten mit rheumatoider Arthritis oder ankylosierender Spondylitis).

NSA und H. pylori

NSA und *H. pylori* sind zwei unabhängige Risikofaktoren, deren ulzerogene Wirkungen sich addieren. Vor Beginn einer Langzeitbehandlung mit NSA sollten deshalb *H.-pylori*-positive Patienten eine Eradikationstherapie (➤ Tab. 22.4) und Risikopatienten anschließend einen PPI zur Ulkusprophylaxe erhalten. Falls unter einer NSA-Dauertherapie eine gastrointestinale Blutung auftritt, sollten eine *H.-pylori*-Testung und ggf. eine Eradikationstherapie durchgeführt und eine begleitende Dauertherapie mit einem PPI initiiert werden.

Ulkusprophylaxe

Eine **Prophylaxe NSA-induzierter gastrointestinaler Blutungen und Ulzera** ist bei einer NSA-Behandlung von Risikopatienten indiziert. In diesem Fall sollte eine möglichst niedrige, jedoch ausreichend wirksame NSA-Dosis gewählt und gleichzeitig eine Ulkusprophylaxe mit einem **PPI** durchgeführt werden. Als Prostaglandin-Analogon kann **Misoprostol** ebenfalls der Entstehung von NSA-induzierten Ulzera vorbeugen, ist jedoch nicht so wirksam wie PPI und ruft häufig unerwünschte Arzneimittelwirkungen hervor. H_2-Rezeptor-Antagonisten sind eine weitere Option, obwohl ihre prophylaktische Wirksamkeit kontrovers diskutiert wird.

Eine Ulkusprophylaxe mit einem PPI ist auch indiziert, wenn Risikopatienten mit niedrig dosierter Acetylsalicylsäure plus Coxibe oder NSA behandelt werden. Ob Coxibe allein eine Alternative zur Kombination aus PPI plus NSA darstellen, wird kontrovers diskutiert, da uneinheitliche Ergebnisse bezüglich der gastrointestinalen Verträglichkeit der Coxibe vorliegen. Die CONDOR-Studie zeigt, dass Patienten ohne kardiovaskuläre Risikofaktoren bei Celecoxib allein weniger unerwünschte Arzneimittelwirkungen berichten als bei Diclofenac plus PPI.

Bei Patienten unter intensivmedizinischer Betreuung ist im Rahmen schwerer Erkrankungen (z. B. Schock, Sepsis, Schädelhirn- und Polytraumata, Verbrennungen, Leber- und Nierenversagen) eine **Stressulkusprophylaxe** indiziert. Zu diesem Zweck kommen **PPI** und **H_2-Rezeptor-Antagonisten** (i. v. oder oral) sowie Sucralfat (oral) zur Anwendung. H_2-Rezeptor-Antagonisten können in dieser Indikation vorteilhaft sein, da sie die Magensäureproduktion nicht vollständig unterdrücken und so den Säureschutz vor bakteriellen Infektionen teilweise erhalten.

22.1.4 Behandlung der gastroösophagealen Refluxkrankheit

Therapierelevante pathophysiologische Aspekte

Die häufigste magensäureassoziierte Erkrankung ist die gastroösophageale Refluxkrankheit, die – wenn mindestens einmal pro Woche Refluxbeschwerden (Sodbrennen und retrosternale Schmerzen) auftreten – weltweit eine Prävalenz von 10–30 % aufweist. Bei etwa 10 % der Refluxpatienten findet sich eine Zylinderzellmetaplasie im distalen Ösophagus (Barrett-Ösophagus), die mit einem erhöhten Risiko für ein ösophageales Adenokarzinom assoziiert ist.

Die Refluxerkrankung ist durch einen pathologischen Rückfluss von Magensaft und Gallensekret in die Speiseröhre gekennzeichnet, wodurch es zur Entzündung der ösophagealen Mucosa und zum Auftreten von Refluxbeschwerden kommen kann. Endoskopisch wird zwischen einer **erosiven Refluxkrankheit (Refluxösophagitis)** mit makroskopisch nachweisbaren Schleimhautläsionen (Erosionen, Ulzera) und einer **nichterosiven Refluxkrankheit** ohne makroskopisch sichtbare Läsionen differenziert. Während die erosive Refluxkrankheit in erster Linie durch Magensäure verursacht wird, spielen bei der nichterosiven Refluxkrankheit auch andere Faktoren wie Gallensäuren eine Rolle. Hauptursachen für den Reflux sind in erster Linie **funktionelle Störungen** im unteren Ösophagusbereich (Verlängerung der transienten Relaxation des unteren Ösophagussphincters, Störungen der Ösophagusperistaltik) sowie **strukturelle Veränderungen** (z. B. Hiatushernie).

Therapie

Da die gastroösophageale Refluxkrankheit eine Motorikstörung ist, wären gastroösophageale **Prokinetika** wie 5-HT_4-Rezeptor-Agonisten ein kausales Therapieprinzip. Diese Substanzen verbessern jedoch nur leichte Refluxbeschwerden und sind zur Heilung einer Ösophagitis ungeeignet. Der $GABA_B$-Rezeptor-Agonist Lesogaberan, der die transienten Relaxationen des unteren Ösophagussphincters verkürzt, ist ebenfalls nur schwach wirksam.

Gewisse **Allgemeinmaßnahmen** können den Reflux von Magensaft in den distalen Ösophagus verringern. Dazu gehören Gewichtsreduktion, Vermeiden fetter Speisen, Vermeiden großer und später Abendmahlzeiten, Schlafen mit erhöhtem Oberkörper sowie Einschränkung des Alkohol- und Nicotinkonsums.

Die wirksamste medikamentöse Maßnahme für die Behandlung der **erosiven Refluxkrankheit** ist die Unterdrückung der Magensäuresekretion durch PPI. Nach 4–8 Wochen Therapie mit den in ➤ Tab. 22.5 angegebenen Dosierungen kommt es je nach Schweregrad der Läsionen bei 60–90 % der Patienten zur Heilung der Refluxösophagitis. In der **Akuttherapie** wird bevorzugt eine Step-down-Strategie verfolgt, in der die initial hohe Dosis des PPI bei Nachlassen der Beschwerden reduziert wird.

Mit **H_2-Rezeptor-Antagonisten** wird bei nur etwa 50 % der Patienten Beschwerdefreiheit erreicht. Auch **Antazida** können Refluxbeschwerden lindern, und die meisten Patienten, die den Arzt aufsuchen, haben bereits einen Therapieversuch mit rezeptfreien Antazida hinter sich. Antazida sind jedoch für eine kurative Therapie ungeeignet.

Tab. 22.5 Dosierungen (Tagesdosen) von PPI für die Akut- und Langzeittherapie der gastroösophagealen Refluxkrankheit

PPI	Omeprazol	Esomeprazol	Pantoprazol	Lansoprazol	Dexlansoprazol	Rabeprazol
Akuttherapie (4–8 Wochen)	40 mg	40 mg	40 mg	30 mg	60 mg	20 mg
Langzeittherapie	20 mg	20 mg	20–40 mg[1]	15–30 mg[1]	30 mg	10–20 mg[1]

[1] Erhaltungstherapie mit der niedrigen Dosis, Erhöhung der Dosis bei Wiederauftreten der Symptome.

Die **nichterosive Refluxkrankheit** spricht weniger gut auf eine Therapie mit PPI an. Mangels Alternativen wird die Therapie in diesem Fall mit der 2–3-fachen Standarddosis eines PPI begonnen.

Bis zu 90 % der Patienten mit erosiver Refluxkrankheit und 45–75 % der Patienten mit nichterosiver Refluxkrankheit erleiden innerhalb von 6 Monaten ein Rezidiv. Daher ist bei den meisten Patienten eine lang dauernde Erhaltungstherapie erforderlich. Die bevorzugte Form der **Langzeittherapie** ist die Bedarfstherapie (On-demand-Therapie), speziell bei milderen Formen der Refluxkrankheit. Hierbei bestimmt der Patient die Dosierung in Abhängigkeit von seinen Beschwerden. Um die Notwendigkeit einer fortgesetzten Langzeittherapie zu testen, sollte in 1–2-Jahres-Abständen ein Auslassversuch durchgeführt werden.

22.2 Pharmaka zur Behandlung von Motorikstörungen im oberen Magen-Darm-Trakt

Gastrointestinale Symptome wie Völlegefühl, Brechreiz, abdominelle Krämpfe, Obstipation und Diarrhö gehören zu den häufigen gastroenterologischen Krankheitsbildern. Sie gelten als Zeichen gastrointestinaler Motilitätsstörungen, ohne dass diese genau definiert sind. Bei einigen funktionellen Störungen wie z. B. der funktionellen Dyspepsie oder dem Reizdarmsyndrom werden komplexe Ursachen diskutiert, sodass diese Erkrankungen in einem eigenen Abschnitt (➤ Kap. 22.7) behandelt werden. Dies gilt auch für Laxantien (➤ Kap. 22.4), die indirekt zu einer Steigerung der Darmmotorik führen.

22.2.1 Therapierelevante Aspekte der neuronalen und humoralen Steuerung der Motilität

Die Motilität des Magen-Darm-Trakts wird durch das enterale Nervensystem (➤ Kap. 2.4.4), die interstitiellen Cajal-Zellen und die glatte Darmmuskulatur bestimmt. Das enterale Nervensystem kann autonom – über eigene Reflexkreise innerhalb des

Gastrointestinaltrakts – Motorik, Sekretionsvorgänge und Durchblutung verdauungsgerecht regulieren. Über die efferenten Nervenbahnen des sympathischen und parasympathischen Nervensystems beeinflusst aber auch das ZNS gastrointestinale Funktionen, wie dies stress- oder emotionsbedingt der Fall ist. Umgekehrt informieren afferente Fasern in den sympathischen und parasympathischen Nervenbahnen das ZNS über den Funktionszustand des Gastrointestinaltrakts.

Von den zahlreichen Neurotransmittern des Darmnervensystems hat **Acetylcholin** für die Kontraktion von Ring- und Längsmuskulatur und somit für die propulsive Peristaltik die größte Bedeutung. Folglich beeinflussen viele der bei gastrointestinalen Motilitätsstörungen eingesetzten Arzneistoffe die cholinerge Neurotransmission, entweder durch Blockade oder Stimulierung von muskulären Muscarin-Rezeptoren oder dadurch, dass sie die Freisetzung von Acetylcholin steigern (5-HT_4-Rezeptor-Agonisten) oder hemmen (α_2-Adrenozeptor-Agonisten; Botulinustoxin). So werden direkte und indirekte **Parasympathomimetika** (Carbachol, Neostigmin) bei der Behandlung der postoperativen Darmatonie genutzt. Andere Neurotransmitter, die die Darmmuskulatur entweder kontrahieren (Substanz P) oder relaxieren (ATP, VIP, NO), sind mit Ausnahme von **NO** derzeit keine Angriffspunkte von Pharmaka für die Behandlung von Motilitätsstörungen.

Etwa 90 % des im Körper produzierten **5-Hydroxytryptamins** (5-HT, Serotonin) befindet sich im Darm, wo es überwiegend in den enterochromaffinen Zellen der Mucosa und nur zu einem kleinen Teil in serotoninergen Neuronen des Darmnervensystems gebildet wird. Mechanische Deformation der Mucosa und chemische Reizung (Nahrungsstoffe, Bakterientoxine, zytotoxische Arzneistoffe) setzen 5-HT aus den enterochromaffinen Zellen frei. Auf parakrinem Weg beeinflusst 5-HT die Aktivität von enteralen sowie vagalen und spinalen afferenten Neuronen. Stimulation von 5-HT_3- und 5-HT_4-Rezeptoren an enteralen Neuronen hat eine prokinetische, d. h. motilitätssteigernde Wirkung, während Aktivierung von 5-HT_3-Rezeptoren an sensiblen Neuronen Übelkeit und Erbrechen (über vagale Afferenzen) bzw. Schmerz (über spinale Afferenzen) verursachen kann. ➤ Tab. 22.6 fasst das gastrointestinale Wirkungsprofil von 5-HT_3-Rezeptor-Antagonisten und 5-HT_4-Rezeptor-Agonisten zusammen.

Während sich Noradrenalin im Gastrointestinaltrakt nur in postganglionären sympathischen Neuronen findet, kommt **Dopamin** in Neuronen des humanen Darmnervensystems vor. Eine Antagonisierung seiner Hemmwirkung auf die Motorik des oberen Gastrointestinaltrakts könnte zum prokinetischen Effekt von Metoclopramid und Domperidon beitragen.

Tab. 22.6 Wirkungen von 5-HT_4-Rezeptor-Agonisten und 5-HT_3-Rezeptor-Antagonisten im Gastrointestinaltrakt

Wirkung	5-HT_4-Agonist	5-HT_3-Antagonist
Antiemetische Wirkung	–	+
Darmpassage	↑	↓
Stuhlfrequenz	↑	↓
Viszerale Schmerzempfindlichkeit	↓	↓

Die Darmmotorik wird von zahlreichen **Peptidhormonen** beeinflusst. Darunter kommt derzeit nur Motilin und Guanylin eine therapeutische Bedeutung zu. **Motilin** ist für die Koordination der interdigestiven Motorik wichtig; seine prokinetische Wirkung über Motilinrezeptoren wird von **Erythromycin** geteilt.

22.2.2 Prokinetisch wirksame Pharmaka

Wirksame Prokinetika zur Behandlung von Motorikstörungen im oberen Gastrointestinaltrakt sind rar. Schon 2000 wurde der 5-HT_4-Rezeptor-Agonist Cisaprid wegen kardialer Sicherheitsrisiken vom Markt genommen. Die Indikation von Metoclopramid und Domperidon wurde aufgrund von Sicherheitsbedenken auf die Kurzzeitbehandlung von Übelkeit und Erbrechen beschränkt, sodass sie nur mehr off-label als Prokinetika zur Verfügung stehen. Ersatz ist kaum in Sicht, denn der 5-HT_4-Rezeptor-Agonist Prucaloprid wirkt primär nur im Kolon, während der in Europa nicht zugelassene 5-HT_4-Rezeptor-Agonist Mosaprid auch gastrokinetisch wirksam ist.

Metoclopramid

Das substituierte Benzamid Metoclopramid* (Paspertin®) ist einerseits ein **Agonist** an 5-HT_4-Rezeptoren und andererseits ein **Antagonist** an 5-HT_3-Rezeptoren und Dopamin-D_2-Rezeptoren. Die gastroprokinetische Wirkung beruht hauptsächlich auf der stimulierenden Wirkung an 5-HT_4-Rezeptoren, wodurch es die Magenentleerung und Dünndarmpassage beschleunigt. Außerdem steigert Metoclopramid den Tonus des unteren Ösophagussphincters und erhöht die Peristaltik im Ösophagus, was einem Reflux von Mageninhalt in die Speiseröhre entgegenwirkt. Nach oraler Gabe wird Metoclopramid rasch und vollständig resorbiert und in Form von Metaboliten im Urin ausgeschieden.

Metoclopramid ist bei Gastroparesen (z. B. bei Diabetes), funktionellen Oberbauchbeschwerden (z. B. funktionelle Dyspepsie) und milden Formen der gastroösophagealen Refluxkrankheit wirksam. Die Zulassung von Metoclopramid als Prokinetikum wurde jedoch aufgehoben, weil es als Antagonist zentraler Dopamin-Rezeptoren bei längerfristiger Anwendung extrapyramidal-motorische Effekte und Spätdyskinesien hervorrufen kann. Weitere unerwünschte Arzneimittelwirkungen werden in ➤ Kap. 22.5.2 besprochen.

Domperidon

Die **gastroprokinetische Wirkung** des Benzimidazolderivats Domperidon (Motilium®) wird durch seine antagonistische Wirkung an gastroduodenalen Dopamin-D_2-Rezeptoren erklärt, da endogenes Dopamin Korpus und Antrum relaxieren und die Magenentleerung verlangsamen kann. Oral eingenommen, ist Domperidon bei Gastroparesen und geringgradiger Refluxkrankheit wirksam. Obwohl unerwünschte Arzneimittelwirkungen am ZNS wegen fehlender Blut-Hirn-Schranken-Gängigkeit weitgehend fehlen, ist

Domperidon wegen potentiell fataler kardialer Arrhythmien nicht mehr als Prokinetikum zugelassen.

Prucaloprid

Prucaloprid (Resolor®) ist ein selektiver Agonist an 5-HT_4-Rezeptoren. Seine **enteroprokinetische Wirkung** manifestiert sich primär im Kolon, wo es die Massenperistaltik stimuliert. Es wird primär für die Behandlung der chronischen idiopathischen Obstipation eingesetzt (➤ Kap. 22.3.3).

Erythromycin

Das Makrolidantibiotikum Erythromycin stimuliert die **antroduodenale Motilität** durch eine direkte Aktivierung von Motilinrezeptoren an enteralen Neuronen und der glatten Muskulatur. So wird die Magenentleerung durch Stimulierung exzitatorischer cholinerger Neuronen im Antrum und Aktivierung inhibitorischer Neuronen im Pylorus gefördert. Außerdem steigert es den Tonus des unteren Ösophagussphincters. Intravenös verabreicht, übertrifft es alle anderen Prokinetika in deren Wirksamkeit, eine Magenentleerung auszulösen. Es wird deshalb als Reservemittel bei schwerer diabetischer Gastroparese verwendet. Die Anwendung kann nur kurzfristig erfolgen, da sich durch Down-Regulation von Motilinrezeptoren rasch eine Tachyphylaxie entwickelt. Speziell bei intravenöser Verabreichung ist auf ventrikuläre Arrhythmien zu achten, die aufgrund einer Verlängerung des QT-Intervalls durch Blockade der K_v11.1-Kanäle auftreten können.

Das gastroprokinetische Wirkprofil von Erythromycin war Anlass, zahlreiche Makrolidanaloga zu entwickeln, die Motilinrezeptoragonisten ohne antibiotische Wirksamkeit (Motilide) sind. Sie haben sich bislang als unzureichend wirksam erwiesen.

22.2.3 Pharmaka zur Behandlung der Achalasie des Ösophagus

Die medikamentöse Behandlung der Achalasie ist begrenzt. **Calciumkanalblocker** (z. B. Nifedipin) und **NO-Donatoren** (Glyceroltrinitrat, Isosorbiddinitrat) verringern den Tonus der glatten Muskulatur und senken den erhöhten Druck im unteren Ösophagussphincter. Wegen ihrer ausgeprägten Wirkungen auf das Herz-Kreislauf-System kommen sie nur als vorübergehende Maßnahme infrage.

Eine weitere Therapiemöglichkeit bietet **Botulinustoxin,** das die Freisetzung von Acetylcholin hemmt (➤ Kap. 2.2.2) und dadurch den erhöhten Sphinctertonus senkt. Botulinustoxin wird endoskopisch direkt in den unteren Ösophagussphincter injiziert. Die Wirkdauer ist begrenzt, und nach 6 Monaten sind mehr als 50 % der behandelten Patienten wieder symptomatisch.

22.3 Therapie der Obstipation

22.3.1 Definition der Obstipation

Obstipation (Verstopfung) kann nach den Rom-IV-Kriterien für gastrointestinale Funktionsstörungen mit folgenden **Symptomen** verbunden sein:

- Starkes Pressen beim Stuhlgang
- Klumpiger oder harter Stuhl
- Gefühl der inkompletten Entleerung
- Gefühl der anorektalen Obstruktion/Blockierung
- Notwendigkeit manueller Manöver zur Erleichterung der Defäkation
- Weniger als 3 Entleerungen pro Woche

Die **Ursachen** einer chronischen Obstipation können vielfältig sein. Einerseits kann die chronische Obstipation als **Zivilisationskrankheit** angesehen werden, deren Ursachen in einer ungesunden Lebensweise mit Stress und Bewegungsarmut, ballaststoffarmer Ernährung, unzureichenden Trinkmengen und Unterdrückung des Defäkationsreflexes liegen. Die mittlere Prävalenz einer chronischen Obstipation liegt bei ca. 15 % der Allgemeinbevölkerung in Europa.

Andererseits können der Obstipation **funktionelle** und **strukturelle Ursachen** zugrunde liegen, die sorgfältig diagnostisch abgeklärt werden müssen:

- **Störungen der propulsiven Motilitätssteuerung** durch Funktionsänderungen der interstitiellen Cajal-Zellen, enterale Neuropathien und/oder Myopathien
- **Organische Stenosen** (z. B. Tumoren und chronische Entzündungen im Darmbereich)
- **Funktionelle Defäkationsstörungen**
- **Endokrinologische Krankheiten** (z. B. Hypothyreose)
- **Unerwünschte Arzneimittelwirkungen bestimmter Medikamente** (z. B. Opioide, Anticholinergika, trizyklische Antidepressiva, H_1-Antihistaminika, Verapamil)

Die regelmäßige Darmentleerung wird von den meisten Menschen mit einem Gefühl des körperlichen und psychischen Wohlbefindens assoziiert. Deshalb werden Laxantien sehr häufig für die Selbstmedikation eingesetzt, da sie nicht verschreibungspflichtig sind.

Obstipation tritt ein, wenn die gastrointestinale Passage des Darminhalts verlangsamt und die Defäkationsfrequenz verringert ist. Durch den längeren Aufenthalt des Darminhalts im Kolon und Rektum kommt es zur Eindickung der Fäzes, was deren Weitertransport und Entleerung zusätzlich erschwert. Unter physiologischen Verhältnissen werden rund 90 % des Wassers, das aus dem Dünndarm ins Kolon gelangt, resorbiert. Bei Obstipation und insbesondere bei Diarrhö gerät die **Flüssigkeitshomöostase** aus dem Gleichgewicht und beeinflusst die propulsive Darmmotorik, die von der Fäzeskonsistenz und Kolonfüllung abhängt. An der Flüssigkeitsbilanz im Kolon greifen insbesondere Laxantien (Abführmittel) ein, um eine Obstipation zu beheben.

Auch die **Elektrolythomöostase,** insbesondere von Na^+ und K^+, gilt es in diesem Zusammenhang zu beachten, da ein K^+-Mangel, wie er durch chronischen Laxantiengebrauch oder Diuretika ausgelöst werden kann, obstipierend wirkt. Die Kolonepithelzellen resorbieren den größten Teil des luminalen Na^+ durch von Aldosteron gesteuerte Na^+-Kanäle und geben das resorbierte Na^+ über eine Na^+-K^+-Pumpe auf der basolateralen Seite an das Blut ab. Im Austausch gegen Na^+ transportiert die basolaterale Na^+-K^+-Pumpe K^+ in die Epithelzellen, aus denen K^+ durch K^+-Kanäle in das Lumen sezerniert wird.

22.3.2 Therapie der Obstipation mit Laxantien

Laxantien verkürzen die Verweildauer der Fäzes in Kolon und Rektum. Allen Laxantien ist gemeinsam, dass sie vom Darmlumen her wirken, also unresorbiert in das Kolon gelangen müssen. Das Ergebnis ihrer Wirkung ist eine Aufweichung der Fäzes und Zunahme der Darmfüllung, was über Stimulierung des enteralen Nervensystems und der propulsiven Motorik die Massenbewegungen des Kolons und damit die Defäkation anregt. Hinsichtlich des **Wirkungsmechanismus** lassen sich vier Gruppen unterscheiden:

- Osmotisch wirkende Laxantien
- Antiresorptiv und sekretagog wirkende Stoffe
- Gleitmittel
- Füll- und Quellmittel

Osmotisch wirkende Laxantien

Als unvollständig oder schwer resorbierbare Verbindungen (➤ Tab. 22.7) halten sie eine osmotisch äquivalente Menge Flüssigkeit im Darmlumen zurück und verhindern dadurch eine Eindickung der Fäzes. Der Eintritt der laxierenden (abführenden) Wirkung divergiert bei den verschiedenen osmotisch wirksamen Laxantien sehr stark (➤ Tab. 22.7). Kontrollierte Studien attestieren den langkettigen **Polyethylenglykolen** (PEG) mit einem mittleren Molekulargewicht zwischen 3000 und 4000 **(Macrogol*)** die beste laxierende Wirkung unter den osmotisch wirkenden Laxantien. Sie werden deshalb auch bevorzugt zur Darmreinigung vor diagnostischen oder operativen Eingriffen eingesetzt. Die Macrogole werden zusammen mit Wasser eingenommen, das sie an sich binden. Wegen ihres hohen Molekulargewichts werden sie nicht resorbiert, sondern unverändert ausgeschieden. Flatulenz tritt selten auf. PEG sind in verschiedenen Arzneistoffen enthalten und können zur Bildung von PEG-Antikörpern führen. Anaphylaktische Reaktionen nach oraler Macrogol-Einnahme sind jedoch äußerst selten.

Die **salinischen Laxantien** (anorganische Salze) sollten in isotoner Lösung eingenommen werden, um Flüssigkeitsverluste zu vermeiden. Bei $MgSO_4$ ist zu beachten, dass 30–50 % des Mg^{2+} resorbiert werden, bei Niereninsuffizienz im Organismus akkumulieren und Muskelschwäche, Herzinsuffizienz und Blutdruckabfall verursachen können. Glaubersalz ist deshalb bei Herzinsuffizienz und Bittersalz bei Niereninsuffizienz kontraindiziert.

Unter den **Zucker-** und **Zuckeralkohol-Laxantien** (➤ Tab. 22.7) finden sich die schwer resorbierbaren Zucker **Lactulose** und **Lactitol** und der Zuckeralkohol **Sorbitol.** Während Sorbitol vornehmlich in Form von Klysmen und Einläufen verwendet wird, werden Lactulose und Lactitol oral eingenommen. Lactulose kommt auch zur Senkung erhöhter Ammoniakspiegel bei der hepatischen Encephalopathie zum Einsatz. Diese Zucker werden im Kolon unter bakterieller Einwirkung in Milch- und Essigsäure zerlegt, die aufgrund der pH-Erniedrigung resorbierbares Ammoniak (NH_3) in nicht resorbierbare Ammonium-Ionen (NH_4^+) umwandeln und dadurch den Ammoniakblutspiegel senken. Als unerwünschte Arzneimittelwirkungen rufen Lactulose und Lactitol häufig Bauchschmerzen, Meteorismus und Flatulenz hervor.

Antiresorptiv und sekretagog wirkende Laxantien

Die Gruppe der sekretagog wirkenden Laxantien hemmt einerseits durch Blockade der Na^+/K^+-ATPase die Resorption von Na^+ und – aus osmotischen Gründen – auch die von Wasser und stimuliert andererseits die Sekretion von Na^+, Cl^-, K^+, Ca^{2+} und Wasser in das Darmlumen. Die Gruppe der sekretagog wirkenden Laxantien umfasst Anthrachinon- und Triarylmethanderivate (➤ Tab. 22.8), an deren Wirkung Prostaglandine beteiligt sind.

Tab. 22.7 Osmotisch wirkende Laxantien

Arzneistoff	Handelsname (Beispiel)	Dosis	Wirkungseintritt
Polyethylenglykole			
Macrogol 4000	Laxofalk®	10–20 g	24–72 h
Macrogol 3350	Movicol®, zusammen mit Elektrolyten	10–20 g	24–72 h
Salinische Laxantien			
Na_2SO_4 (Glaubersalz)	Glaubersalz, Karlsbader Salz	10–20 g	1–3 h
$MgSO_4$ (Bittersalz)	Bittersalz, Epsomsalz	10–20 g	1–3 h
Zucker, Zuckeralkohole			
Lactulose	Bifiteral®	5–10 g	8–10 h
Lactitol	Importal®	10–15 g	8–10 h
Sorbitol	Microklist®	3 g	wenige min

Tab. 22.8 Antiresorptiv und sekretagog wirkende Laxantien

Arzneistoff	Handelsname	Dosis	Wirkungseintritt
Anthrachinonderivate			
Sennoside (in Trockenextrakten aus Sennesfrüchten)	Sennalax® u. a.	10–30 mg (Sennosid B)	8–12 h
Triarylmethanderivate			
Bisacodyl	Dulcolax® u. a.	5–10 mg	• Tabletten: 6–12 h • Suppositorien: 30 min
Natriumpicosulfat	Laxoberal® u. a.	5–10 mg	6–12 h

22

Anthrachinonderivate

Anthrachinonderivate finden sich in vielen Phytopräparaten (z. B. Sennesblätter und -früchte, Faulbaumrinde, Rhabarberwurzel). Die hydrophilen Anthrachinonglykoside passieren den Dünndarm unresorbiert und werden im Kolon unter Einwirkung des Darmmikrobioms in die wirksamen Anthrone bzw. Anthranole umgewandelt. Diese Biotransformation erklärt den verzögerten Wirkeintritt. Die Metaboliten werden überwiegend mit den Fäzes ausgeschieden. Nur 5 % der oral eingenommenen Anthrachinone werden resorbiert und renal ausgeschieden, wobei sie den Urin dunkel färben. Bei chronischem Gebrauch rufen Anthrachinonderivate eine harmlose Dunkelfärbung der Kolonschleimhaut (Melanosis coli) hervor, die nach Absetzen reversibel ist.

Triarylmethanderivate

Bisacodyl* (➤ Abb. 22.7) ist ein Essigsäureester von Bis-(p-Hydroxyphenyl)-Pyridyl-2-Methan (BHPM). Wird es in Form magensaftresistenter Tabletten eingenommen, entgeht es einem ansonsten ausgeprägten enteroheptischen Kreislauf. Vornehmlich im Dickdarm wird Bisacodyl durch mucosale und bakterielle Esterasen zur eigentlichen Wirkform BHPM hydrolysiert. Nur geringe Mengen von Bisacodyl werden resorbiert und in der Leber zum unwirksamen Glucuronid konjugiert. Neben seiner antiresorptiven und sekretagogen Wirkung kann Bisacodyl auch direkt die peristaltische Motorik im Dickdarm stimulieren. Nach oraler Einnahme setzt die laxierende Wirkung von Bisacodyl nach 8–12 Stunden ein, während die rektale Applikation zu einem raschen Wirkungseintritt führt (➤ Tab. 22.8).

Natriumpicosulfat, ein Schwefelsäureester von BHPM, erreicht nach oraler Einnahme das Kolon ohne nennenswerte Resorption. Im Dickdarm wird es durch bakterielle Enzyme in die Wirkform BHPM gespalten.

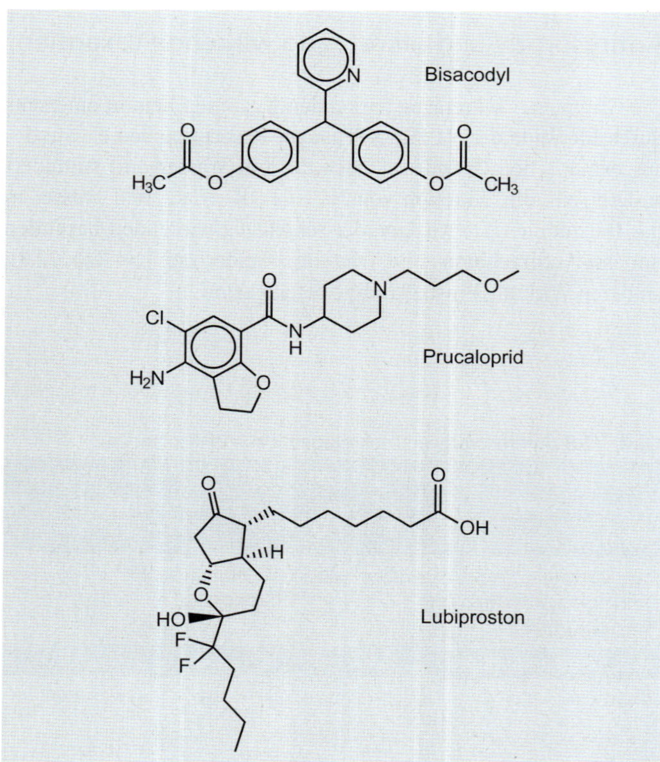

Abb. 22.7 Therapie der Obstipation: Bisacodyl, Prucaloprid und Lubiproston.

Gleitmittel

Als Lubrikans macht Gycerin (Glycilax®) die Fäzes durch einen Schmiereffekt gleitfähiger. Es wird in Klysmen oder Suppositorien (Zäpfchen) eingesetzt. Paraffinöl ist als Gleitmittel obsolet.

Füll- und Quellmittel

Weizenkleie, Leinsamen (Lini semen DAB) und Indische Flohsamen (Metamucil®, Mucofalk®) sind Ballaststoffe, die kaum verdaut und nicht resorbiert werden. Sie werden mit viel Flüssigkeit eingenommen. Ihre laxierende Wirkung setzt erst nach einigen Tagen ein.

Chronischer Laxantiengebrauch

Unerwünschte Arzneimittelwirkungen

Alle Laxantien – auch die natürlichen – verursachen bei chronischem Gebrauch **Störungen des Wasser- und Elektrolythaushalts** und führen insbesondere zu Na^+- und K^+-Verlusten. Die Na^+-Verluste können so stark sein, dass sich ein sekundärer Hyperaldosteronismus ausbildet, der die intestinalen und renalen K^+-Verluste vergrößert. Der K^+-Mangel verstärkt die Darmträgheit und kann die Betroffenen zu vermehrtem Laxantiengebrauch verleiten (Circulus vitiosus; ➤ Abb. 22.8). Hypokaliämien können bei gleichzeitiger Therapie mit Herzglykosiden, Diuretika oder Glucocorticoiden zu massiven kardialen Problemen führen.

22.3.3 Pharmaka mit selektiven Angriffspunkten zur Therapie der Obstipation

Prucaloprid

Das Dihydrobenzofurancarboxamid Prucaloprid (Resolor®; ➤ Abb. 22.7) ist ein selektiver Agonist an 5-HT_4-Rezeptoren, der aufgrund seiner enteroprokinetischen Wirkung die Kolonpassage beschleunigt. Es ist für die Behandlung der chronischen idiopathischen Obstipation bei Erwachsenen zugelassen, wenn Laxantien keinen ausreichenden Effekt haben, und wird auch beim Reizdarmsyndrom mit Obstipation eingesetzt (➤ Kap. 22.7.2). Prucaloprid

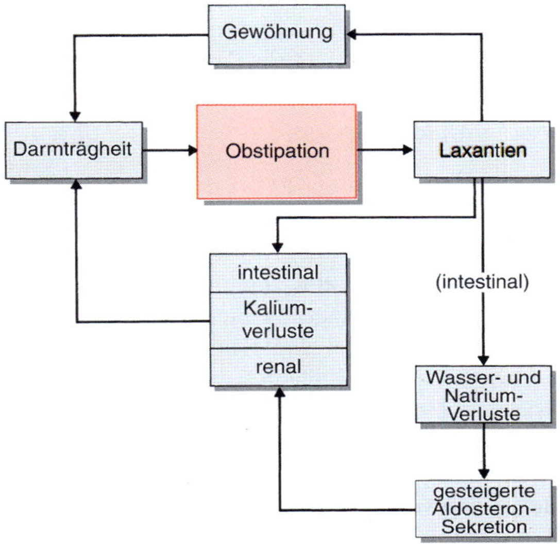

Abb. 22.8 Circulus vitiosus bei chronischem Laxantiengebrauch.

(2 mg) wird einmal am Tag eingenommen, im Dünndarm resorbiert und zum größten Teil unverändert über die Niere ausgeschieden. Zu den häufigsten unerwünschten Arzneimittelwirkungen zählen Kopfschmerzen, Übelkeit, Durchfall und Bauchschmerzen, die v. a. zu Beginn der Therapie auftreten. Bei Ileus, chronisch-entzündlichen Darmerkrankungen und dialysepflichtiger Beeinträchtigung der Nierenfunktion ist das Mittel kontraindiziert.

Lubiproston

Lubiproston (als Amitiza® in der Schweiz zugelassen) ist ein bizyklisches Derivat (Proston; ➤ Abb. 22.7) eines Prostaglandin-E_1-Metaboliten. Sein sekretagoger Wirkmechanismus beruht auf einer spezifischen Aktivierung spannungsabhängiger Cl^--Kanäle des Typs CIC-2 an der apikalen Zellmembran der intestinalen Epithelzellen. Dadurch kommt es zu einer verstärkten Sekretion von Cl^- in das Darmlumen, der ein parazellulärer Efflux von Na^+ und Wasser folgt. Die vermehrte Darmfüllung führt zu einer Steigerung der propulsiven Motilität.

Oral (24 µg 2 × täglich) eingenommen, wirkt Lubiproston praktisch nur im Darm, da seine systemische Bioverfügbarkeit unter 1 % liegt. Im Gastrointestinaltrakt wird es rasch von einer Carbonylreduktase inaktiviert. Die am häufigsten beobachtete unerwünschte Arzneimittelwirkung ist Übelkeit, die durch Nahrungsaufnahme gemildert wird. Außerdem können auch Kopfschmerzen, Diarrhö, Bauchschmerzen sowie andere zentralnervöse und gastrointestinale Symptome auftreten. Lubiproston wird primär zur Behandlung der chronisch-idiopathischen Obstipation bei Erwachsenen eingesetzt, wenn andere Therapieansätze versagen, findet aber auch bei opioidinduzierter Obstipation und beim Reizdarmsyndrom mit Obstipation Verwendung (➤ Kap. 22.7.2). Ileus, Schwangerschaft und Stillzeit gelten als Kontraindikationen.

Linaclotid

Linaclotid (Constella®) ist ein synthetisches Peptid aus 14 Aminosäuren, das wie das gastrointestinale Peptidhormon Guanylin die membranständige Guanylatcyclase-C (GC-C) an der apikalen Membran der intestinalen Epithelzellen aktiviert. GC-C wird auch vom hitzestabilen Enterotoxin STa aus *Escherichia coli (E. coli)* stimuliert, was eine sekretorische Diarrhö auslöst. Die Bindung von Linaclotid an GC-C führt zur Bildung von cGMP und in weiterer Folge zu einer Sekretion von Cl^- und HCO_3^- durch Cl^--Kanäle des Typs CFTR (Cystic Fibrosis Transmembrane Conduction Regulator). Dieser Sekretionsvorgang bewirkt einen parazellulären Efflux von Wasser und damit eine verstärkte Darmfüllung, welche die propulsive Motorik anregt. Der Wirkmechanismus von Linaclotid wird von Plecanatid geteilt, einem Peptid aus 16 Aminosäuren, das in den USA zugelassen ist.

Oral eingenommen (einmal tgl. 290 µg mindestens 30 min vor einer Mahlzeit), wird Linaclotid kaum resorbiert und im Darm rasch inaktiviert. Dementsprechend betreffen die unerwünschten Arzneimittelwirkungen – in erster Linie Diarrhö, Bauchschmerzen und Flatulenz – primär den Gastrointestinaltrakt. Linaclotid wird zur Behandlung der chronisch-idiopathischen Obstipation und des Reizdarmsyndroms mit Obstipation (➤ Kap. 22.7.2) bei Erwachsenen verwendet.

22.3.4 Periphere Opioidrezeptor-Antagonisten zur Therapie der opioidbedingten Obstipation

Obstipation ist eine der häufigsten unerwünschten Arzneimittelwirkungen von Opioid-Analgetika. Die Prävalenz der **opioidinduzierten Obstipation** hängt von Präparat, Dosierung, Art der Einnahme und verschiedenen Patientenfaktoren ab und betrifft bei oraler Opioideinnahme im Durchschnitt etwa 50 % der Patienten. Bei transdermaler Anwendung ist das Risiko einer opioidinduzierten Obstipation verringert.

Anwendung

Für die **unspezifische Behandlung** der opioidinduzierten Obstipation kommen Laxantien, Lubiproston und Prucaloprid infrage. Unter den Laxantien ist nur die Wirksamkeit von Macrogolen, Sennosiden und Lactulose gut durch Studien belegt, doch profitieren lediglich etwa 50 % der Patienten mit opioidinduzierter Obstipation von einer Laxantienbehandlung. **Periphere Opioidrezeptor-Antagonisten** wie Naloxon in Retardform, Naloxegol, Naldemedin und Methylnaltrexon ermöglichen eine **spezifische Behandlung** der opioidinduzierten Obstipation, da die analgetische Wirkung der Opioide durch einen Angriff im ZNS zustande kommt, während deren obstipierende Wirkung auf einer Wirkung am enteralen Nervensystem beruht. Folglich können periphere Opioidrezeptor-Antagonisten die obstipierende Wirkung von Opioiden verringern, ohne deren analgetische Wirkung einzuschränken.

Methylnaltrexon

Methylnaltrexon (Relistor®) ist ein μ-Opioidrezeptor-Antagonist, der aufgrund seiner quartären Struktur (➤ Abb. 22.9) eine vernachlässigbare Blut-Hirn-Schranken-Gängigkeit aufweist. Subkutan injiziert, wird es rasch resorbiert, zu einem geringen Teil in der Leber metabolisiert und überwiegend renal eliminiert. Methylnaltrexon (8–12 mg jeden zweiten Tag) löst bei etwa 50 % der Patienten mit einer opioidbedingten Obstipation innerhalb von 4 Stunden eine Defäkation aus. Diese Wirkung wird häufig von Bauchschmerzen, aber auch von Flatulenz, Nausea, Diarrhö und Schwindel begleitet. Vereinzelt wurden Darmperforationen berichtet. Methylnaltrexon wird zur Therapie der laxantienresistenten opioidbedingten Obstipation bei Erwachsenen eingesetzt.

Naloxon in Retardform

Naloxon* (➤ Abb. 7.6) wirkt nur bei oraler Einnahme als peripherer Opioidrezeptor-Antagonist, da der starke First-Pass-Metabolismus in der Leber seine orale Bioverfügbarkeit auf < 3 % drückt. Die Retardformulierung stellt sicher, dass keine Sättigung der hepatischen Enzymsysteme eintritt, sodass die zirkulierende Naloxonkonzentration zu gering bleibt, um die zentrale analgetische Wirkung von Opioiden abzuschwächen. Retard-Naloxon kommt in einer fixen Kombination mit Retard-Oxycodon (Targin®) in einem Gewichtsverhältnis von 1 : 2 (Naloxon : Oxycodon) zum Einsatz. Diese Kombination beugt der Entwicklung einer oxycodonbedingten Obstipation vor. In der Anwendung als Retardpräparat hat Naloxon bis auf gelegentliche Bauchschmerzen und leichte Durchfälle keine unerwünschten Arzneimittelwirkungen.

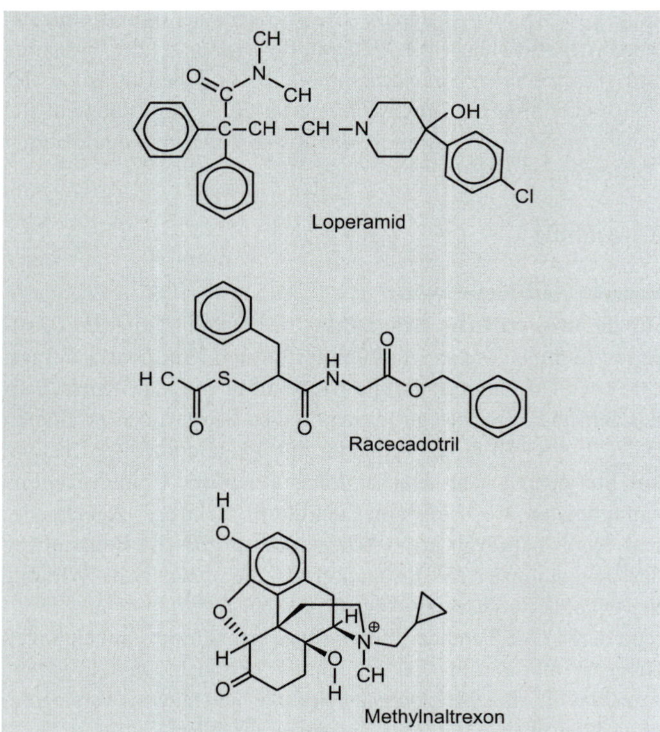

Abb. 22.9 Modulation des peripheren Opioidsystems: Loperamid, Racecadotril und Methylnaltrexon.

Naloxegol und Naldemedin

Naloxegol (Moventig®) ist ein PEGyliertes Derivat von Naloxon, während Naldemedin (Rizmoic®) ein Naltrexon-Derivat ist. Beide Substanzen sind Substrate von P-Glykoprotein-Effluxtransportern und weisen dadurch nur eine minimale Blut-Hirn-Schranken-Gängigkeit auf. Als peripher wirkende Opioidrezeptor-Antagonisten können Naloxegol und Naldemedin unabhängig vom verwendeten Opioid-Analgetikum zur Behandlung der laxantienresistenten opioidinduzierten Obstipation eingesetzt werden. Oral eingenommen, werden Naloxegol (25 mg 1 × täglich) und Naldemedin (200 μg 1 × täglich) rasch resorbiert, in der Leber unter Beteiligung von CYP3A4 metabolisiert und teils renal, teils über die Fäzes ausgeschieden. Die dosisabhängigen unerwünschten Arzneimittelwirkungen treten v. a. zu Therapiebeginn auf und manifestieren sich in Bauchschmerzen, Diarrhö, Flatulenz, Nausea und Kopfschmerzen.

22.3.5 Indikationen für Laxantien und Pharmaka mit selektiven Angriffspunkten

Im Vordergrund der Behandlung der chronischen Obstipation steht zunächst die **Aufklärung** über die physiologische Bandbreite in der Defäkationsfrequenz und ggf. die negativen Auswirkungen eines chronischen Laxantiengebrauchs auf den Elektrolythaushalt und die Darmmotorik. Der Behandlungsplan umfasst zuerst **nichtmedikamentöse Therapieformen:**

- Umstellung der Ernährung auf ballaststoffreiche Kost
- Ausreichende Flüssigkeitszufuhr (> 2 l/Tag) und
- Vermehrte körperliche Bewegung

Ist der Erfolg dieser Allgemeinmaßnahmen unbefriedigend, kommen **medikamentöse Therapieformen** nach einer Laxantienstufenleiter infrage:

- Füll- und Quellmittel (Primärstufe)
- Osmotische Laxantien (Sekundärstufe)
- Triarylmethanderivate oder Anthrachinone (Tertiärstufe)
- Pharmaka mit selektiven Angriffspunkten

Weitere Indikationen für eine Anwendung von Laxantien sind:

- Darmentleerung/-reinigung für diagnostische oder operative Eingriffe
- Erleichterung der Bauchpresse während der Defäkation (z. B. nach Operationen insbesondere im Bauchraum, nach Myokardinfarkt oder Apoplexie, bei Hernien)
- Chronische Analleiden (Hämorrhoiden, Analfissuren)
- Medikamentenbedingte Obstipation (Behandlung gegebenenfalls mit peripheren Opioidrezeptor-Antagonisten).

Kontraindikationen

Kontraindikationen für die Anwendung von Laxantien sind ein mechanischer oder paralytischer Ileus, chronisch-entzündliche Darmerkrankungen und schwere Störungen des Elektrolyt- und Wasserhaushalts.

22.4 Behandlung der Diarrhö

22.4.1 Therapierelevante Aspekte der Diarrhö

Diarrhö (Durchfall) ist charakterisiert durch eine pathologisch verminderte Stuhlkonsistenz, einen erhöhten Wassergehalt der Fäzes (> 200 ml/Stuhlgang), ein tägliches Stuhlgewicht von > 250 g und mehr als 3 Defäkationen pro Tag. Diarrhö ist die Folge einer Störung der intestinalen Elektrolyt- und Wasserhomöostase, die verschiedene **Ursachen** haben kann:

- **Sekretorische Diarrhö** durch Enterotoxine von *E. coli, Vibrio cholerae* oder *Staphylococcus aureus,* sekretagoge Laxantien oder Linaclotid
- **Exsudative (entzündliche) Diarrhö,** hervorgerufen durch Infektionen mit Shigellen, Salmonellen, Yersinien, Lamblien oder Amöben, chronisch-entzündliche Darmerkrankungen oder Mucositis durch Zytostatika oder Bestrahlung
- **Osmotische Diarrhö,** bedingt durch Lactasemangel (Lactoseintoleranz), Glutenallergie (Zöliakie) oder osmotische Laxantien
- **Steatorrhö** durch unverdaute Fette bei Pankreasinsuffizienz oder nach Gallenblasenresektion
- **Chologene Diarrhö** durch Malabsorption von Gallensäuren bei Erkrankungen oder Resektion des Ileums
- **Antibiotikainduzierte Diarrhö** durch Schädigung des kommensalen Darmmikrobioms und Superinfektion mit *Clostridioides difficile* (pseudomembranöse Kolitis, chronische Enterokolitis) oder *Klebsiella oxytoca* (hämorrhagische Kolitis) und
- **Motilitätsbedingte Diarrhö,** bedingt durch Hyperthyreose, Karzinoid, Reizdarmsyndrom oder Prokinetika (Prucaloprid).

Darminfektionen sind die häufigsten Ursachen akuter Diarrhöen, die in der Mehrzahl der Fälle selbstlimitierend sind. Für bestimmte Risikogruppen (Kleinkinder, immunsupprimierte, ältere oder geschwächte Personen) sowie bei heftigen persistierenden Symptomen (blutige Durchfälle, Fieber) ist jedoch eine Therapie erforderlich. Als **Therapieoptionen** kommen infrage:

- **Orale Rehydratation** mit Elektrolyt-Zucker-Lösungen
- Gabe von peripheren **Opioidrezeptor-Agonisten**
- Normalisierung des Darmmikrobioms **(Antibiotika, Probiotika)**

22.4.2 Orale Rehydratationstherapie

Die wichtigste symptomatische Maßnahme ist der Ersatz der Wasser- und Elektrolytverluste, dem lebensrettende Bedeutung zukommt. Der Zusatz von Glucose (oder auch Saccharose) zur Rehydratationslösung ist wichtig, weil Glucose einen Na^+-Glucose-Cotransporter in der apikalen Membran der Darmepithelzellen stimuliert und damit auch die Na^+-Resorption (und passiv die Wasserresorption) steigert. Die Rehydratationslösung kann aus Fertigpulvern (Elotrans®, Oralpädon 240®) durch den Zusatz eines entsprechenden Wasservolumens hergestellt werden.

Eine Lösung für den Flüssigkeits- und Elektrolytersatz bei Durchfällen enthält laut Empfehlung der WHO (2005):

- Natriumchlorid: 2,6 g
- Kaliumchlorid: 1,5 g
- Natriumcitrat: 2,9 g
- Glucose: 13,5 g
- Wasser: ad 1 000 g

22.4.3 Periphere Opioidrezeptor-Agonisten

Bei schweren Diarrhöen gilt es, die abnorm verkürzte Darmpassagezeit zu normalisieren und auf diese Weise den Elektrolyt- und Wasserverlust zu vermindern. Dies gelingt mit peripher wirksamen Opioiden, die direkt (Loperamid, Eluxadolin) oder indirekt (Racecadotril) μ- und andere Opioidrezeptoren im Magen-Darm-Trakt stimulieren und dadurch die Darmpassage verlangsamen. Der G_i-gekoppelte μ-Opioidrezeptor hemmt sowohl exzitatorische (cholinerge) als auch inhibitorische Transmissionsvorgänge im enteralen Nervensystem, wodurch die propulsive Motorik gehemmt und der Tonus des Pylorus und Analsphincters erhöht wird. Durch die Verlängerung der Darmpassagezeit wird das Zeitfenster für die Resorption von Elektrolyten und Wasser erweitert. Zudem hemmt die Aktivierung von Opioidrezeptoren die diarrhöassoziierte Sekretion von Elektrolyten und Wasser in das Darmlumen. Loperamid und Racecadotril sind für die kurzfristige symptomatische Therapie von schweren Diarrhöen indiziert.

Loperamid

Loperamid* (Imodium®) ist ein Agonist an μ-Opioidrezeptoren (> Abb. 22.9). Oral eingenommen, wirkt Loperamid praktisch nur im Gastrointestinaltrakt, da die Resorption im Dünndarm und der Durchtritt durch die Blut-Hirn-Schranke von P-Glykoprotein-Effluxtransportern verhindert werden. Außerdem wird aus dem Darm resorbiertes Loperamid durch CYP3A4 in der Leber abgebaut.

Dosierung

Bei akutem Durchfall beträgt die Dosis von Loperamid für Erwachsene initial 4 mg, gefolgt von jeweils 2 mg nach jedem ungeformten Stuhl. Die Tageshöchstdosis für Erwachsene beträgt 12 mg, für Kinder ab 12 Jahren 8 mg. Bei Kindern im Alter von 2–12 Jahren sollte die Dosierung nach Körpergewicht erfolgen.

Unerwünschte Arzneimittelwirkungen

Die geringe orale Bioverfügbarkeit von Loperamid äußert sich in einer guten Verträglichkeit. Unerwünschte Arzneimittelwirkungen wie Kopfschmerzen, Schwindelgefühl und Müdigkeit, aber auch kolikartige Bauchschmerzen sind selten. Im Kindesalter können jedoch bei Überschreiten der Tageshöchstdosis vermehrt unerwünschte Arzneimittelwirkungen auftreten. Durch die verzögerte Magen-Darm-Passage kann Loperamid die orale Bioverfügbarkeit anderer Arzneistoffe herabsetzen. Hemmstoffe des P-Glykoproteins und von CYP3A4 erhöhen die orale Bioverfügbarkeit von Loperamid und können zu unerwünschten Arzneimittelwirkungen im ZNS führen.

Kontraindikationen

Bei Kindern unter 2 Jahren ist Loperamid wegen der unzureichend entwickelten Blut-Hirn-Schranke kontraindiziert. Weitere Kontraindikationen sind Ileus, Colitis ulcerosa, bakterielle Enterocolitis, Diarrhöen mit Fieber und blutigem Stuhl sowie antibiotikainduzierte Diarrhöen, da in diesem Fall Loperamid die Keimelimination und Toxinausscheidung verzögert.

Eluxadolin

Eluxadolin (Truberzi®) ist ein Agonist an μ- und κ-Opioidrezeptoren und ein Antagonist an δ-Opioidrezeptoren. Aufgrund der geringen oralen Bioverfügbarkeit ist seine Wirkung auf den Darm beschränkt. Oral eingenommen (100 mg zweimal täglich) wird Eluxadolin primär zur kurzzeitigen Behandlung des Reizdarmsyndroms mit Diarrhö eingesetzt. Zu den häufigsten unerwünschten Arzneimittelwirkungen zählen Obstipation, Übelkeit und Bauchschmerzen.

Racecadotril

Racecadotril* (Vaprino®) ist ein Pro-Drug, das nach oraler Einnahme rasch resorbiert und von Esterasen zu Thiorphan hydrolysiert wird (➤ Abb. 22.9). Thiorphan ist ein indirektes Opioidmimetikum, da es membrangebundene Enkephalinasen hemmt, wie sie auch im Dünndarmepithel vorkommen. Dadurch verzögert Thiorphan den Abbau endogener Enkephaline und verstärkt und verlängert deren Wirksamkeit. Im Gastrointestinaltrakt hemmen Enkephaline die Sekretion von Wasser und Elektrolyten über Stimulierung von δ-Opioidrezeptoren. Opioidartige Wirkungen auf das ZNS fehlen, da Thiorphan die Blut-Hirn-Schranke nicht penetriert. Die inaktiven Metaboliten von Racecadotril werden hauptsächlich renal eliminiert.

Dosierung

Anders als Loperamid kann Racecadotril für die **kurzfristige Therapie** der Diarrhö ab einem Alter von 3 Monaten eingesetzt werden. Die Anwendung bei Säuglingen und Kleinkindern in Form von Granulaten erfolgt in Dosen von 1,5 mg/kg KG dreimal täglich, die Dosierung für Erwachsene beträgt 100 mg dreimal täglich vor den Mahlzeiten.

Unerwünschte Arzneimittelwirkungen

Unerwünschte Arzneimittelwirkungen von Racecadotril sind selten und umfassen in erster Linie Kopfschmerzen, Übelkeit und Obstipation.

22.4.4 Probiotika

Das intestinale Mikrobiom wird bei Darminfekten und Diarrhöen stark in Mitleidenschaft gezogen. Die Bedeutung des kommensalen Darmmikrobioms für die gastrointestinale Physiologie wird durch die therapeutische Wirksamkeit eines **fäkalen Mikrobiomtransfers** bei Kolitis durch rezidivierende Infekte mit antibiotikaresistentem *Clostridioides difficile* unter Beweis gestellt. Bei **infektions- und antibiotikabedingten Diarrhöen** können **Probiotika** (oral einnehmbare Zubereitungen einzelner oder mehrerer Bakterien- und Pilzspezies, die den Darm besiedeln können und einen gesundheitlichen Nutzen haben sollen) eine therapeutische Wirksamkeit entwickeln. Hierfür werden primär verschiedene Stämme von *Lactobacillus* spp. und *Bifidobacterium* spp., der apathogene *E. coli*-Stamm Nissle 1917 (Mutaflor®) sowie der Hefepilz *Saccharomyces boulardii* (Perenterol®) verwendet. Mikrobiologische Untersuchungen schreiben Probiotika einen Schutz gegen mikrobielle Krankheitserreger und eine immunmodulierende Wirkung zu.

Die therapeutische Wirksamkeit von Probiotika bei infektionsbedingten und antibiotikaassoziierten Diarrhöen ist in vielen eher kleinen Studien geprüft worden. Deren Heterogenität erschwert allerdings eine Bewertung des therapeutischen Nutzens; zu unterschiedlich sind die Zusammensetzung der verwendeten Probiotika, ihre Dosierung, die Dauer der Anwendung und die Studienprotokolle. Metaanalysen sprechen den Probiotika dennoch eine moderate Wirksamkeit zu, akute, infektionsbedingte und antibiotikaassoziierte Diarrhöen von Kindern und Erwachsenen zu verhindern oder zumindest deren Dauer zu verkürzen. In diesen Indikationen sind Probiotika gut verträglich; Vorsicht ist allerdings bei immunkompromittierten Personen geboten.

22.4.5 Reisediarrhö

Sie wird in mehr als 50 % der Fälle durch enterotoxinbildende *E.-coli*-Stämme hervorgerufen. Die Standardtherapie der unkomplizierten Reisediarrhö besteht in der oralen Rehydratation und – bei Diarrhöen ohne Fieber und blutigem Stuhl – der Gabe von Loperamid, Racecadotril oder Probiotika. Bei schwerem Verlauf mit Fieber, blutigen Durchfällen und mehr als 6 Stuhlentleerungen pro Tag sind – neben der Rehydrierungstherapie – Antibiotika (Fluorchinolone, Azithromycin oder Rifaximin) indiziert.

22

22.5 Behandlung von Übelkeit und Erbrechen: Antiemetika

22.5.1 Therapierelevante Aspekte von Nausea und Emesis

Diarrhö und Emesis (Erbrechen) sind zwei komplementäre Schutzprogramme für die rasche Entfernung oral aufgenommener Toxine und gefährlicher Mikroorganismen aus dem Gastrointestinaltrakt. Der Brechreflex sorgt dafür, dass oral aufgenommene Gefahrenstoffe aus dem Magen und oberen Dünndarm entsorgt werden, bevor sie resorbiert werden. Nausea (Übelkeit) ist eine unangenehme Empfindung, die sehr häufig der autonomen Auslösung des Brechreflexes vorausgeht.

Die komplexen reflektorischen Vorgänge, die zum Erbrechen führen, werden vom **Brechzentrum** koordiniert, das aus einem Netz neuronaler Kerne im medullären Hirnstamm besteht. Das Brechzentrum erhält Signale von **vier wichtigen Inputsystemen** mit spezifischen Rezeptoren (➤ Abb. 22.10), die sich zum Teil für einen spezifischen pharmakologischen Eingriff in den Brechreflex eignen:

1. Vom Gastrointestinaltrakt erhält das Brechzentrum Inputs über **vagale afferente Neuronen,** die **5-HT$_3$-Rezeptoren** exprimieren (➤ Abb. 22.10). Sie werden von Serotonin stimuliert, das durch Bakterientoxine, Alkaloide (z. B. Emetin), Zytostatika oder Strahlentherapie aus enterochromaffinen Zellen der gastrointestinalen Mucosa freigesetzt wird. Die Aktivierung der vagalen Afferenzen wird über den Nucleus tractus solitarii und die Area postrema an das Brechzentrum signalisiert.
2. In der Area postrema am Boden des 4. Hirnventrikels befindet sich die **Chemorezeptor-Triggerzone** (➤ Abb. 22.10), die außerhalb der Blut-Hirn-Schranke liegt. Sie kann deshalb gut auf zirkulierende Toxine und emetogene Arzneistoffe (z. B. Opioide, Herzglykoside) in der Blutbahn ansprechen. Die Chemorezeptor-Triggerzone besitzt **D$_2$-Rezeptoren** und **Opioidrezeptoren,** aber auch 5-HT$_3$-Rezeptoren, die bei Stimulierung exzitatorische Inputs an das Brechzentrum senden.
3. Bei der Seekrankheit und anderen Bewegungskrankheiten (Kinetosen) wird das Brechzentrum vom **Vestibularapparat** aus erregt (➤ Abb. 22.10). In diesem Inputsystem spielen **Histamin-H$_1$- und Muscarin-Rezeptoren des Typs M$_3$/M$_5$** eine wichtige Rolle.
4. Das Brechzentrum erhält auch Inputs von höheren Zentren im **Cortex** und **limbischen System** (➤ Abb. 22.10). Diese Inputs sind für das Erbrechen bei ekelerregenden Seh-, Geruchs- und Geschmacksempfindungen, für das antizipatorische Erbrechen (bei wiederholter Chemotherapie) und für das Erbrechen bei psychiatrischen Erkrankungen relevant.

Das Brechzentrum selbst liegt innerhalb der Blut-Hirn-Schranke. In ihm spielt das Neuropeptid **Substanz P** eine zentrale Transmitterrolle, die von **NK$_1$-Rezeptoren** (➤ Kap. 2.3.10) vermittelt wird. Blockade der NK$_1$-Rezeptoren im Brechzentrum unterdrückt im Tierversuch jede Form experimentell ausgelösten Erbrechens. Vom Brechzentrum werden motorische und autonome Outputs aktiviert, wodurch der Brechvorgang ausgelöst wird (➤ Abb. 22.10). Dem eigentlichen Brechvorgang geht eine prodromale Phase voraus, die durch Übelkeit, Salivation, Schwitzen und Tachykardie gekennzeichnet ist.

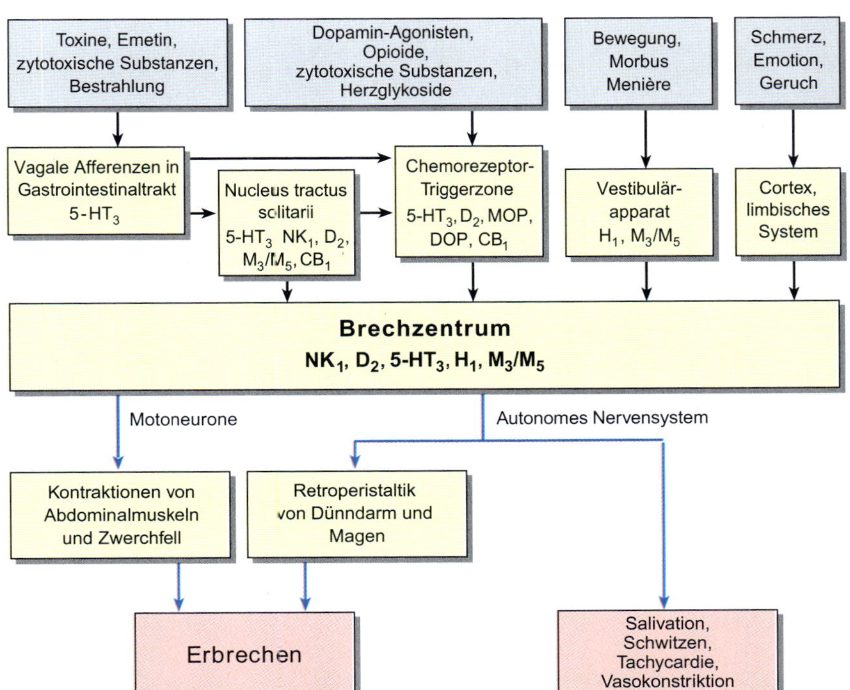

Abb. 22.10 Schematische Darstellung des Brechreflexes mit afferenten (schwarz) und efferenten Bahnen (blau).
Lokalisation von Muscarin- (M$_3$/M$_5$-), Dopamin- (D$_2$-), Histamin- (H$_1$-), Serotonin- (5-HT$_3$-), Substanz P- (NK$_1$-), Cannabinoid- (CB$_1$-), μ-Opioid- (MOP-) und δ-Opioid-Rezeptoren (DOP-Rezeptoren).

22.5.2 Antiemetika

Dopamin-D_2-Rezeptor-Antagonisten

Die Bedeutung dieser Substanzklasse in der antiemetischen Therapie ist durch die Entwicklung wirksamerer und sicherer Antiemetika zurückgegangen. Unter den Dopamin-D_2-Rezeptor-Antagonisten finden sich drei Substanzgruppen mit antiemetischer Wirksamkeit: **Butyrophenone** (Haloperidol), **Benzimidazolderivate** (Droperidol, Domperidon*) und substituierte **Benzamide** (Metoclopramid*, Alizaprid). Sie wirken antiemetisch, indem sie D_2-Rezeptoren in der Chemorezeptor-Triggerzone und anderen Hirnstammkernen hemmen. Aufgrund dieser Angriffspunkte eignen sie sich zur Prävention und Behandlung von Erbrechen aus ganz unterschiedlichen Ursachen (z. B. postoperatives Erbrechen, zytostatikainduziertes Erbrechen, Erbrechen nach Strahlentherapie, opioidinduziertes Erbrechen, Übelkeit und Erbrechen bei Migräne, Kinetosen; ➤ Tab. 22.9). Wegen ihrer mäßigen Wirkstärke und eingeschränkten Verträglichkeit sind sie jedoch meist nicht Mittel der ersten Wahl. Indirekt trägt auch die gastroprokinetische Wirkung von Domperidon und Metoclopramid zur Minderung von Nausea und Emesis bei. Während Droperidol ausschließlich als Antiemetikum zum Einsatz kommt, wird Haloperidol auch als Neuroleptikum genutzt.

Nicht nur Metoclopramid und Domperidon, sondern auch die anderen Dopamin-D_2-Rezeptor-Antagonisten sind aufgrund ihrer Sicherheitsrisiken nur für eine **Kurzzeitbehandlung** von Nausea und Emesis indiziert. Die maximale Tagesdosis von Metoclopramid und Domperidon sollte bei oraler Einnahme 30 mg und die maximale Anwendungsdauer 5 bzw. 7 Tage nicht überschreiten. Auf diese Weise können die unerwünschten Arzneimittelwirkungen der gehirngängigen Arzneistoffe Metoclopramid, Alizaprid, Droperidol und Haloperidol am ZNS (extrapyramidal-motorische Effekte, Dyskinesien, Hyperprolactinämie) weitgehend vermieden werden. Zahlreiche Kontraindikationen (prolactinabhängige Tumoren, Phäochromozytom, Epilepsie, extrapyramidal-motorische Bewegungsstörungen, Schwangerschaft, Stillzeit) schränken ihre Anwendung weiter ein. Bei Domperidon, aber auch bei Droperidol und Haloperidol, sind es potentiell fatale kardiale Arrhythmien, die ebenfalls nur eine kurzzeitige und möglichst niedrig dosierte Anwendung zulassen.

Histamin-H_1-Rezeptor-Antagonisten

Histamin-H_1-Rezeptor-Antagonisten wie **Promethazin*, Diphenhydramin*** und **Dimenhydrinat** (➤ Tab. 22.9) werden zur Prophylaxe von Übelkeit und Erbrechen bei Kinetosen angewandt, da H_1-Rezeptoren am vestibulären Input zum Brechzentrum beteiligt sind (➤ Abb. 22.10). Ein weiteres Anwendungsgebiet betrifft Schwangerschaftserbrechen, wobei auch **Doxylamin** (Cariban®)

Tab. 22.9 Antiemetika

Internationaler Freiname	Beispiele für Handelsnamen (Beispiel)	Halbwertszeit (h)	Einzeldosis (mg)	Indikationen
Dopamin-Rezeptor-Antagonisten				
Droperidol	Xomolix®	2	0,625–1,25 (i. v.)	• Opioidinduziertes Erbrechen • Zytostatikainduziertes Erbrechen • Postoperatives Erbrechen • Erbrechen bei Migräne
Haloperidol	Haldol®-Janssen	24 (12–36)	1–5 (i. m., i. v., p. o.)	
Domperidon	Motilium®	7	10 (p. o.)	
Metoclopramid	Paspertin®	3–5	10 (p. o., i. v.)	
Alizaprid	Vergentan®	3	50–150 (p. o., i. v., i. m.)	
H_1-Rezeptor-Antagonisten				
Promethazin	Atosil®	8–15	25–50 (p. o.)	• Kinetosen • Hyperemesis gravidarum • Postoperatives Erbrechen
Diphenhydramin	Emesan®	4	50 (p. o.)	
Dimenhydrinat	Vomex A®	6–9	50–100 (p. o., i. v., i. m.)	
M_1-Muscarinrezeptor-Antagonisten				
Scopolamin	Scopoderm TTS®	72[1]	1,5	Reisekrankheit
5-HT_3-Rezeptor-Antagonisten (Setrone)				
Ondansetron	Zofran®	3–5	4–16 (p. o., i. v.)	• Zytostatikainduziertes Erbrechen • Erbrechen nach Strahlentherapie • Postoperatives Erbrechen
Granisetron	Kevatril®	4–9	1–3 (i. v., p. o.)	
Palonosetron	Aloxi®	40	0,25 (i. v.)	
NK_1-Rezeptor-Antagonisten				
Aprepitant	Emend®	14	125, dann 80 (p. o.)	• Zytostatikainduziertes Erbrechen • Postoperatives Erbrechen
Fosaprepitant	Ivemend®	13	150 (i. v.)	
Netupitant	Akynzeo® (in fixer Kombination mit Palonosetron)	88	300 (p. o.)	Zytostatikainduziertes Erbrechen
Rolapitant	Varuby®	176	180 (p. o.)	

[1] Das Transdermalpflaster hält eine wirksame Plasmakonzentration über 72 h aufrecht.

zum Einsatz kommt. Neben der H_1-Rezeptor-Blockade trägt auch ein Antagonismus an Muscarinrezeptoren zur antiemetischen Wirkung bei. Als unerwünschte Arzneimittelwirkungen rufen H_1-Rezeptor-Antagonisten Müdigkeit und für Muscarinrezeptor-Antagonisten typische Effekte hervor. Einige H_1-Rezeptor-Antagonisten werden deshalb auch als Schlafmittel benutzt.

M_1-Muscarinrezeptor-Antagonisten

Scopolamin*, ein M_1-Muscarinrezeptor-Antagonist (➤ Abb. 3.4), steht in Form eines transdermalen Pflasters (Scopoderm TTS®) zur Prophylaxe von Reisekrankheit (➤ Tab. 22.9) zur Verfügung. In einer Dosis von 1,5 mg aufgebracht, schützt der Wirkstoff über 72 Stunden vor Kinetosen. Müdigkeit, Mundtrockenheit und Sehstörungen können unerwünschte Arzneimittelwirkungen sein.

5-HT_3-Rezeptor-Antagonisten (Setrone)

Zytostatika und Strahlentherapie setzen aus enterochromaffinen Zellen im Magen-Darm-Trakt Serotonin frei, das 5-HT_3-Rezeptoren an vagalen afferenten Nervenfasern stimuliert und auf diese Weise den Brechreflex auslöst (➤ Abb. 22.10). Die selektiven 5-HT_3-Rezeptor-Antagonisten (Setrone) **Ondansetron***, **Granisetron** und **Palonosetron** (➤ Abb. 22.11) blockieren die 5-HT_3-Rezeptoren an vagalen Afferenzen und verhindern bei 70–80 % der Patienten mit mäßig emetogener Chemotherapie das akute Erbrechen, das 1–3 Stunden nach Zytostatikagabe eintritt. Dagegen wird das verzögert auftretende Erbrechen, das bis zu 5 Tage dauern kann, nicht ausreichend beherrscht. Eine Wirkung an 5-HT_3-Rezeptoren im Hirnstamm trägt ebenfalls zum antiemetischen Effekt der Setrone bei.

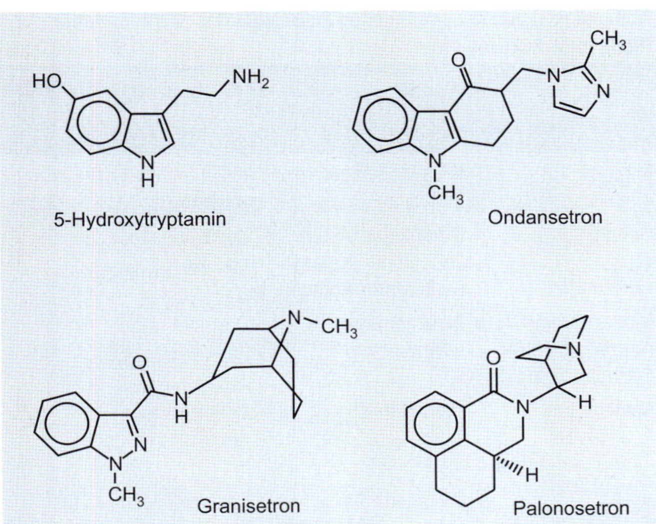

Abb. 22.11 5-HT- und 5-HT_3-Rezeptor-Antagonisten (Setrone).

Pharmakokinetik

Die orale Bioverfügbarkeit der 5-HT_3-Rezeptor-Antagonisten (außer Palonosetron) liegt zwischen 60 und 80 %, sodass die orale Gabe in den meisten Fällen der i. v.-Injektion gleichwertig ist (➤ Tab. 22.9). Palonosetron unterscheidet sich von den übrigen Setronen, indem es eine etwa 100-fach höhere Affinität zu 5-HT_3-Rezeptoren besitzt. Da es außerdem eine besonders lange Plasmahalbwertszeit von etwa 40 Stunden aufweist, wird es nur als Einmalinjektion verabreicht. Die antiemetische Wirksamkeit der anderen Setrone hält nur 12 (Ondansetron) bis 24 Stunden (Granisetron) an.

Unerwünschte Arzneimittelwirkungen

Die häufigsten unerwünschten Arzneimittelwirkungen der 5-HT_3-Rezeptor-Antagonisten sind Kopfschmerzen, Bauchschmerzen und Obstipation; Herzrhythmusstörungen treten sehr selten auf. Da Setrone durch hepatische CYP-Enzyme (CYP3A4, CYP2D6, CYP1A2) metabolisiert werden, kann ihre Wirksamkeit durch andere Arzneistoffe, die diese Enzyme induzieren, abgeschwächt werden.

NK_1-Rezeptor-Antagonisten

Aprepitant*, Fosaprepitant, Netupitant und Rolapitant sind NK_1-Rezeptor-Antagonisten, welche die Funktion von Substanz P bei der Koordination des Brechreflexes im medullären Brechzentrum hemmen (➤ Abb. 22.10). In Kombination mit einem Setron plus Dexamethason sind diese Substanzen in der Lage, bei hoch emetogener Chemotherapie nicht nur das akute Erbrechen, sondern auch das verzögerte Erbrechen zu verhindern.

Fosaprepitant ist ein Pro-Drug von Aprepitant für die einmalige i. v.-Verabreichung, während **Aprepitant** in 3 Dosen (125 mg, 80 mg, 80 mg) an 3 aufeinanderfolgenden Tagen oral eingenommen wird (➤ Tab. 22.9). Für die Prävention des postoperativen Erbrechens wird Aprepitant als Monotherapie (40 mg oral 3 Stunden vor Narkoseeinleitung) eingesetzt.

Netupitant (300 mg) steht nur in fixer Kombination mit Palonosetron (0,5 mg) zur Verfügung. Mit nur einer Kapsel des Kombinationspräparats, die vor jedem Chemotherapiezyklus genommen wird, können Übelkeit und Erbrechen über den gesamten Chemotherapiezyklus verhindert werden. In gleicher Weise wird **Rolapitant** (180 mg) angewandt, das eine noch längere Eliminationshalbwertszeit als Netupitant aufweist (➤ Tab. 22.9).

Pharmakokinetik

Die Bioverfügbarkeit von Aprepitant (p. o.) und Netupitant beträgt > 60 %, während jene von Rolapitant nahezu 100 % erreicht. Die NK_1-Rezeptor-Antagonisten werden hauptsächlich durch CYP3A4 metabolisiert und die Metaboliten teils renal, teils biliär eliminiert. Antiemetisch wirksame Metaboliten von Netupitant und Rolapitant tragen zur langen Wirkdauer dieser NK_1-Rezeptor-Antagonisten bei. Aprepitant und Netupitant weisen nicht nur wegen ihrer Biotransformation über CYP3A4 ein beträchtliches **Potential für Wechselwirkungen** mit anderen Pharmaka auf: Einerseits wird CYP3A4 von Aprepitant und Netupitant gehemmt, was mit einer Halbierung der Dexamethason-Dosierung bei einer Kombinationstherapie berücksichtigt wird. Andererseits können CYP3A4 und CYP2C9 von Aprepitant auch transient induziert werden. Bei Rolapitant scheint das Risiko für Wechselwirkungen geringer zu sein, da primär nur CYP2D6 mäßig gehemmt wird.

Unerwünschte Arzneimittelwirkungen

Gelegentliche unerwünschte Arzneimittelwirkungen äußern sich in Kopfschmerzen, Müdigkeit, Schluckauf, Obstipation und Bauchschmerzen.

Glucocorticoide

Glucocorticoide (➤ Kap. 16.4.3), primär **Dexamethason,** aber auch Prednisolon und Methylprednisolon, wirken zytostatikainduziertem und postoperativem Erbrechen entgegen. Ihre Wirksamkeit bei zytostatikainduziertem Erbrechen wird durch die Kombination mit $5\text{-}HT_3$-Rezeptor-Antagonisten verstärkt, wobei in der Unterdrückung des verzögerten Erbrechens eine Wirkungslücke bestehen bleibt. Die antiemetische Wirkung von Glucocorticoiden setzt vergleichsweise rasch ein und muss daher auf einem Wirkmechanismus beruhen, der sich von jenem der genomischen Wirkungen von Glucocorticoiden unterscheidet.

CB_1-Cannabinoidrezeptor-Agonisten

Dronabinol* und **Nabilon** sind Agonisten an CB_1-Cannabinoidrezeptoren (➤ Kap. 14.10), die als Reserve-Antiemetika bei **zytostatikainduziertem Erbrechen** zum Einsatz kommen, wenn andere Antiemetika nicht ausreichend wirken. Ihr mäßig antiemetischer Effekt kommt durch Stimulierung von CB_1-Rezeptoren im Bereich des Hirnstamms (Nucleus tractus solitarii, Area postrema) zustande (➤ Abb. 22.10). Die Verschreibung von Cannabinoiden unterliegt der Betäubungsmittel-Verschreibungsverordnung (Deutschland) bzw. der Suchtgiftverordnung (Österreich).

Dronabinol ist die halbsynthetische Reinsubstanz von Δ^9-Tetrahydrocannabinol (Δ^9-THC), die in der Apotheke als Rezepturarzneistoff zur Herstellung von Tropfen oder Kapseln verwendet und in Deutschland auf einem Betäubungsmittelrezept verordnet wird. In Österreich und in der Schweiz steht Dronabinol für die magistrale Verschreibung auf Suchtgiftrezept (Österreich) bzw. nach Bewilligung des Bundesamts für Gesundheit (Schweiz) zur Verfügung. **Nabilon** (Canemes®) ist hingegen ein Fertigpräparat eines vollsynthetischen Δ^9-THC-Analogs in Form von Kapseln (1 mg). Zu den häufigen unerwünschten Arzneimittelwirkungen der CB_1-Cannabinoidrezeptor-Agonisten (➤ Kap. 14.10) zählen Stimmungsänderungen, Konzentrationsstörungen, Sehstörungen, Schwindel und Ataxie.

22.5.3 Prophylaxe und Therapie von Übelkeit und Erbrechen

Antiemetika (➤ Tab. 22.9) dienen zur Prophylaxe und symptomatischen Behandlung des Erbrechens. Ihre therapeutische Anwendung ist bei ausgeprägtem und langanhaltendem Erbrechen indiziert, das zu erheblicher Dehydratation, Alkalose und Hypochlorämie führen kann. Kurz dauerndes Erbrechen (z. B. nach Nahrungsmittelvergiftung) bedarf im Allgemeinen keiner Therapie mit Antiemetika. Die Auswahl der Antiemetika erfolgt **indikationsspezifisch** entsprechend der Expression spezifischer Angriffspunkte für Antiemetika im Brechzentrum und seinen Inputsystemen (➤ Abb. 22.10).

Kinetosen werden primär mit Histamin-H_1-Rezeptor-Antagonisten (Dimenhydrinat, Diphenhydramin) prophylaktisch und therapeutisch behandelt. Eine ähnliche Wirksamkeit besitzt der M_1-Muscarinrezeptor-Antagonist Scopolamin (➤ Kap. 3.3.6), der in Form eines transdermalen Pflasters verwendet wird.

Das Risiko von **postoperativer Übelkeit und postoperativem Erbrechen** hängt von Patientenfaktoren, Anästhesieverfahren und Begleitmedikation (Opioide) ab. Die Prophylaxe richtet sich nach der Anzahl der Risikofaktoren und basiert auf einer kombinierten Anwendung verschiedener Antiemetika. Hierfür werden Dexamethason, Setrone, Dopamin-D_2-Rezeptor-Antagonisten (Droperidol, Haloperidol), Histamin-H_1-Rezeptor-Antagonisten (Dimenhydrinat), Aprepitant und Scopolamin eingesetzt.

Für die Behandlung des **Schwangerschaftserbrechens** eignen sich H_1-Rezeptor-Antagonisten (Diphenhydramin, Dimenhydrinat, Doxylamin) und Setrone (Ondansetron), meist in Kombination mit Pyridoxin (Vitamin B_6). Obwohl Arzneistoffe während des ersten

Tab. 22.10 Prophylaxe des zytostatikainduzierten Erbrechens in Abhängigkeit von der emetogenen Risikostufe der Chemotherapie. (Roila et al. 2016)

Emetogene Risikostufe	Prophylaxe der akuten Phase (Tag 1)	Prophylaxe der verzögerten Phase (Tage 2–5)
Minimal	Keine antiemetische Prophylaxe	Keine antiemetische Prophylaxe
Gering	Dexamethason oder Setron oder Dopamin-D_2-Rezeptor-Antagonist	Keine antiemetische Prophylaxe
Moderat (ohne Anthracyclin und Cyclophosphamid)	Dexamethason + Palonosetron	Dexamethason
Moderat (mit Anthracyclin + Cyclophosphamid)	Dexamethason + Setron + NK_1-Rezeptor-Antagonist	Dexamethason + NK_1-Rezeptor-Antagonist
Hoch	Dexamethason + Setron + NK_1-Rezeptor-Antagonist	Dexamethason + NK_1-Rezeptor-Antagonist

22

Schwangerschaftstrimenons möglichst vermieden werden sollten, ist insbesondere bei der Hyperemesis gravidarum die Verwendung von Antiemetika nicht zu umgehen.

Die Prophylaxe des **chemotherapieinduzierten Erbrechens** richtet sich nach dem emetogenen Potential der Chemotherapie (> Tab. 22.10). Analoge Richtlinien gelten für das **strahlentherapieinduzierte Erbrechen.** Abhängig von der Dosierung und der Inzidenz von Erbrechen werden Zytostatika in verschiedene emetogene Risikostufen eingeteilt, wobei sich bei einer Kombinationsbehandlung die emetogenen Risikostufen der einzelnen Zytostatika addieren. Eine gleichzeitig durchgeführte Strahlentherapie erhöht das emetogene Potential ebenfalls um eine Stufe. Speziell bei den emetogenen Risikostufen „moderat" und „hoch" ist eine antiemetische Prophylaxe unverzichtbar. Sie muss so gestaltet sein, dass sowohl das akute als auch das verzögerte Erbrechen verhindert werden. Ist die antiemetische Vorbehandlung unzureichend, kann es zur Ausbildung eines psychisch bedingten (konditionierten) **antizipatorischen Erbrechens** kommen, das mit Benzodiazepinen (z. B. Lorazepam) vermieden werden kann.

22.6 Behandlung chronisch-entzündlicher Darmerkrankungen

Die chronisch-entzündlichen Darmerkrankungen (CED) **Colitis ulcerosa** und **Morbus Crohn** manifestieren sich in rezidivierenden Entzündungen des Magen-Darm-Trakts, die mit abdominalen Schmerzen, Diarrhö und intestinalen Blutungen einhergehen und zu Anämie und Gewichtsverlust führen können. Bei Colitis ulcerosa beschränkt sich die Entzündung im Wesentlichen auf die Mucosa des Rektums und linksseitigen Kolons. Bei Morbus Crohn befällt der entzündliche Prozess alle Darmwandschichten und tritt am häufigsten im terminalen Ileum und proximalen Kolon auf, kann jedoch alle Regionen des Gastrointestinaltrakts und selbst extraintestinale Gewebe betreffen.

CED sind multifaktorielle Erkrankungen, an denen **genetische Risikofaktoren, Umweltfaktoren und gastrointestinale Funktionsstörungen** beteiligt sind. Genomweite Analysen konnten mehr als 250 Genvarianten identifizieren, die zum größten Teil sowohl mit Colitis ulcerosa als auch mit Morbus Crohn sowie mit systemischen Entzündungen assoziiert sind. Diese multigenetischen Risikofaktoren erklären allerdings nur ein Viertel der CED. Pathophysiologisch gesehen werden CED in genetisch prädisponierten Personen durch bestimmte Umweltfaktoren (Lifestyle, Ernährung, Rauchen, Medikation, Infektionen) begünstigt, wobei es über eine aberrante Interaktion zwischen **Darmmikrobiom, Mucosabarriere und Darmimmunsystem** zur Manifestation von CED kommt. Folgende **Funktionsstörungen** können zum Krankheitsgeschehen beitragen:

- Veränderung in der Zusammensetzung und Funktion des Darmmikrobioms (Dysbiose bedingt durch Ernährung, Medikation, Lifestyle), welche die Mucosabarriere und die Toleranz durch das Darmimmunsystem beeinträchtigt
- Erhöhte Permeabilität des Darmepithels durch erweiterte Tight Junctions und dysfunktionale Becher- und Paneth-Zellen, wodurch die Lamina propria und das Darmimmunsystem vermehrt einer Translokation mikrobieller Faktoren ausgesetzt sind
- Ungenügende Erkennung und Autophagie von mikrobiellen Faktoren durch das angeborene Immunsystem aufgrund von dysfunktionalen Varianten von *Pattern Recognition Receptors* (> Kap. 16.5) wie NOD2 (nucleotide-binding oligomerisation domain protein 2) und autophagierelevanten Genen wie ATG16L1
- Aberrante Steuerung der adaptiven Immunantwort durch Änderungen in der Aktivierung, Differenzierung, Regulierung und Einwanderung von T-Lymphozyten und in einem daraus resultierenden Ungleichgewicht zwischen pro- und antiinflammatorischen Zytokinen und Prozessen; die Neutralisation von Interleukin(IL)-12, IL-23, Tumor-Nekrose-Faktor-α (TNF-α) und $\alpha_4\beta_7$-Integrin ist deshalb eine therapeutische Option

Da eine kausale **Therapie der CED** nicht möglich ist, beruht deren Behandlung auf:

- Entzündungshemmung durch Aminosalicylate, Glucocorticoide und Immunsuppressiva
- Spezifischer Blockade von Signalwegen des Immunsystems durch Calcineurin-Inhibitoren, TNF-α-Antikörper, $\alpha_4\beta_7$-Integrin-Antikörper, IL-12/IL-23-Antikörper und Januskinase-Inhibitoren

Die bei Colitis ulcerosa und Morbus Crohn eingesetzten Arzneitherapien sind zum Teil unterschiedlich. NSA kommen nicht infrage, denn sie verstärken die Symptomatik der Colitis ulcerosa.

22.6.1 Aminosalicylate

Die Aminosalicylate **Mesalazin** (5-Aminosalicylsäure*, 5-ASA), **Sulfasalazin*** und **Olsalazin** kommen bevorzugt bei der Therapie der Colitis ulcerosa zum Einsatz. Olsalazin besteht aus zwei über eine Azobrücke verbundenen Mesalazinmolekülen, während Sulfasalazin eine Azoverbindung aus dem Sulfonamid Sulfapyridin und Mesalazin ist.

Mesalazin wirkt nur bei direktem Kontakt mit der Darmschleimhaut antiphlogistisch. Diese Wirkung kommt primär über Aktivierung des Peroxisomen-Proliferator-aktivierenden Rezeptors γ (PPARγ) zustande, der als nukleärer Transkriptionsfaktor über Transrepression die Aktivität proinflammatorischer Transkriptionsfaktoren wie NF-κB hemmt. In weiterer Folge werden die Synthese proinflammatorischer Zytokine (IL-1, IL-6, TNF-α) und die Induktion der COX-2 und NO-Synthase gehemmt.

Pharmakokinetik

Die Aminosalicylate werden entweder oral oder rektal in Form von Suppositorien, Klysmen oder Schäumen angewandt. Um eine Resorption im oberen Dünndarm zu verhindern, wird **Mesalazin** in einer magensaftresistenten Retardformulierung eingenommen, die erst in tieferen Darmabschnitten (Ileum, Kolon) die Wirksubstanz freigibt (> Tab. 22.11). Hierbei werden immer noch etwa 40 % der Wirksubstanz resorbiert und nach Acetylierung durch

Tab. 22.11 Orale Aminosalicylate

Wirkstoff	Handelsname (Beispiel)	Freisetzungsort	Freisetzungssystem
Mesalazin	Claversal®, Salofalk®	Mittleres Ileum bis Kolon	Polymer-beschichtete Tabletten; Freisetzung bei pH > 6,0
Mesalazin	Asacolitin®	Terminales Ileum bis Kolon	Polymer-beschichtete Tabletten; Freisetzung bei pH > 7,0
Mesalazin	Pentasa®	Duodenum bis Kolon	Ethylzellulose-beschichtete Mikropellets; Freisetzung pH-unabhängig
Olsalazin	Dipentum®	Proximales Kolon	Pro-Drug; bakterielle Spaltung der Azo-Verbindung
Sulfasalazin	Azulfidine®, Colo-Pleon®	Proximales Kolon	Pro-Drug; bakterielle Spaltung der Azo-Verbindung

die *N*-Acetyltransferase vom Typ 1 als unwirksame *N*-Acetyl-5-Aminosalicylsäure renal ausgeschieden. Nach rektaler Applikation beträgt die Resorption von Mesalazin nur etwa 20 %.

Die Azoverbindungen **Olsalazin** und **Sulfasalazin** werden im Kolon durch bakterielle Azoreduktasen in zwei Mesalazinmoleküle bzw. in Sulfapyridin und Mesalazin gespalten (➤ Abb. 22.12). Da die Azobindung die vorzeitige Resorption von Mesalazin im Dünndarm verhindert, werden relativ hohe Mengen (75–80 %) der oral eingenommenen Azoverbindungen wirksam, da nur noch etwa 20 % des frei gewordenen Mesalazins aus dem Kolon resorbiert wird. Das lipophile Sulfapyridin wird hingegen fast vollständig resorbiert, in der Leber acetyliert und hydroxyliert und schlussendlich renal eliminiert. Patienten, die entsprechend ihrer genetischen Disposition Sulfapyridin langsam acetylieren, entwickeln erhöhte Serumkonzentrationen an freiem Sulfapyridin und erfahren stärkere unerwünschte Arzneimittelwirkungen als schnelle Acetylierer.

Unerwünschte Arzneimittelwirkungen

Unerwünschte Arzneimittelwirkungen sind bei **Mesalazin** relativ selten und manifestieren sich primär im Gastrointestinaltrakt. **Olsalazin** kann bei rund 10 % der Patienten eine Diarrhö auslösen. Seltene unerwünschte Arzneimittelwirkungen sind Kopfschmerzen, Übelkeit, allergische Reaktionen (Exantheme, interstitielle Nephritis, Hepatitis) und Blutbildveränderungen. Das vergleichsweise ungünstige UAW-Profil von **Sulfasalazin** (➤ Kap. 16.4.5) geht primär auf Sulfapyridin zurück und betrifft v. a. Langsam-Acetylierer. Neben Übelkeit, Erbrechen, Bauch- und Kopfschmerzen kommen gelegentlich allergische Dermatitiden (Stevens-Johnson-Syndrom) und Blutbildveränderungen wie Leukopenie, Thrombozytopenie und Agranulozytose vor. Die Hemmung der Folsäureresorption durch Sulfasalazin erhöht bei längerer Anwendung das Risiko einer Megaloblastenanämie. Beim Mann kann Sulfasalazin zu reversibler Oligospermie und Infertilität führen. Angesichts des Nebenwirkungsprofils wird reinen Mesalazin-Präparaten der Vorzug gegenüber Olsalazin und Sulfasalazin gegeben.

Kontraindikationen

Schwere Leber- und Nierenfunktionsstörungen sind eine Kontraindikation für Aminosalicylate.

22.6.2 Glucocorticoide

Die entzündungshemmende Wirkung der Glucocorticoide wird in ➤ Kap. 27.2 behandelt. Neben oral und parenteral zugeführten Substanzen (z. B. Prednisolon, Methylprednisolon) kommen auch topische Arzneiformen zum Einsatz, z. B. Betamethason als Klysma (Betnesol® Rektal-Instillation) oder Hydrocortison als visköser Schaum (Colifoam® Rektalschaum). Obwohl ein Teil der rektal zugeführten Glucocorticoide resorbiert wird, treten unerwünschte Arzneimittelwirkungen seltener auf als bei oraler Gabe. **Budesonid**

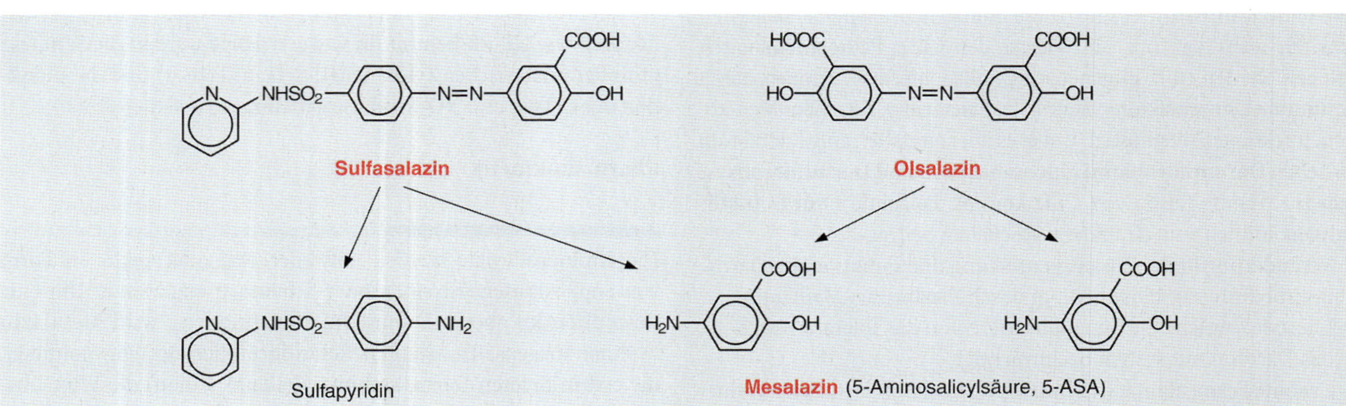

Abb. 22.12 Biotransformation von Sulfasalazin und Olsalazin zu Mesalazin durch Kolonbakterien.

wird rektal als Klysma (Entocort rektal®) oder oral in magensaftresistenten Kapseln (Entocort®) verabreicht, aus denen der Wirkstoff im distalen Dünndarm und proximalen Dickdarm freigesetzt wird. Nach seiner Resorption unterliegt Budesonid zu etwa 90 % einem First-Pass-Metabolismus, sodass mit systemischen unerwünschten Arzneimittelwirkungen kaum zu rechnen ist.

22.6.3 Immunsuppressiva

Die Thiopurin-Immunsuppressiva **Azathioprin** und **6-Mercaptopurin** sowie der Folsäure-Antimetabolit **Methotrexat** (➤ Kap. 16.3.5) kommen in erster Linie bei der Behandlung von Morbus Crohn zum Einsatz.

22.6.4 Inhibitoren spezifischer Signalwege des Immunsystems

Calcineurin-Inhibitoren

Ciclosporin und **Tacrolimus** (➤ Kap. 16.3.4) sind bei schweren Verläufen der Colitis ulcerosa und Therapieresistenz gegenüber Glucocorticoiden indiziert.

TNF-α-Antikörper (TNF-α-Antagonisten)

Die TNF-α-Antikörper **Infliximab** (Remicade®), **Adalimumab** (Humira®), **Golimumab** (Simponi®) und deren Biosimilars nehmen einen wichtigen Platz in der Zweitlinienbehandlung von CED ein. Infliximab ist ein chimärer human-muriner TNF-α-Antikörper, der lösliche und membrangebundene Formen des proinflammatorischen TNF-α bindet, während Adalimumab und Golimumab rein humane TNF-α-Antikörper sind. Ihre Eigenschaften werden in ➤ Kap. 16.3.6 beschrieben. Infliximab (5–10 mg/kg) wird zunächst in einem 2- und 4-Wochen-Intervall und dann alle 8 Wochen i. v. verabreicht, während Adalimumab (Initialdosis 160 mg, danach alle 2 Wochen 80 bzw. 40 mg) s. c. injiziert wird. Die Anwendung von TNF-α-Antikörpern ist mit einer erhöhten Anfälligkeit für bakterielle und virale Infekte assoziiert.

$\alpha_4\beta_7$-Integrin-Antikörper

Vedolizumab (Entyvio®) ist ein humanisierter Antikörper, der selektiv das Adhäsionsmolekül $\alpha_4\beta_7$-Integrin an T-Lymphozyten blockiert. Dadurch verhindert Vedolizumab die Bindung des lymphozytären $\alpha_4\beta_7$-Integrins an das komplementäre Adhäsionsmolekül MAdCAM-1, das von Endothelzellen der Darmmucosagefäße bei CED, speziell bei Morbus Crohn, verstärkt exprimiert wird. Infolgedessen können zirkulierende T-Lymphozyten nicht in die entzündete Darmmucosa einwandern und zur Aufrechterhaltung der Entzündung beitragen. Die antiinflammatorische Wirkung von Vedolizumab ist weitgehend auf den Darmtrakt beschränkt, was Vedolizumab zu einem wichtigen CED-Therapeutikum macht, das bei Versagen einer konventionellen Therapie zum Einsatz kommt.

Vedolizumab (300 mg) kommt als intravenöse Infusion in Intervallen von 2, 6 und schließlich 8 Wochen zur Anwendung. Zu den eher häufigen unerwünschten Arzneimittelwirkungen zählen Gelenk- und Kopfschmerzen sowie Infektionen der Atemwege. Schwere Infektionen stellen eine Kontraindikation dar, die Anfälligkeit auf Infektionen ist im Vergleich zu TNF-α-Antikörpern jedoch geringer.

IL-12-/IL-23-Antikörper

Ustekinumab (Stelara®) ist ein humanisierter Antikörper, der die gemeinsame p40-Protein-Untereinheit von IL-12 und IL-23 blockiert. Dadurch wird die Bindung von IL-12 und IL-23 an den IL-12-Rezeptor verhindert und deren Mitwirkung beim Entzündungsprozess auf zweifache Weise unterbrochen: Einerseits kann IL-12 nicht mehr zur Stimulierung von natürlichen Killerzellen und zur Polarisierung von T-Zellen zu Typ-1-T-Helferzellen (Th1) beitragen. Andererseits wird der Effekt von IL-23 auf die Polarisierung zu Typ-17-T-Helferzellen (Th17) unterbunden. Zur Therapie von CED wird Ustekinumab (6 mg/kg) initial i. v. infundiert, gefolgt von s. c.-Injektionen (90 mg) in Intervallen von 8–12 Wochen. Auch bei Ustekinumab besteht ein erhöhtes Infektionsrisiko und die häufigsten unerwünschten Arzneimittelwirkungen umfassen Infekte der oberen Atemwege, Hals- und Kopfschmerzen, Schwindel, Übelkeit und Diarrhö.

Januskinase-Inhibitoren

Tofacitinib (Xeljanz®) ist ein Pyrrolopyrimidin, das die Januskinasen JAK1, JAK2 und JAK3 hemmt, die beim JAK-STAT-Signaltransduktionsweg von Zytokinrezeptoren (➤ Kap. 34.13.5) beteiligt sind. Auf diese Weise dämpft es die Signalübertragung von IL-2, IL-4, IL-6, IL-7, IL-9, IL-15 und IL-21 sowie von Typ-I- und Typ-II-Interferonen. Tofacitinib wird von CYP3A4 und in geringerem Ausmaß von CYP2C19 metabolisiert. Zur Remissionsinduktion wird Tofacitinib (10 mg) zweimal täglich oral eingenommen, für die Remissionserhaltung wird die Dosis halbiert. Zu den häufigsten unerwünschten Arzneimittelwirkungen zählen Kopf- und Gelenkschmerzen, Nasopharyngitis, Bluthochdruck, Diarrhö, Übelkeit und Erbrechen. Tofacitinib ist aufgrund eines erhöhten Risikos für venöse thromboembolische Ereignisse und schwerwiegende Infektionen nur als Reservemittel bei der Therapie der Colitis ulcerosa im Einsatz.

22.6.5 Probiotika

Da Faktoren des Darmmikrobioms für die Pathogenese von CED von Bedeutung sind, bietet sich das Darmmikrobiom als ein Ziel therapeutischer Interventionen an. Probiotika (➤ Kap. 22.4.4) wie **Mutaflor®** (nichtpathogener *E.-coli*-Stamm Nissle 1917) zeigen in einer Reihe von Studien remissionserhaltende Wirkung bei Colitis ulcerosa und Pouchitis nach Kolektomie. Metaanalysen der Cochrane Collaboration relativieren aufgrund der heterogenen Datenlage allerdings den Nutzen von Probiotika für den Remissionserhalt. Ihre Wirkung bei der Remissionsinduktion ist noch schwächer ausgeprägt. Manche Patienten profitieren auch von einem **fäkalen Mikrobiomtransfer.** Insgesamt ist eine schlüssige Bewertung des therapeutischen Nutzens von Eingriffen am Darmmikrobiom für die Behandlung der Colitis ulcerosa derzeit nicht möglich. Bei der Behandlung des Morbus Crohn haben Probiotika keinen Stellenwert.

22.6.6 Therapieempfehlungen für chronisch-entzündliche Darmerkrankungen

Das Ziel der medikamentösen Therapie ist, den Entzündungsprozess einerseits zu stoppen **(remissionsinduzierende Therapie)** und andererseits ein Rezidiv zu verhindern **(remissionserhaltende Therapie)**. Bei schweren Verlaufsformen und Therapieresistenz ist oft eine chirurgische Resektion unumgänglich. Manchmal muss die antiinflammatorische Therapie durch eine Schmerzbehandlung ergänzt werden, wozu Metamizol (➤ Kap. 7.2.2) oder Opioid-Analgetika (➤ Kap. 7.3) infrage kommen. Die lang dauernde immunsuppressive Therapie bringt ein hohes Infektionsrisiko mit sich, sodass vor Therapiebeginn eine latente Infektion mit Tuberkuloseerregern (insbesondere vor Beginn einer Therapie mit TNF-α-Antikörpern), *Clostridioides difficile,* Hepatitis B, Varicella-Zoster-Virus und anderen Infektionserregern diagnostiziert und berücksichtigt werden sollte. Bei wiederholter Anwendung von Glucocorticoiden kann sich eine **Steroidabhängigkeit** (Auslösung eines Rezidivs bei Dosisreduktion) bzw. **Steroidresistenz** (Unwirksamkeit von Glucocorticoiden – steroidrefraktäre CED) entwickeln, was einen Therapiewechsel notwendig macht.

Colitis ulcerosa

Die **remissionsinduzierende Therapie** richtet sich nach der befallenen Region, der Schwere des schubweise verlaufenden Entzündungsprozesses und der Ansprechrate auf die eingesetzten Arzneistoffe. Proktitis und Linksseitenkolitis sind einer topischen Therapie mit Suppositorien, Klysmen und Schäumen zugänglich, während bei ausgedehnter Kolitis eine systemische Behandlung unumgänglich ist (➤ Tab. 22.12). Der Therapie-Stufenplan beruht auf **Aminosalicylaten** und **Glucocorticoiden als Basistherapeutika.** Bei schweren Verläufen mit Glucocorticoid-Unwirksamkeit oder -Intoleranz kommen **TNF-α-Antikörper** (Infliximab kombiniert mit einem Thiopurin), **Vedolizumab, Tofacitinib, Ciclosporin** oder **Tacrolimus** zum Einsatz (➤ Tab. 22.12). Unter den systemisch angewandten Aminosalicylaten wird den reinen Mesalazinpräparaten in Retardformulierung wegen ihrer besseren Verträglichkeit der Vorzug gegeben.

Die **remissionserhaltende Therapie** basiert auf der Langzeitanwendung von **Aminosalicylaten,** die je nach Entzündungslokalisation rektal oder rektal und oral für mindestens 2 Jahre angewandt werden (➤ Tab. 22.12). Glucocorticoide sind für die Rezidivprophylaxe ungeeignet. Kommt es trotz der Rezidivprophylaxe zu akuten Entzündungsschüben, wird die Aminosalicylat-Dosierung erhöht (eskaliert) und werden, wenn notwendig, zusätzlich **Azathioprin, 6-Mercaptopurin, TNF-α-Antikörper** oder **Vedolizumab** eingesetzt. Hinsichtlich schwerer unerwünschter Arzneimittelwirkungen und des Infektionsrisikos ist Vedolizumab den TNF-α-Antikörpern überlegen, speziell bei älteren und multimorbiden Patienten.

Morbus Crohn

Für die **remissionsinduzierende Therapie** sind oral eingenommene **Glucocorticoide** die wichtigsten Pharmaka (➤ Tab. 22.13). Die Initialdosen von **Prednisolon** (40–60 mg/Tag), **Methylprednisolon** (40 mg/Tag) und **Budesonid** (9 mg/Tag) können bei einer durchschnittlichen Therapiedauer von 2–4 Monaten im Wochenabstand reduziert werden. Trotzdem ist mit erheblichen unerwünschten Arzneimittelwirkungen zu rechnen und eine Osteoporoseprophylaxe mit Vitamin D und Calcium indiziert. Wegen des nachteiligen Effekts auf das Wachstum sollten Glucocorticoide bei Kindern möglichst vermieden werden. **Budesonid**-Formulierungen, die den Wirkstoff erst im terminalen Ileum freisetzen und kaum unerwünschte Arzneimittelwirkungen haben, kommen v.a. bei ileozökaler Lokalisation der Entzündung zum Einsatz. Bei Versagen konventioneller Therapieschemata kommen **Adalimumab, Infliximab, Vedolizumab** oder **Ustekinumab** für die Remissionsinduktion zur Anwendung (➤ Tab. 22.13).

Die **remissionserhaltende Therapie** basiert primär auf **Azathioprin, 6-Mercaptopurin** oder **Methotrexat.** Bei ungenügendem Remissionserhalt ist die Anwendung von **TNF-α-Antikörpern, Vedolizumab** und **Ustekinumab** indiziert. Bei steroidabhängigem oder steroidrefraktärem Morbus Crohn werden ebenfalls **Azathioprin, 6-Mercaptopurin, Methotrexat, Infliximab** oder **Adalimumab** sowohl für die Schubtherapie als auch für den Remissionserhalt eingesetzt (➤ Tab. 22.13).

Sezernierende perianale **Fisteln** sprechen gut auf TNF-α-Antikörper wie **Infliximab** an, das nach 3-maliger Infusion (Woche 0, 2 und 6) bei etwa 50 % der Patienten zu einem Fistelverschluss führt.

Tab. 22.12 Medikamentöse Therapie der Colitis ulcerosa (siehe auch S3-Leitlinie – Living Guideline Diagnostik und Therapie der Colitis ulcerosa, 2021)

Lokalisation und Schwere der Entzündungsaktivität	Therapieempfehlung
Leichter bis mäßiger Schub: Proktitis	Mesalazin rektal; bei Unwirksamkeit Mesalazin rektal und oral oder Glucocorticoide rektal
Leichter bis mäßiger Schub: linksseitige oder ausgedehnte Kolitis	Mesalazin rektal und oral; bei Unwirksamkeit Glucocorticoide systemisch
Schwerer Schub: beliebige Ausdehnung	Stationäre Behandlung mit systemischen Glucocorticoiden; bei Unwirksamkeit TNF-α-Antikörper, Vedolizumab, Tofacitinib, Ciclosporin oder Tacrolimus

Tab. 22.12 Medikamentöse Therapie der Colitis ulcerosa (siehe auch S3-Leitlinie – Living Guideline Diagnostik und Therapie der Colitis ulcerosa, 2021) *(Forts.)*

Lokalisation und Schwere der Entzündungsaktivität	Therapieempfehlung
Remissionserhaltung	Aminosalicylate rektal oder oral (je nach Befallslokalisation)
Akuter Schub unter remissionserhaltender Therapie	Bei Remissionserhaltung mit Aminosalicylaten: Eskalation der oralen Aminosalicylatdosierung, Kombination von Aminosalicylaten rektal und oral; bei Unwirksamkeit TNF-α-Antikörper, Vedolizumab oder Thiopurine

Tab. 22.13 Medikamentöse Therapie des Morbus Crohn (siehe Sulz et al. 2020; Torres et al. 2020)

Lokalisation der Entzündungsaktivität	Therapieempfehlung
Akuter Schub: Kolitis	Glucocorticoide rektal (bei distaler Kolitis) oder Glucocorticoide (Budesonid) oral, eventuell Mesalazin; bei starker Entzündung Glucocorticoide oral oder parenteral
Akuter Schub: ileozökaler und ausgedehnter Befall	Glucocorticoide (Budesonid) oral bei mäßiger Entzündung; Glucocorticoide oral oder parenteral bei starker Entzündung; bei Unwirksamkeit TNF-α-Antikörper (Infliximab plus Thiopurin), Vedolizumab oder Ustekinumab
Akuter Schub und Remissionserhalt bei steroidabhängigem oder steroidrefraktärem Morbus Crohn	Infliximab plus Thiopurin, andere TNF-α-Antikörper, Vedolizumab oder Ustekinumab
Remissionserhaltung	Azathioprin, 6-Mercaptopurin oder Methotrexat; bei Unwirksamkeit, aber auch als Erstlinientherapie TNF-α-Antikörper, Vedolizumab oder Ustekinumab

22.7 Funktionelle gastrointestinale Erkrankungen

Funktionelle gastrointestinale Erkrankungen (functional disorders) sind Krankheitsbilder, die sich in gastrointestinalen Funktionsstörungen, Schmerzen und psychiatrischen Komorbiditäten äußern, ohne dass in der Routinediagnostik eine organische Ursache zu finden ist. Die Beschwerden können alle Abschnitte des Verdauungstrakts vom Ösophagus bis zum Anus betreffen. Typische Beispiele sind der nicht-kardiale Thoraxschmerz (non-cardiac chest pain) im Ösophagusbereich, die funktionelle Dyspepsie im Oberbauchbereich und das Reizdarmsyndrom (irritable bowel syndrome, IBS) im Unterbauchbereich. Die Ätiologie dieser Erkrankungen ist multifaktoriell und die medikamentöse Therapie bleibt auf die symptomatische Besserung mit Arzneistoffen beschränkt, die auch bei anderen gastrointestinalen Erkrankungen eingesetzt werden. Der Wirknachweis von Pharmaka wird dadurch erschwert, dass auch Behandlung mit Placebo bei bis zu 60 % der Patienten eine Symptomlinderung bewirkt.

22.7.1 Funktionelle Dyspepsie

Bei der funktionellen Dyspepsie werden nach den Rom-IV-Konsenskriterien zwei Krankheitsbilder unterschieden: das **postprandiale Beschwerdebild** mit vorzeitigem Völlegefühl und Übelkeit und das **epigastrale Schmerzsyndrom,** das primär vor dem Essen auftritt. Das postprandiale Völlegefühl wird durch eine defekte Fundusrelaxation bei Nahrungsaufnahme und eine verzögerte Magenentleerung erklärt, während das epigastrale Schmerzsyndrom mit einer Sensibilisierung der Schmerzmatrix in Verbindung gebracht wird.

Therapie

Die medikamentöse Behandlung der funktionellen Dyspepsie beruht je nach Beschwerdebild auf Therapieversuchen mit **gastroprokinetisch wirksamen Arzneistoffen, *H.-pylori*-Eradikation, PPI, H_2-Rezeptor-Antagonisten** und niedrig dosierten Antidepressiva **(Amitriptylin).**

22.7.2 Reizdarmsyndrom

Das Krankheitsbild des Reizdarmsyndroms ist durch **abdominale Schmerzen** und **Blähungen** gekennzeichnet, die mit **Obstipation, Diarrhö** oder einem Wechsel zwischen diesen Stuhlgangveränderungen einhergehen und gehäuft mit somatoformen und psychischen Störungen assoziiert sind. Die Prävalenz des Reizdarmsyndroms in Europa und Nordamerika liegt nach den Rom-IV-Konsenskriterien bei 4–9 %, wobei Frauen häufiger betroffen sind als Männer (Barbara et al. 2019).

Pathophysiologisch wird das Reizdarmsyndrom wie auch andere funktionelle Erkrankungen des Verdauungstrakts auf eine Störung der wechselseitigen Kommunikation zwischen Darm und Gehirn zurückgeführt (➤ Abb. 22.13). Dabei kann der Auslöser sowohl im Verdauungstrakt als auch im Gehirn liegen; zusätzlich können genetische Faktoren und Umwelteinflüsse eine Rolle spielen. Zu den **auslösenden Faktoren im Darm** zählen:

- Infektionsbedingte Gastroenteritis, die ein etablierter Risikofaktor ist
- Dysbiose des Darmmikrobioms (z. B. ernährungs- oder medikationsbedingt)
- Erhöhte Durchlässigkeit der Darmepithels
- Erhöhte Zahl von enterochromaffinen Zellen, Mastzellen und T-Lymphozyten in der Darmmucosa und eine Hyperaktivität des mucosalen Serotoninsystems

- Aktivierung des Darmimmunsystems und geringgradige Entzündung der Darmmucosa
- Änderung in der Steuerung der Darmmotorik durch das enterale Nervensystem
- Viszerale Schmerzüberempfindlichkeit, wozu mikrobielle Faktoren, Serotonin und Zytokine beitragen können

Mikrobielle, endokrine, immunologische und neurale Inputs aus dem Darm an das ZNS setzen Prozesse im Gang, die ihrerseits zu den **auslösenden Faktoren im Gehirn** zählen:

- Veränderte Verarbeitung von gastrointestinalen Signalen
- Zentrale Schmerzüberempfindlichkeit
- Verstärkte Somatisierung der Beschwerden
- Verminderte Stressbewältigung
- Angsterkrankungen und Depression

Als Folge dieser zentralnervösen Änderungen können über das autonome Nervensystem, die Sympathikus-Adrenalin-Achse und die Hypothalamus-Hypophysen-Nebennieren-Achse die Funktion des Magen-Darm-Trakts negativ beeinflusst und die Symptome des Reizdarmsyndroms verstärkt werden (> Abb. 22.13).

Therapie

Die medikamentöse Therapie (> Abb. 22.13) ist symptomorientiert und meist probatorisch, bis eine Besserung eintritt. Sie wird durch diätetische und psychotherapeutische Interventionen ergänzt (siehe auch S3-Leitlinie Definition, Pathophysiologie, Diagnostik und Therapie des Reizdarmsyndroms, 2021).

Bei Obstipation können Füll- und Quellmittel, osmotisch sowie antiresorptiv und sekretagog wirksame **Laxantien** wie Macrogol und Bisacodyl (> Kap. 22.3.2), **Linaclotid, Lubiproston** oder **Prucaloprid** (> Kap. 22.3.3) die Beschwerden lindern.

Eine reizdarmassoziierte Diarrhö lässt sich mit **Loperamid, Eluxadolin** (> Kap. 22.4.3), **Ondansetron** (> Kap. 22.5.2), **Colesevelam** (> Kap. 24.2.1) oder **Probiotika** (> Kap. 22.4.4) behandeln.

Sind abdominale Schmerzen das vorherrschende Symptom, werden primär Spasmolytika wie **Butylscopolaminiumbromid** (Butylscopolamin, Buscopan®), **Mebeverin** (Duspatal®) oder **Pfefferminzöl** (in magensaftresistenten Kapseln) eingesetzt. Butylscopolamin ist ein Muscarinrezeptor-Antagonist, der als quartäre

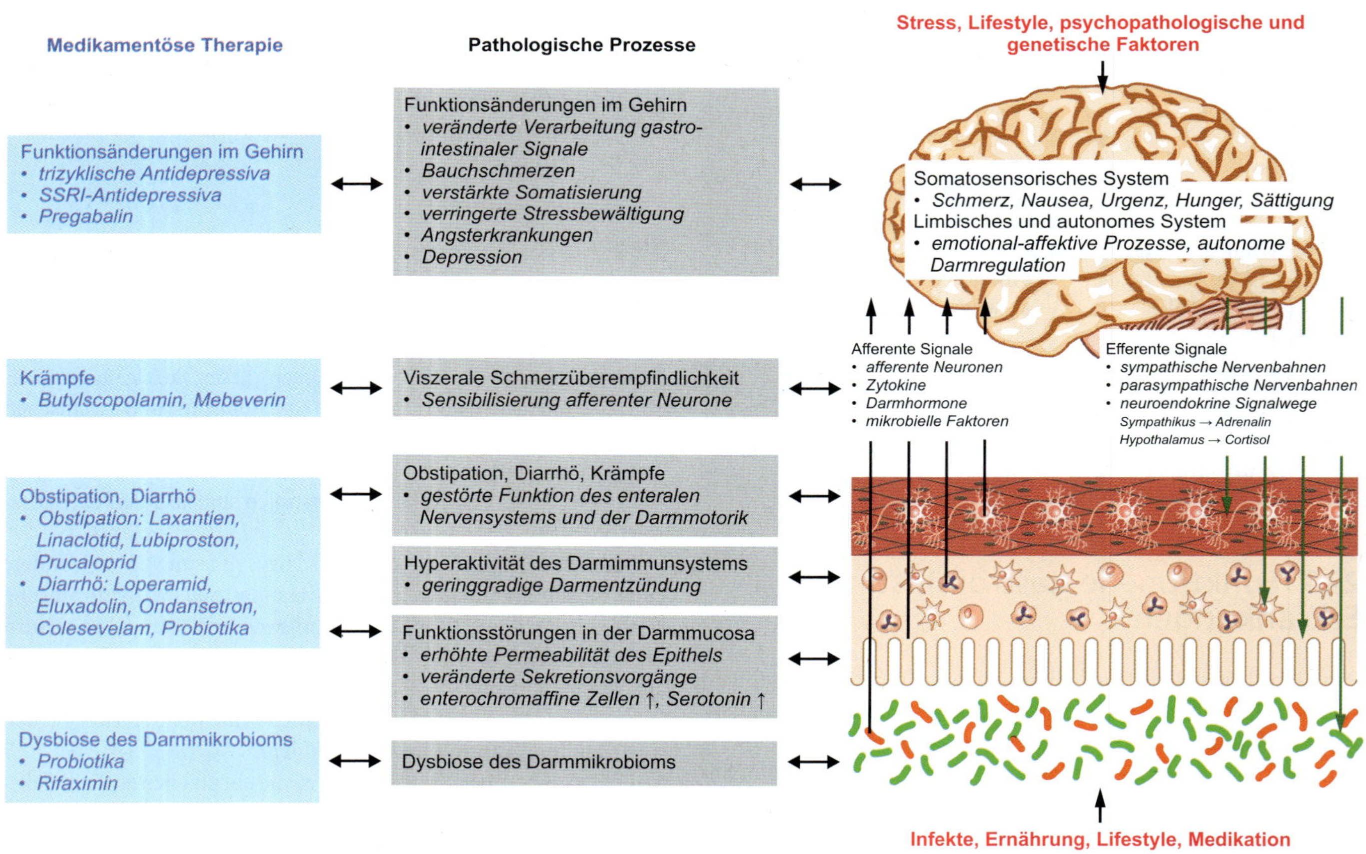

Abb. 22.13 Pathogenese und Therapie des Reizdarmsyndroms, einer Störung der wechselseitigen Kommunikation zwischen Darm und Gehirn. Afferente Signalwege vom Darm zum Gehirn (afferente Neurone, über den Blutweg transportierte Zytokine, Darmhormone und mikrobielle Faktoren) melden Funktionsstörungen im enteralen Nervensystem, Darmimmunsystem, in der Darmmucosa und im Darmmikrobiom an das Gehirn. Sympathische und parasympathische Nervenbahnen und neuroendokrine Signalwege (Sympathikus-Nebennierenmark-Adrenalin, Hypothalamus-Hypophyse-Nebennierenrinde-Cortisol) übertragen Einflüsse des Gehirns auf den Darm und können die gastrointestinale Symptomatik verstärken. Die pathologischen Manifestationen, die mit der Störung der wechselseitigen Kommunikation zwischen Darm und Gehirn einhergehen, sind den medikamentösen Therapieansätzen gegenübergestellt, womit eine Behebung sowohl der gastrointestinalen als auch der zentralnervösen Symptomatik angestrebt wird.

Ammoniumverbindung bei oraler oder rektaler Anwendung nur zu etwa 5 % resorbiert wird, während Mebeverin ein myotropes Spasmolytikum ist, das direkt am glatten Muskel angreift. Auch **Linaclotid** (➤ Kap. 22.3.3), **Eluxadolin** (➤ Kap. 22.4.3) und **Ondansetron** (➤ Kap. 22.5.2) ist eine gewisse schmerzlindernde Wirksamkeit eigen. Niedrig dosierte trizyklische Antidepressiva (z. B. **Amitriptylin, Desipramin**) und SSRI-Antidepressiva **(Paroxetin)** zeigen ebenfalls eine analgetische Wirksamkeit, wobei Obstipation eine Kontraindikation für trizyklische Antidepressiva ist. **Pregabalin** (Lyrica®), ein Blocker spannnungsabhängiger Calciumkanäle präsynaptischer Neurone durch Bindung an deren regulatorische α_2-δ-Untereinheit, ist eine weitere Option zur Schmerzlinderung beim Reizdarmsyndrom. Sind Blähungen ein vorherrschendes Symptom, ist ein Therapieversuch mit dem Antibiotikum **Rifaximin** zu überlegen, dessen Wirkung bei oraler Einnahme auf den Darm beschränkt bleibt.

WEITERFÜHRENDE LITERATUR

Barbara G, Grover M, Bercik P et al. Rome Foundation Working Team report on post-infection irritable bowel syndrome. Gastroenterology, 2019; 156 (1): 46–58.e7.

Decara J, Rivera P, López-Gambero AJ et al. Peroxisome proliferator-activated receptors: experimental targeting for the treatment of inflammatory bowel diseases. Front Pharmacol, 2020; 11: 730.

Fallone CA, Chiba N, van Zanten SV et al. The Toronto consensus for the treatment of Helicobacter pylori infection in adults. Gastroenterology, 2016; 151 (1): 51–69.e14.

Farzi A, Hassan AM, Zenz G, Holzer P. Diabesity and mood disorders: Multiple links through the microbiota-gut-brain axis. Mol Aspects Med, 2019; 66: 80–93.

Ford AC, Sperber AD, Corsetti M, Camilleri M. Irritable bowel syndrome. Lancet, 2020; S0140–6736 (20): 31548–31548.

Gan TJ, Belani KG, Bergese S et al. Fourth consensus guidelines for the management of postoperative nausea and vomiting. Anesth Analg, 2020; 131 (2): 411–448.

Guo Q, Goldenberg JZ, Humphrey C, El Dib R, Johnston BC. Probiotics for the prevention of pediatric antibiotic-associated diarrhea. Cochrane Database Syst Rev, 2019; 4 (4): CD004827.

Kaur L, Gordon M, Baines PA, Iheozor-Ejiofor Z, Sinopoulou V, Akobeng AK. Probiotics for induction of remission in ulcerative colitis. Cochrane Database Syst Rev, 2020; 3 (3): CD005573.

Lacy B E, Mearin F, Chang L et al. Bowel disorders. Gastroenterology, 2016; 150: 1393–1407.

Luthra P, Camilleri M, Burr NE, Quigley EMM, Black CJ, Ford AC. Efficacy of drugs in chronic idiopathic constipation: a systematic review and network meta-analysis. Lancet Gastroenterol Hepatol, 2019; 4 (11): 831–844.

Malfertheiner P, Megraud F, O'Morain CA et al. Management of Helicobacter pylori infection – the Maastricht V/Florence consensus report. Gut, 2017; 66 (1): 6–30.

Navari RM, Schwartzberg LS. Evolving role of neurokinin 1-receptor antagonists for chemotherapy-induced nausea and vomiting. Onco Targets Ther, 2018; 11: 6459–6478.

Quigley EMM. Prebiotics and probiotics in digestive health. Clin Gastroenterol Hepatol, 2019; 17 (2): 333–344.

Ramos GP, Papadakis KA. Mechanisms of disease: inflammatory bowel diseases. Mayo Clin Proc, 2019; 94 (1): 155–165.

Roila F, Molassiotis A, Herrstedt J et al. 2016 MASCC and ESMO guideline update for the prevention of chemotherapy- and radiotherapy-induced nausea and vomiting and of nausea and vomiting in advanced cancer patients. Ann Oncol, 2016; 27 (Suppl 5): v119-v133.

Sanger GJ, Andrews PLR. A history of drug discovery for treatment of nausea and vomiting and the implications for future research. Front Pharmacol, 2018; 9: 913.

Seager JM, Hawkey CJ. ABC of the upper gastrointestinal tract: Indigestion and non-steroidal anti-inflammatory drugs. Brit Med J, 2001; 323 (7323): 1236–1239.

Shin JM, Munson K, Sachs G. Gastric H+, K+-ATPase. Compr Physiol, 2011; 1 (4): 2141–2153.

Sulz MC, Burri E, Michetti P et al. Algorithms for Crohn's disease. Digestion, 2020; 101 (Suppl 1): 43–57.

Torres J, Bonovas S, Doherty G et al. ECCO guidelines on therapeutics in Crohn's disease: Medical treatment. J Crohns Colitis, 2020; 14 (1): 4–22.

INTERNET-LINKS

S3-Leitlinie – Living Guideline Diagnostik und Therapie der Colitis ulcerosa. AWMF-Leitlinien-Register Nr. 021/009. www.dgvs.de/wissen/leitlinien/leitlinien-dgvs/colitis-ulcerosa/ (letzter Zugriff: 26.01.2022)

S3-Leitlinie Definition, Pathophysiologie, Diagnostik und Therapie der intestinalen Motilitätsstörung. AWMF-Leitlinien-Register Nr. 021/018. www.awmf.org/leitlinien/detail/ll/021-018.html (letzter Zugriff: 26.1.2022)

S3-Leitlinie Definition, Pathophysiologie, Diagnostik und Therapie des Reizdarmsyndroms. AWMF-Leitlinien-Register Nr. 021/016. www.awmf.org/leitlinien/detail/ll/021-016.html (letzter Zugriff: 26.1.2022)

KAPITEL

23 Purinstoffwechsel, Pharmakotherapie der Gicht

Andreas Ludwig, Bernhard Manger

23.1 Physiologie und Pathophysiologie

23.1.1 Purinstoffwechsel

Purine werden mit der Nahrung aufgenommen oder de novo synthetisiert. Ausgangssubstanz der Purinsynthese (➤ Abb. 23.1) ist Phosphoribosylpyrophosphat (PRPP), das mit Glutamin zu 5-Phosphoribosylamin reagiert. Dieser Schritt ist geschwindigkeitsbestimmend. Über eine Reihe weiterer Syntheseschritte entsteht dann Inosinmonophosphat (IMP), aus dem die Purinnukleotide Adenosinmonophosphat (AMP) und Guanosinmonophosphat (GMP) hervorgehen. IMP, AMP und GMP hemmen den ersten Schritt der Purinsynthese, die Bildung von 5-Phosphoribosylamin im Sinne eines Feedback-Mechanismus. Wichtig für die Aufrechterhaltung der intrazellulären Konzentration von Purinnukleotiden ist ihre Synthese aus den freien Purinbasen im Salvage Pathway. Dabei katalysiert die Hypoxanthin-Guanin-Phosphoribosyltransferase die Umwandlung von Hypoxanthin und Guanin zu IMP bzw. GMP, während die Adenin-Phosphoribosyltransferase Adenin zu AMP umwandelt.

Als Endprodukt des Purinstoffwechsels entsteht beim Menschen **Harnsäure,** überwiegend in der Leber und Dünndarmmucosa. Dabei wird AMP zu Hypoxanthin überführt, während GMP zu Xanthin metabolisiert wird. Durch die Xanthinoxidase wird dann Hypoxanthin zu Xanthin und Xanthin weiter zu Harnsäure metabolisiert (➤ Abb. 23.1, ➤ Abb. 23.5).

Nahrungspurine werden vorwiegend als Adenosin und Guanosin resorbiert und größtenteils zu Harnsäure abgebaut. Ein kleinerer Teil wird zu AMP und GMP phosphoryliert. Nahrungspurine beeinflussen die endogene Purinsynthese nicht.

Die **Ausscheidung von Harnsäure** erfolgt zu rund 70 % über die Niere, der restliche Anteil wird über den Darm eliminiert. Die renale Ausscheidung von Harnsäure ist durch glomeruläre Filtration, fast komplette Rückresorption sowie Sekretion gekennzeichnet. Die Rückresorption von Urat wird hauptsächlich durch den Urat-Anionen-Austauscher URAT1 im proximalen Nierentubulus vermittelt (➤ Abb. 23.2). Daneben gibt es verschiedene Transporter, die Harnsäure ins Tubuluslumen sezernieren. Insgesamt werden weniger als 10 % des glomerulär filtrierten Urats ausgeschieden.

23.1.2 Hyperurikämie

Unter Berücksichtigung der Löslichkeitsgrenze von Natriumurat im Plasma wird Hyperurikämie als eine Harnsäurekonzentration oberhalb 6,4 mg/dl (380 µmol/L) definiert. Oberhalb dieses Wertes liegt eine übersättigte Lösung vor und Harnsäure kann in Form von Natriumurat-Kristallen ausfallen.

Eine Hyperurikämie entsteht, wenn Harnsäure vermindert ausgeschieden oder vermehrt gebildet wird. Die mit Abstand häufigste Form der Hyperurikämie ist die **primäre (familiäre) Hyperurikämie.** Sie ist genetisch bedingt, bei 99 % der Patienten ist dabei aufgrund einer Verminderung der tubulären Harnsäuresekretion die Ausscheidung von Harnsäure reduziert. Die genetische Grundlage konnte teilweise aufgeklärt werden. Es wurden eine Reihe von Transportern (ABCG2, NPT1, NPT4) identifiziert, die Harnsäure in das Tubuluslumen sezernieren (➤ Abb. 23.2). Nichtfunktionelle Varianten dieser Gene erhöhen das Risiko für Hyperurikämie und Gicht. Eine vermehrte Harnsäuresynthese wird nur bei 1 % der Patienten beobachtet, Ursache ist z. B. ein HGPRT-Mangel oder vermehrte Aktivität der PRPP-Synthetase.

Eine **sekundäre Hyperurikämie** ist erworben. Die renale Ausscheidung von Harnsäure kann durch eine Niereninsuffizienz oder Medikamente (z. B. Schleifendiuretika, Thiaziddiuretika, Calcineurin-Inhibitoren) vermindert sein. Ursache einer vermehrten

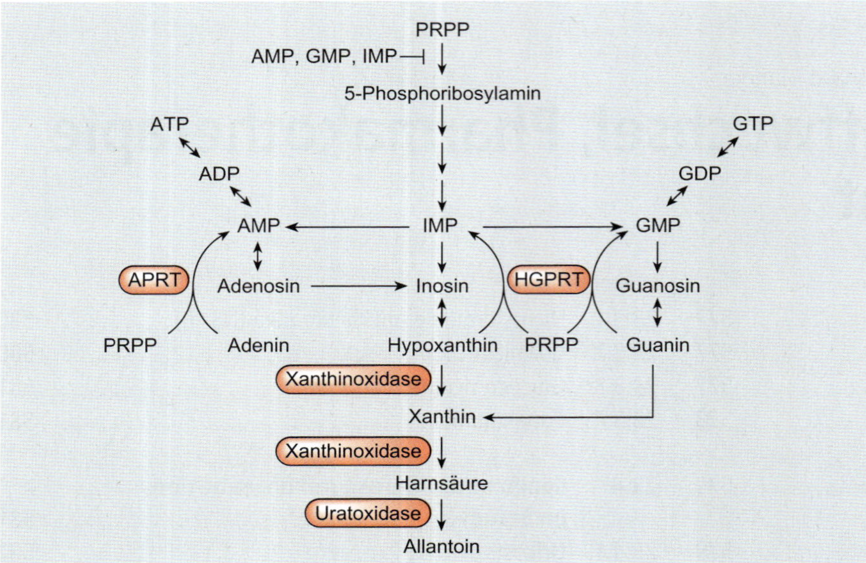

Abb. 23.1 Synthese und Abbau von Purinen. Ausgehend von PRPP (Phosphoribosylpyrophosphat) entsteht über eine Reihe von Schritten Inosinmonophosphat (IMP), aus dem dann AMP und GMP synthetisiert werden. Die Wiederverwertung von Purinen im Salvage Pathway wird durch zwei Enzyme vermittelt, die Hypoxanthin-Guanin-Phosphoribosyltransferase (HGPRT) und die Adenin-Phosphoribosyltransferase (APRT). Die HGPRT wandelt unter Verwendung von Phosphoribosylpyrophosphat Hypoxanthin zu IMP und Guanin zu GMP um, während die APRT entsprechend Adenin zu AMP aufbaut. Beim Abbau von Purinen wird AMP zu Hypoxanthin überführt, während GMP zu Xanthin metabolisiert wird. Die Xanthinoxidase wandelt dann Hypoxanthin zu Xanthin und Xanthin zu Harnsäure um. Bei vielen Tierarten, aber nicht beim Menschen wird Harnsäure durch die Uratoxidase zu Allantoin abgebaut.

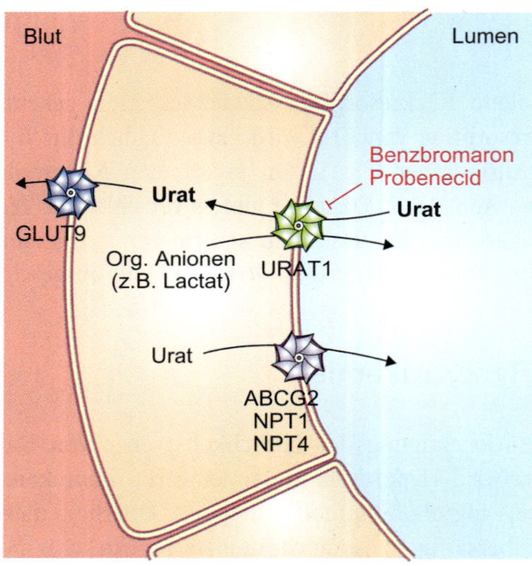

Abb. 23.2 Transport von Harnsäure im proximalen Tubulus. Die Rückresorption von Harnsäure wird durch den Transporter URAT1 vermittelt, der Urat im Austausch gegen organische Anionen wie Lactat in die Nierenzellen aufnimmt. Der Transport von Urat aus der Nierenzelle in das Interstitium wird durch GLUT9 (Glucosetransporter 9) vermittelt. URAT1 wird durch die Urikosurika Benzbromaron und Probenecid gehemmt. Eine Reihe weiterer Transporter wie ABCG2, NPT1 und NPT4 sezernieren Harnsäure in das Tubuluslumen, nichtfunktionelle Varianten dieser Gene erhöhen das Risiko für Hyperurikämie und Gicht.

Harnsäurebildung ist ein myeloproliferatives Syndrom oder der hohe Anfall von Purinnukleotiden beim Zerfall maligner Zellen zu Beginn einer Chemotherapie (Tumorlysesyndrom).

Der Harnsäurespiegel ist auch von der **Ernährung** abhängig. Beispielweise kann der Genuss von Innereien und Meeresfrüchten eine Hyperurikämie auslösen. Auch alkoholische Getränke erhöhen den Harnsäurespiegel durch verminderte renale Harnsäureausscheidung, aber auch durch vermehrte Harnsäurebildung. Beim Genuss von Bier kommt zusätzlich dessen Puringehalt hinzu.

23.1.3 Gicht

Bei physiologischem pH liegt Harnsäure praktisch vollständig als Natriumurat vor. Überschreitet die Natriumurat-Konzentration die physikochemische Löslichkeitsgrenze (6,4 mg/dl/380 µmol/l), erhöht sich das Risiko für das Ausfallen der Substanz. Es kommt nicht automatisch zur Präzipitation, da weitere Faktoren wie Temperatur, pH, das Vorhandensein löslichkeitsvermittelnder Substanzen und extrazelluläre Matrixproteine die Kristallbildung beeinflussen. Fällt Natriumurat in der Gelenkflüssigkeit und Synovia aus, wird ein akuter Gichtanfall ausgelöst. Dabei handelt es sich typischerweise um eine monoartikuläre Arthritis, bei der insbesondere das Großzehengrundgelenk (Podagra) betroffen ist, es kann aber auch jedes andere Gelenk befallen sein. Das Risiko für das Auftreten eines Gichtanfalls hängt von der Höhe des Harnsäurespiegels ab, z. B. beträgt bei einer Konzentration über 9 mg/dL die Wahrscheinlichkeit, in den nächsten fünf Jahren einen Gichtanfall zu erleiden, ca. 20 %.

Die Uratkristalle werden von Makrophagen durch Endozytose aufgenommen und aktivieren das NLRP3-Inflammasom, einen Komplex aus verschiedenen Proteinen (➤ Abb. 23.3). Dadurch wird Caspase-1 aktiviert, die Interleukin 1β (IL-1β) aus einem Vorläuferpeptid abspaltet. IL-1β wird sezerniert und bindet an den IL-1-Rezeptor auf Endothel- und Synovialzellen. Diese Zellen werden zur Produktion proinflammatorischer Zytokine und Chemokine stimuliert, dadurch werden neutrophile Granulozyten rekrutiert, die verschiedene Entzündungsmediatoren freisetzen (➤ Kap. 16.4). Durch IL-1β wird in Granulozyten, Makrophagen und Synovialzellen auch die Expression von Cyclooxygenase 2 (COX-2) induziert, welche die Bildung von Prostaglandin E_2 (PGE_2) bewirkt.

Durch chronische Ablagerung von Urat entstehen **Tophi** (Weichteiltophi, Knochentophi). Eine Schlüsselrolle spielen dabei fibröse Strukturen (NETs, Neutrophil Extracellular Traps), die aus neutrophilen Granulozyten entstehen und vorwiegend DNA und Proteasen

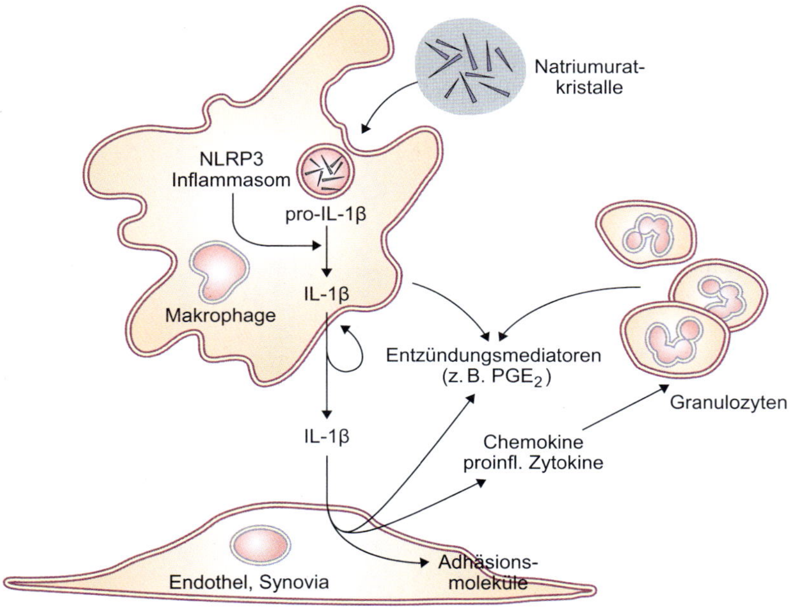

Abb. 23.3 Mechanismen der Entzündung beim Gichtanfall. Natriumurat-Kristalle werden von Makrophagen phagozytiert und aktivieren dann den NLRP3-Inflammasom-Proteinkomplex. Durch diesen Komplex wird Caspase-1 aktiviert, die Interleukin 1β (IL-1β) aus einem Vorläuferpeptid abspaltet. IL-1β führt in Endothel- und Synovialzellen zur Expression von Adhäsionsproteinen und zur Sekretion proinflammatorischer Zytokine und Chemokine. Daraufhin werden neutrophile Granulozyten rekrutiert, die verschiedene Entzündungsmediatoren freisetzen. Durch IL-1β wird in Granulozyten, Makrophagen und Synovialzellen auch die Expression von Cyclooxygenase COX-2 induziert, die die Bildung von Prostaglandin E_2 (PGE_2) bewirkt.

aus den Neutrophilengranula enthalten. Natriumuratkristalle sind in der Lage, die Bildung von NETs zu induzieren. Bei hohen Granulozytenkonzentrationen können NETs Uratkristalle umhüllen sowie Chemokine und Zytokine degradieren. Dieser Mechanismus ist wichtig für die Tophusbildung und für die spontane Beendigung der akuten Entzündungsreaktion.

Bei erhöhter Harnsäureausscheidung bilden sich häufig auch **Harnsäuresteine** in den Harnwegen. Die Steine bestehen aus Harnsäure, weil der Urin entlang dem Nierentubulus angesäuert wird und so Urat in die noch schlechter lösliche freie Harnsäure umgewandelt wird. Bei akuter Steigerung der Harnsäureausscheidung im Rahmen eines **Tumorlysesyndroms** kann es durch Auskristallisation in den Nierentubuli zur Nierenschädigung bis zum akuten Nierenversagen kommen.

Eine Hyperurikämie tritt oft zusammen mit Hypertonie und anderen kardiovaskulären Erkrankungen auf und stellt wohl tatsächlich einen eigenständigen Risikofaktor für diese Erkrankungen dar. Allerdings ist bislang nicht eindeutig geklärt, ob sich eine medikamentöse Harnsäuresenkung langfristig positiv auf das kardiovaskuläre Risiko auswirkt. Die Progression der chronischen Niereninsuffizienz konnte jedenfalls durch eine Senkung der Harnsäure nicht verlangsamt werden.

23.1.4 Seltene hereditäre Störungen des Purinstoffwechsels

Das Lesch-Nyhan-Syndrom und das Kelley-Seegmiller-Syndrom (kompletter bzw. partieller HGPRT-Mangel), die 2,8-Dihydroxyadenin-Urolithiasis (APRT-Mangel) und die Xanthinurie (Xanthinoxidase-Mangel) sind seltene Störungen des Purinstoffwechsels. Bei HGPRT-Defizienz lässt sich die Hyperurikämie durch Allopurinol verhindern. Bei APRT-Mangel wird Adenin durch die Xanthinoxidase zu 8-Hydroxyadenin und weiter zu dem schlecht löslichen und Harnsteine bildenden 2,8-Dihydroxyadenin umgewandelt. Durch Allopurinol lässt sich die Bildung von 2,8-Dihydroxyadenin verhindern. Die Therapie der Xanthinurie besteht in vermehrter Flüssigkeitszufuhr und purinarmer Ernährung.

23.2 Therapieprinzipien

Die Therapie eines **akuten Gichtanfalls** sollte so schnell wie möglich erfolgen. Hierfür sind nichtsteroidale Antirheumatika (NSAR), Colchicin und Glucocorticoide (systemisch oder intraartikulär) gleichwertige Alternativen. Die Auswahl richtet sich nach den Begleiterkrankungen des Patienten (bes. Niereninsuffizienz, Diabetes). Bei schweren Anfällen ist auch eine Kombination dieser Wirkstoffe möglich. Als weiterer Therapieansatz für schwer zu behandelnde Gichtanfälle bei multimorbiden Patienten ist die Hemmung von Interleukin 1β durch Canakinumab verfügbar.

Der akute Gichtanfall kann nicht durch Senkung der Harnsäure behandelt werden. Allerdings ist die Fortsetzung einer bereits laufenden harnsäuresenkenden Therapie auch bei einem Gichtanfall sinnvoll.

Nach Abklingen des Anfalls sollten Maßnahmen zur **Senkung der erhöhten Harnsäure** eingeleitet werden. Die Basistherapie besteht in Ernährungsmaßnahmen. Diese umfassen die Reduktion des Konsums von Fleisch, Innereien und Meeresfrüchten (zur Verringerung der Aufnahme von Purinen), Senkung von Übergewicht und Einschränkung des Alkoholkonsums (bes. Bier und hochprozentige Alkoholika). Bei klinisch manifester Gicht (Gichtanfälle, Tophi, Harnsäuresteine) besteht die Indikation für zusätzliche medikamentöse Maßnahmen. Erforderlich ist eine dauerhafte Senkung der Harnsäure unter die Löslichkeitsgrenze, der Zielwert ist 6,0 mg/dL (360 µmol/L). Infrage kommen Arzneistoffe, die entweder die Harnsäurebildung hemmen (Urikostatika) oder die renale

23

Harnsäureausscheidung erhöhen (Urikosurika). Mittel der ersten Wahl ist das **Urikostatikum Allopurinol.** Zu Beginn jeder harnsäuresenkenden Therapie können aufgrund der Mobilisierung von Urat aus Gewebedepots Gichtanfälle auftreten. Zur Prophylaxe wird niedrig dosiertes Colchicin empfohlen.

Zweck der Dauerbehandlung sind Verhütung und Rückbildung von Komplikationen der Hyperurikämie. Unter ausreichender Dauerbehandlung lösen sich Steine im Nierenbecken auf und Tophi verschwinden. Die Behandlung sollte prinzipiell lebenslang erfolgen. Bei Absetzen der Therapie drohen ein Wiederanstieg der Harnsäure und das erneute Auftreten von Gichtanfällen und Tophi.

Bei **asymptomatischer Hyperurikämie** sind in erster Linie diätetische Maßnahmen angebracht, eine medikamentöse Senkung der Harnsäure wird derzeit nicht empfohlen.

Bei zytostatischer Therapie großer und/oder rasch proliferierender Tumoren kann ein **Tumorlysesyndrom** auftreten. Durch Anfall großer Purinmengen aus den zerfallenden Zellen resultiert eine Hyperurikämie mit Nephropathie bis hin zum akuten Nierenversagen. Zur Prophylaxe kann Allopurinol verwendet werden. Alternativ kann auch die rekombinante Uratoxidase Rasburicase eingesetzt werden.

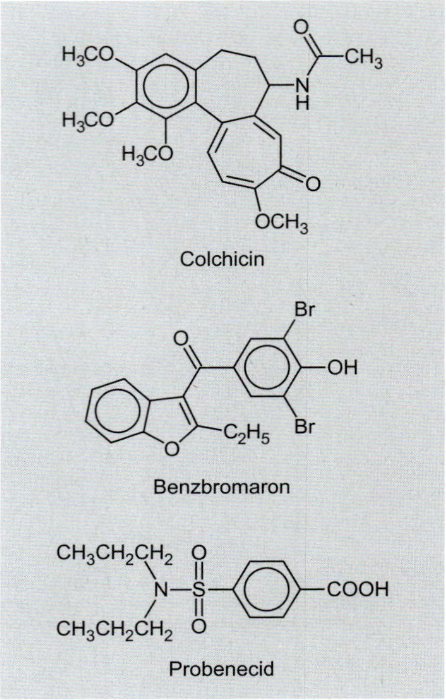

Abb. 23.4 Strukturformeln von Colchicin und der Urikosurika Benzbromaron und Probenecid.

23.3 Therapie des akuten Gichtanfalls

23.3.1 Nichtsteroidale Antirheumatika (NSAR)

Dosierung

Nichtsteroidale Antirheumatika (NSAR, ➤ Kap. 7.2) in hoher Dosierung werden bei normaler Nierenfunktion meist als erste Therapiemaßnahme eingesetzt. Im Prinzip sind bei adäquater Dosierung alle NSAR gleichermaßen wirksam. Empfohlen werden **Diclofenac** (100–150 mg/Tag), **Ibuprofen** (1800–2400 mg/Tag) oder **Indometacin** (100–150 mg/Tag). Patienten mit einem erhöhten Risiko für Magen-Darm-Ulzera sollten zusätzlich Protonenpumpenhemmer wie Omeprazol einnehmen.

Der selektive COX-2-Inhibitor **Etoricoxib** kann ebenfalls eingesetzt werden, die Dosierung beträgt 120 mg/Tag (über maximal 8 Tage). Vorteilhaft bei selektiven COX-2-Hemmern im Vergleich zu unselektiven NSAR ist ihre geringere gastrointestinale Toxizität, nachteilig ist die Erhöhung des Risikos für kardiovaskuläre thrombotische Ereignisse. Zu vermuten ist, dass dieses Risiko durch den nur kurz dauernden Einsatz beim akuten Gichtanfall minimiert wird.

23.3.2 Colchicin

Colchicin* (➤ Abb. 23.4) ist die am längsten bekannte Medikation gegen Gicht. Es ist ein Alkaloid aus der Herbstzeitlosen *(Colchicum autumnale)*, die schon in der Antike zur Behandlung von Gichtattacken eingesetzt wurde.

Wirkmechanismus

Colchicin bindet an Tubulin und hemmt so die Polymerisation von Mikrotubuli, durch Störung der Spindelbildung wird die Zellteilung gehemmt (➤ Kap. 36.12.5). Darüber hinaus sind Mikrotubuli essentiell für den intrazellulären Transport. Der ausgeprägte antiinflammatorische Effekt von Colchicin bei Gicht (und anderen Kristallarthropathien) ist vermutlich auf die Hemmung der Phagozytose der Kristalle zurückzuführen (➤ Abb. 23.3). Zusätzlich werden die Motilität von neutrophilen Granulozyten und die Freisetzung von Chemokinen vermindert. Colchicin ist als Reinsubstanz (Colchicin Tiofarma® Tabletten) sowie in Form eines Extrakts aus der Herbstzeitlose (Colchysat®) erhältlich.

Pharmakokinetik

Colchicin wird rasch aus dem Gastrointestinaltrakt resorbiert (Bioverfügbarkeit ca. 45 %). Die Substanz besitzt ein großes Verteilungsvolumen, vermutlich aufgrund der Bindung an Tubulin in vielen Geweben. Die Plasmahalbwertszeit beträgt ca. 30 Stunden. Rund die Hälfte einer Colchicin-Dosis wird in unveränderter Form renal ausgeschieden. Daneben wird die Substanz in der Leber über CYP3A4 metabolisiert sowie in unveränderter Form biliär eliminiert; eine wichtige Rolle spielt hierbei der Transport über P-Glykoprotein. Colchicin unterliegt einer enterohepatischen Rezirkulation.

Indikationen und Dosierung

Colchicin stellt eine gleichwertige Alternative zu NSAR beim **akuten Gichtanfall** dar. Die Entscheidung über die Anwendung sollte unter Berücksichtigung von Komorbiditäten und der Komedikation getroffen werden. Weiterhin wird Colchicin zur Prophylaxe von Gichtanfällen zu Beginn einer harnsäuresenkenden Therapie angewendet. Darüber hinaus wird Colchicin bei anderen entzündlichen Erkrankungen eingesetzt, insbesondere bei einer Perikarditis sowie familiärem Mittelmeerfieber und Morbus Behçet. Möglicherweise wird Colchicin zukünftig auch als antiinflammatorisches Prinzip in der Behandlung der koronaren Herzerkrankung eingesetzt werden, da es die Rate an kardiovaskulären Ereignissen bei einer langfristigen Behandlung deutlich senkte.

Zur Therapie eines Gichtanfalls werden 1–1,5 mg/Tag eingesetzt. Empfohlen wird am ersten Tag die Einnahme von 1 mg p. o., gefolgt von 0,5 mg 1 Stunde später. Insgesamt darf bei einer mehrtägigen Behandlung nicht mehr als 6 mg Colchicin verabreicht werden. Zur Prophylaxe von Gichtanfällen werden 0,5–1 mg/Tag eingesetzt.

Unerwünschte Arzneimittelwirkungen

Colchicin weist eine **geringe therapeutische Breite** auf. Eine Einzeldosis von 15–20 mg kann tödlich sein. Das Auftreten von unerwünschten Arzneimittelwirkungen hängt sehr stark von der Dosierung ab, 0,5–1 mg/Tag werden auch über lange Zeiträume (Jahre) hinweg meist problemlos vertragen. Der Gastrointestinaltrakt ist besonders empfindlich für toxische Wirkungen (hohe Mitoserate, hohe Konzentrationen durch enterohepatische Zirkulation). Die häufigsten unerwünschten Arzneimittelwirkungen sind Übelkeit, abdominelle Schmerzen und Diarrhöen. Bei einer Intoxikation tritt eine Knochenmarksuppression (Agranulozytose, Panzytopenie) auf, schließlich kann es zu einem lebensbedrohlichen Multiorganversagen (Herz, Niere, Atmung) kommen. Weiterhin ist das Auftreten von Neuropathie und Myopathie bis hin zu einer Rhabdomyolyse bekannt.

Kontraindikationen

Bei schwerer Niereninsuffizienz oder gleichzeitiger Leber- und Niereninsuffizienz sollte Colchicin vermieden werden. Während Schwangerschaft und Stillzeit sollte Colchicin nicht eingenommen werden.

Interaktionen

Hemmer von CYP3A4 (z. B. Clarithromycin, Ritonavir, Itraconazol) erhöhen die Konzentration von Colchicin und damit das Risiko von unerwünschten Arzneimittelwirkungen; so traten bei gleichzeitiger Gabe mit Clarithromycin Todesfälle auf. Bei der Kombination mit Ciclosporin (hemmt CYP3A4 und P-Glykoprotein) kommt es ebenfalls zu erhöhten Colchicin-Konzentrationen und vermehrten unerwünschten Arzneimittelwirkungen. Colchicin sollte deshalb **nicht zusammen mit CYP3A4-Hemmern oder Ciclosporin** eingenommen werden. Bei gleichzeitiger Einnahme von Colchicin mit Statinen oder Ciclosporin wurden Myopathien beschrieben.

23.3.3 Glucocorticoide

Glucocorticoide sind beim akuten Gichtanfall eine wertvolle Alternative, wenn insbesondere bei höhergradig niereninsuffizienten Patienten NSAR oder Colchicin kontraindiziert oder diese nicht ausreichend wirksam sind. Gegeben wird Prednisolon 40 (30–50) mg p. o. am 1. Tag, dann für weitere 2 Tage 20 mg. In besonders schweren Fällen kann die initiale Dosis auch über 3–5 Tage beibehalten werden. Eine weitere Möglichkeit ist die Injektion von Glucocorticoiden (z. B. Triamcinolonacetonid) in das befallene Gelenk.

23.3.4 Canakinumab

Canakinumab ist ein humaner monoklonaler Antikörper gegen Interleukin 1β. Da IL-1β eine zentrale Rolle in der Pathogenese von Gichtanfällen spielt, kann Canakinumab zur Therapie eingesetzt werden. Neben der Behandlung von Gichtanfällen wird Canakinumab bei verschiedenen hereditären periodischen Fiebersyndromen eingesetzt, die durch eine genetisch bedingte Aktivierung des Inflammasoms mit resultierender Freisetzung von IL-1β verursacht werden. Weiterhin ist Canakinumab wirksam in der Behandlung der systemischen juvenilen idiopathischen Arthritis (Morbus Still) und anderen periodischen Fiebersyndromen.

Indikation und Dosierung

Patienten mit häufigen Gichtanfällen, bei denen der Einsatz von NSAR, Colchicin oder Glucocorticoiden nicht infrage kommt. Canakinumab (150 mg) wird einmalig s. c. verabreicht.

Unerwünschte Arzneimittelwirkungen

Sehr häufig Infektionen der Atemwege und anderer Organsysteme, es kamen auch Sepsis und tödliche Infektionen vor. Häufig tritt Neutropenie auf.

Kontraindikationen

Canakinumab sollte nicht verabreicht werden, falls eine Infektion vorliegt. Vor Beginn der Behandlung muss auf Tuberkulose untersucht werden.

23.4 Senkung der Harnsäurekonzentration im Serum

Einen Überblick über die zur Verfügung stehenden harnsäuresenkenden Substanzen gibt ➤ Tab. 23.1.

23.4.1 Urikostatika

Allopurinol*

Wirkmechanismus

Allopurinol ist ein Analog von Hypoxanthin und hemmt, ebenso wie sein aktiver Metabolit Oxipurinol, die Xanthinoxidase (➤ Abb. 23.5). Dadurch wird die Konzentration von Harnsäure im Plasma gesenkt, während die Konzentration von Hypoxanthin und Xanthin zunimmt. Hypoxanthin und Xanthin sind gut löslich und werden über die Nieren ausgeschieden. Vermutlich löst die erhöhte Hypoxanthinkonzentration über eine vermehrte Bildung von IMP auch eine Hemmung der De-novo-Purinbiosynthese aus.

Tab. 23.1 Zur Harnsäuresenkung eingesetzte Substanzen

Klasse	Wirkmechanismus/Ort	Wirkstoff	UAW
Urikostatika	Hemmung Xanthinoxidase/ubiquitär intrazellulär	Allopurinol	Hautreaktionen
		Febuxostat	Leberfunktionsstörung
Urikosurika	Hemmung URAT1/proximaler Tubulus	Benzbromaron	Leberschädigung
		Probenecid	Allergische Reaktionen
Urikolytika	Harnsäureabbau durch Uratoxidase/Plasma	Rasburicase	Unverträglichkeitsreaktionen

Pharmakokinetik

Allopurinol wird nach oraler Gabe gut resorbiert und rasch zu dem aktiven Metaboliten **Oxipurinol** umgewandelt. Diese Reaktion findet in der Leber und im Dünndarm statt und wird vorwiegend durch die Aldehydoxidase katalysiert (ein kleiner Anteil wird auch durch die Xanthinoxidase vermittelt).

Die Plasma-Eliminationshalbwertszeit von Allopurinol ist kurz (1–2 Stunden). Der hauptsächliche Eliminationsweg ist die Metabolisierung zu Oxipurinol, das langsam renal eliminiert wird ($t_{1/2} \approx$ 18–40 h). Aufgrund der langen Eliminationshalbwertszeit kumuliert Oxipurinol bei täglicher Einnahme von Allopurinol; Steady-State-Konzentrationen werden nach etwa 1 Woche erreicht.

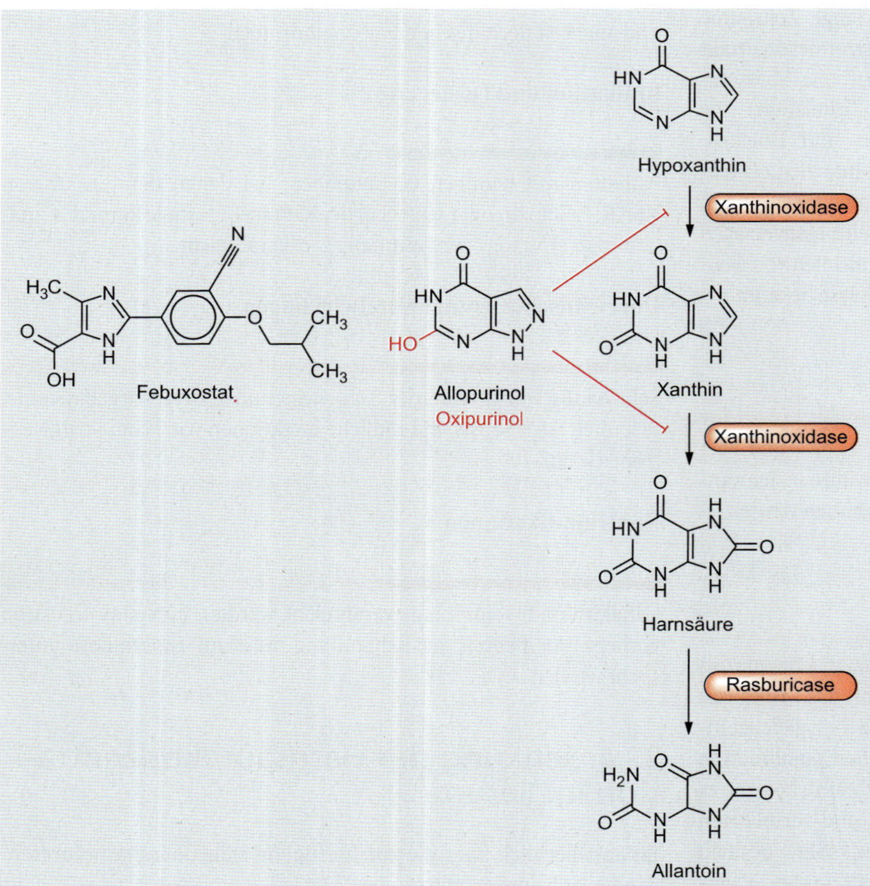

Abb. 23.5 Wirkmechanismus von Allopurinol, Febuxostat und Rasburicase.
Allopurinol und sein aktiver Metabolit Oxipurinol (die zusätzliche Hydroxygruppe von Oxipurinol ist rot dargestellt) hemmen die Xanthinoxidase. Dadurch wird die Metabolisierung von Hypoxanthin zu Xanthin und weiter zu Harnsäure gehemmt. Febuxostat hemmt ebenfalls die Xanthinoxidase, ist aber kein Purin-Analogon. Rasburicase, eine rekombinante Uratoxidase, baut Harnsäure zu Allantoin ab.

Indikationen und Dosierung

Allopurinol wird bei Gichtpatienten mit wiederkehrenden Anfällen, Tophi oder Harnsäuresteinen eingesetzt. Ziel ist eine dauerhafte Senkung der Serum-Harnsäurekonzentration unter 6,0 mg/dL (360 µmol/L). In der Tumortherapie wird Allopurinol zur Prophylaxe der Hyperurikämie beim Tumorlysesyndrom verwendet. Zwei Tage vor Beginn der Chemotherapie wird mit einer Allopurinolbehandlung (initial 300–600 mg/Tag) begonnen und ausreichend Flüssigkeit zugeführt. Ein weiteres Einsatzgebiet sind die Enzymdefekte des Purinstoffwechsels mit Harnsäureüberproduktion.

Da Allopurinol zu dem lang wirksamen Metaboliten Oxipurinol umgewandelt wird, genügt eine einmal tägliche Einnahme. Die harnsäuresenkende Wirkung beginnt innerhalb weniger Stunden und nimmt über 5–10 Tage zu. Um das Risiko von unerwünschten Arzneimittelwirkungen zu verringern, sollte die Behandlung mit 100 mg/Tag begonnen werden. In Abhängigkeit vom Harnsäurespiegel sollte die Dosierung dann in zwei- bis vierwöchigen Abständen um jeweils 100 mg erhöht werden. Die typische Erhaltungsdosis ist 300 mg/Tag. Bei unzureichender Senkung der Harnsäure kann die Dosis auf 600 bis max. 800 mg/Tag gesteigert werden. Bei stark eingeschränkter Nierenfunktion muss die Allopurinoldosis wegen der Gefahr von Überempfindlichkeitsreaktionen reduziert werden (➤ Tab. 23.2). Da Allopurinol und Oxipurinol gut dialysierbar sind, sollten dialysepflichtige Patienten Allopurinol jeweils nach der Dialyse einnehmen.

Unerwünschte Arzneimittelwirkungen

Zu Beginn der Therapie können wegen der Mobilisierung von Urat aus Gewebedepots Gichtanfälle auftreten. Daher wird eine Prophylaxe mit Colchicin für 3–6 Monate empfohlen.

Die häufigsten unerwünschten Arzneimittelwirkungen stellen Überempfindlichkeitsreaktionen dar. Das Risiko für das Auftreten von Überempfindlichkeitsreaktionen ist in den ersten Behandlungswochen am größten, diese können aber auch noch nach Jahren der Therapie auftreten. Es handelt sich insbesondere um Hautreaktionen (ca. 4 %), die von Hautjucken und makulopapulösen Ausschlägen bis zu seltenen schweren Hautreaktionen reichen. Die schweren Hautreaktionen umfassen das DRESS-Syndrom (Drug Rash with Eosinophilia and Systemic Symptoms), das Stevens-Johnson-Syndrom und die toxische epidermale Nekrolyse. Allopurinol ist eine der häufigsten Ursachen für diese schweren Hautreaktionen. Das Risiko von Hautreaktionen ist dosisabhängig und hängt auch von der Anwesenheit des HLA-B*58:01-Allels ab. Bei Europäern ist HLA-B*58:01 selten (1–2 %), hingegen tritt es bei bestimmten asiatischen Bevölkerungen, nämlich Chinesen, Thai und Koreanern, häufig (bis zu 20 %) auf. Beim Auftreten von Überempfindlichkeitsreaktionen muss Allopurinol sofort abgesetzt werden. Selten wurden Leberfunktionsstörungen bis hin zu Hepatitis beobachtet. Sehr selten traten Thrombozytopenie, Agranulozytose und aplastische Anämie auf.

Kontraindikationen

Eine gleichzeitige Anwendung von Allopurinol mit **Azathioprin** oder **6-Mercaptopurin** ist kontraindiziert. Azathioprin wird nichtenzymatisch zu 6-Mercaptopurin umgewandelt, das dann durch die Xanthinoxidase zu 6-Mercaptoharnsäure metabolisiert wird. Bei der Hemmung der Xanthinoxidase durch Allopurinol ist dieser Abbauweg der Thiopurine geblockt und es treten schwere unerwünschte Arzneimittelwirkungen, insbesondere eine Myelosuppression auf. Allopurinol sollte in Schwangerschaft und Stillzeit nicht verwendet werden.

Wechselwirkungen

Allopurinol kann die Metabolisierung von Cumarinen hemmen, sodass ggf. eine Dosisreduktion des Cumarins erforderlich ist. Auch die Metabolisierung von Theophyllin kann durch Allopurinol gehemmt werden. Weiterhin kann die Knochenmarkstoxizität von Cyclophosphamid und anderen Zytostatika verstärkt sowie die Plasmakonzentration von Ciclosporin erhöht werden.

Febuxostat

Febuxostat ist ein nichtpurinischer Hemmstoff der Xanthinoxidase (➤ Abb. 23.5)

Pharmakokinetik

Febuxostat wird rasch resorbiert und durch direkte Glucuronidierung über UDP-Glucuronosyltransferasen sowie durch Oxidation über verschiedene CYP-Enzyme verstoffwechselt. Febuxostat besitzt eine Plasmahalbwertszeit von 5–8 Stunden und wird sowohl hepatisch als auch renal eliminiert.

Tab. 23.2 Dosisreduktion von Allopurinol bei Niereninsuffizienz

	Durchschnittliche Tagesdosis				
	Bei normaler Nierenfunktion	Bei Kreatinin-Clearance (ml/min)			
		> 20	10–20	< 10	0
Allopurinol	200–300 mg	200–300 mg	100–200 mg	100 mg	300–400 mg jeweils nur am Dialysetag

Indikationen und Dosierung

Febuxostat ist zugelassen zur Behandlung der Hyperurikämie bei Patienten mit Uratablagerungen (Tophi, Gichtarthritis) sowie bei Tumorlysesyndrom. Es stellt eine therapeutische Alternative bei Allopurinol-Toxizität oder Unwirksamkeit dar, so können z. B. Patienten, die eine Überempfindlichkeit auf Allopurinol gezeigt haben, mit Febuxostat behandelt werden. Die Dosierung beträgt 80(–120) mg/Tag. Bei leichter bis mittlerer Nierenfunktionseinschränkung ist keine Dosisanpassung notwendig.

Unerwünschte Arzneimittelwirkungen

Auch bei Febuxostat können initial Gichtanfälle auftreten, eine Prophylaxe mit Colchicin wird empfohlen. Die häufigsten unerwünschten Arzneimittelwirkungen sind Leberfunktionsstörungen (5 %), Übelkeit, Gelenkschmerzen und Hautausschläge. Selten treten schwere Hautreaktionen (DRESS, Stevens-Johnson-Syndrom) auf. Bei Auftreten von Überempfindlichkeitsreaktionen sollte Febuxostat sofort abgesetzt werden.

Kontraindikation

Bei Patienten mit einer schweren kardiovaskulären Erkrankung ist vor einer Behandlung mit Febuxostat eine sorgfältige Nutzen-Risiko-Abwägung erforderlich, da bei diesen Patienten mehr kardiovaskulär bedingte Todesfälle im Vergleich zu einer Behandlung mit Allopurinol aufzutreten scheinen.

Wechselwirkungen

Die Plasmakonzentrationen von Substanzen, die durch die Xanthinoxidase metabolisiert werden (Azathioprin, 6-Mercaptopurin), sollten bei gleichzeitiger Gabe von Febuxostat erhöht sein. Daher dürfen diese Substanzen nicht zusammen mit Febuxostat eingenommen werden.

23.4.2 Urikosurika

23

Urikosurika steigern die renale Harnsäureausscheidung durch Hemmung der Rückresorption von Harnsäure im proximalen Tubulus. Die Rückresorption wird durch den Transporter URAT1 vermittelt, der Urat im Austausch gegen organische Anionen wie Lactat in die Nierenzellen transportiert (➤ Abb. 23.2). Dieser Austauscher wird durch die Urikosurika Benzbromaron und Probenecid gehemmt, wodurch vermehrt Harnsäure ausgeschieden wird. In Deutschland wird praktisch ausschließlich **Benzbromaron** verwendet, während in anderen Ländern (z. B. in den USA) Probenecid eingesetzt wird. Lesinurad, ein 2016 zugelassener neuer URAT1-Hemmstoff, wurde 2020 wieder vom Markt genommen.

Da Urikosurika mit zunehmender Niereninsuffizienz an Wirkung verlieren, sind sie bei niereninsuffizienten Patienten nur bedingt anwendbar. Neben Urikosurika wirken noch andere Substanzen an URAT1. Praktische Bedeutung besitzt der AT_1-Antagonist Losartan, der als Nebeneffekt auch den Austauscher hemmt und deshalb urikosurische Wirkung zeigt.

Benzbromaron*

Pharmakokinetik

Benzbromaron wird zu ca. 50 % aus dem Gastrointestinaltrakt absorbiert. Die Substanz besitzt eine kurze Eliminationshalbwertszeit (3 h), wird aber zu zwei lang wirksamen aktiven Metaboliten hydroxyliert (HWZ 17 bzw. 20 h). Sowohl Benzbromaron als auch die Metaboliten werden überwiegend biliär ausgeschieden.

Indikation und Dosierung

Benzbromaron wird eingesetzt, falls Urikostatika nicht vertragen werden oder unzureichend wirksam sind. Die Dosierung beträgt 50–100 mg/Tag. Benzbromaron kann auch mit Allopurinol oder Febuxostat kombiniert werden, um eine besonders wirksame Harnsäurereduktion zu erreichen.

Unerwünschte Arzneimittelwirkungen

Wie bei allen harnsäuresenkenden Medikamenten können auch bei Benzbromaron anfangs Gichtanfälle auftreten. Die zu Beginn stark vermehrte renale Harnsäureausscheidung hält je nach Größe des Harnsäurepools mehr oder weniger lange an (bei Normalpersonen 1–2 Tage, bei Patienten mit Hyperurikämie unter Umständen mehrere Wochen). Dadurch besteht die Gefahr der Ausfällung von Harnsäure in den Tubuli und den Harnwegen. Deshalb sollte Benzbromaron einschleichend dosiert und auf eine ausreichende Flüssigkeitszufuhr geachtet werden (angestrebtes Urinvolumen > 1,5 l/Tag).

Gelegentlich treten gastrointestinale Beschwerden wie Übelkeit und Durchfall, selten allergische Reaktionen wie Urtikaria auf. Sehr selten kam es zu schweren Leberschäden. Deshalb sollten die Leberenzyme überwacht und bei einem Anstieg der Transaminasen über die Norm sollte Benzbromaron abgesetzt werden.

Kontraindikationen

Wegen der Gefahr der Ausfällung von Harnsäure sollten Patienten mit Niereninsuffizienz (Kreatinin-Clearance < 50 ml/min), Harnsäuresteinen oder vermehrter Harnsäuresynthese (Enzymdefekte, Tumorlyse) keine Urikosurika verabreicht bekommen. Bei Patienten mit Lebererkrankungen ist Benzbromaron wegen seiner potentiellen Hepatotoxizität kontraindiziert. Bei chronischer Niereninsuffizienz mit einer Kreatinin-Clearance unterhalb von ca. 20 ml/min ist Benzbromaron unwirksam.

Wechselwirkungen

Benzbromaron verstärkt die Wirkung von Cumarin-Antikoagulantien durch Hemmung der CYP2C9-vermittelten Metabolisierung. Bei gleichzeitiger Anwendung sollte deshalb eine engmaschige Kontrolle des INR-Wertes erfolgen.

Probenecid

Pharmakokinetik

Probenecid wird vollständig nach oraler Gabe resorbiert. Die Plasmahalbwertszeit beträgt dosisabhängig 2–12 Stunden.

Indikationen und Dosierung

Probenecid ist eine Alternative zu Benzbromaron. Die Behandlung erfolgt einschleichend in der ersten Woche mit 2 × 250 mg/Tag, ab der zweiten Woche mit 2 × 500 mg/Tag.

Unerwünschte Arzneimittelwirkungen

Neben den prinzipiellen unerwünschten Arzneimittelwirkungen und Kontraindikationen einer urikosurischen Therapie werden gastrointestinale Beschwerden und allergische Reaktionen (ca. 2 %) beobachtet. Probenecid ist ab mittelschweren Nierenfunktionseinschränkungen (Kreatinin-Clearance < 50 ml/min) wirkungslos.

Wechselwirkungen

Ursprünglich wurde Probenecid entwickelt, um die Ausscheidung von Penicillin zu vermindern. Probenecid reduziert die renale Sekretion verschiedener saurer Medikamente (Penicillin, Methotrexat u. a.), da es neben URAT1 auch die organischen Anionentransporter OAT1 und OAT3 hemmt, die diese Medikamente in die proximalen Nierentubuluszellen transportieren. Probenecid steht auf der Liste der verbotenen Substanzen der Anti-Doping-Agentur. Es kann als sogenanntes Maskierungsmittel missbraucht werden, da es auch die Sekretion von glucuronidierten anabolen Steroiden in den Urin vermindert und damit deren Nachweis erschwert.

23.4.3 Urikolytika

Rasburicase

Rasburicase ist eine rekombinant hergestellte Uratoxidase (das Gen stammt aus *Aspergillus flavus*). Uratoxidase katalysiert die Oxidation von Harnsäure zum gut löslichen Allantoin, das problemlos über die Nieren ausgeschieden wird (➤ Abb. 23.5). Im Lauf der Evolution wurde das Uratoxidase-Gen beim Menschen komplett inaktiviert, hingegen besitzen viele Tierarten eine funktionsfähige Uratoxidase und entwickeln auch bei stark purinhaltiger Nahrung keine Gicht.

In den USA ist auch **Pegloticase,** eine pegylierte Uratoxidase, zugelassen. Aufgrund der Pegylierung besitzt die Substanz eine stark verlängerte Halbwertszeit. Durch Pegloticase kann eine sehr effektive Harnsäuresenkung verbunden mit der Rückbildung von Tophi erreicht werden, allerdings treten sehr häufig Unverträglichkeitsreaktionen auf. In Europa wurde Pegloticase vom Markt genommen.

Pharmakokinetik

Die Eliminationshalbwertszeit beträgt ca. 19 Stunden.

Indikationen und Dosierung

Rasburicase wird zur Prophylaxe und Therapie der **akuten Hyperurikämie beim Tumorlysesyndrom** eingesetzt. Der Anstieg der Harnsäure nach Absterben einer großen Zellzahl kann aufgrund der Ausfällung von Harnsäurekristallen in den Nierentubuli zu Funktionseinschränkung bis zu akutem Nierenversagen führen. Zur Prophylaxe kann Rasburicase bei Patienten mit Leukämie, Lymphomen und soliden Tumoren mit großer Tumorlast und/oder rascher Zellproliferation kurz vor Beginn der Chemotherapie verabreicht werden.

Bei Kontrollen des Harnsäurespiegels ist zu beachten, dass in der Blutprobe ein weiterer Abbau der Harnsäure durch die enthaltene Rasburicase stattfindet. Deshalb sind sofortige Kühlung der Probe und rasche Analytik erforderlich.

Rasburicase wird in einer Dosierung von 0,20 mg/kg/Tag als intravenöse Kurzinfusion einmalig unmittelbar vor einer Chemotherapie verabreicht.

Unerwünschte Arzneimittelwirkungen

Rasburicase ist ein relativ stark immunogenes Protein und löst häufig allergische Reaktionen, hauptsächlich Exantheme und Urtikaria aus. Es traten auch schwere Überempfindlichkeitsreaktionen inklusive anaphylaktischem Schock auf. Die Gabe wiederholter Behandlungszyklen wird nicht empfohlen, Gründe sind das Risiko der Allergisierung und die Bildung von neutralisierenden Anti-Rasburicase-Antikörpern.

Kontraindikationen

Kontraindikation sind ein Glucose-6-Phosphat-Dehydrogenase-Mangel oder andere Störungen, die zu einer hämolytischen Anämie führen können. Rasburicase kann bei diesen Patienten eine Hämolyse auslösen, da beim Abbau von Harnsäure zu Allantoin Wasserstoffperoxid erzeugt wird, das die Erythrozytenmembran angreift.

WEITERFÜHRENDE LITERATUR

Dalbeth N, Merriman TR, Stamp LK. Gout. Lancet, 2016; 388 (10055): 2039–2052.

FitzGerald J, Dalbeth N, Mikuls T et al. 2020 American College of Rheumatology Guideline for the Management of Gout. Arthritis Care Res, 2020; 72 (6): 744–760.

Kiltz U, Alten R, Fleck M et al. S2e-Leitlinie Gichtarthritis: Evidenzbasierte Leitlinie der Deutschen Gesellschaft für Rheumatologie, 2016. www.awmf.org/leitlinien/detail/ll/060-005.html

Martinon F, Pétrilli V, Mayor A, Tardivel A, Tschopp J. Gout-associated uric acid crystals activate the NALP3 inflammasome. Nature, 2006; 440 (7081): 237–241.

Nidorf SM, Fiolet ATL, Mosterd A et al. Colchicine in Patients with Chronic Coronary Disease. N Engl J Med, 2020; 383 (19): 1838–1847

Rainer TH, Cheng CH, Janssens HJ et al. Oral Prednisolone in the Treatment of Acute Gout: A Pragmatic, Multicenter, Double-Blind, Randomized Trial. Ann Intern Med, 2016; 164 (7): 464–471.

Richette P, Doherty M, Pascual E et al. 2016 updated EULAR evidence-based recommendations for the management of gout. Ann Rheum Dis, 2017; 76 (1): 29–42.

Schauer C, Janko C, Munoz LE et al. Aggregated neutrophil extracellular traps limit inflammation by degrading cytokines and chemokines. Nat Med, 2014; 20 (5): 511–517.

Tardif JC, Kouz S, Waters DD, et al. Efficacy and Safety of Low-Dose Colchicine after Myocardial Infarction. N Engl J Med, 2019; 381 (26): 2497–2505.

White WB, Saag KG, Becker MA, et al. Cardiovascular Safety of Febuxostat or Allopurinol in Patients with Gout. N Engl J Med, 2018; 378 (13): 1200–1210.

KAPITEL

24 Fettstoffwechsel, Lipidsenker

Christiane Keller

24.1 Pathophysiologie

Die Ernährung spielt für die Entstehung von Fettstoffwechselstörungen und ihre atherosklerotischen Folgekrankheiten eine zentrale Rolle. Der Mitteleuropäer nimmt rund 40 % der Nahrungsenergie als Fett auf. Triglyceride sind der Hauptbestandteil der Nahrungsfette, Ester aus Glycerin und langkettigen gesättigten und ungesättigten Fettsäuren. Einige mehrfach ungesättigte Fettsäuren sind essentiell und müssen mit der Nahrung zugeführt werden (Prototypen Linolsäure [n-6] und α-Linolensäure [n-3]). Zur Deckung dieses Bedarfs werden pro Tag etwa 10 g Linolsäure und 2 g α-Linolensäure empfohlen. Sie sind Ausgangssubstanzen für Eicosanoide, die als Gewebehormone die Funktion von Thrombozyten, Endothelzellen und Monozyten steuern und in die Pathophysiologie der Atherosklerose eingreifen, aber auch die Genexpression im Fett- und Glucosestoffwechsel der Organe regeln (Glykolyse, De-Novo-Lipogenese, Elongation, Desaturierung, Oxidation von Fettsäuren).

24.1.1 Fettspeicherung und Lipolyse

Wird mit der Nahrung mehr Energie (Kohlenhydrate, Proteine [Aminosäuren], Triglyceride) zugeführt als umgesetzt, wird der Überschuss an Energie in Form von Triglyceriden (TG) in den Adipozyten des Fettgewebes gespeichert. So enthält das Fettgewebe zum einen die Fettsäuren der jeweiligen Nahrungsfette, zum anderen die Produkte der Umwandlung von Glucose in Fett. Bei Bedarf wird die gespeicherte Energie durch Lipolyse, die hormonellen und pharmakologischen Einflüssen unterworfen ist, abgerufen. Cyclisches Adenosin-3,5-monophosphat (cAMP) dient als Vermittler.

24.1.2 Fetttransport

Die wasserunlöslichen Fette werden im Plasma als freie Fettsäuren an Albumin gebunden oder als kugelige Lipoproteine transportiert. Am Aufbau der Lipoproteine sind Cholesterin, TG, Phospholipide und Eiweiße, Apolipoproteine, beteiligt. **TG-reich** sind Chylomikronen (CM) und VLDL (very low density lipoproteins). Erstere transportieren TG aus der Nahrung, letztere endogene TG aus der Synthese in der Leber. **Cholesterinreich** sind Lipoprotein (a) (Lp[a]), LDL (low density lipoproteins) und in geringerem Maße HDL (high density lipoproteins). Beim Abbau von VLDL durch die Lipoproteinlipase (LPL) im Plasma entstehen IDL (intermediate density lipoproteins) und LDL. ➤ Tab. 24.1 zeigt die für die einzelnen Lipoproteinfraktionen kennzeichnenden Apolipoproteine und die zugehörigen Rezeptoren, die die Bindung und intrazelluläre Aufnahme der Lipoproteine ermöglichen.

24.1.3 Cholesterinstoffwechsel und seine Regulation

Das zur Bildung von Gallensäuren, Hormonen und Zellmembranen benötigte Cholesterin stammt aus der Nahrung (exogen; ca. 0,5 g/Tag) und der körpereigenen Synthese (endogen; ca. 1,0 g/Tag).

Etwa 40 % (0,2 g/Tag) des Nahrungscholesterins werden resorbiert. Die **intrazelluläre Synthese** wird durch die 3-Hydroxy-3-methyl-glutaryl-Coenzym-A-Reduktase (HMG-CoA-R) gesteuert. Bei hoher Konzentration von LDL-Cholesterin im Plasma und bei großer alimentärer Cholesterinzufuhr wird die endogene Synthese von Cholesterin durch eine Suppression des LDL-Rezeptors (LDLR)

Tab. 24.1 Die Lipoproteine des menschlichen Plasmas und ihre Apolipoproteine (ApoA–Apo E) sowie zugehörige Rezeptoren (der bindende Rezeptoranteil ist **fett** markiert)

Lipoproteinpartikel	Apolipoproteine	Zugehöriger Rezeptor
Chylomikron (CM)	B48 E (wenig) C (viel)	Keiner
CM-Remnant (CMR)	B48 E (viel) C (viel)	LDL-(B,**E**)-Rezeptor
	B48 E (wenig) C (viel)	LDL-receptor related protein (LRP)
VLDL	B100 E (wenig) C (viel)	Keiner
VLDL-Remnant	B100 E (wenig) C (viel)	**+ E** → IDL → LDL-(B,**E**)-Rezeptor
		– E → LDL → LDL-(**B**,E)-Rezeptor
LDL	B100	LDL-(**B**,E)-Rezeptor
Lp(a)	Apo (a), B100	Keiner
HDL	AI AII (E)	**SR-B1**

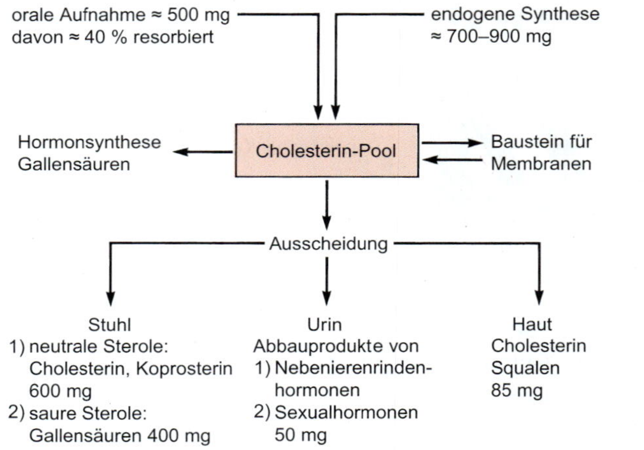

Abb. 24.1 Größe des Cholesterinumsatzes des Menschen (Näherungswerte mg/Tag).

und eine Hemmung des Enzyms HMG-CoA-R in der Leberzelle (negatives Feedback) vermindert. Trotz dieser Rückkopplung kann es bei erhöhter Energiezufuhr, reichlicher Zufuhr von Fett mit langkettigen gesättigten Fettsäuren oder **Trans-Fettsäuren (TF)** (in industriell vorgefertigten Lebensmitteln (Backwaren [TF 4,2 %], frittierte Kartoffelprodukte [TF 0,7 %], Süßwaren [TF 1,7 %]) zu einem Anstieg des LDL-Cholesterins, der kleinen dichten LDL-Partikel und des Lp(a) im Plasma kommen. Der Gehalt an Trans-Fettsäuren schwankt in Nahrungsmitteln erheblich, ist aber in Westeuropa seit 2005 rückläufig.

Die **Ausscheidung** von Cholesterin (ca. 600 mg/Tag) erfolgt mit der Galle über den Darm oder als Gallensäuren (ca. 400 mg/Tag). Demgegenüber sind die Verluste von Abbauprodukten steroidaler Hormone mit dem Urin (ca. 50 mg/Tag) und von Cholesterin durch Abschilferung der obersten Hautschichten (ca. 85 mg/Tag) gering (➤ Abb. 24.1).

Der unterschiedliche Bedarf verschiedener Körpergewebe an einzelnen Plasmalipiden, z. B. Cholesterin als Vorläufer von Hormonen in Nebenniere, Ovarien und Hoden und von Gallensäuren in der Leber oder TG als Energielieferanten im Herz- und Skelettmuskel, erfordert ein streng geregeltes **Gleichgewicht zwischen Synthese und Katabolismus,** zumal die meisten Zellen nur eine begrenzte Speicherkapazität für Cholesterin und TG haben. Genetische Faktoren und Umwelteinflüsse, v. a. die Ernährung, modulieren Plasmalipidspiegel etwa zu gleichen Teilen. Die drei Lipoproteinklassen VLDL, LDL und HDL sind keine homogenen Fraktionen, sondern umfassen Partikel mit unterschiedlichem Lipid- und Proteingehalt und damit unterschiedlicher Größe, die ihr Verhalten im Stoffwechsel bestimmen. Lp(a), VLDL, IDL und LDL, d. h. Apolipoprotein (Apo) B-haltige Lipoproteine, gelten als atherogen und sind positiv mit der Entwicklung der koronaren Herzkrankheit assoziiert, HDL gilt als antiatherosklerotisch und antiinflammatorisch.

Exogener Stoffwechselweg: Darm

Triglyceride

TG werden unter physiologischen Bedingungen aus der Nahrung praktisch vollständig im Duodenum und oberen Jejunum durch **Pankreaslipase** in Fettsäuren (FS), Glycerin, Mono- und Diglyceride gespalten und in die Enterozyten aufgenommen. Dort werden die Bausteine schnell wieder mit **Apo B48** zu großen, sehr TG-reichen **CM** zusammengefügt und in die Lymphe sezerniert Die Resorption der Glyceride induziert die Bildung von Apo B48, das ausschließlich in der Darmschleimhaut synthetisiert wird, und die Synthese von **Apo AI, AII, AIV und AV** in Darmschleimhaut und Leber. Apo B48 ist für die Bildung und Sekretion von CM unverzichtbar, kann aber nicht an den LDLR binden. Durch das **mikrosomale Triglyceridtransferprotein (MTP)** werden TG in der Leber **mit Apo B100** verbunden und erscheinen **als VLDL** im Plasma. **Apo CI, II, III und E** werden in der Lymphe von HDL auf CM übertragen. Apo AI, AII, AIV und AV werden in Darmschleimhaut und Leber synthetisiert. Apo CII und Apo AV stimulieren die auf den Endothelzellen der Arteriolen von Skelettmuskel und Fettgewebe exprimierte **Lipoproteinlipase (LPL),** die große Mengen TG hydrolysiert und aus den CM entfernt, sodass die Leberzelle ein Remnantpartikel (CMR) aufnimmt, das kleiner als CM und relativ reich an freiem und verestertem Cholesterin ist. Die Bindung erfolgt durch einen **Apo-E-bindenden Rezeptor, LRP** (LDL receptor-related protein).

Die **Funktion der LPL** unterliegt einer komplizierten Regelung. Der **Lipase maturation factor 1 (LMF1)** stellt ihre Funktion und Sekretion aus Fettgewebe und Muskulatur sicher,

Glycosylphosphatidylinositol-gebundenes high-density lipoprotein-binding protein-1 **(GPIHBP1),** das auf dem dem Gefäßlumen abgewandten Endothel verankert ist, steuert die LPL-Funktion in Endothel und Kapillaren. LPL wird subendothelial entlang des Kapillarendothels gebunden und stabilisiert. So wird die Transzytose der Lipide durch das Endothel in das Kapillarlumen im Fett- und Muskelgewebe ermöglicht. Abhängig vom Ernährungszustand interagieren **ANGPTL (Angiopoitin-like protein) 3, 4** und **8** mit LPL im Fett- und Muskelgewebe. Im Nüchternzustand ist die Konzentration von ANGPTL8, den ANGPTL8/3- und 8/4-Komplexen niedrig. LPL und die Aufnahme von Fettsäuren (FS) in das Fettgewebe werden durch ANGPTL4 niedrig gehalten, FS werden als Energiequelle in den Skelettmuskel aufgenommen. Auf Nahrungszufuhr reagiert ANGPTL8 mit Bildung eines zirkulierenden ANGPTL8/3-Komplexes, der Fettsäuren zum Fettgewebe leitet, wo ein ANGPTL4/8-Komplex die Hemmung der LPL durch ANGPTL4 aufhebt und die Speicherung von FS ermöglicht.

Cholesterin

Cholesterin im Darm stammt einerseits aus der Nahrung (überwiegend verestert und im Darm durch Esterasen hydrolysiert), andererseits aus biliärer Sekretion (nur unverestert; ➤ Abb. 24.2). Seine **Resorption** aus dem Darm in die Enterozyten variiert von Mensch zu Mensch erheblich und beträgt zwischen 25 und 75 %. Unverestertes Cholesterin, das in Mizellen mit Gallensäuren, TG und Phospholipiden durch die der Darmschleimhaut aufliegende Wasserschicht transportiert wird, diffundiert nicht passiv in die Zelle, sondern wird **aktiv** durch einen spezifischen membranständigen Transporter, **Niemann Pick C1 like protein 1 (NPC1L1),** aufgenommen, der nur Sterole bindet, nicht aber TG und fettlösliche Vitamine. **Intrazellulär** wird Cholesterin durch **Acyl-Coenzym-A-Cholesterin-O-Acyltransferase (ACAT)** zum überwiegenden Teil verestert (80 %) und mithilfe von MTP in das hydrophobe Innere der CM aufgenommen. Die Geschwindigkeit der Veresterung hängt von der

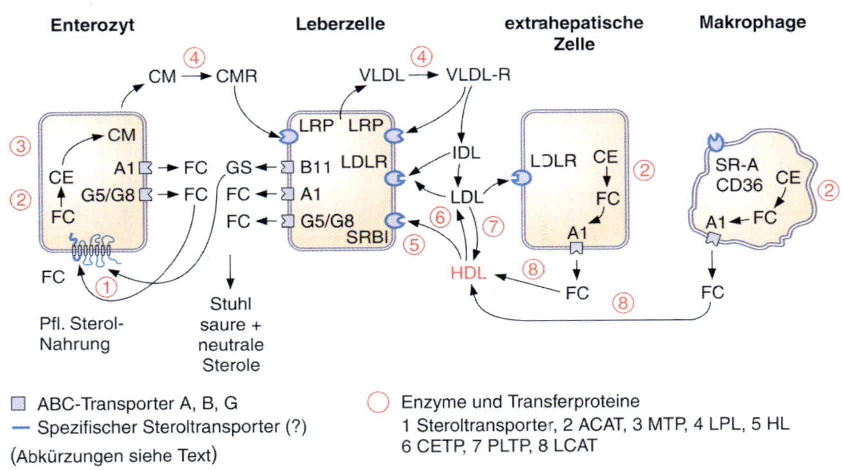

Abb. 24.2 Aufnahme und Verteilung von Cholesterin.
An Aufnahme und Verteilung beteiligte Zellen (v. l. n. r.): Darm-Enterozyt → Leberzelle → Endothel und andere Nicht-Leberzellen → Makrophagen.
Umwandlung von freiem Cholesterin (FC): Der Enterozyt nimmt FC über den Steroltransporter [1] auf. Es entsteht unter Mitwirkung von Acyl-Coenzym-A-Cholesterin-O-Acyltransferase (ACAT [2]) verestertes Cholesterin (CE), das unter Mitwirkung des mikrosomaler Triglyceridtransferproteins (MTP [3]) in Chylomikronen (CM) eingebaut wird. Die Chylomikronen werden in die Lymphe abgegeben. An den arteriellen Endothelien werden durch Lipoproteinlipase (LPL [4]) große Mengen von Triglyceriden freigesetzt, die in Skelettmuskel und Fettzellen aufgenommen werden. Dabei entstehen aus CM triglyceridarme, relativ cholesterinreiche Chylomikronen-Remnants (CMR), die über das LDL receptor-related protein (LRP) in die Leberzelle aufgenommen werden. In der Leberzelle werden die CMR, endogen synthetisiertes Cholesterin zusammen mit Triglyceriden mithilfe von MTP [3] in very low density lipoproteins (VLDL) eingebaut, die in die Blutbahn sezerniert werden. Dort werden die Triglyceride durch LPL [4] hydrolysiert und die freien Fettsäuren in Skelettmuskeln und Fettzellen aufgenommen. Die entstehenden very low density lipoprotein remnants (VLDLR) werden durch weitere Hydrolyse von Triglyceriden in intermediate density lipoproteins (IDL) und schließlich in low density lipoproteins (LDL) umgewandelt. LDL kann sowohl von der Leberzelle als auch von nichthepatischen Zellen (Endothel usw.) über den LDL-Rezeptor (LDLR) aufgenommen werden. In diesen Zellen kann überschüssiger Cholesterinester in freies Cholesterin umgewandelt werden, das über den ABC-Transporter A1 [A1] in die Blutbahn abgegeben wird. Durch Lecithin-Cholesterin-Acyltransferase (LCAT [8]) wird Cholesterin verestert und in high density lipoprotein (HDL) gespeichert. Der Cholesterinester wird unter Einwirkung der hepatischen Lipase [HL; 5] abgespalten und durch den Scavenger receptor B1 [SRBI] in die Leberzelle aufgenommen. Beachte: freies Cholesterin kann von fast jeder Zelle sezerniert werden.
Weitere Abkürzungen:
Transporter: ABC-Transporter A1, G5/G8, B11; spezifischer Steroltransporter
Rezeptoren: LDLR = LDL-Rezeptor; LRP = LDL receptor-related protein; SR = Scavenger receptor B1/receptor A
Enzyme und Transportproteine: ACAT = Acyl-Coenzym-A-Cholesterin-O-Acyltransferase; MTP = mikrosomales Triglyceridtransferprotein; LPL = Lipoproteinlipase; HL = hepatische Lipase; CETP = Cholesterinestertransferprotein; PLTP = Phospholipidtransferprotein; LCAT = Lecithin-Cholesterin-Acyltransferase
Lipide und Lipoproteine: FC = freies (unverestertes) Cholesterin (free cholesterol); CE = verestertes Cholesterin (esterified cholesterol); CM = Chylomikronen; CMR = Chylomikronen-Remnants (Restpartikel); VLDL = very low density lipoproteins; VLDL-R = very low density lipoprotein remnants (Restpartikel); LDL = low density lipoproteins; IDL = intermediate density lipoproteins; HDL = high density lipoproteins; GS = Gallensäuren

intrazellulären Konzentration der mit CoA aktivierten langkettigen Fettsäuren ab und hat Rückwirkung auf das Ausmaß der Resorption von Cholesterin aus dem Darm.

Das **Sterol Response Element-Binding Protein (SREBP)** wird in drei Isoformen (SREBP1a, 1c und 2) synthetisiert, die als inaktive Vorstufen im RES (retikuloendotheliales System) entstehen und nach Aktivierung durch den Transkriptionsfaktor **Leber-X-Rezeptor (LXR)** in den Zellkern gelangen. Dort aktivieren sie viele Gene, das LDLR-Gen und Gene, die für notwendige Enzyme im Fettstoffwechsel codieren (Cholesterin-, Fettsäure-, TG- und Phospholipidsynthese). Sie modulieren die Aktivität des Steroltransporters am Enterozyten.

Endogener Stoffwechselweg: Leber

Triglyceride

In der Leber werden VLDL aus Acetat, Fettsäuren und den Abbauprodukten der CMR synthetisiert und als kleine TG-arme oder große TG-reiche Partikel **(TRL)** in die Blutbahn sezerniert, wo sie das Substrat für die LPL sind (➤ Abb. 24.2). IDL, die beim Abbau entstehen, werden entweder über einen Apo E erkennenden Rezeptor (B,E-Rezeptor) wieder in die Leber aufgenommen oder mithilfe der **hepatischen Lipase (HL),** die TG aus dem Inneren und Phospholipide von der Oberfläche des Partikels entfernt, zu LDL katabolisiert.

Kohlenhydratüberschuss in der Leber stimuliert die lipogene Wirkung von Insulin, SREBP und die Neusynthese von Fettsäuren, die vermehrt in den Leberzellen gespeichert werden und zur Fettleber (NASH) führen, die bei Störungen des TG-Stoffwechsels regelmäßig beobachtet wird.

Cholesterin

LDL-Cholesterin ist ein Partikel, das im Inneren viel CE enthält, auf der Oberfläche Phospholipide, FC und ein Molekül Apo B100, das der LDLR erkennt und bindet. **PCSK9** (Proconvertase Subtilisin-like Kexin Type 9), eine Serinprotease, die 2003 entdeckt wurde, bindet im Plasma an den LDLR, aber auch zu etwa 40 % an LDL. Die **Endozytose** des LDL-LDLR-PCSK-Komplexes wird durch ein **Adapterprotein, ARH** (Autosomal Recessive Hypercholesterolemia), möglich. Im Lysosom wird der LDLR entweder mithilfe von PCSK9 abgebaut oder zur Zelloberfläche zurückgeführt. LDLR und PCSK9 werden von SREBP2 koordiniert und reguliert. Cholesterin wird durch ACAT verestert, in der Membransynthese verwandt oder im Zytosol als Fetttröpfchen gespeichert. Ein Anstieg von Cholesterin in der Zelle führt zur Repression der Transkription von LDLR, ein intrazellulärer Cholesterinmangel bewirkt das Umgekehrte. Die Größe des hepatischen Cholesterin-Pools beeinflusst die Resorption von Cholesterin im Darm durch NPC1L1, seine Sekretion in die Galle oder in das Darmlumen durch die **ABC-G5- und -G8-Transporter.** Sie werden auf der Leberzelle und den Enterozyten des Ileums exprimiert. Bei intrazellulärem Cholesterinmangel erfolgt die Rückresorption von Cholesterin aus der Galle in die Leberzelle durch NPC1L1. Ein Teil des freien Cholesterins wird durch das Schlüsselenzym des Gallensäurestoffwechsels, CYP7A1, in Gallensäuren überführt und mit ihrem spezifischen Transporter, ABC-B11, in die Galle sezerniert. LXR reguliert alle Transportproteine.

Reverser Cholesterintransport

Neben Speicherung, Katabolismus und Sekretion in die Galle verlässt FC die Zelle mithilfe des ABC-A1-Transporters (➤ Abb. 24.2). Aktiviert durch Apo AI, überträgt er FC auf kleine diskoide (naszierende) HDL-Partikel, die im Wesentlichen aus **Apo AI und Phospholipiden** bestehen und Lecithin-Cholesterin-Acyltransferase **(LCAT),** Cholesterinestertransferprotein **(CETP)** und Phospholipidtransferprotein **(PLTP)** transportieren. PLTP überträgt Phospholipide und Apolipoproteine auf HDL, das dadurch zu einem sphärischen Partikel wird. Stimuliert von Apo AI, verestert LCAT im HDL-Partikel FC mit Fettsäuren aus den Phospholipiden zu CE, die von CETP entweder auf LDL übertragen oder in VLDL gegen TG ausgetauscht werden. Das restliche Cholesterin wird mit HDL zur Leber transportiert und durch die Einwirkung von HL über den HDL-Rezeptor SR-B1 unter Abspaltung von TG, CE und Phospholipiden direkt in die Leberzelle aufgenommen (➤ Abb. 24.2).

Neben der Plasmakonzentration von Apo AI ist die Größe des HDL-Partikels ein wichtiger Regulator der katabolen Rate von HDL. Die endotheliale Lipase (EL) katalysiert die Hydrolyse von Phospholipiden, indem sie Fettsäuren aus der Position 1 des Phosphatidylcholins (Lecithin) freisetzt. Sie moduliert die Größe des HDL-Partikels und erleichtert die Entfernung von HDL aus der Zirkulation. Die Rolle von Apo AII im Cholesterinrücktransport ist nicht genau definiert; es inhibiert die Aktivität von LCAT, von CETP und die hepatische Aufnahme von HDL, steigert die Aktivität der HL und scheint eher zu modulieren, als den Stoffwechsel einzelner Lipide direkt zu beeinflussen.

Wie HDL mit der Arterienwand interagiert und die Progression oder Regression von Atherosklerose beeinflusst, ist z. T. immer noch unklar. Durch Inflammation, oxidativen Stress und vermehrte Expression von Myeloperoxidasen kommt es zu einer Katalyse von Apo A1 und einer Hemmung des ABC-A1-abhängigen reversen Cholesterintransports durch HDL. Diese Funktionsstörung, auch als **HDL-Dysfunktion** bezeichnet, ist eng mit Bildung von Atherosklerose durch Schaumzellbildung und fettige Infiltration der Gefäßwand verknüpft.

Die **periphere (extrahepatische) Zelle** deckt ihren Bedarf an Cholesterin bevorzugt durch die Aufnahme von LDL aus dem Plasma. Im Falle einer unzureichenden Versorgung auf diesem Wege wird die zelleigene Cholesterinsynthese gesteigert (➤ Abb. 24.2). LDL werden vorwiegend (65–80 %) mit LDLR durch die Zellwand transportiert.

Lipoprotein (a)

Lp(a) ist ein LDL-ähnliches cholesterinreiches Plasma-Lipoprotein mit zwei Apolipoproteinen, Apo B100 und dem Glycoprotein Apo(a), das in der Leberzelle vom LPA-Gen (im Zuge der Evolution aus dem Plasminogen-Gen entstanden) codiert wird. Die Forschungen der letzten 20 Jahre haben gezeigt, dass Lp(a) ein unabhängiger genetischer Risikofaktor für kardiovaskuläre Erkrankungen und kalzifizierende Aortenklappenstenose ist, verursacht durch die LDL-ApoB-ähnliche Struktur, den proinflammatorischen Effekt seiner Phospholipide und die prothrombotische Wirkung der inaktiven plasminogenähnlichen Proteasedomäne des Apo(a). Unabhängig von der Apo(a)-Isoform findet sich bei Patienten mit familiärer Hypercholesterinämie eine zwei- bis dreifache Erhöhung des Lp(a)-Plasmaspiegels. Auch chronische Nierenerkrankungen führen zu einem Anstieg des Lp(a). Über den Katabolismus von Lp(a) ist wenig bekannt.

24.1.4 Hyperlipidämien

Die Nomenklatur der Hyperlipidämien richtet sich nach der pathologisch vermehrten Lipidfraktion im Plasma: Hypercholesterinämie, Hypertriglyceridämie oder kombinierte (gemischte) Hyperlipidämie.

Primäre Hyperlipidämien sind immer von sekundären, durch andere Krankheiten hervorgerufenen Hyperlipidämien zu trennen. Sekundäre Hyperlipidämien bessern sich durch die Therapie der Grundkrankheit und werden nur in Ausnahmefällen mit Arzneistoffen, die den Fettstoffwechsel beeinflussen, behandelt.

Den **primären Hyperlipidämien** liegen mono- oder polygenetisch vererbte Defekte zugrunde, deren Ausprägung durch äußere Faktoren, z. B. Fehlernährung oder Arzneistoffe, verstärkt werden kann. Die häufigste monogenetisch vererbte primäre Hyperlipidämie ist die **familiäre Hypercholesterinämie (FH;** 1: 200–250 der Bevölkerung) durch Mutationen im LDLR-Gen mit Strukturanomalien/Funktionsstörung des LDLR (➤ Abb. 24.3). Punktmutationen im Apolipoprotein B100 **(familiärer Apolipoprotein-B100-Defekt, FDB)** verringern die Bindung von LDL an seinen Rezeptor und führen dadurch zu einer Hypercholesterinämie. Eine dritte vererbte Form **(autosomal-dominante HC, ADH3),** die selten ist, aber wichtige neue Einsichten in den LDL-Stoffwechsel erbracht hat, beruht auf Mutationen (Gain-of-Function-Mutationen) im PCSK9-Gen. 50 % der Betroffenen mit familiären Hypercholesterinämien erliegen ohne Therapie frühzeitig einem Herzinfarkt. Diese Patienten gelten auch ohne manifeste Atherosklerose als Hochrisikopatienten.

Sekundäre Hypercholesterinämien und kombinierte Hyperlipidämien treten bei Hypothyreose und Erkrankungen der Niere, Bauchspeicheldrüse oder Leber und Gallenwege und mit verschiedenen Medikamenten auf (Hormone [Corticoide, Östrogene], Tamoxifen, antiretrovirale Therapie, Immunsuppressiva, Cyclophosphamid, Thiazide, unselektive β-Blocker, atypische Neuroleptika [z. B. Clozapin, Olanzapin], Anionenaustauschharze).

Hypertriglyceridämien sind selten monogenetisch vererbt (autosomal-rezessiv; 6 bekannte Gene, am häufigsten ein Mangel an LPL). Sie manifestieren sich im Kindes- oder Jugendalter mit exzessiv hohen Plasmawerten > 885 mg/dl [> 10 mmol/l]. Eine gefürchtete Komplikation ist eine akute und rezidivierende Pankreatitis. Für den genetischen Lipoproteinlipase-Mangel mit rezidivierender Pankreatitis wurde 2012 von der European Medicines Ageny (EMA) die erste humane Gentherapie zugelassen. Alipogene tiparvovec (Glybera®) enthält die cDNA der humanen LPL in einem vom Adeno-assoziierten Virus Serotyp 1 (AAV1) abgeleiteten Vektor. Im April 2017 wurde der Verkauf wegen mangelnder Nachfrage eingestellt. Nur 31 Patienten waren bis zu diesem Zeitpunkt behandelt worden.

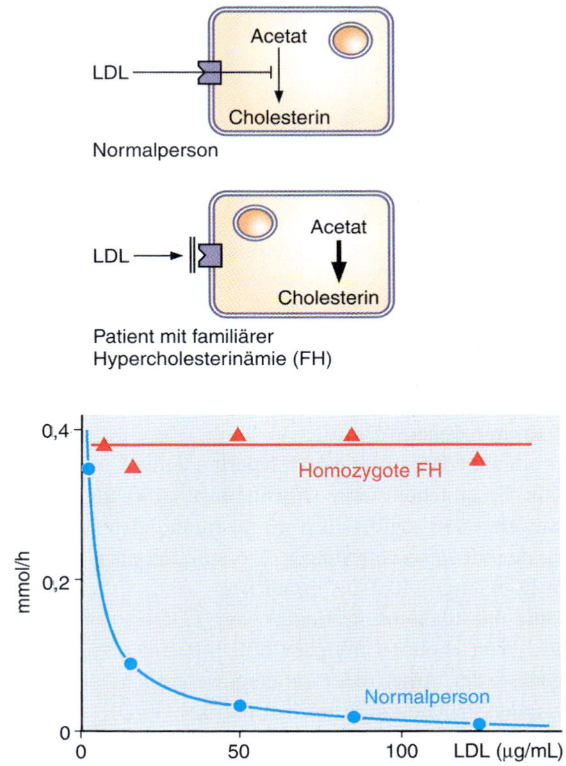

Abb. 24.3 Abhängigkeit der intrazellulären Cholesterinsynthese von den LDL-Rezeptoren in Fibroblasten (Zellkultur) von Gesunden und von Patienten mit homozygoter familiärer Hypercholesterinämie. Der obere Teil der Abbildung zeigt, dass Aufnahme von LDL-Cholesterin in die Zelle die intrazelluläre (endogene) Cholesterinsynthese bei Gesunden hemmt, während bei homozygoter familiärer Hypercholesterinämie der LDL-Rezeptor-Defekt/-Mangel die Aufnahme von Cholesterin in die Zelle und die Hemmung der intrazellulären Synthese verhindert. Der untere Teil der Abbildung zeigt kinetische Messungen des Acetateinbaus in Cholesterin (Ordinate) in Abhängigkeit von Rezeptorfunktion und LDL-Konzentration im Medium. (Vereinfacht nach: Brown MS, Goldstein JL. Proceedings of the National Academy of Sciences USA, 1979; 76: 3330–3337.)

Die mild bis mäßig erhöhten Plasma-Triglyceride (> 150–885 mg/dl [> 1,7–10 mmol/l]) werden jetzt eher als Biomarker für die zirkulierenden triglyceridreichen Lipoproteine (TRL) und ihre **cholesterinreichen Remnants** angesehen. Sie sind das Ergebnis einer Kombination aus genetischen Faktoren (insgesamt sind 32 Gene mit häufigen und seltenen Varianten bekannt, die zu einer Erhöhung der Plasma-Triglyceride führen) und äußeren Einflüssen, v. a. eine ungünstige, zu energiereiche Ernährung (zu viel Fett, Zucker oder Alkohol). Die cholesterinreichen Remnants tragen nicht unerheblich zum Risiko der Atherosklerose und zu ihren Folgen sowie zu erhöhter Gesamtmortalität bei. Sie dringen aufgrund ihrer geringen Größe in die Gefäßintima ein, führen zu Entzündung, Schaumzell- und Plaquebildung. Genetische Assoziationsstudien haben gezeigt, dass eine Zunahme des Remnant-Cholesterins um 1 mmol/L in den TRL mit einem 2,8-fachen Anstieg des Risikos einer koronaren Herzkrankheit (KHK) verbunden ist. Ein gleichzeitig niedriges HDL spielt bei dieser Entwicklung keine zusätzliche Rolle.

Adipositas oder Diabetes mellitus Typ 2 mit reaktivem Hyperinsulinismus führen durch die Insulinresistenz der Leber, der Adipozyten und der Muskulatur zur Beschleunigung der VLDL-Synthese in der Leber und nachfolgend zur Hypertriglyceridämie. Gleichzeitig ist der Flux der freien Fettsäuren vom Fettgewebe zur Leber erhöht und die Proteolyse von Apo B vermindert. Reaktive Veränderungen der Aktivität von CETP und HL führen schließlich zu kleinen, dichten LDL-Partikeln und cholesterinesterarmen, triglyceridreichen HDL-Partikeln, die häufigste atherogene Konstellation im Plasma, die in Begleitung von abdomineller Fettsucht, Diabetes mellitus und arterieller Hypertonie unter dem Begriff des **metabolischen Syndroms** zusammengefasst wird.

Die vorläufige **Diagnose** einer Hyperlipidämie kann durch Messung von Gesamtcholesterin (Normalwert < 190 mg/dl) und TG (Normalwert < 150 mg/dl) auch im postprandialen Serum gestellt werden, denn Triglyceride steigen 2–6 Stunden nach der Mahlzeit nur um 18–35 mg/dl (0,2–0,4 mmol/l) an.

Erhöhte Plasmakonzentrationen von LDL-Cholesterin, Lp(a), aber auch von cholesterinreichen VLDL-Partikeln spielen in der Pathogenese der Atherosklerose eine wesentliche Rolle. Neuerdings werden die cholesterinreichen Partikel (VLDL + IDL + LDL) auch als **non-HDL** zusammengefasst (Gesamtcholesterin – HDL); diese Zahl spiegelt den Gehalt an Apo-B-haltigen Partikeln im Plasma wider. Die Kenntnis der Konzentration von HDL- und LDL-Cholesterin im Plasma, die genetische Charakterisierung einer vorliegenden Hypercholesterinämie und postprandiale Plasma-TG als Marker für Remnant-Cholesterin (Gesamtcholesterin [total cholesterol, TC] – LDL-C – HDL-C) ermöglichen eine differenzierte Risikoabschätzung in Bezug auf eine koronare Herzkrankheit (KHK), einen ischämischen Schlaganfall (im Amerikanischen zusammengefasst als atherosclerotic cardiovascular disease [ASCVD]) und die Gesamtmortalität. Das Risiko einer koronaren Atherosklerose korreliert negativ mit der Höhe des HDL-Cholesterins.

24.2 Ziele und Prinzipien der Therapie von Hyperlipidämien

Eine wirksame lipidsenkende Therapie mit anhaltender Normalisierung der erhöhten Lipidfraktionen im Plasma kann die Progression der Atherosklerose aufhalten und sogar zur Regression führen. Zusätzliche Gefäßrisikofaktoren, Hypertonie (> 140/80 mmHg), Diabetes mellitus (Typ/Dauer), Nikotinabusus, Adipositas, chronische Nierenerkrankungen, chronisch-entzündliche Erkrankungen müssen intensiv behandelt werden.

Der Risikokalkulator **(SCORE)** der Europäischen Fachgesellschaften ECS/EAS, mit dem das individuelle **Gesamtrisiko** atherosklerotischer Komplikationen (Herzinfarkt oder plötzlicher Herztod, Schlaganfall) **innerhalb von 10 Jahren** ermittelt werden soll, wurde 2019 erneut aktualisiert.

Das 10-Jahres-Risiko einer tödlichen kardiovaskulären Erkrankung wird in 4 Kategorien erfasst: niedrig, moderat, hoch, sehr hoch. Ein erstes Screening ohne früher erfasstes Risiko sollte bei Männern > 40 Jahre und bei Frauen > 50 Jahre oder in der Post-Menopause erfolgen (Primärprävention Zielwert LDL-C ≤ 55–116 mg/dl, Sekundärprävention LDL-C < 40–55 mg/dl) (➤ Tab. 24.2).

Mit der **Therapie** sollen die errechneten Zielwerte für Cholesterin, Lp(a), HDL und/oder TG im Plasma erreicht werden. Entscheidend sind für **alle** Altersgruppen ein **gesunder Lebensstil, regelmäßige körperliche Aktivität** (30–60 min/d) und, wo nötig, eine dauerhafte Reduktion der Gesamtenergiezufuhr bei Übergewicht (Ziel BMI 20–25 kg/m^2), **vor** Beginn jeder Pharmakotherapie. Sekundärprävention (nach einem akuten kardiovaskulären Ereignis) ist mit hohem/sehr hohem Risiko für weitere Ereignisse gleichzusetzen.

Tab. 24.2 Primär- bzw. Sekundärprävention der koronaren Herzerkrankung. Therapieziele der ESC/EAS (2019). (ASCVD = atherosclerotic cardiovascular disease; CKD = chronische Nierenerkrankung; eGFR = geschätzte glomeruläre Filtrationsrate; FH = familiäre Hypercholesterinämie; LDL-C = low-density lipoprotein cholesterol; pAVK = periphere arterielle Verschlusskrankheit; PCSK9i = Proprotein Convertase Subtilisin/Kexin Typ 9 Inhibitor; TC = Gesamtcholesterin; TIA = transitorische ischämische Attacke)

Risiko	Score (systematic coronary risk estimation)	Behandlungsziel
Gering	< 1 %	• LDL-C < 116 mg/dl • Gesunder Lebensstil
Mäßig: • < 35 Jahre, Diabetes Typ 1 • < 50 Jahre, Diabetes Typ 2 • Dauer < 10 Jahre • Keine weiteren Risikofaktoren	> 1 % bis < 5 %	• LDL-C < 100 mg/dl • Statin
Hoch: • TC > 310 mg/dl, LDL > 190 mg/dl oder RR > 180/110 mmHg • FH ohne weitere Risikofaktoren • CKD mit eGFR 30–59 ml/min/1,73m^2 • Diabetes mit/ohne typische Organschäden, > 10 Jahre Dauer oder ein anderer weiterer Risikofaktor	> 5 % bis < 10 %	• LDL-C > 50 % unter Ausgangswert → < 70 mg/dl • Statin (+ Ezetimib, ggf.+ PCSK9i)
Sehr hoch: • ASCVD, Schlaganfall, TIA, pAVK → radiologische Bildgebung + • FH + ASCVD oder weiterer Risikofaktor • CKD mit eGFR < 30 ml/min/1,73m^2 • Diabetes mit typischen Organschäden oder > 3 Risikofaktoren oder früh begonnener Diabetes Typ 1 mit > 20 Jahre Dauer	> 10 %	• LDL-C > 50 % unter Ausgangswert → < 55 mg/dl • Statin + Ezetimib + PCSK9i

24

Bei einer **Hypercholesterinämie** ist die **Verminderung und Modifikation der Fettzufuhr** besonders wichtig: Fett ≤ 80 g/Tag (statt 140 g), Cholesterin < 300 mg/Tag (statt 500 mg). Der Verzehr von Fett mit langkettigen gesättigten Fettsäuren, d. h. im Wesentlichen Fette tierischen Ursprungs, aber auch Kokosnuss-Öl mit einem Anteil von 90 % gesättigten FS (mehr als Butter oder Speck), soll zugunsten von Fett mit ungesättigten Fettsäuren, zumeist pflanzlichen Ursprungs, eingeschränkt werden. Weniger als ein Drittel der Nahrungsfette sollten gesättigte, mehr als ein Drittel einfach ungesättigte (monounsaturated fatty acids, MUFA), der Rest mehrfach ungesättigte Fettsäuren (polyunsaturated fatty acids, PUFA) enthalten. Das Verhältnis von Ω-6- zu Ω-3-Fettsäuren sollte 5 : 1 betragen. Trans-Fettsäuren (aus hydrogenierten ungesättigten Fettsäuren in industriell vorgefertigten Speisen [fast food]) gelten als atherogen und sollten gemieden werden (➤ Kap. 24.1.3). Kohlenhydratreiche Lebensmittel (Gemüse, Obst, Vollkornprodukte) sind im LDL-Stoffwechsel „neutral" und können fettreiche Lebensmittel ersetzen, insbesondere, weil ihr hoher Gehalt an Ballaststoffen eine cholesterinsenkende Wirkung hat. Reicht die Ernährungsumstellung zur Normalisierung des Cholesterins im Plasma nicht aus, ist eine Pharmakotherapie mit Orientierung am **individuellen kardiovaskulären Risiko** notwendig.

Bei **Hypertriglyceridämie** sind Gewichtskontrolle, Verzicht auf schnell resorbierbare Kohlenhydrate und Alkohol besonders wichtig, aber bei entsprechendem kardiovaskulärem Risiko auch eine Pharmakotherapie.

Für die **Pharmakotherapie der primären Hypercholesterinämien** und Hypertriglyceridämien gibt es mehrere **Prinzipien,** deren Wirkungsmechanismen nur zum Teil verstanden werden. Die Reihenfolge der Auflistung richtet sich nicht nach der Häufigkeit des Einsatzes der einzelnen Arzneistoffe in der Praxis.

Für die Arzneimitteltherapie einer Hypercholesterinämie oder einer kombinierten Hyperlipidämie sind folgende Arzneistoffe im Gebrauch (➤ Tab. 24.3; ➤ Abb. 24.4): Statine als Mittel der ersten Wahl, Ezetimib, Fibrate, der MTP-Inhibitor Lomitapide, PCSK9-Antikörper für Erwachsene, Bempedoinsäure, Inclisiran, Anionenaustauscherharze vorwiegend für Kinder und Jugendliche sowie PCSK9-Antikörper für erwachsene Patienten mit homozygoter familiärer Hypercholesterinämie (hoFH). Zur Behandlung von **Hypertriglyceridämien** (TG 135–499 mg/dl) sind Statine Mittel der ersten Wahl, ggf. kombiniert mit n-3 PUFAs.

Es wird zunehmend von den Zulassungsbehörden darauf geachtet, dass die cholesterin- und/oder TG-senkende Wirkung zu einer Reduktion der kardiovaskulären Morbidität und Mortalität sowie der Gesamtmortalität führt.

Tab. 24.3 Arzneistoffe mit erwiesenem Nutzen in Bezug auf LDL-Senkung und kardiovaskuläre Prävention (CVD = cardiovascular disease = KHK)

Arzneistoff	Dosis (mg/d)	LDL-C	CVD (1. tödliche und nicht tödliche KHK, 2. Gesamtmortalität)
Statine			
Lovastatin	40–80 mg/Tag	↓↓	Ja
Simvastatin	40 mg/Tag		
Pravastatin	20–80 mg/Tag		
Fluvastatin	10–80 mg/Tag		
Atorvastatin	10–80 mg/Tag		
Rosuvastatin	5–40 mg/Tag		
Pitavastatin	1–4 mg/Tag		
Fibrate			
Bezafibrat	200–600 mg/Tag	↓	Nur nicht tödliche KHK
Fenofibrat	200 oder 160 mg/Tag		
Gemfibrozil	600–900 mg/Tag		
Anionenaustauscherharze			
Colestyramin	Bis 24 g (Granulat)	↓	Meistens Kombinationstherapien
Colestipol	Bis 20 g (Granulat)		
Colesevelam	Bis 4,5 g (Tabletten)		
Cholesterinabsorptionshemmer			
Ezetimib	10 mg	bis -20 %	Nur in Kombinationstherapie mit Statinen
MTP-Inhibitor			
Lomitapide	5–60 mg, im Mittel 40 mg	-50 %	Bisher keine
PCSK9-Inhibitoren			
Alirocumab	150 mg s. c. alle 2 Wochen	-61 %	Seit 2015 nur 1.
Evolocumab	140 mg 2-wöchentlich, 420 mg 4-wöchentlich s. c.	-60 %	Seit 2017 nur 1.
siRNA gegen PCSK			
Inclisiran	300 mg s. c. alle 6 Monate	-50 %	Noch keine Ergebnisse
Bempedoinsäure	180 mg 1 × tgl.	-17 %	
Bempedoinsäure + Ezetimib	180 mg + 10 mg 1 × tgl.	-36 %	

24.2.1 Arzneistoffe, die die Resorption von Cholesterin oder von Gallensäuren beeinflussen

Phytosterole: Sitostanol; marine Ω-3-Fettsäuren

Sitostanol, in 5α-Stellung gesättigtes Sitosterol, wird praktisch nicht resorbiert und reduziert die enterale Resorption von Cholesterin. In einer Dosierung von 1,8–3 g/Tag senkt es das LDL-Cholesterin um bis zu 16 %. Am besten wirkt es in löslicher Form, z. B. verestert mit Ölsäure als Zusatz zu Margarine oder Joghurt, auch wenn eine Vorbehandlung mit Statinen besteht. Unerwünschte Arzneimittelwirkungen wurden nicht beobachtet.

2–4 g Eicosapentaensäure-Ethylester (EPA, AMR101) oder 4 g Eicosapentaensäure + Docosahexaensäure-Ethylester (Lovaza®) senken

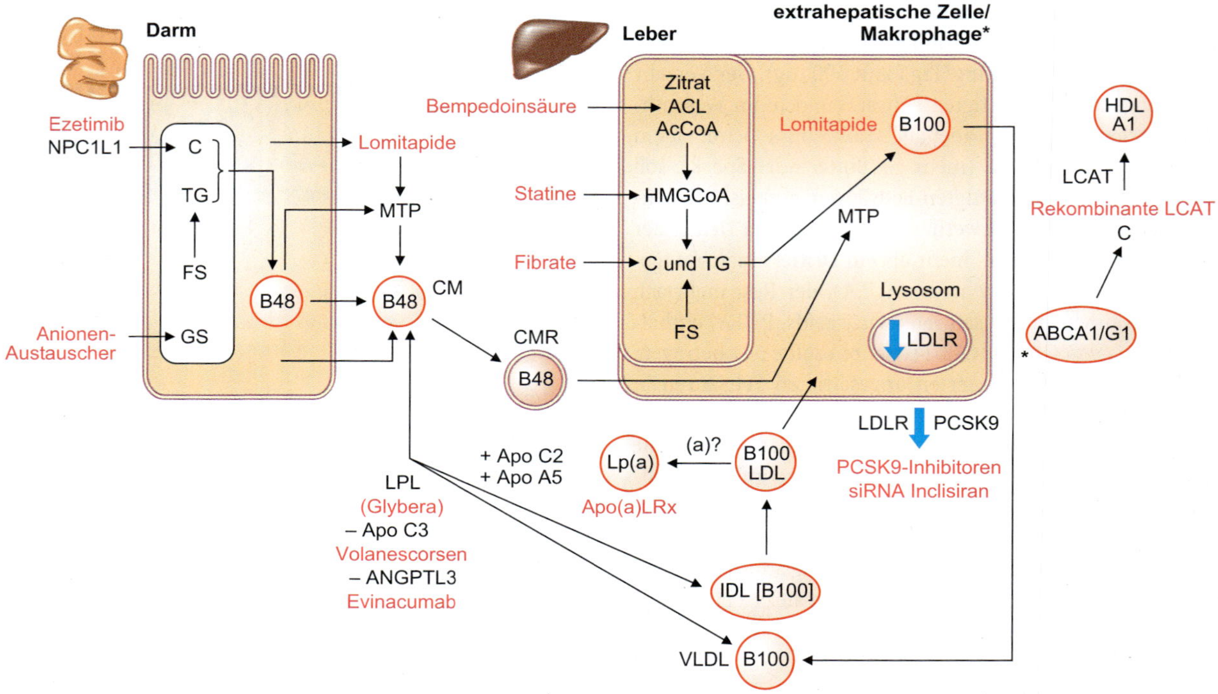

Abb. 24.4 Wirkorte der cholesterin- und triglyceridsenkenden Arzneistoffe.
(C = Cholesterin; TG = Triglyceride; FS = Fettsäuren; GS = Gallensäuren; Apo = Apolipoprotein; B 48 = Apolipoprotein B 48; NPC1L1 = Niemann-Pick C1 like protein 1; MTP = mikrosomales Triglyceridtransferprotein; CM = Chylomikron; CMR = Chylomicron remnant [Restpartikel]; ACL = Acylcitratlyase; AcCoA = Acetyl-Coenzym A; HMGCoA-R = 3-Hydroxy-3-methyl-glutaryl-Coenzym A-Reduktase; LPL = Lipoprotein-Lipase; ANGPTL3 = Angiopoitin-like protein 3; LDLR = low-density lipoprotein B 100 receptor; PCSK9 = Proteinkonvertase Subtilisin/Kexin Typ 9; siRNA small interfering nucleic acid; VLDL very low density lipoprotein; IDL = intermediate density lipoprotein; ABCA1/G1 = Transporter)

TG (20–40 %), Apo-B-haltige Lipoproteine und proinflammatorische Zytokine, aber auch KHK-Morbidität und -Mortalität.

Eine hohe Dosis **Icosapent-Ethyl** (Vascepa®; hoch gereinigter Ethylester von EPA, 4 g täglich) führt bei dyslipidämischen, mit Statinen vorbehandelten Patienten mit hohem kardiovaskulärem Restrisiko zu einer signifikanten Verminderung kardiovaskulärer Komplikationen (≈ 25–30 %; REDUCE-IT Studie).

Ezetimib*

Wirkmechanismus

Ezetimib (Ezetrol®) hemmt die intestinale Resorption von Nahrungs- und biliärem Cholesterin und Phytosterolen am Bürstensaum der Enterozyten, wahrscheinlich durch Blockierung des spezifischen Steroltransporters NPC1L1, der mit seinen transmembranösen Helices ein tunnelförmiges System (NTD) bildet, durch das Cholesterin durch signal-leitende Proteine (SSD) des NPC1L1 in Mikrodomänen an der Zellmembran gelangt und von dort mit Hilfe eines Clathrin/Adapterproteins in die Zelle gelangt. Diese Endozytose wird von Ezetimib inhibiert. Darüber hinaus besitzt die Leberzelle auf der kanikulären Membran NPC1L1, das die Reabsorption und Wiederverwertung von Sterolen ermöglicht. Unbeeinflusst sind TG, FS und fettlösliche Vitamine. Die verminderte Resorption von Cholesterin stimuliert zwar die Neusynthese in der Leberzelle, trotzdem zeigt sich eine Senkung des Plasma-Cholesterins, am ehesten durch Steigerung der fraktionellen katabolen Rate (FCR) Apo-B100-haltiger Lipoproteine.

Ezetimib reduziert die fraktionelle Resorptionsrate von Cholesterin im Vergleich zu Placebo um 54 %, senkt LDL-Cholesterin um bis zu 20 %, Gesamtcholesterin um bis zu 15 %, Sitosterol um 41 %, Campesterol sogar um 48 %, TG um bis zu 11 %, steigert HDL kaum. Das gilt auch bei Kombination mit Statinen. Ältere Personen haben bei vergleichbarer Cholesterinsenkung eine doppelt so hohe Plasmakonzentration wie junge. Die AUC ist bereits bei mäßig eingeschränkter Leberfunktion erhöht, ebenso bei einer Creatinin-Clearance (CC) unter 30 mL/min. Da die Wirkung von der LDLR-Funktion unabhängig ist, sprechen auch Patienten mit homozygoter familiärer Hypercholesterinämie an.

Während in der ENHANCE-Studie Ezetimib in Ergänzung zu einem Statin bei FH-Patienten keinen zusätzlichen kardiovaskulären Nutzen erkennen ließ, zeigte sich in der IMPROVE-IT-Studie (18.000 Patienten nach akutem Koronarsyndrom, darunter annähernd 5000 mit Diabetes mellitus) in einem Zeitraum von 7 Jahren in der Diabetes-mellitus-Subgruppe ein über das Statin hinausgehender (statistisch mäßiger) Zusatznutzen mit weiterer Senkung der atherogenen Lipidfraktionen und verbesserter kardiovaskulärer Prognose.

24

Pharmakokinetik

Nach oraler Gabe wird Ezetimib rasch resorbiert, in Dünndarm und Leber zu dem aktiveren Glucuronid metabolisiert und über Leber und Galle wieder in den Darm sezerniert und rückresorbiert (enterohepatische Rezirkulation). Im Plasma ist Ezetimib zu 99 %, sein Glucuronid zu 92 % an Proteine gebunden. Außerhalb des Darms lässt es sich praktisch nicht nachweisen. Die Halbwertszeit von Ezetimib und seinem Metaboliten beträgt etwa 22 Stunden. C^{14}-markiertes Ezetimib wird zu 78 % in den Fäzes, zu 11 % (vorwiegend als Glucuronid) im Urin ausgeschieden.

Indikationen und Dosierung

Ezetimib ist weiterhin ein Arzneistoff der zweiten Wahl. Die Dosis ist einheitlich 10 mg/Tag, unabhängig von Tageszeit und Mahlzeit.

Unerwünschte Arzneimittelwirkungen

Unerwünschte Wirkungen wurden bisher nicht häufiger als bei Placebotherapie beobachtet, z. B. Magen-Darm-Beschwerden oder höherer Anstieg der Transaminasen oder der γGT, bei Kombination mit Statinen. Myalgien ohne Creatinkinase-Anstieg traten in 5 % mit Mono- oder Placebotherapie und in 4,5 % mit Kombinationstherapie auf. Der Verdacht eines vermehrten Auftretens von Karzinomen (SEAS-Studie 2008) hat sich anhand der neuen Studienergebnisse (SHARP, IMPROVE-IT) nicht bestätigt. Aufmerksamkeit ist diesbezüglich weiterhin geboten.

Kontraindikationen

Kontraindikationen bestehen bei eingeschränkter Leber- oder Nierenfunktion (Creatinin-Clearance $CC < 30$ ml/min). Für Kinder und Schwangere existieren keine Daten.

Interaktionen

In der Kombination mit Colestyramin verringerte sich die AUC von Ezetimib um 55 %, nicht mit Colesevelam.

Bempedoinsäure

Die Zulassung der Bempedoinsäure (Nilemdo®) und einer fixen Kombination mit 10 mg Ezetimib (Nustendi®) erfolgte kürzlich nach Abschluss von 5 Studien an nahezu 4000 Patienten mit primärer Hypercholesterinämie, gemischter Hyperlipidämie mit kardiovaskulären Erkrankungen oder einem sehr hohen Risiko hierfür, mit oder ohne zusätzliche lipidsenkende Therapie oder bei Kontraindikation für ein Statin. Der Abschluss einer großen Endpunktstudie mit Erfassung kardiovaskulärer Befunde steht bevor.

Wirkmechanismus

Bempedoinsäure (8-hydroxy-2,2,14,14-tetramethylpentadecanediensäure) wird in der Leberzelle durch die sehr langkettige Acyl-Coenzym-A-Synthase 1 (ACSVL-1) aktiviert und moduliert die **Enzyme Adenosintriphosphatcitrat-Lyase (ACL)** und **Adenosinmonophosphat-aktivierte Proteinkinase (AMPK).** Die Hemmung von ACL führt schnell zu einer Abnahme der Acetyl-Coenzym-A-Konzentration, dem gemeinsamen Substrat der Fettsäure- und Sterolsynthese, die Aktivierung von AMPK verhindert die Phosphorylierung der Acetyl-CoA-Carboxylase und HMG-CoA-Reduktase. Durch die Unterbrechung der Cholesterinsynthese steigt die Zahl der LDL-Rezeptoren und Cholesterin wird vermehrt in die Leber aufgenommen. Bempedoinsäure interagiert nicht mit dem Cytochrom-P_{450}-System der Leber, aber schwach mit den Transporterproteinen **SLCO1B1** und **B3** und mit **SLC22A7.**

Eine Monotherapie mit Bempedoinsäure führt zur Senkung von LDL-C um 17 %, zusammen mit Ezetimib um 36 %. Ohne oder mit sehr gering dosierter Statintherapie (Atorvastatin 10 mg und 10 mg Ezetimib) sinkt LDL-C um 48 %.

Pharmakokinetik

Bempedoinsäure und ihre Metaboliten werden im Dünndarm rasch resorbiert, erreichen die höchste Plasmakonzentration nach etwa 3,5 Stunden und sind nahezu vollständig an Proteine gebunden. Ihre Halbwertszeit beträgt 21 ± 11 Stunden. Die Metaboliten werden durch Glucuronidierung ihrer Carboxylgruppen inaktiviert und zu etwa 70 % im Urin, zu 30 % in den Fäzes ausgeschieden.

Indikation und Dosierung

Bempedoinsäure ist zunächst als add-on zugelassen. Die einmal tägliche orale Dosis beträgt 180 mg oder fix kombiniert 180 mg plus Ezetimib 10 mg unabhängig von der Nahrungszufuhr.

Unerwünschte Arzneimittelwirkungen

Relativ häufig sind ein Anstieg der Harnsäure (bei 3,8 % der Probanden) und Gichtanfälle (B 1,5 %, P 0,4 %) und eine Anämie (in 2,5 %). Da sich ACSVL-1 in der Skelettmuskulatur nicht findet, kommt es, anders als bei Statinen, zu keinen schwerwiegenden Myopathien. In den Studien häufiger registrierte unerwünschte Arzneimittelwirkungen waren Muskelkrämpfe (B 3,6 %, P 2,3 %), Rücken- (B 3,3 %, P 2,2 %) und Gliederschmerzen (B 3,0 %, P 1,7 %). Eine ernste, aber seltene unerwünschte Arzneimittelwirkungen waren Sehnenrisse der Rotatorenmanschette der Schulter, der Biceps- oder der Achillessehne

(B 0,5 %, P 0 %). Um unerwünschte Arzneimittelwirkungen durch Statine zu vermeiden, sollen gleichzeitig nicht mehr als 40 mg Simvastatin oder 20 mg Pravastatin verordnet werden (ema.europa.eu/medicines/human/EPAR/Nilemdo bzw. Nustendi).

Kontraindikationen

Der Arzneistoff erhöht die Plasmaspiegel der Statine und ihrer Hauptmetaboliten, Simvastatin (Einzeldosis [ED] 40 mg) um das Zweifache, Pravastatin (ED 80 mg), Atorvastatin (ED 80 mg) und Rosuvastatin (ED 40 mg) um das 1,4–1,5-fache. Entsprechend müssen **bei Kombinationen Dosisreduzierungen** der Statine vorgenommen werden.

Interaktionen

Die Interaktion mit dem **Transporter OAT2** ist möglicherweise der Grund für einen Anstieg der Harnsäure. Bempedoinsäure und sein Glucuronid führen in klinisch relevanter Konzentration zu einer schwachen Inhibition der Transporter **OATP1B1 und OATP1B3** und damit zu erhöhten Plasmakonzentrationen anderer Arzneistoffe, die deren Substrat sind (z. B. **Statine,** antivirale Therapie für Hepatitis C, Bosentan), während es durch Interaktion des Glucuronids der Bempedoinsäure mit OAT3 zu einem klinisch nicht relevanten Anstieg des Plasmaspiegels von Ezetimib um das 1,6–1,8-Fache kommt. Bei leicht eingeschränkter Leber- oder Nierenfunktion ist eine enge Überwachung angesagt. Für Schwangere, Frauen in der Stillzeit und Kinder gibt es keine Daten.

Colestyramin, Colestipol und Colesevelam

Wirkmechanismus

Colestyramin* (Quantalan®, Granulat; Polymer aus Styren und Divinylbenzol mit quartären Ammoniumgruppen; ➤ Abb. 24.5), Colestipol (Cholestabyl®, Colestid Granulat®), Colesevelam (Cholestagel® Tabletten) sind basische Anionenaustauscherharze, die nicht resorbiert werden. Sie binden im Darm Gallensäuren und unterbrechen deren enterohepatischen Rücktransport. Folge ist eine deutlich vermehrte Ausscheidung von sauren und neutralen Sterolen mit dem Stuhl. Der intestinale Gallensäureverlust führt zur Steigerung der Gallensäuresynthese in der Leber. Das hierzu notwendige Cholesterin wird aus dem Plasma durch Steigerung der LDLR-Aktivität aufgenommen und führt zur Senkung des LDL-Spiegels.

Zwei Wochen nach Therapiebeginn sind 90 % der maximalen Wirkung erreicht. Die durchschnittliche, dosisabhängige Senkung des LDL-Cholesterins beträgt 20–30 %. Mit Beginn der Behandlung steigt die Sekretion TG-reicher VLDL-Partikel aus der Leber, gefolgt von einem Anstieg der TG im Plasma, der bald zur Norm zurückkehrt, bei gemischten Hyperlipidämien aber anhaltend ist. Deshalb besteht für diese Formen der Hyperlipidämie eine Kontraindikation. Patienten mit homozygoter familiärer Hypercholesterinämie ohne funktionelle LDLR sprechen auf Austauscherharze nicht an.

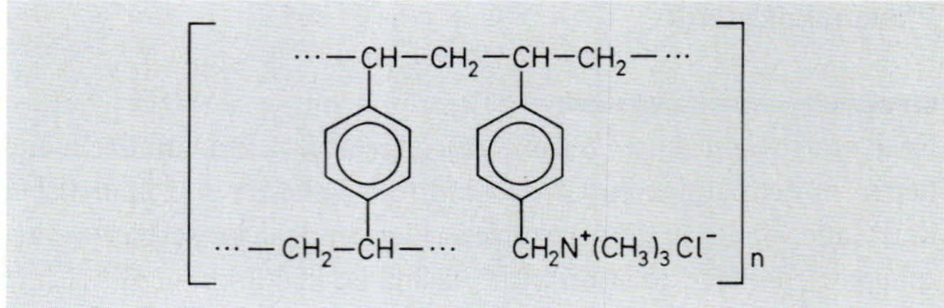

Abb. 24.5 Struktur von Colestyramin als Beispiel eines Anionenaustauscherharzes zur Ausschleusung von Gallensäuren und neutralen Sterolen mit dem Stuhl.

Indikationen und Dosierung

Indikationen für Anionenaustauscher sind die heterozygote familiäre Hypercholesterinämie und andere **primäre Hypercholesterinämien,** v. a. im Kindesalter. Die Tagesdosis für Colestyramin (Granulat) beträgt 16–24 g, für Colestipol (Granulat) 20–25 g, für Colesevelam (Tablette) 3,0–4,5 g.

Unerwünschte Arzneimittelwirkungen

Unerwünschte Arzneimittelwirkungen betreffen den Gastrointestinaltrakt: Bei 50 % aller Patienten kommt es zu **Obstipation,** außerdem zu **Anorexie, Übelkeit, Meteorismus** und **Sodbrennen.** Höhere Dosen können eine **Steatorrhö** mit Störung der Resorption fettlöslicher Vitamine bewirken (sehr selten). Unter gastrointestinalen unerwünschten Arzneimittelwirkungen führt die Obstipation. Gelegentlich kommt es zu Transaminasenanstiegen und Erhöhungen der alkalischen Phosphatase. Ähnliches ist bisher für Colesevelam nicht beobachtet worden.

Kontraindikationen

Bei **Obstipation** ist Vorsicht geboten. Bei totalem Gallengangsverschluss und bei gemischten Hyperlipidämien sind Colestyramin, Colestipol und Colesevelam kontraindiziert.

Interaktionen

Anionenaustauscherharze können die **Resorption anderer Arzneistoffe stören.** Dies betrifft insbesondere Cumarin-Derivate, Herzglykoside, v. a. Digitoxin, Thiazide, Schilddrüsenhormone und Tetracycline. Deshalb sollen zusätzlich verordnete Arzneistoffe 2–4 Stunden früher oder später als das Harz eingenommen werden.

24

24.2.2 Arzneistoffe, die mit der Aufnahme und Bildung von Lipoproteinen in Darm und Leber interferieren

HMG-CoA-Reduktase-Inhibitoren (Statine)

Alle Statine, z. B. Simvastatin*, greifen durch kompetitive Hemmung der HMG-CoA-R in die Biosynthese des Cholesterins ein. Das Enzym katalysiert den geschwindigkeitsbestimmenden Schritt von 3-Hydroxy-3-methyl-glutaryl-Coenzym A (HMG-CoA) zu Mevalonat, und greift damit auf einer frühen Stufe der Cholesterinbiosynthese ein (➤ Abb. 24.6). Aus Mevalonsäure werden außer Cholesterin Isopentenyladenin und Farnesyl, die Vorstufen von Dolichol und Ubichinon, gebildet. Der intrazelluläre Cholesterinmangel führt zu einer Steigerung der Transkription des LDLR-Gens mit vermehrter Expression von LDLR auf der Zelloberfläche und erhöhter Aufnahme von LDL-C aus dem Plasma.

Die Grundstruktur einer substituierten 3,5-Dihydroxycarbonsäure-Kette aus 5 C-Atomen, die HMG ähnelt, ist allen Statinen gemeinsam (HMG-Modul). Dabei ersetzt die 5-OH-Gruppe des HMG-Moduls den ortsständigen Thioester-Sauerstoff, dem 2 C als Spacer und ein unterschiedlich konfiguriertes Ringsystem folgen. Statine des Typs I haben einen ungesättigten Decalin-Ring (wie Compactin [Endo 1976]; Lova-, Simva-, Pravastatin) oder fünf- und sechsgliedrige N-haltige Aromate oder Doppelringe (Typ II, vollsynthetisch; Fluva-, Atorva-, Rosuva-, Pitavastatin). Die Bindungsstelle an der HMG-CoA-R wird durch zahlreiche komplementäre Bindungen der Statine über Wasserstoffbrücken und Ionenpaare überlagert. Die hydrophoben Wechselwirkungen sind für den nanomolaren K_i der Statine verantwortlich. Kein Statin bindet an die NADP(H)-Bindungsstelle von HMG-CoA-R.

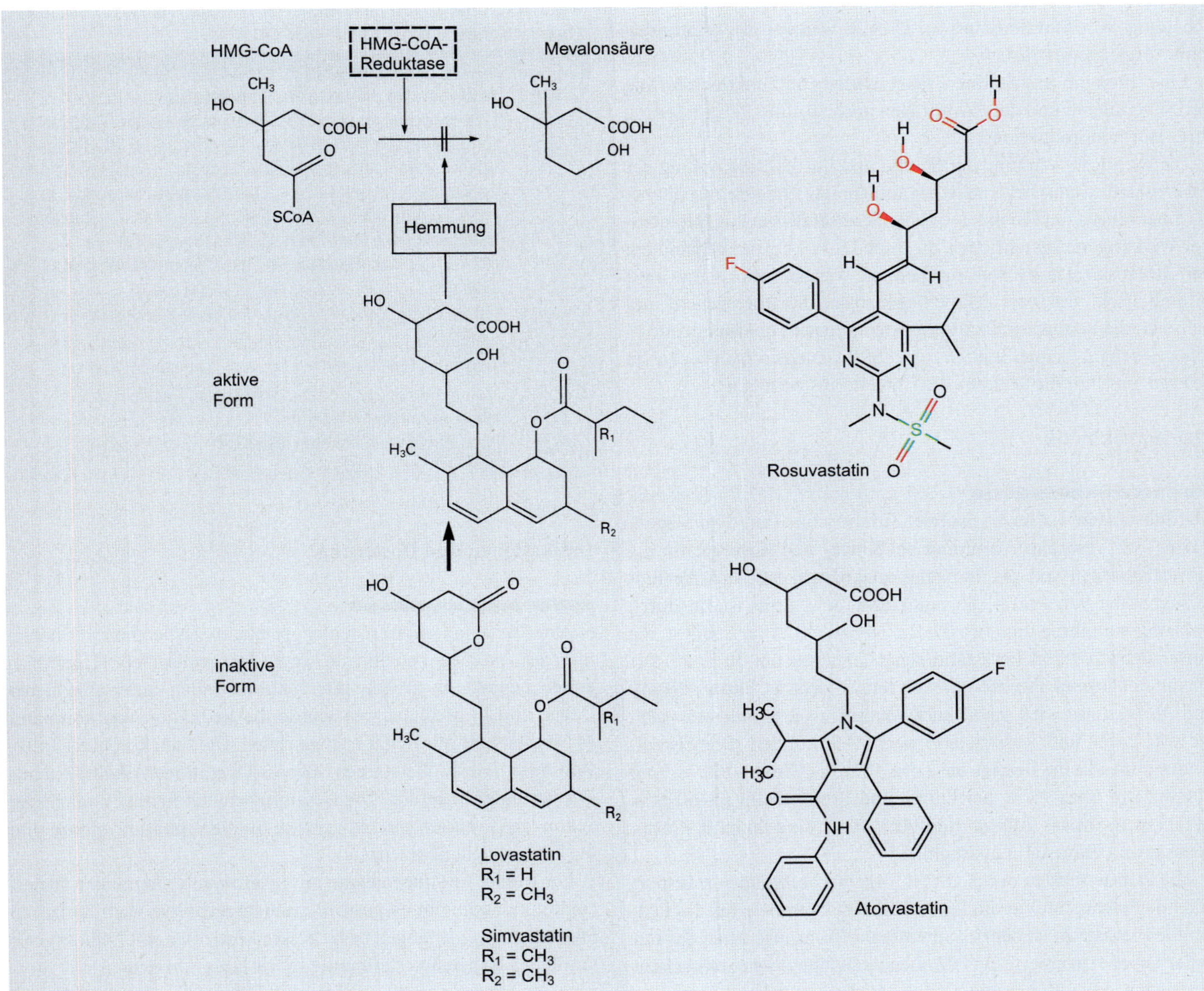

Abb. 24.6 Kompetitive Hemmung der HMG-CoA-Reduktase durch die Statine aufgrund ihrer Strukturanalogie mit HMG.

24

Wirkmechanismus

Die Einnahme eines HMG-CoA-R-Hemmers führt zu einer **dosisabhängigen Reduktion von Gesamt- und LDL-Cholesterin im Plasma.** Die Zahl der LDL-Partikel und ihr Cholesteringehalt sinken. Entsprechend der unterschiedlichen Wirksamkeit der einzelnen Präparate wird Gesamtcholesterin um 27–46 % gesenkt, LDL-Cholesterin um 34–63 %. TG werden nur mäßig gesenkt, maximal um 25 %, HDL-Cholesterin steigt um 4–8 % an. Dadurch bleibt bei vielen Patienten mit kombinierten Hyperlipidämien ein erhöhtes kardiovaskuläres Risiko bestehen. Das erklärt die anhaltende Suche nach Arzneistoffen, die in Ergänzung zum Statin die LDLR-Funktion oder TG und HDL beeinflussen.

Umsatzstudien von Cholesterin am Menschen zeigen, dass während einer Statintherapie die Cholesterinsynthese nicht so stark unterdrückt wird, dass lebensnotwendige Cholesterinspeicher entleert werden. Nach einer Einzeldosis von Lovastatin kehrt die Ausscheidung von Mevalonsäure im Urin in weniger als 24 Stunden zum Ausgangswert zurück.

Eine Therapie mit Statinen führt weder zur Funktionsstörung der Nebennieren und der Keimdrüsen noch zu einer Verminderung ihrer Hormonproduktion.

Die wichtigste Wirkung der Statine und für die Bekämpfung der Atherosklerose entscheidend ist die ausgeprägte Cholesterinsenkung. Darüber hinaus werden ihnen eine Reihe **zusätzlicher sog. pleiotroper Wirkungen** zugeschrieben, die ihren Einsatz bei der Behandlung der Atherosklerose sinnvoll machen: sie wirken antioxidativ, antithrombotisch, vaskuloprotektiv, begünstigen die Angiogenese und hemmen die Reifung und antigenpräsentierende Funktion dendritischer Zellen im Plaque. Studien zur PCSK9-Genetik scheinen aber zu belegen, dass nur die Senkung des Cholesterins wichtig ist.

Pharmakokinetik

Alle Substanzen werden nach oraler Zufuhr schnell aus dem Magen-Darm-Trakt resorbiert. Während bei Simva- und Rosuvastatin die Bioverfügbarkeit von der Nahrung unabhängig ist, wird die Bioverfügbarkeit von Prava-, Fluva-, Pitava- und Atorvastatin durch Nahrungsaufnahme um etwa 37, 22, 36 bzw. 13 % vermindert, die Bioverfügbarkeit von Lovastatin steigt hingegen um 50 % an. Die maximale Plasmakonzentration von Simva-, Prava-, Fluva-, Pitava- und Atorvastatin wird schon nach weniger als 2 Stunden erreicht, die von Lova- und Rosuvastatin nach 4–5 Stunden. Die Eiweißbindung im Plasma beträgt bei Lova-, Simva-, Fluva-. Pitava- und Atorvastatin über 95 %, bei Prava- und Rosuvastatin 55–60 bzw. 88 %. Lova-, Simva-, Atorva- und Pitavastatin sind lipophil, Prava-. Rosuva- und Fluvastatin hydrophil.

Alle Statine werden durch **OATP** (organische Anionen transportierende Polypeptide) in die Leberzelle aufgenommen; für das hydrophile Pravastatin ist der transmembrane Transport durch das nur in der Leber exprimierte OATP2 obligat, die lipophilen Statine können auch passiv diffundieren. Genetische Varianten der Transporter haben Einfluss auf die Disposition und Interaktion von Statinen mit anderen Arzneistoffen, insbesondere mit Fibraten, aber auch mit Bempedoinsäure.

Lova- und Simvastatin haben einen Laktonring, der bei der ersten Leberpassage in die zugehörige Hydroxysäure und damit in die aktive Form überführt wird. Gleichzeitig werden sie in mehrere aktive Metaboliten umgebaut und biliär ausgeschieden, sodass ihre Konzentration in anderen Körpergeweben wie Niere, Milz, Nebenniere oder Testes gering ist. Den großen Kreislauf erreichen weniger als 5 % der Ausgangsdosis. Aus Atorvastatin entstehen durch First-Pass-Metabolismus zwei hoch aktive Metaboliten, wodurch eine sehr lange Eliminationshalbwertszeit von etwa 30 Stunden zustande kommt.

➤ Tab. 24.4 enthält eine Liste einzelner **Isoenzyme des Cytochrom-P_{450}-Systems** (CYP), von ihnen metabolisierte Arzneistoffe und den Bezug zu den jeweiligen Statinen. Pravastatin und Pitavastatin sind unabhängig vom Cytochrom-P_{450}-System.

Tab. 24.4 Substrate wichtiger Cytochrom-P_{450}-Isoenzyme im Stoffwechsel von HMG-CoA-Inhibitoren (Nach: Williams D, Feely J, Clinical Pharmacokinetics, 2002; 41 (5): 343–370.)

Enzym	Substrat
CYP3A4	**Atorvastatin, Lovastatin, Simvastatin,** Clarithromycin, Erythromycin, Clindamycin, Cannabinoide, Cocain, Ciclosporin A, Cyclophosphamid, Prednison, Dexamethason, HIV-Proteaseinhibitoren (Indinavir, Ritonavir, Saquinavir, Amprenavir), Cobicistat, Azolantimykotika, Carbamazepin, Nefazodon, trizyklische Antidepressiva, Serotonin-Rückaufnahme-Inhibitoren, Östrogene, orale Kontrazeptiva, Tamoxifen, Calciumkanalblocker, Losartan, Fentanyl, Halothan, Vincristin, Warfarin, Sildenafil
CYP2C9	**Fluvastatin,** Acetylsalicylsäure und nichtsteroidale Antirheumatika, Diazepam, Dicoumarol, Fluoxetin, Sulfonamide, Zidovudin, Phenobarbital, Phenytoin, Lorsatan, Warfarin
CYP2D6	Mehrere β-Blocker, Codein, Hydrocodon, Flecainid, Propafenon, Halothan, Haloperidol, Phenothiazine, Serotonin-Rückaufnahme-Inhibitoren, trizyklische Antidepressiva, Omeprazol

Indikationen und Dosierung

Statine sind bei diätresistenter primärer Hypercholesterinämie indiziert, werden zunehmend auch bei gemischten Hyperlipidämien benutzt. In großen Interventionsstudien unterschiedlicher Dauer und in Metaanalysen wurde die Reduktion von koronarer Morbidität und Mortalität nachgewiesen. Die Zahl koronarer Interventionen (Gefäßdilatationen, Bypass-Operationen) konnte deutlich vermindert werden. Die Gesamtmortalität konnte zwar in der Sekundärprävention gesenkt werden, für die Primärprävention sind die Zahlen nicht überzeugend.

Für Kinder und Jugendliche mit heterozygoter familiärer Hypercholesterinämie gibt es positive Studienergebnisse nach 20 Jahren Statintherapie: „Je jünger, desto besser." Patienten mit homozygoter familiärer Hypercholesterinämie (> 18 Jahre) erreichten mit Atorva- oder Simvastatin 80 mg/Tag eine LDL-Senkung um 5,6 %, mit Zusatz von Ezetimibe 26,6 %.

Alle Substanzen außer Pravastatin und Fluvastatin sollen bei Niereninsuffizienz mit einer Creatinin-Clearance von weniger als 30 ml/min in ihrer Dosis reduziert werden.

Unerwünschte Arzneimittelwirkungen

Asymptomatische **passagere Anstiege der Serum-Transaminasen** (in weniger als 0,2 %) und der Creatinkinase (in weniger als 0,05 %) kommen vor. Muskuläre Beschwerden reichen von ziehenden Schmerzen/**Myalgien** (bei ca. 10 % aller Patienten in Spezialambulanzen) ohne klinisch relevante Befunde an der Muskulatur oder im Labor bis zu einer klinisch manifesten **Myopathie,** im schwersten Fall einer **akuten Rhabdomyolyse** mit extrem erhöhten Creatinkinase-Werten im Plasma, z. T. mit akutem Nierenversagen. Histologisch wurden in Einzelfällen eindeutige Zeichen einer metabolisch bedingten Myopathie beschrieben, charakteristisch für eine Störung der mitochondrialen Atmungskette.

Während mit einer Statin-Monotherapie myopathische Probleme selten sind (0,025 % in der Heart Protection Study mit 40 mg Simvastatin über 5 Jahre, über 10.000 Patienten), müssen Komplikationen befürchtet werden, wenn Arzneistoffe verordnet werden, die wie die Statine das CYP_{450}-System, die gleichen Glucuronidierungsenzyme oder OATPs für ihren Metabolismus nutzen. Besonders gefährlich scheint die gleichzeitige Einnahme von Statinen und Gemfibrozil zu sein, da alle Statine (außer Pravastatin) und Gemfibrozil um die gleiche UGT konkurrieren. Die Gefahr einer Rhabdomyolyse wird in solchen Fällen mit 1–5 % angegeben. Besonders **ältere** multimorbide **Frauen** scheinen gefährdet.

Patienten mit genetischen Varianten (rs4363657, rs4149056 single nucleotide polymorphism [SNP]) im SCL1OB1-Gen, das für das Statine transportierende OATP1B1) codiert, haben während einer Hochdosistherapie mit Simvastatin (80 mg/Tag) durch deutlich überhöhte Plasmaspiegel ein 4,5-fach (ein C-Allel) und ein 16,9-fach (zwei C-Allele) höheres Myopathierisiko als die TT-Allel-Träger. Die Prävalenz des rs4149056-C-Allels in der Bevölkerung beträgt 15 %. In 60 % der Myopathiefälle konnte das C-Allel nachgewiesen werden. Inzwischen sind drei weitere Gene, die das Myopathierisiko erhöhen, identifiziert worden. Die Dosierung von 80 mg/Tag Simvastatin ist wegen des Myopathierisikos nicht mehr zuglassen.

Statine **verschlechtern die Glucosetoleranz** v. a. bei älteren Patienten (ca. 9 % Risiko). Genetische Prädisposition für Diabetes und mit Insulinresistenz assoziierte Risikofaktoren begünstigen die diabetogene Wirkung der Statine, die durch eine Abnahme der Insulinempfindlichkeit sowie eine Verringerung der Insulinsekretion gekennzeichnet ist. Es wird ein Zusammenspiel von lokaler Entzündung, oxidativer Schädigung und Apoptose der β-Zellen vermutet, begünstigt durch Hemmung der Cholesterin-Neusynthese durch Statine sowie Alterung und Funktionsabnahme der β-Zellen im höheren Lebensalter. Große Interventionsstudien haben gezeigt, dass Patienten, die vor der Statintherapie z. B. einen Nüchtern-Blutzucker von > 100 mg/dl haben oder einzelne Befunde eines metabolischen Syndroms, in den nächsten 5 Jahren während einer Statintherapie mit hoher Dosierung (Atorvastatin 80 mg/d, Simvastatin 40 mg/d, Rosuvastatin 40 mg/d) wahrscheinlich einen manifesten Diabetes entwickeln werden. Pravastatin und Pitavastatin scheinen nicht diabetogen zu wirken. Da der Nutzen einer Sekundärprävention durch Statine das diabetogene Risiko bei Weitem überwiegt, sind Änderungen des Lebensstils und der Ernährung unumgängliche begleitende Maßnahmen.

Bisweilen treten **Dyspepsien, Flatulenz** und **epigastrale Schmerzen** milder Ausprägung, seltener Hautausschläge, Kopfschmerzen oder Schlafstörungen auf. Statine sind gut verträgliche Substanzen, wenn die im Folgenden genannten Interaktionen bedacht werden.

Neueste Datenanalysen (2011) von mehr als 90 000 US-Bürgern ergaben **keinen Hinweis** auf eine erhöhte **Karzinominzidenz.**

Kontraindikationen

Bei Leber- und Muskelerkrankungen sowie während Schwangerschaft und Stillzeit sind Statine kontraindiziert.

Interaktionen

Eine **gleichzeitige Therapie mit Statinen und Phenprocoumon** kann eine **Verlängerung der Prothrombinzeit** auslösen. Daher sollte die **Thromboplastinzeit** bei gleichzeitigem Einsatz überwacht werden. Die direkten Faktor-Xa-Inhibitoren sind wie die Statine Substrate von P-gp, Apixaban und Rivaroxaban auch von Cyp 3A und BCRP, sodass ein höheres Myopathierisiko besteht (www.ema.europa.eu/documents/product-information.nl). Besondere Vorsicht verdient die Behandlung von Patienten mit **HIV** (➤ Tab. 25.3). Sie haben durch ihre entzündliche Grunderkrankung frühzeitig eine besonders aggressiv verlaufende Atherosklerose, die zum einen durch die HIV-Infektion selbst ausgelöst wird, zum anderen Folge der Therapie v. a. mit Proteaseinhibitoren ist. Sie führen zu unerwünschten metabolischen Veränderungen wie einer kombinierten Hyperlipidämie oder zu einer Lipodystrophie. Proteinase-Inhibitoren (PI) in Kombination mit zwei Reverse-Transskriptase-Inhibitoren werden als Basistherapie bei HIV-Infektion angewandt und meist gemeinsamm mit Ritonavir, einem potenten CYP3A-Inhibitor verabreicht, um die PI-Wirkung zu verstärken. Das neuere Cobicistat, ebenfalls ein CYP 3A-Inhibitor, dient dem gleichen Zweck und wird mit Elvetigravir und HIV-PIs zur Wirkungssteigerung kombiniert. Integrase-Inhibitoren ohne begleitende PI interagieren nicht mit Statinen. Simvastatin und Lovastatin sind bei PIs und ihren Kombinationen kontraindiziert (siehe auch www.hiv-druginteractions.org der Universität Liverpool). Unter engmaschiger Kontrolle sollte eine lipidsenkende Therapie mit sehr niedriger Dosis von Atorvastatin oder Rosuvastatin begonnen und später vorsichtig gesteigert werden, da das Risiko einer schweren Myopathie besonders hoch ist.

Viele Interaktionen der Statine erklären sich durch ihre Konkurrenz mit anderen Arzneistoffen, auch aus dem Bereich der **komplementären Medizin,** an CYP3A4, CYP2C9 und CYP2D6 (➤ Tab. 24.4). Ein Teil dieser Arzneistoffe wirkt als Substrat des Enzyms, ein Teil als Inhibitor, andere induzieren das Enzym.

Antisense-Oligonukleotide (ASO) gegen menschliches Apolipoprotein B100

Es ist nur in den USA, nicht in Europa zugelassen.

Wirkmechanismus

Das ASO (ISIS 301012, Mipomersen) ist ein Oligodesoxinukleotid aus 20 Basenpaaren mit guter biologischer Stabilität, hoher Bindungsaffinität an die Ziel-mRNA (messenger ribonucleic acid, Boten-Ribonukleinsäure) und erhaltener RNAse-H-Aktivität. Es bindet in der Codierungsregion der menschlichen ApoB-mRNA in der Leber durch Watson-Crick-Hybridisierung und vermindert die Translation von Apo B dosisabhängig.

MTP-Inhibitor

Lomitapide

Lomitapide (Lojuxta®) ist bislang in Europa, den USA, Kanada, Mexiko und Taiwan zur Behandlung der homozygoten familiären Hypercholesterinämie (hoFH) als **Begleitmedikation zu einer fettarmen Diät,** anderen cholesterinsenkenden Arzneistoffen und bei LDL-Apherese zugelassen mit der Auflage, ein Register zur Erfassung aller relevanten Daten einzurichten. Die Herstellerfirma Aegerion Pharmaceuticals hat das Register LOWER (Lomitapide Observational Worldwide Evaluation Registry) ins Leben gerufen, in dem alle Patientendaten erfasst und regelmäßig aktualisiert werden.

Wirkmechanismus

Lomitapide (Lojuxta®) ist der erste **orale Hemmstoff** des im endothelialen Reticulum von Hepato- und Enterozyten gebildeten **mikrosomalen Triglyceridtransferproteins** (MTP), das Triglyceride auf Apo B100 überträgt. Die Unterbrechung der nachfolgenden LDL-Produktion durch Lomitapide ist vom LDL-Rezeptor unabhängig. Deshalb ist es der geeignete Arzneistoff für eine Erkrankung wie die homozygote familiäre Hypercholesterinämie (hoFH) mit defekten oder fehlenden LDL-Rezeptoren.

Lomitapide wird einmal täglich auf **leeren** Magen oder frühestens 2 Stunden **nach** der **letzten** Mahlzeit eingenommen. 10 mg bewirken eine LDL-Senkung um etwa 50 %, 40 oder 60 mg über 80 %. Auch die übrigen Apo-B-haltigen Lipoproteine werden dosisabhängig stark reduziert, Lp(a) deutlich weniger als die übrigen. HDL wird nur unwesentlich beeinflusst.

Pharmakokinetik

Die Bioverfügbarkeit von Lomitapide beträgt nur 7 %, da der Arzneistoff einem ausgeprägten First-Pass-Metabolismus in der Leber unterliegt. Es wird durch mehrere CYP_{450}-Enzyme metabolisiert, hauptsächlich durch CYP3A4. Die maximale Plasmakonzentration wird nach 4–8 Stunden erreicht, 99,8 % sind eiweißgebunden. Metaboliten radioaktiv markierten Lomitapides sind nach oraler Zufuhr im Urin (33 %) und in den Fäzes (v. a. oxidierte Metaboliten) nachweisbar, die Eliminationshalbwertszeit wurde mit 29 Stunden bestimmt. Im therapeutischen Bereich ist nach oraler Einmalgabe die Wirkstoffkonzentration der zugeführten Dosis annähernd proportional.

Indikationen und Dosierung

Bisher ist der Arzneistoff nur für über 18-jährige Patienten zugelassen, Schwangerschaft und Stillzeit sind Ausschlusskriterien. Die Therapie beginnt mit 5 mg/Tag und soll frühestens nach 2 Wochen auf 10 mg erhöht werden, weitere Steigerungen bis auf maximal 60 mg/Tag sollen im 4-Wochen-Abstand erfolgen. Eine fettarme Diät (nicht mehr als 20 % der Gesamtenergiezufuhr als Fett) ist zur Vermeidung gastrointestinaler unerwünschter Arzneimittelwirkungen sehr wichtig. Es wird empfohlen, täglich 400 IE Vitamin E, 200 mg Linolensäure, 110 mg Eicosapentaensäure (EPA), 80 mg Docosahexaensäure (DHE) und 210 mg α-Liponsäure zu substituieren.

Unerwünschte Arzneimittelwirkungen

Am häufigsten sind gastrointestinale Unverträglichkeiten wie Appetitlosigkeit, Sodbrennen, Übelkeit und Erbrechen, Bauchschmerzen, Blähungen und Durchfall, aber auch Obstipation, häufig Gewichtsverlust. Leberenzym- und γGT-Anstiege sind häufig, oft kommt es zu **Hepatomegalie und deutlicher Leberverfettung.** In den Phase-III-Studien war eine Zunahme des Fettgehalts der Leber von 1 % vor Beginn auf 6 % nach 26 und 78 Wochen Therapie im MRT nachzuweisen. Kontrollen der Leberfunktion sowie bildgebende Untersuchungen sind deshalb vor der Therapie und im Verlauf in regelmäßigen Abständen angezeigt. Nach Absetzen von Lomitapide scheint die Leberverfettung rückläufig.

Kontraindikationen

Kontraindikationen sind mäßig bis schwere Leberfunktionsstörungen oder ungeklärte Erhöhungen der Leberenzyme, chronisch-entzündliche Darmerkrankungen und Malabsorptionssyndrome sowie eine Schwangerschaft.

Interaktionen

Aufgrund des Stoffwechsels von Lomitapide durch CYP_{450}-Enzyme kommt es mit zahlreichen Arzneistoffen, v. a. mit den häufig gleichzeitig verordneten Statinen, zu Interaktionen. Simvastatin ist in einer Dosierung von mehr als 40 mg kontraindiziert.

Eine engmaschige Überwachung der Leberfunktion empfiehlt sich bei gleichzeitiger Gabe von potentiell lebertoxischen Arzneistoffen wie Isoretinoin, Amiodaron, Paracetamol, Tetracyclinen, Methotrexat, Tamoxifen. Lomitapide hemmt P-glycoprotein (P-gp) in vitro und erhöht möglicherweise die Resorption von P-gp-Substraten. Dosisreduktionen von P-gp-Substraten (u.a. Digoxin) sind angezeigt.

Humaner monoklonaler Antikörper gegen PCSK9 (Proproteinkonvertase Subtilisin/Kexin Typ 9) und siRNA

Wirkmechanismus

Das Enzym PCSK9 wird in den Hepatozyten und Enterozyten synthetisiert. Nachdem sein N-terminales Prosegment in retikuloendothelialen Vesikeln abgespalten worden ist, wird es sezerniert und verbindet sich an der Zelloberfläche mit den dort exprimierten LDL-Rezeptoren und dem von ihnen gebundenen LDL-C. Der gesamte Komplex wird durch Endozytose in die intrazellulären Lysosomen transportiert und gespalten. Die Konzentration von PCSK9 und die Zahl der LDLR sind umgekehrt proportional. Die Bindung des monoklonalen Antikörpers an PCSK9 verhindert den LDLR-Abbau zu Peptiden und Aminosäuren im Lysosom. So kehrt der Rezeptor an die Zelloberfläche zurück, die Rezeptordichte auf der Zelloberfläche nimmt zu. Es wird mehr LDL in die Zelle transportiert. Damit sinkt die Konzentration von LDL-C im Plasma.

Zwei humane monoklonale IgG-Antikörper, Evolocumab (Repatha®) und Alirocumab (Praluent®), sind zur Therapie der primären Hypercholesterinämien (heterozygote und homozygote FH, polygenetische Hypercholesterinämien) und gemischter Hyperlipidämien zugelassen.

Evolocumab*

Pharmakokinetik

Die Bioverfügbarkeit nach einer subkutanen Gabe liegt bei 55 %, das Verteilungsvolumen bei etwa 3,3 l. Die Eliminationshalbwertszeit wurde mit 11–15 Tagen ermittelt. Die Elimination erfolgt zum einen durch Bindung an freies PCSK9 (in geringer Konzentration), zum anderen durch unspezifischen Abbau. Die LDL-senkende Wirkung wird durch Alter, Geschlecht, unterschiedliche ethnische Zugehörigkeit oder erhöhtes Körpergewicht nicht eingeschränkt. Mit Dosen von 140 mg alle 2 Wochen oder 420 mg alle 4 Wochen steigen die Plasmaspiegel proportional zu der applizierten Dosis an und erreichen innerhalb von 12 Wochen ein Gleichgewicht. Die Clearance pro Stunde beträgt 12 ± 2 ml. Eine mäßige Einschränkung der Nierenfunktion oder milde Leberfunktionsstörungen sind keine Kontraindikationen.

CYP-Enzyme oder Transporter führen nicht zu Interaktionen. Während einer Therapie mit Statinen ist die Konzentration von freiem PCSK9 im Plasma infolge der verringerten intrazellulären Cholesterinsynthese höher. Dies vermindert die LDL-senkende Wirkung von Evolocumab und beschleunigt seine Clearance. Die prozentuale LDL-Senkung in Bezug auf den Ausgangswert ist nicht beeinträchtigt.

Wirkmechanismus

Die komplette Unterdrückung der Enzymaktivität erfolgt durch eine AK-Dosis von 70 mg, höhere Dosen führen zu länger anhaltender Suppression und zu stärkerer LDL-Senkung. Wiederholte Gaben führen zu einer LDL-Senkung über die Statinwirkung hinaus. In den zusammengefassten Daten aus vier Studien fanden sich Absenkungen von LDL-Cholesterin von bis zu 59,3 %, von Apo B von bis zu 52 %, von Non-HDL-Cholesterin von bis zu 56 %, von TG von bis zu 26 %, von Lipoprotein (a) von bis zu 31 % und ein Anstieg von HDL um 6–9 %. In der Post-hoc-Analyse waren kardiovaskuläre Ereignisse gegenüber der Standardtherapiegruppe (Atorvastatin ± Ezetimib) seltener (nicht signifikant; 0,95 vs. 2,18 %). Kardiovaskuläre Endpunktergebnisse (**Fourier-Studie,** 27 500 Teilnehmer) wurden 2017 veröffentlicht: in der **Primärprävention** signifikante Reduktion um 15 % (Herzinfarkt, Schlaganfall, instabile Angina pectoris, koronare Revaskularisation), in der **Sekundärprävention** (Herzinfarkt, Schlaganfall) 20 % Reduktion. Eine Metaanalyse von 35 Studien (Evolo- und Alirocumab) mit 45 539 Patienten ergab, dass Herzinfarkt und Schlaganfall signifikant verringert werden, Gesamtsterblichkeit und kardiovaskuläre Mortalität jedoch nicht signifikant, was eine Cochrane-Analyse (20 Studien, 67 237 Patienten) bestätigte.

Mit Hilfe der **Genetischen Risikoerfassung (GRS)** wurden 14 298 Patienten mit ASCVD aus der Fourier-Studie in 5 Quintilen eingeteilt und das Ansprechen auf Evolocumab untersucht. Patienten **mit hoher GRS und hoher kardiovaskulärer Ereignisrate** hatten schon nach kurzer Behandlungsdauer ein deutlich positives relatives und absolutes Ergebnis. Patienten mit wenigen Risikofaktoren oder niedriger GRS profitierten nicht von der Evolocumab-Behandlung.

Dosierung

Der Antikörper wird in Einmalspritzen subkutan alle zwei Wochen (140 mg) oder alle 4 Wochen (420 mg) verabreicht.

Unerwünschte Arzneimittelwirkungen

Nasopharyngitis (4,8 %), Infektionen des Respirationstrakts (3,2 %), Rückenschmerzen und Arthralgien (3,1 bzw. 2,2 %), Übelkeit (2,1 %) waren in den Verum- und Placebogruppen der einzelnen Studien etwa gleich häufig, neurokognitive Veränderungen etwas häufiger in der Verumgruppe.

Alirocumab

Wirkmechanismus

Die LDL-Senkung ist bei polygenetischer und familiärer Hypercholesterinämie gleich. Die empfohlene Dosierung beträgt 75 oder 150 mg s. c. alle 2 Wochen. Die 2015 veröffentlichten Daten (78 Wochen) ergaben eine LDL-Cholesterin-Senkung gegenüber Placebo von 62 %. In der Post-hoc-Analyse waren kardiovaskuläre Ereignisse seltener als in den Kontrollgruppen (nicht signifikant; 1,7 vs. 3,3 %). Kardiovaskuläre Endpunktergebnisse aus der laufenden ODYSSEY-Studie (18 000 Teilnehmer) wurden 2018 nach einer Studiendauer von 2,8 Jahren publiziert. Der definierte primäre Endpunkt der Studie: Koronartod oder nicht tödlicher Infarkt, tödlicher oder nicht tödlicher ischämischer Hirninfarkt trat in der Verum-Gruppe in 9,5 % auf, in der Placebogruppe in 11,1 %.

Pharmakokinetik

Der höchste Plasmaspiegel und die stärkste Suppression von freiem PCSK9 wurde nach 12 Wochen subkutaner Therapie mit 150 bzw. 300 mg alle 2 Wochen gemessen, das Gleichgewicht wird nach 2–3 Injektionen erreicht. Nach einer i. v.-Applikation von 3–12 mg/kg wurde das Verteilungsvolumen mit 0,04–0,05 l/kg bestimmt. Die Plasmaverweildauer des AK beträgt bei gleichzeitiger Gabe von Statinen etwa 12 Tage, bei Monotherapie 17–20 Tage. Die Eliminationshalbwertszeit beträgt 5–8 Tage. Die Clearance des PCSK9-Antikörperkomplexes beträgt im Gleichgewicht etwa 50–60 % der Gesamtclearance in Abhängigkeit von der applizierten AK-Dosis. Da die Clearance deutlich an die Clearance von freiem PCSK9 gebunden ist, haben Arzneistoffe, welche die **PCSK9**-Konzentration beeinflussen, z. B. **Statine, Fenofibrat oder Ezetimib,** einen Einfluss auf die Plasmakonzentration, am ausgeprägtesten die Statine. Umgekehrt wird die Pharmakokinetk der genannten Arzneistoffe von Alirocumab nicht beeinflusst.

Unerwünschte Arzneimittelwirkungen

Unerwünschte Arzneimittelwirkungen waren gering höher als in der Placebogruppe: Hautreizungen an der Injektionsstelle 5,9 vs. 4,2 %; Myalgien 5,4 vs. 2,9 %; kognitive Veränderungen 1,2 vs. 0,5 %; ophthalmologische Befunde 2,9 vs. 1,9 %.

Kleine interferierende RNA (siRNA)

Inclisiran

Inclisiran ist eine synthetische lang wirksame kleine doppelsträngige (aus 20–30 Nukleotiden bestehende) interferierende RNA (siRNA), die mit Hilfe ihres Liganden, der drei Moleküle N-Acetylgalactosamin (GalNAc) enthält, an die auf der Leberzelloberfläche exprimierten Asialoglycoproteinrezeptoren (ASGPR 1 und 2) bindet. In der Zelle bindet es an den RNA-induced silencing complex (RISC) und an die mRNA von PCSK9. Der RISC-Komplex induziert im Leberzellzytoplasma den Abbau von PCSK9. Dadurch wird der intrazelluläre lysosomale Abbau des LDL-R unmöglich. Durch die erhöhte Zahl exprimierter LDL-R wird LDL-C vermehrt in die Leberzelle aufgenommen. Ein RISC kann zahlreiche PCSK9-Partikel ausschalten. Eine subkutane Injektion von 284 mg führt für die Dauer von 6 Monaten zu einer Senkung von PCSK9 um rund 75 %, LDL-C sinkt um durchschnittlich 50 %.

Pharmakokinetik

Inclisiran wird subkutan verabreicht und erreicht den höchsten Plasmaspiegel nach etwa 4 Stunden. Nach 24–48 Stunden ist es im Plasma nicht mehr nachweisbar. Nach einer einzelnen Injektion steigt LDL-C etwa 2 % pro Monat wieder an.

Indikation und Dosierung

Inclisiran ist als Leqvio® im Oktober 2020 als Ergänzung zur Basistherapie (Statine und/oder andere Lipidsenker) für Hoch-Risikopatienten zugelassen worden. Ergebnisse laufender Endpunktstudien (ORION-10 [USA], -11 [Europa, Südafrika]) stehen noch aus.

Zwei subkutane Injektionen von 300 mg Wirkstoff in 1,5 ml NaCl im Jahr sind ausreichend.

Unerwünschte Arzneimittelwirkungen

Reaktionen an der Injektionsstelle von Inclisiran traten in 2,6–4,7 % auf, gewöhnlich mild und nicht persistierend, in der Placebogruppe bei 0,5–0,9 %. Veränderungen von Leberwerten, der Nierenfunktion, der Kreatinkinase oder der Thrombozytenzahl waren allesamt selten und nahezu gleich zwischen Verum und Placebo (2 Phase-3-Studien).

24.2.3 Arzneistoffe, die den HDL- und/oder Triglycerid-Stoffwechsel beeinflussen

Nicotinsäure

Nicotinsäure (NA) wurde seit 1958 zur Behandlung von Hyperlipidämien, überwiegend in einer retardierten Form (TD 2–3 g), eingesetzt. Die beiden randomisierten Studien AIM-HIGH (2011) und HSP2-THRIVE (2013) verfehlten das Ziel, einen Nutzen von NA in der Sekundärprävention in Ergänzung zu einer optimalen Statintherapie (LDL < 70 mg/dl) zu zeigen. Nach einer Neubewertung durch die Europäische Zulassungsbehörde für Arzneistoffe (EMA) wurde die Zulassung entzogen.

Fibrate

Wirkmechanismus

Der Angriffspunkt der Fibrate, Ethylester der Clofibrinsäure und ihrer Derivate sowie Analoga (**Bezafibrat** [Cedur®], **Fenofibrat*** [Lipanthyl®, Normalip®, Lipidil®], **Gemfibrozil** [Gevilon®]) auf zellulärer Ebene wurde zum Teil aufgeklärt. Sie binden in der Leberzelle an PPAR-α (nukleärer Transkriptionsfaktor) und aktivieren die Transkription mehrerer Gene, die u. a. für Apo AI und AII, LPL und für das CYP3A4-Isoenzym codieren. Die Expression des Apo-CIII-Gens wird vermindert.

Fibrate sind nur noch Mittel der zweiten Wahl. Sie sind indiziert bei Hypertriglyceridämie und gemischten Hyperlipidämien. Sie **reduzieren die Konzentration zirkulierender VLDL** innerhalb von Tagen. Durch Steigerung der Aktivität der LPL **steigen die Verwertung von VLDL** und die Umwandlung von VLDL in IDL und LDL deutlich an. Die Aktivität der HL bleibt unverändert. Auch **Gesamt- und LDL-Cholesterin werden gesenkt. HDL-Cholesterin steigt** während der Therapie durch eine Zunahme der Synthese von Apo AI und AII in der Leber an.

Pharmakokinetik

Fibrate werden rasch und vollständig aus dem Magen-Darm-Trakt resorbiert. Fenofibrat wird als Ester verabreicht und zu pharmakologisch aktiver Säure hydrolysiert. Sie unterliegt wie Bezafibrat und Gemfibrozil verschiedenen CYP-vermittelten Oxidationsreaktionen, deren Produkte meist als Glucuronid renal ausgeschieden werden.

Dosierung

Die Tagesdosis für Bezafibrat beträgt 600 mg, für Gemfibrozil 900 mg. Für Fenofibrat liegen neue galenische Zubereitungen vor, die besser bioverfügbar sind (Tagesdosis jetzt 200 bzw. 160 mg).

Unerwünschte Arzneimittelwirkungen

Vorübergehende, meist asymptomatische Anstiege von Transaminasen der Leber und der Creatinkinase werden beobachtet und rechtfertigen eine Unterbrechung der Therapie, wenn sie das Dreifache bzw. das Zehnfache der Norm übersteigen. Ein Myalgiesyndrom bei Monotherapie ist selten.

Beim **gleichzeitigen Einsatz mit Statinen,** z. B. bei gemischter familiärer Hyperlipidämie, ist die Gefahr einer akuten Rhabdomyolyse gegeben und eine **engmaschige Überwachung** des Patienten nötig (mit Gemfibrozil max. 10 mg Simvastatin zugelassen). Haarausfall, Impotenz, Hautausschläge, dyspeptische Beschwerden und epigastrale Schmerzen treten gelegentlich auf. Eine vermehrte Bildung von Gallensteinen ist wahrscheinlich.

Kontraindikationen

Bei Erkrankungen mit eingeschränkter Nierenfunktion (erhöhtes Serum-Creatinin bzw. Creatinin-Clearance < 30 ml/min) sind Fibrate kontraindiziert. Eine Überprüfung der Nierenfunktion empfiehlt sich bei einer neu begonnenen Therapie, da es auch bei einem normalen Ausgangswert des Serum-Creatinins zu Funktionseinschränkungen kommen kann.

Interaktionen

Interaktionen werden v. a. mit Cumarinderivaten und Sulfonylharnstoffen beobachtet. Engmaschige Kontrollen der Thromboplastinzeit und eine Reduktion der Cumarindosis sind ebenso notwendig wie die Überwachung des Blutzuckers und eine Dosisreduktion des Antidiabetikums.

Apo-CIII Antisense-Oligonukleotid (ASO)

Volanesorsen ist ein synthetisches ASO, das selektiv in der nicht translatierten 3′-Region (489–508) der mRNA für Apo CIII bindet und der Ribonuklease H1 den Abbau der mRNA ermöglicht. Dosisabhängig werden im Plasma hypertriglyceriämischer Patienten der Triglyceridumsatz und Apo CIII in den Komplexen mit Apo B, Lp(a) und Apo AI reduziert. Eine Dosis von 300 mg s. c. wöchentlich bewirkt eine Reduktion der Triglyceride um 70 %, in den atherogenen Komplexen aus Apo CIII mit Apo B, Lp(a) und Apo AI um mehr als 80 %.

Pharmakokinetik

Volanesorsen verteilt sich aus dem Plasma, wo es zu > 98 % an Protein gebunden ist, innerhalb von 6,4–8,1 Stunden im Gewebe. Dort wird es durch Endonukleasen in kleinere Oligonukleotide gespalten, die durch Exonukleasen weiter katabolisiert werden. Die Ausscheidung der Metaboliten erfolgt hauptsächlich über den Urin. Die Eliminations-Halbwertszeit aus dem Plasma beträgt bei gesunden Versuchspersonen nach multiplen Dosen 12–31 Tage. Ein Gleichgewicht bei 300 mg s. c. wöchentlich wird nach 13–19 Wochen erreicht.

Indikationen und Dosierung

Volanesorsen wird subkutan verabreicht. Es ist zur Behandlung des familiären Chylomikronämie-Syndroms (FCS, orphan disease, 3000–5000 Betroffene weltweit, d. h. 1–2/1 Million Menschen) mit exzessiver Triglyceriderhöhung und Gefahr rezidivierender Pankreatitis und für Patienten mit primärer Hypertriglyceridämie zugelassen (Waylivra®).

Unerwünschte Arzneimittelwirkungen

Häufig Reaktionen an der Injektionsstelle, mild bis moderat und vorübergehend, Abfall der Thrombozyten (von normal 140 000/10^9/l [mm^3] auf < 25 000–100 000/10^9/l) möglich, deshalb regelmäßige Kontrollen erforderlich. In der COMPASS-Studie trat ein Fall von Serumkrankheit auf, keine Thrombozytopenie, in COMPASS- und APPROACH-Studie zusammengefasst wurde in der Volanesorsen-Gruppe eine Pankreatitis registriert, neun in den Placebogruppen.

Kontraindikationen

Eingeschränkte Leber- oder Nierenfunktion und Thrombozytopenie.

Interaktionen

Volanesorsen ist weder Substrat noch Inhibitor von P-gp, Cyp Enzymen, BCRP, OATPB1/3, BSEP, OCT1,2 oder OAT1/3.

Cholesterinestertransferprotein-Inhibitoren (CETP)

Das Risiko weiterer kardiovaskulärer Ereignisse trotz effektiver LDL-Senkung durch Statine wird u. a. auf ein niedriges HDL (< 40 mg/dl) zurückgeführt. Ob die pharmakologische Anhebung des HDL mithilfe von CETP-Inhibitoren die Prognose der Herzkranken verbessert, wurde in mehreren klinischen Prüfungen (Phase II, III) untersucht und nach Interimsanalysen wegen Ineffizienz beendet. Auch **HDL-Mimetika** hatten kein positives klinisches Resultat.

Experimentelle Wirkstoffe

Loss-of-Function-Mutationen des Angiopoetin-like-3-Gens (ANGPTL3) führen zu niedriger TG- und LDL-C-Konzentration im Plasma und einem um 41 % herabgesetzten KHK-Risiko. Der **humane monoklonale AK gegen ANGPTL3 Evinacumab** bewirkt bei hoFH-Patienten eine über eine Statintherapie hinausgehende Senkung des LDL-C um 47,1 % (15 mg/kg Körpergewicht als i. v.-Infusion alle 4 Wochen).

Eine Phase-2-Studie mit dem Antisense-Oligonukleotid AKCEA-Apo(a)-L_{Rx}, das die LPA-mRNA in Hepatozyten hemmt, kam Anfang 2020 zum Abschluss. Dosisabhängig wurde Lp(a) im Plasma um bis zu 80 % gesenkt, darüber hinaus auch LDL und ApoB.

Weitere Untersuchungen, die **Interaktion von PCSK9 und LDLR** zu beeinflussen, umfassen:

- **Annexin A2,** ein Protein, das an die C-terminale Domäne des PCSK9 bindet und so den Abbau des LDLR in der Leberzelle verhindert
- **Kleine Moleküle,** welche die Bindung von PCSK9 an den LDLR, den Transport des Komplexes zu dem Lysosom oder seine Sekretion aus der Zelle hindern
- Eine komplette Abschaltung von PCSK9 durch **CRISPR-Cas-Eingriffe** auf genetischer Ebene
- **Peptidomimetika,** welche die Proteininteraktion an der Schnittstelle zwischen PCSK9 und LDLR unterbrechen
- **Vaccinen** (AT04A und AT06A, Phase 1), welche die Aktivität des zirkulierenden PCSK9 immunologisch unterbinden.

In frühen Phasen klinischer Untersuchung sind ACP-501/MEDI6012 (rekombinierte LCAT; Phase 1) und eine Gentherapie für HoFH mit bialleler LDLR-Mutation (AAV8.TBG.h.LDLR). Ein selektiver PPARα-Modulator (SSPPARMα), Pemafibrat (K-877), für den es in vorangegangenen Studien keinen Hinweis auf Nephrotoxität gab, befindet sich in einer kardiovaskulären Endpunktstudie (Patienten mit Typ-2-Diabetes, hohen Triglyceriden und niedrigem HDL-C).

Gemcabene, eine Dialkyl-Ether-Verbindung, hemmt Apo-C-III-mRNA in der Leber, die Konzentration von Plasma-apo-CIII sowie die Acetyl-CoA-Carboxylase (ACC) und die mRNA des CCR2/CCR5- Rezeptors. Es wirkt antiinflammatorisch (CRP ↓↓).Unabhängig von der Funktion des LDLR senkt Gemcabene das LDL-C über die maximale Wirkung von Statinen hinaus und wird zurzeit. in der COBALT-1- Studie bei einer Gruppe Patienten mit familiärer Hypercholesterinämie untersucht.

WEITERFÜHRENDE LITERATUR

Adam RC, Mintah IJ, Alexa-Braun CA et al. Angiopoietin-like protein 3 governs LDL-cholesterol levels through endothelial lipase-dependent VLDL clearance. J Lipid Res, 2020; 61 (9): 1271–1286.

Alonso R, Cuevas A, Mata P. Lomitapide: a review of its clinical use, efficacy, and tolerability. Core Evidence, 2019; 14: 19–30.

Aronson, JK. Meyler's Side Effects of Drugs. The International Encyclopedia of Adverse Drug Reactions and Interactions. 16. A. Amsterdam: Elsevier Science, 2016.

Banach M, Duell PB, Gotto AM et al. Association of Bempedoic Acid administration with atherogenic lipid levels in phase 3 randomized clinical trials of patients with hypercholesterolemia. JAMA Cardiol, 2020; 5 (10): 1–12.

Blom DJ, Zahi AF, Kastelein JJP et al. LOWER, a registry of lomitapide-treated patients with homozygous familial hypercholesterolemia: Rationale and design. J Clin Lipidol, 2016; 10: 273–282.

Chen YQ, Pottanat TG., Siegel RW et al. Angio-poietin-like protein 8 differentially regulates ANGPTL3 and ANGPTL4 during postprandial partitioning of fatty acids. J Lipid Res, 2020; 61: 1203–1220.

Esan O, Wierzbicki AS. Volanesorsen in the treatment of familial chylomicronemia syndrome or hypertriglyceridaemia: Design, development and place in Therapy. Drug Design, Development and Therapy, 2020; 14: 2623–2636.

2019 ESC/EAS Guidelines for the management of dyslipidaemias: Lipid modification to reduce cardiovascular risk. The Task Force for the management of dyslipidaemias of the European Society of Cardiology (ESC) and European Atherosclerosis Society (EAS). Authors/Task Force Members: Mach F* (Chairperson) (Switzerland), Baigent C* (Chairperson) (United Kingdom), Catapano AL1* (Chairperson) (Italy) et al. Eur Heart J, 2020; 41: 111–188.

Fruchart J-C, Santos RD, Aguilar-Salinas C et al. The selective peroxisome proliferator-activated receptor alpha modulator (SPPARMα) paradigm: conceptual framework and therapeutic potential. A consensus statement from the International Atherosclerosis Society (IAS) and the Residual Risk Reduction Initiative (R3i) Foundation. Cardiovasc Diabetol, 2019; 18: 71–91.

Gennemark P, Walter K, Clemmensen N, Rekic D et al. An oral antisense oligonucleotide for PCSK9 inhibition. Sci Transl Med 2021; 13 (593): eabe9117.

He B, Peng W,Huang J, Zhang H et al. Modulation of metabolic functions through Cas13d-mediated gene knockdown in liver. Protein Cell, 2020; 11 (7): 518–524.

Hegele RA, Tsimikas S. Lipid-lowering agents. Circ Res, 2019; 124 (3): 386–404.

Huang C-S, Yu X, Fordstrom P et al. Cryo-EM structures of NPC1L1 reveal mechanisms of cholesterol transport and ezetimibe inhibition. Sci Adv, 2020; 6: eabb 1989.

Luirink IK, Wiegman A, Kusters DM et al. 20-Year Follow-up of statins in children with familial hypercholesterolemia. New Engl J Med, 2019; 381: 1547–1556.

Mitchell MJ, Billingsley MM, Haley RM, Wechsler ME et al. Engineering precision nanoparticles for drug delivery. Nat Rev Drug Discov, 2021; 20 (2): 101-124.

Nurmohamed NS, Ditmarsch M, Kastelein JJP. CETP-inhibitors: From HDL-C to LDL-C lowering? Cardiovasc Res, 2021; cvab 350.

Parhofer KG, Chapman MJ, Nordestgaard BG. Efficacy and safety of icosapent ethyl in hypertriglyceridaemia: a recap. Eur Heart J, 2020; 22(Suppl J): J21–J33.

Ray KK, Wright RS, Kallend D et al. for the ORION-10 and ORION-11 Investigators. Two phase 3 trials of Inclisiran in patients with elevated LDL cholesterol. New Engl J Med, 2020; 382: 1507–1519.

Ruscica M, Ferri N, Santos RD et al. Lipid lowering drugs: present status and future developments. Current Atherosclerosis Reports, 2021; 23: 17.

Ryom L, Cotter A, De Miguel R et al. 2019 update of the European AIDS Clinical Society Guidelines for treatment of people living with HIV version10.0. HIV Medicine, 2020; 21: 617–624.

Sabatine MS, Giuliano RP, Keech AC, Honarpour N et al. Evolocumab and clinical outcomes in patients with cardiovascular disease. New Engl J Med, 2017; 376: 1713-1722.

Scriver CR, Beaudet AL, Sly WS, Valle D. The metabolic and molecular bases of inherited disease. 8th ed. New York: MacGraw Hill, 2001.

Seidah NG, Prat A, Pirillo A, Catapano AL, Norata GD. Novel strategies to target proprotein convertase subtilisin kexin 9: beyond monoclonal antibodies. Cardiovasc Res, 2019; 115 (3): 510–518.

Steg PG, Szarek M, Bhatt DL et al. Effect of Alirocumab on mortality after acute coronary syndromes. An analysis of the ODYSSEY OUTCOMES randomized clinical trial. Circ, 2019; 140: 103–112.

Tsimikas S, Karwatowska-Prokopczuk E, Gouni-Berthold I et al. for the AKCEA-APO(a)-LRx Study Investigators. Lipoprotein(a) reduction in persons with cardiovascular disease. New Engl J Med, 2020; 382: 244–255.

Tuteja S, Rader DJ. SLCO1B1 and statin therapy. Getting the GIST of pharmacogenetic testing. Circ Genomic and Precision Medicine, 2018; 11 (9): e002320.

KAPITEL

25 Antidiabetika, Behandlung der Adipositas

Ingo Rustenbeck, Hans-Georg Joost

25.1 Physiologische Grundlagen

25.1.1 Biosynthese von Insulin

Insulin wird in der B-Zelle (synonym β-Zelle) der Langerhans-Inseln des Pankreas gebildet. Die Transkriptionsfaktoren PDX1, NEUROG3 und MAFA sind für die Differenzierung von endokrinen Vorläuferzellen zu B-Zellen notwendig, bei ektoper Expression führen sie zur Transdifferenzierung anderer Zelltypen zu insulinproduzierenden Zellen. Die Translation und die Transkription des Insulingens wird durch unbekannte Metaboliten des Glucose- und Aminosäuremetabolismus der B-Zelle stimuliert, wobei die Transkription von den Faktoren PDX1, MAFA und NEUROD1 vermittelt wird. Zunächst wird das Prä-Pro-Insulin synthetisiert, die Transportform für die Passage durch die Membranen des rauen endoplasmatischen Reticulums (RER) (➤ Abb. 25.1A).

Nach Abspalten des lipophilen Signalpeptids (24 Aminosäuren) befindet sich im Lumen des RER Proinsulin (➤ Abb. 25.1B), das nach Passage des Golgi-Apparats in unreifen Sekretgranula konzentriert ist. Bereits im Golgi-Apparat, aber v. a. in den reifenden Sekretgranula werden Protonen und Zinkionen in die Lumina gepumpt (➤ Abb. 25.1A). Dies fördert die Bildung von Komplexen aus sechs Proinsulinmolekülen und zwei Zinkionen, wobei die sechs C-Peptid-haltigen Domänen der Proinsulinmoleküle die Hexamerbildung begünstigen, weil sie sich als polare Strukturen auf der Oberfläche des Hexamers anordnen und diesen auch in hoher Konzentration im sauren Milieu gelöst halten. Wenn dann die C-Peptid-haltigen Domänen durch begrenzte Proteolyse abgespalten werden, kristallisieren die entstehenden Insulin-Zink-Hexamere aus, weil ihre Löslichkeit im intragranulären Milieu (pH = 5,5) schlecht ist (➤ Abb. 25.1). In kristalliner Form ist Insulin in den Granula stabil und länger speicherfähig. Das C-Peptid verbleibt in den Granula und wird zusammen mit Insulin freigesetzt. Daher kann Messen des C-Peptid-Spiegels im Blut auch dann Information über die körpereigene B-Zell-Funktion geben, wenn die Patienten mit Insulininjektionen behandelt werden.

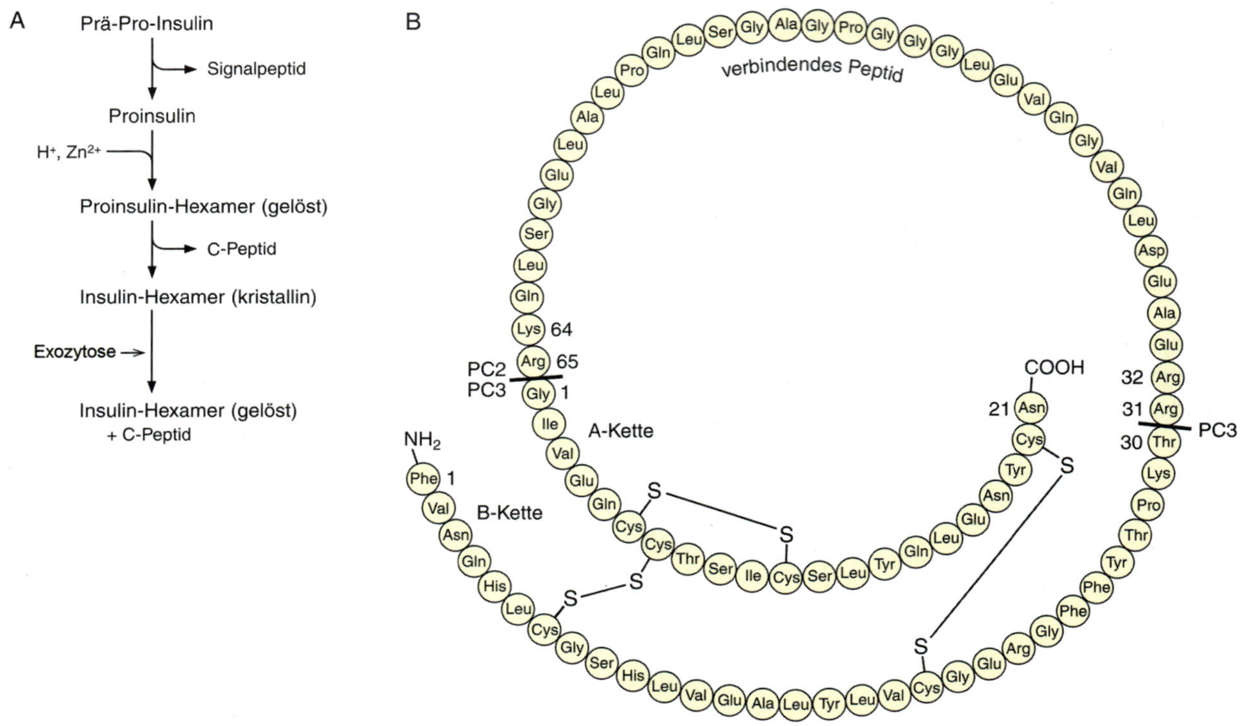

Abb. 25.1 Biosynthese und Struktur von Proinsulin und Insulin.
A) Aus dem initialen einkettigen Translationsprodukt Prä-Pro-Insulin wird in mehreren Schritten kristallines Insulin gebildet, das in reifen Sekretgranula gespeichert ist. Durch Exozytose werden Insulin und C-Peptid in äquimolaren Mengen freigesetzt.
B) Die Aminosäuresequenz des menschlichen Proinsulins mit seinem N-terminalen und C-terminalen Ende ist dargestellt. Im Proinsulin sind die A-Kette (Aminosäuren 1–21) und die B-Kette (Aminosäuren 1–30) des Insulins durch eine Peptidkette verbunden, die proteolytisch abgespalten wird (Angriff der Endopeptidasen PC2 und PC3 an den markierten Stellen) und dabei 4 basische Aminosäuren (31, 32, 64, 65) und C-Peptid (31 Aminosäuren) liefert.

25.1.2 Sekretion von Insulin

Insulin ist in großen Vesikeln (Sekretgranula) gespeichert, die den neuropeptidhaltigen Vesikeln entsprechen (➤ Kap. 2.2.1), und wird durch den gleichen Mechanismus wie Neuropeptide exozytotisch sezerniert. Die Insulinsekretion erfolgt etwa 10-fach langsamer als die synaptische Exozytose von Nicht-Peptid-Transmittern. Glucose*, der wichtigste Stimulator der Insulinsekretion, wird in den B-Zellen metabolisiert, aktiviert den mitochondrialen Stoffwechsel und steigert dadurch die Umwandlung von ADP in ATP (➤ Abb. 25.2).

Dies führt zum Schließen von K^+-Kanälen, die durch ADP und ATP gesteuert werden (K_{ATP}-Kanäle). Daraus resultiert eine Membrandepolarisation, spannungsabhängige Ca^{2+}-Kanäle werden geöffnet und Ca^{2+} strömt in die Zelle. Bei den Ca^{2+}-Kanälen handelt es sich v. a. um L-Typ-Ca^{2+}-Kanäle, die durch hohe Konzentrationen von Dihydropyridinen gehemmt werden, aber auch P/Q-Typ-Ca^{2+}-Kanäle, die v. a. in Neuronen vorkommen, sind involviert. Der Anstieg der Ca^{2+}-Konzentration im Zytosol setzt die Exozytose von granulär gespeichertem Insulin und C-Peptid in Gang (➤ Abb. 25.2). Zusätzlich zum Ca^{2+}-Einstrom bewirkt die mitochondriale Verstoffwechslung der Glucose den Export von Metaboliten in das Zytosol, wodurch ein Signal (eventuell Acetyl-CoA) für die vermehrte Bereitstellung von Insulingranula gegeben ist. Deshalb ist die Glucose-induzierte Insulinsekretion stärker als die Sekretion, die durch den pharmakologischen Schluss des K_{ATP}-Kanals bewirkt wird.

Ein solcher Schluss kann durch Sulfonylharnstoffderivate zustande kommen, die an die regulatorische Untereinheit des K_{ATP}-Kanals binden, die als Sulfonylharnstoffrezeptor Subtyp 1 (SUR1), bezeichnet wird (➤ Abb. 25.2). Dagegen wird durch Binden von Diazoxid an SUR1 der K_{ATP}-Kanal offen gehalten, die Membran wird hyperpolarisiert, die zytosolische Ca^{2+}-Konzentration bleibt niedrig und die Insulinsekretion ist gehemmt.

Außer Glucose können einige Keto- und Aminosäuren die Insulinsekretion über die gesteigerte mitochondriale ATP-Produktion stimulieren (➤ Abb. 25.3). Fettsäuren scheinen die Insulinsekretion weniger durch ihren Metabolismus zu stimulieren als durch Aktivierung eines spezifischen G-Protein-gekoppelten Rezeptors (GPR40/FFAR1).

Die glucoseinduzierte Insulinsekretion wird von zahlreichen Hormonen und Transmittern verstärkt oder abgeschwächt, wobei außerdem die Insulinbiosynthese meistens gleichsinnig geändert wird. Verstärkend wirkende Substanzen sind aber allein nicht in der Lage, die Insulinsekretion in Gang zu setzen, und lösen deshalb auch keine Hypoglykämien aus. Wichtige Modulatoren der Insulinsekretion stammen aus den Langerhans-Inseln selbst. Es sind die Peptidhormone Glucagon und Somatostatin (➤ Abb. 25.3).

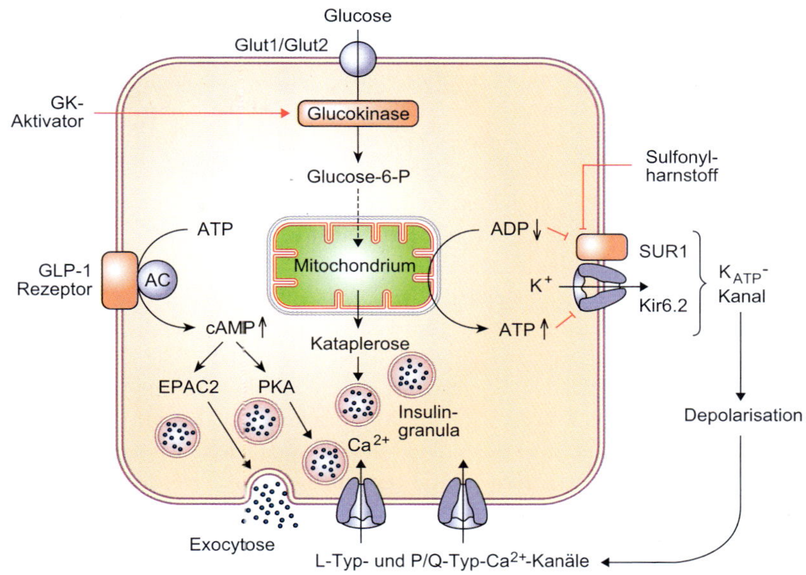

Abb. 25.2 Modell der glucosestimulierten Insulinsekretion der pankreatischen B-Zelle.
Glucose wird durch den insulinunabhängigen Glucosetransporter GLUT2 in die B-Zelle transportiert und durch Glucokinase zu Glucose-6-phosphat (Glucose-6-P) phosphoryliert. Die Glucokinase ist für den glykolytischen Flux in der B-Zelle geschwindigkeitsbestimmend und steuert somit die Substratversorgung der Mitochondrien. Bei einem Anstieg der Blutglucosekonzentration wandeln die Mitochondrien vermehrt ADP in ATP um. ATP kann dann ATP-empfindliche K^+-Kanäle (K_{ATP}-Kanäle) durch stärkere Bindung an die porenbildende Untereinheit (Kir6.2) schließen. Auch der gleichzeitige Abfall der ADP-Konzentration schließt K_{ATP}-Kanäle, weil die Bindung von ADP an den Sulfonylharnstoffrezeptor Subtyp 1 (SUR1) K_{ATP}-Kanäle öffnet. Binden von Sulfonylharnstoffderivaten (SH) an die intrazelluläre Seite von SUR1 schließt ebenfalls K_{ATP}-Kanäle. Schließen der K_{ATP}-Kanäle depolarisiert die Plasmamembran und öffnet dadurch spannungsabhängige L- und P/Q-Typ-Ca^{2+}-Kanäle. Das einströmende Ca^{2+} leitet die Fusion der insulinhaltigen Sekretgranula mit der Plasmamembran und ihre Öffnung ein und aktiviert den Transport von Sekretgranula in Richtung Plasmamembran. Die Insulinsekretion ist in Gang gesetzt. (⟶: Stimulation; ⊣: Hemmung, Schließen)

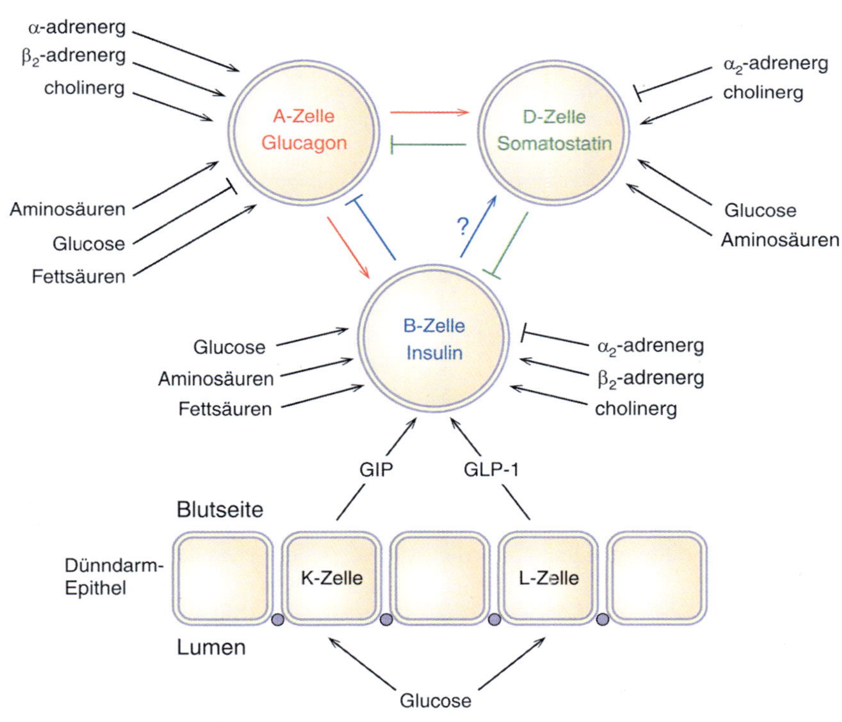

Abb. 25.3 Regulation der Hormonfreisetzung in den Langerhans-Inseln.
Während bei Nagern die B-Zellen im Zentrum der Langerhans-Inseln lokalisiert sind, die A-Zellen und die D-Zellen hingegen am Rand, ist eine solche Zonierung beim Menschen nicht erkennbar. Die Interaktionen innerhalb der Insel sind aber anscheinend nicht verschieden. (⟶: Stimulation; ⊣: Hemmung)

Die Glucagonsekretion der A-Zelle (synonym α-Zelle) wird durch Hypoglykämie, Aminosäuren und Aktivierung des Sympathikus und Parasympathikus stimuliert und durch Somatostatin, Insulin und Fettsäuren gehemmt. Glucagon verstärkt die glucoseinduzierte Insulin- und Somatostatinsekretion, erreicht die B-Zellen wegen der speziellen Gefäßanordnung in den Inseln aber nur über den systemischen Kreislauf. Die Somatostatinsekretion der D-Zelle (synonym δ-Zelle) wird durch Glucose, Aminosäuren und Aktivierung des Parasympathikus stimuliert und durch Aktivierung des Sympathikus gehemmt. Somatostatin hemmt die Insulin- und Glucagonsekretion, erreicht die B-Zellen aber wie Glucagon erst über den systemischen Kreislauf.

Bei oraler Aufnahme von Glucose werden aus den K-Zellen des Epithels im oberen Dünndarm das Peptid GIP (ursprüngliche Bedeutung: gastric inhibitory peptide, jetzt: glucose-dependent insulinotropic peptide) und aus den L-Zellen im unteren Dünndarm das Peptid GLP-1 (glucagon-like peptide 1) freigesetzt (➤ Abb. 25.3). Beide Peptide verstärken die Biosynthese und Freisetzung von Insulin. Dieser sog. **Inkretineffekt** ist die Ursache dafür, dass oral verabreichte Glucose (75 g Glucose beim oralen Glucosetoleranztest = OGTT) die Insulinsekretion stärker steigert als die gleiche Glucosemenge, wenn sie i. v. appliziert wird. Agonismus am GLP-1-Rezeptor der B-Zellen steigert die cAMP-Konzentration, wodurch ein PKA-vermittelter Signalweg und ein EPAC2-vermittelter Signalweg aktiviert werden. PKA reguliert über Phosphorylierung Ionenkanäle (in der B-Zelle wird die Aktivität des K_{ATP}-Kanals vermindert), stimuliert aber auch direkt die Ca^{2+}-induzierte Exozytose. Letzteres bewirkt auch EPAC2 (exchange protein directly activated by cAMP 2).

Die Langerhans-Inseln verfügen über eine ausgeprägte vegetative Innervation. Bei Aktivierung des parasympathischen N. vagus werden Acetylcholin und VIP freigesetzt und stimulieren die Sekretion und Biosynthese von Insulin (➤ Abb. 25.3), ebenso wie einige andere peptiderge Nervenfasern (z. B. cholecystokininhaltige Fasern). Aktivierung sympathischer Nerven im Pankreas setzt Noradrenalin und NPY frei. Noradrenalin hemmt die glucoseinduzierte Sekretion und Biosynthese von Insulin durch seinen α_2-adrenergen Effekt (➤ Abb. 25.3). NPY vermindert auch die basale Insulinsekretion, die durch Noradrenalin nicht beeinflusst wird.

Das Fettgewebe greift in die Regulation der Insulinsekretion u. a. durch die Sekretion von Leptin ein, dessen Serumspiegel direkt mit der Gesamtmenge an Fettgewebe korreliert. Leptin aktiviert die Leptinrezeptor-assoziierte Januskinase (Jak, ➤ Abb. 1.14) und hemmt dadurch akut die Sekretion (durch Öffnen von K^+-Kanälen) und Biosynthese (durch Transkriptionshemmung) von Insulin.

Die physiologische Insulinsekretion verläuft pulsatil und geht mit einem autokrinen positiven Feedback auf die B-Zellen einher (positive Wirkung von Insulin auf seine eigene Sekretion). Auch im nüchternen Zustand wird kontinuierlich Insulin sezerniert. Diese basale Insulinsekretionsrate beträgt beim Erwachsenen ≈ 1 Einheit Insulin pro Stunde. Daraus resultieren in der Pfortader und im peripheren Kreislauf Insulinkonzentrationen von rund 60- bzw. 10-µ-Einheiten pro ml.

25.1.3 Wirkungen von Insulin

Nach der Sekretion wird Insulin durch die extrazelluläre Flüssigkeit verdünnt, sodass es seine Zielzellen als Monomer erreicht. Binden von Insulin an seinen Rezeptor, eine Rezeptor-Tyrosinkinase (➤ Abb. 1.14), aktiviert die intrazellulär gelegenen Tyrosinkinasedomänen des Rezeptors. Dadurch werden am Rezeptor durch Autophosphorylierung von Tyrosinseitengruppen Bindungsstellen für bestimmte Adapterproteine geschaffen (➤ Abb. 25.4).

Einige der an den Insulinrezeptor gebundenen Adapterproteine werden Tyrosin-phosphoryliert (z. B. die sog. Insulinrezeptorsubstrate) und können dann Signalkaskaden in Gang setzen. Andere Adapterproteine werden zwar an den Insulinrezeptor gebunden, aber selbst nicht phosphoryliert. Sie binden ein weiteres Adapterprotein so, dass dieses von der Rezeptor-Tyrosinkinase phosphoryliert werden und eine Signalkaskade starten kann (z. B. Cbl). Derzeit sind über 10 Adapterproteine bekannt, die von der Tyrosinkinase des Insulinrezeptors phosphoryliert werden können, u. a. Insulinrezeptorsubstrat 1–6 (IRS-1–IRS-6) und Cbl. Tyrosin-phosphoryliertes IRS-2 aktiviert die Phosphatidylinositol-3-Kinase (PI3 K) und spielt so eine zentrale Rolle für die Aktivierung der Signalkaskaden, die zu den Stoffwechseleffekten von Insulin führen (➤ Abb. 25.4). Bei der insulininduzierten Steigerung des Glucosetransports in Skelettmuskelfasern, Herzmuskelzellen und Fettzellen werden die IRS-2- und Cbl-abhängigen Signalkaskaden gleichzeitig aktiviert. Tyrosin-phosphoryliertes IRS-1 stimuliert eine Signalkaskade, die durch Aktivierung der MAP-Kinase (Mitogen-aktivierte Proteinkinase) u. a. die insulininduzierte Stimulation des Zellwachstums vermittelt. Diese Signalkaskade kann auch aktiviert werden, indem das Adapterprotein SHC von der Tyrosinkinase des Insulinrezeptors phosphoryliert wird und dann das Adapterprotein Grb2 bindet (➤ Abb. 25.4, ➤ Abb. 1.14).

Wenn Insulin an seinen Rezeptor gebunden hat, wird dieser Komplex durch Endozytose schnell internalisiert. Anschließend kommt es entweder zum Abbau von Insulin und Rezeptor oder der Rezeptor rezirkuliert in die Plasmamembran. Ebenfalls schnell, d. h. innerhalb von Sekunden bis Minuten, erfolgen die Insulinwirkungen auf den Kohlenhydrat- und Fettstoffwechsel sowie auf den K^+- und Aminosäuretransport. Einige Stunden benötigen die Steigerung der Proteinsynthese und die Änderung der Transkription mehrerer Gene. Die Stimulation des Zellwachstums erfordert einige Tage.

Die Blutzuckersenkung durch Insulin ergibt sich v. a. aus Wirkungen auf die Skelettmuskulatur (Stimulation von Glucoseaufnahme, Glycogensynthese und Glykolyse sowie Hemmung der Glycogenolyse) und die Leber (Stimulation von Glycogensynthese und Glykolyse sowie Hemmung von Glycogenolyse und Gluconeogenese). Insulin hemmt auch die Gluconeogenese der Nieren. In menschlichen Adipozyten spielt Glucoseverbrauch zur Fettsäuresynthese eine geringe Rolle. Daher stehen bei den Fettstoffwechselwirkungen von Insulin die Lipolysehemmung sowie die Stimulation der Aufnahme von Fettsäuren und ihrer Speicherung als Triglyceride in Adipozyten im Vordergrund. Aus insulininduzierter Translokation von Na^+-K^+-ATPase und Aminosäuretransportern in die Plasmamembran resultiert Steigerung der K^+-Aufnahme und des Aminosäuretransports in der Skelettmuskulatur. Insulin vermindert die Nahrungsaufnahme, indem es an den Insulinrezeptor der NPY-Neurone im Nucleus arcuatus des Hypothalamus bindet und über Hemmung von Genexpression die NPY-Produktion reduziert (➤ Abb. 25.9).

Insulin bindet auch mit niedriger Affinität an den mit dem Insulinrezeptor verwandten Rezeptor für IGF-1 (insulin-like growth factor 1), der einen Teil der Effekte des Wachstumshormons vermittelt. Eine physiologisch relevante Wirkung ist jedoch nicht wahrscheinlich.

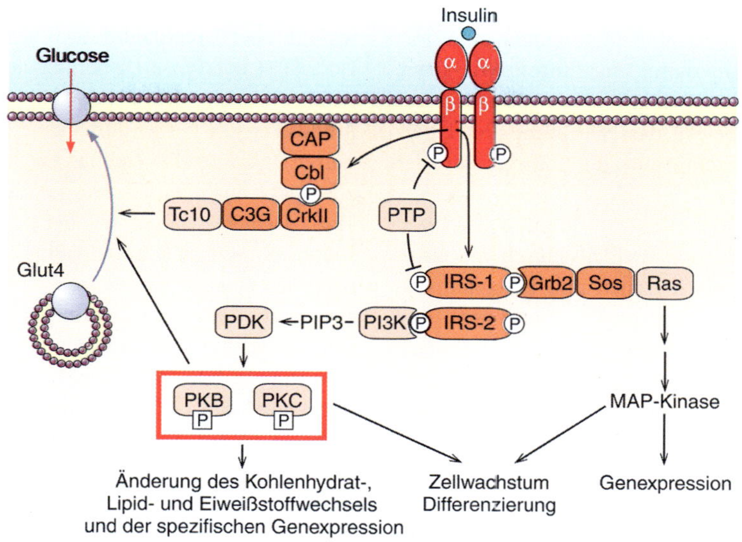

Abb. 25.4 Modell des Wirkmechanismus von Insulin.
Der Insulinrezeptor (rot), ein 520-kD-Glykoprotein, besteht aus zwei α- und zwei β-Untereinheiten, die durch Disulfidbrücken miteinander verknüpft sind. Die Bindungsstellen der beiden extrazellulären α-Untereinheiten sind so angeordnet, dass immer nur ein Insulinmolekül hoch affin binden kann. Das Binden von Insulin induziert eine Konformationsänderung der beiden transmembranären β-Untereinheiten, sodass deren Tyrosinkinasedomänen spezifische Tyrosinseitengruppen der jeweils gegenüberliegenden β-Untereinheit phosphorylieren können. Diese Autophosphorylierung steigert die Tyrosinkinase-Aktivität und bildet Bindungsstellen, an die die Adapterproteine IRS-1 und IRS-2 (Insulinrezeptor-Substrat 1 und 2) koppeln, sodass sie von der Rezeptor-Tyrosinkinase phosphoryliert werden (die Adapterproteine sind vom Insulinrezeptor getrennt dargestellt). An phosphoryliertes IRS-1 koppelt das Adapterprotein Grb2 und an dieses der Guaninnukleotid-Austauschfaktor Sos, der dann das kleine Guaninnukleotid-bindende Protein Ras aktiviert (➤ Abb. 1.14). Dadurch wird die Ras-Kaskade aktiviert und stimuliert letztendlich die Genexpression sowie Wachstum und Differenzierung von Zellen (➤ Abb. 1.14). An phosphoryliertes IRS-2 koppelt PI3 K (Phosphatidylinositol-3-Kinase), wird dadurch aktiviert und phosphoryliert PIP_2 (Phosphatidylinositol-4,5-bisphosphat) der inneren Plasmamembranschicht zu PIP_3 (Phosphatidylinositol-3,4,5-trisphosphat). PIP_3, das in der Plasmamembran verbleibt, bindet und aktiviert die PDK (phosphatidylinositol-dependent protein kinase), die dann PKB (Proteinkinase B) und PKC (Proteinkinase C) durch Serinphosphorylierung aktiviert (➤ Abb. 1.15). Aktivierung der PKB und PKC vermittelt v. a. die Stoffwechseleffekte von Insulin, einschließlich der gesteigerten Translokation (violetter Pfeil) von Glut4 (Glucosetransporter Typ 4) in die Plasmamembran. Die insulininduzierte Translokation von Glut4 erfordert die zusätzliche Aktivierung einer zweiten Signalkaskade. Das Adapterprotein Cbl, das selbst nicht an den phosphorylierten Insulinrezeptor bindet, wird durch andere Adapterproteine (u. a. CAP, Cbl-associated protein) so an den Insulinrezeptor dirigiert, dass es Tyrosin-phosphoryliert werden kann. Dies führt unter Zwischenschaltung von zwei weiteren Proteinen zur Aktivierung der GTPase Tc10 (ein Rho-Protein), die Änderungen im Zytoskelett bewirkt. Spezifische Phosphotyrosin-Phosphatasen (PTP) dephosphorylieren den Insulinrezeptor und die Insulinrezeptor-Substrate, wodurch die Insulinwirkung vermindert wird. Proteine ohne enzymatische Aktivität sind dunkelbraun gekennzeichnet. (Ⓟ: Tyrosinphosphat; [P]: Serinphosphat; ⊣: Hemmung)

25.2 Pathophysiologie des Diabetes mellitus

Bei Stoffwechselgesunden wird die Plasmaglucosekonzentration in sehr engen Grenzen gehalten. Sie liegt nach nächtlichem Fasten morgens im nüchternen Zustand bei 70–80 mg/dl (3,9–4,4 mmol/l) und steigt auch nach einer umfangreichen Mahlzeit nicht über 140 mg/dl (7,8 mmol/l). Einerseits wird dadurch vermieden, dass Hypoglykämien die Funktion des ZNS als obligatem Glucoseverbraucher beeinträchtigen. Andererseits wird Schädigung der Endothelzellen und Perizyten durch hohe Glucosekonzentration verhindert. Ein Diabetes mellitus liegt vor, wenn bei zweimaliger Messung die Plasmaglucosekonzentration nüchtern (keine Kalorienaufnahme seit mindestens 8 h) $\geq$ 126 mg/dl (7,0 mmol/l) oder 2 Stunden nach oraler Glucosebelastung (75 g Mono-/Oligosaccarid-Gemisch) $\geq$ 200 mg/dl (11,2 mmol/l) beträgt. Vor allem ältere Menschen mit Diabetes werden oft erst durch den Glucosebelastungstest diagnostiziert, weil bei ihnen die Nüchternglucosekonzentration noch normal sein kann. Von einer gestörten Glucosetoleranz spricht man, wenn der 2-Stunden-Wert der Plasmaglucosekonzentration im Glucosebelastungstest zwischen 140 und 199 mg/dl (7,8–11,1 mmol/l) liegt.

In Deutschland haben 7–8 % der Erwachsenen Diabetes mellitus, wenn man die nicht diagnostizierten Fälle einbezieht. Es werden verschiedene Formen des Diabetes mellitus unterschieden, wobei der Typ-2-Diabetes etwa 90 % der Fälle ausmacht.

Alle Diabetesformen führen zu Spätkomplikationen, die durch zwei Arten von Gefäßschädigungen entstehen. Einerseits bilden sich diabetesspezifische Veränderungen der Kapillaren (Mikroangiopathie) und verursachen Nephropathie (Glomerulosklerose), Retinopathie und Neuropathie. Andererseits entwickeln sich an mittleren und großen Arterien atherosklerotische Veränderungen (Makroangiopathie), die nicht diabetesspezifisch sind, aber schneller und stärker als bei Nichtdiabetikern auftreten. Die Makroangiopathie ist für das hohe Herzinfarkt-, Schlaganfall- und

Gangränrisiko bei Diabetes verantwortlich. Die wichtigsten Faktoren, die die Entwicklung von Mikro- und Makroangiopathie fördern, sind Hyperglykämie, Dyslipidämie, Insulinresistenz sowie verschiedene vasoaktive Hormone, Zytokine und Wachstumsfaktoren. Es ist nicht zweifelsfrei belegt, dass die prandiale Hyperglykämie ein besonderer Risikofaktor für die Entwicklung der diabetischen Makroangiopathie ist.

Für die hyperglykämieinduzierte Gefäßschädigung wird v. a. Überproduktion des Superoxid-Anion-Radikals durch die mitochondriale Atmungskette der Endothelzellen und Perizyten verantwortlich gemacht. Daraus resultieren Veränderungen (u. a. Hemmung von Glykolyse, Atmungskette und ATP-Produktion), die letztendlich Nebenwege des Glucosemetabolismus (Polyol-Weg, Hexosamin-Weg, Bildung von Diacylglycerol, Bildung von advanced glycation endproducts = AGE-Weg) unphysiologisch stark aktivieren und dadurch die Endothelzellen und Perizyten schädigen.

Die Entstehung von AGE beginnt mit der nichtenzymatischen Bildung einer Schiff-Base, indem die offenkettige Form reduzierender Zucker oder andere Carbonylverbindungen (z. B. Methylglyoxal) mit Aminogruppen in Proteinen, Lipiden und Nukleinsäuren reagieren. Diese Anfangsreaktion ist reversibel, aus den Schiff-Basen können aber durch eine Serie von Transformationen AGE entstehen, deren Bildung irreversibel ist. Die Menge angelagerter Zucker ist deren Konzentration proportional. In Erythrozyten akkumulieren während ihrer Lebensdauer glykierte (nichtenzymatisch glykosylierte) Hämoglobine, die eine Abschätzung der mittleren Blutglucosekonzentration während der letzten 2–3 Monate (mittleres Alter der Erythrozyten) ermöglichen. Eine Unterfraktion (HbA_{1c}) der glykierten Hämoglobine wird zur Diagnostik herangezogen (Normalwert < 6 % des Gesamthämoglobins).

Der **Typ-1-Diabetes,** der in Deutschland 6–7 % aller Diabetespatienten ausmacht und meist im jugendlichen Alter auftritt, wird in akuter Form manifest. Dies ereignet sich dann, wenn in den Langerhans-Inseln etwa 80 % der B-Zellen autoimmunologisch zerstört worden sindEs ist unklar, welche Faktoren die Autoimmunreaktionen auslösen. Genetische Faktoren spielen bei dieser Diabetesform eine geringere Rolle als beim Typ-2-Diabetes. Die Patienten müssen in jedem Fall mit Insulin behandelt werden, weil absoluter Insulinmangel zu Ketoazidose und Coma diabeticum führt. Diese akute Stoffwechselentgleisung ist aus den fehlenden Insulinwirkungen (➤ Kap. 25.1.3) ableitbar und geht mit starker Hyperglykämie, glucoseinduzierter osmotischer Diurese (Austrocknung, Durst, K^+-Verlust) und massiver Lipolyse im Fettgewebe einher. Die freigesetzten freien Fettsäuren (FFA) können in der Leber zwar großenteils durch β-Oxidation zu Acetyl-CoA abgebaut werden. Das Acetyl-CoA kann aber nicht ausreichend zu CO_2 und H_2O oxidiert werden und liefert daher vermehrt die Ketonkörper Acetoacetat und 3-Hydroxybutyrat sowie Protonen. Der autoimmune Untergang der B-Zellen kann mit sehr unterschiedlicher Geschwindigkeit verlaufen. Die jüngsten Patienten sind weniger als 1 Jahr alt, eine sehr protrahiert verlaufende Form, die erst im höheren Erwachsenenalter zur Manifestation kommt, wird als LADA-Diabetes (latent autoimmune diabetes in adults) bezeichnet. Hier kann die Abgrenzung vom Typ-2-Diabetes schwierig sein.

Der **Typ-2-Diabetes** tritt meistens jenseits des 40. Lebensjahres auf, aber zunehmend auch schon bei adipösen Jugendlichen. Über 80 % der Typ-2-Diabetiker sind adipös und haben daher eine Insulinresistenz, d. h. eine verminderte Wirksamkeit von Insulin. Adipositas führt u. a. durch gesteigerte Abgabe von freien Fettsäuren und Fettzellhormonen zur Insulinresistenz. Insulinresistenz allein ist jedoch keine ausreichende Ursache für das Entstehen des Typ-2-Diabetes, da sich nur bei ca. einem Drittel der Adipösen ein Diabetes entwickelt und Insulinresistenz in der Gesamtbevölkerung eine hohe Prävalenz hat. Erst wenn der durch Insulinresistenz gesteigerte Bedarf an Insulin von den B-Zellen nicht vollständig gedeckt werden kann, kommt es zur Diabetesmanifestation. Insulinsekretionsdefekte sind also für das Entstehen von Typ-2-Diabetes notwendig. Sowohl Insulinresistenz als auch Insulinsekretionsdefekte sind anscheinend polygenetisch bedingt. Nur von wenigen der mehr als 40 bisher identifizierten **Risikogenen** ist bekannt, mit welchen Mechanismen sie die Diabetesentstehung begünstigen. Von besonderer Bedeutung scheinen Varianten des TCF7L2-Gens zu sein. TCF7L2 ist ein Transkriptionsfaktor, der u. a. die Expression des GLP-1-Gens in den L-Zellen des Dünndarms steuert (➤ Abb. 25.3). In den letzten Jahren ist erkannt worden, dass Umweltbedingungen und Ernährung durch Variation der DNA-Methylierung die Genexpression verändern können und auf diese Weise das Diabetesrisiko, z. T. auch in vererbbarer Weise beeinflussen (sog. **Epigenetik**). Der Typ-2-Diabetes beginnt schleichend und kann häufig jahrelang mit Ernährungstherapie, Bewegungstherapie und oralen Antidiabetika behandelt werden. Trotz dieser Maßnahmen ist die Krankheit progredient, möglicherweise durch Verminderung der funktionsfähigen B-Zellen, sodass oft eine Insulintherapie notwendig wird.

Andere spezifische Diabetesformen haben bekannte Ursachen. Neben Endokrinopathien (z. B. Morbus Cushing, Hyperthyreose, Akromegalie) und Erkrankungen des exokrinen Pankreas (Zustand nach Pankreatektomie, Mukoviszidose) sind genetische Defekte der B-Zell-Funktion beim MODY-Diabetes zu nennen. Die häufigsten MODY-Typen (Maturity Onset Diabetes of the Young) sind der MODY-Typ 2 durch einen Defekt der Glucokinase als Folge einer Mutation im Glucokinase-Gen und der MODY-Typ 3 durch einen Defekt des Transkriptionsfaktors HNF-1α (hepatocyte nuclear factor 1 alpha) als Folge einer Mutation im HNF-1α-Gen. Während sich der MODY-2-Diabetes häufig im Kindesalter manifestiert und nur gering progredient verläuft, manifestiert sich der MODY-3-Diabetes meistens im frühen Erwachsenenalter und verläuft ähnlich wie der Typ-2-Diabetes.

Als **Gestationsdiabetes** wird ein Diabetes bezeichnet, der bei zuvor stoffwechselgesunden Frauen in der Schwangerschaft auftritt und mit dem Ende der Schwangerschaft wieder verschwindet. Er tritt in Deutschland bei bis zu 6 % aller Schwangerschaften auf. Der Gestationsdiabetes erhöht das Risiko für einen Typ-2-Diabetes im späteren Leben sowohl für die Mutter als auch für das Kind.

In einem Versuch, eine hypothesenfreie Einteilung der Diabetesformen zu erzielen, wurden aus skandinavischen Registerdaten sechs Parameter extrahiert und ein allgemein anwendbarer Algorithmus gruppierte die Patienten in mehrere Cluster. Es resultierten aus diesem Verfahren 5 Cluster an Diabetespatienten, die signifikant unterschiedliche Merkmalsverteilungen aufwiesen. Der erste Cluster entspricht dabei dem bisherigen Typ-1-Diabetes, die andern Cluster sind als Subformen des Typ-2-Diabetes zu verstehen:

1. SAID = severe autoimmune diabetes
2. SIDD = severe insulin deficient diabetes
3. SIRD = severe insulin-resistant diabetes
4. MOD = mild obesity-related diabetes
5. MARD = mild, age-related diabetes

Es war tatsächlich erkennbar, dass diese Cluster unterschiedliche Geschwindigkeiten der Progression des Diabetes aufwiesen und unterschiedliche Risiken für Sekundärkomplikationen hatten. Wieweit diese Einteilung die bisherige ablöst oder für die Pharmakotherapie relevant wird, ist derzeit noch nicht abzusehen.

25.3 Insulin und Insulin-Analoga

Insulin ist ein Peptidhormon, dessen Aminosäuren in zwei Ketten angeordnet sind, die durch zwei Disulfidbrücken verknüpft sind (➤ Abb. 25.5). Es besitzt eine kompakte globuläre Konformation. Menschliches Insulin (Humaninsulin) hat eine molekulare Masse von ≈ 5800 Da und kann gentechnologisch hergestellt werden. Insulinpräparate aus gereinigtem Schweineinsulin sind seit 2015 nicht mehr in Europa verfügbar. Für therapeutische Zwecke wird die Insulinmenge in Internationalen Einheiten (IE = U) angegeben, die ursprünglich nach der blutzuckersenkenden Wirkung von Insulinpräparaten bei Kaninchen definiert wurden. Nach gegenwärtiger WHO-Definition entspricht 1 IE der Menge von 34,7 µg kristallinem Insulin. Insulin ist bei pH-Werten unter 4 und über 7 am besten löslich, dagegen schlecht bei seinem isoelektrischen Punkt von 5,4. Die

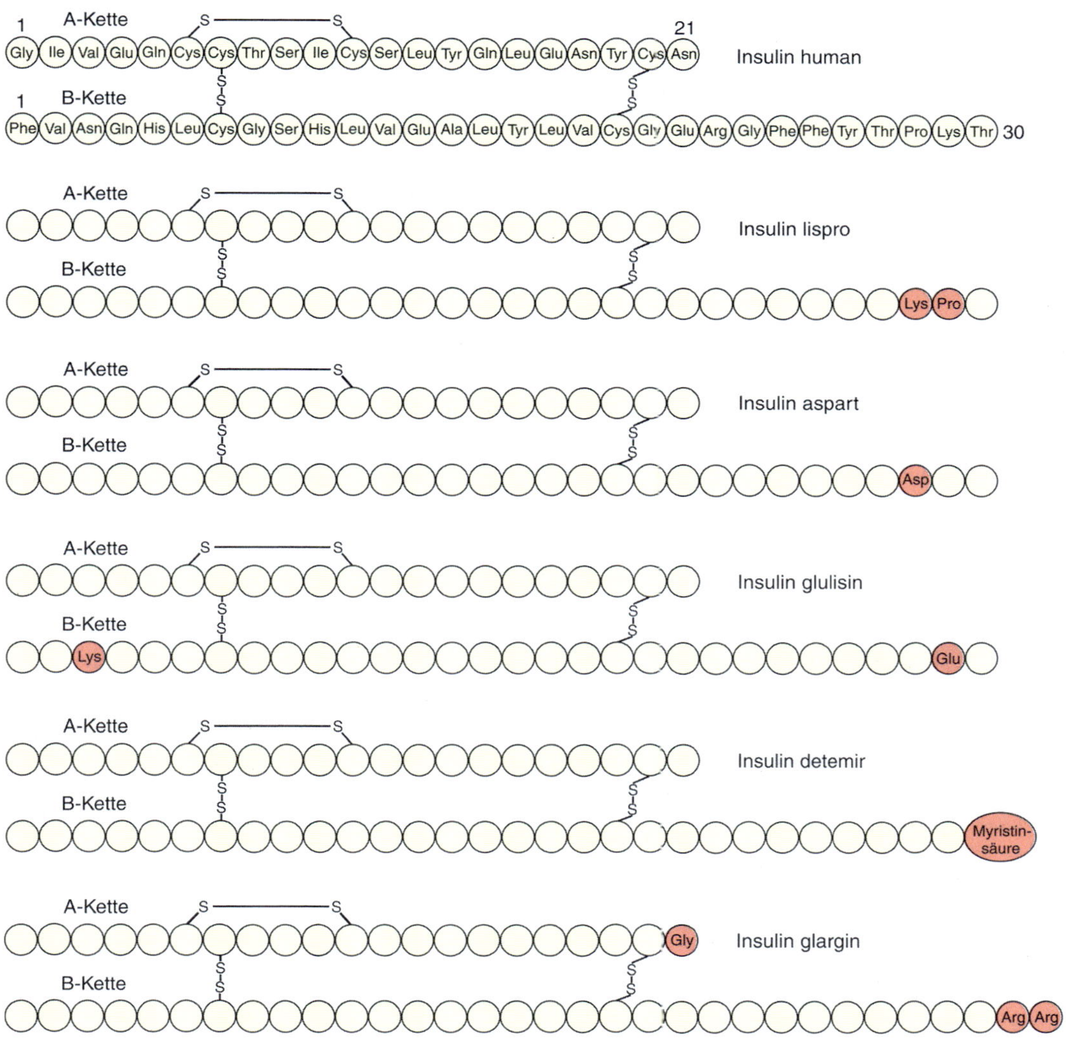

Abb. 25.5 Struktur von Insulin und Insulin-Analoga.
Die gegenüber Insulin human veränderten bzw. zusätzlichen Aminosäuren sowie die Myristinsäure von Insulin detemir (Acylierung der ε-Amino-Gruppe von B29 Lys mit Myristinsäure, Entfernung von B30 Thr) sind rot markiert.

kommerziell erhältlichen Lösungen und Suspensionen von Insulin enthalten meistens 100 U/ml.

Klare Lösungen von Humaninsulin (Insulin human) werden als **Normalinsulin** (früher Altinsulin) bezeichnet und sind kurz wirksam. Diese Lösungen sind neutral und so konzentriert, dass Insulin als hexamerer Komplex vorliegt. Bei s. c. Applikation kann Insulin die Poren des Kapillarendothels nur als Monomer, nicht aber als Hexamer oder Dimer ausreichend schnell passieren. Insulin liegt erst dann in monomerer Form vor, wenn die Gewebeflüssigkeit die Konzentration des injizierten Insulins 100000-fach verdünnt hat. Daher ist die Resorption verzögert, sodass bei Normalinsulin ein Spritz-Ess-Abstand von 20–30 Minuten eingehalten werden soll. Zur Beschleunigung der Resorption aus dem subkutanen Gewebe sind die Insulin-Analoga Insulin lispro*, Insulin aspart und Insulin glulisin gentechnologisch hergestellt worden (➤ Abb. 25.5). Durch Austausch von Aminosäuren wurde die Assoziation der Monomere zu Hexameren 300-fach abgeschwächt, sodass die Bildung von Monomeren nach s. c. Applikation erheblich schneller abläuft als bei Normalinsulin. Daher ist bei diesen Insulin-Analoga das Einhalten eines Spritz-Ess-Abstands nicht mehr erforderlich.

Um die Wirkungsdauer einer Insulininjektion zu verlängern, sind die sog. **Verzögerungsinsuline** entwickelt worden. **NPH-Insulin*** (**N**eutrales **P**rotamin-Insulin **H**agedorn) wird hergestellt, indem zu einer Insulinlösung (2 Zn^{2+} pro Hexamer, Phosphatpuffer pH 7,3) gerade eine solche Menge des basischen Protamins zugesetzt wird, wie zur Neutralisation des sauren Insulins benötigt wird. So entsteht eine Suspension aus einheitlich aufgebauten Kristallen, die in der flüssigen Phase keinen Insulin- oder Protaminüberschuss enthält (Voraussetzung für die Mischbarkeit mit Normalinsulin). Nach s. c. Injektion gehen die Kristalle langsam in Lösung und es resultiert eine verlängerte Insulinwirkung (➤ Tab. 25.1).

NPH-Insulin hat erhebliche Nachteile, u. a. Dosierungsfehler durch ungenügendes Mischen der Suspension, intraindividuelle Schwankung der Resorption und ungleichmäßiges Wirkprofil. Daher wurden die **lang wirkenden Insulin-Analoga** Insulin glargin*, Insulin detemir und Insulin degludec entwickelt (➤ Abb. 25.5). Insulin glargin hat einen isoelektrischen Punkt von 7 und seine hexameren Komplexe sind viel stabiler als die von Insulin human. Nach der Injektion in klarer Lösung (ungepuffert, pH 4) fällt Insulin glargin im subkutanen Gewebe (pH 7,4) unter Bildung amorpher Präzipitate aus. Diese Präzipitate werden sehr langsam und gleichmäßig resorbiert. Die Wirkdauer ist so lang, dass eine tägliche Injektion meistens ausreichend ist (➤ Tab. 25.1). Insulin detemir ist mit einem Myristinsäurerest (C14-Fettsäure) substituiert und bindet deshalb nach subkutaner Applikation reversibel an Albumin. Daraus resultiert ein verlängertes gleichmäßiges Wirkprofil, sodass Insulin detemir nur 1–2-mal täglich injiziert wird (➤ Tab. 25.1). Insulin degludec ist mit einer C16-Fettsäure substituiert und wirkt länger als Insulin detemir. Es wird einmal täglich injiziert und lässt sich leichter als bisherige lang wirksame Insuline mit kurz wirksamen Insulinen kombinieren. Die bisherigen Daten zeigen eine Gleichwertigkeit mit Insulin glargin hinsichtlich der Stoffwechselkontrolle. Nächtliche Hypoglykämien sind bei Insulin glargin, Insulin detemir und Insulin degludec seltener als bei NPH-Insulin.

Tab. 25.1 Wirkungskinetiken für mittlere Dosen von Insulin-human-Präparaten und Insulin-Analoga

Präparat	Wirkung nach subkutaner Injektion		
	Beginnt nach	Ist maximal nach	Dauert
Insulin-human-Präparate			
Kurz wirksames Insulin (Normalinsulin, z. B. Insuman® Rapid)	0,5 h	2 h	4–6 h
Intermediär wirksames Insulin (NPH-Insulin, z. B. Insuman® Basal)	1–2 h	4–6 h	8–12 h
Insulin-Analoga			
Insulin lispro (HUMALOG®)	0,25 h	1 h	2–3 h
Insulin aspart (NovoRapid®)	0,25 h	1 h	2–3 h
Insulin glulisin (Apidra®)	0,25 h	1 h	2–3 h
Insulin detemir (Levemir®)	1–2 h	8–10 h	20 h
Insulin glargin (Lantus®)	1–3 h	8–14 h	18–26 h
Insulin degludec (Tresiba®)	1–3 h	Plateau	24–42 h

Für die **inhalative Applikation** sind Humaninsulin-haltige Aerosole und Trockenpulver entwickelt worden, die die Lungenalveolen in ausreichender Menge erreichen. Die dort stattfindende Resorption ist ähnlich schnell wie die von subkutan appliziertem Insulin lispro oder Insulin aspart, die Wirkung hält aber länger an. Nachteilig ist, dass nur etwa 10 % des applizierten Insulins resorbiert werden. Insgesamt ist die antidiabetische Wirkung vergleichbar mit der von Insulin lispro oder Insulin aspart, nicht aber besser. Ein Präparat (Exubera®) war ab 2006 in den USA und der EU zugelassen. Der Hersteller nahm 2008 dieses Präparat mangels Nachfrage vom Markt. Zudem erfolgte 2008 eine Warnung der FDA bezüglich eines möglicherweise erhöhten Lungenkrebsrisikos. Auch für ein 2014 in den USA zugelassenes weiteres Präparat (Afrezza®) scheint die Nachfrage gering zu bleiben.

Insulin- und Insulin-Analoga-Präparate enthalten Konservierungsmittel (m-Cresol, Phenol) und Isotonisierungsmittel (Glycerol, NaCl). In tragbaren Insulinpumpen ist Insulin mechanischem Stress und der höheren Körpertemperatur ausgesetzt. Daher enthalten Insulinlösungen zur Verwendung in Pumpen als Stabilisator die oberflächenaktive Substanz Polyethylenpolypropylenglykol. Insulin- und Insulin-Analoga-Präparate sollen dunkel und gekühlt gelagert und dürfen nicht eingefroren werden. Während des Gebrauchs sollen die Präparate bei Zimmertemperatur gehalten werden.

Außer Insulin und C-Peptid ist in den Sekretgranula der B-Zelle auch noch Amylin (islet amyloid polypeptide, aus 37 Aminosäuren bestehend) enthalten und wird zusammen mit diesen sezerniert. Amylin findet sich auch in Somatostatin-haltigen Zellen des Magenfundus und in Neuronen der Ganglien von Hirn- und Spinalnerven. Die physiologische Bedeutung von Amylin ist noch weitgehend unklar. Nachgewiesen wurden eine Hemmung der Glucagonfreisetzung und der Magenentleerung sowie ein vermehrtes Sättigungsgefühl. Für die therapeutische Verwendung wurde die Sequenz des menschlichen Amylins so geändert, dass seine Neigung zur Aggregation und Bildung unlöslicher Fibrillen (Amyloid!) praktisch aufgehoben ist, während die Affinität zum Rezeptor nur gering beeinflusst wurde. Dieses s. c. zu injizierende Analogon Pramlintide (Symlin®)

ist seit 2005 in den USA zur Therapie des Typ-1- und Typ-2-Diabetes zugelassen, wobei die Kombination mit Insulin die typische Anwendung ist. Pramlintide bewirkt selbst keine Hypoglykämien, kann jedoch die Frequenz und das Ausmaß von insulininduzierten Hypoglykämien verstärken.

Pharmakodynamik

Die Wirkungen von Insulin wurden zuvor beschrieben (➤ Kap. 25.1.3). Im Hinblick auf ihre Affinität zum Insulinrezeptor und Geschwindigkeit der Dissoziation vom Insulinrezeptor unterscheiden sich Insulin lispro, Insulin aspart, Insulin glulisin und Insulin glargin nicht wesentlich von Insulin human. Insulin detemir hat im Vergleich zu Insulin human eine 5-fach niedrigere Rezeptoraffinität und eine doppelt so hohe Dissoziationsgeschwindigkeit vom Rezeptor. Die Insulin-Analoga wirken durch denselben Mechanismus wie Insulin. Bei intravenöser Applikation in identischen Dosen zeigen Insulin lispro, Insulin aspart, Insulin glulisin, Insulin glargin und Insulin human dieselbe Wirkungsstärke.

Die physiologische Abgabe des Insulins in die Pfortader führt dazu, dass auf die Leber höhere Insulinkonzentrationen wirken als auf die übrigen Gewebe. Mit der therapeutisch üblichen parenteralen Applikation können keine ausreichenden Effekte auf die Leber erzielt werden, ohne die übrigen Gewebe hohen Insulinkonzentrationen auszusetzen.

Pharmakokinetik

Nach s. c.-Injektion und Monomerbildung werden Insulin und seine Analoga ins Blut resorbiert, indem sie passiv durch die Poren des kontinuierlichen Kapillarendothels diffundieren. Etwa 15 % der Resorption erfolgen über die Lymphe. Die Resorptionsgeschwindigkeit, die im Abdominalbereich am höchsten ist, hängt vom injizierten Volumen und von der Durchblutung des Applikationsgebietes ab. Sie nimmt daher bei körperlicher Arbeit, Massage oder heißem Bad zu. Die passive Diffusion von Insulin und seinen Analoga durch die Poren des kontinuierlichen Endothels der Muskelkapillaren erfolgt schnell. In einigen Bereichen des Gehirns überwindet Insulin die Blut-Hirn-Schranke durch einen rezeptorvermittelten, sättigbaren Transportprozess.

Insulin wird v. a. in der Leber, aber auch in der Niere und im Muskel abgebaut. Etwa 60 % des von den B-Zellen sezernierten Insulins werden bereits während der ersten Leberpassage metabolisiert. Nach intravenöser Injektion haben Insulin, Insulin lispro, Insulin aspart, Insulin glulisin und Insulin glargin vergleichbare Plasmahalbwertszeiten von ≈ 5 Minuten. Als Folge der Bindung an den Insulinrezeptor halten die Wirkungen länger an, als den Plasmahalbwertszeiten entspricht. Die Wirkungskinetiken der verschiedenen Insulinpräparate und der Insulin-Analoga Insulin lispro, Insulin aspart, Insulin glulisin und Insulin glargin (➤ Tab. 25.1) spiegeln v. a. Unterschiede in der Resorption aus dem subkutanen Gewebe wider. An der Wirkungskinetik von Insulin detemir ist zusätzlich die Abgabe der freien Substanz aus der Albuminbindung im Blut und im Zielgewebe beteiligt. Die Plasmaproteinbindung von Insulin detemir beträgt ≈ 98 %, diejenige von Humaninsulin ≈ 10 %.

Indikationen

Bei Typ-1-Diabetes und nach Pankreatektomie muss immer eine Therapie mit Insulin erfolgen. Sie ist auch für schwangere Typ-2-Diabetikerinnen und Patientinnen mit Gestationsdiabetes indiziert, wenn mit alleiniger Ernährungsbehandlung keine optimale Stoffwechseleinstellung gelingt. Weitere Indikationen zur Insulintherapie sind Typ-2-Diabetes und andere spezifische Diabetesformen, wenn der Stoffwechsel mit Ernährungstherapie, Bewegungstherapie und oralen Antidiabetika nicht befriedigend einzustellen ist. Es ist zu berücksichtigen, dass der Insulinbedarf durch körperliche Aktivität gesenkt wird und bei Krankheit (z. B. akute Infektion) gesteigert sein kann.

Für Typ-1-Diabetiker und mit Insulin behandelte Schwangere gilt heute die **intensivierte konventionelle Insulintherapie** (Basis-Bolus-Therapie) als Standardtherapie. Diese Therapieform wird auch bei Typ-2-Diabetikern zunehmend durchgeführt. Im Gegensatz zur Applikation durch Insulinpumpen bedeutet „konventionell" die Applikation durch s. c. Injektionen. Bei der intensivierten konventionellen Insulintherapie wird der basale Insulinbedarf (beim Gesunden ≈ 1 U/h, ➤ Kap. 25.1.2) täglich durch 2–3 Injektionen von NPH-Insulin, 1–2 Injektionen von Insulin detemir oder 1 Injektion von Insulin glargin gedeckt. Zu den Mahlzeiten injizieren die Patienten dann eine adäquate Dosis von Normalinsulin, Insulin lispro, Insulin aspart oder Insulin glulisin.

Der **prandiale Bedarf** beträgt morgens 1–3 U/BE, mittags 0,5–1,5 U/BE und abends 1–2 U/BE. Der Insulinbedarf zur Metabolisierung des Eiweiß- und Fettanteils der Nahrung liegt bei ≈ 0,1 U/100 kJ (≈ 0,4 U/100 kcal) und muss nicht berücksichtigt werden. Bei präprandial zu hohen Blutglucosekonzentrationen kann bei den meisten Patienten mit 1 U (zusätzlich zum prandialen Bedarf) tagsüber eine Senkung um 30 mg/dl (1,7 mmol/l) erreicht werden. Wenn die Blutglucosekonzentration vor dem Schlafengehen über 130 mg/dl (7,2 mmol/l) liegt, wird meistens pro 40–50 mg/dl (2,2–2,8 mmol/l) Blutglucosekonzentration über diesem Wert zusätzlich 1 U injiziert. Für die Berechnung dieser Bolusdosen muss die aktuelle Blutglucose gemessen und müssen die Zielblutglucose sowie die vorgesehene Kohlenhydrataufnahme berücksichtigt werden. Es ist klar, dass der Patient für diese Therapieform speziell geschult werden muss.

Bei der **konventionellen Insulintherapie** wird i. d. R. morgens (≈ ⅔ der Tagesdosis) und abends (≈ ⅓ der Tagesdosis) vor den Mahlzeiten ein Kombinationsinsulin injiziert, das meistens zu 20–50 % aus Normalinsulin und zu 80–50 % aus NPH-Insulin besteht. Diese Therapieform kommt bei Typ-1-Diabetes nur noch in Ausnahmefällen (Kinder unter 10 Jahren, Patienten mit eingeschränkter Lebenserwartung) in Betracht, wird aber bei Typ-2-Diabetes noch häufig durchgeführt. Da der Patient selbst keine Dosisanpassung vornimmt, muss er festgelegte Injektionszeiten und eine strikte Diät einhalten. Gegenüber der Basis-Bolus-Therapie führt die konventionelle Insulintherapie meistens zu schlechterer Stoffwechseleinstellung und wegen der geringeren Flexibilität in der Lebensführung zu einem größeren Verlust an Lebensqualität.

Mit einer tragbaren **Insulinpumpe** (entsprechend dem individuellen Bedarf programmiert), die über einen Katheter kontinuierlich Insulin in die Subkutis appliziert, wird der basale Insulinbedarf gleichmäßiger und damit physiologischer gedeckt als bei der intensivierten konventionellen Insulintherapie. Das vorausberechnete Mahlzeiteninsulin wird durch Knopfdruck als Bolus abgerufen. Indikationen für die Verwendung einer Insulinpumpe können sein: Diabetes bei Schwangeren, rezidivierende Hypoglykämien und beginnende Nephropathie.

Unerwünschte Arzneimittelwirkungen

Der wichtigste Zwischenfall während einer Behandlung mit Insulin oder Insulin-Analoga ist die **Hypoglykämie.** Klinisch wird als schwere Hypoglykämie definiert, dass der Patient die Hypoglykämiesymptome nicht ohne Hilfe einer anderen Person behandeln kann. Hypoglykämie tritt v.a. bei Typ-1-Diabetikern mit intensivierter konventioneller Insulintherapie auf. Das Hypoglykämierisiko wird durch unregelmäßige Nahrungsaufnahme, schwere körperliche Arbeit, Ethanol (hemmt die Gluconeogenese), β-Adrenozeptor-Antagonisten (hemmen die adrenalininduzierte Glucosefreisetzung) und Neuropathie (abgeschwächte gegenregulatorische Sympathikuswirkung) verstärkt. Vor allem wenn die Patienten die frühen Zeichen einer Hypoglykämie nicht erkennen, können sich schwere Hypoglykämien entwickeln. In dieser Situation ist die i.v.-Applikation von 20–40 ml einer 40-prozentigen Glucoselösung durch medizinisches Fachpersonal am schnellsten wirksam. Jeder mit Insulin behandelte Patient sollte schnell wirksame Kohlenhydrate (z.B. Traubenzucker) bei sich haben, die er bei Anzeichen einer Hypoglykämie essen kann.

Weitere unerwünschte Stoffwechselwirkungen von Insulin und Insulin-Analoga sind Gewichtszunahme (v.a. bei intensivierter konventioneller Insulintherapie), vorübergehende Refraktionsanomalien zu Therapiebeginn (veränderter Quellungszustand der Linsenfasern) und Lipohypertrophie des subkutanen Fettgewebes (Lipolysehemmung durch hohe lokale Konzentrationen bei ungenügendem Wechsel der Injektionsstellen).

Allergische Reaktionen sind selten geworden, seitdem nur noch hoch gereinigte Präparate verwandt werden. Sie können durch Konservierungsmittel und Depotstoffe (z.B. Protamin) sowie durch Insulin und seine Analoga verursacht werden. Auch Insulin human kann sensibilisierend wirken, weil es an der Applikationsstelle teilweise denaturiert und abgebaut wird. Die Allergien zeigen sich als Lokalreaktionen der Haut (z.B. Rötung, Schwellung) oder der Subkutis (Lipoatrophie durch Typ-IV-Reaktion) und sehr selten generalisiert als anaphylaktischer Schock. Insulin lispro, Insulin aspart, Insulin glulisin, Insulin detemir und Insulin glargin führen nicht häufiger zu allergischen Reaktionen als Insulin human.

Die **mitogene Wirksamkeit** von Insulin lispro, Insulin aspart, Insulin glulisin und Insulin detemir ist nicht höher als die von humanem Insulin. Dagegen zeigte Insulin glargin bei Osteosarkomzellen eine 6-fach höhere Affinität für den IGF-1-Rezeptor und einen 8-fach stärkeren mitogenen Effekt als Insulin human. Diese Eigenschaft ließ befürchten, dass Insulin glargin Gefäßproliferationen und Neoplasiewachstum fördern könne. Klinische Daten, die auf ein gesteigertes Tumorrisiko bei der klinischen Anwendung hindeuten, haben sich jedoch bei Nachprüfung nicht erhärten lassen.

Interaktionen

Zahlreiche Medikamente können die Wirkung von Insulin und seinen Analoga beeinflussen. Deshalb ist grundsätzlich immer mit einer Verstärkung (z.B. durch Salicylate oder ACE-Hemmer) oder Abschwächung (z.B. durch Glucocorticoide oder Thiazid- und Schleifendiuretika) des blutglucosesenkenden Effekts bei Patienten zu rechnen, denen zusätzlich ein oder mehrere andere Medikamente verordnet werden.

25.4 Oral verabreichbare Antidiabetika

25.4.1 Biguanide

Biguanide wurden Mitte der 1950er-Jahre in die Diabetestherapie eingeführt. Die Biguanide Phenformin und Buformin wurden 1978 wegen des Auftretens von Todesfällen durch **Lactatazidose** in Deutschland vom Markt genommen, werden jedoch in einigen außereuropäischen Ländern noch verwendet. Metformin* (➤ Abb. 25.6) ist das einzige Biguanid, das in Deutschland als orales Antidiabetikum eingesetzt wird. Es wird als Hydrochlorid appliziert und liegt bei physiologischem pH in protonierter Form vor.

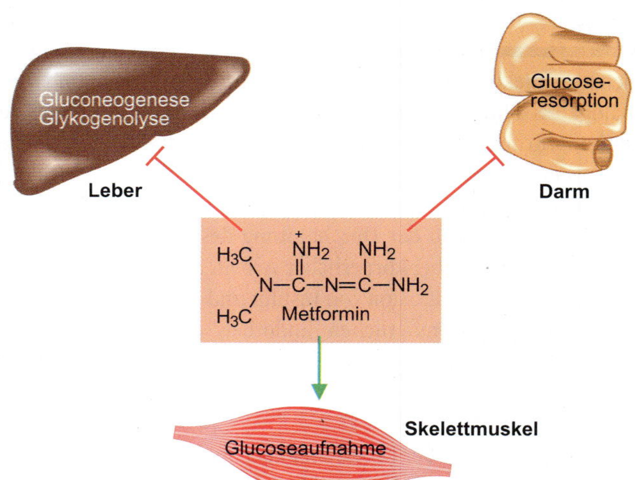

Abb. 25.6 Struktur und Wirkungen von Metformin.
Das protonierte Metformin ist ein Kation, das über die Plasmamembran und die innere Mitochondrienmembran transportiert wird und sich wegen des Membranpotentials der inneren Mitochondrienmembran sehr stark in der Mitochondrienmatrix anreichert. Dadurch wird die mitochondriale Glycerophosphatdehydrogenase gehemmt und durch Abnahme der oxidativen Phosphorylierung kommt es zu einer Aktivierung der AMP-stimulierten Proteinkinase. Diese Effekte sind an sich nicht gewebespezifisch und können in der Muskulatur die Glucoseaufnahme fördern und im Darm die energieabhängige Glucoseresorption hemmen. In der Leber, in der Metformin zusätzlich eine Hemmung des glucagoninduzierten cAMP-Anstiegs bewirkt, resultiert daraus eine Hemmung der Glycogenolyse und der Gluconeogenese. Diese Verminderung der hepatischen Glucoseproduktion wird als der zentrale therapeutische Effekt von Metformin betrachtet.

Pharmakodynamik

Metformin senkt nur bei Menschen mit Diabetes, nicht aber bei Stoffwechselgesunden die Blutglucosekonzentration und verursacht keine Hypoglykämie. Für diese Wirkcharakteristik wurde der Ausdruck „antihyperglykämisch" geprägt, im Gegensatz zur „hypoglykämischen" Wirkung der Sulfonylharnstoffe (➤ Kap. 25.4.3). Metformin hat keine direkte insulinsekretionssteigernde Wirkung an der B-Zelle. Die pathologisch gesteigerte Glucoseabgabe der Leber von Typ-2-Diabetikern wird durch therapeutische Metformindosen vermindert, v. a. durch Hemmung der Gluconeogenese. Mehrere Mechanismen werden diskutiert. Metformin akkumuliert in den Mitochondrien und aktiviert indirekt (durch eine mäßige Hemmung der oxidativen Phosphorylierung) die AMP-aktivierte Proteinkinase. Zudem wird die mitochondriale Glycerophosphatdehydrogenase gehemmt. Schließlich soll auch der cAMP-Anstieg bei Glucagonstimulation vermindert sein, sodass die glucagonabhängige Gluconeogenese vermindert ist (➤ Abb. 25.6). Angesichts der geringen Potenz der Substanz (Tagesdosen im Grammbereich!) ist es nicht unwahrscheinlich, dass mehrere molekulare Mechanismen dem therapeutischen Effekt zugrunde liegen. Möglicherweise tragen auch eine Hemmung der intestinalen Glucoseresorption und eine Steigerung des Glucoseverbrauchs in der Skelettmuskulatur zum blutglucosesenkenden Effekt von Metformin bei. Die bevorzugte Wirkung auf die Leber könnte daran liegen, dass unter therapeutischen Bedingungen die Metforminkonzentration im Pfortaderblut vielfach höher ist als im arteriellen Blut und dass das protonierte Metformin durch einen Kationentransporter (OCT) in die Hepatozyten transportiert wird.

Metformin hat nicht nur einen antihyperglykämischen Effekt. Bei Diabetikern und adipösen Nichtdiabetikern bewirkt Metformin eine Senkung der VLDL-Triglyceride und einen Anstieg des HDL-Cholesterins. Außerdem hat Metformin bei diesen Patienten einen antithrombotischen Effekt durch Abfall von PAI-1 (Plasminogenaktivator-Inhibitor-1) im Plasma. Schließlich dämpft Metformin den Appetit und wirkt einer Zunahme des Körpergewichts entgegen. Verglichen mit anderen Antidiabetika und Insulin senkt Metformin das Risiko für Leber-, Pankreas- und Colonkarzinome. Beim polycystischen Ovar-Syndrom mit anovulatorischen Zyklen kann Metformin die Ovulation auslösen.

Pharmakokinetik

Nach oraler Gabe wird Metformin langsam und unvollständig resorbiert. Dies zeigt sich in der Bioverfügbarkeit von 50–60 %, weil Metformin nicht metabolisiert und unverändert über die Niere eliminiert wird. Die mittlere Plasmahalbwertszeit beträgt 1,5–4,5 Stunden. Metformin wird zu weniger als 10 % an Plasmaeiweiß gebunden, sein Verteilungsvolumen beträgt 1–4 l/kg. Eine Akkumulation von Metformin wurde für die Speicheldrüsen, den Darm, die Leber und die Nieren gefunden. Ein geringer Anteil des resorbierten Metformins wird in ein tiefes Kompartiment (evtl. Mitochondrienmatrix) verteilt, aus dem Metformin mit einer Halbwertszeit von 9–19 Stunden eliminiert wird. Die blutglucosesenkende Wirkung von Metformin setzt allerdings erst nach einigen Tagen der Anwendung ein, im Gegensatz zum sofortigen Effekt der Sulfonylharnstoffe.

Indikationen

Metformin (zahlreiche Generika) ist derzeit das Mittel erster Wahl in der Therapie des **Typ-2-Diabetes,** wenn der Stoffwechsel der Patienten trotz Ernährungs- und Bewegungstherapie nur unbefriedigend eingestellt ist. Metformin ist sowohl bei übergewichtigen (BMI > 25–26 kg/m^2) als auch bei normalgewichtigen Typ-2-Diabetikern gut wirksam. Die United Kingdom Prospektive Diabetes Study (UKPDS) hat u. a. gezeigt, dass Metformin im Gegensatz zu Glibenclamid bei Typ-2-Diabetikern nicht nur die Häufigkeit mikrovaskulärer Komplikationen, sondern auch die Häufigkeit makrovaskulärer Komplikationen (Apoplex, koronare Ereignisse, diabetesbezogener Tod) signifikant verminderte. Die HbA_{1c}-Senkung war jedoch unter Glibenclamid und Metformin vergleichbar. Daher kann der günstige Effekt auf die Entwicklung makrovaskulärer Komplikationen nicht allein aus der Blutglucosesenkung erklärt werden, sondern resultiert wahrscheinlich auch aus der Wirkung auf die Blutlipide und die Gerinnung.

Um unerwünschte gastrointestinale Wirkungen gering zu halten, wird die Behandlung mit Metformin meistens einschleichend mit Tagesdosen von 500–850 mg begonnen. In Abhängigkeit von der Stoffwechsellage wird die Dosis schrittweise im Abstand von einigen Tagen erhöht. Eine Tagesdosis von 2,5 g Metformin sollte nicht überschritten werden.

Unerwünschte Arzneimittelwirkungen

Die gefährlichste unerwünschte Arzneimittelwirkung von Metformin ist die **Lactatazidose.** Dieser Zwischenfall ist zwar sehr selten, wenn die Kontraindikationen eingehalten werden, hat aber eine Letalität von 50 %. Besonders gefährdet sind Patienten, bei denen die renale Elimination von Metformin beeinträchtigt und die Lactatproduktion erhöht ist (Gewebehypoxie). Die häufigsten unerwünschten Arzneimittelwirkungen von Metformin sind gastrointestinale Störungen (Appetitlosigkeit, metallischer Geschmack, Magendruck, Übelkeit, Blähungen, Durchfälle). Sie treten bei bis zu 20 % der Behandelten auf, v. a. zu Beginn der Therapie. Sehr selten kann Hemmung der Vitamin-B_{12}-Resorption eine megaloblastäre Anämie bewirken.

Im Gegensatz zu Sulfonylharnstoffen verursacht eine Monotherapie mit Metformin keine Hypoglykämie und keine Gewichtszunahme. Wie bei einer Therapie mit Insulin oder Sulfonylharnstoffen kann auch die Metforminwirkung durch eine Vielzahl von Medikamenten verändert werden.

Kontraindikationen

Patienten mit einer Nierenfunktionseinschränkung Grad 3 (GFR 30–59 ml/min) können mit Metformin behandelt werden, wenn die Dosis entsprechend der Nierenfunktion angepasst, die

Nierenfunktion regelmäßig kontrolliert und Vorsichtsmaßnahmen beachtet werden. Bei schwerer Niereninsuffizienz (GFR < 30 ml/min) ist Metformin kontraindiziert. Weitere Kontraindikationen sind Einschränkung der Leberfunktion, Alkoholismus, azidotische Stoffwechselstörungen, hypoxische Zustände (z. B. durch Anämie, Gangrän, Schock), schwere kardiovaskuläre Funktionseinschränkungen, Pankreatitis, konsumierende und fieberhafte Erkrankungen, Reduktionsdiät (< 1000 kcal/Tag), Zustand vor, während und nach einer Operation, vor Röntgenuntersuchungen mit i. v.-Kontrastmittel (einen Tag vorher Metformin absetzen).

25.4.2 SGLT-2-Hemmstoffe

Mit Phlorizin, einem Flavonglykosid aus der Rinde von Obstbäumen, lässt sich experimentell eine Blutzuckersenkung durch Glucosurie hervorrufen (sog. Phlorizin-Diabetes), die durch die Hemmung der tubulären Wiederaufnahme der filtrierten Glucose zustande kommt. Mit Canagliflozin (Invokana®), Dapagliflozin (Forxiga®), Empagliflozin* (Jardiance®) wurden Substanzen identifiziert, die selektiv den Natrium-Glucose-Kotransporter 2 (SGLT 2) hemmen und stabil gegenüber β-Glykosidasen sind, somit eine hinreichend lange Halbwertszeit aufweisen (➤ Abb. 25.7).

Pharmakodynamik

Während SGLT 1 v. a. für die Resorption von Glucose und Galactose im Darm verantwortlich ist, ist SGLT 2 verantwortlich für den größten Teil der Glucose-Reabsorption im proximalen Tubulus der Niere. Durch Hemmung dieses Transporters sinkt die Nierenschwelle für Glucose und eine mäßige Glucosurie resultiert. Somit werden v. a. Spitzen im Blutzuckertagesprofil vermindert. Dieser Mechanismus der Blutzuckersenkung ist unabhängig von Insulinsekretion und -wirkung. Allerdings ist die Wirkung abhängig von der glomerulären Filtrationsrate und lässt unterhalb einer GFR von 60 ml/min deutlich nach (➤ Abb. 25.7).

Klinische Studien zeigen, dass diese Substanzen nur eine mäßige Absenkung des HbA_{1c}-Werts um 0,5 % bewirken und dabei keine Hypoglykämien auslösen. Sowohl durch Volumenverlust als auch durch Kalorienverlust (Glucosurie!) kommt es zu einer Gewichtsabnahme und zu einer geringen Senkung des Blutdrucks. Dies tritt auch bei bereits antihypertensiv vorbehandelten Patienten ein. SGLT-2-Transporter sind auch an den glucagonproduzierenden A-Zellen des Pankreas und am Auge nachgewiesen worden, wodurch die Möglichkeit von unerwünschten Arzneimittelwirkungen gegeben ist.

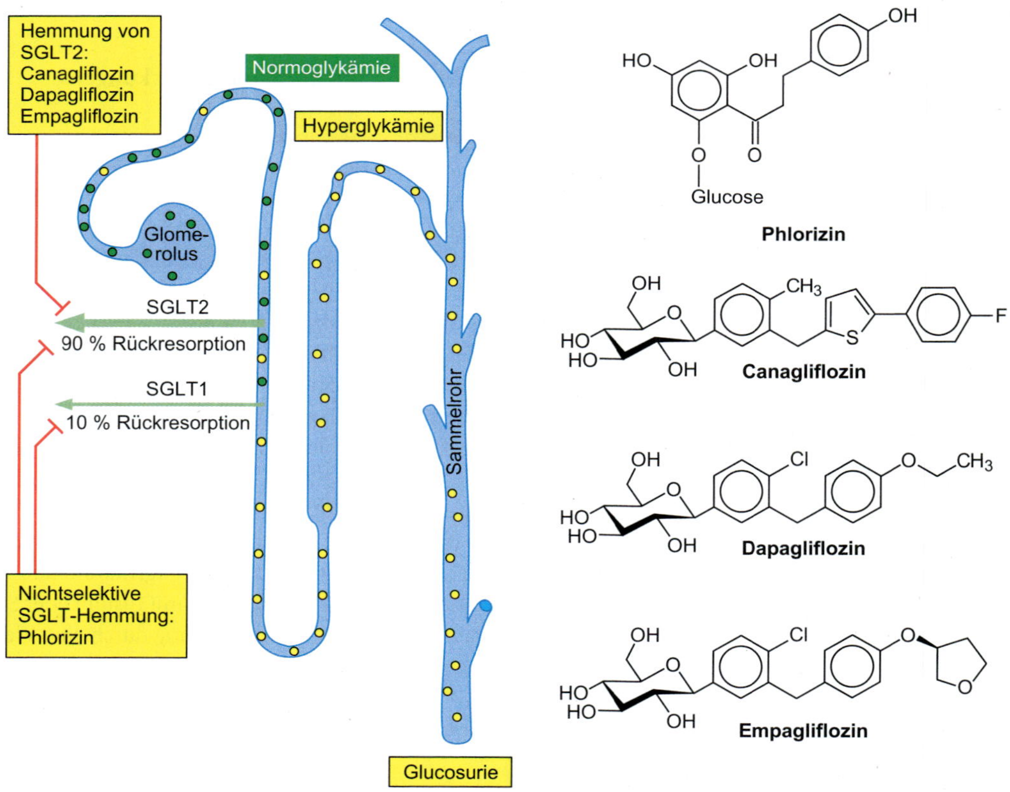

Abb. 25.7 Strukturen und renale Wirkungen der SGLT-2-Hemmer.
Während der Naturstoff Phlorizin den Natrium-Glucose-Cotransport nichtselektiv hemmt, wodurch auch die SGLT-1-vermittelte Glucoseresorption im Darm betroffen ist, können durch die selektiven SGLT-2-Hemmer Canagliflozin, Dapagliflozin und Empagliflozin bis zu 90 % der Glucoserückresorption im proximalen Nierentubulus gehemmt werden. Dadurch entsteht wie bei einer Hyperglykämie von mehr als 180 mg/dl eine Glucosurie.

Pharmakokinetik

Die bisher in der EU zugelassenen SGLT-2-Hemmer Canagliflozin, Dapagliflozin und Empagliflozin haben eine weitgehend gleichartige Pharmakokinetik. Sie ist gekennzeichnet durch eine schnelle Resorption, die nicht von der Nahrungsaufnahme beeinflusst wird, und durch weitgehende Bioverfügbarkeit (65–78 %). Die Plasmaeiweißbindung ist hoch bis sehr hoch (86–98 %). Die Halbwertszeiten im Bereich von 11–13 Stunden ermöglichen eine einmal tägliche Gabe, die nachgewiesenen Metaboliten sind inaktiv. Die Elimination erfolgt renal nach Glucuronidierung, nur von Empagliflozin wird auch die unveränderte Substanz in nennenswertem Ausmaß (ca. 30 %) renal ausgeschieden.

Indikationen

SGLT-2-Hemmer können als Monotherapeutikum (bei Metformin-Unverträglichkeit) oder in Kombination mit anderen Antidiabetika, auch Insulin, verwendet werden. Die EMPA-REG-OUTCOME-Studie zeigte, dass Empagliflozin bei Patienten mit hohem kardiovaskulärem Risiko sowohl die Mortalität senkt als auch das Fortschreiten einer bestehenden Nephropathie verzögert. Dieser Effekt trat bereits wenige Monate nach Studienbeginn ein; er ist wahrscheinlich nicht durch die verbesserte Blutzuckerkontrolle erklärbar. Da diese Charakteristika sich auch für Canagliflozin belegen ließen, ist ein Gruppeneffekt der SGLT-2-Hemmer anzunehmen. Mittlerweile sind Empagliflozin und Dapagliflozin zur Behandlung der Herzinsuffizienz ohne Diabetes mellitus in der EU zugelassen (> Kap. 17.2.4).

Dapagliflozin und der SGLT-1/2-Hemmer Sotagliflozin haben für die EU die Zulassung als Zusatz zur Insulintherapie erhalten, wenn Erwachsene mit Typ-1-Diabetes einen BMI ≥ 27 kg/m² aufweisen und trotz optimaler Insulintherapie keine adäquate Blutzuckereinstellung erreichen. Die Indikation für Dapagliflozin wurde 2021 jedoch zurückgezogen.

Unerwünschte Arzneimittelwirkungen

SGLT-2-Hemmer verursachen allein keine Hypoglykämie, können jedoch bei Kombinationstherapie die Hypoglykämieneigung verstärken. In praktisch allen Studien ist ein signifikant häufigeres Auftreten von Ketoazidosen gesehen worden. Diese traten ungewöhnlicherweise auch bei normalem Blutzucker auf. Es handelt sich um einen Klasseneffekt, die zugrunde liegenden Mechanismen sind noch unklar. Durch die chronische Glucosurie ist ein Nährboden für Infektionen der ableitenden Harnwege und für Genitalmykosen gegeben. Letztere treten v. a. bei Frauen gehäuft auf.

25.4.3 Sulfonylharnstoffderivate und Analoga

Die blutzuckersenkende Wirkung der Sulfonylharnstoffe wurde dadurch entdeckt, dass ein zur Typhus-Therapie verwendetes Sulfonamid-Präparat Hypoglykämien auslöste. Variation der Struktur ergab Substanzen, die nicht mehr antimikrobiell, jedoch noch blutzuckersenkend wirksam waren. Charakteristisch für diese Substanzgruppe ist der Bereich B in den Strukturformeln (> Abb. 25.8).

Pharmakodynamik

Der Wirkmechanismus der blutzuckersenkenden Sulfonylharnstoffe und ihrer Analoga ist bereits in > Abb. 25.2 dargestellt. Diese Substanzen binden in der B-Zelle an SUR1 und schließen dadurch K_{ATP}-Kanäle. Die resultierende Membrandepolarisation öffnet spannungsabhängige Ca^{2+}-Kanäle, Ca^{2+} strömt in die B-Zelle und startet die Insulinsekretion. Zwar wird die insulinsekretionssteigernde Effektivität der Sulfonylharnstoffe durch hohe Glucosekonzentrationen gefördert, aber auch bei Normo- oder Hypoglykämie, wenn in der B-Zelle die zytosolische ATP-Konzentration niedrig ist, wird die Aktivität der K_{ATP}-Kanäle so weit vermindert, dass eine inadäquate Steigerung der Sekretion zustande kommt. Deshalb können im Gegensatz zu den physiologischen Stimulatoren der Insulinsekretion (> Abb. 25.3) die Sulfonylharnstoffe und ihre Analoga sowohl bei Stoffwechselgesunden als auch bei Typ-2-Diabetikern schwere Hypoglykämien auslösen. Im Gegensatz zu stimulatorischen Glucosekonzentrationen wird durch pharmakologischen Schluss der K_{ATP}-Kanäle die Insulinbiosynthese nicht gefördert.

Auch in zahlreichen anderen Geweben kommen K_{ATP}-Kanäle vor. In Neuronen gibt es K_{ATP}-Kanäle, die dieselbe Struktur aufweisen wie die Kanäle der B-Zellen. Die K_{ATP}-Kanäle von Herz- und Skelettmuskel enthalten den Subtyp SUR2A als regulatorische Untereinheit, die K_{ATP}-Kanäle glatter Gefäßmuskeln den Subtyp SUR2B.

Pharmakokinetik

Nach oraler Gabe werden die in > Tab. 25.2 > aufgeführten Sulfonylharnstoffe sowie Repaglinid schnell und zu 80–100 % resorbiert.

Die absolute Bioverfügbarkeit bei oraler Gabe liegt für Glibenclamid* und Glimepirid bei 90–100 % (für die anderen Sulfonylharnstoffe liegen keine Daten vor). Nach einmaliger oraler Applikation wird die maximale Plasmakonzentration der Sulfonylharnstoff-Analoga (Nateglinid, Repaglinid) innerhalb von 1 Stunde erreicht, die Sulfonylharnstoffe benötigen 2–3 Stunden (Gliquidon, Glibenclamid, Glimepirid) oder 3–6 Stunden (Gliclazid). Sulfonylharnstoffe können länger wirken, als es ihren Plasmaspiegeln entspricht, v. a. für Glibenclamid ist eine Akkumulation in einem tiefen Kompartiment anzunehmen (Anreicherung in B-Zellen und Angriff an der intrazellulären Seite des K_{ATP}-Kanals).

Die Elimination erfolgt überwiegend nach Metabolisierung, die bei Glibenclamid und Glimepirid genetisch variabel ist. Die Metaboliten von Glibenclamid und Nateglinid tragen erheblich zur Wirkung bei. Weitere Informationen zur Pharmakokinetik sind in > Tab. 25.2 zusammengefasst. Sulfonylharnstoffe und Glinide passieren die Blut-Hirn-Schranke nur sehr gering. Die Ursache dafür ist wahrscheinlich der Rücktransport aus den Endothelzellen der Gehirnkapillaren durch einen ABC-Transporter (> Kap. 1.4.5).

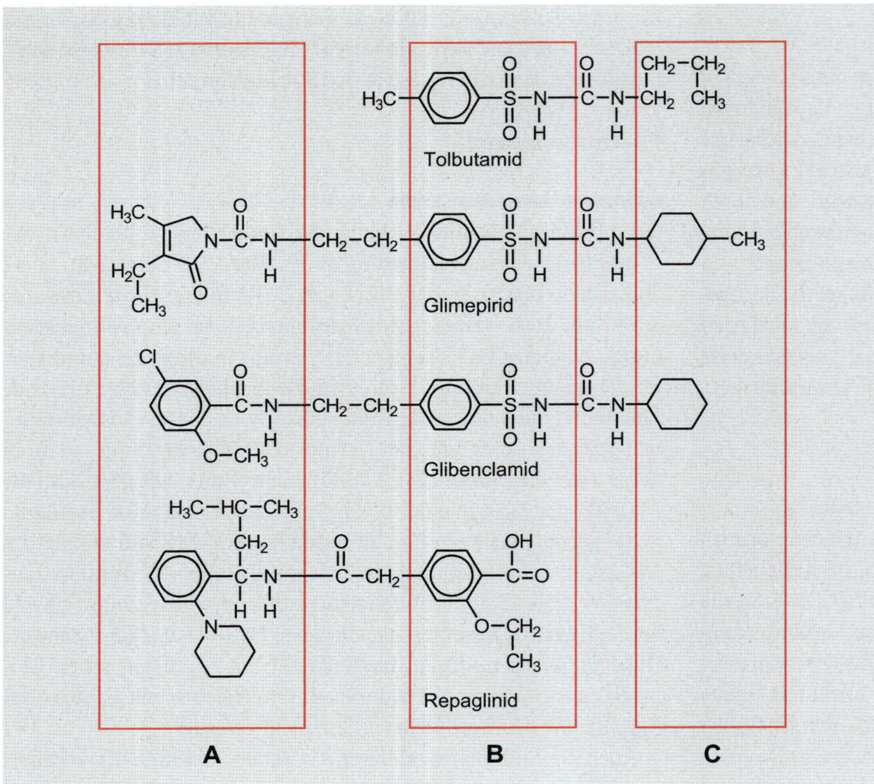

Abb. 25.8 Struktur einiger Sulfonylharnstoffderivate und Analoga.
Bei den Sulfonylharnstoffderivaten ist an Benzolsulfonsäure ein Harnstoffsubstituent geknüpft. Da sowohl das oxidierte Schwefelatom als auch das oxidierte Kohlenstoffatom elektronenanziehend wirken, kann das zwischen beiden stehende Stickstoffatom sein Wasserstoffatom als Proton abgeben. Die anionische Form ist für die Wechselwirkung mit den spezifischen Rezeptoren (SUR) wichtig, während die undissoziierte Form lipophil und damit membrangängig ist. Die Substituenten in den Bereichen A und C der Strukturformeln sind lipophil und steigern die Affinität zu den Rezeptoren. Durch die lipophilen Substituenten im Bereich C wird Selektivität für den Rezeptorsubtyp (SUR1) in den B-Zellen bewirkt. Tolbutamid ist der Prototyp der niederpotenten Sulfonyharnstoffe (sog. 1. Generation), Glibenclamid der Prototyp der hochpotenten Sulfonylharnstoffe (sog. 2. Generation). Repaglinid ist strukturell kein Sulfonylharnstoff, sondern ein Benzoesäurederivat . Zusammen mit dem Phenylalaninderivat Nateglinid (nicht gezeigt) kann es als Sulfonylharnstoffanalogon bzw. Glinid bezeichnet werden.

Tab. 25.2 Pharmakokinetik und Dosierung von Sulfonylharnstoffen und Analoga (V = Verteilungsvolumen; PB = Plasmaproteinbindung; $t_{1/2}$ = mittlere Plasmahalbwertszeit, in Klammern terminale Halbwertszeit)

Wirkstoff (Handelspräparat)	V (l/kg)	PB (%)	$t_{1/2}$ (h)	Elimination renal, biliär (%)	Tagesdosis (mg)
Sulfonylharnstoffe					
Gliclazid (Diamicron Uno®)	0,22	95	12	70, 30	30–120
Glibenclamid (z. B. Maninil®)	0,20	> 99,5	2–5 (10–15)	50, 50	1,75–10,5
Glimepirid (z. B. Amaryl®)	0,13	99,4	5–8	50, 50	1–6
Sulfonylharnstoff-Analogon					
Repaglinid (NovoNorm®)	0,43	> 98	~ 1	8, 92	0,5–16

Indikationen

Von allen oralen Antidiabetika zur Behandlung des Typ 2 Diabetes bewirken die Sulfonylharnstoffe zu Therapiebeginn den stärksten Abfall der HbA_{1c} Werte. Typischerweise werden Sulfonylharnstoffe verordnet, wenn trotz versuchter Modifikation des Lebensstils und Metformintherapie der HbA_{1c} oberhalb des Zielkorridors liegt (6,5–7,5 %). Eine primäre Monotherapie mit Sulfonylharnstoffen und Analoga kommt für normgewichtige Patienten ohne vorbestehende atherosklerotische cardiovaskuläre Erkrankung in Betracht, wenn eine Kontraindikation für Metformin vorliegt, und der Stoffwechsel der Patienten trotz Ernährungs- und Bewegungstherapie nur unbefriedigend eingestellt ist. Weiterhin sind Sulfonylharnstoffe Mittel der Wahl für die Behandlung des neonatalen Diabetes mellitus, der durch Mutationen im K_{ATP}-Kanal entsteht.

Für Glibenclamid wurde in der UKPDS-Studie gezeigt, dass es die Häufigkeit mikrovaskulärer, nicht aber makrovaskulärer Komplikationen signifikant verminderte. In einer Nachuntersuchung 10 Jahre nach Abschluss der UKPDS zeigte sich ein Fortbestehen des Unterschieds in den klinischen Endpunkten, nun sogar auch bei makrovaskulären Komplikationen. In der Nachuntersuchung einer späteren, ähnlich breit angelegten Studie (ADVANCE-ON), zeigte sich zwar auch ein Fortbestehen des Effekts einer intensiven Stoffwechselkontrolle durch Gliclazid, aber nur bezüglich der mikrovaskulären Schäden. Das kann als Fazit für die gesamte Gruppe gelten.

Die ursprünglichen Ziele der Anwendung der schnell und kurz wirksamen Sulfonylharnstoff-Analoga **Nateglinid** und **Repaglinid** waren eine bevorzugte Senkung der prandialen Blutzuckeranstiege und ein geringeres Hypoglykämierisiko postprandial. Es ist bisher nicht belegt, dass sie in dieser Hinsicht Sulfonylharnstoffen überlegen sind.

Unerwünschte Arzneimittelwirkungen

Die wichtigste unerwünschte Arzneimittelwirkung der Sulfonylharnstoffe und ihrer Analoga ist die **Hypoglykämie.** Sie tritt v. a. in der Einstellungsphase bei Therapiebeginn und bei älteren Typ-2-Diabetikern auf. Durch Sulfonylharnstoff verursachte Hypoglykämien entwickeln sich langsam und können daher verkannt werden. Weil sie lange anhalten, muss Glucose fortlaufend infundiert werden, um einen Rückfall in die Hypoglykämie zu vermeiden. Innerhalb der Gruppe der Sulfonylharnstoffe scheinen Gliclazid und Glimepirid eine geringere Häufigkeit von Hypoglykämien als Glibenclamid zu verursachen.

Ähnlich wie unter einer Insulintherapie kommt es bei Therapie mit Sulfonylharnstoffen oder Analoga zu **Gewichtszunahme.** Weitere, seltenere unerwünschte Arzneimittelwirkungen von Sulfonylharnstoffen und Analoga sind gastrointestinale Störungen und allergische Reaktionen. Die Vermutung, dass Sulfonylharnstoffe das Risiko für kardiovaskuläre Zwischenfälle erhöhen, erhielt Auftrieb durch den Nachweis, dass ein ähnlicher K_{ATP}-Kanal wie in den B-Zellen auch im Myocard existiert. Hierfür gibt es jedoch keine Hinweise aus prospektiven Studien. Die CAROLINA-Studie zeigte hingegen, dass das cardiovaskuläre Risiko von Glimepirid identisch mit dem des DPP-IV-Hemmers Linagliptin ist, dessen cardiovaskuläre Unbedenklichkeit durch eine weitere Studie (CARMELINA) gesichert ist.

Kontraindikationen

Kontraindikationen für Sulfonylharnstoffe sind Typ-1-Diabetes, vollständiges Sekundärversagen einer Therapie mit Sulfonylharnstoffen oder Analoga, insbesondere azidotische Stoffwechseldekompensation, Präkoma oder Koma, Pankreatektomie, schwere Nierenfunktionsstörungen (außer bei Gliquidon und Repaglinid), schwere Leberfunktionsstörungen, Überempfindlichkeit gegen Sulfonylharnstoffe, Nateglinid und Repaglinid sowie (wegen Kreuzallergie) gegen Sulfonamid-Chemotherapeutika, Sulfonamiddiuretika und Probenecid, größere operative Eingriffe, Unfälle und Infekte, geplante oder bestehende Schwangerschaft und Stillzeit (relative Kontraindikation). Gliquidon ist zudem bei akuter Porphyrie und Gliclazid bei Therapie mit Miconazol kontraindiziert. Repaglinid ist bei Therapie mit Gemfibrozil kontraindiziert.

Interaktionen

Die antidiabetische Wirkung der Sulfonylharnstoffe und ihrer Analoga kann durch dieselben Medikamente beeinflusst werden, die mit Insulin pharmakodynamisch interferieren.

25.4.4 α-Glucosidase-Hemmstoffe

Acarbose ist ein Pseudotetrasaccharid, das mikrobiell hergestellt wird. Miglitol ist ein mikrobielles Produkt, das chemisch derivatisiert ist. Beide Substanzen enthalten ein Stickstoffatom, das in protonierter Form zur α-Glucosidase-Hemmung notwendig ist.

Pharmakodynamik

Acarbose und Miglitol hemmen vom Dünndarmlumen her die membranständigen Oligosaccharidhydrolasen (Glucosidase) und damit die Resorption der hierbei entstehenden Monosaccharide. Die normalerweise schnell ablaufende Kohlenhydratverdauung wird verzögert und der postprandiale Blutglucoseanstieg vermindert.

Pharmakokinetik

Acarbose wird in unveränderter Form zu < 2 % resorbiert, aber im Darm mikrobiell abgebaut. Dabei wird das unphysiologische Produkt 4-Methyl-pyrogallol gebildet und in einer Menge resorbiert, die auf Mol-Basis bis zu 35 % der applizierten Acarbose entspricht. Miglitol wird zu > 70 % resorbiert. Sein Verteilungsvolumen beträgt 0,2 L/kg und seine Plasmaeiweißbindung < 4 %. Miglitol wird nicht metabolisiert und mit einer terminalen Halbwertszeit von 2–3 Stunden eliminiert. Aus einem tiefen Kompartiment wird Miglitol mit einer Halbwertszeit von 50–110 Stunden eliminiert.

Indikationen

Acarbose (Glucobay®) und Miglitol (Diastabol®) sind bei über- und normalgewichtigen Typ-2-Diabetikern indiziert, wenn der Stoffwechsel der Patienten trotz Ernährungs- und Bewegungstherapie nur unbefriedigend eingestellt ist (HbA_{1c} > 7 %). Beide Medikamente sind besonders zur Behandlung der postprandialen Hyperglykämie geeignet. Nüchternblutglucosekonzentration und HbA_{1c} werden weniger gesenkt als durch andere orale Antidiabetika.

Um unerwünschte gastrointestinale Wirkungen zu verringern, soll die Behandlung einschleichend mit 3 × 50 mg pro Tag beginnen. Die maximale Tagesdosis beträgt für beide Substanzen 3 × 100 mg.

Unerwünschte Arzneimittelwirkungen

Wird die Kohlenhydratresorption so stark gehemmt, dass größere Mengen an Kohlenhydraten in die unteren Darmabschnitte gelangen, kommt es durch den mikrobiellen Abbau zu **gastrointestinalen Beschwerden** (Blähungen, Durchfall, Leibschmerzen). Diese unerwünschten Arzneimittelwirkungen treten sehr häufig auf und beeinträchtigen die Compliance stark.

Acarbose und Miglitol verursachen keine Hypoglykämie. Bei Hypoglykämien, die z. B. bei Kombination mit Sulfonylharnstoffen auftreten können, muss Glucose und nicht Saccharose eingenommen werden.

Beide Substanzen sind kontraindiziert bei chronischen Verdauungs- und Resorptionsstörungen, bei Zuständen, die sich durch Gasbildung im Darm verschlechtern können (z. B. Hernien, Subileus, gastrointestinale Ulzera), bei schwerer Niereninsuffizienz, bei Personen unter 18 Jahren sowie in der Schwangerschaft und Stillzeit.

Interaktionen

Die Wirkung von Acarbose und Miglitol wird durch Antacida, Colestyramin, Verdauungsenzympräparate und Darmadsorbenzien abgeschwächt.

25.4.5 PPARγ-Agonisten (Thiazolidindione, Glitazone)

Zahlreiche Substanzen können im Zellkern den Peroxisomen-Proliferator-aktivierten Rezeptor vom γ-Subtyp (PPARγ) aktivieren. Physiologische Agonisten sind möglicherweise bestimmte Prostaglandinderivate und einige mehrfach ungesättigte Fettsäuren. Pharmakologische PPARγ-Agonisten sind Thiazolidindione, die im Ring eine saure Gruppe enthalten, die der Carboxylgruppe in den natürlichen Agonisten entspricht. Bei diabetischer Stoffwechsellage ist der primäre Angriffspunkt die Fettzelle, deren Proteinsynthese durch Thiazolidindione so verändert wird, dass mehr Triglyceride gespeichert und weniger hyperglykämiefördernde Produkte abgegeben werden. Dadurch wird der Stoffwechsel von Leber und Muskel indirekt beeinflusst, zudem gibt es dort auch direkte PPARγ-agonistische Wirkungen. Thiazolidindione wirken nur bei Anwesenheit von Insulin, der blutzuckersenkende Effekt benötigt ≈ 2 Monate zur vollen Entwicklung.

Nachdem Studien auf ein erhöhtes kardiovaskuläres Risiko unter Rosiglitazon hinwiesen, wurde 2010 in der EU das Ruhen der Zulassung verfügt. Für Pioglitazon wurde zwar eine verminderte Rate an kardialen Ischämien gezeigt, aber wie alle anderen Thiazolidindione auch verschlechtert es eine Herzinsuffizienz. Dementsprechend gilt eine Herzinsuffizienz in den Stadien III und IV (nach NYHA) als absolute Kontraindikation. Der Nachweis eines leicht erhöhten Risikos für Blasenkrebs hat in einigen Ländern der EU zur Marktrücknahme von Pioglitazon geführt, in Deutschland sollen keine Neueinstellungen mehr vorgenommen werden. In einer Metaanalyse hat sich die Assoziation von Pioglitazon und Blasenkrebs jedoch nicht bestätigen lassen, sodass eine weitere Verwendung zu erwarten ist.

Als Weiterentwicklung der Thiazolidindione sind die Glitazare aufzufassen, die sowohl an PPARγ als auch an PPARα Agonisten sind. Eine in Indien entwickelte Substanz (Saroglitazar) wurde in Indien zugelassen, die Entwicklung sämtlicher anderen Glitazare wurde wegen erheblicher kardiovaskulärer und renaler unerwünschter Arzneimittelwirkungen eingestellt.

25.4.6 Pharmaka zur Behandlung der Mikroangiopathie

In der Vergangenheit sind viele Pharmaka in der Diabetestherapie eingesetzt worden, die die Entwicklung der diabetischen Mikroangiopathie verzögern und Nephropathie, Retinopathie sowie Neuropathie bessern sollten. Mit Ausnahme der ACE-Hemmer und der Angiotensin-II-Rezeptor-Antagonisten (➤ Kap. 18.1.1) hat sich keine der eingesetzten Substanzen als dauerhaft wirksam erwiesen. ACE-Hemmer und Angiotensin-II-Rezeptor-Antagonisten können das Entstehen der diabetischen Nephropathie verhindern oder verzögern und hemmen wahrscheinlich auch die Entwicklung der diabetischen Retinopathie. Der Aldosereduktase-Inhibitor Fidarestat, der den Polyol-Weg des Glucosemetabolismus hemmt, und der Proteinkinase-C-β-Inhibitor Ruboxistaurin, der die Folgen vermehrter Diacylglycerol-Bildung reduziert, befinden sich in klinischer Prüfung, ob eine Zulassung zur Behandlung der diabetischen Retino- und Neuropathie erreicht wird, ist unklar.

25.5 Inkretin-Mimetika und DPP4-Inhibitoren

Diese Gruppe überschreitet die Grenzen der klassischen Unterteilung in Insulin und orale Antidiabetika. Zum einen besteht sie derzeit nämlich aus **GLP-1-Rezeptor-Agonisten,** z. B. **Liraglutid*,** die wegen ihrer Proteinstruktur parenteral (s. c.) verabreicht werden müssen, zum anderen aus **Hemmstoffen** des abbauenden Enzyms **Dipeptidylpeptidase IV** (DPP4) (**Gliptine,** z. B. **Sitagliptin***), die oral bioverfügbar sind. Beide werden zur Therapie des Typ-2-Diabetes verwendet. Die Entdeckung des **Inkretineffekts** (➤ Kap. 25.1.2) hat zur Suche nach Substanzen geführt, die ebenso wie GIP und GLP-1 die Insulinsekretion bei oraler Kohlehydratzufuhr verstärken. Da der Inkretineffekt auf die Insulinfreisetzung streng glucoseabhängig ist, bestand die Erwartung, dass sich Antidiabetika ohne Hypoglykämierisiko finden lassen sollten. Der Inkretineffekt von GIP ist im Typ-2-Diabetes vermindert, somit konzentrierte sich die Suche auf GLP-1 und Strukturverwandte. GLP-1 ist ein Peptid von 30 Aminosäuren, das ebenso wie Glucagon aus dem Proglucagonmolekül entsteht. Dementsprechend ist der GLP-1-Rezeptor als ein G-Protein-gekoppelter Rezeptor, der intrazellulär die cAMP-Konzentration ansteigen lässt, ein naher Verwandter des Glucagonrezeptors.

Pharmakodynamik

Der durch GLP-1-Agonismus ausgelöste cAMP-Anstieg beeinflusst in den B-Zellen des Pankreas die Insulinsekretion über mehrere Mechanismen (➤ Kap. 25.1.2), die jedoch nur verstärkend und nicht auslösend wirken. Insofern ist die Steigerung der Insulinsekretion durch GLP-1 stärker von der Glucosekonzentration abhängig als die durch Sulfonylharnstoffe. An den A-Zellen hingegen wird die Exozytose gehemmt, d. h., gleichzeitig mit der Steigerung der Insulinsekretion wird die Glucagonsekretion gehemmt. Agonismus an GLP-1-Rezeptoren hemmt auch die Motilität im oberen Gastrointestinaltrakt und steigert im Hypothalamus das Sättigungsempfinden. Die verminderte Nahrungsaufnahme ist jedoch für die antihyperglykämische Wirkung nicht essentiell.

Pharmakokinetik

Die Plasmahalbwertszeit von GLP-1 ist mit ca. 2 Minuten sehr kurz, die exogene Zufuhr von GLP-1 benötigt daher eine Dauerinfusion, um wirksam zu werden. Überraschenderweise fand sich im Speichel einer Echsenart ein Peptid, Exendin-4, das eine solche Sequenzhomologie mit dem menschlichen GLP-1 aufweist, dass es als voller GLP-1-Rezeptor-Agonist wirkt (GLP-1 RA), aber nicht Substrat von GLP-1-abbauenden Enzymen ist. Damit sind therapeutische Wirkungen bei zweimal täglicher s. c. Applikation möglich. Zunächst wurde 2007 das Exendin-4-Präparat als Exenatid zur freien Kombination mit einem Sulfonylharnstoff oder Metformin zugelassen. Liraglutid besteht dagegen aus dem humanen GLP-1-Peptid, dessen Sequenz geringfügig modifiziert wurde, sodass ein Palmitoylrest an die Peptidkette gebunden werden konnte. Daraus resultieren eine gesteigerte Aggregation zu Heptameren, eine verminderte Affinität zu abbauenden Enzymen sowie eine gesteigerte Bindung an Serumalbumin (vgl. Insulin detemir). Somit ist eine einmal tägliche s. c. Injektion von Liraglutid für eine therapeutische Wirkung hinreichend. Eine einmal tägliche s. c. Injektion soll auch bei Lixisenatid, einem Exendinderivat mit sechs Lysinresten am aminoterminalen Ende, ausreichend sein. Eine therapeutische Wirkung mit nur einer wöchentlichen Injektion soll schließlich mit folgenden drei Substanzen möglich sein: Albiglutid, ein Dimer von GLP-1, das resistent gegenüber DPP IV und an Albumin gebunden ist, Dulaglutid, ein Fusionsprotein aus GLP-1 und IgG4, und Exenatid LAR (long acting release), eine Polylactide-Glycolide-Mikrosphären-Suspension mit biologisch abbaubaren Mikropartikeln, die 3 % Exenatid enthält.

Die kurze Plasmahalbwertszeit des körpereigenen GLP-1 ist durch abbauende Enzyme bedingt, v. a. durch eine Dipeptidylpeptidase (DPP IV). Durch Hemmung dieses Enzyms lässt sich eine Verlängerung der Halbwertszeit und somit eine verstärkte Wirkung des körpereigenen GLP-1 erreichen. Der Vorteil dieses Ansatzes ist, dass die Freisetzung und die Kinetik den physiologischen Mustern folgen. Ein Nachteil könnte sein, dass DPP IV auch andere Substrate hat, sodass selbst bei selektiver Hemmung von DPP IV die Wirkung sich nicht nur auf GLP-1 beschränken muss (vgl. ACE-Hemmer). Die berichteten unerwünschten Arzneimittelwirkungen (Inappetenz, Übelkeit, Erbrechen) entsprechen jedoch im Wesentlichen denen der GLP-1-Rezeptor-Agonisten.

Indikationen

Seit 2007 wurden in der EU die Inkretin-Mimetika Exenatid (Byetta®), Liraglutid (Victoza®), Lixisenatid (Lyxumia®), Dulaglutid (Trulicity®), Albiglutid (Eperzan®), Semaglutid (Ozempic®) sowie die oral applizierten DPP-IV-Hemmer Sitagliptin (Januvia®, Xelevia®), Saxagliptin (Onglyza®), Vildagliptin (Galvus®) und Linagliptin (Trajenta®) zur Behandlung von Typ-2-Diabetes zugelassen.

GLP-1 RA werden typischerweise in Kombination mit Metformin oder einem anderen oralen Antidiabetikum verwendet, wenn eine Monotherapie unzureichend war. Eine Indikation besteht insbesondere, wenn eine atherosklerotische cardiovaskuläre Erkrankung (ASCVD) vorliegt oder auch eine chronische Nierenerkrankung (CKD), wobei solche GLP-1 RA zu bevorzugen sind, für die bereits eine Wirkung auf klinische Endpunkte gezeigt werden konnte (derzeit Dulaglutid, Exenatid LAR, Liraglutid, Semaglutid). Liraglutid ist auch in Fixkombination mit einem lang wirksamen Analoginsulin (Insulin degludec) erhältlich. Es hat sich herausgestellt, dass adipöse Diabetiker, die durch die Insulinresistenz einen hohen Insulinbedarf haben und mit Insulin allein unbefriedigende Blutzuckerprofile aufweisen, mit der zusätzlichen Gabe von GLP-1 RA eine deutliche Verbesserung erzielen. Dulaglutid und Albiglutid sind als Monotherapeutika zur einmal wöchentlichen s. c. Injektion zugelassen. Als bisher letzter GLP-1 RA wurde Semaglutid zugelassen. Diese Substanz kann ebenfalls einmal wöchentlich s. c. injiziert werden, ist aber auch, für ein Peptid ungewöhnlich, oral bioverfügbar.

In den gut verträglichen Dosierungen ist die Wirkung der DPP-4-Inhibitoren auf den HbA_{1c}-Wert etwas geringer als die der GLP-1-Rezeptor-Agonisten. Sie sind gegenwärtig Substanzen der zweiten Wahl nach Metformin und konkurrieren insofern mit den Sulfonylharnstoffen. Gegenüber Letzteren haben sie den Vorteil eines deutlich geringeren Hypoglykämierisikos. Für Sitagliptin, Saxagliptin, Alogliptin und Linagliptin ist durch die respektiven Endpunktstudien TECOS, SAVOR, EXAMINE und CARMELINA belegt, dass sie im Vergleich mit anderen Antidiabetika die kardiovaskuläre Ereignisrate bei gleicher Blutzuckersenkung zwar nicht erhöhen, aber wohl auch nicht reduzieren. Das ist letztlich auch für Vildagliptin anzunehmen.

Unerwünschte Arzneimittelwirkungen

Sowohl GLP-1 RA als auch DPP-4-Inhibitoren bewirken allein keine Hypoglykämie. Wahrscheinlich durch GLP-1-Rezeptoren im Hypothalamus vermittelt, kommt es dosisabhängig zu Inappetenz, Übelkeit und Erbrechen. Diese Wirkungen lassen bei längerer Therapiedauer deutlich nach. Es ist noch unklar, ob dies der gleiche Mechanismus ist, der der (wünschenswerten) Gewichtsabnahme unter GLP-1-Rezeptor-Agonisten zugrunde liegt, die DPP-4-Inhibitoren sind allerdings gewichtsneutral. Wegen des Verdachts, dass GLP-1 RA in seltenen Fällen eine Pankreatitis auslösen können, sind sie bei Patienten mit Pankreatitis-Anamnese kontraindiziert.

25.6 Zielstrukturen für zukünftige Diabetestherapeutika

Die hepatische Glucoseproduktion ist im Typ-2-Diabetes gesteigert und trägt erheblich zur Hyperglykämie bei. Es gibt verschiedene Ansatzpunkte, vermittels deren sich die hepatische Glucoseproduktion des Menschen mit oral applizierbaren Pharmaka auf andere Weise als mit Metformin hemmen lässt. Diese sind Antagonismus an Glucagonrezeptoren, ein leberselektiver Antagonismus an Glucocorticoidrezeptoren, eine Inhibition der 11β-Hydroxysteroid-Dehydrogenase 1, eine Inhibition der Glycogen-Phosphorylase, eine Inhibition der Fructose-1,6-bisphosphatase und schließlich eine Aktivierung der AMP-Kinase. Bisher sind jedoch nur wenige Substanzen bis zur klinischen Prüfung entwickelt worden und eine Zulassung ist noch nicht absehbar.

Ein neuer Ansatzpunkt, um die Insulinsekretion streng glucoseabhängig zu fördern, sind die GPR40/FFAR1-Rezeptoren, die physiologischer Weise durch mittellange bis lange Fettsäuren aktiviert werden. Diese Rezeptoren sind Gq-gekoppelt und führen anscheinend über eine Aktivierung einer Proteinkinase D zu einer vermehrten Bereitstellung von Insulingranula für die Exozytose. Der GPR40-Agonist Fasiglifam weist eine gute Selektivität für GPR40 gegenüber anderen Fettsäure-Rezeptoren auf und senkt den HbA_{1c}-Wert um 0,9 %. Die Entwicklung wurde jedoch in der Phase 3 wegen laborchemischer Anzeichen der Hepatotoxizität beendet. Es ist noch unklar, ob es sich hier um einen Substanz- oder um einen Klasseneffekt handelt.

Die antianginös wirkende Substanz Ranolazin, ein Blocker des späten Natriumeinstroms in Herzmuskelzellen, bewirkt diesen Block auch in den B-Zellen, fördert dadurch die Insulinfreisetzung und senkt den HbA_{1c}-Wert um ca. 0,5 %. Da diese Substanz bereits zur Therapie genutzt wird, ist eine Indikationsausweitung auf die Behandlung des Typ-2-Diabetes denkbar.

Schließlich ist das Entwicklungsprinzip zu erwähnen, Multirezeptor-Agonisten zu synthetisieren. Es hat sich gezeigt, dass die Kombination aus GLP-1- und Glucagon-Agonismus additiv wirksam ist, ebenso die Kombination aus GLP-1 und GIP. Derzeit befindet sich ein GLP-1-GIP-Glucagon-Triagonist in Entwicklung. Wieweit solche Multirezeptor-Agonisten der freien Kombination der einzelnen Substanzen überlegen sind, ist noch zu belegen.

25.7 Antihypoglykämika

25.7.1 Glucagon

Glucagon, ein Peptid aus einer Kette von 29 Aminosäuren, wird in der A-Zelle der Langerhans-Inseln synthetisiert, in Sekretgranula (α-Granula) gespeichert und durch Hypoglykämie, Aminosäuren, Aktivierung des Sympathikus und Aktivierung des Parasympathikus exozytotisch freigesetzt (➤ Abb. 25.3). In der Therapie eingesetztes Glucagon wird gentechnisch hergestellt.

Pharmakodynamik

Glucagon stimuliert über einen G-Protein-gekoppelten Rezeptor die Adenylylcyclase und führt so zu einem Anstieg von cAMP. Daraus resultieren im Hauptwirkort, der Leber, sofort Steigerung von Glycogenolyse und Gluconeogenese sowie Hemmung von Glycogenbiosynthese und Glykolyse, sodass die Blutglucosekonzentration schnell ansteigt (zur cAMP-Wirkung auf den Glycogenstoffwechsel; ➤ Abb. 4.4). Der Effekt ist jedoch nur schwach, wenn die Leber keine ausreichenden Glycogenmengen enthält, wie im Nüchternzustand, bei Nebenniereninsuffizienz und bei chronischer oder alkoholinduzierter Hypoglykämie. Bei längerer Glucagoneinwirkung ist an dessen Effekten auch eine Änderung der Biosynthese von Schlüsselenzymen der o. g. biochemischen Reaktionen beteiligt. Gleichzeitig wird auch die Biosynthese von Enzymen der Harnstoffsynthese induziert und so die Beseitigung des Ammoniaks gefördert, der bei der Gluconeogenese aus Aminosäuren anfällt. Weitere hepatische Glucagonwirkungen sind Stimulation von Proteolyse, Lipolyse und Ketogenese sowie Lipogenesehemmung. Glucagon kann die großen Glycogenspeicher der Muskulatur nicht mobilisieren.

Glucagon hemmt Tonus sowie Motilität der gastrointestinalen glatten Muskulatur und die gastrale Salzsäuresekretion. Glucagon stimuliert die Catecholaminfreisetzung aus dem Nebennierenmark.

Pharmakokinetik

Glucagon wird i. v., i. m. oder s. c. injiziert. Es wird hauptsächlich in Leber und Niere abgebaut und hat eine Plasmahalbwertszeit von ≈ 3–6 Minuten. Nach i. v. bzw. i. m. Injektion tritt die Wirkung innerhalb von 1 bzw. 5–15 Minuten ein und dauert je nach Dosis ≈ 5–20 bzw. ≈ 10–40 Minuten.

Indikationen

Die wichtigste Indikation für Glucagon (GlucaGen®) ist die schwere Hypoglykämie im Rahmen einer Insulintherapie. Bei der üblichen Dosis von 1 mg spricht der Patient normalerweise innerhalb von 10 Minuten an. Weil Glucagon auch bei s. c. und i. m. Injektion wirkt, ist es für die Applikation durch geschulte Hilfspersonen geeignet und kann auch gegeben werden, wenn ein venöser Zugang für eine Glucoseinfusion nicht schnell genug gefunden wird, z. B. bei Kindern.

Glucagon wird auch zur gastrointestinalen Motilitätshemmung bei einigen diagnostischen Verfahren eingesetzt.

Unerwünschte Arzneimittelwirkungen

In höheren Dosen kann Glucagon positiv inotrop und positiv chronotrop wirken (Vorsicht bei Patienten mit Herzkrankheiten) sowie Übelkeit und schweres Erbrechen auslösen.

Kontraindikationen

Glucagon ist bei Glucagonallergie und bei Phäochromozytom kontraindiziert.

Interaktionen

Bei gleichzeitiger Therapie mit Indometacin kann Glucagon seine Wirksamkeit verlieren und sogar Hypoglykämien auslösen. Es steigert die Wirkung von Warfarin.

25.7.2 Diazoxid

Diazoxid ist ein Benzothiadiazin-Derivat, das nicht diuretisch wirkt. Es ist lipophil und liegt bei physiologischem pH nur zu ≈ 10 % als

Anion vor. Unter der Vorstellung, dass eine vorübergehende Dämpfung der Insulinsekretion (beta-cell rest) höhere Sekretionsspitzen bei Nahrungszufuhr erlaubt, sind Derivate entwickelt worden, die viel größere Potenz und B-Zell-Selektivität als Diazoxid besitzen, z. B. NNC 55–0118.

Pharmakodynamik

Diazoxid hemmt die Insulinsekretion durch Öffnen von K_{ATP}-Kanälen der B-Zellen (➤ Abb. 25.2) und erhöht deshalb die Blutglucosekonzentration. Dieser Effekt wird noch verstärkt, weil oral appliziertes Diazoxid Catecholamine freisetzt, die die Glycogenspeicher der Leber mobilisieren. Diazoxid ist nicht selektiv für die K_{ATP}-Kanäle der B-Zellen. Die Diazoxid-induzierte Öffnung der K_{ATP}-Kanäle glatter Gefäßmuskeln erklärt den antihypertensiven Effekt der früher durchgeführten i. v.-Applikation von Diazoxid.

Pharmakokinetik

Oral appliziertes Diazoxid wird sehr gut resorbiert und hat eine absolute Bioverfügbarkeit von 95 %. Es wird renal eliminiert, zu ≈ 50 % in unveränderter Form. Nach oraler Gabe beträgt die Plasmahalbwertszeit bei Erwachsenen 24–36 Stunden und ist bei Kindern nur halb so lang. Diazoxid hat ein Verteilungsvolumen von ≈ 0,2 L/kg und wird zu 92 % an Plasmaeiweiß gebunden. Nach oraler Gabe setzt die hyperglykämische Wirkung innerhalb 1 Stunde ein und hält normalerweise nicht länger als 8 Stunden an.

Indikationen

Diazoxid (Proglicem®) wird bei Hypoglykämien verschiedenster Genese oral appliziert, so bei angeborener Leucin-Überempfindlichkeit, bei einigen angeborenen Defekten des K_{ATP}-Kanals, bei Nesidioblastose, bei pankreatischen und extrapankreatischen insulinproduzierenden Tumoren sowie bei Glycogenspeicherkrankheit. Die Tagesdosis beträgt 5–20 mg/kg, auf 2–3 Einzeldosen verteilt.

Unerwünschte Arzneimittelwirkungen

Die wichtigsten unerwünschten Arzneimittelwirkungen von Diazoxid sind Na^+- und Wasserretention, Hyperurikämie, Hypertrichose (v. a. bei Kindern), Leukopenie und Thrombopenie. Oral appliziertes Diazoxid hat nur geringe Wirkung auf den Blutdruck.

Kontraindikationen

Diazoxid ist bei Benzothiadiazin-Allergie, koronarer Herzkrankheit und Herzinsuffizienz (NYHA I–IV) kontraindiziert. Diazoxid soll in der Schwangerschaft nur mit strenger Indikationsstellung eingesetzt werden.

Interaktionen

Die hyperglykämische Wirkung von Diazoxid wird verstärkt, wenn die Insulinsekretion bereits durch Hypokaliämie gemindert ist. Andere Benzothiadiazin-Derivate können die hyperglykämische und hyperurikämische Diazoxidwirkung steigern. Diazoxid verstärkt die Wirkung von Antihypertensiva.

25.8 Antihyperglykämische Pharmakotherapie und diätetische Maßnahmen bei Diabetes mellitus

Ziel der Diabetestherapie ist es, akute Stoffwechselentgleisung zu vermeiden, die Entwicklung von Spätschäden zu verzögern und Komplikationen zu behandeln. Dazu trägt nicht nur die Pharmakotherapie bei, sondern u. a. auch die Ernährungs- und Bewegungstherapie, die immer durchgeführt werden sollen. Die Pharmakotherapie ist nicht auf den Einsatz antihyperglykämisch wirkender Substanzen beschränkt. Häufig muss auch eine gleichzeitig vorhandene Hypertonie (➤ Kap. 18.4), Dyslipidämie (➤ Kap. 24.2) oder Hyperkoagulopathie (➤ Kap. 21.3) medikamentös behandelt werden.

25.8.1 Ernährung bei Diabetes

Die Ernährungsempfehlungen sind für alle Diabetesformen gleich und unterscheiden sich nicht grundsätzlich von den Empfehlungen für die Allgemeinbevölkerung. Diabetespatienten mit normalem BMI (Body-Mass-Index) von 19–25 kg/m² und leichter körperlicher Belastung haben einen täglichen Energiebedarf von 126 kJ/kg Körpergewicht (30 kcal/kg). Dieser Wert erhöht sich um ≈ 25 % bei Heranwachsenden, schwerer körperlicher Arbeit oder starker sportlicher Betätigung. Bei über 70-Jährigen muss ein niedrigerer Wert angesetzt werden. Da sehr kohlenhydratreiche Ernährung (60 % der Energiezufuhr als Kohlenhydrate, KH) ungünstige Stoffwechseleffekte hat, wird empfohlen, den Energiebedarf zu 50 % durch KH zu decken. Kohlenhydrathaltige Lebensmittel mit vielen Ballaststoffen sind zu bevorzugen. Ballaststoffe sind v. a. hoch polymere Kohlenhydrate, die von körpereigenen Enzymen nicht abgebaut werden können und die Verdauung und Resorption von verwertbaren KH verzögern. Die KH-Menge wird traditionell in BE (1 BE = 10–12 g KH) angegeben. Einfach ungesättigte Fettsäuren mit cis-Konfiguration (z. B. im Olivenöl) sollen 10–20 % und mehrfach ungesättigte Fettsäuren höchstens 10 % des Energiebedarfs ausmachen. Gesättigte und trans-ungesättigte Fettsäuren sollen weniger als 10 % zur Energiezufuhr beitragen. Der Proteinanteil an der Energiezufuhr sollte bei 10–20 % liegen.

25.8.2 Behandlung des Typ-1-Diabetes

Bei Typ-1-Diabetes muss immer eine Therapie mit **Insulin** erfolgen. Gegenüber der konventionellen Insulintherapie verzögert die intensivierte konventionelle Insulintherapie (➤ Kap. 25.3) bei Typ-1-Diabetikern das Auftreten von Spätschäden um mehrere Jahre (DCCT-Studie) und ist daher heute die Standardtherapie. Die Zielwerte für die Blutglucose sind präprandial 80–120 mg/dl (4,4–6,7 mmol/L), postprandial < 140 mg/dl ($< 7,8$ mmol/L) und vor dem Schlafengehen 100–130 mg/dl (5,6–7,2 mmol/L). HbA_{1c}-Werte von $< 8,5$ % und glucosefreier Urin sind anzustreben. Für die typischen Insulin-Dosierungen ➤ Kap. 25.3. Außer der Blutzucker-Selbstkontrolle ist ärztliche Überwachung erforderlich, die bei stabiler Stoffwechsellage alle 3 Monate erfolgt.

Wenn trotz intensivierter konventioneller Insulintherapie keine stabile normnahe Blutzuckereinstellung erreicht werden kann, wenn schwere, insbesondere nächtlichen Hypoglykämien vorkommen, bei erhöhtem Insulinbedarf in den Morgenstunden (Dawn-Phänomen) oder bei Schwangerschaft und Kinderwunsch können Insulinpumpen indiziert sein. Ebenso wie für die intensivierte konventionelle Insulintherapie müssen für die Pumpentherapie mehrmals täglich Blutzuckermessungen durchgeführt werden. Durch die Entwicklung kontinuierlich arbeitender Glucosesensoren werden jetzt Closed-Loop-Systeme möglich. Für die nächtliche mahlzeitenunabhängige Insulinabgabe sind die Systeme schon hinreichend präzise. Sie erfordern aber noch die manuelle Eingabe der abzugebenden Insulinmenge zu den Mahlzeiten in das System durch den Patienten (sog. Hybrid-Closed-Loop). Bisherige Erfahrungen deuten auf eine Verbesserung der Stoffwechselkontrolle bei verminderter Zahl an Hypoglykämien.

Da unter den gegenwärtigen Ernährungsbedingungen auch Patienten mit Typ 1 adipös und damit insulinresistent sein können, wird der Zusatz von SGLT2 bzw SGLT 1/2-Hemmern zur Insulintherapie verständlich. Bei dieser Kombination ist das Risiko der Ketoazidose besonders zu beachten (➤ Kap. 25.4.2).

25.8.3 Behandlung des Typ-2-Diabetes

Vorrangiges Ziel der Therapie des Typ-2-Diabetes ist, das **Auftreten von Spätschäden zu verzögern.** Die Überwachung der antihyperglykämischen Therapie erfolgt v. a. durch Messung des HbA_{1c}-Werts, die üblicherweise alle 3 Monate erfolgen sollte. Der durch die UKPDS-Studie geschürte therapeutische Optimismus, dass das Erreichen eines normnahen HbA_{1c}-Werts zu einer deutlichen Prognoseverbesserung auch beim Typ-2-Diabetes führen müsse, wurde durch die ACCORD-Studie beendet. In dieser Studie musste der Arm der intensivierten Behandlung mit der Zielgröße eines HbA_{1c}-Werts < 6 % vorzeitig beendet werden, da eine Übersterblichkeit aufgetreten war. Obwohl die Gründe für diese nicht genau identifiziert werden konnten, hat sich dadurch eine dauerhafte Relativierung der Zielsetzung ergeben. Nach der nationalen Versorgungsleitlinie für Deutschland soll der HbA_{1c}-Wert je nach Lage des Patienten innerhalb eines Zielkorridor von 6,5–7,5 % (in der neuen Einheit 48–58 mmol/mol Hb) liegen. Dieser Bereich sollte erreichbar sein, ohne dass das Hypoglykämierisiko den zu erwartenden Ertrag konterkariert.

Wenn nach dreimonatiger **Ernährungs- und Bewegungstherapie** der HbA_{1c}-Wert oberhalb des vereinbarten Zielwerts liegt, beginnt eine zusätzliche **Monotherapie** mit einem oralen Antidiabetikum, wobei **Metformin** das Mittel der ersten Wahl ist. Bei Kontraindikationen (v. a. GFR $<$ 30 ml/min) können GLP-1 RA oder DPP-4-Inhibitoren oder Repaglinid verwendet werden. Wenn die Monotherapie nach 3 Monaten zu keiner befriedigenden Stoffwechseleinstellung geführt hat, wird zusätzlich zu Metformin ein weiteres orales Antidiabetikum appliziert. Die Auswahl richtet sich nach den vorbestehenden Patientencharakteristika und den vorrangigen Therapiezielen. Die sich hieraus ergebenden wichtigsten **Kombinationsmöglichkeiten** sind in ➤ Tab. 25.3 zusammengefasst.

Wird eine Kombinationstherapie mit einem oralen Antidiabetikum und Insulin durchgeführt, wird meist vor dem Schlafengehen NPH-Insulin oder Insulin glargin verwendet. Wenn diese Therapie nach 3 Monaten zu keinem befriedigenden Ergebnis führt, erfolgt der Übergang auf eine Insulintherapie, bevorzugt als intensivierte konventionelle Insulintherapie. Gegebenenfalls kann diese noch durch ein Inkretin-Mimetikum ergänzt werden.

Alle oralen Antidiabetika verlieren im Laufe der Therapie an Effektivität, auch wenn die Wirkung zunächst zufriedenstellend war. Das ist als Sekundärversagen bekannt. In der ADOPT-Studie (2006)

Tab. 25.3 Consensus-Report 2018 von ADA (American Diabetes Association) und EASD (European Association for the Study of Diabetes) zur antihyperglykämischen Therapie bei Typ-2-Diabetes (vereinfacht). Die bisherige Evidenz belegt nicht bei allen Vertretern der GLP-1 Rezeptorantagonisten (GLP-1 RA) und SGLT2-Inhibitoren (SGLT2-I) gleich ausgeprägte Risikoreduktion bei ASCVD, HI und CKD. Insofern ist bei diesen Indikationen der Zusatz „mit nachgewiesener Risikoreduktion" wichtig. Die in diesem Report noch dargestellten weiteren Kombinationsmöglichkeiten bei Nichterreichen des HbA_{1c}-Zielkorridors unter den angegebenen Therapien sind der Übersichtlichkeit halber weggelassen. Nachgewiesene CV-Risikoreduktion bei GLP-1 RA: Liraglutid $>$ Semaglutid $>$ Exenatid LAR, Nachgewiesene CV-Risikoreduktion bei SGLT2-I: Empagliflozin $>$ Canagliflozin. (ASCVD = atherosclerotic cardiovascular disease; CKD = chronic kidney disease, HI = heart insufficiency; TZD = Thiazolidindione)

Erstlinientherapie				
Umfassende Lebensstilmodifikation (Gewichtsreduktion, körperliche Bewegung), Metformin → wenn HbA_{1c} nicht im Zielbereich, erfolgt die Auswahl nach folgenden Kriterien:				
ASCVD oder CKD		Keine ASCVD oder CKD		Pharmakoökonomie
Vorrangig ASCVD	Vorrangig HI oder CKD	Hypoglykämievermeidung	Gewichtskontrolle	
GLP-1 RA mit nachgewiesener CV-Risikoreduktion	SGLT2-I mit nachgewiesener Reduktion von HI oder CKD	DPP IV-I oder GLP1-RA oder SGLT2-I oder TZD	GLP1-RA mit nachgewiesener Gewichtsreduktion oder SGLT2-I	Metformin, Sulfonylharnstoffe und schließlich Humaninsulin sind weiter effektive Therapieoptionen
SGLT2-I mit nachgewiesener CV-Risikoreduktion	Gegebenenfalls zusätzlich GLP-1 RA mit nachgewiesener CV-Risikoreduktion			

trat der Wirkungsverlust am schnellsten bei Sulfonylharnstoffen auf, danach bei Metformin, am langsamsten war der Wirkungsrückgang bei dem PPARγ-Agonisten Rosiglitazon. Ursache für das Sekundärversagen ist das Fortschreiten der Grunderkrankung, v. a. wahrscheinlich der Funktionsverlust der B-Zellen.

25.8.4 Behandlung des Diabetes bei Schwangeren

In der Schwangerschaft stellt der Diabetes ein besonderes Risiko für Mutter (Hypoglykämie und Gestose) und Kind (Fehlbildung, Frühgeburt, Makrosomie, Hypoglykämie und neonatales Atemnotsyndrom) dar. Daher muss die Stoffwechseleinstellung besonders streng erfolgen. Die Blutglucosekonzentration sollte präprandial < 90 mg/dl (< 5 mmol/l), 1 Stunde postprandial < 140 mg/dl (< 7,8 mmol/l) und 2 Stunden postprandial < 120 mg/dl (< 6,7 mmol/l) liegen. Die HbA_{1c}-Werte sollten in 4–6-wöchigen Abständen kontrolliert werden und im Normbereich liegen. Dieses Ziel lässt sich bei schwangeren Typ-1-Diabetikerinnen und vielen Schwangeren mit Typ-2- oder Gestationsdiabetes nur durch eine intensivierte konventionelle Insulintherapie oder die Verwendung einer Insulinpumpe erreichen. Der Insulinbedarf ist im 1. Trimenon unverändert oder sogar leicht erniedrigt, sodass in dieser Zeit die Hypoglykämiegefahr am größten ist. Danach steigt der Insulinbedarf bis zur 36. Woche an. Somit müssen die Insulindosen im Verlauf der Schwangerschaft immer wieder angepasst werden. Es liegen mittlerweile Daten zur Sicherheit von Metformin und Glibenclamid beim Gestationsdiabetes vor, die keinen Hinweis auf eine Teratogenität oder erhöhte perinatale Komplikationsrate erbrachten. Unter Metformin ist das Hypoglykämie-Risiko geringer als mit Insulin oder dem Sulfonylharnstoff Glibenclamid. Insofern ist die Indikation zwar streng zu stellen, eine absolute Kontraindikation besteht jedoch nicht.

25.8.5 Behandlung des Coma diabeticum

Das Coma diabeticum ist eine lebensbedrohliche akute Komplikation des Diabetes mellitus und hat auch heute noch eine Letalität von etwa 10 %. Es wird oft durch interkurrente Infektionen ausgelöst, die den Insulinbedarf durch vermehrte Freisetzung von blutglucosesteigernden Hormonen erhöhen. Das **ketoazidotische Koma** (➤ Kap. 25.2) tritt am häufigsten bei Typ-1-Diabetes auf und resultiert aus einer besonders starken Diskrepanz zwischen vorhandenem Insulin (unzureichende Insulintherapie) und vermehrtem Insulinbedarf. Bei Typ-2-Diabetikern kann ein **hyperosmolares Koma** entstehen, wenn die Insulinrestsekretion ausreicht, eine Ketoazidose zu verhindern. Für diese Komaform charakteristisch sind eine starke Steigerung der hepatischen Glucoseproduktion sowie eine sehr hohe Blutglucosekonzentration, die mit massiver osmotischer Diurese und hypertoner Dehydratation einhergeht.

Bei der Therapie des ketoazidotischen Komas ist das Wichtigste die sofortige Flüssigkeitszufuhr unter Kontrolle des zentralen Venendrucks. Beim Erwachsenen werden i. d. R. in den ersten 24 Stunden 4–6 l infundiert, davon in den ersten 3 Stunden 1 l stündlich als isotone NaCl-Lösung und anschließend 1–2 l einer 0,45-prozentigen NaCl-Lösung bei Serumnatrium > 150 mmol/l. Dann wird die Infusionsbehandlung mit 0,9-prozentigem NaCl + 5-prozentiger Glucose fortgesetzt, falls die Blutglucosekonzentration < 200 mg/dl (< 11,1 mmol/l) liegt. Bis diese Konzentration erreicht ist, wird kontinuierlich Normalinsulin (5 U/h) i. v. infundiert. Sollte die Blutglucosekonzentration nach 2 Stunden nicht deutlich sinken, wird auf 10 U/h gesteigert. Wenn eine Blutglucosekonzentration < 200 mg/dl (< 11,1 mmol/l) erreicht ist, wird mit 1–4 U/h eine Zielblutglucosekonzentration von 100–200 mg/dl (5,6–11,1 mmol/l) angesteuert.

Zu Therapiebeginn kann das Serum-Kalium normal oder sogar erhöht sein, weil die Muskulatur im Insulinmangel sehr viel K^+ abgibt. Unter der Insulintherapie fällt das Serum-Kalium ab. Bei Serum-Kalium-Werten von 3,5–5,5 mmol/l wird der Infusionslösung 20 mmol/l K^+ zugesetzt, bei Werten < 3,5 mmol/l wird auf 40 mmol/l gesteigert. Die Azidose bessert sich meist bereits durch die Insulininfusion und wird nur bei einem Blut-pH < 7,1 durch Bicarbonat korrigiert.

Das Flüssigkeitsdefizit beim hyperosmolaren Koma beträgt durchschnittlich 8–12 l. In den ersten 1–2 Stunden werden 2–3 l isotone NaCl-Lösung infundiert, danach wird je nach Serumosmolarität gegebenenfalls auch hypotone Lösung infundiert. Die Insulintherapie und die K^+-Substitution erfolgen wie beim ketoazidotischen Koma.

25.9 Pathophysiologie und Therapie der Adipositas

25.9.1 Regulation der Nahrungsaufnahme und Pathophysiologie der Adipositas

Adipositas und Übergewicht werden durch den Körpermassenindex definiert (Body-Mass-Index, BMI, Körpergewicht in kg durch Körpergröße in m zum Quadrat, kg/m²); bei einem BMI von 25–30 liegt Übergewicht vor, bei > 30 Adipositas. Der BMI ist jedoch ein ungenaues Maß für den Fettanteil und die Verteilung des Körperfetts. Für die metabolischen (Diabetes mellitus Typ 2) und kardiovaskulären Sekundärkomplikationen (Myokardinfarkt, Schlaganfall) ist insbesondere eine abdominale Adipositas mit erhöhtem intrahepatischem Fett (Hepatosteatose) verantwortlich. Bei kalorischer Restriktion wird zuerst intrahepatisches und abdominales Fett abgebaut. Deshalb senkt bereits eine geringe Gewichtsabnahme das Risiko der Sekundärkomplikationen signifikant und sollte als Therapieerfolg gewertet werden.

Die täglich aufgenommene Energiemenge wird durch ein komplexes Regelsystem, das Hunger und Sättigung kontrolliert, an den Bedarf angepasst (➤ Abb. 25.9). Nahrungsangebot und Füllungszustand der Fettspeicher werden durch periphere Sensoren erfasst und in hormonelle Signale (Ghrelin, Leptin, PYY) umgesetzt, die dann über Rezeptoren im Nucleus arcuatus des Hypothalamus das Gefühl von Hunger oder Sättigung auslösen. Diese Rezeptoren ändern die Freisetzung von Neuropeptiden wie MSH und NPY, die

die Signale an Neurone im Nucleaus paraventricularis weiterleiten, zudem sind catecholaminerge und serotoninerge Neuronen an der Weiterleitung der Signale beteiligt.

Die Regulation des Körpergewichts und der Fettdepots ist sehr genau und lässt normalerweise nur geringe Abweichungen (< 1 % der täglich aufgenommenen Energiemenge) zu, sodass viele Individuen ihr Körpergewicht ohne bewusste Anstrengungen über Jahre nahezu konstant halten können. Das System antagonisiert jeden Gewichtsverlust durch Senkung des Grundumsatzes und Hungergefühl, sodass Interventionen zur Gewichtsreduktion auf eine wirksame Gegenregulation treffen. Es ist aber anfällig gegen Einflüsse, die eine positive Energiebilanz bewirken; der überwiegende Teil der Bevölkerung der westlichen Industrienationen mit einem unlimitierten Zugang zu Nahrung erlebt daher einen langsamen Anstieg des Körpergewichts um 10–20 kg vom 20.–60. Lebensjahr.

Die Einstellung der Körpergewichtsregulation (Setpoint) wird durch eine genetische Grundlage sowie durch exogene Faktoren (Zusammensetzung der Nahrung, körperliche Aktivität) modifiziert. Eine inadäquat hohe Kalorienzufuhr entsteht also durch Wechselwirkung der prädisponierenden genetischen Grundlage (sog. Thrifty Genotype) mit einer ballaststoffarmen, kaloriendichten Ernährung (westliche Ernährung, Fast Food) und einem inaktiven Lebensstil.

25.9.2 Ernährungstherapie und Pharmakotherapie der Adipositas

Adipositas ist nur durch dauerhafte Einschränkung der Kalorienzufuhr erfolgreich therapierbar. Diese Einschränkung führt zu deutlichem Hungergefühl, das sich durch Ernährungsumstellung hin zu sättigenden Lebensmitteln nur unzureichend unterdrücken lässt. Pharmaka mit appetithemmender Wirkung wären deshalb eine sinnvolle Komponente in der Adipositas-Therapie. Die Wirksamkeit aller bislang eingesetzten Pharmaka ist jedoch begrenzt. Da die Korrektur des zu hohen Körpergewichts zudem eine Dauertherapie erfordert, werden hohe Anforderungen an die Sicherheit einer Pharmakotherapie gestellt; viele wirksame Substanzen wurden deshalb wegen inakzeptabler unerwünschter Arzneimittelwirkungen zurückgezogen.

Ernährungstherapie

Zur Reduktion des erhöhten Körpergewichts wird eine energiereduzierte Mischkost (1000–1500 Kalorien/Tag) mit ausreichenden Mengen an Vitaminen, Mineralstoffen und insbesondere Ballaststoffen empfohlen. Damit ist bei voller Leistungsfähigkeit eine Gewichtsab-

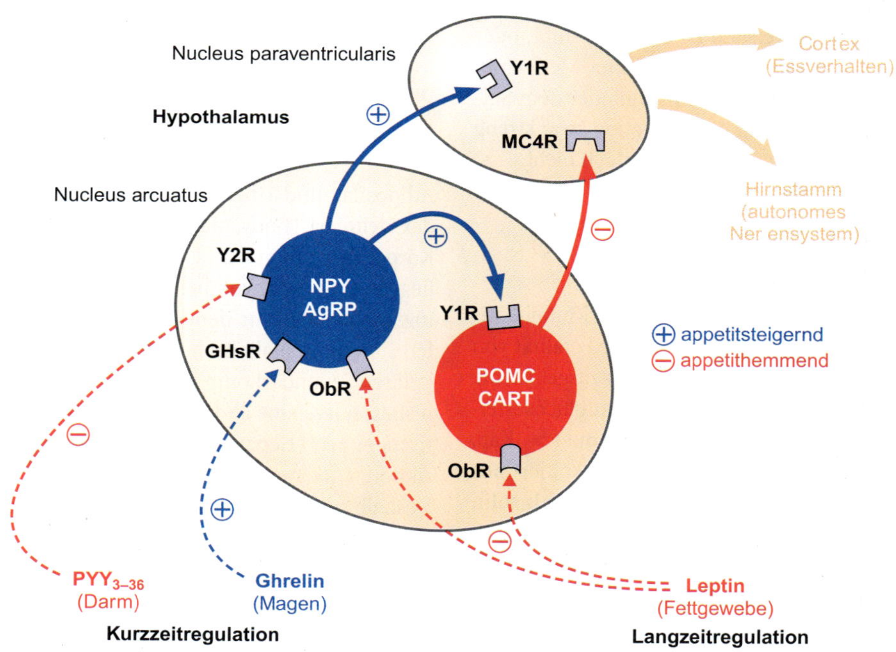

Abb. 25.9 Regulation von Hunger und Sättigung durch Wirkung peripherer, hormoneller Signale auf ein hypothalamisches neuroendokrines System.
Die Peptide PYY, Ghrelin und Leptin fungieren als Signale, durch die dem hypothalamischen Regulationszentrum die periphere Verfügbarkeit von Nahrungssubstrat mitgeteilt wird. Diese afferenten Signale werden im Nucleus arcuatus durch Neuronen weitergegeben, die entweder Neuropeptid Y (NPY) als appetitsteigernden Transmitter oder Melanozyten-stimulierendes Hormon als appetithemmenden Transmitter (MSH, gebildet aus Proopiomelanocortin, POMC, freisetzen). Die resultierende Antwort „Hunger" oder „Sättigung" wird schließlich durch Neuronen des Nucleus paraventricularis zum Cortex projiziert.

nahme von 0,5–1 kg/Woche zu erreichen. Diese Ernährungsintervention sollte so angelegt sein, dass sie nach Erreichen des gewünschten Gewichts mit 1 800–2 000 Kalorien/Tag dauerhaft weitergeführt werden kann. Der Fettanteil soll 30 % nicht überschreiten, auf kaloriendichte Nahrungsmittel (Süßigkeiten, zuckerhaltige Getränke, Fast Food etc.) ist weitgehend zu verzichten. Eine drastische Kalorienreduktion auf 800 kcal/Tag mit proteinhaltigen Getränken (z. B. Optifast, SlimFast), oder einseitige Diätformen wie Low-Carb-Diäten oder Trennkost können initial eine größere Gewichtsabnahme induzieren, erzielen aber kein besseres Langzeitergebnis. Kurzfristig erfolgreiche Versuche zur Gewichtsreduktion scheitern, wenn zu den alten Essgewohnheiten zurückgekehrt wird; eine dauerhafte Gewichtskontrolle ist nur durch eine bleibende Verhaltensänderung erreichbar. Sehr wichtig ist zudem die gleichzeitige und fortgesetzte Erhöhung der körperlichen Aktivität, durch die vermehrt Depotfett mobilisiert und der Abbau von Muskeleiweiß vermindert wird.

GLP-1-Analoga (Inkretin-Mimetika)

Das von den L-Zellen des Dünndarms gebildete Glucagon-like peptide 1 (GLP-1) wird auf einen Glucose-Stimulus freigesetzt, stimuliert die Insulinsekretion und wirkt über zentrale Rezeptoren sättigend. Zur Blutzuckerkontrolle werden die länger wirkenden Analoga Exenatid (Byetta®) und Liraglutid (Victoza®) als 1–2 Injektionen täglich, Albiglutid (Eperzan®), Dulaglutid (Trulicity®) und Semaglutid (Ozempic®) als eine wöchentliche Injektion eingesetzt (➤ Kap. 25.5).

Ein erwünschter zusätzlicher Effekt ist die Gewichtsabnahme, die dosisabhängig ist und bis zu 8 kg betragen kann. Bei Adipositas mit Diabetes und Insulinresistenz sind GLP-1-Analoga eine sinnvolle Therapieoption. Zur Behandlung von Adipositas ohne Komorbidität ist bislang nur Liraglutid zugelassen (Saxenda®). Häufigste unerwünschte Arzneimittelwirkungen sind Übelkeit, die durch Dosisreduktion zu Behandlungsbeginn gemindert werden kann, sowie Antikörperbildung, die jedoch keinen Einfluss auf die glykämische Kontrolle zu haben scheint. Es wurden zudem einzelne Fälle von akuter Pankreatitis beobachtet, sodass die Analoga nicht bei Patienten mit Pankreatitis-Anamnese eingesetzt werden sollten.

Leptin

Leptin ist ein vom Fettgewebe freigesetztes Zytokin, das über einen hypothalamischen Rezeptor das Gefühl der Sättigung auslöst. Individuen mit genetisch bedingtem Leptinmangel (autosomal-rezessiv, weltweit einige wenige Fälle) zeigen eine extreme Adipositas, die sich durch exogene Zufuhr von gentechnisch hergestelltem Leptin vollständig korrigieren lässt. Versuche, auch andere Formen der Adipositas mit Leptin zu behandeln, waren bislang wenig erfolgreich, weil dort vermutlich eine Leptinresistenz vorliegt. Eine Phase-II-Studie zeigte jedoch, dass sich mit der Kombination von Leptin und dem Calcitonin-ähnlichen Peptid Amylin (Pramlintid, in den USA als Antidiabetikum zugelassen, ➤ Kap. 25.3), eine signifikante Gewichtsreduktion erzielen lässt.

Lipasehemmstoffe

Die Energieaufnahme aus Nahrungsfetten kann durch Inhibitoren der pankreatischen Lipase im Darm reduziert werden; dadurch erhöht sich die Fettausscheidung mit dem Stuhl von 4 auf etwa 30 %. Orlistat (Xenical®), der erste Vertreter dieser Stoffgruppe, bewirkt zusammen mit hypokalorischer Diät innerhalb von 2 Jahren eine Gewichtsabnahme um 3 kg im Vergleich zu Placebo. Unerwünschte Arzneimittelwirkungen sind Fettstühle und häufige Defäkation; die Absorption der fettlöslichen Vitamine A, D, E und K kann verringert sein. Sehr störend ist fäkale Inkontinenz, durch die einnahmetreue Patienten aber gezwungen werden, eine fettarme Ernährung einzuhalten.

Appetitzügler (indirekte Sympathomimetika und Monoamin-Rückaufnahmehemmer)

Phenylalkylamine mit struktureller Ähnlichkeit zu Amphetamin und indirekt sympathomimetischer Wirkung (➤ Kap. 4.3) wirken appetithemmend. Ihr Einsatz führt aber nicht zu einer dauerhaften Gewichtsreduktion, da die Wirkung wegen rascher Toleranzentwicklung nach wenigen Wochen abklingt. Alle Substanzen wirken blutdrucksteigernd und arrhythmogen; wegen der zentral stimulierenden, euphorisierenden Wirkungen haben sie ein erhebliches Abhängigkeitspotential. Mit der therapieresistenten pulmonalen Hypertonie ist eine besonders gefährliche unerwünschte Arzneimittelwirkung beobachtet worden, die wegen zahlreicher Todesfälle zum Rückzug von Aminorex, Chlorphentermin und Phentermin führte. Wegen der vielfältigen Risiken der indirekten Sympathomimetika sind nur noch Cathin (Alvalin®), Phenylpropanolamin (Recatol®) und Amfepramon (Regenon®) unter Einschränkungen zugelassen, aber auch mit diesen Mitteln ist Missbrauch beobachtet worden. Die Kombination Phentermin mit dem Antiepileptikum Topiramat ist in den USA, wegen Sicherheitsbedenken aber nicht in Europa zugelassen. In Anbetracht des geringen therapeutischen Nutzens und des hohen Risikos von unerwünschten Arzneimittelwirkungen soll auf die Behandlung mit indirekten Sympathomimetika ganz verzichtet oder die Therapiedauer in Ausnahmefällen auf wenige Wochen beschränkt werden (Überbrückungshilfe).

Antidepressiva mit selektiver Wirkung auf die Noradrenalin und Serotonin-Wiederaufnahme wirken appetithemmend (Fluoxetin, Venlafaxin). Sie sind nicht zur Therapie der Adipositas zugelassen, könnten aber bei Vorliegen von Komorbiditäten wie Depression oder Essstörungen eine unterstützende therapeutische Option sein. Mit dem selektiven Dopamin-Noradrenalin-Wiederaufnahmehemmer **Bupropion** in Kombination mit dem Opioidrezeptor-Antagonisten **Naltrexon** lässt sich eine moderate Gewichtsreduktion von 4–6 % erreichen; diese Kombination (Mysimba®) ist seit Kurzem in Europa zur Behandlung der Adipositas zugelassen. Häufige unerwünschte Arzneimittelwirkungen sind Schwindel, Übelkeit, Erbrechen und Obstipation.

Der für die Indikation Adipositastherapie entwickelte selektive Serotonin-Noradrenalin-Wiederaufnahmehemmer **Sibutramin** senkt das Hungergefühl und bewirkt nach 12 Wochen einen Gewichtsverlust von ca. 5 kg. Unerwünschte Arzneimittelwirkungen sind Tachykardie und Hypertonie; bei Patienten mit erhöhtem Risiko verursachte Sibutramin daher eine 16-prozentige Erhöhung der kardiovaskulären Mortalität (SCOUT-Studie) und wurde deshalb 2010 vom Hersteller zurückgezogen. Der selektive $5HT_{2c}$-Agonist **Lorcaserin,** der in den USA eine Zulassung zur Gewichtsreduktion hatte, wurde 2020 wegen Hinweisen auf ein erhöhtes Krebsrisiko ebenfalls vom Markt genommen.

Cannabinoid-1-Rezeptor-Antagonisten

Der Cannabinoid-1-Rezeptor ist an der Regulation von Hunger und Sättigung beteiligt. Antagonisten wie Rimonabant reduzieren die Nahrungsaufnahme und bewirken eine signifikante Gewichtsabnahme (im Mittel ca. 6 kg). Rimonabant erhöht jedoch das Risiko depressiver Episoden und Suizidalität und wurde deshalb 2009 vom Markt genommen. Es ist anzunehmen, dass diese unerwünschten Arzneimittelwirkungen durch die Blockade des Cannabinoid-Rezeptors bedingt sind, sodass die klinische Prüfung anderer Vertreter der Substanzklasse eingestellt wurde.

Chitosan und pflanzliche Ballaststoffe

Chitosan ist ein Polysaccharid aus Aminoglykosiden, das aus Chitin durch alkalische Deacetylierung hergestellt wird. Es liegt im Darm als Polykation vor und soll deshalb Fett absorbieren und eine Gewichtsreduktion unterstützen. In kontrollierten Studien an humanen Probanden ließ sich jedoch bislang kein Effekt auf die Fettabsorption zeigen. Chitosan ist als Medizinprodukt mit der Wirkstoffbezeichnung „Lipidadsorbens" in der EU zugelassen und wird als Nahrungsergänzungsmittel verkauft; wegen der unzureichenden Wirkung kann es nicht empfohlen werden.

Guar (Figur-Verlan®) ist der lösliche Ballaststoff der Guarbohne und soll durch das Aufquellen im Magen-Darm-Trakt ein Sättigungsgefühls auslösen. Ein ähnlicher Effekt wird **Glucomannan,** einem Ballaststoff aus der Teufelszunge, sowie **Alginat**, einem Polysaccharid aus Meeresalgen, zugeschrieben. Die wenigen bislang publizierten kontrollierten Studien sprechen dafür, dass diese intensiv beworbenen Produkte die Wirkung einer Kalorienreduktion unterstützen können. Es ist aber anzunehmen, dass ein entsprechender Effekt auch mit einer ballaststoffreichen Ernährung erzielt wird.

25.9.3 Chirurgische Therapie der Adipositas

Die chirurgische Ausschaltung bestimmter Darmabschnitte durch verschiedene Verfahren (Schlauchmagen, Magenbypass, Omega-Loop-Bypass, Biliopankreatische Diversion) führt zu einer nachhaltigen Reduktion des Körpergewichts um 25–40 % sowie zu einer Diabetes-Remission von 60–80 %. Bei einem Teil der Patienten kommt es jedoch nach 1–2 Jahren zu einem langsamen Wiederanstieg des Körpergewichts. Am effektivsten sind Verfahren, bei denen die Passage des Duodenums umgangen wird. Die Wirkung der Adipositas-Chirurgie ist wahrscheinlich nicht nur durch eine Malabsorption, sondern auch durch eine veränderte Sekretion gastrointestinaler Hormone, die an der Regulation von Hunger und Sättigung beteiligt sind, bedingt.

Eine chirurgische Intervention kann indiziert sein, wenn die konservative Therapie der Adipositas erfolglos war und ein BMI > 40 kg/m² vorliegt, bei Vorliegen Adipositas-assoziierter Begleiterkrankungen > 35 kg/m². Nachteile der chirurgischen Intervention sind ein Anstieg von Depressionen, Suizidalität, selbstschädigendem Verhalten, Alkoholismus und Substanzen-Missbrauch. Durch die Malabsorption kommt es zu Störungen der Zufuhr von Protein, Eisen, Folsäure und Calcium sowie der Vitamine B_1, B_{12} und D. Es muss zudem damit gerechnet werden, dass sich die Bioverfügbarkeit von Pharmaka ändert und Dosisanpassungen notwendig werden. Wegen dieser unerwünschter Arzneimittelwirkungen erfordert die Adipositas-Chirurgie eine intensive Nachbetreuung der Patienten.

WEITERFÜHRENDE LITERATUR

ACCORD Study Group Writing Committee 9-Year Effects of 3.7 Years of Intensive Glycemic Control on Cardiovascular Outcomes. Diabetes Care, 2016; 39: 701–708.

Ahlqvist E, Storm P, Käräjämäki A et al. Novel subgroups of adult-onset diabetes and their association with outcomes: a data-driven cluster analysis of six variables. Lancet Diabetes Endocrinol, 2018; 6: 361–369.

Bailey CJ, Tahrani A, Barnett AH. Future glucose-lowering drugs for type 2 diabetes. Lancet Diabetes Endocrinol, 2016; 4: 350–359.

Berget C, Messer LH, Forlenza GP. A Clinical Overview of Insulin Pump Therapy for the Management of Diabetes: Past, Present, and Future of Intensive Therapy. Diabetes Spectrum, 2019; 32: 194–204.

Davies MJ, D'Alessio DA, Fradkin J et al. Management of Hyperglycemia in Type 2 Diabetes, 2018. A Consensus Report by the American Diabetes Association (ADA) and the European Association for the Study of Diabetes (EASD). Diabetologia, 2018; 61: 2461–2498.

DeFronzo RA, Ferrannini E, Zimmet P, Alberti G. International Textbook of Diabetes Mellitus. Vol. 1 and 2. 4th ed. Chichester: Wiley-Blackwell, 2015.

DDG-Deutsche Diabetes Gesellschaft, Leitlinien und Praxisempfehlungen. www.deutsche-diabetes-gesellschaft.de/behandlung/leitlinien

Diabetes Control and Complications Trial Research Group The effect of intensive treatment of diabetes on the development and progression of long-term complications in insulin-dependent diabetes mellitus. New Engl. J Med, 1993; 329: 977–986.

Holst JJ, Holland W, Gromada J et al. Insulin and glucagon: partners for life. Endocrinology, 2017; 158: 696–701.

Joost H-G. Appetite Control. Handbook of Experimental Pharmacology. Vol. 209. Heidelberg: Springer, 2012.

Kahn SE, Cooper ME, Del Prato S. Pathophysiology and treatment of type 2 diabetes: perspectives on the past, present, and future. Lancet, 2014; 383: 1068–1083.

Nicholson W, Bolen S, Witkop CT, Neale D, Wilson L, Bass E. Benefits and risks of oral diabetes agents compared with insulin in women with gestational diabetes: a systematic review. Obstet Gynecol, 2009; 113: 193–205.

Proks P, de Wet H, Ashcroft FM. Molecular mechanism of sulphonylurea block of K(ATP) channels carrying mutations that impair ATP inhibition and cause neonatal diabetes. Diabetes, 2013; 62: 3909–3919.

Rorsman P, Ashcroft FM. Pancreatic beta cell electrical activity and insulin secretion: of mice and men. Physiol Rev, 2018; 98: 117–214.

Rote-Hand-Brief zu Forxiga® (Dapagliflozin) 5 mg: Das Arzneimittel darf nicht mehr zur Behandlung von Typ-1-Diabetes angewendet werden. www.bfarm.de/SharedDocs/Risikoinformationen/Pharmakovigilanz/DE/RHB/2021/rhb-forxiga.html; (letzter Zugriff: 15.01.2022

Rustenbeck I, Baltrusch S, Tiedge M. Do insulinotropic glucose-lowering drugs do more harm than good? The hypersecretion hypothesis revisited. Diabetologia, 2010; 53: 2105–2111.

Rustenbeck I. Wie wirksam ist die HbA_{1c}-Senkung? Aktueller Stand der Evidenz bei Diabetes mellitus Typ 2. Med Monatsschr Pharm, 2017; 40: 489–495.

Scherneck S, Schlinke N, Beck E, Grupe K, Weber-Schoendorfer C, Schaefer C. Pregnancy outcome after first-trimester exposure to metformin: A prospective cohort study. Reprod Toxicol, 2018; 81: 79–83.

Slomko H, Heo HJ, Einstein FH. Minireview: Epigenetics of obesity and diabetes in humans. Endocrinology, 2012; 153: 1025–1030.

UK Prospective Diabetes Study Group Intensive blood-glucose control with sulphonylureas or insulin compared with conventional treatment and risk of complications in patients with type 2 diabetes (UKPDS 33). Lancet, 1998; 352: 837–853.

UK Prospective Diabetes Study Group Effect of intensive blood-glucose control with metformin on complications in overweight patients with type 2 diabetes (UKPDS 34). Lancet, 1998; 352: 854–863.

Zinman B, Wanner C, Lachin JM et al. EMPA-REG OUTCOME Investigators: Empagliflozin, Cardiovascular Outcomes, and Mortality in Type 2 Diabetes. N Engl J Med, 2015; 373: 2117–2128.

KAPITEL

26 Hypothalamische und hypophysäre Hormone

Peter Gierschik, Elke Oetjen

26.1 Allgemeine Biochemie der Hormone

Der Terminus „Hormon" leitet sich vom altgriechischen ὁρμάω ab, was „ich treibe an" oder „ich setze in Bewegung" bedeutet. Hormone sind Botenstoffe und damit wie Neurotransmitter Teil des Informationsübertragungssystems des Körpers.

Hormone werden nach der klassischen Definition in bestimmten Organen (Drüsen) gebildet und als Botenstoffe in das Blut abgegeben. Sie erreichen ihre meist entfernt liegenden Zielorgane auf dem Blutweg. Es gibt aber auch hormonähnlich wirksame Substanzen, z. B. Prostaglandine und Wachstumsfaktoren, die unmittelbar am Ort ihrer Bildung wirksam werden. Man unterscheidet daher:

- Endokrine Funktion: entspricht der klassischen Definition
- Parakrine Funktion: ein Botenstoff wird in einer Zelle gebildet, abgegeben und übt auf benachbarte Zellen seine Wirkung aus
- Autokrine Funktion: der Botenstoff wirkt auf die Zelle, durch die er gebildet wird

Zu den wesentlichen hormonsynthetisierenden Organen zählen der Hypothalamus, die Hypophyse, die Nebennieren (Rinde, Mark), die Gonaden, die Schilddrüse, die Nebenschilddrüsen und die Pankreasinseln. Daneben werden Hormone in spezifischen Zellen verschiedener Gewebe gebildet, wie im Herzen (z. B. atrialer natriuretischer Faktor) oder in der Magen-/Darmschleimhaut (z. B. Gastrin, GLP [Glucagon-like Peptide]-1 und -2, GIP [Glucose-dependent Insulinotropic Polypeptide], Ghrelin). Letztere Zellen bilden das enteroendokrine System, das bezüglich der Zahl der hormonbildenden Zellen und der gebildeten Hormone (> 100) das größte endokrine Organ des Körpers darstellt.

Hormone sind essenzielle Botenstoffe. Hormonwirkungen betreffen die Regulation des Elektrolythaushalts, der Energieproduktion, -nutzung und -speicherung, der Blutdruckregulation, der Reaktionen auf Notfallsituationen (Hunger, Stress, Unfall, Infektionen), der Stimmung, des Verhaltens, der Nahrungsaufnahme, des Wachstums, der Entwicklung und der Fortpflanzung. Therapiebedürftige Krankheiten können sowohl durch den Mangel an Hormonen als auch durch deren Überproduktion verursacht werden (Substitutionstherapie z. B. bei Morbus Addison, Hypogonadismus, Diabetes mellitus, Hypothyreose; Suppressionstherapie z. B. bei Akromegalie, Morbus Cushing, Hyperthyreose, Hyperprolactinämie). Auch unabhängig von einer Unter- oder Überfunktion einer endokrinen Drüse können mit agonistisch und/oder antagonistisch wirksamen Hormonen und Hormonanaloga klinisch erwünschte therapeutische Effekte erzielt werden (z. B. entzündungshemmende Wirkungen der Glucocorticoide).

26.1.1 Chemie der Hormone

Es gibt vier chemische Hauptgruppen von Hormonen:

1. **Glykoproteine:** Dazu gehören die Gonadotropine FSH, LH und HCG sowie das TSH.
2. **Steroidhormone,** wie die Sexualhormone, die Hormone der Nebennierenrinde und, im weiteren Sinn, die Secosteroide mit Vitamin-D-Hormon (1,25-Dihydroxy-cholecalciferol, Calcitriol) als prototypischem Vertreter.
3. **Proteo- und Peptidhormone:** Dazu gehören u. a. Wachstumshormon, Prolactin, Insulin, ACTH, Calcitonin, etliche kardiovaskulär wirksame Hormone sowie Zytokine und Chemokine. Auch die hypothalamischen Freisetzungshormone

sind Peptide. Peptidhormone sind weniger komplex aufgebaute Proteohormone mit weniger als 100 Aminosäuren.

4. **Hormone,** die sich von Aminosäuren ableiten, wie Thyroxin (T_4), Triiodthyronin (T_3), Adrenalin, Dopamin und Serotonin.

26.1.2 Wirkungsmechanismen von Hormonen

Wie andere Botenstoffe des Körpers beeinflussen Hormone die Funktion ihrer Zielzellen über die Bindung an spezifische Rezeptoren. Die Rezeptoren der verschiedenen Hormone kommen aus allen vier molekularen Klassen von Rezeptoren:

1. Ligandengesteuerte Ionenkanäle: Dazu gehören z. B. der nicotinische Cholinozeptor und der 5-HT_3-Rezeptor. Das durch Zytostatika oder Strahlentherapie aus den enterochromaffinen Zellen im Gastrointestinaltrakt freigesetzte Serotonin wirkt auf 5-HT_3-Rezeptoren an den afferenten Vagusfasern und in der Area postrema, und löst so Erbrechen aus. Der 5-HT_3-Rezeptor ist ein durch Serotonin gesteuerter Ionenkanal für Na^+- und K^+-Ionen. Die Wirkung ligandengesteuerter Ionenkanäle ist in ➤ Abb. 1.13 für den nicotinischen Cholinozeptor dargestellt.
2. Zellmembranständige Rezeptoren mit ligandengesteuerter, eigenständiger oder assoziierter enzymatischer oder nichtenzymatischer Aktivität: Dazu gehören der Insulinrezeptor (Rezeptortyrosinkinase, ➤ Abb. 1.11A), der Wachstumshormonrezeptor (assoziiert mit der Januskinase 2 [Jak2], einer zytosolischen Tyrosinkinase, ➤ Abb. 1.14 Mitte, sowie Rezeptorserin-/-threoninkinasen und Zytokin- und Toll-like-Rezeptoren).
3. G-Protein-gekoppelte Rezeptoren (➤ Abb. 1.8): Dazu gehören die Rezeptoren von Peptidhormonen wie Oxytocin, 8-Arginin-Vasopressin (AVPR1, AVPR1B, AVPR2), Somatostatin, Angiotensin II (ATR1, ATR2) und GnRH, von Glykoproteinhormonen wie TSH, LH und FSH sowie von Adrenalin, Dopamin und Serotonin. Diese Gruppe stellt quantitativ die größte Gruppe der physiologischen Rezeptoren mit mehr als 360 verschiedenen menschlichen Rezeptoren für Hormone und Neurotransmitter beim Menschen dar.
4. Ligandengesteuerte Transkriptionsfaktoren (➤ Abb. 1.8, ➤ Abb. 27.5): Dies sind u. a. die Rezeptoren der Glucocorticoide, der Mineralocorticoide, der Sexualhormone, des Vitamin-D-Hormons und der Schilddrüsenhormone. Eine auf diesem Wege induzierte Wirkung tritt meist erst nach Stunden bis Tagen ein.

26.1.3 Regulationsmechanismen

Zwischen Hormonproduktion, -ausschüttung und -wirkung bestehen Wechselbeziehungen. Die Ausschüttung aus den Nebenschilddrüsen von Parathormon, das u. a. im Knochen die Freisetzung von Ca^{2+} fördert, wird bei Absinken der Ca^{2+}-Konzentration im Serum gesteigert. Der wesentliche Stimulus für die Sekretion von Insulin, das den Blutzucker senkt, ist ein Anstieg der Glucosekonzentration im Blut.

Die Hormonsynthese und -ausschüttung einiger anderer endokriner Organe werden ihrerseits durch Hormone reguliert. Unter Einschluss des Zentralnervensystems bestehen Regelkreise mit negativer oder auch positiver Rückkopplung. Neurone, deren Zellkörper im Hypothalamus liegen, synthetisieren sogenannte Freisetzungshormone (engl. releasing hormones, z. B. TRH, GnRH, GHRH und CRH) oder freisetzungshemmende Hormone (engl. release-inhibiting hormones, z. B. Somatostatin, Dopamin). Die Nervenendigungen dieser Neurone liegen in der äußeren Schicht der Eminentia mediana und fußen auf dem ersten Kapillargebiet des hypophysären Pfortaderkreislaufs, in das sie die Hormone ausschütten. Die hypothalamischen Hormone erreichen so ohne Verdünnung über den systemischen Kreislauf in hoher Konzentration den Vorderlappen der Hypophyse, wo sie über spezifische Rezeptoren auf ihren Zielzellen die Freisetzung von Hormonen aus einem der fünf unterschiedlichen endokrinen Zelltypen (corticoptrop, somatotrop, lactotrop, thyrotrop und gonadotrop) steigern (so GnRH die Freisetzung von LH und FSH aus den gonadotropen Zellen) oder hemmen (so Dopamin über D_2-Rezeptoren die Prolactinsekretion aus den lactotropen Zellen). Die Hypophysenvorderlappenhormone erreichen über den systemischen Kreislauf ihre peripheren Erfolgsorgane, wo sie die Synthese und Freisetzung von Hormonen steigern (so TSH an der Schilddrüse die Abgabe von T_4 und T_3 oder ACTH an der Nebennierenrinde die Bildung und Abgabe von Corticosteroiden). Schilddrüsenhormone, Corticosteroide und Sexualhormone üben ihre vielfältigen peripheren Hormonwirkungen aus; sie wirken aber auch auf der Ebene des Hypothalamus und

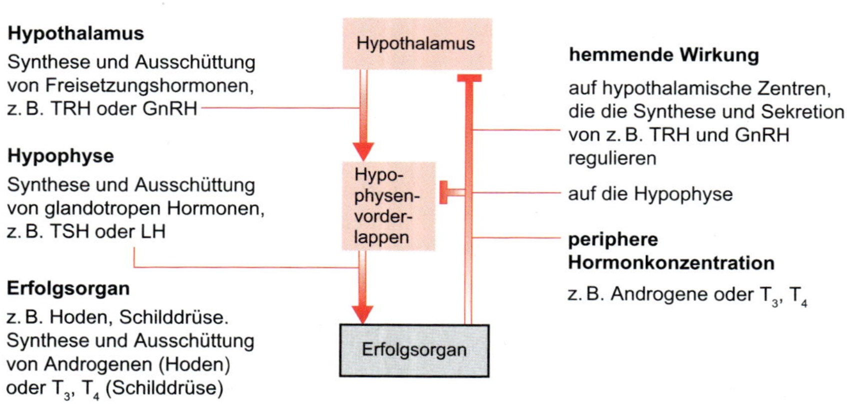

Abb. 26.1 Prinzip der negativen Rückkopplung (negative feedback).
Die sekretorische Aktivität des Hypothalamus-Hypophysen-Systems hängt von der aktuellen Konzentration des entsprechenden peripheren Hormons ab.

des Hypophysenvorderlappens hemmend auf die Synthese und Sekretion der ihnen übergeordneten Hormone. Es besteht damit ein Regelkreis mit negativer Rückkopplung (engl. negative feedback; ➤ Abb. 26.1). Therapeutische Anwendungen von Schilddrüsen-, Sexual- oder Nebennierenrindenhormonen können damit entscheidend in diesen Regelkreis eingreifen.

Eine positive Rückkopplung spielt bei Sexualhormonen und Gonadotropinen in bestimmten Phasen des weiblichen Zyklus eine Rolle. Bei den Estrogenen und Gestagenen dominiert zwar die negative Rückkopplung auf die entsprechenden Zentren des Hypothalamus (Hemmung der Produktion und Sekretion von GnRH) und der Hypophyse, unter bestimmten Bedingungen kann aber auch eine positive Rückkopplung vorliegen; d. h., Estrogene können die Ausschüttung von GnRH und, in der Folge, LH stimulieren. Dieser Mechanismus spielt bei der Ovulationsauslösung eine entscheidende Rolle.

26.2 Hypothalamische Hormone

Die Hormone des Hypophysenvorderlappens werden durch hypothalamische, die Freisetzung der hypophysären Hormone kontrollierende Hormone reguliert. Es handelt sich meist um Peptide, die über ein besonderes Gefäßsystem, die Portalgefäße, direkt vom Hypothalamus in die Hypophyse gelangen.

Diagnostische Bedeutung haben **TRH** (engl. thyrotropin-releasing hormone), **CRH** (engl. corticotropin-releasing hormone) und **GHRH** (engl. growth hormone-releasing-hormone). **GnRH** (engl. gonadotropin-releasing hormone) hat in Form seiner Analoga zudem therapeutische Bedeutung (z. B. für die hormonsuppressive Therapie des hormonabhängigen Prostatakarzinoms). Die Sekretion von Wachstumshormon wird durch **Somatostatin** und die von Prolactin im Wesentlichen durch **Dopamin** gehemmt. Dopamin-Rezeptor-Agonisten besitzen eine therapeutische Bedeutung nicht nur aufgrund ihrer Wirkung am Hypophysenvorderlappen, sondern auch bei Morbus Parkinson sowie als peripher wirksames Reservetherapeutikum bei bestimmten Formen der akuten Herzinsuffizienz.

26.2.1 TRH (thyrotropin-releasing hormone, Protirelin)

Das Tripeptid TRH (Struktur ➤ Abb. 26.2) stimuliert die Synthese und Ausschüttung von TSH. Darüber hinaus stimuliert TRH auch die Prolactinsekretion. Bei Akromegalie stimuliert TRH auch die GH-Ausschüttung. TRH wird auch an anderen Stellen inner- und außerhalb des ZNS gebildet und freigesetzt.

Die Plasmahalbwertszeit beträgt ca. 5 min. TRH ist ein sowohl am N- als auch am C-Terminus gegenüber Exopeptidasen geschütztes Tripeptid, das auch zur nasalen Applikation verfügbar ist. TRH wird nur zur Diagnose und Differentialdiagnose von Schilddrüsenerkrankungen im **TRH-Test** genutzt. TRH wird dabei i. v. oder nasal appliziert. Wegen der vermehrten Anwendung neuerer, sehr sensitiver TSH-Assays wird der TRH-Test nur noch selten angewandt.

TRH:
Pyroglu–His–Pro–NH_2

GnRH = LH–RH:
Pyroglu–His–Trp–Ser–Tyr–Gly–Leu–Arg–Pro–Gly–NH_2

Somatostatin: (Disulfidbrücke zwischen den beiden Cys)
H–Ala–Gly–Cys–Lys–Asn–Phe–Phe–Trp–Lys–Thr–Phe–Thr–Ser–Cys–OH

CRH:
H–Ser–Gln–Glu–Pro–Pro–Ile–Ser–Leu–Asp–Leu–Thr–Phe–His–Leu–Leu–Arg–Glu–Val–Leu–Glu–Met–Thr–Lys–Ala–Asp–Gln–Leu–Ala–Gln–Gln–Ala–His–Ser–Asn–Arg–Lys–Leu–Leu–Asp–Ile–Ala–NH_2

GHRH:
Tyr–Ala–Asp–Ala–Ile–Phe–Thr–Asn–Ser–Tyr–Arg–Lys–Val–Leu–Gly–Gln–Leu–Ser–Ala–Arg–Lys–Leu–Leu–Gln–Asp–Ile–Met–Ser–Arg–Gln–Gln–Gly–Glu–Ser–Asn–Gln–Glu–Arg–Gly–Ala–Arg–Ala–Arg–Leu–NH_2

Abb. 26.2 Aminosäuresequenzen von TRH, GnRH, Somatostatin, CRH und GHRH.

26.2.2 CRH (corticotropin-releasing hormone, Corticorelin)

Die Aminosäuresequenz findet sich in ➤ Abb. 26.2.

Der CRH-Test dient der Differentialdiagnose, z. B. des Cushing-Syndroms und von Störungen der Hypophysenvorderlappenfunktion. Beim zentralen (hypothalamisch-hypophysär bedingten) Cushing-Syndrom kommt es nach CRH-Gabe zu einem überschießenden ACTH- und Cortisolanstieg, während Patienten mit einem cortisolproduzierenden Nebennierenrindentumor (Adenom oder Karzinom) bei unveränderter Cortisolsekretion der basal nicht messbare ACTH-Spiegel unverändert im nicht messbaren Bereich verbleibt. Bei Patienten mit ektoper (z. B. paraneoplastischer) ACTH-Sekretion werden die basal erhöhten ACTH- und Cortisolspiegel nicht oder nur gering gradig erhöht.

Indikationen für den therapeutischen Einsatz gibt es nicht.

26.2.3 GHRH (growth hormone-releasing hormone, Somatorelin)

Aminosäuresequenz (➤ Abb. 26.2).

Der **GHRH-Test** wird zur Differentialdiagnostik des Wachstumshormonmangels (Hyposomatotropismus) angewendet. Der Test unterscheidet zwischen hypophysären und hypothalamischen Störungen. Da GHRH im Gegensatz zu den anderen GH-Sekretagoga direkt am Hypophysenvorderlappen ansetzt, ist es möglich, durch Untersuchung der GH-Sekretion nach GHRH und nach Stimulation durch z. B. Insulin-Hypoglykämie eine Lokalisationsdiagnostik (Etagendiagnostik) durchzuführen. So finden sich typischerweise bei Patienten mit hypophysären Schädigungen weder nach GHRH noch während des Insulin-Hypoglykämie-Tests GH-Anstiege, wogegen Patienten mit rein suprasellären Läsionen, z. B. Kraniopharyngeomen, noch eine regelrechte GH-Sekretion nach GHRH, aber nicht nach einem hypothalamisch ansetzenden Stimulus aufweisen.

Bei Ansprechen der Hypophyse auf GHRH (50 µg i. v., GHRH Ferring®) liegen ca. 30 min nach Gabe maximale Wachstumshormonkonzentrationen vor. Anstelle des isolierten GHRH-Tests wird in der Diagnostik des Wachstumshormonmangels mittlerweile der kombinierte GHRH/Arginin-Test angewandt. Arginin hemmt die Sekretion des GH-freisetzungshemmenden hypothalamischen Hormons Somatostatin und steigert die hypophysäre GH-Synthese und -Freisetzung.

26.2.4 GnRH (gonadotropin-releasing hormone, Gonadorelin)

Das **hypothalamische** Dekapeptid GnRH (= LHRH = GnRH-I) (Struktur ➤ Abb. 26.2) ist das Freisetzungshormon der Gonadotropine LH und FSH (➤ Abb. 26.3). Es wird vom Hypothalamus nicht kontinuierlich, sondern pulsatil ausgeschüttet, mit durchschnittlich einem Puls pro 120 Minuten beim erwachsenen Mann und einem Puls pro 90 Minuten in der Follikelphase des Zyklus der Frau. Die Frequenz ist in der Lutealphase verlangsamt. GnRH bindet und aktiviert spezifisch den GnRH-Rezeptor auf den gonadotropen Zellen des Hypophysenvorderlappens, der in die Klasse der G-Protein-gekoppelten Rezeptoren gehört und über eine Aktivierung von G_q- und G_s-Proteinen eine Aktivierung der Phospholipase C bzw. der Adenylylcyclase bewirkt und so die Stimulation der Synthese und Ausschüttung von LH und FSH vermittelt.

GnRH und sein Rezeptor werden auch von einigen sexualhormonabhängigen Tumoren exprimiert, darunter Tumoren von Geweben wie Brust, Endometrium, Ovar und Prostata. GnRH-Analoga können die Proliferation von entsprechenden tumorabgeleiteten Zelllinien in einigen Fällen hemmen. Des Weiteren wurde auch in Primaten, besonders auch außerhalb des ZNS, das Vorkommen GnRH-ähnlicher Peptide (GnRH-II, pGln-His-Trp-Ser-His-Gly-Trp-Tyr-Pro-Gly und GnRH-III, pGln-His-Trp-Ser-His-Asp-Trp-Lys-Pro-Gly) beschrieben, deren zelluläre Wirkungen ebenfalls über den GnRH-Rezeptor vermittelt werden.

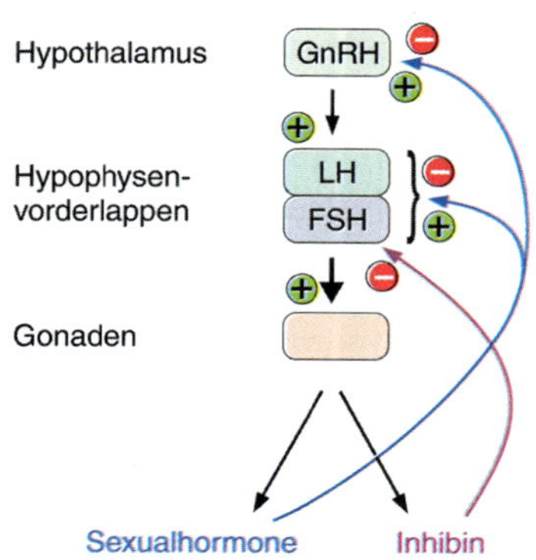

Abb. 26.3 Die Hypothalamus-Hypophysen-Gonaden-Achse.
Das hypothalamische Freisetzungshormon GnRH (= LHRH) stimuliert die Synthese und Freisetzung der Gonadotropine LH und FSH aus den gonadotropen Zellen des Hypophysenvorderlappens bei Mann und Frau. Die gonadalen Steroidhormone wie Testosteron bzw. Estradiol und Progesteron üben eine negative Rückkopplung auf Hypothalamus und Hypophyse aus. Der präovulatorische Estrogenanstieg vermittelt auch eine positive Rückkopplung.

Neben GnRH sind GnRH-Analoga mit agonistischer oder antagonistischer Aktivität am GnRH-Rezeptor therapeutisch verfügbar. Auch von GnRH-II sind Analoga mit agonistischer und antagonistischer Wirkung synthetisiert worden. Allerdings beschränkt sich ihr Einsatz bisher auf experimentelle Anwendungen.

GnRH-Rezeptor-Agonisten

Mit GnRH-Rezeptor-Agonisten lässt sich interessanterweise entweder eine Stimulation oder eine Hemmung der Sekretion von Gonadotropinen und damit von Sexualhormonen erreichen, je nach Art der Anwendung. Eine einmalige Gabe **steigert** die LH/FSH-Sekretion, ebenso eine wiederholte längerfristige Gabe, wenn sie stoßweise erfolgt und so das physiologische Sekretionsmuster von GnRH imitiert. Dagegen verursacht eine kontinuierliche Besetzung der GnRH-Rezeptoren durch die Agonisten nach einer initialen kurzfristigen Stimulation der LH/FSH-Sekretion einen Empfindlichkeitsverlust der gonadotropen Zellen des Hypophysenvorderlappens gegenüber GnRH, der sich beim Menschen hinsichtlich seiner molekularen Mechanismen von der bei vielen anderen G-Protein-gekoppelten Rezeptoren beobachteten Desensibilisierungs- und Internalisierungsreaktion unterscheidet (➤ Kap. 1.2.4). In der Folge kommt es dabei nach 2–3 Wochen zu einer **Abnahme** der Gonadotropinsekretion mit gleichzeitigem Abfall der Sexualhormonspiegel auf Werte, wie sie nach Kastration erreicht werden (chemische Kastration) (➤ Abb. 26.4). Diese Hemmung ist nach Beendigung der Therapie reversibel. Beide Arten der Anwendung haben therapeutische Bedeutung.

GnRH wird im Plasma sehr rasch hydrolysiert, die Plasmahalbwertszeit beträgt nur 2–4 min, die Ausscheidung der Degradationsprodukte erfolgt renal. GnRH eignet sich zur pulsatilen Stimulation

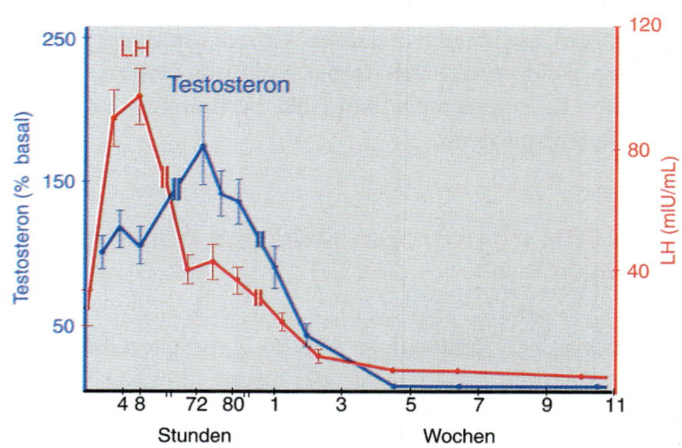

Abb. 26.4 Wirkung einer kontinuierlichen Stimulation der GnRH-Rezeptoren auf die Plasmaspiegel von luteinisierendem Hormon (LH) und Testosteron beim Mann.
Bei chronischer Gabe eines lang wirksamen GnRH-Agonisten kommt es nach anfänglicher Stimulation zu einer Desensibilisierung der Rezeptoren und damit nach 2–3 Wochen zu einer Abnahme der Hormonspiegel. Die Testosteronspiegel sinken schließlich auf Werte wie bei Kastraten. Ein lang wirksames GnRH-Analogon (D-Leu6-GnRH-A, 10 mg) wurde täglich s. c. gegeben. (IU = international unit) (Modifiziert nach: Warner et al. J Clin Invest, 1983; 71: 1842–1853.)

der LH/FSH-Sekretion. Durch Modifikation an den Positionen 6 und 10 des Moleküls ist es gelungen, die Wirksamkeit und die Wirkungsdauer erheblich zu steigern (Plasmahalbwertszeit von Goserelin: etwa 3 h). Diese langwirksamen GnRH-Agonisten (➤ Tab. 26.1) eignen sich daher zur lang fristigen Senkung der Gonadotropin- und Sexualhormonspiegel.

Diagnostischer und therapeutischer Einsatz von GnRH

Der **GnRH-Test** hat diagnostische Bedeutung z. B. zur Differenzierung des hypogonadotropen Hypogonadismus bei Mann und Frau (hypothalamische/hypophysäre Ursache). Überprüft wird, ob durch die GnRH-Gabe die hypophysäre Ausschüttung von LH und FSH stimulierbar ist. Es gibt viele Testmodifikationen. Bewährt hat sich bei Erwachsenen die i. v. Gabe von 100 µg GnRH (z. B. LHRH Ferring®). Unmittelbar vor sowie 30 und 60 Minuten nach Gabe wird Blut für die LH- und FSH-Bestimmung abgenommen. Der Test ist positiv, wenn LH und FSH in Abhängigkeit von Alter und Geschlecht und, bei Frauen, von der Zyklusphase mehrfach gegenüber dem Ausgangswert ansteigen.

Für die Behandlung von **hypothalamisch bedingten Fertilitätsstörungen** (GnRH-Mangel) hat sich die pulsatile Applikation (alle 90 min bei der Frau, alle 120 min beim Mann) von GnRH (Lutrelef®) mittels eines batteriebetriebenen Infusionsgeräts (LutrePulse® 3,2 mg, verabreicht mittels LutrePulse® Pod unter Steuerung mit dem Handcomputer LutrePulse® Manager) bewährt. Überstimulierung der Ovarfunktion und Mehrlingsschwangerschaften sind seltener als bei der Therapie mit Gonadotropinen. Die nasale GnRH-Behandlung steht zur Therapie des **Kryptorchismus,** v. a. der beidseitigen Form zur Verfügung (4-wöchige Behandlung mit täglich 1,2 mg GnRH [Kryptocur®], verteilt auf mehrere Einzeldosen), wenngleich der Einsatz von Hormonen zur Behandlung des Hodenhochstands umstritten ist.

Lang wirksame GnRH-Analoga werden zur Senkung der Testosteronspiegel in der **palliativen Therapie des Prostatakarzinoms** eingesetzt. Um das sogenannte Flare-Phänomen, eine vorübergehende Zunahme der tumorbedingten Beschwerden unter der Behandlung, bedingt durch den initialen Testosteronanstieg, zu verhindern, wird ein Antiandrogen parallel für maximal 4 Wochen verabreicht. In der Langzeittherapie können Leuprorelin (z. B. Trenantone®), Buserelin (Profact®), Triptorelin (z. B. Decapeptyl®) oder Goserelin (Zoladex®) als Depotimplantate im Abstand von 3 Monaten injiziert werden. Bei Histrelin (Vantas®) reicht eine subkutane Implantation pro Jahr.

Weitere Indikationen sind prämenopausales Mammakarzinom, Pubertas praecox, Uterus myomatosus, Endometriose und Standardisierung der Ovulation bei der assistierten Fertilisation (In-vitro-Fertilisation). Für die beiden letztgenannten Indikationen können Buserelin (Metrelef®) oder Nafarelin (Synarela®) intranasal angewandt werden.

GnRH-Rezeptor-Antagonisten

Erste Generationen von GnRH-Rezeptor-Antagonisten waren wegen einer starken Histaminfreisetzung mit Ödembildung und anaphylaktoiden Reaktionen klinisch nicht einsetzbar. Mit Cetrorelix, Ganirelix und Degarelix stehen jetzt GnRH-Rezeptor-Antagonisten für die s. c. Applikation zur Verfügung (Struktur ➤ Tab. 26.1). Ihre Plasmahalbwertszeit ist gegenüber der von GnRH stark verlängert (Cetrorelix 12 h, Ganirelix 13 h, Degarelix 29 d). Verglichen mit lang wirksamen GnRH-Rezeptor-Agonisten erreichen GnRH-Rezeptor-Antagonisten einen schnelleren Abfall der Gonadotropin- und Sexualhormonspiegel. Sie vermeiden eine anfängliche Stimulation der Sekretion mit dem Flare-Phänomen und erlauben eine schnelle Senkung der Gonadotropin- und Sexualhormonspiegel. Der sich daraus ergebende klinische Nutzen, z. B. bei der Behandlung des Prostatakarzinoms, ist bislang noch unklar.

Indikationen

Eine Indikation für die GnRH-Antagonisten Cetrorelix und Ganirelix ist die Anwendung bei Patientinnen, die sich einer kontrollierten ovariellen Stimulation, gefolgt von einer Eizellenentnahme und Techniken der **assistierten Reproduktion,** wie In-vitro-Fertilisation, unterziehen (➤ Abb. 26.6). GnRH-Antagonisten verhindern einen vorzeitigen

Tab. 26.1 GnRH-Analoga – aufgeführt sind die Anteile im Molekül, die gegenüber GnRH modifiziert sind.

		Sequenz										Handelsname (Beispiel)
		1	2	3	4	5	6	7	8	9	10	
GnRH-I (= LHRH)	Agonist	pGlu	His	Trp	Ser	Tyr	Gly	Leu	Arg	Pro	Gly-NH_2	Kryptocur®
Triptorelin	Agonist						D-Trp					Decapeptyl®
Leuprorelin	Agonist						D-Leu				N-EtNH_2	Enantone®
Nafarelin	Agonist						D-Nal				N-EtNH_2	Synarela®
Goserelin	Agonist						D-Ser-tBu				AzGly-NH_2	Zoladex®
Buserelin	Agonist						D-Ser-tBu				N-EtNH_2	Profact®
Cetrorelix	Antagonist	Ac-D-Nal	D-Cpa	D-Pal			D-Cit				D-Ala-NH_2	Cetrotide®
Ganirelix	Antagonist	Ac-D-Nal	D-Cpa	D-Pal			D-hArg (Et_2)		hArg (Et_2)		D-Ala-NH_2	Orgalutran®

Eisprung. Gegenüber der Anwendung lang wirksamer GnRH-Agonisten ist die Behandlungsdauer bei GnRH-Antagonisten deutlich verkürzt. Dagegen gibt es keine Unterschiede zwischen GnRH-Agonisten und Antagonisten bezüglich der Lebendgeburtenrate. Weitere mögliche Anwendungen befinden sich in der klinischen Prüfung (Endometriose, Ovarialtumoren, benigne Prostatahyperplasie).

Abarelix (Plenaxis®) und Degarelix (Firmagon®) sind beim fortgeschrittenen hormonabhängigen Prostatakarzinom zugelassene GnRH-Antagonisten, die in Depotform einmal monatlich verabreicht werden. Wegen anaphylaktoider Reaktionen soll der Patient nach der Injektion für 30 Minuten überwacht werden. Zu den Folgen des Testosteronabfalls kann eine Verlängerung des QT-Intervalls hinzukommen.

26.2.5 Somatostatin

Das hypothalamische Peptidhormon Somatostatin (➤ Abb. 26.2) hemmt die hypophysäre Sekretion von GH. Darüber hinaus hemmt Somatostatin die Sekretion anderer Hormone, z. B. von TSH, ACTH, Insulin, Glucagon, Gastrin, Sekretin, Cholezystokinin und Pepsin aus der Hypophyse bzw. anderen endokrinen Geweben und Organen. Es hemmt ferner die Wirkungen von Pentagastrin und Histamin auf die Salzsäureproduktion im Magen. Bedeutsam ist weiterhin eine Verringerung der Durchblutung im Splanchnikusbereich durch Somatostatin. Diese Wirkung scheint z. T. auf einer lokalen arteriolären Vasokonstriktion und einer Senkung des intrahepatischen Gefäßwiderstands zu beruhen. So kommt es bei Patienten mit Leberzirrhose und Pfortaderhochdruck zu einer Verminderung des Blutflusses durch die Leber und die V. azygos sowie des portalen Drucks.

Das aus 92 Aminosäuren bestehende Prosomatostatin wird zu mehreren Spaltprodukten proteolysiert, von denen die aus 14 und 28 Aminosäuren bestehenden, jeweils durch eine Disulfidbrücke zyklisierten Peptide, SST-14 und SST-28 die wichtigsten sind. Die verschiedenen Spaltprodukte wirken über fünf spezifische Somatostatinrezeptor-Subtypen ($SSTR_{1-5}$). Diese sind beim Menschen über die G_i-Proteine an die Hemmung der Adenylylcyclase, die Öffnung von K^+-Kanälen und die Stimulation von Proteintyrosinphosphatasen gekoppelt (➤ Tab. 26.2). Viele endokrin aktive Tumoren der Hypophyse und des Gastrointestinaltrakts sowie andere Tumoren exprimieren Somatostatinrezeptoren, insbesondere $SSTR_2$. Somatostatin und Somatostatin-Analoga können daher klinisch erfolgreich zur Hemmung der Sekretion und teilweise des Wachstums solcher Tumoren eingesetzt werden. Die Expression von Somatostatinrezeptoren erlaubt es auch, Somatostatinrezeptor-positive Tumoren mithilfe von radioaktiv markierten Somatostatin-Analoga bildlich darzustellen. Gegenwärtig werden weiterhin Konzepte für eine gezielte Chemo- oder Strahlentherapie von Tumoren entwickelt, in denen subtypspezifische, mit Chemotherapeutika oder Radionukliden verknüpfte Somatostatin-Analoga selektiv an Somatostatinrezeptor-positive Tumoren binden und von diesen internalisiert werden. Eines dieser Präparate, Lutetium (^{177}Lu)-Oxodotreotid (Lutathera®), wurde 2017 von der Europäischen Arzneimittelbehörde EMA zur Behandlung nichtresezierbarer, metastatischer, progressiv wachsender, gut differenzierter (G1 und G2), Somatostatinrezeptor-positiver, gastroenteropankreatischer, neuroendokriner Tumoren (GEP-NET) Erwachsener zugelassen.

Tab. 26.2 Somatostatinrezeptorsubtypen und Selektivität der Bindung von Somatostatin, Octreotid und Pasireotid in Rezeptorbindungsstudien (Verdrängung der Bindung radioaktiv markierter Rezeptorliganden durch die nicht-markierten Peptide) (Nach: Hofland LJ, Lamberts SW. Endocr Rev, 2003; 24: 28–47.)

	Bindungspotenz (IC_{50}-Werte in nM)				
	$SSTR_1$	$SSTR_2$	$SSTR_3$	$SSTR_4$	$SSTR_5$
Somatostatin (SST-14)	2,3	0,2	1,4	1,8	0,9
Octreotid	> 1000	0,6	34,5	> 1000	7
Lanreotid	> 1000	0,8	107	> 1000	5,2
Pasireotid	9,3	1,0	1,5	> 100	0,2

Die Plasmahalbwertszeit von Somatostatin beträgt nur 3–6 min, weshalb es infundiert werden muss.

Das Octapeptid **Octreotid** (z. B. Sandostatin®, mehrere Generika) ist ein Somatostatin-Analogon. Im Vergleich zu Somatostatin besitzt Octreotid eine längere Halbwertszeit (ca. 2 h) und eine veränderte Rezeptorselektivität (bevorzugter Agonist am $SSTR_2$; ➤ Tab. 26.2). Es steht als Injektionslösung für die s. c. Applikation zur Verfügung, daneben in einer länger wirksamen mikroverkapselten Zubereitung für die intramuskuläre Applikation (Sandostatin® LAR®-Monatsdepot). **Lanreotid** (Somatuline Autogel®) ist ein dem Octreotid verwandtes Somatostatin-Analogon mit einer vergleichbaren Rezeptorselektivität und klinischen Wirksamkeit, das ebenfalls als Depotpräparat 4-wöchentlich verabreicht werden kann.

Pasireotid (Signifor®) stellt ein weiteres Somatostatin-Analogon mit höchster Affinität zum $SSTR_5$-Subtyp dar, das zur Therapie des Morbus Cushing (➤ Kap. 27.7) eingesetzt werden kann, da ACTH-sezernierende Hypophysenadenome insbesondere diesen Rezeptorsubtyp exprimieren.

Indikationen und Dosierung

Somatostatin und seine Analoga werden bei der Therapie schwerer **Ulkusblutungen** bzw. der hämorrhagischen Gastritis und von Ösophagusvarizenblutungen eingesetzt. In der klinischen Praxis wird eine initiale Sättigungsdosis von 3,5 µg/kg als einmalige intravenöse Injektion verabreicht, gefolgt von einer einheitlichen intravenösen Dauerinfusion von 250 µg/h. Die klinische Bedeutung dieser Maßnahme bei Ösophagusvarizenblutungen, insbesondere für die Mortalität der Patienten, ist noch nicht hinreichend geklärt. In einer Metaanalyse mehrerer randomisierter kontrollierter Studien zeigte sich eine positive Wirkung von Somatostatinanaloga auf Komplikationen der chirurgischen Pankreasentfernung.

Die Hauptindikation des Octreotids ist die **Akromegalie**. Die anfängliche Dosierung besteht in einer 2–3-mal täglich s. c. Injektion von 0,05–0,1 mg Octreotid. Die Dosierung soll dann entsprechend den GH- und IGF-1-Spiegeln angepasst werden. Zur Fortführung der Therapie mit Octreotid kann auf die lang wirksame, mikroverkapselte Zubereitung von Octreotid (Sandostatin® LAR®-Monatsdepot) gewechselt werden, die alle 4 Wochen über eine tiefe intraglutäale Injektion verabreicht wird (Anfangsdosis 20 mg).

Octreotid ist darüber hinaus geeignet zur symptomatischen Behandlung **endokrin aktiver Tumoren des Gastrointestinaltrakts:** metastasierende Karzinoide mit den Merkmalen des Karzinoidsyndroms wie Flush und schweren Durchfällen, VIPome (vasoaktive intestinale Peptid-sezernierende Tumoren) mit starken wässrigen Durchfällen und Glucagonome. Bei hormonbildenden Tumoren des Magen-Darm-Trakts beträgt die Initialdosis 0,05 mg s. c. 1–2 × pro Tag; wenn erforderlich, kann die Dosierung auf 3-mal 0,1–0,2 mg s. c. täglich gesteigert werden.

Unerwünschte Arzneimittelwirkungen

Nach anfänglichem Blutzuckerabfall infolge einer Hemmung der Glucagonsekretion durch Somatostatin kommt es nach 2–3 Stunden zu einer Blutzuckererhöhung, bedingt durch die gleichzeitige Hemmung der Insulinsekretion. Blutzuckerkontrollen sind daher erforderlich. Brechreiz und Hitzegefühl wurden nach zu rascher Infusion von Somatostatin beobachtet.

Octreotid kann gastrointestinale unerwünschte Wirkungen wie Übelkeit, krampfartige Bauchschmerzen und Diarrhö verursachen. Bei Langzeitgabe kann es zur Bildung von Gallensteinen kommen, vermutlich infolge verminderter Gallenblasenkontraktion. Eine sonografische Kontrolle ist indiziert. Da Octreotid die Insulinsekretion weniger beeinflusst als Somatostatin, sind Störungen des Blutzuckerspiegels selten. Bei Pasireotid ist wegen des Unterschieds in der Rezeptorselektivität das Hyperglykämierisiko höher.

Kontraindikationen

Schwangerschaft ist als Kontraindikation angegeben.

Interaktionen

Octreotid kann die intestinale Resorption von Ciclosporin vermindern und die Bioverfügbarkeit von Bromocriptin erhöhen.

26.2.6 Dopamin und Dopamin-Rezeptor-Agonisten

Dopamin* aus der tuberoinfundibulären Bahn ist der wesentliche hypothalamische Regulator der Prolactinsekretion aus dem Hypophysenvorderlappen. Es aktiviert dort die Dopamin-D_2-Rezeptoren der lactotropen Zellen und **hemmt Synthese und Freisetzung von Prolactin** (➤ Kap. 14.5). Bei prolactinsezernierenden Adenomen des Hypophysenvorderlappens verkleinern Dopamin-D_2-Rezeptor-Agonisten auch das Volumen des Tumors (➤ Kap. 26.1.3). Im Tiermodell wurde gezeigt, dass in lactotropen Zellen beide Spleißvarianten des D_2R vorkommen und dass chronische Alkoholeinnahme das Expressionsverhältnis der beiden Formen ändert. Dies führt zu einer Reduktion der hemmenden Wirkung des D_2R-Agonisten Bromocriptin auf die Prolactinsekretion. Das Auftreten von Hyperprolactinämie und verschiedener reproduktiver Dysfunktionen bei Menschen mit chronischer Alkoholeinnahme könnte so erklärt werden.

Bromocriptin (verschiedene Generika), ein Mutterkornderivat, war der erste speziell zur **Therapie der Hyperprolactinämie** entwickelte Dopamin-D_2-Rezeptor-Agonist. Cabergolin (verschiedene Generika), Quinagolid (Norprolac®) und Lisurid (Dopergin®) sind neuere dopaminerge Substanzen (➤ Abb. 26.5). Cabergolin und Lisurid sind ebenfalls Ergotaminderivate, Quinagolid ist von nichtergoliner Struktur. Demgegenüber besitzt Quinagolid eine strukturelle Verwandtschaft zu Apomorphin. Alle Verbindungen sind Dopamin-D_2-Rezeptor-Agonisten. Sie binden jedoch an weitere Dopamin- und Serotoninrezeptoren sowie an Adrenozeptoren, mit ausgeprägten substanzspezifischen Unterschieden. Klinisch zeichnet sich Cabergolin durch eine bessere Verträglichkeit als Bromocriptin aus.

Pharmakokinetik

Die Plasmahalbwertszeit von Cabergolin (≈ 65 h) ist deutlich länger als die von Bromocriptin (3–6 h) oder auch als die von Quinagolid (≈ 17 h), sodass es weniger häufig gegeben werden muss. Die

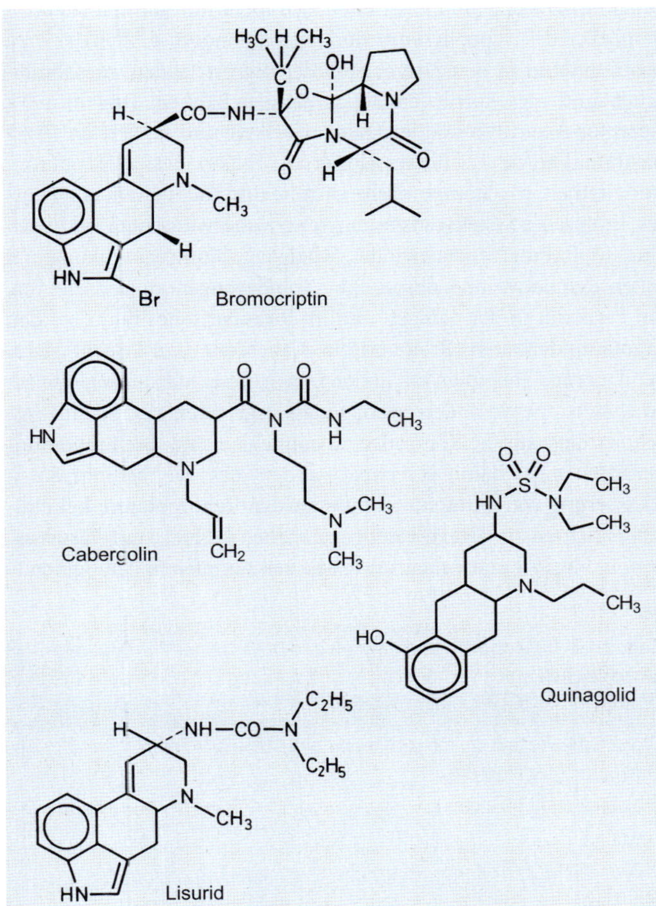

Abb. 26.5 Strukturformeln von Bromocriptin, Cabergolin, Quinagolid und Lisurid.

Elimination von Cabergolin erfolgt ganz überwiegend durch Metabolisierung und Ausscheidung der Metaboliten mit den Fäzes.

Indikationen

Dopamin-D_2-Rezeptor-Agonisten haben heute einen festen Platz in der Therapie verschiedener Erkrankungen, die durch **Hyperprolactinämie** bedingt sind oder bei denen Prolactin von pathogenetischer Bedeutung ist. In ➤ Tab. 26.3 sind die wichtigsten Indikationen und Dosierungen aufgeführt.

Für primäres und sekundäres medikamentöses **Abstillen** sind Dopamin-D_2-Rezeptor-Agonisten die Mittel der Wahl, auch wenn zunächst andere, konservative Maßnahmen empfohlen werden, ebenso für das **Prolactinom** (➤ Kap. 26.2.2) und die mit Hyperprolactinämie einhergehenden Fertilitätsstörungen der Frau. Auch durch Hyperprolactinämie bedingte Potenzstörungen des Mannes können erfolgreich behandelt werden. Während Dopamin und Dopamin-Rezeptor-Agonisten beim Gesunden die Sekretion von GH stimulieren, haben sie bei der **Akromegalie** (➤ Kap. 26.2.2) den gegenteiligen Effekt.

Unerwünschte Arzneimittelwirkungen

Dopamin-D_2-Rezeptoren befinden sich nicht nur auf den lactotropen Zellen des Hypophysenvorderlappens, sondern auch in der Area postrema und in den Zielgebieten der nigrostriatalen, mesolimbischen und mesokortikalen dopaminergen Bahnen. Dopamin-D_2-Rezeptor-Agonisten können daher Übelkeit und Erbrechen (Area postrema) sowie in höherer Dosierung Hyperkinesien (Striatum), Verwirrtheit, psychomotorische Unruhe und Halluzinationen (Cortex, limbisches System) auslösen. Weitere unerwünschte Wirkungen sind Kopfschmerzen, Schwindel, Müdigkeit, Blutdrucksenkung und selten exsudative und fibrotische Veränderungen an den Pleuren, am Perikard, in den Lungen und im Retroperitonealraum bei den Ergotaminderivaten (Bromocriptin, Cabergolin und Lisurid). Länger dauernde Therapien mit hohen Dosen dieser Substanzen führten zu Herzklappenveränderungen, sodass gegebenenfalls regelmäßige echokardiografische Kontrollen zu empfehlen sind. Bei Ergotaminderivaten muss damit gerechnet werden, dass sie, bedingt durch Aktivierung von Serotonin- und/oder α-Adrenozeptoren, bei einigen Patienten auch gefäßverengend wirken können, mit Vasospasmen in Fingern und Zehen sowie Muskelkrämpfen in den Beinen.

Kontraindikationen

Absolute Gegenanzeigen sind nicht bekannt. Bei der Behandlung der hyperprolactinämischen Sterilität sollte die Therapie nach eingetretener Schwangerschaft abgebrochen werden, weil die Kenntnisse hinsichtlich der Teratogenität noch unzureichend sind. Nach den bislang vorliegenden Statistiken ist das Fehlbildungsrisiko bei Verabreichung von Bromocriptin oder Cabergolin vor dem Eintritt der Schwangerschaft und in der Frühschwangerschaft jedoch nicht erhöht. Beim Vorliegen inoperabler prolactinproduzierender Hypophysenadenome kann aber auch in der Gravidität eine Therapie mit Dopamin-Rezeptor-Agonisten gerechtfertigt sein. Quinagolid sollte wegen unzureichender Informationen über seine Sicherheit weder vor noch während einer Schwangerschaft verordnet werden.

26.3 Hormone des Hypophysenvorderlappens

Die Hormone des Hypophysenvorderlappens, der auch als Adenohypophyse bezeichnet wird, sind überwiegend trope Hormone, d. h., sie regulieren die Funktion anderer endokriner Organe, und zwar der Gonaden **(Gonadotropine),** der Schilddrüse **(TSH)** und der Nebennierenrinde **(ACTH).** Daneben werden im Hypophysenvorderlappen Hormone gebildet, deren Wirkung nicht nur auf ein einziges Organ gerichtet ist. Dies sind **Wachstumshormon** und **Prolactin.** Die Sekretion der Hormone des Hypophysenvorderlappens unterliegt einerseits der Kontrolle hypothalamischer Faktoren, andererseits – mit Ausnahme der Prolactinsekretion – der negativ oder positiv rückkoppelnden Wirkung der unter dem Einfluss der Hypophysenvorderlappenhormone gebildeten peripheren Hormone. Hypophysenvorderlappenhormone regeln wichtige Körperfunktionen. Ein partieller oder vollständiger Ausfall des Hypophysenvorderlappens hat deshalb schwerwiegende, potentiell lebensbedrohliche Störungen zur Folge.

26.3.1 Gonadotropine

Die Gonadotropine sind Hypophysenvorderlappenhormone, deren Wirkung primär auf die Gonaden gerichtet ist. Es gibt zwei hypophysäre Gonadotropine:

Tab. 26.3 Indikationen und empfohlene Dosierungen für Dopamin-D_2-Rezeptor-Agonisten (grundsätzlich zu Beginn mit niedrigen Dosen abends einschleichen, nach Verträglichkeit und Wirkung Dosis langsam steigern)

Indikationen	Bromocriptin	Cabergolin	Quinagolid	Lisurid
Prolactinbedingte Fertilitätsstörungen, Amenorrhö, Galaktorrhö	2–3 × 2,5 mg/d	1–3 × 0,5 mg/Woche	0,075–0,150 mg/d	1–3 × 0,1–0,2 mg/d
Prolactinom, Akromegalie	3 × 2,5 mg bis 4 × 5 mg/d	1–2 × 0,5–1 mg/Woche	0,150–0,300 mg/d	3–4 × 0,2–0,5 mg/d
Abstillen	2 × 2,5 mg/d über 14 Tage	1 × 1 mg als Einzeldosis		3 × 0,2 mg/d über max. 14 Tage
Puerperale Mastitis (fortgeschrittenes Stadium)	3 Tage 3 × 2,5 mg 11 Tage 2 × 2,5 mg			
Parkinsonismus	3–6 × 2,5–5 mg/d	2–3 mg/d		3–4 × 0,2–0,5 mg/d

- FSH (Follitropin, follikelstimulierendes Hormon)
- LH (Lutropin, Luteinisierungshormon)

Sie wirken über die Bindung an G_s-(FSHR) bzw. G_s- und $G_{q/11}$-Protein(LH)-gekoppelte Rezeptoren, die sich durch außergewöhnlich große N-terminale extrazelluläre Domänen auszeichnen. Diese sind für die Bindung von FSH bzw. von LH notwendig. Die aus den Gonaden ausgeschütteten Sexualhormone üben am Hypothalamus und an der Hypophyse sowohl eine negative als auch, unmittelbar vor der Ovulation, eine positive Rückkopplung auf die durch GnRH stimulierte Freisetzung der Gonadotropine aus (➤ Abb. 26.3). In der Plazenta verschiedener Spezies, so auch des Menschen, werden ebenfalls Peptid- bzw. Glykoproteinhormone gebildet, die teilweise ähnliche Eigenschaften besitzen wie die hypophysären Gonadotropine. Zu nennen sind hCG (humanes Choriongonadotropin), das vorwiegend LH-Aktivität besitzt, und hPL (humanes Plazentalaktogen). In ➤ Tab. 26.4 sind die Gonadotropine und die Proteohormone der Plazenta aufgeführt und deren Abkürzungen definiert. Außerdem werden die wichtigsten physiologischen Wirkungen und die Indikationen für diese Hormone genannt.

Die Plasmahalbwertszeit der Gonadotropine kann deutlich schwanken. Sie beträgt für LH ≈ 12 h, für FSH ≈ 24 h und für hCG ≈ 30 h.

Frauen in der Menopause scheiden vermehrt hypophysäre Gonadotropine aus. Da FSH, LH und hCG auch in unveränderter Form über die Niere ausgeschieden werden, können sie aus dem Harn durch Aufreinigung gewonnen werden (➤ Tab. 26.5). Die Standardisierung der Gonadotropine erfolgt in Einheiten, die auf ein entsprechendes international definiertes Referenzpräparat bezogen sind. Daneben werden sowohl FSH als auch LH und hCG gentechnisch hergestellt (➤ Tab. 26.5). So sind diese Präparate in praktisch unbegrenzter Menge verfügbar und frei von der Gefahr einer (theoretisch möglichen) Kontamination aus biologischem Ausgangsmaterial wie Hypophyse oder Harn. Mehrere Metaanalysen zeigen jedoch, dass es entweder keine oder nur geringe Unterschiede zwischen den rekombinanten und den aus dem Harn gewonnenen Gonadotropinen gibt. Ansonsten sind die rekombinanten Hormone den durch Extraktion gewonnenen klinisch äquivalent.

Gentechnische Verfahren wurden auch in dem Bemühen eingesetzt, modifizierte Gonadotropine mit verbesserten pharmakokinetischen oder veränderten pharmakodynamischen Eigenschaften herzustellen. Corifollitropin alfa (Elonva®), das durch Anhängen der C-terminalen 33 Aminosäuren der β-Untereinheit von hCG an die β-Untereinheit von FSH eine Verlängerung der Halbwertszeit auf 69 h erfuhr, wurde 2010 zugelassen. Dadurch wird es möglich, in der ersten Woche einer kontrollierten ovariellen Stimulation durch einmalige s. c. Gabe (< 60 kg KG: 100 µg; > 60 kg KG: 150 µg) eine vergleichbare Erfolgsquote wie durch tägliche Verabreichung normaler FSH-Präparationen zu erreichen, allerdings bei häufigerem Auftreten eines ovariellen Hyperstimulationssyndroms (OHSS). Kontraindikation für den Einsatz ist eine eingeschränkte Nierenfunktion.

Die Gonadotropine sind **Glykoproteine.** FSH, LH und hCG bestehen aus zwei Untereinheiten, einer α- und einer β-Untereinheit. Die α-Untereinheiten von FSH, LH, HCG und auch von TSH sind identisch (92 Aminosäuren), die β-Untereinheiten sind dagegen hormonspezifisch. Sie bestehen bei FSH aus 111 Aminosäuren, bei LH aus 121 Aminosäuren und bei hCG aus 145 Aminosäuren. Beide Ketten der Gonadotropine, α und β, sind jeweils stark posttranslational glykosyliert.

Indikationen und Dosierung

Weibliche Sterilität

Ziel der Behandlung von Frauen mit **Anovulation** ist die Reifung eines einzigen Graaf-Follikels, um Mehrlingsschwangerschaften möglichst zu vermeiden. Hierzu werden die Gonadotropine (hMG, FSH) individuell dosiert und der Therapieverlauf (Reifung der Follikel in den Ovarien) engmaschig sonografisch und durch Bestimmung der Plasmakonzentrationen von Estradiol (E2), eventuell auch von LH und Progesteron verfolgt. Nach der sich anschließenden

Tab. 26.4 Gonadotropine und Hormone der Plazenta mit ihren Wirkungen

Hormonproduzierendes Organ	Hormon	Physiologische Wirkungen	Klinische Anwendung
Hypophysenvorderlappen	LH	Regulation der inkretorischen (Steroidbiosynthese) und der generativen Funktion der Gonaden (Spermatogenese, Follikelreifung, Ovulation)	Weibliche Sterilitätsbehandlung
	FSH	Beteiligung an der Regulation der generativen Gonadenfunktion (Spermatogenese, Follikelreifung)	• Stimulation der Follikelentwicklung bei Follikelreifungsstörungen • Weibliche und männliche Sterilitätsbehandlung
	Menotropin (humanes Menopausengonadotropin, hMG)	Gemisch von hypophysärem FSH und LH, vermehrt ausgeschieden im Harn menopausaler Frauen	Weibliche und männliche Sterilitätsbehandlung
Menschliche Plazenta	hCG	• Besitzt fast ausschließlich LH-Aktivitäten • Luteotropes Hormon in der Schwangerschaft	• Weibliche Sterilitätsbehandlung (Ovulationsauslösung) • Differentialdiagnostik bei männlicher und weiblicher Sterilität (hCG-Test) • Kryptorchismus
	hPL	• Hat u. a. GH-ähnliche Eigenschaften • Möglicherweise für die Mammogenese in der Gravidität von Bedeutung	Steht nur ausnahmsweise zur Verfügung

Tab. 26.5 Gonadotropinpräparate

	Herstellung	Internationaler Freiname (INN)	Handelsname (Beispiel)	Applikation
hMG	Extrakt[1], hoch gereinigt	Menotropin	Menogon®	i.m., s.c.
LH	Rekombinant	Lutropin alpha	Luveris®	s.c.
FSH	Rekombinant	Follitropin alpha[2]	Gonal-F®	s.c.
	Rekombinant	Follitropin beta[2]	Puregon®	s.c.
	Extrakt[1], hoch gereinigt	Urofollitropin	Bravelle®	s.c.
hCG	Rekombinant	Choriongonadotropin-alpha	Ovitrelle®	s.c., i.m.
	Extrakt[3], hoch gereinigt	Choriongonadotropin	Brevactid®	s.c., i.m.

[1] Aus dem Harn menopausaler Frauen.
[2] Beide Proteine sind Heterodimere und bestehen jeweils aus der α- und der β-Untereinheit. Die β-Untereinheit von Follitropin beta unterscheidet sich im Aufbau der Kohlenhydratketten und in der Anzahl der endständigen Säurereste von Follitropin alpha. Die Bezeichnungen der Präparatenamen „alpha" und „beta" haben dementsprechend keinen Bezug zu den Kettenbezeichnungen α und β.
[3] Aus dem Harn schwangerer Frauen.

Ovulationsauslösung mithilfe von hCG kann auf natürlichem Wege eine Konzeption erfolgen.

Im Allgemeinen wird die Therapie mit 75–150 IE FSH oder einer 75–150 IE FSH entsprechenden Dosierung (hMG) täglich begonnen. Zur Ovulationsauslösung werden 1–2 Tage nach der letzten FSH- oder hMG-Gabe 5000 oder 10000 IE hCG injiziert. Der Patientin wird empfohlen, am Tag der Injektion von hCG und am darauf folgenden Tag heterosexuellen Geschlechtsverkehr zu haben.

In-vitro-Fertilisation

Das Behandlungsziel bei der Vorbereitung auf eine assistierte Konzeption ist das Heranreifen mehrerer Follikel zur Gewinnung von Eizellen für die extrakorporale Befruchtung (Superovulation). Auch hier werden die Gonadotropine (hMG, FSH) – allerdings in höherer Dosierung – unter engmaschiger Kontrolle verabreicht. Zusätzlich werden meist GnRH-Analoga angewandt, um einen vorzeitigen Eisprung durch eine endogene LH-Sekretion zu verhindern (inhibitorisch wirksame GnRH-Rezeptor-Agonisten oder GnRH-Rezeptor-Antagonisten). Nach Ovulationsauslösung (hCG) werden die Eizellen aus den Ovarien entnommen und in vitro befruchtet (➤ Abb. 26.6). Nach gelungener Befruchtung werden der betroffenen Patientin i. d. R. 2–3 Embryonen eingepflanzt.

Männliche Sterilität

Nur dann, wenn eine Hypophysenunterfunktion nachgewiesen ist (hypogonadotroper Hypogonadismus), ist eine Therapie mit Gonadotropinen erfolgversprechend. Möglich ist folgendes Behandlungsschema: Über einen Zeitraum von mindestens 4 Monaten kombinierte Gabe von FSH (150 IE dreimal pro Woche) und hCG (1500–6000 IE pro Woche). Der Erfolg der Therapie lässt sich durch Bestimmung der Testosteronkonzentrationen und Ejakulatuntersuchungen kontrollieren. Eine Behandlung für bis zu 18 Monate und länger kann erforderlich sein, um die Spermatogenese zu induzieren.

Kryptorchismus

hCG fördert in bestimmten Fällen den Descensus testis. Dabei ist die Prognose ist umso günstiger, je früher die Therapie einsetzt. Bereits nach dem 2. Lebensjahr sind irreversible Schäden der Spermatogenese zu erwarten.

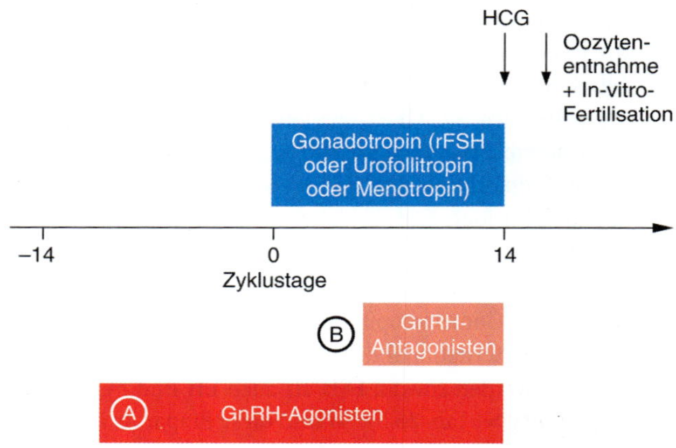

Abb. 26.6 Behandlungsschemata zur kontrollierten ovariellen Stimulation für In-vitro-Fertilisationstechniken unter Einsatz von GnRH-Analoga.
Ziel der Behandlung mit Gonadotropinen ist die Reifung mehrerer Follikel, um möglichst viele Oozyten gewinnen zu können. Durch rekombinantes FSH bzw. FSH-haltige Präparationen wie Menotropin oder Urofollitropin werden zunächst möglichst viele Follikel zum Wachstum stimuliert und abschließend durch eine hCG-Injektion mit entsprechender LH-Aktivität zur endgültigen Reifung und Ovulation gebracht. Da unter dieser Stimulation mit Gonadotropinen in bis zu 30 % der Fälle durch endogenes LH eine vorzeitige Ovulation oder Luteinisierung beobachtet wurde, wird meist das endogene LH durch Verabreichung von GnRH-Analoga supprimiert. Mit GnRH-Rezeptor-Agonisten (A) ist hierfür ein längerer Einsatz mit Beginn im vorangehenden Zyklus erforderlich, da erst nach ca. 1 Woche eine LH-Suppression erreicht wird (➤ Abb. 26.1). Alternativ können GnRH-Rezeptor-Antagonisten (B) eingesetzt werden. Mit ihnen wird die Suppression des endogenen LH sehr schnell erreicht, entsprechend kurz kann die Anwendung erfolgen. Für die Kombination mit GnRH-Antagonisten ist das nur einmalig in der ersten Woche zu injizierende lang wirksame Corifollitropin alfa zugelassen. Durch sonografische Bestimmung der Follikelgröße und Messung der Estradiolspiegel wird der optimale Zeitpunkt für die hCG-Injektion festgelegt. Rund 1,5 Tage später erfolgt die Oozytenentnahme mit anschließender In-vitro-Fertilisation.

Wie die Verabreichung von GnRH (➤ Kap. 26.2.1) wird auch die von hCG kontrovers beurteilt. So wird die hormonelle Kryptorchismus-Therapie von einigen Fachgesellschaften international nicht mehr empfohlen. Die deutsche AWMF-Leitlinie lässt sie zur Behandlung bestimmter Fälle noch zu. Allgemeiner Rahmen der Dosierung: bei Knaben von unter 2 bis über 6 Jahre 500–2000

IE hCG pro Woche über 5 Wochen. Stellt sich nach maximal zwei Behandlungsperioden kein Erfolg ein, so ist operativ vorzugehen.

Funktionsdiagnostik bei Infertilität des Mannes (hCG-Test)
Durch Gabe von hCG kann in Fällen von Hypogonadismus überprüft werden, ob die Ursache in den Gonaden zu suchen ist. Beim gesunden Mann kommt es nach einer hCG-Behandlung zu einer vermehrten Bildung von Testosteron. Der hCG-Test wird auch durchgeführt zur Differenzialdiagnose des Kryptorchismus und der Anorchie (kein Testosteronanstieg bei Anorchie). Mögliche Dosierung: einmalig 5000 IE hCG i. m.

Unerwünschte Arzneimittelwirkungen

Alle Präparate, die zur Ovulationsauslösung eingesetzt werden, können zu einem ovariellen Hyperstimulationssyndrom (OHSS) führen. Die Ruptur der betroffenen Ovarien, die riesige Zysten enthalten, kann lebensbedrohlich sein. Im Falle einer übermäßigen Stimulierung ist die Therapie abzubrechen. Bei Anwendung von GnRH zur Ovulationsauslösung soll eine Überstimulation der Ovarien seltener auftreten. Bei einer Ovulationsinduktion mit Gonadotropinen ist die Wahrscheinlichkeit einer Mehrlingsschwangerschaft mit dem Risiko einer vorzeitigen Geburt und erhöhter neonataler Morbidität gesteigert. Mit dem oral wirksamen Antiöstrogen Clomifen (mehrere Generika) und dem oralen Aromatase-Inhibitor Letrozol (mehrere Generika) stehen alternative Strategien zur Ovulationsauslösung zur Verfügung, Letrozol bei Kinderwunsch nur **off label.** Beide wirken durch Reduktion der hemmenden Wirkung von Estrogen auf Hypothalamus und Hypophyse. Ergebnisse einer neueren klinischen Studie zeigten, dass Letrozol im Vergleich zu Clomifen und Gonadotropinen bei Infertilität unklarer Genese zwar eine geringere Tendenz zur Auslösung von Mehrlingsschwangerschaften hat, aber ähnlich wie Clomifen im Vergleich zu Gonadotropinen weniger Lebendgeburten bewirkt. Bei Infertilität aufgrund des relativ häufig vorkommenden polyzystischen Ovarialsyndroms (5–10 % der Frauen im reproduktionsfähigen Alter) schnitt Letrozol bezüglich der therapeutischen Erfolge (Lebendgeburten und Ovulationshäufigkeit) besser ab als Clomifen.

Kontraindikationen

Ovarvergrößerungen oder Zysten, die nicht auf ein polyzystisches Ovarialsyndrom zurückzuführen sind; sexualhormonabhängige Tumoren.

26.3.2 Thyreotropes Hormon (TSH, Thyreotropin)

TSH reguliert die Funktion der Schilddrüse. Über die Bindung an einen G_s- und $G_{q/11}$-Protein-gekoppelten Rezeptor, der – wie der LH- und FSH-Rezeptor – eine große N-terminale extrazelluläre Domäne besitzt, stimuliert TSH die Jodaufnahme in die Schilddrüse durch vermehrte Synthese und Membraninsertion des Na^+-J^--Symporters (NIS) sowie die Synthese und Sekretion von Thyroxin (T_4), und Triiodthyronin (T_3). Zwar hat TSH bei ausgeprägtem Jodmangel auch einen wachstumsfördernden Effekt auf die Schilddrüse, doch spielt dieser bei der Strumaentstehung eine untergeordnete Rolle. Somatische Mutationen, die zu einer konstitutiven Aktivierung des TSH-Rezeptors führen, sind mit einer Überfunktion durch Schilddrüsenadenome assoziiert.

Die TSH-Sekretion wird durch das hypothalamische Freisetzungshormon TRH stimuliert (➤ Kap. 26.2.1). Schilddrüsenhormone hemmen die TSH-Sekretion durch negative Rückkopplung (➤ Kap. 29.1). Die TSH-Sekretion unterliegt einer zirkadianen Rhythmik; die maximalen Werte werden am frühen Morgen, die niedrigsten am späten Nachmittag gemessen.

Pharmakokinetik

TSH ist ein Glykoprotein (Molekülmasse etwa 30 000), bestehend aus einer α- und einer β-Untereinheit (92 bzw. 118 Aminosäuren). Die Plasmahalbwertszeit von TSH beträgt 50–60 min .

Indikationen

Gentechnisch hergestelltes TSH (Thyrotropin alpha, Thyrogen®) wird in der **Diagnostik** zur Erkennung von Schilddrüsenkarzinomrezidiven bei Patienten, die nach einer Thyreoidektomie eine Suppressionstherapie mit Schilddrüsenhormon erhalten, eingesetzt. Es wird zur Stimulation des Einbaus von Jod bei der Radiojod-Ganzkörperszintigrafie in Kombination mit einem Serum-Thyreoglobulin-Test angewandt. So lassen sich Reste von Schilddrüsengewebe und gut differenziertem Schilddrüsenkrebs feststellen. Der Vorteil besteht darin, dass bei den Patienten nicht durch Absetzen der Schilddrüsenhormonsubstitution eine schwere Hypothyreose und darüber eine endogene TSH-Erhöhung induziert werden muss. Zur prätherapeutischen Stimulation der Jodaufnahme in die Schilddrüse wird TSH vor der Verabreichung von ^{131}I-Radiojod zur Ablation von verbliebenem Restgewebe bei vorbehandelten Patienten mit gut differenziertem Schilddrüsenkarzinom ohne Fernmetastasen eingesetzt.

26.3.3 Adrenocorticotropes Hormon (ACTH, Corticotropin)

ACTH stimuliert die Synthese und Sekretion von Nebennierenrindenhormonen, vorwiegend von Glucocorticoiden, daneben aber auch die Mineralocorticoid- und Androgensekretion der Nebennierenrinde. Anhaltend erhöhte Plasmaspiegel von ACTH verursachen eine Hyperplasie und Hypertrophie der inneren Zonen der Nebennierenrinde.

Pharmakokinetik

ACTH besteht aus 39 Aminosäuren (➤ Abb. 26.7) mit einer Molekülmasse von 4540. Aus dem Vorläufermolekül Proopiomelanocortin, POMC (➤ Abb. 2.18) entstehen neben ACTH u. a. auch α-, und γ-MSH

H–Ser–Tyr–Ser–Met–Glu–His–Phe–Arg–Try–Gly–Lys–Pro–Val–
1 2 3 4 5 6 7 8 9 10 11 12 13

Gly–Lys–Lys–Arg–Arg–Pro–Val–Lys–Val–Tyr–Pro–Asp–Gly–Ala–
14 15 16 17 18 19 20 21 22 23 24 25 26 27

Glu–Asp–Glu–Leu–Ala–Glu–Ala–Phe–Pro–Leu–Glu–Phe–OH
28 29 30 31 32 33 34 35 36 37 38 39

Abb. 26.7 Aminosäuresequenz von ACTH.

(Melanozyten-stimulierendes Hormon), β-LPH (β-Lipotropin, = β-lipotropes Hormon), β-Endorphin und Metenkephalin. Die Aminosäuresequenz von α-MSH ist identisch mit einer Teilsequenz des ACTH. Bei einer Nebennierenrindeninsuffizienz (Morbus Addison) werden ACTH und damit auch MSH gegenregulatorisch vermehrt sezerniert; daher ist die Haut der Patienten bronzefarben. Pro Tag werden etwa 20 mg ACTH sezerniert. Die Halbwertszeit beträgt ca. 15 min. **Tetracosactid** (β^{1-24}-Corticotropin, Synacthen®) besteht aus den ersten 24 Aminosäuren des ACTH. Es stimuliert wie ACTH die adrenokortikale Produktion von Corticosteroiden.

Pharmakodynamik

Die ACTH-Sekretion wird durch CRH stimuliert und durch Glucocorticoide im Rahmen einer negativen Rückkopplung gehemmt (➤ Kap. 27.1). Dieser Regelkreis bestimmt eine zirkadiane Rhythmik der ACTH-Sekretion: beim Menschen findet man Maxima am Morgen und Tiefstwerte am Abend. Dieses Sekretionsmuster wird durch Stress durchbrochen. Innerhalb von Minuten kommt es zu einer vermehrten Sekretion von ACTH und Glucocorticoiden. Stimuli der ACTH-Sekretion sind u. a. schwere Infektionen, Traumen, Operationen, Geburt, Kälte, schwere körperliche Arbeit und psychischer Stress.

ACTH bindet an einen spezifischen G_s-Protein-gekoppelten Rezeptor, der auch als Typ-2-Melanocortinrezeptor (MC_2R) bezeichnet wird und zu einer Rezeptorsubfamilie mit insgesamt fünf Mitgliedern gehört (MC_1R–MC_5R). Die MC_2R-Aktivierung führt zur vermehrten intrazellulären Bildung von cAMP. Wichtigster Angriffspunkt ist die oxidative Seitenkettenspaltung von Cholesterin und damit die Bereitstellung von Pregnenolon für die weitere Steroidsynthese (➤ Abb. 27.1). Ein wichtiger Teil der corticotropen Wirkung von ACTH ist die Steigerung der Transkription der Gene, die für Enzyme der Steroidbiosynthese codieren. In hohen Dosen hat ACTH bei adrenalektomierten Tieren auch extraadrenale Effekte, z. B. Lipolyse, Hypoglykämie (früher Effekt) und Insulinresistenz (später Effekt). Diese Wirkungen sind von zweifelhafter physiologischer Bedeutung.

Indikationen

ACTH wird diagnostisch zur **Überprüfung der Nebennierenrindenfunktion** eingesetzt. Parameter für die Ansprechbarkeit der Nebennierenrinde ist der Anstieg der Cortisolkonzentration im Serum. Am häufigsten angewandt ist der Kurzzeit-Tetracosactid-Test (0,25 mg i. v., Blutentnahme unmittelbar vor und 30 min nach Injektion). Die Nebennierenrindenfunktion kann als normal angesehen werden, wenn nach 30 min der Cortisolplasmaspiegel 500 nmol/L übersteigt. Zur Therapie wird Tetracosactid i. v. oder i. m. in Depotform beim West-Syndrom (generalisierte maligne Epilepsie) eingesetzt. Der Wirkmechanismus besteht hier möglicherweise in einer direkt (über zentralnervöse Melanocortinrezeptoren) oder indirekt (über Glucocorticoide) bewirkten Hemmung der zentralnervösen Freisetzung von CRH, für welches im Tiermodell eine starke epileptogene Wirkung gezeigt wurde.

In der Therapie der sekundären Nebennierenrindeninsuffizienz weist ACTH keine Vorteile gegenüber der Substitution mit Glucocorticoiden auf. Wirkungslos ist ACTH bei primärer Nebennierenrindeninsuffizienz mit erhöhter ACTH-Sekretion.

Unerwünschte Arzneimittelwirkungen

Bei einer Langzeittherapie mit ACTH werden prinzipiell die gleichen Wirkungen und unerwünschten Arzneimittelwirkungen beobachtet wie bei der Therapie mit Glucocorticoiden (➤ Kap. 27.5).

Bedingt durch eine vermehrte Sekretion von Mineralocorticoiden kommt es aber zu einer stärkeren Natrium- und Wasserretention sowie zu stärkerer hypokaliämischer Alkalose als bei der Therapie mit Glucocorticoiden. Die vermehrte Sekretion adrenaler Androgene kann außerdem bei Frauen Akne und Hirsutismus hervorrufen.

26.3.4 Wachstumshormon (GH, Somatotropin)

Das Wachstumshormon stellt insofern eine Ausnahme unter den Hormonen des Hypophysenvorderlappens dar, als es in nahezu allen Körperzellen wirkt. Es fördert dort das Wachstum und wirkt in vielen Zellen auf den Kohlenhydrat-, Fett- und Eiweißstoffwechsel.

Pharmakokinetik

GH ist ein in Form mehrerer Varianten sezerniertes Proteohormon; die wesentliche Variante besteht aus 191 Aminosäuren (Molekülmasse ca. 22 000). Die Aminosäuresequenz weist erhebliche Speziesunterschiede auf. Deshalb ist aus Nichtprimaten gewonnenes GH beim Menschen unwirksam. Im Kreislauf ist GH teilweise an Bindungsproteine gebunden; eines davon beinhaltet die extrazelluläre Domäne des Wachstumshormonrezeptors. Die Plasmahalbwertszeit von GH beträgt ca. 20 min. Da die Wirkungen von GH länger anhalten, kann es bei Substitution nur einmal täglich verabreicht werden. Die Elimination erfolgt zu 25–50 % als intaktes Molekül über die Niere.

Die **Regulation** der Sekretion von GH ist in ➤ Abb. 26.8 dargestellt. Die hypothalamischen Peptidhormone GHRH und Somatostatin steigern bzw. hemmen die GH-Sekretion. Insulin-like growth factor

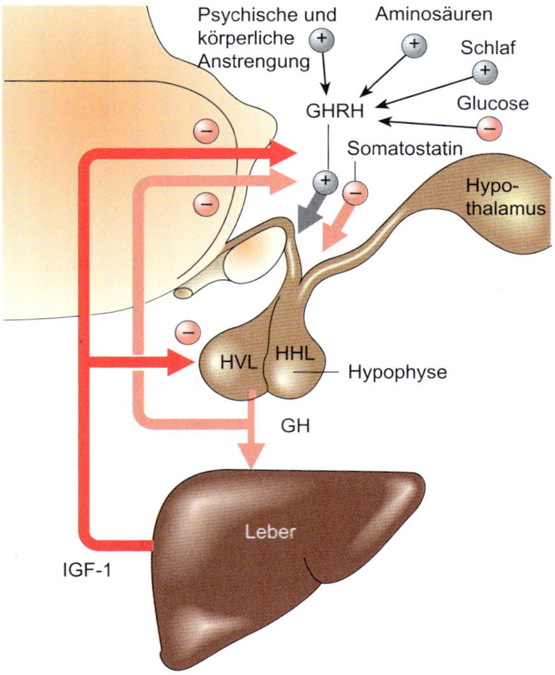

Abb. 26.8 Regulation der Sekretion von GH.
(HVL = Hypophysenvorderlappen; HHL = Hypophysenhinterlappen; ⊕ = Stimulation; ⊖ = Hemmung)

1 (IGF-1), dessen Freisetzung (hauptsächlich aus der Leber) durch GH stimuliert wird, vermittelt eine negative Rückkopplung am Hypophysenvorderlappen und im Hypothalamus. Eine Reihe weiterer Regulatoren beeinflussen die GH-Sekretion: Insulin-induzierte Hypoglykämie, Hunger, Stress, körperliche Aktivität, Aminosäuren und Dopamin steigern sie, während Glucose, freie Fettsäuren und Glucocorticoide sie hemmen. Die GH-Sekretion steigt während der Tiefschlafphasen an. Die Menge des täglich ausgeschütteten Wachstumshormons variiert mit dem Alter. Die größte GH-Ausschüttung erfolgt peripubertär. Sie nimmt mit zunehmendem Alter ab.

Eine unzureichende oder fehlende Ausschüttung von GH führt bei Kindern zu Kleinwuchs. Bei erhöhter GH-Sekretion im Kindesalter kommt es zu Hochwuchs, im Erwachsenenalter (z. B. bei GH-sezernierenden Tumoren) zur Akromegalie.

Pharmakodynamik

Alle Wirkungen des Wachstumshormons werden über den Wachstumshormonrezeptor vermittelt. Er gehört zur Familie der Klasse-1-Zytokinrezeptoren mit mehr als 30 Mitgliedern, z. B. den Rezeptoren für Erythropoietin, Prolactin, Leptin, Thrombopoietin, die meisten Interleukine und die Kolonie-stimulierenden Faktoren hämatopoetischer Zellen. Nach neueren Befunden bindet das Wachstumshormon an präexistente GH-Rezeptor-Dimere und bewirkt damit an der Innenseite der Zellmembran eine Enthemmung des an dieser Stelle gebundenen Homodimers der Tyrosinkinase Januskinase 2 (Jak2). Dies bewirkt eine veränderte Aktivität einer Vielzahl intrazellulärer Signalwege, die in vielen Zellen und Geweben vorkommen. Wichtige Beispiele sind hier Knochen- und Knorpelzellen (verändertes Knochenlängenwachstum), Skelettmuskelzellen, Niere (Glomerulosklerose), Immunzellen, Adipozyten und Hepatozyten. Neuere Befunde zeigen, dass GH darüber hinaus auch im zentralen Nervensystem wirkt, sehr wahrscheinlich nach Passage von zirkulierendem GH durch die Blut-Hirn-Schranke. Es verbessert dort verschiedene kognitive Funktionen, wie das Lernen und die Erinnerung, und wirkt neuroprotektiv. GH ist dementsprechend ein attraktiver Kandidat für den Einsatz bei Patienten mit kognitiven Störungen, nicht nur bei GH-Mangel, sondern auch z. B. bei Langzeitmissbrauch von Alkohol oder Opioiden.

Die Mechanismen der Wirkungen von GH sind komplex und nur zum Teil direkt durch die GH-Rezeptor-Aktivierung verursacht (z. B. die Aktivierung des Transkriptionsfaktors STAT5). Dazu kommen vielfältige, zwar GH-Rezeptor-vermittelte, aber dennoch indirekte Wirkungen, da sie letztendlich über andere Botenstoffe vermittelt sind. Hierzu zählen u. a. die vermehrte hepatische Bildung und Freisetzung von IGF-1 (mit eigenen Wirkungen auf Wachstum und Metabolismus), die intrazelluläre Behinderung der Signaltransduktion des Insulinrezeptors (diabetogene Wirkung, Insulinresistenz) und die GH-vermittelte Stimulation der regenerativen Kapazität von Leberzellen (z. B. nach Leberschädigung). Häufig ist es sehr schwierig, diese Wirkungen am intakten Organismus zu unterscheiden. Dazu kommt, dass akute Wirkungen von GH meist eine andere Qualität haben als chronische und dass das Wirkspektrum von GH insgesamt dosisabhängig ist. IGF-1 wirkt über den nahezu ubiquitär exprimierten Typ-I-IGF-Rezeptor, der eine hohe strukturelle Ähnlichkeit zum Insulinrezeptor aufweist. IGF-2 und der Typ-II-IGF-Rezeptor sind nicht an den indirekten Wirkungen von GH beteiligt.

Metabolische Wirkungen: Die wichtigsten direkt und/oder indirekt ausgelösten metabolischen Wirkungen sind in der Leber eine vermehrte Glucosefreisetzung, die hauptsächlich auf einer vermehrten Glykogenolyse beruht, und eine vermehrte Freisetzung von Triglyceriden. Letztere Wirkung äußert sich bei GH-Mangel, zumindest im Tiermodell, in einer vermehrten Neigung zur Steatose. Im Fettgewebe kommt es zu einer vermehrten Lipolyse und Freisetzung von freien Fettsäuren. Im Skelettmuskel bewirken GH und IGF-1 eine Zunahme der Proteinsynthese und dementsprechend der Muskelmasse und eine Abnahme der Glucoseaufnahme. Neuere Befunde zeigen darüber hinaus, dass GH auf Nervenzellen in vielen Gehirnregionen wirkt und über diese eine indirekte, zentralnervös vermittelte Regulation des Metabolismus bewirkt.

Betrachtet man alle metabolischen Eigenschaften des GH im Zusammenhang, so vermehrt GH das Körperprotein, verbraucht Fettspeicher und bewahrt Kohlenhydrate. Das Wachstumshormon ist ein „Sparhormon". Im Zustand des Hungerns wird durch GH Fett aus Fettzellen mobilisiert und damit notwendige Energie bereitgestellt. Andererseits wird durch Herabsetzung der Glucoseutilisation der periphere Glucoseverbrauch reduziert.

Knochenwachstum und -stoffwechsel: Im Knochen bewirkt GH unter Vermittlung von IGF-1 eine Steigerung des Längenwachstums und der Knochenmineralisierung.

26

Indikationen und Dosierung

Die wichtigste Indikation für GH ist die Behandlung des **hypophysären Zwerg- und Minderwuchses.** Heute wird nur noch gentechnisch hergestelltes GH zur Therapie verwendet (z. B. Genotropin®). Es hat eindrucksvolle Erfolge bei der Steigerung des Längenwachstums von Kindern mit hypophysärem Minderwuchs ermöglicht.

Selten liegt dem Minderwuchs primär ein Mangel an IGF-1 zugrunde, sodass eine Substitution von GH erfolglos bleibt. Ursachen können Mutationen des GH-Rezeptors (Laron-Syndrom) oder im IGF-1-Gen sowie in der nachgeschalteten Signaltransduktion oder GH-Antikörper sein. Für diese Situationen wurde das rekombinante IGF-1 Mecasermin (Increlex®) für die Langzeitbehandlung von Wachstumsstörungen bei Kindern und Jugendlichen von 2–18 Jahren mit bestätigtem schwerem primärem IGF-I-Mangel zugelassen. Mecasermin wird zweimal täglich subkutan verabreicht. Häufigste unerwünschte Wirkungen sind die sehr wahrscheinlich durch Aktivierung des Insulinrezeptors ausgelösten Hypoglykämien, die durch Einnahme von Nahrung vor oder nach der Injektion zu verhindern sind. Wegen einiger zusätzlicher, erst nach der Marktzulassung festgestellter, z. T. schwerwiegender unerwünschter Arzneimittelwirkungen unterliegt der Arzneistoff besonderer Überwachung, in Deutschland durch das BfArM.

Da gentechnisch gewonnenes GH unlimitiert verfügbar ist, wurden weitere Indikationen evaluiert, darunter die **Substitution bei Erwachsenen mit ausgeprägtem Wachstumshormonmangel.** In Studien mit erwachsenen Patienten mit organisch manifester und morphologisch nachweisbarer Schädigung der Hypophysen-Hypothalamus-Region und nachgewiesenem GH-Mangel konnte gezeigt werden, dass die Substitution von Wachstumshormon wirksam, für die Patienten lohnend und sicher ist. Die dabei feststellbaren therapeutischen Effekte resultieren in einer Veränderung der Körperzusammensetzung (Zunahme von Muskelmasse bei gleichzeitiger Abnahme von Körperfett, v. a. von viszeralem Fett), einer verbesserten körperlichen Leistungsfähigkeit und Sauerstoffaufnahme, einer Verbesserung des HDL-/LDL-Cholesterin-Verhältnisses, einem Knochenumbau mit mittelfristiger Zunahme der Knochendichte und einer objektivierbaren Verbesserung der Lebensqualität.

Die teilweise Übereinstimmung der Beschwerden des normalen Alterungsprozesses mit den klinischen Symptomen des GH-Mangels hat zu Vorschlägen geführt, GH auch bei gesunden älteren Menschen zur Steigerung von Leistungsfähigkeit und Lebensqualität **(Anti-Aging)** einzusetzen. Über das Internet und andere zweifelhafte Quellen werden GH-Präparate für eine solche Anwendung angepriesen. Der Einsatz von GH in der Anti-Aging-Medizin ist jedoch **nicht** durch eine zugelassene Indikation gedeckt. Eine systematische Übersicht über die klinischen Studien hierzu hat gezeigt, dass GH zwar geringe Effekte auf die Körperzusammensetzung hat, aber gleichzeitig mit unerwünschten Wirkungen, wie einer diabetogenen Wirkung, verbunden ist und dementsprechend nicht empfohlen wird. Auch wegen der durch IGF-1 vermittelten mitogenen Wirkung muss die Sicherheit der Gabe von GH außerhalb der zugelassenen Indikationen bezweifelt werden. Auch der initial vielversprechende Versuch, die anabolen Wirkungen von GH bei unterernährten, gebrechlichen älteren Patienten und Intensivpatienten zu nutzen, wurde wegen teilweise gefährlicher unerwünschter Wirkungen und erhöhter Mortalität nicht weiter verfolgt.

Die missbräuchliche Anwendung zum **Doping** im Leistungssport zwecks Vermehrung der Muskelmasse ist abzulehnen. Eine systematische Übersicht hat gezeigt, dass GH nicht die körperliche Leistungsfähigkeit steigert. Obzwar GH den Anteil der fettfreien Körpermasse erhöht, steigert es sehr wahrscheinlich nicht die Muskelkraft, verschlechtert die körperliche Belastbarkeit und verursacht unerwünschte Arzneimittelwirkungen, z. B. Weichteilödeme, Müdigkeit, Arthralgien und Karpaltunnelsyndrom.

Die zur Therapie des hypophysären Zwerg- und Minderwuchses und anderer Formen des Kleinwuchses erforderlichen **Dosen** liegen bei 0,025–0,035 mg pro kg Körpergewicht/Tag. Die Tagesdosis wird am Abend vor dem Schlafengehen subkutan verabreicht. Die Behandlung von Erwachsenen mit GH-Mangel sollte mit einer niedrigen Dosis beginnen, 0,15–0,3 mg täglich. Die Dosis kann entsprechend den individuellen Bedürfnissen (Bestimmung der IGF-1-Konzentration) schrittweise erhöht werden.

Unerwünschte Arzneimittelwirkungen

Selten schlägt bei einer lang dauernden Therapie mit GH der diabetogene Effekt durch, erkennbar an erhöhten Blutzuckerwerten. Bei Erwachsenen kommt es häufig aufgrund einer Wasserretention zur Ausbildung von peripheren Ödemen, Steifheit in den Extremitäten, Arthralgie, Myalgie und Parästhesie. Diese Symptome klingen spontan oder bei Dosisreduktion wieder ab.

Kontraindikationen

GH darf bei Anzeichen einer Tumoraktivität nicht angewandt werden.

Wachstumshormonrezeptor-Antagonist: Pegvisomant

Pegvisomant (Somavert®) wird gentechnisch hergestellt und stellt ein gezielt verändertes GH-Molekül dar. Acht Mutationen in der Bindungsstelle 1 erhöhen die Affinität zum Rezeptor, eine in der Bindungsstelle 2 vermindert sie. Zusätzlich ist das mutierte Protein mit Polyethylenglykol 5000 konjugiert (4–6 Einheiten pro Molekül). Dies vermindert zwar die Affinität zum Rezeptor, verringert aber auch die Antigenizität des mutierten Proteins und verlängert die Plasmahalbwertszeit. Aufgrund dieser Veränderungen bindet Pegvisomant mit der Bindungsstelle 1 an ein Molekül des Wachstumshormonrezeptors, die Bindung über die Bindungsstelle 2 an ein zweites Rezeptormolekül ist jedoch gestört. Es kommt zwar zu einer Internalisierung des besetzten Rezeptors, nicht jedoch zu einer Aktivierung der Signaltransduktionsprozesse.

Pegvisomant ist ein klinisch äußerst effektiver Antagonist. Durch Blockade der GH-Rezeptor-Bindung und damit Aufhebung der

GH-Wirkung sinken die IGF-1-Plasmaspiegel, die GH-Spiegel dagegen steigen wegen der verminderten negativen Rückkopplung an.

Pegvisomant steht als Injektionslösung zur s. c. Applikation zur Verfügung. Die Plasmahalbwertszeit liegt im Bereich von 74–172 h, was eine Applikation einmal pro Tag erlaubt.

Indikationen

Die Indikation für Pegvisomant ist die Behandlung der Akromegalie bei unzureichenden Erfolgen von Operation, Strahlentherapie oder Therapie mit Somatostatinanaloga (10–30 mg pro Tag s. c.). Eine Dosisanpassung in 5-mg-Schritten soll nach 4–6 Wochen auf der Grundlage der IGF-1-Spiegel erfolgen. Die Tageshöchstdosis sollte 30 mg nicht überschreiten.

Unerwünschte Arneimittelwirkungen

Nach den bisherigen begrenzten Erfahrungen wird Pegvisomant generell gut vertragen. In einer klinischen Studie an mit Pegvisomant über bis zu 30 Monate behandelten Patienten traten bei 17 % niedrigtitrige Antikörper auf, deren klinische Bedeutung nicht bekannt ist. Auch in Studien zur Langzeitsicherheit von Pegvisomant zur Behandlung der Akromegalie gab es keine Bedenken. Bei einem Teil der Patienten (≈ 10 %) wurde ein **Escape**-Phänomen beobachtet, ein Wirkungsabfall oder -verlust, der jedoch durch Dosisanpassung beherrscht werden konnte. Bei einem anderen Teil der Patienten (ebenfalls ≈ 10 %) wurde ein Wachstum des Tumors beobachtet, der eine Kombination mit anderen Therapieformen notwendig machte (z. B. strahlentherapeutisch, chirurgisch). Nach einer neueren Metaanalyse ist hier auch die Kombination von Somatostatin-Rezeptor-Agonisten und Pegvisomant wirksam.

Therapie der Akromegalie

Akromegalie bezeichnet den Zustand bei GH- und damit IGF-1-Überproduktion beim Erwachsenen und ist meist Folge eines GH-sezernierenden Adenoms des Hypophysenvorderlappens. Bei geschlossenen Epiphysenfugen führen hohe Wachstumshormonspiegel zur für die Erkrankung typischen Vergrößerung der Akren (Nase, Kinn, Hände, Füße; Name!). Weitere Symptome sind u. a. Schwitzen, Müdigkeit, Kopfschmerzen, Sehstörungen, Amenorrhö und Impotenz. Bei Akromegalie kommt es gehäuft zu arterieller Hypertension (etwa 50 %), Schlafapnoe, Insulinresistenz und Typ-2-Diabetes-mellitus (etwa 30 %) wie auch zu malignen Erkrankungen. Die Lebenserwartung ist verkürzt. Die Akromegalie muss daher behandelt werden.

Therapie der Wahl ist die **operative Entfernung** des Adenoms. Erfolgsquoten von bis zu etwa 80 % bei Mikroadenomen (Durchmesser < 10 mm) und von bis zu 50 % bei Makroadenomen (die häufigere Form; Durchmesser > 10 mm) sind so erreichbar. Die unzureichenden Erfolgsquoten machen weitere Therapieverfahren notwendig. Die **Strahlentherapie,** wenn sie durchgeführt wird, senkt die GH-Spiegel nur sehr langsam über Jahre. Viele Patienten müssen daher zusätzlich medikamentös behandelt werden.

Dopamin-Rezeptor-Agonisten wie Bromocriptin oder Cabergolin: Dopamin steigert die GH-Sekretion beim Gesunden, kann sie aber bei Akromegalie hemmen. Die Ursachen hierfür sind schlecht verstanden, hängen aber wahrscheinlich mit der unterschiedlichen Wirkung von Dopamin als Regulator der hypophysären GH-Freisetzung in der Hypophyse (Inhibition) und im Hypothalamus (Stimulation) zusammen, die beim Gesunden und beim Akromegaliepatienten jeweils unterschiedlich stark ausgeprägt sind. Für Dopamin-Rezeptor-Agonisten spricht, dass die Therapie mit einer Per-os-Gabe einfach durchführbar und preiswert ist. Sie sollten daher zunächst eingesetzt werden. Allerdings vermögen Dopamin-Rezeptor-Agonisten die GH- und IGF-1-Spiegel eher selten zu normalisieren, sodass die Erfolgsquote insgesamt niedrig ist (etwa 10 % der Fälle). Eine Volumenabnahme des Hypophysentumors unter Dopamin-Rezeptor-Agonisten ist nicht zu erwarten. Besser sprechen Adenome an, die GH plus Prolactin produzieren.

Octreotid und Lanreotid: Somatostatin ist ein hypothalamisches Hemmhormon für GH. Ein überwiegender Anteil von GH sezernierenden Adenomen des Hypophysenvorderlappens exprimiert Somatostatinrezeptoren, insbesondere vom Subtyp $SSTR_2$ und $SSTR_5$. Das Somatostatin-Analogon Octreotid wirkt bevorzugt an $SSTR_2$ und auch an $SSTR_5$ (➤ Tab. 26.2) und kann daher die GH-Sekretion bei Akromegalie hemmen. Die Erfolgsquote liegt bei 50–80 %. In bis zu 30 % der Fälle kommt es auch zu einer Verkleinerung des Tumors. Es muss 2–3-mal täglich s. c. oder, in der lang wirksamen mikroverkapselten Zubereitung (Sandostatin® LAR®), in 4-wöchigem Abstand i. m. injiziert werden. Lanreotid wird in ähnlicher Weise als Depotpräparat verabreicht und ist klinisch ähnlich wirksam. Dennoch gelingt mit den Somatostatin-Analoga bei einem relevanten Anteil der Patienten die Normalisierung der Spiegel von GH und IGF-1 nicht.

Prolactin

Prolactin ist ein Peptidhormon mit einer Molekülmasse von 22 500. Es besteht aus 199 Aminosäuren.

Die Prolactinsekretion unterliegt vorwiegend einer negativen hypothalamischen Kontrolle. Dopamin, das über Dopamin-D_2-Rezeptoren direkt auf die lactotropen Zellen des Hypophysenvorderlappens wirkt, hemmt die Sekretion. Daneben wird die Prolactinsekretion durch TRH stimuliert. Ob dieser Mechanismus unter physiologischen Bedingungen relevant ist, ist ungeklärt. Andere Stimuli der Prolactinsekretion sind z. B. Saugreiz an der weiblichen Mamille, Estrogene, Hypoglykämie und Stress. Die Sekretion unterliegt einem zirkadianen Rhythmus mit Höchstwerten während des Schlafs. Die Prolactinspiegel steigen während der Schwangerschaft stark an, erreichen zum Zeitpunkt der Geburt ihren Höhepunkt und fallen dann wieder ab. Während der Stillzeit bleiben sie erhöht. Zu einer Störung der Prolactinsekretion und erhöhten Prolactinspiegeln **(Hyperprolactinämie)** kommt es bei einer Therapie mit ZNS-gängigen Dopamin-Rezeptor-Antagonisten (Neuroleptika) und bei prolactinsezernierenden Tumoren des Hypophysenvorderlappens (Prolactinomen). Die Gonadotropinsekretion ist bei Zuständen mit erhöhter Prolactinsekretion herabgesetzt (Lactationsamenorrhö, sekundäre Amenorrhö, Libidoverlust und Infertilität bei Männern).

Prolactin ist mitbeteiligt an der Lactopoese und wahrscheinlich auch an der Mammogenese. Beim Mann sind bisher keine gesicherten physiologischen Wirkungen bekannt. Für Prolactin gibt es keine therapeutischen Indikationen.

Therapie des Prolactinoms

Das Prolactinom ist das häufigste endokrin aktive Hypophysenvorderlappenadenom. Die typischen Symptome sind Folge der erhöhten Prolactinspiegel, der damit assoziierten erniedrigten Gonadotropinspiegel und der Raumforderungen des Adenoms: Amenorrhö, Galaktorrhö, Infertilität, Gynäkomastie, Impotenz, Kopfschmerzen, Sehstörungen. Anders als bei den anderen Hypophysentumoren steht beim Prolactinom mit **Dopamin-D_2-Rezeptor-Agonisten** eine hoch wirksame medikamentöse Therapie zur Verfügung. Die Therapie mit Dopamin-D_2-Rezeptor-Agonisten ist in den meisten Fällen zunächst die Therapie der Wahl, sowohl bei Mikroadenomen als auch bei Makroadenomen. Die meisten Erfahrungen bestehen mit Bromocriptin, wegen der längeren Wirkdauer und der besseren Verträglichkeit wird jedoch heute häufiger Cabergolin eingesetzt. Es kommt rasch zu einem Abfall der Prolactinspiegel (innerhalb von Stunden) und einer Verkleinerung des Tumors (innerhalb von Tagen bis Wochen). Ein bestimmter Anteil der Patienten ($\geq \approx 20$ %) zeigt längerfristige Normoprolactinämie nach Absetzen der D_2-Agonisten-Therapie, die möglicherweise auf einem Absterben des Tumors und der damit verbundenen Narbenbildung beruht. Bei Mikroadenomen lohnt ein Auslassversuch alle 2–3 Jahre. Bei Makroadenomen kann häufig die Dosis reduziert werden, nachdem eine ausreichende Tumorregression erreicht wurde. Ein Wirkungsverlust der Dopamin-Rezeptor-Agonisten ist selbst bei einer Therapiedauer von 10 und mehr Jahren äußerst selten.

Die Behandlung von Parkinsonpatienten mit Cabergolin ist mit einem erhöhten Risiko von Herzklappenveränderungen verbunden. Eine neuere systematische Übersichtsarbeit zeigt, dass die Prävalenz dieser Veränderungen bei Cabergolin-behandelten Patienten mit Prolactinomen niedrig ist. Es wird empfohlen, bestimmte Patienten regelmäßig klinisch kardiologisch und beim Auftreten von Herzgeräuschen echokardiografisch zu untersuchen. Hierzu zählen Patienten, die über 5 Jahre > 3 mg pro Woche Cabergolin erhalten haben und/oder älter als 50 Jahre sind.

Chirurgische und **strahlentherapeutische** Therapieverfahren besitzen eine zweitrangige Bedeutung. Sie bleiben hauptsächlich auf die wenigen nicht auf Dopamin-Rezeptor-Agonisten ansprechenden Tumoren bzw. auf die seltenen infiltrativ wachsenden Tumoren beschränkt.

Hypophysenvorderlappeninsuffizienz

Ein Ausfall der Hypophysenfunktion kann alle Hormone umfassen (Panhypopituitarismus) oder einzelne Hormone (partielle Hypophyseninsuffizienz). Die Hypophyseninsuffizienz kann Folge von Schädigungen der Hypophyse selbst, der übergeordneten Zentren oder deren Verbindung zur Hypophyse sein. Ursachen eines Panhypopituitarismus sind Nekrosen des Hypophysenvorderlappens infolge von postpartalen Blutungen (Sheehan-Syndrom) oder Schock, Traumen, chirurgischen Eingriffen, Bestrahlungen, intra- und extrasellären Tumoren oder Zysten, eitrigen oder chronischen nichteitrigen Entzündungen sowie granulomatösen Prozessen. Prozesse im Bereich übergeordneter Zentren und Adenome haben eine partielle Hypophysenvorderlappeninsuffizienz zur Folge. Zu den Ausfallserscheinungen zählen Wachstumsstörungen, sekundärer Hypogonadismus, sekundäre Hypothyreose und sekundäre Nebennierenrindeninsuffizienz. Meist ist zur Substitution die Gabe der peripheren Hormone (Cortisol; L-T_4; Estrogene, Gestagene oder Androgene) ausreichend. In manchen Fällen kann die Substitution von Gonadotropinen oder GH erforderlich sein.

26.4 Hormone des Hypophysenhinterlappens

Der Hypophysenhinterlappen (HHL), auch als Neurohypophyse bezeichnet, sezerniert zwei Hormone: **Oxytocin** und 8-Arginin-**Vasopressin** (= antidiuretisches Hormon, ADH). Die Biosynthese beider Hormone findet in hypothalamischen Kerngebieten statt, dem Nucleus supraopticus und dem Nucleus paraventricularis. Die Axone der magnozellulären Neurone ziehen in den Hypophysenhinterlappen, wo Oxytocin und Vasopressin in den Enden der Axone vesikulär gespeichert und in die Blutbahn abgegeben werden. Die Hormone sind bei ihrer Produktion, während ihres axonalen Transports und zunächst in den Speichervesikeln kovalent in ihren (Pre-)Prohormonen carboxylterminal mit spezifischen Carrierproteinen, Neurophysinen, verbunden (Typ I, Oxytocin; Typ II, Vasopressin). Diese Assoziation ist wichtig für die korrekte Faltung, die Prozessierung, den Transport und die intravesikuläre Speicherung der Hormone; sie wird erst in den sekretorischen Vesikeln vor der exozytotischen Freisetzung der Spaltprodukte endoproteolytisch gespalten. Mutationen im Neurophysin-II-codierenden Teil des Vasopressin-Preprohormons führen zu zentralem Diabetes insipidus durch reduzierte Freisetzung von korrekt prozessiertem, reifem Vasopressinnonapeptid. Chemisch sind Oxytocin und Vasopressin zyklische Nonapeptide, die sich nur in den Aminosäureresten in Position 3 und 8 unterscheiden (➤ Abb. 26.9). Therapeutisch verabreichtes Oxytocin und verabreichte Vasopressinanaloga werden synthetisch hergestellt.

26.4.1 Oxytocin

Pharmakokinetik

Die Plasmahalbwertszeit von Oxytocin beträgt eine bis mehrere Minuten, sie ist in der Schwangerschaft und in der Stillzeit kürzer als normal. Die Inaktivierung erfolgt vorwiegend in Niere, Leber

	1	2	3	4	5	6	7	8	9	Antidiurese	Vasokonstriktion
										(im Vergleich zu 8-Arginin-Vasopressin)	
Oxytocin	H–Cys–	Tyr–	Ile –	$Gln(NH_2)$–	$Asn(NH_2)$ –	Cys–	Pro–	Leu–	$Gly–NH_2$	1	1
8-Arginin-Vasopressin (Mensch)	H–Cys–	Tyr–	Phe–	$Gln(NH_2)$–	$Asn(NH_2)$–	Cys–	Pro–	Arg–	$Gly–NH_2$	100	100
1-Desamino-8-D-Arginin-Vasopressin (Desmopressin, DDAVP)	CH_2–CO– / CH_2–S–	Tyr–	Phe–	$Gln(NH_2)$–	$Asn(NH_2)$–	Cys–	Pro–	D-Arg–	$Gly–NH_2$	1200	0,4

Abb. 26.9 Aminosäuresequenzen der Hypophysenhinterlappenhormone und einiger Analoga.

und laktierender Mamma. Im Plasma Schwangerer wurde eine Leucyl-cystinyl-Aminopeptidase (Oxytocinase) nachgewiesen, die Oxytocin, Vasopressin und andere Peptidhormone inaktiviert. Dieses Enzym stammt aus der Plazenta und dem Uterus und vermittelt in der Schwangerschaft den Abbau von Oxytocin. Daneben kommt die Peptidase sehr wahrscheinlich auch im Hypothalamus vor und kontrolliert dort die zentralen Wirkungen von Oxytocin.

Physiologische Stimuli für die Oxytocinausschüttung sind der Saugreiz und die Dilatation der Milchgänge sowie auch die Stimulation der Zervix und Dilatation der Vagina (Koitus, Geburt). Die Ausschüttung von Oxytocin wird auch durch viele Stimuli hervorgerufen, die primär zu einer Freisetzung von Vasopressin führen.

Pharmakodynamik

Oxytocin wirkt vornehmlich auf die Uterusmuskulatur durch Aktivierung eines spezifischen G_q-Protein-gekoppelten Membranrezeptors (OXTR), der in den glatten Muskelzellen des Myometriums nachgewiesen wurde: durch die infolge der Rezeptoraktivierung erhöhte intrazelluläre Ca^{2+}-Konzentration nimmt die Kontraktionskraft zu und die Frequenz der Kontraktionen wird gesteigert. Die Ansprechbarkeit des Uterus für Oxytocin wird durch Estrogene erhöht, durch Gestagene vermindert. Während der Schwangerschaft ist der Uterus für Oxytocin unempfindlich. Erst gegen Ende der Schwangerschaft nimmt seine Empfindlichkeit wieder zu und erreicht bei der Geburt und unmittelbar post partum ein Maximum. Diese Empfindlichkeitssteigerung ist durch eine Zunahme der Oxytocinrezeptoranzahl bedingt. Der Oxytocinrezeptor-Antagonist Atosiban vermag vorzeitige Uteruskontraktionen zu hemmen. Im Myometrium induziert Oxytocin die Ausschüttung von Prostaglandinen, wobei nicht geklärt ist, ob es sich dabei um einen primären Effekt oder um eine Folge der gesteigerten Uteruskontraktionen handelt.

Auch an den myoepithelialen Elementen der Milchdrüse bewirkt Oxytocin Kontraktionen und führt zur Milchejektion. Diese findet bei Oxytocinmangel nicht statt. Die Spermatozoenaszension im weiblichen Genitaltrakt wird durch Oxytocin begünstigt.

Neuere Befunde machen deutlich, dass Oxytocin und Vasopressin durch ihre Wirkungen im ZNS auch in die Regulation komplexer sozialer Funktionen und des Verhaltens eingebunden sind und als solche zukünftig möglicherweise zusammen mit ihren Rezeptoren Zielstrukturen für die Behandlung psychischer Störungen mit Beeinträchtigung des Sozialverhaltens, z. B. Autismus, Angsterkrankungen, **Borderline**-Persönlichkeitsstörungen und Schizophrenie, werden könnten.

Indikationen und Dosierung

Vor der Geburt:

- Einleitung der Geburt aus medizinischen Gründen
- Primäre und sekundäre Wehenschwäche

Nach der Geburt:

- Blutungsprophylaxe nach Abort
- Förderung der Ablösung und Ausstoßung der Plazenta
- Mangelhafte Rückbildung der Gebärmutter im Wochenbett
- Postpartale Uterusatonie mit Blutungen (zweite Wahl, nur wenn andere uteruskontrahierende Substanzen wie Methylergometrin, Prostaglandine oder deren Derivate kontraindiziert bzw. nicht verträglich sind)

Oxytocin (z. B. Syntocinon®) wird je nach Indikation i. m., i. v. oder als Dauerinfusion appliziert.

Dosierung: Bei der Geburtseinleitung und Wehenschwäche wird Oxytocin nur als i. v.-Dauerinfusion (0,5–20 mIE/min) verabreicht. In der Nachgeburtsperiode werden 3–10 IE i. m. oder langsam i.v. verabfolgt.

Unerwünschte Arzneimittelwirkungen

Bei Überdosierungen kann es zur uterinen Tetanie kommen, welche die utero-plazentare Zirkulation vermindert. Es können Rupturen des Uterus, der Cervix uteri oder des Damms auftreten. Eine zu schnelle Geburt durch verstärkte Uteruskontraktionen birgt durch Hypoxie oder intrakranielle Blutungen Gefahren für das Kind (Kontrolle der kindlichen Herztöne und des Kontraktionszustands des Uterus).

In hohen Dosen bewirkt Oxytocin vorübergehend eine Relaxation der Gefäßmuskulatur mit Abfall besonders des diastolischen

Blutdrucks, reflektorischer Tachykardie und erhöhtem Herzzeitvolumen.

Nach lang andauernder Infusion hoher Dosen folgt dem Blutdruckabfall ein geringer, aber anhaltender Blutdruckanstieg. In hohen Dosen kann durch Wirkung auf renale Vasopressinrezeptoren auch ein antidiuretischer Effekt auftreten. Eine Wasserintoxikation mit Hyponatriämie, cerebralen Ödemen, Krämpfen und Koma kann die Folge sein, insbesondere bei großer Flüssigkeitszufuhr.

Kontraindikationen

Zu den Kontraindikationen zählen Geburtshindernisse, Lageanomalien (z. B. Beckenendlage), Präeklampsie, vorzeitige Plazentalösung, drohende Uterusruptur und drohende kindliche Asphyxie.

Oxytocin sollte nicht zur Beschleunigung einer in Gang befindlichen Geburt verwendet werden, besonders nicht im ersten und zweiten Stadium bei nicht eröffneter oder rigider Cervix uteri.

Oxytocinrezeptor-Antagonist: Atosiban

Atosiban (Tractocile®) ist ein Oxytocin-Analog, [1-Desamino-2-D-Tyr(Et)-4-Thr-8-Orn]-Oxytocin, das die Wirkung von Oxytocin an seinem Rezeptor kompetitiv hemmt. Atosiban bindet auch an den humanen Vasopressin-V_{1a}-Rezeptor AVPR1A und hemmt dort die Bindung und Wirkung von Vasopressin. Klinisch vermag Atosiban vorzeitige Uteruskontraktionen zu hemmen.

Atosiban wird intravenös appliziert. Die initiale Plasmahalbwertszeit beträgt etwa 13 min. Ein Hauptmetabolit scheint eine vergleichbare Wirkung wie die Muttersubstanz zu besitzen.

Indikationen

Atosiban ist zur Hinauszögerung einer drohenden Frühgeburt in der 24.–33. Schwangerschaftswoche zugelassen. In einer neueren systematischen Übersichtsarbeit konnte kein Vorteil von Oxytocinrezeptorantagonisten (ORAs) gegenüber Placebo, β_2-Adrenozeptor-Agonisten oder Calciumkanalantagonisten bezüglich Verlängerung der Schwangerschaft und therapeutischen **Outcomes** beim Neugeborenen festgestellt werden, obwohl erstere Substanzen weniger unerwünschte Wirkungen bei der Mutter verursachten. Dosierung: nach einer i. v.-Bolusgabe (6,75 mg) sollten eine 3-stündige Sättigungsinfusion (18 mg/h) und anschließend eine Dauerinfusion über bis zu 45 Stunden (6 mg/h) erfolgen.

26.4.2 Vasopressin (ADH)

Vasopressin (= antidiuretisches Hormon [ADH]) wird hauptsächlich über das hypothalamo-neurohypophysäre System in den systemischen Kreislauf ausschüttet, in geringerer Menge auch über das hypophysäre Pfortadersystem der Adenohypophyse. Andererseits projizieren die hypothalamischen Neurone auch in verschiedene Hirnareale.

Vasopressin ist ein Peptidhormon aus neun Aminosäuren (➤ Abb. 26.9). Vasopressin zirkuliert vorwiegend frei im Blut. Die endogenen Plasmaspiegel liegen im Bereich von weniger als 1–10 pM. Die Halbwertszeit beträgt ca. 1 min. Die Inaktivierung erfolgt vorwiegend durch Proteolyse in Niere und Leber. Nur 5–20 % des Hormons werden unverändert im Urin ausgeschieden.

Die **Regulation** der Vasopressinsekretion aus der Neurohypophyse in den systemischen Kreislauf erfolgt über Osmorezeptoren im Bereich des Nucleus supraopticus. Erhöhung des osmotischen Drucks im Plasma um weniger als 2 % bewirkt bereits eine mehrfache Erhöhung der Vasopressinausschüttung. Eine weitere Regulation erfolgt über Volumen- bzw. Barorezeptoren in den Pulmonalvenen, im linken Vorhof, im Aortenbogen und Sinus caroticus. Bei Abnahme des zirkulierenden Blutvolumens infolge von Blutungen, Reduktion des Herzzeitvolumens, Hypalbuminämie etc. kommt es zur Ausschüttung von Vasopressin, auch bei hypotoner Dehydratation, d. h., die Volumenregulation hat Priorität vor der Osmoregulation. Die Vasopressinsekretion ist unter tonisch inhibierender Kontrolle durch die Barorezeptoren. Blutdruckabfall bewirkt Ausschüttung von Vasopressin und umgekehrt. Die Kopplung der Barorezeptoren an die Vasopressin-bildenden Zellen erfolgt über neuronale Reflexbogen, die sich über Hirnnerven und bestimmte Kerne im Hirnstamm bis zum Hypothalamus erstrecken.

Die Vasopressin- und auch die Oxytocinsekretion werden zudem durch Stress, Schmerz, Erbrechen, Trauma sowie durch visuelle, auditive, olfaktorische und psychische Reize stimuliert. Darüber hinaus beeinflussen etliche andere Hormone und Neurotransmitter sowie verschiedene Pharmaka direkt oder indirekt die Vasopressinsekretion. So hemmt z. B. das Antiepileptikum Carbamazepin zentral die Freisetzung des Hormons, bewirkt aber in der Niere über andere Mechanismen eine antidiuretische Reaktion und kann wegen des Überwiegens letzterer Wirkung eine Retention von freiem Wasser mit Hyponaträmie bewirken.

Drei Subtypen von **Vasopressinrezeptoren** sind bekannt: **AVPR1A, AVPR1B** und **AVPR2** Sie gehören alle in die Klasse der G-Protein-gekoppelten Rezeptoren und binden Vasopressin mit ähnlicher Affinität (K_d etwa 0,4, 0,3 und 1,2 nM für die humanen Rezeptoren AVPR1A, AVPR1B bzw. AVPR2). Während die Aktivierung von AVPR1A und AVPR1B zu einer Erhöhung der Phospholipase-C-Aktivität und der intrazellulären Ca^{2+}-Konzentration führt, ist der AVPR2 an die Adenylatcyclase gekoppelt und steigert die cAMP-Bildung. Der AVPR1A ist weitverbreitet. Er findet sich auf der glatten Muskulatur von Gefäßen, auf anderen glatten Muskeln, auf Hepatozyten und Thrombozyten. Der AVPR1B wird u. a. auf den corticotropen Zellen des Hypophysenvorderlappens exprimiert, der AVPR2 in den Sammelrohren der Niere.

Pharmakodynamik

Über den AVPR2 wirkt Vasopressin antidiuretisch. Die wirksamen Konzentrationen liegen weit unterhalb des K_d-Wertes für die Bindung an den AVPR2 und sind deshalb sehr wahrscheinlich über Reserverezeptoren (engl. spare receptors) vermittelt. Die physiologischen Wirkungen an der Niere werden in ➤ Kap. 20.1.3 abgehandelt.

In höheren, aber physiologischen Konzentrationen ist Vasopressin über den AVPR1A auch vasokonstriktorisch wirksam. Es bewirkt Konstriktion der Kapillaren und Arteriolen in der Haut, der Skelettmuskulatur und der Koronargefäße, besonders aber im Splanchnikusbereich. Diese regional unterschiedliche Vasokonstriktion führt zu einer Verminderung des Blutflusses in diesen Organen, aber zunächst nicht zu einer Erhöhung des Blutdrucks. Dieser steigt erst bei noch höheren Konzentrationen. Darüber hinaus erhöht Vasopressin auch die Kontraktilität der glatten Muskelzellen des Darms und des Uterus.

Im Blut erhöht Vasopressin in hohen Konzentrationen die zirkulierenden Konzentrationen des Von-Willebrand-Faktors und von Faktor VIII durch Stimulation von deren Freisetzung aus Endothelzellen. Vasopressinrezeptor-Agonisten (z. B. Desmopressin) gehören dementsprechend zur Therapie der ersten Wahl bei bestimmten Formen der Von-Willebrand-Krankheit, die durch erblichen Mangel an Von-Willebrand-Faktor ausgelöst wird. In der Adenohypophyse stimuliert über den Portalkreislauf freigesetztes Vasopressin durch Aktivierung von AVPR1B zusammen mit dem (für sich allein schwach sekretorisch wirksamen) CRH die ACTH-Sekretion.

Vasopressinrezeptor-Agonisten

Anstelle von Vasopressin werden therapeutisch Vasopressin-Analoga angewandt. Sie wirken selektiver an den Vasopressinrezeptoren AVPR1 bzw. AVPR2, sind besser verträglich und besitzen aufgrund einer längeren Plasmahalbwertszeit eine anhaltendere Wirkung.

Desmopressin (z. B. Minirin®) ist das 1-Desamino-8-D-Arginin-Vasopressin (DDAVP) und besitzt eine ausgeprägte antidiuretische Wirkung (AVPR2) bei praktisch fehlender vasokonstriktorischer Wirkung (AVPR1A) (➤ Abb. 26.9). Desmopressin wurde daher lange Zeit als ein selektiver AVPR2-Agonist betrachtet. Sein Wirkungsprofil ist erstaunlich, weil es zwar mit hoher Affinität an menschliche AVPR2 bindet ($K_i \approx 25$ nM), aber mit ähnlicher, ja sogar höherer Affinität an die Subtypen AVPR1A ($K_i \approx 60$ nM) bzw. AVPR1B ($K_i \approx 6$ nM; ➤ Tab. 26.6). Jedoch liegen über die intrinsische Aktivität von Desmopressin an AVPR1A unterschiedliche Angaben vor. Dies ist möglicherweise dadurch bedingt, dass die Signalübertragung des Rezeptors vom zellulären Kontext abhängt. Letztlich ist die geringe vasokonstriktorische Aktivität von Desmopressin damit noch nicht vollständig verstanden.

Die Plasmahalbwertszeit von Desmopressin ist wesentlich länger als die von Vasopressin (≈ 30 min) und beträgt etwa 3,5 h. Eine übliche Dosis von Desmopressin hat nach i. v.-Gabe eine antidiuretische Wirkdauer von 8–12 Stunden.

Tab. 26.6 Bindung und Wirkung von Vasopressin (AVP) und Desmopressin an humanen Vasopressinrezeptorsubtypen (Nach: Tahara A et al. Br J Pharmacol, 1998; 125: 1463–1470.)

	AVPR1A		AVPR1B		AVPR2	
	K_i (nM)		K_i (nM)		K_i (nM)	
AVP	0,6	Agonist	0,5	Agonist	3,3	Agonist
Desmopressin	62,4	Antagonist	5,8	Agonist	23,3	Agonist

Terlipressin (z. B. Haemopressin®) ist Lysin-Vasopressin, dem N-terminal 3 Glycinreste hinzugefügt wurden (N-Triglycyl-8-Lysin-Vasopressin). Es ist eine weitgehend inaktive Hormonvorstufe, aus der durch enzymatische Abspaltung der 3 Glycinreste protrahiert Lysin-Vasopressin freigesetzt wird. Im Vergleich zur Gabe von Vasopressin werden nach Terlipressin gefährliche Plasmaspiegelspitzen vermieden und eine Wirkdauer von 4–6 h erreicht. Die Plasmahalbwertszeit der Eliminationsphase von Terlipressin beträgt 50–80 min.

Felypressin (Octapressin®) ist 2-Phenylalanin-8-Lysin-Vasopressin und hat bevorzugt eine vasokonstriktorische Wirkung. Es kann daher als Vasokonstriktor alternativ zu Adrenalin Lokalanästhetika zugesetzt werden, wenn Adrenalin als Vasokonstriktor kontraindiziert ist (z. B. bei Patienten mit bestimmten kardiovaskulären Erkrankungen oder bei Einnahme von trizyklischen Antidepressiva oder MAO-Hemmern). Für die Anwendung zur zahnärztlichen Infiltrations- bzw. Leitungsanästhesie steht Felypressin nur in fester Kombination mit Prilocain zur Verfügung (Xylonest® 3 % DENTAL mit Octapressin®).

Indikationen und Dosierung

Diabetes insipidus centralis

Beim primären (familiärer Diabetes insipidus, idiopathischer Diabetes insipidus) und sekundären Diabetes insipidus centralis (infolge von Schädel-Hirn-Traumen, Tumoren und Infektionen im Bereich des Hypothalamus-Hypophysen-Systems) besteht, anders als beim nephrogenen Diabetes insipidus (Resistenz der Tubuli und Sammelrohre gegen Vasopressin), ein Mangel an Vasopressin. Mit dem Vasopressintest kann geprüft werden, ob nach Vasopressingabe der Harn konzentriert werden kann. Für die weitere Differentialdiagnose und die Abgrenzung des Diabetes insipidus von der primären Polydipsie sind jedoch weitere diagnostische Maßnahmen notwendig. Für die Therapie des zentralen Diabetes insipidus wird Desmopressin wegen der fast fehlenden vasokonstriktorischen Wirkung und der langen Wirkungsdauer verwendet.

Dosierung: 5–20 µg intranasal; bei i. v., s. c. oder i. m. Gabe 0,5–2 µg 2 × täglich.

Primäre Enuresis nocturna

Desmopressin vermindert die Häufigkeit des Einnässens um mindestens eine Nacht pro Woche für die Dauer der Behandlung. Systematische Übersichtsarbeiten zeigen jedoch, dass eine Alarmtherapie mithilfe elektronischer Weckgeräte eine wirksamere Behandlungsoption darstellt, weil der Therapieerfolg auch nach Beendigung der Therapie anhält.

Dosierung: 10–40 µg Desmopressin intranasal oder 0,2–0,4 mg peroral vor dem Zubettgehen.

Ösophagusvarizenblutung

Vasopressin senkt den Druck im Bereich der Pfortader durch Vasokonstriktion der Gefäße im Splanchnikusbereich. Dadurch sowie durch Kontraktion der glatten Ösophagusmuskulatur mit konsekutiver Kompression der Ösophagusvarizen können Blutungen zum Stillstand gebracht werden.

Bei einer akuten Ösophagusvarizenblutung handelt es sich um einen Notfall mit hoher Sterblichkeitsrate. Zur Behandlung hat sich in vielen Zentren die akute Sklerosierung der Varizen als Methode der Wahl etabliert. Zur medikamentösen Therapie (bei Therapieversagen, als Erstmaßnahme, als Additiv) steht Terlipressin zur Verfügung. Es ist der einzige vasoaktive Wirkstoff, dessen Wirksamkeit bei der Blutstillung und Senkung der Mortalität belegt ist. Zur medikamentösen Prophylaxe einer Rezidivblutung ist die Kombination aus einem nicht kardioselektiven β-Adrenozeptor-Antagonisten und einem Nitratester (Isosorbidmononitrat) wirksam.

Dosierung: 1–2 mg Terlipressin initial i. v.; als Erhaltungsdosis 1 mg in 4–6-stündigem Abstand.

Gerinnungsstörungen

Bei Von-Willebrand-Jürgens-Krankheit und leichter bis mittelschwerer Hämophilie A nutzt man den Effekt von Vasopressin auf die Freisetzung des Von-Willebrand-Faktors und von Faktor VIII.

Angewandt wird Desmopressin in vergleichsweise hoher **Dosierung:** 0,4 µg pro kg Körpergewicht langsam i. v. über 30 min. Gegebenenfalls alle 12–24 h über maximal 7 Tage wiederholen.

Desmopressin vermag die endogen vorhandene Faktor-VIII-Gerinnungsaktivität um das 4- bis 6-Fache zu steigern. Voraussetzung für die Wirksamkeit ist eine Restaktivität von Faktor VIII von mehr als 5 %. Bei mehrfacher Gabe in kurzen Zeitabständen kommt es zum Wirkungsverlust, sodass die Anwendung auf akute Situationen, z. B. vor und nach Operationen, beschränkt bleibt.

Unerwünschte Arzneimittelwirkungen

Bei Überdosierung von Desmopressin sowie bei den zur Steigerung der Faktor-VIII-Gerinnungsaktivität erforderlichen relativ hohen Dosen kann es zu Flüssigkeitsretention kommen, in schweren Fällen bis zur Wasserintoxikation mit Hyponatriämie, Krämpfen und Bewusstseinsverlust.

Aufgrund der vasokonstriktorischen Wirkung zählen zu den typischen unerwünschten Wirkungen von Terlipressin: Gesichts- und Körperblässe, Blutdruckanstiege, myokardiale Ischämien.

Daneben werden erhöhte Darmperistaltik, Uteruskrämpfe und Menorrhagien beobachtet. Bei gleichzeitig hoher Wasserzufuhr kann es in Einzelfällen zu Hyponatriämien kommen.

Kontraindikationen

Desmopressin darf bei krankhaft vermehrter Flüssigkeitsaufnahme (z. B. psychogene Polydipsie) und Von-Willebrand-Jürgens-Syndrom Subtyp IIb (Gefahr der Thrombozytopenie) nicht angewendet werden. Gegenanzeigen für Terlipressin sind Schwangerschaft und septischer Schock. Strenge Überwachung ist bei Patienten mit Gefäßerkrankungen (z. B. der Koronargefäße), Herzrhythmusstörungen, Hypertonie und Asthma bronchiale erforderlich.

Vasopressinrezeptor-Antagonisten

Eine gesteigerte Vasopressinsekretion führt beim Syndrom der inappropriaten ADH-Sekretion (SIADH) zur Hyponatriämie. Vasopressin ist auch Teil einer neurohumoralen Gegenregulation bei Erkrankungen wie Herzinsuffizienz, Leberzirrhose und nephrotischem Syndrom. Eine pathogenetische Bedeutung von Vasopressin wird für Zustände wie erhöhten Blutdruck, Raynaud-Syndrom, Dysmenorrhö, Depression und Angstzustände diskutiert. Es wurden nichtpeptidische Vasopressinrezeptor-Antagonisten mit oraler Bioverfügbarkeit für alle Rezeptorsubtypen entwickelt, für den AVPR1A **Relcovaptan,** für den AVPR2 **Tolvaptan** (➤ Abb. 26.10), für AVPR1A plus AVPR2 **Conivaptan** (➤ Abb. 26.10) und für AVPR1B (SSR149415).

Indikationen

Übermäßige ADH-Sekretion

Eine übermäßige ADH-Sekretion (bei SIADH, aber auch bei chronischer Herzinsuffizienz und Leberzirrhose) führt zu einer Hypoosmolarität und einer Hyponatriämie. Therapieziel kann hier eine gesteigerte Ausscheidung von freiem Wasser (Aquarese) ohne begleitende Natriurese oder Kaliurese sein. Eine solche vermehrte Ausscheidung von freiem Wasser und eine Erhöhung erniedrigter Natriumplasmaspiegel gelingt mit dem Einsatz selektiver AVPR2- bzw. gemischter AVPR1A- plus AVPR2-Antagonisten; daher werden sie als Aquaretika bezeichnet. Für die orale Behandlung von Erwachsenen mit Hyponatriämie als Folge des SIADH ist Tolvaptan (Samsca®) zugelassen. Da eine Dositstitration mit Überwachung der Serum-Na^+-Konzentration und des Volumenstatus erforderlich ist, muss die Therapie in einer Klinik begonnen werden.

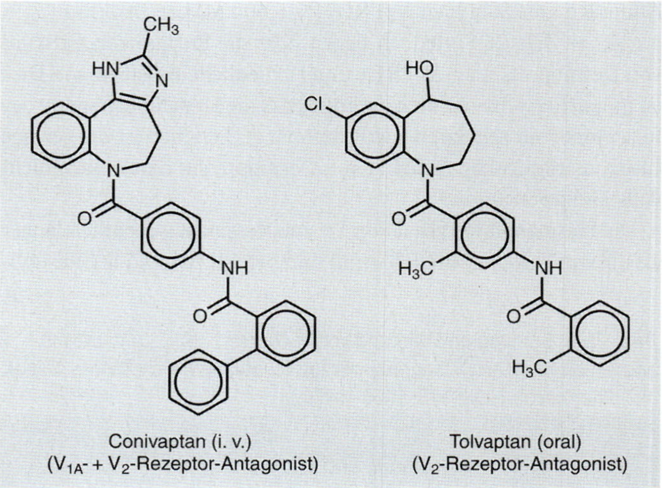

Abb. 26.10 Struktur nichtpeptidischer Vasopressinrezeptor-Antagonisten.

Autosomal-dominante polyzystische Nierenerkrankung (ADPKD)

Die ADPKD ist die häufigste erbliche Nierenerkrankung und führt bei etwa der Hälfte der Betroffenen über 60 Jahre zu einer terminalen Niereninsuffizienz. Sie wird durch Mutation in zwei Genen, PKD1 und PKD2, die für die Proteine Polycystin-1 und -2 codieren, bewirkt. Etwa 10 % der dialysepflichtigen Patienten leiden an einer ADPKD. Ergebnisse einer neueren Studie belegen, dass Tolvaptan die im Rahmen der Erkrankung auftretende Vergrößerung der Nieren und die Abnahme der GFR verzögert und damit den Zeitpunkt der Dialyse- bzw. Transplantationspflicht aufschiebt. Darüber hinaus bewirkt das Pharmakon eine Reduktion mehrerer der mit der ADPKD verbundenen Symptome wie Nieren- und Rückenschmerzen, Hämaturie und erhöhte Neigung zu Harnwegsinfekten. Inzwischen gibt es klare Empfehlungen der europäischen Fachgesellschaft für die therapeutische Anwendung von Tolvaptan bei ADPKD-Patienten.

Unerwünschte Arzneimittelwirkungen

Die häufigsten unerwünschten Arzneimittelwirkungen von Tolvaptan sind Durst, Mundtrockenheit und Pollakisurie. Klinisch relevant ist das Risiko der Hypernatriämie.

Interaktionen

Die Plasmakonzentration von Tolvaptan wird durch CYP3A4-Hemmstoffe erhöht, durch CYP3A4-Induktoren gesenkt.

WEITERFÜHRENDE LITERATUR

Auriemma RS, Pirchio R, De Alcubierre D et al. Dopamine agonists: from the 1970s to today. Neuroendocrinology, 2019; 109: 34–41.

Donato J, Wasinski F, Furigo IC et al. Central regulation of metabolism by growth hormone. Cells, 2021; 10: 129.

Ma L, Luo D, Yang T et al. Combined therapy of somatostatin analogues with pegvisomant for the treatment of acromegaly: a meta-analysis of prospective studies. BMC Endocr Disord, 2020; 20: 126.

Maggi R, Cariboni AM, Marelli MM et al. GnRH and GnRH receptors in the pathophysiology of the human female reproductive system. Hum Reprod Update, 2016; 22: 358–381.

Melmed S. Acromegaly. N Engl J Med, 2006; 355: 2558–2573.

Melmed S. Pathogenesis and diagnosis of growth hormone deficiency in adults. N Engl J Med, 2019; 380: 2551–2562.

Melmed S. Pituitary-tumor endocrinopathies. N Engl J Med, 2020; 382: 937–950.

Rai U, Thrimawithana TR, Valery C, Young SA. Therapeutic uses of somatostatin and its analogues: Current view and potential applications. Pharmacol Ther, 2015; 152: 98–110.

Reschke F. Hormonal treatment of undescended testes. Aktuelle Urol, 2020; 51: 178–182.

Schröder A. Hormonal therapy for undescended testes: an outdated concept? Aktuelle Urol, 2020; 51: 183–185.

Sriram K, Insel PA. G protein-coupled receptors as targets for approved drugs: how many targets and how many drugs? Mol Pharmacol, 2018; 93: 251–258.

Yang M, Reimann F, Gribble FM. Chemosensing in enteroendocrine cells: mechanisms and therapeutic opportunities. Curr Opin Endocrinol Diabetes Obes, 2021; 28: 222–231.

26

KAPITEL

27

Elke Oetjen, Peter Gierschik

Nebennierenrindenhormone

Unter Corticosteroiden versteht man Steroidhormone der Nebennierenrinde einschließlich ihrer synthetischen Derivate. Nach ihrer biologischen Wirkung lassen sich die Nebennierenrindenhormone in drei **Gruppen** einteilen:

1. **Glucocorticoide,** mit **Cortisol** als wichtigstem körpereigenen Hormon und bevorzugter Wirkung auf den Kohlenhydratstoffwechsel
2. **Mineralocorticoide,** mit **Aldosteron** als wichtigstem körpereigenem Hormon und bevorzugter Wirkung auf den Elektrolythaushalt
3. **Androgene** wie Androstendion und Dehydroepiandrosteron (DHEA), die in anderen Geweben zu Testosteron, Dihydrotestosteron, Estradiol und Estron umgewandelt werden.

Cortisol und Aldosteron sind lebensnotwendig und müssen bei einem Mangel substituiert werden. Breite Anwendung finden die Glucocorticoide aufgrund ihrer entzündungshemmenden und immunsuppressiven Wirkung.

DHEA wird maximal zwischen dem 20. und 30. Lebensjahr gebildet und sezerniert. Seine Serumkonzentration fällt danach zunehmend ab, sodass im 8. und 9. Lebensjahrzehnt sehr niedrige Werte von etwa 10–20 % des jugendlichen Maximums erreicht werden. Deshalb wurde DHEA als Anti-Aging-Mittel vorgeschlagen. Jedoch konnte bei gesunden Älteren keine Steigerung der Befindlichkeit durch Gabe von DHEA gezeigt werden. Mögliche Risiken wie die Förderung sexualhormonabhängiger Tumoren sind nicht geprüft. Zurzeit stellt die DHEA-Substitution eine individuelle Einzelfallentscheidung bei Frauen mit depressiver Symptomatik und Libidoverlust bei Nebennierenrindensuffizienz dar. DHEA ist in Deutschland nicht als Arzneistoff zugelassen und gilt als Nahrungsergänzungsmittel.

27.1 Synthese und Sekretion

Die Glucocorticoide werden überwiegend in der Zona fasciculata der Nebennierenrinde, die Mineralocorticoide in der Zona glomerulosa und die Androgene in der Zona reticularis gebildet. Die **Synthese** der Corticosteroide erfolgt aus Cholesterin über die in ➤ Abb. 27.1 schematisch dargestellten Zwischenstufen. Geschwindigkeitsbestimmender Schritt ist die Umwandlung von Cholesterin in Pregnenolon.

Die Steroidhormone werden in der Nebennierenrinde nicht gespeichert, sodass eine Stimulation der Sekretion über De-novo-Biosynthese erfolgt.

Die Synthese und **Sekretion der Glucocorticoide** und adrenalen Androgene wird durch ACTH stimuliert. Die ACTH-Sekretion wird durch das hypothalamische Freisetzungshormon CRH stimuliert, dessen Sekretion durch Neurotransmitter aus übergeordneten Zentren reguliert wird (➤ Kap. 26.2.1). Zwischen Hypophysenvorderlappen, Hypothalamus und übergeordneten Zentren einerseits und den zirkulierenden Glucocorticoiden andererseits besteht ein negativer Rückkopplungsmechanismus, d. h., Glucocorticoide können auf allen Ebenen inhibierend wirken (➤ Abb. 27.2; ➤ Kap. 27.2). Die negative Rückkopplung der Glucocorticoide hat zwei Phasen. Die schnelle Phase erfolgt beim Anfluten des Glucocorticoids vermutlich durch Hemmung der Sekretion von CRH und ACTH, sodass schon die einmalige morgendliche Gabe die endogene Cortisolsekretion supprimiert. Eine verzögerte Phase wird durch Hemmung der Synthese von CRH und von ACTH beobachtet.

Als Folge der integrierten Hypothalamus-Hypophysen-Nebennieren-Achse ergeben sich zwei wesentliche Arten der Cortisolsekretion:

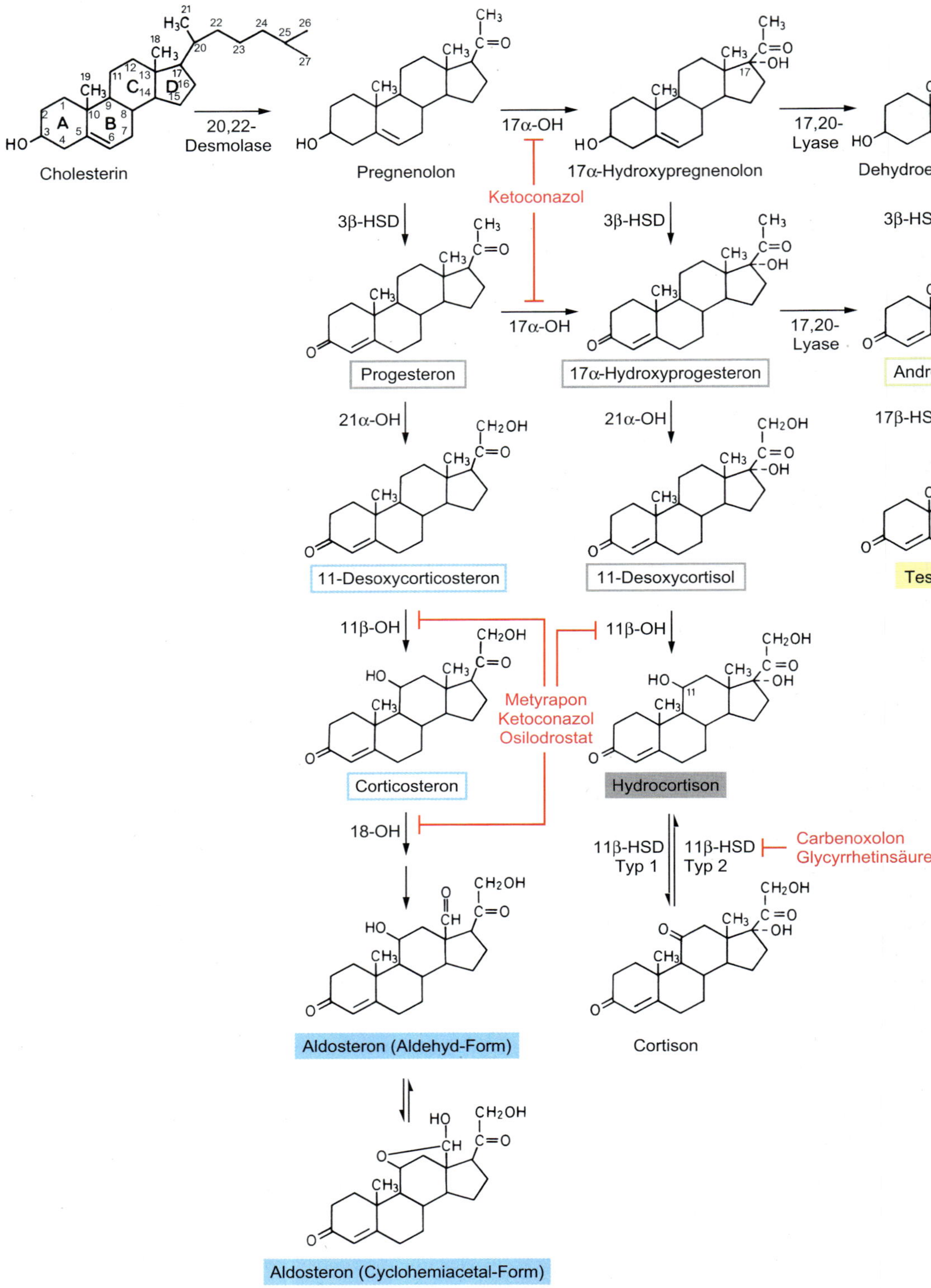

Abb. 27.1 Biosynthese der Corticoide, Enzymdefekte der Cortisolsynthese bei der kongenitalen adrenalen Hyperplasie (adrenogenitales Syndrom, AGS) und Angriffspunkte von Hydrocortisonsyntheseinhibitoren.

20,22-Desmolase (CYP11A1); 3β-HSD = 3β-Hydroxysteroid-Dehydrogenase; $\Delta^{4,5}$-Isomerase (3β-Hydroxysteroid-Dehydrogenase 2); 17α-OH = 17α-Hydroxylase (CYP17); 21α-OH = 21-Hydroxylase (CYP21); 11β-OH = 11β-Hydroxylase (CYP11B1); 18-OH = 18-Hydroxylase, 18-Hydroxysteroid-Dehydrogenase (Aldosteron-Synthase, CYP11B2); 11β-HSD = 11β-Hydroxysteroid-Dehydrogenase Typ 1 und Typ 2, 17,20-Lyase (CYP17A1).

Die umrahmten Strukturnamen sind Vorstufen der Glucocorticoidsynthese (grauer Rahmen), der Aldosteronsynthese (blauer Rahmen) oder der Androgensynthese (gelber Rahmen). Die entsprechenden Hormonnamen sind farblich unterlegt. Der kongenitalen adrenalen Hyperplasie können folgende Enzymdefekte zugrunde liegen:

zirkadiane Rhythmik der basalen Sekretion und starke Stimulation der Sekretion bei Stress.

Zirkadiane Rhythmik: Zwischen 3 Uhr nachts und 10 Uhr morgens steigt die Cortisolkonzentration im Blut steil an und fällt im Laufe des Nachmittags allmählich wieder ab; zwischen Mitternacht und 3 Uhr erreicht sie den Tiefststand. Der zirkadiane Rhythmus ist unter physiologischen Bedingungen stabil. Anpassungen an Zeitverschiebung erfordern einige Tage (bis zu 2 Wochen). Entsprechend der zirkadianen Rhythmik ändert sich die Empfindlichkeit der übergeordneten Zentren des Rückkopplungssystems. Sie ist während des physiologischen Sekretionstiefs am höchsten. Beim Menschen beträgt die Sekretionsrate von Cortisol 10–20 mg/Tag, von Corticosteron 1–4 mg/Tag; bei Gesunden schwanken die Cortisolkonzentrationen im Blut zwischen 5 und 20 µg/100 ml und liegen damit bis zu 1000-fach höher als die von Aldosteron (etwa 10 ng/100 ml).

In **Stresssituationen** nimmt die Sekretion von ACTH und Corticoiden stark zu. Intensiver Stress wie schwere Infektionen, Traumen, Operationen, Erkrankungen, Geburt, Kälte, schwere körperliche Arbeit und psychischer Stress überspielen den verzögerten Rückkopplungsmechanismus der Glucocorticoide. Glucocorticoide sind zur Bewältigung von Stresssituationen notwendig, die hierfür entscheidenden Glucocortcoidwirkungen sind jedoch nicht komplett verstanden. Bei Stresssituationen wie Verletzungen oder Infektionen kommt es zur Bildung von Zytokinen, die als Mediatoren einer Entzündungs- oder Immunantwort fungieren, wie Interleukin-1, Interleukin-6 und Tumor-Nekrose-Faktor α (TNF-α). Sie können die Hypothalamus-Hypophysen-Nebennierenrinden-Achse über eine vermehrte Sekretion von CRH und ACTH aktivieren. Da Glucocorticoide umgekehrt eine immunsuppressive und entzündungshemmende Wirkung besitzen, besteht hier eine bidirektionale Interaktion.

Obwohl ACTH akut die Synthese und **Sekretion von Aldosteron** in der Zona glomerulosa stimuliert, kehren trotz kontinuierlich erhöhter ACTH-Spiegel (z. B. bei Morbus Cushing) die Plasma-Aldosteron-Konzentrationen auf Normalwerte zurück (ACTH-Escape). Die Aldosteronsynthese wird hauptsächlich durch Angiotensin II und die extrazelluläre K^+-Konzentration reguliert (➤ Kap. 20.1.2). Entsprechend kommt es bei Hemmung der ACTH-Sekretion nicht zur Atrophie der Zona glomerulosa (äußere Zone der Nebennierenrinde). Die tägliche Sekretionsrate von Aldosteron beträgt ca. 50–150 µg, die von Desoxycorticosteron 50–200 µg. Desoxycorticosteron ist schwächer wirksam als Aldosteron. Die Aldosteronkonzentration im Plasma beträgt ca. 10 ng/100 ml. Die Halbwertszeit von Aldosteron im Plasma liegt unter 30 Minuten.

Störungen der Synthese und Sekretion

Möglichkeiten der Störung der normalen Regulation der Nebennierenrindenfunktion sind in ➤ Abb. 27.2 dargestellt.

Die Behandlung mit einem Glucocorticoid hemmt aufgrund der negativen Rückkopplung die ACTH-Sekretion. Dies kann zu einer Atrophie der inneren Zonen der Nebennierenrinde (Zona fasciculata, Zona reticularis) und einer herabgesetzten Biosynthese von Glucocorticoiden und adrenalen Androgenen führen (➤ Abb. 27.2f). Wird die Medikation abgesetzt, vergeht in Abhängigkeit von Dauer und Dosis der vorangehenden Medikation eine gewisse Zeit, bis sich die Sekretion von ACTH und die Funktion der Nebennierenrinde wieder normalisieren. Umgekehrt führen dauerhaft erhöhte ACTH-Spiegel wie bei Morbus Cushing zu einer Hypertrophie und Hyperplasie der inneren Zonen der Nebennierenrinde mit Überproduktion von Cortisol und adrenalen Androgenen (➤ Abb. 27.2c).

Bei dem **adrenogenitalen Syndrom (AGS, kongenitale adrenale Hyperplasie)** werden zu wenig oder keine biologisch aktiven Glucocorticoide synthetisiert, sodass der negative Rückkopplungsmechanismus reduziert und vermehrt CRH und ACTH sezerniert werden (➤ Abb. 27.2g). Die Nebenniere wird stimuliert, wird hyperplastisch und sezerniert nun immer mehr androgen wirkende Steroide. Die Folge dieser Androgenwirkung ist eine schon im Uterus beginnende Förderung der Entwicklung männlicher Geschlechtsmerkmale bei genetisch weiblichen Feten. Die möglichen Enzymdefekte, die dieser angeborenen Erkrankung zugrunde liegen können, sind in ➤ Abb. 27.1 erläutert. Beim 3β-Hydroxysteroid-Dehydrogenase-Defekt (➤ Abb. 27.1) ist auch die männliche Sexualdifferenzierung gestört, weil neben der Cortisol- auch die Testosteronbiosynthese im fetalen Hoden vermindert ist. Ist die Mineralocorticoidsynthese gestört (3β-Hydroxysteroid-Dehydrogenase- und 21-Hydroxylase-Defekt; ➤ Abb. 27.1, 1, 2 bzw. 4), tritt ein Salzverlustsyndrom auf.

Abb. 27.1 (Forts.) 1) **Cholesterin-Desmolase-Mangel:** Die Bildung von Pregnenolon ist gehemmt, es werden keine Steroide synthetisiert. Durch das Fehlen der Androgene ist die Differenzierung der männlichen Genitalorgane gestört. Der Mineralocorticoidmangel führt zum Salzverlust (Salzverlustsyndrom). Der Desmolasemangel ist meist Folge einer Mutation im Protein StAR (steroidogenic acute regulatory protein), das für den intramitochondrialen Transport und die Bereitstellung von Cholesterin für die Steroidbiosynthese notwendig ist.
2) **3β-Hydroxysteroid-Dehydrogenase-Mangel:** Durch Hemmung der Bildung von Androgenen ist die männliche Sexualdifferenzierung gestört. Dehydroepiandrosteron wird in großen Mengen gebildet und kann durch seine schwache androgene Wirkung zur Maskulinisierung des weiblichen Genitales führen. Es besteht ein Salzverlustsyndrom.
3) **17α-Hydroxylase-Mangel:** Die Androgensynthese ist gestört und damit die männliche Sexualdifferenzierung. Durch ACTH-Stimulation werden Mineralocorticoide vermehrt gebildet, wodurch eine arterielle Hypertonie entstehen kann.
4) **21-Hydroxylase-Mangel:** Durch vermehrte Bildung von Androgenen tritt eine Maskulinisierung des weiblichen Genitales auf. Ein Salzverlustsyndrom kann vorhanden sein. Der 21-Hydroxylase-Mangel ist mit etwa 90–95 % der häufigste Defekt.
5) **11β-Hydroxylase-Mangel:** Maskulinisierung des weiblichen Genitales durch vermehrte Bildung adrenaler Androgene ohne Salzverlustsyndrom, da bereits 11-Desoxycorticosteron ein potentes Mineralocorticoid ist.
Durch Hemmung der 11β-Hydroxylase reduzieren Metyrapon und Osilodrostat die endogene Hydrocortisonsynthese. Ketoconazol hemmt weitere Enzyme der Hydrocortisonsynthese (u. a. 17α-Hydroxylase/17,20-Desmolase, Cholesterin-Desmolase). Die 11β-Hydroxysteroiddehydrogenase Typ 2 wird durch Carbenoxolon und Glycyrrhetinsäure gehemmt, sodass Hydrocortison nicht zu Cortison abgebaut wird.

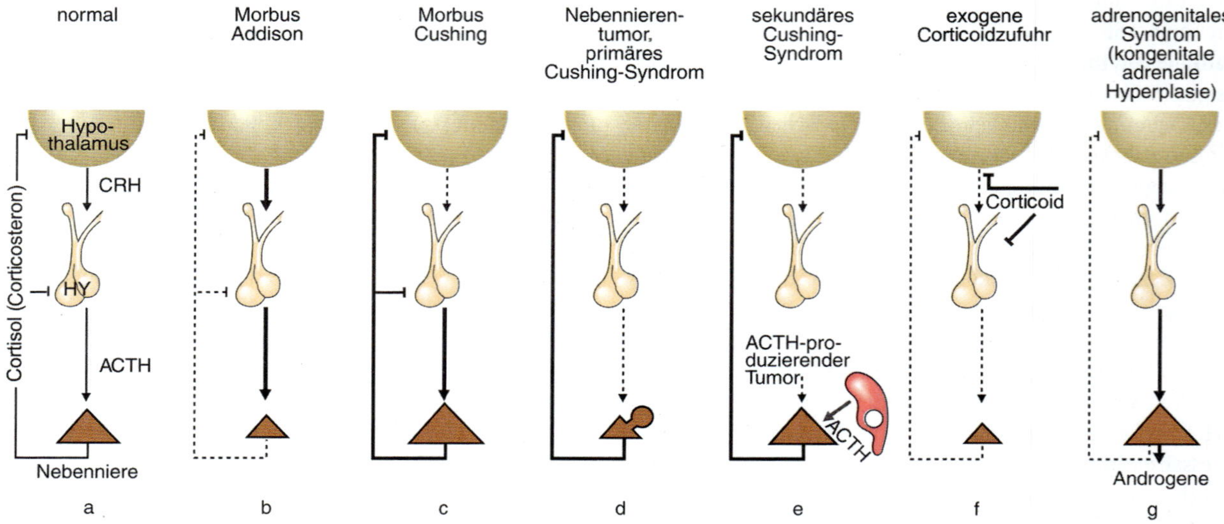

Abb. 27.2 Normale Regulation der Nebennierenrindenfunktion und Möglichkeiten ihrer Störung.
a) Zwischen der Sekretion des hypothalamischen Freisetzungshormons CRH (engl. corticotropin-releasing hormone) für ACTH bzw. der von ACTH und den Glucocorticoiden besteht eine negative Rückkopplung, die normalerweise das Gleichgewicht zwischen der Sekretion von ACTH und Glucocorticoiden reguliert.
b) Bei primärer Nebennierenrindeninsuffizienz (Morbus Addison) oder nach Exstirpation der Nebennieren sinkt die Glucocorticoidkonzentration im Plasma ab, sodass vermehrt CRH und damit ACTH gebildet werden. Die sekundäre Nebennierenrindeninsuffizienz beruht auf einer Störung der übergeordneten endokrinen Zentren, der Hypophyse (HY) und/oder des Hypothalamus (z. B. Panhypopituitarismus mit weiteren Mangelerscheinungen).
c) Morbus Cushing beruht auf einer vermehrten Sekretion von ACTH aus den corticotropen Zellen der Adenohypophyse (Adenom), die zu einer bilateralen Hyperplasie der Nebennierenrinde führt. Die vermehrt gebildeten Glucocorticoide hemmen die CRH-Sekretion, jedoch nicht die erhöhte ACTH-Sekretion.
d, e) Bei dem primären Cushing-Syndrom aufgrund eines Nebennierenrindentumors oder beim sekundären Cushing-Syndrom aufgrund eines ektopen, ACTH-produzierenden Tumors, z. B. eines Bronchialkarzinoms, wird die ACTH-Produktion in der Hypophyse gebremst. Beim Nebennierenrindentumor (d) ist die gesunde Nebenniere selbst infolge des ACTH-Mangels atrophisch, beim ektopen ACTH-produzierenden Tumor (e) dagegen i. d. R. hyperplastisch.
f) Die exogene Zufuhr von Glucocorticoiden zu therapeutischen Zwecken wirkt wie die endogene Überproduktion der Hormone: Das hypothalamisch-hypophysäre System wird gedrosselt und die inneren Zonen der Nebennierenrinde atrophieren. Deshalb darf der Abbruch einer Therapie nie abrupt erfolgen, sondern die Dosen müssen allmählich verringert werden.
g) Beim adrenogenitalen Syndrom bleibt infolge eines angeborenen Enzymdefekts (➤ Abb. 27.1) die Biosynthese der Glucocorticoide auf einer Vorstufe mit androgener Wirkung stehen, ohne dass eine glucocorticoide Aktivität erzeugt wird. Die Produktion von ACTH ist gesteigert, wodurch die Nebennierenrinden hyperplasieren und ständig mehr Androgene sezernieren.

Beim **primären Hyperaldosteronismus** liegt meist ein aldosteronproduzierendes Adenom der Nebennierenrinde vor (Conn-Syndrom).

Zum **sekundären Hyperaldosteronismus** kommt es bei pathologischen Zuständen außerhalb der Nebennierenrinde, die eine Stimulation der Aldosteronsekretion oder eine Aldosteronabbauhemmung zur Folge haben. Meistens erfolgt diese Stimulation der Aldosteronsekretion über das Renin-Angiotensin-System. Die gesteigerte Reninsekretion ist entweder Folge einer Verminderung des zirkulierenden Blutvolumens, z. B. bei Erkrankungen mit Ödemen wie nephrotischem Syndrom, Herzinsuffizienz, Leberzirrhose, idiopathischen Ödemen, oder der reduzierten Nierenperfusion, z. B. bei schwerer Hypertonie oder Nierenarterienstenose. Schleifen- und Thiaziddiuretika können ebenfalls einen sekundären Hyperaldosteronismus induzieren.

27.2 Wirkungen

Cortisol (Hydrocortison) und synthetische Glucocorticoide sind an der Regulation des Kohlenhydratstoffwechsels beteiligt und beeinflussen den Fett- und Eiweißstoffwechsel. Sie erlauben bei Stress das Überleben. Die entzündungshemmenden und immunsuppressiven Wirkungen der Glucocorticoide werden für die therapeutische Anwendung genutzt. Neben der glucocorticoidartigen Wirkung besitzt Cortisol eine vergleichsweise schwache, aber klinisch bedeutsame mineralocorticoidartige Wirkung mit Na^+-Retention über die Niere. Aldosteron hingegen besitzt in Konzentrationen, die zu einer maximalen Na^+-Retention führen, keine relevante glucocorticoidartige Aktivität und verhält sich als ein reines Mineralocorticoid. Die Dissoziation von glucocorticoidartiger, entzündungshemmender und immunsuppressiver Wirkung einerseits und mineralocorticoidartiger Wirkung andererseits zeigt die Vermittlung über unterschiedliche Rezeptoren an.

27.2.1 Molekularer Wirkmechanismus

Wie für andere Steroidhormone ist auch für Corticosteroide ein Wirkmechanismus über intrazelluläre Rezeptoren belegt: über einen Glucocorticoidrezeptor und einen Mineralocorticoidrezeptor. Beide Rezeptoren werden durch jeweils ein Gen codiert und gehören in die Klasse der ligandenregulierten Transkriptionsfaktoren (➤ Abb. 27.3). Über diese Rezeptoren können Corticosteroide die Transkriptionsrate spezifischer Zielgene steigern oder hemmen. Daraus folgt eine vermehrte oder verminderte Synthese der entsprechenden Genprodukte.

Cortisol (= Hydrocortison) und synthetische Glucocorticoide binden an den **Glucocorticoidrezeptor** (➤ Abb. 27.3, ➤ Abb. 27.4 und ➤ Abb. 27.5). In der inaktiven, nicht steroidhormongebundenen Form liegt der Glucocorticoidrezeptor im Zytosol der Zelle in einem Komplex mit anderen Proteinen vor, darunter die Hitzeschockproteine Hsp90, Hsp70 und Hsp56 (➤ Abb. 27.5). Bindung von Cortisol führt zu einer Konformationsänderung des Glucocorticoidrezeptors, der sich aus dem Komplex löst und in den Zellkern wandert. Dort beeinflusst er die Gentranskription über verschiedene Mechanismen:

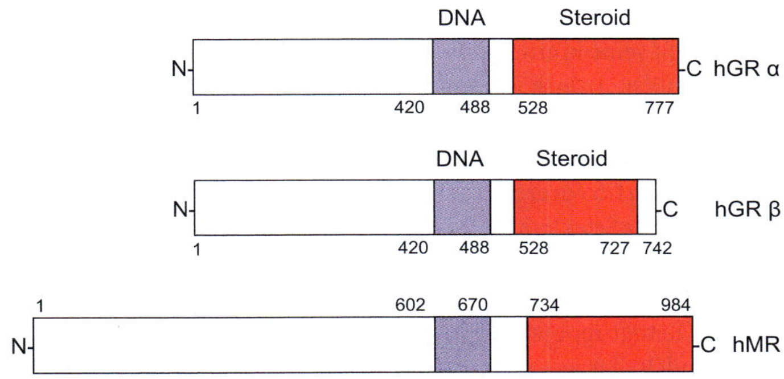

Abb. 27.3 Modulare Struktur des Glucocorticoid- und des Mineralocorticoidrezeptors im Balkendiagramm.
Wie andere Mitglieder aus der Kernrezeptor-Superfamilie besitzen der humane Glucocorticoidrezeptor (hGR) und der humane Mineralocorticoidrezeptor (hMR) eine DNA-Bindedomäne (DNA) und eine Ligandenbindedomäne (Steroid). Letztere beinhaltet auch eine ligandenabhängige Transaktivierungsdomäne. Der humane Glucocorticoidrezeptor und der humane Mineralocorticoidrezeptor sind eng verwandt (94 bzw. 57 % Übereinstimmung der Aminosäuren in der DNA- bzw. Ligandenbindedomäne). Die Nummerierung bezieht sich auf die Aminosäuren. „N" und „C" bezeichnen das N- bzw. C-terminale Ende des Proteins. Neben der in der Abbildung dargestellten Form des humanen Glucocorticoidrezeptors (α-Form, 777 Aminosäuren) kann durch alternatives Spleißen eine zweite Form gebildet werden (β-Form, 742 Aminosäuren), die sich am C-terminalen Ende ab der Aminosäure 728 von der α-Form unterscheidet. Die β-Form wird nicht ubiquitär exprimiert, ist konstitutiv nukleär und besitzt keine vollständige Ligandenbindedomäne, wodurch sie als dominant-negativer Glucocorticoidrezeptor fungieren kann.

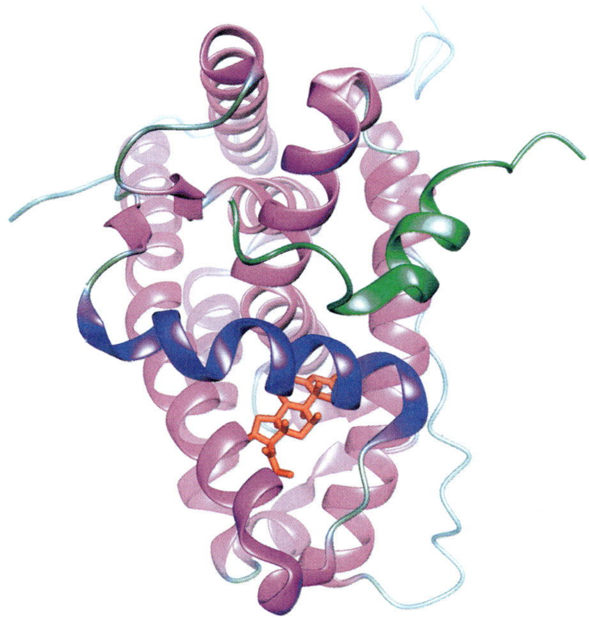

Abb. 27.4 Struktur der Ligandenbindedomäne des Glucocorticoidrezeptors im Komplex mit dem synthetischen Glucocorticoid Dexamethason und einem Peptidmotiv des Koaktivators TIF2.
Von der Dimerkonfiguration ist ein Monomer dargestellt. Beachte: Nach Bindung an den Glucocorticoidrezeptor ist Dexamethason (rot) von diesem vollständig umhüllt. Die Bindung von Dexamethason bringt die sogenannte AF-2-Helix (activation function 2 helix; blau) der Ligandenbindedomäne in eine aktive Konformation. Dadurch können Koaktivatoren wie TIF2 rekrutiert werden (Peptidmotiv des Koaktivators TIF2 in Grün), die dann die Steigerung der Transkription bewirken. Die Struktur der Bindungstasche erklärt die Ligandenselektivität des Glucocorticoidrezeptors und die hohe Affinität von Dexamethason. Ihre Kenntnis ist die Voraussetzung zur rationalen Entwicklung von Substanzen, deren Bindung zu einer differenzierten Struktur der Ligandenbindedomäne, differenzierter Koaktivator-Rekrutierung und möglicherweise differenzierter Wirkung führt (zell- und promotorspezifische Wirkung). (Nach der Röntgenstrukturanalyse von : Bledsoe et al. Cell, 2002; 110: 93–105.)

- **DNA-Bindung- abhängiger Mechanismus:** Der ligandengebundene Glucocorticoidrezeptor bindet als Homodimer an spezifische DNA-Sequenzen in den regulatorischen Abschnitten der Zielgene und steigert über die Rekrutierung von Koaktivatoren die Transkriptionsrate (➤ Abb. 27.4). Diese Koaktivatoren können z. B. über Histon-Acetylierung die Chromatinstruktur verändern und schlagen eine Brücke zur allgemeinen Transkriptionsmaschinerie (➤ Abb. 27.5). Dieser Mechanismus liegt der Aktivierung einer Vielzahl von Genen durch Glucocorticoide zugrunde, darunter Gene von Enzymen der Gluconeogenese (Tyrosinaminotransferase, Phosphoenolpyruvatcarboxykinase) und das β_2-Adrenozeptor-Gen (direkte Transaktivierung) (➤ Abb. 27.5). In einigen Fällen hemmt der ligandengebundene Glucocorticoidrezeptor nach DNA-Bindung die Transkription. Ein Beispiel ist die Hemmung der Transkription des Proopiomelanocortin-Gens durch Cortisol im Rahmen der negativen Rückkopplung auf der Ebene der Hypophyse (direkte Transrepression) (➤ Abb. 27.5).

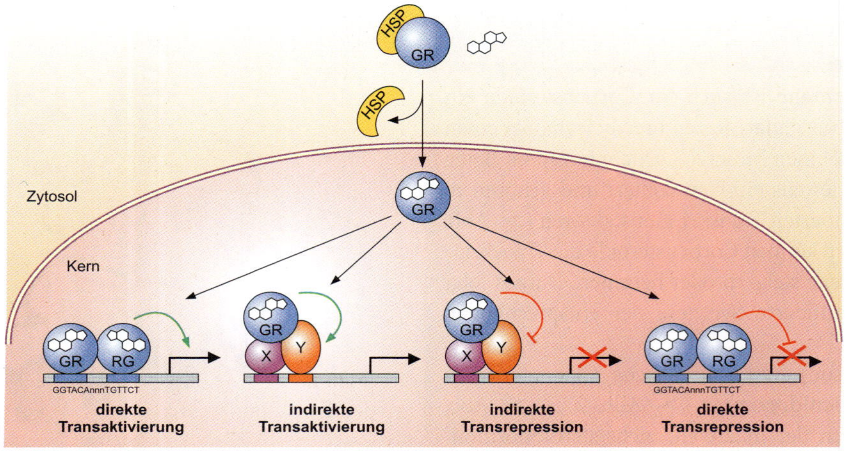

Abb. 27.5 Regulation der Gentranskription durch den Liganden-gebundenen Glucocorticoidrezeptor.
Im Zytosol liegt das Glucocorticoidrezeptormonomer im Komplex mit Hitzeschockproteinen vor. Nach Bindung eines Liganden dissoziiert der Glucocorticoidrezeptor von dem Proteinkomplex und wandert in den Kern. Das DNA-gebundene Glucocorticoidrezeptordimer kann die Transkription in Abhängigkeit des Gens die Transkription aktivieren (direkte Transaktivierung) oder hemmen (direkte Transrepression). Die Interaktion eines Glucocorticoidrezeptormonomers mit DNA-gebundenen Transkriptionsfaktoren kann deren transkriptionelle Aktivität steigern (indirekte Transaktivierung) oder hemmen (indirekte Transrepression). Die horizontalen Balken symbolisieren die DNA-Doppelhelix, die darauf stehenden Pfeile den Startpunkt der Transkription eines Gens. Die angegebene palindromische Basensequenz (GGTACAnnnTGTTCT, „n" für eine beliebige Base) entspricht dem Konsensusmotiv der DNA-Bindungsstelle des Glucocorticoidrezeptordimers (blaue Boxen). Die violetten und orangenen Boxen stellen DNA-Bindungsstellen für die Transkriptionsfaktoren X oder Y dar. Der rund gebogene grüne Pfeil steht für Steigerung der Transkriptionsrate, der gebogene rote Pfeil und das rote Kreuz für Hemmung der Transkriptionsrate. GR: Glucocorticoidrezeptor; Hsp: Hitzeschockprotein; X und Y: Transkriptionsfaktoren

- **DNA-Bindung-unabhängiger Mechanismus:** Ohne selbst an die DNA zu binden, interagiert das ligandengebundene Glucocorticoidrezeptormonomer direkt mit anderen DNA-gebundenen Transkriptionsfaktoren (➤ Abb. 27.5). Die Folge ist meist eine Hemmung der Gentranskription (indirekte Transrepression). Zu den Transkriptionsfaktoren, mit denen der Glucocorticoidrezeptor interagieren kann, zählen AP-1 und NF-κB, die eine wichtige Rolle bei Entzündungs- und Immunreaktionen spielen. Die indirekte Transrepression liegt in großen Teilen den entzündungshemmenden und immunsuppressiven Wirkungen der Glucocorticoide zugrunde. Ein Beispiel für eine indirekte Transaktivierung stellt das Gen für β-Casein dar (indirekte Transaktivierung) (➤ Abb. 27.5).

Dem Glucocorticoidrezeptor eng verwandt ist der **Mineralocorticoidrezeptor** (➤ Abb. 27.3). Seine prinzipielle Funktionsweise ist dieselbe. Er bindet Aldosteron mit hoher Affinität (K_D etwa 1 nM) und vermittelt die wesentlichen mineralocorticoidartigen Wirkungen. Im Gegensatz zum Glucocorticoidrezeptor wird der Mineralocorticoidrezeptor gewebespezifisch (Niere, Kolon, Speichel- und Schweißdrüsen, Hippocampus) exprimiert. Zusätzlich binden Hydrocortison als partieller Agonist und Progesteron als Antagonist an den Mineralocorticoidrezeptor. Cortisol bindet an den Mineralocorticoidrezeptor mit ähnlicher Affinität wie Aldosteron und mit höherer Affinität als an den Glucocorticoidrezeptor (K_D etwa 1 gegenüber 10 nM). Aldosteron bindet auch an den Glucocorticoidrezeptor (K_D etwa 20–60 nM). Daher wird der Mineralocorticoidrezeptor auch als hochaffiner Corticosteroidrezeptor, der Glucocorticoidrezeptor als niedrigaffiner Corticosteroidrezeptor betrachtet. Aufgrund der niedrigen Plasmakonzentrationen von Aldosteron bleibt seine Fähigkeit zur Bindung an den Glucocorticoidrezeptor funktionell ohne Bedeutung, sodass Aldosteron sich wie ein reines Mineralocorticoid verhält.

Die Bindung von Hydrocortison an den Mineralocorticoidrezeptor macht seine klinisch relevante mineralocorticoidartige Aktivität verständlich. Jedoch scheinen mehrere Mechanismen dafür verantwortlich zu sein, dass – trotz bis zu 1000-fach höheren Plasmakonzentrationen von Hydrocortison gegenüber Aldosteron – der Mineralocorticoidrezeptor in einigen Organen, wie der Niere, eine weitgehende Selektivität für Aldosteron bewahrt. Ein entscheidender Mechanismus stellt die 11β-Hydroxysteroid-Dehydrogenase Typ 2 dar, die in diesen Geweben Cortisol weitgehend in das inaktive Cortison (Ketogruppe statt Hydroxygruppe am Kohlenstoffatom 11) umwandelt, das weder an den Mineralocorticoid- noch an den Glucocorticoidrezeptor bindet (➤ Abb. 27.1). Aldosteron, das vorwiegend in seiner Cyclohemiacetal-Form vorliegt, wird durch dieses Enzym nicht inaktiviert. Der Mineralocorticoidrezeptor liegt hier wie hinter einem Schutzwall (11β-Hydroxysteroid-Dehydrogenase Typ 2), der ihn vor den hohen Konzentrationen von Hydrocortison weitgehend bewahrt. Eine bekannte klinische Wirkung zeigt die Bedeutung dieses Mechanismus. Der Genuss von Lakritze kann eine Na^+-Retention mit Hypertonie und Hypokaliämie auslösen. Die in Lakritze enthaltene Glycyrrhetinsäure (und die verwandte Substanz Carbenoxolon, das früher als Ulkustherapeutikum eingesetzt wurde) hemmt die 11β-Hydroxysteroid-Dehydrogenase Typ 2, sodass Cortisol in der Niere nicht mehr inaktiviert wird und über den Mineralocorticoidrezeptor in starkem Maße typische mineralocorticoidartige Wirkungen entfaltet (➤ Abb. 27.1).

Corticosteroide können in Zielgeweben deren Empfindlichkeit gegenüber anderen Hormonen verändern. So hat Cortisol allein kaum eine lipolytische Wirkung im Fettgewebe, verstärkt aber die lipolytische Wirkung von Adrenalin und Noradrenalin. Wirkungen, die Corticosteroide nur zusammen mit anderen Hormonen auslösen, werden häufig als **permissive Wirkungen** bezeichnet. Sie beruhen wohl auch auf einer Veränderung der Transkription spezifischer Zielgene und entsprechender Veränderung der Synthese von Proteinen, die das Ansprechen des Gewebes bestimmen.

Verzögerter Wirkungseintritt: Nachdem ein Zielgen über den Glucocorticoid- oder Mineralocorticoidrezeptor aktiviert wurde, muss das zunächst gebildete Transkript im Kern zur reifen mRNA prozessiert werden, die dann aus dem Kern in das Zytosol exportiert und ribosomal zu einem Protein translatiert und möglicherweise zusätzlich noch posttranslational prozessiert wird. Diese Vorgänge benötigen Zeit. Auch nach Hemmung der Transkription eines Gens vergeht Zeit, bis die zuvor gebildete mRNA und das zuvor gebildete Protein abgebaut sind. Über den Gluco- oder Mineralocorticoidrezeptor vermittelte Wirkungen treten daher nicht sofort ein, sondern entwickeln sich i. d. R. über mehrere Stunden oder gar Tage. Zu den schnellsten bekannten, genomisch vermittelten Corticosteroidwirkungen zählt die Induktion der mRNA der Kinase SGK (serum- and glucocorticoid-induced kinase) durch Aldosteron über den Mineralocorticoidrezeptor im distalen Tubulus der Niere. Diese beginnt innerhalb von 30 Minuten nach Injektion von Aldosteron. Die klinisch wichtige Konsequenz ist, dass bei der Anwendung von Glucocorticoiden oder anderen Corticosteroiden die erwünschten Wirkungen typischerweise erst verzögert (> 30 min) eintreten.

Schnelle Wirkungen: Obwohl die wesentlichen typisch mineralocorticoid- bzw. glucocorticoidartigen, entzündungshemmenden und immunsuppressiven Wirkungen der Corticosteroide über den Mineralo- bzw. Glucocorticoidrezeptor vermittelt sind, gibt es Wirkungen der Corticosteroide, die nicht durch Inhibitoren der Transkription oder Translation gehemmt werden können und zu schnell, d. h. innerhalb von Minuten, eintreten, als dass sie auf einer veränderten Gentranskription beruhen könnten. Die Mechanismen dieser sogenannten schnellen Wirkungen sind weitgehend unklar. Einige dieser primär nichtgenomischen Wirkungen scheinen auf einer Interaktion von Glucocorticoiden mit Plasmamembran-gebundenen oder zytosolischen Glucocorticoidrezeptoren und damit verbundenen Änderungen der Protein-Protein-Wechselwirkungen des Rezeptors zu beruhen. Es ist unklar, ob es außer den bekannten Rezeptoren noch andere, für die nichtgenomischen Wirkungen wichtige Rezeptorstrukturen gibt und welche klinische Bedeutung diese Wirkungen haben.

27.2.2 Einzelne Wirkungen

Die Wirkungen der Corticosteroide auf den Organismus, wie die auf den Kohlenhydrat-, Fett-, Proteinstoffwechsel und Elektrolythaushalt, gehen über häufig wenig verstandene Wege aus einer Vielzahl von Angriffspunkten hervor.

Wirkungen auf den Stoffwechsel

Glucocorticoide wirken **katabol,** d. h., sie fördern den **Proteinabbau** und führen zu einer negativen Stickstoffbilanz, z. T. auch bedingt durch vermehrte Ausscheidung von Aminosäuren und Harnsäure. Die katabole Wirkung zeigt sich v. a. an der Muskulatur, der Haut und dem Skelett. Infolge Störungen des Aufbaus der Knochenmatrix kann es zur Förderung der Ausbildung einer Osteoporose kommen.

Glucocorticoide fördern die **Gluconeogenese** aus Aminosäuren, die durch den Proteinabbau frei werden. Die neu gebildete Glucose wird z. T. als Glykogen in der Leber gespeichert. Der Glucoseumsatz wird gesteigert, die Glucosetoleranz und die Insulinempfindlichkeit nehmen ab. Durch Glucocorticoide kann ein Prädiabetes in einen latenten oder klinisch manifesten Diabetes mellitus überführt werden. Die Glucosekonzentration im Plasma steigt an.

Glucocorticoide beeinflussen den **Fettstoffwechsel,** indem sie die lipolytische Wirkung von Catecholaminen und Wachstumshormon fördern. Andererseits führen hohe Konzentrationen von Glucocorticoiden zu einer Umverteilung von Fettgewebe. Es tritt Fettverlust an den Extremitäten und Fettzunahme am Stamm sowie im Nacken und Gesicht auf. Dies führt zum typischen Bild der Stammfettsucht beim Cushing-Syndrom.

Wirkungen auf den Wasser- und Elektrolythaushalt

Wirkungen über den Mineralocorticoidrezeptor: Aldosteron und, in geringerem Maße, die natürlichen Glucocorticoide sowie einige synthetische Analoga besitzen mineralocorticoide Wirkung. Sie steigern im spätdistalen Tubulus und an den Sammelrohren der Niere die **Reabsorption von Na^+;** gleichzeitig steigern sie dort die renale **Ausscheidung von K^+ und H^+** (➤ Kap. 20.2.1). Dieser Wirkung liegt wahrscheinlich die über den Mineralocorticoidrezeptor vermittelte Steigerung der Transkription des Gens der SG-Kinase (serum- and glucocorticoid-induced kinase) zugrunde. SGK vermindert die Degradation des Amilorid-hemmbaren epithelialen Na^+-Kanal (ENaC) und erhöht so dessen membranäre Lokalisation und Aktivität. Zusätzlich werden u. a. die Synthese von Untereinheiten des Natriumkanals und der Na^+-K^+-ATPase gesteigert. Durch vermehrte Förderung der Na^+- und damit Wasserretention nimmt das Volumen des Extrazellularraums zu, durch vermehrte K^+- und H^+-Ausscheidung kommt es zu Hypokaliämie und metabolischer Alkalose. Auch die Magnesiumausscheidung wird durch Mineralocorticoide gesteigert. Neben der Niere sind weitere Zielorgane der Dickdarm sowie die Schweiß- und Speicheldrüsen. Beim primären Hyperaldosteronismus oder nach Gabe von Mineralocorticoiden in höheren Dosen nimmt einige Zeit später die Reabsorption von Na^+, wahrscheinlich vorwiegend im proximalen Tubulus, ab, sodass das vermehrte Na^+-Angebot im spätdistalen Tubulus die durch Aldosteron vermehrte Na^+-Rückresorption übersteigt; die vermehrte K^+-Ausscheidung ist dabei nicht beeinträchtigt. Dieses sogenannte Escape-Phänomen tritt nicht an anderen Zielorganen von Aldosteron auf. Die Zeichen des Hyperaldosteronismus sind Expansion des Extrazellularvolumens, in einigen Fällen mit Ödemen, Hypertonie, Hypokaliämie und Alkalose.

Wirkungen über den Glucocorticoidrezeptor: Von einigen Wirkungen der Corticosteroide wird angenommen, dass sie über den Glucocorticoidrezeptor vermittelt werden. Unter Cortisol ist die **glomeruläre Filtration** gesteigert und die renale **Ausscheidung von Wasser** über vasopressinabhängige (Senkung der Vasopressinexpression) und -unabhängige Mechanismen erhöht. Glucocorticoide hemmen die Resorption von Ca^{2+} im Darm und erhöhen die Ausscheidung von Ca^{2+} über die Nieren. Diese Mechanismen sowie die erhöhte Phosphat-Clearance bewirken eine vermehrte Ca^{2+}- und Phosphatausscheidung und fördern die Entwicklung einer Osteoporose. Die **hypocalcämische Wirkung** wird beim Gesunden kompensiert, kann aber therapeutisch bei Hypercalcämien genutzt werden.

Wirkungen auf das kardiovaskuläre System

Die durch die mineralocorticoide Wirkung induzierte Na^+-Retention mit resultierender Blutdruckerhöhung kann zu weiteren kardiovaskulären Schäden führen. Davon unabhängig ruft Aldosteron zumindest im Tierexperiment direkt am Myokard eine Hypertrophie und Fibrose sowie an Koronargefäßen entzündliche Veränderungen hervor. Solche Wirkungen können erklären, weshalb der Mineralocorticoidrezeptor-Antagonist Spironolacton die Mortalität bei schwerer Herzinsuffizienz um 30 % senkte, ohne hämodynamische Veränderungen auszulösen (RALES-Studie). Ebenso reduzierte der Mineralocorticoidrezeptor-Antagonist der zweiten Generation Eplerenon die Morbidität und die Mortalität von Patienten nach akutem Myokardinfarkt mit Herzinsuffizienz infolge linksventrikulärer Dysfunktion (EPHESUS-Studie; ➤ Kap. 17.2.4).

Glucocorticoide erhöhen durch ihre permissiven Wirkungen die Ansprechbarkeit der kleinen Gefäße für Noradrenalin, was in bestimmten Fällen in der Therapie des septischen Schocks genutzt wird.

Wirkungen am ZNS

Unabhängig von der indirekten Beeinflussung des ZNS durch Effekte auf Stoffwechsel, Elektrolythaushalt und Zirkulation scheinen Glucocorticoide auch direkte Effekte zu haben. Sie steigern die Erregbarkeit des Gehirns, die Reizschwelle für eine Reihe von Stimuli wird gesenkt, EEG-Veränderungen werden beobachtet. Bei Nagern und bei einigen Primaten verursachen Corticosteroide den Untergang von Neuronen im Hippocampus. Meist tritt eine Besserung der Stimmung auf. Seltener sind Euphorie, Unruhe, erhöhte motorische Aktivität und Schlafstörungen. Bei einigen Patienten können Depressionen und Dysphorien vorkommen, selten tritt auch ein endokrines Psychosyndrom mit akuten Stimmungs- und Antriebsschwankungen bis hin zu Psychosen auf.

Zu den Wirkungen im Gehirn zählt auch die Hemmung der Synthese und Sekretion von CRH im Hypothalamus im Rahmen der negativen Rückkopplung durch Glucocorticoide. Dabei scheinen sowohl Mineralo- als auch Glucocorticoidrezeptoren im dem Hypothalamus übergeordneten Hippocampus beteiligt zu sein.

Wirkungen auf Blut, Skelettmuskulatur und Wachstum

Glucocorticoide können eine Zunahme der **Erythrozytenzahl** und der Hämoglobinkonzentration bewirken, vermutlich durch Verzögerung des Erythrozytenabbaus. Dieser Effekt wird deutlich beim Cushing-Syndrom, bei dem häufig eine Polyzythämie nachzuweisen ist. Auch die Zahl der **Thrombozyten** und **neutrophilen Granulozyten** im Blut nimmt unter Glucocorticoiden zu. Dagegen nimmt die Zahl der **Lymphozyten, Monozyten, eosinophilen** und **basophilen Granulozyten** als Folge einer Umverteilung ab.

Die Skelettmuskulatur wird durch Glucocorticoide indirekt durch Beeinflussung der Zirkulation und des Stoffwechsels, aber auch direkt beeinflusst. Bei NNR-Insuffizienz treten Muskelschwäche und rasche Ermüdbarkeit auf. Beim Cushing-Syndrom sowie unter hoch dosierter Glucocorticoidtherapie kann es zur Atrophie der Muskulatur kommen. Die Ursache dieser **Steroidmyopathie** beruht sicher nicht nur auf der katabolen Wirkung der Glucocorticoide.

Wachstum und Zellteilung werden durch Glucocorticoide beeinflusst. Bei Kindern können pharmakologische Dosen eine **Hemmung des Wachstums** hervorrufen. Die DNA-Synthese und die Zellteilung in einer Reihe von Geweben, z. B. Fibroblasten, Magenschleimhaut, Epidermis, Thymozyten, werden durch Glucocorticoide gehemmt. Dieser Effekt scheint gewebsspezifisch zu sein, da andere Gewebe wie Knochenmark und Darmschleimhaut nicht betroffen sind.

Antiinflammatorische und immunsuppressive Wirkungen

Diese Wirkungen führen zur breiten therapeutischen Anwendung der Glucocorticoide. Obwohl sie nicht die zugrunde liegende Ursache einer Erkrankung beseitigen, besitzt die starke entzündungshemmende und immunsuppressive Wirkung der Glucocorticoide einen enormen klinischen Wert. Neuere Befunde sprechen dafür, dass diese Wirkungen auch unter physiologischen Bedingungen wirksam sind.

Die pharmakologischen Wirkungen der Glucocorticoide auf entzündliche und immunologische Prozesse sind multimodal. Neben den Änderungen der zellulären Zusammensetzung des peripheren Blutes kommt es zu einer Hemmung der Produktion und damit Freisetzung einer Vielzahl von Entzündungsmediatoren, was z. B. kurzfristig zu einer verminderten Extravasation von Leukozyten und längerfristig zu einer verminderten Fibrosierung des entzündeten Gewebes führt. Nicht alle diese Wirkungen schlagen sich in messbaren therapeutischen Erfolgen nieder. So ist der therapeutische Nutzen der Gabe von Glucocorticoiden für die akute Phase des anaphylaktischen Schocks unklar. Da die Glucocorticoide jedoch protrahierten oder biphasischen anaphylaktischen Reaktionen entgegenwirken, werden sie weiterhin in dieser Indikation angewandt.

Als Immunsuppressiva finden Glucocorticoide Einsatz bei Erkrankungen, die aus einer zellulären, aber auch humoralen Immunreaktion hervorgehen. Die entzündungshemmenden und immunsuppressiven Wirkungen der Glucocorticoide sind durch die beiden Wirkungen zugrunde liegende Hemmung leukozytärer Funktionen eng verknüpft. In gleichem Zusammenhang steht der therapeutische Einsatz von Glucocorticoiden in der Therapie bestimmter Leukämien und Lymphome, die allerdings hier auf einer vermehrten Apoptose der Tumorzellen beruht.

Obwohl Entzündungs- und Immunreaktionen über viele Signalwege verlaufen, sind solche, die eine Aktivierung von Transkriptionsfaktoren, z. B. von **Nuclear Factor κB (NF-κB)** beinhalten, von großer Bedeutung. Glucocorticoide hemmen die Aktivität von NF-κB (➤ Abb. 27.6). Die Entzündungshemmung folgt aus der Inhibition einer großen Zahl von Genen proinflammatorischer Enzyme und Mediatoren, wie COX-2 und IL-1, sowie aus der Aktivierung einer vermutlich kleineren Anzahl von Genen antiinflammatorischer Proteine, wie IκBα, IL-1-Rezeptor-Antagonist und IL-10. Ähnlich sind die immunsuppressiven Wirkungen generell Folge einer verminderten Bildung und Wirkung einer Vielzahl von Mediatoren der Immunreaktion. Diese Mechanismen werden in ➤ Kap. 16.3.3 beschrieben.

27.3 Synthetische Corticosteroide

27.3.1 Agonisten

Chemie

Alle Corticosteroide mit mineralocorticoider oder glucocorticoider Wirkung bestehen aus 21 C-Atomen. Die glucocorticoide Wirkung von **Cortisol** ist abhängig von der Ketogruppe an C-3, der Doppelbindung zwischen C-4 und C-5, der Ketolseitenkette an C-17 sowie

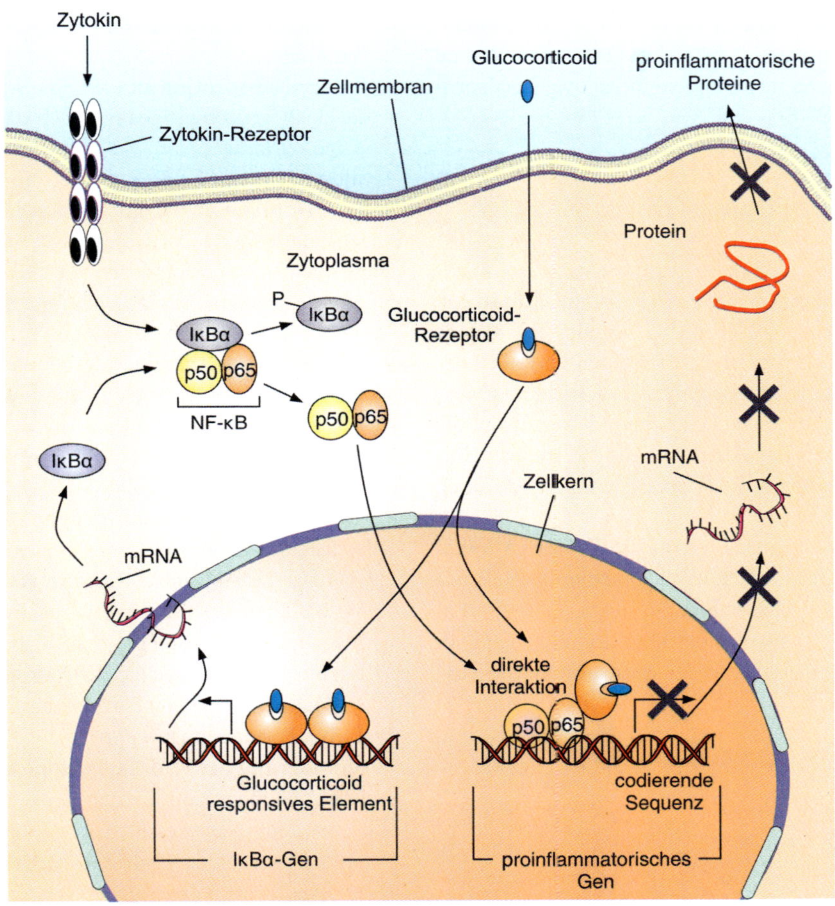

Abb. 27.6 Hemmung des Transkriptionsfaktors Nuclear Factor κB (NF-κB) durch Glucocorticoide als wesentlicher Teil ihrer entzündungshemmenden und immunsuppressiven Wirkung.
NF-κB wird im Rahmen von Entzündungs- oder Immunreaktionen durch verschiedene Stimuli wie Zytokine (wie IL-1 und TNFα), oxidativen Stress, Bakterien, Viren und andere Pathogene aktiviert. NF-κB ist typischerweise ein Dimer, bestehend aus einer p50- und p65-Untereinheit. Im Ruhezustand liegt NF-κB als Komplex mit einem Vertreter aus einer Familie von Inhibitoren, IκBs, im Zytoplasma vor. Nach Aktivierung eines Zytokinrezeptors kommt es zur Aktivierung einer IκB-Kinase, die IκB phosphoryliert und damit dessen proteolytischen Abbau induziert. Der so freigesetzte NF-κB wandert in den Zellkern und steigert nach Bindung an spezifische DNA-Bindungsstellen mit dem Konsensusmotiv 5'-GGGRNNYYCC-3' die Transkriptionsrate der Zielgene („N" für eine beliebige Base, „R" für A oder G, „Y" für T oder C). Zu den NF-κB-Zielgenen gehören Gene von Proteinen der Entzündungs- und Immunreaktion wie Zytokine (z. B. IL-1, IL-2, IL-6, TNFα), Chemokine (z. B. IL-8, RANTES, MCP-1), Wachstumsfaktoren (z. B. GM-CSF), Zelladhäsionsmoleküle (z. B. ICAM-1, VCAM, E-Selectin), Komplementfaktoren (z. B. B und C4), Rezeptoren des Immunsystems (z. B. T-Zell-Rezeptor a und b, MHC-I- und -II-Proteine) und Enzyme wie COX-2. Nach Bindung an den Glucocorticoidrezeptor können Glucocorticoide NF-κB durch direkte Protein-Protein-Wechselwirkung zwischen dem Glucocorticoidrezeptor und der p65-Untereinheit hemmen; die Synthese proinflammatorischer Proteine bzw. die Immunreaktion vermittelnder Proteine unterdrückt. Zusätzlich können Glucocorticoide direkt die Transkription des IκBα-Gens steigern, sodass die Aktivierung von NF-κB durch die vermehrte Synthese des Inhibitors IκBα gehemmt wird. Diese Wirkung wird jedoch nur in einigen Zellen beobachtet, sodass die relative Bedeutung des letzteren Mechanismus für die über NFκB bewirkte Entzündungshemmung durch Glucocorticoide nicht klar ist.

der Hydroxylgruppe an C-11. Sie wird verstärkt durch eine Hydroxylgruppe an C-17 in α-Stellung (➢ Abb. 27.1, ➢ Abb. 27.7). Eine Ketogruppe an C-11 **(Cortison, Prednison)** macht das Molekül vollständig unwirksam; diese beiden Verbindungen werden im Körper zu den wirksamen Verbindungen Cortisol und Prednisolon reduziert (11β-Hydroxysteroid-Dehydrogenase Typ 1). Im Gegensatz zu Cortisol besitzt **Aldosteron** an C-17 keine Hydroxylgruppe, jedoch ist C-18 zur Aldehydgruppe oxidiert (➢ Abb. 27.1). Diese bildet mit der 11β-Hydroxyl-Gruppe ein Hemiacetal (➢ Abb. 27.1).

Ausgehend vom Molekül des Cortisols wurde eine große Zahl synthetischer Corticosteroide hergestellt (➢ Abb. 27.7, ➢ Abb. 27.8). Häufig eingesetzt werden **Prednisolon*** (wie Decortin® H), **Methylprednisolon** (wie Urbason®), **Dexamethason*** (wie Fortecortin®) und **Triamcinolon** (wie Volon® A) (➢ Abb. 27.7). Ähnlich häufig wie Prednisolon werden **Budesonid*** (wie Pulmicort®), **Beclometason** (wie Sanasthmax®), **Fluticason*** (wie Flutide®) und Ciclesonid (Alvesco®) als lokal wirksame, insbesondere inhalative Glucocorticoide angewandt (➢ Abb. 27.8).

Struktur-Wirkungs-Beziehung

Die Erwartungen, die mit der Synthese dieser Steroide verknüpft waren, wirksamere Verbindungen mit geringeren unerwünschten Wirkungen zu schaffen, haben sich nur z. T. erfüllt. Die Potenz konnte gegenüber den natürlichen Glucocorticoiden bezüglich der entzündungshemmenden und immunsuppressiven Wirkung gesteigert werden, jedoch sind gegenwärtig keine Steroide verfügbar, die qualitativ ein anderes Wirkungsspektrum als die natürlichen Glucocorticoide zeigen. Es konnte nur die mineralocorticoide Wirkung gemindert werden.

Die synthetischen Corticosteroide besitzen eine höhere Affinität als Cortisol am Glucocorticoidrezeptor. In die tierexperimentell und klinisch beobachtete Potenz und Spezifität der Corticosteroide sind auch Veränderungen im Mechanismus der Rezeptoraktivierung, in der Metabolisierung in der Zielzelle, in der Aufnahme in die Zielzelle und in der Pharmakokinetik im Organismus auf komplexe Weise ein. Deshalb gehen die in Bindungsparametern gewonnenen Befunde – wie dies auch bei den physiologischen Rezeptorliganden der Fall ist – nur bedingt in die pharmakodynamischen Parameter ihrer Wirkung (z. B. ihrer Potenz) an intakten Zellen und Geweben ein. Im letzteren Sinne ist der Begriff Potenz im Folgenden verstanden.

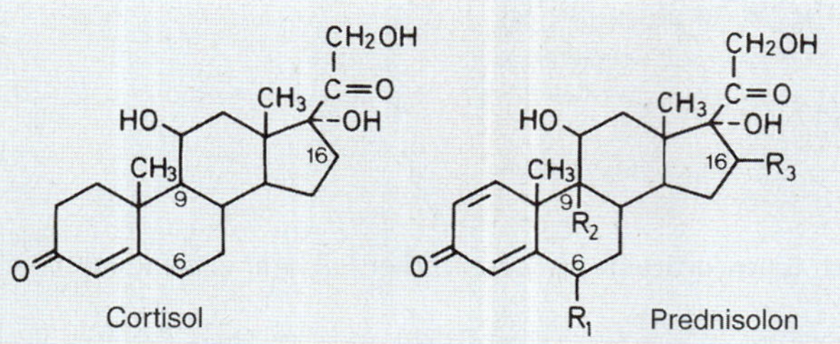

R1	R2	R3	Verbindung
H	H	H	Prednisolon
6α-Methyl	H	H	Methylprednisolon
H	9α-Fluor	16α-Hydroxy	Triamcinolon
H	9α-Fluor	16β-Methyl	Betamethason
H	9α-Fluor	16α-Methyl	Dexamethason

Abb. 27.7 Strukturmerkmale einiger synthetischer Glucocorticoide im Vergleich zu Cortisol.

Vier Veränderungen am Molekül des Cortisols sind wesentlich für die Trennung von gluco- und mineralocorticoidartiger Wirkung:

1. Einfügen einer zusätzlichen **Doppelbindung zwischen C-1 und C-2:** Dies erhöht selektiv die glucocorticoidartige Wirkung. Es führt auch zu langsamerer Metabolisierung.
2. **Substitution an C-6:** 6α-Methylierung erhöht in Prednisolon die glucocorticoidartige und senkt die mineralocorticoidartige Wirkung.
3. **Halogensubstitution an C-9:** Eine 9α-Fluor-Substitution erhöht die glucocorticoidartige und, noch stärker, die mineralocorticoidartige Wirkung.
4. **Substitution an C-16:** Methylierung oder Hydroxylierung beseitigt praktisch die durch Fluor-Substitution an C-9 hervorgerufene mineralocorticoidartige Wirkung.

Diese chemischen Veränderungen finden sich allein oder in Kombination in allen wesentlichen synthetischen Corticosteroiden (➢ Abb. 27.7, ➢ Abb. 27.8). Schätzungen der relativen glucocorticoidartigen (bzw. entzündungshemmenden und immunsuppressiven) Potenz sowie der relativen mineralocorticoidartigen Potenz wesentlicher Corticosteroide sind in ➢ Tab. 27.1 zusammengefasst. Weitere häufige chemische Modifikationen betreffen die Hydroxylgruppen an C-21 und C-17:

- **Veresterung der Hydroxylgruppe an C-21** mit Säuren wie Bernsteinsäure führt zu einem weitgehenden Verlust der Bindung an den Glucocorticoidrezeptor. Solche Verbindungen, wie z. B. Hydrocortison-21-hydrogensuccinat, sind jedoch zur intravenösen Injektion geeignet, da bei den Halbestern mit der freien Carboxylgruppe die Wasserlöslichkeit steigt. Nach Zufuhr werden diese inaktiven Formen durch Esterspaltung in die aktiven Formen umgewandelt.
- **Veränderung der Hydroxylgruppe an C-17** durch Ester- oder Acetalbildung verhindert dagegen die Bindung an den Glucocorticoidrezeptor nicht. Triamcinolon-acetonid und Budesonid, bei denen die Hydroxylgruppe an C-17 zusammen mit einer weiteren Hydroxylgruppe an C-16 in eine Acetalbildung eingeschlossen ist (➢ Abb. 27.8), binden mit hoher Affinität. Beclometason-dipropionat (➢ Abb. 27.8) ist nicht nur an der C-17-Hydroxyl-Gruppe, sondern auch an der C-21-Hydroxyl-Gruppe verestert und zeigt daher nur eine geringe Bindung. Das nach Spaltung der Esterbindung an C-21 entstehende Beclometason-17-monopropionat besitzt dagegen eine sehr hohe Affinität. Die gute Bindung von Liganden mit größeren Substituenten an C-17 findet eine Erklärung in einer besonderen seitlichen Ausformung der Ligandenbindungstasche des Glucocorticoidrezeptors, wie sie die Röntgenkristallstruktur zeigt (➢ Abb. 27.4).

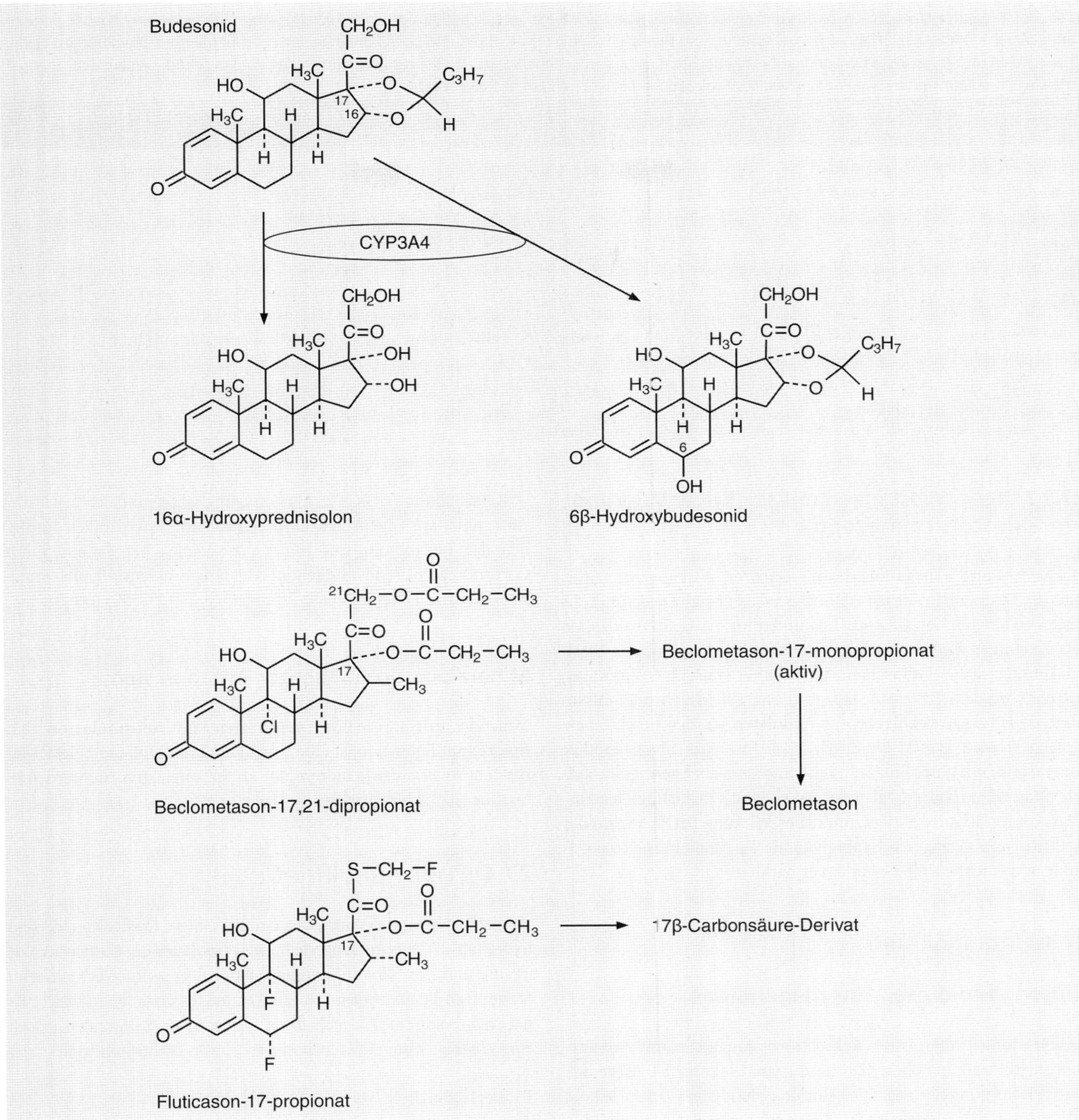

Abb. 27.8 Strukturformeln von Glucocorticoiden mit schnellem Metabolismus, die sich zur lokalen, insbesondere inhalativen Anwendung eignen. Bei Budesonid wurden 16α- und 17α-Hydroxyl-Gruppen mit einer Carbonylgruppe zur Bildung eines zyklischen Acetals umgesetzt. Die rasche Metabolisierung von Budesonid über das Enzym CYP3A4 führt zu den weitgehend wirkungslosen Metaboliten 16α-Hydroxyprednisolon und 6β-Hydroxybudesonid. Bei dem Pro-Drug Beclometason-dipropionat sind sowohl die Hydroxylgruppe an C-17 als auch die an C-21 verestert. Nach Applikation, z. B. durch Inhalation, wird Beclometason-17,21-dipropionat zu Beclometason-17-propionat hydrolysiert und so aktiviert. Beclometason-17-propionat wird zu Beclometason-21-propionat umgeestert und zu Beclometason hydrolysiert. Im Vergleich zu Beclometason-17-propionat besitzen Beclometason, Beclometason-21-propionat und Beclometason-17,21-dipropionat keine oder nur eine sehr geringe Wirkung. Der Hauptmetabolit von Fluticason-17-propionat ist ein durch Hydrolyse gebildetes 17β-Carbonsäure-Derivat. Daneben kommt es zur Bildung eines Glucuronidkonjugats. Die Aktivität des Hauptmetaboliten ist vernachlässigbar gering. Der rasche Metabolismus dieser Glucocorticoide führt zu einer vergleichsweise geringen systemischen Verfügbarkeit bei guter lokaler Wirkung.

Tab. 27.1 Relative glucocorticoidartige und mineralocorticoidartige Potenz gebräuchlicher Corticosteroide mit ihrer Wirkdauer. Die Angaben beruhen auf generellen klinischen Erfahrungen bei systemischer Therapie (orale oder i. v.-Gabe). Sie bieten nur eine gewisse Orientierung. Die glucocorticoide Potenz der Substanzen kann bei anderen Applikationsformen, z. B. i. m., anders sein. Parallel zur glucocorticoiden Potenz geht die entzündungshemmende und immunsuppressive Wirkung. Die Äquivalenzdosis bezieht sich auf alle drei Wirkungen.

Corticosteroid	Handelsname	Relative glucocorticoide Potenz	Relative mineralocorticoide Potenz	Wirkdauer[1]	Äquivalenzdosis (mg)
Cortisol (Hydrocortison)	Hydrocortison®	1	1	K	20
Fludrocortison[2]	Astonin H®	10	125	K	–
Prednisolon	Decortin H®	4	0,8	M	5
Methylprednisolon	Urbason®	5	0,5	M	4
Fluocortolon[3]	Ultralan	5	0	M	5
Triamcinolon-acetonid	Volon® A	6	0	M	4
Dexamethason	Fortecortin®	30	0	L	0,75
Betamethason	Celestamine®	30	0	L	0,75

[1] Wirkdauer: K: kurz (biologische Halbwertszeit 8–12 h); M: mittellang (biologische Halbwertszeit 12–36 h); L: lang (biologische Halbwertszeit 36–72 h).
[2] Fludrocortison = 9α-Fluorcortisol.
[3] Fluocortolon = 6α-Fluor-11β,21-dihydroxy-16α-methyl-1,4-pregnadien-3,20-dion.

27.3.2 Neue Substanzen mit selektiver Wirkung am Glucocorticoidrezeptor

Das verbesserte Verständnis des molekularen Wirkungsmechanismus der Glucocorticoide hat zur Suche nach Substanzen geführt, die nach Bindung an den Glucocorticoidrezeptor die Gentranskription nur an einigen Zielgenen selektiv steigern oder hemmen. Im Idealfall könnten so die erwünschten von den unerwünschten Wirkungen getrennt werden. Erste Substanzen dieser **selektiven** oder **dissoziativen Glucocorticoidrezeptor-Agonisten** wurden beschrieben. Bislang werden jedoch diese Wirkstoffe, wie das nichtsteroidale Mapracorat, mit guter Entzündungshemmung, aber geringerer Entwicklung einer Hautatrophie oder das ebenfalls nichtsteroidale Fosdagrocorat mit guter antientzündlicher Wirkung bei rheumatoider Arthritis und geringerer Hyperglykämie als Standard-Glucocorticoide noch nicht zugelassen oder vermarktet.

27.3.3 Antagonisten

Glucocorticoidrezeptor-Antagonisten

Mifepriston (RU486) ist ein kompetitiver Antagonist am Progesteronrezeptor und, in höherer Dosierung, am Glucocorticoidrezeptor. Durch Hemmung der negativen Rückkopplung von Cortisol erhöht Mifepriston die endogenen ACTH- und Cortisolspiegel im Blut. Unter bestimmten Bedingungen zeigt Mifepriston eine partiell agonistische Aktivität, da es nach Kerntranslokation zwar die Rekrutierung von Koaktivatoren durch die Ligandenbindedomäne des Glucocorticoidrezeptors verhindert, aber die ligandenunabhängige Aktivität der N-terminalen Domäne des Glucocorticoidrezeptors zulässt. Mifepriston ist wegen seiner antagonistischen Wirkung am Glucocorticoidrezeptor nur in den USA zur Behandlung bestimmter Patienten mit Cushing-Syndrom als Arzneistoff für seltene Leiden zugelassen.

Relacorilant (CORT125134) ist ein nichtsteroidaler selektiver Antagonist am Glucocorticoidrezeptor. Seine Wirksamkeit bezüglich der Behandlung des Hypercortisolismus bei Patienten mit Cortisol-sezernierendem Adenom oder Nebennierenrindenhyperplasie wird zurzeit in einer Phase-3-Studie (NCT04308590) untersucht.

Mineralocorticoidrezeptor-Antagonisten

Mineralocorticoidrezeptor-Antagonisten sind **Spironolacton** und **Eplerenon.** Eplerenon ist eine Verbindung mit größerer Selektivität für den Mineralocorticoidrezeptor als Spironolacton. Sie werden in ➤ Kap. 20.3.2 beschrieben.

27.4 Pharmakokinetik

Wesentliche pharmakokinetische Größen einiger Corticosteroide sind in ➤ Tab. 27.2 zusammengestellt. Die **Wirkdauer** der Corticosteroide ist aufgrund ihres Wirkungsmechanismus länger als ihre Verweilzeit im Serum (vgl. die Angaben in ➤ Tab. 27.2 mit denen in ➤ Tab. 27.1). So hat Prednisolon eine Plasmahalbwertszeit von etwa 2,5 Stunden, jedoch eine Wirkdauer im mittleren Dosisbereich von 18–36 Stunden.

Bioverfügbarkeit

Die orale Bioverfügbarkeit der Corticosteroide ist stark unterschiedlich (➤ Tab. 27.2). Die hohe orale Bioverfügbarkeit von Verbindungen wie Cortisol, Prednisolon und Methylprednisolon erlaubt eine Per-os-Gabe. Sie werden nach oraler Aufnahme rasch resorbiert, maximale Serumkonzentrationen werden innerhalb von 1–2 Stunden erreicht. Im Gegensatz dazu besitzen Verbindungen wie Budesonid aufgrund eines hohen First-Pass-Metabolismus nur eine geringe orale Bioverfügbarkeit (➤ Tab. 27.2, ➤ Abb. 27.8). Dies ist

Tab. 27.2 Pharmakokinetische Parameter einiger Glucocorticoide (Cl = totale Clearance; V_D = Verteilungsvolumen; $t_{1/2}$ = Plasmahalbwertszeit; NA = nicht angegeben) (nach: Hochhaus et al. J Clin Pharmacol, 1997; 37: 881–892 und Derendorf et al. Eur Respir J, 2006; 28: 1042–1050.)

Glucocorticoid	Cl (l/h)	V_D (l)	$t_{1/2}$ (h)	Orale Bioverfügbarkeit (%)	Plasmaproteinbindung (%)
Hydrocortison	18	34	1,6	96	75–95
Prednisolon	36	105	2,5	85	95
Methylprednisolon	21	66	2,6	99	77
Dexamethason	17	100	4,5	80	77
Triamcinolonacetonid	37	103	2,0	23	71
Flunisolid	58	96	1,6	20	80
Beclometasondipropionat	230	20	0,1	15	87
Beclometasonmonopropionat	120[1]	424[1]	2,7	26	NA
Budesonid	84	183	2,8	11	88
Fluticasonpropionat	69	318	7,8	< 1	90
Mometasonfuroat	53,5	332	4,5	< 1	98
Ciclesonid	152	207	0,4	< 1	99
Desisobutyrylciclesonid	396[1]	1190[1]	3,6–5,1	< 1	99

[1] Scheinbare maximale Annäherung von einer kompletten Konversion der Muttersubstanz ausgehend.

bei einer lokalen Applikation vorteilhaft. So werden bei inhalativer Gabe die nach Verschlucken aus dem Darm resorbierten Mengen beim ersten Durchgang durch die Leber weitgehend metabolisiert und damit inaktiviert, sodass systemische UAW stark gemindert werden. Auch nach anderen lokalen Anwendungen (Haut, Darmschleimhaut) kann es zur Resorption kommen, sodass ein hoher First-Pass-Effekt günstig ist, um die systemischen Plasmakonzentrationen und daraus folgende UAW zu vermindern.

Plasmaeiweißbindung

Etwa 90 % des Cortisols sind im Blut an Proteine gebunden, davon etwa 75 % an ein spezifisches Transportprotein (Transcortin, auch CBG, Corticoid-bindendes Globulin, genannt), 15 % sind an Albumin gebunden, nur etwa 10 % zirkulieren frei. CBG ist ein Glykoprotein mit einer Molekülmasse von etwa 52 000, das Cortisol mit hoher Affinität bindet. Die Bindungskapazität von CBG für Cortisol beträgt etwa 25 µg/100 ml (690 nmol/l). Übersteigt die Cortisolkonzentration die Bindungskapazität, so wird das Cortisol an Albumin gebunden oder zirkuliert frei.

Die hepatische Synthese und Freisetzung von CBG wird durch Estrogen gesteigert (z. B. in der Schwangerschaft oder Einnahme von Kontrazeptiva). ACTH und die pathologischen Veränderungen der Nebennierenrindenfunktion haben keinen Einfluss auf das CBG. Bei Erkrankungen mit Störungen des Proteinstoffwechsels kann die Konzentration von CBG im Plasma vermindert sein.

Die synthetischen Glucocorticoide werden mit Ausnahme von Prednisolon kaum an CBG gebunden. Die meisten werden unspezifisch an Albumin gebunden (➤ Tab. 27.2). Bei höheren Plasmakonzentrationen liegt ein größerer Anteil frei vor.

Aldosteron ist im Blut zu ca. 65 % an Proteine, vorwiegend Albumin, gebunden.

Metabolismus

11β-Hydroxysteroid-Dehydrogenasen

Diese mikrosomalen Enzyme wandeln aktive Corticosteroide (Hydroxylgruppe an C-11) in inaktive Dehydroprodukte (Ketogruppe an C-11) um und umgekehrt. Ein gewebespezifischer Metabolismus durch diese Enzyme ist für die Besetzung des Glucocorticoid- und des Mineralocorticoidrezeptors von großer Bedeutung.

Es gibt zwei unterschiedliche Formen, Typ 1 und Typ 2 (➤ Abb. 27.1):

- **Typ 1:** Die 11β-Hydroxysteroid-Dehydrogenase Typ 1 wandelt unter Verwendung von NADPH als Kofaktor hauptsächlich 11-Keto-Verbindungen in 11β-Hydroxy-Verbindungen um und erhöht dadurch die lokale Cortisolkonzentration. Da NADPH intrazellulär in höheren Konzentrationen vorliegt als $NADP^+$, agiert die 11β-Hydroxysteroid-Dehydrogenase Typ 1 hauptsächlich als Reduktase. Dieses Enzym aktiviert inaktive Steroide wie **Cortison** oder **Prednison** zu Hydrocortison bzw. Prednisolon und wird besonders in der Leber, der Lunge, dem Fettgewebe, den Gonaden und dem Gehirn exprimiert. Bereits bei der primären Leberpassage wird Prednison zu 80–100 % zu Prednisolon metabolisiert. Dies bedeutet, dass bei oraler Gabe auch die 11-Keto-Verbindungen Cortison und Prednison in die aktive Form umgewandelt werden und zur Therapie eingesetzt werden können. Jedoch wird der Wirkungseintritt um bis zu 1 Stunde bei dem Vergleich von Prednison zu Prednisolon verzögert. Pharmakokinetische Studien zeigen die Vergleichbarkeit oder gar Überlegenheit des Einsatzes der 11-Hydroxy-Verbindungen. Daher sollten für die Substitution bei der NNR-Insuffizienz Cortisol und für antientzündliche und immunsuppressive Indikationen Prednisolon eingesetzt werden. Zusätzlich werden in der Leber auch die 3- und 20-Keto-Gruppe hydroxyliert und anschließend können 3- und 20-Hydroxy-Cortisol an C-3, C-11, C-17 und C-20 glucuronidiert oder sulfatiert werden. Die freien und konjugierten Glucocorticoide werden mit der Galle oder über die Niere ausgeschieden. Deswegen müssen bei oraler Einnahme höhere Dosen genommen werden als bei i. v.-Gabe.

- **Typ 2:** Die 11β-Hydroxysteroid-Dehydrogenase Typ 2, mit einer höheren Affinität zu NAD^+, besitzt überwiegend eine Dehydrogenase-Aktivität (Umwandlung 11β-Hydroxy- in 11-Keto-Verbindung) und vermindert dadurch die lokale Cortisolkonzentration. Das Enzym wird besonders in klassischen Mineralocorticoid-Zielzellen exprimiert: in der Niere, in den Speicheldrüsen, im Darm und im Nucleus tractus solitarii und verhindert dort durch Umwandlung in das inaktive Cortison die Bindung von Cortisol an den Mineralocorticoidrezeptor. Die Expression dieses Enzyms in der Plazenta schützt den Fetus vor einer zu hohen Glucocorticoidexposition. Aldosteron ist kein Substrat. Dieses Enzym bestimmt damit die Spezifität des Mineralocorticoidrezeptors für Aldosteron. **Fludrocortison** (9α-Fluorcortisol) wird durch das Typ-2-Enzym sehr schlecht umgewandelt, sodass es wahrscheinlich fast freien Zugang zum Mineralocorticoidrezeptor im distalen Tubulus und in den Sammelrohren der Niere hat. Dies mag dazu beitragen, dass Fludrocortison eine mehr als 100-fach höhere mineralocorticoidartige Wirkung als Cortisol besitzt (➤ Tab. 27.1), obwohl seine Affinität zum Mineralocorticoidrezeptor nur wenig höher ist als die von Hydrocortison. **Dexamethason** wird durch das Typ-2-Enzym kaum oxidiert. Sein 11-Keto-Analogon wird sogar zur 11β-Hydroxy-Form reduziert. Es wurde daher vorgeschlagen, dass Dexamethason zur intrauterinen Behandlung des Fetus und zur renalen Immunsuppression besonders geeignet sei. Eine verstärkte Oxidation von **Prednisolon** durch das Typ-2-Enzym soll für die gegenüber Cortisol etwas verminderte mineralocorticoidartige Aktivität von Prednisolon verantwortlich sein.

Weiterer Metabolismus

Die Elimination der Corticosteroide erfolgt durch Metabolisierung. Nur ein geringer Anteil erscheint unverändert im Harn. Für die Metabolisierung der Corticosteroide gibt es keinen einheitlichen Weg.

Cortisol wird in der Leber hauptsächlich am Ring A reduziert, sowohl die Doppelbindung zwischen C-4 und C-5 als auch die Ketogruppe an C-3. Die entstandene Tetrahydro-Verbindung wird über die Hydroxylgruppe an C-3 mit Glucuronsäure oder Schwefelsäure konjugiert. Die Metaboliten sind hormonell inaktiv und werden renal ausgeschieden. Die Reduktion an Ring A ist bei den synthetischen Corticosteroiden durch das Einfügen der zusätzlichen Doppelbindung zwischen C-1 und C-2 oder durch die Halogenierung an C-9 stark gehemmt. **Fludrocortison** (9α-Fluorcortisol) wird daher hauptsächlich durch 20β-Reduktion und 6-Hydroxylierung metabolisiert. Die orale Bioverfügbarkeit beträgt nahezu 100 %, die Plasmahalbwertszeit etwa 1 Stunde.

Für **Prednisolon** wurden mehrere Metaboliten beschrieben, darunter 6β-Hydroxy-, 11-Keto-, 17-Keto- und 20-Hydroxy-Verbindungen. Nach Konjugation zu ca. 70 % mit Glucuronsäure und zu ca. 30 % mit Schwefelsäure werden die inaktiven Metaboliten vorwiegend renal ausgeschieden. Auch die Metaboliten von **Methylprednisolon** (11-Keto-, 20-Hydroxy- und weitere oxidierte Verbindungen) sind inaktiv. Die Plasmaspiegel von Methylprednisolon sind nach Hemmung des metabolisierenden Enzyms CYP3A4 erhöht.

CYP3A4 ist auch wesentlich am Metabolismus anderer Steroide beteiligt. Es ist verantwortlich für die Bildung des Hauptmetaboliten von **Dexamethason,** 6β-Hydroxydexamethason. **Budesonid** wird durch CYP3A4 in 6β-Hydroxybudesonid und 16α-Hydroxyprednisolon umgewandelt (➤ Abb. 27.8), die eine sehr viel geringere Wirkung als Budesonid besitzen. Der rasche Ablauf dieser Reaktionen führt zu der hohen Clearance und geringen oralen Bioverfügbarkeit von Budesonid (➤ Tab. 27.2). Einem raschen Metabolismus mit ausgeprägtem First-Pass-Effekt unterliegen auch **Beclometason-17,21-dipropionat** und **Fluticason-17-propionat** (➤ Abb. 27.8). Die Hemmung von CYP3A4 durch andere Arzneistoffe oder Nahrungsmittel kann zu Cushing-Syndrom-ähnlichen Symptomen führen.

Auf aktivierende Esterspaltungen von Verbindungen wie **Hydrocortison-21-hydrogensuccinat** oder Beclometason-17,21-dipropionat wurde oben bereits hingewiesen. **Ciclesonid** wird durch Esterasen zu dem aktiven Desisobutyryl-ciclesonid hydrolysiert.

27.5 UAW

UAW treten unter richtig eingestellter Substitutionstherapie mit Glucocorticoiden oder Mineralocorticoiden (➤ Kap. 20.3.2) nicht auf.

Die bei pharmakodynamischer Therapie auftretenden UAW sind – von der mineralocorticoiden Wirkung abgesehen – mit der gewünschten Partialwirkung eng verknüpft. Die Häufigkeit und Schwere der UAW korrelierten im Wesentlichen mit der **Dauer der Therapie und der Höhe der Dosis.** Nach einmaliger Applikation selbst extrem hoher Dosen (z. B. 1–2 g Prednisolon oder Methylprednisolon) sind keine UAW zu erwarten. Dissoziationen hinsichtlich der Häufigkeit des Auftretens bestimmter UAW und der Anwendung bestimmter, gegenwärtig verfügbarer Substanzen sind bisher nicht nachgewiesen. Dagegen scheinen einige UAW bei bestimmten Grunderkrankungen häufiger aufzutreten.

Patienten unter pharmakodynamischer Glucocorticoidtherapie sind hinsichtlich Blutdruck, Körpergewicht, Blutbild, Blutzucker, Serumelektrolyten, Calcium im Urin, Knochendichte, Symptomen vonseiten des Gastrointestinaltrakts und des Bewegungsapparats sowie ophthalmologisch zu überwachen.

Die UAW lassen sich in zwei Gruppen unterteilen: in solche, die während einer Therapie auftreten, und in solche, die bei Beendigung der Therapie auftreten.

UAW unter der Therapie

Zu den wichtigsten unter einer lang dauernden pharmakodynamischen Glucocorticoidtherapie auftretenden unerwünschten Wirkungen gehört das **iatrogene Cushing-Syndrom.** Es tritt bei Dosierungen, die über der endogenen Cortisolsekretion liegen, auf: Vollmondgesicht, Stammfettsucht, Stiernacken, Striae, Na^+-Retention mit **Ödemen, Hypertonie,** Gewichtszunahme und hypokaliämische Alkalose. Diese Effekte sind bei Corticosteroiden mit geringerer mineralocorticoidartiger Wirkung, insbesondere bei C-16-substituierten Glucocorticoiden, weniger stark ausgeprägt. Allerdings findet man eine arterielle Hypertonie auch nach Gabe synthetischer Corticoide, die praktisch keine mineralocorticoiden Eigenschaften besitzen. Bei Patienten unter Corticoidtherapie muss daher unabhängig von der Art des Corticoids der Blutdruck regelmäßig kontrolliert werden. **Diabetes mellitus** bzw. Verschlechterung einer bestehenden diabetischen Stoffwechsellage beruhen u. a. auf der gluconeogenetischen Wirkung der Glucocorticoide.

Ein **erhöhtes Infektionsrisiko,** Exazerbation von Infektionen (darunter Pilzinfektionen wie Aspergillose und Soor, Tuberkulose, virale Infektionen) und Superinfektionen folgen aus der immunsuppressiven und entzündungshemmenden Wirkung der Glucocorticoide. Diese UAW sind nicht unbedingt ein Grund zum Absetzen der Glucocorticoidtherapie, sondern erfordern, wo möglich, zusätzlich eine spezifische Behandlung der Infektion.

Störungen der Wundheilung und **Atrophie des subkutanen Gewebes** sind Folgen der antiproliferativen Wirkung (Hemmung der Fibroblasten).

Ulcera duodeni oder ventriculi sind schwere Komplikationen. Ob Glucocorticoide kausal an der Entstehung von Ulzera beteiligt sind, ist bisher nicht geklärt. Sicher ist, dass sie bestehende Ulzera verschlimmern. Patienten, die neben Corticoiden nichtsteroidale Antiphlogistika (Cyclooxygenase-Hemmstoffe) einnehmen, sind erheblich gefährdet. Die Ulzera unter Glucocorticoidtherapie sind häufig symptomarm. Perforationen scheinen öfter aufzutreten. Auch gastrointestinale Blutungen sind unter Glucocorticoidtherapie häufiger. Als Ursache werden die antiproliferative Wirkung (Störungen der Ulkusheilung, Reaktivierung alter Ulzera) sowie verminderter Schleimhautschutz diskutiert.

Die **Myopathie** betrifft vorwiegend die proximale Muskulatur der Extremitäten und den Schulter- und Beckengürtel. Es entwickelt sich eine sichtbare Muskelatrophie. Die schmerzlose Schwäche der Muskulatur beeinträchtigt normales Treppensteigen und das Aufstehen aus dem Sitzen. Eine Ursache dürfte die katabole Wirkung sein. Myopathien treten relativ häufig unter langer und hoch dosierter Corticoidbehandlung auf, sie sind i. d. R. innerhalb von Monaten reversibel. Zur Prophylaxe werden Muskeltraining und Diät empfohlen.

Osteoporose mit Frakturneigung wie Kompressionsfrakturen der Wirbelkörper. Sie beruht auf vielen Einzelmechanismen wie der Hemmung der Osteoblasten. Ferner beeinflussen Glucocorticoide den Calciumstoffwechsel durch ihre Vitamin-D-antagonistische Wirkung. Die Ca^{2+}-Resorption im Darm wird gehemmt, die Parathormonsekretion stimuliert, wodurch Osteoklasten aktiviert werden. Die Ca^{2+}-Rückresorption in der Niere wird vermindert, wodurch auch das Auftreten einer Nephrolithiasis begünstigt wird. Gegenmaßnahmen sind die Gabe von Calcium und Vitamin D_3 sowie körperliche Aktivität zur Knochenstimulation.

Osteonekrose (= aseptische Knochennekrose) als Folge eines Knocheninfarkts. Der Oberschenkelkopf ist am häufigsten betroffen. Die Osteonekrose schreitet oft voran, sodass schließlich ein endoprothetischer Ersatz notwendig wird.

Psychische Störungen äußern sich in Nervosität, Schlaflosigkeit, Inappetenz, Antriebsstörungen und Euphorie, aber auch Dysphorien kommen vor. Es können bipolare Störungen und Schizophrenie auftreten. Frühere psychiatrische Erkrankungen stellen keine Prädisposition dar. Aufgrund der erhöhten neuronalen Erregbarkeit können bei latenter Epilepsie Krampfanfälle ausgelöst bzw. kann bei manifestem Anfallsleiden die Anfallsbereitschaft erhöht werden.

Am Auge sind **posteriore subkapsuläre Katarakte** und **Glaukome** Komplikationen, die bei lang dauernder, hoch dosierter Therapie auftreten.

Wachstumshemmung bei Kindern: Hierbei tritt eine Hemmung von Längenwachstum und Knochenreifung ein. Ursache dürfte u. a. die katabole Wirkung sein. Nach Absetzen der Therapie kommt es meist zu einem sogenannten Aufholwachstum, sodass das Kind schließlich wieder seine normale Größe erreicht. Voraussetzung ist, dass noch genügend Zeit für das Wachstum zur Verfügung steht und die Wachstumsfugen noch nicht geschlossen sind.

Ekchymosen und Neigung zu Purpura sind Komplikationen, die auf eine erhöhte Brüchigkeit der Kapillaren zurückgeführt werden. Unter Corticoidtherapie soll nach klinischer Erfahrung eine erhöhte **Thromboseneigung** bestehen, die besonders bei Patienten mit Gefäßerkrankungen zu Komplikationen führen kann und gelegentlich die Behandlung mit Antikoagulantien erforderlich macht.

UAW der lokalen Glucocorticoidtherapie haben meist die gleichen Ursachen wie die der systemischen Therapie. **Infektionen** bzw. Superinfektionen spielen eine große Rolle bei der lokalen Anwendung an der Haut, am Auge, als Dosieraerosol in den Atemwegen und intraartikulär. An der Haut treten häufig Pilz- und bakterielle Infektionen auf. Eine typische UAW ungezielter kutaner Glucocorticoidanwendung ist die **Steroidakne. Atrophie der Haut** tritt nach lang dauernder kutaner Anwendung auf. **Glaukome** sind eine Komplikation, die nach lang dauernder lokaler Therapie bei bis zu 30 % der Patienten beobachtet wird.

Zur Vermeidung der UAW nach inhalativer Applikation werden dringend der Einsatz von Inhalationshilfen (engl. spacer) und das Mundausspülen nach Inhalation empfohlen.

UAW bei Glucocorticoidentzug

Nach schnellem Absetzen einer hoch dosierten, länger dauernden Glucocorticoidtherapie kann aufgrund der supprimierten Achse Hypothalamus–Hypophysenvorderlappen–Nebennierenrinde und der dadurch entstandenen Nebennierenrindenatrophie eine lebensbedrohliche **akute Nebennierenrindeninsuffizienz** auftreten. Häufiger sind **latente Nebennierenrindeninsuffizienzen,** die sich erst in Stresssituationen wie Traumen, schweren Infektionen und Operationen bemerkbar machen. Die verminderte Reagibilität des Regelkreises kann mehrere Monate anhalten. Prinzipiell ist die durch exogene Glucocorticoide induzierte sekundäre Nebennierenrindeninsuffizienz voll reversibel. Eine längerfristige Corticoidtherapie darf nur langsam ausschleichend beendet werden, u. U. über Monate.

Die **Exazerbation der Grundkrankheit** nach Dosisreduktion oder Beendigung der Therapie ist eine weitere Komplikation, die besonders bei bestehender Nebennierenrindeninsuffizienz bedrohlich sein kann.

Ferner kann ein **Corticoidentzugssyndrom** auftreten mit Fieber, Arthralgien, Myalgien und allgemeinem Krankheitsgefühl, das differentialdiagnostisch von der Exazerbation einer rheumatischen Erkrankung schwer abzugrenzen ist. Eine seltene Komplikation nach Beendigung einer Glucocorticoidtherapie ist eine intrakranielle Drucksteigerung (Pseudotumor cerebri) mit Papillenödem.

27.6 Anwendung

27.6.1 Art der Applikation

Systemische Anwendung

Für die **systemische Glucocorticoidtherapie** wird die **orale** Applikation bevorzugt. Einsatz finden hier daher Verbindungen mit einer großen oralen Bioverfügbarkeit wie Prednisolon und Methylprednisolon. Für Notfälle, in denen schnell hohe Konzentrationen im Blut erreicht werden sollen, stehen wasserlösliche Präparate für **intravenöse** Applikationen zur Verfügung. Diese Präparate sind an C-21 verändert (z. B. 21-Hemisuccinat, 21-Hydrogensuccinat, 21-Dihydrogenphosphat und 21-Tetrahydrophthalat). Kristallsuspensionen von Glucocorticoiden wie Triamcinolon-acetonid werden als **Depotpräparate** angeboten (Wirkdauer 4–6 Wochen). Die intraartikuläre, periartikuläre oder intrafokale Injektion der Depotpräparate kann sinnvoll sein. Die intramuskuläre Injektion von Depot-Corticosteroiden bei allergischer Rhinitis und anderen Allergien (Heuschnupfenspritze) ist jedoch abzulehnen. Bei dieser schlecht steuerbaren Form der systemischen Glucocorticoidtherapie muss zusätzlich mit lokalen UAW wie Fettgewebeatrophie, Muskelatrophie oder Abszessen gerechnet werden. Die systemische Therapie kann auch mit **Suppositorien** durchgeführt werden, ist aber wegen wechselnder Resorptionsverhältnisse der oralen Therapie unterlegen.

Lokale Anwendung

Für die lokale Anwendung stehen Lösungen, Salben, Cremes, Augentropfen, Nasentropfen, Dosieraerosole, Klistiere sowie Kristallsuspensionen für die intraartikuläre Injektion zur Verfügung. Prinzipiell muss bei allen lokalen Anwendungen mit Resorption und entsprechenden systemischen UAW gerechnet werden. Dies gilt besonders für die großflächige kutane Anwendung unter Okklusionsverbänden sowie für die **intraartikulär** injizierten Kristallsuspensionen. Intraartikuläre Injektionen sind unter streng aseptischen Bedingungen durchzuführen, da bei Injektion von Glucocorticoiden das Infektionsrisiko erhöht ist.

Bei der **inhalativen** Anwendung der Glucocorticoide werden Verbindungen mit einer geringen oralen Bioverfügbarkeit eingesetzt wie Budesonid (wie Pulmicort®), Beclometason-dipropionat (wie Sanasthmax®), Fluticason-propionat (wie Flutide®) und Ciclesonid (Alvesco®) (➤ Tab. 27.2). Die inhalativen Glucocorticoide haben die Therapie des Asthma bronchiale revolutioniert, da sie den frühzeitigen Einsatz der Glucocorticoide bei deutlich reduzierten systemischen Wirkungen ermöglichen. Die verschiedenen inhalativen Applikationsweisen, Applikationssysteme (z. B. Pulver, Aerosol, Autohaler) und Treibgase unterscheiden sich in dem Anteil der applizierten Dosis, der tatsächlich in der Lunge deponiert wird. Dennoch gilt generell, dass nach Inhalation nur ein kleiner Teil der Dosis die Lunge erreicht, der größere Teil (70–90 %) verbleibt im Mund-Rachen-Raum, wird verschluckt und aus dem Darm resorbiert. Durch den ausgeprägten First-Pass-Metabolismus erreicht nur ein kleiner Teil den systemischen Kreislauf.

Der über die Lunge resorbierte Anteil wird ebenfalls bei der präsystemischen Leberpassage weitgehend metabolisiert, sodass die systemischen Plasmakonzentrationen und damit systemische UAW drastisch reduziert werden.

Trotzdem sind mittlerweile auf allen Ebenen die bekannten systemischen UAW, wenn auch in einem geringeren Ausmaß, nachgewiesen worden. So wird nach Inhalation hoher Dosen dieser Glucocorticoide eine Hemmung der Cortisolsekretion aus der Nebennierenrinde beobachtet. Bei älteren Patienten war eine mehr als 3-jährige Anwendung höherer Dosen inhalativer Glucocorticoide mit dem vermehrten Auftreten behandlungsbedürftiger Katarakte assoziiert. Eine Kontrolle des Längenwachstums bei Kindern ist unter Therapie mit inhalativen Glucocorticoiden empfehlenswert. Es ist nicht geklärt, welche Dosierung in welchem Ausmaß zu systemischen UAW führt, trotzdem muss auch bei der Anwendung inhalativer Glucocorticoide versucht werden, die geringste ausreichende Dosis zu finden.

Die Möglichkeit, systemische UAW durch Verwendung von Substanzen mit einem hohen First-Pass-Metabolismus zu vermindern, wird auch bei anderen lokalen Anwendungen genutzt:

- **Im Darm:** Budesonid kann bei entzündlichen Darmerkrankungen (Morbus Crohn, Colitis ulcerosa) oral (Hartkapsel mit Wirkstoffabgabe im Ileum und Colon ascendens; wie Budenofalk®) oder als Klysma (Entocort® rektal) verabreicht werden.
- Glucocorticoide wie Mometason (Nasonex®), Fluticason (z. B. Flutide® nasal), Budesonid (wie Topinasal®) und Flunisolid (Syntaris®) werden als **Nasenspray** zur Behandlung der allergischen Rhinitis eingesetzt.
- Auf der **Haut** werden einige Wirkstoffe mit sehr hoher glucocorticoider Potenz eingesetzt. Voraussetzung für die Wirksamkeit topischer Corticoidzubereitungen ist neben ihrer Potenz die Penetration des Wirkstoffs in die Haut, die vom Wirkstoff (Lipophilie), vom Zustand der Haut, von der pharmazeutischen Zubereitung und der Art des Verbandes abhängig ist. Die höchste Wirkungsstärke einschließlich der UAW (systemisch und lokal) wird unabhängig vom einzelnen Wirkstoff durch Okklusionsverbände erreicht. Zur Anwendung kommen zum großen Teil besondere Corticoide, die entweder Esterderivate (erhöhte Lipophilie) oder speziell für die kutane Anwendung entwickelte Substanzen sind. So werden die C-21-Ester durch Esterasen in der Haut in ihre wirksame Form überführt. ➤ Tab. 27.3 gibt eine Einteilung der in der Dermatologie am häufigsten eingesetzten Glucocorticoide. Es wird empfohlen, eine Dermatose zu Beginn mit dem stärksten Präparat zu behandeln, das die Dermatose unter Berücksichtigung der Lokalisation und der Ausprägung gerade noch zulässt. Sowie die Therapie greift, soll

Tab. 27.3 In der Dermatologie gebräuchliche Glucocorticoide

Potenz	Substanz (Auswahl)
Schwach (Gruppe 1)	• Hydrocortison
Mittelstark (Gruppe 2)	• Prednicarbat • Methylprednisolon-aceponat • Triamcinolon-acetonid • Hydrocortison-butyrat
Stark (Gruppe 3)	• Mometason-furoat
Sehr stark (Gruppe 4)	• Clobetasol-propionat

mit dem Ausschleichen begonnen werden, indem man z. B. von einem Präparat der Wirkstärkeklasse 3 auf Klasse 2 und dann auf Klasse 1 übergeht (Stufentherapie).

Zusätzlich unterscheidet eine eigens für topische Glucocorticoide entwickelte Einteilung aufgrund ihres **therapeutischen Index** (TIX = erwünschte Wirkungen/UAW). Zu der Kategorie 1 (TIX 1–< 2) mit einem ausgeglichenen Verhältnis zwischen erwünschten und UAW gehören Hydrocortison, Betamethason-valerat, Triamcinolon-acetonid und Clobetasol-propionat. Bei den Substanzen der Kategorie 2 (TIX 2–3) überwiegen deutlich die erwünschten im Verhältnis zu den UAW (Prednicarbat, Mometason-furoat, Methylprednisolon-aceponat, Hydrocortison-butyrat).

Kombinationspräparate aus Glucocorticoiden und anderen Arzneistoffen werden allgemein abgelehnt, weil Glucocorticoide per se genau dosiert werden müssen. Sie sind nur in Ausnahmefällen sinnvoll. Ein Beispiel ist die Kombination mit lang wirkenden β_2-Sympathomimetika bei Asthma bronchiale. Es konnte gezeigt werden, dass die fixe Kombination aus Salmeterol und Fluticason (wie Viani®) genauso wirksam wie die Einzelgabe mit zwei getrennten Inhalationen ist. Die fixe Kombination vereinfacht dann die Therapie.

27.6.2 Indikationen

Substitutionstherapie

Für die Substitutionstherapie bei **Nebennierenrindeninsuffizienz** und AGS ist Cortisol das Mittel der Wahl. Die Gabe von Prednisolon oder Prednison ist auch möglich (Richtwerte der Äquipotenz: 20 mg Cortisol = 3–5 mg Prednisolon = 5 mg Prednison). Bei primärer Nebenniereninsuffizienz (Morbus Addison) und **AGS** werden individuell angepasst 15–30 mg Cortisol/Tag, bei sekundärer Nebennierenrindeninsuffizienz 15–20 mg Cortisol/Tag substituiert. Um die zirkadiane Cortisolsekretion zu imitieren, wird die Tagesdosis auf 2 (etwa 60 % und 40 %) oder 3 Gaben (etwa ½–¼–¼) verteilt. Bei AGS sollte die erste Dosis gegen 4 Uhr morgens eingenommen werden, um die frühmorgendliche ACTH-Sekretion und damit die Androgensynthese zu unterdrücken (➤ Abb. 27.2). Zurzeit wird in klinischen Studien untersucht, ob Tabletten mit modifizierter Cortisolfreisetzung zur Verminderung von Komplikationen und Mortalität beitragen und die Lebensqualität erhöhen.

Unter **Stresssituationen** muss die Glucocorticoiddosis angepasst werden: Bei geringer Belastung (z. B. leichtes Fieber) sollte die Cortisoldosis verdoppelt, bei mäßiger Belastung (z. B. hohes Fieber) verdreifacht werden, bei mittlerer bis starker Belastung (Unfall, Geburt, Diarrhö, Erbrechen) können 100–200 mg Cortisol/Tag appliziert (i. m. oder i. v.) werden.

Bei **akuter Nebennierenrindeninsuffizienz** (Addison-Krise) wird sofort 100 mg Hydrocortison i. v. gegeben, gefolgt von einer kontinuierlichen Hydrocortisongabe (150–200 mg/Tag). Alle Patienten mit einer Glucocorticoidinsuffizienz benötigen einen Notfallausweis und ein Notfallset mit Hydrocortison zur Injektion. Bei primärer Nebennierenrindeninsuffizienz und bei den Formen des AGS mit Salzverlustsyndrom ist auch die individuell angepasste Gabe eines Mineralocorticoids erforderlich (0,05–0,2 mg Fludrocortison [Astonin-H®] pro Tag). Die notwendige Dosis kann in der Schwangerschaft erhöht sein.

Pharmakodynamische Therapie

Obwohl Glucocorticoide Krankheiten nicht heilen, ist die symptomatische Therapie mit Glucocorticoiden bei vielen Erkrankungen von großem therapeutischem Wert (➤ Tab. 27.4). Die Erfolge der ersten therapeutischen Anwendung von Cortison bei rheumatoider Arthritis im Jahr 1948 durch P. S. Hench waren so spektakulär (Cortison-Wunder), dass ihm bereits im Jahr 1950 zusammen mit E. C. Kendall und T. Reichstein ein Nobelpreis verliehen wurde. Die Mehrzahl der Indikationen für Glucocorticoide beruht auf ihren starken entzündungshemmenden und immunsuppressiven Wirkungen.

Standardpräparat für die systemische Therapie ist Prednisolon (z. B. Decortin® H). Gegenüber Cortisol besitzt es eine geringere mineralocorticoidartige Wirkung und seine Wirkdauer ist vergleichsweise kurz, was eine – bei längerer Anwendung erwünschte – zirkadiane Applikation erlaubt. Sind sehr hohe Dosen oder eine längere Wirkung notwendig, kann auch das länger wirkende Dexamethason (z. B. Fortecortin®) eingesetzt werden. Eine gezielte Indikation für bestimmte Corticoide ist in der Praxis selten. Als Spezialindikationen für Dexamethason gelten das Hirnödem infolge Hirntumor oder Hirnabszess sowie postoperatives oder durch Zytostatika-induziertes Erbrechen. Dexamethason und Betamethason passieren die Plazentaschranke im Gegensatz zu den meisten anderen Corticoiden unmetabolisiert. Sie werden antenatal bei drohender Frühgeburt zur Prophylaxe des Atemnotsyndroms Frühgeborener angewandt (Stimulierung der Lungenreife des Fetus). Bei einigen Erkrankungen kann auf die systemische Applikation von Glucocorticoiden zugunsten einer lokalen Anwendung verzichtet werden (➤ Tab. 27.4), die prinzipiell risikoärmer ist. Sie ist daher, wenn möglich, vorzuziehen.

Einfache Angaben zur Dosierung sind für die systemische Therapie mit Glucocorticoiden nicht möglich. Dosis und Dauer sind je nach Erkrankung und individuellen Gegebenheiten unterschiedlich. Im akuten Notfall, wie beim anaphylaktischen Schock, können Dosen bis zu 1,0 g Prednisolon i. v. eingesetzt werden. Die Gefahr von UAW ist bei der kurzfristigen Gabe selbst hoher Dosen gering. Wegen der Risiken der Langzeitbehandlung werden Glucocorticoide jedoch nur möglichst kurzfristig eingesetzt. Prinzipiell gilt, dass je

Tab. 27.4 Indikationen für eine pharmakodynamische Glucocorticoidtherapie. Die Liste ist keine vollständige Aufzählung aller Indikationen. Bei vielen der aufgeführten Erkrankungen sind Glucocorticoide nicht das erste und einzige Mittel in der Therapie. Einige Erkrankungen, bei denen die systemische Anwendung indiziert ist, können auch lokal behandelt werden.

Systemische Anwendung		Lokale Anwendung
Rheumatische und andere entzündliche Gewebeerkrankungen: • Akutes rheumatisches Fieber mit Endokarditis • Primär chronische Polyarthritis • Polyarthritiden anderer Ätiologie (z. B. Psoriasis-Arthritis, Spondylitis ankylopoetica) **Kollagenosen und Vaskulitiden:** • Systemischer Lupus erythematodes • Polymyositis • Dermatomyositis • Panarteriitis nodosa • Arteriitis temporalis • Polymyalgia rheumatica **Nierenerkrankungen:** • Nephrotisches Syndrom **Allergische Erkrankungen:** • Anaphylaktischer Schock • Serumkrankheit • Allergische Rhinokonjunktivitis • Atopische Dermatitis • Urtikaria • Quincke-Ödem • Insektenstiche mit Komplikationen • Allergische Reaktionen auf Arzneistoffe, Blutprodukte, Plasmaderivate, Kontrastmittel **Lungenerkrankungen:** • Toxisches Lungenödem • Chronische obstruktive Lungenerkrankung • Asthma bronchiale • Sarkoidose und andere Granulomatosen • Kindliche Lungenreifungsstörung (auch pränatal)	**Blutkrankheiten:** • Erworbene hämolytische Anämien • Idiopathische Thrombozytopenie **Tumoren:** • Akute lymphatische Leukämie • Maligne Lymphome • Ausgedehnte Metastasierungen (u. a. bei Mamma-, Prostatakarzinom) **Gastrointestinale Erkrankungen:** • Autoimmunhepatitis • Morbus Crohn • Colitis ulcerosa **Endokrine Erkrankungen:** • Subakute Thyreoiditis de Quervain • Endokrine Orbitopathie • Thyreotoxische Krise **Neurologische Erkrankungen:** • Multiple Sklerose **Hauterkrankungen:** • Pemphigus vulgaris • Toxische epidermale Nekrolyse • Schwere großflächige Dermatitiden • Erythema exsudativum multiforme • Erythema nodosum **Augenerkrankungen:** • Neuritis nervi optici • Ophthalmia sympathica • Akute Chorioiditis **Hypercalcämie:** • Vitamin-D-Intoxikation • Metastasierende Tumoren **Transplantationen:** • Vermeidung der Abstoßungsreaktion	**Hauterkrankungen:** • Ekzeme • Psoriasis vulgaris • Strahlenerytheme • Verätzungen • Rosazea • Balanitis • Vulvitis • Hautmanifestationen einiger Kollagenosen **Atemwegserkrankungen:** • Asthma bronchiale • Allergische Rhinokonjunktivitis **Augenerkrankungen:** • Allergische Blepharitis • Keratitis • Konjunktivitis **Gelenkerkrankungen** (intraartikuläre Injektionen): • Bei arthritischen Symptomen an einzelnen Gelenken bei den Erkrankungen, die auch eine Indikation für die systemische Therapie darstellen • Arthritische Symptome bei degenerativen Gelenkerkrankungen • Traumatische Arthritiden **Darmerkrankungen:** • Morbus Crohn • Colitis ulcerosa

nach Indikation und Schwere des Falls die Anfangsdosis nur einige Tage beibehalten, dann langsam abgebaut (ausgeschlichen) oder bis zur geringsten effektiven Dosis reduziert wird. Durch die Anwendung bestimmter Dosierungsschemata wird versucht, das Ausmaß UAW weiter zu vermindern.

Diagnostische Anwendung

Zur Diagnose des Cushing-Syndroms wird der **Dexamethason-Suppressionstest** eingesetzt. Glucocorticoide supprimieren die ACTH-Sekretion. Nach einmaliger Gabe von 2 mg Dexamethason um 23 Uhr sind beim Gesunden die morgendlichen Cortisolkonzentrationen auf unter 3–5 µg/100 ml supprimiert. Dieser Kurzzeittest erlaubt eine Differenzierung zwischen funktionellem Hypercortisolismus und Cushing-Syndrom.

Eine bessere Differenzierung erlaubt der Dexamethason-Langzeittest. Hierbei werden täglich 2 mg Dexamethason (in 4 Einzeldosen pro Tag an 2 Tagen) appliziert. Die Bewertung entspricht der des Kurzzeittests.

Falls keine Suppression der Cortisolkonzentrationen erfolgt, werden in einer weiteren Stufe mindestens 8 mg Dexamethason/Tag (wieder verteilt auf 4 Einzeldosen) an 2 Tagen gegeben. Bei Morbus Cushing (ACTH-sezernierendes Hypophysenadenom) fallen die Cortisolkonzentrationen um mehr als 50 % ab, während sie beim Vorliegen eines Nebennierenrindenadenoms oder -karzinoms erhöht bleiben.

27.6.3 Dosierungsschemata für die systemische Therapie mit Glucocorticoiden

Zirkadiane Applikation: Hierbei wird die gesamte Tagesdosis morgens zwischen 6 und 8 Uhr auf einmal eingenommen. Sie ist die übliche Applikationsweise bei längerer Corticoidtherapie. Unter den UAW soll insbesondere die Ausbildung einer Nebennierenrindenatrophie dadurch vermindert werden, dass die gesamte Tagesdosis zu einem Zeitpunkt appliziert wird, zu dem der überwiegende Teil des endogen gebildeten Cortisols bereits ins Blut ausgeschüttet und die Empfindlichkeit der ACTH-Sekretion gegenüber Glucocorticoiden am geringsten ist. Für eine solche zirkadiane Therapie sind insbesondere Corticoide mit einer vergleichsweise kurzen Wirkdauer wie Prednisolon geeignet, nicht jedoch solche mit einer langen Wirkdauer wie Dexamethason. Auch wenn höhere Dosen von Prednisolon (≥ 40 mg/Tag oder Äquivalente) notwendig werden, wird die Tagesdosis auf 2–4 Einzelgaben verteilt, weil ohnehin mit einer Suppression der Nebennierenrinde zu rechnen ist.

Alternierende Applikation: Hierbei wird die doppelte Tagesdosis jeden 2. Tag morgens auf einmal verabreicht. Dieses Dosierungsschema ist weniger effektiv bezüglich der therapeutischen Wirkung, verursacht jedoch weniger UAW.

Intravenöse Stoßtherapie: Hohe, stoßweise Infusion von Corticoiden an 3–6 aufeinanderfolgenden Tagen (z. B. 500–1000 mg Prednisolon als Infusion über 30 min). Sie gilt als effektive Therapie bei hoch akuten Erkrankungen wie akuten Abstoßungsreaktionen bei Organtransplantation, Riesenzellarteriitis mit drohender Erblindung oder akutem Schub einer multiplen Sklerose.

Low-Dose-Therapie: Darunter wird die Corticoidbehandlung mit einer niedrigen Corticoiddosis von etwa 5 mg/Tag Prednisolonäquivalent verstanden. Die Low-Dose-Therapie wird bei chronischen Erkrankungen eingesetzt. Für die Therapie der rheumatoiden Arthritis ist Prednison MR (Lodotra®) zugelassen. Prednison MR wird zur Nacht eingenommen. Aufgrund der verzögerten Wirkstofffreisetzung können die bei rheumatoider Arthritis auftretenden nächtlichen Erhöhungen der proinflammatorischen Zytokine abgefangen und kann damit die ausgeprägte morgendliche Symptomatik der Erkrankung reduziert werden.

Dosierungsschema bei Beendigung der Therapie: Bei Beendigung der Therapie besteht die Gefahr der Nebennierenrindeninsuffizienz, da Glucocorticoide die ACTH- und Cortisolsekretion hemmen. Bei längerfristiger Applikation kommt es auch zur Atrophie der Nebennierenrinde, sodass in Einzelfällen die Zeitspanne bis zur vollständigen Restitution der Hypothalamus-Hypophysen-Nebennierenrinden-Achse bis zu 12 Monate und mehr beträgt. Eine kurz dauernde Glucocorticoidtherapie über wenige Tage, auch in hoher Dosierung, kann ohne die Gefahr einer sekundären Nebennierenrindeninsuffizienz beendet werden. Dagegen darf eine längere systemische Therapie mit Glucocorticoiden nur langsam ausschleichend beendet werden. Die Glucocorticoiddosis wird zunächst schrittweise um z. B. 2,5–5 mg Prednisolonäquivalent alle 1–2 Wochen reduziert. Weist der CRH-Stimulationstest einen gestörten adrenalen Regelkreis aus oder ist dies anzunehmen, dann langsames Absetzen über Monate. Es kann eine weitere Dosisreduktion um z. B. 0,5–1 mg Prednisolonäquivalent alle 2–4 Wochen versucht und eine erneute Überprüfung der endogenen Cortisolproduktion nach etwa 8 Wochen durchgeführt werden. Durch das Ausschleichen sollen die Unterversorgung des Patienten mit Glucocorticoiden und das Auftreten eines Steroidentzugssyndroms sowie die erneute Exazerbation der Grunderkrankung vermieden werden.

27.6.4 Kontraindikationen

Für die **Substitutionstherapie** gibt es keine Kontraindikationen, da UAW bei richtiger Dosierung nicht auftreten. Für die **pharmakodynamische Therapie** gibt es nur **relative Kontraindikationen,** da bei vitalen Indikationen selbst schwerste UAW in Kauf genommen werden, zumal in diesen Fällen die Glucocorticoidtherapie meist nur kurzfristig erforderlich ist. Generell muss bei jeder Glucocorticoidtherapie eine individuelle Nutzen-Risiko-Analyse erfolgen.

Relative Kontraindikationen sind **Osteoporose, Ulkusanamnese,** schwer einstellbare **Hypertonie, Diabetes mellitus** und **Infektionskrankheiten,** besonders Tuberkulose, Pilz- und Virusinfektionen. Das Auftreten einer glucocorticoidinduzierten Myopathie muss in den meisten Fällen als Kontraindikation für die Fortführung einer Glucocorticoidtherapie gelten. Etwa 8 Wochen vor bis 2 Wochen nach **Schutzimpfungen** sollten keine Glucocorticoide verabreicht werden. Obwohl eine teratogene Wirkung von Glucocorticoiden beim Menschen nicht nachgewiesen wurde, stellt eine **Schwangerschaft,** insbesondere die Frühschwangerschaft, eine relative Kontraindikation dar.

27

27.6.5 Wechselwirkungen

Sowohl aus den Wirkungen als auch aus der Pharmakokinetik der Glucocorticoide ergeben sich mögliche Wechselwirkungen. Einige seien genannt:

- Nichtsteroidale Antiphlogistika: erhöhte Blutungsgefahr im Magen-Darm-Trakt
- Antidiabetika: Blutzuckersenkung vermindert, schlechtere und schwierigere Einstellung
- Herzglykoside: Glykosidwirkung durch Kaliummangel verstärkt
- Diuretika wie Thiazide und Schleifendiuretika: erhöhte Gefahr einer Hypokaliämie
- Schleifendiuretika: Verschlechterung der glucocorticoidinduzierten negativen Ca^{2+}-Bilanz
- Enzyminduktoren wie Rifampicin: Corticoidwirkung vermindert
- Ciclosporin: Erhöhung der Ciclosporinblutspiegel

27.7 Therapie des Cushing-Syndroms und des primären Hyperaldosteronismus

Der Begriff **Cushing-Syndrom** umfasst die Gesamtheit der klinischen Symptome, die durch ein andauerndes Zuviel an Glucocorticoidwirkung entstehen. Neben der iatrogenen exogenen Zufuhr von Glucocorticoiden ist die häufigste Ursache ein ACTH-sezernierendes Hypophysenadenom (Morbus Cushing) (➤ Abb. 27.2c). Ein ACTH-abhängiges Cushing-Syndrom kann weiterhin durch ektope ACTH-Sekretion hervorgerufen werden (➤ Abb. 27.2e). ACTH-unabhängige Formen des Cushing-Syndroms machen etwa 20 % der Fälle aus und können durch einen Nebennierenrindentumor verursacht sein (➤ Abb. 27.2d). Therapie der Wahl ist i. d. R. die chirurgische Entfernung des Tumors.

Einige Arzneistoffe hemmen Enzyme der Steroidbiosynthese in der Nebennierenrinde: Metyrapon (Metopiron®), Etomidat (Hypnomidate®), Mitotan, Ketoconazol und Aminoglutethimid hemmen mehrere Enzyme, darunter die 20,22-Desmolase (Umwandlung von

Cholesterin zu Pregnenolon) und die 11β-Hydroxylase. Osilodrostat (Isturia®) hemmt nur die 11β-Hydroxylase (➤ Abb. 27.1).

In Deutschland stehen **Metapyron, Osilodrostat** und das Somatostatinanalogon **Pasireotid** (Signifor®) zur Senkung des Cortisols bei inoperablem Cushing-Syndrom oder bei Morbus Cushing zur Verfügung. Pasireotid bindet mit großer Affinität an die Somatostatinrezeptoren 1, 3 und 5, wodurch die ACTH-Sekretion eines Hypophysenadenoms vermindert wird (➤ Kap. 26.2.1).

Primärer Hyperaldosteronismus bedeutet Hypersekretion von Aldosteron, die nicht durch erhöhtes Renin und Angiotensin II verursacht ist. In etwa 70 % aller Fälle liegt ein aldosteronproduzierendes Adenom der Nebennierenrinde vor **(Conn-Syndrom).** Wegen der chronischen Renin-Suppression ist die nichtadenomatöse Zona glomerulosa der ipsi- und kontralateralen Nebenniere atrophisch. Bei etwa 25 % der Fälle findet sich kein Nebennierenadenom (idiopathischer Hyperaldosteronismus). Entsprechend den Wirkungen des Aldosterons sind die Zeichen des primären Hyperaldosteronismus Hypertonie, Hypokaliämie, Alkalose, Expansion des Extrazellularvolumens sowie pathologisch erhöhte Konzentrationen von Mineralocorticoiden im Plasma bei supprimierter Renin-Konzentration. Die Standardtherapie des Conn-Syndroms ist die unilaterale Adrenalektomie oder Adenom-Enukleation. Patienten mit Kontraindikationen gegen eine Operation und Patienten mit idiopathischem Hyperaldosteronismus werden grundsätzlich mit Mineralocorticoid-rezeptor-Antagonisten wie Spironolacton behandelt. Therapieziele sind die Normalisierung des Blutdrucks und des Serum-K^+-Spiegels sowie die Beseitigung eventueller weiterer klinischer Symptome des Hormonexzesses.

WEITERFÜHRENDE LITERATUR

Andersson P, Ryrfeldt A. Biotransformation of the topical glucocorticoids budesonide and beclomethasone 17α,21-dipropionate in human liver and lung homogenate. J Pharm Pharmacol, 1984; 36: 763–765.

Barnes PJ. Glucocorticosteroids: current and future directions. Brit J Pharmacol, 2011; 163: 29–43.

Braun LT, Reincke M. What is the role of medical therapy in adrenal-dependent Cushing's syndrome? Best Pract Res Clin Endocrinol Metab, 2020; 34: 101376.

Buttgereit F, Strand V, Lee EB et al. Fosdagrocorat (PF-04171327) versus prednisone or placebo in rheumatoid arthritis: a randomized, double-blind, multicenter, phase IIb study. RMD Open, 2019; 5: e000889.

Caplan A, Fett N, Rosenbach M, Werth VP, Micheletti RG. Prevention and management of glucocorticoid-induce side effects: A comprehensive review. J Am Acad Dermatol, 2017; 76: 202–207.

Cutolo M, Sulli A, Pincus T. Circadian use of glucocorticoids in rheumatoid arthritis. Neuroimmunomodulation, 2015; 22: 33–39.

Daniel E, Newell-Price JDC. Steroidogenesis enzyme inhibitors in Cushing's syndrome. Eur J Endocrinol, 2015; 172: R263–R280.

Derendorf H, Nave R, Drollmann A, Cerasoli F, Wurst W. Relevance of pharmacokinetics and pharmacodynamics of inhaled corticosteroids of asthma. Eur Respir J, 2006; 28: 1042–1050.

Diederich S, Feldkamp J, Grußendorf M, Reincke M. Referenz Endokrinologie und Diabetologie. Stuttgart: Thieme, 2020.

Gentile DM, Tomlinson ES, Maggs JL, Park BK, Back DJ. Dexamethasone metabolism by human liver in vitro. Metabolite identification and inhibition of 6-hydroxylation. J Pharmacol Exp Ther, 1996; 277: 105–112.

Harding SM. The human pharmacology of fluticasone propionate. Respiratory Medicine, 1990; 84 (Suppl A): 25–29.

Hunt H, Donaldson K, Strem M et al. Assessment of safety, tolerability, pharmacokinetics, and pharmacological effect of orally administered CORT125134: an adaptive, double-blind, randomized, placebo.controlled pahse 1 clinical study. Clin Pharmacol Drug Dev, 2018; 7: 408–421.

Kemp MW, Newnham JP, Challis JG, Jobe AH, Stock, SJ. The clinical us of corticosteroids in pregnancy. Hum Reprod Update, 2016; 22: 240–250.

Leitlinien der Deutschen Dermatologischen Gesellschaft (DDG) Topische Dermatotherapie mit Glucocorticoiden – Therapeutischer Index. AWMF-Leitlinien-Register Nr. 013/034, 2009.

Lipworth BJ. Systemic adverse effects of inhaled corticosteroid therapy. Arch Intern Med, 1999; 159: 941–955.

Mallappa A, Debono M. Recent advances in hydrocortisone replacement therapy. Endocr Dev, 2016; 30: 42–53.

Nowotny H, Reisch N. Modified-release-Hydrocortison bei Glukokortikoid-mangel. Der Internist, 2020; 61: 565–572.

Pedroncelli AM. Medical treatment of Cushing's disease: somatostatin analogues and pasireotide. Neuroendocrinology, 2010; 92 (suppl 1): 120–124.

Oakley RH, Cidlowski JA. The biology of the glucocorticoid receptor: new signaling mechanisms in health and disease. J Allergy Clin Immunol, 2013; 132: 1033–1044.

Ratman D, Vanden Berghe W, Dejager L et al. How glucocorticoid receptors modulate the activity of other transcription factors: a scope beyond tethering. Mol Cell Endocrinol, 2013; 380: 41–54.

Ring J, Beyer K, Biedermann T et al. Akuttherapie und Management der Anaphylaxie. S2 AWMF-Leitlinien-Register-Nummer 061–025. Leitlinien der Gesellschaft für Pädiatrische Allergologie und Umweltmedizin e. V., 2014.

Schäcke H, Döcke WD, Asadullah K. Mechanisms involved in the side effects of glucocorticoids. Pharmacol Therapeut, 2002; 96: 23–43.

Schäcke H, Zollner TM, Döcke WD et al. Characterization of ZK 245186, a novel selective glucocorticoid receptor agonist for the topical treatment of inflammatory skin diseases. Br J Pharmacol, 2009; 158: 1088–1103.

Spencer CM, McTavish D. Budesonide. A review of its pharmacological properties and therapeutic efficacy in inflammatory bowel disease. Drugs, 1995; 50: 854–872.

Young MJ, Funder JW. Mineralocorticoid receptors and pathophysiological roles for aldosterone in the cardiovascular system. J Hypertens, 2002; 20: 1465–1468.

Wass JAH, Shalet SM. Oxford Textbook of Endocrinology and Diabetes. Oxford: Oxford University Press, 2002.

Widén C, Gustafsson JA, Wikström AC. Cytosolic glucocorticoid receptor interactions with nuclear factor-κB proteins in rat liver cells. Biochem J, 2003; 373: 211–220.

KAPITEL

28 Sexualhormone

Thomas Gudermann

Zu den Sexualhormonen gehören die **Hormone der Gonaden** (Ovarien und Hoden). Bei den weiblichen Sexualhormonen wird unterschieden zwischen **Estrogenen** und **Gestagenen.** Die Gesamtheit sowohl der physiologisch vorkommenden als auch der synthetischen männlichen Sexualhormone bezeichnet man als **Androgene.** Androgene spielen jedoch auch im weiblichen Organismus eine wichtige physiologische und pathophysiologische Rolle. Bei den Hormonen der Gonaden handelt es sich um Steroidhormone. Ausgangssubstanz für die Biosynthese ist das Cholesterin, dessen polyzyklische Ringstruktur sich in den Hormonen wiederfindet. Androgene, Estrogene und Gestagene werden nicht nur in den Gonaden, sondern auch in der Plazenta und in den Nebennieren gebildet. Ferner werden Androgene in der Körperperipherie zu Estrogenen umgewandelt. Die Sexualsteroide und verwandte Substanzen gehören nach wie vor weltweit zu den am häufigsten verordneten Pharmaka und haben breiten Eingang in die Diagnostik, Therapie und Prophylaxe zahlreicher Erkrankungen gefunden.

28.1 Estrogenrezeptor-Agonisten (Estrogene)

Estrogene sind wie die Gestagene und Androgene **Steroidhormone.** Sie werden im Ovar und in der Plazenta gebildet, daneben auch in geringer Menge in den Nebennieren und im Hoden. Estrogene können auch durch Aromatisierung von Androgenen in erheblichem Maße im Fettgewebe entstehen. Zusammen mit Gestagenen (Progesteron) regulieren Estrogene im weiblichen Organismus essenzielle biologische Prozesse wie die Embryonalentwicklung, die neuroendokrine Steuerung des weiblichen Zyklus, die Vorbereitung des Fortpflanzungstrakts für die Fertilisation und Implantation sowie zentrale metabolische Vorgänge. Auch die normalen reproduktiven Funktionen des Mannes sind von Estrogenwirkungen abhängig. Estrogene bewirken bei der Frau – wie die Androgene beim Mann – die Ausprägung der sekundären weiblichen Geschlechtsmerkmale.

Neben diesen mehr **sexualspezifischen Wirkungen** haben Estrogene auch eine Reihe **sexualunspezifischer Wirkungen.**

28.1.1 Chemie

Die Strukturformeln wichtiger Estrogene sind in ➤ Abb. 28.1 dargestellt. Die natürlichen Estrogene des Menschen sind 17β-Estradiol* (das biologisch aktivste Estrogen), Estron und Estriol. Im Jahr 1929 gelang es Doisey und Butenandt fast zeitgleich, jedoch unabhängig voneinander, Estron als erstes Steroidhormon in kristalliner Form zu isolieren. Estradiolvalerat und andere Estradiol- bzw. Estriolester sowie neue mikronisierte Estradiolpräparationen sind auch oral wirksam, aber nur, wenn sie in verhältnismäßig hohen Dosierungen angewandt werden. Durch Veresterung von Benzoesäure mit der Hydroxylgruppe an Position C-3 erhält man **Estradiolbenzoat,** das in Kombination mit Prednisolon und Salicylsäure bei entzündlichen Erkrankungen der Kopfhaut extern angewandt wird. Durch die Einführung von Alkylgruppen in das Steroidmolekül hat man versucht, zu oral wirksameren Verbindungen zu kommen. Für die orale Estrogentherapie haben das **17α-Ethinylestradiol*** und sein 3-Methylether **(Mestranol;** ➤ Abb. 28.1) die größte Bedeutung erlangt, v. a. als Estrogenkomponenten in oralen Kontrazeptiva.

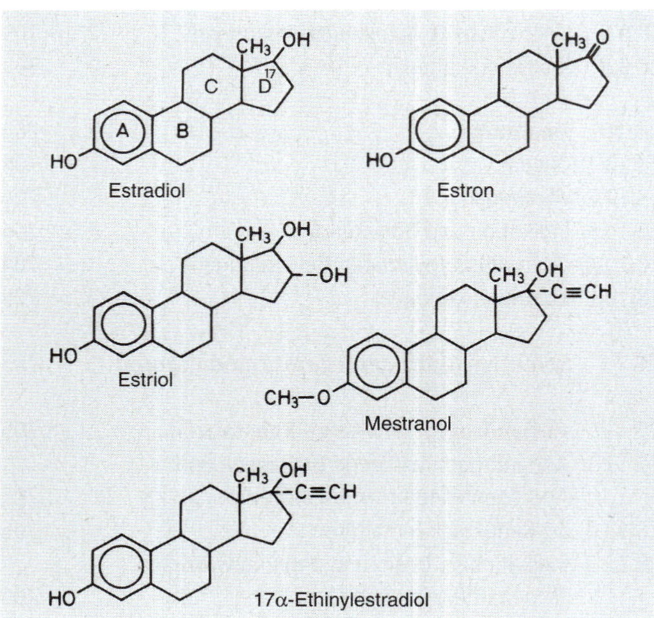

Abb. 28.1 Estrogene.
Estrogene zeichnen sich durch einen aromatischen Ring A und das Fehlen der angulären Methylgruppe zwischen dem A- und B-Ring des aus vier Ringen (A, B, C, D) bestehenden Steroidmoleküls aus. Estrogene sind also Steroide mit nur 18 Kohlenstoffatomen (Androgene haben 19, Glucocorticoide und die natürlich vorkommenden Gestagene 21 Kohlenstoffatome). Das wirksamste natürlich vorkommende Estrogen ist Estradiol. Estron besitzt nur etwa ⅓, Estriol etwa $^1/_{10}$ der biologischen Aktivität des Estradiols. Diese biologischen Eigenschaften sind auf unterschiedliche Bindungsaffinitäten zu den Estrogenrezeptoren zurückzuführen. Während die biologische Wirkung des Estrons fast ausschließlich auf seiner Konversion zu Estradiol beruht, wirkt Estriol aufgrund seiner hohen Konzentration, z. B. in der Schwangerschaft, als voll wirksames Hormon. Durch Alkylsubstitution wurden oral wirksame Derivate synthetisiert: 17α-Ethinylestradiol und der Methylether (Mestranol).

Durch Veresterung der Hydroxylgruppe an C-17 mit Valeriansäure gelangt man zu Estradiolvalerat, das als Depotpräparat injiziert werden kann. Aus dem intramuskulären Depot wird Estradiol hydrolytisch wieder freigesetzt. **Estradiolvalerat** und **equine konjugierte Estrogene** können auch oral verabreicht werden. Das aus Stutenurin gewonnene Gemisch von Substanzen mit estrogenartiger Wirkung, den sogenannten konjugierten Estrogenen, enthält im Wesentlichen die Sulfate von Estron, Equilin (7,8-Dehydroestron) und 17α-Dihydroequilin, die zusammen fast 85 % der konjugierten Estrogene in den üblichen Handelspräparaten ausmachen. Diese Ester werden nach oraler Applikation bei der Magen-Darm-Passage im Dickdarm gespalten. Einige Beispiele für die zahlreichen im Handel befindlichen estrogenhaltigen Präparate sind in ➤ Tab. 28.1 aufgeführt.

28.1.2 Biosynthese

Cholesterin ist die unmittelbare Vorstufe der Steroidbiosynthese (➤ Abb. 28.2). Nach Abspaltung der Seitenkette zwischen den Kohlenstoffatomen 20 und 22 entsteht das Pregnenolon. Die an der Steroidhormonsynthese beteiligten Enzyme sind entweder **Dehydrogenasen** oder **Cytochrom-P_{450}-Enzyme.** Das für diesen Schritt verantwortliche Enzym, die CYP11A1 (P450 scc, Side-Chain-Cleavage-Enzym), ist an der inneren Mitochondrienmembran lokalisiert. Eine Schlüsselrolle für den geschwindigkeitsbestimmenden Schritt der Steroidbiosynthese, den Transport des Cholesterins von der äußeren zur inneren Mitochondrienmembran, spielt das mitochondriale regulatorische Protein **StAR (steroidogenic acute regulatory protein),** dessen Expression cAMP-abhängig gesteuert wird. Inaktivierende Mutationen im StAR-Gen führen zu einer lebensbedrohenden kongenitalen Nebennierenhyperplasie und insuffizienter Produktion aller Steroidhormone. Ausgehend vom

Tab. 28.1 Estrogenpräparate und Estrogengemische

Substanz	Handelsname
Estradiolvalerat	Progynova®21
Estriol	Ovestin®
konjugierte Estrogene	Presomen®

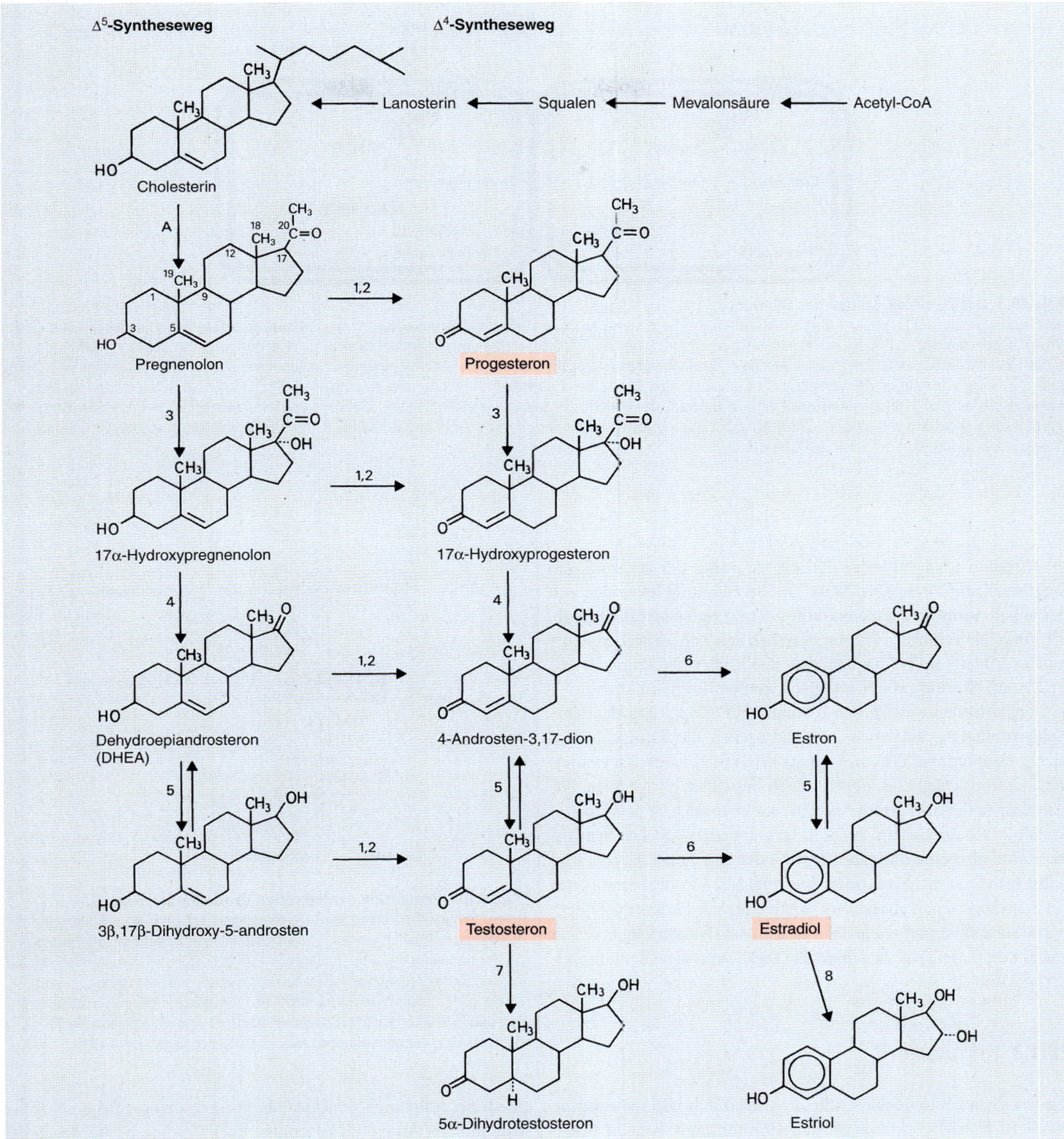

Abb. 28.2 Biosynthese von Sexualhormonen.
A = CYP11A1 (P450 scc, Seitenketten abspaltendes Cytochrom-P450-Enzym in den Mitochondrien); 1,2 = Typ-II-3β-Hydroxysteroid-Dehydrogenase, $\Delta^{4,5}$-Isomerase (3β-HSD II); 3,4 = CYP17A1 (P450 c17, Cytochrom-P450-Enzym mit 17α-Hydroxylase- und 17,20-Lyase-Aktivität im endoplasmatischen Retikulum); 5 = 17β-Hydroxysteroid-Dehydrogenase; 6 = CYP19 (P450 arom, Cytochrom-P450-Enzym mit Aromataseaktivität im endoplasmatischen Retikulum); 7 = 5α-Reduktase; 8 = P450-abhängige Hydroxylierung in der Leber.

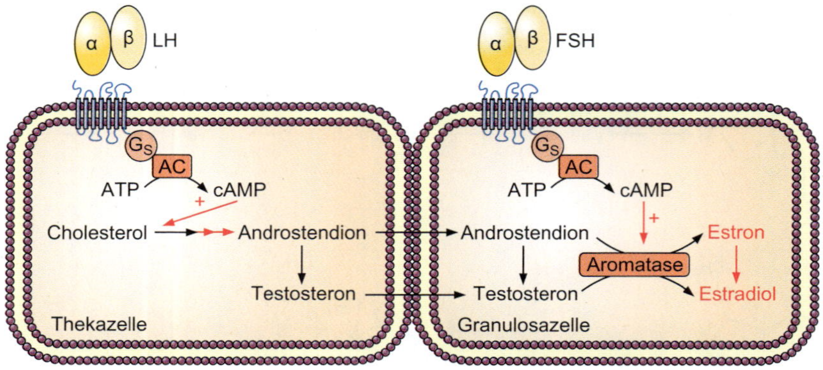

Abb. 28.3 Das Zwei-Zell-System des Ovars.
Die Granulosazellen des reifenden Follikels exprimieren FSH-Rezeptoren, während LH-Rezeptoren initial nur auf den Thekazellen anzutreffen sind. Die FSH-Stimulation am Anfang des weiblichen Zyklus bewirkt einerseits die Erhöhung der FSH-Rezeptor-Dichte und der Aromataseaktivität, andererseits die Induktion von LH-Rezeptoren in den Granulosazellen. Unter LH-Stimulus werden in den Thekazellen Androgene, überwiegend Androstendion und in geringerer Menge auch Testosteron und DHEA, gebildet, die als Substrate für die Aromatase der Granulosazellen dienen. Beim Menschen ist FSH der alles entscheidende Stimulus für eine erfolgreiche Follikelentwicklung, wahrscheinlich im Zusammenspiel mit 17β-Estradiol, das sowohl über seinen nukleären als auch über den G-Protein-gekoppelten membranären Estrogenrezeptor GPER seine Wirkung entfaltet. Zusätzlich modulieren Peptide wie die „insulin-like growth factors" (IGFs), Activin und Inhibin, die in auto- und parakriner Weise wirken, die Antwort der Zellen auf Gonadotropine.

28

Pregnenolon wird entweder der sog. Δ^4- oder der Δ^5-Synthese-Weg beschritten (➤ Abb. 28.2). Die Bezeichnung leitet sich von der Lokalisation der Doppelbindung der beteiligten Metaboliten ab, d. h. Doppelbindung im A-Ring zwischen den Kohlenstoffatomen 4 und 5 (Δ^4) oder im B-Ring zwischen den Kohlenstoffatomen 5 und 6 (Δ^5). **Δ5-Steroide sind biologisch wenig oder nicht aktiv.**

Durch Aromatisierung des A-Rings und Abspaltung des C19-Kohlenstoffatoms entstehen aus Androgenen die Estrogene. Das hierzu erforderliche Enzym Aromatase (CYP19) ist in den ovariellen Granulosazellen und im Fettgewebe besonders hoch exprimiert. Daneben findet sich Aromataseaktivität aber auch in testikulären Sertoli-Zellen, im Gehirn, in der Brust und in den Knochen. **Androgene sind also eine obligate Vorstufe der Estrogene.** Estriol wird selbst vom Ovar nicht sezerniert (➤ Abb. 28.2), wohl aber während der Schwangerschaft aus fetalen Vorstufen in der Plazenta gebildet.

Die Steroidbiosynthese in den Follikeln des Ovars erfolgt in einem engen Zusammenspiel zwischen den Theka- und den Granulosazellen (➤ Abb. 28.3).

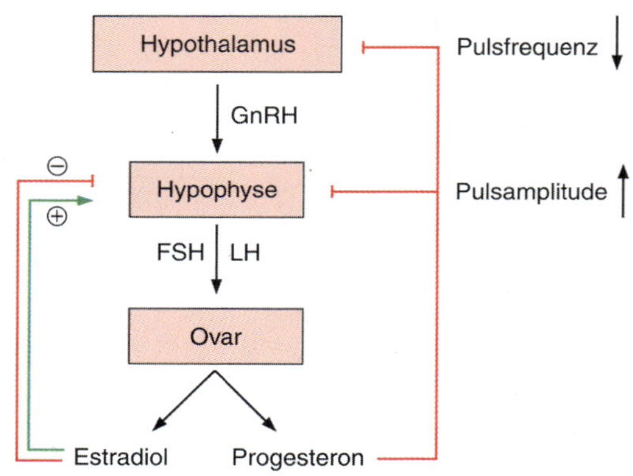

Abb. 28.4 Regulation der Sekretion ovarieller Steroide.
In der frühen Follikelphase üben Estrogene einen inhibitorischen Einfluss auf den Hypophysenvorderlappen aus. Ist zum Zeitpunkt der Zyklusmitte die Estradiolkonzentration für etwa 36 Stunden auf 150–200 pg/ml erhöht, so kehrt sich die estrogenbedingte negative Rückkopplung in einen positiven Rückkopplungseffekt auf die Hypophyse um, wodurch es zur Auslösung der präovulatorischen LH- und FSH-Gipfel kommt. Grundlage hierfür ist eine estradiolabhängige Sensitivierung der gonadotropen Hypophysenzellen gegenüber GnRH.

28.1.3 Regulation

Die ovarielle Estrogenbiosynthese wird durch **Gonadotropine** reguliert. Je nach Zyklusphase und Hormonstatus können Estrogene selbst eine negative oder positive Rückkopplungswirkung auf die Gonadotropinsekretion ausüben (➤ Abb. 28.4). Die Effekte von Estrogenen auf die Hypophyse und von Progesteron auf den Hypothalamus stellen die entscheidenden Mechanismen dar, über die eine **pulsatile LH-Ausschüttung** bestimmt wird. Die Frequenz der LH-Freisetzung wird im Wesentlichen durch eine inhibitorische Progesteronwirkung auf den Pulsgeber im Hypothalamus bewirkt. Die Follikelphase ist durch eine hohe Frequenz von LH-Pulsen mit niedriger Amplitude, die Lutealphase durch weniger frequente Pulse mit größerer Amplitude gekennzeichnet. Chronische Störungen der pulsatilen Gonadotropinausschüttung ändern das physiologische Verhältnis der ovariellen Steroide zueinander und können z. B. eine Hyperandrogenisierung der Frau verursachen. Neben den Sexualsteroiden wird das **hypothalamische Gonadotropin-Releasing-Hormon (GnRH-Pulsgeber)** u. a. durch Kisspeptin-1 gesteuert, ein Neuropeptid, das aus den Nuclei paraventricularis und arcuatus ausgeschüttet wird. Inaktivierende Mutationen im Kisspeptin-Rezeptor GPR54 äußern sich klinisch als hypogonadotroper Hypogonadismus.

28.1.4 Stoffwechsel und Pharmakokinetik

Die Tagesproduktion eines bestimmten Steroids wird nicht nur durch die sekretorische Aktivität der klassischen steroidbildenden Organe, die Sekretionsrate, bestimmt, sondern auch durch die Bildung des jeweiligen Steroids aus Vorstufen in der Körperperipherie. Die Summe aus der peripheren Bildung an einem Tag und der Tagessekretion aus einem steroidproduzierenden Organ nennt man die **Produktionsrate** eines Steroids. Die Produktionsrate ist immer größer als die Sekretionsrate.

Die tägliche **Sekretionsrate** von Estrogenen beträgt bei der Frau je nach Zyklusphase 25–100 µg (90–350 nmol). Gegen Ende der Schwangerschaft werden bis zu 30 mg/Tag sezerniert. Frauen in der Postmenopause produzieren 5–10 µg/Tag (17–35 nmol). Männer produzieren 2–25 µg/Tag (7–90 nmol).

Im Blut liegt Estradiol zu etwa 69 % im Komplex mit dem **sexhormonbindenden Globulin (SHBG)** vor. SHBG ist ein β-Globulin, das in dimerer Form nur eine Bindungsstelle für Sexualsteroide hat. Etwa 30 % sind an Albumin gebunden, sodass nur etwa 1 % des Estradiols frei vorliegt und damit eine biologische Wirkung in der Zelle entfalten kann. Unter dem Einfluss von Schilddrüsenhormonen und Estrogenen kommt es in der Leber zu einer gesteigerten Bildung dieser Transportproteine. Deshalb sind die SHBG-Konzentrationen im Blut bei Hyperthyreose, in der Schwangerschaft sowie nach Verabreichung exogener Estrogene erhöht. Corticosteroide, Androgene, Progesteron sowie Wachstumshormon (engl. growth hormone, GH), Insulin und IGF-I erniedrigen die peripheren SHBG-Spiegel und erhöhen damit den freien Anteil von Sexualsteroiden in der Zirkulation.

Pharmakokinetik

Mikronisierte Estrogenformulierungen werden aufgrund ihrer großen Oberfläche rasch absorbiert und können die aufgrund des ausgeprägten First-Pass-Metabolismus niedrige absolute orale Bioverfügbarkeit steigern. Während sich die Plasmahalbwertszeit des Estradiols im Bereich von Minuten bewegt, beträgt die des Ethinyl-Estradiols etwa 20 Stunden. Im Organismus wird Mestranol rasch zu Ethinyl-Estradiol demethyliert, das die entsprechende aktive Substanz darstellt.

Estrogene werden in der Leber metabolisch inaktiviert. **Hauptabbauprodukt** ist **Estriol.** Nach Glucuronidierung und Sulfatierung werden die Metaboliten über die Galle und den Harn ausgeschieden. Lokal im Gewebe exprimierte Steroidsulfatasen sind in der Lage, die Konjugate zu spalten und somit wirksame Hormone zurückzugewinnen. Mittlerweile konnten verschiedene Steroidderivate als potente **Hemmstoffe der Steroidsulfatasen** entwickelt werden, die sich mit dem Ziel der endokrinen Therapie hormonabhängiger Tumoren sowie der Endometriose in klinischer Prüfung befinden.

Bisher wurden Estrogene wegen ihrer rezeptorvermittelten wachstumsfördernden Wirkung als klassische Tumorpromotoren angesehen. Neue experimentelle Befunde weisen jedoch auf einen weiteren Mechanismus hin. Geringere Mengen von Estrogenen werden in der Leber durch CYP3A4 und in extrahepatischen Organen durch CYP1A1 zu **2-OH-Catechol-Estrogenen** umgesetzt. **4-OH-Catechol-Estrogene** werden außerhalb der Leber durch CYP1B1 produziert, ein Enzym, das in Brustdrüse, Ovar, Uterus und Prostata exprimiert wird. Hormonabhängige Tumoren bilden sich häufig in den genannten Organen. Über Semichinone entstehen 2,3- und 3,4-Chinone, die stabile bzw. depurinierende DNA-Addukte bilden können. Neben verschiedenen Cytochrom-P450-Enzymen (CYP1B1, CYP1A1) in der Phase-I-Reaktion sind die Catechol-O-Methyltransferase (COMT) sowie die Glutathion-S-Transferase als Phase-II-Enzyme am oxidativen Stoffwechsel der Estrogene zentral beteiligt. Es besteht die Hypothese, dass die oxidativen Metaboliten des Estrogens genotoxisches, mutagenes, transformierendes und karzinogenes Potential haben. Erste Untersuchungen weisen darauf hin, dass genetische Varianten der abbauenden Enzyme (COMT, CYP1B1, CYP1A1) mit verringerter Aktivität mit einem erhöhten Brustkrebsrisiko assoziiert sein könnten. Die klinische Relevanz ist noch nicht abschließend belegt. Dennoch wurden **Estrogene** von verschiedenen internationalen Fachinstitutionen **in die Liste der Karzinogene aufgenommen.**

28.1.5 Wirkmechanismus von Sexualsteroiden

Steroidhormone wirken nach Bindung an **intrazelluläre Hormonrezeptoren.** Die Familie der strukturell verwandten Steroidhormonrezeptoren hat beim Menschen etwa 50 Mitglieder und umfasst mehrere Subfamilien, deren verschiedene Mitglieder mit Liganden wie Steroidhormonen, Retinoiden, Vitamin D_3, Schilddrüsenhormonen, verschiedenen Eicosanoiden und Lipiden interagieren. Funktionell handelt es sich um ligandenabhängige Transkriptionsfaktoren. Für andere Rezeptorproteine sind die natürlichen Liganden noch unbekannt, und sie werden **Waisen-Rezeptoren** (orphan receptors) genannt. Diese Waisenrezeptoren und die hormonellen Regulationssysteme, in die sie eingebunden sind, halten für die pharmazeutische Forschung potentielle Zielstrukturen bereit. Der zelluläre Mechanismus der genomischen Steroidhormonrezeptorwirkung wird im Folgenden beispielhaft an den Estrogenrezeptoren erläutert.

Die klassischen Estrogenwirkungen werden durch zwei Estrogenrezeptoren (ER), **ERα** und **ERβ,** vermittelt. Der 1986 klonierte Rezeptor ERα wird besonders hoch im weiblichen Fortpflanzungstrakt (Uterus, Scheide), in der Brustdrüse, im Knochen, in der glatten Muskulatur peripherer Blutgefäße und im Hypothalamus exprimiert. Der 10 Jahre später isolierte ERβ ist v. a. im Ovar, in der Prostata, im Hoden, in der Lunge, in Thymus und Milz, im Herzen sowie in einigen lokalisierten Hirnregionen anzutreffen. Durch genetische Inaktivierung der ER in Mausmodellen konnte gezeigt werden, dass ERα die physiologischen Estrogenwirkungen auf die Brustdrüsenentwicklung, die Aufrechterhaltung der Knochendichte, das Fortpflanzungsverhalten, den Glucosestoffwechsel, das kardiovaskuläre System und die hypothalamisch-hypophysäre Achse vermittelt. Hingegen ist ERβ an der Regulation der Ovulation, bestimmter Aspekte des Fortpflanzungsverhaltens sowie der

Immunantworten beteiligt. In verschiedenen Organen verhält sich der ERβ funktionell antagonistisch zu den ERα-Wirkungen, und es wird eine Rolle als Tumorsuppressor für den ERβ in verschiedenen hormonabhängigen Tumoren diskutiert.

Beide Estrogenrezeptoren haben wie die anderen Mitglieder der Steroidhormonfamilie eine sehr **ähnliche Domänenstruktur** (➤ Abb. 28.5). Die beiden Estrogenrezeptoren haben im Bereich der DNA- und der hormonbindenden Domänen viele identische Aminosäuren (➤ Abb. 28.5), während die Ähnlichkeit in den anderen Domänen deutlich absinkt. So ist der ERβ N-terminal verkürzt und besitzt hier keine funktionelle Transkriptions-Aktivierungsfunktion (AF 1). Beide Rezeptoren binden 17β-Estradiol mit ähnlicher Affinität (K_D ca. 0,3 nM), jedoch reagiert das Phytoestrogen Genistein bereits bei 5-fach niedrigeren Konzentrationen mit dem ERβ und kaum mit ERα. Die große Ähnlichkeit der DNA-Bindungsdomänen deutet darauf hin, dass die beiden Rezeptortypen an die gleichen DNA-Sequenzen binden und ein gleiches Spektrum von Zielgenen regulieren.

Ohne gebundenes Hormon sind die Estrogenrezeptoren im Zytoplasma mit anderen intrazellulären Proteinen, hauptsächlich sogenannten Hitzeschockproteinen (HSP) wie dem HSP 90, assoziiert, welche die DNA-bindende Region der Rezeptoren blockieren und sie in ihrem inaktiven Zustand stabilisieren. Nach Hormonbindung zerfällt dieser Proteinkomplex und es kommt zur Konformationsänderung und Freilegung der funktionellen Rezeptordomänen. Diesen Vorgang nennt man **Transformation.** Den Transfer des transformierten Rezeptors in den Zellkern bezeichnet man als **Translokation** (➤ Abb. 28.6).

Nach der Transformation und Translokation kommt es im Zellkern zur Interaktion zwischen Hormon-Rezeptor-Komplex und der DNA. Dabei bindet der Komplex als Dimer an Estrogen-responsive Elemente (ERE) bestimmter Gene. Hierbei verhalten sich die spezifischen EREs wie **allosterische Liganden** für nukleäre Rezeptoren und beeinflussen ihre Konformation und Funktion. Durch die Hormonbindung kommt es in der Ligandenbindungstasche der E/F-Domäne zur Umlagerung von α-helikalen Bereichen und zur Ausbildung einer hydrophoben Andockstelle mit nachfolgender Rekrutierung von nukleären Proteinen.

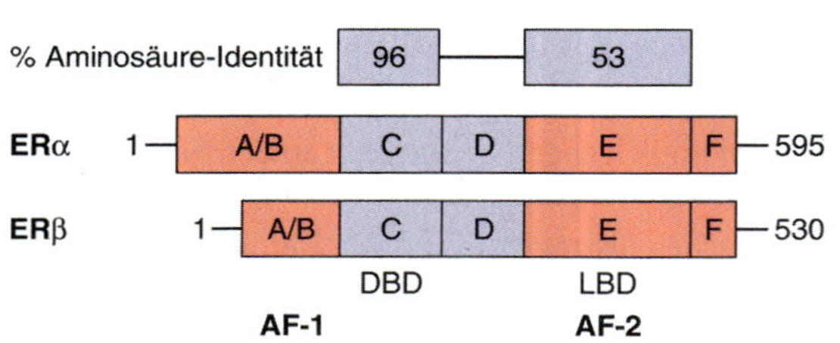

Abb. 28.5 Domänenstruktur der Estrogenrezeptoren ERα und ERβ. Die N-terminale A/B-Domäne ist beim Vergleich verschiedener Steroidhormonrezeptoren hoch variabel. Sie erfüllt regulatorische Aufgaben. Ferner aktiviert sie die Transkription ligandenunabhängig und umfasst somit die Aktivierungsfunktion 1 (AF-1). Der C-Bereich umschließt die DNA-Bindungsdomäne (DBD) der Rezeptoren und zeichnet sich strukturell durch eine spezifische Anordnung von zweimal 4 hoch konservierten Cysteinresten aus, die mit jeweils einem Zinkatom einen Komplex, einen Zink-Finger, bilden. Die beiden Zink-Finger der Estrogenrezeptoren sind für die Spezifität der Rezeptorbindung an bestimmte palindromische DNA-Abschnitte, die sog. Estrogen-responsiven Elemente (ERE), verantwortlich. In der D-Domäne, der Gelenk-Region (hinge region), befindet sich das Kernlokalisierungssignal. Neben ihrer Funktion als Ligandenbindungsdomäne (LBD) trägt der E/F-Bereich zur Dimerisierung der Hormonrezeptoren sowie zur estrogenabhängigen Transkription bei. Die ligandenabhängige Aktivierungsfunktion der E/F-Domäne wird als AF-2 bezeichnet.

Mehr als 300 mit dem Estrogenrezeptor interagierende Proteine sind mittlerweile bekannt. Sie lassen sich drei Familien zuordnen. Die erste Proteinfamilie hat die Aufgabe, die **Struktur des Nukleosoms** ATP-abhängig wie z. B. durch SWI/Snf oder mittels Histonmethylierung durch Proteine mit Protein-Arginin-Methyltransferase-(PRMT)-Aktivität aufzulockern.

Die zweite Proteinfamilie umfasst für die **AF-2-Aktivität relevante Koaktivatoren** wie SRC-1, -2 und -3 (steroid receptor coactivator), die allesamt zur Koaktivator-p160-Protein-Familie gehören. p160-Proteine rekrutieren dann weitere Proteine der dritten Familie wie Transkriptionsaktivatoren und Histonacetyltransferasen (HAT) wie CBP/p300 (CBP: CREB-binding protein). Die Acetylierung von Histonen führt ebenfalls zur Auflockerung der Chromatinstruktur in der Promotorregion von Zielgenen, sodass sich Proteine des allgemeinen Transkriptionsapparats am Promotor anlagern und die Transkription initiieren können. Ein direkter Kontakt zwischen dem Estrogenrezeptor und der Transkriptionsmaschinerie, z. B. der RNA-Polymerase II, kann durch Proteine der TRAP220 (thyroid hormone receptor-associated proteins 220) hergestellt werden. Neben den p160-, CBP/p300- und TRAP220-Proteinen können noch weitere AF-2-interagierende Proteine nachgewiesen werden.

Bemerkenswerterweise ist die Kofaktorselektivität der AF-1-Region nicht identisch mit der der AF-2-Region, sodass sich Proteinkomplexe unterschiedlicher Zusammensetzung an den beiden AF-Regionen des ERα bilden. Unter den **AF-1-Koaktivatoren** ist eine p68-RNA-Helikase zu erwähnen, die die transkriptionelle Aktivität von ERα sowohl nach Agonist- als auch nach Antagonistbindung verstärkt. Da ERβ keine funktionelle AF-1-Region besitzt, hat der letztgenannte Kofaktor auf ERβ keine Wirkung.

Andere Rezeptorliganden, z. B. Estrogenrezeptor-Antagonisten, bedingen eine Konformation des AF-2-Bereichs, die sich von agonistbesetzten Rezeptoren unterscheidet. Es können nun **Korepressorproteine** wie NcoR (nuclear receptor corepressor) oder SMRT (silencing mediator of retinoid and thyroid hormone receptors) an den Estrogenrezeptor binden, was die Rekrutierung von weiteren nukleären Proteinen mit Histondeacetylase-Aktivität wie HDAC1 nach sich zieht. Histondeacetylierung begünstigt eine kompakte Chromatinstruktur, sodass sich keine Transkriptionsinitiationskomplexe am Promotor bilden können. Somit definieren die qualitative Ausstattung einer Zelle mit Aktivator- und Repressorproteinen sowie ihr quantitatives Verhältnis zueinander und ihre posttranslationale Regulation ganz wesentlich die Spezifität der zellulären Antwort auf Sexualsteroide.

Ein weiterer Mechanismus für eine spezifische Estrogenwirkung ist die Fähigkeit der beiden Estrogenrezeptortypen ERα und ERβ, **Homo- und Heterodimere** zu bilden (z. B. folgende Dimere: ERα-ERα; ERβ-ERβ; ERα-ERβ). In Zellen, in denen beide Subtypen exprimiert werden, verhält sich ERβ funktionell zumeist als dominanter Inhibitor der ERα-abhängigen transkriptionellen Aktivität.

Eine weitere Facette der **pleiotropen Estrogenwirkung** geht auf die Tatsache zurück, dass ERα und ERβ Gene regulieren können, die keine ERE in ihren regulatorischen Regionen besitzen. Ligandenbesetzte Estrogenrezeptoren können direkt mit anderen DNA-gebundenen Transkriptionsfaktoren wie AP1, SP1 oder NF-κB interagieren. In ersten genomweiten Untersuchungen konnten mehrere tausend ER-Bindungsstellen identifiziert werden, von denen die meisten keine ERE besitzen. Die zellulären Antworten, die auf diese direkten Protein-Protein-Wechselwirkungen zurückgehen, sind **ER-Isoform- und promotorspezifisch.** So vermag 17β-Estradiol durch die Ausbildung eines ERα/AP1-Komplexes die Transkription eines Zielgens zu induzieren, während ein ERβ/AP1-Komplex die Transkription reprimiert. An anderen Zielgenen wiederum verhalten sich Antagonisten als Aktivatoren von ERβ/AP1-, nicht jedoch von ERα/AP1-Komplexen.

Die technologischen Fortschritte und genomweiten Untersuchungen der letzten Jahre haben zu grundsätzlich neuen Erkenntnissen über die **Rekrutierung des Estrogenrezeptorkomplexes an seine Zielgene** geführt. Die Assoziation des Rezeptors mit Zielgenen erfolgt durch direkte Protein-Protein-Wechselwirkung mit anderen Transkriptionsfaktoren wie FoxA1 an distalen Enhancer-Elementen. Diese vom eigentlichen Zielgen linear weit entfernten Kontaktstellen (cis-Elemente) bringen in der dreidimensionalen Struktur des Genoms den Estrogenrezeptorkomplex wieder in die Nähe der Zielgene. Die genomische Estrogenrezeptor-Rekrutierung ist jedoch nicht statisch, sondern kann unter pathophysiologischen Bedingungen, z. B. in Brustkrebszellen, reprogrammiert werden und damit die Hormonsensitivität und den weiteren klinischen Verlauf bestimmen.

Die ERα-abhängige Transkriptionsaktivierung erfolgt in **dynamischen sukzessiven Zyklen** aus Aufbau des Trankriptionskomplexes und nachfolgender regulierter Degradation, solange Estrogene in ausreichend hoher Konzentration am Rezeptor vorhanden sind. Die Blockade jedes einzelnen Schrittes dieser Zyklen verhindert den dynamischen Aufbau des Aktivierungskomplexes am Promotor und damit eine effiziente Gentranskription.

Neben den klassischen genomischen Steroidwirkungen werden an vielen zellulären Systemen **rasche alternative Steroidwirkungen** beobachtet, die in Sekunden bis wenigen Minuten nachweisbar sind. Prinzipiell können rasche Steroidwirkungen über klassische Steroidrezeptoren, die in der Nähe der Plasmamembran lokalisiert sind, **bekannte membranäre Signalproteine** wie **G-Protein-gekoppelte Rezeptoren** und **Ionenkanäle** sowie neue **spezifische Membranrezeptoren für Steroide** ausgelöst werden. So können Sexualhormonrezeptoren direkt mit der **Proteintyrosinkinase Src** interagieren und sie aktivieren, wodurch die Ras/Raf/MEK/ERK-MAPK-(Mitogen-aktivierte Proteinkinase)-Kaskade in Gang gesetzt wird. Nach Phosphorylierung von Transkriptionsfaktoren der Ets-Familie kommt es wie beim klassischen genomischen Signalweg zur Aktivierung von Zielgenen (➤ Abb. 28.7).

28

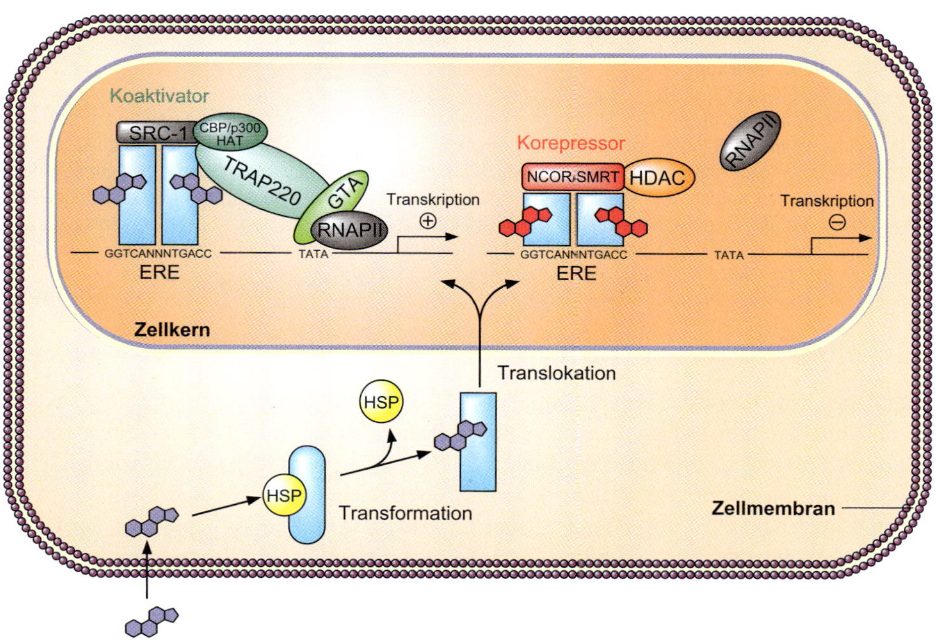

Abb. 28.6 Genomischer Wirkungsmechanismus von Estrogenen.
Nach Diffusion in die Zielzelle binden Estrogene an Estrogenrezeptoren, die daraufhin aus der Bindung an zytoplasmatische Proteine wie Hitzeschockproteine (HSP) entlassen werden. Ligandenbesetzte Estrogenrezeptoren binden als Dimere an Estrogen-responsive DNA-Elemente. Das Konsensus-Estrogen-responsive Element (ERE) ist in der Abbildung aufgeführt. Durch Agonistbindung kommt es zur Interaktion mit AF-2-Koaktivatoren wie SRC-1 und weiteren Koaktivator-Proteinen mit Histonacetyltransferase-(HAT)-Aktivität (CBP/p300). Der Kontakt zum generellen Transkriptionsapparat (GTA) kann durch Proteine der TRAP220-Familie vermittelt werden, und es wird die Gentranskription durch die RNA-Polymerase II (RNAP II) eingeleitet. Die Antagonist-induzierte Rezeptorkonformation erleichtert die Bindung von Korepressoren (NcoR, SMRT), die weitere Partner mit Histondeacetylase-(HDAC)-Aktivität rekrutieren. Aufgrund der kompakten DNA-Packung wird ein Transkriptionsinitiationskomplex nicht ausgebildet, RNAP II lagert sich nicht am Promotor an, und es kommt zur Repression des Gens.

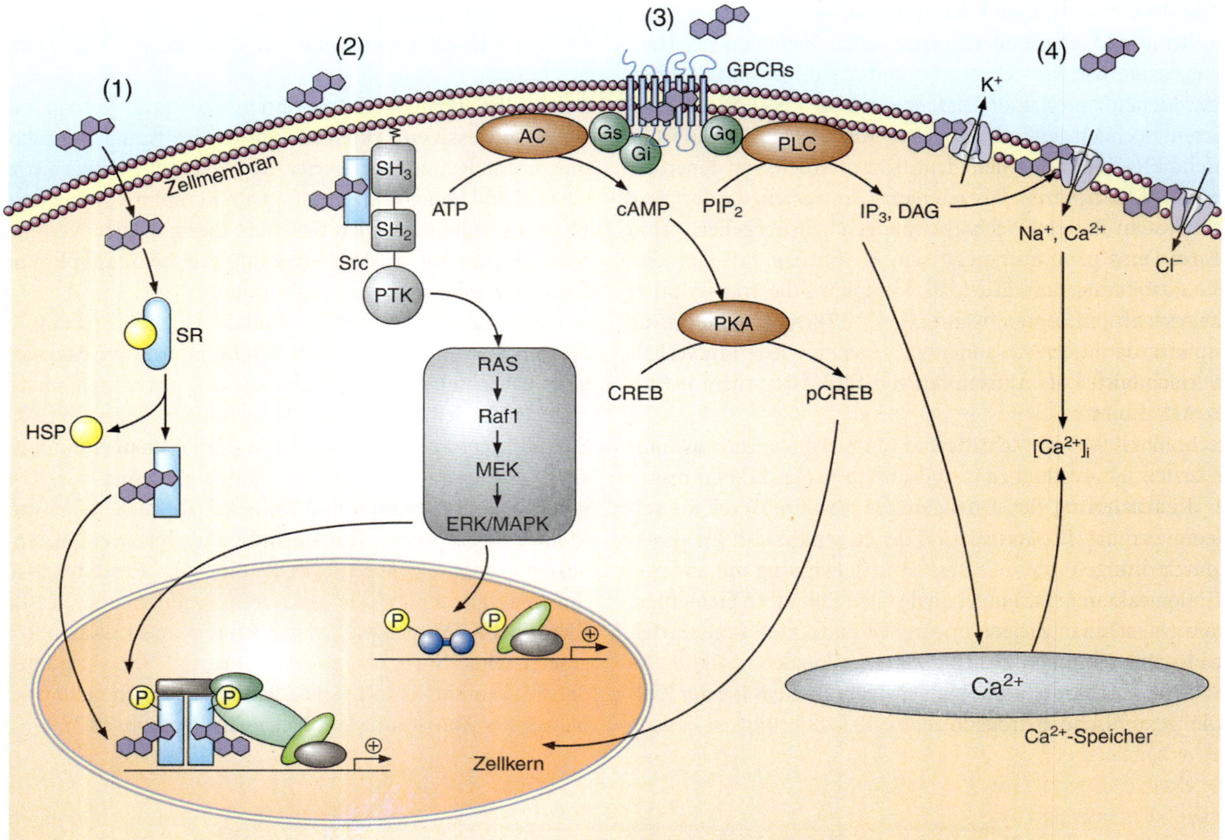

Abb. 28.7 Komplexität zellulärer Steroidwirkungen.
Neben dem klassischen genomischen Signalweg **(1)** (➤ Abb. 28.1) aktivieren Sexualsteroidrezeptoren (SR) durch direkte Interaktion mit der zytosolischen Proteintyrosinkinase Src **(2)** die Ras/Raf/MAPK-(Mitogen-aktivierte Proteinkinase)-Signalkaskade und beeinflussen damit die Gentranskription im Zellkern. Weitere rasche Membranwirkungen werden durch Interaktion mit G-Protein-gekoppelten Rezeptoren (GPCR) ausgelöst **(3).** Über G_s-koppelnde Rezeptoren kann die Adenylylcyclase (AC) aktiviert, über G_i-koppelnde Rezeptoren gehemmt werden. Durch Transkriptionsfaktoren wie CREB (cAMP response element-binding protein), die von der cAMP-abhängigen Proteinkinase (PKA) phosphoryliert werden, wird ebenfalls die Gentranskription im Kern beeinflusst. Durch G_q-koppelnde Rezeptoren wird die Phospholipase C (PLC) aktiviert. Inositoltrisphosphat (IP_3) setzt Ca^{2+} aus internen Speichern frei. Zugleich wird die intrazelluläre Ca^{2+}-Konzentration ($[Ca^{2+}]_i$) durch Influx von außen (Diacylglycerin-[DAG]-vermittelt über nichtselektive Kationenkanäle) erhöht. Verschiedene Ionenkanäle in der Zellmembran werden durch Wechselwirkung mit Steroidhormonen ebenfalls beeinflusst **(4),** z. B. $GABA_A$-(Cl^--Kanal)-, 5-HT_3-(Kationenkanal)-, NMDA-(Kationenkanal)-Rezeptoren, BK- und GIRK-(Kir3.1–3.4)-Kaliumkanäle. (ERK = extracellular signal-regulated kinase; HSP = Hitzeschockprotein; PIP_2 = Phosphatidylinositolbisphosphat; SH = Src homology domain.)

Ferner besteht ein funktioneller Cross-Talk zwischen dem klassischen genomischen und raschen Kinase-Signalwegen; denn die AF-1-Region des ERα wird durch MAPK- oder PI3-Kinase/Akt-vermittelte Phosphorylierung positiv moduliert, sodass eine ligandenunabhängige Estrogenrezeptoraktivierung erfolgt. Neue Untersuchungen legen nahe, dass antiapoptotische und proliferationsfördernde Steroidwirkungen sowie knochenanabole Effekte durch den steroidinduzierten MAPK-Signalweg ausgelöst werden. Das synthetische Estrogen 4-Estren-3α,17β-diol (Estren) vermittelt die antiapoptotischen Effekte auf die Osteoblasten durch Aktivierung des MAPK-Signalwegs, ohne die Transkription von estrogenabhängigen Zielgenen nennenswert zu beeinflussen. Somit erscheint es prinzipiell möglich, neue **signalwegselektive ER-Liganden** zu entwickeln, um zukünftig eine differenziertere, nebenwirkungsärmere Estrogentherapie durchführen zu können.

Rasche Membranwirkungen von Steroiden werden u. a. durch Beeinflussung der Funktion bekannter G-Protein-gekoppelter Rezeptoren vermittelt. Jedoch wurden kürzlich auch neue Rezeptoren identifiziert, die spezifisch durch Sexualsteroide aktiviert werden, wie **GPER als heptahelikaler Estrogenrezeptor** und zahlreiche **membranäre Progesteronrezeptoren (mPR)**, die drei phylogenetischen Subfamilien, mPRα, -β und -γ, zugeordnet werden können. In den 20 letzten Jahren konnte die Bedeutung des G_s- und $G_{i/o}$-gekoppelten GPER für physiologische Regulationsprozesse im kardiovaskulären und im Knochensystem herausgearbeitet werden, sodass die International Union of Pharmacology (IUPHAR) GPR30 in die offizielle Rezeptornomenklatur als **G-Protein-gekoppelter Estrogenrezeptor (GPER)** aufgenommen hat. Die Relevanz von GPER als therapeutische Zielstruktur ist Gegenstand intensiver Forschung. In den letzten Jahren zeigte sich, dass einige Wirkstoffe wie selektive Estrogenrezeptor-Modulatoren (SERM) (➤ Kap. 28.3) und Estrogenrezeptor-Antagonisten (➤ Kap. 28.4), die ursprünglich als Liganden der klassischen nukleären Estrogenrezeptoren galten, auch über GPER eine Wirkung auslösen können. Gleiches gilt für endokrin aktive Substanzen in der Umwelt (endocrine disruptors, ➤ Kap. 35.10.4) wie bestimmte Pestizide (➤ Kap. 35.6) und Weichmacher. Möglich ist zudem, dass GPER auch rasche, nichtgenomische Aldosteron-Effekte vermitteln kann. Mittlerweile ist es gelungen, selektive synthetische GPER-Agonisten (z. B. G-1) und -Antagonisten (z. B. G15, G36) zu entwickeln, die in der präklinischen Arzneimittelforschung zum Einsatz kommen. Die Rolle der mutmaßlichen membranären Progesteronrezeptoren ist nach wie vor unklar, da die Proteine weder hinsichtlich ihrer Membrantopologie noch hoch konservierter Sequenzmotive den G-Protein-gekoppelten Rezeptoren ähnlich sind.

Seit Langem ist bekannt, dass Neurosteroide wie 3α-reduzierte Metaboliten des Progesterons, aber auch klassische Sexualhormone wie 17β-Estradiol die Funktion von Ionenkanälen beeinflussen. Wenn auch das physiologische Verständnis und die mechanistischen Vorstellungen zu vielen dieser alternativen Steroidwirkungen noch lückenhaft sind, so ist man dennoch bestrebt, diese alternativen Steroidwirkungen pharmakotherapeutisch auszunutzen. Eine anxiolytische Wirkung endogener Neurosteroide ist in verschiedenen Tiermodellen gut etabliert. Wegen der positiven Modulation des **$GABA_A$-Rezeptors** wurde z. B. die mittlerweile nicht mehr zugelassene, von progesteronähnlichen Neurosteroiden abgeleitete Substanz Alfaxalon klinisch als Narkotikum eingesetzt. Die alternativen Wirkmechanismen von Sexualsteroiden werden es erlauben, weitere neue therapeutische Zielstrukturen zu definieren.

28.1.6 Estrogenwirkungen

Sexualspezifische Wirkungen von Estrogenen

Ihre sexualspezifischen Wirkungen entfalten Estrogene an den gleichen Organen und Organsystemen wie Gestagene. Estrogene und Progesteron verhalten sich dabei abhängig von der Dosisrelation und der zeitlichen Sequenz der Applikation entweder funktionell antagonistisch oder synergistisch. Estrogene induzieren die **Bildung von Progesteronrezeptoren**. Voraussetzung für die genomische Wirkung von Progesteron oder anderen Gestagenen ist daher die vorausgehende Estrogenwirkung am Erfolgsorgan. Estrogene fördern im Bereich des Reproduktionstrakts die Zellteilung und die Zunahme des Zellvolumens. Sie erhöhen die Blutzufuhr, fördern die Retention von Wasser und Elektrolyten, die Akkumulation von Aminosäuren und die Synthese von Proteinen. Sie haben dort also **anabole Wirkungen.**

Estrogene sind an der **neuroendokrinen Kontrolle des weiblichen Zyklus** beteiligt und wirken auf den Uterus, die Zervix, die Vagina und die Mamma. Im Zusammenwirken mit Progesteron erhalten sie die **Schwangerschaft.** Aber auch der **Eitransport,** die **Uterusmotilität** und die Zusammensetzung der **Sekrete** in Tuben und Uterus werden durch Estrogene mit gesteuert.

Am **Uterus** bewirken Estrogene eine Hyperämie und ein Wachstum aller Schichten. Das Endometrium proliferiert. Unter Estrogeneinwirkung ändern sich Menge und Zusammensetzung des Cervicalsekrets. Cervicalsekret wird vermehrt gebildet, es ist dünnflüssig und lässt sich zu Fäden ausziehen (hohe Spinnbarkeit). In getrockneten Ausstrichpräparaten kommt es zu charakteristischen farnkrautähnlichen Kristallablagerungen (Farnkrautphänomen). Die Spermatozoenpenetration wird durch diese Beschaffenheit des Sekrets begünstigt.

Am **Vaginalepithel** bewirken Estrogene eine Zunahme kernloser pyknotischer Zellen. Das Verhältnis dieser zu kernhaltigen Zellen wird als Karyopyknose-Index bezeichnet.

28

Sexualunspezifische Wirkungen von Estrogenen

Estrogene besitzen wie Androgene **proteinanabole Eigenschaften.** Das Auftreten von **Osteoporose** bei Frauen in der Menopause ist mit auf das Defizit an Estrogenen zurückzuführen. Estrogene fördern die Resorption von Calcium aus dem Darm und seinen Einbau in den **Knochen.** Der Haupteffekt der Estrogene besteht in der Verringerung der Anzahl und Aktivität der Osteoklasten.

In den **Osteoblasten** verursachen Estrogene eine Verschiebung des produzierten Zytokinmusters von Osteoklasten-aktivierenden Zytokinen (IL-1, IL-6, TNF-α) hin zu antiresorptiven Faktoren (IGF-1, BMP-6, TGF-β). In Osteoblasten induzieren Estrogene die Bildung des löslichen Osteoprotegerins (OPG), das als Mitglied der Tumor-Nekrose-Faktor-(TNF)-Familie als löslicher Rezeptor und funktioneller Antagonist des OPG-Liganden (OPG-L) fungiert. Über die Bindung von OPG-L an seinen Rezeptor RANK (receptor activator of NF-κB) wird die Osteoklastenreifung eingeleitet. Das Nettoergebnis der estrogenabhängigen OPG-Bildung ist die Hemmung des Knochenabbaus durch Osteoklasten. Ferner wird in Osteoklasten durch Bindung von Estrogenen an den ERα der proapoptotische Fas-Ligand (FasL) heraufreguliert und somit die Lebensspanne reifer Osteoklasten durch estrogeninduzierte Apoptose definiert. In Summe wirken Estrogene also am Knochen **antiresorptiv.**

In beiden Geschlechtern sind Estrogene am **Knochenwachstum und Epiphysenschluss** beteiligt. Diese Tatsache wird durch die klinische Beobachtung an einem männlichen Patienten mit offenen Epiphysenfugen und gesteigertem Knochenlängenwachstum illustriert, der einen defekten Estrogenrezeptor hat. Ein ähnlicher Phänotyp wurde bei einem männlichen Patienten mit angeborenem Fehlen der Aromataseaktivität beobachtet.

In der **Leber** wird unter Estrogeneinfluss die Synthese von **Transportproteinen** für Hormone wie SHBG, CBG (➤ Kap. 27.4) und TBG (➤ Kap. 29.1) gesteigert. Durch die vermehrte Produktion der **Gerinnungsfaktoren** I, II, VII, VIII und X, begleitet von einem Abfall gerinnungshemmender Proteine wie Protein C, S und Antithrombin III, haben Estrogene eine **prokoagulatorische Wirkung.** Durch herabgesetzte Bildung des Plasminogen-Aktivator-Inhibitors-(PAI-) I verstärken Estrogene gleichzeitig die fibrinolytische Aktivität. Es ist unschwer abzuleiten, dass eine Störung des estrogenabhängigen Gleichgewichts zwischen prokoagulatorisch und fibrinolytisch wirksamen Faktoren mit unerwünschten Arzneimittelwirkungen einhergeht.

Im **Herz-Kreislauf-System** führen Estrogene zu einer Dilatation der kleinen Blutgefäße. Zu den nichtgenomischen Estrogeneffekten auf die Gefäßwand gehört eine gesteigerte NO-Produktion innerhalb weniger Minuten, die die Vasorelaxation unterstützt. Wahrscheinlich werden diese Effekte durch den G-Protein-gekoppelten Estrogenrezeptor (GPER) vermittelt. Nach Langzeitapplikation ist mit einer Abnahme der peripheren Konzentrationen von Renin, Angiotensin-Converting-Enzym (ACE) und Endothelin-I zu rechnen. Die zusätzliche verminderte Expression des AT_1-Angiotensin-Rezeptors begünstigt langfristig eine leichte Erniedrigung des Blutdrucks. Allerdings wird die Synthese von Angiotensinogen in der Leber gesteigert, wodurch die Neigung zum Bluthochdruck bei wenigen Frauen unter Ethinylestradiol-Verabreichung erklärlich ist. Estrogene fördern das Wachstum von Endothelzellen, während die Proliferation glatter Muskelzellen gehemmt wird.

Die estrogenbedingte **Wasserretention** geht über das aufgrund der proteinanabolen Wirkung zu erwartende Ausmaß hinaus. Dies betrifft nicht nur den Wassergehalt in Vagina und Uterus, sondern auch den Wassergehalt in anderen Schleimhäuten und in der Haut.

Auf den **Lipidstoffwechsel** haben Estrogene folgende Wirkungen: Die Serumtriglyceridkonzentrationen werden leicht erhöht, während der Cholesterinspiegel gesenkt wird. Insbesondere kommt es zum Abfall der LDL- und LP(a)-Konzentrationen, während die HDL-Fraktion ansteigt. Hiermit wird ein antiatherogener Effekt der Estrogene erreicht.

Über eine **gesteigerte Cholesterinausscheidung** verändern Estrogene die Zusammensetzung der Gallenflüssigkeit, was die Neigung zur Gallensteinbildung erhöhen könnte.

Die Verabreichung von Estrogenen wirkt sich günstig auf die Nüchtern-**Blutzucker**- und die Insulinkonzentration aus und beugt der mit dem Altern verbundenen Zunahme des abdominalen/viszeralen Körperfetts vor.

Der **Melaningehalt** innerhalb und außerhalb der Melanophoren **nimmt** in allen Hautregionen unter Estrogeneinwirkung **zu,** insbesondere an Prädilektionsstellen wie der Linea alba und dem Warzenhof. Das Chloasma gravidarum wird den in der Schwangerschaft vermehrt gebildeten Estrogenen zugeschrieben.

Auf die **Talgdrüsenfunktion** wirken Estrogene **hemmend.**

Den Estrogenen werden ferner **psychotrope Effekte** zugeschrieben. Diese Eigenschaft der Estrogene ist wichtig für die Therapie klimakterischer Beschwerden bei Frauen.

28.1.7 Indikationen, Dosierung und unerwünschte Arzneimittelwirkungen

In Deutschland gehören Estrogenpräparate zu den am häufigsten verordneten Medikamenten. Die zwei wichtigsten Indikationen für eine Estrogentherapie sind die **Hormontherapie in der Peri- und Postmenopause** und die **hormonelle Kontrazeption** bei geschlechtsreifen Frauen. Da bei den beiden genannten Indikationen ein Medikament prinzipiell gesunden Frauen verabreicht wird, ist die pharmakotherapeutische Grundregel des „primum non nocere" besonders strikt zu beachten und es müssen hohe Anforderungen an den Nachweis der Wirksamkeit und Sicherheit der Präparate gestellt werden. Die Estrogenpräparate werden i. d. R. oral oder transdermal (als transdermales Pflaster oder als Gel) appliziert.

Hormontherapie im Klimakterium und in der Postmenopause

In Deutschland nahmen mehr als 4,5 Mio. Frauen Estrogenpräparate nach der Menopause ein. Im Vergleich zu anderen Ländern gibt es hier die meisten Langzeiteinnahmen mit mehr als 5 Jahren Einnahmedauer. Die individuelle Ausprägung klimakterischer Symptome zeichnet sich durch eine außerordentlich große Bandbreite aus, sodass keinesfalls davon auszugehen ist, dass bei jeder postmenopausalen Frau ein behandlungsbedürftiger Hormonmangel vorliegt.

Zugelassene Indikationen der peri- und postmenopausalen Hormontherapie (HRT – Hormone Replacement Therapy) sind klimakterische und urogenitale Beschwerden. Die klimakterischen Beschwerden sind hauptsächlich auf ein Absinken der ovariellen Estrogenproduktion zurückzuführen. Dies führt zu Störungen des hormonellen Gleichgewichts. Ferner ist die HRT zur Primärprävention der Osteoporose zugelassen, wenn ein hohes Frakturrisiko besteht sowie Kontraindikationen oder Unverträglichkeiten gegenüber anderen zur Osteoporoseprävention zugelassenen Arzneistoffen vorliegen.

Eine **Substitutionstherapie** wird bei der prämaturen Menopause zur Vermeidung v. a. der Osteoporose sowie bei Gonadenagenesie und -dysgenesie durchgeführt.

Praktische Durchführung der Hormontherapie

Zur Hormontherapie werden v. a. **Estradiol, Estradiolvalerat** und in jüngster Zeit sehr viel seltener **konjugierte equine Estrogene** herangezogen. Auch **transdermale Estrogen-Gestagen-Kombinationen** sind bei der Behandlung von Wechseljahresbeschwerden zum Einsatz gekommen.

Hohe Konzentrationen oraler Estrogene sind erforderlich, um angesichts des extensiven hepatischen First-Pass-Metabolismus therapeutische Hormonkonzentrationen in der peripheren Zirkulation zu erreichen. Für Estradiol muss bei oraler Gabe eine 20–40-fach höhere Dosis gewählt werden als bei transdermaler Applikation unter Umgehung des First-Pass-Effekts, um vergleichbare systemische Estradiolkonzentrationen zu erreichen.

Die estrogenabhängige Stimulation hepatischer Proteine wie Angiotensinogen, C-reaktives Protein, Transportproteine (SHBG, CBG, TBG) oder Protein C bleibt bei parenteraler oder transdermaler Darreichungsform weitestgehend aus. Die biologische Wirkung der Hormone hängt bei den therapeutisch eingesetzten Estrogenen daher entscheidend von der Applikationsform ab.

Zur **Hormontherapie** werden i. d. R. die folgenden Dosierungen verwendet:

- Konjugierte Estrogene: 0,6 mg/Tag
- Estradiolvalerat: 2 mg/Tag
- Mikronisiertes 17β-Estradiol: 2 mg/Tag

Neuere Untersuchungen belegen, dass auch eine niedrig dosierte HT mit 0,5 mg Estradiol oder Estradiolvalerat, 0,3 mg konjugierten equinen Estrogenen und 25 µg transdermalem Estradiol osteoprotektiv wirksam ist. Die Estrogene werden **zyklusgerecht mit Gestagenen kombiniert;** es liegen für die genannten Estrogene Kombinationspräparate vor (Cyclo-Progynova®, Kliogest® N). Die am häufigsten in Kombination mit Estrogenen verwendeten Gestagene sind Norethisteronacetat, Levonorgestrel, Medrogeston, Dydrogesteron und Medroxyprogesteronacetat. Unter der kombinierten Behandlung treten Entzugsblutungen auf.

Nicht wirksam zur Osteoporoseprophylaxe ist **Estriol;** es kann jedoch psychovegetative Symptome und lokale Befunde im Genitalbereich beheben.

Die alleinige und kontinuierliche Gabe von Estrogenen zur postmenopausalen Hormontherapie erhöht das **Endometriumkarzinomrisiko** um den Faktor 5–10. Dieses Risiko bleibt noch mehrere Jahre nach Absetzen der Behandlung bestehen. Deshalb ist in Deutschland die **Estrogenmonotherapie (ET) bei Frauen mit Gebärmutter nicht zugelassen.** Es ist deshalb erforderlich, die Estrogensubstitution im Klimakterium mit einem Gestagen zu kombinieren, d. h. mindestens 10-tägige Anwendung eines Gestagens pro Behandlungsmonat oder kontinuierliche Anwendung (Estrogen-Progesteron-Therapie, EPT), wodurch das Risiko eines Endometriumkarzinoms nicht erhöht wird. Es stehen entsprechend **kombinierte Präparate** zur Verfügung. Die Abstoßung des Endometriums durch Gestagene und deren antiproliferativer Effekt werden therapeutisch genutzt.

Leitlinienorientierte Hormontherapie

Auf der Grundlage der **Women's Health Initiative (WHI),** einer großen randomisierten kontrollierten Studie und zahlreicher weiterer Studien wurde in 2009 erstmals eine interdisziplinäre S3-Leitlinie „Peri- und Postmenopause – Diagnostik und Intervention" entwickelt, die auf strenger Logik und bestmöglichem Evidenzniveau beruht. Die ursprünglichen Empfehlungen wurden durch weitere Auswertungen aus der WHI und der Berücksichtigung von Daten aus einschlägigen Fall-Kontroll- und großen Kohortenstudien mehrfach präzisiert und aktualisiert. Eine überarbeitete und aktualisierte Version der Leitlinie wurde in 2020 veröffentlicht. Die differenzierte Sicht hat dazu geführt, dass Verordnungen von Estrogenpräparaten zur Hormontherapie in den letzten 10 Jahren um ca. 80 % zurückgegangen sind.

Seit einigen Jahren steht in der Diskussion um die HRT immer wieder die **Timing-Hypothese** im Mittelpunkt, nach der der Beginn einer HRT bei Frauen im Alter von < 60 Jahren bzw. innerhalb von 10 Jahren nach der Menopause eine günstigere Nutzen-Schaden-Bilanz aufweisen soll (günstiges Zeitfenster). Nach derzeitigem Wissensstand ist eine HRT zur Prävention chronischer Erkrankungen jedoch nicht zu empfehlen.

Klimakterische Beschwerden: Die HRT ist die wirksamste Behandlungsform vasomotorischer Symptome. Den betroffenen Frauen soll eine HRT angeboten werden. Zuvor ist allerdings eine eingehende Aufklärung über die kurz- (bis zu 5 Jahren) und langfristigen Nutzen und Risiken indiziert. Für nicht hysterektomierte Frauen kommt eine Estrogen-Gestagen-Kombinationstherapie (EPT), für hysterektomierte Frauen eine Estrogen-Monotherapie (ET) in Frage. Zur Behandlung klimakterischer Beschwerden sollte eine HRT vor dem 60. Lebensjahr begonnen werden.

Osteoporose: Das Risiko für Osteoporose-assoziierte Frakturen wird durch eine HRT signifikant gesenkt. Dieser positive Effekt scheint nach Beendigung einer HRT in geringerem Maße weiter zu bestehen. Prinzipiell ist eine EPT daher für die Osteoporoseprophylaxe zwar geeignet, jedoch aufgrund des insgesamt möglicherweise ungünstigen Nutzen-Risiko-Profils kaum als Erstlinientherapie zu empfehlen.

Koronare Herzkrankheit: Die vaskulären Risikofaktoren von Frauen in der Peri- und Postmenopause variieren stark und müssen vor Beginn einer Therapie abgeklärt werden, um Kontraindikationen sicher auszuschließen. Eine EPT erhöht das kardiovaskuläre Risiko nicht oder nur geringfügig, während eine ET das kardiovaskuläre Risiko nicht erhöht, möglicherweise sogar verringert. Angesichts der Risiken für Thromboembolien und ischämische Apoplexe ist eine HRT zur Prävention der koronaren Herzkrankheit ungeeignet.

Thromboembolie und ischämischer Insult: Das Thromboembolierisiko ist unter EPT und ET erhöht und bei oraler Gabe höher als bei transdermaler Applikation. Eine orale EPT erhöht möglicherweise das Risiko für ischämische Insulte, nicht aber eine ET. Insgesamt ist aber das Schlaganfallrisiko bei jüngeren Frauen sehr niedrig.

Erkrankungen des zentralen Nervensystems: Es ist unklar, ob eine HRT vor dem 65. Lebensjahr einen Einfluss auf das Demenzrisiko hat. Außerdem gibt es keine Evidenz, um eine HRT zur Behandlung einer postmenopausalen Depression zu empfehlen.

Mammakarzinom: Die Anwendung einer HRT kann zu einer (geringen) Erhöhung des Brustkrebsrisikos führen. Das Risiko wird von der Zusammensetzung der HRT und der Behandlungsdauer beeinflusst. Eine Metaanalyse der *Collaborative Group on Hormonal Factors in Breast Cancer* aus 2020 zeigt, dass nach 5 Jahren einer sequentiellen kombinierten HRT bzw. einer kontinuierlich kombinierten Therapie für die nächsten 20 Jahre pro 1000 Frauen mit 14 bzw. 20 zusätzlichen Fällen von Brustkrebs zu rechnen ist, nach ET mit 5 zusätzlichen Fällen. Für die folgenden 9 Jahre nach Abschluss einer ET bzw. einer sequentiell oder kontinuierlich kombinierten EPT von bis zu 4 Jahren Therapiedauer ist mit keinem erhöhten Brustkrebsrisiko zu rechnen.

Endometriumkarzinom: Eine alleinige ET bei nicht hysterektomierten Frauen ist ein erheblicher Risikofaktor für ein Endometriumkarzinom. Das Risiko steigt mit der Länge der Anwendung. Erfolgt eine kontinuierlich kombinierte EPT mit konjugierten Estrogenen und Medroxyprogesteronacetat für durchschnittlich 5,6 Jahre, ist das Endometriumkarzinomrisiko verringert. Eine kontinuierliche kombinierte EPT für < 5 Jahre kann daher als sicher angesehen werden. Eine Langzeitanwendung der EPT kann das Risiko für das Auftreten eines Endometriumkarzinoms erhöhen.

Ovarialkarzinom: Eine ET bzw. eine EPT kann das Ovarialkarzinomrisiko erhöhen. Das Risiko kann bereits bei unter 5-jährigen Anwendungszeiten erhöht sein und verringert sich nach Beendigung der Therapie. Die Risikoerhöhung muss in den Entscheidungsprozess zur HRT mit eingebracht werden.

Kolorektale Karzinome: Das Risiko für Kolon- oder Rektumkarzinome kann durch eine HRT gesenkt werden, ohne dass sich daraus eine Indikation für einen präventiven Einsatz ableiten ließe.

Konsequenzen für die Durchführung der Hormontherapie

Bezugnehmend auf die eingangs formulierten **Ziele der Hormontherapie** bleibt Folgendes festzuhalten:

- Indikation für eine HRT ist das **klimakterische Syndrom.** Ein zusätzlicher Nutzen besteht in einer knochenanabolen Wirkung und der Senkung des Frakturrisikos sowie in der Reduktion von Insulinresistenz und dem Auftreten von Diabetes mellitus.
- Eine Hormontherapie in der Peri- und Postmenopause erfordert eine **strenge Indikationsstellung.** Eine sorgfältige, regelmäßige Nutzen-Risiko-Abwägung muss vor der Entscheidung zur Therapie erfolgen. Bei positiver Entscheidung sollte die Therapie im Alter von < 60 Jahren begonnen werden.
- Das **Thromboembolie- und Schlaganfallrisiko** wird durch eine orale, nicht aber durch eine transdermale HRT erhöht.

Zur Behandlung von Wechseljahresbeschwerden werden auch verschiedene **Phytoestrogene,** d. h. diverse Isoflavonextrakte inklusive Rotklee-Extrakten, Soja und Sojaextrakten und der seit Jahren zugelassene Traubensilberkerzen-Extrakt (*Cimicifugae racemosae rhizoma*), propagiert. Die Mehrheit der placebokontrollierten Studien zeigt keine signifikante Reduktion vasomotorischer Symptome. Eine Aussage zur langfristigen Sicherheit der Präparate kann nicht gemacht werden. Daher können die genannten Phytoestrogene nicht als ernstzunehmende Alternativen zur Estrogentherapie angesehen werden.

Weitere Indikationen für den Einsatz von Estrogenen

Hochwuchs bei Mädchen: Durch Estrogene kann ein vorzeitiger Epiphysenschluss und damit ein früherer Abschluss des Längenwachstums bewirkt werden. Unter strenger Indikationsstellung kann diese Behandlung bei hochwuchsbedingtem Vorliegen psychischer und somatischer Störungen angezeigt sein (Dosierung: z. B. 0,1–0,5 mg Ethinylestradiol/Tag p. o.).

Über die Anwendung von Estrogenen in **Ovulationshemmern** ➤ Kap. 28.8.

Kontraindikationen

Bestehendes Mamma- und Endometriumkarzinom, vorausgegangene oder bestehende Thrombembolien, akute und schwere chronische Lebererkrankungen.

28.2 Tibolon

Tibolon (Liviella®) ist ein 19-Nortestosteron-Derivat, das zur **Osteoporoseprophylaxe** und zur **Behandlung vasomotorischer klimakterischer Beschwerden** eingesetzt wird. Zur Prävention und Therapie der Osteoporose ist Tibolon in Deutschland nicht zugelassen, da Wirksamkeitsnachweise fehlen. Die übliche Tagesdosis beträgt 2,5 mg.

Als biologische Effekte haben Tibolon selbst bzw. die verschiedenen Metaboliten schwer abschätzbare **estrogene, gestagene und androgene Wirkungen.**

Zu Beginn der Postmenopause sind **Abbruchblutungen** besonders häufig und kommen bei 10–20 % der Frauen unter Tibolongabe vor, sodass die Substanz für die Anwendung in der Perimenopause nicht geeignet ist.

Die **Million Women Study** dokumentiert erstmals ein **signifikant erhöhtes Brustkrebsrisiko** unter Tibolonbehandlung, die bisher als unbedenklich galt. Nach einer weitergehenden Auswertung der Studie wird durch Einnahme von Tibolon auch das **Endometriumkarzinomrisiko erhöht.** Jede Therapie mit Tibolon bedarf daher einer sorgfältigen Nutzen-Risiko-Abwägung.

28.3 Selektive Estrogenrezeptor-Modulatoren (SERM)

Selektive Estrogenrezeptor-Modulatoren (SERM) sind Substanzen, die **gewebespezifische agonistische und antagonistische Estrogenwirkungen** entfalten. Bemerkenswerterweise sind die agonistischen und antagonistischen Effekte gewebe-, zell- und sogar zielgenspezifisch. So hat Tamoxifen, die Leitsubstanz dieser Wirkstoffklasse, eine hemmende Wirkung auf das Wachstum von Brustkrebszellen, während das Endometrium zur Proliferation gebracht wird. Die Steroidstruktur des Estrogens liegt in SERM nicht vor; jedoch binden die Substanzen an klassische Estrogenrezeptoren. **Tamoxifen*** (Tamoxifen-ratiopharm®), **Toremifen** und **Raloxifen*** (Raloxifen Teva) sind aktuell die wichtigsten Vertreter dieser Wirkstoffklasse. **Clomifen*** (Clomifen-ratiopharm®) ist prinzipiell den SERM zuzuordnen; funktionell überwiegt jedoch die antiestrogene Wirkungskomponente. Tamoxifen und Clomifen werden als SERM der 1. Generation klassifiziert. Neuere Substanzen der 2. und 3. Generation sind in ➤ Abb. 28.8 aufgeführt.

Chemie

Chemisch handelt es sich bei Tamoxifen und seinen Abkömmlingen um Derivate des Diethylstilbestrols (➤ Abb. 28.8), das heute nicht mehr im Handel ist. Raloxifen hat ein Benzothiophen-Grundgerüst mit fixiertem Ringsystem.

Wirkmechanismus

ERα hat zwei bekannte Transkriptionsaktivierungsbereiche, AF-1 und AF-2 (➤ Abb. 28.5). AF-1 ist konstitutiv aktiv, AF-2 wird ligandenabhängig aktiviert. Während in einigen Zellen beide Aktivierungsbereiche für eine maximale transkriptionelle Aktivi-

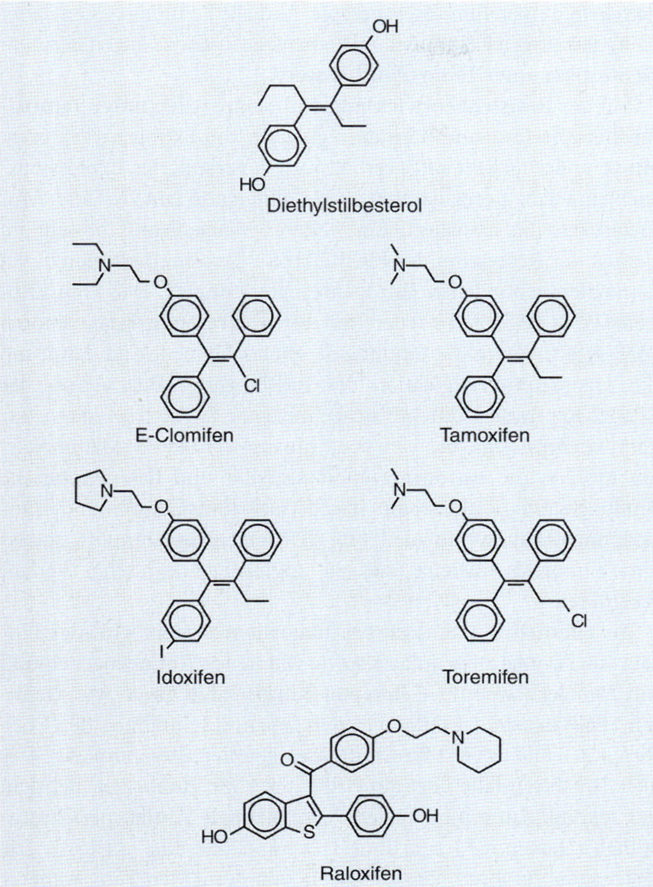

Abb. 28.8 Strukturformeln selektiver Estrogenrezeptor-Modulatoren.

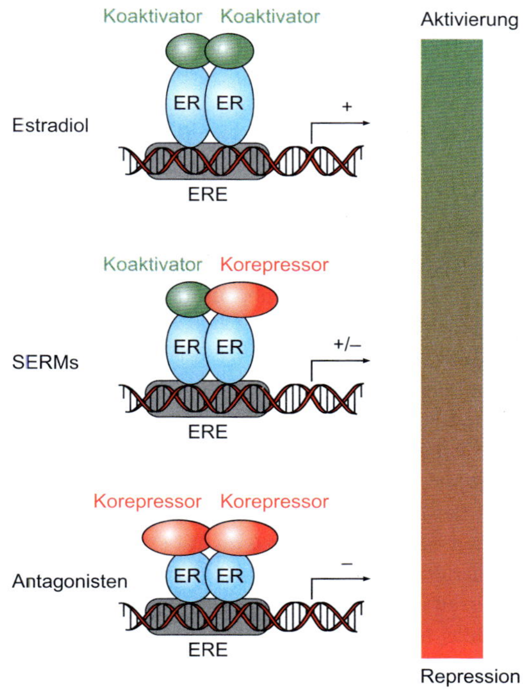

Abb. 28.9 Wirkungsmechanismus von selektiven Estrogenrezeptor-modulatoren (SERM).
Der estradiolgebundene Estrogenrezeptor (ER) am estrogensensitiven DNA-Element (ERE) rekrutiert Koaktivatoren und steigert die Transkriptionsaktivität. Die durch Antagonisten stabilisierte ER-Konformation rekrutiert Korepressoren und unterdrückt die Transkription. SERM stabilisieren intermediäre Konformationen, die eine gleichzeitige Bindung von Koaktivatoren und Korepressoren zulassen. Diese Interaktionen sind gewebe- und zellspezifisch und resultieren in Abhängigkeit vom Zielpromotor in transkriptioneller Aktivierung oder Repression.

tät erforderlich sind, wird in anderen Zellen nur ein AF-Bereich benötigt. Der natürliche Agonist Estradiol übt seine agonistische Wirkung über AF-1 und, ligandeninduziert, über AF-2 aus. Während die agonistische Wirkung des Tamoxifens durch AF-1 ausgelöst wird, verhält sich die Substanz wie ein AF-2-Antagonist.

Durch zellbiologische, biochemische und kristallografische Untersuchungen ist bekannt, dass Tamoxifen und ein reiner Estrogen-Antagonist unterschiedliche Konformationen des AF-2-Bereichs stabilisieren, die sich in ihrer Affinität zu koregulatorischen Proteinen unterscheiden. Verschiedene SERM stabilisieren somit ein **Kontinuum unterschiedlicher AF-2-Konformationen** zwischen den Extremen des reinen Agonismus einerseits und des reinen Antagonismus andererseits. Die durch SERM induzierten spezifischen Estrogenrezeptorkonformationen führen dazu, dass sich für die entsprechenden Konformationen das Spektrum der Interaktionspartner (Koaktivatoren und Korepressoren) und damit die biologische Wirkung unterscheiden (➤ Abb. 28.9).

Zusammen mit der spezifischen Ausstattung einer Zelle an Koaktivatoren und Korepressoren sowie ihrer jeweiligen Expressionshöhe wird auf diesem Wege die **Gewebespezifität der selektiven Estrogenrezeptormodulatoren** verwirklicht. Wahrscheinlich trägt darüber hinaus die Regulation der Kofaktoraktivität, z. B. durch deren Phosphorylierung im Rahmen von zellulären Signalnetzwerken, entscheidend zur Verwirklichung zellspezifischer Steroidwirkungen bei.

Die Aufklärung der Mechanismen einer **gewebe-, zell- und promotorspezifischen Wirkung** von Steroidliganden stellt einen wesentlichen Fortschritt in der Sexualsteroid-Pharmakologie dar und schafft die konzeptionelle Grundlage zur Entwicklung neuer Pharmaka mit hoch selektiven Wirkmustern.

Indikationen und therapeutischer Einsatz

Tamoxifen (Tamoxifen-ratiopharm®) wird zur adjuvanten und palliativen Therapie bei **estrogenabhängigen Mammakarzinomen** eingesetzt. Die Substanz liegt als cis-Isomer (vorwiegend estrogene Wirkung) und als trans-Isomer (vorwiegend antiestrogene Wirkung) vor. Die Affinität zu ERα und ERβ ist im Vergleich zum Estradiol um den Faktor 100 erniedrigt, sodass hohe Dosen eingesetzt werden müssen. Die entstehenden Metaboliten haben entweder die gleiche oder eine deutlich höhere Affinität zu den Estrogenrezeptoren als Tamoxifen selbst. Ein direkter Vergleich der In-vivo- und In-vitro-Effekte des Tamoxifens ist daher nur schwer möglich. Tamoxifen wird als reines **trans-Isomer** auf den Markt gebracht.

Es hat eine **antiestrogene Wirkung am Brustgewebe.** Als weiterer Ausdruck der antiestrogenen Komponente ist bei einigen Frauen das Auftreten von Hitzewallungen zu sehen.

Jedoch hat Tamoxifen eine Estrogenrezeptor-stimulierende Wirkung auf das Endometrium, sodass Endometriumhyperplasie, -polypen und -karzinome bei Patientinnen unter Tamoxifentherapie beobachtet werden.

Estrogene Tamoxifenwirkungen sind ferner am **Knochen** zu beobachten, wodurch ein positiver Effekt auf die Verhinderung einer Osteoporose in der Postmenopause erreicht wird. Das **Lipidprofil** wird günstig beeinflusst. Eine Übersicht über wichtige SERM-Wirkungen bietet ➤ Tab. 28.2.

Die Behandlung mit Tamoxifen (20 mg/Tag) ist seit vielen Jahren die **Referenztherapie für die adjuvante Therapie von Patientinnen mit Estrogenrezeptor-positivem Mammakarzinom.** In klinischen Studien konnte die Überlegenheit einer adjuvanten Therapie über 5 Jahre gegenüber einer Therapiedauer von 1–2 Jahren gezeigt werden. Es ist denkbar, dass die Patientinnen von einer verlängerten Therapie > 5 Jahre langfristig profitieren könnten. Nach den Ergebnissen der ATLAS (Adjuvant Tamoxifen: Longer Against Shorter)-Studie mindert die auf 10 Jahre verlängerte adjuvante Tamoxifentherapie die Rezidivrate und die Mortalität. Neben Tamoxifen kommen auch Aromataseinhibitoren (➤ Kap. 28.5) zur adjuvanten Therapie des Estrogenrezeptor-positiven Mammakarzinoms zum Einsatz (Anastrozol, Letrozol) und könnten möglicherweise dem Tamoxifen überlegen sein.

Tamoxifen unterliegt einer vielfältigen Verstoffwechselung in der Leber. Es entstehen aktive Metaboliten, wie z. B. das Endoxifen, die eine höhere Affinität zum Estrogenrezeptor haben als die Muttersubstanz. An der Metabolisierung von Tamoxifen zu Endoxifen ist wesentlich CYP2D6 beteiligt. In zahlreichen Studien ist dem möglichen Zusammenhang zwischen dem CYP2D6-Genotyp, der die Enzymaktivität und damit den Phänotyp des sogenannten langsamen Metabolisierers determiniert, und der Wirksamkeit der Tamoxifenbehandlung nachgegangen worden. Die Datenlage ist inkonsistent; jedoch ergibt sich aus der Mehrzahl der Studien zurzeit kein Hinweis auf einen Zusammenhang zwischen dem CYP2D6-Genotyp und dem Erfolg einer Tamoxifentherapie. Aktuelle Leitlinien sehen daher beim derzeitigen Kenntnisstand keinen bewiesenen Nutzen in einem **Gentest vor einer Tamoxifentherapie.**

Mit der **Resistenzentwicklung** von Tumorzellen **unter Tamoxifentherapie** sind eine Herunterregulation von Estrogenrezeptoren, ein verändertes ERα/ERβ-Verhältnis, ein verändertes Expressionsspektrum von Koregulatoren sowie gesteigerte MAPK- und Aromataseaktivität assoziiert. Ein weiterer Mechanismus besteht im Verlust der Repression der ERBB2/HER2-Tyrosinkinase durch den Tamoxifen-gebundenen Estrogenrezeptorkomplex. Der Transkriptionsfaktor PAX2 konkurriert mit Estrogenrezeptor-Koaktivatoren (AIB-1/SRC-3) um die Bindung an ein *cis*-Element und damit um die Transkriptionsregulation des ERBB2-Gens. Der Verlust der ERBB2-Repression durch Estrogenrezeptor-PAX2 trägt dann zur Tamoxifenresistenz bei. Darüber hinaus werden in Mammakarzinomzellen die Estrogenrezeptor-Aktivität und das genomische Bindungsprofil des Rezeptors durch Wachstumsfaktoren und Transkriptionsfaktoren wie AP-1 und FOXA1 reprogrammiert, sodass eine Tamoxifenresistenz und ein ungünstiger klinischer Verlauf resultieren.

Als alternative Therapien bei Tamoxifenresistenz wird der Einsatz von Aromatasehemmern sowie von neuen Antiestrogenen und niedermolekularen EGF-Rezeptor-Kinase-Inhibitoren wie Gefitinib (EGF-Rezeptor-Inhibitor) oder Lapatinib (Inhibitor der EGF-Rezeptor- und HER2-Tyrosinkinase) getestet. Bei rund 20–30 % aller Brustkrebsfälle liegt ein HER2-positiver Tumor vor, bei dem der rekombinante humanisierte monoklonale Antikörper Trastuzumab (Herceptin®) zum Einsatz kommt (➤ Kap. 34.15.1). Die resistenten Tumoren hängen sowohl von der Aktivierung weiterer mitogener Signalwege (PI3-Kinase, mTOR, Ras/Raf/MEK/ERK) als auch von der ligandenunabhängigen Reaktivierung des Estrogenrezeptors ab. Die Reaktivierung des Estrogenrezeptors durch mitogene Signalwege bedarf gesteigerter CDK4/6-Cyclin-D1-Aktivität. In klinischen Studien konnte daher durch zusätzliche Gabe von CDK4/6-Inhibitoren (z. B. Palbociclib, Ribociclib, Abemaciclib) zusammen mit antiestrogen wirksamen Medikamenten eine deutliche Verlängerung des progressionsfreien Überlebens von Patientinnen mit Estrogenrezeptor-positivem Mammakarzinom erreicht werden.

Tamoxifen ist ebenfalls für die **Prävention des Mammakarzinoms** bei Hochrisikopatientinnen aufgrund positiver Familienanamnese, vorhergehender nichtmaligner Brustpathologie oder Mutationen in den BRCA1- oder BRCA2-Genen indiziert. Da Tamoxifen wie alle SERM im Vergleich zum Estradiol nur ein schwacher Estrogenagonist ist, ist der Nutzen eines längerfristigen Einsatzes **vor** der Menopause nicht unumstritten, da Tamoxifen die Wirkung endogener Estrogene am Knochen antagonisiert und einen Knochenabbau in dieser Altersgruppe verursacht. Weiterhin wird das Risiko für ein Endometriumkarzinom und thromboembolische Ereignisse erhöht.

Toremifen kann bei metastasierendem Brustkrebs bei postmenopausalen Frauen mit positivem Estrogenrezeptorstatus eingesetzt werden. Es unterscheidet sich in seinen Eigenschaften nur wenig von Tamoxifen. Seine Estrogen-agonistische Aktivität ist etwas geringer als die des Tamoxifens.

Tab. 28.2 Erwünschte und unerwünschte Wirkungen von SERM im Vergleich zum Estradiol

Effekt	Estradiol	Tamoxifen	Toremifen	Raloxifen
Vasomotorische Effekte	↑↑↑	↑ (↑)	↑ (↑)	↑ (↑)
Endometriumkarzinomrisiko	↑↑	↑	?	↔
Antiresorptive Wirkung am Knochen	↑↑↑	↑	↔	↑↑
Brustkrebsrisiko	↑↑	↓↓	↓↓	↓↓
Kardiovaskuläres Risiko	↑↑↑	↑↑	?	↑↑

Raloxifen (Raloxifen Teva) verhält sich am Knochen wie ein Estrogenagonist und entfaltet eine antiresorptive Wirkung. Es hat eine vierfach höhere Bindungsaffinität zu ERα als zu ERβ. Die Indikation ist die Prophylaxe und Therapie der postmenopausalen Osteoporose. Im Gegensatz zum Tamoxifen induziert Raloxifen keine Endometriumhyperplasie.

Raloxifen hat keinen signifikanten Einfluss auf das Risiko der koronaren Herzerkrankung **(RUTH-Studie, Raloxifene Use for The Heart),** während das Risiko für ein invasives Mammakarzinom sowie für osteoporotische Wirbelkörperfrakturen verringert wird. Allerdings zeigt sich unter Raloxifentherapie gleichzeitig ein deutlich erhöhtes Risiko für das Auftreten venöser Thrombembolien und tödlich verlaufender Schlaganfälle. Beim langfristigen Einsatz von Raloxifen ist deshalb eine sorgfältige Nutzen-Risiko-Abwägung erforderlich.

Aufgrund der Ergebnisse der **Study of Tamoxifen and Raloxifen (STAR)** reduzieren sowohl Tamoxifen als auch Raloxifen das Brustkrebsrisiko gleichermaßen um etwa 50 %. Angesichts der eingeschränkten Akzeptanz von Tamoxifen, das für viele Patientinnen das Stigma eines Krebsmedikaments hat, könnte Raloxifen, das in der Prophylaxe und Therapie der Osteoporose bei postmenopausalen Frauen gut etabliert ist, eine geeignete Alternative zur Chemoprävention des invasiven Mammakarzinoms darstellen.

Im Rahmen der Osteoporoseprophylaxe stellt Raloxifen allerdings keinen vollen Ersatz für eine Estrogentherapie dar. Das Medikament hat keine positive Wirkung auf vasomotorische Wechseljahresbeschwerden, sondern kann sie sogar auslösen. Als weitere unerwünschte Arzneimittelwirkungen sind Beinkrämpfe und thrombembolische Komplikationen (tiefe Beinvenenthrombose und Lungenembolie) beschrieben worden.

Lasofoxifen ist ein neuer SERM der 3. Generation zur Prävention und Therapie der Osteoporose. Gleiches gilt für **Bazedoxifen**. In Dosierungen von 20–40 mg/Tag verhält sich die Substanz als Estrogen-Agonist am Knochen und an der Skelettmuskulatur, während sie Estrogen-antagonistisch an der Brustdrüse und dem Endometrium wirkt.

Als neuer therapeutischer Ansatz im Rahmen der HRT werden **gewebsselektive Estrogenrezeptorkomplexe** (tissue-selective estrogen receptor complexes, **TSECs**) klinisch getestet. Bisher wurden die Kombinationen Raloxifen/17β-Estradiol und Bazedoxifen/konjugierte equine Estrogene in mehreren kontrollierten prospektiven Phase-III-Studien untersucht. Es zeichnet sich die Kombination 20 mg Bazedoxifen/0,45 mg konjugierte Estrogene als effektive und sehr gut tolerierte gestagenfreie Alternative im Rahmen der HRT ab. Das Nutzen-Risiko-Profil ist allerdings noch nicht abschließend zu beurteilen.

Clomifen (Clomifen-ratiopharm®) liegt als Gemisch aus einem E-(trans-) und Z-(cis-)Isomer vor. Das Z-Isomer zeichnet sich durch schwache estrogene Partialwirkungen aus, die allerdings erst bei Abwesenheit des endogenen Estrogens deutlich werden. Insgesamt überwiegt beim Clomifen die **antiestrogene Komponente.** Obwohl Clomifen daher prinzipiell den SERM zuzuordnen ist, wird klinisch lediglich die antiestrogene Wirkung ausgenutzt. Clomifen bindet für lange Zeit an den Estrogenrezeptor und führt zur Rezeptor-Down-Regulation. In Gegenwart von Clomifen reagiert die Hypothalamus-Hypophysen-Achse nicht auf die Estrogene der peripheren Zirkulation, d. h., der natürliche negative Rückkopplungsmechanismus des endogenen Estrogens auf die Hypophysenfunktion wird aufgehoben. Es kommt daher über eine gesteigerte Gonadotropinausschüttung zur Follikelreifung.

Die **Hauptindikation** des Clomifens ist die Ovulationsinduktion bei anovulatorischen Patientinnen mit intaktem Hypothalamus-Hypophysen-Ovar-Regelsystem und ausreichender endogener Estrogenproduktion.

Häufige **unerwünschte Arzneimittelwirkungen** sind die Reifung mehrerer Follikel mit Vergrößerung der Ovarien, Mehrlingsschwangerschaften, Ovarialzysten sowie antiestrogene Wirkungen auf die Follikelreifung, das Endometrium und den Cervicalmucus. Clomifen ist in der Schwangerschaft kontraindiziert, obschon es keine sicheren Hinweise auf eine teratogene Wirkung beim Menschen gibt.

Ospemifen ist ein neuer SERM, der zur Behandlung der vulvovaginalen Atrophie bei Frauen nach den Wechseljahren angewendet werden kann. Im Vergleich zu anderen SERM scheint Ospemifen eine präferentielle Wirkung mit geringerer Beeinflussung des Endometriums zu entfalten. Ein Risiko für thrombembolische Ereignisse kann bei Ospemifen nicht ausgeschlossen werden, sodass eine jährliche Nutzen-Risiko-Bewertung durchzuführen ist. Als weitere unerwünschte Arzneimittelwirkungen können Hitzewallungen und vaginale Mykosen auftreten.

28.4 Estrogenrezeptor-Antagonisten (Antiestrogene)

Fulvestrant (Faslodex®) ist ein reiner Estrogenrezeptor-Antagonist (➤ Abb. 28.10). Eine Zulassung wurde für die Indikation des Tamoxifen-resistenten Estrogenrezeptor-positiven metastasierten Mammakarzinoms bei postmenopausalen Frauen erteilt.

Der **kompetitive Antagonist** Fulvestrant weist eine dem Estradiol vergleichbare Affinität zu ERα und ERβ auf, mehr als 30-fach höher als die des Tamoxifens. Es kommt zur vollständigen Inhibition der Estrogen-sensitiven Gentranskription. Im Vergleich zu den SERM ist keinerlei agonistische Wirkung zu beobachten. Neben anderen

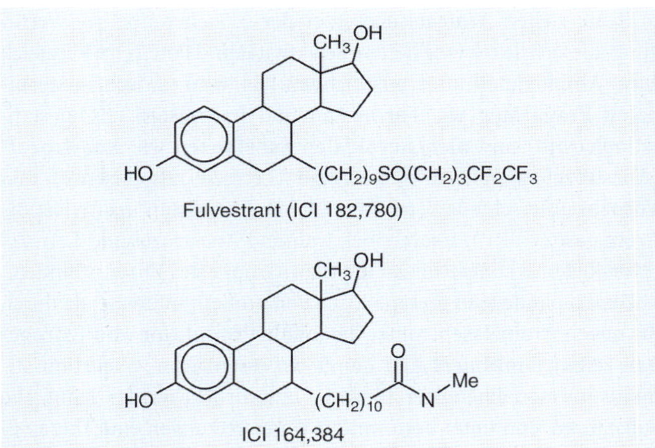

Abb. 28.10 Strukturformeln von reinen Antiestrogenen.

Effekten inhibiert Fulvestrant die Dimerisierung und Translokation des Estrogenrezeptors. Während Tamoxifen das Estrogenrezeptorprotein in der Zelle stabilisiert, bewirkt Fulvestrant einen Abbau des labilen Antagonist-Rezeptor-Komplexes im Zytoplasma, sodass eine Down-Regulation der Estrogenrezeptoren resultiert. Daher ist Fulvestrant als erstes Mitglied einer neuen Substanzklasse, der **selektiven Estrogenrezeptor-Down-Regulatoren (SERD),** anzusehen. Ein weiterer Wirkmechanismus von Fulvestrant besteht in der Herabsetzung der nukleären Mobilität des Antagonist-gebundenen Estrogenrezeptors, wodurch die Chromatin-Erreichbarkeit und nachfolgend die Gentranskription gehemmt wird.

Fulvestant wird zur Behandlung von postmenopausalen Frauen mit Estrogenrezeptor-positivem, lokal fortgeschrittenem oder metastasiertem Mammakarzinom, bei Rezidiv während oder nach adjuvanter SERM-Behandlung oder bei Progression unter der Behandlung mit SERM eingesetzt. Die empfohlene Dosis wurde von 250 mg/Monat i. m. auf 500 mg/Monat erhöht, nachdem eine klare Dosis-Wirkungs-Beziehung klinisch nachgewiesen werden konnte. Die häufigsten unerwünschten Arzneimittelwirkungen sind Hitzewallungen, Übelkeit und lokale Reaktionen an der Injektionsstelle.

Eine weitere Neuentwicklung zur endokrinen Therapie des Mammakarzinoms ist die neue Wirkstoffklasse der **PROTACs (Proteolysis Targeting Chimeras)**. Es handelt sich dabei um heterobifunktionelle Moleküle, die aus einem Liganden für den Estrogenrezeptor und einem weiteren Liganden bestehen, der als Substrat für den E3-Ubiquitinligase-Komplex dient. Nach Bindung an den Estrogenrezeptor wird der E3-Ubiquitinligase-Komplex rekrutiert, der den Estrogenrezeptor für den proteasomalen Abbau markiert und damit die genomische Estrogenwirkung unterbricht.

28.5 Aromatase-Inhibitoren

Die Wirkung endogener Estrogene kann blockiert werden, indem ihre Biosynthese gehemmt wird. **Aminoglutethimid** ist ein Inhibitor der Aromatase und blockiert die Estrogensynthese aus allen androgenen Vorstufen. Allerdings wirkt die Substanz nichtselektiv und hemmt auch andere Cytochrom-P450-Enzyme, die an der Steroidbiosynthese beteiligt sind.

Heute stehen Aromatasehemmer der 3. Generation zur Verfügung, die sich durch eine höhere Selektivität und Potenz im Vergleich zum Aminoglutethimid auszeichnen. Es wird zwischen **steroidalen Präparaten** wie **Formestan** und **Exemestan** (Exemestan-ratiopharm®) und **nichtsteroidalen Substanzen** wie **Anastrozol*** (Anastrozol-ratiopharm®), **Letrozol** (Letrozol-ratiopharm®) und **Vorozol** unterschieden (➤ Abb. 28.11). Exemestan inaktiviert die Aromatase (CYP19) irreversibel, während Anastrozol und Letrozol reversibel und kompetitiv an die Häm-Gruppe des Enzyms binden.

Die Präparate sind therapeutisch von großem Interesse, da durch die neuen Aromatasehemmer die **lokale Produktion von Estrogenen selektiv inhibiert** und damit ein essenzieller Wachstumsstimulus hormonabhängiger Tumoren unterdrückt werden kann. Die Substanzen sind unter bestimmten Voraussetzungen eine Therapiealternative zum Tamoxifen bei hormonsensitivem Mammakarzinom in der Postmenopause.

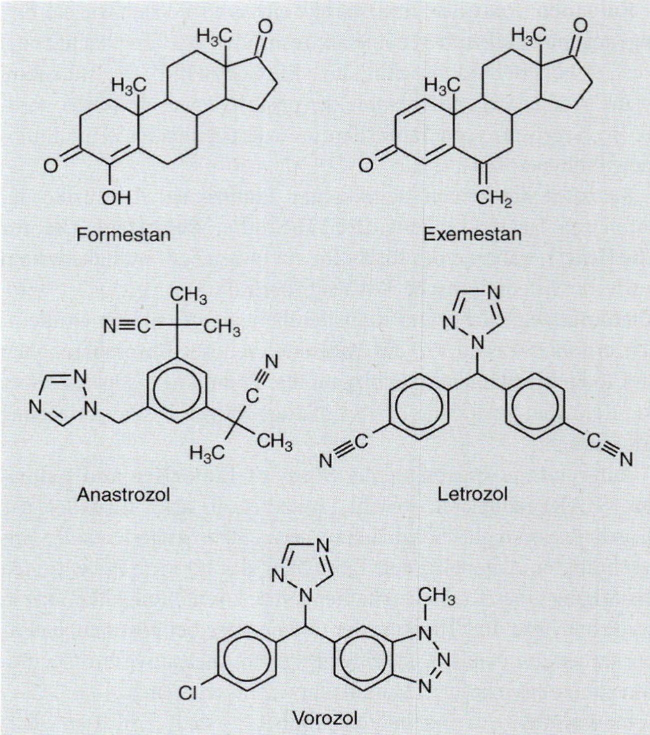

Abb. 28.11 Strukturformeln steroidaler und nichtsteroidaler Aromatase-Inhibitoren.

In der postmenopausalen Situation sind Aromatasehemmer der 3. Generation heute die erste Wahl in der **palliativen endokrinen Therapie des metastasierten Mammakarzinoms.** Aktuell liegen für Anastrozol und Letrozol die umfangreichsten Daten vor. Eine systematische Metaanalyse kommt zu dem Ergebnis, dass Aromatasehemmer dem Tamoxifen bei der Behandlung des postmenopausalen Estrogenrezeptor-positiven Mammakarzinoms überlegen sind. Die umfangreichsten Daten zum frühen sequenziellen Einsatz von Tamoxifen (2–3 Jahre) und einem Aromatasehemmer (2–3 Jahre) liegen aus der Intergroup Exemestane Study (IES) vor. Aufgrund des günstigen Nutzen-Risiko-Profils gilt dieses Vorgehen derzeit als das bevorzugte Behandlungsregime.

Mittlerweile haben die europäischen Behörden die **kombinierte Anwendung von Trastuzumab (Herceptin®) mit Anastrozol** zur Behandlung von Patientinnen mit HER2- und Hormonrezeptor-positivem metastasierendem Mammakarzinom zugelassen. Die Kombination konnte das progressionsfreie Überleben im Vergleich zur Monotherapie verlängern.

28.6 Progesteronrezeptor-Agonisten (Gestagene)

Unter dem Begriff Gestagene wird eine Stoffklasse von Sexualhormonen zusammengefasst, die nur z. T. ähnliche Eigenschaften wie das physiologische Gelbkörperhormon Progesteron, haben. Nahezu alle biologischen Gestageneffekte werden nicht durch Gestagene allein, sondern im Zusammenwirken mit Estrogenen ausgelöst. Die Reaktion hängt dabei ab von:

1. Ausreichender Estrogenwirkung (Estrogene induzieren Progesteronrezeptoren)
2. Estrogen-Gestagen-Verhältnis
3. Zeitlicher Sequenz des Zusammenwirkens

Die verschiedenen synthetischen Gestagene unterscheiden sich in Wirkungsstärke und -qualität stark voneinander. Sie besitzen ein unterschiedliches Spektrum an Partialwirkungen. Das physiologische Gelbkörperhormon ist das Progesteron. Es entsteht hauptsächlich im Corpus luteum des Ovars, daneben aber auch in der Plazenta und in der Nebenniere. Beim Mann taucht es als Intermediärprodukt in der Testosteronbiosynthese auf.

28.6.1 Chemie

Progesteron besitzt 21 Kohlenstoffatome (➤ Abb. 28.2).

Das Ziel bei der chemischen Synthese von Gestagenen ist die Herstellung oral oder parenteral applizierbarer Präparate mit ausreichend langer Wirkung. Bei den synthetischen Gestagenen handelt es sich entweder um **Derivate des Progesterons oder des 17α-Hydroxyprogesterons** (Pregnane) (z. B. Chlormadinonacetat, Cyproteronacetat, Drospirenon, Dydrogesteron, Medroxyprogesteronacetat) (➤ Abb. 28.12) oder **androgener Vorläufer** wie des **19-Nortestosterons** (Estrane) (z. B. Norethisteron, Etynodioldiacetat, Lynestrenol, Norethynodrel) oder des **Norgestrels** (Gonane) (z. B. Levonorgestrel*, Gestoden, Desogestrel, Dienogest, Etonogestrel, Norelgestromin und Norgestimat, das 17-O-Acetat des Norelgestromins, ➤ Abb. 28.13). Die Norgestrel-Abkömmlinge haben einen Ethyl- anstelle eines Methyl-Substituenten an Position C-13. Sie weisen eine im Vergleich zu den Estranen verringerte androgene Partialaktivität auf.

Nach der Entdeckung der verbesserten oralen Estrogenwirkung durch Ethinylsubstitution wurde als erstes oral verfügbares Präparat **Ethisteron** aus Testosteron hergestellt. Die Entfernung des Kohlenstoffatoms an Position 19 führte zum **Norethisteron** (**Norethindrone** im englischen Sprachraum), das statt primär androgener nun gestagene Eigenschaften hat.

Regulation

Die ovarielle Progesteronsynthese wird durch Gonadotropine, v. a. LH, stimuliert. Die Regulation der plazentaren Progesteronsynthese ist nicht sicher geklärt.

Stoffwechsel und Pharmakokinetik

Die Vorstufe des Progesterons ist das **Pregnenolon** (Biosynthese ➤ Abb. 28.2). Die täglichen Sekretionsraten von Progesteron schwanken von einigen Milligramm in der Follikelphase bis zu 20 mg (60 µmol) in der Lutealphase und einigen 100 mmol in der Schwangerschaft. Die Halbwertszeit von Progesteron im Plasma beträgt etwa 20 Minuten.

Normalerweise liegen im Blut 2 % freies Progesteron vor; 80 % sind an Albumin, 18 % an Transcortin (CBG) gebunden. Weniger als 1 % interagiert mit SHBG.

Progesteron wird hauptsächlich **in der Leber abgebaut.** Der Abbau erfolgt stufenweise über die Reduktion der Doppelbindung und der beiden Ketogruppen an den C-Atomen 3 und 20. Es entstehen Pregnandiole, das wichtigste Ausscheidungsprodukt ist $3\alpha,20\alpha$-Pregnandiol. Pregnantriol ist der im Urin nachweisbare Hauptmetabolit des 17α-Hydroxyprogesterons. Die Metaboliten des Progesterons werden als Glucuronide bzw. Sulfate vorwiegend renal eliminiert.

Progesteron kann nur in **mikronisierter Form** oral verabreicht werden. Es ist ebenso wirksam nach vaginaler oder rektaler Applikation. Die **synthetischen Gestagene** sind oral wirksam.

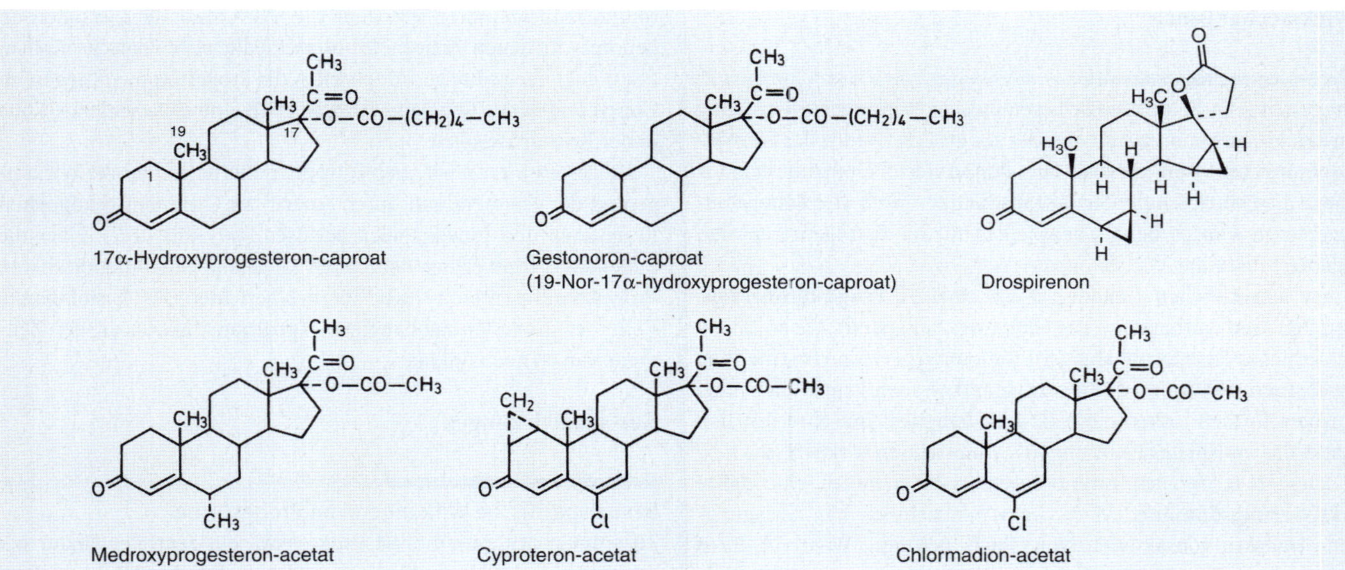

Abb. 28.12 Strukturformeln von Gestagenen, die sich vom Hydroxyprogesteron ableiten.

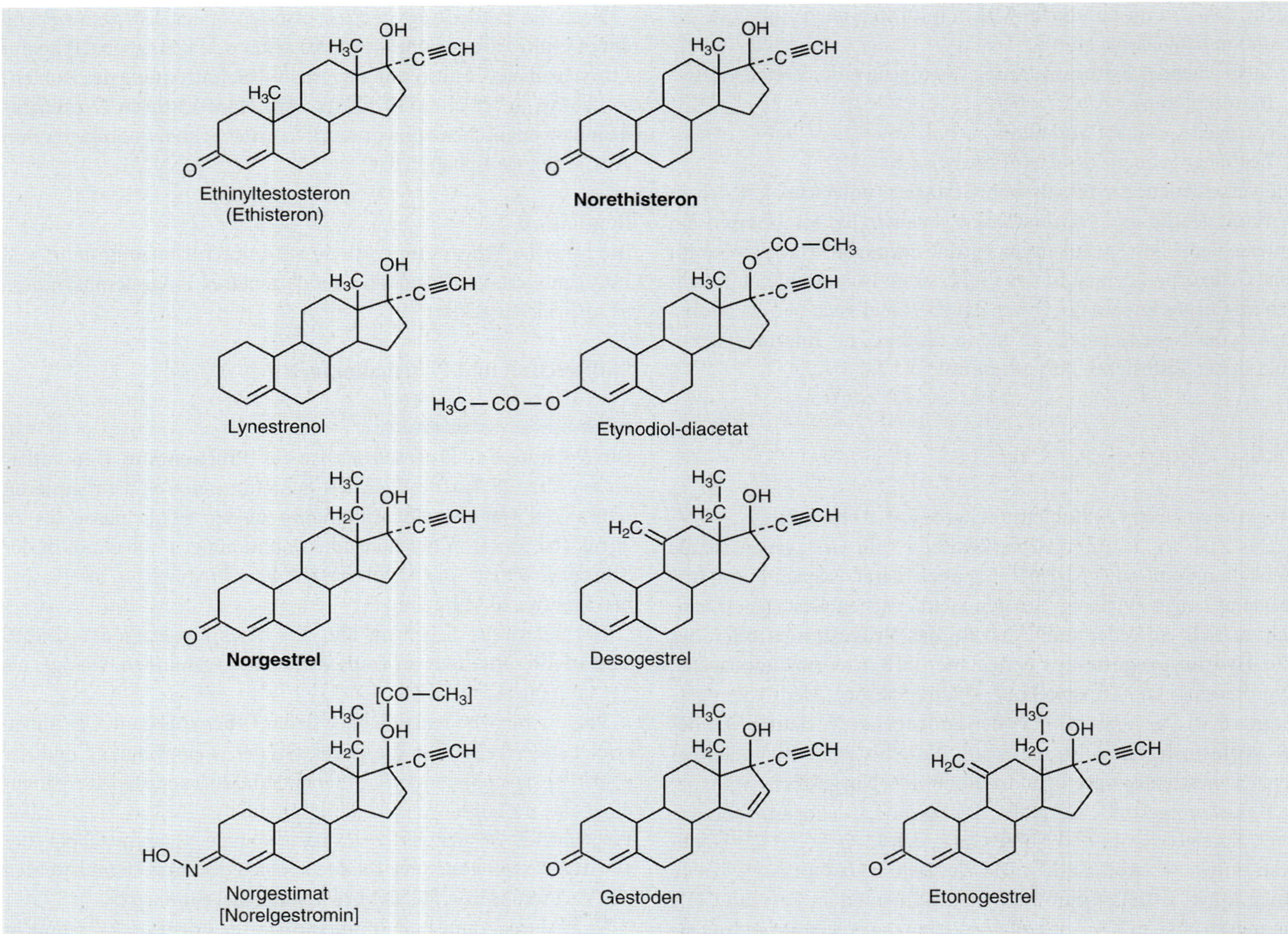

Abb. 28.13 Strukturformeln von Gestagenen, die sich von Norethisteron oder von Norgestrel ableiten.

Wirkmechanismus

Progesteron übt seine klassische genomische Wirkung nach Bindung an den Progesteronrezeptor aus, der zur großen Familie der **Steroidhormonrezeptoren** gehört. Die konservierte Domänenstruktur sowie die Prinzipien der Signaltransduktion durch Steroidhormonrezeptoren wurden bereits beispielhaft für die Estrogenrezeptoren erläutert (➤ Kap. 28.1.5).

Im menschlichen Genom ist **ein** einziges **Progesteronrezeptor(PR)-Gen** vorhanden, das allerdings aufgrund zweier unterschiedlicher estrogenabhängiger Promotoren als zwei **verschiedene Isoformen, PR-A und PR-B,** exprimiert werden kann. Die beiden Rezeptorformen unterscheiden sich lediglich im N-terminalen Ende, das im Fall des PR-A um 164 Aminosäuren verkürzt ist.

Diese N-terminalen Aminosäuren in PR-B bilden eine **dritte Aktivierungsdomäne,** AF-3, die wahrscheinlich zur ausgeprägten Transkriptionsaktivität von PR-B beiträgt. Während PR-B ein starker Aktivator der Gentranskription ist, fungiert PR-A als ligandenabhängiger *trans*-Repressor von PR-B und anderen Steroidhormonrezeptoren wie dem ER. PR-A und PR-B erfüllen an den verschiedenen Zielgenen unterschiedliche biologische Rollen. Physiologischerweise vermittelt PR-A die Progesteronwirkungen im Uterus und in den Ovarien, während PR-B eine entscheidende Rolle in der Brustdrüse spielt.

Progesteron kann wie auch Estrogene alternative, rasche Wirkungen an der Zellmembran durch Angriff an G-Protein-gekoppelten Rezeptoren und Ionenkanälen auslösen (➤ Abb. 28.7). Über die molekulare Klonierung der ersten G_i-gekoppelten membranären Progesteronrezeptoren wurde kürzlich berichtet. Die physiologische Rolle der progesteronabhängigen Signaltransduktion an der Zellmembran ist noch unklar.

Gestagenwirkungen

Sexualspezifische Wirkungen von Progesteron

Zusammen mit Estradiol ist Progesteron ein zentraler Faktor bei der **neuroendokrinen Steuerung des weiblichen Zyklus.** Progesteron senkt die Frequenz des hypothalamischen Pulsgenerators und erhöht die Amplitude der LH-Pulse, die aus dem Hypophysenvorderlappen freigesetzt werden. Auf hypophysärer Ebene wirkt Progesteron antiestrogen insofern, als es die Expression von Estrogenrezeptoren unterdrückt und damit die mittzyklische estradiolabhängige massive LH-Ausschüttung blockiert (➤ Abb. 28.4). Diese Progesteronwirkung haben auch die synthetischen Gestagene, und sie stellt die Basis der Funktion von Ovulationshemmern dar.

Progesteron steuert den zyklischen **Auf- und Abbau des Endometriums im Verlauf des Menstruationszyklus** mit. In der ersten Zyklushälfte wirken vorwiegend Estrogene. Sie bewirken eine Proliferation des Endometriums. Nach der Ovulation wird vermehrt Progesteron gebildet und bewirkt die sekretorische Umwandlung des Endometriums (➤ Abb. 28.14).

Progesteron ist an der **Regulation nahezu aller Vorgänge der weiblichen Reproduktion** beteiligt. Im Zusammenwirken mit Estrogenen gehören dazu der Eitransport, die Vorbereitung des Endometriums für die Nidation, die Zusammensetzung und Beschaffenheit des Tuben-, Uterus- und Cervicalsekrets, Veränderungen am Vaginalepithel sowie die schwangerschaftserhaltende Wirkung (➤ Abb. 28.15). Bei vorzeitigem Absinken der Progesteronsekretion kommt es zum Abort.

Durch Behandlung mit Gestagenen lässt sich der Menstruationstermin hinausschieben (Menstruationsverschiebungstest). Unter dem Einfluss von Gestagenen wird die Beschaffenheit des **Cervicalsekrets** so beeinflusst, dass es für Spermatozoen schwer oder nicht mehr penetrierbar ist. Vorwiegend auf dieser Eigenschaft der Gestagene beruht die kontrazeptive Wirkung niedriger Gestagendosen (Minipille).

Am **Vaginalepithel** zeigt sich die Gestagenwirkung an einer Änderung des sogenannten Karyopyknose-Index (Verhältnis von kernlosen zu kernhaltigen Zellen in Vaginalabstrichpräparaten). Unter der Einwirkung eines Gestagens nehmen die kernhaltigen Zellen zu.

Sexualunspezifische Wirkungen von Progesteron

Ein charakteristischer Progesteroneffekt ist die **thermogenetische Wirkung** der Gestagene. Darauf ist die Erhöhung der Körpertemperatur in der zweiten Hälfte des Zyklus (0,6–1 °C) zurückzuführen.

Progesteron hat gewisse **antimineralocorticoide Wirkungen.** Cortisol und Progesteron konkurrieren um die Bindung an das Transportprotein (Transcortin = CBG).

In hohen Konzentrationen wirkt Progesteron **katabol.** Eine Dauermedikation mit hoch potenten Gestagenen kann zu einer **verminderten Glucosetoleranz** führen. Progesteron wirkt den estrogenabhängigen Veränderungen des **Fettstoffwechsels** entgegen. Es stimuliert die Lipoproteinlipase und verstärkt die Fetteinlagerung.

Die **synthetischen Gestagene** besitzen ein vom Progesteron unterschiedliches Spektrum an Wirkungen. Neben den klassischen gestagenen Effekten können sie estrogene und antiestrogene, androgene und antiandrogene, glucocorticoide sowie antimineralocorticoide Wirkungen entfalten. Partialwirkungen wichtiger synthetischer Gestagene sind in ➤ Tab. 28.3 zusammengefasst.

Den **Derivaten des Progesterons und des 17α-Hydroxyprogesterons** ist gemeinsam, dass sie keine signifikanten oder nur minimale androgene oder anabole Restwirkungen haben.

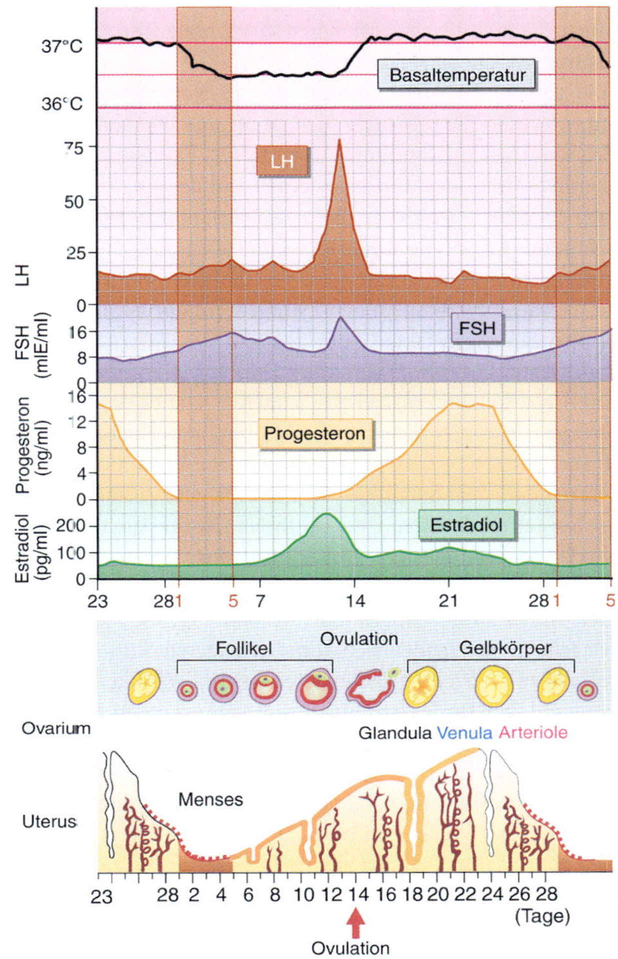

Abb. 28.14 Hormonkonzentrationen im Serum während des Zyklus und Veränderungen am Endometrium (halbschematische Darstellung). Die im reifenden Follikel vermehrt gebildeten Estrogene bewirken durch Rückkopplung mit positiver Wirkung eine gipfelartige LH- und FSH-Ausschüttung. Durch LH wird die Ovulation ausgelöst. Ein Anstieg der Progesteronsynthese setzt kurz vor der Ovulation ein. Maximalwerte werden etwa 8 Tage nach der Ovulation gefunden; bei nicht stattgefundener Konzeption fallen dann die Konzentrationen wieder ab. Die Progesteronquelle ist der Gelbkörper, der sich bei nicht eingetretener Schwangerschaft zum Zyklusende hin zurückbildet. Am Beginn eines Zyklus ist das Endometrium niedrig, es proliferiert dann bis zur Zyklusmitte, wobei zahlreiche Mitosen, v. a. in den Drüsenschläuchen, auftreten. Mit beginnender Sekretionsphase um den Zeitpunkt der Ovulation fällt eine starke Glycogeneinlagerung in den basalen Bereichen der Epithelzellen (v. a. in den Uterusdrüsen) auf. Später, bei maximaler Sekretion (etwa 1 Woche nach der Ovulation, Zeitpunkt der Implantation), findet sich Glycogen auch in den Lumina der Drüsen. Besonders auffällig ist noch die Entwicklung von sogenannten Spiralarterien im Verlauf des Zyklus. Sie sind maximal entwickelt in der Sekretionsphase. (Nach: Segal SJ. Sci Am 1974; 231: 53.)

Drospirenon ist ein neuartiges, dem Spironolacton verwandtes Gestagen, das als erstes synthetisches Gestagen in pharmakotherapeutisch relevanter Dosierung sowohl eine antiandrogene als auch eine antimineralocorticoide Wirkkomponente in einer Substanz vereint. Drospirenon hat keinerlei androgene, estrogene, glucocorticoide oder antiglucocorticoide Wirkung. Das pharmakologische

Profil des Drospirenons ist dem des natürlichen Progesterons sehr ähnlich. Es kommt als Bestandteil eines oralen Kontrazeptivums (Yasmin®) seit Ende 2000 zum Einsatz.

Die gestagenen **Abkömmlinge des 19-Nortestosterons** haben nach wie vor große praktische Bedeutung. Sie sind als Gestagenanteil in vielen oralen Kontrazeptiva enthalten. Fast alle gestagenwirksamen Abkömmlinge des Testosterons und des 19-Nortestosterons haben in hohen Dosen anabole Restwirkungen. **Norethisteron, Norethynodrel** und **Etynodioldiacetat** sollen, zumindest zu einem geringen Prozentsatz, in Estrogene metabolisiert werden. Sie weisen eine schwache Bindung an den Estrogenrezeptor auf und entfalten eine estrogene Restwirkung.

Norgestrel liegt als Razemat aus D- und L-Norgestrel (Levonorgestrel) vor. **Levonorgestrel** ist das aktive Isomer des Norgestrels. **Dienogest** ist ein Norgestrel-Derivat, pharmakologisch verhält es sich aber wie ein Hydroxyprogesteronderivat. Es ist nicht androgen, sondern deutlich antiandrogen wirksam. Neuere Gestagene, die sich vom Norgestrel ableiten, sind **Gestoden, Norgestimat** und **Desogestrel** und **Etonogestrel. Norelgestromin** ist ein Metabolit des Norgestimats, zeigt eine bessere Hautpermeation und wird zu einem hohen Anteil zu Levonorgestrel metabolisiert. Die letztgenannten Gestagene unterscheiden sich von den anderen Substanzen durch ihre nahezu vollständig fehlende androgene Wirkkomponente in therapeutischer Dosierung. Einige von ihnen werden als gestagene Komponente in den **oralen Kontrazeptiva der sogenannten 3. Generation** eingesetzt.

Das große Spektrum an therapeutisch einsetzbaren und im Handel erhältlichen Gestagenen ist therapeutisch gezielt nutzbar, wenn neben dem eigentlichen therapeutischen Ziel die bekannten Partialwirkungen Beachtung finden.

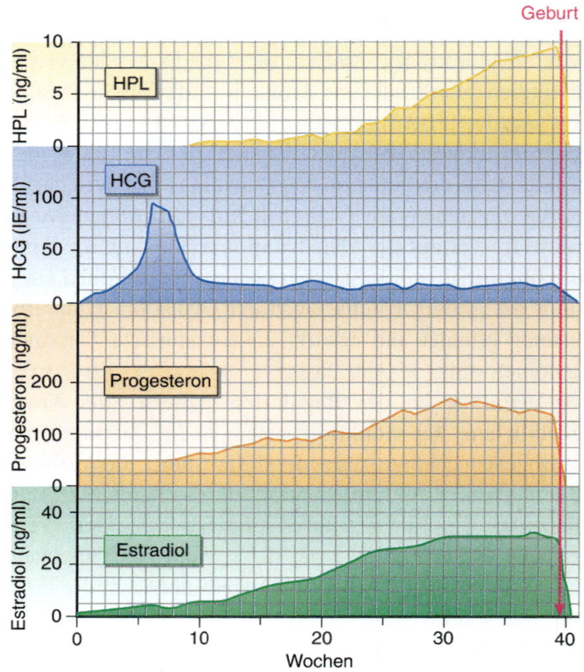

Abb. 28.15 Hormonkonzentrationen im Serum während der Schwangerschaft.
HCG ist bereits wenige Tage nach Konzeption nachweisbar. Es ist sicher verantwortlich für die Aufrechterhaltung der Progesteronsynthese in den Corpora lutea graviditatis. Maximalwerte werden in der 5.–6. Woche erreicht; danach fällt die HCG-Produktion ab. Dies hängt damit zusammen, dass vom 3. Monat an die Progesteronsynthese in der Plazenta abläuft. HPL steigt später an als HCG. HPL wirkt wie Prolactin; daneben hat es auch GH-ähnliche Eigenschaften. Daher wird es auch als HCS (human chorionic somatotropin) bezeichnet. Ein Abfall der HPL-Werte signalisiert eine akute Bedrohung der Schwangerschaft. Das Gleiche gilt für ein Absinken der Estrogene und des Progesterons. Der Geburtstermin wird durch die Reife des Fetus bestimmt. Dessen Nebennierenrinde ist der Zeitgeber für die Geburt. Die komplizierten Beziehungen zwischen fetalem und maternalem Endokrinium sind nach wie vor Gegenstand aktueller Forschung. (HCG = human chorionic gonadotropin, Choriongonadotropin; HPL = human placental lactogen)

Tab. 28.3 Partialwirkungen verschiedener Gestagene

Gestagen	Estrogene Wirkung	Antiestrogene Wirkung	Androgene Wirkung	Antiandrogene Wirkung	Glucocorticoide Wirkung	Antimineralocorticoide Wirkung
Progesteron	–	+	–	(+)	(+)	+
Chlormadinonacetat	–	+	–	+	+	–
Cyproteronacetat	–	+	–	+	+	–
Medroxyprogesteronacetat	–	+	(+)	–	+	
Dienogest	–	+	–	+		
Drospirenon	–	+	–	+	–	+
Norethisteron	(+)	+	+	–	–	–
Lynestrol	(+)	+	+	–	–	–
Ethynodioldiacetat	(+)	+	+	–	–	–
Norethynodrel	+	–	(+)	–	–	–
Levonorgestrel	–	+	+	–	–	–
Norgestimat	–	+	+	–		
Desogestrel	–	+	+	–		–
Gestoden	–	+	+	–	(+)	–

Indikationen

Die wichtigsten Indikationen für den Einsatz von Gestagenen sind die **hormonelle Kontrazeption** (➤ Kap. 28.8) und die **postmenopausale Hormonersatztherapie** (➤ Kap. 28.1.7).

Darüber hinaus gibt es noch einige weitere Indikationen. Für die meisten Indikationen werden Gestagene in Kombination mit Estrogenen angewandt. Einige Präparate sind in ➤ Tab. 28.4 aufgeführt.

Dysfunktionelle Blutungen und Polymenorrhö: Dysfunktionelle Blutungen (lang dauernde Blutungen bei anovulatorischem Zyklus) und Polymenorrhöen (zu häufige Menstruationen in kurzen Abständen bei ovulatorischen Zyklen) können mit Gestagenen oder Gestagen-Estrogen-Kombinationen behandelt werden.

Dysmenorrhö und prämenstruelle Beschwerden: Gestagene oder Gestagen-Estrogen-Kombinationen können auch bei Dysmenorrhö (schmerzhafter Symptomenkomplex bei Eintritt der Regelblutung) eingesetzt werden. Sie werden auch beim prämenstruellen Syndrom (vegetative Störungen und Depressionen, Gewichtszunahme durch Wasserretention, Mastodynie), bei Mastodynie und Mastopathie empfohlen. Für diese Indikationen stehen u. a. folgende Gestagenpräparate zur Verfügung: Dydrogesteron (Duphaston®), Medroxyprogesteronacetat und Chlormadinonacetat.

Menstruationsverschiebung: Durch Behandlung mit einer Estrogen-Gestagen-Kombination lässt sich die Regelblutung hinausschieben. Man bedient sich dieses Verfahrens z. B. bei Leistungssportlerinnen.

Endometriose: Die Endometriose (Ansiedlung von Uterusschleimhaut außerhalb des Cavum uteri) kann mit relativ hohen Gestagendosen therapiert werden: 10–20 mg Norethisteronacetat/Tag oder andere Gestagenpräparate in entsprechenden Dosen ab 5. Zyklustag über mindestens 6 Monate. Seit Mai 2012 ist mit Dienogest (Visanne®) ein neues Gestagenmonopräparat zur Behandlung der Endometriose erwachsener Frauen auf dem Markt. Ob Dienogest den älteren Präparaten Norethisteron und Chlormadinon bei der Endometriosetherapie überlegen ist, wird kontrovers diskutiert. Weiterhin werden heute verstärkt GnRH-Analoga zur Endometriosetherapie eingesetzt.

Sekundäre Amenorrhö: Bei Amenorrhö kommt es nach Behandlung mit einem Gestagen oder Gestagen-Estrogen-Gemisch zu einer menstruationsähnlichen Blutung, die man als Abbruchblutung bezeichnet. Dieses Verfahren wurde früher verwendet, um zwischen einer sekundären Amenorrhö und einer eingetretenen Schwangerschaft zu unterscheiden. Bei eingetretener Schwangerschaft trat keine Abbruchblutung auf. Die Therapie der sekundären Amenorrhö mit Estrogen-Gestagen-Kombinationspräparaten darf frühestens 8 Wochen nach der letzten Menstruation nach **sicherem Ausschluss einer Schwangerschaft** (zwei negative immunologische Tests im Abstand von mindestens 8 Tagen) durchgeführt werden.

Metastasierendes Mamma- und Endometriumkarzinom: Bei hoch dosierter Gestagenbehandlung sind Fälle von Remission beschrieben. Es handelt sich um eine palliative Therapie z. B. mit Medroxyprogesteronacetat oder Norethisteronacetat.

Androgenisierungserscheinungen bei der Frau können effektiv durch Gestagene mit antiandrogener Partialwirkung (Cyproteronacetat, Chlormadinonacetat, Dienogest) therapiert werden. Diese Präparate werden i. d. R. zusammen mit einem Estrogen eingesetzt.

Levonorgestrel wird hoch dosiert (Postinor, 1500-Mikrogramm-Tablette) mit der Indikation **Notfallkontrazeption** eingesetzt. Das Medikament soll innerhalb von 72 Stunden nach dem Koitus eingenommen werden. Der wesentliche Wirkungsmechanismus besteht in der Suppression des LH-Gipfels und der Unterdrückung der Ovulation. Das Gestagen beeinträchtigt außerdem die Spermienaszension sowie das Wachstum der Blastozyste während der Wanderung durch den Eileiter. Zu den unerwünschten Arzneimittelwirkungen zählen v. a. Übelkeit, Erbrechen, irreguläre Blutungen, Schwindel, Kopf- und Bauchschmerzen.

28

Unerwünschte Arzneimittelwirkungen

Gestagene mit androgen-anabolen Partialwirkungen (19-Nortestosteron-Derivate; ➤ Tab. 28.3) können in höheren Dosierungen Androgenisierungserscheinungen und Gewichtszunahme bewirken.

Kontraindikationen

Die Kontraindikationen für Gestagene entsprechen weitgehend denen für Estrogenrezeptor-Agonisten (➤ Kap. 28.1.7): Leberfunktionsstörungen, Dubin-Johnson-Syndrom, Rotor-Syndrom, idiopathischer Schwangerschaftsikterus. Entsprechendes gilt für die Estrogen-Gestagen-Kombinationen.

Nahezu alle 19-Nortestosteron-Derivate sowie Gestagene mit antiandrogenen Partialwirkungen (z. B. Cyproteronacetat) sind **in der Schwangerschaft kontraindiziert,** weil es zu Virilisierung bzw. Feminisierung des Fetus kommen kann.

Tab. 28.4 Gestagen-Estrogen-Kombinationspräparate (Auswahl)

Steroid	Zusammensetzung [pro Tbl./Drg.]	Wichtige Indikationen	Handelsname
Norethisteronacetat + Estradiol	1,00 mg + 2,00 mg	Hormontherapie in der Postmenopause	Kliogest® N
Drospirenon + Ethinylestradiol	3,00 mg + 0,03 mg	Orale Kontrazeption	Petibelle®
Gestoden + Ethinylestradiol	0,075 mg + 0,03 mg	Orale Kontrazeption	Femovan®
Chlormadinonacetat + Ethinylestradiol	2,00 mg + 0,03 mg	Orale Kontrazeption	Bellissima®
Dienogest + Ethinylestradiol	2,00 mg + 0,03 mg	Orale Kontrazeption	Valette®

28.7 Selektive Progesteronrezeptor-Modulatoren (SPRM) und reine Antigestagene

Während Antiestrogene seit über 40 Jahren auf dem Markt sind, wurde erst 1981 erstmals über den Glucocorticoid-Antagonisten RU 38 486 berichtet, der sich durch antigestagene Eigenschaften auszeichnete. Die Substanz wurde unter den Namen RU 486 und **Mifepriston*** (Mifegyne®; ➤ Abb. 28.16) als Abortivum bekannt. Eine weitere antigestagen wirksame Substanz ist das **Onapriston** (ZK 98 299), das strukturell dem Mifepriston verwandt ist. Die glucocorticoiden Eigenschaften des Onapristons sind geringer als die des Mifepristons.

Während Mifepriston **in vivo** ein reiner Gestagenantagonist ist, wurden in einigen In-vitro-Testsystemen agonistische Effekte beobachtet. Hierbei bestimmen das Koaktivator-Korepressor-Spektrum und das quantitative Verhältnis in der jeweiligen Zelle die durch Mifepriston ausgelöste transkriptionelle Aktivität. Die Substanz ist daher mit Blick auf die SERM als **selektiver Progesteronrezeptor-Modulator (SPRM)** einzuklassifizieren (s. Wirkungsmechanismus von SERM, ➤ Kap. 28.3). Mifepriston ist das bekannteste Mitglied einer aus vielen Hundert Substanzen bestehenden Familie von SPRMs, die zurzeit getestet werden.

Onapriston verhält sich unter In-vivo- und In-vitro-Bedingungen immer wie ein reiner Gestagenantagonist. Die durch Onapriston stabilisierte Konformation des Progesteronrezeptors unterscheidet sich also lediglich unter In-vitro-Bedingungen von der durch Mifepriston induzierten Konformationsänderung.

Im Frühstadium der Schwangerschaft verursacht Mifepriston (Dosis 50–200 mg täglich) **uterine Blutungen** und einen **Frühabort.** Vor der 7. Woche findet man bei rund 80 % aller schwangeren Frauen einen kompletten Abort, nach der 8. Schwangerschaftswoche aber nur bei rund einem Drittel der Schwangeren. In Kombination mit Prostaglandinen ist bei nahezu 100 % der behandelten Frauen ein kompletter Schwangerschaftsabbruch zu erzielen.

Ulipristalacetat (Ellaone®) ist ein neuer selektiver Progesteronrezeptor-Modulator, der zur **Notfallkontrazeption** innerhalb von 5 Tagen nach ungeschütztem Geschlechtsverkehr oder Versagen der Kontrazeption zugelassen ist. Ulipristal ist damit länger wirksam als das bisher zur Notfallkontrazeption eingesetzte hoch dosierte Levonorgestrel, das innerhalb von 3 Tagen zuverlässig wirkt. Die Hauptwirkung von 30 mg Ulipristal scheint in der Verhinderung des Eisprungs zu bestehen. Die Wirksamkeit der Substanz ist vergleichbar mit der des Levonorgestrels. Innerhalb der ersten 72 Stunden nach ungeschütztem Geschlechtsverkehr betrug die Schwangerschaftsrate 1,5 %, in der Zeit von 48–72 Stunden 2,1 %. Als wesentliche unerwünschte Arzneimittelwirkungen wurde über Bauchschmerzen und Menstruationsstörungen berichtet.

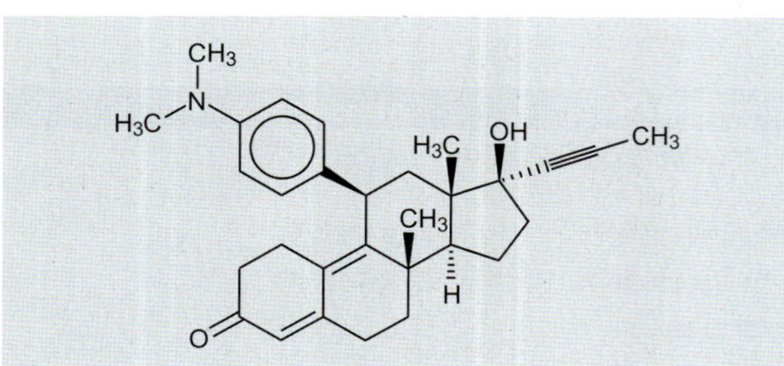

Abb. 28.16 Mifepriston (Mifegyne®).

In zwei großen klinischen Studien konnte gezeigt werden, dass Ulipristal die Blutungen bei Patientinnen mit **Uterusmyomen** deutlich vermindert. Ulipristal (Esmya®) ist mit der Indikation der präoperativen Verkleinerung von Myomen zugelassen.

Indikationen

Potentielle künftige Indikationen für SPRM und reine Antigestagene, die zurzeit geprüft werden, sind
- Schwangerschaftsunterbrechung
- Weheneinleitung
- Kontrazeption und Postkoitalinterzeption
- Kontrollierte Verzögerung der Endometriumentwicklung bei einigen Methoden der assistierten Reproduktion
- Gestagenfreie Hormontherapie bei Estrogenmangelzuständen in Kombination mit Estrogenrezeptor-Agonisten
- Endometriose
- Myome
- Mammakarzinom

28.8 Hormonelle Kontrazeption

Die hormonelle Kontrazeption hat den Zweck, für einen bestimmten Zeitraum eine funktionelle Sterilität herbeizuführen. Von der Kontrazeption unterscheidet man die **Interzeption:** Hier wird postkoital durch hoch dosierte Sexualhormone die Implantation der befruchteten Eizelle gehemmt.

Die vier wesentlichen **Kriterien für die Anwendung hormoneller Kontrazeptiva** sind:
1. Sicherheit
2. Geringes Nebenwirkungspotential
3. Zykluskontrolle (Vermeidung von Schmier- und Durchbruchblutungen)
4. Praktikabilität

Im individuellen Fall erfolgt die Anwendung eines bestimmten Präparats unter Berücksichtigung dieser vier Kriterien (Nutzen-Risiko-Abwägung). Es gibt orale und parenterale Kontrazeptiva.

Bei den **oralen Kontrazeptiva** unterscheidet man zwischen Präparaten, die eine Estrogen-Gestagen-Kombination enthalten, und der Minipille, die nur Gestagen enthält. Die Estrogen-Gestagen-Kombinationspräparate kann man wiederum unterteilen in (➤ Abb. 28.17):
- Einphasenpräparate: klassische Kombinationspräparate
- Abgestufte Einphasenpräparate: Zwei- bzw. Dreistufenpräparate
- Zweiphasen- oder Sequentialpräparate

Sie unterscheiden sich nicht nur in der Zusammensetzung der verwendeten Substanzen, sondern oft auch in der Dosierung der einzelnen Komponenten.

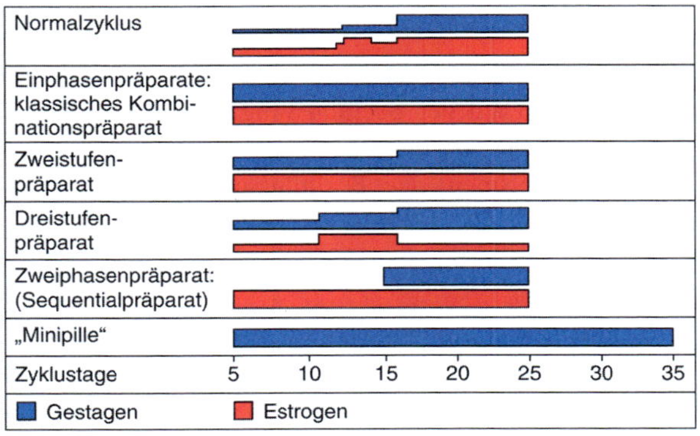

Abb. 28.17 Präparatetypen bei den oralen Kontrazeptiva.

28.8.1 Präparate und Applikationsformen

Als Estrogenkomponenten in oralen Kontrazeptiva werden **Ethinylestradiol** und **Mestranol** (3-Methylether des Ethinylestradiols) verwendet. Die Gestagenkomponente der meisten oralen Kontrazeptiva ist entweder ein **Norethisteron-Derivat** (Norethisteron, Ethynodioldiacetat, Lynestrenol, Norethynodrel, Dienogest) oder eine **dem Norgestrel verwandte Substanz** (Norgestrel, Levonorgestrel, Norgestimat, Desogestrel, Gestoden). Als Hydroxyprogesteron-Derivate werden die antiandrogen wirksamen Gestagene **Cyproteronacetat** und **Chlormadinonacetat** angewendet. Auch der Norethisteron-Abkömmling **Dienogest** hat antiandrogene Eigenschaften.

Die **1. Generation oraler Kontrazeptiva** zeichnete sich noch durch mehr als 50 µg Ethinylestradiol pro abgeteilter Arzneiform aus. In der sogenannten 2. Generation wurde der Estrogenanteil auf etwa 30 µg Ethinylestradiol abgesenkt. In der 3. Generation werden neue Gestagene wie Desogestrel und Gestoden mit 20–30 µg Ethinylestradiol kombiniert. Wahrscheinlich sind mit diesen Formulierungen die niedrigsten Hormondosierungen erreicht, die verwendet werden können, ohne die kontrazeptive Sicherheit zu beeinträchtigen.

Parenterale Kontrazeptiva sind die **Depotpräparate:** reine, hoch dosierte Gestagene, die i.m. injiziert werden. Die Depotwirkung eines Medroxyprogesteron-haltigen Präparats (Depo-Clinovir®) wird durch die besondere galenische Zubereitung (Kristallsuspension) erzielt. Beim Norethisteronenantat (Noristerat®) beruht die Depotwirkung auf der Veresterung mit einer langkettigen Fettsäure. Die unerwünschten Arzneimittelwirkungen (Kopfschmerzen, Depression, Gewichtszunahme, Blutungsstörung und Knochenmasseverlust) sind jedoch erheblich und stehen einem breiten Einsatz entgegen.

Subkutan zu applizierende hormonale Implantate, die Levonorgestrel oder Etonogestrel (Implanon®) enthalten, bieten eine sichere, lang anhaltende (3–5 Jahre) sowie reversible Kontrazeption. Da das Nebenwirkungsprofil dem injizierbarer Depotpräparate ähnelt, ist die Akzeptanz eher gering.

Das **Levonorgestrel-haltige Intrauterinpessar** (Mirena®) bewirkt neben einer sicheren Kontrazeption eine Atrophie des Endometriums mit konsekutiver Amenorrhö. Es werden Serumkonzentrationen erreicht, die ⅕ des am niedrigsten dosierten Levonorgestrel-haltigen oralen Kontrazeptivums entsprechen. Besondere Risiken sind die Uterusperforation und ektope Schwangerschaften sowie Blutungsunregelmäßigkeiten. Die korrekte Lage der Spirale muss regelmäßig durch den Arzt kontrolliert werden.

Ebenfalls ist ein **Pflaster zur hormonellen Kontrazeption** auf dem Markt (EVRA®). Neben Ethinylestradiol enthält es Norelgestromin, den wichtigsten Metaboliten von Norgestimat. Dieses Gestagen gleicht in seinen Eigenschaften dem Desogestrel und dem Gestoden. Das Pflaster enthält 0,6 mg Ethinylestradiol und 6 mg Norelgestromin. Die tägliche Abgaberate beträgt etwa 20 µg Ethinylestradiol und 150 µg Norelgestromin. Das Pflaster wird dreimal 7 Tage getragen, gefolgt von einer Pause von 7 Tagen. Die kontrazeptive Sicherheit entspricht der kombinierter oraler Präparate. Aufgrund der kontinuierlichen Abgabe und des damit konstanten Serumspiegels ist die systemische Exposition gegenüber Ethinylestradiol beim Pflaster um 60 % höher als nach oraler Gabe einer entsprechenden Dosis.

Eine jüngere Entwicklung in der hormonellen Kontrazeption sind **intravaginal zu tragende Ringe** (NuvaRing®). Es handelt sich um dünne (4 mm), biegsame, weiche Silastic-Ringe mit einem Durchmesser von ca. 5 cm. Diese setzen täglich 120 µg Etonogestrel und 15 µg Ethinylestradiol frei. Der Wechsel der Ringe erfolgt alle 7 Tage durch die Anwenderin. Nach 3 Wochen folgt eine 1-wöchige Pause. Die Akzeptanz sowie die Zykluskontrolle sind sehr gut. Der Pearl-Index (Anzahl ungewollter Schwangerschaften pro 1300 Anwendungsmonate bzw. 100 Frauenjahre) der Methode liegt bei 0,65.

28.8.2 Estrogen-Gestagen-Präparate

Einphasenpräparate (Kombinationspräparate)

Die **klassischen Kombinationspräparate** (Microgynon®) enthalten eine Kombination aus Estrogen und Gestagen, deren Dosis über den gesamten Einnahmezyklus hinweg konstant ist. Ihre Wirkung basiert hauptsächlich auf einer Hemmung der Gonadotropinsekretion. Der sonst die Ovulation auslösende LH-Gipfel in der Zyklusmitte wird unterdrückt (➤ Abb. 28.14). Die Gestagenkomponente ist für die Unterdrückung der LH-Ausschüttung verantwortlich, während die FSH-Sekretion und die Selektion eines dominanten Follikels durch das Estrogen beeinflusst werden. Eine Ovulationsunterdrückung könnte jedoch auch allein durch das verabreichte Gestagen erreicht werden (➤ Kap. 28.8.3). Die Estrogenkomponente hat mindestens noch zwei weitere wichtige Effekte: Zum einen stabilisiert sie das Endometrium und verhindert Durchbruchblutungen, zum anderen induziert sie die Expression von Progesteronrezeptoren als Voraussetzung für die Effektivität des Gestagens.

Weitere kontrazeptive Mechanismen sind eine Beeinflussung des Endometriums und des Cervicalsekrets; möglicherweise auch eine Beeinflussung des Eitransports und des Tuben- und Uterussekrets hauptsächlich durch die Gestagenkomponente.

Es sollten möglichst Präparate verordnet werden, die **weniger als 50 µg Ethinylestradiol** enthalten (sog. Mikropille – nicht zu verwechseln mit der Minipille!). In Einzelfällen muss wegen schlechter Zykluskontrolle auf höher dosierte Präparate ausgewichen werden.

Bei Frauen mit **Androgenisierungssymptomen** (Seborrhö, Akne, leichter Hirsutismus) werden Präparate mit einer **antiandrogenen Gestagenkomponente,** z. B. **Cyproteronacetat** (Diane®-35) und **Dienogest** (Valette®), empfohlen.

Seit langer Zeit schon werden Ovulationshemmer in Einzelfällen aus verschiedenen Gründen wie Dysmenorrhö, Menorrhagien, Wunsch nach Blutungsfreiheit im Urlaub und bei sportlicher Betätigung etc. im Langzyklusschema verordnet. Inzwischen werden Präparate zur **Langzykluskontrazeption** entwickelt. Bei der Langzyklustherapie werden jeweils 21 Tabletten zwei-, drei- oder viermal direkt hintereinander genommen (42, 63, 84 usw. Tabletten). Die Dauer der kontinuierlichen Anwendung beträgt also ein Vielfaches von 21 Tagen, gefolgt von einem hormonfreien Intervall. Die Gefahr einer unerwünschten Schwangerschaft unter der Therapie mit oralen Kontrazeptiva ist am größten, wenn unmittelbar vor und/oder nach dem einnahmefreien Intervall die Einnahme von Tabletten vergessen wird. Die kontrazeptive Sicherheit ist unter der Langzyklustherapie erhöht, da weniger einnahmefreie Intervalle auftreten. In allen bisher durchgeführten Studien zur Langzyklustherapie wurden v. a. in den ersten Wochen eine hohe Rate an Durchbruch- und Schmierblutungen beobachtet, die jedoch im Verlauf der Therapie verschwinden. Über langfristige Risiken dieses Therapieschemas ist zurzeit noch wenig bekannt.

Abgestufte Einphasenpräparate (Zwei- und Dreistufenpräparate)

Abgestufte Einphasenpräparate unterscheiden sich von den Einphasenpräparaten dadurch, dass die Dosis der Estrogen-Gestagen-Kombination im Verlauf des Einnahmezyklus variiert. Bei den **Zweistufenpräparaten** (Neo-Eunomin®) ist die Gestagendosis an den ersten 11 Tagen niedriger als an den folgenden Tagen des Einnahmezyklus, die Estrogendosis ist konstant. Eine noch bessere Anpassung an die hormonellen Verhältnisse des Normalzyklus wird mit den **Dreistufenpräparaten** (Triquilar®) angestrebt. Hier variieren sowohl die Gestagen- als auch die Estrogendosen in weitgehender Übereinstimmung mit Anstieg und Abfall der normalen Hormonsekretion während des Zyklus (➤ Abb. 28.14, ➤ Abb. 28.17).

Zweiphasenpräparate (Sequentialpräparate)

Die Zweiphasenpräparate unterscheiden sich von den Einphasenpräparaten dadurch, dass man hier versucht, die physiologischen Verhältnisse im Verlauf des Zyklus zu imitieren. Deshalb enthalten die Tabletten während der ersten 7–11 Tage eines Einnahmezyklus nur die Estrogenkomponente, die übrigen Tabletten enthalten die Estrogen-Gestagen-Kombination.

Die Zykluskontrolle ist bei den Zweiphasenpräparaten nicht so gut wie bei den Einphasen- und den abgestuften Einphasenpräparaten. Da die Ovulationshemmung bei diesen Präparaten vorwiegend auf der Estrogenkomponente beruht, liegt die Estrogendosis bei keinem verfügbaren Präparat < 50 µg Ethinylestradiol/Tag.

28.8.3 Niedrig dosierte Gestagene (Minipille)

Die kontrazeptive Wirkung niedrig dosierter Gestagene (Microlut®) beruht vorwiegend auf der Beeinflussung des Cervixsekrets, was eine Behinderung der Spermatozoenaszension zur Folge hat.

Andere Mechanismen, wie Beeinflussung des Endometriums (ungünstige Verhältnisse für eine Implantation) und des Eitransports, werden diskutiert. Bei ca. 30 % der Frauen ist aber auch die Ovulation gehemmt.

Die Hormonbelastung ist bei diesem Prinzip am geringsten. Dem stehen aber schwerwiegende Nachteile gegenüber wie **geringere kontrazeptive Sicherheit** und **schlechte Zykluskontrolle.** Diese Nachteile haben die Anwendung der Minipille stark eingeschränkt. Die Anwendung kann nur noch bei Frauen empfohlen werden, bei denen Estrogene kontraindiziert sind.

28.8.4 Depotpräparate

Die Wirkungsdauer beträgt 8–12 Wochen. Hinsichtlich des Wirkungsmechanismus kommen alle bereits genannten Faktoren in Betracht: Ovulationshemmung am Anfang, später v. a. andere Mechanismen wie Beeinflussung des Endometriums und des Cervicalsekrets.

Dem Vorteil – Schutz vor Einnahmefehlern – steht aber als wichtigster Nachteil ein **unregelmäßiger Zyklusablauf** (gehäuft Schmier- und Durchbruchblutungen) gegenüber. Depotpräparate werden vorwiegend in der Dritten Welt eingesetzt.

28.8.5 Erwünschte Wirkungen hormoneller Kontrazeptiva

Hauptwirkung der hormonellen Kontrazeptiva ist die **funktionelle Sterilität.** Davon abgesehen haben sie zahlreiche **erwünschte Nebenwirkungen:**

- So bessert sich z. B. die Dysmenorrhö unter der Einnahme hormoneller Kontrazeptiva in einem hohen Prozentsatz.
- Eisenmangelanämie tritt seltener auf.
- Die Entwicklung von Akne, häufig ein Problem der Adoleszenz, lässt sich günstig therapeutisch beeinflussen.
- Mastopathische Beschwerden und gutartige Brustdrüsenveränderungen werden unter der Einnahme hormoneller Kontrazeptiva seltener gesehen, ebenso wie Ovarialzysten und unspezifische Adnexitiden.
- Über günstige Effekte auf den klinischen Verlauf einer Endometriose wird berichtet.
- Ferner ist in einer Reihe großer Studien eine deutliche Senkung des Endometrium- und Ovarialkarzinomrisikos dokumentiert.

28.8.6 Unerwünschte Arzneimittelwirkungen

Den hormonellen Kontrazeptiva wird auch eine Vielzahl von unerwünschten Arzneimittelwirkungen zugeschrieben. Am wichtigsten sind **thromboembolische und kardiovaskuläre Nebenwirkungen.** Grundsätzlich muss im Einzelfall das Verhältnis von Nutzen (hohe kontrazeptive Sicherheit im Vergleich zu anderen kontrazeptiven Methoden) zu Risiko (speziell im Hinblick auf die Risiken einer unerwünschten Schwangerschaft, eventuelle Abtreibung) abgewogen werden. Die Erkenntnisse zu thromboembolischen bzw. kardiovaskulären Komplikationen stützen sich insbesondere auf epidemiologische Erhebungen, die teils prospektiv, teils retrospektiv als Fall-Kontroll-Studien oder als Kohortenstudien angelegt waren.

Über ein gehäuftes Auftreten thromboembolischer Komplikationen wurde erstmals 10 Jahre nach Einführung der oralen Kontrazeption berichtet. Diese Beobachtungen gaben Anlass, nur noch hormonelle Kontrazeptiva zuzulassen, die 50 µg Ethinylestradiol oder weniger enthielten. Insbesondere wurde der gehäuften Inzidenz thromboembolischer Komplikationen in klinischen Studien Aufmerksamkeit geschenkt. Dabei konzentrierten sich die Untersuchungen auf Veränderungen im plasmatischen Gerinnungssystem, in denen sich in der Tat zeigen ließ, dass durch die Einnahme oral wirksamer Estrogene die Konzentration bestimmter Gerinnungsfaktoren wie Faktor VII und Faktor VIII ansteigt und die Konzentration gerinnungshemmender Faktoren, wie des Antithrombins III, dosisabhängig absinkt.

Insgesamt ist das Risiko venöser Thromboembolien für Frauen im reproduktionsfähigen Alter gering und beträgt etwa 5 von 10 000 Frauen pro Jahr. Alle kombinierten hormonellen Kontrazeptiva – unabhängig vom verwendeten Gestagen – ziehen ein **erhöhtes Risiko venöser Thromboembolien** nach sich. Das Risiko steigt um den Faktor 2–4. Rauchen hat unter diesen Umständen keinen Einfluss auf die Entwicklung venöser Thrombosen. Allerdings haben Nicotinabusus und Estrogene einen additiven Effekt auf das Risiko für **arterielle** Thromboembolien und das Auftreten von Schlaganfällen.

Das erhöhte Risiko venöser Thromboembolien bezieht sich nicht nur auf orale Präparate, sondern trifft auch für die transdermale und vaginale Verabreichung zu. Am höchsten ist das Risiko in den ersten 6 Monaten nach Einnahmebeginn oder beim Präparatewechsel mit einer mehr als vierwöchigen Einnahmepause. Verglichen mit dem Thromboserisiko in der Schwangerschaft oder im Wochenbett (Risikoerhöhung um den Faktor > 20), ist die Steigerung jedoch eher gering.

Vier unabhängige Studien haben kürzlich nachgewiesen, dass orale Kontrazeptiva mit Drospirenon als gestagene Komponente ein bis zu 3-fach erhöhtes Risiko venöser Thrombembolien nach sich ziehen, wenn man diese mit Levonorgestrel enthaltenden Kontrazeptiva vergleicht. Dieses erhöhte Risiko ist bei der Verordnung Drospirenon-haltiger oraler Kontrazeptiva zu berücksichtigen, v. a. wenn bereits eine Prädisposition erkennbar ist.

Für das Risiko thromboembolischer Komplikationen ist daher die **Zusammensetzung der Präparate** von großer Bedeutung. Bei Kombinationen mit Gestagenen der sogenannten 3. Generation (Desogestrel, Gestoden, Drospirenon) sowie mit Cyproteronacetat ist das Risiko etwa 70 % höher als mit Levonorgestrel-haltigen Ovulationshemmern. Da das absolute Risiko bei gesunden jungen Frauen jedoch relativ gering ist, muss vor der Verordnung nach Risikofaktoren gefahndet werden und eine sorgfältige Thrombophilieabklärung erfolgen, um einen Multiplikationseffekt hinsichtlich des Thromboserisikos zu vermeiden.

Die heute üblichen oralen Kontrazeptiva mit niedrigem Estrogenanteil führen zu **keinen klinisch signifikanten Blutdruckerhöhungen.** Eine **präexistierende Hypertonie** ist jedoch ein **wichtiger additiver Risikofaktor** für einen Apoplex unter Therapie mit oralen Kontrazeptiva.

Zahlreiche jüngere klinische Studien zeigen abschließend, dass bei gesunden Nichtraucherinnen unabhängig vom Alter kein erhöhtes Risiko für Herzinfarkt oder Apoplex unter Einnahme von oralen Kontrazeptiva mit niedrigem Estrogenanteil besteht. Die Mehrzahl aller Herzinfarkte und Schlaganfälle treten bei Einnahme **hoch dosierter (> 50 µg Ethinylestradiol) oraler Kontrazeptiva** bei **Frauen > 35 Jahre** mit **kardiovaskulären Risikofaktoren** auf. Diese Fälle können heutzutage durch Verordnung moderner Präparate und durch sorgfältige Voruntersuchung v. a. älterer Patientinnen auf kardiovaskuläre Risikofaktoren, insbesondere Hypertonie und Nicotinabusus, vermieden werden.

Die epidemiologischen Daten, die auf ein erhöhtes Myokardinfarktrisiko hinweisen, waren Anlass für eine Vielzahl von klinischen Untersuchungen zum **Cholesterin- und Triglyceridstoffwechsel** vor, während und nach Einnahme hormoneller Kontrazeptiva. Aus diesen Untersuchungen ging hervor, dass **hoch dosierte Gestagene mit androgener Partialwirkung** zu einer Beeinträchtigung des Lipoproteinprofils mit einer ungünstigen Relation von VLDL- zu HDL-Cholesterin führten. Gestagene wie Levonorgestrel, Desogestrel, Gestoden, Norgestimat sind in dieser Hinsicht in umfangreichen Untersuchungen überprüft worden (in niedrigen Dosierungen in Kombination mit Ethinylestradiol). Dabei hat sich ergeben, dass sie die Parameter des Lipoproteinstoffwechsels bis auf eine leichte Triglyceriderhöhung nicht negativ beeinflussen.

Die Wirkung hormoneller Kontrazeptiva auf die **Glucosetoleranz** ist mehrfach untersucht worden. Nach dem heutigen Kenntnisstand kann davon ausgegangen werden, dass niedrig dosierte hormonelle Kontrazeptiva zu keiner nennenswerten peripheren Insulinresistenz führen. Bei manifestem Diabetes ist der Effekt oraler Kontrazeptiva nicht vorhersehbar. Diabetes ist aber keine absolute Kontraindikation. Im Gegensatz zur weitverbreiteten Meinung wurde eine Gewichtszunahme durch orale Kontrazeptiva in klinischen Studien bisher nicht nachgewiesen.

Die Frage nach der **Kanzerogenität** oraler Kontrazeptiva ist nie verstummt. Es erscheinen immer wieder Publikationen, die auf eine gehäufte Inzidenz bestimmter Malignome hinweisen, wobei mittlerweile als gesichert gelten darf, dass das **relative Risiko für ein Endometriumkarzinom,** das in der Gruppe der nicht die Pille einnehmenden Frauen mit 1 veranschlagt wird, durch die Einnahme hormoneller Kontrazeptiva auf einen Wert von 0,4 und damit **deutlich gesenkt** wird. Auch die protektive Wirkung hinsichtlich des Ovarialkarzinoms (relatives Risiko ebenfalls 0,4) wird allgemein als gesichert akzeptiert.

Eine für die Anwenderin beunruhigende Frage im Kontext der oralen Kontrazeption bezieht sich auf ein möglicherweise erhöhtes **Brustkrebsrisiko.** Eine Metaanalyse von 54 epidemiologischen Studien (**Collaborative Group on Hormonal Factors in Breast Cancer;** Breast cancer and hormonal contraceptives) wies im Jahr 1996 darauf hin, dass Frauen während der Einnahme von oralen Kontrazeptiva ein leicht erhöhtes Brustkrebsrisiko haben (relatives Risiko = 1,24). Diese Tatsache wurde kürzlich durch eine groß angelegte prospektive Kohortenstudie in Dänemark bestätigt. Der absolute Anstieg von Mammakarzinomfällen durch Einnahme hormoneller Kontrazeptiva ist jedoch eher gering (1 zusätzlicher Fall pro 7690 Frauen mit hormoneller Kontrazeption für ein Jahr). Wahrscheinlich sinkt das Risiko nach Einnahmestopp.

28

Der Kausalzusammenhang zwischen **Leberzelladenomen** und der Einnahme hormoneller Kontrazeptiva scheint hingegen dadurch belegt zu sein, dass sich Adenome nach Absetzen der Präparate zurückbilden und auch in einer nachfolgenden Schwangerschaft nicht wieder aktiviert werden. Diese Leberzellveränderungen sind meist gutartiger Natur und führen zu keiner klinisch-chemisch messbaren Veränderung der Leberfunktion. Die Häufigkeit solcher Leberzelladenome lässt sich nur schätzen und kann mit einer Inzidenz von 1 : 200 000 angenommen werden.

Die Einnahme oraler Kontrazeptiva während der Frühschwangerschaft geschieht fast immer versehentlich. Nach dem heutigen Stand der Kenntnisse lässt sich ein **Schwangerschaftsabbruch** wegen eines **teratogenen Risikos nicht rechtfertigen.**

Die **Leberfunktion** gesunder Frauen wird durch hormonelle Kontrazeption im Allgemeinen nicht beeinflusst. Selten werden ein Konzentrationsanstieg der Leucin-Aminopeptidase im Serum und eine verstärkte Bromphthaleinretention beobachtet.

Ähnlich wie in der Schwangerschaft führen orale Kontrazeptiva zu einer **Erhöhung der Transportproteine** für Thyroxin (TBG), Glucocorticoide (CBG) und Sexualhormone (SHBG). Diese Effekte beruhen auf der Estrogenkomponente und sind klinisch nicht relevant.

Wasserretention, Ödeme, Appetitsteigerung, Übelkeit, Erbrechen, Kopfschmerzen, cervicale Hypersekretion, trockene Scheide (Kohabitationsbeschwerden), Soorkolpitis, Hyperpigmentierung, Wadenkrämpfe, Varizenbeschwerden, Brustschmerzen, Spannungsgefühl in den Brüsten, Dysmenorrhö, Hypermenorrhö, Hypo- und Amenorrhö, Durchbruchblutungen, Nervosität, Müdigkeit, Depressionen, Verminderung der Libido, Seborrhö, Akne sind seltenere und weniger schwerwiegende unerwünschte Arzneimittelwirkungen.

Einige dieser Wirkungen werden den Estrogenen zugeschrieben, wie z. B. die Neigung zu Ödemen, Übelkeit und Erbrechen, Brustspannung, Hypermenorrhö und cervicale Hypersekretion; andere sollen gestagenbedingt sein, wie z. B. trockene Scheide, Soorkolpitis, Dysmenorrhöen. Die etwas erhöhte Neigung zu Seborrhö und Akne sowie die Appetitsteigerung und Gewichtszunahme werden den androgenen und anabolen Restwirkungen der Gestagene (19-Nortestosteron-Derivate!) zugeschrieben.

28.8.7 Kontraindikationen

Bei vorausgegangenen oder bestehenden **thromboembolischen Prozessen** sind orale Kontrazeptiva stets kontraindiziert. Bei akuter und schwerer chronischer **Hepatitis,** v. a. bei primärer **Leberzirrhose,** bei **idiopathischem Schwangerschaftsikterus** und **Schwangerschaftspruritus** in der Anamnese. Bei **Dubin-Johnson-Syndrom** oder **Rotor-Syndrom** sollte von der Medikation ebenfalls abgesehen werden. Eine Kontraindikation ist auch ein **bestehendes Mamma- oder Korpuskarzinom.**

Eine seltene Kontraindikation stellt der **Herpes gestationis** in der Anamnese dar.

Ein orales Kontrazeptivum sollte abgesetzt werden, wenn gehäuft **Kopfschmerzen und migräneartige Anfälle** auftreten bzw. Sehstörungen beobachtet werden (Hinweise auf cerebrale thromboembolische Prozesse), ferner **vor geplanten Operationen** und nach Unfällen für die Dauer der **Immobilisation,** beim Auftreten eines **Ikterus** sowie bei stärkeren **Blutdruckanstiegen.**

28.8.8 Interaktionen

Schwangerschaften können auftreten bei gleichzeitiger Einnahme verschiedener anderer Pharmaka, die über eine Induktion mikrosomaler Leberenzyme (Cytochrom P450) einen beschleunigten Abbau, v. a. der Estrogene, bewirken (erhöhte Hydroxylierung). Zu nennen sind u. a. Phenytoin, Rifampicin, Phenylbutazon und Barbiturate.

28.9 Androgenrezeptor-Agonisten (Androgene)

Androgene werden hauptsächlich in den Leydig-Zwischenzellen des Hodens gebildet, daneben aber auch in den Nebennieren und im Ovar. Die wichtigsten Androgene, die in den Stroma- und Thekazellen des Ovars produziert werden, sind **Androstendion** und **Dehydroepiandrosteron** (DHEA). Das vorwiegend zirkulierende Androgen beim Mann ist **Testosteron*.**

28.9.1 Biosynthese und Chemie

Androgene sind Steroidhormone mit 19 Kohlenstoffatomen (C_{19}-Steroide). Die Biosynthese der Androgene ist in ➤ Abb. 28.2 dargestellt. In vielen Zielorganen, z. B. der Prostata, ist die reduzierte Form des Testosterons, das 5α-Dihydrotestosteron (DHT), das biologisch wirksamste Androgen. Das Enzym 5α-Reduktase reduziert Testosteron zu DHT (➤ Abb. 28.2).

Um den First-Pass-Metabolismus in der Leber zu vermeiden und zur Herstellung von Androgen-Depotpräparaten erfolgt eine Veresterung der OH-Gruppe in Position C-17 mit längerkettigen Fettsäuren, z. B. Enantat (7 C-Atome) oder Undecanoat (11 C-Atome).

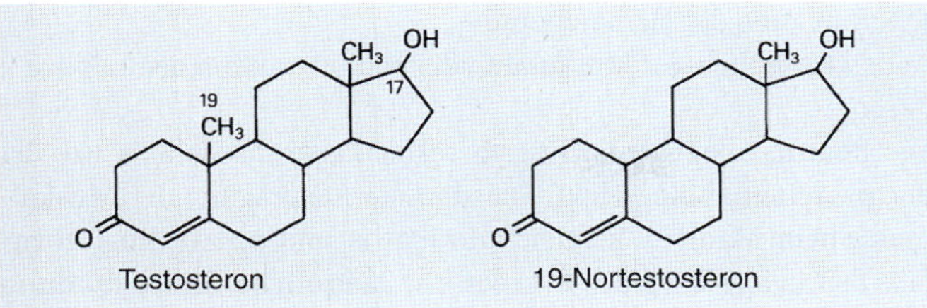

Abb. 28.18 Strukturformeln von Testosteron und 19-Nortestosteron.

Auch 19-Nortestosteron ist ein wirksames Androgen (➤ Abb. 28.18). Allerdings ist es biologisch dem Testosteron nicht äquivalent, da es nur in geringerem Ausmaß zu Estradiol aromatisiert werden kann.

28.9.2 Stoffwechsel und Pharmakokinetik

Die **tägliche Testosteronproduktion beim Mann** beträgt etwa 7 mg (24 µmol), bei Frauen etwa 10 % davon. Testosteron ist im Blut zu 65 % an das Transportprotein SHBG gebunden, bei Frauen zu 99 %; der Rest bindet an Albumin. Nur 1–2 % des zirkulierenden Testosterons sind ungebunden und damit biologisch aktiv. Die Plasmahalbwertszeit beträgt 10–20 Minuten.

Die **Serum-Testosteronkonzentrationen** bei Männern betragen in der ersten Tageshälfte 12–40 nmol/L. Werte unter 10 nmol/L sind sicher pathologisch. Bei der Beurteilung der Werte ist zu berücksichtigen, dass aufgrund der **zirkadianen Rhythmik** die Serumkonzentrationen morgens ca. 20–40 % höher sind als abends.

Der **Abbau des Testosterons** findet vorwiegend in der Leber statt und erfolgt im Wesentlichen durch Oxidation am Kohlenstoffatom 17 zu Androstendion, Androsteron, Etiocholanolon und Etiocholandiol. Deshalb bezeichnet man die Abbauprodukte des Testosterons auch als 17-Keto-Steroide. Ein geringer Anteil des Testosterons und Androstendions wird zu Estrogenen aromatisiert (➤ Abb. 28.2).

Die **Ausscheidung der Metaboliten** erfolgt über die Nieren; dazu müssen sie wasserlöslich sein. Die meisten Metaboliten liegen als Glucuronide oder Schwefelsäureester (Sulfate) vor.

Testosteron wird nach oraler Gabe durch den First-Pass-Metabolismus in der Leber vollständig umgesetzt. Es kann jedoch als transdermales Testosteronpflaster appliziert werden. Eine weitere Applikationsform besteht in der Anwendung von Testosterongelen, die auf größere Hautpartien aufgetragen werden müssen (Testogel® 25 mg/50 mg Gel).

Testosteronundecanoat (Andriol®) ist oral wirksam, weil es aufgrund seiner aliphatischen Seitenkette teilweise über die Lymphe, unter Umgehung der Leber, in die Zirkulation gelangt. Da maximale Serumkonzentrationen 2–6 Stunden nach Einnahme erreicht werden, müssen zur Substitution 2–4 Kapseln über den Tag verteilt zugeführt werden.

Zur intramuskulären Injektion steht **Testosteronenantat** (Testoviron®-Depot-250) zur Verfügung. Um den Testosteronspiegel weitestgehend innerhalb des Normbereichs zu halten, müssen normalerweise 250 mg Testosteronenantat intramuskulär alle 2–3 Wochen verabreicht werden. Stärkere Schwankungen der Serumkonzentration lassen sich jedoch mit dieser Applikationsform kaum vermeiden.

28.9.3 Regulation

Die Androgensynthese in den Leydig-Zwischenzellen des Hodens wird durch das hypophysäre LH gesteuert, wobei die Synthese und Ausschüttung von LH durch GnRH reguliert werden. Testosteron und seine biologisch wirksamen Metaboliten DHT und Estradiol haben eine negative Rückkopplungswirkung auf die GnRH- und LH-Sekretion. Testosteron und DHT wirken auf den Hypothalamus und senken die GnRH-Pulsatilität.

Estradiol supprimiert die Gonadotropinsekretion durch Angriff an der Hypophyse. Die negative Feedback-Wirkung von Androgenen hat praktische Bedeutung für die Entwicklung eines männlichen hormonellen Kontrazeptivums.

28.9.4 Wirkmechanismus

Testosteron und Dihydrotestosteron lösen ihre biologischen Effekte nach Bindung an den **Androgenrezeptor** (AR) aus, der ebenfalls zur großen Familie der **Steroidhormonrezeptoren** gehört und eine den Estrogen- und Progesteronrezeptoren ähnliche Domänenstruktur aufweist (➤ Abb. 28.5).

Ein wichtiges Merkmal der besonders großen N-terminalen regulatorischen Domäne des Androgenrezeptors ist das Vorhandensein von **Polyglutamin-Bereichen,** die durch die Nukleotide CAG codiert werden. Während beim gesunden Mann 17–29 CAG-Wiederholungen im 5'-codierenden Bereich des Androgenrezeptorgens anzutreffen sind, können sie bei Patienten mit **Kennedy-Syndrom** (spinale und bulbäre muskuläre Atrophie) bis zu 72-fach auftreten. Die CAG-Wiederholungen sind wahrscheinlich an der Bindung von Koregulatoren beteiligt. Längere Glutamin-repetitive Abschnitte könnten die Anlagerung von Koregulatoren behindern und die transkriptionelle Aktivierung des AR inhibieren. Dies könnte ein erster Hinweis auf die molekularen Ursachen des Kennedy-Syndroms sein und die regelmäßig bei diesen Patienten zu beobachtende Androgenresistenz erklären. In den letzten Jahren wurden die CAG-Wiederholungen auch mit **Spermatogenesedefekten** (Azoospermie und Oligozoospermie) in Verbindung gebracht.

Weitere angeborene Defekte im Androgenrezeptor wie Punktmutationen oder Deletionen können zu anderen funktionellen Beeinträchtigungen des Androgenrezeptors führen. Das klinische Bild reicht von der **testikulären Feminisierung** als Ausdruck der völligen Androgenresistenz bis zur **Untervirilisierung bei Männern** als milderem klinischem Phänotyp. Auch bei Prostatakarzinompatienten sind Mutationen im Androgenrezeptor beschrieben worden. Inwieweit solche Veränderungen aber die Tumorentstehung, -progression oder -metastasierung beeinflussen, ist zurzeit noch unklar.

Testosteron kann, wie auch die anderen Sexualsteroide, alternative **rasche Wirkungen an der Zellmembran** auslösen (> Abb. 28.7), möglicherweise durch Aktivierung bestimmter G-Protein-gekoppelter Rezeptoren. Der zytosolische, agonistbesetzte AR kann durch Aktivierung der MAPK-Kaskade und des Enzyms Phosphatidylinositol-3-kinase (PI3-K) in die Steuerung von Zellproliferation und Apoptose eingreifen. Zum gegenwärtigen Zeitpunkt ist die physiologische Relevanz der alternativen Signalwege noch unklar.

Im männlichen Organismus entstehen aus dem Testosteron durch peripheren Metabolismus zwei weitere Hormone: Durch **Aromatisierung** wird **Estradiol** und durch **Reduktion 5α-DHT** gebildet. Estradiol kann synergistisch, wie am Beispiel der Prostata deutlich wird, oder auch antagonistisch die Testosteronwirkung beeinflussen. Ferner haben Estrogene beim Mann spezifische Effekte, die früher dem Testosteron zugeschrieben wurden: Estradiol bewirkt am Knochen den Verschluss der Epiphysenfugen und trägt zur negativen Rückkopplung auf der Ebene der Hypophyse bei. Die **volle Testosteronwirkung** besteht somit immer aus dem **Zusammenspiel zwischen Testosteron selbst und seinen aktiven Metaboliten** Estradiol und DHT.

Die Reduktion von Testosteron zu DHT erfolgt durch das Enzym **5α-Reduktase,** die in zwei Isoformen vorliegt:

- **Typ 1** mit einem Aktivitätsoptimum im basischen pH-Bereich ist in Haut, Leber und Gehirn lokalisiert.
- **Typ 2** mit saurem Aktivitätsoptimum ist in den klassischen androgenabhängigen Geweben wie Nebenhoden und Prostata exprimiert.

Angeborene Defekte im Gen der 5α-Reduktase können beim Mann zum **Pseudohermaphroditismus** führen.

Während in Nebenhoden, Vas deferens, Samenblase und Prostata DHT das wirksamere Androgen ist, wird der anabole Effekt auf die Muskulatur und den Knochen sowie die Stimulation des hämatopoetischen Systems hauptsächlich durch Testosteron vermittelt. Auf die meisten anderen androgensensitiven Gewebe wirken sowohl Testosteron als auch DHT ein.

28.9.5 Androgenwirkungen

In der Embryonalphase determiniert Testosteron die **sexuelle Differenzierung der Geschlechtsorgane,** im heranwachsenden und erwachsenen Mann die Ausprägung der **männlichen sekundären Geschlechtsmerkmale.** Androgene besitzen außerdem eine Reihe von weniger sexualspezifischen Wirkungen.

Zu den **sexualspezifischen Wirkungen** zählen:

- Funktion der Geschlechtsdrüsen (Prostata, Samenblasen)
- Reifung von Samenzellen
- Sekundäre männliche Geschlechtsmerkmale (Bartwachstum, Stimmbruch usw.)
- Geschlechtstrieb (Libido)
- Ausbildung männlicher Geschlechtsorgane

Die **unspezifischen Wirkungen** sind:

- Stoffwechselwirkungen (z. B. eiweißaufbauende Wirkung)
- Wirkung auf Knochenreifung und Längenwachstum
- Stimulation der Hämatopoese
- Beschaffenheit der Muskulatur, der Haut, Funktion der Talgdrüsen

Die pharmakologisch wichtigste sexualunspezifische Wirkung ist der **proteinanabole Effekt.** Die stärkere Ausprägung der **Muskelmasse** beim Mann im Vergleich zur Frau ist androgenbedingt, ebenfalls der andere Teint des Mannes. Die **männliche Glatzenbildung** wird bei Vorhandensein einer genetischen Disposition ebenfalls durch Androgene verursacht oder gefördert. Das gilt übrigens auch für die Frau, vorausgesetzt, beide Komponenten – genetische Disposition und erhöhte Androgenproduktion in Nebennieren und/oder Ovarien – kommen zusammen.

An den **Ausfallserscheinungen** nach dem Wegfall der Androgene – etwa nach der Kastration oder der Behandlung mit einem Antiandrogen – wird die physiologische Bedeutung dieser Hormone am deutlichsten erkennbar:

Erfolgt die **Kastration im Erwachsenenalter,** kommt es zur Atrophie der akzessorischen Geschlechtsdrüsen, zur Reduktion der Muskelmasse, zum weiblichen Fettverteilungsmuster und die Libido nimmt ab.

Eine **Kastration vor dem Erreichen der Pubertät** führt zu dem typischen Bild des Eunuchen: die Verknöcherung der Epiphysenfugen ist verzögert, der Stimmbruch bleibt aus, ebenso die Ausbildung eines männlichen Behaarungstyps.

28.9.6 Indikationen und Dosierung

Primärer und sekundärer Hypogonadismus des Mannes

Beim Hypogonadismus oder bei Kastraten (Hodentumor, -torsion, schwere Traumen) können durch eine adäquate Androgentherapie die sekundären Geschlechtsmerkmale, die Libido und die Funktion der akzessorischen Geschlechtsdrüsen aufrechterhalten werden. Es handelt sich um die **Hauptindikation für Testosteron.** Dosierungen sind in > Tab. 28.5 aufgeführt. Als wirksamste Präparate für die vollständige Substitutionstherapie bei völligem Ausfall der endogenen Testosteronproduktion haben sich injizierbare Depotpräparate erwiesen. Das Ziel einer Testosteronsubstitution besteht darin, die Hormonkonzentration im Serum innerhalb des Normalbereichs zu halten. Geeignetste Substanz ist das Testosteron selbst, da nur so das breite Wirkspektrum des Testosterons erreicht werden kann.

Neben der **Überwachung** der Psyche und Sexualität sowie somatischer Parameter wie Körpergewicht, Behaarung, Fettverteilung, Sebumproduktion müssen zur Therapiekontrolle Testosteron-

Tab. 28.5 Zur Testosteronsubstitution verwendete Androgene

Bezeichnung	Dosis	Handelsname
Testosteronenantat	250 mg i. m. alle 2–3 Wochen	Testoviron-Depot®
Testosteronundecanoat	2–4 Kps. à 40 mg pro Tag p. o.	Andriol®

konzentrationen im Serum bestimmt werden. Bei der Bewertung müssen die unterschiedlichen pharmakokinetischen Profile der Präparate berücksichtigt werden. In größeren Abständen sollten Blutbild, Gerinnungsparameter, Leberfunktion und Lipidstoffwechsel kontrolliert werden. Einmal jährlich sollte bei jedem Patienten > 40 Jahre eine **Kontrolle der Prostata** vorgenommen werden. Die Knochendichte sollte bei der Festlegung der Testosterondosis ebenfalls berücksichtigt werden.

Androgentherapie bei Frauen

Immer häufiger wird eine Androgentherapie bei Frauen in der Postmenopause diskutiert, um die Sexualfunktionen im Alter zu verbessern. Neuere Studienergebnisse deuten darauf hin, dass die Libido durch Behandlung mit Testosteron gesteigert werden kann. Mit der Tandem-Massenspektrometrie gibt es mittlerweile auch die Möglichkeit einer exakten Hormonbestimmung, um Überdosierungen zu vermeiden. Zu viel Testosteron führt bei Frauen zu Akne und Hirsutismus. Langfristig drohen Risiken für das Herz-Kreislauf-System. Die grundsätzlich ablehnende Haltung zur **Testosterontherapie von Frauen** wird im wissenschaftlichen Diskurs etwas gelockert, nicht zuletzt aufgrund der Bereitschaft der Ärzte, Libidoverlust als gesundheitliche Störung anzuerkennen. Einige endokrinologische Fachgesellschaften halten daher einen Behandlungsversuch für gerechtfertigt, allerdings nur unter enger ärztlicher Kontrolle, nach sorgfältiger Abwägung von Nutzen und Risiken, einer engmaschigen Überwachung der Laborwerte und des Befindens vor und unter der Therapie.

Übermäßiges Längenwachstum

Obwohl für diese Indikation nicht zugelassen, wird Testosteron seit 50 Jahren im Sinne eines **Heilversuchs** zu diesem Zweck eingesetzt. Zumeist werden im Alter von 12–16 Jahren bei einer erwarteten Körpergröße von über 2 m Testosteronenantat i. m. für 1 Jahr verabreicht (250 mg i. m. wöchentlich oder 500 mg i. m. alle 2 Wochen). Die Dosis ist mindestens doppelt so hoch wie die Substitutionsdosis. Bisherige Nachuntersuchungen haben keine langfristigen unerwünschten Arzneimittelwirkungen bei Anwendung hoher Testosterondosen in der Pubertät ergeben.

Seneszenz

Eine der Menopause entsprechende abrupte Funktionseinbuße der Gonaden, ein **Climacterium virile,** gibt es beim Mann nicht. Testosteronkonzentrationen und Ejakulatparameter gesunder älterer Männer können denen junger Männer entsprechen. Allerdings ist altersabhängig mit einer gewissen Funktionseinschränkung der endokrinen Hodenfunktion zu rechnen. Eine Testosterongabe ist dann indiziert, wenn ein dokumentierter Hypogonadismus vorliegt (morgendliche Testosteronserumkonzentration < 12 nmol/l). Die Substitution erfolgt wie zur Behandlung des Hypogonadismus angegeben (➤ Kap. 28.9.6).

Bei Testosteronspiegeln im Normbereich gelingt es nicht, mit Androgenen eine **Potenzsteigerung** zu erreichen. Der Nutzen einer **Dehydroepiandrosteron-(DHEA)-Substitution** bei altersbedingtem Abfall der adrenalen DHEA-Sekretion (DHEA als Anti-Aging-Medikament) konnte nicht nachgewiesen werden. Gleiches gilt auch für die DHEA-Gabe bei Frauen in der Peri- und Postmenopause. Weder DHEA noch Testosteron sind daher als Anti-Aging-Präparate geeignet. In Deutschland gilt DHEA als verschreibungspflichtiger Arzneistoff; es existiert kein zugelassenes Präparat.

Idiopathische Infertilität

Die Anwendung von Testosteron bei Fertilitätsstörungen, für die keine klare Ursache identifiziert werden kann (idiopathische Infertilität), ist **obsolet.**

28.9.7 Unerwünschte Arzneimittelwirkungen

Cholestase und **Störungen der Leberfunktion** treten unter der Therapie mit C-17-alkylierten, oral wirksamen Androgenen (z. B. Methyltestosteron) häufiger auf als bei Verwendung anderer oral oder parenteral wirksamer Androgene. Mit dem Auftreten derartiger Wirkungen muss bei C-17-alkylierten Verbindungen bereits in einem Dosisbereich gerechnet werden, der zur Erzielung therapeutischer Wirkungen beim Menschen notwendig ist. Methyltestosteron-haltige Präparate sind deshalb in Deutschland nicht mehr im Handel.

Bei einer hoch dosierten Langzeittherapie kann es ferner zu Veränderungen im **Elektrolythaushalt** kommen, die zu Ödemen führen können. Die Retention von Kalium, Natrium, Chlorid, Calcium, anorganischem Phosphat und Wasser ist mit der Protein-anabolen Wirkung verknüpft.

Der Einfluss des Testosterons auf das **kardiovaskuläre System** ist Gegenstand aktiver Forschung. Da das Erkrankungsrisiko für eine Koronarsklerose bei Männern doppelt so hoch wie bei Frauen ist, liegt es nahe, eine Verbindung zwischen Testosteron und Atherosklerose zu suchen. Erste Hinweise auf einen Zusammenhang gründen sich auf Beobachtungen, dass die Suppression des Testosteronspiegels zu einem Anstieg der HDL-Cholesterin-Fraktion führt. Jedoch bleibt zu konstatieren, dass bisher eine **signifikante und unabhängige Assoziation zwischen endogenem Testosteronspiegel und koronaren Ereignissen** bei Männern **nicht nachgewiesen** werden konnte.

28.9.8 Kontraindikationen

Bei Patienten mit Tumoren der Prostata (Prostatahyperplasie und -karzinom) sind Androgene kontraindiziert. Die Schwangerschaft stellt wegen der Gefahr einer Virilisierung weiblicher Feten stets eine Kontraindikation dar. Bei Frauen ist unter der Androgentherapie mit Maskulinisierungssymptomen wie unerwünschtem Haarwuchs, Auftreten von Akne, Bartwachstum, Stimmbruch usw. zu rechnen.

28

28.10 Anabolika

Die eiweißanabolen Hormone leiten sich von den Androgenen ab. Unter dem Begriff Anabolie versteht man ganz allgemein aufbauende Prozesse, unter Katabolie dagegen abbauende.

28.10.1 Chemie

Die erste Verbindung, die als Anabolikum eingesetzt wurde, war **19-Nortestosteron** (➤ Abb. 28.18).

Viele Anabolika leiten sich vom 19-Nortestosteron ab. Aber auch andere Modifikationen des Steroidmoleküls führten zu anabolen Hormonen, wie z. B. die Einführung einer weiteren Doppelbindung zwischen den C-Atomen 1 und 2, die Substitution von Methylgruppen am C-Atom 1 u. a. m. Am C-17 alkylierte Verbindungen sind oral gut wirksam. Die Veresterung an der C-17β-Hydroxyl-Gruppe führte zu Depotpräparaten.

Eine der ersten Substanzen, die speziell für Dopingzwecke entwickelt wurden, ist das im Jahr 2003 entdeckte Anabolikum **Tetrahydrogestrinon** (THG). Es handelt sich um ein durch vier H-Atome ergänztes Molekül des Gestrinons, das zur Behandlung der Endometriose eingesetzt wird. Als Basis diente wahrscheinlich das Bullenmastmittel Trenbulon.

28.10.2 Wirkungen

Zu den wichtigsten Eigenschaften der Anabolika zählt ganz allgemein die **Förderung von Wachstumsprozessen,** was sich in einer Positivierung der Stickstoffbilanz äußert. Diese Wachstumsstimulierung ist ganz allgemeiner Natur, sie betrifft alle Organe und Organsysteme, soweit sie die Fähigkeit des Wachstums besitzen. Auch die stimulierende Wirkung auf die Erythropoese ist hierzu zu rechnen. Anabolika bewirken die Retention von Calcium, Phosphat, Kalium und Creatinin, eine Vermehrung der Mucopolysaccharide, v. a. in der Knochengrundsubstanz, sowie eine Retention von Wasser. Sie geht dem Wasserbindungsvermögen des neu gebildeten Eiweißes parallel.

28.10.3 Indikation und Dosierung

In der Vergangenheit war das Indikationsgebiet für Anabolika sehr weit gefasst (konsumierende Erkrankungen, Untergewicht und Appetitlosigkeit in der Rekonvaleszenz, schwere Operationen, reduzierter Allgemeinzustand v. a. im Alter, Strahlen- und Zytostatikatherapie, anämische Zustände, Osteoporose, chronische Leber- und Nierenerkrankungen, Muskeldystrophie, angioneurotisches Ödem u. a. m.). Heute sind Anabolika in Deutschland **nur noch** für die Indikation **aplastische Anämie** zugelassen. Bei Anämie infolge Niereninsuffizienz hat sich Erythropoetin als hoch wirksam erwiesen.

Androgene bewirken eine **gesteigerte Erythropoetinsynthese.** Darüber hinaus greifen sie auch direkt an den hämatopoetischen Stammzellen an und steigern die Synthese von Häm und Globin. In vitro sind diese Effekte auch an granulo- und thrombopoetischen Stammzellen nachweisbar.

Mittlerweile ist gut dokumentiert, dass die Einnahme von pharmakologischen Dosen von Androgenen zusammen mit körperlichem Training zu einem zusätzlichen Muskelaufbau führt. **Anabole Steroide** werden deshalb in großem Stil **missbräuchlich** von Leistungssportlern und Bodybuildern **angewendet** und sind nach wie vor die Klassiker unter den Dopingmitteln. Die Dosierungen liegen oft mehrere Zehnerpotenzen über den zur Substitutionstherapie empfohlenen Gaben. Die am häufigsten verwendeten Substanzen sind **Testosteron** selbst, **19-Nortestosteron, Mesterolon, Metenolon, 17α-Methyltestosteron** und zahlreiche andere Substanzen. Die 17α-alkylierten Androgene erfreuten sich lange besonderer Beliebtheit, da ihnen größere androgene Wirksamkeit im Vergleich zum Testosteron nachgesagt wurde. Für keine der Substanzen wurde beim Menschen allerdings nachgewiesen, dass ein solcher Unterschied tatsächlich besteht. Aufgrund guter Detektionsmöglichkeiten im Rahmen der Dopingkontrolle ist die Verwendung der 17α-alkylierten Androgene zugunsten des Testosterons oder des humanen Choriongonadotropins (hCG) zurückgegangen.

Anabole androgene Steroide machen fast 90 % aller illegalen leistungssteigernden Substanzen aus; etwa die Hälfte von ihnen sind verschiedene Testosteronpräparate.

28.10.4 Unerwünschte Arzneimittelwirkungen

Die wichtigste unerwünschte Arzneimittelwirkung ist die **androgene Wirkung.** Bei Frauen kann es zu Virilisierung kommen, zum Auftreten von Akne, zur irreversiblen Veränderung der Stimme und zu Klitoriswachstum, zu Behaarungen an den Beinen und in extremen Fällen zu Bartwuchs. In höheren Dosierungen hemmen Anabolika die gonadotrope Partialfunktion der Hypophyse. Das kann bei Frauen zu Zyklusstörungen, etwa Menstruationsverschiebungen, führen. Bei Männern supprimieren exogene Androgene die endogene Testosteron- und Spermienproduktion. Hodenvolumen und **Fertilität** nehmen ab. Das **aggressive Sexualverhalten** wird gesteigert. Bei hohen Testosteronwerten kann bei Männern das Brustdrüsenwachstum deutlich gesteigert werden, sodass eine **Gynäkomastie** resultiert.

Bei C-17-alkylierten anabolen Hormonen kann es zu **toxischen Störungen der Leberfunktion** (cholestatischer Ikterus) kommen. Ferner kommt es in hoher Dosierung zu einem atherogenen Lipidprofil, d. h. Anstieg des LDL-, Abfall des HDL-Cholesterins.

Es wurden ein **Anstieg des Hämatokritwerts** aufgrund einer Erythrozytose sowie eine vermehrte Wasserretention beobachtet.

Werden Anabolika bei Kindern angewandt, so ist auf eine **Beschleunigung der Knochenreifung** zu achten, die möglicherweise zu einer Reduzierung der Endgröße führen könnte.

Bei den meisten Dopingmitteln handelt es sich um von der Pharmaindustrie hergestellte Substanzen, die für die Human- und

Veterinärmedizin entwickelt und getestet, anschließend aber von Sportlern und Sportärzten zweckentfremdet eingesetzt wurden. Für das gezielt entwickelte neue Dopingmittel **Tetrahydrogestrinon** liegen keinerlei Daten zur Verträglichkeit, Wirksamkeit und zu den unerwünschten Arzneimittelwirkungen vor.

28.10.5 Kontraindikationen

Da durch die androgene unerwünschte Arzneimittelwirkung der Anabolika auch die weibliche Sexualdifferenzierung beeinflusst wird, ist die Anwendung von Anabolika in der Schwangerschaft immer kontraindiziert. Kontraindiziert sind Anabolika ferner bei Tumoren der Prostata, da man heute wohl annehmen kann, dass das Wachstum dieser Tumoren zumindest zeit- oder teilweise androgenabhängig ist, und bei eingeschränkter Leberfunktion. Frauen v. a. mit Sing- oder Sprechberufen sollten nicht mit Anabolika behandelt werden. Die Anwendung von Anabolika bei Leistungssportlern zur Vermehrung der Muskelmasse ist abzulehnen.

28.11 Selektive Androgenrezeptormodulatoren

Im Rahmen der Entwicklung selektiver Androgenrezeptormodulatoren (SARM) ist es bereits gelungen, durch systematische Modifikation nichtsteroidaler Antiandrogene neue Derivate mit selektiven androgenen Eigenschaften zu entwickeln, die zurzeit in klinischen Studien der Phasen I bis III getestet werden. Die Substanzen sind oral verfügbar und gewebeselektiv.

Sie verhalten sich **agonistisch an Muskeln und Knochen** und haben nur **geringe Effekte auf die Prostata.** Nichtsteroidale SARM werden nicht aromatisiert oder 5α-reduziert. Es ist das Ziel, neue gewebe-, zell- und zielgenspezifische Androgenrezeptormodulatoren zu entwickeln, deren androgene Wirkung gezielt zur Behandlung des Muskelverlusts, der Osteoporose und der Prostatahypertrophie sowie zur hormonellen männlichen Kontrazeption eingesetzt werden kann. Enobosarm, ein nichtsteroidaler SARM, ist klinisch am besten charakterisiert und soll zur Prävention und Behandlung der Sarkopenie bei Tumorpatienten zum Einsatz kommen.

28.12 Antiandrogen wirksame Substanzen

Antiandrogen wirksame Substanzen sind dazu geeignet, die Wirkung von Androgenen aufzuheben. Die antiandrogene Wirkung beruht entweder auf einem **kompetitiven Antagonismus** oder einer selektiven Modulation an den Androgenrezeptoren oder auf einer **Hemmung der Bildung des hoch aktiven Androgens Dihydrotestosteron (DHT).**

28.12.1 Antiandrogen wirkende Gestagene und Androgenrezeptor-Antagonisten

Antiandrogene sind geeignet zur Behandlung von Erkrankungen und krankhaften Zuständen, die durch Androgene hervorgerufen oder ungünstig beeinflusst werden. Zu nennen sind hier z. B. Tumoren der Prostata, der Hirsutismus, die Akne und Seborrhö, die androgenetische Alopezie bei Frauen sowie die männliche Hypersexualität und Sexualdeviationen.

Einige **Gestagene** haben **antiandrogene Wirkkomponenten** (➤ Tab. 28.3). Zu ihnen gehören **Cyproteron*** (Androcur®) als erhältliche Monosubstanz sowie **Chlormadinonacetat** (Chlormadinon 2 mg JENAPHARM®). Auch der Aldosteronrezeptor-Antagonist **Spironolacton** hat eine antiandrogene Partialwirkung, ist jedoch für die Antiandrogentherapie nicht zugelassen.

Flutamid* (FLUTAMID-biosyn®), **Bicalutamid** (Casodex®), und **Nilutamid** (Anandron®, Nilandron®) wirken als Antagonisten des Androgenrezeptors (➤ Abb. 28.19). Nilutamid ist in Nordamerika, nicht aber in Europa zugelassen. Bei den Androgenrezeptor-Antagonisten handelt es sich um nichtsteroidale Substanzen mit hoch potenten antiandrogenen Eigenschaften. Sie werden zusammen mit GnRH-Analoga in der **Behandlung des metastasierenden Prostatakarzinoms** eingesetzt. Während Flutamid zur Aufrechterhaltung eines ausreichenden Wirkstoffspiegels dreimal täglich appliziert werden muss, ist für Bicalutamid eine einmalige Gabe ausreichend. Zudem ist die hepatotoxische Wirkung des Bicalutamids deutlich geringer als die des Flutamids.

Enzalutamid (Xtandi®) und **Apalutamid** (Erleada®) sind Antiandrogene, die sich durch eine höhere Affinität zum Androgenrezeptor auszeichnen. Damit werden die natürlichen Agonisten Testosteron und Dihydrotestosteron aus der Bindung verdrängt. Darüber hinaus wird die Translokation des Androgenrezeptors in den Zellkern gehemmt, die DNA-Bindung und die Rekrutierung von Kofaktoren reduziert. Durch diesen dreifachen Mechanismus kommt es zur effektiven Suppression der androgenabhängigen Gene. Enzalutamid und Apalutamid sind für die Behandlung des nicht-metastasierten Kastrations-resistenten Prostatakarzinoms mit hohem Risiko für die Entwicklung von Metastasen und auch für die Therapie von bereits metastasierten Prostatatumoren zugelassen. Als kastrationsresistent wird ein Tumor eingestuft, wenn unter Hormonentzugsbehandlung mit GnRH-Analoga und Antiandrogenen wie Bicalutamid der PSA-Spiegel dennoch weiter steigt.

2020 kam **Darolutamid** (Nubeqa®) als neuer Androgenrezeptor-Antagonist auf den Markt. Die Indikation besteht in der Behandlung von erwachsenen Männern mit nicht metastasiertem kastrationsresistenten Prostatakarzinom. Die peroral verabreichte Substanz ist zugelassen für Patienten mit hohem Risiko für die Entwicklung von Metastasen. Darolutamid bewirkt eine signifikante Verlängerung der metastasenfreien Überlebenszeit.

Abirateron (Zytiga®) ist eine steroidartige Substanz, die als selektiver Inhibitor des CYP17A1-Enzyms (➤ Abb. 28.2) die Androgen- und Estrogen-Biosynthese blockiert. Abirateron ist für die Behandlung des metastasierten, kastrationsresistenten Prostatakarzinoms vor einer Chemotherapie und bei Progredienz während oder nach einer Docetaxel-haltigen Chemotherapie zugelassen. Da

28

Abirateron die 17α-Hydroxylase hemmt, kommt es zur Akkumulation von Mineralocorticoiden wie 11-Deoxycorticosteron und Symptomen eines sekundären Hyperaldosteronismus wie arterieller Hypertonie, Ödembildung und Hypokaliämie. Abirateron muss daher zusammen mit niedrig dosierten Glucocorticoiden (10 mg Prednison oder Prednisolon täglich) eingenommen werden. Die zusätzliche Gabe von Aldosteronrezeptor-Antagonisten allein ist nicht ausreichend.

28.12.2 5α-Reduktase-Inhibitoren

Finasterid* (Finasterid-ratiopharm®, ➤ Abb. 28.19) ist ein spezifischer Inhibitor der Typ-II-5α-Reduktase, eines Enzyms, das Testosteron zum Dihydrotestosteron (DHT) umwandelt. Finasterid wurde für die Behandlung der **benignen Prostatahyperplasie** entwickelt. Darüber hinaus wird die Substanz (Propecia®) auch bei der Behandlung der **androgenetischen Alopezie** bei Männern eingesetzt.

28

Dutasterid (Avodart®) ist ebenfalls ein 5α-Reduktase-Hemmer, der bei der Behandlung der benignen Prostatahyperplasie zum Einsatz kommt. Im Gegensatz zu Finasterid hemmt Dutasterid nicht nur die 5α-Reduktase vom Typ 2, sondern auch vom Typ 1 und ist ein stärkerer Inhibitor des Enzyms mit einer langsamen Dissoziation. Beide Isoformen werden in der Prostata überexprimiert. Dutasterid wird deshalb auch als dualer Inhibitor bezeichnet. Es hat eine lange Halbwertszeit von 3–5 Wochen. Es reduziert die Größe der Prostata, lindert die Symptome und verbessert den Harnfluss. Dutasterid ist allein oder **in Kombination mit dem α_1-Adrenozeptor-Antagonist Tamsulosin** (Duodart®) zur Behandlung und Vorbeugung des Fortschreitens einer benignen Prostatahyperplasie zugelassen. Es ist nach einer Phase-III-Studie aus dem Jahr 2010 wie Finasterid zur Behandlung der androgenetischen Alopezie bei Männern prinzipiell geeignet, aber in dieser Indikation noch nicht freigegeben. Dutasterid kann gemäß einer großen Studie auch Prostatakrebs vorbeugen, aber auch in dieser Indikation gibt es noch keine Zulassung.

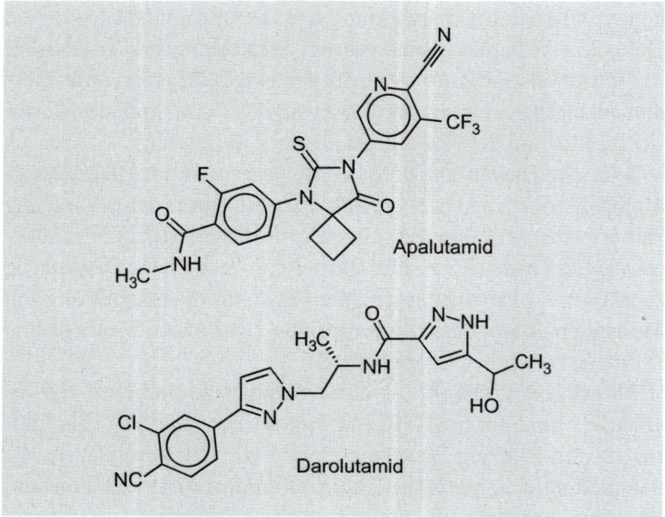

Abb. 28.19 Strukturformeln der Antiandrogene Apalutamid, Darolutamid

28.12.3 Indikationen, Dosierung und unerwünschte Arzneimittelwirkungen

Prostatakarzinom Das Prostatakarzinom ist in seinem Wachstum teil- und zeitweise androgenabhängig; daher kann sein Wachstum durch Antiandrogene vermindert werden. Man verabreicht 200–300 mg **Cyproteronacetat** (Androcur®) pro Tag p. o. oder 300 mg pro Woche i. m. Nach Kastration wird niedriger dosiert. **Flutamid** (Flumid®) und **Bicalutamid** (Casodex®) werden nur in dieser Indikation eingesetzt. Vielfach werden Antiandrogene auch in Kombination mit GnRH-Analoga angewandt (Ausschaltung der testikulären Androgene durch nichtpulsatile Gabe von GnRH und Hemmung der adrenalen Androgene durch das Antiandrogen), um eine maximale Androgenblockade zu erreichen. Neue Behandlungsstrategien beruhen auf **Enzalutamid** (Xtandi®) und **Abirateron** (Zytiga®) (➤ Kap. 28.12.1).

Benigne Prostatahyperplasie **Finasterid** in einer Dosierung von 5 mg (Prosacar®) und **Dutasterid** (Avodart®) mit 0,5 mg werden in der Behandlung der benignen Prostatahyperplasie (BPH) eingesetzt und führen zu einer Reduktion der Prostatagröße. Eine signifikante Zunahme des Urinflusses ist die Folge.

Sexualdeviationen und Hypersexualität beim Mann Die Libido ist androgenabhängig und kann durch Antiandrogene unterdrückt werden. Antiandrogene stellen daher eine Alternative zur Kastration bei Sexualdelinquenten dar. **Cyproteronacetat** (Androcur®) wird p. o. in einer Dosis von 100–200 mg pro Tag oder i. m. in einer Dosis von 300 mg pro Woche appliziert.

Androgenetische Alopezie Bedingt durch die gestagene Partialwirkung, führt die alleinige Gabe von Cyproteronacetat zu Zyklusstörungen. Deshalb hat sich folgendes Behandlungsschema bei **Frauen** bewährt: 100 mg/Tag **Cyproteronacetat** p. o. in den ersten 10 Zyklustagen plus 50 µg Ethinylestradiol pro Tag p. o. bis zum 21. Zyklustag. Je nach therapeutischem Effekt kann die Cyproteronacetat-Dosis reduziert werden.

Die Alopezie des **Mannes** spricht auf **Finasterid** an: In einer Dosierung von 1 mg/Tag (Propecia®) über 2 Jahre kommt es zu einer signifikanten Zunahme der Haardichte und einem Rückgang der männlichen Glatzenbildung. Zu den häufigsten möglichen unerwünschten Arzneimittelwirkungen gehören eine verminderte Libido, Impotenz, Erektionsstörungen, Ejakulationsstörungen, Berührungsempfindlichkeit der Brust, Brustvergrößerung und Hautausschlag. Libido- und Potenzstörungen werden in dieser Dosierung nur von etwa 1–2 % der Männer angegeben; diese sind nach Absetzen des Medikaments voll reversibel.

Akne, Seborrhö und Hirsutismus Kombinationspräparate, die 2 mg **Cyproteronacetat** und Ethinylestradiol enthalten, werden zur Therapie der Akne, Seborrhö und des leichten Hirsutismus angewendet.

WEITERFÜHRENDE LITERATUR

Barton M, Filardo EJ, Lolait SJ et al. Twenty years of the G protein-coupled estrogen receptor GPER: historical and personal perspectives. J Steroid Biochem Mol Biol, 2018; 176: 4–15.

Collaborative Group on Hormonal Factors in Breast Cancer Breast cancer. Type and timing of menopausal hormone therapy and breast cancer risk: individual participant meta-analysis of the worldwide epidemiological evidence. Lancet, 2019; 394: 1159–1168.

Desai K, McManus J, Sharifi N. Hormonal therapy for prostate cancer. Endocr Rev, 2021; doi:https://doi.org/10.1210/endrev/bnab002.

Deutsche Gesellschaft für Gynäkologie und Geburtshilfe: S3-Leitlinie „Hormontherapie in der Peri- und Postmenopause". www.awmf.org/leitlinien/detail/ll/015-062.html

Edwards DP. Regulation of signal transduction pathways by estrogen and progesterone. Annu Rev Physiol, 2005; 67: 335–376.

Fuentes N, Silveyra P. Estrogen receptor signaling mechanisms. Adv Protein Chem Struct Biol, 2019; 116: 135–170.

Handelsman DJ. Testosterone misuse and abuse. Endocr Rev, 2021. doi:https://doi.org/10.1210/endrev/bnab001.

Hanker AB, Sudhan DR, Arteaga CL. Overcoming endocrine resistance in breast cancer. Cancer Cell, 2020; 37: 496–513.

Hutardo A, Holmes KA, Geistlinger TR et al. Regulation of ERBB2 by oestrogen receptor-PAX2 determines response to tamoxifen. Nature, 2008; 456: 663–666.

Ingle JN. Overview of adjuvant trials of aromatase inhibitors in early breast cancer. Steroids, 2011; 76: 765–767.

Jordan VC. Tamoxifen – a most unlikely pioneering medicine. Nat Rev Drug Discov, 2003; 2: 205–213.

Korach KS, Wintermantel T. Tissue-Specific Estrogen Action – Novel Mechanisms, Novel Ligands, Novel Therapies? Berlin: Springer, 2007.

Leidenberger F, Strowitzki T, Ortmann O. Klinische Endokrinologie für Frauenärzte. 5. Aufl. Berlin: Springer, 2014.

Morch LS, Skovlund CW, Hannaford PC et al. Contemporary hormonal contraception and the risk of breast cancer. N Engl J Med, 2017; 377: 2228–2239.

Nair KS, Rizza RA, O'Brien P et al. DHEA in elderly women and DHEA or testosterone in elderly men. N Engl J Med, 2006; 355: 1647–1659.

Navarro VM, Tena-Sempere M. Neuroendocrine control by kisspeptins: role in metabolic regulation of fertility. Nat Rev Endocrinol, 2012; 8: 40–53.

Nieschlag E, Behre HM, Nieschlag S. Andrologie – Grundlagen und Klinik der reproduktiven Gesundheit des Mannes. 3. Aufl. Berlin: Springer, 2009.

Nieschlag E, Vorona E. Mechanisms in Endocrinology: Medical consequences of doping with anabolic androgenic steroids: effects on reproductive functions. Eur J Endocrinol, 2015; 173: R47–R58.

Rodrigues dos Santos M., Bhasin S. Benefits and risks of testosterone treatment in men with age-related decline in testosterone. Annu Rev Med, 2021; 72: 16.1–16.17.

Ross-Innes CS, Stark R, Teschendorff AE et al. Differential oestrogen receptor binding is associated with clinical outcome in breast cancer. Nature, 2012; 481: 389–393.

Segerer S, Bauersachs R. Erworbene und hereditäre Thrombophilien – geeignete kontrazeptive Maßnahmen. Gynäkologische Endokrinologie, 2019; 17: 134–138.

Turgeon JL, McDonnell DP, Martin KA, Wise PM. Hormone therapy: Physiological complexity belies therapeutic simplicity. Science, 2004; 304: 1269–1273.

Turgeon JL, Carr MC, Maki PM, Mendelsohn ME, Wise PM. Complex actions of sex steroids in adipose tissue, the cardiovascular system, and the brain: Insights from basic science and clinical studies. Endocr Rev, 2006; 27: 575–605.

Windler E, Hadji P, Ortmann O. Hormonersatztherapie und Prävention gemäß S3-Leitlinie. Gynäkologische Endokrinologie, 2020; 18: 14–20.

Xu J, Wu R-C, O'Malley BW. Normal and cancer-related functions of the p160 steroid receptor co-activator (SRC) family. Nat Rev Cancer, 2009; 9: 615–630.

Yager JD, Davidson NE. Mechanisms of disease: Estrogen carcinogenesis in breast cancer. N Engl J Med, 2006; 354: 270–282.

KAPITEL

29

Elke Oetjen

Schilddrüsentherapeutika

29.1 Schilddrüsenhormone

Die Schilddrüsenhormone Thyroxin (T_4) und Triiodthyronin (T_3) haben in fast allen Organen wichtige Steuerungsfunktionen. Sie beeinflussen Metabolismus, Wachstum und Reifung. In den meisten Geweben wie Niere, Leber und Muskeln wird T_4 zu dem sehr viel wirksameren Triiodthyronin (T_3) dejodiert, sodass T_4 ein Prohormon ist. Nur ein kleiner Teil des im Serum verfügbaren T_3 stammt direkt aus der Schilddrüse.

Chemie

Die Schilddrüsenhormone Levothyroxin (Tetraiodthyronin; T_4) und Liothyronin (Triiodthyronin; T_3) sind Derivate der Aminosäure L-Tyrosin (> Abb. 29.1).

Biosynthese und Sekretion

Synthese, Speicherung und Freisetzung der Schilddrüsenhormone hängen von der Versorgung mit Iodid ab und unterliegen der Regulation durch das hypophysäre Steuerhormon TSH (Thyreotropin) (> Abb. 29.2). Iodid wird in der Schilddrüse aktiv über den Natrium-Iod-Symporter (NIS) aus dem Blut in die Follikelepithelzelle transportiert. Es kann abhängig von der Versorgungslage mit Iod bis auf das 100-Fache der Plasmakonzentration angereichert werden. Iodid wird auch in andere Organe wie Magenschleimhaut, Speicheldrüse, Mamma und Plazenta transportiert. Aufgenommenes Iodid wird durch die Thyreoperoxidase (TPO) an der apikalen Membran der Zelle unter Verwendung von Wasserstoffperoxid oxidiert und in Tyrosinreste des Thyreoglobulins eingebaut, wobei 3-Monoiodtyrosin- (MIT) oder 3,5-Diiodtyrosin(DIT)-Verbindungen entstehen (> Abb. 29.2). MIT- und DIT-Reste des Thyreoglobulins werden durch die TPO zu T_3 und T_4 konjugiert (> Abb. 29.2). Thyreoglobulin wird als Speicherform von T_4 und T_3 im Kolloid der Schilddrüsenfollikel gelagert. Der Hormonvorrat reicht für einige Tage.

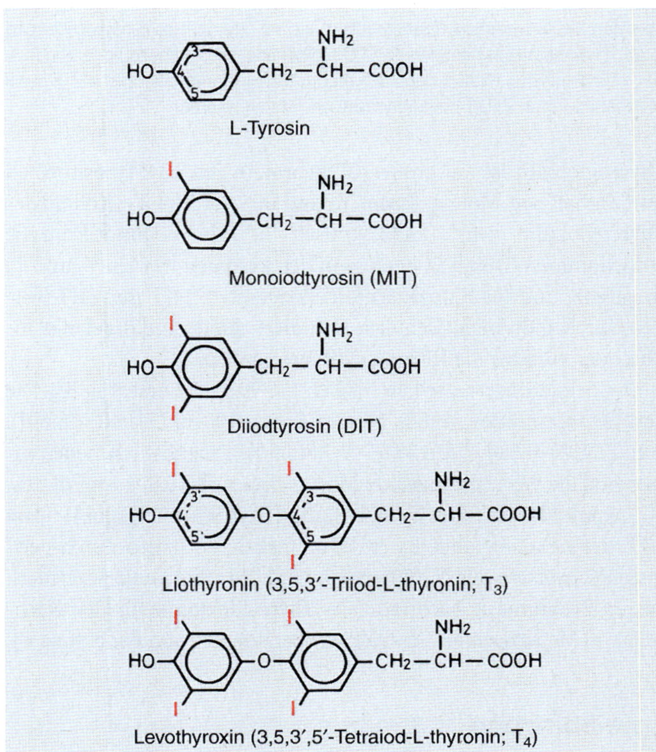

Abb. 29.1 Strukturformeln von Schilddrüsenhormonen und Vorläufern der Schilddrüsenhormone.

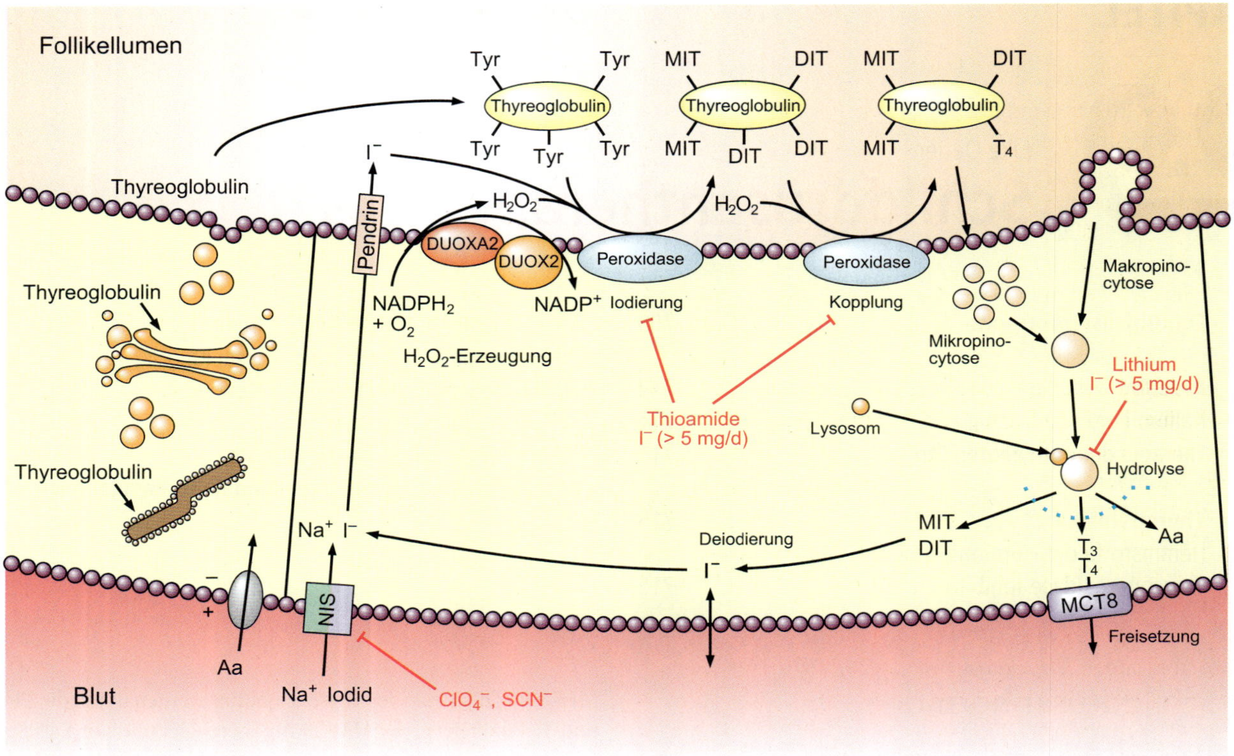

Abb. 29.2 Biosynthese der Schilddrüsenhormone und Angriffspunkte von Thyreostatika.
Schematische Darstellung einer Follikelepithelzelle der Schilddrüse und die Schritte der Schilddrüsenhormonsynthese und -freisetzung. Iodid wird durch den NIS in die Zelle aufgenommen und durch Pendrin in das Follikellumen sezerniert. TPO iodisiert unter Verwendung des durch DUOX2 hergestellten Wasserstoffperoxids Tyrosinreste des Thyreoglobulins und koppelt die MIT- und DIT-Reste zu T_3 und T_4. Endozytotisch aufgenommenes Thyreoglobulin wird in Lysosomen proteolysiert, T_3 und T_4 über den MCT8 sezerniert. **TSH** stimuliert alle Schritte der Hormonsynthese- und sekretion. **Thyreostatika** a) hemmen den NIS (Perchlorat [ClO_4^-] oder Thiocyanat [SCN^-]) kompetitiv; b) hemmen die TPO (Thioamide wie Thiamazol) oder Iod in hoher Dosierung; c) hoch dosiertes Iod und Lithium hemmen die Sekretion.
(Tyr = Tyrosin; NIS = Natrium-Iodid-Symport; MIT = Monoiodtyrosin; MCT8 = Monocarboxylat-Transporter 8; DUOX2 = duale Oxidase 2; DUOXA2 = duale Oxidase Maturation Factor 2; DIT = Diiodtyrosin; Aa = Aminosäuren)

Thyreoglobulin ist ein großes Glykoprotein mit 134 Tyrosinresten und enthält pro Mol ca. 3 Mol T_4 und 0,3–0,4 Mol T_3. Kolloidales Thyreoglobulin wird endozytotisch in die Schilddrüsenzelle aufgenommen. Durch Proteolyse in den Lysomen werden T_4 und T_3 freigesetzt und ins Blut sezerniert. Freigesetzte MIT und DIT werden durch Iodtyrosin-Deiodase deiodiert. Freies Iodid gelangt ins Blut oder wird für die Hormonsynthese genutzt.

Die Schilddrüse sezerniert täglich ca. 90 µg T_4 und 8 µg T_3. Die Serumkonzentration von T_4 beträgt 6–8 µg/100 ml (75–105 nmol/l), von T_3 100–150 ng/100 ml (1,5–2,3 nmol/l). Diagnostisch bedeutsamer sind die Werte für ungebundenes (= freies) T_4 (0,8–1,8 ng/dl bzw. 10–23 pmol/l) und freies T_3 (3,5–8,0 ng/l bzw. 5,3–12,3 pmol/l). Etwa 80 % des zirkulierenden T_3, ca. 25 µg täglich, entstehen durch periphere Konversion aus T_4. Zusätzlich wird Thyreoglobulin sezerniert, dessen Bestimmung nach radikaler Thyreoidektomie für den Nachweis von Metastasen bei Schilddrüsenkarzinomen von Bedeutung ist.

Eiweißbindung

T_4 (ca. 0,5 ‰ frei, fT_4) und T_3 (ca. 5 ‰ frei, fT_3) werden im Blut vorwiegend proteingebunden transportiert. Die Bindung erfolgt überwiegend an Thyroxin-bindendes Globulin (TBG), daneben an Thyroxin-bindendes Präalbumin (TBPA) und Albumin.

Die Bindung der Schilddrüsenhormone an ihre Transportproteine wird durch folgende Substanzen beeinflusst: Salicylate, Heparin, Diazepam, Sulfonylharnstoffe, Phenylbutazon und Phenytoin **konkurrieren** mit T_4 und T_3 um die Bindung an TBG. Die Gabe von Estrogenen, Methadon, Clofibrat, 5-Fluorouracil und Heroin kann zu einer **erhöhten** TBG-Kapazität führen. TBG ist in der Schwangerschaft (estrogenbedingt), bei akuter intermittierender Porphyrie, bei akuter Hepatitis und bei biliärer Leberzirrhose erhöht. Hypoproteinämien bei Malabsorptionssyndrom, nephrotischem Syndrom, terminaler Niereninsuffizienz oder dekompensierter Leberzirrhose und eine Überfunktion der Nebennierenrinde **vermindern** TBG, ebenso die Gabe von Androgenen, Anabolika und Glucocorticoiden. Diese Einflüsse werden weitgehend durch die Gegenregulation über die Sekretion von TSH und Schilddrüsenhormonen ausgeglichen, sodass sich die freien Konzentrationen an T_4 und T_3 nicht ändern. Daher ist die Messung des freien T_4 und T_3 zusammen mit der TSH-Bestimmung die Grundlage für die Diagnose bei Schilddrüsenerkrankungen.

Metabolismus

T_4 und T_3 werden durch Deiodasen, die Iod vom Phenolring oder vom nichtphenolischen Ring abspalten, deiodiert. Drei Deiodasen (D1, D2, D3) sind bekannt, die alle die Aminosäure Selenocystein enthalten. D1 – überwiegend in Leber und Niere exprimiert – deiodiert beide Ringe von T_4, sodass T_4 zu T_3 aktiviert oder zu rT_3 (engl. reverse T_3 = 3,3',5'-Triiodthyronin) inaktiviert wird. D2 wird in vielen Geweben exprimiert und deiodiert den phenolischen Ring, sodass T_4 nur zu T_3 aktiviert wird. Die Deiodierung von T_4 und T_3 am nichtphenolischen Ring durch D3, die u. a. in der Plazenta exprimiert wird, inaktiviert T_3 und T_4. Das bei der Deiodierung frei werdende Iod zirkuliert im Körper und gelangt z. T. wieder in die Schilddrüse. Die Deiodierung findet in praktisch allen Organen statt. Die Deiodierung (D1) wird durch hohe Dosen von Propylthiouracil, Propranolol, Amiodaron, Glucocorticoiden und einige Röntgenkontrastmittel gehemmt und ist bei schweren Erkrankungen und Mangelernährung vermindert. Phenobarbital stimuliert die Deiodierung von T_4. Die D1-Aktivität in der Leber und in der Niere ist bei Hyperthyreose erhöht, bei Hypothyreose vermindert. Unter normalen Bedingungen wird T_4 zu jeweils 40 % in T_3 und rT_3 und zu etwa 20 % über andere Wege metabolisiert.

In der Leber werden T_3 und T_4 an der Phenolgruppe mit Glucuronsäure und zum geringen Teil mit Schwefelsäure konjugiert. Die Glucuronide werden mit der Galle ausgeschieden, im Darm erfolgen bakterielle Aufspaltung und z. T. Reabsorption.

Vorwiegend in der Niere, aber auch in Leber, Muskel und Gehirn werden T_4 und T_3 durch oxidative Desaminierung und Decarboxylierung u. a. zu Tetra- bzw. Triiodthyroessigsäure (TRIAC) metabolisiert. TRIAC bindet mit ähnlicher Affinität wie T_3 an die nukleären Schilddrüsenhormonrezeptoren und aktiviert die Gentranskription.

Die **Eliminationshalbwertszeit** von T_4 beträgt ca. 7 Tage, von T_3 ca. 1 Tag. Sie ist bei Hyperthyreose verkürzt, bei Hypothyreose verlängert.

Regulation

Die Synthese und die Sekretion der Schilddrüsenhormone werden vom Hypothalamus-Hypophysenvorderlappen-System reguliert (➤ Abb. 29.3). Hypothalamisches TRH (thyrotropin-releasing hormone) stimuliert die hypophysäre TSH-Sekretion, wodurch innerhalb von Minuten die Sekretion von Schilddrüsenhormonen und eine verstärkte Iodaufnahme und Hormonsynthese der Schilddrüse induziert werden. Lang dauernde Einwirkung von TSH führt zu einer vermehrten Vaskularisation und Hypertrophie der Thyreozyten. Die Rolle von TSH bei der Vermehrung der Thyreozyten (Hyperplasie) ist umstritten. (➤ Kap. 26.2.2). Schilddrüsenhormone hemmen TSH- und TRH-Sekretion und -Synthese durch negative Rückkopplung (➤ Abb. 29.3).

Wirkmechanismus

Im Blut zirkulierendes fT_4 wird z. T. über Schilddrüsenhormontransporter wie Monocarboxylat-Transporter 8 (MCT8) in die Zelle aufgenommen und zu T_3 deiodiert. Die meisten Wirkungen der Schilddrüsenhormone werden durch Bindung an intrazelluläre Schilddrüsenhormonrezeptoren als ligandenregulierte Transkriptionsfaktoren vermittelt, die bevorzugt T_3 binden (➤ Abb. 29.4). Über eine veränderte Aktivität der Zielgene bewirkt T_3 eine vermehrte oder verminderte Synthese der von den Zielgenen codierten Proteine (➤ Abb. 29.4). Der Wirkungseintritt ist daher verzögert.

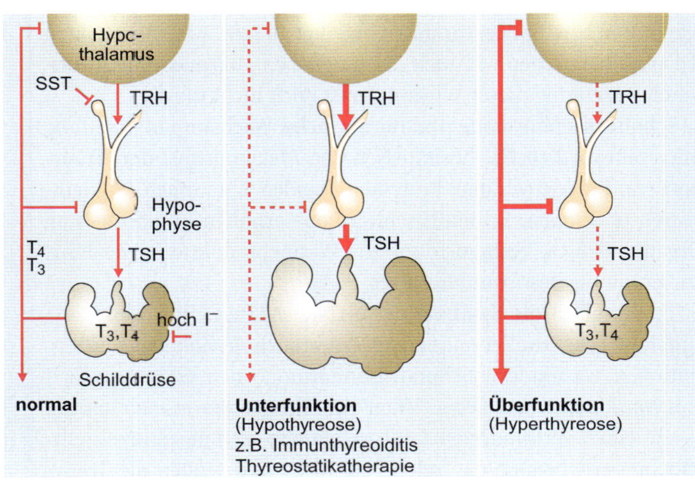

Abb. 29.3 Regelmechanismus bei normaler und gestörter Schilddrüsenfunktion.
Das Gleichgewicht zwischen TSH und Schilddrüsenhormonen wird durch Rückkopplung reguliert. T_3 hemmt die TRH- und TSH-Synthese und -Sekretion. Hohe Iodidspiegel (I^-) hemmen die Synthese und Freisetzung von T_4 und T_3. Absinken der peripheren Konzentration der Schilddrüsenhormone erhöht die hypothalamische TRH-Sekretion und damit die TSH-Sekretion aus der Adenohypophyse. Dies geschieht z. B. bei einer durch atrophische Immunthyreoiditis, durch Thyreoidektomie oder Radioiodbehandlung bedingten Hypothyreose. Somatostatin (SST) hemmt die Wirkung von TRH. Andauernde TSH-Stimulation, z. B. durch Thyreostatika-induzierte Hypothyreose, kann zur Vergrößerung der Schilddrüse führen. Umgekehrt bewirkt eine Hyperthyreose eine verminderte Produktion von TRH und TSH.

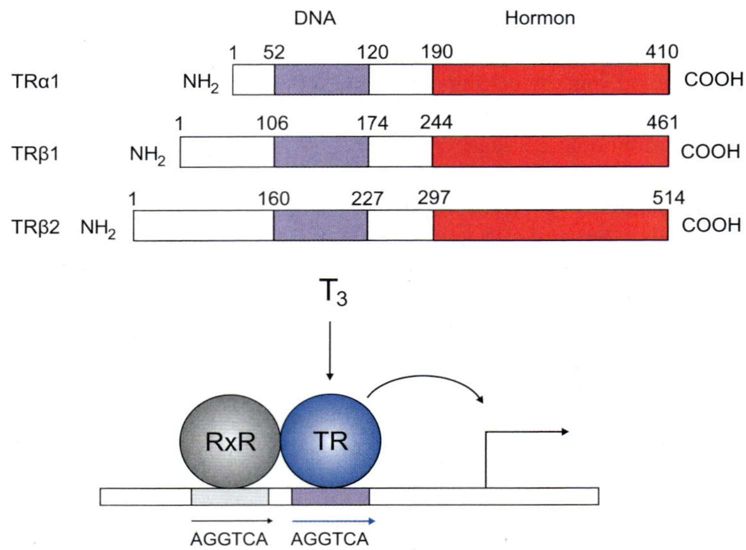

Abb. 29.4 Modulare Struktur und allgemeine Funktionsweise der Schilddrüsenhormonrezeptoren.
Oben: Struktur der Schilddrüsenhormonrezeptoren des Menschen im Balkendiagramm. Es gibt zwei T_3-Rezeptoren, TRα und TRβ, die von zwei verschiedenen Genen codiert werden; durch alternatives Spleißen entstehen weitere Isoformen. Die Rezeptoren sind in den Geweben unterschiedlich verteilt. Als nukleäre Rezeptoren besitzen die T_3-Rezeptoren eine DNA-Bindedomäne (DNA) und eine Ligandenbindedomäne (Hormon). Die Nummerierung bezieht sich auf die Aminosäuren. NH_2 und COOH bezeichnet das N- und C-terminale Ende des Proteins.
Unten: Regulation der Gentranskription durch T_3-Rezeptoren. T_4 wird in die Zelle transportiert und dort u. a. zu T_3 deiodiert. T_3-Rezeptoren (TR) können ohne Ligandenbindung als Heterodimer mit dem Retinoid-X-Rezeptor (RXR) an die DNA binden. Eine typische DNA-Bindungsstelle beinhaltet eine direkte Wiederholung der Basensequenz 5'-AGGTCA-3', mit 4 dazwischen liegenden beliebigen Basen (DR4-Motiv). Im nicht-T_3-gebundenen Zustand interagiert der Rezeptor mit Korepressoren wie N-CoR und SMRT, die die allgemeine Transkriptionsmaschinerie hemmen. Die Bindung von T_3 führt zur Verdrängung der Korepressoren und fördert die Rekrutierung von Koaktivatoren wie SRC-1 und CBP, sodass T_3 über den T_3-Rezeptor die Transkription der Zielgene meist steigert. Zu bekannten Zielgenen der T_3-Rezeptoren gehören das Gen des β_1-Adrenozeptors sowie Gene von Untereinheiten der Na^+-K^+-ATPase, Ca^{2+}-ATPasen (SERCA1 und 2), der Deiodase (D1) und eines mitochondrialen Entkopplungsproteins (UCP1). T_3 kann die Transkriptionsrate von Genen auch hemmen, so z. B. über $TR\beta_2$ als negative Rückkopplung die Gene für TRH und die β-Untereinheit von TSH. Der horizontale Balken symbolisiert die DNA-Doppelhelix, der darauf stehende Pfeil den Startpunkt der Transkription eines Gens.

Daneben wurden für Schildrüsenhormone schnelle (innerhalb von Minuten) nichtgenomische (d. h. transkriptions- und translationsunabhängige) Effekte beschrieben. Angriffspunkte finden sich an der Plasmamembran, in den Mitochondrien und im Zytoskelett. Auch hier scheinen zumindest z. T. klassische Schilddrüsenhormonrezeptoren bzw. Splice-Varianten beteiligt zu sein. Eine Beurteilung der physiologischen wie auch der möglichen pharmakotherapeutischen Bedeutung dieser Wirkungen ist noch nicht möglich.

Schilddrüsenhormone sind für normales Wachstum und Reifung mitverantwortlich. Sie beeinflussen den Metabolismus und Transport von Kohlenhydraten, Proteinen, Lipiden, Vitaminen, Nukleinsäuren und Ionen. Schilddrüsenhormone erhöhen in den meisten Organen den O_2-Verbrauch und die Wärmeproduktion. Dies führt zur Erhöhung des Grundumsatzes.

T_3 stimuliert die Synthese der Na^+-K^+-ATPase. Ihre Aktivitätszunahme geht parallel mit dem O_2-Verbrauch. In höheren Konzentrationen vermindern Schilddrüsenhormone den Glycogengehalt von Muskulatur und Leber. Unter Schilddrüsenhormonen kommt es zu einer verminderten Glucosetoleranz und Insulinresistenz, daneben erhöhen sie die freien Fettsäuren und senken die Triglyceride im Blut. Der Cholesterinabbau zu Gallensäuren ist vermehrt. In niedrigen Dosen stimulieren, in höheren Dosen hemmen Schilddrüsenhormone die Proteinsynthese und erhöhen die Proteolyse. Ferner steigern sie den Stoffwechsel von Calcium und Phosphat. Osteoklasten und Osteoblasten werden aktiviert, die Ausscheidung von Calcium im Urin ist bei Hyperthyreose erhöht.

Die normale Entwicklung und Funktion des ZNS ist von Schilddrüsenhormonen abhängig. Fehlen sie, kommt es zum Stillstand der körperlichen und geistigen Entwicklung mit irreversibler mentaler Retardierung **(Kretinismus).** Bei Hyperthyreose ist die Erregbarkeit des Nervensystems gesteigert, bei Hypothyreose herabgesetzt. Bei Hyperthyreose kommt es bei gleicher Arbeit zu erhöhtem Energieverbrauch.

Schilddrüsenhormone erhöhen die Kontraktilität der Herzmuskelfaser und so das Schlagvolumen sowie die Herzfrequenz. Das erhöhte Herzzeitvolumen bewirkt einen Anstieg der Blutdruckamplitude, da auch der totale periphere Widerstand vermindert ist. Der Sauerstoffverbrauch des Myokards wird durch Schilddrüsenhormone gesteigert. Die Erregbarkeit des Reizleitungssystems ist gesteigert, wodurch die erhöhte Neigung zu Extrasystolie und Vorhofflimmern bei Patienten mit Hyperthyreose erklärt wird. Diese sind gegenüber Catecholaminen besonders empfindlich, u. a. durch vermehrte Bildung von β_1-Adrenozeptoren. Unter β-Adrenozeptor-Antagonisten kommt es zu einer Senkung, allerdings nicht zu einer völligen Normalisierung der Herzfrequenz bei Patienten mit Hyperthyreose.

Symptome einer **Hypothyreose** sind: Müdigkeit, Antriebsarmut, Konzentrationsschwäche, Obstipation, Gewichtszunahme, trockene

Haut, Kälteintoleranz, Bradykardie, Heiserkeit, Menstruationsstörungen, Depression und andere neuropsychologische Störungen. Symptome einer **Hyperthyreose** sind dagegen: Gewichtsabnahme, Wärmeintoleranz, Tachykardie, feuchtwarme Haut, Nervosität, Unruhe, Schlaflosigkeit und Tremor.

Anwendung und Indikationen

Für die Therapie stehen Levothyroxin* (T_4; z. B. L-Thyroxin Henning®) und Liothyronin, (T_3; Thybon®) sowie Kombinationen der beiden Hormone (z. B. Novothyral®) zur Verfügung.

Aufgrund der längeren Halbwertszeit und der peripheren Deiodierung zu T_3 ist T_4 das Mittel der Wahl, um ausgeglichene Hormonspiegel zu erhalten. Bei der Verwendung von T_3 oder von Kombinationspräparaten beider Schilddrüsenhormone entstehen Spitzen des Triiodthyroninspiegels mit entsprechenden unerwünschten Arzneimittelwirkungen bei höherer Dosierung. T_3 wird in der Schilddrüsendiagnostik oder bei Patienten mit Konversionsstörung (siehe Deiodasen) eingesetzt.

Üblich ist die orale Applikation. Die Resorption von T_4 beträgt nüchtern etwa 75–85 %, von T_3 90–100 % (➤ Tab. 29.1). Gleichzeitige Nahrungsaufnahme kann die Resorption von T_4 reduzieren, sodass sich die einmalige Einnahme der Tagesdosis von T_4 etwa 30–60 Minuten vor dem Frühstück empfiehlt. T_4-Präparate unterscheiden sich in ihrer Bioverfügbarkeit, woran bei einem Wechsel des Fertigarzneimittels gedacht werden sollte.

Im Notfall können T_4 und T_3 parenteral appliziert werden (L-Thyroxin Henning® inject, Thyrotardin® inject).

Indikationen:

- Substitution bei Hypothyreose
- Suppressionsbehandlung nach Thyreoidektomie und Radioiodbehandlung von Schilddrüsenmalignomen
- Rezidivprophylaxe der Struma nach Strumektomie
- Hypertrophe Form der Immunthyreoiditis (Hashimoto-Struma)
- Begleittherapie bei thyreostatischer Therapie der Hyperthyreose
- Behandlung von Depressionen

Hypothyreose: Zur Vollsubstitution sind T_4-Dosen zwischen 1,5 und 1,8 µg/kg Körpergewicht pro Tag ausreichend. Bei jungen Patienten kann sofort mit der errechneten Substitutionsdosis begonnen werden. Bei älteren Patienten bzw. Patienten mit kardialen Erkrankungen wird im Allgemeinen mit 25 oder 50 µg/Tag begonnen und die Dosis monatlich um 25 µg/Tag bis zum Eintritt der Euthyreose gesteigert. In der Schwangerschaft besteht – u. a. infolge des estrogenbedingten Anstiegs des Thyroxin-bindenden Globulins – ein um ca. 40 % erhöhter Bedarf an Levothyroxin. Die Kontrolle der T_4-Therapie erfolgt durch Messung von T_3 jeweils vor dem Anpassen der Dosis und durch Messung von TSH nach 6–8 Wochen (nicht früher!).

Tab. 29.1 Pharmakokinetische Eigenschaften von Thyroxin (Levothyroxin; T_4) und Triiodthyronin (Liothyronin; T_3) nach oraler Applikation

	T_4	T_3
Resorption	75–85 %[1]	90–100 %
Wirkungseintritt	3–5 Tage	12–48 h
Wirkungsdauer	7–10 Tage	3–5 Tage
Halbwertszeit	7 Tage	14–48 h

[1] Die Resorption ist bei gleichzeitiger Nahrungsaufnahme um 50 % vermindert.

Konnatale Hypothyreose: Bei Neugeborenen ist eine rasche Substitution von T_4 notwendig. Die Behandlung beginnt bei Frühgeborenen mit 12,5 µg/kg, bei reifen Neugeborenen mit 25–50 µg täglich. Nach dem ersten Lebensjahr sind Dosen von 50–75 µg/Tag, dann eine Erhaltungsdosis von 100–150 µg/m² Körperoberfläche/Tag erforderlich. Eine nahezu normale körperliche und geistige Entwicklung des Kindes ist erreichbar, wenn die Therapie innerhalb von 2–3 Wochen nach der Geburt begonnen wird. Bei der sehr seltenen Schilddrüsenhormonresistenz kann ein individueller Heilversuch mit TRIAC unternommen werden, das MCT-8-unabhängig in die Zellen transportiert wird und auch mutierte TRβ-Rezeptoren binden und aktivieren kann.

Das **hypothyreote Koma** (Myxödemkoma) ist ein lebensgefährlicher Zustand. Es werden 500 µg T_4 intravenös injiziert, ferner hohe Dosen von Glucocorticoiden. (Es besteht eine 5–10-prozentige Inzidenz für das zusätzliche Vorliegen einer verminderten adrenalen Reserve.) Vom 2. Tag an werden 100 µg T_4 täglich i. v. injiziert. Nach mehreren Tagen kann mit der oralen Substitution begonnen werden.

Nach Thyreoidektomie und Radioiodtherapie bei einem **Schilddrüsenkarzinom** müssen die Patienten lebenslang wegen der entstehenden Hypothyreose mit Schilddrüsenhormonen behandelt werden. Da bei allen papillären und follikulären Karzinomen die TSH-Sekretion postoperativ durch T_4 vollständig supprimiert werden soll, liegen die T_4-Dosen mit 150–300 µg/Tag bei dieser Suppressionstherapie höher.

Strumatherapie ➤ Kap. 29.2.2.

Schilddrüsenhormone können bei einer **Depression** zur Augmentation bei einer Monotherapie mit trizyklischen Antidepressiva eingesetzt werden.

Unerwünschte Arzneimittelwirkungen

Bei zu schneller Dosissteigerung zu Beginn der Behandlung sowie bei **Überdosierung** von Schilddrüsenhormonen treten Symptome der Hyperthyreose auf. Wichtig sind kardiale Wirkungen: Tachykardie, Herzrhythmusstörungen und Angina-pectoris-Anfälle. Die Gefahr ist bei älteren Patienten, insbesondere solchen mit vorbestehender koronarer Herzerkrankung, erhöht. Diese unerwünschten Arzneimittelwirkungen lassen sich mit β-Adrenozeptor-Antagonisten mildern. Es kommt weiterhin zu Unruhe, Nervosität, Schlaflosigkeit, Tremor und psychischen Symptomen. Die Patienten verlieren an Körpergewicht und schwitzen leicht. Weitere Symptome sind Erbrechen und Diarrhö, ferner Muskelschwäche und schnelle Ermüdbarkeit.

Kontraindikationen

Eine Kontraindikation für die Therapie mit Schilddrüsenhormonen ist der frische Myokardinfarkt; bei schwerer Hypothyreose jedoch wird T_4 gegeben werden müssen. Relative Kontraindikationen sind tachykarde Rhythmusstörungen, koronare Herzkrankheit und Myokarditis.

Interaktionen

Neben Nahrung können auch Begleitmedikationen wie calcium-, aluminium- und eisenhaltige Präparate sowie Anionenaustauscher wie z. B. Colestyramin die Resorptionsquote von T_4 herabsetzen.

Eine Hemmung der Konversion von T_4 zu T_3 durch die Deiodase D1 wurde für hohe Dosen von Propylthiouracil, Propranolol, Amiodaron, Glucocorticoiden und einige iodhaltige Kontrastmittel beschrieben.

Der gleichzeitige Einsatz von Induktoren des Arzneistoffmetabolismus (z. B. Rifampicin, Phenobarbital, Phenytoin, Carbamazepin, HIV-Protease-Hemmstoffe) kann zu einem erhöhten T_4-Bedarf führen. Tyrosinkinaseinhibitoren wie Sunitinib und Immuncheckpoint-Inhibitoren wie Ipilimumab können zu Schilddrüsendysfunktion mit unzureichenden T_4-Spiegeln führen, die ein Absetzen dieser Medikation erfordern können.

Schilddrüsenhormone verstärken die Wirkung von Antikoagulantien wie Phenprocoumon und können die blutzuckersenkende Wirkung von Antidiabetika vermindern. Bei erhöhten T_4-Spiegeln ist die Empfindlichkeit für Digitalisglykoside herabgesetzt, bei Hypothyreose dagegen erhöht.

29.2 Iodsalze

Die Biosynthese der Schilddrüsenhormone erfordert Iod, das mit der Nahrung und dem Trinkwasser überwiegend in Form von anorganischen Iodsalzen zugeführt wird. Das tägliche Angebot an Iod sollte 200 µg betragen.

Leitsymptom des Iodmangels ist die Schilddrüsenvergrößerung (Kropf) mit ihren Folgeproblemen (mechanische Beschwerden, Schilddrüsenknoten, funktionelle Schilddrüsenautonomie, Schilddrüsenkarzinom). Ganz gravierend sind kindliche Störungen der neuropsychologischen Entwicklung.

Iodmangel gehört weltweit zu den häufigsten nutritiven Mangelerscheinungen. Auch in Deutschland kann es zu Iodmangel kommen, besonders in den Alpenregionen und bei erhöhtem Bedarf. Durch Verwendung von **iodiertem Speisesalz** hat sich die Iodversorgung verbessert, und viele Nahrungsmittel werden mittlerweile mit iodiertem Speisesalz zubereitet. Jedoch sollte insbesondere in der Pubertät, Schwangerschaft und Stillperiode auf eine ausreichende Iodversorgung durch **zusätzliche Gabe von Kaliumiodid** geachtet werden (150–250 µg/Tag). Schilddrüsenhormone spielen eine entscheidende Rolle bei der cerebralen Entwicklung des Fetus. Die ausreichende Iodversorgung (250 µg/Tag) und eine ausreichende Schilddrüsenfunktion haben in der Schwangerschaft hohe Priorität.

29.2.1 Kaliumiodid

Pharmakokinetik

Nach oraler Zufuhr wird Kaliumiodid im Dünndarm nahezu vollständig resorbiert. Iodid wird in der Schilddrüse und auch in Speicheldrüsen, Brustdrüse und Magen angereichert. Das intrathyreoidal gespeicherte Iod hat eine Halbwertszeit von 7 Wochen. Im Blut zirkulierendes Iodid wird innerhalb von 24 Stunden praktisch vollständig ausgeschieden, und zwar überwiegend renal. Iod und Iodat werden im Darm vor der Resorption zu Iodid reduziert.

Indikationen und Dosierung

- **Prophylaxe eines Iodmangels,** Strumaprophylaxe: Gabe von Kaliumiodid (Jodid-Tabletten, z. B. Jodetten®) per os; Kinder 100 µg/Tag, Jugendliche 100–200 µg/Tag, Erwachsene 100–200 µg/Tag.
- **Therapie der Struma** ➤ Kap. 29.2.2
- **Vorbeugung der Einlagerung von radioaktivem Iod** in die Schilddrüse, z. B. bei kerntechnischen Unfällen, durch die Gabe von Kaliumiodid in einer hohen Dosierung (etwa 130 mg Kaliumiodid entsprechen 100 mg Iodid) per os mit reichlich Flüssigkeit. Diese Iodblockade wird für Personen über 45 Jahre nicht empfohlen.
- Iod in hoher Dosierung (> 5 mg/Tag) als **Thyreostatikum:** ➤ Kap. 29.3.
- **Radioiodtherapie** ➤ Kap. 29.3.

Unerwünschte Arzneimittelwirkungen

Am wichtigsten ist die **iodinduzierte Hyperthyreose.** Die Gefahr besteht, wenn mit Dosen von über 300 µg/Tag bei älteren Erwachsenen eine Strumatherapie durchgeführt wird. Bei jahrelang bestehender Struma kann es innerhalb der Schilddrüse zur Bildung von autonomen Arealen kommen, die bei verbesserter Iodversorgung unabhängig von einer Kontrolle durch TSH vermehrt Schilddrüsenhormone synthetisieren und sezernieren (funktionelle Autonomie). Auch iodhaltige Arzneistoffe können eine iodinduzierte Hyperthyreose auslösen, wie Röntgenkontrastmittel oder Amiodaron. Nach Zufuhr sehr hoher Ioddosen (> 1 mg/Tag) können Reizungen an Haut und Schleimhäuten auftreten (**Iodismus;** ➤ Kap. 29.3).

Kontraindikationen

Kontraindikationen für eine Behandlung mit Kaliumiodid sind Hyperthyreose, funktionelle Autonomie der Schilddrüse wegen der Gefahr einer iodinduzierten Hyperthyreose und Autoimmunerkrankung der Schilddrüse, da Iod einen stimulierenden Einfluss auf die Autoimmunität der Schilddrüse hat (Anstieg von TPO-Antikörpern).

29.2.2 Therapie der euthyreoten Struma

Die Vergrößerung der Schilddrüse, die Struma (Kropf), ist die häufigste Schilddrüsenerkrankung. Dem überwiegenden Anteil der euthyreoten Strumen liegt ein alimentärer Iodmangel zugrunde. Für die Entstehung der Iodmangelstruma macht man v. a. eine Aktivierung lokaler Wachstumsfaktoren wie IGF-1 durch intrathyreoidalen Iodmangel verantwortlich. Abhängig vom Grad der Iodversorgung werden im Thyreozyten organische Iodverbindungen wie δ-Iodlacton gebildet, welche die wachstumsfördernde Wirkung von IGF-1 (Hyperplasie) hemmen. Eine ausreichende Iodversorgung hat also einen antiproliferativen Effekt auf die Schilddrüse. Somit kommt dem intrathyreoidalen Iodmangel die entscheidende Rolle bei der Strumaentstehung zu.

Kaliumiodid wird zur Therapie der diffusen Struma bei Kindern, Jugendlichen und Erwachsenen eingesetzt, vorausgesetzt, es liegt eine euthyreote Schilddrüsenfunktion vor (➤ Tab. 29.2); bei Vorhandensein von Knoten müssen funktionelle Autonomie bzw. Malignität ausgeschlossen werden. Die tägliche Dosierung beträgt bei Kindern und Jugendlichen vor der Pubertät 150–200 µg, 200 µg bei jüngeren Erwachsenen. Bei Erwachsenen ist eine Iodid-T_4-Kombinationstherapie im Verhältnis 2:1 (z. B. 150 µg Iodid und 75 µg T_4) möglich. Nur bei frühzeitigem Einsetzen der Therapie im Jugendalter ist eine volle Rückbildung der Struma zu erreichen. Der Erfolg nimmt mit der Zeitdauer des Bestehens einer Struma ab. Iodid behebt relativ rasch die hypertrophische Komponente (Größenzunahme des einzelnen Thyreozyten) mit einer Verkleinerung der Struma innerhalb der ersten 6 Monate um etwa 30 %. Ob Iodid auch einen Einfluss auf die Hyperplasie (Zunahme der Zellzahl) hat und so langfristig eine weitere Verkleinerung der Schilddrüse bewirken kann, ist nicht belegt. Nach Therapieende ist auf eine ausreichende Jodzufuhr zu achten.

Bei der Therapie einer Knotenstruma scheint die Kombinationstherapie aus Jodid und T_4 ohne TSH-Suppression einer Jodid- oder T_4-Monotherapie überlegen. Eine Therapie ist auch mit Levothyroxin möglich, allerdings in nicht-TSH-supprimierender Dosierung. Die erforderlichen Dosen sind individuell zu finden (TSH mit 0,3–1,2 µU/ml im niedrig-normalen Bereich) und liegen meist zwischen 75 und 150 µg/Tag. Nach etwa 1 Jahr wird auf eine Iodidprophylaxe übergegangen (100–200 µg/Tag). Bevorzugte Indikationen für Levothyroxin gegenüber Iodid sind eine subklinische oder manifeste Hypothyreose und eine Autoimmunerkrankung der Schilddrüse (chronische **Autoimmunthyreoiditis;** ➤ Tab. 29.2). Da Iod einen stimulierenden Einfluss auf die Autoimmunität der Schilddrüse hat, ist es hier kontraindiziert.

Bei einer klinisch relevanten **Autonomie** sind sowohl die Gabe von Iodid als auch die Gabe von Levothyroxin kontraindiziert.

Zur **Rezidivprophylaxe nach Strumaresektion** ist eine reine Iodprophylaxe (150 µg/Tag) ausreichend. Bei kleinem Restgewebe und hoch-normalem oder erhöhtem TSH wird eine Kombination von Iodid und Levothyroxin bevorzugt (Ziel niedrig-normales TSH; ➤ Tab. 29.2).

Tab. 29.2 Medikamentöse Strumatherapie

Iodid
• Strumaprophylaxe • Struma im Kindes- und Jugendalter • Struma des Erwachsenen nach Ausschluss einer relevanten Autonomie
Levothyroxin
• Struma mit latenter oder manifester Hypothyreose • Struma bei Autoimmunerkrankungen
Kombination Iodid/Levothyroxin
• Strumarezidivprophylaxe nach Schilddrüsenoperation • Struma des Erwachsenen nach Ausschluss einer relevanten Autonomie

29.3 Thyreostatika

Thyreostatika hemmen die Schilddrüsenfunktion. Sie werden zur Behandlung verschiedener Formen der Hyperthyreose eingesetzt. Nach dem Wirkungsmechanismus können vier **Gruppen** von Thyreostatika (➤ Abb. 29.2) unterschieden werden:

- Substanzen, die direkt die Synthese von Schilddrüsenhormonen hemmen (Iodisationshemmstoffe)
- Substanzen, die den Iodidtransport in die Schilddrüse hemmen (Iodinationshemmstoffe)
- Substanzen wie Iodid, das in hohen Dosen vorübergehend die Freisetzung von Schilddrüsenhormonen hemmt
- Radioiod, das durch ionisierende Strahlen die Schilddrüse zerstört

29

29.3.1 Hemmstoffe der Hormonsynthese: Thyreoperoxidase-Inhibitoren

Diese Substanzen sind Derivate des Thioharnstoffs (**Thioamide;** ➤ Abb. 29.5). Therapeutisch verwendet werden **Thiamazol*** (Methimazol) und Carbimazol, außerdem Propylthiouracil.

Pharmakokinetik

Die Resorption von Thiamazol nach oraler Gabe erfolgt rasch und vollständig. Es passiert die Plazenta und gelangt in die Milch. Thiamazol wird in der Schilddrüse angereichert, wo es nur langsam metabolisiert wird. Dies führt trotz einer Plasmahalbwertszeit von 4–6 Stunden zu einer Wirkdauer von bis zu 24 Stunden für eine Einzeldosis. In der Schilddrüse wird Thiamazol durch Schwefeloxidation und in der Leber durch Glucuronidierung inaktiviert. Die Produkte werden vorwiegend mit dem Urin eliminiert. Bei Leberinsuffizienz ist aufgrund eines geringeren Metabolismus die Plasmaclearance vermindert und die Eliminationshalbwertszeit verlängert.

Carbimazol wird unmittelbar nach Resorption in seine Wirkform Thiamazol umgewandelt. Die Plasmahalbwertszeit von Propylthiouracil ist mit etwa 2 Stunden kurz, sodass die Tagesdosis auf bis zu 6 Einzelgaben verteilt werden muss.

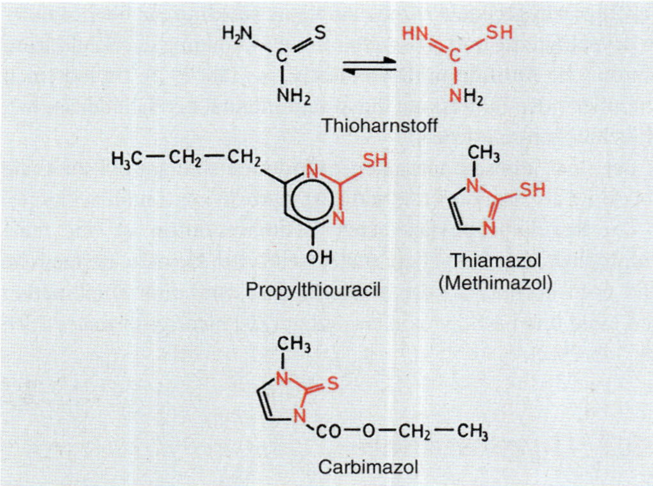

Abb. 29.5 Strukturformeln der Thioamidthyreostatika.

29

Wirkmechanismus

Die Thioamidthyreostatika sind **Hemmstoffe der TPO** (➤ Abb. 29.2). Sie hemmen den Einbau von Iod in die Tyrosinreste des Thyreoglobulins. Noch empfindlicher scheint die durch die Peroxidase katalysierte Kopplungsreaktion von Iodtyrosinen zu den Hormonen T_4 und T_3 zu sein. Der Mechanismus und das Ausmaß der Hemmung sind vom Verhältnis von Iodid zu Thioamid abhängig. Bei sehr niedrigen Iodidkonzentrationen hemmen die Thioamide die Peroxidase irreversibel. Bei höheren Iodidkonzentrationen werden die Thioamidthyreostatika selbst durch die Peroxidase iodiert und weiter oxidiert. Die Iodierung und Oxidation der Thioamide lenkt oxidiertes Iodid von den Tyrosinresten des Thyreoglobulins ab, wodurch der Einbau von Iod in Thyreoglobulin gehemmt wird (reversible Hemmung). Thiamazol und Carbimazol sind auf Gewichtsbasis etwa zehnmal potenter als Propylthiouracil.

Aus diesem Wirkungsmechanismus ergeben sich zwei wichtige Folgen:

1. Die klinische thyreostatische Wirkung setzt erst verzögert nach 1–4 Wochen ein, da die Freisetzung der bereits synthetisierten und im Kolloid gespeicherten Schilddrüsenhormone nicht beeinflusst wird.
2. Iodmangel erhöht und Iodüberschuss vermindert das thyreostatische Ansprechen.

Propylthiouracil hemmt in hohen Dosen auch die periphere Deiodierung von T_4 zu T_3 durch die Deiodase D1. Dieser Effekt ist unabhängig von Iod.

29.3.2 Hemmstoffe der Iodidaufnahme

Einwertige Anionen wie **Perchlorat** (ClO_4^-), **Nitrat** und **Thiocyanat** sind kompetitive Hemmstoffe des Iodidtransports in die Schilddrüse (➤ Abb. 29.2). Für die thyreostatische Therapie steht Natriumperchlorat (Irenat® Tropfen) zur Verfügung. Die Wirkung tritt nach Per-os-Gabe rasch ein, hält aber nur einige Stunden an, sodass für eine dauerhafte Wirkung die Tagesdosis auf 4–6 Einzelgaben verteilt wird. Perchlorat wird hauptsächlich zur Prophylaxe und Therapie der iodinduzierten Hyperthyreose eingesetzt.

29.3.3 Hemmung der Hormonfreisetzung

In Dosen von **mehr als 5 mg/Tag** hat **Iodid** einen zeitlich begrenzten thyreostatischen Effekt. Der Mechanismus dieser paradoxen Wirkung ist noch immer nicht geklärt. Die vielfältigen Wirkungen schließen eine akute, meist nur einige Tage anhaltende Hemmung der Iodorganifizierung (Wolff-Chaikoff-Effekt) und insbesondere eine Hemmung der Freisetzung von T_4 und T_3 ein. Es kommt auch zu morphologischen Veränderungen der Schilddrüse: verminderte Vaskularisation, kleinere Zellen, vermehrte Kolloidspeicherung, die Schilddrüse wird fester. Die Wirkung ist bei Gesunden gering, dagegen bei Hyperthyreose stark ausgeprägt. Da die thyreostatische Wirkung von Iod in hoher Dosierung – im Gegensatz zu den Thioamiden – eine Hemmung der Freisetzung beinhaltet, tritt die klinische Wirkung sehr viel schneller, meist innerhalb von 24 Stunden, ein. Die maximale Wirkung wird nach 10–15 Tagen erreicht. Bei fortgesetzter Behandlung kehren die Symptome der Hyperthyreose zurück und können dann ausgeprägter sein als zuvor. Eine Behandlung mit Iod in hoher Dosierung (Plummerung) wird zur Operationsvorbereitung bei Patienten mit Basedow-Hyperthyreose sowie zur Therapie der thyreotoxischen Krise verwandt.

Ähnlich wie Iodid hemmen **Lithiumionen** die Freisetzung von T_3 und T_4. Die Iodaufnahme in die Schilddrüse wird durch Lithiumionen nicht beeinflusst. Obwohl Lithium bei Hyperthyreose nicht routinemäßig Anwendung findet, wurde es bei iodinduzierter Hyperthyreose, bei Radioiodtherapie und zur präoperativen Vorbereitung bei Basedow-Hyperthyreose erfolgreich eingesetzt.

29.3.4 Zerstörung von Schilddrüsengewebe – Radioiodtherapie

Zur Therapie wird ^{131}Iodid* eingesetzt. 90 % der Strahlung von ^{131}Iod sind β-Strahlen, die im Gewebe eine Reichweite von etwa 1 mm haben, 10 % sind γ-Strahlen. Die physikalische Halbwertszeit beträgt 8 Tage. Nach Einnahme von ^{131}Iod in Form einer Kapsel wird es teilweise in der Schilddrüse gespeichert. Wegen der geringen Reichweite der β-Strahlung gelingt es, Schilddrüsengewebe weitgehend selektiv zu zerstören, ohne dass umgebendes Gewebe geschädigt wird. Die nur in geringer Menge abgegebene γ-Strahlung wird gleichzeitig zur transkutanen Mengenbestimmung verwendet. Die stationäre Aufenthaltsdauer liegt meist zwischen 5 und 14 Tagen, die volle Wirkung wird jedoch erst nach 10–12 Wochen erreicht. Mit der Entwicklung einer Hypothyreose und entsprechendem Substitutionsbedarf an T_4 ist bei bis zu 80 % der Patienten, z. T. mit großer zeitlicher Verzögerung, zu rechnen.

Die Radioiodtherapie ist bei Hyperthyreose infolge **Morbus Basedow** in den USA meist Therapie der ersten Wahl, in Deutschland kommt sie, neben der Operation, als Zweitmaßnahme nach Versagen einer thyreostatischen Therapie in Betracht. Bei der **Autonomie** wird sie als primäre Therapie gesehen. Bei der Radioiodbehandlung des follikulären und papillären **Schilddrüsenkarzinoms** dient das ^{131}Iod nach einer Thyreoidektomie zum Aufspüren und zur Therapie iodspeichernder Metastasen.

29.3.5 Indikationen, unerwünschte Arzneimittelwirkungen und Kontraindikationen

Indikationen

Thyreostatika werden zur Therapie einer **Hyperthyreose** eingesetzt. Hyperthyreose bedeutet ein erhöhtes Angebot von Schilddrüsenhormonen an die Körperzellen. Die Bedeutung der Thyreostatika in der Therapie ist von der Art der Hyperthyreose abhängig. Unter den Thyreostatika finden die Thioamide die breiteste Anwendung. Eine Milderung insbesondere der kardialen Symptome einer Hyperthyreose ist mit β-Adrenozeptor-Antagonisten möglich. Bei Kontraindikationen für deren Einsatz, z. B. Asthma bronchiale, kann der Calciumkanalhemmstoff Diltiazem eingesetzt werden.

Der **Morbus Basedow** ist eine Autoimmunerkrankung, in der TSH-Rezeptor-Antikörper die Schilddrüse unkontrolliert stimulieren. Wie bei anderen Autoimmunerkrankungen treten spontan Remissionen, aber auch Rezidive auf. Die thyreostatische Behandlung soll die Zeit bis zum Eintritt einer Remission überbrücken. Die Verabreichung von Thiamazol (oder einem anderen Thioamid; ➤ Tab. 29.3) wird heute mit einer niedrigeren Dosierung (10–40 mg/Tag) als früher begonnen. Eine euthyreote Stoffwechsellage wird nach 3–6-wöchiger Behandlungsdauer erreicht. Danach wird die Dosis auf 2,5–10 mg/Tag gesenkt. Die Zugabe von Levothyroxin kann bei Patienten mit fluktuierendem Krankheitsverlauf die Einstellung einer stabilen Stoffwechsellage erleichtern, verbessert aber nicht die Prognose. Eine Behandlungsdauer von 12 Monaten wird empfohlen. Nach Beendigung der Behandlung beträgt die Rezidivquote ca. 50 %. Im Falle eines Rezidivs werden i. d. R. ablative Verfahren angewandt, Radioiodtherapie oder Operation. Die Hyperthyreose sollte präoperativ medikamentös in die Euthyreose geführt werden, um das operative Risiko zu senken. Zur Operationsvorbereitung kann zusätzlich zur Thioamidgabe die Gabe von Iodid in hoher Dosierung durchgeführt werden.

Wegen der teratogenen Wirkung und des erhöhten Abortrisikos bei Schwangerschaftshyperthyreose muss konsequent thyreostatisch behandelt werden, und zwar als möglichst niedrig dosierte **Monotherapie,** um eine Beeinträchtigung der Schilddrüse des Fetus und damit Entwicklungsstörungen zu vermeiden. Neuere Studien zeigen, dass Propylthiouracil im Vergleich zu Thiamazol ein geringeres Risiko für fetale Missbildungen hat. Deshalb sollen Carbimazol und Thiamazol während der Schwangerschaft nicht eingesetzt werden. Eine grenzwertig hyperthyreote Stoffwechsellage wird als tolerabel betrachtet. Die beim Stillen vom Säugling aufgenommenen Mengen an Propylthiouracil oder Thiamazol beeinflussen die kindliche Schilddrüsenfunktion in üblicher Dosierung nicht, regelmäßige Funktionskontrollen sind aber angebracht.

Tab. 29.3 Thyreostatika

Internationaler Freiname	Initialdosis (mg/Tag[1])	Erhaltungsdosis (mg/Tag[1])	Handelsnamen (Beispiel)
Thiamazol	10–40	2,5–10	Favistan®
Carbimazol	15–60	5–15	Carbimazol Henning®
Propylthiouracil	150–400	50–150	Propycil®
Na-Perchlorat	800–1500	400	Irenat®

[1] Die Dosierung sollte individuell sein.

Die bei Morbus Basedow in etwa 60 % der Fälle auftretende **endokrine Orbitopathie** ist eine eigenständige Autoimmunerkrankung, die gesondert, z. B. antientzündlich (z. B. Glucocorticoide), behandelt wird.

Funktionelle Schilddrüsenautonomie: Schilddrüsenadenome und die meisten Schilddrüsenknoten sind klonaler Herkunft. Die Entwicklung beginnt mit einer Struma in zunächst euthyreoter Funktionslage. Bei langfristigem exogenem Wachstumsreiz wie Iodmangel kommt es zu fokalen Proliferationsherden. Eine erhöhte genetische Instabilität führt zu aktivierenden Mutationen z. B. im TSH-Rezeptor- oder $G_{\alpha s}$-Gen, sodass sich eine funktionelle Autonomie mit einer zunächst latenten und schließlich klinisch manifesten Schilddrüsenüberfunktion entwickelt. Autonome Areale unterliegen nicht mehr der hypophysären Regulation und zeichnen sich durch eine nicht bedarfsgerechte, unkontrollierte Hormonsekretion aus. Mit Spontanremissionen bei der Hyperthyreose infolge funktioneller Autonomie ist nicht zu rechnen. Thyreostatika werden hier nur als vorbereitende Maßnahme zur Einstellung einer euthyreoten Stoffwechsellage vor Operation oder Radioiodtherapie angewandt, um das Risiko der definitiven Therapieformen zu senken. Die Therapiedauer beträgt hier nur wenige Wochen. Eine Kombinationstherapie von Thiamazol und Levothyroxin ist nicht indiziert. Zum Zeitpunkt der Radioiodtherapie kann die Gabe von Thyreostatika nach kurzer Unterbrechung vor und nach dem Termin der Radioiodgabe bei Bedarf fortgeführt werden und bis zur vollen Wirkung der Radioiodtherapie angezeigt sein.

Iodinduzierte Hyperthyreose: Bei vorbestehender Autonomie beinhaltet die Gabe hoher Iodidmengen, z. B. durch iodhaltige Röntgenkontrastmittel oder Amiodaron (**nicht** die Verwendung von iodiertem Speisesalz!), die Gefahr des Auslösens einer iodinduzierten Hyperthyreose. Hier sind oft höhere Dosierungen von Thiamazol (40–120 mg/Tag) und eine Kombination mit Perchlorat (3 × 300 mg/Tag; in Ausnahmefällen bis zu 1500 mg/Tag verteilt auf 5 Einzelgaben) bei langer Behandlungsdauer erforderlich. Perchlorat allein oder in Kombination mit Thiamazol wird auch zur Prophylaxe einer iodinduzierten Hyperthyreose eingesetzt, etwa bei Kontrastmitteluntersuchungen (z. B. 500 mg Perchlorat 2–4 h vor und 2–4 h nach Kontrastmittelgabe, anschließend 3 × 300 mg/Tag für 10–14 Tage).

Thyreotoxische Krise: Die thyreotoxische Krise ist ein lebensbedrohlicher Notfall, der trotz intensivmedizinischer Therapie in etwa 50 % zum Tode führt. Neben der hoch dosierten intravenösen Gabe von Thiamazol (z. B. 40–80 mg i. v. alle 8 h) werden β-Adrenozeptor-Antagonisten (oder bei Kontraindikation Diltiazem) und Glucocorticoide gegeben. Die Freisetzung der Schilddrüsenhormone kann durch Iod in hoher Dosierung gehemmt werden. Eine möglichst

29

frühe komplette Thyreoidektomie kann lebensrettend sein. Passagere Hyperthyreosen bei Thyreoiditiden bedürfen i. d. R. lediglich einer symptomatischen Therapie mit β-Adrenozeptor-Antagonisten.

Unerwünschte Arzneimittelwirkungen

Thioamide

Die schwerste unerwünschte Arzneimittelwirkung ist die bei bis zu 0,44 % der Patienten vorkommende **Agranulozytose,** die meist innerhalb der ersten 2–6 Wochen der Therapie auftritt und sich innerhalb von 1–2 Tagen entwickeln kann. Erstes klinisches Zeichen ist oft eine ulzerative, nekrotisierende Angina tonsillaris. Auf entsprechende Symptome sind die Patienten hinzuweisen. In diesen Fällen ist die Therapie sofort abzubrechen, wodurch es in den meisten Fällen zur Remission kommt. Eine antibiotische Therapie ist angezeigt. Vorsicht ist beim Umsetzen des Präparats angebracht, da bei bis zu 50 % der Betroffenen eine Kreuzreaktivität zwischen Thiamazol und Propylthiouracil beobachtet wird. Häufiger sind geringgradige, sich langsam entwickelnde **Leukopenien,** die im Allgemeinen kein Absetzen der Medikation erforderlich machen.

Allergische Reaktionen sind nicht selten. So kann es unter der Therapie zu Erythemen oder Urtikaria kommen, selten sind Fieber, Gelenkschwellungen und Ödeme. Gelegentlich treten Kopfschmerzen, Schwindel oder gastrointestinale Beschwerden auf. Allergische Reaktionen verschwinden oft spontan. Ein Präparatewechsel von Thiamazol zu Propylthiouracil kann hilfreich sein, da hier Kreuzreaktionen ungewöhnlich sind.

In den USA wird für Propylthiouracil ein Einsatz nur als Reservemedikation empfohlen, da unter der Therapie mit diesem Thioamid ein erhöhtes Risiko schwerer Hepatitiden mit Todesfällen oder Notwendigkeit zur Lebertransplantation beobachtet wurde.

Thioamide können die intrathyreoidale Hormonsynthese u. U. übermäßig blockieren, sodass ein Hormonmangel und somit eine **Hypothyreose** auftreten kann, sie wirken dann über ein erhöhtes TSH **strumigen.** Dieser „unerwünschten Arzneimittelwirkung" kann man begegnen, indem man die Dosierung des Thioamids rechtzeitig so reduziert, dass eine Euthyreose resultiert und diese aufrechterhalten wird.

Perchlorat

Wie die Hemmstoffe der Hormonsynthese wirkt **Perchlorat strumigen.** Neben **allergischen Reaktionen** kommt es gelegentlich zu **Irritationen der Magenschleimhaut.** Schwere unerwünschte Arzneimittelwirkungen sind **aplastische Anämie, Agranulozytose, Thrombopenien** und **nephrotisches Syndrom.**

Iod

Nach Zufuhr hoher Ioddosen (> 1 000 µg Iodid) können **Reizungen der Haut und der Schleimhäute** auftreten, die man unter dem Begriff „Iodismus" zusammenfasst: Iodnachgeschmack, Schnupfen, Konjunktivitis, Kopfschmerzen, Gastroenteritis, Bronchitis und Speicheldrüsenschwellungen.

Die Schilddrüsenfunktion wird bei Gesunden in den weitaus meisten Fällen nicht wesentlich verändert. Sehr selten kommt es nach lang dauernder, hoch dosierter Iodzufuhr (> 10 mg Iodid/Tag), insbesondere bei Patienten mit intrathyreoidalen Enzymstörungen, zur Entwicklung einer **Iodstruma** und zur Iodhypothyreose. Iodzufuhr kann bei Patienten mit latenter Hyperthyreose zur klinischen Manifestation der **Hyperthyreose** führen.

Eine hoch dosierte Iodgabe zur Operationsvorbereitung bei Hyperthyreose ist bei Einhaltung von Dosis und Zeitdauer ohne unerwünschte Arzneimittelwirkungen. Postoperative hyperthyreotische Krisen sind früher eingetreten, wenn zu große Schilddrüsenreste belassen wurden, in denen sich eine iodinduzierte Hyperthyreose entwickeln konnte.

Radioiod

Als relevante unerwünschte Arzneimittelwirkung einer Radioiodtherapie gutartiger Schilddrüsenkrankheiten gilt eine lokale Entzündung (Bestrahlungsthyreoiditis). Außerdem können vermehrt Hormone ins Blut übergehen und die Symptome der Hyperthyreose vorübergehend verstärken.

Neuere Daten aus Finnland sprechen dafür, dass eine Radioiodtherapie bei Hyperthyrose zur Zunahme bestimmter Krebsformen in Organen führen könnte, die den Iodidtransporter NIS exprimieren (Magen, Niere, Brust).

Die Entwicklung einer posttherapeutischen Hypothyreose ist durch Gabe von Levothyroxin problemlos zu kompensieren.

Die Radioiodtherapie des Schilddrüsenkarzinoms mit sehr viel höheren ^{131}Iod-Aktivitäten ist mit einer höheren Rate von unerwünschten Arzneimittelwirkungen verbunden.

Kontraindikationen

- **Thioamid**-Thyreostatika sind nicht indiziert bei bekannten allergischen Reaktionen, bei Leuko- und Thrombopenie.
- **Perchlorat** ist kontraindiziert vor diagnostischer und therapeutischer Radioiodanwendung sowie präoperativ, da es ein Plummern unmöglich macht.
- **Iodid** ist bei allen Formen einer Hyperthyreose und auch bei der autonomen Struma mit euthyreoter Funktionslage kontraindiziert, mit Ausnahme der präoperativen Applikation bei Morbus Basedow und der thyreotoxischen Krise.
- Die **Radioiodtherapie** ist bei schwangeren oder stillenden Frauen und bei Kindern kontraindiziert.

Interaktion: Amiodaron-induzierte Schilddrüsendysfunktion

Unter der Therapie mit Amiodaron können bei bis zu 15 % der Patienten Dysfunktionen der Schilddrüse auftreten. Sie können sich als **Amiodaron-induzierte Hypothyreose** (AIH) oder als **Amiodaron-induzierte Thyreotoxikose** (AIT) äußern. Die AIH tritt häufiger in Gebieten mit ausreichender Iodversorgung auf und kann auf eine Hemmung der Hormonsynthese und der Deiodase zurückgeführt werden. Zusätzlich ist der Amiodaron-Metaboliten Desethylamiodaron ein niedrigaffiner Antagonist des T_3-Rezeptors. **AIT,** die häufiger in Jodmangelgebieten auftritt, kann in zwei Formen unterschieden werden.

- AIT 1 findet sich bei Patienten mit bekannter oder nicht diagnostizierter Schilddrüsendysfunktion und kann mit Thyreostatika behandelt werden.
- AIT 2 tritt eher bei Patienten mit einer normalen Schilddrüsenfunktion auf und führt zu einer destruktiven Thyreoiditis, die mit Glucocorticoiden behandelt wird.

WEITERFÜHRENDE LITERATUR

Braun D, Schweizer U. Thyroid hormone transport and transporters. Vitamins and Hormones, 2018: 106: 19–44.

Carvalho D, Dupuy C. Thyroid hormone biosynthesis and release. Mol Cell Endocrinol, 2017; 458:6–15.

Cheng SY, Leonard JL, Davis PJ. Molecular aspects of thyroid hormone actions. Endocr Rev, 2010; 31: 139–170.

Danzi S, Klein I. Amiodarone-induced thyroid dysfunction. J Intensive Care Med, 2015; 30: 179–185.

Delitala AP, Capobinaco G, Cherchi PL, Dessole S, Delitatla G. Thyroid function and thyroid disorders during pregnancy: a review and care pathway. Arch Gyn Obst 2019; 299: 327–338.

Dwyer JB, Aftab A, Radhakrishnan MBBS, Widge A, Rodriguez CI, Carpenter LL, Nemeroff CB, McDonald WM, Kalin NH, APA Council of Research Task Force on Novel Biomarkers and Treatment. Hormonal treatments for major depressive disorder: state of the art. Am J Psychiatry 2020; 177: 686–705.

Führer D, Bockisch A, Schmid KW. Euthyroid goiter with and without nodules – diagnosis and treatment. Dtsch Arztebl Int, 2012; 109: 506–516.

Johner SA, Thamm M, Schmitz R, Remer T. Examination of iodine status in the German population: an example for methodological pitfalls of the current approach of iodine status assessment. Eur J Nutr, 2016; 55: 1275–1282.

Lazcano I, Hernández-Puga G, Robles JP, Orozco A. Alternative ligands for thyroid hormone receptors. Mol Cell Endocrinol, 2019; 493: 110488.

Quandt Z, Young A, Perdigoto AL, Herold KC, Anderson MS. Autoimmune endocrinopathies: an emerging complication of immune checkpoint inhibitors. Annu Rev Med, 2021; 72: 313–330.

Song R, Lin H, Chen Y, Zhang X, Feng W. Effects of methimazole and propylthiouracil exposure during pregnancy and the risk of neonatal congenital malformations: a meta-analysis. PLoS One, 2019; 12: E0180108.

Zimmermann MB. Iodine deficiency. Endocr Rev, 2009; 30: 376–408.

INTERNET-LINKS

Jodmangel www.jodmangel.de, www.ign.org

KAPITEL

30

Veit Flockerzi

Calciumstoffwechsel

30.1 Physiologische und pathophysiologische Grundlagen

Calcium bzw. Calciumionen (Ca^{2+}) werden für die Blutgerinnung, die Freisetzung von Hormonen und Neurotransmittern aus sekretorischen Vesikeln und die Kontraktion von Herzmuskel, Skelettmuskel und glattem Muskel benötigt. Zusammen mit Phosphatanionen sind Calciumionen, meist in Form von Hydroxyapatit, Hauptbestandteil von Knochen und Zähnen. Mehr als 99 % der Gesamtmenge an Calcium des Körpers, etwa 1200 g beim Erwachsenen, befinden sich im Skelett und weniger als 1 % im Serum. Die Calciumkonzentration im Serum liegt bei etwa 2,20–2,65 mmol/l und ist damit wesentlich höher als im Zytoplasma der Zellen (0,0001–0,002 mmol/l).

Wie Calciumionen kommen auch Phosphatanionen im Knochengewebe, in der Zelle und im Blut vor. Im Blut liegen die Konzentrationen von Phosphat- und Calciumionen im Bereich des Löslichkeitsprodukts von Calciumphosphat. Jedoch verhindern Proteine wie das GLA-Protein (es hat seinen Namen von den γ-Carboxyglutamat-Resten, die Ca^{2+} binden) das Ausfällen von Calciumphosphat in den Blutgefäßen, während andere wie die alkalische Phosphatase an der Oberfläche von Knochenzellen es ermöglichen, dass Ca^{2+} und Phosphat gezielt im neu gebildeten Knochen als Hydroxyapatit abgelagert werden. Gleichzeitig gewährleistet das Zusammenwirken von Vitamin D und Parathormon, dass die Calcium- und Phosphatkonzentrationen im Blut nur in geringem Maße schwanken (➤ Abb. 30.1).

30.1.1 Knochenstruktur und Knochenremodeling

Der Knochen besteht aus anorganischem Hydroxyapatit und einem Gerüst aus Proteinen, der Knochenmatrix oder Osteoid. Ständig findet ein Umbau des Knochens statt, wobei im jugendlichen Alter der Aufbau des Knochens überwiegt, ab dem 35.–40. Lebensjahr dagegen der Abbau. Wesentlich beteiligt an diesem Auf- und Abbau sind besondere Zellen, die Osteoblasten und Osteoklasten (➤ Abb. 30.2). Das häufigste Problem entsteht dann, wenn der Abbau überwiegt; es kommt in diesem Fall zum Verlust an Knochenmasse, z. B. bei Osteoporose, einigen Karzinomen und vielen entzündlichen Erkrankungen wie rheumatoider Arthritis.

Osteoblasten sind diejenigen Zellen, die den **Knochenaufbau** bewerkstelligen. Sie produzieren und sezernieren Typ-I-Kollagen, den Hauptbestandteil der Knochenmatrix. In diese Matrix wird Ca^{2+} zusammen mit Phosphat als Hydroxyapatit eingebaut; es kommt zur Mineralisation des neu gebildeten Knochens: Die aktiven Osteoblasten werden in diesen neu gebildeten Knochen eingebettet und bilden als Osteozyten ein Netzwerk, über das auch mechanische Stimuli von der Peripherie in das Zentrum des Knochens geleitet werden. Osteoblasten stammen von mesenchymalen Stammzellen ab, und verschiedene Osteoblasten-Vorläuferzellen sind wichtig für den Knochenabbau, die sog. Knochenresorption. Diese Vorläuferzellen empfangen Signale von resorptionsauslösenden Faktoren, von Parathormon (PTH), Parathormon-related Peptide (PTHrP), Zytokinen wie Interleukin (IL)-6 und IL-1 und von 1,25-$(OH)_2$-Vitamin D_3 (➤ Abb. 30.2). Als Antwort auf diese Signale setzen die Vorläuferzellen selbst Zytokine frei; das wichtigste davon ist der RANK-Ligand (RANKL). RANKL stimuliert zusammen mit weiteren Faktoren die Osteoklastenreifung und aktiviert damit den Knochenabbau (➤ Abb. 30.2).

Osteoklasten sind diejenigen Zellen, die darauf spezialisiert sind, **mineralisierte Knochenmatrix abzubauen.** Osteoklasten sind vielkernige Zellen, die an Orte exponierter mineralisierter Matrix wandern, sich dort anheften, Säure und Proteasen (Cathepsine) sezernieren (➤ Abb. 30.3) und damit Matrixproteine und Hydroxyapatit auflösen. Osteoklasten entstehen aus hämatogenen Vorläuferzellen, wobei ein wichtiger Faktor für die Umwandlung der Vorläuferzellen in aktive Osteoklasten das bereits erwähnte Zytokin RANKL darstellt (➤ Abb. 30.2). Es existieren zwei Rezeptoren für RANKL, der RANK-Rezeptor an der Oberfläche reifer Osteoklasten

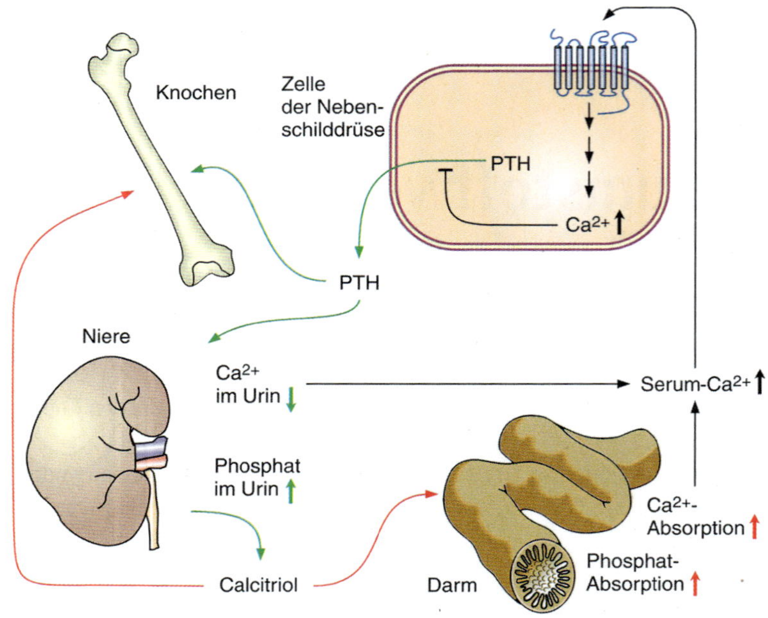

Abb. 30.1 Parathormon (PTH) und 1,25-$(OH)_2$-Vitamin D_3 halten die Konzentrationen von Ca^{2+} und Phosphat im Serum konstant. Bei Erhöhung der Ca^{2+}-Konzentration im Blut wird der Ca^{2+}-Sensor, ein G-Protein-gekoppelter Rezeptor in den Zellen der Nebenschilddrüsen, durch die Calciumionen stimuliert. Infolgedessen kommt es zum Anstieg der Ca^{2+}-Konzentration im Zytoplasma und zur Hemmung der PTH-Sekretion. Dagegen wird bei erniedrigter Serum-Calciumkonzentration der Ca^{2+}-Sensor nicht stimuliert, PTH wird ausgeschüttet und wirkt auf Niere und Knochen (grüne Pfeile). In der Niere wird durch PTH a) die Phosphatausscheidung erhöht (über Hemmung der Reabsorption aus dem Urin) und b) die 1α-Hydroxylierung von 25-(OH)-Vitamin D_3 und damit die Synthese von 1,25-$(OH)_2$-Vitamin D_3, der eigentlichen Vitamin-D-Wirkform, stimuliert. Am Knochen reguliert PTH den Umbau: Kontinuierlich erhöhte PTH-Spiegel wirken resorptiv und führen zum Verlust von Knochen und damit zur Erhöhung von Ca^{2+} und Phosphat im Serum, intermittierende Erhöhungen wirken osteoanabol. 1,25-$(OH)_2$-Vitamin D_3 (rote Pfeile) wirkt direkt und indirekt am Knochen; direkt wirkt es resorptiv; indirekt wirkt es, indem es durch Erhöhung der Aufnahme von Ca^{2+} und Phosphat im Darm und die Ca^{2+}-Rückresorption in der Niere die Ca^{2+}- und Phosphatkonzentrationen im Blut adäquat einstellt und damit die Voraussetzung für die Neubildung von Knochen schafft.

und ihrer Vorläuferzellen und ein löslicher Rezeptor, das Osteoprotegerin (➤ Abb. 30.2). Osteoprotegerin (OPG) vermag RANKL abzufangen und damit dessen Wechselwirkung mit RANK zu hemmen. Substanzen, die den Knochenabbau stimulieren, vermögen die Produktion von RANKL zu stimulieren und hemmen gleichzeitig diejenige von Osteoprotegerin. Denosumab, ein humaner monoklonaler Antikörper, wirkt nach dem gleichen Prinzip wie Osteoprotegerin: Indem er mit hoher Selektivität und Spezifität RANKL bindet (➤ Abb. 30.2), blockiert er die RANKL-RANK-Interaktion und verhindert damit die Differenzierung der Osteoklasten und den Knochenabbau.

30.1.2 Phosphatstoffwechsel

Neben Calcium sind Phosphate wichtige Bestandteile von Knochen: Durch Wechselwirkungen und gemeinsame Effekte von Parathormon und 1,25-$(OH)_2$-Vitamin D_3 werden die für die Knochenbildung adäquaten Phosphat- und Ca^{2+}-Spiegel im Blut aufrechterhalten. Phosphate erfüllen strukturelle Aufgaben nicht nur im Knochen, sondern auch in der Zelle als Bestandteile von Nukleinsäuren und Phospholipiden; weiterhin bilden Phosphate hoch energetische Anhydridbindungen aus, z. B. im ATP oder GTP, nehmen an der zellulären Signalverarbeitung durch kovalente Phosphorylierung von Proteinen und Lipiden teil, puffern in der Zelle die Magnesium- und Protonenkonzentration und wirken bei der Ausscheidung von Protonen über die Niere mit.

Phosphate sind normalerweise im Überschuss in der Nahrung enthalten, und die Aufnahme erfolgt sehr effizient und wenig reguliert aus dem Darm. Reguliert wird dagegen die Phosphatkonzentration im Blut. Dies geschieht in erster Linie über die Niere, wo Phosphat durch NPT2, einen Natrium-Phosphat-Cotransporter, aus dem Primärharn zurück in die Nierenepithelzellen des proximalen Tubulus transportiert wird; von dort gelangt Phosphat in das zirkulierende Blut. Bei ausreichendem Phosphatangebot aus der Nahrung hemmen Parathormon und der von Osteozyten gebildete Fibroblasten-Wachstumsfaktor 23 (FGF23) diese Phosphataufnahme in der Niere, sodass Phosphat vermehrt im Urin ausgeschieden wird. Die Phosphataufnahme wird dadurch gehemmt, dass infolge der Parathormonwirkung NPT2 internalisiert und in Lysosomen abgebaut wird. FGF23 vermindert die Expression des NPT2-Gens. Beide Mechanismen führen zu einer raschen Reduzierung der Zahl aktiver Transportermoleküle in den Tubulusepithelien.

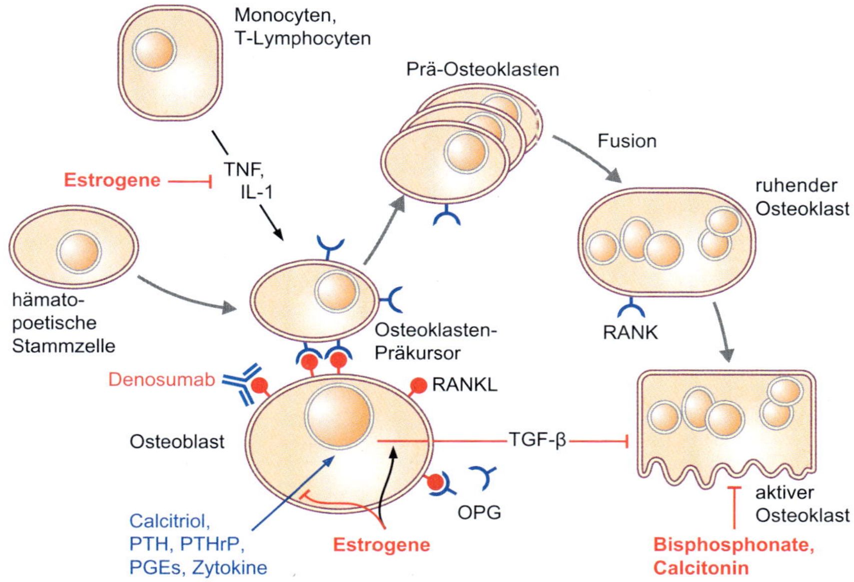

Abb. 30.2 Den Knochenabbau hemmende Arzneistoffe (Antiresorptiva) und ihre Angriffsorte an Osteoblasten und Osteoklasten.
Osteoklasten entstehen aus hämatopoetischen Stammzellen, die zunächst zu Osteoklasten-Präkursorzellen und Prä-Osteoklasten differenzieren. Knochenresorptive Substanzen (blau), also Substanzen, die den Knochenabbau fördern, wie 1,25-$(OH)_2$-Vitamin D_3 (Synonym: Calcitriol; ➤ Kap. 30.1.3), Parathormon (PTH), PTH-related Peptide (PTHrP), Prostaglandine der E-Serie (PGEs) sowie verschiedene Zytokine wie Interleukin(IL)-6 und IL-11, wirken auf Osteoblasten und stimulieren dort die Bildung des membrangebundenen Zytokins RANKL. RANKL bindet an seinen Rezeptor RANK auf der Oberfläche von Osteoklasten und stimuliert deren Reifung und Aktivität. Der lösliche Rezeptor Osteoprotegerin (OPG) vermag wie der Antikörper Denosumab RANKL abzufangen und ist ein endogener Schlüsselregulator des RANKL-RANK-Signalwegs. Denosumab, Bisphosphonate, Calcitonin und Estrogene sind antiresorptive Arzneistoffe (rot), da sie die Funktionen von Osteoklasten hemmen. Während aber Bisphosphonate und Calcitonin die Osteoklasten direkt hemmen, wirken Estrogene und Denosumab indirekt. Estrogene wirken antiresorptiv, indem sie die Wirkungen der resorptiven Faktoren auf die Osteoblasten hemmen und gleichzeitig die Freisetzung des transformierenden Wachstumsfaktors β (TGF-β) auslösen, der wiederum zur Apoptose der Osteoklasten führt. Schon lange ist bekannt, dass chronische Entzündungen wie rheumatoide Arthritis, aber auch manche Tumoren mit dem Abbau von Knochen einhergehen. Dafür verantwortlich sind Zytokine (IL-1 und TNF), die von Entzündungs- und Immunzellen (Monozyten und aktivierte T-Lymphozyten) freigesetzt bzw. wie RANKL an der Oberfläche aktivierter T-Lymphozyten gebildet werden (hier nicht gezeigt) und die ebenfalls zur Osteoklastenreifung und -aktivierung führen.

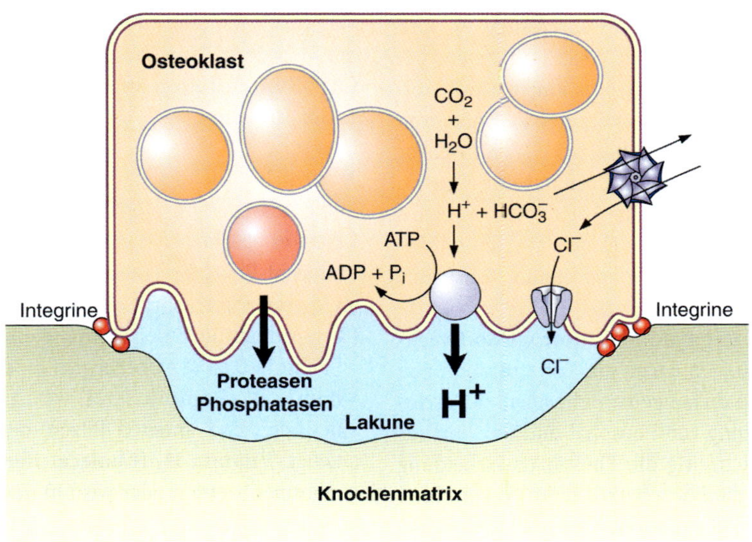

Abb. 30.3 Die Funktionen der Osteoklasten.
Osteoklasten bauen den Knochen ab, indem sie zunächst über Integrine an die Knochenmatrix binden und H^+ und HCO_3^- durch Carboanhydrase Typ II bilden. HCO_3^- verlässt im Austausch gegen Cl^- die Zelle und H^+ wird von einer H^+-ATPase an der „ruffled border" in die sich bildende Resorptionslakune gepumpt; gleichzeitig gelangen Chloridionen durch spezifische Kanäle und verschiedene Enzyme (Proteasen wie Cathepsin K und Phosphatasen) aus Lysosomen und sekretorischen Vesikeln in die Lakune, wo in Gegenwart der Salzsäure und der Enzyme der Knochen weiter resorbiert, d. h. aufgelöst wird. Carboanhydrase, Integrine, Proteasen, der Cl^--Kanal und die H^+-ATPase sind vielversprechende Angriffspunkte für potentielle neue Antiresorptiva.

30

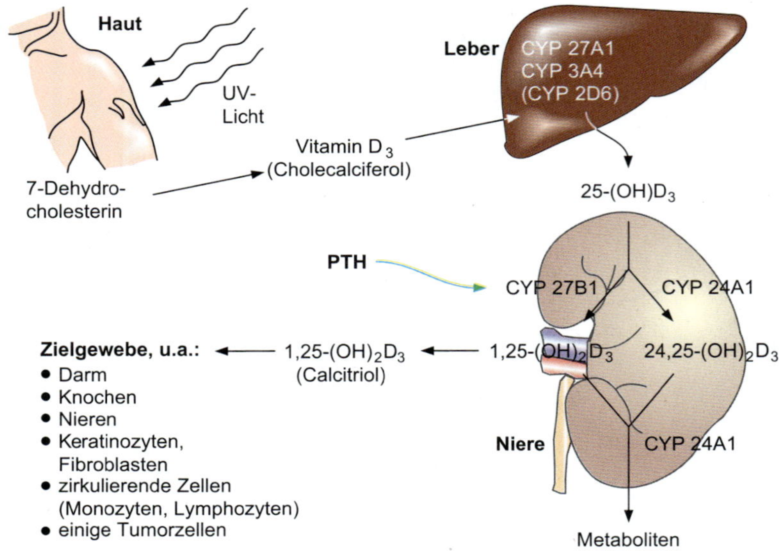

Abb. 30.4 Bioaktivierung, Funktionen und Abbau von Vitamin-D-Metaboliten.
Vitamin D ist ein Hormon, das vom Organismus z. B. aus 7-Dehydrocholesterin selbst synthetisiert wird, dessen Vorstufen aber auch mit der Nahrung aufgenommen werden können. In beiden Fällen muss die aktive Wirkform – 1,25-$(OH)_2$-Vitamin D_3 (Synonyme: Calcitriol oder 1,25-$(OH)_2$-D_3) – über Ringspaltung und Hydroxylierungen an C25 (Leber) und C1 (Niere) gebildet werden. Die beteiligten Hydroxylasen CYP27B1 (Niere) sowie CYP27A1, CYP3A4 und CYP2D6 gehören zur Familie der Cytochrom-P_{450}-Enzyme. Parathormon stimuliert die Hydroxylierung in der Niere (grüner Pfeil) und ruft auf diese Weise immer eine Vitamin-D-Wirkung mit hervor. Erhöhtes Ca^{2+} im Blut inaktiviert dagegen in der Niere die Hydroxylierung, drosselt dadurch die Synthese von Calcitriol und vermindert somit die Resorption von Ca^{2+} im Darm. CYP24A1 führt zur Bildung des unwirksamen 24,25-$(OH)_2$-Vitamin-D_3-Derivats sowie zur Inaktivierung von 1,25-$(OH)_2$-Vitamin D_3. Insofern ist es nicht überraschend, dass Funktionsverluste durch Mutationen in CYP27B1 zu Vitamin-D-abhängiger Rachitis führen, solche durch Mutationen in CYP24A1 zu einer Vitamin-D-Hypervitaminose.

30.1.3 Am Knochenstoffwechsel und an der Calciumhomöostase beteiligte Hormone

Parathormon

Parathormon ist ein Protein aus 84 Aminosäureresten; es wird in der Nebenschilddrüse gebildet und gespeichert und jeweils bei Absinken der extrazellulären Calciumkonzentration ins Blut freigesetzt. Ein G-Protein gekoppelter Rezeptor in der Zellmembran der Nebenschilddrüsenzellen fungiert dabei als Calciumsensor (➤ Abb. 30.1). Bei einem Anstieg der Calciumkonzentration im Serum bindet Calcium an den Rezeptor, die Adenylylcyclase wird inhibiert und Phospholipase C aktiviert. Als Folge steigt die zytosolische Ca^{2+}-Konzentration an, wodurch die Freisetzung von Parathormon gehemmt ist.

Parathormon ist ein wichtiger **Regulator des Knochenstoffwechsels.** Seine Hauptwirkungen bestehen darin, die Konzentration von Calcium im Blut zu steigern und diejenige von Phosphat zu verringern. So sorgt es für die Freisetzung von Phosphat und Calcium aus dem Knochen, erhöht aber gleichzeitig die Phosphatausscheidung über die Niere und senkt damit die Phosphatkonzentration im Blut. Die **Konzentration von Calcium** wird **erhöht,** indem Parathormon

1. Calcium aus dem Knochen freisetzt,
2. die Wiederaufnahme von Calcium in der Niere steigert und
3. die Synthese von Calcitriol stimuliert, wodurch wiederum die Calciumaufnahme im Darm ansteigt und – im Zusammenwirken von Calcitriol und Parathormon – vermehrt Calcium aus dem Knochen freigesetzt wird.

Vitamin D

Obwohl als „Vitamin" bezeichnet, ist Vitamin D ein Hormon, das im Körper synthetisiert werden kann, im Blut zirkuliert und die Aktivitäten verschiedener Zelltypen reguliert. Die Hauptfunktion von 1,25-$(OH)_2$-Vitamin D_3 (Synonym: Calcitriol oder 1,25-$(OH)_2$-D_3), der Wirkform von Vitamin D, ist die **Aufrechterhaltung der Ca^{2+}-Konzentration im Serum.** Entsprechend wird durch **Calcitriol**

1. die Aufnahme von Ca^{2+} aus der Nahrung über den Darm gesteigert,
2. vermehrt Ca^{2+} aus dem Knochen freigesetzt und
3. die Ausscheidung von Ca^{2+} über die Niere gehemmt.

Letzteres geschieht über eine vermehrte Ca^{2+}-Rückresorption. Der Transient-Rezeptor-Potential-Kanal (TRP-Kanal) TRPV5 könnte an dieser Rückresorption, TRPM7 und TRPV6 könnten an der Ca^{2+}-Aufnahme in den Darm beteiligt sein.

Vitamin D ist der Überbegriff für eine Gruppe von Sterinderivaten: **Vitamin D_2 (Ergocalciferol)** wird aus Ergosterol, einem Bestandteil von Hefen und anderen Pilzen, durch UV-B-Strahlung industriell erzeugt. **Vitamin D_3 (Cholecalciferol)** kann aus der Nahrung aufgenommen werden oder wird in der Haut aus 7-Dehydrocholesterol gebildet. Auch die Umwandlung von 7-Dehydrocholesterol in Vitamin D_3 erfolgt durch ultraviolette Strahlung; es kommt zur Spaltung der C-C-Bindung zwischen C9 und C10 der entsprechenden Sterinderivate. Erst durch die daran anschließenden Hydroxylierungen in der Leber und der Niere entstehen die aktiven Wirkstoffe 1,25-$(OH)_2$-Vitamin D_3 (➤ Abb. 30.4) bzw. 1,25-$(OH)_2$-Vitamin D_2, die als Liganden des intrazellulär lokalisierten Vitamin-D-Rezeptors fungieren.

1,25-(OH)$_2$-Vitamin D$_3$ (Calcitriol) ist nicht nur für die Calciumhomöostase ein wichtiger Regulator, sondern beeinflusst auch die Differenzierung, das Wachstum und die Proliferation vieler Zelltypen. Am Knochen stimuliert Calcitriol indirekt die Osteoklastenreifung und deren Aktivität, führt dadurch zum Abbau von Knochen und wirkt damit resorptiv (➤ Abb. 30.2); gleichzeitig gewährleistet es über die gemeinsam mit Parathormon aufrechterhaltenen Ca^{2+}- und Phosphatkonzentrationen im Blut die Neubildung von Knochen.

Calcitonin

Calcitonin ist ein Peptidhormon (32 Aminosäurereste), wird von den parafollikulären C-Zellen der Schilddrüse gebildet und bei erhöhter extrazellulärer Calciumkonzentration freigesetzt. Seine Hauptfunktion besteht wahrscheinlich darin, das Skelett zu schützen, indem es direkt über G-Protein-gekoppelte Calcitoninrezeptoren die Osteoklastenaktivität hemmt. Calcitonin besitzt darüber hinaus eine zentralnervöse analgetische Wirkung, die zur Kurzzeittherapie, z. B. nach frischen Wirbelkörperfrakturen, genutzt werden kann.

Glucocorticoide

Osteoblasten benötigen zur Differenzierung und zum Aufbau neuen Knochens die Anwesenheit von physiologischen Konzentrationen von Glucocorticoiden. Sehr hohe Konzentrationen von Glucocorticoiden, wie sie nach therapeutischer Gabe dieser Substanzen oder beim Cushing-Syndrom erreicht werden, verhindern jedoch die Knochenbildung, indem sie die Differenzierung und Aktivität der Osteoblasten und gleichzeitig die Aufnahme von Ca^{2+} im Darm hemmen, wodurch eine Osteoporose entstehen kann.

Estrogene

Estrogene sind wichtig zum Erhalt der Knochenintegrität. So ist schon lange bekannt, dass infolge eines Mangels an Estrogenen während der Postmenopause bei der Frau ein beschleunigter Knochenabbau erfolgt und dass dieser Knochenverlust durch die Gabe von Estrogenen zum Teil kompensiert werden kann. Estrogene binden an die intrazellulären Estrogenrezeptoren und hemmen die von Osteoblasten ausgelöste und zytokininduzierte Bildung und Reifung von Osteoklasten und damit die Knochenresorption (➤ Abb. 30.2). Gleichzeitig lösen sie unter Mitwirkung des transformierenden Wachstumsfaktors β (TGF-β) die Apoptose der aktiven Osteoklasten aus und senken damit deren Aktivität und Zahl (➤ Abb. 30.2).

Androgene

Auch Androgene vermindern die Knochenresorption. Osteoblasten verfügen zwar über Androgenrezeptoren, doch ein wesentlicher Teil der beobachteten Wirkungen kommt dadurch zustande, dass Androgene nicht nur in den Testes, sondern auch im Knochen durch Aromatisierung in Estrogene umgewandelt werden.

Vitamin K

Es gibt keine begründeten Empfehlungen, Vitamin-K-Präparate zur Prävention von Osteoporose einzusetzen. Wohl gibt es Hinweise, die für eine Rolle von Vitamin K sprechen: So werden niedrige Konzentrationen des Vitamins beim Erwachsenen mit einer verminderten Knochendichte und nachfolgenden Frakturen in Verbindung gebracht. Auch führt die Einnahme von Vitamin-K-Antagonisten wie Phenprocoumon oder Warfarin (➤ Kap. 21.2.2) im ersten Trimester der Schwangerschaft zu fetalen Knochenanomalien. Beim Erwachsenen kann das Auftreten einer Osteoporose im Zusammenhang mit der langjährigen Einnahme von Vitamin-K-Antagonisten stehen. Dagegen erhöht die Gabe von Vitamin K den Carboxylierungszustand von zwei Proteinen, die für den Knochenstoffwechsel relevant sind: von Osteocalcin, einem Protein der Knochenmatrix, und von Matrix-γ-Carboxyglutaminsäure(Gla)-haltigem Protein, einem Protein, das Verkalkungen eher entgegenwirkt. Der Zusammenhang zwischen diesen Wirkungen und einer verbesserten Knochendichte ist nicht klar.

30.1.4 Erkrankungen des Knochens

30

Veränderungen der Knochenstruktur

Die Reduzierung der Knochenmasse mit Verschlechterung der Knochenmikroarchitektur wird Osteoporose, eine Reduzierung des Mineralgehalts wird Osteopenie genannt. Osteoporotischer Knochen kann selbst bei minimalen Traumen brechen. Die häufigsten Ursachen einer Osteoporose sind der postmenopausale Estrogenrückgang und die Unterversorgung mit Ca^{2+} und Vitamin D im Alter oder im Rahmen eines Malabsorptionssyndroms, z. B. bei Sprue. Eine Osteoporose kann aber auch durch sehr hohe Gaben von Glucocorticoiden oder Schilddrüsenhormonen ausgelöst werden. Die **Osteoporosegefährdung** ist bei **Frauen** im Vergleich zu Männern höher, da

- das Knochengerüst bei der Frau genetisch bedingt im Mittel zierlicher ausgestaltet ist,
- die Estrogeneinwirkung nicht den gleichen Knochenzuwachs erzeugt, wie es die Testosteronwirkung mit sich bringt, und
- mit der Menopause ein Estrogenverlust einhergeht, der für etwa 10 Jahre von einem beschleunigten Knochenabbau gefolgt wird, ehe das Verlusttempo wieder dem Altersverlust auch des Mannes entspricht.

Zu den wichtigsten Formen einer **sekundären Osteoporose** zählen ein Hypogonadismus, ein Hypercortisolismus, der primäre Hyperparathyreoidismus, die systemische Anwendung von Glucocorticoiden, eine höhergradige Niereninsuffizienz, ein Diabetes mellitus Typ 1, eine Malassimilation (gestörte Nahrungsaufnahme im Dünndarm durch Maldigestion oder Malabsorption) und die Anorexia nervosa.

Andere Knochenerkrankungen, die eine medikamentöse Therapie erfordern, sind Osteomalazie und Rachitis (die jugendliche Form von Osteomalazie), bei denen aufgrund eines Mangels von Vitamin D Defekte bei der Knochenmineralisation auftreten, sowie der Morbus Paget (Ostitis deformans Paget), eine lokalisierte Erkrankung des Skelettsystems mit hochgradig gesteigertem Knochenumbau, der mit aufgetriebener und mechanisch minderbelastbarer Knochenstruktur einhergeht.

Störungen des Knochenmineralstoffwechsels

Hypercalcämische Erkrankungen umfassen den primären Hyperparathyreoidismus mit einer autonomen Mehrproduktion von Parathormon sowie Tumorhypercalcämien, bedingt durch Osteolysen infolge von Knochenmetastasen bei Mamma-, Prostata-, Nieren-, Lungen- und Schilddrüsenkarzinomen. In der Regel werden dabei die Osteoklasten durch das von den Metastasenzellen gebildete Parathormon-related Peptide (PTPrP) stimuliert, sodass es durch vermehrte Resorption zu einer Hypercalcämie kommt.

Hypocalcämie tritt auf bei einem Parathormonmangel (Hypoparathyreoidismus) sowie bei ernährungsbedingten oder erblichen Vitamin-D-Mangelzuständen (Rachitis bzw. Osteomalazie) bzw. solchen als Folge von Nierenerkrankungen (renale Osteopathie). Als Folge kann es reaktiv zu einem Anstieg des Parathormons kommen (sekundärer Hyperparathyreoidismus). Phosphatmangel und Hypophosphatämie können bei mangelhafter Ernährung z. B. bei Alkoholikern oder Patienten auftreten, die künstlich ernährt werden. Hyperphosphatämie ist ein verbreitetes Problem bei Patienten mit Nierenversagen (Dialyse-Patienten) und wird mit Phosphatbindern, Calciumacetat oder Ca^{2+}-freien Polymeren wie Selevamer behandelt. Phosphatbinder binden Phosphate und verhindern damit deren Aufnahme über den Darm.

30.2 Medikamente bei Erkrankungen des Knochens

30.2.1 Vitamin D und Ca^{2+}

Vitamin D

Das gebräuchlichste und billigste Vitamin-D-Präparat ist **Vitamin D_3 (Cholecalciferol;** ➤ Tab. 30.1); im klinischen Gebrauch sind ebenfalls 1,25-$(OH)_2$-Vitamin D_3 (Calcitriol), die biologisch aktive Form des Vitamins D_3, sowie Alfacalcidol (1α-[OH]-Vitamin D_3) und Dihydrotachysterol, die in der Leber hydroxyliert werden müssen (➤ Tab. 30.1). Während Cholecalciferol in großem Umfang und oft in Kombination mit Natriumfluorid zur Rachitis- und Kariesprophylaxe bei Säuglingen und Kleinkindern eingesetzt wird, sind Calcitriol und Alfacalcidol insbesondere bei ungenügender renaler 1α-Hydroxylierung infolge fortschreitender Niereninsuffizienz indiziert. Dihydrotachysterol wird eher traditionell bei Hypoparathyreoidismus zur schnellen Steigerung der Ca^{2+}-Konzentration eingesetzt.

Pharmakokinetik

Vitamin-D-Präparate sind fettlöslich, für ihre Absorption sind Gallensalze erforderlich: Die Präparate sind oral verabreichbar und werden im Darm gut resorbiert. Nach oraler Calcitriol-Gabe werden die Spitzenkonzentrationen im Serum nach 4–6 Stunden erreicht, die Halbwertszeit beträgt 3–6 Stunden, die pharmakologische Wirksamkeit 3–5 Tage. Injizierbare Präparate sind verfügbar. Im Fettgewebe kann Vitamin D noch viele Monate nachgewiesen werden. Es wird hauptsächlich mit dem Stuhl ausgeschieden. Bei topischer Anwendung im Rahmen der Behandlung der Psoriasis beträgt die Bioverfügbarkeit 5–6 % (Calcipotriol) bzw. < 0,5 %

Tab. 30.1 Vitamin D_3 und seine wirksamen Metaboliten

Wirkstoff	Vitamin D_3[1]	Dihydrotachysterol[2]	1α-(OH)-Vitamin D_3	1,25-$(OH)_2$-Vitamin D_3
Synonym	Cholecalciferol		Alfacalcidol	Calcitriol
Erhaltungsdosis (µg pro Tag)	12,5–62,5[3]	250–1500	0,5–1	0,25–1,0
Relative Potenz[4]	1	0,025	10–15	50
Indikationen	• Rachitisprävention • Unterstützend bei Osteoporose	(Pseudo-)Hypoparathyreoidismus	Beeinträchtigung der 1α-Hydroxylierung bei Patienten unter Langzeithämodialyse	• Renale Osteopathie • Begleittherapie der Osteoporose bei Patienten mit chronischer Störung der Nierenfunktion • Topisch bei Psoriasis

[1] Vitamin D_3 unterscheidet sich von Vitamin D_2 (Ergocalciferol) durch das Fehlen der Doppelbindung zwischen C22 und C23 und einer Methylgruppe an Position C24.
[2] 3α-(OH)-Vitamin-D_2-Derivat, das wie Alfacalcidol in der Leber an Position 25 hydroxyliert werden muss, um seine volle Wirksamkeit zu erlangen.
[3] 12,5 µg entsprechen 500 IE.
[4] Bezogen auf Vitamin D_3.

(Tacalcitol); um eine Störung des Ca^{2+}-Stoffwechsels zu vermeiden, sollte eine wöchentliche Dosis von 100 g Creme oder Salbe, die 5 mg Calcipotriol bzw. 0,4 mg Tacalcitol entspricht, nicht überschritten werden.

Indikationen und Dosierung

Osteoporose

Der Bedarf des Erwachsenen wird normalerweise durch ausreichend Sonnenlicht (5 % der Körperoberfläche 2–3 × wöchentlich für 5 Minuten der Sonne aussetzen) und durch eine normale Kost gedeckt. Schwangere und stillende Frauen benötigen nur zusätzliche Gaben, wenn die Nahrung weniger als 10 µg/Tag Vitamin D_3 enthält. Zur Rachitisprophylaxe ist die Gabe von Vitamin D_3 (10 µg/Tag) bei Säuglingen indiziert, die ausschließlich gestillt werden oder keine Vitamin-D-angereicherte Säuglingsnahrung erhalten. Kabeljaulebertran als Quelle von Vitamin D ist wohl nur noch von historischem Interesse.

Eine alleinige Calcium-Einnahme ohne gleichzeitige Einnahme von Vitamin D ist nicht sinnvoll. Die gemeinsame Gabe von Vitamin D_3 und Ca^{2+} (500–1000 mg/Tag) ist Mittel der Wahl zur Primärprävention (Vitamin D_3, mittlere Tagesdosis 500–1000 IE oral) und Basistherapie der Osteoporose (Vitamin D_3, mittlere Tagesdosis 1000–2000 IE oral); hierzu sollte Vitamin D (D_3 oder D_2), nicht aber die aktive Form Calcitriol verwendet werden.

Weitere Indikationen für Vitamin D_3 und seine Analoga

Vitamin D oder Metaboliten werden zusammen mit Ca^{2+} zur **Anhebung des Serum-Calciumspiegels** bei hypocalcämischen Erkrankungen wie **Hypoparathyreoidismus** und **sekundärem Hyperparathyreoidismus** eingesetzt. Der sekundäre Hyperparathyreoidismus kann als Folge eines ernährungsbedingten Vitamin-D-Mangels entstehen (Rachitis beim Kind, Osteomalazie beim Erwachsenen) oder durch chronische Nierenerkrankung hervorgerufen werden (renale Osteopathie). Ziel der Therapie ist eine Normalisierung des Parathormonspiegels im Blut. Der Plasmacalciumgehalt sollte während einer Vitamin-D-Therapie routinemäßig, i. d. R. wöchentlich, überwacht werden.

Bei Patienten, die sich aufgrund chronischer Nierenerkrankungen einer **Hämodialyse** unterziehen müssen, könnten zukünftig zunehmend nonhypercalcämische Vitamin-D-verwandte Substanzen eingesetzt werden. **Paricalcitol** (19-Nor-1,25-dihydroxyvitamin D_2) ist eine solche Substanz, scheint allerdings nach klinischen Vergleichsstudien keinen Vorteil gegenüber dem Standardpräparat **Calcitriol** zu haben. Eine vielversprechende Alternative zur Kontrolle des Parathormonspiegels sind oral wirksame **Calcimimetika.**

Calcitriol und weitere Analoga wie **Calcipotriol** und **Tacalcitol** wirken auch antiproliferativ, fördern die Differenzierung der Keratinozyten und haben möglicherweise immunmodulatorische Eigenschaften, indem sie die Produktion proinflammatorischer Zytokine hemmen und die Zahl aktivierter T-Lymphozyten vermindern. Sie werden zur topischen Behandlung der **Psoriasis** eingesetzt.

Vitamin-D-Status und Grenzwerte

Vitamin-D-Mangelzustände werden bei sehr vielen Erkrankungen beobachtet, u. a. bei Hypertonie, Herzinfarkt, Schlaganfall, malignen Tumoren, Diabetes, Atemwegsinfekten, COVID-19, Herzinsuffizienz, entzündlichen Darmerkrankungen, multipler Sklerose und vielen anderen mehr. Eine Vitamin-D-Gabe zeigte jedoch keine vorteilhaften Wirkungen bei den meisten Erkrankungen. In Metaanalysen von Studien senkte die Gabe von Vitamin D möglicherweise das Risiko, an einer Krebserkrankung zu sterben, hatte aber keinen Einfluss auf die Neuerkrankungsraten von Krebs. Insgesamt ist nicht auszuschließen, dass die beobachteten Vitamin-D-Mangelzustände bei den meisten Erkrankungen nicht Ursache, sondern Marker der genannten Erkrankungen sind.

Zur Erkennung des Vitamin-D-Status wird i. d. R. der Metabolit 25-(OH)-Vitamin D_3 bestimmt, wobei die mit verschiedenen Methoden und in verschiedenen Laboratorien bestimmten Werte nicht verlässlich vergleichbar sind. Schätzungen, wie häufig ein Vitamin-D-Mangel ist, können deshalb sehr weit auseinandergehen. Auch deshalb ist die Messung des 25-(OH)-Vitamin-D_3-Spiegels als Massenuntersuchung nicht zweckmäßig. Als Konsens werden Werte < 10 ng/ml (entsprechend 25 nmol/l) als Mangel, Werte ab 30 ng/ml als ausreichend bis optimal und Werte > als 100–150 ng/ml als toxisch angesehen. Mit Serumspiegeln in Höhe von 20 ng/ml 25-(OH)-Vitamin D_3 (entspricht 50 nmol/l) oder darüber ist die Mehrheit der mitteleuropäischen Bevölkerung ausreichend versorgt. Dies gilt umso mehr, als eine doppelblinde, randomisierte und kontrollierte Interventionsstudie mit mehr als 25 000 Teilnehmern, die Vital-Studie, zeigte, dass die tägliche Einnahme von Vitamin D_3 für eine mediane Studiendauer von mehr als 5 Jahren im Vergleich zu Placebo keinen Einfluss auf das Auftreten von Herz-Kreislauf-Ereignissen (Myokardinfarkt, Schlaganfälle, kardiovaskulär bedingte Todesfälle) oder von Karzinomen der Brust, der Prostata und des Kolons hatte. Eine weitere Interventionsstudie zeigte, dass bei Patienten, die älter als 70 Jahre waren und nach der o. g. Definition einen Vitamin-D-Mangel aufwiesen (< 20 ng/ml), durch Einnahme von Vitamin D zwar der Spiegel auf 30 ng/ml erhöht werden konnte, aber parallel das Risiko für Stürze zunahm.

Auch im Zusammenhang mit Vitamin A war man lange davon überzeugt, dass niedrige Serumspiegel mit einem erhöhten Morbiditäts- und Mortalitätsrisiko besonders bei Rauchern mit Lungenkrebs verbunden seien. Leider ließen sich die Annahmen eines positiven Effekts einer Supplementierung in Interventionsstudien nicht bestätigen. Im Gegenteil, unter Gabe von Vitamin A kam es zur weiteren Zunahme von Lungenkrebs bei Rauchern und die Mortalität stieg an.

Unerwünschte Arzneimittelwirkungen

Die unkontrollierte Einnahme von Vitamin D erhöht das Risiko einer Hypercalcämie, die mit Verstopfung, Depression, Schwäche und Müdigkeit einhergehen kann, mit eingeschränkter Nierenfunktion bis hin zum Nierenversagen: Die Fähigkeit der Niere, Urin zu

30

konzentrieren, ist eingeschränkt, es kommt zu Polyurie und Polydipsie und bei andauernder Hypercalcämie lagern sich Calciumsalze in Niere und den ableitenden Harnwegen ab, bilden Nierensteine und verursachen Nierenversagen.

Interaktionen

Bei gleichzeitiger Anwendung von Vitamin D_3 und seinen Abkömmlingen kommt es zur Wirkungsverstärkung. Colestyramin kann die Aufnahme aus dem Darm stören. Glucocorticoide schwächen die Wirkung über eine Aufnahmehemmung ab. In Kombination mit Thiaziddiuretika besteht die Möglichkeit der Hypercalcämie, und bei gleichzeitiger Gabe von Digitalisglykosiden können über erhöhte Ca^{2+}-Konzentrationen im Serum Herzrhythmusstörungen ausgelöst werden. Antiepileptika wie Carbamazepin, Primidon und Phenytoin induzieren den Abbau von Vitamin D, steigern dadurch den Bedarf und können darüber hinaus bei langer Anwendung wahrscheinlich über einen direkten Angriff zum Knochenabbau führen (Osteopathia antiepileptica).

30

Calciumsalze

Pharmakokinetik

Die Ca^{2+}-Resorption erfolgt im Darm Vitamin-D-abhängig und die Resorptionsquote sinkt mit steigender Zufuhr. Die Ausscheidung erfolgt renal, wobei beim Gesunden 98 % des filtrierten Ca^{2+} tubulär rückresorbiert werden; bei gesteigerter Ausscheidung besteht die Gefahr, dass z. B. Calciumoxalatsteine entstehen.

Indikationen und Dosierung

Calciumsalze werden bei ernährungsbedingten **Ca^{2+}- und Vitamin-D-Mangelzuständen** sowie in der **Prophylaxe und als Basistherapie der Osteoporose** und des **Hypoparathyreoidismus zusammen mit Vitamin D** eingesetzt. Die empfohlene tägliche Ca^{2+}-Zufuhr beträgt für Erwachsene 1000 mg, für Schwangere, Stillende und Frauen in der Postmenopause sowie für Frauen und Männer im Alter über 65 Jahre 1500 mg. Dieser Bedarf ist i. d. R. durch eine normale Kost gedeckt.

Für die **orale** Substitutionstherapie stehen **Calciumgluconat** und **Calciumcarbonat** zur Verfügung. Calciumcarbonat verfügt über einen hohen Ca^{2+}-Gehalt (40 %), ist bei neutralem pH-Wert kaum löslich, weshalb es nicht mit Protonenpumpenhemmern kombiniert werden sollte.

In der **Notfallmedizin** wird Ca^{2+} **intravenös** in Form von **Calciumchlorid** (10-prozentige Lösung; 1 ml entspricht 1,36 mVal) oder **Calciumgluconat** (10-prozentige Lösung; 1 ml entspricht 0,48 mVal) gegeben, bei lebensbedrohlicher Überdosierung von Ca^{2+}-Kanal-Blockern, bei Hyperkaliämie (Kaliumkonzentration im Blut > 6 mmol/l und hyperkaliämischer Herzstillstand), bei therapierefraktärer elektromechanischer Entkopplung (pulslose elektrische Aktivität, PEA) im Rahmen einer Reanimation. Dagegen ist die intravenöse Gabe von Ca^{2+} nicht indiziert bei Allergie, Anaphylaxie und Hyperventilationstetanie (bei der keine Veränderung der Gesamt-Ca^{2+}-Konzentration vorliegt), wohl aber bei Tetanie, die mit einer Hypocalcämie einhergeht. Eine häufige Ursache einer solchen Hypocalcämie ist ein erworbener Hypoparathyreoidismus infolge des Ausfalls der Epithelkörperchen nach einem operativen Eingriff an der Schilddrüse. Paravenöse Injektionen von Ca^{2+} enthaltenden Lösungen führen zu schweren Nekrosen.

Kontraindikation

Erkrankungen mit Hypercalcämie, rezidivierende Calciumnephrolithiasis. Vorsicht bei Niereninsuffizienz.

Intoxikation

Calciumgesamtmengen bis 2 g pro Tag sind beim Gesunden unbedenklich. Extrem hohe Dosen können in Kombination mit Alkalien zur Hypercalcämie führen (Milch-Alkali-Syndrom). Vor allem die Kombination mit unkontrolliert hohen Vitamin-D-Dosen bei Behandlung des Hypoparathyreoidismus kann eine toxische Hypercalcämie induzieren.

Interaktionen

Vitamin D steigert die Resorption von Ca^{2+}. Tetracycline, Chinolone, Fluoride und Estramustin-Präparate werden bei gleichzeitiger Gabe mit Ca^{2+} schlechter resorbiert. Die Resorption und damit auch die Toxizität von Aluminium- und Wismutsalzen werden in Anwesenheit von Ca^{2+} gesteigert. Die Empfindlichkeit gegenüber Digitalisglykosiden wird unter Ca^{2+} erhöht. Es kann deshalb zu Herzrhythmusstörungen kommen. Diuretika vom Thiazidtyp vermindern die renale Ca^{2+}-Ausscheidung, was unter Umständen vorteilhaft sein kann.

Calcimimetika

Indikationen

Cinacalcet* und **Etelcalcetid** sind orale Calcimimetika, die zur Therapie des **sekundären Hyperparathyreoidismus** bei **dialysepflichtigen Patienten** zugelassen sind. Beide Substanzen wirken als Sensitizer des G-Protein-gekoppelten Ca^{2+}-Sensors (➤ Abb. 30.1) der Zellen der Nebenschilddrüse. Sie erhöhen die Sensitivität des Rezeptors für extrazelluläre Calciumionen, sodass der Rezeptor bereits in Gegenwart niedriger Serum-Calciumkonzentrationen aktiviert und die PTH-Freisetzung gehemmt wird. Solche niedrigen Serum-Calciumkonzentrationen treten bei dialysepflichtigen Patienten auf, da die insuffizienten Nieren Phosphat nicht effektiv ausscheiden und die Synthese von 1,25-$[OH]_2$-Vitamin D_3 vermindert ist. Als Folge ist die intestinale Ca^{2+}-Aufnahme verringert und es entsteht eine Hypocalcämie.

30.2.2 Wirkstoffe, die den Knochenabbau hemmen (Antiresorptiva)

Bisphosphonate

Bisphosphonate, z. B. Alendronat*, Risedronat, Ibandronat und Zoledronat, sind Analoga von Pyrophosphat (P-O-P), in denen das Sauerstoffatom durch ein Kohlenstoffatom ersetzt ist. Bisphosphonate (➤ Tab. 30.2) bilden Komplexe mit Calcium und lagern sich deshalb an Hydroxyapatit an. Nach Umbau des Knochens werden sie in der sauren Umgebung der Resorptionslakunen freigesetzt und von den Osteoklasten aufgenommen. In den Zellen hemmen sie die Farnesylpyrophosphat-Synthase, ein Enzym im Cholesterin-Biosyntheseweg. Es werden weniger Farnesyl- und Geranyl-Pyrophosphate gebildet und weniger Cholesterin. Dadurch kommt es zur Apoptose der Osteoklasten, wodurch die Auflösung von Hydroxyapatit und der Abbau des Knochens vermindert sind.

Pharmakokinetik

Die klinischen Wirkungen der einzelnen Bisphosphonate und die Häufigkeit unerwünschter Arzneimittelwirkungen unterscheiden sich nicht. Dagegen gibt es Unterschiede bei der Anwendung und Dosierung: Tabletten müssen täglich, wöchentlich oder monatlich eingenommen werden, bei Injektionen genügen vier, bei Infusionen eine pro Jahr. Nach oraler Einnahme werden nur 0,3–6 % der Substanz resorbiert. Etwa 50 % davon lagern sich an den Stellen der Knochenmineralisation an und verbleiben dort für Monate und Jahre, bis der Knochen wieder resorbiert wird. Entsprechend ist die terminale Halbwertszeit z. B. von Alendronsäure länger als 10 Jahre. Der restliche Wirkstoff wird rasch und unverändert von der Niere ausgeschieden.

Medikamente oder Nahrungsmittel und Getränke, die Calcium (Milch), Eisen, Magnesium und Aluminium enthalten, beeinträchtigen die Resorption. Alle Bisphosphonate sind starke Säuren und können zu Schleimhautschäden insbesondere im Ösophagus führen. Bisphosphonate müssen deshalb nüchtern, 60 Minuten vor dem Frühstück mit reichlich Leitungswasser in aufrechter Position – am besten stehend – eingenommen werden, damit sie den Ösophagus

Tab. 30.2 Indikationen, für die Bisphosphonate zugelassen sind

Wirkstoffe	Indikationen und Dosierung	Applikationsform
Bisphosphonate v. a. für die Therapie der Osteoporose		
Alendronsäure	• Osteoporose bei postmenopausalen Frauen und Prävention der glucocorticoidinduzierten Osteoporose: 10 mg/Tag • Osteoporose bei Männern: 70 mg/Woche • Osteoporose bei postmenopausalen Frauen: 70 mg	Oral, täglich bzw. Wochentablette
Risedronsäure	• Morbus Paget: 30 mg/Tag für 2 Monate • Prävention und Therapie der postmenopausalen und der glucocorticoidinduzierten Osteoporose: 5 mg/Tag oder 2 × 75 mg an 2 aufeinanderfolgenden Tagen/Monat • Osteoporose bei Männern und postmenopausalen Frauen: 35 mg/Woche	Oral, täglich bzw. Wochen- oder Monatstablette
Ibandronsäure	Postmenopausale Osteoporose: Monatstablette zu 150 mg, 3 mg i. v. alle 3 Monate	Oral, als Monatstablette; 3 mg i. v. als Bolus alle 3 Monate
Zoledronsäure	• Osteoporose bei postmenopausalen Frauen und bei Männern: 5 mg 1 × jährlich • Glucocorticoidinduzierte Osteoporose: 5 mg 1 × jährlich • Morbus Paget: 5 mg 1 × jährlich	i. v. (als Infusion über ≥ 15 min)
Bisphosphonate v. a. für onkologische Indikationen		
Pamidronsäure	• Tumorbedingte Hypercalcämie • Knochenmetastasen bei Karzinomen[1] • Multiples Myelom	i. v. (als Infusion über ≥ 2 h)
Zoledronsäure	• Tumorbedingte Hypercalcämie • Knochenmetastasen bei Karzinomen[1] • Multiples Myelom • Morbus Paget	i. v. (als Infusion über ≥ 15 min)
Ibandronsäure	• Tumorbedingte Hypercalcämie (nur i. v.-Gabe) • Knochenmetastasen bei Karzinomen[1] • Multiples Myelom	Oral, täglich i. v. (als Infusion über 1–2 h)

[1] Das Wachstum ossärer Metastasen bleibt unter der Therapie meist unverändert, doch nimmt die Anzahl der ossären Komplikationen, insbesondere auch der Schmerz, ab.

schnell passieren. Bei Erkrankungen des Ösophagus, wenn die ösophageale Entleerung verzögert ist, oder bei Unfähigkeit, nach oraler Einnahme mindestens 30 Minuten aufrecht zu stehen oder zu sitzen, sollten die zur oralen Therapie verwendeten Bisphosphonate (➤ Tab. 30.2) deshalb nur mit Vorsicht eingesetzt werden.

Indikationen

➤ Tab. 30.2 listet die Indikationen auf, für die Bisphosphonate im Jahr 2021 in Deutschland zugelassen sind. Bei Behandlung der Osteoporose über 3–5 Jahre senken Bisphosphonate (und die aufgeführten Medikamente) das Risiko, dass neue Knochenbrüche auftreten. Die absolute Verminderung des Frakturrisikos ist bei den unten aufgeführten Medikamenten eher geringer. Deshalb sollte die Osteoporosetherapie zunächst mit einer Calcium-Vitamin-D-Basistherapie plus einem (häufig oral einzunehmenden) Bisphosphonat durchgeführt werden. Für eine Therapie mit Bisphosphonaten von Frauen in der Postmenopause ohne manifeste Osteoporosen, d. h. ohne vorbestehende Frakturen, liegen keine Daten vor, die eine Reduktion künftiger Frakturen belegen würden. Deshalb sollte – auch wegen des Risikos von atypischen Frakturen – regelmäßig überprüft werden, ob eine Fortführung der Therapie nötig ist, insbesondere bei einer Therapiedauer von mehr als 5 Jahren.

30

Unerwünschte Arzneimittelwirkungen

Lokale Schleimhautschäden und Abdominalschmerzen können auftreten; Ösophagitis, Ösophagus- und Magenblutungen, perforierende Ulcera ventriculi und Erbrechen wurden beschrieben. Kommt es unmittelbar nach Beginn einer oralen Therapie mit Bisphosphonaten zu solche Beschwerden, sollte auf intravenöse oder subcutane Therapie umgestellt werden (➤ Tab. 30.2). 24–48 Stunden nach intravenöser Gabe treten in 5–10 % Fieber und grippeartige Symptome auf; Nephrotoxizität kann auftreten, ebenso muskuloskelettale Schmerzen. Eine Langzeitkomplikation sind Kieferknochennekrosen, die sich nach zahnärztlichen Eingriffen oder bei Tragen von Zahnprothesen spontan entwickeln können. Vor einer intravenösen Bisphosphonattherapie sollte deshalb immer eine zahnärztliche Untersuchung stattfinden. Zudem sollte generell auch vor und während einer Osteoporosebehandlung der allgemeinen Empfehlung gefolgt werden, sich einmal jährlich einer regelmäßigen zahnärztlichen Kontrolle zu unterziehen.

Kontraindikationen

Entleerungsstörungen der Speiseröhre (z. B. Strikturen, Achalasie; Unfähigkeit, für 30 Minuten aufrecht zu stehen oder zu sitzen), Hypocalcämie, schwere Niereninsuffizienz, Schwangerschaft, Stillzeit.

Interaktionen

Verminderung der Bisphosphonatabsorption durch Antacida oder Ca^{2+}, daher Einnahme im Abstand von 2 Stunden. Verstärkung gastrointestinaler Beschwerden durch nichtsteroidale Antirheumatika.

Denosumab

Denosumab* ist ein humaner monoklonaler Antikörper, der RANKL abfängt, sodass dessen Rezeptor RANK nicht aktiviert werden kann (➤ Abb. 30.2). In der Folge werden Bildung, Funktion und Überleben der Osteoklasten gehemmt und dadurch die Knochenresorption vermindert. Denosumab (60 mg alle 6 Monate subkutan) wird zur Behandlung der Osteoporose bei postmenopausalen Frauen mit erhöhtem Frakturrisiko, bei eingeschränkter Nierenfunktion (Kreatinin-Clearance ≤ 35 ml/min) und zur Behandlung von Knochenschwund im Zusammenhang mit einer hormonablativen Therapie bei Männern mit Prostatakarzinom mit erhöhtem Frakturrisiko eingesetzt. Wegen möglicher immunmodulatorischer Wirkungen sollten Patienten, die transplantiert wurden oder bei denen eine chronisch entzündliche Erkrankung vorliegt, nicht mit Denosumab behandelt werden. Bei fortgeschrittenen Krebserkrankungen mit Knochenbefall ist das Bisphosphonat Zoledronsäure vorzuziehen. Insgesamt schränken unerwünschte Arzneimittelwirkungen, u. a. auch Kieferknochennekrosen, den Nutzen von Denusomab als Alternative zu den Bisphosphonaten ein.

Selektive Estrogenrezeptor-Modulatoren (SERMs)

Der selektive Estrogenrezeptor-Modulator (SERM) Raloxifen (➤ Kap. 28.3) wirkt als Antiestrogen auf Brustdrüse und Uterus, dagegen als Estrogen auf Knochen und Lipidstoffwechsel. Wegen der estrogenen Wirkung steigt das thrombembolische Risiko unter der Therapie mit Raloxifen. Aufgrund der antiestrogenen Wirkung können postmenopausale Beschwerden (z. B. Hitzewallungen) ausgelöst oder verstärkt werden; bei Vorliegen eines Estrogenrezeptor-positiven Mammakarzinoms hat es günstige Effekte, allerdings sollte es nicht zusätzlich zu dem aus onkologischer Indikation verordneten SERM Tamoxifen (➤ Kap. 28.3) eingesetzt werden.

Estrogene und Gestagene

Estrogene verzögern die Knochenresorption, steigern die Knochendichte und senken bei Frauen in der Postmenopause das Frakturrisiko. Dementsprechend wurde diese Form der Anwendung als Hormonersatz-, Hormonsubstitutionstherapie oder HRT (hormone replacement therapy) bezeichnet. Allerdings zeigten u. a. die seit 1991 laufenden Women's-Health-Initiative-Studien und The

Million-Women-Studie, dass Estrogene das Risiko für Thrombembolien, Myokardinfarkt, Schlaganfall, Endometriumkarzinom und Alzheimer-Erkrankung erhöhen, in Kombination mit Gestagenen auch das Risiko für Mammakarzinome (➤ Kap. 28.1.7). Eine Langzeittherapie mit Estrogenen zur Behandlung einer Osteoporose ist deshalb nur ausnahmsweise bei Unverträglichkeit oder Kontraindikationen gegenüber anderen zur Prävention bei postmenopausalen Frauen mit hohem Frakturrisiko zugelassenen Arzneistoffen indiziert. Dabei hat eine sorgfältige Abwägung von Nutzen und Risiken gemeinsam mit der Patientin zu erfolgen.

Zugelassen sind zurzeit verschiedene Estrogene/Estrogen-Gestagen-Kombinationen (z. B. Estradiol, konjugierte Estrogene) in unterschiedlichen Darreichungsformen (oral, transdermal, intramuskulär, nasal) und Applikationsschemata (zyklisch, sequenziell, kontinuierlich). Hinreichende Belege zur Wirksamkeit von Tibolon, einem synthetischen Steroid mit estrogenen, gestagenen und schwach androgenen Wirkungen, sowie von Phytoestrogenen bei Osteoporose liegen nicht vor. Phytoestrogene sind nichtsteroidale Wirkstoffe aus Pflanzen mit Estrogenwirkungen, z. B. Isoflavone oder Lignane.

Calcitonin

Calcitonin sollte heute nur noch zeitlich begrenzt als parenterale Behandlungsalternative zur Standardtherapie, Bisposphonate, Calcium und Vitamin D, bei Morbus Paget eingesetzt werden.

30.2.3 Wirkstoffe, die den Knochenanbau stimulieren (Osteoanabolika)

Die beschriebenen Wirkstoffe, die den Knochenabbau hemmen, können die Knochenmasse und Knochenstruktur, die aufgrund der verstärkten Resorption verloren gegangen sind, nicht wiederherstellen. Dagegen kann das verkürzte rekombinante humane Parathormon-Analog (PTH-Analog) **Teriparatid** (PTH1-34) die Bildung neuer Knochensubstanz durch anabole Wirkungen steigern. Ein weiterer Wirkstoff ist der monoklonale Anti-Sklerostin-Antikörper Romosozumab. **Romosozumab** hat einen dualen Wirkmechanismus: verstärkter Knochenaufbau und gehemmter Knochenabbau. Der duale Wirkmechanismus soll zu einem raschen Anstieg der trabekulären und kortikalen Knochenmasse sowie zu einer Verbesserung der Knochenstruktur und der Festigkeit führen. Klassische Anabolika, Fluoride und Strontiumranelat gehören nicht zum Repertoire der Medikamente, die standardmäßig zur Therapie der Osteoporose eingesetzt werden.

Parathormon

Schon lange ist bekannt, dass PTH und sein aminoterminales Fragment PTH_{1-34} bei intermittierender Gabe die Knochenneubildung stimulieren, also osteoanabol wirken. Entsprechend wird **Teriparatid*** (20 µg), die rekombinante Form von PTH_{1-34}, zur Behandlung einer manifesten postmenopausalen Osteoporose täglich s. c. bis zu einer Therapiedauer von maximal 2 Jahren eingesetzt. Weil bei Langzeitbehandlungen im Tierversuch Osteosarkome beobachtet wurden, sollte die Therapie beim gleichen Patienten auch nicht wiederholt werden. Wie die Therapie mit Bisphosphonaten oder Denosumab sollte die Therapie mit Teriparatid immer zusammen mit Calcium und Vitamin D erfolgen. Bei bekannter maligner Grundkrankheit, bei Niereninsuffizienz und bei Kinder und Adoleszenten sollte Teriparatid nicht angewendet werden. Nach Pausieren der Applikation bildet sich – wie auch beim Pausieren der Applikation von Denosumab – der neugebildete Knochen zurück und es können Anschlussfrakturen auftreten. Eine mindestens einjährige Behandlung mit einem lang wirksamen Bisphosphonat wird deshalb nach Absetzen von Teriparatid oder von Denosumab empfohlen. Insgesamt gibt es keine Hinweise, dass Teripartid das Frakturrisiko stärker senkt als Bisphosphonate.

An dieser Stelle noch der Hinweis, dass je nach Muster und Dauer der Erhöhung PTH katabol oder anabol auf den Knochenstoffwechsel wirkt: Kontinuierlich erhöhte PTH-Spiegel, z. B. beim primären Hyperparathyreoidismus, wirken katabol, intermittierende Erhöhungen – durch die tägliche kurze subcutane Injektion von Teriparatid oder von rekombinantem PTH (1–84) – dagegen anabol. In beiden Fällen wird derselbe PTH-Rezeptor aktiviert, wobei für die anabole Wirkung eher ein Gs-abhängiger Signalweg verantwortlich ist, der u. a. zu einer Verminderung von Sklerostin führt. Die katabole Wirkung (➤ Abb. 30.2) steht im Zusammenhang mit einer Zunahme von RANKL und der gleichzeitigen Verminderung von Osteoprotegerin.

Das vollständige rekombinante humane PTH (PTH_{1-84}) ist als Medikament lediglich zur Substitution bei **primärem Hypoparathyreoidismus** von erwachsenen Patienten zugelassen. Der Standardtherapie für diese Indikation, der Kombination von Calcium plus Vitamin D, ist es unterlegen.

Romosozumab

Romosozumab ist ein humanisierter Antikörper, der Sklerostin wegfängt und dadurch dessen Wirkungen vermindert. Sklerostin, ein Glykoprotein, das in Osteozyten gebildet wird, hemmt den Wnt/β-Catenin-Signalweg. Dieser führt zur Zunahme der Aktivität von Osteoblasten und vermehrter Expression von Osteoprotegerin. Nach Wegfall der hemmenden Sklerostin-Wirkung durch Romosozumab führt die Zunahme der Osteoblastenaktivität zum Knochenaufbau (anabole Wirkung), die vermehrte Expression von Osteoprotegerin zur Verminderung der Osteoklastenaktivierung (antiresorptive Wirkung).

Romosozumab (pro Monat 210 mg s. c. über einen Zeitraum von 12 Monaten) ist zur Behandlung von Frauen in der **Postmenopause mit manifester Osteoporose** vorgesehen. Allerdings besteht ein erhöhtes Risiko für schwere kardiovaskuläre Ereignisse (Myokardinfarkt, Schlaganfall). Dies stellt den Einsatz von Romosozumab in Frage, zumal wegen möglicher immunmodulatorischer

30

Wirkungen – wie bei Denosumab – auch Patienten, die transplantiert wurden oder bei denen eine chronisch entzündliche Erkrankung vorliegt, nicht mit Romosozumab behandelt werden sollten.

Fluoride

Fluoride stimulieren die Aktivität der Osteoblasten und erhöhen die Knochendichte, aber die Stabilität und Qualität des neu gebildeten Knochens ist vermindert und es kommt nicht zur Senkung der Frakturrate. Die einzige gesicherte kurative Wirkung von Fluorid ist die Kariesprophylaxe. Dazu werden z. B. fluoridhaltige Zahnpaste und mit Fluorid angereichertes Speisesalz verwendet.

Anabolika

Klassische Anabolika sind **Testosteron** und Abkömmlinge des Testosterons wie **Nandrolon** oder die nicht verkehrsfähigen Substanzen **Stanozolol** oder **Dianabol**. Sie bewirken zwar eine Zunahme von Muskel- und Knochenmasse, schwere unerwünschte Arzneimittelwirkungen wie Hepatotoxizität (< 1 % Cholestase und Induktion benigner und maligner Tumoren), atherogene Lipidveränderungen, Wasser- und Salzretention, Virilisierung sowie wachstumsstimulierende Wirkungen auf Prostata- und Mammakarzinome des Mannes stehen aber einer breiten Anwendung entgegen. Aufgrund ihrer maskulinisierenden Eigenschaften gehören sie nicht zum Routinerepertoire der medikamentösen Osteoporosetherapie, die hauptsächlich Frauen in der Postmenopause betrifft. Sie zählen sehr wohl zum (verbotenen) Routinerepertoire des Dopings im Sport (➤ Kap. 4.9).

WEITERFÜHRENDE LITERATUR

Bodmer M, Meier C, Kraenzlin ME, Meier CR. Proton pump inhibitors and fracture risk: true effect or residual confounding? Drug Saf, 2010; 33: 843–852.

Cummings SR, Kiel DP, Black DM. Vitamin D supplementation and increased risk of falling. JAMA Intern Med, 2016; 176: 171–172.

Glossmann HH. Origin of 7-Dehydrocholesterol (Provitamin D) in the Skin. J Invest Dermatol, 2010; 130: 2139–2141.

Gysling E. Vitamin D. pharma-kritik, 2019; 41: 21–24.

Haykal T, Samji V, Zayed Y et al. The role of vitamin D supplementation for primary prevention of cancer: meta-analysis of randomized controlled trials. J Community Hosp Intern Med Perspect, 2019; 9: 480–488.

Kasperk HC. Zweckmäßige Diagnostik und medikamentöse Therapie der Osteoporose. Arzneiverordnung in der Praxis, 2020; 47: 26–37.

Keum N, Lee DH, Greenwood DC et al. Vitamin D supplemention and total cancer incidence and mortality: a metaanalysis of randomized controlled trials. Annals Oncology, 2019; 30: 733–743.

Kraenzlin ME, Meier C. Parathyroid hormone analogues in the treatment of osteoporosis. Nat Rev Endocrinol, 2011; 7: 647–656.

Lappe J, Watson P, Travers-Gustafson D et al. Effect of vitamin D and calcium supplementation on cancer incidence in older women. JAMA, 2017; 317: 1234–1243.

Manson JA, Cook NR, Lee I et al. for the VITAL Research Group. Vitamin D supplements and prevention of cancer and cardiovascular disease. N Engl J Med, 2019; 380: 33–44.

Schwabe U, Ludwig W-D. Arzneiverordnungs-Report. Heidelberg: Springer; 2020.

Sluyter JD, Manson JE, Scragg R. Vitamin D and clinical Cancer outcomes: A review of meta-analyses. JBMR Plus, 2021; 5: e10420.

Weitzmann MN, Ofotokun I. Physiological and pathophysiological bone turnover – role of the immune system. Nat Rev Endocrinol, 2016; 12 (9): 518–532.

Zhang Y, Fang F, Tang J et al. Association between vitamin D supplementation and mortality: systematic review and meta-analysis. BMJ, 2019; 366: 14673.

KAPITEL

31

Peter Nielsen

Eisenstoffwechsel

... Clear proof of this is found in the effects of steel upon chlorosis.
The pulse gains strength and frequency,
the surface warmth, the face (no longer pale and deathlike) a fresh ruddy color ...
Thomas Sydenham (1681)

Die medizinische Geschichte von Eisen beginnt mit Hippokrates, der Eisensalze zur Blutstillung einsetzte. Ein schwerer Eisenmangel war bereits im Mittelalter als Chlorosis (schwere Bleiche, grüne Krankheit) bekannt. 1554 beschrieb der deutsche Arzt Johannes Lange damit den grünlichen Hautton und die körperlichen Symptome einer schweren Anämie, die, wie er meinte, vermehrt bei Jungfrauen festzustellen sei. 1681 behandelte der englische Arzt Thomas Sydenham zum ersten Mal anämische Frauen mit einem Eisensalz. Zu dieser Zeit war der Eisenstoffwechsel noch vollkommen unbekannt. Erst 1925 wurde **Transferrin** als Transportform von Eisen im Blut nachgewiesen und kurze Zeit später ein erstes Konzept des Eisenstoffwechsels beim Menschen aufgestellt. Damit setzte sich auch die orale Eisenmedikation als rationale Therapie weltweit durch. Aber erst mit der Identifizierung des mutierten HFE-Gens als Ursache der erblichen Eisenspeicherkrankheit (hereditäre Hämochromatose) im Jahr 1996 und der Entdeckung des Eisen-Hormons **Hepcidin** im Jahr 2001 wurde die Regulation des Eisenstoffwechsels im Menschen aufgeklärt.

31.1 Eisenstoffwechsel

Der **Gesamtbestand** des Organismus an Eisen umfasst 3–5 g (55 mg/kg bei Männern, 44 mg/kg bei Frauen); rund 70 % davon sind im Hämoglobin zirkulierender Erythrozyten gebunden. Der Rest ist Funktionseisen in ca. 100 Enzymen (11,6 %), Speichereisen in Form von Ferritin und Hämosiderin in Leber, Knochenmark und Muskulatur (18,6 %) sowie 0,1 % Transporteisen im Blut (Transferrin-Fe). Vom Menstruationsblut abgesehen sind die täglichen Verluste an Eisen, z. B. durch abgeschilferte Epithelzellen des Magen-Darm-Traktes oder der Haut gering (ca. 1 mg/Tag). Weder mit dem Urin noch mit der Galle oder dem Schweiß werden nennenswerte Mengen ausgeschieden (> Abb. 31.1).

31.1.1 Regulation des Eisenstoffwechsels

Im Unterschied zu anderen Metallen, wie z. B. Natrium und Calcium, wird der Eisenhaushalt nur über die **Aufnahme im Darm** reguliert, es gibt keine aktive Ausscheidung von Eisen. Die Absorptionsrate wird vom gesunden Organismus in einem begrenzten Bereich systemisch **(Hepcidin-Expression)** oder lokal (posttranskriptionale Regulation von DMT1 oder Ferroportin) angepasst, wobei sowohl die Größe der Eisenspeicher als auch der Bedarf des blutbildenden Systems eine Rolle spielen. So können bei einem länger andauernden Eisenmangel im Mittel 3,8 mg/Tag (1,8–5 mg/Tag) aus der Nahrung absorbiert werden (> Abb. 31.2). Häm-Fe aus Fleisch ist dabei deutlich besser verfügbar als pflanzliches Nicht-Häm-Eisen. Bei Eisenbedarf des Gesamtorganismus wird absorbiertes Eisen über Ferroportin rasch aus dem Enterozyt heraustransportiert. Ferroportin ist der Rezeptor für das Hormon Hepcidin, das von der Leber gebildet wird, wenn genügend Eisen im Blut und in den Eisenspeichern vorhanden ist. Die Bindung von Hepcidin an Ferroportin fördert die Internalisierung und den Abbau dieses Eisenexporters, sodass aufgenommenes Eisen den betreffenden Enterozyt nicht mehr verlassen kann. In diesem Fall wird es in Form von Ferritin

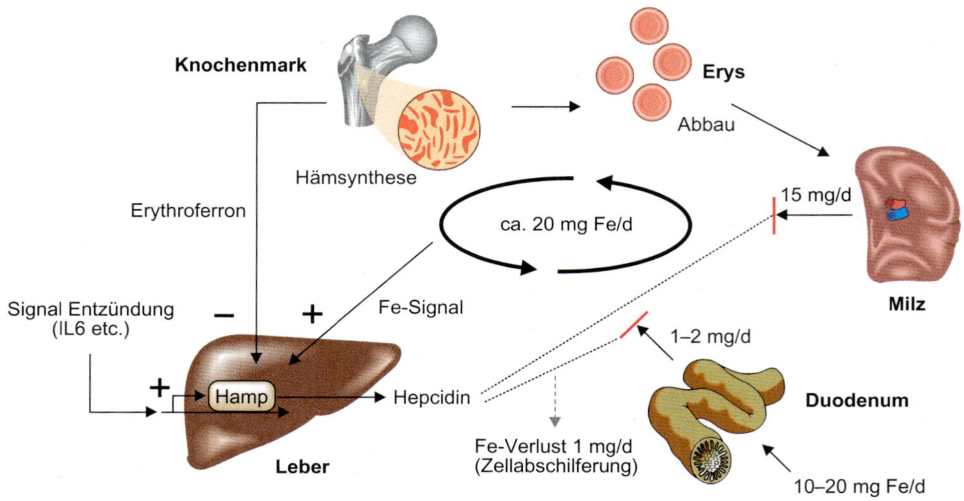

Abb. 31.1 Eisenstoffwechsel bei einem erwachsenen Mann.
Der tägliche Eisenverlust beim erwachsenen Mann von ca. 1 mg (menstruierende Frau: 2–3 mg/Tag) wird im Normalfall von der täglichen Eisenaufnahme im Duodenum ausgeglichen. Im Blutplasma zirkulieren 15–20 mg Eisen täglich, fest gebunden in Transferrin, um den Eisenbedarf v.a. des Knochenmarks für die Hämoglobinsynthese zu decken. Aus dem Abbau von alten Erythrozyten wird dafür ständig Eisen aus Makrophagen der Milz und Leber freigesetzt und ins Blutplasma transportiert. Die Regulation der Eisenhomöostase auf Systemebene erfolgt durch das Peptidhormon Hepcidin, das durch Bindung an den Eisenexporter Ferroportin in Enterozyten des Darms und in Makrophagen die Bereitstellung von Eisen aus diesen Zellen drosselt. So gelangt weniger Eisen ins Blut und der Plasma-Eisen-Spiegel sinkt. Bei Eisenmangel wird die Hepcidinsynthese in der Leber gedrosselt, sodass mehr Eisen ins Blut gelangt.

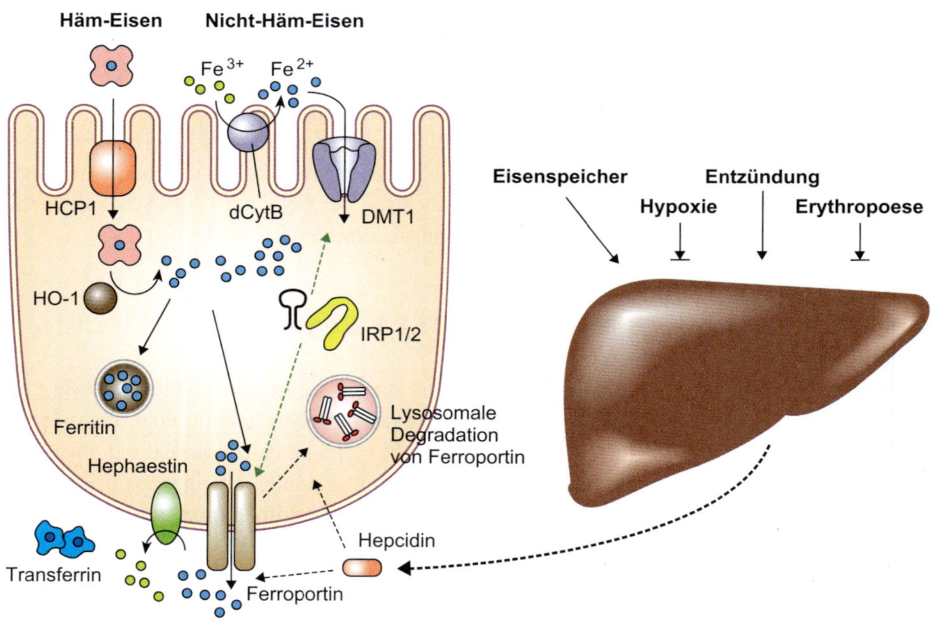

Abb. 31.2 Regulation der Eisenabsorption im oberen Dünndarm (vorwiegend Duodenum).
Für die Eisenversorgung aus der Nahrung ist der Unterschied zwischen gut bioverfügbarem Fleisch-Eisen (Häm-Fe) und weniger gut verfügbarem pflanzlichem Eisen (Nicht-Häm-Eisen) entscheidend. Beim Abbau von Hämoglobin und Myoglobin wird freigesetztes Hämin intakt durch das Heme-carrier-Protein 1 (HCP1) in Enterozyten aufgenommen, Fe^{2+} durch die Häm-Oxygenase-1 (HO-1) freigesetzt und dem labilen Eisenpool hinzugefügt. HCP1 ist auch der Transporter für das Vitamin Folsäure (Kap. 32.1). Das nicht hämgebundene, dreiwertige Nahrungseisen wird im sauren Milieu des Magensafts aus der Bindung an Polyphosphate, Phytat oder Eisen-Kohlenhydrat-Komplexen freigesetzt, Eisenhydroxid wird gelöst. Die in der Bürstensaummembran lokalisierte Ferrireduktase, **duodenales Cytochrom B** (dCytB), reduziert Fe^{3+} zu Fe^{2+} und macht es dadurch für die Absorption verfügbar. Die Aufnahme von Fe^{2+} erfolgt über den Divalent Metal Transporter 1 (DMT1), der eine Spezifität für zweiwertige Kationen aufweist. Fe^{2+} gelangt so direkt in den labilen intrazellulären Eisenpool. Von dort wird es, abhängig vom Eisenstatus, als Fe^{3+} entweder an Ferritin gebunden und mit den Enterozyten in das Darmlumen abgeschilfert oder es wird als Fe^{2+} von dem basolateralen Eisentransportprotein **Ferroportin** aus den Enterozyten transportiert. Durch **Hephaestin**, ein dem Coeruloplasmin homologes, kupferhaltiges Membranprotein, wird Fe^{2+} zu Fe^{3+} oxidiert und bindet an **Apotransferrin**. Die Eisenabsorption wird auf systemischer und lokaler Ebene reguliert. Bei gefüllten Eisenspeichern wird in der Leber das Hormon **Hepcidin** gebildet. Es hemmt in Makrophagen und Dünndarmepithelzellen die Abgabe von Eisen, indem es an den Eisenexporter Ferroportin bindet und damit dessen Internalisierung und lysosomalen Abbau einleitet.

gespeichert und geht zusammen mit der Abschilferung dieser kurzlebigen Zellen in den Darm verloren.

Hepcidin ist ein kleines Peptid (25 AS) mit großer Wirkung. Als Masterregulator der Eisenhomöostase wird Hepcidin in Hepatozyten synthetisiert. Eisenspeicher (➤ Abb. 31.3), Entzündung und die Erythropoese (➤ Abb. 31.4) sind die Hauptfaktoren für die Regulation von Hepcidin auf Transkriptionsebene. Akute oder chronische Entzündungen und Eisenspeicher erhöhen die Genexpression (positive Regulatoren), während Erythropoese und Hypoxie (negative Regulatoren) die Expression des Gens hemmen.

Die Regulation der Genexpression des HAMP-Gens scheint komplex zu sein (➤ Abb. 31.3, ➤ Abb. 31.4) und es sind möglicherweise noch nicht alle positiven und negativen Regulatoren bekannt. Was wir heute wissen, erklärt aber bereits die bekannten Formen der erblichen Eisenspeicherkrankheit, die IRIDA-Anämie (eisenrefraktäre Eisenmangelanämie), und in wesentlichen Teilen auch die Anämie bei Entzündung (früher: Anämie bei chronischer Erkrankung). Die Regulation der Hepcidinsynthese spiegelt deshalb einen großen Teil der aktuellen Forschung des Eisenmetabolismus wider.

31.1.2 Eisentransport

Das absorbierte Nahrungseisen wird im Pfortaderblut vom hochaffinen Plasmatransferrin (Bindungskonstante pH 7,0: 10^{23} M) übernommen und an die Stellen des Bedarfs (v. a. Knochenmark, Leber) weitergeleitet. Dort bindet es an den Transferrin-Rezeptor 1 (TfR1), der von allen Zellen exprimiert wird. Dieser Protein-Ligand-Komplex wird über rezeptorvermittelte Endozytose aufgenommen. In den späten Endosomen löst sich wegen des sauren Milieus das Fe^{3+} wieder vom Transferrin, wird zu Fe^{2+} reduziert und dann über DMT1 ins Zytoplasma entlassen. Der Apotransferrin-TfR1-Komplex wird zur Plasmamembran transportiert und somit rezyklisiert. Der zytoplasmatische Eisenpool, das Labile Cell Iron (LCI), ist bisher

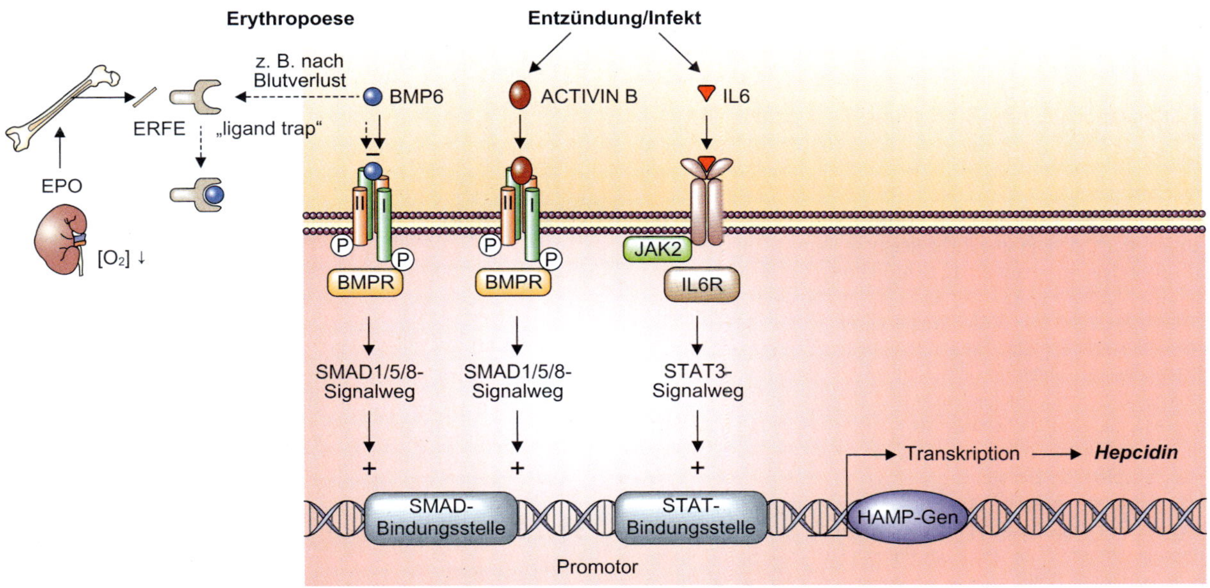

Abb. 31.3 Model der Hepcidinsynthese in Hepatozyten.
Das Peptidhormon Hepcidin reguliert die Eisenhomöostase im Körper, indem es in Enterozyten und Makrophagen den Eisenexport über Ferroportin blockiert. Die Hepcidin-Transkription wird durch den BMP-SMAD-Weg (bone morphogenetic protein) gesteuert. In Abhängigkeit von der Eisenbeladung synthetisieren dabei sinusförmige Endothelzellen der Leber die parakrin wirkenden Signalpeptide BMP6 und BMP2. Diese aktivieren den BMP-Rezeptor-Komplex, der aus Typ-I- und Typ-II-Untereinheiten zusammengesetzt ist. Die BMP-Typ-I-Rezeptoren ALK2 und ALK3 sind für die eisenbasierte Hepcidin-Hochregulation bzw. für eine basale Hepcidin-Expression verantwortlich, wobei das genaue Zusammenspiel der genannten BMPs noch unklar ist. Der aktivierte Rezeptorkomplex phosphoryliert die SMAD-Proteine 1/5/8. Diese translozieren zusammen mit SMAD 4 in den Zellkern und aktivieren dort die Transkription des HAMP-Gens (Hamp, hepcidin antimicrobial peptide), das für Hepicidin codiert.
Eisenbeladenes Transferrin im Blut wird auch als Signal detektiert, wobei die Transferrinrezeptoren TfR1 und TfR2 sowie das HFE-Protein (High Fe) beteiligt sind. Nach der aktuellen Hypothese ist das HFE-Protein primär an TfR1 gebunden. Wenn Holo-Transferrin an TfR1 bindet, wechselt das HFE-Protein offenbar vom TfR1 zum TfR2. Dies muss ein Signal für die Hepcidinsynthese sein, denn der Funktionsausfall von HFE oder von TfR2 führt zu einer klinisch sehr ähnlichen Form der erblichen Eisenspeicherkrankheit (Typ 1 bzw. Typ 3). Hämojuvelin (HJV) ist ein Korezeptor des BMP-Rezeptors und erhöht dessen Sensitivität für die BMPs. Mutationen im HJV- oder im Hepcidin-Gen (HAMP) führen zu jeweils einer klinisch schweren Form der Eisenüberladung (juvenile Hämochromatose, Typ2). HFE, HJV und TfR2 binden offenbar zusammen an den BMPR-Rezeptor-Komplex, speziell an die BMPR-1A-Form, um sie zu aktivieren. Neben BMP6 scheint auch BMP2 eine Rolle in der Synthese von Hepcidin zu spielen.
Die Matriptase-2 (TMPRSS6-Gen) ist eine Serin-Protease auf Zelloberflächen, die bei Eisenmangel Hämojuvelin hydrolysiert und damit den BMP6-Signalweg der Hepcidinsynthese abschaltet. Loss-of-function-Mutationen im TMPRSS6-Gen führen bereits im Kindesalter zu einer schweren Eisenmangelanämie, die auf Eisentherapie schlecht anspricht, weil permanent zu viel Hepcidin gebildet wird (IRIDA-Anämie, iron therapy refractory iron deficiency anemia). Es sind inzwischen viele Mutationen und Polymorphismen in diesem Gen bekannt, die möglicherweise häufig vorkommen und damit evtl. auch die Häufigkeit von Eisenmangel weltweit mit erklären können. Um die Hepcidinsynthese physiologischer Weise abschalten zu können, wird die MT2-Expression durch einen akuten Eisenmangel, Erythropoietin (EPO) oder durch eine Hypoxie induziert.

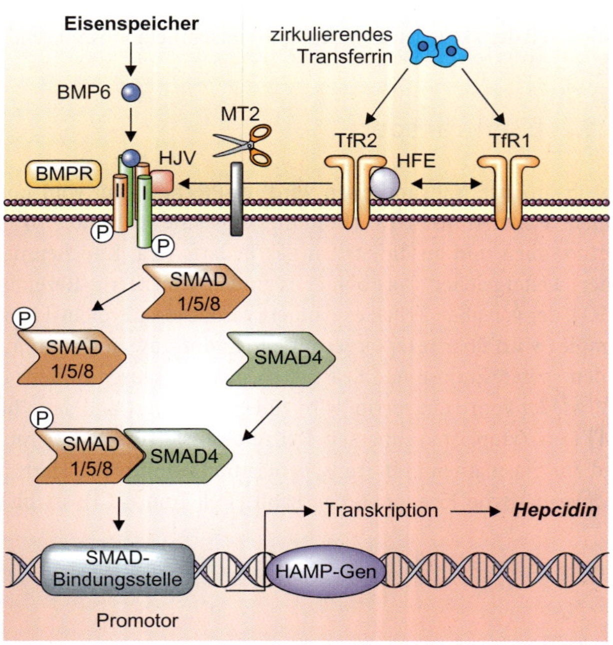

Abb. 31.4 Stimulation der Hepcidinsynthese durch gefüllte Eisenspeicher.

Ein weiterer wichtiger Signaltransduktionsweg ist der JAK-STAT3-Weg, bei dem Entzündungsmediatoren, v. a. IL-6, zu einer starken Stimulation der Hepcidinsynthese führen. In dieser Signalkaskade wird STAT3 phosphoryliert, das in den Zellkern transloziert und dort an spezifische Response Elements (REs) bindet. Die Induktion der Hepcidin-Genexpression durch IL-6 erfordert auch die Anwesenheit des BMP-Typ-I-Rezeptors Alk3. Über andere Entzündungsmediatoren wie Activin B ist auch direkt der BMP-SMAD-Weg beteiligt.
Chronisch erhöhte Entzündungsmediatoren können damit auch zu ständig erhöhten Hepcidinwerten führen, was die Eisentransportwege blockieren kann. Als Folge bilden Patienten mit chronischen Entzündungen relativ häufig eine Anämie aus, was Einfluss auf die Schwere der Krankheit bis hin zur Mortalität haben kann. Hier hofft man, zukünftig mit Medikamenten (z. B. Hepcidinantagonisten) besser therapieren zu können.
Physiologische Funktionen wie die Erythropoese sind von einer konstanten Bereitstellung von Eisen abhängig und fungieren daher als negative Regulatoren der Hepcidinsynthese. Dabei spielt das Hormon Erythroferron (ERFE) die wesentliche Rolle, das von Erythroblasten auf Stimulation von Erythropoietin (EPO) gebildet wird. ERFE hemmt die Hepcidinsynthese in Hepatozyten, sodass mehr Eisen im System bereitgestellt wird. Dabei wird der BMP/SMAD-Signalweg gehemmt. Die Wirkung von ERFE ist offenbar ein natürlicher Ligand Trap, der BMP6, aber nicht BMP2 mit hoher Affinität binden kann. ERFE kann auch eine pathophysiologische Rolle bei Anämien mit ineffektiver Erythropoese spielen. So weisen untransfundierte Patienten mit β-Thalassämie hohe ERFE- und niedrige Hepcidinwerte auf, was zu der Eisenüberladung bei solchen „iron loading anemias" beitragen kann. Zukünftig könnten evtl. ERFE-Antagonisten und -Analoga einen medizinischen Nutzen bei diesen Erkrankungen haben.

wenig charakterisiert. Physiologisch wird daraus Eisen in Mitochondrien transportiert, wo die terminalen Schritte der Hämsynthese stattfinden. Eisen wird auch für die Synthese von Cytochromen und Eisenschwefelclusterproteinen benötigt. Überschüssiges Zelleisen wird in Ferritin gespeichert, um daraus bei Bedarf wieder mobilisiert zu werden.

Im Blut ist die Bindungskapazität von Transferrin normalerweise nur zu 30 % ausgeschöpft (➤ Tab. 31.1). Bei Eisenüberladung wird die Bindungskapazität von Transferrin überschritten, sodass freies, nicht an Transferrin gebundenes Eisen (non-transferrin-bound iron, NTBI) im Plasma auftritt. NTBI kann effektiv von Zellen aufgenommen werden. Ihm wird in der Pathophysiologie von Eisenüberladungserkrankungen eine wichtige Rolle zugeschrieben.

Tab. 31.1 Wichtige hämatologische Daten des Eisenstoffwechsels

	Normal		Eisenmangel	Eisenüberladung
	♂	♀		
Hämoglobin	14–17,5 g/dl	12,3–15,3 g/dl	< 12 g/dl	Normal
Mittleres Volumen eines Erythrozyten (MCV)	80–94 fl		< 80 fl	Normal, oft ↑
Mittlerer Hämoglobingehalt eines Erythrozyten (MCH)	26–34 pg		< 26 pg	Normal
Serum-Eisen	65–170 µg/dl 10–31 µM		< 65 µg/l < 10 µM	> 170 µg/l > 31 µM
Serum-Transferrin	2,1–3,6 g/l		> 3,6 g/l	< 2,1 g/l
Transferrin-Fe-Sättigung	16–45 %		< 16 %	> 52 %
Serum-Ferritin	35–235 µg/l	30–112 µg/l	< 12 µg/l	> 300 µg/l
Serum-Hepcidin-25[1]	10–22 nM	3–5 nM	↓	↑
Leber-Eisen-Konzentration	0,1–0,5 mg/g		< 0,1 mg/g	> 1,0–10 mg/g

[1] Testabhängig.

31.1.3 Verfügbarkeit von Eisen für die Absorption

Hauptort der Eisenabsorption ist das Duodenum, bei chronischem Eisenmangel wohl auch zusätzlich tiefere Darmabschnitte. Der physiologische Eisenverlust von 1 mg/Tag wird durch die Absorption aus der Nahrung kompensiert, die ungefähr 10 % der Nahrungseisenmenge von 15–20 mg/Tag beträgt.

Fleischhaltige Nahrung enthält Hämoglobin und Myoglobin, bei deren Abbau Hämin frei wird. Hämin wird effizient über ein Transportprotein (HCP1) in die Enterozyten aufgenommen (➤ Abb. 31.2). **Häm-Eisen** macht bei der in Mitteleuropa üblichen Ernährung nur 10–20 % des Nahrungseisens aus. Wegen der guten Verfügbarkeit stammen jedoch 30–50 % des absorbierten Eisens aus dieser Quelle.

Das restliche Nahrungseisen liegt in Form von **Fe^{3+}-Salzen,** als Fe^{3+}-Hydroxid-Kohlenhydrat-Komplex oder als Ferritin vor. Diesen Formen gemeinsam ist, dass das enthaltene Fe^{3+} bei höheren pH-Werten schwer löslich wird (Löslichkeitsprodukt Eisen(III)-Hydroxid $L = 2 \times 10^{-39}$!). Beim duodenalen pH-Wert von 5–7 sind

Tab. 31.2 Die empfohlene tägliche orale Eisenzufuhr beim Menschen in verschiedenen Lebensaltern (Deutsche Gesellschaft für Ernährung (DGE), Österreichische Gesellschaft für Ernährung (ÖGE), Schweizerische Gesellschaft für Ernährung (SGE): D-A-CH Referenzwerte für die Nährstoffzufuhr. 2. Aufl., 4. aktualisierte Aufl. Bonn: Neuer Umschau Buchverlag, 2018.)

Alter	Männlich [mg/Tag]	Weiblich [mg/Tag]
0–4 Monate	0,5	
4–12 Monate	8	
1–7 Jahre	8	
7–10 Jahre	10	
10–19 Jahre	12	15
19–51	10	15
ab 51	10	10
Schwangere		30
Stillende		20

Hämin und Fe^{2+} deutlich besser löslich. Fe^{2+} wird durch die in der Bürstensaummembran der Enterozyten lokalisierte Ferrireduktase dCytB aus Fe^{3+} gebildet und anschließend durch das Transportprotein DMT1 aufgenommen. Die Ausfällung von $Fe(OH)_3$ wird verringert, wenn geeignete Liganden wie z. B. Zitronensäure und Reduktionsmittel wie z. B. Ascorbinsäure im Nahrungsbrei vorhanden sind. Proteine aus Fleisch und Fisch stabilisieren ebenfalls lösliches Eisen im Gastrointestinaltrakt. Dieser Fleischeffekt trägt auch dazu bei, dass Eisen aus Nahrung mit tierischem Eiweiß deutlich besser genutzt werden kann als aus pflanzlicher Nahrung.

31.1.4 Eisenmangel

Bei einer über längere Zeit bestehenden negativen Eisenbilanz werden zuerst die Speichervorräte in Leber, Knochenmark und Muskulatur geleert **(Speichereisenmangel).** Danach wird der Transportpool im Blut beeinflusst (niedriges Plasmaeisen bei **latentem Eisenmangel**) und abschließend sinkt der Hämoglobinwert ab, als Zeichen dafür, dass Eisen für die wichtigste Funktion nicht mehr zur Verfügung steht **(Eisenmangelanämie).**

Symptome

Ein Eisenmangel mit und ohne Anämie zeigt eine Reihe von **unspezifischen** Symptomen wie Müdigkeit, physische Schwäche, schnelle Erschöpfbarkeit, die generell von allen Patienten geschildert werden. In Interventionsstudien, die Änderungen der klinischen Beschwerden nach einer Behandlung mit Eisen gegenüber einer Placebogabe aufzeigen, wurden die Symptome Müdigkeit (Fatigue), beeinträchtigte kognitive Funktion (Konzentration, Gedächtnis, Aufmerksamkeit), verminderte aerobe Leistungsfähigkeit und/oder schnellere Muskelermüdung, depressive Stimmung, Ängstlichkeit, Beeinträchtigung der Thermoregulation (Kältegefühl, aufsteigende Hitze), Schäden an Haar und Nägeln, Haarausfall, Restless-Legs-Syndrom, Schlafstörungen und Beeinträchtigungen des Immunsystems bei Eisenmangel nachgewiesen.

Ein **schwerer, chronischer Eisenmangel** kann zu progressiven, trophischen Veränderungen und Schäden in Geweben, v. a. an Haut und Schleimhäuten, führen, die man am häufigsten bei stark wachsenden Kindern, aber auch bei jungen Frauen mit Eisenmangel findet: Mundwinkelrhagaden, brüchige Nägel und Haare, Plummer-Vinson-Syndrom (sideropenische Dysphagie). Manche Patienten mit schwerem Eisenmangel entwickeln eine Pica, eine seltene Essstörung, bei der Menschen Dinge zu sich nehmen, die keine Nahrungsmittel sind und allgemein als ungenießbar gelten (Kreide, Bleistifte, Tapeten etc.) und meist gar nicht besonders eisenreich sind.

Die Behandlung mit Eisen bessert diese Symptomatik in vielen Fällen. Bei einer **Eisenmangelanämie** ergeben sich zusätzliche klinische Beschwerden, die auch von anderen Anämieformen bekannt sind und nicht spezifisch für Eisenmangel sind (Blässe, Herzrasen, Kurzatmigkeit bei Belastung).

Diagnostische Parameter

Der wichtigste, diagnostische Parameter für Eisenmangel ist das **Serum-Ferritin,** das semiquantitativ den Füllungsgrad der Eisenspeicher anzeigt (➤ Tab. 31.1). Ein Wert < 30 µg/l zeigt einen Speichereisenmangel, ein Wert < 12 µg/l vollkommen erschöpfte Eisenspeicher an. Ein solcher Speichereisenmangel ohne Anämie ist bei menstruierenden Frauen und Kindern in Wachstumsphasen auch in Deutschland so häufig (30–50 %), dass dies auch Auswirkung auf die Normalwerte von Serum-Ferritin hat. Labore geben hier oft Untergrenzen von Serum-Ferritin (z.B. 15 µg/l) an, die im medizinischen Sinne bereits Eisenmangel anzeigen und mit Symptomen von Eisenmangel wie Müdigkeit, Schwäche, Unkonzentriertheit, Haarausfall oder Restless-Legs-Syndrom assoziiert sind.

Neuere, diagnostische Parameter (löslicher Transferrinrezeptor, Hämoglobin in Retikulozyten, Anteil hypochromer Erythrozyten) sind relativ aufwendig zu messen und bringen für die meisten Fälle in der Praxis keine zusätzliche Aussage. Die **Hepcidinmessung** in Serumproben wird aber wohl zunehmend eine Rolle spielen, weil man damit Patienten mit sekundär erhöhten Hepcidinwerten diagnostizieren kann (Infekt, Entzündung, Tumor), die schlecht auf eine Eisentherapie ansprechen, obwohl sie eigentlich einen Eisenmangel aufweisen. Hier ist zukünftig auch an den Einsatz von Hepcidinantagonisten zu denken, die gegenwärtig entwickelt werden. Es ist bereits gezeigt worden, dass die Therapie mit einem Antikörper gegen den IL-6-Rezeptor (Tocilizumab®) bei anämischen Patienten mit rheumatoider Arthritis zu einer Hepcidinabsenkung und zu einer Normalisierung der Anämie führen kann.

Zu einer Verarmung des Organismus an Eisen kommt es, wenn das Eisenangebot in der Nahrung bzw. seine Verfügbarkeit nicht ausreicht, um einen erhöhten Bedarf zu decken. Das ist besonders häufig der Fall in der Phase des Wachstums oder bei Frauen als Folge der Menstruation bzw. bei einer Schwangerschaft. Der tägliche Bedarf an Eisen (➤ Tab. 31.2) sollte durch die alimentäre oder ärztlich verordnete Zufuhr gedeckt werden.

Menstruation

Menstruierende Frauen stellen in den Industriestaaten die Hauptrisikogruppe für Eisenmangel dar. Die Eisenreserven in Leber, Muskulatur und Knochenmark sind bei menstruierenden Frauen (0–200 mg) niedriger als bei Männern (600–800 mg). Der durchschnittliche Blutverlust während der Menstruation beträgt 30–60 ml, das entspricht 15–30 mg Eisen. Bei optimaler Ernährung und aufgrund der im Eisenmangel gesteigerten Absorptionsrate können diese Verluste meist ausgeglichen werden. Das ist aber besonders dann nicht möglich, wenn Frauen sich einseitig (vegetarisch oder vegan) ernähren. In wirtschaftlich entwickelten Ländern haben 30–50 % aller menstruierenden Frauen niedrige Ferritinwerte als Zeichen eines Speichereisenmangels.

Bei hohen Blutverlusten (Hypermenorrhö: bis zu 800 ml, Uterus myomatosus: bis zu 1200 ml/mens) können die Verluste nicht mehr über das Nahrungseisen ausgeglichen werden und es ist eine Medikation mit Eisen notwendig, um eine Anämieentwicklung zu vermeiden.

Schwangerschaft

Die **Bilanz** des Eisenhaushalts in der Schwangerschaft ist in ➤ Tab. 31.3 wiedergegeben. Für eine Schwangerschaft ist demnach rund 1 g Eisen erforderlich, das zusätzlich aus der Nahrung nur schwer aufgenommen werden kann. Frauen ohne vorhandenes Speichereisen werden deshalb im Laufe der Schwangerschaft einen Eisenmangel entwickeln. Eine Diagnose auf Eisenmangel ist dadurch erschwert, dass es zu einer Ausweitung des Blutvolumens (Schwangerenhydrämie) kommt und die Blutparameter dadurch verdünnt werden. Die Weltgesundheitsorganisation (WHO) gibt folgende Hb-Normalwerte an: prämenopausale Frauen ≥ 12,0 g/dl, Schwangere ≥ 11,0 g/dl im 1. und 3. Trimenon und 10,5 g/dl im 2. Trimenon (WHO/NHD/01.3. Publikation 2001). Die Eisenmangelproblematik in der Schwangerschaft ist in der Dritten Welt, aber auch bei uns so evident, dass in vielen Ländern wie Kanada, den USA, Dänemark grundsätzlich eine Eisensupplementation im letzten Drittel der Schwangerschaft empfohlen wird. In Deutschland steht die Diagnostik im Einzelfall im Vordergrund. Hier wird bei Unterschreiten der Grenzwerte (Hb, Ferritin) eine orale Eisensubstitution (50–100 mg Eisen[II]/Tag) empfohlen, die dann häufig auch einem schweren Eisenmangel bei der Mutter nach der Geburt (Post-Partum-Anämie) vorbeugt.

Das reife **Neugeborene** hat typischerweise keinen Eisenmangel. Es baut in den ersten Lebensmonaten überschüssiges Hämoglobin ab (Trimenonreduktion) und kann das Eisen daraus nutzen. Dazu passend enthält die Muttermilch relativ wenig Eisen in Form von Lactoferrin. Dieses Protein ist aber eine der stärksten antiviralen und antibakteriellen Substanzen, die wir kennen, und dient daher wahrscheinlich auch nicht nur der Eisenversorgung des Säuglings. Ab dem 6. Lebensmonat wird von Fachgesellschaften dann aber die Zufütterung mit Säuglingsnahrung empfohlen, um einem schweren Eisenmangel in der beginnenden ersten Wachstumsphase vorzubeugen. Studien in der Dritten Welt zeigen, dass Kleinkinder mit schwerer Eisenmangelanämie eine irreversible Hirnreifungsstörung ausbilden können. Bei Frühgeborenen kann die hypochrome Anämie während der Trimenonreduktion erhebliche Ausmaße annehmen und die Eisenmangelproblematik am Ende des ersten Lebensjahres ist hier deutlich verschärft.

Tab. 31.3 Eisenhaushalt in der Schwangerschaft (Nach: Bothwell TH. Am J Clin Nutr, 2000; 72 (suppl): 257S-264S.)

Eisenverlust in der normalen Schwangerschaft	mg
Obligater Verlust (0,8 mg × 290 Tage)	–230
Zunahme der Erythrozytenmasse	–450
Fetus (3,5 kg)	–270
Plazenta und Nabelschnur	–90
Blutverlust bei Geburt	–150
Summe	**–1190**
Reduzierte Erythrozytenmasse post partum	+ 450
Menostasis	+ 160
Totaler Verlust	**–580**

In den Wachstumsphasen (7–12 Monate, 12–16 Jahre) hat der jugendliche Organismus auch einen deutlich erhöhten Eisenbedarf (➤ Tab. 31.2). Bei Kindern liegt das zirkulierende Blutvolumen bei 70–80 ml/kg Körpergewicht, der Eisenbedarf wird auf 45–50 mg pro kg Gewichtszunahme geschätzt. Ein Eisenmangel ist bei Kindern und Jugendlichen in diesen Wachstumsphasen sehr häufig.

Eisenmangel als Symptom

Leichte chronische Sicker-Blutverluste (bis zu ca. 4–6 ml/Tag) können aus dem Nahrungseisen mittels einer hochregulierten Eisenabsorption im Einzelfall noch kompensiert werden. Ein chronischer Blutverlust oberhalb dieser Grenze führt aber ohne eine adäquate Eisentherapie zwangsweise zu einer Eisenmangelanämie. Ein schwerer Eisenmangel ist deswegen immer verdächtig auf das Bestehen eines pathologischen Blutverlustes und muss unbedingt Anlass für eine gründliche endoskopische Untersuchung (Magen-Darm-Spiegelung, totale Koloskopie, Videokapselendoskopie, gegebenenfalls bildgebende Verfahren) sein, um evtl. eine auch maligne Blutungsquelle (z. B. Kolonkarzinom) zu finden. Bei menstruierenden Frauen führt eine verstärkte Regelblutung (Hypermenorrhö) häufig zu einer Eisenmangelanämie.

31.2 Therapie mit Eisen

Eisen ist ein essenzielles Spurenelement und jede Form eines nachgewiesenen Eisenmangels sollte behandelt werden.

Präparate zur oralen Anwendung

Die wirksamste, sicherste und kostengünstigste Art der Eisentherapie ist die Einnahme von oralen Eisenpräparaten, die lösliche Eisen(II)-Verbindungen enthalten, z. B. **Eisen(II)-Sulfat** oder **Eisen(II)-Glycin-Sulfat.** Hierbei ist aber letztlich die Galenik des jeweiligen Präparats entscheidend, die für eine schnelle Freisetzung des Wirkstoffes in löslicher und absorbierbarer Form sorgen muss. Bei Patienten mit chronischem Eisenmangel werden von guten Eisenpräparaten ca. 10–20 mg aus einer 100-mg-Tagesdosis aufgenommen. Studien in der Vergangenheit haben gezeigt, dass die Wirksamkeit von pharmazeutischen Eisenpräparaten sehr unterschiedlich ist, einige Präparate sind nur schlecht wirksam. Dies gilt für alle Eisen(III)-Verbindungen, die bei pH-Werten oberhalb von 3 (im Duodenum pH 6,4) schwer lösliche Eisenoxidhydrate bilden, die für die Absorption schlecht verfügbar sind. Hieraus werden deshalb nur 2–5 mg aus einer Eisendosis von 100–200 mg aufgenommen. Der Eisen(III)-Hydroxy-Polymaltose-Komplex als orales Eisenpräparat ist zwar gut löslich, setzt offenbar aber nur geringe Mengen Eisen frei, sodass die Wirksamkeit auch dieser Eisen(III)-Verbindung sehr umstritten ist.

In ➤ Tab. 31.4 sind einige Eisen(II)-Präparate zur oralen Behandlung des Eisenmangels zusammengestellt. Dabei handelt es sich um Eisensalze oder Eisenkomplexe mit anorganischen oder organischen Liganden. Eisen in verschiedener Form ist auch Bestandteil von nicht apothekenpflichtigen Nahrungsergänzungsstoffen mit einer geringen Tagesdosis von 5 mg Eisen. Über die Wirksamkeit dieser Ergänzungsstoffe ist wenig bekannt.

Tab. 31.4 Einige Präparate zur oralen und parenteralen Behandlung des Eisenmangels

	Präparat	Dosierung
Orale Eisenpräparate		
Eisen(II)-Sulfat	Z. B. Eryfer®, Dreisafer®	1 × 1/Tag = 50–100 mg Fe^{2+}
Eisen(II)-glycin-Sulfat	ferro sanol® duodenal	1 × 1/Tag = 50–100 mg Fe^{2+}
i. v.-Eisenpräparate		
Eisen(III)-hydroxid-Saccharose-Komplex	Venofer®	5 ml = 100 mg Fe 5–10 ml (100–200 mg Eisen) 2–3 × wöchentlich; max. ED 200 mg
Eisen(III)-Carboxymaltose	Ferinject®	2 ml = 100 mg Fe 10 ml = 500 mg Fe (als Infusion 1000 mg/Tag)
Eisen(III)-hydroxid-Dextran-Komplex	Cosmofer®	2 ml = 100 mg Fe Testdosis vorab; 2–3 × wöchentlich 100–200 mg Eisen
Eisen(III)-Natrium-Gluconat-Komplex	Ferrlecit®	5 ml = 62,5 mg/Tag nicht überschreiten
Fe(III)-Isomaltoside 1000	Monofer®	5 × 1 ml bis 5 × 10 ml mit 100 mg Fe/ml (als Infusion > 1000 mg/Tag)

Präparate zur intravenösen Anwendung

Eine Malabsorption von Eisen ist relativ selten. Sie kann aber ein frühes Symptom für eine Zottenatrophie im Darm sein, die sich bei einer Allergie auf Gluten, ein Proteingemisch im Samen von Getreiden, entwickeln kann. Bei dieser glutensensitiven Enteropathie (Zöliakie, Sprue) ist lebenslang eine strikte glutenfreie Diät notwendig, damit die Zottenstruktur bestehen bleibt, die für eine normale Absorption von Nahrungsinhaltsstoffen wie Eisen oder Folsäure notwendig ist.

Patienten mit renaler Anämie unter Erythropoietinmedikation brauchen Eisen für die Hämoglobinbildung, haben aber offenbar keine hochregulierte Eisenabsorption. Hier ist die orale Eisentherapie wenig effektiv. Dies gilt auch für Tumor- und Infektanämien, wo falsch erhöhte Hepcidinspiegel die Eisenabsorption blockieren. Eine Besonderheit ist der Morbus Castleman, bei dem durch eine angiofollikuläre Lymphhyperplasie vermehrt Interleukin 6 gebildet wird, was durch gesteigerte Hepcidinsynthese zu extremer Eisenmangelanämie führen kann.

In all diesen Fällen und wenn die orale Gabe wegen der unerwünschten Arzneimittelwirkungen der Therapie von den Patienten nicht angenommen wird, ist die intravenöse Anwendung von Eisen meist unumgänglich (➤ Tab. 31.4). Als Therapie zweiter Wahl sollte sie wegen der möglichen unerwünschten Arzneimittelwirkungen und der hohen Kosten aber nur in begründeten Einzelfällen angewendet werden.

Im Vergleich zu den neueren Präparaten wie **Eisen(III)-hydroxid-Saccharose-Komplex** oder **Eisen(III)-Carboxymaltose-Komplex** sind ältere Präparate wie Eisen-Dextran oder das weitverbreitete Eisen(III)-Natrium-Gluconat deutlich häufiger mit unerwünschten Arzneimittelwirkungen (z. B. allergischen Reaktionen) assoziiert.

Bei der parenteralen Anwendung von Fe^{3+} zur Unterstützung der Erythropoietinwirkung beginnt man i. d. R. mit Niedrigdosen von 50 mg, die dann langsam auf 100–200 mg zweimal wöchentlich gesteigert werden. In dieser Form sind bis zu 2,1 g dreiwertiges Eisen parenteral ohne größere Schwierigkeiten infundiert worden. Die intravenöse Gabe muss langsam am liegenden Patienten erfolgen, am besten als Infusion über eine halbe Stunde.

Dosierung

Zur **Abschätzung des Eisenmangels** dient der Hämoglobingehalt des Blutes, wobei 12 g/dl Blut für die Frau und 13 g/dl für den Mann als Normwert zugrunde gelegt werden. Zur Normalisierung einer Anämie sind 3 Monate einer oralen Therapie mit 1 × 100 mg Fe^{2+}/Tag notwendig. Danach sind weitere 3 Monate erforderlich, um die Eisenspeicher aufzufüllen. In dieser Zeit ist die Absorption auf 5–10 % reduziert.

Aus Gründen der **Verträglichkeit** sollte Eisen in einer Einzel- und Tagesdosis von nicht mehr als 100 mg verabreicht werden, am besten morgens 30 Minuten vor einer Mahlzeit. Die meisten Patienten tolerieren dies problemlos. Möglich ist, die Dosis in Teilportionen einzunehmen. Bei weiterhin schlechter Verträglichkeit kann die Einnahme auch während des Essens oder danach erfolgen;

31

dadurch wird allerdings die Bioverfügbarkeit des Eisens vermindert. Retardpräparate scheinen in der Praxis nicht besser verträglich zu sein. Durch die verzögerte Wirkstofffreisetzung kann die Bioverfügbarkeit aber deutlich vermindert werden. Bei chronisch blutenden Patienten kann die Dosis auf 2–3 × 100 mg Eisen/Tag erhöht werden. Damit können z. B. Patienten mit Morbus Osler auf einem niedrigen Hb-Wert gehalten werden, ohne dass häufige Bluttransfusionen notwendig werden. Stark blutende Patienten kommen eigentlich mit einer richtig dosierten oralen Eisentherapie auf Dauer besser zurecht als durch die aufwendigeren i. v.-Eiseninjektionen.

Bei der Dosierung einer intravenösen Eisentherapie wird die erforderliche Gesamtdosis von den Herstellern der Präparate mit einer **Formel nach Ganzoni** angegeben:

Gesamteisendefizit [mg] = Körpergewicht [KG in kg] × (Soll-Hb* – Ist-Hb) [g/dl] × 2,4 + Reserveeisen [mg]**,

wobei gilt:

* Soll-Hb für ein KG unter 35 kg = 13 g/dl; über 35 kg = 15 g/dl.

** Reserveeisen für ein KG bis 35 kg = 15 mg/kg KG, über 35 kg = 500 mg.

Das ergibt für typische Fälle mit Hb-Werten von 7–10 g/dl eine Gesamtdosis von 1500 mg bei KG < 70 kg und 2000 mg bei KG > 70 kg.

Unerwünschte Arzneimittelwirkungen

Von den Patienten, die orale Eisenpräparate einnehmen, klagen 15–20 % über **gastrointestinale Beschwerden** (Übelkeit, Erbrechen, Obstipation). Dies ist dosisabhängig und beginnt ab einer Einzel- und Tagesdosis von ≥ 100 mg/Tag. Ein Präparatewechsel kann nur im Einzelfall helfen. Wirksamer ist die Dosisreduktion, z. B. auf 20–50 mg/d, oder die Einnahme mit der Nahrung. Dadurch wird zwar die Bioverfügbarkeit von Eisen gesenkt, die Verträglichkeit aber meist deutlich gesteigert.

Die Therapie mit Eisen kann in seltenen Fällen eine **paroxysmale nächtliche Hämoglobinurie** (Bildung von komplementempfindlichen Erythrozyten in großer Zahl), eine **erythropoietische Porphyrie** und eine **Porphyria cutanea tarda** auslösen.

Die meisten Zwischenfälle mit Eisen ereignen sich bei der intravenösen Eisentherapie, deren Indikation deshalb zu Recht in Leitlinien eingeschränkt ist. Die parenterale Applikation von Eisenpräparaten birgt die Gefahr ausgedehnter **Organsiderosen** in sich, wenn zu hohe Eisenmengen injiziert werden, die individuell letztlich nicht benötigt werden. Das gilt besonders für Eisen(III)-Carboxymaltose, das als Präparat für den Einsatz im ambulanten Bereich mit einer sehr hohen Einzeldosis (bis 1000 mg/Injektion) konzipiert ist. Die Patienten klagen zu Beginn der Therapie über Kopfschmerzen und Muskelschmerzen, Übelkeit, Erbrechen und Blutdruckabfall. Diese unerwünschten Arzneimittelwirkungen stehen in engem Zusammenhang mit der Infusions- bzw. Injektionsgeschwindigkeit und der Dosierung und können dementsprechend durch verlangsamte Zufuhr, Verringerung der Dosierung und Verlängerung der Dosierungsintervalle meist unter Kontrolle gebracht werden.

Es besteht (selten) auch die Gefahr von **anaphylaktischen Reaktionen,** die bei Eisen(III)-hydroxid-Saccharose mit einer Inzidenz von 0,6 pro 10^6 Einzeldosen seltener aufzutreten scheinen als bei Eisen(III)-Gluconat oder Eisen(III)-Dextran, wo die Inzidenz bei 3–11 pro 10^6 Einzeldosen liegt.

Interaktionen

Die Bioverfügbarkeit von Eisen, das zusammen mit oder unmittelbar nach der Einnahme von **Antacida** zur Neutralisation der Magensäure eingenommen wurde, ist vermindert. Zwischen der oralen Eisengabe und der Einnahme von Antacida sollten 2–3 Stunden liegen. Eisen bildet, wie z. B. auch Calcium, mit **Tetracyclinen** schwer lösliche und schlecht resorbierbare Chelate; dies muss bei einer Tetracyclintherapie im Hinblick auf die Wahl der Einnahmezeiten beachtet werden.

Die chronische Einnahme von **Protonenpumpenhemmern** wie Omeprazol und H_2-Rezeptor-Antagonisten wie Ranitidin, welche die Bildung von Magensäure hemmen, vermindern die Nahrungseisenabsorption und scheinen auch den Ausgleich eines Eisenmangels durch orale Eisenpräparate zu erschweren.

Interaktionen treten auch bei gleichzeitiger Gabe von Eisen mit **Chinolonen, Bisphosphonaten** und **Levodopa** auf. L-Thyroxin wird durch gleichzeitige Eisengabe praktisch blockiert und unwirksam, sodass auch hier ein getrennter Einnahmemodus notwendig ist.

Eisen sollte nicht mit anderen Medikamenten in einer Mischspritze gegeben werden.

31.3 Erythropoietin

Erythropoietin (EPO), z. B. Epoetin*, ist ein Glykopeptidhormon (165 Aminosäuren, 34 kD) und wurde 1977 zuerst aus menschlichem Urin anämischer Patienten isoliert. Seit 1989 werden rHuEPO-Medikament gentechnisch hergestellt. EPO wird bei Hypoxie vorwiegend (90 %) aus den peritubulären Zellen der Nierenrinde freigesetzt wird. Es gehört zur Zytokin-Familie. Hypoxie in Zellen verhindert den Abbau des Hypoxie-induzierten Faktors Alpha (HIF-α) und führt zur Wanderung der α-Untereinheit vom Zytoplasma in den Zellkern. Dort bindet HIF-α an die zugehörige β-Untereinheit (HIF-β), wodurch der Heterodimer **HIF-1** entsteht. HIF-1 bindet an das cAMP-Response Element-Binding Protein (CREB) und induziert zusammen mit einem weiteren Transkriptionsfaktor (p300) die Transkription des EPO-Gens. EPO stimuliert im Knochenmark die Erythropoese. EPO bindet an den transmembranen Erythropoietin-Rezeptor der Vorläuferzellen des Typs BFU-E (Erythroid Burst Forming Unit), die zunächst zu den reiferen Vorläuferzellen des Typs CFU-E (Erythroid Colony Forming Unit) und schließlich zu Erythrozyten ausdifferenzieren. Der EPO-Rezeptor gehört zu den transmembranen Tyrosinkinasen (➤ Kap. 1.1) und aktiviert den STAT-Signalweg. Es bewirkt primär eine Apoptosehemmung und verhindert dadurch das Absterben der erythroiden Vorläuferzellen im Knochenmark.

Anwendung

Eine Erythropoese-stimulierende Therapie (ESP) ist ursprünglich für die Behandlung der **Anämie bei chronischer Niereninsuffizienz (Dialysepatienten)** entwickelt worden. Da hier die Erythropoietinsynthese in der Niere direkt gestört ist, stellt die Medikation mit EPO die rationale Therapie dar, um die bestehende Anämie zu beseitigen. Die erweiterte Indikation schließt heute auch eine chronische Anämie bei gestörter Erythropoese infolge Tumorerkrankungen, Chemotherapie oder Infekt/Entzündung ein. Auch bei schweren Operationen wird prä- oder perioperativ Erythropoietin eingesetzt, um eine Anämie zu behandeln und Bluttransfusionen zu vermeiden. Bei diesen Indikationen ist aber die Synthese von EPO in der Niere gar nicht die Hauptursache, sondern vielfach ein durch Entzündungsmediatoren falsch erhöhtes Hepcidin, dass die Bereitstellung von Eisen für die Erythropoese verhindert. Hier wäre also zukünftig eine Medikation mit Hepcidinantagonisten evtl. besser geeignet. Die EPO-Therapie von Anämie bei Tumorpatienten wurde lange Zeit eher kritisch gesehen, weil EPO zu einer Tumorprogression führen kann. Neuere Metaanalysen finden aber wohl in der praktischen Anwendung keinen Anhalt für eine tumorfördernde EPO-Wirkung.

Das Therapieziel ist ein Hb-Wert von 12,0–12,5 g/dl, der Hämatokrit sollte nicht auf Werte über 36 % steigen. EPO ist nur wirksam, wenn ausreichende Eisenreserven im Organismus zur Verfügung stehen. **Serumferritinwerte** < 100 ng/ml gelten als Indikator für die Erschöpfung der Eisenreserven. Für diese Patienten wurde der Begriff des **funktionellen Eisenmangels** kreiert, der die Tatsache beschreiben soll, dass trotz vorliegenden Speichereisens dieses offenbar nicht schnell genug für die gesteigerte Erythropoese verfügbar ist. Durch eine gleichzeitige i. v.-Eisengabe ist auch bei Patienten mit Ferritinwerten von 300–500 ng/l noch ein EPO-einsparender Effekt gegenüber Kontrollpatienten ohne Eisentherapie festzustellen. Bei Patienten mit renaler Anämie ist die intestinale Eisenabsorption meist herabgesetzt, evtl. sogar komplett blockiert. Diese Patienten sind eine Domäne der i. v.-Eisentherapie, z. B. mit Venofer®.

Für die ESP-Therapie stehen zahlreiche rekombinante, menschliche Erythropoietin-Präparate (rHuEPO) mit einer kurzen (Erypo®, NeoRecormin®) oder langen Halbwertszeit (Mircera®) zur Verfügung. Die rHuEpo-Therapie gilt insgesamt als sicher und wirksam bei der Behandlung von renalen Anämien. Es gibt einige Bedenken hinsichtlich ihrer Kosten, der Notwendigkeit einer häufigen parenteralen Verabreichung und adverser Reaktionen.

Unerwünschte Arzneimittelwirkungen

Häufige unerwünschte Arzneimittelwirkungen der EPO-Therapie lassen sich unterteilen in die durch die Blutvolumen- und Viskositätsvermehrung einhergehenden Wirkungen aller ESP, wie Thrombose, Hypertonie, Herz-Kreislauf-Effekte sowie die unspezifischen Wirkungen, die sich durch die Anwendung der verschiedenen biotechnologisch hergestellten rekombinanten Proteine ergeben (Anti-EPO-Antikörper, allergische Reaktionen, grippeähnliche Reaktionen mit Fieber etc.).

Bei diesen Einschränkungen und da der ESP-Markt insgesamt sehr groß ist, gibt es viele neue Aktivitäten, Substanzen zu entwickeln, die ebenfalls eine ES-Wirkungen aufweisen, aber ein geringeres Nebenwirkungsprofil zeigen. HIF-Stabilisatoren wie Roxadustat hemmen den HIF-α-Abbau und stimulieren so die Expression von endogenem EPO. Sogenannte Activin Traps wie Sotatercept wurden in klinischen Studien zur Behandlung verschiedener Arten von Anämien getestet und erhöhten die Zahl von Erythrozyten und Hämoglobin. Der Wirkungsmechanismus dieser Wirkstoffe ist unvollständig verstanden, scheint jedoch auf der Inaktivierung löslicher Proteine des transformierenden Wachstumsfaktors-β (TGFβ) zu beruhen. Substanzen mit Wirkung auf der EPO-Rezeptor-Ebene sind EPO-mimetische Peptide, EPO-Fusionsproteine, Antikörper-Agonisten bis hin zu einer EPO-Gentherapie. Der Erfolg dieser neueren Entwicklungen wird von der Balance zwischen Nutzen, Risiko und Preis im Vergleich zur rHuEPO-Therapie abhängen.

Neben der Hämatopoese-stimulierenden Wirkung sind auch andere Wirkungen von EPO bekannt. So deuten verschiedene Befunde auf die Präsenz von EPO-Rezeptoren in nicht-hämatopoetischen Zellen hin. In dieser Richtung zeigen einige Therapiestudien eine neuro- bzw. kardioprotektive Wirkung von EPO bei neuodegenerativen- und kardiovaskulären Erkrankungen. In diesem Zusammenhang sind **Erythropoietin-Rezeptor-Agonisten (EPOR-Agonisten)** interessant, die wirksam sind und dabei die bekannten Nebenwirkungen von EPO vermeiden. Ein Beispiel ist ARA 290, ein nonerythropoietisches Peptid, das die metabolische Kontrolle und neuropathischen Symptome bei Patienten mit Diabetes Typ 2 verbessert und bei Patienten mit Sarkoidose den neuropathischen Schmerz vermindert.

31

31.4 Eisenüberladung

31.4.1 Akute Vergiftung mit Eisen

Therapie

Das therapeutische Ziel besteht darin, die Absorption größerer Eisenmengen aus dem Magen-Darm-Trakt zu verhindern und das bereits resorbierte Eisen aus dem Organismus auszuschleusen. Außerdem gilt es, die Symptomatik der Vergiftung zu behandeln, insbesondere den Schock. Wenn der Zustand des Patienten es zulässt, soll durch Auslösen des Brechreflexes und/oder durch eine Magenspülung mit warmer Kochsalzlösung eine **Entleerung des Magens** herbeigeführt werden. Die Magenspülflüssigkeit kann mit 1,5-prozentigem Natriumhydrogencarbonat versetzt werden, um gelöstes Eisen zu präzipitieren. Allerdings ist die Gasentwicklung dabei zu berücksichtigen, zumal große Gewebedefekte im Magen-Darm-Trakt leicht zu einer Ruptur führen können. Aktivkohle ist nicht indiziert.

Noch nicht aufgelöste Tabletten lassen sich oft noch im Röntgenbild darstellen. Dann kann eine Darmlavage oder ein endoskopischer bzw. operativer Eingriff angezeigt sein.

Der **Eisenchelator Deferoxamin** muss zum frühestmöglichen Zeitpunkt parenteral gegeben werden, um freie Eisenionen, die durch Transferrin und andere Plasmaproteine nicht mehr abgefangen werden können, zu binden und über die Nieren auszuscheiden. Initial werden 0,5–1 g i. m. oder i. v. in 200 ml Glucoselösung verabfolgt. Die Tagesdosis soll nicht mehr als 1–4 g betragen.

31.4.2 Eisenüberladungserkrankungen: Hämochromatosen und Hämosiderosen

Neben der genetisch bedingten primären Hämochromatose treten auch sekundäre Eisenüberladungen (Siderosen) auf, z. B. als Folge multipler Transfusionen, etwa bei sideroachrestischer Anämie oder Thalassämie. In wenigen Fällen kann auch die Einnahme von Eisen über Jahre infolge unkontrollierter Verschreibung oder Selbstmedikation die Ursache sein. Die Hauptmenge des deponierten Eisens findet sich in der Leber.

Bei den **primären, genetisch bedingten Hämochromatose** wird mehr Eisen absorbiert, als dem Bedarf entspricht, d. h., die Regulation der enteralen Eisenabsorption ist gestört (> Abb. 31.2). Wir kennen heute vier Formen (Typ 1–4), die jeweils einen Gendefekt in der Achse Hepcidin–Ferroportin aufweisen (> Tab. 31.5). Die HFE-assoziierte Hämochromatose (Typ 1) ist bei uns die häufigste monogen vererbte Krankheit, jeder 200. weist die C282Y-Mutation im HFE-Gen in homozygoter Form auf. Folge ist eine Einschränkung der Hepcidinsynthese in der Leber, sodass unkontrolliert viel Eisen aus der Nahrung absorbiert wird. Heterozygote Genträger für die Typ-1-Hämochromatose sind fast nie klinisch betroffen. Dies gilt auch für die sogenannte Compound-Heterozygotie (C282Y/H63D-Mutation). Bei 10–20 % der homozygot Betroffenen verläuft die Eisenüberladung klinisch schwer mit progredienten Leberschäden (Fibrose, Leberzirrhose), einer Arthropathie der kleinen und großen Gelenke, selten auch einem Diabetes mellitus oder einer Kardiomyopathie.

Unter **sekundären Eisenüberladungen (Hämosiderosen)** verstehen wir eine Reihe unterschiedlicher Erkrankungen, bei denen eine chronische Bluttransfusionstherapie notwendig wird (Thalassaemia major, kongenitale dyserythropoetische Anämie [CDA], aplastische Anämie, Diamond-Blackfan-Anämie, myelodysplastische Syndrome [MDS] etc.). Bei den genetisch bedingten oder erworbenen Blutbildungsstörungen handelt es sich mit Ausnahme von MDS meist um Kinder und junge Erwachsenen, bei denen unbehandelt eine schwere Eisenüberladung den lebensbegrenzenden Faktor darstellt. Hier kann es in der Praxis auch unter Therapie gelegentlich zu einer Dekompensation von eiseninduzierten Organschäden kommen, z. B. zu einem tödlichen Herzversagen bei Patienten mit Thalassaemia major.

Therapie

Die beiden Formen der Eisenüberladung müssen sorgfältig diagnostisch abgeklärt werden, weil die Therapie unterschiedlich ist.

Tab. 31.5 Klassifizierung der bekannten Formen der erblichen Eisenspeicherkrankheit

Typ	Betroffenes Protein (Gen)	Charakteristischer Verlauf
Typ 1	HFE (HFE, High Fe)	Häufigste Form in Nordeuropa, den USA, Australien (1 : 200–300); autosomal-rezessiv; parenchymale Eisenspeicherung v. a. in Leber: variabler, häufig milder Phänotyp (Leber, Gelenke, endokrine Organe); spricht gut auf Aderlasstherapie an
Typ 2A Typ 2B	Hämojuvelin (HJV) Hepcidin (HAMP)	Seltene Formen, juvenile Hämochromatose, autosomal-rezessiv; früh einsetzende, schwere Eisenüberladung: häufig schwere Organschäden (Leber, endokrine Organe); spricht gut auf Aderlass an
Typ 3	Transferrin-Rezeptor 2 (TfR2)	Klinisch wie Typ 1; häufiger in Südeuropa, autosomal-rezessiv; parenchymale Eisenspeicherung: variabler, häufig milder Phänotyp (Leber, Gelenke, endokrine Organe); spricht gut auf Aderlass an
Typ 4	Ferroportin (SLC40A1)	Ferroportin-Disease
4a	(lack of function)	Häufigere Form: autosomal-dominant; hohes Ferritin, normale Transferrin-Fe-Sättigung, retikuloendotheliale Eisenspeicherung: geringe Organbeteiligung, spricht schlecht auf Aderlass an
4b	(gain of function)	Seltenere Form: autosomal-dominant, ähnelt Typ 1 und 3, spricht auf Aderlass an

Die **Aderlasstherapie** ist bei Hämochromatose einfach, sicher, kostengünstig und die effektivste Therapieform für diese häufige Krankheit. In schweren Fällen werden dabei bis zur Ferritinnormalisierung in einer initialen Serie mehr als 50 Aderlässe im einwöchigen Abstand notwendig. Anschließend wird umgestellt auf eine Erhaltungstherapie mit ca. 2–4 Aderlässen/Jahr. In Einzelfällen, wenn keine Aderlasstherapie möglich ist, kann man Patienten auch mit den Eisenchelatbildnern Deferoxamin (DFO, Desferal®) oder off label auch mit Deferasirox (DSX, Exjade®) erfolgreich behandeln.

Die sekundären Hämochromatosen können nur mit **Eisenchelatbildnern** behandelt werden, die das Eisen mobilisieren, binden und zu einer renalen oder biliären Elimination führen. Trotz der relativ hohen Affinität für Eisen(III) binden alle Chelatoren im Prinzip auch andere Metalle, was Ursache für eine Reihe von unerwünschten Arzneimittelwirkungen sein kann.

Deferoxamin (DFO) ist ein Fe-Chelator mit sehr hoher Affinität für Fe^{3+} (log K = 31), der aus *Streptomyces pilosus* gewonnen wird. Mit Deferoxamin werden seit 1963 Thalassämie-Patienten behandelt. Die DFO-Therapie ist leider nicht sehr anwenderfreundlich, weil sie nur parenteral gegeben werden kann. Zwei oral verfügbare Medikamente sind eingeführt: Deferipron (DFP, Ferriprox®)

Tab. 31.6 Eigenschaften von Eisenchelatoren für die Behandlung von Patienten mit sekundärer Eisenüberladung

	Deferoxamin (DfO)	Deferipron (DFP)	Deferasirox (DFX)
Fe : Chelatorkomplex	1 : 1	1 : 3	1 : 2
Dosis	40 mg/kg s. c. Infusion 8–12 h mit Minipumpe	75 mg/kg, 100 mg/kg 2–3 Teilportionen	20–40 mg/kg, Einmaldosis
Plasmahalbwertszeit	34 min	53–166 min	8–16 h
Vorteile	Lange klinische Erfahrung > 40 Jahre; Lebensverlängerung in Studien nachgewiesen	Orale Einnahme, wirkt kardioprotektiv	Orale Einnahme, hohe Wirksamkeit, 24 h Wirksamkeit (kein NTBI im Plasma)
Probleme	Unbequeme Anwendung	Bei einigen Patienten wenig wirksam, evtl. knochenmarktoxisch, engmasche Leukozyten-Kontrollen notwendig	Häufig wegen Kreatinanstieg Therapiepause und Dosisreduktion notwendig
UAW	Ototoxizität, retinale Toxizität, Wachstumshemmung, lokale und systemische Allergien	Transiente Agranulozytose (ca. 1–2 %), Zinkmangel, gastrointestinale Beschwerden	Übelkeit, Erbrechen, Nierenschäden (häufig), abdominale Schmerzen, Ulcus, Hautausschlag

und Deferasirox (DSX, Exjade®) (➤ Tab. 31.6). **Deferipron** hat eine kardioprotektive Wirkung. Die Kombinationstherapie beider Medikamente scheint besonders wirksam zu sein, da offenbar eine synergistische Wirkung eintritt. DFP kann Eisen aus Zellen mobilisieren und an DFO im Plasma übergeben.

DSX hat eine Halbwertszeit von 8–16 Stunden. DSX wird einschleichend dosiert (20–40 mg/kg/Tag). DSX ist im Mittel wirksamer als DFO, bei manchen Patienten werden die Eisenspeicher trotz chronischer Transfusionstherapie fast ganz abgebaut.

WEITERFÜHRENDE LITERATUR

Adams P, Altes A, Brissot P, Butzeck B, Cabantchik I et al. Therapeutic recommendations in HFE hemochromatosis for p.Cys282Tyr (C282Y/C282Y) homozygous genotype. Hepatol Int, 2018; 12 (2): 83–86.

Andrews NC, Schmidt PJ. Iron Homeostasis. Annu Rev Physiol, 2007; 69: 69–85.

Arezes J, Foy N, McHugh K, Sawant A, Quinkert D et al. Erythroferrone inhibits the induction of hepcidin by BMP6. Blood, 2018; 132 (14): 1473–1477.

Beutler E. History of Iron in Medicine. Blood Cells, Molecules, and Diseases, 2002; 29 (3): 297–308.

Bonomini M, Del Vecchio L, Sirolli V, Locatelli F. New Treatment Approaches for the Anemia of CKD. Am J Kidney Dis, 2016; 67 (1):133–142.

Bothwell TH, Charlton RW, Cook JD, Finch CA. Iron Metabolism in Man. Oxford: Blackwells, 1979.

Debeljak N, Solár P, Sytkowski AJ. Erythropoietin and cancer: the unintended consequences of anemia correction. Front Immunol, 2014; 5: 563.

Engle JP, Polin KS, Stile IL. Acute Iron Intoxication: Treatment Controversies. Drug Intell Clin Pharm, 1987; 21: 153–159.

Expert Group on Vitamins and Minerals, Review of Iron – Revised Version www.food.gov.uk/multimedia/pdfs/evm-01-12r.pdf2002.

Finberg KE, Whittlesey RL, Andrews NC. Tmprss6 is a genetic modifier of the Hfe-hemochromatosis phenotype in mice. Blood, 2011; 117: 4590–4599.

Fisher JW. Landmark advances in the development of erythropoietin. Exp Biol Med (Maywood), 2010; 235: 1398–1411.

Ganz T. Erythropoietic regulators of iron metabolism. Free Radic Biol Med, 2019; 133: 69–74.

Gozzelino R, Arosio P. Iron Homeostasis in Health and Disease. Int J Mol Sci, 2016; 17 (1): 130.

Kaplan J, Ward DM, De Domenico I. The molecular basis of iron overload disorders and iron-linked anemias. Int J Hematol, 2011; 93: 14–20.

Katsarou A, Pantopoulos K. Hepcidin Therapeutics. Pharmaceuticals, 2018; 11 (4): 127.

Kautz L, Jung G, Valore EV, Rivella S, Nemeth E, Ganz T. Identification of erythroferrone as an erythroid regulator of iron metabolism. Nature Gen, 2014; 46: 678–684.

Nielsen P. Diagnostik und Therapie von Eisenmangel mit und ohne Anämie. 2. Aufl. Bremen: Uni-Med, 2016.

Maeda T, Nakamaki T, Saito B et al. Hemojuvelin hemochromatosis receiving iron chelation therapy with deferasirox: improvement of liver disease activity, cardiac and hematological function. Eur J Haematol, 2011; 87 (5):467–469.

Milmann N. Iron in Pregnancy – How Do We Secure an Appropriate Iron Status in the Mother and Child? Ann Nutr Metab, 2011; 59: 50–54.

Pagani A, Pettinato M, Colucci S, Dulja A, Rauner M et al. Hemochromatosis proteins are dispensable for the acute hepcidin response to BMP2. Haematologica Letters to the Editor, 2020; 105 (10).

„Rote-Hand-Brief" zu intravenösen Eisenpräparaten „Verschärfte Empfehlungen bezüglich des Risikos schwerer Überempfindlichkeitsreaktionen auf Eisen-Präparate zur intravenösen Applikation" www.akdae.de/Arzneimittelsicherheit/RHB/Archiv/2013

Sanchis-Gomar F, Perez-Quilis C, Lippi G. Erythropoietin receptor (EpoR) agonism is used to treat a wide range of disease. Mol Med, 2013; 19 (1): 62–64.

31

KAPITEL

32 Vitamine und Spurenelemente

32.1 Vitamine – Therapie des Vitaminmangels

Anna Kipp

Definition

Vitamine gehören zu den Mikronährstoffen, die für die Aufrechterhaltung von Lebensvorgängen beim Menschen unentbehrlich sind. Da sie vom menschlichen Stoffwechsel nicht oder nicht in ausreichendem Umfang synthetisiert werden können, müssen sie regelmäßig mit der Nahrung zugeführt werden. Unsere Nahrung enthält die Vitamine selbst oder Provitamine, die vom Organismus in aktive Formen umgewandelt werden. Einige Vitamine kommen in mehreren chemischen Formen vor. Die einzelnen Formen nennt man Vitamere. Vitamine haben Koenzymfunktion, sind Aktivatoren von Transkriptionsfaktoren oder haben hormonähnliche Wirkungen.

Bedarf an Vitaminen

In Mitteleuropa sind Vitamine i. d. R. in ausreichender Menge in der Nahrung gesunder Erwachsener enthalten. Eine zusätzliche Aufnahme z. T. durch Vitaminpräparate ist nur bei ungenügender Zufuhr (z. B. Reduktionskost, Vegetarier, Veganer), bei erhöhtem Bedarf (z. B. Säuglinge, Schwangere, Dialysepatienten) oder bei Resorptionsstörungen (z. B. Dyslipoproteinämien, perniziöser Anämie oder genetischen Defekten in Transportsystemen oder metabolisierenden Enzymen) indiziert. Nach den Arzneimittelrichtlinien dürfen Vitamine nicht zulasten der gesetzlichen Krankenkassen verordnet werden. Ausgenommen sind nachgewiesene Vitaminmangelzustände, die nicht durch eine entsprechende Ernährung behoben werden können.

Zwischen einem Mangel (Hypovitaminose) und einer Überdosierung (Hypervitaminose) liegen Bereiche, die durch Begriffe wie minimaler Bedarf, optimale Versorgung und therapeutische Wirkung beschrieben werden.

Der Vitaminbedarf des Menschen ist individuell unterschiedlich. Neben genetischen Variationen bestimmen Umweltfaktoren, Lebensalter, Lebens- und Arbeitsweise, Krankheiten und Ernährungsgewohnheiten den Bedarf an Vitaminen. Die Deutsche Gesellschaft für Ernährung (DGE) gibt Referenzwerte für die Nährstoffzufuhr heraus, die sich aus dem durchschnittlichen Bedarf einer definierten Bevölkerungsgruppe und einem Sicherheitszuschlag zusammensetzen (➤ Tab. 32.1).

Eine über den Bedarf hinausgehende Vitaminzufuhr hat i. d. R. keinen zusätzlichen gesundheitlichen Nutzen. Im Gegenteil, heute wird vor der unkontrollierten Einnahme großer Vitaminmengen gewarnt. Für einige Vitamine wurde eine obere tolerierbare Zufuhr (*tolerable upper intake level,* UL) eingeführt, die z. B. von der EFSA (European Food Safty Authority) festgelegt wird. Der UL gibt die Menge eines Vitamins an, die täglich aufgenommen werden kann, ohne dass es zu unerwünschten Arzneimittelwirkungen kommt (➤ Tab. 32.1).

32.1.1 Fettlösliche Vitamine

Die intestinale Resorption aller fettlöslichen Vitamine ist an eine intakte Fettresorption (➤ Kap. 24) geknüpft. Genetische Ursachen eines Mangels an fettlöslichen Vitaminen können deshalb z. B. eine Mukoviszidose (gestörte Fettverdauung und verminderte Resorption) oder eine Abetalipoproteinämie (das für die Chylomikronenbildung benötigte Betalipoprotein fehlt) sein.

Tab. 32.1 Von der Deutschen Gesellschaft für Ernährung empfohlene Tageszufuhr an Vitaminen für gesunde Erwachsene (Referenzwerte für die Nährstoffzufuhr, DGE et al., 2020, 6. Aufl.). Die tolerierbaren Obergrenzen (UL) werden von der EFSA (European Food Safety Authority) herausgegeben (EFSA, 2018).

Bezeichnung	Referenzwert	UL
Retinol (Vitamin A)	0,7–0,85 mg RAE (1 mg Retinolaktivitätsäquivalent = 1 mg Retinol = 12 mg β-Carotin = 24 mg andere Provitamin-A-Carotinoide)	3 mg RÄ
Cholecalciferol (Vitamin D)	20 µg (1 µg = 40 IE) Bei fehlender endogener Synthese wird zusätzlich die Einnahme eines Vitamin-D-Präparats empfohlen, insbesondere zur Rachitisprophylaxe bei Neugeborenen.	100 µg
α-Tocopherol (Vitamin E)	12–14 mg Tocopherol-Äquivalent (TÄ) (1 mg TÄ = 1,49 IE; 1 mg RRR-α-TÄ = 1 mg RRR-α-Tocopherol = 1,1 mg RRR-α-Tocopherolacetat = 2 mg RRR-β-Tocopherol = 4 mg RRR-γ-Tocopherol = 100 mg RRR-δ-Tocopherol = 3,3 mg RRR-α-Tocotrienol = 1,49 mg all-rac-α-Tocopherolacetat)	300 mg TÄ
Phytomenadion (Vitamin K)	60–70 µg	–
Thiamin (Vitamin B_1)	1,0–1,2 mg Auf Basis der Richtwerte für die Energiezufuhr	–
Riboflavin (Vitamin B_2)	1,1–1,4 mg Auf Basis der Richtwerte für die Energiezufuhr	–
Pyridoxin (Vitamin B_6)	1,4–1,6 mg	25 mg
Niacin	12–15 mg Niacin-Äquivalent (NÄ) Auf Basis der Richtwerte für die Energiezufuhr; 1 mg NÄ kann aus 60 mg Tryptophan gebildet werden.	10 mg Nicotinsäure, 900 mg Nicotinamid
Folat	0,3 mg Folat-Äquivalent (FÄ) (1 µg FÄ = 1 µg Nahrungsfolat [Summe folatwirksamer Verbindungen] = 0,5 µg synthetische Folsäure [Pteroylmonoglutamat])	1 mg Folsäure
Cobalamin (Vitamin B_{12})	4 µg	–
Pantothensäure	6 mg	–
Biotin	40 µg	–
Ascorbinsäure (Vitamin C)	95–110 mg Für Raucher werden 135–155 mg/Tag empfohlen.	–

Retinol, Retinal und Retinsäure (Vitamin A)

Die Bezeichnung Vitamin A umfasst Retinol, Retinal und Retinsäure (➤ Abb. 32.1). Vitamin A ist ein Produkt des tierischen Stoffwechsels. In Pflanzen kommen nur die Provitamine aus der Familie der Carotinoide, meist α-, β- und γ-Carotin, vor. β-Carotin wird durch die 15,15′-Oxygenase in zwei Moleküle all-trans-Retinal überführt, die dann zu all-trans-Retinol reduziert werden (➤ Abb. 32.1). Durch Zufuhr von β-Carotin wird generell keine Hypervitaminose erzeugt, da Resorption und Spaltung an den Vitamin-A-Status angepasst werden.

Aus **Retinol** können alle anderen Vitamin-A-Formen gebildet werden. In Nahrungsmitteln tierischer Herkunft liegt es meist als Retinylester vor. Retinol wird durch eine pankreatische Esterase im Darmlumen freigesetzt und in die Enterozyten aufgenommen. Dort wird es an zelluläre retinolbindende Proteine (CRBPs, cellular retinol binding proteins) gebunden. Die Lecithin-Retinol-Acyltransferase (LRAT) oder die Acyl-CoA-Retinol-Acyltransferase (ARAT) verestern Retinol mit Palmitinsäure. Der Weitertransport erfolgt mit den Chylomikronen. In der Leber werden die Retinylester hydrolysiert, freies Retinol verteilt und metabolisiert. Überschüssiges Retinol wird als **Retinylester** gespeichert.

Zur Verteilung über das Blut wird Retinol an das retinolbindende Protein (RBP, retinol-binding protein) gebunden. Der Retinol-RBP-Komplex wird zusätzlich an Transthyretin gebunden. Dies ermöglicht eine tubuläre Rückresorption über den **Megalin**-Rezeptor. Deshalb sind die Retinol-Plasmaspiegel bei tubulären Nierenerkrankungen vermindert und bei Niereninsuffizienz erhöht.

Retinal ist ausschließlich am Sehvorgang beteiligt. Dazu wird es als 11-cis-Retinal an Rhodopsin gebunden. Durch Lichteinwirkung wird 11-cis-Retinal in all-trans-Retinal isomerisiert. Dies führt zu einer Konformationsänderung im Rhodopsin, zur Abspaltung von all-trans-Retinal und zum Start des Sehvorgangs. Die komplexen Vorgänge umfassen u. a. die Umwandlung der Fotoenergie in Nervenimpulse.

Retinsäure entsteht durch irreversible Oxidation von Retinal und kommt in allen Geweben vor. Genregulatorische Effekte der Retinsäure werden über nukleäre Rezeptoren vermittelt. Man kennt zwei Subfamilien, RAR (retinoic acid receptor) und RXR (retinoic acid X receptor), die heterodimerisieren und als Transkriptionsfaktoren wirken. RAR bindet all-trans-Retinsäure und RXR bindet 9-cis-Retinsäure. RXR ist z. B. auch Bindungspartner des Schilddrüsenhormon-Rezeptors (TR; ➤ Abb. 29.4) und des Vitamin-D-Rezeptors (VDR).

Das RAR/RXR-System steuert die Transkription von Genen, die Proliferation und Differenzierung der Zellen, aber auch Zell-Zell-Wechselwirkungen regulieren. Dadurch werden die Effekte der Retinsäure auf das intestinale und das Respirationsepithel, die Haut (Hyperkeratosen bei Vitamin-A-Mangel) und die Hämatopoese (Differenzierung der myeloiden Zellen) vermittelt.

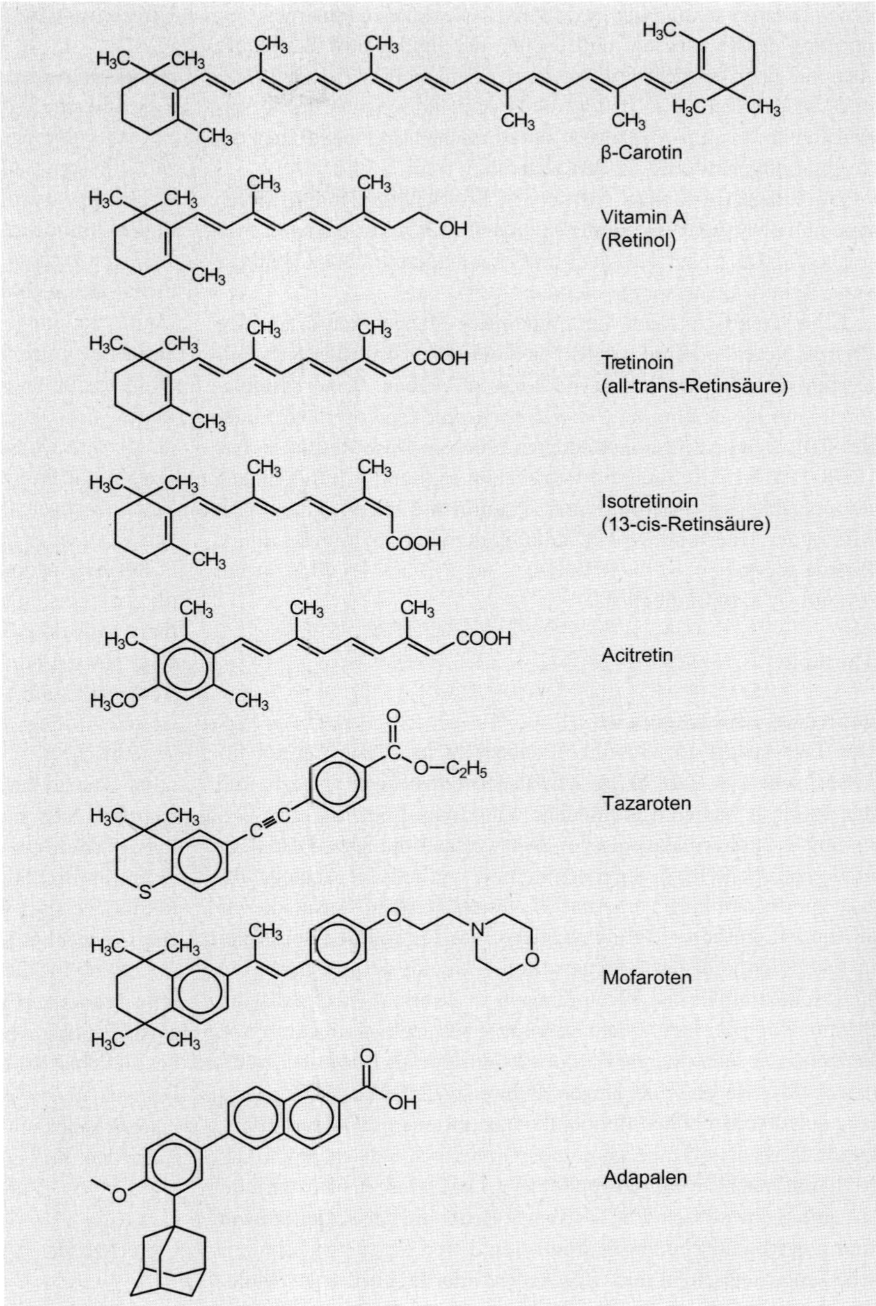

Abb. 32.1 β-Carotin, Vitamin A und therapeutisch verwendete Retinoide.
Vitamin A besteht aus 4 Isopreneinheiten (20 C-Atome, von denen die Atome 1–6 zu einem β-Ionon-Ring geschlossen sind). Es hat 5 konjugierte Doppelbindungen. Die polare Gruppe am nichtzyklischen Ende kann ein Alkohol (Retinol), ein Aldehyd (Retinal) oder eine Säure (Retinsäure) sein. β-Carotin hat 8 Isopreneinheiten mit Iononringen am Anfang und am Ende des Moleküls. Bei symmetrischer Spaltung zwischen den Atomen 15 und 15' entstehen zwei Moleküle Retinal.

Retinsäure wird als **glucuronidierte** Verbindung über die Galle oder die Niere ausgeschieden.

Carotinoide sollen antioxidative Fähigkeiten und damit protektive Wirkungen bei der Entstehung von Krebs und Arteriosklerose besitzen. Tatsächlich erhöht β-Carotin bei Rauchern aber die Lungenkrebsinzidenz, sodass Rauchern von einer Supplementierung mit β-Carotin abgeraten wird.

Mangelerscheinungen

Die häufigsten **Symptome** eines Vitamin-A-Mangels sind Nachtblindheit, erhöhte Blendempfindlichkeit und schließlich Erblindung. Eine gestörte Dunkeladaptation gehört zu den ersten Symptomen und den empfindlichsten Indikatoren eines Vitamin-A-Mangels. Eine abnorme Keratinisierung in Form der Keratomalazie (Verhornung der Kornealzellen mit typischen Bitot-Flecken), Xerophthalmie (Verhornung der Talgdrüsen, Eintrocknen der Binde- und Hornhaut), Atrophie der Speicheldrüsen sowie der Schleimhaut des Respirations-, Magen-Darm- und Urogenitaltrakts sind Zeichen des fortgeschrittenen Vitamin-A-Mangels. Todesursachen sind Infektionen des Respirationstrakts oder schwere Diarrhö.

Ein Vitamin-A-Mangel tritt v. a. in Entwicklungsländern durch eine nutritive Unterversorgung mit Vitamin A selbst oder mit Proteinen auf. Durch Letzteres kommt es zur eingeschränkten Synthese von Vitamin-A-Transportproteinen.

Laborchemisch kann der Vitamin-A-Mangel kaum an den Plasmaspiegeln erkannt werden, da diese bis zur vollständigen Entleerung der Speicher annähernd konstant bleiben. Bessere Indikatoren sind die Bestimmung der **Retinylester** (Speicherform) oder des **RBP.** Beim häufig angewendeten **r**elativen **D**ose-**R**esponse-Test (RDR-Test) wird Retinol im Nüchternblut (A_0) und 5 Stunden nach Retinolgabe (A_5) bestimmt. Bei Vitamin-A-Mangel akkumuliert RBP in der Leber und wird bei anflutendem Retinol mit diesem ins Plasma abgegeben. Ist die RDR $[(A_5 - A_0) \times 100/A_5] > 20$ %, ist ein Vitamin-A-Mangel möglich.

Therapie

Der Tagesbedarf an Vitamin A entspricht ca. 1 mg Retinol für Erwachsene (➤ Tab. 32.1). Zur Therapie der Acne vulgaris und der Psoriasis stehen verschiedene Vitamin-A-Präparate zur Verfügung. Aus pharmakologischer Sicht umfasst die Klasse der Retinoide natürliche Retinsäurederivate und synthetische Analoga, die z. B. zur Behandlung von Akne eingesetzt werden. Retinoide wie all-trans-Retinsäure (Tretinoin) oder 13-cis-Retinsäure (Isotretinoin*) sind Retinoide der **1. Generation.** Retinoide der **2. Generation** sind monoaromatische Verbindungen. In Etretinat wurde z. B. der β-Ionon-Ring der natürlichen Retinsäure durch einen substituierten Benzolring ersetzt und die Carbonsäuregruppe als Ethylester modifiziert. Da es wegen seiner langen Halbwertszeit von ca. 100 Tagen zu lang anhaltenden hohen Retinoidkonzentrationen im Körper führt, wurde es aus dem Handel genommen und durch sein Analogon Acitretin mit freier Carboxylgruppe ersetzt. Oral verabreichtes Acitretin hat eine Halbwertszeit von 2–4 Tagen. Retinoide der **3. Generation** sind polyaromatische Verbindungen, in denen meist zwei aromatische Ringe über eine Ethin- (Tazaroten) oder Ethen-Brücke (Mofaroten) miteinander verbunden sind (➤ Abb. 32.1).

Ein neueres retinoidähnliches **Naphthoesäure-Derivat** für die topische Anwendung bei Acne vulgaris ist Adapalen. Adapalen soll eine besonders hohe Affinität zu den Retinoid-Rezeptoren im Ausführungsgang des Talgdrüsenfollikels haben. Vermutlich wird seine Wirkung durch Bindung an RARγ vermittelt. Die therapeutische Wirkung von Adapalen ist mit der von Tretinoin und Isotretinoin vergleichbar. Für die lokale Behandlung von leichter bis mittelschwerer Plaque-Psoriasis wird Tazaroten eingesetzt, welches das erste rezeptorspezifische topische Derivat ist. Bei schweren, therapieresistenten Formen der Psoriasis kann eine systemische Gabe von Acitretin angezeigt sein.

Unerwünschte Arzneimittelwirkungen

Eine **übermäßige Zufuhr** von Vitamin A ist toxisch. Bei akuter Zufuhr hoher Mengen treten Benommenheit, starke Kopfschmerzen, Übelkeit und Erbrechen auf. Bei chronischer Toxizität kommt es zu Appetitverlust und Haarausfall, zur Austrocknung der Haut und zu Mundwinkelrhagaden.

Unerwünschte Arzneimittelwirkungen der Retinoide sind nicht auszuschließen. **Topisches Tretinoin** verursacht lokale Hautirritationen (Trockenheit, Rötung und Schuppung). Durch Sonnenexposition wird die Reizung der Haut deutlich gesteigert (Fotosensibilität). Außerdem kommt es zu Cheilitis, Trockenheit der Mund- und Nasenschleimhaut sowie trockenen Augen und Konjunktivitis. Seltener werden Störungen der Leber (Transaminasenanstieg), Schmerzen an Knochen und Muskeln sowie metabolische Veränderungen (Anstieg der Triglyceride, des Cholesterols sowie von VLDL oder LDL) beobachtet.

Retinsäure und **synthetische Retinoide** sind beim Menschen die am stärksten **teratogen** wirkenden Vitaminpräparate. Auch eine topische Anwendung scheint nicht völlig ohne teratogenes Risiko zu sein, obwohl bei üblicher Anwendung (2 g Salbe/d, 0,05 % Wirkstoffgehalt und 2–6 % Resorptionsrate) im Plasma kein nennenswerter Anstieg der Retinoidkonzentration beobachtet wird. Die systemische Verabreichung von Retinoiden ist in der Schwangerschaft absolut kontraindiziert und bei Frauen im gebärfähigen Alter erst nach Ausschluss einer Schwangerschaft und nur bei kontrazeptivem Schutz angezeigt der insbesondere bei der Anwendung von Acitretin für 2 Jahre nach Absetzen notwendig ist. Im Gegensatz zu Retinsäure sind Retinol und Retinylester weit weniger teratogen. Der UL liegt bei 3 mg RÄ/d (➤ Tab. 32.1).

Retinol und Retinoide erhöhen das Spontanabortrisiko und führen zu charakteristischen **Fehlbildungen** wie Fehlanlagen der Ohren einschließlich Agenesie oder Stenose des Gehörgangs, Störungen der Gesichts- und Gaumenbildung, Mikrognathie, kardiovaskulären Defekten und Beeinträchtigung der Entwicklung des Thymus und des ZNS, Schäden an Augen und Innenohr bis hin zum Hydrocephalus. Außerdem sind Einschränkungen kognitiver Funktionen möglich.

Calciferole (Vitamin D)

Vitamin D bzw. D-Vitamine sind Calciferole, die in ➤ Kap. 30 besprochen werden.

Tocopherole und Tocotrienole (Vitamin E)

Vitamin E ist der Sammelbegriff für vier Tocopherole und vier Tocotrienole, die je nach Anzahl und Stellung der Methylgruppen am Chromanring mit α, β, γ oder δ bezeichnet werden (➤ Abb. 32.2). Alle Vitamere bestehen aus einem 6-Hydroxychroman, das am C-Atom 2 eine aliphatische Seitenkette aus 16 C-Atomen trägt. Diese ist in Tocopherolen gesättigt, in Tocotrienolen hat sie drei Doppelbindungen. Tocopherole haben drei Chiralitätszentren (an

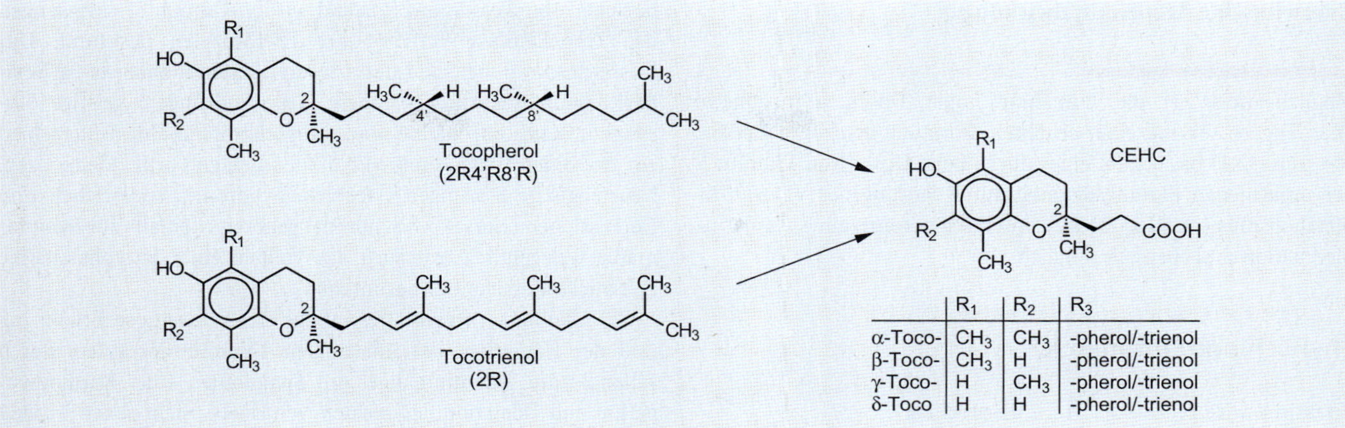

Abb. 32.2 Struktur von Tocopherolen, Tocotrienolen und seiner Abbauprodukte, den Carboxyethyl-Hydroxychromanen (CEHC).

den C-Atomen 2, 4' und 8'), Tocotrienole eines (am C-Atom 2), die natürlicherweise alle in der R-Konfiguration vorliegen. Synthetische Tocopherole sind Razemate aus den acht möglichen Kombinationen von R- und S-Konfiguration (all-rac-Tocopherole).

Vitamin E wird nur von Pflanzen und einigen Cyanobakterien synthetisiert. Der Chromanring der Tocopherole entsteht durch Anlagerung von Phytylpyrophosphat an Homogentisinsäure und anschließende Zyklisierung. Deshalb wird die Seitenkette von Tocopherolen häufig fälschlicherweise als Phytylrest bezeichnet.

Die biologisch aktivste Form von Vitamin E ist **α-Tocopherol.** Dies liegt an dem für α-Tocopherol spezifischen α-Tocopherol-Transferprotein **(α-TTP),** das gebundenes α-Tocopherol vor Abbau schützt. Im Darm wird nicht zwischen den individuellen Formen von Vitamin E unterschieden, sodass alle gleichermaßen in die Leber gelangen. Dort wird α-Tocopherol durch α-TTP aussortiert, in VLDL (➤ Kap. 24) eingebaut und ins Plasma sezerniert. Die Plasmaspiegel für α-Tocopherol sind sättigbar. Unabhängig von der Dauer oder Höhe einer Supplementation kann nur eine 2–3-fache Steigerung erreicht werden.

Tocopherole und Tocotrienole werden durch **Verkürzung der Seitenkette** abgebaut, wobei der initiale Schritt eine ω-Hydroxylierung durch Cytochrom-P_{450}-Enzyme ist. Dann folgen die Oxidation der Hydroxylgruppe zur Carboxylgruppe und die Verkürzung über eine β-Oxidation, wie sie für Fettsäuren mit Methylverzweigungen oder Doppelbindungen üblich ist. Die Endprodukte sind die entsprechend methylierten Carboxyethyl-Hydroxychromane (CEHC) (➤ Abb. 32.2). Es wird diskutiert, dass **langkettige Vitamin-E-Metaboliten** biologische Funktionen besitzen. Die Ausscheidung der Endprodukte erfolgt über den gleichen Weg wie die Elimination von Fremdstoffen, weshalb eine Supplementation mit hoch dosiertem Vitamin E möglicherweise den **Arzneistoffstoffwechsel** verändert. Außerdem wird ein Einfluss auf den ähnlich ablaufenden **Vitamin-K-Metabolismus** diskutiert.

Alle Formen von Vitamin E haben **antioxidative Eigenschaften,** was als die Fähigkeit definiert wird, mit einem Radikal zu reagieren. Die hierfür nötige Gruppe im Molekül ist die OH-Gruppe an Position 6 des Chromanrings (➤ Abb. 32.2). Als lipophiles Molekül wird Vitamin E in Membranen oder Lipoproteine eingebaut und schützt diese vor oxidativer Schädigung. Dadurch wird außerdem die Einleitung des Zelltods über **Ferroptose** verhindert.

Neben den antioxidativen Funktionen wurden Effekte von Vitamin E auf zelluläre **Signalwege** und auf die Genaktivität beschrieben. Außerdem hemmt Vitamin E die Aktivität von Lipoxygenasen durch kompetitive Bindung an der Substratbindestelle.

Mangelerscheinungen

Ein nahrungsbedingter, isolierter Vitamin-E-Mangel ist beim Menschen selten. Schwerer Vitamin-E-Mangel tritt bei einem genetischen Defekt im α-TTP-Gen auf, der zu neurologischen Störungen ähnlich der Friedreich-Ataxie führt. Symptome sind progressive periphere Neuropathien, die in typischen Ataxien resultieren. Die Krankheit wird deshalb auch als **A**taxia with **V**itamin **E** **D**eficiency (AVED) oder **F**amilial, **I**solated **V**itamin **E** Deficiency (FIVE) bezeichnet. Weitere Folgen sind Tremor, Muskelschwäche, geistige Retardierung und in einigen Fällen auch Retinitis pigmentosa.

32

Therapie

Patienten mit **AVED/FIVE** sind auf eine lebenslange Supplementation mit α-Tocopherol angewiesen. Hohe Dosen von RRR- oder all-rac-α-Tocopherol (bis zu 2 g/Tag) können die Plasma-α-Tocopherol-Spiegel auf ein normales Maß bringen. Die hohen Dosen an α-Tocopherol werden gut vertragen.

Bei **Abetalipoproteinämie** werden 100 mg Vitamin E/kg Körpergewicht und Tag empfohlen. Bei Malabsorptionskrankheiten und bei parenteraler Ernährung ist auf ausreichende Vitamin-E-Versorgung zu achten, die am besten durch Bestimmung der Plasmaspiegel kontrolliert wird.

Bei **Frühgeborenen** wird eine Vitamin-E-Unterversorgung als Ursache für Anämie, bronchopulmonale Dysplasien, cerebrale Blutungen oder Retinopathie diskutiert. Allerdings wurde lediglich für die **Prävention der Retinopathie** (retrolentale Fibroplasie) bei Sauerstoffbeatmung von Frühgeborenen ein positiver Effekt einer Vitamin-E-Gabe gezeigt.

Unerwünschte Arzneimittelwirkungen

Möglicherweise ist die Einnahme hoher Dosen α-Tocopherol über längere Zeit mit einer erhöhten Mortalität assoziiert. Der UL (➤ Tab. 32.1) basiert auf einer durch hohe Dosen von Vitamin E hervorgerufenen Blutungsneigung durch Störung des Vitamin-K-Metabolismus (➤ Kap. 21.2.2). Interaktionen mit einer Cumarin-Medikation sind ebenfalls möglich.

Phyllochinon (Vitamin K)

Vitamin K wird in ➤ Kap. 21.2.2 besprochen.

32.1.2 Wasserlösliche Vitamine

Zu dieser Gruppe gehören Thiamin, Riboflavin, Pyridoxin und Cobalamin, Nicotinsäure, Folat, Pantothensäure, Biotin und Vitamin C. Ihre Resorption im Darm erfolgt durch spezifische Transportproteine, die größtenteils zur Familie der „solute carrier" (SLC) gehören. Die Aufnahme von Vitamin B_{12} weist Besonderheiten auf. Es wird im Darmlumen an den Intrinsic-Faktor gebunden, der vom Megalin/Cubilin/Amnionless-Rezeptor erkannt und als Komplex im Ileum aufgenommen wird.

Thiamin (Vitamin B_1)

Thiamin besteht aus einem substituierten Pyrimidinring, der über eine CH_2-Gruppe mit einem Thiazolring verbunden ist (➤ Abb. 32.3). Die CH-Gruppe zwischen dem N- und dem S-Atom im Thiazolring hat einen so geringen pK-Wert, dass sie bei physiologischem pH dissoziiert ist. An das entstehende Carbanion addieren Aldehyde und Ketone, was die biologische Aktivität von Thiamin bestimmt. Thiamin ist als Pyrophosphat Koenzym der oxidativen Decarboxylierung von α-Ketosäuren (Pyruvat-Dehydrogenase, α-Ketoglutarat-Dehydrogenase), der Transketolase im Pentosephosphatzyklus und der verzweigtkettigen α-Ketosäure-Dehydrogenase. Es wird als Thiamin oder in Form zahlreicher Metaboliten über die Niere ausgeschieden.

Mangelerscheinungen

Ein reiner Thiaminmangel ist selten. Zumeist ist er von einer allgemeinen Unterernährung und einem Mangel an anderen Vitaminen

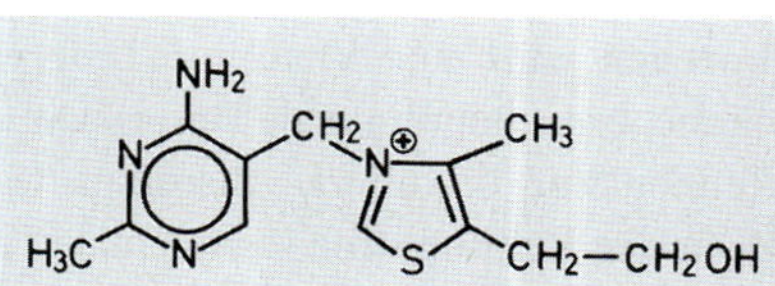

Abb. 32.3 Thiamin.

begleitet. Der Versorgungszustand wird v.a. durch die Messungen der **Transketolase-Aktivität** der Erythrozyten bestimmt. Das klassische Krankheitsbild des schweren Thiaminmangels ist **Beriberi.** Symptome sind periphere Nervenstörungen, geistige Störungen, Kardiomyopathie und Muskelatrophie. Im Unterschied zur trockenen Form kommen bei der feuchten Form Ödeme dazu. Neurologische Störungen (Wernicke-Syndrom), Verwirrtheit und Depressionen (Korsakow-Syndrom) gehören ebenfalls zur Symptomatik. Gelegentlich tritt auch das Vollbild einer Encephalopathie (Wernicke-Korsakow-Syndrom) auf.

Bei Alkoholikern kommt es infolge einer einseitigen Ernährung und der Hemmung des intestinalen Thiamintransporters durch Ethanol zum Thiaminmangel mit Symptomen einer Kardiomyopathie und Dilatation des rechten Ventrikels. Nicht selten werden diese Patienten deshalb entsprechend erfolglos mit Herzglykosiden behandelt.

Therapie

Thiamin steht als Nitrat bzw. Hydrochlorid (Aneurinhydrochlorid DAB, Vitamin B_1 ratiopharm®, Betabion®) zur Verfügung. Auch finden synthetische Varianten von Allithiamin aus Knoblauch mit Vitamin-B_1-Aktivität wie z.B. Thiamintetrahydrofurfuryl-Disulfid (TTFD) Anwendung. Ein lipidlöslicher Thiaminvorläufer ist Benfotiamin (milgamma®). Bei **Beriberi-Symptomen** wird Vitamin B_1 in Dosen von 50–100 mg i.v. über 1–2 Wochen verabreicht. Danach geht die Behandlung oral mit 100–300 mg täglich weiter. Die gleiche Dosierung wird zur Behandlung der Encephalopathie empfohlen.

Unerwünschte Arzneimittelwirkungen

Überdosierungserscheinungen sind selten. Sie treten beim Menschen erst nach dem 100-Fachen des Tagesbedarfs auf, sodass kein UL definiert ist. Die Beschwerden sind unspezifisch (Kopfschmerzen, allgemeine Schwäche, manchmal Krämpfe und Lähmungen). Außerdem werden Störungen der Erregungsbildung und -leitung des Herzens beschrieben. Bei wiederholten i.v.-Injektionen von Thiamin kommt es zum Kreislaufkollaps, der einem anaphylaktischen Schock ähnelte.

Riboflavin (Vitamin B_2)

Riboflavin (➤ Abb. 32.4) ist in Form des Flavinmononukleotids (FMN) bzw. des Flavinadenindinukleotids (FAD) Koenzym der Flavoproteine. **Flavoenzyme** katalysieren zahlreiche Oxidations- und Reduktionsreaktionen, bei denen eine 2-Elektronen-Übertragung oder zwei getrennte 1-Elektron-Übertragungen stattfinden. 2-Elektronen-übertragende Flavoproteine katalysieren oxidative Desaminierungen (Aminosäureoxidasen, FAD), die β-Oxidation von Fettsäuren (Acyl-CoA-Dehydrogenase, FAD) und Transhydrogenierungen (Succinat-Dehydrogenase, Dihydroliponsäure-Dehydrogenase, FAD) oder sind wie die Glutathion-Reduktase (FAD) und

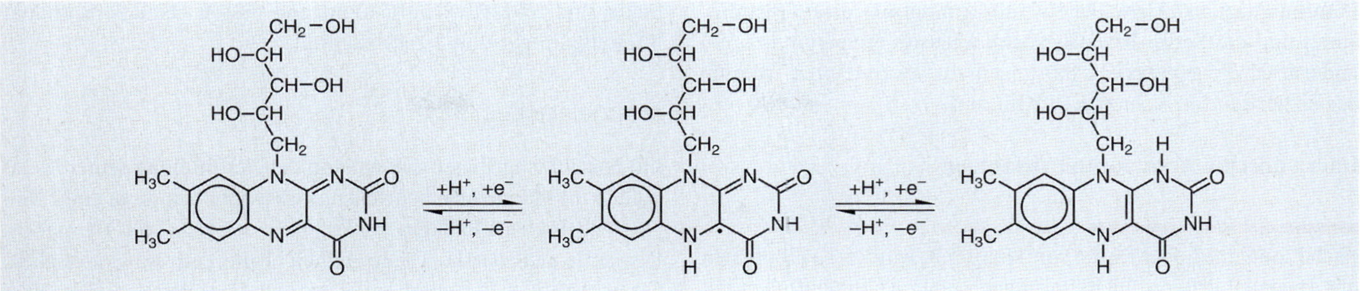

Abb. 32.4 Riboflavin.
Riboflavin ist ein substituierter Isoalloxanzin-Ring, der mit einem Ribitol verbunden ist. Die Phosphorylierung an der endständigen OH-Gruppe im Ribitolrest ergibt Flavinmononukleotid (FMN). Die Verknüpfung der Phosphatgruppe im FMN mit AMP (aus ATP) führt zum Flavinadenindinukleotid (FAD). Der Isoalloxazinring ist das redoxaktive Zentrum, auf das entweder ein Elektron unter Bildung eines Radikals oder zwei Elektronen unter Bildung der reduzierten Form übertragen werden können.

die Thioredoxin-Reduktase (FAD) für den Redoxstatus zellulärer Thiole verantwortlich. 1-Elektron-Übertragungen finden in der Atmungskette nach Umschalten vom 2-Elektronen-Donor NADH auf die 1-Elektron-Akzeptoren, die Cytochrome, statt (NADH-CoQ-Oxidoreduktase, FMN; Succinat-CoQ-Oxidoreduktase, FAD).

Die Phosphorylierung des Riboflavins zu FMN findet bereits in den Enterozyten statt. Der Transport im Plasma erfolgt als Riboflavin oder FMN über Plasma- oder Riboflavin-spezifische Proteine. Die Ausscheidung erfolgt als 7α-Hydroxy-Riboflavin oder als FMN.

Mangelerscheinungen

Bei ausgewogener Ernährung ist ein Riboflavinmangel selten. Mundwinkel-Rhagaden, Glossitis, Cheilitis, Läsionen an Haut und Schleimhäuten sind die wenig spezifischen Symptome des Riboflavinmangels. Außerdem kommt es zur Vaskularisierung der Kornea, zu Tränenfluss, Katarakt, Glaskörpertrübung und Lichtscheue.

Erstes Zeichen für einen Riboflavinmangel ist eine erniedrigte Aktivität der **Glutathion-Reduktase** in Erythrozyten.

Therapie

Bei Mangel werden 10 mg täglich über Wochen und Monate verabreicht.

Pyridoxin-Gruppe (B_6-Vitamine)

Pyridoxin, Pyridoxamin und Pyridoxal (➤ Abb. 32.5) sind die Vorläufer des Pyridoxal-5-Phosphats (PLP), das v. a. im **Aminosäurestoffwechsel** als Koenzym dient. Die Reaktionen sind Transaminierungen (Aminosäuretransferasen), Decarboxylierungen (Synthese biogener Amine und Neurotransmitter wie Noradrenalin, Adrenalin, Tyramin, Dopamin und 5-Hydroxytryptamin [➤ Kap. 2.3], Serotonin, Histamin und γ-Aminobuttersäure) und Eliminierungen (Serinhydroxymethyltransferase, Threoninaldolase, Kynureninase beim Abbau von Tryptophan und Niacinbiosynthese). Weitere B_6-abhängige Reaktionen sind die Synthese der δ-Amino-Lävulinsäure (1. Schritt der **Hämbiosynthese**), die Bildung von Cystathionin bei der Transsulfurierung von Methionin zum Cystein, die **Sphingomyelinsynthese** und die phosphorolytische **Spaltung von Glycogen.** Hauptausscheidungsprodukt im Urin ist 4-Pyridoxinsäure.

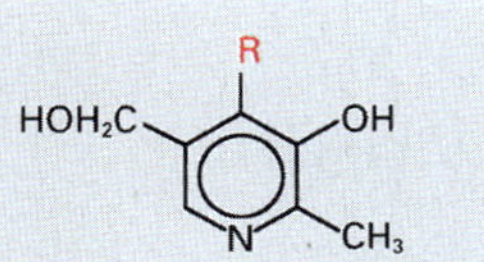

Abb. 32.5 Pyridoxin-Gruppe.

Mangelerscheinungen

Ein Mangel an B_6-Vitaminen lässt sich anhand der Pyridoxin-Konzentration im Plasma oder der 4-Pyridoxinsäure-Ausscheidung im Urin bestimmen. Außerdem kann der Tryptophan-Belastungstest (5 g Tryptophan oral) verwendet werden, bei dem die Ausscheidung von Xanthurensäure, einem Abbauprodukt des Tryptophans, in den 24-Stunden-Urin gemessen wird. Erhöhte Werte weisen auf eine Mangelsituation hin.

Klinisch ist ein Vitamin-B_6-Mangel nicht immer eindeutig erkennbar. Es werden eine seborrhoische Dermatitis um Nase, Augen und Mund sowie Glossitis beschrieben. Außerdem kommt es zur sideroblastischen Anämie und Agranulozytose. Beim Säugling stehen wahrscheinlich aufgrund von Störungen im Glutamatstoffwechsel Neuritiden, Sensibilitätsstörungen und Krämpfe im Vordergrund.

Als Ursache für Schwangerschaftsübelkeit und -depressionen wird ein Mangel an B_6-Vitaminen diskutiert. Während einer Strahlentherapie besteht infolge des gesteigerten Proteinkatabolismus häufig ein erhöhter Vitamin-B_6-Bedarf.

Therapie

Vitamin-B_6-Dosen zwischen 250 mg und 1 g/Tag können die Symptome angeborener Stoffwechselkrankheiten wie der Störung der Cystathionin-β-Synthase (Homocystinämie, Homocystinurie), der Cystathionin-γ-Lyase (Cystathioninurie), der Kynureninase

(Xanthurenazidurie) bzw. der Histidin-Aminotransferase (Histidinämie) und des Serin- bzw. Glycinstoffwechsels (Hyperglycinämie) lindern, da die genetischen Störungen zur verminderten Affinität der Enzyme für ihr Koenzym PLP führen.

Unerwünschte Arzneimittelwirkungen

Nach Einnahme hoher Dosen von Vitamin B_6 wurden Neuropathien mit Ataxien und Sensibilitätsstörungen, cerebrale Konvulsionen mit Änderungen des EEG, hypochrome Anämien und seborrhoische Dermatitis beobachtet. Auf Basis der Neurotoxizität wurde ein UL mit großem Sicherheitszuschlag festgelegt (➤ Tab. 32.1).

Interaktionen

Die Aldehyd-Gruppe des Pyridoxals reagiert mit NH_2- bzw. Hydrazin-Gruppen (➤ Kap. 33.18.1). Deshalb kann bei Anwendung von Isonicotinsäurehydrazid (INH), D-Penicillamin, Levodopa, Thiosemicarbazon u. a. ein Vitamin-B_6-Mangel auftreten. Orale Kontrazeptiva sollen insbesondere bei lang dauernder Einnahme zu verstärktem Abbau von B_6-Vitaminen führen. Bei Behandlung mit diesen Antagonisten werden prophylaktisch bis zu 100 mg Vitamin B_6 (Vitamin B_6 ratiopharm®) oral verabreicht.

Die Decarboxylierung einer Reihe von Arzneistoffen wie z. B. Levodopa wird durch eine pyridoxinabhängige Decarboxylase katalysiert. Die Plasmakonzentration von Phenytoin- und Barbitursäure-Derivaten kann deshalb durch hohe Dosen von Vitamin B_6 vermindert werden.

Niacin (Nicotinsäure, Nicotinamid)

32

Niacin umfasst die Vitamere Nicotinsäure und Nicotinamid (➤ Abb. 32.6), die ineinander umgewandelt werden können und Bestandteil der Pyridinnukleotide NAD^+ bzw. $NADP^+$ sind. NAD^+ und $NADP^+$ dienen in allen wichtigen **oxidoreduktaseabhängigen Reaktionen** als Koenzyme. NAD^+ ist außerdem an der **ADP-Ribosylierung** DNA-gebundener Proteine beteiligt, wodurch diese bei DNA-Schäden von der DNA dissoziieren. Die DNA wird dadurch für Reparaturvorgänge zugänglich und die genomische Integrität gewahrt. Sirtuine benötigen NAD^+ für die Histon-Deacetylierung.

Nicotinsäure und Nicotinamid werden im Darm aus $NAD(P)^+$ freigesetzt und über einen natriumgekoppelten Monocarboxylat-Transporter resorbiert. Ein Teil des Nicotinamidbedarfs kann aus dem Tryptophanstoffwechsel (60 mg Tryptophan für 1 mg Nicotinamidäquivalent) gedeckt werden. Hauptausscheidungsprodukte sind N^1-Methylnicotinamid und dessen Oxidationsprodukt N^1-Methyl-6-pyridon-3-carboxamid.

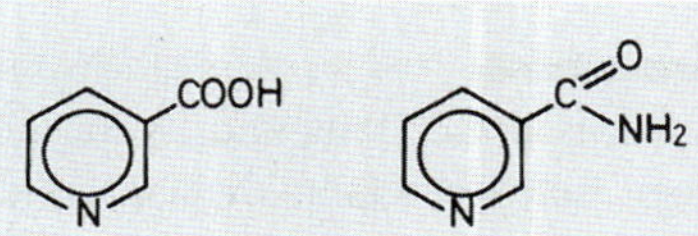

Abb. 32.6 Nicotinsäure und Nicotinamid.

Mangelerscheinungen

Ein Niacinmangel lässt sich anhand der Bestimmung seiner Metaboliten im Morgenurin beurteilen. Klassisches Symptom eines Niacinmangels ist die **Pellagra** (pelle agra = raue Haut) mit Dermatitis, Dementia und Diarrhö. Die Krankheit beginnt mit Appetitlosigkeit, Gewichtsverlust, Schwindelanfällen und Depressionen. Die Haut zeigt eine gesteigerte Lichtempfindlichkeit. Es bilden sich dunkle Flecken um den Hals und an anderen, dem Licht ausgesetzten Körperteilen. Mangelerscheinungen treten auch auf, wenn der Protein- bzw. der Tryptophananteil der Nahrung gering ist. Eine genetisch bedingte NAD-Defizienz führt zu kongenitalen Defekten.

Isonicotinsäurehydrazid (INH) (➤ Kap. 33.17.1) verursacht nicht nur einen Mangel an Vitamin B_6, sondern – wenngleich in geringerem Umfang – auch an Niacin.

Therapie

Die Behandlung der **Pellagra** wird mit täglich 300–500 mg Nicotinamid (Nicotinsäureamid DAB) durchgeführt. Eine ausreichende Versorgung bei einem Malabsorptionssyndrom wird mit 100–200 mg oral bzw. parenteral gewährleistet.

Hohe Dosen von Nicotinsäure können antiatherosklerotisch wirken, indem sie die Plasmaspiegel von Cholesterol, freien Fettsäuren und Lipoproteinen senken und die von HDL erhöhen. Die Wirkungen werden überwiegend über eine Hemmung der Freisetzung von freien Fettsäuren aus Adipozyten ausgeübt (➤ Kap. 24.2.3), können aber mit unerwünschten Arzneimittelwirkungen einhergehen.

Unerwünschte Arzneimittelwirkungen

Nicotinamid zeigt eine geringe Toxizität, während hohe Dosen an Nicotinsäure unerwünschte Arzneimittelwirkungen haben (➤ Tab. 32.1). Es kommt zu Hautrötung (Flush) aufgrund von vasodilatorischen Effekten, juckendem Ausschlag, Sodbrennen, Schwindel, Erbrechen und Durchfall. Nicotinsäure bindet an den Niacinrezeptor 1 (NIACR1/GPR109A). In Fettzellen hemmt die Aktivierung von NIACR1 die Lipolyse (HDL-Erhöhung), in dermalen Langerhans-Zellen die Freisetzung von PGD_2 (Flush). In Einzelfällen wurden Leberschäden beobachtet. Außerdem können therapeutisch verwendete hohe Dosen die Glucosetoleranz senken. Dies impliziert eine Steigerung des Insulinbedarfs beim insulinabhängigen Diabetiker bzw. eine Anpassung der Dosierung von oralen Antidiabetika bei Typ-2-Diabetes (➤ Kap. 25.4).

Cobalamine (Corrinoide), Vitamin B_{12}

Cobalamine (➤ Abb. 32.7) sind Coenzyme, die bei Säugern für zwei B_{12}-abhängige Enzyme notwendig sind. Die **Methylmalonyl-**

CoA-Mutase enthält 5′-Desoxyadenosylcobalamin und isomerisiert im Fettsäureabbau Methylmalonyl-CoA zu Succinyl-CoA.

Die **Homocystein-Methyltransferase** enthält Methylcobalamin und katalysiert die Methylierung von Homocystein zu Methionin. Die Methylgruppe wird von N^5-Methyl-Tetrahydrofolat geliefert, was die enge Verbindung von Vitamin B_{12} und Folat erklärt.

Cobalamin wird schon im Speichel von Haptocorrin gebunden, was es vor dem sauren Milieu des Magens schützt. Im neutraleren Milieu des Duodenums wird es durch Pankreasproteasen aus dieser Bindung freigesetzt und an den von den Parietalzellen der Magenschleimhaut sezernierten **Intrinsic-Faktor** (IF) gebunden. Der Komplex aus IF und Cobalamin ist resistent gegenüber Proteasen. Er wird im terminalen Ileum über den Megalin/Cubilin/Amnionless-Rezeptor-Komplex endozytiert. Der IF wird in den Lysosomen abgebaut, freigesetztes Cobalamin an **Transcobalamin II (TC II)** gebunden und ins Blut transportiert. Ein Verlust von Vitamin B_{12} durch Filtration über die Niere wird durch Rückresorption über den **Megalinrezeptor** verhindert, der TC II erkennt. Cobalamin wird im Zytosol in Methylcobalamin oder in den Mitochondrien in 5′-Desoxyadenosylcobalamin umgewandelt. Cobalamin durchläuft einen enterohepatischen Kreislauf, über den täglich rund 3 µg mit der Galle ausgeschieden und im Ileum wieder rückresorbiert werden. Dies entspricht etwa dem täglichen Bedarf (➤ Tab. 32.1).

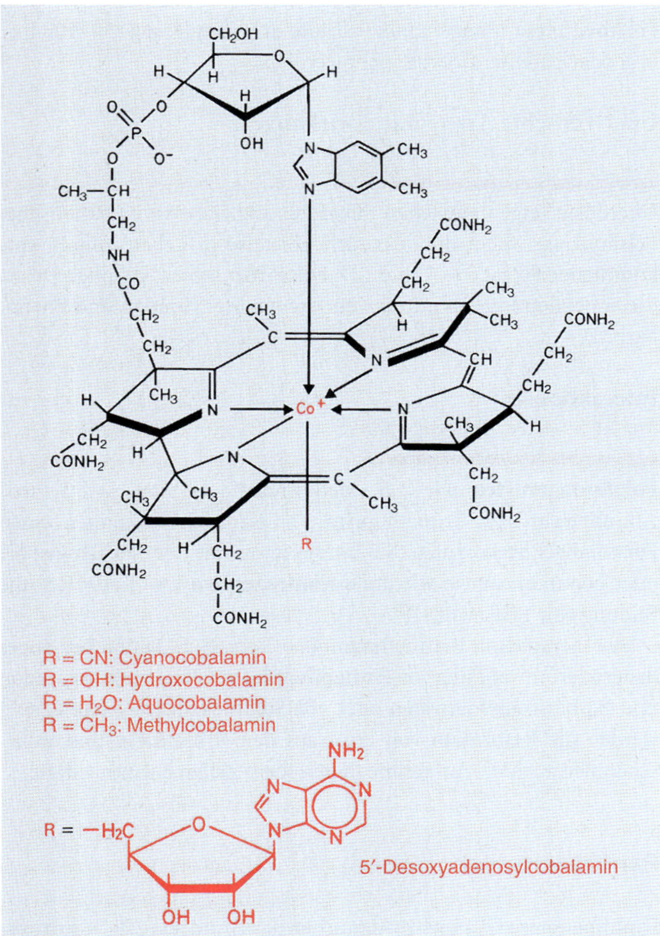

Abb. 32.7 Cobalamin und seine Koenzymformen.
Das Ringsystem im Cobalamin ist Corrin. Im Unterschied zum Porphyrinring z. B. im Häm (➤ Abb. 35.57) ist es nur durch drei und nicht vier Methin-Gruppen verknüpft. Die beständigste Verbindung ist das Cyanocobalamin. Hydroxo- und Aquocobalamin gehen, abhängig vom pH-Wert der Lösung, ineinander über. Sie können bei Zyanidvergiftung als Zyanidfänger fungieren (➤ Kap. 35.3.2). Als Koenzyme wirken 5′-Desoxyadenosyl- bzw. Methylcobalamin, deren Reste kovalent an die 6. Koordinationsstelle des Cobalts gebunden sind.

Mangelerscheinungen

Die Ausscheidung von Methylmalonsäure im Urin ist ein empfindliches Zeichen für einen B_{12}-Mangel.

Es kommt zur **perniziösen Anämie,** einer makrozytären Anämie, die durch Megaloblastenbildung infolge gestörter DNA-Synthese sich teilender Pro-Erythroblasten gekennzeichnet ist. Blutbild und Markausstrich sind von einem Folatmangel praktisch nicht zu unterscheiden.

Gleichzeitig tritt die **funikuläre Myelose** auf, die zur progressiven Zerstörung der Rückenmarksneurone führt und mit Lähmungen einhergeht. Die Symptome lassen sich durch eine Störung der Cholin- und damit Phospholipid-Biosynthese durch das Fehlen von Methionin sowie durch unzureichende Nukleinsäure-Biosynthese erklären.

Da Cobalamine v. a. über Nahrungsmittel tierischen Ursprungs aufgenommen werden, haben Vegetarier und Veganer ein erhöhtes Risiko, einen Mangel zu entwickeln. Eine weitere Ursache ist neben einer unzureichenden Vitamin-B_{12}-Zufuhr meist eine gestörte IF-Sekretion.

Therapie

Bei **perniziöser Anämie** werden für 14 Tage täglich 100 µg Hydroxocobalamin parenteral verabreicht, dann zweimal wöchentlich und nach Normalisierung des Blutbilds einmal im Monat.

Bei **akuter funikulärer Myelose** wird 1 mg/Tag Hydroxocobalamin für 1–2 Wochen i. m. verabreicht. Zur Dauertherapie gibt es Depotpräparate (500 µg alle 6–8 Wochen). Die Therapie wird meistens mit der Gabe von Folsäure kombiniert.

Bei der **Trigeminusneuralgie** (Tic douloureux) soll Hydroxocobalamin (1 mg/Tag) gute Wirkungen zeigen.

Außerdem werden Cobalamine bei Zyanidvergiftungen eingesetzt (➤ Kap. 35.3.2).

Unerwünschte Arzneimittelwirkungen

Die akute Toxizität von Cobalaminen ist extrem gering. Überdosierungserscheinungen von Cobalaminen sind nicht bekannt. Neurologische Symptome durch Antikonvulsiva (Phenobarbital, Phenytoin, Primidon) sollen auf eine Störung des Folat- und/oder B_{12}-Stoffwechsels zurückzuführen sein.

Folat

Folate (Pteroylpolyglutamate) bestehen aus einem Pteridinkern, p-Aminobenzoesäure und bis zu 7 Glutamatresten (➤ Abb. 32.8), während synthetische Folsäure ein Pteroylmonoglutamat ist. Die als Coenzym wirksame Form ist 5,6,7,8-Tetrahydrofolat (THF), die im Organismus in zwei Reduktionsschritten aus Folat über 7,8-Dihydrofolat (DHF) gebildet wird (➤ Abb. 32.8). Ihre Funktion ist die Übertragung von C_1-Einheiten (Syn.: 1-Kohlenstoff-Moleküle). 5,10-Methylen-THF wirkt als Koenzym bei der Thymidylatsynthese (➤ Abb. 32.9, Reaktion 9). 5-Methyl-THF ist für die Bildung von Methionin und die THF-Regeneration notwendig (➤ Abb. 32.9, Reaktion 3). Letztere Reaktion ist Vitamin-B_{12}-abhängig. Deshalb kann ein Mangel an Cobalamin nicht nur zu einem Methioninmangel, sondern auch sekundär zu einem Mangel an THF führen. Aufgrund ihrer Rolle bei der DNA-Synthese sind rasch wachsende Gewebe besonders auf Folat angewiesen.

Mangelerscheinungen

Mangelerscheinungen treten bei unzureichender Zufuhr, Alkoholismus und Störungen der Resorption sowie des Stoffwechsels von Folaten auf. Bei Mangel an Cobalaminen tritt immer auch ein sekundärer Folatmangel auf (➤ Abb. 32.9). Durch die Störung der DNA-Synthese und damit der Zellteilung ist die Erythrozytenreifung beeinträchtigt, was zur **Megaloblastenanämie** führt.

Die schwerste Form eines Folatmangels stellt die **Spina bifida** (offener Rücken) dar. Dies ist eine embryonale Entwicklungsstörung, bei der sich das Neuralrohr des Rückgrats nur ungenügend schließt. Mit 1–2 Fällen pro 1000 Geburten gehört die Spina bifida zu den häufigsten Geburtsfehlern überhaupt.

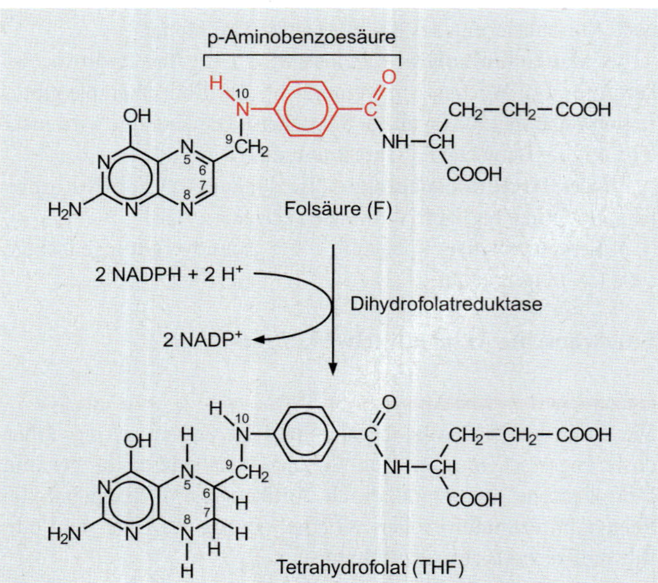

Abb. 32.8 Folsäure und Tetrahydrofolat.

Therapie

Makrozytäre Anämien werden obligat kombiniert mit Vitamin B_{12} und Folsäure behandelt. Eine Megaloblastenanämie kann durch Folsäure-Gabe verbessert werden. Ist sie aber durch einen B_{12}-Mangel verursacht, verbessert Folsäure zwar die hämatologischen Symptome, aber nicht die funikuläre Myelose. Somit wird ein Vitamin-B_{12}-Mangel verdeckt und irreversible neurologische Schäden entstehen. Deswegen müssen bei Megaloblastenanämie grundsätzlich der Folat- und der Vitamin-B_{12}-Status bestimmt werden.

Frauen mit Kinderwunsch sollten spätestens ab 4 Wochen vor Beginn der Schwangerschaft zusätzlich zu der empfohlenen täglichen Dosis von 300 µg weitere 400 µg Folsäure in Form eines Präparats zu sich nehmen. Liegt ein erhöhtes Risiko vor (familiäres Auftreten von Neuralrohrdefekten), werden bis zu 4 mg/Tag empfohlen.

Bei Resorptionsstörungen aufgrund von Malabsorption oder Folathydrolase-Mangel muss Folsäure in hohen Dosen (50–100 mg) oral oder parenteral verabreicht werden.

Unerwünschte Arzneimittelwirkungen

Überdosierungen entstehen nur durch die Gabe von synthetischer Folsäure und nicht durch natürlicherweise in Lebensmitteln vorkommende Folate (➤ Tab. 32.1). Folsäure inhibiert in hohen Dosen die antiepileptische Wirkung von Phenytoin, Primidon und Phenobarbital.

Interaktionen

Folatantagonisten wie z. B. Methotrexat (➤ Kap. 34.8.1) und Aminopterin bzw. Trimethoprim (➤ Kap. 33.15) können einen Folatmangel hervorrufen. Sie interferieren mit dem Folattransport oder hemmen ebenso wie orale **Kontrazeptiva** (➤ Kap. 28.8) die Bildung von THF aus DHF.

Bei Therapie mit Pyrimethamin (➤ Kap. 33.21.1) und bei länger dauernder Anwendung von **Antiepileptika** wie Phenytoin, Primidon und Barbitursäurederivaten oder von Sulfasalazin (➤ Kap. 22.6.1) werden die Resorption von Folat aus dem Dünndarm und wahrscheinlich auch die Aufnahme in periphere Zellen beeinträchtigt.

Pantothensäure

Pantothensäure (Pantoyl-β-Alanin) ist das Amid aus 2,4-Dihydroxy-3,3-Dimethylbutyrat (Pantoinsäure) und β-Alanin (➤ Abb. 32.10) und Bestandteil von **Koenzym A.** Koenzym A dient generell der Aktivierung von Carboxylsäuren. In der β-Oxidation von Fettsäuren, in der Glykolyse, beim Abbau einiger Aminosäuren und von Glycerin entsteht als gemeinsames Zwischenprodukt Acetyl-CoA, das in den Zitratzyklus mündet. Acetyl-CoA wird auch zur Bildung von Acetylcholin benötigt. Neuere Funktionen von Acetyl-CoA sind

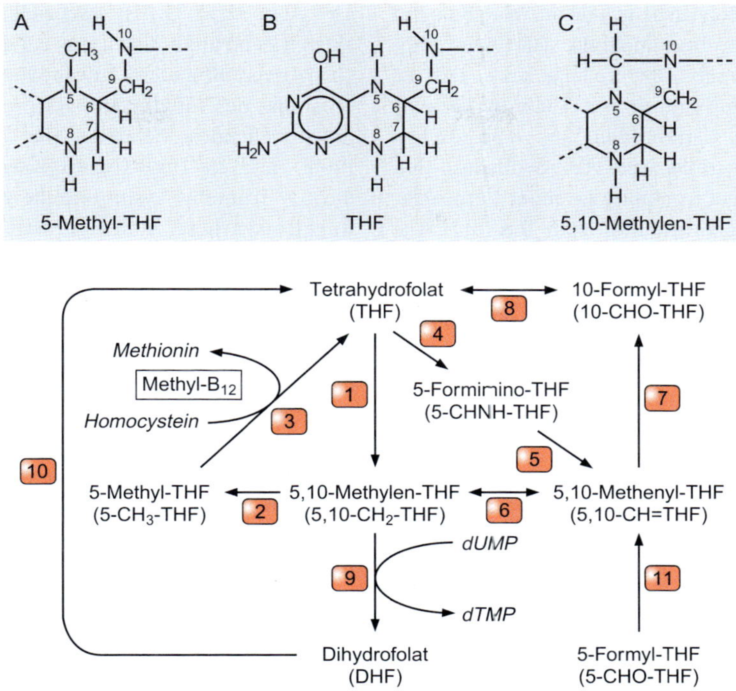

Abb. 32.9 Vereinfachtes Schema des Folatzyklus; Mechanismen für den Transfer von C_1-Molekülen im Stoffwechsel.
C_1-Moleküle mit unterschiedlichem Oxidationsstatus werden enzymatisch mit Tetrahydrofolat (THF) verknüpft und auf andere Verbindungen übertragen. Die beiden Stickstoffatome an Position 5 (Pteridinring) und an Position 10 (Seitenkette) (Formelteil B) tragen dabei das C_1-Bruchstück entweder als einzelne Substituenten (z. B. 5-Methyl-THF; Formelteil A) oder als ein Brücken-C-Atom (z. B. 5,10-Methylen-THF; Formelteil C).
1 Aus dem Abbau von Glycin und dem Umbau von Serin stammen C_1-Moleküle für die Bildung von 5,10-Methylen-THF. 2 Irreversible (!) Bildung von 5-Methyl-THF durch die Methylen-THF-Reduktase. 3 Übertragung der Methylgruppe von **Methylcobalamin** auf Homocystein und Bildung von Methionin und Regenerierung von Methylcobalamin durch Übertragung der Methylgruppe von 5-Methyl-THF. 4 Aus Histidin wird über Formiminoglutamat eine Formiminogruppe übertragen. 5 Eine Cyclodeaminase bildet das 5,10-Methenyl-THF, das auch 6 durch eine Dehydrogenase aus 5,10-Methylen-THF entsteht. 7 Durch eine Cyclohydrolase entsteht 10-Formyl-THF. 8 Entweder wird der Formylrest von Transferasen für die Purinnukleotidsynthese verwendet oder über Formyl-THF-Dehydrogenase zu Kohlendioxid oxidiert und es entsteht THF. Umgekehrt kann unter Verbrauch von ATP aus THF und Formiat 10-Formyl-THF entstehen. 9 Die Thymidylatsynthase überträgt ein C_1-Bruchstück und Wasserstoff auf Uridylat und bildet Thymidylat und DHF. 10 DHF wird durch die Dihydrofolatreduktase wieder zu THF regeneriert. 11 Die Enzymreaktionen, die zur Bildung von 5-Formyl-THF führen, sind weniger eindeutig. Eine spezifische Cycloligase bildet 5,10-Methenyl-THF.

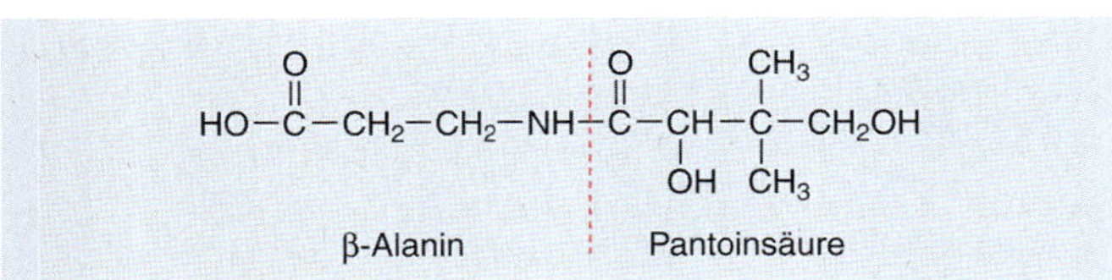

Abb. 32.10 Pantothensäure.

die **Acetylierung von Proteinen,** insbesondere von Histonen, die bei der Regulation von Genaktivitäten eine wichtige Rolle spielen. Über Acyl-CoA werden Proteine z. B. mit Palmitinsäure acyliert und über die Signalproteine an der Zellmembran verankert. Hierdurch werden Membranrezeptoren reguliert bzw. das Zytoskelett rearrangiert.

Mangelerscheinungen

Mangelerscheinungen sind extrem selten und uncharakteristisch. Wegen der allgemeinen Wachstumsförderung wird Pantothensäure Salben für die Wundheilung zugesetzt (z. B. Bepanthen).

Biotin

Biotin ist eine bizyklische Verbindung aus einem Imidazolidin- und einem Tetrahydrothiophenring, der eine Valeriansäure-Seitenkette trägt (➤ Abb. 32.11). Biotin ist Koenzym für vier **Carboxylasen:** Acetyl-CoA-Carboxylase (Fettsäuresynthese), Pyruvatcarboxylase (Gluconeogenese), Propionyl-CoA-Carboxylase (Abbau ungeradzahliger Fettsäuren und verzweigtkettiger Aminosäuren) und Methylcrotonyl-CoA-Carboxylase (Leucinabbau). Biotin ist kovalent an diese gebunden. Es bindet ATP-abhängig CO_2 in Form von HCO_3^- und überträgt dieses auf die zu carboxylierenden Substrate.

Außerdem werden Proteine wie z. B. Histone mit Biotin posttranslational modifiziert (Biotinylierung).

Mangelerscheinungen

Ein ernährungsbedingter Biotinmangel ist beim Menschen selten. Symptome sind Dermatitiden, Haarausfall, nervöse Störungen und EKG-Veränderungen. Genetische Defekte in den Biotin-metabolisierenden Enzymen lösen dagegen einen lebensbedrohlichen Mangel aus. Über die Nahrung gelangt Biotin als

Biotinenzym oder nach proteolytischem Abbau als Biocytin (ε-N-Biotinyllysin) in den Gastrointestinaltrakt. Dort wird Biotin durch die **Biotinidase** freigesetzt. Intrazellulär katalysiert die **Holocarboxylase-Synthetase** die Bindung von Biotin an die entsprechenden Biotin-abhängigen Carboxylasen (➤ Abb. 32.11). Defekte im Biotinidase- oder Holocarboxylase-Synthetase-Gen führen zu schwerem Biotinmangel (multipler juveniler Carboxylasemangel), der ohne lebenslange Substitution zum Tod führt. Die Symptome treten kurz nach der Geburt auf und sind charakteristische Hautausschläge im Gesicht, Haarausfall, Muskelschwäche und Entwicklungsrückbildung. Die Inzidenz ist 1 Fall pro 80 000–100 000 Geburten.

Therapie

Bei Biotinidasemangel werden 5–10 mg/Tag, bei Holocarboxylase-Synthetase-Defekten 10–100 mg/Tag Biotin substitutiert (z. B. BioH-TIN® oder Biotin STADA®). Die Behandlung muss lebenslang erfolgen.

L-Ascorbinsäure (Vitamin C)

Die biologische Wirkung des Ascorbinsäure/Dehydroascorbinsäure-Systems beruht auf dessen Eigenschaft als **Redoxsystem** (➤ Abb. 32.12). Es ist essenziell für Enzyme, die ein Metall im aktiven Zentrum besitzen, das bei der katalytischen Reaktion seine Oxidationsstufe ändert. Aufgabe von Vitamin C ist hier die Aufrechterhaltung des für die Aktivität benötigten reduzierten Zustands des betreffenden Metallions (Fe^{2+} oder Cu^{+}). Dazu gehören die Prolyl- und die Lysyl-Hydroxylasen der **Kollagensynthese** sowie die ε-N-Trimethyl-Lysin- und die γ-Butyrobetain-Hydroxylase der **Karnitinsynthese.** Außerdem sind einige Enzyme der Neurotransmitter- bzw. Peptidhormonsynthese auf Vitamin C angewiesen, ebenso wie Cytochrom-P_{450}-Enzyme des **Phase-I-Metabolismus** und die 4-Hydroxyphenyl-Pyruvat-Hydroxylase des **Tyrosinabbaus.** Ascorbinsäure ist auch an der epigenetischen Regulation beteiligt, indem es zu DNA-Hydroxymethylierungen und Histondemethylierungen führt.

Außerdem gilt Vitamin C als **Radikalfänger,** der mit reaktiven Sauerstoffspezies wie z. B. Superoxid- und Peroxylradikalen sowie reaktiven Stickstoffspezies wie z. B. Peroxynitrit oder mit organischen Radikalen wie z. B. dem Tocopheroxylradikal reagiert. Die meisten Effekte wurden jedoch nur in vitro beobachtet.

Die intestinale Resorption von L-Ascorbinsäure erfolgt über natriumabhängige **Vitamin-C-Transporter** (SVCT-1 und -2). Dehydroascorbinsäure (DHA) wird im Darm und in peripheren Zellen über die **Glucosetransporter** GLUT1, GLUT3 und GLUT4 aufgenommen und wieder zu Ascorbat reduziert. Der prozentuale Anteil der resorbierten Menge sinkt mit steigender Dosis: Bei einer Zufuhr von 100 mg werden rund 70 % resorbiert, bei 1,5 g noch

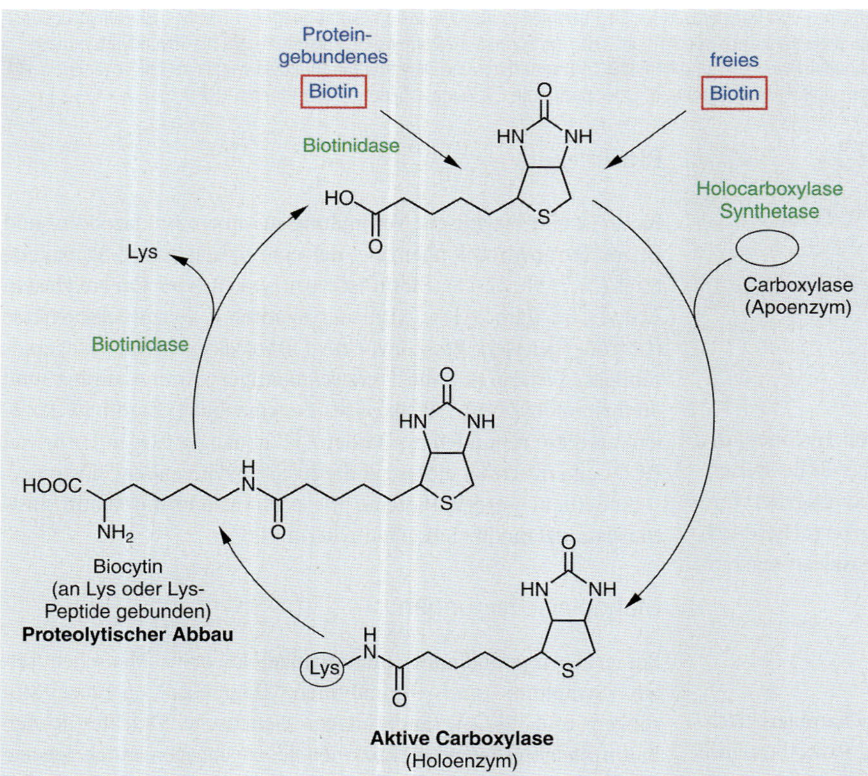

Abb. 32.11 Biotinzyklus.

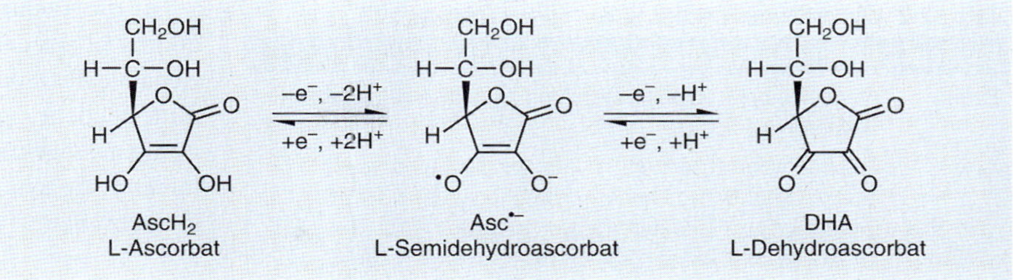

Abb. 32.12 Ascorbinsäure als Redoxsystem. L-Ascorbinsäure ist ein 1-Elektron-Donator und außerdem eine Säure (pKa_1 und pKa_2 der beiden OH-Gruppen 4,1 bzw. 11,8), weshalb bei physiologischem pH Ascorbat vorliegt. Durch Übertragung von jeweils einem Elektron entsteht aus L-Ascorbat das L-Semidehydroascorbat-Radikal und aus diesem L-Dehydroascorbat (DHA). DHA entsteht auch durch Disproportionierung von L-Semidehydroascorbat.

50 % und bei 12 g nur noch 16 % der Dosis. Den höchsten Ascorbinsäuregehalt weist die Nebennierenrinde auf. Das Vitamin wird entweder als solches, als Diketogulonsäure oder Oxalat über die Nieren ausgeschieden. Rund 35–50 % der täglichen Oxalatmenge im Harn (30–40 mg) stammen beim normal ernährten gesunden Erwachsenen aus L-Ascorbinsäure.

Mangelerscheinungen

Klassischer Vitamin-C-Mangel ist **Skorbut** bei Erwachsenen und die **Möller-Barlow-Erkrankung** bei Kleinkindern. Abgeschlagenheit, Muskelschwäche, Atemnot und Depressionen sind uncharakteristische Anfangserscheinungen. Danach folgen Zahnfleischbluten, Zahnausfall, Knochen- und Gelenkveränderungen sowie gestörte Wundheilung aufgrund der unzureichenden Kollagenbildung in Knochen, Gelenken und Blutgefäßen.

Als Maß für die Versorgung gilt die Konzentration von L-Ascorbinsäure in Leukozyten. Beim L-Ascorbinsäure-Mangel tritt bei **Tyrosinbelastung** im Urin p-Hydroxyphenylpyruvat als Intermediärmetabolit des Tyrosinabbaus auf.

Therapie

L-Ascorbinsäure wird bei **Malabsorption,** insbesondere zur Steigerung der Resorption von Eisen (➤ Kap. 31.1.1), empfohlen. Bei Methämoglobinämie (➤ Kap. 35.4.2) werden Erwachsenen 1–3 g, Kindern 0,5–1 g L-Ascorbinsäure i. v. appliziert.

Isolierte Vitamin-C-Gaben sollen vor Erkältungen schützen, führen aber lediglich zu einer geringfügig verkürzten Dauer.

Unerwünschte Arzneimittelwirkungen

Eine langfristige, hoch dosierte Zufuhr von Ascorbinsäure (> 1 g/Tag) kann zur **Nierensteinbildung** durch Ausfallen des Hauptmetaboliten Oxalsäure (Oxalatsteine) führen.

Eine bei hohen Dosen manchmal zu beobachtende Diarrhö ist vermutlich auf die osmotische Wirkung im Darmlumen zurückzuführen. Bei Patienten mit Glucose-6-phosphat-Dehydrogenase-Mangel können Megadosen von L-Ascorbinsäure eine Hämolyse bewirken.

Interaktionen

Inwieweit für L-Ascorbinsäure in hohen Dosen Interaktionen mit anderen Arzneistoffen auftreten, kann gegenwärtig nicht endgültig beurteilt werden. Sicher ist, dass viele klinisch-chemische Bestimmungen durch hohe Konzentrationen von L-Ascorbinsäure im Plasma gestört werden.

32.2 Spurenelemente

Siegfried Wolffram

Definition

Alle chemischen Elemente, deren Konzentration im Körper < **50 mg/kg Gewebe** liegt, werden der Gruppe der Spurenelemente zugeordnet.

Übereinstimmend werden entsprechend dem heutigen Kenntnisstand die Elemente Mangan (Mn), Eisen (Fe), Kobalt (Co), Kupfer (Cu), Zink (Zn), Selen (Se), Molybdän (Mo) und Iod (I) als für Mensch und Tier essenziell eingestuft. In ➤ Tab. 32.2 sind einige Daten über Wirkorte und Funktionen dieser Spurenelemente zusammengestellt. Fluor (F) wird aufgrund seiner positiven Wirkungen auf die Zahngesundheit (Kariesprophylaxe) und den Knochenstoffwechsel ebenfalls den essenziellen Spurenelementen zugeordnet. Für Chrom, das von einigen Autoren als essenzielles Spurenelement eingestuft wird, ist bis heute der genaue Wirkungsmechanismus unklar. Eine bisher nicht näher charakterisierte, als Glucosetoleranzfaktor bezeichnete organische Chromverbindung kann aus Brauereihefe gewonnen werden. Sie enthält neben Aminosäuren auch Nicotinsäure. Im Tierversuch verstärken Chromverbindungen die Wirkungen von Insulin. 32

Als Kandidaten für die Liste der essenziellen Spurenelemente werden zahlreiche weitere Elemente – Aluminium (Al), Arsen (As), Bor (B), Brom (Br), Cadmium (Cd), Blei (Pb), Germanium (Ge), Lithium (Li), Nickel (Ni), Rubidium (Rb), Silicium (Si), Zinn (Sn) und Vanadium (V) – diskutiert. Allerdings muss betont werden, dass für diese Elemente bisher keine spezifischen Wirkungen bzw. Wirkungsmechanismen bekannt sind. Die postulierte Essenzialität dieser „neuen" Spurenelemente beruht überwiegend bzw. ausschließlich darauf, dass eine Depletion im Tierversuch zu meist unspezifischen Einschränkungen biologischer Funktionen führt, die bei Zufuhr physiologischer Mengen des infrage stehenden Elements reversibel sind.

Tab. 32.2 Wirkorte und Funktionen von Spurenelementen[1]

Element	Verbindungen, die das Element enthalten
Eisen	Hämoglobin, Myoglobin, Cytochrom, Katalase-Peroxidase, Flavoproteine
Zink	Carboanhydrase, Isocitrat-Dehydrogenase, Carboxypeptidase, Alkohol-Dehydrogenase, Phosphoglycerinaldehyd-Dehydrogenase, Glutamat-Dehydrogenase, Lactat-Dehydrogenase, DNA-Polymerase, RNA-Polymerase, Transkriptionsfaktoren (Zinkfinger-Proteine)
Kupfer	Cytochrom-Oxidase, Diphenyl-Oxidase, Aminoxidase, Tyrosin-Hydroxylase, Uricase, Superoxid-Dismutase (Cupreine), Flavoproteine, Ferroxidase (Coeruloplasmin)
Iod	Schilddrüsenhormone (T_3, T_4)
Mangan	Peptidasen, Arginase, Glutamin-Synthetase, Pyruvat-Carboxylase, Glykosyl-Transferasen
Molybdän	Aldehyd-Oxidase, Xanthin-Oxidase, Sulfit-Oxidase
Cobalt[2]	Corrinoide (Cobalamin), Glycylglycin-Dipeptidase, β-Hydroxybutyrat-Dehydrogenase
Selen	Glutathion-Peroxidasen, Deiodasen (Typ I–III), Thioredoxin-Reduktase, Selenoprotein P, Selenoprotein W

[1] Im Stoffwechsel spielen Spurenelemente, soweit es sich um Metalle handelt, v. a. bei katalytischen Vorgängen als Enzymaktivatoren oder in Form von Metalloenzymen eine regulierende Rolle. **Enzymaktivatoren:** Vor allem Hydrolasen (z. B. Phosphatasen, verschiedene Peptidasen etc.) benötigen für ihre katalytische Wirkung die Anwesenheit von Spurenelementen wie Eisen, Mangan, Nickel oder Zink. Die Spurenelemente schaffen dabei im Apoprotein strukturelle Voraussetzungen für die Erkennung, Bindung und chemische Umsetzung des Substrats. **Metalloenzyme:** Ungefähr ⅓ der heute bekannten Enzyme enthalten in ihrem Molekül Metallionen, die für die katalytische Funktion von Bedeutung sind. Bei einem Teil dieser Enzyme wird das Metallion infolge einer sehr starken koordinativen Bindung an das Apoenzym zum integralen Bestandteil des Proteinmoleküls. In Abwesenheit des Metallions geht die katalytische Funktion des Enzyms verloren.

[2] Anorganisches Cobalt ist nicht für alle Organismen ein essenzielles Spurenelement; der Mensch ist v. a. auf die Zufuhr der wirksamen organischen Verbindung Cobalamin angewiesen.

Stoffwechsel von Spurenelementen

Im Zusammenhang mit der Spurenelementversorgung beschreibt der Begriff Bioverfügbarkeit den Teil der resorbierten Menge eines Elements, der zur Aufrechterhaltung normaler Strukturen und physiologischer Prozesse des Organismus im Intermediärstoffwechsel verfügbar ist. Zahlreiche Faktoren, wie z. B. Höhe der Zufuhr mit der Nahrung, Leistungsstatus des Organismus (u. a. Wachstum, Schwangerschaft, Laktation, Hochleistungssport), Stoffwechsel anderer Elemente und Nährstoffe, Krankheiten, Medikamente und Alter, können die Bioverfügbarkeit beeinflussen. Da jedoch erhebliche Informationslücken über den intermediären Stoffwechsel von Spurenelementen bestehen, wird der Begriff Bioverfügbarkeit häufig im Sinne der scheinbaren oder wahren Resorbierbarkeit benutzt (scheinbare Resorbierbarkeit = Differenz zwischen Aufnahme und Ausscheidung mit dem Stuhl; bei der wahren Resorbierbarkeit wird die Ausscheidung um endogene Verluste korrigiert). Im Unterschied dazu beschreibt der pharmakologische Begriff Bioverfügbarkeit die nach oraler Applikation eines Pharmakons aus dem zeitabhängigen Konzentrationsverlauf im Plasma ermittelte Fläche unter der Kurve (➤ Kap. 1.5.1).

Für die Abklärung der Spurenelementversorgung eines Individuums ist aus den genannten Gründen der analytisch bestimmte Gehalt eines Spurenelements in der Nahrung oder in Lebensmitteln allein – wie häufig in Lebensmitteltabellen angegeben – wenig aussagekräftig. ➤ Tab. 32.3 gibt Auskunft über die empfohlene tägliche Zufuhr von Spurenelementen bei gesunden Erwachsenen.

Tab. 32.3 Empfohlene tägliche Zufuhr einiger Spurenelemente

Spurenelement	Empfohlene Zufuhr
Eisen	10–30 mg
Zink	8–10 mg
Kupfer	1–1,5 mg
Mangan	2–5 mg
Iod	0,1–0,3 mg
Fluor	2–4 mg
Molybdän	50–150 µg
Selen	30–70 µg

Ein erwähnenswertes Phänomen des Spurenelementstoffwechsels ist die Fähigkeit des Organismus, den Spurenelementgehalt in den Körperzellen bzw. ihren Kompartimenten über einen relativ weiten Bereich der Zufuhr einerseits in physiologisch notwendigen, andererseits in aus toxikologischer Sicht tolerierbaren Grenzen zu halten. Diesem Streben nach Homöostase dienen regulative Mechanismen auf verschiedenen Ebenen (z. B. Resorption, Intermediärstoffwechsel, Exkretion). Speziell in den Leistungsstadien Wachstum, Gravidität und Laktation lässt sich bezüglich der Versorgung verschiedener Organe eine Priorität der involvierten Leistungsorgane bzw. -produkte gegenüber anderen Organen beobachten. Die bevorzugte Versorgung tritt besonders bei mangelhafter Zufuhr des betreffenden Elements in Erscheinung.

Die folgende Darstellung beschränkt sich aufgrund ihrer Bedeutung für die menschliche Gesundheit auf die Spurenelemente Zink, Kupfer und Selen. Eisen (➤ Kap. 31), Fluorid (➤ Kap. 30.2.3) und Iod (➤ Kap. 29.2) wurden bereits eingehend behandelt.

32.2.1 Zink

Der Körper eines erwachsenen Menschen enthält ca. 1,5–2,5 g Zink. Im Unterschied zu den meisten Spurenelementen ist Zink mit Ausnahme einiger spezialisierter Gewebe relativ gleichmäßig im gesamten Organismus verteilt. Die höchsten Zinkkonzentrationen bei Säugetieren wurden in der Chorioidea (Tapetum lucidum) des Auges bestimmter Spezies (z. B. Hund, Fuchs, Marder) gemessen. Relativ hohe Zinkkonzentrationen finden sich auch in der Prostata und der Leber (an Metallothionein gebunden). Im Blut, das weniger als 0,5 % des Gesamtzinks enthält, befinden sich 80–90 % in den Erythrozyten (hohe Carboanhydraseaktivität) und nur 10–20 % im Plasma, wo es im Wesentlichen an Albumin (57 %), α_2-Makroglobulin (40 %) und freie Aminosäuren (3 %) gebunden ist.

Für Zink scheint kein spezifischer Speicher im Organismus zu existieren. Deshalb führt eine drastische Reduktion der alimentären Zinkzufuhr rasch zu einem Zinkmangel.

Pharmakokinetik

Die **Resorption** des mit der Nahrung aufgenommenen und aus endogenen Sekreten des Gastrointestinaltrakts (z. B. Galle, Pankreassaft etc.) stammenden Zinks erfolgt überwiegend im Jejunum. Neben passiver Diffusion sind auch aktive Transportmechanismen an der Zinkresorption beteiligt.

Die ursprünglich vermutete Beteiligung des in der Bürstensaummembran des Dünndarms lokalisierten Metallionentransporters (DMT1 = divalent-metal transporter-1) an der Resorption von Zink ist nach neueren Befunden widerlegt. In den letzten Jahren wurden allerdings zahlreiche membranständige Transportproteine für Zink kloniert. An der intestinalen Resorption von Zink beim Menschen scheinen dabei die Proteine hZIP4 (human zrt-, irt-like protein-4) und hZTL1 (human ZnT-like transporter-1) in der Bürstensaummembran und ZnT1 (zinc transporter-1) in der basolateralen Membran eine Rolle zu spielen. Ein in der Darmmucosa identifiziertes Protein, das sogenannte cysteinreiche intestinale Protein, scheint als zinkbindendes Protein eine Rolle bei der Zinkresorption zu spielen (ähnlich wie Calbindin bei der Resorption von Calcium oder mucosales Transferrin bei der Eisenresorption [➤ Kap. 31]). Zwischen diesem Protein und den besonders durch Cadmium und Zink induzierten Metallothioneinen (➤ Kap. 35.5.9) scheint eine Konkurrenz um die Bindung von Zink zu bestehen, wobei mucosales Metallothionein die Zinkresorption einschränkt. Eine große Zahl niedermolekularer organischer Verbindungen (z. B. Citrat, Picolinat, Cystein, Glutamat) fördert durch Chelatbindung die intestinale Resorption von Zink.

Ein wesentlicher Faktor, der die Zinkresorption **negativ beeinflusst,** ist der Gehalt der Nahrung an **Phytinsäure** (Myoinositolhexaphosphat). Phytinsäure ist eine Speicherform für Phosphor und Inositol in Pflanzen. Die Bildung von schlecht wasserlöslichen Komplexen zwischen Zink und Phytat im Lumen des Gastrointestinaltrakts führt zu einer reduzierten Resorption von Zink. Eine hohe alimentäre Calciumzufuhr verstärkt diesen Effekt noch, da sich unter diesen Verhältnissen Zink-Calcium-Phytat-Komplexe bilden. Da pflanzliche Produkte meist einen hohen Phytat- und Calciumgehalt und einen niedrigen Zinkgehalt aufweisen, kann eine vegetarische oder lactovegetarische Ernährungsweise, besonders während des Wachstums, zumindest einen marginalen Zinkmangel bedingen. Die Exkretion von Zink erfolgt zu ca. 90 % über die Fäzes, der Rest wird renal ausgeschieden.

Physiologische Funktionen

Zink erfüllt seine Funktionen v. a. in **proteingebundener Form** (Zink-Metalloenzyme, andere Proteine). Dabei nimmt Zink bei mehr als 300 Enzymen an katalytischen und regulatorischen Funktionen teil und trägt zur Stabilisierung der Proteinstruktur bei. Zink-Metalloenzyme finden sich in allen sechs Enzymklassen (Oxidoreduktasen, Transferasen, Hydrolasen, Lyasen, Isomerasen, Ligasen). Zink spielt auch eine Rolle bei der Aufrechterhaltung von Struktur und Funktionen biologischer Membranen. Darüber hinaus erfüllt Zink zahlreiche Aufgaben im Stoffwechsel von Nukleinsäuren und Proteinen, wie z. B. Stabilisierung der Struktur von DNA, RNA und Ribosomen, oder als Bestandteil von Schlüsselenzymen der Nukleinsäuresynthese (z. B. DNA-Polymerasen). Zink spielt auch eine wesentliche Rolle bei der Expression bestimmter Gene, wobei u. a. zinkhaltige Transkriptionsfaktoren (Zinkfinger-Proteine) beteiligt sind. Daneben sind zahlreiche physiologisch relevante Interaktionen zwischen Zink und verschiedenen Hormonen/Neurotransmittern (z. B. Testosteron, Corticoide, Insulin, Wachstumshormon, Glycin; NMDA) bekannt, wobei sowohl Produktion, Speicherung und Sekretion als auch Hormon-Rezeptor-Interaktionen involviert sein können. Es sei noch erwähnt, dass Zink eine wichtige Rolle als Modulator immunologischer Prozesse – ähnlich wie andere Spurenelemente, z. B. Selen – spielt. Auch bei der Geschmackswahrnehmung scheint Zink beteiligt zu sein, obgleich die Mechanismen nicht näher bekannt sind.

Mangelerscheinungen

Die Symptomatik eines schweren Zinkmangels beim Menschen, wie er z. B. nach längerer ausschließlich parenteraler Ernährung mit zinkfreien Nährstofflösungen auftreten kann, entspricht weitgehend den pathologischen Veränderungen bei der Acrodermatitis enteropathica, einer genetisch bedingten Störung des Zinkstoffwechsels. Neurologisch werden Funktionsstörungen des ZNS, Geruchs- und Geschmacksstörungen sowie Appetitlosigkeit festgestellt; die Patienten sind u. U. ataktisch. An der Haut finden sich neben Ausschlägen zuweilen bullöse Abhebungen, außerdem Schädigungen der Mundschleimhaut und eine verzögerte Wundheilung.

Ein alimentär bedingter Zinkmangel, charakterisiert durch eine Verzögerung von Wachstum und sexueller Entwicklung, kann v. a. in sogenannten Entwicklungsländern auftreten. Ein Hauptfaktor bei der Pathogenese des Mangels ist die ausschließliche oder überwiegende Aufnahme von Zerealien mit einer, bedingt durch den hohen Phytatgehalt, geringen Menge an verfügbarem Zink.

Genetisch bedingte Störungen des Zinkstoffwechsels

Die **Acrodermatitis enteropathica** (AE) ist eine seltene, autosomal-rezessiv vererbte Störung des Zinkstoffwechsels. Sie kann sich schon im Säuglingsalter manifestieren, tritt jedoch oft erst nach dem Abstillen und dem Nahrungswechsel klinisch in Erscheinung. Die Krankheit ist charakterisiert durch Hautveränderungen, Alopezie, Durchfälle und psychische Störungen. Der zugrunde liegende Defekt bei dieser Erkrankung betrifft die intestinale Resorption von Zink. Bei Patienten mit AE scheinen die spezifischen Transportmechanismen für Zink in der Darmmucosa gestört zu sein. Daraus resultiert eine Verschlechterung der Zinkresorption. Die renale Exkretion von Zink ist dagegen nicht gestört.

Therapie

Trotz der Resorptionsstörung sind hohe orale Dosen von Zink (täglich 35–160 mg Zink in 2–3 Portionen) für Patienten mit AE oft lebensrettend, da bei hohen Zinkkonzentrationen im Darminhalt auch ohne spezifische Transportmechanismen eine ausreichende passive Resorption stattfindet.

Zur Therapie geeignete Zinksalze gibt es als Mono- bzw. Kombinationspräparate, wobei die Zusammensetzung der Letzteren in den seltensten Fällen einer rational begründeten Indikation entspricht. Die orale Therapie mit Zink wird am besten mit Zinkaspartat (Unizink Köhler) bzw. -gluconat (Zink-D-Longoral®) oder Bis-(L-histidinato-)Zink (Zinkamin-Falk®) durchgeführt. Eine proteinreiche Kost erhöht die Verfügbarkeit von Zink für die Resorption im Gastrointestinaltrakt.

Vergiftung

In der Literatur beschriebene Fälle von akuter Zinkvergiftung ließen sich in den meisten Fällen auf den Konsum von säurehaltigen Nahrungsmitteln oder Getränken zurückführen, die längere Zeit in verzinkten Behältnissen aufbewahrt wurden. Bei einer akuten Zinkvergiftung stehen meist **gastrointestinale Symptome** im Vordergrund. Bei chronisch überhöhter Zufuhr von Zink kann sich eine **hypochrome Anämie** entwickeln, die zumindest teilweise auf einem Kupfermangel beruht. Dabei spielen Interaktionen zwischen Kupfer und Zink auf der Ebene der intestinalen Resorption eine Rolle: Zink induziert die Synthese von Metallothioneinen in der Darmschleimhaut, die Kupfer binden (die Bindungsaffinität von Metallothioneinen für Kupfer ist wesentlich höher als für Zink) und im Darmepithel sequestrieren. Zur Therapie von Zinkvergiftungen hat sich D-Penicillamin bewährt (➤ Kap. 35.5.1).

Die **Inhalation** von Zinkoxid in Gießereien oder beim Einsatz von Rauchbomben verursacht das sogenannte Gießerfieber bzw. Metalldampffieber, das mit hohem Fieber und Schüttelfrost beginnt. Die Wirkung von inhaliertem Zinkoxid ist unspezifisch; auch Metalle wie Cadmium, Mangan, Quecksilber, Kupfer, Vanadium, Chrom und Nickel lösen derartige Fieberschübe aus. Anorganische Zinksalze sind starke Ätzmittel; 1–2 g $ZnCl_2$ und 3–5 g $ZnSO_4$ sind für den Menschen tödlich. Die lokale Wirkung dieser Substanzen (adstringierend, trocknend, antiseptisch) wird in Pudern, Pasten und Augentropfen therapeutisch genutzt.

32.2.2 Kupfer

Pharmakokinetik

Der Kupfergehalt eines erwachsenen, gesunden Menschen liegt im Bereich von 50–120 mg. Der Hauptort für die Resorption von Kupfer scheint der Dünndarm zu sein. Bei der Resorption von Kupfer spielen neben einer diffusiven Aufnahme auch proteinvermittelte saturable Transportmechanismen eine Rolle. So scheint der in der intestinalen Bürstensaummembran lokalisierte DMT1 neben Eisen auch an der Absorption von Kupferionen, v. a. in der einwertigen Form, beteiligt zu sein (➤ Kap. 31.1).

Aufgrund vielfacher Interaktionen zwischen Kupfer und anderen Nahrungsbestandteilen sowie des Einflusses von Alter, Leistungsstatus etc. werden 10–70 % der aufgenommenen Kupfermenge resorbiert. Metallothionein in der Darmmucosa scheint bei der Regulation der Kupferresorption und damit der Kupferhomöostase eine Rolle zu spielen. Während bei Tieren die Wechselwirkung zwischen Kupfer und Thiomolybdat von großer praktischer Bedeutung ist, kann beim Menschen die Interaktion zwischen Kupfer und hohen Dosen von Ascorbinsäure wichtig sein. In beiden Fällen tritt eine deutliche Abnahme der Bioverfügbarkeit von Kupfer auf, wobei neben Interaktionen auf der Ebene der intestinalen Resorption auch postresorptive Mechanismen eine Rolle spielen können. Des Weiteren sind Interaktionen zwischen Kupfer einerseits und Calcium, Zink bzw. Eisen andererseits bekannt.

Die **Leber** ist das zentrale Organ im Kupferstoffwechsel. Der Kupfergehalt der Leber spiegelt den Versorgungsstatus des Organismus wider. Das aus dem Gastrointestinaltrakt resorbierte Kupfer wird im Blut an Albumin und Aminosäuren (v. a. Histidin, 1:2-Kupfer-Histidin-Komplex) gebunden und rasch von der Leber aufgenommen, wo es v. a. gebunden an Metallothionein (Zytosol) und ein mitochondriales Cuprein gespeichert wird. An der zellulären Aufnahme von Kupfer ist ein spezifisches Protein in der Zellmembran (CTR1) beteiligt. In welchem Umfang dieser Mechanismus auch bei der Absorption von Kupfer durch die intestinale Bürstensaummembran eine Rolle spielt, ist noch unklar. Im Blut von Vertebraten liegen 60–95 % des Kupfers in Form des von der Leber synthetisierten Coeruloplasmins vor. Die Beladung dieses Proteins mit Kupfer erfolgt in den Hepatozyten vor Abgabe ins Blut. Ob Coeruloplasmin allerdings als spezifisches Kupfertransportprotein fungiert, wie dies lange angenommen wurde, ist nach neueren Befunden umstritten. Albumin kann allerdings über eine histidinreiche Bindungsstelle Kupfer binden und dient möglicherweise (neben Coeruloplasmin) als Transportprotein. Beim Menschen und bei der Ratte exisitiert im Plasma ein weiteres kupferbindendes Makroglobulin, das Transcuprein. Das an Albumin und Transcuprein gebundene Kupfer stellt den Hauptteil des austauschbaren Kupferpools im Plasma dar. Für die Versorgung extrahepatischer Gewebe mit Kupfer ist allerdings Coeruloplasmin die wichtigste Quelle. Bestimmte Zellen weisen für den Export von Kupfer spezifische ATPasen auf, wobei in absorptiven Epithelzellen des Dünndarms und der Niere die Menkes-ATPase (MNK oder ATP7A) und in der Leber die Wilson-Krankheit-ATPase (WD oder ATP7B), die v. a. für die biliäre Kupferausscheidung von Bedeutung ist, exprimiert werden. Die Hauptausscheidung von Kupfer erfolgt über die Fäzes. Endogenes Kupfer wird dabei v. a. über die Galle in den Gastrointestinaltrakt sezerniert, wobei dieser Mechanismus auch an der Kupferhomöostase beteiligt zu sein scheint.

Physiologische Funktionen

Von den vielen bekannten kupferhaltigen Proteinen spielen folgende Enzymsysteme eine Schlüsselrolle:

- Ferroxidaseaktivität von Coeruloplasmin und Hephästin für den Eisenstoffwechsel (➤ Kap. 31.1.1, ➤ Abb. 32.2)
- Monoaminoxidase-Enzyme bei der Pigmentierung und bei der Kontrolle von Neurotransmittern und -peptiden
- Lysyl-Oxidase im Bindegewebestoffwechsel
- Kupfer-Metalloenzyme Cytochrom-c-Oxidoreduktase und Superoxid-Dismutase im oxidativen Stoffwechsel bzw. für die Beseitigung von Superoxid-Anionen

Mangelerscheinungen

Ein klinisch manifester Kupfermangel beim Menschen ist sehr selten und kommt praktisch nur bei Kindern vor. Kupfermangel hat einen **Mangel an Coeruloplasmin** zur Folge. Coeruloplasmin ist an der Abgabe von resorbiertem Eisen aus der Mucosa des Dünndarms ins Blut beteiligt (➤ Kap. 31.1). Bei Coeruloplasminmangel staut sich – gebunden an Ferritin – das resorbierte Eisen in der Mucosa. Das Resultat ist trotz normaler Eisenversorgung mit der Nahrung eine Eisenmangelanämie.

Bei einer mikrozytären, hypochromen Anämie, die oft im Gefolge unbehandelter Digestions- und Resorptionsstörungen beim Säugling und beim Kleinkind zu beobachten ist, muss differentialdiagnostisch ein Kupfermangel in Erwägung gezogen werden.

Vergiftung

Bezüglich der Toleranz gegenüber einer hohen alimentären Kupferaufnahme bestehen erhebliche Speziesunterschiede, wobei Schafe besonders anfällig für eine Kupferintoxikation sind. Für den Menschen ist Kupfer offenbar weniger toxisch als für viele Tiere, was möglicherweise mit den gut funktionierenden homöostatischen Kontrollmechanismen zusammenhängt. Auch aus der Zeit der beginnenden Industrialisierung sind bei exponierten Minen- und Schmelzereiarbeitern keine chronischen Vergiftungen mit Kupfer bekannt, wenn man von einer Art Gießerfieber absieht. Die Erfahrungen mit akuten Vergiftungen beschränken sich auf **Kupfersulfat,** bei dem die Ätzwirkung im Vordergrund steht. Für den Menschen schätzt man die tödliche Dosis auf 10 g. Die Therapie ist symptomatisch. Zur Ausschleusung von Kupferionen aus dem Organismus wird D-Penicillamin (➤ Kap. 35.5.1) angewendet.

Genetisch bedingte Störungen des Kupferstoffwechsels

Eine besondere Störung der Kupferresorption und des zellulären Kupferstoffwechsels ist die **Menkes kinky hair disease.** Diese Erkrankung, der mit Funktionsverlust einhergehende Mutationen einer für den Export von Kupfer aus dem Dünndarm- und Nierentubulusepithel verantwortlichen ATPase (MNK, ATP7A) zugrunde liegen, wird X-chromosomal-rezessiv vererbt und kommt mit einer Häufigkeit von 1 : 50 000–100 000 vor. Die Feten sind bereits intrauterin geschädigt, sodass alimentäre Kupferzulagen nach der Geburt nur zur Normalisierung des Kupfergehalts von Geweben und Organen, mit Ausnahme des Gehirns, sowie der Haaranomalien führen. Fehlbildungen des Neuralrohrs sowie die für diese Krankheit typische Schlängelung der Arteriolen sind dagegen irreparabel. Die Kinder werden selten älter als 3–4 Jahre; oft ist ein Aneurysma die Todesursache. Zu therapeutischen Zwecken steht Kupfer als Orotat zur Verfügung.

Die **hepatolentikuläre Degeneration (Wilson-Krankheit**) wird auf eine Überflutung des Organismus mit Kupfer zurückgeführt, die auf einem Defekt einer kupferexportierenden ATPase (WD, ATP7B) beruht, die auch für den Einbau von Kupfer in Coeruloplasmin notwendig ist. Somit kommt es zu einer gestörten Ausscheidung von Kupfer in die Galle und einer gestörten Coeruloplasminsynthese. In der Leber sind abnorme kupferbindende Proteine vorhanden. Kupferablagerungen finden sich v. a. in der Leber, den Nieren und im Gehirn (besonders im Bereich des Corpus striatum). Bekannt ist die typische Ablagerungsstelle für Kupfer (grünlich-braune Verfärbung) an der Grenze zwischen Kornea und Sklera (Kayser-Fleischer-Ring). Die Therapie beschränkt sich auf den Versuch der Ausschleusung von Kupfer aus dem Organismus über die Nieren mithilfe von Komplexbildnern wie D-Penicillamin (Metalcaptase®) (6–10-mal täglich 150 mg; die Dosis kann unter Kontrolle des Plasmakupferspiegels noch gesteigert werden). Die Therapie muss langfristig durchgeführt werden (➤ Kap. 35.5.1). Zur Einschränkung der Kupferaufnahme wird empfohlen, Nahrungsmittel mit relativ hohem Kupfergehalt wie z. B. Schokolade, Kakao, Leber und Pilze zu meiden. Zu den Mahlzeiten eingenommenes Kaliumsulfid (20 mg) soll die Verfügbarkeit des Kupfers für die Resorption reduzieren.

32.2.3 Selen

Nahrungsmittel enthalten Selen (Se) überwiegend in Form von Selenoaminosäuren (Selenomethionin, Selenocystein). Anorganische Selenverbindungen wie Selenat und Selenit werden dagegen v. a. bei der Fütterung von Nutztieren zur Supplementierung selenarmer Rationen eingesetzt. Während der postabsorptiven Metabolisierung von Selen entsteht sowohl aus den organischen als auch aus den anorganischen Selenverbindungen als gemeinsamer Metabolit Selenid, das zur Synthese spezifischer Selenoproteine benötigt wird.

Die Ausscheidung von Selen erfolgt nach schrittweiser Methylierung von Selenid v. a. renal in Form von Selenozuckern (z. B. 1β-Methylseleno-N-acetyl-D-galaktosamin) und bei höherer Aufnahme auch als Trimethylselenonium. Bei Aufnahme toxischer Mengen wird auch ein Teil des überschüssigen Selens in Form von Dimethylselenid mit der Atemluft ausgeschieden.

Pharmakokinetik

Die **Resorption** von Selen erfolgt v. a. im Dünndarm. Sowohl Selenoaminosäuren als auch die anorganischen Formen Selenat und Selenit werden effizient resorbiert; dagegen werden stärker reduzierte Formen wie stabile Metallselenide oder elementares Selen aufgrund ihrer schlechten Wasserlöslichkeit kaum resorbiert. Die Bildung solcher Metallselenide dürfte auch einer der Gründe für die Entgiftung von Schwermetallen bei gleichzeitiger Zufuhr von Selen sein.

Die Resorption von **Selenat** aus dem distalen Dünndarm wird durch physikalisch-chemisch verwandte Oxyanionen wie Sulfat, Thiosulfat, Molybdat etc. kompetitiv gehemmt. Bestimmte Thiole wie

32

L-Cystein oder Glutathion stimulieren die Resorption von Selenit. Dabei scheinen Reaktionsprodukte zwischen diesen Verbindungen und Selenit teilweise über Aminosäuren-Carrier resorbiert zu werden. Selenoaminosäuren, wie z. B. Selenomethionin, werden über dieselben Mechanismen wie die schwefelhaltigen analogen Verbindungen (z. B. Methionin) resorbiert. Unter normalen Ernährungsbedingungen scheint die intestinale Resorption kein limitierender Faktor für die Bioverfügbarkeit von Selen zu sein, da auf der Ebene der Resorption offenbar keine homöostatische Kontrolle stattfindet.

Sämtliche bis heute näher charakterisierten Selenoproteine (Glutathion-Peroxidasen, Deiodasen I–III, Selenoprotein P, Thioredoxin-Reduktasen) enthalten Selen in Form der Aminosäure Selenocystein. Der Einbau von Selenocystein in die Peptidkette wird durch ein spezifisches Kodon gesteuert und erfolgt kotranslational.

Bezüglich der **Selenkonzentration** in verschiedenen Organen findet sich bei Säugerspezies die absteigende Reihenfolge Nieren – Leber – Pankreas – Herz – Muskulatur. Die hohen Konzentrationen in den Nieren dürften damit zusammenhängen, dass die Nieren das primäre Ausscheidungsorgan für Selen sind. Erwähnenswert ist, dass einige Gewebe, wie z. B. Hoden, Hypophyse und Zirbeldrüse, deutlich höhere Selenkonzentrationen als die Niere aufweisen. In der Regel führt die Aufnahme organischer Selenverbindungen zu höheren Gewebekonzentrationen von Selen, was im Wesentlichen darauf beruht, dass in Abhängigkeit von der Methioninzufuhr Selenomethionin unspezifisch mehr oder weniger umfangreich anstelle von Methionin in Körperproteine eingebaut wird.

32

Ein **Selenmangel** bedingt einen mehr oder weniger deutlichen Aktivitätsverlust der funktionellen Selenoproteine. Allerdings bestehen dabei deutliche Unterschiede zwischen verschiedenen Selenoproteinen. Während z. B. die Aktivität der zytosolischen Glutathion-Peroxidase (GSH-Px) bei Selenmangel rasch sinkt, wird die Aktivität anderer Selenoenzyme, wie z. B. der Phospholipidhydroperoxid-GSH-Px oder auch der Deiodasen, länger aufrechterhalten. In diesem bei Selenmangel zu beobachtenden Channeling von Selen für die vorrangige Synthese bestimmter Selenoproteine spielt die Stabilität der entsprechenden mRNA-Moleküle eine Rolle.

Physiologische Funktionen

Selen ist Bestandteil einer Reihe sogenannter Selenoproteine. Bisher sind vier genetisch verschiedene **Formen der selenabhängigen GSH-Px** bekannt. Die zytosolische sowie die Plasma-GSH-Px können Wasserstoffperoxid und freie organische Hydroperoxide einschließlich freier Fettsäurehydroperoxide reduzieren, wobei reduziertes Glutathion die Reduktionsäquivalente liefert. Während die Funktion der zytosolischen Form der GSH-Px v. a. im Abbau von Wasserstoffperoxid liegt, scheint eine antioxidative Wirkung der im Plasma vorliegenden glykosylierten Form unwahrscheinlich, da im Unterschied zum Zytosol im Plasma nur eine sehr niedrige Konzentration an reduziertem Glutathion vorliegt und keine extrazellulären Mechanismen zur Regenerierung von reduziertem Glutathion vorhanden sind. Eine weitere zytosolische GSH-Px wird speziell in Geweben des Gastrointestinaltrakts exprimiert und deshalb als gastrointestinale Form bezeichnet. Die Phospholipidhydroperoxid-GSH-Px, die v. a. in endokrinen Geweben und Reproduktionsorganen exprimiert wird, kann im Unterschied zur zytosolischen GSH-Px auch Hydroperoxidgruppen in peroxidierten Phosphatiden intakter Membranen reduzieren und liefert letztendlich eine Erklärung für die seit Langem bekannten synergistischen Effekte von Selen und Vitamin E.

Neben den verschiedenen Formen der GSH-Px wurden die im Stoffwechsel der Schilddrüsenhormone involvierten Deiodasen (Typ I–III), die Thioredoxin-Reduktasen, das Selenoprotein P im Plasma und ein Selenoprotein W in der Muskulatur als **Selenoproteine** identifiziert. Aufgrund der Tatsache, dass die Deiodasen zu den Selenoproteinen zählen, ergeben sich interessante Verbindungen zwischen dem Stoffwechsel von Selen und dem der Schilddrüsenhormone, die allerdings noch nicht vollständig geklärt sind. Die Thioredoxin-Reduktasen spielen im menschlichen wie im tierischen Organismus eine Rolle bei der Kontrolle der Bildung reaktiver Sauerstoffverbindungen und sind an der Reduktion zahlreicher Verbindungen beteiligt. Im Vergleich zu den anderen bekannten Selenoproteinen fällt der außerordentlich hohe Selengehalt von Selenoprotein P auf (7–10 Selenocysteine). Die genaue Funktion des Selenoproteins P ist bis heute noch unbekannt. Neben einer antioxidativen Funktion im Plasma wurde auch eine Transportfunktion vermutet. Die physiologischen Funktionen des Selenoproteins W sind ebenfalls noch nicht geklärt.

Mangelerscheinungen

Im Zusammenhang mit einem natürlichen Selenmangel beim Menschen ist die nach einer Region in der nordostchinesischen Provinz Heilungjiang benannte **Keshan-Krankheit** zu nennen. Es handelt sich dabei um eine in ländlichen Gebieten bei extremem Selenmangel endemisch auftretende Kardiomyopathie, von der v. a. Kinder im Alter bis zu 10 Jahren sowie teilweise auch junge multipare Frauen betroffen waren.

Am massiven Rückgang der Inzidenz dieser Erkrankung im Verlauf der letzten zwei Jahrzehnte waren sicher die Maßnahmen beteiligt, die zur Verbesserung des Selenstatus der Bevölkerung in den betroffenen Gebieten ergriffen wurden. Dennoch weisen verschiedene Umstände darauf hin, dass der massive Selenmangel nicht der einzige Grund für das Auftreten der Keshan-Krankheit war. Als weitere Faktoren werden die schlechte Proteinversorgung der Betroffenen sowie eine virale Infektion (Coxsackie-B-Virus) diskutiert. So konnte gezeigt werden, dass ein durch Selen- oder Vitamin-E-Mangel bedingter oxidativer Stress die Virulenz eines normalerweise avirulenten Coxsackie-B3-Virus verursacht.

Die **Kaschin-Beck-Krankheit** (KBK) ist eine endemische, chronisch verlaufende degenerative Osteoarthritis, die in ländlichen Regionen Chinas, Nordkoreas, Nordvietnams und im Südosten Sibiriens auftritt. Die Tatsache, dass die KBK in China im Wesentlichen in denselben Regionen wie die Keshan-Krankheit vorkommt, macht die Beteiligung eines Selenmangels bei der Ätiologie der KBK wahrscheinlich. Der ursächliche Zusammenhang ist aber wesentlich unklarer als bei der Keshan-Krankheit. Obwohl nach wie vor Selenmangel als ein möglicher kausaler Faktor gilt, werden eine schlechte Proteinversorgung sowie Fulvinsäure und Mykotoxine als wichtige Umweltfaktoren bei der Pathogenese der KBK diskutiert. Selen sowie die Vitamine E und C werden aufgrund ihres antioxidativen Potentials als protektive Faktoren betrachtet.

Vergiftung

Vor der Entdeckung seiner Essenzialität galt Selen als eines der toxischsten Elemente. Es existieren zwar keine definierten Grenzwerte für die zu akuten bzw. chronischen Vergiftungen führenden Selenmengen, doch in der Literatur wird als obere sichere Grenze der täglichen Selenaufnahme ein Wert von 400 µg empfohlen. Fälle von akuter Selenintoxikation sind – außer in Gebieten mit extrem hohem Selengehalt im Boden – selten und lassen sich meist auf eine massive orale Aufnahme von Selen zurückführen.

Wegen der Vielfalt der Selenverbindungen, die in hohen Konzentrationen Vergiftungen hervorrufen können (Selenid, Selenit, Selenat, Selenoaminosäuren usw.), und der verschiedenen Aufnahmewege in den Organismus (Lunge, Haut, Gastrointestinaltrakt) gibt es keine einheitliche allgemeine Symptomatik. Auffällig ist bei Selenintoxikationen der intensive Geruch der Atemluft nach Knoblauch. Bei akuten und chronischen Selenvergiftungen treten ferner häufig Veränderungen der Haare (vermehrter Ausfall, Brüchigkeit), der Fingernägel (weiße Flecken und Streifen), periphere Neuropathien, Reizbarkeit, Müdigkeit sowie gastrointestinale Symptome auf. Wegen der Zunahme der Selbstmedikation mit Selenpräparaten soll darauf hingewiesen werden, dass im Zusammenhang mit falsch spezifizierten selenhaltigen Präparaten mehrere Fälle von akuter Selenvergiftung beschrieben wurden.

32.2.4 Prophylaktische und therapeutische Zufuhr von Spurenelementen

Die ärztliche Verordnung von Spurenelementen sollte, von wenigen Ausnahmen abgesehen, unter dem Aspekt der Substitution und Prophylaxe vorgenommen werden. Bezüglich der Versorgung mit Mineralstoffen und Spurenelementen verdienen z. B. Leistungssportler, längerfristig parenteral ernährte Personen, schwangere und stillende Frauen, Kinder und alte Menschen besondere Aufmerksamkeit. Bei einer ausgewogenen Ernährung treten normalerweise keine Mangelsituationen auf.

WEITERFÜHRENDE LITERATUR

Vitamine

Biesalski HK. Vitamine, Spurenelemente und Mineralstoffe. Stuttgart: Thieme, 2019.

Brigelius-Flohé R. Vitamin E: the shrew waiting to be tamed. Free Radic Biol Med, 2009; 46: 543–554.

Carlson BA, Tobe R, Yefremova E, Tsuji PA et al. Glutathione peroxidase 4 and vitamin E cooperatively prevent hepatocellular degeneration. Redox Biol, 2016; 9: 22–31.

Cimmino L, Neel BG, Aifantis I. Vitamin C in Stem Cell Reprogramming and Cancer. Trends Cell Biol, 2018; 28 (9):698–708.

Combs GF. The Vitamins. 5th ed. United Kingdom and United States: Academic Press, 2017.

DGE, ÖGE, SGE Referenzwerte für die Nährstoffzufuhr. 2. Aufl. 6. aktualisierte Ausgabe. Bonn: Umschau-Verlag, 2020.

Dollé P, Niederreither K. The retinoids: biology, biochemistry, and disease. New York: Wiley Blackwell, 2015.

Douglas RM, Hemila H, Chalker E, Treacy B. Vitamin C for preventing and treating the common cold. Cochrane Database Syst Rev, 2007.

EFSA (European Food Safety Authority). Overview on tolerable upper intake levels as derived by the scientific committee on food (SCF) and the EFSA panel on dietetic products, nutrition and allergies (NDA) 2018.

Field MS, Kamynina E, Chon J, Stover PJ. Nuclear Folate Metabolism. Annu Rev Nutr, 2018; 38: 219–243.

Gibson GE. Hirsch JA, Fonzetti P, Jordan BD, Cirio RT, Elder J. Vitamin B1 (thiamine) and dementia. Ann N Y Acad Sci, 2016; 1367 (1): 21–30.

Gout I. Coenzyme A, protein CoAlation and redox regulation in mammalian cells. Biochem Soc Trans, 2018; 46 (3): 721–728.

Kiser PD, Palczewski K. Retinoids and Retinal Diseases. Annu Rev Vis Sci, 2016; 2: 197–234.

Lienhart WD, Gudipati V, Macheroux P. The human flavoproteome. Arch Biochem Biophys, 2013; 535 (2): 150–162.

Meyer-Ficca M, Kirkland JB. Niacin. Adv Nutr, 2016; 7 (3): 556–558.

Quadros EV. Advances in the understanding of cobalamin assimilation and metabolism. Br J Haematol, 2010; 148 (2): 195–204.

Schubert M, Kluge S, Schmölz L, Wallert M, Galli F, Birringer M, Lorkowski S. Long-Chain Metabolites of Vitamin E: Metabolic Activation as a General Concept for Lipid-Soluble Vitamins? Antioxidants, 2018; 7 (1): 10.

Shi H, Enriquez A, Rapadas M et al. NAD Deficiency, Congenital Malformations, and Niacin Supplementation. N Engl J Med, 2017; 377 (6): 544–552.

Ueland PM. Ulvik A, Rios-Avila L, Midttun Ø, Gregory JF. Direct and Functional Biomarkers of Vitamin B6 Status. Annu Rev Nutr, 2015; 35: 33–70.

Zempleni J, Kuroishi T. Biotin. Adv Nutr, 2012; 3 (2): 213–214.

Spurenelemente

Andrews NC. Metal transporters and disease. Curr Opin Chem Biol, 2002; 6: 181–186.

Arredondo M, Munoz P, Mura CV et al. DMT1, a physiologically relevant apical Cu1+ transporter of intestinal cells. Am J Physiol, 2003; 284: C1525–C1530.

Beck MA, Levander OA. Dietary oxidative stress and the potentiation of viral infection. Ann Rev Nutr, 1998; 18: 93–116.

Chester JK. Trace element-gene interactions. Nutr Rev, 1992; 50/8: 217–223.

Combs GF, Combs SB. The role of selenium in nutrition. San Diego: Academic Press, 1986.

DiDonato M, Sarkar B. Copper transport and its alterations in Menkes and Wilson diseases. Biochim Biophys Acta, 1997; 1360: 3–16.

Ford D. Intestinal and placental zinc transport pathways. Proc Nutr Sco, 2004; 63: 21–29.

Gunshin H, Mackenzie B, Berger UV et al. Cloning and characterization of a mammalian proton-coupled metal-ion transporter. Nature, 1997; 388: 482–488.

McDowell LR. Minerals in animal and human nutrition. San Diego: Academic Press, 1992.

Mertz W. Essential trace metals: new definitions based on new paradigms. Nutr Rev, 1993; 51/10: 287–295.

St. Germain DL, Galton VA. The deiodinase family of selenoproteins. Thyroid, 1997; 7: 655–668.

Suzuki KT. Metabolomics of selenium: Se metabolites based on speciation studies. J Hlth Sci, 2005; 51/2: 107–114.

Tapiero H, Townsend DM, Tew KD. Trace elements in human physiology and pathology. Copper Biomed Pharmacother, 2003; 57: 386–398.

Ursini F, Maiorino M, Brigelius-Flohé R et al. Diversity of glutathione peroxidases. Meth Enzymol, 1995; 252: 38–53.

Vallee BL, Falchuk KH. The biochemical basis of zinc physiology. Physiol Rev, 1993; 73/1: 79–118.

Wolffram S. Intestinale Absorption und Bioverfügbarkeit des Spurenelements Selen. In: Haas HJ. Mechanismen des Transports von Mineralstoffen und Spurenelementen. Schriftenreihe der Gesellschaft für Mineralstoffe und Spurenelemente e. V. Stuttgart: Wissenschaftliche Verlagsgesellschaft, 1995.

KAPITEL

33

Ralf Stahlmann, Hartmut Lode, Holger Barth, Lisa-Marie Käser

Antiinfektive Therapie

33.1 Entwicklung, Grundbegriffe und Grundlagen der antiinfektiven Therapie

Ralf Stahlmann, Hartmut Lode

33.1.1 Definitionen

Als **antiinfektive Therapie** bezeichnet man die Behandlung von Infektionskrankheiten durch selektiv wirksame Arzneistoffe, deren Wirkung gegen krankheitserregende Mikroorganismen (z. B. Bakterien, Pilze, Viren) gerichtet ist.

Antibiotika sind – in der ursprünglichen Definition – antibakteriell wirksame Naturstoffe. Früher wurden davon die antimikrobiell wirksamen synthetischen Wirkstoffe als Chemotherapeutika abgegrenzt. Heute wird die Bezeichnung „Antibiotika" bevorzugt verwendet und häufig auf alle antibakteriell wirksamen Pharmaka ausgedehnt.

Begriffe zur Beschreibung der antibakteriellen Aktivität in vitro

- Unter **Bakteriostase** versteht man die **reversible** antibiotische Hemmung des Wachstums bzw. der Vermehrung einer Bakterienpopulation.
- Die **MHK** (minimale Hemmkonzentration) ist die niedrigste Konzentration eines Antibiotikums, ab der – unter standardisierten In-vitro-Bedingungen – das Wachstum eines Erregerstammes gehemmt wird.
- **Bakterizidie** heißt die **irreversible** Schädigung und Abtötung einer Bakterienpopulation.
- Die **MBK** (minimale bakterizide Konzentration) ist die niedrigste Konzentration eines Antibiotikums, ab der – unter standardisierten In-vitro-Bedingungen – die Abtötung (Bakterizidie) von mindestens 99,9 % der inokulierten Bakterien einsetzt.

Begriffe zur therapeutischen Wertbemessung in vivo

Ein therapeutischer **Erfolg** kann erwartet werden, wenn die Konzentration eines Antibiotikums am Infektionsort über der MHK des Erregers liegt; Erreger mit niedrigerer MHK reagieren auf höhere Konzentrationen am Wirkort **sensibel.**

Ein therapeutischer **Misserfolg** resultiert, wenn die Konzentration eines Antibiotikums am Infektionsort unter der MHK des Erregers bleibt; Erreger mit höherer MHK verhalten sich gegen niedrigere Konzentrationen am Wirkort **resistent.**

Der Vergleich zwischen den Hemmkonzentrationen (in vitro) und den erreichbaren Wirkstoffspiegeln in vivo bildet die Grundlage der bakteriologischen Resistenzbestimmung. Aus der Resistenzbestimmung resultiert das Antibiogramm. In ihm wird der untersuchte Erreger als „sensibel", „mäßig sensibel" oder „resistent" gegen die geprüften Antibiotika beurteilt. Ein Erreger wird als **„sensibel"** beurteilt, wenn die MHK des Erregers niedriger ist als die bei üblicher (niedriger) Dosierung am Infektionsort erreichbare Konzentration des Antibiotikums. Als **„mäßig sensibel"** wird der Erreger bezeichnet, wenn seine MHK nur durch eine hohe Dosierung des Antibiotikums erreicht wird. Die Beurteilung **„resistent"** bedeutet, dass wirksame Konzentrationen – also mindestens die MHK des Erregers – in der zugelassenen maximalen Dosierung in vivo nicht realisierbar sind.

Aus Verträglichkeitsgründen sind die **maximalen Dosierungen** und damit die erreichbaren Konzentrationen der Antibiotika im Blut und am Infektionsort sehr unterschiedlich. Die Einzeldosen reichen von einigen Milligramm bis zu mehreren Gramm.

Da die tatsächlichen Antibiotikakonzentrationen am Infektionsort in den meisten Fällen nicht bekannt sind, werden bei der bakteriologischen Resistenzbestimmung besser messbare Näherungswerte verwendet (z. B. Konzentrationen im Blutplasma). Dabei muss jedoch beachtet werden, dass einige Antibiotika sich in phagozytierenden Zellen anreichern und so auch am Ort der Infektion in relativ hohen Konzentrationen vorliegen. Dies betrifft v. a. die Makrolide und Fluorchinolone. Durch Proteinbindung, Veränderungen des pH-Werts, Anwesenheit von Ionen und andere Einflüsse kann die Aktivität eines Antibiotikums am Infektionsort reduziert werden; andererseits wird die Wirkung durch die körpereigene Abwehr ganz wesentlich unterstützt. Die in vitro gewonnenen Daten können bei der Abschätzung der therapeutischen Wirksamkeit von neuen Antibiotika nur zur Orientierung dienen und müssen stets durch sorgfältig durchgeführte klinische Studien verifiziert werden.

33.1.2 Pharmakologische und mikrobiologische Grundlagen

Im Unterschied zu anderen Arzneistoffen, deren pharmakologische Eigenschaften ausschließlich durch die Wechselwirkungen zwischen Arzneistoff und Organismus beschrieben werden, besteht bei antimikrobiell wirksamen Pharmaka ein Dreiecksverhältnis zwischen dem Organismus des Patienten, dem Infektionserreger und dem Arzneistoff. ➤ Abb. 33.1 veranschaulicht diesen Sachverhalt.

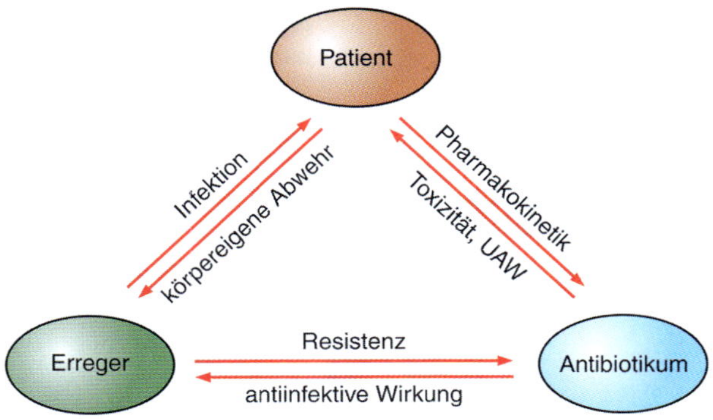

Abb. 33.1 Wechselbeziehungen und Wirkungsparameter bei antimikrobieller Therapie.

Pharmakologisch-toxikologische Grundlagen

Wesentliche Grundlage für eine rationale Therapie sind umfassende Kenntnisse über die **Pharmakokinetik** der Wirkstoffe, wie sie in ➤ Kap. 1.5 umfassend dargestellt werden. Es liegt nahe, dass pharmakokinetische Parameter wie Bioverfügbarkeit, Verteilung, Gewebegängigkeit, Metabolismus und Elimination für eine erfolgreiche Behandlung entscheidend sind. Nur mit diesen Kenntnissen ist es möglich, einerseits subinhibitorische Konzentrationen am Infektionsort zu vermeiden – und damit Therapieversagen und Rezidiv. – und andererseits Toxizitätsrisiken durch überhöhte Konzentrationen zu minimieren. Letztendlich liefert auch im Bereich der antimikrobiellen Therapie nur die **klinische Studie** die entscheidenden Daten über die Wirksamkeit und Verträglichkeit der Therapie.

Antiinfektiva sollen idealerweise ausschließlich die Infektionserreger beeinflussen und nicht direkt auf den Organismus des Patienten wirken. Diese Forderung lässt sich aber offenbar nicht erfüllen und so werden in der Realität durch alle bekannten antimikrobiellen Wirkstoffe **unerwünschte Arzneimittelwirkungen** verursacht, bei einigen Wirkstoffen sind auch diverse **Interaktionen** mit anderen Arzneistoffen von Bedeutung.

Die unerwünschten Arzneimittelwirkungen der Antiinfektiva manifestieren sich häufig an den drei folgenden Organsystemen: dem Gastrointestinaltrakt (z. B. Übelkeit, Erbrechen, Diarrhö), der Haut (z. B. Exantheme, Urtikaria) und dem Zentralnervensystem (z. B. Kopfschmerzen, Schwindel, Schlafstörungen). Daneben sind die Ausscheidungsorgane (Leber, Niere), aber auch andere Organe des menschlichen Körpers betroffen, die bei der Diskussion der einzelnen Wirkstoffe beschrieben werden.

Bei den durch Antiinfektiva verursachten unerwünschten Arzneimittelwirkungen kann zwischen toxischen, allergischen und sog. biologischen Wirkungen unterschieden werden. Grundsätzlich ist zu bedenken, dass jede Gabe einer antimikrobiell wirksamen Substanz einen **Eingriff in die Ökologie der körpereigenen Flora** darstellt. Als schwerwiegendste Manifestation ist hier die durch toxinbildende Stämme von *Clostridioides difficile* verursachte *Clostridioides-difficile*-assoziierte Diarrhö (CDAD) zu nennen, die zu einer lebensbedrohlichen pseudomembranösen Kolitis führen kann. Sie kann praktisch durch alle Antibiotika induziert werden.

Pharmakodynamik

Antibiotika besitzen spezifische Angriffsorte in den Bakterien, an denen sie in **Wechselwirkung mit den Mikroorganismen** treten. Aus der Vielfalt ihrer pharmakodynamischen Wirkungen betreffen die wichtigsten **antibiotischen Effekte** (➤ Abb. 33.2):

- Zellwandsynthese (β-Lactam-Antibiotika, Glykopeptidantibiotika)
- Zytoplasmamembran (Polymyxin B, Colistin)
- Ribosomale Proteinsynthese
  - Inhibierend (Tetracycline, Makrolide, Lincomycine)
  - Fehlsteuernd (Aminoglykosidantibiotika)
- Folsäuresynthese (Sulfonamide, Trimethoprim)
- RNA-Synthese (Rifampicin)
- DNA-Replikation (Chinolone)

Wesentliche Unterschiede in der Pharmakodynamik der wichtigsten antibakteriellen Wirkstoffgruppen sind:

- **Zeitabhängige Bakterizidie der β-Lactam-Antibiotika:** Ergebnisse aus In-vitro-Versuchen und aus Tierexperimenten haben ergeben, dass β-Lactam-Antibiotika eine zeitabhängige Abtötung der Bakterien aufweisen. Die maximale antibakterielle Wirkung wird meist bei einer Konzentration, die 3–4-fach oberhalb der MHK liegt, erreicht. Höhere Konzentrationen bringen keinen zusätzlichen Nutzen (➤ Abb. 33.3). In Tierexperimenten wurden die Variablen „Spitzenkonzentration im Serum (C_{max})“, „Zeit oberhalb der MHK“ und „Fläche unter der Konzentrations-Zeit-Kurve (AUC)“ hinsichtlich ihrer Bedeutung für den antibiotischen Effekt analysiert. Bei den β-Lactam-Antibiotika erlaubt der Parameter „Zeit oberhalb der MHK“ die beste Voraussage. Für die klinische Anwendung bedeutet dies, dass die Konzentration des Antibiotikums zumindest bei neutropenischen Patienten den MHK-Wert des Erregers während des gesamten Applikationsintervalls übersteigen sollte.
- **Konzentrationsabhängige Bakterizidie der Aminoglykoside:** Im Gegensatz zu den β-Lactam-Antibiotika verursachen Aminoglykoside eine konzentrationsabhängige Bakterizidie (➤ Abb. 33.3). Weiterhin lassen sich mit Aminoglykosiden ein **postantibiotischer Effekt** und eine adaptive Resistenz nachweisen. Zusammengenommen haben diese Erkenntnisse dazu geführt, dass Aminoglykoside nur einmal täglich appliziert werden (➤ Kap. 34.5).
- **Konzentrationsabhängige Bakterizidie der Fluorchinolone:** Ähnlich wie die Aminoglykoside verfügen auch die Fluorchinolone über einen postantibiotischen Effekt und weisen eine konzentrationsabhängige Bakterizidie auf (➤ Abb. 33.3).

Bakteriologische Grundlagen

Abgesehen von den o. g. klinisch-pharmakologischen Überlegungen ist die Wahl eines Antibiotikums von der **Art und Empfindlichkeit** des jeweiligen Infektionserregers abhängig. Bei vielen Bakterienarten, insbesondere Erregern nosokomialer Infektionen, variiert die Antibiotikaempfindlichkeit von **Stamm zu Stamm** so stark, dass

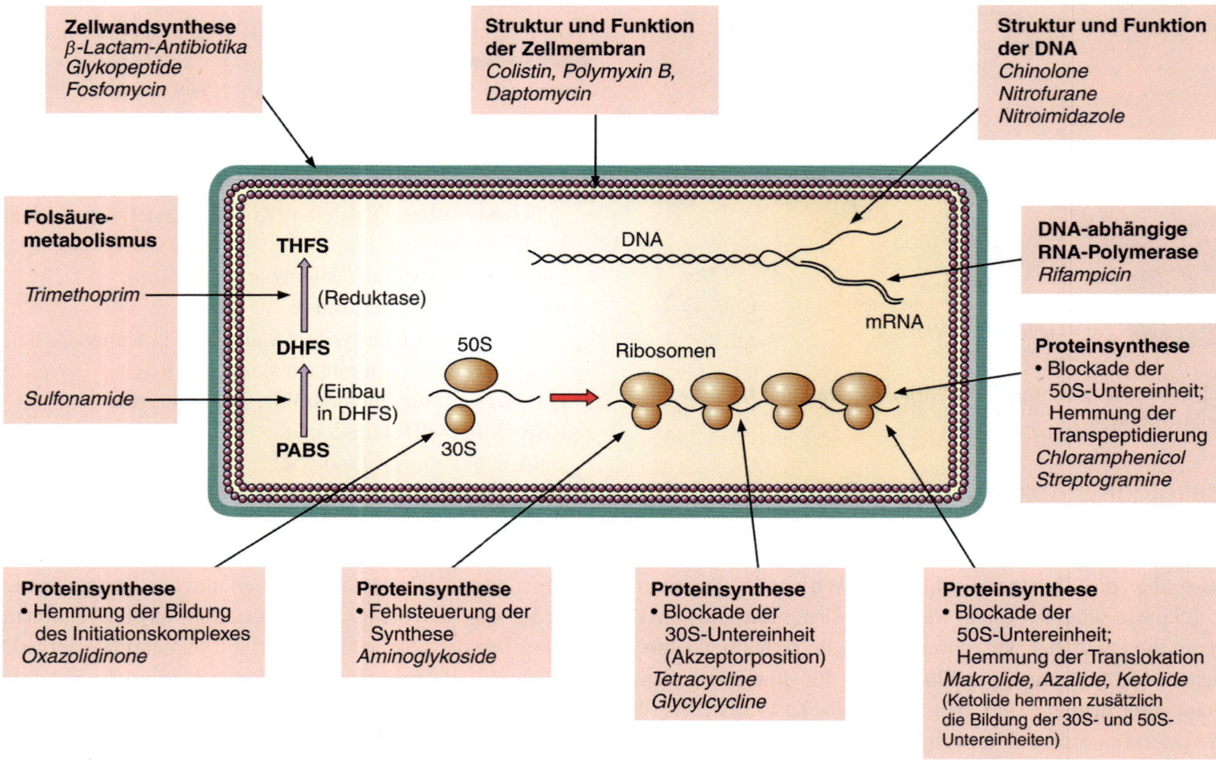

Abb. 33.2 Angriffspunkte der Antibiotika bei Bakterien (PABA = p-Aminobenzoesäure; DHFS = Dihydrofolsäure; THFS = Tetrahydrofolsäure).

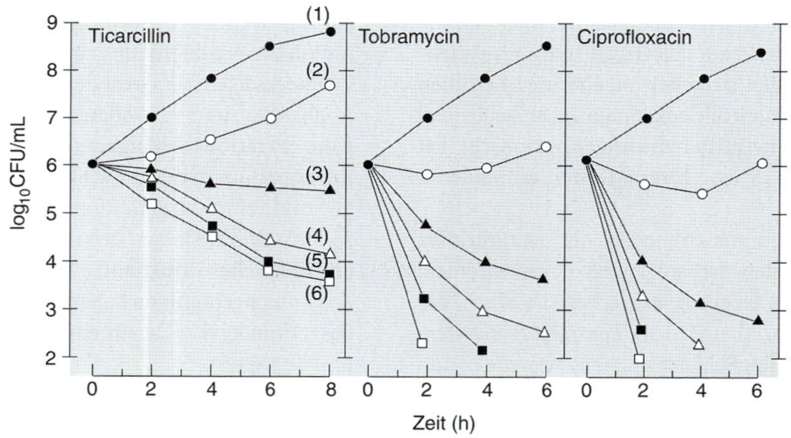

Abb. 33.3 Wirkung von Ticarcillin, Tobramycin und Ciprofloxacin auf *P. aeruginosa* (ATCC 27853) bei verschiedenen Konzentrationen oberhalb und unterhalb der minimalen Hemmkonzentration (MHK).

Die folgenden Konzentrationen wurden untersucht: 1. Kein Antibiotikum (Kontrolle), 2. ¼ MHK, 3. $^1/_1$ MHK, 4. 4-fache MHK, 5. 16-fache MHK, 6. 64-fache MHK. Die Anzahl der Bakterien in der Kultur wird angegeben als Kolonie-bildende Einheiten (cfu = colony-forming units); zu beachten ist die logarithmische Skala.

Es wird deutlich, dass das Ausmaß der Bakterizidie bei Tobramycin (und anderen Aminoglykosiden) mit steigenden Konzentrationen deutlich zunimmt, während sich mit Ticarcillin (und anderen β-Lactam-Antibiotika) bei Konzentrationen oberhalb der 4–5-fachen MHK keine wesentliche Zunahme der bakteriziden Aktivität nachweisen lässt. Die Fluorchinolone, z. B. Ciprofloxacin, verhalten sich hinsichtlich ihrer bakteriziden Wirkung in diesem experimentellen Ansatz ähnlich wie die Aminoglykoside. (Modifiziert nach: Craig und Ebert, 1991.)

eine **bakteriologische Resistenzbestimmung** des individuellen Erregerstamms für eine adäquate Therapiewahl nötig ist.

Aufgrund von Symptomen, Anamnese und klinischen Untersuchungsergebnissen wird zunächst die **Indikation** zur antimikrobiellen Therapie erkannt. Die Therapiewahl wird dann auf zweierlei Art getroffen:

1. **Kalkuliert,** abgeleitet aus klinischem Bild, Anamnese, aktuellen epidemiologischen Daten und der eigenen ärztlichen Erfahrung
2. **Mikrobiologisch-diagnostisch,** abgeleitet aus Erregerisolierung, -identifizierung und Resistenzbestimmung

Akut lebensbedrohliche Infektionen zwingen, nach Entnahme repräsentativen Untersuchungsmaterials für die mikrobiologische Diagnostik, zu einer **Kombination** aus zuerst empirischer Initialtherapie und anschließend gezielter Therapie. Der für die Testung erforderliche Zeitaufwand zwingt dabei zum sequenziellen Vorgehen.

Bakterielle Resistenz

Folgende **Resistenzarten** stehen im Vordergrund:

- **Natürliche** Resistenz (Unempfindlichkeit) von allen Stämmen einer Spezies gegen bestimmte Antibiotika; es resultieren definierte **Lücken im Wirkspektrum** der Substanz.
- **Mutationsbedingte** Resistenz:
  - **Spontan,** ohne Kontakt zum Antibiotikum auftretend – ein Teil der Stämme einer Spezies wird **primär** resistent.
  - **Sekundär** unter dem Selektionsdruck einer Therapie eintretend – man spricht von durch Mutation bzw. strukturelle Adaptation **erworbener** verringerter Empfindlichkeit oder Resistenz.
- **R-Plasmid-** bzw. **Transposon-bedingte** Resistenz: Extrachromosomal gelegene ringförmige genetische Elemente, **Plasmide** oder **Prophagen,** vermehren sich unabhängig von der Teilung des Bakteriums, können zu mehreren Kopien vorliegen und zwischen Stämmen gleicher und unterschiedlicher Art übertragen werden (➤ Abb. 33.4). Bestimmte DNA-Elemente, **Transposons,** können von einem Plasmid auf ein anderes oder auch auf das Chromosom überspringen. Durch solche **Insertionen** (Pfeile in ➤ Abb. 33.4) und den damit verbundenen Genaustausch sind vielfältige rasche Veränderungen der genetischen Information möglich.

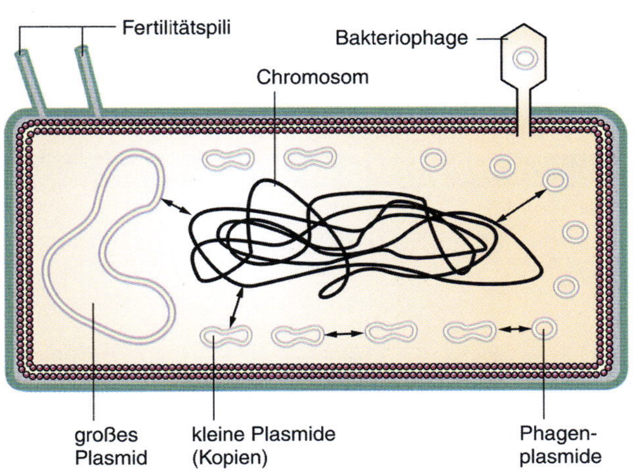

Abb. 33.4 Mechanismen genetischer Änderungen in Bakterien.

Diese Mechanismen verleihen den Bakterien eine äußerst flexible Anpassungs- und Überlebensfähigkeit. Große Plasmide, Fertilitätsplasmide, befähigen zu zytoplasmatischen Kontakten (über Fertilitätspili) mit Bakterienzellen derselben oder auch anderer Spezies und genetischem Informationsaustausch. Solche Übertragungen von Resistenzfaktoren nehmen in einer Bakterienpopulation, z. B. in der Darmflora, unter dem Selektionsdruck einer antimikrobiellen Therapie sprunghaft zu. Es kommt zur epidemischen Resistenzausbreitung.

Die beiden letztgenannten Resistenzarten und die **Selektion** (Selektion resistenter Spezies innerhalb einer Flora und Selektion resistenter Stämme innerhalb einer Spezies) führen zur Anreicherung hoch resistenter Bakterienpopulationen im Krankenhaus. Sie verschärfen die Probleme der **nosokomialen Infektionen,** z. B. Resistenzzunahme bei *Pseudomonas aeruginosa* und Enterobacteriaceae oder Ausbreitung resistenter *Staphylococcus-aureus*-Stämme (MRSA-Stämme) sowie Vancomycin-resistenter Enterokokken (VRE).

33.1.3 Leitregeln für die Antibiotikatherapie

Einsatz von Antibiotika

Vermeidung einer unnötigen Antibiotikatherapie

Zur Verminderung der Selektion resistenter Mikroorganismen im Körper und zu ihrer Anreicherung in der Umgebung des Patienten ist die Anwendung von Antibiotika bei banalen Infekten zu vermeiden. Die möglichen unerwünschten Arzneimittelwirkungen fordern zur **sorgfältigen Risiko-Nutzen-Abwägung** auf.

Gezielte Therapie

Eine gezielte Antibiotikatherapie ist effektiver und ungefährlicher als unnötige Breitspektrumbehandlung. Antibiotika mit **schmalem Spektrum** bevorzugen, wo und wann immer möglich.

Prophylaktische Antibiotikagaben

- Eine prophylaktische Gabe von Antibiotika ist nur **selten indiziert.** Eine Ausnahme stellt z. B. die Einnahme von Malariamitteln zur Suppressionsbehandlung bei Reisen in entsprechende Gebiete dar (➤ Kap. 33.21.1).
- Eine **perioperative Prophylaxe** ist bei chirurgischen Eingriffen indiziert, die nicht absolut steril durchgeführt werden können (z. B. Abdominalchirurgie, Eingriffe an der Lunge, urologische und gynäkologische Chirurgie). Bei der Auswahl des Antibiotikums muss das zu erwartende Erregerspektrum berücksichtigt werden. Es reicht i. d. R. eine Injektion vor Operationsbeginn.

33

- Eine spezielle **Endokarditisprophylaxe** ist bei Patienten mit Herzfehlern und künstlichen Herzklappen und bei abwehrgeschwächten Patienten mit Herzläsion (z. B. Dialysepatient mit Mitralklappenprolaps) erforderlich. Sie wird nur noch für Patienten mit hohem Endokarditisrisiko empfohlen.
- Bei Patienten mit Immunsuppression (z. B. AIDS) kann zur **Prophylaxe einer Pneumocystis-jirovecii-Pneumonie** Cotrimoxazol verabreicht werden.

Sinnvolle Antibiotikakombinationen

- Die Kombination von **β-Lactam-Antibiotika** mit **Aminoglykosiden** hat sich besonders bewährt bei:
  - Bakterieller Endokarditis (synergistische Steigerung der Bakterizidie)
  - Infektionen durch *Pseudomonas aeruginosa*
  - Schwerer Sepsis
- **Fixe Kombinationen von β-Lactam-Antibiotika mit β-Lactamase-Inhibitoren** (z. B. Clavulansäure, Sulbactam, Tazobactam, Avibactam). Durch Hemmung der β-Lactamasen wird das Wirkspektrum der β-Lactam-Antibiotika erweitert. Derartige Kombinationen sind allerdings nur sinnvoll, wenn es sich bei den infektionsverursachenden Erregern um β-Lactamase-Bildner handelt.
- In der klinischen Praxis hat sich die **Kombination eines β-Lactam-Antibiotikums mit Makroliden** zur intravenösen Anfangstherapie bei ambulant erworbener Pneumonie durchaus bewährt, während früher die strenge Regel verfolgt wurde, bakterizid und bakteriostatisch wirksame Antibiotika keinesfalls zu kombinieren. Dadurch wird der Vielfalt der möglichen Erreger Rechnung getragen (z. B. Pneumokokken, *Haemophilus influenzae,* Chlamydien, Legionellen etc.), die durch eines dieser Antibiotika nur unzureichend erfasst würden. Eine Monotherapie mit einer dieser Substanzen wird allerdings empfohlen, sobald die Ätiologie geklärt ist.
- Bei polymikrobiellen Infektionen, z. B. durch aerobe und anaerobe Bakterien. Da viele Antiinfektiva nur gegen aerobe oder anaerobe Bakterien wirken, werden in diesen Fällen (z. B. bei bakterieller Peritonitis oder anderen abdominellen Infektionen) häufig Kombinationen angewandt (z. B. **Metronidazol zusammen mit einem β-Lactam-Antibiotikum**).
- **Kombination aus Sulfamethoxazol und Trimethoprim (Cotrimoxazol).** Sie bewirkt eine Blockade von zwei verschiedenen Schritten der bakteriellen Folsäuresynthese (Sequenzialblockade). Dies führt zur Wirkungsverstärkung und reduziert das Risiko für eine Resistenzentwicklung.
- **Kombinationen von Antituberkulotika,** da bei Anwendung einer Monotherapie mit einer raschen Resistenzentwicklung zu rechnen ist.
- **Kombinationen von antiviral wirksamen Therapeutika:** Bei HIV-infizierten Patienten wird so eine Resistenzentwicklung verzögert und die Viruslast effektiv reduziert. Dies gilt auch für Wirkstoffkombinationen zur Behandlung der Hepatitis C.

Therapie der wichtigsten bakteriellen Infektionen im ambulanten Bereich

Bakterielle Infektionen der **Atemwege** und der **Harnwege** mit fakultativ pathogenen Erregern müssen in der Praxis des niedergelassenen Arztes oder im Krankenhaus häufig behandelt werden. Die folgenden vier Tabellen (➤ Tab. 33.1, ➤ Tab. 33.2, ➤ Tab. 33.3, ➤ Tab. 33.4) erlauben eine Orientierung über die wichtigsten Antibiotika, die für diese Indikationen angewandt werden. Da eine ambulante Antibiotikatherapie meist kalkuliert durchgeführt wird, d. h. ohne Kenntnis des Erregers im individuellen Fall, ist die Berücksichtigung der patientenassoziierten Faktoren (Lebensalter, Grunderkrankungen, antibiotische Vorbehandlung etc.) von großer Bedeutung, denn damit lässt sich die Wahrscheinlichkeit des ursächlichen Erregers grob abschätzen.

Bei Atemwegsinfektionen ist stets zu bedenken, dass häufig Virusinfektionen vorliegen, die nicht mit Antibiotika behandelt werden. Auch bakterielle Infektionen, wie etwa die Rhinosinusitis, weisen eine **hohe Spontanheilungsrate** auf und müssen bei leichtem Verlauf nicht antibiotisch behandelt werden. Ähnliches gilt für unkomplizierte Harnwegsinfektionen.

Tab. 33.1 Empfehlungen zur Therapie einer Infektion der oberen Atemwege

Diagnose	Häufigste Erreger	Mittel der Wahl	Alternativen
Laryngitis/Pharyngitis	Primär Viren	Nur symptomatische Therapie	
Tonsillopharyngitis	• Meist Viren • A-Streptokokken	Penicillin V	• Oral-Cephalosporin (z. B. Cefuroxim-Axetil) • Makrolid (z. B. Azithromycin)
Akute Otitis media	• *S. pneumoniae* • *H. influenzae* • *M. catarrhalis* • Staphylokokken • A-Streptokokken	• Amoxicillin • Bei schwerem Verlauf, Risikofaktoren oder Therapieversagen: Amoxicillin oder Ampicillin plus β-Lactamase-Inhibitor • Cephalosporine (z. B. Cefuroxim-Axetil)	Makrolid (z. B. Azithromycin)
Akute Rhinosinusitis	Wie bei Otitis media	Wie bei Otitis media	• Makrolid (z. B. Azithromycin) • Doxycyclin

Tab. 33.2 Empfehlungen zur Therapie von Bronchitis und COPD

Diagnose	Häufigste Erreger	Antibiotikum	Alternativen
Akute Bronchitis bzw. AE-COPD ohne eitriges Sputum (kein Hinweis auf bakterielle Infektion, z. B. Procalcitonin im Serum < 0,1 ng/ml)	Nichtinfektiöse Ursache oder Viren	**Keine Antibiotika**	
Leichtgradige AE-COPD mit eitrigem Sputum (ambulante Therapie möglich)	• *S. pneumoniae* • *H. influenzae* • *M. catarrhalis* • Viren	Amoxicillin	• Makrolide (z. B. Azithromycin) • Doxycyclin
Mittelgradige AE-COPD mit eitrigem Sputum ohne Risikofaktoren für eine Infektion durch *P. aeruginosa* (stationäre Behandlung oft erforderlich)	• *S. pneumoniae* • *H. influenzae* • *M. catarrhalis* • Staphylokokken • *K. pneumoniae* • Respiratorische Viren	Amoxicillin oder Ampicillin plus β-Lactamase-Inhibitor	• Levofloxacin • Moxifloxacin • Cefotaxim, Ceftriaxon
AE-COPD mit eitrigem Sputum mit Bronchiektasen bzw. Nachweis von *P. aeruginosa*	• *S. pneumoniae* • *H. influenzae* • *M. catarrhalis* • Staphylokokken • *K. pneumoniae* • *P. aeruginosa* • Respiratorische Viren	• Levofloxacin • Ciprofloxacin in Kombination mit einem gegen *S. pneumoniae* wirksamen Antibiotikum (z. B. Amoxicillin)	• Piperacillin/Tazobactam • Ceftazidim • Meropenem

Tab. 33.3 Empfehlungen zur Therapie einer Pneumonie (CAP)

Diagnose	Häufigste Erreger	Antibiotikum[1]	Alternative oder bei Verdacht auf atypische Pneumonie[1]
Ambulant erworbene Pneumonie bei Patienten **ohne Risikofaktoren:** Patienten ohne schwere Begleiterkrankungen, ohne Antibiotika-Vortherapien oder Krankenhausaufenthalte und in stabilem klinischem Zustand	• *S. pneumoniae* • *H. influenzae* • *M. pneumoniae* • Viren	Amoxicillin	• Makrolide (z. B. Azithromycin) • Doxycyclin
Ambulant erworbene Pneumonie bei Patienten **mit Risikofaktoren:** Patienten mit Antibiotikavorbehandlung innerhalb der letzten 3 Monate, Unterbringung in Alters- oder Pflegeheimen, einer chronischen internistischen oder neurologischen Begleiterkrankung	• *S. pneumoniae* • *H. influenzae* • *S. aureus* • Enterobakterien u. a.	Amoxicillin oder Ampicillin plus β-Lactamase-Inhibitor	• Levofloxacin • Moxifloxacin

[1] Oralcephalosporine sind nicht Mittel der Wahl, stellen aber eine weitere Alternative dar (z. B. Cefuroxim-Axetil). Wenn Legionellen, Mykoplasmen oder Chlamydien auch erfasst werden sollen, kann zusätzlich ein Makrolidantibiotikum oder Fluorchinolon gegeben werden.

Tab. 33.4 Empfehlungen zur Therapie von Harnwegsinfektionen

Diagnose	Häufigste Erreger	Mittel der Wahl	Alternativen
Akute unkomplizierte Zystitis	• *E. coli* (80–90 %), andere Enterobacteriaceae • *S. saprophyticus* • Andere Erreger (selten)	• Fosfomycin-Trometamol (Einmaldosis) • Nitrofurantoin • Nitroxolin • Pivmecillinam • Trimethoprim (wenn die regionale Resistenzrate < 20 %)	• Cefpodoxim • Ciprofloxacin • Levofloxacin
Akute unkomplizierte Pyelonephritis	• *E. coli* (80–90 %) • Andere Enterobacteriaceae • Andere Erreger (selten)	• Ciprofloxacin • Levofloxacin	• Cotrimoxazol • Cefpodoxim • Amoxicillin oder Ampicillin plus • β-Lactamase-Inhibitor
Komplizierte Harnwegsinfektionen	• *E. coli* (30–50 %) • Sonstige Enterobacteriaceae (10–20 %) • *P. aeruginosa* (5–10 %) • Enterokokken (10–20 %) • Staphylokokken (10–20 %)	• Möglichst nach mikrobiologischer Diagnostik! • Falls eine empirische Therapie notwendig ist: Ciprofloxacin, Levofloxacin, Cefpodoxim	• Falls Erreger sensibel: • Ciprofloxacin • Levofloxacin • Cotrimoxazol • Amoxicillin oder Ampicillin plus • β-Lactamase-Inhibitor

Infektionen der oberen Atemwege

Eine akute **bakterielle Tonsillopharyngitis** wird durch A-Streptokokken verursacht und mit Penicillin V behandelt. Bei Penicillin-Allergie kann ein Oralcephalosporin (z. B. Cefuroxim-Axetil) oder ein Makrolid-Antibiotikum verordnet werden.

Bei einer akuten **bakteriellen Rhinosinusitis** werden am häufigsten *Streptococcus pneumoniae, Haemophilus influenzae* und *Moraxella catarrhalis* als Erreger isoliert. Seltener werden andere Streptokokken, Anaerobier oder *Staphylococcus aureus* nachgewiesen. Amoxicillin oder Amoxicillin plus β-Lactamase-Inhibitor sowie die Pneumokokken-wirksamen Chinolone Moxifloxacin und Levofloxacin können bei schwerem Verlauf mit ausgeprägter Schmerzsymptomatik und Fieber sowie bei Patienten mit schweren Grunderkrankungen gegeben werden.

Eine afebrile und schmerzarme **Otitis media** (als Begleiterscheinung eines Virusinfekts) muss nicht antibiotisch behandelt werden. Bei schweren Verläufen mit starken Schmerzen und Infiltration des Trommelfells sind Antibiotika indiziert. Amoxicillin, evtl. in Kombination mit β-Lactamase-Inhibitor, kann verordnet werden, wenn z. B. mit β-Lactamase-bildenden Stämmen von *H. influenzae* gerechnet werden muss. Weitere Alternativen sind Sultamicillin (Ampicillin/Sulbactam), oral wirksame Cephalosporine und Makrolidantibiotika (➤ Tab. 33.1).

Infektionen der unteren Atemwege

Die **akute Bronchitis** ist eine häufige Erkrankung, die fast ausschließlich durch Viren ausgelöst wird (z. B. Influenza-, Parainfluenza-, RS- und Adeno-Viren). Die virale, akute Bronchitis wird nur symptomatisch behandelt. Grundlage der Therapie der akuten Exazerbation (AE) einer **chronisch-obstruktiven Lungenerkrankung** (COPD) ist die Optimierung der antiobstruktiven Therapie, die Gabe systemischer Corticosteroide und die kontrollierte Sauerstoffgabe. Die antibakterielle Therapie einer akuten Exazerbation der COPD (AE-COPD) kann ungezielt erfolgen, muss aber die beiden wichtigsten Keimspezies *S. pneumoniae* und *H. influenzae* erfassen (➤ Tab. 33.2).

Vor Beginn einer kalkulierten Therapie einer **ambulant erworbenen Pneumonie** (community-acquired pneumonia, CAP) muss Material zur mikrobiologischen Diagnostik gewonnen werden (Sputum, Blutkultur, Urin zur Antigenbestimmung). Da β-Lactam-Antibiotika gegen die meisten Erreger der atypischen Pneumonie nicht wirksam sind (Mykoplasmen, Chlamydien, Legionellen etc.), sind Tetracycline (Doxycyclin), Makrolidantibiotika oder auch Moxifloxacin indiziert (➤ Tab. 33.3).

Harnwegsinfektionen

Bei typischen Beschwerden einer **Zystitis** (akute Dysurie) und Leukozyturie sollte die Therapie bei Frauen ohne Grunderkrankung in der Prämenopause als Kurzzeittherapie erfolgen. Bei Patienten mit Risikofaktoren, z. B. bei Schwangeren oder falls kurz zuvor eine Antibiotikatherapie erfolgte, sowie bei Männern wird das Antibiotikum 5–7 Tage gegeben.

Bei einer **Pyelonephritis** sind zum Ausschluss von komplizierenden Faktoren weiter gehende Untersuchungen (z. B. Sonografie) notwendig. Bei typischem klinischem Bild (Flankenschmerz, Fieber) und Leukozyturie kann die Therapie (Dauer 7–14 Tage) ggf. ohne mikrobiologische Untersuchung begonnen werden. Bei schweren Infektionen mit hohem Fieber, Übelkeit und Erbrechen erfolgt die Behandlung initial parenteral bis zur klinischen Besserung, dann kann oral weiterbehandelt werden. Bei atypischem Verlauf oder Rezidiv sind eine mikrobiologische Untersuchung, bildgebende Verfahren (z. B. Sonografie) und ggf. eine längere Therapiedauer erforderlich (➤ Tab. 33.4).

33.2 β-Lactam-Antibiotika

Alle β-Lactam-Antibiotika besitzen in ihrem Molekül den **β-Lactam-Ring** als kennzeichnendes **Merkmal** (➤ Abb. 33.5). Aufgrund der anderen Molekülkomponenten werden vier Wirkstoffklassen unterschieden:

- Penicilline
- Cephalosporine
- Monobactame
- Carbapeneme

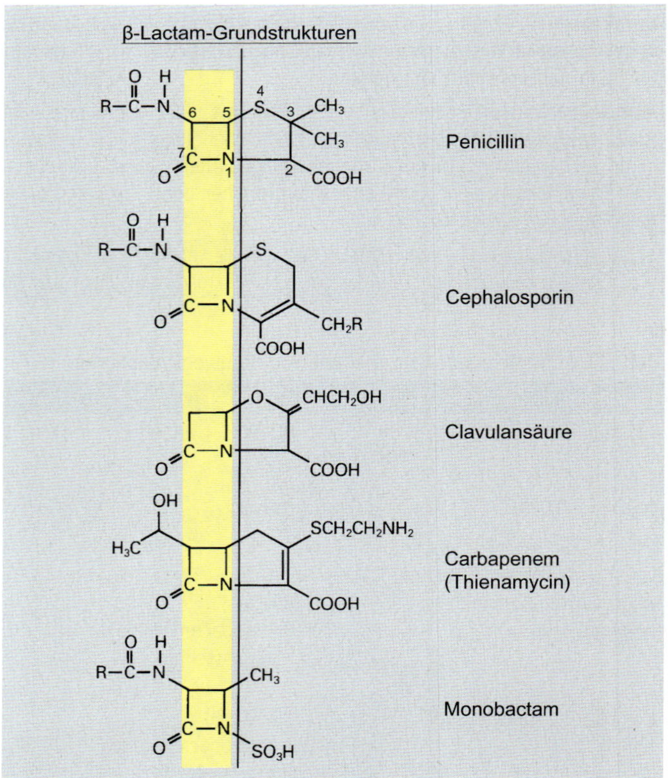

Abb. 33.5 Grundstrukturen therapeutisch eingesetzter β-Lactam-Verbindungen.

Penicilline werden biosynthetisch von *Penicillium notatum/chrysogenum* gewonnen oder halbsynthetisch hergestellt.

- Penicillin G (säurelabil) und Penicillin V (säurestabil) sind natürliche Penicilline. **6-Aminopenicillansäure (6-APS)** ist die Ausgangssubstanz zur Darstellung der zahlreichen semisynthetischen Derivate.
- **Cephalosporine** leiten sich vom Cephalosporin C ab, einem Produkt der Pilzart *Cephalosporium acremonium.* Alle therapeutisch verfügbaren Cephalosporine sind **semisynthetische** Entwicklungen auf der Basis der **7-Aminocephalosporansäure (7-ACS).**
- **Monobactame** werden in der Natur von gramnegativen Stäbchenbakterien produziert.
- **Carbapeneme** sind eine Klasse von β-Lactam-Antibiotika mit Penicillin-ähnlicher Grundstruktur, jedoch mit einem C-Atom („Carba-") an der Stelle des Schwefels (➤ Abb. 33.5) und einer Doppelbindung im 5er-Ring („penem").

Neben diesen vier Antibiotikagruppen werden β-Lactam-Verbindungen therapeutisch genutzt, die eine Enzymblockade bestimmter β-Lactamase-Typen bewirken. Diese **β-Lactamase-Inhibitoren** (Clavulansäure, Sulbactam, Tazobactam) werden in fixer Kombination mit β-Lactamase-labilen Penicillinen oder Cephalosporinen angeboten. Sulbactam steht auch als Monopräparat für die freie Kombination mit β-Lactam-Antibiotika zur Verfügung. Neuere β-Lactamase-Inhibitoren besitzen keine β-Lactam-Grundstruktur (z. B. Vaborbactam).

Pharmakodynamik

Die **Angriffsorte der β-Lactam-Antibiotika** sind die bakteriellen Peptidoglycansynthetasen (Mureinsynthetasen) der Zellwand, die als Transpeptidasen die Glycanstränge durch kurze Peptidbrücken quer vernetzen und so das Peptidoglycangerüst aufbauen und stabilisieren. Das β-Lactam-Gerüst ist der terminalen D-Alanyl-D-Alanin-Gruppe strukturverwandt und blockiert die Transpeptidasen. Die strukturelle Ähnlichkeit wird in ➤ Abb. 33.6 verdeutlicht.

Die antibakterielle Aktivität und das Wirkungsspektrum jedes β-Lactam-Antibiotikums sind v. a. von drei Faktoren abhängig:

1. **Penetration:** Um zu ihren Zielenzymen zu gelangen, müssen die β-Lactam-Antibiotika die bakterielle Zellwand und den periplasmatischen Raum passieren. Manche von ihnen durchdringen sehr leicht die Zellwand der grampositiven Bakterienarten (z. B. Penicillin G), manche auch die der gramnegativen Bakterien (z. B. einige Cephalosporine). Bei grampositiven Bakterien sind dicke Peptidoglycan-Teichonsäure-Schichten (Mureingerüst) zu überwinden, bei gramnegativen eine das (dünnere) Mureingerüst umhüllende, selektiv wirkende äußere Membran. Dieser prinzipielle Unterschied im Zellwandaufbau und die Penetrationsfähigkeit von sechs verschiedenen Gruppen von β-Lactam-Antibiotika sind in ➤ Abb. 33.7 skizziert. Die Durchlässigkeit der Zellwand gramnegativer Stäbchenbakterien für β-Lactam-Antibiotika ist veränderlich. Sie wird von der Zahl und der Funktion bestimmter Porinproteine in der äußeren Membran beeinflusst. Insbesondere unter dem Selektionsdruck von β-Lactam-Antibiotika entwickeln sich Mutanten v. a. bei *Pseudomonas aeruginosa-* sowie Enterobacter- und Serratia-Stämmen mit stark reduzierter Zellwandpermeabilität. Die dadurch bedingte Resistenzsteigerung kann sich unspezifisch auf zahlreiche β-Lactam-Antibiotika erstrecken.
2. **Wirkortaffinität:** Als spezifische Zielstrukturen der Penicilline und anderer β-Lactam-Antibiotika werden die bakteriellen Mureinsynthetasen auch **PBP** (**P**enicillin-**b**indende **P**roteine) genannt. Sie stellen eine heterogene Gruppe von Enzymen mit jeweils unterschiedlicher Bedeutung für das Bakterienwachstum dar. Sie besitzen Transpeptidaseaktivität. Mutationen (durch chromosomale Insertion, ➤ Kap. 33.1.2) können zu strukturell veränderten PBP führen, zu denen die β-Lactam-Antibiotika nur noch eine reduzierte oder keine Affinität mehr haben (Gruppe IV in ➤ Abb. 33.7). Methicillin-resistente *Staphylococcus aureus*-Stämme (MRSA) besitzen z. B. ein verändertes Penicillin-bindendes Protein (PBP2a). Neu auftretende resistente Stämme verfügen oft **gleichzeitig über veränderte PBP und eine reduzierte Zellwandpermeabilität (Gruppe VI_b in ➤ Abb. 33.7).**
3. **β-Lactamase-Stabilität:** Der häufigste Resistenzmechanismus ist die Produktion von β-Lactamasen, d. h. Enzymen, die die β-Lactam-Bindung hydrolytisch spalten und dadurch das Antibiotikum inaktivieren. Es gibt solche, die besonders als **Penicillinasen** wirken, z. B. bei Staphylokokken, oder solche, die speziell als **Cephalosporinase** aktiv sind, z. B. bei *Pseudomonas*, oder solche, die auch Monobactame und Carbapeneme spalten. Wie in ➤ Abb. 33.7 angedeutet, entlassen grampositive Bakterien ihre β-Lactamasen nach außen ins umgebende Milieu; gramnegative Bakterien konzentrieren ihre β-Lactamasen sehr wirkungsvoll im periplasmatischen Raum, dem engen Spalt zwischen der äußeren und inneren Membran.

Resistenzmechanismus

β-Lactamase-vermittelte Resistenz

Bei *Staphylococcus aureus* erfolgt entweder keine Produktion von Penicillinasen (sensible Stämme) oder der Erreger besitzt die Fähigkeit zur Penicillinaseproduktion, wodurch die Staphylokokken resistent werden. Bei vielen gramnegativen Bakterien lassen die quantitativen Relationen von Penetrationsgeschwindigkeit, Menge und Substratspezifität der β-Lactamasen im periplasmatischen Raum sowie die Affinität zu den PBP graduelle Aktivitätsabstufungen zu. Mäßig sensible Erreger kommen daher vor, die in einigen Fällen durch hohe Dosierungen des Antibiotikums erfasst werden können.

Es ist zu beachten, dass die β-Lactamase-Produktion quantitativ veränderlich sein kann. Bei **induzierbarer (chromosomal vermittelter) β-Lactamase-Produktion** wird die Menge der gebildeten Abwehrenzyme unter dem Einfluss bestimmter β-Lactam-Antibiotika stark erhöht (reversibler, chromosomal reprimierbarer Effekt). Ampicillin z. B. aktiviert bei gramnegativen Stäbchenbakterien β-Lactamasen, durch die es dann inaktiviert wird. Einige Acylaminopenicilline und die meisten Cephalosporine wirken nicht

33

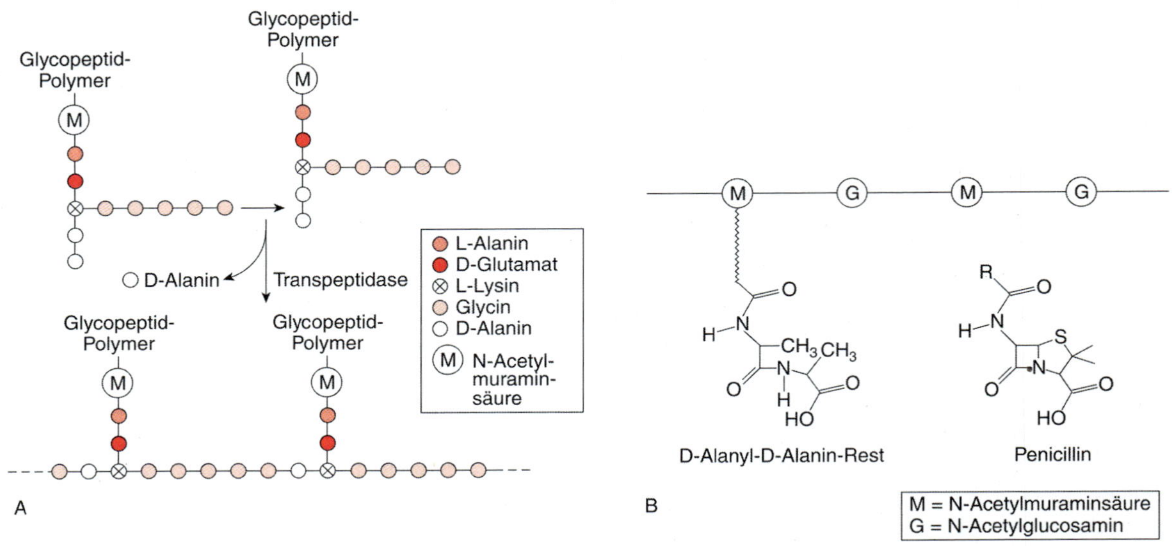

Abb. 33.6 Molekularer Angriffspunkt der β-Lactam-Antibiotika.
A) Die Stabilität der Bakterienzelle wird durch Peptidoglycan gewährleistet. Es besteht aus Glycanketten, deren Bestandteile N-Acetylglucosamin und N-Acetylmuraminsäure abwechselnd vorkommen. Diese polymeren Ketten sind durch Peptidketten quer vernetzt. β-Lactam-Antibiotika hemmen die Peptidoglycansynthese durch Inhibition von Enzymen, die am Aufbau dieses Zellwandbestandteils beteiligt sind. Ein wichtiges derartiges Enzym ist die **Transpeptidase.** Sie verbindet zwei Peptidoglycanstränge, indem sie einen Glycinrest einer Pentaglycinbrücke mit einem D-Alanin des anderen Strangs verknüpft. Charakteristisches Merkmal im Substrat der Transpeptidase ist das D-Alanyl-D-Alanin-Dipeptid.
B) Die Formeln zeigen die strukturelle Ähnlichkeit des D-Alanyl-D-Alanin-Restes mit dem β-Lactam-Grundgerüst. Nach Anlagerung wird das Enzym unter Spaltung des β-Lactam-Rings acyliert, d. h., es kommt zu einer kovalenten Bindung des Antibiotikums an das Enzym. Das Enzym wird irreversibel gehemmt. Es resultieren sphärische oder filamentöse Deformierungen der Bakterien oder so große Defekte in der Zellwand, dass der hohe osmotische Druck im Inneren der Bakterien die Zytoplasmamembran durch den Defekt vorstülpt, bis sie zerreißt (potentiell **bakterizider** Wirkungsmechanismus der β-Lactam-Antibiotika). Die Bakterien reagieren mit Wachstumsstopp und Reparaturmechanismen. Bakterienformen, die unter dem Einfluss von β-Lactam-Antibiotika – im Zustand der Bakteriostase – überleben, heißen **Persister**.

so stark aktivierend wie ältere Präparate und bleiben auf niedrigem Niveau effektiv, z. B. Gruppe V in ➤ Abb. 33.7. Während einer Phase hoher, induzierter β-Lactamase-Produktion häufen sich Mutationen. Es können resistente Mutanten mit dauerhaft hoher, nunmehr **konstitutiver** oder **stabil dereprimierter** β-Lactamase-Produktion hervorgehen.

Daneben hat die **Plasmid- oder Transposon-vermittelte β-Lactamase-Produktion** eine große klinische Bedeutung. Die erste Plasmid-codierte β-Lactamase **(TEM-1)** aus gramnegativen Bakterien wurde 1965 beschrieben, ein ähnliches Enzym wurde etwa zur gleichen Zeit **SHV-1** genannt. Die Abkürzungen orientieren sich an dem Namen des Patienten (TEM = Temoniera), bei dem der Erreger isoliert worden war, bzw. an den Eigenschaften des Enzyms (SHV = variable Reaktion mit Sulfhydrylinhibitoren). Cefotaxim und andere Cephalosporine mit erweitertem Spektrum (Oxyimino-Derivate) sind gegenüber diesen β-Lactamasen stabil. Durch Mutationen und durch die Flexibilität im Austausch beweglicher Gene (Transposons; ➤ Kap. 33.1.2) entstehen neuartige β-Lactamasen. Heute sind mehr als 200 β-Lactamasen vom TEM- und SHV-Typ bekannt. Sie werden vorwiegend bei *E. coli, K. pneumoniae, P. mirabilis* und anderen Enterobacteriaceae nachgewiesen.

Die erste β-Lactamase, die auch Cefotaxim und andere Cephalosporine mit erweitertem Spektrum hydrolysiert **(SHV-2),** wurde 1985 entdeckt. Diese Art von β-Lactamasen wird **ESBL** (extended spectrum β-lactamases) genannt. Infektionen durch entsprechende Erreger können z. B. mit Carbapenemen behandelt werden. Beunruhigend ist allerdings die Tatsache, dass auch zunehmend **Carbapenemasen** beschrieben werden, die nicht nur die Oxyimino-Cephalosporine, sondern auch die Carbapeneme unwirksam machen, wie z. B. die β-Lactamasen mit der Bezeichnung **IMP** (für Imipenem). Als Konsequenz dieser Entwicklung werden heute nicht nur Penicilline, sondern zunehmend auch Cephalosporine und Carbapeneme in Kombination mit β-Lactamase-Inhibitoren verwendet.

Nach ihrer Struktur lassen sich die β-Lactamasen in **vier Klassen** einteilen (A, B, C und D). Die Enzyme der Klassen A und C sind weitverbreitet, sie besitzen ebenso wie die Enzyme der Gruppe D einen Serinrest im aktiven Zentrum. Die Klasse B umfasst die Metallo-β-Lactamasen, die Zink als Kofaktor benötigen. Neue Varianten tauchen unter therapeutischem Selektionsdruck laufend auf. Damit dieser Circulus vitiosus nicht unnötig unterhalten oder gar beschleunigt wird, sollte besonders bei den β-Lactam-Antibiotika stets das Antibiotikum gewählt werden, das – bei ausreichender Aktivität gegen den zu behandelnden Erreger – das **schmalste Wirkungsspektrum** und damit die geringste Wirkung auf die physiologische Mikroflora hat.

Neben der β-Lactamase-vermittelten Resistenz gibt es **andere Resistenzmechanismen,** die eine therapeutisch bedeutsame Resistenz vermitteln können (➤ Abb. 33.7):

- Chromosomal vermittelte **strukturelle Veränderungen der PBP,** sodass die Affinität zahlreicher β-Lactam-Antibiotika zu ihren Zielenzymen beeinträchtigt wird
- **Strukturelle Veränderungen der Zellwand,** sodass die Penetration zahlreicher β-Lactam-Antibiotika beeinträchtigt wird

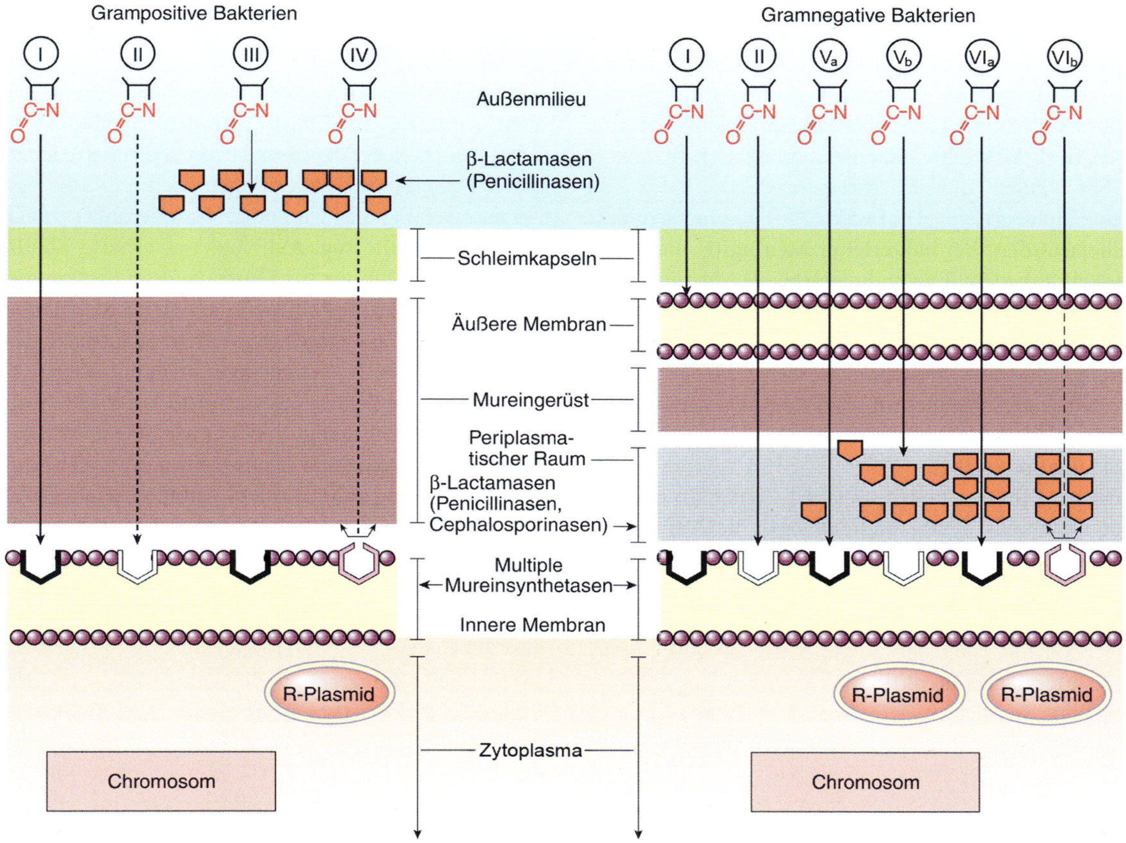

Abb. 33.7 Zellwandaufbau von grampositiven und gramnegativen Bakterien sowie Penetrationsverhalten verschiedener β-Lactam-Antibiotika (Seitenketten I–VI) zu den Zielenzymen, den Mureinsynthetasen, auch PBP (Penicillin-bindende Proteine) genannt.
I: z. B. Penicillin G (grampositiv: gute Penetration; gramnegativ: keine Penetration)
II: z. B. Ampicillin (grampositiv: mäßige Penetration; gramnegativ: gute Penetration)
III: Inaktivierung Penicillinase-labiler Penicilline, z. B. durch Staphylokokken
IV: z. B. Flucloxacillin (Penicillinase-stabil, hier aber ohne Affinität zu verändertem PBP, d. h., dieses Bakterium ist resistent gegen das Penicillinase-stabile Penicillin)
V: z. B. Mezlocillin: a) gute Wirkung bei wenigen β-Lactamasen; b) keine Wirkungen bei vielen β-Lactamasen
VI: z. B. Cefotaxim: a) gute Wirkung trotz vieler β-Lactamasen; b) Wirkungsverlust bei verändertem PBP

Grundsätzlich **ohne Wirkung** und daher **nicht indiziert** sind β-Lactam-Antibiotika bei:

- Zellwandlosen Bakterien: Mykoplasmen, Ureaplasmen
- Obligat intrazellulär wachsenden Bakterien: Chlamydien, Rickettsien, Legionellen
- Vorwiegend intrazellulär parasitierenden Bakterien: z. B. *Salmonella typhi*, Brucellen
- Langsam wachsenden Bakterien: z. B. Mykobakterien

Resistenz durch veränderte PBP

Während Staphylokokken relativ rasch nach Einführung des ersten Antibiotikums gegen Penicillin Resistenz entwickelten (durch Penicillinasebildung), waren resistente Streptokokken lange unbekannt. Seit den 1970er-Jahren wurden jedoch einzelne Isolate von *S. pneumoniae* beschrieben, die nicht mehr voll empfindlich gegenüber Penicillin waren. Beunruhigend ist v. a. die Tatsache, dass diese klinisch sehr wichtigen Erreger auch gegen andere β-Lactam-Antibiotika weniger empfindlich sind und auch gegen Tetracyclin, Makrolide, Chloramphenicol und Wirkstoffe aus anderen Gruppen resistent sein können. Mittlerweile ist der Anteil resistenter Streptokokken in einigen Ländern deutlich angestiegen. Innerhalb Europas werden v. a. in Spanien und Ungarn hohe Resistenzraten (30–50 %) beobachtet, während in Deutschland weniger als 5 % der Pneumokokken resistent sind. Allerdings zeichnet sich auch bei uns ein kontinuierlicher Anstieg ab.

Die **Resistenz der Pneumokokken** wird nicht durch β-Lactamasen vermittelt, sondern **durch Veränderungen in den chromosomal codierten Targetproteinen** (PBPs). Die Ausbreitung der Resistenz von *S. pneumoniae* erfolgt u. a. durch PBP-Gene, die innerhalb einer Spezies, aber auch zwischen verschiedenen Spezies ausgetauscht werden können. Diese Übertragung von Erbmaterial wird als Transformation bezeichnet.

Pharmakokinetik

Resorption und Verteilung β-Lactam-Antibiotika werden **oral oder parenteral** als intravenöse Infusion verabreicht. Intramuskuläre Injektionen sind bei vielen Präparaten schmerzhaft.

Das Verteilungsvolumen der β-Lactam-Antibiotika ist klein. Es entspricht im Allgemeinen dem **Extrazellularraum.** β-Lactam-Antibiotika können nicht zur Behandlung von Infektionen durch intrazellulär lokalisierte Erreger (z. B. Legionellen) angewandt werden. Dies ist ein wichtiger Unterschied zu einigen anderen Antibiotikagruppen (z. B. Makrolide oder Fluorchinolone). β-Lactam-Antibiotika überwinden nur in geringem Maße biologische Membranen und Lipidbarrieren. Die **intakte Blut-Liquor-Schranke** wird **nicht überwunden.** Bei **bakterieller Meningitis** nimmt die **Liquorgängigkeit** mit dem Entzündungsgrad der Meningen zu. Allerdings geht sie bei Therapieerfolg und Regeneration der Schrankenfunktion auch rasch wieder zurück.

Proteinbindung In der Blutbahn werden die β-Lactam-Antibiotika in sehr unterschiedlichem Maße an Plasmaproteine und andere Makromoleküle gebunden. Die Proteinbindung ist meistens **sehr labil** und **leicht reversibel.**

Metabolisierung Die β-Lactam-Antibiotika werden im menschlichen Körper i. d. R. **nur wenig metabolisiert.** Bei Penicillinen führt die hydrolytische Spaltung der β-Lactam-Bindung zu Penicillosäuren und Penicilloatverbindungen. Sie werden als mikrobiologisch inaktive Metaboliten im Harn ausgeschieden oder tragen als **immunogene** Penicilloatkonjugate zur Bildung von Antikörpern und dadurch zu **allergischen Reaktionen** bei.

Einige Penicilline werden an der Seitenkette biotransformiert. Die Hydroxylierung der Methylgruppe des Isoxazolrings bei Flucloxacillin führt zu einem mikrobiologisch noch aktiven Hydroxymethylmetaboliten. Cephalosporine mit Acetoxymethyl-Substituenten ($-CH_2-O-CO-CH_3$) in 3-Stellung werden durch Esterasen des Menschen abgebaut, z. B. Cefotaxim.

Exkretion Die meisten β-Lactam-Antibiotika werden **unverändert ausgeschieden.** Die **Plasmahalbwertszeiten** der **Penicilline** liegen bei etwa 1 Stunde. Mit Ausnahme von **Ceftriaxon** (Plasmahalbwertszeit: etwa 8 h!) werden auch die meisten **Cephalosporine** relativ rasch mit **Plasmahalbwertszeiten** von **1–2 Stunden** eliminiert. Die **renale Elimination** steht fast immer im Vordergrund. Neben der **glomerulären Filtration** hat die **tubuläre Sekretion** einen unterschiedlich hohen Anteil an der renalen Clearance. Bei Niereninsuffizienz muss die Dosierung reduziert werden. Daneben spielt eine hohe **biliäre** Ausscheidung bei einigen Substanzen (z. B. bei Ceftriaxon ≈ 40 %) und Niereninsuffizienz eine klinisch bedeutende Rolle. Es können erhebliche Störungen der physiologischen Darmflora resultieren.

33

Die meisten β-Lactam-Antibiotika werden als Natriumsalze der mono- oder dibasischen, mikrobiologisch aktiven Säuren angeboten. Bei hoher Tagesdosis erfolgt dadurch auch eine hohe Na^+-Zufuhr. Diese ist klinisch bei bestimmten Herzerkrankungen, schweren Nierenfunktionsstörungen und in der Intensivmedizin zu beachten.

Unerwünschte Arzneimittelwirkungen

β-Lactam-Antibiotika besitzen eine große therapeutische Breite. Intravenös können einige Penicilline in Tagesdosen von bis zu 20 g bei Erwachsenen verabreicht werden, ohne dass es zu toxischen Wirkungen kommt. Überempfindlichkeitsreaktionen und Veränderungen der körpereigenen Flora müssen aber als Komplikationen in Kauf genommen werden.

Gastrointestinaltrakt Gastrointestinale Störungen können nach allen β-Lactam-Antibiotika auftreten. Symptome wie Übelkeit, Erbrechen, weicher Stuhl und Durchfälle werden nicht nur nach oraler Behandlung, sondern auch nach i. v.-Gabe beobachtet. Als Ursache der Diarrhöen kommen Veränderungen der körpereigenen Flora infrage. Die sog. Antibiotika-assoziierte Kolitis wird durch toxinbildende Stämme von *Clostridioides difficile* ausgelöst (selten).

Allergie Die Häufigkeit von Allergien nach β-Lactam-Antibiotika wird mit 1–10 % angegeben, sie treten häufiger nach Penicillinen als nach anderen β-Lactam-Antibiotika auf. Ihre schwerste Form, die Anaphylaxie (letaler Ausgang in 10 % der Fälle), wird bei 0,05 % der Patienten beobachtet. Schwer verlaufende Allergien sind bei parenteraler Applikation häufiger als nach oraler Einnahme. Topische Anwendung von β-Lactam-Antibiotika auf der Haut führt zu rascher Allergisierung und ist obsolet. Bei **echter** Penicillinallergie ist der Patient gegen alle Penicillinderivate parallel allergisch; aber nur in ca. 5 % der Fälle auch gegen Cephalosporine. Bei echter Penicillinallergie verbinden sich der Wirkstoff oder bestimmte Metaboliten als **Haptene** mit Makromolekülen des Patienten. Es folgt eine spezifische Immunreaktion mit Generierung von Gedächtniszellen. Klinisch charakteristisch ist das **urtikarielle Exanthem.** Bindet sich das Medikament an lösliche, zirkulierende Serumproteine, verläuft die Allergie als **Vaskulitis.** Die klinisch nicht oder nur schwer zu unterscheidende **pseudoallergische Reaktion** erzeugt immunologische Effektormechanismen unter Umgehung der Antigenerkennung und ohne Bildung von Gedächtniszellen. Schätzungsweise haben 40 % der angeblich auf Penicillin allergischen Patienten nur pseudoallergische Reaktionen erlitten (z. B. Exanthem nach Aminopenicillinen). Weitere allergische oder pseudoallergische Symptome sind das **Arzneimittelfieber,** bei sehr hoher Gesamtdosis **Neutropenien,** selten **Thrombozytopenien.** Aminopenicilline (Ampicillin, Amoxicillin) führen relativ häufig (5–20 % der Patienten) zu einem **masernähnlichen Exanthem,** dessen Ätiologie unbekannt ist. Es handelt sich dabei jedoch nicht um eine echte Penicillinallergie. Wenn Patienten mit Mononukleose (Virusinfektion!) aufgrund einer Fehldiagnose oder bei chronisch lymphatischer Leukämie mit Aminopenicillinen behandelt werden, kann bei fast allen Patienten mit dem Auftreten eines derartigen morbilliformen Exanthems gerechnet werden.

Neurotoxizität β-Lactam-Antibiotika besitzen ein neurotoxisches Potential. Nach Gabe sehr hoher Dosen von Penicillin G (mehr als 20 Mio. E) oder bei intrathekalen Instillationen können z. B. Krampfanfälle ausgelöst werden. Die intrathekale Gabe ist heute nicht mehr üblich. Auch bei Patienten mit Meningitis oder Epilepsie besteht ein erhöhtes Risiko. Neurotoxische Effekte können auch bei Behandlung mit anderen β-Lactam-Antibiotika auftreten.

Hämostasestörungen β-Lactam-Antibiotika können zu Hämostasestörungen mit Blutungsneigung disponieren. Störungen des Vitamin-K-Haushalts werden zum Teil durch die biliäre Elimination dieser Substanzen und die Beeinträchtigung der Vitamin-K-produzierenden Darmflora *(Bacteroides fragilis, E. coli)* erklärt.

Kontraindikationen

Penicillinallergie, Penicillin-plus-Cephalosporin-Allergie (bei etwa 5–8 % der Penicillin-Allergiker).

Interaktionen

β-Lactam-Antibiotika können in **Kombination mit Aminoglykosiden** angewandt werden. Sie dürfen jedoch **nicht zusammen in einer Infusionsflasche gemischt werden,** da es zur Inaktivierung der Substanzen kommt. Die gleichzeitige Gabe führt im Blut oder Gewebe nicht zu relevanten Inaktivierungen.

33.2.1 Penicilline

Die heute verfügbaren Penicilline können in **vier Gruppen** eingeteilt werden: Neben dem klassischen **Penicillin G und seinen direkten Derivaten** (Oralpenicilline, Depotpenicilline) stehen die **Isoxazolylpenicilline, Aminopenicilline** und **Acylaminopenicilline** zur Verfügung. Des Weiteren können Mecillinam und Temocillin als Penicilline, die v. a. gegen gramnegative Bakterien wirken, abgegrenzt werden. (➤ Tab. 33.5; ➤ Abb. 33.8).

Etliche Penicilline, die früher zum Teil weitverbreitet waren, sind heute entbehrlich geworden und nicht mehr im Handel (z. B. Propicillin, Pivampicillin, Bacampicillin, Carindacillin, Carbenicillin, Ticarcillin, Azlocillin, Apalcillin).

Penicillin G und verwandte Derivate

Wirkspektrum

Das klassische Penicillin G (= Benzylpenicillin) gilt nach wie vor als Mittel der Wahl bei Infektionen durch empfindliche Erreger. Eng verwandt sind die Depotpenicilline und Penicillin V (= Phenoxymethylpenicillin), das nach oraler Gabe besser resorbiert wird. (Anmerkung: Die Bezeichnung „Oralpenicilline" für Penicillin V, Propicillin und ähnliche Penicilline ist historisch bedingt. Heute sind über diese Gruppe hinaus weitere Penicilline bekannt, die ebenfalls nach oraler Gabe resorbiert werden.)

Das Wirkungsspektrum von **Penicillin G und Penicillin V** umfasst:

- **Grampositive Bakterienarten** außer penicillinasebildenden Staphylokokken, Enterokokken und Listerien
- **Gramnegative Kokkenarten** außer penicillinaseproduzierenden Gonokokken (PPNG-Stämme)
- **Anaerobe gramnegative Stäbchen** (Fusobakterien, *Sphaerophorus*-Arten und die meisten *Bacteroides*-Arten außer z. B. *Bacteroides fragilis*) und Spirochäten, Leptospiren sowie Borrelien (einschließlich *Borrelia burgdorferi*)

Trotz des gleichen Spektrums wird eine parenterale, intravenöse Therapie mit Penicillin G bei ganz anderen Indikationen infrage kommen als eine orale Therapie mit Penicillin V. Auch die intramuskuläre Behandlung mit Depotpenicillinen ist nur bestimmten Indikationen vorbehalten (sehr niedrige Serumspiegel!).

Tab. 33.5 Überblick über die Wirkungsschwerpunkte der Penicilline (+++ = sehr gut, ++ = gut, + = mittel, ± = schwach oder hohe Resistenzquoten; – = keine)

Gruppe	Wirkungsschwerpunkt							
Substanz	Streptokokken	Pneumokokken	*S. aureus*	*Haem. infl.*	*E. coli*	Enterokokken	Proteus	*P. aerug.*	*B. fragilis*
Penicillin G und Derivate									
Penicillin G, V	+++	+++	–	–	–	–	–	–	–
Isoxazolylpenicilline									
Flucloxacillin	++	+	+++	–	–	–	–	–	–
Aminopenicilline									
Ampicillin	+++	+++	–	++	±	++	–	–	–
Amoxicillin	+++	+++	–	++	±	++	–	–	–
Amoxicillin/ Clavulansäure	+++	+++	+++	+++	++	++	±	–	++
Ampicillin/ Sulbactam	+++	+++	+++	+++	++	++	±	–	++
Acylaminopenicilline									
Mezlocillin	+++	+++	–	+++	+	++	±	–	+
Piperacillin	+++	+++	–	+++	+	+	±	++	+
Piperacillin/ Tazobactam	+++	+++	+++	+++	+++	+	+++	+++	+++
Penicilline mit Wirkung gegen gramnegative Bakterien									
Pivmecillinam	–	–	–	–	+	–	±	–	–
Temocillin	–	–	–	+	+	–	+	–	–

Grundgerüst (6-Aminopenicillansäure)	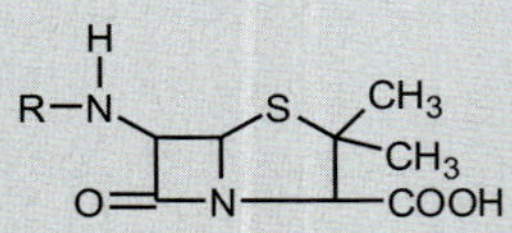	
Gruppe	**Derivat**	**R**
Penicillin G und „Oral-Penicillin“	Penicillin G	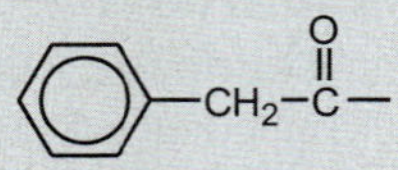
	Penicillin V	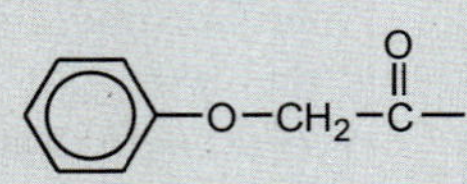
Isoxazolylpenicillin	Flucloxacillin	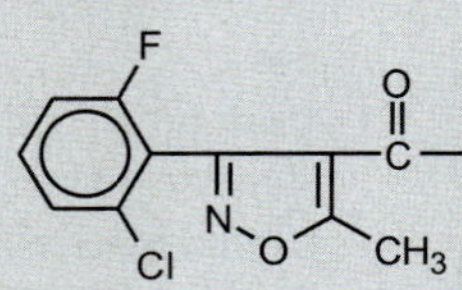
Aminopenicillin	Ampicillin	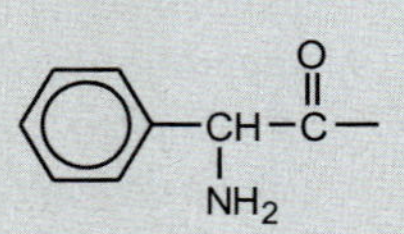
	Amoxicillin	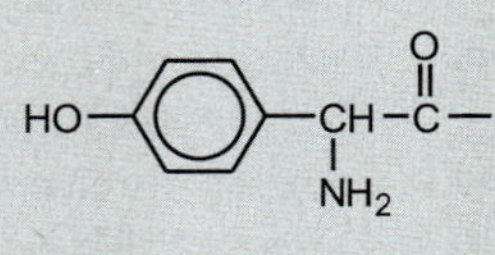
Acylaminopenicillin	Piperacillin	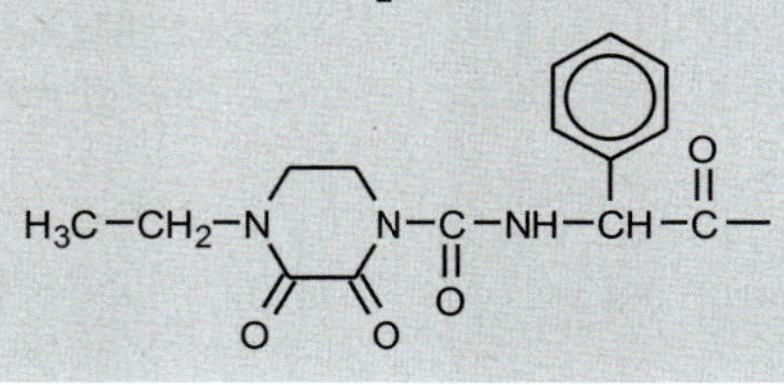

Abb. 33.8 Grundgerüst und Seitenketten der handelsüblichen Penicilline.

Penicillin G* (Benzylpenicillin-Na)

Pharmakokinetik

Penicillin G* ist **im sauren Milieu des Magens nicht ausreichend stabil** und wird daher nicht ausreichend resorbiert. Nach i. m.-Gabe wird es rasch und vollständig resorbiert. Die Plasmaproteinbindung beträgt etwa 50 %. Die Plasmahalbwertszeit liegt bei 30–40 Minuten. Relativ hohe Gewebespiegel werden in Leber, Niere, Lunge und der Haut erreicht; die Diffusion in Gehirn, Knochen und Kammerwasser des Auges ist gering. Bei Meningitis ist der Liquorspiegel erhöht und erreicht Werte von etwa 5 % der Plasmaspiegel, nach Abklingen der entzündlichen Veränderungen sind nach einigen Tagen die Liquorkonzentrationen aber wieder deutlich niedriger. Intrazellulär werden keine antibakteriell ausreichenden Konzentrationen erzielt, daher können mit Penicillin G und anderen β-Lactam-Antibiotika intrazellulär gelagerte Erreger nicht erfasst werden.

Penicillin G wird nur in geringem Maße metabolisiert, vorwiegend zu Penicilloinsäure. Bis zu 70 % einer parenteral gegebenen Dosis erscheinen in mikrobiologisch wirksamer Form im Urin. Die Elimination erfolgt zu etwa 80 % tubulär und zu etwa 20 % glomerulär.

Indikationen und Dosierung

(Hoch dosierte) Behandlung in Kurzinfusionen bei schwer verlaufenden Infektionen durch die im Wirkungsspektrum liegenden Erreger, z. B. Sepsis, Osteomyelitis, akute Endokarditis durch penicillinsensible Staphylokokken oder β-hämolysierende Streptokokken; schwere Pneumokokkenpneumonie; Endocarditis lenta durch Viridans-Streptokokken (oft kombiniert mit Aminoglykosid); Syphilis, insbesondere Neurosyphilis, und Lyme-Borreliose; Gasbrand (unterstützend zur vorrangigen chirurgischen Intervention); Tetanus und Diphtherie (unterstützend zur vorrangigen Gabe von antitoxischem Hyperimmunglobulin).

Dosierung: Penicillin G (Infectocillin parenteral®) (3–)4 × 2 Mio. IE/Tag i. v. bis zu max. 3(–4) × 10 Mio. IE/Tag in Kurzinfusionen (1 Mio. IE Penicillin G = 0,6 g).

Die Haltbarkeit der zubereiteten wässrigen Lösung ist gering.

Depotpenicilline (Depotformen von Penicillin G)

Es handelt sich um Salze des Penicillins **(schwache Säure)** mit organischen Verbindungen **(Benzathin oder andere schwache Basen).**

Pharmakokinetik

Nach i. m.-Injektion wird das Antibiotikum nur langsam aus dem Depot freigesetzt. Nach intramuskulärer Verabreichung von 1,2 Mio. E **Benzylpenicillin-Benzathin** werden sehr niedrige Plasmaspiegel erreicht, die aber nur langsam abfallen und ausreichend zur Therapie der Syphilis (Lues) oder zur Rezidivprophylaxe des rheumatischen Fiebers sind.

Indikationen und Dosierung

Die Indikationen für Depotpenicilline sind auf die Behandlung der **Lues** und die Rezidivprophylaxe des **rheumatischen Fiebers** beschränkt.

Dosierung: Zur Rezidivprophylaxe des rheumatischen Fiebers werden 1–2 × pro Monat 1,2 Mio. Einheiten Benzylpenicillin-Benzathin (Tardocillin 1200®, Pendysin®) i. m. gegeben, bei Lues bis zu 3 × 2,4 Mio. E in Abständen von 1 Woche (tief intraglutäal).

Oralpenicilline (säurestabil)

Als Oralpenicillin werden die **säurestabilen** und daher **oral** applizierbaren Penicilline bezeichnet, die dasselbe Wirkungsspektrum haben wie Penicillin G. Aus dieser Gruppe ist in Deutschland nur noch **Penicillin V*** (= Phenoxymethylpenicillin) im Handel.

Pharmakokinetik

Bei Nierengesunden liegt die Plasmahalbwertszeit bei 30–45 Minuten, bei Neugeborenen und bei Patienten mit eingeschränkter Nierenfunktion ist die Ausscheidung verzögert.

➤ Tab. 33.6 gibt einen Überblick über einige pharmakokinetische Daten von Penicillin V und Flucloxacillin.

Tab. 33.6 Plasmakonzentration bei der Therapie mit Penicillin V und Flucloxacillin

Wirkstoff	Resorption (%)	Dosis (Erw.)	Maximale Serumkonzentrationen (mg/L)	Plasmaeiweißbindung (%)
Säurefeste Penicilline				
Penicillin V	ca. 60	1,2 Mio. E	8	75
Isoxazolylpenicilline (Penicillinase-stabil)				
Flucloxacillin	ca. 80	0,5 g	14	95

Indikationen und Dosierung

Zur Behandlung leichter und mittelschwerer bakterieller Infektionen durch empfindliche Erreger, z. B. bei Streptokokken-Angina, Scharlach, Phlegmone, Erysipel, Otitis, Sinusitis, Bronchitis. Bei bakteriellen Infektionen der Atemwege spielt neben den Pneumokokken auch *H. influenzae* eine wichtige Rolle. In diesen Fällen ist nicht Penicillin V, sondern Amoxicillin das Mittel der ersten Wahl.

Dosierung: Penicillin V (Isocillin®) 4 × 1,2 Mio. E/Tag oral (1 Mio. E = 0,65 g).

Penicillinasefeste Isoxazolylpenicilline

Unter den früher häufiger angewandten penicillinasefesten Isoxazolylpenicillinen spielt heute nur noch **Flucloxacillin*** eine gewisse Rolle. Koagulasenegative Staphylokokken und MRSA sind auch gegen diese Penicilline durch Veränderung der penicillinbindenden Proteine resistent (MRSA = Methicillin-resistente *S. aureus*). **Methicillin** ist wie die Isoxazolylpenicilline penicillinasestabil. Es dient als Testsubstanz, hat aber keine therapeutische Bedeutung. Da die MRSA-Stämme auch gegen zahlreiche andere Antibiotika resistent sind, können sie auch als **multi**resistente **S. aureus**-Stämme bezeichnet werden.

Pharmakokinetik

Flucloxacillin kann **oral oder parenteral** gegeben werden. Die **Plasmahalbwertszeit** liegt bei 50 Minuten. Die **Plasmaproteinbindung** ist **hoch.** Die Ausscheidung erfolgt überwiegend in unveränderter Form renal, aber auch in Form von unwirksamen Abbauprodukten (➤ Tab. 33.6).

Indikationen und Dosierung

Infektionen durch penicillinasebildende Staphylokokken, außer bei Oxacillin-(Methicillin-)resistenten *S. aureus*-Stämmen. Generell werden orale Isoxazolylpenicilline bevorzugt **bei leichteren Infektionen** durch penicillinasebildende Staphylokokken angewandt, bei schweren Staphylokokken-Infektionen werden andere Antibiotika eingesetzt (z. B. Cefazolin, Vancomycin, Linezolid).

Dosierung: Flucloxacillin (Staphylex®) tgl. 3–4 g in 3(–4) Einzeldosen p. o.; i. v.; i. m. (Erwachsene).

Unerwünschte Arzneimittelwirkungen

➤ Kap. 33.2 Abschnitt unerwünschte Arzneimittelwirkungen

Flucloxacillin kann **hepatotoxisch** wirken. Ein Anstieg der Transaminasen wird häufig beobachtet. Eine durch Flucloxacillin ausgelöste schwere Hepatitis kann verzögert noch bis zu 2 Monate nach Behandlungsende auftreten, Todesfälle sind beschrieben (sehr selten). Das Risiko für Leberschädigungen ist bei höherem

33

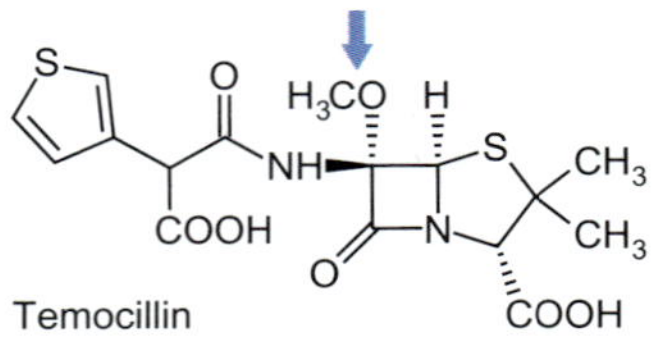

Temocillin

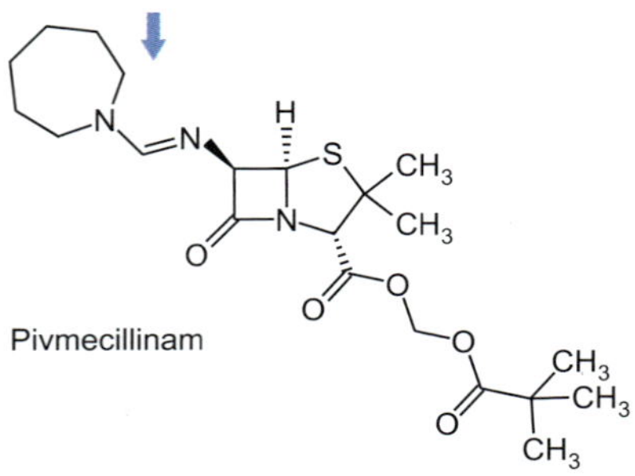

Pivmecillinam

Abb. 33.9 Penicilline mit Aktivität gegen gramnegative Bakterien (Temocillin, Pivmecillinam).
Temocillin besitzt eine ähnliche Struktur wie Ticarcillin. Der einzige Unterschied besteht in der Methoxygruppe (Pfeil); sie verleiht dem Molekül Stabilität gegen β-Lactamasen aus gramnegativen Erregern. Pivmecillinam, ein Prodrug von Mecillinam (= Amdinocillin), unterscheidet sich von allen anderen β-Lactam-Antibiotika durch die Amidinostruktur (Pfeil). Der Pivoxylrest an der Carboxygruppe verbessert die Bioverfügbarkeit; er wird bei der Resorption nach oraler Gabe abgespalten.

Lebensalter, längerer Anwendung und insbesondere bei Personen mit dem HLA-Allel B*57:01 erhöht.

Penicilline mit Aktivität gegen gramnegative Bakterien

Im Gegensatz zu anderen Penicillinen weisen diese Penicilline keine ausreichende Aktivität gegen grampositive Bakterien auf. Es handelt sich um bereits seit Langem bekannte Antibiotika, die vor dem Hintergrund der zunehmenden Resistenz bei gramnegativen Bakterien wieder vermehrt Beachtung gefunden haben (➤ Abb. 33.9).

Temocillin wurde in den 1980er-Jahren entwickelt, später wurde der Vertrieb in Deutschland wieder eingestellt. Vor dem Hintergrund mangelnder Innovationen und der zunehmenden Resistenzentwicklung bei den Enterobacteriaceae wurde das Antibiotikum 2019 wieder eingeführt. Im Gegensatz zu aktuell entwickelten Wirkstoffen fehlen Daten aus vergleichenden Doppelblindstudien. Temocillin enthält eine Methoxygruppe am β-Lactam-Ring, die dem Molekül Stabilität gegenüber β-Lactamasen aus gramnegativen Erregern verleiht. Das antibakterielle Wirkspektrum ist schmal: neben den Enterobacteriaceae (einschließlich ESBL-bildender Erreger) umfasst es z. B. *H. influenzae* und *M. catarrhalis,* gegenüber *Pseudomonas aeruginosa* ist es nicht aktiv. Auch Staphylokokken, Streptokokken und anaerobe Erreger wie *Bacteroides fragilis* sind resistent. Temocillin wird intravenös verabreicht und mit einer relativ langen Halbwertszeit von etwa 5 Stunden überwiegend renal eliminiert.

Pivmecillinam ist ein Prodrug von Mecillinam. Das Amidinopenicillin ist seit den 1970er-Jahren bekannt, wurde abe erst 2016 in Deutschland in den Handel gebracht, in einigen skandinavischen Ländern wird es schon länger bei Harnwegsinfektionen angewandt. Es wirkt gegen gramnegative Bakterien, wie *E. coli, Klebsiella* spp., *Proteus* spp. und *Enterobacter* spp.

Indikationen und Dosierung

Temocillin: Bei Infektionen mit gramnegativen Erregern – insbesondere bei komplizierten Harnwegsinfektionen – kann Temocillin angewandt werden, wenn die Sensibilität des Erregers nachgewiesen wurde. **Dosierung:** Temocillin (Temopen®) 2 (–3) × tgl. 2,0 g als Infusion oder 6,0 g als Dauerinfusion nach einer Initialdosis von 2,0 g.

Pivmecillinam: Es wird in der S3-Leitlinie „Harnwegsinfektionen" neben anderen Wirkstoffen für die Behandlung einer akuten unkomplizierten Zystitis bei Erwachsenen empfohlen (➤ Tab. 33.4). **Dosierung:** Pivmecillinam (X-Systo®) 3 × tgl. 400 mg, 3 Tage lang.

Unerwünschte Arzneimittelwirkungen

➤ Kap. 33.2 Abschnitt unerwünschte Arzneimittelwirkungen

Penicilline mit erweitertem Wirkspektrum (Aminopenicilline)

Aminopenicilline wie **Ampicillin** und **Amoxicillin*** sind über das Wirkspektrum von Penicillin G hinaus gut wirksam gegen *H. influenzae,* Listerien und Enterokokken.

Pharmakokinetik

Die **Resorption** von Ampicillin nach oraler Gabe ist gering (ca. 30 %), zur oralen Therapie wird daher Amoxicillin (Resorption ca. 70–80 %) bevorzugt. Nach oraler Gabe von 500 mg resultieren maximale Plasmakonzentrationen von 3–6 mg/l (Ampicillin) und 6–11 mg/l (Amoxicillin).

Die Plasmaproteinbindung der Aminopenicilline ist gering, sie beträgt etwa 20 %. Ampicillin und Amoxicillin werden überwiegend unverändert renal mit einer Plasmahalbwertszeit von 1 Stunde eliminiert. Die Ausscheidung via Galle und Fäzes ist gering (< 5 %).

Indikationen und Dosierung

Aufgrund der Wirksamkeit gegen Pneumokokken und *H. influenzae* werden Aminopenicilline häufig bei Infektionen im HNO-Bereich und der oberen und unteren Atemwege angewandt (z. B. Otitis media, Sinusitis, Bronchitis, Pneumonie), ferner bei Enterokokken-Endokarditis (in Kombination mit einem Aminoglykosid) sowie bei Listeriose.

In Kombination mit einem weiteren Antibiotikum (i. d. R. Clarithromycin oder Metronidazol) und einem Protonenpumpenhemmer wird Amoxicillin bei Ulcus duodeni/ventriculi zur Eradikation von *Helicobacter pylori* angewandt.

Dosierung:

- Ampicillin (Ampicillin-ratiopharm®): 3–4 × 0,5 g/Tag i. m. oder 3–4 × 1,0 g/Tag i. v., bis zu max. 3–4 × 2,0–5,0 g/Tag in Kurzinfusionen
- Amoxicillin (diverse Generika): 3 × 0,5–1,0 g/Tag oral

Unerwünschte Arzneimittelwirkungen

➤ Kap. 33.2 Abschnitt unerwünschte Arzneimittelwirkungen

Nachteilig sind die bei Aminopenicillinen gehäuft auftretenden pseudoallergischen Reaktionen in Form von **Hautexanthemen,** die in den meisten Fällen erst nach etwa 5–10 Tagen auftreten. Die gleichzeitige Einnahme von Allopurinol kann das Auftreten von Hautreaktionen begünstigen.

Breitspektrumpenicilline

Acylaminopenicilline (Ureidopenicilline)

Acylaminopenicilline sind gegen grampositive Kokken ähnlich aktiv wie Ampicillin, gegen gramnegative Stäbchenbakterien weisen sie jedoch eine deutlich höhere Aktivität auf. Gegen Enterokokken ist **Mezlocillin** etwas wirksamer, **Piperacillin** besitzt eine höhere Aktivität gegen *P. aeruginosa.* Sie sind nicht β-Lactamase-fest.

Pharmakokinetik

Die Acylaminopenicilline werden nach oraler Gabe nicht resorbiert, sie müssen **intravenös** oder **intramuskulär** verabreicht werden. Einige pharmakokinetische Kenngrößen der Acylaminopenicilline wurden in ➤ Tab. 33.7 zusammengefasst.

Indikationen und Dosierung

Acylaminopenicilline sind häufig angewandte Antibiotika zur Behandlung schwerer Infektionen durch gramnegative Erreger (Infektionen des Urogenitaltrakts, der Gallenwege, Septikämie, Endokarditis, Pneumonie bei Beatmung, infizierte Verbrennungen und andere). Sie werden bei Patienten mit Immunsuppression oder bei nosokomialen Infektionen oft in Kombination mit einem Aminoglykosid angewandt. Wenn *P. aeruginosa* als Erreger vermutet wird, ist Piperacillin das bevorzugte Penicillin zur kalkulierten Therapie.

Tab. 33.7 Pharmakokinetische Daten der Acylaminopenicilline

	Mezlocillin	Piperacillin
Spitzenkonzentration (mg/L)	96[1]	71[1]
Eliminationshalbwertszeit (min)	55	65
Proteinbindung (%)	30	20
Renale Elimination (%)	55	80
Biliäre Elimination (%)	25	6–15

[1] Nach intravenöser Bolus-Injektion von 1,0 g.

Dosierung:

- Mezlocillin (Mezlocillin Carino®): 3–4 × 2 g/Tag i. v., als Kurzinfusion 3 × 5 g/Tag
- Piperacillin (Piperacillin Fresenius®): 3 × 2 g/Tag i. v.; als Kurzinfusion 3–4 × 4 g/Tag

Kombination von Penicillinen mit β-Lactamase-Inhibitoren

Durch die Kombination der β-Lactamase-labilen Penicilline mit einem β-Lactamase-Inhibitor (Amoxicillin mit Clavulansäure, Ampicillin mit Sulbactam und Piperacillin mit Tazobactam; ➤ Abb. 33.10) kann die Resistenz von Bakterien gegen β-Lactamase-labile Penicilline überwunden werden. **β-Lactamase-Inhibitoren** üben **keine** oder kaum direkte **antibakterielle Aktivität** aus. Sie **blockieren** jeweils bestimmte, klinisch häufig vorkommende **β-Lactamasen irreversibel.** Die meisten **plasmidvermittelten** Penicillinasen werden gehemmt, weniger oder gar nicht die chromosomal vermittelten Cephalosporinasen.

Pharmakokinetik

Clavulansäure* besitzt ähnliche pharmakokinetische Eigenschaften wie **Amoxicillin*** und ist daher ein geeigneter Kombinationspartner für dieses Penicillin. Beide Substanzen sind als fixes Kombinationspräparat zur oralen und parenteralen Therapie im Handel. Clavulansäure wird nach oraler Gabe gut resorbiert und mit einer Plasmahalbwertszeit von 1 Stunde sowohl unverändert über die Niere als auch in metabolisierter Form ausgeschieden. Die biliäre Exkretion ist gering.

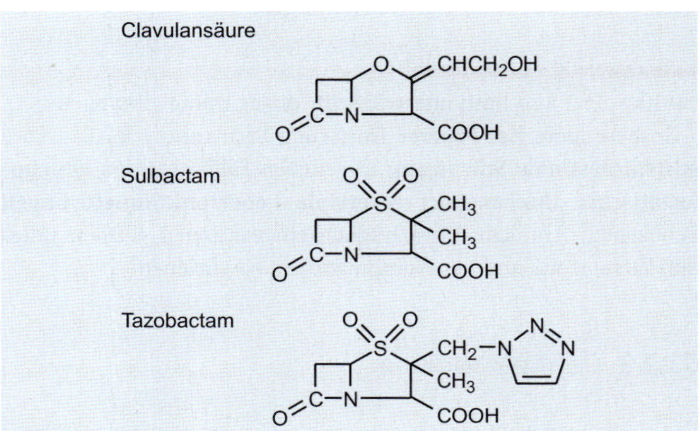

Abb. 33.10 β-Lactamase-Inhibitoren.

33

Die Plasmahalbwertszeit von **Sulbactam** liegt ebenfalls bei etwa 1 Stunde. Es ist in Kombination mit Ampicillin erhältlich. Während das **injizierbare** Kombinationspräparat eine **Mischung** der beiden Wirkstoffe Ampicillin und Sulbactam enthält, liegen die beiden Substanzen in der **oralen Zubereitung** als **Esterverbindung Sultamicillin** vor. Dadurch wird die Bioverfügbarkeit erhöht (Einschleus-Ester); der Ester wird bei bzw. nach der Resorption rasch in die beiden Komponenten gespalten. Darüber hinaus ist Sulbactam als einziger β-Lactamase-Inhibitor auch als Monopräparat erhältlich. Es kann mit β-Lactamase-labilen Penicillinen, wie z. B. Piperacillin oder Mezlocillin, kombiniert werden.

Tazobactam* ist in Kombination mit **Piperacillin*** ausschließlich zur parenteralen Therapie im Handel. Die pharmakokinetischen Eigenschaften der beiden Kombinationspartner sind ähnlich. Seit 2015 ist Tazobactam auch in Kombination mit **Ceftolozan** im Handel (➤ Kap. 33.2.2).

Indikationen und Dosierung

Die oralen Zubereitungen (Amoxicillin plus Clavulansäure oder Sultamicillin) können bei Infektionen der Atemwege oder Harnwege sowie bei Weichteilinfektionen angewandt werden (z. B. β-Lactamase-bildende *H. influenzae*-Stämme, Klebsiellen oder Staphylokokken). Piperacillin/Tazobactam wird v. a. bei schweren nosokomialen Infektionen (z. B. intraabdominellen Infektionen) eingesetzt (Peritonitis, Appendizitis, Cholangitis u. a.).

Dosierung:

- Amoxicillin/Clavulansäure (Augmentan®): 2 × 875/125 mg/Tag oral; 3 × 1000/200 mg/Tag i. v.
- Ampicillin/Sulbactam (Unacid®): 4 × 1,5 g/Tag i. v. bis 4 × 3 g/Tag in Kurzinfusionen (Verhältnis Ampicillin/Sulbactam = 2:1, d. h. bei 12 g der Kombination 8 g Ampicillin/4 g Sulbactam).
- Zur oralen Therapie werden 2 × täglich 1–2 Filmtabletten mit 375 mg Sultamicillin (Unacid PD®) verabreicht; Säuglinge und Kinder erhalten 2 × täglich 25 mg/kg KG.
- Sulbactam (Combactam®): 3–4 × 0,5–1,0 g i. v./i. m. (zusammen mit Mezlocillin oder Piperacillin).
- Piperacillin/Tazobactam (Tazobac®): 3 × 4,5 g i. v. als Kurzinfusion.

Unerwünschte Arzneimittelwirkungen

➤ Kap. 33.2 Abschnitt unerwünschte Arzneimittelwirkungen

Insbesondere bei höherer Dosierung verursacht Clavulansäure **gastrointestinale Störungen;** in seltenen Fällen wurden ein **cholestatischer Ikterus** oder **reversible Leberfunktionsstörungen** beobachtet. Ähnliche Unverträglichkeitsreaktionen wurden unter der Therapie mit anderen Kombinationen beschrieben.

33.2.2 Cephalosporine

Die Cephalosporine stellen eine große Gruppe von halbsynthetischen β-Lactam-Antibiotika dar. Die Struktur der Cephalosporine kann v. a. an den zwei Substituenten in den Positionen 3 und 7 verändert werden. Sie können in Cephalosporine zur parenteralen Gabe und in solche, die zur oralen Therapie geeignet sind, unterteilt werden.

Cephalosporine zur parenteralen Anwendung

Die Cephalosporine zur parenteralen Anwendung können ihrem Wirkungsspektrum entsprechend in mehrere Gruppen eingeteilt werden (Paul-Ehrlich-Gesellschaft, 2019). Eine international verbindliche Einteilung existiert nicht – die Zuordnung nach Generationen ist zwar üblich, aber wenig sinnvoll, da eine Ablösung der älteren durch die neueren Cephalosporine nicht in allen Fällen erfolgt (➤ Tab. 33.8).

In ➤ Abb. 33.11 sind die Strukturformeln der Substanzen dargestellt. Es bestehen z. T. große strukturelle Gemeinsamkeiten, die mit den antibakteriellen und/oder pharmakokinetischen Eigenschaften der Cephalosporine korrelieren. Die Oxyiminogruppe und der Aminothiazol-Substituent in der Seitenkette am C7 der Cephalosporine in der Gruppe 3 tragen zu der hohen antibakteriellen Aktivität gegen gramnegative Erreger bei.

Pharmakodynamik

Das antibakterielle Spektrum der verfügbaren Cephalosporine unterscheidet sich erheblich. Einen Überblick über die Wirkungsschwerpunkte der Cephalosporine gibt ➤ Tab. 33.9. Mit Ceftarolin und Ceftobiprol sind zwei Derivate verfügbar, die im Unterschied zu allen anderen β-Lactam-Antibiotika in vitro ausreichende Aktivität gegen MRSA (Methicillin- bzw. multiresistente Staphylokokken) aufweisen und aufgrund der klinischen Studien zur Therapie von MRSA-Infektionen angewandt werden können.

Therapeutisch bedeutsam ist die fehlende Wirksamkeit aller Cephalosporine bei intrazellulär lokalisierten Erregern. **Kein Cephalosporin ist gegen Enterokokken wirksam.** Erreger mit ESBL-Bildung sind resistent gegen Cephalosporine, sie können durch die Kombination mit β-Lactamase-Inhibitoren (Ceftolozan/Tazobactam) oder durch Cefiderocol erfasst werden. Carbapenemase-bildende Bakterien sind ebenfalls resistent gegen Cephalosporine. Weitere Hinweise zur Resistenz durch β-Lactamase-Bildung ➤ Tab. 33.8.

Indikationen und Dosierung

Die Handelsnamen der parenteralen Cephalosporine der Gruppen 1–5 werden in ➤ Tab. 33.8 aufgeführt, die **Standarddosierungen** können ➤ Tab. 33.10 entnommen werden.

Cefazolin* **(Gruppe 1)** kann zur Behandlung von Infektionen angewandt werden, wenn diese durch empfindliche Erreger (z. B. Staphylokokken!) verursacht wurden. Cefazolin wird auch zur perioperativen Prophylaxe bei infektionsgefährdeten Operationen eingesetzt.

Tab. 33.8 Gruppeneinteilung der Cephalosporine zur parenteralen Verabreichung (Nach: M. Kresken, Paul-Ehrlich-Gesellschaft für Chemotherapie)

INN	Handelsname®	Gruppenmerkmale
Gruppe 1		
Cefazolin	Cephazolin Fresenius u. a.	• Hohe Aktivität gegen Staphylokokken (Penicillinase-stabil), nicht gegen MRSA • Schwache Aktivität gegen gramnegative Bakterien, instabil gegenüber vielen β-Lactamasen von gramnegativen Bakterien
Gruppe 2		
Cefuroxim	Cefuroxim-ratiopharm p. i. u. a.	• Im Vergleich zur Gruppe 1 ausreichend, aber schwächer wirksam gegen grampositive Bakterien, besser wirksam gegen gramnegative Bakterien • Nur begrenzt stabil gegenüber β-Lactamasen gramnegativer Bakterien, hohe Resistenzraten bei Lactamase(z. B. AmpC)-bildenden Enterobacteriaceae
Gruppe 3a		
Cefotaxim Ceftriaxon	Claforan u. a. Rocephin u. a.	• Schwächer oder nicht hinreichend (Ceftriaxon) wirksam gegen Staphylokokken • Deutlich besser wirksam als Gruppen 1 und 2 gegen gramnegative Bakterien • Stabil gegenüber zahlreichen β-Lactamasen, aber instabil gegenüber ESBL gramnegativer Bakterien
Gruppe 3b		
Ceftazidim ± Avibactam	Fortum u. a. Zavicefta	• Keine hinreichende Wirksamkeit gegen Staphylokokken und Streptokokken • Ähnliches antibakterielles Wirkungsspektrum wie Gruppe 3a, zusätzlich wirksam gegen *P. aeruginosa* • Avibactam hemmt β-Lactamasen der Klassen A und C und einige der Klasse D
Gruppe 3 c		
Ceftolozan (nur in Kombination mit Tazobactam erhältlich)	Zerbaxa	• Keine hinreichende Wirksamkeit gegen Staphylokokken und Streptokokken • Hohe Aktivität gegen *Pseudomonas aeruginosa* (höchste In-vitro-Aktivität aller Cephalosporine) • Durch Kombination mit Tazobactam werden auch ESBL-bildende Erreger erfasst • Nicht wirksam bei Erregern mit Carbapenemase-Bildung
Gruppe 4		
Cefepim	Maxipime	• Spektrum ähnlich wie Ceftazidim, aber höhere Aktivität gegen Staphylokokken • Auch gegen AmpC-überexprimierende gramnegative Stämme aktiv (z. B. von *E. cloacae*), aber instabil gegenüber ESBL
Gruppe 5		
Ceftarolin Ceftobiprol	Zinforo Zevtera	• Ceftarolin: ähnliches Spektrum wie Cefotaxim oder Ceftriaxon • Ceftobiprol: ähnliches Spektrum wie Cefepim • Beide sind zusätzlich wirksam gegen MRSA
Siderophor-Cephalosporine (bisher keine Gruppenzuteilung)		
Cefiderocol	Fetcroja	• Nicht ausreichend gegen grampositive und anaerobe Bakterien wirksam • Hohe Stabilität gegen β-Lactamasen (einschließlich Carbapenemasen) • Aufnahme über Eisentransporter in den periplasmatischen Raum bei gramnegativen Bakterien

Die Cephalosporine der **Gruppe 2** (Cefuroxim) eignen sich zur kalkulierten Therapie von diversen Organinfektionen, bei denen sowohl mit grampositiven als auch mit gramnegativen Erregern gerechnet werden muss; dazu gehört z. B. die ambulant erworbene Pneumonie.

Die Cephalosporine der **Gruppe 3** (Cefotaxim*, Cetriaxon*, Ceftazidim*) sind geeignet zur Behandlung schwerer, lebensbedrohlicher Infektionen unterschiedlicher Lokalisation, v. a. bei Patienten, deren Immunabwehr geschwächt ist. Die Zulassung von Ceftolozan/Tazobactam beschränkt sich derzeit auf komplizierte intraabdominelle Infektionen sowie komplizierte Harnwegsinfektionen, einschließlich der akuten Pyelonephritis.

Cephalosporine der **Gruppe 4:** Cefepim* kann bei Sepsis und schweren Infektionen der Atemwege, Harnwege und Gallenwege sowie des Bauchraums (einschließlich Peritonitis) angewandt werden.

Die Cephalosporine der **Gruppe 5** sind aktiv gegen MRSA. Ceftarolin ist zugelassen zur Behandlung von komplizierten Haut- und Weichgewebeinfektionen. Beide Cephalosporine sind zugelassen zur Behandlung der ambulant erworbenen Pneumonie (bei der MRSA praktisch keine Rolle spielt!), Ceftobiprol* darüber hinaus auch zur Therapie einer nosokomial erworbenen Pneumonie (nicht jedoch einer beatmungsassoziierten Pneumonie).

Das **Siderophor-Cepholosporin Cefiderocol** besitzt eine Catecholgruppe, die mit Eisen Komplexe bildet. Über spezifische Eisentransportproteine nehmen Bakterien den Komplex auf, sodass das Antibiotikum in den periplasmatischen Raum gelangt und die Enzyme der Zellwandsynthese hemmt. Gramnegative Erreger, die durch eine reduzierte Porindurchlässigkeit Resistenz gegen β-Lactam-Antibiotika erworben haben, werden durch Cefiderocol erfasst. Darüber hinaus ist es sehr stabil gegenüber β-Lactamasen, einschließlich Carbapenemasen. Die Aktivität gegen grampositive oder anaerobe Erreger ist zu schwach für eine therapeutische Verwendung. Es ist zur Behandlung von Infektionen durch aerobe gramnegative Erreger zugelassen, wenn nur begrenzte Behandlungsmöglichkeiten zur Verfügung stehen.

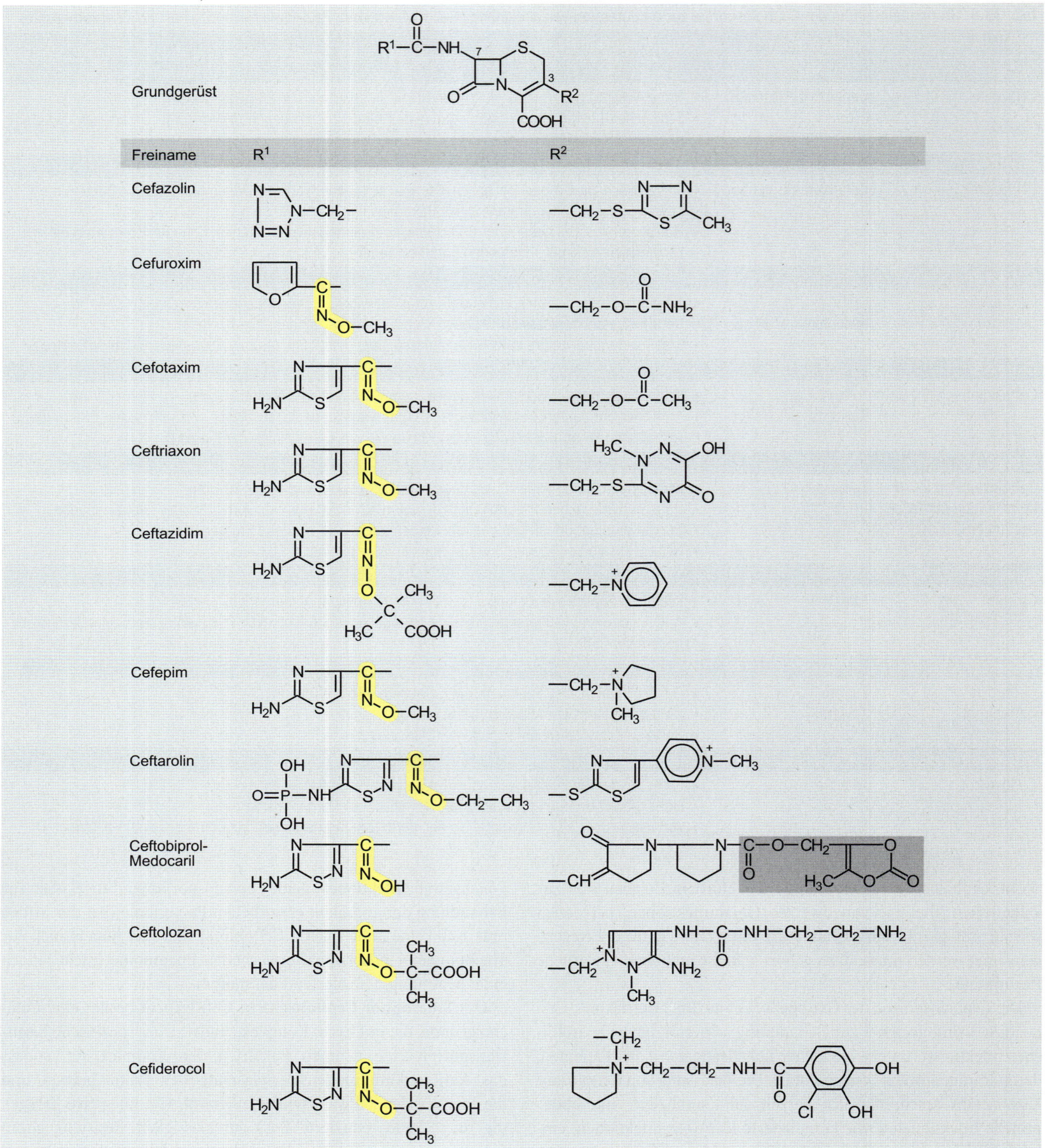

Abb. 33.11 Cephalosporine zur parenteralen Gabe.
Die Oxyiminogruppe ist gelb hinterlegt. Bei Ceftobiprol-Medocaril wird der grau hinterlegte Teil des Moleküls durch Esterasen im Plasma abgespalten.

Tab. 33.9 Wirkungsspektrum der Cephalosporine im Überblick (Aktivität: sehr gut = +++; gut = ++; mittel = +; schwach = ±; unzureichend = -; IE = insufficient evidence – klinische Wirksamkeit ist nicht hinreichend belegt; R = der Anteil von Stämmen mit erworbener Resistenz liegt bei > 10%)

Gruppe	Wirkungsschwerpunkt								
Substanzname	***S. pyogenes***	***S. pneumoniae***	***S. aureus***	***H. influenzae***	***E. coli***	***E. faecalis***	***P. mirabilis***	***P. aeruginosa***	***B. fragilis***
Gruppe 1									
Cefazolin	+++	–	++ R	–	–	–	–	–	–
Gruppe 2									
Cefuroxim	+++	+++	+++ R	+++	+ R	–	+	–	–
Gruppe 3a									
Cefotaxim	+++	+++	± R	+++	+++ R	–	+++	–	–
Ceftriaxon	+++	+++	–	+++	+++ R	–	+++	–	–
Gruppe 3b									
Ceftazidim	–	–	–	–	+++ R	–	+++	++ R	–
Gruppe 3c									
Ceftolozan (mit Tazobactam)	IE	–	–	IE	+++	–	+++	+++	IE
Gruppe 4									
Cefepim	+++	+++	++	+++	++R	–	+++	++	–
Gruppe 5									
Ceftarolin	+++	+++	++ (MRSA)	+++	+++ R	–	+++	–	–
Ceftobiprol	IE	+++	++ (MRSA)	IE	+++ R	–	+++	+	–
Siderophor-Cephalosporine									
Cefiderocol	–	–	–	+++	+++	–	+++	+++	–

Tab. 33.10 Dosierung und pharmakokinetische Parameter der Cephalosporine zur parenteralen Verabreichung

INN	Dosierung (g)	C_{max} (mg/l)[1]	HWZ (h)	Urin (%)	Proteinbindung (%)
Gruppe 1					
Cefazolin	3 × 1–2/Tag	190	2	90	80
Gruppe 2					
Cefuroxim	3 × 1,5/Tag	100	1,2	90	30
Gruppe 3a					
Cefotaxim	3 × 1–2/Tag	100	1	60	30
Ceftriaxon	1 × 1–2/Tag	145	8	60	90
Gruppe 3b					
Ceftazidim	3 × 1–2/Tag	100	2	> 80	10
Gruppe 3c					
Ceftolozan[2]	3 × 1/Tag	70	3	95	20
Gruppe 4					
Cefepim	2–3 × 2/Tag	160	2	> 80	20
Gruppe 5					
Ceftarolin	2 × 0,6/Tag	21	2,6	80	< 20
Ceftobiprol	3 × 0,5/Tag	33	3,3	80	< 20
Siderophor-Cephalosporine					
Cefiderocol	3 × 2/Tag	138	2,7	90	40–60

[1] Nach intravenöser Gabe von 1 g (Ausnahmen: Cefuroxim 1,5 g, Cefepim 2 g, Ceftarolin 0,6 g, Ceftobiprol 0,5 g, Cefiderocol 2 g).
[2] In fixer Kombination mit 500 mg Tazobactam.

Kombinationen von Cephalosporinen mit β-Lactamase-Inhibitoren

Mit der zunehmenden Ausbreitung multiresistenter Bakterien werden Cephalosporine auch mit β-Lactamase-Inhibitoren zusammen verabreicht. Zwei Kombinationen sind im Handel, sie werden zur Behandlung von komplizierten intraabdominalen Infektionen, komplizierten Harnwegsinfektionen und nosokomialen Pneumonien eingesetzt.

Ceftolozan ist nur in Kombination mit dem bereits seit den 1990er-Jahren bekannten **Tazobactam** im Handel. Die β-Lactamasen mit erweitertem Spektrum (ESBL) der Klasse A werden gehemmt. Gramnegative Erreger, wie *P. aeruginosa, E. coli* und *K. pneumoniae,* einschließlich der meisten ESBL-bildenden Stämme werden erfasst.

Ceftazidim ist als Monopräparat und als Kombination mit **Avibactam** verfügbar. Der Inhibitor besitzt im Gegensatz zu den älteren Inhibitoren eine Diazabicyclooctanon(DBO-)Struktur und hemmt die Enzyme der Klassen A und C (AmpC) sowie einige der Klasse D (Oxa-48). Metallo-β-Lactamasen (Klasse B) werden nicht gehemmt (➤ Abb. 33.12).

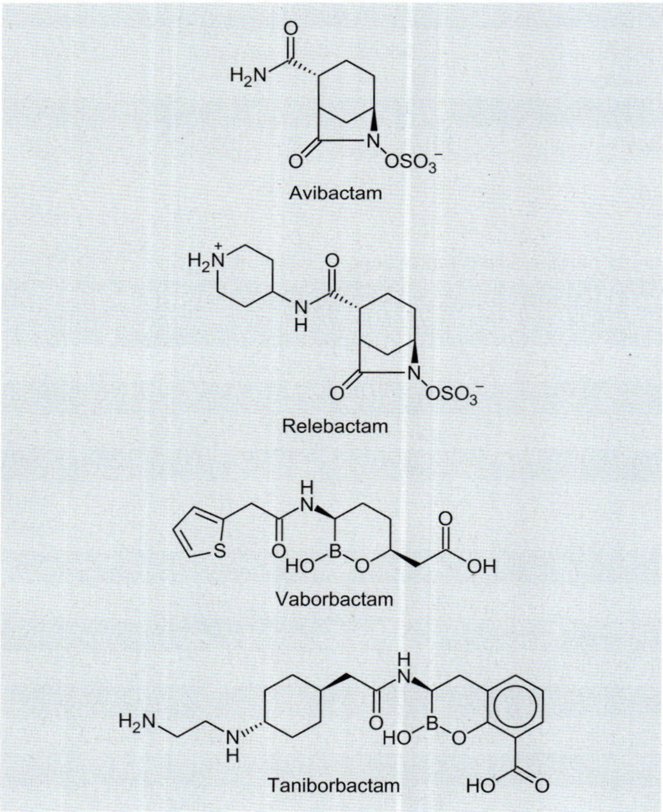

Abb. 33.12 β-Lactamase-Inhibitoren ohne β-Lactam-Struktur. Relebactam (in Kombination mit Imipenem) und Avibactam (in Kombination mit Ceftazidim) sind Diazabicyclooctanone (DBO). Sie unterscheiden sich durch einen Piperidinring. Vaborbactam (in Kombination mit Meropenem) ist ein zyklisches Boronsäurederivat. Sie hemmen die Serin-ß-Lactamasen der Klassen A und C. Taniborbactam wird derzeit in Kombination mit Cefepim klinisch geprüft. Es hemmt nicht nur Serin-Enzyme, sondern auch die Zink-basierten ß-Lactamasen der Klasse B (Metallo-ß-Lactamasen).

Unerwünschte Arzneimittelwirkungen

➤ Kap. 33.2 Abschnitt unerwünschte Arzneimittelwirkungen

Die unerwünschten Arzneimittelwirkungen der Cephalosporine zur parenteralen Gabe betreffen vorwiegend den **Magen-Darm-Trakt,** darüber hinaus können sie **allergische Reaktionen** verursachen und zu **Veränderungen der körpereigenen Mikroflora** führen.

Cephalosporine zur oralen Anwendung

Die Cephalosporine zur oralen Anwendung lassen sich in **drei Gruppen** unterteilen:

- **Gruppe 1:** Cephalosporine, die hauptsächlich im **grampositiven** Bereich wirken und auch penicillinasebildende Staphylokokken erfassen (z. B. Cefaclor*)
- **Gruppe 2:** Derivate, die über eine höhere Aktivität im **gramnegativen** Bereich verfügen (z. B. Cefuroximaxetil*)
- **Gruppe 3:** Gruppe mit weiter gesteigerter Aktivität gegen gramnegative Bakterien mit reduzierter Aktivität gegen grampositive Bakterien

Wie aus den Strukturformeln in ➤ Abb. 33.13 hervorgeht, sind die Substanzen innerhalb der jeweiligen Gruppe untereinander sehr ähnlich. Bei einigen von ursprünglich nur parenteral anwendbaren Cephalosporinen wurde durch Esterbildung die Bioverfügbarkeit so weit verbessert, dass sie oral anwendbar wurden (Einschleus-Ester).

Pharmakodynamik

Einen Überblick über das Wirkungsspektrum der Oralcephalosporine gibt ➤ Tab. 33.11.

Cefalexin, Cefadroxil und Cefaclor (Gruppe 1) besitzen im Vergleich mit den Cephalosporinen zur parenteralen Gabe eine deutlich geringere antibakterielle Aktivität. Zum Spektrum gehören v. a. Staphylokokken (auch penicillinasebildende) und Streptokokken. Die Wirkung gegen gramnegative Keime wie *E. coli* ist schwach, β-Lactamase-bildende Stämme werden nicht erfasst. Die Cephalosporine der **Gruppen 2 und 3** (z. B. Cefuroximaxetil, Cefpodoximproxetil) sind deutlich stabiler gegenüber β-Lactamasen aus gramnegativen Bakterien. Cephalosporine der **Gruppe 3** sind bei deutlicher **Wirkungssteigerung im gramnegativen Bereich nicht mehr** ausreichend wirksam gegen einige **grampositive Bakterien.** Diese wichtige Wirkungslücke ist bei der Anwendung dieser Präparate zu beachten.

Pharmakokinetik

Die Unterschiede im pharmakokinetischen Verhalten der wichtigsten Cephalosporine können der ➤ Tab. 33.12 entnommen werden.

Die Bioverfügbarkeit der Oralcephalosporine beträgt etwa 50 bis über 90 %. Bei der Resorption der Esterverbindungen aus dem Gastrointestinaltrakt werden die Ester gespalten. Im Blut lassen sich nur die Ausgangssubstanzen, allerdings in niedrigeren Konzentrationen als nach parenteraler Gabe, nachweisen (z. B. Cefuroxim). Wegen der relativ niedrigen Konzentrationen können diese Cephalosporine auch nicht ohne Weiteres bei den gleichen Indikationen angewandt werden, wie die zur parenteralen Therapie vorgesehenen Ausgangsstoffe.

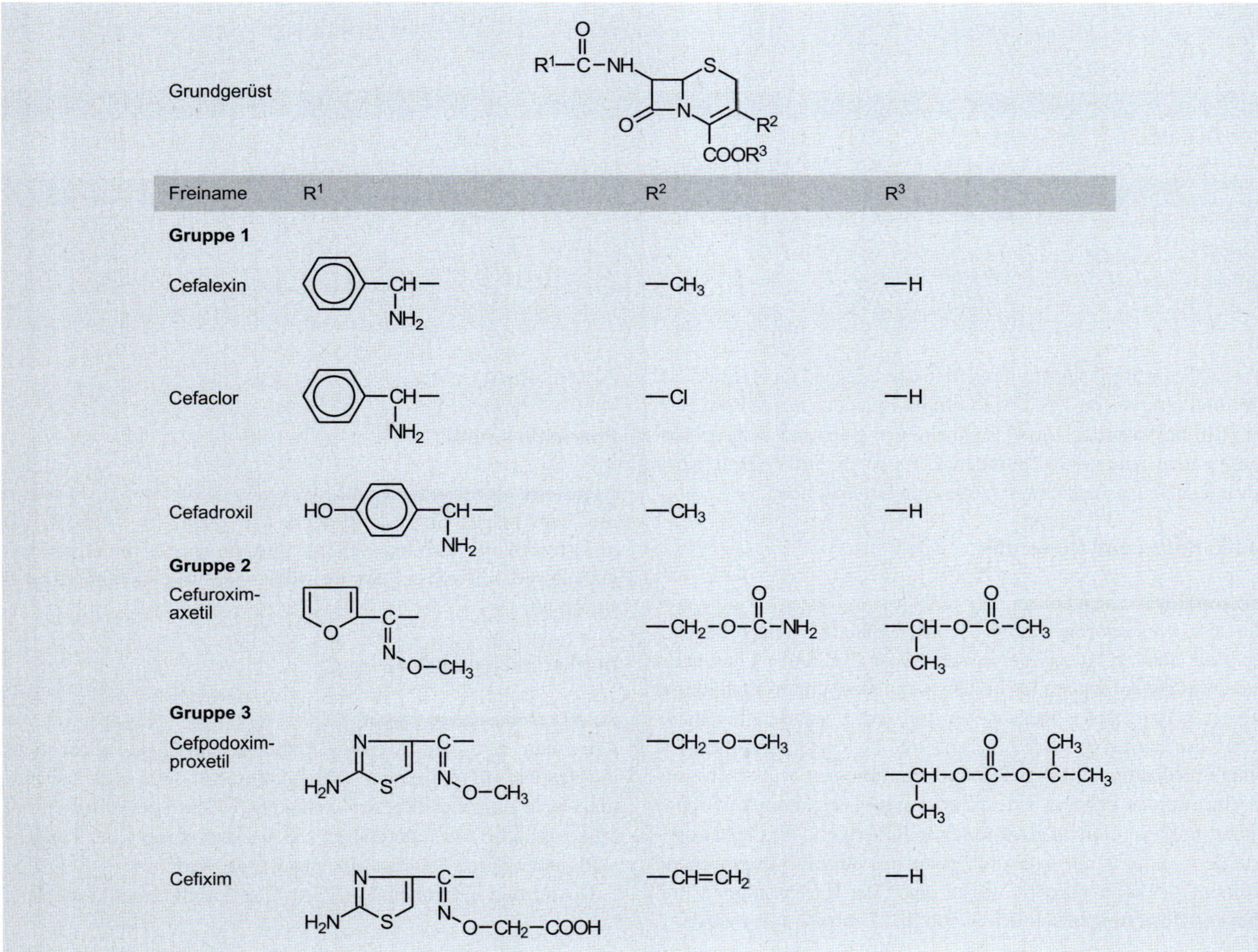

Abb. 33.13 Cephalosporine zur oralen Gabe.

Tab. 33.11 Wirkungsspektrum der Oralcephalosporine (Aktivität: sehr gut = +++; gut = ++; mittel = +; schwach oder hohe Resistenzquoten = ±; keine = 0)

Cephalosporin	Wirkungsschwerpunkte							
	S. pyogenes	*S. pneumoniae*	*S. aureus*	*H. influenzae*	*M. catarrhalis*	*E. coli*	*Klebsiella* ssp.	*Proteus* spp.	*Serratia* spp.
Gruppe 1									
Cefalexin	+++	+++	++	+	+	++	++	±	0
Cefaclor	+++	++	++	++	+	++	++	±	0
Cefadroxil	+++	+++	++	+	+	++	++	±	0
Gruppe 2									
Cefuroximaxetil	+++	+++	++	+++	+++	++	++	++	0
Gruppe 3									
Cefpodoxim-proxetil	+++	+++	+	+++	+++	+++	+++	+++	++
Cefixim	+++	+++	0	+++	+++	+++	+++	+++	++

Tab. 33.12 Dosierung und pharmakokinetische Parameter der Oralcephalosporine

Cephalosporin	Dosis (g) pro Tag	Bioverfügbarkeit (%)	C_{max} (mg/l)	T_{max} (h)	HWZ (h)	Urin (%)
Gruppe 1						
Cefalexin (Cephalex®)	3 × 0,5	> 90	15	1,3	1,0	95
Cefaclor (Panoral®)	3 × 0,5	75	12	1,0	0,9	75
Cefadroxil (Grüncef®)	3 × 0,5	90	14	1,6	1,4	85
Gruppe 2						
Cefuroximaxetil[1] (Elobact®)	2 × 0,5	50[1]	8,0	1,8	1,2	40
Gruppe 3						
Cefpodoximproxetil[1] (Orelox®)	2 × 0,2	50[1]	2,4	2,1	3,6	40
Cefixim (Cephoral®)	2 × 0,4	50	3,7	3,7	3,8	20

[1] Bei Nüchterneinnahme geringere Bioverfügbarkeit, bessere Resorption bei Einnahme mit dem Essen.

Fast alle Oralcephalosporine werden überwiegend renal eliminiert. Eine oral verabreichte Dosis von **Cefixim** ist jedoch nur zu etwa 20 % im Urin nachweisbar. Die Plasmahalbwertszeiten der Oralcephalosporine betragen etwa 1–2 Stunden, Cefpodoxim und Cefixim haben etwas längere Plasmahalbwertszeiten von fast 4 Stunden.

Indikationen und Dosierung

Die Oralcephalosporine können bei bakteriellen Infektionen der oberen und unteren Atemwege, einschließlich Tonsillitis, Pharyngitis und Otitis media, angewandt werden, wenn diese durch empfindliche Erreger hervorgerufen werden. Sie sind ferner indiziert bei Infektionen der Harnwege sowie bei Haut- und Weichteilinfektionen. Die Unterschiede im antibakteriellen Spektrum müssen bei der Auswahl beachtet werden, dabei ist bedeutsam, dass die Substanzen der Gruppe 1 kaum wirksam sind im gramnegativen Bereich und die Cephalosporine der Gruppe 3 nur wenig (Cefpodoxim) oder nicht ausreichend (Cefixim) wirksam gegen *S. aureus* sind. Die **Handelsnamen** und üblichen **Dosierungen** können ➤ Tab. 33.12 entnommen werden.

Unerwünschte Arzneimittelwirkungen

➤ Kap. 33.2 Abschnitt unerwünschte Arzneimittelwirkungen

Bei Derivaten mit hoher Aktivität ist im gramnegativen Bereich mit einer relativ deutlichen Störung der Darmflora und mit Durchfällen zu rechnen.

33.2.3 Monobactame

Monobactame (β-Lactame mit monozyklischer Ringstruktur) werden in der Natur von gramnegativen Bakterien produziert und können synthetisch modifiziert werden, um ihre Eigenschaften als Arzneistoff zu optimieren. Das erste und bisher einzige Monobactam, **Aztreonam,** wurde 1985 in die Therapie gegen aerobe gramnegative Erreger eingeführt. Es besitzt **keine Aktivität gegen grampositive Kokkenarten** und wirkt **nicht gegen Anaerobier.**

Aztreonam

Pharmakokinetik

Aus dem Magen-Darm-Trakt wird Aztreonam (➤ Abb. 33.14) nicht resorbiert. Nach intravenöser Infusion wird es mit einer Plasmahalbwertszeit von 1,7 Stunden überwiegend unverändert renal eliminiert.

Indikationen und Dosierung

Aztreonam ist zur intravenösen Gabe in Deutschland nicht mehr im Handel. Mit Aztreonam-Lysin (Cayston®) steht eine Zubereitungsform zur Inhalation zur Verfügung. Es kann bei Patienten mit Mukoviszidose zur suppressiven Behandlung chronischer Lungeninfektionen durch *P. aeruginosa* angewandt werden.

Dosierung: Aztreonam 3 × 75 mg/Tag mithilfe eines Verneblers.

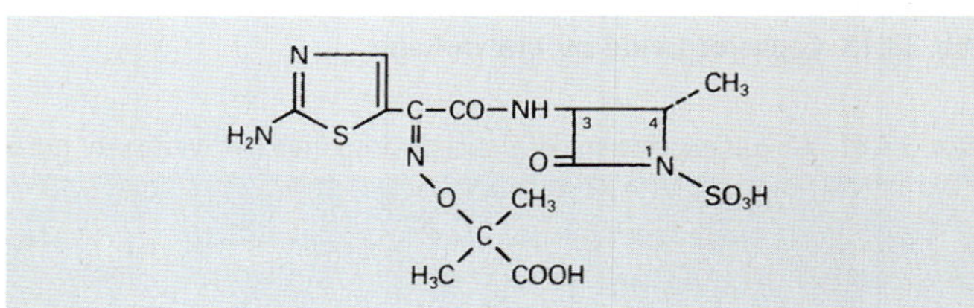

Abb. 33.14 Aztreonam.

33.2.4 Carbapeneme

Carbapeneme (C-Atom, „Carba-“, statt Schwefel im 5er-Ring) stellen eine weitere Klasse von β-Lactam-Antibiotika dar (➤ Abb. 33.15). Sie sind **stabil gegenüber vielen β-Lactamasen** und besitzen ein **breites Wirkungsspektrum.** Carbapenemasen wurden in den vergangenen Jahren zunehmend häufig als Ursache der Resistenz gegen Carbapeneme bei gramnegativen Erregern nachgewiesen. Die aus

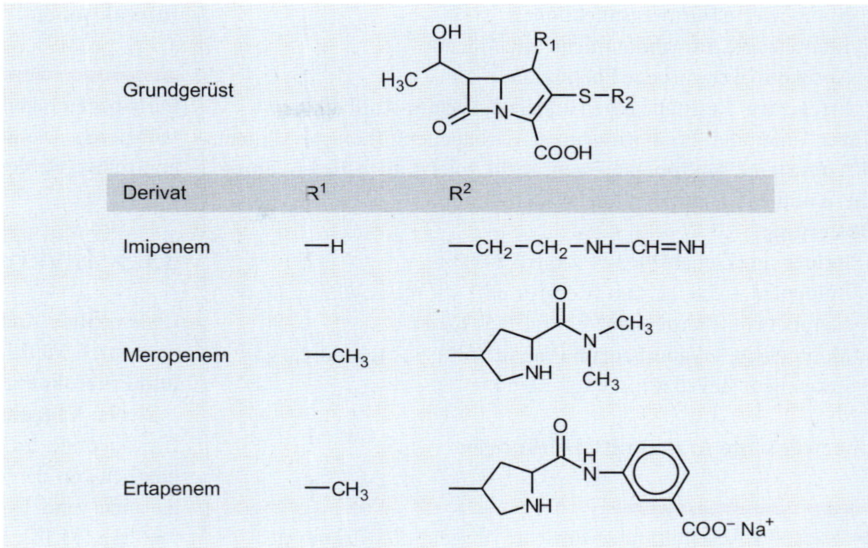

Abb. 33.15 Carbapeneme.

Streptomyces cattleya isolierte Ausgangssubstanz, **Thienamycin,** ist im Organismus nicht stabil und kann nicht als Arzneistoff angewandt werden.

Pharmakodynamik

Carbapeneme sind gegen ein breites Erregerspektrum wirksam. Dazu zählen fast alle relevanten **grampositiven** Bakterien (einschließlich **penicillinasebildender Staphylokokken**), **gramnegative** Bakterien (einschließlich *Pseudomonas* [gilt nicht für Ertapenem]) sowie therapeutisch relevante **Anaerobier.** Die erforderlichen minimalen Hemmkonzentrationen sind oft deutlich niedriger als die der jeweils auch infrage kommenden Penicilline oder Cephalosporine. Eine abnehmende Empfindlichkeit von *Pseudomonas* während der Therapie ist nicht selten, *Stenotrophomonas maltophila* kann durch Carbapeneme selektiert werden.

Während die Aktivität von **Meropenem*** im gramnegativen Bereich zum Teil deutlich höher ist als die von Imipenem, wirkt Meropenem gegen grampositive Bakterien etwas schwächer. Im direkten Vergleich mit Imipenem erwies sich auch **Ertapenem** als wirksamer gegen einige gramnegative Bakterienarten, war aber etwas schwächer wirksam gegen Streptokokken, Staphylokokken und Anaerobier. *P. aeruginosa* ist resistent gegen Ertapenem.

Carbapenemasebildende gramnegative Bakterienstämme werden zunehmend als Erreger nosokomialer Infektionen beschrieben. Als Antwort auf die β-Lactamase-vermittelte Resistenz wurden Kombinationen aus einem Carbapenem + β-Lactamase-Inhibitor entwickelt. Zurzeit sind die Kombinationen Imipenem/Cilastatin + Relebactam und Meropenem + Vaborbactam im Handel.

Relebactam (➢ Abb. 33.12) hat eine ähnliche Struktur wie Avibactam, jedoch einen zusätzlichen Piperidinring. β-Lactamasen der Klassen A und C werden gehemmt; Enzyme der Klassen B (Metallo-β-Lactamasen) und D werden nicht beeinflusst. Gewisse Unterschiede bestehen in der Aktivität: Im Gegensatz zu Avibactam wird die β-Lactamase OXA-48 durch Relebactam nicht gehemmt.

Das zyklische Boronsäurederivat **Vaborbactam** (➢ Abb. 33.12) hemmt die Serin-Enzyme der Klassen A und C, einschließlich der *Klebsiella pneumoniae*-Carbapenemase (KPC). Seine Wirkung basiert auf der Bildung eines kovalenten Addukts mit β-Lactamasen. Vaborbactam hemmt weder Enzyme der Klasse B (Metallo-β-Lactamasen wie NDM oder VIM) noch Carbapenemasen der Klasse D (OXA-48).

Pharmakokinetik

Die drei zurzeit verfügbaren Carbapeneme werden nicht ausreichend aus dem Magen-Darm-Trakt resorbiert und stehen nur zur parenteralen Therapie zur Verfügung. Imipenem wird im Organismus durch das Enzym Dehydropeptidase I im Bürstensaum der proximalen Tubuluszellen der menschlichen Niere rasch gespalten und inaktiviert. Dieses Enzym wird durch Cilastatin inhibiert. Erst durch diese Enzymblockade erreicht Imipenem die therapeutisch notwendige Verweildauer im Plasma. **Imipenem** wird nur in fixer Kombination (1 : 1) mit dem Enzyminhibitor **Cilastatin** angeboten.

Aufgrund verbesserter Stabilität müssen **Meropenem** und Ertapenem nicht mit einem Hemmstoff der Dehydropeptidase kombiniert werden. Die Plasmahalbwertszeit von **Ertapenem** beträgt etwa **4 Stunden** und ist damit deutlich länger als die der beiden anderen Carbapeneme. In ➢ Tab. 33.13 sind die pharmakokinetischen Eigenschaften der Carbapeneme zusammengefasst.

Indikationen und Dosierungen

Carbapeneme sollten für folgende Indikationen reserviert bleiben:

- Akut lebensbedrohliche Hospitalinfektionen durch unbekannte Erreger

- Komplizierte Harnwegsinfektionen
- Komplizierte intraabdominelle Infektionen
- Nosokomial erworbene Pneumonie
- Erreger mit Resistenz gegen andere β-Lactam-Antibiotika

Cave: Unter der breit wirksamen Carbapenem-Therapie können sich resistente Mikroorganismen, nicht zuletzt auch Hefen, anreichern und zu sekundären Infektionen führen.

Dosierung:
- Imipenem (Zienam®): 3–4 × tgl. 0,5–1,0 g i. v.
- Imipenem + Relebactam (Recarbrio®): 4 × tgl. 0,5/0,25 g i. v. ®
- Meropenem (Meronem®): 3 × tgl. 0,5–1,0 g i. v.
- Meropenem + Vaborbactam (Vabomere®): 3 × tgl. 2,0/2,0 g i. v.
- Ertapenem (Invanz®): 1 × tgl. 1,0 g i. v.

Unerwünschte Arzneimittelwirkungen

➤ Kap. 33.2 Abschnitt unerwünschte Arzneimittelwirkungen

Wie bei anderen β-Lactam-Antibiotika können neben gastrointestinalen Störungen und allergischen Reaktionen auch neurotoxische Effekte auftreten. Diverse zentralnervöse Wirkungen, wie Schwindel, Somnolenz, Verwirrtheitszustände, psychische Störungen und Krämpfe, sind z. B. bei Behandlung mit Imipenem/Cilastatin beobachtet worden. Das Risiko ist erhöht bei hoher Dosierung, eingeschränkter Nierenfunktion und Vorschädigung des ZNS. Das Krampfpotential der neueren Carbapeneme ist geringer, wie sich tierexperimentell zeigen lässt.

Interaktionen

Carbapeneme können die Plasmakonzentration von **Valproinsäure** reduzieren. Die Serumspiegel des Antiepileptikums müssen daher kontrolliert werden, wenn ein Carbapenem gleichzeitig gegeben wird.

33.3 Glykopeptidantibiotika

Glykopeptide sind wichtige Antibiotika zur Therapie von Infektionen durch **Methicillin-resistente** *Staphylococcus-aureus-* **(MRSA) und Enterokokken-Stämme.**

Neben **Vancomycin*** und **Teicoplanin*** sind heute zwei weitere Glykopeptide im Handel, die sich in ihren Anwendungsgebieten deutlich von den älteren unterscheiden. Die Entwicklung von Dalbavancin und Oritavancin begann bereits in den 1990er-Jahren. (➤ Tab. 33.14). Da sie über lipophile Seitenketten verfügen, werden sie auch als **Lipoglykopeptide** bezeichnet.

Vancomycin ist schon seit 1955 bekannt, es wird aus dem Kulturfiltrat von *Streptomyces orientalis* isoliert.

Vancomycin und die anderen Glykopeptide sind Heptapeptide mit einer relativ starren Struktur durch kovalente Verbindung der phenolischen Seitenketten. Die **antibakteriell entscheidenden Strukturen** sind in ➤ Abb. 33.16 hervorgehoben. Sie bilden während des Peptidoglycanaufbaus der bakteriellen Zellwand mit den C-terminalen D-Alanyl-D-Alanin-Gruppen der Peptidseitenketten einen Komplex. In ➤ Abb. 33.17 werden die Unterschiede im Wirkungsmechanismus der Glykopeptide dargestellt.

Tab. 33.13 Pharmakokinetik der Carbapeneme nach einmaliger i. v.-Gabe

	Imipenem		Meropenem		Ertapenem	
					gesamt	frei
Dosis (g)	0,5	1	0,5	1	1	1
C_{max} (mg/l)	30–35	60–70	26	50–60	154,9	22,0
AUC (mg · h/l)	42,2	186	27,2–32,4	66,9–77,5	572,1	68,6
$T_{½}$ (h)	1		1		3,8	
Vd (l/kg)	0,23–0,31		0,23–0,35		8,2	1,5
Proteinbindung (%)	20		2		92–95	
Unveränderte Elimination (%)	60–70 (mit Cilastatin)		70		44	
Dosisintervall (h)	6–8		6–8		24	

Tab. 33.14 Dosierung und Pharmakokinetik der Glykopeptide im Vergleich

Glykopeptid	Handelsname (Erstzulassung)	Verabreichung, Dosierung	Elimination	Eliminationshalbwertszeit (h)	Proteinbindung (%)
Vancomycin	Diverse Generika (1958)	Infusion (mind. 60 min): 2 × 1,0 g/Tag	Überwiegend renal (95 %)	4–6 (–11)	55
Teicoplanin	Targocid (1988)	Infusion (30 min): initial: 2 × 6–12 mg/kg/Tag, dann 1 ×/Tag (auch i. m. möglich)	Überwiegend renal (70 %)	100–170	88–91
Dalbavancin	Xydalba (2014)	Infusion (30 min): 1 × 1,0 g i. v., nach 1 Woche1 × 0,5 g i. v.	Überwiegend unverändert renal (33 %; 20 % biliär)	346	93
Oritavancin	Orbactiv (2015)	Infusion (180 min): 1 × 1,2 g	Überwiegend unverändert renal	245	85

33

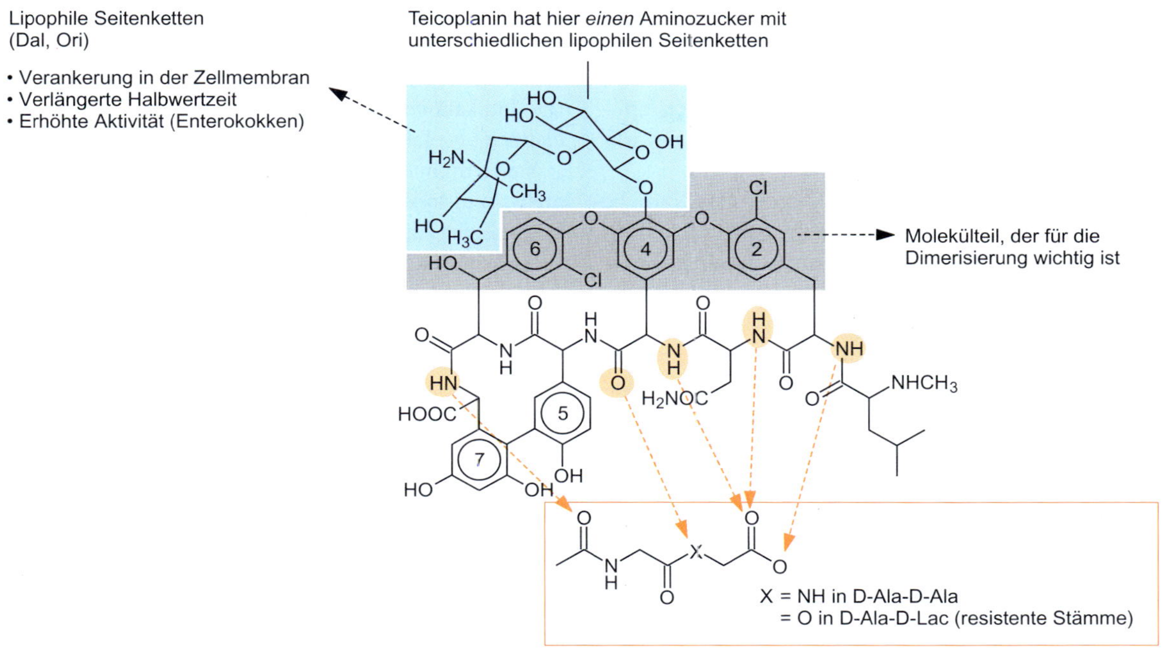

Abb. 33.16 Strukturformel von Vancomycin und Interaktion mit D-Ala-D-Ala.
Die gestrichelten Pfeile (orange) zeigen die Verbindungen zwischen dem Molekül des Antibiotikums und dem D-Ala-D-Ala-Rest im Lipid II, dem Baustein der Zellwandsynthese. Ein Ersatz eines Alaninrestes durch Lactose bewirkt eine Resistenz der Bakterien (NH ersetzt durch O). (Dal = Dalbavancin; Ori = Oritavancin)

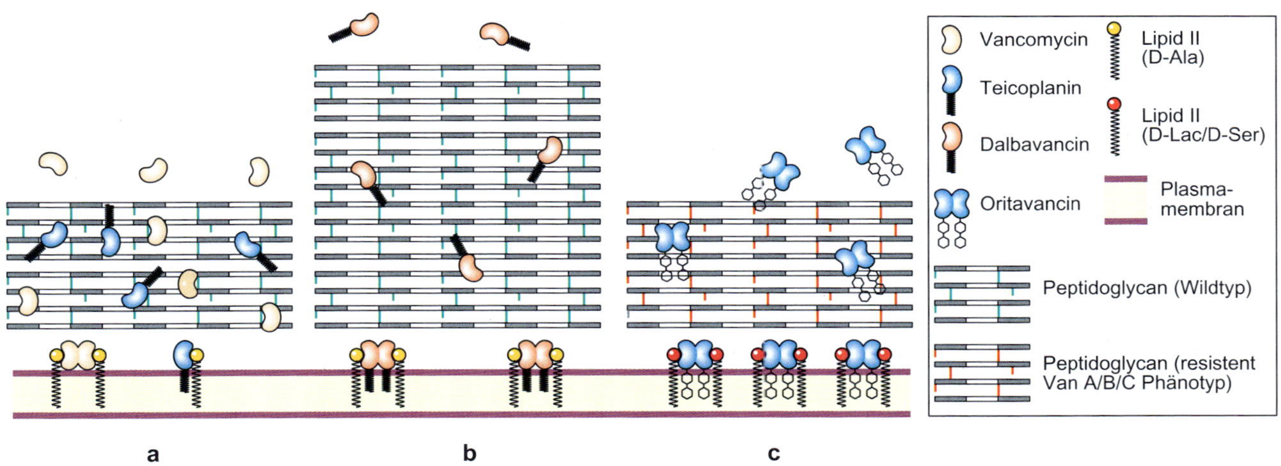

Abb. 33.17 Unterschiede im Wirkmechanismus der Glykopeptide.
a) Vancomycin (ohne lipophile Seitenkette) und Teicoplanin (mit lipophiler Seitenkette) treten durch die Zellwand (Peptidoglycan) eines grampositiven Bakteriums und blockieren das Lipid II (D-Ala). Im Unterschied zu Vancomycin erfolgt mit Teicoplanin eine Verankerung in der Membran.
b) Dalbavancin, das eine lipophile Seitenkette besitzt, lagert sich ebenfalls in die Membran ein und es erfolgt eine Dimerisierung; es wirkt auch bei VISA (Vancomycin-intermediär resistente *S. aureus*-Stämme), die eine verdickte Zellwand besitzen.
c) Die Dimerisierung bei Oritavancin über einen 4-Chlorbiphenyl-Rest ist sehr ausgeprägt, es hemmt auch VRSA mit verändertem Lipid II.

Die Struktur von **Oritavancin** zeigt Gemeinsamkeiten mit der von Vancomycin. Es besitzt jedoch eine lipophile Seitenkette, die die Eigenschaften dieses halbsynthetischen Antibiotikums beeinflusst. Bei Oritavancin ist die lipophile Seitenkette (4-Chlorbiphenyl-Rest) für eine aktivierende Dimerisierung des Antibiotikums wichtig.

Teicoplanin wird aus dem Kulturfiltrat einer *Actinomyces*-Art *(Actinoplanes teichomyceticus)* gewonnen. Das Antibiotikum besteht aus einem Gemisch von fünf großmolekularen, nur in der aliphatischen Seitenkette voneinander unterschiedlichen Komponenten (Teichomycin-A_2-Komplex) und einer kleineren Komponente (Teichomycin A_3). Der A_2-Komplex macht 90–95 % des Teicoplanins aus. Die aliphatischen Seitenketten verleihen der Substanz **lipophile Eigenschaften** und eine **hohe Proteinbindung.**

Dalbavancin weist eine ähnliche Struktur wie Teicoplanin auf. Es ist ebenfalls ein Komplex aus fünf nahe verwandten Homologen.

Pharmakodynamik

Glykopeptidantibiotika hemmen den Zellwandaufbau grampositiver Bakterien. Gegen gramnegative Bakterien sind sie unwirksam.

Sie binden mithilfe ihrer Heptapeptid-Grundstruktur an die D-Alanyl-D-Alanin-Gruppen der Peptidoglycanvorstufen (Lipid II). Die daraus entstehenden Komplexe verhindern die durch die Enzyme Transglykosylase und Transpeptidase vermittelte Polymerisation und **Quervernetzung** der Peptidoglycanstränge. Unterschiede in der Aktivität ergeben sich aus der Möglichkeit zur Verankerung der Antibiotika in der Zellmembran und dem unterschiedlichen Ausmaß der Dimerisierung (➤ Abb. 33.17). Sie blockieren also das Substrat der Zellwandsynthese während **β-Lactam-Antibiotika die beteiligten Enzyme** hemmen (vgl. ➤ Kap. 33.2, Pharmakodynamik, Wirkungsspektrum der β-Lactam-Antibiotika).

Formen der Resistenz: Die gegen Vancomycin intermediär-resistenten *S. aureus*-Stämme (VISA) weisen eine Verdickung der Zellwand auf, dadurch kann das Antibiotikum seinen Wirkort nicht erreichen. Die neueren Glykopeptide können gegen diese Erreger noch wirksam sein.

Eine andere Form der Resistenz bei **Enterokokken (VRE) und auch Staphylokokken (VRSA)** beruht darauf, dass das endständige D-Alanin im Lipid II durch Milchsäure (oder D-Serin) ersetzt wird. Die meisten Glykopeptide können dann nicht mehr an das Substrat binden. Eine Ausnahme ist Oritavancin, da es auch in der Lage ist, an Depsipeptide wie D-Ala-D-Lac zu binden. Durch die Bildung von Dimeren vor der Bindung wird die Bindungsaffinität weiter erhöht.

Pharmakokinetik

Nach **oraler** Gabe werden die Glykopeptide nicht resorbiert. Vancomycin und Teicoplanin wirken nach oraler Verabreichung nur im Darmlumen (z. B. bei der Behandlung der *Clostridioides-difficile*-assoziierten Diarrhö). Ihre Gewebegängigkeit ist relativ gering.

Nach **intravenöser Infusion** zeigt das pharmakokinetische Verhalten der einzelnen Glykopeptide deutliche Unterschiede. Die empfohlene Infusionsdauer liegt zwischen 30 und 180 Minuten (➤ Tab. 33.14).

Die Glykopeptide werden überwiegend unverändert **renal ausgeschieden** und sind **nicht hämodialysierbar.**

Indikationen und Dosierung

Die Indikationen für Glykopeptidantibiotika unterscheiden sich deutlich (➤ Tab. 33.15).

Vancomycin und Teicoplanin können bei zahlreichen Infektionen **durch multiresistente grampositive Erreger** angewandt werden. Sie sind auch zugelassen zur oralen Behandlung der durch *C. difficile* verursachten Kolitis. Für diese Indikation ist Vancomycin in einer speziellen Zubereitung verfügbar (Vancomycin Enterocaps®, 3–4 × 250 mg/Tag).

Dalbavancin und Oritavancin werden **bei komplizierten Haut- und Weichgewebeinfektionen** angewandt.

Die empfohlenen **Dosierungen** der Glykopeptide wurden in ➤ Tab. 33.14 zusammengestellt.

Bei **Vancomycin und Teicoplanin** ist eine Kontrolle der **Nierenfunktion** notwendig. Bei Vancomycin und Teicoplanin wird zur Optimierung der Therapie eine Überwachung der Konzentrationen im Plasma empfohlen (Vancomycin: Konzentrationsbereich: C_{max} = 25 mg/l, C_{min} = 5 mg/l; Teicoplanin: Talspiegel: C_{min} = 15–30 mg/l bei HPLC-Bestimmung).

Aufgrund der langsamen Elimination müssen von **Dalbavancin** nur zwei und von **Oritavancin** nur eine Infusion zur Behandlung von Haut- und Weichgewebeinfektionen verabreicht werden. Die Wirksamkeit dieser Glykopeptide bei anderen Indikationen ist nicht untersucht.

Unerwünschte Arzneimittelwirkungen

- **Nephrotoxizität:** Während der Therapie mit Vancomycin und Teicoplanin kann es zu nephrotoxischen Reaktionen kommen. **Cave:** Risikosteigerung bei vorgeschädigten Nieren und in Kombination mit anderen nephrotoxischen Arzneistoffen, wie Aminoglykosiden, Amphotericin B, Ciclosporin, Cisplatin oder Furosemid. Bei Behandlung mit Dabavancin und Oritavancin wurde keine Nephrotoxizität beobachtet.
- **Ototoxizität:** Bei Behandlung mit Vancomycin besteht ein Risiko für ototoxische Wirkungen (**cave:** Vorschädigung des Hörnervs, gleichzeitige Behandlung mit anderen ototoxischen Arzneistoffen wie z. B. Aminoglykosiden). Hörverlust und Tinnitus sind auch nach Behandlung mit Teicoplanin beobachtet worden.

Tab. 33.15 Übersicht über die wichtigsten Indikationen der Glykopeptide

Indikation	Vancomycin	Teicoplanin	Dalbavancin	Oritavancin
Endokarditis	x	x		
Komplizierte Haut- und Weichteilinfektionen	x	x	x	x
Osteomyelitis	x	x		
Perioperative Prophylaxe in der Orthopädie und Gefäßchirurgie	x			
Peritonitis		x		
Pneumonie, nosokomial	x	x		
Pseudomembranöse Enterokolitis	x	x		
Sepsis	x			

33

- **Überempfindlichkeitsreaktionen:** Blutdruckabfall mit Hauterythem **(Red-Man-Syndrom)** bei zu schneller Infusion (< 30 min). Selten: Allergie mit anaphylaktoiden Reaktionen.
- **Lokale Reaktionen:** Schmerz, Phlebitis bei zu schneller Infusion.

Kontraindikationen

Allergie, akutes Nierenversagen, nur aus vitaler Indikation bei **Gravidität** und bestehender **Schwerhörigkeit.**

33.4 Fosfomycin

Fosfomycin* wurde bereits vor Jahrzehnten entdeckt und klinisch geprüft. Daher liegen umfangreiche klinische Studien, wie sie mit neu entwickelten Antibiotika durchgeführt werden, nicht vor. Dies erschwert die rationale Abgrenzung der Indikationsgebiete. Es wurde bisher nur relativ selten angewandt, angesichts der Resistenzentwicklung zahlreicher Erreger gegen andere Antibiotika wird die Anwendung jedoch zunehmend erwogen.

Ursprünglich von *Streptomyces*-Arten gewonnen, wird Fosfomycin jetzt chemisch-synthetisch hergestellt (➤ Abb. 33.18). Die Substanz ist gut wasserlöslich, stabil und wird als Dinatriumsalz zur Infusion angeboten.

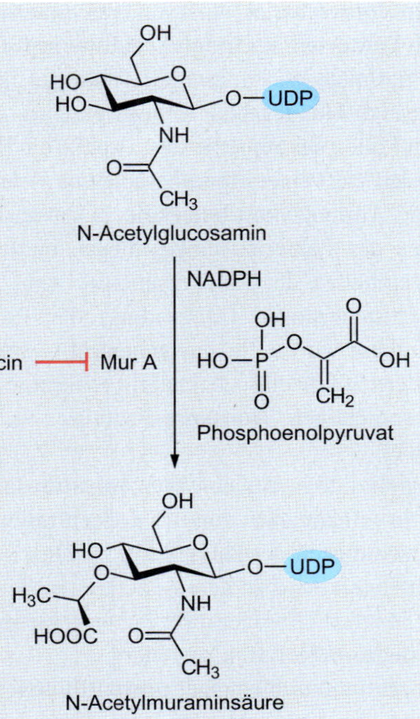

Abb. 33.18 Wirkungsmechanismus von Fosfomycin.
Fosfomycin hemmt die UDP-N-Acetylglucosamin-Enolpyruvyltransferase (MurA). Dadurch wird die Bildung von N-Acetylmuraminsäure unterbunden und die Mureinsynthese blockiert. (UDP = Uridindiphosphat)

Pharmakodynamik

Fosfomycin **wirkt nur in einem Glucose-6-phosphat-haltigen Milieu.** Glucose-6-phosphat induziert das Transportsystem, über das Fosfomycin aktiv in die Bakterien aufgenommen wird. Dort **blockiert Fosfomycin** – als sterisches Analogon des Phosphoenolpyruvats – **die Pyruvyltransferase,** die erste Vorstufen des Peptidoglycans bildet. Infolge von Hämolyse kann genügend Glucose-6-phosphat am Entzündungsort vorhanden sein. Die beim Antibiogramm in vitro stets mit Glucose-6-phosphat-Zusatz gemessene Fosfomycinaktivität stimmt aber nicht immer mit der Wirkung unter In-vivo-Bedingungen überein.

Fosfomycin wirkt bakterizid gegen zahlreiche grampositive und gramnegative Bakterien. Das Wirkungsspektrum umfasst Streptokokken und Staphylokokken, einschließlich der MRSA ebenso wie *E. coli,* Enterobacter-, Klebsiella- und Proteus-Arten. Gegen *E. coli* und Klebsiella-Stämme, die ESBL (= β-Lactamasen mit einem erweiterten Spektrum) bilden, ist das Antibiotikum häufig ebenfalls aktiv. Mehrere chromosomale und plasmidvermittelte Resistenzmechanismen sind bekannt.

Pharmakokinetik

Fosfomycin verteilt sich nach parenteraler Gabe rasch im Körper und **penetriert leicht** in die interstitielle Flüssigkeit vieler Organe. Es **überwindet auch die intakte Blut-Liquor-Schranke.** Die Plasmahalbwertszeit beträgt 2 Stunden. Fosfomycin wird **kaum an Protein gebunden, kaum metabolisiert** und zu über 90 % **unverändert mit dem Urin ausgeschieden.** Es ist **gut dialysabel.**

Indikationen und Dosierung

Ein Behandlungsversuch mit **Fosfomycin** ist zu erwägen, wenn andere Therapieformen versagen oder wenn andere Antibiotika wegen Allergie des Patienten bzw. Resistenz der Erreger ausscheiden. Es wird z. B. bei Osteomyelitis durch Staphylokokken eingesetzt oder als Kombinationspartner von diversen anderen Antibiotika.

Fosfomycin-Trometamol wird oral zur Einmaltherapie unkomplizierter Harnwegsinfektionen bei Frauen angewandt.

Dosierung:

- **Fosfomycin** (Infectofos pro Infusione®): 3 × 5 g/Tag i. v.
- **Fosfomycin-Trometamol** (Monuril®): Das Granulat wird in einer Dosis von 8,0 g (= 3,0 g Fosfomycin) verabreicht.

Unerwünschte Arzneimittelwirkungen

Exanthem, Leberenzymerhöhungen, Kopfschmerzen. Die Na^+-Belastung ist bei Patienten mit Herzinsuffizienz, Ödemneigung und Kaliummangel zu beachten. **Cave:** Mit 1 g Fosfomycin werden 14,5 mval Na^+ zugeführt.

33

33.5 Aminoglykosidantibiotika

Das älteste Aminoglykosid, **Streptomycin,** wird heute nur noch selten bei Patienten mit Tuberkulose angewandt. Auch bei dieser Indikation zählt es nicht zu den Medikamenten erster Wahl; bei Infektionen durch multiresistente Stämme von *M. tuberculosis* wird Amikacin bevorzugt eingesetzt (➤ Kap. 33.18). Aminoglykoside wie Gentamicin, Tobramycin und Amikacin sind bei schweren Infektionen unentbehrliche Antibiotika. Bei Infektionen durch *P. aeruginosa* werden sie üblicherweise in Kombination mit geeigneten β-Lactam-Antibiotika eingesetzt.

Aminoglykosidantibiotika werden biosynthetisch oder semisynthetisch von *Streptomyces*-Arten (dann **y** in Namensendung -myc**in**) oder von *Micromonospora*-Arten (dann -m**i**cin) gewonnen.

Ihre Grundstruktur ist in ➤ Abb. 33.19 skizziert. Das zentrale 2-Desoxystreptamin ist glykosidisch mit zwei Aminozuckern verbunden. Die OH-Gruppen vermitteln die starke Hydrophilie, bieten aber auch Angriffspunkte für inaktivierende Enzyme. Die NH_2-Gruppen geben den Aminoglykosiden im neutralen und alkalischen Milieu leicht **basische** und **nukleophile** Eigenschaften. Die Erhaltung dieser Eigenschaften ist für die antibakterielle Aktivität entscheidend. Im sauren Milieu, in der NH_3^+-Form, reduziert sich daher ihre Wirksamkeit.

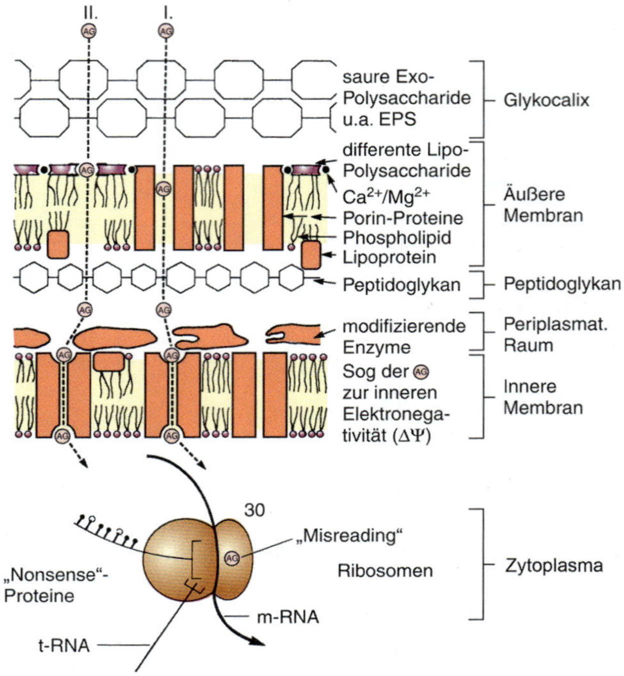

Abb. 33.20 Aminoglykosidpenetration in gramnegative Bakterien.

Pharmakodynamik

Aminoglykoside können **nicht nur** durch die **Poren in der äußeren Membran von gramnegativen Bakterien,** sondern zusätzlich **auch direkt** durch die Lipopolysaccharid-Doppelschicht der äußeren Membran penetrieren. In ➤ Abb. 33.20 ist mit „I.“ der Permeationsweg durch offene Poren markiert. β-Lactam-Antibiotika können nur diesen Weg zu ihren Bindungsstellen nehmen. Aminoglykoside penetrieren zusätzlich über den Weg „II.“, wenn sie (basisches oder neutrales Umgebungsmilieu vorausgesetzt!) die Ca^{2+}- und Mg^{2+}-Ionen verdrängen, die als quer vernetzende Stabilisatoren der Lipopolysaccharidmoleküle fungieren.

Nach der Zellwandpassage – im periplasmatischen Raum vor der Zytoplasmamembran (➤ Abb. 33.20) – müssen die Aminoglykoside mit ihren NH_2-Gruppen H^+-Ionen aufnehmen und in der NH_3^+-Form elektropositiv geladen werden. Nur dann können sie – bei hohem Potentialgefälle (ca. −200 mV) – in wirksamer Menge auch die zweite Barriere, die Zytoplasmamembran, penetrieren. Ein ausreichend hohes Potentialgefälle (hoher Ausstoß von Substrat-H^+) bauen Bakterien nur bei oxidativer Energiegewinnung und hoher Stoffwechselaktivität auf. **Bei anaerobem Stoffwechsel sind alle Bakterien aminoglykosidunempfindlich.** Bei **Sepsis** z. B. sind optimale Wirkungsvoraussetzungen für Aminoglykoside im strömenden Blut gegeben, weniger gute im oft sauren und/oder anaeroben Milieu des Sepsisherdes, also für die Herdsanierung. Das reduziert den Wert einer Monotherapie mit Aminoglykosiden.

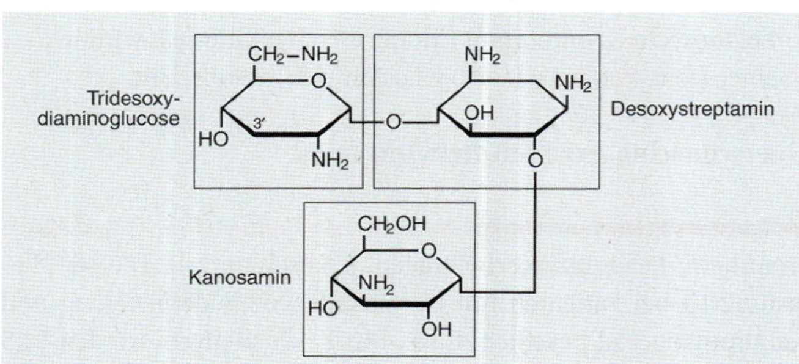

Abb. 33.19 Strukturformel eines typischen Aminoglykosids (Tobramycin).

Sind die Aminoglykosidmoleküle in ausreichender Menge im Zytoplasma der Bakterien eingeschleust, binden sie sich an die 30S-Untereinheiten der Ribosomen (➤ Abb. 33.20) und verursachen Fehlsteuerungen (Misreading) der Proteinsynthese. Die Proteinsynthese wird nicht nur gehemmt – wie bei Bakteriostatika –, sondern auf deletäre, bakterizid wirksame Weise zur Bildung funktionsuntüchtiger **Nonsense-Proteine** umgelenkt (primäre Bakterizidie).

Aminoglykoside weisen eine **konzentrationsabhängige Bakterizidie** auf: In Abhängigkeit von der Konzentration nehmen Ausmaß und Geschwindigkeit der Bakterizidie zu. Dies ist ein pharmakodynamischer Unterschied zu den β-Lactam-Antibiotika, deren Bakterizidie v. a. mit der Zeitdauer ihrer Einwirkung und nicht so sehr mit der Höhe der Konzentration korreliert.

Ein konzentrationsabhängiger **postantibiotischer Effekt** wird bei Aminoglykosiden beobachtet: In vitro kommt es nach Exposition gegenüber einem Aminoglykosid zu einer Hemmung der Bakterienzelle für etwa 3–6 Stunden – auch wenn der Wirkstoff aus dem umgebenden Milieu entfernt wurde. Falls eine Bakterienzelle die erste Exposition gegenüber einem Aminoglykosid überlebt, wird sie in ihrer Funktion für einige Zeit deutlich beeinträchtigt. Bei einer rasch folgenden zweiten Exposition ist die Wirksamkeit des Antibiotikums geringer. Dieses Phänomen wird **transitorische Resistenz** oder **First Exposure Effect** genannt.

Aus diesen Erkenntnissen folgt, dass eine einmalige hohe Dosis wirksamer sein kann als mehrere rasch aufeinanderfolgende Gaben. Tierexperimentell konnte diese Überlegung bestätigt werden. Diese Erkenntnisse stellen eine wichtige Voraussetzung für das **Konzept der Einmal-täglich-Dosierung** dar, das sich heute bei einer Aminoglykosidtherapie weitgehend durchgesetzt hat.

Unter aeroben Bedingungen und im neutralen/alkalischen Milieu sind Aminoglykoside gegen ein **breites Spektrum von Bakterien** in sehr niedrigen Konzentrationen wirksam. Abgesehen von *S. aureus*, den koagulasenegativen Staphylokokken und der Mehrzahl der A-Streptokokken-Stämme sind jedoch B-Streptokokken, Enterokokken und die meisten anderen grampositiven Bakterienarten nur **mäßig sensibel bis resistent** gegen Aminoglykoside. Grundsätzlich resistent sind alle Anaerobier.

Es bestehen keine wesentlichen Unterschiede zwischen den einzelnen Aminoglykosiden wie **Gentamicin oder Tobramycin.** Gegen *P. aeruginosa* ist Tobramycin im Allgemeinen jedoch das aktivste Derivat. Zu beachten ist, dass die MHK-Werte von Amikacin grundsätzlich bei empfindlichen Stämmen etwa um den Faktor 4 über denen der Gentamicin-Gruppe liegen. **Amikacin** muss daher um diesen Faktor höher dosiert werden.

Bei plasmidvermittelter Resistenz treten im periplasmatischen Raum (➤ Abb. 33.20) **Aminoglykosid-modifizierende** Enzyme auf. Es sind Acetyltransferasen, Adenyltransferasen oder Phosphotransferasen, die die NH_2-/OH-Gruppen der Aminoglykoside modifizieren. Die für den Übertritt in das Zytoplasma nötige positive Ladung (NH_3^+) der Aminoglykoside wird dadurch verhindert. Hinsichtlich der Empfindlichkeit der verschiedenen Aminoglykoside gegenüber diesen Enzymen bestehen zwischen den einzelnen Substanzen Unterschiede, wodurch sich die partielle Kreuzresistenz erklären lässt. Die Verhältnisse sind in ➤ Abb. 33.21 schematisch wiedergegeben. Für therapeutische Belange besteht jedoch eine weitgehende **Parallelresistenz** zwischen **Gentamicin** und **Tobramycin** (Ausnahme: *P. aeruginosa*). **Amikacin** kann am wenigsten leicht modifiziert werden, es kann also noch wirksam sein, wenn die Erreger gegenüber den anderen Aminoglykosiden resistent sind.

Pharmakokinetik

Aminoglykoside sind hydrophile Arzneistoffe, die nach oraler Gabe **nicht resorbiert** werden. Meist werden sie in Form von Kurzinfusionen über 60 Minuten verabreicht.

Ihre Passage durch intakte biologische Membranen, z.B. Blut-Liquor-Schranke, Epithelbarrieren, ist gering. Ausreichende intrazelluläre Konzentrationen werden nicht erreicht.

Die Aminoglykoside werden **nicht** in nennenswertem Maße **an Plasmaproteine gebunden.** Eine **Metabolisierung** erfolgt **nicht.**

Aus dem Blut werden Aminoglykoside praktisch nur **renal** durch glomeruläre Filtration **eliminiert.** Sie werden mit Halbwertszeiten von etwa **1,5–2 Stunden** renal ausgeschieden. Die nach einer i.m. Gabe von 1 mg/kg (bzw. 5 mg/kg Amikacin) bei gesunden Erwachsenen resultierenden Blutspiegel sind in ➤ Abb. 33.22 wiedergegeben.

Bei eingeschränkter Nierenfunktion werden sie verzögert ausgeschieden, und es kann zur Kumulation kommen. Die Anpassung der Dosierung erfolgt durch Verlängerung des Dosierungsintervalls oder durch Reduzierung der Erhaltungsdosis.

Durch Bestimmung der Plasmaspiegel der Aminoglykoside kann die Therapie mit diesen Antibiotika optimiert, überwacht und das Risiko von unerwünschten Arzneimittelwirkungen reduziert werden. Ein **Drug Monitoring** wird v.a. dann empfohlen, wenn länger als 5–7 Tage behandelt wird. Bei einer einmal täglichen Gabe sollten die Serumspiegel 8 Stunden nach der Infusion zwischen 1,5 und 6 mg/L und der Talspiegel unter 1,0 mg/L liegen (für Amikacin gelten höhere Werte).

Aminoglykoside werden durch **Hämodialyse** gut (ca. 50 % des Antibiotikums während einer 6–8-stündigen Dialyse), durch Peritonealdialyse nur in geringem Maße (geringe Passage durch intakte biologische Membranen) aus dem Blut eliminiert.

33

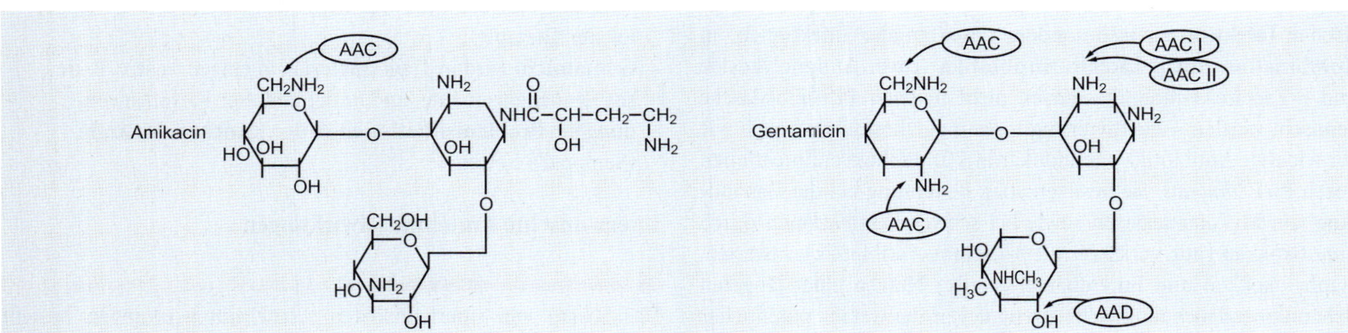

Abb. 33.21 Angriffspunkte verschiedener bakterieller Enzyme, die in der Lage sind, Aminoglykoside zu inaktivieren.
Durch die Fähigkeit zu diesen Reaktionen werden die entsprechenden Erreger resistent. Es handelt sich um Acetyltransferasen (AAC), Adenyltransferasen (AAD) und Phosphotransferasen (APH). In der Abbildung sind die Angriffspunkte einiger dieser Enzyme angegeben. Die Moleküle der Aminoglykoside sind in unterschiedlichem Ausmaß vor dem Angriff dieser Enzyme geschützt, d.h., es besteht nur eine partielle Kreuzresistenz. Die Abbildung zeigt, dass **Amikacin** nur von relativ wenigen Enzymen verändert werden kann. Es ist also noch wirksam, wenn ein bestimmter Erreger gegen andere Antibiotika dieser Gruppe bereits resistent ist.

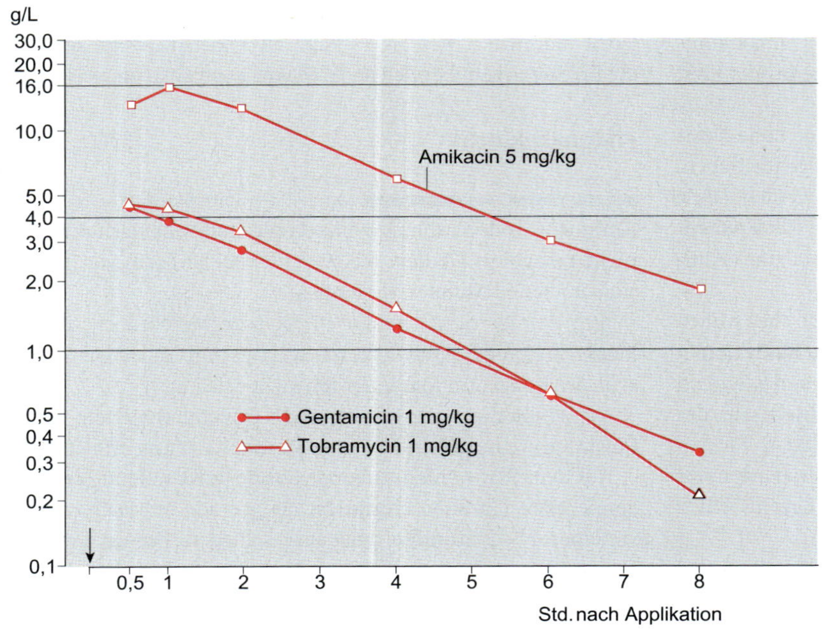

Abb. 33.22 Mittlere Plasmaspiegel nach einmaliger i. m. Injektion von 1 mg/kg Gentamicin und Tobramycin sowie von 5 mg/kg Amikacin.

Indikationen und Dosierung

Ältere Aminoglykoside

Nur noch bei speziellen Indikationen.

- **Streptomycin** (Strepto-Fatol®): Bei Tuberkulose nur in Kombination mit anderen Antituberkulotika. **Dosierung:** 7,5–15 mg/kg KG/Tag i. m./i. v. (einmal täglich).
- **Paromomycin** (Humatin®): Oral zur Reduktion der aeroben Darmflora, z. B. präoperativ und bei portosystemischer Encephalopathie. Es wird auch zur oralen Nachbehandlung bei intestinaler Amoebiasis angewandt.

Neuere Aminoglykoside

Dazu zählen: Gentamicin* (Refobacin®), Tobramycin* (Gernebcin®) und Amikacin (Amikacin Fresenius®).

Zur **parenteralen Behandlung** akut lebensbedrohlicher **septischer Infektionen,** insbesondere nosokomialer Infektionen, in **Kombination mit β-Lactam-Antibiotika** (**cave:** Aminoglykoside und β-Lactam-Antibiotika dürfen nicht in einer Infusionsflasche gemischt werden – Inaktivierung!). Aminoglykoside sind nach wie vor wichtige Antibiotika bei Endokarditis und schweren Infektionen durch *Pseudomonas.* Sie besitzen auch Bedeutung bei der Behandlung von Mykobakteriosen sowie bei schweren Infektionen durch Enterokokken (nur wirksam mit β-Lactam-Antibiotika), Listerien, Staphylokokken und Enterobakterien. Der Nutzen einer längeren Behandlungsdauer muss sehr streng gegen die Gefahr potentieller Toxizität abgewogen werden (**cave:** Das Risiko für toxische Wirkungen nimmt mit der Behandlungsdauer deutlich zu!).

Dosierung: Die gesamte Tagesdosis wird auf einmal infundiert.

- Gentamicin, Tobramycin: 3–5 mg/kg KG/Tag
- Amikacin: 15–20 mg/kg KG/Tag (max. 1,5 g Tagesdosis, 15 g Gesamtdosis beim Erwachsenen).

Einmal-täglich-Dosierung

Der kurzen Plasmahalbwertszeit entsprechend sind Aminoglykoside früher dreimal täglich gegeben worden. Experimentelle und klinische Untersuchungen haben jedoch gezeigt, dass die **gesamte Tagesdosis** der Aminoglykoside **auf einmal** gegeben werden kann. Da die Erreger nachhaltig im Wachstum gehemmt werden **(postantibiotischer Effekt)** und die Toxizität weniger mit den Spitzenspiegeln als vielmehr mit den Talspiegeln und der Therapiedauer korreliert, waren sowohl die therapeutische Wirksamkeit als auch die Verträglichkeit bei der Einmal-täglich-Dosierung tendenziell günstiger.

Die **vorbeugenden Maßnahmen zur Vermeidung toxischer Wirkungen** gemäß ➤ Abb. 33.23 müssen beachtet werden.

Lokale Anwendung

- **Neomycin, Kanamycin** (z. B. Kanamycin POS Augentropfen®): In diversen Zubereitungen, oft zusammen mit anderen Wirkstoffen, zur lokalen topischen Behandlung; strenge Indikationsstellung ist anzuraten (**cave:** Toxizitätsrisiken bei langfristiger lokaler Therapie).
- **Gentamicin** wird in Trägermaterialien eingebracht, z. B. in sog. Knochenzemente, und findet in dieser Form Anwendung bei **Problemsituationen in der Knochenchirurgie** (Septopal®-Ketten).

Unerwünschte Arzneimittelwirkungen

Das Risiko von unerwünschten Arzneimittelwirkungen besteht grundsätzlich bei allen systemisch eingesetzten Präparaten und nimmt mit der Behandlungsdauer zu. Die **therapeutische Breite** der Aminoglykoside ist **gering.**

Ausschlaggebend für die Toxizitätsrisiken sind die Talspiegel und v. a. die **Dauer der Behandlung,** da es zu einer kontinuierlichen Anreicherung in der Nierenrinde (Zellen des proximalen

Tubulus) kommt. Da Aminoglykoside nicht durch passive Diffusion, sondern durch aktiven Transport über den Megalin-Cubilin-Rezeptorkomplex in die Zelle gelangen, handelt es sich dabei um einen Sättigungsprozess. Bei Überschreiten der Sättigungskonzentration wird das Antibiotikum nicht vermehrt aufgenommen. Dadurch erklärt sich, dass eine einmalige hohe Konzentration am Zielort der Toxizität geringere Wirkungen verursacht als ein lang dauernder Kontakt mit niedrigen Konzentrationen. Da die Aminoglykoside auch nur sehr langsam aus den Tubuluszellen eliminiert werden, besteht auch bei vorangegangener Aminoglykosidtherapie (innerhalb von 6 Wochen) ein erhöhtes Risiko für toxische Wirkungen. Geringe Mengen der Aminoglykoside werden wochenlang nach Abschluss einer Therapie aus den tiefen Kompartimenten (z. B. Zellen des proximalen Tubulus) freigesetzt.

Strenge Indikationsstellung und **Dosierung nach der Nierenfunktion** (Creatinin-Clearance) sind bei der Therapie mit Aminoglykosiden geboten.

Unerwünschte Arzneimittelwirkungen sind im Einzelnen:

- **Nephrotoxizität:** Aminoglykoside werden in die proximalen Tubuluszellen aufgenommen und akkumulieren dort in den Lysosomen. Die aminoglykosidinduzierte (meist reversible) Nierenfunktionseinschränkung verlangsamt die weitere Aminoglykosidausscheidung.
- **Ototoxizität:** Am Innenohr führt schon ein geringer Aminoglykosidübertritt in die Haarzellen zum irreversiblen Verlust der Sinneshärchen. Es kommt zu Gleichgewichtsstörungen und zum im Hochtonbereich beginnenden Hörverlust.
- **Neuromuskuläre Blockaden:** In hohen Konzentrationen besitzen Aminoglykoside neuromuskulär blockierende Eigenschaften.
- **Allergische Reaktionen** treten bei parenteraler Behandlung in < 1 % der Fälle auf, bei topischer Anwendung etwas häufiger.

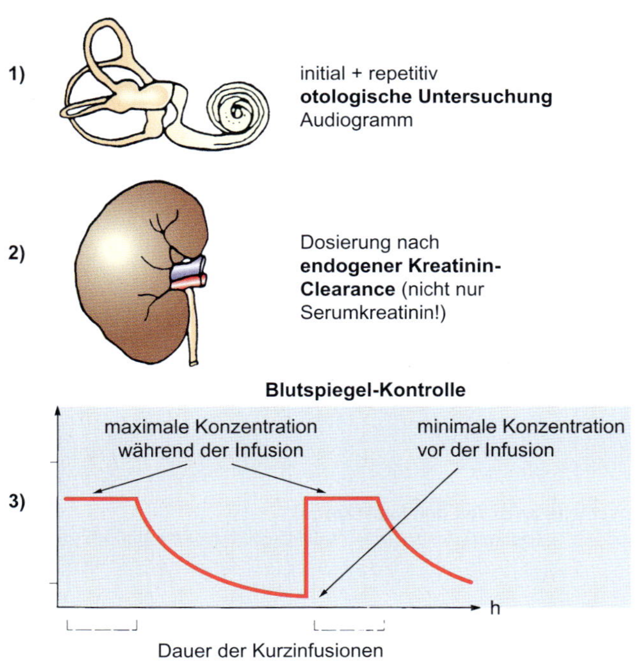

Abb. 33.23 Vorbeugende Maßnahmen gegen toxische Wirkungen von Aminoglykosidantibiotika.

Kontraindikationen

Gravidität, Aminoglykosid-Allergie, Vorschädigungen des Innenohrs, strenge Indikation bei Patienten mit fortgeschrittener Niereninsuffizienz.

Cave: Lokale Anwendung im Mittelohr oder im Gehörgang bei offenem Trommelfell.

Interaktionen

- **Zunahme der Nephrotoxizität** durch andere Arzneistoffe mit nephrotoxischem Potential:
  - Schleifendiuretika, z. B. Furosemid
  - Immunsuppressiva, z. B. Ciclosporin
  - Chemotherapeutika, z. B. Amphotericin B, Vancomycin u. a.
- **Verstärkung einer neuromuskulär blockierenden Wirkung** durch Muskelrelaxantien, z. B. d-Tubocurarin, Suxamethonium, Pancuronium
- **Inaktivierungen** bei Zumischung von Aminoglykosiden zu Infusionslösungen von β-Lactam-Antibiotika

33.6 Makrolidantibiotika

Erythromycin wurde 1952 aus Stoffwechselprodukten von *Streptomyces erythreus* isoliert. Erythromycin besitzt einen großen, 14-gliedrigen Lactonring, eine Ketogruppe und zwei glykosidisch gebundene Zucker: einen Neutralzucker (Cladinose) und einen Aminozucker (Desosamin), der dem Molekül basische Eigenschaften verleiht (➤ Abb. 33.24).

Nur die freie Base des Erythromycins ist antibiotisch aktiv; sie ist **bei saurem pH** (pH < 6,0) jedoch sehr **instabil.** Erythromycin wird durch Reaktion einer Alkoholgruppe in C6- und einer Ketogruppe in C9-Stellung inaktiviert. Die funktionellen Gruppen in den Positionen 6 und 9, die an der Umlagerung des Moleküls im sauren Milieu beteiligt sind, wurden in ➤ Abb. 33.24 mit Pfeilen markiert. In den neueren, synthetischen Makroliden wurden diese Gruppen modifiziert und so das Molekül vor einer Umlagerung geschützt.

Um die Stabilität im Magensaft und damit die Bioverfügbarkeit nach oraler Gabe zu erhöhen oder um die Wasserlöslichkeit für die parenterale Applikation zu verbessern, werden entsprechend geeignete Salz- und/oder Esterverbindungen des Erythromycins in der Therapie eingesetzt.

Die **neueren Makrolide** sind der Struktur nach **Derivate des Erythromycins A,** die an den Schwachstellen chemisch modifiziert wurden. **Roxithromycin** ist ein Etheroximerythromycin, **Clarithromycin*** ist das 6-O-Methylerythromycin (➤ Abb. 33.24). Beim **Azithromycin*** wird die Ketalbildung im Sauren durch eine zusätzliche N-Methylaminomethylen-Gruppe verhindert. Dadurch wird der 14-gliedrige Lactonring zu einem 15-gliedrigen Ring mit einem Stickstoffatom erweitert. Um auf diese Unterschiede hinzuweisen, wird die Substanz auch als Azalid bezeichnet. Alle Derivate weisen im Vergleich zu Erythromycin eine verbesserte Säurestabilität und eine verbesserte Bioverfügbarkeit auf. Sie werden heute dem Erythromycin zur oralen Therapie vorgezogen.

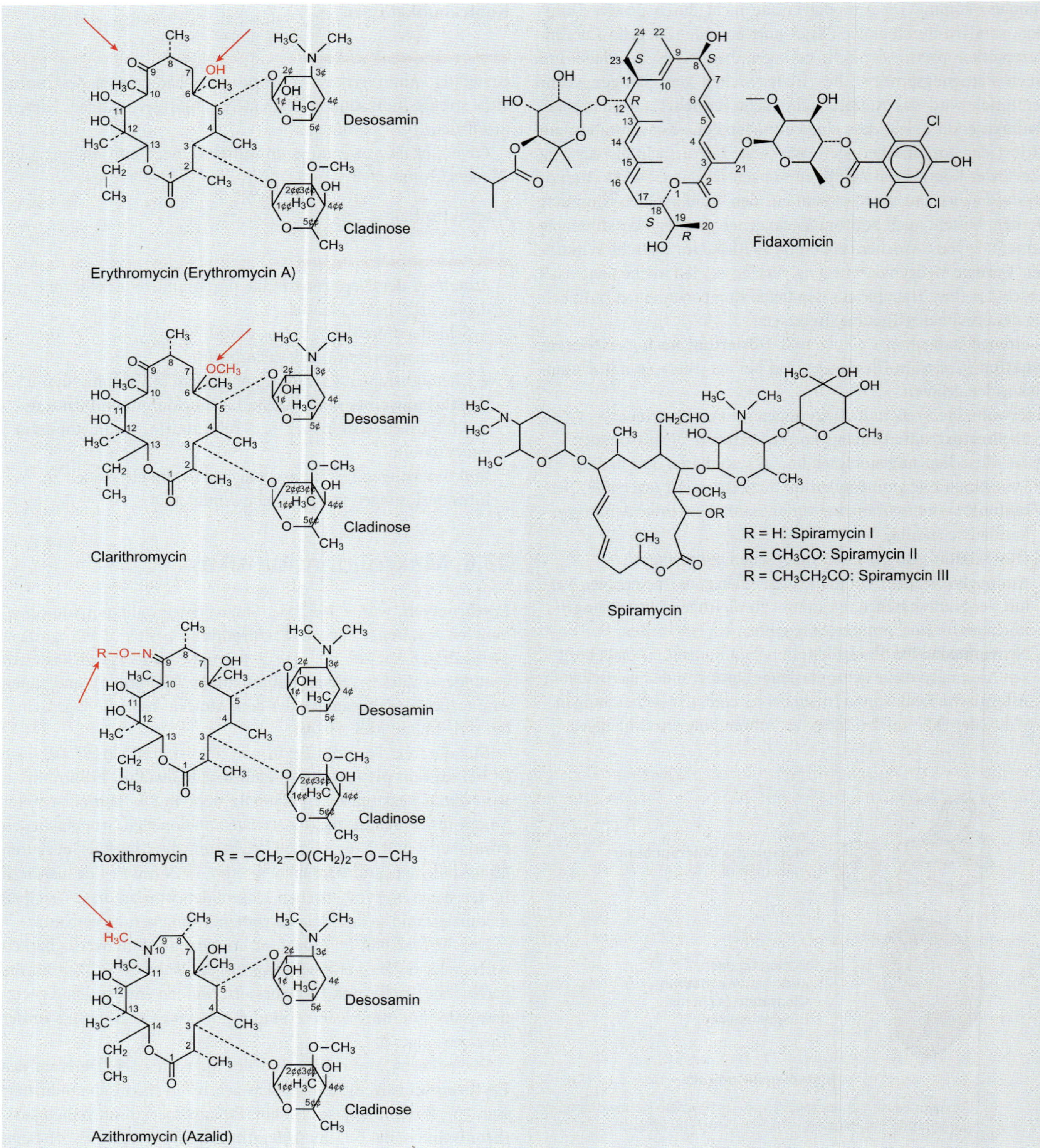

Abb. 33.24 Makrolide und verwandte Antibiotika (Pfeile markieren die Unterschiede zwischen den Substanzen).
Die Grundstuktur des Fidaxomicins besteht aus einem 18-gliedrigen Lactonring. Die Makrolide (z. B. Erythromycin) besitzen überwiegend einen 14-gliedrigen Lactonring.

Ein Makrolidantibiotikum mit 16-gliedrigem Lactonring ist **Spiramycin.** Es wird nur noch zur Behandlung der Toxoplasmose in der Schwangerschaft eingesetzt.

Fidaxomicin wird als Makrozyklin-Antibiotikum bezeichnet. Die chemische Struktur weist Ähnlichkeiten mit Makroliden auf (➤ Abb. 33.24), es ist jedoch kein Hemmstoff der Proteinbiosynthese.

Pharmakodynamik

Die 50S-Untereinheiten der bakteriellen 70S-Ribosomen sind der Ansatzpunkt der antibakteriellen Wirkung von Makroliden – ähnlich wie der von Lincosamiden. Makrolidantibiotika **behindern** den **Proteinsyntheseprozess** während der Elongationsphase der Polypeptidkette am Ribosom. Durch ihre Bindung blockieren sie die Translokation der Peptidyl-t-RNA von der Akzeptorstelle zur Donorstelle. Die Fixierung der Peptidyl-t-RNA an der Akzeptorstelle führt zur Arretierung der Proteinsynthese auf Polypeptid-Zwischenstufen. Es resultiert i. d. R. **Bakteriostase.**

Wohl durch eine eng benachbarte Bindung der **Makrolide** und **Lincosamide** am Ribosom interferieren beide Antibiotikagruppen funktionell miteinander. Dies begründet einerseits antagonistische Effekte ihrer Kombination, andererseits eine **weitgehende Parallelresistenz. Resistenz** wird durch Plasmidübertragung induziert. Nachgewiesen sind plasmidvermittelte RNA-Methylasen, die durch Methylierung der Bindungsstellen die Affinität der Makrolide und oft auch der Lincosamide vermindern.

Das **Wirkungsspektrum** der Makrolidantibiotika umfasst vier Bereiche:

- **Grampositive Bakterien** (gegen Staphylokokken weniger aktiv als Lincosamide; Nocardien sind resistent)
- **Gramnegative Bakterien** der Gattungen *Neisseria, Haemophilus, Bordetella, Legionella, Brucella* und **Anaerobier** (gegen *Bacteroides* weniger aktiv als Lincosamide)
- **Zellwandlose:** Mykoplasmen, Chlamydien, Rickettsien
- **Schraubenförmige:** Treponemen, Borrelien, *Campylobacter*

Damit beinhaltet das Spektrum der Makrolidantibiotika **häufige Erreger bakterieller Atemwegsinfektionen** und **sexuell übertragbarer Infektionen.**

Erythromycin, Roxithromycin und **Clarithromycin** unterscheiden sich in ihrer antibakteriellen Aktivität nur geringfügig. Hinsichtlich der Anwendung bei Infektionen der Atemwege ist die relativ schwache Aktivität gegen *H. influenzae* nachteilig. **Azithromycin** ist deutlich wirksamer gegen *H. influenzae,* aber im Vergleich zu den anderen etwas schwächer wirksam gegen Pneumokokken. Einen Vergleich der Aktivität der therapeutisch wichtigen neueren Makrolide mit der Aktivität von Erythromycin gestattet ➤ Tab. 33.16. Es muss beachtet werden, dass v. a. bei den Makroliden ein einfacher Vergleich der in vitro ermittelten Aktivität (d. h. Hemmung des Erregers bei einer bestimmten Konzentration) mit den Serumkonzentrationen keinen zuverlässigen Rückschluss auf die therapeutische Wirksamkeit zulässt. Die antibakterielle Aktivität der Makrolide unterliegt zahlreichen Einflüssen. Bei niedrigen pH-Werten kommt es z. B. zu einer Wirkungsabschwächung, die je nach Präparat unterschiedlich stark ausgeprägt ist. Es muss auch berücksichtigt werden, dass es bei den einzelnen Makroliden zu einer unterschiedlich starken Anreicherung in den Phagozyten und damit zu unterschiedlich hohen Konzentrationen am Ort der Infektion kommt. Die intrazelluläre Anreicherung ist bei Azithromycin aufgrund der höheren Basizität des Moleküls besonders ausgeprägt.

Fidaxomicin beeinflusst die bakterielle RNA-Polymerase, der Mechanismus unterscheidet sich jedoch von dem der Rifamycine. Es ist bakterizid wirksam und besitzt ein schmales antibakterielles Spektrum. Therapeutisch genutzt wird nur die Aktivität gegen *C. difficile.*

Tab. 33.16 In-vitro-Aktivität von Erythromycin im Vergleich mit neueren Makrolidantibiotika (Aktivität: sehr gut = +++; gut = ++; mittel = +; schwach oder hohe Resistenzquoten = ±)

Erreger	Erythromycin	Roxithromycin	Clarithromycin	Azithromycin
Streptococcus pyogenes	+++	+++	+++	++
Streptococcus pneumoniae	+++	+++	+++	++
Staphylococcus aureus	+	+	+	+
Moraxella catarrhalis	++	++	++	+++
Haemophilus influenzae	±	±	±	++
Legionella spp.	+	+	+	+
Chlamydia trachomatis	+++	+++	+++	++
Mycoplasma pneumoniae	+++	+++	+++	+++

Pharmakokinetik

Die hauptsächlichen Unterschiede zwischen den Makrolidantibiotika bestehen in ihrem pharmakokinetischen Verhalten (➤ Tab. 33.17).

Sie werden in erster Linie oral eingenommen; zur intravenösen Therapie stehen neben Erythromycin auch Clarithromycin und Azithromycin zur Verfügung. Da sie nur langsam (maximale Plasmakonzentration erst 1–3 h nach Gabe), zum Teil von der Nahrungsaufnahme beeinflusst und unvollständig resorbiert werden, unterliegt die individuelle Bioverfügbarkeit starken Schwankungen.

Clarithromycin und **Roxithromycin** erreichen trotz niedriger Tagesdosis gleich hohe oder sogar höhere Plasmakonzentrationen als die älteren Makrolide. Die Plasmakonzentrationen von **Azithromycin** sind relativ niedrig, sie liegen nach Einnahme von 500 mg nur bei etwa 0,4 mg/l. Charakteristisch für Azithromycin ist die sehr lange Plasmahalbwertszeit von etwa 40 Stunden.

Nach **intravenöser Erythromycingabe** von 0,5–1,0 g als 1-h-Infusion resultieren maximale Plasmakonzentrationen von 20–30 mg/l; die entsprechenden Konzentrationen liegen nach Infusion von Clarithromycin bei 5 mg/l, mit Azithromycin lassen sich durch intravenöse Gabe Konzentrationen von etwa 3 mg/l erreichen.

Vom Blut aus **verteilen** sich die Makrolidantibiotika **gut in die Gewebe,** wo meist höhere Konzentrationen als im Blut gemessen werden können. Sie **penetrieren auch in Phagozyten** und können intrazellulär antibakteriell wirksam sein, z. B. gegen Chlamydien. Die Anreicherung in phagozytierenden Zellen ist bei dem Azalid **Azithromycin** stärker ausgeprägt als bei den Makroliden. Es findet

Tab. 33.17 Pharmakokinetik und Interaktionen von Makrolidantibiotika

Arzneistoff	Dosis (mg)	Halbwertszeit (h)	C_{max} (mg/l)	AUC (mg/l·h)	Säurestabilität	Bioverfügbarkeit (%)	Einfluss von Nahrung auf die Resorption	Interaktionen mit Cytochrom-P450-Enzymen
Erythromycin	500	1,7	1,8	7,0	–	variabel, ca. 25	+	+++
Clarithromycin	400	4,7	2,1	17,4	+	50	–	++
Roxithromycin	300	10,5–11,9	10,8	116–132	+	60	+	+
Azithromycin	500	40	0,45	3,4	+	40	–	–

eine Anreicherung im Gewebe und v.a. am Ort der Infektion um mehr als das 100-Fache statt. Die Ursache für dieses Verhalten liegt in dem zusätzlichen basischen Stickstoffatom im Molekül begründet. Dadurch findet eine besonders ausgeprägte Anreicherung in den sauren Lysosomen der Phagozyten statt.

Die Penetration der Makrolide in den Liquor cerebrospinalis ist gering. Sie sind **plazentagängig** und können in hohen Konzentrationen in der Muttermilch nachgewiesen werden. Bei einer Hämodialyse werden nur geringe Makrolidmengen im Dialysat gefunden. Bei intakter Leberfunktion werden dem Dialysepatienten dennoch Normdosen verordnet.

Alle Makrolidantibiotika werden **größtenteils in der Leber verstoffwechselt** und **biliär** – anteilig variierend – **in unveränderter Form** oder als zum Teil noch bioaktive Metaboliten **eliminiert.**

Fidaxomicin wird kaum aus dem Magen-Darm-Trakt resorbiert. Die Konzentrationen im Stuhl sind daher hoch.

Indikationen und Dosierung

Dem Wirkungsspektrum entsprechend haben Erythromycin, Clarithromycin, Roxithromycin und Azithromycin einen breiten therapeutischen Anwendungsbereich, v.a. in der ambulanten Praxis. In vielen Fällen stellen sie eine Alternative zu Penicillinen (etwa bei Patienten mit Penicillinallergie) oder zu Tetracyclinen dar:

- Gegen hämolysierende A-Streptokokken, z.B. bei **Scharlach, Tonsillitis, Erysipel, Prophylaxe des rheumatischen Fiebers** (alternativ zu Penicillin)
- **Eitrige Infektion der oberen und unteren Atemwege** (außerhalb der Klinik erworben), z.B. Otitis media, Sinusitis, Tracheobronchitis, Pneumonie (alternativ zu Aminopenicillinen)
- **Keuchhusten** (Therapie und Umgebungsprophylaxe)
- **Diphtherie** (auch Ausscheidersanierung) (alternativ zu Penicillin), **Listeriose** (alternativ zu Ampicillin)
- **Interstitielle (nichtvirale) Pneumonie** durch Mykoplasmen, Chlamydien, Rickettsien (alternativ zu Tetracyclinen)
- **Nichtgonorrhoische Urethritis u.a. sexuell übertragbare Infektionen** durch Mykoplasmen und Chlamydien; Einschlusskörperchenkonjunktivitis einschließlich Trachom (alternativ zu Tetracyclinen)
- **Legionellapneumonien** (in schweren Fällen in Kombination mit Rifampicin)
- *Campylobacter jejuni*-**Enteritis** (bei schwerer Verlaufsform)
- Zur Beseitigung von **H. pylori** in Kombination mit einem zweiten Antiinfektivum und einem Protonenpumpeninhibitor bei Ulcus duodeni und Ulcus ventriculi,
- **Lues und Gonorrhö** (bei Penicillinallergie)

Dosierung:

- **Erythromycinstearat** (Ery500-1A Pharma®), **Erythromycinethylsuccinat** (Erythrocin® 500Neo, Paediathrocin®): (3–)4 × 500 mg/Tag oral (Erwachsene); 30–50 mg/kg/Tag oral (Kinder).
- **Erythromycinestolat** (Infectomycin®): 4 × 250 mg/Tag oral (nur Estolat) (Erwachsene); 20–50 mg/kg/Tag oral (Kinder); bei Estolat-Präparaten Begrenzung der Therapiedauer auf maximal 7–10 Tage.
- **Erythromycinlactobionat** (Erythrocin® i.v.): 4 × 0,5 g oder 2 × 1 g/Tag in 1-h-Infusionen (Erwachsene); 20–30 mg/kg/Tag in 1-h-Infusionen (Kinder).
- **Roxithromycin** (Rulid®): 2 × 150 mg/Tag oder 1 × 300 mg/Tag oral (Erwachsene).
- **Clarithromycin** (Biaxin HP®, Klacid®, Klacid® i.v.): 2 × 250–500 mg/Tag oral (Erwachsene).
- **Azithromycin** (Zithromax®, Zithromax® i.v.): 1 × 500 mg/Tag (Erwachsene); 10 mg/kg oral (Kinder). Aufgrund der langen Halbwertszeit und der Anreicherung von Azithromycin im Gewebe muss das Antibiotikum bei den meisten Indikationen nur **3 Tage** lang eingenommen werden. Dies ist v.a. unter Compliance-Gesichtspunkten von Vorteil. Eine entsprechende Behandlung erwies sich klinisch als gleich gut wirksam wie eine länger dauernde Therapie mit anderen Antibiotika. Bei der Therapie der durch Chlamydien hervorgerufenen unspezifischen Urethritis war eine **Einmaltherapie** mit 1 g Azithromycin ebenso wirksam wie die mehrtägige Standardtherapie mit Doxycyclin. Die Ergebnisse klinischer Studien zeigen, dass bei Kindern mit durch Streptokokken verursachter Tonsillopharyngitis eine höhere Dosierung von 20 mg Azithromycin pro kg Körpergewicht erforderlich ist.
- **Spiramycin** (Selectomycin®, Rovamycine®): Zur Behandlung der **akuten Toxoplasmose in der Schwangerschaft** werden 3 g/Tag oral empfohlen. Nach 3–4-wöchiger Erstbehandlung und 14-tägiger Pause ist eine wiederholte Gabe zu erwägen.

- **Fidaxomicin** (Dificlir®): Fidaxomicin wird bei einer durch *C. difficile* verursachten Diarrhö 10 Tage lang oral in einer Dosierung von 2 × tgl. 200 mg verabreicht.

Unerwünschte Arzneimittelwirkungen

Die Makrolide sind im Allgemeinen gut verträglich. Als unerwünschte Arzneimittelwirkungen treten auf:

- **Gastrointestinale Störungen:** Durch Makrolide kann es zum reversiblen cholestatischen Ikterus mit Erbrechen, Schmerzen im Oberbauch, leichtem Fieber und Transaminasenerhöhung kommen. Störungen der Darmflora verursachen Meteorismus und gelegentlich Durchfälle. **Erythromycin** bindet an den **Motilinrezeptor** und bewirkt so eine Förderung der gastrointestinalen Peristaltik und koordiniert die motorischen Aktivitäten des Magens und Duodenums (es kann daher als Prokinetikum angewandt werden).
- **Allergische Reaktionen** sind selten.
- **Zentralnervöse Störungen** wie Kopfschmerzen oder Schwindel können vorkommen.
- **Teratogenität:** Tierexperimentell ergaben sich mit Clarithromycin anders als bei anderen Makroliden Hinweise auf ein teratogenes Potential. Direkt vergleichende Untersuchungen liegen aber nicht vor.
- Die i. v.-Gabe der Infusionslösungen führt zu Thrombosen, u. U. zu **Thrombophlebitis.**
- Vor allem bei i. v.-Gabe kann es zu einer **Verlängerung des QT-Intervalls** im EKG kommen; damit besteht ein Risiko für ventrikuläre Tachykardien (Torsades de pointes).

Kontraindikationen

Stillzeit (Übertritt in Muttermilch), Allergie (Unverträglichkeitsreaktion), gleichzeitige Gabe von QT-verlängernden Arzneistoffen, wie z. B. Terfenadin oder Pimozid, wegen des Risikos von Tachykardien (Torsades de pointes).

Interaktionen

Durch **Hemmung von Cytochrom P450** (z. B. CYP3A4) können Erythromycin und andere Makrolide die Clearance anderer in der Leber metabolisierter Medikamente behindern. Die Makrolide unterscheiden sich hinsichtlich ihres Interaktionspotentials. Während das Potential von **Clarithromycin** zur Beeinflussung der Cytochrome als etwa ebenso hoch wie das von **Erythromycin** eingestuft werden kann, waren die entsprechenden Interaktionen mit **Roxithromycin** weniger ausgeprägt. **Azithromycin** scheint **keine Beeinflussung** der Cytochrom-P450-abhängigen Monooxygenasen zu bewirken.

33.7 Lincosamide (Clindamycin)

Lincomycin ist heute nicht mehr üblich. Das halbsynthetisch hergestellte **Clindamycin*** ist dem Ausgangsstoff in mehrerer Hinsicht überlegen (➤ Abb. 33.25).

Pharmakodynamik

Bei empfindlichen Bakterienzellen bindet sich Clindamycin an die 50S-Untereinheiten der Ribosomen. Dadurch wird die Reaktion der Aminoacyl-t-RNA mit dem Peptidyltransferase-Zentrum der Ribosomen blockiert. Die **Störung der Proteinsynthese** führt i. d. R. zur **Bakteriostase.** Bei sehr empfindlichen Stämmen und hohen Wirkstoffkonzentrationen entstehen auch deletäre Stoffwechselstörungen mit bakteriziden Effekten.

Zum Wirkungsspektrum gehören **grampositive Bakterien,** insbesondere Staphylokokken, und **nur anaerob wachsende gramnegative Stäbchen,** so auch die meisten *Bacteroides fragilis*-Stämme. **Clindamycin** ist um den Faktor 2–10 **aktiver** als Lincomycin. Die gute Aktivität gegen Staphylokokken (unabhängig von der Penicillinaseproduktion) sowie gegen Anaerobier in Mischinfektionen wird therapeutisch am häufigsten genutzt.

Pharmakokinetik

Clindamycin wird nach oraler Verabreichung **rasch** und nahezu vollständig **resorbiert.** Durch gleichzeitige Nahrungsaufnahme wird die Resorption geringfügig verzögert. Die Bindung an Plasmaproteine liegt bei etwa 60–90 %. Clindamycin ist **gut gewebegängig,** die Diffusion in den **Liquorraum** ist jedoch **unzureichend.** Clindamycin wird überwiegend in der Leber metabolisiert. Die Elimination erfolgt mit einer **Plasmahalbwertszeit** von etwa **2–3 Stunden** überwiegend mit den Fäzes und zu etwa einem Drittel mit dem Urin.

Clindamycin ist auch intrazellulär gegen Bakterien wirksam. Die Aktivität innerhalb der Phagolysosomen selbst wird aber wegen des dort stark sauren pH-Wertes infrage gestellt.

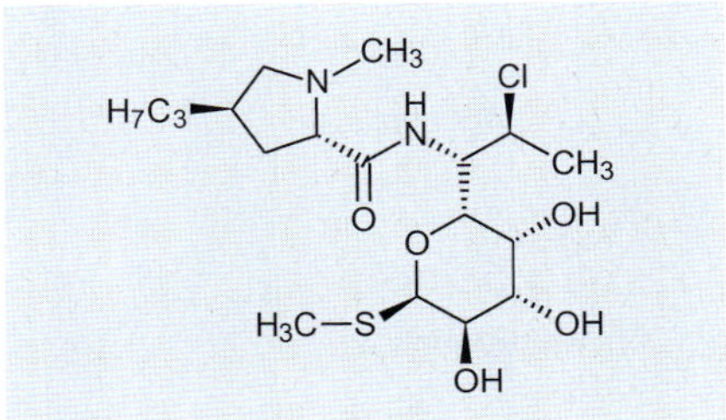

Abb. 33.25 Clindamycin (7-Chlorlincomycin).

33

Indikationen und Dosierung

Clindamycin (Sobelin®) kann angewandt werden:

- Bei **Penicillin/Cephalosporin-Allergikern** mit Furunkulose, Erysipel, Tonsillitis usw.
- Bei **akuten Infektionen mit** (potentieller) **Anaerobierbeteiligung** (Peritonitis, Adnexitis, Leberabszess, beginnende Aspirationspneumonie u. Ä.) in Kombination mit anderen Antibiotika
- Bei Infektionen der Knochen und Gelenke
- Zur **Endokarditisprophylaxe bei Penicillinallergie** vor Dental-, HNO-, Bronchialeingriffen bei Patienten mit vorgeschädigten Herzklappen (Endokarditisrisiko!): einmalig 10–15 mg Clindamycin/kg KG, ca. 30–60 min vor dem Eingriff oral

Dosierung beim Erwachsenen: 0,6–1,8 g/Tag oral, aufgeteilt in 4 Einzeldosen. Intravenös können Tagesdosen von bis zu 4,8 g gegeben werden.

Unerwünschte Arzneimittelwirkungen

- **Diarrhö durch** Beeinträchtigungen der physiologischen anaeroben Darmflora (5–20 %). Nach Clindamycintherapie kann eine schwere **pseudomembranöse Enterokolitis** auftreten. Diese Komplikation kommt auch nach anderen Antibiotikatherapien vor (sog. **Antibiotika-assoziierte Kolitis,** AAC). Ursächlich ist die Anreicherung von *C. difficile* im Darm, wenn die physiologische residente Flora zu stark dezimiert wird. *C. difficile* bildet mucosaschädigende Enterotoxine (➤ Kap. 35.14.2). Zur Therapie werden Metronidazol oder Vancomycin 4 × 250–500 mg/Tag oral oder Fidaxomicin angewandt.
- Gelegentlich steigen unter Clindamycin die Bilirubin- und Leberenzymwerte im Blut.
- **Überempfindlichkeitsreaktionen** verlaufen meist mit masernähnlichem Exanthem, Juckreiz und/oder arzneistoffbedingtem Fieber (sehr selten schwere Allgemeinreaktionen im Sinne des Stevens-Johnson-Syndroms).
- **Hämatologische Störungen:** Unter (längerer) Therapie mit Clindamycin sind Thrombozytopenie, Leukopenie u. a. Blutbildveränderungen möglich.
- Bei **zu schneller Infusion** von Clindamycin können **Nausea, Herzrhythmusstörungen** und **Blutdruckabfall** auftreten.

Kontraindikationen

Allergie gegen Lincomycin/Clindamycin, **Stillzeit** (hohe Übertrittsrate in die Muttermilch), Clindamycin-Injektionslösungen (wegen Gehalt an Benzylalkohol) bei **Neugeborenen und unreifen Frühgeborenen.** Sorgfältige Nutzen-Risiko-Abwägung bei Patienten mit vorbestehenden **chronischen Darmerkrankungen.**

Interaktionen

Clindamycin kann aufgrund seiner neuromuskulär blockierenden Eigenschaften die Wirkung von Muskelrelaxantien verstärken. Hierdurch kann es bei Operationen zu unerwünschten, lebensbedrohlichen Zwischenfällen kommen.

33.8 Tetracycline und Glycylcycline

Die von *Streptomyces*-Arten gewonnenen Tetracycline werden seit Anfang der 50er-Jahre therapeutisch verwendet. **Doxycyclin*** ist heute das am häufigsten verordnete Antibiotikum dieser Gruppe. Bei einigen Erregerarten muss häufig mit resistenten Stämmen gerechnet werden. Die chemische Struktur der verschiedenen Tetracycline wird in ➤ Abb. 33.26 dargestellt.

Glycylcycline, wie **Tigecyclin*,** sind Derivate der Tetracycline. Chemisch nahe verwandt mit Tigecyclin ist Eravacyclin, ein vollsynthetisches, fluoriertes Tetracyclin (➤ Abb. 33.27).

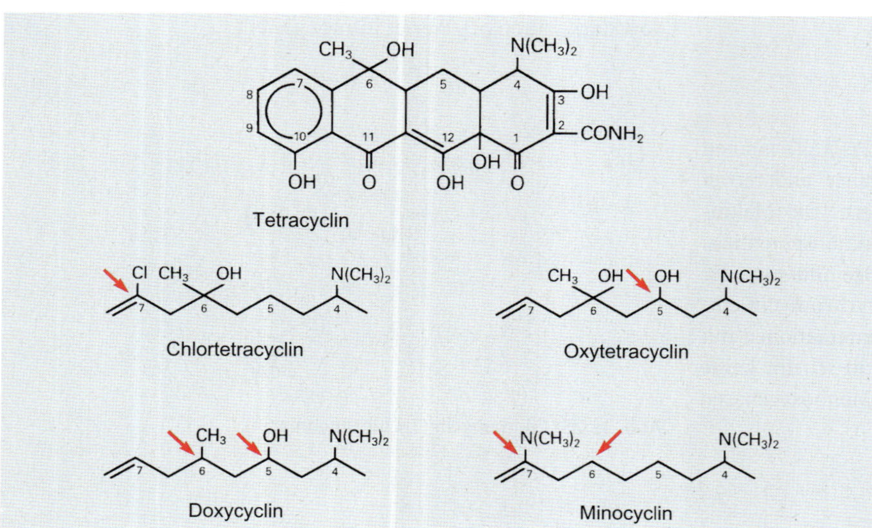

Abb. 33.26 Tetracycline.
Grundstruktur und Substituenten. Die Pfeile weisen auf Unterschiede zur Struktur des Tetracyclins hin.

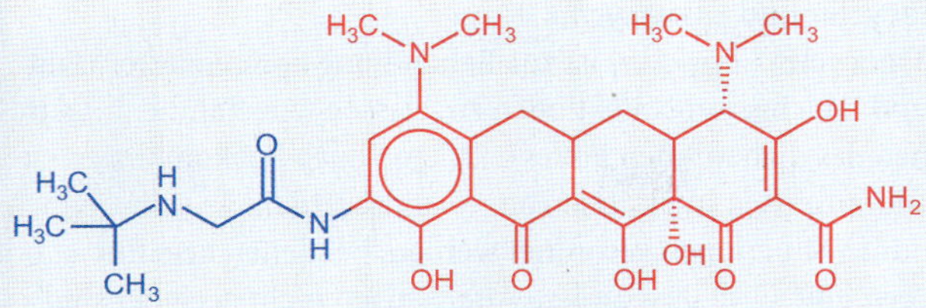

Tigecyclin (rot: Minocyclin)

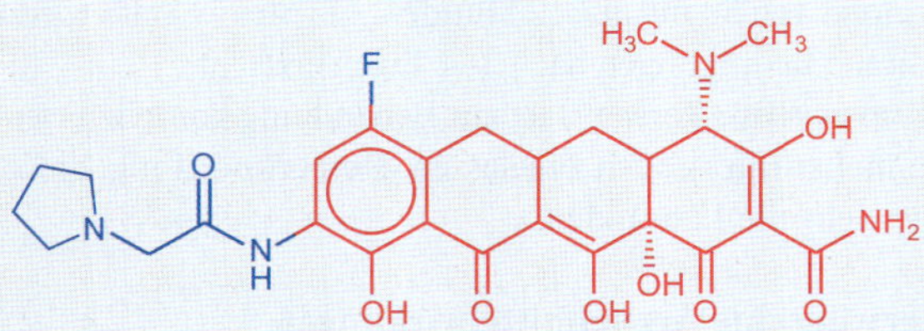

Eravacyclin

Abb. 33.27 Strukturformeln von Tigecyclin und Eravacyclin im Vergleich zu Minocyclin.
Tigecyclin (ein Glycylcyclin) und Eravacyclin sind Strukturvarianten des Minocyclins. Tigecyclin ist ein tert-Butylglycylamido-Derivat, Eravacyclin ist am Ring D fluoriert und besitzt einen Pyrrolidinacetamido-Substituenten. Die Veränderungen bewirken eine Überwindung der Tetracyclinresistenz, wenn sie durch Efflux oder ribosomalen Schutz bedingt ist.

Pharmakodynamik

Tetracycline und Glycylcycline **hemmen die Proteinsynthese** in Bakterien, indem sie die Anlagerung der Aminoacyl-t-RNA-Moleküle an die ribosomale Akzeptorstelle blockieren.

Tetracycline wirken bakteriostatisch auf zahlreiche grampositive, gramnegative und nach Gram nicht färbbare Bakterien. Gute Wirksamkeit besitzen die Tetracycline gegen die meisten Stämme der Propionibakterien *(P. acnes)*, Brucellen, Yersinien, Choleravibrionen und gegen die zellwandlosen Mykoplasmen/Ureaplasmen, Chlamydien sowie Rickettsien. Auch einige Protozoenarten werden gehemmt. Die Wirkspektren der verschiedenen Derivate sind nahezu identisch, mit geringen Unterschieden in der Wirkungsintensität. Im Allgemeinen kann eine Parallelresistenz angenommen werden.

Proteus-Spezies, *Providencia, P. aeruginosa* und *Serratia marcescens* besitzen natürliche **Resistenz** gegen Tetracycline. Bei anderen Bakterienarten hat ein zum Teil hoher Prozentsatz der Stämme Tetracyclinresistenz erworben: v. a. bei Staphylokokken, Enterokokken und – regional sehr variierend – bei Pneumokokken, Gonokokken sowie den Enterobacteriaceae, insbesondere Salmonellen und Shigellen. Abgesehen vom häufigen therapeutischen Einsatz kommen auch Tetracyclin-Beimengungen zum Tierfutter für Nutztiere als Ursache der Resistenzentwicklung in Betracht.

Die In-vitro-Aktivität von **Tigecyclin** und **Eravacyclin** umfasst ein breites Spektrum grampositiver und gramnegativer Erreger, einschließlich Anaerobier. Dazu gehören auch Methicillin-resistente *S. aureus*-Stämme (MRSA), Vancomycin-resistente *E. faecalis*-Stämme (VRE) sowie auch *E. coli*. *P. aeruginosa* ist resistent. Im Vergleich mit Tigecyclin besitzt Eravacylin bei den meisten Isolaten eine etwa 2–4-fach höhere Aktivität.

Die **erworbene Resistenz der Tetracycline** ist plasmidvermittelt und beruht meist auf einem Effluxsystem oder einem Schutz der ribosomalen Bindungsstelle. Bei gramnegativen Bakterien wird durch Wegfall von Porinproteinen der äußeren Membran eine Reduktion der Penetration durch die Zellwand erreicht. Die Aktivität von **Tigecyclin** und **Eravacyclin** wird durch die beiden wichtigsten Mechanismen der Tetracyclin-Resistenz nicht beeinflusst: den tetracyclinspezifischen Efflux [Tet(A-E)] und den ribosomalen Schutz [Tet(M)]. Es wurde jedoch eine Kreuzresistenz zwischen Tigecyclin und minocyclinresistenten Isolaten unter den Enterobacteriaceae aufgrund der Multidrug-Resistenz-Efflux-Pumpen (MDR-Eflux-Pumpen) beobachtet.

Pharmakokinetik

Die pharmakokinetischen Eigenschaften der Tetracycline und der Derivate werden in ➤ Tab. 33.18 wiedergegeben.

Nach oraler Gabe werden die älteren Tetracycline nur mäßig gut, die halbsynthetischen Präparate Doxycyclin und Minocyclin aufgrund ihrer hohen Lipidlöslichkeit mit > 90 % sehr gut resorbiert (➤ Tab. 33.18). Tigecyclin und Eravacyclin werden intravenös verabreicht.

Tetracycline und die Derivate erreichen relativ hohe Konzentrationen im Gewebe. Sie wirken **auch gegen intrazellulär** lokalisierte Erreger, z. B. Chlamydien oder Brucellen. Sie passieren die Plazentaschranke und gehen in die Muttermilch über. Ihre **Liquorgängigkeit ist dagegen unregelmäßig** und für die Behandlung bakterieller Meningitiden unzureichend.

Tetracycline werden **in der Leber an Glucuronsäure gekoppelt** und zum Teil mit der Galle ausgeschieden, v. a. aber **Doxycyclin** und **Minocyclin.** Sie unterliegen im Darmlumen partiell der Inaktivierung durch Chelatbildung, partiell der Degradation durch die Darmflora, in unterschiedlichem Ausmaß aber auch einem enterohepatischen Kreislauf. Die Elimination von **Tigecyclin und**

Tab. 33.18 Pharmakokinetische Eigenschaften von Tetracyclinen und Derivaten

Internationaler Freiname	Dosis	Enterale Resorption (%)	C_{max} (mg/l)	Plasmahalbwertszeit (h)	Plasmaproteinbindung (%)	Urinausscheidung (%)
Oxytetracyclin	500 mg	60	2,5	8–10	20–40	≈ 30
Tetracyclin	500 mg	80	3,5	8–10	25–55	≈ 40
Doxycyclin	100 mg	> 90	2,0	12–18	80–90	≈ 25
Minocyclin	100 mg	> 90	2,0	12–18	70–80	≈ 10
Tigecyclin	50 mg	–	0,6	40	70–90	≈ 20
Eravacyclin	1 mg/kg	28	2,1	34	80–90	≈ 16

33

Eravacyclin erfolgt überwiegend unverändert mit dem Stuhl, im Urin werden etwa 20 % in unveränderter Form nachgewiesen.

Etwa 40 % einer Minocyclin-Dosis werden in der Leber abgebaut. Doxycyclin sowie Oxytetracyclin werden dagegen kaum metabolisiert.

Tetracyclin und Oxytetracyclin werden in aktiver Form vorwiegend **renal** (durch glomeruläre Filtration) **ausgeschieden.** Nierenfunktionseinschränkungen führen zu einer verzögerten Elimination. Niereninsuffizienz ist daher als relative Kontraindikation für diese Tetracycline zu werten. Doxycyclin, Tigecyclin und Eravacyclin können ohne Berücksichtigung der Nierenfunktion dosiert werden.

Indikationen und Dosierungen

Tetracycline

Indikationen:

- **Atemwege:** akute Exazerbation einer chronischen Bronchitis durch sensible Stämme von *H. influenzae,* Pneumokokken u. a. Erregern **(Cave: regional unterschiedliche Resistenzhäufigkeit der relevanten Erreger);** atypische Pneumonien durch *Mycoplasma pneumoniae, Chlamydia*-Spezies oder *Coxiella burnetii* (Q-Fieber)
- **Harnwege:** nichtgonorrhoische Urethritis durch *Chlamydia trachomatis,* Mykoplasmen/Ureaplasmen
- **Haut:** Acne vulgaris; Lyme-Borreliose
- **Darm:** Cholera, Yersiniose
- **Weitere Indikationen:** chlamydienbedingte Pelveoperitonitis und Salpingitis; Morbus Whipple; Actinomykose (bei Penicillinallergie), Brucellose, Leptospirose, Tularämie, Rickettsiosen, Melioidosis, Pest, Trachom, Malaria durch Chloroquin-resistente Plasmodien

Dosierung:

- Doxycyclin oral (diverse Generika): Da Doxycyclin unter Berücksichtigung aller Eigenschaften als das günstigste Tetracyclinderivat anzusehen ist, wird es heute bevorzugt verordnet. Jugendliche und Erwachsene über 50 kg und unter 70 kg Körpergewicht nehmen **am ersten Tag 200 mg** und an den folgenden Tagen **100 mg Doxycyclin** ein. Bei schweren Erkrankungen bzw. bei Patienten mit mehr als 70 kg Körpergewicht werden über die gesamte Therapiedauer 200 mg Doxycyclin täglich verabreicht.
- **Doxycyclin intravenös** (Doxycyclin-ratiopharm® SF): Doxycyclin ist als einziges Tetracyclin-Präparat auch zur i. v.-Gabe verfügbar; es gelten die gleichen Dosierungsempfehlungen wie bei oraler Gabe.
- **Minocyclin** (diverse Generika): Dosierung: 200 mg/Tag oral; bei Akne 100 mg/Tag.
- **Tetracyclin-HCl** (diverse Generika): 1000–2000 mg/Tag oral.
- **Oxytetracyclin** (z. B. Oxytetracyclin-Augensalbe®): Oxytetracyclin wird fast ausschließlich zur topischen Therapie angewandt.
- **Chlortetracyclin** (Aureomycin Augensalbe®): Chlortetracyclin wird nur noch zur topischen Anwendung angeboten.

Tigecyclin und Eravacyclin

- **Tigecyclin** (Tygacil®) ist zur Behandlung komplizierter Haut- und Weichgewebsinfektionen zugelassen (Ausnahme: Infektionen des diabetischen Fußes). Es kann auch bei komplizierten abdominellen Infektionen angewandt werden. Es sollte jedoch nur in Situationen verordnet werden, bei denen bekannt ist oder vermutet wird, dass andere Alternativen nicht geeignet sind. **Dosierung:** Die Anfangsdosis von Tigecyclin beträgt 100 mg i. v., gefolgt von 50 mg alle 12 Stunden. Ein Steady State wird unter diesen Bedingungen nach 3–4 Tagen erreicht.
- **Eravacyclin** (Xerava®) ist zur Behandlung komplizierter abdomineller Infektionen zugelassen. **Dosierung:** 1 mg/kg Körpergewicht alle 12 Stunden.

Unerwünschte Arzneimittelwirkungen

- **Gastrointestinale Störungen** sind die häufigsten unerwünschten Arzneimittelwirkungen der Tetracycline. Durch Reizung der Darmwand und Störung der physiologischen Darmflora können Übelkeit, Erbrechen, Durchfälle (selten pseudomembranöse Enterokolitis) und Candidabefall des Magen-Darm-Trakts (Soor) resultieren. **Tigecyclin** und **Eravacyclin** können zu ähnlichen unerwünschten Arzneimittelwirkungen wie andere Tetracycline führen; diese Tetracylinderivate verursachen häufig gastrointestinale Störungen wie Übelkeit und Erbrechen.
- **Fototoxizität:** An belichteter Haut können sich Fotodermatosen mit Erythemen und urtikariellem Ödem, evtl. Restpigmentierung und Nagelablösung manifestieren. Daher keine Sonnenbäder während einer Tetracyclintherapie.
- **Leberfunktionsstörungen:** Bei **Überdosierung** von Tetracyclinen, Kumulation der renal eliminierten Derivate bei Niereninsuffizienz oder Kombinationsbehandlung mit anderen hepatotoxischen Substanzen kann eine fettige Degeneration der Leber resultieren. Bei einer Behandlung mit **Tigecyclin** wurde häufig eine Erhöhung der Transaminasen beobachtet. Fälle von Leberschäden, vorwiegend mit cholestatischem Verlauf, wurden berichtet.
- **ZNS-Störungen:** Kopfschmerz, Übelkeit, Fotophobie, Ataxie, Schwindel (besonders nach **Minocyclin;** häufiger bei Frauen), selten intrakranialer Druckanstieg mit Papillenödem.
- **Allergien und lokale Reizerscheinungen:** Allergische Reaktionen bis hin zur Anaphylaxie sind sehr selten. Phlebitis und Kreislaufstörungen sind bei zu rascher i. v.-Injektion möglich. Kapseln und Tabletten sollten mit genügend Flüssigkeit eingenommen werden, um Ulzerationen der Ösophagusmucosa vorzubeugen.
- **Weitere unerwünschte Arzneimittelwirkungen:** Diverse Blutbildveränderungen, erhöhte Rest-N-Werte (Harnstoff), Creatininanstieg, Proteinurie u. a. reversible Stoffwechselstörungen sind beobachtet werden. Nach längerer **Minocyclin**-Behandlung sind schwärzliche Verfärbungen der Nägel, eine schwarze Haarzunge und Schilddrüsenverfärbungen beschrieben worden.

Kontraindikationen

Knochen- und Zahnschäden begründen die Kontraindikation der Tetracycline während der Schwangerschaft (Odontogenese in den letzten 4 Monaten) und bei Kindern unter 9 Jahren (bis nach der 2. Dentition). Ablagerungen von Tetracyclin-Calcium-Orthophosphat-Chelaten in Knochenwachstumszonen und im Zahnschmelz können das Wachstum beeinträchtigen und Verfärbungen in den Zähnen mit erhöhter Kariesanfälligkeit nach sich ziehen. **Tigecyclin und Eravacyclin** sind für Patienten unter 18 Jahren nicht zugelassen. **Myasthenia gravis** bei parenteralem Einsatz Mg^{2+}-haltiger Tetracycline: z. B. Doxycyclin-ratiopharm® SF, Tetracyclin-Allergie.

Interaktionen

- Mit bi- und trivalenten Kationen, v. a. Ca^{2+}, Mg^{2+}, Al^{3+} und Fe^{3+}, bilden Tetracycline und Glycylcycline schwer lösliche Chelate. Doxycyclin hat die geringste Affinität zu Calcium. Die Resorption der Tetracycline aus dem Magen-Darm-Trakt wird insbesondere durch mineralische **Antazida** und **eisenhaltige** Präparate vermindert. Umgekehrt vermindern Tetracycline die Bioverfügbarkeit von Eisen. Deshalb soll jede Begleitmedikation bei der Therapie mit Tetracyclinen zeitlich deutlich (2–3 h) abgesetzt erfolgen. Interferenzen mit oral eingenommenen **Antikoagulantien** müssen durch Gerinnungskontrollen überwacht werden. Bei gleichzeitiger Gabe von **Tigecyclin** und Warfarin waren die Plasmakonzentrationen von R- und S-Warfarin (AUC-Werte) um 68 % bzw. 29 % erhöht, bei gleichzeitiger Gabe ist eine Überprüfung der INR ratsam.
- **Barbiturate, Carbamazepin** und **Phenytoin** können über Enzyminduktion den Abbau der Tetracycline beschleunigen.
- Bei Tetracyclintherapie kann der Schutz vor einer Schwangerschaft durch **orale Kontrazeptiva** reduziert sein.

33.9 Pleuromutiline (Lefamulin)

Pleuromutiline besitzen eine trizyklische Diterpenoidstruktur. Sie sind in der Veterinärmedizin schon seit Längerem üblich. **Lefamulin** ist das erste Antibiotikum aus dieser Gruppe, das zur systemischen Anwendung beim Menschen verfügbar ist (➤ Abb. 33.28).

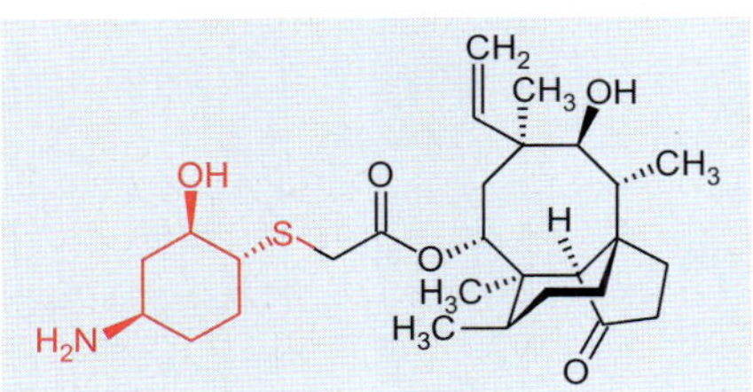

Abb. 33.28 Strukturformel von Lefamulin.
Pleuromutiline wurden bereits 1951 entdeckt. Sie besitzen eine trizyklische Diterpenoidstruktur. Die Eigenschaften des semisynthetischen Lefamulins wurden durch eine substituierte Cyclohexylsulfanyl-Seitenkette optimiert.

Pharmakodynamik

Lefamulin hemmt die bakterielle Proteinbiosynthese, indem es mit den A- und P-Stellen des Peptidyltransferase-Zentrums in der 23S-rRNA der ribosomalen 50S-Untereinheit in Wechselwirkung tritt und somit die korrekte Positionierung der tRNA verhindert. Neben Streptokokken, inkl. Pneumokokken, und Staphylokokken werden auch die Erreger der atypischen Pneumonie, wie *M. pneumoniae, L. pneumophila* und *C. pneumoniae,* erfasst. Im gramnegativen Bereich ist lediglich die Aktivität gegen *H. influenzae* klinisch relevant.

Lefamulin kann intravenös und oral gegeben werden. Die orale Bioverfügbarkeit beträgt etwa 25 %. Die Spitzenkonzentrationen lagen bei 3,5 bzw. 2,2 mg/l (150 mg i. v. und 600 mg p. o.). Lefamulin wird bis zu 97 % an Plasmaproteine gebunden. Das Verteilungsvolumen im Steady State (Vss) beträgt ca. 2,5 l/kg. Etwa ⅓ von Lefamulin wird über das Cytochrom CYP3A metabolisiert, die terminale Halbwertszeit liegt im Bereich von 9–10 Stunden. Etwa 10 % einer intravenösen Lefamulin-Dosis werden unverändert mit dem Urin ausgeschieden.

Indikationen und Dosierung

Lefamulin ist für die Behandlung der ambulant erworbenen Pneumonie bei erwachsenen Patienten zugelassen, wenn die sonst üblichen Antibiotika nicht geeignet sind. In klinischen Studien war es ebenso wirksam wie Moxifloxacin.

Dosierung: Lefamulin (Xenleta®) 2 × tgl. 150 mg intravenös oder 2 × tgl. 600 mg oral.

Unerwünschte Arzneimittelwirkungen

Lefamulin kann Diarrhöen und andere gastrointestinale unerwünschte Arzneimittelwirkungen verursachen und das QTc-Intervall geringfügig verlängern.

Interaktionen

Arzneistoffe, die CYP3A induzieren, wie z. B. Rifampicin oder Johanniskraut, oder inhibieren, wie z. B. Clarithromycin oder Voriconazol, dürfen nicht gemeinsam mit Lefamulin angewendet werden. Grapefruitsaft soll während der Behandlung nicht getrunken werden.

33.10 Chloramphenicol

Die Anwendbarkeit des seit 1947 bekannten Chloramphenicols wird durch die hohen Resistenzquoten und das hämatotoxische Potential der Substanz eingeschränkt. Es steht in Deutschland zur systemischen Therapie nicht mehr zur Verfügung.

Pharmakodynamik

Chloramphenicol inhibiert die Proteinsynthese nach Bindung an die 50S-Untereinheiten bakterieller Ribosomen, indem es die Peptidyltransferase und damit die Bildung neuer Peptidbindungen hemmt. Das **Wirkungsspektrum** von Chloramphenicol umfasst grampositive Erreger wie hämolysierende Streptokokken oder Pneumokokken ebenso wie gramnegative Bakterien wie z. B. *Salmonella typhi.* Mit einem hohen Anteil resistenter Stämme muss gerechnet werden. **Resistenz** entsteht am häufigsten durch Chloramphenicol-modifizierende Enzyme.

Pharmakokinetik

Chloramphenicol wird nach oraler Gabe rasch resorbiert; es ist gut gewebegängig und wird zu **70–90 % in der Leber glucuronidiert.** Bei Unreife der Leberfunktion (Neugeborene) oder Leberfunktionsstörungen muss die Dosierung reduziert werden. Das Glucuronid wird renal ausgeschieden.

Indikationen und Dosierung

Chloramphenicol wird in Deutschland nur noch zur Anwendung am Auge angeboten (z. B. Posifenicol® Augensalbe).

Unerwünschte Arzneimittelwirkungen

Chloramphenicol wirkt **hämatotoxisch** und kann in seltenen Fällen eine dosisunabhängige, irreversible und tödlich verlaufende Panzytopenie oder aplastische Anämie verursachen. Es kann ferner **neurotoxisch** wirken, den N. opticus beeinflussen und Visusschäden verursachen. Bei Neugeborenen kann aufgrund der physiologischen Glucuronidierungsschwäche ein **Grey-Syndrom** hervorgerufen werden.

33

33.11 Oxazolidinone

Die Oxazolidinone wurden erstmals 1987 als eine neue Klasse synthetischer Verbindungen mit antibakterieller Wirksamkeit beschrieben. Im Jahr 2000 wurde mit Linezolid das erste Oxazolidinon für die humanmedizinische Verwendung zugelassen, seit 2015 ist Tedizolid für die Behandlung von komplizierten Hautinfektionen verfügbar (➤ Abb. 33.29).

Pharmakodynamik

Oxazolidinone entfalten ihre antibakterielle Wirkung durch Hemmung der bakteriellen Proteinsynthese. Sie binden an die A-Position der Peptidyltransferasestelle in der 50S-Untereinheit der bakteriellen Ribosomen, **verhindern die Bildung eines funktionstüchtigen Initiationskomplexes** und interferieren so offenbar mit einem frühen Schritt der Proteinbiosynthese.

Die therapeutisch relevante Aktivität der Oxazolidinone beschränkt sich auf **grampositive Erreger.** Die meisten Streptokokken, Enterokokken und Staphylokokken (einschließlich **MRSA**) werden durch Konzentrationen von < 4 mg Linezolid/l erfasst. Im Vergleich zu Linezolid besitzt **Tedizolid** eine etwa vierfach höhere **In-vitro-Aktivität** gegen Staphylokokken (einschließlich MRSA) und andere grampositive Bakterien.

Linezolid besitzt auch eine klinisch relevante Aktivität gegen *M. tuberculosis.* Es wird heute als vorrangiges Medikament zur Behandlung MDR-Tuberkulose in Kombination mit anderen Antituberkulotika eingestuft (➤ Kap. 33.17).

Linezolid-resistente grampositive Erreger sind sehr selten, mehrere Resistenzmechanismen sind jedoch bekannt. Veränderungen in der 23S-rRNA oder in ribosomalen Proteinen der 50S-Untereinheit (L3, L4) vermitteln meist auch **Resistenz gegen Tedizolid.** Die genetische Information für Chloramphenicol-**Resistenz,** ist plasmidcodiert und bewirkt eine Multiresistenz auch gegen Linezolid und andere Antibiotikagruppen. Tedizolid ist gegen Staphylokokken aktiv, die dieses Gen aufweisen.

Gramnegative Erreger wie *H. influenzae,* Enterobacteriaceae und Pseudomonaden sind resistent.

Pharmakokinetik

Die wichtigsten Daten zur Pharmakokinetik von Linezolid und Tedizolid können ➤ Tab. 33.19 entnommen werden. Nach **oraler Gabe** werden Linezolid und Tedizolid **vollständig** resorbiert. Die Resorption wird durch gleichzeitige Nahrungsaufnahme nicht relevant beeinflusst.

Linezolid wird überwiegend durch oxidative Öffnung des Morpholinrings zu zwei Hauptmetaboliten abgebaut, die dann neben der unveränderten Substanz im Urin eliminiert werden (ca. 30 % unverändert, ca. 50 % in Form der Hauptmetaboliten). Aktives Tedizolid wird durch Phosphatasen rasch aus Tedizolidphosphat freigesetzt, der Wirkstoff wird durch verschiedene Sulfotransferasen metabolisiert.

Cytochrom-P450-abhängige Monooxygenasen werden durch beide Oxazolidinone weder gehemmt noch induziert. Bei Patienten

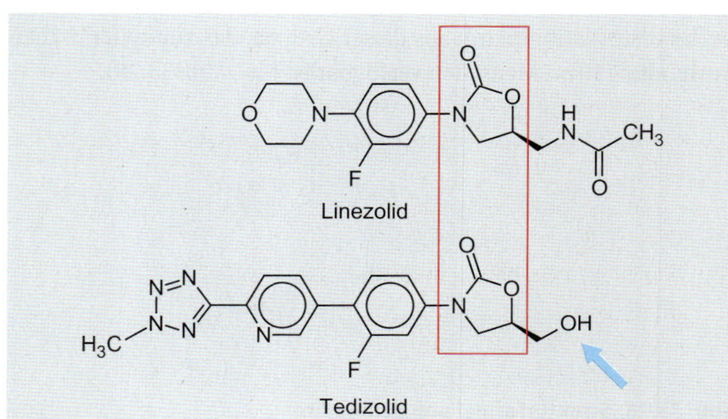

Abb. 33.29 Strukturformeln von Linezolid und Tedizolid. Der Oxazolidinonring ist rot umrandet. Im Prodrug Tedizolid-Phosphat ist die Hydroxymethylgruppe (Pfeil) mit Phosphorsäure verestert.

Tab. 33.19 Pharmakokinetische Parameter von Tedizolid und Linezolid

	Tedizolidphosphat	Linezolid
Dosis	1 × 200 mg	2 × 600 mg
Bioverfügbarkeit	Circa 90 %	Circa 100 %
C_{max}	2,2 mg/l	21 mg/l
$t_{½}$	12 h	5–7 h
Proteinbindung	70–90 %	30 %
V_D	70–80 l	40–50 l
Elimination	In metabolisierter Form (Sulfotransferasen): 20 % Urin, 80 % Fäzes (als Sulfokonjugat)	In metabolisierter Form (Oxidation des Morpholinrings): 50 % Urin, 9 % Fäzes (unverändert im Urin: ca. 30 %)

mit renaler Insuffizienz kommt es nicht zum Anstieg der Arzneistoffkonzentrationen im Blut.

Indikationen und Dosierung

- Anwendungsgebiete für **Linezolid** (Zyvoxid®) sind sowohl die ambulant als auch die im Krankenhaus erworbene **Pneumonie** durch grampositive Bakterien, darunter multiresistente Erreger, sowie schwere **Haut- und Weichgewebeinfektionen** durch Staphylokokken oder Streptokokken. **Dosierung:** 2 × 600 mg/Tag oral oder intravenös (Behandlungsdauer: bis zu 28 Tagen).
- **Tedizolid** (Sivextro®) ist bei **Haut- und Weichgewebeinfektionen** durch grampositive Erreger zugelassen. **Dosierung:** 1 × 200 mg/Tag oral oder intravenös (Behandlungsdauer: 6 Tage).

Unerwünschte Arzneimittelwirkungen

Während der Behandlung mit Linezolid oder Tedizolid können folgende unerwünschte Arzneimittelwirkungen auftreten:
- **Gastrointestinale Störungen** (Diarrhö, Übelkeit, Erbrechen).
- Veränderte Leberfunktionstests **(Anstieg der Transaminasen).**
- **Lactatazidose** (bisher mit Tedizolid nicht beobachtet).
- **Kopfschmerzen.**
- **Exantheme,** Pruritus.
- **Myelosuppression** (Anämie, Thrombozytopenie, Leukopenie, Panzytopenie): Oxazolidinone besitzen ein hämatotoxisches Potential; das Risiko für Blutbildveränderungen steigt mit der **Behandlungsdauer.** Eine **wöchentliche Blutbildkontrolle** ist angezeigt, um hämatologische Änderungen (Thrombozytopenie!) rechtzeitig zu erkennen. Tedizolid (1 × 200 mg/Tag) verursacht im direkten Vergleich zu Linezolid (2 × 600 mg/Tag) seltener Blutbildveränderungen, es wurde in der klinischen Prüfung jedoch nur maximal 6 Tage angewandt.
- Periphere und **optische Neuropathie,** manchmal progredient bis zum Verlust des Sehvermögens, v. a. nach längerer Behandlungsdauer mit Linezolid von mehr als 4 Wochen.
- Linezolid vermindert die **Fertilität** männlicher Ratten und verursacht morphologische Veränderungen der Spermien bei Expositionen, die den beim Menschen zu erwartenden Werten entsprechen.

Interaktionen

Linezolid und Tedizolid sind **Hemmstoffe der Monoaminoxidase.** Entsprechende Interaktionen – bis hin zum **Serotonin-Syndrom** – können daher mit gleichzeitig gegebenen adrenerg oder serotonerg wirksamen Medikamenten auftreten (**cave:** Serotonin-Wiederaufnahmehemmer, trizyklische Antidepressiva, Triptane, Sympathomimetika [inkl. adrenerger Bronchodilatatoren, Pseudoephedrin, Phenylpropanolamin, Noradrenalin, Dobutamin u. a.], Pethidin oder Buspiron). Für Linezolid liegen entsprechende Berichte vor, die klinischen Erfahrungen mit Tedizolid sind derzeit noch begrenzt.

Während der Behandlung müssen Nahrungsmittel oder Getränke mit hohem Gehalt an Tyramin (z. B. Käse, Rotwein etc.) vermieden werden.

33.12 Lipopeptide (Daptomycin)

Daptomycin* ist ein **zyklisches Lipopeptid;** die Struktur (➤ Abb. 33.30) lässt den peptidartigen Anteil, der aus insgesamt 13 Aminosäuren zusammengesetzt ist, und die lipophile n-Decanoylsäure-Seitenkette gut erkennen.

Pharmakodynamik

Daptomycin wirkt **bakterizid.** Die Substanz bindet an die **Zytoplasmamembran** durch eine calciumabhängige Insertion und bildet **Ionenkanäle.** Durch einen Kaliumefflux kommt es zur Depolarisation der Zytoplasmamembran. Der bakterielle Zelltod tritt schließlich durch Dysfunktion der Protein-, DNA- und RNA-Synthese auf. Daptomycin weist eine hohe In-vitro-Aktivität gegen **grampositive Bakterien** auf; es wirkt auch **gegen multiresistente grampositive Erreger,** wie MRSA (Methicillin-resistente *S. aureus*-Stämme), VRE (Vancomycin-resistente Enterokokken) und Linezolid-resistente Erreger. In vitro besteht eine hohe Aktivität gegen Pneumokokken, im klinischen Versuch war die Wirksamkeit bei Pneumonie allerdings unzureichend. Diese Diskrepanz wird dadurch erklärt, dass Daptomycin durch Surfactant in der Lunge inaktiviert wird.

Pharmakokinetik

Daptomycin wird intravenös verabreicht, eine orale Anwendung ist aufgrund der unzureichenden Resorption nicht möglich. Bei der empfohlenen Dosierung liegen ab dem 3. Tag Steady-State-Konzentrationen vor; die Halbwertszeit beträgt 8–9 Stunden. Daptomycin passiert nur in geringem Maße die Blut-Hirn-Schranke. Das Verteilungsvolumen liegt bei 0,1 l/kg. Die Elimination von Daptomycin erfolgt vorwiegend unverändert renal.

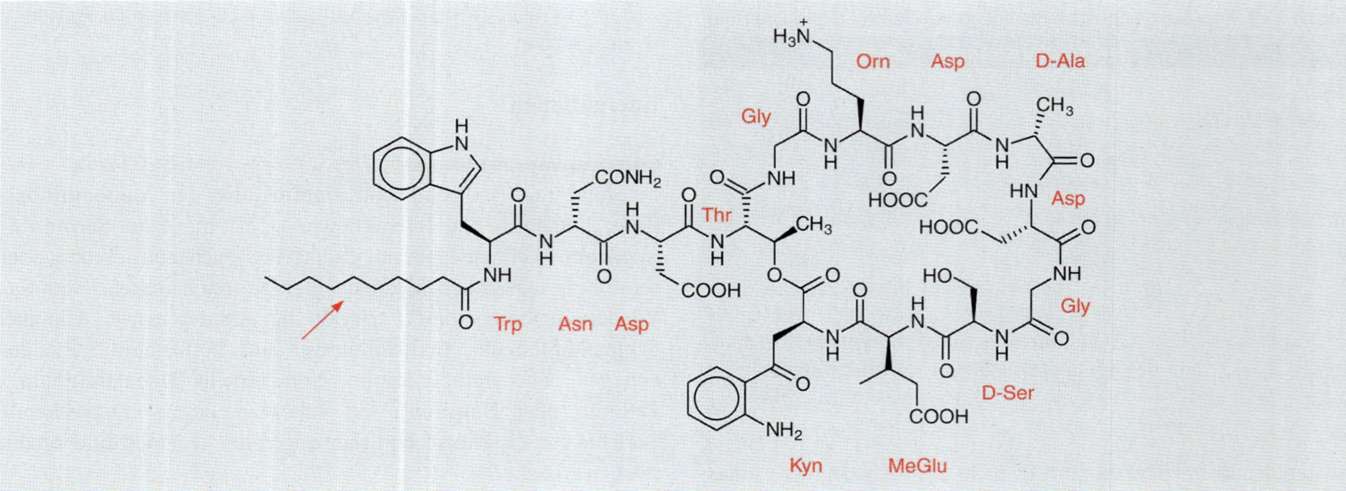

Abb. 33.30 Daptomycin.
Es handelt sich um eine zyklische Peptidstruktur aus insgesamt 13 Aminosäuren, von denen einige nicht in Proteinen vorkommen, wie z. B. Kynurinin (Kyn), Ornithin (Orn) oder 3-Methylglutaminsäure (MeGlu). Zwei Aminosäuren liegen in der D-Konfiguration vor (D-Alanin und D-Serin). Neben dem methylierten Glutaminsäurerest verleihen drei Asparaginsäurereste dem Molekül saure Eigenschaften. Diese Strukturanteile sind vermutlich für die Bindung von Ca^{2+}-Ionen bedeutsam und damit für die antibakterielle Aktivität. Das N-terminale Ende ist mit einem n-Decanoylfettsäure-Rest verbunden (Pfeil). Dieser Bereich dringt in die Zytoplasmamembran der Erreger ein und ist ebenfalls essenziell für die antibakterielle Wirkung.

Indikationen und Dosierung

Daptomycin (Cubicin®) ist zur Therapie komplizierter Haut- und Weichgewebsinfektionen und zur Behandlung einer durch *S. aureus* verursachten Endokarditis zugelassen.

Dosierung: Erwachsene bei 4–6 mg/kg KG als Infusion alle 24 Stunden für 7–14 Tage.

Unerwünschte Arzneimittelwirkungen

Gastrointestinale Symptome, z. B. Obstipation und Übelkeit, **Reaktionen an der Injektionsstelle.** Im Tierexperiment wurden toxische Wirkungen auf die Skelettmuskulatur beobachtet. Während der Therapie kann es zu erhöhten Creatinphosphokinase(CPK)-Werten kommen. Eine **regelmäßige Überwachung** der Patienten auf Anzeichen einer **Myopathie** und eine Kontrolle der CPK-Werte einmal pro Woche wird bei einer Therapie mit Daptomycin allgemein empfohlen. Eine gleichzeitige Behandlung mit anderen Arzneistoffen, die eine Myopathie auslösen können (z. B. Statine), sollte während der Therapie mit Daptomycin ausgesetzt werden.

Interaktionen

Aufgrund der überwiegend renalen Elimination von Daptomycin muss bei gleichzeitiger Gabe von Arzneistoffen, die die renale Filtration vermindern (nichtsteroidale Antirheumatika, COX-2-Hemmer), mit erhöhten Plasmaspiegeln von Daptomycin gerechnet werden.

33.13 Colistin

Polymyxine sind kationische, verzweigte, zyklische Dekapeptide. Bereits seit 1959 steht Colistin (= Polymyxin E) zur Therapie bakterieller Infektionen zur Verfügung. Im Colistimethat liegt es als Methansulfonat vor, weil es in dieser Form weniger toxisch ist. Zur Entfaltung der antibakteriellen Wirkung muss aus diesem **Prodrug** das Colistin allerdings erst freigesetzt werden.

Vor dem Hintergrund der dramatischen Resistenzentwicklung bei gramnegativen Erregern wird Colistin trotz der toxikologischen Risiken auch zur systemischen Therapie angewandt. Umfangreiche klinische Studien, wie sie heute mit neu entwickelten Antibiotika üblich sind, liegen mit Colistin nicht vor.

Pharmakodynamik

Colistin **reagiert mit Phospholipidkomponenten der Zytoplasmamembran, beeinträchtigt die Membranfunktion** und wirkt auch bei nicht proliferierenden Keimen **bakterizid.**

Das Antibiotikum zeigt **gute Aktivität gegen P. aeruginosa** und **Enterobacteriaceae,** außer bei Bakterien der *Proteus*-Gruppe. Unempfindlich sind Neisserien und alle grampositiven Bakterien.

Pharmakokinetik

Nach parenteraler Gabe erfolgt die Ausscheidung von unverändertem Colistimethat-Natrium vorwiegend über die Nieren, die freie Base Colistin wird nicht renal eliminiert. Bei Patienten mit eingeschränkter Nierenfunktion ist die Ausscheidung von Colistimethat-Natrium verringert, sodass ein größerer Anteil in Colistin umgewandelt werden kann, was zu gesteigerten Plasmakonzentrationen von Colistin führen kann.

Indikationen und Dosierung

Eine systemische Therapie ist indiziert bei nosokomialer Pneumonie und komplizierten Harnwegsinfektionen durch empfindliche Erreger, wenn andere Wirkstoffe nicht infrage kommen.

Dosierung: Bei Patienten mit einem Körpergewicht > 60 kg werden 3 × 1–2 Mio. IE (i. v.) Colistimethat-Natrium/Tag empfohlen. Es gibt Hinweise, dass bei schweren Infektionen höhere Dosierungen von bis zu 9 Mio. IE/Tag notwendig sein können. Initial wird eine hohe Aufsättigungsdosis (loading dose) empfohlen, da das Verteilungsvolumen bei schwer kranken Patienten oft erhöht ist und die Freisetzung von Colistin aus dem Prodrug im Blut einige Zeit in Anspruch nimmt. Bei Patienten mit **eingeschränkter Nierenfunktion** (Creatinin-Clearance von 5–20 ml/min) wird nur die Hälfte der sonst üblichen Tagesdosis gegeben.

- **Orale Gaben zur selektiven Darmdekontamination:** 4 × 100 mg Colistinsulfat/Tag (Colistin Tabletten®)
- **Aerosoltherapie bei Atemwegsinfektionen** durch *P. aeruginosa* bei Patienten mit zystischer Fibrose: 2 × 1 Mio. E Colistin als Colistimethat (Colistin CF®)/Tag als Inhalation

Unerwünschte Arzneimittelwirkungen

Insbesondere nach höheren Dosierungen bzw. bei fehlender Berücksichtigung einer Niereninsuffizienz kommt es u. a. zu folgenden unerwünschten Arzneimittelwirkungen:

- **Nierenfunktionsstörungen,** etwas seltener Nierenversagen
- **neurotoxischen Effekten** wie Parästhesie im Bereich des Gesichts, Muskelschwäche, Schwindel, undeutliche Sprache, vasomotorische Instabilität, Sehstörungen, Verwirrtheit, Psychose und Apnoe
- **Überempfindlichkeitsreaktionen** wie Hautausschlag und Angioödem

33.14 Chinolone

Bei den Chinolonen handelt es sich um synthetisch hergestellte Wirkstoffe. Wegen ihres Hemmeffekts auf die bakterielle DNA-Gyrase (= Topoisomerase II) wurden sie früher auch Gyrasehemmer genannt, da sie jedoch auch auf andere bakterielle Topoisomerasen wirken, ist diese Bezeichnung nicht sinnvoll. Da durch eine Fluorierung in Position 6 des Grundgerüstes eine wesentliche Aktivitätssteigerung erreicht wird, werden die heute üblichen Substanzen dieser Gruppe (➤ Abb. 33.31) als **Fluorchinolone** bezeichnet.

Einige Chinolone wurden aufgrund von Unverträglichkeitsreaktionen bzw. selten auftretenden toxischen Komplikationen wieder vom Markt genommen (z. B. Temafloxacin, Grepafloxacin, Sparfloxacin, Fleroxacin, Trovafloxacin und Gatifloxacin). Ofloxacin ist ein Razemat, das zur Hälfte aus unwirksamer Substanz besteht. Es ist heute entbehrlich; das wirksame Enantiomer ist als Levofloxacin im Handel.

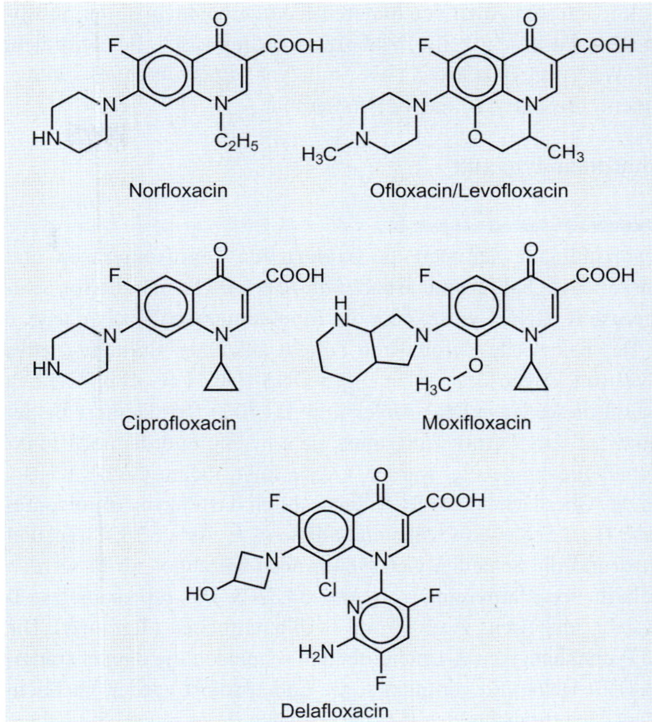

Abb. 33.31 Chemische Struktur einiger Fluorchinolone. Bei Delafloxacin verstärken der Substituent in Position 1 und ein Chloratom in Position 8 die antibakterielle Wirkung. Der Substituent in Position 7 ist nicht basisch. Bei neutralem pH-Wert liegt das Molekül daher als Anion vor (die anderen als Zwitterionen), im Sauren ist die Aktivität erhöht.

Heute sind nur noch **Ciprofloxacin*, Levofloxacin*** und **Moxifloxacin*** therapeutisch relevant. Darüber hinaus sind Norfloxacin und Delafloxacin für spezielle Indikationen zugelassen. Weitere Fluorchinolone sind in anderen Ländern verfügbar (z. B. Prulifloxacin, Gemifloxacin, Finafloxacin). Einige der neuen Verbindungen sind nicht in Position 6 des Grundgerüstes fluoriert, weisen aber dennoch eine hohe antibakterielle Aktivität auf (z. B. Garenoxacin, Nemonoxacin).

Die Struktur-Wirkungs-Beziehungen sind bei den Chinolonen recht gut bekannt. Die Substituenten in **Position 3 und 4** können nicht ohne Wirkungsverlust verändert werden. An dieser Stelle erfolgt eine Chelatbildung mit mehrwertigen Kationen (Chinolone binden über ein Magnesiumion an den DNA-Topoisomerase-Komplex). Wegen der Affinität der Chinolone zu Kationen (Chelatbildung!) kommt es zu einer deutlichen Resorptionsverminderung bei gleichzeitiger Einnahme mit magnesium- und/oder aluminiumhaltigen Antazida sowie anderen Medikamenten, die Metallionen (z. B. Fe^{2+}, Zn^{2+}) enthalten.

Die Substitution mit **Fluor in Position 6** verbessert die antibakterielle Aktivität erheblich (etwa 10–100-fach); hohe antibakterielle Aktivität kann jedoch auch ohne diese Substitution bestehen.

Im Unterschied zu den anderen Fluorchinolonen ist der Substituent in Position 7 beim Delafloxacin nicht basisch. Bei neutralem pH-Wert liegt Delafloxacin als Anion vor (die anderen als Zwitterionen), im Sauren ist die Aktivität erhöht.

Pharmakodynamik

Fluorchinolone hemmen die **bakteriellen Topoisomerasen** und wirken rasch **bakterizid.** Je nach Substanz wird primär die **Topoisomerase II** (DNA-Gyrase) oder die **Topoisomerase IV** beeinflusst.

Das bakterielle Chromosom besteht aus einer zirkulären, etwa 1300 µm langen doppelsträngigen DNA-Helix (➤ Abb. 33.32A). Damit dieses lange DNA-Molekül in das 1000-fach kleinere Bakterium (ca. 2 × 1 µm) passt, muss sie sehr eng und dennoch funktionell günstig gefaltet werden. Dies erfolgt, indem die DNA-Helix an der Oberfläche eines RNA-Kerns durch das Enzym **Topoisomerase II** zu Schleifen (Schleifendomänen, ➤ Abb. 33.32B) gefaltet wird und die Schleifen gleichzeitig noch spiralig verdrillt werden (Überhelices, **Supercoils;** ➤ Abb. 33.32C). Die Topoisomerase II besteht aus jeweils zwei A- und B-Untereinheiten (Tetramer). Die ATP-unabhängigen A-Untereinheiten schneiden die doppelsträngige DNA-Helix und verknüpfen die Enden sofort wieder, nachdem die ATP verbrauchenden B-Untereinheiten sie so eingefädelt haben, dass nun spannungsfreie **negative** (der sonstigen helikalen Drehung entgegengesetzte) Windungen (Gyri) resultieren (negatives Supercoiling). Die Verdrillung in negativen Überhelices löst das Platzproblem und begünstigt energetisch eine schnelle DNA-Synthese, schnelle Replikation, Transkription und Rekombination der DNA.

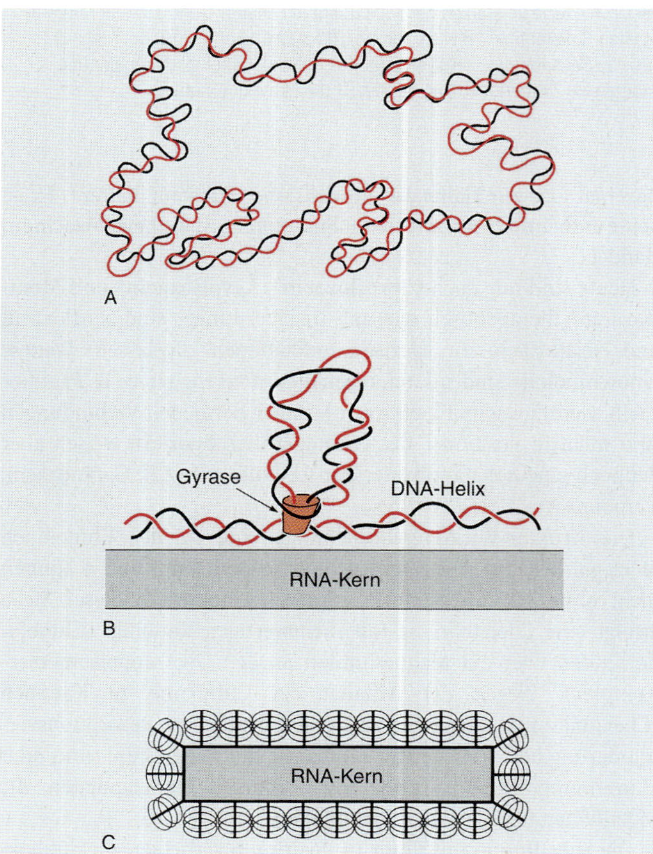

Abb. 33.32 A) Entfaltetes bakterielles Chromosom ohne Überhelices. B) Gyrase bildet Überhelix. C) Durch Überhelices verdichtetes bakterielles Chromosom.

Die **Topoisomerase IV** bewirkt die **Trennung von zwei verbundenen DNA-Molekülen nach der Replikation** (Decatenierung). Die Hemmung der Topoisomerase IV steht v. a. mit der Aktivität gegen grampositive Bakterien in Beziehung, hier bestehen bei den einzelnen Chinolonen deutliche Unterschiede.

Fluorchinolone wirken darüber hinaus noch über weitere, bisher nicht im Einzelnen geklärte Mechanismen.

In den vergangenen Jahren hat eine rasche Ausbreitung Chinolon-resistenter Bakterien – insbesondere bei den Enterobacteriacea – stattgefunden. **Mutationen** in den Genen *gyrA* und *gyrB,* die zu geringfügigen Veränderungen in der Aminosäuresequenz der Topoisomerase II führen können, verleihen dem Erreger **Resistenz gegen Chinolone.** Neben diesen Veränderungen an den Zielproteinen der Chinolonwirkung kann durch Efflux die Konzentration der Chinolone in der Bakterienzelle so niedrig sein, dass die Erreger nicht gehemmt werden. Darüber hinaus sind mehrere Resistenzmechanismen bekannt, die auf **Plasmiden** codiert sind und damit zwischen verschiedenen Spezies ausgetauscht werden können (z. B. *qnr*-Gene).

Die Chinolone unterscheiden sich in ihrem Wirkspektrum (➤ Tab. 33.20). Die Empfindlichkeit der Erreger kann regional sehr unterschiedlich sein, entsprechend der lokalen Resistenzsituation. Bedeutsam sind z. B. die Unterschiede hinsichtlich der Aktivität gegen Pneumokokken. Gegen diese wichtigen Erreger von Atemwegsinfektionen ist Moxifloxacin aktiver als die anderen Chinolone, Ciprofloxacin ist bei solchen Infektionen **nicht** indiziert. Delafloxacin ist gegen MRSA wirksamer als andere Chinolone. Moxifloxacin und Levofloxacin hemmen auch *M. tuberculosis* bereits in niedrigen Konzentrationen und haben Bedeutung bei der Behandlung der multiresistenten Tuberkulose in Kombination mit anderen Antituberkulotika (➤ Kap. 33.18).

Erreger sind im Allgemeinen als sensibel anzusehen, wenn der MHK-Wert unter 1 mg/l liegt, sie sind mäßig sensibel bzw. resistent, wenn der MHK-Wert über 2–4 mg/l liegt, denn diese Konzentrationen sind bei einer Therapie mit Fluorchinolonen in üblicher Dosierung nicht über einen ausreichend langen Zeitraum im menschlichen Körper erreichbar.

Pharmakokinetik

Chinolone werden nach **oraler Gabe** gut resorbiert (Ausnahme: Norfloxacin). Ciprofloxacin, Levofloxacin und Moxifloxacin werden zusätzlich auch zur Infusionstherapie angeboten.

Charakteristisch für die gesamte Arzneistoffgruppe ist das **hohe Verteilungsvolumen.** Die errechneten Verteilungsvolumina der meisten Fluorchinolone liegen bei etwa 2 L/kg Körpergewicht, das Verteilungsvolumen von Delafloxacin ist mit etwa 0,4 l/kg geringer. Damit unterscheiden sie sich deutlich z. B. von den β-Lactam-Antibiotika und den Aminoglykosiden (Verteilungsvolumina meist

Tab. 33.20 Antibakterielles Spektrum und Indikation der gebräuchlichen Chinolone

Chinolon (Handelsname)	Antibakterielles Spektrum in vitro (soweit therapeutisch relevant)	Indikationen (laut Fachinfo)
Ciprofloxacin (Ciprobay® u. a.)	• **Gramnegative Bakterien** (**cave:** hohe Resistenzquoten bei Enterobacteriaceae): *P. aeruginosa* (höhere Aktivität als andere Chinolone; Resistenz beachten!), *Haemophilus influenzae, Legionella pneumophila* • Schwache Aktivität gegen **grampositive Bakterien** (unzureichende Aktivität gegen Pneumokokken und Staphylokokken) • **Andere Erreger:** *Mycoplasma pneumoniae, Chlamydophila pneumoniae, Chlamydia trachomatis*	• Atemwegsinfektionen (nur wenn sie durch gramnegative Erreger verursacht werden!) • Harnwegsinfektionen (**cave:** *E. coli* sehr häufig resistent) • Infektionen des Genitaltrakts (**cave:** *N. gonorrhoeae* sehr häufig resistent) • Infektionen des Gastrointestinaltrakts (z. B. Reisediarrhö) • Haut- und Weichgewebsinfektionen (nur wenn sie durch gramnegative Erreger verursacht werden) • Infektionen von Knochen und Gelenken • Otitis externa maligna *(P. aeruginosa)* • Intraabdominale Infektionen • Prophylaxe invasiver Infektionen durch *N. meningitidis* • Postexpositionelle Prophylaxe nach Inhalation von Milzbranderregern
Levofloxacin (Tavanic® u. a.)	• **Gramnegative Bakterien:** ähnlich wie Ciprofloxacin, etwas geringere Aktivität gegen *P. aeruginosa* • **Grampositive Bakterien:** besser als Ciprofloxacin, ausreichende Aktivität gegen Pneumokokken • **Andere Erreger:** *Mycoplasma pneumoniae, Chlamydophila pneumoniae, Chlamydia trachomatis, Mycobacterium tuberculosis*	Kann bei den folgenden Erkrankungen angewandt werden, wenn die primär indizierten Antibiotika nicht infrage kommen: • Atemwegsinfektionen (z. B. bakterielle Bronchitis, ambulant erworbene Pneumonie) • Komplizierten Haut- und Weichgewebsinfektionen • Harnwegsinfektionen (Pyelonephritis u. a; **cave:** *E. coli* sehr häufig resistent) • Chronisch bakterieller Prostatitis • Postexpositionelle Prophylaxe nach Inhalation von Milzbranderregern
Moxifloxacin (Avalox® u. a.)	• **Gramnegative Bakterien:** bei Enterobacteriaceae meist schwächer als Ciprofloxacin, therapeutisch nicht relevant; *Haemophilus influenzae, Legionella pneumophila* • **Grampositive Bakterien:** höhere Aktivität als die anderen Chinolone (nicht bei MRSA) • **Gute Aktivität gegen Anaerobier** • **Andere Erreger:** *Mycoplasma pneumoniae, Chlamydophila pneumoniae, Chlamydia trachomatis, Mycobacterium tuberculosis*	Kann bei den folgenden Erkrankungen angewandt werden, wenn die primär indizierten Antibiotika nicht infrage kommen: • Atemwegsinfektionen (z. B. akute, bakterielle Sinusitis, akute Exazerbation der chronischen Bronchitis, ambulant erworbene Pneumonie) • Infektionen des oberen weiblichen Genitaltrakts (z. B. Salpingitis, Endometritis; **cave:** häufige Resistenz bei *N. gonorrhoeae*) • Komplizierte Haut- und Weichgewebeinfektionen

im Bereich von etwa 0,2 L/kg). Das hohe Verteilungsvolumen der Fluorchinolone deutet auf die **gute Gewebegängigkeit** und die **intrazelluläre Anreicherung** dieser Wirkstoffe hin. Dies hat v. a. Bedeutung bei der Behandlung von Infektionen der Knochen oder Prostata. Auch intrazellulär gelagerte Erreger (Legionellen, Chlamydien, Mykoplasmen) lassen sich nur mit Substanzen behandeln, die in den Zellen des menschlichen Körpers antibakteriell wirksame Konzentrationen erreichen. Relativ geringe Plasmaspiegel werden von Norfloxacin erreicht, deshalb wird das Antibiotikum nahezu ausschließlich bei Harnwegsinfektionen eingesetzt. Die pharmakokinetischen Daten der Fluorchinolone sind in ➤ Tab. 33.21 zusammenfassend dargestellt.

Pharmakokinetik

- **Ciprofloxacin** wird in unveränderter Form **renal** (ca. 40 % nach oraler, ca. 60 % nach i. v.-Gabe), **biliär** (ca. 1–5 %) und zu etwa 15 % auch **transintestinal** (durch direkte Sekretion in den Darm) ausgeschieden. Wegen der extrarenalen Ausscheidungswege ist bei geringer Nierenfunktionseinschränkung keine Dosisreduktion erforderlich (Creatinin-Clearance >60 ml/min).
- **Levofloxacin und Ofloxacin werden fast ausschließlich unverändert renal ausgeschieden.** Bei Nierenfunktionseinschränkung ist eine sorgfältige Dosisanpassung geboten, Hämodialyse (11 %) und Peritonealdialyse (ca. 2 %) sind praktisch nicht eliminierend wirksam.
- **Moxifloxacin** wird **überwiegend in der Leber** glucuronidiert und sulfatiert, die Metaboliten werden renal eliminiert. Eine Anpassung der Dosierung bei Niereninsuffizienz ist nicht erforderlich.
- **Norfloxacin:** Bei Nierenfunktionseinschränkung mit einer Creatinin-Clearance < 30 ml/min ist eine Halbierung der Tagesdosis angezeigt.
- **Delafloxacin** wird unverändert und als Glucuronid renal eliminiert.

Indikationen und Dosierung

Die Fluorchinolone zeigten zu Beginn ihrer therapeutischen Verwendung in den 1980er-Jahren eine sehr gute Aktivität gegen *E. coli* und andere *Enterobacteriaceae.* Wegen der hohen **Resistenzraten** von *E.-coli*-Urinisolaten ist die Anwendung bei Infektionen der

Tab. 33.21 Pharmakokinetische Daten der Fluorchinolone

Fluorchinolon	Dosis (mg)	C_{max}[1]	t_H[2]	Bioverfügbarkeit (%)	AUC[3]	Renale Ausscheidung (%)[4]
Norfloxacin	400	1,5	3,3	35	5,4	27
Ciprofloxacin	500	2,5	3,2	70	9,9	45
Ofloxacin	400	4,0	5,0	> 95	29,0	73
Levofloxacin	500	5,2	6,5	> 95	47,7	80
Moxifloxacin	400	4,5	13	90	26,9	20
Delafloxacin	450	6	10	60	30	50

[1] C_{max} = Spitzenkonzentration (mg/l).
[2] t_H = Eliminationshalbwertszeit (h).
[3] AUC = Fläche unter der Kurve (mg × h/l).
[4] Kumulativer prozentualer Anteil der Dosis im Urin nach 24 Stunden.

Harnwege erheblich eingeschränkt und lässt eine kalkulierte Therapie nicht mehr zu.

Die wichtigsten **Indikationen** für die drei gebräuchlichsten Chinolone können der ➤ Tab. 33.20 entnommen werden.

Trotz grundsätzlicher Bedenken gegen eine Anwendung in der **Pädiatrie** ist Ciprofloxacin heute auch für die **Behandlung von Kindern und Jugendlichen** bei folgenden Indikationen zugelassen: *Pseudomonas*-Infektionen bei Patienten mit Mukoviszidose (zystische Fibrose), komplizierte Harnwegsinfektionen und Pyelonephritis, postexpositionelle Prophylaxe und Therapie des Milzbrands und andere schwere Infektionen.

Dosierung:
- Ciprofloxacin (Ciprobay®): 2–3 × 400 mg/Tag in Infusionen, 2 × 250–750 mg/Tag oral
- Levofloxacin (Tavanic®): 1–2 × 250–500 mg/Tag oral/i. v.
- Moxifloxacin (Avalox®): 1 × 400 mg/Tag oral/i. v.
- Ofloxacin (Tarivid®): 2 × 200–400 mg/Tag oral/i. v.
- Norfloxacin (Barazan®): 2 × 400 mg/Tag (Harnwegsinfektionen)
- Delafloxacin (Quofenix®): 2 × 450 mg/Tag oral oder 2 × 300 mg/Tag i. v. (Hautinfektionen, ambulant erworbene Pneumonie)

Unerwünschte Arzneimittelwirkungen

Bei etwa 5–20 % der Patienten ist mit unerwünschten Arzneimittelwirkungen zu rechnen.
- **Gastrointestinale Störungen** (bis zu 15 %): Nausea, Appetitlosigkeit, Bauchschmerzen, Erbrechen, Diarrhöen. Fälle von *C. difficile*-assoziierter Diarrhö (CDAD) wurden in den vergangenen Jahren vermehrt im Zusammenhang mit einer Chinolontherapie beschrieben.
- **Neurotoxische Wirkungen:** erhöhte Erregbarkeit, Unruhe, Schlafstörungen, Benommenheit, Schwindel. Schwere neurotoxische Symptome (Verwirrtheit, Halluzinationen, Krämpfe) sowie psychotische Reaktionen sind selten. Es ist dringend angezeigt, die Patienten vorsorglich auf mögliche Beeinträchtigungen der Reaktionsfähigkeit hinzuweisen! Die ursächlichen Mechanismen sind unklar (Rezeptorinteraktionen, z. B. an den GABA- oder NMDA-Rezeptoren im ZNS).
- Symptome einer **Polyneuropathie** (sensorische Störungen, Muskelschwäche etc.) können auftreten. Die Behandlung sollte dann abgebrochen werden, um einer irreversiblen Schädigung vorzubeugen.
- **Allergische Reaktionen:** gelegentlich Hautausschlag, Juckreiz, Urtikaria (selten).
- **Fototoxizität:** Die Fluorchinolone sind im UV-Licht in unterschiedlichem Ausmaß labil. Die Degradationsprodukte (Radikale!) führen dosisabhängig zur Fotosensibilisierung. Bei Behandlung mit Fluorchinolonen sollte direkte Exposition mit UV-Licht vermieden werden (Höhensonne, Solarium).
- **Störungen der Hämatopoese** (< 1 %): selten bis sehr selten Eosinophilie, Thrombozytopenie (petechiale Blutungen), Anämie, Leukopenie bis Agranulozytose.
- **Kardiotoxizität:** Bei üblichen Dosierungen lassen sich geringe Veränderungen im EKG (QT-Zeit-Verlängerung) nachweisen. Bei gleichzeitiger Gabe anderer Substanzen mit ähnlicher Wirkung oder angeborenen Störungen der Reizleitung besteht ein Risiko für Arrhythmien (Torsades de pointes).
- **Aortendissektionen und -aneurysmen** sind in sehr seltenen Fällen in Assoziation mit einer Chinolontherapie beobachtet worden.
- **Muskel- und Gelenkbeschwerden (Arthropathien):** Chinolone schädigen den unreifen Gelenkknorpel und verändern die Wachstumsfuge bei **juvenilen Tieren** in bestimmten Wachstumsphasen. Pathogenetisch scheint diese Wirkung mit den chelatbildenden Eigenschaften zusammenzuhängen. Da die Effekte schon bei niedrigen Expositionen auftreten können, sind Chinolone bei Kindern und Jugendlichen bis zum Abschluss der Wachstumsphase sowie bei Schwangeren und Stillenden kontraindiziert (Ausnahmen: s. Indikationen für Ciprofloxacin). **Erfahrungen beim Menschen:** Umfangreiche Erfahrungen mit Ciprofloxacin haben bei jugendlichen Mukoviszidosepatienten gezeigt, dass offenbar bei Behandlung mit diesem Chinolon **kein** ausgeprägtes Risiko für Knorpelschäden besteht.
- Im Zusammenhang mit einer Chinolon-Behandlung sind **Tendopathien (Tendinitis, Ruptur** der Achillessehne) beobachtet worden, die zum Teil erst einige Wochen nach Absetzen der Präparate auftraten. Sie wurden überwiegend (aber nicht ausschließlich) bei Patienten mit einem Lebensalter von > 65 Jahren beschrieben; die gleichzeitige Therapie mit Glucocorticoiden erhöht das Risiko.

Kontraindikationen

Schwangerschaft und Stillzeit, Kindheit und Jugend bis zum Ende der Wachstumsphase (Ausnahme: Ciprofloxacin bei einigen Indikationen), Erkrankungen des ZNS, z. B. Epilepsie oder Störungen der Blut-Liquor-Schranke, Allergie gegen Chinolone.

33

Interaktionen

- **Mineralische Antazida** ($Ca^{2+}/Mg^{2+}/Al^{3+}$-haltig) und andere Arzneistoffe, die **zwei- oder dreiwertige Metallionen** enthalten (z. B. Fe^{2+}, Zn^{2+}) reduzieren die Bioverfügbarkeit von Chinolonen um bis zu 90 % (Bildung von Chelatkomplexen).
- Einige Chinolone sind Inhibitoren des Cytochrom-Enzyms CYP 1A2 (Ciprofloxacin > Norfloxacin). Die Elimination anderer Substanzen wird daher verzögert (Theophyllin, Coffein, Ropinirol, Clozapin und Tizanidin). Ciprofloxacin führte z. B. zu einem deutlichen Anstieg der Serumkonzentrationen von Tizanidin (bis zu 24-facher Anstieg der AUC-Werte).
- In **Kombination mit steroidalen und nichtsteroidalen Antiphlogistika** (z. B. Fenbufen) werden verstärkt Übererregbarkeitsreaktionen und Krampfanfälle beobachtet.
- Bei gleichzeitiger Gabe von **Digoxin** und Moxifloxacin wurden im Plasma von einigen Patienten erhöhte Digoxinspiegel gemessen.

Chinolone zur topischen Behandlung

Einige Chinolone stehen auch zur topischen Therapie von Augen-, Ohren- und Hauterkrankungen zur Verfügung. Generell sollte bei einem Einsatz dieser Präparate bedacht werden, dass – wie bei anderen Antibiotika – eine Resistenzentwicklung der Erreger auch bei lokaler Anwendung gefördert wird. Dies ist bei Chinolonen besonders bedenklich, da sie zur systemischen Therapie schwerwiegender Infektionen unverzichtbare Substanzen darstellen. Diese Bedenken gelten auch für ausschließlich lokal angewandte Chinolone, wie Nadifloxacin, da sie sich von den systemisch angewandten Chinolonen in ihrer Struktur und im Wirkungsspektrum kaum unterscheiden.

Ciprofloxacin (Ciloxan®) und Ofloxacin (Floxal®) werden in Form von Augentropfen oder Augensalben zur Behandlung von bakteriellen **Infektionen des Auges** angeboten. Vorteilhaft erscheint bei dieser Indikation das breite Spektrum der Chinolone, doch sind auch Risiken zu bedenken. Generell können lokale Reizungen auftreten.

Ciprofloxacin kann in Form von **Ohrentropfen** (Ciloxan®) zur Behandlung einer akuten Otitis externa verwendet werden, wenn die Erkrankung durch sensible Erreger hervorgerufen wird.

Eine Nadifloxacin-haltige Creme (Nadixa®) steht zur Behandlung von entzündlichen Formen der **Acne vulgaris** zur Verfügung. In einer Doppelblindstudie war die Creme gleich wirksam wie eine erythromycinhaltige Zubereitung. Bei der Anwendung kann es zu lokalen Unverträglichkeitsreaktionen kommen (Pruritus, Erythem, Urtikaria etc.).

33.15 Sulfonamide und Kombinationen mit Diaminopyrimidinen

Bei einer von Gerhard Domagk geleiteten Untersuchung von Azoverbindungen wurde 1932 die Streptokokkenwirksamkeit des **Prontosils** entdeckt. Diese Verbindung besitzt in vitro zwar keine antibakterielle Aktivität, doch wird Prontosil in vivo zum wirksamen Metaboliten **Sulfanilamid** umgewandelt. Daher beobachtete Domagk eine heilende Wirkung, als er mit Streptokokken infizierte Mäuse mit Prontosil behandelte. Zugrunde liegt die strukturelle Ähnlichkeit mit der p-Aminobenzoesäure **(PABA),** die von den Sulfonamiden aus dem mikrobiellen Stoffwechsel verdrängt wird (➤ Abb. 33.33, ➤ Abb. 33.34).

Heute werden **Sulfonamide** fast ausschließlich in **Kombination mit Diaminopyrimidinen (Trimethoprim*, Pyrimethamin)** angewandt. Sie hemmen die Dihydrofolat-Reduktase. Die gebräuchlichste Kombination ist unter der Bezeichnung **Cotrimoxazol** (Sulfamethoxazol* + Trimethoprim*) bekannt (➤ Abb. 33.35).

Pharmakodynamik

In Mikroorganismen verdrängen Sulfonamide die p-Aminobenzoesäure kompetitiv aus dem Syntheseweg zur Tetrahydrofolsäure. Da der Mensch Folsäure mit der Nahrung aufnimmt, ist der Effekt für menschliche Zellen nicht relevant (➤ Abb. 33.36). Essenziell für den antibakteriellen Effekt ist die **freie Aminogruppe.** Die SO_2-NH_2-Gruppe in p-Stellung kann durch Substituenten modifiziert werden.

Tetrahydrofolsäure dient als Koenzym der Übertragung aktivierter C_1-Fragmente bei der Synthese von Purinnukleotiden und Thymidin. Sulfonamide hemmen also vorrangig die Neubildung von

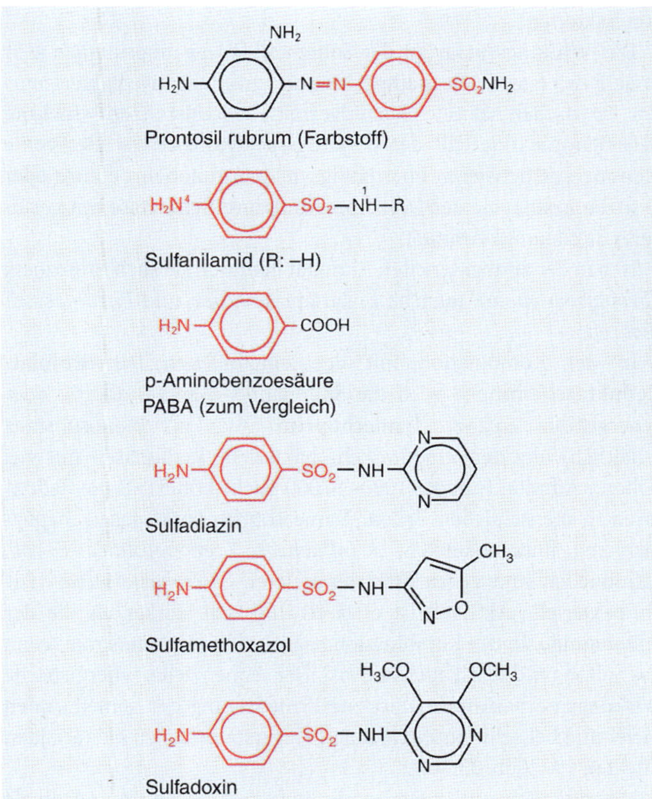

Abb. 33.33 Strukturformeln von Sulfonamiden und verwandten Stoffen.

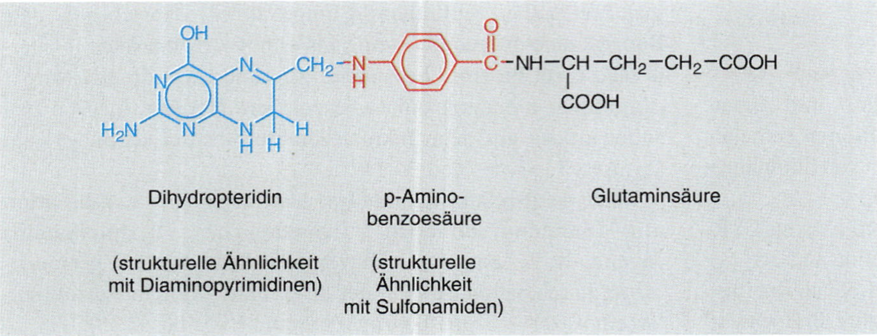

Abb. 33.34 Struktur der Dihydrofolsäure.

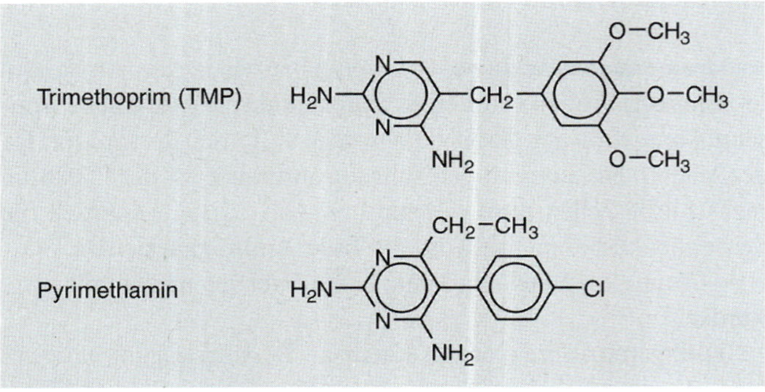

Abb. 33.35 Struktur der Diaminopyrimidine.

DNA und RNA und dadurch – nach einer Latenz – die Vermehrung von Bakterien.

Das Wirkungsspektrum der Sulfonamide war ursprünglich sehr breit. Es umfasste viele grampositive und gramnegative Bakterienarten. Inzwischen hat eine plasmidvermittelte **Resistenzentwicklung** viele Stämme innerhalb des Wirkungsspektrums erfasst. Resistente Stämme synthetisieren übermäßig viel p-Aminobenzoesäure oder besitzen Isoenzyme der Dihydropteroinsäure-Synthetase mit geringerer Sulfonamid-Affinität.

Neben der antibakteriellen Aktivität hemmen sie auch Protozoen: *Toxoplasma gondii,* manche Malariaplasmodien und *Pneumocystis jirovecii.*

33 In der Kombination mit den empfohlenen **Dihydrofolat-Reduktasehemmern** wird die Sulfonamid-Aktivität additiv oder synergistisch ergänzt. **Trimethoprim** (auch als Monosubstanz erhältlich) blockiert empfindliche bakterielle Reduktasen mit viel höherer Affinität (um das 1000–10 000-Fache höher) als die Reduktasen in menschlichen Zellen. Trimethoprim wirkt gegen Staphylokokken, Pneumokokken, *H. influenzae, Y. enterocolitica, E. coli,* Salmonellen und gegen Stämme anderer *Enterobacteriaceae.* Die antibakterielle Aktivität ist etwa 20–100-fach stärker als die der Sulfonamide. In der Kombination resultiert Synergismus nur, wenn das Sulfonamid selbst auch aktiv ist. Der sequenzielle, synergistische Wirkungsmechanismus führt zur Erniedrigung der gemeinsamen MHK und bei sehr empfindlichen Erregerstämmen zu bakteriziden Effekten (➤ Abb. 33.36).

Monotherapie mit Trimethoprim induziert rasche chromosomale (selten plasmidvermittelte) Resistenzbildung. Zur Toxoplasmose- und Malariabehandlung wird der Dihydrofolat-Reduktasehemmer **Pyrimethamin** als Kombinationspartner für Sulfonamide bevorzugt.

Pharmakokinetik

Die pharmakokinetischen Eigenschaften der Sulfonamide im Vergleich zu Trimethoprim sind in ➤ Tab. 33.22 zusammengestellt.

Sulfamethoxazol wird in der Leber hauptsächlich an der freien Aminogruppe (N4) acetyliert und an der paraständigen SO_2-NH-R-Gruppe (N1) glucuronidiert. Ein Teil wird über CYP 2C9 zu einem Hydroxylamin verstoffwechselt. Nur etwa 15–20 % werden unverändert in aktiver Form eliminiert.

Trimethoprim wird überwiegend durch tubuläre Sekretion renal ausgeschieden, zu etwa 20 % wird es über CYP 2C9 und CYP 3A4 oxidativ metabolisiert (O-Demethylierung, N-Oxidation, Hydroxylierung).

Die Mengenverhältnisse in den fixen Kombinationspräparaten sind so abgestimmt, dass sich die Konzentrationsverhältnisse in vivo dem antibakteriellen Optimum von 1 : 20 (Trimethoprim : Sulfonamid) nähern. Die empfohlenen Tagesdosierungen ergeben maximale Plasmakonzentrationen des Trimethoprims von 1–2 mg/l und der Sulfonamide von 30–50 mg/l. Trimethoprim erreicht bei der Penetration durch intakte Meningen im Liquor cerebrospinalis etwa 20 % der Serumkonzentrationen, Sulfamethoxazol etwa 12 %.

Kumulationsgefahr besteht bei Nierenfunktionseinschränkung. Bei einer Creatinin-Clearance von 15–30 ml/min muss die Dosierung halbiert werden.

Eine Kombination aus **Pyrimethamin** und **Sulfadoxin** kann zur Malariabehandlung angewandt werden (➤ Kap. 33.21.1). Beide Wirkstoffe werden nach oraler Gabe gut resorbiert und sind zu > 90 % an Plasmaproteine gebunden. Die Plasmahalbwertszeit von Pyrimethamin beträgt ca. 100 Stunden, die von Sulfadoxin ca. 200 Stunden.

Indikationen und Dosierung

Sulfonamid-Monotherapie

Für die Sulfonamid-Monotherapie gibt es nur noch wenige fakultative Indikationen. Dementsprechend hat sich die früher große Zahl der kommerziell angebotenen Präparate auf wenige reduziert (➤ Abb. 33.33).

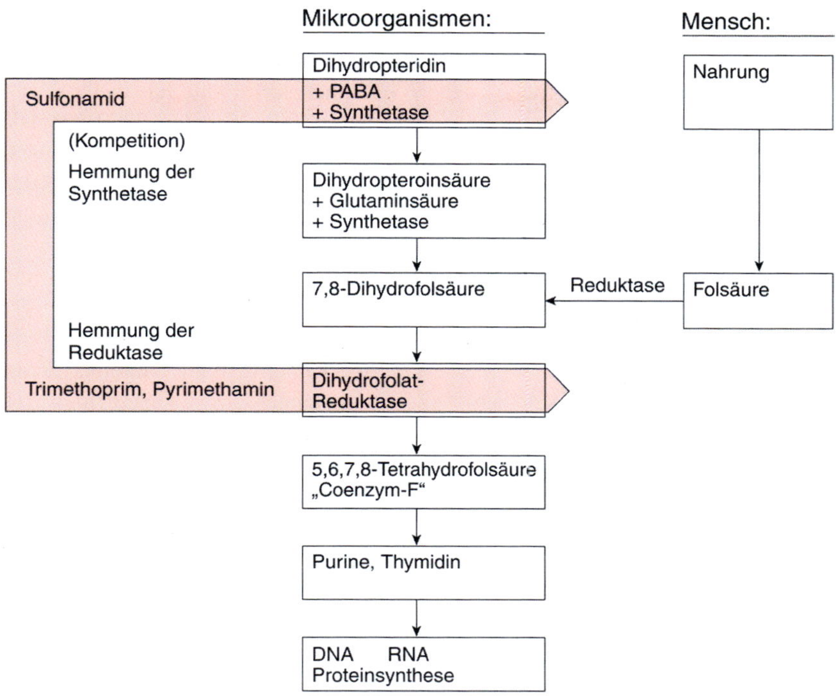

Abb. 33.36 Nacheinander wirkende (synergistische) Hemmung der Synthese von Tetrahydrofolsäure (Überträger aktiver C1-Fragmente) durch Sulfonamide und Trimethoprim (PABA = p-Aminobenzoesäure).

Tab. 33.22 Vergleich pharmakokinetischer Eigenschaften von therapeutisch gebräuchlichen Sulfonamiden und Trimethoprim

	Trimethoprim	Sulfamethoxazol	Sulfadiazin
Bioverfügbarkeit (%)	> 90	> 90	> 90
Proteinbindung (%)	45	65	50
Plasmahalbwertszeit (h)	12	10	10
Unveränderter Anteil im Urin (%)	60	15	60

- **Sulfadiazin (Sulfadiazin-Heyl®)** wird zur Toxoplasmosebehandlung in Kombination mit Pyrimethamin angewandt. **Dosierung:** Erwachsene: initial 2 g, dann 1 g alle 12 h; bei Toxoplasmose 4 g/Tag (plus Pyrimethamin).
- **Sulfasalazin (Azulfidine®)** kann zur Behandlung der Colitis ulcerosa (➤ Kap. 22.6.5) eingesetzt werden.

Sulfonamid-Kombinationen

Cotrimoxazol (= Sulfamethoxazol + Trimethoprim, SMZ + TMP) kann für folgende Indikationen angewandt werden:

- **Harnwegsinfektionen.** Da die **Resistenzrate** von *E. coli*-Urinisolaten bei > 30 % liegt, ist Cotrimoxazol zur kalkulierten Therapie von Harnwegsinfektionen nicht mehr geeignet. Die Empfindlichkeit des Erregers sollte vor Therapiebeginn überprüft werden.
- Trimethoprim (z. B. **Infectotrimet®**) kann auch als Monotherapie zur Behandlung einer unkomplizierten Zystitis bei Frauen gegeben werden, aufgrund rascher Resistenzbildung wird eine Monotherapie aber nicht generell empfohlen.
- Sanierung von *S. typhi*-Dauerausscheidern als mögliche Alternative zu Ciprofloxacin.
- **Prophylaxe** von *P.-jirovecii*-Infektionen bei immunsupprimierten Patienten. Zur **Therapie** einer manifesten Pneumocystis-pneumonie sind sehr hohe SMZ/TMP-Dosierungen mit einem Trimethoprim-Anteil von 15–20 mg/kg/Tag erforderlich (**cave:** häufige Unverträglichkeitsreaktionen bei AIDS-Patienten).
- Die Verordnung von **Cotrimoxazol bei Infektionen der oberen und unteren Atemwege,** z. B. bei purulenter Bronchitis, ist **nicht sinnvoll.**

Dosierung:

- **Trimethoprim:** 2 × tgl. 200 mg bei unkomplizierter Zystitis.
- **Cotrimoxazol:** 320 mg Trimethoprim + 1 600 mg Sulfamethoxazol/Tag in zwei Einzelgaben (= 2 × 2 der handelsüblichen Tabletten mit 80/400 mg Wirkstoff bzw. 2 × 1 „forte"-Tablette). Schwere Verläufe einer *Pneumocystis jirovecii*-Pneumonie werden intravenös behandelt (3 × täglich 5 Ampullen mit 80/400 mg Wirkstoff); zur Prophylaxe gibt man täglich 1 Tablette (80/400 mg) oder jeden zweiten Tag 1 Tablette mit 160/800 mg Trimethoprim/Sulfamethoxazol.
- **Sulfadoxin + Pyrimethamin** (Fansidar®, in Deutschland nicht im Handel); s. Malariatherapie (➤ Kap. 33.20.1).

33

Unerwünschte Arzneimittelwirkungen

Bei der Anwendung von Sulfonamiden können die folgenden unerwünschten Arzneimittelwirkungen auftreten:

- **Gastrointestinale Störungen:** Appetitlosigkeit, Übelkeit, Magenschmerzen, Erbrechen, Durchfälle.
- **Überempfindlichkeitsreaktionen:** Sie reichen vom Hautausschlag mit Juckreiz und Arzneimittelfieber bis zu schweren Reaktionen an der Haut wie Stevens-Johnson-Syndrom und Epidermolysis toxica (Lyell-Syndrom).
- **Fototoxizität:** Erytheme; **cave:** direkte Sonneneinstrahlung während der Therapie vermeiden.
- **Neurotoxizität (selten):** Kopfschmerzen und Müdigkeit, Sehstörungen, Verwirrtheit, psychotische Syndrome, depressive Verstimmung.
- **Hepatotoxizität (selten):** zumeist toxisch-allergisch bedingte Cholestase, Leberzellschädigungen (Hepatitis) und zuweilen herdförmige bis diffuse Leberläppchennekrosen.
- **Hämatotoxizität:** Leuko- und Thrombozytopenie, besonders bei Störungen des Folsäurehaushalts und bei längerer Anwendung. Bei gleichzeitiger Gabe von Diuretika (Thiaziden) besteht ein erhöhtes Risiko für eine Thrombozytopenie mit Purpura. Eine Agranulozytose oder Anämien (aplastisch, hämolytisch oder megaloblastär) sind sehr selten. Hämolytische Anämien können bei erblichem Glucose-6-phosphat-Dehydrogenase-Mangel entstehen. Es kommt zur Methämoglobinbildung mit Zyanose (➤ Kap. 35.4.1).
- **Nephrotoxizität:** Durch Auskristallisation der Sulfonamide; bei den heute üblichen Sulfonamid-Kombinationen ist es bei ausreichender Flüssigkeitszufuhr (> 1 L/Tag) selten, dass nephrotoxische Wirkungen beobachtet werden.

In hohen Dosierungen sind Sulfonamide plus Diaminopyrimidine im Tierexperiment teratogen, die Anwendung im ersten Drittel der **Schwangerschaft** ist daher nicht indiziert. Eine Erhöhung des Risikos für Fehlbildungen durch Cotrimoxazol in üblicher therapeutischer Dosierung ist bisher beim Menschen nicht beobachtet worden. Aus einer unbeabsichtigten Exposition im ersten Trimenon wird daher üblicherweise keine Indikation für einen Schwangerschaftsabbruch abgeleitet.

Bei **Neugeborenen** (besonders bei Frühgeborenen) kann es durch Verdrängung des Bilirubins aus der Plasmaproteinbindung zur Hyperbilirubinämie kommen. Dadurch entsteht ein Risiko für einen Kernikterus (Ablagerung des Bilirubins in den Basalganglien).

Kontraindikationen

Überempfindlichkeit gegen Sulfonamide, inkl. Sulfonamiddiuretika und -antidiabetika, obwohl keine regelmäßige Parallel-Allergie besteht, Ausscheidungsinsuffizienz bei Nierenschäden, Herzmuskelschwäche, Exsikkose und Stoffwechselinsuffizienz bei Leberschaden, hämatologische Anomalien und Folsäuremangel, Gravidität, Stillzeit, Früh- und Neugeborene während der ersten 4 Lebenswochen.

Interaktionen

- Trimethoprim und Sulfamethoxazol inhibieren die Monooxygenasen CYP2C8 und CYP2C9. Bei gleichzeitiger Gabe mit Cotrimoxazol kann es zu einer Wirkungsverstärkung von Phenytoin, oralen Antikoagulantien (Warfarin), oralen Antidiabetika (Sulfonylharnstoffe, Rosiglitazon) und anderen Arzneistoffen kommen.
- Hohe Dosen von Trimethoprim (bzw. Cotrimoxazol) verursachen eine **Hyperkaliämie.** Bei niereninsuffizienten Patienten oder solchen, die unter gleichzeitiger Therapie mit Medikamenten stehen, die den Kaliumspiegel erhöhen (z. B. Spironolacton, sog. kaliumsparende Diuretika), kann auch eine Behandlung mit Standarddosen von Cotrimoxazol zu einer Hyperkaliämie führen. Bei diesen Patienten ist daher eine engmaschige Überwachung des Kaliumspiegels angezeigt.
- In Kombination mit anderen Folsäureantagonisten (z. B. Methotrexat) ist eine Wirkungsverstärkung zu erwarten.
- Gleichzeitig gegebene Lokalanästhetika, wie z. B. Benzocain, Procain oder Tetracain, vermindern die antibakterielle Wirkung von Cotrimoxazol.

33.16 Nitroverbindungen

33.16.1 Nitroimidazole (Metronidazol)

Diese Wirkstoffe haben einen Imidazolring als Grundgerüst mit einer freien Nitrogruppe in der 5-Position (➤ Abb. 33.37). **Metronidazol*** ist heute die einzige gebräuchliche Substanz in dieser Arzneistoffgruppe.

Pharmakodynamik

Metronidazol ist **selbst antimikrobiell unwirksam.** Wirksame Metaboliten entstehen intrazellulär, wenn die Nitro-Gruppe reduktiv verstoffwechselt wird. Generell begünstigt der anaerobe Energietransfer die Reduktion der Nitro-Gruppe, so z. B. im ausschließlich anaeroben Stoffwechsel der Trichomonaden. Sauerstoff dagegen schützt durch **Reoxidation** partiell reduzierter toxischer Nitro-Derivate.

Die reaktiven Zwischenprodukte können selbst **mutagen** sein und zusätzlich durch mikrobielle Transacetylasen weitere mutagene Aktivierung erfahren. Eine DNA-Schädigung entsteht vorwiegend durch kovalente Adduktbildung von zwei benachbarten Basenpaaren eines DNA-Strangs.

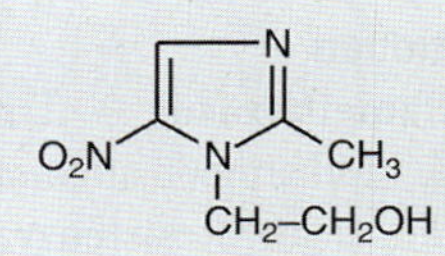

Abb. 33.37 Metronidazol.

Menschliche Zellen sind im gut durchbluteten Gewebe durch den oxidativen Stoffwechsel und die geringere Nitroreduktase-Aktivität weitgehend geschützt. Metronidazol ist im Tierversuch schwach kanzerogen.

Die minimalen Hemmkonzentrationen von **Metronidazol** liegen bei empfindlichen Stäbchenbakterien, z. B. *Bacteroides fragilis,* bei durchschnittlich 0,5–1 mg/l; die relativ sauerstofftoleranten Peptokokken und Peptostreptokokken sind dagegen weniger empfindlich. Nur mäßig sensibel bis resistent sind *Actinomyces-* und *Eubacterium-*Stämme. Die MHK-Werte von *Trichomonas vaginalis* liegen bei 1–10 mg/l.

Pharmakokinetik

Metronidazol wird **nach oraler Gabe** rasch und **zu etwa 80 % resorbiert.** Die Plasmakonzentrationen unterscheiden sich nach oraler und intravenöser Gabe kaum. Nach einer Dosis von 500 mg werden durchschnittlich maximale Plasmakonzentrationen von 20–40 mg/l erreicht. Die Gewebegängigkeit ist gut. Auch im Liquor cerebrospinalis, in Hirnabszessen, anderen Entzündungsherden sowie im Peritoneal- und Vaginalsekret werden antimikrobiell wirksame Konzentrationen erreicht. Die **Proteinbindung** ist mit 15–20 % **gering.**

Nur etwa 8 % einer Metronidazoldosis erscheinen unverändert im Urin. Der größte Teil wird **in der Leber metabolisiert** und in Form von Metaboliten **renal eliminiert.** Die Plasmahalbwertszeit beträgt 6–8 Stunden. Schwere Leberfunktionsstörungen verdoppeln die Plasmahalbwertszeit von Metronidazol!

Bei Nierenfunktionsstörungen wird sie kaum verändert, da eine zunehmende Elimination mit dem Stuhl erfolgt. Die Metaboliten (Hydroxymetabolit, Essigsäuremetabolit) kumulieren bei Niereninsuffizienz leicht. Der Urin kann durch Metronidazolmetaboliten dunkel gefärbt werden. Die Ausgangssubstanzen und die Hauptmetaboliten sind gut dialysabel.

Indikationen und Dosierung

Metronidazol (Clont®, Flagyl®): Verabreichung oral, in Infusionen und in Vaginaltabletten.

Behandlung von Infektionen durch:

- *Trichomonas vaginalis* (Trichomoniasis): Einzeittherapie durch kombinierte orale und lokale Applikation oder 5-tägige orale Behandlung mit 3 × 250 mg Metronidazol pro Tag. Die Partnerbehandlung ist zu berücksichtigen.
- *Gardnerella vaginalis* (sog. Aminkolpitis): Gegen das ursächliche empfindliche Bakterium analoge Behandlung wie bei Trichomoniasis.
- *Giardia lamblia* (Lambliasis, Giardiasis): Bei Erwachsenen: 3 × 250 mg Metronidazol/Tag über 7 Tage.
- *Entamoeba histolytica* (Amöbenruhr, Amöben-Leberabszess) : Bei Erwachsenen: 3 × 400 mg bis 2 × 800 mg Metronidazol/Tag über 10 Tage.
- **Anaerobierinfektionen** (intraabdominale, gynäkologische Infektionen, Aspirationspneumonie, Hirnabszess und andere in Kombination mit einem Antibiotikum, das gegen aerobe Bakterien wirkt, z. B. einem Cephalosporin): Metronidazol in Infusionen: 3 × 500 mg/Tag langsam i. v., ggf. 3–4 × 400 mg/Tag oral.

Unerwünschte Arzneimittelwirkungen

- **Gastrointestinale Störungen:** In Einzelfällen kommt es zu bitterem Aufstoßen, metallischem Geschmack, Übelkeit, selten zu Diarrhö.
- **Neurologische Störungen:** In Einzelfällen können Kopfschmerzen, Schwindel, Ataxie, Juckreiz, Parästhesien, bei hoher Dosierung und Langzeitbehandlung reversible periphere Neuropathien auftreten.
- **Allergische Reaktionen.**
- **Hämatologische Störungen.**

Kontraindikationen

Allergien, ZNS-Erkrankungen, in der Frühschwangerschaft und während der Stillzeit nur bei vitaler Indikation, bei schwerer Lebererkrankung reduzierte Dosis.

Interaktionen

- Ein sog. Disulfiram-Effekt bei **Metronidazol** und gleichzeitiger Alkoholeinnahme (➤ Kap. 35.8.2) wurde beschrieben – die Datenlage ist allerdings widersprüchlich.
- Erhöhung von **Antikoagulantien**-Konzentrationen im Plasma und verstärkte Gerinnungshemmung möglich.

33.16.2 Nitrofurantoin

Pharmakodynamik

Nitrofurantoin* (➤ Abb. 33.38) ist **schwach bakteriostatisch** wirksam. Der Wirkungsmechanismus ist im Einzelnen nicht geklärt, wahrscheinlich wirkt es jedoch **ähnlich wie die Nitroimidazole** (d. h. nach Reduktion der Nitrogruppe im bakteriellen Stoffwechsel).

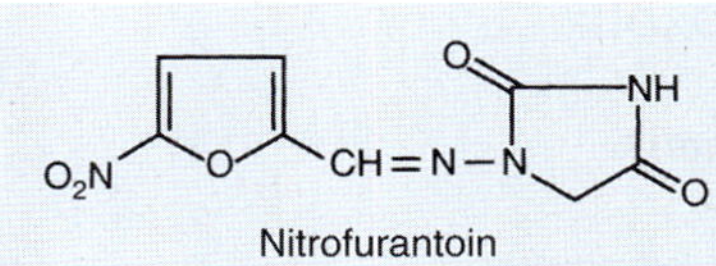

Abb. 33.38 Nitrofurantoin

33

Pharmakokinetik

Nach oraler Gabe wird Nitrofurantoin gut resorbiert, aber auch sehr rasch renal eliminiert. Die Plasmahalbwertszeit beträgt knapp 20 Minuten. Antibakteriell wirksame Konzentrationen werden im Plasma und Gewebe nicht erreicht. Daher eignet sich Nitrofurantoin nur zur Behandlung von Harnwegsinfektionen.

Indikationen und Dosierung

Nitrofurantoin (Furadantin® u. a.) kann zur Behandlung der akuten und rezidivierenden Zystitis eingesetzt werden. Problematisch ist besonders die Anwendung zur länger dauernden Prophylaxe von Harnwegsinfektionen wegen des **Risikos von pulmonalen Schäden.**
Dosierung:
- Bei unkomplizierter Zystitis: 2(–3) × 100 mg/Tag als Retardzubereitung (5–7 Tage)
- Rezidivtherapie (Reinfektionsprophylaxe): abends 1 × 100 mg als Retardzubereitung (max. 6 Monate)

Unerwünschte Arzneimittelwirkungen

- **Schwerwiegende Lungenreaktionen** (diffuse interstitielle Pneumonitiden sowie zum Teil tödlich verlaufende Lungenfibrosen) können sich schleichend entwickeln. Die Häufigkeit und Schwere dieser Reaktionen nimmt mit der Dauer der Anwendung zu. Je früher diese Reaktionen erkannt und behandelt werden, desto eher sind diese reversibel.
- **Allergische Reaktionen** (im Prozentbereich): Exantheme, Fieber. Seltener, aber gefährlicher sind anaphylaktische Reaktionen und allergische Lungeninfiltrate (Nitrofurantoin-Pneumonie), Asthma.
- **Störungen des Gastrointestinaltrakts:** Erbrechen und Übelkeit, cholestatischer Ikterus.
- **Zentralnervöse Symptome:** Schwindel, Kopfschmerzen, Nystagmus, ataktische Reaktionen, psychotische Reaktionen, Burning-feet-Syndrom, periphere Polyneuritis; Parästhesien, Lähmungen (**cave:** insbesondere bei eingeschränkter Nierenfunktion).
- **Hämatologische Veränderungen:** Einzelfälle von Anämien und Leukozytopenien sind beschrieben.
- Die Substanz besitzt ein **mutagenes und kanzerogenes Potential.**

33.16.3 Nitroxolin

Pharmakodynamik

Nitroxolin ist ein Hydroxychinolinderivat (> Abb. 33.39). Das Harnwegsantiseptikum ist bereits seit den 1960er-Jahren bekannt, wurde jedoch kaum zur Therapie verwendet und ist international nicht verbreitet. Die klinischen Daten sind sehr limitiert und entsprechen nicht den heutigen Standardanforderungen.

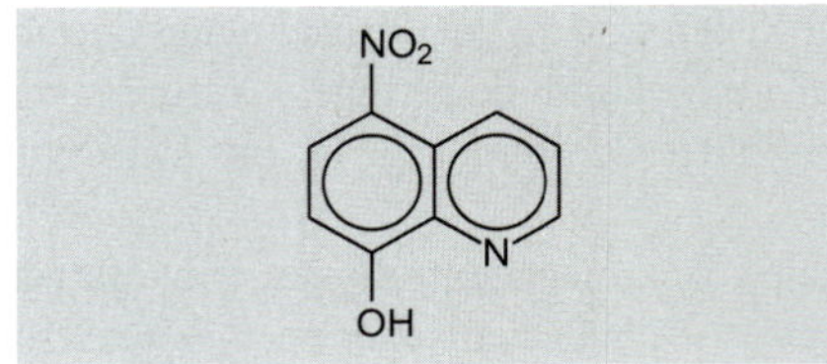

Abb. 33.39 Strukturformel Nitroxolin.
Die intensiv gelb gefärbte Substanz bildet mit Magnesium und anderen zweiwertigen Kationen Chelatkomplexe.

Die antibakterielle Wirkung wird durch Komplexierung von zweiwertigen Kationen erklärt, der Mechanismus ist nicht genau bekannt.

Pharmakokinetik

Nach oraler Gabe wird Nitroxolin rasch resorbiert und renal eliminiert. Die Plasmakonzentrationen sind niedrig, im Urin werden jedoch hohe Konzentrationen erreicht. Stämme von *E. coli* werden bei Hemmkonzentrationen von 16 mg/l oder niedriger als sensibel angesehen.

Indikationen und Dosierungen

Angesichts der Resistenzentwicklung gegen klassische Therapeutika wird Nitroxolin in der S3-Leitlinie als eine Option zur Behandlung unkomplizierter Harnwegsinfektionen empfohlen.

Dosierung: Nitroxolin (Nitroxolon forte®) 3 × tgl. 250 mg oral

Unerwünschte Arzneimittelwirkungen

Gastrointestinale Störungen, wie Übelkeit, Erbrechen oder Diarrhö, sind häufige unerwünschte Arzneimittelwirkungen; gelegentlich (< 1 %) kommt es zu **allergischen Hauterscheinungen** (Rötung, Juckreiz). Allergisch bedingte **Blutbildveränderungen** können auftreten (Thrombozytopenie). Sehr selten (< 0,01 %) wurden laut Fachinformation neurologische Wirkungen, wie Müdigkeit, Schwindel und Gangunsicherheit, beobachtet.

Da der Wirkstoff auch mit dem Schweiß ausgeschieden wird, kann es in seltenen Fällen zu einer Gelbfärbung der Haut, Haare und Nägel kommen.

Bei längerfristiger Anwendung sollten die Leberwerte regelmäßig kontrolliert werden.

33.17 Lokalantibiotika

Zu dieser Antibiotikagruppe gehören Fusidinsäure, Bacitracin und Mupirocin. Diese Antibiotika werden bei systemischer Gabe nur schlecht vertragen und daher heute nur noch zur topischen Therapie eingesetzt.

33.17.1 Fusidinsäure

Pharmakodynamik

Fusidinsäure (➤ Abb. 33.40) wirkt **bakteriostatisch.** Sie **hemmt die Proteinsynthese** in einem späten Stadium am Ribosom. Das Wirkungsoptimum liegt bei pH 6,0. Mit MHK-Werten von durchschnittlich 0,1–0,5 mg/L sind Staphylokokken empfindlicher als Streptokokken und andere grampositive Bakterienarten. Die Wirkungsstärke nimmt bei großen Inokula ab.

Indikationen

Fusidinsäure (Fucidine®) steht nur noch zur lokalen Behandlung zur Verfügung. Die Zubereitungen zur oralen oder intravenösen Therapie sind nicht mehr im Handel.

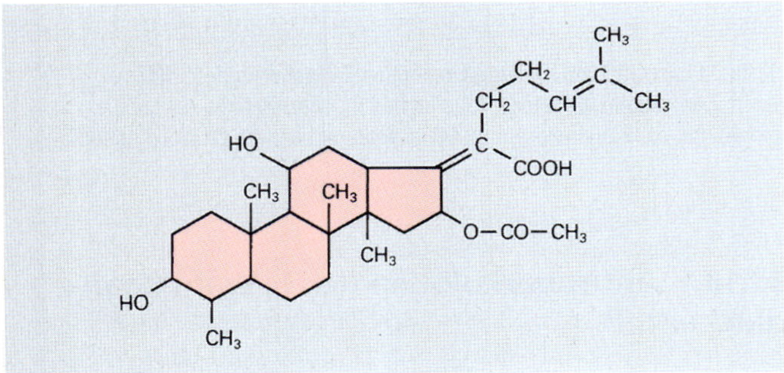

Abb. 33.40 Fusidinsäure.
Das Steroidgrundgerüst ist rot hinterlegt.

33.17.2 Bacitracin

Pharmakodynamik

Bacitracin ist ein Polypeptidkomplex, dessen Wirkungsmechanismus dem der Glykopeptidantibiotika gleicht.

Es weist eine **gute Aktivität gegen grampositive Bakterienarten** auf.

Bei lokaler und oraler Anwendung wird Bacitracin kaum resorbiert.

Indikationen

Bacitracin ist in Kombination mit anderen Antibiotika in Präparaten zur topischen Anwendung enthalten (z. B. Infectospectran® Ohrensalbe). **Cave:** Sensibilisierungsgefahr.

Kontraindikationen

Wegen starker Nephrotoxizität ist der systemische Einsatz kontraindiziert.

33.17.3 Mupirocin

Pharmakodynamik

Mupirocin beeinflusst die bakterielle Proteinbiosynthese durch kompetitive Hemmung der Isoleucyl-t-RNA-Synthetase. Es wirkt gegen **grampositive Bakterien.**

Indikationen

Mupirocin (Turixin®) wird als Nasensalbe zur Elimination von Staphylokokken, einschließlich Methicillin-resistenter Stämme (MRSA), aus der Nasenschleimhaut angewandt. Als problematisch muss die zunehmende Resistenzentwicklung der MRSA gegen den Wirkstoff angesehen werden.

33.18 Antituberkulotika

Diese Arzneistoffgruppe dient zur Behandlung der **Tuberkulose,** einige Antituberkulotika werden auch zur Behandlung der **Lepra** und der **atypischen Mykobakteriosen** angewandt. ➤ Abb. 33.41 gibt einen Überblick über die Angriffspunkte einiger Antituberkulotika.

Folgende **Merkmale der Mykobakterien** erfordern besondere Eigenschaften der Wirkstoffe:

- **Hydrophobe Zellwand** mit hohem Anteil spezieller Lipide (die charakteristische Säurefestigkeit kommt durch die langkettigen Mykolsäuren zustande)
- **Langsames Wachstum** (im Vergleich zu anderen Erregern: Generationszeit ca. 15–20 h statt 15–20 min. Positive Kultur nach 48 Tagen statt nach 24–48 h)
- Intrazelluläre Langzeitpersistenz in Makrophagen
- **Leichte Mutation zur Chemoresistenz** (Mutationsrate bei 10^{-5}–10^{-6})

Zusätzlich bestehen **ungünstige Einflüsse in den spezifischen granulomatösen Entzündungsherden:**

- **Saurer pH-Wert** in den Phagolysosomen
- **O_2-Mangel** und dadurch langsame/intermittierende Proliferation der Erreger im Zentrum verkäsender Tuberkulome
- **Hohe metabolische Aktivität** bei extrazellulären und in belüfteten Kavernen proliferierenden Erregern

Voraussetzungen für eine erfolgreiche Tuberkulosetherapie (d. h. Rezidivrate < 1 %) sind daher:

- **Ununterbrochener Einsatz** der Antituberkulotika über 6–9 Monate (Kurzzeittherapie, ➤ Tab. 33.23); in komplizierten

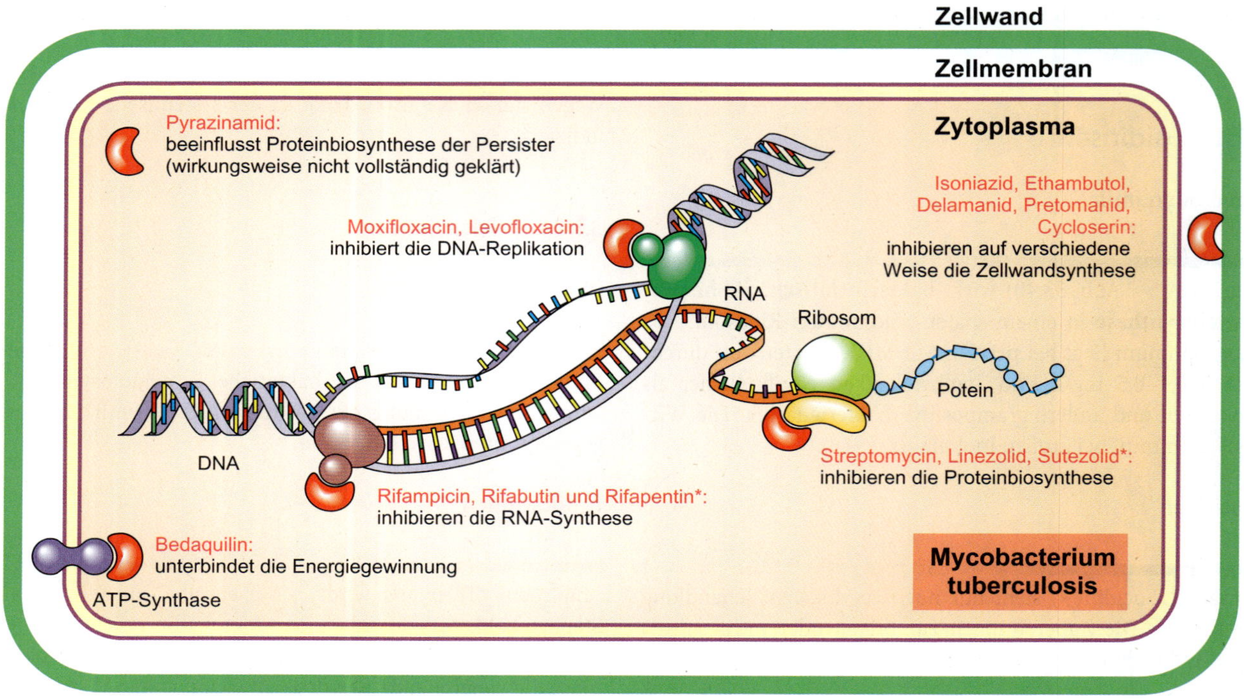

Abb. 33.41 Angriffspunkte der Antituberkulotika.
Die Antituberkulotika entfalten ihre Wirkung über unterschiedliche Mechanismen. Isoniazid, Ethambutol und andere hemmen die Zellwandsynthese. Rifampicin inhibiert die RNA-Synthese, der Mechanismus von Pyrazinamid ist nicht genau geklärt. Das neu entwickelte Bedaquilin hemmt spezifisch die bakterielle Adenosintriphosphat-Synthase. Weitere Angriffspunkte sind die Topoisomerasen (Chinolone) und die Proteinbiosynthese (Linezolid und andere Oxazolidinone).

Tab. 33.23 Empfohlene Wirkstoffkombination für die antituberkulöse Kurzzeittherapie

6-monatige Therapiedauer			
Isoniazid Rifampicin Ethambutol Pyrazinamid	2 Monate	Isoniazid Rifampicin	4 Monate
9-monatige Therapiedauer			
Isoniazid Rifampicin Ethambutol	3 Monate	Isoniazid Rifampicin	6 Monate

Fällen Weiterbehandlung – kontinuierlich/intermittierend – für bis zu 18–24 Monate (Langzeittherapie)
- **Kombination** von zwei, drei oder vier Antituberkulotika
- **Stufentherapie** in Form der Initial- bzw. Intensivphase und der anschließenden Stabilisierungs- bzw. Sicherungsphase

Als Orientierungshilfe für die Therapiewahl und Therapieüberwachung wird der Detailbeschreibung der Einzelsubstanzen eine **Übersicht der wichtigsten pharmakologischen Daten** vorangestellt (➤ Tab. 33.24).

33.18.1 Antituberkulotika der 1. Wahl (Standardmittel)

Zu den Antituberkulotika der 1. Wahl zählen:
- Isoniazid (INH)
- Rifampicin (RMP)
- Ethambutol (EMB)
- Pyrazinamid (PZA)

Kombinationen dieser Medikamente erlauben bei zuvor unbehandelten, unkomplizierten Fällen von Lungentuberkulose eine Kurzzeittherapie gemäß ➤ Tab. 33.23.

Begleitkrankheiten, Störungen der Leber- oder Nierenfunktion des Patienten, Lokalisation der Entzündungsherde oder Resistenz der Erreger machen im Einzelfall Modifikationen der bewährten Therapieschemata und evtl. einen Rückgriff auf andere Medikamente nötig.

Isoniazid (INH)

Isoniazid* (= Isonicotinsäurehydrazid, INH) wird seit 1951 synthetisch hergestellt (➤ Abb. 33.42).

Tab. 33.24 Übersicht über die wichtigsten pharmakologischen Daten einiger Antituberkulotika

Substanz	MHK (mg/l)	Tagesdosis	Verteilung	Ausscheidung	UAW
Isoniazid (INH)	0,02–0,2	Erw.: 5(–8) mg/kg Ki.: 8(–10) mg/kg	Sehr gut, 20–60 % i. d. Liquor	Lebermetabolismus (Schnell- oder Langsaminaktivierer)	Hepatitis, Neuritis (Vitamin-B_6-Schutz)
Rifampicin (RMP)	0,05–0,1	Erw.: 8–10 mg/kg Ki.: 10–15 mg/kg	Sehr gut, 10–20 % i. d. Liquor	Lebermetabolismus, Enzyminduktion	Cholestase, gastrointestinale Störungen, Interaktionen
Ethambutol (EMB)	1–2	25 mg/kg (in der Kombination 20 mg/kg)	Gut, bis zu 50 % i. d. Liquor	70–80 % aktiv im Urin; **cave:** Niereninsuffizienz	(Keine Leberbelastung), N.-opticus-Schäden (Kontrollen!), Harnsäure ↑
Streptomycin (SM)	2–10	10–15 mg/kg, max. 2 g/Tag	Gering, nur extrazellulär	Glomeruläre Filtration; **cave:** Niereninsuffizienz	(Keine Leberbelastung), Ototoxizität, Nephrotoxizität
Pyrazinamid (PZA)	25–50 (bei saurem pH niedriger)	30–35 mg/kg, in Kombination 1,5–2,0 g/Tag	Sehr gut, auch liquorgängig	Lebermetabolismus, < 10 % aktiv im Urin	Leberbelastung, Harnsäure ↑, Blutzucker ↑, Blutbildveränderung

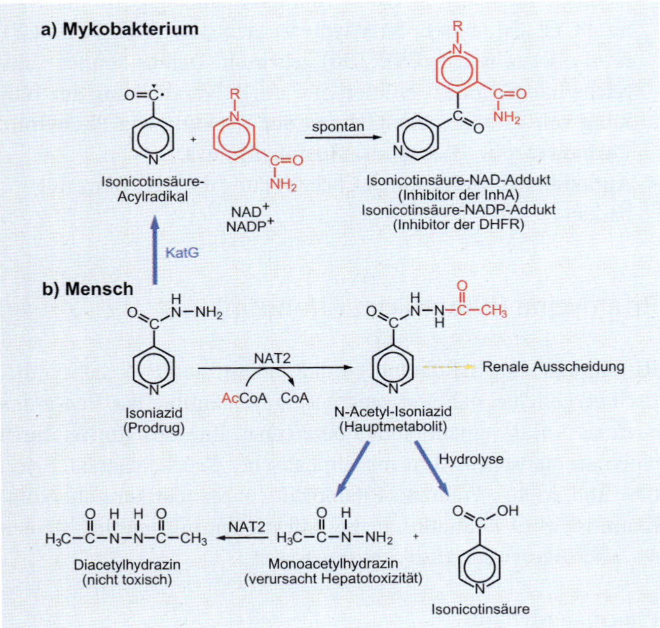

Abb. 33.42 Isoniazid stellt ein Prodrug dar.
Die Abbildung zeigt die Veränderungen des Moleküls in der Bakterienzelle und im Organismus.
a) In Mykobakterien wird die Substanz durch die Katalase-Peroxidase (KatG) aktiviert. Das entstehende Isonikotinsäure-Acylradikal reagiert mit dem NAD^+ und $NADP^+$ in der Bakterienzelle. Eines der dabei entstehenden Addukte, das Nicotinoyl-NAD-Addukt, hemmt die Enoylreduktase (InhA), dadurch werden die Synthese der Mykolsäure und die Zellwandsynthese der Mykobakterien gestört. Ein anderes Addukt hemmt die Dihydrofolsäure-Reduktase (DHFR), wodurch die DNA-Synthese gestört wird.
b) Isoniazid wird im menschlichen Organismus durch die N-Acetyltransferase (NAT2) inaktiviert, der Metabolit wird renal eliminiert. Der Metabolit kann auch zu Isonicotinsäure und Monoacetylhydrazin hydrolysiert werden. Aus Monoacetylhydrazin kann durch CYP-vermittelte N-Hydroxylierung ein reaktives elektrophiles Zwischenprodukt entstehen, das hepatotoxisch wirkt.

Pharmakodynamik

INH wird durch eine bakterielle Peroxidase/Katalase (KatG) aktiviert und bildet dann ein Konjugat mit NAD. Dieses INH-NADH-Addukt blockiert die Enoylreduktase InhA, die in die NADH-abhängige Biosynthese von Mykolsäure eingeschaltet ist. Da Mykolsäure ein charakteristischer Bestandteil der mykobakteriellen Zellwand ist, lässt sich so die Selektivität der Wirkung erklären.

Auf stark proliferierende Mykobakterien wirkt Isoniazid **tuberkulozid,** bei metabolisch weniger aktiven besteht nur eine bakteriostatische Wirkung.

Resistenz resultiert durch Selektion von Mutanten mit geringerer Peroxidase-/Katalaseaktivität (geringere INH-Oxidation) oder durch geringere Permeabilität der bakteriellen Zellwand.

Isoniazid ist gegen *M. tuberculosis* **sehr aktiv** mit MHK-Werten von 0,02–0,2 mg/l. Allerdings sind etwa 5–10 % der Erregerstämme INH-resistent geworden. Die meisten Stämme atypischer Mykobakterien sind resistent.

33

Pharmakokinetik

INH wird oral verabreicht. Die **Bioverfügbarkeit** ist mit etwa **90 %** sehr gut. 1–2 Stunden nach einer Dosis von 300 mg resultieren maximale Plasmakonzentrationen von 3–5 mg/l. Etwa 20–30 % sind an Plasmaproteine gebunden. INH **diffundiert gut ins Gewebe** und penetriert auch in Makrophagen sowie andere menschliche Zellen. Innerhalb menschlicher Zellen wird Isoniazid **durch Acetyltransferasen inaktiviert.** Die INH-Acetylierung läuft individuell (genetischer Polymorphismus) unterschiedlich schnell ab. Die Plasmahalbwertszeit beträgt bei **Schnellinaktivierern** ca. 60 Minuten, bei sog. **Langsaminaktivierern** ca. 160–180 Minuten. Während 50–65 % unserer Bevölkerung INH langsam acetylieren und 50–35 % schnell, überwiegt bei Asiaten mit über 80 % der Anteil der

Schnellinaktivierer. Bei Patienten mit erhöhtem Kumulations- und UAW-Risiko wird die Ermittlung des Inaktivierungstyps empfohlen: 4–6 Stunden nach einer oralen Dosis von 3–4 mg/kg beträgt die Plasmakonzentration von INH < 4 mg/l beim Schnellinaktivierer, > 5 mg/l beim Langsaminaktivierer.

Etwa 80 % einer Isoniaziddosis werden **metabolisiert** und dann **renal eliminiert.** Bei Leber- und Nierenfunktionsstörung verlängert sich die Plasmahalbwertszeit nur bei Langsaminaktivierern.

Indikationen und Dosierung

Hauptindikation für Isoniazid (Isozid®, tebesium®) ist die **Tuberkulosebehandlung** stets in Kombination mit mindestens einem anderen antituberkulösen Medikament, bevorzugt mit Rifampicin.

Eine **Sonderindikation** ist die Chemoprävention einer Tuberkulose mit Isoniazid allein:

- Nach Konversion des Tuberkulintests, vor Manifestation eines Tuberkuloms
- Bei ungeimpften Kontaktpersonen eines Patienten mit offener Tuberkulose
- Bei Patienten mit positivem Tuberkulintest, die hoch dosiert mit Cortison, anderen Immunsuppressiva oder mit Substanzen, die antagonistisch gegen TNF-α wirken (Infliximab, Etanercept), behandelt werden, da es unter diesen Bedingungen zu einer Aktivierung ruhender Tbc-Herde kommen kann

Dosierung: Als therapeutisch ausreichend und gut verträglich wird beim Erwachsenen eine mittlere Dosierung von 5 mg/kg KG/Tag empfohlen (Gesamtdosis nicht > 400 mg/Tag).

Unerwünschte Arzneimittelwirkungen

Bei Überdosierung beeinträchtigt Isoniazid Stoffwechselleistungen, die von Vitamin B_6 bzw. Pyridoxal-5'-phosphat abhängig sind, da INH mit diesen eine chemische Bindung eingeht (➤ Abb. 33.43). Prophylaktische Gaben von Pyridoxin (20–40 mg täglich!) sind u. a. bei Alkoholikern, Diabetikern, bei Unterernährung, in der Schwangerschaft und bei neurologischen Vorerkrankungen indiziert.

33

Während der Behandlung mit INH können folgende unerwünschte Arzneimittelwirkungen auftreten:

- **Hepatotoxische Wirkungen** (ca. 10 % leicht; in 0,1–1 % schwerwiegend): Nach der Acetylierung wird N-Acetyl-INH in den Leberzellen zu verschiedenen Hydrazinverbindungen weiter abgebaut. Dem Monoacetylhydrazin und den Cytochrom-P450-abhängigen N-Hydroxylierungsprodukten wird eine hepatotoxische Wirkung zugeschrieben. Hohes Lebensalter des Patienten und Vorschädigung der Leber prädisponieren zu (seltener) progredienter Leberzellschädigung. Kurzfristige Kontrollen zu Beginn der Therapie sind indiziert.
- **Neurologische Störungen:** Zeichen der peripheren Neuritis mit Parästhesien an Füßen und Händen, Kopfschmerzen, psychische Störungen durch Induktion **eines relativen Vitamin-B -Mangels** (Vitamin-B_6-Prophylaxe!). INH kann mit Pyridoxal ein Hydrazon bilden (➤ Abb. 33.43). Dieses hemmt die Kinase, die Pyridoxal in Pyridoxal-5'-phosphat umwandelt. Dieses ist Koenzym z. B. bei Decarboxylasen, Transaminasen, Dehydratasen, Desulfhydrasen und ist auch an der Biosynthese von Neurotransmittern – wie GABA, Serotonin und Catecholaminen – beteiligt. Bei Überdosierung von Isoniazid entstehen Krampfneigung, Stupor und Koma.
- **Seltene** unerwünschte Arzneimittelwirkungen sind:
  - **Hautreaktionen** (Exantheme, Arzneimittelfieber, gelegentlich Akne, vereinzelt Lupus-erythematodes-Syndrom)
  - **Hämatologische Störungen** (vereinzelt Blutbildungs- oder Gerinnungsstörungen, diesbezüglich werden Blutbildkontrollen in 4-wöchigen Abständen empfohlen)

Kontraindikationen

INH-Allergie, akute, schwere **Lebererkrankungen,** cerebrales Anfallsleiden, Psychosen und Neuritiden.

Interaktionen

- Isoniazid induziert die Cytochrom-P450-abhängige Monooxygenase CYP 2E1, andere Isoenzyme werden stark (CYP 2C19, CYP 3A4) oder schwach (CYP 2D6) gehemmt. Daraus können zahlreiche Interaktionen resultieren, wie z. B.: **Verstärkung der Wirkung von Alkohol, Verstärkung der Wirkung von Phenytoin, Carbamazepin, Diazepam, Theophyllin u. a.**
- **Antazida** reduzieren durch Chelatbildung die INH-Bioverfügbarkeit.

Rifamycine (Rifampicin, Rifabutin)

Rifampicin* (auch: Rifampin) und Rifabutin sind zwei halbsynthetisch hergestellte, nahe verwandte Rifamycinantibiotika, sie werden auch als Ansamycinantibiotika bezeichnet. Ihre Struktur ist durch einen aromatischen Kern mit aliphatischer Brücke charakterisiert (➤ Abb. 33.44). Während Rifampicin ein Standardantituberkulotikum ist, wird Rifabutin nur bei Infektionen mit multiresistenten *M. tuberculosis* oder *M. avium* angewandt.

Pharmakodynamik

Die Rifamycine hemmen **die bakterielle DNA-abhängige RNA-Polymerase** und dadurch die **RNA- und Proteinsynthese.** Auf proliferierende Mykobakterien wirken sie **bakterizid.** Sie sind auch gegen Erreger in verkäsenden Tuberkulomen aktiv. Rifabutin zeigt

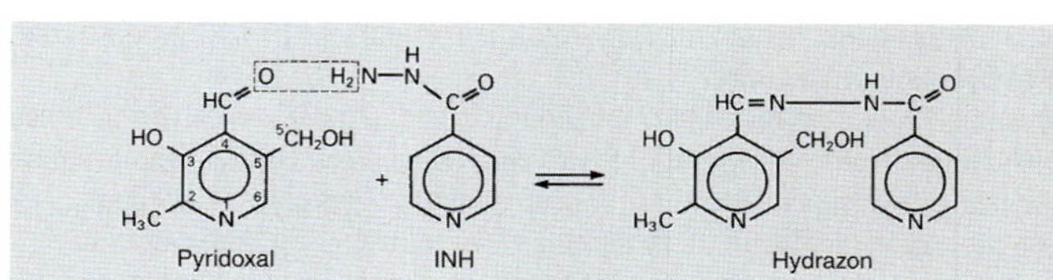

Abb. 33.43 Reaktion von Isoniazid mit Pyridoxal.

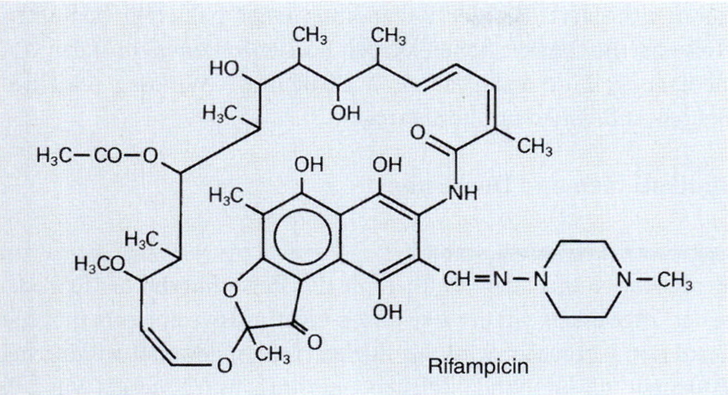

Abb. 33.44 Rifampicin

eine höhere Aktivität als Rifampicin, Rifampicin-resistente Stämme können sensibel gegen Rifabutin sein (inkomplette Kreuzresistenz).

Neben den Tuberkelbakterien sind auch *M. leprae* und zahlreiche atypische Mykobakterien empfindlich.

Rifampicin kann auch bei Infektionen durch andere Erreger, v. a. *S. aureus,* Enterokokken, Meningokokken und *Legionella pneumophila,* eingesetzt werden. Vorteilhaft ist bei diesen Indikationen die gute Gewebegängigkeit. Das Antibiotikum sollte jedoch möglichst der Therapie mykobakterieller Infektionen vorbehalten sein.

Eine primäre Rifampicinresistenz (Veränderung der RNA-Polymerase) ist bei Tuberkelbakterien viel seltener als eine INH-Resistenz.

Pharmakokinetik

Nüchtern eingenommen, wird Rifampicin **fast vollständig** und schnell **resorbiert.** Durch Mahlzeiten wird die Resorption beeinträchtigt. Zwei Stunden nach einer oralen Dosis von 450 mg Rifampicin auf nüchternen Magen resultieren maximale Plasmakonzentrationen von 5–13 mg/l.

Rifabutin wird individuell sehr variabel und insgesamt deutlich schlechter als Rifampicin resorbiert. Die Spitzenkonzentrationen im Plasma liegen im Bereich von 0,4–0,7 mg/l, die Gewebekonzentrationen sind deutlich höher.

Etwa 80 % Rifampicin bzw. 70 % Rifabutin sind an Plasmaproteine gebunden. Die Gewebepenetration der beiden Wirkstoffe ist gut. Die Rifamycine werden durch Esterasen zu den antibakteriell wirksamen Deacetylderivaten metabolisiert, Rifabutin wird zusätzlich durch CYP3A4 metabolisiert. Die Plasmahalbwertszeit beträgt ca. 3–5 Stunden (Rifampicin) bzw. etwa 38 Stunden (Rifabutin). Durch Enzyminduktion nehmen die Bioverfügbarkeit und Eliminationshalbwertszeit bei Mehrfachgabe ab.

Indikationen und Dosierung

Rifampicin (Rifa® u. a.):
- **Hauptindikationen:**
  - Alle Formen und Stadien der Tuberkulose (Kombinationstherapie mit INH und/oder Ethambutol sowie anderen Präparaten)
  - Lepra (Kombinationstherapie mit Dapson oder Clofazimin u. a.)
  - Atypische Mykobakteriosen durch *M. kansasii* und andere sensible Erreger
- **Spezielle Indikationen:**
  - In Ausnahmefällen die Staphylokokkenendokarditis
  - Staphylokokkenosteomyelitis (Kombinationstherapie mit Vancomycin)
  - Schwere Legionellose (Kombinationstherapie mit Makroliden)
  - Prophylaxe bei Meningokokken-Kontaktpersonen und -Keimträgern

Dosierung: 10 mg/kg KG, die Einnahme der gesamten Dosis (nicht mehr als 750 mg) erfolgt üblicherweise nüchtern oder nach einer leichten Mahlzeit.

Rifabutin (Mycobutin®):
- Prophylaxe einer Infektion mit *Mycobacterium avium* (MAC) bei AIDS-Patienten: 300 mg Rifabutin (2 Kapseln) täglich (Monotherapie)
- Behandlung von Infektionen mit *Mycobacterium avium* (MAC): 450–600 mg (3–4 Kapseln) täglich bis zu 6 Monate nach Erreichen negativer Kulturen in Kombination mit anderen Wirkstoffen
- Behandlung der Tuberkulose: 150 mg täglich für 6–9 Monate in Kombination mit anderen Wirkstoffen (höhere Dosierungen sind möglich)

Unerwünschte Arzneimittelwirkungen

Die Verträglichkeitsprofile von Rifampicin und Rifabutin sind sehr ähnlich:
- **Gastrointestinale Störungen:** Nausea, Anorexie, Flatulenz, krampfartige Bauchschmerzen.
- **Hepatische Wirkungen:** Erhöhung von Transaminasen und alkalischer Phosphatase; selten Rifampicin-Hepatitis; Interferenz mit Bilirubinausscheidung (selten Ikterus).
- **Seltene unerwünschte Arzneimittelwirkungen:**
  - Neurologische Störungen (vorübergehend Kopfschmerzen, Schwindel, Ataxie, Sehstörungen, Muskel- und Gelenkschmerzen).
  - Allergisch-hyperergische Effekte bei einer Dosis > 750 mg/Tag, z. B. **Flu-Syndrom** mit grippalen Symptomen, Erytheme oder asthmatische Beschwerden (Rifampicin).
  - Blutbildveränderungen.
  - Beeinträchtigung der Nierenfunktion (interstitielle Nephritis).
  - Hormonelle Störungen (Hypermenorrhö, Zwischenblutungen).
  - Verfärbung von Ausscheidungen (Urin, Sputum, Schweiß und Tränen können orange-rot verfärbt sein).
  - **Uveitis:** Selten kann bei Behandlung mit **Rifabutin** eine Uveitis auftreten, ein (vorübergehendes) Absetzen ist dann erforderlich.

Kontraindikationen

Schwere Leberfunktionsstörungen (Verschlussikterus, Leberzirrhose, akute Hepatitis), Allergie gegen Rifamycine.

Bei leichten Überempfindlichkeitsreaktionen kann nach Rückgang der Symptome bei Unterbrechung der Therapie eine Weiterbehandlung möglich sein. Bei Wiederaufnahme der Therapie nach Unterbrechung wird eine einschleichende Dosierung empfohlen.

Schwangerschaft und Stillzeit: Rifampicin und Rifabutin zeigten im Tierexperiment embryo-/fetotoxische und teratogene Wirkungen; die Datenlage beim Menschen ist widersprüchlich, ein hohes Risiko für teratogene Effekte besteht aber offenbar nicht. Während der Therapie mit Rifampicin oder Rifabutin sollte eine Schwangerschaft vermieden werden. Eine unbehandelte Tuberkulose bedeutet für eine Schwangere und das Ungeborene eine weitaus größere Gefahr als eine Therapie mit Rifampicin, das Antituberkulotikum wird daher auch bei Schwangeren angewandt, wenn die Schwere der Erkrankung (z. B. aktive Tuberkulose) eine Therapie erforderlich macht. Rifampicin tritt in die Muttermilch über; bei notwendiger Behandlung sollte abgestillt werden.

Interaktionen

Rifampicin ist kein Substrat für CYP3A4, jedoch ein potenter Induktor für die Phase-I-Enzyme (CYP1A2, CYP2C9, CYP2C19 und CYP3A) in der Leber und im Darm, sowie Phase-II-Enzyme (UGT) und Transportproteine wie P-Glykoprotein (➤ Kap. 1.4.4). **Rifabutin** wird über CYP3A metabolisiert. Die enzyminduzierenden Eigenschaften von Rifabutin sind ähnlich, es ist aber etwa 2–3-mal weniger potent als Rifampicin.

Beide Antibiotika **beschleunigen den Stoffwechsel zahlreicher anderer Medikamente,** z. B. von Antikoagulantien (Dosiserhöhung von Phenprocoumon [Marcumar®]), hormonellen Antikonzeptiva (Zuverlässigkeit infrage stellend!), Corticosteroiden, Azol-Antimykotika, HIV-Therapeutika, Methadon und zahlreichen anderen. Die Dosierung gleichzeitig gegebener Medikamente muss zu Beginn und beim Absetzen einer Behandlung mit Rifampicin oder Rifabutin überprüft werden.

Rifamycin, Rifaximin (bei Diarrhö)

Das natürlich vorkommende Antibiotikum **Rifamycin** ist bereits in den 1960er-Jahren beschrieben worden. Da es nach oraler Gabe kaum resorbiert wird, sind die Anwendungsmöglichkeiten limitiert. Derivate mit guter Bioverfügbarkeit, wie Rifampicin, haben sich daher zur Behandlung der Tuberkulose und anderer Infektionen durchgesetzt. Seit 2019 steht Rifamycin erstmals zur Behandlung der Reisediarrhö zur Verfügung.

Rifaximin ist ein seit den 1980er-Jahren bekanntes halbsynthetisches Derivat des Rifamycins, das seit 2008 zugelassen ist.

Beide Antibiotika inhibieren – wie andere Rifamycinderivate – die bakterielle DNA-abhängige RNA-Polymerase und hemmen ein breites Spektrum von Bakterien. Sie werden nach oraler Einnahme kaum resorbiert. Bei der Behandlung einer bakteriell bedingten Reisediarrhö sind die hohen lokalen Konzentrationen im Darm von Bedeutung. Eine ausreichende antibakterielle Wirkung wird mit beiden Antibiotika nur lokal erreicht.

Indikationen und Dosierung

Beide Antibiotika sind zur Therapie der **Reisediarrhö** bei Erwachsenen zugelassen, wenn diese durch nichtinvasive enteropathogene Bakterien verursacht wird. Sie dürfen nicht angewandt werden bei Patienten mit klinischen Zeichen einer invasiven Enteritis wie z. B. bei Fieber oder blutigem Stuhl. Die Verträglichkeit ist gut. Trotz einer signifikanten Verkürzung der Dauer einer Reisediarrhö durch diese Antibiotika ist es sinnvoller, möglichst durch sorgfältige Nahrungsmittelhygiene eine Diarrhö bei Reisen in Risikogebiete zu vermeiden oder ggf. die meist rasche Spontanheilung abzuwarten.

Rifaximin ist auch zur Rezidivprophylaxe einer **manifesten hepatischen Enzephalopathie** zugelassen.

Dosierung:

- Rifamycin (Relafalk®): 2 × 400 mg/Tag bei Reisediarrhö
- Rifaximin (Xifaxan®): 3 × 200 mg/Tag bzw. 2 × 400 mg/Tag bei Reisediarrhö, 2 × 550 mg/Tag zur Rezidivprophylaxe einer hepatischen Enzephalopathie

Ethambutol (EMB)

Ethambutol* (EMB; ➤ Abb. 33.45) ist ein Ethylendiamin-Derivat. Es ist lagerungs- und hitzestabil sowie sehr gut wasserlöslich.

Pharmakodynamik

Ethambutol hemmt die Arabinosyltransferase. Dadurch wird die Bildung von Arabinogalactanen gehemmt, was zu einer Störung der Zellwandsynthese der Mykobakterien führt. Über Arabinogalactane sind die Mykolsäuren mit den Peptidoglykanen verknüpft. Die Wirkungen von INH und RMP werden synergistisch ergänzt.

Ethambutol wirkt **tuberkulostatisch** auf proliferierende Tuberkelbakterien.

Pharmakokinetik

Ethambutol wird nach oraler Gabe schnell und **zu etwa 80 % resorbiert.** Zwei Stunden nach einer oralen Dosis von 25 mg/kg KG

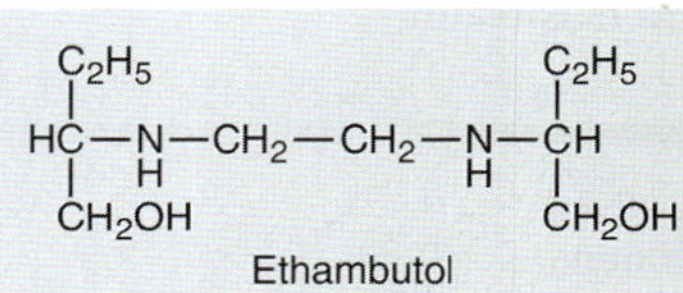

Abb. 33.45 Ethambutol.

resultieren maximale Konzentrationen von 3–5 mg/l Plasma. Die **Plasmaproteinbindung ist niedrig** (ca. 10 %). Bei entzündeten Meningen werden im Liquor cerebrospinalis therapeutisch wirksame Konzentrationen von 1–2 mg/l erreicht.

Die Plasmahalbwertszeit beträgt ca. 4 Stunden. Sie verlängert sich bei Niereninsuffizienz, sodass Dosisreduktionen nötig sind. Durch **glomeruläre Filtration** werden etwa 80 % der Dosis eliminiert; davon ca. **15 % als in der Leber verstoffwechselte Metaboliten.** EMB ist **dialysierbar.**

Indikationen und Dosierung

Die Indikation für Ethambutol (EMB-Fatol®) ist die **Initialbehandlung der Tuberkulose in Kombination mit anderen Antituberkulotika.**

Dosierung: Ethambutol wird in einer Dosierung von 25 mg/kg Körpergewicht nach dem Frühstück eingenommen. In der Kombination mit INH und RMP sind auch 20 mg/kg KG/Tag gegen sensible Erreger therapeutisch ausreichend. Bei einer Creatinin-Clearance von 25–50 ml/min wird die Dosis auf 15 mg/kg KG/Tag reduziert, bei weniger als 25 ml/min auf 15 mg/kg KG jeden 2. Tag mit Überwachung der Plasmakonzentrationen und wöchentlichen Visuskontrollen.

Unerwünschte Arzneimittelwirkungen

Im Allgemeinen ist Ethambutol gut verträglich. Bei etwa 10 % der Behandelten treten leichtere (reversible) unerwünschte Arzneimittelwirkungen auf wie **Brechreiz, Gelenkschmerzen** und **Störungen des ZNS** wie Kopfschmerzen oder Verwirrtheit.

Bei Überdosierung nimmt das Risiko einer **N.-opticus-Schädigung** zu. Es tritt eine axiale oder periaxiale, einseitige oder beidseitige **retrobulbäre Neuritis** auf. Die Sehschärfe, das Farbsehen (rot-grün) oder das Gesichtsfeld (Skotome) werden beeinträchtigt. Vor Therapiebeginn wird eine **Visuskontrolle** durchgeführt. Regelmäßige augenärztliche Kontrollen in 4-wöchigem Abstand – bei Niereninsuffizienz häufiger! – sind vorgeschrieben. Im Frühstadium erkannte Visusschäden bilden sich innerhalb von 6 Monaten zurück. Sehr selten sind sie irreversibel.

Kontraindikationen

Allergie gegen Ethambutol, Vorschädigung des N. opticus, Augenschäden, die eine Visuskontrolle behindern, Kleinkinder, bei denen eine zuverlässige Visuskontrolle noch nicht möglich ist.

Pyrazinamid (PZA)

Pyrazinamid* ist bereits seit den 1950er-Jahren bekannt. Als Bestandteil der initialen Kombinationstherapie verkürzt der Wirkstoff die Therapiedauer erheblich. Pyrazinamid (➤ Abb. 33.46) besitzt eine ähnliche chemische Struktur wie Nicotinamid und Isoniazid.

Pharmakodynamik

Pyrazinamid ist im sauren Milieu gut wirksam. Der **Wirkungsmechanismus** ist nicht genau geklärt. Zunächst wird Pyrazinamid zu dem eigentlichen Wirkstoff Pyrazincarbonsäure hydrolysiert. Eine Hemmung der bakteriellen Mykolsäuresynthese wird angenommen. Pyrazincarbonsäure hemmt die Fettsäuresynthase I (FAS I), die für die Mykolsynthese essenziell ist. Neuere Untersuchungen zeigen, dass Pyrazincarbonsäure die bakterielle Coenzym-A-Synthese auf einer frühen Stufe durch Inhibition der Aspartatdecarboxylase (PanD) hemmt.

PZA wirkt spezifisch gegen *M. tuberculosis,* nicht jedoch gegen *M. bovis* und die meisten atypischen Mykobakterien. Die bei neutralem pH schwache Aktivität wird im sauren Milieu verstärkt (MHK bei 25 mg/L). Gegen phagozytierte Tuberkelbakterien wirkt Pyrazinamid daher am stärksten. In der Kombination mit INH und RMP trägt es synergistisch zur Ausschaltung intrazellulärer Persister und dadurch zur Therapieverkürzung bei (➤ Tab. 33.23).

Pharmakokinetik

Die orale Verabreichung der Tagesdosis von 2 g Pyrazinamid führt zu Plasmakonzentrationen, die 10–12 Stunden lang über dem durchschnittlichen MHK-Wert von *M. tuberculosis* liegen. Bei einer Plasmahalbwertszeit von 9–10 Stunden und einer niedrigen **Plasmaproteinbindung** wird eine **gute Verteilung in das Körpergewebe** angenommen; auch die Liquorgängigkeit ist gut.

Nach der glomerulären Filtration der unveränderten Substanz gelangen 10 % direkt in den Harn. Der größte Teil wird wieder tubulär rückresorbiert und erst nach der Verstoffwechselung in der Leber in Form mehrerer Metaboliten – hauptsächlich als Pyrazincarbonsäure – **über die Nieren eliminiert.**

Indikationen und Dosierung

Der therapeutische Nutzen von Pyrazinamid (Pyrafat®) ist in den ersten 2 Monaten der Intensivbehandlung von Infektionen durch *M. tuberculosis* am größten. Es reduziert wesentlich die Zahl intraphagozytärer Persister.

Dosierung: Als optimal gilt für den Erwachsenen die Einmaldosis von 1,5 bis max. 2,5 g Pyrazinamid/Tag oral.

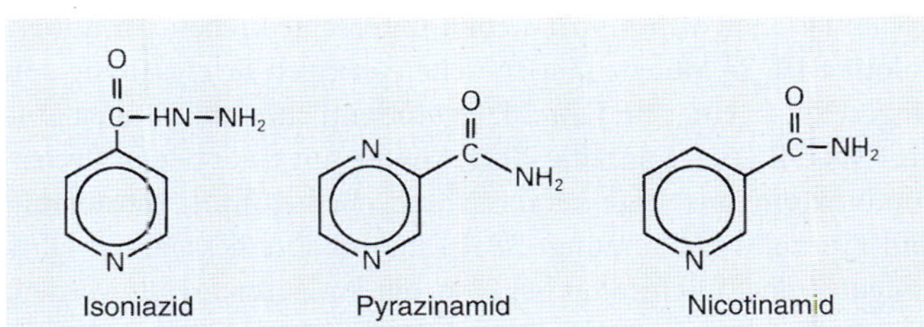

Abb. 33.46 Pyrazinamid und verwandte Stoffe.

33

Unerwünschte Arzneimittelwirkungen

Bei der empfohlenen Dosierung und Applikationsdauer treten in 10–15 % der Fälle auf:

- **Leberzellschäden** mit Transaminasenerhöhung, Bilirubinanstieg, Lebervergrößerung. Bei Vorschädigung der Leber (Alkoholismus!) sind kurzfristige Leberfunktionsprüfungen indiziert.
- **Renale Effekte:** Der Metabolit Pyrazincarbonsäure stört die Harnsäureausscheidung, es kann zu Arthralgien kommen. Zur Überwachung des **Hyperurikämierisikos** sind 3–4-wöchentliche Kontrollen indiziert.
- **Selten** sind Störungen des Magen-Darm-Trakts, der Blutbildung, der Nebennierenrinden- und Schilddrüsenfunktion (Kontrolle der 17-Ketosteroid-Ausscheidung und des Thyroxinspiegels), ZNS-Störungen (verminderte Reaktionsfähigkeit!), Blutzuckersteigerung und Allergien.

Kontraindikationen

Allergie, akute Lebererkrankung, schwere Niereninsuffizienz, Gicht.

Interaktionen

Bei gleichzeitiger Gabe eines oralen Antidiabetikums kann die Blutzuckersenkung verstärkt sein.

33.18.2 Antituberkulotika der 2. Wahl (Reservemittel)

Neben den sog. Erstrangmedikamenten, die eine günstige Kombination von guter therapeutischer Wirksamkeit und Verträglichkeit aufweisen, stehen weitere Antituberkulotika zur Verfügung. Sie werden eingesetzt bei Resistenz des Erregers oder wenn Kontraindikationen gegen die Medikamente der 1. Wahl bestehen.

Angesichts der weltweit zunehmenden Mehrfachresistenz von *M. tuberculosis* nimmt die Bedeutung der Antituberkulotika 2. Wahl zu. Stämme des Erregers, die mindestens gegen Isoniazid und Rifampicin resistent sind, werden als multiresistent (multidrug resistant, MDR) bezeichnet. Kommen weitere Resistenzen hinzu, z. B. gegen Fluorchinolone oder Aminoglykoside, werden sie extensiv resistent (extensively resistant, XDR) genannt.

Bisher wurden für die Therapie der multiresistenten Tuberkulose Kombinationen von bis zu sieben unterschiedlichen Antituberkulotika 18–24 Monate lang mit eher geringen Erfolgsaussichten eingesetzt. In einer im Jahr 2020 veröffentlichten klinischen Studie (Nix-TB Trial, Conradie 2020) konnte mit einer neuen Dreierkombination aus oral verabreichtem Bedaquilin, Pretomanid und Linezolid (Abkürzung: BPaL) innerhalb eines halben Jahrs ein gutes Therapieresultat bei 90 % der Patienten erzielt werden. Weitere Erfahrungen mit dieser Kombination sind jedoch notwendig.

Die WHO hat in den Leitlinien zur Behandlung der Tuberkulose durch resistente Erreger die relevanten Wirkstoffe in drei Gruppen (A, B, C) eingeteilt (WHO, 2020). Die Reihenfolge entspricht der Priorität bei der Auswahl der Arzneistoffe für die Zusammenstellung einer geeigneten Kombinationstherapie.

- **Gruppe A:**
  - Fluorchinolone (Moxifloxacin, Levofloxacin; ➤ Kap. 33.14)
  - Bedaquilin
  - Linezolid (➤ Kap. 33.11)
- **Gruppe B:**
  - Clofazimin
  - Terizidon (Cycloserinderivat)
- **Gruppe C:**
  - Delamanid
  - Amikacin (oder Streptomycin; ➤ Kap. 33.5)
  - Protionamid
  - Paraaminosalicylsäure (PAS)
  - Ferner Ethambutol, Pyrazinamid, Imipenem-Cilastatin und Meropenem

Bei Infektionen durch atypische Mykobakterien, z. B. M. *avium-intracellulare* bei HIV-Infizierten, werden ebenfalls Fluorchinolone, Rifabutin und Makrolide (Clarithromycin, Azithromycin) therapeutisch oder prophylaktisch angewandt.

Aminoglykoside (Amikacin, Streptomycin)

Streptomycin (➤ Abb. 33.47) war das erste Tuberkulostatikum (Waksman, 1944) und ein medizinhistorischer Meilenstein in der Tuberkulosebekämpfung. Es ist – wie alle Aminoglykosidantibiotika – basisch und gut wasserlöslich. Die Bedeutung des Streptomycins hat in den vergangenen Jahren abgenommen, heute wird **Amikacin** bevorzugt eingesetzt (➤ Kap. 33.5).

Pharmakodynamik

Amikacin und Streptomycin wirken in vitro gegen *M. tuberculosis, M. bovis* und viele Stämme atypischer Mykobakterien **bakterizid.** In vivo beschränkt sich die Aktivität auf die extrazellulär, in einem neutralen bis alkalischen, sauerstoffreichen Milieu befindlichen Erreger. Das sind im Wesentlichen die Erreger im Sekret offener Kavernen und der Bronchien.

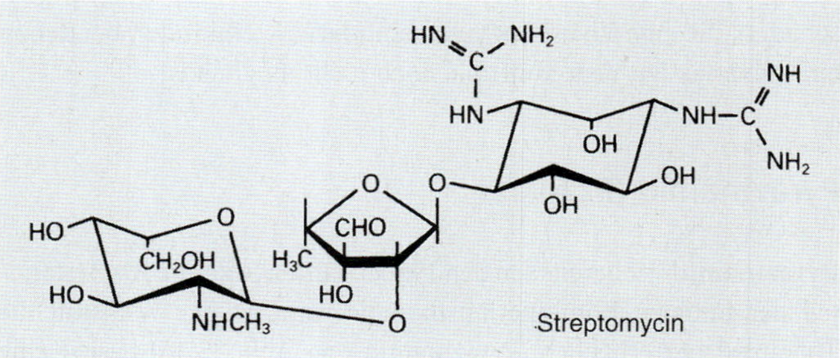

Abb. 33.47 Streptomycin.

Pharmakokinetik

Nach intramuskulärer oder intravenöser Verabreichung der üblichen therapeutischen Dosen liegen wirksame Serumkonzentrationen über mehrere Stunden vor. Die Ausscheidung der Aminoglykoside erfolgt ausschließlich renal, vorwiegend durch glomeruläre Filtration. Das Verteilungsvolumen entspricht dem Extrazellularraum, entsprechend niedrig sind die Konzentrationen in Geweben, Körperflüssigkeiten und Sekreten wie Bronchialsekret. Im Liquor cerebrospinalis finden sich nur sehr niedrige Spiegel, bei entzündeten Meningen sind die Konzentrationen jedoch ausreichend für eine Therapie.

Indikationen und Dosierung

Amikacin (Amikacin Fresenius® u. a.) oder Streptomycin (Strepto-Fatol® u. a.), wenn Amikacin nicht verfügbar ist, kann zur Kombinationsbehandlung einer **MDR- oder XDR-Tuberkulose** eingesetzt werden.

Dosierung: Beim Erwachsenen mit intakter Nierenfunktion wird Amikacin oder Streptomycin 1 × täglich in einer Dosierung von 15 mg/kg (max. 1,0 g) i. m. oder als 1-stündige Infusion in Kombination mit anderen Antituberkulotika verabreicht. Nierenfunktionskontrollen und Audiogramme vor und während der Therapie sind unerlässlich. Konzentrationen von 30–35 mg/l sollen im Plasma nicht überschritten werden.

Unerwünschte Arzneimittelwirkungen

Die **Ototoxizität** betrifft vorwiegend den vestibulären Anteil des N. vestibulocochlearis. Vorherrschende Symptome sind Schwindel, Übelkeit und Erbrechen sowie die Unfähigkeit, aufrecht ohne visuelle Kontrolle zu gehen. Hörstörungen sind seltener als vestibuläre Effekte; leichte Störungen bleiben subjektiv oft symptomlos, da zunächst oberhalb des Sprachbereichs liegende Frequenzen betroffen sind (Hochtonverlust), Frühsymptome sind Ohrensausen und Innenohrdruck. Eine Innenohrschädigung lässt sich durch Therapiekontrollen häufig vermeiden (➤ Kap. 33.5).

Nephrotoxische Wirkungen sind bei einer Therapie mit Amikacin (oder Streptomycin) bei initial intakter Nierenfunktion seltener als bei anderen Aminoglykosiden.

Hypersensitivitätsreaktionen treten meist in Form von Exanthem, Eosinophilie und Fieber auf.

Protionamid (PTH)

Pharmakodynamik

Protionamid (➤ Abb. 33.48) besitzt gute Aktivität gegen *M. tuberculosis.* Nach Abspaltung von H_2S entstehen in den Mykobakterien Isonicotinsäurederivate und es resultieren INH-ähnliche Hemmeffekte.

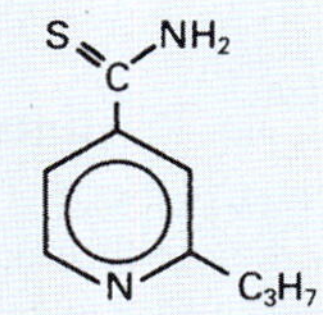

Abb. 33.48 Protionamid.

Pharmakokinetik

Protionamid wird oral verabreicht. Bei einer Plasmaproteinbindung von 10 % und einer Halbwertszeit von 2–3 Stunden **diffundiert** es **gut in das Körpergewebe,** auch in den **Liquor cerebrospinalis.** Die Substanz wird in der Leber zu mehreren Metaboliten verstoffwechselt. Nur ein kleiner Teil wird unverändert mit dem Urin ausgeschieden.

Indikationen und Dosierung

Die Substanz ist bei folgenden Indikationen indiziert:
- Tuberkulose durch INH-, EMB- oder RMP-resistente Erreger
- **Lepra,** in Kombination mit Dapson und Rifampicin

Dosierung: Die Tagesdosis beträgt 0,5–1 g/Tag oral (Peteha® u. a.).

Unerwünschte Arzneimittelwirkungen

- **Gastrointestinale Beschwerden** (u. a. metallischer bzw. schwefeliger Geschmack)
- **Neurotoxische und psychische Störungen,** insbesondere in Kombination mit INH und Cycloserin (u. a. Krampfneigung bei Alkoholikern und Epileptikern)
- **Leberfunktionsstörungen** (u. a. Abfall von Prothrombin und Fibrinogen)
- Hämatotoxische Störungen (selten)
- Allergie

Diese unerwünschten Arzneimittelwirkungen sind zum Teil durch Vitamin B_6 reduzierbar.

Interaktionen

Bei gleichzeitiger Gabe von INH ist der Metabolismus beider Substanzen herabgesetzt.

Zur Vermeidung hypoglykämischer Reaktionen kann eine Senkung der Insulindosis bei Diabetikern notwendig sein.

33

Terizidon

Terizidon (Terizidon®) ist ein Kondensationsprodukt des klassischen Tuberkulostatikums Cycloserin (➤ Abb. 33.49). Seine insgesamt mäßige antituberkulotische Aktivität ist partiell etwas günstiger als die von Cycloserin. Wegen der hohen Rate **neurotoxischer Wirkungen** (sedative, exzitatorische, konvulsive und psychotische Reaktionen) bei bis zu 30 % der Behandelten wird es nur in Ausnahmefällen (gegen hoch resistente atypische Mykobakterien) in Betracht gezogen. Dann wird eine einschleichende Dosierung empfohlen, bis zu 1 g/Tag beim Erwachsenen oral, verteilt auf 3–4 Gaben mit den Mahlzeiten.

Dapson

Lepra ist einer Erkrankung der Haut und des Nervengewebes, die durch *Mycobacterium leprae* verursacht wird. In den vergangenen Jahrzehnten wurden durch die Kombinationstherapie deutliche Fortschritte erzielt. Die Prävalenz der Lepra ist um 90 % zurückgegangen. Dapson wird zur Behandlung aller Stadien und Formen der Lepra in Kombination mit anderen Wirkstoffen eingesetzt.

Pharmakodynamik

Wie die Sulfonamide hemmt Dapson (4,4′-Diaminodiphenylsulfon, DDS; ➤ Abb. 33.50) als **kompetitiver Antagonist der p-Aminobenzoesäure** die Folsäuresynthese (➤ Kap. 33.14). Es ist auch gegen *P. jirovecii* und Protozoen (Plasmodien) aktiv.

Pharmakokinetik

Die Bioverfügbarkeit ist gut. Die Plasmahalbwertszeit von Dapson beträgt 20 (bis zu etwa 80) Stunden, es wird in der Leber acetyliert und hydroxyliert. Dapson wird zu etwa 90 % – auch in Form von Metabliten – über die Niere und zu etwa 10 % mit dem Stuhl ausgeschieden.

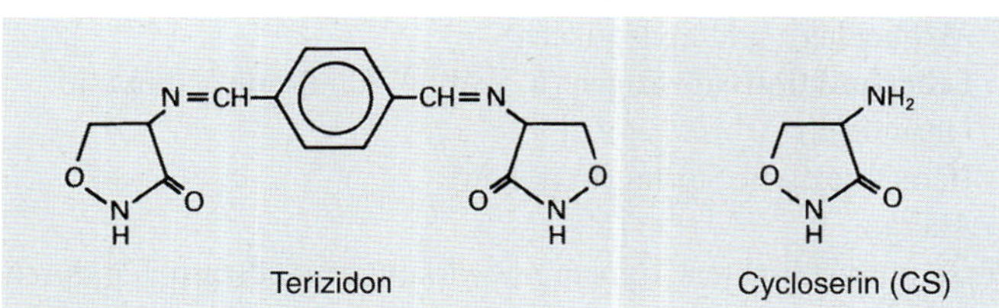

Abb. 33.49 Terizidon und Cycloserin (CS).

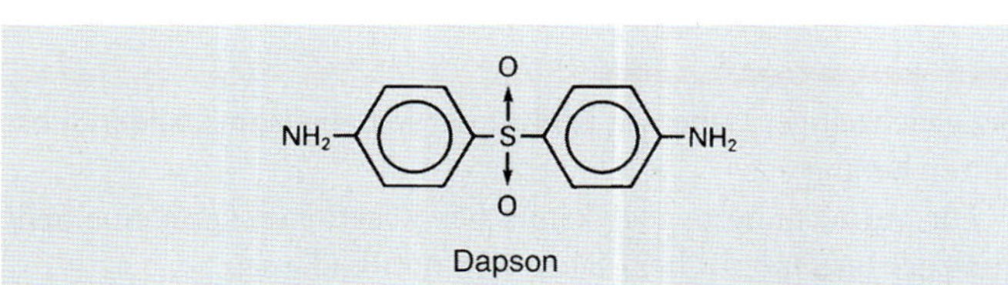

Abb. 33.50 Dapson.

Indikationen und Dosierung

Dosierung: Dapson (Dapson-Fatol®) 50–100(–200) mg/Tag. Bei Lepra werden täglich 100 mg Dapson oral zusammen mit 600 mg Rifampicin gegeben, je nach Krankheitsbild wird zusätzlich auch Clofazimin verabreicht.

Unerwünschte Arzneimittelwirkungen

- **Hämatotoxische Reaktionen:** hämolytische Anämie und Methämoglobinbildung (infolge einer verkürzten Lebensdauer der Erythrozyten) insbesondere bei Glucose-6-phosphat-Dehydrogenase-Mangel und Dosierungen über 300 mg/Tag.
- **Hautreaktionen:** gelegentlich Juckreiz und verschiedene Exanthemformen.
- **Dapson-Syndrom:** Selten tritt etwa 6 Wochen nach Therapiebeginn das Dapson-Syndrom mit Fieber, mononukleoseartiger Lymphadenopathie und Methämoglobinanstieg auf.

p-Aminosalicylsäure (PAS)

p-Aminosalicylsäure wird zur Behandlung einer Tuberkulose durch multiresistente Erreger in Kombination mit anderen Wirkstoffen eingesetzt.

Pharmakodynamik

p-Aminosalicylsäure wirkt in vitro in Konzentrationen von etwa 1 mg/L auf *M. tuberculosis* bakteriostatisch; andere Mykobakterien sind nicht empfindlich. Der Wirkungsmechanismus entspricht dem der Sulfonamide: p-Aminosalicylsäure hemmt die Folsäuresynthese durch kompetitive Hemmung des Einbaus von p-Aminobenzoesäure (➤ Kap. 33.14). Primärresistenzen sind selten.

Pharmakokinetik

Die Gewebekonzentrationen sind ebenso wie die Konzentrationen im Liquor gering; die Plasmaproteinbindung beträgt etwa 60 %. Die Eliminationshalbswertszeit liegt bei ca. 30 Minuten.

p-Aminosalicylsäure wird u. a. durch Acetylierung der Aminogruppe metabolisiert und auch unverändert über die Niere durch glomeruläre Filtration und tubuläre Sekretion ausgeschieden. Bei Patienten mit eingeschränkter Nieren- oder Leberfunktion sollte PAS nur mit Vorsicht angewandt werden.

Indikationen und Dosierung

Dosierung: Die übliche Tagesdosis von p-Aminosalicylsäure (PAS-Fatol N®) beträgt 10–15 g, die als Infusion über 2–4 Stunden verabreicht wird. Alternativ steht eine Zubereitung zur oralen Behandlung zur Verfügung. In Form eines magensaftresistenten Granulats (Granupas®) werden 3 × tgl. 4,0 g PAS eingenommen.

Unerwünschte Arzneimittelwirkungen

- **Reaktionen des Magen-Darm-Trakts** (Übelkeit, Appetitlosigkeit, Erbrechen, Bauchschmerzen, Durchfälle) können auftreten, da ein Teil des Wirkstoffs über den Darm eliminiert wird.
- **Überempfindlichkeitsreaktionen** in unterschiedlicher Ausprägung sind möglich (z. B. Hautreaktionen, Arzneimittelfieber, Gelenkschmerzen, Hepatitis mit Cholestase).
- Auch **hämatologische Veränderungen** wurden beobachtet (z. B. Thrombozytopenie, Agranulozytose).

Interaktionen

Bei gleichzeitiger Gabe von p-Aminosalicylsäure und Isoniazid können durch kompetitive Hemmung der Acetyltransferase relativ hohe Isoniazid-Plasmaspiegel resultieren.

Bedaquilin

Pharmakodynamik

Bedaquilin (➤ Abb. 33.51) hemmt die bakterielle Adenosintriphosphat-Synthase, es resultieren **bakterizide Effekte** sowohl bei proliferierenden als auch bei nicht-proliferierenden Erregern. Das Enzym setzt sich aus mehreren Untereinheiten zusammen; Bedaquilin blockiert die zentral gelegene c-Untereinheit. Hier kann es zu Punktmutationen kommen, die mit einer **Resistenz** der Bakterien verbunden sind. Empfindliche Stämme von *M. tuberculosis* werden bereits durch Konzentrationen von 0,002–0,12 mg/l gehemmt.

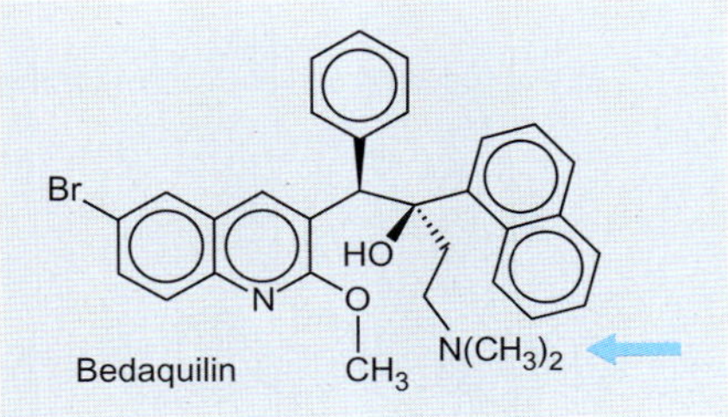

Abb. 33.51 Bedaquilin, ein Diarylchinolinderivat.
Ein wirksamer Metabolit (M2) entsteht durch Abspaltung einer Methylgruppe von der Dimethylaminogruppe (Pfeil).

Pharmakokinetik

Nach oraler Gabe wird Bedaquilin gut resorbiert (am besten zusammen mit Nahrung). Die Plasmaproteinbindung liegt bei > 99,9 %, die Substanz wird nur langsam aus den Geweben freigesetzt. Bedaquilin wird über CYP3A4 in einen schwächer wirksamen Metaboliten umgewandelt. Die terminale Halbwertszeit ist sehr lang und variabel, sie beträgt ca. 7 Monate (7,2 ± 4,4 Monate).

Indikationen und Dosierung

Bedaquilin (Sirturo®) wird als Teil einer geeigneten Kombinationstherapie der **multiresistenten pulmonalen Tuberkulose** angewendet.

Dosierung: Zunächst 400 mg/Tag (2 Wochen), anschließend 200 mg 3 × pro Woche.

Unerwünschte Arzneimittelwirkungen

In den klinischen Studien wurde Bedaquilin mit Placebo verglichen – jeweils zusammen mit fünf anderen Wirkstoffen. Die folgenden unerwünschten Arzneimittelwirkungen ergeben sich aus dieser Studie:

- Übelkeit und Erbrechen (nicht häufiger als in der Placebogruppe)
- Anstieg der Leberfunktionswerte (tendenziell häufiger als in der Placebogruppe)

Cave: Verlängerung des QTc-Intervalls (EKG-Kontrolle!).

Nitroimidazole (Delamanid, Pretomanid)

Pharmakodynamik

Der Wirkungsmechanismus der Nitroimidazole Delamanid und Pretomanid (➤ Abb. 33.52) ist komplex. Sie hemmen – ähnlich wie Isoniazid – die Synthese der Mykolsäuren, die aus zwei langkettigen Fettsäuren mit insgesamt mehr als 60 Kohlenstoffatomen bestehen (essentieller Lipidbestandteil der Zellwand!). Bei *M. tuberculosis* sind drei Typen von Mykolsäuren bekannt: die Alpha-, Methoxy- und Ketoform. Durch Nitroimidazole wird bevorzugt die Bildung der Ketoform beeinflusst. *M. tuberculosis* wird bereits durch Konzentrationen von etwa 0,01 mg/l gehemmt.

Neben der Hemmung der Mykolsäuresynthese erfolgt unter anaeroben Bedingungen vermutlich die Bildung reaktiver Stickstoffspezies. Voraussetzung ist die reduktive Aktivierung durch eine mykobakterielle, Deazaflavin(F420)-abhängige Nitroreduktase.

33

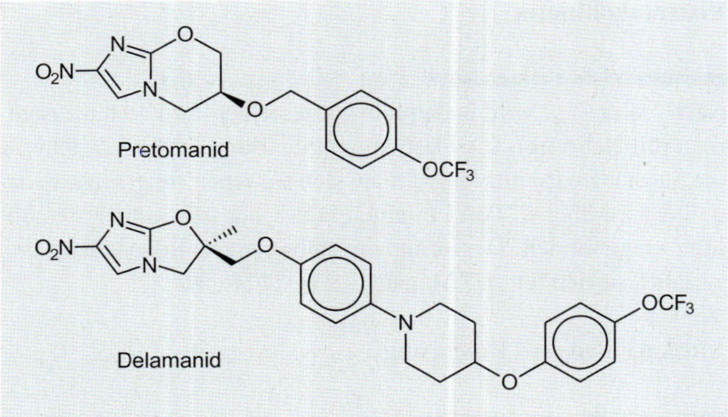

Abb. 33.52 Delamanid und Pretomanid.
Die Nitroimidazolderivate hemmen die Synthese der Mykolsäuren. Diese essentiellen Zellwandbestandteile bestehen aus zwei langkettigen Fettsäuren mit insgesamt mehr als 60 Kohlenstoffatomen.

Pharmakokinetik

Delamanid wird bei Einnahme mit einer Mahlzeit gut resorbiert und mit einer Halbwertszeit von ca. 30–38 Stunden ausgeschieden. Es wird im Plasma zu > 99,5 % an Proteine gebunden und durch Albumin metabolisiert. Dabei entsteht zunächst ein Delamanid-Albumin-Addukt, das dann hydrolysiert und abgebaut wird. Der Hauptmetabolit (DM-6705) wird sehr langsam mit einer Halbwertszeit von etwa 10 Tagen eliminiert; er trägt zur QT-Verlängerung bei.

Die Bioverfügbarkeit von **Pretomanid** wird ebenfalls durch eine fettreiche Mahlzeit erhöht. Etwa 90 % des Wirkstoffs sind an Plasmaproteine gebunden, die Eliminationshalbwertszeit wurde mit etwa 16 Stunden berechnet. Der Abbau erfolgt teilweise über CYP3A4 zu mehreren, teils langlebigen Metaboliten.

Indikationen und Dosierung

Delamanid (Deltyba®) wird bei erwachsenen Patienten als Teil einer geeigneten Kombinationstherapie der multiresistenten pulmonalen Tuberkulose angewendet. **Dosierung:** 2 × 100 mg/Tag.

Pretomanid (Pretomanid FGK®) wird in Kombination mit Bedaquilin und Linezolid (BPaL) zur Behandlung extensiv resistenter (XDR) Tuberkulose, bei Unverträglichkeit der Tuberkulosebehandlung oder bei Nichtansprechen der Therapie bei multiresistenter (MDR) pulmonaler Tuberkulose angewendet. **Dosierung:** 1 × 200 mg/Tag.

Unerwünschte Arzneimittelwirkungen

Die Verträglichkeit der Nitroimidazole lässt sich nur eingeschränkt beurteilen, weil sie nur in Kombination mit mehreren anderen Antituberkulotika geprüft wurden.

Delamanid: QT-Verlängerung im EKG (ca. 10 % der Patienten). Eine Hypalbuminämie (insbesondere unter 2,8 g/dl) trägt zu einer QT-Verlängerung bei. Weitere unerwünschte Arzneimittelwirkungen sind **Angstzustände, Parästhesien und Tremor.**

Pretomanid verursacht ebenfalls eine QT-Verlängerung im EKG. Wirkungen auf die Spermatogenese wurden in präklinischen Untersuchungen an Ratten und Affen beobachtet.

Clofazimin

Pharmakodynamik

Das Phenazinderivat Clofazimin (➤ Abb. 33.53) ist ein roter Farbstoff, der gegen *M. tuberculosis* und *M. leprae* eine bakteriostatische und schwach bakterizide Wirkung besitzt. Es bindet an mykobakterielle DNA und wirkt antiinflammatorisch; der genaue Wirkungsmechanismus ist nicht bekannt. Resistenz kann durch Efflux entstehen, eine Kreuzresistenz mit Bedaquilin ist möglich.

Pharmakokinetik

Etwa die Hälfte einer oral verabreichten Dosis wird resorbiert, die Bioverfügbarkeit wird bei Einnahme mit einer fetthaltigen Mahlzeit verbessert. In der Leber wird Clofazimin teilweise dehalogenisiert, hydroxyliert, glukuronidiert und mit einer Halbwertszeit von etwa 70 Tagen eliminiert.

Indikationen und Dosierung

Clofazimin ist in Deutschland nicht im Handel; es ist in Frankreich unter dem Namen Lampren® verfügbar. Es wird zusammen mit anderen Wirkstoffen zur Behandlung der **Lepra** und der **multiresistenten pulmonalen Tuberkulose** angewendet. **Dosierung:** 1 × 100 (max. 300) mg/Tag.

Unerwünschte Arzneimittelwirkungen

Unerwünschte gastrointestinale Störungen sind häufig, Haut und Körperflüssigkeiten können verfärbt sein. In Lymphknoten und anderen Organen können sich kristalline Ablagerungen bilden.

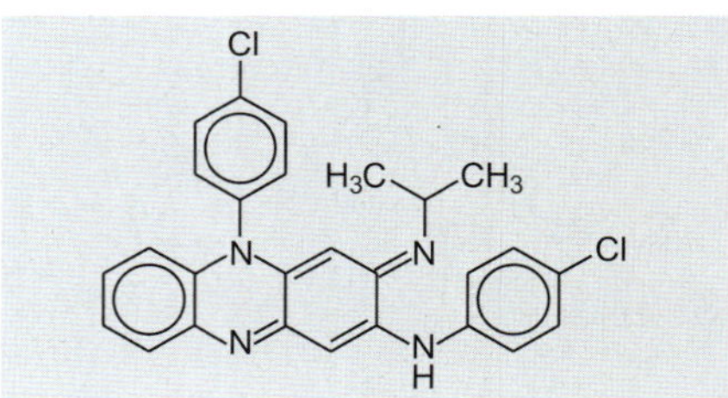

Abb. 33.53 Clofazimin.
Der rote Phenazin-Farbstoff wirkt antimykobakteriell und antiinflammatorisch.

33.19 Antimykotika

Pilze sind im Unterschied zu den Bakterien **Eukaryoten.** Ähnlich wie die Zellen in einem Säugetierorganismus besitzen sie einen umschlossenen Zellkern. Sie haben eine Zellwand, die aus Polysacchariden und Chitin aufgebaut ist. Ein charakteristischer Bestandteil der darunter liegenden Zellmembran ist **Ergosterol.** Zellwand und Zellmembran sind Angriffspunkte vieler Antimykotika (> Abb. 33.54).

Pilze sind nicht als obligat pathogen anzusehen. Die Mehrheit der Arten besiedelt Haut und Schleimhäute, ohne Krankheiten zu verursachen. **Disponierende Faktoren** für eine Pilzinfektion sind bestimmte Grunderkrankungen wie Diabetes, maligne Erkrankungen und Immundefekte (insbesondere eine Granulozytopenie). Auch einige Arzneistoffe begünstigen die Entwicklung von Mykosen. Hierzu zählen u. a. die Behandlung mit antibakteriell wirksamen Antiinfektiva, die Gabe von Glucocorticoiden und eine zytostatische Therapie.

Da systemische Mykosen lebensbedrohliche Erkrankungen darstellen, besitzen die **systemisch verabreichbaren Antimykotika** eine erhebliche medizinische Bedeutung. Diese Gruppe besteht aus:
- Amphotericin B (ein Polyen-Antimykotikum)
- Azolderivaten Fluconazol, Itraconazol, Voriconazol, Posaconazol und Isavuconazol
- Echinocandinen Caspofungin, Anidulafungin und Micafungin
- Flucytosin
- Terbinafin (ein Allylamin)

Antimykotika zur **Lokaltherapie** sind:
- Nystatin (ein Polyen)
- Azolderivate
- Naftifin (ein Allylamin)
- Amorolfin
- Tolnaftat u. a.

Typische **Indikationen für eine topische Therapie** in der Dermatologie sind Candidiasis, Dermatophytosen, Tinea versicolor, Tinea pedis und andere. Bei der Wirksamkeit der Präparate spielt neben den eigentlichen Wirkstoffen auch die galenische Zubereitung eine große Rolle.

33.19.1 Amphotericin B

Die Polyen-Antimykotika – **Amphotericin B*** (AmB) sowie die Lokalantimykotika Nystatin und Natamycin (Pimaricin) – besitzen ähnliche chemische Struktur, physikochemische Eigenschaften sowie antimykotische Aktivität, aber nur **AmB** lässt sich **intravenös** applizieren. **Nystatin** und **Natamycin** werden ausschließlich **lokal** angewandt.

Die Polyen-Antimykotika werden seit etwa 1955 aus Kulturfiltraten von *Streptomyces*-Arten isoliert.

Wie > Abb. 33.55 an der Struktur des AmB-Moleküls zeigt, besitzen die Polyene einen makrozyklischen Lactonring mit einer stark hydrophoben Seite (mehrere konjugierte Doppelbindungen) und einer hydrophilen Seite, einschließlich des glykosidisch gebundenen Aminozuckers Mykosamin (der Name weist auf amphotere Eigenschaften hin).

Für die Therapie liegt AmB in der sog. **konventionellen Zubereitung** als Komplex mit Natrium-Desoxycholat vor. Etwa zwei Moleküle des ebenfalls amphiphilen Na-Desoxycholats maskieren die hydrophobe Molekülseite von AmB und machen dadurch den Komplex wasserlöslich. Darüber hinaus ist ein liposomales Präparat (AmBisome®) im Handel. In AmBisome® ist Amphotericin mit seinem hydrophoben Strukturanteil in der Membran von Lipidvesikeln verankert.

Vorbereitung und Durchführung einer AmB-Infusion müssen strikt unter Berücksichtigung der Gebrauchsinformation des Herstellers erfolgen.

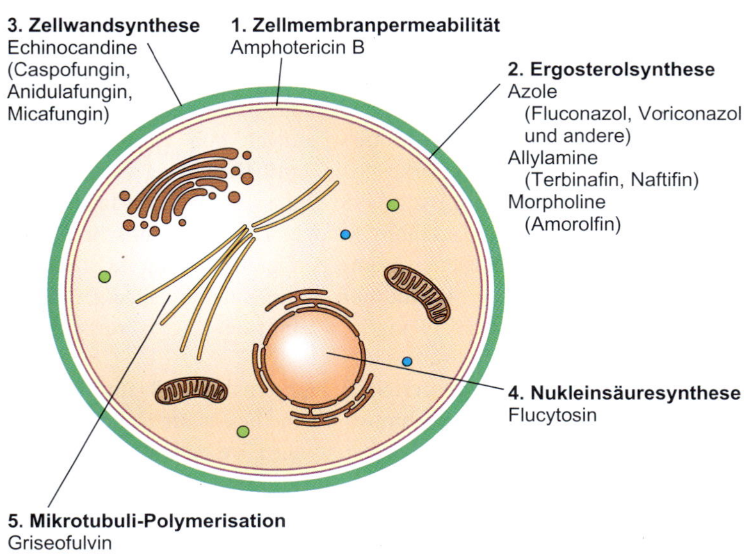

Abb. 33.54 Angriffspunkte der Antimykotika:
1. Poren- und Clusterbildung in/an der Zellmembran.
2. Hemmung der Ergosterolbiosynthese.
3. Hemmung der Zellwandsynthese
4. Hemmung der Nukleinsäuresynthese
5. Hemmung der Mikrotubuli-Polymerisation

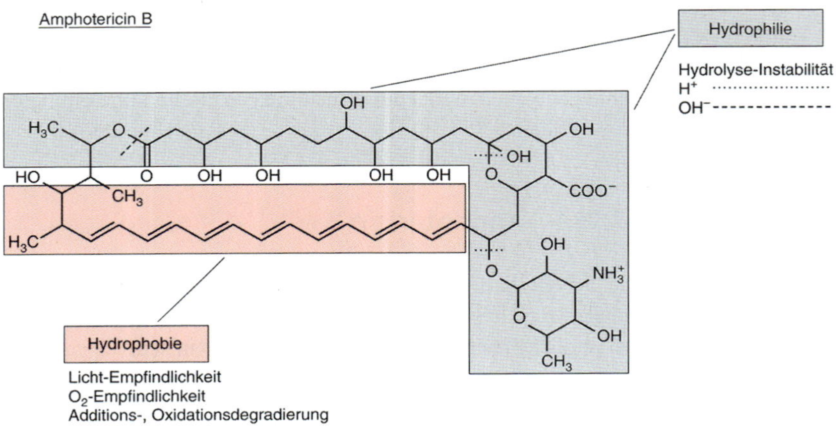

Abb. 33.55 Struktur und physikochemische Eigenschaften von Amphotericin B.

Pharmakodynamik

Die antimykotische Wirkung, aber auch die unerwünschten Arzneimittelwirkungen von AmB entstehen durch hydrophobe **Anlagerung seiner Moleküle an das Ergosterol in den Zellmembranen der Pilze** bzw. an das **Cholesterin in den Membranen menschlicher Zellen.** Die Einlagerung der Amphotericin-B-Moleküle verursacht die Bildung von Poren in der Membran der Pilzzelle. So erhöht AmB den Efflux von Elektrolyten und anderen zytoplasmatischen Stoffen. Bei den Pilzen resultieren **fungistatische bis fungizide Effekte.**

Alle Erreger tiefer Organmykosen sind ausnahmslos AmB-sensibel:

- **Einheimische:** *Candida albicans* u. a. *Candida-* sowie *Torulopsis*-Arten, *Cryptococcus neoformans, Aspergillus fumigatus* und die *Mucor*-Spezies,
- **Außereuropäische:** *Coccidioides immitis, Histoplasma capsulatum, Sporothrix schenkii* (Hefephase) und die *Blastomyces*-Arten.

Resistenzentwicklung wird praktisch **nicht beobachtet.** Resistenzprüfung gegen AmB ist unnötig.

Die MHK-Werte der oben genannten Pilze liegen im Mittel bei 0,1–0,5 mg/L. Dermatophyten sind um den Faktor 5–10 weniger empfindlich.

AmB ist auch gegen **Protozoen** wirksam, z. B. Leishmanien, Trypanosomen, Amöben.

Pharmakokinetik

Nach oraler bzw. lokaler Applikation von AmB-Zubereitung wird der Wirkstoff **nicht resorbiert.** Die systemische Behandlung tiefer Organmykosen erfolgt mit langsamen AmB-Infusionen.

Beim Eintritt in den Blutstrom zerfällt der infundierte AmB-Na-Desoxycholat-Komplex der konventionellen Zubereitung. Aus dem Blutkreislauf wechselt AmB schließlich zu den Membransterinen von Mykoseerregern oder zu humanen Gewebezellen über. An langsam regenerierenden Geweben, z. B. Leberzellen, kann es wochenlang fixiert bleiben. Am Ende einer AmB-Infusion lassen sich i. d. R. AmB-Konzentrationen von 1–2 mg/L Plasma nachweisen. Dosissteigerungen führen nicht zu linearem Anstieg der Plasmakonzentrationen. Die **dominierende Plasmahalbwertszeit** wird mit 18–24 Stunden angegeben. Die terminale Halbwertszeit beträgt > 12 Tage. Sie rechtfertigt ein Applikationsintervall von 48 Stunden zwischen den AmB-Infusionen. Die **Penetration** von AmB **in das Gewebe** ist wegen seiner Membranaffinität schwer beurteilbar und im Allgemeinen wohl **gering.** Das an Zellmembranen gebundene AmB-Depot löst sich nur allmählich. Eine **renale und biliäre AmB-Elimination** ist noch **wochenlang** nach Therapieende nachweisbar. **AmB-Metaboliten** sind **nicht bekannt.**

Wenn Amphotericin als **liposomale Zubereitung** (AmBisome®) verabreicht wird, resultieren höhere Plasmakonzentrationen als nach Gabe der konventionellen Zubereitung. Liposomales Amphotericin hat nur ein geringes Verteilungsvolumen (0,1–0,4 L/kg), eine relativ kurze Plasmahalbwertszeit (8 h) und wird nicht renal ausgeschieden, was die Nephrotoxizität von Amphotericin senkt.

Indikationen und Dosierung

- **Amphotericin B (AmB):** Die Infusionstherapie mit AmB (Amphotericin B® pro infusione) stellt nach wie vor eine wirksame Behandlung **aller tiefen Organmykosen** unabhängig vom jeweiligen Erreger dar. Die häufigen, zum Teil gravierenden unerwünschten Arzneimittelwirkungen von AmB limitieren jedoch die Anwendbarkeit. Die **AmB-Dosierung** beginnt **einschleichend** mit 0,1 mg/kg KG/Infusion. Sie kann täglich um 0,1–0,2 mg/kg KG erhöht werden. Die therapeutische Regeldosis bei AmB-Monotherapie beträgt 0,6 mg/kg KG/Infusion bei **zweitäglicher Applikation.** In besonderen Fällen kann eine Dosissteigerung auf 1,0 mg/kg KG/Infusion bzw. bis zur Verträglichkeitsgrenze indiziert sein.
- **Liposomales Amphotericin B:** Liposomales AmB (AmBisome®) ist weniger nephrotoxisch und besser verträglich als andere Amphotericin-B-Zubereitungen. Deshalb wird dieses Präparat bevorzugt eingesetzt. **Dosierung:** 1–3 mg/kg KG.
- **Amphotericin-B-Externa:** Für die orale und lokale antimykotische Behandlung werden die beiden anderen Polyen-

Antimykotika bevorzugt – **Nystatin** (z. B. Moronal®) und **Natamycin** (z. B. Pimafucin®). AmB kommt in Ampho-Moronal® zur Anwendung. Indikationen zur oralen/lokalen Anwendung der Polyen-Antimykotika sind z. B. Mundsoor, Soorösophagitis, Soorenteritis oder Vaginalsoor.

Unerwünschte Arzneimittelwirkungen

Allgemeine unerwünschte Arzneimittelwirkungen

Unverträglichkeitsreaktionen sind sehr häufig – wahrscheinlich aufgrund von Membranschädigungen der menschlichen Zellen:

- Fieber mit Schüttelfrost (wahrscheinlich durch Freisetzung von Interleukin-1 und Tumor-Nekrose-Faktor aus Monozyten und Makrophagen),
- Kopfschmerzen, Nausea, Erbrechen, Diarrhöen, Muskel- und Gelenkschmerzen,
- Blutbildveränderungen; Thrombophlebitis an der Injektionsstelle.

Hinweis: Die Verträglichkeit kann durch Gabe von Antipyretika (Acetylsalicylsäure, Paracetamol), Antihistaminika oder Antiemetika verbessert werden. Durch niedrige Dosen von Glucocorticoiden vor der AmB-Infusion können fieberhafte Reaktionen vermindert werden. Durch Heparingabe wird die Gefahr einer Thrombophlebitis reduziert.

Spezifische unerwünschte Arzneimittelwirkungen

- **Nephrotoxizität:** Im Vordergrund steht die Schädigung des proximalen Tubulus; durch separate Infusion von physiologischer Kochsalzlösung kann die Nephrotoxizität reduziert werden! Bei ca. 20 % der Patienten entwickelt sich eine substitutionsbedürftige **Hypokaliämie.** Blutbild, Elektrolyte und Nierenfunktion sind bei AmB-Therapie 1–2-mal wöchentlich zu überwachen.
- **Neurotoxische Reaktionen:** Parästhesien, Paresen; Krämpfe sind seltener.
- **Anämie (häufig):** Wahrscheinlich aufgrund verminderter Erythropoetinproduktion.
- **Leberfunktionsstörung (selten):** Bei Anstieg von alkalischer Phosphatase und Bilirubin muss Amphotericin B abgesetzt werden.

Kontraindikationen

Schwere Leber- und Niereninsuffizienz und Überempfindlichkeit gegen Amphotericin B.

Interaktionen

Cave bei gleichzeitiger Gabe anderer potentiell nephrotoxischer Medikamente (Aminoglykoside, Zytostatika, Immunsuppressiva u. a.) wegen erhöhter nephrotoxischer Risiken.

33.19.2 Azolantimykotika

Die Azole stellen die größte Gruppe der Antimykotika dar. Sie können in **Imidazole** und **Triazole** eingeteilt werden. Die Triazole besitzen im Vergleich mit den Imidazolen eine höhere Selektivität für das Cytochrom CYP 51A1 der Pilzzellen. Die am längsten bekannten Substanzen sind **Clotrimazol** und **Miconazol,** die jedoch nur für die lokale Therapie infrage kommen. Zahlreiche andere Azole stehen zusätzlich zur topischen Therapie zur Verfügung.

Systemisch anwendbare Azole sind **Fluconazol***, Itraconazol, **Voriconazol***, Posaconazol, Isavuconazol. Sie können oral oder auch intravenös verabreicht werden. Ketoconazol wird nur noch bei endogenem Cushing-Syndrom wegen seiner Cytochrom-inhibierenden Wirkung eingesetzt.

Die Entwicklung der Azolantimykotika begann in den 1960er-Jahren. Die antimykotische Aktivität wird durch den **Imidazol-** (Diazol) oder **Triazol-Substituenten** vermittelt. Die Moleküle können an anderen Positionen vielfältig chemisch variiert werden (➢ Abb. 33.56).

Pharmakodynamik

Alle Azole wirken antimykotisch durch **Hemmung der Ergosterolsynthese** der Pilze, die über Cytochrom-P450-Enzyme erfolgt. Sie können ebenfalls Cytochrom-P450-abhängige Monooxygenasen in den Zellen des menschlichen Körpers hemmen.

Wie aus ➢ Abb. 33.57 ersichtlich ist, wird v. a. die C_{14}-Demethylierung während der Ergosterolsynthese unterbunden. Das zuständige Enzym, die **14α-Demethylase,** wird gehemmt (➢ Abb. 33.58). Sie gehört zu den pilzspezifischen Cytochrom-P450-Isoenzymen (CYP 51A1). Die Abbildung zeigt ferner, dass einige weitere Substanzklassen durch **Hemmung** unterschiedlicher Schritte der **Ergosterolsynthese** antimykotisch wirken.

Azolantimykotika besitzen ein **breites Wirkungsspektrum, einige Aktivitätsunterschiede** der Wirkstoffe sind therapeutisch bedeutsam.

Zum Spektrum der Azole gehören:

- Sprosspilze, wie *Candida albicans* und *Cryptococcus neoformans.* Es gibt einige Lücken im Spektrum: *Candida krusei* wird durch Fluconazol und Itraconazol unzureichend erfasst, gegen *Candida glabrata* wirken alle Azole schwach bzw. variabel.
- Schimmelpilze, wie *Aspergillus* spp., werden durch Azole – mit Ausnahme von Fluconazol – erfasst. Bei Zygomyzeten ist nur Posaconazol ausreichend wirksam (Isavuconazol variabel), und Fusariumarten reagieren auf Voriconazol und Posaconazol empfindlich (Isavucoanzol variabel).
- Dermatophyten.

33

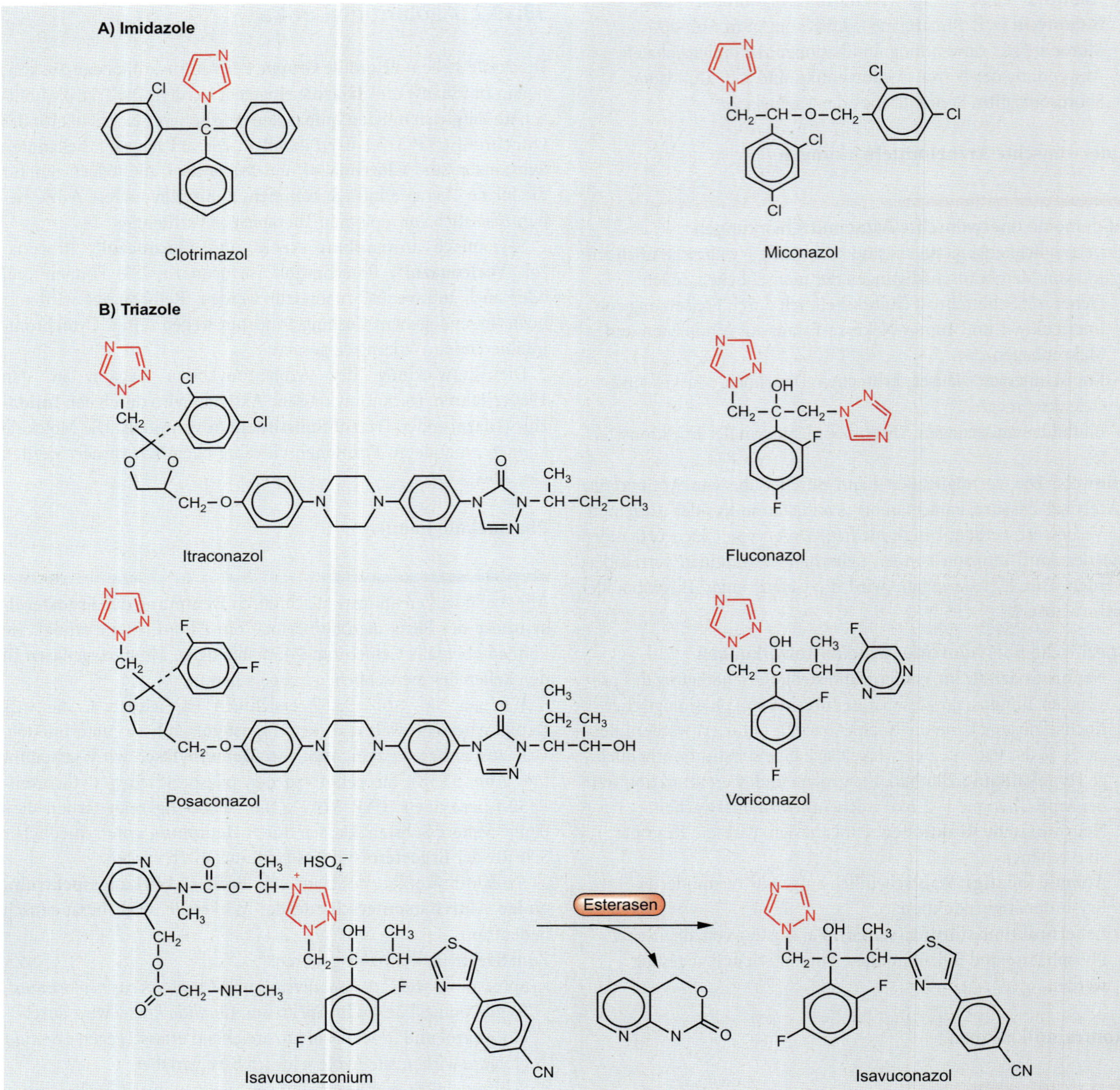

Abb. 33.56 Azolantimykotika.
Der für die Wirkung wichtige Imidazol- bzw. Triazolring ist rot markiert. Aus dem Prodrug Isavuconazonium wird nach oraler oder intravenöser Gabe der Wirkstoff Isavuconazol durch Esterasen im Plasma rasch freigesetzt.

Pharmakokinetik

Die pharmakokinetischen Eigenschaften der Azolantimykotika sind in ➤ Tab. 33.25 zusammengefasst. Folgende Besonderheiten sind zu beachten:

- **Fluconazol** ist gut wasserlöslich. Es kann oral oder parenteral verabreicht werden. Die Liquorgängigkeit ist auch bei nicht entzündeten Meningen gut. Es wird überwiegend renal ausgeschieden, bei Niereninsuffizienz muss die Dosierung reduziert werden.
- **Itraconazol** wird **fast vollständig durch CYP3A4** metabolisiert.
- **Voriconazol:** Neben CYP2C9 und CYP3A4 ist v. a. **CYP2C19** wesentlich am Metabolismus von Voriconazol beteiligt. (➤ Kap. 1.4.6).

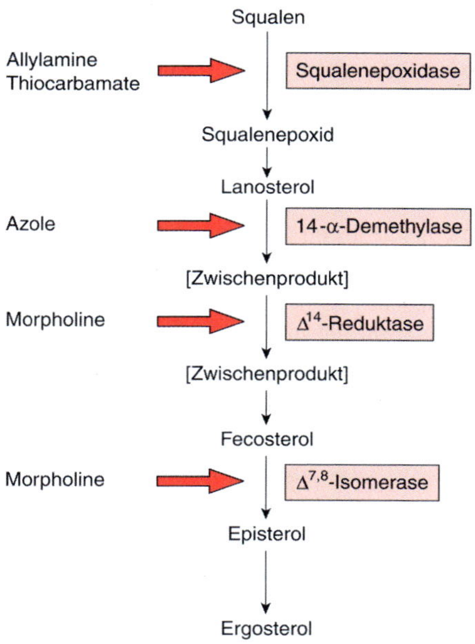

Abb. 33.57 Eingriff verschiedener Antimykotika in die Ergosterolsynthese.

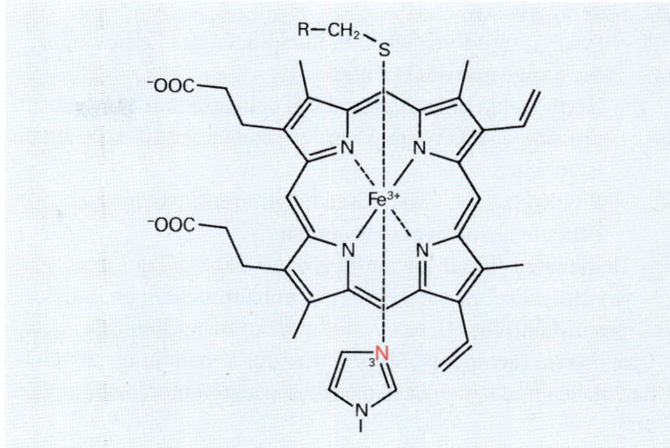

Abb. 33.58 Schema eines Azol-Eisen-Protoporphyrin-Komplexes. R-Ch_2-S repräsentiert ein Cystein aus dem Proteinanteil des CYP 51A1 (nach: Van den Bossche H et al. Mycoses, 1989; 32 (Suppl. 1): 35–52.). Die Azole komplexieren mit ihrem π-Elektronen-reichen N in Position 3 des Heterozyklus das Fe(III) im Cytochrom. So verhindern sie die oxidative 14α-Demethylierung des Lanosterols.

Tab. 33.25 Pharmakokinetik der Azolantimykotika

	Fluconazol	Itraconazol	Voriconazol	Posaconazol	Isavuconazol
Dosis (pro Tag)	6–12 mg/kg	2 × 200 mg	Initial 2 × 6 mg/kg, dann 2 × 4 mg/kg/Tag	Suspension: 3–4 × 200 mg Tablette: initial 2 × 300 mg, dann 1 × 300 mg	Initial 3 × 200 mg (2 Tage), dann 1 × 200 mg
Bioverfügbarkeit (%)	> 90	50	90	8–47 (beeinflusst durch Nahrung)	> 95
Proteinbindung (%)	11–13	> 99	58	98–99	> 99
C_{max} (mg/l)	6–20	0,5–2,3	3,0–4,6	1,5–2,2	2,6
AUC (mg x h/l)	400–800	29	20	8,9	77
Halbwertszeit (h)	22–35	24–42	6–8	35	80–130
Urinausscheidung (%)	Circa 80	< 10	< 2	< 2	< 1
Am Metabolismus beteiligte Enzyme	Gering (ca. 10 %)	CYP 3A4	CYP 3A4, CYP 2C9, CYP 2C19	Glucuronidierung UGT 1A4	CYP 3A4, CYP 3A5

- **Posaconazol:** steht als Suspension oder als Tablette zur oralen Behandlung zur Verfügung. Die Resorptionsrate nimmt mit steigender Dosis ab, eine Aufteilung der Tagesdosis auf mehrere Einzeldosen ist daher sinnvoll. Bei Einnahme mit Nahrung ist die Resorption besser als im nüchternen Zustand. Posaconazol wird **nicht** durch Cytochrom-P450-Isoenzyme (CYP) metabolisiert. Es wirkt trotzdem als Inhibitor des CYP 3A4; in vitro erwies sich Posaconazol als ein Substrat für P-Glykoprotein (P-gp).
- **Isavuconazol** liegt als wasserlösliches Prodrug vor und kann in dieser Form entweder oral oder intravenös verabreicht werden. Der Wirkstoff entsteht im Organismus nach Spaltung durch Esterasen aus der Vorstufe Isavuconazonium.
- **Hilfsstoff Cyclodextrin:** Durch Zusatz eines Cyclodextrinderivats werden **Itraconazol, Voriconazol** und **Posaconazol** in Lösung gebracht und können in dieser Form intravenös verabreicht werden. Da der Hilfsstoff bei Niereninsuffizienz verzögert ausgeschieden wird, dürfen Patienten mit einer Creatinin-Clearance von < 30 ml/min nicht intravenös mit diesen Azolen behandelt werden.

Indikationen und Dosierung

- **Fluconazol** (Diflucan®, Diflucan® Derm 50) eignet sich zur Behandlung von oberflächlichen und systemischen Mykosen, die durch Hefepilze (*Candida* und Kryptokokken) hervorgerufen werden, insbesondere:
  - Oberflächliche Mykosen (wenn eine äußerliche Behandlung nicht wirksam ist):
    - Dermatomykosen (z. B. Candida-Infektionen, Tinea corporis, Tinea versicolor u. a.)
    - Candidose oberflächlicher Schleimhäute wie z. B. oropharyngeale oder ösophageale Candidosen

33

  - Systemmykosen:
    - Systemcandidosen wie z. B. Infektionen des Peritoneums, der Lunge und des Harntrakts
    - Kryptokokkenmeningitis; die Prophylaxe und Langzeitsuppression von Kryptokokkeninfektionen bei AIDS-Patienten ist möglich
    - Prophylaxe von Candidosen bei immunsupprimierten Patienten kann erwogen werden
  - **Dosierung:** Initial 400 mg/Tag, dann 200 mg/Tag i. v. als Kurzinfusion oder oral. Bei Schleimhautinfektionen und bei prophylaktischer Gabe sind 50 mg/Tag ausreichend.
- **Itraconazol** (Sempera®, Siros®) wird zur Behandlung von oberflächlichen und systemischen Mykosen angewandt, insbesondere:
  - Oberflächliche Mykosen (wenn eine äußerliche Behandlung nicht wirksam ist):
    - Dermato- und Onychomykosen (z. B. Tinea corporis)
    - Vulvovaginale Candidose
  - Systemmykosen wie:
    - Candidose
    - Aspergillose
  - **Dosierung:** 200–400(–600) mg/Tag oral; bei Dermatomykosen auch 100 mg/Tag.
    - Bei Onychomykosen ist auch eine Intervalltherapie möglich: 2 × 200 mg/Tag über 1 Woche, dann Einnahmepause über 3 Wochen. Die Behandlungsdauer sollte aus toxikologischen Gründen 3 Monate nicht überschreiten.
    - Bei vulvovaginaler Candidose kann – wenn eine Lokaltherapie nicht wirksam ist – eine eintägige Therapie mit Itraconazol erwogen werden (2 × 200 mg).
    - Die intravenöse Zubereitung (Sempera 10 mg/ml Konzentrat®) kann bei Systemmykosen wie Aspergillose, Candidose oder Kryptokokkose angewandt werden, wenn die antimykotische Standardtherapie nicht geeignet oder unwirksam ist. Außerdem ist die Lösung zur Therapie der Histoplasmose zugelassen. Am 1. und 2. Behandlungstag wird 2 × täglich eine 1-stündige Infusion von 200 mg verabreicht, ab dem 3. Behandlungstag gibt man 1 × 200 mg/Tag.
- **Voriconazol** (Vfend®) wird vorwiegend bei folgenden potentiell lebensbedrohlichen Infektionen angewandt:
  - Candidämie bei nicht neutropenischen Patienten
  - invasive Candida-Infektionen mit fluconazolresistenten Stämmen (einschließlich *C. krusei*)
  - Invasive Aspergillose
  - Invasive Infektionen durch *Scedosporium* spp. und *Fusarium* spp.
  - **Dosierung:** Am 1. Behandlungstag werden 2 × 400 mg oral gegeben, an den folgenden Tagen werden 2 × 200 mg/Tag verabreicht (bei Patienten < 40 kg KG: Dosierungen halbieren). Bei i. v.-Behandlung werden initial 2 × 6 mg/kg/Tag, dann 4 mg/kg infundiert.
- **Posaconazol** (Noxafil®) ist zur Behandlung der invasiven Aspergillose, der Fusariose, der Chromoblastomykose oder Kokzidioidomykose zugelassen, wenn eine Unverträglichkeit oder mangelnde Wirksamkeit der Standardmittel vorliegt. Auch bei immunsupprimierten Patienten mit schweren Formen einer oropharyngealen Candidose kann es angewandt werden. Posaconazol kann prophylaktisch gegeben werden bei Patienten mit Immunsuppression, bei denen ein hohes Risiko für die Entwicklung invasiver Mykosen besteht (z. B. nach Stammzelltransplantation).
  - **Dosierung:** Bei therapieresistenten Mykosen 2 × 400 mg/Tag mit einer Mahlzeit (oder 4 × 200 mg/Tag nüchtern); bei oropharyngealer Candidose 1 × 200 mg am 1. Tag, dann 1 × 100 mg/Tag; zur Prophylaxe invasiver Mykosen 3 × 200 mg/Tag. Posaconazol soll zusammen mit einer Mahlzeit oder einem Nahrungsergänzungsmittel eingenommen werden, um die Resorption zu erhöhen.
- **Isavuconazol** (Cresemba®) ist zur Behandlung der Aspergillose und der Mucormycosis zugelassen.
  - **Dosierung:** In den ersten 48 Stunden werden alle 8 Stunden 200 mg als Aufsättigungsdosis gegeben, danach 1 × 200 mg/Tag.
- **Ketoconazol** wird heute zur systemischen antimykotischen Therapie nicht mehr verwendet. Ketoconazol (Terzolin Creme®) kann zur lokalen Therapie eingesetzt werden. Als potenter CYP-Inhibitor hemmt es auch die Cortisolsynthese und findet bei Patienten mit Morbus Cushing Anwendung (Ketoconazol HRA®). Die **Hepatotoxizität** des Imidazols in Tagesdosierungen von 400–1200 mg muss dabei beachtet werden.

Unerwünschte Arzneimittelwirkungen

Die zur systemischen Therapie zugelassenen Azolantimykotika sind in den empfohlenen Dosierungen gut verträglich. Die folgenden unerwünschten Arzneimittelwirkungen können auftreten:

- **Gastrointestinale Störungen,** z. B. Übelkeit, Bauchschmerzen, Durchfall.
- Leichtere **ZNS-Störungen,** z. B. Kopfschmerzen, Schläfrigkeit, Benommenheit.
- **Allergische Reaktionen:** Juckreiz, zum Teil mit Hautausschlag.
- **Leberfunktionsstörungen:** Vorübergehender Anstieg der Transaminasen, Cholestase, Ikterus, Hepatitis (selten); eine Kontrolle der Leberfunktion wird empfohlen.
- **Sehstörungen** sind bei Behandlung mit **Voriconazol** sehr häufig (ca. 30 %). Sie äußern sich als verschwommenes Sehen, Veränderung des Farbsehens oder Fotophobie. Die Symptome treten meist rasch nach der Gabe des Medikaments auf und sind überwiegend innerhalb von 60 Minuten vollständig reversibel.
- Azolantimykotika können das **QT-Intervall** im EKG verlängern; eine Ausnahme stellt Isavuconazol dar, das zu einer Verkürzung des QT-Intervalls führt.

Kontraindikationen

Bekannte Überempfindlichkeit gegen Azole, Stillzeit (Abstillen wird empfohlen), Schwangerschaft (im Tierexperiment zeigen Azole ein teratogenes Potential). Die Einnahme von Fluconazol in Dosierungen von 400–800 mg täglich im ersten Trimenon der Schwangerschaft ist assoziiert mit schweren Fehlbildungen beim Kind. Nach einer Bewertung durch die US-amerikanische Zulassungsbehörde FDA ist die einmalige orale Gabe von 150 mg Fluconazol, wie sie zur Behandlung einer vaginalen Candidose indiziert ist, nicht mit diesem Risiko behaftet. Mit den anderen Azolen liegen weniger Erfahrungen vor.

Interaktionen

Bei einer Therapie mit Azolen muss deren unterschiedlich stark **ausgeprägtes Interaktionspotential** beachtet werden. Da CYP3A4 und teilweise auch andere Cytochrom-P450-Enzyme durch Azole gehemmt werden, sind zahlreiche Interaktionen mit anderen Arzneistoffen, die über den gleichen Weg metabolisiert werden, möglich. Die gleichzeitige Gabe von Sirolimus, Terfenadin, Pimozid und einigen anderen Substanzen ist kontraindiziert, da Azole deren Plasmaspiegel erhöhen können und dadurch schwerwiegende unerwünschte Arzneimittelwirkungen verursacht werden können.

Hinweise auf relevante Interaktionen finden sich in den entsprechenden Informationen für Fachkreise (www.fachinfo.de) und sollten vor Therapiebeginn und bei Wechsel der Begleitmedikation beachtet werden. Hilfreich sind auch die Informationen auf der **Internetseite** www.fungalpharmacology.org.

In ➤ Tab. 33.26 werden einige Arzneistoffe aufgeführt, von denen Interaktionen bei gleichzeitiger Gabe mit **Itraconazol** bekannt geworden sind.

Itraconazol wird hier exemplarisch aufgeführt. Eine ähnliche Situation besteht ebenfalls bei den anderen Azolen zur systemischen Therapie.

Lokal anwendbare Azole

Ausschließlich lokal anwendbare Azole sind Bifonazol, Clotrimazol, Econazol, Fenticonazol, Miconazol, Sertaconazol u. a.

Neben dem Einsatz von zahlreichen Zubereitungen zur Behandlung von oberflächlichen Mykosen in der **Dermatologie** spielen Azole auch in der **Gynäkologie** eine wichtige Rolle **zur lokalen Therapie bei Pilzinfektionen.** Vaginalcremes, Vaginaltabletten und andere Zubereitungen mit Wirkstoffen aus der Gruppe der **Imidazol-Antimykotika** werden häufig zur Therapie bei **Vaginalcandidosen** angewandt. Einige der Präparate sind als niedrig oder hoch dosierte Präparate erhältlich, wobei durch die höher dosierten Formen eine kürzere Behandlungsdauer erreicht werden soll. Die häufigsten unerwünschten Arzneimittelwirkungen der Lokaltherapeutika sind lokale Irritationen (Brennen, Juckreiz). Bei einigen Präparaten muss bei vaginaler Anwendung mit einer Resorption von 1–5 % (bis 10 %) des Wirkstoffs gerechnet werden.

Tab. 33.26 Interaktionen zwischen Itraconazol und anderen Arzneistoffen (modifiziert nach Venkatakrishnan et al. 2000)

Itraconazol führt zu höheren Konzentrationen des gleichzeitig gegebenen Arzneistoffs			
• Alfentanil • Alprazolam • Atorvastatin • Bromperidol • Budesonid • Buspiron • Ciclosporin	• Diazepam • Digoxin • Docetaxel • Ergotamin • Loperamid • Lovastatin • Loratadin	• Midazolam • Phenytoin • Pimozid • Felodipin • Sildenafil • Simvastatin • Sirolimus	• Sulfonylharnstoffe • Tacrolimus • Triazolam • Ritonavir • Verapamil • Vinca-Alkaloide • Warfarin
Konzentrationen von Itraconazol sind bei gleichzeitiger Gabe erniedrigt			
• Arzneistoffe, die den pH-Wert im Magen erhöhen • H_2-Rezeptor-Antagonisten • Protonenpumpeninhibitoren • Antazida	• Carbamazepin • Iscniazid • Nevirapin	• Phenobarbital • Phenytoin • Rifampicin, Rifabutin	
Konzentrationen von Itraconazol sind bei gleichzeitiger Gabe erhöht			
• Clarithromycin • Ritonavir			

33.19.3 Allylamine (Terbinafin, Naftifin)

Naftifin steht seit 1985 zur Lokaltherapie von Pilzinfektionen zur Verfügung; einige Jahre später wurde **Terbinafin*** zugelassen (➤ Abb. 33.59).

Pharmakodynamik

Durch **Inhibition der Squalenepoxidase** (➤ Abb. 33.57) blockieren die **Allylamine** auf einer frühen Stufe die Umwandlung von Squalen in Lanosterol, was zu einer Squalenanreicherung und einem **Ergosterolmangel** in der Membran führt. Nachgeschaltete Syntheseschritte der Sterolsynthese werden durch Allylamine nicht gehemmt.

Das therapeutisch relevante Wirkungsspektrum umfasst Dermatophyten wie *Trichophyton mentagrophytes, T. rubrum, T. verrucosum, Epidermophyton floccosum* sowie *Microsporum*-Arten.

Pharmakokinetik

Die Bioverfügbarkeit von **Terbinafin** beträgt ca. 40 %, da Terbinafin einem First-Pass-Metabolismus unterliegt. Zwei Stunden nach der Gabe einer Dosis von 250 mg werden maximale Konzentrationen von etwa 1,0 mg/L im Plasma erreicht. Terbinafin ist **sehr lipophil**

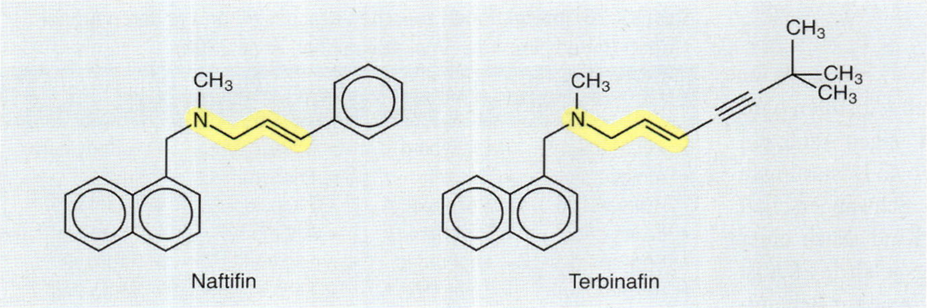

Abb. 33.59 Allylamine.
Die Allylamingruppe (gelbe Markierung) ist essenziell für die antimykotische Wirkung. Allylamine sind nur in der Transform wirksam.

und hat ein hohes Verteilungsvolumen, es wird zu etwa 99 % an Plasmaproteine gebunden.

Terbinafin wird **intensiv über CYP2C9, CYP1A2, CYP3A4, CYP2C8, CYP2C19 verstoffwechselt,** die **Ausscheidung** der inaktiven Metaboliten erfolgt **überwiegend mit dem Urin.** Die wesentlichen Stoffwechselwege sind N-Demethylierung, N-Oxidation sowie Oxidation der endständigen Methylgruppen, insgesamt sind mehr als 15 Metaboliten bekannt. Die Elimination aus dem Serum erfolgt biphasisch. Die initiale **Plasmahalbwertszeit** beträgt 18 Stunden, gefolgt von einer terminalen Halbwertszeit von etwa zwei Wochen.

Bei Einschränkungen der Leber- oder Nierenfunktion kann eine Dosisreduktion erforderlich sein. Eine Halbierung der Dosis wird bei einer Creatinin-Clearance von < 50 ml/min empfohlen.

Indikationen und Dosierung

Terbinafin (Lamisil®) kann zur systemischen Behandlung von schweren, therapieresistenten Pilzinfektionen der Füße **(Tinea pedis)** und anderer Lokalisation angewandt werden, wenn diese durch Dermatophyten verursacht werden und durch eine Lokaltherapie nicht ausreichend zu behandeln sind. Auch bei **Onychomykosen** durch Dermatophyten ist die Substanz wirksam. *Candida*-Infektionen sind durch eine systemische Therapie mit Terbinafin **nicht** behandelbar. **Dosierung:** 1 × 250 mg/Tag. Terbinafinhaltige Zubereitungen stehen darüber hinaus zur Lokaltherapie zur Verfügung (Lamisil Creme® u. a.).

Naftifin (Exoderil®) ist nur zur **topischen** Therapie im Handel.

Unerwünschte Arzneimittelwirkungen

Bei einer systemischen Therapie mit Terbinafin können folgende unerwünschte Arzneimittelwirkungen auftreten:

- **Gastrointestinale Störungen,** z. B. Übelkeit, Bauchschmerzen.
- **Hautreaktionen:** Exanthem, Urtikaria, zum Teil schwer (Stevens-Johnson-Syndrom, in Einzelfällen toxische epidermale Nekrolyse).
- **ZNS-Reaktionen** (selten), z. B. Kopfschmerzen, Schwindel.
- **Blutbildveränderungen** (in Einzelfällen).
- **Leberfunktionsstörungen:** vorübergehender Anstieg der Transaminasen, in seltenen Fällen wurden auch Fälle von Cholestase und Hepatitis, zum Teil mit Ikterus, berichtet.
- **Geschmacksstörungen:** Selten (< 0,5 %).

Kontraindikationen

Überempfindlichkeit gegenüber Terbinafin, chronische oder akute Lebererkrankungen.

Interaktionen

Rifampicin verursacht einen beschleunigten Abbau von Terbinafin. Weitere Interaktionen mit Arzneistoffen, die über Monooxygenasen abgebaut werden, konnten in Studien mit Terbinafin an gesunden Probanden nachgewiesen werden. Die Fachinformation muss bei Beginn und Ende einer gleichzeitigen Therapie mit anderen Arzneistoffen berücksichtigt werden.

33.19.4 Echinocandine

Echinocandine sind Lipopeptide mit einer zyklischen Grundstruktur, die erstmals in den 1970er-Jahren als ein Stoffwechselprodukt von *Aspergillus nidulans* var. *echinulatus* beschrieben wurden (Echinocandin B). Drei Vertreter dieser Arzneistoffgruppe stehen heute für die Therapie systemischer Pilzinfektionen zur Verfügung: **Caspofungin*,** Anidulafungin und Micafungin. Der Wirkungsmechanismus ist gleich, sie unterscheiden sich jedoch in ihren pharmakokinetischen Eigenschaften (➤ Abb. 33.60).

Pharmakodynamik

Die Echinocandine hemmen die β-(1,3)-D-Glucan-Synthase und damit die Bildung von β-(1,3)-D-Glucan, einem essenziellen Bestandteil der **Zellwand** von Pilzzellen. Somit unterscheiden sie sich in ihrem Wirkungsmechanismus grundsätzlich von den Polyenen, den Azolen sowie anderen Antimykotika, die über die Beeinflussung von Ergosterol, einem Bestandteil der Zellmembran, antimykotisch wirksam werden.

Echinocandine weisen in vitro ein breites antimykotisches Spektrum auf. Sie wirken gegen verschiedene *Aspergillus*- und *Candida*-Spezies, wobei auch azolresistente und amphotericinresistente *Aspergillus*-Stämme erfasst werden. Die minimalen Hemmkonzentrationen für *Candida albicans* und einige andere *Candida*-Spezies liegen im Bereich von 0,015–0,5 mg/l, bei 2–4-fach höheren

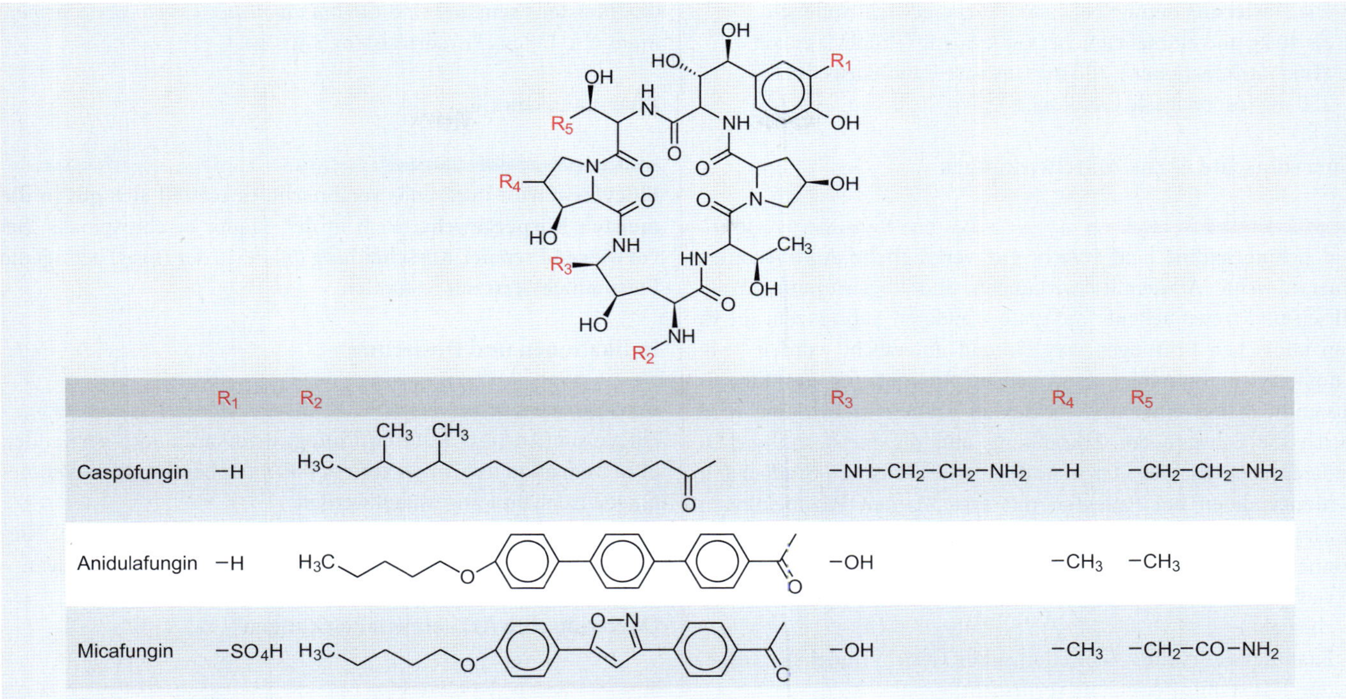

Abb. 33.60 Echinocandine.
Echinocandine sind Lipopeptide mit einer zyklischen Grundstruktur (oben), die an 5 Positionen modifiziert wurde (R1–R5). Im unteren Teil der Abbildung werden die verschiedenen Substituenten der gebräuchlichen Echinocandine Caspofungin, Anidulafungin und Micafungin dargestellt.

Konzentrationen besteht ein fungizider Effekt. Bei *Aspergillus*-Arten lässt sich ein fungizider Effekt nicht nachweisen.

Pharmakokinetik

Einen Überblick über die pharmakokinetischen Eigenschaften der Echinocandine gibt ➤ Tab. 33.27. Sie werden alle intravenös verabreicht, Unterschiede bestehen v. a. hinsichtlich der Proteinbindung und der Elimination.

Eine Dosisanpassung der Echinocandine bei Patienten mit eingeschränkter Nierenfunktion ist nicht erforderlich.

Indikationen und Dosierungen

- **Caspofungin** (Cancidas®) ist bei folgenden Indikationen zugelassen:
  - Behandlung von invasiver Candidiasis
  - Behandlung von invasiver Aspergillose, die auf Therapien mit Amphotericin B und/oder Itraconazol nicht anspricht oder nicht vertragen wird
  - Empirische Therapie bei Verdacht auf Infektionen durch Pilze (wie *Candida* oder *Aspergillus*) mit Fieber und Neutropenie
  - Die **Dosierung** beträgt initial 70 mg, danach werden 50 mg/Tag verabreicht; Bei mäßiger Leberinsuffizienz soll die Erhaltungsdosis auf 35 mg/Tag reduziert werden.

Tab. 33.27 Pharmakokinetische Parameter der Echinocandine bei Erwachsenen (modifiziert nach: Eschenauer G et al. Ther Clin Risk Mang 2007; 3: 71–97.)

Parameter	Caspofungin	Micafungin	Anidulafungin
Plasmakonzentration (C_{max}, mg/l)	12	10	7
Eliminationshalbwertszeit ($t_{1/2}$, h)	10	13	26
Proteinbindung (%)	96,5	99,8	84
Metabolismus	Langsame Peptidhydrolyse und N-Acetylierung; spontane Degradation	Arylsulfatase und Catechol-O-methyltransferase	Kein Metabolismus; spontane Degradation
Ausscheidung im Urin (unverändert, %)	Circa 1	< 1	< 1

- **Anidulafungin** (Ecalta®) ist zur Behandlung der invasiven Candidiasis bei erwachsenen, nicht neutropenischen Patienten zugelassen. Die **Dosierung** beträgt am ersten Behandlungstag 200 mg, gefolgt von täglichen Dosen von jeweils 100 mg.
- **Micafungin** (Mycamine®) ist zugelassen bei invasiver Candidiasis und bei ösophagealer Candidiasis sowie zur Prophylaxe von *Candida*-Infektionen bei Patienten mit anhaltender Neutropenie.

Die **Dosierung** beträgt bei einem Körpergewicht von mehr als 40 kg und einmal täglicher Gabe 50 mg (Prophylaxe von *Candida*-Infektionen), 100 mg (invasive Candidiasis) bzw. 150 mg (ösophageale Candidiasis).

Unerwünschte Arzneimittelwirkungen

Die Echinocandine sind **relativ gut verträgliche** Antimykotika. Unerwünschte Arzneimittelwirkungen sind überwiegend unspezifisch und treten seltener auf als bei anderen Substanzen, die in den klinischen Prüfungen vergleichend untersucht wurden (z. B. Amphotericin B, Azole). Eine genaue Abschätzung des Kausalzusammenhangs einer unerwünschten Arzneimittelwirkung wird durch die Schwere der Erkrankung und die meist zahlreichen anderen verabreichten Arzneistoffe in den klinischen Studien mit Echinocandinen bei Patienten mit systemischen Pilzinfektionen erschwert. Die folgenden unerwünschten Arzneimittelwirkungen können auftreten:

- Gastrointestinale Störungen (Bauchschmerzen, Übelkeit, Erbrechen etc.)
- Exantheme, Pruritus, Schwellungen im Gesicht (möglicherweise durch Histaminfreisetzung verursacht)
- Fieber, Schüttelfrost
- Kopfschmerzen
- Entzündliche Reaktionen an der Infusionsstelle (Phlebitis)
- Hämatologische Veränderungen (Anämie)
- Anstieg der Transaminasen

Interaktionen

Bei gleichzeitiger Gabe von Ciclosporin waren die AUC-Werte von **Caspofungin** um ein Drittel erhöht, die Kinetik von Ciclosporin blieb unbeeinflusst. Dagegen wurden die Konzentrationen von Tacrolimus durch Caspofungin um ca. 20 % erniedrigt, es wird empfohlen, die routinemäßige Kontrolle der Plasmakonzentrationen durchzuführen. Bei gleichzeitiger Gabe von Rifampicin waren die Spiegel von Caspofungin erniedrigt. Bei Verabreichung von **Micafungin** und Itraconazol, Sirolimus oder Nifedipin kam es zum Anstieg der Konzentrationen dieser Arzneistoffe um ca. 20 %. Bei gleichzeitiger Therapie mit Ciclosporin waren die Spiegel von **Anidulafungin** um etwa 20 % erhöht, was nicht als klinisch relevant angesehen wird.

33.19.5 Flucytosin

Pharmakodynamik

In Pilzzellen wird Flucytosin (= 5-FC) durch die Cytosindesaminase, die in menschlichen Zellen fehlt, in den Antimetaboliten 5-Fluorouracil (5-FU) umgewandelt. **Primär resistente** Stämme innerhalb des Spektrums machen Resistenzbestimmungen notwendig. **Meistens sensibel** sind *Candida albicans, Cryptococcus neoformans* u. a. Hefen (Primärresistenz 5–10 %).

Pharmakokinetik

Flucytosin wird intravenös verabreicht, es **verteilt sich gut in die meisten Körpergewebe,** auch in den Liquor cerebrospinalis. Bei **vorwiegend renaler Ausscheidung** (90–95 % der Dosis) beträgt die **Plasmahalbwertszeit** 5 Stunden.

Indikationen und Dosierung

Flucytosin (Ancotil® Infusionslösung) wird kaum noch verwendet; in Kombination mit Amphotericin B kann es bei Kryptokokkenmeningoenzephalitis angewandt werden.

Dosierung: 100–150 mg/kg KG/Tag in 4 Einzeldosen; bei **Niereninsuffizienz:** Dosisreduktion gemäß Angaben des Herstellers.

Unerwünschte Arzneimittelwirkungen

Die unerwünschten Arzneimittelwirkungen sind nicht auf 5-FC selbst, sondern eher **auf 5-FU zurückzuführen:**

- **Gastrointestinale Störungen,** vereinzelt aber auch ulzeröse Enteritis/Kolitis. Flucytosin kann durch Bakterien im Darm des Patienten zu 5-FU umgewandelt werden. Daher häufen und verstärken sich die unerwünschten Arzneimittelwirkungen bei Plasmakonzentrationen über 100 mg/L, die zu einer vermehrten biliären 5-FC-Ausscheidung in den Darm führen.
- **Leberzellschädigung** (reversibler Transaminasenanstieg bei ca. 6 %, vereinzelt letale Leberzellnekrose).
- **Hämatologische Störungen** mit Neutropenie/Thrombozytopenie (5 %), vereinzelt Knochenmarkdepression mit tödlicher Agranulozytose.

Regelmäßige **Kontrollen von Blutbild, Leber- und Nierenfunktion** sind unerlässlich.

Kontraindikationen

Schwangerschaft, Allergie gegen den Wirkstoff. **Cave** bei Vorschädigung des hämatopoetischen Systems, Zytostatika- und Strahlentherapie.

33.19.6 Weitere Antimykotika zur lokalen Therapie sowie Griseofulvin

Morpholine

Amorolfin (➤ Abb. 33.61) ist die einzige therapeutisch verfügbare Substanz aus der Gruppe der Morpholine. Auch diese Antimykotika greifen in den Ergosterolstoffwechsel der Pilze ein. Im Vergleich zu den Azolen oder Allylaminen erfolgt die **Hemmung**

33

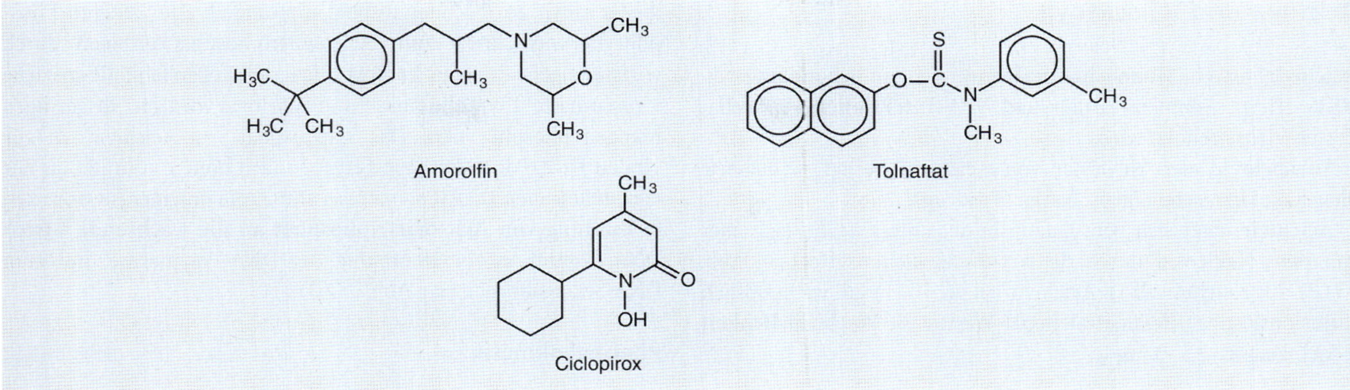

Abb. 33.61 Zur Lokaltherapie angewandte Antimykotika.

der Ergosterolsynthese jedoch an anderer Stelle (Beeinflussung der Δ^{14}-Reduktase und der $\Delta^{7,8}$-Isomerase; ➤ Abb. 33.57).

Amorolfin wirkt gegen ein **breites Spektrum humanpathogener Pilze fungistatisch bis fungizid.** Es wird **nur lokal angewandt.** Für die Behandlung von Onychomykosen wird eine 5-prozentige Lackzubereitung angeboten, die einmal pro Woche aufgetragen wird. Als Cremezubereitung (0,25 %) wird Amorolfin (Loceryl®) zur Behandlung superfizieller Dermatomykosen angeboten.

Zu den **unerwünschten Arzneimittelwirkungen** zählen Erythem, Juckreiz oder Brennen am Auftragungsort.

Thiocarbamate

Tolnaftat (➤ Abb. 33.61) ist ein lokal anwendbares Antimykotikum, das ausschließlich gegen **Dermatophyten** wirkt. Tolnaftat (Tinatox®) **hemmt** ähnlich wie die Allylamine das für die Ergosterolsynthese essenzielle Enzym **Squalenepoxidase** (➤ Abb. 33.57).

Ciclopirox

Ciclopirox (➤ Abb. 33.61), ein Pyridonderivat, besitzt ein **breites Wirkspektrum.** Es kommt nur zur lokalen Therapie infrage. Der molekulare Mechanismus von Ciclopirox ist unklar. Die Substanz hat Fe^{3+}-komplexierende Eigenschaften. Sie **stört wahrscheinlich die Funktion der Pilzzellmembran** und verursacht einen Mangel an essenziellen Substraten in den Pilzzellen.

Der Wirkstoff **penetriert gut in tiefere Hautschichten,** doch findet keine systemische Anreicherung statt. Cremes und Lotionen mit 1 % Ciclopirox (Batrafen®) stehen für die Behandlung diverser Dermatomykosen zur Verfügung. Bei Pilzinfektionen der Scheide kann eine 1-prozentige Vaginalcreme angewandt werden.

Griseofulvin

Griseofulvin wirkt **spezifisch gegen Dermatophyten.** Der Wirkmechanismus ist nicht genau bekannt. Es wird vermutet, dass es **Mikrotubuli** von Dermatophyten angreift.

Griseofulvin wird oral verabreicht. Die Resorption ist individuell sehr unterschiedlich. Durch **Bindung an Keratin** wird der Wirkstoff in der Haut und Hautanhangsgebilden angereichert. Allerdings beträgt die Behandlungsdauer bei Nagelmykose bis zu 1 Jahr oder auch länger.

Die **unerwünschten Arzneimittelwirkungen** sind Neurotoxizität (Kopfschmerzen und Schwindel), gastrointestinale Beschwerden (Übelkeit, Erbrechen, Diarrhö) sowie Fotosensibilisierung. Griseofulvin ist im Tierexperiment teratogen und ist deshalb in der Schwangerschaft kontraindiziert. Bei einem insgesamt als ungünstig anzusehenden Nutzen-Risiko-Verhältnis ist Griseofulvin heute **entbehrlich** und in Deutschland nicht mehr im Handel.

33.20 Virustatika

Viren besitzen keinen eigenen Stoffwechsel und keine zelluläre Organisation. Obwohl die virale Vermehrung eng mit dem Stoffwechsel der Wirtszelle verbunden ist, konnten zahlreiche spezifisch wirksame Virustatika entwickelt werden. Sie beeinflussen entweder den Eintritt der Viren in die Zellen des menschlichen Körpers, blockieren ihre intrazelluläre Replikation oder beeinflussen den Austritt der Viren aus den Zellen.

33.20.1 Virustatika zur Behandlung von Herpesinfektionen (Nukleosid-Analoga)

Aciclovir ist der Prototyp einer großen Gruppe von Nukleosid-Analoga, die nach intrazellulärer Phosphorylierung als **DNA-Polymerase-Inhibitoren** wirken und dadurch die virale Nukleinsäuresynthese hemmen. Weitere Substanzen mit sehr ähnlicher chemischer Struktur und analogem Wirkungsmechanismus sind **Penciclovir** und **Ganciclovir,** das zur Behandlung von CMV- (Zytomegalievirus)-Infektionen angewandt wird (➤ Kap. 33.20.2). Allen gemeinsam ist die azyklische Seitenkette anstelle der physiologisch vorkommenden Desoxyribose in Desoxyguanosin, dessen Formel im Vergleich zu den Analoga in ➤ Abb. 33.62 wiedergegeben wird.

Aciclovir und Valaciclovir

Aciclovir* ist ein **Guanosin-Analogon,** das zur Behandlung von **HSV-** (Herpes-simplex-Virus)- und **VZV-Infektionen** (Varicella-Zoster-Virus) genutzt wird.

Valaciclovir, der Valylester von Aciclovir, besitzt verbesserte pharmakokinetische Eigenschaften (Prodrug).

Aciclovir leitet sich vom Guanosin ab, unterscheidet sich aber von dem Nukleosid durch die azyklische Seitenkette (➤ Abb. 33.63). Als Natriumsalz ist Aciclovir bei pH 10–11 gut wasserlöslich (Infusionslösung). Bei neutralem pH-Wert ist die **Wasserlöslichkeit** jedoch **gering** (2,5–3 mg/l).

Pharmakodynamik

Um antiviral wirksam zu sein, muss Aciclovir in das Triphosphat überführt werden. Die **Phosphorylierung** erfolgt vorzugsweise in virusinfizierten Zellen durch die **viruscodierte Thymidinkinase,** die Aciclovir zum Monophosphat umwandelt. Die weiteren Phosphorylierungsschritte zum Aciclovirtriphosphat erfolgen durch wirtszelleigene Enzyme. In nicht infizierten Zellen fehlt die spezielle viruscodierte Thymidinkinase und Aciclovir wird nur in geringen Mengen phosphoryliert. Das Triphosphat von Aciclovir hat zur viralen DNA-Polymerase eine etwa 30-fach höhere Affinität als zur wirtszelleigenen DNA-Polymerase. Durch die polymerasevermittelte **Bindung von Aciclovirtriphosphat an die wachsende Virus-DNA** kommt es zur Hemmung der DNA-Polymerase und zum DNA-Strangabbruch (➤ Abb. 33.63).

Pharmakokinetik

Einige pharmakokinetische Daten von Aciclovir (Prodrug: Valaciclovir), Ganciclovir (Prodrug: Valganciclovir) und Penciclovir (Prodrug: Famciclovir) sind in ➤ Tab. 33.28 aufgeführt.

Bis zu 50 % der Plasmakonzentrationen von **Aciclovir** werden im Liquor cerebrospinalis erreicht. Bei i. v.-Gabe von 5 mg/kg KG

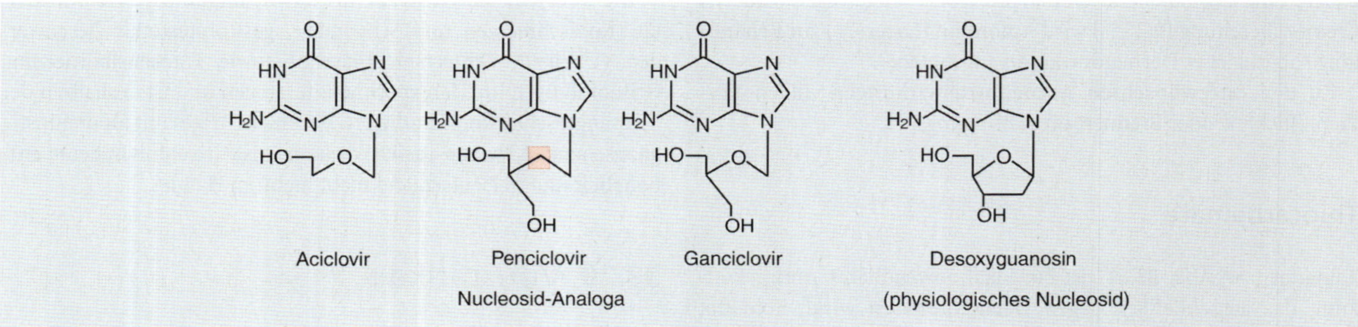

Abb. 33.62 Strukturformeln von Aciclovir, Penciclovir und Ganciclovir im Vergleich zum physiologischen Desoxyguanosin. Diese Nukleosid-Analoga leiten sich vom Guanosin ab. Es wurden Veränderungen im Zuckeranteil des Moleküls vorgenommen. Anstelle der Ringstruktur der Desoxyribose sind azyklische Substituenten getreten. Penciclovir und Ganciclovir unterscheiden sich lediglich in einer Position (Kohlenstoff- anstelle des Sauerstoffatoms).

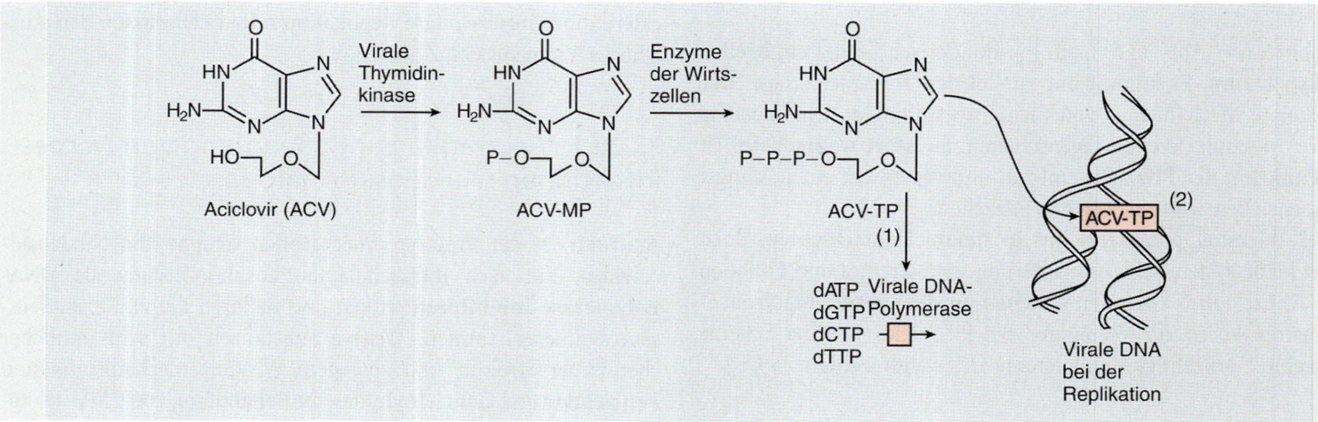

Abb. 33.63 Umwandlung von Aciclovir in das antiviral wirksame Triphosphat und Hemmung der viralen Replikation. Bevor das Nukleo**sid-**Analogon Aciclovir seine Wirkung entfalten kann, muss es zum biologisch aktiven Triphosphat umgewandelt werden. Der entscheidende erste Schritt erfolgt bevorzugt in virusinfizierten Zellen durch eine viruscodierte **Thymidinkinase,** die den Wirkstoff in das Monophosphat (ACV-MP) umwandelt. Durch die Aktivität zelleigener Kinasen werden die beiden anderen Phosphatreste angefügt. Die Beeinträchtigung der Virusreplikation erfolgt auf zweierlei Weise: (1) Blockade der viralen DNA-Polymerase, die aus den physiologischen Triphosphaten dATP, dGTP, dCTP und dTTP den DNA-Strang polymerisiert, und (2) Abbruch des DNA-Strangs nach Einbau des Aciclovirtriphosphats.

33

Tab. 33.28 Pharmakokinetische Eigenschaften von Aciclovir, Penciclovir und Ganciclovir

Eigenschaften	Aciclovir/Valaciclovir[1]	Penciclovir/ Famciclovir[2]	Ganciclovir/ Valganciclovir[3]
Bioverfügbarkeit	15 (50) %[1]	< 5 (70) %[2]	3–7 (60) %[3]
Proteinbindung	< 20 %	< 20 %	1–2 %
Halbwertszeit	2,5 h	2 h	3 h
Metabolisierung	Circa 10 %	Circa 10 %	–
Renale Elimination nach i. v.-Infusion (unverändert)	Circa 70 %	90 %	Circa 95 %

[1] Aciclovir wird zu etwa 15 % aus dem Magen-Darm-Trakt resorbiert, die Bioverfügbarkeit von Valaciclovir beträgt etwa 50 %, es wird im Organismus rasch und vollständig in Aciclovir umgewandelt; die Angaben der pharmakokinetischen Eigenschaften gelten für Aciclovir.
[2] Penciclovir wird kaum aus dem Magen-Darm-Trakt resorbiert (< 5 %); Famciclovir ist ein Prodrug von Penciclovir; es wird im Organismus rasch zu Penciclovir umgewandelt, das die antiviral wirksame Substanz darstellt; die Bioverfügbarkeit beträgt etwa 70 %. Die übrigen Angaben der pharmakokinetischen Eigenschaften beziehen sich auf Penciclovir.
[3] Ganciclovir wird zu 3–7 % aus dem Magen-Darm-Trakt resorbiert; die Bioverfügbarkeit von Valganciclovir beträgt etwa 60 %. Die übrigen Angaben der pharmakokinetischen Eigenschaften beziehen sich auf Ganciclovir.

alle 8 Stunden resultieren Plasmakonzentrationen zwischen 0,5 und 10 mg/L beim Erwachsenen. Nach oraler Gabe (200 bzw. 400 mg) werden Konzentrationen von etwa 0,3–1,2 mg/L im Plasma erreicht. Problematisch ist die hohe Variabilität der Plasmaspiegel; die Bioverfügbarkeit nimmt mit steigenden Dosen ab.

Valaciclovir wird nach oraler Gabe rasch und praktisch vollständig in Aciclovir umgewandelt (First-Pass-Metabolismus im Darm und in der Leber). Die Bioverfügbarkeit von Aciclovir wird dadurch um das 3–5-Fache gesteigert. Etwa 2 Stunden nach der Gabe einer Dosis von 1 000 mg Valaciclovir werden Spitzenkonzentrationen von 5–6 mg Aciclovir/L Plasma gemessen. Die Ausgangssubstanz ist nur in sehr geringen Mengen (< 5 %) nachweisbar.

Aciclovir wird **glomerulär und tubulär eliminiert.** Die **Plasmahalbwertszeit** verlängert sich mit dem Grad der Niereninsuffizienz bis auf 20 Stunden bei Anurie. Aciclovir ist **gut dialysierbar.**

Indikationen und Dosierung

Vorbemerkung: Insbesondere bei Patienten mit **gestörtem Immunsystem** verlaufen Infektionen durch Herpesviren oft dramatisch. In diesen Fällen können durch die Gabe von Aciclovir deutliche therapeutische Erfolge erzielt werden. Auch bei lebensbedrohlichen Infektionen immunkompetenter Patienten stellt die intravenöse Therapie mit Aciclovir oft eine lebensrettende Maßnahme dar.

Der therapeutische Effekt ist bei **immunkompetenten Patienten** weniger deutlich als bei immunsupprimierten Patienten. Der Therapieerfolg ist im Vergleich zur Wirkung eines Placebos oft nur durch einen geringfügig verkürzten Krankheitsverlauf charakterisiert und auch nur bei frühzeitigem Therapiebeginn nachweisbar.

Indikationen für die **Aciclovir-Infusionstherapie:**
- Mukokutane Herpes-simplex-Virus-Infektionen (HSV-1 und HSV-2) immunsupprimierter Patienten
- Besonders schmerzhafter primärer Herpes genitalis
- Herpes-simplex-Virus-Encephalitis (früher Therapiebeginn wichtig!)
- Varizellen und Zoster bei Immunsupprimierten

Indikationen für die **orale Therapie** mit Aciclovir:
- Primärer und rezidivierender Herpes genitalis mit stärkeren Beschwerden.
- Herpes zoster (Gürtelrose), v. a. bei schweren Verlaufsformen (z. B. Zoster ophthalmicus). Nur bei sehr frühzeitigem Behandlungsbeginn, d. h. innerhalb von 48(–72) Stunden nach Beginn der Symptomatik, kann bei immunkompetenten Patienten mit einem Therapieerfolg (Verkürzung der Krankheitsdauer) gerechnet werden. Für diese Indikation ist auch **Valaciclovir** zugelassen. Für beide Medikamente gilt, dass auch bei sehr frühzeitigem Therapiebeginn nur bei einem Teil der Patienten mit einer Reduzierung der zosterassoziierten Schmerzen oder der postherpetischen Neuralgien gerechnet werden kann.
- Prophylaxe bei immunsupprimierten Patienten mit erhöhtem Infektionsrisiko (z. B. vor Transplantation).
- In besonderen Fällen, z. B. häufig rekurrierendem Herpes, auch Dauerprophylaxe.

Indikationen für die **topische Applikation** von Aciclovir: Aciclovirhaltige Augensalbe wird bei Herpes-simplex-Keratitis oder einem Zoster der Hornhaut angewandt; die Hautcreme dient zur unterstützenden Behandlung bei Herpes genitalis und Herpes labialis (unsichere Wirkung). Entscheidend ist in jedem Fall ein sehr frühzeitiger Behandlungsbeginn.

Dosierung:
- **Aciclovir-Infusionen** (Zovirax®): 3 × 5–10 mg/kg KG/Tag (jeweils Infusion über 1 h). **Cave:** Da Aciclovir sich bei neutralem pH-Wert schlecht lösen lässt, ist die Infusionslösung stark alkalisch. **Infusionen** von Aciclovir-Na **stets über 1 h,** sonst Kristallurie.
- Aciclovir oral (Zovirax®): 5 × 200 bis 5 × 800 mg/Tag oral, je nach Indikation, s. Fachinformation des Herstellers.
- Valaciclovir (Valtrex®): 3 × 1 000 mg/Tag oral (Zoster; nur bei frühzeitigem Behandlungsbeginn sinnvoll).

Anwendung in der **Schwangerschaft:** Aciclovir besitzt ein teratogenes Potential. Eine Behandlung während der Organogenese führt bei Ratten zu Fehlbildungen. Bisher gibt es keinen Hinweis auf ein Risiko für pränatal toxische Wirkungen beim Menschen bei üblicher therapeutischer Dosierung.

Unerwünschte Arzneimittelwirkungen

- **Lokale Irritation** der Venen an der Infusionsstelle und Thrombophlebitis.
- **Nephrotoxizität** infolge Ausfällung von Aciclovir-Kristallen in den Tubuli. Vorbeugung: langsame Infusion, ausreichende Flüssigkeitszufuhr (auf jeweils 1 g Aciclovir 500 ml Infusionslösung/24 h).

- **Neurologische Störungen:** Kopfschmerzen, Schwindel, Bewusstseinsstörung.
- **Gastrointestinale Störungen:** Nausea, Erbrechen, Diarrhö.

Penciclovir und Famciclovir

Das Guanosin-Analogon **Penciclovir** besitzt strukturelle Ähnlichkeit mit Aciclovir und Ganciclovir (➤ Abb. 33.62).

Das Prodrug Famciclovir ist das Diacetyl-5-deoxy-Analogon von Penciclovir (➤ Abb. 33.64). Die Abspaltung der beiden Acetylreste und die Oxidation des Moleküls erfolgen so rasch, dass Famciclovir nach oraler Gabe im Plasma und Urin kaum nachweisbar ist.

Pharmakodynamik

Der Wirkmechanismus von **Penciclovir** ist mit dem Mechanismus von Aciclovir vergleichbar, das biologisch aktive Triphosphat zeichnet sich durch eine deutlich längere (ca. 10-fache) intrazelluläre Halbwertszeit aus. Zum antiviralen Spektrum von Penciclovir gehören in erster Linie das Varicella-Zoster-Virus, Herpes-simplex-Virus Typ 1 und Typ 2 und das Epstein-Barr-Virus.

Pharmakokinetik

Die **pharmakokinetischen Eigenschaften** von Famciclovir/Penciclovir sind in ➤ Tab. 33.28 dargestellt.

Indikationen und Dosierung

Famciclovir (Famvir®) kann zur Behandlung eines **akuten Herpes zoster und Herpes genitalis bei immunkompetenten Patienten** angewandt werden. Es ist in niedrigeren Dosierungen ebenso wirksam wie Aciclovir. Auch Famciclovir muss möglichst rasch nach Auftreten der Symptomatik gegeben werden (< 72 h). **Dosierung:** bei Erwachsenen 3 × 250 mg/Tag (Herpes zoster, primärer Herpes genitalis); 2 × 125 mg/Tag (rezidivierender Herpes genitalis).

Penciclovirhaltige Zubereitungen (z. B. Vectavir Creme®) können zur lokalen Behandlung von Herpes labialis angewandt werden.

Unerwünschte Arzneimittelwirkungen

Gastrointestinale Störungen, ZNS-Störungen (Kopfschmerzen, Müdigkeit, selten Desorientierung).

Brivudin

Brivudin ist ein **Nukleosid-Analogon** (Pyrimidinderivat), das an der Base modifiziert wurde, während der Zuckeranteil einer unveränderten Desoxyribose entspricht (➤ Abb. 33.65).

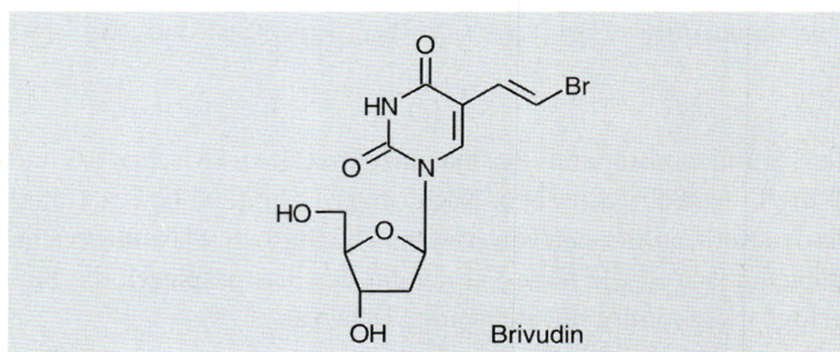

Abb. 33.65 Brivudin (= 5-Bromvinyl-2'-desoxyuridin), ein Nukleosid-Analogon mit veränderter Basenstruktur.

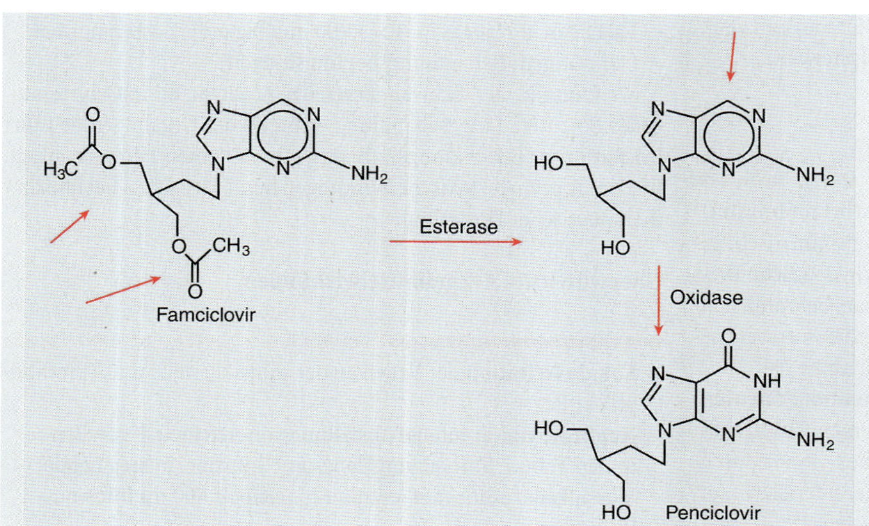

Abb. 33.64 Umwandlung von Famciclovir (Prodrug) in das antiviral wirksame Penciclovir. Da Penciclovir nicht aus dem Magen-Darm-Trakt resorbiert wird, muss zur oralen Therapie das Prodrug Famciclovir verabreicht werden. Durch Spaltung der Esterverbindungen und durch einen weiteren oxidativen Schritt (alle Schritte durch Pfeile gekennzeichnet) wird aus Famciclovir im Organismus das antiviral wirksame Penciclovir gebildet.

Pharmakodynamik

Voraussetzung für die biologische Wirkung ist die Umwandlung in das Triphosphat (s. Pharmakodynamik von Aciclovir). Das Triphosphat hemmt die Virus-DNA-Polymerase.

Pharmakokinetik

Brivudin wird nach oraler Gabe in ausreichendem Maße resorbiert, die Bioverfügbarkeit liegt bei etwa 30 % **(hoher First-Pass-Effekt).** Die Plasmakonzentrationen unterliegen einer erheblichen Variabilität. Die Plasmaproteinbindung ist hoch (> 95 %). Die terminale **Plasmahalbwertszeit** liegt bei 12–15 Stunden.

Etwa **zwei Drittel** der Substanz werden **renal in Form von Metaboliten eliminiert,** bei eingeschränkter Nierenfunktion kann die Dosierung unverändert bleiben.

Indikationen und Dosierung

Brivudin (Zostex®) kann bei Infektionen durch HSV-1 oder VZV angewandt werden; es ist für die frühzeitige Behandlung des Herpes zoster bei immunkompetenten Erwachsenen zugelassen. Bei Infektionen durch HSV-2 ist es nicht wirksam.

Dosierung: 1 × 125 mg/Tag für 7 Tage.

Unerwünschte Arzneimittelwirkungen

Gastrointestinale Störungen (Übelkeit, Erbrechen, Diarrhö), Störungen des ZNS (Kopfschmerzen, Schwindelgefühl).

Interaktion mit 5-Fluorouracil

Bei einer Behandlung mit Brivudin kann es zu ernsthaften Komplikationen kommen, wenn eine gleichzeitige oder zeitnahe Therapie mit dem Zytostatikum **5-Fluorouracil** oder anderen 5-Fluorpyrimidinen erfolgt. Zwischen der Gabe dieser Medikamente muss ein zeitlicher Abstand von **mindestens 4 Wochen** liegen, denn der Metabolit **Bromvinyluracil** hemmt das Enzym Dihydropyrimidindehydrogenase (= DPD), das für den Abbau physiologischer Pyrimidine und entsprechender halbsynthetischer Derivate zuständig ist. Diese Hemmung führt zu einer **verstärkten Toxizität von 5-Fluorouracil** (gastrointestinale Symptome, Knochenmarksdepression).

Präparate zur topischen Anwendung

Trifluridin (Triflumann® u.a.) wird zur topischen Therapie bei **Herpes-simplex-Infektionen des Auges** angewandt und stellt damit eine Alternative zur lokalen Therapie mit Aciclovir dar. Trifluridin zeigt auch Wirkung bei aciclovirresistenten Herpesviren. Bei Anwendung der Nukleosid-Analoga kann es zu lokalen Irritationen kommen.

Trifluridin besitzt auch zytostatische Eigenschaften. Es kann zur Behandlung des Kolorektalkarzinoms angewandt werden, wenn andere Therapien nicht in Frage kommen. Zur Verbesserung der Bioverfügbarkeit wird es bei dieser Indikation zusammen mit dem Thymidin-Phosphorylase-Inhibitor Tipiracil (Lonsurf®) angewandt (➤ Kap. 34).

33.20.2 Virustatika zur Behandlung von CMV-Infektionen

Ganciclovir, Valganciclovir, Cidofovir

Die Primärinfektion mit den ubiquitär verbreiteten Zytomegalieviren (CMV) verläuft bei Patienten mit intaktem Immunsystem meist asymptomatisch. Zu schweren Krankheitsverläufen kommt es jedoch durch Reaktivierung des latenten Virus bei immunsupprimierten Patienten. Das Nukleo**sid**-Analogon **Ganciclovir*** sowie das Prodrug Valganciclovir, das Nukleo**tid**-Analogon **Cidofovir** und **Foscarnet** stehen zur Therapie zur Verfügung.

Ganciclovir besitzt eine ähnliche Struktur wie Aciclovir (Guanosin-Analogon). Sie unterscheidet sich geringfügig in der azyklischen Seitenkette (➤ Abb. 33.62). Durch Veresterung mit der Aminosäure Valin entsteht das Prodrug Valganciclovir.

Cidofovir ist ein Analogon des Desoxycytidin-monophosphats (➤ Abb. 33.66). Wie aus den Formeln der Abbildung ersichtlich

33

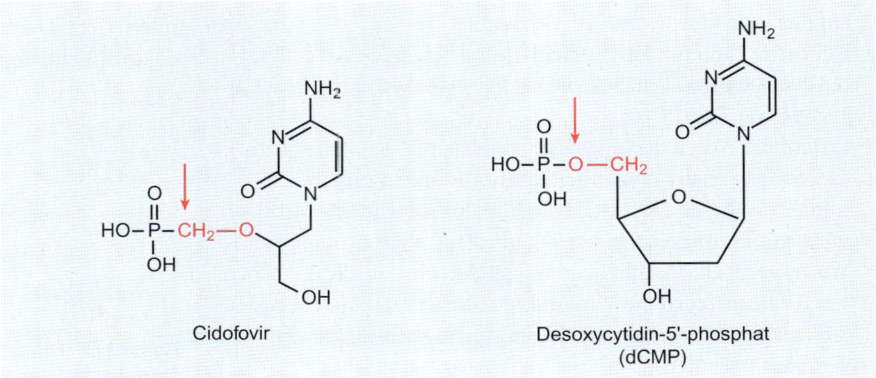

Abb. 33.66 Cidofovir (Vergleich mit Desoxycytidin-5'-phosphat).
Cidofovir ist ein Nukleo**tid**-Analogon. Die Verbindung zeigt Ähnlichkeiten mit dem physiologischen Desoxycytidin-5'-phosphat, das zum Vergleich abgebildet ist. Beachte die unterschiedliche Verknüpfung mit dem Phosphoratom (rot). Das biologisch aktive Cidofovir-diphosphat stellt ein Analogon des Desoxycytidin-triphosphats dar. Entsprechende Aktivierungen erfolgen auch bei den anderen Nukleotiden, Tenofovir (➤ Abb. 33.72) und Adefovir (➤ Abb. 33.83).

wird, ist das Phosphoratom nicht über ein Sauerstoffatom gebunden, sondern über ein Kohlenstoffatom. Diese Verbindung wird zum Cidofovir-diphosphat umgewandelt, das als ein Analogon des Desoxycytidin-triphosphats (dCTP) fungiert.

Pharmakodynamik

Ganciclovir wirkt ähnlich wie Aciclovir, es wird jedoch in nicht infizierten Zellen in höherem Maße phosphoryliert und blockiert auch die DNA-Polymerase des Menschen. Die Ganciclovirtherapie ist viel UAW-reicher als die mit Aciclovir.

Da **Cidofovir** bereits als Nukleotid-Analogon vorliegt, entfällt der erste Phosphorylierungsschritt, um die biologisch aktive Verbindung zu erhalten.

Pharmakokinetik

Einige pharmakokinetische Daten von **Ganciclovir** sind in ➤ Tab. 33.28 wiedergegeben.

Die **Plasmahalbwertszeit** von **Cidofovir** beträgt 2 Stunden, die von Cidofovir-diphosphat in der Zelle liegt bei 17–65 Stunden. Mehr als 80 % des infundierten Cidofovirs werden innerhalb von 24 Stunden **unverändert im Urin ausgeschieden.**

Indikationen und Dosierungen

Ganciclovir (Cymeven®) und Valganciclovir (Valcyte®) werden ausschließlich bei Patienten mit **Immunschwäche/Immunsuppression** bei folgenden Indikationen angewandt:

- **CMV-Retinitis** (Erblindungsgefahr!).
- **Lebensbedrohliche CMV-Infektionen** anderer Lokalisation unter sorgfältiger Risiko-Nutzen-Abwägung.
- **Orale** Erhaltungstherapie **bei CMV-Retinitis** nach erfolgreicher intravenöser Behandlung.
- **Cidofovir** (Cidofovir Tillomed®) ist indiziert bei **AIDS-Patienten mit CMV-Retinitis,** wenn keine Nierenfunktionsstörung vorliegt und andere Substanzen ungeeignet sind.

Dosierung:

- **Ganciclovir:** Initial 2 × 5 mg/kg KG/Tag als Infusion, danach 1 × 5 mg/kg KG/Tag. Dosierung und Behandlungsdauer werden auf den individuellen Fall abgestimmt.
- Alternativ kann mit **Valganciclovir** oral behandelt werden: Initial 2 × 900 mg Valganciclovir/Tag für 3 Wochen, anschließend 1 × 900 mg/Tag.
- **Cidofovir:** Wegen der langen Verweildauer in den Zellen kann Cidofovir in relativ großen zeitlichen Abständen verabreicht werden. Während der 14-tägigen Initialphase wird das Medikament in einer Dosierung von 5 mg/kg KG 2 × im Abstand von 1 Woche gegeben, anschließend erfolgt die Infusion alle 2 Wochen. Um die nephrotoxische Wirkung zu reduzieren, sollten begleitend insgesamt 4 g **Probenecid oral** sowie NaCl-Infusionen verabreicht werden.

Unerwünschte Arzneimittelwirkungen

Während der Therapie mit **Ganciclovir** ist mit häufigen, zum Teil gravierenden unerwünschten Arzneimittelwirkungen zu rechnen, die die Anwendbarkeit limitieren:

- **Hämatotoxische Wirkungen** (Thrombozytopenie, Neutropenie, Anämie, Panzytopenie); während der Behandlung sind häufige Blutbildkontrollen notwendig. **ZNS-Störungen** wie Kopfschmerzen, Schläfrigkeit, Schwindel, Krämpfe.
- **Gastrointestinale Störungen** wie Übelkeit, Erbrechen und Diarrhö.
- **Kanzerogenität, Teratogenität:** Im Tierexperiment erwies sich Ganciclovir als kanzerogen und embryotoxisch, es hemmt die **Spermatogenese** und kann zu Hodenatrophie führen. Während der Schwangerschaft und Stillzeit ist Ganciclovir kontraindiziert. Bei der Vorbereitung der Infusion muss ein Kontakt mit der Substanz wegen des kanzerogenen Potentials vermieden werden.

Auch bei einer Therapie mit **Cidofovir** müssen die toxischen Wirkungen beachtet werden:

- Die **Nephrotoxizität** ist dosislimitierend. Bei etwa jedem zweiten Patienten muss mit einer Proteinurie gerechnet werden, sehr häufig kommt es zum Anstieg des Creatinins. Bei bestehender Einschränkung der Nierenfunktion (Creatinin-Clearance < 55 ml/min) ist Cidofovir **kontraindiziert.**
- **Hämatotoxizität:** Neutropenie bei ca. 20 % der Patienten.
- **Mutagene, kanzerogene und teratogene Wirkungen:** In den präklinischen Studien wurden mutagene, kanzerogene und teratogene Wirkungen nachgewiesen, die im subtherapeutischen Dosisbereich auftraten. Bei Frauen im gebärfähigen Alter muss eine wirksame Kontrazeption erfolgen.

Foscarnet

Foscarnet ist eine Alternative zu Ganciclovir und Cidofovir bei **CMV-Infektionen** (➤ Abb. 33.67).

Pharmakodynamik

Es **hemmt reversibel und nichtkompetitiv virale DNA-Polymerasen,** indem es mit der Bindungsstelle für Pyrophosphat interferiert. Die menschliche α-DNA-Polymerase ist etwa um den Faktor 100 unempfindlicher als die viralen Polymerasen.

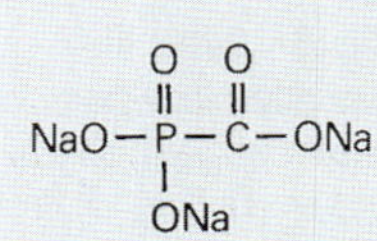

Abb. 33.67 Foscarnet (Trinatrium-phosphonoformiat), ein Pyrophosphat-Analogon.

Pharmakokinetik

Foscarnet wird infundiert. Die für die Plasmakonzentration dominierende Halbwertszeit liegt bei 4 Stunden, darüber hinaus erfolgt eine langsame Freisetzung (terminale Halbwertszeit 90 h) aus dem Knochengewebe. Foscarnet wird **glomerulär und tubulär eliminiert.**

Indikationen und Dosierung

Foscarnet kann bei schweren CMV-Infektionen oder Infektionen durch aciclovirresistente Herpesviren bei AIDS-Patienten als Reservemittel angewandt werden.

Dosierung: Foscarnet (Foscavir®) wird mit 3 × 60 mg/kg/Tag infundiert (1 h). Zur Rezidivprophylaxe 90–120 mg/kg KG/Tag über 2 h. Stets Dosisanpassung bei eingeschränkter Nierenfunktion.

Unerwünschte Arzneimittelwirkungen

- **Nephrotoxizität:** kurzfristige Kontrollen der Nierenfunktion und der Elektrolyte!
- **Gastrointestinale Störungen** (häufig): Übelkeit, Bauchschmerzen, Diarrhö etc.
- **Hämatologische Effekte:** Hämoglobinabfall; gelegentlich Leuko- und Thrombopenie.
- **Neurologische Symptome:** Kopfschmerzen, Parästhesien, Tremor, Ataxie; bei Hypocalcämie Unruhe, Angstzustände, Krampfneigung.
- **Knochenveränderungen:** Erhöhung der Osteoklastenaktivität durch den gebundenen Wirkstoff.
- **Überempfindlichkeitsreaktionen:** Etwa 16 % der Patienten reagieren mit Hautausschlag, 60 % mit Temperaturanstieg.
- Durch lokale Einwirkung der renal ausgeschiedenen Substanz kann es zu **Ulzerationen an Penis** und **Vagina** kommen (vermeidbar bei sorgfältiger Hygiene nach jeder Miktion).

Letermovir

Letermovir greift an einer anderen Stelle der Virusvermehrung ein als die anderen Arzneistoffe, die zur Prophylaxe oder Behandlung von **CMV-Infektionen** angewandt werden. Es kommt bei Patienten mit Stammzelltransplantation zum Einsatz (> Abb. 33.68).

Pharmakodynamik

Letermovir hemmt die Vermehrung von CMV durch **Inhibition der viralen Terminase** bereits im niedrigen nanomolaren Bereich. Das Enzym besteht aus den beiden Untereinheiten pUL56 und pUL89 und bildet einen Komplex mit der CMV-DNA. Die virale DNA wird zunächst als fortlaufende lange Kette synthetisiert, die pUL56-Untereinheit identifiziert die Stelle, an der die Nukleinsäure

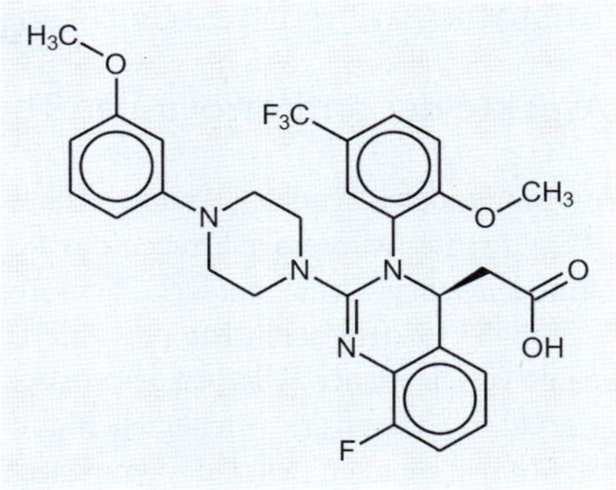

Abb. 33.68 Letermovir.
Das Dihydrochinazolin-Derivat hemmt die virale Terminase von Cytomegalieviren.

zerschnitten werden soll, um dann neue Virionen bilden zu können. Letermovir bindet an die Untereinheit pUL56 und stört diesen Vorgang, sodass in der Folge zu kurze oder zu lange DNA-Abschnitte entstehen, die nicht zur Virionenbildung geeignet sind.

Pharmakokinetik

Letermovir kann oral der intravenös gegeben werden. Die Eliminationshalbwertszeit liegt bei 12 Stunden. Letermovir wird mit den Fäzes durch **biliäre Exkretion überwiegend unverändert** und als Glukuronid eliminiert.

Indikationen und Dosierung

Letermovir (Prevymis®) wird zur Prophylaxe einer CMV-Reaktivierung und -Erkrankung bei CMV-seropositiven Patienten mit einer allogenen hämatopoetischen Stammzelltransplantation (HSCT) angewendet.

Dosierung: 1 × tgl. 480 mg oral oder intravenös. Bei gleichzeitiger Behandlung mit Ciclosporin muss die Dosis auf 240 mg reduziert werden.

Unerwünschte Arzneimittelwirkungen

Die häufigsten unerwünschten Arzneimittelwirkungen von Letermovir sind **gastrointestinale Störungen,** wie Übelkeit, Erbrechen, Bauchschmerzen, Diarrhö.

Interaktionen

Letermovir ist ein Substrat von P-gp und BCRP, in vitro ein Inhibitor der Cytochrom-Enzyme CYP3A, CYP2C8 und CYP2B6, sowie von BCRP, UGT1A1, OATP2B1 und OAT3 bei in vivo relevanten Konzentrationen. In vivo wirkt Letermovir als ein Induktor von CYP2C19 und anderen Enzymen und Transportern. Zahlreiche **Interaktionen** mit anderen Arzneistoffen sind klinisch relevant und müssen bei Beginn und Ende der Therapie mit Letermovir beachtet werden.

33.20.3 Virustatika zur antiretroviralen Therapie

Spezielle Aspekte der antiretroviralen Therapie

Das erworbene Immundefektsyndrom AIDS wurde erstmals 1980 beschrieben. Wenig später wurde der Erreger, das Retrovirus HIV (Human Immunodeficiency Virus), entdeckt. Sein Replikationszyklus ist in ➤ Abb. 33.69 dargestellt. Die provirale DNA des HIV wird in das Genom verschiedener Zelltypen des menschlichen Organismus integriert (z. B. CD4-positive Helferzellen und Monozyten/Makrophagen). Mit den mobilen Zellen des lymphatischen Systems gelangt das Virus in diverse Organe (Gehirn, Knochenmark). Das Virus persistiert wahrscheinlich lebenslang; **bis heute ist keine Therapie bekannt, die zu einer definitiven Eradikation des Virus führt.**

In den vergangenen Jahrzehnten wurden zahlreiche antiretroviral wirksame Medikamente entwickelt, mit denen HIV prinzipiell gehemmt werden kann. Die **wichtigsten Angriffspunkte** dieser Arzneistoffe sind drei virusspezifische Enzyme (➤ Abb. 33.69):

1. **Reverse Transkriptase,** die die RNA des Erregers in DNA übersetzt, damit die genetische Information in das Genom der Wirtszelle integriert werden kann,
2. **Protease,** die das funktionslose virale Polyprotein in funktionelle virale Proteine umwandelt (eine Voraussetzung für die Entstehung neuer infektiöser Viruspartikel),
3. **Integrase,** die die Integration der DNA-Kopie der viralen RNA in das Wirtsgenom vermittelt.

Darüber hinaus stehen vier Wirkstoffe, die spezifische Teilschritte des Eintritts von HIV in die Zellen blockieren, zur Verfügung: die Attachmentinhibitoren Fostemsavir und der gegen CD4 gerichtete IgG-Antikörper Ibalizumab, der Korezeptorantagonist Maraviroc und der Fusionsinhibitor Enfuvirtid. Sie werden übergreifend als **Eintrittsinhibitoren** bezeichnet (➤ Abb. 33.70).

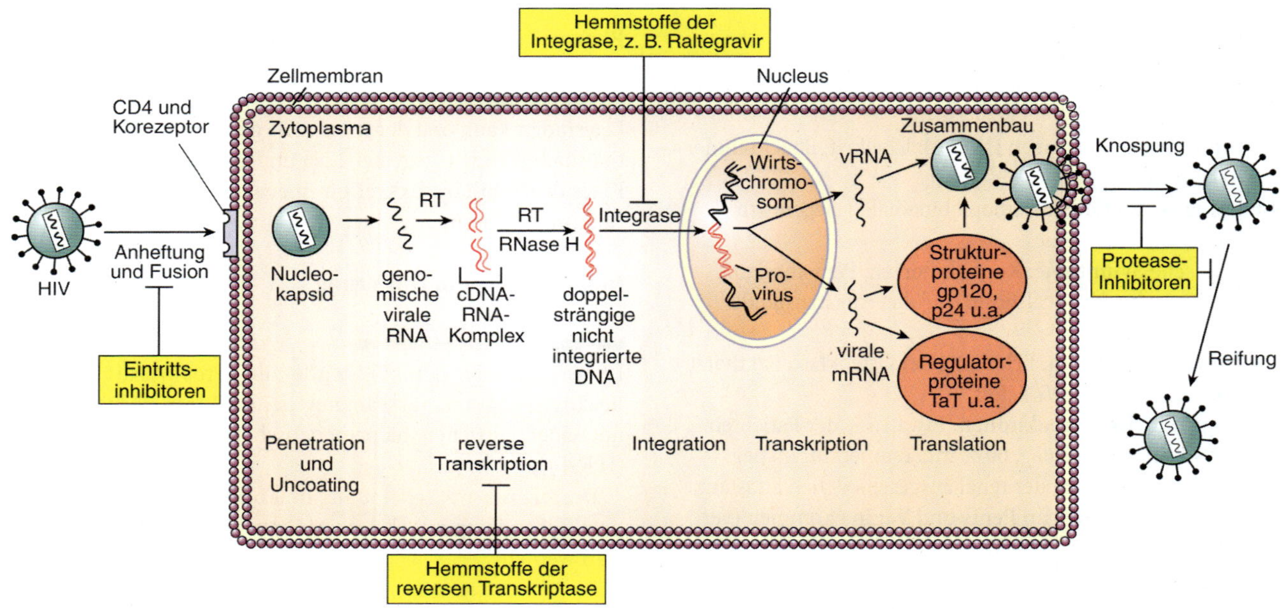

Abb. 33.69 Replikationszyklus des Retrovirus HIV-1 und Wirkorte der wichtigsten Arzneistoffgruppen.
Die wichtigsten Schritte der viralen Replikation und die Angriffspunkte der verschiedenen Virustatikagruppen sollen kurz beschrieben werden:
Auf der linken Seite der Abbildung ist ein HI-Virus schematisch dargestellt: erkennbar sind das genetische Material im Inneren und die Oberflächenproteine. Wie die vergrößerte Darstellung in ➤ Abb. 33.1 zeigt, tritt das Hüllprotein gp120 in Kontakt mit zwei Oberflächenstrukturen der Zelle, dem CD4-Molekül und einem Chemokinrezeptor (CCR5 oder CXCR4). Durch diese Bindung wird das transmembranäre Glykoprotein gp41 in die Lage versetzt, mit der Zellmembran zu fusionieren und so den Eintritt des Virus in die Wirtszelle zu ermöglichen. Die frühe Phase des Eintritts des Virus in die Zelle wird durch **Attachmentinhibitoren,** wie Temsavir und den CD4-Antikörper Ibalizumab, sowie **Korezeptorantagonisten** (Maraviroc) und **Fusionsinhibitoren** (Enfuvirtid) gehemmt. Nach dem Eintritt des Virus in das Zytoplasma und der Freisetzung der viralen RNA (Uncoating), wird durch die RNA-abhängige DNA-Polymerase (= reverse Transkriptase) des Erregers eine komplementäre DNA synthetisiert. Dieser Vorgang ist charakteristisch für Retroviren und kann durch **Hemmstoffe der reversen Transkriptase** beeinflusst werden. Bei den Inhibitoren der reversen Transkriptase können zwei Arten mit unterschiedlichem Ansatzpunkt unterschieden werden: nukleosidische (z. B. Emtricitabin) und nichtnukleosidische Inhibitoren, wie z. B. Efavirenz. Die Integration der neu synthetisierten DNA in die Chromosomen der Wirtszelle wird durch ein weiteres virusspezifisches Enzym, die **Integrase,** vermittelt. Hemmstoffe dieses Enzyms (z. B. Raltegravir) stehen zur Therapie zur Verfügung. Der nächste Schritt im Vermehrungszyklus von HIV beinhaltet die Transkription von proviraler DNA in virale RNA durch die Enzyme der Wirtszelle. Diese RNA kann als Vorlage für die Synthese von viralen Polyproteinen dienen oder in unreife Virionen eingebaut werden. Diese Virionen können erst nach der Spaltung des Polyproteins durch die viruseigene **Protease** (Reifung) aus der Zelle freigesetzt werden. Dieser für den Fortgang der Infektion essenzielle Vorgang der Reifung der neu gebildeten HI-Viren lässt sich durch Protease-Inhibitoren, wie z. B Darunavir, unterbrechen.
(RT = reverse Transkriptase; cDNA = komplementäre DNA [Kopie einer RNA]; mRNA = messenger-RNA; TaT = virales Protein, das die Transkription und Replikation reguliert; RNase H = Ribonuklease H; gp120 = glykosyliertes Hüllprotein; gp41 = transmembranäres Glykoprotein [Untereinheit von gp160]; CCR5 = Chemokinrezeptor 5; CXCR4 = CXC-Motiv-Chemokinrezeptor 4)

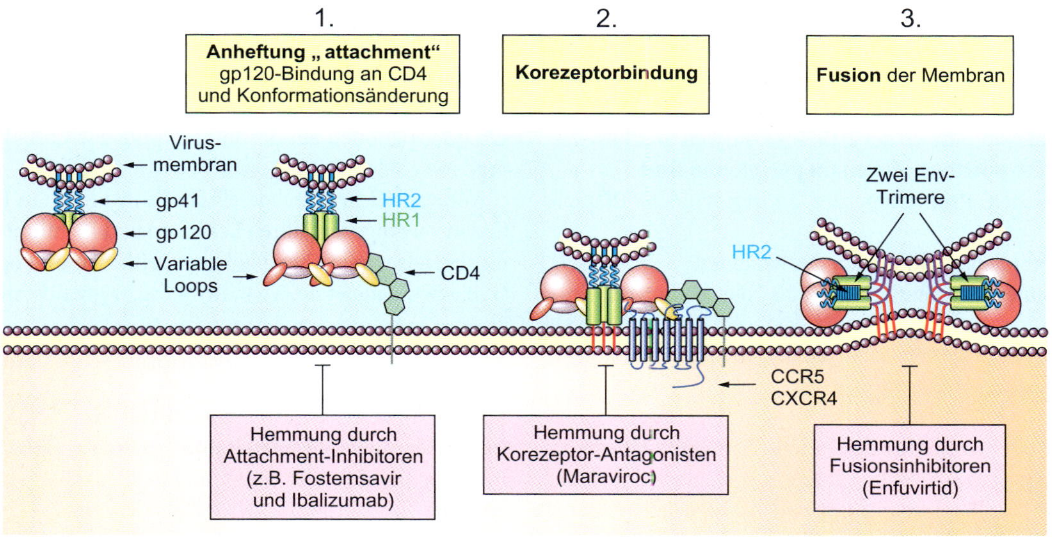

Abb. 33.70 Eintrittsinhibitoren (entry inhibitors).
Beim Eintritt von HIV in die Zellen des menschlichen Organismus können **drei Phasen** unterschieden werden:
1. Anheftung (attachment) mittels gp120 an CD4-Epitope der Zelle; dabei resultiert eine Konformationsänderung des gp120
2. Korezeptorbindung an die Chemokinrezeptoren CCR5 oder CXCR4
3. Fusion der Membranen von Erreger und Wirt

Derzeit stehen Fostemsavir sowie der gegen CD4 gerichtete Antikörper Ibalizumab, der Fusionsinhibitor Enfuvirtid und der Korezeptor-Antagonist Maraviroc zur Therapie zur Verfügung.
(Env = trimeres Hüll-Protein [Envelope-Protein], besteht aus den Untereinheiten gp120 [glykosyliert] und gp41 [transmembranär]; HR1 und HR2 = helikale Strukturen des gp41, an die der Fusionsinhibitor Enfuvirtid bindet) (Modifiziert nach: Moore und Doms, 2003.)

Die Wirkstoffe lassen sich in **fünf Gruppen** einteilen:

- **1a: Hemmstoffe der reversen Transkriptase** (**Nukleosid-Analoga;** NRTI = nucleoside reverse transcriptase inhibitor)
  - Zidovudin (AZT) (Retrovir®)
  - Lamivudin (3TC) (Epivir®)
  - Abacavir (ABC) (Ziagen®)
  - Emtricitabin (FTC) (Emtriva®)
- **1b: Hemmstoffe der reversen Transkriptase (Nukleotid-Analoga)**
  - Tenofovir-Disoproxil (Viread®)
  - Tenofovir-Alafenamid (in: Genvoya®, Descovy®)
- **2: Hemmstoffe der reversen Transkriptase** (**Nicht-Nukleosid-Analoga;** NNRTI = non-nucleoside reverse transcriptase inhibitor)
  - Nevirapin (Viramune®)
  - Efavirenz (Sustiva®)
  - Etravirin (Intelence®)
  - Rilpivirin (Edurant®)
  - Doravirin (Pifeltro®)
- **3: Hemmstoffe der Protease** (PI = protease inhibitor)
  - Saquinavir (Invirase®, Fortovase®)
  - Ritonavir (Norvir®)
  - Indinavir (Crixivan®)
  - Nelfinavir (Viracept®)
  - Lopinavir (Kaletra®)
  - Amprenavir (Agenerase®)
  - Fosamprenavir (Telzir®)
  - Atazanavir (Reyataz®)
  - Tipranavir (Aptivus®)
  - Darunavir (Prezista®)

  Lopinavir, Amprenavir, Fosamprenavir, Atazanavir, Tipranavir und Darunavir werden zusammen mit niedrig dosiertem Ritonavir zur Verbesserung der Bioverfügbarkeit und Verlängerung der Halbwertszeit (booster) eingenommen.
- **4a: Eintrittsinhibitoren (Korezeptor-Antagonisten)**
  - Maraviroc (Celsentri®)
- **4b: Eintrittsinhibitoren (Fusionsinhibitoren)**
  - Enfuvirtid (Fuzeon®)
- **4c: Eintrittsinhibitoren (Attachmentinhibitoren)**
  - Ibalizumab (Trogarzo®)
  - Fostemsavir (Rukobia®)
- **5: Integrase-Inhibitoren**
  - Raltegravir (Isentress®)
  - Elvitegravir (in: Stribild®; Kombinationspräparat)
  - Dolutegravir (Tivicay®)
  - Bictegravir (in: Biktarvy®; Kombinationspräparat)
  - Cabotegravir (Vocabria®)

Mit allen antiretroviral wirksamen Medikamenten wird bei einer **Monotherapie rasch Resistenzentwicklung** beobachtet. Grundsätzlich hat sich daher heute das Prinzip der **Kombinationstherapie** durchgesetzt. Durch die Gabe von zwei oder drei verschiedenen Wirkstoffen wird der Resistenzentwicklung von HIV effektiv entgegengewirkt. Angesichts der komplexen infektiologischen Situation ist es notwendig, jede neue antiretrovirale Therapie in Form randomisierter klinischer Studien zu überprüfen, um zu validen Aussagen zu kommen.

In den klinischen Studien werden neben klinischen Endpunkten (Häufigkeit opportunistischer Infektionen, Lebensverlängerung) v. a. die folgenden beiden **Marker zur Beurteilung des Therapieerfolgs** herangezogen:

- **Viruslast** (viral load, Anzahl der HIV-RNA-Kopien im Blut)
- **Anzahl der CD4-positiven Zellen im peripheren Blut**

Zu den wesentlichen **Problemen** der antiretroviralen Therapie gehören:

- Mangelnde Compliance (Adhärenz) des Patienten
- Bildung resistenter Virusmutanten (oft als Folge einer mangelnden Adhärenz)
- Unerwünschte Arzneimittelwirkungen der Medikamente (fördern eine mangelnde Adhärenz)
- Interaktionen

Die **Compliance oder Adhärenz** des Patienten ist entscheidend für den Therapieerfolg. Eine schlechte Adhärenz ist wahrscheinlich der wichtigste Faktor für Therapieversagen und Resistenzentwicklung. Durch niedrige Wirkstoffkonzentrationen als Folge einer unzuverlässigen Einnahme der Arzneistoffe wird die Resistenzentwicklung erheblich gefördert. Da einfache Einnahmeschemata die Adhärenz fördern, haben die **Kombinationspräparate zur einmal täglichen Einnahme einer Tablette** (Eintablettenregime) eine große Bedeutung für eine erfolgreiche antiretrovirale Therapie (➤ Tab. 33.29).

Interaktionen zwischen den antiretroviral wirksamen Stoffen und anderen Arzneistoffen sind stets zu beachten. Je nach Wirkstoff liegen verschiedene Mechanismen zugrunde und die Effekte sind unterschiedlich stark ausgeprägt. Hinweise auf relevante Interaktionen finden sich in den entsprechenden Informationen für Fachkreise (www.fachinfo.de) und sollten vor Therapiebeginn und bei Wechsel der Begleitmedikation beachtet werden. Hilfreich sind auch die Informationen auf der Internetseite www.hiv-druginteractions.org.

Von zahlreichen Fachgesellschaften wurden im In- und Ausland in den vergangenen Jahren Leitlinien und Richtlinien publiziert, die die antiretrovirale Therapie vereinheitlichen und optimieren sollen (z. B. www.daignet.de, www.awmf.org, www.aidsinfo.nih.gov).

Aktuelle Therapieempfehlungen

Kombinationen aus **zwei Nukleosid- bzw. Nukleotid-Analoga** (meist **Tenofovir + Emtricitabin**) zusammen mit einem Integrase-Inhibitor (INSTI) oder einem nichtnukleosidischen Hemmstoff der reversen Transkriptase (NNRTI) oder einem Protease-Inhibitor (PI) werden heute als Eintablettenregime zur Therapie empfohlen. Efavirenz-haltige Kombinationen (z. B. Atripla®) werden wegen neuropsychiatrischer unerwünschter Arzneimittelwirkungen nicht mehr empfohlen.

Vier Präparate (Stribild®, Genvoya®, Triumeq® und Biktarvy®) enthalten als dritte Komponente einen Integrase-Inhibitor, weitere drei (Odefsey®, Eviplera® und Delstrigo®) einen nichtnukleosidischen Inhibitor der reversen Transkriptase (NNRTI) und eine Kombination (Symtuza®) ist Protease-Inhibitor-basiert (➤ Tab. 33.29).

Tab. 33.29 Antiretrovirale Eintablettenregime (RT = reverse Transkriptase)

	Nukleoside (NRTI, Inhibitoren der RT)			Nukleotide (NRTI, Inhibitoren der RT)		Andere Inhibitoren der RT (NNRTI)	Integrase-inhibitoren	Protease-inbibitoren	Zusätzliche Wirkstoffe (CYP-Inhibitor)	Anzahl der Wirkstoffe
	Emtricitabin (FTC; 200 mg)	Lamivudin (3TC; 300 mg)	Abacavir (ABC; 600 mg)	Tenofovir-disoproxil (TDF; 245 mg*)	Tenofoviralafenamid (TAF; 10/25 mg*)	Efavirenz (EFV; 600 mg), Rilpivirin (RPV; 25 mg), Doravirin (DOR; 100 mg)	Elvitegravir (EVG; 150 mg), Dolutegravir (DTG; 50 mg), Bictegravir (BIC; 50 mg)	Darunavir (D; 800 mg)	Cobicistat (COB; 150 mg)	
Atripla®	FTC			TDF		EFV				3
Eviplera®	FTC			TDF		RPV				3
Stribild®	FTC			TDF			EVG		COB	4
Trumeq®		3TC	ABC				DTG			3
Genovoya®	FTC				TAF		EVG		COB	4
Odefsey®	FTC				TAF	RPV				3
Symtuza®	FTC				TAF			DRV	COB	4
Juluca®						RPV	DTG			2
Delstrigo®		3TC		TDF		DOR				3
Biktarvy®	FTC				TAF		BIC			3
Dovato®		3TC					DTG			2

* Die beiden Tenofovir-Prodrugs liegen als Salze der Fumarsäure vor. 245 mg Tenofovirdisoproxil entspricht 300 mg Tenofovirdisoproxil-Fumarat; 10 mg bzw. 25 mg Tenofoviralafenamid entsprechen 11 mg bzw. 28 mg Tenofoviralafenamid-Fumarat; in Kombinationspräparaten, die Cobicistat enthalten, wird die niedrigere Dosierung von 10 mg angewandt.

Seit einigen Jahren sind auch Zweifachkombinationen auf dem Markt. Die Wirksamkeit einer Zweierkombination aus Dolutegravir, einem Integrase-Inhibitor mit hoher Resistenzbarriere, plus Lamivudin (Dovato®) war einer Kombination des Integrase-Inhibitors mit zwei weiteren Wirkstoffen, Tenofovirdisoproxil und Emtricitabin, nicht unterlegen. Mit Juluca® (Rilpivirin + Dolutegravir) steht eine weitere Kombination zur dualen Therapie zur Verfügung (➤ Tab. 33.29).

Die beiden Wirkstoffe Cabotegravir und Rilpivirin können einmal pro Monat intramuskulär injiziert werden; die Wirkung hält über mindestens vier Wochen an. Patienten, die bereits antiretroviral behandelt werden und bei denen die virale Vermehrung nachweislich auf < 50 Kopien/ml Blut unterdrückt ist, kommen für diese Therapie in Frage.

Asymptomatische Patienten sollen behandelt werden, wenn die Viruslast > 5000–10 000 RNA-Kopien/ml Blut liegt (zwei Messungen) bzw. die Anzahl der CD4-positiven Zellen < 350/µL Blut beträgt. Die Dynamik dieser Parameter soll mitberücksichtigt werden, d. h., bei einer plötzlich einsetzenden deutlichen Verschlechterung der Werte kann mit einer Therapie begonnen werden, obwohl die zuvor angegebenen Grenzwerte nicht erreicht sind. In den vergangenen Jahren haben sich vermehrt Hinweise ergeben, dass ein Therapiebeginn bei Diagnosestellung unabhängig von den CD4-Zell-Zahlen sinnvoll sein kann (START-Studie).

Alle Patienten mit HIV-assoziierten Symptomen oder AIDS-definierenden Komplikationen werden behandelt, unabhängig von der Anzahl der CD4-positiven Zellen oder der Viruslast.

Durch eine antiretrovirale Behandlung kann das **Risiko einer vertikalen Transmission** von HIV (von der Mutter auf das Kind) während einer Schwangerschaft deutlich reduziert werden (die Übertragung erfolgt überwiegend perinatal). Die Betreuung schwangerer Frauen mit HIV-Infektion ist spezialisierten Zentren vorbehalten.

Eine **Postexpositionsprophylaxe (PEP)** sollte bei medizinischem Personal nach Nadelstichverletzungen mit kontaminiertem Blut durchgeführt werden. Es müssen zwei oder drei antiretroviral wirksame Substanzen möglichst innerhalb weniger Stunden nach der Exposition für mindestens 4 Wochen gegeben werden. Aktuelle Empfehlungen werden vom Robert Koch-Institut im Internet publiziert (www.rki.de)

Hemmstoffe der reversen Transkriptase (Nukleosid-Analoga)

Die Nukleosid-Analoga sind die am längsten angewandten Arzneistoffe zur antiretroviralen Therapie. Sie stellen nach wie vor wichtige Bestandteile der Kombinationstherapie bei einer HIV-Infektion dar. In ➤ Abb. 33.71 sind Strukturformeln der wichtigsten Nukleosid-Analoga wiedergegeben. Bei allen Nukleosiden wurde der Zuckerrest chemisch modifiziert. Da stets die 3'-Hydroxyl-Gruppe fehlt, resultiert nach Einbau dieser Analoga in die DNA ein Kettenabbruch.

Zidovudin, ein Thymidinderivat (**Azidothymidin, AZT,** ➤ Abb. 33.71), war 1987 das erste zur antiretroviralen Therapie zugelassene

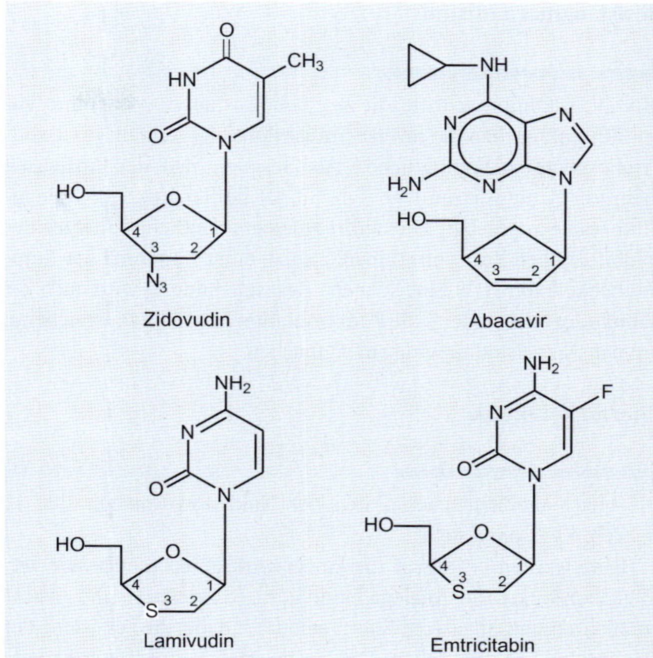

Abb. 33.71 Nukleosid-Analoga.
Zidovudin ist ein Analogon des Thymidins, Lamivudin und Emtricitabin sind Analoga des Cytidins, Abacavir ist ein Purinderivat. Gemeinsames Merkmal dieser Nukleosid-Analoga ist der modifizierte Zuckeranteil. Im Abacavir wurde der Sauerstoff im Zuckeranteil durch Kohlenstoff ersetzt, es wird daher als carbozyklisches Nukleosid-Analogon bezeichnet. Da in den Molekülen der Analoga die zur DNA-Synthese essenzielle 3'-OH-Gruppe der Desoxyribose fehlt, kommt es nach dem Einbau in die DNA zum Strangabbruch und zur Hemmung der viralen Replikation (vgl. ➤ Abb. 33.63).

Virustatikum. Da mittlerweile andere Wirkstoffe mit günstigerer Nutzen-Risiko-Relation zur Verfügung stehen, ist seine Bedeutung inzwischen deutlich zurückgegangen.

Lamivudin (➤ Abb. 33.71) ist ein Analogon von Cytosin. Im Vergleich zum physiologischen Nukleosid fehlt die 3'-Hydroxylgruppe im Zuckeranteil; das 3'-Kohlenstoff-Atom wurde durch ein Schwefelatom ersetzt. **Emtricitabin*** kann als Fluorderivat von Lamivudin angesehen werden (➤ Abb. 33.71).

Die Struktur von **Abacavir** weist einen Unterschied zu den anderen Nukleosiden auf: Das Sauerstoffatom des Zuckeranteils wurde durch einen Kohlenstoff ersetzt **(carbocyclisches Nukleosid-Analogon),** darüber hinaus ist die Purinbase modifiziert worden (➤ Abb. 33.71).

Pharmakodynamik

Nukleosid-Analoga müssen intrazellulär **durch wirtszelleigene Kinasen in das 5'-Triphosphat überführt werden.** Die gebildeten Triphosphate hemmen die **reverse Transkriptase** der Retroviren. Nach dem Einbau der Antimetaboliten in die virale DNA bricht die weitere Nukleinsäuresynthese ab, denn wegen der fehlenden Hydroxylgruppe in 3-Position (➤ Abb. 33.71) ist eine weitere Nukleotid-Verknüpfung nicht möglich.

Resistenzmechanismus

Multiple Mutationsschritte, die zu einem Austausch von Aminosäuren führen, machen die reverse Transkriptase gegen die Nukleosid-Triphosphate unempfindlicher. Als Beispiel wird der Austausch mehrerer Aminosäuren (➤ Tab. 33.30) bei langfristiger Zidovudintherapie angegeben. Dies führt zu einem deutlichen Anstieg der inhibitorischen Konzentrationen, also zu einer Abnahme der Empfindlichkeit von HIV. Eine schnelle Resistenzbildung wird auch bei Lamivudin beobachtet – die Punktmutation M184V ist ausreichend, um den Arzneistoff unwirksam zu machen.

Pharmakokinetik

Die pharmakokinetischen Daten der Nukleosid-Analoga sind in ➤ Tab. 33.31 dargestellt.

Heute werden bevorzugt die länger wirksamen und besser verträglichen Nukleosid-Analoga Lamivudin, Emtricitabin und Abacavir zur Therapie eingesetzt. Entscheidend ist dabei die Persistenz der Triphosphate in den Zellen. Die **Halbwertszeit des Triphosphats** von **Lamivudin** liegt z. B. bei etwa **10–15 Stunden, die des Emtricitabins ist mit 39 Stunden noch länger.** Aufgrund dieser langen Verweildauer ist die **einmal tägliche Anwendung** möglich.

Abacavir muss zunächst in ein Monophosphat umgewandelt werden. Danach wird die Purinstruktur durch **Deamidierung** metabolisch verändert. Als biologisch aktives Stoffwechselprodukt entsteht schließlich **Carbovirtriphosphat.**

Tab. 33.30 Mutationen bei der reversen Transkriptase von HIV und deren Auswirkung auf die Empfindlichkeit der Viren gegenüber Zidovudin

Substitution an Codon Nr.	Art des Aminosäureaustauschs	Anstieg der inhibitorischen Konzentrationen (IC_{50})
41	Met → Leu	4 ×
67	Asp → Asn	
70	Lys → Arg	8 ×
215	Thr → Tyr/Phe	16 ×
67 + 70 + 215		31 ×
41 + 67 + 70 + 215		180

Indikationen und Dosierung

In ➤ Tab. 33.29 sind elf Kombinationspräparate (Eintablettenregime) mit zwei oder drei antiretroviral wirksamen Stoffen zusammengefasst. Alle enthalten ein Nukleosidanalogon (7 × Emtricitabin, 3 × Lamivudin und 1 × Abacavir).

- **Zidovudin** (Retrovir®): Wird heute nur noch selten angewandt. **Dosierung:** 2 × 250 mg/Tag oder 3 × 200 mg/Tag. Das **Kombinationspräparat** Combivir® enthält die Wirkstoffe Zidovudin und Lamivudin (300 bzw. 150 mg), im Trizivir® ist darüber hinaus Abacavir in einer Dosierung von 300 mg enthalten.
- **Lamivudin** (Epivir®): Steht in Tablettenform und als Lösung zur oralen Behandlung zur Verfügung. **Dosierung:** 2 × 150 mg/Tag oder 1 × 300 mg/Tag. Neben der Anwendung bei **HIV-Infektion** wird Lamivudin auch bei Patienten mit **chronischer Hepatitis B** angewandt (Zeffix®) (➤ Kap. 33.20.5).
- **Emtricitabin** (Emtriva®): **Dosierung:** 1 × 200 mg/Tag (Hartkapseln) bzw. 240 mg/Tag (Lösung 10 mg/ml). Das **Kombinationspräparat** Truvada® enthält 200 mg Emtricitabin und 245 mg Tenofovir-Disoproxil pro Filmtablette (Descovy® ist ähnlich zusammengesetzt, enthält jedoch Tenofovir-Alafenamid).
- **Abacavir** (Ziagen®): **Dosierung:** 2 × 300 mg/Tag. Für eine **Dreifachtherapie** zusammen mit Zidovudin (300 mg) und Lamivudin (150 mg) liegt es als Kombinationspräparat Trizivir® vor, von dem 2 × täglich eine Tablette genommen wird. Im Triumeq® ist es in Kombination mit Lamivudin und Dolutegravir zur einmal täglichen Einnahme verfügbar.

Tab. 33.31 Pharmakokinetische Daten der antiretroviral wirksamen Nukleoside/Nukleotide (AUC [area under the curve]) = Fläche unter der Plasmakonzentration-Zeit-Kurve; Cl_{cr} = Creatinin-Clearance in ml/min; ↓ = Abfall; ↔ = kein Einfluss)

Parameter	Zidovudin	Lamivudin	Abacavir	Emtricitabin	Tenofovir
Orale Bioverfügbarkeit (%)[1]	60–70	Circa 80	Circa 80	90	25
Einfluss von Mahlzeiten auf die AUC	↓ (ca. 24 %)	Kaum	Kaum	↔	↑ (ca. 40 %)
Eliminationshalbwertszeit (h)	0,9–1,5	5–7	1,5	10	12–18
Eliminationshalbwertszeit der Triphosphate intrazellulär (h)	3–4	10–15	20	39	10(–50)
Liquor/Plasma-Quotient (Mittelwert)	0,3–0,5	0,12	0,3	0,2	Nicht bekannt
Proteinbindung (%)	20–38	16–36	50	< 4	< 10
Metabolismus	Glucuronidierung	5–10 %	Glucuronidierung, Alkoholdehydrogenase	13 %	Nicht bekannt
Renale Exkretion (%) (Muttersubstanz)	15	70	2	Circa 85	75
Dosisanpassung bei Niereninsuffizienz	Cl_{cr} < 10	Cl_{cr} < 50	Nicht notwendig	Cl_{cr} < 50	Cl_{cr} < 50

[1] Die Angaben zur Bioverfügbarkeit gelten für Tenofovir-Disoproxil.

Unerwünschte Arzneimittelwirkungen

Die Beurteilung der Verträglichkeit der Nukleosid-Analoga wird dadurch erschwert, dass die Wirkstoffe immer zusammen mit anderen Virustatika eingesetzt werden. Bei AIDS-Patienten lassen sich außerdem arzneistoffbedingte Reaktionen von den krankheitsbedingten Symptomen oftmals nicht sicher abtrennen. Die folgenden unerwünschten Arzneimittelwirkungen treten **meist zu Beginn der Therapie** auf:

- **Gastrointestinale Störungen** wie Nausea, Bauchschmerzen, Diarrhö, Erbrechen können bei Behandlung mit allen Nukleosid-Analoga auftreten.
- **Neurotoxische Wirkungen** wie Kopfschmerzen, Schlaflosigkeit, psychische Veränderungen sind bei allen Nukleosid-Analoga möglich.
- **Exantheme** können durch alle Nukleoside hervorgerufen werden.

Darüber hinaus werden die folgenden unerwünschten Arzneimittelwirkungen eher bei **Langzeitbehandlung** beobachtet. Sie können therapielimitierend sein.

- **Hämatotoxische Wirkungen: Zidovudin** verursacht eine megaloblastisch-makrozytäre Anämie (schon ab der 2.–4. Woche) und andere hämatologische Störungen, wie z. B. eine Neutropenie (meist ab der 6.–8. Woche).
- **Myopathie:** Asthenie, Myalgie, Muskelatrophie infolge nekrotisierender Myositis (Indikation zum Abbruch der Therapie!).
- **Hepatomegalie, Lactatazidose.**
- **Abacavir: Überempfindlichkeitsreaktion mit Multiorganbeteiligung** (etwa 5 % der Patienten, meist innerhalb der ersten 4 Wochen); zu den Symptomen gehören Fieber, Exanthem, respiratorische und gastrointestinale Symptome (Übelkeit, Erbrechen). Abacavir darf nach Auftreten dieser Symptomatik nicht noch einmal verabreicht werden, weil sonst innerhalb von 1–2 Stunden eine lebensbedrohliche Überempfindlichkeitsreaktion mit Blutdruckabfall auftreten kann. Bei Patienten mit dem **HLA-Allel B5701** tritt die Abacavir-Überempfindlichkeitsreaktion in bis zu 80 % auf. Jeder Patient sollte daher vor Beginn der Therapie mit Abacavir auf das Vorhandensein dieses Allels getestet werden.

Interaktionen

- **Zidovudin:** Ein erhöhtes Risiko für unerwünschte Arzneimittelwirkungen besteht bei Kombination mit zytotoxischen, myelosuppressiven und neurotoxischen Medikamenten; Verstärkung der Hämatotoxizität z. B. mit Cotrimoxazol, Pyrimethamin, Paracetamol, Interferon, Ganciclovir, Vincristin; Verstärkung der Neurotoxizität z. B. mit Aciclovir (Schläfrigkeit, Lethargie).
- **Lamivudin: Trimethoprim** führt zu einer etwa **40-prozentigen Erhöhung der Plasmakonzentrationen von Lamivudin.** Ursache ist wahrscheinlich die Wechselwirkung an einem aktiven Transportsystem der Niere, das bei der Elimination organischer Kationen eine Rolle spielt. Die gleichzeitige Anwendung von **Cotrimoxazol in hohen Dosen** (*Pneumocystis jirovecii*-Pneumonie!) sollte vermieden werden. Bei prophylaktischer Gabe von Cotrimoxazol ist jedoch keine Anpassung der Dosierung von Lamivudin notwendig, solange die Nierenfunktion nicht eingeschränkt ist.
- Da **Abacavir** über das Enzym Alkohol-Dehydrogenase abgebaut wird, können die Plasmakonzentrationen des Medikaments um etwa 40 % erhöht sein, wenn gleichzeitig alkoholische Getränke zugeführt werden.

Hemmstoffe der reversen Transkriptase (Nukleotid-Analoga)

Tenofovir

Tenofovir* (➢ Abb. 33.72) ist ein Nukleo**tid**-Analogon, das sich vom Adenin ableitet; es weist im Gegensatz zu den Nukleo**sid**-Analoga eine Phosphonatgruppe im Molekül auf und die bei Nukleosiden **notwendige primäre Phosphorylierung entfällt** (vgl. Adefovir, ➢ Abb. 33.83).

Zwei **Prodrugs** von Tenofovir sind im Handel, die sich pharmakologisch deutlich unterscheiden. Die bereits länger genutzte Variante ist das Tenofovir-Disoproxil, das neuere Tenofovir-Alafenamid steht seit 2015 zur Verfügung. Es kann deutlich niedriger dosiert werden: 10 mg sind ebenso wirksam wie 300 mg des Disoproxils.

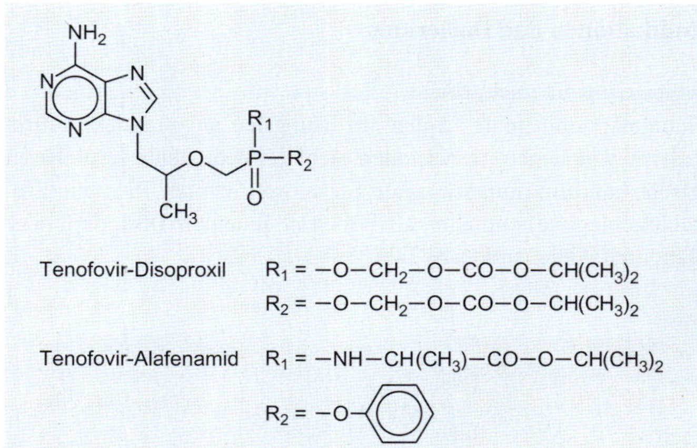

Abb. 33.72 Strukturformeln von Tenofovir und zwei Prodrugs. Nach Aufnahme des Disoproxilesters (TDF) wird das Nukleotid-Analogon Tenofovir bereits im Plasma freigesetzt, dies geschieht bei Gabe des Alafenamids (TAF) erst intrazellulär. Daher kann dieses Derivat in deutlich niedrigeren Dosen verabreicht werden. Die gleichen Einschleusgruppen (ein dem Alanin ähnlicher Rest und ein Phenolrest) finden sich auch in Sofosbuvir (vgl. ➢ Abb. 33.87). Beide Prodrugs von Tenofovir liegen als Fumarat vor.

Pharmakodynamik

Nach Umwandlung in ein Diphosphat wirkt Tenofovir als **Hemmstoff der reversen Transkriptase** aufgrund seiner strukturellen Ähnlichkeit mit dem physiologischen Substrat Desoxyadenosintriphosphat;

nach Einbau in die DNA verursacht es einen Kettenabbruch. Da die Umwandlung der Nukleoside in die entsprechenden Monophosphate durch Kinasen mit relativ geringer Aktivität erfolgt, kann es als Vorteil angesehen werden, dass Tenofovir bereits eine der Phosphatgruppe ähnliche Phosphonatstruktur aufweist.

Pharmakokinetik

Das ungeschützte Nukleotid (TFV), auch als PMPA bezeichnet, kann nicht verwendet werden, weil es zu polar ist und eine geringe Bioverfügbarkeit aufweist. Der **Disoproxil-Ester** (TDF) wird gut resorbiert und im Blut durch Esterasen rasch gespalten (➤ Tab. 33.31).

Das freigesetzte Molekül (TFV) verteilt sich im gesamten Organismus und erreicht u. a. auch in hohen Konzentrationen die Niere, wo es unverändert eliminiert wird. Die AUC-Werte von TFV im Plasma liegen nach 10-tägiger Verabreichung von 300 mg TDF bei 1918 ng × h/ml (zum Vergleich: 65 ng × h/ml nach Gabe von 8 mg Tenofovir-Alafenamid).

Bei **Tenofovir-Alafenamid** (TAF) geschieht die Freisetzung des Tenofovirs erst intrazellulär, z. B. in den mononukleären Zellen im peripheren Blut. So werden hohe Konzentrationen in diesen Zellen erreicht bei ansonsten relativ niedrigen Konzentrationen (➤ Abb. 33.73). Die intrazellulären Konzentrationen des biologisch aktiven Diphosphats (TFV-DP) waren nach Verabreichung von 8 mg TAF etwa gleich hoch wie nach Gabe von 300 mg TDF (AUC: 3,5 vs. 3,0 µmol × h).

Indikationen und Dosierung

Tenofovir zählt heute zu den am häufigsten angewandten antiretroviral wirksamen Arzneistoffen. Acht der neun heute verfügbaren **Dreierkombinationspräparate** zur antiretroviralen Therapie (Eintablettenregime) enthalten als Wirkstoff Tenofovir-Disoproxil oder Tenofovir-Alafenamid (➤ Tab. 33.29).

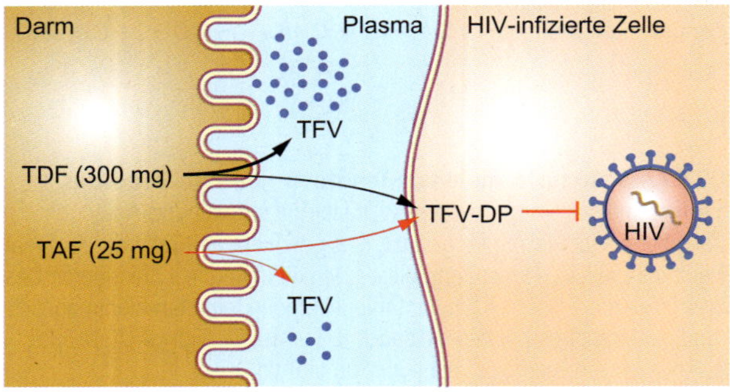

Abb. 33.73 Vergleich der beiden Prodrugs Tenofovir-Disoproxil (TDF) und Tenofovir-Alafenamid (TAF). Aus TDF wird bereits im Plasma durch Esterasen sehr viel mehr Tenofovir (TFV) freigesetzt als aus TAF. Hohe Konzentrationen von TFV im Plasma verursachen nephrotoxische Reaktionen, die nach TDF etwas häufiger sind als nach TAF. Trotz deutlich geringerer Dosierung werden mit TAF etwa gleich hohe Konzentrationen des biologisch aktiven Produkts Tenofovirdiphosphat (TFV-DP) in der Zelle erreicht, weil die Freisetzung erst intrazellulär durch die lysosomale Carboxipeptidase Cathepsin A (CatA) erfolgt.

Tenofovir-Disoproxil (Viread®) wird 1 × täglich in einer **Dosierung von 245 mg** (= 300 mg Tenofovir-Disoproxil-Fumarat) zu einer Mahlzeit eingenommen. Es ist auch in Kombination mit 200 mg Emtricitabin im Handel, als Disoproxil-Ester (Truvada®) oder als Alafenamid (Descovy®).

Tenofovir-Alafenamid wird einmal täglich in einer **Dosierung von 25 mg eingenommen bzw. 10 mg** in Kombinationen, die Cobicistat enthalten.

Unerwünschte Arzneimittelwirkungen

Tenofovir-Disoproxil ist gut verträglich. **Gastrointestinale Störungen** (Übelkeit, Erbrechen) und **Hypophosphatämie** können vorkommen. Ein **Nierenversagen** während der Therapie trat in seltenen Fällen auf, eine Überwachung der Nierenfunktion wird daher empfohlen.

Im direkten klinischen Vergleich zwischen den Kombinationspräparaten Stribild® und Genvoya® war Tenofovir-Alafenamid tendenziell besser verträglich als der Disoproxil-Ester: Die Abnahme der Creatinin-Clearance war geringer, ebenso die Reduktion der Knochendichte und es zeigte sich ein geringerer Anstieg der Proteinurie.

Interaktionen

Die gleichzeitige Gabe von Lopinavir/Ritonavir mit Tenofovir-Disoproxil führte zu einem Anstieg der Tenofovir-Konzentrationen. Die Vielfalt und die erhebliche individuelle Variabilität der möglichen Interaktionen muss auch bei der antiretroviralen Therapie mit Tenofovir beachtet werden.

Bei gleichzeitiger oder kurz zuvor erfolgter Behandlung mit **nephrotoxischen Arzneistoffen,** wie z. B. Aminoglykosiden, Amphotericin B, Foscarnet, Ganciclovir, Vancomycin oder Cidofovir, sollte Tenofovir möglichst nicht angewandt werden.

Hemmstoffe der reversen Transkriptase (Nicht-Nukleoside)

Zur Therapie von Patienten mit HIV-Infektion stehen mit Efavirenz*, Nevirapin*, Etravirin, Rilpivirin und Doravirin derzeit fünf Hemmstoffe der reversen Transkriptase zur Verfügung, die keine strukturelle Ähnlichkeit mit Nukleosiden aufweisen. Sie besitzen unterschiedliche chemische Strukturen (➤ Abb. 33.74).

Pharmakodynamik

Die nichtnukleosidischen Hemmstoffe binden an eine hydrophobe Tasche der reversen Transkriptase, die in der Nähe des aktiven Zentrums liegt. Die Bindung führt zu einer Konformationsänderung, die das Enzym im inaktiven Zustand fixiert. Da diese Bindungstasche nur in der reversen Transkriptase von HIV-1 existiert, ist die **Wirkung dieser Substanzen auf HIV-1 begrenzt,** das selten vorkom-

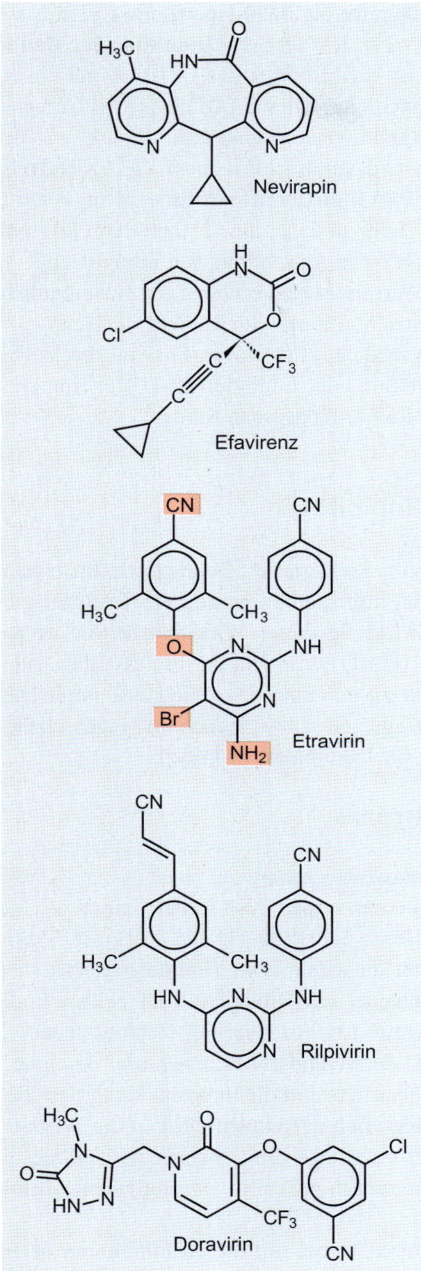

Abb. 33.74 Nichtnukleosidische Hemmstoffe der reversen Transkriptase (NNRTI).
Nevirapin, Efavirenz und Doravirin weisen völlig unterschiedliche Strukturen auf. Etravirin und Rilpivirin sind strukturell nahe verwandt, beide sind Diarylpyrimidine. Die Unterschiede zwischen diesen beiden Substanzen wurden in der Formel von Etravirin markiert.

mende Virus HIV-2 wird nicht gehemmt. **Resistenzen** gegen diese Inhibitoren können leicht und sehr rasch auftreten.

Etravirin wirkt bereits bei Konzentrationen von 1,4–4,8 nmol/L antiviral. Es ist meist auch gegen Viren wirksam, die sich resistent gegenüber anderen Vertretern dieser Wirkstoffgruppe, wie z. B. Efavirenz, verhalten.

Rilpivirin zeigt in vitro ebenfalls eine hohe antivirale Aktivität. Es ist jedoch bei hoch virämischen Patienten nicht indiziert, weil es im Vergleich zu Efavirenz häufiger zur Resistenz führt.

Pharmakokinetik

Die nichtnukleosidischen Hemmstoffe der reversen Transkriptase werden **nach oraler Gabe aus dem Magen-Darm-Trakt gut resorbiert. Sie werden durch Cytochrom-P450-Enzyme metabolisiert und** anschließend **glucuronidiert.**

Die wichtigsten pharmakokinetischen Daten der fünf Wirkstoffe wurden in ➤ Tab. 33.32 zusammengefasst.

Indikationen und Dosierung

- **Nevirapin** (Viramune® Tabletten): Wird während der ersten 14 Tage der Behandlung in einer Dosierung von 200 mg/Tag genommen, anschließend werden 400 mg/Tag gegeben. Die 2-wöchige Einleitungsphase muss eingehalten werden, da bei diesem Vorgehen Exantheme seltener auftreten.
- **Efavirenz** (Sustiva®): Die Dosierung beträgt 1 × 600 mg/Tag. Ein **Kombinationspräparat** mit Tenofovir-Dispoproxil (245 mg) und Emtricitabin (200 mg) ist unter dem Namen **Atripla®** im Handel (➤ Tab. 33.29).
- **Etravirin** (Intelence®): Ist nicht zur Ersttherapie zugelassen. Es wird bei antiretroviral vorbehandelten Patienten angewandt.
- **Rilpivirin** (Edurant®): Ist indiziert bei antiretroviral nicht vorbehandelten Patienten mit einer Viruslast von ≤ 100 000 HIV-1-RNA-Kopien/ml. Mehrere **Kombinationspräparate** stehen zur Initialtherapie von Patienten mit HIV-Infektion zur Verfügung. Rilpivirin (Rekambys®) kann auch intramuskulär injiziert

Tab. 33.32 Pharmakokinetische Daten der nichtnukleosidischen Hemmstoffe der reversen Transkriptase (NNRTI)

	Nevirapin	Efavirenz	Etravirin	Rilpivirin	Doravirin
Dosis/Tag	2 × 200 mg	1 × 600 mg	2 × 200 mg	1 × 25 mg	1 × 100 mg
Bioverfügbarkeit (%)	> 90	Circa 40	Keine Angabe	Keine Angabe	Circa 64
Plasmakonzentration (C_{max}, mg/l)	2	4,1	0,4	0,15	1
Proteinbindung (%)	62	> 99	99,9	99,7	76
Verteilungsvolumen (l/kg oder l)	1,2 l/kg	3,8 l/kg	6,0 l/kg	Keine Angabe	60 l
Halbwertszeit (h)	25–30	52–76	30–40	48	15
Metabolismus	CYP 3A4	CYP 3A4	CYP 3A4 CYP 2C9 CYP 2C19	CYP 3A4	CYP3A4

33

werden (Dosierung: 900 mg initial, anschließend 600 mg einmal monatlich). Die gleichzeitige Injektion des Integrase-Inhibitors Cabotegravir (Vocabria®) stellt eine wirksame Behandlung für mindestens vier Wochen dar.

In klinischen Studien war Rilpivirin ebenso wirksam wie Efavirenz (beide in Kombination mit **Tenofovir** und **Emtricitabin** oder anderen Kombinationen). Rilpivirin war besser verträglich. In der **Rilpiviringruppe** kam es jedoch häufiger als bei den mit Efavirenz behandelten Patienten zu einem **Therapieversagen durch virale Resistenz.**

Unerwünschte Arzneimittelwirkungen

Unerwünschte Arzneimittelwirkungen vonseiten des Magen-Darm-Trakts (Übelkeit, Diarrhö etc.) und Nervensystems (Kopfschmerzen etc.) können bei allen Wirkstoffen dieser Gruppe vorkommen. Darüber hinaus müssen die folgenden unerwünschten Arzneimittelwirkungen beachtet werden:

- **Nevirapin:** Sehr häufig kommt es zu **Exanthemen,** Hautreaktionen führten bei etwa 10 % der Patienten zum Therapieabbruch. Bei etwa 0,2 % der Behandelten muss mit schwersten dermatologischen Komplikationen (Stevens-Johnson-Syndrom, toxisch epidermale Nekrolyse) gerechnet werden. Wegen möglicher **Hepatotoxizität** müssen die Leberwerte kontrolliert werden.
- **Efavirenz: Zentralnervöse Symptome** wie Schwindel, Benommenheit, Depression oder Schlaflosigkeit sowie Albträume sind häufig, ebenso **Hautausschläge.** Efavirenz gehört nicht mehr zu den Mitteln der ersten Wahl.
- **Etravirin:** Insgesamt ist die Verträglichkeit gut, **gastrointestinale** unerwünschte Arzneimittelwirkungen und **Hautausschläge** sind die häufigsten unerwünschten Arzneimittelwirkungen.
- **Rilpivirin: Gastrointestinale unerwünschte Arzneimittelwirkungen, ZNS-Reaktionen** (Schwindel, Müdigkeit) und **Hautausschläge** sind die häufigsten unerwünschten Arzneimittelwirkungen (seltener als unter Efavirenz).
- **Doravirin:** Übelkeit und Kopfschmerzen können auftreten, Diarrhöen sind deutlich seltener als bei Darunavir; zentralnervöse Wirkungen (Schwindel, Schlafstörungen) kommen deutlich seltener vor als nach Efavirenz.

Kontraindikationen

Efavirenz verursacht bereits bei relativ niedrigen Dosierungen im Tierexperiment Fehlbildungen (Anophthalmie, Anencephalie, Gaumenspalten). Das Medikament darf daher nicht bei schwangeren Frauen angewandt werden; **vor Beginn der Therapie** muss eine **Schwangerschaft ausgeschlossen** werden.

Interaktionen

Nevirapin ist ein **Induktor** von CYP3A und möglicherweise auch von CYP2B6 und kann die Plasmaspiegel von Arzneistoffen, die über diese Enzyme metabolisiert werden, reduzieren.

Efavirenz hemmt die **P450-Isoenzyme** CYP2C9, CYP2C19 und CYP3A4 und verursacht auch eine **Induktion der Monooxygenasen.**

Etravirin ist ein **Induktor** des CYP3A4 und ein **Inhibitor** der CYP2C-Isoenzyme und des P-Glykoproteins, daraus ergeben sich zahlreiche Interaktionsmöglichkeiten.

Rilpivirin wird hauptsächlich über CYP3A metabolisiert. Arzneistoffe, die **CYP3A induzieren** (z. B. Rifampicin) oder hemmen (z. B. Darunavir/r), können daher die Clearance von Rilpivirin beeinflussen. Die gleichzeitige Anwendung von Rilpivirin mit Arzneistoffen, die den pH-Wert im Magen erhöhen, kann zu deutlich verminderten Plasmakonzentrationen von Rilpivirin führen.

Doravirin wird über Cytochrom-Enzyme abgebaut; Arzneistoffe, die eine Induktion oder Inhibition von Cytochromen verursachen, sollen nicht gleichzeitig gegeben werden.

Integrase-Inhibitoren

Mit Raltegravir*, Elvitegravir*, Dolutegravir, Bictegravir und Cabotegravir stehen fünf Inhibitoren der HIV-Integrase zur Verfügung. Mit der Entwicklung dieser Wirkstoffe wurde es möglich, nach der reversen Transkriptase und der Protease das dritte viruseigene Enzym gezielt zu hemmen. Die Wirkstoffe unterscheiden sich in ihrer Struktur; gemeinsam ist jedoch ihre Eigenschaft, mit divalenten Kationen Chelatkomplexe zu bilden.

Pharmakodynamik

Die Integration der viralen DNA in das Genom des Menschen verläuft in mehreren Schritten: (1) das Integrase-Enzym bindet im Zytoplasma an die virale DNA (Präintegrationskomplex), (2) die Integrase schneidet ein Dinukleotid an beiden Enden der viralen DNA heraus (3'-Prozessierung, Bildung neuer 3'-Hydroxyl-Gruppen), (3) der veränderte Präintegrationskomplex wird in den Zellkern transportiert und die Integrase katalysiert die irreversible, kovalente Integration der viralen DNA in die Wirts-DNA (Strangtransfer). Der zuletzt genannte Schritt wird durch die Integrase-Inhibitoren spezifisch gehemmt (**Strangtransfer-Inhibitoren, INI oder INSTI;** ➤ Abb. 33.75).

In Zellkulturen wurde mit diesen Inhibitoren bereits bei nanomolaren Konzentrationen eine deutliche Hemmung der viralen Vermehrung beobachtet.

Resistenzmechanismus

Mehrere Mutationen des HIV sind beschrieben worden, die eine deutliche Reduktion der Empfindlichkeit der Integrase verursachen können.

Pharmakokinetik

Einige pharmakokinetische Daten dieser Arzneistoffe werden in ➤ Tab. 33.33 zusammengefasst.

33

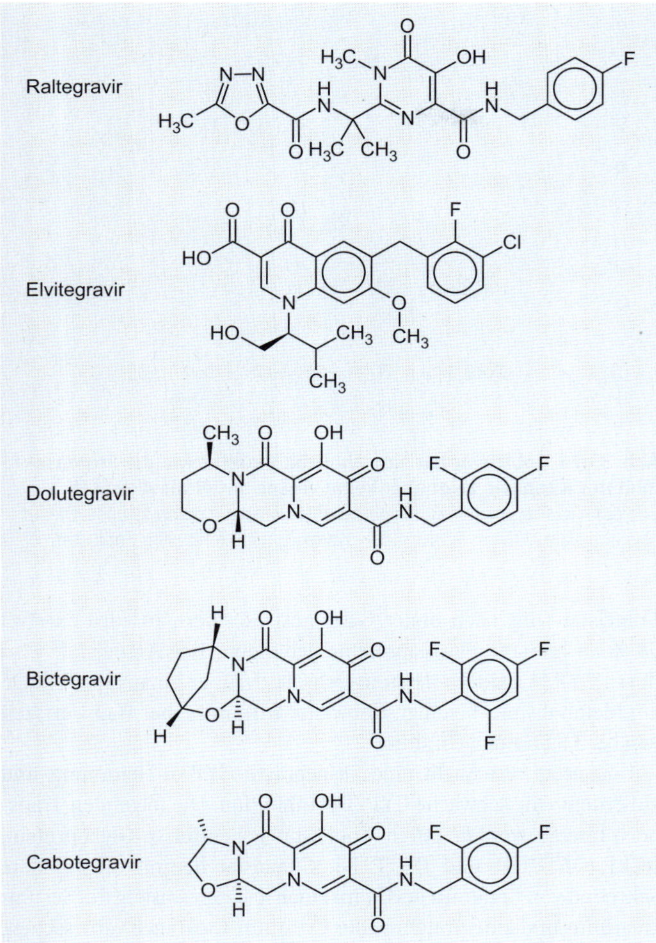

Abb. 33.75 Strukturformeln der Integrase-Inhibitoren.
Die Verbindungen besitzen unterschiedliche Strukturen. Gemeinsam ist ihre Eigenschaft, mit Metallen Chelatkomplexe zu bilden und die Strangtransfer-Funktion der HIV-Integrase zu hemmen, indem sie mit divalenten Metallionen im aktiven Zentrum des Enzyms interagieren.

Indikationen und Dosierung

- **Raltegravir** (Isentress®) ist zur Behandlung von Patienten mit HIV-Infektion zugelassen. **Dosierung:** Im Vergleich zu anderen Wirkstoffen dieser Gruppe ist eine hohe Dosierung notwendig, eine einmal tägliche Einnahme ist möglich (2 Tbl. mit 600 mg Wirkstoff).
- **Elvitegravir** ist nur in Form von Arzneistoffkombinationen im Handel (Stribild®, Genvoya®). **Dosierung:** 1 × 1 Tablette/Tag mit 150 mg Elvitegravir. Die Medikamente enthalten zusätzlich zu dem Integrase-Inhibitor die antiviralen Wirkstoffe Emtricitabin und eines der beiden Prodrugs von Tenofovir. Um einen raschen Abbau von Elvitegravir zu verhindern, wurde außerdem Cobicistat zugesetzt, das die Cytochrom-Enzyme und Transportproteine, wie P-Glykoprotein, hemmt (booster). Die drei neueren Integrase-Inhibitoren Dolutegravir, Bictegravir und Cabotegravir besitzen eine höhere antivirale Potenz und Resistenzbarriere als Raltegravir und Elvitegravir.
- **Dolutegravir** ist als Monopräparat (Tivicay®) mit 50 mg Wirkstoff oder als Kombinationspräparat zusammen mit den Wirkstoffen Abacavir und Lamivudin unter dem Namen Triumeq® im Handel. **Dosierung:** 1 × 1 Tablette/Tag. Es ist auch Bestandteil von zwei Zweierkombinationen: Juluca® (mit Rilpivirin) und Dovata® (mit Lamivudin).
- **Bictegravir** liegt in dem Präparat Biktarvy® in Kombination mit Emtricitabin und Tenofovir-Alafenamid vor.
- **Cabotegravir** liegt als Vocabria® Filmtablette vor und als Vocabria® Suspension zur intramuskulären Injektion. Es kann einmal pro Monat zusammen mit Rilpivirin (Rekambys®) intramuskulär an vorbehandelte Patienten verabreicht werden, wenn bereits eine stabile HIV-Suppression (HIV-1 RNA < 50 Kopien/ml) vorliegt und keine Hinweise auf Resistenz bestehen.

Tab. 33.33 Dosierung und pharmakokinetische Daten der Integrase-Inhibitoren

	Raltegravir	Elvitegravir	Dolutegravir	Bictegravir	Cabotegravir
Handelsname	Isentress®	In Stribild®[1], Genvoya®[2]	Tivicay®, in Triumeq®[3], Juluca®[4], Dovato®[5]	In Biktarvy®[6]	Vocabria®
Formulierung	Monosubstanz	Nur in Kombination mit CYP-Inhibitor (booster) und anderen Wirkstoffen	Monosubstanz und in Kombination	Nur in Kombination mit Emtricitabin (FTC) und Tenofovir (TAF)	Monosubstanz zur Injektion oder oral
Dosierung/Tag	2 × 400 mg oder 1 × 1200 mg (2 Tbl. mit 600 mg)	1 × 150 mg	1 × 50 mg	1 × 50 mg	1 × 30 mg oral, 1 × 400 mg/600 mg i. m.
Proteinbindung (%)	83	98–99	> 99	> 99	> 99
Halbwertszeit (h)	9	12,9	14	17	38
Metabolismus	Glucuronidierung (UGT 1A1)	Glucuronidierung (UGT 1A1/3), CYP (gering)	Glucuronidierung (UGT 1A1), CYP3 (gering)	Glucuronidierung (UGT 1A1), CYP3A; ca. 60 % unverändert mit den Fäces	Glucuronidierung (UGT 1A1/9), CYP3A; ca. 60 % unverändert mit den Fäces

[1] Stribild® = 150 mg Elvitegravir, 150 mg Cobicistat, 200 mg Emtricitabin, 245 mg Tenofovirdisoproxil.
[2] Genvoya® = 150 mg Elvitegravir, 150 mg Cobicistat, 200 mg Emtricitabin, 10 mg Tenofoviralafenamid.
[3] Triumeq® = 50 mg Dolutegravir, 600 mg Abacavir, 300 mg Lamivudin.
[4] Juluca® = 50 mg Dolutegravir, 25 mg Rilpivirin
[5] Dovato® = 50 mg Dolutegravir, 300 mg Lamivudin.
[6] Biktarvy® = 50 mg Bictegravir, 25 mg Tenofoviralafenamid, 200 mg Emtricitabin.

Unerwünschte Arzneimittelwirkungen

Die Integrase-Inhibitoren sind gut verträglich. Gelegentlich werden unspezifische gastrointestinale Störungen (Übelkeit, Durchfall etc.), ZNS-Symptome (Kopfschmerzen, Schwindel etc.), Exantheme, Pruritus und andere Hautveränderungen sowie eine Gewichtszunahme beobachtet.

Interaktionen

Integrase-Inhibitoren besitzen eine **hohe Affinität zu polyvalenten Kationen.** Magnesium- oder aluminiumhaltige Antazida reduzieren die Bioverfügbarkeit.

Raltegravir ist **kein** Substrat, Inhibitor oder Induktor von Cytochrom-P450-Enzymen oder des Transportproteins P-Glykoprotein. Der Plasmaspiegel von Raltegravir kann durch gleichzeitige Gabe von Induktoren der Glucuronosyltransferase UGT 1A1, wie z. B. Rifampicin, reduziert werden. Bei gleichzeitiger Gabe von Raltegravir und **Omeprazol** steigen die Plasmaspiegel von Raltegravir deutlich an. Raltegravir sollte möglichst nicht zusammen mit **Arzneistoffen, die den pH-Wert im Magen erhöhen** (z. B. Protonenpumpenhemmer und H_2-Antagonisten), angewandt werden.

Da **Elvitegravir** stets in **Kombination mit Cobicistat,** einem potenten Inhibitor von Cytochrom-Enzymen und Transportproteinen wie P-Glykoprotein, angewandt wird, sind zahlreiche Wechselwirkungen mit anderen, gleichzeitig gegebenen Arzneistoffen möglich.

Cobicistat – ein pharmakokinetischer Verstärker

Cobicistat ist ein Hemmstoff des Cytochrom-P450-CYP 3A-Isoenzyms, der gezielt als pharmakokinetischer Verstärker (pharmacoenhancer) für Elvitegravir entwickelt wurde, mittlerweile aber auch zusammen mit anderen Arzneistoffen im Rahmen der antiretroviralen Therapie Anwendung findet. Cobicistat erhöht die systemische Exposition von Elvitegravir, indem es die Bioverfügbarkeit verbessert, den Metabolismus hemmt und die Halbwertszeit verlängert. Zunächst wurde Cobicistat als Bestandteil des Kombinationspräparats Stribild® in den Handel gebracht und ist auch in dem ähnlich zusammengesetzten Genvoya® enthalten. Im Jahr 2014 wurde es unter dem Handelsnamen Tybost® auch als Monopräparat zugelassen, das mit den Protease-Inhibitoren Atazanavir oder Darunavir kombiniert werden kann und damit eine Alternative zu Ritonavir darstellt.

Das zugrunde liegende Prinzip der pharmakokinetischen Verstärkung ist von Ritonavir bekannt, das als Booster für Lopinavir und andere Protease-Inhibitoren seit Langem angewandt wird. Cobicistat weist eine **sehr ähnliche chemische Struktur auf wie der Protease-Inhibitor Ritonavir,** eine antivirale Aktivität besitzt Cobicistat jedoch nicht (➤ Abb. 33.76).

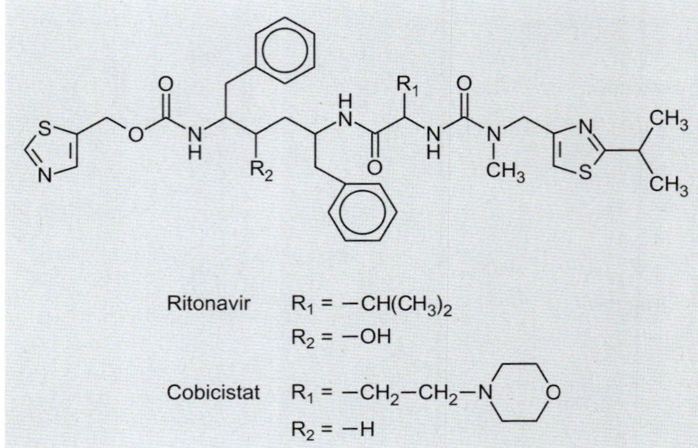

Abb. 33.76 Cobicistat hat eine ähnliche Struktur wie der Protease-Inhibitor Ritonavir, zeigt aber keine eigene antivirale Aktivität. Cobicistat besitzt einen Morpholinorest anstelle einer Isopropylgruppe. Die für eine antivirale Aktivität erforderliche Hydroxylgruppe fehlt beim Cobicistat.

Cobicistat wird nach oraler Gabe gut resorbiert, es wird zu etwa 98 % an humane Plasmaproteine gebunden. Der Arzneistoff wird durch CYP3A oxidativ verstoffwechselt, darüber hinaus ist CYP2D6 am Metabolismus beteiligt. Cobicistat wird mit einer Halbwertszeit von ca. 3,5 Stunden eliminiert.

Cobicistat verursacht eine ausgeprägte CYP3A-Hemmung und außerdem eine schwache CYP2D6-Inhibition. Die folgenden Transportproteine werden durch Cobicistat gehemmt: p-Glykoprotein, BCRP, OATP1B1 und OATP1B3. Cobicistat hemmt die tubuläre Sekretion von Creatinin und kann einen leichten Anstieg des Serumcreatinins und eine Abnahme der Creatinin-Clearance verursachen.

Dosierung: 1 × 150 mg/Tag, zusammen mit Elvitegravir (150 mg) oder Atazanavir (300 mg) oder Darunavir (800 mg). Die genannten Kombinationen müssen bei einer antiretroviralen Behandlung zusätzlich mit zwei weiteren antiviral wirksamen Stoffen kombiniert werden.

Hemmstoffe der Protease

Die HIV-Protease ist ein für die Replikation von HIV essenzielles Enzym, das sich wesentlich in Struktur und Substrat von den humanen Proteasen unterscheidet. Dadurch ergibt sich die Möglichkeit, spezifische Inhibitoren der viralen Protease zu entwickeln und selektiv die Vermehrung der Viren zu hemmen.

Die virale Protease hydrolysiert, im Gegensatz zu den menschlichen Proteasen, überwiegend Bindungen zwischen **Phenylalanin und Prolin** (Phe-Pro-Bindungen). Bei den Protease-Inhibitoren handelt es sich überwiegend um Substanzen mit peptidähnlichen Strukturen, die Hydroxyethylen als nicht hydrolysierbaren Ersatz für die Peptidbindung enthalten. Sie besitzen eine hohe Spezifität für die HIV-Protease. Im aktiven Zentrum des viralen Enzyms befinden sich **zwei Aspartat-Reste,** die mit der Hydroxylgruppe aus dem Hydroxyethylen-Anteil in Wechselwirkung treten.

Tipranavir besitzt keine peptidähnliche Struktur. Seine Entwicklung geht auf die Beobachtung zurück, dass Cumarinderivate die HIV-Protease hemmen. Durch Optimierung der Verbindung entstand Tipranavir. Die Hydroxylgruppe des Moleküls interagiert mit den Aspartatresten in der Protease (➤ Abb. 33.77).

Pharmakodynamik

Die **HIV-Protease** ist, neben der **Integrase,** der **RNase** und der **reversen Transkriptase,** eines der **vier viralen Enzyme,** die als **therapeutischer Angriffspunkt** infrage kommen (➤ Abb. 33.69).

Freiname	Strukturformel
Amprenavir (R = H) Fosamprenavir (R = PO_3Ca)	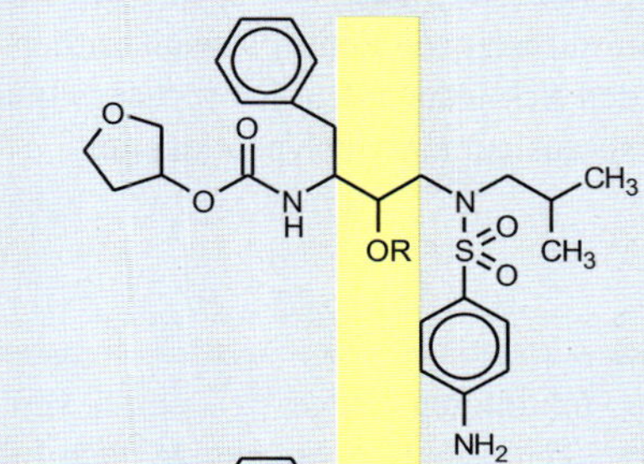
Darunavir (Pfeil: Unterschied zu Amprenavir)	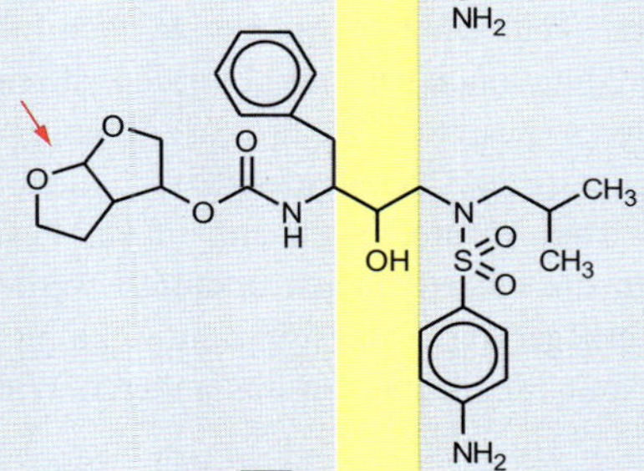
Lopinavir	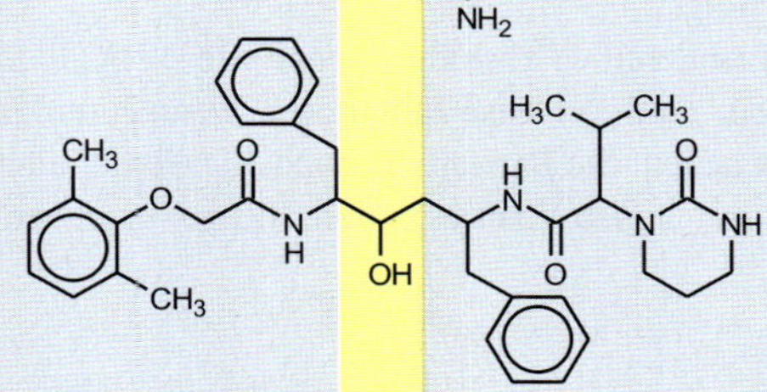
Atazanavir	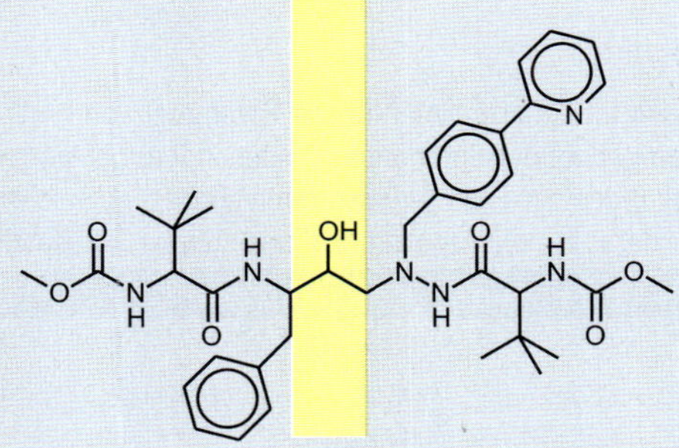
Tipranavir	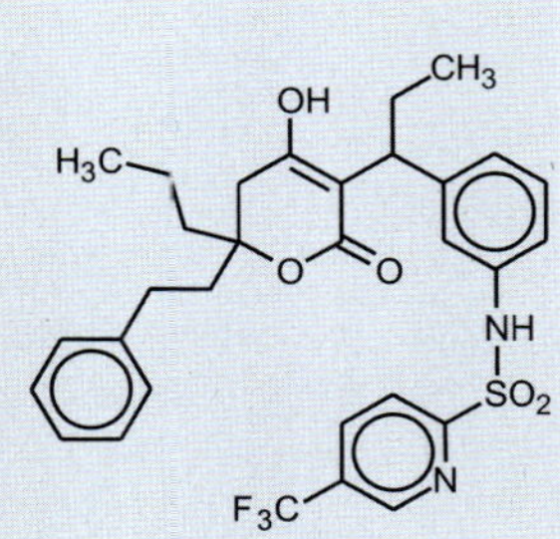

Abb. 33.77 Protease-Inhibitoren.
Die HIV-Protease spaltet Peptidbindungen zwischen den Aminosäuren Phenylalanin und Prolin des Substrats. Die Protease-Inhibitoren besitzen mit Hydroxyethylen ein Strukturmerkmal, das sich nicht spalten lässt (gelb markiert). Protease-Inhibitoren lagern sich an das katalytische Zentrum des für die Vermehrung von HIV essenziellen Enzyms an und blockieren es. Ihre Wirkung ist somit reversibel. Tipranavir besitzt eine abweichende Struktur (Cumarinderivat).

Nach der Translation werden die gag- und gag-pol-Polyproteine durch die HIV-Protease prozessiert, d.h., die funktionellen Proteine werden aus den Polyproteinen herausgeschnitten. Hierdurch werden die oben erwähnten viralen Enzyme und zusätzlich virale Hüllproteine gebildet. Unter dem Einfluss der Protease-Inhibitoren wird das **Prozessieren verhindert,** sodass nur das **funktionslose Polyprotein synthetisiert** wird und **keine infektiösen Viren gebildet** werden können.

Die HIV-Protease ist von der Struktur her ein symmetrisches Homodimer, das aus zwei identischen Polypeptidketten aus je 99 Aminosäuren zusammengesetzt ist. Im aktiven Zentrum des Enzyms befinden sich zwei Aspartat-Moleküle. Auch beim Menschen finden sich Aspartatproteasen wie Renin, Pepsin, Cathepsin C und E. Diese unterscheiden sich jedoch deutlich von der viralen Protease: Sie bestehen jeweils aus nur einer Polypeptidkette.

Resistenzmechanismus

Resistenzen gegen Protease-Inhibitoren bilden sich durch Veränderungen der Aminosäuresequenz der Protease aus. Je nach Inhibitor sind unterschiedliche Mutationen bekannt geworden, die eine Resistenz der Viren induzieren. Zwischen den Protease-Inhibitoren besteht keine generelle Kreuzresistenz. Resistenztests vor Einleitung der Therapie führen zu besseren Ansprechraten; anhand von Resistenzbestimmungen können die Folgetherapien optimiert werden. Zur Verminderung bzw. Verzögerung der Resistenzentwicklung ist die Kombinationstherapie mit Medikamenten aus anderen Wirkstoffgruppen notwendig.

Im Vergleich zu anderen Wirkstoffgruppen, wie NNRTI oder Integrase-Inhibitoren, sind Protease-Inhibitoren weniger anfällig für Resistenzen, die genetische Barriere ist hoch. Sie werden daher eher bei Patienten mit hoher Viruslast oder Adhärenzproblemen eingesetzt.

Pharmakokinetik

Die Protease-Inhibitoren werden in unterschiedlichem Ausmaß aus dem Magen-Darm-Trakt resorbiert. Durch gleichzeitige Einnahme von Ritonavir in niedriger Dosierung kann die Bioverfügbarkeit der meisten Protease-Inhibitoren wesentlich verbessert werden. Dieses Prinzip (sog. Boosterung) führt z. B. beim Saquinavir zu einer etwa 20-fachen Steigerung der Plasmaspiegel. Einen Überblick über die wichtigsten pharmakokinetischen Daten der Protease-Inhibitoren Fosamprenavir, Lopinavir, Atazanavir*, Tipranavir und Darunavir gibt ➤ Tab. 33.34. Sie weisen eine mehr oder weniger **hohe Plasmaproteinbindung** auf, bei Tipranavir beträgt sie 99,9 %. Die **ZNS-Gängigkeit** dieser Substanzen ist **gering** (ca. 1 % der Serumspiegel wird im Liquor erreicht), sodass eine Kombination mit ZNS-gängigen Nukleosid-Analoga notwendig wird. Sie werden **überwiegend über CYP3A4 hepatisch eliminiert** und nur zu einem geringen Anteil unverändert über die Niere ausgeschieden. Tipranavir wird in Kombination mit Ritonavir zu etwa 80 % unverändert mit dem Stuhl ausgeschieden.

Indikationen und Dosierung

Die therapeutische Verwendbarkeit der Protease-Inhibitoren (seit 1995) stellte einen der wichtigsten Fortschritte in der Behandlung von HIV-Patienten dar. In Kombination mit Hemmstoffen der reversen Transkriptase führen die Protease-Inhibitoren zu deutlichen Verbesserungen der Surrogatmarker (Viruslast, Anzahl der CD4-positiven Zellen im Blut) und wirken lebensverlängernd.

Mit der Entwicklung der Integrase-Inhibitoren und anderer Wirkstoffgruppen hat die Bedeutung der Protease-Inhibitoren nachgelassen. Die ersten Vertreter dieser Arzneimittelgruppe, wie Saquinavir, Indinavir oder Nelfinavir, sind heute nicht mehr im Handel oder werden kaum noch verwendet. Auch Amprenavir bzw. Fosamprenavir (Telzir®) sind praktisch obsolet. Die Bedeutung von

Tab. 33.34 Dosierung und pharmakokinetische Parameter von Protease-Inhibitoren. Bei den Angaben handelt es sich um gerundete Mittelwerte, die z.T. einer erheblichen Variabilität unterliegen. Insbesondere bei länger dauernder Behandlung, bei Kombination mit anderen Medikamenten oder bei Funktionseinschränkungen der Eliminationsorgane können abweichende pharmakokinetische Daten resultieren (C_{max} = max. Plasmakonzentration; AUC = Fläche unter der Plasmakonzentrations-Zeit-Kurve; r = zusätzlich Ritonavir in niedriger Dosierung als Booster).

Pharmakokinetische Parameter	Fosamprenavir/r[1, 2]	Lopinavir/r[1]	Atazanavir/r[1]	Tipranavir/r[3]	Darunavir/r[3]
Dosis/Tag (mg)	2 × 700/100	2 × 400/100	1 × 300/100	2 × 500/200	2 × 600/100
C_{max} (mg/l)	6	10	5	57	6,5
AUC (mg × h/l)	40	83	53	513	62
Halbwertszeit (h)	7–8	5–6	8–9	5–6	15
Proteinbindung (%)	90	99	86	99,9	95
Haupteliminationsweg	Hepatisch	Hepatisch	Hepatisch	Stuhl	Hepatisch
Renale Elimination (%)	< 5	< 5	7	< 1	8

[1] Lopinavir ist nur in fixer Kombination mit niedrig dosiertem Ritonavir im Handel, die anderen mit „/r" gekennzeichneten Substanzen werden zusammen mit Ritonavir (NORVIR) verabreicht. Fosamprenavir/r und Lopinavir/r können auch 1 × täglich in doppelter Dosis gegeben werden.
[2] Fosamprenavir wird während der Resorption in Amprenavir umgewandelt; die pharmakokinetischen Daten beziehen sich auf Amprenavir nach Gabe von Fosamprenavir + Ritonavir.
[3] Tipranavir wird überwiegend unverändert mit dem Stuhl ausgeschieden. Darunavir wird metabolisiert und zu ca. 40 % unverändert mit dem Stuhl ausgeschieden.

Lopinavir/r (Kaletra®) und Atazanavir (Generika) ist stark zurückgegangen, Tipranavir (Aptivus®) ist – nicht zuletzt wegen mäßiger Verträglichkeit – nur bei mehrfach vorbehandelten Patienten mit Viren, die gegen mehrere Protease-Inhibitoren resistent sind, zugelassen.

Ritonavir ist in antiviral wirksamer Dosierung schlecht verträglich und findet zur antiretroviralen Therapie keine Anwendung mehr. Niedrig dosiert (Norvir 100 mg®) wird es jedoch besser vertragen und häufig als Hemmstoff der metabolisierenden Enzyme zusammen mit anderen Wirkstoffen, wie Lopinavir, Atazanavir etc., als Booster eingesetzt. Die Boosterung mit Ritonavir wird durch ein „/r" im Anschluss an den Substanznamen kenntlich gemacht.

Darunavir ist heute der bedeutendste Protease-Inhibitor. Es zeichnet sich durch eine besonders hohe Resistenzbarriere aus und die Verträglichkeit ist gut. In dem Kombinationspräparat Symtuza® liegt es in Kombination mit Emtricitabin und Tenofviralafenamid vor. Der Zusatz von Cobicistat verzögert den Abbau von Darunavir und erhöht die systemische Exposition. **Dosierung:** 1 × tgl. 1 Tablette/Tag mit 800 mg Darunavir.

Standard-Dosierungen der Protease-Inhibitoren bei Erwachsenen (stets in Kombination mit anderen antiretroviral wirksamen Substanzen) sind in ➤ Tab. 33.34 angegeben.

Unerwünschte Arzneimittelwirkungen

Exakte Aussagen zur Verträglichkeit der Protease-Inhibitoren sind kaum möglich, da die Substanzen stets in Kombination mit anderen Medikamenten eingenommen und nur selten umfangreiche vergleichende Studien durchgeführt werden. Folgende unerwünschte Arzneimittelwirkungen treten auf:

- **Gastrointestinale Störungen** wie Übelkeit, Erbrechen, Diarrhö zählen zu den häufigsten Unverträglichkeitsreaktionen. Sie sind mit Darunavir relativ moderat ausgeprägt.
- **Hepatische Veränderungen:** Anstieg der Transaminasen, fast stets reversibel. Unter Atazanavir treten Hyperbilirubinämien auf. In Einzelfällen kommt es zu einer Hepatitis (Leberfunktionsparameter kontrollieren!).
- **Veränderungen im Lipidstoffwechsel:** Erhöhte Triglyceride, erhöhtes Cholesterin oder Insulin im Plasma wurden in einigen Studien bei mehr als der Hälfte aller Patienten festgestellt. Unter Atazanavir waren Veränderungen im Lipidstoffwechsel im Vergleich mit anderen Protease-Inhibitoren geringer ausgeprägt. Die Symptome der **Hyperlipidämie und Anreicherung von abdominalem Fett** sind mit einer **peripheren Lipodystrophie** assoziiert. Die metabolischen Störungen können zu einer klinisch manifesten koronaren Herzkrankheit führen. Die Pathogenese ist unklar, infrage kommen direkte Wirkungen auf Regulationsvorgänge im Körper oder indirekte Effekte über eine Beeinflussung des Retinsäurestoffwechsels.
- **Neurologische Beschwerden** wie periorale und periphere Parästhesien (Ritonavir) oder Kopfschmerzen.
- **Allergische Reaktionen** (Exantheme): Hautausschläge sind auch bei Darunavir eine häufige unerwünschte Arzneimittelwirkung. Das Darunavir-Molekül enthält einen Sulfonamid-Anteil; es soll bei Patienten mit bekannter Sulfonamidallergie mit Vorsicht angewendet werden.

Interaktionen

Die Therapie mit Protease-Inhibitoren ist mit zahlreichen möglichen Interaktionen verbunden. Protease-Inhibitoren sind Substrate, Hemmstoffe und zum Teil auch Induktoren der Cytochrom-P450-Enzyme, v. a. des Isoenzyms **CYP3A4**. Sie können daher den Metabolismus anderer Arzneistoffe hemmen und zum Teil schwerwiegende Unverträglichkeitsreaktionen verursachen. Die Liste der problematischen Medikamente ist sehr umfangreich, die Hinweise in den Informationen für Fachkreise (www.fachinfo.de) müssen beachtet werden. Praxisrelevante Informationen zu Wechselwirkungen zwischen Protease-Inhibitoren und anderen Arzneistoffen finden sich auch auf der Internetseite www.hiv-druginteractions.org.

Korezeptor-Antagonisten

Maraviroc

Maraviroc ist der erste zur Therapie verfügbare Korezeptor-Antagonist, der in Kombination mit anderen Substanzen zur antiretroviralen Behandlung angewandt wird. Voraussetzung ist der **Nachweis von CCR5-tropen Viren,** wie sie bei etwa 80 % der HIV-Infizierten vorliegen. Eine genotypische Tropismusbestimmung wird daher vor Beginn der Therapie durchgeführt (➤ Abb. 33.78).

Pharmakodynamik

Zwei verschiedene Korezeptoren (CCR5- und CXCR4-Rezeptoren) sind bekannt, über die HIV in die menschlichen Zellen gelangen (➤ Abb. 33.78). HI-Viren weisen eine Präferenz für einen dieser Rezeptoren auf und werden entsprechend als R5-Viren oder X4-Viren bezeichnet. Die häufigeren R5-Viren infizieren bevorzugt Makrophagen, die selteneren, aber virulenteren X4-Viren dringen vorwiegend in T-Zellen ein und sind erst in späteren Stadien

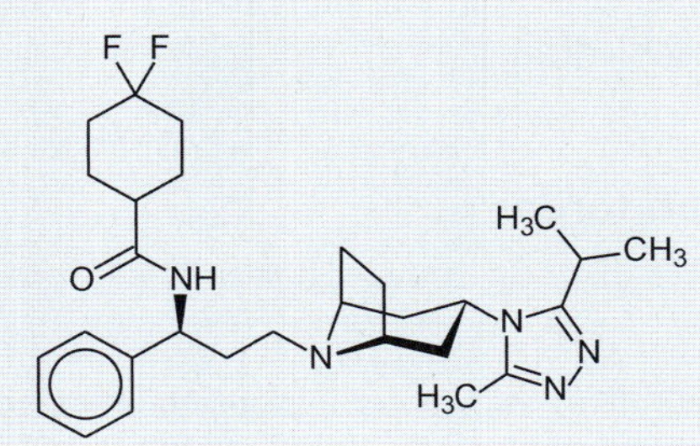

Abb. 33.78 Maraviroc.
Der Korezeptor-Antagonist blockiert die Bindung des HI-Virus über das Glykoprotein gp120 an den Korezeptor CCR5 (Chemokinrezeptor). Dadurch wird die Aufnahme von R5-tropen Viren gehemmt.

der HIV-Infektion zu finden. Dualtrope Viren können beide Rezeptortypen benutzen.

Maraviroc ist ein selektiver Antagonist des CCR5-Rezeptors. Klinische HIV-Isolate werden bereits bei Konzentrationen von weniger als 1 ng/ml gehemmt.

Pharmakokinetik

Die Bioverfügbarkeit von Maraviroc liegt bei 23–33 %, es wird zu 76 % an Plasmaproteine gebunden, das Verteilungsvolumen wurde mit 2,8 ± 0,9 L/kg berechnet. Maraviroc wird hauptsächlich über CYP3A4 verstoffwechselt und überwiegend mit den Fäzes eliminiert. Die Eliminationshalbwertszeit liegt bei etwa 13 Stunden.

Indikationen und Dosierung

Maraviroc (Celsentri®) ist zur **Behandlung von antiretroviral vorbehandelten,** HIV-infizierten Erwachsenen zugelassen, in den USA wurde die Zulassung auch auf therapienaive Patienten erweitert.

Maraviroc wird 2 × täglich oral in einer Dosis von 300 mg gegeben. Bei **gleichzeitiger Gabe von Cytochrom-Induktoren** wie z. B. Efavirenz muss die **Dosis verdoppelt** werden, bei **gleichzeitiger Gabe von Cytochrom-Inhibitoren** wie z. B. Lopinavir/r wird die **Dosis halbiert.**

Unerwünschte Arzneimittelwirkungen

Maraviroc erwies sich in der klinischen Prüfung als **gut verträglich.** Erhöhte Transaminasen oder CPK-Werte waren etwas häufiger als in der Placebo-Gruppe (ca. 2–3 % der Patienten).

Im Zusammenhang mit der Einnahme von Maraviroc wurden Fälle von **Hepatotoxizität** und **Leberversagen** berichtet, die mit **Allergiesymptomen** assoziiert waren.

Interaktionen

Maraviroc ist ein Substrat des CYP3A4 und des Efflux-Transporters P-Glykoprotein. Dies macht unterschiedliche Dosierungsempfehlungen in Abhängigkeit von der antiretroviral wirksamen Begleitmedikation erforderlich.

Fusionsinhibitoren

Enfuvirtid

Enfuvirtid stellt den Prototyp der Fusionsinhibitoren dar. Das aus 36 Aminosäuren bestehende Peptid verhindert die Fusion von HI-Viren (HIV) mit den CD4-Wirtszellen und somit die Infektion der Zellen. Die Fusion wird durch Bindung an das virale Glykoprotein gp 41 blockiert (> Abb. 33.70).

Pharmakodynamik

In vitro konnte eine Aktivität von Enfuvirtid bei Konzentrationen von unter 2 ng/ml belegt werden. Bisher wurden keine Kreuzresistenzen zwischen dem Peptid und anderen antiviralen Arzneistoffen festgestellt.

Pharmakokinetik

Enfuvirtid wird durch Peptidasen im Magen-Darm-Trakt abgebaut und ist **nicht oral anwendbar.** Nach s. c. Injektion wird die Substanz gut resorbiert, die **Plasmahalbwertszeit** beträgt ca. 4 Stunden. Das Verteilungsvolumen beträgt nur etwa 5 l.

Indikationen und Dosierung

Enfuvirtid (Fuzeon®) wird in Kombination mit anderen antiretroviral wirksamen Substanzen zur Therapie von antiretroviral vorbehandelten Patienten mit HIV-1-Infektion eingesetzt. **Dosierung:** 2 × 100 mg/Tag s. c.

Unerwünschte Arzneimittelwirkungen

Enfuvirtid wird insgesamt gut vertragen; die häufigsten unerwünschten Arzneimittelwirkungen sind lokale Reaktionen an der Einstichstelle sowie Kopfschmerzen und Übelkeit.

Attachment-Inhibitoren

Ibalizumab

Ibalizumab ist ein humanisierter, rekombinanter IgG4-Antikörper, der gegen den CD4-Rezeptor gerichtet ist.

Pharmakodynamik

Bei der Bindung des viralen Hüllproteins gp120 an den CD4-Rezeptor (Domäne 2) ändert sich die Konformation des Proteins. Ibalizumab verhindert diese Änderung und damit auch die Fusion des Virus mit der Zelle. Es erfolgt keine Immunsuppression, denn die MHC-Klasse-II-Moleküle binden an Domäne 1 (> Abb. 33.70).

Pharmakokinetik

Ibalizumab wird intravenös infundiert, das Verteilungsvolumen liegt bei 4,8 l (intravasales Volumen), die Eliminationshalbwertszeit beträgt etwa 70–80 Stunden.

33

Indikationen und Dosierung

Ibalizumab (Trogarzo®) wird in Kombination mit anderen Wirkstoffen zur Therapie von vorbehandelten Patienten mit HIV-1-Infektion eingesetzt, wenn Multiresistenz nachgewiesen wurde und keine anderen Optionen bestehen.

Dosierung: Initialdosis von 2000 mg, gefolgt von einer Erhaltungsdosis von 800 mg alle 2 Wochen.

Unerwünschte Arzneimittelwirkungen

Die klinischen Erfahrungen sind insgesamt noch limitiert, eine genaue Bewertung der Verträglichkeit daher nicht möglich. Ibalizumab verursacht häufig vorübergehende Hautausschläge, gastrointestinale (Diarrhö, Übelkeit, Erbrechen) und neurologische Reaktionen (Schwindel, Kopfschmerzen).

Fostemsavir

Fostemsavir ist ein Prodrug des Attachmentinhibitors Temsavir (➤ Abb. 33.79). Der Wirkstoff wird während der Resorption aus dem Magen-Darm-Trakt freigesetzt.

Pharmakodynamik

Temsavir bindet reversibel an das HIV-Glykoprotein gp120. Es verhindert dessen Konformationsänderung und als Konsequenz auch das Andocken des Virus an die Zelle. Damit unterscheidet es sich von dem Antikörper Ibalizumab, der an den CD4-Rezeptor bindet. Die Bindungsstelle von gp120 ist sehr variabel; Resistenzen entwickeln sich rasch.

Pharmakokinetik

Fostemsavir wird rasch zu Temsavir umgesetzt, die Proteinbindung beträgt 88–92 %. Es wird hydrolytisch über Esterasen und oxidativ über CYP450-abhängige Monooxygenasen metabolisiert und mit einer Halbwertszeit von 7–14 Stunden eliminiert. Die Metaboliten werden überwiegend renal eliminiert.

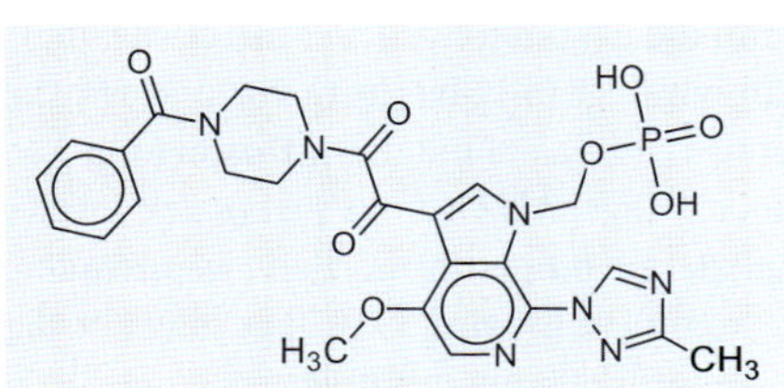

Abb. 33.79 Strukturformel Fostemsavir. Aus dem Prodrug wird bei der Absorption der Wirkstoff Temsavir, ein Azaindolderivat, freigesetzt. Der Attachment-Inhibitor bindet reversibel an das virale Protein gp120 und verhindert das Andocken des Virus an den CD4-Rezeptor.

Indikationen und Dosierung

Fostemsavir (Rukobia®) ist eine wichtige Therapieoption für vorbehandelte Patienten mit multiplen viralen Resistenzen.

Dosierung: 2 × tgl. 600 mg oral.

Unerwünschte Arzneimittelwirkungen

Die klinischen Erfahrungen sind insgesamt noch limitiert und eine genaue Bewertung der Verträglichkeit nicht möglich. Fostemsavir kann gastrointestinale Reaktionen (Diarrhö, Übelkeit) verursachen.

33.20.4 Virustatika zur Therapie der Influenza

Die jährliche Influenza-Impfung hat sich als wirksame und empfehlenswerte Maßnahme zur Senkung des Erkrankungsrisikos erwiesen. Durch die Reduktion der respiratorischen Infektionen nimmt auch das Risiko für kardiovaskuläre Erkrankungen deutlich ab. Vor diesem Hintergrund müssen Nutzen und Risiken der Influenza-wirksamen Virustatika beurteilt werden. Die Arzneistoffe stellen eine Ergänzung, aber keinen Ersatz für die saisonale Grippeimpfung dar.

Amantadin

Amantadin-HCl (➤ Abb. 33.80) kann zur **Prophylaxe und frühzeitigen Behandlung der Influenza A** angewandt werden. Die weitverbreitete Resistenz limitiert die Anwendbarkeit. Daneben wird Amantadin auch als Antiparkinsonmittel angewandt (➤ Kap. 13.2).

Pharmakodynamik

Amantadin wirkt auf das **Uncoating,** die Freisetzung der viralen RNA in der infizierten Zelle und damit inhibitorisch auf Influenza-A-Viren.

Pharmakokinetik

Amantadin-HCl wird aus dem Magen-Darm-Trakt gut resorbiert. Die Plasmahalbwertszeit beträgt 15–20 Stunden, sie **verlängert** sich schon **bei leichter Einschränkung der Nierenfunktion.**

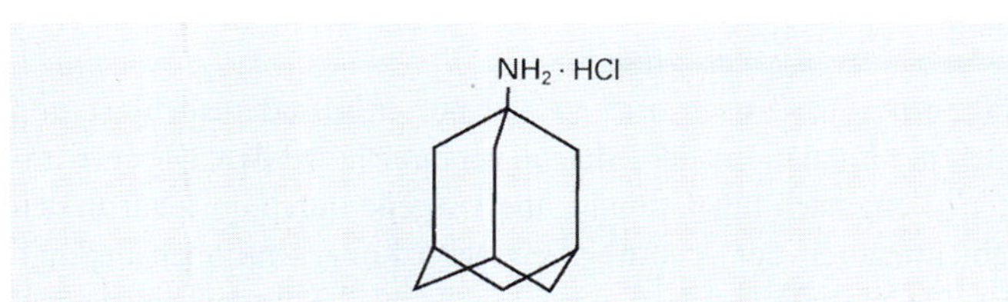

Abb. 33.80 Amantadin.

Indikationen und Dosierung

Prophylaktisch verabreicht, kann Amantadin Influenza-A-Infektionen verhindern; **therapeutisch** muss es innerhalb von 48 Stunden nach Krankheitsbeginn gegeben werden, damit der Verlauf der Erkrankung noch beeinflusst wird. Amantadin wird heute aufgrund der ungünstigen Nutzen-Risiko-Relation nur noch selten angewandt.

Cave: bei Niereninsuffizienz Dosisreduktion erforderlich.

Unerwünschte Arzneimittelwirkungen

Gastrointestinale Störungen (Nausea, Erbrechen, Bauchschmerzen), **neurologische Störungen** (Unruhe, Tremor, Konzentrationsschwäche, Verwirrtheit, Schlaflosigkeit, Ataxie, Krämpfe, Psychosen). Seltenere unerwünschte Arzneimittelwirkungen sind **Hautreaktionen, periphere Ödeme, Sehstörungen** und **Blutbildveränderungen.**

Kontraindikationen

Nicht bei Patienten mit verlängertem QT-Intervall anwenden.

Neuraminidase-Inhibitoren (Zanamivir, Oseltamivir, Peramivir)

Die Glykoproteine Hämagglutinin (H) und Neuraminidase (N) sind charakteristische Merkmale an der Oberfläche von Influenzaviren. Das virale Enzym Neuraminidase (= Sialidase) spaltet Sialinsäurereste (*N*-Acetylneuraminsäure-Reste) von zellulären Glykokonjugaten ab. Die Reaktion ist für die Freisetzung von Viruspartikeln aus infizierten Zellen bedeutsam und erleichtert die Virusreplikation und Ausbreitung in den Epithelzellen des Respirationstrakts.

Pharmakodynamik

Zanamivir, Oseltamivir* und **Peramivir** (➤ Abb. 33.81) sind potente **Hemmstoffe der Neuraminidase. Peramivir** bindet fester an die Neuraminidase, eine einmalige Infusion ist ausreichend. Es besteht **keine komplette Kreuzresistenz** zwischen den Substanzen.

Pharmakokinetik

Zanamivir wird nach oraler Gabe nur **minimal resorbiert** und muss per Inhalation oder Infusion verabreicht werden. Die antivirale Wirkung nach Inhalation ist überwiegend durch die lokal an den Schleimhäuten der Atemwege erzielten Konzentrationen bedingt. Die **Plasmahalbwertszeit** wird mit 2–3 (5) Stunden angegeben. 90 % werden unverändert renal eliminiert.

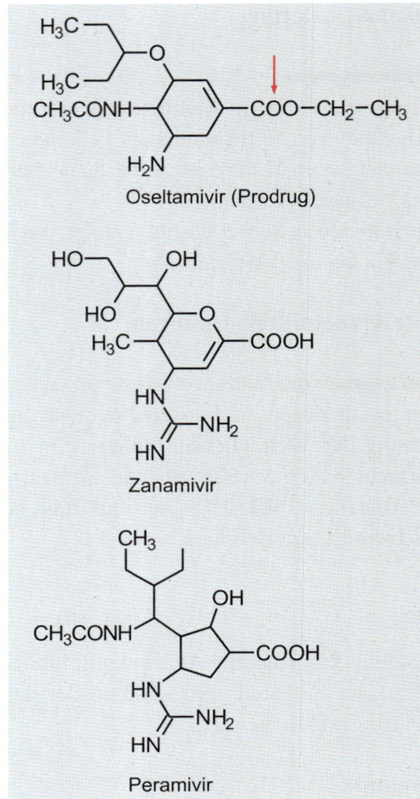

Abb. 33.81 Strukturformeln der Neuraminidase-Inhibitoren. Zanamivir wird nach oraler Gabe nicht ausreichend resorbiert und muss daher per Inhalation oder intravenös verabreicht werden. Oseltamivir liegt als gut resorbierbare Esterverbindung (Prodrug) vor; im Organismus wird die Esterbindung gespalten (Pfeil) und der Wirkstoff Oseltamivircarboxylat wird freigesetzt. Peramivir wird intravenös infundiert.

Oseltamivir stellt ein **Prodrug** dar, das nach oraler Gabe rasch in den eigentlichen Wirkstoff metabolisiert wird. Die **Plasmahalbwertszeit** liegt bei 6–8 Stunden.

Peramivir wird **intravenös** verabreicht. Die Elimination erfolgt überwiegend renal mit einer Halbwertszeit von etwa 20 Stunden.

Indikationen und Dosierung

Zanamivir (Relenza®), Oseltamivir (Tamiflu®) sind bei **Influenza A und B** indiziert, Peramivir (Alpivab®) bei Influenza A. Bei frühzeitigem Behandlungsbeginn innerhalb von 48 Stunden nach Symptombeginn kann die Erkrankungsdauer um etwa einen Tag verkürzt werden. Zanamivir liegt in Pulverform vor und wird mithilfe eines speziellen Geräts (Diskhaler) inhaliert. **Dosierung:** 2 × 2 Inhalationen täglich über 5 Tage. Als Dectova® ist es zur intravenösen Infusion bei komplizierter Influenza indiziert, wenn andere Virustatika nicht in Frage kommen. Es wird 5–10 Tage lang 2 × täglich in einer Dosierung von jeweils 600 mg infundiert.

Peramivir kann einmalig in einer Dosis von 600 mg bei unkomplizierter Influenza A intravenös verabreicht werden.

Oseltamivir wird 2 × täglich in einer Dosis von 75 mg oral genommen.

Unerwünschte Arzneimittelwirkungen

Die inhalative Verabreichung von **Zanamivir** ist im Allgemeinen gut verträglich; bei Asthmatikern sind allerdings schwerwiegende Bronchospasmen aufgetreten. Nach oraler Gabe von **Oseltamivir** kommt es gelegentlich zu Übelkeit oder Erbrechen. Gastrointestinale Reaktionen und allergische Hautreaktionen wurden nach **Peramivir** beobachtet.

Baloxavir

Baloxavir (➤ Abb. 33.82) unterscheidet sich von anderen Virustatika, die bei Influenza angewandt werden, durch den Wirkungsmechanismus und die lange Halbwertszeit, die eine Einmalgabe möglich macht.

Pharmakodynamik

Die RNA-Polymerase von Influenzaviren besteht aus drei Untereinheiten (PB1, PB2, PA). Baloxavir hemmt die Endonukleaseaktivität der PA-Untereinheit und damit die RNA-Polymerase. Die Substanz unterscheidet sich dadurch von den anderen bei Influenza eingesetzten Wirkstoffen. Resistenz der Influenzaviren gegen Baloxavir wurde beschrieben.

Pharmakokinetik

Nach oraler Gabe des Prodrugs Baloxavirmarboxil liegt die maximale Konzentration von Baloxavir im Plasma bei 0,1 mg/l (deutlich niedriger bei gleichzeitiger Nahrungsaufnahme). Die Proteinbindung beträgt 93 %, das scheinbare Verteilungsvolumen wurde mit 1180 l berechnet. Der Arzneistoff wird über UGT1A3 und in geringerem Maße CYP3A4 metabolisiert und überwiegend mit den Fäzes eliminiert. Die Eliminationshalbwertszeit liegt bei 80 Stunden.

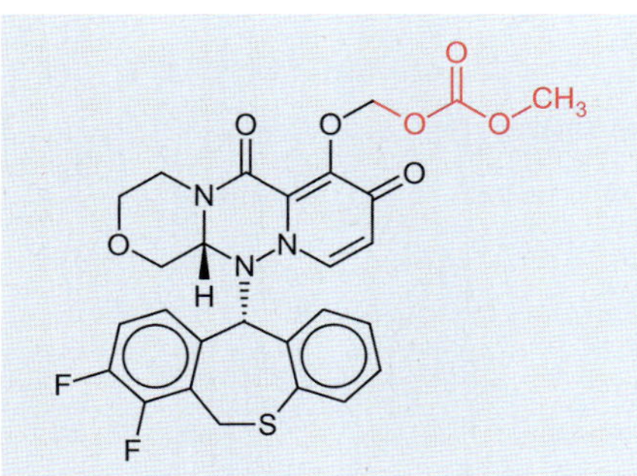

Abb. 33.82 Strukturformel des Prodrugs Baloxavirmarboxil. Die Grundstruktur ist ähnlich wie bei Dolutegravir und anderen Integrasehemmern, die bei der HIV-Infektion angewandt werden. Es besteht eine Affinität für zweiwertige Kationen. Der rot markierte Teil des Moleküls wird bei der Resorption abgespalten.

Indikationen und Dosierung

Baloxavir (Xofluza®) ist zur Postexpositionsprophylaxe und zur Therapie der unkomplizierten Influenza bei Patienten ab 12 Jahren zugelassen. **Dosierung:** Einmaldosis von 40 mg oral für Personen mit einem Körpergewicht < 80 kg (1 × 80 mg bei höherem Körpergewicht).

Baloxavir bewirkt bei frühzeitiger Behandlung – d. h. maximal 48 Stunden nach Symptombeginn – im Vergleich zu Placebo eine verkürzte Krankheitsdauer um etwa 24 Stunden. Eine Einzeldosis bewirkt eine deutlichere Reduktion der Viruslast als die fünftägige Gabe von täglich 2 × 75 mg Oseltamivir.

Unerwünschte Arzneimittelwirkungen

Die Verträglichkeit war in den klinischen Studien gut. Vorübergehende Störungen des Gastrointestinaltrakts oder Zentralnervensystems (Diarrhö, Kopfschmerzen) wurden beobachtet, waren aber nicht häufiger als in der Placebogruppe.

33.20.5 Arzneistoffe zur Behandlung der viralen Hepatitis

Die therapeutischen Möglichkeiten bei **chronischer Hepatitis B oder Hepatitis C** haben sich in den vergangenen Jahren erheblich verbessert. Mehrere direkt wirkende Virustatika stehen für die Therapie zur Verfügung. Interferon und Ribavirin haben kaum noch Bedeutung.

Hinsichtlich der Aussichten auf Heilung gibt es wesentliche Unterschiede zwischen den beiden Erkrankungen. Da die Nukleinsäure des **Hepatitis-C-Virus (HCV)** nicht in das Wirtsgenom integriert wird, ist die Infektion im Prinzip heilbar, was sich in Form eines auch nach Ende der Therapie anhaltenden viralen Ansprechens ausdrückt (sustained virological response).

Eine völlige Eradikation des **Hepatitis-B-Virus (HBV)** gelingt dagegen mit den derzeit verfügbaren Medikamenten im Allgemeinen nicht, da die ringförmige geschlossene DNA des Virus im Kern der infizierten Hepatozyten persistiert. Als wichtigstes Ziel der Behandlung einer chronischen Hepatitis B gilt es, die Lebensqualität und die Überlebenswahrscheinlichkeit zu verbessern. Dies kann z. B. erreicht werden durch eine anhaltende Unterdrückung der HBV-Replikation und eine daraus resultierende Verhinderung der Krankheitsprogression zur Zirrhose oder zum hepatozellulären Karzinom. Bei HBe-Ag-positiven Patienten ist eine dauerhafte HBe-Serokonversion ein zufriedenstellendes Ergebnis. Bei HBe-Ag-negativen Patienten wird angestrebt, die HBV-DNA unterhalb der Nachweisgrenze zu halten.

Chronische Hepatitis B

Seit 1995 wird in Deutschland eine generelle Schutzimpfung gegen Hepatitis B im Säuglingsalter empfohlen. Auch bei Immunsupprimierten oder Personen mit erhöhtem Expositionsrisiko empfiehlt die STIKO eine Hepatitis-B-Impfung.

Für die Behandlung der **chronischen Hepatitis B** sind derzeit sechs verschiedene Arzneistoffe zugelassen. Neben Interferon-α-2a sind dies die **Nukleosid-Analoga Lamivudin, Telbivudin** und **Entecavir** sowie die beiden **Nukleotid-Analoga Adefovir und Tenofovir** (➤ Kap. 33.20.3). Sie unterscheiden sich bezüglich ihrer pharmakologischen Eigenschaften, ihrer therapeutischen Potenz, ihres Resistenzrisikos und der unerwünschten Arzneimittelwirkungen. Die Frage der Resistenzentwicklung hat dabei in den vergangenen Jahren zunehmend an Bedeutung gewonnen.

Unter den genannten Aspekten sind **Tenofovir** (als Disoproxil oder Alafenamid) und **Entecavir** die bevorzugten Arzneistoffe. Die anderen werden wegen ihrer niedrigen Resistenzbarriere nicht mehr empfohlen.

Tenofovir-Disoproxil, Tenofovir-Alafenamid

Tenofovir ist ein Nukleotidanalogon (➤ Abb. 33.83). Da sich während einer Behandlung mit Tenofovir keine Resistenz entwickelt, gehört es zu den **primär bei Hepatitis B empfohlenen Arzneistoffen.**

Die pharmakologischen Eigenschaften von Tenofovir-Disoproxil und Tenofovir-Alafenamid wurden in ➤ Kap. 33.20.3 beschrieben. Neben der Verwendung in der antiretroviralen Therapie sind beide Prodrugs von Tenofovir auch zur Behandlung der chronischen Hepatitis B zugelassen. Im direkten Vergleich zu Adefovir verursachte Tenofovir bei einer größeren Zahl von Patienten eine Reduktion der HBV-DNA auf einen Wert von < 400 Kopien/ml Blut.

Unter allen Virustatika, die zur Behandlung der chronischen Hepatitis B zugelassen sind, ist das Risiko für eine Resistenzentwicklung mit Tenofovir am geringsten. Selbst nach mehr als fünfjähriger Anwendung waren keine resistenten Viren nachweisbar.

Indikationen und Dosierung

Die beiden Prodrugs sind bei chronischer Hepatitis B indiziert. **Dosierung:** 1 × 245 mg Tenofovir-Disoproxil (Viread®)/Tag oder 1 × 25 mg Tenofovir-Alafenamid (Vemlidy®). Die Dosierung muss bei eingeschränkter Nierenfunktion reduziert werden.

Adefovir-Dipivoxil

Adefovir (➤ Abb. 33.83) besitzt strukturelle Gemeinsamkeiten mit dem physiologischen Nukleotid Adenosinmonophosphat.

Pharmakodynamik

Adefovir wird durch Wirtsenzyme **zweifach phosphoryliert** und entspricht dann dem Desoxyadenosintriphosphat. In dieser Form **hemmt es die viralen Polymerasen** durch **Bindungskonkurrenz** mit dem natürlichen Substrat und verursacht nach Einbau in die Virus-DNA einen **DNA-Ketten-Abbruch.**

Resistenzmechanismus

Die wichtigste **Resistenz-Mutation** bei Behandlung mit Adefovir ist rtN236T (Austausch von Asparagin und Threonin). In einer Studie wurden diese oder andere Mutationen im viralen Genom bei 20 % der Patienten nach einer Therapie mit Adefovir über eine Zeitdauer von 5 Jahren nachgewiesen.

Pharmakokinetik

Adefovir liegt als **Ester-Prodrug** (Adefovir-Dipivoxil) vor, aus dem bei oraler Gabe der Wirkstoff freigesetzt wird; die Bioverfügbarkeit liegt bei etwa 60 %. Adefovir wird über die Niere mit einer **Plasmahalbwertszeit** von etwa **7 Stunden** ausgeschieden. Die **intrazelluläre Halbwertszeit** von Adefovirdiphosphat beträgt in Lymphozyten **12–36 Stunden.**

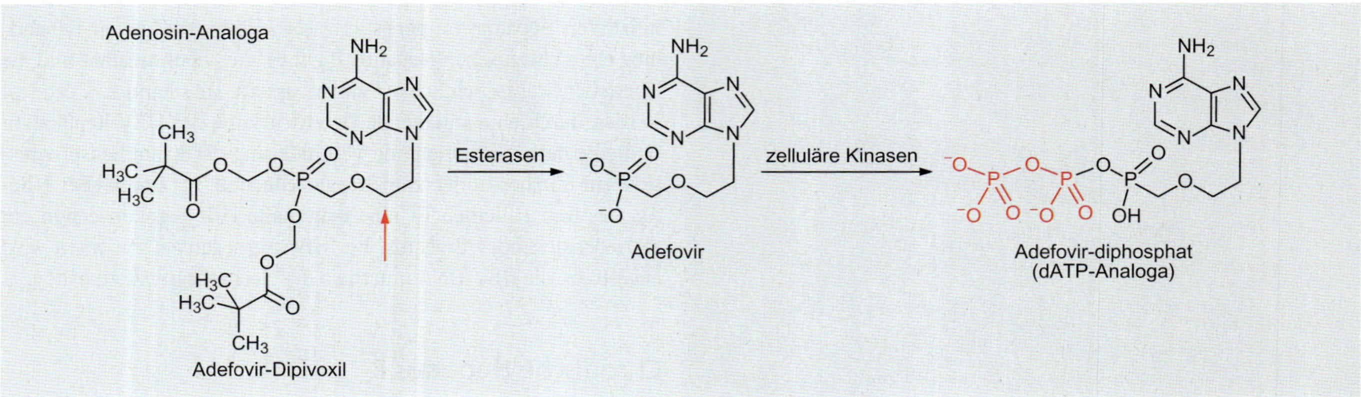

Abb. 33.83 Nukleotid-Analoga zur Behandlung der chronischen Hepatitis B (Adefovir, Tenofovir).
Bei den Nukleotid-Analoga ist nur eine zweimalige Phosphorylierung notwendig, damit eine strukturelle Ähnlichkeit mit dem physiologischen dATP besteht. Adefovir-Dipivoxil ist ein azyklisches Nukleosidphosphonat. Das Prodrug wird bei der Resorption zu Adefovir, einem dAMP-Analogon, hydrolysiert.
Tenofovir unterscheidet sich nur durch eine Methylgruppe vom Adefovir (die Position im Molekül ist markiert durch einen roten Pfeil). Es liegt als Tenofovir-Disoproxil oder als Tenofovir-Alafenamid vor, um die Resorption zu verbessern, die Aktivierung verläuft analog zum Adefovir

Indikationen und Dosierung

Adefovir (Hepsera®) wird bei **chronischer Hepatitis B** nicht primär eingesetzt, da während der Therapie häufig Resistenzen auftreten. **Dosierung:** 1 × 10 mg/Tag.

Unerwünschte Arzneimittelwirkungen

Adefovir kann zu einer **Beeinträchtigung der Nierenfunktion** führen (**cave:** Kombination mit anderen potentiell nephrotoxischen Arzneistoffen). Weitere unerwünschte Arzneimittelwirkungen sind gastrointestinale Beschwerden (Übelkeit, Diarrhö) und **Kopfschmerzen.**

Entecavir

Das Nukleosid-Analogon Entecavir unterscheidet sich vom physiologischen **Guanosin** nur geringfügig: der **Zuckeranteil** wurde durch einen **substituierten Cyclopentenylrest ersetzt** (➤ Abb. 33.84).

Pharmakodynamik

Entecavir wird zum **Triphosphat phosphoryliert** und **hemmt** dann **kompetitiv** die **Funktion der viralen Polymerase.** Es blockiert die reverse Transkription des negativen DNA-Strangs aus der prägenomischen mRNA und die Synthese des positiven Strangs der HBV-DNA. Entecavir ist in vitro deutlich aktiver als Lamivudin.

Resistenzmechanismus

Eine virale **Resistenzentwicklung** wird unter der Behandlung mit Entecavir nur **selten** beobachtet. Selbst bei fünfjähriger Therapiedauer lag die Resistenzrate nur bei etwa 1 %.

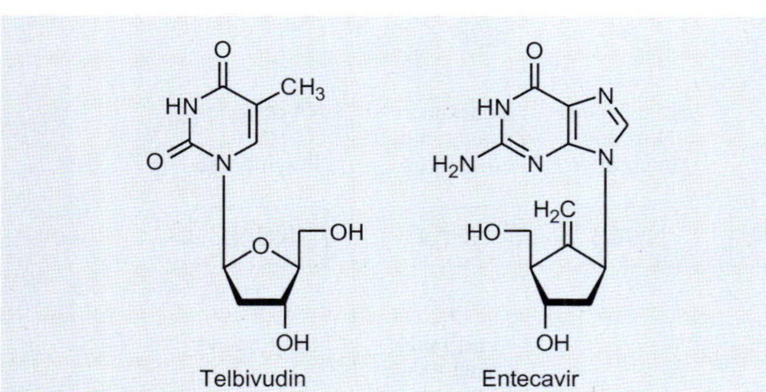

Abb. 33.84 Nukleosid-Analoga zur Behandlung der chronischen Hepatitis B.
Telbivudin ist dem Thymidin sehr ähnlich, die Desoxyribose ist jedoch nicht D-, sondern L-konfiguriert. Beim Entecavir wurde im Vergleich zum physiologischen Desoxyguanosin der Zuckeranteil durch einen Cyclopentenylrest ersetzt.

Pharmakokinetik

Die pharmakokinetischen Eigenschaften gestatten eine **einmal tägliche orale Gabe.** Die **Bioverfügbarkeit liegt bei etwa 70 %,** die Proteinbindung ist niedrig (ca. 13 %). Entecavir wird mit einer **terminalen Plasmahalbwertszeit von ca. 140 Stunden** vorwiegend **über die Nieren eliminiert.** Bei einer Creatinin-Clearance von 30–49 ml/min wird die Hälfte der sonst üblichen Dosierung empfohlen. Eine Leberfunktionsstörung hatte keinen Einfluss auf die Pharmakokinetik des Arzneistoffs.

Indikationen und Dosierung

Entecavir (Baraclude®) ist indiziert zur Behandlung der chronischen Hepatitis-B-Virus-Infektion bei Erwachsenen mit kompensierter Lebererkrankung und nachgewiesener aktiver Virusreplikation, persistierend erhöhten Serumspiegeln der Alaninaminotransferase (ALT) sowie mit dem histologischen Befund einer aktiven Entzündung und/oder Fibrose.

Dosierung: 1 × 0,5 mg/Tag, Patienten mit einer Virämie unter Lamivudin nehmen die doppelte Dosis, eine Dosisreduktion ist bei eingeschränkter Nierenfunktion (Creatinin-Clearance < 50 ml/min) erforderlich.

Unerwünschte Arzneimittelwirkungen

Entecavir ist gut verträglich. **Kopfschmerzen, Müdigkeit, Schwindel** und **Übelkeit** wurden als unerwünschte Arzneimittelwirkungen während der klinischen Prüfung beobachtet.

Telbivudin

Telbivudin (➤ Abb. 33.84) ist das L-Enantiomer des natürlich vorkommenden Thymidins.

Pharmakodynamik

In vitro besitzt Telbivudin eine hohe Aktivität gegen HBV, gegen HIV ist die Substanz nicht wirksam.

Pharmakokinetik

Telbivudin wird nach oraler Gabe gut resorbiert, die Bindung an Plasmaproteine ist gering (ca. 3 %). Es wird unverändert mit einer Halbwertszeit von ca. 40 Stunden renal eliminiert.

Indikationen und Dosierung

Telbivudin (Sebivo®) ist für die Behandlung der chronischen Hepatitis B bei erwachsenen Patienten zugelassen. Es wird wegen häufiger Resistenzentwicklung heute nicht mehr empfohlen.

Die empfohlene **Dosierung** beträgt 1 × 600 mg/Tag oral. Bei Patienten mit einer Creatinin-Clearance < 50 ml/min ist eine Reduktion der Dosis erforderlich.

Unerwünschte Arzneimittelwirkungen

Im Zusammenhang mit der Gabe von Telbivudin wurden **gastrointestinale Störungen,** wie Übelkeit und Diarrhöen, sowie **ZNS-Symptome** (Schwindel, Kopfschmerzen) und **Exantheme** beobachtet.

Telbivudin kann einen **Anstieg der Creatinkinase** verursachen; gelegentlich kommt es zu **Myopathien,** die einen Therapieabbruch erforderlich machen können.

Lamivudin

Die pharmakologischen Eigenschaften von Lamivudin wurden in ➤ Kap. 33.20.3 beschrieben. Im Verlauf der Therapie entwickeln sich **rasch resistente Mutanten,** die nach 3 Jahren bereits bei mehr als der Hälfte der Patienten nachweisbar sind. Lamivudin zählt daher nicht mehr zu den bei Hepatitis B empfohlenen Arzneistoffen.

Indikationen und Dosierung

Neben der Verwendung in der antiretroviralen Therapie ist Lamivudin bereits seit 1998 auch zur Behandlung der chronischen Hepatitis B zugelassen.

Die **Dosierung** beträgt 1 × tgl. 100 mg Lamivudin (Zeffix®)/Tag oral und ist damit niedriger als bei antiretroviraler Therapie. Die Dosierung soll bei Patienten mit einer Creatinin-Clearance unter 50 ml/min reduziert werden.

Chronische Hepatitis C

Klinische Studien hatten in den frühen 2000er-Jahren gezeigt, dass mit einer Kombinationstherapie aus Ribavirin und pegyliertem Interferon-α die chronische Hepatitis C geheilt werden kann. Nach 48 Wochen Therapie war bei etwa 40–50 % der Patienten der Erreger nicht mehr nachweisbar (sustained virologic response, SVR).

Mittlerweile stehen Kombinationen von Virustatika zur Verfügung, die ohne Interferon und Ribavirin vergleichsweise rasch und bei guter Verträglichkeit hohe Heilungsraten von mehr als 95 % ermöglichen. Da Interferon und Ribavirin keine direkte Wirkung auf die Viren ausüben, werden die neueren Arzneistoffe als direkt wirksame Virustatika von diesen abgegrenzt. ➤ Abb. 33.85 gibt

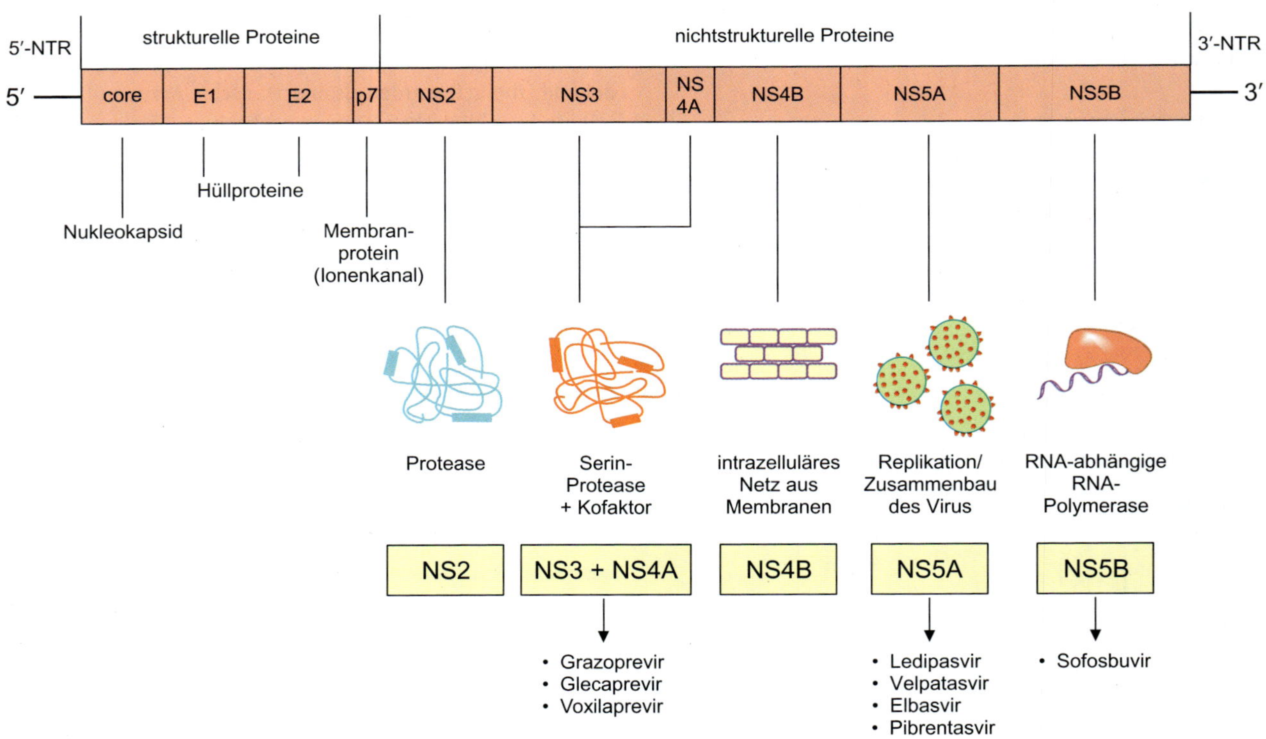

Abb. 33.85 Proteine des Hepatitis-C-Virus.
Die Proteine des Hepatitis-C-Virus entstehen durch proteolytische Spaltung eines Polyproteins. Strukturelle Proteine, wie die Hüllglykoproteine E1 und E2 können von nicht-strukturellen Proteinen, wie NS5B (= RNA-Polymerase) unterschieden werden. In der Abbildung wurden die Wirkstoffe den jeweiligen Proteinen, die durch sie gehemmt werden, zugeordnet.

einen Überblick über die Arzneistoffe, die auf verschiedene nichtstrukturelle Proteine des Hepatitis-C-Virus wirken.

Die Dauer der Behandlung und auch die Kombinationspartner richten sich nach dem **Genotyp des HCV** und einer eventuell erfolgten Vorbehandlung. Darüber hinaus wird z. B. bei einer **Leberzirrhose** länger behandelt. Detaillierte Empfehlungen werden von der Deutschen Gesellschaft für Gastroenterologie, Verdauungs- und Stoffwechselkrankheiten (DGVS) publiziert und fortlaufend aktualisiert (www.dgvs.de).

Protease-Inhibitoren

Boceprevir und **Telaprevir** waren 2011 die ersten direkt wirksamen Virustatika zur Behandlung von Patienten mit chronischer Hepatitis C. Sie werden heute nicht mehr verwendet, da die Wirkung auf den Genotyp 1 beschränkt war. Auch weitere Wirkstoffe, wie z. B. Simeprevir*, sind mittlerweile nicht mehr im Handel. Die Protease-Inhibitoren **Grazoprevir, Glecaprevir und Voxilaprevir** stehen in Form von Kombinationspräparaten mit anderen Wirkstoffen zur Therapie der chronischen Hepatitis C zur Verfügung (➤ Abb. 33.86).

Pharmakodynamik

Das Hepatitis-C-Virus enthält einen RNA-Strang von etwa 9.600 Nukleotiden. In menschlichen Zellen wird nach dieser Vorlage ein Polyprotein mit 3.000 Aminosäuren synthetisiert. Dieses wird proteolytisch in vier strukturelle und sechs nichtstrukturelle (NS) Proteine gespalten (➤ Abb. 33.85).

Das Protein NS3/A4 ist eine Serin-Protease (NS3) mit dem Kofaktor (NSA4). Die Protease spaltet die nichtstrukturellen Proteine aus dem Polyprotein ab. NS3/A4 ist die Zielstruktur für die HCV-wirksamen **Protease-Inhibitoren.** Sie binden an das aktive Zentrum der HCV-Protease und reduzieren die virale Vermehrung bereits bei nanomolaren Konzentrationen. Die Viren können durch Austausch von Aminosäuren im katalytischen Zentrum des Enzyms resistent werden.

Pharmakokinetik

Angaben zur Pharmakokinetik der Protease-Inhibitoren finden sich in ➤ Tab. 33.35.

Indikationen und Dosierung

Glecaprevir, Grazoprevir und **Voxilaprevir** sind indiziert zur Behandlung der chronischen Hepatitis-C-Infektion **in Kombination mit anderen Virustatika.** Die Proteasehemmer sind nur als Bestandteil von Kombinationspräparaten im Handel. Sie sind bei Patienten mit dekompensierter Zirrhose (Child-Pugh B oder C) kontraindiziert.

- Maviret®: Das Kombinationspräparat wirkt pangenotypisch.
  Dosierung: 1 × täglich drei Tabletten mit 100 mg Glecaprevir und 40 mg Pibrentasvir zusammen mit einer Mahlzeit.

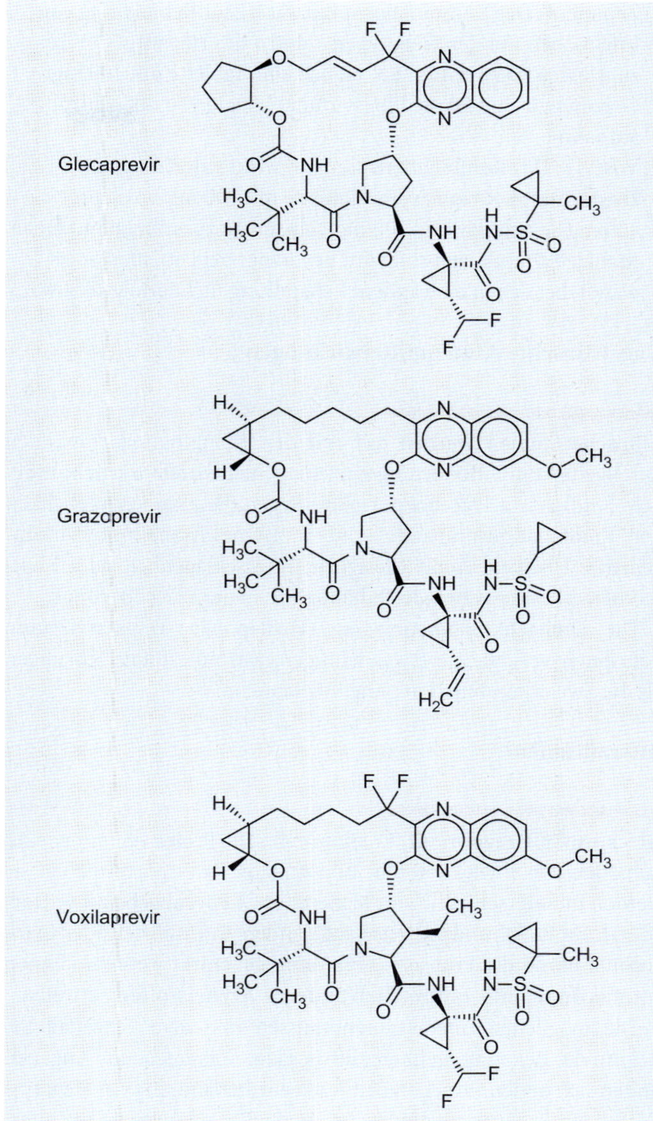

Abb. 33.86 Protease-Inhibitoren zur Behandlung der chronischen Hepatitis C.
Die Protease-Inhibitoren besitzen ähnliche, makrozyklische Strukturen.

Tab. 33.35 Dosierung und Pharmakokinetik von Protease-Inhibitoren

	Glecaprevir	Grazoprevir	Voxilaprevir
Dosis/Tag	1 × 300 mg	1 × 100 mg	1 × 100 mg
Halbwertszeit (h)	6–9	31	33
Proteinbindung	97,5	98,8	> 99
Metabolismus	Biliäre Exkretion (CYP3A4)*	CYP 3A4	CYP 3A4
Substrat für Transportproteine	P-GP, OATP1B, BCRP	P-GP, OATP1B, (BCRP)	P-GP, OATP1B, BCRP
Kombinationen	Zusammen mit Pibrentasvir in Maviret®	Zusammen mit Elbasvir in Zepatier®	Zusammen mit Velpatasvir und Sofosbuvir in Vosevi®

* Glecaprevir wird überwiegend biliär ausgeschieden und nur in geringem Maße über CYP3A metabolisert.

- Zepatier®: Das Kombinationspräparat ist zur Behandlung von Infektionen mit den Genotypen 1 und 4 des Hepatitis-C-Virus zugelassen. **Dosierung:** 1 × täglich eine Tablette mit 100 mg Grazoprevir und 50 mg Elbasvir unabhängig von der Nahrungsaufnahme.
- Vosevi®: Das Kombinationspräparat wirkt pangenotypisch. **Dosierung:** 1 × täglich eine Tablette mit 100 mg Voxilaprevir, 400 mg Sofosbuvir und 100 mg Velpatasvir zusammen mit einer Mahlzeit. Der Arzneistoff wird bevorzugt bei Patienten angewandt, bei denen eine andere Behandlung nicht erfolgreich war.

Unerwünschte Arzneimittelwirkungen

Klinische Studien wurden nur mit den Kombinationspräparaten durchgeführt; die Bewertung einzelner Inhaltsstoffe ist nicht möglich. Studien mit Placebokontrolle belegen die gute Verträglichkeit der Kombinationspräparate. Unerwünschte Arzneimittelwirkungen, wie Übelkeit, Appetitilosigkeit, Abgeschlagenheit oder Kopfschmerzen, waren etwa gleich häufig wie in der Placebogruppe.

Die Dreifachkombination aus Voxilaprevir, Velpatasvir und Sofosbuvir verursachte etwas häufiger gastrointestinale Störungen als die Zweierkombination ohne Voxilaprevir.

Interaktionen

Glecaprevir, Grazoprevir, Voxilaprevir: Die Proteasehemmer sind Substrate von P-Glykoprotein und anderer Transportproteine, sie werden in unterschiedlichem Maße über CYP3A abgebaut (➤ Tab. 33.35). Da BCRP und teilweise auch andere Transporter oder Cytochrome durch die Protease-Inhibitoren gehemmt werden, können **Interaktionen mit zahlreichen anderen Arzneistoffen** auftreten.

Die möglichen Interaktionen müssen in jedem Einzelfall bei Beginn der Behandlung überprüft werden. Entsprechende Angaben finden sich in den aktuellen Leitlinien zur Behandlung der Hepatitis C und den Fachinformationen der Hersteller oder speziellen Internetseiten wie www.hep-interactions.org.

Polymerase-Inhibitoren (NS5B-Inhibitoren)

Die virale RNA-abhängige RNA-Polymerase (NS5B) ist eine wichtige Zielstruktur für Arzneistoffe zur Behandlung der Hepatitis C, da die Variabilität des Enzyms bei verschiedenen Genotypen des Hepatitis-C-Virus sehr gering ist. Eine Wirksamkeit gegen alle Genotypen ist daher möglich.

Pharmakodynamik

Sofosbuvir* wird in der Leber in das pharmakologisch wirksame Nukleotid-Analogon-Triphosphat umgewandelt. Die metabolische Aktivierung umfasst die Hydrolyse der Carboxylestergruppe sowie die Abspaltung von Phosphoramidat, gefolgt von der Phosphorylierung. Das Triphosphat hemmt die RNA-abhängige RNA-Polymerase des HCV. Die Dephosphorylierung führt zur Bildung des Hauptmetaboliten GS-331007, der in vitro keine Aktivität gegen HCV zeigt (➤ Abb. 33.87).

In vitro reichen meist sehr niedrige Konzentrationen von Sofosbuvir im Bereich von weniger als 0,1 µmol (= 53 µg/l) aus, um **alle Genotypen** des Erregers zu hemmen. Es kommt nur **selten** zur Bildung von **Resistenzen.** Bei Patienten, die nicht auf eine Therapie mit Sofosbuvir ansprachen, lag eine Mutation des Virus vor, die zu einem Ersatz der Aminosäure Serin in Position 282 der Polymerase durch Threonin führte (S282T).

Pharmakokinetik

Sofosbuvir ist ein Prodrug, das nach oraler Gabe rasch resorbiert wird. Erst intrazellulär erfolgen die hydrolytische Spaltung des Prodrugs und die metabolische Aktivierung. Die Carboxylestergruppe wird durch Cathepsin A (CatA) oder die Carboxylesterase 1 (CES1) hydrolysiert, und das Phosphoramidat durch das Histidin-Triade-Nukleotid-bindende Protein 1 (HINT1) abgespalten. Anschließende Phosphorylierungsschritte, die von Nukleotidkinasen katalysiert werden, führen zur Bildung des pharmakologisch wirksamen Uridin-Nukleosidanalogon-Triphosphats. Die Dephosphorylierung führt zur Bildung des Nukleosid-Metaboliten GS-331007, der nicht effizient rephosphoryliert werden kann. Die terminale Halbwertszeit von Sofosbuvir liegt bei 0,4 Stunden und 27 Stunden für den inaktiven Hauptmetaboliten GS-331007. Die Elimination erfolgt überwiegend renal.

Indikationen und Dosierung

Sofosbuvir (Sovaldi®) wird in Kombination mit anderen Arzneistoffen angewandt. Der Polymerase-Inhibitor liegt in dem Präparat Epclusa® zusammen mit Velpatasvir vor, Vosevi® enthält zusätzlich als dritte Komponente Voxilaprevir. **Dosierung:** 1 × 400 mg/Tag oral.

➤ Tab. 33.36 gibt einen Überblick über mögliche Kombinationstherapien der chronischen Infektion mit dem Hepatitis-C-Virus bei Patienten mit oder ohne Zirrhose.

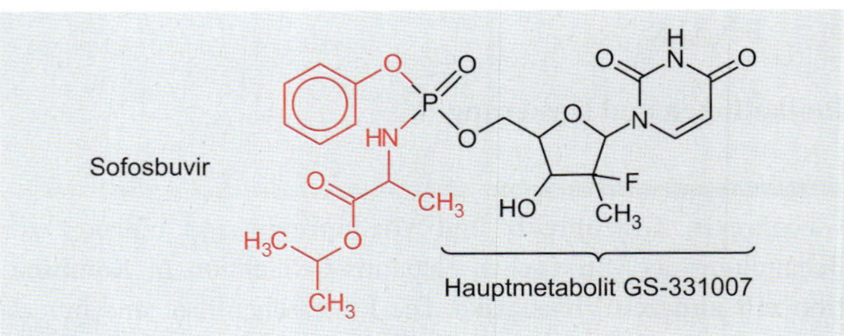

Abb. 33.87 Strukturformel des Polymerase-Inhibitors Sofosbuvir. Das Nukleotid-Analogon Sofosbuvir ist ein am Zuckeranteil fluoriertes und methyliertes Derivat des Uridins. Die beiden farbig markierten Substituenten an der Phosphatgruppe erleichtern die Aufnahme in die Zellen und werden durch Hydrolyse abgespalten. Der Hauptmetabolit GS-331007 ist nicht phosphoryliert.

Tab. 33.36 Empfehlungen und Behandlungsdauer (Wochen) zur Genotyp-basierten Therapie der chronischen Hepatitis C in Abhängigkeit vom Zirrhosestatus des Patienten (modifiziert nach EASL, 2020) (RAS = resistance-associated substitutions)

Kombination	Empfehlungen und Behandlungsdauer in Wochen (mit kompensierter Zirrhose oder ohne; Child-Pugh A)					
	Genotyp 1a, 1b, 2, 4, 5, 6		Genotyp 3		Genotyp mit RAS	
	Keine Zirrhose	Zirrhose	Keine Zirrhose	Zirrhose	Keine Zirrhose	Zirrhose
Sofosbuvir Velpatasvir (EPCLUSA)	12	12	12	12 (plus Ribavirin)	?	?
Sofosbuvir Velpatasvir Voxilaprevir (VOSEVI)	Nicht empfohlen	Nicht empfohlen	Nicht empfohlen	12*	12	12
Glecaprevir Pibrentasvir (MAVIRET)	8 (12)**	12	8 (12)**	8 (12–16)**	?	?
Grazoprevir Elbasvir (ZEPATIER)	12 (nur GT1b)	12 (nur GT1b)	Nicht empfohlen	Nicht empfohlen	Nicht empfohlen	Nicht empfohlen

* Patienten mit einer RAS Y93H im NS5A-Protein; falls diese Veränderung nicht vorliegt, kann mit der Zweierkombination Sofosbuvir/Velpatasvir behandelt werden.

**8 Wochen sind ausreichend, falls keine Vorbehandlung erfolgte. 12 Wochen für vorbehandelte Patienten oder bei Nachweis von GT 3. Falls eine Zirrhose vorliegt, werden Patienten mit GT3-Infektion 16 Wochen behandelt.

Unerwünschte Arzneimittelwirkungen

Sofosbuvir ist gut verträglich. Da der Polymerase-Inhibitor immer in Kombination mit anderen Virustatika eingesetzt wird, lässt sich die Verträglichkeit der einzelnen Wirkstoffe aus den klinischen Studien nicht ableiten. Unspezifische ZNS-Störungen sowie Magen-Darm-Symptome und Hautreaktionen (Pruritus) können auftreten. Diese Symptome können jedoch auch krankheitsbedingt sein oder durch die anderen gleichzeitig verabreichten Substanzen verursacht werden.

Interaktionen

Sofosbuvir ist ein Substrat für die Transportproteine P-gp und BCRP. Zahlreiche Interaktionen mit anderen gleichzeitig verabreichten Arzneistoffen sind möglich. Die Informationen für Fachkreise (www.fachinfo.de) müssen beachtet werden.

Arzneistoffe, die starke P-gp-Induktoren sind, wie z. B. Carbamazepin, Rifampicin oder Johanniskraut, können zu einer Abnahme der Plasmakonzentration von Sofosbuvir führen. Die Anwendung dieser Arzneistoffe zusammen mit Sofosbuvir-haltigen Arzneistoffen ist daher kontraindiziert.

Fälle von schwerer Bradykardie und Herzblock wurden bei der Anwendung von Sofosbuvir-haltigen Arzneistoffen in Kombination mit Amiodaron beobachtet.

NS5A-Inhibitoren

Als Ergebnis eines Screenings wurde eine neue Klasse von Wirkstoffen entdeckt, die eine Aktivität im pikomolaren Bereich gegen das Hepatitis-C-Virus (HCV) aufweisen und als NS5A- oder Replikationsinhibitoren bezeichnet werden.

Pharmakodynamik

Das nichtstrukturelle, multifunktionale virale Protein NS5A ist ein wesentlicher Bestandteil des HCV-Replikationskomplexes (➤ Abb. 33.85). Es handelt sich um ein Phosphoprotein ohne enzymatische Aktivität, das drei strukturelle Domänen besitzt, deren Funktion im Detail noch nicht bekannt sind. Die NS5A-Inhibitoren hemmen durch Beeinflussung dieses Proteins sowohl die virale RNA-Replikation als auch den Zusammenbau neuer Viruspartikel (assembly).

Die NS5A-Inhibitoren hemmen das Hepatitis-C-Virus im pikomolaren Konzentrationsbereich. Im Vergleich zu dem älteren **Ledipasvir*** haben **Velpatasvir, Pibrentasvir** und **Elbasvir** eine höhere In-vitro-Aktivität und eine höhere Resistenzbarriere. Sie werden daher bevorzugt zur Therapie eingesetzt (➤ Abb. 33.88).

Pharmakokinetik

Die pharmakokinetischen Daten der NS5A-Inhibitoren zeigt ➤ Tab. 33.37.

Indikationen und Dosierung

Ledipasvir (90 mg) ist in fixer Kombination mit Sofosbuvir (400 mg) unter dem Namen Harvoni® im Handel. Die neueren NS5A-Inhibitoren **Velpatasvir** (100 mg), **Pibrentasvir** (120 mg) und **Elbasvir** (50 mg) werden bevorzugt angewandt. Sie sind nur in Form von Kombinationspräparaten zur einmal täglichen Therapie verfügbar. Die Namen der Präparate, Dosierungen und die Behandlungsdauer in Abhängigkeit vom Genotyp des Virus und Zirrhosestatus des Patienten zeigt ➤ Tab. 33.36.

Unerwünschte Arzneimittelwirkungen

Die NS5A-Inhibitoren sind **gut verträglich.** Da sie immer in Kombination mit anderen Virustatika eingesetzt werden, lässt sich die Verträglichkeit aus den klinischen Studien nicht ableiten. Als häufigste Ereignisse, die während der Therapie beobachtet wurden, sind z. B. Magen-Darm-Symptome, ZNS-Reaktionen, wie Müdigkeit oder Kopfschmerzen, sowie Hautveränderungen (Pruritus) zu nennen. Diese Symptome können jedoch auch krankheitsbedingt sein oder durch die anderen gleichzeitig verabreichten Substanzen verursacht werden.

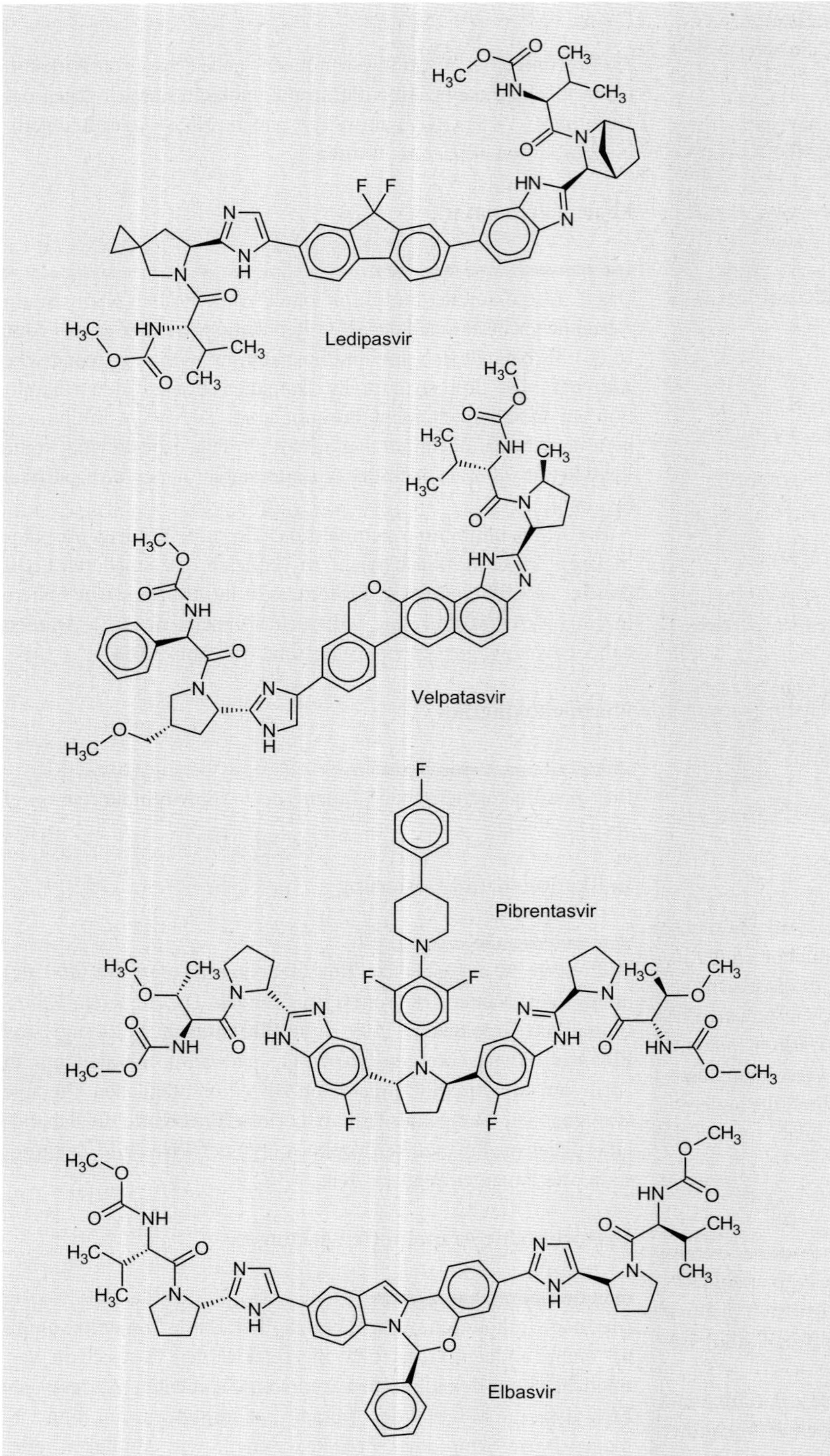

Abb. 33.88 Strukturformeln der NS5A-Inhibitoren.
Einige Moleküle weisen symmetrische Strukturen auf. Da in Zellkulturversuchen beobachtet wurde, dass eine Prüfsubstanz spontan dimerisierte, wurden symmetrische Moleküle gezielt synthetisiert.

Tab. 33.37 Dosierung und pharmakokinetische Eigenschaften der NS5A-Inhibitoren

Parameter	Ledipasvir	Velpatasvir	Pibrentasvir	Elbasvir
Dosis/Tag	1 × 90 mg	1 × 100 mg	1 × 120 mg	1 × 50 mg
C_{max} (mg/l)	0,3	0,3	0,1	0,1
AUC (mg/l × h)	7,3	2,9	1,4	1,9
AUC-Veränderung durch fettreiche Mahlzeit	Keine Änderung	+ 21–34 %	+ 40–53 %	-11 %
Proteinbindung (%)	99,8	> 99,5	99,9	> 99,9
Halbwertszeit (h)	47	15	23–29	24
Metabolismus	Oxidativ (Mechanismus unbekannt)	CYP2B6, CYP2C8, CYP3A4	Kein Metabolismus	CYP3A4

Interaktionen

Zahlreiche Interaktionen mit anderen gleichzeitig verabreichten Arzneistoffen sind möglich. Die Informationen für Fachkreise (www.fachinfo.de) müssen beachtet werden.

Ribavirin

Die therapeutische Wirksamkeit von **Ribavirin*** (➤ Abb. 33.89) bei chronischer Hepatitis C lässt sich nicht durch eine antivirale Aktivität gegen HCV erklären. Vielmehr werden immunmodulatorische und andere, bisher nicht genau geklärte Effekte als Ursache des Behandlungserfolgs diskutiert. Ribavirin wird heute nur noch in speziellen Situationen, etwa bei NS5A-resistenten Viren, zur Behandlung der Hepatitis C eingesetzt. In der Regel werden Ribavirin-freie Regime angewandt.

Pharmakodynamik

In vitro ist Ribavirin gegen ein breites Spektrum von RNA- und DNA-Viren wirksam. Intrazellulär wird das Nukleosid-Analogon zu Mono-, Di- und Triphosphaten umgewandelt. Es führt zu einer **Hemmung der Guanosintriphosphat-Synthese** (GTP-Synthese) und inhibiert dadurch die DNA-Synthese.

Pharmakokinetik

Ribavirin wird nach oraler Gabe rasch resorbiert. Die absolute Bioverfügbarkeit liegt bei 45–65 %; sie wird durch eine fettreiche Mahlzeit erhöht. Das **Verteilungsvolumen** ist mit ca. **10 l/kg** hoch. Ribavirin wird über **spezielle Nukleosidtransporter in Erythrozyten** und andere Zellen transportiert. Das Verhältnis zwischen den Konzentrationen von Ribavirin im Vollblut und Plasma beträgt

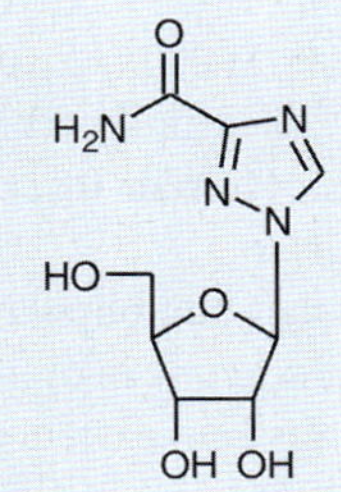

Abb. 33.89 Strukturformel Ribavirin.
Die therapeutische Wirksamkeit des Nukleosid-Analogons lässt sich nicht durch eine direkte antivirale Aktivität erklären.

etwa 60. Der überwiegende Teil des Ribavirins im Blut liegt in Form von Nukleotiden in Erythrozyten vor. Nach Abspaltung des Riboserestes und weiteren metabolischen Schritten entsteht ein Triazolcarbonsäure-Metabolit, der renal eliminiert wird.

Bei mehrfacher Einnahme kumuliert die Substanz. Nach Absetzen beträgt die Plasmahalbwertszeit ca. 300 Stunden. Bei Patienten mit eingeschränkter Nierenfunktion waren AUC-Werte und Spitzenkonzentrationen von Ribavirin erhöht.

Indikationen und Dosierung

Ribavirin (Rebetol® u. a.) wird heute nur in seltenen Fällen als Ergänzung zu einer Behandlung mit direkt wirkenden Virustatika zur Behandlung der **chronischen Hepatitis C** verwendet. **Dosierung:** Täglich 800–1200 mg oral, aufgeteilt in zwei Tagesdosen.

Unerwünschte Arzneimittelwirkungen

Häufig wurden bei Behandlung mit Ribavirin **Anämie, Störungen des Magen-Darm-Trakts** (Übelkeit) und **Hautreaktionen** beobachtet.

Im Tierexperiment führte Ribavirin bei niedrigen Dosierungen zu Veränderungen der Spermien und erwies sich als embryotoxisch bzw. **teratogen.** Frauen im gebärfähigen Alter müssen während der Therapie und bis zu 4 Monate danach zuverlässige kontrazeptive Maßnahmen durchführen.

Kontraindikationen

Patienten mit einer Creatinin-Clearance von < 50 ml/min dürfen nicht mit Ribavirin behandelt werden.

Interferone

Interferon wurde primär als **zellulärer Abwehrstoff gegen die Ausbreitung von Virusinfektionen im Gewebe** entdeckt und beschrieben. Zusätzlich sind die antiproliferativen **Antitumorwirkungen** und die immunmodulatorischen **Antiautoimmunwirkungen** von therapeutischem Interesse (➤ Kap. 16.5.1).

33

Interferone (IFN) sind hoch aktive Proteine mit einer Molekularmasse von 15 000–25 000. Als Zytokine beeinflussen sie den Stoffwechsel anderer Zellen und wirken speziesspezifisch. Die therapeutisch eingesetzten **Human-Interferone** werden zunehmend **rekombinant** produziert.

Aufgrund immunologischer und physikochemischer Unterschiede werden die humanen Interferone in drei Gruppen eingeteilt:

- **Interferon-α:** Proteine aus Leukozyten, etwa 16 bekannte, bis zu 23 mögliche Subtypen. Innerhalb IFN-α2 wird noch zwischen Wirkstoffen differenziert, die sich in nur ein oder zwei Aminosäurepositionen unterscheiden. Sie werden **IFN-α2a, IFN-α2b** und **IFN-α2c** genannt.
- **Interferon-β*:** Glykoproteine aus Fibroblasten.
- **Interferon-γ:** Glykoproteine aus aktivierten T-Lymphozyten und natürlichen Killerzellen (NK).

Innerhalb dieser drei Typgruppen besteht eine 60–80-prozentige Homologie der Aminosäurensequenz.

Pharmakodynamik

Interferone binden an spezielle Rezeptoren auf der Zelloberfläche. Über den **JAK-STAT-Weg** der Signaltransduktion induzieren sie die Synthese von mehr als 20 Proteinen, die mit der weiteren Virusvermehrung interferieren, z. B. die Bildung von Virushüllproteinen unterbinden oder den Abbau von Nucleinsäuren bewirken.

Neben solchen **direkt antiviralen Wirkungsmechanismen** tragen auch **immunmodulatorische Effekte** zum therapeutischen Nutzen bei Virusinfektionen bei. Besondere Bedeutung haben die durch Interferon **erhöhte HLA-1-Expression** (verstärkte Präsentation von MHC-Klasse-I-Antigen) und die **Aktivierung zytotoxischer Lymphozyten** bei der Hepatitis-B-Virus-Elimination.

Pharmakokinetik

Das pharmakokinetische Verhalten wird durch die **hohe Bindungskapazität der Körperzellen für Interferone** geprägt. Konzentrationsbestimmungen im Plasma ergeben große individuelle Streuungen.

Die Schwankungsbreite ist nach intravenösen Infusionen von **IFN-α** besonders groß. Dagegen resultieren nach intramuskulärer oder subkutaner Verabreichung regelmäßigere, prolongierte, bis zu 18–36 Stunden nachweisbare Plasmakonzentrationen. Die Plasmahalbwertszeit liegt dann bei ≈ 3 Stunden. IFN-α wird **nach glomerulärer Filtration tubulär rückresorbiert** und dann **in den Tubuluszellen proteolytisch abgebaut.**

Die Glykoproteine **IFN-β und IFN-γ** werden im Plasma – unabhängig von der Applikationsart – nur in Spuren nachgewiesen. Aber auch bei sehr **niedrigen Plasmakonzentrationen** erzeugen sie systemische Wirkungen und unerwünschte Arzneimittelwirkungen. IFN-β und IFN-γ werden **in der Leber metabolisiert.**

Ein **Nachteil** der Interferone ist die relativ **rasche Elimination.** Durch **kovalente Bindung von Polyethylenglykol** an das Interferonmolekül **(Pegylierung)** lässt sich die **Plasmahalbwertszeit deutlich verlängern.**

Indikationen und Dosierung

Häufig angewandte Präparate sind humanes Interferon-α2a (Roferon A®), humanes Interferon-α2b (Intron®) und β-Interferon (Betaferon®), das zur Therapie der multiplen Sklerose eingesetzt wird. Die α-Interferone sind auch als pegylierte Derivate im Handel (Interferon-α2a, Pegasys®, und Interferon-α2b, Pegintron®). Sie finden neben den infektiologischen Indikationen auch zunehmend Verwendung in der Onkologie, wie z. B. bei Patienten mit multiplem Myelom, Haarzellenleukämie oder malignen Lymphomen.

Die wichtigsten infektiologischen Indikationen sind:

- **Chronische Hepatitis C:** Angesichts der gut verträglichen und wirksamen Therapie mit direkt wirkenden Virustatika wird Interferon zur Behandlung der akuten oder chronischen Hepatitis C nicht mehr empfohlen.
- **Chronische Hepatitis B:** Nichtpegyliertes Interferon-α2a oder -α2b kann 3 × pro Woche s. c. verabreicht werden. Peginterferon α-2a* (Pegasys®) 1 × pro Woche in einer Dosis von 180 µg ist auch für die Behandlung der chronischen Hepatitis B zugelassen. Die Bedeutung der Interferontherapie bei chronischer Hepatitis B hat nachgelassen, die orale Therapie mit Tenofovir oder Entecavir wird bevorzugt angewandt.

Unerwünschte Arzneimittelwirkungen

Interferonpräparate führen sehr häufig zu gravierenden unerwünschten Arzneimittelwirkungen. Ihr Schweregrad hängt stark von der **Dosis** und der **Applikationsform** ab.

Es werden **akute** unerwünschte Arzneimittelwirkungen (innerhalb von 2–4 Stunden auftretend) und **subakute** (nach mehreren Wochen auftretend) beobachtet. Sie sind nach Absetzen der Interferontherapie reversibel. Im Einzelnen treten auf:

- **Ein grippeähnliches Syndrom** (80–100 %, akut) mit Fieber, Schüttelfrost, Kopfschmerzen, Myalgien und Arthralgien. Meist entwickelt sich bei wiederholter Gabe eine Toleranz gegenüber dieser Symptomatik. Das Fieber kann durch Gabe von Antipyretika (z. B. Paracetamol) wirksam gelindert werden.
- **Suppression der Hämatopoese:** Leukopenie (innerhalb von 24 Stunden nach Behandlungsbeginn), Anämie und Thrombozytopenie bei längerer Anwendung.
- **Gastrointestinale Störungen:** Appetitlosigkeit, Übelkeit, Erbrechen, Diarrhö.
- **Leberzellschädigung**.
- **Nierenfunktionsstörungen**.
- **Neurologische Störungen** (v. a. bei Langzeittherapie): zuerst Mattigkeit, Lethargie, Somnolenz, Parästhesien, später Verwirrtheit, Halluzinationen, Koma. Auch Depressionen und Angstzustände können vorkommen.
- Seltenere unerwünschte Arzneimittelwirkungen sind **Exantheme, Haarausfall, Sehstörungen** und **Herz-Kreislauf-Störungen** (z. B. Hypotonie, Tachykardie).

Interaktionen

Interferone **hemmen hepatische Monooxygenasen** (Cytochrom-P_{450}) und können z. B. zu einem Anstieg der Theophyllinspiegel führen.

Kontraindikationen

Bei diversen Erkrankungen dürfen Interferone nicht gegeben werden. Sie sind kontraindiziert bei Patienten mit Herzkrankheiten, Erkrankungen des ZNS, schweren Leberfunktionsstörungen, ausgeprägter Niereninsuffizienz sowie bei schweren Knochenmarkschäden und Allergie gegen den Wirkstoff.

Chronische Hepatitis D

Das Hepatitis-D-Virus (HDV) kommt nur bei Patienten mit einer Hepatitis B vor. Es ist für seine Vermehrung auf das Hepatitis-B-Virus (HBV) angewiesen, weil es dessen Hüllprotein HBsAg verwendet. Die Erkrankung ist in Deutschland selten.

Mit **Bulevirtid** steht ein spezifischer Wirkstoff zur Behandlung zur Verfügung. Das Polypeptid blockiert die Aufnahme des Hepatitis-D-Virus in die Leberzellen. Bei täglicher Injektion sinkt die Konzentration der HDV-RNA und die ALT-Werte normalisieren sich. Gleichzeitig wird mit **Tenofovir** oder einem anderen Nukleos(t)id die zugrunde liegende HBV-Infektion behandelt.

Bulevirtid (Hepcludex®) wird 1 × täglich subkutan in einer Dosierung von 2 mg verabreicht.

Lokale Beschwerden an der Einstichstelle sind die häufigsten unerwünschten Arzneimittelwirkungen. Nach Absetzen des Arzneistoffs kann es zu einer Exazerbation der Hepatitis kommen.

Virustatika zur Therapie von COVID-19

Remdesivir ist ein Nukleotid-Analogon mit hoher In-vitro-Aktivität gegen Ebola und andere RNA-Viren, einschließlich SARS-CoV-2 (➤ Abb. 33.90). Die Phoshatgruppe ist maskiert und wird erst intrazellulär freigesetzt. Dieses pharmakologische Prinzip wird auch bei anderen Virustatika angewandt (Sofosbuvir, Tenofovir-Alafenamid).

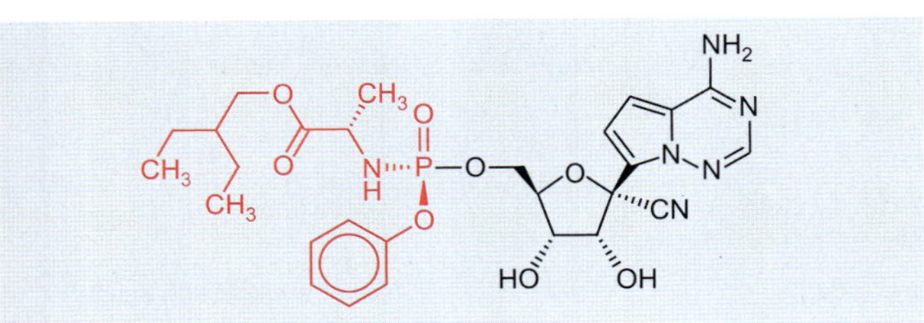

Abb. 33.90 Strukturformel Remdesivir.
Das Nukleotidanalogon ist ein C-Nukleosid-Monophosphat mit einer Phosphoramidat-Struktur. Der Basenanteil ist ein Adenin-ähnlicher Heterozyklus, die 1-Cyanogruppe im Molekül sorgt für eine selektive Hemmung von viralen RNA-Polymerasen. Die Phosphatgruppe ist mit zwei Gruppen maskiert, die intrazellulär abgespalten werden (rot markiert).

Pharmakodynamik

In der Zelle wird das nach Abspaltung der Schutzgruppen entstandene Monophosphat zum eigentlichen Wirkstoff, dem Triphosphat, verstoffwechselt. Es hemmt die RNA-abhängige RNA-Polymerase (RdRp) der Viren und verursacht einen Kettenabbruch.

Pharmakokinetik

Remdesivir wird zu etwa 88 % an humane Plasmaproteine gebunden. Es wird intrazellulär zu dem pharmakologisch aktiven Nukleosid-Analogon-Triphosphat GS-443902 metabolisiert. Der Aktivierungsweg beinhaltet eine Hydrolyse durch Esterasen. Die Halbwertszeit ist kurz (< 1 h); für das intrazelluläre Triphosphat wurde ein Wert von etwa 14 Stunden ermittelt. Der nukleosidanaloge Hauptmetabolit GS-441524 wird mit einer Halbwertszeit von etwa 27 Stunden renal eliminiert.

Indikationen und Dosierung

Remdesivir (Veklury®) ist zur Behandlung der Coronavirusinfektion COVID-19 bei Patienten ab 12 Jahren mit einer Pneumonie zugelassen, wenn eine Sauerstoffzufuhr notwendig ist. Es wird intravenös infundiert. **Dosierung:** Initial 200 mg, anschließend 1 × täglich 100 mg für 5–10 Tage.

Erste Ergebnisse der Behandlung von COVID-19-Patienten verliefen eher enttäuschend. Im Vergleich zu Placebo konnte bei stationär behandelten Patienten eine geringe Verkürzung der Krankheitsdauer festgestellt werden. Der klinische Nutzen von Remdesivir war am deutlichsten bei Patienten, die an Tag 1 Sauerstoff erhielten, jedoch nicht an ein Beatmungsgerät angeschlossen waren (ACTT-1-Studie). Remdesivir kann bei ambulanten Patienten mit erhöhtem Risiko einen schweren Verlauf der SARS-CoV-2-Infektion verhindern, wenn die Behandlung innerhalb von 7 Tagen nach Auftreten der Symptome beginnt. Eine dreitägige intravenöse Behandlung erwies sich dabei als ausreichend.

Unerwünschte Arzneimittelwirkungen

Die häufigste unerwünschte Arzneimittelwirkung bei Probanden waren erhöhte Transaminasen (14 %), bei Patienten mit COVID-19 trat Übelkeit (4 %) auf. Mögliche nephrotoxische Wirkungen werden untersucht. Bei Rhesusaffen und Ratten wirkt Remdesivir nephrotoxisch.

Interaktionen

In vitro hemmt Remdesivir CYP3A4, OATP1B1 und OATP1B3, es induziert CYP1A2 und potentiell CYP3A. Über die klinische Bedeutung dieser Befunde ist bisher sehr wenig bekannt.

Oral wirksame Virustatika zur COVID-19-Therapie

Zwei Virustatika zur oralen Therapie, Molnupiravir und Nirmatrelvir, können bei COVID-19-Patienten ein Fortschreiten der Erkrankung zu einem schwerwiegenden Krankheitsbild verhindern, wenn sie rechtzeitig – innerhalb von 3–5 Tagen nach Beginn der Symptomatik – eingenommen werden.

Molnupiravir (Lagevrio®) ist ein Prodrug, das aus dem N-Hydroxycytidin rasch freigesetzt und dreifach phosphoryliert wird. Der Einbau des aktiven Metaboliten erfolgt durch die RNA-Polymerase. Die dabei entstehenden Fehler sind über das virale Genom verteilt und führen zu einer Hemmung der Virusvermehrung.

Dosierung: 2 x tgl. 800 mg.

Nirmatrelvir ist ein peptidomimetischer Inhibitor der Protease Mpro des SARS-CoV-2. In Kombination mit Ritonavir kann Nirmatrelvir (Paxlovid®) einen schweren Verlauf der Erkrankung verhindern.

Dosierung: 2 Tbl. mit je 150 mg des Wirkstoffs müssen zusammen mit einer Ritonavir-Tablette mit 100 mg 2 x tgl. eingenommen werden. **Weitere Therapieoptionen** bei einer Covid-19-Infektion sind Antikörper, die die Virusaufnahme in Wirtszellen verhindern. Die Zellaufnahme von SARS-CoV2 erfordert die Bindung an das Angiotensin-Conversions-Enzym-2 (ACE2), das physiologischerweise Angiotensin II in Angiotensin III spaltet. Da die Viren mit dem viralen Spike-Protein an ACE2 binden, können Antikörper gegen Spike die Virusaufnahme blockieren. **Casirivimab** und **Imdevimab** (Ronapreve®) sind zwei rekombinante humane monoklonale Antikörper, die **gemeinsam** (i. v. oder s. c.) verabreicht werden und jeweils an nicht überlappende Regionen der Bindungsdomäne von Spike-Protein binden und dadurch die Virusaufnahme verhindern. Das Antikörper-Paar **Tixagevimab/Cilgavimab** (Evusheld®), das i.m. gegeben wird, bindet ebenfalls an Spike-Protein der Viren. **Sotrovimab** (Xevudy®) ist ein weiterer monoklonaler Anti-Spike-Antikörper, der i. v. angewendet wird. Die Antikörper sind indiziert bei einem erhöhten Risiko für einen schweren Verlauf der Covid-19-Infektion. Wenn z. B. Vorerkrankungen bestehen und nach einer Corona-Impfung nur unzureichend Antikörper gebildet wurden. Eine frühe Verabreichung ist notwendig, d. h. spätestens 5-7 Tage nach Symptombeginn.

33.21 Antiprotozoenmittel

Protozoen sind tierische Einzeller. Einige können als Endoparasiten Krankheiten hervorrufen, die in tropischen und subtropischen Ländern zum Teil weitverbreitet sind. Charakteristisch im Lebenszyklus pathogener Protozoen ist der parasitische Aufenthalt in verschiedenen Wirten, und zwar i. d. R. in Insekten und im Menschen. Mit dem **Wirtswechsel** durch Insektenstich erfolgt die Infektion in beiden Richtungen: Ein Teil des Entwicklungszyklus erfolgt im Menschen, der andere im Insekt. Sowohl die Art und Aufteilung der Zyklen auf beide Wirte als auch die in die Entwicklung einbezogenen Organsysteme sind erregerspezifisch. Das obligate Phänomen des Wirtswechsels ermöglicht zwei grundsätzlich verschiedene **Ansätze der Krankheitsbeherrschung:**

1. Bekämpfung der Insekten als Überträger (Vektor) durch Insektizide (➤ Kap. 35.6)
2. Bekämpfung der Parasiten im Menschen durch Arzneistoffe.

Die wichtigsten Protozoenerkrankungen sind **Malaria, Trypanosomiasis, Amöbenruhr, Leishmaniose** und **Toxoplasmose.** Eine systematische Übersicht der zoologischen und medizinischen Klassifizierungen gibt ➤ Tab. 33.38. Eine Sonderstellung nimmt die Trichomoniasis ein, die nicht durch Zwischenwirte oder Medien, sondern durch Sexualkontakte übertragen wird.

Tab. 33.38 Die wichtigsten pathogenen Protozoen nach Klassen, Erregerart, Erkrankung, Vektoren und Chemotherapie (Af = Afrika; As = Asien; I = Indien; M = Mittelmeer; L = Lateinamerika; T = tropische und subtropische Gebiete; W = weltweit)

Klasse	Erregerart	Krankheit (Verteilung)	Betroffene Organe	Vektor	Pharmaka
Mastigophora (Flagellaten)	*Trypanosoma gambiense*	Schlafkrankheit (Af)	Haut, Blut, ZNS	Tsetsefliegen	• 1. Stadium: Suramin, Pentamidin • 2. Stadium: Melarsoprol
	Trypanosoma rhodesiense	Schlafkrankheit (Af)	Lymphatische Organe		
	Trypanosoma cruzi	Chagas-Krankheit (L)	Haut, Blut, lymphatische und innere Organe	Raubwanzen	Nifurtimox
	Leishmania donovani	Kala-Azar (Af, I, L, M)	Milz, Leber	Sandmücken	Amphotericin B, Stibogluconat-Natrium, Pentamidin
	Leishmania tropica	Orientbeule (Af, L, M, I)	Haut		
	Leishmania brasiliensis	Espundia (L, T)	Haut, Schleimhaut von Nase und Rachen		
	Trichomonas vaginalis	Kolpitis, Urethritis (W)	Weiblicher Genitalbereich, männliche Urethra	–	Metronidazol
Rhizopoda	*Entamoeba histolytica*	Amöbenruhr (T)	Leber, Dickdarm		Metronidazol (Clioquinol)
Sporozoa	*Plasmodium vivax*	Malaria tertiana (Af, As, L, M)	Leber, Erythrozyten	Anopheles-Mücke	Chinin, Chloroquin, Mefloquin, Pyrimethamin, Primaquin, Atovaquon, Proguanil, Artemether
	Plasmodium malariae	Malaria quartana (Af, As, L, M)			
	Plasmodium falciparum	Malaria tropica (Af, As, L, M)			
	Toxoplasma gondii	Toxoplasmose (W)	Leber, ZNS, lymphatische Organe		Pyrimethamin, Sulfonamide

33.21.1 Malaria

Malaria ist mit mehr als 200 Millionen Erkrankungen die **häufigste Infektionskrankheit** der Welt. In Deutschland werden pro Jahr mehr als 500 Erkrankungen gemeldet, die meist aus Afrika importiert werden.

Der charakteristische **Entwicklungszyklus** der Malariaplasmodien ist in ➤ Abb. 33.91 dargestellt. Sporozoiten werden von weiblichen Anopheles-Mücken mit Stich in die menschliche Blutbahn übertragen. Im Infizierten erfolgt die Vermehrung (ungeschlechtlich, **Schizogonie**) in zwei Schritten: In der Leber bilden sich Gewebe-Schizonten und Merozoiten, die in die Blutbahn zurückgelangen. Diese entwickeln sich in einem Kreisprozess in den Erythrozyten zu **Blut-Schizonten** und Merozoiten fort. Als Gametozyten gelangen sie durch Insektenstich in (weibliche) Anopheles-Mücken und bilden dort Gameten, die eigentliche fortpflanzungsfähige geschlechtliche Form **(Gamogonie).** Aus ihnen bilden sich im Mückenorganismus über verschiedene Zwischenstufen die infektionsfähigen Sporozoiten **(Sporogonie).**

Die Dauer des **Leberzyklus** ist je nach Erregerart verschieden und bestimmt die Inkubationszeit bis zum ersten für die Krankheit insgesamt charakteristischen **Fieberanfall;** die nachfolgenden Fieberzustände fallen zeitlich mit dem Befall und der Zerstörung der Erythrozyten zusammen. Je nach Länge des Intervalls unterscheidet man **Malaria tertiana** (48-h-Intervall), **Malaria quartana** (72 h) und schließlich **Malaria tropica** (die bösartigste Form mit wechselnden Intervallen). Die diesen Krankheitsbildern zugrunde liegenden Erregerarten sind in ➤ Tab. 33.38 vermerkt.

Das Krankheitsbild ist neben den Wechselfieberanfällen, gepaart mit Schüttelfrösten, durch starke Kopf- und Muskelschmerzen, hämolytische Anämie mit Milzvergrößerung und mehr oder weniger raschen Verfall gekennzeichnet, mit tödlichem Ausgang evtl. schon nach wenigen Tagen oder auch nach Monaten. Bei chronischen Verlaufsformen gibt es Rückfälle nach Monaten, Jahren und evtl. Jahrzehnten.

Für die **Pharmakotherapie** der verschiedenen Malariaformen gibt es mehrere Angriffsmöglichkeiten auf die Erregerzwischenstufen:

- Gewebe-Schizonten (Pyrimethamin, Primaquin, Proguanil, Atovaquon)
- Blut-Schizonten (Chloroquin, Chinin, Proguanil, Atovaquon)
- Gametozyten (Pyrimethamin, Primaquin)

Die Wirkungen sind sehr spezifisch und werden bei den einzelnen Substanzen detaillierter beschrieben.

Neben der Therapie spielt die **Malariaprophylaxe** eine große Rolle. Die hierfür eingesetzten Therapeutika zielen auf die ersten Vermehrungsformen in Blut und Leber ab. Da die Vermehrungszyklen (Inkubationszeiten) verschieden sind, müssen die Wirkstoffe über längere Zeit in Blut und Leber in hinreichend hohen Konzentrationen vorhanden sein. Die Angriffsmöglichkeiten für Therapie und Prophylaxe sind in ➤ Abb. 33.91 aufgezeigt.

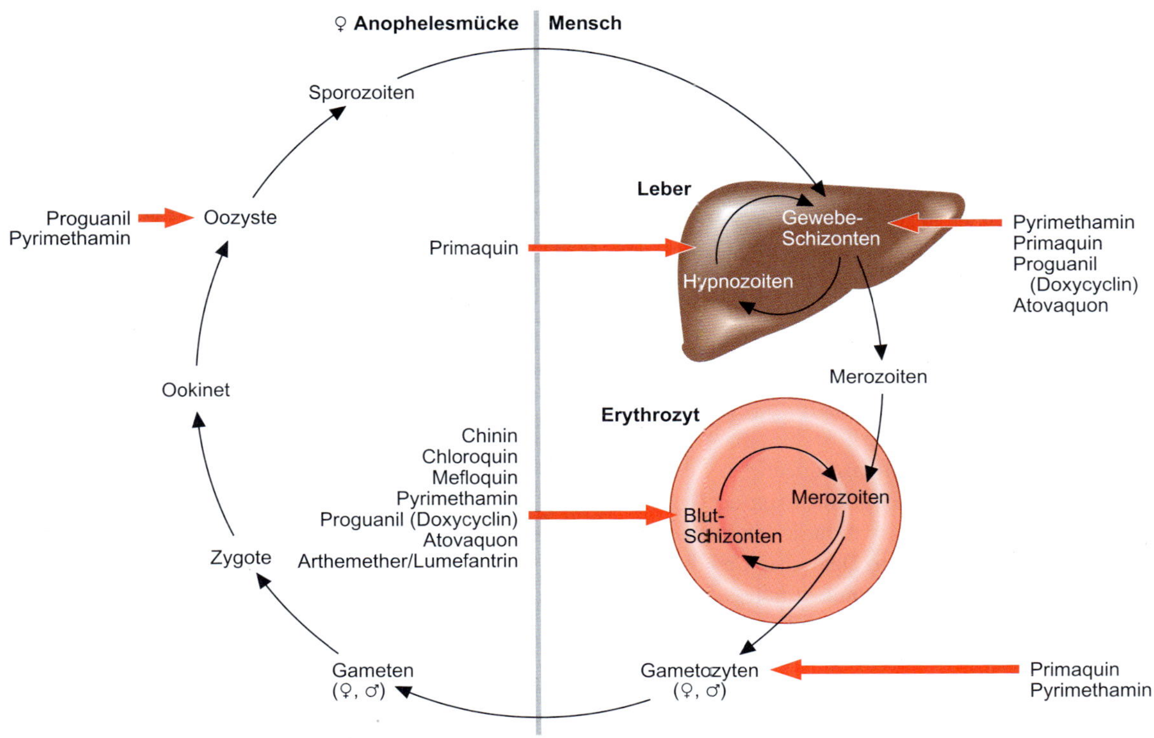

Abb. 33.91 Schema der Entwicklungszyklen von Plasmodien in Mensch und Mücke und Angriffspunkte der Antimalariamittel.
A) Gametogonie und Sporogonie **in der Mücke:** Aufsaugen von Gametozyten mit Menschenblut; Ausbildung der Geschlechtsform (Gameten), Befruchtung – Fortentwicklung der vereinigten Form über Zygote, Ookinet und Oozyste zu den übertragungsfähigen Sporozoiten.
B) Schizogonie (ungeschlechtliche Formen) **im Menschen:** Übertragung von Sporozoiten aus dem Speichel der Mücke ins Blut – Transport in die Leber – dort Bildung von Schizonten und Zerfall zu Merozoiten (Leberzyklus) – Ausschwemmung von Merozoiten ins Blut, Aufnahme in Erythrozyten mit weiterer Vermehrung – Zellzerfall und Eindringen der Blut-Schizonten in weitere Erythrozyten – Bildung einiger Gametozyten mit geschlechtlicher Differenzierung.

33

Tab. 33.39 Dosierung von Antimalariamitteln zur Prophylaxe und notfallmäßigen Selbstbehandlung (Dosierung bei Kindern: siehe www.dtg.org)

Medikament (Handelsname)	Prophylaxe	Notfallmäßige Selbstbehandlung
Artemether/Lumefantrin (Riamet®)	Nicht geeignet	80 mg/480 mg (= 4 Tbl.) initial, nach 8 h weitere 4 Tbl., dann 2 × tgl. je 4 Tbl. am 2. Und 3. Tag (entspricht insgesamt 24 Tbl.)
Atovaquon/Proguanil[1] (Malarone®)	250 mg/100 mg (= 1 Tbl.)/Tag 1–2 Tage vor bis 7 Tage nach Aufenthalt im Malariagebiet (Erwachsene mit > 40 kg KG)	1000 mg/400 mg (= 4 Tbl.) Einmaldosis an 3 aufeinanderfolgenden Tagen bei > 40 kg KG
Doxycyclin (z. B. Vibramycin®)	100 mg/Tag 1–2 Tage vor bis 4 Wochen nach Aufenthalt im Malariagebiet	Nicht geeignet
Mefloquin[2] (Lariam®)	250 mg (= 1 Tbl.) pro Woche, 1–3 Wochen vor bis 4 Wochen nach Aufenthalt im Malariagebiet (besondere Vorsichtsmaßnahmen beachten)	Nicht mehr empfohlen

[1] Einnahme mit einer Mahlzeit oder Milchprodukten zur jeweils gleichen Tageszeit.
[2] Bei erstmaliger Mefloquin-Prophylaxe kann auch 2–3 Wochen vor Abreise begonnen werden.

Malariaprophylaxe

Im Vordergrund der prophylaktischen Bemühungen steht die Verhinderung der Infektion durch Vermeidung von Mückenstichen. Die **Maßnahmen** umfassen:

- Tragen von hautbedeckender, heller Kleidung
- Anwendung von Repellenzien wie DEET (Diethyltoluamid) auf den freien Hautpartien
- Anwendung von Moskitonetzen

Unter einer **kausalen Prophylaxe** wird die Beeinflussung des frühen intrahepatischen Stadiums der Plasmodien verstanden, unter einer **Suppressionsprophylaxe** versteht man die Zerstörung der intraerythrozytären Formen (Schizonten).

Die Empfehlungen zur Malariaprophylaxe orientieren sich an der aktuellen Resistenzsituation und werden jährlich von der WHO und anderen Organisationen bekanntgegeben. Aktuelle Informationen zur Malariaprophylaxe sind via Internet von der **Deutschen Gesellschaft für Tropenmedizin und Internationale Gesundheit** unter der folgenden Adresse verfügbar: www.dtg.org. Die letzten verfügbaren Informationen zur Dosierung von Antimalariamitteln zur Prophylaxe und notfallmäßigen Selbstbehandlung sind in ➤ Tab. 33.39 zusammengefasst.

Atovaquon

Atovaquon* (➤ Abb. 33.92) wurde Anfang der 1980er-Jahre erstmals synthetisiert. Es ist chemisch gesehen ein Hydroxynaphthochinon und weist eine Strukturanalogie zu Ubichinon auf.

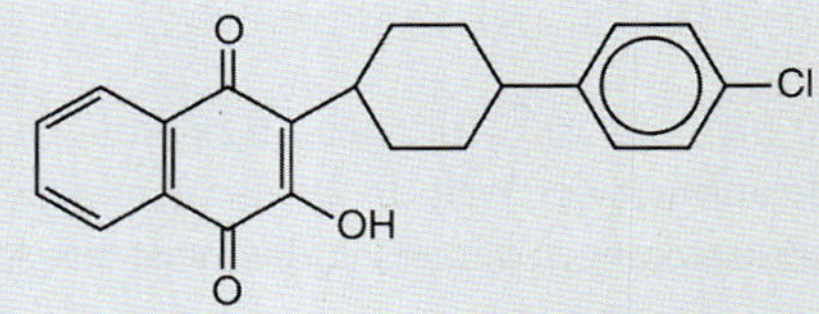

Abb. 33.92 Atovaquon besitzt strukturelle Ähnlichkeit mit Ubichinon. Es hemmt den Ubichinon-vermittelten Elektronentransport in der Mitochondrienmembran von Protozoen.

Pharmakodynamik

Der **Wirkungsmechanismus** von Atovaquon ist **nicht genau geklärt.** Durch Hemmung des Cytochrom-bc1-Komplexes in den Mitochondrien und damit des Elektronentransports in der Atmungskette werden wahrscheinlich die Nukleinsäure- und die ATP-Synthese in den Protozoen blockiert. Es wird vermutet, dass es in die De-novo-Pyrimidinsynthese der empfindlichen Erreger eingreift (Protozoen sind nicht in der Lage, Pyrimidine zu resorbieren). Da die primären Angriffspunkte der Substanz Reaktionen betreffen, die in menschlichen Zellen nicht vorkommen (De-novo-Pyrimidinsynthese), besteht eine **selektive Toxizität für die Mikroorganismen.** Atovaquon wirkt gegen **Malaria- und Toxoplasmoseerreger,** aber auch gegen *Pneumocystis jirovecii* (früher *P. carinii*).

Pharmakokinetik

Atovaquon ist eine lipophile Substanz. Die **Bioverfügbarkeit ist relativ gering** und unterliegt ausgeprägten interindividuellen Schwankungen. Die Einnahme des Medikaments mit einer fettreichen Mahlzeit verbessert die Resorptionsquote um das 2–4-Fache. Atovaquon wird zu mehr als 99,9 % an **Plasmaproteine gebunden.** Die Substanz wird **nicht metabolisiert.** Ein enterohepatischer Kreislauf ist wahrscheinlich wesentlich für die lange Plasmahalbwertszeit von 2–4 Tagen verantwortlich.

Indikationen und Dosierung

Atovaquon wird zur **Therapie und Prophylaxe der Malaria** in Kombination mit Proguanil empfohlen (Malarone®). **Dosierung:** ➤ Tab. 33.39.

Es ist als Monopräparat (Wellvone®) auch zur **Akutbehandlung** von leichten bis mäßig schweren Formen der *Pneumocystis-jirovecii*-**Pneumonie** indiziert, wenn die Therapie mit Cotrimoxazol nicht vertragen wird.

Dosierung: 2 × 750 mg/Tag zusammen mit einer Mahlzeit.

Unerwünschte Arzneimittelwirkungen

Die folgenden unerwünschten Arzneimittelwirkungen können auftreten: Exantheme, gastrointestinale Störungen (Übelkeit, Erbrechen, Durchfall), ZNS-Störungen (Kopfschmerzen, Schlaflosigkeit) und Fieber.

Proguanil

Das Biguanidderivat Proguanil* ist seit den 1940er-Jahren bekannt (➤ Abb. 33.96), Resistenzen entwickelten sich rasch in Südostasien, wo es weitverbreitet war. Der **Dihydrofolsäurereduktase-Inhibitor** wird heute in Kombination mit Atovaquon angewandt.

Pharmakodynamik

Das Prodrug Proguanil weist selbst nur eine schwache inhibitorische Wirkung an der Dihydrofolsäure-Reduktase der Plasmodien auf – erst die **Metabolisierung zum Cycloguanil** führt zu einer Verbindung mit ausreichender Wirkung gegen das Enzym. Die Affinität zum entsprechenden Enzym aus Säugetierzellen ist wesentlich geringer. Proguanil bzw. Cycloguanil wirkt gegen Gewebe-Schizonten, insbesondere von *P. falciparum,* und gegen Blut-Schizonten. Die Substanz zeigt keine Wirkung auf die sexuellen Formen der Erreger. Die Einsatzmöglichkeiten des Arzneistoffs werden durch zunehmende Resistenzen von *P. falciparum* begrenzt. Die Kombination von Chloroquin und Proguanil wird zur Langzeitprophylaxe gegen *P. vivax* und *P. falciparum* empfohlen, Voraussetzung ist allerdings eine ausreichende Empfindlichkeit der Erreger gegen Proguanil.

Pharmakokinetik

Die Substanz wird **gut** aus dem Magen-Darm-Trakt **resorbiert.** In der Leber werden etwa 20 % des Arzneistoffs zu Cycloguanil metabolisiert. Bei einigen Menschen erfolgt dieser Metabolisierungsschritt aufgrund eines CYP2C19-Polymorphismus in sehr viel geringerem Ausmaß (poor metabolizer). Die **Plasmahalbwertszeit** liegt bei etwa 16 Stunden, die Angaben zur Halbwertszeit des wirksamen Metaboliten sind sehr unterschiedlich (ca. 2–12 h). Etwa **60 %** der Ausgangssubstanz werden unverändert **über die Niere eliminiert.**

Indikationen und Dosierung

Das Kombinationspräparat Malarone® enthält Atovaquon und Proguanil; es ist zur Prophylaxe und zur notfallmäßigen Selbstbehandlung geeignet.

Dosierung: ➤ Tab. 33.39.

Unerwünschte Arzneimittelwirkungen

In den zur Prophylaxe angewandten Dosierungen ist Proguanil ein gut verträgliches Medikament. Die folgenden unerwünschten Arzneimittelwirkungen können auftreten: leichte gastrointestinale Störungen, Hautreaktionen, Haarausfall (selten) und hämatologische Störungen (v. a. bei Patienten mit Nierenfunktionsstörungen).

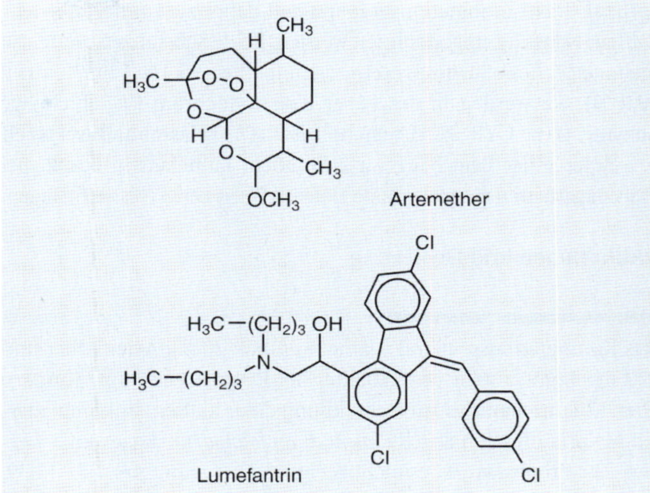

Abb. 33.93 Artemether und Lumefantrin werden in Kombination angewandt.

Artemisinin-basierte Kombinationspräparate (Artemether + Lumefantrin, Dihydroartemisinin + Piperaquin)

Teezubereitungen von *Artemisia annua* (Beifuß) werden in der chinesischen Volksmedizin wohl bereits seit etwa 2000 Jahren bei Fieber verwendet (Quinhaosu). Der Wirkstoff **Artemisinin** wurde aus der Pflanze isoliert, die Struktur konnte 1979 aufgeklärt werden. (Die Entdeckung von Artemisinin durch die chinesische Forscherin Youyou Tu wurde 2015 mit dem Nobelpreis für Medizin und Physiologie gewürdigt.) Derivate des Artemisinins, wie Dihydroartemisinin oder Artemether, sind wirksamer als die Ausgangsverbindung. Das halbsynthetische Derivat **Artemether*** (➤ Abb. 33.93) steht in dem Kombinationspräparat Riamet® zusammen mit **Lumefantrin*** zur Therapie der Malaria zur Verfügung. **Dihydroartemisinin** wird in Kombination mit Piperaquin als eine ähnlich zusammengesetzte Alternative unter dem Namen Eurartesim® angeboten.

Pharmakodynamik

Die in den beiden Präparaten kombinierten Substanzen wirken synergistisch auf die Nahrungsvakuole der Parasiten. Wahrscheinlich greifen sie dort in die Umwandlung von Häm (einem toxischen Stoffwechselprodukt des Hämaglobinabbaus) in das nicht toxische Malariapigment **Hämozoin** ein. Lumefantrin und Piperaquin beeinflussen die Polymerisation, Artemether und Dihydroartemisinin bilden mit dem Häm-Eisen reaktive Radikale, die zu irreversiblen Veränderungen in Proteinen und Nukleinsäuren der Erreger führen.

Pharmakokinetik

Beim Kombinationspräparat Riamet® ist die **Resorption** der Wirkstoffe aus dem Magen-Darm-Trakt im nüchternen Zustand nicht optimal. Das Kombinationspräparat soll daher zusammen mit fetthaltiger Nahrung eingenommen werden. Beide Substanzen binden zu mehr als 95 % an **Serumproteine** (Artemether: 95,4 %, Lumefantrin: 99,9 %). Sie werden in der Leber über Cytochrom-P_{450}-abhängige Enzyme (z. B. CYP 3A4) metabolisiert. Die **Plasmahalbwertszeit** von Artemether liegt bei etwa 2 Stunden; Lumefantrin besitzt bei Malariapatienten eine terminale Halbwertszeit von 3 (bis zu 6) Tagen.

Indikationen und Dosierung

Das Kombinationspräparat Riamet® enthält 20 mg Artemether und 120 mg Lumefantrin pro Tablette. Bei Erwachsenen und Kindern über 12 Jahre kann es zur Behandlung einer akuten, unkomplizierten Malariainfektion durch *Plasmodium falciparum* angewandt werden. Zur Prophylaxe ist es nicht geeignet. Dosierung: ➤ Tab. 33.39.

Eurartesim® ist zur Behandlung der unkomplizierten *P. falciparum*-Malaria zugelassen. Die Kombination ist klinisch gut wirksam und verträglich. Problematisch ist das Risiko für eine Verlängerung der QTc-Zeit im EKG. Das Präparat wird daher nicht zur Prophylaxe empfohlen und ist im Gegensatz zu Riamet® auch nicht zur notfallmäßigen Selbstbehandlung geeignet.

Unerwünschte Arzneimittelwirkungen

Zu den häufigsten unerwünschten Arzneimittelwirkungen von Riamet® zählen Reaktionen des **ZNS** (Kopfschmerzen, Schwindel) und des **Gastrointestinaltrakts** (Übelkeit, Erbrechen, Bauchschmerzen); weitere unerwünschte Arzneimittelwirkungen sind Exantheme, Pruritus sowie Arthralgien und Myalgien.

Eine asymptomatische **Verlängerung des QT-Intervalls** im EKG wurde in klinischen Studien beobachtet. Riamet® ist daher **kontraindiziert** bei Patienten mit Herzrhythmusstörungen, Elektrolytstörungen (z. B. Hypokaliämie) und bei gleichzeitiger Behandlung mit anderen Arzneistoffen, von denen bekannt ist, dass sie das QT-Intervall verlängern.

Interaktionen

Beide Wirkstoffe werden durch CYP3A4 metabolisiert, scheinen das Enzym aber in therapeutischen Konzentrationen nicht zu hemmen. Die gleichzeitige Gabe von anderen Wirkstoffen, die Einfluss auf hepatische Monooxygenasen haben, gilt als kontraindiziert.

Doxycyclin

Doxycyclin ist ein seit Jahrzehnten bewährtes Tetracyclinantibiotikum (➤ Kap. 33.8), das nicht nur gegen Bakterien wirkt, sondern auch eine Aktivität gegen Plasmodien aufweist. Es kann zur **Malariaprophylaxe** in einer Dosierung von 100 mg/Tag alternativ zu Mefloquin oder Atovaquon/Proguanil bei Erwachsenen eingesetzt werden (➤ Tab. 33.39). Von der WHO wird es für diese Indikation empfohlen, in Deutschland ist Doxycyclin als Prophylaktikum jedoch anders als in anderen Ländern (z. B. den USA) nicht zugelassen. Da die gute Wirksamkeit und Verträglichkeit des Mittels durch zahlreiche Studien belegt wird, ist ein sog. Off-Label-Use prinzipiell möglich, v. a., wenn z. B. Kontraindikationen für andere Mittel bestehen. Der Reisende sollte auf die rechtliche Situation in Deutschland hingewiesen werden.

Doxycyclin allein ist **zur Therapie der Malaria nicht geeignet,** wird aber in einer Dosierung von 2 × 200 mg/Tag in Kombination mit Chinin bei Verdacht auf Multiresistenz der Plasmodien auch therapeutisch eingesetzt.

Die pharmakologischen Eigenschaften, einschließlich Verträglichkeit und Kontraindikationen, werden in ➤ Kap. 33.8 ausführlich dargestellt.

Chinin

Chinin (➤ Abb. 33.94) wurde als Hauptalkaloid der Chinarinde bereits 1820 isoliert. Seine Bedeutung ist heute gering, doch wird es nach wie vor zur Behandlung der komplizierten Malaria tropica eingesetzt, obwohl es relativ schlecht verträglich ist.

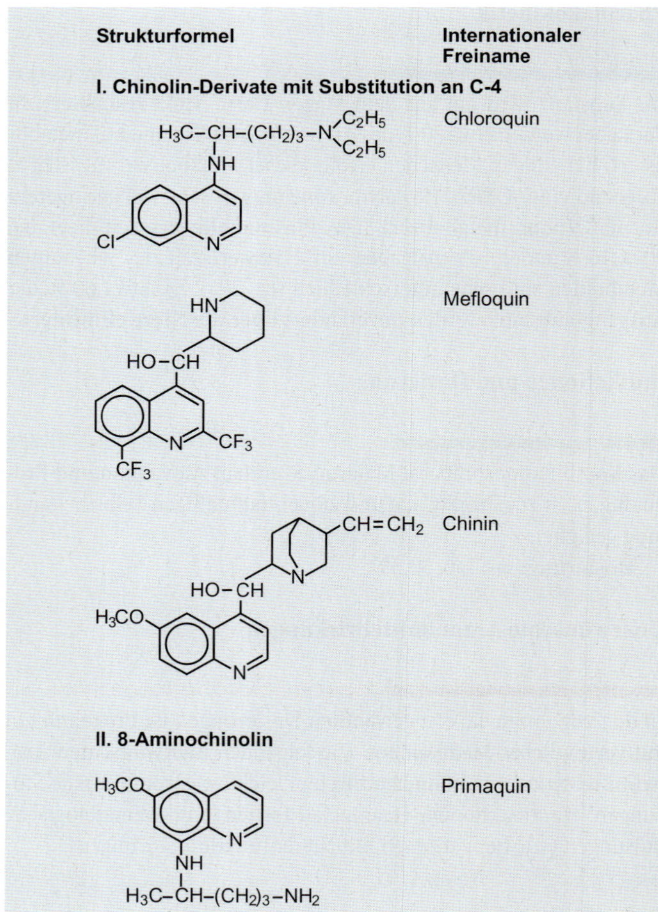

Abb. 33.94 Chemische Struktur einiger Malariamittel.

Pharmakodynamik

Chinin **hemmt** die **Hämpolymerase,** die das toxische Stoffwechselprodukt Häm in das schlecht lösliche Malariapigment Hämazoin (syn.: Hämozoin) umwandelt (➤ Abb. 33.95).

Chinin weist eine **schizontozide Wirkung** gegenüber Blut-Schizonten auf und wirkt ebenfalls auf Gametozyten von *P. malariae* und *P. vivax*. Für den **therapeutischen Einsatz** kommen in erster Linie resistente Stämme von *Plasmodium falciparum* (Malaria tropica) in Betracht.

Pharmakokinetik

Nach oraler Gabe wird Chinin **fast vollständig resorbiert.** Die **Plasmaproteinbindung beträgt ca. 70 %** und die **Plasmahalbwertszeit** 11 Stunden. Das scheinbare **Verteilungsvolumen** wird mit etwa 1,5 l/kg angegeben, die Liquorkonzentrationen sind gering (< 5 % der Serumkonzentrationen). Chinin wird überwiegend metabolisiert, nur etwa 5 % einer Dosis werden unverändert im Urin ausgeschieden.

Indikationen und Dosierung

Chinin (Chininum hydrochloricum®) kann zur Therapie der Malaria tropica angewandt werden. Eine komplizierte Malaria tropica, z. B. bei Auftreten von Bewusstseinstrübung, schwerer Anämie, Niereninsuffizienz, Transaminasenerhöhung, Hypoglykämie oder Hyperparasitämie, wird unter intensivmedizinischen Bedingungen mit Chinin behandelt. Es wird dann häufig in Kombination mit Doxycyclin gegeben.

Dosierung: 7 Tage lang 1,0–1,25 g/Tag oral. Bei schweren Erkrankungen kann auch eine intravenöse Therapie erfolgen, hierbei ist eine „loading dose" indiziert, z. B. initial 20 mg/kg als Infusion über 4 Stunden, danach 10 mg/kg alle 8 Stunden.

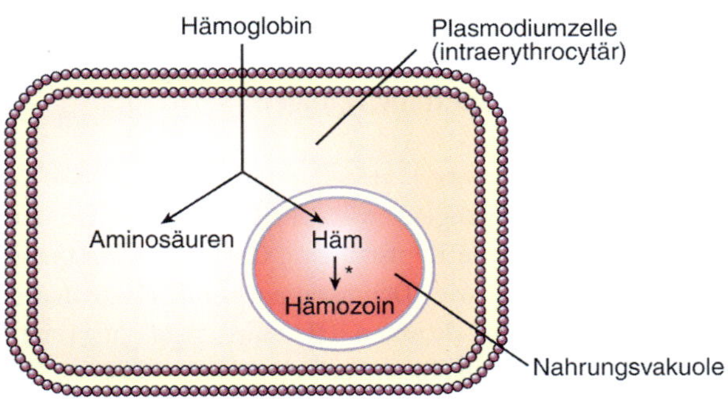

Abb. 33.95 Wirkungsmechanismus von Chloroquin und verwandten Malariamitteln (* = Hämpolymerase).
Die erythrozytären Formen der Plasmodien gewinnen essenzielle Aminosäuren durch den Abbau von Hämoglobin. Dabei wird Häm (Ferriprotoporphyrin) freigesetzt. Dieses toxische Stoffwechselprodukt wird durch die Hämpolymerase zu Hämozoin, dem schlecht löslichen Malariapigment, polymerisiert und in der Nahrungsvakuole der Erreger abgelagert. Die Hämpolymerase wird durch Chloroquin und verwandte Malariamittel gehemmt, was zu einer Zerstörung der Erreger führt.

Unerwünschte Arzneimittelwirkungen

Chinin kann diverse unerwünschte Arzneimittelwirkungen verursachen. Dazu gehören **gastrointestinale Störungen, neurotoxische Effekte** (z. B. Kopfschmerzen, Tinnitus, Sehstörungen, Verwirrtheitszustände), **hämatologische Störungen,** wie intravasale Hämolyse, Leuko- und Thrombopenie, **Herz-Kreislauf-Reaktionen** (EKG-Veränderungen, Verlängerung des QT-Intervalls), **Atemdepression, Hautreaktionen** (z. T. allergischer Natur), **Leberzellschädigung** und **Hypoglykämie** (Blutzuckerkontrollen erforderlich).

Chloroquin

Systematische Studien zur Entwicklung neuer Malariamittel führten Mitte der 1930er-Jahre in Deutschland zur Entwicklung von Chloroquin und dem analogen Arzneistoff Hydroxychloroquin* (➤ Abb. 33.92).

Pharmakodynamik

Chloroquin wirkt gegen Blut-Schizonten aller vier Erregerarten der Malaria (➤ Abb. 33.91).

Wirkmechanismus

Chloroquin und andere, ähnlich wirkende Malariamittel (Chinin, Mefloquin) hemmen die **Hämpolymerase** der Plasmodien (➤ Abb. 33.95). In der Folge reichern sich membranschädigende Hämmetaboliten an und es kommt zur Zerstörung der Erreger. Die für die Hemmung erforderlichen Konzentrationen werden in der sauren Nahrungsvakuole (pH 5,2) durch Anreicherung der basischen Wirkstoffe erzielt. Resistente Plasmodien können die Wirkstoffe rasch eliminieren, sodass keine wirksamen Konzentrationen erreicht werden.

Pharmakokinetik

Chloroquin wird nach oraler Aufnahme **fast vollständig resorbiert.** Die **Plasmaproteinbindung** beträgt ca. **55–60 %.** Der Wirkstoff reichert sich intrazellulär in den sauren Lysosomen an und erreicht hohe Gewebekonzentrationen, die Ausscheidung erfolgt mit einer Halbwertszeit von etwa 30–60 Tagen.

Chloroquin unterliegt einem **ausgeprägten Metabolismus.** Etwa 55 % einer Dosis werden im **Urin** wiedergefunden (davon ca. ⅔ als Muttersubstanz und ca. ¼ als Desethylchloroquin) und ca. 10 % in den Fäzes.

Indikationen und Dosierung

Chloroquin (Resochin®) wird aufgrund der weitverbreiteten Resistenzen heute nicht mehr zur Prophylaxe oder Therapie der Malaria empfohlen.

33

Da Chloroquin und Hydroxychloroquin in vitro auch eine antivirale Wirkung aufweisen, sind die Wirkstoffe in mehreren umfangreichen klinischen Studien bei Patienten mit COVID-19 untersucht worden. Im direkten Vergleich zu Placebo konnte kein therapeutischer Nutzen festgestellt werden.

Unerwünschte Arzneimittelwirkungen

Chloroquin kann diverse, teilweise schwerwiegende unerwünschte Arzneimittelwirkungen verursachen. Dazu gehören: **Augenschäden** (Hornhaut und Retina), **gastrointestinale Störungen** (Übelkeit, Erbrechen, Durchfälle), **neurotoxische Reaktionen** (Benommenheit, Parästhesien, Psychosen, Krampfanfälle), **Hautreaktionen** (Exantheme, Juckreiz), **hämatologische Störungen** (Agranulozytose, Thrombozytopenie, Hämolyse bei Glucose-6-phosphat-Dehydrogenase-Mangel), ferner seltene unerwünschte Arzneimittelwirkungen wie **Tinnitus, Hörschäden, Verminderung des Skelettmuskeltonus** und EKG-Veränderungen.

Kontraindikationen

Chloroquin ist kontraindiziert bei Retinopathie und Gesichtsfeldeinschränkungen, Erkrankungen des blutbildenden Systems, Glucose-6-phosphat-Dehydrogenase-Mangel, Myasthenia gravis und Überempfindlichkeit gegen 4-Aminochinoline.

Primaquin

Pharmakodynamik

Primaquin wirkt sowohl auf die Leberschizonten als auch auf die Hypnozoiten von *Plasmodium vivax* und *ovale* (➤ Abb. 33.91). Zur akuten Anfallsbehandlung ist Primaquin dagegen nicht geeignet, weil Blut-Schizonten nicht erfasst werden.

Pharmakokinetik

Primaquin wird gut aus dem Magen-Darm-Trakt resorbiert, ist jedoch **schlecht gewebegängig.** Es wird unter Bildung eines Chinonimins mit Elektronenakzeptoreigenschaft, das Met-Hb (➤ Kap. 35.4.1) bilden kann, metabolisiert. Die Plasmahalbwertszeit beträgt ca. 6 Stunden.

Indikationen und Dosierung

Primaquin (in Deutschland nicht im Handel) wird zur Rezidivprophylaxe nach einer Malaria tertiana eingesetzt.

Dosierung: 15 mg/Tag (als Base). Dauer der Behandlung: 2 Wochen.

Unerwünschte Arzneimittelwirkungen

Gastrointestinale Störungen und **Hämolyse** (ein Glucose-6-phosphat-Dehydrogenase-Mangel muss vor Therapiebeginn ausgeschlossen werden).

Mefloquin

Mefloquin (➤ Abb. 33.94) ist eine von zahlreichen Substanzen, die zur Beherrschung chloroquinresistenter Stämme von *P. falciparum* entwickelt worden sind.

Pharmakodynamik

Es besitzt eine schizontozide Wirkung auf *P. vivax*, *P. ovale* und *P. malariae.* Ähnlich wie Chloroquin hemmt es wohl die Hämpolymerase der Erreger. Zunehmend wird Resistenz beobachtet.

Pharmakokinetik

Mefloquin wird nach oraler Aufnahme **gut** (ca. 80 %) **resorbiert.** Die **hohe Proteinbindung** (≥ 98 %) trägt zu der langen Verweildauer bei. Die Plasmahalbwertszeit beträgt etwa 20 Tage. Hohe Konzentrationen finden sich v. a. in Leber und Lunge; eine Akkumulation findet in den Erythrozyten statt. Die **Exkretion** erfolgt hauptsächlich **mit den Fäzes;** im Urin erscheinen nur ca. 9 % einer Dosis. Mefloquin unterliegt einer kontinuierlichen enterohepatischen und enterogastralen Zirkulation.

Indikationen und Dosierung

Indikationen für Mefloquin (Lariam®) sind Therapie und Prophylaxe der Malaria. Zur notfallmäßigen Selbstbehandlung wird es nicht mehr empfohlen.

Dosierung: ➤ Tab. 33.39.

Unerwünschte Arzneimittelwirkungen

Gastrointestinale Störungen, wie Übelkeit, Erbrechen, Durchfall, **ZNS-Störungen,** wie Kopfschmerz, Gleichgewichtsstörungen, psychische Störungen wie Depressionen und Halluzinationen, **Überempfindlichkeitsreaktionen** (Hautausschlag, Juckreiz) und **Herzrhythmusstörungen** (Bradykardie).

Kontraindikationen

Bei schweren Leber- und Nierenfunktionsstörungen, bei psychiatrischen und neurologischen Vorerkrankungen und bei Patienten mit kardialen Erregungsleitungsstörungen ist Mefloquin kontraindiziert.

33

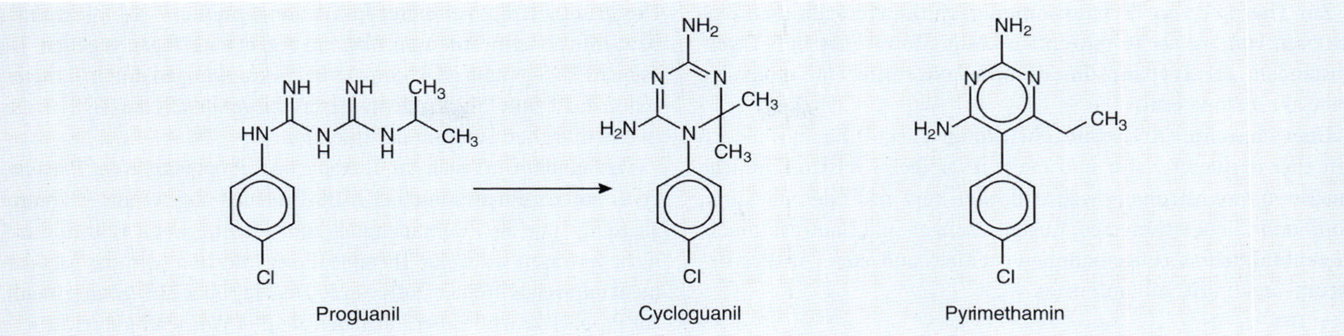

Abb. 33.96 Hemmstoffe der Dihydrofolat-Reduktase.

Pyrimethamin

Pharmakodynamik

Pyrimethamin (➤ Abb. 33.96) ist ein Hemmstoff der Dihydrofolsäure-Reduktase und greift damit in den C_1-Stoffwechsel ein (➤ Kap. 33.15). Das Diaminopyrimidin ist in Kombination mit Sulfadiazin auch bei Toxoplasmose wirksam (➤ Kap. 33.15).

Pharmakokinetik

Pyrimethamin schädigt Gewebe- und Blut-Schizonten sowie Gametozyten. Es wird nach oraler Zufuhr **vollständig resorbiert.** Die Plasmaproteinbindung beträgt etwa 85 %, die Plasmahalbwertszeit 4 Tage. Es **verteilt sich gut** in alle Gewebe. Pyrimethamin wird überwiegend in der **Leber metabolisiert.**

Indikationen und Dosierung

Pyrimethamin (Daraprim®) wird nur in Kombination mit anderen Wirkstoffen angewandt.

- Zur Prophylaxe oder Therapie der **Malaria** in Kombination mit Sulfadoxin (im Kombinationspräparat Fansidar®, in Deutschland nicht im Handel) wird Pyrimethamin nicht mehr empfohlen.
- Behandlung der **Toxoplasmose** in Kombination mit einem Sulfonamid (z. B. Sulfadiazin [Sulfadiazin-Heyl®]), ➤ Kap. 33.15.

Unerwünschte Arzneimittelwirkungen

Als unerwünschte Arzneimittelwirkungen werden v. a. gastrointestinale Reaktionen und ZNS-Störungen sowie Exantheme beobachtet. Mögliche Blutbildveränderungen sind reversibel.

33.21.2 Trypanosomenerkrankungen

Auch Trypanosomenerkrankungen werden durch Zwischenwirte übertragen (➤ Tab. 33.38). Doch ist deren Bekämpfung weniger erfolgreich als bei Malaria, sodass der Pharmakotherapie entscheidende Bedeutung zukommt. Sie ist bei der Schlafkrankheit und der Chagas-Krankheit verschieden.

Tsetsefliegen übertragen die Erreger der **Schlafkrankheit,** *Trypanosoma gambiense* und *rhodesiense,* durch Stich in die Haut des Menschen, wo sich ein Primäraffekt (Trypanosomenschanker) ausbildet. Erst danach folgt die Aussaat ins Blut, von dort die Ausbreitung in die lymphatischen Organe, wo die starke Vermehrung zu generalisierter Lymphdrüsenschwellung und Fieber führt. Über das Blut gelangen Erreger in das ZNS und erzeugen eine Meningoencephalitis, als deren Folge narkoleptische Zustände auftreten, die der Krankheit den Namen gegeben haben. Der Verlauf kann akut bis schleppend sein, die Mortalität ist ohne Behandlung hoch. Im ersten Stadium setzt man **Suramin** und **Pentamidin** ein, im zweiten Stadium (ZNS-Beteiligung) **Tryparsamid** und **Melarsoprol** (Formeln ➤ Abb. 33.97).

Die **Chagas-Krankheit** wird durch *Trypanosoma cruzi* ausgelöst und kommt nur in Südamerika vor; sie wird durch eine Wanzenart übertragen. Das Mittel der Wahl ist **Nifurtimox** (in Deutschland nicht im Handel).

Suramin

Suramin wurde als Germanin bereits 1921 mit großem Erfolg in die Therapie eingeführt.

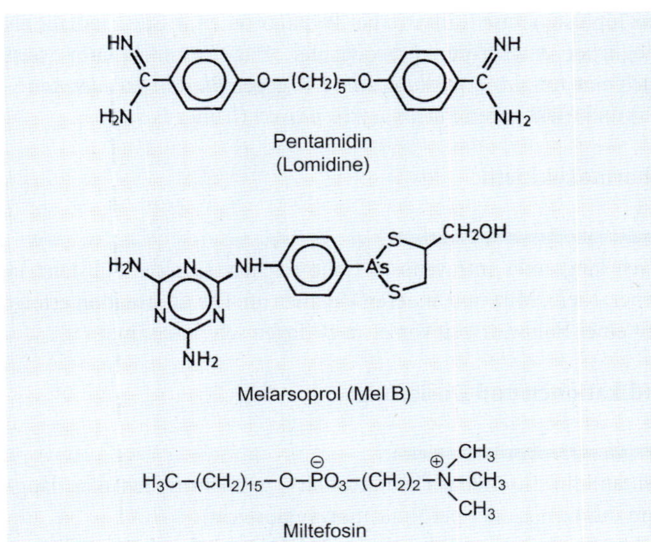

Abb. 33.97 Chemische Strukturen ausgewählter Antiprotozoenmittel.

Zur **Therapie von Trypanosomenerkrankungen** gibt man Einzeldosen von 1 g als 10-prozentige Lösung intravenös in 3-Tages-Abständen; zur **Trypanosomenprophylaxe** reicht eine einmalige Gabe alle 3 Monate aus.

Unerwünschte Arzneimittelwirkungen sind häufig, jedoch von eher leichterer Natur und meist reversibel: Kreislaufschwäche mit Bewusstseinstrübung während oder kurz nach der Injektion, Kopf- und Gliederschmerzen, Augenreizungen und Hautreaktionen. Nierenfunktionsstörungen können ebenfalls auftreten (Anstieg des Serum-Creatinins, Albuminurie).

Melarsoprol, Tryparsamid, Eflornithin

Das arsenhaltige **Melarsoprol** (➤ Abb. 33.97) wird zur Bekämpfung des zweiten Krankheitsstadiums eingesetzt. Im Vergleich zum Suramin ist es besser lipidlöslich und gelangt auch in das ZNS.

Eine Alternative für die Behandlung von Infektionen durch *T. brucei gambiense* ist **Eflornithin** (Difluormethylornithin). Es wird in hoher Dosierung (4 × 100 mg/kg/Tag) 2 Wochen lang intravenös und anschließend für einige Wochen oral verabreicht. Diarrhöen und Blutbildveränderung kommen als unerwünschte Arzneimittelwirkungen der Therapie häufig vor.

Pentamidin

Pharmakodynamik

Pentamidin gehört zu den aromatischen Diamidin-Derivaten, die durch eine dikationische Struktur charakterisiert sind. Die Substanz wird über aktiven Transport in die Erregerzelle aufgenommen; die trypanozide Wirkung ist wahrscheinlich das Ergebnis von Wechselwirkungen zwischen dem positiv geladenen Pentamidinmolekül und negativ geladenen intrazellulär lokalisierten Makromolekülen wie RNA, DNA und Proteinen; eine Hemmung der mitochondrialen Topoisomerase II in vitro bei Trypanosomen wurde ebenfalls als möglicher Angriffspunkt beobachtet. Das Antiinfektivum weist auch eine fungizide Wirkung auf (z. B. gegen *Blastomyces dermatitidis*) und wirkt gegen *Pneumocystis jiroveci* (früher *P. carinii*).

Pharmakokinetik

Nach langsamer intravenöser Gabe reichert sich die Substanz in Leber, Niere, Milz und anderen Organen an. Die Elimination erfolgt mit einer Halbwertszeit von etwa 10 Tagen sehr langsam.

Indikationen und Dosierung

Pentamidin-diisetionat (Pentacarinat®) wird intramuskulär, langsam intravenös oder per Inhalation verabreicht.

Es ist indiziert zur Therapie von **Infektionen durch** *T. gambiense*, wobei es in Kombination mit Suramin angewandt wird. Die übliche Dosierung beträgt bei dieser Indikation 4 mg/kg; 7–10 Injektionen bzw. Infusionen werden im Abstand von etwa 2 Tagen gegeben. Da es nicht ZNS-gängig ist, kommt es bei Erkrankungen durch *T. rhodesiense* nicht zum Einsatz, denn dieser Erreger befällt das ZNS bereits in einem frühen Stadium der Infektion.

Pentamidin wird auch zur Therapie oder Prophylaxe einer *Pneumocystis jirovecii*-**Pneumonie** bei AIDS-Patienten angewandt; es kommt allerdings nur als Zweitrangmittel zum Einsatz, wenn Cotrimoxazol nicht vertragen wird. Zur Therapie dieser Infektion wird das Medikament intravenös in einer Dosis von 300 mg/Tag über 21 Tage angewandt, zur Prophylaxe wird es per Inhalation alle 2–4 Wochen verabreicht.

Unerwünschte Arzneimittelwirkungen

Die unerwünschten Arzneimittelwirkungen von Pentamidin sind **häufig, vielfältig und zum Teil lebensbedrohlich!** Am häufigsten (> 20 % der Patienten) sind reversible Nierenfunktionsstörungen, bei intramuskulärer Gabe bilden sich häufig sterile Abszesse an der Injektionsstelle. Zu den akuten unerwünschten Arzneimittelwirkungen gehören Atemnot, Tachykardie, Schwindel, Kopfschmerzen und Erbrechen, die wahrscheinlich als Folge eines raschen Blutdruckabfalls durch Histaminfreisetzung auftreten (**Cave:** anaphylaktischer Schock!). Pentamidin kann das QT-Intervall verlängern und schwere Herzrhythmusstörungen (Torsade de pointes) verursachen; auch Pankreatitis, Diabetes mellitus, Hypo- und Hyperglykämien treten auf. Ferner kann es zu Hepatitis, Blutbildveränderungen und Hautreaktionen kommen.

33.21.3 Leishmaniosen

Die drei *Leishmania*-Arten erzeugen sehr unterschiedliche Krankheitsbilder:

- **Viszerale Leishmaniose (Kala-Azar)** mit Fieber, Hepatosplenomegalie und Panzytopenie. Nach Deutschland importierte Leishmaniosen stammen meist aus dem Mittelmeerraum.
- **Kutane Leishmaniose (Orientbeule)** mit entzündlichen Reaktionen an der Haut.
- **Mukokutane Leishmaniose (Espundia)** mit Symptomen auch an den Schleimhäuten des oberen Atem- und Verdauungstrakts (➤ Tab. 33.38).

Der Verlauf aller drei Krankheiten ist weniger charakteristisch als bei anderen Protozoenerkrankungen, vielfach schleichend.

Mittel der Wahl bei viszeraler Leishmaniose ist intravenös verabreichtes liposomales **Amphotericin B** (AmBisome®). (➤ Kap. 33.19.1). **Dosierung:** Die Gesamtdosis beträgt 20 mg/kg, verteilt auf mindestens 5 Einzeldosen von jeweils 3–4 mg/kg über einen Zeitraum von 10–21 Tagen (z. B. 3–4 mg/kg/Tag an Tag 0, 1, 2, 3, 4 und 10).

Miltefosin erwies sich in klinischen Studien bei viszeraler Leishmanieninfektion als wirksam. Die Substanz, die auch als lokales Zytostatikum (Miltex®) eingesetzt wird, kann oral gegeben werden (Impavido®) und führt in 95 % der Fälle zu einer Heilung (➤ Abb. 33.97). **Dosierung:** tägliche Dosis von 1,5–2,5 mg/kg KG oral bis max. 150 mg/Tag für 4 Wochen.

33

Die früher zur Behandlung eingesetzten Antimonpräparate, v. a. **Stibogluconat-Natrium** werden heute **nicht mehr empfohlen,** weil Resistenzen möglich sind (> 10 % in Indien) und unerwünschte Arzneimittelwirkungen häufig vorkommen und lebensbedrohlich sein können.

33.21.4 Trichomoniasis

Trichomonadeninfektionen betreffen v. a. die Vagina und die männliche Harnröhre. Sie können längere Zeit latent verlaufen, bei Abwehrschwäche oder Mischinfektionen aber plötzlich aufflammen. Partnerbehandlung ist stets anzustreben zur Unterdrückung fortgesetzter wechselseitiger Infektion. Die Erkrankung ist durch das Nitroimidazolderivat Metronidazol gut behandelbar.

Metronidazol (Clont®) ist auch gegen anaerobe Bakterien aktiv. Seine pharmakologischen Eigenschaften werden an anderer Stelle beschrieben (➤ Kap. 33.16.1).

Zur **Therapie** der Trichomoniasis gibt man 6 Tage lang 2–3-mal 250 mg/Tag.

Die unerwünschten Arzneimittelwirkungen, die häufig beobachtet werden, aber insgesamt mäßig ausgeprägt sind, sind Kopfschmerz, Schwindel, Parästhesien, Metallgeschmack, Magen-Darm-Reizung mit Glossitis, Stomatitis und Diarrhö; selten allergische Hautreaktionen und Depression der peripheren Leukozyten.

33.21.5 Amöbenruhr

Entamoeba histolytica, der Erreger der in heißen Klimazonen weitverbreiteten Amöbenruhr, wird durch geschlechtsreife Zysten übertragen, die, mit dem Kot ausgeschieden, in Nahrung und Trinkwasser gelangt sind. Diese vermehren sich nach oraler Aufnahme im Darm und treten dort bei der vegetativen Vermehrung in einer Minutaform und einer Magnaform auf. Nur die Magnaform dringt in das Darmgewebe ein und erzeugt dort, im Wesentlichen im Dickdarm, nekrotische Geschwüre. **Schwere Durchfallerkrankungen** mit entsprechenden Konsequenzen für den Wasser- und Salzhaushalt sind die Folge. Die Amöben können im Pfortadersystem fortwandern und in der Leber, von dort aus aber auch in anderen Organen fokale, mit Nekrosen einhergehende Entzündungsherde erzeugen, aus denen sich große Abszesse entwickeln können. Latente Darmbesiedelungen durch *E. histolytica* sind in tropischen und subtropischen Gegenden weitverbreitet, der akute Ausbruch der Amöbenruhr wird meist durch Phasen der Abwehrschwäche begünstigt.

Die Monotherapie mit **Metronidazol** (Clont®) ist meist erfolgreich. Dosierung und Zeitdauer richten sich nach Stadium und Schwere der Erkrankung.

33.21.6 Toxoplasmose

Diese durch *Toxoplasma gondii* ausgelöste Infektionskrankheit mit Wirten auch im Tierreich (Säuger, Vögel) wird mit der Nahrung übertragen. Der Verlauf ist uncharakteristisch, da offenbar andere Faktoren wie Immunschwäche, Allgemeinerkrankungen u. a. als auslösende oder verschlimmernde Ursache hinzukommen müssen; man geht heute davon aus, dass die Mehrzahl der Infestationen latent verläuft. In vielen Fällen erfolgt die Infektion transplazentar (konnatale Toxoplasmose). Im Kindes- wie Erwachsenenalter können Entzündungsherde im ZNS auftreten (Meningitis, Encephalitis), an den Augen und – meist wenig charakteristisch – in den Lymphknoten.

Art und Dauer der medikamentösen Therapie sind abhängig von der Symptomatik und der klinischen Situation des Patienten. Immunkompetente Patienten, bei denen eine Lymphadenopathie einziges klinisches Zeichen einer akuten Toxoplasmose ist, sind i. d. R. nicht behandlungsbedürftig. Ausnahmen bilden schwere und länger persistierende Verlaufsformen.

Indikationen und Dosierung

Indikationen für eine medikamentöse Behandlung sind in jedem Fall Erkrankungen mit Organbeteiligungen (Gehirn, Herz u. a.) oder eine Chorioretinitis. Außerdem akute Infektionen in der Schwangerschaft und Kinder mit kongenital erworbenen Defekten.

Zur Therapie der akuten Toxoplasmose wird eine **Kombinationstherapie** durchgeführt: Pyrimethamin (100 mg für 2 Tage, dann 50 mg/Tag) + Sulfadiazin (75–100 mg/kg/Tag). Die Behandlung wird bis 2 Wochen nach Abklingen der Symptomatik fortgesetzt.

Unerwünschte Arzneimittelwirkungen

Pyrimethamin kann eine Myelosuppression verursachen (Blutbildkontrollen! Gabe von Folinsäure in einer Tagesdosis von 10–20 mg zur Prophylaxe).

Kontraindikationen

Bei Kindern und Schwangeren kann Spiramycin gegeben werden (➤ Kap. 33.6), da **Pyrimethamin zumindest in der Frühschwangerschaft** als **problematisch** angesehen wird. Die medikamentöse Therapie bei Schwangeren mit akuter Toxoplasmose verhindert nicht die fetale Infektion, jedoch kann ihre Inzidenz gesenkt werden.

33.22 Anthelminthika

Holger Barth

Anthelminthika sind Wirkstoffe zur Chemotherapie gegen **parasitäre Würmer (Helminthen)** bei Menschen und Haus- bzw. Nutztieren. Infektionen mit parasitären Würmern gehören weltweit zu den häufigsten Infektionskrankheiten. Derzeit sind etwa 2 Milliarden Menschen mit parasitären Würmern infiziert, ein Großteil davon in den warmen Klimazonen. Es gibt etwa 150 Arten humanpathogener Würmer, die in **Bandwürmer** (Zestoden), **Saugwürmer** (Trematoden) und **Rundwürmer oder Fadenwürmer** (Nematoden) unterteilt werden.

33

In ➤ Kap. 33.22.1 werden die wichtigsten Bandwurminfektionen in Mitteleuropa, die **Taeniosen** und **Echinokokkosen** sowie die Medikamente für ihre Chemotherapie vorgestellt. ➤ Kap. 33.22.2 gibt eine Übersicht über Substanzen zur Chemotherapie von Rund- und Saugwurminfektionen, die in Europa vorkommen, wie Madenwurm, Spulwürmer, Trichinen und Egel. In den Tropen und Subtropen auftretende humanparasitäre Rund- und Saugwürmer sowie die wichtigsten Substanzen zur Therapie solcher Wurminfektionen sind abschließend zusammengefasst.

33.22.1 Bandwurminfektionen: Chemotherapie von Taeniosen und Echinokokkosen

Humanpathogene Bandwürmer sind weltweit verbreitet. Die **adulten Würmer** leben als Parasiten im Dünndarm ihrer Endwirte (Mensch, Tiere), wo sie über ihren Kopf (Scolex) in der Dünndarmschleimhaut verankert sind. Der Bandwurmkörper besteht aus mehreren einzelnen Gliedern (Proglottiden), die über ihre Oberflächenstruktur (Tegument) Nährstoffe aus dem Wirtsdarm aufnehmen. Reife Proglottiden, welche die Eier enthalten, werden vom Wurm abgetrennt und über den Kot des Wirts abgegeben. Die freigesetzten Eier werden dann von einem **Zwischenwirt** mit der Nahrung aufgenommen und in dessen Darm entwickeln sich aus den Eiern die Larven **(Onkosphären).** Diese durchdringen die Darmwand und werden über das Blut in verschiedene Organe verteilt, wo sie sich als Zysten einnisten und zu **Finnen** entwickeln. Verzehrt ein Endwirt ungekochtes Muskelfleisch eines infizierten Zwischenwirts, so erfolgt die Infektion mit Finnen, die sich in seinem Dünndarm festsetzen und erneut adulte Würmer bilden. Vermehrungszyklen mit Wirtswechsel sind charakteristisch für Bandwürmer, wobei der Mensch Endwirt oder Zwischenwirt sein kann.

Substanzen gegen Rinder-, Schweine- und Fischbandwurm (Taeniosen)

Für den **Rinderbandwurm** *(Taenia saginata),* **Schweinebandwurm** *(T. solium)* und **Fischbandwurm** (*Diphyllobothrium* spp.) ist der Mensch der **Endwirt,** d.h., die Bandwürmer leben in seinem Dünndarm **(Taeniose).** Zu Infektionen des Menschen kommt es, wenn nach ungenügender Fleischbeschau ungekochtes Fleisch der jeweiligen Zwischenwirte (Rind, Schwein, Süßwasserfische) verzehrt wird. Die klinischen Symptome sind meist leichtere gastrointestinale Beschwerden. Bei Infektionen mit dem Fischbandwurm kann ein Vitamin-B_{12}-Mangel auftreten. Da sich die Bandwürmer im Menschen nicht mehr vermehren, sondern nur wachsen, bestimmt i. d. R. die Zahl der vorhandenen Parasiten den Schweregrad der klinischen Symptome.

Beim **Schweinebandwurm** kann eine Komplikation auftreten, wenn der Mensch die Eier aufnimmt, also als Zwischenwirt fungiert. Im Darm entwickeln sich dann Larven (Finnen), die aus dem Darm über den Blutkreislauf in Organe einwandern, dort nach Monaten verkalken und in dieser Form persistieren **(Zystizerkose).** Die Finnen können alle Organe befallen, besonders Muskulatur, subkutanes Bindegewebe, Augen (intraokuläre Zystizerkose) und Gehirn **(Neurozystizerkose).**

Zur Chemotherapie werden Praziquantel und Niclosamid sowie die Benzimidazolderivate Mebendazol und Albendazol eingesetzt. Falls eine Chemotherapie der Zystizerkose durchgeführt wird, erfolgt dies mit Praziquantel (**cave:** nicht bei intraokulärer Zystizerkose) oder alternativ mit Albendazol.

Praziquantel

Praziquantel (Biltricide®, Cesol®, Cysticide®; ➤ Abb. 33.98), ein Isochinolinderivat, ist ein gut wirksames **Bandwurmmittel** und gleichwertig zu Albendazol bei der Therapie der **Neurozystizerkose.** Weiterhin wirkt Praziquantel gut gegen alle Arten von Schistosoma, Leberegel und Lungenegel.

Pharmakodynamik

Praziquantel wird über die Oberfläche (Tegument) der Würmer resorbiert und bewirkt deren Abtötung **(vermizid),** vermutlich aufgrund einer **Schädigung des Teguments.** Weiterhin **erhöht** Praziquantel die **Calciumpermeabilität des Teguments,** was zu einer **Dauerdepolarisation** an den motorischen Endplatten der Wurmmuskulatur und zur spastischen Paralyse der Würmer führt. Dadurch verlieren diese ihren Halt in der Darmschleimhaut und werden mit dem Stuhl ausgeschieden. Weiterhin wird ihr Stoffwechsel gestört und sie werden empfindlicher gegenüber Darmenzymen des Wirts.

Praziquantel besitzt ein **breites Wirkungsspektrum** gegen die Bandwürmer *Taenia saginata, T. solium* (auch Neurozystizerkose), *Diphyllobothrium latum, D. pacificum.* Praziquantel wirkt gegen den Zwergbandwurm *(Hymenolepis nana).* Das Mittel wirkt sehr gut gegen Schistostoma *(Schistosoma haematobium, S. mansoni, S. japonicum, S. intercalatum),* Leberegel *(Clonorchis sinensis, Opisthorchis viverrini, Dicrocoelium dendriticum),* Lungenegel *(Paragonimus westermani).*

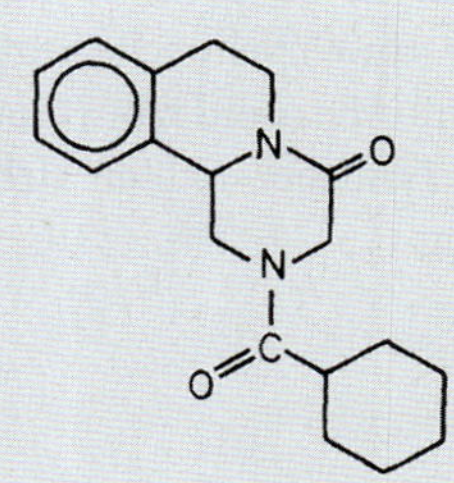

Abb. 33.98 Praziquantel.

Pharmakokinetik

Nach oraler Applikation wird Praziquantel gut resorbiert und erreicht die maximale Plasmakonzentration nach 1–2 Stunden. Die **Plasmahalbwertszeit** des unveränderten Wirkstoffs beträgt **1–1,5 Stunden.** Unverändertes Praziquantel gelangt in den Liquor und in die Muttermilch. Das Mittel wird während der ersten Leberpassage stark eliminiert **(First-Pass-Effekt).** Praziquantel wird fast vollständig metabolisiert (Hydroxylierung, Konjugation). Die Ausscheidung der Metaboliten erfolgt v. a. renal (60–80 %), in geringerem Umfang über die Galle (15–35 %) und durch Sekretion in den Darm (≈ 6 %). Induktoren von Cytochrom-P_{450}-Enzymen erniedrigen und Hemmstoffe erhöhen die Plasmaspiegel von Praziquantel.

Indikationen und Dosierung

Taeniose: Einmalig 10–15 mg/kg KG.

Falls eine **Neurozystizerkose** therapiert wird, werden bis zu 15 Tagen jeweils 50 mg/kg KG/Tag verabreicht.

Bei **Schistosomeninfektionen** (Bilharziose) werden nach einer Empfehlung der WHO 1–3 Dosen von 40 mg/kg KG über 1 Tag verabreicht (in der Praxis oft bis 60 mg/kg KG).

Therapie von **Egelinfektionen** (Clonorchis, Opisthorchis): 3 × 25 mg/kg KG/Tag über 1–3 Tage.

Unerwünschte Arzneimittelwirkungen

Praziquantel ist allgemein recht gut verträglich. Auftretende unerwünschte Arzneimittelwirkungen hängen von der Dauer und der Intensität der Therapie sowie von der Art und Anzahl der Parasiten und deren Aufenthaltsorten im Körper ab. Häufiger treten auf: Bauchschmerzen, Übelkeit, Erbrechen, Kopfschmerzen, Schwindel, Benommenheit, Müdigkeit, Urtikaria und Juckreiz.

Bei Funktionseinschränkungen von Leber und Nieren ist eine strenge Überwachung der Therapie notwendig, da wesentlich höhere Plasmakonzentrationen auftreten können.

Interaktionen

Praziquantel darf nicht gleichzeitig mit Rifampicin gegeben werden, da keine ausreichenden Wirkspiegel erreicht werden. Die Gabe von Dexamethason und Chloroquin führt zu einem verminderten Plasmaspiegel von Praziquantel.

Kontraindikationen

Praziquantel ist kontraindiziert bei **intraokulärer Zystizerkose.** Strenge Nutzen-Risiko-Abwägung in der Schwangerschaft nach dem ersten Trimenon und in der Stillzeit.

Niclosamid

Das Salicyclsäurederivat Niclosamid (Yomesan®; ➤ Abb. 33.99) stellt ein gut wirksames **Bandwurmmittel** dar.

Pharmakodynamik

Niclosamid tötet die Bandwürmer im Darm ab (vermizide Wirkung). Der Wirkstoff hemmt offenbar die Glucoseaufnahme der Würmer, die oxidative Phosphorylierung in deren Mitochondrien, fördert die Glykolyse in deren Zellen und hemmt den Zitronensäurezyklus, wodurch die Lactatkonzentration ansteigt. Die Würmer verlieren ihren Schutz vor Darmenzymen des Wirtes. Der Scolex stirbt ab und die Bandwurmglieder verlieren ihren Halt und werden mit dem Stuhl ausgeschieden.

Niclosamid ist gut wirksam bei Infektionen mit *T. saginata, T. solium, Diphyllobothrium latum, Hymenolepis nana.*

Pharmakokinetik

Niclosamid wird enteral kaum resorbiert, weshalb es nur auf die Würmer im Darm und nicht auf Zystizerkose wirkt. Es sind keine Wechselwirkungen mit anderen Medikamenten bekannt.

Indikationen und Dosierung

Bei Infektionen mit **Rinder-, Schweine-, Fisch-, Zwergbandwurm.** Da beim **Schweinebandwurm** die Gefahr der **Zystizerkose** besteht, ist hier Praziquantel das Mittel der 1. Wahl. Wird der Schweinebandwurm mit Niclosamid therapiert, wird durch anschließendes drastisches Abführen dafür gesorgt, dass alle reifen Kettenglieder, die Eier enthalten, aus dem Darm gelangen.

Dosierung bei Taeniose: bei Erwachsenen und Kindern über 6 Jahre 2 g/Tag. Die gesamte Dosis wird nach dem Frühstück eingenommen, um eine Reizung der Magenschleimhaut durch das Mittel zu verhindern.

Unerwünschte Arzneimittelwirkungen

Es kommt zu vorübergehender **Übelkeit, Brechreiz** und **Abdominalschmerzen.** Eine Magenschleimhautreizung kann auftreten, weshalb die Tabletten nach dem Essen eingenommen werden sollen. Durch Einnahme von Niclosamid kann das Reaktionsvermögen beeinträchtigt sein.

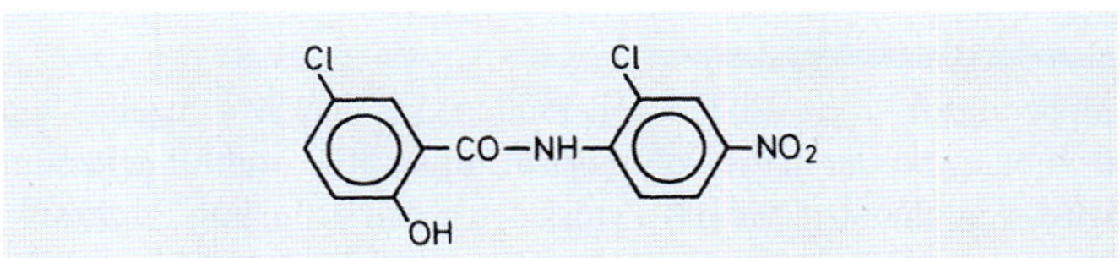

Abb. 33.99 Niclosamid.

Kontraindikationen

Im 1. Drittel der Schwangerschaft und während der Stillzeit ist Niclosamid kontraindiziert. Im 2. und 3. Drittel sollte es nur bei strenger Indikationsstellung eingesetzt werden.

Substanzen zur Chemotherapie von Echinokokkosen

Für **Hundebandwurm** *(Echinococcus granulosus)* und **Fuchsbandwurm** *(E. multilocularis)* ist der Mensch ein **Zwischenwirt.** Unter **Echinokokkose** versteht man die Infektionen des Menschen mit diesen Parasiten. Bei **Hundebandwurminfektionen** entwickeln sich flüssigkeitsgefüllte Zysten in der Leber (zystische Echinokokkose), die eventuell umgebendes Gewebe verdrängen oder Gefäße abdrücken. Wenn eine Zyste platzt und deren Inhalt mit den Bandwurmantigenen freigesetzt wird, kann dies zu einem anaphylaktischen Schock führen.

Fuchsbandwurminfektionen (alveoläre Echinokokkosen) sind in Europa die **klinisch bedeutsamsten Infektionskrankheiten mit parasitären Würmern.** Zu Infektionen beim Menschen kann es durch die orale Aufnahme der Bandwurmeier kommen. Die Larven wachsen besonders in der Leber (selten auch in Lunge, Knochen, Gehirn) heran und infiltrieren diese Gewebe. Die gesamte Leber kann tumorartig befallen sein. Alveoläre Echinokokkose ist beim Menschen eine seltene, aber lebensbedrohende Krankheit. Wird sie erst diagnostiziert, wenn bereits große Teile der Leber zerstört sind, beträgt die Letalität bis 94 % (innerhalb von 10 Jahren nach Diagnose). Die **Therapie** der alveolären Echinokokkose besteht in der chirurgischen Behandlung des befallenen Gewebes. Bei inoperabler Echinokokkose sowie zur Unterstützung der Operation und zur postoperativen Prävention der Vermehrung im Gewebe wird eine Chemotherapie durchgeführt, wofür in Deutschland die Benzimidazol-Derivate Albendazol und Mebendazol zugelassen sind.

Benzimidazol-Derivate: Mebendazol und Albendazol

Mebendazol* (Vermox®) (➤ Abb. 33.100) und **Albendazol** (Eskazole®) werden in der Chemotherapie gegen Bandwürmer, Hakenwürmer, Peitschenwurm, Spulwürmer, Trichinen und Madenwurm eingesetzt.

Es sind die **Mittel der 1. Wahl** zur Chemotherapie der Echinokokkose.

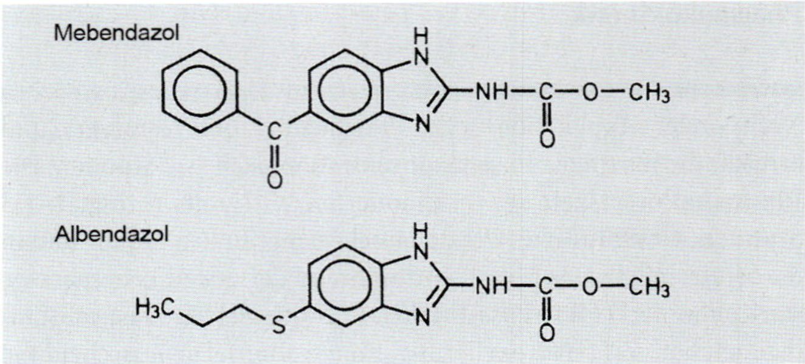

Abb. 33.100 Mebendazol und Albendazol.

Pharmakodynamik

Mebendazol und Albendazol binden in den Wurmzellen an β-Tubulin, wodurch die **Polymerisation zu Mikrotubuli** gehemmt wird, was die Struktur des Zytoskeletts, den zellulären Stofftransport sowie den Stoffwechsel der Wurmzellen stört (Mikrotubuli-Inhibitoren). Unter anderem wird die Aufnahme von Glucose in die Wurmzellen gehemmt, was zum Verbrauch der Glykogenreserven, zur irreversiblen Schädigung des Verdauungskanals und zum Absterben der Würmer führt. Beim Larvenstadium von *E. multilocularis* hemmt Mebendazol die Vermehrung, tötet aber nicht alle Larven ab **(parasitostatische Wirkung).** Daher müssen die Substanzen bei der Chemotherapie der alveolären Echinokokkose oft lebenslang gegeben werden.

Pharmakokinetik

Albendazol und Mebendazol sollten zusammen mit fettreicher Nahrung oral eingenommen werden. Es erfolgen eine mäßige gastrointestinale Resorption und ein **hoher First-Pass-Metabolismus** (kann durch Praziquantel- oder Cimetidin-Gabe verzögert werden). Der Hauptmetabolit von Albendazol, das Sulfoxid, ist parasitostatisch wirksam. Die Ausscheidung erfolgt vorwiegend über die Galle.

Indikationen und Dosierung

Echinokokkosen:

- **Mebendazol:** Alveoläre und zystische Echinokokkose: bis zu 3 × 15–20 mg/kg KG/Tag Mebendazol kontinuierlich über 4–6 Wochen (einschleichende Dosierung).
- **Albendazol:**
  - Alveoläre Echinokokkose: Bei inoperablen Formen lebenslang kontinuierlich täglich 10–15 mg/kg KG Albendazol in 2 Einzeldosen; postoperativ: 2 × täglich 400 mg Albendazol kontinuierlich für 2 Jahre.
  - Zystische Echinokokkose: 2 × täglich 400 mg Albendazol für 6 Monate.

Taeniosen: Erwachsene 300 mg Mebendazol 2 × täglich über 3 Tage. **Neurozystizerkose:** Albendazol über 7–14 Tage 2 × 7,5 mg/kg KG/Tag.

Unerwünschte Arzneimittelwirkungen

Mebendazol und Albendazol sind allgemein recht gut verträglich. Gelegentlich können **gastrointestinale Beschwerden** (Diarrhö, abdominale Schmerzen, Übelkeit, Erbrechen) beim Abgang der Würmer sowie Schwindel auftreten. In **hohen Dosen,** wie bei der

Chemotherapie der alveolären Echinokokkose, kann es zu **Haarausfall** und **reversibler Neutropenie** kommen. Selten kommt es zu einer vorübergehenden Erhöhung der **Leberenzymwerte.** Daher sollen während der Therapie Blutbild und Leberenzyme kontrolliert werden. Bei Patienten mit Leberinsuffizienz sollten die Substanzen nur bei strenger Indikationsstellung und beim Fehlen therapeutischer Alternativen verabreicht werden.

Kontraindikationen

Mebendazol und Albendazol sind kontraindiziert in Schwangerschaft und Stillzeit sowie bei Kindern unter 2 Jahren (Mebendazol) bzw. unter 6 Jahren (Albendazol).

Cave: Es sollte Empfängnisverhütung vorgenommen werden.

33.22.2 Rundwürmer und Saugwürmer

Wirkstoffe gegen parasitäre Rund- und Saugwürmer, die in Europa vorkommen

Rundwürmer oder Fadenwürmer (Nematoden)

Humanpathogene parasitäre Rundwürmer oder Fadenwürmer (Nematoden) lassen sich in zwei Gruppen einteilen: parasitär im Darm lebende Würmer, die auch in gemäßigten Klimazonen vorkommen, und Würmer, die in Geweben und im Gefäßsystem leben. Diese Formen sind auf die Tropen/Subtropen beschränkt.

Zu den **darmparasitären Nematoden** gehören **Spulwurm** *(Ascaris lumbricoides),* **Madenwurm** *(Oxyuris vermicularis),* **Peitschenwurm** *(Trichuris trichiura)* und **Trichine** *(Trichinella spiralis).* Die Infektion mit diesen Nematoden erfolgt von Mensch zu Mensch bzw. von Tier zu Mensch (ungenügende Hygiene) oder durch Kopfdüngung von Gemüse und Salat mit kothaltigem Dünger (trifft nicht zu für Trichinen).

Madenwurminfektionen (Oxyuriasis, Enterobiasis) treten besonders häufig bei Kindern auf und verlaufen meist symptomlos. Zur Infektion kommt es meist durch rohes Schweinefleisch, in dem sich Trichinenlarven befinden können. Zu Infektionen des Menschen mit **Hundespulwurm** *(Toxocara canis)* und **Katzenspulwurm** *(T. cati)* kommt es durch direkten Tierkontakt oder Tierkot. Die Spulwurmlarven befallen beim Menschen Leber, Lunge, seltener Auge und Gehirn.

Die Infektionen sind oft symptomlos und verlaufen meist harmlos. Die Therapie der hier aufgeführten Nematodenerkrankungen erfolgt meist mit Mebendazol bzw. Albendazol. Die Chemotherapie von Madenwurminfektionen kann alternativ mit Pyrvinium oder Pyrantel erfolgen.

Indikationen und Dosierung

Oxyuriasis (Enterobiasis):

- **Mebendazol*** (Vermox®): 100 mg p. o. als Einmaldosis. Die Substanz wirkt nur gegen adulte Würmer, nicht gegen Eier und Larven. Deshalb sollte die Therapie nach 2–3 Wochen wiederholt werden, um Rezidive zu vermeiden. Bei Infektionen von Kindern sollten Familienmitglieder behandelt und es sollte auf strenge Hygiene geachtet werden. **Cave:** Kontraindiziert im ersten Trimenon der Schwangerschaft. Auf Empfängnisverhütung achten. Bei Kindern unter 2 Jahren nur nach strenger Indikationsstellung und fehlender Alternative.
- **Albendazol:** 400 mg p. o. als Einmaldosis, Wiederholung nach 2–3 Wochen.
- **Pyrvinium** (Molevac®): hemmt die Glucoseresorption beim Madenwurm, was zum Absterben der Würmer führt. **Dosierung:** Einmaldosis von 5 mg/kg KG, bei schwerem Wurmbefall Wiederholung nach 1 Woche. Da der Wirkstoff beim Menschen enteral nicht resorbiert wird, treten nur selten unerwünschte Arzneimittelwirkungen auf. Es kann zu gastrointestinalen Störungen und zu Überempfindlichkeitsreaktionen (Urtikaria, Juckreiz) kommen.
- **Pyrantel** (Helmex®): ist ein Mittel der 2. Wahl gegen Oxyuren (Madenwürmer), Askariden und Hakenwürmer. Die Substanz löst eine spastische Lähmung der Wurmmuskulatur aus, wodurch die Würmer lebend aus dem Darm ausgeschieden werden. **Dosierung:** Einmaldosis von 10 mg/kg KG. Bei Madenwurmbefall erfolgt eine Wiederholung nach 14 Tagen. Pyrantel wird nur wenig resorbiert. Unerwünschte Arzneimittelwirkungen sind Schwindel, Müdigkeit, Kopfschmerzen und gastrointestinale Beschwerden (Erbrechen, Diarrhö).

Ascariasis, Trichuriasis:

- **Mebendazol*** (Vermox®): je 100 mg p. o. morgens und abends an 3 aufeinanderfolgenden Tagen.

Saugwürmer

Zur Klasse der Saugwürmer (Trematoda) gehören **Egel** und **Schistosomen.** Infektionen mit dem großen Leberegel *(Fasciola hepatica)* und dem kleinen Leberegel *(Dicrocoelium dendriticum)* kommen in Europa vor. Die Egel leben in den Gallengängen des Menschen.

Therapie

Die Therapie bei Egelinfektionen ist eine 1–3-tägige Gabe von **Praziquantel** (3 × 25 mg/kg KG/Tag). Gegen *F. hepatica* wird Triclabendazol, ein Benzimidazol-Derivat, als Mittel der 1. Wahl eingesetzt (einmalige Dosis von 10 mg/kg KG). Triclabendazol wird p. o. als Einmaldosis von 10 mg/kg KG verabreicht, fettreiche Nahrung erhöht die Resorption. Durch abgestorbene Egel kann es zu Gallenkolik nach dem 4.–5. Tag nach Triclabendazoleinnahme kommen.

Wirkstoffe gegen parasitäre Rund- und Saugwürmer in den Tropen und Subtropen

In den Tropen treten häufig **Filariosen** auf, in Europa können diese importiert sein. Filarien **(Fadenwürmer),** eine Untergruppe der Nematoden, leben in den Venen verschiedener menschlicher Gewebe.

Zwischenwirte sind Insekten. Wegen möglicher starker allergischer Reaktionen sollte die Therapie möglichst stationär erfolgen.

Für die geeignete Auswahl der Chemotherapeutika gegen Filarien empfiehlt sich eine **Rücksprache mit tropenmedizinischen Einrichtungen.**

Schistosomen sind die Erreger der **Schistosomiase** bzw. **Bilharziose,** einer in den Tropen weitverbreiteten Erkrankung. Die frei schwimmenden Larven **(Zerkarien)** durchdringen die Haut des Menschen und leben als adulte Würmer in den Leber-, Darm- oder Blasenvenen. *Schistosoma haematobium* verursacht die **Urogenitalbilharziose,** bei der die Würmer die Venen des kleinen Beckens (besonders Blase) befallen. *S. mansoni* und *S. japonicum* verursachen die **Darmbilharziose.** Das Mittel der 1. Wahl gegen Schistosomen ist **Praziquantel.**

Indikationen und Dosierung

Rundwürmer
- *Necator americanensis* (Amerikanischer Hakenwurm), *Dracunculus medinensis* (Medinawurm):
  - Mebendazol
  - Albendazol
- *Strongyloides stercoralis* (Zwergfadenwurm):
  - Ivermectin
- *Wuchereria bancrofti* (Blutfadenwurm), *Loa loa* (Wanderfilarie):
  - Diethylcarbamazin evtl. in Kombination mit Ivermectin oder Albendazol

Ivermectin*, ein makrozyklisches Lacton, wird bei Onchozerkose eingesetzt (in Deutschland nicht zugelassen). (2015 wurde der Nobelpreis für Physiologie und Medizin an den US-Amerikaner William C. Campbell und den Japaner Satoshi Ōmura für die Entwicklung von Ivermectin verliehen.) Die Onchozerkose wird durch den Fadenwurm *Onchocerca volvulus* ausgelöst und führt zu subkutanen Knoten und Hautveränderungen. In ca. 10 % der Fälle kommt es zur sogenannten Flussblindheit durch Beteiligung der Augen. Kriebelmücken (blackflies, *Simulium* sp.), die in rasch fließenden Flüssen brüten (daher der Begriff Flussblindheit), sind der Zwischenwirt und übertragen die Larven. Ivermectin wirkt nur gegen Mikrofilarien, nicht gegen adulte Würmer. Der Wirkmechanismus ist nicht vollständig geklärt: die Substanz wirkt auf Chloridkanäle, die über Glutamat bzw. GABA aktiviert werden ($GABA_A$-Rezeptor-Aktivatoren). Die glutamatergen Kanäle kommen nur bei Invertebraten vor. Hierdurch kommt es zur Hyperpolarisation von Nerven- und Muskelzellen, zur Hemmung der neuromuskulären Signalübertragung und zur Lähmung der Parasiten. Ivermectin gelangt nicht ins ZNS, weshalb keine GABAergen Wirkungen beim Menschen auftreten. Durch Absterben der Mikrofilarien kann es zu Immunreaktionen mit Fieber, Juckreiz, Hypotension und Myalgien kommen (Mazzotti-Reaktion). Ivermectin (Scabioral®) wird bei Krätze, die durch Milben (*Sarcoptes scabiei*) verursacht wird, oral angewendet. Seit Kurzem ist die Substanz als Salbe (Soolantra®) bei Rosacea zugelassen. Seine Wirkung wird auf die Abtötung von Hautmilben (Demedox-Arten) zurückgeführt.

Diethylcarbamazin, ein Piperazin-Derivat, wirkt insbesondere gegen Mikrofilarien. Sein Wirkmechanismus ist nicht geklärt. Es wird rasch enteral resorbiert und in fast alle Körperkompartimente verteilt. Die Plasmahalbwertszeit beträgt etwa 8 Stunden. Die Ausscheidung (> 70 % als Metaboliten) erfolgt renal. Unerwünschte Arzneimittelwirkungen sind Übelkeit, Erbrechen, Kopfschmerzen und Schwindel. Allergisch-entzündliche Reaktionen (Fieber, Juckreiz, Lymphknotenschwellung, Arthralgien) sind oft Folge des Absterbens der Parasiten.

Doxycyclin ist eine Alternative zu Ivermectin zur individuellen Therapie der Onchozerkose und hemmt das Wachstum der Wolbachien, essenzielle Endosombionten der Filarien.

Saugwürmer
- *Schistosoma haematobium, S. mansoni:*
  - Praziquantel

33.23 Desinfektionsmittel

Lisa-Marie Käser

Ab heute, dem 15. Mai 1847, ist jeder Arzt oder Student, der vom Sezierraum kommt, verpflichtet, vor dem Betreten der Säle der Gebärklinik seine Hände in einem vor dem Eingang angebrachten Becken mit Chlorwasser ordentlich zu waschen. Diese Verfügung gilt für alle. Ohne Ausnahme.

I. P. Semmelweis

33.23.1 Definitionen

Desinfektion ist die objektbezogene Reduktion von Mikroorganismen. Gefordert wird, die Keime in dem Maße zu reduzieren (Keimreduktion > log 5), dass von dem zu desinfizierenden Objekt keine Infektion mehr ausgehen kann.

Antiseptik umfasst lokale Maßnahmen an vitalem Gewebe mit dem Ziel der Reduktion der Keime, um einer unerwünschten Kolonisation oder Infektion vorzubeugen oder diese zu behandeln.

33.23.2 Verfahren der Desinfektion

Desinfektion lässt sich durch physikalische oder chemische Desinfektionsverfahren erreichen. Bei der physikalischen Desinfektion stehen thermische, aktinische (ionisierende Strahlung) sowie mechanische Desinfektionsverfahren; bei der chemischen Desinfektion chemische Desinfektionsmittel im Vordergrund. Thermischen Desinfektionsverfahren ist dabei der Vorzug vor chemischen bzw. chemothermischen Desinfektionsverfahren zu geben. Die Wahl des Desinfektionsverfahrens orientiert sich zudem an dem erwünschten Wirkungsspektrum (Viren, Prionen) sowie u. a. an der Materialverträglichkeit.

Chemische Desinfektion

Grundlagen

Grundanforderungen an chemische Desinfektionsmittel sind:
1. Abtötung oder irreversible Schädigung von Mikroorganismen (Wirksamkeitsprüfung entsprechend EN, European Norms, CEN TC 216)
2. Materialverträglichkeit
3. Haut- und Schleimhautverträglichkeit
4. Umweltverträglichkeit (biologische Abbaubarkeit)
5. Wasserlöslichkeit und Benetzungsfähigkeit
6. Licht- und Luftbeständigkeit, keine Zersetzung und kein Wirkungsverlust bei Aufbewahrung über längere Zeit
7. Fehlende Toxizität für den Menschen und wenig geruchsintensiv
8. Kein Wirkungsverlust bei Vorhandensein von Eiweiß (geringer Eiweißfehler)
9. Wirtschaftlichkeit

Für die chemische Desinfektion stehen die unten aufgeführten chemischen Grundsubstanzen zur Verfügung (➤ Tab. 33.40), die als Einzelsubstanzen oder als Gemische in verschiedensten Desinfektionsmittelformulierungen Verwendung finden.

Wirkungsmechanismen der Desinfektionsmittel sind:
- Schädigung der Zytoplasmamembran
- Proteindenatuierung
- Senkung der Oberflächenspannung
- Hemmung von Enzymen
- Reaktion mit Nukleinsäuren
- Oxidationsprozesse

Der **Wirkungserfolg** von Desinfektionsprozessen wird je nach Anwendungsart durch die folgenden Faktoren beeinflusst:
- **Keimart:** Grampositive Erreger sind im Allgemeinen leichter beeinflussbar als gramnegative Erreger. Mykobakterien werden nur von bestimmten Desinfektionsmitteln, Sporen i. d. R. nicht abgetötet.
- **Keimdichte auf dem Objekt.**
- **Belastung des Objekts durch Proteine und andere organische Substanzen:** Eiter, Sputum, Blut, Stuhl, sowie Schmutz.
- **pH-Wert:** Von Geweben und Ausscheidungen.
- **Temperatur.**
- **Oberflächenbeschaffenheit des Objekts.**

Chemische Desinfektionsverfahren

Die wesentlichen Desinfektionsverfahren mit chemischen Substanzen sind:
- Hände- und Hautdesinfektion
- Instrumentendesinfektion
- Flächendesinfektion
- Wäschedesinfektion
- Desinfektion menschlicher Ausscheidungen
- Desinfektion im Lebensmittelbereich

Die Desinfektionsmaßnahme (Prävention) mit höchster Priorität ist die **Händedesinfektion,** da die größte Zahl der Übertragungen von Mikroorganismen über die Hände stattfindet. Dabei wird zwischen der **hygienischen Händedesinfektion** (Reduktion der transienten Hautflora) und der **chirurgischen Händedesinfektion** (zusätzliche Reduktion der residenten Hautflora) unterschieden. Für beide Verfahren stehen mit den Alkoholen als Einreibedesinfektionsmittel potente Substanzen zur Verfügung, durch die sich innerhalb einer halben Minute eine Reduktion der Keimzahl um 3–4 log-Stufen und durch das Zumischen anderer Desinfektionsmittel, z. B. Chlorhexidindigluconat, sogar eine Langzeitwirkung (Remanenz) erreichen lassen.

Resistenzmechanismen bei chemischen Desinfektionsmitteln

Die verschiedenen Arten von Mikroorganismen können eine unterschiedliche Sensibilität gegenüber Desinfektionsmitteln aufweisen.

Resistenz kann einerseits in einer natürlichen Eigenart eines Mikroorganismus **(natürliche oder intrinsische Resistenz)** begründet liegen oder erworben sein. Bei der **erworbenen Resistenz** gegenüber Desinfektionsmitteln stehen extrachromosomale, d. h. plasmidcodierte Resistenzmechanismen (➤ Kap. 33.1.2) im Vordergrund. Solche Resistenzmechanismen sind u. a. bei *Staphylococcus aureus* und *Staphylococcus epidermidis* gegenüber Chlorhexidin

Tab. 33.40 Wirkungsspektrum von Desinfektionsmitteln

Desinfektionsmittel	Mikrobizid				Viruzid	
	Grampositive Bakterien	Gramnegative Bakterien	Bakterien-Sporen	*Mycobacterium tuberculosis*	Viren ohne Hülle	Viren mit Hülle
Alkohole (70–90 %)	+	+	0	+	(+)*	+
Aldehyde	+	+	(+)*	+	+	+
Phenole	+	+	0	(+)*	0	+
Oxidantien	+	+	(+)	+	+	+
Oberflächenaktive Substanzen	+	(+)	0	0	0	+
Chlor	+	+	(+)	+	+	+
Iod	+	+	(+)	+	0	+
Chlorhexidin	+	(+)	0	0	0	(+)

* Konzentrationsabhängig.

33

und quartären Ammoniumsalzen und für *Pseudomonas aeruginosa* gegenüber Formaldehyd nachgewiesen worden. Erworbene Desinfektionsmittelresistenz durch chromosomale Mutation konnte für gramnegative Erreger wie u. a. für *Serratia marcescens* gegenüber quartären Ammoniumsalzen und für *Proteus mirabilis, Serratia marcescens* sowie *Pseudomonas aeruginosa* gegenüber Chlorhexidin nachgewiesen werden.

Eine hohe Resistenzquote gegenüber Desinfektionsmitteln zeigen **Prionen.** Aldehyde zeigen einen geringen Effekt auf die Infektiosität von Prionen. Chlorbasierte Präparate, insbesondere Hypochlorit, aber auch Natriumhydroxid und Guanidinthiocyanat zeigen eine bessere Wirksamkeit, genauso wie die Dampfsterilisation bei 134 °C für 18 min. Eine Erklärung für die hohe Resistenzquote könnte die ausgeprägte Stabilität des proteaseresistenten Proteins gegenüber chemischen Einwirkungen sein.

Chemische Desinfektionsmittel

Alkohole

Ethanol, Isopropanol, n-Propanol

Bei gleicher Konzentration ist die Wirksamkeit in nachfolgender Reihenfolge: n-Propanol > Isopropanol > Ethanol. Gegenüber Viren ist Ethanol wirksamer als Propanol. Die Wirksamkeit gegenüber unbehüllten Viren ist konzentrationsabhängig. Vorteile der Desinfektion mit Alkoholen sind die gute Wasserlöslichkeit und die schnelle Abtrocknung (➤ Tab. 33.41). Das Wirkungsoptimum des Ethanols bei Bakterien wird als 70-prozentige Lösung in Wasser erreicht. Für die Viruzidie sind zum Teil Konzentrationen > 90 % erforderlich. Isopropanol und n-Propanol finden ihre Anwendung als 50–60-prozentige Gemische mit Wasser. Bakterielle Sporen werden von allen Alkoholen nicht erfasst. Der Wirkungsmechanismus beruht auf Proteindenaturierung. Die wichtigsten Anwendungsbereiche liegen bei der Haut- und Händedesinfektion, zur Schleimhautantisepsis sind sie nicht geeignet. Alkohole werden zur Desinfektion von begrenzten Flächen in Arbeits- und Untersuchungsbereichen eingesetzt, wenn deren Wiederverwendung nach kurzer Einwirkzeit erforderlich ist.

Aus der Reihe aromatischer Alkohole finden die Substanzen Benzylalkohol, Phenethylalkohol und Phenoxyethanol begrenzte Verwendung, meist in Kombination mit anderen Wirkstoffen.

Tab. 33.41 Alkohole

Wirkungsspektrum	Bakterien einschl. Mykobakterien, Hefen (Candida), behüllte Viren, bedingt unbehüllte Viren
Wirkungsmechanismus	Denaturierung von Proteinen
UAW	Hautreizung (Austrocknung)
Akute Vergiftung	➤ Kap. 35.8.2
Anwendung	Haut, v. a. Hände
Einzelstoffe	Ethanol, Isopropanol, n-Propanol, Benzylalkohol

Aldehyde

Formaldehyd, Succindialdehyd, Glutardialdehyd, 2-Ethylhexanal, Glyoxal, o-Phthalaldehyd (OPA)

Die genannten Aldehyde zeigen eine ausgesprochen gute Wirksamkeit gegen alle Erregerarten. So werden neben Bakterien (auch Mykobakterien) und Pilzen insbesondere Viren (außer Papovaviren) und konzentrationsabhängig Sporen erreicht. Die Wirksamkeit beruht im Wesentlichen auf einem proteindenaturierenden Effekt (➤ Tab. 33.42). Aldehyde werden häufig als Kombinationspräparate für die Flächen- und Instrumentendesinfektion verwendet, wobei aufgrund der toxischen Risiken, der lokalen Reizwirkung und vorhandenen Alternativen Formaldehyd für die routinemäßige Flächendesinfektion nicht mehr empfohlen wird. Aldehyde haben zudem eine eiweißfixierende Wirkung.

Die Frage einer potentiellen Kanzerogenität des Formaldehyds für den Menschen wird anlässlich von tierexperimentellen Ergebnissen diskutiert. Zur Toxikologie ➤ Kap. 35.3.1.

Phenole

o-Phenylphenol, Tetrabrom-o-kresol, para-Chlor-m-kresol

Phenol wurde bereits 1867 von Lister für die Wund- und Raumdesinfektion verwendet. Durch die Einführung von Alkyl- sowie Chlor- und Bromsubstituenten konnte die Wirksamkeit von Phenolen deutlich erhöht werden. Eine gute Wirkung zeigt sich gegenüber Bakterien, Pilzen und behüllten Viren eine konzentrationsabhängige Wirkung gegen Mykobakterien und keine Wirkung gegenüber Sporen und unbehüllten Viren (➤ Tab. 33.43). Die Wirkung im sauren Bereich ist dabei deutlich besser. Tenside können die Wirksamkeit negativ beeinflussen. Wegen der toxischen Eigenschaften und auch des ausgeprägten Geruchs finden Phenole i. d. R. nur noch als Kombinationspräparate bei der Flächen- und Instrumentendesinfektion und wegen des geringen Eiweißfehlers bei der Desinfektion von Fäkalien Anwendung.

Thymol, ein Bestandteil des ätherischen Öls im Thymian, ist z. B. 30-mal so wirksam wie Phenol und besitzt nur ein Viertel von dessen Toxizität. Thymol hat neben der bakteriziden eine stark fungizide Wirkung. Ähnliches gilt für **Eugenol,** das im Nelkenöl vorkommt. Diese beiden Phenolderivate finden v. a. in der Zahnheilkunde Verwendung.

Tab. 33.42 Aldehyde

Wirkungsspektrum	Bakterien einschl. Mykobakterien, Viren, Pilze, bedingt Sporen
Wirkungsmechanismus	Reaktion mit freien Aminogruppen von Proteinen, dadurch denaturierende und adstringierende Wirkung
UAW	Gasförmig: Schleimhautreizung, insbesondere Augen und Atemwege; als konzentrierte Lösung: Verätzen von Haut und Schleimhäuten
Akute Vergiftung	Nach oraler Aufnahme Verätzungen im Gastrointestinaltrakt, Azidose (Toxikologie ➤ Kap. 35.3.1)
Anwendung	Flächen, Instrumente
Einzelstoffe	Formalin (Formaldehyd gelöst in Wasser), Glutardialdehyd, OPA

33

Tab. 33.43 Phenolderivate

Wirkungsspektrum	Bakterien, Pilze, behüllte Viren
Wirkungsmechanismus	Schädigung der Zellmembran, Denaturierung von Proteinen
UAW	Hautreizungen
Akute Vergiftung	Nach oraler Aufnahme gastrointestinale Unverträglichkeiten, Herz-Kreislauf-Störungen (Hypotonie), neurotoxische Erscheinungen (Bewusstseinsstörungen, Krämpfe); insbesondere bei Hexachlorophen auch nach Resorption über die Haut neurotoxische Reaktionen
Anwendung	Ausscheidungen, Instrumente, Flächen; als Kombinationspräparate: Hände und Haut
Einzelstoffe	Chloralkylphenole (p-Chlor-m-kresol, p-Chlor-m-xylenol u. a.), Chlorarylphenole (insbesondere o-Benzyl-p-chlorphenol), Arylphenole (insbesondere o-Phenylphenol), Hexachlorophen

Oxidantien

Ozon, Wasserstoffperoxid, Persäuren

Diesen Substanzen ist die Freisetzung von aktiven Sauerstoffradikalen gemeinsam. Wegen dieser starken oxidierenden Wirkung lassen sich allerdings stabile Präparate, die neben den Wirkstoffen auch z. B. reinigungsaktive, hautpflegende oder antikorrosive Hilfsstoffe enthalten, nur schwer formulieren.

Ozon findet Anwendung bei der Desinfektion von Trink- und Badewasser (➤ Kap. 35.3.1).

Wasserstoffperoxid wird durch Gewebe-Katalase rasch unter Freisetzung von molekularem Sauerstoff gespalten. Entscheidend ist wahrscheinlich die Bildung von reaktiven OH-Radikalen. Die Wirkdauer ist kurz. Es findet gelegentlich bei der Wundantisepsis (3-prozentige Lösung) Anwendung. Wasserstoffperoxid wird bei der Raumdesinfektion durch Vernebelung eingesetzt, zur Ergänzung der desinfizierenden Reinigung.

Persäuren (u. a. Peressigsäure) haben eine sehr gute bakterizide, viruzide und konzentrationsabhängig sporizide Wirkung, zeigen jedoch eine starke korrosive Wirksamkeit. Wegen der guten Abbaubarkeit wird es u. a. als Wäschedesinfektionsmittel, aber auch als Instrumentendesinfektionsmittel, insbesondere für die Desinfektion von Endoskopen, eingesetzt.

Kationische Verbindungen

Benzalkoniumchlorid, Chlorhexidindigluconat, Octenidin, polymere quartäre Ammoniumsalze, Biguanide

Kationische Verbindungen wurden bereits 1935 durch Domagk als antimikrobielle Wirkstoffe eingeführt. Dabei zeigten sich eine gute Wirksamkeit in sehr niedrigen Konzentrationen gegenüber grampositiven Keimen, deutliche Wirkungsschwächen gegen gramnegative Keime und Unwirksamkeit gegenüber Mykobakterien.

Benzalkoniumchlorid (Lysoform Killavon®, Laudamonium®) wird heute als Wirkstoffkomponente im Rahmen von Formulierungen, z. B. für die Flächendesinfektion, aber auch als Kombinationspräparat zur Verbesserung der Langzeitwirkung für die alkoholische Hände- und Hautdesinfektion eingesetzt.

Chlorhexidin (Chlorhexamed®, ChloraPrep™) in der Form des Digluconats wird insbesondere als Kombinationspräparat mit Alkohol für die Haut- und Händedesinfektion eingesetzt. Die Wirkung ist pH-abhängig und wird durch die Anwesenheit von organischem Material stark vermindert. Der Wirkungsmechanismus von Chlorhexidin (Gluconat) liegt in einer primären Schädigung der Erregerzellwand mit Erhöhung der Durchlässigkeit und einer anschließenden Schädigung der zytoplasmatischen Membran (➤ Tab. 33.44). Neben der nur teilweisen Wirksamkeit gegen gramnegative Keime finden sich auch grampositive Keime, wie z. B. Enterokokken oder *Staphylococcus aureus*, mit erhöhter Toleranz gegenüber Chlorhexidin. Zur Hautdesinfektion wird eine 2-prozentige Lösung verwendet, zur Desinfektion der Mundschleimhaut eine 0,1–0,2-prozentige Mundspül-Lösung. Adsorbiertes Chlorhexidin wird nur langsam von Zähnen und Schleimhäuten freigesetzt und ist bis zu 8 Stunden im Speichel nachweisbar.

Unerwünschte Arzneimittelwirkungen wie lokale Reizungen (Rötung, Brennen) sind selten. Es kann zu reversiblen Verfärbungen an Zähnen und Zahnersatz kommen. Chlorhexidin zeigte im Ames-Test eine mutagene Wirkung, in Säugetiermutationstests konnte allerdings diese Wirkung nicht nachgewiesen werden.

Octenidin (Octenisept®) ist ein Wund- und Schleimhautantiseptikum. Octenisept® ist zur äußerlichen Anwendung geeignet. Wird Octenisept® unter Druck in Gewebe eingebracht oder ist ein freier Abfluss nicht gewährleistet, kann es zu unerwünschten Arzneimittelwirkungen, wie persistierende Ödeme und Gewebsnekrosen kommen.

Amphotenside (Invertseifen) zeigen ebenso wie die kationischen Verbindungen gute Wirksamkeit gegenüber grampositiven Bakterien, eingeschränkte Wirksamkeit gegenüber gramnegativen Erregern und praktisch keine Wirksamkeit gegenüber unbehüllten Viren (➤ Tab. 33.44). Ihre eiweißdenaturierende Wirkung ist allerdings ebenso gering wie ihre Toxizität nach oraler Aufnahme, sodass sie gut zum Einsatz in der Lebensmittelindustrie geeignet sind. Wegen der Reduzierung der Oberflächenspannung werden sie auch als Kombinationsprodukte bei Formulierungen für die Flächendesinfektion eingesetzt.

Tab. 33.44 Oberflächenaktive Substanzen, kationische Verbindungen, Amphotenside

Wirkungsspektrum	Vorwiegend grampositive Bakterien, bedingt gramnegative Bakterien
Wirkungsmechanismus	Alteration der Zellmembran bis zur Desintegration, Denaturierung von Proteinen
UAW	Hautreizung (Entfettung), Ekzeme
Akute Vergiftung	Durch Resorption nach oraler Aufnahme von Invertseifen sowie nach Verwendung als Abortivum können systemische Konzentrationen erreicht werden, die zu Vergiftungsbildern neurotoxischer Art mit curareähnlicher Wirkung führen
Anwendung	Als Kombinationspräparate: Flächen, Hände; als Antiseptika zu Wund- und Vaginalspülungen
Einzelstoffe	Quaternäre Ammoniumsalze (Quats), amphotere Verbindungen, Chlorhexidin, Biguanide, Octenidin

Halogene

Halogen freisetzende Substanzen Chlor, Iod, Brom

Beim Einsatz von Chlor als Desinfektionswirkstoff handelt es sich im Wesentlichen um wässrige Lösungen von elementarem Chlor, Hypochlorit und unterchloriger Säure. Die Wirkung des Chlors beruht auf der Oxidation funktionell essenzieller Gruppen an den Proteinmolekülen der Mikroorganismen (➤ Tab. 33.45). Wässrige Lösungen von Chlor und Hypochlorit sind ausgesprochen wirksam gegenüber Bakterien, einschließlich Mykobakterien, Viren und auch Sporen. Durch organische Verunreinigung sowie durch Verschiebung des Milieus in den alkalischen Bereich (pH 8,0) kann jedoch die Wirkung des Chlors stark vermindert werden. Die Haupteinsatzbereiche für Chlor sind die Desinfektion von Trinkwasser und Badewasser sowie von Anlagen in der Lebensmittelindustrie. Chloramine (Chloramin T, Clorina®) werden zum Teil noch für die Händedesinfektion, die Flächendesinfektion und als Antiseptikum genutzt.

Iod findet heute praktisch ausschließlich in der Kombination mit Polyvinylpyrrolidon als Iodophor (PVP-Iod) für die Schleimhautantisepsis und z. B. in Kombination mit Alkoholen für die Hautdesinfektion Anwendung.

Brom wirkt stark desinfizierend, wird aber in der Medizin, z. B. als Händedesinfektionsmittel, kaum noch verwendet.

Tab. 33.45 Halogene

	Chlor als Chlorgas (Hypochlorit) und Chloramin	Iodophore (Iod)
Wirkungsspektrum	Bakterien, einschließlich Mykobakterien, Pilzen, Viren, bedingt Sporen	
Wirkungsmechanismus	Enzymhemmung durch hypochlorige Säure	Enzymhemmung durch elementares Iod
UAW	Reizung von Haut und Schleimhäuten	Iodüberempfindlichkeit
Akute Vergiftung (s. Toxikologie ➤ Kap. 35.3.1)	Nach Einatmung als Gas: Glottis- und Lungenödem, Atemstillstand	Nach oraler Aufnahme: Gastroenteritis, Nierenschädigung, Kreislaufversagen
Anwendung	Ausscheidungen, Trink- und Badewasser	Haut, Wunden, Blenorrhöprophylaxe

33

WEITERFÜHRENDE LITERATUR

ALLGEMEINE GRUNDLAGEN

Bennett JE, Dolin R, Blaser MJ. 8th ed. Mandell, Douglas, and Bennett's Principles and Practice of Infectious Diseases. Vol. 1 and 2. New York: Churchill Livingstone, 2015.

Brodt HR. Antibiotika-Therapie. Klinik und Praxis der antiinfektiösen Behandlung. 12. Aufl. Stuttgart: Schattauer, 2013.

Kayser FH, Böttger EC, Zinkernagel RM. Medizinische Mikrobiologie. 12. Aufl. Stuttgart: Thieme, 2010.

Steinbeck G, Paumgartner G. Therapie innerer Krankheiten. 11. Aufl. Berlin: Springer, 2005.

ANTIBIOTIKA, ANTIBAKTERIELLE THERAPEUTIKA

Bodmann KF, Grabein B, Kresken M et al. Kalkulierte parenterale Initialtherapie bakterieller Erkrankungen bei Erwachsenen. 2. Version, S2k Leitlinie (AWMF-Registriernummer 082-006) Juli 2019; www.p-e-g.org

Bush K, Bradford PA. Interplay between β-lactamases and new β-lactamase inhibitors. Nat Rev Microbiol, 2019; 17: 295-306.

Butler MS et al. Glykopeptide antibiotics: back to the future. J Antibiotics, 2014; 67: 631–644.

Douros A, Grabowski K, Stahlmann R. Drug-drug interactions and safety of linezolid, tedizolid, and other oxazolidinones. Expert Opin Drug Metab Toxicol, 2015; 11: 1849–1859.

Dunn CJ, Barradell LB. Azithromycin. A review of its pharmacological properties and use as 3-day therapy in respiratory tract infections. Drugs, 1996; 51: 483–505.

Horsburgh Jr. CR, Barry CE, Lange C. Treatment of Tuberculosis. N Engl J Med. 2015; 373: 2149–2160.

Leggett JE. Aminoglycosides. In: Bennett JE, Dolin R, Blaser MJ. 8th ed. Principles and Practice of Infectious Diseases. Vol. 1 and 2. New York: Churchill Livingstone, 2015.

Little P, Stuart B, Moore M et al. Amoxicillin for acute lower-respiratory-tract infection in primary care when pneumonia is not suspected: a 12-country, randomised, placebo-controlled trial. Lancet Infect Dis, 2013; 13: 123–129.

Lode H, Stahlmann R, Skopnik H. Rationaler Einsatz oraler Antibiotika bei Erwachsenen und Schulkindern (Lebensalter ab 6 Jahre). Chemother J, 2006; 5: 129–144.

Nathwani D, Wood MJ. Penicillins. A current review of their clinical pharmacology and therapeutic use. Drugs, 1993; 45: 866–894.

Papp-Wallace KM, Endimiani A, Taracila MA, Bonomo RA. Carbapenems: past, present, and future. Antimicrob Agents Chemother, 2011; 55: 4943–4960.

Parsels KA et al. Cefiderocol: a novel siderophore cephalosporin for multidrug-resistant Gram-negative bacterial infections. J Antimicrob Chemother, 2021; 76: 1379-1391.

Sanders Jr. WE, Sanders CC. Piperacillin/tazobactam: a critical review of the evolving clinical literature. Clin Infect Dis, 1996; 22: 107–123.

Schaberg T et al. S2k-Leitlinie: Tuberkulose im Erwachsenenalter. Pneumologie, 2017; 71: 325-397.

Stahlmann R. Antibiotika zur Behandlung von Infektionen durch Methicillin-resistente Staphylococcus aureus (MRSA). Pneumologie, 2014; 68: 676–684.

Steenbergen JN, Alder J, Thorne GM. Daptomycin: a lipopeptide antibiotic for the treatment of serious gram-positive infections. J Antimicrob Chemother, 2005; 55: 283–288.

Shakeri K, Stahlmann R. Drug interactions during therapy with three major groups of antimicrobial agents. Expert Opin Pharmacother, 2006; 7: 639–651.

Zhanel GG et al. Ceftolozane/tazobactam: a novel cephalosporin/β-lactamase inhibitor combination with activity against multidrug-resistant gram-negative bacilli. Drugs, 2014; 74: 31–51.

ANTIMYKOTIKA

Johnson LB, Kauffman CA. Voriconazole: a new triazole antifungal agent. Clin Infect Dis, 2003; 36: 630–637.

Maertens JA et al. Isavuconazole versus voriconazole for primary treatment of invasive mould disease caused by Aspergillus and other filamentous fungi (SECURE): a phase 3, randomised-controlled, non-inferiority trial. Lancet, 2016; 387: 760–779.

Nett JE, Andes DR. Antifungal Agents: Spectrum of Activity, Pharmacology, and Clinical Indications. Infect Dis Clin North Am, 2016; 30: 51–83.

Venkatakrishnan K, Moltke LL, von Greenblatt DJ. Effects of the Antifungal Agents on Oxidative Drug Metabolism. Clin Pharmacokinet, 2000; 38: 111–180.

Walsh TJ, Teppler MD, Donowitz GR. Caspofungin versus Liposomal Amphotericin B for Empirical Antifungal Therapy in Patients with Persistent Fever and Neutropenia. N Engl J Med, 2004; 351: 1391–1402.

VIRUSTATIKA

DeClercq E. Anti-HIV drugs: 25 compounds approved within 25 years after the discovery of HIV. Intern J Antimicrob Agents, 2009; 33: 307–320.

DeClercq E. A 40-year journey in search of selective antiviral chemotherapy. Annu Rev Pharmacol Toxicol, 2011; 51: 1–24.
Fung J, Lai CL, Seto WK, Yuen MF. Nucleoside/nucleotide analogues in the treatment of chronic hepatitis. B J Antimicrob Chemother, 2011; 66: 2715–2725.
Gandhi M, Gandhi RT. Single-pill combination regimens for treatment of HIV-1 infection. N Engl J Med, 2014; 371: 248–259.
Sarrazin C et al. S3-Leitlinie Prophylaxe, Diagnostik und Therapie der Hepatitis-C-Virus-(HCV)-Infektion. AWMF-Register-No.: 021/012. Z Gastroenterol, 2018; 56: 756-838.
Seto WK, Lo YR, Pawlotsky JM, Yuen MF. Chronic hepatitis B virus infection. Lancet, 2018; 392 (10161): 2313-2324.

ANTIPROTOZOENMITTEL

Ashley EA, Pyae Phyo A, Woodrow CJ. Malaria. Lancet, 2018; 391: 1608-1621.
McKeage K, Scott L. Atovaquone/proguanil: a review of its use for the prophylaxis of plasmodium falciparum malaria. Drugs, 2003; 63: 597–623.
Slater AF, Cerami A. Inhibition by chloroquine of a novel haem polymerase enzyme activity in malaria trophozoites. Nature, 1992; 355: 167–169.
van Agtmael MA, Eggelte TA, van Boxtel CJ. Artemisinin drugs in the treatment of malaria: from medicinal herb to registered medication. TiPS, 1999; 20: 199–205.

DESINFEKTION

Baines SL et al. Remodeling of pSK1 Family Plasmids an Enhanced Chlorexidin Tolerance in a Dominant Hospital Lineage of Methicillin-Resistant Staphylococcus aureus. Antimicrobial Agents and Chemotherapie, 2019. 63: e02356–18.
Bundesinstitut für Arzneimittel und Medizinprodukte. Rote Hand Brief zu Octenisept. 2011.
Gebel J, Exner M, French G et al. The role of surface disinfection in infection prevention. GMS Hyg Infect Control, 2013; v. 8 (1): Doc10.
Guzman Prieto AM et al. The Two-Component System ChtRS Contributes to Chlorhexidine Tolerance in Enterococcus faecium. Antimicrobial Agents and Chemotherapie, 2017; 61: e02122–16.
Kramer A, Assadian O, Exner M, Hübner N-0, Simon A. Krankenhaus- und Praxishygiene. München: Elsevier, 2016.
McDonnell G, Russell AD. Antiseptics and Disinfectants. Activity, Action and Resistance. Clin Microb Rev, 1999; 12: 147–179.
Schäfer NF. Anwendung von Antiseptika und Desinfektionsmitteln: Mechanismen der Resistenzentwicklung gegen Chlorhexidin. Ars medici, 2013; 1: 40–42
Sonntag H-G, Hingst V. Hygiene. Gaus W. Hingst V. Mattern R. et al. Ökologisches Stoffgebiet. Duale Reihe. 3. Aufl. Stuttgart: Hippokrates, 1999: 479–611.
Kramer A, Assadian O. Wallhäußers Praxis der Sterilisation, Desinfektion, Antiseptik und Konservierung. Stuttgart: Thieme, 2008.
Verbund für Angewandte Hygiene e. V. Desinfektionsmittelliste des VAH. 2019
Yamaoto T. Antiseptic and Antibiotic Resistance Plasmid in Staphylococcus aureus that Possesses Ability to Confer Chlorhexidine and Acrinol Resistance. Antimicrobial Agents and Chemotherapie, 1988; 32: 932–935.

INTERNET-EMPFEHLUNGEN

AIDS bzw. HIV-Infektion: www.aidsinfo.nih.gov
Centers of Disease Control (CDC): www.cdc.gov
Deutsche Gesellschaft für Tropenmedizin und Internationale Gesundheit e. V.: www.dtg.mwn.de
European Medicines Agency (EMA): www.ema.europa.eu/ema/
Food and Drug Administration (FDA): www.fda.gov
Guidelines der Infectious Diseases Society of America (IDSA), www.idsociety.org/Index.aspx
Medline-Zugang der NIH-Library (PubMed): www.ncbi.nlm.nih.gov/pubmed
National Institutes of Health (NIH): www.nih.gov
Paul-Ehrlich-Gesellschaft für Chemotherapie e. V., www.p-e-g.de
World Health Organization (WHO): www.who.ch
Zeitschrift für Infektionstherapie: www.infektio.de

KAPITEL

34

Klaus Aktories, Clemens Unger

Tumortherapeutika

Komm, sieh auf diese Narbe an der Brust.
Fühlst du den Rosenkranz von weichen Knoten?
Fühl ruhig hin. Das Fleisch ist weich und schmerzt nicht.
Gottfried Benn: *Mann und Frau gehn durch die Krebsbaracke*

34.1 Bedeutung der Tumorchemotherapie

34

Eine der großen medizinischen Herausforderungen unserer Zeit ist die Therapie von Tumoren, die für ca. 30 % der Todesfälle in Deutschland verantwortlich sind. Während bei lokalisierten Tumoren chirurgische Entfernung und Strahlentherapie im Mittelpunkt stehen, ist bei **disseminierten Tumoren,** bei **Metastasen** und **ausgedehnten Rezidiven** die Tumorchemotherapie von besonderer Bedeutung.

Die Tumorchemotherapie ist eine **relativ junge Behandlungsmethode.** Die erste erfolgreiche Pharmakochemotherapie wurde 1941 bei der Behandlung des Prostatakarzinoms mit dem synthetischen Estrogen Diethylstilbestrol durchgeführt. Nahezu zur gleichen Zeit (1942) wurden erstmals Patienten mit einem Stickstofflostderivat therapiert und die Entwicklung weiterer alkylierender Zytostatika eingeleitet. 1948 wurde zum ersten Mal die Therapie einer akuten lymphatischen Leukämie beim Kind mit dem Folsäure-Antagonisten Aminopterin durchgeführt. Zur gleichen Zeit wurde 6-Mercaptopurin von G. Hitchings[1] und G. Elion entwickelt und dann zur Leukämie-Therapie eingesetzt.

Ziel der Tumorchemotherapie ist die möglichst vollständige Beseitigung von Tumorzellen. Hierzu werden **Chemotherapeutika** eingesetzt, die auch als **Zytostatika** bezeichnet werden. Bei den klassischen Zytostatika handelt es sich um Wirkstoffe, die im eigentlichen Sinne **nicht zytostatisch,** sondern stark **zytotoxisch** wirksam sind. Die meisten klassischen Zytostatika wirken auf die DNA bzw. auf die Synthese der DNA und ihrer Bausteine (➤ Abb. 34.1). In den meisten Fällen wird hierdurch der Zelltod durch Apoptose eingeleitet. Hier ist von Bedeutung, dass die toxischen Wirkungen dieser Stoffe kaum zwischen krankem und gesundem Gewebe unterscheiden. Erst Entwicklungen der letzten 30 Jahre haben gezeigt, dass es möglich ist, Chemotherapeutika zu entwickeln, die selektiv Tumorzellen angreifen. Bahnbrechend für diese Entwicklung war die Erkenntnis, dass in Tumorzellen bestimmte Signalwege und Signalnetzwerke gegenüber normalen Zellen grundsätzlich verändert sind.

[1] Die amerikanischen Wissenschaftler George Hitchings und Gertrude Elion erhielten für diese Arbeiten 1988 den Nobelpreis in Medizin oder Physiologie.

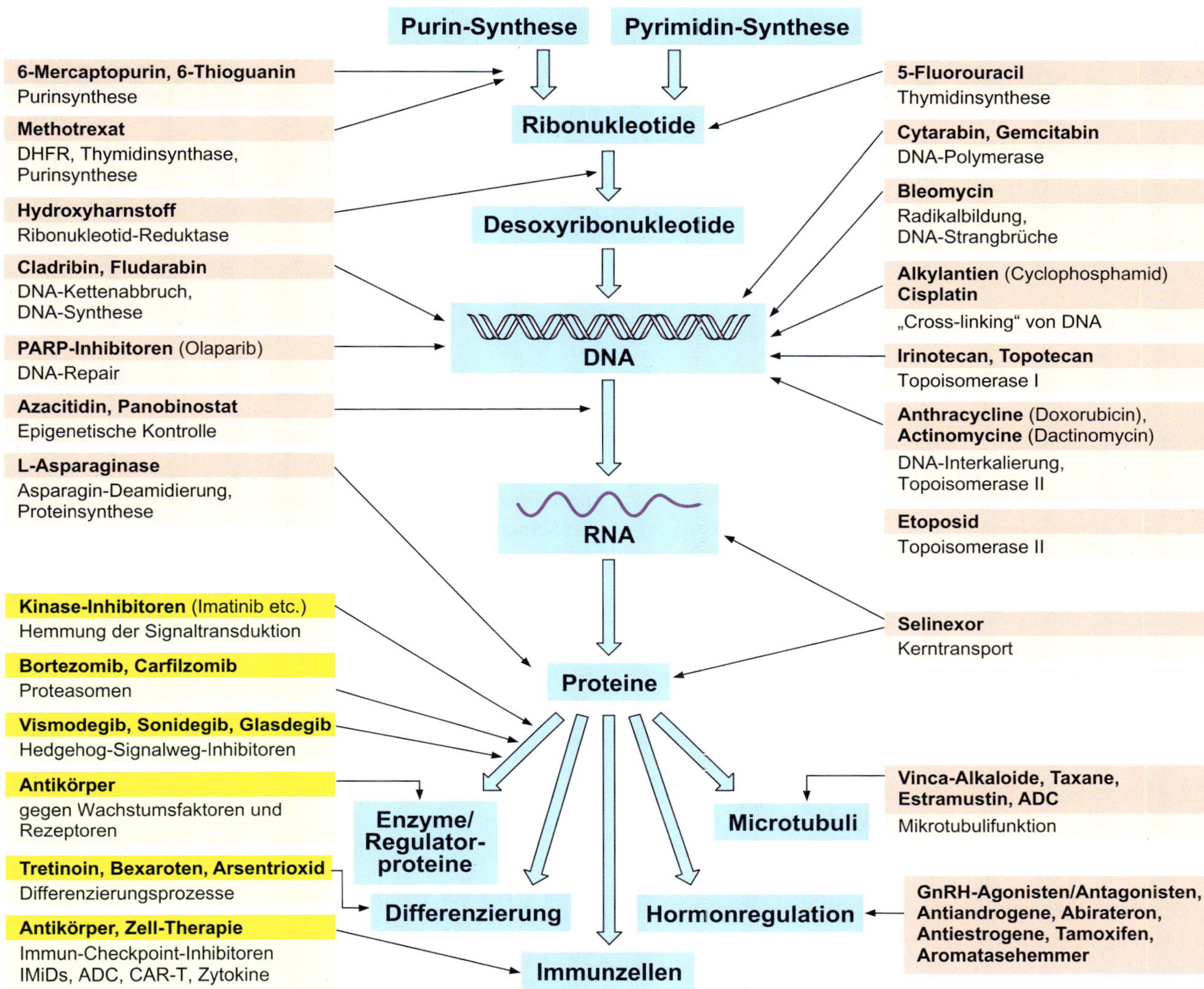

Abb. 34.1 Wirkorte von Tumorchemotherapeutika.
Die meisten klassischen Tumorchemotherapeutika wirken auf die DNA bzw. auf Bausteine der DNA und ihre Synthese. Angriffspunkte sind die **Synthese** von **Ribonukleotiden,** von **Desoxyribonukleotiden** und die **DNA-Synthese.** Hierzu gehören die Antimetaboliten wie 6-Mercaptopurin, Methotrexat, Cladribin, Fludarabin, 5-Fluorouracil, Cytarabin, Gemcitabin und andere. Die Alkylantien und Platinverbindungen führen über **Vernetzungsreaktionen** (Crosslinking) zu **DNA-Schäden.** Topoisomerase-I-Hemmstoffe wie Irinotecan und Topoisomerase-II-Hemmer wie Anthracycline und Actinomycine sowie Etoposid schädigen ebenfalls die DNA. Azacitidin wird in DNA eingebaut, bindet kovalent DNA-Methyltransferasen und wirkt somit auf die **epigenetische Kontrolle** der Transkription. Auf die epigenetische Kontrolle, jedoch über einen anderen molekularen Mechanismus wirkt der Histon-Acetylase-Hemmer Panobinostat. Ein weiteres Ziel von Zytostatika ist die Aminosäure **Asparagin**, die durch Asparaginase deamidiert wird. Selexinor **hemmt den Kernexport,** ein neues Wirkprinzip. Eine **Mikrotubuli- und Mitosehemmung** wird über Vinca-Alkaloide, Taxane und Estramustin erreicht. Zahlreiche neue Antikörper-Wirkstoff-Konjugate (ADC) **hemmen die Mikrotubulifunktion.** Die Beeinflussung von **Sexualhormonwirkungen** bei hormonabhängigen Tumoren erfolgt auf der Ebene der Gonadoreline (GnRH-Agonisten/Antagonisten), der Hormonsynthese (Abirateron, Aromatasehemmer) sowie der Sexualhormon-Rezeptor-Interaktion durch Rezeptormodulatoren (Tamoxifen) und Antagonisten (z. B. Fulvestrant). Wirkmechanismen der **gezielten Therapie** (in Gelb) sind **Hemmung von Proteinkinasen, Proteasomen-Inhibition** sowie **Hemmung des Hedgehog-Signalwegs.** Zahlreiche therapeutische Antikörper blockieren **Signalwege von Wachstumsfaktoren bzw. Wachstumsfaktorrezeptoren** oder hemmen spezifische Tumorzellmembranproteine. Auch **Differenzierungsprozesse** sind Ziele von Tumortherapeutika (z. B. Tretinoin). Zunehmend werden **Immunfunktionen** und **Immunzellen** durch Tumortherapeutika moduliert oder sogar gentechnisch, wie bei den chimären-Antigen-Rezeptoren von T-Zellen (CAR-T), verändert. Hier spielen wiederum Antikörper eine zentrale Rolle. (Modifiziert nach: Chabner et al. In: Bruton LL, Lazo JS, Parker KL. Goodman & Gilman's the Pharmacological Basis of Therapeutics. London: McGraw-Hill, 2006.)

Damit beginnt die Ära der gezielten Therapie **(targeted therapy),** bei der Wachtumsfaktoren oder ihre Rezeptoren, Signalmoleküle, Zellzyklus- und Apoptoseregulatoren Ziele der Krebstherapie geworden sind. Gute Beispiele hierfür sind die therapeutische Anwendung von kleinmolekularen Proteinkinase-Inhibitoren (➤ Kap. 34.13) und von spezifischen Antikörpern (➤ Kap. 34.15).

34.1.1 Therapieziele

Dennoch ist festzustellen, dass trotz beachtlicher Fortschritte in der Tumorchemotherapie die Heilung durch Anwendung von Zytostatika **(kurative Chemotherapie)** nur bei relativ wenigen Tumoren möglich ist. Wichtige Beispiele hierfür sind das Hodenkarzinom,

34

Tab. 34.1 Erfolg der Chemotherapie bei verschiedenen Tumoren

Tumor	Heilungsrate (%)	Volumenverdopplungszeit des Tumors (Tage)	Anteil an der Gesamttumormortalität (%)
Chorionkarzinom	> 90	1,5	< 0,01
Akute lymphatische Leukämie (beim Kind)	75–90	1,5	0,2
Morbus Hodgkin	80–90	3–4	0,6
Hodenkarzinom	90–99	5–6	0,7
Kolonkarzinom	< 5	80	7,5
Bronchialkarzinom	< 5	90	11,2

Lymphome wie Morbus Hodgkin und verschiedene Leukämie-Formen (➤ Tab. 34.1). Insbesondere kann bei hämatologischen Neoplasien eine deutliche Verlängerung der Lebenserwartung erreicht werden. Allerdings machen Hämoblastosen weniger als 10 % der Tumorerkrankungen aus.

Die Chemotherapie hat große Bedeutung nach einer erfolgreichen chirurgischen Entfernung des Tumors (R0-Resektion) oder nach Bestrahlung, um restliche Tumorzellen zu eliminieren **(adjuvante Chemotherapie).** Beispiele hierfür sind Mamma- und kolorektale Karzinome.

Von einer **neoadjuvanten Chemotherapie** wird gesprochen, wenn Zytostatika **vor** dem chirurgischen Eingriff gegeben werden. Dies geschieht mit dem Ziel, die Größe eines Tumors durch vorherige Chemotherapie zu reduzieren (Downstaging), um dadurch die Chancen einer radikalen Operation zu verbessern. Eine neoadjuvante Therapie wird z. B. beim Mammakarzinom durchgeführt, um möglichst eine brusterhaltende operative Therapie durchführen zu können. Durch die neoadjuvante Behandlung kann das Ansprechen auf die Chemotherapie beobachtet werden. Weiterhin erhofft man sich eine Verminderung von Mikrometastasen.

Oftmals werden durch die Chemotherapie jedoch nur eine **Teilremission,** eine **Linderung tumorbedingter Symptome** und/oder eine sehr **begrenzte Verlängerung der Lebenszeit** erreicht. Dies gilt besonders bei metastasierten Neoplasien. Dann handelt es sich um eine **palliative Chemotherapie.** Besonders unter den Bedingungen einer schlechten Prognose muss das mögliche Ziel einer Chemotherapie realistisch betrachtet werden. Die unerwünschten Arzneimittelwirkungen der oft stark belastenden Therapie müssen gegen die individuelle Lebensqualität des einzelnen Patienten abgewogen werden.

Grundlage einer Chemotherapie von Tumoren ist heute nahezu in allen Fällen die Anwendung verschiedener Typen von Zytostatika als **Kombinationstherapie.** Bei hormonsensitiven Tumoren werden **hormonale** Agonisten und Antagonisten eingesetzt.

34.1.2 Neue Therapieansätze

Eine Vielzahl neuer Therapieansätze wurde in den letzten Jahren neu eingeführt und wird derzeit noch intensiv geprüft. Ausgangspunkte dieser Entwicklungen sind die enormen biomedizinischen Fortschritte im Verständnis der **molekularen Grundlagen und zellulären Voraussetzungen,** die zu einer Tumorentwicklung führen und den **charakteristischen Merkmalen von Tumoren** zugrunde liegen (s. Kasten).

Durch die Identifizierung der molekularen Ursachen der Fehlfunktionen der Tumorzelle können spezifische Angriffspunkte für neue Zytostatika beschrieben werden, die dann mit wesentlich **höherer Selektivität** als die meisten klassischen zytotoxischen Substanzen wirksam sind. Besonders erfolgreiche Beispiele sind hier die **Proteinkinase-Inhibitoren** und zahlreiche neue **therapeutische Antikörper.** Genau **definierte molekulare Angriffspunkte** (z. B. abnorme Signalproteine) ermöglichen den Einsatz von **Hochleistungsverfahren** (high throughput screening und kombinatorische Chemie) **bei der Wirkstoffsuche.** Die **Strukturaufklärung** dieser Zielproteine, z. B. durch Kristallstrukturanalyse, erlaubt ein effektives **„molecular modelling"** von potentiellen Wirkstoffen. Hierdurch können auch mutationsbedingte Resistenzmechanismen, die zur Unwirksamkeit von Tumortherapeutika führen, umgangen werden.

ZUR VERTIEFUNG

Charakteristische Merkmale von Tumoren

1. Zelluläre Unabhängigkeit von Wachstumssignalen
2. Insensitivität gegenüber inhibitorischen Wachstumssignalen
3. Umgehung und Vermeidung von Apoptose
4. Aneignung des Potentials zur unbegrenzten Replikation
5. Induktion der Angiogenese
6. Induktion von Gewebeinvasivität und Metastasierung

Voraussetzungen der Tumorentstehung

1. Änderung des zellulären Metabolismus zur Optimierung der Tumorproliferation
2. Genom-Instabilität und vermehrte Mutationen
3. Vermeidung des Angriffs durch das Immunsystem
4. Induktion einer tumorfördernden Entzündung

(Modifiziert nach: Hanahan und Weinberg. Cell, 2011; 144.)

Erweiterte Kenntnisse über fehlgeleitete Signalwege bei der Tumorgenese und technische Fortschritte bei der Analyse des Tumorzellgenoms führen zunehmend zu einer **personalisierten und gezielten Tumortherapie.** Es wird festgestellt, welche individuellen Mutationen von Tumor-Driver-Genen das Wachstum des Tumors eines Patienten bestimmen, und danach wird der Wirkstoff ausgewählt. Oder es wird geprüft, ob endogene DNA-Reparaturmechanismen nicht mehr zur Verfügung stehen. Diese Strategie wird z. B. bei bestimmten Typen von Bronchialkarzinomen, beim malignen Melanom oder beim Mammakarzinom eingesetzt. In den letzten Jahren wurden zunehmend erfolgreich Stoffe mit Wirkung auf das **endogene Immunsystem** therapeutisch genutzt. Es gelingt zunehmend, Immunzellen, die in die Überwachung und Beseitigung (Tumor-Immun-Surveillance) von Tumorzellen eingeschaltet sind, zu aktivieren. Hierzu zählen u. a. die **Immun-Checkpoint-Inhibitoren** (z. B. Ipilimumab, Nivolumab und andere; ➤ Kap. 34.15.8), welche die Aktivität von T-Zellen erhöhen und bei zahlreichen Tumoren (z. B. beim Melanom, Lungen-, Blasen- oder Nierenzellkarzinom) erfolgreich eingesetzt werden. Diese Tumortherapeutika unterscheiden sich in zwei wichtigen Prinzipien von bisherigen Wirkstoffen, weil sie erstens die Tumorzellen nicht direkt angreifen und zerstören, sondern auf T-Zellen, die Tumorzellen abwehren, wirken. Zweitens aktivieren sie nicht nur Immunzellen, sondern **beseitigen hemmende Signalwege,** die eine effektive Antitumorwirkung von T-Zellen verhindern. Weiterhin wird die Anti-Tumor-Aktivität von T-Zellen bei der **CAR-T-Zell-Therapie**[2] ausgenutzt, indem T-Zellen gentechnologisch verändert werden, sodass sie tumorzellspezifisch wirken.

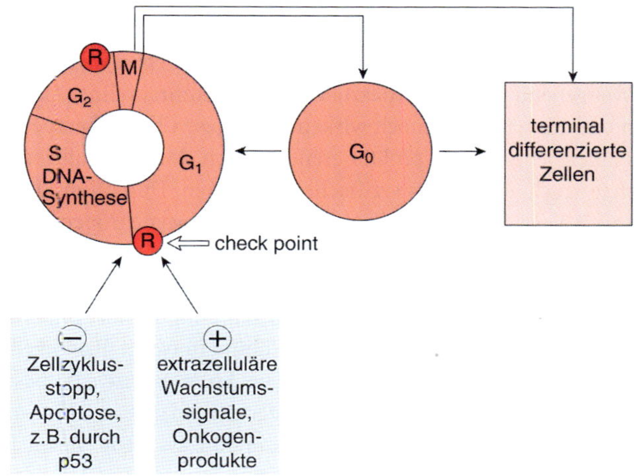

Abb. 34.2 Zellzyklus und Wirkung von Zytostatika.
Bei proliferierenden Zellen sind verschiedene Zellzyklusphasen zu unterscheiden. Als G_1 (Gap$_1$) wird die Phase zwischen Abschluss der Mitose und Beginn der DNA-Synthese bezeichnet. In der S-Phase findet die DNA-Synthese statt, und in der G_2-Phase wird die DNA-Verdopplung überprüft. Die eigentliche Mitose findet in der M-Phase statt. Beim Übergang von der G_1- zur S-Phase und von der G_2- zur M-Phase wird an Kontrollpunkten (R, checkpoints) geprüft, ob die Zelle in die nächste Phase des Zellzyklus eintreten kann. An den **Kontrollpunkten** wirken extrazelluläre Wachstumssignale, aber auch pathogene Signale von Onkogenprodukten fördernd auf die Zellzyklusprogression. Andererseits können hier eine Arretierung des Zellzyklus und die Eliminierung einer geschädigten Zelle durch Tumorsuppressoren (z. B. durch das Protein p53) eingeleitet werden. Nach erfolgter Mitose können die Zellen erneut in den Zellzyklus eintreten, in die Ruhe-Phase (G_0) gelangen oder durch terminale Differenzierung die Zellteilungsfähigkeit verlieren. Aus der G_0-Phase können die Zellen erneut in den Zellzyklus eintreten. Alle **Zytostatika** wirken vorzugsweise auf proliferierende Zellen. Nitrosoharnstoffe, Alkylantien, zytostatische Antibiotika und Cisplatin sind dabei phasenunspezifisch wirksam. In der S-Phase wirken besonders die Antimetaboliten wie 6-Mercaptopurin, Methotrexat und Zytosinarabinosid, aber auch Hydroxyharnstoff. Zytostatika, die bevorzugt in der M-Phase wirken, sind Mitosehemmstoffe wie Vinca-Alkaloide und Taxane.

34.2 Zellzyklus und Wachstumskinetik von Tumorzellen

Aus der Liste der Tumoren, die besonders sensitiv gegenüber einer Chemotherapie sind, ist ersichtlich, dass Chemotherapeutika bei **schnell wachsenden Tumoren** besonders gut wirksam sind (➤ Tab. 34.1). Diese Beispiele weisen darauf hin, dass wachstumskinetische Aspekte von Tumorzellen für die Tumorchemotherapie von großer Bedeutung sind.

34.2.1 Zellzyklus

Vereinfacht kann man die Zellen eines Tumors in drei unterschiedliche Populationen einteilen. Die erste Population bilden **Zellen,** die gerade **proliferieren** (Wachstumsfraktion). Die zweite Population bilden **ruhende,** zeitweise nichtproliferierende Zellen. Diese Zellen können jedoch prinzipiell in die Wachstumsfraktion zurückkehren. Bei einer dritten Zellpopulation handelt es sich um **differenzierte** Zellen, die die Fähigkeit verloren haben zu proliferieren. Für die Chemotherapie sind die proliferierenden Zellen und die ruhenden, die in die Proliferationsphase zurückkehren können, von Bedeutung.

Vorgänge, die bei der Proliferation von Zellen auftreten, werden durch den Zellzyklus beschrieben (➤ Abb. 34.2). Ruhende Zellen, die jedoch in den Zellzyklus zurückkehren können, befinden sich in der **G_0-Phase.** In der **G_1-Phase,** die am längsten dauert, bereitet sich die Zelle auf die nachfolgende Synthesephase **(S-Phase),** in der die DNA-Replikation stattfindet, vor. In der nachfolgenden **G_2-Phase** wird die Replikation geprüft, und es werden etwaige Fehler beseitigt. Schließlich erfolgt die eigentliche Zellteilung in der Mitosephase **(M-Phase).** Die Präzision dieses Zyklus wird an Kontrollpunkten **(checkpoints)**[3], z. B. beim Übergang von der G_1- zur S-Phase und von der S- zur G_2-Phase, geprüft. An diesen Punkten wird entschieden, ob die nächste Zyklusphase durchlaufen werden soll oder nicht. Werden DNA-Schäden erkannt, so kommt es zur Reparatur oder – bei zu großen Schäden – zum Zyklusstopp und zum Zelltod (➤ Kap. 35.2.2).

Bei dieser Regulation kommt dem **Tumorsuppressorprotein p53** eine besondere Rolle zu. p53 führt zur **Arretierung** des Zellzyklus in der G_1- und G_2-Phase oder bewirkt durch Induktion des programmierten Zelltods **(Apoptose)** die Eliminierung der geschädigten Zelle. In Krebszellen sind diese Kontrollen oft nicht mehr funktionsfähig. So betrifft eine der häufigsten Mutationen in Tumorzellen das Tumorsuppressorgen p53.

Chemotherapeutika wirken besonders gut auf **proliferierende** Zellen, die sich im Zellzyklus befinden. Dies erklärt die gute Wirksamkeit der Chemotherapie bei Tumoren, die kurze Verdopplungszeiten, d. h. eine große Wachstumsfraktion, haben (➤ Tab. 34.1). In der G_0-Phase sind die Zellen meistens unempfindlich gegenüber Chemotherapeutika. Man kann danach wenigstens zwei Gruppen von Chemotherapeutika unterscheiden:

Die erste Gruppe bilden Zytostatika, die **phasenspezifisch** wirken. Hierzu gehören die meisten Antimetaboliten und Mitosehemmstoffe.

[2] CAR = chimärer Antigen-Rezeptor

[3] Diese „checkpoints" haben nichts mit den Immun-Checkpoints zu tun.

Die Antimetaboliten, welche die Synthese von DNA-Bausteinen hemmen, wirken verständlicherweise in der S-Phase, während z. B. die Vinca-Alkaloide und Taxane in der späten G_2- und M-Phase wirksam sind.

Weitgehend **phasenunspezifisch** wirken Anthracycline, Alkylantien und Cisplatin. Dennoch wirken auch diese Chemotherapeutika besonders effektiv auf proliferierende Zellen. Man klassifiziert sie deshalb auch als **zyklusspezifische** Substanzen. Durch Einsatz von **Zytostatikakombinationen** werden die an sich asynchronen Tumorzellen gleichzeitig in unterschiedlichen Zyklusphasen abgetötet.

Viele Zytostatika, die primär auf unterschiedliche Weise wirken (Alkylantien, interkalierende Substanzen, Topoisomerasehemmstoffe, Antimetaboliten), führen zur Elimination von Tumorzellen, indem sie die Apoptose induzieren. Die **Apoptose** ist eine besondere Form des Zelltods (programmierter Zelltod): geschädigte oder störende Zellen werden beseitigt. Dieser Prozess ist in vielen Fällen ebenfalls abhängig vom Tumorsuppressorprotein p53 (➤ Abb. 34.3). Mutationen oder Fehlen von p53 können folglich zu Tumorresistenz gegen Zytostatika führen.

34.2.2 Kinetik des Tumorwachstums

Die Verdopplungszeit der Tumormasse hängt ab:

- Von der Dauer des Zellzyklus
- Von der Größe der Wachstumsfraktion
- Vom Zellverlust

Die Wachstumsfraktion gibt an, welcher Teil der Tumorzellen sich im Zellzyklus befindet und welcher Teil ruht. Bleiben Wachstumsfraktion und Zellverlust während des Tumorwachstums konstant, so liegt eine exponentielle Wachstumskinetik vor. Unter diesen Bedingungen erhält man bei halblogarithmischer Darstellung eine Wachstumsgerade, bei der die Verdopplungszeit eines Tumors unabhängig von der Gesamtzellmasse ist.

Bei den meisten Tumoren liegt jedoch **kein exponentielles Wachstum** vor. Zum einen wird die Wachstumsfraktion mit Zunahme der Tumorgröße geringer und zum anderen nimmt der Zellverlust zu. Beides kann durch eine schlechtere Versorgung des Tumors bei steigender Tumorgröße erklärt werden. Das bedeutet, die **Wachstumskurve flacht mit zunehmender Tumorgröße ab** (➤ Abb. 34.4). Im Allgemeinen ist ein Tumor von 10^9 Zellen (ca. 1 g Masse) bildgebend nachweisbar oder sogar tastbar. Ausgehend von einer Tumorstammzelle sind hierfür ca. 30 Verdopplungen notwendig. Zehn weitere Verdopplungen erhöhen die Zellzahl auf etwa 10^{12} Zellen. Der Tumor hat damit eine Masse von 1 kg erreicht, eine Größe, die lebensbedrohlich sein kann.

Fractional Cell Kill

Untersuchungen mit exponentiell wachsenden Tumoren haben am Tiermodell gezeigt, dass Chemotherapeutika bei konstanter Dosis eine konstante Fraktion der Zellen abtöten (Fractional-Cell-Kill-Hypothese). So wird ein Zytostatikum, das 99 % der Tumorzellen abtötet, einen Tumor von 10^{10} Zellen auf 10^8 Zellen oder einen anderen Tumor von 10^8 auf 10^6 Zellen vermindern. Es wird somit **nicht die gleiche absolute Zellzahl,** sondern der **gleiche Prozentsatz an Zellen abgetötet.** Eine erhöhte fraktionelle Abtötungsrate ist einer der Gründe für die Anwendung einer Polychemotherapie.

34.3 Tumorresistenz

Verschiedene **Ursachen** führen zu einem Wirkungsverlust von Zytostatika:

- Die optimale Dosis kann nicht gegeben werden, da die unerwünschten Arzneimittelwirkungen zu hoch (dosislimitierend) sind.
- Eine **pharmakokinetische Resistenz** tritt ein, wenn das Körperkompartiment, in dem sich der Tumor befindet, nicht durch das Zytostatikum erreicht werden kann (z. B. schlechte Liquorgängigkeit vieler Zytostatika).
- Weiterhin sind **spezifische zelluläre Resistenzmechanismen** (➤ Abb. 34.5) bekannt, die die Folge von Mutationen und/oder Selektion von resistenten Tumorzellen darstellen. Dabei ist zu berücksichtigen, dass **Mutationen** wegen einer genetischen Instabilität von Tumorzellen gehäuft auftreten.
  - Es kommt zur **Hemmung der zellulären Aufnahme** des Zytostatikums, z. B. bei Methotrexat (Folattransporter) und bei Zytosinarabinosid (Nukleosidtransporter).
  - Es tritt eine **verstärkte Inaktivierung** des Zytostatikums ein (Überexpression der Bleomycin-Hydrolase und der Aldehyddehydrogenase bei Cyclophosphamid).
  - Die **Aktivierung** des Zytostatikums ist **vermindert.** Dieser Resistenzmechanismus ist besonders häufig bei den Antimetaboliten, die im Allgemeinen aktiviert werden müssen. So tritt z. B. eine Resistenz gegenüber Mercaptopurin durch Reduktion der Aktivität von Hypoxanthin-Guanin-Phosphoribosyltransferase ein.
  - Es erfolgt eine **verstärkte DNA-Reparatur** bei Alkylantien, Cisplatin, Antitumorantibiotika und Topoisomerase-II-Inhibitoren. 5-Fluorouracil führt z. B. zu einer Überexpression von Proteinen, die in die DNA-Reparatur eingeschaltet sind. Auf die Bedeutung des Fehlens bzw. von Mutationen des Tumorsuppressorproteins p53 wurde bereits oben hingewiesen.
  - Das zelluläre **Zielsubstrat** wird **verändert,** wodurch die Bindung des Zytostatikums gehemmt wird. Dies gilt z. B. für die Topoisomerase II bei Podophyllotoxin-Derivaten. Tyrosinkinase-Inhibitoren wie Erlotinib oder Gefitinib, die gegen Epidermal-Growth-Factor-Rezeptoren (EGF-Rezeptoren) wirken, verlieren bei ca. 50 % der Patienten durch spezifische Mutationen (T790M) des EGF-Rezeptors ihre Aktivität (➤ Kap. 34.13.2).
  - Auch die **Überexpression des Zielproteins** durch Genamplifikation kann zur Resistenz führen, wie z. B. bei Methotrexat (Dihydrofolatreduktase) und bei 5-Fluorouracil (Thymidylat-Synthase).
  - Schließlich kann ein verstärkter **Zytostatikatransport aus der Zelle** zu einer Tumorresistenz führen. Von besonderer Bedeutung sind hier ABC-Transporter: das **Multidrug Resistance Protein P-Glykoprotein** (P-gp, ABCB1), das **Multidrug**

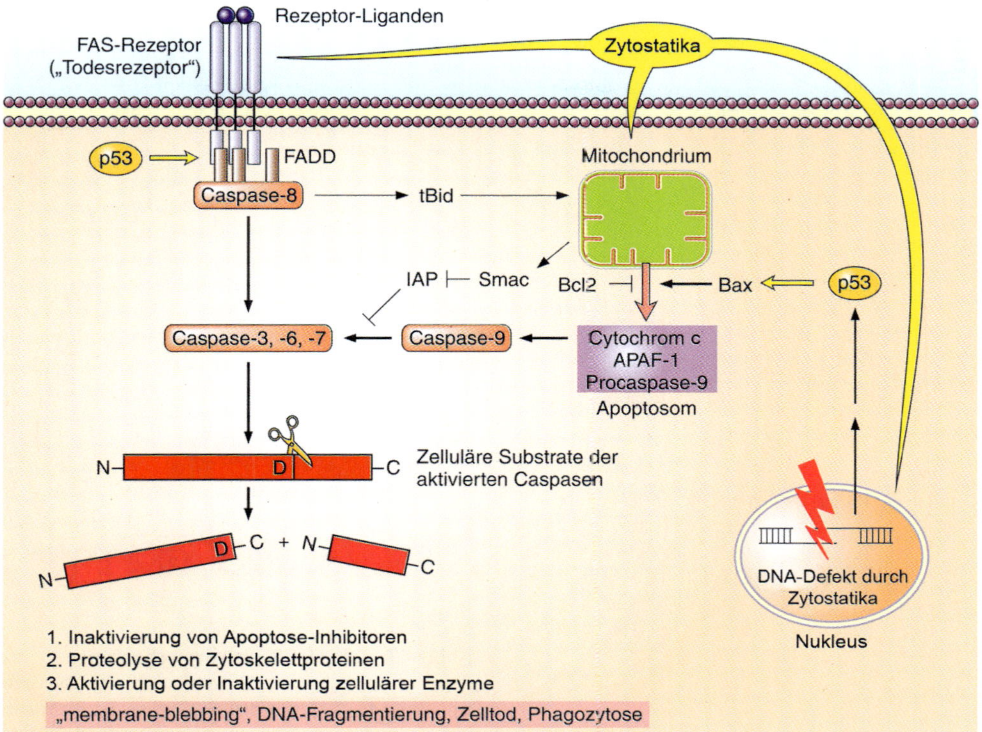

Abb. 34.3 Induktion der Apoptose durch Zytostatika.

Die Apoptose ist ein zelluläres Programm (programmierter Zelltod), bei dem nach Durchlaufen typischer morphologischer und biochemischer Veränderungen die Zelle durch Phagozytose eliminiert wird, ohne dass eine Entzündungsreaktion induziert wird. Apoptose wird durch extrazelluläre (Rezeptorsignalweg) und/oder intrazelluläre Signale (mitochondrialer Signalweg) ausgelöst. **Zytostatika** haben unterschiedliche Angriffspunkte und **wirken über den Rezeptorsignalweg, Mitochondrien** oder **DNA-Schäden.** Zum Beispiel bewirkt eine DNA-Schädigung durch Zytostatika die Aktivierung des **Tumorsuppressorproteins p53,** das die **Expression von proapoptotischen Faktoren (z. B. Bax und Bak und Puma)** fördert. Bax/Bak-Proteine oligomerisieren und führen zur Porenbildung in der Mitochondrienmembran. Dadurch wird **Cytochrom c** aus Mitochondrien freigesetzt, das zusammen mit **APAF-1** (Apoptose-aktivierender Faktor) durch Aggregation (Bildung des **Apoptosoms**) die Aktivierung der Protease **Procaspase 9** bewirkt. Die aktive Caspase 9 kann wiederum andere Caspasen aktivieren. Zytostatika können aber auch **direkt auf Mitochondrien** wirken (Radikalbildung!) und dadurch den mitochondrialen Signalweg aktivieren.

Extrazellullär kann Apoptose über bestimmte Membranrezeptoren **(death receptors),** die zur Familie der Tumor-Nekrose-Faktor(TNF)-Rezeptoren gehören, ausgelöst werden. Typische **Todesrezeptoren** sind **FAS-Rezeptoren** (auch als CD95 und Apo-I bezeichnet), **TRAIL-Rezeptoren** und **TNF-Rezeptoren.** Liganden dieser Rezeptoren sind Zytokine wie FASL (FAS ligand) am FAS-Rezeptor, TRAIL (TNF-related apoptosis-inducing ligand) am TRAIL-Rezeptor oder TNF am TNF-Rezeptor. Das Tumorsuppressorprotein p53 führt auch zu einer vermehrten Expression von Todesrezeptoren in der Zellmembran. **Zytostatika führen** ebenfalls unabhängig von p53 zu einer **Zunahme der Todesrezeptoren** in der Zellmembran. Nach Aktivierung des trimeren Todesrezeptors wird eine intrazelluläre Domäne (receptor death domain) aktiviert, die das Adaptorprotein FADD (FAS-associated death domain protein) bindet. FADD interagiert mit Procaspase 8. Nachfolgend kommt es zur Autoaktivierung von Caspase 8 und zur Aktivierung weiterer Caspasen. Häufig ist dieser Weg zu schwach und erfordert die zusätzliche Aktivierung des mitochondrialen Signalwegs durch Spaltung von BID (Bcl-2-interacting domain) zu **tBID** (**t**runkiertes BID), das die mitochondriale Freisetzungsreaktion fördert, indem es Bax aktiviert und Bcl-2 hemmt.

Caspasen sind Cysteinproteasen, die hinter einem Aspartatrest (im Bild „D") ihre Substrate spalten und ähnlich wie bei den Gerinnungsfaktoren kaskadenartig aktiviert werden (aus Procaspasen werden dann die aktiven Caspasen). Man unterscheidet **Initiatorcaspasen** (z. B. Caspase 8), die bei Bindung eines spezifischen Faktors (z. B. FADD) sich selbst aktivieren können, und **Effektorcaspasen** (z. B. Caspase 3), die von anderen Caspasen aktiviert werden müssen. Die aktiven Caspasen führen 1. zum Abbau von Apoptose-Inhibitoren, 2. zum Abbau von Zytoskelettproteinen und 3. zur Aktivierung oder Inaktivierung einer Vielzahl von Enzymen (z. B. Kinasen), die in Signal- und Regulatorprozesse eingeschaltet sind. Von besonderer Bedeutung ist die Aktivierung der CAD-Nuklease (Caspase-activated DNAse). Hieraus resultieren schließlich die morphologischen Konsequenzen der Apoptose, wie Kondensation des Kernchromatins, Fragmentierung der DNA, Abnahme des Zellvolumens und Bildung von Membranausstülpungen (membrane blebbing). Schließlich wird die apoptotische Zelle durch Phagozytose beseitigt.

In der Abbildung ist ebenfalls dargestellt, dass das Protein **Bcl-2** die **Auslösung der Apoptose hemmt.** Bcl-2 sequestriert Bax und Bak. Eine Überexpression von Bcl-2, die bei zahlreichen Tumoren gefunden wird, kann somit die Apoptose verhindern. Seit Kurzem wird der BcL-2-Inhibitor **Venetoclax** (> Kap. 34.14.6) therapeutisch bei chronischer lymphatischer Leukämie eingesetzt. Inzwischen wurden endogene Inhibitoren (**IAP** = inhibitor of apoptosis protein) der aktiven Caspasen gefunden. Diese werden wiederum durch **Smac** (second mitochondrial-derived activator of caspase), das aus Mitochondrien freigesetzt wird, gehemmt. Entsprechend werden derzeit IAP-Inhibitoren (Smac-Mimetics) in klinischen Studien für die Tumortherapie getestet.

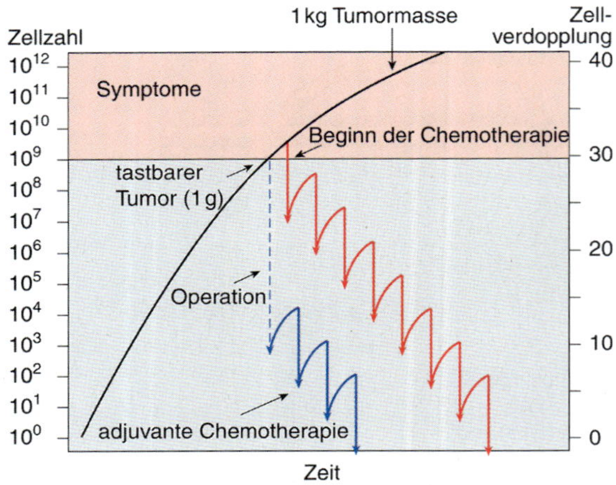

Abb. 34.4 Tumorwachstumskurve.
Nach ca. 30 Zellverdopplungen hat sich aus der Tumorstammzelle ein Tumor von ca. 1 g Masse (10^9 Zellen) gebildet, der damit bildgebend nachweisbar wird und symptomatisch zu werden beginnt. Zehn weitere Zellverdopplungen führen zu einem 1 kg schweren Tumor (10^{12} Zellen). Jeder Chemotherapiezyklus führt zu einer Verminderung des gleichen prozentualen Zellanteils. Im freien Intervall nimmt die Zellzahl jeweils wieder exponentiell zu. Nach der Operation werden durch die adjuvante Chemotherapie restliche Tumorzellen beseitigt.

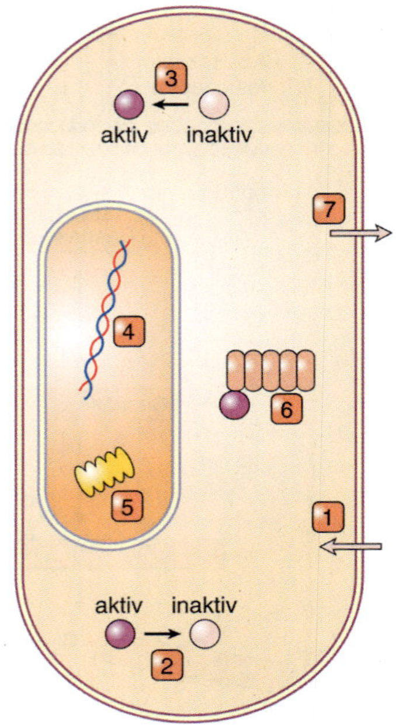

Abb. 34.5 Zelluläre Resistenzmechanismen.
Resistenz gegenüber Zytostatika tritt auf durch eine verminderte Zytostatikaaufnahme 1, verstärkte Inaktivierung des Zytostatikums 2, verminderte Aktivierung des Zytostatikums 3, verstärkte DNA-Reparatur 4, Hemmung der Bindung des Zytostatikums durch Veränderung des Zielsubstrats 5, Überexpression des Zielproteins 6 und verstärkten Auswärtstransport des Zytostatikums aus der Zelle 7.

Resistance-associated Protein MRP2 (ABCC2) und das **Breast Cancer Resistance Protein BCRP** (ABCG2) (➤ Kap. 1.4.5). Der Prototyp P-Glykoprotein wurde 1976 entdeckt und ist ein ATP-abhängiger Transporter, der vom mdr1-Gen (Multidrug-Resistance-Gen) codiert wird. Diese Transporter sind physiologischerweise für den Export unterschiedlicher Fremdstoffe (einschließlich Pharmaka) aus der Zelle zuständig (➤ Kap. 1.4.5). Bei einer vermehrten Expression der Transporter kann eine Resistenz gegenüber verschiedenen Zytostatika, z. B. Antitumorantibiotika, Vinca-Alkaloiden, Podophyllotoxin-Derivaten und Taxanen induziert werden. Dagegen sind Alkylantien und die meisten Antimetaboliten kaum betroffen. Der Transport über P-Glykoprotein wird z. B. durch Verapamil oder Ciclosporin A, die selbst Substrate des Transporters sind, gehemmt. Der Versuch, diese Pharmaka zur Verbesserung der Zytostatikatherapie einzusetzen, scheiterte an den unerwünschten Arzneimittelwirkungen. Die vielfältigen Resistenzmechanismen sind ein weiterer Grund für eine **Kombinationschemotherapie.**

34.4 Unerwünschte Arzneimittelwirkungen der Zytostatikatherapie

Unerwünschte Arzneimittelwirkungen

Toxische Wirkungen der klassischen Zytostatika unterscheiden nicht oder kaum zwischen Tumorzellen und gesunden Zellen. Dementsprechend kommt es zu zahlreichen schweren unerwünschten Arzneimittelwirkungen. Insbesondere betroffen sind normale Zellen und Gewebe mit einer hohen Proliferations- und Regenerationsrate wie das Knochenmark, das Epithel des Gastrointestinaltrakts sowie die Haarfollikel. Zytotoxische Wirkungen auf diese Gewebe führen typischerweise zur **Knochenmarksuppression** (Myelosuppression), die häufig dosislimitierend ist, zur **Mukositis** und **Stomatitis** sowie zu **Haarausfall.** Zusammen mit **Übelkeit** und **Erbrechen** sind dies die häufigsten unerwünschten Arzneimittelwirkungen vieler Tumorchemotherapeutika (➤ Tab. 34.2). Die Prophylaxe und Therapie von unerwünschten Arzneimittelwirkungen hat zusammen mit der adäquaten Schmerztherapie im Rahmen einer **supportiven Therapie** eine große Bedeutung bei der Verbesserung der Lebensqualität des Tumorpatienten.

Bei der **Kombinationschemotherapie** wird versucht, durch Auswahl geeigneter Zytostatika mit unterschiedlichen dosislimitierenden unerwünschten Arzneimittelwirkungen die Antitumorwirkung, aber nicht die toxischen Wirkungen zu erhöhen.

Schließlich soll darauf hingewiesen werden, dass die **Einführung neuer Therapiekonzepte** für die Anti-Tumortherapie oftmals zu bislang nicht bekannten, schwerwiegenden unerwünschten Arzneimittelwirkungen führen kann. Dies gilt z. B. für die **Checkpoint-Inhibitoren,** welche die Anti-Tumor-Aktivität von zytotoxischen T-Zellen verstärken und dadurch zu gravierenden unerwünschten Wirkungen durch Überaktivierung des Immunsystems und unkontrollierten Autoimmunprozessen führen können.

Knochenmarksuppression

Fast alle Zytostatika führen mehr oder minder ausgeprägt zu einer Knochenmarksuppression (Myelosuppression). Zu den wenigen **Ausnahmen** gehören **Bleomycin** und **Asparaginase;** auch **Vincristin** führt kaum zu einer Knochenmarksuppression. Da die Knochenmarksuppression häufig **dosislimitierend** ist, sind Ausmaß, Beginn und Dauer für die Therapie entscheidend. So ist bei 6-Mercaptopurin die maximale Neutropenie **(Nadir)** bereits **nach 1 Woche** erreicht. Bei vielen Zytostatika tritt der Nadir in der **2. Woche** auf (z. B. bei Cyclophosphamid, Cisplatin, Doxorubicin). Bei einigen Substanzen ist eine **verzögerte und lang dauernde** Leukopenie typisch (z. B. Lomustin, Carmustin und Mitomycin; der Nadir kann hier nach 4–6 Wochen auftreten). Die verzögerte Leukopenie spricht für eine Schädigung sehr früher hämatopoetischer Vorläuferzellen. Die Granulozytopenie ist mit einem hohen Infektionsrisiko verbunden. Bei einer Granulozytenzahl $< 0{,}5 \times 10^9$/L ist das Risiko deutlich erhöht, bei $< 0{,}1 \times 10^9$/L besteht höchste Infektionsgefahr. Bei Granulozytopenie und Fieber muss sofort antibiotisch behandelt werden. Durch hämatopoetische Wachstumsfaktoren wie G-CSF werden Dauer und Schwere der Neutropenie erfolgreich vermindert.

Übelkeit und Erbrechen

Übelkeit und Erbrechen treten bei zahlreichen Zytostatika auf. Die zentrale Schaltstelle für Erbrechen, das **Brechzentrum** in der Formatio reticularis (➤ Kap. 22.5), wird bei den verschiedenen Zytostatika über unterschiedliche Mechanismen aktiviert. Eine besondere Bedeutung kommt der **chemorezeptiven Triggerzone** (CTZ) in der Area postrema zu. Dieses Areal besitzt keine Blut-Hirn-Schranke und dadurch können Zytostatika, ihre Metaboliten oder Transmitter, die von ihnen freigesetzt werden, direkt einwirken. Eine direkte kortikale Aktivierung des Brechzentrums und die Auslösung von Erbrechen über **emetogene Stimuli aus dem Gastrointestinaltrakt** spielen weiterhin eine Rolle. Als Transmitter sind v. a. Serotonin (über 5-HT$_3$-Rezeptoren) und Substanz P/Neurokinin 1 (über NK1-Rezeptoren) eingeschaltet.

Wenigstens drei Formen des Erbrechens werden unterschieden: das **akute** Erbrechen (gewöhnlich nach 1–2 h), das **verzögerte** Erbrechen (frühestens nach 24 h, häufig maximal nach 48 h) und das **antizipatorische** Erbrechen. Verzögertes Erbrechen ist typisch für Cisplatin und Carboplatin und tritt auch bei Cyclophosphamid auf. Es ist schwieriger zu behandeln. Antizipatorisches Erbrechen ist ein konditioniertes Verhalten und tritt bereits vor oder während der Gabe des Zytostatikums ein.

Das Risiko des Erbrechens (➤ Tab. 34.3) ist von der Art und der Dosis des Zytostatikums abhängig. Man unterscheidet Zytostatika mit einem hohen (fast alle Patienten sind betroffen, z. B. bei Cisplatin), mittleren (> 30 %, z. B. bei Doxorubicin), niedrigen (10–30 %, z. B. bei Methotrexat) und minimalen Risiko (< 10 %, z. B. bei Vincristin).

Zur Prophylaxe und Therapie werden v. a. **5-HT$_3$-Antagonisten** (z. B. Ondansetron), **Glucocorticoide** (z. B. Dexamethason) und **NK$_1$-Rezeptor-Antagonisten** (z. B. Aprepitant) eingesetzt (➤ Kap. 34.18.11).

Mukositis und Stomatitis

Viele Zytostatika führen zu einer Mukositis, besonders häufig ist dies der Fall bei den die S-Phase hemmenden Antimetaboliten wie Methotrexat, 5-Fluorouracil und Cytarabin. Die Mukositis ist eine Entzündung der Schleimhäute. Sie kann als Stomatitis auf Mund- und Rachenschleimhaut beschränkt sein, aber auch den gesamten Gastrointestinaltrakt betreffen. Die Läsionen können äußerst schmerzhaft sein und behindern die Nahrungsaufnahme. Die Schleimhautdefekte sind wichtige Eintrittspforten für Bakterien, wodurch es gerade bei leukopenischen Patienten zur Sepsis kommen kann.

Tab. 34.2 Unerwünschte Arzneimittelwirkungen von zytotoxischen Substanzen

Sofortreaktionen	Übelkeit, Erbrechen, Fieber, Allergie, Blutdruckabfall, Herzrhythmusstörungen, Venenentzündungen
Verzögert einsetzende UAW (reversibel)	Knochenmarksuppression (Leuko- und Thrombopenie sowie Anämie), Schleimhautschäden (Mukositis), Stomatitis, aregenerative Enteropathie mit Appetitlosigkeit und Diarrhö, Haarausfall, Hautveränderungen (Pigmentierungen, Hyperkeratosen), Lungen-, Nieren-, Leberfunktionsstörungen, Gerinnungsstörungen, Amenorrhö, Azoospermie
Bleibende, chronische Toxizität	Kardiotoxizität, Nieren- und Leberschädigung, Neurotoxizität (Lähmungen, Sensibilitätsstörungen), Mutagenität, Teratogenität, Karzinogenität (Zweittumor)
Indirekte Wirkungen	Immunsuppressive Wirkung als Folge der Leukopenie, Infektionsanfälligkeit, Erhöhung des Harnsäurespiegels mit akuter Nephropathie und Nierenversagen

Tab. 34.3 Wahrscheinlichkeit von Erbrechen bei einigen Tumorchemotherapeutika

Hohes Risiko (> 90 %)	• Cisplatin • Cyclophosphamid (hohe Dosis) • Carmustin • Dacarbazin • Dactinomycin • Streptozocin
Mittleres Risiko (30–90 %)	• Oxaliplatin • Carboplatin • Cyclophosphamid (mittlere Dosis) • Doxorubicin • Epirubicin • Irinotecan • Arsentrioxid
Niedriges Risiko (10–30 %)	• Paclitaxel • Docetaxel • Methotrexat • Gemcitabin • 5-Fluorouracil
Minimales Risiko (< 10 %)	• Bleomycin • Busulfan • Vincristin • Vinblastin • Fludarabin • Trastuzumab

Haarverlust

Haarverlust tritt bei sehr vielen Zytostatika (> Tab. 34.4) i. d. R. nach 2–3 Wochen auf. Die Haare wachsen meistens 2–3 Monate nach Ende der Therapie nach.

Mutagenität und Kanzerogenität

Zytostatika sind **mutagen** und **kanzerogen,** d. h., durch die Therapie kann ein **Zweittumor** entstehen. Solche Sekundärneoplasien sind maligne Erkrankungen, die nach Strahlen- und/oder Chemotherapie mit einer zeitlichen Latenz von 2 bis über 30 Jahren auftreten können und dann oft therapieresistent sind. **Alkylantien, Nitrosoharnstoffe und Topoisomerase-II-Inhibitoren wie Etoposid haben ein hohes kanzerogenes Potential.** Sekundärneoplasien können als myelodysplastische Syndrome, akute und chronische Leukämien, Non-Hodgkin-Lymphome und solide Tumoren auftreten. Langzeitbeobachtungen von Patienten mit Morbus Hodgkin über mehr als 20 Jahre haben gezeigt, dass eine kombinierte MOPP[4]-Chemo- und Strahlentherapie zu einem kumulativen Risiko für die Entwicklung eines Zweittumors von über 10 % führen kann. Diese Eigenschaften der Zytostatika erfordern auch einen besonderen Sicherheitsaufwand bei der Zubereitung der Präparate in der Klinik (z. B. bei der Herstellung von Infusionslösungen).

Sterilität und Teratogenität

Sexual- und Reproduktionsfunktionen erleiden durch viele Chemotherapeutika Schäden. Durch Hemmung der Spermienentwicklung kann es mit einer Latenz von ca. 3 Monaten zu einer Oligospermie oder Azoospermie kommen. Die Azoospermie kann temporär oder langfristig sein und dann Sterilität zur Folge haben. Ein besonders hohes Potential zur Auslösung von Sterilität haben alkylierende Wirkstoffe (Ausnahme Dacarbazin). Gerade bei jungen Patienten ist vor Beginn der Chemotherapie an eine Kryokonservierung von Spermien zu denken.

Eine **teratogene Wirkung** haben nahezu alle Zytostatika. Die Substanzen sind deshalb in der Schwangerschaft kontraindiziert.

Weitere unerwünschte Arzneimittelwirkungen

Weitere häufige unerwünschte Arzneimittelwirkungen sind z. B. **Leberschädigung, Hyperurikämie** durch den Tumorzerfall und **Wachstumshemmung** bei Kindern. Die hohe Zytotoxizität kann bei paravasaler Gabe zu schweren **Nekrosen** und **Gangrän** führen und erfordert eine besondere Sorgfalt bei der Gabe der Zytostatika.

Einige Zytostatika zeigen **spezifische Komplikationen,** die dosislimitierend sind. Dazu gehören insbesondere Kardiotoxizität, Neurotoxizität und Nephrotoxizität.

Kardiotoxizität

Kardiotoxizität ist typisch für eine kleine Gruppe von Zytostatika. Dazu gehören an erster Stelle die **Anthracycline,** die neben einer seltenen und reversiblen akuten Kardiotoxizität zu einer verzögert auftretenden irreversiblen Kardiomyopathie mit Herzinsuffizienz führen. Die Kardiomyopathie tritt kumulativ in Abhängigkeit von der Gesamtdosis des Anthracyclins auf und ist dosislimitierend. Ursache soll eine Radikalbildung sein, die v. a. deshalb das Myokard selektiv betrifft, weil hier die antioxidative Aktivität beschränkt ist. **Trastuzumab,** ein monoklonaler Antikörper, der gegen den Wachstumsfaktor-Rezeptor HER2/neu gerichtet ist und beim Mammakarzinom eingesetzt wird, führt ebenfalls zu einer Kardiomyopathie. Der Herzschaden ist in diesem Fall allerdings besser reversibel und tritt nicht kumulativ mit der Gesamtdosis auf.

Die Kombination von Trastuzumab mit Anthracyclinen erhöht deutlich das Risiko einer kardiotoxischen Wirkung. Auch Lapatinib, das die Proteintyrosinkinase-Aktivität von HER2/neu hemmt, wirkt kardiotoxisch. Weitere Zytostatika mit weniger typischen kardiotoxischen Wirkungen sind im Text erwähnt.

Tab. 34.4 Haarverlust durch Zytostatika (Modifiziert nach: Trueb. Semin Cutan Med Surg. 2009; 28: 11.)

Führen fast immer zu Haarverlust	• Cyclophosphamid • Daunorubicin • Docetaxel • Doxorubicin • Epirubicin • Etoposid	• Ifosfamid • Irinotecan • Paclitaxel • Topotecan • Vindesin • Vinorelbin
Führen manchmal zu Haarverlust	• Bleomycin • Busulfan • Cytarabin • 5-Fluorouracil • Gemcitabin	• Lomustin • Thiotepa • Vinblastin • Vincristin
Führen seltener zu Haarausfall	• Carboplatin • Carmustin • Capecitabin • Cisplatin • Fludarabin	• 6-Mercaptopurin • Methotrexat • Mitomycin • Procarbazin

Neurotoxizität

Eine spezifische Neurotoxizität wird bei den **Vinca-Alkaloiden** beobachtet, insbesondere bei Vincristin. Die neurologischen Schäden können das **periphere, zentrale** und **autonome Nervensystem** betreffen. Es kann zu Missempfindungen **(Parästhesien)** in Armen und Beinen kommen, **Muskelschwäche** kann auftreten. Die zentrale Neurotoxizität kann zu **Seh-** und **Sprechstörungen** führen. Störungen des vegetativen Nervensystems führen zu **Obstipation** bis zu **Ileus** oder zu **Blasenatonie.** Ursache ist wahrscheinlich eine Störung der Funktion des mikrotubulären Apparates, des Angriffspunkts der Vinca-Alkaloide. Neurotoxische Wirkungen sind auch typisch für **Taxane,** die ebenfalls auf Mikrotubuli wirken. **Cisplatin** und **Oxaliplatin** führen ebenfalls kumulativ zu peripheren und zentralen neuronalen Schäden. Es wird vermutet, dass Platin in den Neuronen akkumuliert. Bei Oxaliplatin sind die neurotoxischen Störungen, die insbesondere bei Kälteexposition auftreten, dosislimitierend. Hier ist offenbar ein spezifischer spannungsabhängiger Natriumkanal ($Na_v1.9$) eingeschaltet. Auch der Purin-Antimetabolit Nelarabin ist durch eine dosislimitierende Neurotoxizität gekennzeichnet.

[4] MOPP-Schema: Mechlorethamin, Oncovin (Vincristin), Procarbazin und Prednison; heute wird anstelle von Mechlorethamin Cyclophosphamid eingesetzt (COPP-Schema).

34

Nephrotoxizität

Eine Nephrotoxizität ist typisch für **Cisplatin** und **Carboplatin** und erfordert eine ausgiebige Flüssigkeitsgabe bei der Behandlung der Patienten. Wirkmechanismus ist die zytotoxische Wirkung und nicht eine unspezifische Schwermetallintoxikation. Andere potentiell nephrotoxische Pharmaka (Aminoglykoside, nichtsteroidale Antiphlogistika, Schleifendiuretika) müssen vermieden werden. Weitere nephrotoxische Zyostatika sind **Methotrexat, Mitomycin** und **Gemcitabin.**

34.5 Alkylierende Substanzen

In diese Gruppe gehören Tumorchemotherapeutika, die ihre zytotoxische Wirkung durch Alkylierung verschiedener Zellbestandteile hervorrufen. Von entscheidender Wirkung ist dabei die **Alkylierung der DNA.** Die Alkylierung der DNA führt zur Hemmung der DNA-Replikation und zur Blockade der Transkription. Es kommt zur Hemmung des Zellzyklus und zur Induktion von DNA-Reparaturmechanismen. Was schließlich zum Zelltod führt, ist nicht immer klar. Apoptosemechanismen spielen wahrscheinlich eine entscheidende Rolle, da Mutationen des Transkriptionsfaktors p53, die keine Apoptose auslösen können, oftmals Resistenzen gegenüber Alkylantien zur Folge haben.

Verschiedene DNA-Reparatursysteme sind normalerweise für die Beseitigung von DNA-Schäden zuständig. Einzelstrangschäden werden meistens durch die Nukleotidexzisionsreparatur (NER, ➤ Abb. 35.14) entfernt. DNA-Quervernetzungsschäden führen dagegen häufig zu DNA-Doppelstrangbrüchen, die andere Reparaturen (➤ Abb. 35.15) erfordern und eher zum Zelltod führen. DNA-Doppelstrangbrüche aktivieren Sensorsysteme, welche die Information „Achtung, DNA-Schaden!" vom Kern in das Zytosol bringen. Dabei kommt der Aktivierung der Serin-Proteinkinasen ATM und ATR eine besondere Rolle zu (➤ Kap. 35.2.2). ATM und ATR phosphorylieren p53, wodurch sein Abbau blockiert wird. In der Folge kann p53 über die Expression von p21 (Cip) den Zellzyklus hemmen und, unabhängig davon, Apoptose auslösen.

34.5.1 Stickstofflostverbindungen

Historisch leiten sich die Substanzen vom **Schwefellost** (Senfgas, ➤ Kap. 35.10.6) ab, das im Ersten Weltkrieg als Gelbkreuzkampfstoff eingesetzt wurde. Beim Einsatz des Kampfstoffs wurde beobachtet, dass neben den toxischen Wirkungen von Schwefellost auf Augen, Respirationstrakt und Haut eine Schädigung des blutbildenden und lymphatischen Systems sowie der Magenschleimhaut auftrat. Doch war zunächst eine therapeutische Anwendung von Schwefellost aufgrund seiner hohen Toxizität nicht möglich.

Stickstofflost (Chlorethamin) erwies sich als geringer toxisch. Bereits 1942 wurden die ersten klinischen Studien mit dieser Substanz durchgeführt. Im Gegensatz zum zweibindigen Schwefel erlaubt die Substitution mit dem Stickstoffatom die Einführung weiterer Substituenten. Daher wurden nachfolgend Hunderte von Substanzen synthetisiert, die alle auf Stickstofflost zurückgingen. Nur sehr wenige Substanzen erwiesen sich als therapeutisch brauchbar.

Alle Stickstofflostverbindungen (➤ Abb. 34.6) unterliegen im Organismus dem gleichen **Aktivierungsmechanismus.** Durch Chloridabspaltung wird unter Ringschluss ein hoch reaktives **Aziridinium-Ion** gebildet, das nukleophile Amino-, Sulfhydryl-, Hydroxyl- oder Carboxylgruppen in Proteinen oder Nukleinsäuren alkyliert (➤ Abb. 34.7).

Die **Alkylierung** der DNA erfolgt v.a. am Guaninstickstoff in Position N-7, der besonders nukleophil ist. Es werden aber auch N-1, N-3 von Adenin und N-3 von Cytosin und O-6 von Guanin modifiziert. Da es sich bei den meisten alkylierenden Tumorchemotherapeutika um bifunktionelle Substanzen handelt, treten auch Quervernetzungen innerhalb eines DNA-Strangs **(DNA-Intrastrang-Quervernetzung)** und zwischen den beiden Strängen der DNA-Doppelhelix auf **(DNA-Interstrang-Vernetzung).** Darüber hinaus werden DNA-Protein-Quervernetzungen beobachtet.

Die **zytotoxische Wirkung** der Alkylantien ist bei rasch proliferierenden Zellen am größten. Obwohl die Substanzen nicht zellzyklusspezifisch wirken, sind Zellen in der späten G_1- und S-Phase besonders sensitiv.

Cyclophosphamid

Cyclophosphamid* wurde 1958 als Tumortherapeutikum eingeführt und gehört auch heute noch zu den wichtigsten Alkylantien. Cyclophosphamid, das ein Oxazaphosphorin darstellt, besitzt selbst keine alkylierende Aktivität und muss zunächst metabolisch aktiviert werden.

Pharmakokinetik

Die **Aktivierung** von Cyclophosphamid (➤ Abb. 34.8) erfolgt in der **Leber** durch Hydroxylierung (Cytochrom-P_{450}-Enzyme, CYP2B, CYP3A4) zu 4-Hydroxycyclophosphamid, das mit der ringoffenen Form Aldophosphamid im Gleichgewicht steht. Nachdem die Metaboliten über das Blut zum eigentlichen Wirkort (Tumor) gelangt sind, findet dort eine nichtenzymatische Spaltung in **Acrolein** und das eigentliche alkylierende Agens **Chlorethylphosphorsäureamid** (Phosphorsäureamid-Lost) statt. Dementsprechend können Pharmaka, die CYP-Enzyme aktivieren, die Wirkung verstärken und CYP-Inhibitoren zu einer verminderten Wirkung führen.

Cyclophosphamid wird oral und intravenös verabreicht. Die **Bioverfügbarkeit** ist nach oraler Gabe gut (mehr als 70 %). Das **Verteilungsvolumen** beträgt ca. 0,7 l/kg. Nur 13 % des Cyclophosphamids werden über die Nieren eliminiert. Hauptsächlich wird die Substanz in der Leber weiter zum nahezu inaktiven 4-Ketocyclophosphamid und Carboxyphosphamid metabolisiert. Die Metaboliten werden allerdings primär über die Nieren ausgeschieden. Die Plasmahalbwertszeit von Cyclophosphamid beträgt 3–10 Stunden, die des aktiven Metaboliten Phosphorsäureamid-Lost ca. 8 Stunden.

34

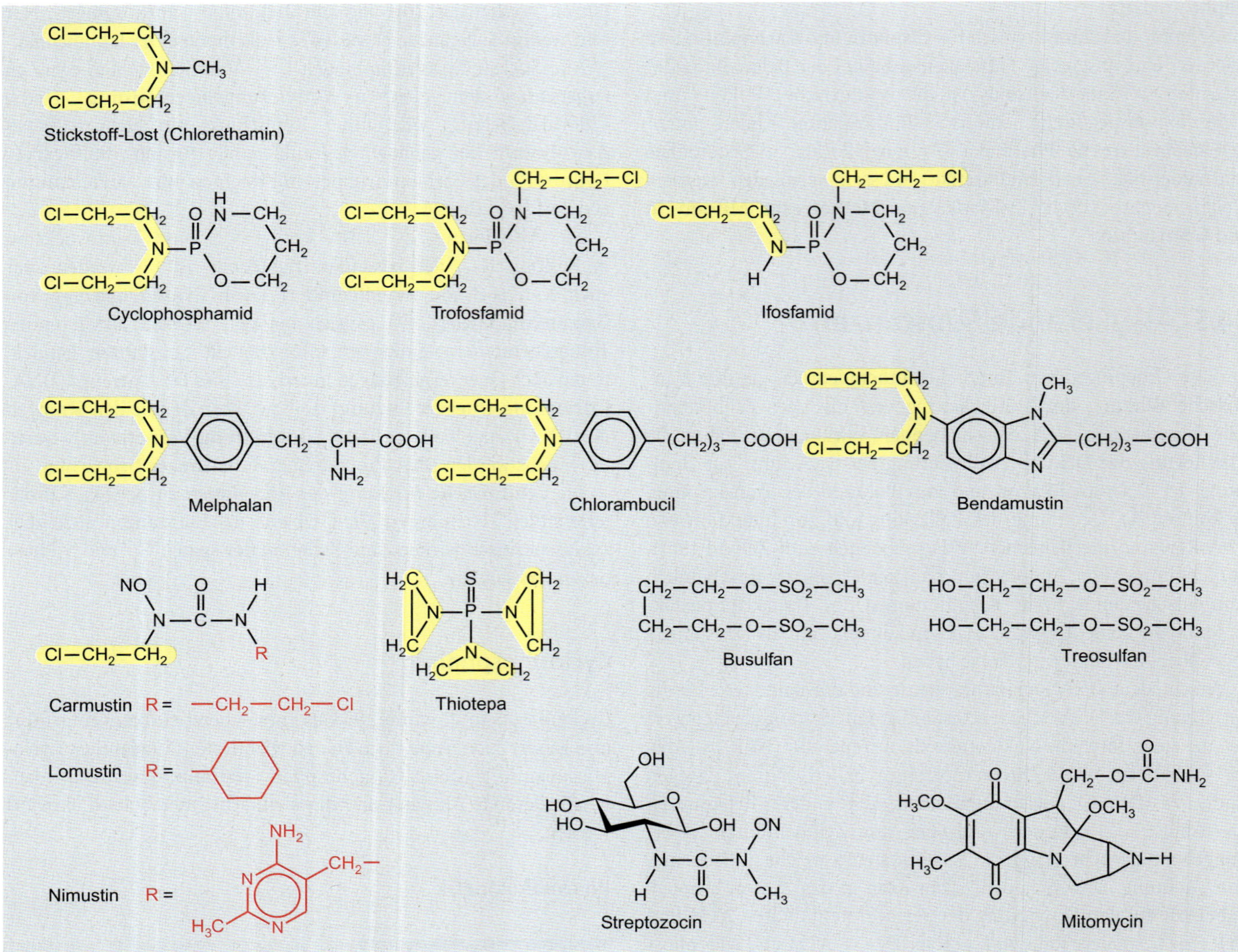

Abb. 34.6 Chemische Strukturen alkylierender Zytostatika.
Die Reaktivität der Stickstofflostverbindungen, d. h. die Tendenz zur Zyklisierung und Bildung eines Aziridinium-Ions (➤ Abb. 34.7), hängt wesentlich von dem weiteren Substituenten am Stickstoff ab. Während Stickstofflost (Chlorethamin) aufgrund seiner hohen Reaktivität instabil ist und nicht oral gegeben werden kann, wird durch einen aromatischen (Chlorambucil) oder heteroalicyclischen (Cyclophosphamid) Substituenten am Stickstoff die Reaktivität vermindert. Die Substanzen sind stabil und können oral gegeben werden.

Indikationen und Dosierung

Cyclophosphamid (Endoxan®, Cyclostin®) ist bei zahlreichen Malignomen einschließlich maligner Lymphome, Mamma-, Bronchial- und Ovarialkarzinom sowie beim Neuroblastom, Ewing-Sarkom, Rhabdomyosarkom und Osteosarkom wirksam und wichtiger Bestandteil vieler Zytostatikakombinationen (z. B. das FAC-Schema: 5-Fluorouracil, Adriamycin [Doxorubicin], Cyclophosphamid beim Mammakarzinom). Aufgrund seiner immunsuppressiven Wirkung wird Cyclophosphamid bei schwer verlaufenden Autoimmunerkrankungen (z. B. Kollagenosen, Wegener-Granulomatose) eingesetzt.

Eine typische Dosierung (z. B. FAC-Schema beim Mammakarzinom) ist 500 mg/m^2 Körperoberfläche (i. v.) an Tag 1 in Kombination mit Doxorubicin und 5-Fluorouracil mit Wiederholung alle 3–4 Wochen.

Bei einer Hochdosistherapie (Konditionierung) im Rahmen einer autologen oder allogenen Stammzelltransplantation (z. B. beim multiplen Myelom) werden 60 mg/kg KG (i. v.) an 2 aufeinanderfolgenden Tagen gegeben.

Die Dosierung bei Wegener-Granulomatose ist oral 1–2 mg/kg KG täglich.

Unerwünschte Arzneimittelwirkungen

Die häufigsten unerwünschten Arzneimittelwirkungen sind **Übelkeit, Erbrechen** und **Mukositis** sowie **Haarausfall. Dosislimitierend** ist die **Myelosuppression** (gilt auch für die verwandten Substanzen Ifosfamid und Trofosfamid), wobei Leukopenie, Thrombopenie (weniger ausgeprägt) und Anämie auftreten. Die Leuko-

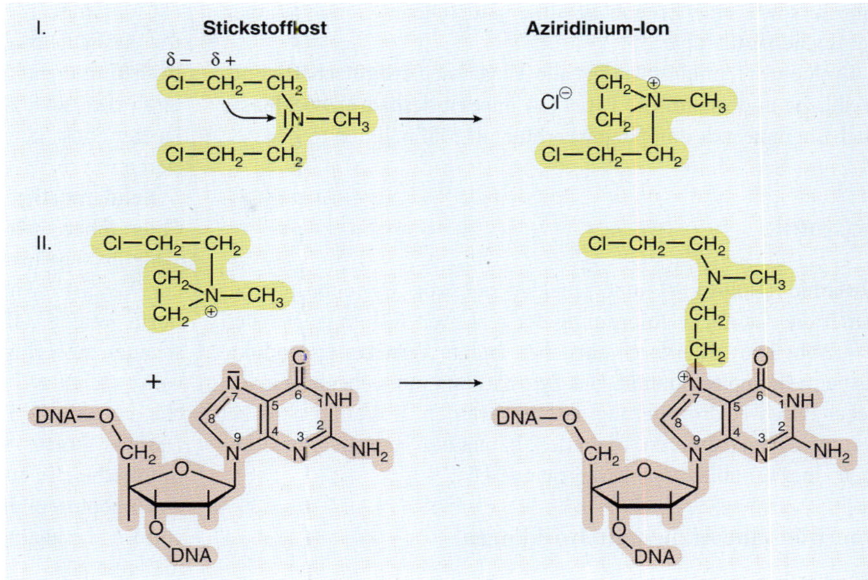

Abb. 34.7 Aktivierung von Stickstofflostverbindungen und Alkylierung von DNA.
Durch Chloridabspaltung entsteht unter Ringschluss ein Aziridinium-Ion **(I),** das Elektronendonatoren (z. B. das freie Elektronenpaar von N-7 des Guanins) elektrophil angreift **(II).**

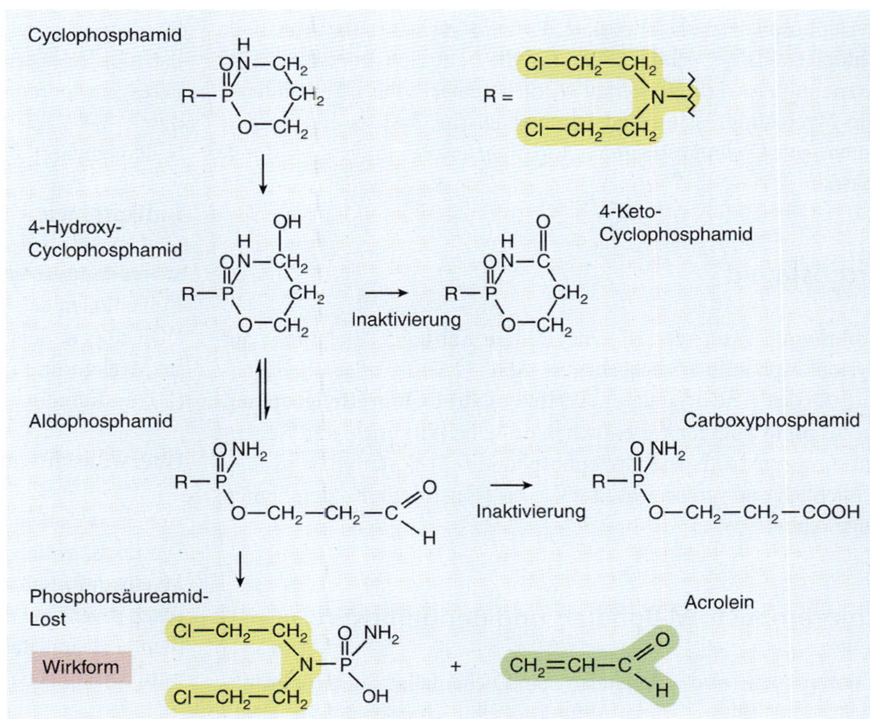

Abb. 34.8 Aktivierung von Cyclophosphamid.

penie und Thrombopenie entwickeln sich in der 1.–2. Woche. Die Anämie tritt meist erst nach mehreren Anwendungszyklen auf. Cyclophosphamid wirkt urotoxisch (Acrolein). Es kommt zur **hämorrhagischen Zystitis** und Hämaturie (5–10 %). Vorbeugend ist eine hohe Flüssigkeitszufuhr. Die urotoxischen Wirkungen lassen sich durch **Mesna,** eine hydrophile Thiolverbindung (2-Mercaptoethansulfonat-Na), die in der Harnblase mit Acrolein reagiert, vermeiden.

In hohen Dosen (120–240 mg/kg) ist Cyclophosphamid auch **kardiotoxisch.** Besonders gefürchtet ist die fulminante Herzinsuffizienz mit hämorrhagischen Myokardnekrosen, die etwa 10 Tage nach Therapiebeginn auftritt. Interstitielle Pneumonitis und pulmonale

Fibrose sowie eine Encephalopathie sind seltene Komplikationen bei Hochdosistherapie.

Cyclophosphamid ist wie fast alle Alkylantien **erbgutschädigend.** Weibliche und männliche Patienten müssen deshalb für 6 Monate nach Therapieende empfängnisverhütende Maßnahmen treffen.

Ifosfamid

Ifosfamid (Holoxan®) unterscheidet sich von Cyclophosphamid durch die räumliche Anordnung der reaktiven Chlorethylgruppen (➤ Abb. 34.6). Hierdurch entstehen andere Vernetzungsprodukte als beim Cyclophosphamid. Das Zytostatikum muss ebenfalls in der Leber durch Hydroxylierung aktiviert werden. Ifosfamid wird bei verschiedenen Tumoren, besonders häufig bei Sarkomen, im Rahmen einer Kombinationstherapie eingesetzt.

Unerwünschte Arzneimittelwirkungen

Bei 10–30 % der Patienten wird eine reversible **Encephalopathie** mit Somnolenz, Verwirrtheit, Krämpfen und Koma beobachtet. Offenbar wird Ifosfamid in der Leber mit anderer Präferenz als das Cyclophosphamid metabolisiert. Es wird vermehrt der Metabolit Chloracetaldehyd gebildet, der für die zentralen unerwünschten Arzneimittelwirkungen verantwortlich gemacht wird. Die anderen wie **Myelosuppression** und hämorrhagische **Zystitis** entsprechen denen von Cyclophosphamid. Auch hier erfolgt Prävention durch Mesna.

Trofosfamid

Trofosfamid (Ixoten®) ist eine weitere Substanz, die direkt auf Cyclophosphamid zurückgeht (➤ Abb. 34.6). Es trägt im Gegensatz zu den beiden anderen Vertretern **drei Chlorethylgruppen.** Trofosfamid zeigt im Wesentlichen dasselbe Wirkungs- und Nebenwirkungsspektrum wie Cyclophosphamid. Trofosfamid wird ausschließlich oral verabreicht und v. a. bei Non-Hodgkin-Lymphomen angewendet.

Chlorambucil, Melphalan und Bendamustin

Chlorambucil und Melphalan sind ebenfalls Stickstofflostderivate und führen durch bifunktionelle Alkylierung zu DNA-Quervernetzungen (➤ Abb. 34.6 und ➤ Abb. 34.7).

Chlorambucil (Leukeran®) wird insbesondere bei der **chronischen lymphatischen Leukämie** und beim Immunozytom (Morbus Waldenström) eingesetzt. **Melphalan** (Alkeran®), das N-Lost-Derivat der Aminosäure Phenylalanin, wird beim multiplen Myelom und Ovarialkarzinom angewendet. Aufgrund der starken myeloablativen Wirkung wird die Substanz als Hochdosistherapie vor Stammzelltransplantationen eingesetzt.

Chlorambucil wird oral, Melphalan oral und intravenös gegeben. Die Plasmahalbwertszeit liegt bei 90 Minuten für beide Substanzen. Dosislimitierend ist die Myelosuppression, die bei Chlorambucil rasch reversibel ist. Kumulativ kann es bei Chlorambucil zu einer Lungenfibose kommen. Beide Substanzen können Leukämie induzieren.

Bendamustin (Levact®, ➤ Abb. 34.6) ist chemisch mit Chlorambucil verwandt. An die Stelle des Phenylrings tritt ein 1-Methylbenzimidazol-Ring. Die Entwicklung der Substanz war der Versuch, Antimetaboliten-Aktivität (Benzimidazol kann als Purin-Analog aufgefasst werden) mit DNA-alkylierenden Eigenschaften zu verbinden. Tatsächlich unterscheidet sich die Substanz von anderen N-Lost-Derivaten. Es treten mehr Doppelstrangbrüche auf und die DNA-Reparatur ist nach Bendamustin erschwert. Darüber hinaus führt die Substanz zu Mitosedefekten und zur mitotischen Katastrophe, einem Zelltod, der auch in Gegenwart von Apoptoseinhibitoren stattfindet. Die zytotoxischen Wirkungen von Bendamustin sind sowohl abhängig als auch unabhängig von intaktem p53.

Pharmakokinetik

Bendamustin wird an den Chlorethyl-Gruppen nichtenzymatisch hydrolysiert sowie an Glutathion konjugiert und über die Fäzes sowie renal ausgeschieden. Weiterhin wird die Substanz durch CYP1A2 zu γ-Hydroxy-Bendamustin hydroxyliert und N-demethyliert. Die Plasmahalbwertszeit liegt bei ≈ 30 Minuten.

Indikationen

Indikationen des Alkylans, das bereits seit den 1960er-Jahren in der DDR angewendet wurde, sind Non-Hodgkin-Lymphome, multiples Myelom und besonders die chronische lymphatische Leukämie (z. B. in Kombination mit Rituximab).

Unerwünschte Arzneimittelwirkungen

Die dosislimitierende unerwünschte Arzneimittelwirkung ist eine **Myelosuppression mit Neutropenie und Thrombopenie,** die **rasch reversibel** ist. Es treten häufig Übelkeit und Erbrechen, Exantheme, Haarausfall und Fieber auf. Weitere unerwünschte Arzneimittelwirkungen sind Infektionen sowie Herzrhythmusstörungen.

Thiotepa

Ausgehend vom Aktivierungsmechanismus der Stickstoff-Lost-Derivate über **Aziridin**-Intermediate (➤ Abb. 34.7), wurden Verbindungen entwickelt, die bereits eine reaktive Aziridingruppe im Molekül enthalten. Hierzu gehört Thiotepa (Tepadina®, ➤ Abb. 34.6), das einerseits bei oberflächlichen Harnblasenkarzinomen und bei karzinomatösen Pleuraergüssen lokal angewendet und andererseits zur Vorbereitung (Konditionierung) einer Stammzelltransplantation verabreicht wird.

Thiotepa wird rasch über Cytochrom-P_{450}-Enzyme zu TEPA (Triethylenphosphoramid) desulfuriert. Thiotepa und TEPA haben alkylierende Eigenschaften. Die wichtigste unerwünschte Arzneimittelwirkung ist die Myelosuppression bzw. Myeloablation. Zahlreiche weitere unerwünschte Arzneimittelwirkungen wie Mukositis, Nierenfunktionsstörungen, Blutungen und neurotoxische Störungen treten auf.

Mitomycin C

Mitomycin C (> Abb. 34.6) ist ein biogener alkylierender Wirkstoff und hat auch antibiotische Wirkung (deshalb auch Einordnung als zytostatisches Antibiotikum). Es wurde aus *Streptomyces caespitosus* isoliert. Mitomycin ist ein Indolderivat, das durch einen Aziridinring gekennzeichnet ist, der metabolisch aktiviert werden muss. Seine Wirkform (geöffneter Aziridinring) führt zur bifunktionellen Alkylierung von DNA.

Die Substanz (Mitomycin medac®) wird bei der **palliativen Kombinationstherapie** bei verschiedenen Tumoren (Mamma-, Kolorektal- und Prostatakarzinom) eingesetzt.

Eine **protrahiert auftretende Myelosuppression,** die bis zu 8 Wochen andauert, ist typisch. Weiterhin kommt es häufig zur Pneumonitis und zu Nierenfunktionsstörungen.

34.5.2 Sulfonsäurealkylester

Busulfan und Treosulfan

Busulfan (Myleran®, Busilvex®) ist ein Sulfonsäurealkylester, der mono- und bifunktionell nach Methylsulfonat-Freisetzung DNA, RNA und Proteine alkyliert (> Abb. 34.6). Auch hier kommt es zur DNA-Vernetzung.

Pharmakokinetik

Busulfan wird oral und i. v. eingesetzt. Die Liquorgängigkeit ist gut. Die Plasmahalbwertszeit liegt bei 2–3 Stunden. Busulfan wird an Glutathion-S-Transferase gekoppelt und über Cytochrom-P_{450}-Enzyme weiter abgebaut. Bemerkenswert ist, dass bei hoher Dosierung die Metabolisierung bei Kindern 2–4-fach rascher erfolgt als beim Erwachsenen. Es erfolgt primär eine renale Elimination. Da Paracetamol den Glutathionverbrauch fördert, kann es die Elimination von Busulfan vermindern.

Treosulfan (> Abb. 34.6) unterscheidet sich strukturell nur durch zwei Hydroxylgruppen vom Busulfan. Sein Wirkmechanismus ist jedoch unterschiedlich. Treosulfan wird nichtenzymatisch unter Abspaltung von Methansulfonsäure zu aktiven Mono- und Diepoxiden umgewandelt. Die Epoxide führen dann zu einer Alkylierung der DNA.

Indikationen

Busulfan führt zu einer ausgeprägten **Myelosuppression mit langer Neutropenie und Thrombopenie.** Die starke Wirkung auf das Knochenmark macht man sich bei der Vorbereitung **(Konditionierung)** zu einer **Stammzelltransplantation** bei Leukämien zunutze. Zusammen mit Cyclophosphamid wird Busulfan in einer Hochdosistherapie eingesetzt, um das Knochenmark von sämtlichen Tumorzellen zu befreien, bevor die autologe oder allogene Stammzelltransplantation erfolgt (> Kap. 34.18.10).

Treosulfan (Ovastat®) ist für die palliative Therapie des fortgeschrittenen Ovarialkarzinoms bei Versagen der Standardtherapie zugelassen.

Unerwünschte Arzneimittelwirkungen

Eine spezifische unerwünschte Arzneimittelwirkung von **Busulfan** ist die **Hyperpigmentierung** der Haut (5–10 %). Selten kann eine interstitielle Lungenfibrose **(Busulfan-Lunge)** auftreten. Bei der **Hochdosistherapie** sind Mukositis, Lungentoxizität, **Neurotoxizität** (Krampfanfälle; Prophylaxe z. B. mit Benzodiazepinen) und **Leberfunktionsstörungen** (Lebervenenverschluss) von großer Bedeutung.

Bei **Treosulfan** ist die Einschränkung der Knochenmarkfunktion dosislimitierend. Weitere häufige unerwünschte Arzneimittelwirkungen sind Übelkeit, Erbrechen, Haarausfall und Hautveränderungen (u. a. Hyperpigmentierung).

34.5.3 Nitrosoharnstoffverbindungen

Carmustin, Lomustin, Nimustin und Fotemustin

Eine Alkylierung und DNA-Quervernetzung ist auch das Wirkprinzip verschiedener Alkylnitrosoharnstoff-Derivate, wie **Carmustin** (BCNU, 1,3-Bis-[chlorethyl]-nitrosourea, Carmubris®) und **Lomustin** (CCNU, Chlorethyl-cyclohexyl-nitrosourea; Cecenu®) (> Abb. 34.6).

Pharmakokinetik

Diese Substanzen zerfallen spontan (Plasmahalbwertszeiten im Minutenbereich) und setzen u. a. über Chlorethyldiazohydroxid das alkylierende 2-Chlorethylcarbonium-Ion frei, das zu einer **Alkylierung des O-6 von Guanin** führt und nachfolgend durch **Alkylierung des N-3 des Cytosins** eine **DNA-Vernetzung** herbeiführt (> Abb. 34.9). Außerdem werden Isocyanate abgespalten, die mit Proteinen (Carbamoylierung) reagieren und die Toxizität der Substanzgruppe mitbestimmen (Hemmung von DNA-Reparaturmechanismen). Weitere Nitrosoharnstoffverbindungen dieser Gruppe sind **Nimustin** (ACNU®) und **Fotemustin**.

Nitrosoharnstoffverbindungen zeichnen sich durch eine **hohe Lipophilie** aus und werden deshalb insbesondere bei **Hirntumoren** eingesetzt. Im ZNS findet man 30–40 % der Plasmaaktivität.

Unerwünschte Arzneimittelwirkungen

Bei den unerwünschten Arzneimittelwirkungen ist die **verzögerte Knochenmarksuppression** hervorzuheben. Der Thrombozytentiefpunkt tritt nach 3–5 und der Leukozytentiefpunkt nach 4–6 Wochen auf. Die Thrombozyto- bzw. Leukozytopenie kann bis zu 60 Tage andauern. Weiterhin treten Hepato- und Lungentoxizität auf.

Streptozocin

Streptozocin ist ein Naturstoff, der aus *Streptomyces achromogenes* stammt. Es ist das 2-Desoxyglucose-Derivat von N-Methyl-N-Nitrosoharnstoff (➤ Abb. 34.6), das besonders toxisch für die β-Zellen des Pankreas ist. In diese Zellen wird es über den GLUT2-Transporter aufgenommen, wodurch eine Selektivität zustande kommt. In der Zelle erfolgt spontan eine Spaltung mit Freisetzung von Methylnitrosoharnstoff (Nitrosomethylurea, NMU), das über Diazomethan (Zerfall zu Methylcarbonium-Ionen) alkylierend wirkt, die DNA modifiziert und DNA-Strangbrüche induziert.

Pharmakokinetik

Streptozocin (Zanosar®) wird intravenös verabreicht und zeigt eine sehr kurze **Plasmahalbwertszeit von ca. 5 min.** Die Metaboliten haben eine längere Halbwertszeit (> 24 h).

Indikationen

Der Wirkstoff wird bei **neuroendokrinen Pankreastumoren** (z. B. beim Insulinom) eingesetzt.

Unerwünschte Arzneimittelwirkungen

Die häufigsten unerwünschte Arzneimittelwirkungen sind gastrointestinale Störungen wie sehr **starke Übelkeit, Erbrechen** und Diarrhö sowie Nierenfunktionsstörungen. Die Myelotoxizität ist gering.

34.5.4 Methylierende Substanzen

Gemeinsam ist diesen Zytostatika, dass sie als aktives Molekül **Diazomethan** bilden, das **DNA methyliert.** Die Methylierung erfolgt v. a. am O^6 des Guanins. Tumorzellen mit hoher Aktivität an O^6-Methylguanin-DNA-Methyltransferase (MGTM), das die Methylierung beseitigt, sind resistent gegenüber diesen Zytostatika (➤ Kap. 35.2.2, ➤ Abb. 35.12).

Dacarbazin

Dacarbazin ist ein Triazenderivat (➤ Abb. 34.10), das in der Leber durch CYP-Enzyme monodemethyliert wird. Anschließend zerfällt es spontan zu 5-Amino-imidazol-4-carboxamid und Diazomethan

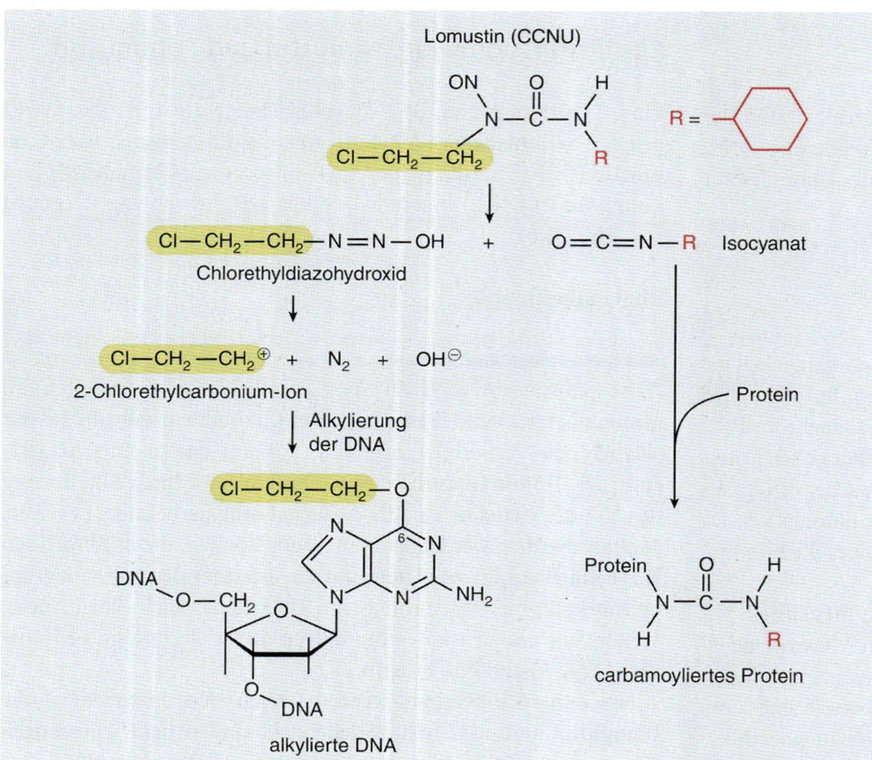

Abb. 34.9 Aktivierung und Wirkungsmechanismus des Nitrosoharnstoffderivats Lomustin.

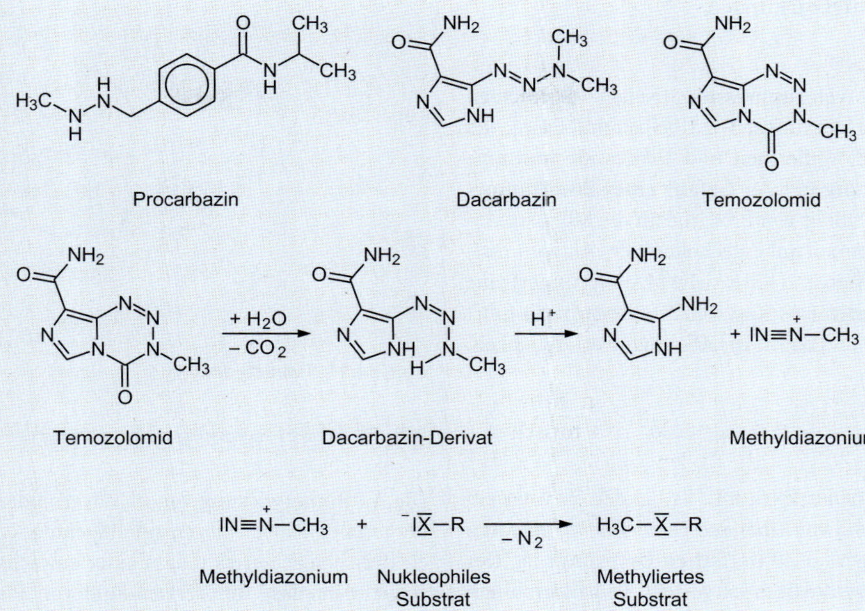

Abb. 34.10 Chemische Strukturen von Procarbazin, Dacarbazin und Temozolomid und Bildung des alkylierenden Wirkstoffs.
Durch spontane Decarboxylierung entsteht zunächst das Dacarbazin-Derivat, das dann unter Freisetzung eines Methyldiazoniumions zerfällt. Mit einem nukleophilen Substrat (z. B. O^6 im Guanin der DNA) kommt es anschließend zur Methylierung.

als DNA-methylierendes Agens. Die Plasmahalbwertszeit beträgt 3–5 Stunden.

Die Substanz wird insbesondere bei **malignem Melanom** sowie bei fortgeschrittenem Morbus Hodgkin und **Weichteilsarkomen** eingesetzt. Dosislimitierend ist die Knochenmarksuppression. Daneben treten starkes Erbrechen (bei > 90 % der Patienten), Exantheme und seltener grippeähnliche Beschwerden (flu-like syndrome) auf.

Temozolomid

Temozolomid* (Temodal®; ➤ Abb. 34.10) kann als ein Dacarbazin-Derivat aufgefasst werden. Durch spontane Hydrolyse bildet es unter Abgabe von CO_2 den gleichen Metaboliten, der beim Dacarbazin die Demethylierung in der Leber erfordert. Wirkprinzip ist damit ebenfalls Diazomethan (genauer Methyldiazonium-Ion), das DNA methyliert.

Pharmakokinetik

Temozolomid wird oral vollständig aufgenommen. Die Plasmahalbwertszeit liegt bei 1–2 Stunden. Die Substanz ist sehr **lipophil** und kann die Blut-Hirn-Schranke gut überwinden. Deshalb gehört Temozolomid zur Standard-Chemotherapie bei **Hirntumoren** wie Gliomen und Glioblastomen.

Unerwünschte Arzneimittelwirkungen

Hauptsächliche unerwünschte Arzneimittelwirkungen sind **Knochenmarksuppression** mit nachfolgenden Infektionen und gastrointestinale Beschwerden. Kopfschmerzen treten sehr häufig auf. Regelmäßige Kontrollen der Leberwerte werden empfohlen, da es zu schweren Leberschäden kommen kann. Eine erhöhte Fotosensitivität ist zu beachten.

Procarbazin

Procarbazin (Natulan®), das bei der Suche nach einem MAO-Hemmer synthetisiert wurde, ist eine methylierende Substanz, die ebenfalls aktiviert werden muss (➤ Abb. 34.10). Die Aktivierung erfolgt über CYP-Enzyme der Leber. Die Hydrazingruppe wird oxidiert und es bildet sich ein Azoprocarbazin-Derivat, das schließlich methylierendes **Diazomethan** freisetzt. Procarbazin führt zu DNA-Brüchen und zur Hemmung der DNA-, RNA- und Proteinsynthese.

Indikationen

Insbesondere wird das Zytostatikum in der Kombinationstherapie bei **Morbus Hodgkin** eingesetzt.

Unerwünschte Arzneimittelwirkungen

Dosislimitierend ist die **Myelosuppression**. Neben allgemeinen unerwünschten Arzneimittelwirkungen wie Übelkeit und Erbrechen sind die ZNS-Toxizität mit Agitiertheit und Depression und eine **starke genotoxische Wirkung** mit der **Gefahr eines Zweittumors** hervorzuheben. Da ein Metabolit von Procarbazin die Monoaminooxidase hemmt, kann zusammen mit Catecholaminen, Antidepressiva oder Tyramin (z. B. aus Wein und Käse; siehe MAO-Hemmer) eine **Bluthochdruckkrise** auftreten (➤ Kap. 14.2.8). Procarbazin führt zu einem Antabussyndrom und damit zur Alkoholunverträglichkeit.

34.5.5 Trabectedin

Trabectedin ist ein relativ neuer Wirkstoff. Es handelt sich um ein Alkaloid (➤ Abb. 34.11), das von einer Seescheidenart *(Ecteinascidia turbinata)* produziert wird, also **tierischen Ursprungs** ist. Der Wirkstoff wird heute semisynthetisch hergestellt. Er ist formal ein Kondensat aus drei Molekülen Tetrahydroisochinolin und bindet an DNA.

Wirkmechanismus

Die Bindung ist **kovalent** und betrifft die exozyklische **Aminogruppe N2 des Guanins.** Die Bindung erfolgt in der kleinen Furche der DNA-Helix, wodurch die DNA-Struktur verändert wird und weitere Interaktionen mit DNA-bindenden Proteinen erfolgen. Offenbar werden **DNA-Reparaturmechanismen initiiert,** die wesentlich an der zytotoxischen Wirkung beteiligt sind. Ist der Reparaturmechanismus defekt, bleibt die zytotoxische Wirkung aus.

Pharmakokinetik

Trabectidin wird intravenös appliziert. Eine Metabolisierung erfolgt über CYP3A4. Die terminale Halbwertszeit ist mit ca. 7 Tagen lang. Der Großteil der Substanz wird biliär ausgeschieden.

Indikationen

Trabectedin (Yondelis®) ist für die Therapie des fortgeschrittenen Weichteilsarkoms nach Versagen der Erstlinientherapie sowie zur Therapie des Ovarialkarzinoms zugelassen.

Unerwünschte Arzneimittelwirkungen

Es kommt zu einer **Knochenmarksuppression.** Übelkeit, Erbrechen und ein **Hand-Fuß-Syndrom** (schmerzhafte Rötungen und Schwellungen an Hand- und Fußflächen) treten häufig auf. Der Wirkstoff ist lebertoxisch und kann eine **Rhabdomyolyse** induzieren.

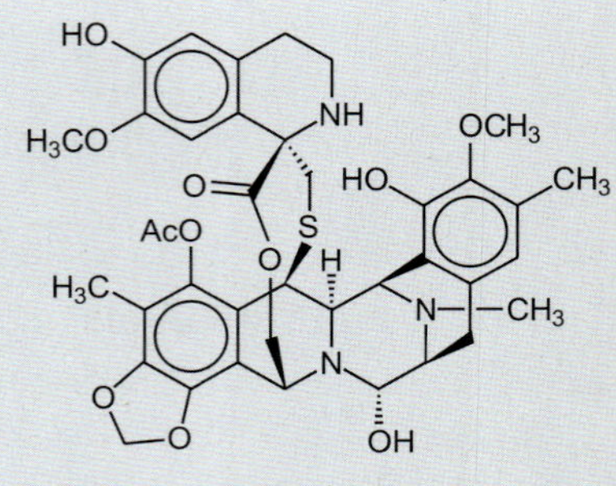

Abb. 34.11 Trabectedin.

34.6 Platinverbindungen

Die Antitumorwirkung von Platinverbindungen wurde von Rosenberg in den 1960er-Jahren zufällig entdeckt, als er die Wirkung von elektrischen Feldern auf das Bakterienwachstum untersuchte. Dabei zeigte sich, dass die Verwendung von Platinelektroden zu einer regenwurmähnlichen Form der Bakterien führte, die ein mehreres Hundertfaches der normalen Länge besaßen. Offenbar wurde die Zellteilung blockiert. Solche Veränderungen kannte man bereits von anderen Tumorchemotherapeutika. Ausgehend von diesen Beobachtungen, wurde 1969 die Antitumoraktivität von **Cisplatin** erstmals beschrieben. Bereits 1971 wurden die ersten klinischen Studien mit der Substanz durchgeführt.

Cisplatin und Carboplatin

Cisplatin stellt einen planaren Komplex dar, der am zentralen Platinatom zwei cis-ständige Chloridliganden und zwei NH_3-Gruppen gebunden hat (➤ Abb. 34.12). Beim **Carboplatin*** sind die beiden Chloridliganden durch einen Dicarboxycyclobutanring ersetzt (➤ Abb. 34.12). Eine weitere Platinverbindung ist **Oxaliplatin,** bei der das Platinatom mit 1,2-**Dia**mino**c**yclo**h**exan (DACH) und einer Oxalatgruppe komplexiert ist. Alle drei Verbindungen müssen offenbar zunächst aktiviert werden, wobei intrazellulär (niedrige Chloridkonzentration!) die Chlorliganden durch Wasser ersetzt werden (Aquoliganden; ➤ Abb. 34.13).

Wirkmechanismus

Cisplatin und die anderen Platinverbindungen werden über den Cu^{2+}-Transporter CTR1 sowie über Organische-Kationen-Transporter (OCT1-3) in Zielzellen aufgenommen. Neuere Untersuchungen haben gezeigt, dass offenbar auch der volumenregulierte Anionenkanal VRAC an der Aufnahme von Cisplatin und Oxaliplatin maßgeblich beteiligt ist. In der Zelle wirkt Cisplatin ähnlich wie bifunktionelle Alkylantien durch Vernetzung von DNA-Strängen. Der Aquo-Cisplatin-Komplex ist positiv geladen und reagiert bevorzugt mit dem nukleophilen N-7-Atom von Guanin und Adenin. Es entstehen so Verknüpfungen innerhalb eines DNA-Strangs

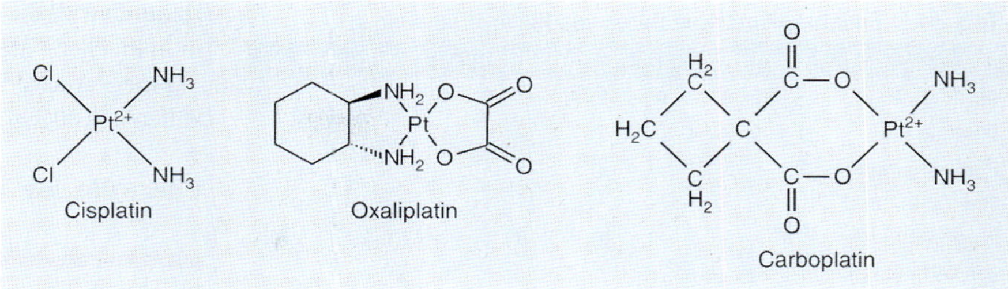

Abb. 34.12 Grundgerüste von zytostatischen Platinverbindungen.

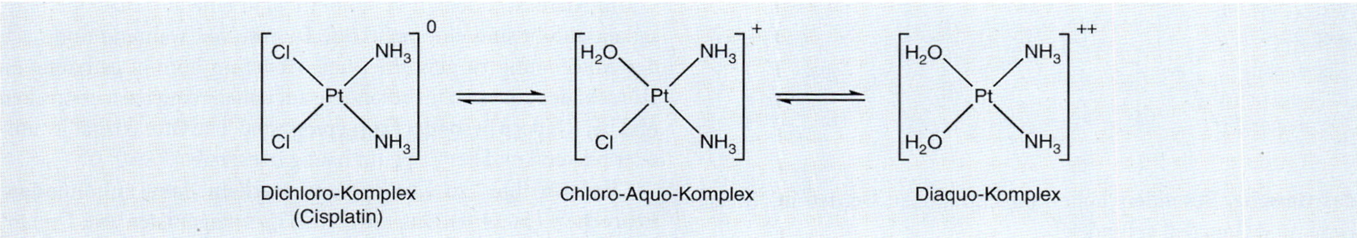

Abb. 34.13 Intrazelluläre Bildung eines Diaquo-Komplexes aus Cisplatin.

(Intrastrang-Quervernetzung; ➤ Abb. 34.14) und seltener zwischen benachbarten DNA-Strängen (Interstrang-Quervernetzungen).

Der Wirkungsmechanismus von **Carboplatin** entspricht dem von Cisplatin. Jedoch ist die Umwandlung in die aktive Form beim Carboplatin bedeutend langsamer als bei Cisplatin, sodass die Wirkung langsamer einsetzt und die Substanz weniger aktiv ist. Bei **Oxaliplatin** ist die DNA-Addukt-Bildung ebenfalls langsam. Jedoch findet man in der Zellkultur bei einer Dosis mit **gleicher toxischer Wirkung** wie Cisplatin weniger DNA-Addukte mit Oxaliplatin; das bedeutet, dass die durch Oxaliplatin induzierten Läsionen eine höhere Zytotoxizität zur Folge haben. Aufgrund der sperrigen DACH-Struktur von Oxaliplatin wird offenbar die DNA-Synthese effektiver gehemmt. Weiterhin hängen die zytotoxischen Wirkungen von Cisplatin und Carboplatin auch von der Bildung eines bestimmten DNA-Reparaturkomplexes (Mismatch-Repair, ➤ Kap. 35.2.2) ab. Offenbar ist damit ein Sensor für die Apoptose verbunden. Bei Defekten des Mismatch-Reparatursystems, die häufig beim **Kolonkarzinom** vorkommen, ist die Zytotoxizität von Cisplatin und Carboplatin vermindert. Dies gilt nicht für **Oxaliplatin.** Daher wirkt Oxaliplatin auch beim **Kolonkarzinom,** bei dem die anderen Platinverbindungen unwirksam sind.

Resistenzmechanismus

Mindestens drei unterschiedliche Mechanismen sind für die Resistenz gegenüber Platinverbindungen verantwortlich:

1. Der zelluläre Transport spielt eine wichtige Rolle. Defekte des Einwärtstransports, z. B. durch CTR1 oder VRAC, führen zur Resistenz. Ebenso kann eine Überexpression von Cu^{2+}-Auswärtstransportern (z. B. ATP-Transporter ATP7B) zu einem beschleunigten Ausschleusen von Platinverbindungen führen.

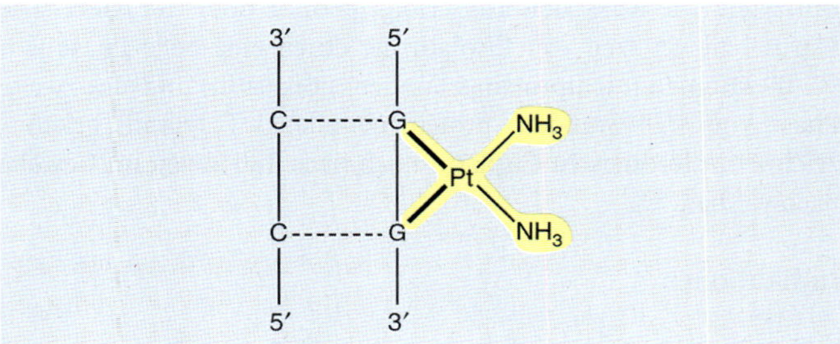

Abb. 34.14 Intrastrang-Quervernetzung durch Platinverbindungen.

2. Die Resistenzentwicklung ist von der intrazellulären Konzentration an Glutathion und der zellulären Menge an SH-Gruppen tragenden Metalloproteinen, welche die Platinverbindungen binden und inaktivieren, abhängig.
3. Eine vermehrte DNA-Reparatur ist an der Resistenzentwicklung beteiligt. Eine Reparatur der DNA-Intrastrang-Vernetzungen durch Cisplatin erfolgt unter Beteiligung des NER-Systems (Nukleotid-Exzisions-Reparatur-System). Ist NER defekt, sind die Zellen besonders sensitiv gegenüber Cisplatin. Liegt eine Überexpression von NER vor, so kommt es zur Resistenz. Dennoch gilt wie oben angegeben: Mismatch-Repair-Proteine sind wichtig für die Auslösung der Apoptose bei einer Cisplatin-Therapie.

Carboplatin zeigt in den meisten Fällen Kreuzresistenz mit Cisplatin. Oxaliplatin ist dagegen in vielen Tumorzellen aktiv, die resistent gegen Cisplatin sind.

Pharmakokinetik

Sämtliche Platinpräparate werden **intravenös** appliziert. Die pharmakokinetischen Daten sind in ➤ Tab. 34.5 angegeben. Cisplatin wird stark an Plasmaproteine gebunden und **diffundiert schnell in**

34

Tab. 34.5 Pharmakokinetische Daten von Platinverbindungen

	Cisplatin	Carboplatin	Oxaliplatin
Plasmaproteinbindung (%)	> 90	30–50	85
Plasmahalbwertszeit initial (min)	30	60	30
Plasmahalbwertszeit terminal (h; aus Proteinbindung)	24	30	270
Verteilungsvolumen (l/kg)	0,3	0,2	1,5
Elimination (teilweise inaktive Metaboliten)	Renal	Renal	Renal

das Gewebe. Besonders hohe Konzentrationen werden in Nieren, Leber und Gonaden gefunden.

Die **Penetration in das ZNS ist gering.** Auch Carboplatin und Oxaliplatin diffundieren rasch ins Gewebe. Carboplatin ist im Plasma stabiler. Oxaliplatin bindet in hohem Maße irreversibel an Erythrozyten. Die **Ausscheidung** erfolgt **primär über die Niere.** Die Plasmahalbwertszeit von Cisplatin ist durch eine erste Phase von 30–60 Minuten (nichtproteingebundenes Cisplatin) und eine zweite Phase von ≈ 24 Stunden (proteingebundenes Cisplatin) gekennzeichnet. Allerdings ist Cisplatin noch nach 180 Tagen im Gewebe nachweisbar.

Indikationen

Hauptanwendungsgebiete für **Cisplatin** (Cisplatin Teva®, Cisplatin NeoCorp®) sind **Tumoren des Urogenitaltrakts.** Zusammen mit Bleomycin und Etoposid führt Cisplatin in 90 % der Fälle zu einer Heilung des Hodenkarzinoms. Weitere Indikationen sind Ovarialtumoren, Bronchialkarzinom, Blasenkarzinom und Plattenepithelkarzinome im Kopf-Hals-Bereich.

Carboplatin (Carboplat®, Ribocarbo®) ist für das Ovarialkarzinom und das kleinzellige Bronchialkarzinom zugelassen. **Oxaliplatin** (Eloxatin®) ist beim **Kolonkarzinom** zusammen mit 5-Fluorouracil indiziert. Hier sind Cisplatin und Carboplatin nicht wirksam.

Dosierung

Typische Dosierungen von **Cisplatin** sind 20 mg/m^2/Tag für 5–6 Tage alle 3–4 Wochen oder 50–75 mg/m^2 am 1. und 8. Tag alle 3–4 Wochen oder 100 mg/m^2 einmal in 4 Wochen.

Bei der Dosierung von **Carboplatin** wird eine gewünschte Plasmakonzentration pro Zeit (area under curve [AUC]) von 5–7 mg/ml × min vorgegeben und unter Berücksichtigung der Nierenfunktion (glomeruläre Filtrationsrate, GFR) mit der Formel Dosis = AUC × GFR + 25 (Calvert-Formel) die Applikationsmenge bestimmt. Dadurch wird die Gefahr einer Über- oder Unterdosierung aufgrund individueller Unterschiede der Nierenfunktion reduziert.

Eine Standarddosierung von **Oxaliplatin** in verschiedenen Protokollen ist 100 mg/m^2 alle 3 Wochen.

Unerwünschte Arzneimittelwirkungen

Eine **Nephrotoxizität,** die in der 2. Woche nach Therapiebeginn auftritt, ist für die Cisplatintherapie **dosislimitierend.**

Um Nierenschäden zu verhindern, sind eine ausreichende Flüssigkeitszufuhr und eine verstärkte Diurese vor, während und nach der Anwendung zu gewährleisten. Weiterhin kommt es häufig zu **Hörschäden,** die sich insbesondere auf hohe Frequenzen erstrecken und bei Kindern besonders ausgeprägt sind. Die Ototoxizität ist uni- oder bilateral und bei Cisplatin häufig irreversibel.

Cisplatin führt zu Übelkeit und **starkem, lang anhaltendem Erbrechen (> 24 h),** das durch 5-HT$_3$-Antagonisten wie Ondansetron recht gut kontrolliert werden kann. Allerdings spricht das **Späterbrechen** bei Cisplatin besser auf eine Dreierkombination von 5-HT$_3$-Antagonisten, dem NK1-Antagonisten Aprepitant und Dexamethason an.

Nach wiederholter Gabe (kumulative Gesamtdosis ≈ 100–200 mg/m^2) kann eine **periphere Neuropathie** mit Parästhesien, Krämpfen und Verlust motorischer Funktionen auftreten. Weitere unerwünschte Arzneimittelwirkungen sind Knochenmarksuppression, Haarausfall und in seltenen Fällen anaphylaktoide Reaktionen.

Die unerwünschten Arzneimittelwirkungen von **Carboplatin** unterscheiden sich von denen des Cisplatins. **Dosislimitierend** ist die **Myelosuppression (verlängerte Thrombopenie),** die bei Cisplatin nur mäßig ausgeprägt ist. Die Kontrolle der unerwünschten Arzneimittelwirkungen bei Carboplatin ist offenbar am besten, wenn nicht wie bei Cisplatin und Oxaliplatin nach der Körperoberfläche, sondern nach der Calvert-Formel dosiert wird. Nephro- und Neurotoxizität sowie Erbrechen sind weniger stark als bei Cisplatin.

Oxaliplatin zeigt wiederum andere unerwünschte Arzneimittelwirkungen: **Dosislimitierend** ist die kumulative **Neurotoxizität.** Auffallend ist eine sensorische periphere Neuropathie, die durch Dys- und Parästhesien an den Extremitäten und im Mundbereich charakterisiert ist und durch Kälteexposition ausgelöst wird. Diese unerwünschte Arzneimittelwirkung, die nahezu obligat auftritt, soll durch eine Wirkung auf den spannungsabhängigen Natriumkanal $Na_V1.6$ erfolgen. Erst transient, können die Parästhesien später über Monate persistieren. Es besteht keine Nephrotoxizität.

Amifostin

Amifostin (Ethyol®, ➤ Abb. 34.15) ist ein Thiophosphatester, der nach In-vitro-Studien im Normalgewebe (nicht aber im Tumorgewebe) zum aktiven Thiol dephosphoryliert wird. Das Thiol besitzt eine **zytoprotektive Wirkung.**

Die Substanz hat eine sehr kurze Plasmahalbwertszeit. Nach 6 Minuten sind bereits 90 % aus dem Plasma verschwunden.

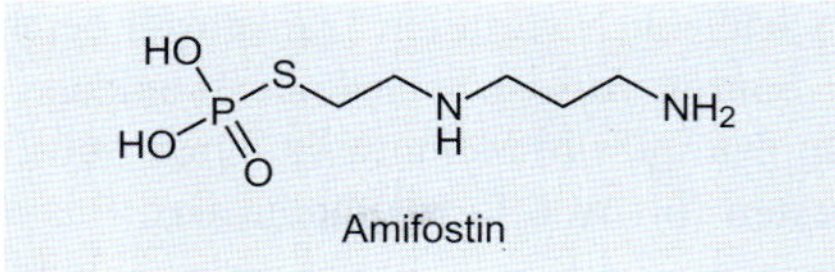

Abb. 34.15 Amifostin.

Indikationen

Die Substanz ist zur Verminderung der unerwünschten Arzneimittelwirkungen bei Cisplatintherapie zugelassen. Das nukleophile Thiol soll den toxischen Aquo-Cisplatin-Komplex inaktivieren. Eine weitere Indikation ist die **Zytoprotektion bei Strahlentherapie von HNO-Tumoren** mit dem Ziel einer Reduktion der Xerostomie (starke Mundtrockenheit).

Unerwünschte Arzneimittelwirkungen

Als unerwünschte Arzneimittelwirkungen treten Übelkeit, Erbrechen und vorübergehende Hypotonie auf. Weiterhin sind allergische Reaktionen sowie schwerwiegende Hautreaktionen bis hin zu toxischer epidermaler Nekrolyse bekannt.

34.7 Hydroxyharnstoff

Hydroxyharnstoff (Hydroxycarbamid) (➤ Abb. 34.16) **hemmt die Ribonukleotid-Reduktase,** die Ribonukleosiddiphosphate in die Desoxyribonukleotide umwandelt. Dadurch wird letztlich die **DNA-Synthese blockiert.** Die Substanz inaktiviert ein Tyrosylradikal im katalytischen Zentrum der Ribonukleotid-Reduktase und blockiert dadurch deren enzymatische Aktivität. Hydroxyharnstoff ist für die **S-Phase** des Zellzyklus spezifisch und führt zu einer Akkumulation von Zellen am G_1-S-Phasen-Übergang (partielle Synchronisierung).

Hydroxyharnstoff wird oral gut aufgenommen. Die terminale Halbwertszeit liegt bei 3 Stunden. 40–80 % der Substanz werden renal ausgeschieden.

Indikationen

Indikationen für Hydroxyharnstoff (Litalir®, Syrea®) sind:

- Chronische **myeloproliferative Neoplasien** (z. B. primäre Myelofibrose, Polycythaemia vera, essentielle Thrombozythämie).
- **Sichelzellanämie:** Hydroxyharnstoff soll die Bildung von fetalem Hämoglobin induzieren und dadurch die pathologische Hämoglobin-Aggregation verhindern. Offenbar ist die Freisetzung von NO aus Hydroxyharnstoff für diese Wirkung wichtig.

Unerwünschte Arzneimittelwirkungen

Unerwünschte Arzneimittelwirkungen sind eine rasch reversible Knochenmarkdepression; eine Megaloblastose kann auftreten, die nicht auf Vitamin B_{12} oder Folsäure anspricht. Gastrointestinale Beschwerden treten häufig und Erytheme sowie Nagelveränderungen gelegentlich auf. Unerwünschte Arzneimittelwirkungen werden durch eine Strahlentherapie gesteigert (Erhöhung der Strahlensensitivität). Die Wirkungen von Nukleosidanaloga, die zur AIDS-Therapie eingesetzt werden, können durch Hydroxyharnstoff verstärkt werden; dabei treten vermehrt Pankreatitis und Neuropathie durch Reverse-Transkriptase-Inhibitoren auf.

34.8 Antimetaboliten

Als Antimetaboliten werden Tumortherapeutika zusammengefasst, die als falsche Stoffwechselbausteine die Synthese von DNA und RNA hemmen. Obwohl Tumorzellen prinzipiell die gleichen Stoffwechselwege aufweisen wie normale Zellen, gibt es quantitative Unterschiede, die Tumorzellen sensitiver gegenüber Antimetaboliten machen. Die meisten Antimetaboliten beeinflussen die Synthese von Nukleotiden und Nukleinsäuren. Antimetaboliten gehören deshalb zu den phasenspezifischen Tumorchemotherapeutika und wirken bevorzugt in der **S-Phase.** Die wichtigsten Antimetaboliten lassen sich drei Gruppen zuordnen:

- Folsäure-Antagonisten
- Purin- und Purinnukleosidanaloga
- Pyrimidin- und Pyrimidinnukleosidanaloga

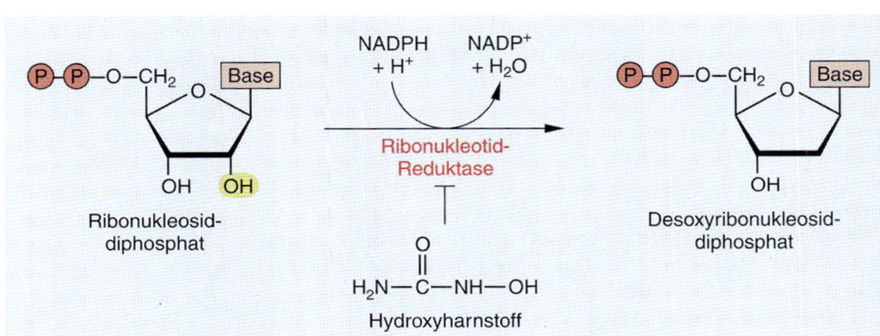

Abb. 34.16 Hemmung der Ribonukleotid-Reduktase durch Hydroxyharnstoff.

34.8.1 Folsäure-Antagonisten

Folsäure-Antagonisten gehören zu den ersten erfolgreich eingesetzten Tumorchemotherapeutika. Von besonderer Bedeutung ist **Methotrexat.** Methotrexat unterscheidet sich von der Folsäure durch eine 4-NH_2-Gruppe und eine Methylgruppe am N10-Atom. Hierdurch bindet Methotrexat mit 10^5-fach höherer Affinität als das natürliche Substrat Dihydrofolat an das katalytische Zentrum der Dihydrofolat-Reduktase und blockiert seine Aktivität (➤ Abb. 34.17).

Methotrexat

Methotrexat* hemmt die Dihydrofolat-Reduktase nahezu aller Spezies. Die Dihydrofolat-Reduktase-Hemmer Trimethoprim und Pyrimethamin (➤ Kap. 33.1.2, ➤ 33.21.1) sind dagegen spezifische Inhibitoren bakterieller bzw. parasitärer Enzyme und beeinflussen das menschliche Enzym kaum.

Methotrexat ist stark hydrophil und gelangt (bei niedrigen Plasmaspiegeln) über spezifische Transporter in die Zelle. Wenigstens **drei verschiedene Proteinsysteme** sind an dem Transport von Folsäure und seinen Metaboliten beteiligt:

1. Der **Folatrezeptor (FR)** (3 Isoformen sind beschrieben) hat hohe Affinität für Folsäure und Folinsäure, aber geringe für Methotrexat. Es handelt sich um ein Folat-Bindeprotein und die Aufnahme in Zellen erfolgt unter Beteiligung endozytotischer Prozesse.
2. Der Transporter für reduzierte Folsäure **(reduced folate carrier)** ist ein typischer Carrier mit einer Struktur wie klassische Transporter (12 transmembranäre Einheiten). Methotrexat hat eine hohe Affinität für diesen Transporter.
3. Schließlich wurde ein **Transporter** beschrieben, der nur **im Sauren** aktiv ist. Seine Rolle ist unklar.

Im Zytosol wird Methotrexat durch Anheftung von **Polyglutamatresten** (bis zu 6 Reste) modifiziert. Das modifizierte Methotrexat kann die Zelle nur schlecht verlassen und kumuliert. Die Bildung von **Methotrexatpolyglutamat** ist für die tumortoxische Wirkung von herausragender Bedeutung.

Wirkmechanismus

Methotrexat greift in den **C1-Stoffwechsel** ein, der für die Thymidin-, Purin-, Methionin- und Serinsynthese wichtig ist. Bei der Synthese von Desoxythymidinmonophosphat (dTMP) durch die Thymidylat-Synthase wird von N5,N10-Methylen-tetrahydrofolsäure (5,10-Methylen-FH4) ein C1-Rest auf Desoxyuridinmonophosphat (dUMP) übertragen. Die **Thymidilat-Synthase** wird durch Methotrexat und insbesondere durch Methotrexat-Polyglutamat **gehemmt.** Um anschließend erneut für eine C1-Übertragung zur Verfügung zu stehen, muss Dihydrofolat durch die Dihydrofolat-Reduktase in FH4 umgewandelt werden. Dieser Prozess wird durch Methotrexat bzw. durch das Polyglutamatderivat gehemmt (➤ Abb. 34.18).

Der C1-Transfer bei der **Neosynthese von Purinen** wird ebenfalls durch Methotrexat blockiert. Dabei wird N10-Formyltetrahydrofolsäure bei zwei Reaktionsschritten benötigt (Enzyme Glycinamid-Ribonucleotid-Formyltransferase [GART] und Aminoimidazol-Carboxamid-Ribonucleotid-Formyltransferase [AICART]). Allerdings scheint hierbei nicht die direkte Hemmung der Dihydrofolsäure-Reduktase durch Methotrexat entscheidend zu sein, sondern die Methotrexatpolyglutamate hemmen die Enzyme, die für die Formylierung (C1-Transfer) von Zwischenprodukten der Purinsynthese notwendig sind. Auch FH2-Polyglutamate, die sich

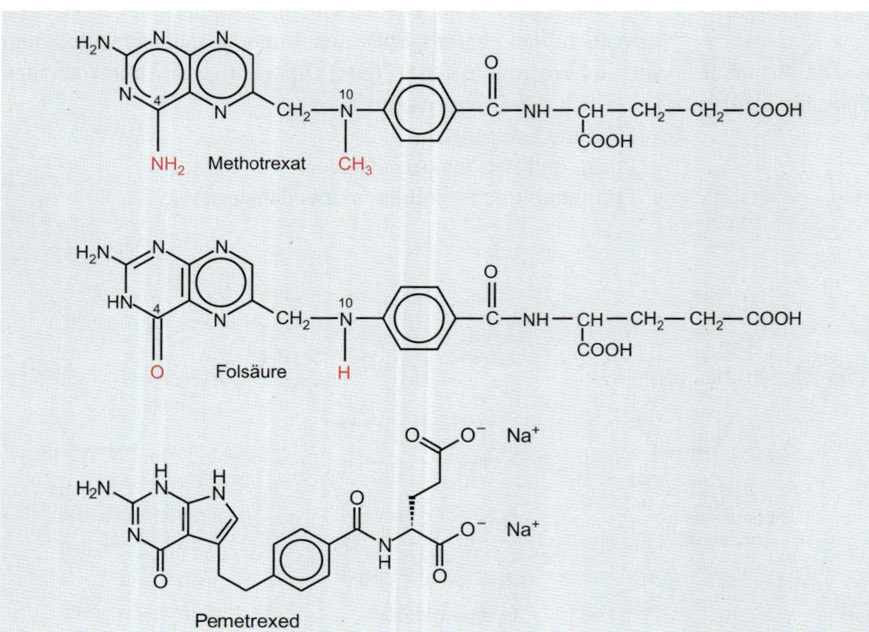

Abb. 34.17 Chemische Struktur der Folsäure sowie der Folsäure-Antagonisten Methotrexat und Pemetrexed.

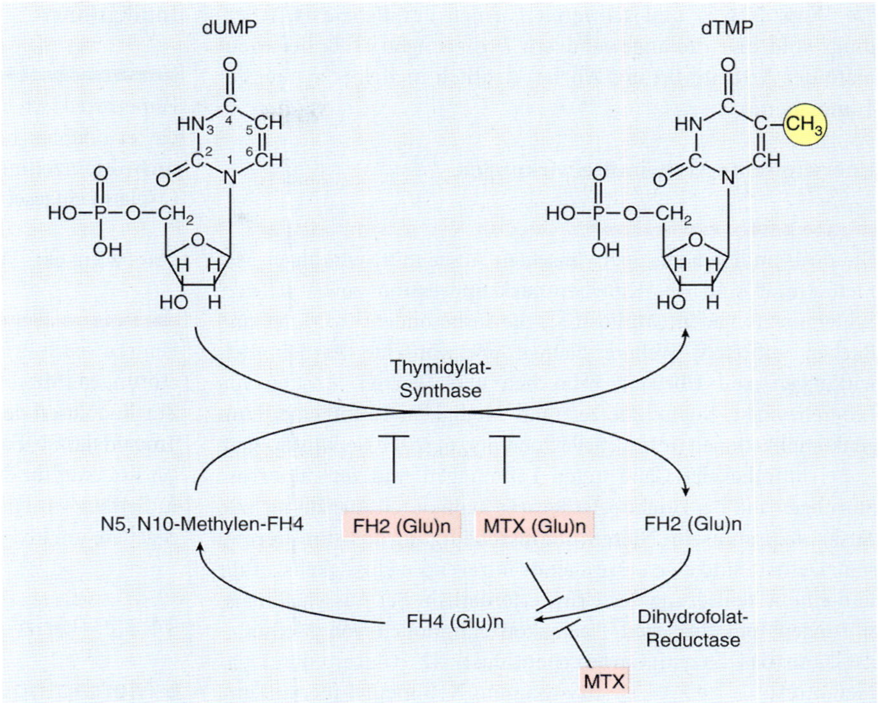

Abb. 34.18 Hemmung der Thymidinsynthese durch Methotrexat.
Methotrexat (MTX) wird in der Zelle wie Folsäure durch Polyglutamat modifiziert. Sowohl modifiziertes (MTX[Glu]n) als auch nicht modifiziertes Methotrexat hemmen die Dihydrofolatreduktase. Methotrexatpolyglutamat blockiert wie Polyglutaminsäure-Dihydrofolat (FH2[Glu]n) direkt die Thymidylat-Synthase. Thymidylat-Synthase bildet Desoxythymidinmonophosphat (dTMP) durch Übertragung einer Methylgruppe auf Desoxyuridinmonophosphat (dUMP).

aufgrund der Dihydrofolsäure-Reduktase-Hemmung durch Methotrexat anhäufen, inhibieren die Thymidylat-Synthase und die Neosynthese von Purinen.

Resistenzmechanismus

Die Mechanismen der Resistenzentwicklung gegenüber Methotrexat sind vielfältig und beinhalten:

- Verminderung der Aktivität des hoch affinen Membrantransports
- Reduktion der Affinität von Methotrexat zur Dihydrofolat-Reduktase
- Zunahme der Dihydrofolat-Reduktase-Spiegel durch Genamplifikation
- Reduktion der Polyglutamatbildung von Methotrexat

Um höhere zelluläre Konzentrationen an Methotrexat zu erreichen, werden hohe Dosen des Antimetaboliten eingesetzt. Bei hohen Dosen an Methotrexat erfolgt die Aufnahme in die Tumorzelle, bei defektem Transporter auch durch Diffusion. Bei diesen hohen Methotrexat-Dosen muss mit Formyltetrahydrofolsäure **(Leucovorin)** eine **Rescue-Therapie** durchgeführt werden, um die Schädigung gesunder Zellen zu verringern.

Pharmakokinetik

Methotrexat wird in Dosierungen bis ca. 30 mg/m^2 **nach oraler Gabe gut aufgenommen.** Höhere Dosierungen erfordern eine i. v.-Gabe, da die gastrointestinale Aufnahme dann inkomplett ist. 50–80 % von Methotrexat werden unverändert innerhalb von 12 Stunden renal ausgeschieden. **Methotrexatpolyglutamat** verbleibt allerdings **über Wochen** (Nieren) bzw. **Monate** (Leber) in den Zellen. Der Hauptmetabolit ist 7-OH-Methotrexat. Der noch aktive Metabolit ist im Sauren (pH 5–6) deutlich weniger löslich als Methotrexat. Bei einer Hochdosistherapie kann es zu **Ausfällungen in den Nieren** kommen. Bei der Hochdosistherapie wird häufig ein **Monitoring der Methotrexatspiegel** durchgeführt, da der Metabolismus variabel ist und die Rescue-Therapie (Leucovorin) daran angepasst werden muss. Bedeutsam ist ebenfalls eine **Akkumulation in sog. Dritträume** (Aszites, Pleuraerguss). Die Clearance von Methotrexat aus diesen Räumen ist sehr gering und kann die terminale Halbwertszeit von Methotrexat und damit die **Toxizität erhöhen.**

Indikationen und Dosierung

Methotrexat (Methotrexat Lederle®, Metex®, Farmitrexat®, Lantarel®) wird bei Leukämien, Lymphomen und zahlreichen soliden Tumoren eingesetzt. Kurativ ist die Monotherapie beim **Chorionkarzinom**. Methotrexat ist ein wichtiges Zytostatikum bei der **akuten lymphatischen Leukämie** (ALL) bei Kindern (hier auch intrathekale Gabe gegen Meningeosis leucaemica). Weitere Indikationen sind u. a. das **Osteosarkom, Ovarial-** und **Mammakarzinom.**

Dosierung: niedrig 20–60 mg/m^2/Tag (i. v.), hoch dosiert wöchentlich bis zu 12 000 mg/m^2 i. v. (mit Leucovorin-Rescue zur Verminderung der Toxizität). Leucovorin wird 24 Stunden nach Methotrexat für 36 Stunden gegeben.

Darüber hinaus hat Methotrexat eine gesicherte Indikation bei **rheumatoider Arthritis** (➤ Kap. 16.4.5), **Morbus Crohn**

34

(➤ Kap. 22.6.5) und schweren Formen der **Psoriasis.** Allerdings sind hier die angewendeten Dosierungen (z. B. bei rheumatoider Arthritis 15 mg/Woche) deutlich niedriger als bei der Tumortherapie.

Unerwünschte Arzneimittelwirkungen

Die dosislimitierenden unerwünschten Arzneimittelwirkungen von Methotrexat sind die **Knochenmarksuppression** sowie schwere Schleimhautschäden **(Mukositis),** die insbesondere in Mund und Rachen auftreten. Weitere häufige unerwünschte Arzneimittelwirkungen sind Übelkeit, Erbrechen und Diarrhö, Anstieg von Leberenzymen, Kopfschmerzen und Müdigkeit, Exantheme, Lungenkomplikationen (interstitielle Pneumonie) sowie Nephrotoxizität.

Bei intrathekaler Gabe treten Lähmungen und zentralnervöse Störungen auf. Bei **Hochdosistherapie** kann durch Ausfällung bzw. Auskristallisation eine **Nierentubulusschädigung dosislimitierend** sein. Deshalb sind eine ausreichende intravenöse Flüssigkeitszufuhr und eine Alkalisierung des Urins erforderlich. Bei Ausscheidungsstörungen und toxischen Plasmakonzentrationen von Methotrexat kann das Enzym **Carboxypeptidase G2** (Glucarpidase) das Methotrexat zu 4-Desoxy-4-amino-N10-methyl-pteroinsäure (DAMPA) abbaut, gegeben werden. Dadurch fällt die Methotrexat-Plasmakonzentration um 99 % in 5–15 Minuten.

Interaktionen

Nichtsteroidale Antiphlogistika, Sulfonamide und Penicillin vermindern die renale Ausscheidung. Dadurch steigt die Toxizität von Methotrexat. Dies gilt auch für die gleichzeitige Anwendung von Virostatika wie Adefovir und Cidofovir, die Gabe von radiologischen Kontrastmitteln und von Cisplatin.

Pemetrexed

Pemetrexed (Alimta®) ein Pyrrolopyrimidin-Derivat (Folsäure und Methotrexat haben ein Pteridingerüst; ➤ Abb. 34.17). Nach Polyglutaminierung blockiert die Substanz mit hoher Affinität die Thymidilat-Synthase und Dihydrofolatreduktase. Andere folatabhängige Enzyme (z. B. GAR-Formyltransferase) sind an der zytotoxischen Wirkung beteiligt, da z. B. Zellen, die Thymidilat-Synthase überexprimieren, gegenüber Pemetrexed sensitiv sind.

Pharmakokinetik

Pemetrexed wird intravenös appliziert. Es wird auch über die hoch affinen Folat-Bindeproteine (FR), die Methotrexat nur schlecht transportieren, aufgenommen. Die terminale Plasmahalbwertszeit liegt bei 20 Stunden und die Elimination erfolgt vorwiegend unverändert renal.

Indikationen

Pemetrexed ist für die Therapie des **Mesothelioms** indiziert, das es offenbar besonders gut aufnimmt. Weiterhin wird es beim **nicht-kleinzelligen Bronchialkarzinom** häufig zusammen mit Cisplatin eingesetzt.

Unerwünschte Arzneimittelwirkungen

Pemetrexed führt häufig zu **Myelosuppression,** gastrointestinalen Störungen **(Mukositis)** und **sensorischer peripherer Neuropathie.** Zur Reduktion der unerwünschten Arzneimittelwirkungen werden prophylaktisch **Folsäure** und **Vitamin B_{12}** (neben Folsäure wichtiger Kofaktor für die Methioninsynthese aus Homocystein) gegeben. Außerdem wird prophylaktisch Dexamethason (2 × 4 mg für 3 Tage) gegeben, um toxische Hautreaktionen zu reduzieren.

34.8.2 Purin-Analoga

6-Mercaptopurin und 6-Thioguanin

6-Mercaptopurin* und 6-Thioguanin sind Analoga des Hypoxanthins und Guanins. Beide Substanzen werden durch die Hypoxanthin-Guanin-Phosphoribosyltransferase (HGPRT) in 6-Thioinosin-5'-phosphat (Thio-IMP) bzw. Thioguanosin-5-phosphat (Thio-GMP) umgewandelt.

Wirkmechanismus

Thio-IMP und Thio-GMP hemmen die Umsetzung von IMP zu AMP und GMP und sind Feedback-Inhibitoren der Purinbiosynthese. Weiterhin werden Thio-GTP bzw. Desoxy-thio-GTP als falsche Nukleotide in RNA und DNA eingebaut, wodurch DNA-Strangbrüche und Fehlpaarungen entstehen (➤ Abb. 34.19).

Resistenzmechanismus

Resistenz gegenüber 6-Mercaptopurin und 6-Thioguanin entsteht primär durch eine Verminderung der HGPRT-Aktivität. Andere Mechanismen sind eine verminderte Aufnahme oder ein verstärkter Auswärtstransport.

Pharmakokinetik

Die orale Bioverfügbarkeit ist bei beiden Substanzen sehr variabel. Die Plasmahalbwertszeit von Mercaptopurin und Thioguanin ist kurz (ca. 1 h). Die Substanzen werden überwiegend metabolisch inaktiviert. Aus 6-Mercaptopurin entsteht durch Xanthinoxidase über 8-Hydroxy-6-mercaptopurin 6-Thioharnsäure. Bei 6-Thioguanin erfolgt zunächst über die Guanase eine Desami-

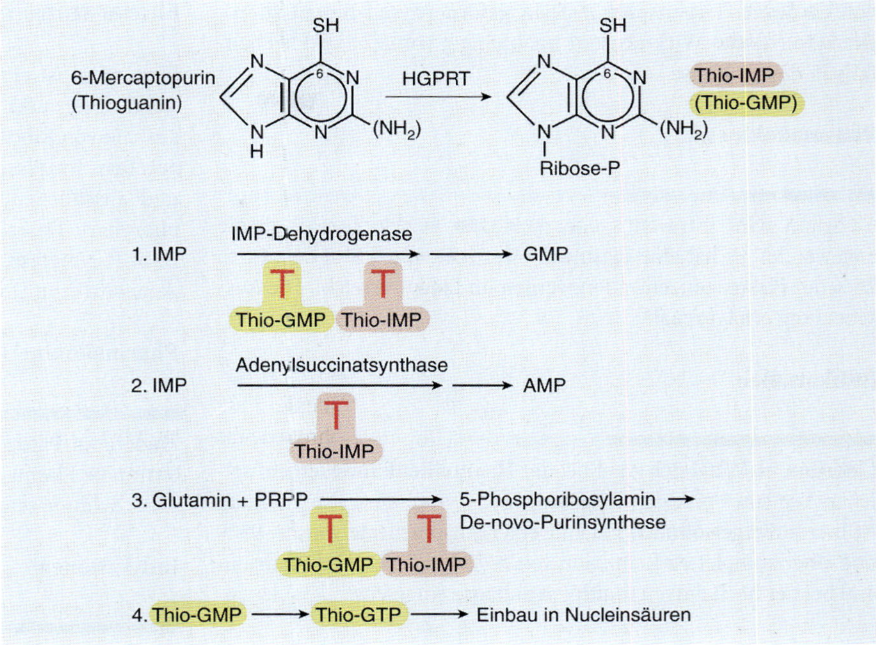

Abb. 34.19 Wirkmechanismen von 6-Mercaptopurin und 6-Thioguanin. Hypoxanthin-Guanin-Phosphoribosyltransferase (HGPRT) überführt 6-Mercaptopurin in Thio-IMP und 6-Thioguanin in Thio-GMP. Hierdurch werden u. a. die GMP- (1.), die AMP- (2.) und die De-novo-Purinsynthese (3.) gehemmt. Weiterhin wird Thio-GTP als falsches Nukleotid in Nukleinsäuren eingebaut (4.).

nierung zu Thioxanthin. Darüber hinaus werden beide Substanzen durch die Thiopurinmethyltransferase **(TPMT)** umgesetzt. Da ein Polymorphismus dieses Enzyms relativ häufig ist und die Toxizität erhöht, wird die Bestimmung der TPMT-Aktivität empfohlen. Auch das Enzym **NUDT15** der Nudix-Hydrolasen-Familie ist für die Toxizität der beiden Purinanaloga bedeutsam. NUDT15 ist eine Pyrophosphatase und spaltet oxidiertes Thio-GTP bzw. Desoxy-thio-GTP, wodurch die Toxizität (und auch der gewünschte zytotoxische Effekt) vermindert wird. Bei einem angeborenen NUDT15-Gen-Defekt, der besonders im asiatischen Raum vorkommt, kann die Toxizität der Thiopurine stark erhöht sein.

Indikationen und Dosierung

6-Mercaptopurin (Puri-Nethol®) wird bei der Therapie der **akuten lymphatischen Leukämie** (ALL) verwendet. Die orale Standarddosis ist 50–100 mg/m^2 täglich.

6-Thioguanin (Thioguanin-Aspen®) wird bei der akuten myeloischen Leukämie (AML) zusammen mit Cytarabin und Daunorubicin und bei der akuten lymphatischen Leukämie (ALL) eingesetzt. Die übliche Standarddosis bei der Induktionstherapie der AML beträgt 100 mg/m^2.

Unerwünschte Arzneimittelwirkungen

Hauptsächliche unerwünschte Arzneimittelwirkungen sind die **Knochenmarksuppression** und eine **reversible Hepatotoxizität.** Die Dosis wird dann der Knochenmarksuppression angepasst. In seltenen Fällen tritt ein **Lebervenenverschlusssyndrom** (VOD, veno-occlusive disease) auf.

Interaktionen

Allopurinol (gilt auch für Febuxostat) ein Xanthinoxidase-Hemmstoff (➤ Kap. 23.4.1), der bei Gicht und Hyperurikämie eingesetzt wird, **hemmt die Metabolisierung von 6-Mercaptopurin** und kann somit zu toxischen Plasmaspiegeln führen. Deshalb muss bei gleichzeitiger Anwendung von Allopurinol die Dosis von 6-Mercaptopurin drastisch gesenkt werden (75-prozentige Reduktion). Dies gilt nicht für 6-Thioguanin, das zunächst zum inaktiven Thioxanthin abgebaut wird.

Azathioprin

Azathioprin* ist ein Imidazol-Derivat von 6-Mercaptopurin. Wirkungsträger ist wahrscheinlich 6-Mercaptopurin, das aus Azathioprin (➤ Kap. 16.3.6) freigesetzt wird (➤ Abb. 34.20). Azathioprin wird als **Immunsuppressivum** bei Organtransplantationen, bei Morbus Crohn (➤ Kap. 22.6.3) und rheumatoider Arthritis eingesetzt. Auch bei Azathioprin müssen TPMT- und NUDT15-Aktivitäten berücksichtigt werden.

Cladribin

Cladribin (2-Chlordesoxyadenosin, 2-CDA, Leustatin®) wird intrazellulär zum Triphosphat phosphoryliert und in DNA eingebaut (➤ Abb. 34.20). Es führt zu DNA-Strangbrüchen und zur Apoptose. Weiterhin ist es ein potenter Hemmstoff der **Ribonukleotid-Reduktase** (s. Hydroxyharnstoff, ➤ Kap. 34.7). Durch Hemmung der Bildung von Desoxy-ATP wird der Einbau

34

von Cladribin-Triphosphat in DNA gefördert (self-potentiation). Die zytotoxische Wirkung tritt unabhängig vom Zellzyklus ebenfalls in der G_0-Phase auf.

Pharmakokinetik

Cladribin wird intravenös oder subkutan in der Tumortherapie angewendet. Es hat eine Plasmahalbwertszeit von 7 Stunden. Circa 25 % der Plasmakonzentration werden im Liquor erreicht. Die Ausscheidung erfolgt renal.

Indikationen

Cladribin ist Mittel der Wahl bei der **Haarzellleukämie,** einem seltenen Typ eines niedrig malignen B-Zell-Lymphoms. Die Wirkung ist hier außergewöhnlich gut mit einer Ansprechrate von ca. 95 % und einer kompletten Remission von > 75 %. Ferner wird Cladribin oral bei der hochaktiven multiplen Sklerose eingesetzt.

Unerwünschte Arzneimittelwirkungen

Die dosislimitierende Toxizität ist die **Myelosuppression**. Infektionen treten vermehrt auf, da die CD4-Lymphozyten stark vermindert werden. Insgesamt sind die unerwünschten Arzneimittelwirkungen geringer als beim **Pentostatin** (Nipent®), das ebenfalls bei Haarzellleukämie gegeben wird.

Fludarabin-Phosphat

Fludarabin ist ein **Adenosin-Analogon** mit einem Fluoratom am Adeninring und einer veränderten Zuckerstruktur (Arabinose anstelle von Ribose; ➤ Abb. 34.20). Fludarabin wird als Phosphat gegeben. Im Plasma erfolgt dann rasch eine Dephosphorylierung und anschließend wird es in der Zelle zum Triphosphat phosphoryliert. Das Nukleotid hemmt verschiedene Enzyme, u. a. die DNA-Polymerase, DNA-Ligase, Ribonukleotid-Reduktase. Außerdem wird es in DNA eingebaut und löst Apoptose aus.

Pharmakokinetik

Fludarabin-Phosphat (Fludara®) wird intravenös gegeben. Die terminale Plasmahalbwertszeit von Fludarabin ist 10 Stunden. Die Ausscheidung erfolgt renal.

Indikationen

Fludarabin wird primär bei der **chronischen lymphatischen Leukämie** angewendet.

Unerwünschte Arzneimittelwirkungen

Die **Myelosuppression** ist dosislimitierend. Häufig treten Übelkeit und Erbrechen auf. Wie bei Cladribin kommt es zu einer Verminderung an CD4-T-Zellen und zu opportunistischen Infektionen.

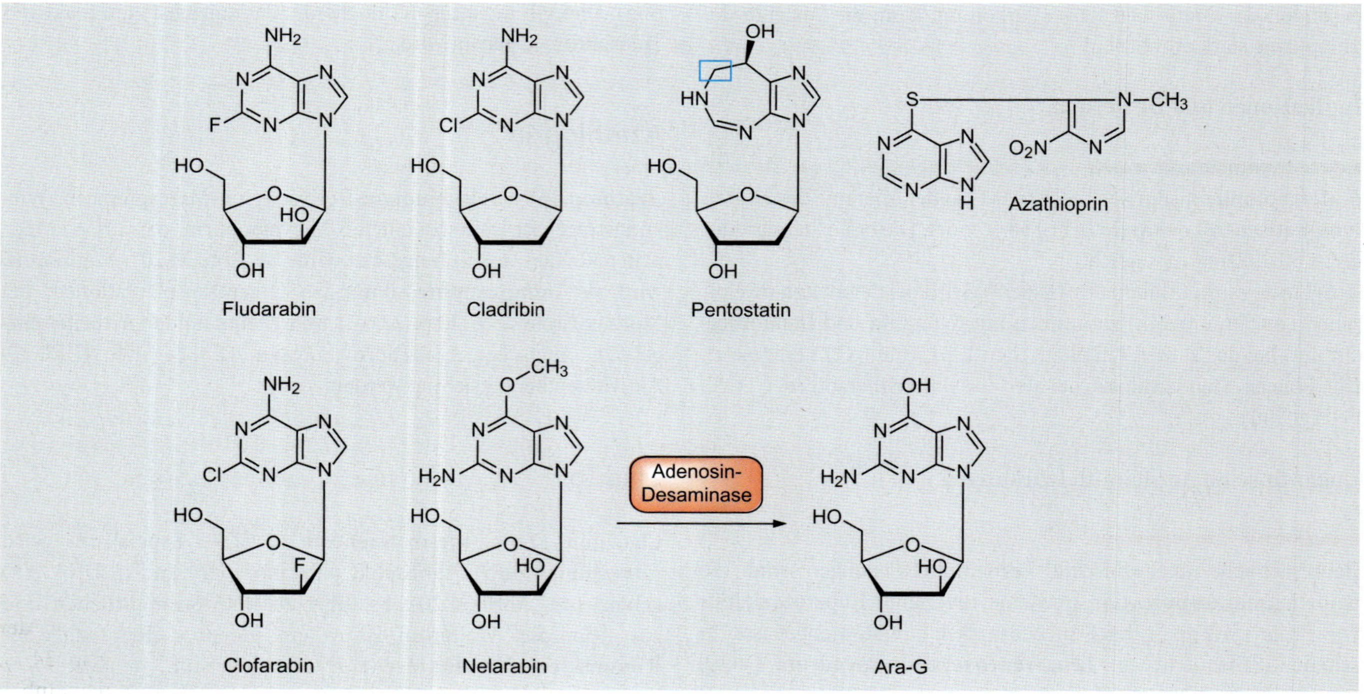

Abb. 34.20 Chemische Strukturen von Purinanaloga.

Eine autoimmun-hämolytische Anämie kann auftreten. Weiterhin kommt es zu einer peripheren Neuropathie mit Parästhesien und zu zentralen neurologischen Störungen (Krämpfe, Verwirrtheit, Sehstörungen). Bei großer Tumorlast ist mit einem Tumorlysesyndrom zu rechnen.

Clofarabin

Clofarabin (Evoltra®) ist dem Cladribin strukturell sehr ähnlich (> Abb. 34.20). Es trägt zusätzlich am Zuckerrest ein Fluor-Atom. Dadurch sind Stabilität und Zellaufnahme im Vergleich zu Cladribin erhöht. In der Zelle muss es durch Desoxycytidinkinase phosphoryliert werden. Die Wirkform ist das Triphosphat. Wirkmechanismen entsprechen denen von Cladribin.

Indikationen

Clofarabin ist für die Behandlung der **akuten lymphatischen Leukämie** bei Kindern zugelassen, wenn keine anderen Therapiemöglichkeiten mehr bestehen.

Unerwünschte Arzneimittelwirkungen

Dosislimitierend ist die **Knochenmarksuppression**. Sehr häufig treten Übelkeit und Erbrechen auf. Perikarditis, Perikarderguss, Tumorlysesyndrom und massive Zytokinfreisetzung müssen beachtet werden.

Nelarabin

Nelarabin (Atriance®) ist ein Arabinosyl-Guanin-Derivat, das eine 6-Methoxy-Gruppe trägt (> Abb. 34.20). Durch **Adenosin-Desaminase** wird die Methyl-Gruppe bereits im Plasma abgespalten, wodurch Arabinosyl-Guanin entsteht (Ara-G), das zu Ara-GTP phosphoryliert wird. Ara-GTP wird in die DNA eingebaut. Es hemmt die DNA-Polymerase und damit die DNA-Synthese.

Pharmakokinetik

Die **Plasmahalbwertszeit** von Nelarabin ist kurz (≈ 15 Minuten), die von Ara-G etwas länger (3 h). Der hauptsächliche Metabolit ist Guanin. Ein Teil wird renal unverändert (≈ 7 %) oder als Ara-G (≈ 30 %) ausgeschieden.

Indikationen

Nelarabin ist indiziert bei der **akuten lymphatischen T-Zell-Leukämie** (T-ALL) und beim **lymphoblastischen T-Zell-Lymphom** (T-LBL).

Unerwünschte Arzneimittelwirkungen

Dosislimitierend ist die **Neurotoxizität**. Es treten Krämpfe, Delir, Ataxie und Verwirrtheit auf sowie eine periphere sensorische und motorische Neuropathie. Daneben kommt es zur Knochenmarksuppression und zu Fieber, Ödemen, Infektionen und Tumorlysesyndrom.

Pentostatin

Pentostatin (Nipent®), das ursprünglich aus *Streptomyces-antibioticus*-Kulturen isoliert wurde, unterscheidet schon durch seinen **Diazepinring** von den anderen Purinanaloga (> Abb. 34.20). Es **hemmt die Adenosin-Desaminase** (ADA) und führt damit zu einem ähnlichen Phänotyp (Immuninsuffizienz) wie die ADA-Defizienz. Pentostatin führt zu einer **Kumulation von Adenosin** und von Desoxyadenosin-Nukleotiden, wodurch die **Ribonukleotid-Reduktase** und schließlich die DNA-Synthese gehemmt werden.

Indikationen

Zugelassen ist Pentostatin für die **Haarzellleukämie,** dabei handelt es sich um ein niedrig malignes B-Zell-Lymphom. Cladribin ist hier Mittel der 1. Wahl.

Unerwünschte Arzneimittelwirkungen

Knochenmarksuppression (dosislimitierend), gastrointestinale Störungen, Hautexantheme, Fieber, Infektionen, Leberschäden und neurologische Störungen. Die Immunsuppression kann über Monate bestehen bleiben.

34.8.3 Pyrimidin-Analoga

5-Fluorouracil

5-Fluorouracil* (5-FU > Abb. 34.21) muss zunächst zu den entsprechenden Ribosyl- und Desoxyribosylnukleotiden (FdUMP) aktiviert werden.

Wirkmechanismus

Mindestens zwei Wirkmechanismen werden für die zytotoxische Antitumorwirkung verantwortlich gemacht.

- FdUMP hemmt als Selbstmord-Substrat die Thymidylat-Synthase. Normalerweise wird durch die **Thymidylat-Synthase** aus Uridin durch Hinzufügen einer Methylgruppe Thymidin hergestellt (exakter: aus Desoxyuridinmonophosphat wird

Desoxythymidinmonophosphat, ➤ Abb. 34.18). 5-Fluorouracil bindet ebenfalls an das Enzym. Die C-F-Bindung in Position 5 von 5-FU ist jedoch viel stabiler als die C-H-Bindung im Uracil. Deshalb kann die Methylierung mit 5-FU nicht erfolgen. Durch gleichzeitige Anwesenheit des Kofaktors N5, N10-Methylentetrahydrofolat wird 5-FU fest im katalytischen Zentrum des Enzyms eingeschlossen und inaktiviert es gleichzeitig. Damit wird die Synthese von Thymidinnukleotiden verhindert. Die Bildung des ternären Komplexes (Enzym, 5-FU und N5,N10-Methylentetrahydrofolat) erklärt, warum die Gabe von **Folinsäure** (Formyltetrahydrofolsäure), aus der N5, N10-Methylentetrahydrofolat entsteht, die **Wirkung von 5-FU steigern kann.**
- Der zweite Wirkmechanismus ist der Einbau von **5-FUTP als falsches Nukleotid** in RNA bzw. 5-FdUTP in DNA.

Resistenzmechanismus

Für eine Resistenzentwicklung werden verschiedene Mechanismen verantwortlich gemacht. Dazu zählen:
- Verminderung der Aktivierung von 5-FU
- Amplifikation der Thymidylat-Synthase
- Expression einer Thymidylat-Synthase, die nicht durch FdUMP gehemmt wird

Pharmakokinetik

5-FU wird parenteral gegeben, da die Resorption nach oraler Gabe unzuverlässig ist, ein Nachteil, der zur Entwicklung oral anwendbarer 5-FU-Pro-Drugs führte. Die Substanz ist gut liquorgängig. Eine weitgehende Inaktivierung von 5-FU erfolgt durch Reduktion des Pyrimidinrings durch das Enzym **Dihydropyrimidin-Dehydrogenase** (DPD). Weiter kommt es zu einer Spaltung des Pyrimidinrings durch Dihydropyrimidinase. Die Plasmaelimination erfolgt rasch (Plasmahalbwertszeit 10–20 min). Nur 5–10 % werden unverändert renal ausgeschieden.

Ein **Pro-Drug** von 5-FU ist **Tegafur** (➤ Abb. 34.21), das oral angewendet werden kann. Bei der Substanz wurden sämtliche OH-Gruppen des Riboserings entfernt. Das Pro-Drug wird durch Thymidin-Phosphorylase im Tumorgewebe und in der Leber durch CYP2A6 in 5-FU überführt. Uracil, das zusammen mit dem Pro-Drug **Tegafur** (UFT®) im Verhältnis 1:4 gegeben wird, hemmt kompetitiv die **Dihydropyrimidin-Dehydrogenase** und damit den Abbau von 5-FU, wodurch die Plasmaspiegel für 5-FU erhöht werden. Tegafur ist auch als „Dreierkombination" zusammen mit **Gimeracil** und **Oteracil** als Teysuno® im Handel. Gimeracil ist ein kompetitiver reversibler Inhibitor der Dihydropyrimidin-Dehydrogenase, der den Abbau von 5-FU verhindert. Oteracil ist ein Inhibitor der Orotat-Phosphoribosyl-Transferase (OPRT). Das Enzym katalysiert in der Darmmucosa die Bildung von 5-Fluorouridin-5'-monophosphat aus 5-FU. Durch die Hemmung des Enzyms wird die intestinale Toxizität von 5-FU im normalen Gewebe abgeschwächt und unerwünschte Arzneimittelwirkungen (z. B. Diarrhö) werden vermindert. **Capecitabin** (Xeloda®), ein Fluoropyrimidincarbamat, ist ebenfalls ein Pro-Drug von 5-FU (➤ Abb. 34.22). Die Substanz wird oral gegeben und hat eine **gute Bioverfügbarkeit** von 80 %.

Die **Umwandlung zu 5-FU** erfolgt über drei Stufen:
- Zunächst kommt es zu einer **Hydrolyse** durch **Carboxylesterase** in der Leber. Es wird 5'-Desoxy-5-fluorocytidin gebildet.
- Danach wird es durch die **Cytidin-Desaminase** in der Leber und im Tumorgewebe zu 5'-Desoxy-5-fluorouridin umgewandelt.
- Schließlich wird durch die **Thymidin-Phosphorylase** der Zucker abgespalten und 5-FU gebildet. Der letzte Schritt der 5-FU-Bildung soll **vorzugsweise in den Tumorzellen** erfolgen.

Der weitere Abbau erfolgt wie bei 5-FU durch Dihydropyrimidin-Dehydrogenase zu dem wenig wirksamen Dihydro-5-FU. Anschließend kommt es noch zur Spaltung des Pyrimidinrings durch Dihydropyrimidinase.

Indikationen

5-FU wird bei der Therapie **solider Tumoren (kolorektale Tumoren, Mamma-, Magenkarzinom)** eingesetzt. Außer durch Folinsäure werden Wirkung und unerwünschte Arzneimittelwirkungen von 5-FU durch Methotrexat gesteigert. Allerdings muss es vor und nicht nach 5-FU gegeben werden.

Capecitabin wird wie 5-FU entsprechend bei metastasierendem Mammakarzinom, beim Kolorektal- und Magenkarzinom eingesetzt.

Die Dreierkombination **Tegafur/Gimeracil/Oteracil** (Teysuno®) ist zusammen mit Cisplatin zur Therapie des fortgeschrittenen Magenkarzinoms zugelassen.

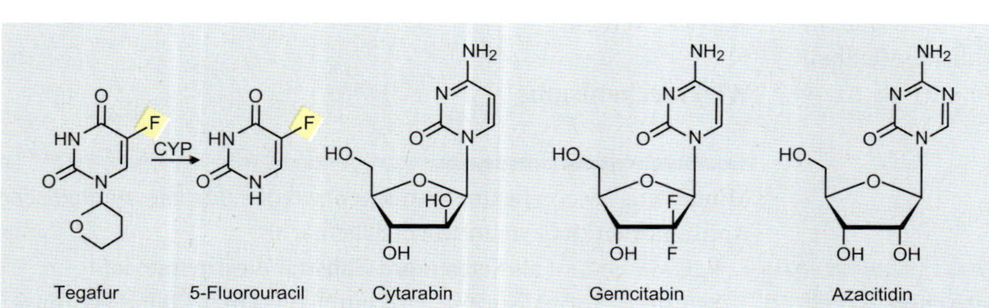

Abb. 34.21 Chemische Strukturen von Pyrimidin-Analoga und Tegafur-Aktivierung.

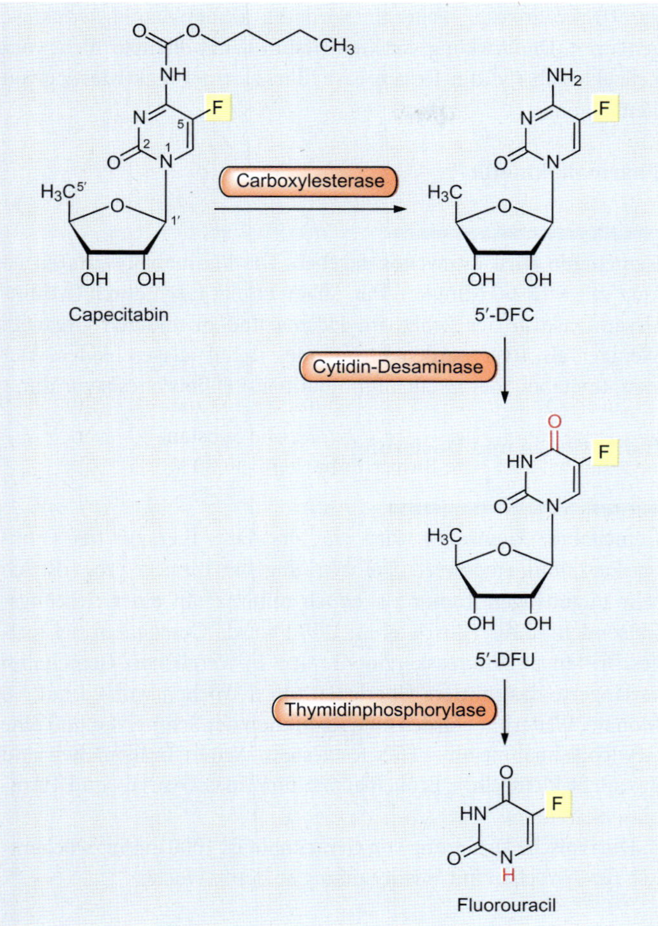

Abb. 34.22 Metabolisierung und Aktivierung von Capecitabin. Nach einer **Hydrolyse** durch **Carboxylesterasen** wird 5'-Desoxy-5 fluorocytidin (5'-DFC) gebildet, das durch die **Cytidin-Desaminase** in der Leber und im Tumorgewebe zu 5'-Desoxy-5-fluorouridin (5'-DFU) umgewandelt wird. **Thymidin-Phosphorylase** spaltet schließlich den Zucker ab und 5-FU wird gebildet.

Dosierung

Eine Standarddosierung für 5-FU ist z. B. 400–1000 mg/m²/Tag für 5 Tage alle 2–4 Wochen. Beim fortgeschrittenen Kolorektalkarzinom wird nach i. v.-Gabe von 200 mg/m² Calciumfolinat zunächst ein Bolus von 400 mg/m² und anschließend eine 22-stündige Infusion von 600 mg/m² gegeben (FOLFOX 4-Regime).

5-FU wird auch als Creme (5 %) lokal bei prämalignen Hautveränderungen (aktinische Keratosen) eingesetzt. Die systemische Aufnahme liegt bei 1–10 %. Sie kann jedoch bei Störungen der Schrankenfunktion (Ulzera) wesentlich erhöht sein und dann zu schwerwiegenden unerwünschten Arzneimittelwirkungen führen.

Unerwünschte Arzneimittelwirkungen

Myelosuppression (dosislimitierend) und **Schädigung der Schleimhaut** des gesamten Verdauungstrakts (mit Stomatitis, Mukositis und Diarrhö) sind typische unerwünschte Arzneimittelwirkungen von 5-FU. Weiterhin können Dermatitis, Haarverlust sowie kardio- und neurotoxische Wirkungen auftreten. Während Bolusinjektionen die Myelosuppression verstärken, kann es bei **Langzeitinfusionen** vermehrt zum **Hand-Fuß-Syndrom** kommen, das durch eine schmerzhafte Ablösung der Haut an Hand- und Fußinnenflächen gekennzeichnet ist und durchaus dosislimitierend sein kann. Selten treten Koronarspasmen auf.

Bei **Capecitabin** kommt es zu gastrointestinalen Störungen und **verstärkt** zur Ausbildung des **Hand-Fuß-Syndroms.**

Bei **Tegafur** sind das Hand-Fuß-Syndrom und gastrointestinale Störungen vermindert.

Bei Patienten mit einem Mangel an dem Enzym DPD kann es zu schweren, zum Teil lebensbedrohlichen unerwünschten Arzneimittelwirkungen durch 5-FU-Präparate kommen. Dem DPD-Mangel liegen Genvarianten zugrunde. Circa 9 % der Patienten europäischer Herkunft haben eine verminderte DPD-Aktivität und bei ca. 0,5 % ist überhaupt keine Aktivität festzustellen. Deshalb wird ein Gentest vor der Therapie empfohlen.

Interaktionen

Das bei Herpes-zoster-Infektionen eingesetzte **Brivudin** wird zu Bromvinyluracil, einem irreversiblen Hemmer der Dihydropyrimidin-Dehydrogenase, metabolisiert. Hierdurch kann es zu schwerwiegenden Überdosierungen mit 5-FU kommen. Frühestens 4 Wochen nach der letzten Gabe von Brivudin dürfen 5-FU-Präparate eingesetzt werden.

Cytarabin

Wirkmechanismus

Cytarabin (Zytosinarabinosid, Ara-C, Ara-cell®) unterscheidet sich nur im Zuckeranteil vom natürlich vorkommenden Cytidinnukleosid (➤ Abb. 34.21). Die Zellaufnahme erfolgt über einen Transporter (hENT1), der bei bestimmten Tumortypen (z. B. bei akuter lymphatischer Leukämie, ALL) besonders hoch exprimiert wird und eine hohe Sensitivität für Cytarabin bewirkt. Cytarabin wird metabolisch aktiviert. Nach Umwandlung in Arabinosid-CTP erfolgt der Einbau in die DNA. Die veränderte Stellung der 2'-OH-Gruppe bei der Arabinose führt zur sterischen Hinderung der Rotation der Pyrimidinbase um die glykosidische Bindung, wodurch letztlich die **DNA-Polymerase gehemmt** und die **DNA-Ketten-Verlängerung** blockiert wird.

Resistenzmechanismus

Die Wirkung von Cytarabin wird bestimmt durch die Aktivität von Enzymen, die zu einer Bildung bzw. zum Abbau des aktiven Metaboliten (Arabinosid-CTP) führen. **Desoxycytidinkinase aktiviert und Cytidin-Desaminase inaktiviert.** Der primäre Resistenzmechanismus ist offenbar ein Verlust von Desoxycytidinkinase. Im Allgemeinen ist die Cytidin-Desaminase-Aktivität in den Leukämie-Zellen bei akuter myeloischer Leukämie (AML) im Vergleich zu anderen Körperzellen sehr niedrig. Hier mag ein Grund für die gute Wirkung von Cytarabin bei der AML liegen.

Pharmakokinetik

Die Plasmahalbwertszeit ist kurz mit ≈ 10 Minuten. Die terminale Plasmahalbwertszeit liegt bei 2 Stunden. Weniger als 10 % werden unverändert über die Niere ausgeschieden. 70–90 % werden als Uracil-Arabinosid renal ausgeschieden.

Indikationen und Dosierung

Cytarabin (Alexan®) wird insbesondere bei der Therapie der **akuten myeloischen Leukämie** eingesetzt und ist hier am stärksten aktiv, um eine Remission einzuleiten. Weitere Indikationen sind die akute lymphatische Leukämie (ALL) und die chronische myeloische Leukämie (CML) im Blastenschub.

Eine hohe Cytidin-Desaminase-Aktivität im Gastrointestinaltrakt verbietet eine orale Gabe. Niedrig dosiertes Cytarabin (10–20 mg/m^2, tgl.) kann subkutan gegeben werden. Hoch dosiertes Cytarabin (1000–3000 mg/m^2) wird als intravenöse Infusion über 1–3 Stunden im Abstand von 12 Stunden für 4–6 Tage appliziert.

Unerwünschte Arzneimittelwirkungen

Die hauptsächliche unerwünschte Arzneimittelwirkung ist die (jedoch therapeutisch erwünschte) **Myelosuppression.** Daneben treten Erbrechen, Diarrhö, Mukositis und Fieber auf sowie eine hohe pulmonale Toxizität bei Hochdosistherapie. Bei intrathekaler Gabe kann eine Encephalopathie auftreten. Ein **Cytarabin-Syndrom,** das 6–12 Stunden nach Applikation auftritt und durch Fieber, Myalgien, Knochenschmerzen und Exantheme gekennzeichnet ist, kann durch Gabe von Dexamethason verhindert werden.

Gemcitabin

Gemcitabin (Difluordesoxycytidin) (➤ Abb. 34.21) unterscheidet sich durch zwei Fluoratome in der Desoxyribose von Desoxycytidin. Die Substanz wird durch Nukleosid-Transporter in die Zelle aufgenommen. Nach Bildung des Triphosphats wird es als falsche Base in die DNA eingebaut. Hierdurch kommt es zum Abbruch der DNA-Synthese. Weiterhin wird die Ribonukleotid-Reduktase gehemmt. Die Wirkung von Gemcitabin hängt offenbar nicht vom Zellzyklus ab. Cytidin-Desaminase führt zu einer Inaktivierung von Gemcitabin.

Pharmakokinetik

Gemcitabin wird intravenös gegeben. Die Plasmahalbwertszeit ist kurz mit ≈ 15–60 Minuten. Der Abbau erfolgt rasch durch Cytidin-Desaminase in der Leber, im Plasma und in anderen Organen. Weniger als 10 % werden unverändert renal ausgeschieden. Der Hauptmetabolit der renalen Elimination ist Difluorodesoxyuridin.

Indikationen und Dosierung

Gemcitabin (Gemzar®) wird als First-Line-Therapie bei Pankreaskarzinom eingesetzt. Die Wirkung bei diesem prognostisch sehr ungünstigen Tumor ist jedoch minimal. In einer richtungsweisenden Studie (Burris et al. 1997) wurde Gemcitabin bei fortgeschrittenem Pankreaskarzinom mit 5-FU verglichen. Gemcitabin verlängerte das mittlere Überleben um 6 Wochen von 4,4 auf 5,6 Monate. Weiterhin wurden eine Reduktion der Schmerzen und eine Gewichtsabnahme um ≈ 25 % festgestellt. Weitere Indikationen sind das nicht-kleinzellige Bronchialkarzinom, das Ovarial- und Harnblasenkarzinom.

Die typische Dosierung von Gemcitabin ist 1000 mg/m^2 wöchentlich für 3 Wochen mit Wiederholung ab der 5. Woche.

Unerwünschte Arzneimittelwirkungen

Gemcitabin ist **myelosuppressiv** (dosislimitierend), führt häufig zu Übelkeit und Erbrechen, Transaminasenanstieg, Exanthemen, Proteinurie und Hämaturie. Fieber, Kopf- und Muskelschmerzen **(grippeähnliche Symptome)** treten nach Infusionen auf.

Trifluridin/Tipiracil

Trifluridin (TF) ist ein 2'-Desoxy-5-Trifluoromethyluridin und damit ein nukleosidisches Thymidinanalogon. Der Wirkstoff wurde ursprünglich als Virostatikum gegen Herpes simplex eingeführt. Trifluridin wird zusammen mit dem Thymidinphosphorylase-Hemmer Tipiracil eingesetzt.

Wirkmechanismus

Trifluridin wird intrazellulär durch die Thymidinkinase zunächst zum Monophosphat, das die Thymidylat-Synthase hemmt, und anschließend weiter zum Triphosphat phosphoryliert (➤ Abb. 34.23). Das Triphosphat wird massiv als falscher Baustein in die DNA eingebaut. Damit liegt wahrscheinlich ein anderer Wirkungsmechanismus als

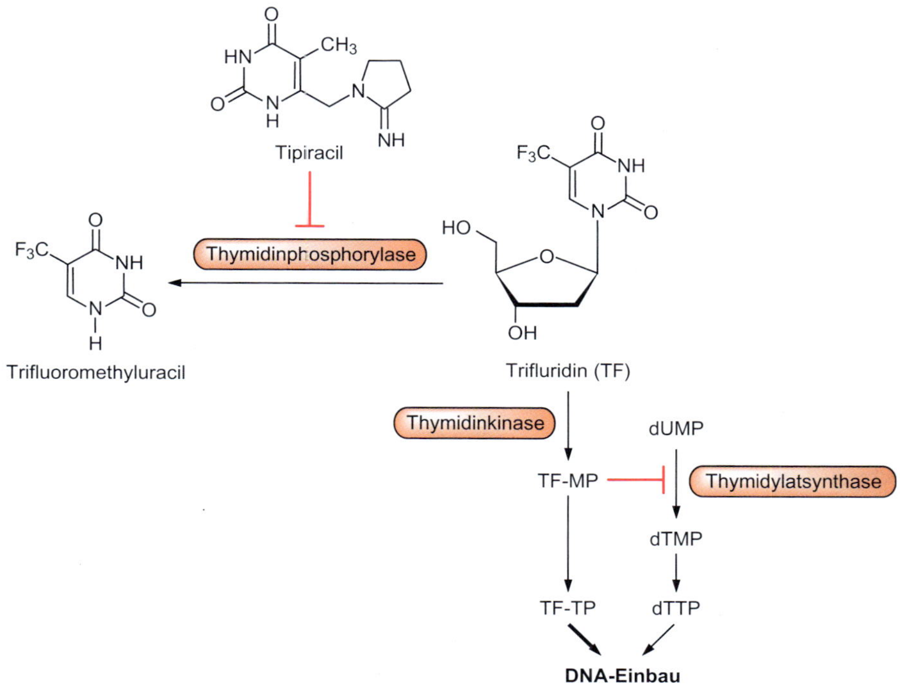

Abb. 34.23 Wirkmechanismus von Trifluridin. Trifluridin (TF) wird durch die Thymidinkinase zu Trifluridinmonophosphat (TF-MP) und anschließend zu Trifluridintriphosphat hochphosphoryliert. TF-MP hemmt die Thymidylat-Synthase, die Desoxyuridinmonophosphat (dUMP) in Desoxythymidinmonophosphat (dTMP) umwandelt. Entscheidend für die Wirkung ist wahrscheinlich der Einbau des falschen Nuleotids Trifluridintriphosphat in die DNA. Trifluridin wird rasch durch die Thymidinphosphorylase (TP) zum inaktiven Trifluoromethyluracil hydrolysiert. Tipiracil, ein Hemmstoff der TP, verhindert diesen Abbau.

beim 5-FU vor. Dies erklärt, warum Tumorzellen, die gegen 5-FU resistent sind, gegenüber Trifluridin sensitiv sind. Oral zugeführtes Trifluridin wird rasch durch die Thymidinphosphorylase (TP) in der Leber metabolisiert. Durch die Kombination mit dem TP-Inhibitor Tipiracil (im Verhältnis 1 : 0,5) wird dieser Abbau gehemmt und die Antitumorwirkung deutlich verbessert.

Pharmakokinetik

Während Trifluridin oral rasch und gut aufgenommen wird (Bioverfügbarkeit > 57 %), liegt die Resorption von Tipiracil nur bei ca. 27 %. Durch die Gabe von Tipiracil wird die Plasmakonzentration (c_{max}) von Trifluridin ca. 22-fach erhöht. Der Hauptmetabolit von Trifluridin ist 5-Trifluoromethyluracil, der von Tipiracil 6-Hydroxymethyluracil. Beide Wirkstoffe sind keine CYP-Substrate. Die Plasmahalbwertszeit liegt bei Trifluridin und bei Tipiracil bei 1–2 h. Während Trifluridin primär renal ausgeschieden wird, erfolgt die Elimination von Tipiracil zu 27 % renal und ca. 50 % fäkal.

Indikationen und Dosierung

Indiziert ist Trifluridin/Tipiracil (Lonsurf®) als Monotherapie bei fortgeschrittenem und vorbehandeltem Kolorektalkarzinom sowie bei fortgeschrittenem Magenkarzinom.

Die Dosierung beträgt 2 × täglich 35 mg/m² am Tag 1–5 und Tag 8–12 im 28-Tage-Zyklus.

Unerwünschte Arzneimittelwirkungen

Häufige schwerwiegende unerwünschte Arzneimittelwirkungen sind Knochenmarksuppression (Anämie, Neutropenie, Thrombopenie), gastrointestinale Toxizität (Erbrechen, Diarrhö) und Erschöpfung.

Azacitidin

Im Azacitidin (5-Aza-Cytidin) liegt eine Veränderung im Pyrimidinring von Cytidin vor (➤ Abb. 34.21).

Wirkmechanismus

Azacitidin wird über den ENT1-Transporter (Equilibrative Nucleotide-Transporter) (SLC29A1) in Zellen aufgenommen. Danach wird die Substanz durch intrazelluläre Kinasen zum Trisphosphat metabolisiert und in RNA (60–80 %) eingebaut. Ein Teil wird durch die Ribonukleotidreduktase in 5-Aza-dCTP umgewandelt und in die DNA eingebaut. Hier führt die Substanz zu einer **kovalenten Bindung mit DNA-Methyltransferasen,** die dadurch vermehrt abgebaut werden. DNA-Methyltransferasen übertragen eine Methylgruppe von S-Adenosylmethionin auf die C5-Position des Pyrimidinrings von Cytosinresten in sog. CpG-Inseln (**C**ytidin-**p**hosphat-**G**uanosin-Inseln). Ungefähr 4 % der Cytosinreste liegen als 5-Methylcytosin vor. Die Methylierung spielt eine Rolle bei der Expressionskontrolle von

34

Genen **(epigenetische Kontrolle)** durch Bindung von Proteinen, die eine Expression verhindern. Azacitidin bindet die Methyltransferasen, reduziert den zellulären Pool an diesen Enzymen und **führt zu einer globalen Demethylierung von DNA.** Dadurch können bestimmte Gene (z. B. Tumorsuppressorgene) vermehrt exprimiert werden. Offenbar werden auch endogene retrovirale Elemente exprimiert, die zu einer interferonabhängigen Apoptose führen. Zusätzlich führt Azacitidin zu zytotoxischen Wirkungen, die durch die Auslösung von DNA-Strangbrüchen gekennzeichnet sind.

Decitabin, das 2'-Desoxy-Derivat von Azacitidin, wird ebenfalls verwendet. Es wird nur in DNA eingebaut und wirkt ebenfalls durch Hemmung der Methyltransferase als hypomethylierende Substanz. Decitabin wirkt im Vergleich zu Azacitidin potenter und selektiver. Die unterschiedlichen Interaktionen mit der DNA bzw. RNA bewirken, dass Decitabin und Azacitidin in jeweils unterschiedlichen Phasen der Mitose zytotoxisch wirken. Derzeit wird versucht, die hypomethylierende Wirkung zu optimieren. In klinischer Testung ist das Pro-Drug **Guadecitabin,** bei dem Decitabin über eine Phosphordiester-Bindung an Desoxyguanosin gebunden ist. Dadurch soll die Substanz stabiler werden.

Pharmakokinetik

Azacitidin wird subkutan oder intravenös gegeben. Im Blut ist Azacitidin relativ instabil und wird durch Cytidin-Desaminase sowie durch spontane Hydrolyse abgebaut. CYP-Enzyme spielen keine Rolle. Die **Plasmahalbwertszeit** liegt bei 40 Minuten. Eine Elimination der Metaboliten erfolgt renal.

Indikationen und Dosierung

Azacitidin (Vidaza®) wird beim **myelodysplastischen Syndrom,** das durch eine Störung der Differenzierung und Proliferation von unterschiedlichen hämatopoetischen Stammzellen charakterisiert ist, eingesetzt. Weitere Indikationen sind die akute myeloische Leukämie und die chronische myelomonozytäre Leukämie. Die Standarddosierung ist 75 mg/m^2 i. v. oder s. c. täglich für 7 Tage.

Indikation von **Decitabin** (Dacogen®) ist die **akute myeloische Leukämie** ab 65 Jahren.

Unerwünschte Arzneimittelwirkungen

Knochenmarksuppression, Blutungen, Arthralgie (Azacitidin), Fieber, Pneumonie und gastrointestinale Störungen sind die häufigsten unerwünschten Arzneimittelwirkungen.

34.9 Mikrotubuli-Inhibitoren

Mikrotubuli sind die spezifischen Zielproteine einer Gruppe von Tumortherapeutika, die auch als **Mitosehemmer** bezeichnet werden. Hierzu zählen:

- **Vinca-Alkaloide**
- **Taxane**
- **Eribulin**

Estramustin wirkt ebenfalls über Mikrotubuli, obwohl es ein an N-Lost gekoppeltes Estrogensteroid ist (➤ Abb. 34.27). Weitere therapeutisch genutzte Mikrotubuli-Wirkstoffe sind **Auristatin** sowie **Maytansin,** die als Konjugate mit monoklonalen Antikörpern eingesetzt werden. **Ixabepilon,** ein weiterer Mitosehemmer, ist in den USA, aber nicht in der EU zugelassen.

Mikrotubuli sind essenzielle **Bestandteile des Zytoskeletts,** die aus zylindrischen Polymeren von α- und β-Tubulin-Dimeren bestehen und hoch dynamischen Veränderungen unterliegen. Mikrotubuli können an den Enden durch Anlagerung von Dimeren wachsen **(Polymerisation)** oder durch Freisetzung von Dimeren schrumpfen **(Depolymerisation).** Da Auf- und Abbau nahezu gleichzeitig erfolgen, spricht man von einer **dynamischen Instabilität.** Die Funktionen der Mikrotubuli sind vielfältig. Während der Mitose bilden sie den Spindelapparat, der die Schwesterchromosomen auf die Tochterzellen aufteilt **(Segregation).** Weiterhin haben sie essentielle **Transport- und Motilitätsfunktionen** in der Zelle. Über Motorproteine werden Organellen (Vesikel, endoplasmatisches Retikulum) in die Peripherie oder nach zentral transportiert. Sie sind an Sekretions- und Endozytoseprozesse beteiligt und sind Grundlage der zilienvermittelten Motilität. Insbesondere der **axonale Transport** in Neuronen ist von Mikrotubuli abhängig.

Die Mikrotubuli-Inhibitoren beeinträchtigen die Polymerisation und Depolymerisation der Mikrotubuli. Während **Vinca-Alkaloide,** Eribulin, Auristatin und Maytansin die Polymerisation hemmen, führen **Taxane** und auch Ixabepilon zu einer verstärkten Polymerisation (➤ Abb. 34.24).

34.9.1 Vinca-Alkaloide

Zu den Vinca-Alkaloiden (➤ Abb. 34.25) gehören **Vincristin** (Vincristin Bristol®, Farmistin®), **Vinblastin*** (Velbe®), die in Immergrünarten vorkommen, und die partialsynthetischen Derivate **Vindesin** (Eldisine®), **Vinorelbin** (Navelbine®) und **Vinflunin** (Javlor®).

Wirkmechanismus

Diese Alkaloide sind **Mitosehemmstoffe,** die spezifisch an das Zytoskelettprotein β-**Tubulin** binden und konzentrationsabhängig die Polymerisation zu **Mikrotubuli** und damit die Ausbildung des Spindelapparats blockieren (➤ Abb. 34.24). Dadurch wird die Zelle in der Metaphase der Mitose arretiert. Das Ausbleiben der Chromosomentrennung führt wahrscheinlich zum Zelltod durch Apoptose. Wie oben erwähnt, sind Mikrotubuli an einer Vielzahl zellulärer Motilitäts- und Transportprozesse beteiligt und für den axonalen Transport essenziell. Eine Störung dieser Prozesse ist vermutlich für die neurotoxischen Wirkungen verantwortlich.

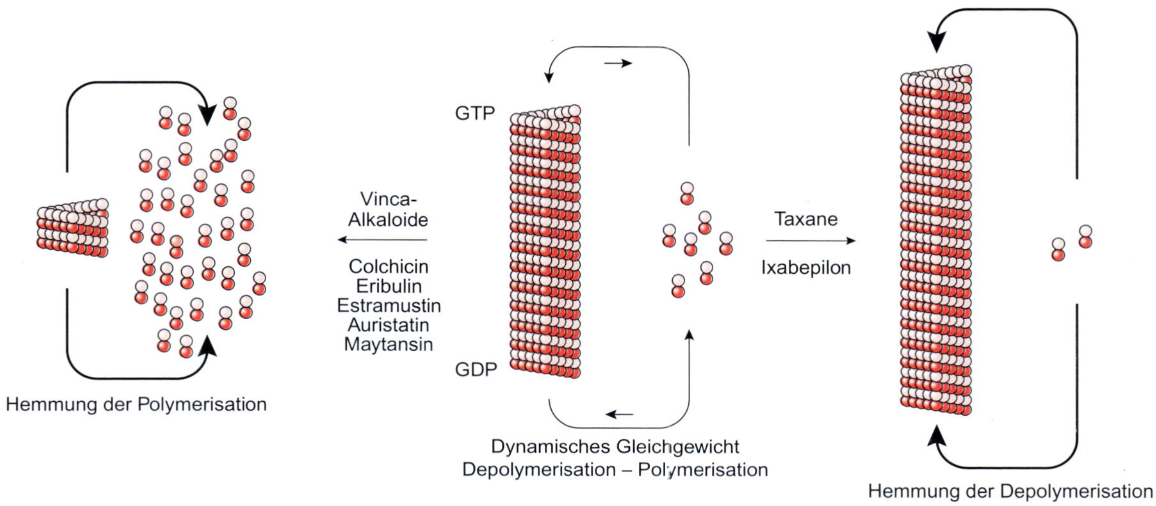

Abb. 34.24 Zytostatika mit Wirkung auf Mikrotubuli.
Mikrotubuli werden aus dem GTP/GDP-bindenden Zytoskelettprotein Tubulin gebildet, das aus einer α- (rot) und einer β-Untereinheit (rosa) besteht. Die vielfältigen Funktionen des mikrotubulären Apparats (z. B. Spindelbildung während der Mitose) hängen von einem dynamischen Gleichgewicht zwischen Polymerisation und Depolymerisation der Tubulindimere ab. Angedeutet ist der polare Aufbau der Mikrotubuli. Am Pluspol, der primär GTP-Tubulin enthält, polymerisieren und am Minuspol, der von GDP-Tubulin-Dimeren gebildet wird, depolymerisieren die Mikrotubuli. **Taxane** und **Ixabepilon** binden an Tubulin, fördern hierdurch die Polymerisation von GDP- und GTP-Tubulin und hemmen deren Depolymerisation. **Vinca-Alkaloide, Eribulin, Estramustin, Auristatin, Maytansin** und **Colchicin** (> Kap. 23.3.2) blockieren die Polymerisation und induzieren bei höherer Konzentration die Depolymerisation der Mikrotubuli.

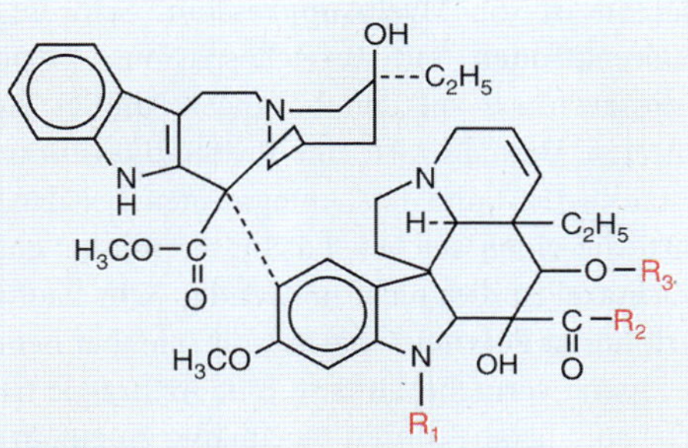

	R_1	R_2	R_3
Vinblastin	$-CH_3$	$-OCH_3$	$-C(=O)-CH_3$
Vincristin	$-CHO$	$-OCH_3$	$-C(=O)-CH_3$
Vindesin	$-CH_3$	$-NH_2$	$-H$

Abb. 34.25 Strukturgerüste von Vinca-Alkaloiden.

Resistenzmechanismus

Der wichtigste Resistenzmechanismus ist die vermehrte Expression des P-Glykoproteins (P-gp, Multidrug Resistance Protein). Als weiterer Resistenzmechanismus wurde eine Veränderung der Tubulinstruktur gefunden.

Pharmakokinetik

Bis auf Vinorelbin müssen die Vinca-Alkaloide intravenös gegeben werden. Die Elimination erfolgt bei den Vinca-Alkaloiden über einen CYP3A4-abhängigen Metabolismus in der Leber und Ausscheidung über die Galle. Vinca-Alkaloide sind Substrat von P-Glykoprotein. Deshalb können Pharmaka die Plasmakonzentration erhöhen, wenn sie das CYP-Enzym oder den Transport hemmen. Die terminalen **Plasmahalbwertszeiten** werden für Vinblastin und Vindesin mit ca. 20, für Vinorelbin mit 20–40, für Vincristin mit 25–85 und für Vinflunin mit ca. 120 Stunden angegeben.

Indikationen und Dosierung

Vinca-Alkaloide sind bei einer Vielzahl von Tumoren, wie z. B. bei akuter Leukämie, malignen Lymphomen, Bronchial- und Mammakarzinom, indiziert. Obwohl die Struktur der einzelnen Substanzen sehr ähnlich ist, bestehen sowohl für das Indikations- als auch für das Nebenwirkungsspektrum Unterschiede zwischen den einzelnen Substanzen.

Die Standarddosis liegt für Vincristin bei 1–1,4 mg/m²/Tag alle 2–3 Wochen. Maximale Einzeldosis ist 2 mg.

Unerwünschte Arzneimittelwirkungen

Während bei **Vincristin** die **Neurotoxizität** dosislimitierend ist, steht bei den anderen Vinca-Alkaloiden die **Myelosuppression** im Vordergrund. Die periphere Neurotoxizität ist durch **sensorische** und **motorische** Ausfälle gekennzeichnet. Es kommt zu Parästhesien an Fingern und Zehen, Reflexverlust und Muskelschwäche. Die Schädigung der Hirnnerven führt zu Fazialisparese, Doppelsehen, Hörverlust und Stimmbandlähmung. Encephalopathien treten auf. **Störungen des autonomen Nervensystems** führen zu **Obstipation** bis hin zum paralytischen Ileus sowie zur Blasenatonie. Durch Hemmung der ADH-Sekretion kann es zur Polyurie kommen. Haarausfall ist häufig. **Extravasate** müssen strengstens vermieden werden, da Nekrosen zu befürchten sind.

34.9.2 Taxane

Paclitaxel

Paclitaxel* gehört zu den Taxanen, einer weiteren Gruppe von Mitosehemmern (➤ Abb. 34.26). Das Alkaloid stammt aus der Pazifischen Eibe *(Taxus brevifolia),* einem langsam wachsenden Nadelbaum, der in den Küstenregionen der USA beheimatet ist. Die zytotoxische Aktivität wurde im Rahmen eines Screeningprogramms des National Cancer Institute der USA Anfang der 1960er-Jahre gefunden. Sowohl der geringe Gehalt an Alkaloid als auch die geringe Löslichkeit verzögerten die Entwicklung der Substanz für mehr als 20 Jahre. Heute wird Paclitaxel aus verwandten Alkaloiden (Baccatin III) schnell wachsender Eiben *(Taxus baccata),* aus Pilzkulturen oder aus Pflanzenzellkulturen partialsynthetisch hergestellt.

Wirkmechanismus

Auch Paclitaxel **greift am Tubulin** an. Anders als Vinca-Alkaloide oder Colchicin fördert es die Polymerisation von Tubulin. Es führt zu einer Stabilisierung der Mikrotubuli und **verhindert die Depolymerisation** (➤ Abb. 34.24). Da die Funktion des mikrotubulären Apparats einen dynamischen Umbau voraussetzt, wirkt Paclitaxel gleichermaßen als **Mitosegift.** Resistenz tritt ähnlich wie bei Vinca-Alkaloiden durch vermehrte Synthese des P-Glykoproteins (Multidrug Resistance) auf.

Pharmakokinetik

Paclitaxel wird parenteral gegeben. Die Substanz wird vorherrschend durch CYP2C8 metabolisiert. Auch CYP3A4 ist am Abbau beteiligt. Wirkstoffe, die CYP2C8 oder CYP3A4 hemmen (z. B. Erythromycin und Fluoxetin) oder induzieren (z. B. Rifampicin und Carbamazepin) erfordern besondere Beachtung. Weniger als 10 % werden unverändert über die Nieren ausgeschieden. Weitere pharmakokinetische Daten ➤ Tab. 34.6. Die Plasmahalbwertszeit wird mit 8–12 Stunden angegeben.

Paclitaxel wird auch als Komplex mit Albumin in Form von Nanopartikeln angewendet (**NAP-Paclitaxel,** Abraxane®). Die 130 nm großen amorphen Partikel lösen sich nach i. v.-Gabe zu 10 nm großen Komplexen. Die transendotheliale Aufnahme erfolgt offenbar über einen albuminspezifischen Rezeptor (gp-60). Insgesamt ist die Konzentration an freiem Paclitaxel im Plasma höher als beim klassischen Präparat. Insbesondere kann auf den Lösungsvermittler verzichtet werden.

Indikationen und Dosierung

Paclitaxel (Taxol®) wird v. a. beim Ovarial-, Mamma- und nicht-kleinzelligen Bronchialkarzinom eingesetzt. Nano-Partikel-Albumin-Paclitaxel (Nab-Paclitaxel, Abraxane®) ist für die Therapie des metastasierten Mammakarzinoms zugelassen.

Typische Dosierungen sind 200 mg/m^2/Tag alle 21 Tage.

Unerwünschte Arzneimittelwirkungen

Dosislimitierend ist die **Myelosuppression**. Schwere **Überempfindlichkeitsreaktionen** mit Bronchospasmus, Hypotonie und Urtikaria, die eventuell auf den Lösungsvermittler zurückgehen, können auftreten. Deshalb wird eine **Prämedikation** mit Dexamethason, Histamin-(H_1- und H_2-)Antagonisten bei den Präparaten durchgeführt, die einen solchen Lösungsvermittler enthalten. Bei Albumin-Paclitaxel ist dies nicht notwendig. Sehr häufig kommt es zu einer **peripheren Polyneuropathie,** die offenbar beim Albumin-Paclitaxel-Präparat vermehrt auftritt. Eine Arthralgie tritt oft in der ersten Woche auf. Taxane führen regelmäßig zu einem kompletten reversiblen Verlust sämtlicher Körperbehaarung.

Docetaxel

Docetaxel (Taxotere®) ist ein partialsynthetisches Derivat von Paclitaxel, das jedoch besser löslich ist.

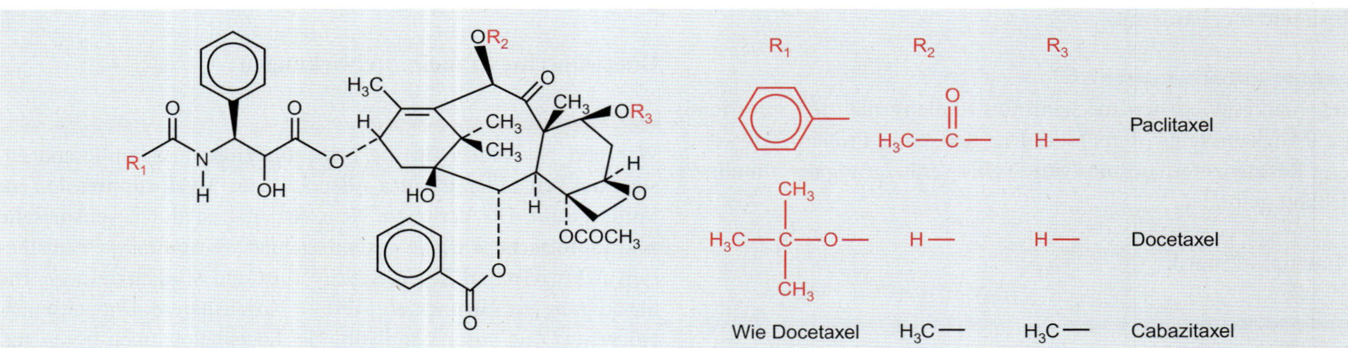

Abb. 34.26 Chemische Struktur von Taxanen.

Tab. 34.6 Pharmakokinetische Daten zu Taxanen

Taxan	Kinetik	Verteilung (l/m²)	Proteinbindung (%)	Metabolismus	$T_{1/2}$ (h)	Elimination	Hilfsstoffe/ Lösungsmittel	Resistenz[1]
Paclitaxel	Nicht linear	200–690	> 90	CYP2C8, CYP3A4	8–12	Biliär	Cremophor EL[2]/ Ethanol	P-gp
NAP-Paclitaxel	Linear	630	> 90	CYP3A4	13–27	Biliär	–	P-gp
Docetaxel	Linear	113	> 95	CYP3A4	11	Biliär	Polysorbat 80/ Ethanol	P-gp
Cabazitaxel	Linear	2600	> 90	CYP3A4	95	Biliär	Polysorbat 80/ Ethanol	P-gp, geringer als bei anderen Präparaten

[1] Bis auf Cabazitaxel sind die anderen Taxane gute Substrate von P-Glycoprotein (P-gp). Ein Hochregulieren von P-gp führt bei diesen Substanzen zur Resistenz.
[2] Cremophor EL ist wahrscheinlich für anaphylaktoide Reaktionen verantwortlich.

Pharmakokinetik

➢ Tab. 34.6. Die Substanz wird über CYP3A4 metabolisiert. Dementsprechend müssen CYP-Inhibitoren oder Induktoren berücksichtigt werden. Die Halbwertszeit liegt bei 11 Stunden und die Elimination erfolgt primär über Fäzes.

Indikationen und Dosierung

Docetaxel ist u. a. zur adjuvanten Therapie beim **Mammakarzinom** indiziert. Insbesondere ist es Teil des TAC-Schemas (T = Taxan [Docetaxel], A = Adriamycin [Doxorubicin], C = Cyclophosphamid). Weitere Indikationen sind das nicht-kleinzellige Bronchialkarzinom und das Prostatakarzinom.

Standarddosierungen sind 60–100 mg/m²/Tag alle 21 Tage.

Unerwünschte Arzneimittelwirkungen

Die unerwünschten Arzneimittelwirkungen entsprechen denen von Paclitaxel mit **dosislimitierender Knochenmarksuppression und peripherer Neurotoxizität.** Überempfindlichkeitsreaktionen sind eher seltener als bei Paclitaxel. Dennoch wird Dexamethason für 3 Tage gegeben, um eine **Flüssigkeitsretention** mit Ödembildung (z. B. fluid lung), die nach Docetaxel häufig auftritt, zu verhindern. Hinzu kommt eine **Hauttoxizität,** die dosislimitierend sein kann.

Cabazitaxel

Cabazitaxel (Jevtana®) ist das 7,10-Dimethoxy-Analog von Docetaxel und zeigt den gleichen Wirkmechanismus.

Pharmakokinetik

➢ Tab. 34.6

Indikationen und Dosierung

Der Mitosehemmstoff wird bei **fortgeschrittenem hormonrefraktärem Prostatakarzinom** zusammen mit Prednisolon eingesetzt, wenn die Behandlung mit Docetaxel erfolglos war. Die mittlere Überlebenszeit wurde im Vergleich zu einer Standardtherapie mit Mitoxantron/Prednisolon um 2,5 Monate verlängert (EMA/CHMP/66533/2011).

Die Dosierung ist 25 mg/m² alle 3 Wochen bei **gleichzeitiger täglicher Gabe von 10 mg Prednisolon.** Um schwerwiegende Überempfindlichkeitsreaktionen zu vermeiden, muss 30 Minuten vor der Infusion mit einem H_1-(Diphenhydramin) und H_2-Blocker (Ranitidin)- sowie mit Dexamethason (8 mg) wie bei Paclitaxel vorbehandelt werden.

Unerwünschte Arzneimittelwirkungen

Wie bei Docetaxel ist die **Knochenmarksuppression** dosislimitierend. Sehr häufig treten Übelkeit, Erbrechen und **Diarrhö** auf.

Interaktionen

Wechselwirkungen bestehen mit CYP3A4-Inhibitoren und Induktoren. Die Substanz **interagiert** bei der gegebenen Dosierung offenbar deutlich weniger mit **Transportern** wie P-Glykoprotein oder MRP. Dadurch könnten Resistenzmechanismen wegfallen.

Ixabepilon

Ixabepilon (Ixempra®) gehört zur Gruppe der Epothilone, das sind 16-gliedrige Makrolaktone (➢ Abb. 34.27), die aus dem Myxobakterium *Sorangium cellulosum* stammen. Das semisynthetische Ixabepilon hat einen ähnlichen Wirkmechanismus wie die Taxane (Stabilisierung der Mikrotubuli) und führt zu einer **Störung der Mikrotubuli-Dynamik.** Vorteilhaft soll sein, dass es nicht über

P-Glykoprotein transportiert wird und deshalb nicht die gleiche Resistenzentwicklung aufweist wie die Taxane.

Indikationen

Der Wirkstoff, der beim fortgeschrittenen Mammakarzinom eingesetzt wird, ist in den USA, aber nicht in Deutschland zugelassen.

Unerwünschte Arzneimittelwirkungen

Unerwünschte Arzneimittelwirkungen sind ähnlich wie bei den Taxanen (z. B. Neuropathie und Myelosuppression).

34.9.3 Eribulin

Eribulin, ein Mitosehemmer aus dem Meeresschwamm *Halichondria okadai,* gehört zu den Halichondrinen (genauer: es ist Teil von Halichondrin B). Der Wirkstoff ist ein makrozyklisches wasserlösliches Keton (➤ Abb. 34.27), der nicht mit den Taxanen verwandt ist.

Wirkmechanismus

Der Wirkmechanismus von Eribulin unterscheidet sich von dem der Vinca-Alkaloide und Taxane. Es **hemmt die Polymerisation von Tubulin,** hat wenig Einfluss auf die Depolymerisation und führt zu einer unphysiologischen Tubulin-Aggregatbildung. Dadurch wird die **Mitose geblockt,** die Zelle in der G_2-M-Phase arretiert und **Apoptose** ausgelöst.

Pharmakokinetik

Die terminale **Halbwertszeit** beträgt ≈ 40 Stunden. Es wird kaum metabolisiert. Die **Elimination** erfolgt zu 80 % über die Galle. Eribulin ist Substrat des P-Glykoprotein-Transporters. Substanzen, die den Transporter hemmen (Ciclosporine, Ritonavir, Verapamil), sollten vermieden werden.

Indikationen und Dosierung

Eribulin (Halaven®) ist für die Therapie des fortgeschrittenen oder metastasierten Mammakarzinom nach Vorbehandlung sowie beim nicht resezierbaren fortgeschrittenen Liposarkom indiziert.

Die Dosierung ist 1,23 mg/m² an den Tagen 1 und 8 eines 21-Tage-Zyklus.

Unerwünschte Arzneimittelwirkungen

Häufige unerwünschte Arzneimittelwirkungen sind **Knochenmarksuppression,** Übelkeit und Erbrechen, periphere Neuropathie, Haarausfall, Müdigkeit und Arthralgie.

34.9.4 Estramustinphosphat

Estramustinphosphat (Estramustin-17β-dihydrogenphosphat) ist ein **Konjugat** aus **N-Lost** und **Estradiolphosphat** (➤ Abb. 34.27). Zunächst war die Substanz mit der Vorstellung synthetisiert worden, ein alkylierendes Chemotherapeutikum in Tumorzellen zu bringen, die einen Estrogenrezeptor besitzen. Dann fand man

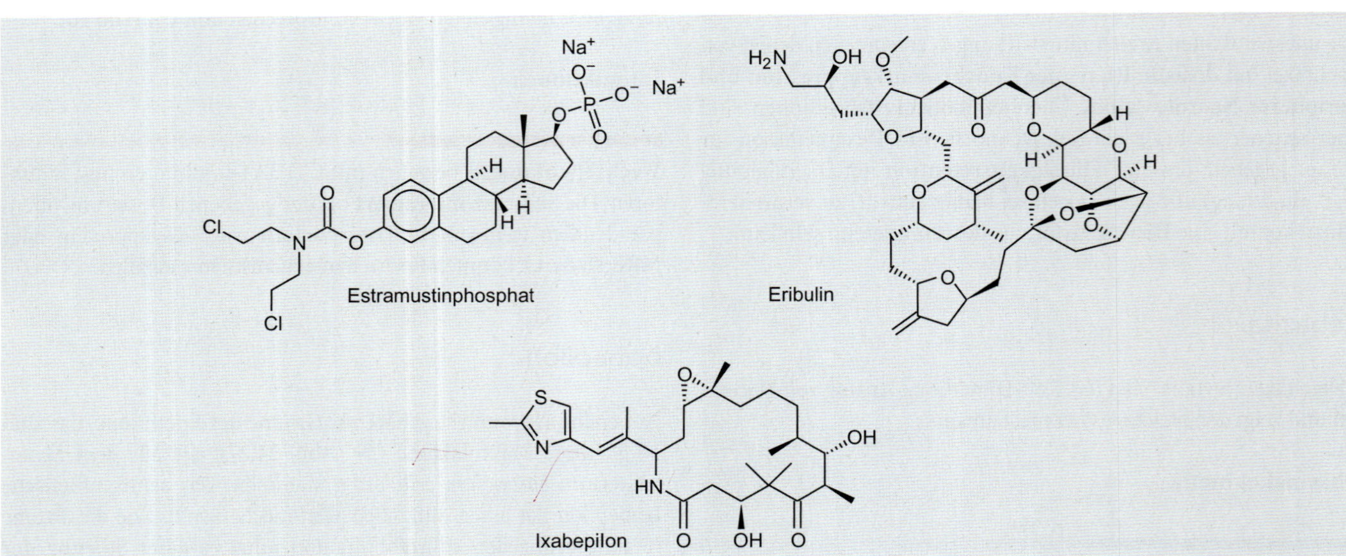

Abb. 34.27 Chemische Struktur von Estramustin, Eribulin, Ixabepilon.

heraus, dass Estramustin **keine alkylierende Aktivität** besitzt, da die Carbamat-N-Lost-Verbindung sehr stabil ist. Es zeigte sich, dass Estramustinphosphat rasch hydrolysiert wird und Estramustin mit Mikrotubuli interagiert.

Wirkmechanismus

Estramustin fördert die Depolymerisation von Mikrotubuli. Die mitotischen Spindeln werden nicht regelrecht ausgebildet; es kommt zu einem **G_2/M-Arrest** und zur **Apoptose.** Die Interaktion von Estramustin mit Tubulin und die funktionellen Konsequenzen unterscheiden sich von den Effekten von Vinca-Alkaloiden oder Taxanen. Offenbar sind Mikrotubuli-assoziierte Proteine (MAPs) an der Wirkung beteiligt.

Pharmakokinetik

Der Wirkstoff wird oral (Bioverfügbarkeit ca. 75 %) und intravenös gegeben. Estramustinphosphat ist ein **Pro-Drug,** das im Gastrointestinaltrakt rasch hydrolysiert wird. Nach i. v.-Gabe liegt die Plasmahalbwertszeit von Estramustinphosphat bei ca. 1 Stunde. Estramustin wird an der 17-OH-Gruppe zum Estromustin, einem wirksamen Hauptmetaboliten oxidiert. Pro-Drug und aktive Metaboliten haben keine Affinität zum Estrogenrezeptor. Aus beiden Metaboliten entstehen jedoch **Estradiol** und **Estron,** die über einen Feedback-Mechanismus (➤ Abb. 28.4) in der Hypophyse die Freisetzung von luteinisierendem (LH) und dem follikelstimulierenden Hormon (FSH) und damit die **Synthese von Testosteron hemmen.**

Indikationen und Dosierung

Estramustinphosphat (Multosin®, Estracyt®) wird beim **fortgeschrittenen hormonresistenten Prostatakarzinom** angewendet. Eine typische orale Dosierung ist 3 × 280 mg/Tag als Dauertherapie. Die Kapseln dürfen nicht zusammen mit Milch, Milchprodukten oder calcium-, magnesium- oder aluminiumhaltigen Pharmaka (Antazida) eingenommen werden, da hierdurch die Bioverfügbarkeit reduziert wird.

Unerwünschte Arzneimittelwirkungen

Häufige unerwünschte Arzneimittelwirkungen sind Übelkeit, Erbrechen und Durchfall. **Gynäkomastie** (50 % der Patienten), Potenz- und Libidoverlust sowie lokale Thrombophlebitiden (bei i. v.-Gabe) treten auf. Häufig (10–15 %) kommt es auch zu kardiovaskulären Komplikationen (Thrombembolien, Herzinsuffizienz). Eine Myelosuppression ist eher selten.

34.9.5 Auristatin und Maytansin

Auristatin ist das Derivat eines **Tetrapeptids** (Dolastatin-10) aus dem Seehasen *(Dolabella auricularia),* einer Meeresschnecke. Der Wirkstoff, der inzwischen synthetisch gewonnen wird, hemmt die Tubulin-Polymerisation. Auristatin bzw. Monomethyl-Auristatin wird als Antikörper-Wirkstoff-Konjugat (ADC) therapeutisch verwendet. Der Wirkstoff ist über einen spaltbaren Linker an monoklonalen Antikörper gekoppelt, der gezielt bestimmte Tumorzellen ansteuert (➤ Kap. 34.15.4). In der Regel werden mehrere Wirkstoffmoleküle mit dem Antikörper konjugiert. Bei **Brentuximab-Vedotin** (Adcetris®), das bei Lymphomen eingesetzt wird, ist der Antikörper gegen das CD30-Protein, ein Mitglied der TNF-Rezeptor-Familie, gerichtet. **Polatuzumab-Vedotin** (Polivy®) wird beim diffusen großzelligen B-Zell-Lymphom (DLBCL) verwendet und ist gegen CD79b, eine Komponente des B-Zell-Rezeptors, gerichtet. **Enfortumab-Vedotin** (Padcev®), das in den USA zugelassen wurde, ist gegen Nectin-4, ein Adhäsionsprotein, gerichtet und wird beim fortgeschrittenen Urothelkarzinom eingesetzt.

Maytansin ist ein **Makrolid** mit 19 Ringgliedern und stammt ursprünglich aus dem Strauch *Maytenus ovatus.* Allerdings wird eine mikrobielle Produktion diskutiert. Maytansin bindet an Tubulin an eine ähnliche Stelle wie Vinca-Alkaloide und **blockiert** dadurch **die Tubulin-Polymerisation.** Das Thiomethyl-Derivat (S-Methyl-DM1) des Maytansins wird gekoppelt an den monoklonalen Antikörper **Trastuzumab** als Trastuzumab-Emtansin (Kadcyla®) bei fortgeschrittenem Mammakarzinom eingesetzt (➤ Kap. 34.15.1). Weitere Konjugate mit Maytansoiden sind in der klinischen Prüfung.

34.10 Topoisomerase-Inhibitoren

Die hier aufgeführten Tumortherapeutika hemmen Topoisomerasen von Zielzellen. Dazu gehören:

- **Topoisomerase-I-Inhibitoren:**
  - **Topotecan**
  - **Irinotecan**
- **Topoisomerase-II-Inhibitoren**
  - **Etoposid**
  - **Teniposid.**

Topoisomerasen sind nukleäre Enzyme, die für die Reduktion der Torsionsspannung verantwortlich sind, die bei der Replikation oder Transkription der DNA durch das Entwinden der DNA-Doppelhelix zu 2 Einzelsträngen entstehen. Die Topoisomerase I schneidet nur einen DNA-Strang der DNA-Helix (➤ Abb. 34.28), führt durch gegenläufige Rotation der DNA-Stränge zur Entspannung (Relaxation) und verknüpft anschließend die DNA wieder zum Doppelstrang. Topoisomerase II schneidet beide Stränge der DNA-Helix und lässt zur Entspiralisierung einen intakten Strang durch die Pforte passieren, um anschließend die Schnittstelle wieder zu verschließen (➤ Abb. 34.29).

34

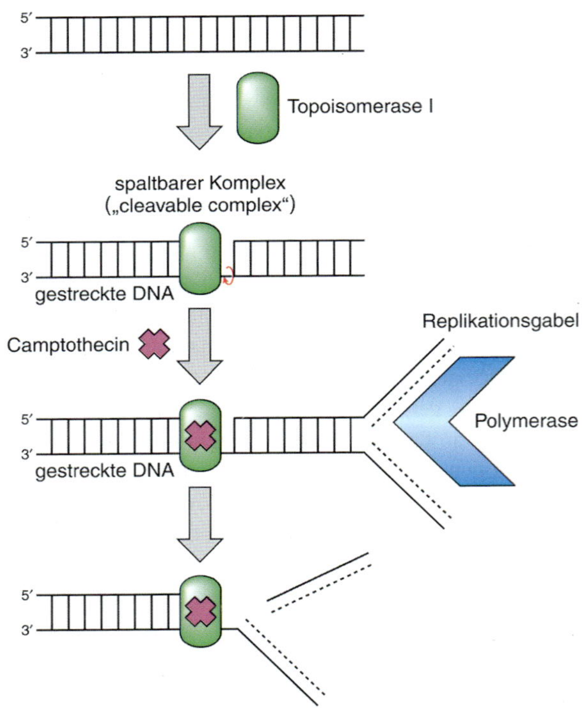

Abb. 34.28 Wirkungsmechanismus der Topoisomerase-I-Inhibitoren. Topoisomerase-I spaltet nur einen Strang der DNA. Topoisomerase-I-Hemmstoffe wie Camptothecin stabilisieren den spaltbaren Komplex (cleavable complex). Dies kann zu Einzelstrangbrüchen führen, die prinzipiell zu reparieren sind. Erst bei der Replikation durch die Polymerase treten durch Ausbildung der Replikationsgabel irreversible Doppelstrangbrüche auf.

34.10.1 Irinotecan und Topotecan

Irinotecan* (Campto®) und **Topotecan** (**Topotecan**) sind Topoisomerase-I-Inhibitoren, die auf **Camptothecin,** ein Chinolin-Alkaloid aus der Rinde des chinesischen Baums *Camptotheca acuminata* (Tree of Joy), zurückgehen (➤ Abb. 34.30). Camptothecin wurde bereits 1958 entdeckt. Ein großes Problem war die geringe Wasserlöslichkeit der Substanz. Erst 1996 wurden die Derivate Irinotecan und Topotecan in den USA zugelassen. Camptothecin ist ein pentazyklisches δ-Lacton. In Topotecan wurde die Wasserlöslichkeit der pentazyklischen Struktur des Camptothecins durch eine basische Dimethylaminogruppe erhöht. Irinotecan ist dagegen ein Pro-Drug, das als wasserlöslicher Dipiperidylcarbonsäureester vorliegt.

Wirkmechanismus

Beide Zytostatika wirken als **Topoisomerase-I-Inhibitoren** (➤ Abb. 34.28). Das Schneiden des DNA-Einzelstranges durch Topoisomerase I wird durch die Esterbildung eines Tyrosinrestes des Enzyms mit dem Phosphatrest der DNA und damit durch Spaltung der Phosphodiester-Bindung erreicht. Dieser Spaltungskomplex (Cleavable Complex) wird durch Irinotecan und Topotecan stabilisiert. Dabei ist v. a. die Religation der DNA gehemmt und es bleiben Einstrangbrüche der DNA bestehen. Diese Hemmung ist per se reversibel, für die Zelle wenig toxisch und kann nach Entfernen des Hemmstoffs leicht wieder repariert werden. Anders verhält es sich, wenn der Bereich des Einzelstrangbruchs repliziert werden soll. Die Ausbildung der Replikationsgabel führt dann zu irreversiblen Doppelstrangbrüchen.

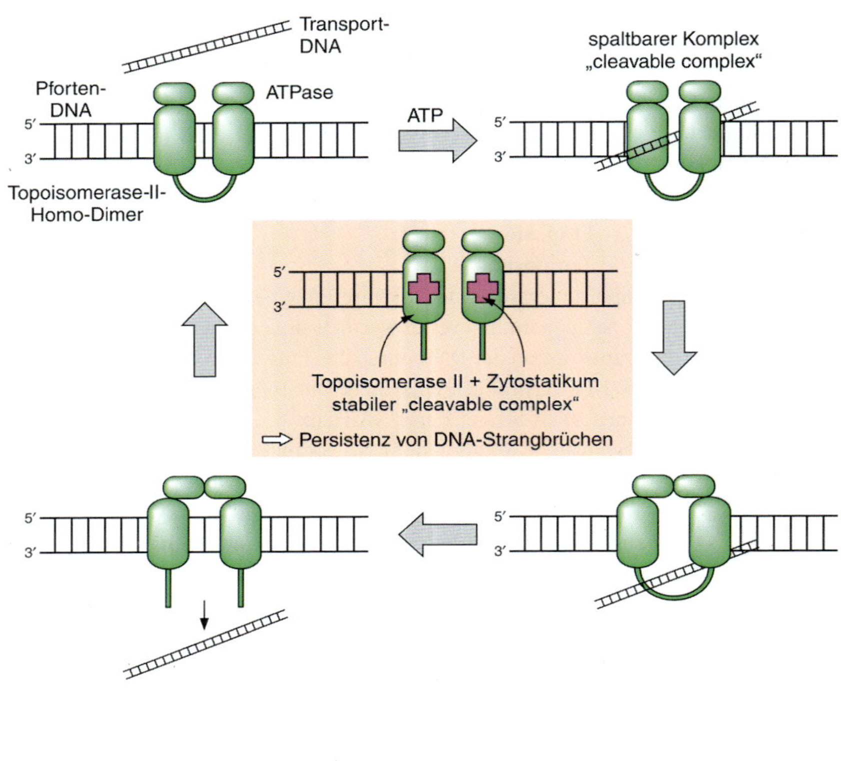

Abb. 34.29 Wirkung von Topoisomerase-II-Inhibitoren. Das Dimer Topoisomerase II bindet an DNA und schneidet unter Verbrauch von ATP den DNA-Doppelstrang (Pforten-DNA), um so den Durchtritt eines benachbarten DNA-Strangs (Transport-DNA) durch die Lücke (Cleavable Complex) zu ermöglichen. Anschließend wird die Lücke wieder verschlossen. Topoisomerase-II-Inhibitoren (violettes Kreuz) stabilisieren den Cleavable Complex und führen zur Persistenz von Strangbrüchen (dargestellt in der Mitte).

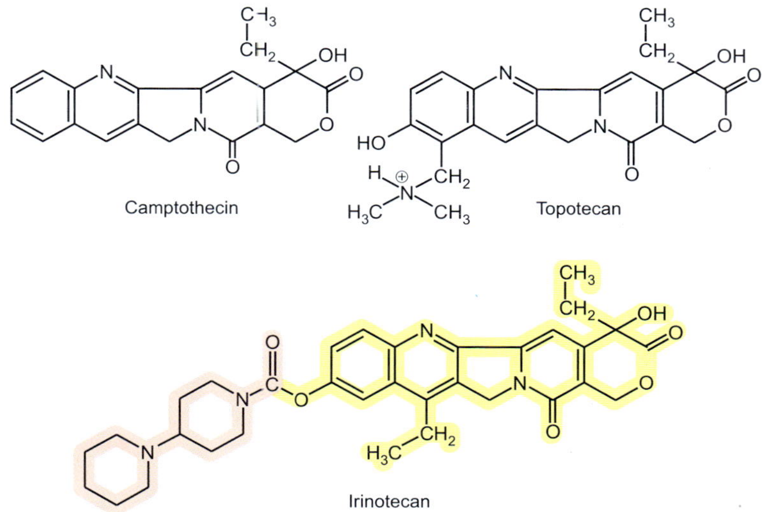

Abb. 34.30 Chemische Strukturen von Topoisomerase-I-Inhibitoren. Irinotecan wird durch Esterhydrolyse zum aktiven SN-38 (gelb hinterlegt) aktiviert.

Resistenzmechanismus

Resistenz gegenüber Topisomerase-I-Hemmern ist wahrscheinlich auf einen vermehrten Auswärtstransport (MRP-Transporter) (➤ Kap. 1.4.5) zurückzuführen. Auch Veränderungen von Topoisomerase I sowie Reparaturmechanismen werden vermutet.

Pharmakokinetik

Als Pro-Drug wird Irinotecan durch **Carboxylesterase** im Plasma und in der Leber zum aktiven Metaboliten SN-38 aktiviert. Der aktivierte Anteil ist jedoch relativ klein (< 5 %). Über 50 % werden unverändert als Irinotecan renal und biliär ausgeschieden. Die **Plasmahalbwertszeit** von SN-38 beträgt ca. 13 Stunden. Für die Elimination von Irinotecan und SN-38 ist weiterhin der hepatische Metabolismus bedeutsam. Dabei ist offenbar CYP3A4 bei Irinotecan eingeschaltet. SN-38 wird dagegen primär durch **Glucuronosyltransferase UGT1A1** glucuronidiert und der inaktive Metabolit über die **Galle ausgeschieden.** Es wurde gezeigt, dass das Ausmaß der Glucuronidierung sich umgekehrt proportional verhält zum Risiko einer schweren Diarrhö, die eine typische unerwünschte Arzneimittelwirkung des Zytostatikums ist.

Ein Polymorphismus von UGT (z. B. bei Gilbert-Syndrom) ist zu berücksichtigen und kann zu einer verminderten Glucuronidierung und zu verstärkten unerwünschten Arzneimittelwirkungen (Hämotoxizität) führen. Auch eine Spaltung des Glucuronids im Darm fördert die erneute Aufnahme in Epithelzellen und erhöht die Toxizität.

Topotecan wird oral (Bioverfügbarkeit 30–40 %) oder i. v. gegeben. Es hat eine kurze Halbwertszeit von ca. 3 Stunden. Nur 20–30 % sind im Plasma in der aktiven Laktonform. Ein Großteil der Substanz wird offenbar unverändert über die Niere und in der Fäzes ausgeschieden.

Indikationen und Dosierung

Irinotecan wird beim Kolonkarzinom, Topotecan beim metastasierenden Ovarialkarzinom nach Versagen der Primärtherapie und beim kleinzelligen Bronchialkarzinom eingesetzt.

Typische Dosierung von Irinotecan ist in der Monotherapie 350 mg/m^2 alle 3 Wochen.

Die Anfangsdosis von **Topotecan** beim metastasierten Ovarialkarzinom ist bei i. v.-Gabe 1,5 mg/m^2/Tag für 5 Tage alle 3 Wochen.

Ein pegyliertes, liposomal verpacktes **Irinotecan** (nanoliposomales [Nal]-Irinotecan, Onivyde®) mit einer verbesserten Pharmakokinetik wurde kürzlich in Kombination mit 5-FU und Folinsäure zur Therapie des Pankreaskarzinoms zugelassen. Die Plasmahalbwertszeit ist höher (20 h) und das Verteilungsvolumen des pegylierten liposomalen Irinotecan ist wesentlich kleiner, weil die Liposomen primär intravasal bleiben. Dadurch soll der Transport zu soliden Tumoren verbessert sein. Außerdem soll mehr des aktiven SN-38 gebildet werden.

Unerwünschte Arzneimittelwirkungen

Die **Myelodepression** ist bei beiden Substanzen dosislimitierend. Dosislimitierend für **Irinotecan** sind aber auch schwerste sog. **späte Diarrhöen** (bei ca. 20 % der Patienten), die oftmals erst nach mehreren Tagen auftreten. Bei ersten Anzeichen einer Diarrhö wird Loperamid in hoher Dosierung (initial 4 mg, dann 2 mg alle 2 h für maximal 48 h) gegeben. Weiterhin kann ein akutes **cholinerges Frühsyndrom** bei Irinotecan mit Speichelfluss, Tränenfluss und Diarrhö bei ca. 10 % der Patienten durch Hemmung der Acetylcholinesterase auftreten. Es wird mit Atropin therapiert.

Interaktionen

Die gleichzeitige Gabe von CYP3A4 hemmenden oder induzierenden Pharmaka sollte vermieden werden.

34.10.2 Etoposid und Teniposid

Etoposid* und **Teniposid** sind Glykosidderivate des Podophyllotoxins (➤ Abb. 34.31). **Podophyllotoxin** ist in Extrakten aus *Podophyllum peltatum,* dem Fußblatt, enthalten. Es ruft durch seine Wirkung auf Tubulin eine Mitosehemmung hervor und wird als 0,5-prozentige Lösung (Condylox®) lokal bei Feigwarzen (Condylomata acuminata) angewendet.

Wirkmechanismus

Die Tumortherapeutika Etoposid und Teniposid **hemmen** jedoch nicht das Tubulin, sondern die **Topoisomerase II**. Etoposid und Teniposid hemmen einerseits die Enzymaktivität der Topoisomerase II, andererseits stabilisieren sie die Bindung von Topoisomerase II an DNA-Spaltstellen, die nachfolgend nicht verschlossen werden können (➤ Abb. 34.29). Zum Zelltod kommt es durch Apoptose.

Resistenzmechanismus

Resistenzentwicklung beruht wie bei den anderen Zytostatika-Alkaloiden auf einer vermehrten Expression des Multi-Drug-Resistance-Gens (P-Glykoprotein) und zusätzlich auf Veränderungen der Aktivität von Topoisomerase II.

Pharmakokinetik

Etoposid wird oral und i. v. angewendet. Die Bioverfügbarkeit bei oraler Gabe beträgt im Mittel 50 %. Die Aufnahme in das ZNS ist gering (1–10 %). Etoposid wird zu ca. 40 % unverändert renal ausgeschieden. Die terminale Plasmahalbwertszeit liegt bei ca. 8 Stunden. Vermindertes Serumalbumin erhöht die Toxizität von Etoposid vermutlich durch eine verminderte Proteinbindung.

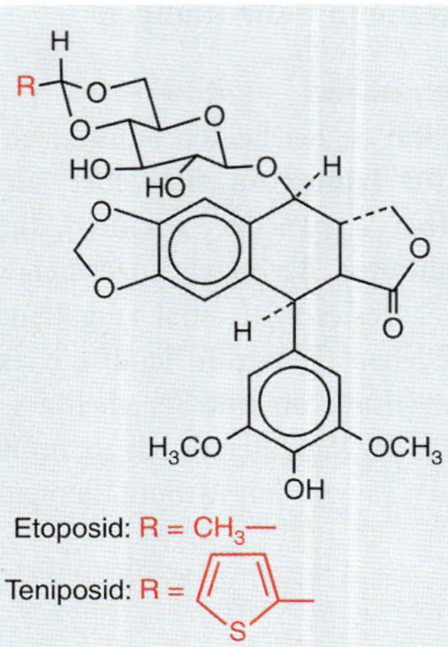

Abb. 34.31 Chemische Strukturen der Topoisomerase-II-Inhibitoren Etoposid und Teniposid.

Indikationen und Dosierung

Etoposid (Vepesid®, Exitop®, Riboposid®) wird bei **Bronchial-, Hoden-** und **Ovarialkarzinom** sowie bei **Lymphomen** eingesetzt.

Teniposid, das etwa 10-mal aktiver ist als Etoposid, wird in erster Linie bei **akuten Leukämien** und **Lymphomen** sowie bei **ZNS-Tumoren** und beim **Harnblasenkarzinom** angewendet. Es ist derzeit in Deuschland nicht zugelassen.

Die orale Standarddosierung von Etoposid ist 100–200 mg/m^2/Tag an 5 Tagen, gefolgt von einer Pharmakonpause für 3–4 Wochen.

Unerwünschte Arzneimittelwirkungen

Dosislimitierend ist bei beiden Substanzen die **Myelosuppression.** Übelkeit, Erbrechen und Haarausfall sind häufig. Allergische Reaktionen treten auf. Etoposid kann einen **Zweittumor** induzieren: bereits 1–3 Jahre nach Therapieende kann eine besondere Form der Leukämie (mixed lineage leucemia) auftreten. Die geringe Löslichkeit von Etoposid erfordert die Verwendung von Lösungsvermittlern für die parenterale Gabe. Durch Etoposidphosphat (Etopophos®), das rasch durch alkalische Phosphatasen im Plasma gespalten wird, kann dies umgangen werden.

34.11 Antitumor-Antibiotika und synthetische interkalierende Wirkstoffe

Zu den Antitumor-Antibiotika gehören **Anthracycline, Actinomycine, Bleomycine** und davon abgeleitete synthetische Substanzen (➤ Abb. 34.32). Bereits in den späten 1940er-Jahren wurde die zytotoxische Aktivität von Stoffwechselprodukten aus Streptomyzeten beschrieben. Die erste Substanz war das Dactinomycin. Es folgten in den 1960er-Jahren Bleomycin und die Anthracycline.

34.11.1 Anthracycline

Doxorubicin, Daunorubicin, Epirubicin und Idarubicin

Die Anthracycline **Doxorubicin*** und **Daunorubicin** wurden ursprünglich aus den Kulturen von *Streptomyces peucetius* isoliert. **Epirubicin** (ein Epimer von Doxorubicin) und **Idarubicin** sind partialsynthetisch abgeleitete Derivate. Alle Substanzen bestehen aus einem planaren Tetracyclinring, der glykosidisch mit dem Aminozucker Daunosamin verbunden ist. Daunorubicin und Doxorubicin unterscheiden sich nur in einer OH-Gruppe. Unterschiede in der klinischen Anwendung sind jedoch erheblich. Alle Anthracycline sind durch Chinon und Hydrochinongruppen gekennzeichnet.

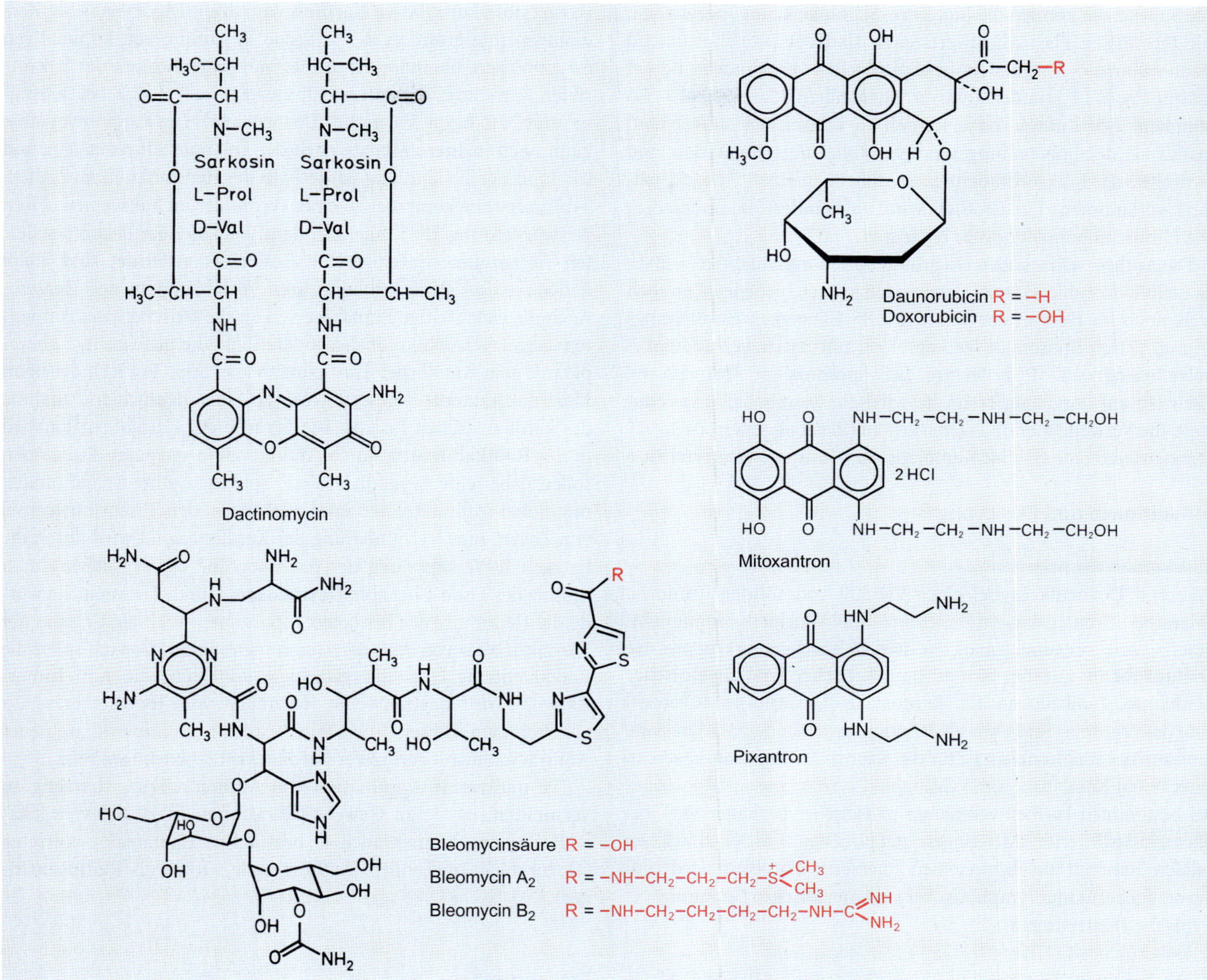

Abb. 34.32 Chemische Struktur von zytostatischen Antibiotika, Mitoxantron und Pixantron.

Wirkmechanismus

Verschiedene molekulare Mechanismen sind offenbar an der zytotoxischen Wirkung der Anthracycline beteiligt.

- Anthracycline binden als planare Moleküle in DNA-Stränge und schieben sich zwischen die Basen **(Interkalation).** Hierdurch werden **DNA- und RNA-Synthese gestört.**
- Anthracycline hemmen die **Topoisomerase II,** indem sie einen ternären Komplex mit dem Enzym und DNA bilden. Hierdurch kommt es zu DNA-Strangbrüchen (➤ Abb. 34.29).
- Schließlich führen Anthracycline zur **Bildung von Radikalen,** die die DNA schädigen und ebenfalls Strangbrüche verursachen.

Die Bildung reaktiver Sauerstoffspezies kann über ein intermediäres Semichinonradikal nach Reduktion durch Cytochrom-P_{450}-Enzyme in Gegenwart von NADPH erfolgen oder wird über einen Anthracyclin-Eisen-Komplex katalysiert. Dementsprechend wird die zytotoxische Aktivität von Anthracyclinen durch Radikalfänger reduziert.

Resistenzmechanismus

Ein wesentlicher Resistenzmechanismus der Anthracycline ist der verstärkte **Auswärtstransport** aus der Zelle durch das P-Glykoprotein.

Pharmakokinetik

Doxorubicin (Adrimedac®), Daunorubicin (Daunoblastin®), Epirubicin (Farmorubicin®) und Idarubicin (Zavedos®) werden intravenös gegeben. Nur Idarubicin kann auch oral angewendet werden.

Die Substanzen können die Blut-Hirn-Schranke kaum überwinden. Die terminalen Plasmahalbwertszeiten sind bei Doxorubicin und Daunorubicin ≈ 30 Stunden, bei Epirubicin ≈ 45 Stunden und bei Idarubicin ≈ 14 Stunden (aktiver Metaboliten Idarubicinol ≈ 70 Stunden). Die Anthracycline werden zu zahlreichen aktiven und inaktiven Metaboliten umgewandelt, wobei eine Reduktion und Hydrolyse der Ringsubstituenten einschließlich einer Glykosidspaltung vorkommen. Ein Großteil wird unverändert ausgeschieden. Die Elimination findet primär biliär statt.

Die Anthracycline haben ein großes Verteilungsvolumen (≈ 20 L/kg beim Doxorubicin) und reichern sich in verschiedenen Geweben (z. B. auch im Herzgewebe) an. Die ZNS-Gängigkeit ist allerdings gering. Durch liposomale Verkapselung und zusätzlich Methoxypolyethylenglykol (**Pegylierung** bei liposomalem Doxorubicin, Caelyx®) auf der Lipidoberfläche wird die Gewebebindung reduziert, die Verweildauer im Plasma erhöht (Plasmahalbwertszeit ≈ 75 Stunden) und eine gewisse Kumulation im Tumorgewebe erreicht.

Indikationen und Dosierung

Während **Doxorubicin** bei einer Vielzahl von **soliden Tumoren** (Mamma-, Bronchialkarzinom, Lymphome, Weichteilsarkome) eingesetzt wird, verwendet man das stärker knochenmarksuppressive **Daunorubicin** nur bei **akuter lymphatischer und myeloischer Leukämie.** Indikationen für liposomales Doxorubicin (Caelyx®) sind das Mamma- und Ovarialkarzinom sowie das Kaposi-Syndrom. Liposomales Daunorubicin ist für das Kaposi-Syndrom zugelassen. In einer festen Kombination mit Cytarabin (Vyxeos liposomal®) wird es bei bestimmten Formen von akuter myeloischer Leukämie (z. B. bei Therapie-assoziierter AML) eingesetzt. Epirubicin wird bei zahlreichen soliden Tumoren und Lymphomen eingesetzt; Idarubicin wiederum bevorzugt bei **akuter lymphatischer und myeloischer Leukämie.**

Typische Dosierungen:

- Doxorubicin 45–75 mg/m²/Tag alle 3–4 Wochen
- Daunorubicin 45–60 mg/m²/Tag für 3 Tage alle 4 Wochen
- Epirubicin 75–90 mg/m²/Tag alle 3–4 Wochen
- Idarubicin (i. v.) 12 mg/m²/Tag (oral 15–30 mg/m²/Tag) für 3 Tage alle 3–4 Wochen

Maximale kumulative Gesamtdosen:

- Doxorubicin 550 mg/m²
- Daunorubicin 550 mg/m²
- Epirubicin 900 mg/m²
- Idarubicin 120 mg/m² (bei i. v.-Gabe)

Unerwünschte Arzneimittelwirkungen

Dosislimitierend ist meistens die **Knochenmarksuppression.** Neben den typischen unerwünschten Arzneimittelwirkungen sind die Anthracycline durch eine hohe **Kardiotoxizität** gekennzeichnet, die ebenfalls **dosislimitierend** ist. Hierbei kommt es entweder früh (Soforttyp, reversible Herzrhythmusstörungen) oder nach einer dosisabhängigen Kumulation zu Myokardschäden (Spättyp, **irreversible kumulative Kardiomyopathie**). Die irreversible Kardiomyopathie erfordert die kritische Beachtung von kumulativen Gesamtdosen, oberhalb deren die Wahrscheinlichkeit der irreversiblen Kardiotoxizität sprunghaft ansteigt (z. B. 1–2 % bei 300 mg/m² und 20 % bei > 550 mg/m² Doxorubicin). Die Kardiomyopathie kann noch mehrere Monate nach der Therapie auftreten. Vor und während der Behandlung ist deshalb die Herzfunktion zu prüfen. Typischerweise kommt es zu einer verminderten linksventrikulären Auswurfleistung, die schließlich dem Vollbild einer dekompensierten Herzinsuffizienz entspricht. Besonders gefährdet sind ältere Patienten und Patienten mit einer Vorschädigung des Herzens. Auch die gleichzeitige Einnahme von kardiotoxischen Medikamenten steigert das Risiko. Insbesondere führt die gleichzeitige Therapie mit dem Antikörper Trastuzumab (➤ Kap. 34.15.1), der beim Mammakarzinom eingesetzt wird, zu einer deutlichen Zunahme des kardiotoxischen Risikos. Die Ursache der Kardiotoxizität wird in der **Radikalbildung** durch Anthracycline vermutet. Eisenionen sollen dabei eine wesentliche Rolle spielen. Anthracycline binden mit hoher Affinität Eisen und verändern den Eisenstoffwechsel von Zellen. Eine Verminderung der Kardiotoxizität wird durch die liposomale Verkapselung der Anthracycline erreicht sowie durch Einsatz des Eisen-Chelators **Dexrazoxan.** Durch Tierversuche wurde die Hemmung der kardialen Topoisomerase 2β als Ursache der Kardiotoxizität von Anthracyclinen identifiziert. Danach spielt die Radikalbildung eine untergeordnete Rolle. Für die Anti-Tumor-Aktivität wird dagegen eine Hemmung von Topoisomerase 2α angenommen. Dieser Unterschied wird für die Entwicklung neuer Anthracycline mit geringerer Kardiotoxizität bedeutsam sein.

Die **paravasale Applikation** von Anthracyclinen ist **streng zu vermeiden,** da sie zu **Gewebeulzerationen** führt. Schwere lokale Reaktionen können auch in bestrahlten Hautarealen auftreten (Doxorubicin und andere Anthracycline wirken als **Radiosensitizer**).

Dexrazoxan

Zur **Reduktion der kardiotoxischen Wirkungen** von Anthracyclinen wird **Dexrazoxan** (Cardioxane®, Cyrdanax®) eingesetzt. Hierbei handelt es sich um einen **Eisen-Chelator,** der der Ethylendiamintetraessigsäure (EDTA) ähnlich ist (➤ Abb. 34.33). In Herzzellen wird die **Ringstruktur** des Dexrazoxans **geöffnet** und die Eisenbindung ermöglicht. Dexrazoxan (Savene®) wird auch für die Behandlung von Extravasaten durch Anthracycline eingesetzt.

Dexrazoxan wird intravenös gegeben und zum großen Teil unverändert renal eliminiert. Die Plasmahalbwertszeit liegt bei 2–3 Stunden.

Unerwünschte Arzneimittelwirkungen

Der Eisen-Chelator ist allerdings ebenfalls recht **toxisch** und hemmt offenbar auch selbst die Topoisomerase II. Er führt zu Neutropenie und gastrointestinalen Beschwerden und ist mutagen.

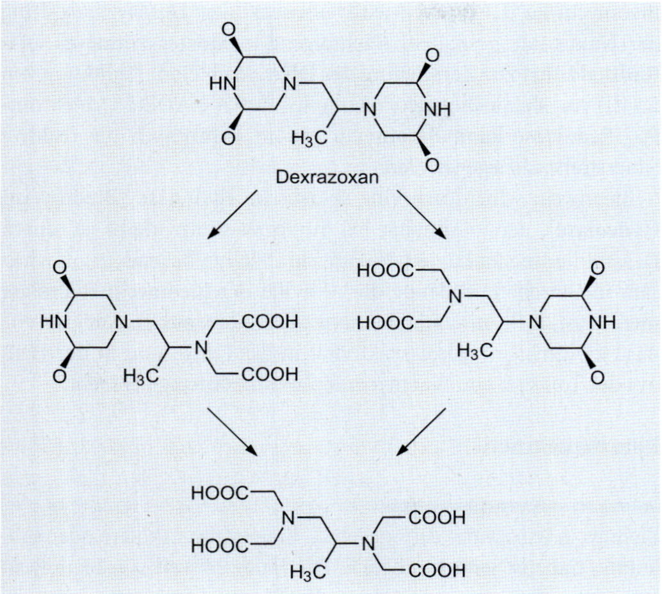

Abb. 34.33 Dexrazoxan.
Es wird als Eisen-Chelator eingesetzt, um die Kardiotoxizität von Anthracyclin-Zytostatika zu reduzieren. Intrazellulär kommt es zur Ringöffnung und zur Chelatorfunktion.

34.11.2 Synthetische interkalierende Zytostatika

Mitoxantron und Pixantron

Mitoxantron (> Abb. 34.32) ist ein planares trizyklisches Anthracendion-Derivat (Anthrachinon-Derivat). **Pixantron** ist ein Mitoxantron-Analog, das eine Aza-Anthracendion-Struktur aufweist. Außerdem fehlt die Hydrochinonstruktur des Mitoxantrons.

Wirkmechanismus

Mitoxantron interkaliert in DNA und führt durch Interaktion mit Topoisomerase II zu DNA-Strangbrüchen. Die Substanz wirkt auf proliferierende und nichtproliferierende Zellen.

Pixantron interkaliert ebenfalls in DNA, hemmt jedoch kaum die Topoisomerase II. An der zytotoxischen Wirkung soll ein Mitosedefekt bzw. eine DNA-Alkylierung beteiligt sein.

Pharmakokinetik

Mitoxantron und Pixantron werden intravenös gegeben. Die Plasmahalbwertszeiten betragen ca. 9 Tage (Mitoxantron) bzw. 21 Stunden (Pixantron). Die Elimination ist bei beiden Wirkstoffen primär biliär.

Indikationen

Mitoxantron (Ralenova®) wird in der Therapie des fortgeschrittenen Mammakarzinoms, bei hochmalignen Non-Hodgkin-Lymphomen, der akuten myeloischen Leukämie und beim metastasierenden, hormonrefraktären Prostatakarzinom eingesetzt.

Pixantron (Pixuvri®) ist für die Therapie hochmaligner Non-Hodgkin-Lymphome (NHL) bei Versagen anderer Therapien zugelassen.

Unerwünschte Arzneimittelwirkungen

Beim **Mitoxantron** ist die **Myelosuppression dosislimitierend.** Es kann eine Mitoxantron-bedingte akute Leukämie auftreten. Übelkeit, Erbrechen und Müdigkeit sind häufige unerwünschte Arzneimittelwirkungen. Es kommt zum Haarausfall. Die Radikalbildung über die Chinon-/Hydrochinonringe ist weniger stark ausgeprägt als bei den Anthracyclinen. Die **Kardiotoxizität** der Substanz ist deshalb geringer, aber noch deutlich vorhanden und tritt v. a. bei Vorbehandlung mit Anthracyclinen auf. Die maximale kumulative Lebenszeitdosis beträgt 72 mg/m^2.Die unerwünschten Arzneimittelwirkungen von **Pixantron** entsprechen weitgehend denen von Mitoxantron. Aufgrund des Fehlens der Hydrochinonstruktur fehlt die Eisenbindung und erfolgt weniger Sauerstoffradikalbildung. Im Tiermodell ist die **Kardiotoxizität** im Vergleich zu Anthracyclinen deutlich reduziert. Kardiotoxizität tritt jedoch bei der Therapie beim Menschen auf.

Amsacrin

Amsacrin (Amsidyl®) ist ein Acridinderivat, das in die DNA interkaliert und ebenfalls die Funktion der Topoisomerase II hemmt, wodurch DNA-Strangbrüche persistieren (> Abb. 34.29).

Indikationen

Die Substanz wird insbesondere bei der **akuten myeloischen Leukämie** angewendet.

Unerwünschte Arzneimittelwirkungen

Die wichtigsten unerwünschten Arzneimittelwirkungen sind die **Knochenmarksuppression** und **Kardiotoxizität.**

34

34.11.3 Actinomycine

Dactinomycin

Dactinomycin (auch Actinomycin D) wurde aus *Streptomyces*-Kulturen isoliert. Es besteht aus einem trizyklischen Phenoxazon-Ringsystem (> Abb. 34.32), das zwei identische Pentapeptidringe trägt.

Wirkmechanismus

Die Substanz **interkaliert in DNA,** und zwar bevorzugt zwischen Guanin-Cytosin-Basenpaaren. Es kommt zur **Hemmung der RNA-Polymerase und Proteinsynthese.** Weiterhin werden eine **Topoisomerase-II-Hemmung** sowie die Bildung von Radikalen angenommen, die zu DNA-Brüchen führt.

Pharmakokinetik

Dactinomycin (Lyovac-Cosmegen®) ist **hoch wirksam** (Dosis: 250–600 µg/m^2/Tag für 5 Tage), wird parenteral gegeben und über Galle und Nieren unverändert ausgeschieden. Die Plasmahalbwertszeit beträgt ca. 36 Stunden.

Indikationen

Wichtige Anwendungsgebiete sind der **Wilms-Tumor** und das **Rhabdomyosarkom** beim Kind.

Unerwünschte Arzneimittelwirkungen

Dosislimitierend ist die **Myelosuppression.** Häufige unerwünschte Arzneimittelwirkungen sind **Übelkeit** und **Erbrechen** sowie ausgeprägte Schleimhautschäden **(Mukositis)** und eine Verstärkung der Strahlentoxizität. Es kann zu schwerwiegenden lokalen Schädigungen bei extravasalem Austritt kommen.

34.11.4 Bleomycine

Bleomycine* sind eine Familie **metallbindender Glykopeptide,** die von *Streptomyces verticillus* produziert werden. Das klinisch angewendete Bleomycin besteht aus einer Substanzmischung, deren hauptsächliche Bestandteile Bleomycin A_2 und Bleomycin B_2 sind (➤ Abb. 34.32). Bleomycin zeichnet sich durch eine gute Aktivität gegenüber soliden Tumoren aus. Vorteilhaft für die Kombinationschemotherapie ist, dass es im Gegensatz zu anderen Tumorchemotherapeutika **kaum** zu einer **Knochenmarksuppression** führt.

Wirkmechanismus

Der zytotoxische Effekt des Bleomycins beruht auf einer **DNA-Fragmentierung** und **-Synthese-Hemmung.** Zunächst bildet es einen Komplex mit Fe(II)-Ionen und O_2, der in DNA interkaliert und dort zu lokalen Redoxvorgängen führt. Dieser Komplex zerfällt unter Bildung des Superoxidradikalanions $O_2^{-\bullet}$ und Bleomycin-Fe(III). Dabei wird offenbar der Desoxyribose-Ring der Nukleotide gespalten. Nachfolgend gebildetes **reaktives OH-Radikal führt zur Zerstörung der DNA.** Nach einer Reduktion von Fe(III) im Metall-Bleomycin-Komplex durch NADPH-Cytochrom-P_{450}-Reduktase kann **Bleomycin erneut katalytisch** die reaktive Sauerstoffspezies generieren.

Bleomycin wird durch eine spezifische Hydrolase **(Bleomycin-Hydrolase),** deren Aktivität bei Tumorresistenz erhöht ist, durch Desamidierung inaktiviert. Bleomycin ist daher besonders gut wirksam in Geweben, in denen die Aktivität der Bleomycin-Hydrolase niedrig ist, z. B. in der Lunge und im Plattenepithel. Andererseits wird die geringe Hydrolaseaktivität in der Lunge und in der Haut mit der Toxizität von Bleomycin in Zusammenhang gebracht.

Pharmakokinetik

Bleomycin wird intravenös gegeben. Eine intramuskuläre oder subkutane Gabe ist jedoch möglich. Die Halbwertszeit von Bleomycin beträgt ca. 3 Stunden. Fast 60 % des Bleomycins werden über die Nieren unverändert ausgeschieden.

Indikationen und Dosierung

Bleomycin (Bleomedac®) ist besonders gut wirksam bei **Hodentumoren** sowie bei **Morbus Hodgkin** und **Non-Hodgkin-Lymphomen.** Weiterhin wird es bei verschiedenen **Plattenepithelkarzinomen** und palliativ intrapleural bei malignen Pleuraergüssen eingesetzt. Resistenzen führt man u. a. auf eine vermehrte Bildung von Bleomycin-Hydrolase zurück. Ein Bleomycin-Hydrolase-Polymorphismus mit erhöhter Enzymaktivität wurde beschrieben, der offenbar bei Patienten mit Hodentumor zu einer deutlich schlechteren Prognose führte.

Typische Dosierung: 15–30 mg 1 × wöchentlich.

Unerwünschte Arzneimittelwirkungen

Die hauptsächlichen unerwünschten Arzneimittelwirkungen von Bleomycin sind Fieber, Kopfschmerzen, allergische Reaktionen (schockähnliche Symptomatik) und Lungentoxizität. Eine interstitielle Pneumonie tritt bei ca. 10 % der Patienten auf. Vor allem bei pulmonaler Vorbelastung kann sich eine progressive interstitielle Fibrose (**Bleomycin-Lunge,** dosislimitierend) entwickeln. Daneben besitzt Bleomycin insbesondere eine **hohe Hauttoxizität** (bei bis zu 50 % der Patienten), die sich in Blasenbildung, Hyperpigmentierung, Schwellungen und Ulzerationen äußert. Da insbesondere bei Lymphompatienten hohes, teilweise lebensbedrohliches Fieber auftreten kann, wird die Gabe einer Probedosis von 1 mg vor einer Erstapplikation empfohlen.

34.12 Enzyme, Differenzierungsinduktoren und immunmodulatorische Wirkstoffe

34.12.1 Enzym Asparaginase

Die Anwendung von Asparaginase geht auf Beobachtungen zurück, dass Meerschweinchenserum antileukämische Aktivität aufweist. Es stellte sich heraus, dass eine Asparaginase-Aktivität hierfür verantwortlich war. Besser zugänglich waren bakterielle Enzyme. Heute wird Asparaginase aus *Escherichia coli-* oder *Erwinia chrysanthemi-*Bakterien gewonnen.

Wirkmechanismus

Die Asparaginase ist ein Enzym, das Asparagin zu Asparaginsäure desamidiert. Im Plasma senkt es drastisch die Spiegel an Asparagin. Neben Verwendung von Asparagin aus der Nahrung sind die meisten normalen Zellen in der Lage, ausreichend Asparagin mithilfe der Asparaginsynthase aus Asparaginsäure und Glutamin selbst herzustellen. Für Lymphoblasten und einige andere Tumorzellen, die nicht ausreichend Asparagin synthetisieren können, stellt Asparagin jedoch eine essenzielle Aminosäure dar. Diese Tumorzellen sind **auf extrazelluläres Asparagin angewiesen.**

Es ist verständlich, dass die **Induktion einer vermehrten Expression von Asparaginsynthase in Tumorzellen** zu einer **Resistenz** gegenüber Asparaginase führt.

Pharmakokinetik

Asparaginase wird intravenös oder intramuskulär gegeben. Die Plasmahalbwertszeit hängt von dem Präparat ab, die bei *E. coli*-Asparaginase (Asparaginase Medac®) ≈ 20 Stunden beträgt, bei *Erwinia*(Erwinase®)-Asparaginase beträgt sie 10–20 Stunden. Die Elimination erfolgt über proteolytischen Abbau. In **Pegaspargase** (Oncaspar®) ist das Enzym kovalent an Polyethylenglykol gebunden. Dadurch wird die Plasmahalbwertszeit auf 6–10 Tage verlängert. Um die Wirkdauer (10–20 Tage) exakt zu messen, werden Asparaginase-Aktivitätsmessungen durchgeführt. Kürzlich wurde **Calaspargase** (Asperlas®), die einen stabileren Linker zu Polyethylenglycol aufweist, in den USA eingeführt.

Indikationen und Dosierung

Asparaginase ist indiziert bei der akuten lymphatischen Leukämie **(ALL)** sowie bei **Non-Hodgkin-Lymphomen.**

Dosierung: i. v. 5000 E/m^2 alle 3 Tage

Unerwünschte Arzneimittelwirkungen

Die unerwünschten Arzneimittelwirkungen unterscheiden sich stark von denen anderer Zytostatika. Die zwei häufigsten sind **Überempfindlichkeit** und **Gerinnungsstörungen.** Asparaginase hat als Fremdprotein ein erhebliches **antigenes Potential.** Es können Exantheme, Fieber, Ödeme oder anaphylaktische Reaktionen (Larynxödem, Schock) auftreten. Durch die Pegylierung und Oberflächenmaskierung zeigt **Pegaspargase** deutlich weniger Überempfindlichkeitsreaktionen. Erwinase® wird eingesetzt, wenn eine Überempfindlichkeit gegenüber der *E.-coli*-Asparaginase vorliegt.

Die Wirkung der Asparaginase kann durch Antikörper frühzeitig gehemmt (silent inactivation) sein, ohne dass klinisch allergische Reaktionen nachzuweisen sind. Wahrscheinlich durch eine Proteinsynthesehemmung kommt es zu **Störungen der Blutgerinnung** (es kann sowohl zu Blutungen [auch intrakranielle] als auch zu Thrombosen kommen). Gerinnungsfaktoren müssen regelmäßig kontrolliert werden. Weitere unerwünschte Arzneimittelwirkungen sind **Hyperglykämien** (Hemmung der Insulinsynthese), **Pankreatitis** (häufig) und **Encephalopathie.**

Dagegen kommt es **nicht** zu Haarausfall oder Mukositis. Eine Knochenmarksuppression ist meistens mild.

34.12.2 Differenzierungsinduktoren

Retinoide

Als Retinoide werden Substanzen bezeichnet, die von ihrer Struktur oder biologischen Aktivität Vitamin A (Retinol) ähnlich sind. Das Retinoid **Tretinoin** (Vitamin-A-Säure, Vesanoid®) ist die **All-trans-Retinsäure** (ATRA) (➤ Abb. 34.34), ein aktiver endogener Metabolit von Vitamin A, der für Wachstum und Differenzierung essenziell ist. Retinsäure bindet und aktiviert zwei Typen nukleärer Rezeptoren, die als RAR *(retinoid acid receptors)* und RXR *(retinoid X receptors)* bezeichnet werden. Von beiden Familien gibt

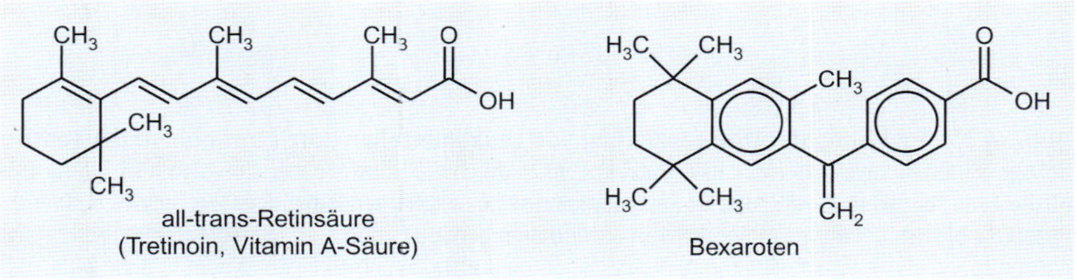

Abb. 34.34 Struktur von Tretinoin und Bexaroten.

es jeweils 3 Isoformen (α, β und γ). RAR- und RXR-Rezeptoren bilden nach Liganden-Bindung Homo- bzw. Heterodimere und wirken dann als Transkriptionsfaktoren (➤ Kap. 32.1.1).

Wirkmechanismus

Tretinoin wird bei der akuten Promyelozytenleukämie (APL) eingesetzt. Hierbei liegt häufig eine Translokation (t[15;17]) von Chromosom 15 und 17 vor. Die Translokation führt zu einer Fusion des Gens für den RAR-α-Rezeptor mit dem PML-Gen (Promyelozytenleukämie-Gen). Das resultierende Fusionsprotein RAR-α-PML wird in großem Überschuss neben RAR-α und PML in den Leukämiezellen gebildet. Im Fusionsprotein sind die Funktionen von RAR-α und von PML in einer dominant negativen Form gestört. Korepressoren des nukleären Rezeptors, die normalerweise bei der Bindung von Retinsäure an RAR-α dissoziieren und durch Ko-Aktivatoren ersetzt werden, bleiben bei physiologischen Retinsäure-Konzentrationen am Fusionsprotein RAR-α-PML gebunden. Erst bei einer höheren pharmakologischen Konzentration an Retinsäure (Tretinoin) kommt es zur Dissoziation des Repressors und zur Auslösung der Differenzierung in den Promyelozyten (➤ Abb. 34.35). PML hat Eigenschaften eines Gerüst-Proteins (Scaffold-Protein) und ist in normalen Zellen maßgeblich an der Organisation von Nuklearkörpern (nuclear bodies) beteiligt, die wiederum Transkription, Zellalterung, DNA-Reparatur und **Apoptose** beeinflussen. Auch diese Funktion ist durch Bildung des Fusionsproteins RAR-α-PML gestört. Neben der Aktivierung kommt es auch zu einem vermehrten Abbau des dominant negativ wirkenden Fusionsproteins durch Tretinoin. Dieser Abbau wird durch Arsentrioxid Trisenox® gefördert (➤ Abb. 34.35).

Pharmakokinetik

Tretinoin ist überwiegend an Plasmaproteine gebunden. Es wird über CYP3A4 metabolisiert und die Plasmahalbwertszeit liegt bei 1 Stunde. 60 % der zugeführten Menge werden renal eliminiert.

Indikationen und Dosierung

Während noch vor einigen Jahren Tretinoin bei der akuten Promyelozytischenleukämie (APL) zusammen mit Anthrazyklinen als Standard gegeben wurde, ist die Erstlinientherapie heute die Kombination mit Arsentrioxid. Nur bei einem sehr aggressiven Verlauf der APL wird noch mit Anthrazyklinen (z. B. Idarubizin) kombiniert. Die typische Tagesdosis von Tretinoin beträgt 45 mg/m^2.

Unerwünschte Arzneimittelwirkungen

Unerwünschte Arzneimittelwirkungen durch Tretinoin sind erheblich. Es kommt zu einer Hyperleukozytose (75 %) und zum **Retinsäuresyndrom** (sog. **APL-Differenzierungssyndrom,** 25 %) mit

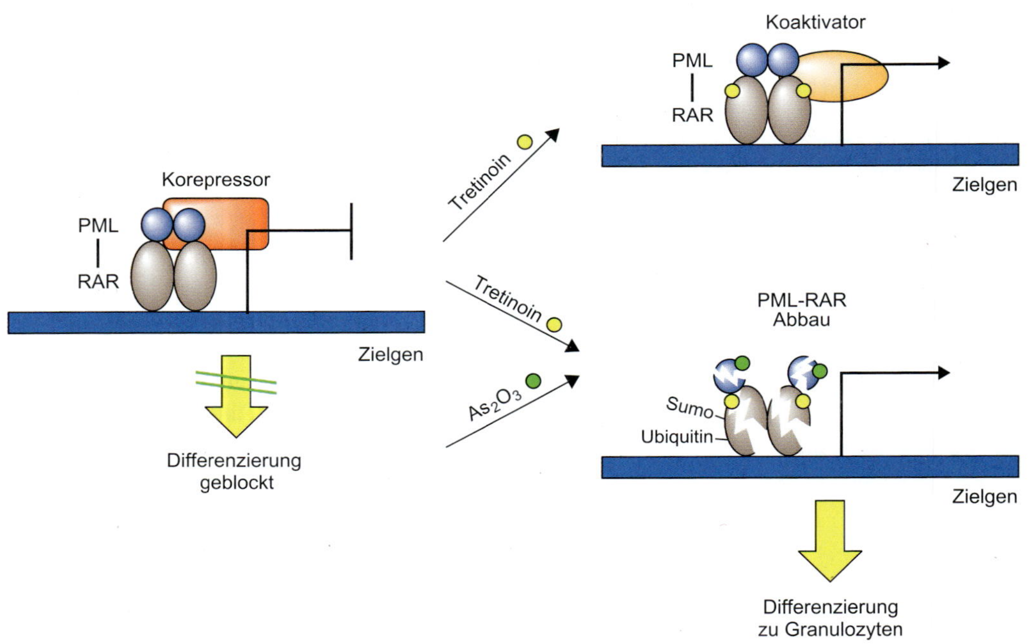

Abb. 34.35 Auslösung der Differenzierung von Leukämiezellen durch Tretinoin und Arsentrioxid.
Bei der akuten Promyelozytenleukämie (APL) kommt es durch Chromosomentranslokation t(15;17) zur Expression des nukleären Rezeptors RARα als Fusionsprotein (RARα-PML, im Bild PML-RAR). Dieser Rezeptor kann seine spezifischen Funktionen zur Differenzierung der Zellen nicht mehr erfüllen. Korepressoren des nukleären Rezeptors bleiben bei normaler Retinsäure-Konzentration gebunden und blockieren die Differenzierung (und Apoptose). Erst bei einer höheren pharmakologischen Konzentration an Retinsäure (Tretinoin) dissoziiert der Repressor, ein Ko-Aktivator bindet und die Differenzierung wird induziert. Weiterhin führen sowohl Tretinoin als auch Arsentrioxid zu einem Abbau des blockierenden RAR-α-PML-Rezeptors. Hierbei ist eine Sumoylierung und Ubiquitinylierung eingeschaltet. Nach dem Abbau von RAR-α-PML ist eine Differenzierung möglich.

34

Fieber, Dyspnoe, Ödemen, Pleura- und Perikardergüssen. Der Differenzierungsschub durch Tretinoin führt offenbar zur Freisetzung von Zytokinen aus Leukozyten. Letale Verläufe sind möglich. Hier wird frühzeitig Dexamethason gegeben. Die gleichzeitige Therapie mit Anthracyclinen reduziert die Hyperleukozytose. Häufig treten **Kopfschmerzen** (75 %), **Seh-** und **Hörstörungen** (25–50 %), trockene Haut und Entzündungen an Schleimhäuten mit **Ulzerationen** und Haarausfall auf. Weiterhin kommt es zu gastrointestinalen Beschwerden, Hyperlipidämie und Hypercalcämie. Tretinoin wirkt **stark teratogen.** Eine Schwangerschaft muss ausgeschlossen werden.

Interaktionen

Tretinoin kann zu einer intrakraniellen Drucksteigerung führen. Da auch Tetracycline den intrakraniellen Druck erhöhen können, darf keine Kombination erfolgen. Inhibitoren oder Induktoren von CYP-Enzymen sollten vermieden werden. Die zusätzliche Gabe von Vitamin A ist auszuschließen.

Bexaroten

Bexaroten (Targretin®) ist ein Retinoid-X-Rezeptor-Aktivator, der **spezifisch** an die **nukleären RXR-Rezeptoren** α, β und γ **bindet.**

Wirkmechanismus

Wie oben dargestellt wurde, können RXR mit RAR heterodimerisieren und als Transkriptionsfaktoren wirken. RXR bilden jedoch darüber hinaus Heterodimere mit Vitamin-D-Rezeptoren, Schilddrüsenhormonrezeptor TR und PPAR (Peroxisom-Proliferator-aktivierte Rezeptoren). Dementsprechend sind die Wirkungen von Bexaroten vielfältig. Bexaroten führt zu einer **Hemmung des Zellzyklus und induziert Apoptose**. Es blockiert die Proliferation und induziert Differenzierung. Weiterhin wurde die Hemmung der Transkription des Multidrug-Resistenz-Gens (MDR1) berichtet. Der genaue Mechanismus der Antitumorwirkung beim **kutanen T-Zell-Lymphom** ist jedoch ungeklärt.

Pharmakokinetik

Die Substanz wird mit Nahrung oral gegeben. Es wird stark an Plasmaproteine gebunden (> 99 %). Durch CYP3A4 wird es zu 6- und 7-Hydroxy-Bexaroten und 6- und 7-Oxo-Bexaroten metabolisiert. Die Plasmahalbwertszeit liegt bei 1–3 Stunden.

Indikationen und Dosierung

Behandlung von Hautmanifestationen bei **kutanem T-Zell-Lymphom** (CTCL) im fortgeschrittenen Stadium.

Dosierung: 300 mg/m²/Tag.

Unerwünschte Arzneimittelwirkungen

Die häufigsten unerwünschten Arzneimittelwirkungen sind **Hyperlipidämie** (bei 80 % der Patienten), v. a. erhöhte Triglyceride, **Hypothyreose, Kopfschmerzen, Leukopenie, Pruritus, Hautausschlag.** Auch wenn Bexaroten kaum den RAR aktiviert, hat es als Retinoid eine **embryotoxische** Wirkung.

Kontraindikationen

Die Anwendung in der Schwangerschaft ist strikt kontraindiziert. Weitere Kontraindikationen sind vorhergehende Pankreatitis, Hypercholesterinämie und Schilddrüsenerkrankungen.

Arsentrioxid

Arsentrioxid (As_2O_3, ATO, Trisenox®) war jahrhundertelang eines der wichtigsten Mordgifte (Arsenik), weil es geruchs- und geschmacklos ist (➤ Kap. 35.5.4). Erst 1997 wurde gezeigt, dass es bei **akuter Promyelozytenleukämie** (APL) (➤ Kap. 34.12.2) zur **Differenzierung** und **Apoptose** der Tumorzellen führen kann. Es ist die effektivste Einzelsubstanz bei der APL mit einer potenziell kurativen Wirkung.

Wirkmechanismus

Arsentrioxid führt offenbar zu einem **Abbau des Fusionsproteins RAR-α-PML** (s. ➤ Kap. 34.12.2 und ➤ Abb. 34.35). Der molekulare Mechanismus ist kompliziert und hängt vom Anheften der kleinen Proteine Ubiquitin (MM ≈ 8500) und Sumo (**S**mall **U**biquitin-like **Mo**difier; MM ≈ 10 000) an den PML-Teil von RAR-α-PML ab. Zuerst induziert Arsentrioxid die **Sumoylierung** von PML, dann kann PML weiter ubiquitiniert werden, was das Signal für den Abbau durch Proteasomen ist. Die Beseitigung von RAR-α-PML ermöglicht dann die Differenzierung der Promyelozyten.

Pharmakokinetik

Arsentrioxid wird intravenös gegeben (Dosierung: 0,15 mg/kg/Tag für 8 Wochen, dann 3–6 Wochen Pause). Es kommt zu einer Bindung an Hämoglobin (96 %). Die Plasmahalbwertszeit beträgt 12 Stunden. Die Elimination erfolgt nach Oxidation zu Arsensäure und Methylierung zu Methylarsonsäure. Im Urin erscheinen nur ca. 10 %.

Unerwünschte Arzneimittelwirkungen

Häufige unerwünschte Arzneimittelwirkungen von Arsentrioxid sind Hyperglykämie, Hypokaliämie, Müdigkeit und Transaminasenerhöhung. Bei ca. 50 % der Patienten tritt eine Leukozytose auf, die bei ca. 10 % zu einem Hyperleukozytosesyndrom wie bei Tretinoin führt. Hydroxyharnstoff wird zur Kontrolle der unerwünschten Arzneimittelwirkungen eingesetzt. Wie bei Tretinoin kann ein APL-Differenzierungssyndrom auftreten, das mit Dexamethason behandelt werden muss. Bei 40 % der Patienten tritt eine Verlängerung der QT-Zeit auf. Eine Komedikation mit Medikamenten, die eine QT-Zeit-Verlängerung bewirken, ist unbedingt zu vermeiden.

34.12.3 Thalidomid, Lenalidomid und Pomalidomid (immunmodulierende Substanzen, IMiDs)

Thalidomid wurde als besonders „sicheres" Schlafmittel (Contergan®) 1956 eingeführt und Anfang der 1960er-Jahre wegen der Auslösung gravierender **teratogener unerwünschter Arzneimittelwirkungen** (typisch sind **Phokomelien,** Robbengliedrigkeit), aus dem Handel genommen. 1998 wurde Thalidomid zur Therapie der **Lepra** in den USA zugelassen und eine Antitumorwirkung beim **multiplen Myelom** erkannt. Beim multiplen Myelom infiltrieren maligne B-Zellen (Plasmazellen) das Knochenmark und verdrängen die Blutbildung.

Thalidomid besitzt immunmodulatorische, antiangiogenetische und Antitumoraktivität. **Lenalidomid*** und **Pomalidomid** sind strukturverwandte Analoga von Thalidomid (➤ Abb. 34.36), die eine potentere Antitumorwirkung zeigen und offenbar nicht das Ausmaß der teratogenen unerwünschten Arzneimittelwirkungen der Muttersubstanz besitzen. Immunmodulatorische Substanzen, die vom Thalidomid abgeleitet sind, werden international auch als **IMiDs** (immunomodulatory imide drugs) bezeichnet.

Iberdomid ist eine weitere Substanz dieser Gruppe der *Cereblon Modulaters,* die derzeit klinisch getestet wird.

Wirkmechanismus

Die immunmodulatorischen **Wirkungen** von Thalidomid, Lenalidomid und Pomalidomid sind vielfältig (➤ Abb. 34.37):

- Hemmung der Produktion und Sekretion von Interleukin-6, einem Wachstumsfaktor für Plasmazellen
- Hemmung der Produktion und Sekretion von TNFα, das u. a. die NFκB-Expression stimuliert
- Hemmung der Proliferation von Tumorzellen
- Stimulation von T-Zellen und natürlichen Killerzellen (NK-Zellen)
- Hemmung der Angiogenese
- Stimulation der Apoptose

Eine entscheidende Rolle bei der Wirkung von Thalidomid und seinen Analoga spielt das Protein **Cereblon** (CRBN), das als direkter zellulärer Interaktionspartner von Thalidomid, Lenalidomid und Pomalidomid identifiziert wurde und sowohl für die immunmodulatorische als auch für die teratogene Wirkung verantwortlich ist. Cereblon stabilisiert die Bindung verschiedener zellulärer Proteine an einem **Ubiquitinligase-Komplex.** Dieser Enzymkomplex induziert die Ubiquitinierung und den nachfolgenden Abbau dieser Proteine. Offenbar führt die Bindung von Thalidomid und seiner Analoga zu einem **vermehrten Abbau der Transkriptionsfaktoren IKZF1 und IKZF3.** Hierdurch wird u. a. das Wachstum der Myelomzellen gehemmt und T-Zellen sowie NK-Zellen werden aktiviert. Obwohl Cereblon für die teratogenen Wirkungen essenziell ist, gilt dies nicht für IKZF1 und IKZF3. Hier sind offenbar noch andere Ubiquitinligase-Substrate wichtig wie die kürzlich identifizierten Transkriptionsfaktoren SALL4 (spalt-like 4) und PLZF (promyoelozytic leucemic zinc finger).

Lenalidomid wirkt im Gegensatz zu Thalidomid und Pomalidomid auch bei einer bestimmten Form des myelodysplastischen Syndroms (MDS). Dies wird auf die Induktion des Abbaus von Caseinkinase 1 alpha durch Lenalidomid zurückgeführt.

Pharmakokinetik

➤ Tab. 34.7

Indikationen und Dosierung

Thalidomid (Thalidomide Cegene®) ist in Kombination mit Melphalan und Prednison beim multiplen Myelom als Ersttherapie ab einem Alter von 65 Jahren indiziert.

Lenalidomid (Revlimid®) ist in Kombination mit Dexamethason für die Therapie des rezidivierenden multiplen Myeloms zugelassen. Weitere Indikationen sind das myelodysplastische Syndrom mit einer spezifischen genetischen Charakteristik (5q-Deletion) und das Mantelzell-Lymphom.

Pomalidomid ist in Kombination mit Dexamethason beim multiplen Myelom nur bei therapierefraktärem Verlauf nach Lenalidomid und Bortezomib indiziert.

Dosierung: ➤ Tab. 34.7

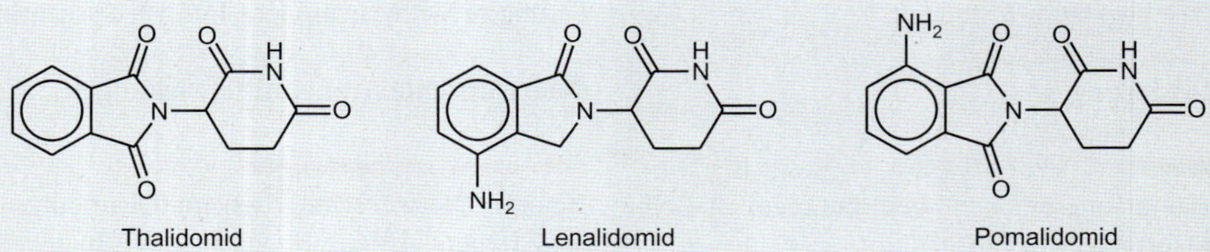

Abb. 34.36 Struktur von Thalidomid, Lenalidomid und Pomalidomid.

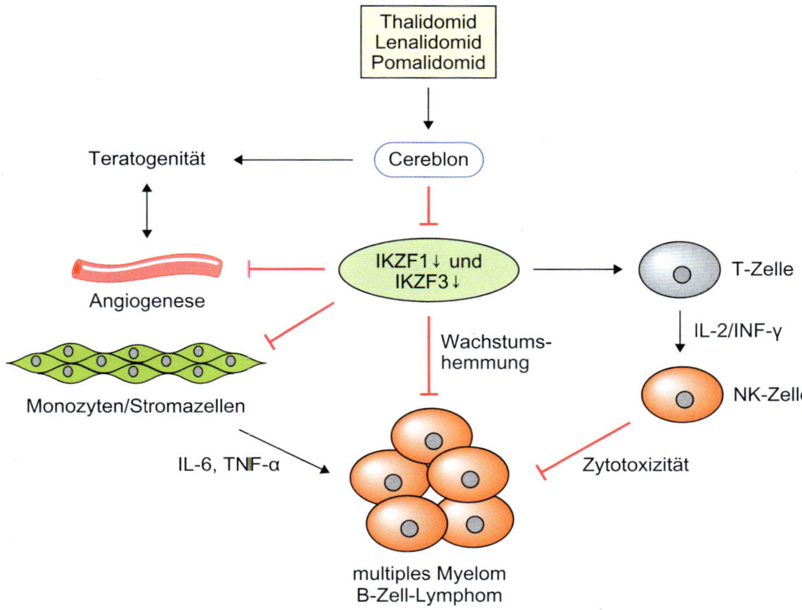

Abb. 34.37 Schema der Angriffspunkte von Thalidomid, Lenalidomid und Pomalidomid.
Thalidomid, Lenalidomid und Pomalidomid führen nach Bindung an das Ubiquitinligase-Komplex-Protein **Cereblon** zum Abbau der Transkriptionsfaktoren IKZF1 und IKZF3. Die funktionellen Konsequenzen sind: **1.** Hemmung des Wachstums von Myelom- und B-Zellen, da beide Transkriptionsfaktoren für die Proliferation dieser Zellen essenziell sind. **2.** Es wird die Bildung von IL-6 und TNF-α aus Monozyten und Stromazellen gehemmt. IL-6 ist ein essenzieller Wachstumsfaktor von B- und Myelomzellen, dessen Produktion durch TNF-α stimuliert wird. **3.** Es wird die Angiogenese, die ebenfalls über Stromazellen induziert wird, blockiert. **4.** In T-Zellen wirken IKZF1 und IKZF3 als Repressoren. Ihr Abbau aktiviert deshalb T-Zellen, die wiederum über IL-2 und IFN-γ die Aktivität von NK (natürliche Killerzellen) fördern. T- und NK-Zellen besitzen Antitumoraktivität. **5.** Thalidomid und seine Analoga wirken über Cereblon teratogen. Eine Antiangiogenese ist hier wahrscheinlich bedeutsam. IKZF1/3 sind offenbar nicht beteiligt (modifiziert nach S. Lindner und J. Krönke J. Mol. Med. 2016, doi 10.1007/s00109-016-1450-z).

Tab. 34.7 Pharmakokinetische Daten von Thalidomid, Lenalidomid und Pomalidomid

Wirkstoff	Resorption	Proteinbindung (%)	Metabolismus	$T_{1/2}$ (h)	Elimination	Dosierung/Tag (mg)
Thalidomid	Variabel, t_{max} 1–5 h	60	Nichtenzymatische Hydrolyse	6,5	Renal	200
Lenalidomid	50 %, t_{max} 0,5–2 h	25	Kaum	3	Renal (unverändert)	25
Pomalidomid	73 %, t_{max} 2–3 h	12–44	Umfassend CYP1A2, (CYP3A4)	9,5	Renal (Metaboliten)	4

Unerwünschte Arzneimittelwirkungen

Häufige unerwünschte Arzneimittelwirkungen von Thalidomid, Lenalidomid und Pomalidomid sind Blutbildungsstörungen (z. B. Neutropenie und Thrombozytopenie), **Müdigkeit** (Thalidomid wurde ursprünglich als Schlafmittel eingeführt!), Fieber, Thrombembolien und **Neuropathien** (wegen dieser unerwünschten Arzneimittelwirkungen war Thalidomid in den USA nie als Schlafmittel zugelassen). Es ist davon auszugehen, dass alle Substanzen beim Menschen eine **starke teratogene Wirkung** haben. Eine Schwangerschaft muss sicher ausgeschlossen werden.

34.12.4 Mifamurtid

Mifamurtid (Mepact®) (Muramyltripeptid-Phosphatidylethanolamin) ist ein vollsynthetischer immunstimulierender Bestandteil der Zellwand von Mycobakterien. Der Wirkstoff bindet an den intrazellulären Rezeptor **NOD2.** Diese sog. **Pattern-Recognition-Rezeptoren** erkennen intrazelluläre Bestandteile von Pathogenen und lösen eine Immunantwort aus. Hierdurch werden Monozyten, dendritische Zellen und Makrophagen aktiviert, wobei vermehrt Zytokine wie Interleukin-1 (IL-1β), IL-8, IL-6, IL-12 sowie TNFα gebildet und Adhäsionsproteine hochreguliert werden. Die aktivierten Immunzellen sollen vorzugsweise Tumorzellen abtöten, ohne normale Zellen zu schädigen.

Pharmakokinetik

Mifamurtid (Mepact®) ist eine liposomale Zubereitung, die intravenös appliziert wird. Der Wirkstoff wird mit einer kurzen Halbwertszeit von ca. 2 Stunden aus dem Plasma eliminiert. Die terminale Halbwertszeit der Substanz beträgt ca. 18 Stunden.

Indikationen und Dosierung

Indikation von Mifamurtid (Mepact®) ist die adjuvante Therapie eines **Osteosarkoms** bei Kindern und jungen Erwachsenen nach vollständiger Resektion des Tumors. Die Dosierung beträgt 2 mg/m^2 für 12 Wochen bei Injektion der liposomalen Suspension zweimal wöchentlich. Danach wird für 24 Wochen einmal wöchentlich Mifamurtid gegeben. Immunsuppressive Substanzen wie Calcineurinantagonisten (Ciclosporin oder Glucocorticoide) sowie Cyclooxygenasehemmer (hoch dosiert) sollen vermieden werden.

34

Unerwünschte Arzneimittelwirkungen

Die häufigsten unerwünschten Arzneimittelwirkungen sind Anämie, Kopfschmerzen, Appetitlosigkeit, Übelkeit, Schüttelfrost, Tachykardie und Fieber.

34.13 Kinase-Inhibitoren

Wie oben bereits dargestellt wurde, führten Fortschritte in der zellbiologischen Forschung zur Aufdeckung zahlreicher Signalwege, die in die Tumorgenese eingeschaltet sind und eine kausale Rolle bei der Krebsentstehung spielen (> Abb. 34.38). Mit der Identifizierung einzelner konkreter Signalfaktoren, die zu Fehlsteuerungen führen und für das Wachstum von Tumoren verantwortlich sind, ist die Möglichkeit eines gezielten pharmakologischen Angriffs **(targeted therapy)** gegeben.

Besonders erfolgreich ist die **gezielte Therapie** von Tumoren durch die **Entwicklung von Proteintyrosinkinase-Inhibitoren.**

Proteintyrosinkinasen sind in zahlreichen Signalprozessen eingeschaltet, die Wachstums- und Differenzierungssignale zum Zellkern weiterleiten und somit die Gentranskription, DNA-Synthese und Proliferation regulieren (> Abb. 34.38). Bei vielen Tumoren ist die Aktivität von Proteintyrosinkinasen erhöht. Zwei Strategien werden bei der Entwicklung der Kinase-Inhibitoren verfolgt. Für **intrazelluläre Proteintyrosinkinasen** werden **niedermolekulare zellgängige Kinase-Inhibitoren** entwickelt. Die **Rezeptortyrosinkinasen**

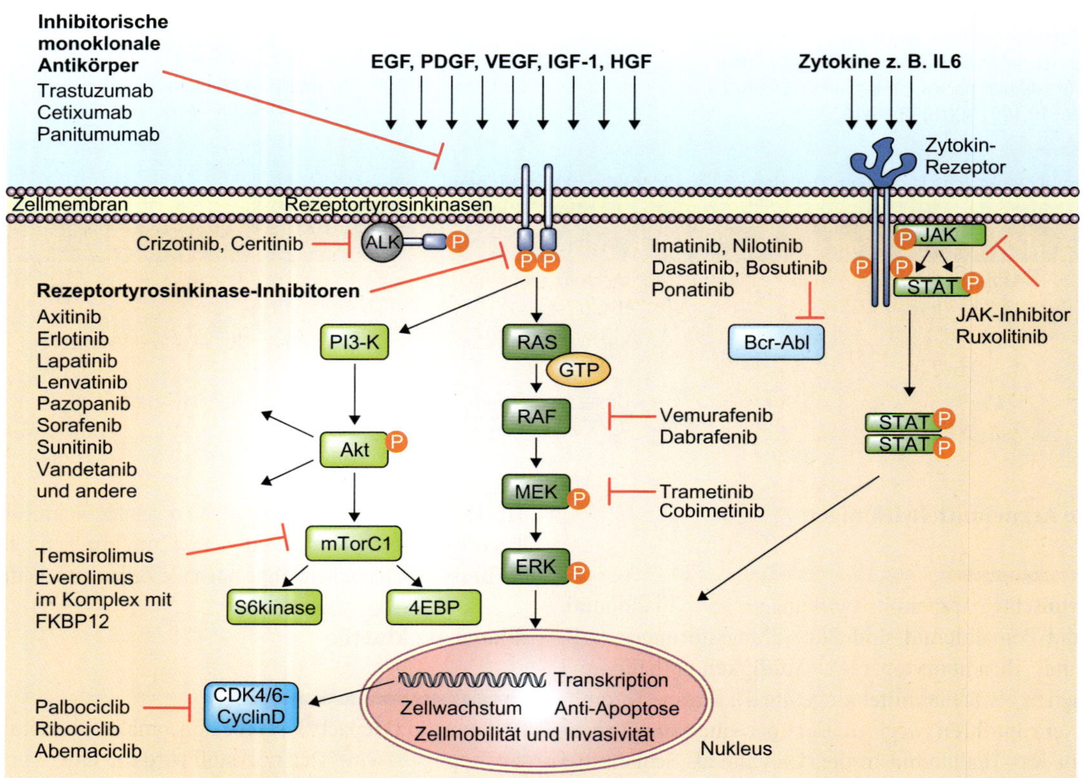

Abb. 34.38 Angriffspunkte von Proteinkinase-Inhibitoren in der Tumortherapie.
Zahlreiche Wachtumsfaktorrezeptoren (z. B. für EGF, PDGF, VEGF, IGF-1 [Insulin Growth Factor 1] sowie HGF [Hepatozyten-Wachstumsfaktor]), die Rezeptortyrosinkinasen sind, aktivieren nach Ligandenbindung den Ras-RAF-MEK-ERK-Signalweg und stimulieren hierdurch die Gen-Transkription und schließlich die Zellproliferation. Die vermehrte Expression von Cyclin D führt zur Aktivierung von Cyclin-abhängigen Kinasen wie CDK4 und CDK6, die bei der Zellzyklusprogression eine Rolle spielen. Diese Signalwege sind auch in Zellmobilität und Invasivität eingeschaltet. Über Wachtumsfaktor-Rezeptoren werden ebenfalls die Phosphatidylinositol-3-Kinase (PI3-K) und nachfolgend die Proteinkinase B (auch AKT genannt) aktiviert. PKB aktiviert wiederum die Serin/Threonin-Kinase mTor (**m**ammalian **t**arget of **r**apamycin), die über ihren mTorC1-Komplex die S6-Proteinkinase sowie den Faktor 4EBP (Eukaryotic translation initiation factor 4E-binding protein 1) aktiviert. Beide sind wichtige Regulatoren der Proteinsynthese. ALK (anaplastische Lymphomkinase) ist eine Rezeptortyrosinkinase, die bei verschiedenen Tumoren (z. B. beim nicht-kleinzelligen Bronchialkarzinom) als Fusionsprotein aktiv im Zytosol vorliegt und ebenfalls Signale über Ras und PI3-Kinase vermittelt. Auch Phospholipase Cγ und STAT-Proteine (Signal Transducer and Activator of Transcription) werden aktiviert.
Die aufgeführten Rezeptortyrosinkinase-Inhibitoren hemmen die nachfolgenden Signalwege. Die Rezeptoren werden auch durch verschiedene monoklonale Antikörper blockiert. Crizotinib und Ceritinib hemmen die ALK-Tyrosinkinase. Die Tyrosinkinase Bcr-Abl wird durch Imatinib, Nilotinib, Dasatinib, Bosutinib und Ponatinib gehemmt. Vermurafenib und Dabrafenib blockieren die Serin/Threonin-Kinase RAF. MEK-Inhibitoren sind Trametinib und Cobimetinib. Palbociclib, Ribociclib und Abemaciclib inhibieren CDK4/6. Temsirolimus und Everolimus blockieren nach Komplexbildung mit FKBP12 (FK506 bindendes Protein 12) die Serin/Threonin-Kinase mTor. Januskinase (JAK), eine zytosolische Tyrosinkinase, assoziiert mit verschiedenen Typen von Zytokin-Rezeptoren und aktiviert STAT-Proteine, die in den Kern wandern und als Transkriptionsfaktoren wirken. Ruxolitinib hemmt Januskinasen.

der Zellmembran können sowohl durch **kleine** Moleküle als auch durch **großmolekulare** Antikörper, die nicht in die Zielzelle eindringen, blockiert werden.

Mehr als 500 verschiedene Proteinkinasen sind im menschlichen Genom codiert. Dabei sind die Proteinkinasen in der Struktur der katalytischen Domäne und in ihrem katalytischen Mechanismus sehr ähnlich. Alle verwenden ATP als energiereichen Phosphat-Donator. Die ATP-Bindungstaschen unterscheiden sich jedoch bei verschiedenen Kinasen erheblich und erlauben die Entwicklung von Inhibitoren mit unterschiedlicher Spezifität. Für die Entwicklung waren sowohl **Hochdurchsatz-Screeningverfahren** als auch rationale Synthesen auf Grundlage der Kristallstruktur der Proteinkinasen richtungsweisend.

34.13.1 Inhibitoren der Tyrosinkinase Bcr-Abl

Der **Prototyp** der Tyrosinkinase-Inhibitoren ist **Imatinib*** (➢ Abb. 34.39). Imatinib war ursprünglich zur Hemmung des PDGF-Rezeptors (Platelet-Derived-Growth-Factor-Rezeptor) entwickelt worden. Dann stellte sich heraus, dass Imatinib die **Abl-Proteintyrosinkinase** hemmt und bei der chronischen myeloischen Leukämie (CML) wirksam ist. Inzwischen steht die 2. Generation der Abl-Proteintyrosinkinasen mit **Nilotinib, Dasatinib** und **Bosutinib** zur Verfügung. **Ponatinib** ist ein Vertreter der 3. Generation. Weitere Abl-Inhibitoren (z.B. Asciminib, 4. Generation) werden derzeit getestet.

Wirkmechanismus

Bei der chronischen myeloischen Leukämie liegt durch Gentranslokation nahezu immer eine Fusion eines Teils des Chromosoms 9 (Abl-Gen) mit dem Chromosom 22 (Bcr-Gen) mit Bildung des **Philadelphia-Chromosoms** vor (➢ Abb. 34.40). An der Fusionsstelle wird das Bcr-Abl-Protein codiert. Die Erhöhung der Aktivität der **Proteintyrosinkinase Abl** in diesem Fusionsprotein ist essenziell für die Ausbildung der Leukämie. Unter anderem werden der Ras/Raf-Signalweg, der zur Proliferation führt, und der Phosphatidylinositol-3-kinase/Proteinkinase-B(PKB/Akt)-Signalweg (antiapoptotische Wirkung) durch die Kinase Bcr-Abl aktiviert. **Imatinib wie auch die anderen Inhibitoren hemmen die Abl-Tyrosinkinase,** indem sie die ATP-Bindungsstelle in der katalytischen Domäne der Kinase blockieren. Hierdurch wird die Proliferation gehemmt und die Zellen werden apoptotisch. Imatinib hemmt ebenfalls die Rezeptortyrosinkinase KIT, die ein Zellmembranrezeptor für den Stammzellfaktor SCF ist. Weiterhin wird der PDGF-Rezeptor gehemmt.

Die 2. Generation der Bcr-Abl-Inhibitoren, **Dasatinib, Nilotinib** und **Bosutinib,** gleichen weitgehend dem Imatinib (➢ Abb. 34.39). Die Substanzen hemmen mit höherer Potenz die Bcr-Abl-Tyrosinkinase (➢ Abb. 34.38). 25–30 % der Patienten mit CML entwickeln eine Resistenz gegenüber Imatinib. Dabei treten in den meisten Fällen unterschiedliche Mutationen in der erweiterten ATP-Bindungstasche der Bcr-Abl-Tyrosinkinase auf. Bedeutsam ist, dass die 2. Generation"-Inhibitoren bei einigen Abl-Mutationen,

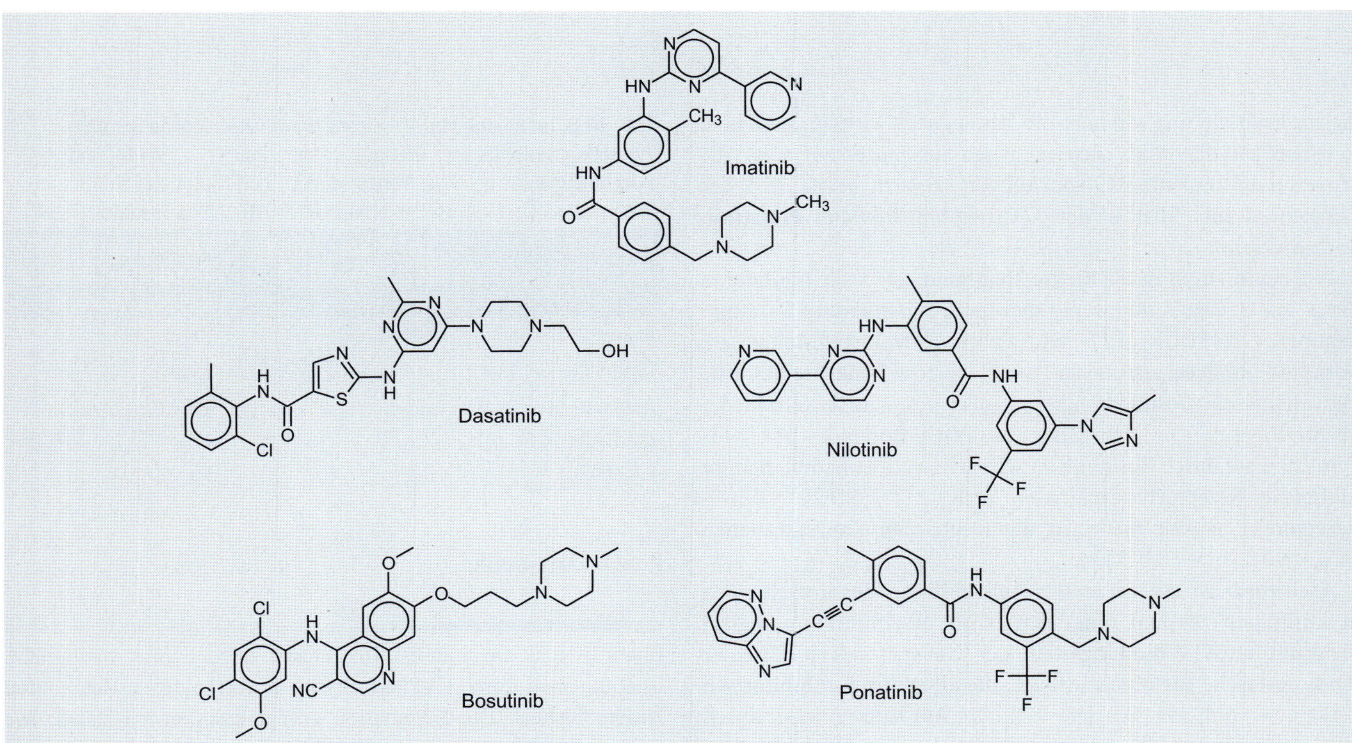

Abb. 34.39 Strukturen der Proteinkinase-Inhibitoren Imatinib, Nilotinib, Dasatinib, Bosutinib und Ponatinib.

34

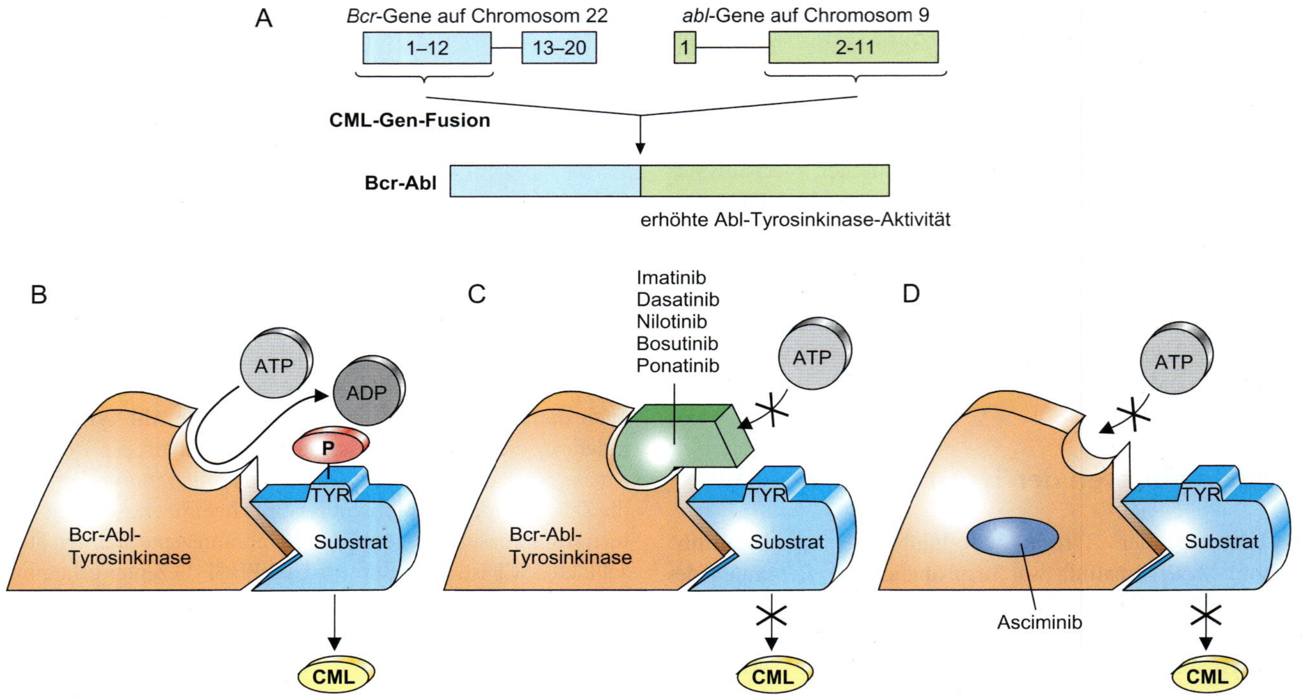

Abb. 34.40 Wirkungsmechanismus von Bcr-Abl-Inhibitoren.
A) Durch Translokation von Chromosomen 9 und 22 wird das Philadelphia-Chromosom gebildet. An der Fusionsstelle entsteht das Bcr-Abl-Gen. Dessen Genprodukt, das Bcr-Abl-Fusionsprotein, ist durch eine erhöhte Kinase-Aktivität gekennzeichnet. Bcr-Abl ist essenziell für die Ausbildung der chronischen myeloischen Leukämie (CML). Die Zahlen geben die Exone der Gene an.
B) Imatinib sowie Dasatinib, Nilotinib, Bosutinib und Ponatinib binden in der katalytischen Tasche der Kinase. Dadurch wird die ATP-Bindung blockiert und die Tyrosinkinase-Aktivität gehemmt, wodurch es zur Inhibition der Proliferation der Leukämiezellen kommt.
C) Asciminib, das derzeit noch in klinischen Studien geprüft wird, bindet an die Myristinsäuretasche von Bcr-Abl und führt dadurch zu einer allosterischen Hemmung der Kinaseaktivität.

die zur Inaktivierung von Imatinib führen, noch wirksam sind. Eine Resistenz tritt allerdings auch bei diesen Substanzen auf, wenn die Mutation an Threonin-315 von Abl vorliegt (tritt bei ca. 25 % der Resistenzen auf). Hier ist der 3. Generation-Inhibitor **Ponatinib** noch wirksam.

Wie bei Imatinib ist die Kinase-Hemmung durch die Inhibitoren der 2. und 3. Generation wenig spezifisch. Nilotinib und Dasatinib hemmen z. B. PDGF-, KIT- und Ephrin-Rezeptortyrosinkinasen. Dasatinib inhibiert zahlreiche weitere zytosolische Src-ähnliche Tyrosinkinasen. Bosutinib hemmt außer Abl-Kinase verschiedene Src-Kinasen. Die Hemmung von PDGF-Rezeptor- und KIT-Tyrosinkinase durch Bosutinib ist schwach. Auch Ponatinib hemmt zahlreiche Rezeptortyrosinkinasen (z. B. KIT-, PDGF-, VEGF-Rezeptoren) in sehr niedrigen therapeutischen Konzentrationen (IC_{50} < 20 nM; ➢ Tab. 34.8).

Asciminib ist ein neuer Bcr-Abl-Inhibitor, der derzeit noch in klinischen Studien untersucht wird. Asciminib interagiert nicht mit der ATP-Bindungsstelle der Kinase, sondern mit einer Bindungstasche für Myristinsäure, die allosterisch inhibitorisch wirkt (➢ Abb. 34.39). Die Wildtyp Abl-Kinase wird durch Myristoylierung inhibitorisch reguliert. Im Bcr-Abl fehlt diese Regulation.

Tab. 34.8 Hemmung von Abl-Kinase durch verschiedene Bcr-Abl-Tyrosinkinase-Inhibitoren (Hemmkonzentrationen [IC_{50} in nM] und x-fache Zunahme des IC_{50}-Wertes bei der T315I-Mutation von Abl-Kinase; Daten aus C. Gambacorti-Passerini et al. (2016), Am. J. Hematol. 91, 67).

Inhibitor	Abl-Kinase-Wildtyp IC_{50} (nM)	Abl-Mutante T315I x-fache Zunahme des IC_{50}-Wertes
Imatinib	100–200	17 ×
Dasatinib	< 1	75 ×
Nilotinib	20	40 ×
Bosutinib	25–50	45 ×
Ponatinib	0,4	3 ×

Pharmakokinetik

Imatinib und die anderen Inhibitoren werden oral verabreicht. Imatinib wird durch CYP3A4 zu einem noch aktiven Metaboliten N-demethyliert. Die Elimination erfolgt dann primär fäkal. Die Halbwertszeit beträgt ca. 18 Stunden, die des Metaboliten ca. 40 Stunden.

Pharmakokinetische Daten der anderen Bcr-Abl-Tyrosinkinase-Inhibitoren ➤ Tab. 34.9.

Indikationen und Dosierung

Imatinib (Glivec®) ist indiziert zur Therapie der **CML,** der akuten lymphatischen Leukämie (ALL) mit Philadelphia-Chromosom, bei myeloproliferativen Erkrankungen mit PDGF-Aktivierung, bei chronisch eosinophiler Leukämie sowie bei bestimmten malignen gastrointestinalen Stromatumoren (GIST). Im letzten Fall wirkt es wohl auf den Wachstumsfaktorrezeptor KIT.

Dasatinib (Sprycel®) und **Nilotinib** (Tasigna®) sind indiziert bei der Ersttherapie der CML sowie bei Resistenzen gegen Imatinib. Klinische Studien haben gezeigt, dass die Wirksamkeit der beiden Inhibitoren die von Imatinib übertrifft.

Bosutinib (Bosulif®) ist bei der CML indiziert, wenn Imatinib, Dasatinib oder Nilotinib unwirksam sind.

Ponatinib (Iclusig®) ist bei der CML angezeigt, wenn Imatinib, Dasatinib oder Nilotinib nicht angewendet werden können oder eine T315I-Mutation von Bcr-Abl vorliegt. Es ist indiziert bei einer ALL mit Philadelphia-Chromosom, wenn Dasatinib unwirksam ist oder eine T315I-Mutation vorliegt.

Obwohl Remissionen der CML bei Bcr-Abl-Tyrosinkinase-Inhibitoren der 2. und 3. Generation rascher und kompletter auftreten, konnte bislang kein Unterschied im Gesamtüberleben im Vergleich zu Imatinib festgestellt werden.

Dosierung: ➤ Tab. 34.9

Unerwünschte Arzneimittelwirkungen

Alle Bcr-Abl-Tyrosinkinase-Inhibitoren führen häufig zu einer **Myelosuppression (Neutropenie, Thrombopenie und Anämie),** die durch Dosisreduktion oder kurzfristiges Absetzen gebessert werden kann. **Übelkeit, Diarrhö, Kopfschmerzen, Myalgien, Fieber** und **Atemwegsinfektionen** sowie **Flüssigkeitsretentionen (Pleuraerguss, Lungenödem, periphere Ödeme [periorbitale Ödeme** sind sehr häufig bei Imatinib]) sind häufige unerwünschte Arzneimittelwirkungen. Alle Bcr-Abl-Tyrosinkinase-Inhibitoren können zu einer Verlängerung der QT-Zeit führen.

Bei Nilotinib treten häufiger Hautausschläge auf und eine hyperglykämische Stoffwechsellage kann sich verschlechtern. Bei Ponatinib sind besonders arterielle und venöse Gefäßverschlüsse aufgetreten (z. B. Myokardinfarkt, Schlaganfall und retinale Gefäßverschlüsse), die in den USA vorübergehend zu einer Rücknahme der Zulassung führten.

Interaktionen

Kinase-Inhibitoren, die primär über CYP3A4 metabolisiert werden, unterliegen Interaktionen mit CYP-Hemmern oder CYP-Induktoren. Imatinib ist selbst Hemmstoff von CYP3A4.

34.13.2 Inhibitoren von EGF-Rezeptortyrosinkinasen

Die pathogenetische Bedeutung der Fehlregulation von Wachstumsfaktoren und Wachstumsfaktorrezeptoren bei der Carcinogenese ist seit Langem etabliert. Insbesondere kommt hierbei dem EGF-Rezeptor (Epidermal Growth Factor = EGF) eine zentrale Rolle zu. Der EGF-Rezeptor gehört zur Erb-Familie der Rezeptortyrosinkinasen, die aus wenigstens vier Rezeptorsubtypen (ErbB1–4) besteht. Die einzelnen Subtypen interagieren und können Homo- und Heterodimere bilden. Aus pharmakologischer Sicht sind der ErbB1-Rezeptor (EGF-Rezeptor, HER1) und der ErbB2-Rezeptor (neu, HER2) von besonderer Bedeutung. Hier greifen verschiedene kleinmolekulare Rezeptortyrosinkinase-Inhibitoren, aber auch zahlreiche großmolekulare therapeutische Antikörper an.

Durch Bindung von EGF dimerisiert der EGF-Rezeptor, wodurch seine intrazelluläre Tyrosinkinase-Domäne stimuliert wird. In Tumoren ist die Rezeptoraktivierung oftmals durch Mutationen und Deletionen unkontrolliert und ligandenunabhängig. Die nachfolgende Autophosphorylierung des Rezeptorproteins sowie weitere Tyrosin-Phosphorylierungen von Adaptoren und Signalproteinen

Tab. 34.9 Pharmakokinetische Daten und Dosierungen von Bcr-Abl-Tyrosinkinase-Inhibitoren

Wirkstoff	Resorption (% oder t_{max})	Proteinbindung (%)	Metabolismus	$T_{1/2}$ (h)	Elimination	Dosierung (oral)
Imatinib	98 %	95	CYP3A4 (Hemmer von CYP2D6, CYP3A4, CYP2C9)	18	Fäkal	400–800 mg 1 × täglich
Dasatinib	Gut t_{max} 2–3 h	96	CYP3A4, starke Metabolisierung	5–6	Fäkal	100–140 mg 1 × täglich
Nilotinib	30 % t_{max} 3 h Nahrungseinfluss	94	CYP3A4, Substrat und Hemmer von P-gp	17	Fäkal (69 % unverändert)	300–400 mg 2 × täglich
Bosutinib	34 % t_{max} 6 h	96	CYP3A4, zahlreiche inaktive Metaboliten	34	Fäkal	500 mg 1 × täglich
Ponatinib	t_{max} 6 h	> 99	Esterasen, Amidasen, (CYP3A4)	22	Fäkal	45 mg 1 × täglich

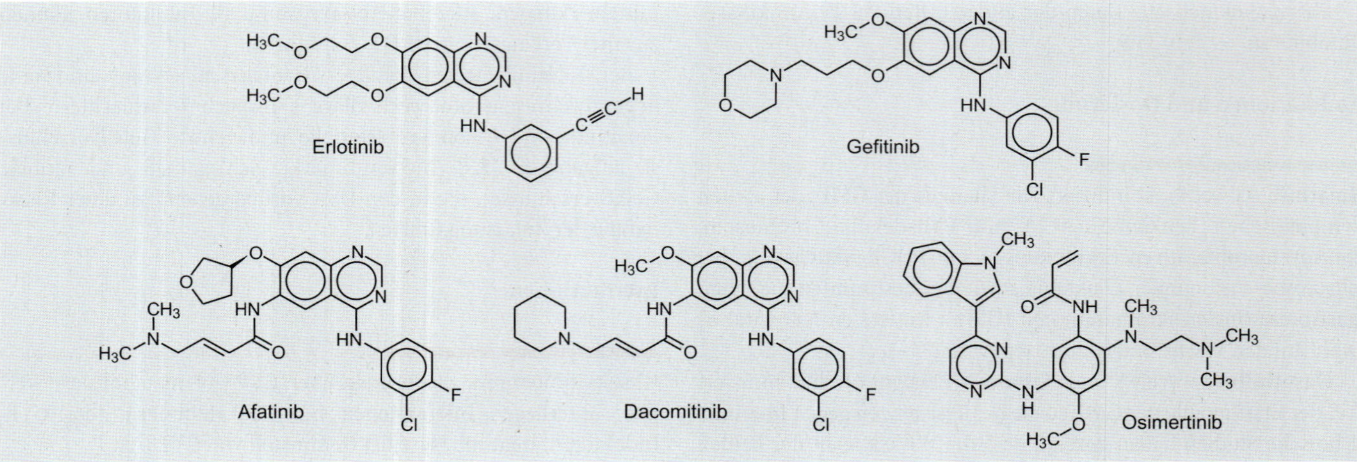

Abb. 34.41 Strukturen der EGF-Rezeptortyrosinkinase-Inhibitoren Erlotinib, Gefitinib, Afatinib, Dacomitinib und Osimertinib.

Tab. 34.10 Hemmkonzentrationen (IC_{50} nM) und Plasmakonzentrationen (nM) von verschiedenen EGF-Tyrosinrezeptorkinase-Inhibitoren für den normalen (Wildtyp = WT) EGF-Rezeptor und für die aktivierende EGF-Rezeptor-Mutante L858R, die aktivierende Exon-19-Deletion (delE746–A750; Ex19del) und die aktivierende Mutation T790M kombiniert mit der Exon-19-Deletion (T790M/Ex19del)

Inhibitor[1]	Plasmakonzentration (nM)	WT (IC_{50} nM)	L858R (IC_{50} nM)	Ex19del (IC_{50} nM)	T790M/Ex19del (IC_{50} nM)
Erlotinib	2700–4040	108	16	5	> 10000
Gefitinib	448–2717	61	26	5	> 8000
Afatinib	69–130	25	4	0,9	64
Osimertinib	400–600	1865	9	1	3

[1] Cancer Sci (2016) doi:https://doi.org/10.1111/cas. 12996; Wild-Typ-Daten aus Cancer Discovery (2014) doi:https://doi.org/10.1158/2159-8290.CD-14-0037

sind für die intrazelluläre Weiterleitung von Wachstumssignalen essenziell. Verschiedene Tyrosinkinase-Inhibitoren (TKIs) blockieren diesen Prozess, führen zur Proliferationshemmung und induzieren in Tumorzellen, die von Wachstumssignalen abhängig sind, Apoptose.

Erlotinib, Gefitinib, Afatinib, Dacomitinib und Osimertinib

Derzeit stehen 5 EGF-Rezeptortyrosinkinase-Inhibitoren (EGF-TKIs) zur Verfügung (➤ Abb. 34.41), die erfolgreich beim Bronchialkarzinom eingesetzt werden. Leider ist die Wirkung bislang nur auf einen besonderen Typ des nicht-kleinzelligen Bronchialkarzinoms (NSCLC) beschränkt und i. d. R. zeitlich limitiert. Die sensitiven Tumoren sind oftmals durch aktivierende Mutationen und Deletionen des EGF-Rezeptors gekennzeichnet. **Erlotinib** und **Gefitinib** sind **Inhibitoren der 1. Generation.** Sie hemmen kompetitiv und reversibel **die ATP-Bindung** in der Tyrosinkinase-Domäne des normalen (Wildtyp) und des mutierten bzw. deletierten EGF-Rezeptors (➤ Tab. 34.10). Allerdings sind Erlotinib und Gefitinib bei der Mutation von Threonin 790 des EGF-Rezeptors zu Methionin (T790M), die nach einigen Monaten auftritt, nicht mehr wirksam. **Afatinib** und **Dacomitinib** sind **irreversible EGF-TKI der 2. Generation** und blockieren potenter als die TKIs der 1. Generation den Wildtyp und die EGF-Rezeptor-Mutanten. Die Wirkung auf die T790M-Mutation ist aber nicht ausreichend. Hier wirkt der **irreversible Inhibitor der 3. Generation,** das **Osimertinib,** deutlich besser. Von Bedeutung ist, dass Osimertinib den normalen (Wildtyp) EGF-Rezeptor der gesunden Zellen kaum hemmt. Dadurch sollen unerwünschte Arzneimittelwirkungen, v. a. an der Haut, vermindert werden. In klinischen Studien konnte durch die EGF-TKIs das progressionsfreie Überleben von ca. 6 Monaten bei klassischer Zytostatikatherapie auf ca. 12 Monate verlängert werden. Danach treten auch für TKIs der 3. Generation EGF-Rezeptor-Mutationen auf, die die Wirkung (Bindung) verhindern. Durch neue Inhibitorstrukturen wird versucht, dies zu umgehen. Da der Signalweg über EGF-Rezeptoren bei verschiedenen Tumoren eine entscheidende Rolle spielt, werden derzeit zahlreiche klinische Studien mit den TKIs bei anderen Tumortypen durchgeführt.

Pharmakokinetik

➤ Tab. 34.11. Gleichzeitige Nahrungsaufnahme erhöht die Resorption beim Erlotinib und senkt sie beim Afatinib erheblich, deshalb muss ein zeitlicher Abstand zwischen Einnahme und Mahlzeiten liegen.

Indikationen und Dosierung

Erlotinib (Tarceva®) ist beim **nicht-kleinzelligen Bronchialkarzinom** (NSCLC) indiziert. Ohne aktivierende Mutation konnte keine positive Wirkung auf den Tumor festgestellt werden. In Kombination mit Gemcitabin wird Erlotinib zur Therapie des **Pankreaskarzinoms** eingesetzt.

34

Tab. 34.11 Pharmakokinetische Daten und Dosierungen von EGF-Rezeptortyrosinkinase-Inhibitoren (N + = gleichzeitige Nahrungsaufnahme erhöht die Resorption; N— = Nahrungsaufnahme vermindert die Resorption)

Inhibitor	Resorption	Proteinbindung	Metabolismus	$T_{1/2}$	Elimination	Interaktionen	Dosierung
Erlotinib	t_{max} 4 h (N +)	95 %	CYP3A4 (CYP1A2), Metaboliten teilweise wirksam	36 h	Fäkal (> 90 %)	Starker Inhibitor von CYP1A2 und UGT1A1	150 mg/Tag (NSCLC)
Gefitinib	t_{max} 3–7 h	90 %	CYP3A4, CYP2D6, P-gp	41 h	Fäkal	Geringer Inhibitor von CYP2D6	250 mg/Tag
Afatinib	t_{max} 2–5 h (N—)	95 % Kovalent und nicht kovalent	Metabolismus unbedeutend, aber P-gp-Substrat	37 h	Fäkal (85 %), unverändert	Mäßiger Inhibitor von P-gp	40 mg/Tag
Dacomitinib	t_{max} 6 h	20 %	CYP2D6, Metaboliten teilweise wirksam	70 h	Fäkal (80 %)	Starker Inhibitor von CYP2D6, möglicher Inhibitor von P-gp	45 mg/Tag
Osimertinib	t_{max} 6 h	Hoch	CYP3A5(4), Metabolit mit höherer Wirksamkeit	60 h	Fäkal (67 %)	Inhibitor von CYP3A4/5	80 mg/Tag

Gefitinib (Iressa®), **Dacomitinib** (Vizimpro®) und **Afatinib** (Giotrif®) sind nur beim fortgeschrittenen NSCLC mit aktivierenden EGF-Rezeptor-Mutationen angezeigt.

Osimertinib (Tagrisso®) ist zusätzlich für die Therapie des fortgeschrittenen NSCLC mit T790M-Mutation des EGF-Rezeptors zugelassen.

Dosierung: ➤ Tab. 34.11

Interaktionen

Erlotinib ist ein starker Hemmstoff von CYP1A2, ein mäßiger Hemmstoff von CYP3A4 und ein starker Hemmer von UGT1A1. Obwohl CYP3A4 primär für die Metabolisierung verantwortlich ist, können erhebliche Wechselwirkungen über CYP1A2 vorkommen. Bei Rauchern sind die Erlotinib-Spiegel erniedrigt (Induktion von CYP1A2). Typische CYP3A4-Inhibitoren oder Induktoren erhöhen oder erniedrigen die Spiegel der TKIs, die über CYP-Enzyme metabolisiert werden. Bei Erlotinib und Gefitinib führt die Erhöhung des Magen-pH durch Protonenpumpenhemmer zu einer Reduktion der Bioverfügbarkeit.

Unerwünschte Arzneimittelwirkungen

Häufigste unerwünschte Arzneimittelwirkungen sämtlicher EGF-Rezeptortyrosinkinase-Inhibitoren sind akneiforme **Hautausschläge, Hautrisse, Nagelbettentzündungen und Stomatitis** sowie schwere **Diarrhö.** Appetitlosigkeit, Fieber und Konjunktivitis sowie transiente **Transaminasenerhöhungen** treten ebenfalls häufig auf. Eine interstitielle Lungenerkrankung kommt gelegentlich vor. Tödliche Verläufe sind beschrieben. Besonders zu beachten ist bei Afatinib, das auch HER2/neu/ErbB2-Rezeptoren potent hemmt, eine mögliche Beeinträchtigung der Herzfunktion und bei Osimertinib eine QT-Zeit-Verlängerung.

Lapatinib, Neratinib und Tucatinib

Lapatinib (Tyverb®) (➤ Abb. 34.42) ist ein Proteintyrosinkinase-Inhibitor, der sowohl den EGF-Rezeptor (HER1/ErbB1) als auch die Wachstumsfaktorrezeptorkinase HER2/c-neu/ErbB2 blockiert. **Neratinib** (Nerlynx®) ist ein **irreversibler** HER-Tyrosinkinase-Inhibitor, der **kovalent** an HER1, HER2 und HER4 bindet. Bei **Tucatinib** (Tukysa®) handelt es sich um einen **hochselektiven** HER2-Inhibitor, der keine Affinität zum EGF-Rezeptor (HER1) aufweist. Alle Inhibitoren blockieren die ATP-Bindungsstellen. HER2 ist bei ca. 20 % der Mammakarzinome überexprimiert. Diese Patientinnen haben ein erhöhtes Metastasierungsrisiko und eine ungünstige Prognose (➤ Kap. 34.15.1).

Pharmakokinetik

➤ Tab. 34.12

Indikationen und Dosierung

Lapatinib wird beim **fortgeschrittenen therapieresistenten Mammakarzinom** mit HER2-Überexpression nach Taxanen, Anthracyclinen und Trastuzumab eingesetzt. Es hat aufgrund seiner geringen molekularen Größe den Vorteil, dass es gut die Blut-Hirn-Schranke überwindet und bei **Hirnmetastasen** wirksam ist. Dabei wird es zusammen mit Capecitabin oder Aromatasehemmer gegeben.

Tucatinib ist indiziert beim metastasierten HER2-positiven Mammakarzinom, wenn bereits zuvor mehrere andere Anti-HER2-Therapien erfolglos angewendet wurden. **Neratinib** wird dagegen für eine **erweiterte adjuvante Therapie** beim HER2-überexprimierendem Mammakarzinom **nach** Trastuzumab-basierter adjuvanter Therapie angewendet.

Dosierung: ➤ Tab. 34.12

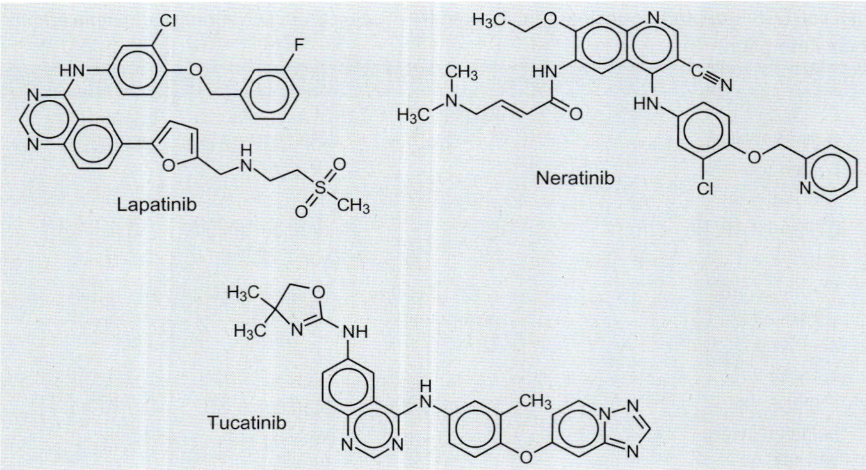

Abb. 34.42 Strukturen der HER-Rezeptortyrosinkinase-Inhibitoren Lapatinib, Neratinib und Tucatinib.

Unerwünschte Arzneimittelwirkungen

Sehr häufige unerwünschte Arzneimittelwirkungen sind Erbrechen und **Diarrhö** (besonders bei Neratinib [bei > 90 %], hier häufig mit schwerer und schwerster Ausprägung). **Hautausschläge** (Nagelerkrankungen besonders bei Neratinib) treten auf, ähnlich wie bei anderen EGF-TKIs. Lapatinib wirkt **kardiotoxisch** wie auch Trastuzumab, das auch den HER2-Rezeptor angreift. Es muss deshalb eine kardiale Diagnostik (Echokardiografie) durchgeführt werden. Eine QT-Verlängerung kann eintreten.

Interaktionen

➤ Tab. 34.12

34.13.3 Inhibitoren der Rezeptortyrosinkinasen ALK, ROS1 und NTRK

In den letzten Jahren wurden weitere Inhibitoren von Rezeptortyrosinkinasen entwickelt, die **individuell und personalisiert eingesetzt** werden. Grundlage dieser Entwicklung ist die Erkenntnis, dass die meisten Tumortypen nicht einheitlich sind. Die Tumoren werden durch **spezifische Driver-Varianten** von aktivierten Rezeptortyrosinkinasen kontrolliert. Dabei handelt es sich oftmals um spezifische Mutationen und noch häufiger um aktivierende Fusionsgene, die bei jedem Patienten individuell nachgewiesen werden. Somit wird eine spezifische personalisierte Therapie durchgeführt. Einen beachtlichen therapeutischen Fortschritt erzielt man mit diesen Wirkstoffen bei der Therapie des **nicht-kleinzelligen Bronchialkarzinomen (NSCLC).**

Crizotinib repräsentiert die 1. Inhibitor-Generation der **Inhibitoren der Rezeptortyrosinkinase ALK** (anaplastische Lymphomkinase) (➤ Tab. 34.13). Der Inhibitor blockiert außerdem ROS1 und den Hepatozyten-Wachstumsfaktor-Rezeptor cMET (HGF-Rezeptor). **Ceritinib** ist ein hochspezifischer ALK-Tyrosinkinase-Rezeptor-Inhibitor der 2. Generation, der bei bestimmten ALK-Mutationen noch wirksam ist. Weitere 2.-Generation-Inhibitoren sind **Alectinib, Brigatinib** und Ensartinib (bislang nur in USA zugelassen). **Lorlatinib** wird als Inhibitor der 3. Generation aufgefasst, der besonders gut die Blut-Hirn-Schranke überwinden kann und ebenfalls bei Patienten mit **ROS1-Fusionsgen** wirksam ist. Weitere Inhibitoren sind in klinischer Prüfung. **Entrectinib** und **Larotrectinib** sind Kinasehemmer, die Genfusion-aktivierte **neurotrophe Tropomyosin-Rezeptorkinasen** (NTRK) (auch als neurotrophe Tyrosin-Rezeptorkinasen bekannt) hemmen.

Tab. 34.12 Pharmakokinetische Daten und Dosierungen von Lapatinib, Neratinib und Tucatinib (N + = gleichzeitige Nahrungsaufnahme erhöht die Resorption; FMO = flavinhaltige Monooxygenase)

Inhibitor	Resorption	Proteinbindung	Metabolismus	$T_{1/2}$	Elimination	Interaktionen	Dosierung
Lapatinib	t_{max} 4 h (N+)	> 99 %	CYP3A4 (weniger CYP2C19 und CYP2C8), P-gp-Substrat	24 h	Fäkal (> 90 %), 27 % unverändert	PPI vermindern die Resorption um 27 %, Inhibitor von CYP3A4 und CYP2C8 sowie von P-gp	1000–1500 mg/Tag
Neratinib	t_{max} 7 h (N+)	> 98 %	CYP3A4, (FMO), Metaboliten sind wirksam	17 h	Fäkal (> 90 %), 60 % unverändert	PPI vermindern die Resorption um 70 %, keine wesentliche Hemmung von CYPs	240 mg/Tag
Tucatinib	t_{max} 2 h	97 %	CYP2C8, P-gp-Substrat	9 h	Fäkal	Inhibitor von CYP2C8 und CYP3A4	600 mg/Tag

Tab. 34.13 Inhibitoren der Rezeptortyrosinkinasen FLT3, KIT, FGFR, RET und CSF1R

Inhibitor	Struktur	Inhibition der Kinasen	Indikation	Dosierung (oral)
Crizotinib Xalkori®	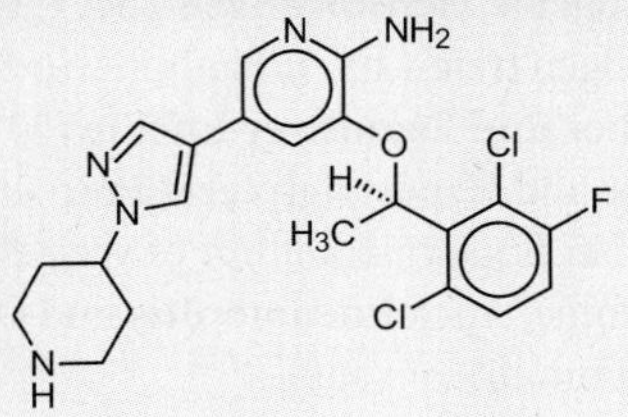	• ALK • ROS1 • c-Met	• Fortgeschrittenes ALK-positives NSCLC • Fortgeschrittenes ROS1-positives NSCLC	2 × 250 mg/d
Ceritinib Zykadia®	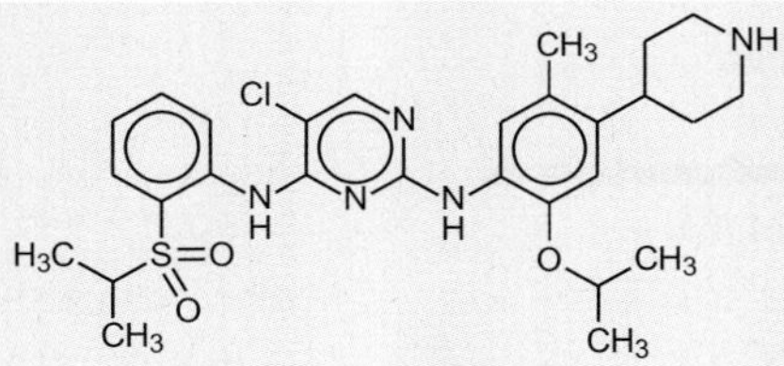	• ALK, ALK-Mutanten • ROS1 • IGF-1 • InsR	Fortgeschrittenes ALK-positives NSCLC, auch nach Crizotinib	2 × 250 mg/d
Alectinib Alesensa®	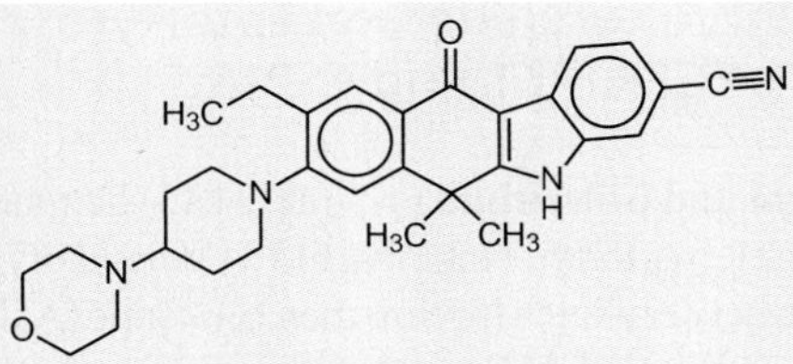	• ALK, ALK-Mutanten • RET	Fortgeschrittenes ALK-positives NSCLC, auch nach Crizotinib	450 mg/d
Brigatinib Alunbrig®	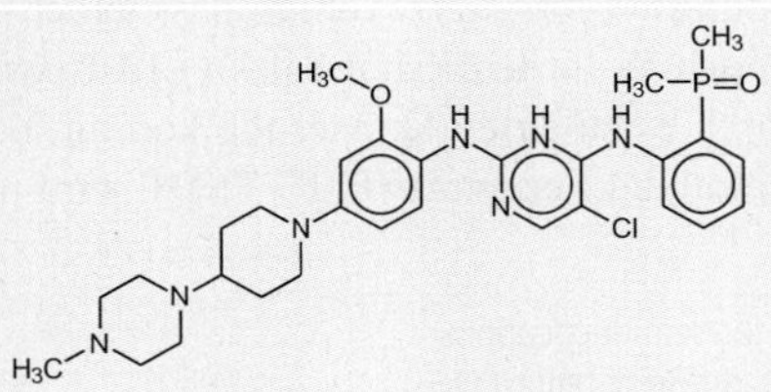	• ALK, ALK-Mutanten • EGFR • ROS1 • IGF-1	Fortgeschrittenes ALK-positives NSCLC, auch nach Crizotinib	2 × 450 mg/d
Lorlatinib Lorviqua®	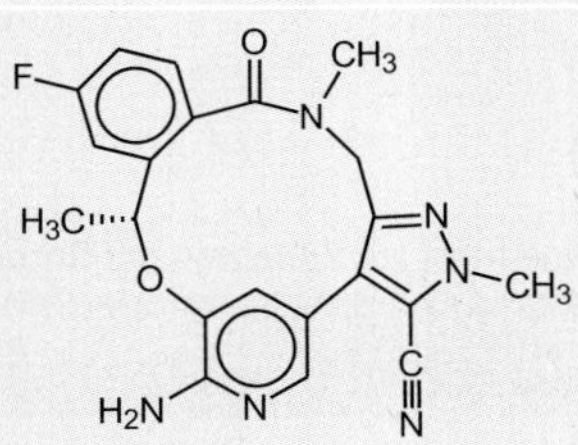	• ALK, ALK-Mutanten • ROS1	Fortgeschrittenes ALK-positives NSCLC, nach Crizotinib oder Alectinib oder Ceritinib	1. Woche 90 mg/d, danach 180 mg/d
Entrectinib Rozlytrek®	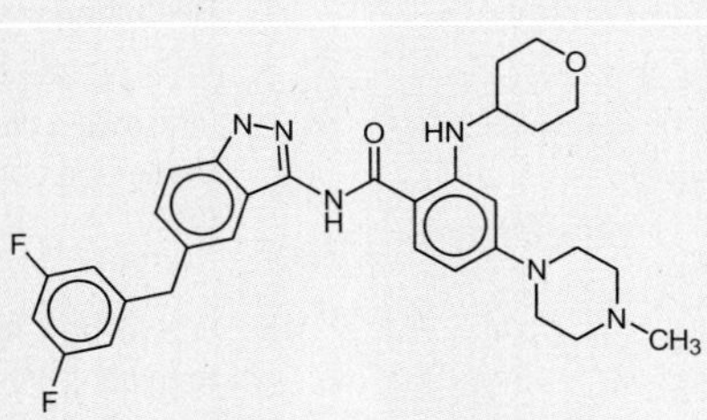	• NTRK (ABC) • ROS1 • ALK	• Fortgeschrittenes ROS1-positives NSCLC • Fortgeschrittene NTRK-positive solide Tumoren	100 mg/d
Larotrectinib Vitrakvi®	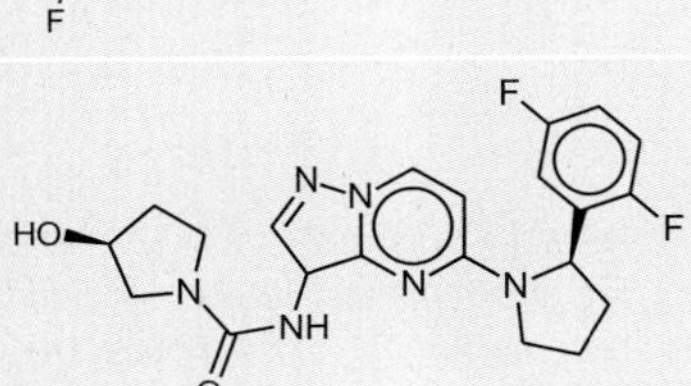	• NTRK (ABC) • Circa 100-fach geringere Affinität zu anderen Kinasen	Fortgeschrittene NTRK-positve solide Tumoren, für die keine anderen Therapien verfügbar sind (z. B. infantiles Fibrosarkom, sekretorisches Speicheldrüsenkarzinom)	600 mg/d bei NSCLC

Pharmakokinetik

➤ Tab. 34.14. Bedeutsam ist, das sämtliche Kinase-Inhibitoren durch CYP-Enzyme metabolisiert werden, somit CYP-Inhibitoren und CYP-Induktoren die Plasmaspiegel wesentlich beeinflussen können. Nahezu alle Kinase-Inhibitoren werden primär fäkal eliminiert.

Indikationen

Die ALK- und ROS1-Inhibitoren werden beim **fortgeschrittenen nicht-kleinzelligen Bronchialkarzinoms** (NSCLC = non-small-cell-lung cancer) angewendet (➤ Tab. 34.13). Allerdings muss jeweils ein aktivierendes ALK- oder ROS1-Fusionsgen nachgewiesenen sein. Die Anwendung von Entrectinib beim NSCLC bezieht sich auf seine ROS1-Hemmung. Entrectinib und Larotrectinib werden weiterhin bei soliden Tumoren mit aktivierenden NTRK-Fusionen eingesetzt.

Dosierung: ➤ Tab. 34.13

Unerwünschte Arzneimittelwirkungen

Die unerwünschten Arzneimittelwirkungen sind zahlreich und oftmals schwerwiegend: **Übelkeit, Erbrechen,** Diarrhö (bei Alectinib und Larotrectinib vermehrt **Obstipation**), Müdigkeit (**Fatigue**) sowie **Hautausschlag** treten sehr häufig bei allen Tyrosinkinase-Inhibitoren auf. Die Wirkstoffe führen häufig bis sehr häufig zu einer **Erhöhung der Leberenzyme. Myalgien** zum Teil mit erheblicher Zunahme der Kreatinkinasespiegel (Alectinib und Brigatinib) sind ebenfalls häufig. Es kommt zu **Anämie** (besonders ausgeprägt bei Brigatinib) und Neutropenie. **Sehstörungen** (bei Crizotinib 63 %) und Geschmacksstörungen treten auf. Lorlatinib wurde am häufigsten wegen **psychotischer und kognitiver Effekte** (30 %) abgesetzt. **Hypercholesterinämie** und **Hypertriglyceridämie** sind typisch für Lorlatinib (60–80 %). Bei Brigatinib kommt es vermehrt zu Hyperglykämien und Hypertonie. Auch **Pneumonitis** und **Ödembildung** treten bei nahezu allen Inhibitoren auf.

Interaktionen

➤ Tab. 34.14

34.13.4 Inhibitoren der Rezeptortyrosinkinasen FLT3, KIT, FGFR, RET und CSF1R

Midostaurin und **Gilteritinib** (➤ Tab. 34.15) hemmen mit einiger Präferenz die Rezeptortyrosinkinase **FLT3** (fems-like tyrosine kinase) und werden bei der akuten myeloischen Leukämie (AML) eingesetzt. Deren Anwendung bei AML setzt voraus, dass in der Rezeptorkinase eine Verdoppelung in den Exonen des FLT3-Gens (FLT3-ITD[5]) vorliegt, wodurch es zu einer Aktivierung kommt, oder eine aktivierende Mutation des Rezeptors (FLT3-TKD[6]) wird nachgewiesen.

[5] ITD = internal tandem duplications
[6] TKD = tyrosine kinase domain

Tab. 34.14 Pharmakokinetische Daten von ALK-, ROS1- und NTRK-Inhibitoren (N + = Nahrungsaufnahme führt zur Zunahme der Resorption)

Inhibitor	Resorption (% oder T_{max})	Proteinbindung	Metabolismus	$T_{1/2}$	Elimination	Interaktionen
Crizotinib	43 % t_{max} 5 h	91 %	CYP3A4	42 h	Fäkal	Hemmung von Cyp3A4, CYP2B6 und P-gp
Ceritinib (N +)	25 % t_{max} 5 h	97 %	CYP3A4, N-Formylierung, Glucuronidierung	35 h	Fäkal	PPI senken die Resorption, Hemmung von Cyp3A4, CYP2C9, CYP2A6 und CYP2E1
Alectinib	37 % t_{max} 5 h	> 99 %	CYP3A4, Metaboliten teilweise aktiv	32 h	Fäkal	Schwache CYP3A4-Hemmung, Inhibitor von P-gp
Brigatinib	t_{max} 2 h	91 %	CYP3A4, CYP2C8, Cystein-Konjugation, Substrat von P-gp	24 h	Fäkal	Induktor von CYP3A4
Lorlatinib	80 % t_{max} 2 h	66 %	CYP3A4, UGT1A3	23 h	Renal (> 50 % als Metaboliten, nur 1 % unverändert)	CYP3A4-Inhibitor, schwacher Induktor von CYP2B6, CYP2C9, UGT und P-gp
Entrectinib	t_{max} 5 h	> 99 %	CYP3A4, Hauptmetabolit aktiv, Glucuronidierung	20 h, aktiver Hauptmetabolit 40 h	Fäkal	Schwacher CYP3A4-Hemmer
Larotrectinib	34 % t_{max} 1 h	70 %	CYP3A4, Glucuronidierung, Substrat von P-gp	3 h	Fäkal (58 %), renal (39 %)	Schwacher Hemmer von CYP3A4, Induktor von CYP2B6

Tab. 34.15 Inhibitoren der Rezeptortyrosinkinasen FLT3, KIT, FGFR, RET und CSF1R: Strukturen, Spezifität, Indikationen und Dosierungen

Inhibitor	Struktur	Inhibition der Kinasen	Indikationen	Dosierung (oral)
Midostaurin Rydapt®	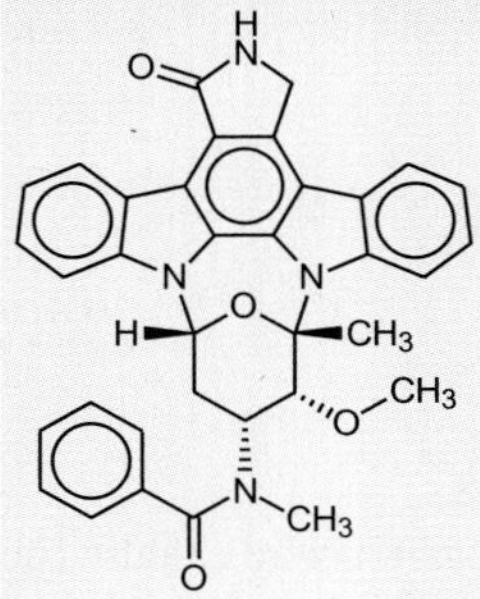	• FLT3 • KIT • PDGFR • VEGFR2 • PKC	• AML mit FLT3-Mutation • Aggressive systematische Mastozytose • Mastzellleukämie	2 × 50 mg/d (AML)
Gilteritinib Xospata®	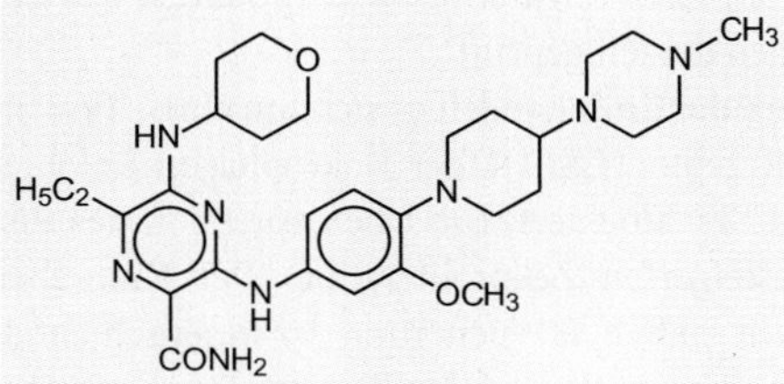	• FLT3 • AXL	Rezidivierte oder refraktäre AML	120 mg/d
Avapritinib Ayvakyt®	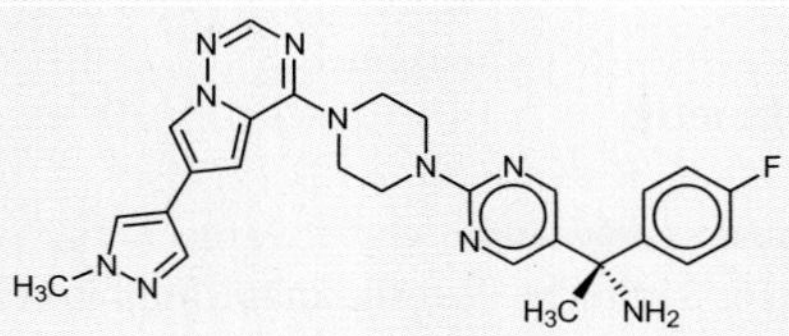	• PDGFRA • KIT	Fortgeschrittener gastrointestinaler Stromatumor (GIST) mit PDGF-Rezeptor-Mutation	300 mg/d
Ripretinib Qinlock®	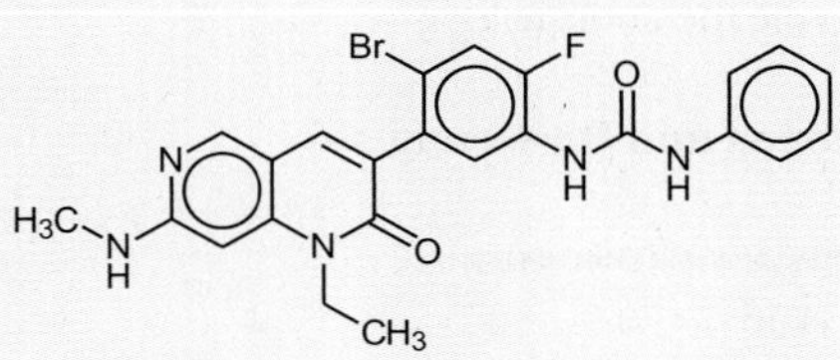	• KIT • PDGFRA • PDGFRB • VEGFR2 • BRA	Fortgeschrittener gastrointestinaler Stromatumor (GIST), der mit mehreren Kinaseinhibitoren vorbehandelt wurde	150 mg/d
Selpercatinib Retsevmo®	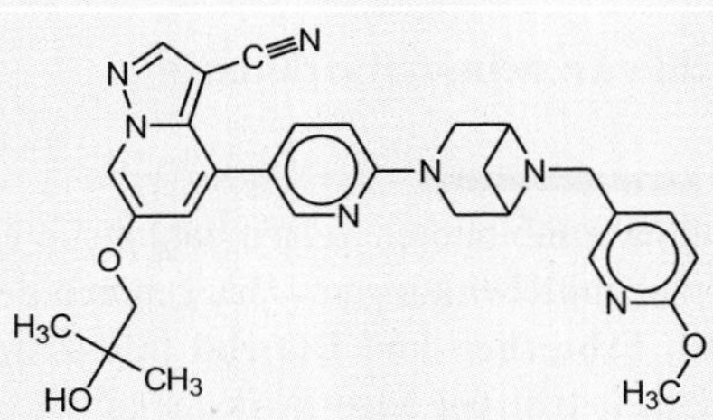	• RET • (VEGFR1/2) • (FGFR1/2)	• Fortgeschrittenes RET-positives NSCLC • RET-positives Schilddrüsen-Karzinom	2 × 120 mg/d
Pralsetinib Gavreto®	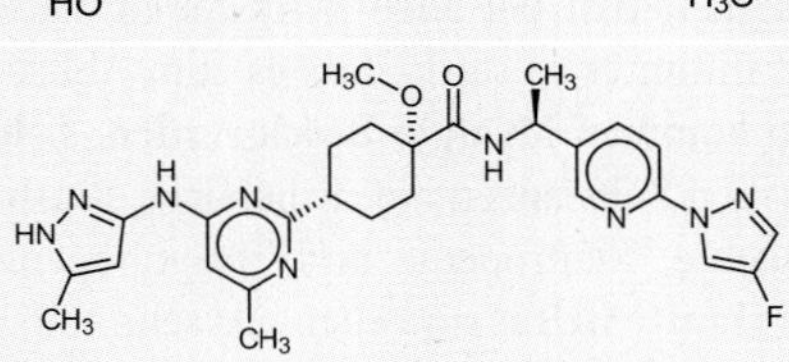	• RET • (VEGFR2) • (FGFR2) • (JAK2)	• Fortgeschrittenes RET-positives NSCLC • RET-positives Schilddrüsen-Karzinom	400 mg/d
Pemigatinib Pemazyre®	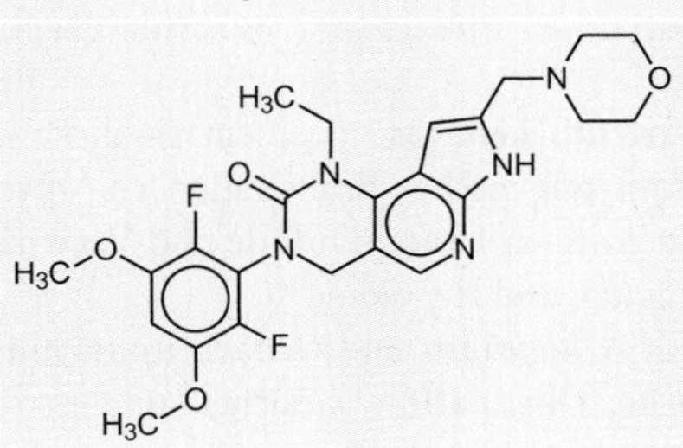	FGFR1/2/3	Fortgeschrittenes Gallengangskarzinom mit FGFR-Fusion	13,5 mg/d für 14 Tage, dann 1 Woche Pause

Tab. 34.15 Inhibitoren der Rezeptortyrosinkinasen FLT3, KIT, FGFR, RET und CSF1R: Strukturen, Spezifität, Indikationen und Dosierungen (*Forts*).

Inhibitor	Struktur	Inhibition der Kinasen	Indikationen	Dosierung (oral)
Pexidartinib Turalio®	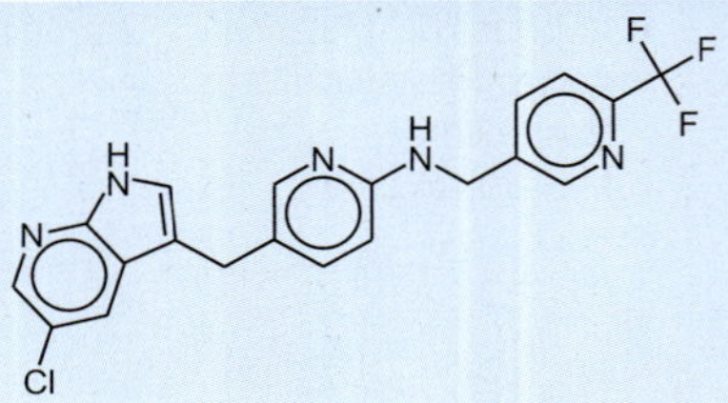	• CSF1R • KIT • FLT3	Tenosynovialer Riesenzelltumor	2 × 400 mg

Dies kommt bei ca. 30 % der erwachsenen Patienten mit AML vor. Der physiologische Ligand von FLT3 ist ein Zytokin, das strukturell dem Stammzellfaktor (SCF) ähnlich ist.

Avapritinib und **Ripretinib** sind **KIT**- und **PDGFR-Inhibitoren,** die bei gastrointestinalen Stromatumoren (GIST) angewendet werden. Bei 70–80 % von GIST liegt eine aktivierende Mutation von KIT vor, die zu einer Aktivierung des Rezeptors führt, die unabhängig von dem physiologischen Liganden SCF (stem cell factor) ist. Der Rezeptor aktiviert wie bei den anderen Rezeptortyrosinkinasen v. a. den RAS-MAP-Kinase- und den Phosphatidylinositol-3-kinase/AKT/mTOR-Signalweg, die Proliferation, Differenzierung, Antiapoptose und Karzinogenese bei GIST bestimmen. PDGFR (platelet-derived growth factor receptor) ist ebenfalls bedeutsam für GIST. Es muss daran erinnert werden, dass der Bcr-Abl-Inhibitor **Imatinib** ebenfalls KIT und PDGFR hemmt. Allerdings kommt es häufig zu einer KIT-Mutation, bei der nur noch Wirkstoffe wie Ripretinib wirksam sind.

Selpercatinib und **Pralsetinib** sind Blocker des **RET**[7]**-Rezeptors**, der bei Schilddrüsenkarzinomen und seltener beim nicht-kleinzelligen Bronchialkarzinom (NSCLC) als karzinogener Driver fungiert. Hier kommt es durch Fusionsgene oder Mutationen zur Aktivierung des Rezeptors. Physiologischer Ligand von RET ist der Nervenwachstumsfaktor GDNF (glial cell line-derived neurotrophic factor), der für die normale neuronale Entwicklung essentiell ist. Ein Funktionsverlust von RET führt z. B. zum angeborenen Megakolon (Morbus Hirschsprung). Bei zahlreichen weiteren Neoplasien (z. B. Phäochromozytom, Kolonkarzinom) spielt RET offenbar eine wesentliche Rolle. Während einige der Multi-Tyrosinkinasen-Inhibitoren wie Cabozantinib oder Vandetanib ebenfalls mit RET interagieren, sind die neueren Blocker Selpercatinib und Pralsetinib selektiver und potenter.

Pemigatinib ist ein hoch selektiver Inhibitor des Fibroblasten-Wachstumsfaktor-Rezeptors **FGFR.** Der Inhibitor bindet selektiv an FGFR 1, 2 und 3. Es existieren verschiedene Fibroblasten-Wachstumsfaktoren (> 15), die essentielle Funktionen bei Wachstum, Differenzierung, Zellmotilität und Regeneration ausüben. Aktivierende Mutationen von FGFRs treten bei zahlreichen Tumoren auf. Der Rezeptor wirkt über die bekannten Signalwege von Ras/MAP-Kinasen, Phosphatidylinositol-3-kinase/AKT/mTOR sowie JAK/STAT tumorbildend. Bei ca. 15 % der intrahepatischen Gallengangskarzinome findet man einen aktivierten FGFR als Tumor-Driver; besonders häufig ist eine aktivierende FGFR-2-Translokation, die durch Pemigartinib blockiert wird. Zahlreiche weitere FGFR-Inhibitoren (z. B. Rogaratinib und Erdafinib, das in USA zugelassen ist) werden derzeit geprüft.

Bei **Pexidartinib** handelt es sich um einen Tyrosinkinasehemmer, der den Rezeptor **(CSF1R)** des Makrophagen-Kolonie-stimulierenden Faktors CSF1 blockiert. Die Überexpression des Rezeptors führt zu einer gesteigerten Zellproliferation. Der Kinasehemmer wird bei einer nicht malignen Wucherung der Innenschicht der Gelenkkapsel beim seltenen tenosynovialen Riesenzelltumor eingesetzt.

Pharmakokinetik

➤ Tab. 34.16. Sämtliche Tyrosinkinase-Inhibitoren werden durch CYP-Enzyme metabolisiert.

Indikationen und Dosierung

➤ Tab. 34.15

Unerwünschte Arzneimittelwirkungen

Die Tyrosinkinase-Inhibitoren zeigen zahlreiche erhebliche unerwünschte Arzneimittelwirkungen. Dazu gehören bei allen Substanzen **Übelkeit, Erbrechen** und **Diarrhö** (die schwerwiegend sein kann). Müdigkeit tritt bei allen Wirkstoffen auf. Dieses Fatigue-Syndrom ist mitunter so stark, dass es zum Abbruch der Therapie führt. Hinzu kommen **Myalgie-Beschwerden. Lebertoxizität** tritt nahezu bei allen Substanzen auf. Erhebliche **Blutbildveränderungen** mit Anämie, Neutropenie und Thrombopenie kommen vor. **Ödeme** und **Hauttoxizität** sind ebenfalls sehr häufig.

Für **Midostaurin** typisch sind weiterhin **Hyperglykämie** und Hypokaliämie.

Bei **Gilteritenib** kann es zu einem gefährlichen **Differenzierungssyndrom** mit rascher Proliferation von myeloischen Zellen kommen. Auch treten **Krampfanfälle** und **Verwirrtheit** auf sowie Nierenschädigung und Hypotonie.

Typisch für **Avapritinib** sind **Gedächtnisstörungen, Änderung der Haarfarbe, Obstipation,** Gesichts- und periorbitale **Ödeme** sowie ein vermehrter **Tränenfluss.**

Bei **Ripretinib** ist mit einem **Hand-Fuß-Syndrom, Haarausfall, Hypertonie** und **Obstipation** zu rechnen.

[7] RET = rearranged during transfection

Tab. 34.16 Pharmakokinetische Daten von Inhibitoren der Rezeptortyrosinkinasen FLT3, KIT, FGFR, RET und CSF1R (N + = gleichzeitige Nahrungsaufnahme erhöht die Resorption)

Inhibitor	Resorption (% oder t_{max})	Proteinbindung	Metabolismus	$T_{1/2}$	Eliminatin	Interaktion
Midostaurin	t_{max} 3 h (N+)	98 %	CYP3A4, Hauptmetaboliten aktiv	20 h, aktiver Hauptmetabolit 480 h	Fäkal (78 %), 3 % unverändert	Wirkt als CYP-Hemmer, auch CYP Induktion, Inhibitor von P-gp
Gilteritinib	t_{max} 5 h	90 %	CYP3A4, P-gp-Substrat	113 h	Fäkal (65 %), renal (16 %)	Inhibitor von P-gp
Avapritinib	t_{max} 3 h	98 %	CYP3A4 (CYP2C9), Glucuronidierung	45 h	Fäkal (70 %), renal (18 %)	Wirkt als CYP3A4-Inhibitor, Inhibitor von P-gp
Ripretinib	t_{max} 4 h	99 %	CYP3A4 (CYP2C8 und CYP2D6)	15 h	Fäkal (34 %), renal (0,02 %)	Wirkt als CYP2C8-Inhibitor und als P-gp-Inhibitor
Selpercatinib	73 %, t_{max} 2 h	97 %	CYP3A4	32 h	Fäkal (69 %), 14 % unverändert; renal (24 %), 12 % unverändert	Nicht zusammen mit PPIs einnehmen, wirkt als CYP3A4- und CYP2C8-Inhibitor, P-gp-Inhibitor
Pralsetinib	t_{max} 3 h (N+)	97 %	CYP3A4, (CYP2D6, CYP1A2)	20 h	Fäkal (73 %), 66 % unverändert; renal (6 %), 5 % unverändert	Wirkt als CYP-Hemmer, induziert CYP2C8, CYP2C9, CYP3A4, P-gp-Inhibitor
Pemigatinib	t_{max} 1 h	90 %	CYP3A4	15 h	Fäkal (82 %), 2 % unverändert; renal 13 %	P-gp-Inhibitor
Pexidartinib	t_{max} 2 h (N+)	> 99 %	CYP3A4, Glucuronidierung	26 h	Fäkal (65 %), 44 % unverändert; renal (27 %) als Metaboliten	Nicht zusammen mit PPIs einnehmen, wirkt als CYP3A4-, CYP2B6- und CYP2C9-Inhibitor sowie als Induktor von CYP3A4 und CYP2B6

Selpercatinib führt zu **Hypertonie** und **Hyperglykämie**.

Bei **Pralsetinib** ist mit **Hypertonie, Obstipation, Pneumonitis** und **Fieber** zu rechnen.

Pemigatinib kann eine **Netzhautablösung** hervorrufen. Es führt oft zu Nagelveränderungen.

Interaktionen

➤ Tab. 34.16. Interaktionen mit CYP-Inhibitoren und -Induktoren müssen unbedingt beachtet werden.

34.13.5 VEGF-Rezeptor- und Multi-Tyrosinkinasen-Inhibitoren

Zahlreiche weitere Tyrosinkinase-Inhibitoren wurden in die Tumortherapie eingeführt (➤ Tab. 34.17). Häufig ist die Spezifität der Inhibitoren für verschiedene Typen von Tyrosinkinasen gering. Hiervon leitet man einen mehrseitigen Angriff auf den Tumor ab. Durch Hemmung von Rezeptortyrosinkinasen (VEGFR1–3) des Gefäßwachstumsfaktors VEGF (vascular endothelial growth factor) soll die Angiogenese von Tumoren gehemmt werden. Die Hemmung der Rezeptortyrosinkinasen KIT und RET soll Tumorwachstumssignale blockieren. Die Zellen der Tumormikroumgebung sollen über Hemmung von PDGF(platelet-derived growth factor)-Rezeptoren und FGF(fibroblast growth factor)-Rezeptoren angegriffen werden. Eine Ausnahme ist Axitinib, das sehr spezifisch für VEGF-Rezeptoren ist (➤ Tab. 34.17).

Pharmakokinetik

➤ Tab. 34.18. Alle Inhibitoren werden oral angewendet. Die Aufnahme der Wirkstoffe wird in unterschiedlichem Maße durch gleichzeitige Nahrungsaufnahme beeinflusst. Deshalb werden einige Substanzen mit einem zeitlichen Abstand zu den Mahlzeiten (meistens 1 Stunde vorher oder 2 Stunden nachher) eingenommen. Nahezu alle Kinase-Inhibitoren werden über CYP-Enzyme metabolisiert (bei Nintedanib spielen CYP-Enzyme eine geringe Rolle).

Indikationen

➤ Tab. 34.17. Häufig sind die Inhibitoren erst bei **fortgeschrittenen Tumoren** und bei **Versagen anderer Therapien** indiziert.

Dosierung: ➤ Tab. 34.17

Tab. 34.17 VEGF-Rezeptor- und Multi-Tyrosinkinasen-Inhibitoren: Strukturen, Spezifität, Indikationen und Dosierungen

Inhibitor	Struktur	Inhibition der Kinasen	Indikationen	Dosierung (oral)
Axitinib (Inlyta®)	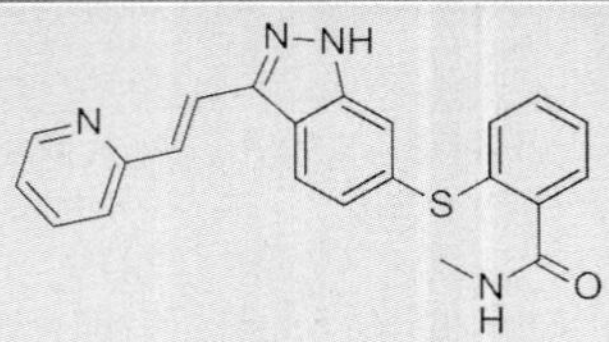	VEGFR1–3	• Fortgeschrittenes Nierenzellkarzinom • Nach Versagen von Sunitinib oder einem Zytokin	2 × 5 mg–2 × 10 mg/d
Cabozantinib* (Cabometyx® Tbl.)	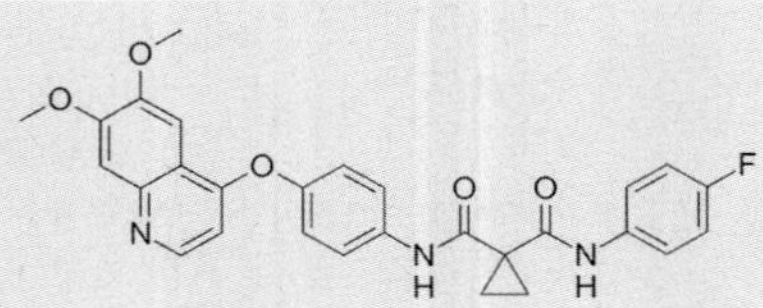	• RET • VEGFR1–3 • MET • KIT • Axl • FLT3	• Nierenzellkarzinom • Leberzellkarzinom	60 mg/d
Cabozantinib (Cometriq® Kps.)			Medulläres Schilddrüsenkarzinom	140 mg/d
Lenvatinib (Lenvima®)	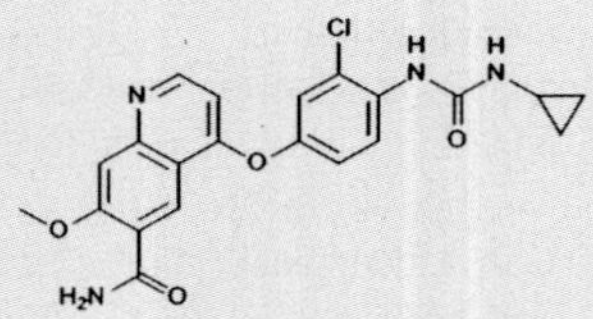	• VEGFR1–3 • RET • MET • KIT • FGFR1–3 • PDGFR	Fortgeschrittenes differenziertes Schilddrüsenkarzinom bei Versagen einer Radiojodtherapie	24 mg/d
Nintedanib (Vargatef®)	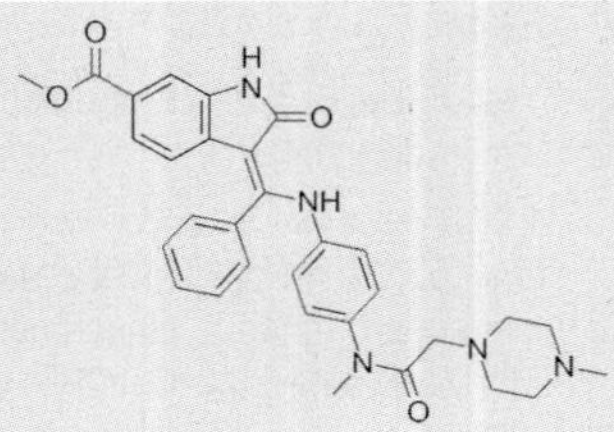	• VEGFR1–3 • PDGFR • FGFR1–3 • FLT3 • LCK • Src	In Kombination mit Docetaxel bei fortgeschrittenem NSCLC vom Adenokarzinom-Typ	2 × 200 mg/d (zur Mahlzeit)
Pazopanib (Votrient®)	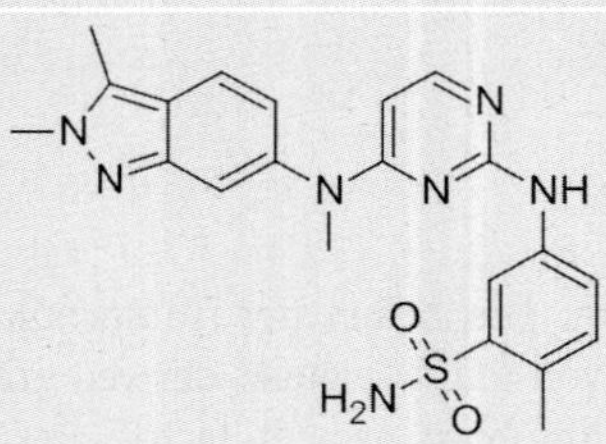	• VEGFR1–3 • PDGFR • KIT • FLT-1, 3, 4 • ABL • FGFR	• Fortgeschrittenes Nierenzellkarzinom • Fortgeschrittenes Weichteilsarkom bei Versagen einer Chemotherapie innerhalb von 12 Monaten	800 mg/d (mit Zeitabstand zu den Mahlzeiten)
Regorafenib (Stivarga®)	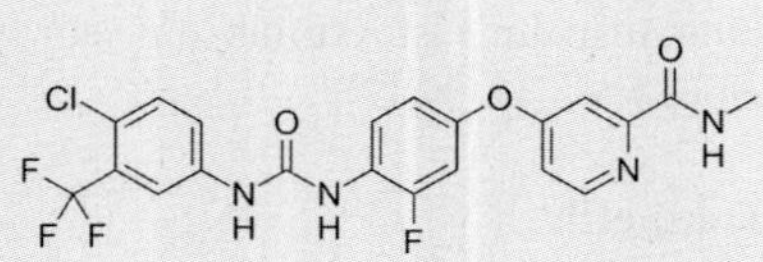	• VEGFR1–3 • KIT • RET • PDGFR • FGFR • RAF	• Fortgeschrittenes kolorektales Karzinom • Fortgeschrittener gastrointestinaler Stromatumor (GIST)	160 mg/d für 3 Wochen, danach 1 Woche Pause
Sorafenib (Nexavar®)	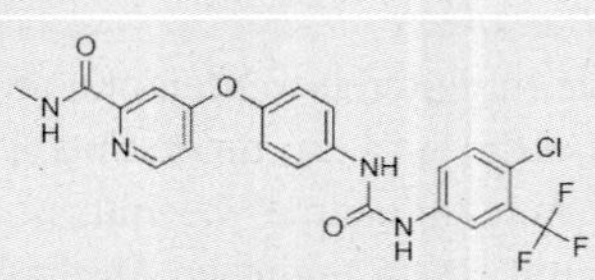	• VEGFR1–3 • FLT-1/3/4 • PDGFR • KIT • FGFR • Raf, • Raf	• Fortgeschrittenes Nierenzellkarzinom nach Versagen einer Zytokin-Therapie • Leberzellkarzinom • Differenziertes Schilddrüsenkarzinom	2 × 400 mg/d (nicht zusammen mit Mahlzeiten)
Sunitinib (Sutent®)	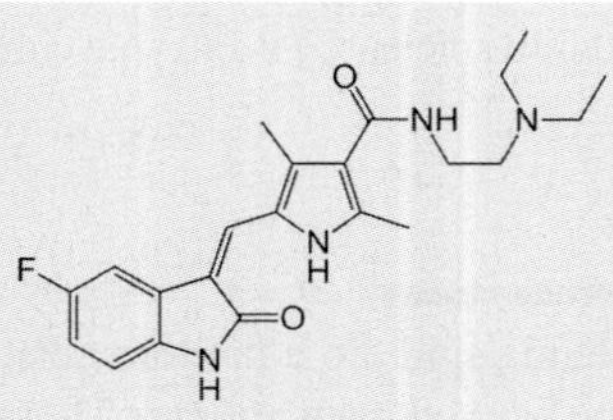	• VEGFR1–3 • PDGFR • KIT • FLT3 • RET • CSF1	• Fortgeschrittenes Nierenzellkarzinom • Fortgeschrittene gastrointestinale Stromatumoren (GIST) bei Versagen von Imatinib • Pankreatische neuroendokrine Tumoren	50 mg/d für 28 Tage, dann 2 Wochen Pause

Tab. 34.17 VEGF-Rezeptor- und Multi-Tyrosinkinasen-Inhibitoren: Strukturen, Spezifität, Indikationen und Dosierungen ***(Forts).***

Inhibitor	Struktur	Inhibition der Kinasen	Indikationen	Dosierung (oral)
Vandetanib (Caprelsa®)	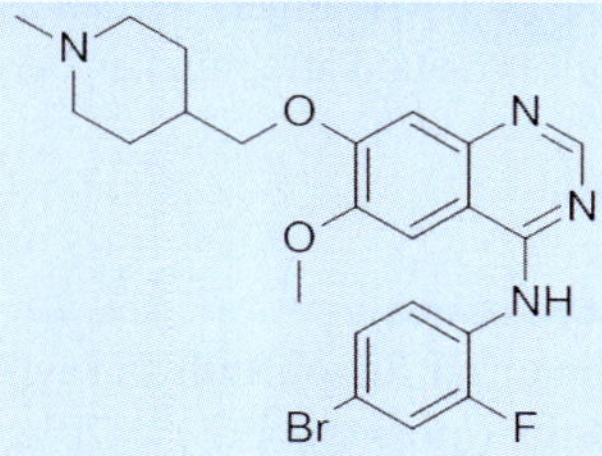	• VEGFR2/3 • EGFR • FLT-4 • RET	Fortgeschrittenes medulläres Schilddrüsenkarzinom (gut wirksam bei aktivierender RET-Mutation)	300 mg/d

* Tabletten und Kapseln von Cabozantinib sind nicht bioäquivalent. Die Indikationen sind unterschiedlich.

Tab. 34.18 Pharmakokinetik der Tyrosinkinase-Inhibitoren (N + = gleichzeitige Nahrungsaufnahme erhöht die Resorption; N– = Nahrungsaufnahme vermindert die Resorption)

Inhibitor	Resorption	Proteinbindung	Metabolismus	$T_{1/2}$	Elimination	Interaktionen
Axitinib	58 %	> 99 %	CYP3A4/5 (CYP1A2, CYP2C19, UGT1A1)	2,5–6 h	Fäkal 30–60 %, renal 23 %	Hemmt CYP1A2 und CYP2C8
Cabozantinib (N+)	t_{max} 2–5 h > 27 %	> 99,9 %	CYP3A4 (CYP2C9), Glucuronidierung, Sulfatierung	120 h	Fäkal 64 %, renal 27 %	Hemmt P-pg
Lenvatinib	t_{max} 1–4 h ~ 85 %	99 %	CYP3A4 (> 80 %), Aldehyd-oxidase, Glutathion-Konjugation, Glucuronidierung	28 h	Fäkal 75 %, renal 25 %	
Nintedanib (N+)	t_{max} 2–4 h 4,7 %	98 %	Hydrolytische Spaltung durch Esterasen, dann Glucuronidierung (CYP3A4 gering), P-pg-Substrat	≈ 12 h	Fäkal 93 %	
Pazopanib (N+)	t_{max} 3,5 h	> 99 %	CYP4A4 (CYP2C8, CYP1A2), P-gp-Substrat, BCRP-Substrat	30 h	Fäkal, nur 4 % renal	Hemmt CYP3A4, 2C19, 2C9, 2C8, 1A2, 2B6, 2E1, UGT1A1
Regorafenib (N+)	t_{max} 3–4 h	99,5 %	CYP3A4 (aktiver Metabolit), UGT1A9, enterohepatischer Kreislauf	20–30 h	Fäkal 71 %, renal 19 %	Hemmt CYP2C8, Cyp2C9, CYP2B6
Sorafenib (N-)	t_{max} 3 h	99,5 %	CYP3A4 (aktiver primärer Metabolit), UGT1A9	45 h	Fäkal 77 %, renal 19 %	
Sunitinib	t_{max} 6–12 h	95 %	CYP3A4 (aktiver primärer Metabolit)	40–60 h (aktiver Metabolit 80–110 h)	Fäkal 61 %	
Vandetanib	t_{max} 6 h	90 %	CYP3A4, FMO1/3	19 Tage	Fäkal 40 %, renal 25 %	Hemmt den OTC2-Transporter

Unerwünschte Arzneimittelwirkungen

Das ähnliche Wirkspektrum der Tyrosinkinase-Inhibitoren führt zu sehr ähnlichen klassespezifischen unerwünschten Arzneimittelwirkungen. Am häufigsten (> 20 %) kommt es zu Übelkeit, Appetitlosigkeit, Diarrhö, Müdigkeit und Erschöpfung. Durch Hemmung der Angiogenese werden wahrscheinlich typische unerwünschte Arzneimittelwirkungen wie Hypertonie (30–60 %), Thromboembolie, Blutungen und gastrointestinale Perforationen verursacht. Es kommt zu Herzinsuffizienz, QT-Intervall-Verlängerung, Ischämien (Myokardinfarkt, Schlaganfall). Weitere häufige und typische unerwünschte Arzneimittelwirkungen sind Hautveränderungen (Hand-Fuß-Syndrom, Pigmentstörungen), Myelosuppression (Neutropenie, Thrombopenie und Anämie), Lungen- und Lebertoxizität sowie Proteinurie. Es treten Geschmacksstörungen und selten das posteriore reversible Enzephalopathie-Syndrom (PRES: hypertone Krise, Kopfschmerzen, Sehstörungen, Krämpfe und Verwirrtheit) auf.

Interaktionen

Zahlreiche Pharmaka, welche die Aktivität von CYP-Enzymen hemmen oder induzieren, können die Wirkspiegel der Tyrosinkinase-Inhibitoren beeinflussen und zu Interaktionen führen. Einige Kinase-Hemmer sind selbst signifikante CYP-Hemmer (➤ Tab. 34.18).

34.13.6 Januskinase-Inhibitoren

Ruxolitinib (➤ Abb. 34.43) ist ein **Inhibitor der Januskinasen** JAK1 und -2. Hierbei handelt es sich um zytosolische Tyrosinkinasen, die in den **Signalweg über Zytokinrezeptoren** eingeschaltet sind. Insgesamt gibt es 4 Januskinasen JAK1, 2, 3 und Tyk. Kürzlich wurde **Fedratinib** zugelassen. Dabei handelt es sich um einen höher selektiven JAK2-Inhibitor.

Wirkmechanismus

Zahlreiche Zytokine (z. B. Interleukin 2–7), Interferone oder Erythropoetin binden an **Zytokinrezeptoren,** die per se keine Tyrosinkinase-Aktivität besitzen (➤ Abb. 1.14 und ➤ Abb. 34.38). Nach Rezeptorbesetzung kommt es zytokinspezifisch zu einer Homo- oder Heterodimerisierung und zur **Aktivierung der assoziierten Januskinasen.** Die Januskinasen phosphorylieren den Rezeptor, der dann **STAT-Proteine** (STAT 1–6; Signal Transduction and Activation of Transcription) rekrutiert, die anschließend ebenfalls an Tyrosinresten phosphoryliert werden. Die phosphorylierten STAT-Proteine dimerisieren, wandern in den Zellkern und wirken als Transkriptionsfaktoren.

Der JAK-STAT-Signalweg ist in verschiedene **Proliferationsprozesse** eingeschaltet und spielt eine entscheidende Rolle bei der **Hämatopoese.** Durch Fehlregulation dieses Signalwegs kommt es zu einer Myelofibrose. Dabei handelt es sich um eine proliferative Erkrankung, bei der die normale Hämatopoese im Knochenmark durch eine Fibrosierung verdrängt wird. Es wird vermutet, dass erhöhte Spiegel an Zytokinen sowie aktivierende Mutationen von Januskinasen hierfür verantwortlich sind. Ruxolitinib und Fedratinib blockieren die zytokininduzierte Phosphorylierung von STAT3/5 durch Hemmung der Januskinasen JAK1 und 2 (präferenziell durch Fedratinib inhibiert). Zahlreiche weitere Januskinase-Inhibitoren wie Tofacitinib (JAK1,3-Hemmer), Baricitinib (JAK1,2-Hemmer) und Upadacitinib (JAK1,3-Hemmer) werden z. B. bei rheumatoider Arthritis, Colitis ulcerosa und atrophischer Dermatitis eingesetzt.

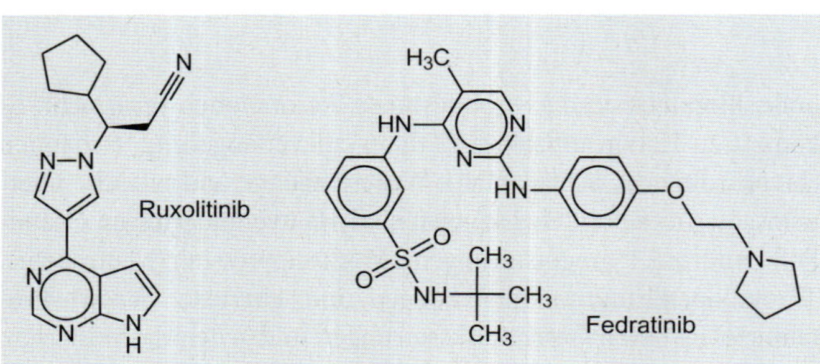

Abb. 34.43 Ruxolitinib und Fedratinib.

Pharmakokinetik

Die orale Aufnahme von **Ruxolitinib** (Jakavi®) beträgt 95 % und liegt für **Fedratinib** (Inrebic®) bei ca. 70 %. Eine **Metabolisierung** erfolgt bei Ruxolitinib und Fedratinib primär über CYP3A4 (Wechselwirkungen durch CYP-Induktoren und Inhibitoren!). Die **Plasmahalbwertszeit** beträgt bei Ruxolitinib ca. 3 Stunden und die **Elimination** erfolgt primär renal. Die effektive Plasmahalbwertszeit von Fedratinib ist mit 41 Stunden angegeben. Der Wirkstoff wird primär fäkal eliminiert.

Indikationen und Dosierung

Therapie der **primären Myelofibrose** sowie der **Polycythaemia vera.**

Dosierung:

- Ruxolitinib (Jakavi®): 15–20 mg 2 × täglich
- Fedratinib (Inrebic®): 400 mg 1 × täglich

Unerwünschte Arzneimittelwirkungen

Die häufigsten hämatologischen unerwünschten Arzneimittelwirkungen beider Wirkstoffe sind **Anämie** (> 80 %) und **Thrombozytopenie** (70 %) mit Blutungen und Hämatomen sowie Neutropenie. Es treten häufig Schwindel und **Kopfschmerzen** auf. Es kommt zur Erhöhung von Leberenzymen, zur **Hypercholesterinämie, Gewichtszunahme** und **Hypertonie.** Weiterhin sind Übelkeit, Erbrechen und Diarrhö sehr häufig.

34.13.7 Bruton-Tyrosinkinase-Inhibitoren

Der B-Zell-Rezeptor ist essenziell für die normale Entwicklung und Reifung von B-Zellen (➤ Abb. 34.44). Signale über den B-Zell-Rezeptor spielen jedoch auch eine entscheidende Rolle bei der Proliferation von B-Zell-Malignomen. Der B-Zell-Rezeptor-Komplex besteht aus einem antigenbindenden Immunglobulinmolekül und zwei transmembranären Immunglobulinketten (Ig-α und Ig-β), die intrazellulär ITAMs (Imunoreceptor Tyrosine-based Activation Motifs) tragen. Die Phosphorylierung von ITAMs durch die Tyrosinkinasen Lyn und Syc ist entscheidend für die Signaltransduktion über den B-Zell-Rezeptor. In die Signalweiterleitung vom aktivierten B-Zell-Rezeptor sind die Bruton-Tyrosinkinase und die Phosphatidylinositol-3-Kinase (PI3-Kinase-α/δ) eingeschaltet. Sowohl die Bruton-Tyrosinkinase als auch die PI3-Kinase-δ sind spezifische pharmakologische Ziele bei der Therapie von B-Zell-Lymphomen mit Kinase-Inhibitoren. Die Bruton-Tyrosinkinase

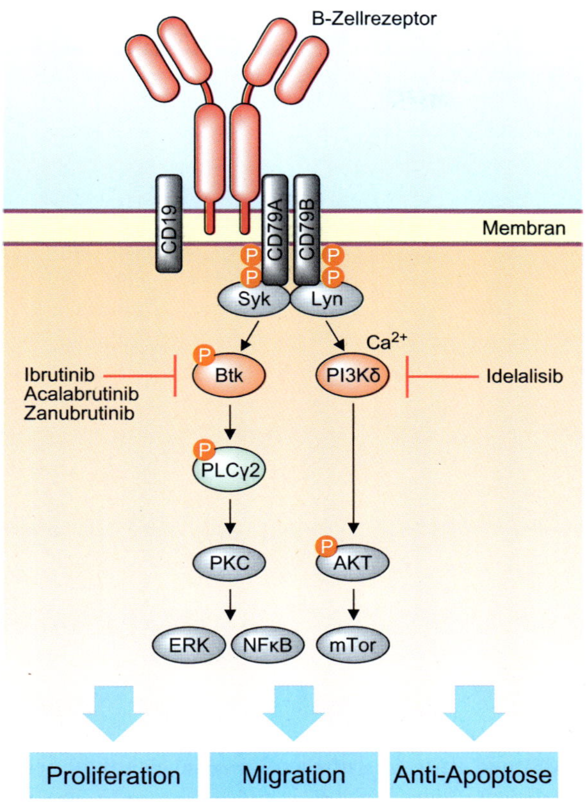

Abb. 34.44 Hemmung der Signaltransduktion über den B-Zell-Rezeptor durch die Bruton-Tyrosinkinase-Inhibitoren Ibrutinib, Acalabrutinib und Zanubrutinib sowie durch den PI3-Kinase-Inhibitor Idelalisib.
Der B-Zell-Rezeptor-Komplex besteht aus dem antigenbindenden Immunglobulin und den beiden Immunglobulinketten Ig-α (CD79A) und Ig-β (CD79B). Bei der B-Zell-Aktivierung kommt es zu einer Tyrosinphosphorylierung von Ig-α (CD79A) und Ig-β (CD79B) durch die Tyrosinkinasen Syc und Lyn. Der weitere Signalweg erfordert die Aktivierung der Bruton-Tyrosinkinase (Btk) und der Phosphatidylinositol-3-kinase-δ (PI3Kδ). Die Bruton-Tyrosinkinase wird durch Ibrutinib, Acalabrutinib und Zanubrutinib gehemmt. Idelalisib inhibiert PI3Kδ. Hierdurch werden Signalwege, die die Phospholipase C-γ2 (PLCγ2) und die Proteinkinase C (PKC) sowie die AKT-Kinase und mTor-Kinase einschließen, blockiert (s. auch ➢ Abb. 34.1).

wird durch **Ibrutinib, Acalabrutinib** und **Zanubrutinib** selektiv gehemmt (➢ Tab. 34.19).

Ibrutinib und Acalabrutinib binden an einem Cysteinrest im aktiven Zentrum der Kinase und hemmen dadurch die Kinase irreversibel. Kürzlich wurde ein weiterer Brutonkinase-Inhibitor (**Zanubrutinib,** Brukinsa®) von der EMA zugelassen, der ebenfalls den gleichen Wirkmechanismus zeigt.

Pharmakokinetik

➢ Tab. 34.20

Indikationen und Dosierung

➢ Tab. 34.19. **Ibrutinib** (Imbruvica®) wird bei **refraktärem Mantelzell-Lymphom,** bei der **chronischen lymphatischen Leukämie** (CLL) sowohl bei Erstanwendung als auch bei refraktärer Vortherapie sowie bei **Morbus Waldenström** eingesetzt. **Acalabrutinib** (Calquence®) ist nur für die Therapie der CLL zugelassen, der neue Brutonkinase-Inhibitor **Zanubrutinib** (Brukinsa®) nur für Morbus Waldenström.
Dosierung: ➢ Tab. 34.19

Unerwünschte Arzneimittelwirkungen

Häufige unerwünschte Arzneimittelwirkungen sind Blutungen, Diarrhö, Müdigkeit, Anämie, Infektionen, Arthralgie und Hautveränderungen.

Interaktionen

➢ Tab. 34.20

Tab. 34.19 Bruton-Tyrosinkinase-Inhibitoren: Strukturen, Spezifität, Indikationen und Dosierungen

Inhibitor	Struktur	Mechanismus	Indikation	Dosierung (oral)
Ibrutinib Imbruvica	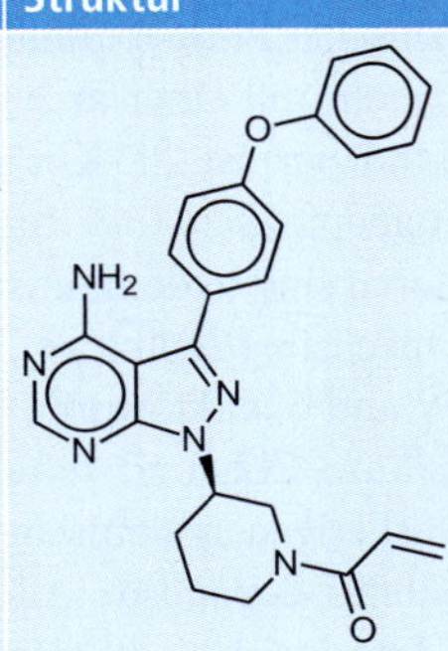	Kovalente und irreversible Hemmung der Bruton-Tyrosinkinase durch Bindung an C481	• Refraktäres Mantelzelllymphom • Nicht vorbehandelte CLL • Vorbehandelte CLL • Morbus Waldenström	420–560 mg/d

Tab. 34.19 Bruton-Tyrosinkinase-Inhibitoren: Strukturrn, Spezifität, Indikationen und Dosierungen *(Forts).*

Inhibitor	Struktur	Mechanismus	Indikation	Dosierung (oral)
Acalabrutinib Calquence®	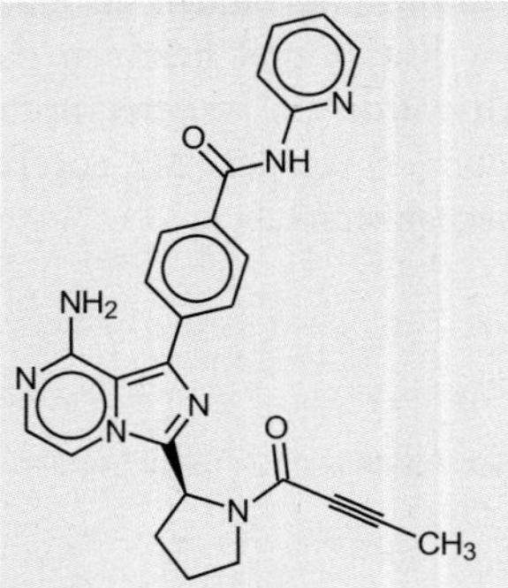		• Nicht vorbehandelte CLL zusammen mit Obinutuzumab • Vorbehandelte CLL	2 × 100 mg/d
Zanubrutinib Brukinsa®	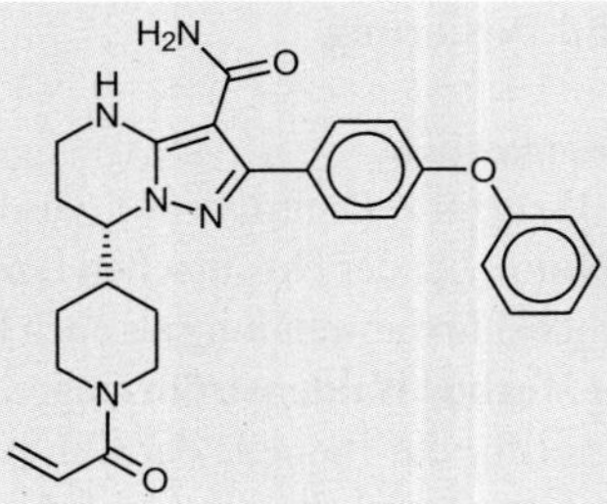		Morbus Waldenström	2 × 160 mg/d

Tab. 34.20 Pharmakokinetische Daten der Bruton-Tyrosinkinase-Inhibitoren (N + = gleichzeitige Nahrungsaufnahme erhöht die Resorption)

Inhibitor	Resorption (% oder t_{max})	Proteinbindung	Metabolismus	$T_{1/2}$	Elimination	Interaktion
Ibrutinib	3 % t_{max} 2 h (N+)	97 %	CYP3A4	4–17 h	Fäkal (80 %), 1 % unverändert	Inhibitor von P-gp
Acalabrutinib	25 % t_{max} 1 h	97 %	CYP3A4, aktiver Metabolit, P-gp-Substrat	1–2 h (7 h aktiver Metabolit)	Fäkal (84 %), < 2 % unverändert	PPIs hemmen die Resorption
Zanubrutinib	t_{max} 2 h	94 %	CYP3A4	2–4 h	Fäkal (87 %), 38 % unverändert	Wirkt als schwacher CYP3A4-Hemmer, induziert CYP2B6

34.13.8 PI3-Kinase-Inhibitoren

Phosphatidylinositol-3-Kinasen (PI3-Kinasen) spielen eine zentrale Rolle bei der zellulären Signalübertragung und sind vielfältig am Rezeptor-Crosstalk beteiligt (➢ Kap. 1.2, ➢ Abb. 1.15). Die Kinasen phosphorylieren die 3'-OH-Position am Inositolring von Phospholipiden und sind somit keine Tyrosinkinasen. Die Enzyme sind heterodimere Proteine, die aus einer regulatorischen Untereinheit (p85) und einer katalytischen Untereinheit (p110) bestehen. Die katalytische Untereinheit liegt in 4 Isoformen (α, β, γ und δ) vor, die unterschiedliche Funktionen haben. Während die α- und β-Isoformen ubiquitär vorkommen, werden die γ- und δ-Isoformen primär in hämatopoetischen Zellen exprimiert. PI3 K-δ ist für die normale B-Zell-Entwicklung entscheidend wichtig und ist häufig in verschiedenen B-Zell-Tumoren dereguliert. PI3-Kinasen führen zur Aktivierung von Proteinkinase B (AKT) (➢ Abb. 34.38), die für zahlreiche metabolische Prozesse, Wachstum und Anti-Apoptose verantwortlich ist. Während eine Hemmung sämtlicher PI3-Kinasen durch Pan-PI3-Kinase-Inhibitoren wegen der unerwünschten Arzneimittelwirkungen problematisch ist, werden spezifische PI3-Kinase-Inhibitoren zur gezielten Therapie eingesetzt.

Idelalisib (Zydelig®) (➢ Abb. 34.45) ist ein spezifischer Inhibitor der δ-Isoform der PI3-Kinase. Der Kinase-Inhibitor induziert in malignen B-Lymphom-Zellen Apoptose und hemmt die Proliferation. Dazu trägt auch die Hemmung der Signalübertragung über die Chemokin-Rezeptoren CXCR4 und CXCR5, die die Adhäsion und das Homing von B-Zellen regulieren, bei. **Alpelisib** (Piqray®) (➢ Abb. 34.45) ist ein spezifischer PI3 K-α-Inhibitor, der beim fortgeschrittenen Mammakarzinom mit einer aktivierenden Mutation im PI3 K-α-Gen (PIK3CA) indiziert ist. PI3 K-α aktiviert den AKT/mTOR-Signalweg, der antiapoptotisch und tumorbildend wirkt. Weitere PI3-Kinase-Inhibitoren sind in der klinischen Prüfung bzw. in Zulassungsverfahren. Duvelisib (Copiktra®), ein PI3-Kinasen-Inhibitor, der gegen PI3 K-γ und δ wirkt, wurde 2021 von der EMA für die Indikationen refraktäre CLL und refraktäres follikuläres Lymphom jeweils nach 2 vorherigen systemischen Therapien zugelassen. Der PI3-Kinase-Inhibitor Copanlisib (Aliqopa®), der in den USA für die Therapie des refraktären follikulären Lymphoms zur

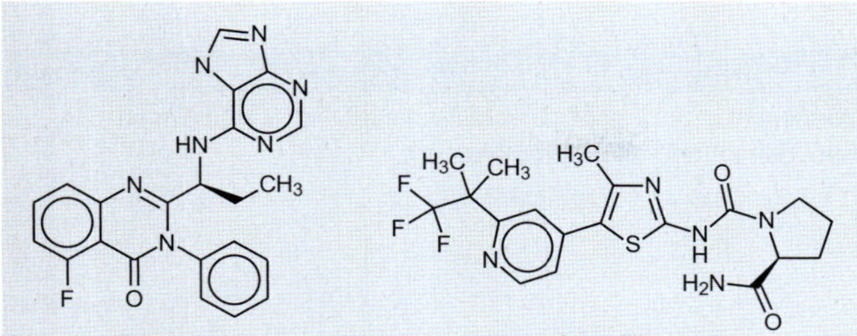

Abb. 34.45 Idelalisib und Alpelisib.

Verfügung steht, blockiert bevorzugt PI3-Kinase α und δ. Ebenfalls in den USA zugelassen ist Umbralisib, ein PI3 K-δ-Inhibitor, der ebenfalls die Caseinkinase 1 ε hemmt und bei Marginalzonen- und follikulärem Lymphom eingesetzt wird.

Pharmakokinetik

Idelalisib wird rasch und nahrungsunabhängig aufgenommen. Der Wirkstoff wird primär durch Aldehydoxidase metabolisiert. CYP3A4 und UGT1A4 spielen eine untergeordnete Rolle. Der Kinase-Inhibitor ist ein P-Glykoprotein-Substrat. Die Plasmahalbwertszeit beträgt 8–10 Stunden. Die Ausscheidung ist primär biliär. Der Hauptmetabolit von Idelalisib ist zwar inaktiv, wirkt aber als starker CYP3A4-Hemmer. Idelalisib kann CYP-Enzyme induzieren. Die Bedeutung ist nicht klar.

Die Resorption von **Alpelisib** liegt zwischen 70 und 99 % (nach Nahrungsaufnahme). Der Hauptmetabolit entsteht nicht-enzymatisch und enzymatisch (z. B. Plasma-Esterasen) durch Amidhydrolyse. CYP-Enzyme spielen eine geringe Rolle (ca. 15 %). Die Plasmahalbwertszeit beträgt 8–9 Stunden. Alpelisib wird primär fäkal (81 %) ausgeschieden.

Indikationen und Dosierung

Idelalisib (Zydelig®) wird in Kombination mit Rituximab zur Therapie der **chronischen lymphatischen Leukämie (CLL),** zur Weiterführung einer CLL-Therapie bei 17p-Deletion und TP53-Mutationen (ungünstiger Verlauf durch Mutationen des Tumorsuppressorgens p53) sowie bei refraktärer Therapie eines follikulären Lymphoms eingesetzt. Eine typische **Dosierung** ist 2 × 150 mg/Tag.

Alpelisip (Piqray®) wird in Kombination mit dem Antiöstrogen Fluvestran bei **fortgeschrittenem Mammakarzinom mit PIK3CA-Mutation** eingesetzt, wenn ein Fortschreiten der Erkrankung trotz endokriner Therapie auftritt. Die **Dosierung** ist 2 × 150 mg täglich.

Unerwünschte Arzneimittelwirkungen

Idelalisib: Häufige unerwünschte Arzneimittelwirkungen sind Neutropenie, Infektionen, Lebertoxizität, Diarrhö, Exantheme, Fieber, Müdigkeit, Erhöhung von Transaminasen und Triglyceriden.

Alpelisib: Sehr häufig (80 %) tritt eine Hyperglykämie auf. Es kommt zur Erhöhung des Plasmakreatinins und der Leberenzyme. Häufige unerwünschte Arzneimittelwirkungen sind weiterhin Übelkeit, Diarrhö, Hauttoxizität, Haarausfall, Neutropenie und Anämie.

34.13.9 Raf-Kinase-Inhibitoren

Vemurafenib*, Dabrafenib und **Encorafenib** (➤ Tab. 34.21) hemmen die **Serin/Threoninkinase Raf.** Drei Kinase-Isoformen (A-, B- und C-Raf) sind bekannt. B-Raf ist eine MAP-Kinase (➤ Abb. 1.14 und ➤ Abb. 34.38), die dem Ras-Protein nachgeschaltet ist. Der normale Ras/Raf-Signalweg zum Kern erfolgt in einer kaskadenartigen Aktivierung von Serin/Threoninkinasen; wobei Raf durch aktiviertes Ras dimerisiert wird und anschließend den weiteren MEK/ERK-Signalweg durch Phosphorylierung stimuliert (➤ Abb. 34.38). Dies führt dann zu einer Proliferation der Zielzellen.

Wirkmechanismus

In vielen Tumorzellen kann eine **Mutation von B-Raf** festgestellt werden. Häufig liegt eine aktivierende Mutation vor, die durch den Austausch von Valin in Position 600 gegen Glutamat (B-Raf-V600E) gekennzeichnet ist. Bei ca. 50 % der Melanome wird diese Mutation gefunden. Das mutierte **B-RafV600E** ist ohne eine Dimerisierung aktiv im Zytosol und führt zur Aktivierung des MEK/ERK-Signalwegs mit Tumorwachstum und Hemmung der Apoptose (➤ Abb. 34.38). Die Hemmung von Raf durch Vemurafenib oder Dabrafenib hat **nur in der aktivierenden Mutation B-RafV600E** einen therapeutischen Effekt. Die normale Form von B-Raf (Wildtyp-B-Raf) kann sogar durch den Kinase-Hemmer zu einer paradoxen Aktivierung des MEK/ERK-Signalweges führen. Das mag an der Dimerisierung des Wildtyp-B-Raf liegen, die auch in Gegenwart von Vemurafenib erfolgt. Somit muss **vor Therapiebeginn** geprüft werden, ob das Melanom eine **Raf-Mutante** besitzt.

Pharmakokinetik

➤ Tab. 34.22. Vemurafenib (Zelboraf®), Dabrafenib (Tafinlar®) und Encorafenib (Braftovi®) werden oral angewendet. Die Kinase-Inhibitoren sind CYP-Substrate, insofern führen typische CYP-Inhibitoren bzw. Induktoren zu Wechselwirkungen, die zu beachten sind.

Indikationen und Dosierung

➤ Tab. 34.21. Bei der Therapie des inoperablen oder metastasierten **Melanoms mit positiver B-Raf-V600-Mutation** stellte die Anwendung der B-Raf-Inhibitoren einen wesentlichen therapeutischen Fortschritt dar.

Wegen der Resistenzbildung werden die Raf-Inhibitoren zusammen mit MEK-Inhibitoren eingesetzt (➤ Kap. 34.13.9). Auch eine

34

Tab. 34.21 Inhibitoren der Raf und MEK®

Inhibitor	Struktur	Mechanismus	Indikationen	Dosierung
Vemurafenib Zelboraf®	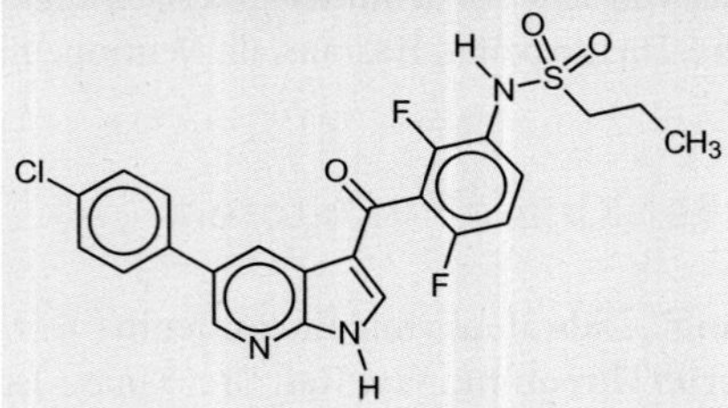	B-Raf-Inhibitor, hemmt aktivierende V600-Mutation, Inhibitor von C-Raf	Inoperables Melanom mit B-Raf-600-Mutation	2 × 960 mg/d
Dabrafenib Tafinlar®	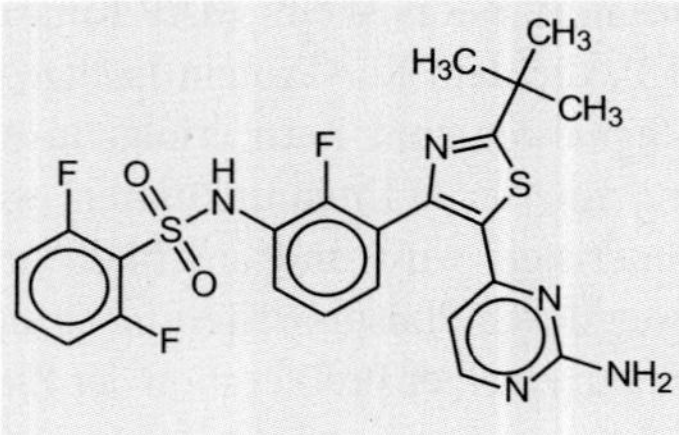	B-Raf-Inhibitor, hemmt aktivierende V600-Mutation	• Inoperables Melanom mit B-Raf-600-Mutation • Adjuvante Melanombehandlung nach Resektion • Nichtkleinzelliges Lungenkarzinom (NSCLC) mit BRaf-600-Mutation in Kombination mit Trametinib	2 × 150 mg/d (1 h vor oder 2 h nach den Mahlzeiten)
Encorafenib Braftovi®	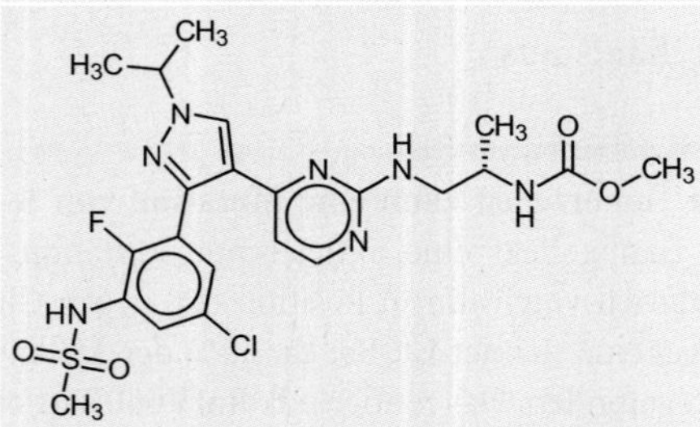	B-Raf-Inhibitor, hemmt aktivierende V600-Mutation, Inhibitor von C-Raf, JNK1,2,3	• Inoperables Melanom mit B-Raf-600-Mutation in Kombination mit Binimetinib • Fortgeschrittenes Kolorektalkarzinom mit B-Raf-600-Mutation in Kombination mit Cetuximab	• Melanom: 450 mg/d • Kolorektalkarzinom: 300 mg/d
Trametinib Mekinist®	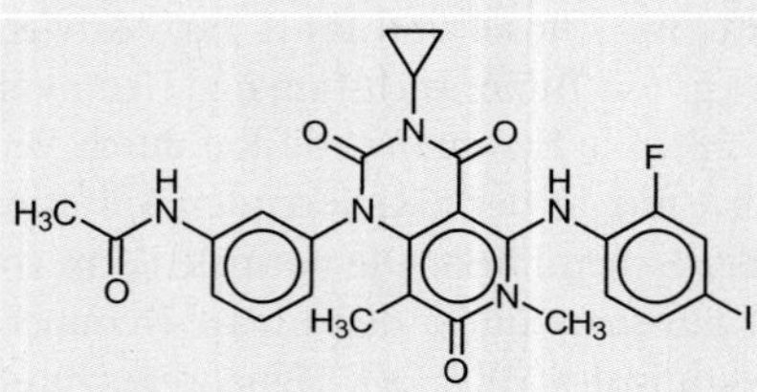	Reversibler, allosterischer Inhibitor von MEK1,2	• Inoperables Melanom mit B-Raf-600-Mutation • Adjuvante Melanombehandlung nach Resektion • Nichtkleinzelliges Lungenkarzinom (NSCLC) mit B-Raf-600-Mutation in Kombination mit Dabrafenib	2 mg/d (1 h vor oder 2 h nach den Mahlzeiten)
Cobimetinib Cotellic®	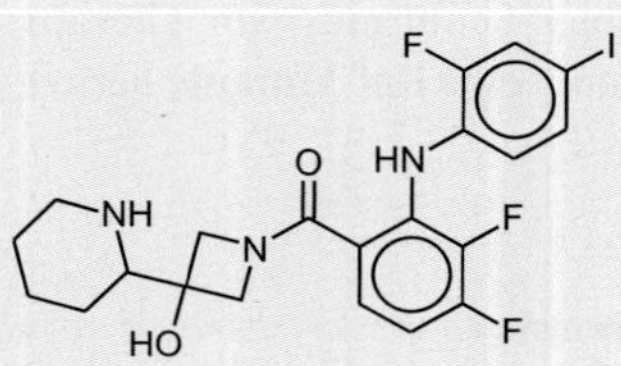	Reversibler, allosterischer Inhibitor von MEK1,2	Inoperables Melanom mit B-Raf-600-Mutation in Kombination mit Vemurafenib	60 mg/d für 21 Tage, dann 7 Tage Pause
Binimetinib Mektovi®	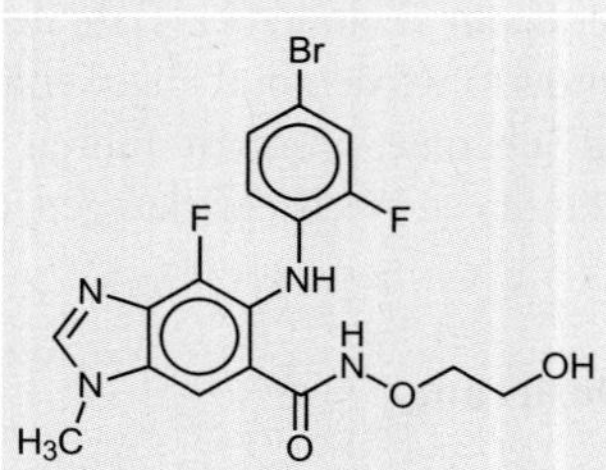	Reversibler, allosterischer Inhibitor von MEK1,2	Inoperables Melanom mit B-Raf-600-Mutation in Kombination mit Encorafenib	2 × 45 mg/d
Selumetinib Koselugo®	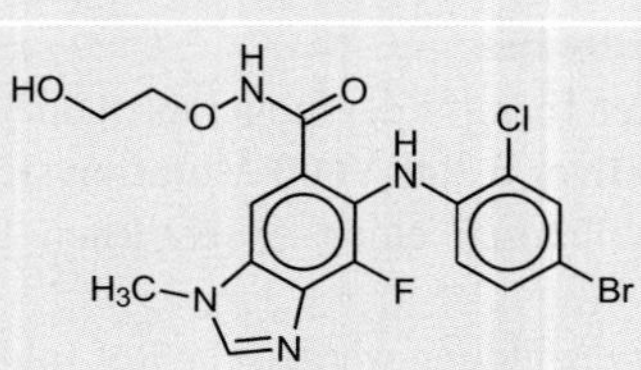	MEK1,2-Inhibition	Inoperable plexiforme Neurofibrome bei Neurofibromatose Typ 1 bei Kindern	2 × 25 mg/m²

Tab. 34.22 Pharmakokinetik von Raf- und MEK-Inhibitoren (N + = gleichzeitige Nahrungsaufnahme erhöht die Resorption; N– = Nahrungsaufnahme vermindert die Resorption)

Inhibitor	Resorption	Proteinbindung	Metabolismus	$T_{1/2}$	Elimination	Interaktionen
Vemurafenib (N +)	64 % t_{max} 4 h	> 99 %	CYP3A4	52 h	Fäkal 94 %	Moderater CYP1A2-Inhibitor und CYP3A4-Induktor, hemmt P-gp
Dabrafenib (N +)	95 %, t_{max} 2 h	99,7 %	CYP2A8, CYP3A4	10 h	Fäkal 71 %	Starker Induktor von CYPs wie CYP3A4, CYP2Cs, CYP2B6
Encorafenib	86 % t_{max} 2 h	86 %	CYP3A4, (CYP2C19, CYP2D6)	6 h	Fäkal 47 %, renal 47 %	Inhibitor von CYP3A4, starker Induktor von CYP2B6, CYP2C9, CYP3A4, UGT1A1
Trametinib (N–)	72 %, t_{max} 2 h	97,4 %	Deacetylierung, Glucuronidierung (CYP3A4)	127 h	Fäkal 80 %	
Cobimetinib	> 46 % t_{max} 2,5 h	95 %	CYP3A, Glucuronidierung	43 h	Fäkal	In-vitro-Induktor von CYP1A2
Binimetinib	50 % t_{max} 1,5 h	97 %	Direkte Glucuronidierung (61 %), (CYP1A2, CYP2C19 [20 %])	8 h	Fäkal 62 %, renal 31 %	Schwacher CYP1A2- und CYP2C9-Inhibitor
Selumetinib (N–)	63 % t_{max} 1 h	98 %	CYP3A4, direkte Glucuronidierung (30 %), (CYP2C19,CYP1A2)	6 h	Fäkal 59 %, unverändert 19 %; renal 33 %, 1 % unverändert	

adjuvante Melanom-Therapie wird mit einigen Substanzen durchgeführt. Dabrafenib wird in Kombination mit dem MEK-Inhibitor Trametinib auch beim nicht-kleinzelligen Bronchialkarzinom (NSCLC) mit B-Raf-600-Mutation eingesetzt. Encorafenib findet in Kombination mit dem EGF-Rezeptor-Antikörper Cetuximab beim Kolonkarzinom mit B-Raf-600-Mutation Anwendung.

Unerwünschte Arzneimittelwirkungen

Vemurafenib, Dabrafenib und Encorafenib zeigen gleiche unerwünschte Arzneimittelwirkungen mit Übelkeit, Diarrhö, Erschöpfung (Fatigue) sowie einer **hohen Hauttoxizität**. Es kommt zu Überempfindlichkeitsreaktionen, Exanthemen, Lichtempfindlichkeit, Hyperkeratosen, Papillombildung und **häufig** zu **Plattenepithelkarzinomen der Haut.** Auch nichtkutane Plattenepithelkarzinome (Kopf, Hals) treten vermehrt auf. Arthralgie und Haarausfall sind häufig. Mit einer QT-Verlängerung ist zu rechnen.

Interaktionen

➤ Tab. 34.22

34.13.10 MEK-Kinase-Inhibitoren

Wie ➤ Abb. 34.38 zeigt, wird die MEK-Kinase (mitogen-activated kinase) durch aktivierte Raf-Kinase phosphoryliert und selbst aktiviert. Durch Phosphorylierung gibt MEK das Proliferationssignal weiter an die Proteinkinase ERK. Die Hemmung von MEK durch die MEK-Kinase-Inhibitoren **Trametinib** (Mekinist®), **Cobimetinib** (Cotellic®), **Binimetinib** (Mektovi®) und **Selumetinib** (Koselugo®) (➤ Tab. 34.21) blockiert diese Signalkaskade. Die ersten drei Inhibitoren werden zusammen mit den oben aufgeführten Raf-Kinase-Inhibitoren beim malignen Melanom eingesetzt, um dadurch die rasche Resistenzentwicklung zu verzögern. Dabei werden Trametinib mit Dabrafenib, Cobimetinib mit Vemurafenib und Binimetinib mit Encorafenib kombiniert (➤ Tab. 34.23). Selumetinib ist zugelassen für die Therapie von Kindern mit plexiformen Neurofibromen bei Neurofibromatose Typ I. Bei dieser Erkrankung liegen Mutationen des Neurofibromin-1-Gens (NF 1) vor, die zum Funktionsverlust (Loss-of-Function-Mutation) des Proteins führen. NF1 ist eine Inaktivator des Ras-Proteins. Sein Funktionsverlust führt zur Überaktivierung des RAS-/MAP-Signalwegs, wodurch es zu multiplen Fehlbildungen kommt, die u. a. die Haut und das Nervensystem betreffen.

Pharmakokinetik

➢ Tab. 34.22

Indikationen und Dosierung

➢ Tab. 34.21

Unerwünschte Arzneimittelwirkungen

Die unerwünschten Arzneimittelwirkungen sind denen der Raf-Inhibitoren sehr ähnlich. Es gibt Hinweise dafür, dass die kanzerogenen Hautveränderungen, die bei den Raf-Kinase-Inhibitoren auftreten, bei der Kombinationstherapie von Raf-Kinase-Inhibitor und MEK-Kinase-Inhibitor seltener sind. Weiterhin haben die MEK-Hemmer kardiotoxische Wirkungen, können zu Hypertonie, Pneumonitis und Sehstörungen führen.

Interaktionen

➢ Tab. 34.22

Tab. 34.23 Response-Rate und Wirksamkeit von Raf- und MEK-Kinase-Inhibitoren beim Melanom im Vergleich zur Standardtherapie mit dem Alkylans Dacarbazin (Daten aus: Marzuka A et al. J Cellular Physiol, 2015; 230: 2626.)

Therapievergleich	Response-Rate	Medianes progressionsfreies Überleben (Monate)
Vemurafenib vs. Dacarbazin	48 % vs. 5 %	6,9 Monate vs. 1,6 Monate
Dabrafenib vs. Dacarbazin	53 % vs. 6 %	5,1 Monate vs. 2,7 Monate
Vemurafenib plus Cobimetinib vs. Vemurafenib	68 % vs. 45 %	9,9 Monate vs. 6,2 Monate
Dabrafenib plus Trametinib vs. Dabrafenib	67 % vs. 51 %	9,3 Monate vs. 8,8 Monate

34.13.11 CDK4/6-Inhibitoren

Cyclin-abhängige Kinasen (CDK, cyclin-dependent kinases) spielen eine entscheidende Rolle bei der Regulation des Zellzyklus. Die Serin/Threoninkinasen der CDK-Familie sind nur im Komplex mit Cyclinen aktiv. Die verschiedenen Cycline werden zellphasenspezifisch exprimiert und meistens rasch abgebaut (Ausnahme Cyclin D). Weiterhin werden sie über Phosphorylierungen reguliert. In zahlreichen Tumoren sind CDK4 und CDK6, die durch Cyclin D aktiviert werden, überexprimiert. CDK4 und CDK6 sind für das Durchlaufen der G_1-Phase des Zellzyklus essenziell. Die Kinasen phosphorylieren u. a. das Retinoblastom-Tumorsuppressor-Protein Rb, wodurch der Transkriptionsfaktor E2F aktiviert wird. CDK4 und CDK6 liegen somit in der Endstrecke des Signalwegs, der über Ras-Raf-MEK und ERK zu einer verstärkten Expression von Cyclin D führt, und damit zur Aktivierung der Kinasen, die dann über das RB-Protein und den Transkriptionsfaktor E2F die Zellproliferation verstärken. Beim Mammakarzinom ist dieser Signalweg oft aktiviert. **Palbociclib***, **Ribociclib** und **Abemaciclib** (➢ Abb. 34.46) hemmen CDK4 und CDK6 (➢ Abb. 34.38).

Wirkmechanismus

Palbociclib blockiert, ähnlich wie andere Kinase-Inhibitoren, die ATP-Bindungsstelle im CDK4/6-Cyclin-D-Komplex. Die Hemmung ist hoch spezifisch.

Pharmakokinetik

➢ Tab. 34.24. Die Wirkstoffe werden primär über CYP-Enzyme metabolisiert.

Indikationen und Dosierung

Indiziert sind die drei CDK-Inhibitoren beim **fortgeschrittenen Mammakarzinom** mit **Hormonrezeptoren ohne Überexpression von HER** (ER +/Her–). Eingesetzt werden sie in **Kombination mit Aromatasehemmern** bzw. mit dem Antiestrogen **Fulvestrant**.

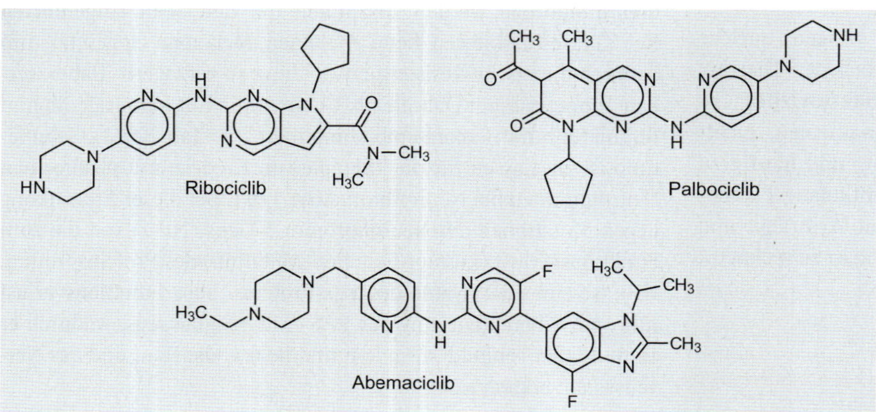

Abb. 34.46 CDK4/6-Inhibitoren Palbociclib, Ribociclib und Abemaciclib.

Tab. 34.24 Pharmakokinetische Daten von Palbociclib, Ribociclib und Abemaciclib

Inhibitor	Resorption	Proteinbindung	Metabolismus	$T_{1/2}$	Elimination	Interaktionen
Palbociclib	46 % t_{max} 4–12 h	85 %	CYP3A, SULT2A1	30 h	Fäkal 74 %, unverändert 2 %; renal 17 %, unverändert 7 %	
Ribociclib	t_{max} 2,5 h	70 %	CYP3A4, sekundär N-Acetylierung, Sulfatierung, Gluronidierung	32 h	Fäkal 69 %, renal 22 %	In-vitro-Inhibitor von CYP1A2, CYP2E1, CYP3A4, Hemmung von P-gp und anderen Transportern
Abemaciclib	45 % t_{max} 8 h	97 %	CYP3A4, aktive Metaboliten	25 h	Fäkal 81 %, renal 3 %	Transporter OCT2 wird gehemmt

Studien zeigten, dass mit dieser Kombination das progressionfreie Überleben beim fortgeschrittenen Mammakarzinom verlängert wird, ob das Gesamtüberleben zunimmt, ist nicht geklärt.

Dosierung:
- **Palbociclib** (Ibrance®): 125 mg/Tag für 3 Wochen, danach 1 Woche Pause
- **Ribociclib** (Kisqali®): 600 mg/Tag für 3 Wochen, danach 1 Woche Pause
- **Abemaciclib** (Verzenios®): 2 × 150 mg/Tag

Unerwünschte Arzneimittelwirkungen

Schwerwiegende unerwünschte Arzneimittelwirkungen sind Neutropenie, Anämie, Infektionen und Lungenembolie. Weiterhin treten Erschöpfung (Fatigue), Übelkeit, Alopezie, Stomatitis und Durchfall sehr häufig auf. Abemaciclib hat weniger hämatologische unerwünschte Arzneimittelwirkungen, führt aber besonders häufig zu schwerer Diarrhö und erhöht den Kreatininspiegel (offenbar ein Transporteffekt und kein toxischer Effekt).

Interaktionen

➤ Tab. 34.24. Es kann bedeutende Interaktionen mit CYP-Inhibitoren oder Induktoren geben.

34.13.12 mTor-Inhibitoren

Temsirolimus und **Everolimus*** sind Inhibitoren der Serin/Threonin-Kinase **mTOR** (**m**ammalian **t**arget **o**f **r**apamycin; ➤ Abb. 34.38, ➤ Kap. 16.3.5 und ➤ Abb. 16.9). Beide Substanzen sind strukturell sehr ähnlich (➤ Abb. 34.47).

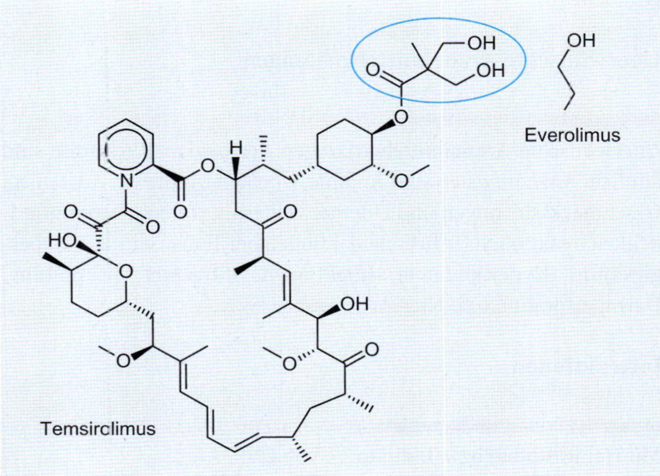

Abb. 34.47 Strukturen von Temsirolimus und Everolimus.
Der Kreis gibt den Bereich an, der bei Everolimus unterschiedlich ist.

Wirkmechanismus

Temsirolimus und Everolimus binden an das intrazelluläre Protein **FKBP-12** (FK-Bindungsprotein-12). Dieser Protein-Inhibitor-Komplex interagiert mit **mTor** (genauer mit dem **mTorC1-Komplex**) und hemmt seine Aktivität. (Im Gegensatz dazu hemmt Tacrolimus im Komplex mit FKBP-12 Calcineurin.) mTOR ist in die Regulation zahlreicher zellulärer Funktionen eingeschaltet, zu denen Zellwachstum und Zellzykluskontrolle gehören. Die Kinase phosphoryliert u. a. ein Bindungsprotein (4EBP1) des Initiationsfaktors eIF-4E, der für den Start der Proteinsynthese wichtig ist, sowie die S6 Proteinkinase und führt dadurch zur Aktivierung der Proteinexpression und zur Bildung von Proteinen, die für die Zellproliferation essenziell sind.

Pharmakokinetik

Temsirolimus wird intravenös und Everolimus oral gegeben. Beide Substanzen werden durch CYP3A4 metabolisiert und sind Substrate von P-Glykoprotein. Die Plasmahalbwertszeit von Temsirolimus beträgt ca. 18, die des aktiven Metaboliten Sirolimus (Rapamycin) ca. 73 Stunden. Die Plasmahalbwertszeit von Everolimus liegt bei ca. 30 Stunden. Die Ausscheidung erfolgt primär biliär.

Indikationen und Dosierung

Temsirolimus (Torisel®) wird zur Therapie des **fortgeschrittenen Nierenzellkarzinoms** sowie des refraktären **Mantelzell-Lymphoms** eingesetzt. **Everolimus** (Afinitor®) ist beim **Nierenzellkarzinom, fortgeschrittenen Hormonrezeptor-positiven Mammakarzinom** sowie bei inoperablen neuroendokrinen Tumoren (pankreatischen, pulmonalen oder gastrointestinalen Ursprungs) zugelassen. Beide Substanzen werden darüber hinaus als Immunsuppressiva zur Verhinderung von Abstoßungsreaktionen nach Transplantationen eingesetzt.

Dosierung: Nierenzellkarzinom i. v. 25 mg Temsirolimus 1 × pro Woche. Bei gleicher Indikation wird Everolimus oral 10 mg/Tag gegeben.

Unerwünschte Arzneimittelwirkungen

Unerwünschte Arzneimittelwirkungen der beiden Wirkstoffe sind ähnlich. Am häufigsten sind Anämie, Übelkeit, Anorexie, Ausschlag, Geschmacksstörungen und Ödeme. Weiterhin treten Überempfindlichkeitsreaktionen (Infusionsreaktionen bei Temsirolimus), Hyperglykämie, Hyperlipidämie, Infektionen, intracerebrale Blutung, Darmperforation und Nierenversagen auf.

Interaktionen

Mit Hemmstoffen bzw. Induktoren von CYP3A4.

34.14 Weitere Tumortherapeutika der gezielten Therapie

34.14.1 Proteasom-Inhibitoren

Die Proteasom-Inhibitoren leiten sich formal von Peptiden ab (➤ Abb. 34.48). **Bortezomib** ist ein Phenylalanin-Leucin-Dipeptid, bei dem die terminale Carboxylgruppe durch Borsäure ersetzt wurde. Bei **Carfilzomib***, einem irreversiblen Proteasom-Inhibitor, handelt es sich um ein Epoxyketon-Tetrapeptid. Der 3. Proteasom-Inhibitor **Ixazomib** hat ein Alanin-Leucin-Dipeptid als strukturellen Kern mit einer zitratgeschützten Borsäure.

Wirkmechanismus

Proteasomen sind große Proteinkomplexe, die für den ATP-abhängigen zytosolischen und nukleären Abbau funktionell wichtiger Proteine verantwortlich sind. Vor allem Proteine, die eine kurze Funktionszeit haben, können durch Proteasomen intrazellulär eliminiert werden. Ein Beispiel sind Regulatoren des Zellzyklus wie Cycline, die nur eine Lebensdauer von Minuten aufweisen. Voraussetzung für den Abbau durch Proteasomen ist die Ubiquitinierung (Anheftung von mehreren 8,5-kD-Ubiquitin-Resten) an das abzubauende Protein.

Während Bortezomib und Ixazomib reversibel an die 20S-Untereinheit des Proteasoms binden, ist die Bindung von Carfilzomib irreversibel. Alle drei Inhibitoren blockieren bevorzugt die chymotrypsinartige Aktivität der β5-Untereinheit des Proteasoms. Bei höheren Konzentrationen interagieren die Inhibitoren wohl auch mit andere Proteasom-Untereinheiten. Es bestehen weitere Unterschiede in der Spezifität, die eventuell für die unerwünschten Arzneimittelwirkungen (Neurotoxizität von Bortezomib) verantwortlich sind. Im Gegensatz zu Carfilzomib und Ixazomib wirkt Bortezomib offenbar auch gegen einige zytosolische Serin-Proteasen. Carfilzomib wirkt dagegen gegen Lmp2, ein Bestandteil des Immunoproteasoms. Für die therapeutische Wirkung von Bortezomib wurde die **Hemmung des Transkriptionsfaktors NFκB** verantwortlich gemacht (➤ Abb. 34.49). NFκB ist zunächst in einem Komplex mit IκB, der inaktiv ist. Die Aktivierung von NFκB geht einher mit der Dissoziation des Komplexes. Der Inhibitor IκB wird ubiquitiniert und proteosomal abgebaut. Aktives NFκB führt zu vermehrter Expression von **Bcl-2, das die Apoptose hemmt** (➤ Abb. 34.3). Auch die Bildung von Adhäsionsmolekülen, Angiogenesefaktoren und Interleukin-6 sowie von Regulatoren des Zellzyklus wie Cyclin D1 wird durch NFκB gesteigert. Bortezomib, Carfilzomib und Ixazomib hemmen die Proteasomen und verhindern den Abbau von IκB. Die NFκB-Wirkungen werden dadurch blockiert.

Ein weiterer Wirkungsmechanismus wurde vorgeschlagen. Danach **hemmen die Proteasomen-Inhibitoren in Myelomzellen** die **Stressantwort des endoplasmatischen Retikulums** (ER) (➤ Abb. 34.49). Ungefaltete Proteine führen im ER zu einer Stressreaktion, die den Auswärtstransport und den nachfolgenden Abbau in Proteasomen einschließt. Da Myelomzellen große Mengen von Antikörpern produzieren, ist die ER-Stressreaktion maximal aktiviert. Eine Hemmung der Proteasomen-Aktivität durch

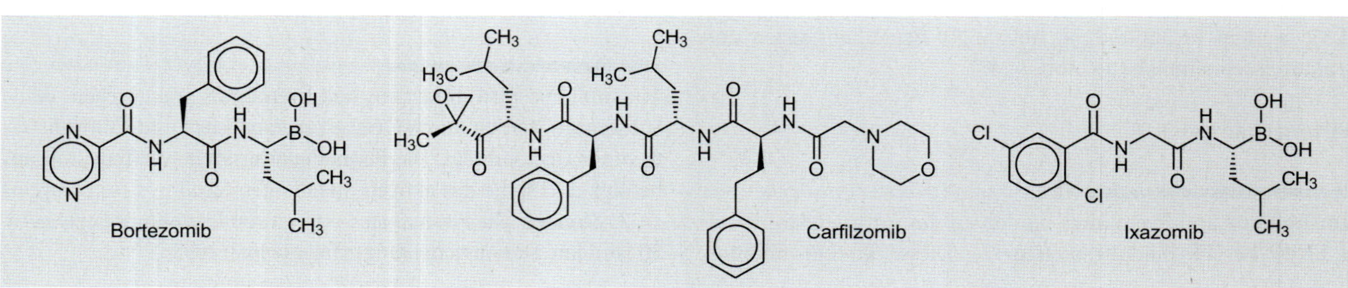

Abb. 34.48 Bortezomib, Carfilzomib und Ixazomib.

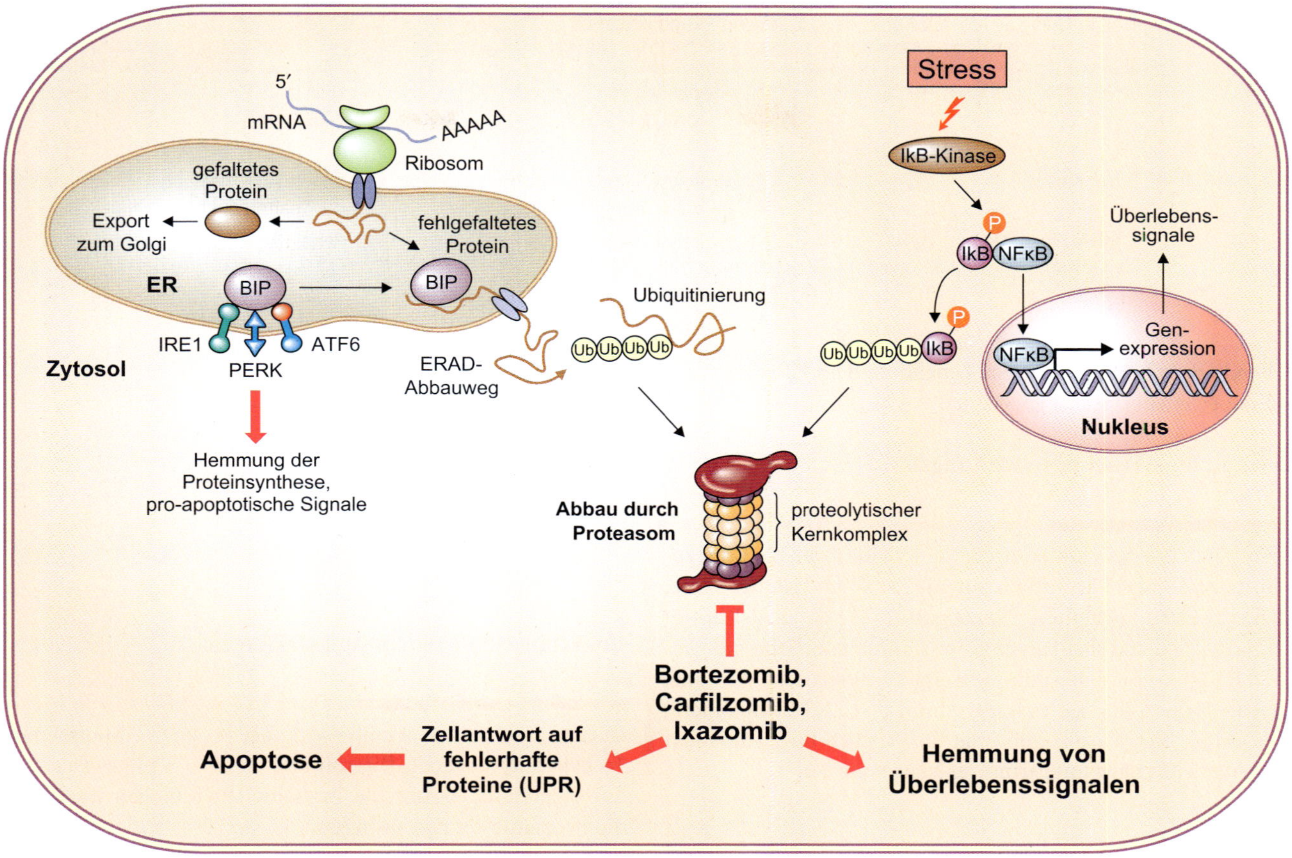

Abb. 34.49 Wirkungsmechanismus der Proteasom-Inhibitoren Bortezomib, Carfilzomib und Ixazomib.
Proteasomen sind für den Proteinabbau im Zytosol und im Kern zuständig. Die großen Proteinkomplexe bestehen aus einem zylindrischen Kern, der oben und unten von einer regulatorischen Untereinheit verschlossen wird. Der Kernkomplex enthält die proteolytische Aktivität. Proteasomen erkennen ubiquitinierte Peptide und bauen fehlgefaltete Proteine ab, kontrollieren die Aktivität von Überlebenssignalen über NFκB und regulieren die Apoptose. Bortezomib, Carfilzomib und Ixazomib hemmen die katalytische Aktivität der Proteasomen. Hierdurch wird NFκB nicht mehr aktiviert, weil das phosphorylierte und ubiquitinierte IκB nicht mehr abgebaut wird. In der Folge bleiben Überlebenssignale, die über NFκB vermittelt werden, aus. Weiterhin führt die Hemmung des Proteasoms zum **unfolded protein response** (UPR). Nach Proteinsynthese am Ribosom und Translokation des neu synthetisierten Proteins ins endoplasmatische Retikulum (ER) werden vollständig gefaltete Proteine exportiert. Die fehlgefalteten Proteine interagieren mit dem Hitzeschockprotein 70 BIP (binding protein) und werden über den ER-assoziierten Degradationsweg (ERAD) entsorgt. Bei Dekompensation von ERAD (z. B. durch Hemmung des Proteasoms) kommt es zu ER-Stress mit einem UPR und Apoptose. Hierbei werden drei ER-Membran-Proteine (ATF6, PERK und IRE1) dadurch aktiviert, dass sie ihre BIP-Bindung verlieren. ATF6 (activating transcription factor 6) ist ein proteolytisch aktivierter Transkriptionsfaktor, PERK (pancreatic ER kinase) eine Proteinkinase und IRE1 (inositol-requiring transmembrane kinase/endonuclease) eine Serin/Threoninkinase mit Endoribonuclease-Aktivität. Die durch ATF6, PERK und IRE1 induzierten Signalwege hemmen die Proteinbiosynthese und fördern die Apoptose.

Proteasomen-Inhibitoren führt zur zellulären Dekompensation und zur Apoptose durch Bildung von proapoptotischen Faktoren.

Pharmakokinetik

➤ Tab. 34.25. Während Bortezomib i. v. und s. c. und Carfilzomib parenteral eingesetzt werden, kann Ixazomib oral gegeben werden.

Indikationen und Dosierung

Bortezomib (Velcade®) ist für das fortgeschrittene **multiple Myelom** sowie für das Mantelzell-Lymphom zugelassen. Meistens erfolgt eine Kombinationstherapie.

Carfilzomib (Kyprolis®) wird in Kombination mit Lenalidomid und Dexamethason eingesetzt oder nur mit Dexamethason kombiniert.

Ixazomib (Ninlaro®) wird in Kombination mit Lenalidomid und Dexamethason nach wenigstens einer vorausgegangenen Therapie des multiplen Myeloms gegeben.

Dosierung:
- **Bortezomib:** parenterale Gabe; 1,3 mg/m^2 an Tag 1, 4, 8 und 11; danach 10 Tage Pause.
- **Carfilzomib:** parenterale Anwendung; in Kombination mit Dexamethason und Lenalidomid: 20 mg/m^2 an Tag 1 und 2, dann 27 mg/m^2 an Tag 8, 9, 15 und 16. Wiederholung des Zyklus an Tag 28 mit der höheren Dosis; auch in Kombination mit Daratumumab
- **Ixazomib:** orale Anwendung; 1 × wöchentlich 4 mg an den Tagen 1, 8, 15 eines 28-tägigen Behandlungszyklus; zur

Tab. 34.25 Pharmakokinetische Daten von Bortezomib, Carfilzomib und Ixazomib

Inhibitor	Resorption	Proteinbindung	Metabolismus	$T_{1/2}$	Elimination	Interaktionen
Bortezomib	Nur parenteral	93 %	Abspaltung von CYP3A4, CYP2C19, CYP1A2	40–190 h	Unklar	CYP2C19-Inhibitor
Carfilzomib	Nur parenteral	97 %	Hydrolyse, Peptidasen	1 h	Renale Ausscheidung der Spaltprodukte	CYP-Enzyme spielen keine Rolle
Ixazomib	58 % t_{max} 1 h	99 %	Hydrolyse, mehrere CYP- und Nicht-CYP-Enzyme	9 Tage	Renal (62 %), fäkal (22 %)	

Behandlung gehört die Gabe von Lenalidomid und Dexamethason mit eigenem Dosierungsschema

Unerwünschte Arzneimittelwirkungen

Die häufigsten unerwünschten Arzneimittelwirkungen bei Bortezomib Bortezomib sind **Thrombozytopenie** (30 %) und **Neutropenie,** Müdigkeit (12 %), **periphere Neuropathie (12 %, dosislimitierend),** Erbrechen und ebenfalls eine dosislimitierende **Diarrhö.** Fieber und Hauttoxizität treten auf. Auch eine kardiotoxische Wirkung, pulmonale Hypertonie, Tumorlysesyndrom und ZNS-Symptomatik werden beobachtet. Carfilzomib zeigt die gleichen unerwünschten Arzneimittelwirkungen mit geringerer Neurotoxizität.

Interaktionen

Wechselwirkungen sind relativ gering. CYP-Induktoren sollten bei Bortezomib und Ixazomib vermieden werden.

34.14.2 Phosphodiesterase-Hemmer

Anagrelid (Xagrid®) (➤ Abb. 34.50) ist ein **Phosphodiesterase-IIIA-Hemmer,** der eine entfernte Verwandtschaft zu Dipyridamol zeigt. Die Substanz hemmt über einen nicht bekannten Mechanismus die Thrombozytenreifung bei der **essenziellen Thrombozytose,** einer myeloproliferativen Neoplasie, bei der eine Störung der Thrombopoese und Thrombozytenfunktion vorliegt. Bei dieser Erkrankung liegen Mutationen im Thrombopoetin-Rezeptor MPL oder häufiger in der Janus-Kinase-2, die in die Signaltransduktion über MPL eingeschaltet ist, vor. Ob Anagrelid spezifisch in die Thrombopoetin-Signaltransduktion eingreift, ist nicht abschließend geklärt. Neuere Untersuchungen weisen darauf hin, dass Anagrelid die Differenzierung von Megakaryozyten durch Erniedrigung der Expression von Megakaryozyten-Transkriptionsfaktoren hemmt.

Pharmakokinetik

Die Substanz wird oral gut resorbiert, über CYP1A2 metabolisiert und mit einer Plasmahalbwertszeit von nur 1,3 Stunden eliminiert.

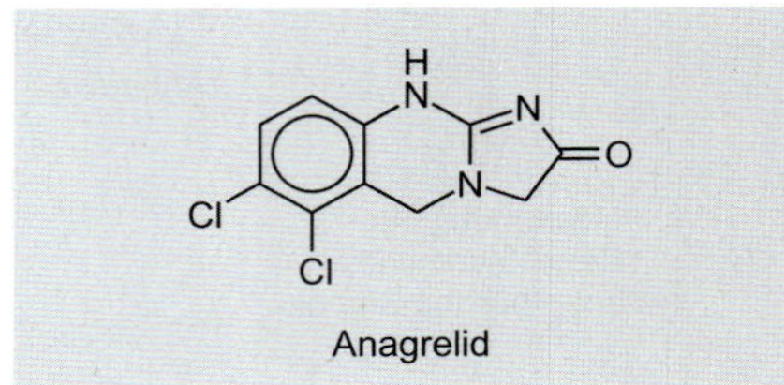

Abb. 34.50 Anagrelid.

Unerwünschte Arzneimittelwirkungen

Unerwünschte Arzneimittelwirkungen sind Kopfschmerzen, Tachykardie, Übelkeit, Diarrhö und Ödeme. Schwerwiegende kardiovaskuläre unerwünschte Arzneimittelwirkungen wie eine Kardiomyopathie können auftreten.

34.14.3 Hedgehog-Signalweg-Inhibitoren

Drei niedermolekulare Inhibitoren des Hedgehog-Signalwegs[8] sind derzeit zugelassen: **Vismodegib, Sonidegib** und **Glasdegib** (➤ Abb. 34.51). Alle drei Wirkstoffe binden an das Membranrezeptorprotein Smoothened (SMO).

Wirkmechanismus

Der **Hedgehog-Signalweg** hat eine essenzielle Rolle bei der Morpho- und Organogenese in frühen Entwicklungsphasen sowie bei Wundheilungs- und Reparaturprozessen. Dabei interagiert das extrazelluläre Signalprotein **Hedgehog** mit seinem Rezeptor **Patched** (PTCH) auf Zielzellen (➤ Abb. 34.52). Patched ist ein transporterähnliches Protein und befindet sich in der Zellmembran von primären Zilien. In Abwesenheit des Liganden Hedgehog blockiert PTCH die Aktivität des heptahelikalen Rezeptors **Smoothened** (SMO). Damit geht einher, dass der Transkriptionsfaktor **Gli** (Gliom-assoziiertes Onkogen) als Transkriptions-Repressor fungiert. Nach Bindung von Hedgehog an PTCH wird SMO-Protein

[8] Der Name „Hedgehog" kommt aus der *Drosophila*-Genetik. Die Larven von Fruchtfliegen, denen das Hedgehog-Gen fehlt, haben ein igelähnliches Aussehen.

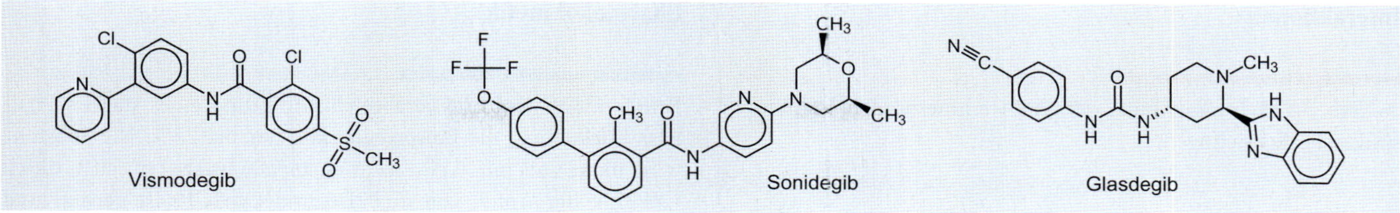

Abb. 34.51 Vismodegib, Sonidegib und Glasdegib.

aktiviert und nachfolgend Gli in einen Aktivator der Transkription umgewandelt. Die Folge ist die Expression von Proliferationsgenen. Im Basalzellkarzinom liegt z. B. eine Fehlregulation von PTCH vor, sodass SMO und damit Gli aktiviert sind. **Vismodegib, Sonidegib** und **Glasdegib** blockieren den Hedgehog-Signalweg durch einen Antagonismus am Rezeptor SMO.

Pharmakokinetik

➤ Tab. 34.26. Die Substanzen werden oral eingenommen und über CYP-Enzyme metabolisiert.

Indikation und Dosierung

Vismodegib (Erivedge®) ist bei fortgeschrittenem **Basalzellkarzinom** indiziert. **Dosierung:** 150 mg/Tag.

Sonidegib (Odomzo®) ist ebenfalls für das fortgeschrittene **Basalzellkarzinom** zugelassen. **Dosierung:** 200 mg/Tag. Die Einnahme sollte vor oder nach den Mahlzeiten erfolgen.

Glasdegib (Daurismo®) wird in Kombination mit Cytarabin bei **akuter myeloischer Leukämie** eingesetzt.

Unerwünschte Arzneimittelwirkungen

Häufige unerwünschte Arzneimittelwirkungen sind **Muskelspasmen** (75 %) bis Rhabdomyolyse (Kreatinkinase-Kontrolle erforderlich), Haarverlust, Übelkeit, Diarrhö, Fatigue, Kopfschmerzen und Geschmacksstörungen. Bei **Glasdegib** treten vermehrt Neutropenie, Anämie und Blutungen auf. Die Hedgehog-Signalweg-Inhibitoren sind **in hohem Maße teratogen,** was aufgrund der großen Bedeutung der Hedgehog-Signaltransduktion bei der Embryogenese verständlich ist. Eine Schwangerschaftsverhütung muss sichergestellt sein.

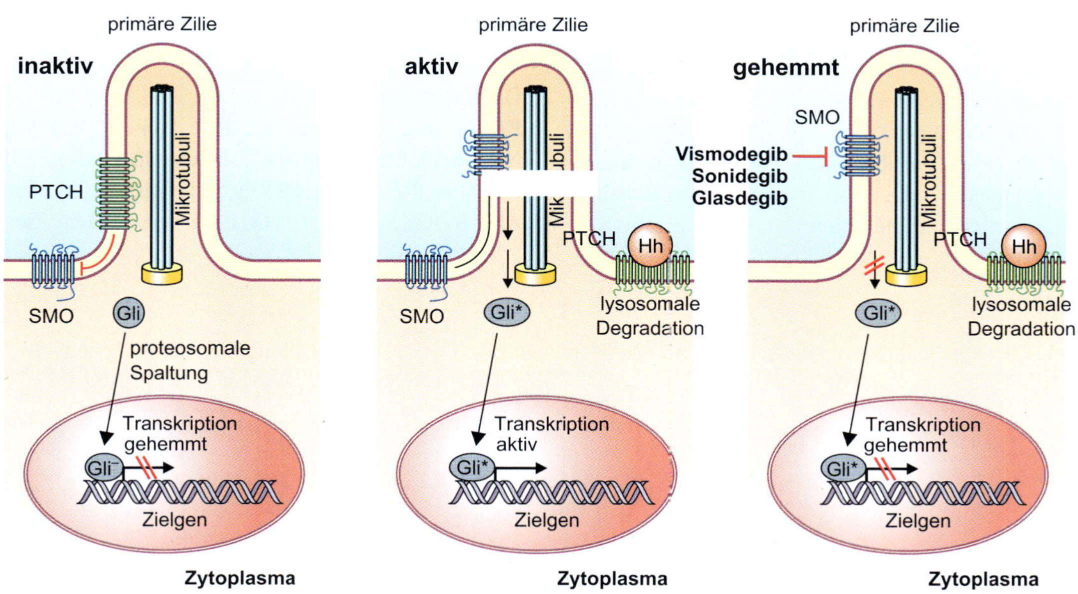

Abb. 34.52 Vismodegib, Sonidegib und Glasdegib blockieren den Hedgehog-Signalweg.
Der Hedgehog-Signalweg ist mit primären Zilien assoziiert. In Abwesenheit von Hedgehog-Protein (Hh) hemmt der Rezeptor Patched (PTCH) die Translokation des heptahelikalen Rezeptors Smoothened (SMO) in das Zilium und verhindert dadurch seine Aktivierung. Der Smoothened-Effektor Gli wirkt dann als Transkriptionsrepressor. In Gegenwart von Hedgehog wird Patched abgebaut, Smoothened gelangt ins Zilium und kann schließlich Gli unter Beteiligung von Proteinkinase A und Regulatorproteinen aktivieren. Gli wirkt dann als Transkriptionsaktivator. Vismodegib, Sonidegib und Glasdegib blockieren die Aktivierung von Smoothened und nachfolgende Effekte von Gli.

Interaktionen

➤ Tab. 34.26. Interaktionen mit CYP-Hemmern oder -Induktoren sind zu berücksichtigen.

34.14.4 Histon-Deacetylase-Inhibitor

Die Transkription von Genen wird nicht nur durch die Sequenz der DNA bestimmt, sondern auch durch die **DNA-Verpackung** in Chromatinkomplexen mit Histonen und Nicht-Histon-Proteinen. Histone bilden Oktamere (je zwei H2A-, H2B-, H3- und H4-Histonmoleküle), um die die DNA gewickelt ist. Diese **Nukleosomenkomplexe** kondensieren zu eng verpackten Aggregaten. Eine Transkription der Gene erfordert eine Dekondensierung des Chromatins. Posttranslationale Modifikationen (u. a. Lysin-Acetylierung und Methylierung) von Histonen regulieren den Kondensationsgrad des Chromatins. Im Rahmen dieser **epigenetischen Regulation** der Genexpression führt die **Acetylierung von Histonen** durch **Histon-Acetyltransferasen** (HATs) zu einer Entpackung und zu einer **gesteigerten Transkription** der betroffenen Gene. Die **Deacetylierung** durch **Histon-Deacetylasen** (HDACs, allein 18 verschiedene sind bekannt) steigert die Kompaktierung und **hemmt die Transkription.**

Wirkmechanismus

Panobinostat* (➤ Abb. 34.53) ist ein Indol- und Hydroxamsäure-Derivat, das verschiedene Histon-Deacetylasen (HDACs der Klassen I, II und IV) durch Bindung an ein **essenzielles Zinkatom** hemmt. Es kommt hierdurch zu einer zunehmenden Acetylierung und Relaxation des Chromatins mit vermehrter Expression von Zellzyklus-Inhibitoren und von Proteinen, die zur Differenzierung bzw. Apoptose gebraucht werden. Darüber hinaus blockiert Panobinostat den Aggresom-abhängigen Abbau von missgefalteten Proteinen, was zu erhöhtem Zellstress und Induktion von Apoptose führt.

Pharmakokinetik

Panobinostat wird oral verabreicht. Aufgrund eines starken First-Pass-Effekts liegt die Bioverfügbarkeit nur bei 21 %. Die Substanz wird ohne und mit CYP-Enzymen metabolisiert (ca. 40 % durch CYP3A4, der Anteil von CYP2D6 und Cyp2C19 ist gering) und anschließend glucuronidiert. Die Plasmahalbwertszeit liegt bei 37 Stunden.

Indikationen

Panobinostat (Farydak®) ist in Kombination mit Bortezomib und Dexamethason zur Behandlung des **refraktären multiplen Myeloms** zugelassen.

Der HDAC-Inhibitor **Vorinostat** ist zur Therapie des **kutanen T-Zell-Lymphoms** (CTCL) in den USA zugelassen. Weitere Inhibitoren (z. B. Entinostat und Romidepsin) sind in der klinischen Prüfung bzw. in den USA zugelassen.

Unerwünschte Arzneimittelwirkungen

Die häufigsten unerwünschten Arzneimittelwirkungen sind Erschöpfung, Übelkeit, Erbrechen und Diarrhö. Es tritt eine Myelosuppression (Neutropenie bei 75 %) auf. Die Substanz führt zu Herzarrhythmien (QT-Verlängerung). Die Substanz ist potentiell teratogen.

34.14.5 PARP-Inhibitoren

Olaparib* war der erste zugelassene **Inhibitor** von **Poly-(ADP-Ribose-)Polymerasen** (PARPs). Weitere PARP-Inhibitoren wie **Niraparib, Rucaparib** und **Talazoparib** wurden erst kürzlich eingeführt (➤ Tab. 34.27). **PARPs** bilden eine Familie von Enzymen, die ADP-Ribose vom Donor NAD^+ auf verschiedene Zielproteine (meist

Tab. 34.26 Pharmakokinetische Daten von Hedgehog-Signalweg-Inhibitoren (N + = gleichzeitige Nahrungsaufnahme erhöht die Resorption)

Wirkstoff	Resorption	Proteinbindung	Metabolismus	$T_{1/2}$	Elimination	Interaktionen
Vismodegib	32 %	97 %	CYP2C19	4–12 Tage	Fäkal (82 %)	In-vitro-BCRP-Inhibitor
Sonidegib (N+)	t_{max} 3 h	97 %	CYP3A4	28 Tage	Fäkal (93 %)	PPIs hemmen die Resorption, In-vitro-Inhibitor von CYP2B6, CYP2C9; cave: Substanzen mit muskulärer Toxizität
Glasdegib	77 % t_{max} 2 h	91 %	CYP3A4 (CYP2C8) Glucuronidierung	17 h	Renal (49 %), fäkal (42 %)	In-vitro-Hemmung von P-gp, QT-Interaktionen

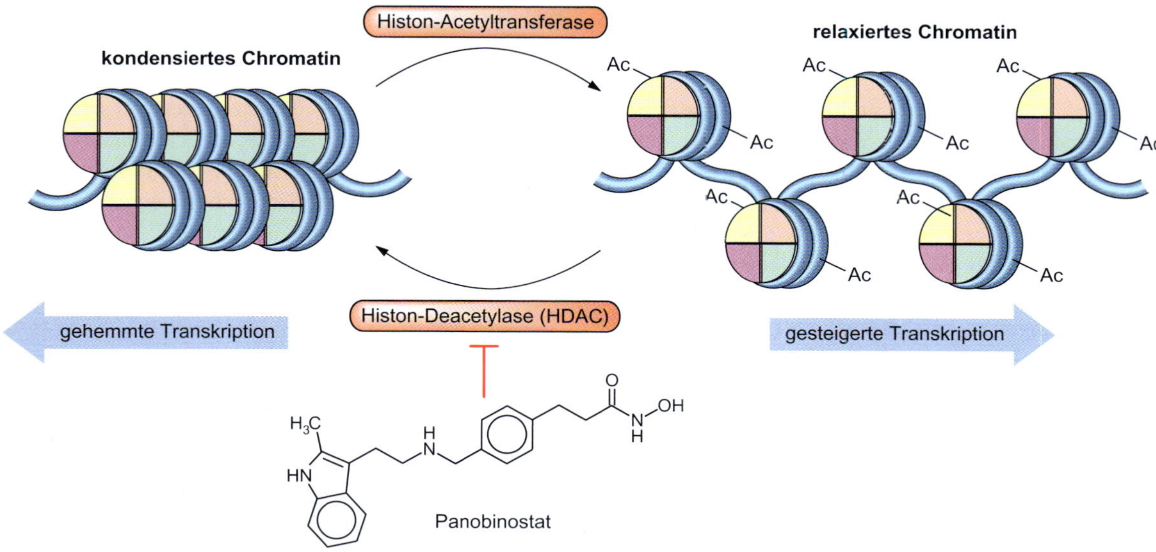

Abb. 34.53 Wirkmechanismus des Histon-Deacetylase-Inhibitors Panobinostat.
Histone sind Bestandteil des Chromatins und regulieren seine Struktur und Aktivität. Sie sind per se positiv geladen. Dadurch kommt es zu einer Interaktion mit negativ geladenen Phosphatgruppen der DNA. Es resultiert eine kondensierte Struktur des Chromatins. Somit wird die Transkription vermindert. Durch **Acetylierung** der Lysinreste von Histonen durch Histon-Acetyltransferasen kommt es zur **Relaxierung** des Chromatins, wodurch die Transkription (z. B. von **Zellzyklus-Inhibitoren** oder **Apoptosefaktoren**) erleichtert wird. Histon-Deacetylasen führen dementsprechend zur kondensierten Form des Chromatins und zur Hemmung der Transkription. Dieser Vorgang wird durch Histon-Deacetylase-Inhibitoren wie Panobinostat gehemmt.

Tab. 34.27 PARP-Inhibitoren: Strukturen, Mechanismen, Indikationen und Dosierungen

Inhibitor	Struktur	Mechanismus	Indikation	Dosierung
Olaparib Lynparza®	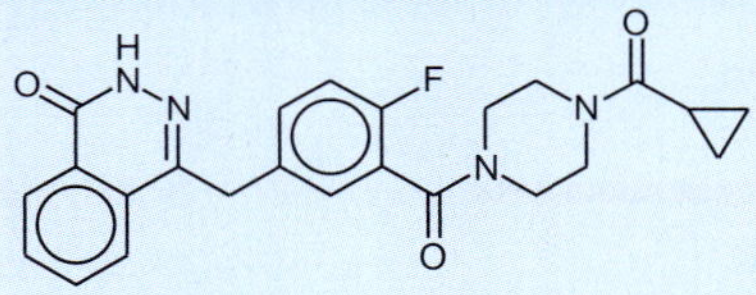	Hemmt PARP1, PARP2 und PARP3	Tumoren jeweils mit BRAC1/2-Mutation: • Fortgeschrittenes Ovarial-, Eileiter- oder Peritonealkarzinom mit Platinsensitivität • Fortgeschrittenes, HER2-negatives Mammkarzinom • Pankreaskarzinom mit Platinsensitivität • Kastrationsresistentes Prostatakarzinom	2 × 300 mg/d
Niraparib Zejula®	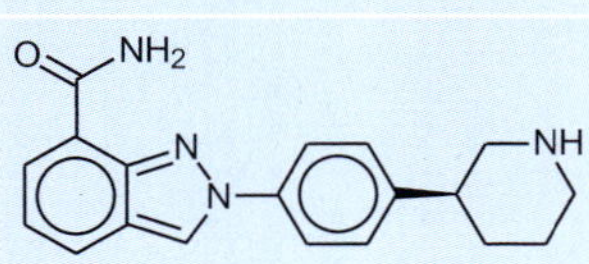	Hemmt PARP1 und PARP2	Erhaltungstherapie bei fortgeschrittenem Ovarial-, Eileiter- oder Peritonealkarzinom mit Platinsensitivität	200–300 mg/d
Rucaparib Rubraca®	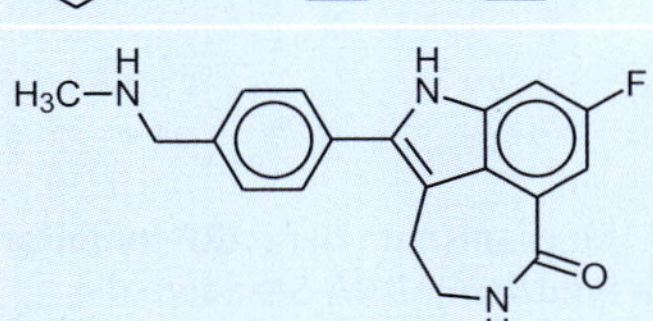	Inhibitor von PARP1, PARP2 und PARP3	• Fortgeschrittenes und rezidiviertes Ovarial-, Eileiter- oder Peritonealkarzinom mit Platinsensitivität (Erhaltungstherapie) • Obige Tumoren mit BRCA-Mutation, wenn Platinbehandlung nicht mehr toleriert wird	2 × 600 mg/d
Talazoparib Talzenna®	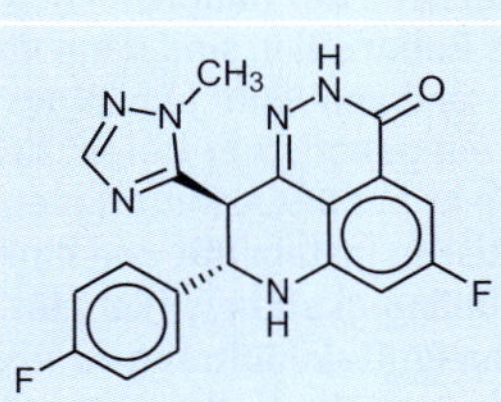	Inhibitor von PARP-1 und PARP-2	Fortgeschrittenes, HER2-negatives Mammakarzinom mit BRCA1/2-Mutation (Keimbahn) nach Vorbehandlung	1 mg/d

nukleäre Proteine) sowie auf sich selbst (Auto-ADP-Ribosylierung) übertragen und dabei verzweigte Poly-ADP-Riboseketten von oft mehreren Hundert ADP-Ribose-Molekülen bilden. PARPs haben zahlreiche zelluläre Funktionen und sind an der Regulation von Zellproliferation und Zelltod beteiligt. Von besonderer Bedeutung ist die zentrale Rolle der PARPs bei der DNA-Reparatur. Dies gilt v. a. für die Reparatur von DNA-Einzelsträngen wie z. B. bei der Basen- (BER) und Nukleotidexzisionsreparatur (NER) (➢ Abb. 34.50). Darüber hinaus haben PARPs jedoch vielfältige Funktionen bei der Regulation der Aktivität von Transkriptionsfaktoren, bei der Organisation des Chromatins sowie bei Apoptoseprozessen.

Wirkmechanismus

Die klassischen Zytostatika führen zu einer Schädigung der DNA (➢ Abb. 34.54). Dadurch werden DNA-Reparatur-Mechanismen aktiviert. PARP ist Bestandteil des BER-Komplexes, der für die Einzelstrangreparatur essentiell ist. Die DNA-Schäden steigern die Aktivität von PARP stark. Zumindest In-vitro-Untersuchungen haben gezeigt, dass unmodifiziertes PARP an DNA-Strangbrüche bindet. Die Auto-ADP-Ribosylierung von PARP ist dann wichtig für die Dissoziation der DNA, um den Reparaturenzymen den Zugang zum Defekt zu ermöglichen. Durch die gesteigerte Reparatur kann die Zelle resistent gegen das Zytostatikum werden. Damit erhöht sich die Abhängigkeit der Tumorzelle von der DNA-Reparatur-Aktivität. Der PARP-Inhibitor wirkt dieser Abhängigkeit entgegen und steigert damit die Zytotoxizität der Zytostatika. Eine **Hemmung der Einzelstrangreparatur führt zu Doppelstrangbrüchen,** die wiederum, wenn sie nicht repariert werden können, die **Apoptose** einleiten. Deshalb sind PARP-Inhibitoren besonders wirksam, wenn die homologe DNA-Reparatur der Zelle, die für die Reparatur von Doppelstrangbrüchen zuständig ist, nicht zuverlässig funktioniert wie z. B. beim Vorliegen von Loss-of-Function-Mutationen der Tumorsuppressorgene **BRCA1** (breast cancer susceptibility gene 1) und **BRCA2.** Solche Mutationen kommen beim Mamma-, Ovarial-, Kolon- und Prostatakarzinom vor. Die von den BRCA-Genen codierten Proteine sind für die Doppelstrangreparatur durch homologe Rekombination erforderlich. Zellen mit einem BRCA-Defekt zeigen eine gesteigerte genetische Instabilität und eine erhöhte Abhängigkeit von PARP. Sie sind 60–130-fach sensitiver gegenüber PARP-Inhibitoren. Hier spricht man von einer **synthetischen Letalität** der Zelle durch Hemmung der PARP.

Pharmakokinetik

➢ Tab. 34.28

Indikationen und Dosierung

➢ Tab. 34.27

Unerwünschte Arzneimittelwirkungen

Die häufigsten unerwünschten Arzneimittelwirkungen sind Übelkeit, Erbrechen, Diarrhö, Erschöpfung, Myalgie, erhöhte Lichtempfindlichkeit und Kopfschmerzen sowie Myelosuppression mit Neutropenie, Anämie und Thrombopenie. Häufig kommt es zu einer Zunahme der Leberenzyme. Auch mylelodysplastische Syndrome sowie eine akute myeloische Leukämie (0,5 %) können auftreten. Hypertonie tritt vermehrt bei Niraparib auf.

Interaktionen

➢ Tab. 34.28

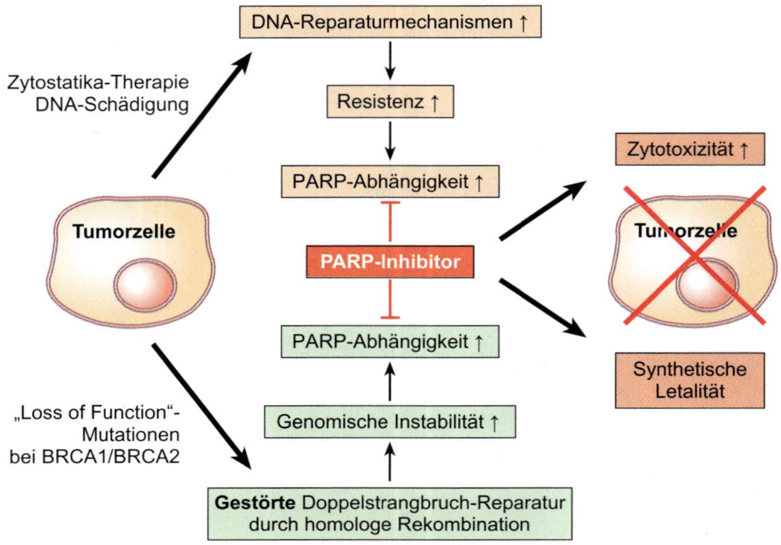

Abb. 34.54 Mechanismen der PARP-Inhibitoren. Zytostatika induzieren DNA-Schäden, die durch DNA-Reparaturmechanismen korrigiert werden und zur Resistenz der Tumorzellen führen können. Die Tumorzellen sind dann von der DNA-Reparatur und von PARP abhängig. Andererseits kann ein genetischer Defekt der DNA-Reparatur, wie er bei BRCA-Mutationen auftritt, eine genetische Instabilität und eine vermehrte PARP-Abhängigkeit bewirken. In beiden Fällen führen PARP-Inhibitoren zu erhöhter Toxizität bzw. synthetischer Letalität.

Tab. 34.28 Pharmakokinetische Daten von PARP-Inhibitoren (MATE = multidrug and toxin extrusion protein)

Inhibitor	Resorption	Proteinbindung	Metabolismus	$T_{1/2}$	Elimination	Interaktionen
Olaparib	t_{max} 1,5 h	82 %	CYP3A4/5, nachfolgend Glucuronidierung und Sulfatierung	12 h	Als zahlreiche Metaboliten; renal (44 %) und fäkal (42 %)	Substrat und Inhibitor von P-gp
Niraparib	73 % t_{max} 3 h	83 %	Carboxylesterasen, nachfolgend Glucuronidierung	50 h	Renal (47 %), fäkal (39 %)	In-vitro-Hemmung des Dopamin-Transporters (DAT)
Rucaparib	36 % t_{max} 2 h	70 %	CYP2D6	26 h	Fäkal (72 %), renal (17 %)	Inhibitor von CYP1A2, (CYP2C19, CYP2C9, CYP3A), potenter MATE-Inhibitor
Talazoparib	> 41 % t_{max} 1,5 h	74 %	Kaum	90 h	Unverändert renal (70 %), fäkal (14 %)	Starke P-gp-Inhibitoren erhöhen die Spiegel von Talazoparib

34.14.6 Bcl-2-Inhibitor

Die Hemmung der Apoptose ist ein zentrales Merkmal der Kanzerogenese und des Tumorwachstums. **Venetoclax** (➤ Abb. 34.55) hemmt das anti-apoptotische Protein Bcl-2 (B cell lymphoma 2) und fördert dadurch apoptotische Signalwege.

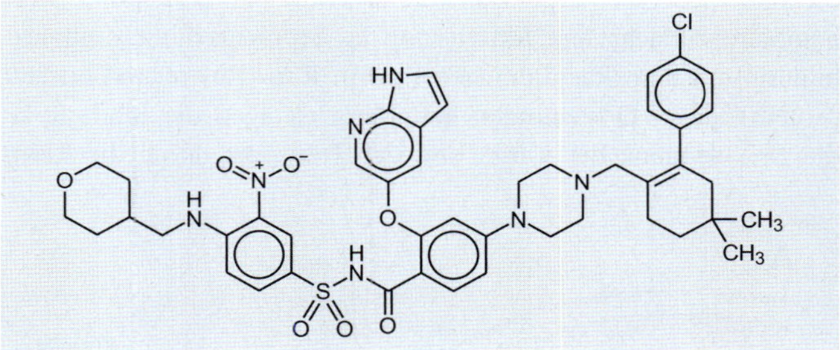

Abb. 34.55 Venetoclax.

Wirkmechanismus

Das Protein Bcl-2, das in zahlreichen Tumoren überexprimiert wird, wirkt anti-apoptotisch und fördert dadurch das Überleben von Tumorzellen. Bcl-2 wirkt im mitochondrialen Apoptose-Signalweg wenigstens auf zwei Ebenen. Es verhindert einmal die Oligomerisierung der apoptotisch wirkenden Effektorproteine BAX (Bcl-2-associated X protein) und BAK (Bcl-2 antagonist/killer). Die Oligomerisierung von BAX und BAK ist eine Voraussetzung für die Permeabilisierung der äußeren Mitochondrienmembran und die Auslösung der Apoptose (➤ Abb. 34.3). Weiterhin inhibiert Bcl-2 pro-apoptotische Aktivatoren von BAX und BAK wie die Proteine BID (Bcl-2-interacting domain death agonist) und BIM (Bcl-2-interacting mediator of cell death). Die Hemmung von Bcl-2 durch Venetoclax ist hoch spezifisch. Die Affinität liegt im subnanomolaren Bereich. Dagegen wird das Protein Bcl-X_L (Bcl extra large protein), das ebenfalls anti-apoptotisch wirkt und ein Überlebensfaktor von Thrombozyten ist, nicht gehemmt. Hierdurch soll das Risiko einer Thrombopenie vermindert werden.

Pharmakokinetik

Venetoclax wird oral verabreicht. Die Metabolisierung erfolgt über CYP3A4. Entsprechend müssen **Interaktionen mit CYP3A4-Inhibitoren** berücksichtigt werden. Die Elimination ist biliär.

Indikationen und Dosierung

Venetoclax (Venclyxto®) wird zur Therapie der **chronischen lymphatischen Leukämie** (CLL) in Kombination mit Obinutuzumab oder Rituximab eingesetzt sowie zur Monotherapie der CLL, die eine 17p-Deletion oder Mutationen des p53-Proteins aufweisen. In Kombination mit einem hypomethylierenden Wirkstoff (z. B. Azacitidin, ➤ Kap. 34.8.3) ist Venetoclax auch für die Therapie der akuten myeloischen Leukämie zugelassen.

Der Bcl-2-Inhibitor wird in steigender **Dosierung** (1. Woche 20 mg/Tag, dann 50, 100, 200, 400 mg/Tag in der 2., 3., 4. und 5. Woche) bis zu einer Erhaltungsdosis von 400 mg/Tag gegeben.

Unerwünschte Arzneimittelwirkungen

Die Therapie kann zu einem Tumorlysesyndrom führen. Neutropenie, Anämie und Thrombopenie treten häufig auf. Müdigkeit, Übelkeit, Erbrechen und Diarrhö sowie Infektionen sind typische unerwünschte Arzneimittelwirkungen.

34.14.7 Kernexport-Inhibitor

Selinexor (➤ Abb. 34.57) ist der erste therapeutisch eingesetzte Inhibitor des Kernexports. Der Zellkern eukaryoter Zellen ist durch die Kernmembran vom Zytosol getrennt. Über Kernporen, die sich in der Kernmembran befinden, erfolgt in beiden Richtungen (Export und Import) ein Austausch von Hunderten von Makromolekülen pro Minute. Moleküle mit einer Masse unter 40 kDa durchqueren die Poren durch Diffusion. Bei größeren Proteinen oder RNA-Strukturen sind spezifische Transporter erforderlich. Dies sind **Importine** und **Exportine,** von denen unterschiedliche Typen vorkommen. **Selinexor greift das Exportin XPO1 an,** das in verschiedenen Tumoren häufig **überexprimiert** ist (➤ Abb. 34.56).

Wirkmechanismus

Der Transporter **XPO1** ist dadurch gekennzeichnet, dass er als einziges Exportin über nukleäre Export-Signalsequenzen (NES) die verschiedenen Cargo-Moleküle erkennt. Der **Transportzyklus** beinhaltet zunächst eine Aktivierung des Exportins durch Komplexbildung mit dem Ras-ähnlichen Protein **Ran** (Ras-related nuclear protein), das GTP gebunden hat. Dann erfolgen die Bindung an die NES-Sequenz des Cargo und der Transport durch die Kernpore. Im Zytosol wird die **Hydrolyse des GTP** von Ran durch ein GTPase-aktivierendes Protein (Ran-GAP) induziert. Dadurch dissoziiert XPO1 von Ran und gleichzeitig wird das Cargo-Molekül im Zytosol freigesetzt. XPO1 und Ran-GDP gelangen unabhängig voneinander zurück in den Kern, wo ein neuer Transportzyklus beginnen kann. Dieser Zyklus wird durch Selinexor gehemmt, indem es die Bindung von Cargo an XPO1 **reversibel blockiert.** Bedeutsam für die Antitumorwirkung von Selinexor sind die Funktionen der Cargo-Moleküle, die nicht mehr oder weniger transportiert werden. Dabei handelt es sich um verschiedene Tumorsuppressoren (z. B. p53, BRCA1, APC), Zellzyklus-, Apoptose- und Autophagie-Regulatoren. Weitere transportierte Faktoren hemmen die Monozyten-Differenzierung. Offenbar ist auch die Resistenz von verschiedenen Antitumor-Therapeutika (z. B. Bortezomib, Ibrutinib, Anthracyclinen und Platin) stark vom XPO1-vermittelten Kernexport abhängig.

Pharmakokinetik

Selinexor wird oral eingenommen. Die maximale Plasmakonzentration wird nach ca. 4 h erreicht. Die Plasmahalbwertszeit beträgt ca. 7 h. Die Metabolisierung erfolgt durch CYP3A4 sowie durch Glucuronidierung und Glutathion-Konjugation.

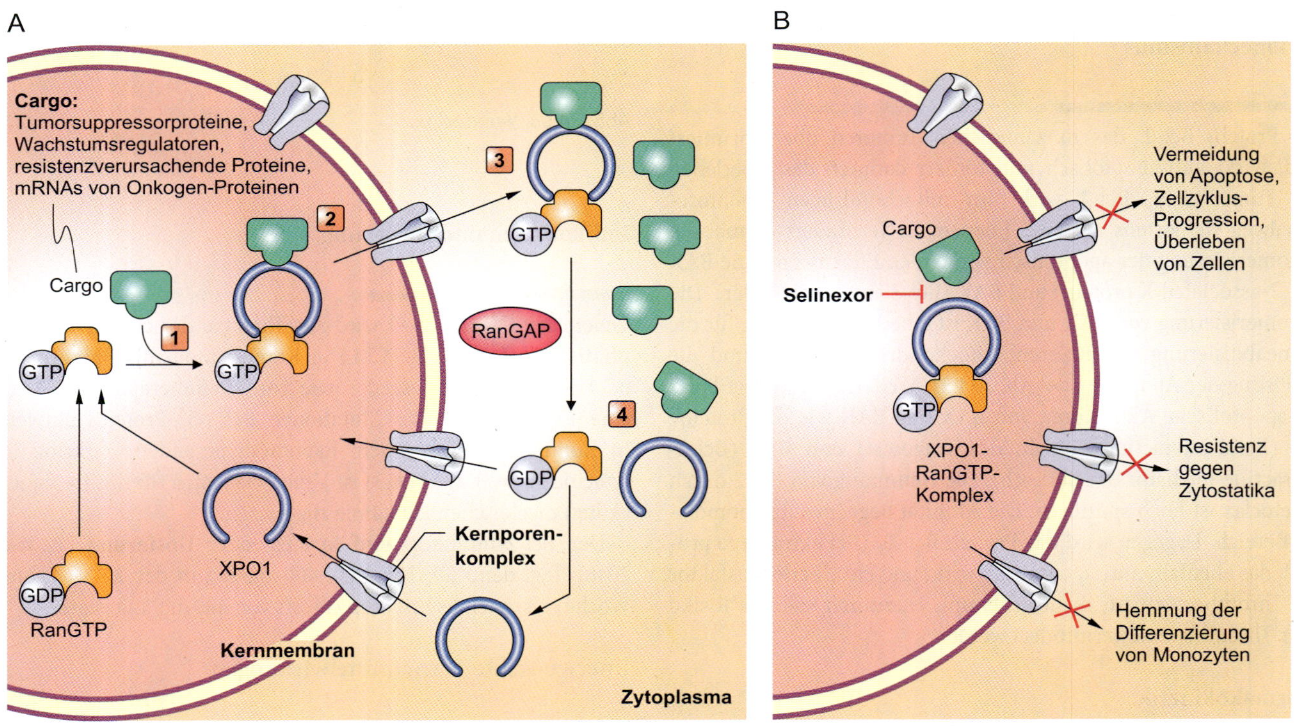

Abb. 34.56 Kernexport und Wirkungsmechanismus von Selinexor.
A) Das Exportin XPO1 wird durch Interaktion mit der GTP-gebundenen Form des Ras-ähnlichen Proteins Ran aktiviert und kann dann Cargo-Moleküle binden. Cargo-Moleküle können z. B. Tumorsuppressorproteine, Wachtumsregulatoren, resistenzverursachende Proteine oder auch mRNAs von Onkogen-Proteinen sein. Der XPO1-Ran-Cargo-Komplex wird durch Kernporen ins Zytosol transportiert. Dort kommt es zu einer Hydrolyse des Ran-gebundenen GTP durch RanGAP (Ran-GTPase activating protein), wodurch der Komplex zerfällt und die Cargo-Moleküle im Zytosol freigesetzt werden. Das unbeladene XPO1 sowie das GDP-gebundene Ran wandern durch Kernporen in den Kern zurück. **B)** Selinexor hemmt die Interaktion von XPO1, das in Tumoren oft überexprimiert ist, mit Cargo-Molekülen und verhindert dadurch den Transport dieser Moleküle ins Zytosol. Dadurch werden Überlebensmechanismen von Tumorzellen, Resistenzmechanismen gegen Zytostatika oder Differenzierungshemmungen aufgehoben.

Indikationen und Dosierung

Selinexor (Xpovio®) wird beim **refraktären multiplen Myelom** sowie bei **refraktären B-Zell-Lymphomen** (diffuses großzelliges B-Zell-Lymphom) eingesetzt.

Dosierung beim multiplen Myelom: 80 mg am 1. und 3. Tag jeder Woche zusammen mit Dexamethason (20 mg)

Unerwünschte Arzneimittelwirkungen

Schwerwiegende unerwünschte Arzneimittelwirkungen sind zahlreich. Typisch sind Übelkeit und Erbrechen, Diarrhö, Hyponatriämie, Erschöpfung und Neurotoxizität sowie Thrombozytopenie (häufig dosislimitierend), Neutropenie und Anämie. Von einer teratogenen Wirkung ist auszugehen.

34.14.8 Inhibitoren der Isocitrat-Dehydrogenasen IDH1 und IDH2

Ivosidenib und **Enasidenib** (➤ Abb. 34.57) sind **Inhibitoren der Isocitrat-Dehydrogenasen** IDH1 und IDH2. Die Enzyme katalysieren die oxidative Decarboxylierung von Isocitrat zu α-Ketoglutarat. Diese Reaktion ist Teil des Citratzyklus (➤ Abb. 34.58). Während IDH1 im Zytosol lokalisiert ist, befindet sich IDH2 in Mitochondrien. Bei der akuten myeloischen Leukämie (AML) findet man bei 10–15 % der Patienten Gain-of-Function-Mutationen in diesen Genen, wodurch die Enzyme ein anderes Produkt, nämlich 2-Hydroxyglutarat (2-HG), bilden. 2-HG kumuliert in AML-Zellen und blockiert α-Ketoglutarat-abhängige Enzyme, die bei der epigenetischen Kontrolle, Modifikation von Chromatin, RNA-Methylierung sowie bei der Aktivierung des VEGF-Rezeptors eine Rolle spielen. Insbesondere DNA-Demethylasen sind abhängig von α-Ketoglutarat, das nun von 2-Hydroxyglutarat verdrängt wird. Es wird angenommen, dass 2-Hydroxyglutarat durch DNA- und Histonhypermethylierung karzinogen wirkt. Ivosidenib und Enasidenib hemmen die entsprechenden mutierten IDH-Enzyme mit höherer Potenz als die nativen Enzyme.

Pharmakokinetik

Ivosidenib und **Enasidenib** werden oral gegeben. Ivosidenib wird durch CYP3A4 metabolisiert und größtenteils fäkal unverändert (67 %) ausgeschieden. Die Plasmahalbwertszeit beträgt 93 h. Enasidenib wird durch verschiedene CYP-Enzyme metabolisiert, glucuronidiert und primär fäkal ausgeschieden. Seine Plasmahalbwertszeit beträgt 137 h.

Indikationen

Ivosidenib (Tibsovo®) wird bei der **akuten myeloischen Leukämie** (AML) mit IDH1-Mutation eingesetzt, **Enasidenib** (Idhifa®) bei der AML mit IDH2-Mutation. Beide IDH-Inhibitoren sind bislang nur in den USA zugelassen.

Unerwünschte Arzneimittelwirkungen

Die häufigsten unerwünschten Arzneimittelwirkungen sind Fatigue, Übelkeit, Erbrechen, Diarrhö, Gelenkschmerzen, Leukozytose sowie ein schwerwiegendes **Differenzierungssyndrom,** das mit einer raschen Proliferation und Differenzierung myeloischer Zellen, Fieber, Hypotonie, **Ödemen** und **Tumorlysesyndrom** einhergeht.

34.14.9 Immunotoxine aus bakteriellen Toxin-ADP-Ribosyltransferasen

Bei **Immunotoxinen** sind die Rezeptorbindungsdomänen der nativen bakteriellen Proteintoxine gegen Proteinliganden bzw. Antikörper ausgetauscht, die spezifisch an Zielzellen (Tumorzellen) binden (➤ Kap. 34.15.12, Antikörper-Wirkstoff-Konjugate). **Denileukin Diftitox** (Ontak®) und **Tagraxofusp** (Elzonris®) sind Proteintoxine auf der Basis des Diphtherietoxins aus *Corynebacterium diphtheriae*. **Moxetumomab Pasudotox** (Lumoxiti®) hat das Exotoxin A von *Pseudomonas aeruginosa* zur Grundlage (➤ Kap. 35.14.2). Die Toxine sind **Mono-ADP-Ribosyltransferasen** und **hemmen die Proteinbiosynthese.**

34

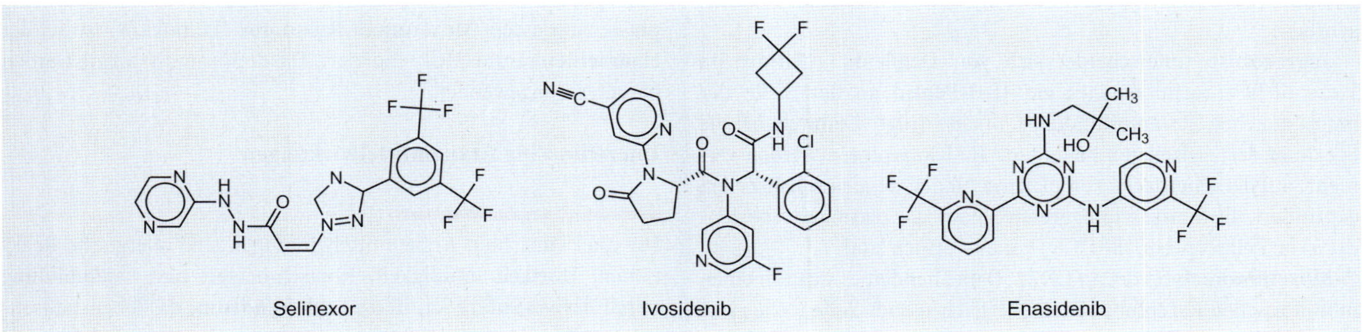

Abb. 34.57 Strukturen von Selinexor, Ivosidenib und Enasidenib.

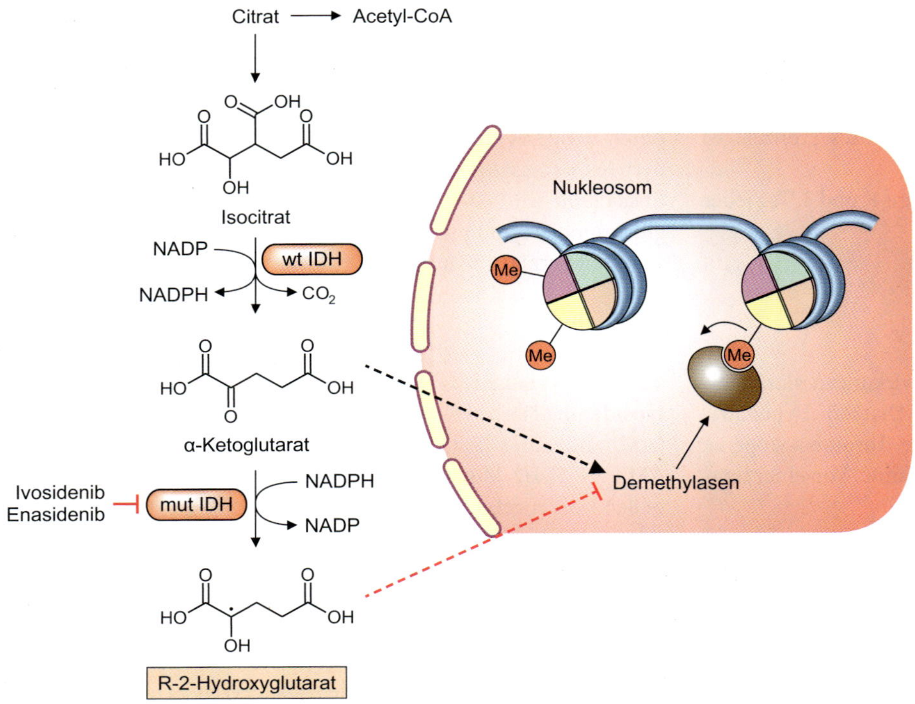

Abb. 34.58 Wirkmechanismus von Inhibitoren der Isocitrat-Dehydrogenasen IDH1 und IDH2.
Die Isocitrat-Dehydrogenasen IDH1 und IDH2 (wt IDH) wandeln Isocitrat in α-Ketoglutarat um. Die Funktion zahlreicher Enzyme ist von α-Ketoglutarat abhängig. Dies gilt z. B. für Demethylasen, die bei der Regulation der Aktivität von Chromatin eine Rolle spielen. Bestimmte Mutationen von IDH1 und IDH2, die in Tumoren vorkommen, verändern die Aktivität dieser Enzyme, sodass andere Enzymprodukte wie R-2-Hydroxyglutarat und deutlich weniger α-Ketoglutarat entstehen. 2-Hydroxyglutarat hemmt die Demethylasen. Daraus resultiert eine DNA- und Histonhypermethylierung die schlussendlich karzinogen wirkt. Ivosidenib und Enasidenib hemmen spezifischen die IDH-Mutanten. (Modifiziert nach: Salati M. et al. Cancers 2020, 12: 3310.)

Wirkmechanismus

Das bakterielle **Diphtherietoxin** besteht aus 3 Proteindomänen, einer Rezeptorbindungsdomäne, einer Translokationsdomäne, die wichtig für den Membrantransport ist, und einer katalytischen Enzymdomäne. In dem Immunotoxin **Denileukin Diftitox** ist die ursprüngliche Rezeptorbindungsdomäne des Diphtherietoxins gegen **Interleukin-2** ausgetauscht. Über den Interleukin-2-Anteil bindet der Wirkstoff an den IL-2-Rezeptor von malignen Lymphomen des T- und B-Zell-Typs. Diese Tumoren besitzen eine hohe Konzentration an Rezeptoren, die besonders hoch affin (100-fach höher affin als auf ruhenden T-Zellen) für IL-2 sind. Nach der Bindung wird der Toxin-Rezeptorkomplex endozytiert, die Rezeptorbindedomäne (IL-2-Peptid) proteolytisch abgespalten und die Enzymdomäne des Toxins mithilfe der Translokationsdomäne ins Zytosol transportiert. Hier **ADP-ribosyliert die Enzymdomäne des Toxins** den **Elongationsfaktor 2** (EF2), verhindert die Translokationsreaktion am Ribosom und blockiert dadurch die Proteinsynthese.

Tagraxofusp unterscheidet sich von Denileukin Diftitox im Wesentlichen darin, dass es ein **IL-3-Peptid** an der Stelle der ursprünglichen Rezeptorbindungsdomäne trägt. Dadurch ist die Spezifität der Zielzellen eine andere. IL-3-Rezeptoren werden vermehrt auf der Oberfläche von plasmazytoiden dendritischen Zellen exprimiert, die für die sehr aggressive blastische plasmazytoide dendritische Zellneoplasie (BPDCN) verantwortlich sind.

Moxetumomab bindet an **CD22.** Dabei handelt es sich um einen inhibitorischen Rezeptor auf der Oberfläche von B-Zellen. Die zytotoxische Wirkung von **Moxetumomab Pasudotox** basiert auf dem *Pseudomonas-aeruginosa*-Exotoxin A. Dieses Toxin ist ebenfalls eine bakterielle Mono-ADP-Ribosyltransferase, ADP-ribosyliert wie das Diphtherietoxin den Elongationsfaktor 2 und blockiert damit die Proteinbiosynthese. Der Aufbau des Toxins und sein Weg in die Zelle sind jedoch anders als beim Diphtherietoxin. Nach der Zellbindung und Endozytose wandert es nämlich über den Golgi-Apparat retrograd zum ER und von dort ins Zytosol. Beim Moxetumab Pasudotox ist die Rezeptorbindedomäne von Exotoxin A durch die variablen stabilisierten Teile der leichten und schweren Kette eines Antikörpers gegen CD22 ersetzt. Dadurch werden spezifisch Tumorzellen der Haarzellleukämie erreicht.

Indikationen

Denileukin Diftitox (Ontak®) wird bei bestimmten Typen von **Haut-T-Zell-Lymphomen** eingesetzt. Der Wirkstoff ist in den USA zugelassen. **Tagraxofusp** (Elzonris®) ist seit 2021 in Europa für die Therapie der **blastischen plasmazytoiden dendritischen Zellneoplasie** zugelassen. **Moxetumab Pasudotox** (Lumoxiti®) ist bei der **Haarzellleukämie** (HCL) indiziert. Die drei Immunotoxine werden parenteral angewendet.

Unerwünschte Arzneimittelwirkungen

Die unerwünschten Arzneimittelwirkungen sind allergische Reaktionen, Übelkeit, Müdigkeit, Kopfschmerzen und Ödembildung durch das **vaskuläre/kapilläre Leak-Syndrom,** das lebensbedrohlich sein kann.

34

34.15 Antikörper in der Tumortherapie

In den letzten Jahren sind zahlreiche monoklonale Antikörper zur Tumortherapie eingeführt worden. Dabei handelt es sich um Antikörper von Maus oder Ratte, um chimäre Antikörper von Maus und Mensch oder um rein humane Antikörper (> Tab. 34.29). Bei **humanisierten Antikörpern** entspricht nur die antigenbindende Region der vom Ursprungstier; bei **chimären Antikörpern** entsprechen größere Bereiche der variablen Region des Antikörpers der vom Ursprungstier. Die **Nomenklatur** hierfür ist wie folgend:

- **-omab:** Antikörper von Maus (Beispiel: Ibritumomab)
- **-ximab:** chimärer Antikörper von Maus und Mensch (Beispiel: Rituximab)
- **-zumab:** humanisierter Antikörper, nur die Antigenbindungsstelle ist von der Maus (Beispiel: Trastuzumab)
- **-umab:** rein humaner Antikörper (Beispiel: Ofatumumab)

Nicht in allen Fällen ist der Wirkmechanismus geklärt. Oftmals mögen mehrere molekulare Mechanismen die therapeutische Wirkung bedingen. Als Mechanismen werden diskutiert:

- **Antikörperabhängige zelluläre Zytotoxizität** (**ADCC,** antibody-dependent cellular cytotoxicity)
- Komplementaktivierung und **komplementabhängige Zytotoxizität** (**CDC,** complement-dependent cytotoxicity)
- Antikörperabhängige Phagozytose (**ADCP,** antibody-dependent cellular phagocytosis)
- **Direkte Auslösung der Apoptose** als Ursache der Antitumorwirkung (> Abb. 34.59).

Tab. 34.29 Antikörper, die zur Tumortherapie eingesetzt werden

Zielstruktur	Antikörper	Herkunft	Indikationen
Her2	Trastuzumab	Humanisiert	• Mammakarzinom • Magenkarzinom
	Pertuzumab	Humanisiert	Mammakarzinom
	Margetuximab	Chimär	Mammakarzinom (USA-Zulassung)
EGF-Rezeptor	Cetuximab	Chimär	• Kolorektales Karzinom • Plattenepithelkarzinom im Kopf- und Halsbereich
	Panitumumab	Human	Kolorektales Karzinom
	Necitumumab	Human	Nicht-kleinzelliges Bronchialkarzinom
VEGF	Bevacizumab	Humanisiert	• Kolorektales Karzinom • Nicht-kleinzelliges Bronchialkarzinom • Mammakarzinom • Ovarial-, Eileiterkarzinom • Primäres Peritonealkarzinom • Zervixkarzinom • Nierenzellkarzinom
VEGF-Rezeptor	Ramucirumab	Human	• Magenkarzinom (Adenokarzinom) • Kolorektales Karzinom • Nicht-kleinzelliges Bronchialkarzinom • Hepatozelluläres Karzinom
PDGF-Rezeptor	Olaratumab	Human	Weichgewebesarkom (Zulassung widerrufen)
CD19	Tafasitamab	Humanisiert	Diffuses großzelliges B-Zell-Lymphom
CD20	Rituximab	Chimär	• Non-Hodgkin-Lymphom • Chronische lymphatische Leukämie • (Rheumatoide Arthritis) • (Polyangiitis-Formen) • (Pemphigus vulgaris)
	Ofatumumab	Human	Chronische lymphatische Leukämie (Zulassung in der EU widerrufen, jetzt Einsatz bei multipler Sklerose)
	Obinutuzumab	Humanisiert	• Chronische lymphatische Leukämie • Follikuläres Lymphom
CD38	Daratumumab	Human	Multiples Myelom
CD52	Alemtuzumab	Humanisiert	Chronische lymphatische Leukämie (Zulassung widerrufen, jetzt Indikation Multiple Sklerose)
SLAMF7 (CD319)	Elotuzumab	Humanisiert	Multiples Myelom
CTLA-4	Ipilimumab	Human	• Melanom • Nierenzellkarzinom • Nicht-kleinzelliges Bronchialkarzinom

Tab. 34.29 Antikörper, die zur Tumortherapie eingesetzt werden *(Forts.)*

Zielstruktur	Antikörper	Herkunft	Indikationen
PD-1	Nivolumab	Human	• Melanom • Nicht-kleinzelliges Bronchialkarzinom • Nierenzellkarzinom • Klassisches Hodgkin-Lymphom • Plattenepithelkarzinom der Kopf- und Halsregion • Urothelkarzinom • Ösophaguskarzinom
	Pembrolizumab	Human	• Melanom • Nicht-kleinzelliges Bronchialkarzinom • Nierenzellkarzinom • Klassisches Hodgkin-Lymphom • Plattenepithelkarzinom der Kopf- und Halsregion • Urothelkarzinom • Kolorektales Karzinom
	Cemiplimab	Human	Plattenepithelkarzinom der Haut
	Dostarlimab	Humanisiert	Endometriumkarzinom
PD-L1	Atezolizumab	Humanisiert	• Urothelkarzinom • Nicht-kleinzelliges Bronchialkarzinom • Kleinzelliges Bronchialkarzinom • Triple-negatives Mammakarzinom • Hepatozelluläres Karzinom
	Durvalumab	Human	• Nicht-kleinzelliges Bronchialkarzinom • Kleinzelliges Bronchialkarzinom
	Avelumab	Human	• Merkel-Zell-Karzinom • Urothelkarzinom • Nierenzellkarzinom
GD2	Dinutuximab	Chimär	Hochrisiko-Neuroblastom
	Naxitamab (USA)	Humanisiert	Hochrisiko-Neuroblastom
CCR4	Mogamulizumab	Humanisiert	• Mycosis fungoides • Sézary-Syndrom • (Kutane T-Zell-Non-Hodgkin-Lymphome)
CD3/CD19	Blinatumomab	BITE-Konstrukt	Akute lymphatische Leukämie

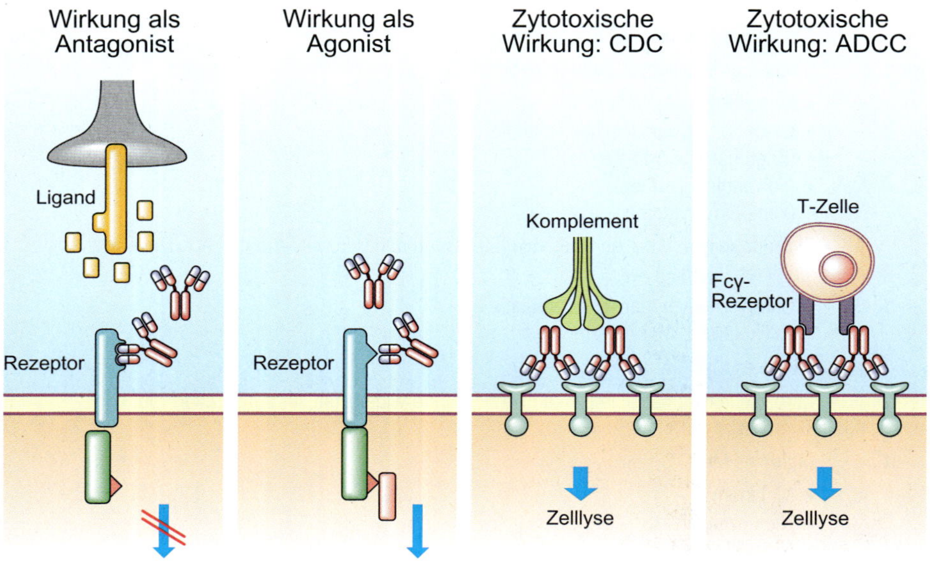

Abb. 34.59 Wirkungen von therapeutischen Antikörpern.
Die Antikörper können an einen Rezeptor binden und als Antagonist die Wirkung eines physiologischen Liganden hemmen. Der Antikörper kann ebenfalls als Agonist wirksam sein. Bei der antikörperabhängigen zellulären Zytotoxizität (ADCC) werden über den Fc-Teil des Antikörpers zytotoxische T-Zellen oder NK-Zellen aktiviert. Bei der komplementabhängigen Zytotoxizität (CDC) kommt es über den Fc-Teil der Antikörper zu einer Komplementaktivierung und nachfolgend zu einer Zelllyse. Weiterhin ist die antikörperabhängige zelluläre Phagozytose (ADCP) bedeutsam (nicht dargestellt). Auch kann ein Antikörper direkt Apoptose auslösen.

Monoklonale Antikörper werden zudem als Vehikel für den **gezielten Transport** von häufig sehr toxischen kleinmolekularen Wirkstoffen zu Tumorzellen eingesetzt. Solche Pharmaka werden als **Antikörper-Wirkstoff-Konjugate** (ADC) bezeichnet (➤ Kap. 34.15.12).

Bei allen Antikörpern gehören **Infusionsreaktionen** wie Fieber, Schüttelfrost, Muskelschmerzen, Blutdruckabfall und Bronchospasmus zu **typischen unerwünschten Arzneimittelwirkungen,** die in unterschiedlicher Ausprägung auftreten und oftmals von der Freisetzung von Zytokinen (cytokine release syndrome) abhängen.

Pharmakokinetik

Die Antikörper werden parenteral intravenös oder subkutan gegeben. Bei subkutaner Gabe der Antikörper ist die Resorption deutlich lansamer als bei kleinmolekularen Stoffen. Entsprechend ist die ZNS-Gängigkeit gering. Das Verteilungsvolumen beschränkt sich meistens auf das Plasmavolumen oder ist darüber hinaus gering erhöht. Eine typische Metabolisierung (Phase-I- und Phase-II-Reaktionen) ist kaum von Bedeutung, eher der Katabolismus (Abbau) der Antikörper. Die endotheliale Endozytose und nachfolgende Bindung an FcRn-Rezeptoren (neonataler Fc-Rezeptor), die eine hohe Affinität zum Antikörper bei niedrigem pH von Endosomen haben, verhindert einen raschen Abbau und ermöglicht ein Recycling der Antikörper, wodurch oftmals eine lange Plasmahalbwertszeit resultiert. Die Bindung an Zielproteine und Zielzellen kann die Elimination weiter stark beeinflussen. Dies führt oft zu Halbwertszeiten von Tagen und Wochen, die noch zunehmen können, wenn die Zielzellen durch die therapeutischen Antikörper beseitigt sind.

34.15.1 HER2-Antikörper

Trastuzumab

Trastuzumab* (Herceptin®) ist ein **rekombinanter humanisierter monoklonaler Antikörper,** der gegen den Wachstumsfaktorrezeptor **HER2** (human epidermal growth factor receptor 2; HER2/neu, synonym ErbB2) gerichtet ist. HER2 ist eine Rezeptortyrosinkinase und wird auf der Plasmamembran von 20–30 % der Mammakarzinomzellen überexprimiert, was mit einer schlechten Prognose bei Standard-Chemotherapie einhergeht. Trastuzumab wird als Antikörper-Wirkstoff-Konjugat zusammen mit dem Mitosehemmstoff DM1 als **Trastuzumab-Emtansin** angewendet (➤ Kap. 34.15.12).

HER2 gehört zu einer Unterfamilie von Wachstumsfaktorrezeptoren, die vier Mitglieder (HER 1-4; ErbB1-4) aufweist (➤ Kap. 34.13.2). Typisch für Rezeptortyrosinkinasen erfolgt nach Ligandenbindung eine Dimerisierung und Stimulation der Tyrosinkinase-Aktivität. Durch HER-Rezeptoren werden sowohl der **Ras-MAP-Kinase-Weg** als auch der **Phosphatidylinositol-3-Kinase-AKT/PKB-Signalweg** stimuliert und damit Proliferation und Differenzierung reguliert. HER2 zeigt nun die Besonderheit, **ohne Ligand zu dimerisieren** (auch aktive Heterodimere werden gebildet) und Proliferations- sowie Anti-Apoptose-Signale zum Kern zu senden. Es ist somit verständlich, dass die Überexpression von HER2 das Tumorwachstum fördert.

Wirkmechanismus

Trastuzumab bindet an Domäne IV des Wachstumsfaktorrezeptors HER2 (➤ Abb. 34.60). Folgende **molekulare Mechanismen** werden für die therapeutische Wirkung diskutiert:

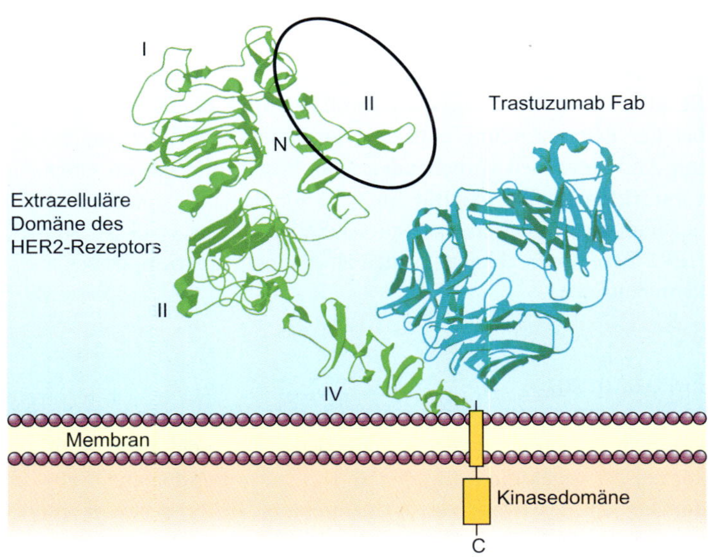

Abb. 34.60 Bindung des Fab-Fragments von Trastuzumab an den HER2-Rezeptor.
Der Wachstumsfaktorrezeptor (HER2/neu) besteht aus vier extrazellulären Domänen, einer transmembranären Domäne (schematisch dargestellt) und der Tyrosinkinasedomäne (schematisch dargestellt). Die Interaktionsstelle von **Trastuzumab** mit dem HER2-Rezeptor ist an der Basis des Rezeptors (Domäne IV) nahe der Zellmembran. **Pertuzumab** bindet dagegen an die Domäne II, die für die Dimerisierung des Rezeptors wichtig ist. Die gleichzeitige Anwendung von Pertuzumab und Trastuzumab hat offenbar eine synergistische Wirkung. (Modifiziert nach: Cho H-S et al. Nature, 2003; 421: 756.)

- Die Antikörperbindung verhindert die Liganden-unabhängige Dimerisierung und Aktivierung des Rezeptors.
- Durch Trastuzumab wird eine antikörperabhängige zellvermittelte Zytotoxizität (ADCC) gesteigert, die wahrscheinlich über die Antikörperrezeptoren vom Typ Fc-γ vermittelt wird.
- Trastuzumab induziert die Endozytose von HER2 und seinen nachfolgenden Abbau.
- Der Antikörper verhindert die Abspaltung des extrazellulären Anteils des HER-Rezeptors, was ein zusätzlicher Aktivierungsmechanismus ist.

Pharmakokinetik

Trastuzumab hat eine Halbwertszeit von 28 Tagen.

Indikationen und Dosierung

Der Antikörper wird neoadjuvant, adjuvant sowie beim metastasierten HER2-Rezeptor-überexprimierenden Mammakarzinom angewendet. Für die Therapie ist somit die **Bestimmung der Expression von HER2-Rezeptoren** notwendig. Heute ist die neoadjuvante Gabe von Trastuzumab in Kombination mit Pertuzumab üblich. Die Gabe von Trastzumab für 1 Jahr führte nach adjuvanter Chemotherapie zu einer zusätzlichen Reduktion der Tumorrezidivrate um ca. 36 % (HERA-Studie [NCT00045032]). Trastuzumab ist ebenfalls beim metastasierten Magenkarzinom mit HER2-Überexpression indiziert. Von Trastuzumab stehen Biosimilars, Generika als Nachahmerprodukte, zur Verfügung.

Dosierung: Die Initialdosis beträgt 8 mg/kg und die Erhaltungsdosis bei 3-wöchigen Intervallen 6 mg/kg KG (als Infusionstherapie). Es steht auch ein Präparat zur subkutanen Injektion zur Verfügung.

Unerwünschte Arzneimittelwirkungen

Häufige unerwünschte Arzneimittelwirkungen sind Fieber, Schüttelfrost, Diarrhö; schwerwiegender sind anaphylaktische Reaktionen mit Bronchospasmus und Atemnot, die insbesondere bei der Erstanwendung auftreten. Besonders bei Patienten, die mit Anthracyclinen vorbehandelt sind, besteht das **Risiko einer verstärkten Kardiotoxizität** (in ≈ 27 %). HER2-Rezeptoren findet man auch am Herzen. Wahrscheinlich ist das Myokard von HER2-Rezeptoren abhängig. Auch eine Knochenmarksuppression kann eintreten.

Pertuzumab

Pertuzumab (Perjeta®) ist ein humanisierter monoklonaler Antikörper, der gegen die extrazelluläre Dimerisierungsdomäne (Subdomäne 2) des Wachstumsfaktorrezeptors HER2 gerichtet ist (> Abb. 34.60).

Wirkmechanismus

Der Wirkmechanismus ist anscheinend leicht unterschiedlich zu Trastuzumab. Pertuzumab verhindert offenbar zusätzlich die Heterodimerisierung von HER2 mit HER3, HER4 oder mit EGF-Rezeptoren. Zusammen mit Trastuzumab wird eine synergistische Wirkung angenommen.

Pharmakokinetik

Die Plasmahalbwertszeit von Pertuzumab beträgt 18 Tage.

Indikationen und Dosierung

Indiziert ist Pertuzumab zur **neoadjuvanten** und **adjuvanten** Therapie des HER2-positiven Mammakarzinoms (early breast cancer) **in Kombination mit Trastuzumab** und zur Therapie des fortgeschrittenen Mammakarzinoms.

Dosierung: Initialdosis 840 mg/Tag, dann 420 mg/Tag alle 21 Tage

Unerwünschte Arzneimittelwirkungen

Grundsätzlich treten die gleichen unerwünschten Arzneimittelwirkungen wie bei Trastuzumab auf.

Margetuximab

Margetuximab ist ein weiterer monoklonaler Antikörper gegen HER2. Die Epitope, die von dem Antikörper bei HER2 erkannt werden, entsprechen denen von Trastuzumab. In dem chimären Antikörper Margetuximab wurden 5 Aminosäuren des Wildtyps IgG1 ausgetauscht, um dadurch eine bessere Zelltoxizität über die Fcγ-Rezeptoren der Effektorzellen (zytotoxische T-Zellen/NK-Zellen) zu bewirken. Es existieren 3 Typen von Fcγ-Rezeptoren (CD16A, CD32A und CD32B), wobei CD16A die antikörperabhängige Zelltoxizität (ADCC) von Effektorzellen erhöht und CD32B erniedrigt. Durch den Aminosäurenaustausch im Margetuximab wird eine höhere Affinität zum aktivierenden Fcγ-Rezeptor (CD16A) und eine verringerte Affinität zum hemmenden Fcγ-Rezeptor (CD32B) erreicht. Dies soll ein Vorteil gegenüber Trastuzumab sein. Margetuximab ist erst in den USA zugelassen.

34.15.2 EGF- und PDGF-Rezeptor-Antikörper

Cetuximab

Cetuximab (Erbitux®) ist ein chimärer monoklonaler IgG1-Antikörper, der den epidermalen Wachstumsfaktorrezeptor EGFR (HER1; ErbB1) blockiert.

Wirkmechanismus

Cetuximab bindet mit einer 5–10-fach höheren Affinität an EGFR (HER1) als physiologische Liganden. Er blockiert dadurch die Rezeptoraktivierung durch Liganden, induziert die Endozytose und den Abbau des Rezeptors und führt zu einer antikörperabhängigen zellvermittelten Zytotoxizität.

Pharmakokinetik

Die Plasmahalbwertszeit liegt bei 70–100 Stunden.

Indikationen und Dosierung

Indiziert ist Cetuximab (Erbitux®) beim **kolorektalen Karzinom** mit Expression von EGFR und **Wild-Typ-Ras.** Karzinome mit mutiertem Ras sind insensitiv, da der Signalweg unterhalb der EGF-Rezeptorkinase bereits durch Ras aktiviert ist. Die Ras-Analyse muss deshalb durchgeführt werden. Weiterhin ist die Substanz indiziert bei **Plattenepithelkarzinom** im Kopf- und Halsbereich.

Dosierung: Initial 400 mg/m^2, danach 1 × wöchentlich 250 mg/m^2. Eine Prämedikation mit einem Antihistaminikum und einem Glucocorticoid ist erforderlich.

Unerwünschte Arzneimittelwirkungen

Die häufigsten unerwünschten Arzneimittelwirkungen sind **akneartige Hautreaktionen** (akneartiger Hautausschlag, Juckreiz, Hautschuppung, Nagelveränderungen), die bei über 80 % der Patienten vorkommen. Ungefähr 15 % der Hautreaktionen sind schwerwiegend. Hypomagnesiämie sowie Infusionsreaktionen (Fieber, Schüttelfrost, Schwindel, Hypotension, Atemnot), Übelkeit, Erbrechen, Kopfschmerzen und ein Anstieg der Leberenzyme treten auf.

Panitumumab

Panitumumab (Vectibix®), ein weiterer monoklonaler Antikörper gegen EGFR (HER1), der komplett als humanes Protein vorliegt. Die Anwendung erfolgt ebenfalls beim kolorektalen Karzinom ausschließlich beim Nachweis von Wildtyp-Ras.

Pharmakokinetik

Die Plasmahalbwertszeit liegt bei 7 Tagen.

Unerwünschte Arzneimittelwirkungen

Wie bei Cetuximab kommt es nahezu obligat zu **Hautreaktionen** und häufig zu Hypomagnesiämie und Infusionsreaktionen. Daneben treten sehr häufig gastrointestinale Beschwerden auf.

Necitumumab

Necitumumab (Portrazza®) ist ein humaner monoklonaler IgG1-Antikörper, der gegen den epidermalen Wachtumsfaktorrezeptor EFGR gerichtet ist und die Ligandenbindung blockiert. **Indikation** ist das fortgeschrittene **nicht-kleinzellige Bronchialkarzinom** (NSCLC) mit EGFR-Expression und plattenepithelialer Histologie. Die Therapie sollte in Kombination mit Gemcitabin und Cisplatin durchgeführt werden. Da der Antikörper in den neuen Empfehlungen zur Therapie des NSCLC keine wesentliche Rolle spielt, wurde die Zulassung in Europa aus wirtschaftlichen Gründen 2021 zurückgezogen.

Olaratumab

Olaratumab (Latruvo®) ist ein humaner monoklonaler Antikörper gegen den **PDGF-Rezeptor** α (platelet derived growth factor), der auf Tumor- und Stromazellen exprimiert wird. Der Antikörper war in Kombination mit Doxorubicin zur **Behandlung des fortgeschrittenen Weichteilsarkoms** aufgrund einer Phase-II-Studie zugelassen worden. Eine nachfolgende Phase-III-Studie zeigte jedoch, dass die Antikörpertherapie gegenüber der Standardtherapie (Doxorubicin allein) keinen Vorteil hat. Die Zulassung wurde deshalb 2019 widerrufen.

34.15.3 VEGF- und VEGF-Rezeptor-Antikörper

Bevacizumab

Bevacizumab* (Avastin®) ist ein humanisierter monoklonaler Antikörper (93 % humane und 7 % Maussequenzen), der gegen den **Endothelwachstumsfaktor VEGF** (vascular endothelial growth factor) gerichtet ist. Von dem Antikörper gibt es bereits Nachahmerpräparate (Biosimilars).

Wirkmechanismus

Der Antikörper bindet VEGF (4 Subtypen sind bekannt) und verhindert dadurch die Interaktion und Aktivierung seiner Rezeptoren VEGF-R1 und VEGF-R2 auf Endothelzellen. Von besonderer Bedeutung ist offenbar VEGF-R2 für die Bildung von neuen Gefäßen. VEGF-Rezeptoren sind Rezeptortyrosinkinasen, die nach Dimerisierung aktiviert werden und u. a. MAP-Kinase-Signalwege sowie Phosphatidylinositol-3-kinase-PKB/AKT-Signalwege aktivieren

(➤ Abb. 34.38). Viele Tumoren exprimieren vermehrt VEGF. Die Neutralisierung von VEGF durch Bevacizumab hat **zwei wesentliche Wirkungen.** Erstens **verhindert** es die **Neubildung von Gefäßen,** die den Tumor versorgen können. Zweitens wird das **unorganisierte Gefäßsystem von Tumoren,** das weniger funktionsfähig ist, durch Apoptose von Endothelzellen **normalisiert.** Hierdurch wird eventuell der Transport von Pharmaka in den Tumor hinein erleichtert.

Pharmakokinetik

Die Plasmahalbwertszeit ist ≈ 20 Tage.

Indikationen und Dosierung

- Metastasiertes kolorektales Karzinom
- Nicht-kleinzelliges Bronchialkarzinom (NSCLC, nicht plattenepithelialer Typ) in Kombination mit einer platinhaltigen Chemotherapie
- NSCLC mit aktivierenden EGF-Rezeptor-Mutationen in Kombination mit Erlotinib
- Fortgeschrittenes Nierenzellkarzinom
- Epitheliales Ovarial-, Eileiter- oder primäres Peritonealkarzinom
- Zervixkarzinom

Dosierung: 5–15 mg/kg alle 2–3 Wochen je nach Tumortyp und Kombinationsbehandlung.

Unerwünschte Arzneimittelwirkungen

Am häufigsten treten Müdigkeit, Hypertonie, Übelkeit, Bauchschmerzen, Diarrhö und Proteinurie auf. **Häufige gravierende** unerwünschte Arzneimittelwirkungen sind Magen-Darm-Perforationen, Fistelbildung, Wundheilungsstörungen, Thrombembolien und Blutungen sowie Herzinsuffizienz.

Aflibercept

Bei Aflibercept* wird ein anderes Prinzip ausgenutzt, um die Angiogenese zu hemmen. Das rekombinante Fusionsprotein besteht aus extrazellulären Domänen von VEGF-Rezeptoren (VEGF-R 1,2), die an das Fc-Fragment von humanem IgG1 gekoppelt sind. Der Wirkstoff fängt VEGF-A und -B sowie PIGF (placental growth factor) ab und wirkt als „VEGF-Trap". Die Bindung an VEGF-A erfolgt dabei mit höherer Affinität als die des physiologischen VEGF-Rezeptors.

Pharmakokinetik

Aflibercept hat eine terminale Plasmahalbwertszeit von ca. 7 Tagen und wird 14-täglich gegeben.

Indikationen

Aflibercept (Zaltrop®) wird beim **metastasierten kolorektalen Karzinom** in Kombination mit Irinotecan, 5-FU und Folsäure eingesetzt. Beachtenswert ist die Anwendung von Aflibercept (Eylea®) bei **pathologischer Angiogenese der Netzhaut,** z. B. bei der **altersabhängigen Maculadegeneration** (AMD). Hier wird es direkt in den Glaskörper der Augen injiziert. Diese ausschließlich ophthalmologische Indikation haben weitere VEGF-Antikörper wie **Ranibizumab*** (Lucentis®) und **Brolucicumab** (Beovu®), die jeweils einzelkettige Antikörperfragmente (Fab-Fragmente) darstellen, die gegen VEGF gerichtet sind. Auch **Bevacicumab** wird off-label bei bestimmten Formen der Maculadegeneration zur Angiogenesehemmung eingesetzt.

Unerwünschte Arzneimittelwirkungen

Aflibercept zeigt ähnliche unerwünschte Wirkungen wie Bevacicumab, z. B. Leukopenie, Thrombopenie, Blutungen, Hypertonie und gastrointestinale Ulzera.

Ramucirumab

Ramucirumab ist ein humaner monoklonaler IgG1-Antikörper, **der spezifisch an den VEGF-2-Rezeptor bindet** und die Proliferation und Migration von Endothelzellen hemmt.

Pharmakokinetik

Die Halbwertszeit beträgt 14 Tage.

Indikationen

In Kombination ist Ramucirumab (Cyramza®) indiziert beim **Adenokarzinom des Magens,** bei **fortgeschrittenem kolorektalem Karzinom,** beim **nicht-kleinzelligen Bronchialkarzinom** (NSCLC) und beim **hepatozellulären Karzinom.**

Unerwünschte Arzneimittelwirkungen

Typische schwere unerwünschte Arzneimittelwirkungen sind **gastrointestinale Perforationen** und **Blutungen** (Lungenblutungen beim NSCLC) sowie arterielle Thrombembolien. Zu den häufigen unerwünschten Arzneimittelwirkungen zählen Myelosuppression, Erschöpfung, Übelkeit, Hypertonie, Bauschschmerzen und Diarrhö.

34

34.15.4 CD20- und CD19-Antikörper

CD20 ist ein Differenzierungsmarker, der in bestimmten Phasen der B-Zell-Entwicklung exprimiert wird. Er wird bereits auf den Vorläuferzellen von B-Zellen (Prä-B-Zellen) bis hin zu reifen B-Zellen exprimiert. Man findet CD20 jedoch nicht auf Plasmazellen und frühen B-Zell-Vorläufern. 90 % der B-Zell-Lymphome besitzen CD20. Das CD20-Protein ist ein nichtglykosyliertes Phosphoprotein mit vier transmembranären Segmenten. Die amino- und carboxyterminalen Enden des Proteins sind intrazellulär. Die physiologische Rolle von CD20 ist nicht geklärt. Kürzlich wurde gezeigt, dass CD20 Nanocluster von B-Zell-Rezeptoren organisiert, ihre Aktivität kontrolliert und dadurch die Differenzierung (zu Plasmazellen) und Proliferation reguliert. CD19 (➤ Abb. 34.44) ist ein transmembranäres Protein, dass mit dem B-Zell-Rezeptor interagiert und die Sensitivität und Aktivität des B-Zell-Rezeptors erhöht.

Rituximab

Rituximab* (Mabthera®) ist ein monoklonaler chimärer IgG1-κ-Antikörper, der gegen das Transmembranprotein **CD20 von B-Zellen** gerichtet ist (➤ Abb. 34.61).

Wirkmechanismus

Rituximab induziert den Zelltod der Tumorzellen offenbar durch verschiedene Mechanismen:

- Die Bindung des Antikörpers an CD20 aktiviert die Komplementkaskade und die **komplementabhängige Zytotoxizität (CDC).**
- Nach Rituximab-Bindung erfolgt über Fcγ-Rezeptoren eine **antikörperabhängige zellvermittelte Zytotoxizität (ADCC).**
- Die Antikörperbindung mag direkt die **Apoptose** der B-Zellen induzieren.

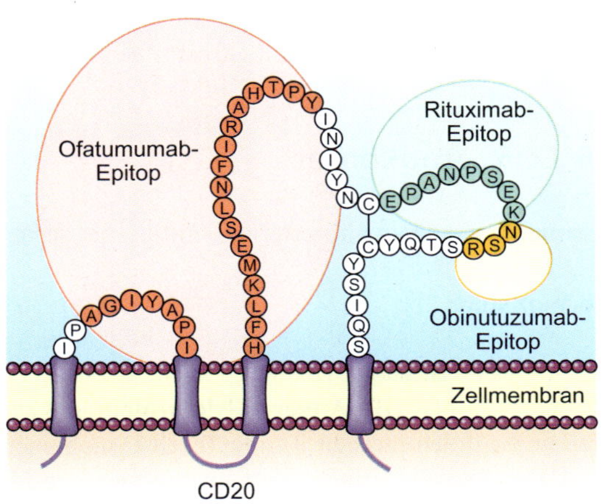

Abb. 34.61 Interaktion von Rituximab, Ofatumumab und Obinutuzumab mit CD20 von B-Zellen.
Die Antikörper binden an unterschiedlichen Epitopen von CD20.

Auch normale B-Zellen werden durch den Antikörper rasch depletiert. Nach Beendigung der Gabe des Antikörpers dauert es mehrere Monate, bis die Regeneration von B-Zellen erfolgt.

Pharmakokinetik

Die Plasmahalbwertszeit ist ≈ 20 Tage.

Indikationen und Dosierung

Indikationen für Rituximab sind **Non-Hodgkin-Lymphome** (follikuläres Lymphom und diffuses großzelliges B-Non-Hodgkin-Lymphom), chronische lymphatische Leukämie sowie die schwere rheumatoide Arthritis, die Granulomatose mit Polyangiitis (ANCA-assoziierte Vaskulitis) und Pemphigus vulgaris. Von großem Interesse ist ebenfalls der mögliche Einsatz von Rituximab bei multipler Sklerose.

Dosierung: bei Monotherapie 375 mg/m²/Woche für 4 Wochen. Vor der Therapie sollen ein Antipyretikum, ein Antihistaminikum sowie das Glucocorticoid der kombinierten Chemotherapie gegeben werden. Zur Weiterführung der Therapie steht auch ein Präparat zur subkutanen Applikation (Fixdosis von 1400 mg) zur Verfügung.

Unerwünschte Arzneimittelwirkungen

Infusionsreaktionen wie Fieber, Schüttelfrost, Urtikaria sowie **schwerwiegende Zytokinfreisetzungsreaktionen** mit Hypotension, Bronchospasmus und Angioödem. **Tumorlysesyndrom,** Lymphopenie, Neutropenie sowie bakterielle und virale Infektionen sind häufig.

Ofatumumab

Ofatumumab (Arzerra®, Kesimpta®) ist ein humaner Anti-CD20-Antikörper, der extrazellulär an einer anderen Stelle als Rituximab an CD20 bindet (➤ Abb. 34.61). Der Antikörper induziert komplementabhängige zytotoxische Effekte (CDC) effektiver als Rituximab. Die Plasmahalbwertszeit beträgt initial nur 1,3 Tage, nach der Depletion von B-Zellen durch den Antikörper steigt die Halbwertszeit auf ca. 11 Tage.

Indikationen

Indikation ist die chronische lymphatische Leukämie (CLL). Allerdings wurde die Zulassung auf dem europäischen Markt für die anti-neoplastische Indikation 2019 zurückgenommen (in den USA besteht die Indikation weiter). Stattdessen wird Ofatumumab unter dem Handelsnamen Kesimpta® zur Therapie der multiplen Sklerose eingesetzt.

34

Unerwünschte Arzneimittelwirkungen

Unerwünschte Arzneimittelwirkungen sind Infusionsreaktionen, Tumorlysesyndrom, Neutropenie und Infektionen. Die Reaktivierung einer Hepatitis B ist möglich.

Obinutuzumab

Obinutuzumab (Gazyvaro®) ist ein humanisierter Anti-CD20-Antikörper, der ein anderes Epitop als Rituximab und Ofatumumab erkennt (➤ Abb. 34.61) und deshalb als Typ-II-Antikörper klassifiziert wird. Durch veränderte Glykosylierung (Glycoengeneering) ist die Bindung an FcγIII-Rezeptoren erhöht. Hierdurch kommt es vermehrt zu einer antikörperabhängigen zytotoxischen Reaktion (ADCC) sowie zu einer gesteigerten antikörperabhängigen Phagozytose (ADCP). Die komplementabhängigen Reaktionen sind dagegen vermindert. Die mittlere Plasmahalbwertszeit beträgt 26–37 Tage.

Indikationen

Indikationen sind die chronische lymphatische Leukämie (CLL) in Kombination mit Chlorambucil sowie das follikuläre Lymphom in Kombination mit Chemotherapeutika. Indiziert ist die Anwendung auch bei einem Versagen von Rituximab.

Unerwünschte Arzneimittelwirkungen

Die unerwünschten Arzneimittelwirkungen entsprechen denen der anderen CD20-Antikörper.

Tafasitamab

Tafasitamab ist ein humanisierter Fc-modifizierter monoklonaler Antikörper, der an **CD19** bindet, das auf B-Lymphozyten einschließlich verschiedener Typen von B-Lymphom-Zellen exprimiert ist. Der Antikörper induziert eine B-Zell-Lyse durch Apoptose sowie durch antikörpervermittelte Zell-Zytotoxizität (ADCC) und Phagozytose (ADCP). Zugelassen ist Tafasitamab zur Therapie des refraktären **diffusen großzelligen B-Zell-Lymphoms** (DLBCL) in Kombination mit Lenalidomid. Die Plasmahalbwertszeit beträgt 17 Tage. Häufige **unerwünschte Arzneimittelwirkungen** sind Infusionsreaktionen, Myelosuppression, Infektionen der Atemwege, Erschöpfung (Fatigue) und Diarrhö.

34.15.5 CD38-Antikörper

Daratumumab (Darzalex®) ist ein monoklonaler humaner Antikörper, der hoch affin an **CD38** bindet. Das Membranprotein CD38 kommt auf lymphatischen und myeloischen Zellen und in besonders hoher Konzentration auf Zellen des multiplen Myeloms vor. Es besitzt eine **ektoenzymatische Aktivität** und setzt NAD^+ zu Cyclo-ADP-Ribose sowie zu NAAD, einem Calcium-Botenstoff, um. Weiterhin reguliert es die Zelladhäsion und ist an intrazellulären Signaltransduktionsprozessen beteiligt. Daratumumab induziert antikörperabhängige zellvermittelte Zytotoxizität (ADCC), komplementabhängige Zytotoxizität (CDC) und antikörperabhängige Phagozytose (ADCP).

Pharmakokinetik

Daratumumab hat eine mittlere Plasmahalbwertszeit von 9 Tagen bei Therapiebeginn und von ca. 18 Tagen am Therapieende.

Indikationen und Dosierung

Der Antikörper ist indiziert beim **refraktären multiplen Myelom** nach Vorbehandlung mit einem Proteasomen-Inhibitor und einem Immunmodulator. Kürzlich wurde gezeigt, dass die zusätzliche Gabe von Daratumumab zu einer Therapie mit Bortezomib und Dexamethason die totale Ansprechrate von 63 auf 82 % erhöht. Die komplette Remissionsrate stieg von 9 auf 19 % (Castor study. New Engl J Med, 2016; 375: 754.).

Dosierung: Daratumumab wird subkutan und intravenös eingesetzt. Die i. v.-Dosierung ist z. B. 16 mg/kg KG/Woche für die ersten 8 Wochen, danach jeweils alle 14 Tage. Eine Begleittherapie mit Methylprednisolon, oralem Antipyretikum (z. B. Paracetamol) und einem Antihistaminikum wird durchgeführt, da ein hohes Risiko für infusionsbedingte Reaktionen besteht.

Unerwünschte Arzneimittelwirkungen

Häufigste unerwünschte Arzneimittelwirkungen sind Fieber, Husten, Müdigkeit und Rückenschmerzen. Eine Myelosuppression (Thrombopenie, Neutropenie und Lymphopenie) sowie infusionsbedingte Reaktionen (46 %, primär bei der Erstanwendung) wie Bronchospasmus, Atemnot und Schüttelfrost traten sehr häufig auf.

34.15.6 CD52-Antikörper

Alemtuzumab* ist ein humanisierter IgG-Antikörper gegen **CD52.**

Wirkmechanismus

CD52 ist ein 21–28-kD-**(GPI-Anker-)Glykoprotein,** das auf T-, B-, NK-Zellen und auf den meisten B- und T-Zell-Lymphomen exprimiert wird. Der Antikörper induziert eine **komplementabhängige** (CDC) und eine **antikörpervermittelte Zytotoxizität** (ADCC). Hierdurch kommt es zur Depletion von CD52-exprimierenden Lymphozyten.

Indikationen

Alemtuzumab war für die Indikation chronische lymphatische Leukämie (CLL) zugelassen. Das Präparat wurde 2012 aus wirtschaftlichen Erwägungen aus dem Handel genommen mit der neuen Indikation **multiple Sklerose** und zu einem höheren Preis als Lemtrada® erneut auf den Markt gebracht.

34.15.7 SLAMF7-Antikörper Elotuzumab

SLAMF7 (Signaling Lymphocyte Activation Molecule Family 7) wird auf Tumorzellen des multiplen Myeloms vermehrt gebildet und kommt auch auf natürlichen Killerzellen (NK), normalen Plasmazellen und weiteren Immunzellen (z. B. Monozyten und B-Zellen) vor. SLAMF7 scheint insbesondere für die Interaktion der Myelomzellen mit den Stromazellen im Knochenmark wichtig zu sein. Der monoklonale humanisierte Antikörper **Elotuzumab** hat mehrere Angriffspunkte. Er **aktiviert NK-Zellen** über eine **direkte Bindung an SLAMF7-Rezeptoren und über eine Bindung seines Fc-Teils an NK-Zellen.** Die NK-Zellen führen zur Zytolyse der Tumorzellen. Elotuzumab ist somit ein immunaktivierender Antikörper. **Weiterhin bindet der Antikörper an die SLAMF7-Rezeptoren von Myelomzellen,** hierdurch wird die Interaktion mit Stromazellen verhindert und die Sensitivität gegenüber NK-Zellen, die einen antigenabhängigen zellulären zytotoxischen Effekt (ADCC) auslösen, erhöht. Außerdem kommt es zu einer antikörperabhängigen Makrophagen-vermittelten Phagozytose (ADCP).

Pharmakokinetik

Die Pharmakokinetik von Elotuzumab ist nicht linear und hängt von der Dosis ab. Dies spricht dafür, dass die Interaktion mit Zielzellen wesentlich für die Elimination des Antikörpers ist. Die durchschnittliche Halbwertszeit liegt ungefähr bei 18 Tagen.

Indikationen und Dosierung

Elotuzumab (Empliciti®) ist indiziert beim **multiplen Myelom** in Kombination mit Lenalidomid und Dexamethason nach mindestens einer vorangegangenen Therapie.

Die **Dosierung** beträgt 10 mg/kg Körpergewicht, die in den ersten 2 Zyklen von je 28 Tagen wöchentlich und anschließend alle 14 Tage verabreicht werden. Die erforderliche Prämedikation ist: Dexamethason, H_1- und H_2-Antihistaminika und ein Antipyretikum (Paracetamol).

Unerwünschte Arzneimittelwirkungen

Häufige unerwünschte Arzneimittelwirkungen sind Lymphopenie, Neutropenie, Fieber und Müdigkeit, Durchfall, Infektionen (z. B. Herpes zoster, Pneumonie), Gewichtsverlust und Infusionsreaktionen.

34.15.8 Immun-Checkpoint-Inhibitoren

Für die permanente Beseitigung entarteter Zellen sind T-Lymphozyten von entscheidender Bedeutung. Neben der Interaktion des T-Zell-Rezeptors mit MHC (major histocompatibility complex)-I- und MHC-II-Strukturen von Tumorzellen oder antigenpräsentierenden Zellen (APC) sind zusätzliche Kostimulationssignale für die volle Aktivität der T-Zellen notwendig. So ist z. B. ein zweites **T-Zell-aktivierendes Signal die Interaktion von CD80/86 der antigenpräsentierenden Zellen mit CD28 der T-Zellen** (> Abb. 34.62). Andererseits wird die Aktivität von T-Zellen durch Membranproteine wie **CTLA-4** (Cytotoxic T-lymphocyte-associated Protein 4) und **PD-1** (Programmed death-1), die als **Immun-Checkpoints** bezeichnet werden, blockiert. CTLA-4 blockiert die T-Zell-Aktivierung, indem es CD80/86 wegfängt, sodass diese Proteine nicht mehr für eine aktivierende Interaktion mit CD28 zur Verfügung stehen. Der PD-1-Rezeptor von T-Zellen interagiert mit den zellständigen PD1-/PD2-Liganden (PD-1-L/PD-2-L) von APC- und

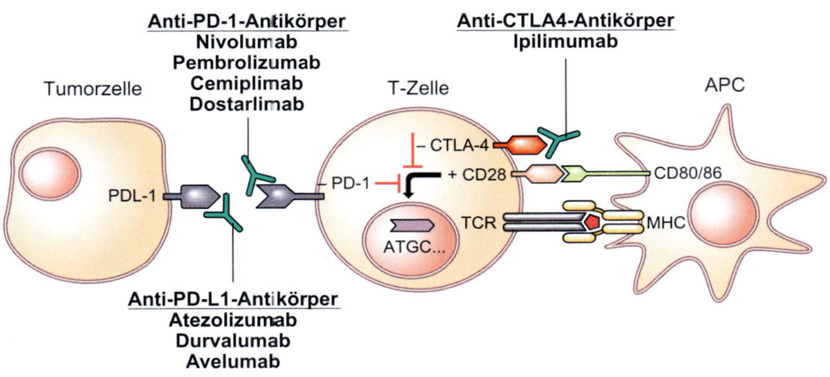

Abb. 34.62 Antikörper als Immun-Checkpoint-Inhibitoren.
Die Aktivierung von T-Zellen durch antigenpräsentierende Zellen (APC) erfolgt über den MHC/T-Zell-Rezeptor-Komplex und benötigt ein zweites Signal durch Interaktion von CD28 der T-Zellen mit CD80/86 der APC. Das **CTLA-4-Protein** auf T-Zellen kompetiert mit CD28 um die Bindung an CD80/86. Diese Interaktion schwächt die T-Zell-Aktivierung. Der CTLA-4-Antikörper (Ipilimumab) verhindert die negative Regulation. Eine Hemmung der T-Zell-Aktivität erfolgt ebenfalls durch Aktivierung des **PD1-Rezeptors** von T-Zellen durch PD1-Liganden (PD1-L), die auf zahlreichen Zellen und v. a. auf Tumorzellen exprimiert werden. Durch PD-1-Antikörper (Nivolumab, Pembrolizumab) wird die negative Regulation verhindert.

Tumorzellen. Weitere **inhibitorische Checkpoint-Proteine** haben ähnliche Funktionen wie z. B. **LAG3** (lymphocyte activation gene 3) und **TIM-3** (T-cell immunglobulin and mucin-domain-containing protein 3). LAG3 interagiert mit dem MHC-II-Rezeptor und vermindert dadurch die Aktivität von T-Zellen. Der Ligand von TIM-3 ist Galactin-9 (weitere Liganden sind CEACAM1 [carcinoembryonic antigen-related cell adhesion molecule 1] und Phosphatidylserin). Die Bindung der Liganden führt zur Oligomerisierung von TIM-3 und nachfolgend zur Apoptose von T-Zellen. Antikörper gegen LAG3 (z. B. Relatlimab) und TIM-3 (z. B. Sabatolimab) sind in der klinischen Prüfung. Die inhibitorische Regulation von T-Zellen über CTLA-4, PD-1, LAG3 und TIM-3 verläuft offenbar über unterschiedliche zelluläre Signalwege, was eine Kombinationstherapie sinnvoll erscheinen lässt. Die Blockade von inhibitorisch wirkenden Checkpoint-Proteinen wie CTLA-4 und PD-1 (sowie von LAG3 und TIM-3) durch Antikörper **hemmt oder vermindert die negative Regulation von T-Zellen** und **steigert ihre Antitumor-Aktivität.** Inhibitorisch wirkende „immune checkpoints" befinden sich nicht nur auf T-Zellen, sondern z. B. auch auf natürlichen Killerzellen (NK-Zellen), Makrophagen und dendritischen Zellen. Die Einführung der Checkpoint-Inhibitoren stellt einen der größten Fortschritte in der Anti-Tumor-Therapie dar. Allerdings ist zu bedenken, dass die negative Regulation der T-Zellen (und anderer Immunzellen) für die Aufrechterhaltung einer Selbsttoleranz und für die Kontrolle der Dauer und Stärke von potentiell schädlichen Immunreaktionen essentiell ist. Dieser Sachverhalt ist bei den unerwünschten Arzneimittelwirkungen von großer Bedeutung.

CTLA-4-Antikörper

Ipilimumab ist ein humaner **Anti-CTLA-4-Antikörper. Der Antikörper** bindet an CTLA-4 und **blockiert das inhibitorische Signal von CTLA-4,** was zur **T-Zell-Aktivierung** führt. Es kommt zur Proliferation der T-Lymphozyten, zur Infiltration in den Tumor und zum Tumorzelltod. Die CTLA-4-Hemmung kann ebenfalls zu einer Verminderung der Aktivität und Depletion von regulatorischen T-Zellen (T_{reg}) führen, was die Anti-Tumoraktivität der T-Effektorzellen erhöht. Weitere CTLA4-Antikörper (z. B. Tremelimumab) sind in der klinischen Prüfung.

Pharmakokinetik

Die terminale Plasmahalbwertszeit beträgt für Ipilimumab ca. 15 Tage.

Indikationen und Dosierung

Ipilimumab (Yervoy®) ist für die folgenden Indikationen zugelassen:
- Behandlung des fortgeschrittenen **Melanoms** (auch in Kombination mit dem PD1-Antikörper Nivolumab)
- In Kombination mit Nivolumab für die Therapie des Nierenzellkarzinoms, nicht-kleinzelligen Bronchialkarzinoms (NSCLC), Pleuramesothelioms und Kolorektalkarzinoms

Dosierung: 3 mg/kg alle 3 Wochen, insgesamt 4 Dosen (Monotherapie Melanom).

Unerwünschte Arzneimittelwirkungen

Die häufigsten unerwünschten Arzneimittelwirkungen resultieren direkt aus der **erhöhten Immunaktivität** und sind **bei allen Checkpoint-Inhibitoren ähnlich** (➤ Tab. 34.30). Sehr häufig treten Diarrhö, Erbrechen, Übelkeit, Ausschlag, Müdigkeit (Fatigue) und Fieber auf.

Tab. 34.30 Häufige unerwünschte Arzneimittelwirkungen durch eine erhöhte Immunaktivität, ausgelöst durch Checkpoint-Inhibitoren (ausgewählte Häufigkeiten in %; I + N = Kombination von Ipilimumab und Nivolumab)

Organsystem	Immunvermittelte UAW
Nervensystem (5 %)	• Aseptische Meningitis • Enzephalopathie • Enzephalitis • Periphere Neuropathie • Autonome Neuropathie • Myasthenia gravis • Guillain-Barré-Syndrom
Lunge	Pneumonitis (10 %)
Gastrointestinaltrakt	• Diarrhö/Kolitis (15 % bei I + N) • Perforation
Leber, Pankreas	• Autoimmunhepatitis (20 % bei I + N) • Pankreatitis
Endokrine Funktionen	• Diabetes mellitus • Hyperthyreose, dann Hypothyreose (28 % bei I + N) • Hypophysitis (7 % bei I + N) • Primäre Nebennierenrindeninsuffizienz
Niere (20 % bei PD1-A)	• Verschlechterung der Nierenfunktion • Nephritis (0,9 %)
Blutbildendes System	• Autoimmunhämolytische Anämie (2,8 %) • Thrombozytopenie • Neutropenie • Lymphopenie • Aplastische Anämie
Herz, Kreislauf	• Myokarditis • Kardiomyopathie • Perikarditis • Vaskulitis
Auge	• Uveitis • Episkleritis • Neuritis
Skelettsystem, Muskulatur	• Arthritis (10 %) • Myositis • Rhabdomyolyse
Haut (46–62 %)	• Bullöse Hautveränderungen • Dermatitis • Toxisch-epidermale Nekrolyse

Gastrointestinale Perforationen kommen vor. Diarrhö und **immunvermittelte Kolitis** können schwerwiegend und lebensbedrohlich sein. Ein Anstieg von Leberenzymen ist häufig, wobei es auch zu tödlichem **Leberversagen** kommen kann. Schwerwiegende **Hautveränderungen** und eine **immuntoxische Endokrinopathie** mit Hypopituitarismus und Hypothyreose sowie **Neuropathie** treten auf. Die immunabhängigen schweren unerwünschten Arzneimittelwirkungen werden u. a. mit systemischer **Glucocorticoidgabe** therapiert.

PD-1-Rezeptor-Antikörper

Nivolumab (Opdivo®), **Pembrolizumab*** (Keytruda®), **Cemiplimab** (Libtayo®) und **Dostarlimab** (Jemperli®) **blockieren den PD-1-Rezeptor.** Die Antikörper verhindern die Bindung der PD-L1- und PD-L2-Liganden, die auf antigenpräsentierenden Zellen und Tumorzellen vorhanden sind, an den inhibitorischen PD-1-Rezeptor der T-Zellen. Während Nivolumab und Cemiplimab humane monoklonale IgG4-Antikörper sind, handelt es sich bei Pembrolizumab und Dostarlimab um humanisierte Antikörper.

Pharmakokinetik

Die **Plasmahalbwertszeit** von Nivolumab und Pembrolizumab liegt bei 28 Tagen, die von Cemiplimab bei 20 Tagen, die von Dostarlimab bei 10–20 Tagen.

Indikationen und Dosierung

Nivolumab ist zur Therapie zahlreicher Tumoren zugelassen:

- Fortgeschrittenes nicht-kleinzelliges Bronchialkarzinoms (NSCLC) ohne oder in Kombination mit Ipilimumab
- Fortgeschrittenes **Nierenzellkarzinom**
- **Melanom** (hier auch adjuvant)
- **Klassisches Hodgkin-Lymphom**
- **Plattenepithelkarzinom des Kopf- und Halsbereichs**
- **Urothelkarzinom**
- **Ösophaguskarzinom**

Dosierung: bei Monotherapie 240 mg alle 2 Wochen oder 480 mg alle 4 Wochen

Indikationen von **Pembrolizumab** (Keytruda®) entsprechen weitgehend denen von Nivolumab. Anstelle des Ösophaguskarzinoms ist es **zusätzlich** für das **kolorektale Karzinom mit Mikrosatelliten-Instabilität** zugelassen. Die empfohlene **Dosierung** beträgt bei der Monotherapie 200 mg alle 3 Wochen oder 400 mg alle 6 Wochen.

Cemiplimab (Liptayo®) ist für die Therapie des fortgeschrittenen **kutanen Plattenepithelkarzinoms** und **Basalzellkarzinoms** sowie des **nicht-kleinzelligen Bronchialkarzinoms** zugelassen. Die **Dosierung** beträgt 350 mg alle 3 Wochen.

Dostarlimab (Jemperli®) ist beim fortgeschrittenen **Endometriumkarzinom** mit Mikrosatelliten-Instabilität und defekter DNA-Reparatur (Mismatch Repair-Verlust) indiziert.

Unerwünschte Arzneimittelwirkungen

Die unerwünschten Arzneimittelwirkungen entsprechen denen **anderer Checkpoint-Inhibitoren.** Bei einer Kombination von PD-1- und CTLA4-Antikörpern nehmen die immunvermittelten unerwünschten Arzneimittelwirkungen deutlich zu.

PD-L1-Antikörper

Nicht nur PD-1-Antikörper werden therapeutisch eingesetzt, sondern auch **Antikörper gegen PD1-Liganden** (PD-L1). Dazu zählen **Atezolizumab, Durvalumab** sowie **Avelumab.** Atezolizumab ist ein humanisierter monoklonaler Antikörper, während Durvalumab und Avelumab vollständig humane Antikörper sind. Die Antikörper blockieren die Interaktion des PD1-Liganden (PD-L1) mit dem PD-1-Rezeptor. Weiterhin hemmen die Antikörper die Interaktion von PD-L1 mit CD80 (B7-1) von Immunzellen, wodurch die T-Zell-Aktivierung weiter gefördert wird. Avelumab bewirkt auch eine direkte Tumorzelllyse, die über natürliche Killer(NK)-Zellen vermittelt wird.

Pharmakokinetik

Die Eliminationshalbwertszeiten von Atezolizumab, Durvalumab und Avelumab betragen 28, 18 bzw. 6 Tage.

Indikationen und Dosierung

Atezolizumab (Tecentriq®) ist für die Therapie des fortgeschrittenen **Urothelkarzinoms** und **nicht-kleinzelligen sowie kleinzelligen Bronchialkarzinoms** in Kombination mit weiteren Zytostatika indiziert. Weiterhin wird es beim fortgeschrittenen **triple-negativen Mammakarzinom** (TNBC) und beim fortgeschrittenen **hepatozellulären Karzinom** (HCC) eingesetzt. Die **Dosierung** bei Monotherapie beträgt 1200 mg alle 3 Wochen.

Durvalumab (Imfinzi®) ist beim **nicht-kleinzelligen Bronchialkarzinom** (NSCLC) sowie in Kombination mit Etoposid oder Cisplatin beim **kleinzelligen Bronchialkarzinom** indiziert. Es wird in einer **Dosierung** (NSCLC) von 10 mg/kg alle 2 Wochen oder 1500 mg alle 4 Wochen gegeben.

Avelumab (Bavencio®) wird beim **Merkel-Zell-Karzinom,** fortgeschrittenen **Urothelkarzinom** und fortgeschrittenen **Nierenzellkarzinom** in Kombination mit Axitinib eingesetzt. Die **Dosierung** beträgt 800 mg alle 2 Wochen bei Monotherapie.

Unerwünschte Arzneimittelwirkungen

Die unerwünschten Arzneimittelwirkungen bei Atezolizumab, Durvalumab und Avelumab entsprechen grundsätzlich denen der PD1-Rezeptor- und CTLA4-Antikörper (➤ Tab. 34.30). Bei Avelumab treten sehr häufig Infusionsreaktionen auf.

34.15.9 Bispezifische Antikörper

Blinatumomab

Blinatumomab ist ein Antikörperkonstrukt (auch **BITE** genannt), das **mit CD3-Antigen von T-Zellen und gleichzeitig mit CD19-Antigen von normalen und malignen B-Zellen interagiert.** Es folgt die Bildung einer zytolytischen Synpase, die zur Abtötung der B-Zellen führt (➤ Abb. 34.63).

Pharmakokinetik

Die Plasmahalbwertszeit liegt bei 2,1 Stunden.

Indikationen und Dosierung

Blinatumomab (Blincyto®) ist bei der **akuten lymphatischen Leukämie** (ALL, CD19 positiv) indiziert. Die Therapie erfolgt als **Dauerinfusion über 4 Wochen.** An Tag 1–7 werden 9 µg/Tag und an Tag 8–28 werden 28 µg/Tag infundiert. Danach folgt eine Pause von 2 Wochen. Eine Prämedikation mit Glucocorticoid und Antipyretikum ist erforderlich.

Unerwünschte Arzneimittelwirkungen

Schwerwiegende unerwünschte Arzneimittelwirkungen sind Infektionen, neurologische Symptome (60 %) mit Tremor, Verwirrtheit und Encephalopathie sowie Tumorlysesyndrom, Neutropenie und Zytokinfreisetzung.

34.15.10 GD2-Antikörper

Dinutuximab (Unituxin®), das aus einer Maus-Myelomzelllinie gewonnen wird, ist in den USA, aber nicht mehr in Deutschland verfügbar. **Dinutuximab beta** (Qarziba®), das bei uns derzeit zur Verfügung steht, stammt aus CHO-Zellen (Chinese hamster ovary cells). Es ist ein chimärer monoklonaler Antikörper, der gegen das **Gangliosid GD2** gerichtet ist. Ganglioside sind saure Glykosphingolipide, die aus einem Lipid (Ceramid), einer Oligosaccharidkette und Sialinsäureresten (GD2 hat zwei Sialinsäuren) bestehen. GD2 ist ein Gangliosid der B-Serie, die v. a. während der Embryonalentwicklung exprimiert wird und primär im Nervensystem vorkommt. Man findet GD2 jedoch oftmals in der Zellmembran von Tumoren wie dem Melanom, Osteosarkom oder Neuroblastom, wo das Gangliosid die Proliferation und Invasivität des Tumors fördert.

Naxitamab (Danyelza®) ist ein humanisierter GD2-Antikörper, der bereits in den USA zugelassen ist. Er besitzt eine höhere Affinität zu GD2 als Dinutuximab und wird in Kombination mit GM-CSF angewendet.

Wirkmechanismus

Durch Bindung an GD2 markiert Dinutuximab die Tumorzelle und löst durch Aktivierung des Immunsystems eine **antikörperabhängige zellvermittelte Zytotoxizität** (ADCC) und eine **komplementabhängige Zytotoxizität** (CDC) aus, die durch IL-2 und/oder GM-CSF gesteigert wird.

Indikationen

Dinutuximab beta (Qarziba®) ist für die Therapie des **Hochrisiko-Neuroblastoms** bei Kindern im Alter von 1–17 Jahren zugelassen, die bereits vorher eine myeloablative Therapie und eine Stammzelltransplantation erhalten haben, sowie bei refraktärem Neuroblastomen in Kombination mit Interleukin-2. Der Antikörper wird langsam (über 10 Stunden) infundiert. Die Plasmahalbwertszeit beträgt ca. 8 Tage.

Naxitamab ist beim **Hochrisiko-Neuroblastom** des Kindes mit Knochenmanifestation indiziert.

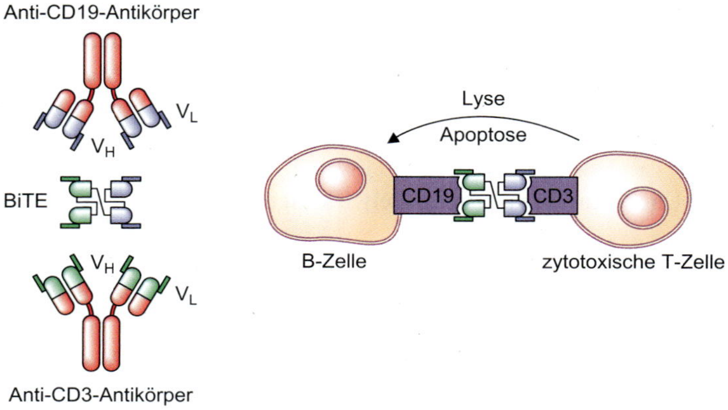

Abb. 34.63 Bispezifisches Antikörperkonstrukt Blinatumomab.
Blinatumomab ist ein Antikörperkonstrukt (genannt BITE), das aus den antigenerkennenden Fragmenten der leichten und schweren Ketten zweier Antikörper besteht (linke Teilabbildung). Ein Fragment stammt von einem Antikörper, der CD3-Antigen auf T-Zellen erkennt. Das andere Fragment stammt von einem Antikörper, der das CD19-Antigen auf B-Zellen erkennt. Die Fragmente sind jeweils durch Peptidbrücken verknüpft. Blinatumomab bindet zugleich an B-Zellen und T-Zellen und bildet eine zytolytische Synapse (rechte Teilabbildung).

Unerwünschte Arzneimittelwirkungen

Zahlreiche unerwünschte Arzneimittelwirkungen treten auf. Allergische und anaphylaktische Reaktionen sind sehr häufig (Prämedikation mit Antihistaminika). Sehr häufig kommt es zu starken Schmerzen in nahezu allen Körperbereichen (Gabe von Paracetamol, Ibuprofen, Opioiden). Offenbar hängt dies mit der Interaktion von Dinutuximab mit GD2 auf der Oberfläche von peripheren Nervenfasern zusammen. Weitere häufige unerwünschte Arzneimittelwirkungen sind ein Kapillarlecksyndrom, Myelosuppression, Hypotonie, Lebertoxizität sowie Hyponatriämie und Hypokaliämie.

34.15.11 CCR4-Antikörper

Der **Chemokinrezeptor 4** (**CCR4,** auch als CD194 bezeichnet) gehört zur großen Familie der heptahelikalen **G-Protein-gekoppelten-Rezeptoren** (GPCRs). Die Rezeptoren interagieren präferenziell mit G_i-Proteinen und kommen auf verschiedenen Typen von T-Zellen (TH2-, Treg-, TH17- und Haut-T-Zellen) vor. Liganden sind CCL17, das auch als TARC (thymus and activation-regulated chemokine) bezeichnet wird, und CCL22, das MDC (macrophage-derived chemokine) genannt wird. Dabei handelt es sich um chemotaktische Zytokine **(Chemokine),** die unterschiedliche Funktionen bei der Migration von T-Lymphozyten aus dem Blut in die Haut (Homing) haben. CCR4 ist häufig bei der heterogenen Gruppe von kutanen T-Zell-Lymphomen stark exprimiert.

Wirkmechanismus

Mogamulizumab ist ein defucosylierter humanisierter Antikörper gegen CCR4. Durch Blockade des Rezeptors kommt es zur Depletion der Zielzellen. Die Defucosylierung erhöht die Bindung des Antikörpers an FcγR-Rezeptoren und verstärkt dadurch die antikörperabhängige Zelltoxizität (ADCC).

Pharmakokinetik

Die Plasmahalbwertszeit von Mogamulizumab beträgt 17 Tage.

Indikationen und Dosierung

Zugelassen ist Mogamulizumab (Poteligeo®) für die Behandlung von refraktärer Mycosis fungoides (ursprünglich ging man davon aus, dass es sich um eine Pilzerkrankung handelt) und des Sézary-Syndroms, die zu den primär kutanen T-Zell-Lymphomen gehören. Die Dosierung beträgt 1 mg/kg als intravenöse Infusion an den Tagen 1, 8, 15 und 22, danach wird in 14-tägigen Abständen therapiert.

Unerwünschte Arzneimittelwirkungen

Infusionsreaktionen, Diarrhö, Erschöpfung, Infektionen (Pneumonie) und eine Virusreaktivierung. Hautreaktionen sind sehr häufig. Gelegentlich tritt ein Tumorlysesyndrom auf.

34.15.12 Antikörper-Wirkstoff-Konjugate

In den letzten Jahren wurden vermehrt Antikörper-Wirkstoff-Konjugate (ADC) entwickelt, die durch sehr potente zytotoxische Wirkstoffe gezielt Tumorzellen angreifen (➤ Tab. 34.31). Dabei wird die hohe Spezifität monoklonaler Antikörper für Zielstrukturen genutzt, um einen kleinmolekularen Wirkstoff, der per se unselektiv zytotoxisch wirkt und oftmals eine zu starke systemische Toxizität aufweist, mit höherer Selektivität in Tumorzellen einzubringen.

Brentuximab-Vedotin

Eines der ersten Beispiele der Antikörper-Wirkstoff-Konjugate war **Brentuximab-Vedotin.**

Wirkmechanismus

Brentuximab-Vedotin besteht aus drei funktionellen Teilen (➤ Abb. 34.64): einem Antikörper, einem spaltbaren Linker und dem Mikrotubuli-Inhibitor Monomethyl-Auristatin (➤ Kap. 34.9). Basis ist ein monoklonaler chimärer (Maus/Mensch) Antikörper gegen das Membranglykoprotein CD30. Der Linker besteht im Wesentlichen aus den beiden Aminosäuren Valin und Citrullin. Er ist im Plasma stabil und kann nach Endozytose in Lysosomen leicht gespalten werden.

CD30 gehört zur TNF-Rezeptor-Familie, die u. a. eine zentrale Rolle bei der extrazellulär induzierten Apoptoseauslösung spielt. Das Glykoprotein wird besonders bei bestimmten Lymphomen (Hodgkin-Lymphom, anaplastisches großzelliges Lymphom [ALCL], kutanes T-Zell-Lymphom) vermehrt exprimiert. Nach Bindung des Antikörper-Konjugats an CD30 kommt es zur Endozytose und zum Transport in Lysosomen. Hier wird durch lysosomale Proteasen der Linker gespalten und das Auristatin-Derivat freigesetzt. Monomethyl-Auristatin gelangt dann in das Zytosol und blockiert die Tubulin-Polymerisation (➤ Abb. 34.24).

Indikationen

Brentuximab-Vedotin (Adcetris®) ist für die Indikationen unbehandeltes und refraktäres Hodgkin-Lymphom, anaplastisches großzelliges Lymphom (ALCL) sowie kutanes T-Zell-Lymphom zugelassen.

Tab. 34.31 Antikörper-Wirkstoff-Konjugate

Antikörper-Wirkstoff-Konjugat	Zielstruktur	Wirkstoff	Mechanismus	Indikationen
Brentuximab-Vedotin	CD30	Monomethyl-Auristatin E	Hemmung der Mikrotubuli-Polymerisation	• Hodgkin-Lymphom • Anaplastisches großzelliges Lymphom • Kutanes T-Zell-Lymphom
Polatuzumab-Vedotin	CD79b B-Zell-Rezeptor	Monomethyl-Auristatin E	Hemmung der Mikrotubuli-Polymerisation	Diffus großzelliges B-Zell-Lymphom
Enfortumab-Vedotin	Nectin-4	Monomethyl-Auristatin E	Hemmung der Mikrotubuli-Polymerisation	Urothelkarzinom
Belantamab-Mafodotin	BCMA	Monomethyl-Auristatin F	Hemmung der Mikrotubuli-Polymerisation	Multiples Myelom
Trastuzumab-Emtansin	HER2	Maytansinoid	Hemmung der Mikrotubuli-Polymerisation	Mammakarzinom
Sacituzumab-Govitecan	Trop-2	SN-38 (aktiver Metabolit von Irinotecan)	Topoisomerase-1-Hemmung	Triple-negatives Mammakarzinom
Inotuzumab-Ozogamizin	CD22	N-Acetyl-γ-Calicheamicin	DNA-Strangbrüche	Akute lymphatische Leukämie (ALL)
Gemtuzumab-Ozogamizin	CD33	N-Acetyl-γ-Calicheamicin	DNA-Strangbrüche	Akute myeloische Leukämie (AML)
Moxetumomab-Pasudotox	CD22	Bakterielles ADP-ribosylierendes Proteintoxin	Hemmung der Proteinbiosynthese	Haarzellleukämie
Ibritumomab-Tiuxetan	CD20	^{90}Yttrium	Zellzerstörung durch β-Strahler	Non-Hodgkin-Lymphom

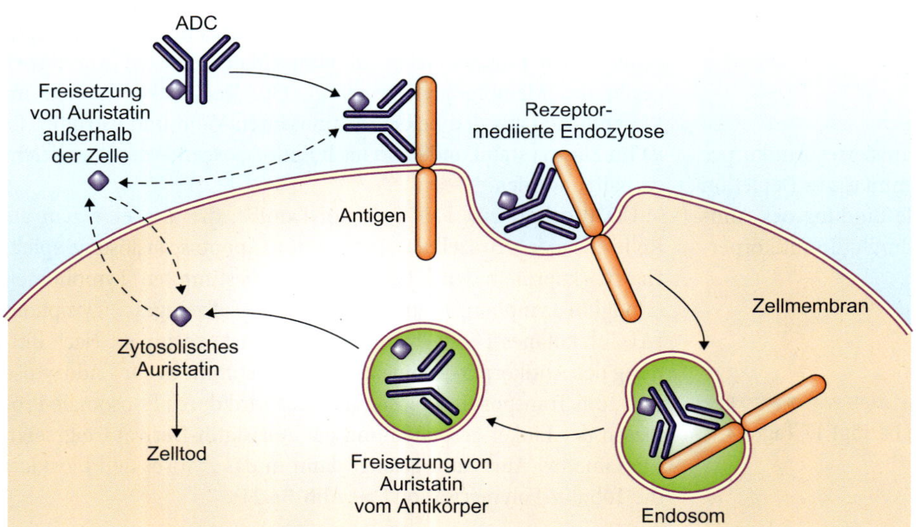

Abb. 34.64 Mechanismus der Wirkung von Brentuximab-Vedotin. Nach Bindung des CD30-Antikörper-Linker-Wirkstoff-Konjugats (ADC) an CD30-Rezeptoren kommt es zu einer Endozytose. Lysosomale Enzyme spalten den Linker und geben den Wirkstoff (Auristatin) in unmodifizierter Form frei. Auristatin gelangt in das Zytosol, hemmt die Tubulin-Polymerisation und die Zellteilung und induziert den Zelltod. Eine geringe Freisetzung von Auristatin mag ebenfalls außerhalb der Zielzelle erfolgen. Nach Zellaufnahme entfaltet sich dann die toxische Wirkung. (Modifiziert nach: Senter PD, Sievers EL. Nature Biotechnology, 2012; 30: 631.)

Unerwünschte Arzneimittelwirkungen

Es treten eine sensorische Neuropathie (ca. 40 %), Übelkeit, Fieber, Diarrhö, Pankreatitis, Infusionsreaktionen sowie Neutropenie auf. Weiterhin sind Fälle einer progressiven multifokalen Leukenzephalopathie berichtet worden.

Polatuzumab-Vedotin und Enfortumab-Vedotin

Polatuzumab ist ein humanisierter monoklonaler Antikörper, der gegen **CD79b,** den extrazellulären Teil des **B-Zell-Rezeptors,** gerichtet ist. Bei über 95 % der B-Zell-Lymphom-Zellen vom diffusen großzelligen Typ wird CD79b exprimiert. Auch normale B-Zellen exprimieren CD79b, aber nicht Plasmazellen. Die Wirkkomponente des Antikörper-Wirkstoff-Konjugats (ADC) ist **Auristatin** (genauer Monomethyl-Auristatin E), dessen Freisetzung hauptsächlich nach Endozytose und Linker-Spaltung erfolgt.

Auch bei **Enfortumab-Vedotin** wird das gleiche Wirkprinzip ausgenutzt. Enfortumab ist ein voll humaner monoklonaler Antikörper gegen **Nectin-4,** das zu einer Familie von Immunglobulin-ähnlichen Adhäsionsmolekülen gehört. Nectin-4 wird primär embryonal, in der Plazenta und in der Haut exprimiert. Überexprimiert ist es bei verschiedenen Tumoren, doch besonders deutlich hochreguliert beim **Urothel-** und **Mammakarzinom.** Nach Bindung des ADC an den Rezeptor erfolgt die Endozytose und Freisetzung von Vedotin (Monomethyl-Auristatin).

Indikationen

Polatuzumab-Vedotin (Polivy®) ist für die Therapie des refraktären diffusen großzelligen B-Zell-Lymphoms in Kombination mit Bendamustin und Rituximab zugelassen. **Enfortumab-Vedotin** (Padcev®) wird bei fortgeschrittenem Urothelkarzinom eingesetzt.

Unerwünschte Arzneimittelwirkungen

Typische unerwünschte Arzneimittelwirkungen von **Polatuzumab-Vedotin** sind Erschöpfung, Neutropenie, Thrombopenie, Anämie, periphere Neuropathie, Infektionen (Sepsis) und ein Tumorlysesyndrom. Bei **Enfortumab-Vedotin** ist mit Erschöpfung, Diarrhö, peripherer Neuropathie und Hauttoxizität zu rechnen.

Belantamab-Mafodotin

Belantamab ist ein defucosylierter Antikörper gegen **BCMA** (B cell maturation antigen), ein Membranprotein aus der Superfamilie der Tumor-Nekrose-Faktor-Rezeptoren, das nahezu ausschließlich auf reifen B-Zellen und Plasmazellen vorkommt. Von besonderer Bedeutung ist, dass BCMA beim multiplen Myelom überexprimiert ist. Seine Liganden BAFF (B cell-activating factor) und APRIL (A proliferation-inducing ligand) induzieren die Differenzierung, Proliferation und Antikörperproduktion. Die Bindung des Antikörpers **Belantamab** an BCMA vermindert diese Wirkungen und **induziert die Zelllyse** durch antikörperabhängige Zelltoxizität (ADCC) und Phagozytose (ADCP). Die Entfernung der Fucose am Antikörper fördert die ADCC. **Mafodotin** wirkt als **Monomethyl-Auristatin F** durch **Hemmung der Mikrotubuli-Polymerisation.** Der Linker zwischen dem Antikörper und Auristatin ist **proteasestabil.** Dadurch kommt es erst nach Abbau des Antikörpers in Lysosomen zur Antikörperfreisetzung. Dies soll unerwünschte Arzneimittelwirkungen vermindern.

Indikationen

Belantamab-Mafodotin (Blenrep®) wird als Monotherapie beim vorbehandelten **multiplen Myelom** eingesetzt.

Unerwünschte Arzneimittelwirkungen

Unerwünschte Arzneimittelwirkungen sind Epithelveränderung der Hornhaut und **Keratopathie** des Auges (bei 74 % der Patienten), **Thrombozytopenie,** Anämie, Leukopenie, Infektionen, Erbrechen und infusionsbedingte Reaktionen.

Trastuzumab-Emtansin

Im Trastuzumab-Emtansin (T-DM1, Kadcyla®) wird der monoklonale Antikörper **Trastuzumab als Träger** verwendet, um den **gekoppelten Mitosehemmstoff Emtansin** (DM1) selektiv an HER-2 exprimierende Mammakarzinomzellen zu bringen (➤ Kap. 34.15.5). Emtansin ist ein Makrolid (Maytansinoid), das von dem **Mikrotubuli-Inhibitor** Maytansin abgeleitet ist (➤ Kap. 34.9.5). Eine Phase-III-Studie zeigte eine signifikante Verlängerung des progressionsfreien Überlebens (3 Monate) und des Gesamtüberlebens (6 Monate) nach T-DM1 im Vergleich zur Kombinationstherapie mit dem Tyrosinkinase-Inhibitor Lapatinib und Capecitabin beim **fortgeschrittenen Mammakarzinom,** das zuvor mit Trastuzumab und einem Taxan behandelt worden war.

Indikationen

Trastuzumab-Emtansin (Kadcyla®) wird beim HER2-positiven Mammakarzinom angewendet. Es ist zur adjuvanten Monotherapie im Frühstadium nach neoadjuvanter Therapie sowie zur Therapie des fortgeschrittenen vorbehandelten Mammakarzinoms indiziert.

Unerwünschte Arzneimittelwirkungen

Die häufigsten schwerwiegenden unerwünschten Arzneimittelwirkungen sind Thrombozytopenie und Störungen der Leberfunktion. Ferner treten häufig Diarrhö, Übelkeit und Erbrechen auf.

Sacituzumab-Govitecan

Bei **Sacituzumab-Govitecan** (Trodelvy® handelt es sich um ein Antikörper-Wirkstoff-Konjugat, das gegen **Trop-2** (Trophoblast-Antigen 2) gerichtet ist. Dies ist ein transmembranäres Glykoprotein, das in vielen Zellen vorkommt und an der intrazellulären Calcium-Signaltransduktion beteiligt sein soll. In einigen Tumoren (z. B. Mammakarzinom) wird es überexprimiert. Indiziert ist das ADC beim **fortgeschrittenen triple-negativen Mammakarzinom,** das keine Hormonrezeptoren und keine HER2-Überexpression aufweist. Die zytotoxische Komponente SN-38 ist der **aktive Metabolit des Topoisomerase-1-Inhibitors Irinotecan (➤ Kap. 34.10.1).** Entsprechend sind die **unerwünschten Arzneimittelwirkungen,** wie z. B. Übelkeit, Erbrechen, Anämie, Leukopenie, Diarrhö und Alopezie.

Gemtuzumab-Ozogamizin und Inotuzumab-Ozogamizin

Das **Gemtuzumab** des Antikörper-Wirkstoff-Konjugats ist ein humanisierter Antikörper, der gegen CD33 gerichtet ist. Dieses Adhäsionsprotein findet sich auf der Oberfläche von myeloischen leukämischen und unreifen myeloischen Zellen, jedoch nicht auf normalen hämatopoetischen Stammzellen. Der humanisierte Antikörper **Inotuzumab** ist gegen CD22 gerichtet. Dieser inhibitorische Rezeptor ist in ca. 90 % auf der Oberfläche von B-Zellen bei akuter lymphatische Leukämie zu finden.

Wirkmechanismus

Beide Antikörper-Wirkstoff-Konjugate tragen als zytotoxische Komponente **Ozogamizin,** ein **N-Acetyl-γ-Calicheamicin** (➤ Abb. 34.65). Dabei handelt es sich um ein halbsynthetisches **Antitumor-Antibiotikum** (ursprünglich aus den Bakterien *Micromonospora echinospora*), das aus der Gruppe der Enedyine stammt. Diese Wirkstoffe bilden durch eine Umlagerung Diradikale, die selektiv zu **Doppelstrangbrüchen** der DNA führen.

Indikationen

Gemtuzumab-Ozogamizin (Mylotarg®) wird in Kombination mit Daunorubicin und Cytarabin bei CD33-positiver **akuter myeloischer Leukämie** (AML) eingesetzt.

Inotuzumab-Ozogamizin (Besponsa®) ist als Monotherapie der refraktären CD22-positiven akuten lymphatischen Leukämie (ALL) indiziert.

Unerwünschte Arzneimittelwirkungen

Die unerwünschten Arzneimittelwirkungen von **Gemtuzumab-Ozogamizin** und **Inotuzumab-Ozogamizin** sind ähnlich: Fieber, Übelkeit, Thrombozytopenie, Neutropenie, Anämie, Infektionen sowie Lebertoxizität (venookklusive Lebererkrankung), Blutungen, Bauchschmerzen und Tumorlysesyndrom.

Moxetumomab-Pasudotox

➤ Kap. 34.14.9

Ibritumomab-Tiuxetan

Ibritumomab-Tiuxetan (Zevalin®) ist ein rekombinanter muriner Antikörper gegen CD20, der mit dem β-Strahler ^{90}Yttrium markiert werden kann. Das Präparat wird als Kit angeboten und enthält den Antikörper, der mit dem Chelatbildner MX-DTPA konjugiert ist, mit dem die Markierung des Antikörpers durchgeführt werden kann. Mit dem Antikörpern bringt man den zellzerstörenden reinen β-Strahler (Reichweite 5 mm) spezifisch und nahe an die malignen Zellen heran.

Indikationen

Indikation von Ibritumomab-Tiuxetan ist die Therapie von **CD20-positiven Non-Hodgkin-Lymphomen** nach Rituximab-Behandlung. Die Rituximab-Behandlung ist notwendig, um zirkulierende CD20-positive B-Zellen zu beseitigen.

Unerwünschte Arzneimittelwirkungen

Unerwünschte Arzneimittelwirkung ist eine schwere prolongierte Knochenmarksuppression (Nadir 60 Tage) mit Thrombopenie, Leukopenie und Anämie. Infektionen und Blutungen sowie Infusions- und Schleimhautreaktionen treten auf.

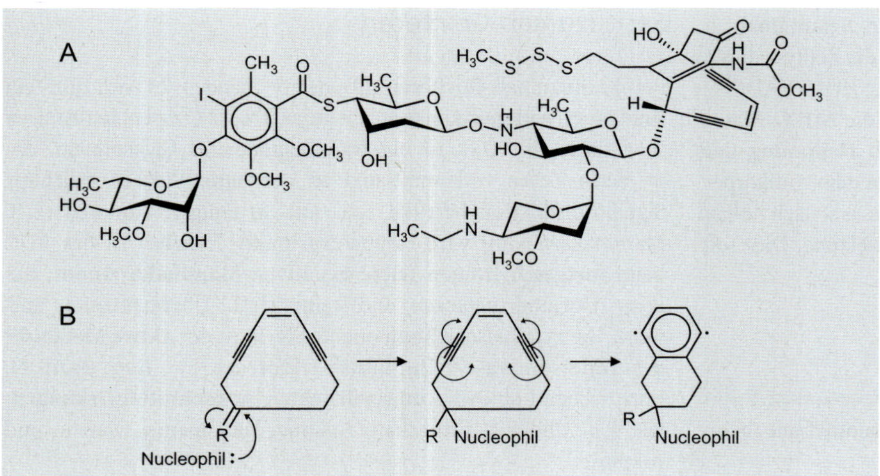

Abb. 34.65 Struktur und Wirkmechanismus von Calicheamizin.
A) Calicheamizine sind komplexe zyklische Antibiotika-Zytotoxine aus Bakterien, die zur Gruppe der Enedyine gehören. Sie besitzen eine Endiin-Struktur, die durch eine C = C-Doppelbindung zwischen 2 Dreifachbindungen charakterisiert sind.
B) Durch Umlagerung (Bergmann-Zyklisierung) werden Diradikale gebildet, die Doppelstrangbrüche in DNA erzeugen.

34.16 Endokrine Tumortherapie

Hormone sind bei der Therapie von Tumoren von großer Bedeutung. Dies gilt gleichermaßen für die antineoplastische Therapie bei hormonsensitiven Tumoren (d. h. Tumoren, die über entsprechende Rezeptoren durch Hormone in ihrem Wachstum beeinflusst werden) wie für die Substitutionstherapie bei Ausfall von Hormonproduktion aufgrund zytotoxischer Chemotherapie. Eingesetzt werden dabei die physiologischen Hormone, Hormonanaloga, Hormonantagonisten und Substanzen, die in die Hormonsynthese eingreifen.

34.16.1 Glucocorticoide

Glucocorticoide haben als zytotoxische Substanzen seit Langem eine große Bedeutung bei der Therapie von Lymphomen (steroidsensitive Lymphome). **Prednison** ist hier die Standardsubstanz. Daneben werden Glucocorticoide mit höherer Potenz wie z. B. Dexamethason häufig unspezifisch zur lokalen antiödematösen Therapie vor und während der Bestrahlungstherapie bei Hirnmetastasen eingesetzt. Wegen der meist langfristigen und hoch dosierten Anwendung der Glucocorticoide in der Tumortherapie sind ihre spezifischen unerwünschten Arzneimittelwirkungen besonders zu beachten (➤ Kap. 27.5).

34.16.2 Sexualhormone

Eine besondere Bedeutung hat die Therapie mit Sexualhormonen beim Protastata-, Mamma- und Endometriumkarzinom. Während beim metastasierenden Prostatakarzinom generell eine Hormontherapie indiziert ist, richtet sich die Anwendung von Hormonen beim Mammakarzinom nach dem Steroidrezeptorbesatz, dessen Bestimmung bei Erstdiagnose grundsätzlich notwendig für die Therapieentscheidung ist.

Beim **metastasierenden Prostatakarzinom** ist eine Androgendeprivation (= Androgenentzug) angezeigt. Dies kann chirurgisch durch Entfernung des Hodens (Orchiektomie) oder pharmakologisch durch Estrogene, Antiandrogene oder durch GnRH-Analoga erreicht werden.

Estrogene

Estrogene blockieren über eine hypothalamisch-hypophysäre **Feedback-Hemmung** die Testosteronproduktion, sodass die Hormonspiegel auf Kastrationsniveau vermindert sind (➤ Kap. 28.9).

Zur Behandlung des metastasierenden Prostatakarzinoms wurde das synthetische Estrogen Diethylstilbestrol als Diphosphat (Fosfestrol), das erst nach Hydrolyse der Phosphatreste aktiv ist, verwendet. Das ursprüngliche Konzept einer selektiven Aktivierung des Pro-Drugs im Prostatakarzinom (hoher Gehalt an Phosphatasen) erwies sich jedoch als falsch. Fosfestrol ist in Deutschland außer Handel. Weiterhin wird **Estramustin** bzw. das Dihydrogenphosphat (Estracyt®), ein Estrogen, das durch Stickstofflost derivatisiert ist, eingesetzt. Estramustin scheint in vivo aber nicht als alkylierende Substanz zu wirken, sondern bindet an Tubulin und wirkt auf die Tubulinpolymerisation (siehe Mikrotubuli-Inhibitoren, ➤ Kap. 34.9).

Wegen der typischen Estrogen-Nebenwirkungen (Gynäkomastie, Thrombembolie, Ödeme) und der Entwicklung von GnRH-Analoga hat die Estrogentherapie an Bedeutung verloren.

Gestagene

Die Gestagene **Megestrol** (Megestat®) und **Medroxyprogesteron** (MPA-beta®) werden v. a. bei der palliativen Therapie des metastasierenden Mammakarzinoms eingesetzt (➤ Kap. 28.6). Sie senken die Estrogenspiegel durch Hemmung der hypophysären Sekretion von LH/FSH und hemmen die Estrogenrezeptorsynthese.

Häufige unerwünschte Arzneimittelwirkungen sind Gewichtszunahme, Ödeme, Obstipation, Übelkeit und Erbrechen, Blutdruckanstieg, Muskelkrämpfe und Tremor.

34.16.3 Gonadorelin-Agonisten und -Antagonisten

Gonadorelin-Agonisten (GnRH-Agonisten)

Die **GnRH-Agonisten** leiten sich vom Gonadorelin (Synonym: GnRH [Gonadotropin-Releasing-Hormon], LHRH [Luteinisierendes-Hormon-Releasing-Hormon]), einem **Dekapeptid** ab, das die Freisetzung des luteinisierenden Hormons (LH) und des follikelstimulierenden Hormons (FSH) aus der Hypophyse bewirkt. Die agonistischen GnRH-Analoga besitzen eine höhere Rezeptoraffinität und Stabilität als das physiologische Mutterpeptid. Zur Verfügung stehen die GnRH-Agonisten (➤ Abb. 34.66) **Buserelin** (Profact®), **Goserelin** (Zoladex®), **Leuprorelin** (Sixantone®, Eligard®) und **Triptorelin** (Pamorelin®).

Wirkmechanismus

Das physiologische Gonadorelin wird im Hypothalamus pulsatil freigesetzt und gelangt über das hypothalamisch-hypophysäre Pfortadersystem in den Hypophysenvorderlappen (➤ Kap. 26.2). Dort bindet es an den GnRH-Rezeptor und bewirkt die Freisetzung von LH und FSH. Sowohl Frequenz als auch Amplitude der Sekretion von GnRH beeinflussen die Freisetzung von LH/FSH aus der Hypophyse. Eine lang dauernde Besetzung der hypophysären GnRH-Rezeptoren durch die hoch affinen (Super-)Agonisten führt (nach initialer Steigerung der LH/FSH-Ausschüttung) zu einer **Rezeptordesensibilisierung** (Down-Regulation), sodass die LH/FSH-Ausschüttung ausbleibt und damit die Testosteronspiegel beim Mann und die Estrogenspiegel bei der Frau auf Kastrationsniveau absinken. Die Down-Regulation beginnt nach ca. 1 Woche. Anfangs kommt es deshalb zu einer Rezeptorstimulation und zu einer gesteigerten Freisetzung von LH/FSH sowie von Sexualhormonen.

Pyr – His – Trp – Ser – Tyr – Gly – Leu – Arg – Pro – Gly – NH_2

LHRH

Pyr – His – Trp – Ser – Tyr – D – Ser(tert – Butyl) – Leu – Arg – Pro – NH – C_2H_5

Buserelin

Pyr – His – Trp – Ser – Tyr – D – Ser(tert – Butyl) – Leu – Arg – Pro – NH – NH – C(=O) – NH_2

Goserelin

Pyr – His – Trp – Ser – Tyr – D – Ser – Leu – Arg – Pro – Gly – NH_2

Triptorelin

Pyr – His – Trp – Ser – Tyr – D – Leu – Leu – Arg – Pro – NH – C_2H_5

Leuprorelin

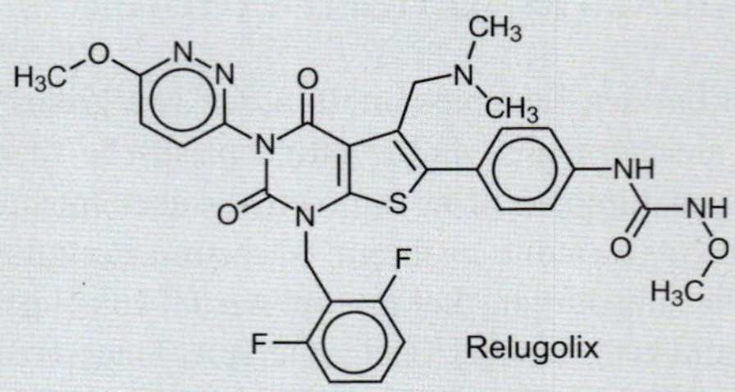

Relugolix

Abb. 34.66 Peptidsequenzen verschiedener GnRH-Agonisten und des GnRH-Antagonisten Relugolix.

Indikationen und Dosierung

Die GnRH-Agonisten werden in der Tumortherapie beim östrogenrezeptorpositiven **Mammakarzinom** der prämenopausalen Patientin sowie beim **Prostatakarzinom** angewendet. Beim Prostatakarzinom ist die therapeutische Wirkung zeitlich begrenzt und der Tumor wird nach 1–2 Jahren **hormonunabhängig** (kastrationsrefraktär).

Die GnRH-Analoga werden mehrmals täglich nasal oder als Implantat subkutan bzw. intramuskulär mit einer Wirkdauer von mehreren Monaten appliziert (➤ Kap. 27.2). Leuprorelin (Sixantone®) wird in Form von Mikrokapseln subkutan injiziert und wirkt dann 6 Monate. Das Implantat von Histrelin (Vantas®) beinhaltet 50 mg Peptid, soll 50 µg pro Tag freisetzen und eine Wirkdauer von 12 Monaten haben.

Unerwünschte Arzneimittelwirkungen

Zu Beginn der Therapie kann der **Testosteronspiegel ansteigen** und bei Knochenmetastasen zu vermehrten Schmerzen führen (Tumor-Flare-up für 2–3 Wochen). Durch vorhergehende Gabe von Antiandrogenen versucht man, diese Wirkung zu verhindern. Weitere unerwünschte Arzneimittelwirkungen sind Potenz- und Libidoverlust sowie Hitzewallungen und Schwitzen. GnRH-Agonisten sollen das kardiovaskuläre Risiko erhöhen.

Die Störungen der Sexualfunktion sind nach Absetzen der Therapie reversibel.

Gonadorelin-Antagonisten (GnRH-Antagonisten)

Beim fortgeschrittenen Prostatakarzinom werden GnRH-Antagonisten wie **Degarelix** (Firmagon® und **Relugolix** (Orgovyx®) eingesetzt. Die Antagonisten blockieren direkt den GnRH-Rezeptor. Während Degarelix direkt von der Peptidsequenz des Gonadorelins abgeleitet ist, besitzt Relugolix keine Peptidstruktur (➤ Abb. 34.66). Bereits innerhalb der ersten Woche wird bei den meisten Patienten der Testosteronspiegel auf Kastrationsniveau gesenkt, ohne dass zwischenzeitlich eine Erhöhung der Spiegel auftritt. Während Degarelix als Peptidderivat subkutan gegeben wird, kann Relugolix oral angewendet werden. Relugolix wird durch CYP3A metabolisiert ($T_{1/2}$ = 25 h) und primär fäkal eliminiert.

Unerwünschte Arzneimittelwirkungen

Die Wirkstoffe können zu Hitzewallungen, Gewichtszunahme, Muskelschmerzen, Müdigkeit (Fatigue) und Gynäkomastie führen.

34.16.4 Androgenrezeptor-Antagonisten

Androgenrezeptor-Antagonisten sind ein bedeutender Bestandteil der Therapie des Prostatakarzinoms. Zur 1. Generation der Antagonisten zählen Flutamid, das heute kaum noch eingesetzt wird, und **Bicalutamid** (Androcal®) (➤ Abb. 34.67). Neuere Substanzen (2. Generation) sind **Enzalutamid** (Xtandi®), **Darolutamid** (Nubeqa®) und **Apalutamid** (Erleada®). Sämtliche Androgenrezeptor-Antagonisten sind nichtsteroidale Antiandrogene. Während bei den Substanzen der 1. Generation keine Zunahme des Gesamtüberlebens bei fortgeschrittenem Prostatakarzinom festgestellt wurde, ist dies bei den Wirkstoffen der 2. Generation offenbar der Fall.

34

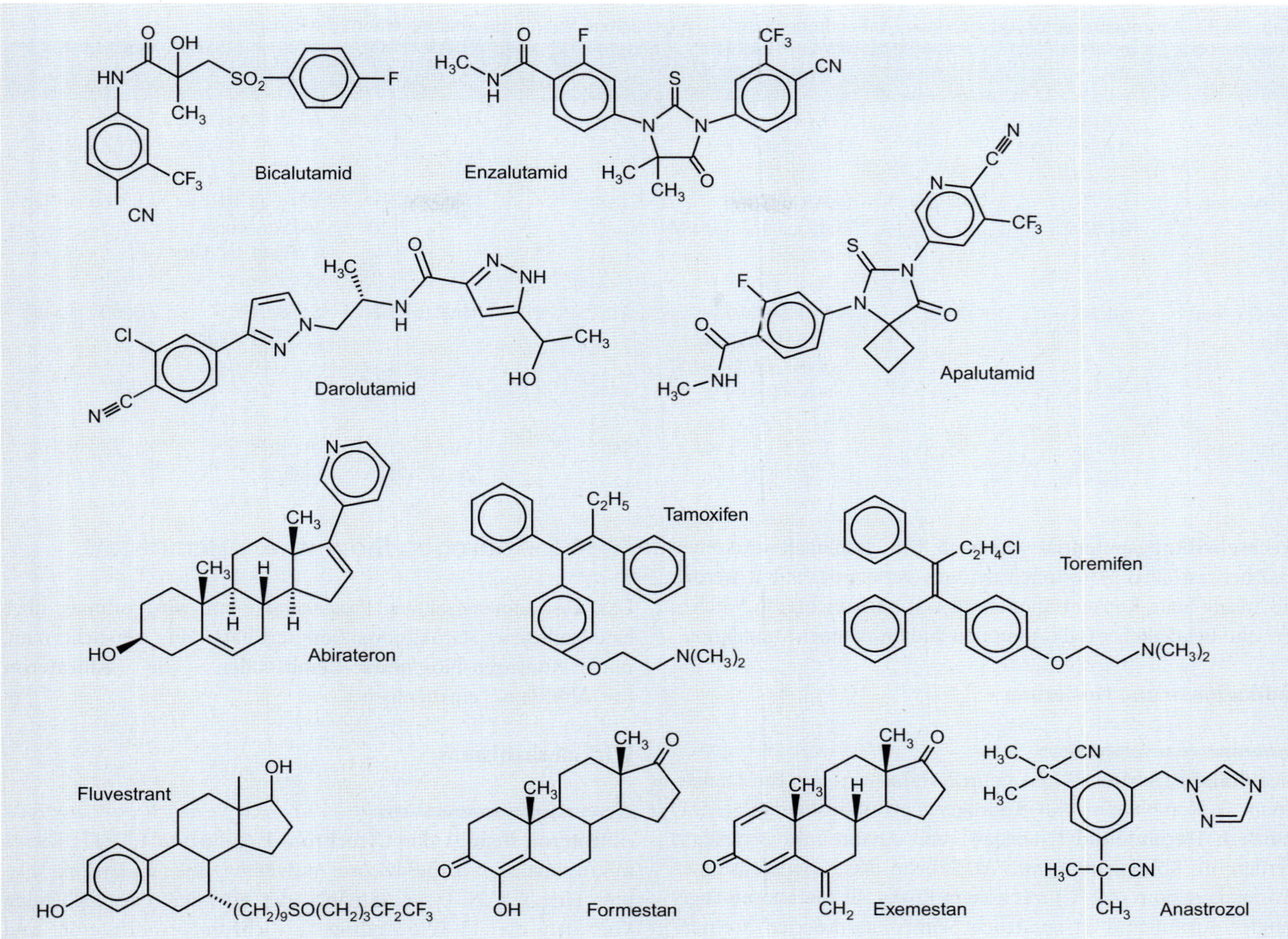

Abb. 34.67 Chemische Struktur von Antiandrogenen, Antiestrogenen, Aromatasehemmstoffen und Abirateron.

Wirkmechanismus

Die Antagonisten der 1. Generation binden an den Androgenrezeptor und verhindern dadurch die Genexpression. Die Translokation des Androgenrezeptors in den Kern wird jedoch nicht unterbunden. Offenbar werden Ko-Repressoren rekrutiert und Ko-Aktivatoren gehemmt. Da **Bicalutamid** sowohl die peripheren als auch die zentralen Androgenrezeptoren blockiert, kommt es durch Wegfall des zentralen Feedback-Mechanismus zur vermehrten Freisetzung von LH/FSH und zu einem erhöhten Testosteronspiegel. Die Testosteronwirkungen sind allerdings blockiert. Auch die Östrogenspiegel sind erhöht. Testosteron wird vermehrt zu Östradiol metabolisiert. Wegen der vermehrten Freisetzung von LH/FSH wird Bicalutamid primär zusammen mit hemmenden GnRH-Agonisten bzw. GnRH-Antagonisten eingesetzt. Dementsprechend tritt besonders bei Monotherapie eine Gynäkomastie auf. Die Antagonisten der 2. Generation **(Enzalutamid, Darolutamid, Apalutamid)** haben eine **besonders hohe Affinität zum Androgenrezeptor, verhindern die Translokation** und **die Bindung des Rezeptors an DNA.** Die 2. Generation an Antagonisten bleibt auch bei bestimmten Andogenrezeptor-Mutationen, die oft im Laufe der Erkrankung auftreten, voll **antagonistisch wirksam,** während Bicalutamid unter diesen Bedingungen als partieller Agonist wirken kann. Allerdings kommt es auch bei den Substanzen der 2. Generation zur Resistenz, deren Ursachen komplex sind. Insbesondere sind vom Androgenrezeptor beim Prostatakarzinom mehr als 500 unterschiedliche Mutanten und Spleißvarianten bekannt, die teilweise den Androgenrezeptor auch ohne Ligand aktivieren.

Pharmakokinetik

➤ Tab. 34.32.

Bicalutamid wird als Razemat angewendet. Die R-Form ist ca. 30-fach aktiver als die S-Form. Die Halbwertszeit der R-Form beträgt ca. 5 Tage, die der S-Form nur 1 Tag. Deshalb kommt es zur Kumulation der R-Form.

Enzalutamid ist ein starker Induktor von CYP3A4. Auch andere Enzyme (CYP2C9 und CYP2C19) werden induziert. Damit ist das

Tab. 34.32 Androgenrezeptor-Antagonisten (Antiandrogene) (N + = gleichzeitige Nahrungsaufnahme erhöht die Resorption)

Wirkstoff	Resorption (% oder T_{max})	Proteinbindung	Metabolismus	$T_{1/2}$	Elimination	Interaktionen	Dosierung
Bicalutamid	Wirksamer R-Enantiomer t_{max} 29 h	96 %	CYP3A4 und andere, Glucuronidierung	5 Tage	Renal und fäkal	QT-Verlängerung, CYP3A4-Inhibitor	1 × 50–150 mg/Tag für 2 Jahre
Enzalutamid	t_{max} 2 h 84 %	97 %	CYP2C8, aktive Metaboliten, Carboxylesterase 1	5 Tage	Renal (71 %)	Wirkt als starker Induktor von CYP3A4, Inhibitor von P-gp	1 × 160 mg/Tag
Darolutamid (N+)	30 %	92 %	Aldoketoreduktase (aktive Metaboliten), CYP3A4, nachfolgend Glucuronidierung, Substrat von P-gp	20 h	Renal (67 %)	Schwacher CYP3A4-Induktor	2 × 600 mg/Tag
Apalutamid	100 % t_{max} 2 h	95 %	CYP2C8, CYP3A4, (aktive Metaboliten)	3 Tage	Renal (65 %), fäkal (24 %)	Starker CYP-Induktor	1 × 240 mg/Tag

Wechselwirkungspotential sehr hoch. Die Plasmahalbwertszeiten sind bei fast allen Wirkstoffen deutlich verlängert. Somit werden die Steady-State-Konzentrationen oft erst nach mehreren Wochen erreicht. Bei täglicher Gabe kommt es zudem zu einer Kumulation.

Indikationen und Dosierung

Bicalutamid (Androcal®) ist beim fortgeschrittenen Prostatakarzinom in Kombination mit Androgendeprivationstherapie (ADT) indiziert. **Darolutamid** (Nubeqa®) und **Apalutamid** (Erleada®) werden in Kombination mit ADT beim kastrationsresistenten Prostatakarzinom (CRPC) mit hohem Risiko für Metastasen angewendet. Apalutamid ist zusätzlich beim metastasierten hormonsensitiven Prostatakarzinom indiziert. **Enzalutamid** (Xtandi®) ist zugelassen für das kastrationsresistente Prostatakarzinom mit und ohne Metastasen vor oder nach Chemotherapie in Kombination mit ADT.

Dosierung: ➤ Tab. 34.32

Unerwünschte Arzneimittelwirkungen

Häufige unerwünschte Arzneimittelwirkungen sind Hitzewallungen, Erschöpfung, Übelkeit, Diarrhö, Schwindel und Kopfschmerzen sowie Hypertonie. Knochenfrakturen treten bei allen Substanzen vermehrt auf. Eine Androgendepletionstherapie kann das **QT-Intervall verlängern**. Bei Bicalutamid und Enzalutamid sind **Gynäkomastie** mit Brustschmerzen häufig. Bei Enzalutamid und Apalutamid treten häufig **Hypothyreose** sowie vermehrt **Krampfanfälle** auf. Die Substanzen binden in vitro an den GABA-Rezeptor. Darolutamid hat eine geringe ZNS-Gängigkeit und offenbar weniger Nebenwirkungen.

Interaktionen

➤ Tab. 34.32. Bei allen Substanzen ist die Kombination mit starken CYP-Hemmern oder CYP-Induktoren zu berücksichtigen.

34.16.5 Androgen-Biosynthese-Hemmstoff

Das kastrationsrefraktäre Prostatakarzinom wird oftmals über eine endogene Steroidproduktion reguliert. Hier versucht man, mit Androgen-Biosynthese-Hemmstoffen wie **Abirateron** (➤ Abb. 34.67) einzugreifen.

Wirkmechanismus

Abirateron hemmt das Cytochrom-P_{450}-Enzym CYP17. Dieses mikrosomale Enzym besitzt zwei Aktivitäten: eine 17α-Hydroxylase- und eine C17,20-Lyase-Aktivität, die aus den entsprechenden Vorstufen die 17-Keto-Androgene Dehydroepiandrosteron und Androstendion synthetisiert (➤ Abb. 34.68). Alle anderen Androgene werden davon abgeleitet. Abirateron senkt den Androgenspiegel auch in den Nebennieren und im Tumor. Die Androgenspiegel sind niedriger als bei Anwendung von Gonadoliberin-Agonisten oder-Antagonisten.

Pharmakokinetik

Abirateron wird als **Pro-Drug** (Abirateronacetat, Zytiga®) oral gegeben. Die Einnahme soll nicht zusammen mit Nahrungsmitteln erfolgen. Fetthaltige Nahrung kann zu einer 10–17-fachen Steigerung der Aufnahme führen. Im Organismus kommt es rasch zu einer **Abspaltung von Acetat und Bildung der aktiven Form.** Die **Plasmaproteinbindung** ist hoch (99 %). Abirateron wird durch Hydroxylierung, Sulfatierung und Oxidation in der Leber metabolisiert. Die **Plasmahalbwertszeit** beträgt 15 Stunden.

Indikation und Dosierung

Therapie des **neu** diagnostizierten hormonsensitiven metastasierten Prostatakarzinoms in Kombination mit ADT (Androgendeprivationstherapie, z. B. durch GnRH-Agonisten), des **metastasierten**

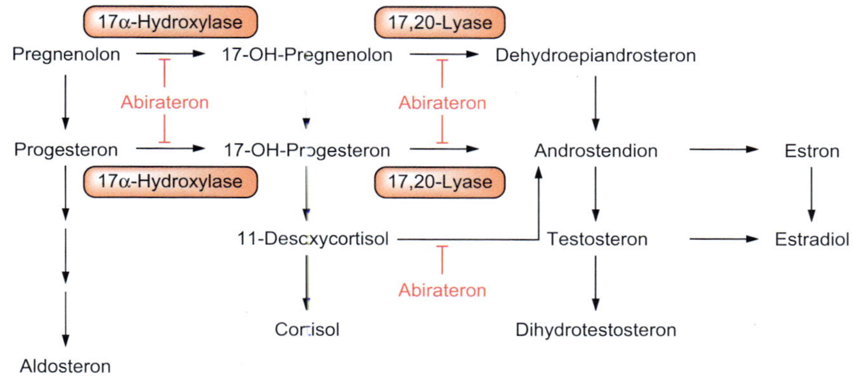

Abb. 34.68 Wirkorte von Abirateron. Abirateron ist ein CYP17-Inhibitor. CYP17 besitzt sowohl 17α-Hydroxlase-Aktivität als auch C17-20-Lyase-Aktivität und ist für die Synthese von Androgenen essenziell. Die Reaktionskaskade erklärt auch, warum die Mineralocorticoidproduktion zunimmt.

kastrationsrefraktären Prostatakarzinoms ohne oder mit Vorbehandlung durch Docetaxel.

Dosierung: 1000 mg/Tag **zusammen** mit 10 mg (Prednison/Prednisolon).

Unerwünschte Arzneimittelwirkungen

Es treten wegen der CYP17-Hemmung vermehrt erhöhte Spiegel an Mineralocorticoiden auf mit der Folge von **Hypokaliämie,** Hypertonie und Ödembildung. Hypertriglyceridämie, Herzinsuffizienz, Herzrhythmusstörungen sowie eine Erhöhung der Leberenzyme sind beschrieben.

34.16.6 Selektive Estrogenrezeptor-Modulatoren

Tamoxifen und Toremifen gehören zur Gruppe der **s**elektiven **E**strogen**r**ezeptor-**M**odulatoren **(SERM)** (➤ Kap. 28.3). **Tamoxifen** (➤ Abb. 34.67) leitet sich strukturell vom Diethylstilbestrol ab und ist ein Triphenylethenderivat. Eingesetzt wird das trans-Enantiomer, das im Gegensatz zum cis-Enantiomer auch antiestrogene Wirkung hat. **Toremifen** (Fareston®; ➤ Abb. 34.67) ist ein Tamoxifenanalogon, das in vitro weniger estrogenagonistische Wirkung hat. **Raloxifen** gehört ebenfalls zur SERM-Familie. Die Substanz unterscheidet sich in ihrer Struktur deutlich von Tamoxifen (➤ Kap. 28.3). Raloxifen ist für die **Osteoporosebehandlung** zugelassen (➤ Kap. 30). Gelegentlich erfolgt Anwendung beim Mammakarzinom.

Wirkmechanismus

Tamoxifen führt in verschiedenen Geweben (Brustgewebe, Uterus, Vagina, Knochen, Gehirn) zu einer antagonistischen **oder** agonistischen Wirkung. Wie kommt es nun zu diesen selektiven Wirkungsunterschieden? Tamoxifen ist ein **kompetitiver partieller Antagonist an Estrogenrezeptoren,** die als Transkriptionsfaktoren wirken (➤ Kap. 28.3). **Zwei Estrogenrezeptoren** (ERα und ERβ), die Homo- und Heterodimere bilden, kommen in den **verschiedenen Geweben in unterschiedlichen Verhältnissen** vor. Die beiden Rezeptoren rekrutieren weiterhin jeweils Ko-Aktivatoren und/oder Ko-Repressoren, die zusammen mit den Rezeptoren gewebeabhängig zu einer Steigerung oder Verminderung der Transkription von Genen führen. ERα besitzt zwei Domänen (AF1 und AF2) zur Aktivierung der Transkription. Tamoxifen hemmt AF2 und stimuliert AF1. Am ERβ, der nur eine Domäne (AF2) zur Aktivierung der Transkription besitzt, wirkt Tamoxifen als reiner Antagonist. Gewebeabhängig blockiert Tamoxifen die Expression estrogenregulierter Gene, die Wachstumsfaktoren codieren und für die parakrine und autokrine Kontrolle des Tumorwachstums bedeutsam sind. Estrogenagonistische Wirkungen zeigen sich z. B. im Knochengewebe und im Endometrium.

Pharmakokinetik

Tamoxifen wird oral gut aufgenommen. Die Serum-Albuminbindung ist hoch (99 %). Die Metabolisierung von Tamoxifen hat in den letzten Jahren große Beachtung gefunden. Tamoxifen wird demethyliert durch CYP3A4 und hydroxyliert durch CYP2D6. Dabei wird **Endoxifen** gebildet, das eine 25–50-fach höhere Affinität zu ERα und ERβ aufweist.

Tamoxifen ist somit als **Pro-Drug** aufzufassen (➤ Abb. 34.69). Die **Halbwertszeit** von Tamoxifen und seinem aktiven Metaboliten (*N*-Desmethyltamoxifen) beträgt 7 bzw. 14 Tage. Die Ausscheidung erfolgt biliär als Glucuronid bzw. Sulfat.

Indikationen und Dosierung

Tamoxifen (Tamokadin®, Novaldex®) wird zur adjuvanten Therapie nach operativer Primärbehandlung beim **Mammakarzinom** prä- und postmenopausal angewendet. Es ist ebenfalls beim metastasierten Mammakarzinom indiziert. Toremifen (Fareston®) ist für die Behandlung des metastasierten Mammkarzinoms in der Postmenopause zugelassen.

Dosierung: 20 mg/Tag (Tamoxifen) für mindestens 5 Jahre.

Durch eine 5-Jahres-Therapie kann die Sterblichkeit durch ein Mammakarzinom über 15 Jahre um relativ 31 % gesenkt werden (Lancet, 2005; 365: 1687.).

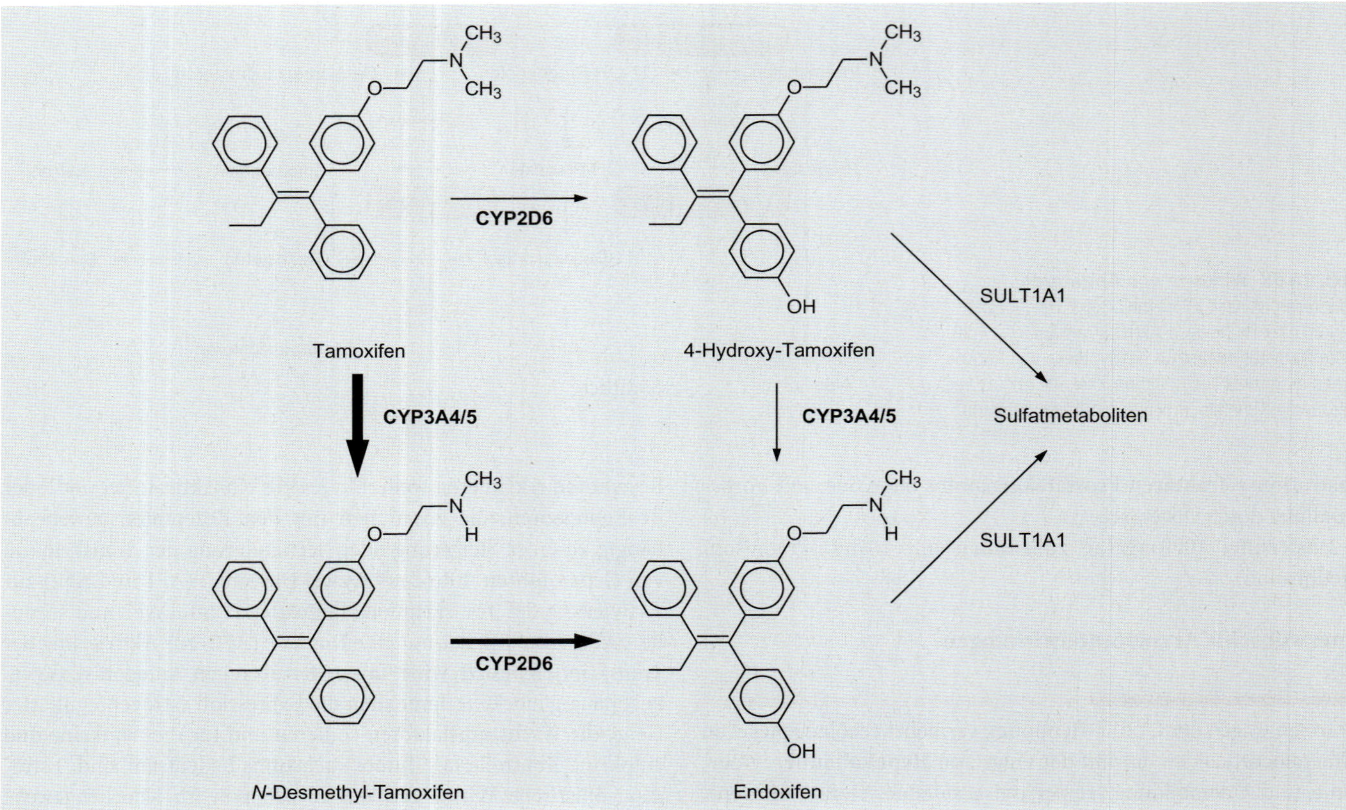

Abb. 34.69 Metabolismus von Tamoxifen.
Tamoxifen wird von CYP3A4/5 und CYP2D6 zu Endoxifen metabolisiert. Endoxifen hat eine höhere Affinität zu Estrogenrezeptoren als Tamoxifen. Die weitere Metabolisierung schließt eine Sulfatierung ein.

Unerwünschte Arzneimittelwirkungen

Häufige unerwünschte Arzneimittelwirkungen sind Hitzewallungen, Übelkeit und vaginale Blutungen. Kopfschmerzen, Ödembildung und leichter Haarausfall können auftreten. Tamoxifen steigert das Risiko eines Endometriumkarzinoms um den Faktor 2–4. Thrombembolien treten vermehrt auf. Das Herzinfarktrisiko ist offenbar leicht vermindert.

Interaktionen

Da **Endoxifen** als der **wirksamste Metabolit** von Tamoxifen gilt und seine Bildung von CYP2D6 abhängt, wird empfohlen, eine Kombination mit **CYP2D6-Inhibitoren** (z. B. SSRI-Antidepressiva wie Paroxetin) zu vermeiden.

34.16.7 Estrogenrezeptor-Antagonist

Fulvestrant (Faslodex®) ist ein **reiner Estrogenrezeptor-Antagonist,** der keine estrogene Restwirkung mehr besitzt und den Estrogenrezeptor herunterreguliert (**S**elective **E**strogen **R**eceptor **D**ownregulator, SERD; ➤ Kap. 28.4).

Wirkmechanismus

Fulvestrant bindet mit 100-fach höherer Affinität als Tamoxifen an den Estrogenrezeptor. Es verhindert die Dimerisierung des Estrogenrezeptors und fördert seinen Abbau.

Dies erfolgt offenbar aufgrund der langen raumfordernden Seitenkette in 7α-Position, die eine Dimerisierung verhindert. Nachfolgend wird der Estrogenrezeptor herunterreguliert.

Pharmakokinetik

Fulvestrant wird einmal monatlich intramuskulär injiziert. Maximale Plasmaspiegel werden nach 7 Tagen erreicht. Die terminale Plasmahalbwertszeit beträgt etwa 50 Tage. Metabolisiert wird Fulvestrant über CYP3A4. Die Elimination erfolgt hauptsächlich biliär.

Indikationen

Fulvestrant ist zur Behandlung von **rezeptorpositivem metastasiertem Mammakarzinom** nach Versagen einer Antiestrogentherapie zugelassen. In der endokrinen Ersttherapie des Mammakarzinoms wurde bei hormonrezeptorpositiven Patientinnen eine vergleich-

34

bare Effektivität von Fulvestrant und Tamoxifen nachgewiesen. Bei endokrin überwiegend mit Tamoxifen vorbehandelten Patientinnen war Fulvestrant so effektiv wie der Aromatasehemmer Anastrozol (➤ Kap. 34.16.6).

Unerwünschte Arzneimittelwirkungen

Unerwünschte Arzneimittelwirkungen einer Therapie mit Fulvestrant sind Hitzewallungen, Übelkeit und gastrointestinale Beschwerden, Kopf-, Gelenk-, Muskelschmerzen, Thrombembolien (selten) und Hautexanthem.

34.16.8 Aromatasehemmstoffe

Estrogene unterscheiden sich von anderen Steroidhormonen durch die **Aromatisierung von Ring A** des Steroidgerüstes. Das verantwortliche Enzym ist die **Aromatase, ein Cytochrom-P_{450}-Enzym** (CYP19) mit hoher Spezifität. Dieses Enzym ist in einer Reihe von Geweben (Ovarien, Fett- und Muskelgewebe, Hirn- und Brustdrüsengewebe) vorhanden und bewirkt die Umwandlung der Androgene Androstendion, Testosteron und Hydroxytestosteron zu den Estrogenen Estron, Estradiol und Estriol. Vor der Menopause sind die Ovarien für die Estrogenproduktion entscheidend, **nach der Menopause** erfolgt die Synthese hauptsächlich **extraovariell** v. a. im Fettgewebe. Die Estrogen-Konzentration im Gewebe von Mammakarzinomen kann menopausal die im Plasma um den Faktor 10 übertreffen.

Aminoglutethimid, das jetzt außer Handel ist, war der erste, noch unspezifische Aromatasehemmer, der gleichzeitig die Glucocorticoid- und Mineralocorticoidsynthese (CYP-Enzyme!) hemmte und dadurch zu zahlreichen unerwünschten Arzneimittelwirkungen führte. Die Substanz war offenbar beim Doping in Zusammenhang mit Bodybuilding beliebt, um die unerwünschten Arzneimittelwirkungen von anabolen Steroiden (Gynäkomastie) zu verhindern.

Mehrere spezifische Aromataseinhibitoren stehen zur Verfügung. Eine Gruppe leitet sich von **Steroiden** ab, wie das Formestan und Exemestan (➤ Abb. 34.67). Eine andere Gruppe bilden die **nichtsteroidalen Aromataseinhibitoren,** wie Letrozol und Anastrozol (➤ Abb. 34.67).

Exemestan

Exemestan (Aromasin®) ist die Weiterentwicklung von Formestan (4-Hydroxyandrostendion), das wiederum auf Androstendion, das physiologische Substrat der Aromatase, zurückgeht.

Exemestan ist ein **Suizidinhibitor** der Aromatase. Die Substanz bindet ähnlich wie Androstendion an die Aromatase, bleibt aber fest gebunden (kovalente Modifikation) und das Enzym wird irreversibel gehemmt.

Pharmakokinetik

Nach oraler Gabe wird Exemestan rasch absorbiert. Offenbar tritt ein starker First-Pass-Effekt auf. Die Plasmaproteinbindung beträgt ca. 90 %. Exemestan wird unter Beteiligung von CYP3A4 metabolisiert. Die Metaboliten werden renal und biliär ausgeschieden. Die terminale **Halbwertszeit** liegt bei 24 Stunden.

Indikation und Dosierung

Sämtliche Aromataseinhibitoren einschließlich Exemestan sind bislang ausschließlich für die Therapie des **postmenopausalen Mammakarzinoms** indiziert. Hier sind offenbar die Aromatasehemmer dem Tamoxifen überlegen. Die Anwendung gilt für eine adjuvante Therapie eines frühen Mammakarzinoms sowie für die Therapie des fortgeschrittenen Karzinoms.

Dosierung: 25 mg/Tag. Bei dieser Dosierung wird der Serum-Estrogenspiegel um ca. 90 % erniedrigt.

Unerwünschte Arzneimittelwirkungen

Der Aromataseinhibitor hat keine gestagene oder estrogene Wirkung. Eine eher geringe androgene Wirkung tritt durch 17-Hydroxy-Metaboliten auf, die eine hohe Affinität zum Androgenrezeptor haben. Die Bedeutung ist unklar. Die unerwünschten Arzneimittelwirkungen sind **Hitzewallungen, Gelenk-** und **Muskelschmerzen,** Kopfschmerzen, Übelkeit und Müdigkeit auf. Eine weitere unerwünschte Arzneimittelwirkung ist die **Osteoporose** (deutlich häufiger als bei Tamoxifen).

Letrozol und Anastrozol

Letrozol (Femara®) und **Anastrozol** (Arimidex®) sind Triazol-Derivate (➤ Abb. 34.67, ➤ Abb. 34.70), die selektiv, kompetitiv und reversibel die Aromatase hemmen. Sie binden über den Triazol-Ring die Häm-Gruppe von CYP19 (➤ Abb. 34.70, vgl. Azolmykotika und ihre Häm-Eisen-Koordination bei der CYP-Hemmung) (➤ Abb. 33.53).

Pharmakokinetik

Letrozol wird rasch und vollständig nach oraler Gabe aufgenommen. Die Metabolisierung erfolgt über CYP2A6 und CYP3A4. Durch **Abspaltung des Triazol-Rings** (➤ Abb. 34.71) entsteht dabei ein inaktives Carbinol-Derivat, das weiter glucuronidiert wird. Die Elimination der inaktiven Metaboliten erfolgt primär über die Niere. Die terminale Halbwertszeit beträgt etwa 2 Tage.

Anastrozol wird ebenfalls oral angewendet und dabei rasch und vollständig aufgenommen. Es erfolgt eine extensive Metabolisierung durch N-Desalkylierung, Hydroxylierung und Glucuronidierung. Wie bei Letrozol ist **Triazol** ebenfalls ein **Hauptmetabolit.** Die **Halbwertszeit** beträgt ca. 50 Stunden.

Indikation und Dosierung

➢ Exemestan
Dosierung: Letrozol 2,5 mg/Tag; Anastrozol 1 mg/Tag.

Unerwünschte Arzneimittelwirkungen

Typisch sind Hitzewallungen, Arthralgie, Hypercholesterinämie, Schwitzen, Übelkeit, periphere Ödeme und Müdigkeit. Osteoporose tritt vermehrt auf.

34.17 Zytokine und hämatopoetische Wachtumsfaktoren

Therapeutisch verwendet werden rekombinante Zytokine, die ausgeprägte **immunmodulierende** oder direkte **antiproliferative** Eigenschaften aufweisen, wie Interferone oder Interleukin-2. Andere rekombinante Zytokine wie z. B. koloniestimulierende Faktoren (CSF) besitzen stimulierende Effekte auf die Hämatopoese und auf Immunzellen. Dazu zählen das Erythropoietin (Epo), der Granulozyten-stimulierende Faktor (G-CSF) und der Granulozyten-/Makrophagen-stimulierende Faktor (GM-CSF). Obwohl diese Faktoren selbst keine Antitumorwirksamkeit zeigen, stimulieren sie ausgeprägt die Regeneration der nach Chemo- oder Radiotherapie toxisch geschädigten Myelopoese des Knochenmarks.

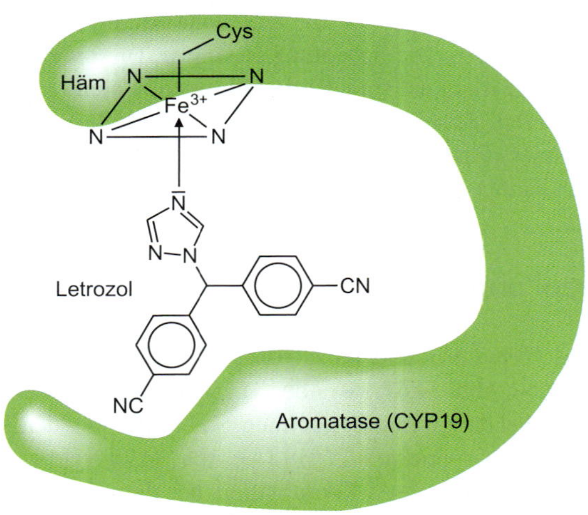

Abb. 34.70 Letrozol.

34.17.1 Zytokine

Interleukin-2

Der T-Zell-Wachstumsfaktor **Interleukin-2** (Proleukin®, Aldesleukin, IL-2) ist ein 15-kD-Glykoprotein, das direkt in die durch T-Zellen vermittelte Immunantwort eingeschaltet ist (➢ Kap. 16.5.1). Das Interleukin bindet spezifisch an IL-2-Rezeptoren und aktiviert zytotoxische T-Lymphozyten und natürliche Killerzellen (NK-Zellen). Weiterhin stimuliert es B-Zellen und Makrophagen.

Indikationen

Interleukin-2 ist indiziert beim metastasierten **Nierenzellkarzinom.**

Unerwünschte Arzneimittelwirkungen

Neben Einschränkung der Nierenfunktion und einer myelotoxischen Wirkung wird bei höheren Dosierungen häufig ein Kapillarlecksyndrom **(capillary leak syndrome)** beobachtet. Es treten dabei Störungen der kardiovaskulären Funktionen, von Lungen-, Leber-, Nieren- und neuronalen Funktionen sowie Ödembildung auf. Nephro-, kardio- und myelotoxische Pharmaka verstärken die unerwünschten Arzneimittelwirkungen. Glucocorticoide reduzieren die Wirkung von IL-2.

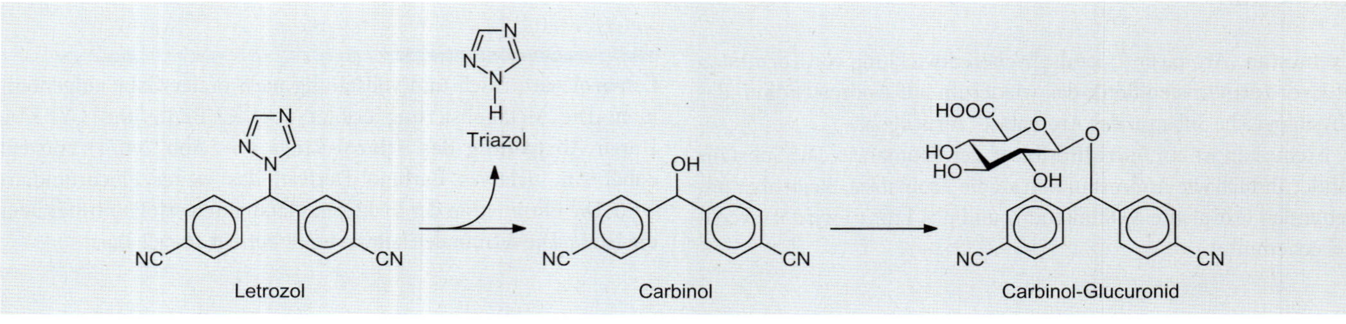

Abb. 34.71 Abspaltung des Triazol-Rings von Letrozol und anschließende Glucuronidierung.

Interferon-α

Innerhalb der Interferonfamilie spielt neben Interferon-β, das bei der multiplen Sklerose eingesetzt wird, das Interferon-α (IFN-α) klinisch eine besondere Rolle (➤ Kap. 16.5.1). Verschiedene Isoformen sind von den 17-23-kDa-Glykoproteinen bekannt. Es stehen verschiedene Präparate (Interferon-α2b, Intron A®; Interferon-α2a, Roferon®) zur Verfügung, die offenbar keine klinisch relevanten Unterschiede zeigen, und **pegylierte Interferon-α-Präparate**, die sich v. a. durch eine veränderte Pharmakokinetik auszeichnen (➤ Kap. 33.19.)

Wirkmechanismus

IFN-α hat **antivirale, immunmodulatorische** und **antiproliferative Wirkungen.** In die Signaltransduktion ist das **JAK-STAT-System** eingeschaltet (➤ Kap. 1.2.4). Die **antiproliferative Wirkung** von IFN-α wird auf eine Suppression von Protoonkogenen und/oder auf eine Aktivierung von RNAse und einen beschleunigten Abbau von mRNA zurückgeführt. T-Zellen sowie Monozyten/Makrophagen werden aktiviert und MHC-Antigene vermehrt exprimiert.

Indikationen

IFN-α ist u. a. zugelassen zur Therapie der **Haarzellleukämie,** der **chronisch myeloischen Leukämie,** des **kutanen T-Zell-Lymphoms,** des **fortgeschrittenen Nierenzellkarzinoms** und des **malignen Melanoms**. IFN-αa wird ebenfalls bei den chronisch **aktiven Hepatitiden B und C** eingesetzt.

Unerwünschte Arzneimittelwirkungen

Typische unerwünschte Arzneimittelwirkungen sind **grippeartige Symptome** wie Fieber, Müdigkeit und Gliederschmerzen sowie Blutdruckschwankungen und Ödemneigung. In den ersten 1–2 Wochen nach Therapiebeginn sind diese Symptome besonders stark und können, z. B. durch Paracetamol, deutlich gelindert werden. Daneben treten sehr häufig Knochenmarksuppression, Haarausfall, Diarrhö und Kopfschmerzen auf. Gelegentlich kommt es zu kardiovaskulären Störungen (Hypertonie, Hypotonie) sowie zu Depression und Verwirrtheit.

Tumor-Nekrose-Faktor-α (TNF-α)

Obwohl kurz nach seiner Entdeckung die zytotoxische Aktivität von TNF-α im Mittelpunkt stand, wurde bald klar, dass es sich hierbei um einen zentralen Mediator von unterschiedlichen Immun- und Entzündungsprozessen handelt.

TNF-α besteht aus 157 Aminosäuren und ist ein **Entzündungsmediator.** Er fördert die Bildung von Zytokinen, Prostaglandinen und aktiviert B- und T-Zellen. Die Endothelzellproliferation wird gehemmt. TNF-α-1a (Tasonermin, Beromun®) wird zur Extremitätenperfusion gleichzeitig mit Chemotherapie (Melphalan) und Hyperthermie bei Weichteilsarkomen eingesetzt. Es treten häufig grippeähnliche Symptome sowie Infektionen auf.

34.17.2 Hämatopoetische Wachstumsfaktoren

Von den rekombinanten hämatopoetischen Wachstumsfaktoren werden in der supportiven Tumortherapie insbesondere G-CSF, GM-CSF und Erythropoietin klinisch eingesetzt.

G-CSF, GM-CSF

G-CSF (granulocyte colony-stimulating factor) ist ein 20-kDa-Glykoprotein. Es verstärkt die Proliferation, Differenzierung und Aktivierung von Progenitorzellen der Granulopoese. Weiterhin kommt es zu einer vermehrten Freisetzung von Neutrophilen aus dem Knochenmark. Die antikörperabhängige Zytotoxizität von Neutrophilen soll zunehmen.

GM-CSF (granulocate-macrophage colony-stimulating factor) ist ein ca. 22-kDa-Glykoprotein. Es hat eine vergleichbare Wirkung wie G-CSF, die sich auch auf Makrophagen und Monozyten erstreckt. Es kommt zur Produktion anderer Zytokine wie TNF-α.

Von G-CSF liegen ein glykosyliertes (**Lenograstim,** Granocyte®) und ein nichtglykosyliertes Präparat (**Filgrastim*,** Neupogen®) sowie dessen pegylierte Form **Pegfilgrastim** (Neulasta®) vor, vom GM-CSF nur eine nichtglykosylierte Form (**Molgramostim,** Leukomax®). Während die nichtglykosylierten rekombinanten Proteine in *E. coli* produziert werden, sind für das glykosylierte Protein Säugetierzellen notwendig.

Pharmakokinetik

Nach subkutaner Gabe beträgt die Plasmahalbwertszeit 3–4 Stunden (Pegfilgrastim 15–80 Stunden).

Indikationen

Die Hauptindikation besteht in der Vorbeugung und Behandlung der **chemotherapiebedingten Neutropenie.** Die Dauer der Neutropenie wird um ca. 20 % verkürzt. Weiterhin wird es zur Mobilisierung von Blutstammzellen in das periphere Blut vor geplanter Leukapherese und Stammzelltransplantation eingesetzt. 24 Stunden nach Gabe von G-CSF ist ein signifikanter Anstieg von Leukozyten im Blut feststellbar.

Unerwünschte Arzneimittelwirkungen

Es werden häufig Kopf-, Rücken- und Knochenschmerzen angegeben. Grippeähnliche Symptome treten auf. Ausgeprägte Leukozytosen können induziert werden. Wegen einer Proliferation und Differenzierung leukämischer Zellen kann ein myelodysplastisches Syndrom in eine akute myeloische Leukämie übergehen. Die Wirkung von GM-CSF ist weniger proliferationsstimulierend als die von G-CSF, dafür ist die Wirkung als Entzündungsmediator größer.

Erythropoietin

Rekombinantes humanes Erythropoietin (> Kap. 31.3) dient der **Vorbeugung** und **Behandlung** einer durch **Zytostatika** (z. B. bei Platinverbindungen) **induzierten Anämie.** Erythropoietin steigert die Erythropoiese durch Stimulation früher Vorläuferzellen sowie durch Induktion der Differenzierung später Vorläuferzellen (Normoblasten). Wichtig vor Beginn einer Therapie ist der Ausschluss anderer möglicher Anämieursachen. Es muss weiterhin bedacht werden, dass Erythropoietin ein Wachstumsfaktor ist, dessen Rezeptor auch auf Tumorzellen vorkommt.

Pharmakokinetik

Erythropoietin liegt in Form verschiedener Präparate vor, die sich wenig unterscheiden (Epoetin* alpha, beta, theta und zeta; z. B. Erypo®, Abseamed®). Es hat eine Halbwertszeit von 7–9 Stunden. **Darbepoetin alfa** ist zusätzlich glykosyliert und hat dadurch eine Halbwertszeit von 21 Stunden.

Dosierung

Üblicherweise wird **Erythropoietin** subkutan oder intravenös 3 × pro Woche über 1 Monat angewendet. **Darbepoetin alfa** (Aranesp®) wird 1 × wöchentlich oder 14-täglich gegeben.

Unerwünschte Arzneimittelwirkungen

Unerwünschte Arzneimittelwirkungen des subkutan applizierten Wachstumsfaktors sind lokale Rötung, allergische Reaktionen, Blutdruckanstieg (insbesondere bei rascher Hämatokritzunahme) und Kopfschmerzen. Studien haben gezeigt, dass die **Mortalität bei Tumoren** durch Erythropoietin-Therapie auch **zunehmen kann.**

Thrombopoetische Faktoren

Romiplostim (Nplate®) ist ein Thrombopoetin-Rezeptor-Agonist, der aus der humanen Fc-Domäne von IgG1 und vier Peptidsequenzen besteht, die den Thrombopoetin-Rezeptor (cMPL) stimulieren. **Eltrombopag** (Revolade®) ist ein kleinmolekularer Agonist am Thrombopoetin-Rezeptor. Beide Substanzen erhöhen die Thrombozytenzahl und sind bislang bei der **Immunthrombozytopenie** zugelassen. Eine Anwendung bei chemotherapieinduzierter Thrombopenie wird derzeit geprüft. Auch **Interleukin-11** (Oprelvekin, Neumega®) wird bei der Thrombopenie durch Chemotherapie eingesetzt (in den USA zugelassen).

Plerixafor

Plerixafor ist ein Cyclam-Derivat, eine zyklische Tetraaza-Verbindung (> Abb. 34.72).

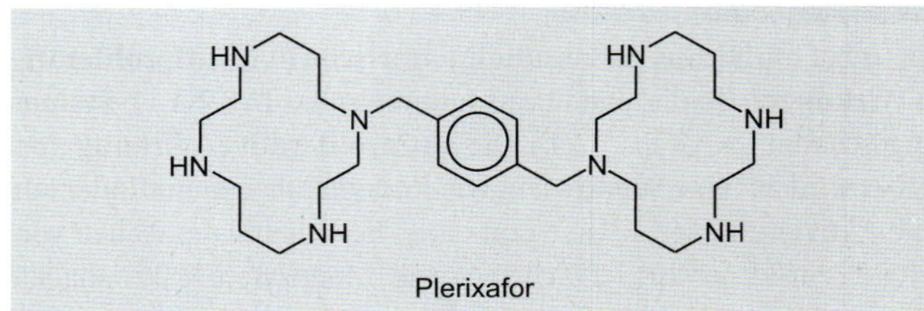

Abb. 34.72 Formel von Plerixafor, einem Antagonisten am CXCR4-Chemokinrezeptor.

Wirkmechanismus

Plerixafor ist ein **Antagonist an dem CXCR4-Chemokinrezeptor** (SDF-1-Rezeptor), der zur Familie der G-Protein-gekoppelten Rezeptoren gehört. Die Substanz hemmt die Interaktion des **physiologischen Liganden SDF-1α** (stromal cell-derived factor 1α) mit dem Rezeptor. SDF-1α ist wichtig für die zielgerichtete Mobilität und Adhäsion von Blutstammzellen im Knochenmarkstroma (s. a. Thalidomid und multiples Myelom). Durch Verhinderung der Bindung werden Leukozyten, einschließlich verschiedener Typen von hämatopoetischen Vorläuferzellen, mobilisiert und in die Peripherie ausgeschwemmt.

Indikationen

In Kombination mit G-CSF wird Plerixafor (Mozobil®) zur **Mobilisierung von hämatopoetischen Stammzellen** in das periphere Blut zur Entnahme und anschließenden autologen Transplantation verwendet.

Unerwünschte Arzneimittelwirkungen

Lokale Reaktionen am Injektionsort sind häufig. Weiter treten **Leukozytose** und **Thrombopenie** auf. Gastrointestinale unerwünschte Arzneimittelwirkungen sind Übelkeit und Diarrhö. Kopfschmerzen und Verwirrtheit sowie Arthralgie sind weitere unerwünschte Arzneimittelwirkungen. Plerixafor könnte durchaus auch Tumorzellen stimulieren und mobilisieren.

34

Palifermin

Rekombinantes Palifermin (Kepivance®) ist ein N-terminal um 23 Aminosäuren deletierter humaner **Keratinozyten-Wachstumsfaktor** (KGF), der 140 Aminosäuren aufweist. KGF wirkt als **Wachstumsfaktor für Epithelzellen,** wird physiologisch von Mesenchymalzellen gebildet und **beschleunigt die Wundheilung.**

Indikationen

Palifermin wird eingesetzt zur **Mukositisprophylaxe** bei autologen Stammzelltransplantationen, die eine myeloablative Radiochemotherapie erfordern. **2016 wurde die europäische Zulassung zurückgenommen.**

Unerwünschte Arzneimittelwirkungen

Am häufigsten treten **Veränderungen der Haut und der Schleimhäute** auf. Es kommt zur Ödembildung und Mundschleimhauthypertrophie. Hautrötungen und Juckreiz sind sehr häufig. Geschmacksstörungen und Arthralgien treten auf. Erhöhte Amylase- und Lipidwerte wurden festgestellt.

34.17.3 Zelluläre Immuntherapie

Sipuleucel-T

Sipuleucel-T stellt eine **aktive zelluläre Immuntherapie** beim metastasierten Prostatakarzinom dar.

Wirkmechanismus

Bei der Therapie werden zunächst periphere mononukleäre Blutzellen des Patienten durch Leukopherese isoliert. Diese Zellen werden dann für 33–44 Stunden mit einem rekombinanten Fusionsprotein PA 2024 zusammengebracht. Das **Fusionsprotein** besteht aus dem **GM-CSF** (granulocyte-macrophage colony-stimulating factor) und der **sauren Prostata-Phosphatase** (prostata acid phosphatase, PAP), die besonders auf Prostatakarzinomzellen exprimiert wird. **Dendritische Zellen** nehmen das Fusionsprotein auf, prozessieren es und präsentieren es als Antigen auf ihrer Oberfläche. Dieser Ansatz ist das eigentliche Präparat Sipuleucel-T, das nun rückinfundiert wird. Im Patienten aktivieren die antigenpräsentierenden Zellen gezielt T-Zellen, die nachfolgend proliferieren und zytotoxisch gegen die Tumorzellen mit saurer Prostata-Phosphatase wirken.

2015 wurde die Zulassung von Sipuleucel-T in Deutschland zurückgezogen.

Unerwünschte Arzneimittelwirkungen

Infusionsreaktionen kommen vor mit Übelkeit, Schüttelfrost und Fieber. Prophylaktisch werden Paracetamol und Diphenhydramin gegeben.

CAR-T-Zell-Therapie

Axicabtagen-Ciloleucel (Yescarta®) und **Tisagenlecleucel** (Kymriah®) sind derzeit zur CAR-T-Zell-Therapie zugelassen. Bei dieser Form der zellulären Immuntherapie (➤ Abb. 34.73) werden zunächst T-Zellen vom Patienten isoliert. Danach werden die patienteneigenen T-Zellen angereichert und in vitro gentechnisch verändert, indem sie mit einem **c**himären **A**ntigen-**R**ezeptor (CAR) ausgerüstet werden. Diese Manipulation der T-Zellen wird mithilfe viraler Vektoren durchgeführt. Es folgt eine In-vitro-Vermehrung der T-Zellen. Nach Konzentrierung und Qualitätskontrolle werden die CAR-T-Zellen dem Patienten reinfundiert. Vorher unterzieht sich der Patient einer Chemotherapie (Konditionierung; z. B. mit Fludarabin und Cyclophosphamid) zur Reduzierung seiner Lymphozyten. Dadurch wird die Effektivität der CAR-T-Zellen verbessert. Axicabtagen-Ciloleucel und Tisagenlecleucel haben unterschiedliche Indikationen.

Wirkmechanismus

Der T-Zell-Rezeptor-Komplex setzt sich aus dem eigentlichen T-Zell-Rezeptor (α- und β-Kette), verschiedenen Untereinheiten des CD3-Komplexes ($\gamma\delta\varepsilon$) sowie zwei Zeta-Ketten (ζ-Ketten) zusammen (➤ Abb. 34.73B). CD3-Komplex und Zeta-Ketten sind für die Signaltransduktion (1. Signal) essentiell. Zur vollen Aktivierung der T-Zelle wird ein 2. Signal benötigt, das durch aktivierende Ko-Rezeptoren vermittelt wird. Zu diesen aktivierenden Ko-Rezeptoren gehören u. a. CD28 und 4-1BB der T-Zellen. Domänen der Zeta-Kette sowie Teile von CD28 oder 4-1BB (je nach CAR-T-Präparat) werden für den chimären Antigenrezeptor (CAR) genutzt. Beim Axicabtagen-Ciloleucel wird CD28 und bei Tisangenlecleucel das 4-1BB verwendet. **CAR** besteht aus **4 funktionellen Einheiten:**

1. Maus-Antikörperfragment (Einketten-Fragment der variablen leichten und schweren Kette), das gegen CD19 gerichtet ist. CD19 wird auf nahezu allen normalen und malignen B-Zellen exprimiert.
2. Es folgt eine Scharnier-Domäne (Hinge), die in die
3. Transmembran-Domäne übergeht.
4. Intrazellulär befinden sich die Signaldomänen, bestehend aus Teilen von CD28 bzw. 4-1BB und der Zeta-Domäne. Die Kombination von Zeta-Domäne und CD28/4-1BB ist für die Aktivität und Persistenz der CAR-T-Zellen bedeutsam.

Die Wirkung hängt von der weiteren Proliferation der CAR-T-Zellen im Patienten ab. Die Interaktion von CAR mit CD19 aktiviert die Freisetzung von Zytokinen der CAR-T-Zelle und die Lyse der Tumorzellen.

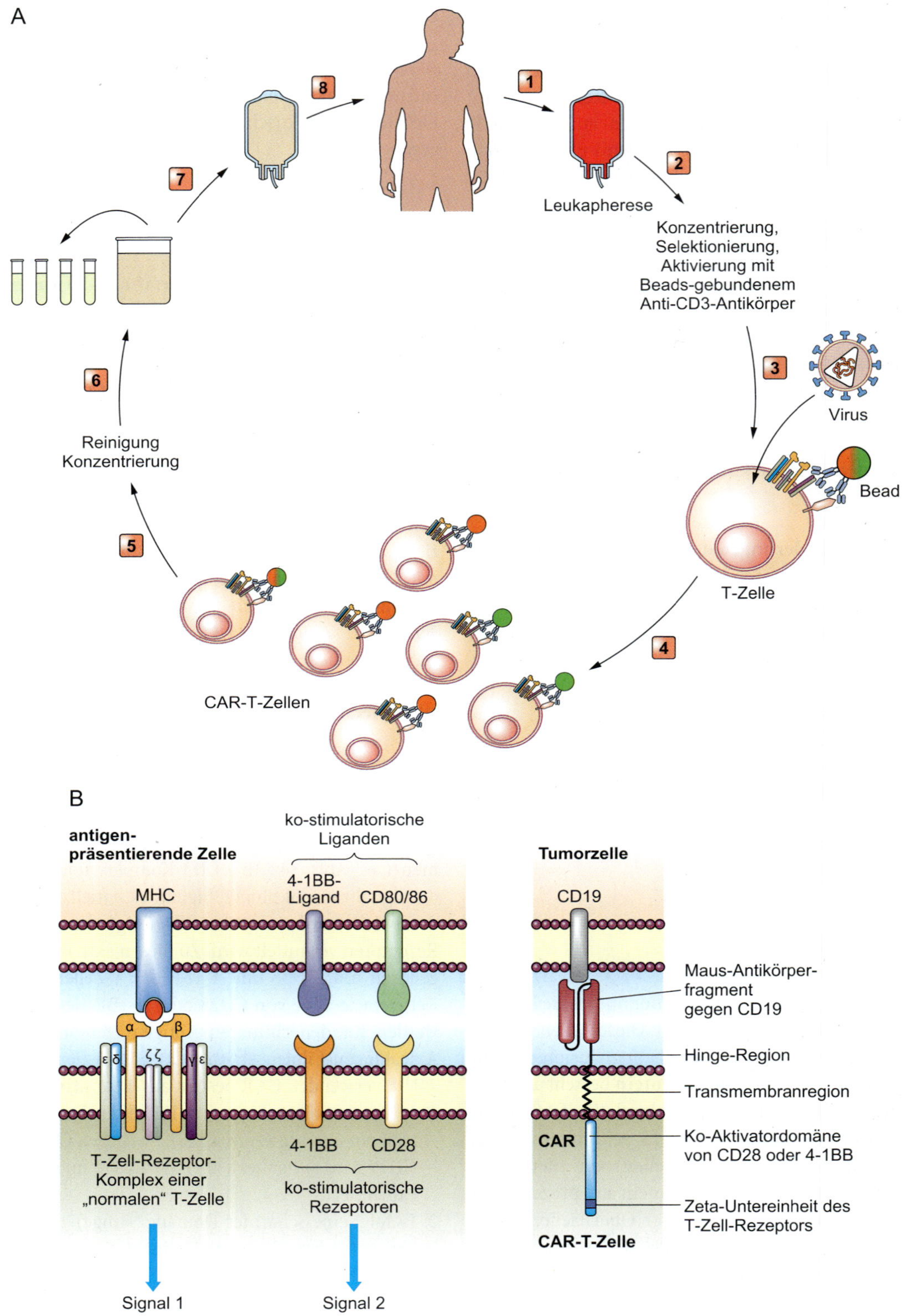

Abb. 34.73 CAR-T-Therapie.
A) Zunächst werden patienteneigene Lymphozyten durch Plasmapherese gewonnen (1). Es folgt eine Anreicherung und Isolierung der T-Zellen, die anschließend durch Beads-gebundene Anti-CD3-Antikörper und Zugabe von IL-2 aktiviert werden (2). Die aktivierten T-Zellen werden mithilfe eines viralen Vektors mit einem chimären Antigen-Rezeptor (CAR) ausgestattet (3), der bei den zugelassenen Präparaten gegen CD19 gerichtet ist. Die CAR-T-Zellen werden anschließend in vitro expandiert (4). Es folgen Reinigungs- und Konzentrierungsschritte (z. B. Entfernung der Beads) (5). Nach einer Qualitätskontrolle (6) werden die für jeden Patienten individuellen CAR-T-Zellen zur Infusion verpackt (7). Schließlich wird die CAR-T-Zell-Präparation dem Patienten verabreicht. Dazu ist zuvor eine Konditionierung des Patienten erforderlich, bei der die Lymphozyten durch Chemotherapeutika reduziert werden (8).

Indikationen

Axicabtagen-Ciloleucel (Yescarta®) ist für die Therapie des refraktären diffus großzelligen B-Zell-Lymphoms (DLBCL) und des primär mediastinalen großzelligen B-Zell-Lymphoms nach Versagen anderer Therapien indiziert.

Tisagenlecleucel (Kymriah®) kann bei Kindern und jungen Erwachsenen (bis 25 Jahre) mit refraktärer akuter lymphatischer B-Zell-Leukämie (ALL) sowie bei Erwachsenen mit DLBCL nach Versagen von Vortherapien angewendet werden.

Unerwünschte Arzneimittelwirkungen

Die unerwünschten Arzneimittelwirkungen sind bei beiden Präparationen weitgehend gleich. Es kommt zu Zytokin-Freisetzungsreaktionen und schweren neurologischen unerwünschten Arzneimittelwirkungen wie Enzephalopathie, Delir, Krampfanfällen und Sprachstörungen. Leukopenie, Thrombozytopenie und Infektionen sind sehr häufig. Weiterhin treten Diarrhö, Übelkeit und Erschöpfung auf.

34.18 Therapeutische Anwendung von Zytostatika

Die Therapie maligner Erkrankungen orientiert sich weitgehend an Standards, die als Konsensus- und Therapieempfehlungen durch klinische Prüfungen validiert wurden. Diese Therapieempfehlungen für maligne Erkrankungen müssen fortlaufend dem aktuellen wissenschaftlichen Erkenntnisstand angepasst werden. Dies bedeutet, dass sie immer nur den momentanen Stand der wissenschaftlichen Erkenntnis darstellen und veränderbar sind.

Im folgenden Abschnitt werden Therapieempfehlungen für wichtige solide Tumoren und Hämatoblastosen exemplarisch dargestellt. Insbesondere ist die derzeitige Mammakarzinomtherapie ausführlicher dargestellt. Dosierungen von Zytostatika werden im Allgemeinen in mg/m^2 Körperoberfläche (KOF) angegeben. Diese Angabe soll einen besseren Vergleich bei Therapieschemata ermöglichen und hat sich besonders bei präklinischen Studien mit unterschiedlichen Tierspezies bewährt.

34.18.1 Mammakarzinom

Adjuvante (neoadjuvante) Therapie

Nach erfolgter chirurgischer Entfernung des Brusttumors wird nach brusterhaltender Therapie nachbestrahlt. Die weitere Therapie (Konsensusempfehlung „St. Gallen 2021") zur Ausheilung der Erkrankung (kurative Therapie) richtet sich nach der Zuordnung der Patientin in eine entsprechende **Risikogruppe** (➤ Tab. 34.33, ➤ Tab. 34.34).

Es werden drei Risikogruppen unterschieden. Die Kriterien der Zuordnung zur Gruppe mit niedrigem, mittlerem und hohem Risiko sind das Ausmaß des Lymphknotenbefalls, die Primärtumorgröße, der Differenzierungsgrad des Tumors, die Expression des

Tab. 34.33 Therapie des Mammakarzinoms (Konsensuskonferenz St. Gallen 2021)

Risikogruppe	Hormonsensibel	Fraglich hormonsensibel	Nicht hormonsensibel
Niedriges Risiko	ET	ET	–
Mittleres Risiko HER2/neu positiv	ET oder CT und ET Trastuzumab	CT oder CT und ET Trastuzumab	CT Trastuzumab
Hohes Risiko HER2/neu positiv	CT und ET Trastuzumab	CT und ET Trastuzumab	CT Trastuzumab

Tab. 34.34 Risikogruppen beim Mammakarzinom (Konsensuskonferenz St. Gallen 2021)

Niedriges Risiko	Mittleres Risiko	Hohes Risiko
• pN0 sowie **alle** folgenden Kriterien: – Tumorgröße max. 2 cm – Hohe histologische Differenzierung: G1 – Keine Gefäßinvasion – ER/PR positiv – HER2/neu negativ – Ki67* niedrig	• pN0 sowie **mindestens 1** der folgenden Kriterien: – Tumorgröße > 2 cm – Mittlere/geringe histologische Differenzierung: G2/3 – Gefäßinvasion – ER/PR negativ – HER2/neu positiv • pN + (N1–3) **und** HER2/neu negativ	• pN + (N1–3) **und** HER2/neu positiv, Ki67* hoch • pN + (≥ N4)

* Ki67 ist ein nukleäres Protein, das in proliferierenden Zellen exprimiert wird. Die immunhistochemisch nachgewiesene Expression im Tumorgewebe wird als Rate positiver Zellen angegeben.

34

Abb. 34.73 (Forts.)
B) Links: **Aufbau des T-Zell-Rezeptor-Komplexes**. Dieser besteht aus der α- und β-Kette, dem eigentlichen T-Zell-Rezeptor (TCR), aus den Untereinheiten des CD3-Komplexes (γδε) sowie aus zwei Zeta-Ketten (ζ). Die Interaktion des TCR mit dem Antigen-besetzten MHC-Rezeptor der antigenpräsentierenden Zellen (APC) führt zum 1. Signal. Ein notwendiges 2. Signal erfolgt über Ko-Aktivator-Rezeptoren wie CD28 und 4-1BB, die mit ihren entsprechenden Liganden auf den APC interagieren. Rechts: **Aufbau des chimären Antigen-Rezeptors** (CAR). CAR ist aus 4 funktionellen Einheiten aufgebaut: 1. Extrazelluläres Antikörperfragment, das aus dem variablen Teil der leichten und schweren Kette eines Maus-Anti-CD19-Antikörpers besteht; 2. Hinge-Region; 3. Transmembrandomäne; 4. Signalregion, die aus Teilen von 4-1BB beim Tisagenlecleucel bzw. CD28 beim Axicabtagen-Ciloleucel besteht. Weiterhin enthalten beide CAR-Proteine intrazellulär die Zeta-Untereinheit des TCR-Komplexes. (Modifiziert nach: Fesnak AD, June CH, Levine BL. Nature Reviews Cancer, 2016; 16: 566.)

Wachtumsfaktorrezeptors HER2/neu, das Vorliegen einer Gefäßinvasion mit Tumorzellen, der Hormonrezeptorstatus (Östrogen- und Progesteronrezeptoren) und das Alter der Patientin. Entscheidend für das therapeutische Vorgehen sind jedoch der Hormonrezeptorstatus und die HER2/neu-Expression.

Die Wahl der adjuvanten (neoadjuvanten) Medikation ist in ➤ Tab. 34.35 aufgeführt. Diese kann aus einer rein endokrinen Therapie, einer ausschließlichen Chemotherapie oder auch einer Kombination beider Verfahren bestehen. Von erheblicher Bedeutung ist der HER2/neu-Status. Die Chemotherapie kann als neoadjuvante und/oder als adjuvante Chemotherapie durchgeführt werden.

- Bei einer **starken Expression des Wachtumsfaktorrezeptors HER2/neu** ist die Behandlung mit **Trastuzumab** (Herceptin®) als mono- oder duale Antikörpertherapie zusammen mit **Pertuzumab** (Perjeta®) heute obligatorisch.
- Bei **positivem Hormonrezeptorstatus** ist in der **Prämenopause** die endokrine Therapie mit **Tamoxifen** angezeigt, diese kann durch den Einsatz von **GnRH-Analoga** (Buserelin, Goserelin, Leuprorelinacetat) ergänzt werden.
- In der **Postmenopause** ist bei **Hormonsensibilität** der Einsatz von **Aromatasehemmern** (Letrozol, Anastrozol oder Exemestan) angezeigt. Die derzeitige Empfehlung ist eine Wechsel-**(Switch-)**Therapie. Nach 2 Jahren Tamoxifen folgt für 3 Jahre der Einsatz eines Aromatasehemmers. Der Einsatz von Hormonen jenseits der 5 Jahre wird derzeit in klinischen Studien untersucht.
- Für die **adjuvante (neoadjuvante) Chemotherapie** werden heute Anthracyclin/Taxan-basierte Therapieschemata empfohlen (➤ Tab. 34.35). Ein typisches Schema ist der Einsatz von Docetaxel, Doxorubicin und Cyclophosphamid (TAC-Schema). Ein weiteres Schema ist Doxorubicin (oder Epirubicin) und Cyclophosphamid, danach Paclitaxel **(AC/T** bzw. **EC/T),** über 4 + 4 Zyklen oder 4 Zyklen AC oder EC, gefolgt von 12 Gaben Paclitaxel in einwöchigen Abständen. Neuerdings wird für die adjuvante Chemotherapie eine „dosisdichtere" Anwendung mit einer Wiederholung in 2 anstelle von 3 Wochen empfohlen.

Die adjuvante Therapie des Mammakarzinoms kann eine etwa **30-prozentige relative Risikominderung** in Bezug auf die Rückfallverhütung bewirken.

Tab. 34.35 Schemata zur adjuvanten Tumorchemotherapie des Mammakarzinoms

Substanz	Dosierung (mg/m²)	Applikationsart	Zeitpunkt der Applikation
TAC (6 Zyklen)			
Docetaxel	75	i.v. (60 min)	Tag 1
Doxorubicin	60	i.v. (15 min)	Tag 1
Cyclophosphamid	500	i.v. (60 min)	Tag 1 Wiederholung Tag 22
AC/T (4+4 Zyklen)			
Doxorubicin	60	i.v. (15 min)	Tag 1
Cyclophosphamid	600	i.v. (60 min)	Tag 1 Wiederholung Tag 22
danach Paclitaxel	175	i.v. (3 h)	Tag 1 Wiederholung Tag 22

Palliative Therapie

Nach Metastasierung ist eine Heilung des Mammakarzinoms nicht mehr erreichbar. Hier geht es um eine mögliche **Lebensverlängerung, Symptombesserung** und den **Erhalt der Lebensqualität.** Bei positivem Hormonrezeptorstatus wird eine endokrine Therapie mit **Antiestrogenen, Aromatasehemmern** (hier nur in der Postmenopause) oder **Gestagenen** durchgeführt. Auch eine stabile Erkrankung ist ein Therapieerfolg.

Bei unzureichendem Therapieerfolg ist der Einsatz von Zytostatika gerechtfertigt. Dieser erfolgt als **Monotherapie** (z. B. mit Vinorelbin, Gemcitabin oder Doxorubicin) oder auch, insbesondere bei vorliegendem Leberbefall, als **Polychemotherapie** (z. B. FAC, TAC, CMF). Häufig gelingt es dadurch, Symptome wie Schmerzen, Pleuraergüsse oder Aszites zurückzudrängen und Metastasen zu verkleinern. Bei HER2/neu-Expression ist der Einsatz von **Trastuzumab** indiziert. **Pertuzumab** in Kombination mit Trastuzumab plus Docetaxel-Chemotherapie ist zur Behandlung von Patientinnen mit zuvor unbehandeltem HER2-positivem metastasiertem Brustkrebs zugelassen. Im Vergleich zur Behandlung mit Herceptin plus Chemotherapie zeigt die Dreierkombination einen Zuwachs der mittleren Überlebenszeit von 15,7 Monaten (Cleopatra-Studie. N Engl J Med 2012; 366: 109–119.). Bei Progression ist der Einsatz von **Lapatinib,** einem kleinmolekularen, dualen Tyrosinkinase-Hemmer des EGF- und HER2/neu-Rezeptors, zu erwägen. **Tucatinib** steht als selektiver HER2-Inhibitor, der offenbar besonders gut bei Hirnmetastasen wirkt, ebenfalls zur Verfügung. Bei erneutem Therapieversagen wird als Zweitlinientherapie das Antikörper-Wirkstoff-Konjugat **Trastuzumab-Emtansin** eingesetzt. Weitere neue Therapieoptionen beim Hormonrezeptor-positiven, fortgeschrittenen Mammakarzinom sind CDK-Inhibitoren wie **Palbociclib** oder **Ribociclib,** die in Kombination mit Antiöstrogenen oder Aromatasehemmern eingesetzt werden.

Eine besondere Therapieoption liegt beim fortgeschrittenen Mammakarzinom mit einer Keimbahn-Mutation von BRCA1/2, welche die DNA-Reparatur betrifft, vor. Offenbar handelt es sich hier um eine besondere Form des Mammakarzinoms, die häufig als **tripel negativ** auftritt (keine Hormonrezeptoren, keine HER-Überexpression). Hier sind die neuen **PARP-Inhibitoren** (Olaparib, Niraparib, Rucaparib oder Talazoparib) recht gut wirksam.

34.18.2 Bronchialkarzinom

Nicht-kleinzelliges Bronchialkarzinom

Lokalisierte Stadien sollten operiert werden. Beim inoperablen lokalen Tumor ist die Strahlentherapie primär zu empfehlen. Bei Fernmetastasierung ist i. d. R. die medikamentöse Therapie (➤ Tab. 34.36)

Tab. 34.36 Schemata zur Chemotherapie des nicht-kleinzelligen Bronchialkarzinoms

Substanz	Dosierung (mg/m²)	Applikationsart	Zeitpunkt der Applikation
CisP/Etoposid			
Cisplatin	60	i.v. (1 h)	Tag 1
Etoposid	120	i.v. (30 min)	Tag 1–3 Wiederholung Tag 22
CisP/Vinorelbin			
Cisplatin	100	i.v. (1 h)	Tag 1
Vinorelbin	25	i. v (10 min)	Tag 1, 8, 15, 22 Wiederholung Tag 29
CisP/Gemcitabin			
Cisplatin	100	i.v. (1 h)	Tag 1
Gemcitabin	1000	i.v. (30 min)	Tag 1, 8 Wiederholung Tag 29
Monotherapien (Patienten in reduziertem AZ)			
Vinorelbin	30	i.v. (10 min)	Tag 1, 8 Wiederholung Tag 22
Gemcitabin	1000	i.v. (30 min)	Tag 1, 8, 15 Wiederholung Tag 29

erforderlich. Eine Strahlentherapie ist nur bei Symptomatik, ggf. auch in Kombination mit Chemotherapie, bei Patienten in gutem Allgemeinzustand angezeigt.

Die molekulare Diagnostik des Tumors spielt eine entscheidende Rolle bei der medikamentösen Therapie. Liegen definierte Treibermutationen vor, z. B. bestimmte aktivierende Mutationen/Fusionen von EGF-, ALK-, ROS1-Rezeptoren (➤ Kap. 34.13.2) oder der Kinase BRAF (➤ Kap. 34.13.9), wird eine gezielte Therapie mit Kinase-Inhibitoren vorgenommen. Weiterhin wird die PD-L1-Expression (Programmed-Cell-Death-1-Ligand-1) der Tumorzellen geprüft. Bei einer starken PD-L1-Expression (> 50 %) ist eine Monotherapie mit Immun-Checkpoint-Inhibitoren wie Pembrolizumab möglich. Ansonsten werden Checkpoint-Inhibitoren zusammen mit Chemotherapie eingesetzt (➤ Abb. 34.74).

Kleinzelliges Bronchialkarzinom

Aufgrund der hohen Wahrscheinlichkeit, dass zum Zeitpunkt der Diagnose bereits okkulte Fernmetastasen vorhanden sind, ist primär eine Chemotherapie (➤ Tab. 34.37) indiziert. Die Überlebenszeit ohne Therapie beträgt durchschnittlich 8 Wochen, nach erfolgreicher Chemotherapie 12–16 Monate. Heilungen sind die große Ausnahme.

Bei chemotherapiesensiblen Tumoren kommt es in bis zu 50 % der Fälle zu einer kompletten Remission. Eine prophylaktische Schädelbestrahlung nach Vollremission kann das Risiko einer ZNS-Metastasierung senken, eine Überlebensverlängerung ist nicht gesichert. Der Einsatz der Immuntherapie (Checkpoint-Inhibitoren) wird derzeit geprüft.

34.18.3 Hodenkarzinom

Seminome

Im Stadium IIC/D (befallene retroperitoneale Lymphknoten > 5 cm bzw. größer, abdominal palpabler Tumor) sowie im Stadium III (Lymphknotenbefall oberhalb des Zwerchfells bzw. hämatogene Metastasierung) ist eine primäre Chemotherapie mit 3–4 Zyklen nach dem **PEB-Schema** indiziert. Bei Resttumoren wird eine sekundäre Operation und/oder Strahlentherapie erwogen.

Nichtseminomatöse Hodentumoren

Im Stadium IIA (maximal 5 Lymphknoten, < 2 cm im Durchmesser) und im Stadium IIB (multiple Lymphknoten oder Lymphknoten von 2–5 cm Durchmesser) wird nach Semikastration und retroperitonealer Lymphadenektomie fakultativ eine adjuvante Chemotherapie

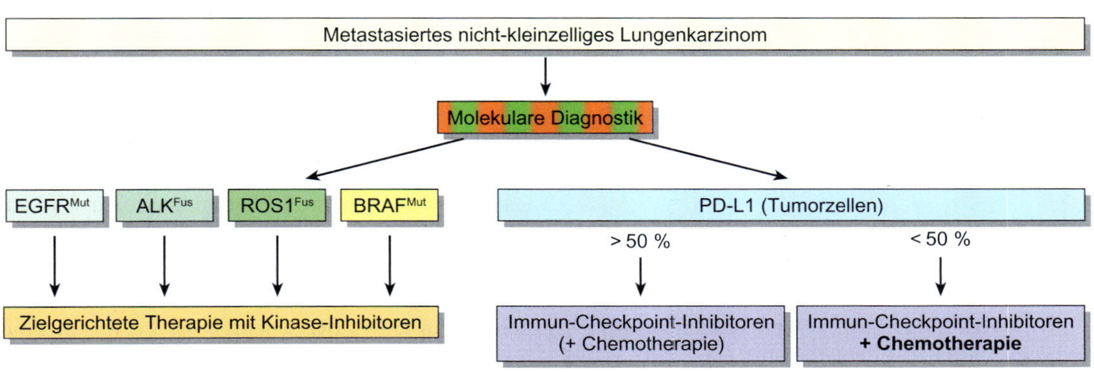

Abb. 34.74 Therapie des metastasierten nicht-kleinzelligen Bronchialkarzinoms.
Die Erstlinientherapie wird in Abhängigkeit von der molekularen Ausstattung des Tumors durchgeführt. Bei bestimmten Treibermutationen/Fusionen des EGF-, ALK-, ROS1-Rezeptors sowie der BRAF-Kinase erfolgt eine gezielte Therapie mit Kinase-Inhibitoren. Weiterhin werden Immun-Checkpoint-Inhibitoren zusätzlich zur Chemotherapie eingesetzt. Bei einer hohen Expression von PD-L1 (> 50 %) auf den Tumorzellen kann sogar zunächst eine Monotherapie mit Checkpoint-Inhibitoren erfolgen.

34

mit zwei Zyklen nach dem **PEB-Schema** (➤ Tab. 34.38) durchgeführt. In den Stadien IIC/D und III werden vier Zyklen nach dem PEB-Schema gegeben. Ein Tumorrest wird operativ entfernt. Zur Rezidivtherapie wird häufig das **PEI-Schema** (➤ Tab. 34.38) eingesetzt. Insgesamt können heute über 90 % der metastasierenden Hodenkarzinome durch Chemotherapie geheilt werden.

Tab. 34.37 Schemata zur Chemotherapie des kleinzelligen Bronchialkarzinoms

Substanz	Dosierung (mg/m²)	Applikationsart	Zeitpunkt der Applikation
ACO-Schema			
Adriamycin	60	i. v. (Kurzinfusion)	Tag 1
Cyclophosphamid	1000	i. v. (1 h)	Tag 1
Vincristin	2 mg total	i. v. (Kurzinfusion)	Tag 1 Wiederholung Tag 22
CisP/Etoposid			
Cisplatin	75	i. v. (1 h)	Tag 1
Etoposid	100	i. v. (30 min)	Tag 1–3 Wiederholung Tag 22
Rezidivtherapie			
Topotecan	1,5	i. v. (Kurzinf.)	Tag 1–5 Wiederholung Tag 29

Tab. 34.38 Schemata zur Chemotherapie von Hodentumoren

Substanz	Dosierung (mg/m²)	Applikationsart	Zeitpunkt der Applikation
PEB-Schema (Adjuvant-Standardtherapie)			
Cisplatin	20	i. v. (30 min)	Tag 1–5
Etoposid	100	i. v. (30 min)	Tag 1–5
Bleomycin	30 mg absolut	i. v. (15 min)	Tag 1, 8, 15 Wiederholung Tag 22
PEI-Schema (auch Rezidivtherapie) + G-CSF			
Cisplatin	20	i. v. (1 h)	Tag 1–5
Etoposid	75	i. v. (30 min)	Tag 1–5
Ifosfamid	1200	i. v. (4 h)	Tag 1–5 Wiederholung Tag 22

34.18.4 Kolorektale Tumoren

Adjuvante Therapie

Nach kurativer Operation eines **Rektumkarzinoms** (ab Stadium T3N +, Invasion der Subserosa und Lymphknotenbefall) sollte eine kombinierte adjuvante Strahlen-Chemotherapie (➤ Tab. 34.39) durchgeführt werden. Bei fortgeschrittenen sphincternahen Rektumkarzinomen sollte den Patienten grundsätzlich eine präoperative, neoadjuvante Radiochemotherapie mit dem Ziel des Sphinctererhalts angeboten werden (➤ Tab. 34.40).

Nach kurativer Operation eines **Kolonkarzinoms** (ab Stadium T3N +) wird die Kombination Fluorouracil/Folinsäure (➤ Tab. 34.41) eingesetzt (Behandlung über den Zeitraum von 6 Monaten). Mittlerweile ist als Standard für die adjuvante Chemotherapie beim Kolonkarzinom die Kombinationstherapie mit 5-FU/Folinsäure plus Oxaliplatin (FOLFOX-Schema) etabliert (➤ Tab. 34.42). Als weitere Therapiemöglichkeit ist die Kombination von Capecitabin mit Oxaliplatin (XELOX-Schema) akzeptiert.

Tab. 34.39 Schema zur kombinierten adjuvanten Strahlen-Chemotherapie von Rektumkarzinomen

Substanz	Dosierung	Applikationsart	Zeitpunkt der Applikation
5-Fluorouracil	500 mg/m²	i. v. (15 min)	Tag 1–5 (Woche 1, 4, 16, 20)
Radiotherapie	45–54 Gy		In den Wochen 8–12 + simultan
5-Fluorouracil	500 mg/m²	i. v. (15 min)	Tag 1–3 (Woche 8, 12)

Tab. 34.40 Schema zur präoperativen, neoadjuvanten Radiochemotherapie von Rektumkarzinomen

Substanz	Dosierung	Applikationsart	Zeitpunkt der Applikation
5-Fluorouracil	1000 mg/m²	i. v. (Dauerinfusion)	Tag 1–5 (Woche 1 und 5)
Radiotherapie	28 × 1,8 Gy		Woche 1–6

Tab. 34.41 Schemata zur adjuvanten Chemotherapie von Kolonkarzinomen

Substanz	Dosierung (mg/m²)	Applikationsart	Zeitpunkt der Applikation
5-Fluorouracil	425	i. v. (Bolus)	Tag 1–5
Folinsäure	20	i. v. (30 min)	Tag 1–5 Wiederholung Tag 29

Palliative Therapie

Bei hämatogener Metastasierung (Leber, Lunge, Lymphknoten, Knochen) wird bei Patienten in reduziertem Allgemeinzustand eine palliative Therapie mit **5-FU** begonnen. Zur Wirkungsverstärkung von 5-FU wird **Folinsäure** dazugegeben (sog. **Mayo-Schema**). Standardvorgehen für Patienten in gutem Allgemeinzustand ist heute der Einsatz von **Oxaliplatin** (im **FOLFOX**-Schema) oder **Irinotecan** (**FOLFIRI**-Schema), die i. d. R. mit **Fluorouracil** und **Folinsäure** kombiniert werden (➤ Tab. 34.42). Diese Dreifachkombinationstherapien führen zu einer Überlebenszeit von 15–20 Monaten, während das Mayo-Schema lediglich eine Überlebenszeit von 9–12 Monaten ergibt.

Der Angiogenesehemmer **Bevacizumab** (Avastin®) wird zusammen mit dem **FOLFOX**-Regime in der Erstlinientherapie eingesetzt. Die EGF-Rezeptor-Antagonisten **Cetuximab** (Erbitux®) und **Panitumumab** (Vectibix®) werden zusammen mit Irinotecan angewendet, wenn das FOLFIRI-Regime nicht mehr effektiv ist. Voraussetzung ist allerdings, dass ein Wildtyp-Ras-Protein vorliegt.

Tab. 34.42 Schemata zur palliativen Chemotherapie von Kolonkarzinomen

Substanz	Dosierung (mg/m^2)	Applikationsart	Zeitpunkt der Applikation
Mayo-Schema			
5-Fluorouracil	425	i.v. (Bolus)	Tag 1–5 Wiederholung Tag 29
Folinsäure	20	i.v. (30 min)	Tag 1–5
FOLFIRI-Schema			
Irinotecan	180	i.v. (2 h)	Tag 1, 15
Folinsäure	400	i.v. (30 min)	Tag 1, 15
5-Fluorouracil	400	i.v. (Bolus)	Tag 1, 15
5-Fluorouracil	2400	i.v. (Dauerinfusion)	Tag 1–2, 15–16 Wiederholung Tag 29
FOLFOX-Schema			
Oxaliplatin	100	i.v. (2 h)	Tag 1, 15
Folinsäure	400	i.v. (30 min)	Tag 1, 15
5-Fluorouracil	400	i.v. (Bolus)	Tag1, 15
5-Fluorouracil	2400	i.v. (Dauerinfusion)	Tag 1–2, 15–16 Wiederholung Tag 29

34.18.5 Ovarialkarzinom

Nach einer Primäroperation richtet sich die Chemotherapie nach dem Tumorstadium. Bei postoperativer Tumorfreiheit werden vier Zyklen, bei Resttumoren sechs Zyklen einer Kombinations-Chemotherapie verabreicht. Sollte danach der postoperativ gemessene Tumormarker CA-125 noch nicht im Normbereich liegen, wird die Chemotherapie weitergeführt. Standardvorgehen ist die Verabreichung von **Cisplatin/Cyclophosphamid** (**PC**-Schema) bzw. **Cisplatin/Paclitaxel** (**PP**-Schema) (➤ Tab. 34.43). Cisplatin kann durch Carboplatin bezüglich Wirksamkeit gleichwertig ersetzt werden.

In der Zweitlinientherapie stehen mit **Topotecan** (Hycamtin®) und **Doxorubicin liposomal** (Caelyx®) zwei weitere Medikamente zur Verfügung. Sind mehr als 6 Monate nach der Erstlinientherapie mit Platin vergangen, kann ein Rückfall des Ovarialkarzinoms häufig erneut mit einer platinhaltigen Therapie erfolgreich behandelt werden. Eine Erhaltungstherapie mit PARP-Inhibitoren wird regelmäßig erwogen.

Tab. 34.43 Schemata zur Chemotherapie von Ovarialtumoren

Substanz	Dosierung (mg/m^2)	Applikationsart	Zeitpunkt der Applikation
PC-Schema			
Cisplatin	75	i.v. (1 h)	Tag 1
Cyclophosphamid	1000	i.v. (1 h)	Tag 1 Wiederholung Tag 22
PP-Schema			
Paclitaxel	175	i.v. (3 h)	Tag 1
Cisplatin	80	i.v. (1 h)	Tag 1 Wiederholung Tag 22

34.18.6 Magenkarzinom

Die Rolle der neoadjuvanten oder perioperativen Chemotherapie wurde beim lokalisierten Adenokarzinom des Magens und des ösophagogastralen Übergangs mit dem **FLOT-Schema** in Studien als Standardtherapieverfahren bestätigt (➤ Tab. 34.44). Nach Gastrektomie und ausgedehnter Lymphadenektomie ist die Fortführung einer adjuvanten Chemotherapie je nach Operationsbefund ggf. indiziert.

Tab. 34.44 FLOT-Schema zur perioperativen oder neoadjuvanten und adjuvanten Chemotherapie des Magenkarzinoms

Substanz	Dosierung (mg/m^2)	Applikationsart	Zeitpunkt der Applikation
Docetaxel	50	i.v. (1 h)	Tag 1
Oxaliplatin	85	i.v. (2 h)	Tag 1
Folinsäure	200	i.v. (30 min)	Tag 1
5-Fluorouracil	2600	i.v. (24 h mit Pumpe)	Tag 1

34.18.7 Maligne Lymphome

Multiples Myelom

Die Indikation zur Behandlung des multiplen Myeloms wird nach der Tumormasse abgeschätzt. Nur Patienten mit hoher Tumormasse werden behandelt. Behandlungsindikation sind darüber hinaus folgende Symptome: Knochendestruktion, Anämie, Hypercalcämie und Verschlechterung der Nierenfunktion.

Durch die Kombination von **Melphalan** und **Prednison** (**MP**-Schema) mit neuen Wirkstoffen (Thalidomid, Bortezomib oder Lenalidomid) kann die Remissionsrate erhöht werden. Die Hochdosistherapie mit Stammzelltransplantation ist die derzeitige Standardtherapie des multiplen Myeloms bis zum 70. Lebensjahr. Für die Therapie des refraktären multiplen Myeloms stehen zahlreiche **neue Wirkstoffe** mit unterschiedlichen Wirkmechanismen wie Carfilzomib, Ixazomib, Pomalidomid, Panobinostat, Elotuzumab und Daratumumab zur Verfügung.

Morbus Hodgkin

Der Morbus Hodgkin ist eine chemotherapie- und strahlensensible Erkrankung. Die Heilungschancen liegen bei fortgeschrittenen Stadien bei 60 %, bei lokalisierten Stadien bis zu 90 %. Die Patienten sollten, wenn möglich, im Rahmen von Studien behandelt werden.

Die Behandlung ist von der Anzahl der befallenen Lymphknoten sowie vom Vorliegen von Risikofaktoren abhängig. Frühe Stadien ohne Risikofaktoren werden derzeit nur bestrahlt. Fortgeschrittene Stadien bzw. frühe Stadien mit Risikofaktoren (großer Mediastinaltumor, extranodaler Befall, deutlicher Milzbefall, hohe BSG [Blutsenkung], drei oder mehr befallene Lymphknotenareale) werden primär zytostatisch behandelt (➤ Tab. 34.45), wobei sich die Anzahl der Therapiezyklen nach dem Ausmaß des Lymphknotenbefalls und den Risikofaktoren richtet. Dazu erfolgt eine anschließende Bestrahlung.

Tab. 34.45 COPP- und ABVD-Schema des Morbus Hodgkin

Substanz	Dosierung (mg/m²)	Applikationsart	Zeitpunkt der Applikation
COPP-Schema			
Cyclophosphamid	650	i. v. (1 h)	Tag 1 + 8
Vincristin	1,4 (max. 2 mg)	i. v. (15 min)	Tag 1 + 8
Procarbazin	100	p. o.	Tag 1–14
Prednison	40	p. o.	Tag 1–14
ABVD-Schema			
Adriamycin	25	i. v. (15 min)	Tag 29 + 43
Bleomycin	10	i. v. (15 min)	Tag 29 + 43
Vinblastin	6	i. v. (10 min)	Tag 29 + 43
Dacarbacin	375	i. v. (2 h)	Tag 29 + 43 Wiederholung Tag 57

Hoch maligne Non-Hodgkin-Lymphome (NHL)

Grundsätzlich ist bei hoch malignen NHL wegen der ausgeprägten Tendenz zur Disseminierung und zum Rezidiv auch bei frühen Stadien eine primäre Chemotherapie (meistens nach dem CHOP-Schema, ➤ Tab. 34.46) indiziert, die im Einzelfall durch eine Strahlentherapie ergänzt werden kann. Eine Kombinations-Induktionstherapie (CHOP + Rituximab) ist der alleinigen Chemotherapie überlegen. Im ersten Rezidiv ist die Hochdosistherapie mit peripherem Stammzellsupport eine akzeptierte Behandlungsoption.

Tab. 34.46 R-CHOP-Schema zur Behandlung hoch maligner Non-Hodgkin-Lymphome

Substanz	Dosierung (mg/m²)	Applikationsart	Zeitpunkt der Applikation
Rituximab	375	i. v. (initial 50 mg/h)	Tag 1
Cyclophosphamid	750	i. v. (1 h)	Tag 1
Adriamycin	50	i. v. (15 min)	Tag 1
Vincristin	1 (max. 2 mg)	i. v. (Bolus)	Tag 1
Prednison	100	p. o.	Tag 1–5 Wiederholung Tag 22

Niedrig maligne Non-Hodgkin-Lymphome

Niedrig maligne NHL werden meist erst im generalisierten Erkrankungsstadium diagnostiziert (typisches Beispiel: chronische lymphatische Leukämie, CLL). Sie sind nur in frühen Stadien (nodulär, lokal begrenzt) durch eine Strahlentherapie kurativ zu behandeln. In fortgeschrittenen Stadien wird palliativ mit Chemotherapie (auch in Kombination mit Strahlentherapie) behandelt (➤ Tab. 34.47).

34.18.8 Chronische Leukämien

Chronische lymphatische Leukämie (B-CLL)

Seit Jahrzehnten war die Behandlung der CLL eine Domäne der Chemotherapie zunächst mit **Chlorambucil** (➤ Tab. 34.47), später mit **Fludarabin** und **Bendamustin** als deren Hauptvertretern. In den letzten Jahren kamen die monoklonalen Antikörper, insbesondere **Rituximab,** dazu. Heute ist diese Kombination als sog. Chemo-Immuntherapie etabliert. Obwohl durch die Kombination von Chemo- und Immuntherapie erhebliche Fortschritte beim Gesamtüberleben erreicht wurden, bleiben die Probleme der unerwünschten Arzneimittelwirkungen der Behandlung, in erster Linie hämatologische Toxizität und Infektionen. Eine Heilung dieser Erkrankung ist auch heute nur für eine kleine Gruppe von Patienten durch die allogene Stammzelltransplantation zu erreichen. Erweiterte Erkenntnisse der Molekularbiologie dieser Erkrankung haben zu neuen Therapieansätzen geführt. Hierzu gehören die Hemmung der B-Zell-Rezeptor-Signalwege durch die Brutonkinase-Inhibitoren **Ibrutinib** und **Acalabrutinib,** den PI3-Kinase-Inhibitor **Idelalisib** sowie der Anti-CD20-Antikörper **Obinutuzumab.** Der apoptoseinduzierende Bcl-2-Inhibitor **Venetoclax** steht ebenfalls zur Verfügung.

Tab. 34.47 Schemata zur palliativen Chemotherapie bei niedrig malignen Non-Hodgkin-Lymphomen

Substanz	Dosierung (mg/m²)	Applikationsart	Zeitpunkt der Applikation
Knospe-Schema			
Chlorambucil	5	p. o.	Tag 1–3
Prednison	75 mg	p. o.	Tag 1
	50 mg	p. o.	Tag 2
	25 mg	p. o.	Tag 3 Wiederholung Tag 15
Fludarabin Mono			
Fludarabin	25	Infusion (30 min)	Tag 1–5 Wiederholung Tag 29

34

Haarzellleukämie

Therapeutische Zurückhaltung ist bei dem niedrig malignen Lymphom bei fehlenden Symptomen und wenig beeinträchtigtem Blutbild indiziert. Indikation zur Therapie ist die frühe Progression mit wiederholten Infekten, Transfusionsbedürftigkeit, Hepato-/Splenomegalie. **Cladribin** ist die effektivste Substanz und wird heute in der Primärtherapie eingesetzt. **Pentostatin** zeigt eine vergleichbare Wirksamkeit wie **Interferon-α.** Cladribin verursacht ein erhöhtes Infektrisiko mit länger andauernder Immunsuppression und Abfall der $CD4^+$- und $CD8^+$-Lymphozyten. Da eine BRAFV600E-Mutation bei vielen Patienten mit Haarzell-Leukämie nachgewiesen werden kann, kommen **BRAF-Inhibitoren** neuerdings ebenfalls zum Einsatz. **Moxetumomab-Pasudotox,** ein Antikörper-Wirkstoff-Konjugat, wurde 2021 von der EMA zur Therapie zugelassen.

Chronische myeloische Leukämie (CML)

Eine Therapie mit dem Abl-Tyrosinkinase-Inhibitor **Imatinib** (Glivec®) führt bei den meisten Patienten mit chronischer myeloischer Leukämie (CML) in der chronischen Phase zu einer ausgezeichneten und lang anhaltenden Remission mit einer geringen Rate an unerwünschten Arzneimittelwirkungen und repräsentiert derzeit den Standard in der Initialbehandlung der CML. Bei fortgeschrittener CML sind Remissionen unter Imatinib nur von kurzer Dauer. Die hier beobachtete Resistenz gegenüber Imatinib ist häufig mit Mutationen der Bcr-Abl-Kinase-Domäne vergesellschaftet. Abl-Kinase-Inhibitoren der 2. Generation wie **Dasatinib, Nilotinib** und **Bosutinib** zeigen einen anderen Bindungsmodus an die Bcr-Abl-Kinase-Domäne und sind damit in der Lage, häufig beobachtete Imatinib-Resistenzmutationen zu durchbrechen. Klinische Studien zeigen die Wirksamkeit dieser neuen Substanzen bei Imatinib-resistenter CML. Der Kinase-Inhibitor der 3. Generation **Ponatinib** ist bei einer Threonin-315-Mutation von Bcr-Abl-Tyrosinkinase indiziert, bei der die anderen Inhibitoren versagen. Aufgrund der möglichen Langzeitremissionen der CML durch Imatinib und deren Analoga ist die bislang alleinige kurative Therapiemöglichkeit, die **allogene Stammzelltransplantation,** auf dem Prüfstand.

34.18.9 Akute Leukämien

Es handelt sich um hoch maligne Erkrankungen, die unbehandelt in kurzer Zeit zum Tod führen. Bei der Therapie der akuten Leukämien sind Leukämietyp, begleitende Organerkrankungen, prognostische Faktoren sowie Verfügbarkeit eines Knochenmarkspenders zu berücksichtigen. Ziel der Zytostatikatherapie ist die weitgehende Vernichtung aller Leukämiezellen (sog. **Induktionstherapie**). Nach Erreichen einer kompletten Remission wird eine **Konsolidierungs- oder Intensivierungstherapie** mit dem Ziel durchgeführt, auch nicht nachweisbare Leukämiezellen (minimale Resterkrankung) zu vernichten. Die Einteilung erfolgt in lymphatische und nicht-lymphatische (myeloische) Leukämien nach morphologischen, zytochemischen, immunologischen und molekulargenetischen Kriterien. Die Prognosebeurteilung (Therapiewahl) erfolgt nach zyto- und molekulargenetischer Diagnostik sowie der Immunphänotypisierung.

Akute lymphatische Leukämie (ALL)

Die Zellmorphologie wird durch Ausstriche aus Knochenmark und peripherem Blut bestimmt. Aus therapeutischen Gründen ist eine Immunphänotypisierung zwingend. Die Therapie der ALL sollte spezialisierten Zentren vorbehalten sein. Festgelegte Therapieelemente im Rahmen von Therapiestudien sind die **Induktion, Reinduktion, Konsolidierung, Stammzelltransplantation** (SZT), **Erhaltung** und **ZNS-Prophylaxe.** Eine risikoadaptierte Therapie erfolgt nach klinischen, hämatologischen und zyto- bzw. molekulargenetischen Kriterien. Allogene SZT mit Familien- oder Fremdspender erfolgt in 1. Remission bei Patienten mit Hochrisiko und Höchstrisiko. Bei fehlendem Spender erfolgt eine autologe SZT in 1. Remission. Bei allen Patienten in 2. Remission besteht die Indikation zur SZT. Die Chemotherapien für Patienten mit Standard-, Hoch- und Höchstrisiko erfolgen differenziell im Rahmen von Studienprotokollen (s. auch www.kompetenznetz-leukaemie.de).

Akute myeloische Leukämie (AML)

Voraussetzung der Therapie ist die Charakterisierung der Blasten (myeloische Vorläuferzellen verschiedener Reifungsstadien) aus dem Knochenmark und peripheren Blut, Differenzierung der AML nach morphologischen Kriterien, Zytogenetik und molekulargenetischen Untersuchungen zur Festlegung prognostischer Faktoren.

Die Therapie der AML sollte spezialisierten Zentren vorbehalten bleiben. Die **Induktionstherapie** hat zum Ziel, eine komplette Remission zu erreichen. Danach erfolgt eine Risikoklassifizierung der Patienten bis 65 Jahre nach Ansprechen (Remission) und Risikogruppen (zytogenetischer Karyotyp) in niedriges, intermediäres und hohes Risiko. Die sich anschließende **Konsolidierungstherapie** dient der weiteren Reduktion des malignen Klons und besteht i. d. R. aus der Gabe von zwei weiteren Chemotherapiezyklen. Die Intensivierung erfolgt entsprechend der Risikosituation entweder mit hoch dosierter Chemotherapie, familiär-allogener oder fremdallogener Transplantation. Die Therapieprotokolle zur Behandlung der AML sind unter www.kompetenznetz-leukaemie.de einsehbar.

34.18.10 Stammzelltransplantation

Allogene Stammzelltransplantation

Bei der allogenen Stammzelltransplantation werden pluripotente hämatopoetische Stammzellen von einem gesunden Spender auf den Empfänger übertragen. Die Stammzellen können aus Knochenmark, peripherem Blut oder Nabelschnurblut entnommen werden. Es wird zunächst eine **Konditionierung** mit myeloablativer hoch dosierter Chemotherapie und/oder Ganzkörperbestrahlung durchgeführt.

Nach der anschließenden **Transplantation** ist der Erfolg der Behandlung u. a. auch von der immunologischen Reaktion von Spenderlymphozyten im Transplantat gegen die maligne Erkrankung abhängig: Graft-versus-Malignancy-Effekt **(GVM-Effekt).** Die zytostatische Therapie bewirkt die weitgehende Reduktion des malignen Klons, während der GVM-Effekt für die langfristige Verminderung der Rezidivrate verantwortlich zu sein scheint. So kommt es nach kompletter T-Zell-Depletion des Transplantats zu einer deutlich höheren Rezidivrate. Der GVM-Effekt führt z. B. im Rezidiv der CML nach allogener Stammzelltransplantation durch Transfer von immunologisch aktiven Spenderlymphozyten bei über der Hälfte der Patienten zum Erreichen einer kompletten Remission. Der Einsatz der allogenen Stammzelltransplantation stellt eine wichtige therapeutische Option bei der Behandlung von AML, ALL, myelodysplastischen Syndromen, myeloproliferativen Syndromen sowie speziellen Formen hoch maligner Lymphome dar.

Autologe Stammzelltransplantation

Bei der autologen Stammzelltransplantation werden zunächst **körpereigene** pluripotente hämatopoetische **Stammzellen** aus dem peripheren Blut gewonnen. Dies geschieht **nach Standard-Chemotherapie** und dem anschließenden Einsatz **hämatopoetischer Wachstumsfaktoren** (G-CSF, granulocyte colony-stimulating factor) mittels Leukapherese. Es folgen eine **Hochdosis-Chemotherapie** und die **anschließende Rücktransfusion** der gewonnenen Stammzellen (➤ Abb. 34.75). Die Gewinnung einer ausreichend hohen Zahl hämatopoetischer Stammzellen ist dabei Voraussetzung. Die vorgeschaltete konventionelle Chemotherapie soll sicherstellen, dass die Tumorerkrankung ausreichend gut auf eine zytotoxische Therapie anspricht. Das Stammzellpräparat kann allerdings durch autologe Tumorzellen kontaminiert sein; dies schließt das Risiko einer Retransplantation des Malignoms mit ein. Daher werden derzeit verschiedene Verfahren der Ex-vivo-Abreicherung des Stammzellpräparats von autologen Tumorzellen untersucht (Purging-Verfahren). Mögliche Anwendungen der autologen Stammzelltransplantation sind die AML, ALL, CML, NHL, Plasmozytom sowie bestimmte Formen von chemosensiblen Keimzelltumoren.

34.18.11 Supportive Therapie

Die supportive Therapie wurde in der Vergangenheit als ein Stiefkind der Onkologie angesehen. Primär standen Aspekte wie Ansprechen, Rezidivrate, Überleben oder progressionsfreie Zeit im Mittelpunkt der Therapie. In den letzten Jahren hat sich hier aus zwei Gründen ein Wandel vollzogen: **Effektive Therapien, die nebenwirkungsreich sind, erfordern supportive Therapiemaßnahmen.** Andererseits wird der Bedeutung der **Lebensqualität** eine immer stärkere Aufmerksamkeit gewidmet, dies insbesondere in der palliativen Therapie von Krebserkrankungen (➤ Tab. 34.48).

- Im Rahmen supportiver Maßnahmen kommt der Prophylaxe bzw. Behandlung von **Übelkeit** und Erbrechen eine hohe Bedeutung zu. Nachdem durch die Entwicklung der 5-HT_3-Rezeptor-Antagonisten (z. B. Ondansetron) Anfang der 1990er-Jahre ein Durchbruch in der antiemetischen Therapie gelang, wurde die Therapie durch die Einführung der Neurokinin-1-Rezeptor-Antagonisten (Aprepitant) weiter verbessert. Durch die Kombination von **5-HT_3-** und **Neurokinin-1-Rezeptor-Antagonisten** in Verbindung mit **Dexamethason** lassen sich Übelkeit und Erbrechen bei bis zu 90 % der Patienten verhindern.
- Die **Anämie** ist eine häufige unerwünschte Arzneimittelwirkung in der Onkologie. Sie ist nicht nur therapieassoziiert. Ursächliche Faktoren sind mangelnde Erythropoietinproduktion, inadäquate Eisenverwertung, verkürzte Erythrozytenüberlebenszeit, Blutverlust, Hämolyse sowie Knochenmarkinfiltration. Die Therapie besteht neben der möglichen Beseitigung ursächlicher Noxen in der Transfusion von Erythrozytenkonzentraten oder in der subkutanen Applikation von **Erythropoietin.** Erythropoietin fördert die Zellproliferation. Eine **Begünstigung der Tumorproliferation** durch Erythropoietin wurde allerdings in mehreren Studien berichtet. Patienten sollten über diese Datenlage informiert werden.
- Die **Neutropenie** ist meist therapieassoziiert und erfordert in den ausgeprägten Fällen, insbesondere nach aggressiver Chemo-/Strahlentherapie, eine Behandlung mit den hämatopoetischen Wachstumsfaktoren **G-CSF** und/oder **GM-CSF.** Grad-III- und -IV-Neutropenien (1000–500/µl bzw. < 500/µl) sind mit einer hohen Mortalität assoziiert, insbesondere bei Auftreten von Fieber bzw. Infektionen. Die febrile Neutropenie ist eine zwingende Indikation zur Antibiotikatherapie. Diese erfolgt zunächst empirisch, ein mikrobiologischer Infektionsnachweis darf nicht abgewartet werden.
- Die therapieassoziierte **Thrombopenie** ist aufgrund der einhergehenden Blutungsneigung eine potentiell lebensbedrohliche unerwünschte Arzneimittelwirkung. Therapeutisch steht die Gabe von **Thrombozytenkonzentraten** zur Verfügung. Indikation zur Transfusion sind das Vorliegen von Blutungszeichen, Thrombozyten < 10 000/µl oder < 20 000/µl bei

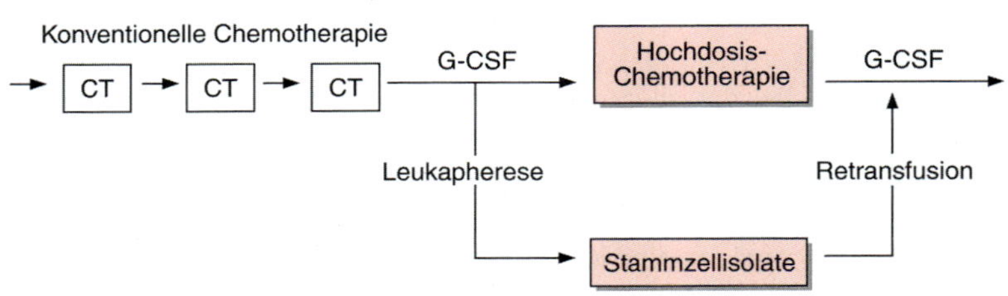

Abb. 34.75 Autologe Stammzelltransplantation bei Hochdosis-Chemotherapie.

Tab. 34.48 Beispiele für supportive Therapien

Antiemetische Therapie	• 5-HT_3-Antagonisten • Neurokinin-1-Rezeptor-Antagonisten • Dexamethason
Antizipatorisches Erbrechen	Benzodiazepine
Anämie	• Erythrozytenkonzentrat • Erythropoietin
Neutropenie	Hämatopoetische Wachstumsfaktoren wie G-CSF und GM-CSF
Thrombopenie	Thrombozytenkonzentrat
Schmerzstufentherapie	• Nicht-Opioid-Analgetika • Schwach wirksame Opioide • Starke Opioide
Obstipationsprophylaxe bei Opioidgabe	Laxantien, z. B. Lactulose oder Macrogol
Antiemetische Therapie bei Opioidgabe	z. B. Metoclopramid
Knochenmetastasen und Schmerzen	• Bisphosphonate (z. B. Zoledronat) • Amitriptylin • Denosumab
Neuropathischer Schmerz	Carbamazepin
Nervenkompression	Dexamethason
Fieber- und Infektionstherapie	Initial Breitspektrumantibiotika, dann spezifische Antibiotikatherapie, ggf. Virostatika und Antimykotika
Harnsäurenephropathie oder Tumorlysesyndrom, z. B. bei akuten Leukämien und malignen Lymphomen	• Allopurinol • Rasburicase
Chemotherapie-induzierte Diarrhö	Loperamid
Akutes cholinerges Syndrom, z. B. bei Irinotecan	Atropin
Hämorrhagische Zystitis, z. B. bei Cyclophosphamid	Mesna
Kumulative Nephrotoxizität bei Cisplatin	Amifostin
Thromboseprophylaxe	Heparin

Vorliegen weiterer Risikofaktoren. Substanzen wie **Romiplostim** und **Eltrombopag** werden derzeit für die Indikation einer Chemotherapie-induzierten Thrombopenie geprüft.

- Schmerzen stehen bei Tumorpatienten oft im Vordergrund. Daher ist neben der Beseitigung ursächlicher Faktoren, z. B. durch Strahlentherapie von Knochenmetastasen, die systemische **Schmerztherapie** vordringlich. Die Schmerzanamnese ist grundlegend für die nachfolgende Therapie. Begleiterscheinungen der Schmerztherapie wie Übelkeit und Erbrechen sowie Obstipation (z. B. bei Opioiden) müssen bedacht und mitbehandelt werden. Bei 90 % der Patienten lassen sich Tumorschmerzen durch eine orale Therapie ausreichend reduzieren. Die Schmerztherapie orientiert sich an dem Stufenplan der WHO (➤ Abb. 7.7). Nach diesem Schema beginnt die Therapie auf **Stufe I** mit peripher wirkenden, **nichtopioidhaltigen Analgetika** (z. B. Diclofenac, Ibuprofen oder Paracetamol). Eine frühzeitige Kombination mit **Antidepressiva** ist möglich. Die Ausweitung auf **Stufe II** mit schwach wirksamen Opioid-Analgetika (z. B. Dihydrocodein, Tilidin/Naloxon, Tramadol) sollte frühzeitig vorgenommen werden. Eine Kombination von opioidhaltigen und nichtopioidhaltigen Analgetika ist möglich. In **Stufe III** der Schmerztherapie werden **stark wirksame Opioide,** z. B. Morphin, Oxycodon, Hydromorphon, Fentanyl, Buprenorphin und *L*-Methadon eingesetzt. Als Ko-Analgetika werden **Bisphosphonate** (➤ Kap. 30.2.2) erfolgreich bei Schmerzen durch Knochenmetastasen, **Dexamethason** bei Nervenkompression und Amitriptylin bzw. Carbamazepin sowie Antikonvulsiva (Pregabalin) bei neuropathischen Schmerzen eingesetzt. Zur Prophylaxe von **Komplikationen durch Knochenmetastasen** (z. B. pathologische Frakturen) werden ebenfalls Bisphosphonate und Denosumab, ein monoklonaler humaner Antikörper gegen den Osteoklasten-aktivierenden Liganden RANKL (➤ Kap. 30.2.2), eingesetzt.
- Weitere Beispiele für eine supportive Therapie sind die Behandlung von **Fieber und Infektionen** (bei Neutropenie!) mit **Antibiotika,** die Therapie erhöhter **Harnsäureproduktion** bei Tumorlyse durch **Allopurinol** (➤ Kap. 23.4.1) oder durch Gabe eines Enzyms (**Rasburicase;** ➤ Kap. 23.4.4), das die Harnsäure abbaut, die Behandlung von **Diarrhö** durch **Loperamid** (➤ Kap. 22.4.3), die **Thromboseprophylaxe (Heparin),** die Anwendung von **Mesna** zur Verhinderung einer **hämorrhagischen Zystitis** (bei Cyclophosphamid und seinen Analoga), der Einsatz von **Amifostin** zur Verhinderung einer **kumulativen Nephrotoxizität** bei Platinverbindungen sowie der Einsatz von **Bisphosphonaten** bei tumorinduzierter Hypercalcämie.

WEITERFÜHRENDE LITERATUR

Berger DP, Engelhardt R, Mertelsmann R. Das rote Buch – Hämatologie und Internistische Onkologie. Landsberg/Lech: Hüthig, 2014.

Bruton LL, Hilal-Dandan R, Knollmann BC. Goodman & Gilman's, The Pharmacological Basis of Therapeutics. London: McGraw-Hill, 2018

Creelan BC. Update on immune checkpoint inhibitors in lung cancer. Cancer Control, 2014; 21: 80–89.

De Vita VT, Hellman S, Rosenberg SA. Cancer Principles & Practice of Oncology. 8th ed. Philadelphia: Wolters Kluver/Lippincott-Williams & Wilkens, 2008.

Fan G, Wang Z, Hao M, Li J. Bispecific antibodies and their applications. J Hematol Oncol, 2015; 8: 130.

Fesnak AD, June CH, Levine BL. Engineered T cells: the promise and challenges of cancer immunotherapy. Nat Rev Cancer, 2016; 16: 566–581.

Fulda S, Debatin K-M. Extrensic versus intrinsic apoptosis pathways in anticancer chemotherapy. Oncogene, 2006; 25: 4798–4811.

Gambacorti-Passerini C, Aroldi A, Cordani N, Piazza R. Chronic myeloid leukemia: Second-line drugs of choice. A J Hematol, 2015; 91: 67–75.

Gotink KJ, Verheul HMW. Anti-angiogenic tyrosine kinase inhibitors: what is their mechanism of action? Angiogenesis, 2010; 13: 1–14.

Hanahan D, Weinberg RA. Hallmarks of cancer: the next generation. Cell, 2011; 144: 646–674.

Hoos A. Development of immune-oncology drugs – from CTLA4 to PD1 to the next generations. Nat Rev Drug Discov, 2016; 15: 235–247.

Khalil DN, Smith EL, Brentjens RJ, Wolchok JD. The future of cancer treatment: immunomodulation, CARs and combination immunotherapy. Nat Rev Clin Oncol, 2016; 13: 273–290.

Lindner S, Krönke J. The molecular mechanism of thalidomide analogs in hematologic malignancies. doi:https://doi.org/10.1007/s00109-016-1450-z.

Niederhuber JE, Armitage JO, Doroshow JH, Kastan MB, Tepper JE. Abeloffs's

34

clinical oncology. 5th ed. Philadelphia: Elsevier/Saunders, 2014.
Sampson JH, Gunn MD, Fecci PE, Ashley DM. Brain immunology and immunotherapy in brain tumours. Nat Rev Cancer, 2020; 20: 12–25.
Singh V, Gupta D, Almasan A. Development of novel anti-CD20 monoclonal antibodies and modulation in CD20 levels on cell surface: Looking to improve immunotherapy response. J Cancer Science & Therapy, 2015; 7: 347–358.
Souhami RL, Tannock I, Hohenberger P, Horiot J-C. Oxford Textbook of Oncology. Vol. 1 + 2. Oxford: Oxford University Press, 2002.
Wollmer E, Neubauer A. Nebenwirkungen der medikamentösen Tumortherapie. Der Internist, 2011; 12: 1429–1446.
Zeller WJ, zur Hausen H. Onkologie, Grundlagen, Diagnostik, Therapie, Entwicklungen. Landsberg/Lech: ecomed, 2005

INTERNET-LINKS

www.krebsinformationsdienst.de
www.ago-online.de/
www.fachinfo.de
www.cancer.gov
www.awmf.org/leitlinien/aktuelle-leitlinien.html
www.onkopedia.com/de/homepage-de-view

KAPITEL

35 Wichtige Gifte und Vergiftungen

Was ist das nit gifft ist / alle ding sind gifft
und nichts ohn gifft / Allein die dosis macht
das ein ding kein gift ist.
Theophrastus Bombastus von Hohenheim, genannt Paracelsus

if you poison us doe we not die?
William Shakespeare: *The Merchant of Venice*

35.1 Einführung in die Toxikologie

Ingo Just

Die Toxikologie befasst sich mit den **schädigenden Wirkungen von Fremdstoffen** auf Mensch, Tier und Umwelt. Die Fremdstoffe können sowohl **synthetische Substanzen** als auch **Naturstoffe** sein. Ziel der Toxikologie ist es, schädigende, d. h. toxische Substanzen zu identifizieren und zu charakterisieren sowie quantitative Aussagen zum Ausmaß der gesundheitlichen Schädigung zu machen. Auf Basis dieser Daten werden dann **Grenzwerte** ermittelt, die helfen sollen, Schaden an Mensch, Tier und Umwelt zu verhindern oder wenigstens zu minimieren. Die **Spezialisierung einzelner Gebiete** führt zu einer mehr oder weniger scharfen Abgrenzung der Disziplinen wie **Arzneimittel-, forensische, Lebensmittel-, Gewerbe-** oder **Umwelttoxikologie;** die **klinische Toxikologie** widmet sich der Diagnose, Therapie und Epidemiologie von vorwiegend akuten Vergiftungen und der Optimierung diagnostisch-therapeutischer Verfahren (➤ Tab. 35.1).

Tab. 35.1 Aufgabengebiete der Toxikologie

Teilgebiet	Aufgaben
Arzneimitteltoxikologie	• Prüfung neuer Arzneistoffe im Tierversuch • Unerwünschte Wirkungen bei bestimmungsgemäßem Gebrauch
Lebensmitteltoxikologie	• Schadwirkungen natürlicher und synthetischer Nahrungsbestandteile (Farbstoffe, Konservierungsmittel, Füllstoffe, Emulgatoren, Mykotoxine) • Verunreinigungen im Trinkwasser
Gewerbetoxikologie	• Akute und chronische Vergiftungen durch Arbeitsstoffe • Schutz- und Verhütungsmaßnahmen • Aufstellung von Toleranzgrenzen
Umwelttoxikologie	• Schadwirkungen chemischer Stoffe auf Ökosysteme (Luft, Boden, Wasser, Pflanzen, Tiere) und Rückwirkungen auf den Menschen • Empfehlung von Präventivmaßnahmen
Forensische Toxikologie	• Nachweis oder Ausschluss von körperfremden • Substanzen (Alkohol, Missbrauchssubstanzen, Gifte etc.) bei Lebenden und post mortem
Klinische Toxikologie	• Diagnose und Therapie akuter Vergiftungen • Auskunft an Ärzte (evtl. Laien) • Behandlungsvorschläge in Notfällen • Giftstoffregister, Vergiftungsstatistik

35

35.1.1 Giftexposition und toxische Wirkungen

Chemisch definierte Fremdstoffe gelangen über die Haut, die Lunge, den Magen-Darm-Trakt oder über parenterale Wege in den Körper; man spricht von **Exposition** gegenüber einem chemischen Stoff. Der Expositionsweg beeinflusst die Art und das Ausmaß der schädigenden, d. h. toxischen Wirkungen. Die sind durch die **Wirkdauer** (akut, chronisch), den **Wirkort** (lokal, systemisch, organspezifisch) und die Reversibilität (reversibel, irreversibel) charakterisiert.

Akute toxische Wirkungen treten meist innerhalb einer kurzen Zeitspanne nach einmaliger hoher Exposition gegenüber einem chemischen Stoff auf. **Chronische** Wirkungen hingegen werden nach mehrmaliger, oft monate- oder jahrelanger Exposition gegenüber geringen Konzentrationen beobachtet. Krebserzeugende Wirkungen als besonderes Beispiel chronischer Wirkungen manifestieren sich nach einer besonders langen Latenzzeit, die bis zu Jahrzehnte dauern kann.

Toxische Wirkungen können auch nach dem **Ort der Wirkung** charakterisiert werden. Hier unterscheidet man lokale, organspezifische und systemische Wirkungen.

Lokal wirksame Stoffe schädigen die Stelle ihres Kontakts mit dem Organismus, z. B. beim Verschlucken ätzender Stoffe. Die Wirkungen sind meist auf die unmittelbar betroffenen Körperpartien wie Auge, Speiseröhre, Haut oder Lunge beschränkt (➤ Tab. 35.2).

Im Gegensatz dazu werden **systemisch** wirksame Stoffe über verschiedene Wege in den Körper aufgenommen und dort verteilt. Bei systemisch wirksamen Stoffen ist häufig eine selektive Organschädigung zu beobachten; man spricht dann von einer **organspezifischen Toxizität.** Organspezifische Wirkungen sind bei vielen Stoffen charakteristisch und häufig auch in unterschiedlichen Spezies identisch (➤ Tab. 35.3). Für die organspezifische Toxizität eines Stoffes können selektive Anreicherungsmechanismen, lokal aktivierende Enzyme oder auch eine besondere Empfindlichkeit des Zielorgans verantwortlich sein. Das häufigste Zielgewebe bei akuter Belastung ist das zentrale Nervensystem, gefolgt vom blutbildenden System und von der Leber. Organspezifische Wirkungen nach chronischer Gabe von chemischen Stoffen treten häufig auf, z. B. zeigen viele chemische Karzinogene eine ausgeprägte Organspezifität.

Tab. 35.2 Beispiele toxischer Effekte von chemischen Stoffen, eingeteilt nach Zeit und Wirkort

Exposition	Ort	Effekt	Chemischer Stoff
Akut	Lokal	Lungenödem	• Phosgen • Ozon • Stickstoffdioxid
	Systemisch	Leberschädigung	Tetrachlorkohlenstoff
Chronisch	Lokal	• Bronchitis • Krebs des Nasenrachenraums	• Schwefeldioxid • Formaldehyd
	Systemisch	Neurotoxizität	• n-Hexan • Methylquecksilber
	Systemisch	• Blasenkarzinom • Nierenschädigung	• 4-Aminobiphenyl • Cadmium

Tab. 35.3 Organspezifische Toxizität durch chemische Stoffe mit systemischer Verteilung im Organismus

Chemischer Stoff	Spezies	Zielorgan
Aflatoxin	Mensch, Nager	Leber
Benzen (Benzol)	Mensch	Knochenmark
Paraquat	Mensch, Nager	Lunge
Kohlenmonoxid	Mensch, Nager	Erythrozyten (Hämoglobin)
Cadmium	Mensch	Niere
1,2-Dibrom-3-chlorpropen	Mensch, Nager	Hoden
n-Hexan	Mensch, Nager	Nervensystem
Anthracycline	Mensch, Nager	Herz

Toxische Wirkungen können reversibel oder irreversibel sein. Bei **reversiblen Wirkungen** ist die Konzentration des toxischen Stoffes am Wirkort die ausschlaggebende Größe. Liegen **irreversible Wirkungen** vor (z. B. durch kovalente Modifikation von Proteinen oder DNA), kann bei ungenügender Reparatur oder Neusynthese die toxische Wirkung auch nach vollständiger Ausscheidung des chemischen Stoffes bestehen bleiben. Eine weiter bestehende oder erneute Exposition gegenüber dem toxischen Stoff führt zur Summation der toxischen Effekte. Irreversible Wirkungen chemischer Stoffe mit der DNA spielen bei der chemischen Karzinogenese eine wichtige Rolle (➤ Tab. 35.4).

Tab. 35.4 Irreversible und reversible Reaktionen als Mechanismen toxischer Wirkungen

Mechanismus	Toxische Wirkung	Beispiel
Irreversible Reaktion		
Kovalente Bindung an DNA	Krebs	Dimethylnitrosamin, Nitrosoharnstoff
Reversible Reaktion		
Reversible Bindung an Hämoglobin	Sauerstoffmangel in Geweben	Kohlenmonoxid
Reversible Bindung an die Cholinesterase	Neurotoxizität	Carbamate

Der **Nachweis** einer Fremdsubstanz bzw. eines Giftes in Körperflüssigkeiten **bei fehlender Symptomatik** ist keine Vergiftung, sondern nur eine **Belastung** (Exposition). Die aufgenommene absolute Dosis ist dabei nicht entscheidend, sondern das Verhältnis von Dosis zur Toxizität der Fremdsubstanz. Die **Toxizität,** d. h. die schädigende Wirkstärke, kann anhand der **LD_{50} (letale Dosis)** abgeschätzt werden. Die LD_{50} gibt die Dosis an, bei der die Hälfte (50 %) der Individuen sterben. Diese Dosis ist nicht absolut, sondern hängt vom Aufnahmeweg ab, also davon, ob eine Fremdsubstanz peroral aufgenommen, parenteral appliziert oder inhaliert wurde (➤ Tab. 35.5).

Akute Vergiftungen

5–10 % aller notfallmedizinischen Versorgungen erfolgen unter der Verdachtsdiagnose einer akuten Vergiftung. Bei **akzidentiellen** Vergiftungen kommt es überwiegend zur **Exposition mit**

Tab. 35.5 Akute Toxizität im Nager (angegeben als LD_{50}-Wert in mg/kg Körpergewicht)

Fremdsubstanz	Aufnahmeweg	Toxizität (mg/kg)
NaCl	Peroral Intravenös	3000 650
Cannabinol	Peroral Intravenös/per inhalationem	670 40
Quecksilber(II)-Salze	Parenteral Peroral	5 50
Palladium	Peroral Intravenös	200 5
DDT	Peroral	250
Coffein	Peroral	200
HCN	Peroral/inhalativ	1
Arsenik (Arsentrioxid)	Peroral	1
TCDD a) Meerschweinchen b) Hamster	Peroral	 0,001 5
Ricin	Inhalativ Peroral	0,003 20
Botulinumtoxin	Parenteral Peroral	0,000001 0,001

Zubereitungen chemischer Stoffe wie Wasch-, Putzmittel, Heimwerker-, Hobbyartikel oder Pestiziden. Akzidentielle Vergiftungen treten überwiegend bei **(Klein-)Kindern** auf, seltener bei Erwachsenen und dann durch Missachtung von Sicherheitsvorschriften bei **beruflicher Exposition.** Bei Vergiftungen in suizidaler Absicht überwiegen Arzneistoffe. Die Gründe hierfür sind ihre allgemeine Zugänglichkeit und die einfachen Informationsmöglichkeiten über die toxischen Auswirkungen bei Überdosierung.

Schweregrad akuter Vergiftungen

Die Schweregradeinteilung akuter Vergiftungen erfolgt abhängig von der klinischen Symptomatik und nicht von der auslösenden Substanz.

- **Grad 1** entspricht einer leichten Vergiftung mit milden, vorübergehenden und selbstlimitierenden Symptomen.
- **Grad 2** ist eine mittelschwere Vergiftung, bei der die Symptome ausgeprägt oder lang anhaltend sind. Hier sind i. d. R. ärztliche Therapiemaßnahmen erforderlich.
- **Grad 3** ist eine schwere Vergiftung mit lebensbedrohlichen Symptomen, die stets Therapiemaßnahmen erfordern.
- **Grad 4** ist tödlich verlaufend, wobei der Tod im ursächlichen Zusammenhang mit der Vergiftung steht.

Statistisch verlässliche Angaben zur Anzahl der tödlichen Vergiftungen pro Jahr gibt es nicht. Die Gründe hierfür sind vielfältig: Die seit 1990 bestehende **Meldepflicht für akute Vergiftungen** (Bundesinstitut für Risikobewertung, BfR) umfasst nicht Arzneistoffe als Vergiftungsursache. Unberücksichtigt bleiben auch unerwünschte Arzneistoffwirkungen, bei denen es durch Überdosierung, Verwechslungen oder andere therapeutische Fehler zu Dosierungen außerhalb des therapeutisch üblichen Bereichs kommen kann und somit eine Vergiftung vorliegt. Die **tödlichen Arzneistoffereignisse** wurden in ihrer Häufigkeit bisher erheblich unterschätzt und liegen im Bereich von **mehreren 10 000 Medikamententoten** pro Jahr in Deutschland.

Diagnose und therapeutische Therapieprinzipien

Die Diagnose einer akuten Vergiftung ist nur dann einfach, wenn eine **Exposition bekannt** ist. In der Regel kann jedoch von einer klinischen Symptomatik nicht ohne Weiteres auf eine Vergiftung mit einem bestimmten Giftstoff geschlossen werden, da die Symptomatik größtenteils unspezifisch ist und vom Schweregrad der Intoxikation abhängt. Die Diagnose ist somit i. d. R. eine **Ausschlussdiagnose.**

Wenn die Symptomatik nicht durch internistische oder neurologische Erkrankungen erklärt werden kann oder wenn ansonsten gesunde (jüngere) Personen plötzlich schwere Symptome aufweisen, ist an eine akute Vergiftung zu denken. Insbesondere beim **Koma unklarer Genese** muss neben dem Coma diabeticum und dem Schlaganfall (oder Trauma mit Hirnblutung) an eine Intoxikation gedacht werden. Die Verdachtsdiagnose ist durch **laborchemische Untersuchungen** zu bestätigen, die die **Identifizierung** und **Quantifizierung der Fremdsubstanz** umfassen. Anhand von Tabellen (über therapeutische und toxische Blutkonzentration von Arzneistoffen und Fremdsubstanzen) ist abzuschätzen, ob eine potentiell lebensbedrohliche Vergiftung vorliegt oder nicht.

Eine sachverständige Hilfestellung für Diagnostik und Therapie geben die deutschen **Giftinformationszentren,** die regional organisiert sind (Giftinformationszentren Berlin, Bonn, Erfurt, Freiburg, Göttingen, Homburg, Mainz, München; www.ggiz-erfurt.de/giftinformationszentren.html#deutschland; Emergency Medicine: https://emedicine.medscape.com/emergency_medicine

Rund um die Uhr wird sowohl für Fachpersonal als auch für den Laien kompetente Information angeboten.

Primäre Behandlung der Vergiftung

Wichtige Maßnahmen bei akuten Vergiftungen:

- Sicherung der Vitalfunktionen
- Giftentfernung
- Antidot-Therapie
- Transport

Häufigstes Symptom bei einer schweren Vergiftung ist die **Bewusstseinseinschränkung,** die von leichten Eintrübungen bis hin zum Koma reichen kann. Von den Symptomen leitet sich die Vorgehensweise bei der Behandlung der akuten Vergiftung ab. Primär sind die **Vitalfunktionen** zu sichern. Dazu gehören:

- Stabilisierung des Herz-Kreislauf-Systems
- Aufrechterhaltung der Atmung
- Verhinderung der Aspiration

Die **Atemwege** sind **frei zu halten,** entweder durch **Lagerung** in der stabilen Seitenlage (durch den Laienhelfer) oder durch **Intubation.**

Weiterhin ist der potentiell Vergiftete **engmaschig zu überwachen,** da es plötzlich zu einer dramatischen Verschlechterung der

Symptomatik kommen kann. Der Patient kann einen Krampfanfall oder plötzlich einen Atemstillstand entwickeln oder im bewusstseinsgetrübten Zustand erbrechen und dann aspirieren.

Erst **nach Sicherung und Überwachung der Vitalfunktionen** kann die **Dekontamination** in Angriff genommen werden. Diese sollte i. d. R. in der Notaufnahme eines Krankenhauses erfolgen und nicht am Auffindeort.

Bei den Dekontaminationsverfahren unterscheidet man die **primären Verfahren,** die Verminderung der Giftresorption, von den **sekundären Verfahren,** die bei bereits erfolgter Resorption zu einer **beschleunigten Ausscheidung der Giftstoffe** führen.

Primäre Verfahren

Mit diesen Verfahren soll nach erfolgter Exposition eine **Dekontamination (Minderung der Giftresorption)** erzielt werden (➤ Abb. 35.1). Nach peroraler Aufnahme (Ingestion) kommen drei Verfahren infrage, deren therapeutische Wertigkeit jedoch unterschiedlich ist:

- Gabe von Aktivkohle
- Induziertes Erbrechen
- Magenspülung

Aktivkohle

Die **hohe Adsorptionsleistung** der Aktivkohle* (Carbo medicinalis) ist bedingt durch ihre **große Oberfläche.** Ein Gramm Aktivkohle besitzt eine Oberfläche von ungefähr 1000–2000 m^2.

Obwohl die Adsorptionsleistung erheblich ist, binden nicht alle Substanzen an Aktivkohle, wie z. B.:

- Lithium
- Eisen
- (Toxische) Schwermetalle
- Säuren
- Laugen
- Organische Lösungsmittel (z. B. Petroleum)
- Ethylenglykol
- Methanol

Die Aktivkohle wird i. d. R. in Wasser aufgeschlämmt. Hierbei wird eine durchschnittliche **Dosis** von **0,5–1 g pro kg Körpergewicht** des Vergifteten eingesetzt. In der Regel sollte die Kohle innerhalb einer Stunde nach Giftaufnahme gegeben werden. Beim Trinken derartiger Mengen von Kohle kann es jedoch durch den unangenehm pappigen Geschmack zur Weigerung des Patienten kommen.

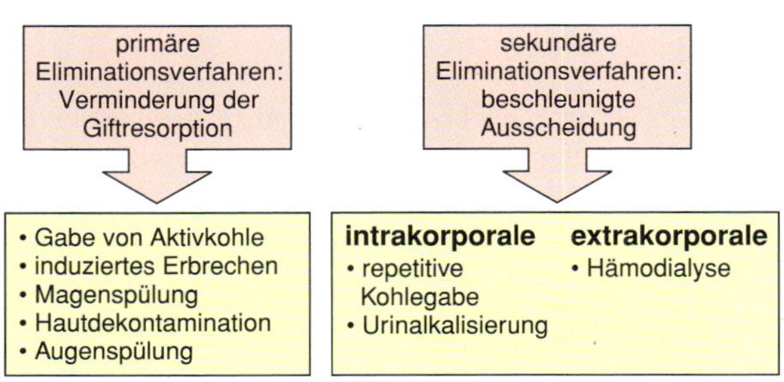

Abb. 35.1 Dekontaminationsverfahren (Eliminationsverfahren).

Alternativ kann die Aktivkohleaufschlämmung über eine Magensonde gegeben werden. Im Magen bindet die Aktivkohle die oral aufgenommenen Giftstoffe und verhindert so die Resorption. Der an Kohle adsorbierte Giftstoff wird mit den Fäzes weitertransportiert und ausgeschieden.

Kohle kann zusammen mit einem **Laxans,** z. B. Natriumsulfat, gegeben werden. Das Laxans dient einer raschen Darmpassage und soll zu einer beschleunigten Ausscheidung des an die Kohle gebundenen Giftes führen. Bei der **Einmalgabe** von Aktivkohle ist die **Gabe eines Laxans nicht notwendig.** Obwohl Aktivkohle sofort einsetzbar, nachweislich wirksam und fast nebenwirkungsfrei ist, sollte sie nicht auf Verdacht hin zum Einsatz kommen. Nur wenn der Verdacht auf Ingestion von potentiell toxischen Mengen vorliegt und die Fremdsubstanz auch an Kohle bindet, sollte Aktivkohle gegeben werden.

Bei der Ingestion von **ätzenden Flüssigkeiten,** wie z. B. Laugen, Säuren oder Lötwasser, kann es zu Perforation und sekundär zur Entwicklung schwerster Stenosen kommen. Kurz nach der Ingestion ist eine **kleine Menge von Flüssigkeit (Wasser) zu trinken,** um insbesondere den Mund und die Speiseröhre von der ätzenden Flüssigkeit zu befreien. Größere Flüssigkeitsmengen können über eine Dehnung des Magens zu einer Perforation führen. **Kohle sollte in diesen Fällen auf keinen Fall gegeben werden,** da Kohle an der Oberfläche der Schleimhäute haftet und eine schwarze Schicht über die Schleimhäute zieht. Damit ist die Sicht bei der endoskopischen Behandlung erheblich erschwert. Bei Verätzungen ist besonders an die Schmerzbekämpfung durch Gabe von Ketamin oder MOR-Agonisten (Opiaten) zu denken.

Magenentleerung

Zur Magenentleerung kommen zwei Verfahren zum Einsatz, das induzierte Erbrechen und die Magenspülung.

Induziertes Erbrechen

Mit dieser Maßnahme soll der Mageninhalt durch Erbrechen entfernt und eine Resorption der Gifte gemindert werden. Die **einzige empfohlene Maßnahme** zur Auslösung des Erbrechens ist die Gabe von **Ipecacuanha-**(Brechwurz-)**Sirup, der** nicht als Fertigarzneistoffe zur Verfügung steht, sondern ausschließlich von Krankenhausapotheken als Rezeptur hergestellt wird. Die beiden Wirkstoffe **Emetin** und **Cephalin** wirken auf das Brechzentrum und lösen so Erbrechen aus. Durch die perorale Resorption kommt es zu einer **5–20-minütigen Verzögerung des Wirkeintritts.** Damit durch das Erbrechen eine ausreichende Menge des Mageninhalts entfernt wird, wird **zusätzlich** zum Ipecacuanha-Sirup auch noch **Flüssigkeit** (Wasser, Tee) gegeben. In 80–90 % der Fälle kommt es zum Erbrechen.

Unerwünschte Arzneimittelwirkungen von Ipecacuanha-Sirup: In bis zu 15 % der Fälle kommt es zu fortgesetztem Erbrechen, Durchfällen, Lethargie und Benommenheit.

Andere Verfahren, ein Erbrechen auszulösen, haben eher historische Bedeutung. Die mechanische Reizung des Rachens ist i. d. R. nicht sehr effektiv. Die Gabe von **Apomorphin** führt i. d. R. zu einem zuverlässigen – oft aber auch zum fortgesetzten – heftigen Erbrechen; gleichzeitig kommt es zu einem **Blutdruckabfall,** der sich bis zu einem Schockzustand entwickeln kann. Die Gabe von **Kochsalzlösung** (2 Esslöffel = 40 g NaCl in ein Glas warmes Wasser) wird noch von Laien empfohlen. Diese unsichere Maßnahme ist potentiell lebensgefährlich, da bei **fehlendem Erbrechen die Resorption von 40 g NaCl (tödliche Dosis beim Kind) zu einer lebensbedrohlichen Hypernatriämie führen kann.**

Um Schaden vom Vergifteten abzuwenden, sind vor Durchführung des induzierten Erbrechens **Kontraindikationen** zu berücksichtigen:

- **Ingestion von ätzenden Substanzen:** durch das Erbrechen wirken diese ätzenden Substanzen ein zweites Mal auf den Ösophagus ein.
- **Erbrechen** von verschluckten, **schäumenden Substanzen, Lösungsmitteln oder aliphatischen Kohlenwasserstoffen** führt häufig zur Aspiration mit anschließender Entwicklung einer schwerwiegenden **Aspirationspneumonitis.** Bei schaumbildenden Substanzen wird deshalb i. d. R. ein **Entschäumer wie Dimeticon*** (Polydimethylsiloxan) gegeben. Lösungsmittel oder aliphatische Kohlenwasserstoffe werden über eine Magensonde entfernt.
- **Eingetrübtes Bewusstsein** oder drohender Bewusstseinsverlust erhöhen deutlich die Gefahr der Aspiration und damit das Pneumonitisrisiko.

Bei der Anwendung des induzierten Erbrechens ist die 5–20-minütige Verzögerung des Wirkeintritts von Ipecacuanha-Sirup zu berücksichtigen, innerhalb deren es zu einer nennenswerten Resorption der ingestierten Fremdsubstanz(en) kommen kann, die dann z. B. zu Bewusstseinsverlust führen oder einen Krampfanfall auslösen kann. Aus diesem Grund muss vor dem Auslösen des Erbrechens bekannt sein, welche Substanz der Vergiftete ingestiert hat bzw. zu welcher Substanzgruppe die Fremdsubstanz zählt (z. B. Sedativa, NSMRI, Antiepileptika).

Durch die potentiellen Risiken hat das induzierte Erbrechen nur noch eine untergeordnete Bedeutung. Wenn überhaupt, wird es nur noch bei Kindern angewendet, z. B. nach der Ingestion von giftigen Pflanzenteilen.

Magenspülung

Die Magenspülung basiert auf der Vorstellung, dass das Auswaschen des Magens mit größeren Volumina von Flüssigkeiten zu einer fast vollständigen Entfernung ingestierter Giftstoffe führt. Obwohl die Magenspülung mit **Volumina von 10–20 l** durchgeführt wird, haben Versuche mit freiwilligen Probanden gezeigt, dass die Entleerungsrate sehr variabel und eher gering ist. Durchschnittlich werden **nur 30 %** des ingestierten Materials entfernt. Damit ist die Wirksamkeit der Magenspülung weitaus geringer als gemeinhin angenommen.

Die Magenspülung ist mit nicht unerheblichen **Risiken** verbunden:

- Soweit mit nicht geblocktem Tubus gearbeitet wird, kann es zu einer **Aspirationspneumonitis** kommen.
- Bei Verwendung von Wasser statt physiologischer Kochsalzlösung kann sich – insbesondere bei Kindern – eine **Wasserintoxikation** entwickeln, die zu einer Hyponatriämie führt.
- Es kann zu **Herzrhythmusstörungen** und zur **Ösophagus-/Magenperforation** kommen.
- Durch die Vorgehensweise – Lavage mit vielen kleinen Portionen – kann der Giftstoff verstärkt gelöst und dadurch die **Resorption beschleunigt** werden.
- Darüber hinaus kann durch die Lavage auch der **Weitertransport in den Zwölffingerdarm beschleunigt** werden.

Diese nicht unerheblichen Risiken sind gegen eine relativ geringe Effizienz der Magenspülung abzuwägen.

Die Magenspülung gehört nicht zum Routineeinsatz bei oralen Vergiftungen und kommt heutzutage nur noch in Ausnahmefällen zum Einsatz, und zwar nach Aufnahme einer potentiell letalen Dosis in einem Zeitfenster innerhalb von 1 Stunde nach Giftaufnahme, insbesondere wenn die Giftstoffe nicht an Aktivkohle binden. Bei Kindern wird i. d. R. keine Magenspülung vorgenommen. Hier wird versucht, den Mageninhalt mit einer Magensonde abzuziehen. Magenspülung unter endoskopischer Kontrolle kann zurzeit noch nicht allgemein empfohlen werden; bei Stoffen, die zur Verklumpung neigen, ist die endoskopische Herangehensweise eine Option, soweit die Notfallendoskopie etabliert ist.

Dekontamination von Haut und Augen

Wird die Kleidung mit Flüssigkeiten wie z. B. organischen Lösungsmitteln oder Alkylphosphaten kontaminiert, so kann es zu einer **verzögerten Resorption durch die Haut** kommen. Mit der Dekontamination der Haut soll sofort nach Auffinden des Exponierten begonnen werden. Hierbei ist insbesondere an die **Selbstgefährdung der Retter** zu denken und daran, dass beim Unterlassen der Dekontamination die Rettungskette, d. h. Krankenwagen, Notarztwagen, Notaufnahme, kontaminiert werden kann. Die kontaminierte Kleidung ist großzügig zu entfernen, die betroffenen Hautareale sind mit **Wasser** – soweit ölige oder stark anhaftende Kontaminationen vorliegen, mit **Polyethylenglykol 400** – zu waschen. Bei der Dekontamination ist der **Kopfbereich** (das Haupthaar) nicht zu vergessen.

Die Dekontamination des **Auges** erfolgt durch Spülen mit viel handwarmer physiologischer Kochsalzlösung, und zwar von nasal nach temporal. Um den üblicherweise auftretenden **Lidkrampf** zu verhindern, wird vor und während des Spülens ein **Lokalanästhetikum** in die Augen geträufelt.

Chirurgische Dekontamination

Bei **Bodypackern** kann bei radiologischer Sicherung der im Gastrointestinaltrakt befindlichen Drogenpäckchen (Cocain, Heroin) zur Verhinderung des Platzens und der Entwicklung einer akuten Vergiftung eine chirurgische Giftentfernung infrage kommen.

Sekundäre Verfahren

Hierunter versteht man die beschleunigte Ausscheidung von bereits resorbierten Giftstoffen, wenn durch die Giftstoffe schwer oder gar nicht behandelbare Symptome ausgelöst werden (➤ Abb. 35.1). Man unterscheidet Verfahren, die der **Steigerung körpereigener Ausscheidungsverfahren** dienen, wie z. B. der renalen oder biliären Ausscheidung, von den **extrakorporalen Verfahren,** bei denen das Blut mittels Hämodialyse von den Giftstoffen befreit wird (➤ Tab. 35.6).

Tab. 35.6 Sekundäre Eliminationsverfahren

Wirkprinzip	Organ	Verfahren
Unterbrechung des enterohepatischen Kreislaufs	Leber/Darm	Repetitive Kohlegabe + forcierte Diarrhö
Steigerung der renalen Elimination	Niere	Alkalisierung des Harns
Steigerung der hepatischen Elimination	Leber	Gabe von Acetylcystein zur Detoxifizierung des reaktiven Paracetamol-Metaboliten
Extrakorporale Verfahren	Blut	Hämodialyse

Repetitive Kohlegabe

Etliche Substanzen, auch Giftstoffe, unterliegen nach der biliären Ausscheidung einem **enterohepatischen Kreislauf.** Durch **Gabe von Aktivkohle** werden die biliär eliminierten Giftstoffmetaboliten an die Kohle gebunden und damit wird der enterohepatische Kreislauf unterbrochen. Die Ausscheidung erfolgt dann über die Fäzes. Da die biliäre Elimination kontinuierlich erfolgt, muss die Kohlegabe repetitiv erfolgen. Hierzu werden im Durchschnitt **50 g Aktivkohle pro Erwachsenem alle 4–6 Stunden** gegeben. Bei der repetitiven (wiederholten) Kohlegabe ist zusätzlich ein **Laxans** zu geben, z. B. Glaubersalz (Natriumsulfat), um die Ausscheidung der Kohle zu garantieren. Vor Beginn der repetitiven Kohlegabe, inklusive der forcierten Diarrhö, ist ein Ileus auszuschließen.

Renale Elimination

Zur Steigerung der renalen Elimination steht die **Alkalisierung des Urins** zur Verfügung. Die Grundlage für dieses Therapieverfahren besteht darin, dass die tubuläre Rückresorption von sauren Giftstoffen und deren Metaboliten durch eine Anhebung des Urin-pH in den Bereich von 7–8 reduziert wird, womit die Ausscheidung der nicht mehr rückresorbierbaren Säureanionen deutlich erhöht wird. Die Alkalisierung erfolgt durch Gabe von **Bicarbonat.** Hierbei muss der Blut-pH überprüft werden und sollte unter einem pH-Wert von 7,55 liegen. Diese Methode kann eingesetzt werden bei **symptomatischen Vergiftungen mit Salicylaten oder Barbituraten.**

Die **forcierte Diurese** wird wegen des ungünstigen Nutzen-Risiko-Verhältnisses nicht mehr eingesetzt. Durch die Gabe von großen **Flüssigkeitsmengen** (bis zu 0,5 l pro Stunde) kann es zur **Überwässerung des Patienten,** verbunden mit akuter Herzinsuffizienz oder akutem Lungenödem, kommen. Zusätzlich können **Störungen des Elektrolyt- und Säure-Basen-Haushalts** auftreten.

Extrakorporale Verfahren

Hämodialyse

Das Prinzip der Hämodialyse ist die **Dialyse des antikoagulierten Blutes an einer semipermeablen Membran.** Hierdurch werden wasserlösliche Stoffe entfernt und gehen in die Dialysatflüssigkeit über. Voraussetzungen des Verfahrens sind:

- Die Giftsubstanz ist **identifiziert, wasserlöslich** und hat nur eine **geringe Plasmaproteinbindung.**
- Darüber hinaus sollte die Giftsubstanz überwiegend im Körperwasser verteilt sein und somit ein **Verteilungsvolumen** von bis zu 1–2 l pro kg Körpergewicht besitzen.

Nur dann ist garantiert, dass es zu einer schnellen Umverteilung aus dem Körperwasser ins Blut kommt. Der **Vorteil** der Hämodialyse besteht darin, dass zusätzlich zur Entfernung des Giftstoffs auch seine **Metaboliten entfernt werden** und eine **bestehende Elektrolyt- und/oder Säure-Basen-Störung korrigiert** werden kann.

Beispiel Methanolvergiftung

Beispiel für den sinnvollen Einsatz der Hämodialyse ist die symptomatische Methanolvergiftung.
Methanol ist eine an sich gering toxische Substanz (ähnlich Ethanol), die erst durch die Metabolisierung zu Formaldehyd und Ameisensäure gegiftet wird. Diese Metaboliten führen dann zu einer metabolischen Azidose. Durch die Hämodialyse wird Methanol entfernt und damit wird die Entstehung der toxischen Metaboliten verhindert. Darüber hinaus werden die toxischen Methanolmetaboliten entfernt und gleichzeitig eine bereits bestehende metabolische Azidose korrigiert.

Risiken der Hämodialyse sind durch die Antikoagulation bedingt. Darüber hinaus kann es zu Hypotonie und in sehr seltenen Fällen zu einer Infektion kommen.

Wichtige hämodialysierbare Substanzen sind:

- Barbiturate
- Ethylenglykol
- Lithium
- Methanol
- Metformin
- Salicylate, Carbamazepin, Valproat

Paracetamol ist im Prinzip hämodialysierbar, jedoch ist eine Hämodialyse nicht indiziert, da es ein wirksames Antidot, nämlich **Acetylcystein***, gibt.

ZUR VERTIEFUNG

Indikationen für extrakorporale Verfahren

Die extrakorporalen Eliminationsverfahren beruhen darauf, dass sie Giftstoffe aus dem Blut entfernen. Damit muss die Konzentration des Giftstoffs im Blut hoch sein bzw. im Blut muss sich ein nennenswerter Anteil des Gesamtkörperbestandes des Gifts befinden. Reichern sich Substanzen, wie z. B. trizyklische Antidepressiva, Antipsychotika und auch Benzodiazepine, in tiefen Kompartimenten an, ist das Verteilungsvolumen > 5 l/kg. Die Rückdiffusion aus diesen Kompartimenten in das Blut erfolgt langsam. Bei einer Hämodialyse werden nur die im Blut befindlichen Substanzen entfernt.
Amitriptylin z. B. ist ein nicht-selektiver Monoamin-Wiederaufnahme-Inhibitor (NSMRIs, vormals trizyklisches Antidepressivum), das relativ häufig bei Suiziden bzw. Suizidversuchen Verwendung findet. Es besitzt ein Verteilungsvolumen von 15 l/kg. Dies bedeutet, dass sich nur 0,4 % des Antidepressivums im Blut befinden, und nur dieser geringe Anteil ist durch extrakorporale Verfahren zugänglich. Darüber hinaus liegt die Plasmaeiweißbindung bei > 90 %.
Damit kommen diese Verfahren zur sekundären Elimination bei Vergiftungen mit trizyklischen Antidepressiva, Antipsychotika und Benzodiazepinen nicht infrage.
Bei der Indikationsstellung für sekundäre Eliminationsverfahren ist stets zu fragen, ob der Patient von einer beschleunigten Elimination profitiert und ob diese Elimination überhaupt möglich ist. Erst wenn eine rein symptomatische Therapie nicht ausreicht, kann eine sekundäre Elimination Sinn machen. In diesem Zusammenhang ist generell zu überprüfen, ob

die physiologische Elimination, z.B. durch eine Niereninsuffizienz, beeinträchtigt ist.
Weiterhin ist vor der Indikationsstellung zu überprüfen, ob die Substanz einer beschleunigten Elimination zugängig ist, d.h., ob das Verteilungsvolumen entsprechend niedrig ist. Bei der Plasmaproteinbindung als Entscheidungsparameter ist zu berücksichtigen, dass sie sich in supratherapeutischen Plasmakonzentrationen ändern kann (siehe Kasten).

Plasmaproteinbindung und hohe Giftstoffkonzentration

Die Plasmaproteinbindung von Salicylaten (Gleiches gilt für Carbamazepin und Valproat) in therapeutischer Dosierung liegt bei 90 %. Sie sinkt bei toxischen Dosen auf ungefähr 50 % ab, bedingt durch die Sättigung der Plasmaproteinbindung. Das heißt, bei einer Vergiftung mit Salicylaten kann eine Hämodialyse zur Entfernung der Salicylate und zur Korrektur der Acidose durchaus sinnvoll sein.

Viele Arzneistoffe sind in nichtmetabolisierter Form renal nicht ausscheidbar. Das werden sie erst durch die hepatische Metabolisierung. Damit ist der geschwindigkeitsbestimmende Schritt bei der Entgiftung die **Metabolisierung** und nicht die renale Elimination. Unter diesen Bedingungen macht eine Entfernung an sich ungiftiger Metaboliten keinen Sinn. Bei der Abschätzung der Therapiedauer ist zu berücksichtigen, dass die Standardplasmahalbwertszeiten nur für therapeutische Dosen Gültigkeit haben. In supratherapeutischen, d.h. in toxischen Dosen gelten diese Halbwertszeiten nicht. Bei Vergiftungen sind die Halbwertszeiten i.d.R. um ein Vielfaches verlängert, da sich die Eliminationsvorgänge in der Sättigung befinden.

Akute Paracetamolvergiftung

Paracetamol ist ein frei verkäuflicher Arzneistoff, das zur Behandlung leichter Schmerzzustände wie z.B. Kopfschmerzen hervorragend geeignet ist. Es ist gut verträglich.
In **therapeutischer Dosierung,** bis 3 g täglich, findet die Paracetamolverstoffwechslung **überwiegend durch Kopplung an Sulfat** und **Glucuronsäure** statt. Nur ein kleiner Bruchteil von < 5 % wird über Cytochrom-P_{450}-Oxygenasen verstoffwechselt.
In **toxischen Dosen,** d.h. über 6–8 g pro Tag, ist der Metabolisierungsweg über die Kopplung gesättigt, sodass jetzt **vermehrt Paracetamol über Cytochrom P_{450} verstoffwechselt** wird. Dabei entstehen **reaktive Metaboliten,** die i.d.R. durch Glutathionkonjugation inaktiviert werden. Die Glutathionreserven der Leber sind jedoch limitiert, sodass bei toxischen Paracetamoldosen die Glutathionreserven erschöpft werden. Dann reagiert der reaktive Metabolit mit Bestandteilen des Hepatozyten, und über eine Leberzellschädigung kommt es zur Leberzellnekrose (➤ Abb. 7.5). Die Metabolisierungsvorgänge laufen in der Sättigung, sodass **unter toxischen Dosen die Halbwertszeit auf über 12 Stunden** ansteigt.
Paracetamol-Überdosierungen werden i.d.R. in suizidaler Absicht vorgenommen. Die Vorstellung, dass der Tod annähernd schmerzfrei sei, macht diese Form des Suizids scheinbar besonders attraktiv. Nach der Aufnahme von 10–15 g, dies sind 20–30 Tabletten à 500 mg, treten unspezifische **Frühsymptome** wie Übelkeit und leichte Magenschmerzen auf. Nach einem **symptomfreien Intervall** setzen nach **24–48 Stunden** die **hepatotoxischen Wirkungen der Paracetamolmetaboliten** ein. Die Transaminasen steigen als Zeichen der Leberzellschädigung an und die Gerinnungsfaktoren sinken ab als Zeichen, dass die Syntheseleistung der Leber abnimmt. Schreitet die Leberschädigung voran, kann es **nach 3–5 Tagen zum akuten Leberversagen** kommen. In den USA ist die Paracetamol-Überdosierung der häufigste Grund (ca. 30 %) für ein akutes Leberversagen.
Die **Diagnose** der Paracetamolvergiftung erfolgt anhand der **Paracetamol-Serum-Konzentration.** Basierend auf einem Nomogramm (halblogarithmische Darstellung der Paracetamol-Konzentration im Serum gegen die Zeit ➤ Abb. 35.2), kann in einem Zeitfenster von 4–24 Stunden nach der mutmaßlichen Aufnahme entschieden werden, ob eine Antidotbehandlung angezeigt ist oder nicht. Die **Antidotbehandlung** erfolgt durch i.v.-Gabe von Acetylcystein. Nach einem standardisierten Protokoll wird über 20 Stunden eine Gesamtmenge von **15 g Acetylcystein** gegeben. Hierdurch werden die reaktiven Paracetamolmetaboliten abgefangen und eine Leberschädigung wird verhindert. Das **optimale therapeutische Fenster** liegt zwischen 12 und 24 Stunden nach der Paracetamol-Ingestion. Bei der Gabe von Acetylcystein ist relativ häufig mit einer **anaphylaktoiden Reaktion** zu rechnen, die einen Abbruch der Antidotbehandlung nicht notwendig macht, jedoch die zusätzliche Gabe von H_1-Antagonisten und evtl. von Glucocorticoiden erfordert.
Entwickelt sich ein Leberversagen, kann die extrakorporale Leberdialyse (**MARS,** Molecular Adsorbent Recirculating System) zum Einsatz kommen. Diese wurde in Einzelfällen bereits erfolgreich zur Behandlung eines Leberversagens durch Paracetamol, aber auch durch andere Lebergifte wie Amanitin eingesetzt; MARS kann auch die Zeit überbrücken, bis eine Lebertransplantation möglich ist.

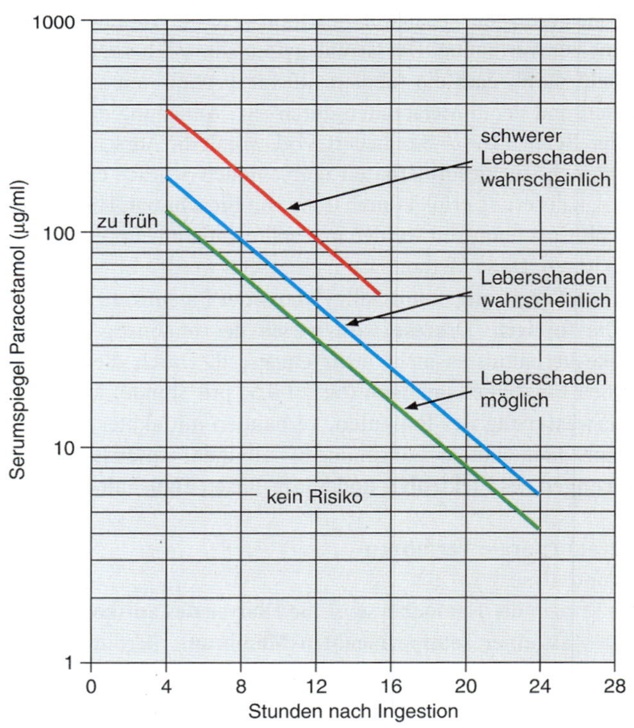

Abb. 35.2 Nomogramm nach Rumack und Matthew zur Abschätzung der Lebertoxizität anhand der Serum-Paracetamol-Konzentration und der Zeit, die nach der mutmaßlichen Aufnahme verstrichen ist. (Mit freundlicher Genehmigung des GIZ-Nord, Göttingen.)

35

Antidote

Antidote sind Substanzen, die die toxischen Wirkungen von Giften spezifisch antagonisieren können. Sie können den Giftstoff z. B. direkt chemisch binden. Dadurch wird er inaktiviert und kann aus dem Körper ausgeschieden werden. Ferner können Antidote die Giftwirkung funktionell hemmen und so die Giftwirkung abmildern oder gar aufheben (➢ Tab. 35.7).

Akute Vergiftungen mit Gasen

Bei Inhalationsvergiftungen (➢ Kap. 35.3) sind zu unterscheiden:

1. **Gase mit sofortiger Wirkung,** die zur Reizwirkung an den Schleimhäuten der Augen, der Nase und des Mundes führen
2. **Gase mit verzögerter Wirkung,** die zu einem Lungenödem führen können,
3. **Gase, welche die Lunge nur als Eintrittspforte** nutzen und auf den Gesamtorganismus einwirken (Blausäure und Kohlenmonoxid).

Tab. 35.7 Antidotwirkungen

Vergiftung durch	Antidot
Antikoagulantien (Überdosierung)	• Bei Vitamin-K-Antagonisten wie Phenprocoumon und Rodentizide: **Vitamin K (Phytomenadion)** • Bei direkten Faktor-Xa-Inhibitoren wie z. B. Rivaroxaban: **Andexanet alpha** • Bei direkten Faktor-IIa-Inhibitoren wie Dabigatran: **Idarucizumab**
Antipsychotika	**Biperiden** hebt die extrapyramidale Symptomatik auf.
Arzneistoffe und Gifte mit Ausnahme von Salzen (Lithium, Eisen, Cyanid) und kleinen polaren Verbindungen wie Alkohole	**Aktivkohle** adsorbiert durch die große Oberfläche viele Substanzen; dadurch wird die Resorption gemindert und Elimination über die Fäzes ermöglicht.
Benzodiazepine	Wenn es durch Kointoxikation mit Alkohol zu einer Atemdepression kommt, kann **Flumazenil** gegeben werden. Flumazenil ist ein Antagonist am Benzodiazepin-Rezeptor. Es besitzt jedoch eine deutlich kürzere Wirkdauer als die Benzodiazepine.
μ-Opioid-Rezeptor-Agonisten (MOR)	Bei Atemdepression kann **Naloxon** gegeben werden. Naloxon ist ein μ-Opioid-Rezeptor-Antagonist, der alle Wirkungen von Morphin aufhebt und sogar ein akutes Entzugssyndrom auslösen kann. Aufgrund des hohen First-Pass-Effekts muss es parenteral gegeben werden. Naloxon hat eine deutlich kürzere Wirkdauer als die MOR-Agonisten.
Nicht-selektive Monoamin-Wiederaufnahme-Inhibitoren (NSMRI)	Die Behandlung einer Vergiftung mit NSMRI erfolgt symptomatisch. Herzrhythmusstörungen (HRST) werden durch Gabe von **Natriumhydrogencarbonat** behandelt, wobei der Blut-pH zwischen 7,45 und maximal 7,55 liegen soll; Antiarrhythmika können die HRST verschlimmern. Durch Behandlung der HRST und Gabe von Flüssigkeit wird i. d. R. auch die Hypotonie behoben. Bei cerebralen Krämpfen wird **Diazepam** gegeben. Die Gabe von Physostigmin zur Behandlung der anticholinergen Wirkungen ist mit dem Risiko von lebensbedrohlichen bradykarden HRST verbunden; Physostigmin sollte **nicht** gegeben werden.
β-Adrenozeptor-Antagonisten (β-Blocker)	Bradykardie und Hypotonie werden u. a. durch Gabe von **Glucagon** behandelt (empirisch-basierte Therapie).
Paracetamol	Durch Gabe von **Acetylcystein** werden reaktive Metaboliten abgefangen.
Methanol und Ethylenglykol	Durch Verstoffwechselung über die ADH und AcDH entstehen saure Metaboliten, die zur metabolischen Azidose führen. Die Verstoffwechselung (Giftung) wird durch **Fomepizol** (Hemmstoff der ADH) blockiert; **Ethanol** kann eine Alternative sein, wenngleich nicht zugelassen.
Schwermetalle	Chelatbildung durch **Dimercaptopropansulfonat** (DMPS) und dadurch beschleunigte renale Elimination. Bei Eisen wird **Deferoxamin** gegeben.
Blausäure/Cyanwasserstoff	• Inhalative Vergiftung (insbesondere bei gleichzeitiger Vergiftung mit CO): Gabe von **Hydroxocobalamin** (Vit. B_{12a}). Durch Komplexbildung entsteht Cyanocobalamin (Vitamin B_{12}), das renal ausgeschieden wird. • Perorale Vergiftung (i. d. R. höhere Dosis als bei der inhalativen Vergiftung): Gabe von **Dimethylaminophenol** (DMAP) + **Natriumthiosulfat**
Methämoglobinbildner wie Anilin, Nitrit, Nitrate, Lokalanästhetika	**Methylenblau, alternativ Toluidin,** reduziert Methämoglobin zum Hämoglobin.
Digitalis	Gabe von **Digitalis-Antitoxin-Immunglobulin-Fragmenten**
Organophosphate	• Gabe von **Atropin** zur Behandlung der cholinergen Symptomatik • Gabe von **Obidoxim** als Antidot zur Reaktivierung der Acetylcholinesterase
Amatoxin-haltige Pilze wie Knollenblätterpilze	**Silibilin** hemmt den hepatischen OATP-Transporter und soll darüber die hepatotoxische Wirkung mindern.
Methotrexat-Überdosierung	• **Folinsäure** • **Glucarpidase:** Ein Enzym, das bei toxischen MTX-Plasmakonzentrationen das MTX spaltet und inaktiviert.
Detergentien	**Entschäumer,** wie z. B. Simeticon, senken die Oberflächenspannung und wirken so schaumzerstörend.

ad 1) Diese Gase (z. B. Ammoniak, Salzsäure und Formaldehyd ➤ Kap. 35.3.1) besitzen eine relativ hohe Wasserlöslichkeit. Sie reagieren sofort mit den Schleimhäuten und führen zu Augenbrennen, Stechen und Beißen auf den Schleimhäuten der Nase und des Mundes. Diese Wirkung tritt sofort ein, sodass eine Warnfunktion vorhanden ist und der Exponierte sich sofort aus dem Gefahrenbereich begibt.

ad 2) Gase mit verzögerter Wirkung gelangen in die tieferen Abschnitte der Lunge, bis hin in die Alveolen. Hierzu zählen die Brandgase, nitrose Gase, Phosgen, Fluorwasserstoff, Benzindampf und Ozon. Initial kommt es zu leichten Symptomen wie Husten und Benommenheit, danach lässt häufig die Symptomatik nach. In den folgenden 24–36 Stunden entwickeln sich zunehmend ein Engegefühl mit Schmerzen in der Brust, schwerste Luftnot, Erstickungsgefühl und Husten mit schaumig-blutigem Auswurf. Die Gründe hierfür sind die zeitlich versetzte Schädigung der Alveolarmembran und die langsame Entwicklung einer Entzündungsreaktion. Zunächst kommt es zum interstitiellen Ödem und dann zum Lungenödem. Der Patient ist für 24–36 Stunden zu überwachen. Eine prophylaktische Gabe von Glucocorticoiden wird wegen fehlenden Wirksamkeitsnachweises nicht mehr empfohlen. Falls sich ein akutes schweres Lungenversagen (ARDS, Acute Respiratory Distress Syndrome) entwickeln sollte, besteht neben die Möglichkeit der PEEP(Positive End-Expiratory Pressure)-Beatmung die extrakorporale Membranoxygenierung (ECMO), mit der die beeinträchtigte Lungenfunktion vorübergehend überbrückt werden kann.

ad 3) Die Gase Kohlenmonoxid und Cyanwasserstoff nutzen die Lunge nur als Eintrittspforte. Beide entstehen beim Verschwelen von stickstoffhaltigen Kunststoffen unter Sauerstoffmangel, z. B. bei Bränden von öffentlichen Transportmitteln in Tunneln. Kohlenmonoxid (CO) führt zu einer Blockade der Sauerstofftransportkapazität des Hämoglobins (Bindung an Fe^{2+}), während Cyanwasserstoff durch Komplexierung des dreiwertigen Eisens (Fe^{3+}) zu einer Hemmung der Atmungskette führt. Unter der Bedingung der Ko-Intoxikation durch Kohlenmonoxid **und** Cyanwasserstoff würde die Gabe des Antidots **Dimethylaminophenol** (ein Methämoglobinbildner) durch weitere Einschränkung der Sauerstofftransportkapazität zum Tod des Vergifteten führen. Deshalb kommt hier das **Hydroxocobalamin** als Antidot (Vitamin B_{12a}) zum Einsatz. Es bindet hochaffin das Cyanid-Ion, das als Cyanocobalamin (Vitamin B_{12}) renal ausgeschieden wird. Gleichzeitig wird reiner **Sauerstoff** zur Bekämpfung der Symptome der Kohlenmonoxidvergiftung gegeben.

Chronische Vergiftungen

Bei chronischen Vergiftungen erfolgt die Exposition über einen längeren Zeitraum. In der Regel ist die pro Zeiteinheit absorbierte Giftmenge geringer, sodass sich die Symptomatik nicht so dramatisch wie bei den akuten Vergiftungen zeigt. Darüber hinaus kann durch die chronische Einwirkung ein ganz anderes Krankheitsbild entstehen (➤ Tab. 35.8). Vom mechanistischen Standpunkt aus kann bei den chronischen Vergiftungen zwischen Kumulationsgiften und Summationsgiften unterschieden werden.

Tab. 35.8 Akute versus chronische Toxizität

	Akute Toxizität	Chronische Toxizität
Ethanol	ZNS-Wirkungen	Leberzirrhose
Arsenik	Gastrointestinale Wirkungen	Neuro-, Dermatotoxizität, Leberkrebs
Zytostatika	Erbrechen, Haarausfall, Myelosuppression	Karzinogene Wirkung

Bei den **Kumulationsgiften** tritt durch eine chronische Exposition eine **langsam zunehmende Speicherung** im Körper auf (z. B. Methylquecksilber, Cadmium). Erst wenn eine gewisse Konzentration im Körper bzw. ein bestimmter Blutspiegel überschritten ist, treten toxische Wirkungen auf.

Bei den **Summationsgiften** hingegen kommt es zur Summation der schädigenden Wirkungen. Prototyp der Summationsgifte sind die **genotoxisch wirkenden Substanzen,** die einen Schaden an der DNA auslösen und dann eliminiert werden. Der DNA-Schaden bleibt bestehen und bei einer weiteren oder erneuten Exposition kommt ein weiterer Schaden hinzu. Das **Ausmaß der schädigenden Wirkung** ist abhängig von der **Gesamtdosis** und **nicht von der jeweiligen Peak-Dosis.** Zur **Beurteilung** chronischer Vergiftungen werden die **HBM-Werte** (Human-Biomonotoring-Werte) oder vergleichbare Referenzwerte für Körperflüssigkeiten herangezogen. Der HBM-I-Wert ist als Kontrollwert anzusehen. Der HBM-II-Wert entspricht der Konzentration eines Stoffs in Körperflüssigkeiten, bei dessen Überschreiten eine gesundheitliche Beeinträchtigung möglich ist, sodass akuter Handlungsbedarf zur Reduktion der Belastung besteht. Der HBM-II-Wert ist somit als Interventions- und Maßnahmenwert anzusehen.

35.1.2 Prüfung auf toxische Wirkungen

Um toxische Eigenschaften von Stoffen zu erkennen, ist ab einer bestimmten Stoffmenge die Durchführung toxikologischer Prüfungen gesetzlich vorgeschrieben (➤ Tab. 35.9). Das Prozedere der einzelnen Prüfungsschritte ist hierarchisch organisiert, da die Ergebnisse aus dem einen Schritt die notwendigen Grundinformationen zur Planung der folgenden Prüfungsschritte liefern. Ein Schema der zeitlichen Abfolge zeigt ➤ Abb. 35.3.

Die Prüfstrategie beginnt mit der Charakterisierung der akuten Toxizität (➤ Tab. 35.9), gefolgt von Untersuchungen zu biologischen Wirkungen nach längerfristiger Gabe des Stoffes. Parallel zur Charakterisierung der Wirkungen laufen meist In-vitro-Untersuchungen zu spezifischen Wirkungen (Gentoxizität) und zur Kinetik des Stoffes. Daneben werden spezielle Untersuchungen zu Haut- und Schleimhautverträglichkeit, dem Potential für Sensibilisierung sowie Wirkungen auf das Reproduktionssystem durchgeführt. Trotz großen Forschungsaufwands gibt es bisher nur wenige Alternativen zum Tierversuch.

In den letzten Jahren wurden verschiedene neue Modelle mit dem Ziel erprobt, die Dauer der Karzinogenitätsstudien (2-Jahre-Tierversuch) zu verkürzen. Am weitesten entwickelt und am besten erprobt sind Karzinogenitätsstudien in **genetisch veränderten**

Tab. 35.9 Vorgehen bei der toxikologischen Prüfung neuer Stoffe

Ansatz	Prüfkriterien	Aussage
1. **Akute Toxizität** (Ganztier, mehrere Tierarten, beide Geschlechter, verschiedene Dosen und Zufuhrwege)	• Allgemeinverhalten • Organfunktionen • Letalität	• Angriffsorte • Wirkungsmechanismus • Todesursache • Dosis-Wirkungs-Kurve • Vergiftungsbehandlung
2. **Wiederholte Gabe**	Änderung der Wirkung	• Sensibilisierung • Toleranz • Auftreten neuer Wirkungen
3. **Toxikokinetik und Biotransformation** (Verabfolgung einmal und wiederholt, evtl. mehrere Zufuhrwege) mehrere Tierarten	• Blutspiegel • Gewebespiegel • Harn- und Galleausscheidung • Ausscheidung mit dem Kot • Identifizierung der Metaboliten	• Resorption, Verteilung • Enterohepatischer Kreislauf • Metabolismus, reaktive Metaboliten • Exkretion, Kumulation • Vergleichbarkeit Tier – Mensch • Wirkmechanismen
4. **Chronische Toxizität** (meist zwei Tierarten mit ähnlicher Pharmakokinetik wie Mensch, drei Dosierungen, Versuchsdauer i. d. R. 18 [mindestens 12] Monate)	• Entwicklung des Körpergewichts • Nieren- und Leberfunktion • Herz- und Kreislauffunktion • Verhalten (evtl. Motilität) • Hämatologie • Evtl. Sinnesorgane • Nach Abschluss: Organgewichte • Histologie, Suche nach Tumoren	• Höhere Dosierung: Auftreten toxischer Effekte, Analyse derselben • Mittlere Dosierung: wenig oder zweifelhafte Effekte • Niedrigste Dosierung: keine Effekte mehr • Dosis-Wirkungs-Beziehung und Ermittlung eines Schwellenwerts (NOEL)
5. **Chemische Karzinogenese** (meist Ratte und Maus, drei Dosierungen, Versuchsdauer 18 bis max. 30 Monate je nach Tierart)	• Ganztier: benigne und maligne Tumoren • In vitro: maligne Transformation in Zellkulturen	Krebsgefährdung
6. **Chemische Mutagenese**	• In Mikroorganismen (z. B. Mangelmutanten: Ames-Test) • In Zellkulturen (Änderung von Stoffwechsel, Chromosomen, Wachstum u. a.) • Im Ganztier (Chromosomenschäden, Keimzellveränderungen u. a.)	• Erbgutänderungen • Kurzzeittests für Krebsgefährdung
7. **Reproduktionstoxizität**	• Embryonalentwicklung • Resorption der Frucht, Aborte	• Keimbahn, Fertilität • Fruchtschädigung • Teratogenität
8. **Spezielle Prüfungen**	• Reizung • Haut-/Gewebeschädigung • Sensibilisierung, Verhaltenstoxikologie (kognitive Funktionen, Verhalten)	• Hautverträglichkeit • Schleimhautverträglichkeit • Nervenschädigung

Abb. 35.3 Grundmuster der Stufenstrategie von Toxizitätsprüfungen.
Das Schema verdeutlicht den steigenden Zeit- und Mittelaufwand, wenn eine Substanz möglichst vollständig charakterisiert werden soll. Die Prüfgänge können je nach Stoffart (Arzneisstoffe, Pflanzenschutzmittel, Chemikalien) gewisse Abwandlungen erfahren; auch die Einwirkungsart (Aufnahmewege, Häufigkeit, Dauer) kann von Einfluss sein. Die toxikologische Prüfung neuer Stoffe beruht fast ausschließlich auf Untersuchungen an Versuchstieren, aus praktischen Gründen werden meist Ratte und Maus verwendet.
Die EU regelt die Chemikalienprüfung. Die europäische Chemikalienagentur **EChA** regelt die technischen, wissenschaftlichen und administrativen Aspekte bei der Registrierung, Bewertung und Zulassung von Chemikalien. Die EU-Verordnung **REACH** (Registration, Evaluation, Authorisation and Restriction of Chemicals) regelt die Registrierung von Chemikalien bei der EChA. Die Testverfahren werden durch die **OECD** definiert: OECD Test Guidelines for the Chemicals.

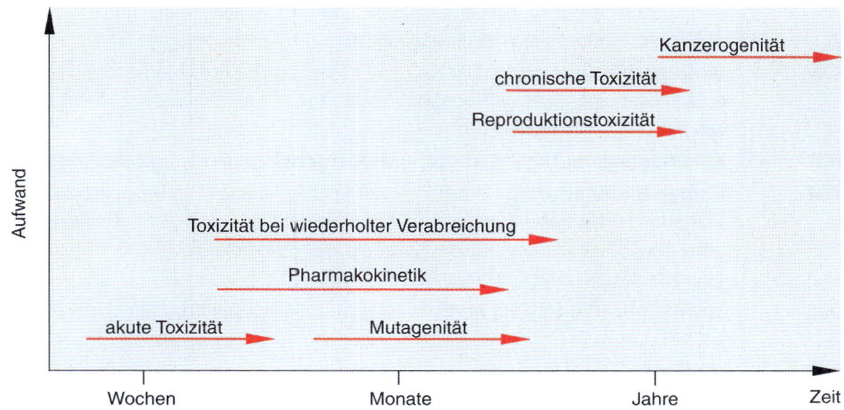

(transgenen) Tiermodellen. Zum Beispiel werden Mäuse verwendet, die eine Mutation in einem Allel des wichtigen Tumorsuppressorgens p53 besitzen ($p53^{+/-}$) und deswegen schneller Tumoren nach Exposition mit genotoxischen Stoffen entwickeln als Wildtyptiere. So kann die Studie von 18–24 Monaten in den herkömmlichen Tests auf ca. 6 Monate reduziert werden.

Kurzzeitprüfungen auf Genotoxizität haben zum Ziel, Substanzen zu identifizieren, die beim Menschen potentiell karzinogen sind. Zu diesen Tests zählen der Ames-, Maus-Lymphoma-, Mikrokern-Test und der Comet-Assay (➤ Tab. 35.10). Bei Berücksichtigung der in den In-vitro-Genotoxizitätstests erzielten Ergebnisse kann in den meisten Fällen vorausgesagt werden, ob ein Stoff beim Menschen potentiell karzinogen ist.

35.1.3 Prinzipien der Risikoermittlung

Der Gesetzgeber ist bestrebt, toxische Risiken durch Gesetze und Verordnungen auszuschalten oder auf ein akzeptables Maß zu reduzieren. Ein grundsätzliches Verbot aller giftigen Stoffe ist jedoch nicht praktikabel, da

- alle chemischen Stoffe unter bestimmten Expositionsbedingungen toxische Wirkungen zeigen,
- bestimmte Gifte wie z. B. CO, NO_2, O_3 auch natürlichen Ursprungs sein können,
- viele toxische Chemikalien für chemisch-industrielle Herstellungsverfahren unentbehrlich sind und
- Abgase aus Verbrennungsvorgängen bisher nicht quantitativ ausschaltbar sind.

Man versucht daher, die Exposition mit potentiell schädlichen Stoffen auf ein **unbedenkliches Maß** zu reduzieren. Voraussetzung dafür ist die Ermittlung einer Dosis (auf einen bestimmten Zeitraum bezogen) oder einer Konzentration in den Umweltmedien (Luft, Wasser, Nahrung etc.), die bei langfristiger Einwirkung keine toxischen Effekte mehr auslöst. Die Dosis oder Konzentration, die zwischen gerade noch nachweisbarer (LOEL, ➤ Tab. 35.11) bzw. nicht mehr nachweisbarer Wirkung (NOEL, ➤ Tab. 35.11) liegt, wird als **Schwellenwert bezeichnet.** Aus ihm leitet man unter Einrechnung einer Sicherheitsspanne **Grenzwerte** (Toleranzwerte) ab, die auch als maximale Konzentrationen bzw. akzeptierbare tägliche Einnahmemengen zugelassen werden. Ein wissenschaftlich fundierter Grenzwert zeigt eine Expositionsgrenze an, bei deren Überschreitung eine toxische Wirkung auftreten kann.

Tab. 35.10 Prinzipien von toxikologischen Tests

Ziel des Tests	Testprinzip
Akute Toxizität	**Acute-toxic-class(ATC)-Test:** sequenzielle Prüfung auf akute (orale, dermale, inhalative) Toxizität im Nagermodell; Ersatz für den LD_{50}-Test
In-vitro-Test auf Mutagenität in Bakterien	**Ames-Test:** Kurzzeit-Test auf Punkt- und Frameshift-Mutationen in mutierten Stämmen von *Salmonella typhimurium;* die metabolische Aktivierung der Testsubstanzen wird durch Zugabe von Lebermikrosomen oder rekombinanter CYP-Enzyme sichergestellt
In-vitro- und In-vivo-Test auf DNA-Einzel- und -Doppelstrangbrüche	**Comet-Assay:** Durch Mikroelektrophorese treten DNA-Bruchstücke aus immobilisierten und lysierten Lymphozyten aus und werden sichtbar gemacht
Test auf Mutationen in Säugetierzellen	**Maus-Lymphoma-Test:** Test auf Mutationen in der Thymidinkinase ($TK^{+/-}$) von kultivierten Mauslymphomzellen
Zytogenetischer Test auf DNA-Schäden	**Mikrokern-Test:** Test auf Chromosomenaberrationen in Lymphozyten oder Erythroblasten
Haut-/Gewebeverträglichkeit	**Reconstructed human Cornea-like Epithelium (RhCE):** In-vitro-Test an kultivierten, mehrlagigen Epithelzellen der Hornhaut des Auges zur Überprüfung von Reizwirkungen von Substanzen

Tab. 35.11 Definitionen wichtiger toxikologischer Abkürzungen

Abkürzung	Bedeutung
ADI	**Acceptable daily intake:** Toxikologischer Grenzwert, tolerierbare Dosis eines Stoffs (z. B. Lebensmittelzusatzstoff, Pestizid), die bei lebenslanger täglicher Einnahme keine Gesundheitsschäden verursacht.
ARfD	**Akute Referenzdosis:** Toxikologischer Grenzwert bei Pflanzenschutzmitteln; die Substanzmenge in mg/kg Körpergewicht, die über die Nahrung mit einer Mahlzeit oder innerhalb von 24 h ohne erkennbares Risiko für den Verbraucher aufgenommen werden kann.
AGW	**Arbeitsplatzgrenzwert:** Gesundheitsbasierter Grenzwert, der MAK (maximale Arbeitsplatzkonzentration) und TRK (technische Richtkonzentration) ersetzt. Der AGW ist die zeitlich gewichtete, durchschnittliche Konzentration eines Stoffs in der Luft (Gas, Dämpfe, Rauch, Staub, Nebel) am Arbeitsplatz, bei der eine akute und chronische Beeinträchtigung der Gesundheit der Beschäftigten nicht zu erwarten ist. Der AGW wird in mg/m^3 bzw. ml/m^3 angegeben.
BGW	**Biologischer Grenzwert:** Der Grenzwert für die toxikologisch-arbeitsmedizinisch abgeleitete Konzentration eines Stoffes, seines Metaboliten oder eines Beanspruchungsindikators im biologischen Material, bei dem im Allgemeinen die Gesundheit eines Beschäftigten nicht beeinträchtigt wird; ersetzt BAT.
CMR	**Karzinogene, mutagene, reproduktionstoxische** (krebserregende, erbgutverändernde, fortpflanzungsgefährdende) Stoffe.
HBM	**Human Biomonitoring:** Messungen von Konzentrationen von Umweltschadstoffen in human-biologischem Material (z. B. Harn, Blut, Muttermilch). HBM-Wert: Biologische Expositionsgrenze für relevante Umweltschadstoffe. Unterhalb des HBM-I-Werts ist nicht mit gesundheitlichen Störungen zu rechnen; ein Wert zwischen HBM I und II ist kontrollbedürftig; bei Überschreitung des HBM-II-Werts ist mit gesundheitlichen Beeinträchtigungen zu rechnen.
LOEL	**Lowest observed effect level:** Niedrigste Dosis eines Stoffs (mg/kg), bei der (gerade) noch schädliche Wirkungen nachgewiesen werden können.
NOEL	**No Observed Effect Level:** Höchste Dosis eines Stoffs (mg/kg), bei der es noch nicht zu schädlichen Wirkungen kommt; Grundlage für die Ermittlung des ADI-Werts.

Der Gesetzgeber reagiert aber auf einen neu aufgetretenen Verdacht von Schadwirkungen durch Chemikalien aus der Umwelt mit angepassten Grenzwerten, ohne dass entsprechende toxikologische Daten verfügbar wären; man spricht von **Vorsorgewerten,** die nach dem Minimierungsprinzip festgelegt werden. Diese Vorsorgewerte sind nicht an toxischen Wirkungen orientiert, meist liegen diese Grenzwerte um Größenordnungen unter den Konzentrationen, die erste toxische Wirkungen auslösen. Eine geringgradige Überschreitung solcher Vorsorgewerte bedeutet daher noch kein toxisches Risiko.

Zur Abschätzung der Gesundheitsgefährdung durch einen chemischen Stoff sind Kenntnisse sowohl zur Toxizität **(Bestimmung der Gefährlichkeit)** als auch zur wahrscheinlichen Exposition notwendig **(Risikoermittlung;** ➤ Abb. 35.4).

Durch Analyse der Dosis-Wirkungs-Beziehungen aus Tierversuchen, der aus experimentellen Beobachtungen abgeleiteten Wirkungsmechanismen und, falls möglich, der höchsten Dosis ohne erkennbare Wirkungen lässt sich dann das gesundheitliche Risiko einer bestimmten Exposition beschreiben **(Risikocharakterisierung).** Mit hinreichender Sicherheit ist meist nur die **Charakterisierung der Gefährlichkeit** eines Stoffes möglich. Zur Charakterisierung der Gefährlichkeit werden die Ergebnisse aller in ➤ Tab. 35.9 dargestellten Untersuchungen zusammengeführt.

Bei neuen Stoffen und auch bei vielen schon intensiv genutzten Stoffen beruht die Charakterisierung schädlicher Wirkungen und damit der Gefährlichkeit hauptsächlich auf Tierversuchen. Es ist sehr gut belegt, dass in den **meisten Fällen zwischen Mensch und Versuchstier keine qualitativen Unterschiede bezüglich der Schadwirkungen** bestehen. Daher kann man toxische Wirkungen im Tierexperiment bei entsprechender Exposition auch für den Menschen annehmen. Beispielsweise sind 96 % der beim Menschen als krebserzeugend nachgewiesenen Stoffe auch in Versuchstieren karzinogen.

Der wesentliche **Vorteil** der toxikologischen **Untersuchungen an Versuchstieren** gegenüber limitierten und nicht systematischen Erfahrungen am Menschen besteht darin, dass mögliche Risiken vorab und systematisch ermittelt werden können. Die erhobenen Daten müssen jedoch extrapoliert werden, um sie auf den Menschen übertragen zu können. Es ist also eine Abschätzung und keine exakte Berechnung. Diese Abschätzung ermöglicht jedoch die frühzeitige Einleitung geeigneter Präventionsmaßnahmen.

Anhand der **Gefährlichkeit** des jeweiligen Stoffes, der **aufgenommenen Menge** und der **Dauer der Einwirkung** ist die **Risikocharakterisierung** möglich. Wirkmechanismen von Stoffen spielen für die zu erwartenden Gesundheitsgefährdungen eine bedeutsame Rolle. Für Stoffe mit reversiblen Wirkungen **(Konzentrationsgifte)** und für solche mit irreversiblen Wirkungen (**Summationsgifte,** z. B. gentoxische Karzinogene) fällt die Risikocharakterisierung unterschiedlich aus.

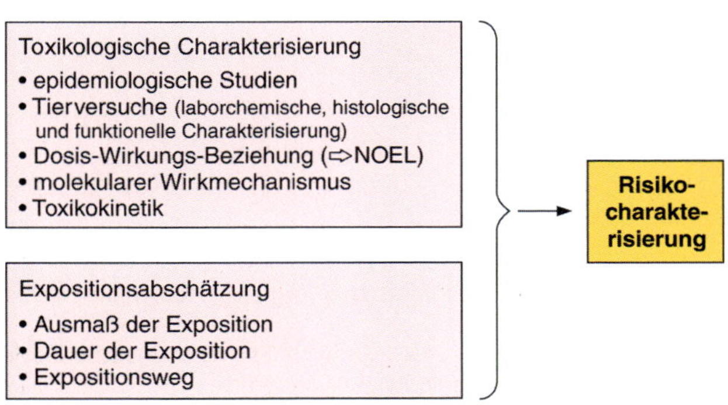

Abb. 35.4 Prozess der Risikocharakterisierung von Chemikalien.

Konzentrationsgifte

Bei Konzentrationsgiften kann man wegen der Reversibilität der Interaktionen wirkungsfreie Dosen, sog. no observed effect levels **(NOEL),** beobachten. Von diesen Daten ausgehend, bestimmt man die maximal zulässigen Belastungen für den Menschen wie z. B. **ADI-Werte** (acceptable daily intake), (➤ Tab. 35.11). ADI-Werte werden festgelegt, indem man die in den Tierversuchen abgeleiteten NOEL verwendet und unter Einführung von Sicherheitsfaktoren eine akzeptable tägliche Höchstaufnahmemenge definiert. Der zur Festlegung der zulässigen Dosis für den Menschen herangezogene tierexperimentelle NOEL beruht auf der Reaktion der jeweils empfindlichsten Tierart.

Die Einführung von Sicherheitsfaktoren dient der Risikominderung. Dadurch sollen mögliche Unterschiede in der toxischen Wirkung des betreffenden Stoffes in verschiedenen Altersklassen, bei Krankheiten oder Schwangerschaft berücksichtigt werden. Für Unterschiede in der Empfindlichkeit zwischen Mensch und Tier setzt man oft einen Sicherheitsfaktor von 10 ein; ein weiterer, ebenso großer Sicherheitsfaktor (Faktor 10) soll mögliche interindividuelle Unterschiede in der menschlichen Bevölkerung und Wechselwirkungen mit anderen Stoffen kompensieren. Die genaue Größe des Gesamtsicherheitsfaktors ist allerdings oft auch abhängig von dem Umfang und der Qualität der vorhandenen Daten.

Summationsgifte

Problematisch hingegen ist die Risikocharakterisierung für Summationsgifte. Bei der Risikoabschätzung erfolgt in diesen Fällen die Festlegung eines akzeptablen Risikos. Beispielsweise akzeptiert man häufig ein durch Exposition hervorgerufenes zusätzliches Krebsrisiko von $1:10^6$. Die Dosis, die dem zusätzlichen Risiko von $1:10^6$ entspricht, wird als „praktisch sichere Dosis" **(virtually safe dose)** bezeichnet. Zur Festlegung solcher Dosen muss das Risiko quantifiziert werden. Langfristige Karzinogenitätsuntersuchungen an Nagern sind das wichtigste Hilfsmittel bei der Charakterisierung möglicher krebserzeugender Wirkungen.

Trotzdem bleibt der Zwang zur Extrapolation, da durch Karzinogenitätsversuche an Nagern nur ein Dosisbereich abgedeckt werden kann, der um mehrere Größenordnungen über dem der menschlichen Exposition liegt. Zur Kompensation der geringen Tierzahlen pro Dosisgruppe werden hohe Dosen eingesetzt und auf die tatsächlichen Expositionen des Menschen extrapoliert. Die höchste tolerierte Dosis wird als **MTD (maximal tolerierte Dosis**) bezeichnet. Ausgehend von dieser Dosis, werden weitere Dosisgruppen definiert. Bei den verwendeten Dosisgruppengrößen von 50–60 Tieren bewegt sich, falls die Kontrolltiere keine Tumoren entwickeln, die niedrigste noch nachweisbare Erhöhung der Krebsinzidenz bei 5 % (5×10^{-2}).

Für den Menschen akzeptable Risiken (zusätzliche Krebsinzidenz von 1×10^{-5} bis 1×10^{-7}) liegen um mehrere Größenordnungen tiefer – in einem Dosisbereich, der in Tierversuchen keine für die Bewertung nutzbare Ergebnisse liefern kann.

Durch quantitative Risikoabschätzungen (mathematische Extrapolationen auf der Grundlage der Krebsinzidenz im Tierversuch) versucht man, das zusätzliche Krebsrisiko des Menschen bei Exposition gegenüber niedrigen Dosen in Zahlenwerten auszudrücken. Grundlage aller Modelle ist die Annahme, dass die im experimentell zugänglichen Bereich beobachtete Dosis-Häufigkeits-Beziehung bis in extrem niedrige Dosisbereiche gültig ist, dass **keine** Schwellenwerte für gentoxische Stoffe existieren und dass die gesamte akkumulierte Dosis in die Betrachtung eingeht (➤ Abb. 35.5).

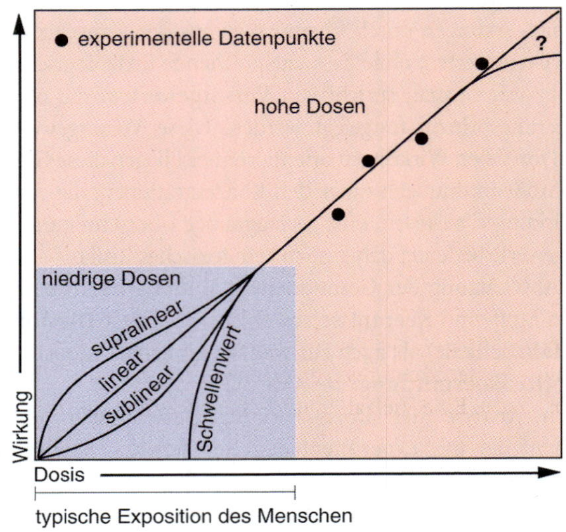

Abb. 35.5 Probleme bei der Dosisextrapolation aus Karzinogenitätsstudien an Nagern.
Möglicher Verlauf der Dosis-Wirkungs-Kurven im niedrigen, für die menschliche Exposition relevanten Dosisbereich. Die Wirkung bei sehr niedrigen Dosen lässt sich im Experiment nicht erfassen; in diesem Bereich sind sehr unterschiedliche Dosis-Wirkungs-Kurven möglich.

35.2 Chemische Kanzerogenese

Bernd Kaina

Bei der toxikologischen Bewertung von chemischen Stoffen spielen krebserzeugende Eigenschaften eine dominierende Rolle. Man schätzt, dass etwa ein Drittel aller Krebserkrankungen ernährungsbedingt ist; ein zweites Drittel geht zurück auf das Rauchen (➤ Abb. 35.6). Einige Krebserkrankungen sind assoziiert mit viralen

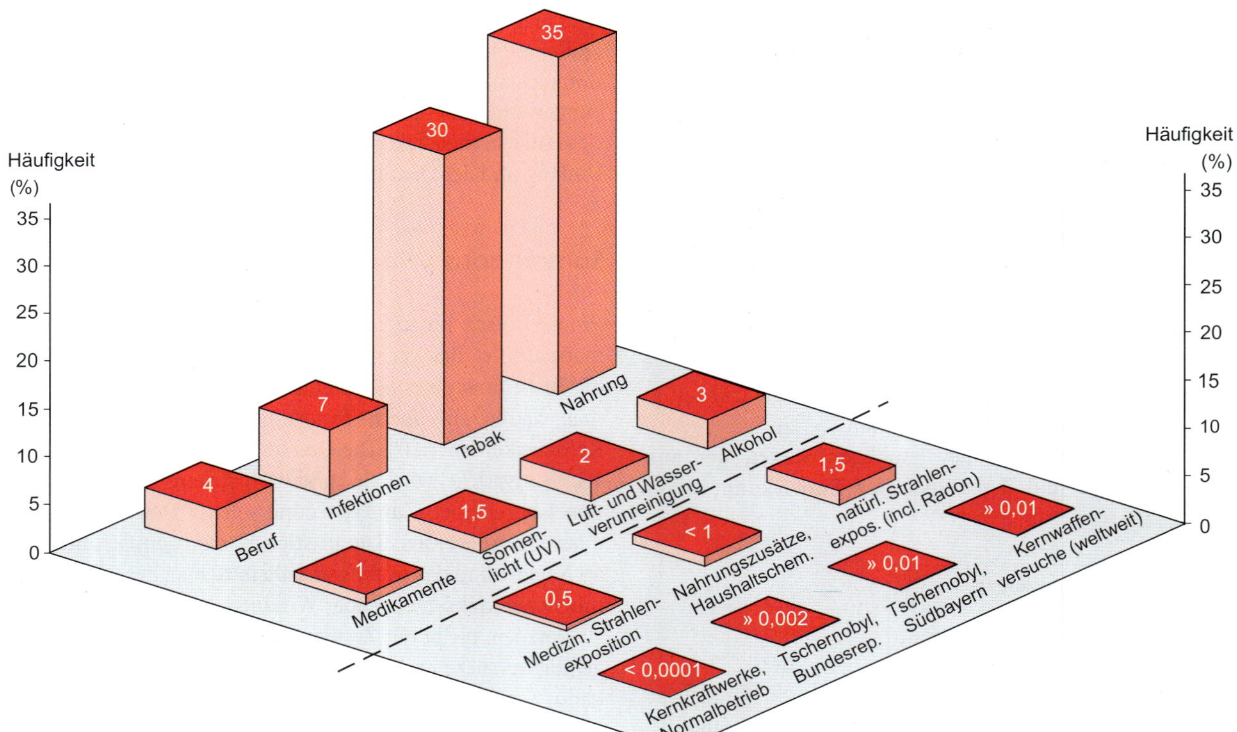

Abb. 35.6 Die wesentlichen Ursachen für Krebskrankheiten in Industrieländern, ermittelt aus epidemiologischen Vergleichsstudien unterschiedlich exponierter Populationen.
Rechter Teil: Extrapolationen nach konservativen Rechenmodellen. Linker Teil: Fallbeobachtungen (nach: Doll und Peto. J Natl Canc Inst 1981; 66 – Deutsche Strahlenschutzkommission 1988). Die Säule „Infektionen" bezieht sich insbesondere auf HPV-Infektionen, die mit Gebärmutterhalskrebs assoziiert sind. Berücksichtigt man auch *Helicobacter-pylori-* und Hepatitis-C-Virus-assoziierte Tumoren (Magen- und Leberkrebs), so ist der Anteil von Tumoren, die mit Infektionen assoziiert sind, bis auf 15 % geschätzt worden.

(u. a. die Papillomviren HPV 16 und 18, Hepatitis-C-Virus sowie das Epstein-Barr-Virus) und bakteriellen (u. a. *Helicobacter pylori*) Infektionen, die als **Sensibilitätsfaktoren** der chemischen Kanzerogenese angesehen werden können. Der quantitative Anteil einer **genetischen Prädisposition** bei der Tumorentstehung wird bis auf 20 % (Beispiele sind Brust- und Dickdarmkrebs) geschätzt. Zu den genetischen Faktoren gehören **Schutzmechanismen** insbesondere in Form von DNA-Reparatursystemen, deren Ausfall in den betroffenen Personen mit hoher Inzidenz Erkrankung an Krebs bewirkt (➢ Tab. 35.15, ➢ Tab. 35.16).

Die Feststellung eines ursächlichen Zusammenhangs zwischen der Einwirkung exogener Noxen und der Entstehung von Tumoren geht auf frühe Beobachtungen am Menschen zurück (➢ Tab. 35.12, ➢ Tab. 35.13). Eine Vielzahl natürlicher und zivilisationsbedingter Stoffe wurden anschließend identifiziert, die unter experimentellen Bedingungen im Versuchstier Krebs erzeugen können. Hierzu gehören Karzinogene in der Zigarette und der Nahrung. Bisher können etwa 30 gesundheitsschädliche Umweltchemikalien und Arbeitsstoffe mit der Entstehung menschlicher Tumoren in einen klaren, ursächlich bewiesenen Zusammenhang gebracht werden (einige von diesen in ➢ Tab. 35.13); die WHO-Liste nennt 116 Krebs-Risikofaktoren, einschließlich roten Fleischs, Solarien usw. (https://kurier.at/wissen/die-vollstaendige-krebs-liste-116-faktoren-die-ihr-risiko-erhoehen/161.133.851).

Tab. 35.12 Historische Entwicklung und Beispiele für den Zusammenhang zwischen Krebsrisikofaktoren und Tumorentstehung beim Menschen

Tumorlokalisation	Risikogruppe	Erstmals beobachtet durch	Ursache
Brust	Nonnen	Rammazzini, 1743	Kinderlosigkeit?
Nase	Tabakschnupfer	Hill, 1761	Reizstoffe und Mutagene im Tabak
Skrotum	Kaminkehrer	Percival Pott, 1775	Aromatische Kohlenwasserstoffe im Ruß
Lippen	Pfeifenraucher	Soemmering, 1795	Aromatische Kohlenwasserstoffe im Ruß
Haut	Mit Arsen behandelte Patienten	Ayrton, ca. 1820	Arsen
Haut	Teerarbeiter	Volkmann, 1874	Aromatische Kohlenwasserstoffe im Teer
Blase	Anilin-Arbeiter	Rehn, 1895	Aromatische Amine als Verunreinigung
Haut	Radiologen	Frieben, 1902	Röntgengeräte
Nase	Nickelarbeiter	CIF (England), 1933	Nickel
Lunge	Asbestnutzung	Lynch, Smith, 1935	Asbest
Lunge	Raucher	Müller, 1940	Aromatische Kohlenwasserstoffe und Amine
Blut	Schuhindustrie	Vigliani, 1941	Benzol
Mesothelium	Asbestnutzung	Wedler, 1943	Asbest
Leber	Kunststoffproduktion	Mehrere, 1974	Vinylchlorid

Tab. 35.13 Krebsrisikofaktoren

Risikofaktor	Krebslokalisation	Karzinogen/Noxe
Tabakrauch	Lunge, Mund, Rachen, Ösophagus	Etwa 60 unterschiedliche Karzinogene
Solarien	Haut	UV-A-, UV-B-Strahlung
Aluminiumproduktion	Lunge, Blase	Aluminiumdämpfe
Arsen im Trinkwasser	Haut, Leber, Lunge, Niere, Blase	Arsen
Kohlenteer-Destillation	Haut	Polyzyklische aromatische Kohlenwasserstoffe (PAKW)
Schornsteinfegen	Haut	Karzinogene Metalle, PAKW
Eisen- und Metallgießen	Lunge	Karzinogene Metalle
Luftverschmutzung	Lunge	Kohlenwasserstoffe, Schwermetalle, Benzol
Kellerwohnung	Lunge	Radon
Gummiherstellung	Blase, Lunge, Blut	Kohlenwasserstoffe
Pflastern, Dachdecken mit Steinkohleteer	Haut, Lunge, Blase, Niere	Kohlenwasserstoffe
Asbestverarbeitung, kontaminierte Innenräume	Lunge	Asbestfasern
Holzverarbeitung	Lunge	Holzstaub
Gepökeltes Fleisch	Magen, Darm	N-Nitrosamine
Schinken, Speck	Darm	N-Nitrosamine
Dieselkraftstoffe	Haut, Lunge, Blut	Polyzyklische Aromaten, Benzol
PVC-Herstellung	Leber	Vinylchlorid
Lösungsmittel	Harnblase	Benzidin, 2-Naphthylamin, 4-Aminobiphenyl
Farben, Lacke	Lunge, Nasenraum	Cadmium, Chrom, Beryllium, Nickel
Kontaminierte Nahrung	Leber	Aflatoxin-B_1
Palmfarnmehl	Leber, Darm	Cycasin
Alkoholische Getränke	Leber, Magen, Mundhöhle, Speiseröhre, Bauchspeicheldrüse	Alkohol, Acetaldehyd
Polymere, Farbstoffe, Chips, Knäckebrot, Pommes frites	Lunge, Leber	Acrylamid
Kampfstoffe, Zytostatika	Knochenmark, Haut	Nitrosoharnstoffderivate, Schwefellost, Stickstofflost, andere Alkylantien
Hormontherapie	Transplazentar, Vagina	Diethylstilbestrol

35.2.1 Das Mehrstufenkonzept der chemischen Kanzerogenese

Die Induktion gut- und bösartiger Tumoren durch chemische Stoffe wird als chemische Kanzerogenese bezeichnet. Die Krebsentstehung ist durch eine lange Latenzphase gekennzeichnet. Zwischen der Einwirkung einer krebserzeugenden Noxe und dem Auftreten eines klinisch manifesten Tumors können beim Menschen mehrere Jahrzehnte vergehen. Bösartige Tumoren gehen von einer einzigen Zelle aus; sie sind monoklonal. Die Umwandlung einer normalen Zelle in eine Tumorzelle verläuft in mehreren Schritten. Besonders wichtig sind dabei Veränderungen im Erbgut (Mutationen), aber auch epigenetische Veränderungen spielen eine Rolle, z. B. wenn durch Promotor-Hypermethylierung (5-Methylcytosin in der DNA) DNA-Reparaturgene und Tumorsuppressorgene stillgelegt werden.

Den Mehrschrittprozess der Kanzerogenese kann man in **drei Phasen** gliedern: **Tumorinitiation, -promotion und -progression.** Die Phaseneinteilung geht auf Isaak Beerenblum zurück, der 1943 erstmals gezeigt hat, dass eine niedrige Dosis eines polyzyklischen Kohlenwasserstoffs, einmalig aufgetragen auf die Rückenhaut der Maus, nur dann zu einem Tumor führt, wenn diese Hautstelle regelmäßig mit Crotonöl (gewonnen aus Wolfsmilchgewächsen) behandelt wurde (➤ Abb. 35.7). Hierbei entstehen zunächst gutartige Geschwülste, die bei weiterer Behandlung mit einem Karzinogen in maligne, invasiv wachsende Karzinome umgewandelt werden. Man geht davon aus, dass die **Tumorinitiation** eine dauerhafte, vererbbare Veränderung der DNA-Sequenz in Form einer oder mehrerer **Mutationen** darstellt. **Tumorpromotion** resultiert aus der präferenziellen Vermehrung initiierter Zellen, die auf die **teilungsstimulierende Wirkung eines Tumorpromotors** in deutlich stärkerem Maße als normale Zellen des gleichen Gewebes reagieren. Tumorpromotoren beeinflussen die Genaktivität und haben neben proliferationsstimulierenden häufig auch inflammatorische Wirkungen. Eine chronische Gewebsschädigung und damit einhergehend eine chronische Entzündung kann folglich als tumorpromovierendes Ereignis angesehen werden.

Durch weitere **Progression** kann aus einem zunächst gutartigen ein maligner Tumor entstehen, der invasiv wächst und schließlich metastasiert. Die Tumorprogression wird durch Karzinogene, nicht aber durch Tumorpromotoren bewirkt.

Zur Tumorprogression sind weitere Mutationen in kritischen Genen notwendig. Dies ist am Hautmodell der Maus wie auch bei menschlichen Tumoren (insbesondere beim Kolonkarzinom), die sich durch eine Vielzahl genetischer Veränderungen auszeichnen, gezeigt worden (➤ Abb. 35.20). Die Tumorinitiation wird als ein irreversibler Vorgang angesehen (beruhend auf Mutationen), da ein Tumorpromotor, auch lange Zeit (z. B. 1 Jahr im Mausmodell) nach Gabe eines Initiators appliziert, die Tumorbildung fördert. Dagegen werden die Effekte des Promotors als reversibel angesehen, weil Tumorpromotoren in dem oben beschriebenen experimentellen Ansatz nicht mehr wirksam sind, wenn der Abstand zwischen den Applikationen zu groß ist (mehr als 2 Wochen; ➤ Abb. 35.7).

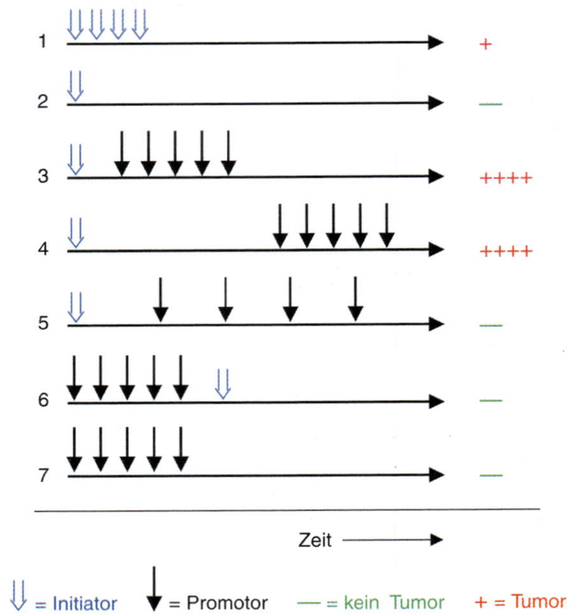

Abb. 35.7 Mehrstufenmodell der Krebsentstehung am Beispiel der Erzeugung von Hauttumoren bei der Maus.
Initiatoren können in ausreichender Dosierung und mehrfach verabreicht auch in Abwesenheit von Tumorpromotoren Tumoren erzeugen **(1)**; in diesem Fall spricht man von **Solitärkarzinogenese.** Bei sehr geringer (einmaliger) Dosis wird kein Krebs induziert **(2).** Tumorpromotoren verkürzen die Latenzzeit und erhöhen die Zahl der Tumoren pro Tier nur, wenn sie in bestimmten zeitlichen Intervallen nach dem Initiator verabreicht werden **(3, 4).** Ist die Applikationsfrequenz des Promotors zu niedrig **(5)** oder erfolgt die Applikation in umgekehrter Reihenfolge – zuerst Promotor, dann Initiator **(6)** –, bleibt die Entstehung von Tumoren aus; Gleiches gilt für die alleinige Verabreichung des Promotors **(7).** Man hat versucht, die Tumorpromotion an der Maushaut weiter in Stadien zu unterteilen, so in das Stadium Promotion I und das nachfolgende Stadium Promotion II. Promotion I wird durch den kompletten Tumorpromotor Tetradecanoyl-phorbolacetat (TPA) induziert (wobei eine einmalige Gabe bereits wirksam ist), während Promotion II auf der Wirkung des inkompletten Promotors Retinoyl-phorbolacetat (RPA) beruht. In diesem Modell muss RPA mehrfach nach TPA verabreicht werden. Als Ursache der Promotion I werden neben der Stimulation der Zellteilung auch Chromosomenaberrationen, die TPA – nicht aber RPA – in Keratinozyten der Haut induzieren kann, diskutiert.

35.2.2 Molekulare Grundlagen gentoxischer Wirkungen

Bei der Umwandlung einer normalen Zelle in eine Tumorzelle spielen DNA-Schäden, die nicht repariert wurden und zu bleibenden Veränderungen im Genom – also zu Mutationen – führen, eine wichtige Rolle.

Karzinogene schädigen die DNA

Folgende Beobachtungen sprechen dafür, dass Karzinogene die DNA schädigen und dass dies zur Tumorbildung führt:

- Alle initiierenden Karzinogene sind in geeigneten Testsystemen **mutagen** und induzieren direkt (durch Angriff an die DNA) oder indirekt (z. B. durch Radikalbildung in der Zelle) Veränderungen der DNA-Basen oder Entfernung von Basen aus der DNA.

- Sie lösen **DNA-Reparatur** aus und sind besonders stark gentoxisch wirksam in DNA-Reparatur-defekten Zellen.
- Bei Menschen mit angeborenen **Defekten der DNA-Reparatur** ist die Tumorinzidenz sehr hoch. Gleichzeitig weisen sie eine erhöhte Inzidenz an Chromosomenmutationen auf; sie werden daher auch als Chromosomeninstabilitätssyndrome bezeichnet (➤ Tab. 35.16). Zellen dieser Patienten sind hypersensitiv gegenüber der toxischen Wirkung von Karzinogenen und hypermutabel.
- In Tumoren werden **Chromosomenanomalien** und Mutationen in kritischen Genen (Onkogene, Tumorsuppressorgene, DNA-Reparatur-Gene) beobachtet.

Mechanismen und Folgen der DNA-Schädigung

Tumorinitiatoren sind entweder selbst chemisch reaktiv oder werden durch den Stoffwechsel in eine reaktive Zwischenstufe **(ultimales Kanzerogen)** umgewandelt. Dieser Vorgang wird **Karzinogenaktivierung** (oder metabolische Aktivierung) genannt und durch unterschiedliche Enzyme katalysiert. Dabei kommt den Cytochrom-P_{450}-Enzymen eine wichtige Rolle zu. Der biologisch wichtigste Angriffsort für Karzinogene ist die nukleäre DNA. Einige der DNA-Veränderungen können im Zusammenhang mit der DNA-Replikation zu Mutationen führen; sie werden als **prämutagene Läsionen** bezeichnet. Verschiedene exogene und endogene Einflüsse, die die DNA schädigen, sind in ➤ Abb. 35.8 zusammengefasst.

Sehr häufig auftretende **DNA-Basen-Modifikationen** sind **Reaktionsprodukte** elektrophiler Mutagene mit DNA-Basen. Die Hauptangriffsorte an der DNA sind insbesondere für monofunktionelle alkylierende Agenzien, zu denen Umweltkarzinogene (z. B. Dimethylnitrosamin), Nahrungskarzinogene (z. B. heterozyklische Amine) wie auch Zytostatika (z. B. Temozolomid) gehören, gut untersucht worden. Diese greifen die DNA an unterschiedlichen Stellen, die in ➤ Abb. 35.9 dargestellt sind, an. Das relative Ausmaß der verschiedenen DNA-Alkylierungsprodukte ist abhängig von den elektrophilen Eigenschaften des Mutagens. Hauptangriffsstelle für alle monofunktionellen Alkylantien ist die N7-Position des Guanins.

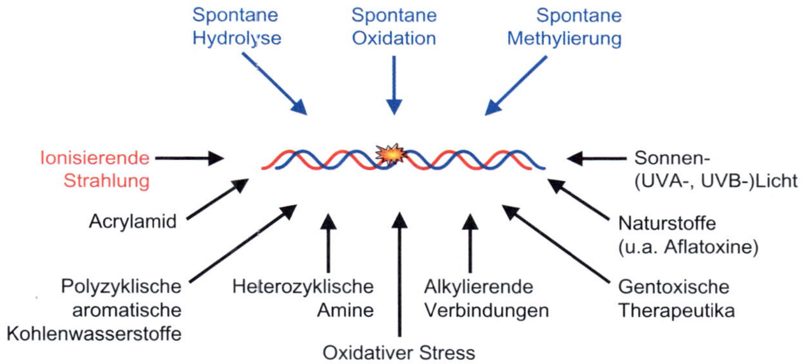

Abb. 35.8 DNA-schädigende Einflüsse.
Die DNA wird ständig durch nicht exogen bedingte Einflüsse (spontan) wie Basenhydrolyse, Oxidation der Basen und Methylierungsreaktionen geschädigt. Die exogenen DNA-schädigenden Einflüsse sind mannigfaltig. Hierzu gehören ionisierende sowie UV-A- und UV-B-Strahlung, Umweltkarzinogene wie polyzyklische Kohlenwasserstoffe, Aldehyde und Carbamate, in Nahrungs- und Genussmitteln enthaltene Karzinogene (u. a. heterozyklische Amine), Naturstoffe (u. a. Aflatoxine) wie auch bestimmte Pharmaka, u. a. alle genotoxisch wirkenden Zytostatika. DNA-Reparatur wirkt diesen schädigenden Einflüssen entgegen.

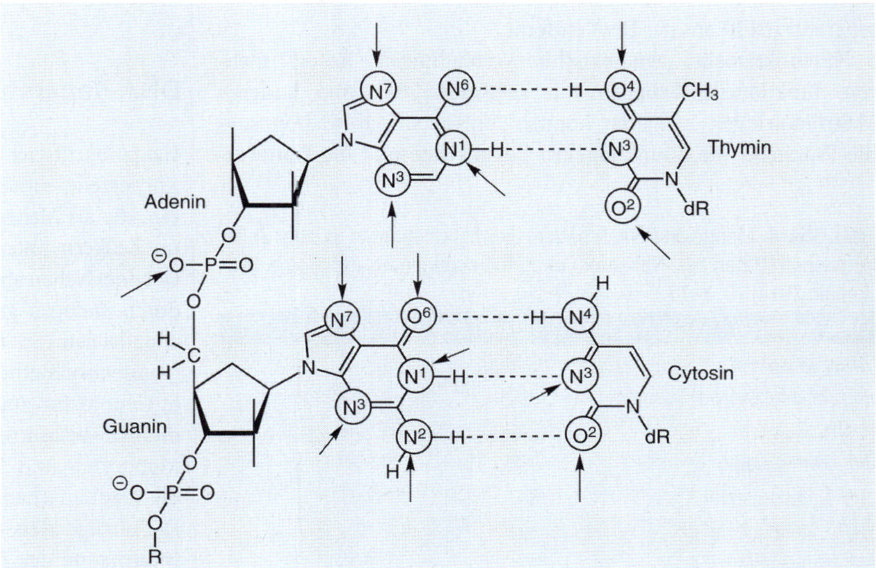

Abb. 35.9 Angriffsstellen elektrophiler Agenzien an der DNA.
Elektrophile Stoffe können mit allen nukleophilen Zentren der DNA (Sauerstoff- und Stickstoffatome der Purine und Pyrimidine sowie dem Hydroxyl in Phosphatgruppen) reagieren. Die bevorzugte Reaktion ist abhängig von der Elektrophilität der reaktiven Verbindung. Hochelektrophile reagieren intensiv mit den N-Atomen der Basen, während Niedrigelektrophile eher mit den O-Atomen reagieren. Dennoch beträgt das Ausmaß der Bildung von Sauerstoffalkylierungen (z. B. O^6-Alkylguanin) nicht mehr als 8 % der Gesamtalkylierung der DNA.

35

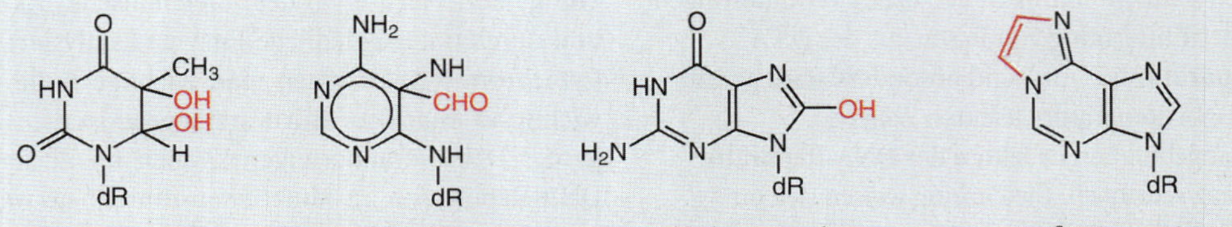

Abb. 35.10 Strukturen von oxidativen DNA-Schäden, die auch im Rahmen von endogenen Prozessen entstehen können.

Dieser DNA-Schaden ist jedoch biologisch weniger bedeutsam als **O^6-Alkylguanin,** das eine wichtige prämutagene Läsion darstellt.

Neben Alkylierungen spielen oxidative Veränderungen der DNA eine große Rolle in der Kanzerogenese. Oxidierung der DNA erfolgt durch reaktive Sauerstoffspezies (ROS), die durch ionisierende Strahlung, die UV-A- und -B-Anteile des Sonnenlichts, oxidierende Chemikalien (z. B. Wasserstoffperoxid) sowie durch natürliche Stoffwechselreaktionen in den Zellen entstehen. Auch generieren aktivierte Monozyten und Makrophagen ROS, sodass man bei chronischen Inflammationen mit einer verstärkten DNA-Schädigung in Zellen des umliegenden Gewebes rechnen muss. Mehr als 20 oxidative DNA-Schäden sind bekannt (Beispiele in ➤ Abb. 35.10). Von diesen ist **8-Oxoguanin** (bzw. die tautomere Form 8-Hydroxyguanin) besonders erwähnenswert, da es die wichtigste oxidative prämutagene Läsion darstellt (➤ Abb. 35.18).

8-Oxoguanin ist in der DNA relativ stabil. Demgegenüber sind viele andere modifizierte DNA-Basen, z. B. N3-Methylguanin und N3-Methyladenin, instabil, da durch die Alkylierung die N-glykosidische Bindung labilisiert wird. Bei Verlust einer DNA-Base entsteht eine **ap**urinische/**ap**yrimidinische Stelle (eine **AP-Läsion**). Es wird geschätzt, dass durch spontane Basenhydrolyse täglich bis zu 30 000 AP-Stellen pro Genom entstehen (➤ Tab. 35.14). AP-Stellen blocken die Transkription und die DNA-Replikation und sind somit potenziell zytotoxische Läsionen. Die hohe Anzahl spontan entstehender AP-Läsionen macht deutlich, wie wichtig ihre Reparatur ist. AP-Läsionen werden durch den Mechanismus der Basenexzisionsreparatur (BER) aus der DNA entfernt.

Polyfunktionelle genotoxische Verbindungen haben mehrere funktionelle Gruppen, die mit der DNA und anderen Makromolekülen reagieren können. Therapeutisch wichtig sind die Psoralene, die bifunktionellen Lostderivate und die Platinverbindungen (➤ Kap. 35.7). Lostverbindungen (z. B. das Bis-[2-Chlorethyl]sulfid) wurden als chemische Kampfstoffe eingesetzt. Polyfunktionelle Agenzien können zwei Basen des gleichen DNA-Strangs miteinander vernetzen (**Intrastrang-Crosslinks**) oder mit beiden DNA-Strängen reagieren (**Interstrang-Crosslinks).** Man geht davon aus, dass DNA-Interstrang-Crosslinks besonders gravierend die Transkription und Replikation stören und daher besonders stark zytotoxisch wirken. Während der Reparatur von Crosslinks an DNA-Replikationsgabeln entstehen DNA-Brüche, die zu Chromosomenmutationen führen können. Polyfunktionelle Agenzien sind hoch mutagen, rekombinogen und karzinogen.

Tab. 35.14 Menge an DNA-Schäden, die täglich spontan in einer Zelle entstehen (Daten aus: Nakamura et al. The endogenous exposome. DNA Repair, 2014; 19: 3–13.)

DNA-Schaden	Anzahl pro Zelle und Tag
Abasische Stelle	30000
N7-(2-hydroxyethyl)-Guanin	3000
8-Oxo-Guanin	2400
N7-Methylguanin	2300
$1N^2$-Ethenoguanin	30
$1N^6$-Ethenoadenin	12
O^6-Methylguanin	2

Viele DNA-Schäden (fremdstoffinduziert oder spontan entstanden) bleiben ohne Folgen, da sie meist schnell und fehlerfrei über DNA-Reparaturmechanismen behoben werden. Nichtreparierte DNA-Schäden können jedoch die Transkription (und damit die Proteinbiosynthese) und die DNA-Replikation (und damit die Zellteilung) so schwerwiegend beeinträchtigen, dass die betroffene Zelle stirbt. Vor allem DNA-**Doppelstrang-Brüche (DSBs**) sind sehr wichtige toxische Läsionen: a) sie führen zu Chromosomenaberrationen (Deletionen und Translokationen), die toxisch sein können, aber auch zur malignen Transformation beitragen; b) sie aktivieren die DNA-Schadensantwort der Zelle, wobei eine Phosphorylierungskaskade in Gang gesetzt wird, die zur Aktivierung von Caspasen und damit zum programmierten Zelltod führt (➤ Abb. 35.16). Eine Zusammenfassung der Folgen von DNA-Schäden – werden sie nicht oder fehlerhaft repariert – gibt ➤ Abb. 35.11.

DNA-Reparatur

Hauptangriffsziel von krebserregenden Stoffen ist die DNA. Jede Körperzelle enthält DNA in einer Menge von 6×10^9 Basenpaaren, die als Makromolekül mit einer Gesamtlänge von etwa 1,2 m im Zellkern untergebracht ist. Die DNA ist ein relativ instabiles Gebilde. Neben **spontaner** Basenhydrolyse kommen DNA-Schäden durch endogen gebildete reaktive Spezies (z. B. durch den mitochondrialen Stoffwechsel), natürliche Methylgruppendonatoren (S-Adenosylmethionin) und extrazellulär (z. B. im Darm) gebildete Genotoxine zustande. In chronisch entzündlichen Geweben ist die ROS-Belastung durch die Aktivität von NADPH-Oxidasen von Monozyten und Makrophagen besonders hoch. Hinzu kommen die mannigfachen **exogenen** mutagenen Einflüsse (➤ Abb. 35.8). Der einzige Weg, die Integrität der DNA und damit die genetische Information der Zelle zu erhalten, besteht in der DNA-Reparatur.

35

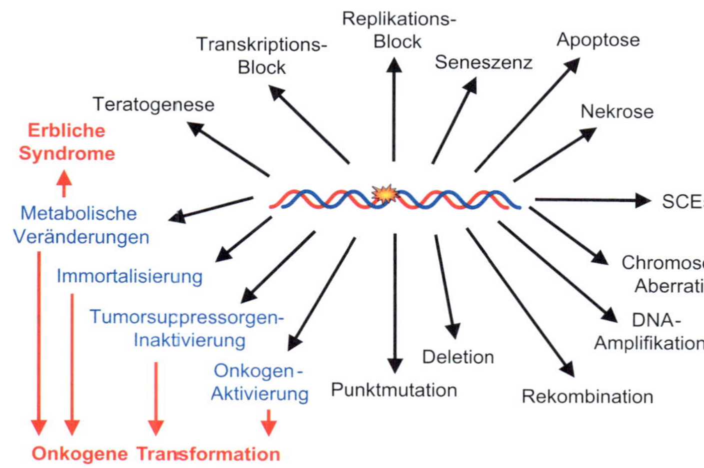

Abb. 35.11 Mögliche Folgen von DNA-Schäden. Neben Hemmung der Transkription und der DNA-Replikation sowie der Zytotoxizität durch Apoptose, Nekrose und mitotische Katastrophe können Punktmutationen, Deletionen, Insertionen, Schwesterchromatiden-Austausche (SCEs), chromosomale Aberrationen und DNA-Amplifikation induziert werden. DNA-Schäden bewirken auch eine Induktion der zellulären Seneszenz (irreversibler Teilungsstopp). Durch Mutationen in Genen, die für Zellteilung regulatorisch wirkende Transkriptionsfaktoren (Onkogene, Tumorsuppressorgene) und funktionelle (DNA-Reparaturenzyme, DNA-schadensabhängige Kinasen) sowie strukturelle Proteine codieren, kann es zur malignen Transformation durch Verlust der Zellteilungskontrolle und der Immortalisierung (Zellalterung) kommen. DNA-Schäden können auch zu fehlerhafter Differenzierung und damit zu Fehlbildungen (Teratogenese) sowie, sobald sie Keimzellen betreffen und dort Mutationen verursachen, zu erblichen Syndromen führen.

Etwa 130 DNA-Reparatur-Gene sind bekannt. Die wichtigsten DNA-Reparaturmechanismen sind in ➤ Tab. 35.15 zusammengefasst.

Reversionsreparatur

Reversionsreparatur zeichnet sich dadurch aus, dass der DNA-Schaden nicht ausgeschnitten, sondern durch eine enzymatische Reaktion die Ausgangssituation wiederhergestellt wird. Zwei Enzyme sind in menschlichen Zellen entdeckt worden, die dies bewerkstelligen: die **O^6-Methylguanin-DNA-Methyltransferase** (**MGMT,** auch Alkyltransferase genannt) und die **Dioxygenase**. MGMT entfernt O^6-Alkylguanin, während die Dioxygenase (dazu gehören die sog. ALKBH-Proteine) Methylierungen im N1 des Adenins und N3 des Cytosins, die unrepariert zytotoxisch wirken können, repariert. In Bakterien und vielen Eukaryoten gibt es eine dritte Gruppe von Reversionsproteinen, die **Photolyasen**. Diese werden durch Sonnenlicht aktiviert und entfernen **durch UV-C- und UV-B-Licht induzierte DNA-Schäden,** wie die mutagenen und toxischen Pyrimidindimere und (6–4) Photoprodukte. Beim Menschen sind diese Enzyme im Laufe der Evolution verlorengegangen. Neuerdings werden allerdings Hautcremes auf Liposomenbasis angeboten, die diese Enzyme enthalten und vor Hautalterung, Sonnenbrand und Hautkrebs schützen sollen. Ein überzeugender pharmakologischer Wirknachweis liegt allerdings bislang nicht vor. Es ist jedoch berichtet worden, dass liposomale Photolyasen, auf die Haut verabreicht, bei Xeroderma-pigmentosum-Patienten (sog. Mondscheinkinder mit erblichem Defekt der Exzision von Pyrimidindimeren) einen gewissen Schutzeffekt bewirkt.

Die Alkylierung in der O^6-Position des Guanins, induziert z. B. durch N-Nitrosamine und das tabakspezifische Karzinogen NNK, macht nur maximal 7 % der Gesamtalkylierung an der DNA aus. Dennoch ist sie von immenser Bedeutung, da O^6-Methylguanin mit Thymin paart und somit zu GC- nach AT-Basen-Austauschmutationen führt. Diese Mutationen sind hauptverantwortlich für die tumorinitiierende Wirkung methylierender Karzinogene wie Dimethylnitrosamin, aber auch methylierender Zytostatika wie Temozolomid. Der DNA-Schaden fördert auch die Tumorprogression. Die Reparatur von O^6-Methylguanin erfolgt durch direkte Übertragung der Methylgruppe vom Guanin auf das DNA-Reparaturprotein MGMT. Dadurch wird die Alkyltransferase inaktiviert und Guanin in der DNA wiederhergestellt. Es handelt sich folglich um ein **Suizidenzym,** und die Reparaturkapazität der Zelle ist direkt von der Menge an MGMT abhängig. Hepatozyten (der Hauptbildungsort von N-Nitrosaminen) haben viel MGMT, Nerven- und Blutstammzellen sehr wenig. MGMT übt eine wichtige Schutzfunktion im Körper aus (➤ Abb. 35.12). Es wird epigenetisch, durch CpG-Methylierung (5-Methylcytosin in der Promotorregion des Gens) stark reguliert und ist bis zu 40 % in manchen Tumoren (insbesondere Glioblastomen) nicht exprimiert. Diese Tumoren haben ein

Tab. 35.15 DNA-Reparaturmechanismen
Reversionsreparatur: • Reparatur durch O^6-Methylguanin-DNA-Methyltransferase (MGMT) • Reparatur durch Dioxygenase • Reparatur durch Photolyase (nicht beim Menschen, doch therapeutisch genutzt)
Basenexzisionsreparatur (BER): • Einzelnukleotid-BER • Polynukleotid-BER
Nukleotidexzisionsreparatur (NER): • Globale genomische Reparatur (Reparatur von Addukten im gesamten Genom) • Transkriptionsgekoppelte Reparatur (Reparatur von Addukten nur in transkriptionsaktiven Regionen der DNA)
Fehlpaarungsreparatur (= Mismatch-Reparatur)
DNA-Doppelstrangbruch-Reparatur: • Homologe Rekombination • Nichthomologe Strangverknüpfung
Crosslink-Reparatur
Transläsionssynthese (TLS) durch spezielle DNA-Polymerasen; Toleranz von DNA-Schäden: Der Vorgang ist auch in der Crosslink-Reparatur involviert. TLS ist häufig fehlerhaft. Ein großer Teil der Mutationen geht auf TLS-Polymerasen zurück.

35

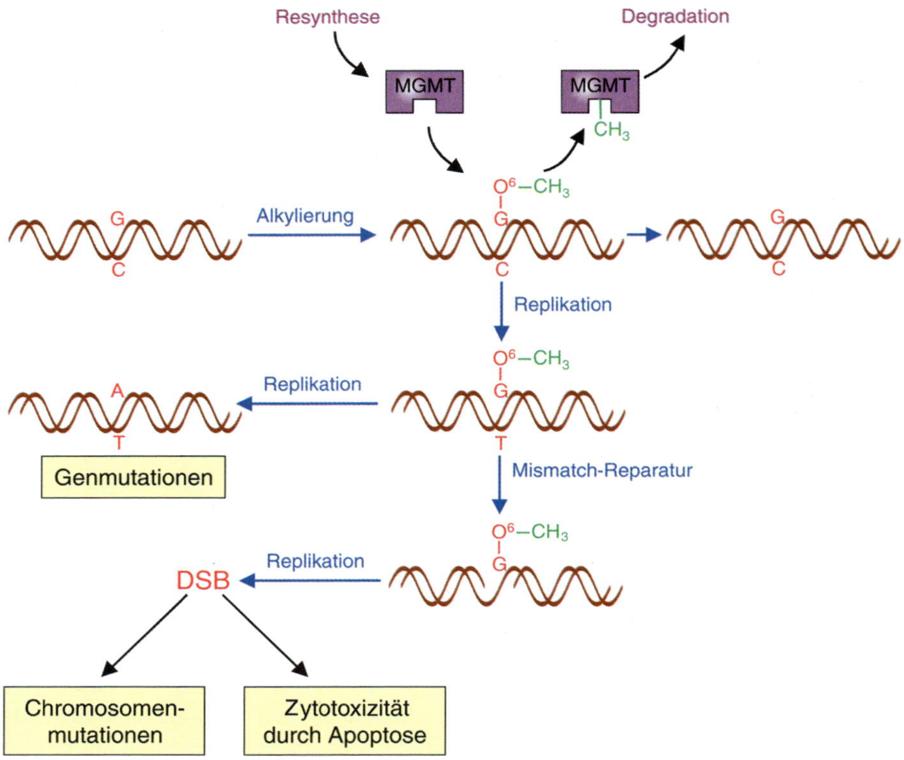

Abb. 35.12 Reparatur von O⁶-Methylguanin in der DNA durch O⁶-Methylguanin-DNA-Methyltransferase (MGMT) sowie Folgen einer nicht erfolgten Reparatur der Läsion.
Die Methylgruppe von O^6-Methylguanin wird auf einen Cysteinrest im aktiven Zentrum des Suizidenzyms übertragen. Im Gegensatz zu vielen anderen DNA-Schäden hemmt O^6-Methylguanin nicht die Replikation, sondern führt zu Fehlpaarungen mit Thymin, die durch das **Mismatch-Reparatursystem (MMR)** erkannt werden. Es wird angenommen, dass durch fehlerhafte und repetitive Mismatch-Reparatur an der Stelle von O^6MeG/T-Fehlpaarungen sekundäre DNA-Schäden entstehen, die zu DNA-Doppelstrang-Brüchen führen. Diese lösen ihrerseits die Apoptose-Signalkaskade aus. **MGMT** und **MMR** sind folglich wichtige Resistenzfaktoren gegenüber methylierenden Zytostatika. In Kolonkarzinomen, die zur erblichen Gruppe der HNPCC-Tumoren (HNPCC = human non-polyposis colon cancer) gehören, sind MMR-Gene (z. B. MSH2 und MSH6) mutiert. Diese Mutationen führen zur genomischen Instabilität der Ausgangszellen und zusammen mit einer exogenen karzinogenen Exposition zur Tumorprädisposition der betroffenen Personen.

signifikant besseres Ansprechen auf eine Therapie als Tumoren ohne MGMT-Promotormethylierung. Das Protein ist somit nicht nur ein Schutzfaktor vor Krebsentstehung, sondern auch ein wichtiger Resistenzfaktor in der Tumor-Chemotherapie bei Anwendung methylierender (Temozolomid, Procarbazin, Dacarbazin, Streptozotocin) und chlorethylierender (Lomustin, Nimustin, Carmustin) Zytostatika.

O^6-Methylguanin ist auch eine **apoptotische Läsion.** Durch **Apoptose** (programmierter Zelltod) können proliferierende Zellen, die O^6-Methylguanin in der DNA haben, eliminiert und damit die mutagene Belastung wie auch die daraus resultierende Karzinogenität reduziert werden. Dies ist am Maus-Modell der Darmkarzinogenese gezeigt worden. Zytotoxizität durch O^6-Methylguanin ist ein komplexer Vorgang, in den Mismatch-Reparatur und DNA-Replikation involviert sind (➤ Abb. 35.12).

Der DNA-Schaden O^6-Methylguanin kann auch **zelluläre Seneszenz** auslösen. Dies bedeutet, dass Zellen nicht sterben, sondern irreversibel in der Proliferation blockiert werden. Das Karzinogen Benzo[a]pyren, UV-Licht und das Zytostatikum Temozolomid sind Beispiele für Genotoxine, die effektiv eine zelluläre Seneszenz induzieren. Seneszente Zellen schütten proinflammatorische Zytokine aus und spielen beim Altern eine treibende Rolle. Obwohl zelluläre Seneszenz einen irreversiblen Teilungsstopp der Zellen bedeutet, mehren sich Hinweise, dass seneszente Zellen zur Proliferation reaktiviert werden können. In der Krebstherapie wäre dies eine Erklärung für spät auftretende Folgetumoren. Es gibt Substanzen **(Senolytika),** die selektiv seneszente Zellen töten. Dazu gehören auch Naturstoffe wie das im Perückenstrauch vorkommende Fisetin.

Basenexzisionsreparatur (BER)

Die meisten Basenschäden werden durch **Basenexzisionsreparatur (BER)** entfernt (➤ Abb. 35.13). In menschlichen Zellen sind mindestens acht Enzyme bekannt, die als **schadenspezifische DNA-Glykosylasen** fungieren und veränderte DNA-Basen ausschneiden. Etwa 80 % der Läsionen werden durch Insertion eines Nukleotids (Einzelnukleotidreparatur, linker Zweig in ➤ Abb. 35.13) repariert. Die Bedeutung der BER wird deutlich, wenn man bedenkt, dass in jeder Zelle pro Tag etwa 30 000 apurine/apyrimidine Stellen spontan (durch Basenhydrolyse) entstehen. Hinzu kommen Oxidierungen und Methylierungen der DNA (➤ Tab. 35.14).

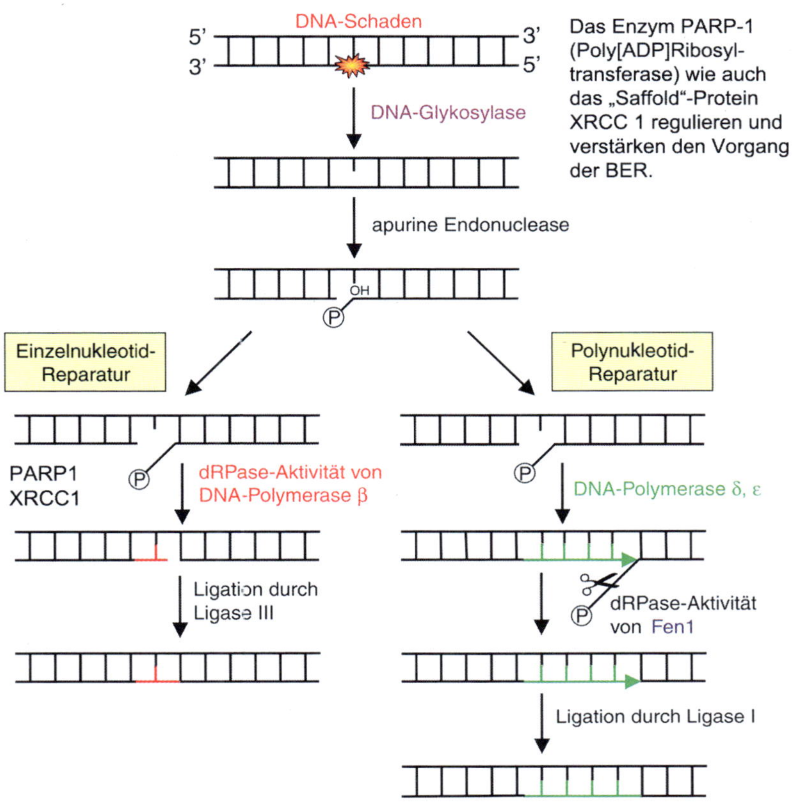

Abb. 35.13 Mechanismus der Basenexzisionsreparatur.
Veränderte DNA-Basen werden durch DNA-Glykosylasen erkannt und ausgeschnitten. Danach wird der DNA-Strang in der abasischen Stelle durch eine apurine/apyrimidine (AP-)Endonuklease geschnitten und durch DNA-Polymerase β und DNA-Ligase das korrekte Nukleotid wieder eingeführt (Einzelnukleotidreparatur). Die DNA-Polymerase β hat gleichzeitig eine Desoxyribose-Phosphatase (dRPase)-Funktion, die den Zuckerrest, der nach der Inzision an einer AP-Stelle entsteht, entfernt. Dadurch ist es möglich, dass lediglich ein Nukleotid während der Reparatursynthese eingesetzt wird. Das Enzym PARP-1 (Poly[ADP]-Ribosyltransferase) wie auch das Scaffold-Protein XRCC 1 regulieren und verstärken den Vorgang der BER. Diese Ein-Nukleotid-BER (auch als Short-Patch-BER bezeichnet) ist der Hauptweg der Basenexzision. Die Reparatur der verbleibenden Läsionen erfolgt durch Insertion mehrerer Nukleotide, die langsamer und weniger effizient erfolgt. In diesem Long-Patch-Reparaturweg spielt die DNA-Polymerase β nur eine untergeordnete Rolle. Der bei diesem Reparaturweg durch die DNA-Reparatursynthese verdrängte DNA-Einzelstrang wird durch das Enzym Fen1 abgetrennt.

Es sind kaum Krankheitsbilder bekannt, die auf Defekten der BER beruhen (➤ Tab. 35.16). Offenbar können Personen mit defekter BER (im Gegensatz zu defekter NER) nicht überleben.

Tab. 35.16 Erbliche DNA-Reparatur-Defizienzen und Chromosomenbruchsyndrome

Krankheit	Gene (zellulärer Defekt)	Krankheitsbild
Xeroderma pigmentosum (XP)	7 Gene: *XPA, XPB, …, XPG* (Nukleotidexzisionsreparatur)	Hypersensitivität gegenüber Licht und anderen Agenzien (Zytostatika), erhöhtes Hautkrebsrisiko
Xeroderma pigmentosum variant (XPV)	DNA-Polymerase η (Transläsionssynthese)	Hypersensitivität gegenüber Licht und anderen Agenzien (Zytostatika), erhöhte Krebsinzidenz
Cockayne's Syndrom	2 Gene: *CSA, CSB* (transkriptionsgekoppelte Reparatur)	Hypersensitivität gegenüber Licht und anderen Agenzien (Zytostatika)
Trichothiodystrophie	TFIIH *(XPB, XPD)* (Nukleotidexzisionsreparatur)	Hautveränderungen, Fotosensitivität
Ataxia teleangiectasia	*ATM* (Sensor für DNA-Doppelstrangbrüche)	Hypersensitivität gegenüber ionisierender Strahlung und Radiomimetika, erhöhte Krebsinzidenz
Seckel-Syndrom	*ATR* (Sensor für DNA-Replikationsstörungen)	Kleinwuchs, Mikrozephalie (Vogelkopf)
Bloom-Syndrom	*BLM* (Helikase)	Hypersensitivität gegenüber Genotoxinen, chromosomale Instabilität, erhöhte Krebsinzidenz
Nijmegen-Breakage-Syndrom	*NBS* (DSB-Reparatur, Rekombinationsdefekt)	Chromosomale Instabilität, erhöhte Krebsinzidenz, Wachstumsdefekt, Immundefizienz
Werner-Syndrom	*WRN* (Helikase, DSB-Reparatur)	Chromosomale Instabilität, erhöhte Krebsinzidenz, vorzeitiges Altern
Fanconi-Anämie	7 Gene: *FANCA, FANCB, …, FANCG* (Reparatur von Crosslinks)	Organfehlbildungen, empfindlich gegenüber Zytostatika, Blutkrebs

Nukleotidexzisionsreparatur (NER)

Durch **Nukleotidexzisionsreparatur (NER)** werden alle größeren Addukte, die durch DNA-Glykosylasen nicht erkannt werden, aus der DNA entfernt. Hierzu gehören durch UV-Licht-induzierte Pyrimidin-Vernetzungen (Dimere) sowie durch Aflatoxine, polyzyklische Kohlenwasserstoffe (Benzo[a]pyren) und andere durch Umweltkarzinogene induzierte DNA-Schäden. Auch induzieren viele Zytostatika (bifunktionelle Alkylantien wie Cyclophosphamid, Platinverbindungen) DNA-Schäden, die durch NER entfernt werden. NER ist ein komplexer Vorgang, bei dem etwa 30 Enzyme beteiligt sind. Die Komplexität resultiert daraus, dass die Schadenserkennung und der Ausschneidevorgang mit der DNA-Replikation und der Transkription abgestimmt sein müssen (➤ Abb. 35.14). Erbliche Defekte in der NER sind immer mit einer Hypersensitivität der Zellen gegenüber der zytotoxischen und mutagenen Wirkung von Genotoxinen, einschließlich UV-Licht, chemischen Karzinogenen und verschiedenen Zytostatika verbunden. Personen mit Defekten der NER zeigen stark erhöhte Tumorinzidenzen, Entwicklungsstörungen und ein vorzeitiges Altern (➤ Tab. 35.16).

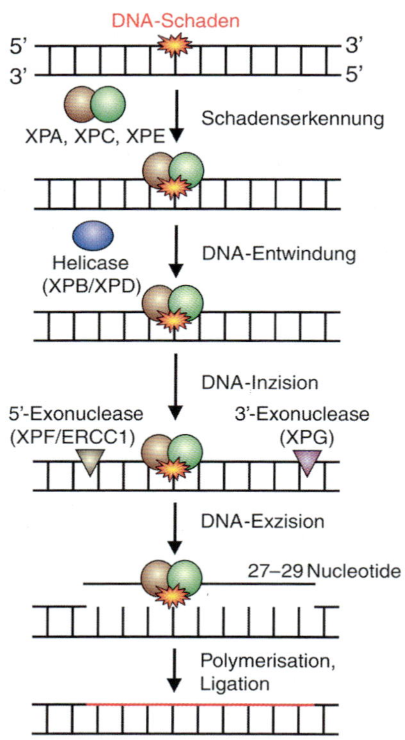

Abb. 35.14 Mechanismus der Nukleotidexzisionsreparatur (NER). Bei der NER wird ein Bereich von 27–29 Nukleotiden, der die geschädigte Base enthält, ausgeschnitten. NER gliedert sich in Schadenserkennung, DNA-Entwindung, DNA-Inzision und -Exzision sowie in die abschließende Lückenfüllung durch DNA-Reparatursynthese (Polymerisation, Ligation). Die NER wird in die etwas langsamer ablaufende Reparatur des gesamten Genoms (globale genomische Reparatur, GGR) und die schnell ablaufende Reparatur aktiver Gene (transkriptionsgekoppelte Reparatur, TCR) unterteilt. Bei der GGR wird der DNA-Schaden durch einen Proteinkomplex erkannt, der aus den Proteinen XPA, XPC und XPE besteht. Diese Proteine sind bei Patienten mit der Erbkrankheit Xeroderma pigmentosum durch Mutationen in den entsprechenden Genen verändert; sie werden daher als XP-Proteine bezeichnet. Nach der Schadenserkennung erfolgt durch die Proteine XPB und XPD eine Entwindung der DNA, anschließend erfolgen ein Einschnitt in die DNA durch den XPF/ERCC1-Komplex und das XPG-Protein, die Entfernung des DNA-Fragments mitsamt dem Schaden und die Neusynthese des ausgeschnittenen Bereichs.

Fehlpaarungsreparatur (Mismatch-Reparatur)

Die **Fehlpaarungsreparatur (Mismatch-Reparatur, MMR)** entfernt Fehlpaarungen (Mismatches) aus der DNA. Diese entstehen z. B. nach der spontanen Desaminierung der DNA-Base 5-Methylcytosin (durch die epigenetisch Genregulation erfolgt), wodurch Thymin entsteht. Die daraus resultierende Guanin-Thymin-Fehlpaarung wird durch die Proteine MSH2 und MSH6 erkannt und zusammen mit den Proteinen MLH1 und PMS2 sowie der Exonuklease I wird das fehlerhaft eingesetzte Thymin aus der DNA ausgeschnitten. So werden Mutationen vermieden. MMR ist bei der Umwandlung von O^6-Methylguanin-Thymin Fehlpaarungen in DNA-Brüche beteiligt und daher zur Aktivierung der Apoptosekaskade notwendig. Folglich sind MMR-defekte Zellen gegenüber methylierenden Zytostatika (Temozolomid) resistent. Circa 10 % der erblichen Dickdarmkarzinome zeigen einen Defekt der MMR.

DNA-Doppelstrangbruch-Reparatur

Ein für die Zelle besonders kritischer Schaden sind **DNA-Doppelstrangbrüche (DSBs).** Diese entstehen direkt durch ionisierende Strahlung (Radon in Wohnungen, Untergrundstrahlung des Basaltgesteins, Höhenstrahlung) und indirekt durch alle Basenschäden, welche die Replikation blockieren. Der therapeutische Effekt der Strahlentherapie ist auf DSBs zurückzuführen. Repetitiv werden 2 Gy verabreicht, wobei 1 Gy Röntgenstrahlung zu etwa 40 DSBs pro Zelle führt. Auch Zytostatika wie Bleomycin erzeugen direkt DSBs. In proliferierenden Zellen entstehen DSB während der DNA-Replikation an Stellen, an denen die Replikation durch Basenschäden oder nicht reparierte Einzelstrangbrüche inhibiert wurde. Man geht davon aus, dass nicht reparierte DSBs hauptverantwortlich für die Zytotoxizität von DNA-schädigenden Agenzien (einschließlich Zytostatika) sind. Daher kommt der **Reparatur** von DNA-Doppelstrangbrüchen besondere Bedeutung zu (➤ Abb. 35.15).

DNA-schadensabhängige Signalwege

DNA-Doppelstrang-Brüche werden durch den **MRN-Komplex** erkannt. Dieser besteht aus drei Proteinen: MRE11, RAD50 und NBS1. Das letztgenannte Protein (Nibrin) ist in Zellen von strahlenempfindlichen Patienten mit dem Nijmegen-Breakage-Syndrom defekt (➤ Tab. 35.16). Der MRN-Komplex erleichtert die Bindung des **ATM-Proteins** (ATM = das Protein liegt beim Krankheitsbild Ataxia teleangiectasia mutiert vor) an den Doppelstrangbruch, wodurch ATM zu einer Kinase wird. ATM kann mindestens 500 Proteine phosphorylieren und stellt somit eine Schlüsselstellung im DNA-schadensabhängigen Signalsystem der Zelle dar. Eine generelle Eigenschaft von Genotoxinen ist die Hemmung der

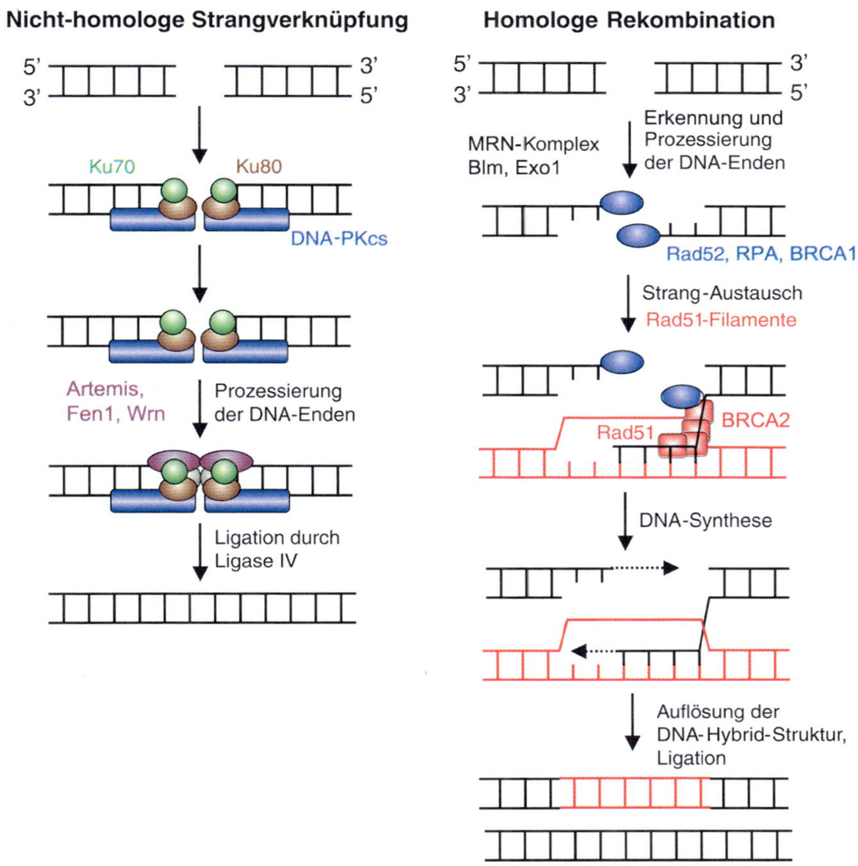

Abb. 35.15 Mechanismus der DNA-Doppelstrangbruch-Reparatur.
Linke Seite: Der Hauptweg der Reparatur von DSBs, die durch Strahlung und Zytostastika wie Bleomycin in menschlichen Zellen entstehen, ist die Reparatur durch **nichthomologe Strangverknüpfung.** Daraus können Chromosomenmutationen resultieren, da nicht zueinander gehörende DNA-Enden zusammengefügt werden. Bei diesem Vorgang erkennen die Proteine Ku70 und Ku80 die freien Bruchenden und bewirken eine Bindung der katalytischen Untereinheit der DNA-Proteinkinase (DNA-PK_{CS}). Der daraus resultierende DNA-Proteinkinase-Komplex (DNA-PK) phosphoryliert – wie ATM und ATR (➤ Abb. 35.16) – andere Proteine und bewirkt, dass die DNA-Enden so bearbeitet werden (prozessieren), dass sie einer Verknüpfung durch Ligase IV zugänglich werden. An dem Vorgang sind die Endonukleasen Artemis und FEN1, die überstehende DNA-Enden abbauen, beteiligt. Auch ist die Helikase WRN, die im Werner-Syndrom ein vorzeitiges Altern bewirkt (➤ Tab. 35.16), involviert. Diese Strangverknüpfung ist ein fehlerbehafteter Vorgang, der zum Verlust von DNA-Sequenzen führen kann.
Rechte Seite: DSBs, die durch chemische Genotoxine (Umweltkarzinogene wie auch gentoxische Zytostatika) während der DNA-Replikation erzeugt werden, werden in der S- und G_2-Phase des Zellzyklus durch **homologe Rekombination** repariert. Dies ist ein weitgehend fehlerfreier Reparaturvorgang, da als Kopiervorlage zur Reparatur das intakte homologe DNA-Molekül hinzugezogen wird, wobei die Bruchenden der homologen Chromosomen über einen Rekombinationsprozess wiedervereinigt werden. Bei der homologen Rekombination erkennt der MRN-Komplex (ein wichtiges Sensorsystem für DSBs), das aus den Proteinen MRE11, RAD50 und Nibrin besteht, die freien Bruchenden. Diese werden dann durch die Proteine BLM und EXO1 prozessiert, wobei Einzelstrangbereiche entstehen, an denen RPA (Replikationsprotein A) und RAD52 binden. Dieses gehört zur Familie der RAD-Proteine (Rad = Radiation, weist auf Strahlungsempfindlichkeit hin). Ein weiteres wichtiges RAD-Protein ist RAD51, das ebenso an DNA-Einzelstrangbereiche bindet, durch Filamentbildung die Rekombination einleitet und den Rekombinationskomplex stabilisiert. Die Proteine BRCA1 und BRCA2, die bei der erblichen Form des Brustkrebses eine Rolle spielen, sind in diesen Vorgang ebenso involviert; sie fördern die Aktivierung der DNA-Schadensantwort der Zelle, d. h. Kinasen wie ATR und ATM (➤ Abb. 35.16), die (häufig über den Transkriptionsfaktor p53) Zellzyklusregulation, DNA-Reparatur und Zelltod regulieren.

DNA-Synthese. Diese Hemmung wird ebenso erkannt, wobei das **ATR-Protein** (ATM-related; es ist in Patienten mit Seckel-Syndrom defekt; ➤ Tab. 35.16) eine zentrale Rolle spielt. Die Aktivierung von ATM und ATR durch DNA-Brüche und geblockte Replikationsstellen bewirkt, dass über deren Kinasefunktion eine Kette von **Signalprozessen** eingeleitet wird, die regulatorische Funktion haben hinsichtlich DNA-Reparatur, Zellzykluskontrolle und Apoptose (➤ Abb. 35.16). ATM wie auch das homologe ATR-Protein sind folglich wichtige **Sensoren und Komponenten der intrazellulären Signalweiterleitung** für spontane und durch Strahlung und chemische Agenzien induzierte DNA-Schäden in der Zelle. ATM und ATR bewirken am Chromatin in unmittelbarer Nachbarschaft des DNA-Schadens eine Phorphorylierung des Histons 2AX (dieses wird als γ-H2AX bezeichnet), wodurch das Chromatin für Reparaturfaktoren besser zugänglich gemacht wird. Die Phosphorylierung erstreckt sich über viele Nukleosomen, sodass γ-H2AX immunhistochemisch als nukleäre Foci sichtbar gemacht werden können. Der γ-H2AX-Nachweis gilt heute als die empfindlichste Methode zum Nachweis von DNA-Schäden und wird häufig zur Detektion (Mutagenitätstestung, Biomonitoring) genotoxischer Substanzen verwendet.

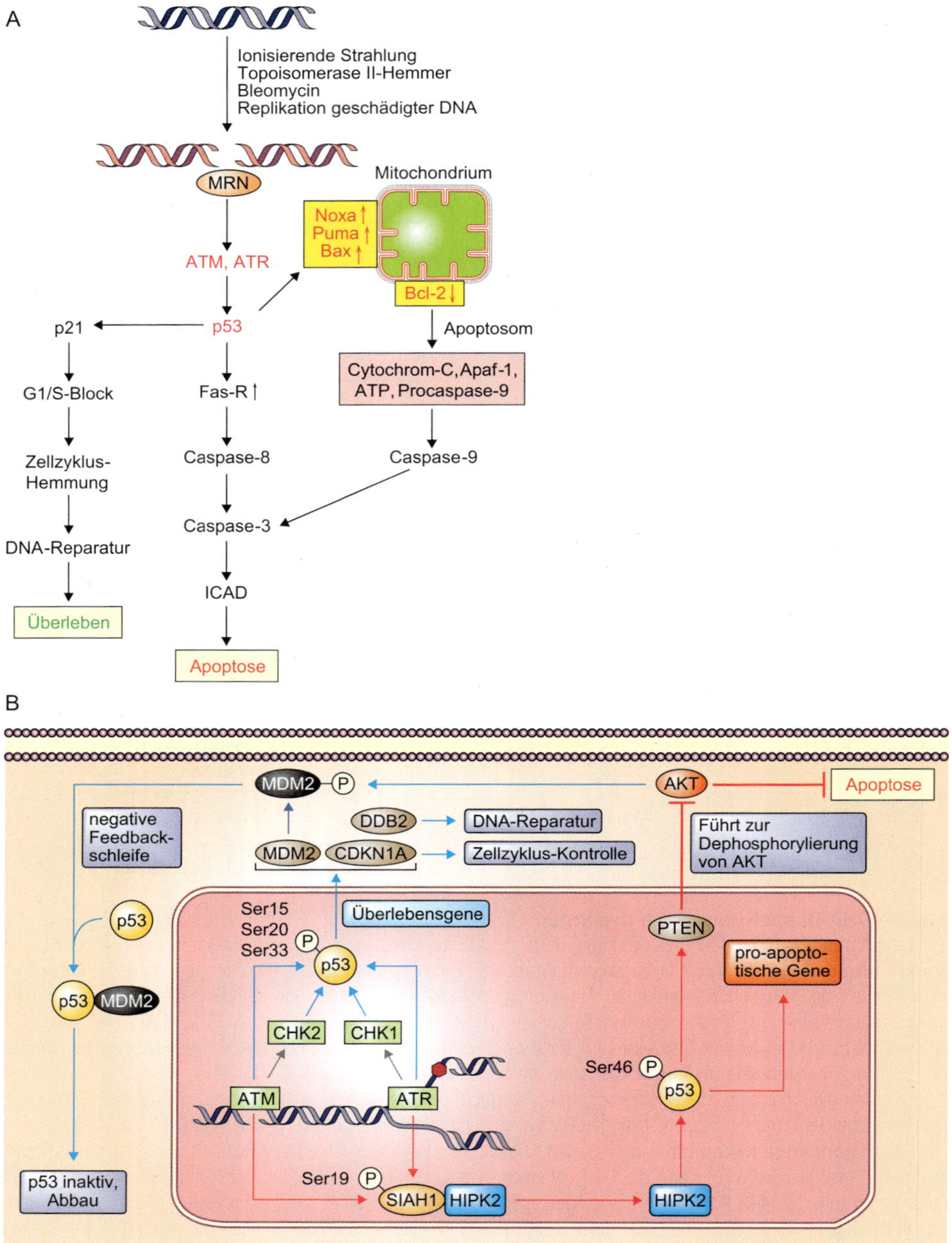

Abb. 35.16 Von DNA-Strangbrüchen ausgehende Signalwege und Vorgänge in der Zelle.
A) Im Zentrum steht der DSB-Erkennungsproteinkomplex MRN, der essentiell für die Aktivierung der DNA Schadenskinasen ATM und ATR ist sowie der Transkriptionsfaktor p53. p53 wird als wichtiges Tumorsuppressorprotein angesehen. Phosphorylierung von p53 durch das ATM- bzw. ATR-Protein bewirkt entweder besseres zelluläres Überleben durch Zellzyklushemmung und DNA-Reparatur oder aber Absterben der Zellen durch Apoptose. Beide Vorgänge wirken der Tumorgenese entgegen, da sie eine Fixierung von Mutationen unterbinden. p53 wirkt darüber hinaus protektiv durch transkriptionelle Aktivierung von DNA-Reparatur-Genen (z. B. *XPC* und *DDB2*). Ist die DNA-Schädigung sehr stark, wird p53 so stark angereichert, dass das Protein in der Lage ist, den Promotor des Fas-Rezeptor-Gens (Fas alias Apo1 oder CD95) zu aktivieren. Fas gehört zur Gruppe der membranständigen Todesrezeptoren und spaltet bei seiner Aktivierung über den Fas-Liganden die Protease Pro-Caspase-8 in die aktive Form der Caspase-8. Dadurch wird der todesrezeptorgekoppelte apoptotische Signalweg induziert. Die Zelle stirbt durch enzymatischen Abbau der DNA, katalysiert durch die Caspase-aktivierte DNase (CAD). Zellen können nach DNA-Schädigung auch ohne p53 in die Apoptose gehen. Dabei kommt es zum Abbau des Proteins Bcl-2, das an der Porenbildung in mitochondrialen Membranen beteiligt ist. Cytochrom c gelangt in das Zytoplasma und bildet zusammen mit Apaf-1, ATP und der Procaspase-9 einen Komplex, das Apoptosom. In diesem wird die Procaspase-9 in die aktive Wirkform, die Caspase-9, überführt, die ihrerseits die Caspase-3 aktiviert. Diese spaltet den Inhibitor der CAD (ICAD), wodurch CAD aktiviert und die DNA in kurze Fragmente gespalten wird. p53 reguliert auch die Expression der Proteine Noxa, Puma und Bax, die den intrinsischen Apoptoseweg aktivieren. Die Aktivierung dieser Zelltodwege in Tumorzellen bildet die Grundlage für die Wirkung genotoxischer Zytostatika. Sie sind aber auch wichtig für ein Verständnis der toxischen Wirkung von Umwelt-Genotoxinen.
B) Regulation antiapoptotischer und proapoptotischer Gene durch die Kinasen ATM und ATR, wobei die unterschiedlichen Phosphorylierungsstellen am p53-Protein eine entscheidende Rolle spielen (siehe Text).

ATM und **ATR** phosphorylieren auch das als Tumorsuppressor bekannte Protein **p53** (so benannt nach seiner Molekülmasse). Die Phosphorylierung erfolgt nicht direkt, sondern hauptsächlich über die Checkpoint-Kinasen CHK1 und CHK2, die durch ATR bzw. ATM aktiviert werden. p53 ist ein Transkriptionsfaktor, der verschiedene Gene reguliert, die in der Zellzyklusregulation, DNA-Reparatur und Apoptose involviert sind (➤ Abb. 35.16). In ruhenden Zellen ist p53 kaum nachweisbar, da es durch Bindung an MDM2 schnell abgebaut wird. Nach Genotoxineinwirkung allerdings steigt die Menge an p53 durch MDM2-Degradation an. p53 kann an verschiedenen Stellen phosphoryliert werden, so am Serin 15 (Ser15) und am Serin 46 (Ser46). Die Phosphorylierung am Ser46 erfolgt durch die Kinase **HIPK2,** die wie die CHK-Kinasen durch ATM/ATR aktiviert wird. p53-Ser15 reguliert Gene, die für das zelluläre Überleben wichtig sind (u. a. DNA-Reparaturgene), während p53-Ser46 Apoptosegene reguliert. p53 spielt folglich bei der Entscheidung zwischen Leben und Tod der Zelle nach Genotoxineinwirkung eine entscheidende Rolle (➤ Abb. 35.16).

Der **Zellzyklusblock** nach Genotoxineinwirkung erfolgt dadurch, dass nach ATM/ATR-Aktivierung p53 phosphoryliert wird und dieses das für p21 (Cip/Waf-1) codierende Gen transkriptionell aktiviert. Das **p21**-Protein wiederum hemmt nach DNA-Schädigung den Eintritt von Zellen in die S-Phase. Dies ist ein wichtiger zellulärer Schutzmechanismus, da dadurch die DNA verstärkt präreplikativ repariert werden kann. Ist die DNA-Schädigung sehr stark, so erfolgt in verschiedenen Zelltypen über p53 und HIPK2 eine Aktivierung von Apoptosewegen (u. a. durch verstärkte Expression des Fas-Rezeptors, der eine rezeptorvermittelte Apoptose bewirkt), wodurch stark geschädigte Zellen nach gentoxischen Expositionen eliminiert werden. DNA-Schäden können auch den mitochondrialen Apoptoseweg aktivieren, der insbesondere in TP53-mutierten Zellen zum Tragen kommt (➤ Abb. 35.16).

Genotoxine induzieren auch die programmierte Nekrose (Nekroptose). Im Gegensatz zur Apoptose, die ATP benötigt, erfolgt die Nekroptose bei Abfall des ATP-Spiegels der Zelle unter einen kritischen Wert. Dies führt zur Desintegration der Zellmembran und zum Zelltod, ohne dass die DNA fragmentiert wird (Kennzeichen der Apoptose). ATP-Abfall kommt nach exzessiver DNA-Schädigung vor, bedingt durch Aktivierung des Enzyms Poly(ADP)-Ribosyltransferase-1 (PARP-1) während der DNA-Reparatur und der darauf folgenden Poly(ADP)-Ribosylierung vieler Proteine – ein Vorgang, der viel ATP benötigt. Die Nekroptose geht mit Freisetzung von Proteinen einher, die immunkompetente Zellen aktivieren und durch Freisetzung von Zytokinen eine Entzündungsreaktion hervorrufen. Chronische Entzündungen nach Schadstoffexposition, einschließlich karzinogener Partikel, gehen auf diese Vorgänge zurück.

ATM/ATR wie auch p53 unterdrücken die Tumorbildung durch verstärkte Reparatur der DNA (p53 reguliert die NER-Gene *XPC* und *DDB2* sowie die schadentolerierende DNA-Polymerase η) und durch die Beseitigung stark geschädigter Zellen durch Apoptose. Die Hemmung des Zellzyklus nach Phosphorylierung von p53 involviert neben Cyclinen weitere Tumorsuppressorproteine wie das **Rb-Protein** (Rb = Retinoblastom). Dieses ist in Personen mit einer Erbkrankheit, bei der mit hoher Frequenz Tumoren des Auges entstehen (Retinoblastom), heterozygot mutiert. Die Ereigniskette, über die **gentoxischer Stress** zur Zellzyklushemmung führt, ist in ➤ Abb. 35.17 dargestellt worden.

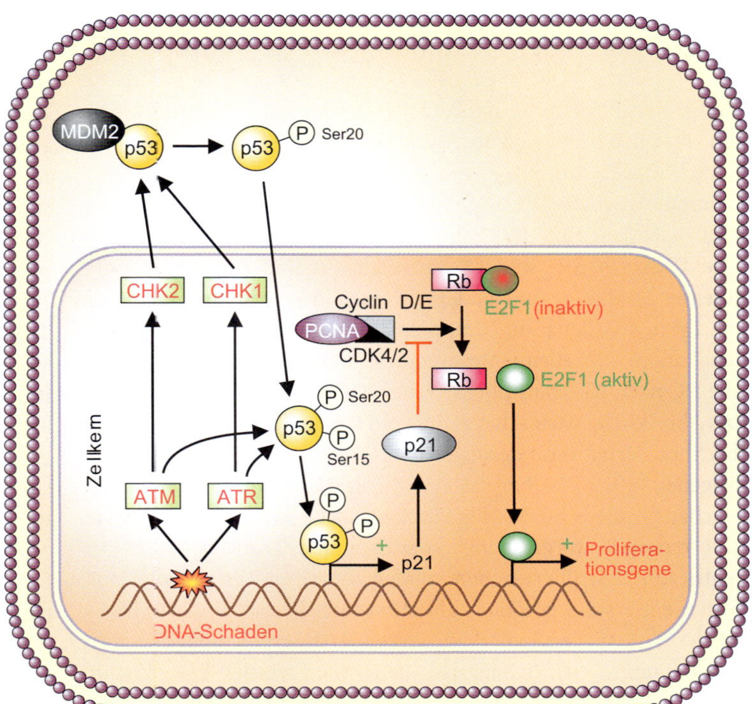

Abb. 35.17 Mechanismus der Zellzyklushemmung nach Einwirkung von DNA-schädigenden Agenzien.
Eine DNA-Schädigung (DNA-Doppelstrangbrüche) bewirkt die Aktivierung der Kinase ATM, die p53 phosphoryliert. Dies führt zur Dissoziation des p53-Proteins von MDM2, einem Protein, das p53 bindet und dadurch im Zytosol festhält. Nach Dissoziation von MDM2 gelangt p53 in den Zellkern, wo es als Tetramer die transkriptionelle Aktivierung verschiedener Gene, u. a. von p21, bewerkstelligt. Das p21-Protein bindet an einen Komplex aus den Cyclinen D/E und CDK4/2 sowie dem Kernprotein PCNA (= proliferating cell nuclear antigen). Dieser Komplex bewirkt normalerweise eine Dissoziation des Transkriptionsfaktors E2F1 vom Rb-Protein, wodurch E2F1-regulierte Gene, die für die DNA-Synthese wichtig sind, transkriptionell aktiviert werden. Dadurch wird die Zellproliferation aufrechterhalten. Sobald jedoch p21 in großer Menge vorhanden ist (nach DNA-Schädigung) und an den PCNA-Cyclin-Komplex bindet, kann dieser nicht mehr die Dissoziation des Rb-Proteins von E2F1 veranlassen. E2F1 verbleibt im inaktiven Rb-Komplex, kann somit nicht als Transkriptionsfaktor fungieren und die Zellen werden in der G_1-Phase unmittelbar vor ihrem Eintritt in die S-Phase blockiert.

Toxikologisch/pharmakologische Bedeutung der DNA-Schadenserkennung und -Reparatur

Die DNA-Reparatur stellt neben der Detoxifizierung von Fremdstoffen den wichtigsten Schutzmechanismus gegenüber endogenen und exogenen genotoxischen Einflüssen dar. Die Frage der Schwellendosen von Karzinogenen wird im Licht der DNA-Reparatur derzeit neu bewertet. Im Tierexperiment bewirkt beispielsweise eine hohe DNA-Reparaturkapazität durch MGMT kaum Tumorbildung im Niedrig-Dosisbereich von alkylierenden Karzinogenen (Schwellendosis), während das Ausschalten der DNA-Reparatur einen Verlust der Schwelle und eine hohe Tumorfrequenz zur Folge hat. Die unterschiedliche Suszeptibilität zur Tumorbildung beim Menschen nach genotoxischen Expositionen (Tabakrauch, Nahrungskarzinogene) hat hier möglicherweise eine Ursache. Da die klassischen Zytostatika durch DNA-Schädigung toxisch auf Tumorzellen wirken, sind DNA-Reparaturenzyme gleichzeitig wichtige Resistenzmechanismen gegenüber Zytostatika.

Ebenso verhält es sich mit der DNA-Schadensantwort. Da diese Zelltodmechanismen wie die Apoptose, aber auch irreversiblen Zellteilungsstopp (Seneszenz), reguliert, ist es nur verständlich, dass man versucht, das DNA-schadensabhängige zelluläre Signalsystem pharmakologisch zu beeinflussen. Tatsächlich sind derzeit Inhibitoren der DNA-Reparatur (z. B. O^6-Benzylguanin gegen MGMT, Olaparib gegen PARP-1) und der involvierten Kinasen (ATM, ATR, CHK1 und CHK2) in der klinischen Prüfung als Verstärker der Wirkung von Zytostatika. Einige DNA-Reparatur-Inhibitoren wie Olaparib wirken selektiv toxisch auf Tumoren, die Reparaturdefekte aufweisen, so auf BRCA2-mutierte Zellen beim Ovarial- und Mammakarzinom. In diesem Fall spricht man von einer **synthetischen Letalität**.

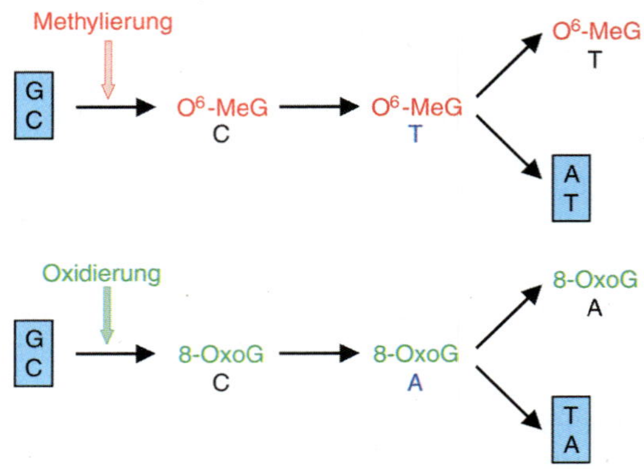

Abb. 35.18 Mechanismus der Fehlpaarungsmutagenese durch O^6-Methylguanin und 8-Oxoguanin.
Zum Zeitpunkt der DNA-Replikation liegt ein nichtreparierter Basenschaden vor; im Gegenstrang wird ein falsches Nukleotid eingebaut. Während einer weiteren DNA-Replikationsrunde wird die Mutation fixiert: Es entsteht eine GC nach AT-Austausch-Mutation (Ersatz eines Purins durch ein anderes Purin = **Transition**) oder eine GC nach TA-Mutation (Ersatz eines Purins durch ein Pyrimidin oder umgekehrt = **Transversion**).

Mechanismen der Entstehung von Genmutationen

Die für den Prozess der Kanzerogenese wichtigen **Punktmutationen** entstehen prinzipiell über zwei Mechanismen:

- die Fehlpaarungsmutagenese und
- durch fehlerhafte DNA-Polymerasen.

Zwei wichtige für die **Fehlpaarungsmutagenese** verantwortliche DNA-Schäden sind O^6-Methylguanin und das durch ionisierende Strahlung und andere Formen des oxidativen Stresses induzierte 8-Oxoguanin. Diese Schäden blockieren nicht die DNA-Replikation. Sie haben fehlpaarende Eigenschaften und induzieren eine GC nach AT-Transition bzw. eine GC nach TA-Transversionen (➤ Abb. 35.18). Man schätzt, dass ein Großteil der durch das Rauchen induzierten Veränderungen in für die Karzinogenese kritischen Zielgenen (z. B. c-Ha-Ras) durch derartige Mutationen bedingt sind.

Schäden, die die DNA-Replikation blockieren und nicht durch NER repariert worden sind, können durch **Transläsions-DNA-Synthese (TLS)** überwunden werden. Allerdings erfolgt dies auf Kosten einer stark erhöhten Mutationsrate. Eine Schlüsselstellung bei der TLS spielen fehlerhaft wirkende DNA-Polymerasen (sog. **SOS-Polymerasen**). In menschlichen Zellen wurden bisher neun derartige Polymerasen entdeckt, die offenbar die Funktion haben, über spezifische DNA-Addukte mit einer hohen Fehlerfrequenz hinwegzulesen. Bei der Erbkrankheit Xeroderma pigmentosum variant (XP-V) liegt eine dieser DNA-Polymerasen (die Polymerase η) durch homozygote Mutationen inaktiv vor. Nach DNA-Schädigung (z. B. bei Sonnenbestrahlung) übernimmt eine andere SOS-Polymerase (die Polymerase μ) die Funktion. Sie ist weniger effizient – daher die Hypersensitivität gegenüber Sonnenlicht – und sie macht mehr Kopierfehler und Mutationen – daher die erhöhte Krebshäufigkeit der betroffenen Personen (➤ Tab. 35.16).

Genomische Instabilität

Praktisch alle DNA-schädigenden Agenzien induzieren **Basenaustausch- und Chromosomenmutationen.** Neben Basenaustauschmutationen (häufig synonym zu Genmutationen gebraucht) spielen **Chromosomenmutationen** in der Karzinogenese eine bedeutsame Rolle. Durch Chromosomenmutationen (numerische oder strukturelle Aberrationen) kann es leicht zum Verlust oder zur Expressionsänderung von regulatorisch wichtigen Genen kommen. Tumorzellen enthalten i. d. R. zahlreiche numerische und stabile strukturelle Chromosomenaberrationen. Die **genomische Instabilität** in Tumorzellen wird als eine Triebkraft der Tumorgenese angesehen.

Es gibt Substanzen, die ein stark clastogenes (d. h. chromosomenbrechendes) Potential haben. Diese Substanzen sind sehr toxisch, aber nur gering mutagen und karzinogen. Ein Beispiel ist Methylmethansulfonat. Für die Tumortherapie eignen sich diese Substanzen aufgrund der hohen systemischen Toxizität nicht. Die clastogene Wirkung der Substanzen kann so stark sein, dass der gesamte Chromosomensatz fragmentiert erscheint. Derart starke Chromosomenschäden führen zum mitotischen Zelltod, für den der Begriff **mitotische Katastrophe** geprägt worden ist. Clastogene können auch über **irreguläre Rekombinationsprozesse** zu einer Vervielfachung von DNA-Abschnitten führen **(Genamplifikation).** Verschiedene Agenzien induzieren **Genommutationen** durch Störung der Mitose und der ordnungsgemäßen Ausbildung der Kernspindel. Die Agenzien können einen Verlust ganzer Chromosomen oder den Erwerb zusätzlicher, überzähliger Chromosomen bewirken; man bezeichnet sie als **aneugene Substanzen** (Griseofulvin und Taxol gehören hierzu) und die resultierenden Mutationen nennt man **Aneuploidien.** Auch eine Vervielfältigung des gesamten Chromosomenbestandes kann durch Agenzien induziert werden. Die Zelle bekommt den doppelten Chromosomensatz; sie wird **polyploid.** An- und Polyploidien sind ein Markenzeichen von Tumorzellen. Da selbst schon frühe benigne Tumoren Aneuploidien aufweisen, nimmt man an, dass sie ursächlich in der Karzinogenese (z. B. durch Verlust von Tumorsuppressorgenen) involviert sind.

Durch Defekte in der DNA-Reparatur bedingte Krankheiten

Die Bedeutung der DNA-Reparatur für die Gesunderhaltung und die Vermeidung von Krebs wird am deutlichsten durch **Erbkrankheiten** dokumentiert, bei denen Mutationen in bestimmten DNA-Reparaturgenen in den betroffenen Personen vorliegen. In ➤ Tab. 35.16 sind einige dieser **DNA-Reparatur-Defizienzen** zusammengefasst. Die Krankheiten werden auch als **Chromosomenbruchsyndrome** bezeichnet, da die Zellen viele Chromosomenschäden aufweisen. Alle betroffenen Personen sind **hypersensitiv** gegenüber Genotoxinen, seien es Sonnenlicht, ionisierende Strahlung oder chemische Karzinogene. Mit Ausnahme des Cockayne-Syndroms (die Betroffenen sterben frühzeitig) sind alle Patienten extrem anfällig für Tumorbildung. Zudem altern sie früher. Dies zeigt, dass genotoxische Expositionen und nicht reparierte DNA-Schäden nicht nur Ausgangspunkt für Tumorbildung sind, sondern auch für Vorgänge, die zum Altern führen.

35.2.3 Onkogene und Tumorsuppressorgene

Die meisten bisher identifizierten Protoonkogenprodukte spielen eine Rolle bei der zellulären Signaltransduktion. Sie übernehmen z. B. Funktionen als Membranrezeptoren, als Proteinkinasen oder sind als DNA-Bindungsproteine direkt an der Regulation der Genexpression beteiligt (➤ Tab. 35.17).

Die **Aktivierung** eines Protoonkogens zu einem **Onkogen** kann durch Basenaustauschmutation, Genamplifikation oder Translokation auf eine andere Position im Genom erfolgen. Als Folgen können sowohl eine Störung in der Regulation der Genexpression (erhöhte Expression oder Expression zum falschen Zeitpunkt) als auch strukturelle Veränderungen der entsprechenden Proteine auftreten. Diese Abweichungen vom normalen, physiologischen Genexpressionsmuster tragen zur Umwandlung einer normalen Zelle in eine Krebszelle bei – ein Vorgang, der als **maligne Transformation** bezeichnet wird. Die Produkte von Protoonkogenen sind häufig in

Tab. 35.17 Protoonkogene sowie Funktion und Lokalisation der von ihnen codierten Proteine

Protoonkogen	Funktion des Proteins	Lokalisation des Proteins
Zelloberflächenrezeptoren		
EGFR	Epidermaler Wachstumsfaktor-Rezeptor	Plasmamembran
ROS1	Rezeptortyrosinkinase	Plasmamembran
Funktionen in der intrazellulären Signaltransduktion		
SRC	Tyrosinspezifische Proteinkinase	Plasmamembran-assoziiert
ABL, FES	Tyrosinspezifische Proteinkinasen	Zytosol
MOS, RAF	Serin-Threonin-Kinasen	Zytosol
c-Ha-RAS	GTP-bindendes Protein mit GTPase-Aktivität	Plasmamembran-assoziiert
Funktionen im Zellkern als Transkriptionsfaktor		
MYC, FOS, JUN, MYB	DNA-Bindungsprotein	Zellkern

komplexen Signalwegen involviert. Ein Beispiel ist in ➤ Abb. 35.19 gezeigt: Zellteilungsstimulation durch transkriptionelle Aktivierung von Proliferationsgenen erfolgt i. d. R. über eine Aktivierung von Wachstumsfaktor-Rezeptoren (z. B. den EGF-Rezeptor). Diese stimulieren das membranständige **Ras-Protein** (z. B. das c-Ha-Ras), das eine Phosphorylierungskaskade über die Kinase Raf, weitere mitogene Kinasen (sog. **MAP-Kinasen**) bis zum **c-Jun**-Protein in Gang setzt. In etwa 50 % der Tumoren ist das Ras-Protein durch Mutation so verändert, dass es konstitutiv aktiv ist. In der Regel ist dies jedoch nicht ausreichend zur malignen Transformation. Diese bedarf zusätzlich der Wirkung eines Tumorpromotors (z. B. eines Phorbolesters), der den Ras-Signalweg verstärkt und zusätzlich noch **c-Myc** aktiviert (➤ Abb. 35.19), oder aber weiterer Mutationen in anderen Protoonkogenen. In vielen Tumoren wurde Überexpression auch von Fos, Raf und Jun-Kinase gefunden – Zeichen dafür, dass die Regulation oder Funktion der entsprechenden Protoonkogene in den Tumoren verändert ist.

An der Umwandlung einer normalen Zelle in eine Krebszelle sind nicht nur Veränderungen in der Expression wachstumsfördernder Gene beteiligt, sondern auch Verlust oder Inaktivierung von **Tumorsuppressorgenen** (➤ Tab. 35.18). Die meisten bisher identifizierten Tumorsuppressorgene codieren für Proteine, die ihrerseits die Expression von Zellteilungsproteinen hemmen und damit die Zellteilung kontrollieren. Im Gegensatz zu den Onkogenen müssen i. d. R. beide Allele eines Tumorsuppressorgens inaktiviert werden, damit die wachstumskontrollierende bzw. tumorsupprimierende Wirkung entfällt. Das gleichzeitige Ausschalten beider Allele ist ein relativ seltenes Ereignis. Es gibt jedoch eine Reihe erblicher Defekte, bei denen ein Allel eines Tumorsuppressorgens in der betroffenen Person in allen Zellen bereits inaktiviert ist. Bei der **Erbkrankheit Retinoblastom** ist eine homozygote Mutation im Rb-Gen für die Entstehung von Tumoren der Retina ausreichend (zur Funktion des Rb-Proteins ➤ Abb. 35.17).

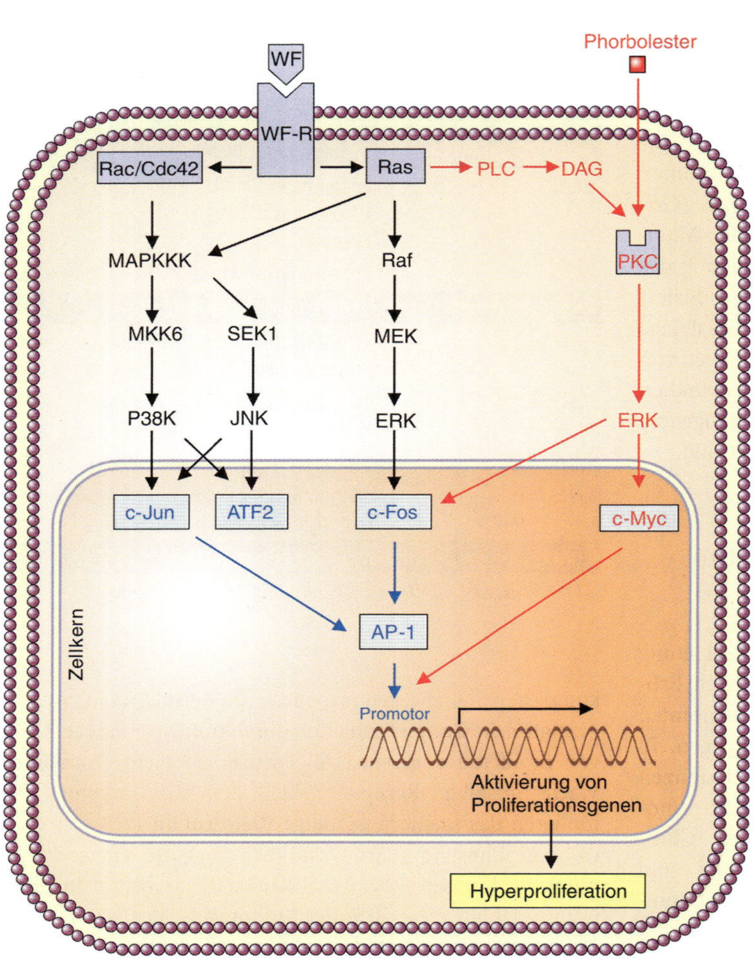

Abb. 35.19 Mechanismus der Zellteilungsstimulation durch Aktivierung von wachstumsfaktorabhängigen Signalwegen oder durch Einwirkung von Phorbolester-Tumorpromotoren. Wachstumsfaktoren (WF) aktivieren über ihren entsprechenden Rezeptor (WF-R) Rezeptortyrosinkinasen (➤ Kap. 1.2.4). Diese aktivieren das Ras-Protein, das über die RAF-Kinase und die Kinasen MEK und ERK zur Phosphorylierung und damit Aktivierung des Transkriptionsfaktors c-Fos führt. Über die GTPasen Rac/Cdc42 und weitere mitogenaktivierte Proteinkinasen (MAPKKK, MKK6) erfolgt die Aktivierung der nukleären Transkriptionsfaktoren c-Jun und ATF2. Hierbei sind die p38-Kinase und die Jun-Kinase (JNK) maßgeblich involviert. Die p38-Kinase und ERK induzieren gleichzeitig den Transkriptionsfaktor Elk1, der die Transkription des c-fos-Gens stimuliert (Weg im Bild nicht gezeigt). Der Transkriptionsfaktor AP-1 ist ein heterodimäres Protein aus c-Fos, c-Jun oder ATF2 oder ein homodimäres Protein aus Jun- oder ATF2-Protein. Erhöhte Mengen von c-Fos und c-Jun wie auch deren Phosphorylierung bewirken eine verstärkte Transkription von Genen, die u. a. für die Proliferation essenziell sind. Der Phorbolester-Tumorpromotor TPA (Tetradecanoylphorbolacetat) aktiviert die Proteinkinase C (PKC), die durch die Kinase ERK c-Fos wie auch c-Myc durch Phosphorylierung aktiviert. Die spezifische Wirkung von Phorbolester-Tumorpromotoren auf initiierte Zellen (z. B. Zellen mit Mutationen im c-Ha-ras-Gen) ist durch eine Verstärkung des Ras-aktivierten AP-1 Signalwegs erklärbar. ((Ras = Rous Sarcom Virus; Raf = Ras-activated factor (eine Kinase); p38 K = p38-Kinase; ERK = extracellular regulated kinase; PLC = Phospholipase C; DAG = Diacylglycerol; WF-R = Wachstumsfaktor-Rezeptor; JNK = c-Jun-Kinase; JNKK = c-Jun-Kinase-Kinase; MEK = Map-Kinase-ERK-Kinase; MAPKKK = mitogenaktivierte Protein-Kinase-Kinase-Kinase; MKK6 = Map-Kinase-Kinase-6; Sek1 = stress signaling kinase-1))

In den meisten Geweben allerdings sind mehrere, akkumulierende Mutationen zur Transformation notwendig. Ein gut untersuchtes Beispiel ist das Kolonkarzinom, das sich über morphologisch gut definierbare Darmpolypen (Adenome) in ein Karzinom entwickelt. Die verschiedenen Schritte dieses Mehrstufenprozesses laufen parallel mit definierten Veränderungen auf der Ebene der DNA, die zumeist auf Mutationen in Protoonkogenen und Tumorsuppressorgenen sowie DNA-Reparaturgenen bei der erblichen Form des Kolonkarzinoms (die Mismatch-Reparaturgene MSH2, MSH6, MLH1, PMS2) zurückzuführen sind (➤ Abb. 35.20).

Das in Tumoren wohl am häufigsten (ca. 50 %) mutierte Gen ist **TP53** (es codiert p53), **das auch als „Guardian of the Genome"** (Wächter des Genoms) bezeichnet wird. Bei diesem Tumorsuppressorgen reicht mitunter schon die Mutation eines Allels aus, um es wirkungslos werden zu lassen, da das Protein Tetramere bildet, die durch mutierte Proteine im Komplex inaktiv werden. p53 ist ein Transkriptionsfaktor, der Gene reguliert, die nicht nur Zellteilungsstopp und Apoptose regulieren (➤ Abb. 35.16), sondern auch die Reparaturgene XPC und DDB2 sowie die DNA-Polymerase POLH (diese kann über DNA-Schäden hinweglesen, wodurch diese von der Zelle toleriert werden) und trägt auf diese Weise zum Schutz gegenüber karzinogenen Stoffen wie Benzo[a]pyren bei.

Organotropie der Karzinogenese

Viele Karzinogene zeichnen sich durch eine ausgesprochene Organotropie der Wirkung aus. Die Ursachen sind organspezifische Metabolisierung und Überführung in die Wirkform, Abbau der karzinogenen Substanz sowie eine niedrige Zellproliferationsrate in Nichtzielorganen oder eine geringe DNA-Reparatur-Kapazität in empfindlichen Geweben. So induziert Dimethylnitrosamin (DMNA) vorwiegend Lebertumoren. Das Karzinogen ist chemisch inert. Nach Einnahme (z. B. durch Zigarettenrauchinhalation oder DMNA enthaltende Nahrungsmittel) gelangt DMNA in die Leber, wo es in den Hepatozyten durch die dort besonders stark exprimierten Cytochrom-P_{450}-Monooxygenasen in die Wirkform überführt wird. Das **ultimale Karzinogen** liegt folglich in besonders hoher Konzentration in der Leber vor, wo es die DNA der Hepatozyten alkyliert.

Ein anderes Beispiel ist Ethylnitrosoharnstoff, der im Tierexperiment (Ratte) präferenziell Hirntumoren induziert. Der Grund für die **neurotrope Karzinogenese** besteht im Fehlen des Reparaturproteins MGMT im Hirngewebe der Ratte, wodurch O^6-Alkylguanin nicht repariert wird, was zu Mutationen in kritischen Genen führt.

35

Tab. 35.18 Beispiele für in bestimmten Tumorarten fehlende oder inaktivierte Tumorsuppressorgene

Gen	Tumor
TP53	50 % aller Tumoren beim Menschen
APC	Familiäre adenomatöse Polyposis, kolorektales Karzinom
MCC	Kolorektales Karzinom
VHL	Nierentumoren
WT1	Wilms-Tumor
RB1	Retinoblastom, Osteosarkom
NF1	Neurofibromatom, Sarkom
DCC	Kolorektales Karzinom
BRCA1, BRCA2	Erbliche Form des Mammakarzinoms

35.2.4 Indirekte Wirkungen von Kanzerogenen; Tumorpromotoren

Neben der Schädigung der DNA haben Kanzerogene auch Wirkungen, die indirekt Einfluss auf die Kanzerogenese haben. So induzieren viele Genotoxine über Aktivierung des EGF-Rezeptors den Ras-Raf-MAP-Kinase-Signalweg (➤ Abb. 35.19) und bewirken somit Genaktivierung durch Induktion der Transkriptionsfaktoren c-Fos und c-Jun. Unter diesen sind DNA-Reparatur-Gene, die schützend wirken, aber auch Gene, die die Proliferation stimulieren. **Durch Stimulation der Zellteilung zeichnen sich aber gerade Tumorpromotoren aus.**

Dass Tumorpromotion und direkte Karzinogenwirkung ineinander übergehen können, zeigt das Beispiel **Asbest.** Nur Asbestfasern **von einer bestimmten Form und Länge** erzeugen Lungenkrebs. Auch Buchenstaub ist als Karzinogen eingestuft. Die Ursache besteht darin, dass alveoläre Makrophagen versuchen, inhalierte Fasern und Stäube durch Phagozytose zu beseitigen. Das gelingt ihnen jedoch nicht, da die Partikel selbst nicht abgebaut werden können. **Makrophagen,** die die Partikel aufgenommen haben, sind jedoch permanent aktiviert: sie bilden reaktive Sauerstoffspezies **(ROS),** die DNA-Schäden im umliegenden Gewebe verursachen, und sezernieren **Zytokine,** die die Proliferation stimulieren. Auf dieser Grundlage (einer **chronischen lokalen Entzündung**) entwickelt sich eine **Hyperplasie,** die später in Krebs übergehen kann. Hinzu kommt, dass Asbestfasern die **Mitose stören,** wodurch Genommutationen in Form von Aneuploidien verursacht werden.

Zellproliferation ist als promovierender Faktor von zweifacher Bedeutung: sie führt zur **Erhöhung der spontanen Mutationsrate,** da alle DNA-Polymerasen eine gewisse Fehlerrate haben. Sie erhöht zudem die **induzierte Mutationsrate,** da in schnell proliferierenden Zellen die **Wahrscheinlichkeit der Konvertierung von DNA-Basen-Schäden** (endogenen wie auch exogenen Ursprungs) **in Mutationen** besonders hoch ist. Insofern sind stark proliferierende Wechselgewebe besonders empfindlich gegenüber Karzinogenen, und proliferationsstimulierende Faktoren wirken bei gleichzeitiger Einwirkung von Karzinogenen stets auch tumorpromovierend. Eine Übersicht über Eigenschaften kompletter Karzinogene und promovierender Faktoren gibt ➤ Tab. 35.19.

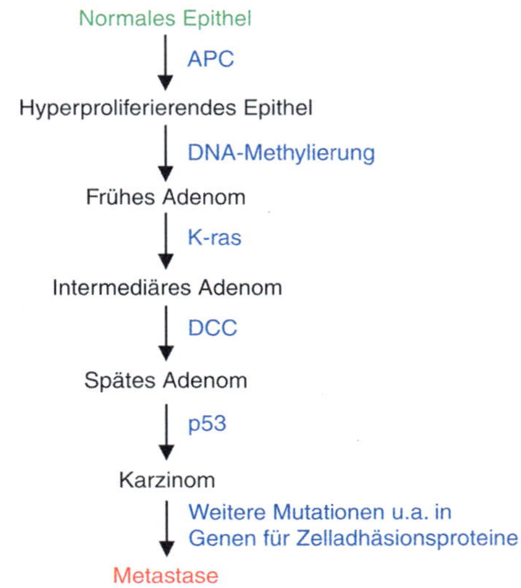

Abb. 35.20 Mehrstufenprozess der Karzinogenese am Beispiel des Kolonkarzinoms.
Morphologische Veränderungen in Richtung zunehmender Malignität sind durch definierte genomische Veränderungen charakterisiert. Als früher Schritt wird eine mutative Veränderung des APC-Tumorsuppressor-Gens angesehen. APC bindet β-Catenin und bewirkt dadurch dessen Degradation. Wird β-Catenin nicht abgebaut (durch mutative Inaktivierung von APC), so aktiviert es die Transkription von Genen wie *c-MYC* und *Cyclin-D1.* Die verstärkte Expression dieser beiden Gene bewirkt verstärkte Proliferation der betroffenen Zellen. Im hyperproliferativen Epithel findet sich häufig verstärkte DNA-Methylierung (5-Methylcytosin), durch die Gene reprimiert werden können. In frühen Adenomen finden sich vermehrt *K-RAS*-Mutationen. Die GTPase RAS wird normalerweise über Wachstumsfaktor-Rezeptoren (wie EGFR, PDGFR) aktiviert. Mutiertes RAS ist jedoch konstitutiv aktiv; die Zelle proliferiert, ohne auf Wachstumsfaktoren angewiesen zu sein (➤ Abb. 35.19). Weitere späte Mutationen erfolgen in den Genen für DCC (= deleted in colon cancer), einem Membranadhäsionsprotein, und p53, das als Transkriptionsfaktor den Zellzyklus, Apoptose und DNA-Reparatur kontrolliert. Den Übergang zum metastasierenden Karzinom verursachen Mutationen in z.T. unbekannten Genen, die für Zelladhäsionsproteine codieren. Alle Schritte dieser Ereigniskette laufen mit erhöhter Wahrscheinlichkeit ab, wenn inaktivierende Mutationen in Genen für Mismatch-Reparatur-Proteine (u. a. MSH2, MSH6) vorliegen. In der erblichen Form des Kolonkarzinoms ist die Mismatch-Reparatur defekt. Dies führt zu einer erhöhten Mutationsrate und reduzierter Apoptose nach Einwirkung methylierender Karzinogene (u. a. auch der nahrungsbedingten Nitrosamine), was den Prozess der Karzinogenese beschleunigt.

Tab. 35.19 Typische Eigenschaften von Krebsrisikofaktoren

Komplette Kanzerogene	Bedingt krebsauslösende Faktoren (Tumorpromotoren)
Reagieren mit DNA	Reagieren nicht mit DNA
Reagieren nicht selektiv mit Rezeptoren	Aktivieren Rezeptoren oder Signalmoleküle
Sind mutagen	Sind nicht mutagen
Lösen DNA-Reparatur aus	Wirken proliferationssteigernd (hormonartig oder zytotoxisch)
Sind Initiatoren	Sind Promotoren
Irreversible Wirkung	Reversible Wirkung
Additive Wirkung	Wirkung kann additiv sein
Theoretisch keine Wirkungsschwelle	Wirkungsschwelle

35.2.5 Krebserzeugende Stoffe

Die intensive Suche nach krebsauslösenden Wirkungen von chemischen Stoffen hat bisher über 2000 Verbindungen identifiziert, die in Versuchstieren unter bestimmten Expositionsbedingungen Krebs auslösen können (Übersicht in „Carcinogenicity potency database", http://potency.berkeley.edu/cpdb.html). In Deutschland wird die krebserzeugende Wirkung von Stoffen durch die MAK-Kommission der Deutschen Forschungsgemeinschaft bewertet (MAK = maximale Arbeitsplatzkonzentration). Derzeit umfasst die MAK-Liste etwa 300 Arbeitsstoffe, die im Menschen als krebserzeugend anzusehen sind. Krebserzeugende Stoffe umfassen einfache Metallsalze bis hin zu komplex aufgebauten Naturstoffen. Die wichtigsten Gruppen chemischer Kanzerogene sind:

- Polyzyklische aromatische Kohlenwasserstoffe
- Aromatische Amine
- N-Nitrosoverbindungen
- Alkylantien
- Einige Metalle
- Olefine
- Bestimmte Naturstoffe

Zu den im Menschen wirksamen chemischen Kanzerogenen müssen auch noch **Mineralfasern (Asbest)** sowie bestimmte **Feinpartikel** wie Eichen- und Buchenstaub gerechnet werden.

Polyzyklische aromatische Kohlenwasserstoffe

(PAK; ➤ Abb. 35.21) entstehen hauptsächlich durch unvollständige **Verbrennung** von organischen Materialien (z. B. in Verbrennungsmotoren) und bei der Pyrolyse von Aminosäuren, Fettsäuren und Kohlenhydraten. PAK sind auch im Haupt- und Nebenstromrauch von **Zigaretten** und in geräucherten **Lebensmitteln** vorhanden. Emittierte PAK werden hauptsächlich in an Partikel gebundener Form in der Luft verteilt. Im Bereich von Verkehrswegen, Industriestandorten (Kokereien, Metallhütten) und **Altlaststandorten** und auch in landwirtschaftlich genutzten Böden (durch Nutzen von Klärschlamm, Müllkompost und Torf als Dünger) wurden zum Teil außerordentlich hohe Werte, zwischen 1,3 und 60 mg/kg Benzo[a]pyren (die Substanz gilt als Leitsubstanz für PAK), gemessen. Wichtigste Belastungsquellen des Menschen sind neben **beruflicher Exposition** die Nahrung (geschätzte tägliche Aufnahme bis 500 ng bei Genuss von großen Mengen an gebratenem Fleisch) und Tabakrauch (400 ng/Tag bei 20 Zigaretten).

Das krebserzeugende Potential dieser Verbindungen ist seit einem Jahrhundert bekannt. Auf der Skala der kanzerogenen Potenz besetzen Vertreter aus dieser Stoffgruppe ein sehr breites Spektrum, das von „nicht nachweisbar" (z. B. Benzo[e]pyren) bis zu „sehr stark wirksam" (z. B. Benzo[a]pyren und 1,2-Dimethylbenzanthrazen) reicht. Kanzerogene PAK sind sowohl lokal als auch systemisch wirksam. **Motorabgase** mit hoher PAK-Konzentration können bei beruflich stark Exponierten sowie bei Ratten dosisabhängig Lungentumoren erzeugen. Nach intensivem Hautkontakt mit PAK-reichen Gemischen wurde eine kanzerogene Wirkung auf die Haut beobachtet. Die in der Umwelt vorkommenden PAK müssen metabolisch aktiviert werden. Die krebserzeugende Wirkung von PAK beruht auf der Interaktion von im Stoffwechsel gebildeten reaktiven Metaboliten mit der DNA (ein Beispiel für Benzo[a]pyren ist in ➤ Abb. 35.22 dargestellt).

Eine Reihe von DNA-Basen-Addukten polyzyklischer aromatischer Kohlenwasserstoffe wurden identifiziert (beispielhafte Struktur in ➤ Abb. 35.23).

Das Ausmaß der DNA-Bindung bei PAK korreliert nicht mit der Tumorigenität im Zielorgan, da bereits geringfügige Veränderungen der Molekülstruktur die Mutagenität des DNA-Addukts beeinflussen. Daher lässt sich die DNA-Bindung nicht als biochemischer Parameter zur Risikobewertung nutzen. Die Kanzerogenität einzelner PAK oder von PAK-Gemischen kann nur experimentell im Tiermodell bestimmt werden.

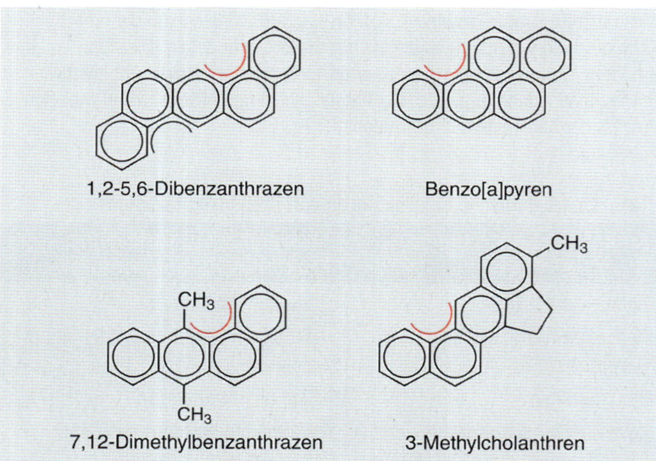

Abb. 35.21 Kanzerogene polyzyklische aromatische Kohlenwasserstoffe. Die meist planaren und stark lipophilen Verbindungen lassen sich vom Phenanthren durch Einführen von Methylgruppen oder von weiteren Benzolringen ableiten. Aus der Anordnung der Benzolringe im Phenanthren ergibt sich auch die für die metabolische Aktivierung wichtige Bay-Region (roter Halbkreis).

Aromatische Amine

Aromatische Amine (Arylamine) werden als Grundstoffe in der Farbenindustrie (Azofarbstoffe) und für viele andere Zwecke eingesetzt. Sie entstehen auch in proteinreicher Nahrung (Fleisch, Fisch) während der Zubereitung beim **Grillen und Braten** bei hoher Temperatur (> 150 °C). Einige kanzerogene aromatische Amine sind in ➤ Abb. 35.24 dargestellt.

Aromatische Amine erzeugen nach systemischer Zufuhr Tumoren in bestimmten, für die Substanz spezifischen Zielgeweben. In Nagern erzeugen sie häufig Leber-, Harnblasen- und Brustkrebs. Die in technischem Anilin enthaltenen Verunreinigungen 2-Naphthylamin und 4-Aminobiphenyl waren für den bei Anilin-Arbeitern erstmals vor 100 Jahren beobachteten Blasenkrebs verantwortlich (➤ Tab. 35.13).

Als **ultimale Kanzerogene** von aromatischen Aminen werden **Nitreniumionen** angesehen, die spontan nach Oxidation der Amine und/oder Kopplung mit Sulfat, Acetat oder Glucuronsäure entstehen

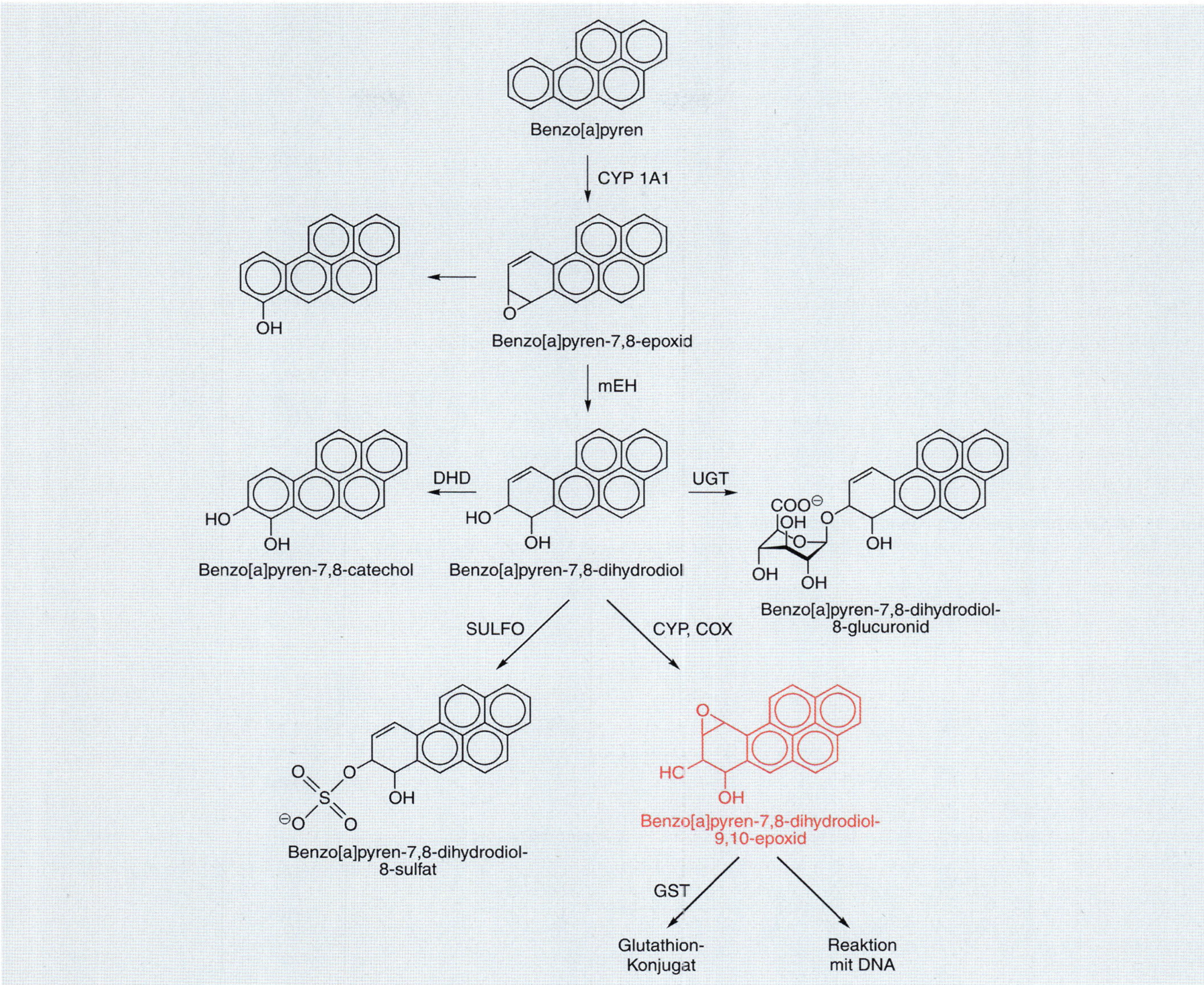

Abb. 35.22 Bildung wichtiger DNA-reaktiver Metaboliten von Benzo[a]pyren.
Als ultimales, mit der DNA reagierendes Kanzerogen gilt das Diolepoxid (rot).

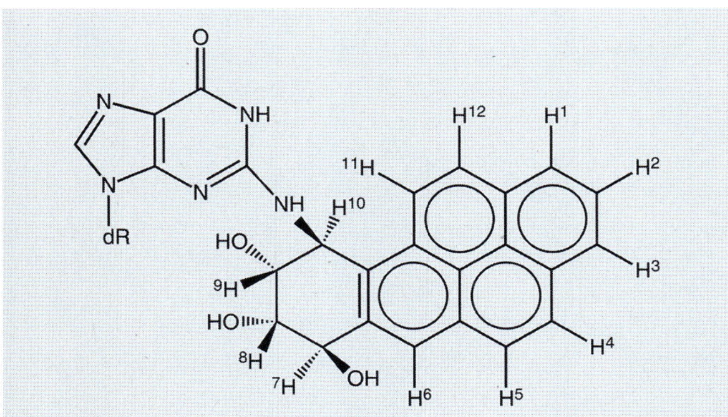

Abb. 35.23 Hauptprodukt der Umsetzung von (+)-anti-7,8-Dihydroxy-9,10-epoxy-7,8,9,10-tetrahydro-3,4-benzpyren (Diolepoxid) mit Nukleinsäuren.
Das Epoxid reagiert hauptsächlich mit der exozyklischen Aminogruppe (N^2) von Guanin.

(➤ Abb. 35.25). Viele der an der Aktivierung und Desaktivierung beteiligten Enzyme zeigen ausgeprägte Speziesunterschiede in ihrer Aktivität und Organverteilung. Dies kann die erheblichen Speziesunterschiede in der Empfindlichkeit gegenüber den kanzerogenen Wirkungen von aromatischen Aminen und die unterschiedliche Organotropie erklären.

Mehrkernige Nitroaromaten wie das in Dieselmotoremissionen enthaltene **1-Nitropyren** sind ebenfalls hoch mutagen und kanzerogen. Solche Verbindungen werden im Stoffwechsel nach Reduktion ebenfalls in Nitreniumionen umgewandelt, allerdings kann auch Bildung von Epoxiden für die kovalente Bindung an DNA verantwortlich sein.

Heterozyklische aromatische Amine entstehen in mit hoher Temperatur gebratenem **Fleisch und Fisch** (➤ Abb. 35.26). Diese werden daher auch als „food borne carcinogens" bezeichnet. Auch die Karzinogene Benzo[a]pyren und N-Dimethylnitrosamin sowie

35

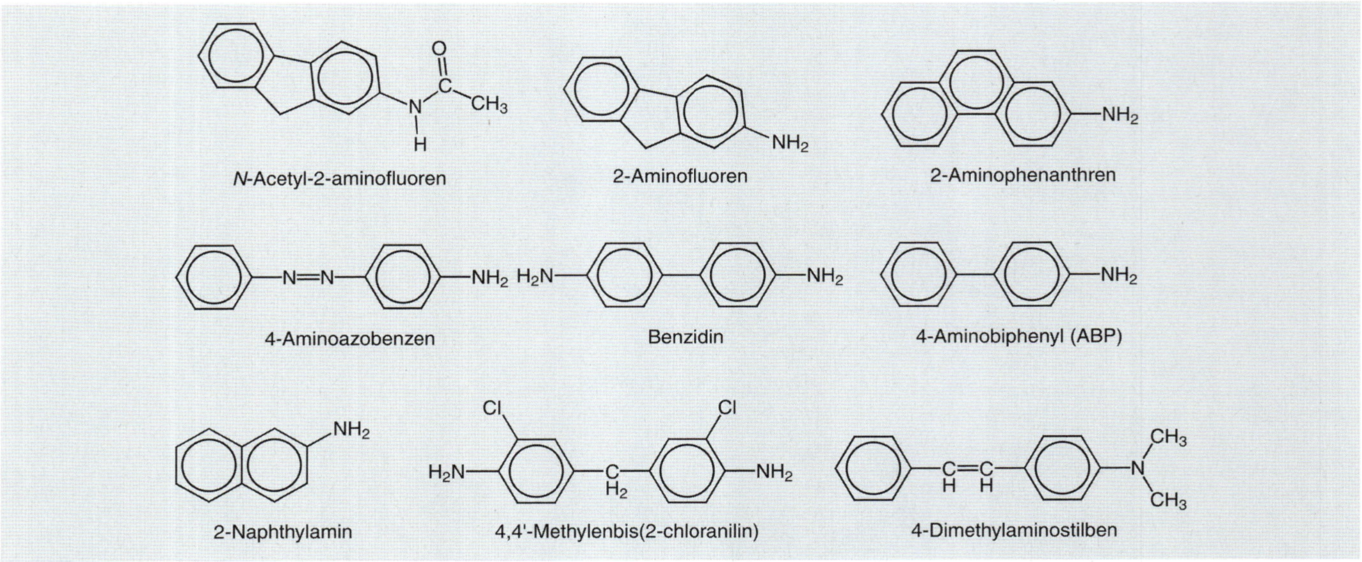

Abb. 35.24 Strukturen krebserzeugender aromatischer Amine.
Verbindungen wie N-Acetyl-2-aminofluoren (AAF) sind äußerst potente Mutagene und Karzinogene. Die Bioaktivierung ist komplex. Ein Beispiel ist in ➤ Abb. 35.25 dargestellt.

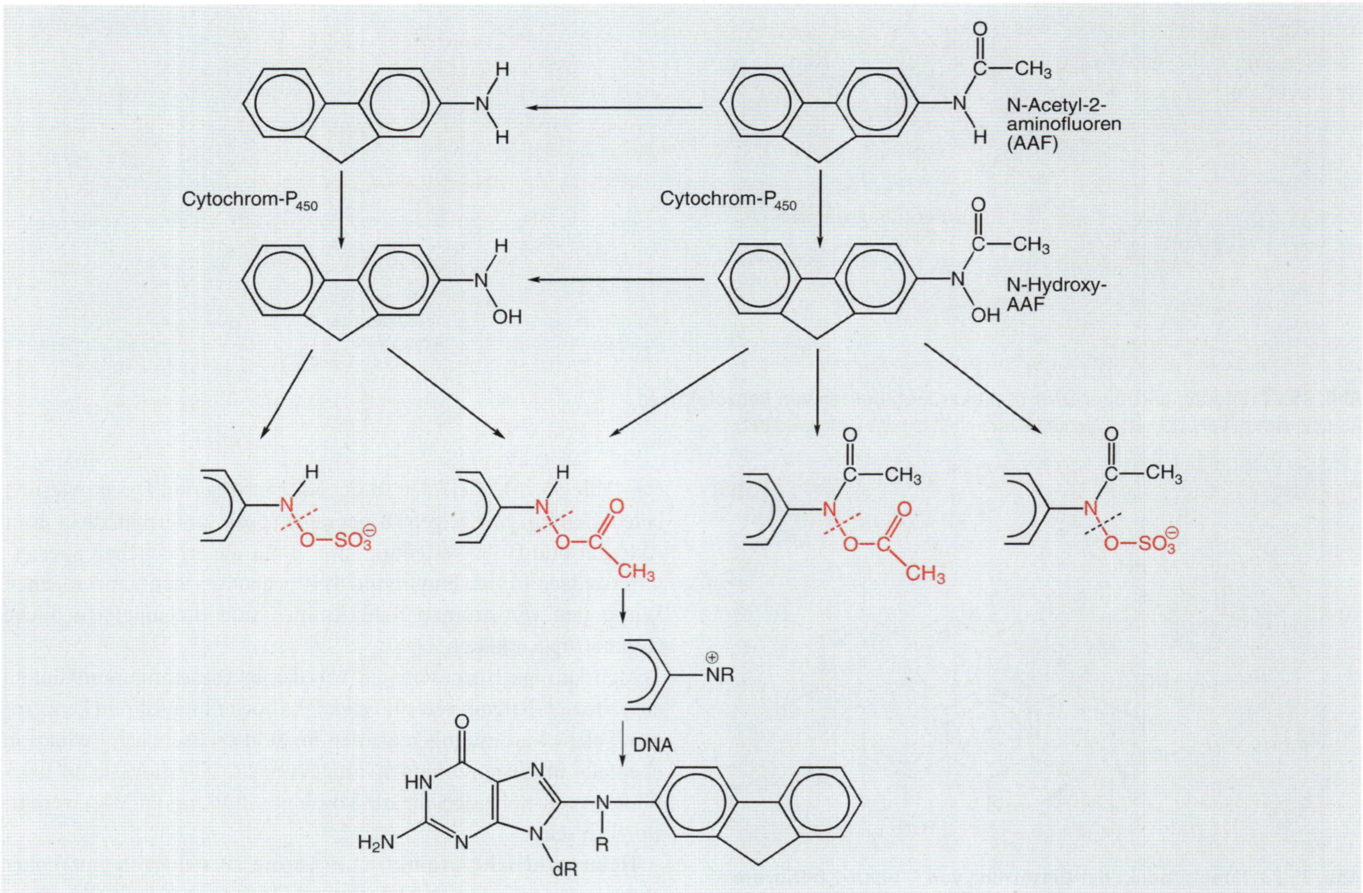

Abb. 35.25 Bioaktivierung von aromatischen Aminen am Beispiel von N-Acetyl-2-aminofluoren.
DNA-reaktive Metaboliten sind farbig. (R = H, CH_3-CO)

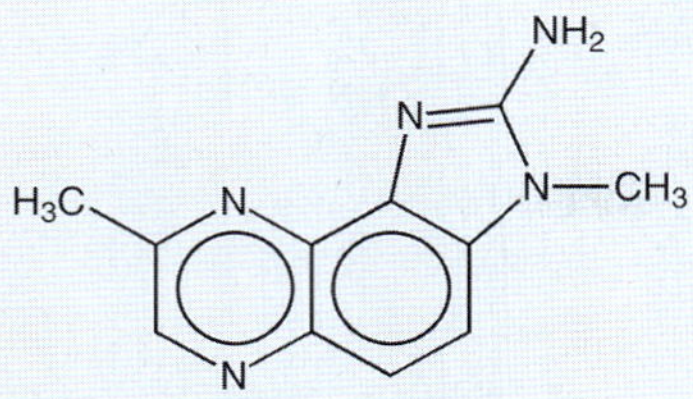

2-Amino-3,8-dimethyl-imidazo[4,5-*f*]quinoxalin (MeIQx*)

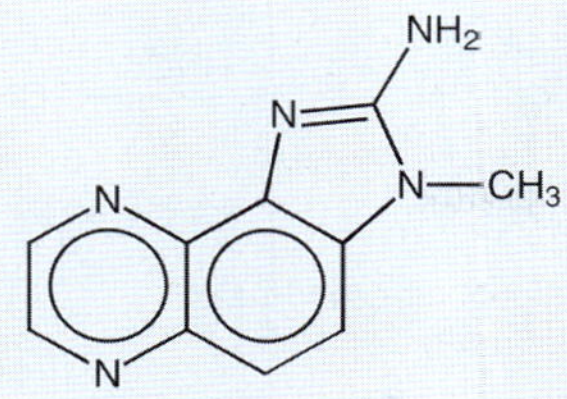

2-Amino-3-methyl-imidazo[4,5-*f*]quinoxalin (IQ*)

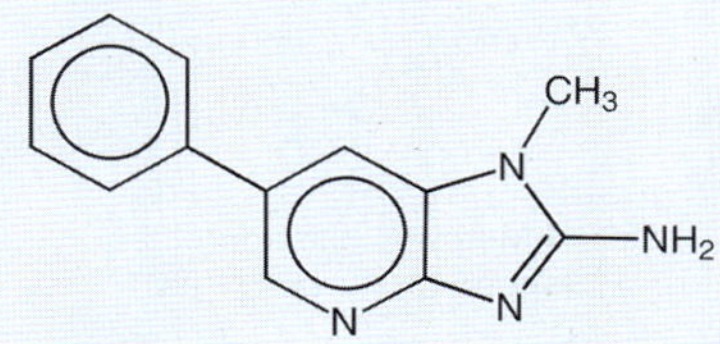

2-Amino-1-methyl-6-phenyl-imidazo[4,5-*b*]pyridin (PhIP*)

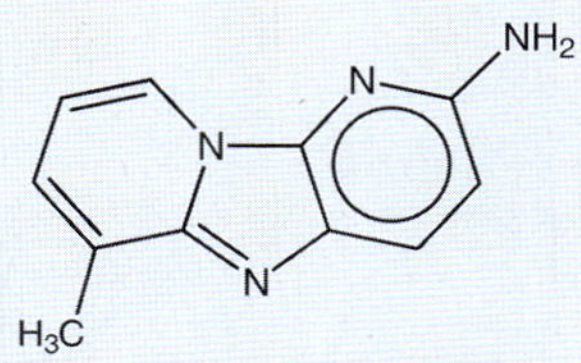

2-Amino-6-methyl-dipyrido[1,2-*a*:3',2'-*d*]imidazol (Glu-P-1*)

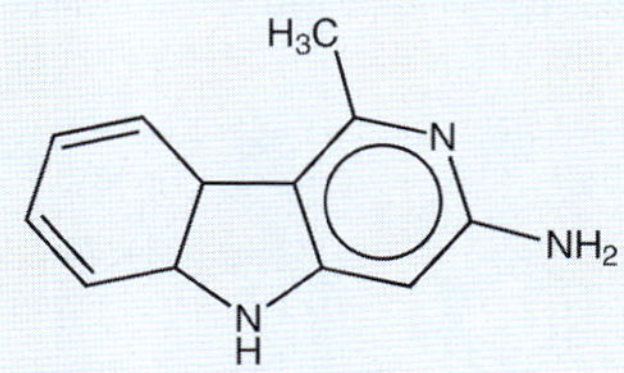

3-Amino-1-methyl-5H-pyrido[4,3-*b*]indol (Trp-P-2*)

Abb. 35.26 Beispiele einiger heterozyklischer aromatischer Amine (*Kurzname), die in gebratenem Fleisch und Fisch vorkommen. Die bisher untersuchten Verbindungen sind stark mutagen in Bakterien und Säugerzellen; sie erzeugen Tumoren (u. a. Kolonkarzinome) bei Ratten und Mäusen.

das schwach karzinogene Acrylamid entstehen bei der Zubereitung der Nahrung bei hoher Temperatur (> 200 °C). Die Verbindungen sind stabil und werden nach Aufnahme und Transport in die Leber durch Cytochrom P_{450} aktiviert. Das 2-Amino-3-methylimidazo[4,5-*f*]chinoxalin (Kurzbezeichnung IQ) fiel durch seine starke Mutagenität in Bakterien auf. In den folgenden Jahren isolierte man weitere nahe verwandte heterozyklische Amine, die sich insbesondere beim **Braten und Grillen** von Fleisch und Fisch bilden (➤ Abb. 35.26). Sie entstehen durch die Hitzebehandlung aus Creatin/Creatinin (als Lieferanten des Imidazolrings), Zuckern und Aminosäuren. Die geschätzte tägliche Pro-Kopf-Aufnahme aller heterozyklischen Amine des Menschen schwankt zwischen 3,5 und 100 µg, abhängig von der Nahrung und der Nahrungszubereitung. Die in der Nahrung, insbesondere in stark erhitztem Fleisch (Steaks) und geräuchertem Fisch, enthaltenen heterozyklischen Amine wie auch N-Nitrosamine sind wahrscheinlich, neben den Karzinogenen im Tabakrauch, die wichtigsten exogenen krebsauslösenden Faktoren.

Es sei darauf hingewiesen, dass es eine besonders gute Korrelation zwischen dem Konsum roten Fleisches und Darmkrebs gibt. Dies kann durch die Annahme heterozyklischer Amine als Verursacher nicht erklärt werden. Eine neuere Theorie besagt, dass das Fe-haltige Häm des Bluts im aufgenommenen Fleisch katalytisch wirkt und die endogene mikrobielle Bildung von N-Nitroso-Verbindungen sowie genotoxischen Aldehyden durch Peroxidation aufgenommener Fette verstärkt, welche die DNA des Darmepithels schädigen. Chlorophyll, Vitamin C und Polyphenole hemmen den Prozess, woraus Empfehlungen hinsichtlich der Ernährung und Protektion gegenüber nahrungsspezifischen Karzinogenen abgeleitet werden können.

Alkylantien: N-Nitrosamide

Verschiedene N-Nitrosamide sind **stark karzinogen** (➤ Abb. 35.27). N-Nitrosamide zerfallen in Wasser spontan zu alkylierenden Zwischenstufen (bei den methylierenden Agenzien sind das Diazomethan und Carbenium-Ionen), die mit der DNA reagieren. Sehr häufig verwendete experimentelle Mutagene und Karzinogene sind N-Methyl-N'-nitro-N-nitrosoguanidin (MNNG), N-Methyl-N-nitrosoharnstoff und N-Ethyl-N-nitrosoharnstoff. Die letztgenannten Stoffe, insbesondere die ethylierenden Alkylantien, haben ein sehr hohes mutagenes Potential bei geringer Zytotoxizität. Einige N-Nitrosoharnstoff-Derivate wie Carmustin, Nimustin und Lomustin sowie Streptozotocin haben **klinische Bedeutung** als Zytostatika bei der Tumortherapie (➤ Kap. 35.6.4).

Alkylantien: N-Nitrosamine

N-Nitrosamine kommen in geringen Mengen in vielen **Lebensmitteln** (gepökeltes Fleisch, geräucherter Schinken, alkoholische Getränke wie Whisky) vor. Sie entstehen auch während des **Rauchens.** Im Tabakrauch kommen neben dem Dimethylnitrosamin auch **tabakspezifische** Nitrosamine (➤ Abb. 35.28) vor, die Fermentierungs- und Verbrennungsprodukte des Nicotins sind. Diese im Tabakrauch enthaltenen N-Nitrosamine sind mitverantwortlich für die Karzinogenität des Zigarettenrauchs. N-Nitroso-Verbindungen können auch im sauren Milieu des Magens aus sekundären Aminen der Nahrung und aus Nitrit gebildet werden. Nitrit entsteht durch Reduktion von über Nahrung und Trinkwasser aufgenommenem Nitrat durch die intestinale Mikroflora.

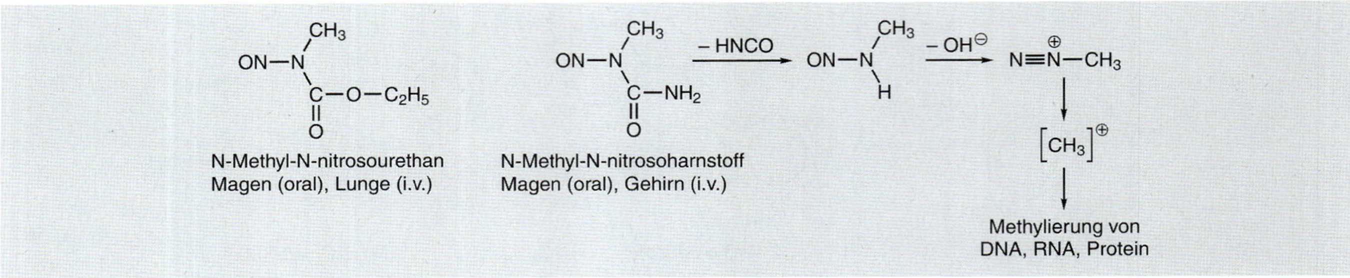

Abb. 35.27 Kanzerogene N-Nitrosamide.
Angegeben ist die Tumorlokalisation bei der Ratte nach der in Klammern angeführten Applikationsform.

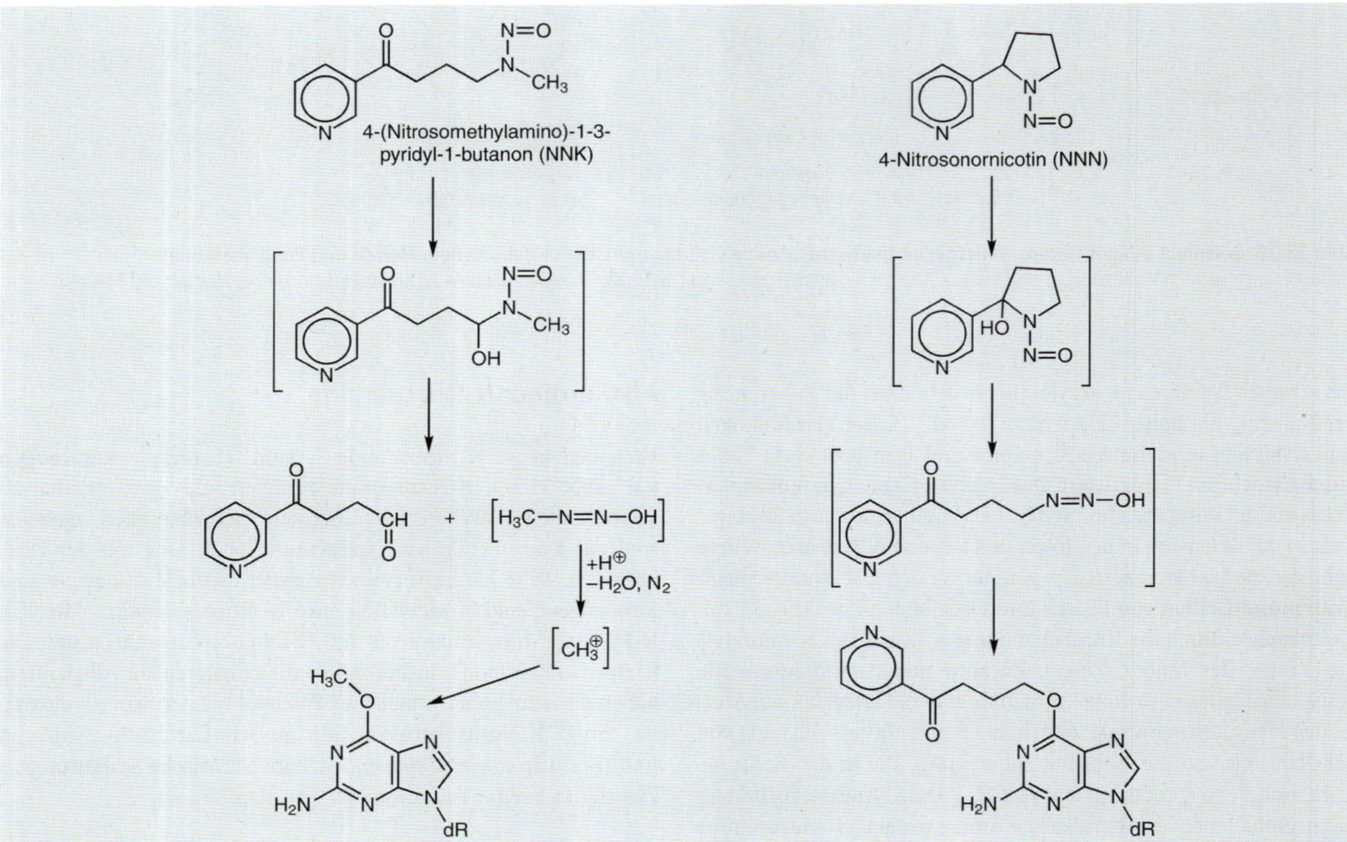

Abb. 35.28 Bioaktivierung tabakspezifischer N-Nitrosamine und Bildung von DNA-Basen-Addukten.
Die reaktiven Metaboliten reagieren mit verschiedenen nukleophilen Stellen in der DNA; gezeigt ist die Reaktion mit dem O^6 des Guanins.

35

N-Nitrosamine sind stark wirksame Kanzerogene, die im Tierversuch eine ausgeprägte Organotropie zeigen. Diese wird wesentlich durch die chemische Struktur der Verbindung bestimmt; Tierspezies, Applikationsweg und Behandlungsdauer spielen ebenfalls eine Rolle (➤ Abb. 35.29). Eine eindeutige Struktur-Organ-Beziehung ist jedoch nicht bekannt. N-Nitrosamine induzieren in allen bisher untersuchten Spezies Tumoren.

N-Nitrosamine sind stabil und werden durch **Bioaktivierungsreaktionen** in ultimale Kanzerogene umgewandelt. Die Bioaktivierung von Dialkylnitrosaminen wird durch Cytochrom P_{450} katalysiert. Dabei entsteht aus **Dimethylnitrosamin** (DMNA) im ersten Schritt ein instabiler Alkohol, der über Methylnitrosamin zu Carbenium-Ionen zerfällt (wie beim spontanen Zerfall von N-Nitrosamiden), welche die DNA methylieren. Diese alkylierenden reaktiven Gruppen entstehen auch durch N-Oxidation kanzerogener Dialkylhydrazine oder des Naturstoffs Cycasin, das in den Wurzeln, Blättern und Nüssen von *Cycas*-Palmen enthalten ist. Der für die Kanzerogenität verantwortliche Cycasinmetabolit ist Methylazoxymethanol (auch als **Azoxymethan** bekannt), das nach Abspaltung des Zuckers durch bakterielle Hydrolasen im Darm entsteht und hier Tumoren erzeugt (➤ Abb. 35.30).

Weitere alkylierende Verbindungen

Zu dieser Gruppe chemischer Kanzerogene gehören eine Reihe von Verbindungen mit elektrophilen Eigenschaften wie Stickstoff- und Schwefellost (Senfgas, der Name Lost kommt von den beiden Chemikern Lommel und Steinkopf, die im Ersten Weltkrieg unter Leitung von Fritz Harber das Kampfgas „erfanden"), Epoxide und Lactone, α-Chlorether und Dialkylsulfate (➤ Abb. 35.31). Stoffe aus diesen Gruppen werden als industrielle Zwischenstufen für chemische Synthesen verwendet. Die Verbindungen sind stark clastogen (d. h., sie induzieren Chromosomenaberrationen). Das Kampfgas Schwefellost ist das Paradebeispiel für ein **bifunktionelles Alkylans,** das mit beiden funktionellen Gruppen (den Chlorethylgruppen)

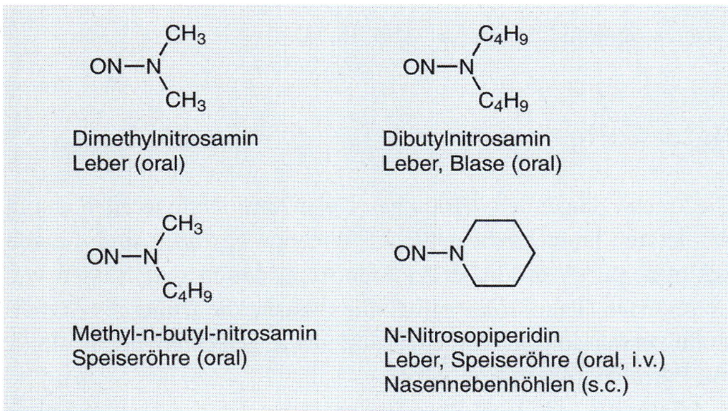

Abb. 35.29 Kanzerogene N-Nitrosamine.
Angegeben ist die Tumorlokalisation bei der Ratte nach der in Klammern angeführten Applikationsform.

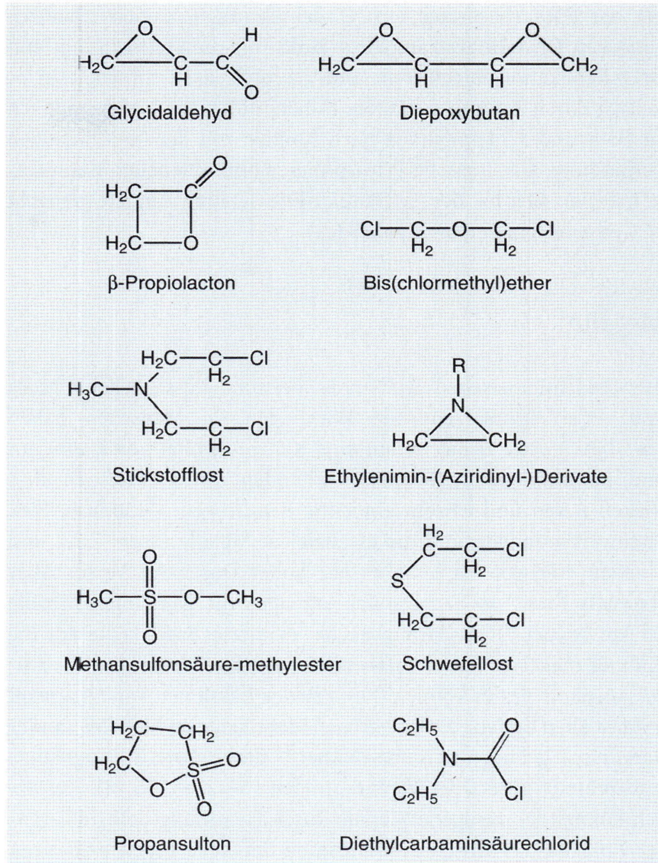

Abb. 35.31 Kanzerogene alkylierende Verbindungen.

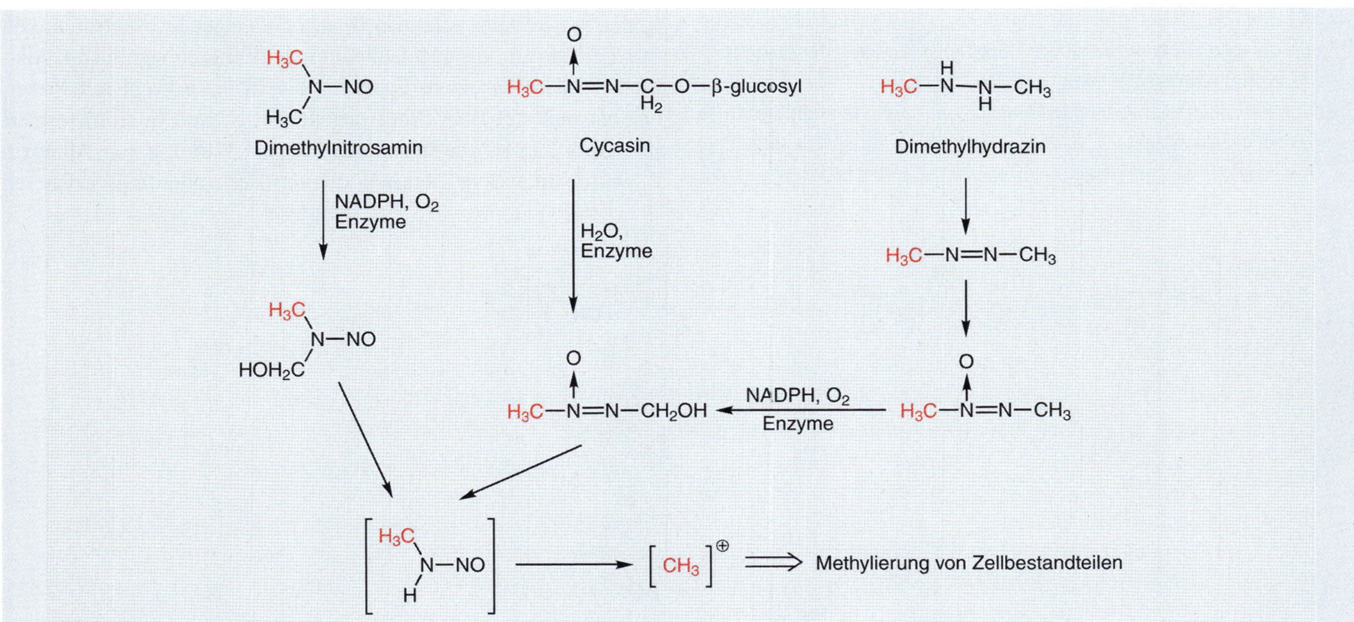

Abb. 35.30 Bildung von alkylierenden Zwischenstufen aus N-Nitrosaminen und Hydrazinderivaten.

mit der DNA (bevorzugt am N7 des Guanins) reagiert. Dadurch entstehen **DNA-Interstrang-Crosslinks,** die die Transkription und DNA-Replikation blockieren und dadurch ausgesprochen zytotoxisch durch **Apoptose** wirken. Daher rühren die Verbrennungen an Haut und Schleimhäuten nach Kontakt mit der ölig-flüchtigen Verbindung. Das toxische Prinzip dieser bifunktionellen Kampfgase hat man sich bei der Zytostatika-Entwicklung zunutze gemacht (s. Cyclophosphamid ➤ Kap. 35.6.1).

Metalle

Aus epidemiologischen Studien ist bekannt, dass Nickel, Chrom und Arsen krebserzeugende Wirkungen im Menschen haben (➤ Tab. 35.20), Hinweise auf eine Kanzerogenität von Cadmium und Beryllium sind ebenfalls vorhanden. Im Tierversuch sind Nickel, Arsen und Chrom eindeutig kanzerogen. Cadmium, Blei, Platinverbindungen und die essenziellen Metalle Eisen, Zink und Mangan erzeugen nach Gabe sehr hoher Dosen im Versuchstier ebenfalls Krebs. In Säugerzellen erzeugen die genannten Metalle Effekte an der DNA (Strangbrüche, oxidierte Basen), die auf die Bildung **reaktiver Sauerstoffspezies** zurückzuführen sind. Reaktive Sauerstoffspezies können durch Redoxreaktionen von Sauerstoff mit fast allen bis jetzt als kanzerogen identifizierten Metallen (außer Beryllium) gebildet werden. Oxidierte Basen (wie 8-Oxoguanin) sind prämutagene DNA-Veränderungen (➤ Abb. 35.18). Zusätzlich können kanzerogene Metalle durch Hemmung detoxifizierender Enzyme die Abwehrmechanismen der Zelle gegen oxidativen Stress schwächen sowie durch **Hemmung von Reparaturenzymen** die DNA-Reparatur inhibieren. Eine Hemmung der DNA-Reparatur wurde für Arsen schon bei sehr niedrigen, nichttoxischen Dosen beobachtet.

Tab. 35.20 Krebs durch Metallexposition des Menschen am Arbeitsplatz

Metall	Technischer Prozess/Aufnahmeweg	Zielorgane
Nickel	Metallurgische Prozesse/Inhalation	Lungen-, Nasenkrebs
Chrom	Metallurgische Prozesse und Darstellung von Chromatpigmenten/Inhalation	Lungen-, Nasenkrebs
Arsen	Herstellung von Arsentrioxid/Inhalation und Hautkontakt	Lungen-, Hautkrebs, Tumoren des Magen-Darm-Trakts

Olefine

In Versuchstieren sind verschiedene Olefine, die technisch genutzt werden (z. B. Butadien; ➤ Abb. 35.32), aber auch natürlich vorkommende Verbindungen mit aliphatischen Doppelbindungen wie Isopren, Ethen oder Limonen krebserzeugend. Im Menschen eindeutig krebserzeugend ist Vinylchlorid, das als klassische Industriechemikalie aus Ausgangspunkt für die Kunststoffsynthese (PVC) dient. Die krebserzeugende Wirkung vieler Olefine beruht auf ihrer Bioaktivierung über Cytochrom P_{450} zu **Epoxiden,** die mit DNA-Basen reagieren können (➤ Abb. 35.33).

Naturstoffe

Die krebserzeugenden Wirkungen vieler Naturstoffe wurden erst in den letzten Jahrzehnten entdeckt. Wichtige Vertreter sind die von Schimmelpilzen produzierten Aflatoxine, das in den Nüssen von *Cycas*-Arten (Palmfarne) enthaltene Cycasin, die früher als Arzneistoffe verwendete Aristolochiasäure sowie verschiedene Alkaloide mit Pyrrolizidinkern und Safrol.

Aflatoxine sind Stoffwechselprodukte des Schimmelpilzes *Aspergillus flavus.* Der Hauptvertreter, das Aflatoxin B_1, ist eines der stärksten bisher identifizierten chemischen Kanzerogene. Aflatoxin bildende Schimmelpilze sind in der Umwelt weitverbreitet und können bei feuchtwarmer Lagerung verschiedene Nahrungsmittel, v. a. Nüsse, Getreide und Mohn, befallen. Die toxischen und krebserzeugenden Wirkungen von Aflatoxin B_1 betreffen u. a. die Leber. In der Ratte erhöht Aflatoxin B_1 schon ab einer Konzentration von 1 µg/kg Nahrung die Inzidenz von Lebertumoren signifikant. Aflatoxin B_1 wird zu einem Epoxid aktiviert, das sowohl mit Proteinen als auch mit DNA (überwiegend mit N7 von Guanin) reagiert (➤ Abb. 35.34). Die hepatokanzerogene Wirkung von Aflatoxin B_1 wurde in vielen Tierarten demonstriert, allerdings existieren

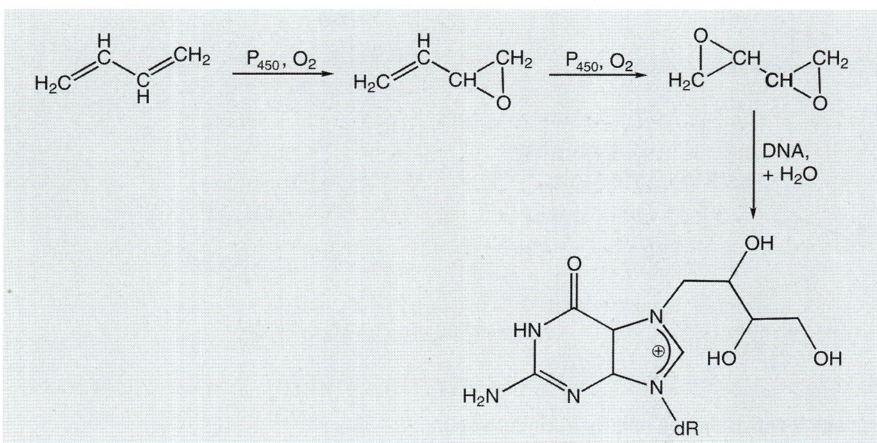

Abb. 35.32 Bioaktivierung von 1,3-Butadien zu einem DNA-reaktiven Diepoxid.
(dR = Desoxyribose)

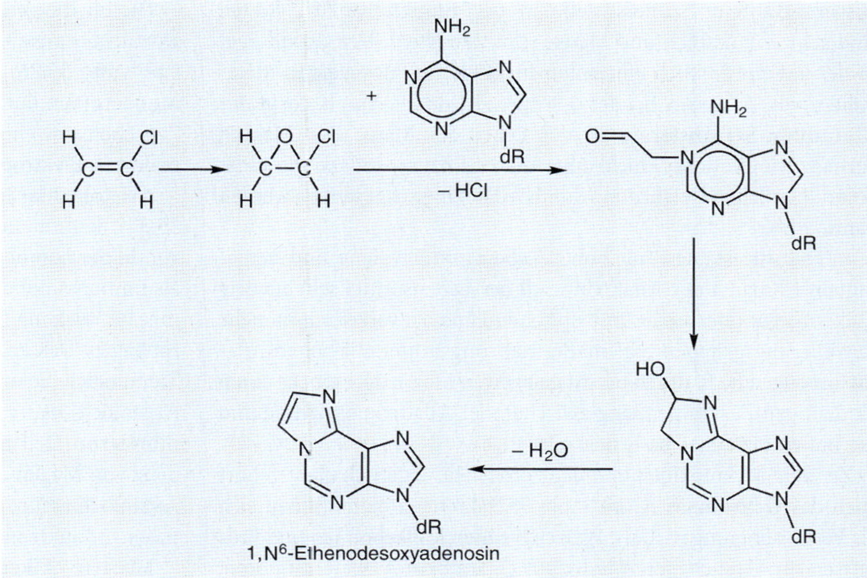

Abb. 35.33 Metabolische Bioaktivierung von Vinylchlorid zu Chloroxiran und Modifizierung von Desoxyadenosin zu 1,N^6-Ethenodesoxyadenosin. (dR = Desoxyribose)

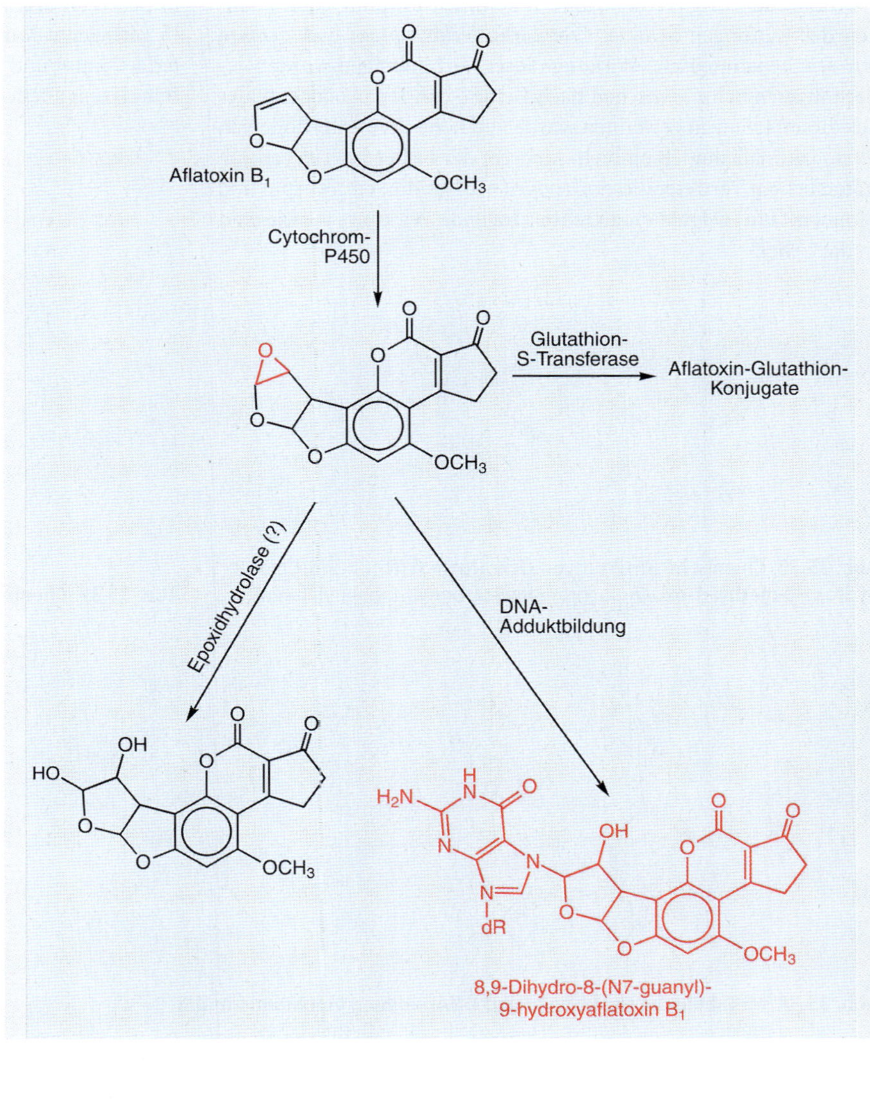

Abb. 35.34 Metabolische Epoxidierung von Aflatoxin B_1 und Reaktion des entstandenen Aflatoxin-B_1-8,9-oxids mit Desoxyguanosin. Das gebildete Guanosinderivat stellt eine prämutagene DNA-Läsion dar. (dR = Desoxyribose)

ausgeprägte Speziesunterschiede in der Empfindlichkeit. Ratten sind sehr empfindlich und Mäuse relativ resistent. Der Grund liegt in der außerordentlich effizienten Inaktivierung des aktiven Metaboliten von Aflatoxin B_1, des 8,9-Epoxids, durch eine Isoform der **Glutathion-S-Transferase** in der Leber der Maus. Der Mensch verfügt, wie die Ratte, nicht über dieses Enzym, sodass von einer gesundheitlichen Gefährdung durch Aflatoxine ausgegangen werden kann.

In Industriestaaten mit hoher Lebensmittelhygiene und gemäßigtem Klima ist der Aflatoxinbefall der Lebensmittel sehr niedrig und wird gut überwacht. In tropischen Ländern verzehren manche Bevölkerungsgruppen regelmäßig Nahrungsmittel mit hohen Aflatoxinmengen (z. B. durch feucht gelagerten Mais); dort gibt es einen eindeutigen Zusammenhang zwischen der Aflatoxinaufnahme und der hohen Inzidenz von Leberkrebs.

Zu den Mykotoxinen mit kanzerogenen Eigenschaften gehört auch das **Ochratoxin A** (➤ Abb. 35.35). Ochratoxine finden sich als Verunreinigung in Mais, Weizen, grünen Kaffeebohnen und Erdnüssen. In Versuchstieren induziert Ochratoxin A Nierentumoren, wobei Ratten viel empfindlicher sind als Mäuse. Die Mechanismen der Nierentumorigenität von Ochratoxin A sind nicht bekannt.

Alkaloide mit Pyrrolizidinkern kommen in zahlreichen Pflanzen der Gattungen *Senecio, Crotalaria, Heliotropium* und *Echium* vor. Die hepatotoxische Wirkung dieser Verbindungen wurde wiederholt auch beim Menschen nach Genuss von Tee beobachtet, der aus diesen Pflanzen gewonnen wurde und hohe Konzentrationen an Pyrrolizidinalkaloiden enthielt. Mehrere der bisher im Tierversuch untersuchten Vertreter dieser Gruppe (wie Isatidin, Lasiocarpin und Monocrotalin) zeigten eine krebserzeugende Wirkung, vorwiegend in der Leber.

Die für die gentoxischen Wirkungen von **Monocrotalin** verantwortlichen metabolischen Reaktionen sind mittlerweile aufgeklärt (➤ Abb. 35.36). Im ersten Schritt der Reaktionssequenz wird Monocrotalin durch Cytochrom P_{450} oxidiert; durch Hydrolyse der Zwischenstufe entsteht Dehydroretronecin, das schließlich zu einem reaktiven Elektrophil zerfällt und an die DNA bindet.

Aristolochiasäure, eine Nitrophenanthrencarbonsäure (➤ Abb. 35.37), kommt in Osterluzeigewächsen (Familie *Aristolochiaceae*) vor. In der homöopathischen Arzneimitteltherapie wurde sie früher als Immunstimulans verwendet; die angenommene pharmakodynamische Wirkung besteht in einer Erhöhung der Aktivität der Makrophagen. Das Präparat wurde aber vom Markt genommen, als im Tierversuch die ungewöhnlich starke krebserzeugende Wirkung der Aristolochiasäure in Ratten demonstriert wurde: Die Verabreichung führte zum Teil binnen weniger Wochen zu einer erhöhten Inzidenz von Magen-, Dünndarm-, Leber-, Nieren- und Hauttumoren. Aristolochiasäure ist genotoxisch, nephrotoxisch und bildet DNA-Basen-Addukte in hohen Ausbeuten.

Mehrere **Alkenylbenzole** (Estragol, Methyleugenol und Safrol) sind Geschmacksstoffe in Gewürzen. **Safrol** (4-Allyl-1,2-methylendioxybenzol) ist der Hauptbestandteil des Sassafrasöls, das in der Vergangenheit als Geschmackszusatzstoff verwendet wurde. In geringeren Konzentrationen findet sich Safrol in Anisöl, Kampferöl, Zimtöl und Muskatnussöl, in Spuren auch in Ingwer, Kakao, schwarzem Pfeffer und anderen Gewürzen. Die Anwendung von

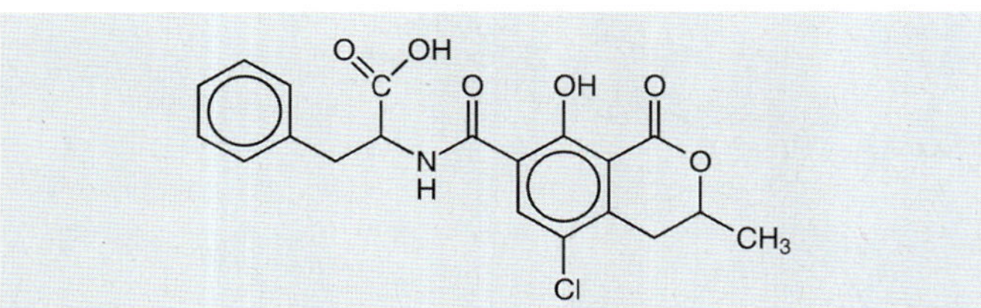

Abb. 35.35 Chemische Struktur von Ochratoxin A (N-[(3R)-(5-Chlor-8-hydroxy-3-methyl-1-oxo-7-isochromanyl)carbonyl]-L-phenylalanin).

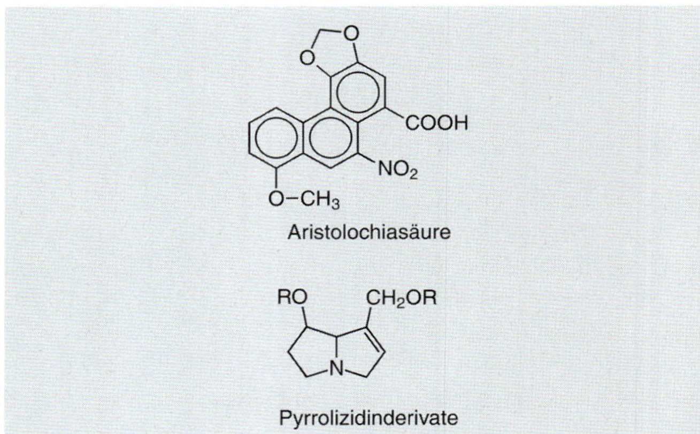

Abb. 35.37 Chemische Strukturen von Aristolochiasäure.

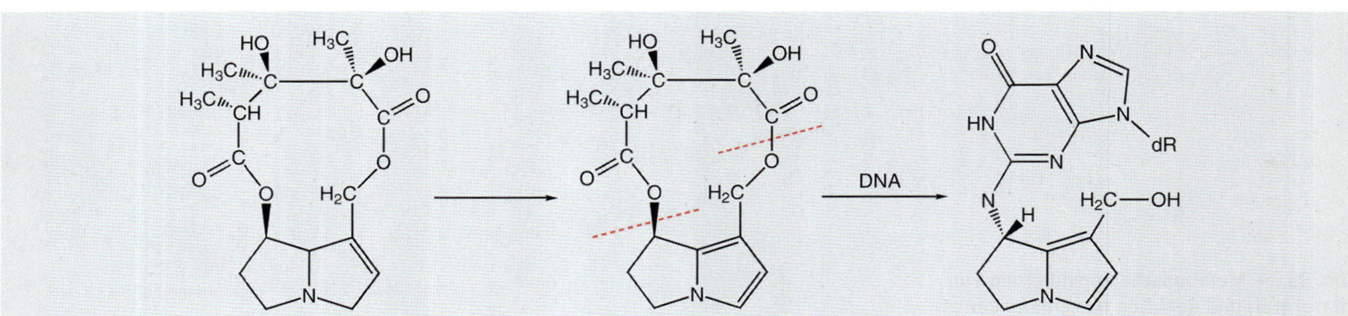

Abb. 35.36 Metabolische Reaktionen und DNA-Bindung von Monocrotalin.
Die Bindung erfolgt am extrazyklischen N des Guanins. (dR = Desoxyribose)

Safrol als Lebensmittelzusatzstoff wurde verboten, nachdem man seine kanzerogene Wirkung in der Ratte bewiesen hatte. Safrol ist genotoxisch und bildet DNA-Basen-Addukte, die auch im Menschen nachgewiesen wurden. Die Bioaktivierung von Safrol und anderen Alkenylbenzolen läuft über die Bildung eines reaktiven Sulfatesters ab, der in eine DNA-bindende Zwischenstufe zerfällt (> Abb. 35.38).

Festkörper und Partikel

Eine Reihe von Festkörpern und Partikeln zeigt kanzerogene Eigenschaften. Bei Versuchstieren lassen sich durch subkutane Implantation von Kunststoffplättchen Sarkome erzeugen, in Pulverform dagegen sind diese Stoffe wirkungslos. Man nimmt daher an, dass es sich um einen Festkörpereffekt handelt, der wenig stoffspezifisch, aber von Form, Größe und Oberflächenstruktur des Festkörpers abhängig ist.

Die wichtigste Gruppe von **Feststoffen** mit krebserzeugenden Eigenschaften stellen verschiedene Asbestformen dar. **Asbeste** sind faserförmige Calcium-Aluminium-Silikate, die wegen ihrer mechanischen und thermischen Stabilität und geringen Wärmeleitfähigkeit häufig verwendet wurden. Im Menschen induziert berufliche Exposition mit Asbestfasern Lungenfibrosen und Lungenkrebs sowie Pleuramesotheliome. Die Latenzzeiten zwischen dem Beginn der Asbestexposition und dem Auftreten von Tumoren sind lang; berichtet werden Latenzen von bis zu 60 Jahren. Die kanzerogene Wirkung von Mineralfasern ist weniger von der chemischen Zusammensetzung abhängig, sondern vielmehr von der Beständigkeit der Fasern in der Lunge und der Fasergeometrie. Eine kanzerogene Wirkung wurde für Fasern mit einer Länge $> 5\,\mu m$ und einem Durchmesser $< 3\,\mu m$ nachgewiesen. Die krebserzeugende Wirkung von Asbestfasern wird durch Zigarettenrauchen überadditiv verstärkt. Als Wirkmechanismen werden u. a. eine DNA-Schädigung durch reaktive Sauerstoffradikale über permanente Aktivierung von Alveolarmakrophagen und dadurch verursachte chronische Entzündungsreaktionen diskutiert.

Auch einige inhalierbare **Feinpartikel** sind kanzerogen. Beispielsweise erzeugt die Inhalation von Eichen- und Buchenstaub unter beruflichen Expositionsbedingungen Nasenkrebs. Für Holzstäube werden neben der partikulären Wirkung auch extrahierbare Inhaltsstoffe als Krebsverursacher diskutiert. In Ratten können durch Inhalation sehr hoher Konzentrationen von Partikeln aus **Dieselmotorabgasen** Lungentumoren erzeugt werden. Die Wirkmechanismen der tumorerzeugenden Wirkung von Partikeln aus Dieselmotorabgasen sind nicht genau bekannt. Obwohl Dieselmotorabgase hoch mutagene Verbindungen (Nitropyrene und polyzyklische aromatische Kohlenwasserstoffe) enthalten, scheinen die Lungentumoren überwiegend ein Partikeleffekt zu sein. In der Ratte können die gleichen Tumoren auch durch inerte Partikel gleicher Geometrie erzeugt werden. Festkörperinduzierte Tumoren können auch nach Gabe löslicher Verbindungen auftreten, falls diese wegen sehr hoher Konzentrationen in einem Kompartiment des Körpers auskristallisieren. Das beste Beispiel für einen solchen Mechanismus ist die Induktion von Blasentumoren durch den Süßstoff **Saccharin** in der Ratte. Nach Gabe sehr hoher Dosen dieser Verbindung fallen in der Blase Saccharinkristalle aus. Chronische Reizung des Blasenepithels durch die ausgefallenen Kristalle löst dann Blasentumoren aus.

Nanopartikel: Kleinstpartikel bis zu einer Größe von 100 nm werden als Nanopartikel bezeichnet. Diese sollten nicht mit nanoscaligen Liposomen oder Mizellen verwechselt werden, die im selben Größenbereich liegen, doch keine inerten Partikel darstellen. Nanopartikel befinden sich in Kraftfahrzeug- und Industrieabgasen, finden breite Anwendung in neuen Technologien (z. B. Halbleiter, Polymere, Lacke) und werden als Trägermaterial für Pharmaka erprobt. Nanopartikel (z. B. Titandioxid) können von Zellen aufgenommen werden und bewirken zellulären Stress, der mit ROS-Produktion, DNA-Schädigung und Genotoxizität einhergeht. In hohen Dosen wirken Nanopartikel auf Zellkulturen zytotoxisch. Aus Tierexperimenten gibt es Hinweise auf eine möglicherweise karzinogene Wirkung von Nanopartikeln, so auch von Titandioxid.

Krebsrisikofaktoren mit promovierenden Eigenschaften

Aus dem Samenöl des Wolfsmilchgewächses *Croton tiglium L.* (Crotonöl) wurde **12-Tetradecanoyl-phorbol-13-acetat** (TPA) isoliert (> Abb. 35.39). Diese Verbindung hat stark tumorpromovierende

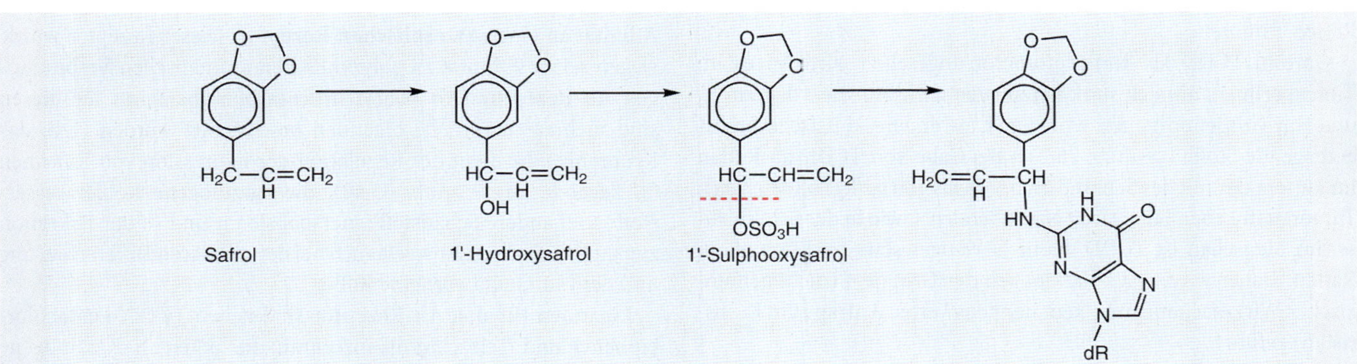

Abb. 35.38 Bioaktivierung und DNA-Basen-Addukt-Bildung am Guanin durch Safrol.

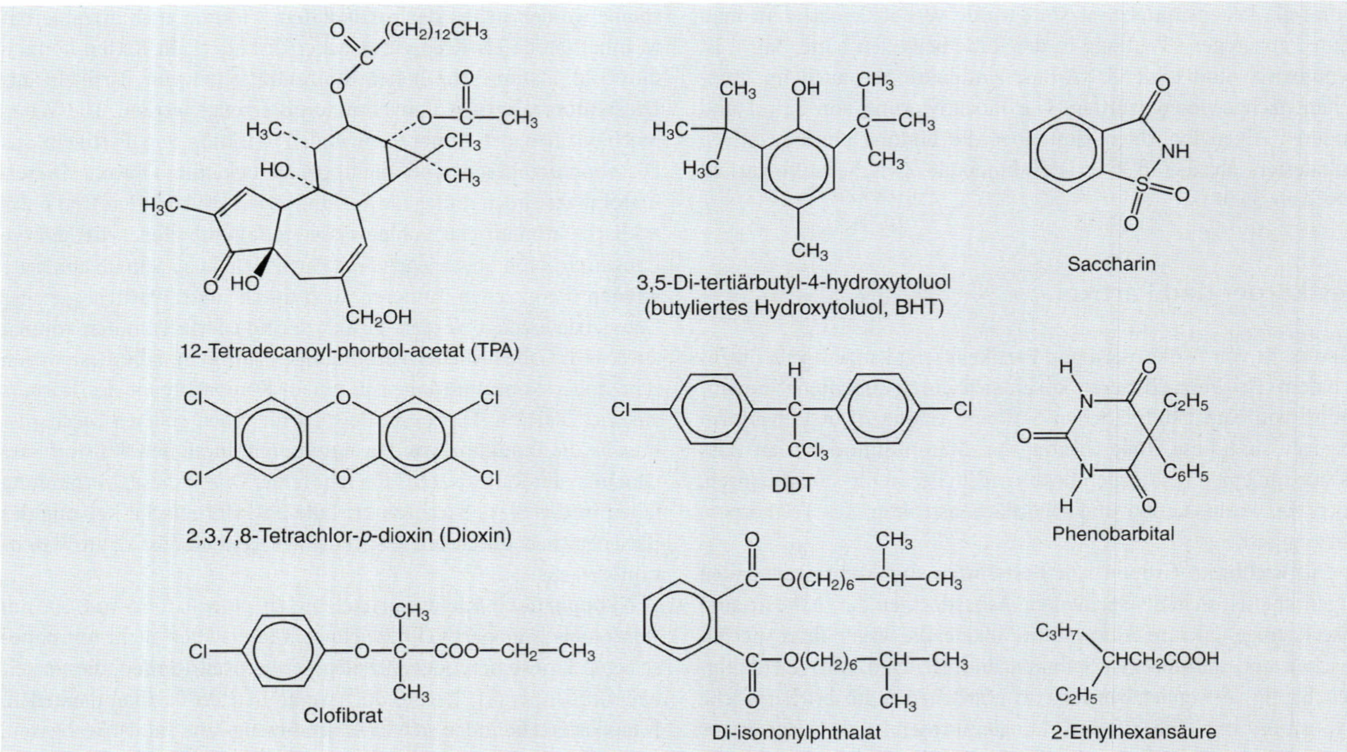

Abb. 35.39 Stoffe mit tumorpromovierenden Eigenschaften.

Eigenschaften und wird als Standardsubstanz für das Studium der Mechanismen der Tumorentstehung in der Mäusehaut und in verschiedenen Zellsystemen verwendet (➤ Kap. 35.12.7). In der Familie der Euphorbiaceen sind Diterpene mit verwandten Grundstrukturen weitverbreitet.

Andere Stoffe mit promovierenden Eigenschaften sind mit TPA strukturell nicht verwandt (➤ Abb. 35.39). Einen der am stärksten wirksamen Tumorpromotoren stellt das 2,3,7,8-Tetrachlordibenzo-1,4-dioxin (Tetrachlordibenzo-p-dioxin, **TCDD;** ➤ Abb. 35.39), häufig als **Dioxin** bezeichnet, dar. Diese Verbindung ist trotz fehlender Bindung an die DNA und fehlender Genotoxizität eines der am stärksten wirksamen chemischen krebsauslösenden Stoffe. Im Tierexperiment ist TCDD als Tumor-Initiator nicht wirksam, wohl aber als **Promotor.** Es muss mehrfach verabreicht werden. Tagesdosen von 10–100 ng/kg im Futter erzeugen bei Ratten Tumoren.

Obwohl TCDD als Tumorpromotor angesehen wird, ist es im Tierexperiment ähnlich stark karzinogen wirksam wie Aflatoxin B_1 und um Größenordungen wirksamer als andere klassische krebserzeugende Stoffe (➤ Tab. 35.21). Bei Gabe von TCDD an Ratten im Futter oder mit der Schlundsonde (Dosis 100 ng/kg) bildeten sich Tumoren in Leber, Lunge und Nasenbereich sowie in der Schilddrüse. Im Menschen ist TCDD deutlich weniger stark wirksam als in Ratten. Daher wird es als Karzinogen der Gruppe 4 (nicht genotoxischer Wirkmechanismus; kein nennenswerter Beitrag zum Krebsrisiko) geführt.

Nach gegenwärtigem Kenntnisstand beruhen die Mechanismen der tumorpromovierenden Wirkung von TCDD auf einem rezeptorvermittelten Prozess (➤ Abb. 35.40). Dioxin bindet mit hoher Affinität an einen **zytosolischen Rezeptor.** Dieser Rezeptor wurde wegen seiner Affinität zu polyzyklischen aromatischen Verbindungen **Ah-Rezeptor** (Ah = aryl hydrocarbon) benannt; für diesen sind mehrere natürliche Liganden beschrieben worden (z. B. das Kynurenin). Er dient der Regulation der Expression von Enzymen (s. Legende zu ➤ Abb. 35.40), die karzinogene Kohlenwasserstoffe und andere Schadstoffe metabolisieren und so der Exkretion zugänglich machen. Er spielt auch bei der zellulären Differenzierung und der Immunantwort eine Rolle.

Tab. 35.21 Vergleich der Wirkungsstärke von TCDD und anderen chemischen Kanzerogenen im Langzeitversuch in Nagern

Kanzerogen	TD_{50} (mg/kg)*	Relative Wirkungsstärke
Anilin	100	1
1,2-Dibromethan	1	100
Diethylstilbestrol	0,1	1000
Aflatoxin B_1	0,001	100 000
TCDD	0,0001	1 000 000

* Dosis, mit der bei 50 % der Tiere nach langfristiger Gabe Tumoren erzeugt wurden.

Liganden für den Ah-Rezeptor sind neben TCDD, Pentachlorbiphenyl und Tetrachlordibenzofuran die potenten Karzinogene Methylcholanthren und Benzo[a]pyren. Weitere Liganden sind der Protonenpumpen-Inhibitor Omeprazol, Bilirubin und das Flavono-

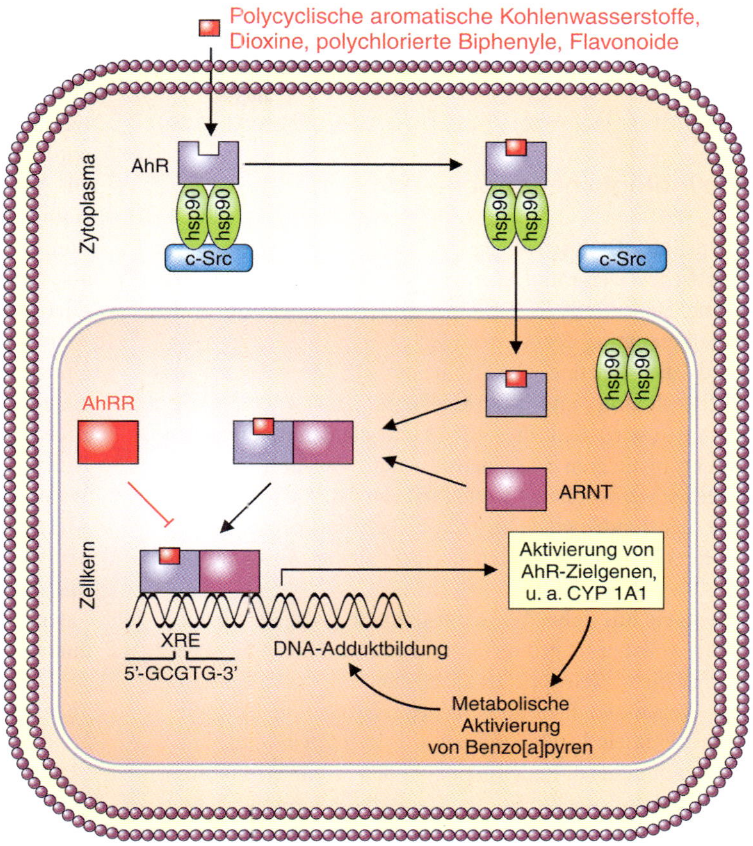

Abb. 35.40 Mechanismus der Induktion fremdstoffmetabolisierender Enzyme über den Ah-Rezeptor.
Nach Bindung des Liganden (z. B. Dioxine, polyzyklische aromatische Kohlenwasserstoffe, Flavonoide) an den Ah-Rezeptor (AhR), der mit dem Hitzeschockprotein **Hsp90** und der Tyrosinkinase c-Src komplexiert im Zytoplasma vorliegt, wird der Ligand-Rezeptor-Komplex in den Kern transloziert. Im Kern bindet der mit dem Liganden besetzte Rezeptor an seinen Partner **ARNT.** Dieser Komplex führt durch spezifische Bindung an DNA-Sequenzen (Xenobiotika-Response-Element, XRE) in Promotorregionen von Genen zu deren transkriptionellen Aktivierung und zur Expression verschiedenster Proteine wie Cytochrom P_{450} 1A1, 1A2, 1B1, Aldehyddehydrogenase (ADH-3), COX-2 und Phase-II-detoxifizierende Enzyme wie die UDP-Glucuronosyl-Transferase (UGT1) und die Glutathion-S-Transferase (GST1a1). Ein im Zellkern vorliegendes **Repressor-Protein (AhRR)** kann die Wirkung des AhR-Ligand-ARNT-Komplexes aufheben. Dies erklärt, weshalb manche Zelltypen, u. a. menschliche Fibroblasten, nicht zur CYP-Induktion befähigt sind.

id Curcumin (das dem Curry die gelbe Farbe verleiht). Auch für das Prostaglandin G_2 ist eine AhR-agonistische Wirkung beschrieben worden. Nach Bindung des Liganden und Abspaltung anderer mit dem Ah-Rezeptor assoziierten Proteine (u. a. Hsp90) wandert der **Ligand-Rezeptor-Komplex** in den Zellkern, bindet an den Promotor verschiedener Gene und führt so zu einer Aktivierung der Transkription und damit zu vermehrter **Synthese von Enzymen des Phase I und II detoxifizierenden Stoffwechsels.** Unter Kontrolle des Ah-Rezeptors stehen sowohl das Cytochrom-P_{450}-Enzym 1A1 als auch bestimmte UDP-Glucuronyl- und Glutathion-S-Transferasen (➤ Abb. 35.40). Auch für COX-2 ist eine AhR-abhängige Regulation beschrieben worden, was ihre verstärkte Synthese durch Zigarettenrauchexposition erklärt.

Für die tumorpromovierende und karzinogene Wirkung von Dioxin könnte eine über den Rezeptor-TCDD-Komplex ausgelöste **Erhöhung der Zellproliferationsrate** verantwortlich sein, die die Tumorauslösung z. B. durch Fixierung genetischer Schäden fördert. Tatsächlich induziert in Rattenleberzellen TCDD über den AhR den Transkriptionsfaktor JunD, der über Cyclin A die Zellteilung auch von kontaktinhibierten Zellen stimuliert. Hinzu kommt, dass die karzinogene Wirkung von Substanzen, die metabolisiert werden müssen (z. B. polyzyklische aromatische Kohlenwasserstoffe), gefördert wird, indem diese über den AhR ihr eigenes metabolisierendes System aktivieren, das die reaktiven Wirkformen erzeugt, gleichzeitig aber auch zur Detoxifizierung beiträgt. Die krebsprotektive Wirkung, die man Curcumin zuschreibt, könnte auf einer Ah-Rezeptor-Aktivierung und damit der Induktion detoxifizierender Enzyme beruhen.

Ein weiteres toxikologisch relevantes Rezeptorsystem ist der **Peroxisomen-Rezeptor** (PPAR = Peroxisomenproliferator-aktivierter Rezeptor). Dieser ist ein nukleärer Rezeptor, der durch Prostaglandine, Leukotriene, aber auch durch synthetische Substanzen, z. B. Weichmacher (Phthalate) in Kunststoffen (PVC), aktiviert wird. Die tumorigene (promovierende) Wirkung von Phthalaten in Nagern wird durch Aktivierung von PPAR-alpha, der Peroxisomenproliferation und Zellteilung stimuliert, erklärt. Beim Menschen wird der Rezeptor weniger gut aktiviert, was damit übereinstimmt, dass eine tumorigene Wirkung von Phthalaten am Menschen nicht nachgewiesen werden konnte (MAK-Kategorie 4).

35

35.3 Gasförmige Stoffe

Martin Göttlicher

Lunge und Atemwege stellen eine große innere Oberfläche des Körpers dar, an der die Inhalation chemisch reaktiver Gase oft zu massiven Vergiftungen durch Gewebereizung und Zerstörung führt. Andererseits können weniger reaktive Gase wegen der großen Oberfläche der Lunge und des intensiven Gasaustauschs schnell ins Blut gelangen, sich schnell im Organismus verteilen und so systemisch wirksam werden.

35.3.1 Lokal wirksame Verbindungen (Reizstoffe)

Pathophysiologische Vorbemerkungen

Chemisch reaktive Gase schädigen bei Inhalation die Atemwege in charakteristischer Weise und erzeugen eine **chemisch induzierte Entzündung einschließlich Schleim- und Flüssigkeitsabsonderung sowie Verengung der Atemwege.**

Während die Reizung der Schleimhäute des Auges, des Nasen-Rachen-Raums und des Kehlkopfs äußerst empfindlich wahrgenommen wird, fehlt dieser Reiz und die damit verbundene Warnwirkung in tieferen Lungenabschnitten. Welche Krankheitsbilder ausgelöst werden, hängt wesentlich von der Wasserlöslichkeit und damit der Eindringtiefe toxischer Gase sowie pathophysiologischen Reaktionsmöglichkeiten der betroffenen Abschnitte des Atemtrakts (➤ Abb. 35.41) ab.

- **Toxische Gase mit hoher Wasserlöslichkeit** schlagen sich auf den Schleimhäuten schnell nieder und gelangen meist nicht über die Trachea hinaus **(Gruppe 1).** Sie erzeugen – je nach Konzentration – Augen-, Rachen- und Trachealreize, evtl. Verätzungen der oberen Epithelschichten mit langwierigen Entzündungen und Narbenbildungen. Im Kehlkopf können Stimmritzenkrampf und Glottisödem ausgelöst werden (typisch für Ammoniak, hier auch mögliche Todesursache).
- **Stoffe mit mittlerer Löslichkeit im Wasser** erreichen auch tiefere Abschnitte. Bronchien und Bronchiolen **(Gruppe 2)** reagieren hauptsächlich mit Schleimabsonderung, Hustenreiz, Bronchokonstriktion und -spasmus (bis zu schwerster inspiratorischer Dyspnoe), später können sich Bronchitis und Bronchopneumonie ausbilden.
- **Toxische Gase mit geringer Wasserlöslichkeit** erreichen die Alveolen in höheren Konzentrationen **(Gruppe 3).** In die Bronchioli respiratorii und Alveolen gelangte Gase diffundieren durch die dünne Alveolardeckzelle (0,3–1 µm) an die Kapillarwand, die empfindlichste Struktur des gesamten Atemtrakts (➤ Abb. 35.42). Die Kapillarwand beantwortet den chemischen Reiz mit einer **Permeabilitätserhöhung.** Plasma tritt in den Interstitialraum über und das Alveolarepithel schwillt an. Dadurch wird die Diffusionsstrecke für O_2 und CO_2 stark verlängert.
Die Austauschstörung für O_2 tritt eher ein als für CO_2: Sauerstoffuntersättigung des Hämoglobins ohne vermehrte Atmung. Zunächst kann die Ödemflüssigkeit noch über die Lymphspalten abtransportiert werden. Zunehmende Kapillar- und Gefäßdilatation, Einschränkung auch der CO_2-Diffusion und damit weitere Vertiefung der Atmung und O_2-Mangel verstärken den Flüssigkeitsaustritt. Ödemflüssigkeit tritt in die Alveole über; ein **alveoläres Ödem** bildet sich aus. Nunmehr wird folgender Kreisprozess ausgelöst: **Bildung von Ödemschaum** mit der Durchlüftung bei jedem Atemzug – Aufsteigen des Schaums und Verlegung größerer Bronchien – Sinken des O_2-Drucks in der Alveole, Anstieg der CO_2-Spannung im Blut – weitere Vertiefung der Atmung – Verstärkung des Flüssigkeitsaustritts. Das volle Bild dieses **toxischen Lungenödems** entwickelt sich so mit einer Latenz von bis zu 24 Stunden oder mehr. Beschwerden können anfangs ganz fehlen. Präfinal tritt Schaum vor den Mund, da die Ödemblasen durch einen Phospholipidfilm sehr stabil sind. Todesursache ist **Ersticken.** Bei Überleben der Ödemphase kann eine **Bronchiolitis obliterans** zur sekundären Todesursache werden. Auch chemisch reaktive Stäube aus sehr kleinen Teilchen (< 0,1 µm Durchmesser) können bis in die Alveolen eindringen und zu einem toxischen Lungenödem führen (z. B. CdO, ➤ Kap. 35.5.9).

Nach Inhalation höchster Konzentrationen können auch Stoffe der Gruppen 1 und 2 in die Tiefe der Lungen geraten.

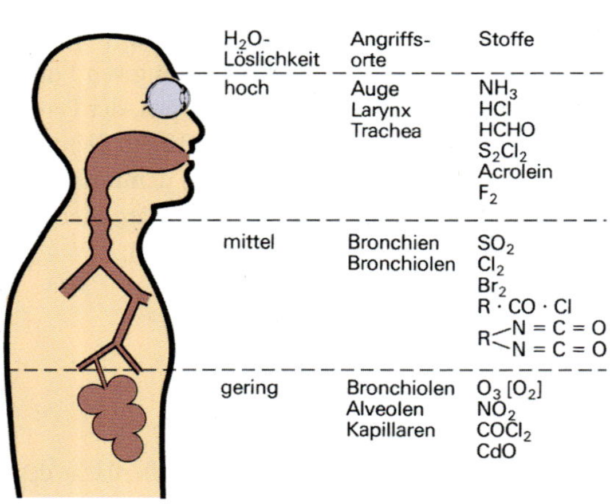

Abb. 35.41 Angriffsorte von Reizstoffen im Atemtrakt in Abhängigkeit von der Wasserlöslichkeit.

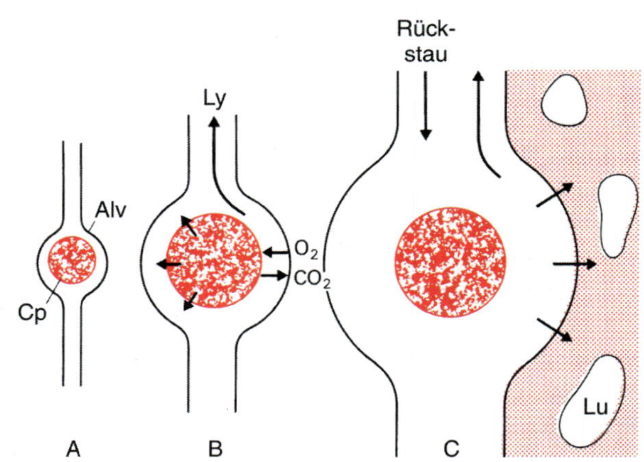

Abb. 35.42 Schematische Darstellung der Entstehung eines toxischen Lungenödems.
A) Lungenkapillare (Cp) mit normalem Alveolarseptum und Alveolarepithel (Alv).
B) Austritt von Blutflüssigkeit in den Interstitialraum des Alveolarseptums und Abtransport in das Lymphgefäßsystem (Ly): Verbreiterung der Diffusionsstrecke für O_2 und CO_2.
C) Versagen der Lymphdrainage: alveoläres Ödem mit Schaumbildung (Lu), Verlegung der Atemwege.

Therapie

Das Krankheitsbild ist schwer zu beeinflussen, da – im Gegensatz zum hämodynamisch bedingten Lungenödem – die Alveolarstrukturen anatomisch geschädigt sind. Die Mortalität ist hoch. Prinzipien der Behandlung sind:

- **Ruhigstellung** (z. B. Diazepam, 5–10 mg)
- **Sauerstoff,** zunächst 4–8 l/min, dann nach Blutgasanalyse
- **Glucocorticoide** (z. B. 250 mg Prednisolon i. v.)

Entscheidend ist der frühzeitige Beginn der Therapie und deshalb die Überwachung auch von exponierten Personen, die zunächst keine Symptome zeigen.

Einzelne Reizgase

Stickstoffoxide

Die Stickstoffoxide NO und NO_2 liegen meist als **nitrose Gase,** NO_x, vor. Stickstoffoxide haben natürliche und anthropogene Quellen – NO und NO_2 bilden sich aus N_2 und O_2 bei Verbrennungsvorgängen mit O_2-Überschuss, z. B. im Kfz-Motor, unter UV-Strahlung oder im Lichtbogen (Schweißen). Tabakrauch enthält bis zu 300 ml/m^3. NO wird auch endogen gebildet und dient als Überträgerstoff sowie als Mediator bei Entzündungsvorgängen (➤ Kap. 18.1.2).

Die NO_2-Konzentrationen in der Außenluft (Jahresmittelwerte 2019) in Deutschland liegen in einigen Ballungsgebieten über 0,025 ml/m^3 (entspricht 45 µg/m^3) und in ländlichen Gebieten bei 0,002–0,006 ml/m^3. In Ballungsgebieten werden selten auch Spitzenwerte über 0,1 ml/m^3 gemessen.

Wirkmechanismus

NO besitzt keine Reizwirkung, während NO_2 ein typisches Reizgas mit geringer Wasserlöslichkeit ist. Als Mechanismus wird eine Reaktion mit olefinischen Bindungen in Fettsäuren diskutiert, wobei Radikalbildung mit Lipidperoxidation im Kapillarbereich auftritt. Dazu werden allerdings relativ hohe Konzentrationen benötigt. Erste Effekte auf die Atemwege treten bei Exposition von über 1 ml/m^3 bei zweistündiger Exposition auf und in diesem Konzentrationsbereich von 1–5 ml/m^3 liegt auch die Geruchsschwelle. Die Auslösung eines toxischen Lungenödems erfordert i. d. R. Konzentrationen ab 100 ml/m^3. Auf Basis umweltepidemiologischer Studien in Ballungsräumen wird postuliert, dass Langzeitexpositionen ab 0,03 ml/m^3 oder noch darunter die Risiken für häufige chronische Erkrankungen des Herz-Kreislauf-Systems, der Lunge und Atemwege erhöhen. Entscheidend für die Interpretation dieser Studien ist allerdings, dass die Stickoxid-Messwerte an den straßenverkehrsnahen Umweltmessstationen nicht im Sinne einer definierten Exposition mit nur diesem Stoff bei der angegebenen Konzentration verstanden werden können. Vielmehr bilden die NO_x-Messwerte ein Gesamtszenario ab, bei dem nah an den emittierenden Fahrzeugen und direkt im Verkehr viel höhere NO_x-Konzentrationen vorliegen müssen und das durch eine Vielzahl weiterer Schadstoffe wie z. B. auch Feinstaub charakterisiert ist. Ein Rückschluss auf NO_2 als hauptsächlich verantwortlicher Faktor für die beobachteten Gesundheitseffekte kann aus dieser Art von Studien alleine nicht abgeleitet werden.

Ozon (O_3)

Dieses Gas entsteht durch Einwirkung von UV-Strahlung aus O_2 in der Stratosphäre oder im Sommersmog. In Spuren ist es ubiquitär vorhanden.

Wirkmechanismus

Ozon dringt wegen geringer Wasserlöslichkeit bis in die Alveolen und Kapillaren vor und erzeugt durch Oxidation von Membranbestandteilen bei Inhalation höherer Konzentrationen ein toxisches Lungenödem. Die Riechschwelle für Ozon liegt zwar niedrig (40 µg/m^3), das Riechempfinden lässt aber schnell nach. Ozon ist die bedeutsamste Komponente des sogenannten Sommersmogs. Akute Expositionen des Menschen gegenüber Ozon führen zu Reizungen der Atemwege, Veränderung von Lungenfunktionsparametern und entzündlichen Reaktionen des Lungengewebes oberhalb von Konzentrationen von 160–240 µg/m^3 (➤ Abb. 35.43).

Für die Toxizität ist allerdings nicht nur die Ozonkonzentration in der Atemluft, sondern die Gewebedosis verantwortlich, die auch bei körperlicher Belastung, erhöhter Atemfrequenz und vergrößertem Atemvolumen über einen längeren Zeitraum zunimmt.

Chronische Exposition gegen Ozon (im Sommersmog) mit Entzündungsfolgen (mehr als 100 Tage/Jahr Spitzenwerte von über 500 µg/m^3) führt zu verringerter Gewebeelastizität in der Lunge. Adaptation bei längerfristiger Ozonbelastung ist beschrieben, die an den ersten Tagen einer Smog-Episode aufgetretenen Beschwerden gehen nach 2–3 Tagen trotz weiterhin hoher Ozonkonzentrationen wieder zurück.

ZUR VERTIEFUNG

Smog

Smog ist eine Bezeichnung, die ursprünglich für die im Winter bei austauscharmen Wetterlagen beobachtete Anreicherung von Luftschadstoffen geprägt wurde. Das Wort ist aus der Kombination der englischen Worte **„smoke"** (Rauch) und **„fog"** (Nebel) entstanden und wird heute auch für das sommerliche Pendant verwendet. Winter- und Sommersmog unterscheiden sich jedoch stark in der Zusammensetzung aus potentiell toxischen Stoffen.

Hauptbestandteile des **Wintersmogs** sind **Schwefeldioxid** und dessen Oxidationsprodukte, **Stickoxide** und **Schwebstaub.** An die Staubpartikel können reizende Stoffe adsorbiert sein. Wintersmog entsteht durch die Verbrennung fossiler Brennstoffe (hauptsächlich Kohle und Heizöl) und die bei austauscharmen Wetterlagen erfolgende Akkumulation der Abgase. Wintersmog induziert geringfügige, reversible Veränderungen der Lungenfunktion und einen **Anstieg der Häufigkeit akuter Atemwegserkrankungen.** Besonders gefährdet sind ältere Menschen mit

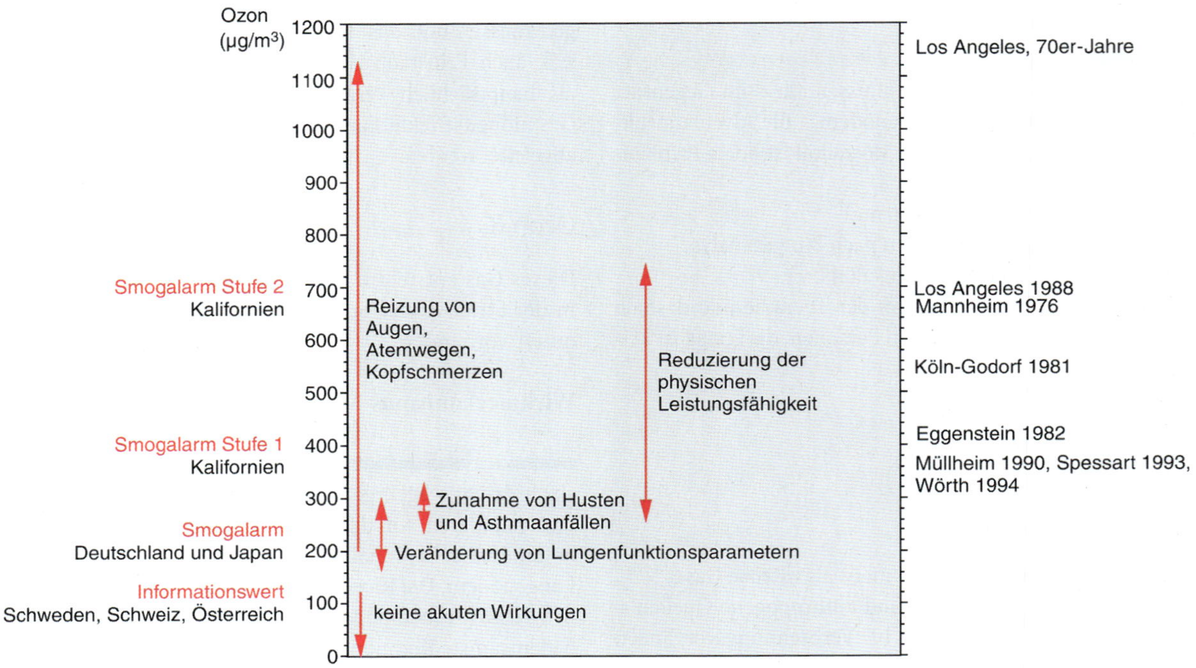

Abb. 35.43 Grenzwerte für Ozonbelastungen, Wirkungen und maximal gemessene Ozonkonzentrationen (Einstundenmittelwerte).

Herz-Kreislauf-Erkrankungen. Die Wintersmogepisoden in den 1950er-Jahren forderten mehrere hundert Todesopfer (➤ Abb. 35.44). Trotz verringerter Emissionen treten auch heute noch ausgeprägte Wintersmogepisoden auf.
Sommersmog dagegen enthält stark oxidierende Komponenten, **Ozon** ist der toxikologisch bedeutsamste Einzelstoff. Ozon entsteht durch **photochemische Reaktionen aus Stickoxiden und Sauerstoff unter Katalyse von Kohlenwasserstoffen.** Peroxynitrate und Aldehyde sind ebenfalls enthalten und für die bei Sommersmog auftretenden Augenreizungen verantwortlich, ohne jedoch für die toxikologische Beurteilung maßgeblich zu sein. Sommersmog mit Ozon als Hauptkomponente führt nur am Ort des direkten Kontakts mit dem Gewebe dosisabhängig zu Schadwirkungen. Die Ozonkonzentration erreicht bei Sommersmog-Episoden am frühen Nachmittag Höchstwerte, die nach Sonnenuntergang wieder schnell absinken (➤ Abb. 35.45).
In Deutschland werden nur an wenigen Tagen im Jahr Ozonspitzenkonzentrationen von mehr als 240 µg/m³ (Grenzwert für **Smogalarm** [Alarmschwelle]; beachte: **Informationsschwelle** liegt bei 180 µg/m³ und der **Zielwert** bei 120 µg/m³) erreicht (➤ Abb. 35.43).

Schwefeldioxid

Schwefeldioxid (SO_2) besitzt **starke subjektive Reizwirkung.** Inhalation höherer Konzentrationen (mehr als 27 ml/m³) löst **Niesreiz** und **Tränenfluss** aus. An Partikel adsorbiertes SO_2 kann auch tiefer in den Atemtrakt (abhängig von Partikelgröße) vordringen und toxische Wirkungen (z. B. Bronchokonstriktion) am Ort der Ablagerung erzeugen (s. Wintersmog). Wichtigste SO_2-Quelle ist schwefelhaltiger fossiler Hausbrand. Die Belastungen der Luft in Deutschland liegen heute deutlich unter dem für die menschliche Gesundheit relevanten Grenzwert von 0,125 mg/m³ (➤ Abb. 35.44).

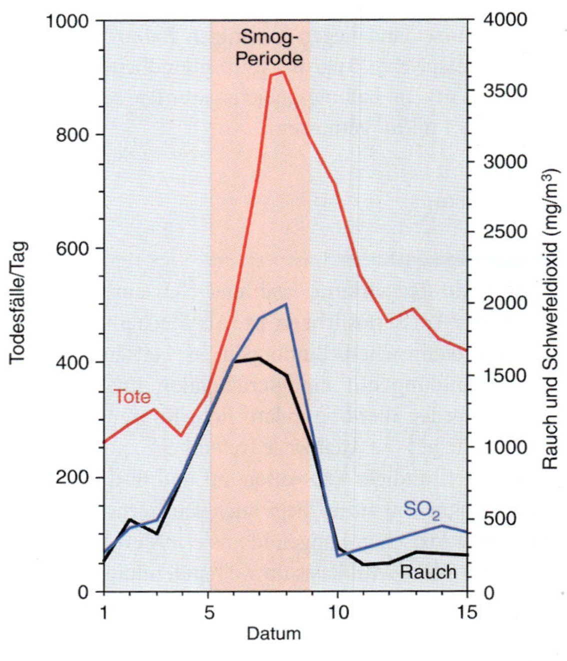

Abb. 35.44 Schwefeldioxid und Rauchkonzentrationen während einer Wintersmogepisode und Todesfälle/Tag im Großraum London, Dezember 1952.

Sauerstoff

Auch Sauerstoff, zu 21 Vol.-% als lebenswichtigstes Element in der Atmosphäre enthalten, kann in höheren Konzentrationen toxisch

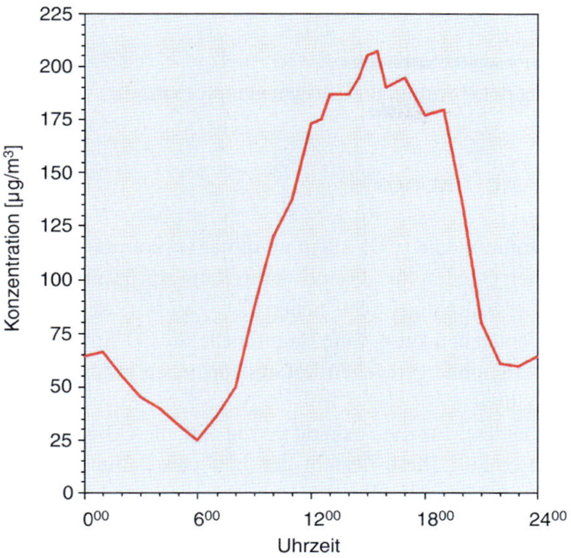

Abb. 35.45 Tagesgang der Halbstunden-Mittelwerte der Ozonkonzentration für einen Julitag, Los Angeles 1976 (nach Handbuch der Umweltmedizin).

wirken. Normalerweise werden die bei der Sauerstoffverwertung in der Zelle gebildeten Radikale durch Antioxidantien effizient entgiftet. Sauerstoff kann schon in den in Luft vorkommenden Konzentrationen schädlich sein, wenn die Fähigkeit zur Reduktion von Oxidationsprodukten vermindert ist. Ein Beispiel hierfür sind durch genetisch bedingten Reduktasemangel entstehende Methämoglobinämien (➤ Kap. 35.4.2).

Wirkmechanismus

Bei Inhalation höherer Konzentrationen zeigt Sauerstoff eindeutige toxische Wirkungen. Setzt man Versuchstiere in einer Druckkammer 3 bar reinem O_2 aus, setzen innerhalb einer Stunde **Krämpfe** ein, die bald tödlich enden. Ursache ist eine starke Anreicherung von CO_2 im Gehirn. Die CO_2-Anreicherung beruht auf dem Verlust der Bindungsfähigkeit des Hämoglobins für CO_2 im venösen Blut und behinderter Abdiffusion von CO_2 in der Lunge durch Ausbildung eines **toxischen Lungenödems.** Die lungenschädigende Wirkung tritt bei langfristiger Exposition gegen reinen Sauerstoff in den Vordergrund. Bei vorgeschädigter Lunge sind schon 60 % O_2, über viele Stunden gegeben, bedenklich, aber 100 % O_2 bei 0,5 bar (z. B. in 5 000–6 000 m Höhe) bleiben ohne toxische Wirkung, entscheidend ist der Partialdruck als Produkt aus Luftdruck und Konzentration.

Phosgen

Phosgen ($COCl_2$) ist eine wichtiger Baustein für chemische Synthesen und gehört zu den am **stärksten wirksamen Lungenödem erzeugenden Gasen.** Unfälle und gewerbliche Vergiftungen sind aus der Vergangenheit bekannt. Im Ersten Weltkrieg wurde Phosgen als Kampfstoff eingesetzt. Der Geruch ist ähnlich dem von faulendem Heu und wird erst in bereits schädlichen Konzentrationen wahrgenommen. Das **toxische Lungenödem** entsteht oft ohne vorherige Reizwahrnehmung und nach vielen Stunden Latenzzeit.

Formaldehyd

Formaldehyd (HCHO) spielt bei zahlreichen industriellen Prozessen sowie als Desinfektionsmittel (v. a. Räume und Oberflächen) und bei der Konservierung von Geweben (histologische Technik) eine wichtige Rolle.

Wirkmechanismus

Reizerscheinungen der Schleimhäute der oberen Atemwege stehen bei den akuten Wirkungen von Formaldehyd durch Inhalation im Vordergrund. Formaldehyd wird von empfindlichen Personen bereits ab 0,05 ml/m³ gerochen; Konzentrationen über 0,1 ml/m³ sind von nahezu jeder Person wahrnehmbar. Die olfaktorische Wahrnehmung eines Stoffes bedeutet allerdings noch keine Gesundheitsgefährdung oder Beeinträchtigung.

Bei Formaldehydkonzentrationen von mehr als 0,5 ml/m³ (➤ Tab. 35.22) kommt es zu ersten Vergiftungserscheinungen. Wegen des stechenden Geruchs von Formaldehyd kommen Situationen, in denen hohe Konzentrationen über einen längeren Zeitraum einwirken können, und damit akute gewerbliche Vergiftungen nicht vor. Lebenslange Exposition von Ratten gegenüber sehr hohen Formaldehydkonzentrationen (15 ml/m³) führte zur erhöhten Bildung von Tumoren in der Nasenhöhle, sodass zumindest diese lokal auftretenden Tumoren in Zusammenhang mit der massiven Gewebeschädigung gesehen werden könnten. Allerdings wurden auch bei langjährig beruflich mit hohen Konzentrationen von Formaldehyd exponierten Personen erhöhte Tumorinzidenzen beobachtet, ohne dass diese auf lokale Gewebsschädigungen zurückgeführt werden können.

Tab. 35.22 Konzentrationsabhängige irritative Effekte bei inhalativer Aufnahme von Formaldehyd

Reizerscheinungen	Ab Konzentration (ml/m³)
Olfaktorische Wahrnehmung (bei extrem hoher Geruchsempfindlichkeit)	0,125 (0,05)
Reizungen der Augen	0,1
Reizungen des Kehlkopfs	0,5
Reizungen der Atemwege (leichtes Stechen in Nase/Rachen)	2–3
Akute Atemstörung mit starkem Husten, Brennen in Nase und Rachen, Tränenfluss	10–20
Schleimhautnekrosen durch die eiweißdenaturierende Wirkung, Kehlkopfschwellung, Stimmritzenkrampf und Lungenödem (Lebensgefahr)	30–50

Isocyanate

Isocyanate (R–N=C=O) sind reaktive Verbindungen, die als Synthesebausteine oder mit zwei Isocyanatgruppen als Grundelement der Polyurethane große technische Bedeutung haben. In nicht polymerisierter Form kommen Isocyanate u. a. in Bauschäumen auf den Markt. Aufgrund ihrer hohen chemischen Reaktivität addieren sie auch an Hydroxyl- und Thiol-Gruppen von Proteinen. Dies begründet einerseits ihre stark reizende Wirkung auf Augen, Schleimhäute und Atemwege bis hin zum toxischen Lungenödem und andererseits ihre sensibilisierende Wirkung **(Isocyanat-Asthma)**. Bei (einer) der größten Chemiekatastrophen der Welt führte in **Bophal,** Indien (1984), die durch eine Reihe von technischen und menschlichen Fehlern ausgelöste Umsetzung von bis zu 40 Tonnen Methylisocyanat mit Wasser zur schlagartigen Freisetzung einer Wolke aus u. a. reizendem Methylisocyanat und ätzendem Methylamin. Bei fehlenden Katastrophenplänen wurden nach heutigen Schätzungen bis zu 500 000 Menschen vergiftet und 3000–25 000 getötet.

35.3.2 Systemisch wirksame Gase

Schwefelwasserstoff

Schwefelwasserstoff (H_2S), ein nach faulen Eiern riechendes Gas (Geruchsschwelle bei 0,025 ml/m^3), entsteht auch bei reduktiver Zersetzung von Eiweiß. Es ist der toxikologisch wichtigste Bestandteil von Erdgas (Gehalte bis 10 %). Vergiftungen ereignen sich im Gewerbe, in Laboratorien und bei Kanalreinigungen. Typisch sind Reihenvergiftungen. Die olfaktorische **Warnwirkung** ist nur bei **relativ geringen H_2S-Konzentrationen** gegeben, höhere Konzentrationen blockieren die Geruchsrezeptoren. H_2S ist schwerer als Luft und sammelt sich in tieferen Teilen von Räumen an.

Die wichtigsten betroffenen Organe bei einer akuten Vergiftung sind das **zentrale Nervensystem** und der **Atemtrakt.** Bei Inhalation hoher H_2S-Konzentrationen treten sehr rasch **Bewusstseinsverlust** und **zentrale Atemlähmung** auf. Geringere H_2S-Konzentrationen erzeugen Hyperpnoe, Schwäche und Krämpfe sowie Reizerscheinungen im Atemtrakt und teilweise Lungenödem. Spätfolgen sind Pneumonie und Herzmuskeldegeneration. Bei chronischem Kontakt kann sich eine Korneaschädigung entwickeln.

Therapie

Erhaltung der Atmung, im Übrigen symptomatisch.

Kohlenstoffmonoxid

Kohlenstoffmonoxid (CO) ist ein ubiquitär vorkommendes Gas. Die wichtigsten Quellen für CO sind Verbrennungsprozesse, in denen je nach Sauerstoffmangel CO – neben CO_2 – in stark schwankendem Ausmaß entstehen kann. Eine Hauptquelle für CO-Emissionen sind Kfz-Motoren ohne geregelten Katalysator neben Industrie und Privathaushalten.

Entscheidend für die Toxizität ist die aktuelle CO-Konzentration in der Atemluft. Diese liegt in der Luft von Ballungsräumen im Bereich von bis zu 2 ml/m^3. In Innenräumen sind Konzentrationen von bis zu 100 ml/m^3 CO gemessen worden. CO ist auch ein Produkt des Porphyrinabbaus; ohne äußere CO-Belastung werden Hb-CO-Spiegel von 0,5–1 % erreicht (Raucher bis 10 %).

Wirkmechanismus

CO **blockiert im Hämoglobin durch Komplexbildung die Sauerstoffbindungsstelle** (Fe^{2+}) (➤ Abb. 35.46). Alle Wirkungen von CO sind auf eine **Sauerstoffunterversorgung** von gegenüber Sauerstoffmangel empfindlichen Geweben und einen eingeschränkten Abtransport von metabolisch gebildetem CO_2 zurückzuführen.

Die Bindung von CO an Hämoglobin ist **reversibel,** die Lage des Gleichgewichts ist abhängig von den Konzentrationen an O_2 und CO sowie den relativen Bindungsaffinitäten. Wegen der **hohen Affinität des CO zu Hämoglobin** (250-fach höher als O_2) reichen nach Gleichgewichtseinstellung schon geringe CO-Mengen in der Atemluft (500–1000 ml/m^3, ➤ Abb. 35.47) aus, um 50 % des Hämoglobins zu blockieren. Die Bindung von CO an Hämoglobin führt auch zu einer erschwerten Abgabe des noch transportierten O_2 im Gewebe **(Haldane-Effekt).** Daher ist der Effekt von CO auf den Sauerstoffmangel im Gewebe größer, als die reine Mengenangabe von % CO-Hb anzeigt.

Sinkt die CO-Konzentration ab oder steigt die O_2-Konzentration, stellt sich ein neues Gleichgewicht ein und der Hb-CO-Anteil sinkt ab.

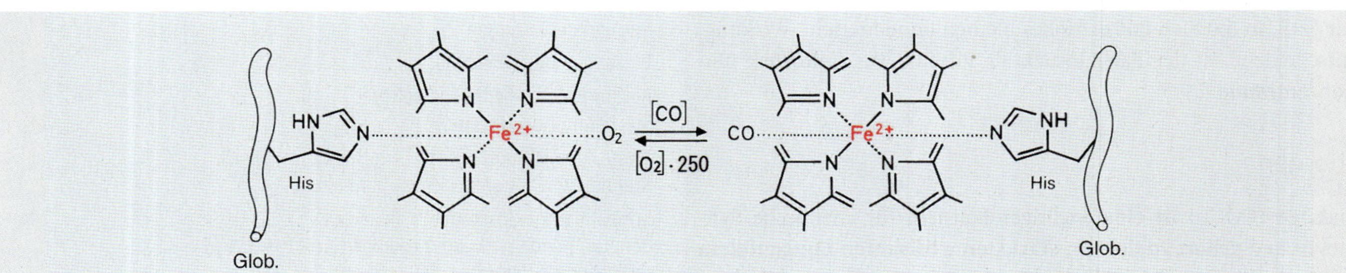

Abb. 35.46 Bindungsstelle von O_2 und CO in einer Hämoglobinuntereinheit.

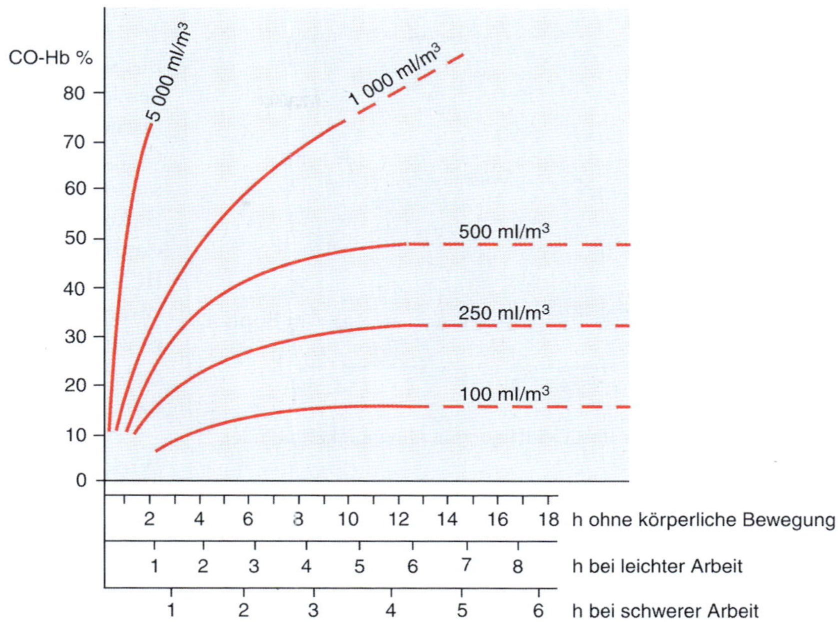

Abb. 35.47 CO-Aufnahme in Abhängigkeit von der Expositionsdauer und -höhe und dem Atemminutenvolumen.

So kann im Organismus bei Atmung von CO-freier Luft schließlich sämtliches CO vom Hämoglobin abgegeben und durch O_2 ersetzt werden. Mit reinem Sauerstoff läuft der Regenerationsvorgang schneller ab.

Vergiftung

Die toxischen Wirkungen von CO (➤ Tab. 35.23) werden hauptsächlich durch den Hb-CO-Spiegel bestimmt. Folgende Faktoren beeinflussen den Verlauf der Vergiftung:

- **Konzentration von CO in der Atemluft:** CO wird bei der Inhalation mit der Lungenrestluft vermischt, diffundiert dann über die Alveolarmembran und das Blutplasma in die Erythrozyten, wo rasche Bindung an Hb stattfindet. Limitierender Schritt in dieser Kette ist die Diffusion durch das Plasma; da CO schlecht wasserlöslich ist, erfolgt die Aufsättigung des zirkulierenden Blutes langsam. Je höher die CO-Konzentration in der Luft, umso rascher werden toxische Konzentrationen von Hb-CO erreicht (➤ Abb. 35.47).
- **Atemzeitvolumen:** Je häufiger und je tiefer geatmet wird, umso rascher die Aufsättigung.
- **Zeitdauer der Einwirkung:** Das Gleichgewicht zwischen CO in der Luft und CO im Blut wird in Ruheatmung erst in ca. 10 Stunden erreicht (➤ Abb. 35.48). Auch die relativ hohe Konzentration von 0,1 Vol.-% CO erzeugt in 1 Stunde erst ca. 30 % Hb-CO; 0,01 Vol.-% CO bleiben in einer Arbeitsschicht (8 h) noch unter der klinischen Wirkungsgrenze von 10 % Hb-CO (➤ Abb. 35.48).
- **Sauerstoffbedarf der Gewebe:** Bei schwerer Arbeit sind 30–40 % Hb-CO schon lebensbedrohlich, in körperlicher Ruhe dagegen erst 60–70 %.

Zielorgane der CO-Vergiftung sind **Myokard** und **Gehirn.** Bei **raschem Vergiftungseintritt** wird das Finalstadium durch hypoxidotische Krämpfe bestimmt, bei protrahiertem Verlauf können Cheyne-Stokes-Atmung und stärkere Azidose auftreten. Die klinischen Erscheinungen sind **sekundäre Folgen der Hypoxie.** Als **Spätschäden** sind Parkinsonismus, Herdepilepsien und periphere Lähmungen sowie Herzmuskelnekrosen bekannt. Der menschliche Fetus ist gegenüber CO besonders empfindlich. Nach Inhalation von CO liegen die Hb-CO-Werte im Fetus im Gleichgewicht um 10–15 % höher als im mütterlichen Blut, der Sauerstoffpartialdruck im fetalen Blut ist niedriger, zudem ist die Sauerstoffbindungskurve von fetalem Hämoglobin für O_2 nach links verschoben, was insgesamt leichter zu einer Hypoxie im Gewebe führt.

Tab. 35.23 Symptome bei Kohlenmonoxidvergiftung in Abhängigkeit vom Hb-CO-Gehalt

Hb-CO	Erscheinungen
3–5 %	Einschränkung der körperlichen Leistungsfähigkeit bei Herz-Kreislauf-Erkrankten und bei gesunden Menschen unter Belastung
5–15 %	Leichte, eben messbare Einschränkung des Visus (Schwelle der Verschmelzungsfrequenz gesenkt)
10–20 %	Leichte Kopfschmerzen, Mattigkeit, Unwohlsein, Kurzatmigkeit bei Anstrengung, Herzklopfen
20–30 %	Schwindel, Bewusstseinseinschränkung, Gliederschlaffheit und -lähmung
30–40 %	Haut rosafarben, Bewusstseinsschwund, Atmung verflacht, Kreislaufkollaps
40–60 %	Tiefe Bewusstlosigkeit, Lähmung, Cheyne-Stokes-Atmung, Sinken der Körpertemperatur
60–70 %	Tödlich in 10 min bis 1 h
> 70 %	Tödlich in wenigen Minuten

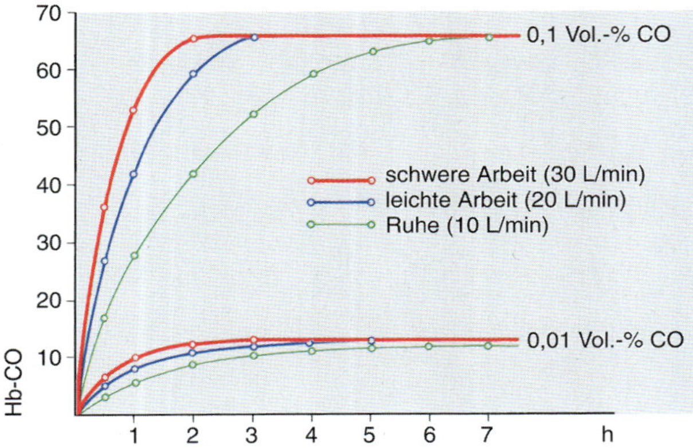

Abb. 35.48 Erreichen der Hb-CO-Sättigung in Abhängigkeit von der Atemintensität.

Im Bereich der Gewerbetoxikologie gibt es Berichte über uncharakteristische Beschwerden (Müdigkeit, Schlafstörungen, Kopfschmerz) bei chronischer Einwirkung von CO. Der Wirkungsmechanismus von CO liefert keine Erklärungsmöglichkeit für solche Erkrankungen; möglicherweise erzeugen gelegentlich stark überhöhte Spitzenwerte diese Intoxikationsfolgen. Starke Zigarettenraucher können im Tagesverlauf bis zu 15 % Hb-CO bilden. Leichte Einschränkungen sinnlicher Wahrnehmungen und deren Verarbeitung können ab 10 % Hb-CO eintreten. Dagegen können kardiovaskulär Vorgeschädigte (v. a. mit Angina pectoris) eventuell schon ab 3–4 % Hb-CO ein erhöhtes Anfallsrisiko aufweisen.

Therapie

- Rascher Transport in CO-freie Luft.
- Bei Atemstillstand: Beatmung.
- Zufuhr von reinem Sauerstoff oder Carbogen (95 % O_2, 5 % CO_2) zur Anregung des Atemzentrums (bei langfristiger Carbogen-Atmung jedoch Gefahr der Verstärkung bestehender Azidose!). Rasche Beseitigung aller Vergiftungssymptome ist möglich durch Sauerstoffatmung im Überdruck: Bei 3 bar Druck sind 4 Vol.-% O_2 im Plasma gelöst, womit alle Gewebe – einschließlich Gehirn – hinreichend versorgt werden können.
- Weitere Maßnahmen: Kreislauf und Körpertemperatur normalisieren, Azidose korrigieren.

Blausäure und Cyanide

Blausäure (HCN) ist eine schwache Säure ($pK_a = 9{,}2$), die mit Alkalien leicht wasserlösliche Salze bildet. KCN und NaCN haben technische Bedeutung in der Metallhärtung. Toxisch wirksam ist das Cyanid-Ion CN^-, das auch aus Glykosiden im Organismus freigesetzt werden kann. Bittermandeln enthalten CN^-, gebunden an das Glykosid Amygdalin, 0,05–0,1 % HCN (50 Mandeln evtl. tödlich). Gasförmige HCN gilt noch heute als wirksames Rodentizid. Große HCN-Mengen entstehen beim Abbrennen organischer Materialien (**Brandgase,** auch Tabakrauch). Der typische Geruch von Blausäure wird infolge genetischer Veranlagung von manchen Individuen extrem empfindlich, von anderen so gut wie gar nicht wahrgenommen.

Wirkmechanismus

CN^- hat zu Eisen (III) im Häm-Komplex eine hohe Affinität. **CN^- blockiert** reversibel den Häm-Komplex der **Cytochrom-c-oxidase** (> Abb. 35.49). Die Cytochrom-c-oxidase ist Bestandteil (Komplex IV) der Atmungskette der Zelle, die durch Übertragung von Elektronen aus NADH oder $FADH_2$ auf molekularen Sauerstoff ATP bildet. Durch Blockierung der Cytochrom-c-oxidase unterbricht **CN^-** die Atmungskette und damit die Produktion von Stoffwechselenergie.

Vergiftung

Für den Zeitverlauf der Vergiftung ist der Aufnahmeweg entscheidend. Protonierte HCN kann wegen der geringen Dissoziation (bei pH 7,4 nur 1,6 %) sehr schnell durch Membranen diffundieren. Bei **Inhalation höherer Konzentrationen** treten erste **Symptome nach wenigen Sekunden** auf. Bei **oraler Aufnahme** von **CN^-** wird zunächst HCN durch die Magensäure gebildet. Erste **Symptome** können sich hier **nach mehreren Minuten** einstellen. Bei Einnahme von glykosidhaltigen Pflanzen (Bittermandeln u. a.) beträgt die Latenzzeit meist ¼ bis 1 Stunde. Das erste Symptom einer Zyanidvergiftung ist eine **Hyperpnoe,** die durch Sauerstoffmangel an den dafür sehr empfindlichen Rezeptoren der Karotis entsteht. Als Nächstes tritt eine **Rotfärbung der Haut** auf, die durch eine Arterialisierung des Venenbluts bedingt ist; der im Oxyhämoglobin gebundene Sauerstoff kann von den Zellen nicht mehr verwertet werden.

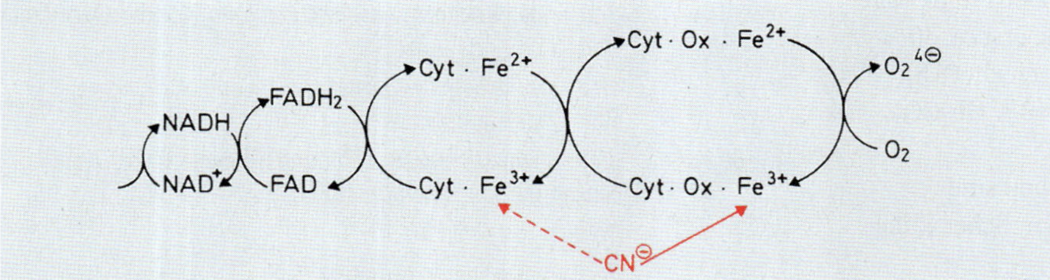

Abb. 35.49 Angriff von Cyanid in der Atmungskette (vereinfacht): Blockade der Cytochrom-c-oxidase (Cyt · Ox · Fe) in der dreiwertigen Stufe und Verhinderung der Oxidation von Cytochrom-c (Cyt · Fe).

Die für den Menschen tödlichen Dosen an CN^- liegen zwischen 50 und 200 mg, nach oraler Aufnahme stellt sich der Tod innerhalb von 20 Minuten ein, tödliche Blutkonzentrationen liegen bei mehr als 5 µg CN^-/ml. Die Hintergrundbelastung bei Nichtrauchern liegt um 15 ng CN^-/ml Vollblut, bei Rauchern um 40 ng CN^-/ml.

Entgiftung

HCN wird durch die Sulfotransferase **Rhodanase** zu **Thiocyanat** (CNS^-) umgewandelt Der geschwindigkeitsbegrenzende Faktor dieser Entgiftungsreaktion ist die Menge an Schwefel, die durch den Stoffwechsel bereitgestellt werden kann. Durch therapeutische Gabe von Schwefelverbindungen (Natriumthiosulfat, 10 % in Injektions- und Infusionslösung), 10–20 ml i. v., evtl. in 10-minütigen Abständen wiederholt, lässt sich die Entgiftung beschleunigen. Die Entgiftungsgeschwindigkeit von CN^- ist so hoch (ca. 0,1 mg/kg/h), dass $\mathbf{CN^-}$ bei chronischer Exposition nicht akkumuliert, aber zu niedrig, um allein den tödlichen Ausgang einer Vergiftung zu verhindern. Die minimal tödliche Dosis wird in etwa 10 Stunden entgiftet.

Therapie

Neben der **Beschleunigung der körpereigenen Entgiftung** zielt die akute Therapie v. a. auf das **Abfangen von CN^-**. Es bieten sich folgende praktische Möglichkeiten:

- **Hydroxocobalamin** 2,5 % werden heute als die Therapie erster Wahl betrachtet: 200 ml ≙ 5 g i. v. oder 70 mg/kg über 20–30 Minuten.
- **Methämoglobinbildung:** Das dreiwertige Eisen im Methämoglobin (➤ Kap. 35.4.2) bindet CN^- ebenfalls, wenn auch mit geringerer Bindungskonstante als Cytochrom-c-oxidase; doch ist therapeutisch induziertes Met-Hb in so großem Überschuss vorhanden, dass schon wenige Prozent vom Gesamt-Hb – bei sehr rascher HCN-Diffusion und Gleichgewichtseinstellung – entscheidende Entlastung bringen (➤ Abb. 35.50). Man verwendet **p-N,N-Dimethylaminophenol** (3 mg/kg i. v.). Diese Injektion führt innerhalb kürzester Zeit zu einer 30-prozentigen Met-Hb-Bildung ohne nennenswerte Kreislaufbeeinflussung, solange keine zusätzliche Belastung mit CO (Brandgase) vorliegt.

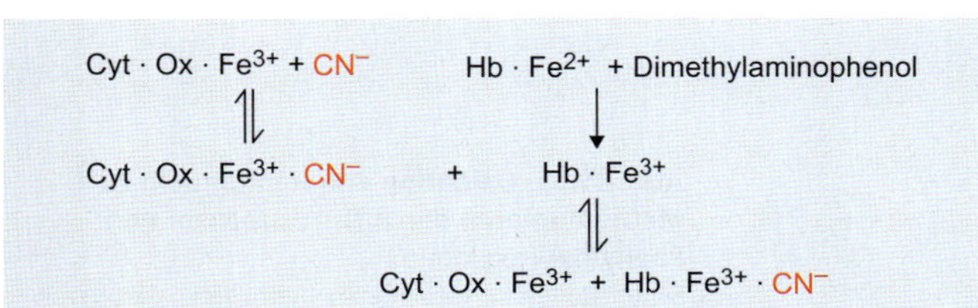

Abb. 35.50 Ablösung von Cyanid aus Cytochrom-c-oxidase durch therapeutisch induziertes Methämoglobin.

Chronische HCN-Vergiftungen sind – wegen der raschen Entgiftung von $\mathbf{CN^-}$ – sehr unwahrscheinlich. Häufige subletale akute Vergiftungen können durch O_2-Mangel zu irreversiblen zentralen und peripheren Nervenschäden führen. Bei chronischer Exposition (Cassava-haltige Nahrungsmittel mit glykosidisch gebundenem $\mathbf{CN^-}$) wurden beim Menschen auch Schädigungen der Schilddrüse beobachtet. Mangelnde $\mathbf{CN^-}$-Entgiftung wegen genetisch bedingter Störung des Vitamin-B_{12}-Umsatzes wird als Ursache einer hereditären Netzhautdegeneration und einer sogenannten tropischen Neuropathie diskutiert.

Stickgase

Darunter versteht chemisch **inerte Gase,** die in so hoher Konzentration auftreten können, dass der Sauerstoff der Luft unter die zur Erhaltung der vitalen Körperfunktionen notwendige Mindestkonzentration sinkt (9–14 Vol.-%). Prototypen von Stickgasen sind die **Edelgase.** Doch wird bei diesen wie bei **Stickstoff** eine leichte narkotische Komponente diskutiert. Einen Grenzfall zwischen Narkose- und Stickgas stellt **Distickstoffmonoxid** (N_2O, Lachgas) dar. Als Sonderfall eines Stickgases kann **Kohlendioxid,** CO_2, betrachtet werden. CO_2 ist schwerer als Luft und reichert sich am Boden an und kann, wenn die Konzentration ca. 50 Vol.-% übersteigt, rasch tödlich wirken. Geringere Konzentrationen führen zu respiratorischer Azidose. Übersteigt die inhalierte Konzentration den normalen CO_2-Gehalt der Alveolarluft (3–4 Vol.-%), so kann kein CO_2 mehr abgegeben werden und es kommt durch eine Erregung des Atemzentrums zur Hyperventilation. Am Arbeitsplatz können bis zu 5000 ml/m³ (= 0,5 %, MAK) auch bei körperlicher Belastung ohne Folgen überstanden werden. Die atemstimulierende Wirkung von CO_2 nutzt man im **Carbogen** (5 % CO_2, 95 % O_2; Zusammenziehung aus „carbon dioxide" und „oxygen"); Einsatz bei manchen Vergiftungen.

Rauch- und Brandgase

Nach Bränden sind bis zu 75 % der innerhalb weniger Stunden nach dem Brand auftretenden Todesfälle auf die Inhalation toxischer Brandgase zurückzuführen. Hierbei treten als Todesursache sowohl lokale Effekte auf den Respirationstrakt (Lungenödem, ➤ Kap. 35.3.1) als auch systemische Wirkungen auf.

Brandgase sind komplexe Gemische, deren Zusammensetzung von den Brandbedingungen und dem brennenden Material abhängt. Bei Verbrennung oder Verschwelung von Kunststoffen entstehen in wechselnden Anteilen Chlorwasserstoff, Formaldehyd, Fluorwasserstoff oder Isocyanate.

Die toxikologisch wichtigsten Bestandteile von Rauch und Brandgasen sind **Kohlenmonoxid** und **Blausäure.** Massiv erhöhte Hb-CO-Konzentrationen (> 50 % des Gesamt-Hb) wurden häufig bei Opfern von Brandkatastrophen gefunden. Häufig werden bei Rauchvergiftungen auch toxische Konzentrationen an Cyanid im Blut (2–10 µg/ml) gefunden.

35.4 Methämoglobin(Met-Hb)-bildende Stoffe

Martin Göttlicher

Die Fähigkeit des Hämoglobins (Hb), Sauerstoff reversibel zu binden, ist abhängig von der Oxidationsstufe des Eisenatoms im Häm (➤ Abb. 35.51); nur zweiwertiges Eisen (Fe^{2+}) kann Sauerstoff binden. Nach Oxidation zu **Fe^{3+}** ist **Sauerstoffbindung nicht mehr möglich.** Hämoglobin mit dreiwertigem Eisen wird Methämoglobin (Met-Hb, Hb-Fe^{3+}) genannt. In intakten Erythrozyten findet man aber nur Spuren von Met-Hb, da Met-Hb ständig durch die **Met-Hb-Reduktase** unter Hilfe von NADPH reduziert wird. Das Schlüsselenzym zur Bereitstellung von NADPH ist **Glucose-6-phosphat-Dehydrogenase.** Bei einer erblichen Form der hämolytischen Anämie ist die Aktivität dieses Enzyms verringert. Die Betroffenen zeigen eine erhöhte Empfindlichkeit gegenüber Met-Hb-Bildnern (z. B. den Arzneistoffen Primaquin und Chloroquin, die bei diesen Patienten kontraindiziert sind, oder Favabohnen).

Der Met-Hb-Spiegel im menschlichen Blut bleibt i. d. R. unter 1 %. Früh- und Neugeborene neigen stärker zur Met-Hb-Bildung als Erwachsene, ihr Hämoglobin ist leichter oxidierbar und die Reduktasen sind weniger aktiv. Vergiftungen mit Met-Hb-Bildnern verlaufen daher in den ersten Lebensmonaten meist schwerer.

35.4.1 Mechanismen der Met-Hb-Bildung

Es gibt verschiedene Arten von Met-Hb-Bildnern. Oxidationsmittel wie **Chlorate** (ClO_3^-) können Hämoglobin direkt oxidieren. Die Vergiftung ist durch Met-Hb-Bildung, Met-Hb-Urie, Hämolyse und Nierenversagen gekennzeichnet.

Bei **Nitriten** erfolgt eine gekoppelte Oxidation: Sauerstoff aus Oxyhämoglobin reagiert mit Nitrit zu Nitrat, gleichzeitig wird das Eisenatom oxidiert. Anorganische Nitrite sind in Spuren ubiquitär, **Nitrate** können im menschlichen Darm mikrobiell in Nitrit umgewandelt werden. Besonders gefährdet sind Säuglinge, da ihre Darmflora eine höhere reduzierende Kapazität hat als die des Erwachsenen. Nitratreiches Wasser kann bei der Zubereitung von Säuglingsnahrung eine Methämoglobinämie induzieren. Organische aliphatische Nitroverbindungen wie Amylnitrit, Nitroglycerin u. a. wirken wie Nitrit.

Aromatische Amino- und Nitroverbindungen sind **indirekte** Met-Hb-Bildner, sie müssen erst im Organismus in die eigentlichen Met-Hb-Bildner, **Arylhydroxylamine,** umgewandelt werden.

Die Umwandlung von Hämoglobin zu Met-Hb vollzieht sich hier in einem Kreisprozess (➤ Abb. 35.51): Das Arylhydroxylamin wird zur Nitrosoverbindung oxidiert und sauerstofftragendes Hb-Fe^{2+} zu Hb-Fe^{3+} umgewandelt; der Sauerstoff wird reduziert. NAD(P) H-Chinon-oxidoreduktase regeneriert dann aus der Nitrosoverbindung das Arylhydroxylamin. So kann 1 Mol Arylhydroxylamin mehrere Mol Oxyhämoglobin oxidieren.

Dadurch unterscheidet sich die Dynamik der Vergiftung durch aromatische Amino- und Nitroverbindungen von der von Nitrit und Oxidationsmitteln: langsamer Beginn wegen der erforderlichen metabolischen Aktivierung, dann aber länger anhaltend hohe Met-Hb-Spiegel, die erst mit der Ausscheidung der Stoffe abfallen (➤ Abb. 35.52).

Neben dem stark wirksamen **Nitrobenzol** und **Anilin** gibt es zahlreiche meist schwächer wirksame Derivate, darunter auch einige früher verwendete Arzneistoffe (Sulfonamide und Phenacetin).

Phenothiazinfarbstoffe wie Methylenblau können einerseits Oxyhämoglobin zu Met-Hb oxidieren, andererseits aber die enzymatische Rückbildung hoher Met-Hb-Spiegel beschleunigen, indem

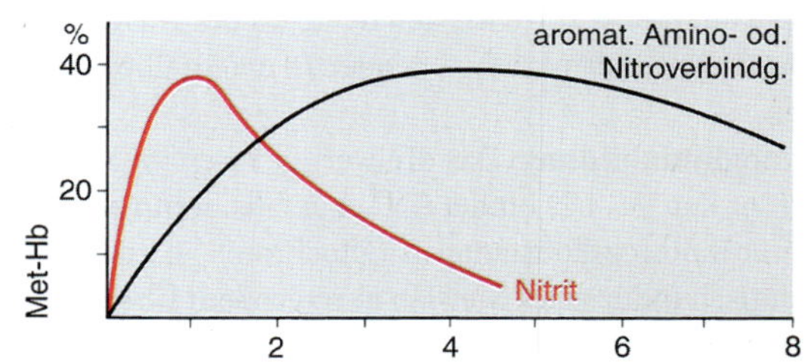

Abb. 35.52 Schematische Erläuterung des unterschiedlichen Verlaufs von Methämoglobinämien.

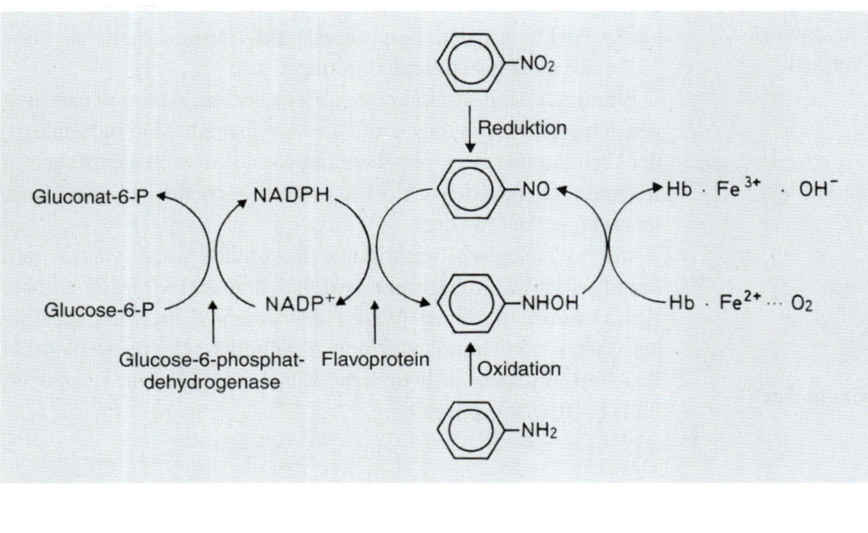

Abb. 35.51 Oxidation von Hämoglobin zu Methämoglobin durch Nitrosobenzol und Phenylhydroxylamin.
Sie entstehen im körpereigenen Stoffwechsel durch Oxidation (aus Anilin) oder Reduktion (aus Nitrobenzol). Ein Molekül Nitrosobenzol kann mehrmals Hb-Fe^{2+} oxidieren, da ein anderes Enzym (z. B. das Flavoprotein NAD[P]H-Chinon-oxidoreduktase) für eine Reduktion des gebildeten Nitrosobenzols sorgt.

sie die Reduktion von NAD^+ fördern. Zwischen Met-Hb-Bildung und Rückbildung stellt sich nach Gabe von Redoxfarbstoffen ein Gleichgewicht bei ungefähr 10 % Met-Hb ein. Höhere Met-Hb-Werte werden auf diese Gleichgewichtskonzentration reduziert und damit die Gefahr durch den Sauerstoffmangel beseitigt.

35.4.2 Methämoglobinämie

Die braune Farbe von Met-Hb (ab etwa 30 % Met-Hb) und der Mangel an Oxyhämoglobin bedingen eine Blässe der Haut. Alle Folgen der Vergiftung sind auf eine Unterversorgung der Gewebe mit Sauerstoff zurückzuführen und damit mit der CO-Vergiftung vergleichbar (➤ Tab. 35.23). Die Spontanrückbildung von Met-Hb ist von der Art des auslösenden Stoffes abhängig. Nach Ausscheidung oder Entgiftung des Met-Hb-Bildners erfolgt die Met-Hb-Rückbildung mit einer Rate von ca. 10 % pro Stunde. Manche Met-Hb-Bildner wirken zugleich hämolytisch. Häufig finden sich bei erhöhten Met-Hb-Spiegeln in den Erythrozyten dunkle Einschlusskörperchen (Heinz-Körperchen).

Therapie

Bei symptomatischen Patienten und/oder Konzentrationen über 25 % Gabe von **Methylenblau,** 1 mg/kg i. v., evtl. einmal wiederholt oder nachgefolgt von oraler Gabe (60 mg drei- bis viermal am Tag). Im übrigen **O_2-Atmung.**

35.5 Metalle

Martin Göttlicher

Metalle und Übergangsmetalle können im Gegensatz zu den allermeisten organischen Verbindungen nicht wesentlich verstoffwechselt werden, sondern Aufnahme, Elimination, eventuell Oxidation und Reduktion sowie Bindung in physiologischen oder nicht physiologischen Komplexen bestimmen ihre Wirkungen auf den Organismus. Viele Metalle sind toxisch, aber eine ganze Reihe von Metallen haben als Spurenelemente auch essentielle Funktionen. Mangelerscheinungen und Toxizität bei Überdosierung prominenter Spurenelemente sind in ➤ Kap. 32.2 vorgestellt. Eine entscheidende Rolle kommt dem Aufnahmeweg zu, weil die Aufnahme bestimmter Metalle über die Nahrung essentiell und bei ernährungstypischen Mengen ungefährlich sein kann, während die Inhalation von metallhaltigen Stäuben zu unspezifischen Krankheitsbildern wie Gießerfieber (➤ Kap. 32.2.1) oder Häufung bakterieller Lungenentzündungen (Schweißerpneumonie) führen kann. Aber auch spezifische toxische Wirkungen wie der Manganismus können ausgelöst werden (➤ Tab. 32.3, ➤ Kap. 35.5.6). Metallionen können mit funktionellen Gruppen (SH-, -OH, $-NH_2$, -COOH) in Biomolekülen reagieren und/oder oxidativen Stress auslösen. Wirkort und Zeitverlauf der Vergiftung werden maßgeblich durch die Toxikokinetik des jeweils auslösenden Metalls bestimmt. Deshalb ist die Steigerung der Elimination mittels chelatbildender Stoffe ein zentrales Prinzip der Behandlung von Vergiftungen.

35.5.1 Chelatbildende Stoffe als Antidote

Chelatbildner sind wichtige **Antidote bei Metallvergiftungen.** Viele dieser Verbindungen wurden zur Entgiftung von radioaktiven Metallen entwickelt. Chelate sind Komplexe von Metallen mit organischen Molekülen, wobei mehrere Bindungsstellen eines Moleküls an ein Metallatom binden (➤ Abb. 35.53, ➤ Abb. 35.54).

Die Reaktion von Chelatbildnern mit einem Metall gehorcht dem Massenwirkungsgesetz. Die **Stabilitäts- oder Komplexbildungskonstante K** gibt dabei das Verhältnis im Gleichgewichtszustand zwischen der Konzentration des gebildeten Metallchelats und dem Produkt aus den Konzentrationen von freiem Metall und Chelat wieder. Bei vielen Metallchelaten ist K sehr groß und wird daher als logK angegeben. Zum Beispiel bedeutet die Stabilitätskonstante (logK) des Eisen bindenden Proteins Transferrin von 31, dass sich das o. g. Gleichgewicht bei 10^{31} M^{-1} einstellt. Im Plasma liegt daher praktisch kein freies Eisen vor.

Für die Beurteilung der Wirkung von Chelatbildnern im Organismus ist zu bedenken, dass keine absolute **Spezifität** für bestimmte

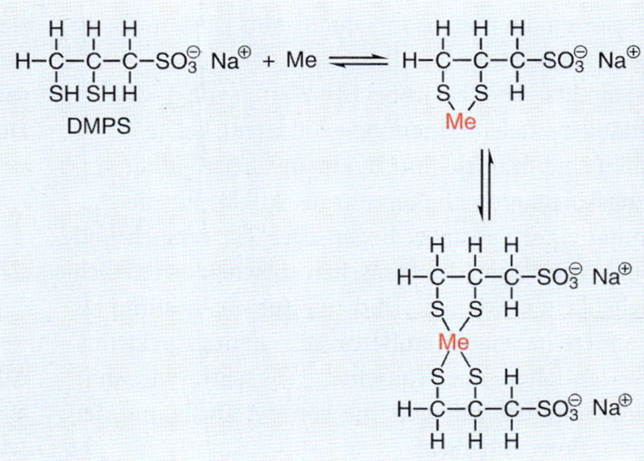

Abb. 35.53 Dimercaptopropansulfonsäure (DMPS) bildet über seine benachbarten SH-Gruppen Komplexe mit Metallen.

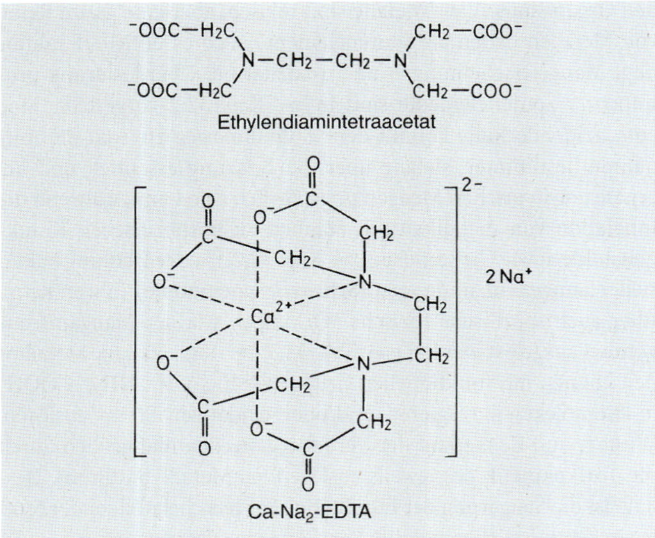

Abb. 35.54 Dinatriumcalciumsalz der Ethylendiamintetraessigsäure (Na_2-Ca-Edetat).

Metalle vorhanden ist. Daher wird im Organismus die Wirksamkeit eines Liganden durch konkurrierende Metalle wie Calcium (Plasmakonzentration von 2,5 mmol/l) beeinträchtigt. In der Praxis ist die **Erhöhung der Dosis des Chelatbildners begrenzt durch die Toxizität,** die oft durch Chelatisierung körpereigener Metalle ausgelöst wird. Die Abhängigkeit der Komplexstabilität vom pH hat praktische Bedeutung, weil die Dissoziation von Metallen in den Nierentubuli – v. a. bei saurem Harn – zu Nierenschädigungen führen kann.

Der **therapeutische Einsatz von Chelatbildnern** als Antidote bei Metallvergiftungen soll Folgendes erreichen:

- Mobilisierung von Metallen aus Bindungsorten im Organismus
- Abfangen zirkulierender Metalle in Körperflüssigkeiten
- Rasche Ausscheidung der gebildeten Chelate mit Harn und/oder Galle

Dementsprechend müssen therapeutisch nutzbare Chelatbildner folgende **Eigenschaften** aufweisen:

- Hohe Komplexbildungskonstante für toxische Metalle, dagegen niedrige für körpereigene Metalle
- Gute Löslichkeit in Plasma und in Geweben, die das Vordringen zu den Bindungsorten des Metalls im Organismus gewährleisten
- Harngängigkeit der Chelate
- Hinreichende Stabilität des Chelats bei pH-Werten von 4–7,4
- Geringe Toxizität der Chelatbildner und gebildeter Chelate

Diese Eigenschaften sind praktisch nie in einem Chelatbildner vereinigt. Die Bildungskonstanten können nur als Anhalt für die therapeutische Eignung einer Substanz dienen. Der Tierversuch und die Erprobung bei Vergiftungen des Menschen entscheiden letztlich über Einsatzmöglichkeiten. Manche sind nur für ein bestimmtes Metall geeignet, andere haben ein größeres Anwendungsspektrum. Alle Chelatbildner entfalten unerwünschte, z. T. schwerwiegende unerwünschte Arzneimittelwirkungen, die von der Dosis und der Zeitdauer der Anwendung abhängen.

Allgemeine Richtlinien für die Anwendung von Chelatbildnern als Antidote

- Klare Indikationsstellung mit Blick auf stoffbezogene unerwünschte Arzneimittelwirkungen und Risiko der Ausschwemmung essenzieller Spurenelemente.
- Der Therapieerfolg ist durch ständige Messung der Metallausscheidung zu überwachen. Das Ergebnis bestimmt die Dosis bei fortgesetzter Therapie.
- Ist eine mehrwöchige Anwendung erforderlich, muss auf unerwünschte Arzneimittelwirkungen durch Verlust von essenziellen Metallen geachtet werden; ggf. empfehlen sich eine Therapie in Intervallen und eine Substitution des Verlusts.
- Bei langfristiger Anwendung ist eine strenge Einhaltung der unterschiedlichen Höchstdosen mit dosierungsfreien Intervallen notwendig.

Dimercaptopropansulfonsäure (DMPS)

Das Natriumsalz von DMPS (➤ Abb. 35.53) wird als wichtiges **Antidot bei Metallvergiftungen** eingesetzt. DMPS wird manchmal auch zur Mobilisation bei Amalgamvergiftung empfohlen und soll als Test für die Hg-Belastung des Organismus aus Amalgamen geeignet sein. Ein Nachweis von Quecksilber im Urin mit dieser Methode hat jedoch keine klinische Relevanz.

Pharmakodynamik und Pharmakokinetik

DMPS-Komplexe mit Metallen werden über die Nieren ausgeschieden. Ein wichtiger Vorteil dieses Chelatbildners gegenüber den älteren Vertretern (z. B. Dimercaprol) ist eine **orale Bioverfügbarkeit** von 45 %. DMPS selbst wird zu **90 % renal eliminiert,** die **Halbwertszeit** beträgt ca. 10 Stunden. Als Chelatbildner kann DMPS den Haushalt essenzieller Metalle beeinflussen, tierexperimentell führt diese Substanz jedoch nur bei sehr langer Behandlungsdauer und sehr hoher Dosierung zu einer Konzentrationsabnahme von Zink und Kupfer im Plasma.

Indikationen und Dosierung

Vergiftungen mit anorganischen und organischen Hg-Verbindungen sowie mit Hg-Metall und Bleivergiftungen.

Dosierung:

- **Schwere akute Vergiftungen:** bis zu 2,4 g/Tag oral bzw. 2 g/Tag i. v.
- **Chronische Vergiftungen:** 3–4 × 100 mg/Tag oral

Unerwünschte Arzneimittelwirkungen

Allergische Hautreaktionen (Juckreiz, Hautausschlag), Fieber und Schüttelfrost, Erhöhung der Transaminasen in Einzelfällen. Bei zu schneller Injektion kann es zu Übelkeit, Schwindel und Blutdruckabfall kommen.

Dimercaptobernsteinsäure (DMSA) und Dimercaprol (BAL)

Diese Stoffe sind in Deutschland nicht (mehr) verfügbar.

Natriumcalciumedetat (Na_2-Ca-Edetat) und Pentetate

Die freie Säure (Ethylendiamintetraessigsäure, Edetinsäure) ist als analytisches Reagens für Metalle schon lange bekannt. Bei i. v.-Zufuhr würden Edetinsäure und die heute eingesetzte Pentetsäure (Diethylentriaminpentaessigsäure) freies Ca^{2+} unverzüglich binden und so eine Tetanie auslösen. Na_2-Ca-Edetat (➤ Abb. 35.54), Ca-Na_3-Pentetat und Zn-Na_3-Pentetat werden hingegen vergleichsweise gut vertragen; im Organismus werden Calcium oder Zink gegen Metalle mit höheren Bildungskonstanten ausgetauscht. Edetate sind zwar von der WHO als „essential medicines" gelistet, aber in Deutschland derzeit nicht verfügbar.

Pharmakokinetik

Na_2-Ca-Edetat und Pentetate müssen i. v. zugeführt werden; die Halbwertszeit im Blut liegt bei 1 Stunde. Sie verteilen sich lediglich extrazellulär, intrazelluläre Metalldepots werden daher nur langsam abgebaut. Metallchelate von Edetinsäure und Pentetsäure sind gut nierengängig. Stets erscheinen – neben dem zu dekorporierenden Fremdmetall – auch Biometalle vermehrt im Harn.

Indikationen und Dosierung

Vergiftungen durch transurane Schwermetalle (Americium, Plutonium, Curium, Californium, Berkelium). Der Einsatz von Na_2-Ca-Edetat ist auch als diagnostischer Bleitest und bei Bleivergiftungen beschrieben (cave: tubuläre Nierenschäden).

Pentetate bis zu 1 g/Tag; bei langfristiger Behandlung auf Ausschwemmung essenzieller Metalle und Behandlungspausen achten.

Unerwünschte Arzneimittelwirkungen

Na_2-Ca-Edetat führt in hohen Dosen bei Bleivergiftung zu **tubulären Nierenschäden,** daher ist eine Kontrolle der Nierenfunktion erforderlich. Als Ursache diskutiert wird eine direkte Metallwirkung auf die Tubuluszellen durch partielle Dissoziation der Chelate. Weiterhin Blutdrucksenkung, allergische und thrombophlebitische Reaktionen, Übelkeit, Erbrechen, Durchfall, Fieber, Frösteln, Kopfschmerzen, Pruritus, Muskelkrämpfe.

D-Penicillamin

D-Penicillamin (Metalcaptase®) ist eine Aminosäure, die nicht natürlich vorkommt. Sie wird im Organismus nicht in Proteine eingebaut. D-Penicillamin kann Metalle in unterschiedlichem stöchiometrischem Verhältnis binden. Alle Chelate sind gut harngängig. Heute wird D-Penicillamin v. a. bei der genetisch bedingten **Kupferspeicherkrankheit** (Morbus Wilson) eingesetzt, wobei neben der Elimination aus der Leber eine Umverteilung in das ZNS stattfinden kann.

Indikationen und Dosierung

Cystinurie, Kupfervergiftung/Morbus Wilson, aber auch chronische Polyarthritis und Vergiftungen mit Zink oder Schwermetallen (Blei, Quecksilber).

Dosierung:

- **Metallvergiftungen:** bis zu einer Tagesdosis von 40 mg/kg KG
- **Morbus Wilson** und **Cystinurie:** 10–20 mg/kg/Tag

Unerwünschte Arzneimittelwirkungen

Gastrointestinale Beschwerden (Übelkeit, Erbrechen), Hautreaktionen überwiegend allergischer Natur (Exantheme), selten Haarausfall. Zu den schwerwiegenden unerwünschten Wirkungen gehören Proteinurie und Hämaturie, die auf eine Immunkomplexnephritis hindeuten, sowie Störungen der Hämatopoese, die in eine aplastische Anämie übergehen können (daher sind engmaschige Blutbild- und Urinkontrollen notwendig).

Deferoxamin

Deferoxamin (Desferal®) hat eine sehr hohe Affinität für Eisen (III) (➤ Abb. 35.55). Die Komplexbildungskonstante liegt für Fe^{3+} im Vergleich zu anderen Metallen so hoch, dass dieser Chelator spezifisch bei Eisenüberladung, z. B. infolge akuter Belastung (Transfusion, Hämolyse) oder chronisch erhöhter Eisenaufnahme (Hämosiderose), wirkt. Unerwünschte Arzneimittelwirkungen durch Mangelerscheinungen wegen Ausschwemmung anderer Metalle werden bei kurzer Anwendung kaum auftreten. Auf die Langzeitbehandlung, z. B. der Hämochromatose (➤ Kap. 31.4.2), trifft das hingegen nicht zu. **Deferasirox** ist bei hohen Kosten ein oral verfügbares Medikament, das allerdings schwere unerwünschte Arzneimittelwirkungen (Zytopenie, akutes Nierenversagen und Leberfunktionsstörungen) haben kann. Das ebenfalls oral verfügbare **Deferipron** kann als häufige unerwünschte Arzneimittelwirkungen Agranulozytosen und Neutropenien auslösen.

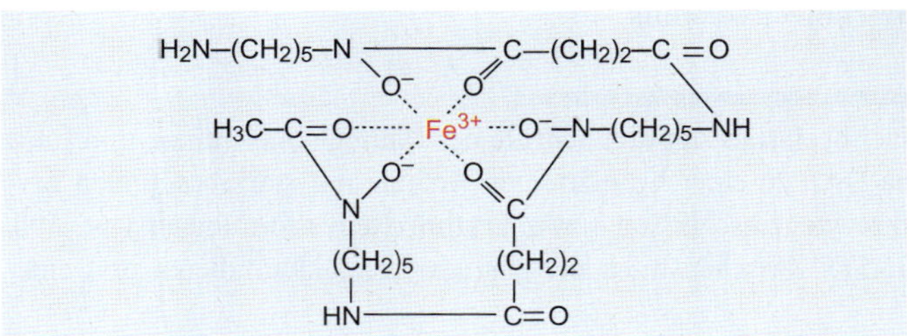

Abb. 35.55 Struktur von Deferoxamin.

35

Indikationen und Dosierung

Bei Eisenvergiftung, Hämochromatose, Eisenüberladung bei Porphyria cutanea tarda i. v. (oder i. m.) Anwendung.

Dosierung:

- **Eisenvergiftung:** Infusion i. d. R. 20–60 mg/kg KG/Tag
- **Hämochromatose** (nur wenn wegen Anämie oder Kardiomyopathie die Therapie durch Aderlass nicht möglich ist): 500–1000 mg/Tag i. v. (oder i. m.)

Unerwünschte Arzneimittelwirkungen

Die Verträglichkeit ist im Allgemeinen gut, vereinzelt kommt es zu Urtikaria, Exanthemen, Fieber, Schmerzen am Injektionsort, Leberschäden, Blutbildveränderungen, Hör- und Sehstörungen. Der ausgeschiedene Eisenkomplex führt häufig zu einer rötlich braunen Verfärbung des Urins.

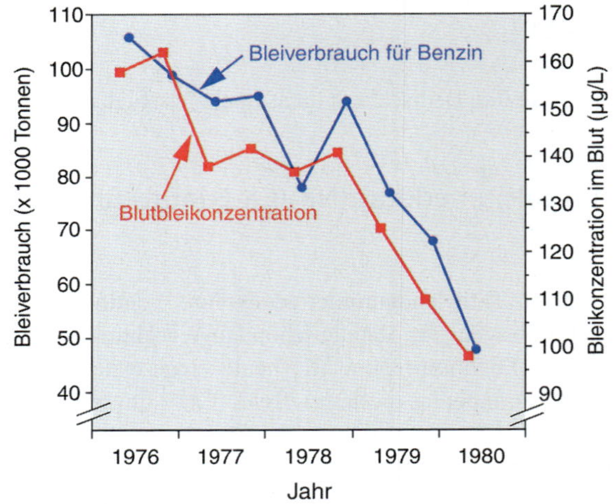

Abb. 35.56 Abnahme der Bleikonzentrationen im Blut von Kindern und Erwachsenen in den USA im Verhältnis zur Verringerung des Bleiverbrauchs für Benzin. (Modifiziert nach: CDC-Statement, 1991, U. S. Department of Health and Human Services, Atlanta.)

35.5.2 Blei

Wegen seiner leichten Schmelzbarkeit aus Erzen ist Blei, Pb, schon in frühester Zeit zur Nutzung herangezogen worden. Bleivergiftungen waren bereits im Altertum bekannt. Organische Bleiverbindungen (z. B. $Pb[CH_3COO]_2 \times 3\ H_2O$ = Bleizucker) haben jahrzehntelang medizinale Verwendung gefunden und gelegentlich – vielfach auch durch Hautresorption – Vergiftungen ausgelöst. Bleirohre in der Trinkwasserversorgung waren häufig Auslöser von Massenvergiftungen, wenn lange Verweilzeit, Wärme und saure Wasserbestandteile (Huminsäuren) erhebliche Bleimengen in Lösung gebracht hatten. Glasuren von Töpferwaren enthielten früher Bleisilikate, aus denen saure Speisen (Salate, Fruchtsäfte etc.) toxische Bleimengen freisetzen konnten. In vielen Ländern ist diese Verwendung von Blei verboten worden, dagegen kommen bleihaltige Glasuren in einzelnen Ländern teilweise noch vor.

Die Bleibelastung der Bevölkerung ist aber seit den 1970er-Jahren deutlich rückläufig (➤ Abb. 35.56), wobei die verbliebenen Hauptbelastungsquellen Nahrungsmittel sind. Dieser Rückgang ist wesentlich auf das Verbot bleihaltiger Benzinzusätze zurückzuführen und stellt ein markantes Beispiel dar, welche Konsequenzen das Verbot bestimmter Verwendungsarten von toxischen Stoffen für die Exposition der Allgemeinbevölkerung haben kann. Die Bleibelastung der Bevölkerung liegt heute im Schnitt unter 50 µg/L Blut.

Wirkmechanismus

Blei beeinträchtigt drei Schritte der Hämoglobinsynthese und führt dadurch zu einer hypochromen Anämie mit stark basophilen Erythrozyteneinschlüssen sowie Erythrozytenverformungen (➤ Abb. 35.57). Zwischenstufen der Hämsynthese akkumulieren und einer der Intermediate, das Koproporphyrin III, kann Haut und Harn braun färben.

Blei hat außer dem **erythrozytären System** drei weitere Angriffsorte: die **glatte Muskulatur,** das **Nervensystem** und die **Nieren.** Daraus leiten sich Krankheitssymptome des Dickdarms und verschiedener Endstrombahnen ab (➤ Tab. 35.24). Das Nervensystem ist besonders empfindlich. Bei Kindern werden schon Blutbleigehalten von 12 µg/l und Konzentrationen, die aus der üblichen Hintergrundbelastung resultieren können, Beiträge zur Entwicklung neurologisch-kognitiver Defizite zugeschrieben (CONTAM Panel der Europäischen Behörde für Lebensmittelsicherheit, 2010).

Die neurotoxischen Wirkungen von Blei könnten auf die chemische Ähnlichkeit von Blei zu Calcium zurückzuführen sein. Blei interferiert mit verschiedenen calciumabhängigen biochemischen Prozessen.

Pharmakokinetik

Die Resorption von Blei über den Magen-Darm-Trakt und über die Atemwege erfolgt sehr unterschiedlich. **Oral** aufgenommenes Blei wird **schlecht resorbiert.** Bei Zufuhr kleiner Dosen beträgt die Retentionsquote etwa 10 %, bei **Kindern 50 %.** Bleisalze oder Bleioxide werden dagegen als lungengängige **Aerosole** – je nach Partikelgröße und Löslichkeit – **zu 50–80 % resorbiert.**

Im Blut sind mehr als 95 % des zirkulierenden Bleis an Erythrozyten gebunden (➤ Abb. 35.58). Geringe Anteile des im Plasma gelösten Bleis diffundieren in die Gewebe ab. Auch in Zähne wird Blei eingelagert, die gefundene Konzentration spiegelt die Exposition im Kindesalter wider. Die Hauptmenge wird im Knochen als schwer lösliches Bleiphosphat gebunden. Die **Halbwertszeit von Blei** im Blut beträgt etwa 20 Tage, im Knochen bis zu 25 Jahre.

35

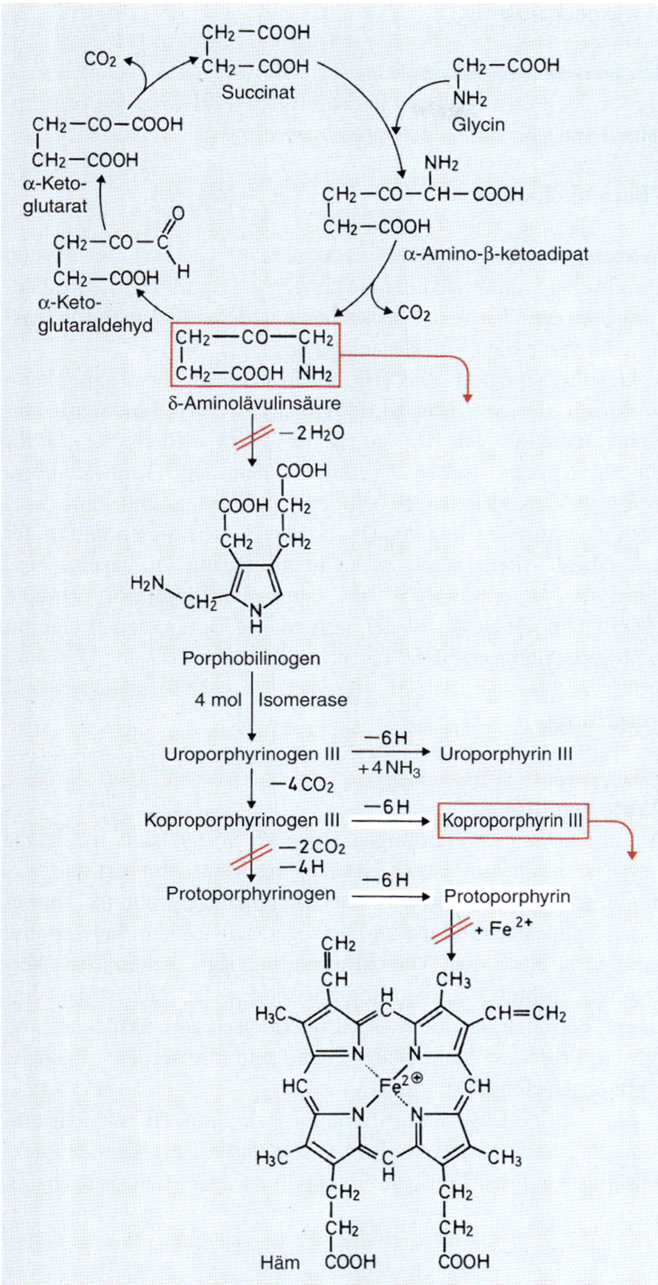

Abb. 35.57 Schema der Hämsynthese und der drei Angriffspunkte von Blei.
δ-Aminolävulinsäure und Koproporphyrin III fallen vermehrt an und werden im Harn ausgeschieden.

Vergiftung

Akute Vergiftung

Akute Bleiintoxikationen ohne erhöhte Bleidepots treten – wegen der schlechten Resorbierbarkeit und der Fängerfunktion von Knochen und Erythrozyten – nur bei Aufnahme sehr hoher Dosen ein.

Tab. 35.24 Symptome der chronischen Bleivergiftung, Ursachen und niedrigste Blutplasmakonzentrationen, bei denen diese Wirkungen beobachtet wurden

Angriffsort	Symptome	Pb-Konzentration im Blut (μg/L)
Hämoglobinsynthese, rote Blutzellen		
δ-ALA-Dehydratase-Hemmung	Vermehrte δ-ALA-Ausscheidung im Harn	100
Koproporphyrinogen-Decarboxylase-Hemmung	Vermehrte Koproporphyrin-III-Ausscheidung	100
	Gelbliche Verfärbung von Haut und Bindehaut	400
Eiseneinbau in Häm gehemmt	Bleianämie (hypochrom), Anisozytose, basophile Tüpfelung der Erythrozyten	1000
Nervensystem	Bleilähmung (N. radialis); die führende Hand ist stärker betroffen	1000
	Kognitive Störungen bei Kindern	< 50
Gefäßmuskulatur		
Haut	Bleiblässe	1000
Darmmuskulatur	Bleikolik	1000
Gingiva, Ablagerung von Bleisulfid in den subpapillären Plexus	Bleisaum, grauschwärzliche anuläre Verfärbung des Zahnfleischrands um die Zahnhälse	1200

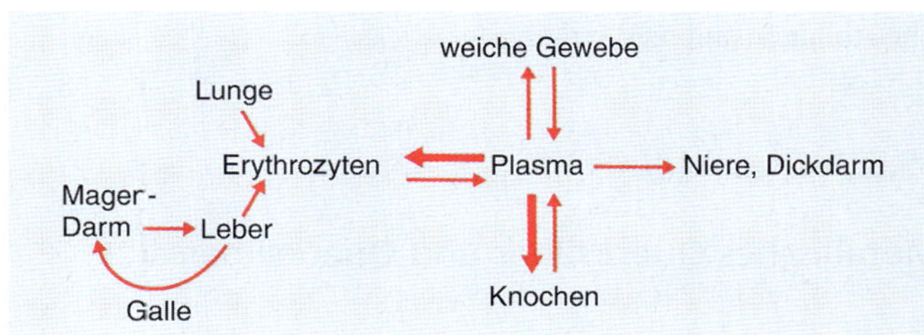

Abb. 35.58 Aufnahme, Verteilung, Deponierung und Exkretion von Blei.

Chronische Vergiftung

Über chronische Bleivergiftungen liegen umfangreiche Erkenntnisse aus der Gewerbetoxikologie sowie bei Kindern vor. Typisch für die chronische Bleivergiftung ist der schleichende Beginn, da in kleinen Dosen beständig aufgenommenes Blei überwiegend in den Knochen abgelagert wird. Mit steigendem Depot wird der Plasma- und Harnspiegel im Zuge der Gleichgewichtseinstellung angehoben. Bleibt die Aufnahmerate konstant, stellt sich nach vielen Monaten auch ein Gleichgewichtszustand des Skeletts ein.

δ-Aminolävulinsäure(δ-ALA)-Konzentrationen bis 0,2 μg/ml Harn gelten als normal, schon geringfügige Erhöhungen der Bleiaufnahme führen zu deutlich höheren Werten. Bei chronischer Vergiftung stehen **Anämie** mit Blässe und subikterischer Verfärbung und eine eventuelle **Bleilähmung** im Vordergrund, bei der akuten

Vergiftung dagegen **Koliken** und – besonders im Kindesalter – **Bleiencephalopathie.** Diese endet – ohne Behandlung – in 30 % der Fälle tödlich. Aber auch bei chronischer Vergiftung können diese Symptome plötzlich auftreten, wenn sich die Blutkonzentration durch Mobilisierung deponierten Bleis rasch erhöht. Wird die Bleiaufnahme unterbrochen, sinken die Bleiwerte in Knochen, Blut und Harn sehr langsam ab.

Therapie

Verfügbar zur Therapie akuter und chronischer Vergiftungen sind derzeit **Penicillamin** und **DMPS,** historisch auch **DMSA.** Auftretende Koliken und Encephalopathie klingen i. d. R. rasch ab. Gegen die Schmerzen bei Bleikoliken hilft die Gabe von Pethidin (Dolantin®, ➤ Kap. 7.3.4). Wenn die klinische Symptomatik auf ein beginnendes Hirnödem hinweist, müssen Diuretika und Glucocorticoide verabreicht werden.

Bleitetraethyl

Diese Verbindung diente als Zusatz zu Benzin (0,05–0,1 %). Die hoch lipophile Substanz wird auch durch die Haut gut resorbiert. Das **Vergiftungsbild** ist völlig verschieden von dem der anorganischen Bleiverbindungen. Im Vordergrund stehen Degenerationserscheinungen am ZNS. Als Spät- und Dauerschäden sind Lähmungen beobachtet worden. Nicht Tetraethylblei, sondern das durch oxidative Spaltung entstehende Triethylbleiion ist die wirksame Form. Chelatbildner sind hier wirkungslos.

35.5.3 Quecksilber

Metallisches Quecksilber und Quecksilbersalze

Metallisches Quecksilber, Hg, besitzt einen im Vergleich zu anderen Metallen hohen Dampfdruck: 0,16 Pa bei 20 °C. Eine Dampfsättigung der Luft ist bei ca. 15 mg/m³ (≙ 1,6 ml/m³) erreicht. Diese Konzentration löst bei längerer Inhalation eine chronische Hg-Vergiftung aus. Eine Gefährdung stellen Quecksilbertröpfchen mit großer Oberfläche dar. Durch die Therapie der Lues mit Hg-Metall enthaltender Salbe kam es jahrhundertelang zu Hg-Vergiftungen. Hierbei erfolgte die Aufnahme mehr inhalativ als durch Resorption über die Haut.

Quecksilber und Quecksilberverbindungen in der Umwelt sind stabil und können aus verschiedenen Quellen in den Organismus aufgenommen werden. Die tägliche Aufnahme liegt in Deutschland bei durchschnittlich 3 µg (90 % als Methylquecksilber, CH_3Hg^+), bei chronischer beruflicher Hg-Aufnahme sollen bis 250 µg/Tag ohne Symptome vertragen worden sein. Bei normal belasteten Individuen wird 1 µg Hg/l Urin gemessen, bei Ausscheidung von bis zu 200 µg Hg/l Urin (BAT-Wert) ist nicht mit toxischen Wirkungen zu rechnen. Bei schweren chronischen Hg-Vergiftungen konnten bis zu 40 mg Hg/l Urin nachgewiesen werden. Der MAK-Wert von Quecksilber beträgt 0,1 mg Hg/m³ Luft.

Wirkmechanismus

Quecksilberionen reagieren leicht mit freien SH-Gruppen von Proteinen und sind starke Enzyminhibitoren.

Pharmakokinetik

Quecksilberdampf wird über die Lungen gut resorbiert, die **Resorption** von metallischem Quecksilber aus dem Magen-Darm-Trakt und durch die Haut ist dagegen gering.

Metallisches Quecksilber (Hg) wird zu Hg^{2+} oxidiert; dieses kann in Darmbakterien wieder zu Hg reduziert werden. Eine wenig effiziente Reduktion von Hg^{2+} zu Hg im Gehirn wird als Ursache für die Anreicherung von Hg^{2+} diskutiert, denn Hg^{2+} kann Membranen nicht durchdringen. Neben der Anreicherung im Gehirn wird auch eine Anreicherung von Quecksilber in den Nieren und in der Leber beobachtet. Hauptausscheidungswege für Quecksilber sind der Harn und der Kot, wobei Hg^{2+} hauptsächlich mit dem Urin und Hg mit dem Kot ausgeschieden werden. Die Elimination erfolgt mit Halbwertszeiten von 30–80 Tagen.

Vergiftung

Akute Vergiftung

Akute Quecksilbervergiftungen (➤ Abb. 35.59) sind selten, die Initialsymptome unterscheiden sich je nach Aufnahmeart und Verbindung: Durch **Inhalation** hoher Dampfkonzentrationen kommt es zur Lungenentzündung und verzögert zu Übelkeit, Koliken und Erbrechen. Nach dem **Verschlucken** von Hg^{2+} beherrschen Verätzungen in Mund, Rachen und Speiseröhre das Bild; ist die Glottis mit betroffen, kann ein Glottisödem rasch zum Erstickungstod führen. Erbrechen kann lebensrettend sein, oft werden erhebliche Giftmengen eliminiert.

Eine heftige **Gastroenteritis** kann viele Stunden anhalten und führt zu Eiweiß- und Elektrolytverlusten und entsprechenden Rückwirkungen auf den Kreislauf. Innerhalb weniger Stunden reagieren

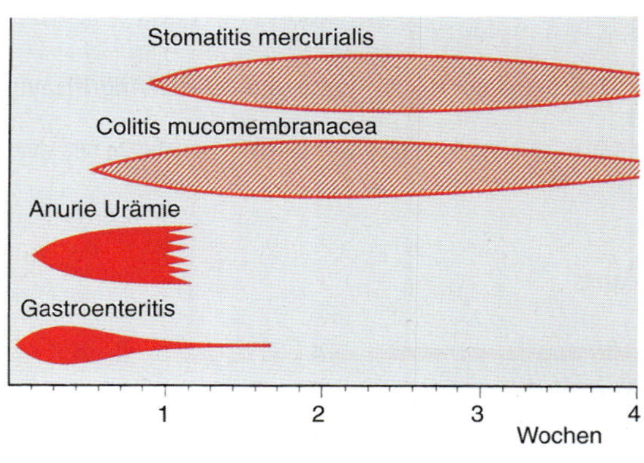

Abb. 35.59 Akute Quecksilbervergiftung. Zeitlicher Ablauf der Organschäden und Symptome.

35

die Nieren zunächst mit Polyurie, gefolgt von Oligurie und – in schweren Fällen – Anurie mit **Urämie,** falls der Betroffene nicht rechtzeitig dialysiert wird. Wird sie überlebt, stellt sich in einer dritten Phase eine von heftigen Koliken begleitete **Kolitis** ein; dabei gehen membranöse Fetzen mit großen Flüssigkeitsmengen ab. Ursache ist eine vermehrte Ausscheidung des von den Nieren nicht mehr eliminierten Quecksilbers über die Dickdarmwand.

Gleichzeitig mit der Kolitis löst das mit dem Speichel in der Mundhöhle abgeschiedene Quecksilber eine **Stomatitis** aus: Sie ist durch Schwellung und Rötung aller Schleimhautpartien mit einem dunklen Gingivasaum gekennzeichnet. Nach mehreren Tagen können tief ausgestanzte Ulzera aufbrechen.

Als Übergangsform existiert eine **subakute** Vergiftung, bei der die Stomatitis im Vordergrund steht. Diese kann – ebenso wie leichtere Koliken – auch Symptom der chronischen Intoxikation sein. Ptyalismus, oft zusammen mit Drüsenschwellungen, und ein schwärzlicher Quecksilbersaum am Zahnfleischrand können erste Zeichen sein.

Chronische Vergiftung

Hauptmanifestationsort der **chronischen** Quecksilbervergiftung ist das **ZNS.** Vor allem in den motorischen Zentren bilden sich entzündliche Veränderungen und bewirken einen feinschlägigen Intentionstremor. Auch Reizbarkeit, Schlaflosigkeit, Angstgefühle, Sprachstörungen, Konzentrations- und Erinnerungsschwäche werden beobachtet. Am Auge kann bei gewerblicher Hg-Exposition eine braune Verfärbung der vorderen Linsenkapsel auftreten, sie ist irreversibel. Symptome vonseiten des Magen-Darm-Trakts und der Nieren sind bei der chronischen Vergiftung selten.

Therapie

Mittel der Wahl bei der **akuten** Quecksilbervergiftung ist **DMPS.** Bei totaler Anurie kann Hämodialyse unter Umständen noch rettend sein. Gegen Ätzschmerzen werden periphere und zentrale Analgetika (Opiate) verordnet, gegen Koliken Spasmolytika. Flüssigkeits- und Elektrolytverluste müssen rasch und fortlaufend ersetzt werden. Bei Kolitis können Glucocorticoideinläufe nützlich sein.

Die Therapie der **chronischen** Quecksilbervergiftung besteht in der längerfristigen Applikation von DMPS.

Amalgamfüllungen in der Zahnheilkunde

Amalgamfüllungen haben einen Quecksilbergehalt von ca. 50 % und werden seit Langem in der Zahnheilkunde verwendet. Mit der modernen Spurenanalytik konnte eine geringe Freisetzung von elementarem Hg aus Amalgamplomben nachgewiesen werden. Sehr selten wurden auch allergische Reaktionen der Mundschleimhaut beobachtet. Selbst bei einer großen Zahl von Amalgamplomben wird durch die Hg-Menge, die aus den Plomben entweicht, zusammen mit der durch Nahrung aufgenommenen Hg-Menge der ADI-Wert (➤ Kap. 35.1.3) für Quecksilber nicht ausgeschöpft. Denn bei Menschen mit vielen Amalgamfüllungen werden täglich um 3–12 µg Hg freigesetzt und mit der Nahrung ca. 3 µg/Tag aufgenommen, der **ADI-Wert** für Hg beträgt jedoch **30 µg Hg/Tag.** Die Ausscheidung von Quecksilber im Urin ist bei Trägern von vielen Amalgamfüllungen auf maximal 4 µg/g Creatinin (der Bezug auf Creatinin dient als Parameter für die Gesamturinausscheidung) erhöht und liegt damit immer noch um den Faktor 10 unter der Toxizitätsgrenze. Bei Hg-Konzentrationen von 50 µg/g Creatinin wurden erste subtile Wirkungen (erhöhte Ausscheidung von Albumin) beobachtet.

Organische Quecksilberverbindungen

Die größte Quecksilberbelastung der Durchschnittsbevölkerung erfolgt durch Aufnahme von organischen Quecksilberverbindungen, hauptsächlich als **Methylquecksilber.** Wichtigste Quelle sind Fische und Schalentiere (bis 0,2 mg Methylquecksilber/kg Frischgewicht). Methylquecksilber entsteht durch Methylierung von Hg^{2+} in der aquatischen Umwelt durch Mikroben. Fische nehmen das Methylquecksilber auf, können es aber nur sehr langsam ausscheiden, sodass die Biokonzentrationsfaktoren bis zu 10^7 betragen. Beim Einsatz von Methylquecksilber als Chemikalie ist die gute Resorbierbarkeit durch die Haut und selbst durch Nitrilhandschuhe zu beachten.

Wirkmechanismus

Auch Methylquecksilber hat eine sehr hohe Affinität für freie SH-Gruppen in Proteinen. Die hohe Neurotoxizität ist auf eine sehr rasche Aufnahme von Methylquecksilber (bzw. Methylquecksilberkonjugate in das Gehirn zurückzuführen).

Pharmakokinetik

Organische Quecksilberverbindungen werden aus dem Magen-Darm-Trakt bei oraler Aufnahme fast vollständig resorbiert. Nach Aufnahme gelangt Methylquecksilber, durch Bildung von Glutathion- und Cysteinkonjugaten, schnell in die Zellen und wird nahezu gleichmäßig im Organismus verteilt. Im Gehirn werden Methylquecksilberkonjugate gespalten und als Hg^{2+} angereichert. In der Leber gebildete Hg-Glutathion-Konjugate unterliegen einem enterohepatischen Kreislauf. Oral aufgenommenes Methylquecksilber kann auch im Darm in Hg^{2+} überführt werden.

Vergiftung

Akute Vergiftung

Eine akute Vergiftung durch organische Quecksilberverbindungen ist durch Unruhe, psychomotorische Erregung, Tremor, Einschränkung aller sinnlichen Wahrnehmungsqualitäten, Krämpfe und schließlich Lähmungszustände gekennzeichnet.

Chronische Vergiftung

Bei chronischer Aufnahme können Wochen oder Monate vergehen, bevor klinische Symptome auftreten. Außer bei sehr hohen Dosen bleiben die toxischen Wirkungen auf das ZNS beschränkt. Die Encephalopathie ähnelt der durch anorganisches Quecksilber ausgelösten, ist aber meist schwerwiegender. Im Mutterleib exponierte Kinder sind besonders empfindlich und erleiden schwere, irreversible Hirnschäden. Im Unterschied zu den fokalen Veränderungen im Gehirn exponierter Erwachsener zeigen sich bei ihnen diffuse, das ganze Gehirn umfassende Veränderungen.

Klinische Symptome einer Methylquecksilbervergiftung treten ab einer Blutkonzentration von 0,2 µg Hg/ml auf. Derartige Konzentrationen können bei Verzehr stärker kontaminierter Fische erreicht werden. Wegen der mit 70–80 Tagen sehr langen Halbwertszeit von Methylquecksilber im Menschen ist die **Kumulationsgefahr** groß. Im ZNS verweilt es noch deutlich länger (Halbwertszeit > 100 Tage). Eine Massenvergiftung in den 1950er-Jahren in **Minamata** (Japan) ist ein warnendes Beispiel für die deletären Folgen (111 Erkrankungen mit irreversiblen neurologischen Ausfällen, 48 Todesfälle; von 400 Geburten 41 mit Hirnschäden) unsachgemäßen Umgangs mit Hg-Verbindungen. In Minimata wurden durch ein lokales Werk jahrzehntelang große Mengen von Methylquecksilberiodid in das Wasser einer Meeresbucht eingeleitet.

Therapie

Die erfolgreichste Methode zur Therapie der Methylquecksilbervergiftung scheint im Moment eine Kombination aus **DMPS** und **Hämodialyse in Anwesenheit von Cystein** zu sein.

35.5.4 Arsen

Arsenverbindungen sind früher häufig als Medikamente und auch als Nahrungszusatz bei Nutztieren verwendet worden. Grundwasser kann hohe Arsenkonzentrationen (bis zu 3,4 mg/l) enthalten und als Trinkwasser benutzt zu chronischen Vergiftungen führen (Bangladesh, Taiwan). Spuren von Arsen sind in der Umwelt ubiquitär aus geogenen und anthropogenen Quellen vorhanden. Für Erwachsene liegt die Gesamtzufuhr in Deutschland im Bereich von 100 µg/Tag. Arsenik (As_2O_3) ist über Jahrhunderte ein beliebtes **Mordgift** gewesen. Das weiße Pulver ist ohne Geruch und Geschmack. Heute wird Arsenik als Chemotherapeutikum bei akuter Promyelozytenleukämie eingesetzt (➤ Kap. 34.12.2).

Wirkmechanismus

Arsen blockiert die Sulfhydrylgruppen in Proteinen. Die Sulfhydrylgruppen des Glutathions können Arsen abfangen.

Pharmakokinetik

Die meisten Arsenverbindungen werden rasch resorbiert, auch über die Haut können toxische Mengen aufgenommen werden. Resorbiertes Arsen wird hauptsächlich in das Keratin der Haut eingelagert. Die Halbwertszeit beträgt mehrere Wochen. Ein Teil wird mit Schuppen und Haaren abgestoßen.

Aufgenommene Arsen (III)-Verbindungen können im Organismus zu Arsen (V) oxidiert werden, Arsen (V) kann wieder zu Arsen (III) reduziert werden. Hauptausscheidungsprodukt ist Dimethylarsinsäure. Die Elimination erfolgt hauptsächlich mit dem Urin mit einer terminalen Halbwertszeit von 7–38 Tagen, Die Hintergrundbelastung mit Arsen führt zu Konzentrationen von 10–15 µg Arsen/l Urin.

Vergiftung

Akute Vergiftung

Die Giftigkeit der Arsenverbindungen schwankt sehr stark. As_2O_3 kann bereits bei Aufnahme einer einzelnen Dosis von 100 mg tödlich sein. Arsen(V)-Verbindungen und organische Arsenverbindungen sind weniger toxisch.

Wird As_2O_3 oral aufgenommen, kommt es innerhalb 1 Stunde durch lokale Wirkung auf die Kapillaren zu Gewebeödem, Übelkeit, Brechreiz und (meist) Erbrechen; so kann die Resorption tödlicher Mengen verhindert werden. In 2–3 Stunden entwickelt sich eine heftige **Gastroenteritis** mit Durchfällen. Wasser-, Elektrolyt- und Eiweißverlusten. Diese führen zu einem **Schockzustand,** der nach 1–3 Tagen zum Tod führen kann. Zusätzlich ist mit Komplikationen vonseiten der Nieren (Oligurie, Anurie) zu rechnen. Selten tritt, bei Resorption sehr hoher Dosen, der Tod schon innerhalb weniger Stunden durch zentrale Atemlähmung ein.

Chronische Vergiftung

Das Bild ist vielgestaltig (➤ Tab. 35.25), Symptome vonseiten des **ZNS** und v. a. der **Haut** können in **wechselnder Ausbildung** vorkommen. Typisch (und diagnostisch bedeutsam) sind Pigmentverschiebungen der Epidermis **(Melanose)** und **Hyperkeratosen.** Auf deren Boden können sich maligne Hauttumoren bilden. Bei inhalativer Exposition des Menschen gegen Arsenverbindungen besteht ein erhöhtes Lungenkrebsrisiko, durch orale Aufnahme werden Haut-, Nieren- und Blasentumoren hervorgerufen.

Tab. 35.25 Manifestation chronischer Arsenwirkungen

Angriffsort	Erscheinungen
Kapillaren der Schleimhäute	Nasopharyngealkatarrh (Arsenschnupfen), Hypersalivation, Diarrhö
ZNS	Allgemeine Schwäche, Mattigkeit, Apathie, Encephalopathie (selten)
Peripheres Nervensystem	Polyneuropathie (selten)
Leber	Latenter Leberschaden
Haut	Arsenmelanose, Hyperkeratose (= Präkanzerose), Haarausfall

Therapie

DMPS ist das Mittel der Wahl bei akuter Arsenvergiftung. Erfolg versprechend ist eine Instillation von Aktivkohle noch bis mehrere Stunden nach der Einnahme. Wasser- und Elektrolytverluste müssen fortlaufend kompensiert werden.

35.5.5 Thallium

Thallium, Tl, tritt ein- und dreiwertig auf (Thallo-, Thalliverbindungen), im Organismus entsteht die toxische einwertige Form. Bei Versuchen zur Therapie der Lues mit Thallium fiel auf, dass Thallium regelmäßig zu Haarausfall führte. Daher ist Thalloacetat jahrzehntelang zur Epilation benutzt worden. Dabei ereigneten sich häufig Vergiftungen, v. a. bei wiederholter Gabe. Seit den 1920er-Jahren war Thallium(I)-sulfat, Tl_2SO_4, als **Rattengift** gebräuchlich (Zelio®-Paste 2,5 % mit blauer Warnfarbe und Zelio®-Körner 2 %, Rotfärbung).

Obwohl die Symptomatologie der Vergiftung charakteristisch und der chemische Nachweis leicht ist, kommt es immer wieder zu Fehldiagnosen, besonders nach wiederholter Zufuhr unterschwelliger Dosen. Die letale Dosis liegt bei 10–15 mg Thallium/kg KG. Da Thallium ubiquitär in geringen Konzentrationen vorkommt, liegen die täglichen Aufnahmeraten in Deutschland zwischen 10 und 20 µg Thallium/Tag, der **ADI-Wert** für Erwachsene beträgt **34 µg Thallium/Tag.**

Wirkmechanismus

Thallium ist ein Epithel- und Nervengift; Haut, Schleimhäute und periphere (z. T. auch zentrale) Nervenbahnen sind von degenerativen Veränderungen betroffen. Der Wirkungsmechanismus ist nicht näher bekannt.

Pharmakokinetik

Thalliumverbindungen werden nach oraler Aufnahme, Inhalation oder Hautkontakt rasch resorbiert. Die Eliminationshalbwertszeit beträgt 14 Tage. Nach Resorption wird Thallium relativ gleichmäßig über den Organismus verteilt.

Für die Aufnahme, Verteilung und Exkretion ist von Bedeutung, dass sich das Thallium(I)-Ion in Ladung und Größe nur wenig vom Kalium-Ion unterscheidet. Entsprechend behandelt die Na-K-abhängige ATPase Tl^+ wie K^+. Tl^+ wird in Erythrozyten angereichert und besonders im Darm ausgeschieden. Ein enteroenteraler Kreislauf trägt maßgeblich zur Verzögerung der Ausscheidung bei.

Vergiftung

Erste Symptome einer akuten Vergiftung nach oraler Aufnahme sind Übelkeit, Brechreiz und Erbrechen. Nach einem symptomfreien Intervall von 2–3 Tagen kommt es, beginnend mit einer Obstipationsphase, zu einer **Gastroenteritis.** Einige Tage danach entwickelt sich eine charakteristische, toxische **Polyneuropathie.** Sie beginnt mit Parästhesien und geht rasch in **extreme Hyperästhesie,** v. a. der Beinnerven, über. Bei schweren Vergiftungen kann es zu motorischer Schwäche und **Lähmungen** kommen. Betroffen sind zuerst und am stärksten die unteren, schwächer und nicht regelmäßig die oberen Extremitäten. Ab dem 10. Tag können auch Hirnnerven betroffen sein. In dieser Phase können Störungen von Sinusknoten und Reizleitung im Herzen tödlich verlaufen. Periphere Lähmungen und psychische Störungen können langfristig bestehen bleiben.

Mit großer Regelmäßigkeit fallen die (Kopf-)**Haare** am 13. Tag aus. Diese Latenzzeit lässt sich dadurch erklären, dass die Epithelschädigung in der Tiefe der Haarbälge, also der jüngsten Zellschicht, stattfindet und die Nachschubphase bis zur Lockerung (Ausfall des Haars) die genannte Zeitspanne benötigt. Meist ist auch die Sekundärbehaarung an Scham und Achseln betroffen. Die medialen Augenbrauen bleiben stehen. In Grenzfällen beschränkt sich der Haarverlust auf ein tonsurähnliches Bild. Einige Zeit nach überstandener Vergiftung wächst das Haar wieder nach.

Weitere Symptome sind trophische Störungen der **Haut** (feuchte, pustulöse Entzündungen) und Störungen im vegetativen Nervensystem, z. B. Miktionsstörungen, Sphincterschwäche. In den Fingernägeln sind noch lange Zeit weiße Querstreifen (sog. Mees-Streifen) sichtbar. Thaliumvergiftungen sind heutzutage sehr selten.

Therapie

Die klassischen Chelatbildner sind wirkungslos; verfügbar ist. Eisen(III)-hexacyanoferrat(II) (Antidotum Thallii® Heyl, bis zu 20 g tgl.). Dieses unlösliche und im gesunden Darm nicht resorbierbare Salz (Berliner Blau) tauscht auf der Oberfläche Kationen gegen Tl^+ aus. Dadurch wird noch nicht resorbiertes Thallium gebunden, der enteroenterale Kreislauf des Metalls unterbrochen und Thallium im Komplex ausgeschieden.

35.5.6 Mangan

Mangan hat im katalytischen Zentrum einiger Enzyme (z. B. Peptidasen) essenzielle Bedeutung. Der Tagesbedarf des Menschen wird mit 3 mg angegeben. Toxikologisch bedeutsam sind Manganerze und deren Hauptbestandteil, Braunstein (MnO_2), sowie Kaliumpermanganat. In Nordamerika kann der organische Mangankomplex Methylcyclopentadienylmangantricarbonyl anstelle von verbotenem Tetraethylblei zur Verbesserung der Oktanzahl dem Benzin zugesetzt werden. Nach der Verbrennung werden Manganoxide emittiert.

Vergiftung

Akute Vergiftung

Akute Vergiftungen durch Verschlucken höherprozentiger (1 % und mehr) Lösungen von $KMnO_4$ kommen gelegentlich bei Selbstmordversuchen vor. Die starken Verätzungen der Schleimhäute, die dabei auftreten, färbt der durch Reduktion entstehende Braunstein intensiv braun. Eine Gastroenteritis kann schwere Grade annehmen. 5–8 g $KMnO_4$ gelten als tödliche Grenzdosis.

Chronische Vergiftung

Chronische Vergiftungen gab es im Erzbergbau und bei Schweißern. Bei der **Manganpneumonie** handelt es sich um ein akutes Ereignis infolge stärkerer Staubeinatmung auf dem Boden einer längeren Vorbelastung mit Mangan; die hoch fieberhafte Erkrankung kann tödlich verlaufen. Nach monate- bis jahrelanger inhalativer Exposition kann ein **Manganismus** mit vielfältigen neurologischen Störungen einschließlich einer dem Morbus Parkinson ähnlichen Symptomatik auftreten. Der Krankheitsverlauf ist schleppend, und auch die Erholung verläuft langsam; meist bleiben Dauerschäden zurück. Der MAK-Wert von Mangan beträgt 5 mg/m^3.

Therapie

Zur Therapie der akuten Manganvergiftung kann **DMPS** eingesetzt werden, bei chronischer Intoxikation ist es wirkungslos. Mit **L-Dopa** lässt sich in einigen Fällen die parkinsonähnliche Symptomatik behandeln.

35.5.7 Gold und Silber

Gold ist als eine Therapieoption der rheumatoiden Arthritis in fortgeschrittenen Stadien verfügbar (> Kap. 15.4.5). Problematisch ist, dass die toxischen Effekte weitgehend unabhängig von den jeweiligen Serumspiegeln sind. Zu den **unerwünschten Wirkungen** gehören Haarausfall, allergische Haut- und Schleimhautreaktionen, Nierenschäden (Immunkomplexnephritis), Blutbildungsstörungen (Thrombopenien, in Einzelfällen Agranulozytose). Nach langfristiger Goldtherapie trat teilweise eine generalisierte Ablagerung von Goldsulfid in der Subkutis auf.

Silber findet als Höllenstein ($AgNO_3$) gelegentlich noch Verwendung bei tiefen exsudierenden Ulzera wie z. B. Dekubitus, Ulcus cruris und diabetischen Fußulzera sowie bei bakteriell besiedelten Wunden zur Förderung der Wundheilung.

35.5.8 Nickel und Cobalt

Nickel ist ein essenzielles Spurenelement. Die tägliche Aufnahme von Nickel aus der Umwelt beträgt beim Menschen ungefähr 0,5 mg. Von toxikologischem Interesse sind Nickelmetall, Nickelsalze und Nickeltetracarbonyl. Länger andauernder Kontakt mit Nickelmetall an immer der gleichen Hautstelle (Schmuck, Armbanduhren, Fingerringe) ruft bei einem relativ hohen Prozentsatz der weißen Bevölkerung (ca. 5–13 % der Frauen) eine **Nickeldermatitis** hervor. Es handelt sich um ein typisches Kontaktekzem **(Typ-IV-Allergie)** ohne Generalisierungstendenz.

Das in Nickelgalvanisierungsbädern frei werdende **Nickelsulfat** kann bei den dort beschäftigten Personen eine sogenannte **Nickelkrätze** an Händen, Armen und evtl. im Gesicht verursachen. Es handelt sich um eine Nickeldermatitis, deren Entstehung und Intensität durch die begleitende Schwefelsäure verstärkt wird.

Nickeltetracarbonyl ($Ni[CO]_4$) gehört zu den stärksten Inhalationsgiften. Die Flüssigkeit siedet bei 44 °C, und der eingeatmete Dampf erzeugt schon in Konzentrationen von wenigen ml/m^3 starke Reizungen des Respirationstrakts (Bronchitis, toxisches Lungenödem; > Kap. 35.3.1) und nach Resorption Kopfschmerz, Schwindel und Nausea.

Nickelstaub ist – neben einigen schlecht wasserlöslichen Nickelverbindungen – karzinogen. Bei Arbeitern in Nickel herstellenden Betrieben sind (lokale) Nasennebenhöhlenkarzinome aufgetreten. Orale Aufnahme scheint nicht zu einem erhöhten Krebsrisiko zu führen.

Therapie

Therapeutisch kann **DMPS** eingesetzt werden.

Cobalt ist katalytisches Zentrum in Vitamin-B_{12}-Koenzymen des C1-Stoffwechsels (> Kap. 32.1.2) und im Hydroxycobalamin, das als Cyanidantidot eingesetzt wird. Salze, in denen Cobalt nicht als Komplex gebunden ist, sind im Tierexperiment, parenteral verabfolgt, karzinogen.

Zur Stabilisierung des Schaums hatte man Anfang der 1960er-Jahre in Kanada, den USA und Belgien dem Bier $CoSO_4$ in einer Konzentration von ca. 1 mg/L zugesetzt. Es kam zu chronischen Vergiftungen bei starken Biertrinkern, in deren Verlauf neben gastroenteritischen Erscheinungen toxische Herzmuskeldegenerationen auftraten. Die Mortalität war hoch (bis 40 %).

Therapie

Vergiftungen können mit **DMPS** behandelt werden.

35.5.9 Cadmium

Cadmium ist ubiquitär verbreitet und findet in der Metallurgie als Legierungszusatz sowie in Akkumulatoren Verwendung. Praktisch unlösliche Formen waren auch in Farbstoffen enthalten. Für die Düngung gewonnenes mineralisches Phosphat enthält in zunehmendem Maß auch Cadmium; nach dem Ausbringen auf Ackerland kann Cadmium über Nutzpflanzen in die Nahrungsketten eingeschleust werden. Für Nichtraucher ist die Nahrung die bedeutendste Cadmiumquelle, die tägliche Aufnahmemenge liegt bei 7–12 µg. Auch Tabakrauch ist eine wichtige Cd-Quelle, er enthält 0,1–0,2 µg Cd/Zigarette.

Pharmakokinetik

Cadmium als Staub wird über die Lunge bis zu 50 % resorbiert; über die Nahrung werden nur bis 8 % resorbiert. Bei Calcium- und

Eisenmangel ist die Cd-Resorption aus dem Darm erhöht. Bei den für die Bevölkerung typischen Aufnahmen finden sich **50 % des im Körper vorhandenen Cadmiums in den Nieren** und **15 % in der Leber.** In der Leber induziert Cadmium die Synthese von Metallothioneinen. Diese Gruppe von metallbindenden Proteinen (MM 6000–7000) besitzt bis zu 20 freie SH-Gruppen, an die Metalle als Thiolatkomplexe gebunden werden können. In der Niere speichert sich Cd als **Metallothioneinkomplex.** Die Halbwertszeit ist umgekehrt proportional zum Alter, wahrscheinlich aufgrund der effizienteren Bildung von Metallothioneinen im jungen Organismus, und beträgt zwischen ca. 12 Jahren (hohes Alter) bis zu 34 Jahren (Kleinkind). Im Laufe des Lebens steigt der Cadmiumgehalt der Nierenrinde bis zum 50. Lebensjahr an, danach fällt er wieder ab.

Cadmium wird schon in den Darmmucosazellen von Metallothionein abgefangen. Zum großen Teil wird Cadmium mit absterbenden Zellen wieder abgestoßen, zum kleineren Teil zunächst zur Leber, von dort langsam zu den Nieren transportiert. Bei stärker saurem Harn ($pH < 5,8$) wird Cadmium aus dem Metallothioneinkomplex freigesetzt und entweder ausgeschieden oder reabsorbiert. **Bei Überschreiten einer bestimmten Speicherkonzentration (200 µg/g Nierenrinde)** treten **Nierenschäden** auf. Aus diesem komplexen Verhalten wird verständlich, dass die Cadmiumausscheidung mit dem Harn kein verlässliches Zeichen für die aufgenommene Cadmiummenge ist.

Vergiftung

Akute Vergiftung

Systemische Effekte einer akuten oralen Aufnahme sind wegen des ausgelösten Erbrechens und schlechter Resorption selten. Bedrohlich ist hingegen die Inhalation von Cadmiumoxid(CdO)-Staub bei Unfällen am Arbeitsplatz. Beim Schweißen von Cd-haltigen Legierungen frei werdender Dampf wird in der Luft sofort oxidiert. Nach einer Latenzzeit von z. T. mehr als 24 Stunden entwickelt sich ein typisches **toxisches Lungenödem** (➤ Kap. 35.3.1).

Chronische Vergiftung

Das Krankheitsbild ist vielfältig: entzündliche Degeneration der Schleimhäute der Atemwege **(chronische Bronchitis), Cadmiumsaum** der Zähne, Zerstörung der Riechepithelien, **Nierenschaden** mit Proteinurie, Knochendefekte durch die kompetitive Wirkung mit Calcium, allgemeine Kachexie, Schädigung der Spermatogenese. Die **Toxizität** des Cadmiums ist **hoch.** In Japan ist es durch lokale Umweltverschmutzung mit Cadmium und über die Nahrungskette (Reisanbau) zu Massenvergiftungen gekommen **(„Itai-itai"-Krankheit, wörtlich Aua-Aua,** als Konsequenz von Neurotoxizität).

Krebserzeugende Wirkung: Cadmiumchlorid kann auch als Aerosol in geringer Konzentration (12–50 $\mu g/m^3$) Lungenkrebs erzeugen. Cadmiumverbindungen, bei denen das Ion bioverfügbar ist, müssen daher als karzinogenes Risiko auch für den Menschen betrachtet werden.

Therapie

Therapeutisch gilt **Na_2-Ca-Edetat** als wirksam. DMPS ist bei diesem Metall nicht klinisch validiert. Pentetate sollen nicht eingesetzt werden.

35.5.10 Beryllium

Das Leichtmetall Beryllium wird hauptsächlich in Legierungen verwendet. Vergiftungen ereignen sich vorwiegend durch **Inhalation** des Staubs. Die Resorption ist – auch vom Intestinaltrakt aus – nur gering, da Beryllium stark an das Eiweiß der Schleimhäute gebunden wird. Von dort wird es sehr langsam freigesetzt und inkorporiert. Die Harnausscheidung nach beendeter Exposition zieht sich bis zu 10 Jahren hin.

Vergiftung

24–48 Stunden nach Exposition gegen Dampf oder Rauch erfolgt eine hoch fieberhafte Reaktion mit Nasopharyngitis, Konjunktivitis und Laryngitis. Eine Pneumonie tritt nach wiederholter Inhalation mit sehr wechselnder Latenzzeit auf. Die **Berylliose** ist eine sich langsam entwickelnde granulomatöse Reaktion des Lungengewebes. Im Tierversuch erzeugt Beryllium Sarkome.

Therapie

Therapeutisch gelten **Na_2-Ca-Edetat** oder **DMPS** als wirksam.

35.5.11 Chrom

Vergiftungen ereignen sich durch Kontakt mit oder Aufnahme von Chromtrioxid (CrO_3), Kaliumchromat (K_2CrO_4) und Kaliumdichromat ($K_2Cr_2O_7$). Sie sind starke Oxidationsmittel und haben eine starke Ätzwirkung.

Vergiftung

Akute Vergiftung

Akute Vergiftungen durch Trinken von Dichromatlösungen sind durch massive **Verätzungen** gekennzeichnet. Die Schleimhäute sind grün gefärbt (dreiwertige Chromverbindung, die durch Reduktion entsteht). Die tödliche Dosis liegt bei 2–5 g Chromat.

Chronische Vergiftung

Bei (gewerblicher) Exposition gegenüber dem **Staub chromhaltiger Erze** bilden sich auf Schleimhäuten des Atemtrakts schlecht heilende

Ulzerationen. In manchen Gewerbezweigen sind früher Nasenseptumperforationen als Endzustand aufgetreten. Verletzungen, auch kleine Rhagaden der Hautoberfläche, ulzerieren bei Kontakt mit geringen Mengen Chromat; die Heilungstendenz ist sehr schlecht. **Sechswertiges** Chrom hat eine stark allergisierende Wirkung auf die Haut. Diese Art von Kontaktdermatitis ist besonders häufig bei Zementarbeitern, bedingt durch Spuren von Chromat im Zement. Die Inhalation von Chromat am Arbeitsplatz ist karzinogen.

Therapie

DMPS ist Mittel der ersten Wahl.

35.5.12 Aluminium

Aluminium ist, überwiegend in Form von Aluminiumsilikaten, als eines der häufigsten Elemente auf der Erdoberfläche verteilt. In löslicher Form gelangt es auch in Trinkwasser und Nahrung, die tägliche Aufnahme des Menschen wird auf 10–100 mg geschätzt. Man nahm lange Zeit an, dass oral aufgenommenes Al nicht resorbiert werde. Neuere Studien beweisen aber eine Aufnahme, z. B. aus aluminiumhydroxidhaltigen Antazida, von < 1 %. Ebenso ist der Umfang der Resorbierbarkeit von löslichen Aluminiumsalzen aus Antitranspirantien insbesondere durch die verletzte Haut in der Diskussion.

Vergiftung

Die akute Toxizität löslicher Aluminiumverbindungen ist gering. Bei wiederholter und längerfristiger Aufnahme, wie es z. B. früher bei Dialysepatienten zur Elimination von Phosphat der Fall war, kommt es jedoch zu Störungen des Calcium- und Phosphathaushalts mit entsprechender Verminderung der Knochenfestigkeit (Osteomalazie). Bei Dialysepatienten trat früher auch eine möglicherweise durch Aluminium verursachte Demenz nach langfristiger Dialyse auf.

Therapie

Therapeutisch kann die Gabe von **Deferoxamin** in Erwägung gezogen werden.

35.5.13 Radioaktive Metalle

Radioaktive Metalle sind als Diagnostika und als Therapeutika, als Abfälle beim Betrieb und bei Betriebsstörungen von Kernreaktoren und als „fall out“ bei Atomexplosionen von Bedeutung. Radioaktive Metalle können wie viele andere Metalle auch im Körper angereichert werden, zudem können sie durch Kernreaktionen in andere Elemente umgewandelt werden. Daher muss man bei radioaktiven Metallen die **biologische Halbwertszeit** (Ausscheidungsgeschwindigkeit des Stoffs) von der **physikalischen Halbwertszeit** (Zeitdauer, in der Radioaktivität abklingt) unterscheiden.

Schädliche Wirkungen erzielen radioaktive Metalle sowohl durch ihre Strahlenemission als auch durch ihre chemische Toxizität. Neben Art und Intensität der Strahlung hat aber besonders das pharmakokinetische Verhalten der Metalle Einfluss auf Art und Ausmaß des Gewebeschadens.

Radium

Das Isotop ^{226}Ra, ein α-, β- und γ-Strahler, hat bei Bergleuten Bronchialkarzinome verursacht. Da Radium sich ähnlich wie Calcium verhält, wird es teilweise in den Knochen eingebaut. Die Folge sind Knochenmarksdepression und Knochensarkome. Das Radiumzerfallsprodukt Radon dringt aus Böden (Urgestein) oder Baumaterial (Granit) in Wohnräume ein, wird inhaliert und kann Lungenkrebs erzeugen; Radonexposition hat den größten Anteil an der natürlichen Strahlenbelastung (➤ Abb. 35.6).

Thorium

Thorium wurde in Form des Dioxids (ThO_2) in kolloidaler Form in den 1930er-Jahren als Röntgenkontrastmittel Thorotrast® verwendet. Es enthielt mehrere strahlende Isotope. Die biologische Halbwertszeit beträgt wegen intensiver Speicherung im RES mehrere Jahre. Mit einer Latenz von mehreren Jahren entwickelten sich maligne Tumoren, v. a. Knochensarkome und Hämangiosarkome der Leber.

Strontium

Das Isotop ^{90}Sr ist neben einer großen Zahl anderer radioaktiver Metalle der toxikologisch wichtigste Vertreter im „fall out“ nach Atombombenexplosionen. Die Atmosphäre der Erde wurde in den 1950er-Jahren durch die oberirdischen Testexplosionen zunehmend mit ^{90}Sr kontaminiert. Durch Ingestion kontaminierter Nahrung und v. a. Trinkwasser wurde ^{90}Sr in messbaren Mengen aufgenommen. Strontium ist nahe mit Calcium verwandt und wird wie dieses in die Knochenhartsubstanz eingebaut. Der wachsende Organismus baut entsprechend dem Massenzuwachs besonders viel ^{90}Sr ein. Infolge der langen physikalischen Halbwertszeit von 28 Jahren und der langen Verweildauer im Knochen ist eine andauernde Strahlenbelastung gegeben.

Plutonium

Plutonium entsteht als wichtigstes Spaltprodukt bei Kernwaffenexplosionen und in Kernkraftwerken, kommt in sehr geringen Mengen aber auch natürlich vor. Das in der Umwelt gefundene Plutonium entstammt zu über 99 % dem Fall-out überirdischer Atombombenversuche. Die Resorption von Plutonium ist stark variabel, Plutonium benutzt Resorptions- und Transportwege des Eisens und wird nur sehr langsam aus dem Organismus ausgeschieden. Wegen der hohen physikalischen Halbwertszeit einiger Plutoniumisotope und der energiereichen α-Partikel ist Plutonium als das am stärksten (radio)toxische Element anzusehen; seine krebserzeugende Wirkung bei Menschen ist belegt.

Therapie

Chelatbildner haben nur in Bezug auf zirkulierende radioaktive Metalle einen deutlich dekorporierenden Effekt; nach dem Einbau in den Knochen haben sie so gut wie keine Wirkung mehr. In der Vergangenheit haben sich Edetat und Penicillamin bei akzidentiellen Vergiftungen durch radioaktive Metalle (z. B. ^{269}Pu) im Laboratorium bewährt. Die Pentetate sind explizit für die Dekorporation von Transuranen indiziert.

35.6 Pestizide

Martin Göttlicher

35.6.1 Allgemeine Bedeutung

Unter Pestiziden versteht man chemische Verbindungen zur Bekämpfung schädlicher Organismen, die die Nutzpflanzen und Nahrung des Menschen (Pflanzenschutzmittel) sowie andere Lebensgüter (Biozide für Holz, Bauwerke, Gebrauchsgüter etc.) angreifen oder Krankheiten durch Übertragung von Mikroorganismen verursachen. In manchen Gebieten wurden mehr als 80 % der Ernte durch fressende Insekten vernichtet. Erkrankungen durch Insekten als Vektoren, v. a. Malaria, sind noch immer häufige Krankheitsursachen. Eine Einteilung der Pestizide nach Einsatzgebieten ist ➤ Tab. 35.26 zu entnehmen.

Alle angewendeten Pestizide erzeugen spezifische Vergiftungsbilder (➤ Tab. 35.27). Ziel der Nutzung von Pestiziden ist eine selektive hohe Wirksamkeit gegenüber Schadorganismen mit möglichst geringer Wirkung auf Nichtzielorganismen, wobei sowohl Anwender bei der Ausbringung, möglicherweise exponierte Unbeteiligte, Ökosysteme als auch Verbraucher von Lebensmitteln und Trinkwasser zu schützen sind. Die gezielte Wirkung von Pestiziden auf eine Klasse von Organismen bezeichnet man als **selektive Toxizität.** Basis für die selektive Toxizität sind Unterschiede in Biotransformation, Toxikokinetik, Zusammensetzung der molekularen Zielstrukturen (Toxikodynamik) und der Physiologie zwischen Ziel- und Nichtzielorganismen. Für Herbizide und Insektizide kann deshalb eine hohe Selektivität für Schadorganismen erzielt werden; bei Rodentiziden gelingt das kaum bis gar nicht.

Tab. 35.26 Einteilung der Pestizide nach ihren Anwendungsgebieten

Pestizidgruppe	Einsatz zur Bekämpfung von
Insektizide	Insekten
Herbizide	Unkraut
Fungizide	Pilzen
Rodentizide	Nagern
Akarizide	Milben
Nematozide	Fadenwürmern
Molluskizide	Weichtieren, Schnecken

Tab. 35.27 Vergleich der Wirkung verschiedener Insektizidgruppen (modifiziert nach Tomizawa und Casida, 2005)

Stoffklasse	Wirkort	Wirkstärke (LD_{50})		Selektivität
		Insekten	Nager	
Chlorierte zyklische Kohlenwasserstoffe	Na^+- oder Cl^--Kanäle	2,6	230	91
Organophosphate	Acetylcholinesterase	2,0	67	33
Carbamate	Acetylcholinesterase	2,8	45	16
Pyrethroide	Na^+-Kanal	0,45	2000	4500
Neonicotinoide	Nicotinischer Acetylcholinrezeptor	2,0	912	456

Wichtigstes Einsatzgebiet von Pestiziden ist die Bekämpfung von Insekten. Viele genutzte Stoffe haben spezifische Angriffspunkte im Nervensystem mit ebenfalls charakteristischen Vergiftungserscheinungen beim Menschen. So wirken DDT und Pyrethroide auf den spannungsabhängigen Natriumkanal der Nervenzelle. Chlorierte Cyclodiene sind GABA-Antagonisten und blockieren den $GABA_A$-vermittelten Einstrom von Chlorid in die Nervenzelle (➤ Kap. 2.3.7). Organophosphate und Carbamate blockieren den Abbau von Acetylcholin (➤ Kap. 2.3.1 und ➤ Abb. 2.9), Neonicotinoide reagieren direkt mit nicotinischen Acetylcholin-Rezeptoren (nAChR).

Pestizide unterliegen einer Zulassungspflicht nach europäischem Recht (European Food Safety Authority, EFSA). Zulassungen müssen regelmäßig überprüft und erneuert werden, was stetige Innovation und Verbesserung bedingt. Das in Deutschland zuständige Bundesinstitut für Risikobewertung (BfR) listet derzeit über 200 für Pflanzenschutzmittel zugelassene Stoffe. Für dieses Kapitel sind repräsentative Stoffe und Stoffklassen ausgewählt, die u. a. Probleme und deren Lösung durch Persistenz im Ökosystem (➤ Kap. 35.6.2) sowie selektive Toxizität aufgrund speziesspezifischer Toxikokinetik (➤ Abb. 35.60) oder speziesspezifischer Toxikodynamik (unterschiedliche Rezeptorstruktur und Funktion, s. Imidacloprid ➤ Kap. 35.6.4) aufzeigen.

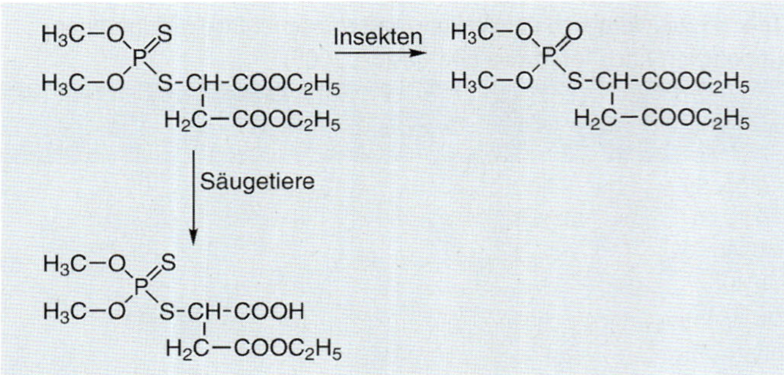

Abb. 35.60 Die Rolle spezifischer Biotransformation in der Malathionentgiftung.

35.6.2 Chlorierte zyklische Kohlenwasserstoffe

Chlorierte Kohlenwasserstoffe mit insektizider Wirkung wurden in großem Maßstab ab Mitte des 20. Jahrhunderts eingesetzt und waren einfach und kostengünstig zu produzieren. Der vermutlich wichtigste Vertreter neben einer ganze Reihe weiterer Stoffe ist das **DDT,** 1,1-(4-Chlorphenyl)-2,2,2-trichlorethan (➤ Tab. 35.28). Wegen der hohen Umweltstabilität, Fettlöslichkeit und Akkumulation in der Nahrungskette wurde die Nutzung dieser Stoffgruppe zunächst in vielen Ländern eingeschränkt und 2004 wurden neun dieser Stoffe durch das „Stockholmer Übereinkommen" global verboten bzw. deren Einsatz stark beschränkt.

Für die Malariabekämpfung war der Einsatz von DDT ein globaler Durchbruch (➤ Tab. 35.29). Aufgrund der hohen Wirksamkeit bei der Malariabekämpfung gibt es für DDT eine Ausnahmeerlaubnis zum Einsatz zur Bekämpfung von Überträgern von Krankheiten des Menschen. Das halbjährliche Besprühen von Hausinnenwänden mit DDT statt der großflächigen Ausbringung in Sumpf- und Mückenbrutgebieten bietet durch ein gezieltes Anwendungsszenario die Lösung des Zielkonflikts zwischen Malariabekämpfung und Schutz von Ökosystemen und Nahrungsketten.

Tab. 35.28 Beispiele insektizid wirksamer chlorierter Kohlenwasserstoffe

Chemische Klasse	Grundstruktur	Typische Vertreter
Dichlordiphenylethane	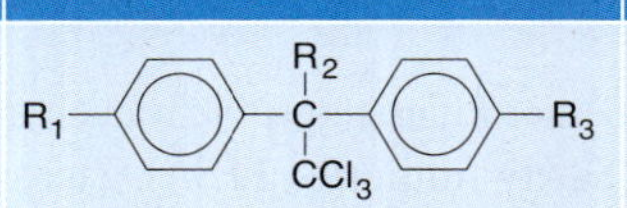	DDT, R_1 = Cl, R_2 = H, R_3 = Cl Dicofol, R_1 = Cl, R_2 = OH, R_3 = Cl Methoxychlor, R_1 = OCH_3, R_2 = H, R_3 = OCH_3
Chlorierte Benzene und Cyclohexane	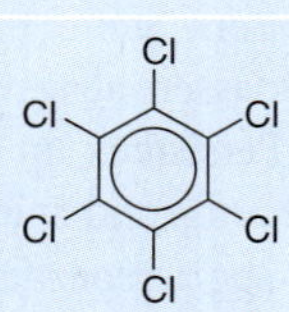 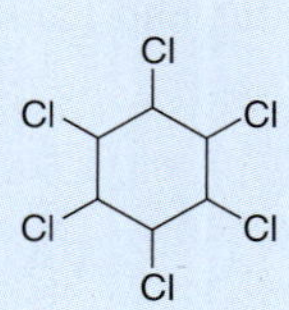	Hexachlorbenzol, HCB γ-Hexachlorcyclohexan (γ-HCH, Lindan), weitere Lindanisomere (α, β) mit längerer Halbwertszeit

Tab. 35.29 Malariamorbidität (Anzahl Krankheitsfälle) vor und nach Bekämpfung v. a. mit DDT

Land	Jahr	Krankheitsfälle
Bulgarien	1946 1969	144 631 10
Italien	1945 1968	411 602 37
Rumänien	1948 1969	338 198 4
Türkei	1950 1969	1 188 969 2173
Indien	1935 1969	> 1 000 000 (geschätzt) 286 962
Sri Lanka	1946 1961 Nach einem 4-jährigen Auslassversuch, 1968/69	2 800 000 110 2 500 000

Ökologie der zyklischen Chlorkohlenwasserstoffe

An DDT und Chlorkohlenwasserstoffen sind das Verhalten und die globale Bedeutung von in der Umwelt sehr stabilen Verbindungen aufgezeigt worden. Nach Ausbringung gelangen sie in den Boden und mit Oberflächengewässern in die Meere. Dort werden sie vom Plankton aufgenommen und in marinen Nahrungsketten angereichert (➤ Abb. 35.61).

Der Anstieg der Konzentration innerhalb der Nahrungskette erfolgt aufgrund der hohen Lipidlöslichkeit und der schlechten Abbaubarkeit in Organismen und Umwelt (**Halbwertszeit von DDT > 10 Jahre**). Durch die Anreicherung kam es zu toxischen Wirkungen in Spezies am Ende der Kette wie fischjagenden Greifvögeln. In den späten 1960er-Jahren lagen die in der Durchschnittsbevölkerung gemessenen Fettkonzentrationen an DDT zwischen 2 und 20 mg/kg. Mit der Einschränkung des Gebrauchs schon vor dem Stockholmer Übereinkommen sanken diese Spiegel wieder ab (➤ Abb. 35.62).

Wirkmechanismus

DDT erhöht die Empfindlichkeit von Ionenkanälen auf normalerweise unterschwellige Stimuli und führt schließlich zu einer Dauerdepolarisation. Die **Steigerung der Erregbarkeit durch DDT** erfasst im intakten Organismus zuerst die sensorischen Nerven.

ZUR VERTIEFUNG

DDT (und auch Pyrethrine, s. d.) erleichtern die Öffnung von Na-Kanälen und halten sie länger offen, man könnte sie somit als Na-Kanal-Agonisten bezeichnen (ähnlich wirkt Veratridin, ➤ Kap. 35.12.1). Mücken *(Aedes aegypti)*, die gegenüber DDT und Pyrethrinen resistent waren, wiesen Mutationen im Natriumkanal auf. Lindan wirkt als GABA-Rezeptor-Antagonist (➤ Kap. 14.7.2). Die hohe Selektivität dieser Insektizide für Insekten resultiert offenbar aus einer höheren Empfindlichkeit der Natriumkanäle bzw. GABA-Rezeptoren der Insekten.

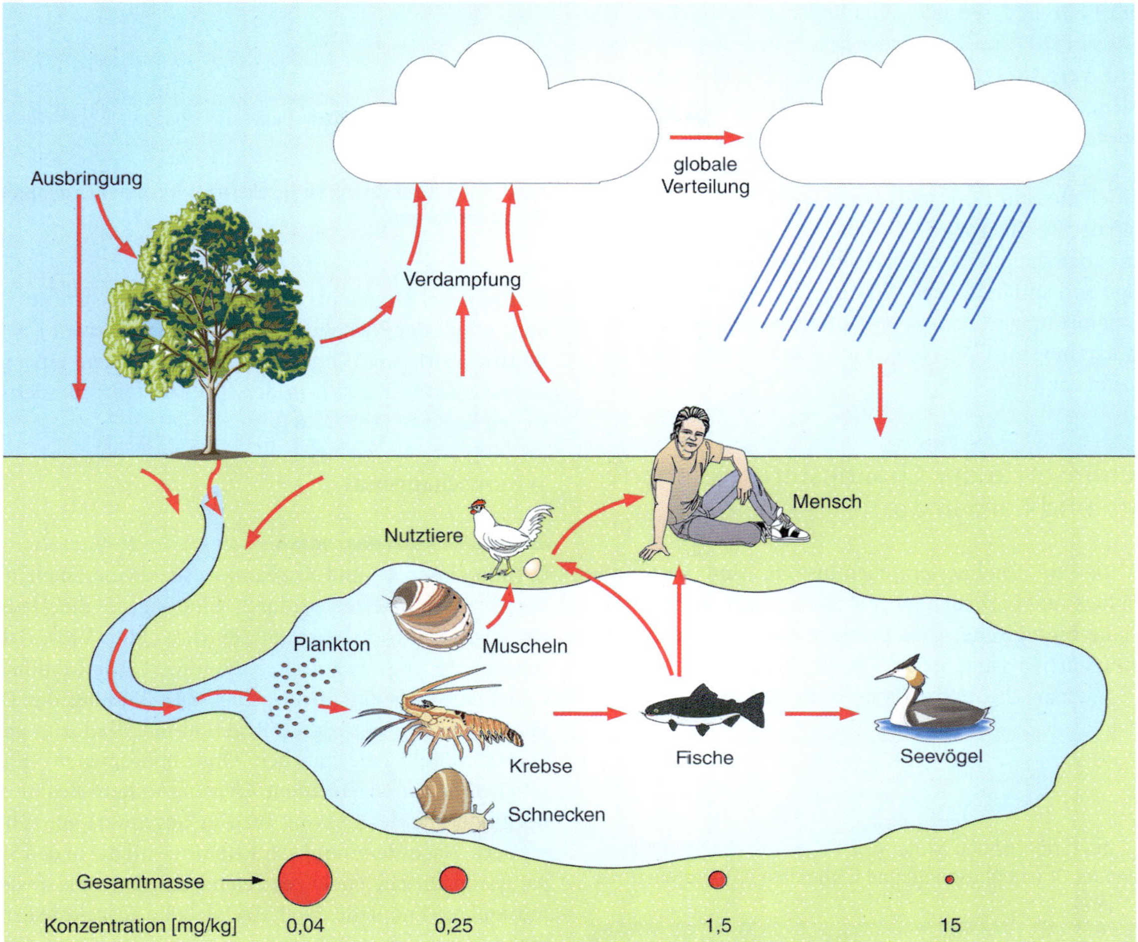

Abb. 35.61 Verbreitung von DDT in der Umwelt durch historisch großflächige Anwendung in der Landwirtschaft. Einschleusung in Nahrungsketten.

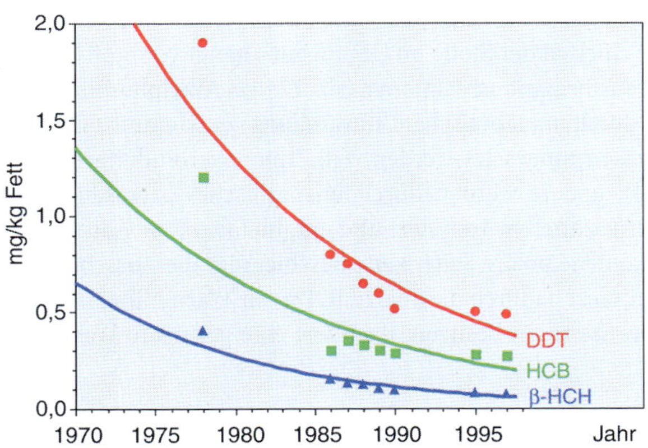

Abb. 35.62 Absinken der Gehalte dreier organischer Chlorinsektizide in Humanfett als Folge von Anwendungsverboten.

Pharmakokinetik

DDT und andere chlorierte Diphenylethane sowie Hexachlorcyclohexan werden aus dem Magen-Darm-Trakt gut, aber über die Haut nur wenig resorbiert und verteilen sich überwiegend in die Fettdepots. DDT wird vom Menschen nur langsam mit einer mehrjährigen Eliminationshalbwertszeit eliminiert. Lindan und Toxaphen werden im Gegensatz relativ schnell verstoffwechselt und ausgeschieden.

Vergiftung

Akute Vergiftung: Die Vergiftungserscheinungen werden von Übererregung sensorischer Nerven bestimmt. Ungefähr 3–6 Stunden nach Einnahme größerer DDT-Mengen treten Zungentaubheit und periodisch auftretender Tremor und Krampfanfälle auf; es folgen Parästhesien an Extremitäten und Rumpf. Als Spätfolgen können (selten) motorische und sensible Lähmungen zurückbleiben. Die tödliche Dosis von DDT für Erwachsene liegt bei 10–30 g.

Chronische Vergiftung: Die im Körper der Bevölkerung nachweisbaren Mengen an DDT lagen auch in den 1960er-Jahren des letzten Jahrhunderts noch weit unter den zur Auslösung akut toxischer Wirkungen notwendigen Konzentrationen. Selbst bei Arbeitern, in denen DDT-Gehalte (um 1 000 mg/kg) um Größenordnungen über der Belastung der Bevölkerung (➤ Abb. 35.62) gemessen wurden, wurden keine toxischen Wirkungen beobachtet. Heute stehen die östrogenartige und antiandrogene Wirkung als endokriner Disruptor und die damit möglicherweise verbundenen reproduktionstoxischen und karzinogenen Wirkungen im Zentrum der Diskussion um die Toxizität von DDT.

35.6.3 Hemmstoffe der Cholinesterase (Organophosphate und Carbamate)

Insektizid wirksame Cholinesterasehemmstoffe sind bestimmte Organophosphate und Carbamate. Diese Stoffe zeichnen sich i. d. R. durch eine gute **biologische Abbaubarkeit** und eine **meist hohe akute Toxizität** auch in Säugern (➤ Tab. 35.30) aus, wobei Letztere auch ihren Einsatz als chemische Kampfstoffe begründet (➤ Kap. 35.10.6). Bei Organophosphaten handelt es sich um (Thio-)Ester oder Amide der Phosphorsäure oder deren Derivate (➤ Tab. 35.30). Pestizid wirksame Organophosphate besitzen eine gemeinsame Grundstruktur, die sich in der sogenannten Schrader-Formel darstellen lässt (➤ Abb. 35.63).

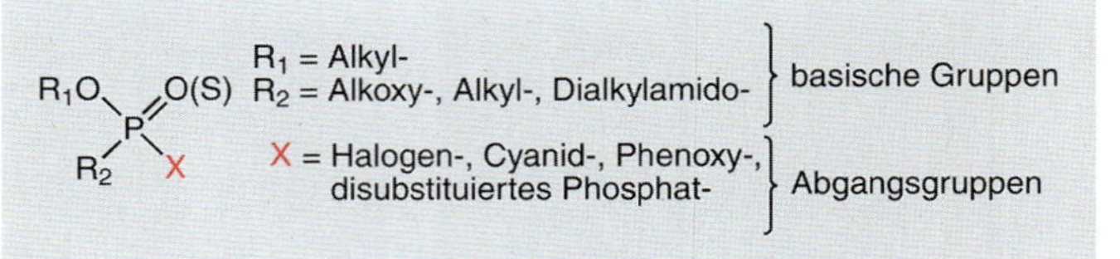

Abb. 35.63 Grundstruktur insektizid wirksamer Organophosphate (Schrader-Formel).

Tab. 35.30 Strukturformel und akute Toxizität (Ratte) einiger cholinesterasehemmender Organophosphate und Carbamate (LD_{50}: letale Dosis für 50 % der Tiere)

Chemische Bezeichnung (Freiname)	Strukturformel	LD_{50} (mg/kg) (Ratte, oral)
Diethyl-(4-nitrophenyl)-thiono**phosphat** (Parathion, E 605)	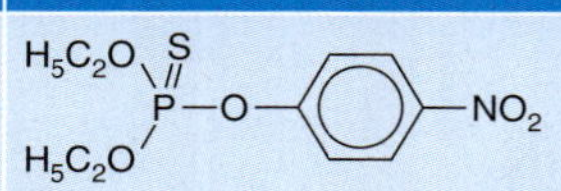	10
Dimethyl-*S*-methyl-carbamoylmethyldithio-**phosphat** (Dimethoat)	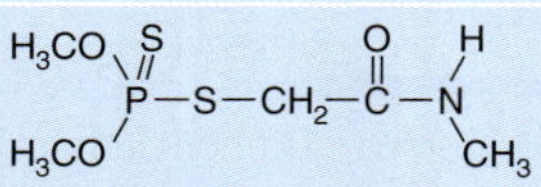	300
Malathion	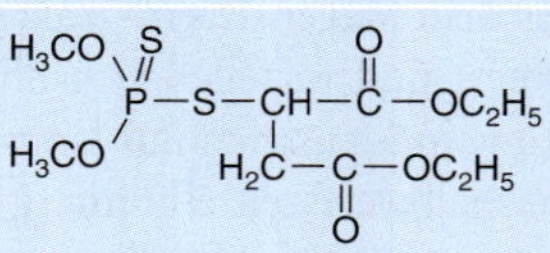	1375
1-Naphthyl-N-methyl-**carbamat** (Carbaryl)	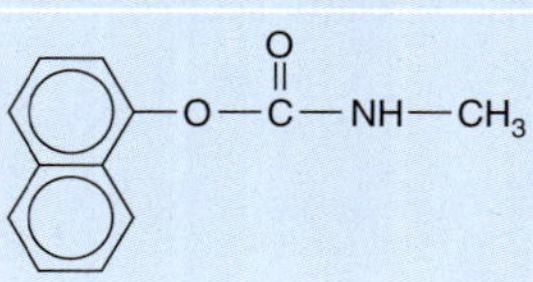	700

Wirkmechanismus

Organophosphat- und Carbamatpestizide hemmen die Aktivität der Acetylcholinesterase durch Bindung an die Hydroxylgruppe eines Serins im katalytischen Zentrum (Abb. 3.13). Dabei wird die sogenannte Abgangsgruppe X eliminiert. Die Modifikation durch Carbamate ist spontan reversibel. Die Bindung der Organophosphate kann zunächst durch Reaktion mit Obidoxim gelöst werden (Umesterung). Bei manchen Organophosphaten (Kampfstoffen) erfolgen in der sogenannten Alterung weitere Reaktionen, die die Reaktivierung des Enzyms auch in Gegenwart von Obidoxim verhindern. Nach Hemmung der Esterase wird die in den Synapsen des paraysmpathischen oder zentralen Nervensystems sowie der neuromuskulären Endplatte durch Acetylcholin ausgelöste Erregung nicht mehr oder zu langsam beendet.

Pharmakokinetik

Alkylphosphate und Carbamate werden leicht resorbiert. Das weitere Schicksal der Stoffe im Organismus hängt von stoffspezifischen Biotransformationsreaktionen ab. Einige Alkylphosphate müssen erst durch metabolische Umwandlung zu Hemmstoffen für die Esterasen umgesetzt werden, z. B. Thionoverbindungen (➤ Abb. 35.64), andere werden durch unspezifische Esterasen in Warmblütern schnell hydrolysiert und entgiftet (z. B. ➤ Abb. 35.60). Die entstandene polare Seitenkette beschleunigt die Ausscheidung und vermindert dadurch die Toxizität. Da nur Warmblüter die erforderlichen Esterasen besitzen, resultiert eine geringere Warmblütertoxizität.

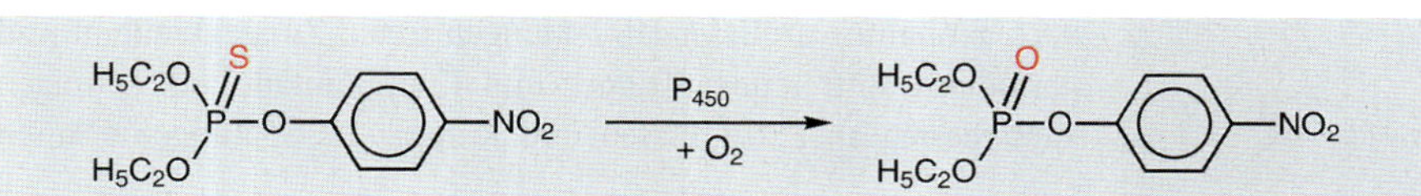

Abb. 35.64 Aktivierung von Parathion zum Cholinesterasehemmstoff Paraoxon durch Cytochrom P_{450}.

Vergiftung

Alle Symptome einer Organophosphat- oder Carbamatvergiftung erklären sich aus der Anhäufung von freigesetztem Acetylcholin (ACh) an cholinergen Rezeptoren und entsprechen einer Vergiftung mit Acetylcholin. ➤ Tab. 35.31 zeigt eine systematische Aufstellung.

Symptome der Vergiftung stellen sich nach Verschlucken oder Inhalation oft innerhalb von Minuten ein, bei dermaler Resorption verzögert. Die **muscarinartigen Symptome** dominieren; Todesursache ist meist eine zentrale Atemlähmung. Der Tod kann abhängig von Stoff, Dosis und Aufnahmeweg innerhalb von wenigen Minuten eintreten.

Bei akuter Vergiftung ist ein Abfall der Acetylcholinesterase(AChE)-Aktivität auf 20 % des Normalwerts kritisch. Entscheidend ist jedoch nicht die Esteraseaktivität im Blut, sondern die im ZNS. Aus diesem Grund ist die klinische Symptomatik ausschlaggebend für die therapeutischen Maßnahmen. Neben den klassischen Wirkungen der Cholinesterasehemmung treten nach Überleben massiver Vergiftungen durch Organophosphate auch andere, scheinbar von der Cholinesteraseinhibition nur indirekt abhängige Wirkungen auf. Diese umfassen Verhaltensveränderungen, Depressionen und Muskelschwäche, die durch Verringerung der Zahl an cholinergen Rezeptoren durch die längerfristig erhöhte Konzentration an Acetylcholin erklärt wird. Diese Symptome können über Monate persistieren.

Die Symptome einer Carbamatvergiftung gehen wegen der geringen Stabilität der carbamoylierten Esterase schnell zurück (➤ Abb. 35.65).

Tab. 35.31 Symptome bei Alkylphosphatvergiftungen als Ausdruck überhöhter Acetylcholinkonzentrationen durch Hemmung der Acetylcholinesterase

Muscarinrezeptoren an parasympathischen Nervenendigungen
• Tränen- und Speichelfluss • Erhöhte Bronchialsekretion und Bronchospasmus (Dyspnoe) • Erhöhte Drüsensekretion, Peristaltik und Spasmen im Magen-Darm-Trakt: Koliken, Durchfälle, Erbrechen • Miosis, Akkommodationsstörungen • Bradykardie, Gefäßdilatation, Blutdrucksenkung • Schweißdrüsenstimulierung
Nicotinrezeptoren an vegetativen Ganglien und an der motorischen Endplatte
• Muskelfaszikulationen, besonders in Nacken und Gesicht • Tremor, Muskelzuckungen, tonisch-klonische Krämpfe • Muskelschwäche, Lähmungen • Parästhesien
Acetylcholinrezeptoren im Gehirn
• Sprachstörungen • Müdigkeit • Verwirrtheit, Bewusstseinsstörungen • Atemlähmung

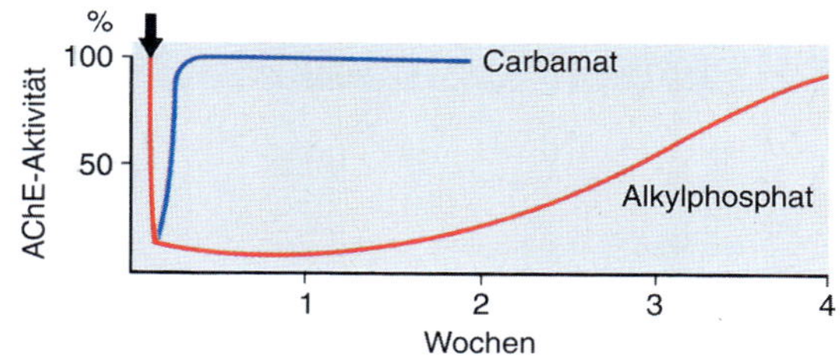

Abb. 35.65 Unterschiedlich lange Depression der Acetylcholinesterase-Aktivität im Blut bei Vergiftung durch Alkylphosphate und Carbamate (schematisch).
Nach Carbamaten ist die Ausgangsaktivität wegen schneller spontaner Hydrolyse in wenigen Stunden zurückgekehrt, nach Alkylphosphaten muss die esteratische Aktivität größtenteils durch Neusynthese wiederhergestellt werden.

Therapie

- Allgemeine Maßnahmen einschließlich Gabe von **Aktivkohle** bei oraler Aufnahme.
- Antagonisierung der Acetylcholinwirkung durch **Atropin.** Die Dosis richtet sich nach der Schwere der Vergiftung und wird bis zur erkennbaren Normalisierung vegetativer Funktionen gesteigert (z. B. alle 10 Minuten 2–5 mg Atropinsulfat i. v.). Im Gegensatz zur Salivation kann die Pupillenweite ein trügerisches Maß für die Atropinwirkung sein, weil Letztere auch auf andere Gifte und Störungen reagiert. Es können Gesamtdosen von mehreren 100 mg Atropin erforderlich werden. Wegen der lang dauernden Wirkung der Organophosphate muss nachdosiert werden.
- Bestimmte **Oxime** (z. B. Obidoxim) können die Bindung des Alkylphosphats an das Serin lösen, solange keine Alterung durch Abspaltung eines weiteren Rests vom Organophosphats stattgefunden hat. Zumeist erlaubt die langsame Alterung den erfolgreichen Einsatz von Oximen bis zu mehreren Stunden nach Intoxikation. Bei Kampfstoffen kann allerdings die sehr schnelle Alterung durch geeignete Substituenten am Phosphat zum Wirkprinzip gehören.
- Zur Therapie der **Carbamatvergiftung** werden **hohe Atropindosen** verabfolgt. Wegen der (vergleichsweise raschen) spontanen Reversibilität der Hemmung sind **Oxime nicht indiziert.**

35.6.4 Pyrethroide und neuere Wirkprinzipien

Die problematische Anreicherung der chlorierten Insektizide und die hohe Toxizität der organischen Phosphorsäureester lenkten Forschung und Entwicklung auf eine jahrhundertealte Erfahrung bei der Schädlingsbekämpfung: die insektizide Wirkung von Chrysanthemenextrakten. Die chemische Aufarbeitung von Chrysanthemen förderte als wirksame Inhaltsstoffe Pyrethrine (➤ Tab. 35.32), Ester der Chrysanthem- bzw. Pyrethrinsäure, hervor. Aus diesen Grundstrukturen wurden zahlreiche halb- und vollsynthetische Derivate entwickelt, z. B. Permethrin*.

35

Tab. 35.32 Wichtige Insektizide: Pyrethroidverbindungen

		LD_{50} in Nagern
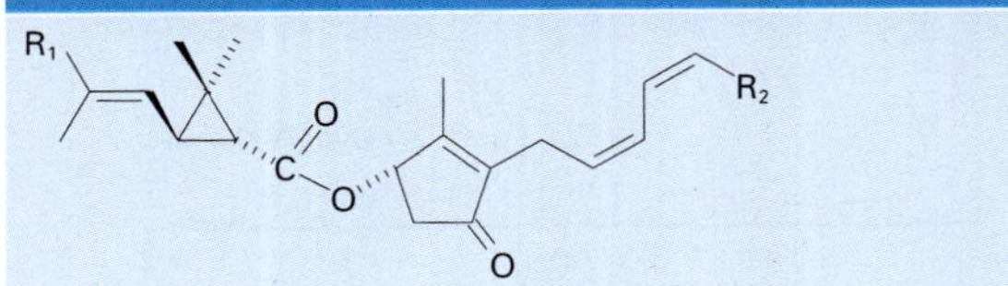	Pyrethrin I $R_1 = CH_3$ Pyrethrin II $R_1 = COOCH_3$	600–900 mg/kg 4000 mg/kg
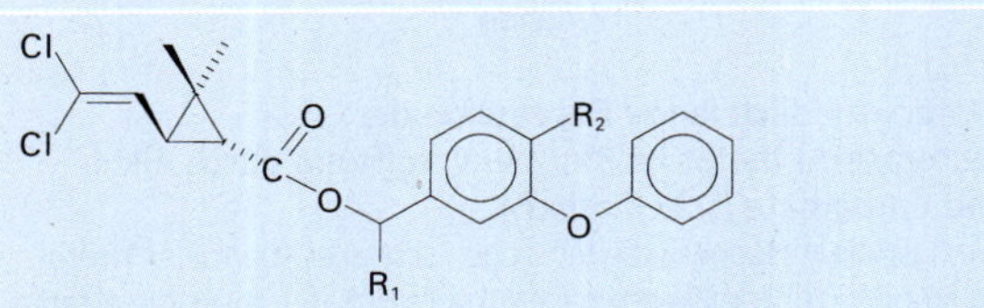	Permethrin I ($R_1 = H$; $R_2 = H$) Cypermethrin ($R_1 = CN$; $R_2 = H$) Cyfluthrin ($R_1 = CN$; $R_2 = F$)	200–800 mg/kg
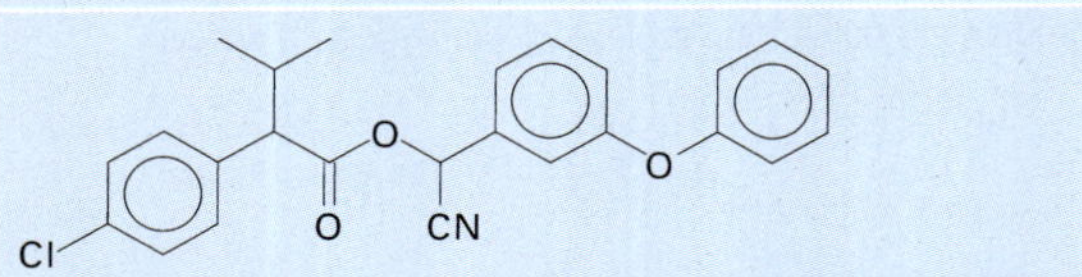	Fenvalerat	3200 mg/kg
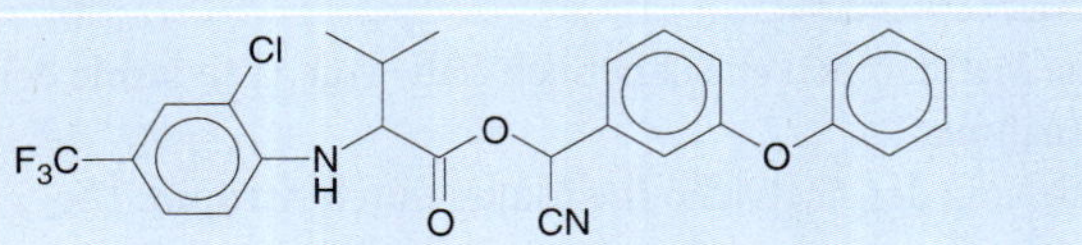	Fluvalinat	5000 mg/kg

Für die insektizide Wirkung ist die substituierte vinylische Gruppe essenziell. Die synthetischen Abkömmlinge sind wirksamer und beständiger als die Naturstoffe. Die akute Toxizität an Warmblütern ist gering. Viele Pyrethroide müssen allerdings wegen schneller Entgiftung bei Insekten mit anderen Stoffen mit synergistischer Wirkung (Blockade der entgiftenden Enzyme durch Stoffe wie Piperonylbutoxid) kombiniert werden.

Wirkmechanismus

Pyrethroide sind **Nervengifte.** Sie verzögern wie DDT oder Veratridin die Schließung des Natriumkanals und erzeugen so an motorischen Nerven eine verlängerte Depolarisation (➤ Abb. 35.66 und ➤ Kap. 35.12.1).

Nach Befunden an Warmblütern unterscheidet man ein T-Syndrom (Tremor der gesamten Motorik), das für Pyrethrin und Permethrin charakteristisch ist, von einem CS-Syndrom (Choreoathetose und Speichelfluss), das typischerweise bei den Verbindungen mit einer CN-Gruppe wie Cypermethrin, Fenvalerat und Fluvalinat gefunden wird.

Pharmakokinetik

Alle Pyrethroide werden als lipophile Verbindungen über den Magen-Darm-Trakt und die Haut gut resorbiert. Anreicherungen im Fettgewebe können stattfinden, die Halbwertszeiten bewegen sich zwischen 7 und 55 Stunden im Plasma (1. Eliminationsphase) und bis zu 30 Tagen (2. Phase) im Fett. Der größte Teil der aufgenommenen Menge wird innerhalb von 48 Stunden in Form von Metaboliten eliminiert. Diese Kinetik zusammen mit der relativ geringen Toxizität für den Menschen erlaubt den Einsatz von Permethrin auf der Haut zur Bekämpfung der Skabies (Krätze) und von Läusen. Studien mit Shampoos und Cremes wiesen auf Resorption und systemische Verfügbarkeit von wenigen Prozent der aufgetragenen Dosis hin. Konzentration und Anwendungsvorgaben sind so ausgelegt, dass selbst bei 30% iger Verfügbarkeit des Wirkstoffs vielleicht gerade die ARfD (akute Referenzdosis; ➤ Tab. 35.11) von 1,5 mg/kg KG erreicht würde, die 2002 mit einem Faktor von 100 unterhalb einer im Tierversuch nicht mehr akut toxischen Dosis festgelegt wurde.

Vergiftung

Wegen der geringen Toxizität (➤ Tab. 35.32) sind akute Vergiftungen des Menschen selten. Bei **Hautkontakt** werden Parästhesien und Missempfindungen (Brennen, Juckreiz) an den exponierten Hautpartien beschrieben. Nach **oraler Aufnahme** beginnt die Vergiftung mit sensorischen Störungen wie Missempfindungen der Haut vorwiegend im Kopfbereich, Brennen, Juckreiz, Spannungs- und Taubheitsgefühl; vonseiten des Verdauungstrakts Brechreiz und Erbrechen, gefolgt von Sehstörungen und tonisch-klonischen Krämpfen. Meist erfolgt nach Tagen vollständige Rückbildung, Todesfälle sind nicht berichtet. Die Therapie ist symptomatisch.

Natürliche wie synthetische Pyrethroide können **Allergien** auslösen, u. a. Asthma und Kontaktdermatitis. Dauerschäden am Nervensystem in Form uncharakteristischer Befindlichkeits- und Sensibilitätsstörungen werden in jüngster Zeit (auch) auf Pyrethroide bezogen; systematische Untersuchungen an beruflich Exponierten geben darauf aber keine Hinweise.

In der Umwelt reichern sich Pyrethroide nicht an, man findet sie daher zwar in Nahrungsmitteln als Folge direkter Kontamination, jedoch nicht durch Akkumulation in Nahrungsketten.

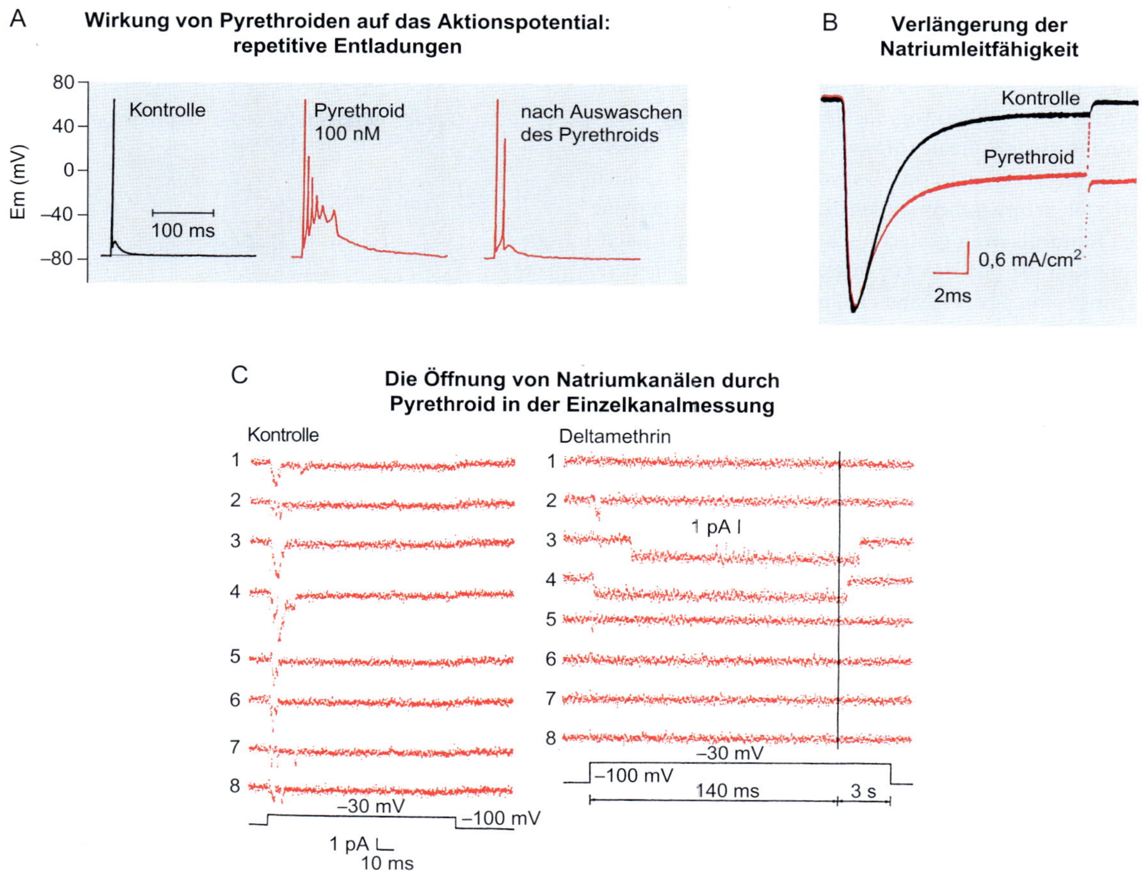

Abb. 35.66 Pyrethroide wirken auf Natriumkanäle.
Pyrethroide und DDT wirken auf Natriumkanäle von Insekten und höheren Organismen.
A) Ein Aktionspotential wird unter Kontrollbedingungen durch einen kurzen elektrischen Impuls (1 msec und 100 pA) in Purkinje-Zellen des Kleinhirns ausgelöst. In Gegenwart von Pyrethroid (Deltamethrin) kommt es zu repetitiven Entladungen. Nach dem Auswaschen des Pyrethroids liegt wieder ein normales Aktionspotential vor.
B) Das Pyrethroid verlangsamt die Inaktivierung des Natriumkanals (Experiment am Tintenfischaxon).
C) Einzelkanalmessungen mit der pAtch-Clamp-Technik an Neuroblastomazellen. Unter Kontrollbedingungen (linke Seite) führt die Depolarisation von –100 mV auf –30 mV zur Öffnung von einzelnen Natriumkanälen, die sich in Millisekunden wieder schließen. Nach Gabe des Pyrethroids Deltamethrin sind drei Änderungen festzustellen. 1. Einige Kanäle haben kurze Öffnungszeiten (Spuren 2 und 5). Diese Kanäle sind wahrscheinlich nicht modifiziert. 2. Einige Kanäle zeigen stark verlängerte Öffnungszeiten (Spuren 3 und 4). 3. Im Gegensatz zu den Ableitungen vor Deltamethringabe sinkt die Öffnungswahrscheinlichkeit einiger Kanäle drastisch (Spuren 6–8). (Beachte, dass die Zeitskala bei Gabe von Deltamethrin während des Versuchs geändert wurde.)
(Nach: Narahashi. J Pharmacol Exp Ther, 2000; 294: 1–26.)

Insektizide Neonicotinoide

Nitromethylenverbindungen und strukturell verwandte Chlornicotinylverbindungen wie Thiacloprid und Imidacloprid (➤ Tab. 35.33) sind Stoffe mit hoher insektizider Wirksamkeit, geringer Toxizität im Säuger (➤ Tab. 35.27) und schnellem Abbau in der Umwelt. Die Verbindungen binden als partielle Agonisten an den nicotinischen Acetylcholinrezeptor. Die hohe Selektivität für Insekten wird durch eine hohe Affinität für deren anders aufgebauten nicotinischen Acetylcholinrezeptor bewirkt. Die Bindungsaffinitäten für nicotinische Acetylcholinrezeptoren für Säuger sind viel geringer. Die Toxizität der Verbindungen in Insekten ist charakterisiert durch Krämpfe und heftiges Schütteln; auch in Säugern zeigen sich bei letalen Dosen die typischen Erscheinungen der Stimulation von nicotinischen Acetylcholinrezeptoren.

Tab. 35.33 Strukturen einiger neuer Insektizide

Chemische Bezeichnung	Strukturformel	LD_{50} (Ratte, oral)
Thiacloprid (NMI)	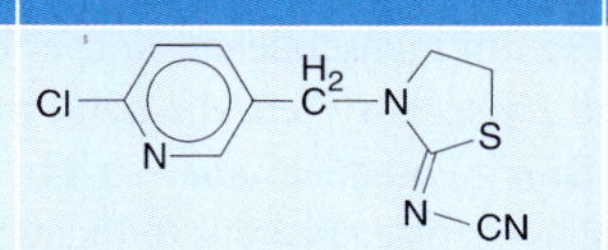	900
Imidacloprid (IMI)	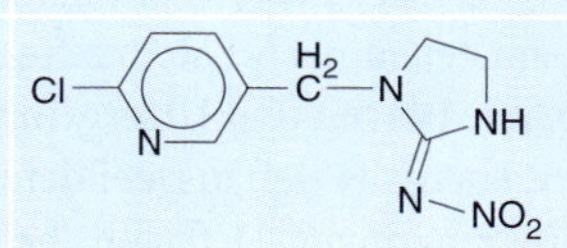	450

Bacillus-thuringiensis-Toxine

Eine große Bedeutung als Insektizide haben die **porenbildenden Delta-Endotoxine** (Cry-Toxine) von *Bacillus thuringiensis* (➤ Kap. 35.14.1). Es sind toxische Proteine (MM ≈ 130 kD), die nach proteolytischer Aktivierung Poren in Darmzellen von Insektenlarven bilden und sie dadurch töten. Inzwischen werden die Gene der Proteintoxine in zahlreichen Kulturpflanzen gentechnisch eingebracht und schützen nach Expression die Pflanzen vor Insektenfraß. Für Säugetiere, die keine Toxinrezeptoren haben, sind die Proteine unschädlich.

35.6.5 Herbizide und Fungizide

Pentachlorphenol

Pentachlorphenol (PCP) wurde bis zum Verbot 1989 als Fungizid v. a. im Schutz von Holz, Textilien und Leder eingesetzt. Heute können noch Belastungen aus älteren Hölzern, z. B. aus Konstruktion oder Innenausbau, sowie Importgütern auftreten. Akute Vergiftungen sind durch die Folgen der **Entkopplung der oxidativen Phosphorylierung** gekennzeichnet: Die bei der Elektronenübertragung anfallende Energie kann nicht in Form von ATP gespeichert werden, es kommt zu Überhitzung und Fieber. Bei Langzeiteinwirkung werden Leberschäden und Immunsuppression diskutiert. PCP ist als karzinogener Arbeitsstoff eingestuft.

Ein kausaler Zusammenhang zwischen Belastungen mit dem spezifischen Stoff PCP und dem von einigen Ärzten diagnostizierten Holzschutzmittelsyndrom (Krankheitssymptome infolge von Exposition gegenüber Pentachlorphenol aus behandeltem Holz in Innenräumen) ist unwahrscheinlich, da das selbst bei geringen Belastungen mit PCP angegebene unspezifische Beschwerdebild (Kopfschmerzen, Müdigkeit, Verlust der Konzentrationsfähigkeit) bei beruflich oft viel höher exponierten Personen nicht beobachtet wurde. Dennoch sollen, u. a. aufgrund der Karzinogenität, potentielle Expositionen aus alten Quellen minimiert werden.

Bispyridiniumverbindungen

Die Hauptvertreter **Diquat** (Zulassung in einigen EU-Staaten) und **Paraquat** (viele Zulassungen weltweit, aber nicht in der EU; ➤ Abb. 35.67) sind wirksame Kontaktherbizide. Sie machen teilweise die mechanische Bodenbearbeitung zur Unkrautbekämpfung überflüssig. Die toxische Wirkung auf Pflanzen besteht in einer **Hemmung der Fotosynthese.** Im menschlichen Körper bilden die Verbindungen radikalische Zwischenstufen, die den Prozess der Lipidperoxidation starten. Durch Paraquat haben sich bei der Anwendung und bei Suizidversuchen zahlreiche, teils tödliche Vergiftungen ereignet. Bei Hautkontakt entstehen nach Latenzzeiten von bis zu mehreren Stunden schmerzfreie **Blasen** und **Ulzerationen.** Auf der Hornhaut des Auges können ebenfalls tief ausgebildete Ulzera entstehen, die erst spät, evtl. unter narbigen Defekten, heilen. Nach oraler Aufnahme erfolgt ebenso i. d. R. eine **mehrstündige symptomarme Latenzperiode,** bevor Gastritis mit Ulkusbildung und Enteritis eine schwere Krankheitsphase einleiten. Sehr bald folgen toxische Nephropathie und manchmal auch Leberschäden. Nach ca. 10 Tagen manifestiert sich eine progrediente Lungenerkrankung: **Bronchiolitis obliterans,** die durch fibröse Verlegung der Terminalbronchioli und Alveolen zu Dyspnoe und Tod durch Ersticken führen kann. Die spezifische Toxizität von Paraquat auf die Lunge wird durch eine Anreicherung der Substanz in der Lunge bewirkt.

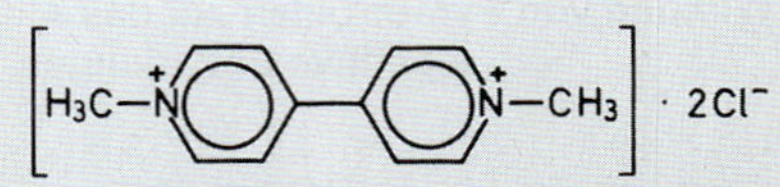

Paraquat (1,1′-Dimethyl-4,4′-bispyridinium-dichlorid)[1]
LD_{50} (Ratte oral): 150 mg/kg

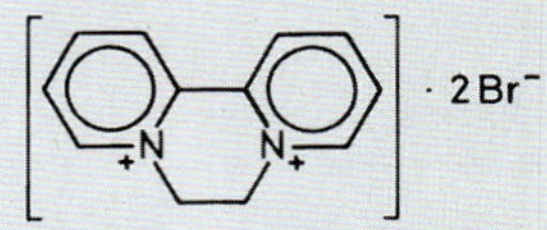

Diquat (1,1′-Ethylen-2,2′-bispyridinium-dibromid)[2]
LD_{50} (Ratte oral): 400 mg/kg

[1] Gramoxon®; [2] Reglone®

Abb. 35.67 Die Herbizide Paraquat und Diquat.

Therapie

Man bemüht sich um rasche Elimination der Stoffe. Der Hauptanteil der aufgenommenen Menge wird unverändert im Stuhl ausgeschieden. **Aktivkohlegabe mit Laxantien** ist die Therapie erster Wahl. In schweren Fällen kann das Gift zusätzlich durch Hämoperfusion aus dem Blut eliminiert werden. Gegen die Fibrosierungsprozesse in der Lunge werden Glucocorticoide und Immunsuppressiva in hohen Dosen eingesetzt, die Wirksamkeit ist aber nicht nachgewiesen.

Glyphosat

Das seit Mitte der 1970er-Jahre eingesetzte Glyphosat wirkt als **Hemmstoff des Shikimat-Syntheseweges** breitbandig gegen Pflanzen und viele Mikroorganismen, sollte aber keine Wirkung in Tieren und insbesondere Säugern haben. Da es gegen Glyphosat gentechnisch induziert resistente Nutzpflanzen gibt, hat dieser Stoff eine zentrale Bedeutung im Rahmen der gentechnischen Landwirtschaft. Im Rahmen der Wiederzulassung in der EU 2015–2017 wurde kontrovers diskutiert, ob Glyphosat für den Menschen ein karzinogenes Risiko ist. Dabei sind die postulierten kanzerogenen Eigenschaften des Stoffes selbst oder der daraus hergestellten Produkte unabhängig von der Wirkung auf den in Tieren und Menschen nicht vorhandenen Shikimat-Syntheseweg zu sehen.

35.6.6 Rodentizide

Nager sind Schädlinge in Landwirtschaft und Haushalt und können als Überträger menschlicher Erkrankungen eine besondere Gefährdung darstellen. Als Rodentizide haben Thalliumsulfat (➤ Kap. 35.5.5), Zinkphosphid, Fluoressigsäurederivate und Antikoagulantien praktische Bedeutung.

Zinkphosphid

Zinkphosphid entwickelt unter Einwirkung von Feuchtigkeit den hoch toxischen Phosphorwasserstoff. Nach oraler Aufnahme von Zinkphosphid überwiegen zunächst toxische Symptome des Magen-Darm-Trakts (Schmerzen, Erbrechen und Durchfälle). Der Patient hat einen charakteristischen Knoblauchgeruch aus dem Mund. Nach Durchlauf eines symptomarmen Intervalls kommt es nach mehreren Stunden bis Tagen zu inneren Blutungen, Vergrößerung der Leber mit zunehmender Gelbsucht, Krämpfen und Bewusstseinsstörungen. Der Tod kann beim Erwachsenen nach Aufnahme von Zinkphosphid durch Herz-Kreislauf-Versagen, später auch aufgrund des ausgeprägten Leberschadens auftreten.

Natriumfluoracetat und Fluoracetamid

Der Wirkungsmechanismus von Natriumfluoracetat und Fluoracetamid beruht auf der Hemmung der Aconitase im Krebs-(Citrat-)Zyklus. Fluoracetat kann anstelle von Acetat in diesen Zyklus eintreten und wird dabei zu Fluorcitrat metabolisiert. Fluorcitrat kann nicht zum Isocitrat umgesetzt werden und hemmt durch Bindung an die Aconitase auch den Umsatz von nicht fluoriertem Citrat. In der Folge werden Sauerstoffverbrauch und ATP-Generierung gehemmt. Die letale Dosis von Fluoracetat für den Menschen liegt bei 10 mg/kg KG. Die vorherrschenden Symptome der Vergiftung ähneln wegen des gehemmten Sauerstoffverbrauchs im Gewebe denen der **Blausäurevergiftung** (➤ Kap. 35.3.2).

Antikoagulantien

Sie sind wegen ihrer starken Wirksamkeit in Nagern die am häufigsten angewandten Rodentizide. Eingesetzt werden 4-Hydroxycumarin-Derivate (Warfarin) sowie Brodifacoum und Indandionderivate (Chlophacinon, Diphacinon, vgl. ➤ Abb. 21.11). Die Antikoagulantien hemmen die Synthese der Vitamin-K-abhängigen Gerinnungsfaktoren (II, VII, IX und X; ➤ Kap. 21.2.2). Die verschiedenen Vitamin-K-abhängigen Gerinnungsfaktoren haben Halbwertszeiten zwischen 6 und 60 Stunden. Da die rodentiziden Antikoagulantien nur die Neusynthese beeinträchtigen, dauert es im Schnitt 1–3 Tage bis zum Auftreten innerer Blutungen. Eine einmalige Aufnahme von Warfarin bleibt meist ohne toxische Folgen; eine mehrmalige Aufnahme ist erforderlich. Eine Ausnahme stellt das lang wirksame Antikoagulans **Brodifacoum** dar. Während die Eliminationshalbwertszeit von Warfarin im Menschen 37–42 Stunden beträgt, halten die Effekte von Brodifacoum bis zu 50 Tage lang an. Hinzu kommt, dass Brodifacoum auf molekularer Basis 100-mal stärker wirksam ist als Warfarin. Die Vergiftung ist gekennzeichnet durch Blutungen in den Schleimhäuten der Atemwege, des Magen-Darm-Trakts und des Urogenitaltrakts sowie in Gelenken und im Gehirn. Bei Vergiftungen mit Warfarin klingen die Symptome 4–5 Tage nach der letzten Einnahme ab, während die Blutungen durch die lang wirksamen Antikoagulantien mehrere Wochen bis Monate andauern können.

Therapie

Neben den allgemeinen (intensiv)medizinischen Maßnahmen beinhaltet die spezifische Therapie je nach Schweregrad der Vergiftung die Gabe von **Vitamin K** (Phytomenadion) und/oder **Gerinnungsfaktoren** (z. B. Prothrombinkomplex).

35.7 Organische Lösungsmittel

Martin Göttlicher

35.7.1 Allgemeines zur Verwendung, Wirkung und Therapie

Die technische Anwendung von Lösungsmitteln ist an drei Eigenschaften geknüpft:

- Hohes Fettlösungsvermögen (Reinigung, Lösungsmittel für hydrophobe Verbindungen)
- Hinreichende Flüchtigkeit (Abtrocknung)
- Nur geringe chemische Reaktivität

Zahlreiche organische Verbindungen erfüllen diese Voraussetzungen. Dabei kommen sowohl Einzelstoffe als auch Gemische zum Einsatz. Hauptanwendungsgebiete sind Metallentfettung, Textilentfettung, Lackverdünnung, Klebstofflösung und Reaktionsmedien. Toxikologisch betrachtet ist wegen der Flüchtigkeit vieler Lösungsmittel die Inhalation der wichtigste Aufnahmeweg. Zusätzlich können einige Lösungsmittel, besonders bei Benetzung großer Hautflächen, auch maßgeblich über die Haut aufgenommen werden.

Formen toxischer Wirkungen

- Nach **akuter Exposition** gegenüber sehr hohen Konzentrationen kommt es wegen schneller Anflutung der Stoffe im Gehirn zur Narkose. Einige Vertreter der Lösungsmittelgruppen sind auch als Narkotika verwendet worden, z. B. Chloroform, Ethylchlorid und Trichlorethen. Die narkotische Wirkung wird gelegentlich als führendes Symptom von Lösungsmittelvergiftungen dargestellt. Dies trifft jedoch oft nicht zu.
- Bei **subchronischer Exposition** gegen Lösungsmittel treten oft verminderte Konzentrationsfähigkeit, Müdigkeit, Schlaflosigkeit und andere unspezifische Beschwerden auf.
- Bei **chronischen Lösungsmittelvergiftungen** spielen andere Wirkungen eine wichtige Rolle: Schädigungen des zentralen und peripheren Nervensystems, der Leber oder Nieren und (selten)

des Herz-Kreislauf-Systems. Diese Wirkungen sind stoffspezifisch. Das Ausmaß der toxischen Wirkung und die betroffenen Zielorgane sind von Stoff zu Stoff unterschiedlich und beruhen auf metabolischen Aktivierungsreaktionen.

- Bei **Haut- oder Schleimhautkontakt** führen viele Lösungsmittel zu einer schnellen Entfettung der äußeren Haut und einer starken Reizung von Schleimhäuten.

Therapie

Oral aufgenommene Stoffe sollen möglichst rasch aus Magen- und Darmkanal entfernt werden, um eine weitere Resorption zu verhindern. Grundsätzlich ist hierzu Aktivkohle das Mittel der Wahl. Magenspülungen und Induktion von Erbrechen sind wegen der Gefahr der Aspiration und der Induktion reaktiver Pneumonien riskant und kontraindiziert.

35.7.2 Benzol und Alkylbenzole

Benzol

Benzol (nach IUPAC Nomenklatur: Benzen) wurde früher als Lösungs- und Reinigungsmittel viel eingesetzt. Wegen der **krebserzeugenden Wirkungen** beim Menschen wird es jedoch nur noch selten angewendet. Benzol wird mit Autoabgasen freigesetzt und ist als Bestandteil im bleifreien Benzin (Europa: bis zu 1 %) vorhanden; eine weitere Reduktion der Gehalte wird angestrebt. Für den Raucher ist Zigarettenkonsum die wichtigste Expositionsquelle für Benzol.

Pharmakokinetik

Resorption über die Lunge spielt wegen des hohen Dampfdrucks die wichtigste Rolle bei der Aufnahme. Benzol wird aber auch durch Haut und Schleimhäute, selbst in Dampfform, leicht resorbiert. Es wird jedoch auch relativ rasch über die Lunge ausgeschieden. Im Stoffwechsel wird Benzol dosisabhängig in polare Metaboliten umgewandelt; bei sehr niedrigen Dosen liegt der metabolisierte Anteil bei ungefähr 50 %. Für die toxischen Wirkungen von Benzol auf das blutbildende System sind Bioaktivierungsreaktionen verantwortlich (➤ Abb. 35.68).

Vergiftung

Akute Vergiftung

Ingestion von mehr als 0,5 ml/kg Benzol oder Inhalation von mehr als 1000 ml/m³ über mehr als 30 Minuten erzeugt **narkotische**

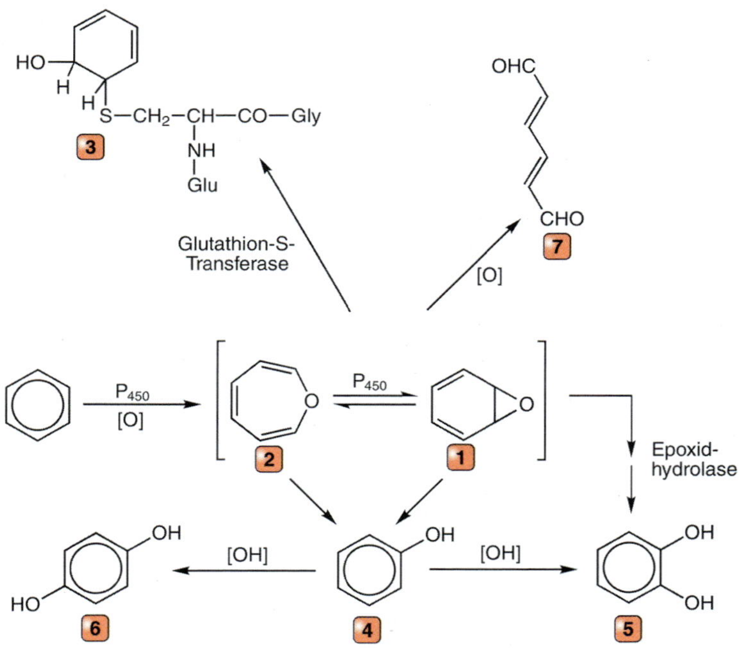

Abb. 35.68 Metabolische Aktivierung von Benzol zu hämatotoxischen Metaboliten.
In der ersten Stufe entsteht über Cytochrom P_{450} ein Epoxid **1**, das im Gleichgewicht mit dem entsprechenden Oxepin **2** steht. Von diesem Epoxid leiten sich alle bisher nachgewiesenen Metaboliten ab. Es kann durch Glutathion-S-Transferasen in ein Glutathionkonjugat **3** umgewandelt werden; Endausscheidungsprodukt ist N-Acetyl-S-phenyl-L-cystein (Mercaptursäurebildung ➤ Kap. 1.4.4). Durch hydrolytische Öffnung des Oxirans entsteht Phenol **4**, das im Menschen in Form des Sulfats ein Hauptmetabolit des Benzols im Urin ist. Die Epoxidhydrolase katalysiert die Bildung von Catechol **5**. Hydrochinon **6** entsteht durch weitere Oxidation von Phenol; unter Ringöffnung über einen noch unbekannten Mechanismus werden Muconaldehyd **7** und, als ausgeschiedenes Endprodukt dieses Stoffwechselwegs, Muconsäure gebildet.

Wirkungen und häufig tödliche **Herzrhythmusstörungen.** Wird die Vergiftung überstanden, erfolgt i. d. R. rasche Erholung; das Blutbild ist dabei zunächst unauffällig.

Chronische Vergiftung

Zielorgan der toxischen Wirkungen von Benzol bei langfristiger Exposition ist das **blutbildende System.** Beim Menschen werden bei chronischer Benzolexposition am Arbeitsplatz Anämie, Leukopenie oder Thrombozytopenie beobachtet. Zu den frühen Indikatoren einer Benzolvergiftung beim Menschen zählt eine Verringerung der Zahl der Leukozyten. Die Wirkungen von Benzol auf das blutbildene System können nach Unterbrechung der Exposition noch jahrelang anhalten, sich aber auch erst viele Jahre nach der letzten Benzolaufnahme manifestieren. Therapeutische Einflussmöglichkeiten sind bisher nicht bekannt.

Bisher sind über 500 Fälle von **Benzolleukämie** berichtet worden, die Dunkelziffer scheint groß, weil nur in wenigen gewerbetoxikologischen Studien Benzol als Hauptkomponente der Exposition im Vordergrund steht. Ungeklärt ist, ob die ein- oder mehrmalige Aufnahme hoher Dosen zur Auslösung des Tumors erforderlich ist oder ob die längerfristige Einwirkung geringer Konzentrationen schon genügt. Der Arbeitsplatzgrenzwert ist wegen des karzinogenen Potentials bis auf 1 ml/m^3 abgesenkt worden. In Tiermodellen erzeugt Benzol zwar Blutbildveränderungen, aber keine Leukämien.

Toluol und andere Alkylbenzole

Toluol (Methylbenzol) ist bei Weitem weniger toxisch als Benzol. Höhere Expositionskonzentrationen erzeugen eine Narkose; Blutbildveränderungen hat man nicht beobachtet. Die unterschiedliche Wirkung von Toluol und Benzol ist auf abweichende Metabolisierungswege zurückzuführen. Toluol wird hauptsächlich an der Methylgruppe oxidiert, Oxidationen am aromatischen Ring spielen dagegen keine Rolle. Daher haben Toluol, Xylole und andere Alkylbenzole keine blutschädigenden Wirkungen und sind nicht karzinogen. Aus diesem Grund finden Toluol und andere Alkylbenzole heute breite Anwendung als **Benzolersatz.**

35.7.3 Aliphatische Kohlenwasserstoffe; Benzin

Als Benzine werden technische Gemische flüssiger Alkane unterschiedlicher Zusammensetzung verstanden. Die Hauptmenge des aus Erdöl gewonnenen Benzins dient als Kraftstoff (Siedebereich 50–100 °C) und besteht hauptsächlich aus Aliphaten mit geringen Anteilen an Aromaten. **Testbenzine** sind weitgehend aromatenfrei. **Schweröl** (Siedebereich ab 300 °C) enthält höhere Kohlenwasserstoffe und wird vorwiegend als Treibstoff und Heizmittel verwendet. Als **Petroleum** bezeichnet man technische Destillate des Siedebereichs 150–300 °C.

Vergiftungen durch Inhalation treten auch durch unsachgemäße Handhabung in geschlossenen Räumen (Garagen) und Verwendung zu Rauschzwecken auf.

Pharmakokinetik

Aliphatische Kohlenwasserstoffe werden bis zur C-Zahl 12 leicht, dann mit zunehmender Viskosität schwerer resorbiert; flüssiges Paraffin mit Kettenlängen von mehr als 16 C-Atomen wird nicht mehr resorbiert. Entsprechend ihrem Fettlösungsvermögen verteilen sie sich vorwiegend im Fettanteil der Gewebe. Die Ausscheidung erfolgt je nach Flüchtigkeit zu wechselnden Anteilen in unveränderter Form über die Lunge. Dabei wird die Geschwindigkeit im Wesentlichen vom Dampfdruck der Verbindung bestimmt.

Vergiftung

Akute Vergiftung

Im Vordergrund der akuten Vergiftung mit aliphatischen Kohlenwasserstoffen stehen die Zeichen der **Narkose.** Bei Überschreiten des Rauschstadiums stellen sich starke Exzitationserscheinungen bis zu tonisch-klonischen Krämpfen ein. Nach oraler Aufnahme kann durch Magenschleimhautreizung starkes **Erbrechen** auftreten; werden dabei Benzintröpfchen in die Bronchien transportiert, schließt sich als Komplikation eine **Benzinpneumonie** an. Die Ursache ist offenbar eine schwere Gefäßschädigung, die auch schon bei kurzfristiger Inhalation höchster Dampfkonzentrationen auftreten kann (Lungenödem); ebenso kann die Niere mit einer Glomerulopathie betroffen sein. Leberschädigungen gehören dagegen nicht zum Bild der Benzinvergiftung. Die **tödliche Dosis** für Leichtbenzin liegt bei 5–10 ml/kg. Vergiftungen durch benzinhaltige Haushaltsmittel ereignen sich v. a. im Kindesalter.

Chronische Vergiftung

Wie andere narkotisch wirkende Stoffe wird auch Benzin zu Rauschzwecken missbraucht; eine Benzinsucht ist beschrieben worden, häufiger werden Gemische verschiedener Lösungsmittel benutzt, z. B. Lackverdünner oder Klebstoffe. Neben **Lungenschäden** können sich dabei uncharakteristische **psychiatrische Zustandsbilder** entwickeln: Depressionen, Delirien, Gedächtnisschwund, Verfall der Persönlichkeit.

n-Hexan: Der am stärksten toxische Vertreter aliphatischer Kohlenwasserstoffe ist n-Hexan. n-Hexan wird wegen seiner guten Lösungsmitteleigenschaften in Gemischen mit anderen Kohlenwasserstoffen ähnlicher Siedepunkte für Farben, zur Extraktion und als Farbverdünner eingesetzt.

Bei chronischer Exposition erzeugt n-Hexan eine **Neuropathie,** die fast ausschließlich die Extremitäten betrifft. Die toxische Nervenschädigung äußert sich durch Taubheitsgefühle in den Fingern und Zehen. Dies kann das einzige Symptom bleiben, und die Schädigungen sind in diesem Stadium reversibel. Bei andauernder Exposition kann es zu Störungen der Berührungs- und Temperaturempfindlichkeit sowie zu Muskelschwäche in Händen und Füßen kommen. Diese Schäden sind irreversibel. Die ersten Krankheitssymptome treten meist erst nach mehreren Monaten chronischer n-Hexan-Exposition auf. Pathologisch ist als Folge chronischer Exposition eine Degeneration der peripheren Nerven bekannt.

Die **chronische Neurotoxizität** von n-Hexan beruht auf der Bildung von Metaboliten. n-Hexan wird durch Cytochrom P_{450} hydroxyliert, und die entstandenen Alkohole können zu Ketonen oxidiert werden. Der für die Neurotoxizität verantwortliche Metabolit ist **2,5-Hexandion.** Dieses Dion reagiert mit der ε-Aminogruppe von Lysin in Peptiden. Dabei entstehen unter Zyklisierung Proteinpyrrole, die durch Oxidation zu Proteinvernetzungen führen (➤ Abb. 35.69). Solche Vernetzungen in den Axonen beeinträchtigen den axonalen Transport von Proteinen und die Leitung von elektrischen Impulsen. Wegen gegenseitiger Beeinflussung der Metabolisierung ist die Toxizität von n-Hexan stark abhängig von der Anwesenheit anderer Kohlenwasserstoffe. Gleichzeitige Exposition gegenüber Toluol und n-Hexan vermindert die Neurotoxizität von n-Hexan signifikant.

Therapie

Die Therapie beschränkt sich auf symptomatische Maßnahmen.

35.7.4 Halogenierte aliphatische Kohlenwasserstoffe

Mit der Einführung von Halogenen in Alkane steigen deren Fettlöslichkeit und Siedepunkt und sinken die chemische Reaktivität und Brennbarkeit. Technisch werden große Mengen halogenierter Kohlenwasserstoffe – hauptsächlich Fluor- und Chlorverbindungen – eingesetzt.

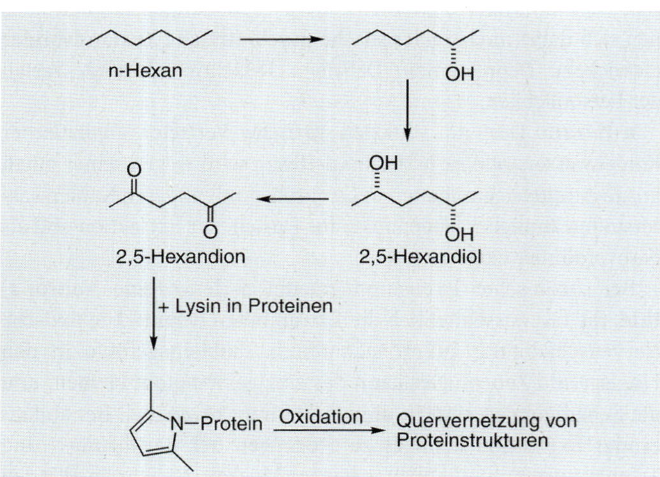

Abb. 35.69 Umwandlung von n-Hexan zu 2,5-Hexandion und Reaktion des Dions mit der Aminosäure Lysin in Proteinen.
Durch Autoxidation der gebildeten Pyrrole entstehen Quervernetzungen von Proteinstrukturen.

Pharmakokinetik

Aufnahme, Verteilung und Ausscheidung der unveränderten Verbindungen finden wie bei Inhalationsnarkotika statt, quantitative Unterschiede sind im Wesentlichen durch den Dampfdruck (Abatmungsgeschwindigkeit) und das Ausmaß der metabolischen Umwandlung bedingt. Das Ausmaß und die Mechanismen der Biotransformation sind unterschiedlich, aber entscheidend für Art und Stärke chronisch toxischer Wirkungen.

Vergiftung

Akute Vergiftung

Die Aufnahme toxischer Dosen von **Tetrachlorkohlenstoff, Trichlorethan** und **Tetrachlorethan** ist durch eine **rasch einsetzende Leberschädigung** gekennzeichnet. Die Leber schwillt durch exzessive Fetteinlagerung an, sie wird druckschmerzhaft, in 1–2 Tagen stellt sich ein Ikterus ein, bei Einwirkung hoher Dosen folgt ein hepatisches Koma. Die narkotische Wirkung macht sich bei den genannten Stoffen nur anfangs bemerkbar, oft fehlt sie ganz oder wird wegen ihres geringen Ausmaßes übersehen.

Akute Vergiftungen durch **Trichlorethen, Perchlorethen, Methylchloroform** und **Methylenchlorid** sind dagegen durch starke **narkotische Wirkung** bei geringerer oder fehlender Leber- und Nierenbeteiligung gekennzeichnet. Todesursache ist in diesen Fällen meist Atemlähmung.

Alle halogenierten Kohlenwasserstoffe sensibilisieren das Herz gegenüber Sympathikusreizen und Sympathomimetika (➤ Kap. 4.2.3). **Herzrhythmusstörungen** gehören dabei zum Bild der akuten Vergiftung, sie können auch zur Todesursache werden.

Chronische Vergiftung

Trichlorethen (Tri) wurde und wird überwiegend in der Metallentfettung verwendet, Perchlorethen (Tetrachlorethen, Per) in Kleiderreinigungsbetrieben. Beide wurden v. a. in der Vergangenheit zu Rauschzwecken missbraucht. Sie können psychische Abhängigkeit erzeugen, Polyneuropathien und Enzephalopathien auslösen. Tri ist als karzinogener Arbeitsstoff eingestuft. Eine Reduktion der Verwendung wird angestrebt. **Tri- und Perchlorethen** werden schnell in den Organismus aufgenommen und teilweise im Fett gespeichert. Das Ausmaß der metabolischen Umwandlung von Trichlorethen ist stark dosisabhängig; selbst bei höheren Dosen werden beträchtliche Anteile der aufgenommenen Menge als Metaboliten mit dem Urin ausgeschieden. Im Gegensatz dazu erfolgt die Ausscheidung des aufgenommenen Perchlorethens hauptsächlich durch langsame Abatmung. Hauptweg der Biotransformation beider Haloolefine ist die metabolische Oxidation durch Cytochrom P_{450}. **Monochlormethan** (Methylchlorid, CH_3Cl) ist relativ instabil und wird zu Ameisensäure und S-Methylglutathion metabolisiert. Es ist ein schweres Nervengift und erzeugt hirnorganische Störungen uncharakteristischer Art. **Chloroform** (Trichlormethan) wurde als Inhalationsnarkotikum und auch als technisches Lösungsmittel verwendet. Wegen der vielen Narkosezwischenfälle wurde die medizinische Anwendung bald wieder aufgegeben; heutzutage hat Chloroform Bedeutung als Verunreinigung im Trinkwasser.

35.8 Alkohole

Martin Göttlicher

35.8.1 Struktur-Wirkungs-Beziehungen aliphatischer Alkohole

Alle aliphatischen Alkohole entfalten narkotische Wirkungen. Deren Stärke nimmt mit der Kohlenstoffzahl und der damit verbundenen Lipidlöslichkeit zu. So ist Methanol bei etwa 0,6 mmol/l narkotisch für Kaulquappen, Ethanol bei 0,3 mMol/l und n-Pentanol bei 0,02 mM/l.

Im Hinblick auf ihre toxischen Wirkungen unterscheiden sich die Vertreter der primären Alkohole. Bei Ethanol wird die akut toxische Wirkung vom Stoff selbst getragen. Bei Methanol und iso-Propanol sind die Akkumulation der Metaboliten Ameisensäure beziehungsweise Aceton ausschlaggebend für die Toxizität. Bei den höheren Gliedern der Kette kommt mit steigender Kettenlänge wieder zunehmend die Muttersubstanz ins Spiel. Ein Grund dafür liegt neben der zunehmenden narkotischen Wirkung darin, dass die längerkettigen primären Alkohole langsamer als Ethanol von Alkoholdehydrogenase oxidativ metabolisiert werden. Die toxischen Wirkungen der Alkohole sind daher differenziert zu werten.

35.8.2 Ethylalkohol

Ethylalkohol entsteht aus der Vergärung von Mono- und Disacchariden (Wein, Met) und Polysacchariden (Stärke von Gerste → Bier; Reis → Sake).

Die Gärung stoppt bei bestimmten Alkoholgehalten. Durch **Destillation** erreicht man eine Konzentrierung des entstandenen Alkohols (Schnäpse, Brände); durch Zusatz von Fruchtessenzen und anderer Aromen können Produkte mit nahezu beliebigen Eigenschaften hergestellt werden.

Im Moment liegt der **absolute Konsum** an Ethylalkohol in Deutschland bei etwa 10,5 Liter Konsum pro Kopf und Jahr (umgerechnet in die jeweils entsprechende Menge an reinem Ethylalkohol), wobei Bier an erster Stelle der Getränke steht (➤ Tab. 35.34).

Ursachen für akute Vergiftungen sind meist Trinkexzesse, selten auch die suizidale Absicht (in Kombination mit verschiedenen Medikamenten).

Tab. 35.34 Jährlicher Pro-Kopf-Konsum (Liter) an alkoholischen Getränken in der Bundesrepublik

Getränke	1997	2005	2014	2019
Bier	131	111	107	99,7
Wein	18,4	20,32	20,7	20,1
Schaumwein	4,8	3,78	3,9	3,4
Spirituosen	6,1	4,9	5,4	5,3

Pharmakokinetik

Resorption, Verteilung, Elimination

Nach oraler Aufnahme wird Ethanol durch Diffusion praktisch vollständig resorbiert. Die Resorption beginnt schon im Mund und Pharynxbereich, der Hauptanteil wird aber im Magen und Dünndarm resorbiert. Die Resorptionsgeschwindigkeit ist von der Füllung des Magen-Darm-Trakts und der Art des alkoholischen Getränks abhängig und verläuft im Nüchternzustand sehr schnell. Kohlensäurehaltige Getränke (Sekt) beschleunigen den Resorptionsvorgang, da im Magen freigesetzte CO_2-Bläschen die Mucosa mechanisch reizen und resorbiertes CO_2 die Durchblutung der Schleimhaut fördert. Resorbiertes Ethanol verteilt sich im gesamten Körperwasser. Das durchschnittliche Verteilungsvolumen beträgt für Männer ungefähr 0,7 L/kg KG, für Frauen 0,6 L/kg KG. Die Verteilung im Körperwasser erfolgt ebenfalls sehr rasch, maximale Blutkonzentrationen werden in 1–2 Stunden erreicht (➤ Abb. 35.70).

Ethanol tritt in den Plazentakreislauf über und erscheint auch in der Muttermilch. Wegen des raschen Konzentrationsausgleichs gilt der Blutalkoholspiegel als repräsentativ für die Konzentration im ZNS, dem wesentlichen Wirkungsort. Da ferner Alkohol zu den Pharmaka gehört, deren Verteilungsraum (VD) im Wesentlichen das Körperwasser ist und für den Durchschnittswerte bekannt und kalkulierbar sind, ist aus dem Blutalkoholgehalt die aufgenommene Alkoholmenge bzw. aus der aufgenommenen Alkoholmenge der Blutalkoholgehalt ohne Berücksichtigung des Abbaus zu errechnen:

$$VD_{\text{Männer}} = 0{,}7; VD_{\text{Frauen}} = 0{,}6$$

Im Gegensatz zu fast allen anderen körperfremden Stoffen ist die Eliminationsgeschwindigkeit beim Ethylalkohol nicht von der Konzentration abhängig. Sie ist konstant und beträgt beim Mann 100 mg/kg KG/h, bei der Frau 85 mg/kg KG/h. Als Orientierungswert kann eine Reduktion der Blutkonzentration von ca. 0,15 Promille (0,1–0,2 Promille bzw. g/L) stündlich angenommen werden. Nur unbedeutende Anteile werden über die Lunge (2–3 %) und Nieren (1–2 %) ausgeschieden.

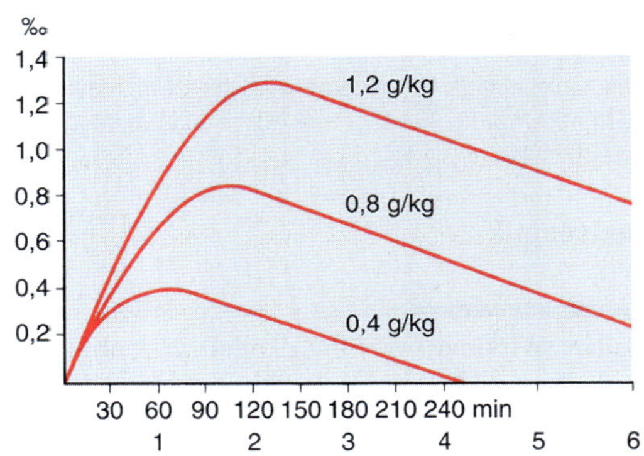

Abb. 35.70 Verlauf der Blutkonzentrationen von Ethylalkohol nach einmaliger Einnahme verschiedener Dosen.

35

Daher kann aus einer gemessenen Blutalkoholkonzentration zurückgerechnet werden, wie hoch der Wert zu einem bestimmten Zeitpunkt – etwa einem Unfall – war. Andererseits ist der Zeitraum kalkulierbar, wann die Elimination einer vorgegebenen Alkoholkonzentration erwartet werden kann.

Metabolismus

Ethylalkohol wird hauptsächlich von der Alkoholdehydrogenase (ADH) in der Leber zu Acetaldehyd oxidiert. Das Enzym trägt als katalytisches Zentrum Zink und ist NAD-abhängig. Der durch ADH gebildete Acetaldehyd wird durch Aldehyddehydrogenase schnell (Plasmahalbwertszeit 1,7 min) zu Essigsäure weiteroxidiert. Die anfallende Essigsäure (Plasmahalbwertszeit 6,4 min) wird überwiegend im Tricarbonsäurezyklus in CO_2 und H_2O aufgespalten. 1 g Ethanol liefert 7,1 kcal (30 kJ).

Ethanol kann auch zu geringen Anteilen und bei Konzentrationen über 3 ‰ durch das Cytochrom-P_{450}-2E1 und durch die peroxisomale Katalase zu Acetaldehyd oxidiert werden.

Gründe für die lineare (nicht exponentielle) Eliminationscharakteristik sind die begrenzte Kapazität des hauptsächlich abbauenden Enzyms Alkoholdehydrogenase und das schnelle Erreichen seiner Maximalgeschwindigkeit schon bei sehr niedrigen Alkoholspiegeln. Die Elimination erfolgt beim Alkoholiker nach Aufnahme geringer Mengen praktisch gleich schnell wie bei Nichtalkoholikern. Nur nach Aufnahme großer Alkoholmengen eliminieren Alkoholiker schneller, da eine Induktion von Cytochrom-P_{450}-2E1 erst bei höheren Blutkonzentrationen wesentlich zum Metabolismus beiträgt.

ZUR VERTIEFUNG

Rolle von Enzympolymorphismen in der Alkoholwirkung

Bisher wurden mehr als zehn Aldehyddehydrogenase(ALDH)-Isoenzyme beschrieben. ALDH1 und ALDH2 sind Homotetramere, ALDH3 ist ein Dimer. ALDH1 sind zytosolische Enzyme, die ein breites Spektrum von Aldehyden oxidieren, ALDH2 sind mitochondriale Enzyme mit hoher Affinität, die hauptsächlich aliphatische Aldehyde wie Acetaldehyd metabolisieren; ALDH3 sind wiederum zytosolische Enzyme, die im Magen und in anderen extrahepatischen Geweben vorkommen (der im Magen entstehende Acetaldehyd ist aber kein Substrat für ALDH3). Ein genetischer Polymorphismus der ALDH2 ist mitverantwortlich für die viel stärkere Wirkung von Ethanol in einem Teil der asiatischen Bevölkerung. In Asien zeigen ungefähr 50 % der Bevölkerung eine verminderte ALDH2-Aktivität aufgrund einer Mutation im Genlocus. Bei diesen Menschen kann bereits nach Aufnahme geringer Mengen Ethanol eine relativ hohe Konzentration von Acetaldehyd entstehen, die zu einer besonderen klinischen Symptomatik, bekannt als Flush-Syndrom, führt. Diese ist v. a. durch eine Gefäßdilatation im Gesichtsbereich charakterisiert.

Pharmakodynamik

Die molekulare Wirkung von Ethylalkohol im zentralen Nervensystem wird eher als Folge der Einlagerung in Zellmembranen und nicht im Sinn einer Rezeptor-Liganden-Interaktion verstanden. Dennoch führt dieses Wirkprinzip zu spezifischen Effekten auf Neurotransmittersysteme, wobei aktivierende Effekte auf GABA-Rezeptoren und hemmende Effekte auf NMDA-Rezeptoren (Glutamat-Rezeptoren) im Vordergrund stehen. Insgesamt wirkt Alkohol enthemmend, angstlösend, soziale Kontakte fördernd und bei höherer Dosis zunehmend dämpfend auf das ZNS.

Akute Vergiftung

Durch Alkohol ausgelöste **zentralnervöse Funktionsstörungen** (➤ Kap. 14.12.2) sind dosisabhängig und sehr charakteristisch (➤ Tab. 35.35). Ab 2 ‰ Alkohol im Blut überwiegen die Zeichen der Narkose, bei Alkoholikern kann sich jedoch diese Grenze merklich nach oben verschieben.

Weitere **Vergiftungssymptome** mit interindividuell ausgeprägter Variabilität sind Übelkeit und Erbrechen, Hyperventilation, Hypoglykämie, heiße und trockene Haut bei gleichzeitiger Abnahme der Körpertemperatur im Kern bis auf 30 °C. Differenzialdiagnostisch sind der typische Geruch (Fahne) und ggf. ein Schnelltest auf Alkohol in der Atemluft bedeutsam.

Die **Muskelleistung** scheint im leichten bis mittleren Rausch vermehrt. Dies ist aber durch gestörte Bewegungskoordination nur vorgetäuscht. In Wirklichkeit mindern selbst geringste Alkoholdosen die Muskelleistung deutlich. Nur bei starker Ermüdung oder psychischer Hemmung können kleine Alkoholdosen durch zentralnervöse Enthemmung übergeordneter Regulationszentren anregend wirken.

An **Herz und Kreislauf** bewirken kleine Alkoholspiegel leichten Blutdruckanstieg, höhere führen zur Blutverschiebung aus dem Splanchnikusgebiet in die Körperperipherie: Die Haut ist gerötet, trocken und heiß, besonders an den Akren (Schnapsnase). Die Vasodilatation ist teils zentralen Ursprungs, teils durch direkte Tonusminderung der Gefäßmuskulatur bedingt. Die erhöhte Wärmeabgabe schützt den Bezechten einerseits kurzzeitig vor Kälteeinwirkung, kann andererseits aber bei längerem Aufenthalt im Kalten rascher zum Erfrierungstod führen.

Die **Atmung** ist in allen Rauschstadien gesteigert. Lediglich in präfinalen Stadien kommt es zu zentraler Atemdepression. Lautes Schnarchen der Trunkenen im Schlaf ist typisches Zeichen der Hyperventilation. Mit der Hyperpnoe wird eine respiratorische Alkalose mit entsprechenden Elektrolytverschiebungen erzeugt. Sie kann durch starkes Erbrechen und dadurch bedingte Säureverluste verstärkt werden. Schwere Vergiftungen bedürfen daher der therapeutischen Korrektur des Säure-Basen-Haushalts.

Alkohol steigert in allen Dosen die **Diurese.** Die Art des Getränks scheint dabei – unabhängig von der aufgenommenen Flüssigkeitsmenge – von Bedeutung; Bier wirkt z. B. stärker harntreibend als Weinbrand. Vermehrte Wärmebildung und -abgabe steigern den Grundumsatz, dabei bildet sich eine **Hypoglykämie** aus, die bei schwerer Alkoholvergiftung erhebliche Grade erreichen kann.

Schwindel und Übelkeit sind durch Lokalreiz an der Magenschleimhaut, jedoch auch durch direkte Reizung des Labyrinths bedingt. Der Einfluss auf das **sexuelle Verhalten** ist durch Steigerung der Libido, aber Minderung der Vollzugsfähigkeit gekennzeichnet.

Tab. 35.35 Akute zentralnervöse Alkoholwirkungen

Blutalkoholkonzentration (‰)	Erscheinungen
0,3	Erste Gangstörungen
0,4	Vigilitätseinschränkung messbar, Gesichtsfeld leicht eingeschränkt
0,5	Blindzielbewegungen gestört (Finger-Finger-Versuch), Romberg-Versuch positiv
0,6	Reaktionszeit verlängert, leichte Sprachstörungen
0,7	Leichter Nystagmus
1,0	Mäßiger Rauschzustand
1,4	Kräftiger Rausch, Grenze für koordinierte Reaktionen
2,0	Bewusstsein stark eingetrübt, Erinnerungsvermögen aufgehoben
4,0–5,0	Tödliche Grenzkonzentration

Therapie der akuten Vergiftung

Ärztliches Eingreifen ist nur bei schweren Vergiftungen, insbesondere bei Mischintoxikationen in suizidaler Absicht, erforderlich.

Bei der Behandlung der schweren Alkoholintoxikation gelten die allgemeinen intensivmedizinischen Prinzipien. Charakteristisch für die Alkoholintoxikation sind die **Hypoglykämie** und die **Hypothermie;** daher empfehlen sich die Infusion von 10-prozentiger Glucose und das Abdecken des Patienten. Aktivkohle ist nicht wirksam. Bei schweren Erregungszuständen ist Haloperidol oral oder i. v. (5–10 mg) das Mittel der Wahl, Benzodiazepine sind aufgrund der Verstärkung der Atemdepression bei der akuten Vergiftung kontraindiziert. Bei lebensgefährlichen Konzentrationen (abhängig vom Zustand des Patienten ab 3 ‰) kann Ethanol durch Hämodialyse entfernt werden.

Interkationen

Alkohol kann die Wirkung von Arzneistoffen verstärken, selten auch abschwächen. **Verstärkung** kann aus zweierlei Ursachen auftreten:

- Einige Arzneistoffe hemmen die Aldehyddehydrogenase und können dadurch bei gleichzeitiger Einnahme von Alkohol Unverträglichkeitssymptome (Antabussyndrom) verursachen. Als Beispiele seien Sulfonylharnstoffderivate (➤ Kap. 25.4.3), Metronidazol und Parenteralcephalosporine mit einer N-Methylthiotetrazol-Seitenkette (z. B. Cefotiam) genannt. Eine Induktion von Cytochrom-P_{450}–2E1 spielt keine maßgebliche Rolle beim Arzneistoffabbau.
- Die Wirkungen zentraldepressorisch wirksamer Pharmaka wie Narkotika, Hypnotika, Analgetika und v. a. Psychopharmaka (➤ Kap. 14.2, ➤ Kap. 14.7, ➤ Kap. 14.9) wird oftmals durch Alkohol verstärkt. Dies kann die Verkehrstüchtigkeit stark beeinträchtigen. Auch vegetative Alkoholwirkungen können durch Pharmaka verstärkt werden, z. B. die Kollapsneigung durch Antihypertensiva.

Alkoholismus und chronische Alkoholschäden

Alkohol kann bei disponierten Individuen zur suchtartigen und sehr häufigen Aufnahme von großen Mengen Alkohol führen. **Zielorgane** des chronischen Alkoholabusus sind in erster Linie die Leber, das Nervensystem sowie das kardiovaskuläre System.

Leberschäden

Leberschäden sind die häufigste Folge des chronischen Alkoholismus. Erstes Stadium ist die **Alkoholfettleber.** Die Ethanoloxidation benötigt NAD und erhöht dadurch das Verhältnis von NADH/NAD in der Leber. Dies führt vermutlich über mehrere Wege wie die erhöhte Produktion von α-Glycerolphosphat und Fettsäuren sowie Hemmung des Fettsäureabbaus zur einer Akkumulation von Triglyceriden in der Leber.

Eine Reihe NAD-abhängiger enzymatischer Reaktionen des Intermediärstoffwechsels wird gehemmt, u. a. die Umwandlung von β-Hydroxy- zu β-Ketofettsäuren. Insgesamt **steigen die Spiegel der Triglyceride im Plasma** an, während die der freien Fettsäuren absinken. Die Fettansammlung in der Leber bleibt lange Zeit reversibel. Sie kann aber zu einer zunächst noch gutartigen, stationären Fettleber führen. Auf dem Boden dieser dauernden Fettansammlung kann nach 6–10 und mehr Jahren eine **Fettleberhepatitis** entstehen. In relativ kurzer Zeit proliferiert dann in diesem Entzündungszustand das Bindegewebe, es entsteht die progressive **Leberzirrhose.** Obwohl der chronische Konsum von hohen Alkoholmengen mit der Entwicklung einer Leberzirrhose assoziiert ist, müssen weitere Faktoren eine Rolle spielen, da die Inzidenz der Leberzirrhose unter Alkoholikern nur bei 18 % liegt. Die kritische Dosis und Zeitdauer für die Entwicklung einer Leberzirrhose werden mit 150–225 ml Ethanol pro Tag über mindestens 15 Jahre geschätzt. Die Schwellenwerte für empfindliche Individuen können aber viel niedriger liegen.

Alkoholentzug kann auch in fortgeschrittenen Stadien die Entwicklung noch zum Stillstand bringen.

Alkoholmissbrauch ist die häufigste Ursache der akuten und chronischen Pankreatitis.

Nervensystem

Das ZNS ist ein wichtiges Zielorgan von Alkohol. Alkoholkranke haben häufig einen **chronischen Tremor,** der morgens, nach nächtlichem Entzug, stärker als abends ist. Die Pathogenese beruht wahrscheinlich auf erhöhter Catecholaminstimulation der β-adrenergen Rezeptoren und ist damit ähnlich dem essenziellen Tremor.

Das **Wernicke-Korsakow-Syndrom** ist die Kombination aus zwei zentralnervösen Erkrankungen mit gleicher Pathogenese, der Wernicke-Encephalopathie und der Korsakow-Psychose; es tritt häufig kombiniert mit einer peripheren Polyneuropathie auf. Das Syndrom wird nach langjährigem Alkoholabusus in bis zu 5 % der Patienten beobachtet. Charakteristische Symptome sind Desorientierung, Aufmerksamkeitsstörungen, Augenmuskelparesen (Diplopie), Ataxie, vegetative Dysfunktion, v. a. in Form von Hypotonie und Hypothermie.

Die **Korsakow-Psychose** ist gekennzeichnet durch Desorientiertheit, Gedächtnis- und Merkfähigkeitsstörungen sowie Konfabulationen. Pathogenetisch scheint der **alkoholbedingte Thiaminmangel** (Vitamin B_1) ein kausaler Faktor zu sein. Der Mangel ist bedingt durch Fehlernährung und Resorptionsstörungen. Die Thiamindefizienz induziert eine Beeinträchtigung des cerebralen Energiehaushalts und der Blut-Hirn-Schranke, fokale Lactazidose und NMDA-Rezeptor-vermittelte Exzitation.

Chronischer Alkoholabusus ist neben Diabetes mellitus die häufigste Ursache peripherer **Polyneuropathien.** Es handelt sich um eine distale Axonopathie mit Parästhesien und Schmerzen zunächst an Füßen und Händen sowie abgeschwächtem Achillessehnenreflex und distalen Muskelatrophien und Paresen. Neben der Induktion von axonaler Degeneration inhibiert Ethanol auch die Proliferation von Schwann-Zellen und die Bildung von Myelin.

Entzugssymptome (Tremor, Tachykardie, Hypertonie, Angst) und in seltenen Fällen **Delirium tremens** werden durch das abrupte Absetzen eines chronischen starken Alkoholkonsums induziert. Die klinische Symptomatik des Delirium tremens ist charakteristisch: optische Halluzinationen, Desorientiertheit, motorische Unruhe (Nesteln, agitierte Unruhe bis zu Erregungsstürmen) und Tremor. Zahlreiche **vegetative Symptome** kommen dazu: Mydriasis, Hyperhidrose, Gesichtsrötung, Tachypnoe, Tachykardie und starke Schwankungen des Blutdrucks.

Kardiovaskuläres System

Im Gegensatz zur **akuten blutdrucksenkenden Wirkung** führt der chronische Ethanolkonsum ab einer bestimmten Menge zu einer **Erhöhung des Blutdrucks** und erhöhter Prävalenz von kardiovaskulären Erkrankungen. In Anbetracht der Diskussion über eine protektive Rolle von kleinen Alkoholmengen im Hinblick auf kardiovaskuläre Krankheiten erhebt sich die Frage eines **Schwellenwerts.** Neben der individuellen Suszeptibilität dürfte auch die multifaktorielle Pathogenese von Herz- und Kreislaufleiden eine wichtige Rolle spielen. Die kritischen Dosen für den täglichen Konsum beginnen bei 30–50 ml Ethanol. Täglicher Konsum von > 250 ml wurde mit erhöhtem Blutdruck assoziiert, dem Schrittmacher kardiovaskulärer Ereignisse. Der protektive Effekt auf Herzkrankheiten wird zum großen Teil einer Erhöhung des HDL-Cholesterins zugeschrieben. Als weitere protektive Mechanismen werden Hemmung der Blutgerinnung, der Thrombozytenaggregation sowie die antioxidative Wirkung von in Wein vorkommenden Substanzen angenommen. Die Art des alkoholischen Getränks scheint nicht von Bedeutung zu sein. Die erforderliche Menge ist nicht bekannt, infrage kommen z. B. 1–2 Getränke täglich oder ungefähr 100 ml Ethanol/Woche.

Eine **alkoholische Kardiomyopathie** wird nur bei hohem Alkoholkonsum und gleichzeitigem Vitamin- und Nahrungsmangel beobachtet. Die klinische Symptomatik erinnert an die Kardiomyopathie beim Beriberi-Thiaminmangelsyndrom: Kammerdilatation, Tachykardie, erhöhter Venendruck und periphere Ödeme. Im Gegensatz zu der reinen Thiaminmangelkardiomyopathie findet man bei der Alkoholkardiomyopathie ein reduziertes Herzauswurfsvolumen und ventrikuläre Hypokontraktilität.

35

Karzinogenität

Insgesamt könnten **etwa 3–4 % aller Tumoren** in Industrieländern durch Abstellen des chronischen Alkoholkonsums vermieden werden. Ein Zusammenhang zwischen chronischem Alkoholkonsum und erhöhtem Auftreten von Tumoren im Bereich des Mundes, Pharynx und Larynx sowie von Ösophagus- und Lebertumoren ist belegt. Gleichzeitiges Zigarettenrauchen erhöht das Risiko für Tumoren des Mundbereichs, Pharynx, Larynx und Ösophagus sehr stark (➤ Abb. 35.71).

Folgende Faktoren des langjährigen Alkoholkonsums spielen wahrscheinlich ebenfalls eine Rolle in der Karzinogenese:

- **Begleitstoffe,** die während der Getränkeproduktion entstehen
- **Lokale Reizwirkung** von hochprozentigen Getränken
- **Fehlernährung** von alkoholabhängigen Menschen
- Erhöhung der **Estrogenkonzentrationen** (als möglicher Beitrag zur erhöhten Brustkrebsinzidenz)
- Erhöhung der Proliferationsrate im Dickdarmepithel

Alkoholkonsum und Gesamtmortalität

Neben den primär-toxikologisch begründeten alkoholbedingten Todesursachen gibt es sekundäre, den berauschenden Eigenschaften des Ethanols zugeschriebene wie **Unfälle, Gewalt** und **Suizid. Mäßiger Alkoholgenuss (15–30 ml/Tag)** senkt aber die Mortalität leicht. Dieser **protektive Effekt** wird mit steigendem Alter und bei steigender Tagesdosis aufgehoben. Insgesamt überwiegt zurzeit der schädliche Einfluss des Tabakrauchens (➤ Kap. 35.9) den durch Alkohol bewirkten bei Weitem.

Einfluss auf die Reproduktion

Chronischer Alkoholabusus führt bei beiden Geschlechtern zur **Beeinträchtigung der Fertilität.** Als Ursache werden Einflüsse auf die Hypothalamus-Hypophysen-Achse diskutiert, bei Männern auch die direkte Schädigung der Hoden.

Alkoholabusus ist heute die mit Abstand **häufigste Ursache für eine exogene Fruchtschädigung.** Unter dem Begriff **fetale Alkoholspektrum-Störungen** (Fetal Alcohol Spectrum Disorders, FASD) werden das Vollbild des **fetalen Alkohol-Syndroms,** die **Alkoholembryopathie** und nur teilweise ausgeprägte **fetale Alkoholeffekte** zusammengefasst. Bei mehr als der Hälfte der Kinder mit **FASD** liegen folgende Symptome vor: **intrauteriner Minderwuchs, Mikrozephalus** mit charakteristischer kraniofazialer Dysmorphie (Nasolabialfalten, Epikanthus – persistierende sichelförmige Hautfalte am inneren Rand des oberen Augenlids), **Hypoplasie der Mandibula** sowie **Retardierung der geistigen und motorischen Entwicklung.** Als Ursachen werden neben direkten toxischen Wirkungen von Alkohol oder dessen Abbauprodukten auf Zellen des Embryos bzw. des Fetus insbesondere bei chronisch alkoholkranken Schwangeren wiederholt auftretende schwere Hypoglykämieepisoden sowie chronischer Zink- und Folsäuremangel zusammen mit allgemeiner Fehlernährung gesehen.

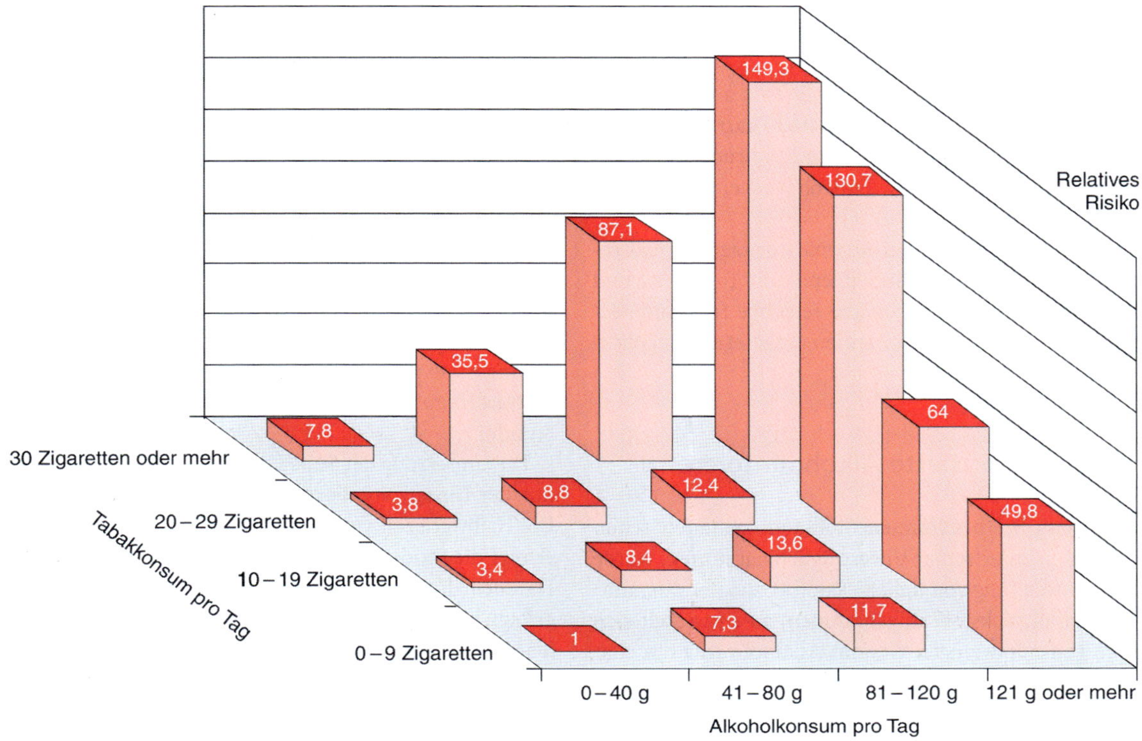

Abb. 35.71 Relatives Risiko für die Entwicklung eines Ösophaguskarzinoms bei Männern in Abhängigkeit vom Alkohol- und Zigarettenkonsum. Kombinierter Konsum von Alkohol und Zigaretten erhöht das Krebsrisiko sehr stark. (Nach: Tuyns et al. Bull Cancer, 1977; 64: 45–60.)

Das FASD-Risiko ist bei ständigem Konsum großer Mengen sehr hoch. Eine untere Risikogrenze ist nicht bekannt.

Therapie der Alkoholentzugssymptome

Leichte Entzugssymptome mit Tremor, Angst und vegetativen Zeichen (Tachykardie, Hypertonie, Hyperhidrose) können **8–12 Stunden** nach Entzug beginnen und sich innerhalb der nächsten 24 Stunden verstärken. Diese leichten Entzugssymptome (Prädelir) müssen anders therapiert werden als das seltene schwere Alkoholdelir.

Benzodiazepine (oral) und **Carbamazepin** werden angewendet. Man setzt Benzodiazepine, die unabhängig von der Leberfunktion eliminiert werden, ein: Oxazepam (Adumbran®) 20–60 mg oral, 3–4 ×/Tag, oder Lorazepam (Tavor®) 1–2,5 mg oral, 2–3 ×/Tag, oder Chlordiazepoxid (Librium®) bis zu 3–5 × 25 mg/Tag.

In **schweren Fällen** ist **Clomethiazol** indiziert. Wegen der erheblichen unerwünschten Arzneimittelwirkungen (Atemdepression, Blutdruckabfall, bronchiale Hypersekretion) und eines sekundären Abhängigkeitspotentials ist die **stationäre Anwendung** notwendig. Man gibt initial 384–768 mg (2–4 Kps.), bei ungenügender Sedierung nach 30–60 Minuten nochmals 384 mg. Insgesamt sollten nicht mehr als 6–8 Kapseln über 2 Stunden verabreicht werden. Wenn die orale Gabe ungenügend wirkt, sollte Clomethiazol parenteral als Infusion appliziert werden: initial 300–800 mg Clomethiazol als Kurzinfusion, insgesamt sollten 2000 mg/2 Stunden nicht überschritten werden. Gegen die durch Clomethiazol induzierte bronchiale Hypersekretion sollte Atropin (0,5 mg) alle 4 Stunden verabreicht werden. Clonidin (Paracefan®) vermindert die vegetativen, jedoch nicht die zentralnervösen Entzugssymptome; 0,15–0,9 mg i. v. initial, danach nach Erfordernis bis zu 1,8 mg/Tag.

Medikamentöse Unterstützung der Alkoholentwöhnung

In den letzten Jahren ist **Acamprosat** (Campral®) zur Unterstützung der Entwöhnungstherapie und Rezidivprophylaxe eingeführt worden (➤ Kap. 14.12.2), ein acetyliertes Homotaurinderivat, das **agonistisch am GABA-Rezeptor** wirkt. Durch chronischen Alkoholabusus wird das Gleichgewicht zwischen exzitatorischen (z. B. Glutamat) und hemmenden Neurotransmittern (z. B. GABA) gestört. Aufgrund der *N*-Methyl-D-Aspartat-antagonistischen Eigenschaften von Ethanol steigt die Dichte dieser Rezeptoren bei chronischem Alkoholabusus an, sodass es im Alkoholentzug zu einer glutamatbedingten Übererregung von Neuronen kommt. Acamprosat soll zur Wiederherstellung des neuronalen Gleichgewichts beitragen, indem es die exzitatorischen Glutamateffekte antagonisiert. Acamprosat wirkt selbst nicht suchterzeugend, hat keine sedierenden, anxiolytischen oder muskelrelaxierenden Eigenschaften und erhöht nicht die Alkoholtoxizität. Auf der psychischen Ebene soll Acamprosat das drängende Verlangen nach dem Suchtmittel verringern. Nach

35

12-monatiger Acamprosatbehandlung wurde der Zeitraum der Abstinenz auf 150 Tage im Vergleich zu 100 Tagen in der Placebogruppe verlängert.

Die empfohlene **Dosierung** beträgt 3 × 2 Tbl. à 333 mg/Tag. Unerwünschte Wirkungen von Acamprosat sind Diarrhö, gastrointestinale Beschwerden und Übelkeit. Weitere Erfahrungen müssen erweisen, ob Acamprosat generell zur Entwöhnung eingesetzt werden kann.

Auch der oral applizierbare Opioid-Rezeptor-Antagonist **Naltrexon** (➤ Kap. 14.12.2) sowie das Antiepileptikum Topiramat und verschiedene Antidepressiva, insbesondere selektive Serotoninwiederaufnahmehemmer wie Paroxetin, werden eingesetzt, ihre Wirksamkeit ist aber nicht nachgewiesen.

Pharmakologisch induzierte Alkoholintoleranz

Das Phänomen, dass bei bestimmten Stoffkombinationen schon geringe Alkoholdosen zu extremer Unverträglichkeit führen, wurde erstmals bei der Anwendung von Kalkstickstoff (Calciumcyanamid) beobachtet. Wird Kalkstickstoff aufgenommen, so entwickelt sich nach Einnahme von nur wenigen Gramm Alkohol rasch ein charakteristisches Symptomenbild: außerordentlich starke Hautrötung an Kopf, Schultern und Brust (Schulter-Brust-Gürtel scharf abgegrenzt), Hitzegefühl, starker Kopfschmerz, intensives Unwohlsein, Herzklopfen bei gleichzeitigem Blutdruckabfall bis zum Kreislaufkollaps, daneben beträchtliche Atemsteigerung, die bis zu beängstigend empfundener Dyspnoe gehen kann und ventilatorische Alkalose zur Folge hat.

Eine Zufallsbeobachtung führte zur Einführung von **Tetraethylthiuramdisulfid** als Medikament (Disulfiram [Antabus®]) zur abschreckenden Therapie des Alkoholismus. Die heftige Reaktion, bekannt als **Antabussyndrom,** setzt 10–30 Minuten nach Alkoholeinnahme ein und dauert bis zu mehreren Stunden, die Alkoholunverträglichkeit kann bis zu 14 Tage nach Absetzen des Medikaments anhalten. **Disulfiram** wird heute nicht mehr angewendet. Ein Antabussyndrom kann auch durch Verzehr bestimmter Speisepilze (Tintlinge) induziert werden (zum Wirkstoff ➤ Kap. 35.13.5).

35.8.3 Methylalkohol

Methylalkohol (Methanol) findet vielfältige Verwendung. Vergiftungen werden meist durch Verwechslung mit oder absichtliche Verdünnung von Ethylalkohol verursacht. Methanol-Massenvergiftungen waren in der Vergangenheit charakteristische Begleiterscheinungen von Prohibition und Armut. Zahlreiche Naturstoffe, auch solche der Nahrung, enthalten Methanol in etherischer Bindung; die daraus im Organismus enzymatisch freigesetzten Mengen sind aber belanglos.

Pharmakokinetik und Wirkmechanismus

Methanol wird deutlich langsamer resorbiert als Ethanol – wenngleich ebenfalls vollständig – und verteilt sich überwiegend im Körperwasser.

Die Oxidation zu Formaldehyd (I) (➤ Abb. 35.72) wird durch ADH (in geringen Mengen auch durch Katalase und Monooxygenasen), die zu Ameisensäure (II) durch Aldehyddehydrogenase katalysiert. Ameisensäure wird mit Tetrahydrofolsäure als Koenzym überwiegend zu CO_2 und H_2O weiteroxidiert (III). Die Eliminationsgeschwindigkeit von Methanol aus dem Plasma ist dosisabhängig. Bei Ingestion geringer Mengen (1,5 ml) fällt die Konzentration in ca. 3 Stunden auf die Hälfte, bei Vergiftungen mit hohen Dosen in 30 Stunden.

Die Umsetzung der Stufe I erfolgt deutlich langsamer als bei Ethanol, der Umsatz von Formaldehyd (II) verläuft dagegen sehr rasch: Die Halbwertszeit von Formaldehyd liegt unter 1 Minute. Dagegen erfolgt die Oxidation von Ameisensäure zu CO_2 (III) sehr langsam. Da auch die Ausscheidung von Ameisensäure im Harn langsam erfolgt, kommt es zu einem Anstau dieser starken Säure und zur ggf. lebensbedrohlichen metabolischen Azidose. Die zeitlichen Verhältnisse sind in ➤ Abb. 35.73 schematisch verdeutlicht. Die toxische Wirkung von Methanol auf das Sehorgan ist jedoch eher auf eine lokale Wirkung als auf die systemische Azidose zurückzuführen.

Kleinere Tierarten wie Maus, Ratte und Kaninchen haben höhere Depots von Tetrahydrofolsäure und können Ameisensäure rascher als der Mensch oxidieren; bei ihnen treten die für den Menschen typischen Späterscheinungen (Azidose und Erblindung) nur bei induzierter Depletion der Folsäuredepots auf. Beim Menschen ist der Abbau von Ameisensäure stark von der Konzentration abhängig: Je höher die aufgenommene Methanoldosis ist, desto langsamer die Elimination von Ameisensäure, desto schwerer und anhaltender die Vergiftung.

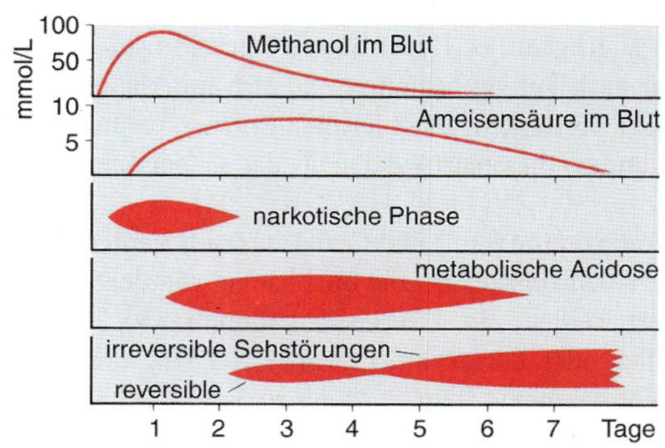

Abb. 35.73 Schema des Verlaufs einer akuten Methanolvergiftung. Abhängigkeit der Kardinalsymptome von den Gewebekonzentrationen an Methanol und dessen Oxidationsprodukt Ameisensäure.

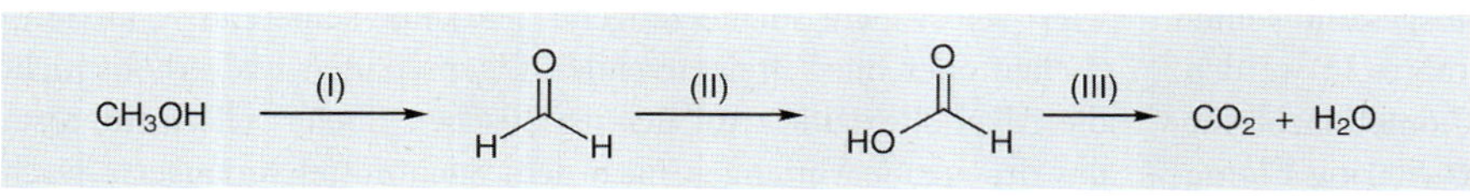

Abb. 35.72 Metabolismus von Methanol.

Vergiftung

Akute Vergiftung

Die für Methanolvergiftung charakteristischen **Sehstörungen** verlaufen **in zwei Phasen:** In einer ersten, beginnend am dritten Tag, ist der Visus getrübt, aber nicht aufgehoben; dies ist Ausdruck eines Ödems der Retina, der Ausfall kann reversibel sein. Die zweite Phase ist die Folge irreversibler Degenerationserscheinungen des Sehnervs, sie führt zur dauernden Erblindung. Irreversible Sehstörungen wurden bei Vergiftungen beobachtet, in denen die Blutkonzentration von aus Methanol gebildeter Ameisensäure über einen längeren Zeitraum über 0,3 mg/ml Blut lag.

Die **Mortalität** der Vergiftung ist hoch, 30–100 ml können schon tödlich sein. Todesursache ist die **Stoffwechselstörung durch die Azidose.**

Chronische Vergiftung

Chronische Vergiftungsfälle durch die Exposition gegenüber nicht akut toxischen Konzentrationen am Arbeitsplatz kamen in der Vergangenheit gelegentlich vor. Bei Einhaltung des heute geltenden MAK-Werts von 200 ml/m^3 und des BAT-Werts von 30 mg/l Blut werden chronische Schäden ausgeschlossen.

Therapie

Die Therapie bei Methylalkoholintoxikation verfolgt zwei Ziele: die Hemmung der Methanoloxidation zu Ameisensäure und die Korrektur der metabolischen Azidose.

- **Hemmung der Methanoloxidation zu Ameisensäure:** Die Bindungskonstante von Ethanol an ADH ist sehr viel höher als die von Methanol. Schon relativ geringe Ethanolkonzentrationen blocken die Methanoloxidation, Methanol kann dann vermehrt abgeatmet werden, die Bildung der giftigen Ameisensäure wird unterbunden. Bei ansprechbaren Patienten kann man oral z. B. 100 ml eines ca. 40-prozentigen alkoholischen Getränks geben, um einen Blutalkoholspiegel von ≈ 1 ‰ zu induzieren. Die Aufrechterhaltung dieses Alkoholspiegels ist über mehrere Tage erforderlich. Zuverlässiger ist die Verabreichung von **Ethanol per Infusion** unter fortlaufender Kontrolle des Blutalkoholspiegels: initial 0,5 g/kg KG über 30 Minuten infundieren, anschließend 0,1 ml/kg KG/h, bis die Methanolkonzentration auf unterhalb 0,2 g/L abfällt. Die Erfolge sind bei nicht zu später und konsequenter Durchführung ausgezeichnet, Mischvergiftungen von Methanol und Ethanol verlaufen i. d. R. wenig kompliziert. Heute wird i. d. R. **4-Methylpyrazol** (Fomepizol®) zur Hemmung der ADH bei einer Methanolvergiftung eingesetzt.
- Zur **Kompensation der Azidose** werden **$NaHCO_3$- oder Trispufferlösungen** infundiert. Die Menge richtet sich nach der Stärke der Azidose (➤ Kap. 20.2.2). Häufige Gabe unter Kontrolle der Stoffwechsellage ist bis zum Abbau der Methan- bzw. Ameisensäurebestände des Organismus erforderlich.

In schweren Fällen kann **Hämodialyse zur Elimination von Methanol und Ameisensäure** eingesetzt werden; mit dem Verfahren kann gleichzeitig die Azidose korrigiert werden.

35.8.4 Höhere homologe Alkohole

Die narkotische Wirksamkeit in der aliphatischen Alkoholreihe steigt mit zunehmender Kohlenstoffkette an. Zu Desinfektionszwecken, aber auch in Kosmetika und einigen dermatologischen Bereitungen wird z. T. **Isopropylalkohol** verwendet. Isopropylalkohol wird im Organismus durch ADH in Aceton umgesetzt. Akute Vergiftungen sind neben der Rauschwirkung durch Azidose und starken Acetongeruch der Atemluft gekennzeichnet.

35.8.5 Glykole

Zwei- und höherwertige Alkohole finden vielfältige technische Anwendung. Am bekanntesten ist **Ethylenglykol,** es wird u. a. als Frostschutzmittel in Automobilkühlern und als Lösungsvermittler in Kosmetika eingesetzt. Vergiftungen kommen durch Verwechslung mit Ethanol vor. Im Stoffwechsel wird Ethylenglykol zur **Oxalsäure oxidiert** (➤ Abb. 35.74). Diese bildet mit Ca^{2+}-Ionen ein **schwer lösliches Salz,** das bei der Konzentration des Harns in den Nierenkanälchen ausfallen und eine totale Harnsperre bewirken kann **(Oxalatniere).** Das eigentlich toxische Zwischenprodukt scheint jedoch **Glyoxylsäure** (CHO–COOH) zu sein, der eine direkte toxische Wirkung auf Nierentubuli zugeschrieben wird. Die Folge ist **Urämie;** viele tödliche Vergiftungen enden im urämischen Koma. Eine Hämolyse kommt vor, steht jedoch nicht im Vordergrund. Auch hirnorganische Schäden mit psychischen Störungen werden beobachtet. 100–200 ml der Flüssigkeit können tödlich sein.

Therapie

Die Therapie besteht in frühzeitiger Dialyse. Die Oxidation von Ethylenglykol kann durch Ethanolgaben, analog der Methanolvergiftungsbehandlung, gebremst werden. **4-Methylpyrazol** (Fomepizol OPI®) ist ein potenter kompetitiver Hemmstoff der Alkoholdehydrogenase, der die Bildung toxischer Metaboliten aus Ethylenglykol hemmt und als Antidot eingesetzt wird.

1,2-Propylenglykol (HO–CH_2–CHOH–CH_3) ist – im Gegensatz zu seinem Isomer, dem 1,3-Propylenglykol – wenig giftig und wird als Lösungsmittel für schwer wasserlösliche Stoffe in Pharmakologie und Toxikologie verwendet. Als Oxidationsprodukt tritt die selbst in hohen Konzentrationen wenig toxische Milchsäure auf.

Höhere homologe Di-Glykole sind ab C_4 stärker toxisch als die C_2- und C_3-Vertreter. **Glycerin** (CH_2OH–CHOH–CH_2OH) kann bei Einnahme größerer Mengen und i. v.-Zufuhr eine schwere Hämolyse verursachen.

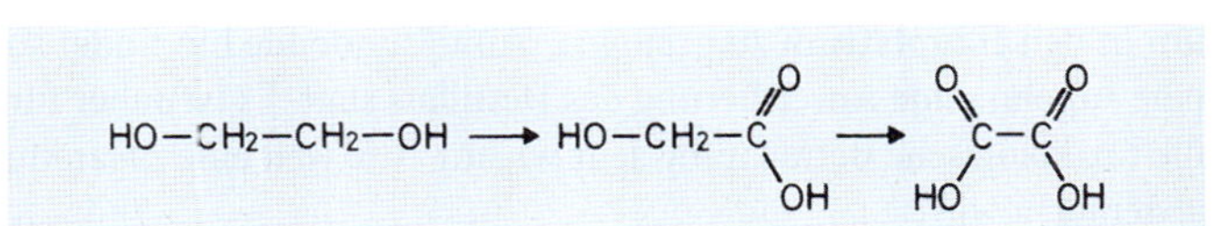

Abb. 35.74 Metabolismus von Ethylenglykol.

35.9 Tabak

Martin Göttlicher

35.9.1 Allgemeines, Geschichtliches

Unter den zahlreichen **Umweltgiften,** denen die Menschheit heute ausgesetzt ist, steht der Tabak – gemessen an den nachweislich erzeugten Schäden – **an erster Stelle.** Diese Spitzenposition hat er erst zu Beginn des 20. Jahrhunderts übernommen. Columbus sah als erster Weißer die Tabakpflanze bei den Indianern, zu Rauschzwecken benutzt, und brachte sie nach Europa. Bei den Eingeborenen Amerikas diente Tabakrauchen ausschließlich kultischen Zwecken. Breiteste Verwendung fand Tabak als Medizin. Jean Nicot, der Gesandte Katharinas von Medici am Hofe Portugals, förderte Anbau und Aufbereitung der Pflanze; viel später würdigte man sein Verdienst, indem man den Hauptwirkstoff mit seinem Namen belegte.

Zu Genusszwecken wurde Tabak bis vor rund 150 Jahren vorwiegend in Form des Schnupfens, weniger des Rauchens benutzt. Vom Krimkrieg (1850) brachten Soldaten die von Russen und Türken übernommenen Zigaretten nach Zentraleuropa.

Zurzeit rauchen nach Angaben der WHO weltweit etwas mehr als 20 % der Menschen ab einem Alter von 15 Jahren. In Deutschland rauchen ca. 30 % der Männer und 20 % der Frauen. Pro Tag wurden im Jahr 2019 in Deutschland durchschnittlich 205 Mio. versteuerte Zigaretten geraucht. Hinzu kamen nach Mitteilung des Statistischen Bundesamtes täglich rund 65 Tonnen Feinschnitt. Dies war ca. 10 % weniger als 2010, wobei gerade bei Jugendlichen der Konsum von Zigaretten in erheblichem Umfang durch E-Inhalationsprodukte oder orientalische Wasserpfeife (Shisha) ersetzt wurde. In der davor liegenden Dekade war der Zigaretten- und Tabakkonsum noch um etwa 40 % zurückgegangen.

35.9.2 Tabakabbrand: toxische Stoffe

Die Vorgänge beim Abrauchen des Tabaks sind am besten am Beispiel der **Zigarette** erläutert; im Prinzip gelten sie auch für Zigarre und Pfeife. In der **Glutzone** (> Abb. 35.75) werden, unterhalten durch den Sog am Mundstück, Temperaturen um 900 °C erreicht. Unter Sauerstoffmangel wird Tabak thermisch zersetzt. Die gasförmigen Reaktionsprodukte geraten in die **Destillationszone** und vermengen sich mit Stoffen, die dort mit dem frei werdenden Wasserdampf abdestillieren. Kurz hinter diesem Bereich bildet sich durch Abkühlung ein Aerosol, in dem auch das wasserdampfflüchtige Nicotin enthalten ist. Ein Teil des gebildeten Aerosols schlägt sich mit abnehmender Temperatur im Restteil der Zigarette, der sog. **Kondensationszone,** nieder. Mit fortschreitendem Abbrand wird das Destillat verbrannt, überwiegend aber erneut freigesetzt, um in den **Hauptstrom** zu gelangen. Zum Mundende hin findet so eine zunehmende Anreicherung des Destillats statt. Es ist daher für die toxikologische Betrachtung sehr wichtig, wie weit eine Zigarette abgeraucht wird.

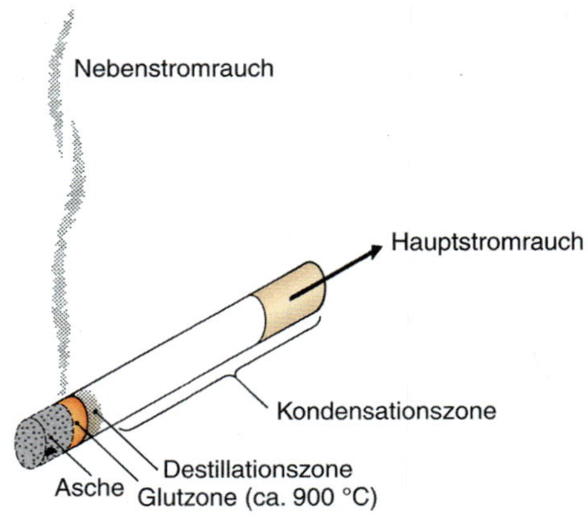

Abb. 35.75 Schema des Abbrands von Zigarettentabak. Hinter der Glutzone, durch Sog mit dem Hauptstrom auf ca. 900 °C erhitzt, werden in der Destillationszone Stoffe mit Wasserdampf freigesetzt. Ein Teil kondensiert zu feinen Rauchtröpfchen und schlägt sich größtenteils in der Kondensationszone nieder, um mit fortschreitender Glutzone erneut abzudestillieren. Im Nebenstromrauch erfolgt die Freisetzung bei sehr viel niedrigerer Temperatur („Glimmen") nach außen.

Eine Abdestillation findet in den Zugpausen auch nach außen im **Nebenstromrauch** statt. Dessen Zusammensetzung ist anders als die des Hauptstroms, da infolge tieferer Temperaturen (Glimmen) weniger Material verbrannt und mehr abdestilliert wird. So ist hier die Nicotinkonzentration deutlich höher; dennoch geht die Hauptmenge des Nicotins in den Hauptstrom, weil die Gesamtmenge des Nebenstromrauchs viel kleiner ist (> Tab. 35.36). Der für das Passivrauchen relevante **„environmental tobacco smoke"** setzt sich aus Nebenstromrauch und dem von Raucher exhalierten Rauch zusammen.

Tabakrauch ist also ein Gemisch von Gasen und Aerosolen. Bisher wurden darin **mehrere tausend Substanzen** chemisch identifiziert. Neben dem Hauptwirkstoff Nicotin sind für die Wirkungsbeurteilung noch viele andere Substanzen von Bedeutung, insbesondere Kohlenmonoxid, NO, NO_2, andere Reizgase, karzinogene Stoffe wie polyzyklische aromatische Kohlenwasserstoffe (PAK), Nitrosamine, aromatische Amine und Schwermetalle.

35.9.3 Pharmakokinetik und Metabolismus von Nicotin

Die **Resorption** von Nicotin ist qualitativ und quantitativ bei verschiedenen Formen des Tabakgenusses **sehr unterschiedlich.** Beim Schnupfen werden große Mengen langsam über die Nasenschleimhaut, beim Kauen gleichermaßen über Mundhöhle und Magen aufgenommen.

Beim Paffen von Zigarren- oder Pfeifenrauch erfolgt eine je nach Verweildauer des Rauchs in Mund und Nase unterschiedliche, nie jedoch vollständige Aufnahme über die dortigen Schleimhäute. Aus inhaliertem Zigarettenrauch hingegen wird praktisch das gesamte

35

Tab. 35.36 Wichtige Komponenten im Haupt- und Nebenstromrauch von Zigaretten (US-EPA 1993; ähnliche Größenordnungen bei IARC 1986)

	Hauptstrom [µg/ Zigarette]	Nebenstrom/Hauptstrom
4-Aminobiphenyl	0,003–0,005	31
Aceton	100–250	2–5
Acrolein	60–100	8–15
Ameisensäure	210–490	1,4–1,6
Ammoniak	50–130	3,5–5,1
Anilin	0,36	29,7
Benz[a]anthrazen	0,003–0,05	2,7
Benz[a]pyren	0,038	2,1–3,5
Benzol	12–48	5–10
1,3-Butadien	69	3–6
Cadmium	0,1–0,12	3,6–7,2
Cyanwasserstoff	400–500	0,1–0,25
Diethylnitrosamin	0,025	<40
Dimethylamin	7,8–10	3,7–5,1
Dimethylnitrosamin	0,01–0,04	20–100
Essigsäure	330–810	1,9–3,6
Ethylmethylnitrosamin	0,001–0,002	10–20
Formaldehyd	70–100	0,1–50
Hydrazin	0,032	3
Kohlenmonoxid	13.000–22.000	2,5–4,7
Kohlenoxidsulfid	12–42	0,03–0,13
Methylamin	11–29	4,2–6,4
Methylchlorid	150–600	1,7–3,3
2-Naphthylamin	0,001–0,022	30
Nickel	0,02–0,08	12–31
Nicotin	1.330–1.830	2,6–3,3
Nitrosopyrrolidin	0,006–0,03	6–30
Pyridin	16–40	6,5–20
Stickstoffmonoxid	100–600	4–10
2-Toluidin	0,03–0,2	19
Toluol	100–200	5,6–8,3

Nicotin überwiegend über die Alveolarwände resorbiert. Dies ist aus zwei Gründen bedeutsam:

- Das Nicotin ist fast direkt in Lungenvenen und Aorta verfügbar, ohne dass eine Verdünnung oder sogar Abbau in der Leber stattgefunden hat.
- Mit jedem Zug durchströmen wellenförmig relativ hohe Nicotinkonzentrationen das arterielle Gefäßsystem einschließlich der Coronararterien. Die Rezeptoren in vegetativen Ganglien, Nebennieren, neuromuskulären Endplatten und anderen Nervenzellen, aber auch auf einigen nicht neuronalen Zelltypen von beispielsweise Blutgefäßen und Atemwegen, werden also stoßweise vom Wirkstoff erreicht.

Dementsprechend stellen sich bereits mit dem ersten Zug unmittelbar Blutdruck- und Herzfrequenzerhöhung sowie Vasokonstriktion mit Abfall der Hauttemperatur ein und werden durch die nachfolgenden Stoßaufnahmen nur noch auf der gleichen Höhe gehalten.

Nicotin wird im Organismus rasch abgebaut (➢ Abb. 35.76). **Hauptmetaboliten** sind **Pyridylmethylaminobuttersäure** und **Kotinin;** nur maximal 10 % Nicotin werden unverändert im Harn ausgeschieden. Die **Halbwertszeit** ist mit **2 Stunden** sehr kurz. Dies ist der wesentliche Grund für die hohe Rauchfrequenz des Nicotinabhängigen. Andererseits wird auch der starke Raucher über Nacht (nahezu) nicotinfrei; eine chronische Nicotinvergiftung kann also nicht an der Akkumulation des Wirkstoffs liegen, sie muss vielmehr auf Addition der akut ausgelösten Primärveränderungen bzw. deren Folgen beruhen. Im Gegensatz zum Nicotin hat Kotinin eine Halbwertszeit von fast einem Tag und ist auch über mehrere Tage aus Haaren nachweisbar, sodass Kotininbestimmungen zur Beurteilung der Belastung mit Zigarettenrauch (aktiv oder passiv) geeignet sind.

35.9.4 Schädigungen des Herzens und des Kreislaufsystems

Das Rauchen von Zigaretten, aber nicht von Zigarren, erhöht die Risiken für koronare Herzkrankheit, Myokardinfarkt (die größte Anzahl von tabakbedingten Sterbefällen ist dem Herzinfarkt

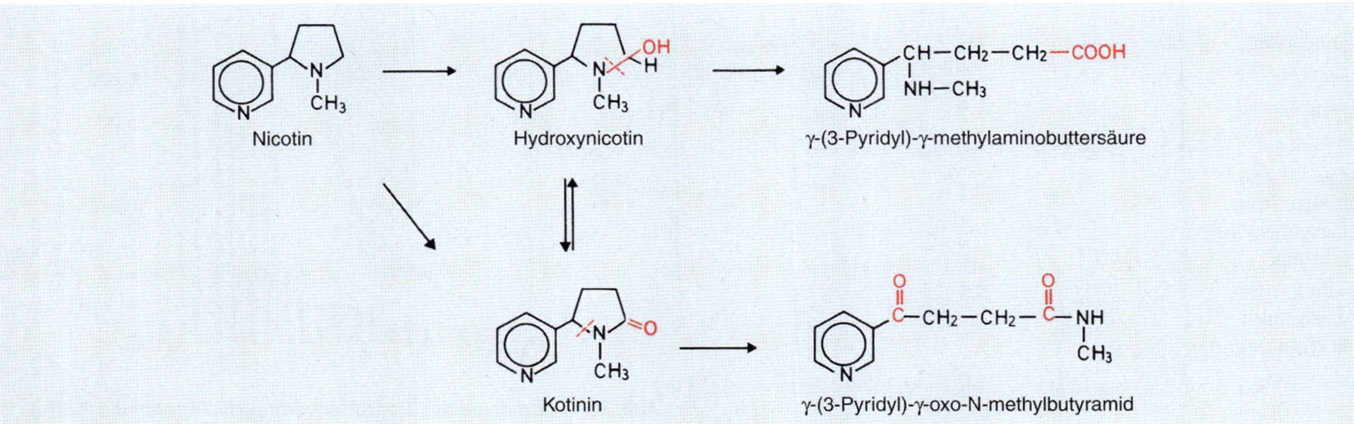

Abb. 35.76 Schema der Hauptwege des oxidativen Abbaus von Nicotin im Warmblüterorganismus. Einige quantitativ unerhebliche Nebenwege sind weggelassen. Alle Abbauprodukte sind pharmakologisch inaktiv.

zuzuschreiben), Schlaganfall, Aortenaneurysma und obstruktive periphere Gefäßerkrankungen. Die Mortalität infolge dieser Erkrankungen steigt entsprechend an, jedoch ist die Risikoerhöhung, verglichen mit Krebs oder Krankheiten des respiratorischen Systems, geringer (➤ Tab. 35.37). Die große gesundheitspolitische Bedeutung liegt jedoch in der ohnehin hohen Inzidenz und Mortalität von kardiovaskulären Erkrankungen, sodass bereits eine 1,6-fache Erhöhung einen beachtlichen Zuwachs des Gesamtrisikos bedeutet.

Arterienerkrankungen der unteren Extremitäten (Thrombangitis obliterans und die Arteriosklerose der Beinarterien), die bei besonders Veranlagten häufig auftreten, können durch Nicotin ausgelöst und verstärkt werden. Wenn die Krankheit ausgebrochen ist, verschlimmert jede Rauchepisode den Zustand; strikter Entzug ist die Voraussetzung für eine Besserung. Das Raucherbein, der gangränöse Endzustand, der oft zu Amputationen zwingt, ist bei Männern mit dem Ausmaß des Tabakkonsums korreliert.

Tabakrauch übt einen **direkten atherogenen Effekt** auf die Gefäße aus. Viele Bestandteile des Tabakrauchs beschleunigen den atherogenen Prozess bei gleichzeitigem Vorliegen weiterer promovierender Risikofaktoren wie Bluthochdruck, Hypercholesterinämie, Diabetes mellitus und Übergewicht. Diese Risikofaktoren selbst werden zum Teil wiederum durch Komponenten des Tabakrauchs beeinflusst.

Die Rolle des Nicotins bei der Entstehung der **Atherosklerose** ist weitgehend unklar. Zwar erhöht es (➤ Kap. 3.5) Blutdruck und Herzfrequenz und schafft so eine Voraussetzung für die Auslösung und/oder Verschlimmerung der Gefäßerkrankung. Untersuchungen zur Intimaproliferation an Rauchern und Tabakkauern wiesen aber aus, dass Nicotin selbst (Kauer) nicht zu Atherosklerose führt; es bewirkt lediglich eine leichte Erhöhung der Cholesterinspiegel. Es müssen also andere Tabakrauchbestandteile für die Auslösung der Gefäßerkrankung verantwortlich sein; Nicotin kann auch im Zusammenspiel mit anderen Rauchkomponenten atherogen wirken.

Tab. 35.37 Erhöhtes Mortalitätsrisiko (relative Risikoerhöhung) von Rauchern im Vergleich zu Nichtrauchern

	Alle Raucher	Raucher 1–14 Zig./d	Raucher 15–24 Zig./d	Raucher ≥ 25 Zig./d	Exraucher
Alle Krebserkrankungen	2,2	1,6	2,1	3,1	1,3
Lunge	15	7,5	15	25	4,1
Larynx, Pharynx, Mundhöhle	24	12	18	48	3
Ösophagus	7,5	4,2	8,2	11,2	4,7
Harnblase	1,6	2,3	2,2	2,2	3,6
Pankreas	1,4	2,2	1,9	1,9	3,1
Nieren	1,4	1,4	1,6	1,3	1,2
Chronische obstruktive Lungenerkrankungen	12,7	8,6	11,2	22,5	5,7
Alle kardiovaskulären Erkrankungen	1,6	1,4	1,6	1,9	1,2
Herzinfarkt	1,6	1,4	1,6	1,8	1,2
Arteriosklerose	1,8	1,4	1,7	3,3	0,8
Aortenaneurysma	4,1	2,5	4,9	5,4	2,2

35.9.5 Krebs

Epidemiologische Evidenz

Zum ersten Mal hat der deutsche Pathologe Müller 1940 auf eine ausgeprägte Häufung von Plattenepithelkarzinomen bei starken Zigarettenrauchern hingewiesen. Zahlreiche weitere Untersuchungen haben dies bestätigt. Man schätzt, dass **30 % aller Krebstodesfälle** dem Tabakgenuss anzulasten sind.

Bronchialkarzinome: Die Lungenkrebsmortalität zeigte in Deutschland wie in sämtlichen hoch industrialisierten Ländern bis in die 1970er-Jahre eine stark ansteigende Tendenz bei Männern. Danach trat eine Stagnation auf hohem Niveau ein, die seit Ende der 1980er-Jahre einer mäßig abfallenden Tendenz zustrebt. Demgegenüber weist die Lungenkrebssterblichkeit bei Frauen seit den 1950er-Jahren anhaltend nach oben. Die Mortalitäts- und Inzidenzraten spiegeln mit einer Latenzzeit von 2–3 Jahrzehnten die Rauchgewohnheiten wider (➤ Abb. 35.77). 75–90 % aller Bronchialkarzinomfälle bei Männern und 50–60 % bei Frauen sind dem Rauchen zuzuschreiben (Bronchialkarzinom 2011). Bei der Häufigkeit dieses Tumors als Todesursache bedeutet das, dass etwa jeder 5. Raucher vorzeitig an einem Bronchialkarzinom verstirbt.

Die **Risikoerhöhung** für die Entwicklung eines **Bronchialkarzinoms** bei Rauchern zeigt eine klare Dosisabhängigkeit (➤ Tab. 35.37). Das Risiko nimmt ferner mit der Gesamtzeit des Rauchens zu und ist umso höher, je früher eine Person mit dem Rauchen begonnen hat.

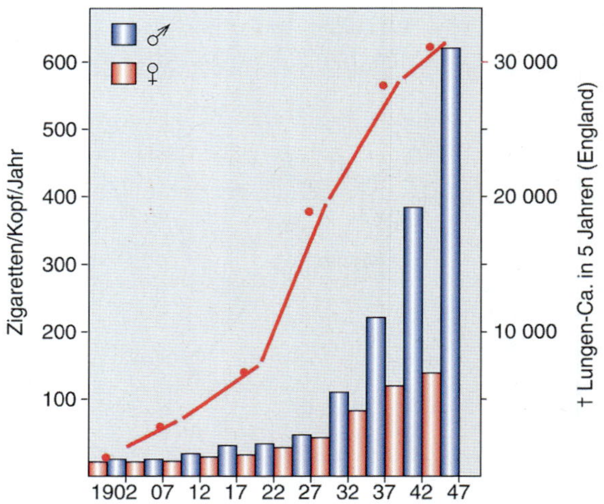

Abb. 35.77 Zunahme des Zigarettenverbrauchs (Kurve) und Häufigkeit von Lungenkrebs (Säulen) bei Männern und Frauen in England und Wales.
(Nach Angaben von Kennaway, 1957.)

Zigarettenrauchen erhöht die Inzidenz und Mortalität weiterer Tumoren des oberen Respirationstrakts (Mundhöhle, Pharynx, Larynx) und des Ösophagus. In ➤ Tab. 35.37 sind die relativen Mortalitätsrisiken dargestellt. Pfeifen- und Zigarrenraucher haben ein bedeutend geringeres Lungenkrebsrisiko, hier stehen Tumoren der Lippe und der Mundhöhle im Vordergrund.

Wird das Rauchen eingestellt, vermindert sich das Lungenkrebsrisiko erheblich, und zwar in Abhängigkeit von der Zeitdauer seit dem Rauchstopp (➤ Abb. 35.78). Dieser Befund weist zugleich aus, dass der fortgesetzte Reiz der karzinogenen Noxe für die Tumormanifestation weitaus bedeutsamer ist als die Summe der vorausgegangenen Reize.

Gegenüber Zigarettenrauch spielen andere Luftschadstoffe für die Lungenkrebshäufung nur eine sehr geringe Rolle.

Karzinogene im Tabakrauch

Tabakrauch enthält viele karzinogene Stoffe, die mehr oder weniger stark an der Karzinogenese beteiligt sind. Tabakrauch besteht aus der **Partikel**- und der **Gasphase.** Exposition von Labortieren gegenüber der Gasphase führt nicht zu Tumorbildung, während bei Exposition gegenüber dem kompletten Gemisch Tumoren der Lunge und des oberen Respirationstrakts erzeugt werden. Dies ist ein Hinweis, dass die **Partikelphase** des Rauchs (Teer) **entscheidend** für die **karzinogene Wirkung** ist, was plausibel ist, weil die meisten der in ➤ Tab. 35.36 genannten karzinogenen Stoffe bei den eingeatmeten Rauchtemperaturen nicht gasförmig, sondern eher kondensiert auf den Partikeln zu erwarten sind. Teerfraktionen von Zigaretten, Zigarren und Pfeifen haben in Pinselungsversuchen Hauttumoren induziert.

Neben **PAHs** (polycyclic aromatic hydrocarbons; Hauptkomponente **Benz[a]pyren**) gehören **Nitrosamine** und **aromatische Amine** zu den karzinogenen Verbindungen der Partikelphase. In der Gasphase kommen **Butadien, Benzol, Formaldehyd** und **Acetaldehyd** vor. Neben Alkylnitrosaminen kommen im Tabakrauch **tabakspezifische Nitrosamine,** N'-Nitrosonornicotin(NNN)- und 4-(Methylnitrosamino)-1-(3-pyridyl)-1-butanon (NNK) vor; sie entstehen durch Nitrosierungsreaktionen aus Nicotin. NNK und NNN induzieren neben Bronchialkarzinomen Tumoren des Pankreas, Larynx und Ösophagus. Aromatische Amine wirken karzinogen in der Harnblase. Obwohl die Konzentration von 4-Aminobiphenyl, 2-Naphthylamin und 2-Toluidin im Tabakrauch sehr niedrig ist, gibt es Hinweise, dass die bei Rauchern beobachtete erhöhte Blasenkrebsinzidenz auf dem Gehalt an aromatischen Aminen im Tabakrauch beruht.

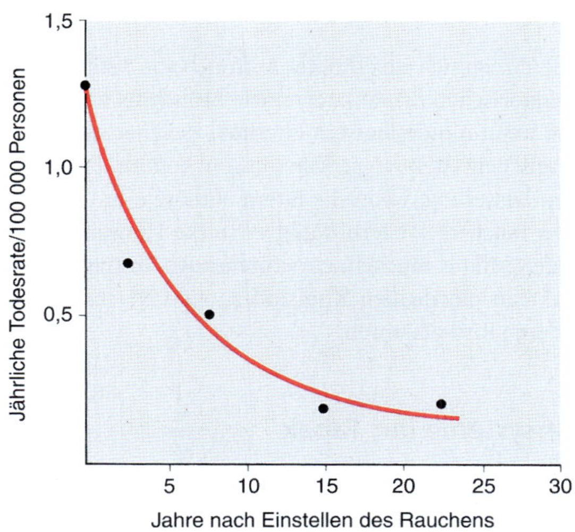

Abb. 35.78 Rückgang der Häufigkeit an Lungenkrebs in Abhängigkeit von der Zeit nach Einstellen des Zigarettenrauchens. (Nach: Doll R, Hill AB. Brit med J, 1964; I: 1407.)

35.9.6 Weitere Gesundheitsschädigungen

Stoffwechselwirkungen

Raucher haben einen **höheren Grundumsatz** und ein **geringeres Körpergewicht** als der Durchschnitt der Bevölkerung; bei Rauchstopp nimmt – ohne zusätzliche Kalorienzufuhr – das Gewicht um durchschnittlich 5 % zu. Als Ursache ist die glykogeno- und lipolytische Wirkung infolge der dauernden Stimulation des sympathoadrenalen Systems durch Nicotin anzusehen. Im Extremfall stellt sich bei Exzessivrauchern, verstärkt durch verminderte Nahrungsaufnahme, eine Raucherkachexie ein.

Atemwegserkrankungen zusätzlich zu Krebs

Tabakrauch schlägt sich zum großen Teil als Teer in den Atemwegen nieder. Die reizenden Bestandteile verändern die Schleimhäute. Die Folgen sind: Einbuße an Geruchs- und Geschmacksvermögen, chronische Stomatitis, Pharyngitis, Laryngitis und v. a. **Bronchitis** und **chronisch-obstruktive Lungenerkrankungen.** Die chronische Reizung der Bronchien kann schwerwiegendere Folgen haben: häufigere Infekte, dauernder Husten wegen starker Sekretansammlung, dadurch Auftreten von Hernien an Leiste, Zwerchfell und Bauchdecke sowie Lungenemphysem mit Einschränkungen des Atemgasaustauschs und entsprechender Rückwirkung auf Herz und Kreislauf. Die **chronisch-obstruktiven Lungenerkrankungen** können in der Endphase zu einer nicht mehr behandelbaren Einschränkung des Sauerstoffaustausches führen und stark lebensverkürzend wirken. Bei der Häufigkeit dieser Erkrankung ist davon auszugehen, dass etwa jeder 7. Raucher vorzeitig an einer chronischen Erkrankung der unteren Atemwege verstirbt.

Magen- und Darmerkrankungen

Nicotin erhöht die Magensaftsekretion sowie die Motilität von Magen und Darm und übt auf diese Weise eine **laxierende Wirkung** aus („Verdauungszigarette"; Durchfälle bei akuter Vergiftung). Der **Appetit wird gehemmt,** Hungergefühle können überspielt werden.

Durch Hemmung des Pylorusverschlusses wird einerseits die Passage der Ingesta beschleunigt, andererseits kann Duodenalsaft zurückfließen und so die Magenschleimhaut schädigen. Magen- und Duodenalgeschwüre werden bei Rauchern deutlich häufiger diagnostiziert.

Schwangerschaft

Bei der Frucht von rauchenden Spätschwangeren ist eine Zunahme der Herzfrequenz feststellbar, **der Fetus raucht mit.** Die Reagibilität des schwangeren Uterus wird bei rauchenden Schwangeren erhöht, es kommt etwa **doppelt so häufig** zu **Frühgeburten.** Die Geburtsgewichte sind bei Kindern von Raucherinnen im Durchschnitt deutlich niedriger.

Therapie

Medikamentöse Verabreichung von **Nicotin als Entwöhnungsmittel** setzt **strikte Entwöhnungswilligkeit** voraus, für sich allein ist die Therapie wirkungslos. Nicotin kann dem Organismus kontinuierlich oder stoßweise durch **Nicotinkaugummi** (Nicorette®), **Nicotinpflaster** auf der Haut an Rumpf, Hüfte oder Oberarm (Nicorette® Membranpflaster; Nicotinell® TTS) oder **Nicotinspray** (Nicorette® Nasal Spray) zugeführt werden. Die Rückfallquote ist erwartungsgemäß hoch, aber teilweise nach wiederholten Versuchen erfolgreich. Die Dosierung richtet sich nach dem individuellen Bedarf. Als Richtwert kann 1 Kaugummi à 2 mg pro Stunde empfohlen werden, bei starken Rauchern bis zu 4 mg pro Stunde, jedoch nicht mehr als 16 Kaugummis pro Tag. **Das Rauchen muss komplett aufgegeben werden.** Die gleichzeitige Einnahme von säurehaltigen Getränken wie Kaffee oder Fruchtsaft kann die Resorption von Nicotin durch die Mundschleimhaut beeinträchtigen, daher sollte ein Abstand von 15 Minuten eingehalten werden.

Die im Handel angebotenen Nicotinpflaster stehen in drei Wirkstärken zur Verfügung. In den ersten drei Monaten der Rauchentwöhnung wird die höchste Stärke empfohlen (1 Pflaster pro Tag), danach schrittweise Reduktion auf die zwei niedrigeren Stärken in Abständen von 3 Wochen. Die unerwünschten Wirkungen und die Anwendungsbeschränkungen resultieren aus den pharmakologischen Wirkungen des Nicotins.

Nicotinersatz ist **kontraindiziert** während der Schwangerschaft und Stillzeit, es bestehen relative Anwendungsbeschränkungen bei Angina pectoris oder Magenerkrankungen (Gastritis, Ulkus). Bei der Anwendung von Nicotinpflastern kann es zu lokalen Reizreaktionen der Haut kommen. Die gleichzeitige Gabe von Anxiolytika (z. B. **Buspiron** [Bespar®]) scheint die Erfolgsquoten zu verbessern. In 2009 wurde **Vareniclin** (Champix®), ein selektiver partieller Agonist an neuronalen $\alpha_4\beta_1$-Nicotinrezeptoren zur Raucherentwöhnung bei Erwachsenen zugelassen. In zwei klinischen Studien war der Abstinenzerfolg doppelt so hoch in der Gruppe der behandelten Patienten im Vergleich zur Kontrolle. Unerwünschte Arzneimittelwirkungen sind zahlreich und betreffen Übelkeit, Kopfschmerzen, Schlaflosigkeit, Stimmungs- und Verhaltensveränderungen.

Passivrauchen bei Erwachsenen

Der exhalierte Tabakrauch und der Nebenstromrauch (zusammengefasst als „environmental tobacco smoke") enthalten krebserzeugende Substanzen (> Tab. 35.36). Langjährige Exposition von Nichtrauchern gegenüber Tabakrauch ist mit einer Risikoerhöhung für Bronchialkarzinom verbunden. Die Risiken der Passivraucher – verglichen mit Nichtrauchern – sind dosisabhängig bis 2-fach erhöht (> Tab. 35.38). Passivrauchen scheint auch das Risiko für koronare Herzkrankheit leicht zu erhöhen. Für den Arbeitsplatz ist Passivrauchen seit 1998 durch die MAK-Kommission der Deutschen Forschungsgemeinschaft als kanzerogene Belastung eingestuft.

Tab. 35.38 Ergebnis von Metaanalysen zum relativen Risiko für Lungenkrebs bei lebenslangen Nichtrauchern nach Exposition gegenüber Passivrauch durch den Partner, am Arbeitsplatz oder in der Kindheit (nach Kreuzer M, 2007)

Quelle der Passivrauchexposition	Anzahl der Studien (Anzahl der Lungenkrebsfälle)	Geschlecht	Gepooltes relatives Risiko (95 %-Konfidenzbereich)
Partner	46 (6257)	Frauen	1,24 (1,14–1,34)
	11 (442)	Männer	1,37 (1,02–1,83)
Arbeitsplatz	19 (3588)	Frauen	1,19 (1,09–1,30)
	6 (246)	Männer	1,12 (0,80–1,56)
	7 (1582)	Frauen/Männer	1,03 (0,86–1,23)
Kindheit	9 (2085)	Frauen	1,50 (1,04–2,14)
	10 (1274)	Frauen	1,25 (0,94–1,68)
	14 (2576)	Frauen	1,11 (0,87–1,42)
	5 (252)	Männer	0,86 (0,62–1,20)
	6 (1306)	Frauen/Männer	1,14 (0,77–1,70)

Passivrauchen bei Kindern

Bei Kindern zeigt sich ein erhöhtes Auftreten von Asthma und anderen respiratorischen Erkrankungen wie Bronchitis und Lungenentzündung, wenn mindestens ein Elternteil Raucher ist. Bei Kindern mit allergischen Atemwegserkrankungen kommt es zur gesundheitlichen Besserung, wenn die Eltern aufhören, in Gegenwart der Kinder zu rauchen. Weiterhin gibt es starke Hinweise, dass Säuglinge, deren Mütter rauchen, ein erhöhtes Risiko tragen, im ersten Lebensjahr an plötzlichem Kindstod zu sterben, unabhängig von allen anderen Risikofaktoren.

Erhitzersysteme mit Tabak

In diesen Heat-not-burn-Systemen (HnB-System) wird Tabak im Grunde genau wie in der herkömmlichen Zigarette thermisch zersetzt, wobei die Temperaturen aber deutlich niedriger liegen. Die Produkte bilden durch Abkühlung und Destillationsprozesse den inhalierbaren Rauch. Die Freisetzung von Nicotin und die damit verbundenen Gesundheitsgefahren sind vergleichbar mit konventionellen Zigaretten. Es ist nicht zu erwarten, dass Tabak-Erhitzer-Systeme ein qualitativ fundamental anderes Spektrum an anderen toxischen Stoffen freisetzen.

Die quantitativen Anteile anderer toxischer Stoffe variieren bei qualitativ ähnlichem Grundmuster deutlich zwischen den beiden in ➤ Tab. 35.36 zitierten Studien mit herkömmlichen Zigaretten, sodass ein Vergleich der neuen Produkte gegenüber einem vereinbarten Standard-Verfahren (3R4F, 1R6F) gut möglich ist, aber konkrete Rauchgewohnheiten spezifischer Produkte nur ungenau abgebildet werden können. Es erscheint plausibel, dass in Erhitzersystemen mit Tabak aufgrund der besser kontrollierten thermischen Zersetzung bei vergleichbarem Nicotingehalt erheblich niedrigere Anteile an spezifischen anderen Schadstoffen entstehen. Je nach Parameter wurden Reduktionen um 80–99 % berichtet und auch unabhängig bestätigt.

Regulatorische Aspekte zu Tabak und verwandten Produkten

Erhitzersysteme unterliegen – wie auch klassische Zigaretten – der Tabakgesetzgebung (Gesetz und Verordnung), in der auch Aspekte des von allen EU-Staaten unterzeichneten Tabakrahmenübereinkommens der Weltgesundheitsorganisation (WHO Framework Convention on Tobacco Control) in nationales Recht umgesetzt wurden. In Bezug auf toxische oder (durch Steigerung des Konsums) die Toxizität fördernde Inhaltsstoffe ergibt sich daraus ein Verbot von Stoffen,

- die auch vor der thermischen Zersetzung schon kanzerogen, mutagen oder reproduktionstoxisch sind.
- den Eindruck erwecken, dass sie wie z. B. L-Carnitin einen gesundheitlichen Nutzen hätten.
- die wie Coffein mit Energie und Vitalität assoziiert sind.
- die wie Menthol das Inhalieren oder die Nikotinaufnahme erleichtern.

35.9.7 Elektronische Ersatzprodukte: E-Zigarette

Der Begriff E-Zigarette hat sich für Systeme durchgesetzt, die **ohne Tabak** aus Liquids durch Erhitzen ein inhalierbares Aerosol erzeugen, das neben Aromastoffen Nicotin enthalten kann oder ohne Nicotin konsumiert wird. Als **Basisstoffe** werden Propylenglycol und Glycerin zusammen mit Wasser verwendet. Diese Stoffe werden nur verdampft. Es entsteht ein Nebel, dessen Inhalation von den Nutzern dieser Systeme offensichtlich als angenehm empfunden wird. Es findet keine Verbrennung statt und in aller Regel sind die Temperaturen auch so gewählt, dass keine Zersetzung der Basisstoffe (reines Glycerin ab 290 °C) stattfindet. Die Zulassung beider Basisstoffe als Lebensmittelzusätze impliziert, dass sie auch aus der E-Zigarette gesundheitlich unbedenklich wären. Dies lässt jedoch außer Acht, dass die Zulassung für Lebensmittel nicht die Exposition über die Atemwege und die damit verbundene Möglichkeit für unerwünschte lokale Wirkungen umfasst. Weiterhin erfolgt nach Aufnahme aus dem Magen-Darm-Trakt eine erste Passage durch die Leber, die durch Inhalation umgangen wird, wodurch die Stoffe direkt für den systemischen Kreislauf verfügbar werden. Die bisherigen Erfahrungen zeigen keine offensichtlichen Gesundheitsgefahren durch diese Formen von inhalierbaren Aerosolen per se. Allerdings sind die Produkte noch nicht ausreichend lange am Markt, um die Konsequenzen lebenslanger Expositionen zuverlässig zu bewerten gerade mit Blick darauf, dass auch beim klassischen Tabakkonsum viele Gesundheitsschäden erst im fortgeschrittenen Lebensalter erkennbar werden.

Für **nicotinhaltige** Liquids ist der maximal zulässige Gehalt so festgelegt, dass bei vergleichbarem Konsumverhalten zum klassischen Zigarettenrauchen vergleichbare Expositionen stattfinden. In Bezug auf die Toxizität von Nicotin und Entwicklung von Suchtverhalten sind hierbei keine fundamentalen Unterschiede zum Rauchen zu erwarten.

Für die **Aromastoffe** werden eine hohe Reinheit und das Fehlen von Toxizität gefordert. Definition standardisierter Herstellungsverfahren, aufwändige Tests und individuelle Zulassungen, so wie sie für Pharmaka gefordert werden, sind nicht realistisch. Pragmatisch erfolgt oft der Einsatz von Stoffen, die auch als Lebensmittelzusatz zugelassen sind. Allerdings gibt die Sicherheit eines Stoffs beim Verzehr oder in kosmetischen Produkten keine Garantie für die gesundheitliche Unbedenklichkeit nach Inhalation. So hat die amerikanische Food and Drug Administration 2019 eine Serie von über 2500 an schweren Lungenschäden Erkrankten und über 50 Todesfällen dem Einsatz von **Vitamin-E-Acetat** in erheblichen Konzentrationen zum Strecken von (illegalen) tetrahydrocannabinolhaltigen Liquids zugeordnet. Dabei könnten die Lipideigenschaften des zäh-öligen Tocopherylacetats für die Lungenschäden verantwortlich gewesen sein. Grundsätzlich ist der Zusatz von Vitaminen – insbesondere, um den Eindruck von positiven Wirkungen auf die Gesundheit zu erwecken – nach der deutschen Tabakgesetzgebung sowieso nicht zulässig. Dennoch belegt das Beispiel eindrücklich, dass die quantitativ erhebliche und wiederholte Exposition über die Atemwege zu toxischen Wirkungen auch von vermeintlich sicheren Stoffen führen kann.

35.10 Stoffe von besonderem umwelttoxikologischem Interesse

Martin Göttlicher

Umweltverhalten und toxikologische Bedeutung für den Menschen bei Exposition über die Umwelt (Atmung, Wasser, Nahrung, Haut) sind für alle Stoffe ein relevantes Thema. Zum Beispiel wurden im Kapitel Gase (➤ Kap. 35.3.1) bereits Ozon und Stickoxide diskutiert, einige toxische Metalle sind als Spuren in Wasser und Nahrung relevant und die Akkumulation, Toxizität sowie die daraus folgenden Verbote von historisch bedeutsamen chlorierten Kohlenwasserstoffen wurden im Kapitel Pflanzenschutzmittel (➤ Kap. 35.6.2.) dargestellt.

35

Besonders kritisch wird die umwelttoxikologische Relevanz von Stoffen diskutiert, die, wenn sie einmal in die Umwelt eingebracht sind, lange persistieren, faktisch ubiquitär nachweisbar werden und möglicherweise die Gesundheit der Menschen oder Ökosysteme schädigen könnten, insbesondere wenn mit sehr langer Verzögerung auftretende und nicht reversible Schäden erwartet werden. Die allermeisten organischen Stoffe können in der Biosphäre komplett abgebaut und in biologischen Stoffkreisläufen wiederverwertet werden. Die Feststellung, dass dennoch manche Stoffe kaum abgebaut werden und sich deshalb global in Ökosystemen und Nahrungsketten anreichern, führte 2004 mit der Ratifizierung des Stockholmer Übereinkommens zum globalen weitgehenden Verbot von zunächst 12 Stoffen, davon 9 chlorhaltige Pflanzen- und Holzschutzmittel. Diesen Aspekten ist im aktuellen **europäischen Chemikalienrecht unter REACH** auch für neue Stoffe Rechnung getragen, da Ökotoxizität, Persistenz in der Umwelt, Karzinogenität oder Reproduktionstoxizität die Klassifizierung von Chemikalien als **„besonders besorgniserregend"** begründen können. Im folgenden Kapitel werden ergänzend zu den in ➢ Kap. 35.6 aufgeführten Bioziden weitere Stoffe vorgestellt, deren Bedeutung für die menschliche Gesundheit bei Expositionen über Umwelt und Nahrung – teilweise kontrovers – diskutiert wird.

Trotz der Einstufung einzelner Stoffe als „besonders besorgniserregend" unter REACH darf nicht vergessen werden, dass i. d. R. Herstellung und Einsatz oder zumindest die Akzeptanz der Entstehung dieser Stoffe als Nebenprodukte unter der Vorstellung eines Nutzens für den Menschen erfolgt oder erfolgte. Der REACH-Prozess muss potentielle Risiken aufdecken und möglichst quantifizieren und diese im Rahmen der Zulassung oder Beschränkung vermeiden oder ggf. auch gegenüber der nützlichen Bedeutung abwägen.

Im ➢ Kap. 35.10.6 werden demgegenüber Stoffe vorgestellt, die für den Einsatz in Chemiewaffen von vornherein auf die Auslösung maximaler Schäden optimiert worden sind.

REACH – *R*egistration, *E*valuation, *A*uthorization and Restriction of *Ch*emicals

Viele der in diesem Kapitel beschriebenen Stoffe wurden erst als toxisch erkannt, nachdem sie in den Verkehr gebracht und von Menschen aufgenommen wurden.

Die 2007 in Kraft getretene Europäische REACH-Verordnung leitete hier neben der Vereinheitlichung des Chemikalienrechts einen grundsätzlichen Wandel ein: Auch außerhalb der bisher schon durch aktive Zulassungsverfahren regulierten Bereiche wie Pharmaka, Biozide oder Lebensmittelzusatzstoffe muss ein Stoff schon **vor dem Inverkehrbringen** (durch Import oder Herstellung) bei der Europäischen Chemikalienbehörde (EChA) registriert werden. Zu dieser Registrierung gehört ein Datensatz zu möglichen Gefährdungen. Insbesondere aufgrund von langfristig und verzögert toxischen Wirkungen wie Karzinogenität, Reproduktionstoxizität sowie Ökosystemtoxizität oder schlechter Abbaubarkeit im Ökosystem können Stoffe als **besonders besorgniserregend** (Substances of Very High Concern, SVHC) eingestuft werden. Deren Verwendung über festgesetzte Minimalmengen hinaus kann eingeschränkt werden. Ziel ist es, Stoffe mit Gefährdungspotential für Mensch und/oder Umwelt langfristig durch andere Stoffe zu ersetzen.

http://echa.europa.eu/regulations/reach/registration/registration-statistics
http://echa.europa.eu/web/guest/candidate-list-table
http://echa.europa.eu/addressing-chemicals-of-concern/restrictions/substances-restricted-under-reach

35.10.1 Dibenzodioxine und Dibenzofurane

Polychlorierte Dibenzo-p-dioxine und Dibenzofurane (➢ Abb. 35.79) werden bei vielen Prozessen in geringen Mengen im Rahmen chemischer Reaktionen in Gegenwart von Chlor gebildet und gelangen so in Umwelt und Nahrungsketten, wurden aber nicht gezielt für einen praktischen Nutzen hergestellt (➢ Tab. 35.39). Trotzdem sind diese Stoffe explizit im Stockholmer Übereinkommen genannt mit dem Anspruch, auch diese unbeabsichtigten Freisetzungen zu reduzieren.

Primärwirkung und Äquivalentfaktoren für Dioxine

In der Umwelt kommen polychlorierte Dibenzo-p-dioxine (PCDDs) und polychlorierte Dibenzofurane (PCDFs) in heterogenen Gemischen aus 203 möglichen Variationen **(Kongeneren)** vor, bei denen jede Kombination von Wasserstoff- oder Chloratomen an den zugänglichen Kohlenstoffatomen möglich ist. Die biologischen Wirkungen werden nach Bindung dieser Stoffe an den Ah-Rezeptor

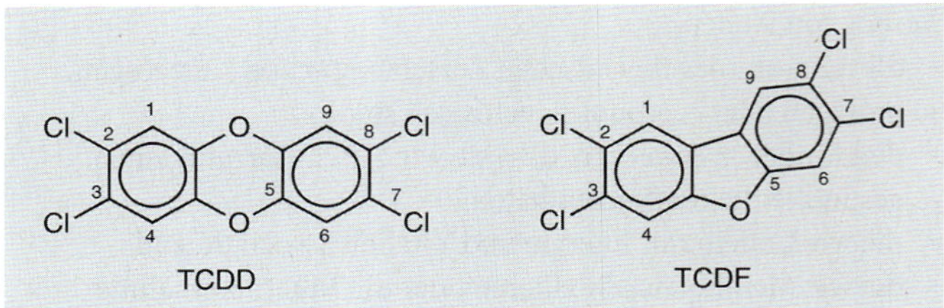

Abb. 35.79 Strukturen eines polychlorierten Dibenzodioxins (2,3,7,8-Tetrachlordibenzodioxin, TCDD) und eines polychlorierten Dibenzofurans (2,3,7,8-Tetrachlordibenzofuran, TCDF).

Tab. 35.39 Geschätzte Freisetzung von polychlorierten Dibenzodioxinen und Dibenzofuranen aus verschiedenen Quellen in Deutschland 1992 (nach Handbuch der Umweltmedizin)

Quelle	g TEQ/Jahr
Müllverbrennung ohne moderne Filteranlage	5
Stahlproduktion	1,3–19
Produktion von Nichteisenmetallen	38–380
Deponiegasverbrennung	0,24–2,4
Kfz-Abgase	12,6
Natürlich vorkommende Gase	0,24–1,53
Private Feuerungsanlagen	3–12
Gesamt	70–442

35

(➤ Abb. 35.40) ausgelöst und deshalb kann die Bindungsstärke an den Ah-Rezeptor als Surrogat für Wirkung und Toxizität im ganzen Organismus dienen. Jedem der 17 toxikologisch relevanten Kongenere wird ein **toxischer Äquivalentfaktor (TEQ)** zugeordnet, der die Bindungsstärke im Vergleich zu dem stark bindenden **2,3,7,8-Tetrachlordibenzodioxin** (verkürzt: TCDD, TEQ = 1) abbildet. Anhand der TEQs lässt sich umrechnen, welcher Menge 2,3,7,8-TCDD die gefundene Menge eines jeden Kongeners entsprechen würde.

Pharmakokinetik

Dioxine und besonders das wirkungsstärkste Kongener **TCDD** sind in Umwelt und Nahrungskette sehr stabil; für TCDD wird eine **Halbwertszeit von mindestens 10 Jahren** angegeben, sodass der Nachweis von Dioxinen auch (unabhängig von der vermutlich geringen toxikologischen Bedeutung der Dioxine selbst) Hinweise auf Zusammenhänge und möglicherweise nicht erwünschte Querverbindungen in Nahrungsketten liefern kann. Der bedeutsamste Aufnahmeweg des Menschen für polychlorierte Dioxine ist der Verzehr von tierischen Produkten und den darin enthaltenen Fettanteilen. Die tägliche Aufnahme liegt im Moment bei knapp unter 1 pg TEQ pro kg KG und Tag. Insbesondere die höher chlorierten Dioxine werden hauptsächlich **im Fettgewebe mit einer Halbwertszeit von 6–9 Jahren gespeichert,** nicht wesentlich metabolisiert und auch im Fett der Muttermilch gefunden. In der allgemeinen Bevölkerung findet man rückläufige Konzentrationen von derzeit ungefähr 25 ng TEQ pro kg Fett. Nach Industrieunfällen mit Freisetzung von Dioxinen hat man in exponierten Personen Konzentrationen von bis zu 5 µg/kg Körperfett gemessen.

Pharmakodynamik

Die **akute Toxizität** von TCDD variiert in Abhängigkeit von Tierart, Tierstamm und Geschlecht. Die LD_{50}-Werte für TCDD nach einmaliger oraler Gabe schwanken in Nagern zwischen 1 µg/kg KG (Meerschweinchen, Größenordnungen stärker als verschiedene klassische Giftstoffe) und > 5 mg/kg KG (Hamster), wobei Stoffwechselstörungen, Gewichtsverlust über Wochen und ein Auszehrungssyndrom im Vordergrund stehen. Primaten sind gegenüber toxischen Wirkungen von chlorierten Dioxinen relativ wenig empfindlich.

Toxische Wirkungen von Dioxinen auf den Menschen wurden bei mehreren Unglücksfällen in der Industrie mit etwa 1000 registrierten Vergiftungsfällen beschrieben. Die außer Kontrolle geratene Herstellung von Trichlorphenol führte 1976 in Seveso, Italien, zur Entstehung und Freisetzung des 2,3,7,8-TCDD-Kongeners. Die Vergiftung des ukrainischen Präsidentschaftskandidaten Wiktor Juschtschenko 2004 erfolgte offensichtlich ebenfalls mit relativ reinem 2,3,7,8-TCDD. Typische Symptome einer akuten Exposition gegenüber hohen Dioxinkonzentrationen sind Übelkeit und Erbrechen sowie Reizungen der oberen Atemwege. Nach einer Latenzzeit von mehreren Wochen kommt es beim Menschen zur Ausbildung der **charakteristischen Chlorakne,** die teilweise über Jahre hinweg, im Extremfall lebenslang anhält. Diffuse Nervenschäden, Störungen des Fettstoffwechsels und Leberschäden sind ab einer TCDD-Dosis von 1 µg/kg KG beobachtet worden. Bemerkenswert, jedoch im Mechanismen bisher unverstanden ist die Beobachtung, dass in jungem Alter durch den Unfall in Seveso exponierte Männer vermehrt Väter von Mädchen als Jungen (2 : 1) geworden sind. Die krebserzeugenden Wirkungen von TCDD sind in ➤ Kap. 35.2 beschrieben.

35.10.2 Polychlorierte und polybromierte Biphenyle

Polychlorierte Biphenyle (PCBs) stellen ebenfalls heterogene Gemische verschiedener Kongenere mit unterschiedlichen Chlorgehalten dar (➤ Tab. 35.40). PCBs wurden wegen ihrer thermischen Stabilität und ihrer geringen Entflammbarkeit vielfältig, z. B. als elektrische Isolierflüssigkeit, Feuerlöschmittel, Hydrauliköle oder Weichmacher, genutzt. Beispielhafte Strukturen und Kurzbezeichnungen von PCBs finden sich in ➤ Tab. 35.40.

In den Handel kamen PCB-Gemische unter dem Handelsnamen **Aroclor.** Aus vielfältigen Quellen gelangen sie noch immer in die Umwelt. PCBs sind dort sehr stabil und reichern sich in den Fettanteilen der Nahrungskette an; in den USA enthielt z. B. aus den Großen Seen gefangener Fisch bis zu 0,5 mg/kg. Im Fettgewebe von Anwohnern in diesem Gebiet hat man zum Teil erhebliche Konzentrationen nachweisen können (bis 360 µg/kg KG). Die Blutkonzentrationen der Menschen in Deutschland für Gesamt-PCBs liegen unter 15 µg/kg, die sich aus Belastungen von zurzeit unter 2 µg PCBs/Tag (für Erwachsene) ergeben. Dabei entsprechen die Kongenerenmuster im Blut nicht den Mustern in der Nahrung, weil die Toxikokinetiken der einzelnen Kongenere verschieden sind. Durch Anwendungseinschränkungen für PCBs (z. B. Stockholmer Übereinkommen) ist die Belastung der Menschen in Deutschland ebenfalls rückläufig.

Tab. 35.40 Chemische Bezeichnung, Strukturformel und Kongenerenindikator eines niedrig und eines hoch chlorierten Biphenyls

Bezeichnung	Strukturformel	Kongeneren-Nr.
2,4,4'-Trichlorbiphenyl	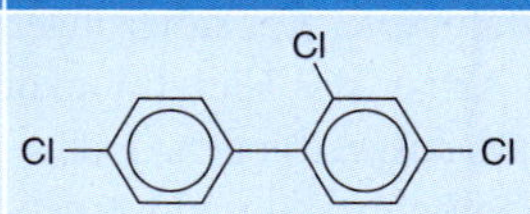	28
3,3',4,4',5-Pentachlorbiphenyl	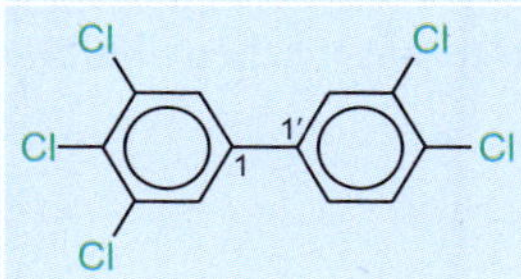	126

Wirkmechanismus

Als wichtigste Wirkungsmechanismen von PCBs werden abhängig von Grad und Position der Chlor- und Bromatome estrogen- und dioxinartige Wirkungen beschrieben. Effekte auf das Estrogensystem werden durch phenolische Metaboliten niedrig chlorierter PCB-Kongenere als direkte Interaktion mit Estrogenrezeptoren, aber auch durch Beeinflussung der Biotransformation von Steroidhormonen und deren Vorstufen im Organismus (durch Enzyminduktion) bewirkt.

Die dioxinartigen Wirkungen beruhen auf der Interaktion von höher chlorierten PCB-Kongeneren mit dem Ah-Rezeptor (➤ Abb. 35.40), wobei 3,3',4,4',5-Pentachlorbiphenyl die höchste Affinität für den Rezeptor besitzt.

Wirkungen

Im Tierversuch sind PCBs nur wenig akut toxisch, die langfristige Gabe hoher Dosen von PCBs mit Chlorgehalten >60 % führt bei Ratten zu Lebertumoren, chronische Exposition mit relativ niedrigen Dosen führt zu Leberschäden. PCBs sind potente **Induktoren für Biotransformationsenzyme.** In Japan kam es durch Leckage eines Heizsystems zur Kontamination von Reisöl mit mehr als 0,1 % PCBs und in der Folge über die Ernährung zu einer Massenvergiftung (Yusho, Ölkrankheit). Die wichtigsten Symptome waren Chlorakne, braune Verfärbungen der Haut und Fingernägel, Nervenschäden und Leberveränderungen (Enzyminduktion). Im Mutterleib exponierte Kinder zeigten auffällige braune Verfärbungen der Haut und Wachstumsretardierung. Bei exponierten Männern war innerhalb von 20 Jahren nach Exposition die Krebsinzidenz erhöht. Allerdings sind die beobachteten Wirkungen möglicherweise auch auf polychlorierte Dibenzofurane zurückzuführen, die als Verunreinigung in den PCBs vorhanden waren. PCBs führten bei hoher Exposition über die Nahrung zu ausgeprägten **Beeinträchtigungen des Immunsystems** mit erhöhter Infektanfälligkeit und chronischer Bronchitis. Bei Tieren sind nach langfristiger Gabe von PCBs mit der Nahrung auch Veränderungen des Reproduktionsverhaltens beschrieben worden.

Pharmakokinetik

Die Pharmakokinetik polychlorierter Biphenyle hängt stark von der Chlorierung ab. Niedrig chlorierte Kongenere werden durch Cytochrom-P_{450}-katalysierte Epoxidierungen, Glutathionkonjugation und weiteren Abbau der Glutathionkonjugate relativ schnell verstoffwechselt und ausgeschieden. Höher chlorierte Kongenere dagegen sind metabolisch stabil und werden im menschlichen und tierischen Organismus angereichert, Halbwertszeiten betragen bis zu 1 Jahr.

35.10.3 Per- und polyfluorierte Chemikalien (PFCs)

Perfluoroctansäure (PFOA, perfluorooctanoic acid) und **Perfluoroctansulfonsäure** (PFOS) stehen als in der Umwelt langlebige und prominente Vertreter einer Vielzahl von per- und polyfluorierten Chemikalien im aktuellen Fokus der Diskussion um persistente organische Schadstoffe (➤ Tab. 35.41).

Tab. 35.41 Zwei prominente Vertreter aus der Klasse der per- und polyfluorierten Chemikalien

Stoff	Chemische Struktur
Perfluoroctansäure (PFOA)	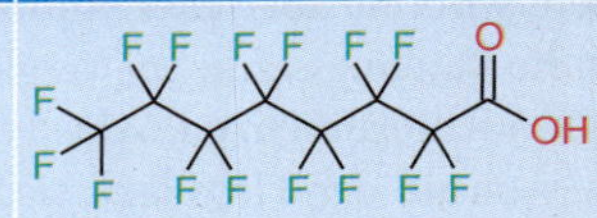
Perfluoroctansulfonsäure (PFOS)	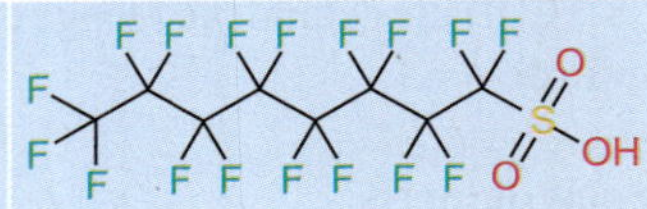

Neben Anwendungen in industriellen Prozessen sind diese Substanzen auch außerhalb kontrollierter Stoffkreisläufe, z. B. in Feuerlöschschäumen oder als Schmutz und Wasser abweisende Beschichtung von Bekleidung oder Wohntextilien, im Einsatz. Da insbesondere längerkettige und hochgradig fluorierte Verbindungen wie PFOA und PFOS in Ökosystemen **kaum abbaubar** sind und sich unter Einfluss von Licht und Wasser auch kaum zersetzen, reichern sie sich in der Umwelt an. Über Nahrungsmittel wie Fisch, Eier und Früchte sowie im Trinkwasser kommt es zu dokumentierten Expositionen der Allgemeinbevölkerung und auch zur Anreicherung im menschlichen Körper. Eine aktuelle Zusammenstellung der Europäischen Lebensmittelbehörde (doi:10.2903/j.efsa.2020.6223; EFSA Journal, 2020; 18: 6223) gibt Expositionen bis zu 70 ng pro kg Körpergewicht und Woche (95. Perzentile) an. Als am klarsten nachweisbare für den Menschen relevante **toxische Wirkungen** werden die Abschwächung von Immunantworten im Rahmen von Impfungen und höhere Infektionsanfälligkeit gesehen. Diese Wirkung wurde sowohl in experimentellen Nagetierstudien gefunden als auch durch epidemiologische Korrelationen von Immunantworten mit PFC-Blutspiegeln bei Kindern nahegelegt.

Ein bekanntes **Wirkprinzip** von PFOA und PFOS ist die Aktivierung des Peroxisomen-Proliferator-aktivierten Rezeptors α (PPARα), wodurch aber die beobachteten toxischen Wirkungen bisher nicht umfassend erklärt werden können.

Die Abschwächung von Immunantworten kann zwar nicht einfach als Toxizität im Sinne der Auslösung einer Krankheit interpretieren werden, wie dies bei anderen Schadstoffwirkungen der Fall ist, aber eine biologische Wirkung mit plausiblem Potential für die Begünstigung der Entstehungen von Krankheiten ist erkennbar. In Anbetracht der Akkumulation von PFCs in Mensch und Umwelt sowie der auch bei Menschen plausibel belegten schädlichen biologischen Wirkung wurden PFOA (2019) und PFOS (2009) in die regelmäßig weiterentwickelte Stoffliste zum Stockholmer Übereinkommen über persistente organische Schadstoffe aufgenommen.

35.10.4 Hormonaktive Chemikalien in der Umwelt

Es gibt pflanzliche oder synthetisch hergestellte Stoffe, die im Organismus wie physiologische Hormone wirken oder die Wirkung physiologischer Hormone hemmen, sich aber chemisch deutlich von den physiologischen Hormonen unterscheiden. Viele dieser als

endokrine Disruptoren zusammengefassten Stoffe wirken östrogenartig. Andere Stoffe, wie der unter REACH inzwischen Beschränkungen unterliegende **Phthalsäureester** Diethylhexylphthalat, können auch über andere Rezeptorsysteme (PPARs) wirken und zusätzlich über von diesen Rezeptoren unabhängige Mechanismen die männliche Fertilität schädigen, zumindest wenn sie in höheren Mengen an Versuchstiere gegeben werden.

Xenoestrogene

Die Exposition des Menschen und der Tierwelt gegenüber Xenoestrogenen wird als Ursache für eine Vielzahl von Schadwirkungen (z. B. erhöhte Inzidenzen von Brust- und Prostatakrebs, erniedrigte Spermienproduktion, Schädigung der Leibesfrucht, verringerte Fortpflanzungsfähigkeit von Vögeln, Fischen, Alligatoren und anderen Tieren) diskutiert. Als Xenoestrogene werden eine Reihe synthetischer Verbindungen mit unterschiedlichsten Strukturen bezeichnet, die in verschiedenen Untersuchungssystemen estrogene Wirkungen zeigen. Zu solchen Verbindungen gehören z. B. in der Umwelt persistierende chlorierte Insektizide, aber auch andere verbreitet genutzte Stoffe.

Diese Stoffe werden vom Menschen aus der Umwelt hauptsächlich mit der Nahrung aufgenommen. Bei einigen dieser Stoffe (besonders bei chlorierten Pestiziden) sind die Expositionen des Menschen sehr genau bekannt. Die Aufnahme dieser Stoffe in Deutschland liegt bei wenigen Mikrogramm. Belastungsdaten für andere Xenoestrogene sind nur teilweise verfügbar. Verbindungen wie **Alkylphenole** (aus inzwischen deutlich rückläufig industriell eingesetzten waschaktiven Substanzen) und **Bisphenol A** (freigesetzt aus Polycarbonat-Kunststoffen teilweise direkt in Lebensmittel) tragen im Moment wesentlich stärker als chlorierte Pestizide zur Belastung des Menschen mit Xenoestrogenen in Europa bei. Bei freilebenden **Tieren** wird durch Anreicherung polychlorierter Pestizide in der Nahrungskette der Bruterfolg von Greifvögeln beeinträchtigt (➤ Kap. 35.6.2). Ob allerdings ein Zusammenhang zwischen Xenoestrogenexposition und Fortpflanzungsverhalten bei anderen Arten besteht, ist nicht geklärt.

Phytoestrogene

Mit der Nahrung gelangen allerdings nicht nur Xenoestrogene, sondern auch Estrogene (Fleisch) und Phytoestrogene in den menschlichen Organismus (➤ Tab. 35.42). Letztere sind **pflanzliche Inhaltsstoffe mit estrogener Wirkung.** Eine Vielzahl von pflanzlichen Inhaltsstoffen mit estrogener Wirkung ist bekannt, die Aufnahme kann bis zu 100 mg pro Tag und Person erreichen. Bestimmte Nahrungsmittel (z. B. Soja) enthalten relativ hohe Mengen an Phytoestrogenen, aber grundsätzlich ist die Aufnahme solcher Stoffe aus verschiedenen Nahrungsmitteln kaum vermeidbar. Unter besonderen Ernährungsbedingungen (Futter mit hohen Gehalten an Phytoestrogenen) werden Wirkungen auf die Fortpflanzungsfähigkeit bei Tieren beobachtet. Beim Menschen jedoch konnte bisher ein kausaler Zusammenhang zwischen Erkrankungen und hoher Aufnahme von Phytoestrogenen (z. B. bei Vegetariern) nicht gezeigt werden. Nach kontrollierter Gabe hoher Dosen von Phytoestrogenen an Menschen werden zwar estrogene Effekte beobachtet; ob diese als Schadeffekte definiert werden können, ist jedoch umstritten.

Aus aufgenommener Menge und relativer Wirkstärke im Vergleich zum endogenen Estradiol lassen sich Expositionen durch Xeno- und Phytoestrogene in Estrogen-Äquivalente (➤ Tab. 35.44) umrechnen, welche eine Beurteilung möglicher Gesundheitsrisiken erlauben. Die Aufnahme von Phytoestrogenen variiert stark mit Ernährungsgewohnheiten, liegt aber in aller Regel weit unter der

Tab. 35.42 Estrogene, Phytoestrogene und Xenoestrogene

Einteilung/Beispiele	Chemische Struktur
Natürliche, therapeutisch und kontrazeptiv genutzte Estrogene	
Estradiol	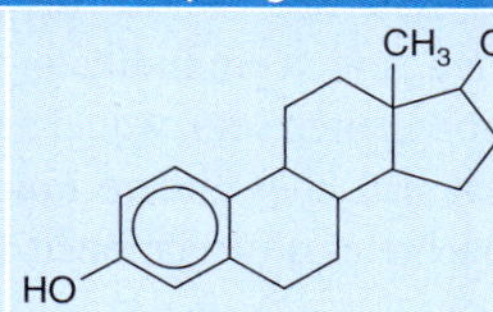
Ethinylestradiol	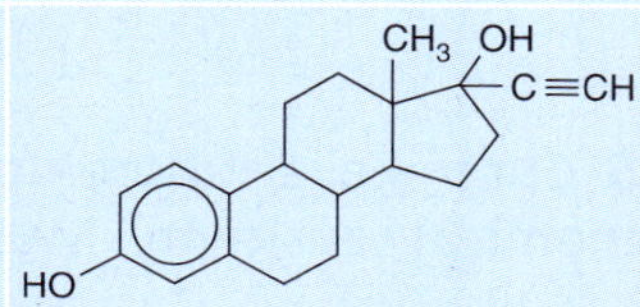
Diethylstilbestrol (obsolet)	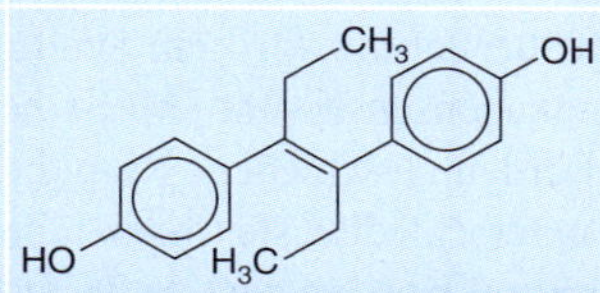
Phytoestrogene	
Daidzein	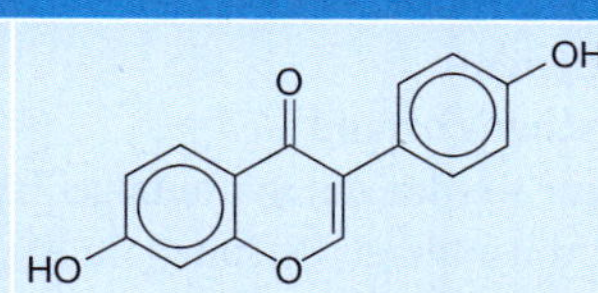
Equol	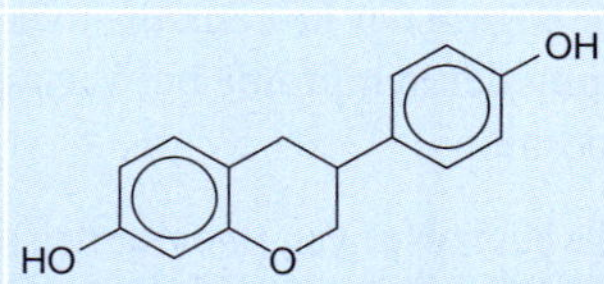
Genistein	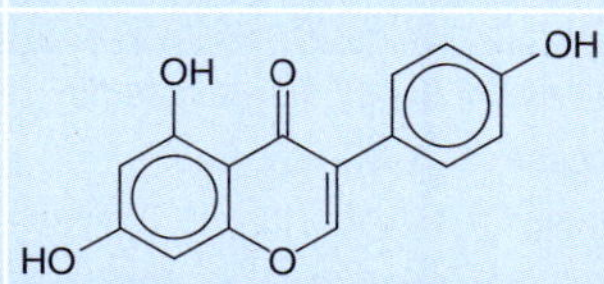
Xenoestrogene	
4-Nonylphenol	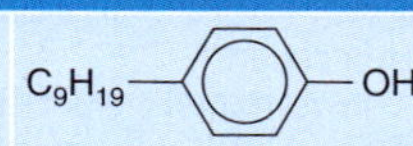
o,p'-DDT	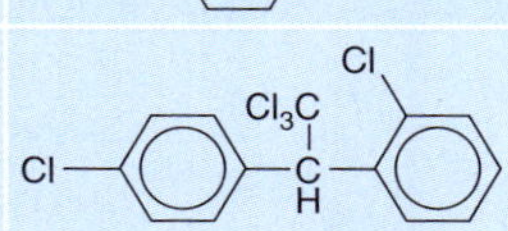
Bisphenol A	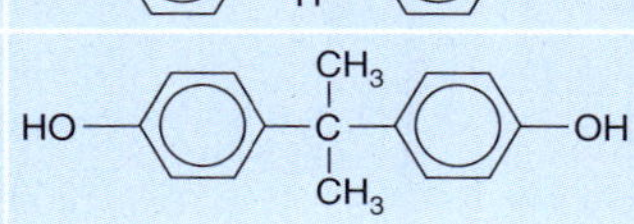

35

von Estrogenen einer Antibabypille (➤ Kap. 28.8) und weit über der von Xenoestrogenen (➤ Tab. 35.43). Für die derzeit übliche Exposition gegenüber Xenoestrogenen ist kein kausaler Zusammenhang mit Gesundheitsrisiken zu begründen, da selbst die um ein Vielfaches höheren Aufnahmen von Phytoestrogenen mit der Nahrung keine nachweisbaren Gesundheitsschäden hervorrufen. Auch bei Männern lässt die geringe Xenoestrogen-Exposition im Vergleich zu deren endogenen Estrogenspiegeln keine biologisch relevante estrogenartige Wirkung dieser Stoffe begründen. Wenn dennoch epidemiologische Studien Zusammenhänge zwischen der Exposition gegenüber solchen Stoffen und gesundheitlichen Veränderungen aufzeigen, dann könnte dies auch andere Ursachen haben: Die untersuchten Stoffe könnten zusätzlich zur bekannten hormonartigen auch andere, aber bisher unbekannte Wirkungsweisen haben. Weiterhin könnte der Nachweis der Exposition gegenüber solchen Stoffen ein Indikator für bestimmte Lebens- und Ernährungsgewohnheiten sein, wobei der Stoff selbst keine gesundheitlichen Effekte hat, aber andere Komponenten dieser Gewohnheiten die beobachteten Korrelationen mit dem Gesundheitsstatus begründen.

35.10.5 Chemikalienüberempfindlichkeit (multiple chemical sensitivity, MCS)

Seit den 1980er-Jahren wird ein Syndrom diskutiert, das als multiple Chemikaliensensitivität (MCS) bezeichnet wird. Unter dem Syndrom werden verschiedene Krankheitsbilder zusammengefasst, die durch unterschiedlichste Chemikalien ausgelöst werden sollen.
MCS-Diagnosekriterien nach L. Bartha et al.:

- **Reproduzierbare Symptome bei wiederholten chemischen Expositionen**
- **Chronischer Zustand**
- Symptome werden durch **niedrige Expositionsniveaus** ausgelöst, die von anderen Personen im Allgemeinen toleriert werden bzw. vor Beginn der Erkrankung toleriert wurden
- **Besserung der Symptome bei Vermeidung oder Entfernung** der Exposition

Tab. 35.43 Aufnahme von Fremdstoffen mit estrogenen Wirkungen

Mengenangaben	Estrogenäquivalente
Antibabypille (20–30 µg Ethinylestradiol)	16 000
Phytoestrogene (100–1000 µg/Tag)	100
Xenoestrogene (2,5–10 µg/Tag)	0,00001

Tab. 35.44 Wirkungsintensitäten von Xenoestrogenen: Bindung an Estrogenrezeptor in Hefezellen

Stoff	Relative Wirkungsstärke
Estradiol	1,00
Coumestrol	0,0067
Bisphenol A	0,00005
Methoxychlor	0,000033
o,p'-DDT	0,0000011
o,p'-DDE	0,0000004

- Auslösung der Symptome durch verschiedene **chemisch nicht miteinander verwandte Stoffe**
- **Mehrere Organe oder Organsysteme** von Symptomen betroffen

Die Ätiologie des komplexen Krankheitsbildes wird kontrovers diskutiert. Als auslösende Faktoren werden Störungen des Immunsystems, olfaktorische Reize, aber auch psychologische/psychosomatische Vorbedingungen und Konditionierung durch Medien oder Ärzte erwogen. Furcht vor Schäden durch die Chemisierung unserer Umwelt bei für Laien unzureichend erklärten und beeinflussbaren Zusammenhängen spielt möglicherweise auch eine Rolle. Als auslösende Stoffe werden viele unterschiedliche Verbindungen angeschuldigt, z. B. Pentachlorphenol, Hg aus Amalgamfüllungen, Pestizide, PCBs, aber auch chemisch inerte Stoffe wie Helium.

Die Grundprinzipien der Toxikologie und die Kenntnisse zu toxischen Wirkungen der häufig angeschuldigten Stoffe lassen eine ursächliche Auslösung der Symptome durch solche Stoffe nicht begründen. Die genannten Stoffe können spezifische toxische Wirkungen auf bestimmte, für den jeweiligen Stoff spezifische Organsysteme auslösen, die bei beruflich Exponierten (mit um mehrere Größenordnungen höherer Belastung) aufgetreten sind. In niedriger exponierten Gruppen (anderer Arbeitsplatz, Umwelt) wurden keine MCS-ähnlichen Symptome berichtet.

35.10.6 Chemiewaffen

Der Einsatz von Giften und Gasen zur Erringung militärischer Vorteile hat bereits in der Antike begonnen. So sollen sich die Spartaner schon im 5. Jahrhundert vor Christus der Reizwirkung von Schwefeldioxid für kriegerische Zwecke bedient haben. Mit den erweiterten Kenntnissen in der Chemie wurden im 19. Jahrhundert erstmals Augenreizstoffe eingesetzt, aber auch Schwefeldioxid, Blausäure und Arsen zur Kriegsführung erwogen. In großem Maßstab begann der Gaskrieg im Jahr 1915, als deutsche Truppen erstmals Chlor als Kampfgas einsetzten. Im weiteren Verlauf des Ersten Weltkriegs verwendeten dann beide Kriegsparteien mehr als 30 verschiedene chemische Kampfstoffe, darunter **Phosgen,** organische Arsenverbindungen und verschiedenste Reizstoffe. Neben diesen stark lungenwirksamen Verbindungen kam gegen Ende des Krieges auch bis-(2-Chlorethyl)-sulfid – besser bekannt als **Lost** (nach den Erfindern Lommel und Steinkopf) oder als „mustard gas“ (Senfgas, nach dem senfartigen Geruch) – zum Einsatz. Schätzungen zufolge kam es im Ersten Weltkrieg zu ungefähr 1 Mio. Vergiftungen mit 100 000 Todesfällen. Im Zweiten Weltkrieg wurden chemische Kampfstoffe nicht eingesetzt. Vom Irak wurden mehrmals Chemiewaffen gegen Kurden und im Krieg gegen den Iran eingesetzt. Durch politische Übereinkünfte (z. B. Chemiewaffenkonvention, Organisation für das Verbot chemischer Waffen, OVCW [englisch OPCW], 1997) und die daraus folgende Erfassung und Vernichtung an Beständen von Kampfstoffen und deren Vorstufen (z. B. Syrien, 2013/2014) ist die Bedeutung chemische Kampfstoffe für die Kriegsführung geringer geworden; dagegen nimmt die Bedrohung als Mittel des Terrors (z. B. U-Bahn Tokio, 1995) oder der Einsatz für Giftanschläge (Vater und Tochter Skripal, 2018, und Alexei Nawalny, 2020) zu.

Die bisher angewendeten oder im Moment einsatzfähigen chemischen Kampfstoffe lassen sich nach Art und Zielort der Wirkung in Gruppen einteilen (➤ Tab. 35.45). Dabei sind verschiedene bereits dargestellte Prinzipien der akuten Toxizität ausgenutzt. Die Besonderheit der Kampfstoffe liegt nicht an speziellen Mechanismen der Toxizität, sondern an Stoffeigenschaften, die Herstellung, Einsatz und vernichtende Wirkungen möglich machen. Die Behandlung von Kampfstoffvergiftungen ist oft dadurch erschwert, dass gezielt schnell eintretende und/oder schwer behandelbare Schäden ausgelöst werden.

Tab. 35.45 Einige wichtige Gruppen chemischer Kampfstoffe

Einteilung/Beispiele	Chemische Struktur
Hautkampfstoffe	
Bis-[2-chlorethyl]sulfid (Schwefellost, Senfgas)	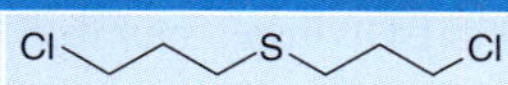
Chlorvinyldichlorarsin (Lewisit)	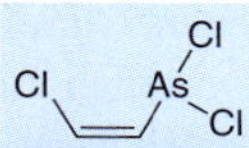
Lungenkampfstoffe	
Phosgen	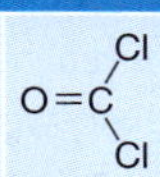
Trichlornitromethan	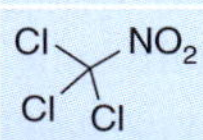
Blutkampfstoffe	
Cyanwasserstoff	$H-C\equiv N$
Arsenwasserstoff	AsH_3
Nervenkampfstoffe	
Tabun	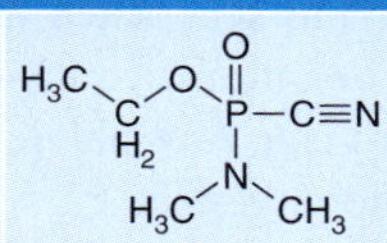
Sarin	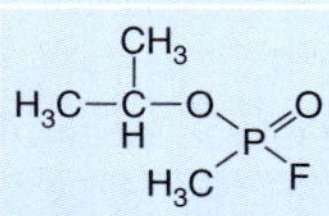
Soman	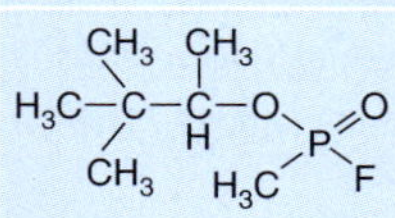
Nowitschok A-230	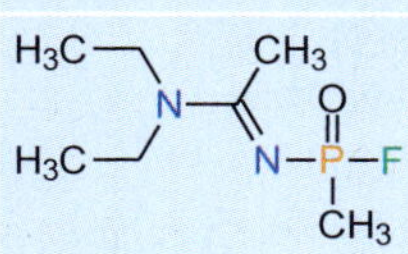
VX	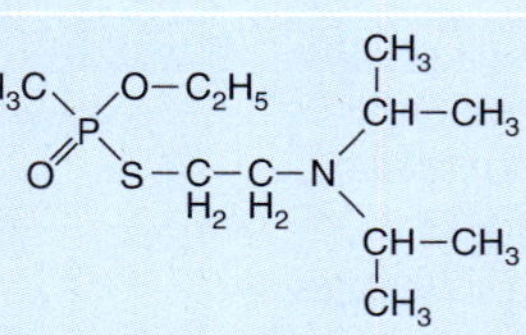
DFP	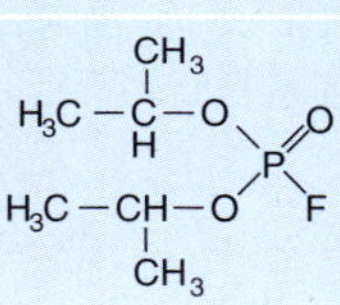

Hautkampfstoffe

Unter diesem Oberbegriff werden verschiedene haut- und schleimhautschädigende Stoffe wie **Schwefel- und Stickstofflost** oder **organische Arsenverbindungen** zusammengefasst. Exposition der Haut gegenüber Dampf oder Aerosol führt nach einer Latenzzeit von bis zu 3 Tagen zu Juckreiz, Blasen und Nekrosen, die je nach Expositionshöhe bis zu tief in die Haut reichenden **Ulzerationen** führen und nur sehr langsam abheilen. Pigmentstörungen und Hautkrebs können als Spätfolgen auftreten. Konjunktiven und Schleimhäute der Atemwege sind wesentlich empfindlicher als die Haut. Dabei reagieren die Loste vorwiegend in den oberen Atemwegen und Bronchien (Bronchitis), während Dichlorarsine bis in die Alveolen vordringen, mit den Konsequenzen systemischer Wirkungen und eines toxischen Lungenödems (Arsenvergiftung, ➤ Kap. 35.5.4).

Lungenkampfstoffe

wie **Chlorgas** oder **Phosgen** sind relativ schlecht wasserlösliche Reizgase, die bei entsprechender Exposition Bronchitis und toxisches Lungenödem auslösen (➤ Kap. 35.3.1), aber nicht wesentlich über die Haut resorbiert werden.

Blutkampfstoffe

greifen an den Blutzellen direkt oder an Sauerstofftransport und Zellatmung an. **Arsin** (Arsenwasserstoff, AsH_3) wirkt nach Inhalation ausgeprägt kapillartoxisch und hämolytisch. Erstes objektives Zeichen der Vergiftung nach einem mehrstündigen symptomfreien Intervall ist rot gefärbter Harn (Hämoglobinurie) aufgrund der Hämolyse. Erythrozytenmangel und innere Erstickung oder Nierenschäden durch die freigesetzten Mengen an Hämoglobin bis zur Anurie und Urämie sind die lebensbedrohlichen Konsequenzen. **Blausäure** (HCN) hatte wegen seiner kurzen Verweildauer am Einsatzort, des raschen Wirkungseintritts und der unzureichenden Schutzmöglichkeiten (schlechte Absorption je nach Gasmaskenfilter) auch eine gewisse Bedeutung als möglicher Kampfstoff.

Nervenkampfstoffe

Die relevantesten Stoffe sind **Cholinesterasehemmstoffe** (➤ Kap. 35.6.3) mit der Grundstruktur der **Organophosphate** (➤ Tab. 35.45) oder ebenfalls in der Chemiewaffenkonvention gelistete Carbamate. Im Gegensatz zur Pestizidvergiftung ist die Reaktivierung der durch phosphororganische Kampfstoffe gehemmten Cholinesterase erschwert oder unmöglich. Im katalytischen Zentrum gebundene phosphororganische Kampfstoffe können sehr schnell eine weitere Gruppe abspalten („Alterung", Beispiel Soman) und dann

35

nicht mehr mittels Oximen aus der Cholinesterase entfernt werden. Die Cholinesterase muss dann in einem Zeitraum von mehreren Wochen neu synthetisiert werden.

Sarin und Soman wurden ausgehend von der ursprünglich auf Insektizidentwicklung gerichteten Forschung mit phosphororganischen Verbindungen in Deutschland synthetisiert und während des Zweiten Weltkriegs als Chemiewaffen entwickelt, aber nicht eingesetzt. Ab den 1970er-Jahren wurden in der Sowjetunion unter dem Namen Nowitschok („Neuling") eine Reihe neuer Organophosphate entwickelt. Nach langer Unklarheit über die genaue Identität dieser Stoffe besteht inzwischen große Übereinstimmung, dass dabei Derivate des Alkyl-Phosphonsäuredifluorids (wie auch Sarin und Soman) oder des Phosphorsäuredifluorids zentrale Strukturen sind. Durch Veresterung dieser Ausgangssubstanz mit entsprechenden Alkoholen können daraus unter Abspaltung von Fluorwasserstoff die alten Stoffe Sarin und Soman entstehen. Bei bekannten Nowitschoks handelt es sich nicht um Ester, sondern Phosphonsäureamide mit einer Reihe von verschiedenen Aminoverbindungen. ➤ Tab. 35.45 zeigt einen Repräsentanten, der seit 2020 explizit als Beispielstruktur im Anhang zur Chemiewaffenkonvention genannt ist. Bei grundsätzlich ähnlichem Wirkprinzip, wie viele ältere Kampfstoffe, haben Nowitschoks andere physikochemische Eigenschaften, z. B. in Bezug auf Dampfdruck und Wasserlöslichkeit, was entscheidend für ihre Einsetzbarkeit gegen Einzelpersonen (Skripals, Alexei Nawalny) ist.

Im Zweiten Golfkrieg wurde eine prophylaktische Maßnahme zur Verbesserung der Prognose nach Organophosphatvergiftungen angewendet. Prophylaktisch wurde ein Teil der Cholinesterase (20–40 % der Aktivität im Blut) reversibel mit Pyridostigmin gehemmt. Dieser gehemmte Anteil war vor der Reaktion mit dem Organophosphat geschützt und stand nach Ausscheidung von Kampfstoff und Pyridostigmin wieder zur Spaltung von Acetylcholin zur Verfügung.

35.11 Tierische Gifte

Dietrich Mebs

Tiere, die Gift produzieren oder verwenden, finden sich in allen Tierstämmen. Gift bietet Selektionsvorteile. Es schützt vor potentiellen Gegnern, mit ihm wird der eigene Lebensraum verteidigt, Beute lässt sich leichter gewinnen. Tiergifte nehmen somit vielfältige Funktionen wahr.

Tierische Gifte lassen sich grob in zwei Gruppen einteilen: Gifte, die **aktiv** mithilfe eines **Giftapparats** eingesetzt werden, andere, die einer **passiven Anwendung** unterliegen, d. h., es fehlen Werkzeuge, sie zu applizieren. Bei aktiver Anwendung werden Gifte in speziellen Drüsen gebildet und mittels eines Stachels (Skorpione, Insekten, Fische), Zahns (Schlangen), besonderer Mundwerkzeuge (Spinnen) oder durch andere, z. T. sehr komplizierte Werkzeuge (Nesselzellen der Quallen, Pfeile der Kegelschnecken) **parenteral** (meist in oder unter die Haut) appliziert. Derartige Drüsensekrete sind überwiegend Gemische von **Peptiden** und **Proteinen.** Anderen Tieren fehlen Giftapparate, sie scheiden ihre Gifte über Hautdrüsen aus (Salamander, Frösche, Kröten) oder speichern Gifte in ihrem Körper (Muscheln, Kugelfisch). In all diesen Fällen muss das Tier direkten Kontakt mit dem Angreifer haben, meist sogar erst verzehrt werden, damit das Gift **enteral** aufgenommen und wirksam werden kann. Diese Gifte enthalten überwiegend niedermolekulare Naturstoffe. Nicht immer produzieren diese Tiere ihre Gifte selbst. So werden Muscheln giftig, wenn sie Giftalgen aus dem Wasser filtrieren, Schmetterlinge, wenn ihre Raupen Giftpflanzen, manche Frösche, wenn sie giftige Arthropoden verzehrt haben. In nicht wenigen Fällen herrscht über den eigentlichen Giftproduzenten noch Unklarheit.

Gifte tierischen Ursprungs stellen nur selten ein homogenes Produkt dar. Oft liegen mehrere Toxine in einem Gemisch vor und potenzieren sich gegenseitig in ihrer Wirksamkeit. Interaktionen zwischen verschiedenen Giftkomponenten sind fast die Regel: Hyaluronidasen z. B. erhöhen durch Hydrolyse der Hyaluronsäure die Diffusion hochmolekularer Giftbestandteile in das Interstitium.

Toxine aus tierischen Giften zählen zu den **wirksamsten Naturstoffen** (➤ Tab. 35.46). Sie werden nur von Bakterien-Toxinen übertroffen, sie sind aber weitaus giftiger als z. B. Natriumcyanid. Grundlage hierfür ist ihre hohe Spezifität für bestimmte zelluläre Strukturen wie Rezeptoren oder Ionenkanäle. Dies macht sie zu wichtigen Werkzeugen des Pharmakologen und Biochemikers, die sie zur Aufklärung elementarer Prozesse einsetzen. So gelang die Aufklärung von Funktion und Struktur des Na^+-Kanals durch dessen spezifische Blockade mit Tetrodotoxin. Tierische Gifte wirken stets akut, nur sehr selten treten chronische Effekte auf. Eine überstandene Vergiftung hat daher meist keine Langzeitfolgen. Im Folgenden wird eine Auswahl der wichtigsten tierischen Gifte und ihrer Wirkstoffe vorgestellt.

Tab. 35.46 Toxizität von Toxinen (intravenöse Injektion bei Mäusen)

Toxin	LD_{50} (µg/kg)	Molekülmasse
Botulinustoxin *(Clostridium botulinum)*	0,0003	150 000
Toxin der Krustenanemone *Palythoa* spp.	0,15	2 300
Froschtoxin: Batrachotoxin	2	538
Fischtoxin: Tetrodotoxin	10	319
Muscheltoxin: Saxitoxin	9	281
Skorpiontoxin *(Androctonus australis)*	17	6 800
Schlangengifttoxine		
Taipoxin (Australischer Taipan, *Oxyuranus scutellatus*)	2	42 000
Notexin (Australische Tigerschlange, *Notechis scutatus*)	25	13 500
Kobra-Neurotoxin *(Naja siamensis)*	75	7800
Pflanzentoxin: d-Tubocurarin	500	696
Natriumcyanid	10 000	49

35.11.1 Gifte von marinen Tieren

Aktiv giftige Tiere

Nesseltiere (Coelenteraten) applizieren hoch wirksame Peptide und Proteine mittels ihrer Nesselkapseln (Nematocysten), die sich, ausgelöst durch mechanische oder chemische Reize, explosionsartig entladen. Primär bewirken Gifte von Quallen starke lokale Schmerzen, massive entzündliche Reaktionen der Haut, in der Folge sogar Hautnekrosen. Das Gift der Würfelqualle als (sea wasp, *Chironex fleckeri,* in den Gewässern um Australien und des Südpazifiks) besitzt außerdem kardiotoxische Eigenschaften. Kontakte mit den Tentakeln und damit den Nesselzellen dieser Qualle sind lebensgefährlich, Todesfälle kommen alljährlich vor.

Therapie

Als Erste-Hilfe-Maßnahme nach Vernesselung durch Quallenkontakt wird das Übergießen der auf der Haut haftenden Tentakeln mit Weinessig (5-prozentige Essigsäure) zur Inaktivierung der Nesselzellen empfohlen. Gegen das Gift der Würfelqualle wurde in Australien ein Antiserum entwickelt, seine rasche Anwendung ist oftmals lebensrettend. Ansonsten erfolgt eine Therapie von Quallenvergiftungen symptomatisch.

Aus **Seeanemonen** (Actinien), v. a. aus der verbreiteten Wachsrose (*Anemonia sulcata,* Mittelmeer), wurden als Anemonia-Toxine bezeichneten Peptide isoliert, die aus einer Kette von 27–49 Aminosäuren bestehen (➤ Abb. 35.80) und spezifisch den Na^+-Kanal angreifen, dessen Inaktivierung sie hemmen, wodurch sie eine Dauererregung auslösen. Für den Menschen sind Seeanemonen nur selten gefährlich.

Meeresschnecken der Gattung *Conus* (Kegelschnecken) injizieren ihr Gift mithilfe von zu Pfeilen umgeformten Zähnen. Mit oft über 200 Peptiden stellen die Gifte der Kegelschnecken ein äußerst komplexes und aktives Giftgemisch dar. Die zahlreichen Toxine, Peptidketten aus 13–50 Aminosäuren, sind für den Neuropharmakologen von großem Interesse, da sie hoch spezifisch auf **Ionenkanäle** wirken. So blockieren α-Conotoxine Nicotinrezeptoren, μ-Conotoxine Na^+-Kanäle, ω-Conotoxine (➤ Abb. 35.81) verschiedene Ca^{2+}-Kanäle, κ-Conotoxine spannungsabhängige K^+-Kanäle, δ-Conotoxine halten den Na^+-Kanal offen, um nur einige zu nennen. Die große strukturelle Vielfalt an Conotoxinen – man rechnet bei ca. 700 *Conus*-Arten mit weit über 140 000 Toxinen – bietet dem Pharmakologen ein weites Feld bei der Suche nach neuen Wirkstoffen. Zum Beispiel wurde **Ziconotid** (Prialt®), ein Analogon des ω-Conotoxins, für die Therapie starker chronischer Schmerzen zugelassen. Es handelt sich dabei um ein Peptid, das aus 25 Aminosäuren besteht und N-Typ-Calciumkanäle blockiert. Das Präparat muss intrathekal angewendet werden.

Trotz ihrer Artenfülle verfügen nur wenige **Fische** über Gifte und haben diese ausschließlich zur Verteidigung entwickelt. **Stachelrochen** tragen auf dem Rücken ihres Schwanzes einen oder mehrere Stacheln, die mit Widerhaken und in Längsrinnen mit Giftdrüsen versehen sind. Zur Vergiftung tritt hier eine oft schwerer wiegende mechanische Verletzung hinzu, wenn der Stachel tief in das Gewebe eindringt, wobei die Giftdrüsen entleert werden. Das **Petermännchen** (*Echiichthys*-Arten, Nordsee, Mittelmeer), **Rotfeuerfische** (*Pterois* spp.), **Skorpion-** (*Scorpaena* spp.) und **Steinfische** (*Synanceja* spp.; letztere drei Fischfamilien kommen in tropischen Meeren vor) haben die Strahlen ihrer Rückenflossen zu Stechapparaten umgeformt. In Rinnen der Knochenstrahlen liegen Drüsenpakete, die nur auf äußeren Druck, etwa beim Eindringen in die Haut, ausgepresst und auf diese Weise entleert werden. Es sind in allen Fällen hochmolekulare, instabile Proteine, die den Hauptanteil dieser Fischgifte ausmachen und die neben einem lokalen Ödem starke Schmerzen verursachen. Für den Menschen lebensgefährlich ist keines der Gifte.

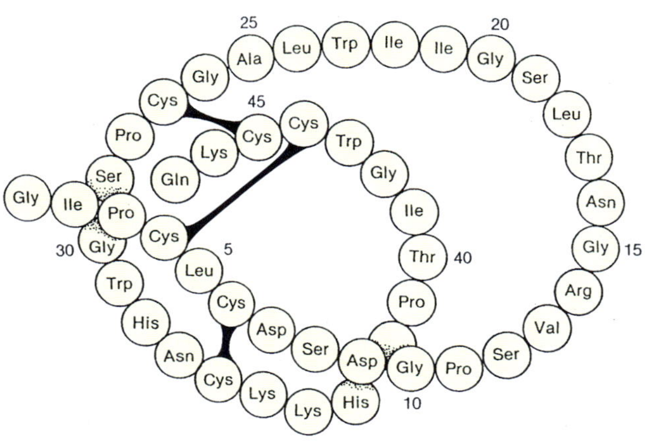

Abb. 35.80 Struktur des Seeanemonen-Toxins ATX II mit drei Disulfidbrücken.

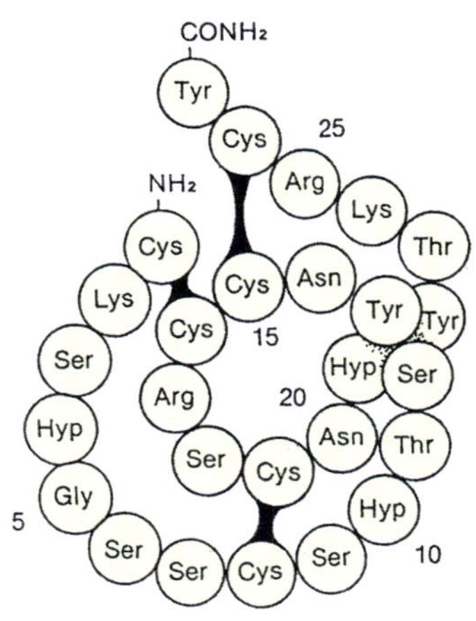

Abb. 35.81 Struktur des ω-Conotoxins aus dem Gift von Kegelschnecken mit drei Disulfidbrücken.

Therapie

Die Therapie ist symptomatisch. Lokalanästhetika können versucht werden.

Passiv giftige Tiere

Vergiftungen nach dem **Verzehr** von Meerestieren sind wesentlich häufiger und ökonomisch wichtiger als akzidentelle Vergiftungen durch Nesseltiere oder Fische. So können Muschel- und Fischvergiftungen oftmals epidemische Ausmaße annehmen und zur Schließung von Aquakulturen führen.

Zu Vergiftungen nach dem Verzehr von **Muscheln** kann es in allen Weltteilen kommen, sie treten sporadisch auch in Europa auf (➤ Abb. 35.82). Muscheln sind Planktonfiltrierer und nehmen aus dem Wasser auch **giftige Algen** (meist **Dinoflagellaten** verschiedener Gattungen) auf, die zu manchen Jahreszeiten als sog. **Algenblüte** (rote Tide) massiv auftreten.

Die **Algentoxine** werden in den Muscheln zu hohen Konzentrationen angereichert und gespeichert. Beim Verzehr dieser Muscheln treten beim Menschen unterschiedliche Vergiftungssymptome auf: **paralytische Symptome** (Parästhesien und Taubheitsgefühl im Mundbereich, fortschreitende Lähmung der Atemmuskulatur), die durch das Purinderivat **Saxitoxin** ausgelöst werden und das wie Tetrodotoxin spannungsabhängige Na^+-Kanäle blockiert; **gastrointestinale Symptome** (Diarrhö), durch Polyether wie die **Okadasäure** ausgelöst (auch ein potenter Inhibitor von Proteinphosphatasen); vom **ZNS ausgehende Symptome** (Koma, Gedächtnisstörungen), die von der **Domosäure,** einer seltenen Aminosäure, bewirkt werden. Domosäure verursacht irreversible Hirnschäden ähnlich wie der Glutamat-Rezeptor-Agonist Kainsäure.

Therapie

Antidote für Muschelvergiftungen gibt es nicht, eine Behandlung erfolgt symptomatisch. Die paralytische (häufigste) Form der Vergiftung ist lebensbedrohlich und erfordert eine intensivmedizinische Behandlung.

Fischvergiftungen, die nicht auf bakterieller Kontamination, sondern auf die Wirkung spezifischer Toxine zurückzuführen sind, stellen ein faszinierendes toxikologisches Problem dar. **Ciguatera** ist eine Vergiftung, die saisonal, teilweise überraschend und nicht vorhersehbar nach dem Verzehr von Speisefischen aus der Karibik und dem tropischen Pazifik (nicht jedoch dem Atlantik) auftritt. Nach anfänglichen gastrointestinalen Beschwerden (Diarrhö, Erbrechen) treten nach wenigen Stunden Störungen des Kalt-Warm-Empfindens sowie ein unerträglicher Juckreiz am ganzen Körper auf. Die Symptome können Wochen, sogar für Monate persistieren und werden durch Toxine im Fisch, **Ciguatoxin** und **Maitotoxin,** komplexe Polyether-Moleküle, ausgelöst (➤ Abb. 35.83). Diese Wirkstoffe werden von Algen (**Dinoflagellaten,** *Gambierdiscus toxicus*) gebildet und über die **Nahrungskette** in herbivoren und carnivoren Fischen angereichert. Raubfische enthalten so oft die höchsten Toxinkonzentrationen, sie beeinträchtigen die Fische selbst jedoch kaum. Ciguatoxin greift spezifisch am Na^+-Kanal an, hält diesen offen, Maitotoxin aktiviert spannungsabhängige Ca^{2+}-Kanäle. Die bei der Vergiftung auftretenden lang anhaltenden Symptome sind jedoch hierdurch nicht zu erklären, die Mechanismen, die dazu führen, sind ungeklärt.

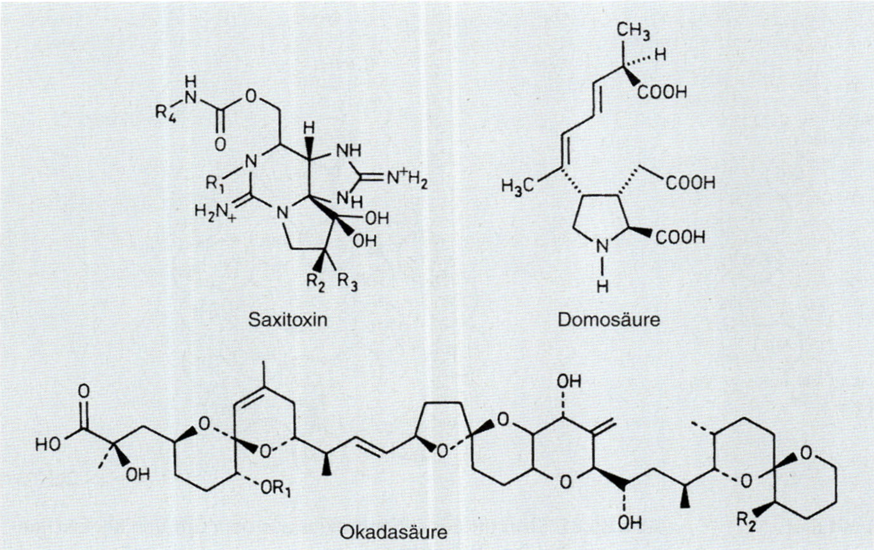

Abb. 35.82 Toxine, die Vergiftungen nach dem Verzehr von Muscheln bewirken.
Saxitoxin, Domosäure, Okadasäure. Die jeweiligen Reste (R) sind mit Wasserstoff substituiert.

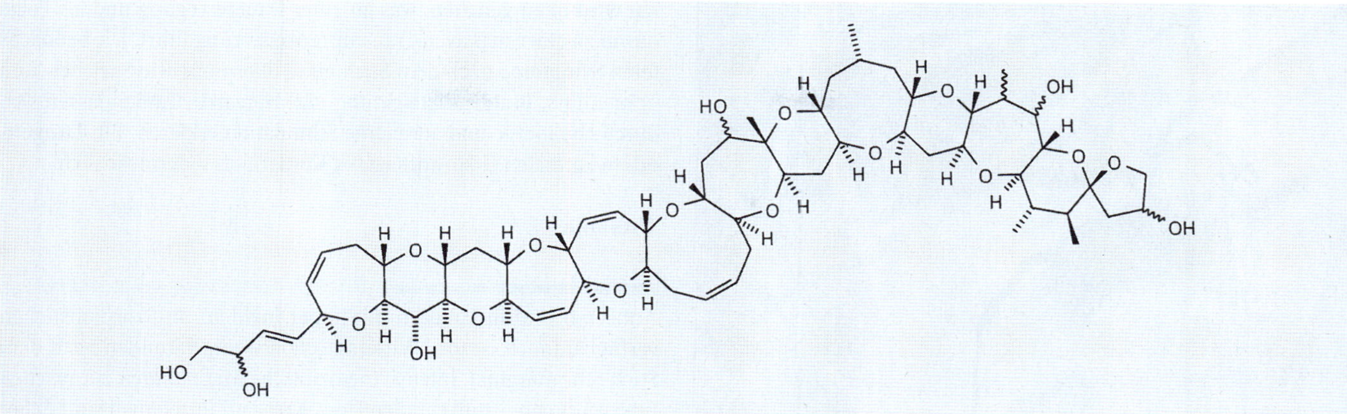

Abb. 35.83 Struktur des Ciguatoxins, das die Fischvergiftung Ciguatera bewirkt.

Therapie

Mannitol-Infusionen in den ersten Stunden der Vergiftung sollen die Beschwerden mindern. Insgesamt ist die Prognose von Ciguatera gut. Komplikationen beruhen eher auf Begleitumständen (Flüssigkeits-, Elektrolytverlust). Todesfälle sind äußerst selten.

Das Fleisch der **Kugelfische,** roh verzehrt, stellt in Japan eine Delikatesse (Fugu) dar. Grundlage hierfür ist die Wirkung eines Toxins, des **Tetrodotoxins** (➤ Abb. 35.87B), das im Fisch enthalten ist und dessen Verzehr (in Maßen) eine leichte Vergiftung auslöst, die sich in Parästhesien im Mundbereich (ähnlich wie bei der paralytischen Muschelvergiftung) äußert. Höhere Dosen (d. h. mehr Fisch) führen zu tödlichen Vergiftungen durch Lähmung der Atemmuskulatur.

Therapie

Ein Antidot zu Tetrodotoxin gibt es nicht, eine Behandlung erfolgt symptomatisch, d. h. Intubation und Beatmung bei Atembeschwerden, bis nach mehreren Stunden Spontanatmung einsetzt.

Tetrodotoxin **blockiert selektiv den spannungsabhängigen Na^+-Kanal,** mithilfe des Toxins wurde dieser Ionenkanal charakterisiert und in seiner Struktur aufgeklärt. Tetrodotoxin ist daher ein wichtiges Hilfsmittel in der Neurophysiologie. Erstaunlicherweise kommt es nicht nur in zahlreichen anderen Meerestieren (Schnecken, Seesterne, Plattwürmer, Pfeilwürmer, Oktopus), sondern auch in einigen Landtieren (Kröten, Frösche, Molche) vor. Sicher ist, dass keines dieser Tiere Tetrodotoxin selbst synthetisieren kann. In Aquarien aufgezogene Kugelfische wie Molche sind ungiftig. Tetrodotoxin wird von Bakterien (z. B. *Vibrio-*, *Bacillus-*, *Alteromonas-* und *Acinetobacter*-Arten) gebildet, die in den betreffenden Tieren angesiedelt sind. Deren Fähigkeit, dieses Toxin in z. T. extrem hohen Konzentrationen im Körper zu speichern, setzt allerdings eine hohe angeborene Resistenz Tetrodotoxin gegenüber voraus.

Schließlich ist noch ein Toxin zu erwähnen, das zu den giftigsten aller tierischen Wirkstoffe zählt: **Palytoxin,** ein komplexes Polyketid, ist in Krustenanemonen, u. a. der Gattung *Palythoa,* enthalten. Es greift an der **Na^+-K^+-ATPase** an und verformt diese zu einem permanent offenen Kanal, was zunächst zu einer Depolarisation der Membran, in der Folge jedoch zu einem völligen Zusammenbruch des osmotischen Gleichgewichts führt. Auch für Palytoxin wird eine bakterielle Herkunft diskutiert, möglicherweise gelangt es auch in die Nahrungskette, so auch in andere Meerestiere.

35.11.2 Gifte von Landtieren

Arthropodengifte

Spinnengifte

Spinnen produzieren ihr Gift in Drüsen, die mit speziellen Mundwerkzeugen (Chelizeren) in Verbindung stehen. Beim Biss wird das Gift injiziert. Obwohl fast alle Spinnen giftig sind, werden nur wenige dem Menschen gefährlich. Die im Mittelmeerraum, inzwischen aber weltweit verbreitete **Schwarze Witwe** (*Latrodectus*-Arten, ➤ Abb. 35.84) enthält in ihrem Gift das sog. α-Latrotoxin, ein Protein mit einer Molekülmasse um 130 000, das gegen Synapsen gerichtet ist. Dort bindet es an zwei unterschiedliche präsynaptische Rezeptoren (Neurexin und Latrophilin), bildet einen Kanal für Kationen und setzt Transmitter wie Acetylcholin, aber auch andere wie Noradrenalin oder γ-Aminobuttersäure frei. Ein rasch nach dem Biss einsetzender **Schmerz,** der überwiegend auf die Rigidität der Muskulatur zurückzuführen ist und den ganzen Körper betrifft, sowie vielfältige durch die massive Transmitterfreisetzung bedingte vegetative Symptome (Schweißausbruch, Speichelfluss etc.) sind für diese Vergiftung charakteristisch. Die Symptome klingen i. d. R. innerhalb von 24 Stunden ab.

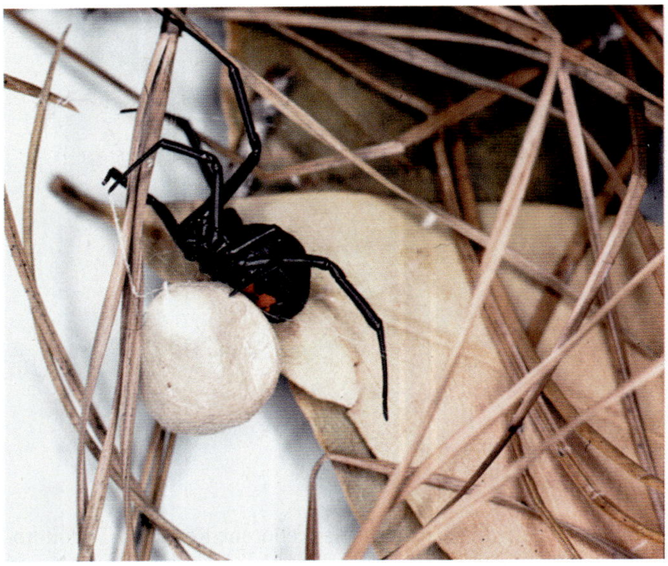

Abb. 35.84 Die Schwarze Witwe *(Latrodectus mactans)*. Sie besitzt ein äußerst potentes Gift. Seine Hauptkomponente ist das α-Latrotoxin, ein Protein, das die Freisetzung von Neurotransmittern an cholinergen und adrenergen Synapsen bewirkt.

Therapie

Antiseren wurden zwar zur Behandlung der Vergiftung entwickelt, sind inzwischen aber kaum mehr verfügbar, ihre Anwendung ist umstritten. Analgetika erweisen sich meist als wirkungslos. Die Vergiftung ist nicht lebensbedrohlich, die Prognose gut.

Von den Giften tropischer Spinnen ist das der **Speispinnen** (*Loxosceles*-Arten) zu erwähnen, deren Biss zu Hautnekrosen führt, die sich kontinuierlich ausdehnen. Verantwortlich hierfür ist u. a. eine Sphingomyelinase (Phospholipase D), die v. a. bei Kindern durch Schädigung der Erythrozytenmembran zur intravasalen Hämolyse mit der Gefahr eines Nierenversagens führt.

Trotz ihrer beeindruckenden Größe sind **Vogelspinnen** (Familie: *Theraphosidae*) für den Menschen praktisch ungefährlich. Ihr Gift enthält neben Polyaminen zahlreiche Peptide, deren Wirkung weitgehend unbekannt ist.

Skorpiongifte

Skorpione sind in manchen Weltregionen (z. B. Nordafrika, Indien, Mexiko, Brasilien) neben den Schlangen die gefährlichsten Gifttiere. Nicht selten hat ihr Stich tödliche Folgen. Unter den mehr als 5000 Skorpion-Arten sind allerdings nur ca. 20 Arten medizinisch bedeutsam. Der Giftapparat der Skorpione, das Telson am Ende ihres Körpers, besteht aus einem gekrümmten Stachel, mit dem sie ihr Gift, das in paarigen Drüsen gebildet wird, injizieren. Die Gifte enthalten eine Vielzahl meist basischer Polypeptide (weniger als 40 oder 60–70 Aminosäuren), die ihre Wirkung an **Ionenkanälen** entfalten (Na^+-, K^+-, aber auch Cl^--Kanäle). Der spannungsabhängige Na^+-Kanal wird offen gehalten, was zu einer Dauererregung und als Folge davon zu einer massiven Transmitterfreisetzung führt. Die beobachteten Symptome nach dem Stich eines Skorpions wie Speichel- und Tränenfluss, Blutdrucksteigerung und Herzarrhythmien lassen sich durch cholinerge und adrenerge Stimulation erklären. Ein **Lungenödem** kardialen Ursprungs ist bei Kindern oft todesursächlich.

Therapie

Antiseren sind in Ländern mit hoher Inzidenz an Skorpionstichen verfügbar, doch ist ihre Wirkung schon wenige Stunden nach dem Stich sehr marginal. Intensivmedizinische Maßnahmen zur raschen Intervention bei auftretenden Herz-Kreislauf Problemen sind daher vordringlich.

Hymenopterengifte

Für den Mitteleuropäer sind **Bienen** und **Wespen** die wichtigsten Gifttiere. Ihr Giftapparat besteht aus Giftdrüse, Giftblase und Stachel, der Widerhaken trägt und mit dem das Gift injiziert wird. Die Gifte setzen sich aus drei Klassen von Wirkstoffen zusammen: biogenen Aminen, Peptiden und Enzymen.

Das **biogene Amin** der Hymenopterengifte, Histamin, erzeugt zwar Schmerz, ist aber in der verfügbaren Menge nicht systemisch giftig. Bienengift enthält pharmakologisch wirksame **Peptide,** von denen **Melittin** mit 26 Aminosäuren das wichtigste ist (➤ Abb. 35.85). Es macht etwa die Hälfte der Trockensubstanz des Gifts aus. Infolge seiner amphiphilen Struktur – die N-terminalen 20 Aminosäuren sind im Wesentlichen hydrophob, die restlichen hydrophil und meist basisch – lagert es sich in biologische Membranen ein. Die Membranschädigung führt zu Kaliumfreisetzung, Zelltod, Mastzelldegranulation, Gefäßerweiterung und damit zu typischen entzündlichen Reaktionen. Neben Melittin enthält das Gift zwei weitere Peptide in kleinerer Menge (1–2 % der Trockensubstanz):

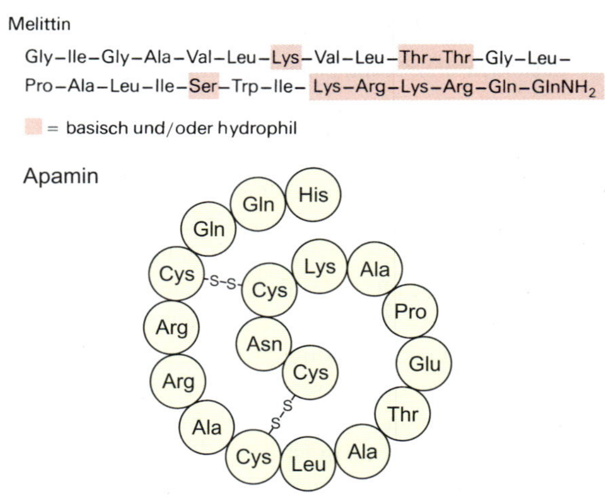

Abb. 35.85 Struktur der Bienengift-Peptide Melittin und Apamin. Letzteres ist intramolekular mit zwei Disulfidbrücken stabilisiert.

- **Apamin,** ein Peptid mit 18 Aminosäuren, das sich durch einen zentralen Angriff auszeichnet (➤ Abb. 35.85). Es verschließt einen Ca^{2+}-abhängigen K^+-Kanal. Der Apamingehalt des Gifts reicht allerdings nicht aus, um den Menschen zu schädigen.
- Ein weiteres Peptid, das **MCD-Peptid** (22 Aminosäuren), degranuliert Mastzellen und setzt dadurch Histamin frei, das an der Lokalreaktion des Bienengifts beteiligt sein dürfte.

Im Wespen- und Hornissengift findet man **kininähnliche** Wirkstoffe. Einige Wespengifte enthalten auch Histamin freisetzende Peptide, sog. Mastoparane.

Bienengift enthält weiterhin zwei **Enzyme,** die auch in Schlangengiften vorkommen. **Hyaluronidase** baut die interstitielle Hyaluronsäure ab und macht so das Gewebe besser durchlässig für die anderen Inhaltsstoffe des Gifts. **Phospholipase A_2** hydrolysiert die Phospholipide von Membranen, wobei Lysolecithin entsteht, das Zellmembranen durchlässig macht und Histamin freisetzt. Wespen- und Hornissengift enthalten zusätzlich eine **Phospholipase B,** die aus Lysolecithin die verbliebene Fettsäure freisetzt.

Keines der Hymenopterengifte ist so toxisch, dass tödliche **Vergiftungen** des gesunden Erwachsenen zu erwarten sind. Dies gilt auch für das Hornissengift, dem man zu Unrecht eine besondere Gefährlichkeit nachsagt. Erst nach mehreren hundert Bienenstichen wird der Patient durch Kreislaufzusammenbruch und zunehmende intravasale Hämolyse gefährdet.

Todesfälle nach einzelnen Bienen- und Wespenstichen kommen gleichwohl vor, sind jedoch allergisch bedingt. Bienen- und Wespengifte zählen zu den aktivsten **Allergenen.** Die Allergie ist meist vom Typ I und durch IgE-Antikörper vermittelt. In schweren Fällen ist ein anaphylaktischer Schock mit massivem Blutdruckabfall und Bronchokonstriktion lebensbedrohlich.

Therapie

Die **lokale Reaktion** auf Hymenopterenstiche spricht auf topische Glucocorticoide oder Antihistaminika nur mäßig an, bedarf aber grundsätzlich keiner Behandlung. Gegen Schwellungen nach einzelnen Stichen genügen kühlende Umschläge.

Bei jedem **anaphylaktischen Schock** ist umgehend ein intravenöser Weg für Volumenzufuhr zu schaffen. Beim schweren Schock ist Adrenalin (i. v.) indiziert. Zur **Prophylaxe** empfiehlt man gefährdeten Patienten, ein Notfallbesteck (Adrenalin) mitzuführen. Eine Desensibilisierungsbehandlung ist wirksam.

Gifte von Amphibien

Die zahlreichen Inhaltsstoffe, die von **Hautdrüsen** vieler Amphibien ausgeschieden werden, dienen diesen Tieren überwiegend als Schutz vor Feinden **(passive Gifte)** und verhindern die Besiedlung durch Mikroorganismen. Für den Menschen stellen sie i. d. R. keine Gefahr dar.

Die Haut vieler Krötenarten *(Bufo)* enthält **Bufadienolide,** die mit den **herzwirksamen Glykosiden** eng verwandt sind. Salamander *(Salamandra salamandra)* scheiden Steroidalkaloide aus. Pfeilgiftfrösche (*Phyllobates, Dendrobates* spp.) enthalten in ihrer Haut eine Vielzahl von Alkaloiden, darunter das Steroid-Alkaloid **Batrachotoxin,** das den spannungsabhängigen **Na^+-Kanal** öffnet (➤ Abb. 35.87A). Die Frösche selbst können diese Wirkstoffe nicht synthetisieren, sondern nehmen sie offenbar aus ihrer Nahrung (Arthropoden) auf, wobei die eigentlichen Produzenten in den meisten Fällen unbekannt sind (➤ Abb. 35.86). Pfeilgiftfrösche (Indianer Südamerikas nutzen deren Hautsekrete als Pfeilgifte) sind im Gegensatz zu den meisten anderen, ungiftigen Fröschen jedoch in der Lage, diese Naturstoffe zu speichern. Das zunächst bei Kugelfischen gefundene **Tetrodotoxin** (➤ Abb. 35.87B) kommt auch in Molchen Nordamerikas *(Taricha* spp., *Notophthalmus viridescens)* vor, wobei auch hier eine bakterielle Herkunft diskutiert wird.

Viele Frösche enthalten in ihrer Haut pharmakologisch wirksame **Peptide.** Manche ähneln Peptidtransmittern bzw. -hormonen der

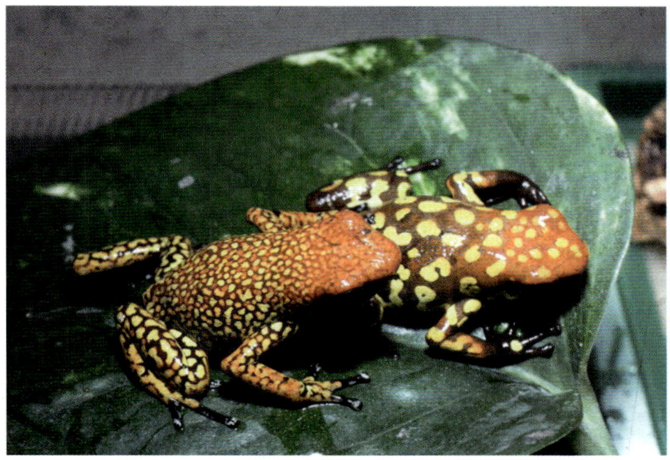

Abb. 35.86 Färberfrösche *(Dendrobates histrionicus).*
Sie enthalten in ihrem Hautsekret zahlreiche toxische Alkaloide, die sie aus ihrer Nahrung beziehen und die spezifisch Ionenkanäle aktivieren oder blockieren.

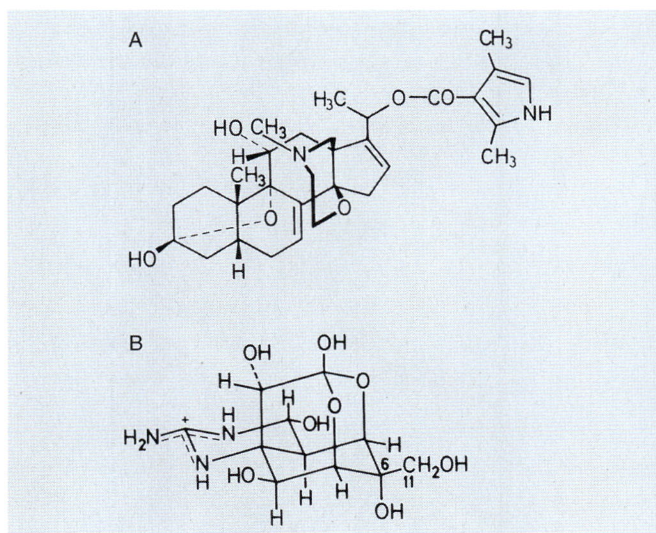

Abb. 35.87 Kanalwirksame Toxine.
A) Batrachotoxin, das Toxin des kolumbianischen Froschs *Phyllobates aurotaenia.*
B) Tetrodotoxin, das Toxin des Kugelfisches und einiger Molche.

Warmblüter. So wirkt **Physalaemin** grundsätzlich wie Bradykinin, aber schneller. **Caerulein** hat 7 seiner 8 C-terminalen Aminosäuren mit dem körpereigenen **Cholecystokinin** gemeinsam. Wie dieses kontrahiert es die glatte Muskulatur des Darms, was beim paralytischen Ileus genutzt wird, und fördert die Pankreassekretion. Seine letzten fünf Aminosäuren entsprechen denen des **Gastrins,** was seine partielle agonistische Wirkung auf die Magensaftsekretion begründet.

Schlangengifte

Schlangen produzieren und speichern ihr Gift in modifizierten, mit Giftzähnen verbundenen Speicheldrüsen beidseits im Oberkiefer. Beim Biss presst die Kiefermuskulatur aus den Drüsen Gift, das durch einen Kanal oder eine Rinne des Zahns in die Wunde fließt.

Schlangengifte sind ein komplexes Gemisch von **Polypeptiden** und **Enzymen.** Sie sind einerseits, was ihre Toxizität angeht, äußerst wirksam, andererseits stellen sie eines der aktivsten Enzymkonzentrate dar, das wir kennen. In ihrer Zusammensetzung sind Schlangengifte hochvariabel, sie sind nicht nur von Familie zu Familie, von Art zu Art, sondern auch individuell verschieden.
Zu den Giftschlangen zählen vier Familien:

- **Viperidae** (Vipern; zu ihnen gehören als Unterfamilie die Grubenottern: Klapperschlangen und Lanzenottern)
- **Atractaspididae** (Erdvipern, zählten früher zu den Vipern)
- **Elapidae** (Giftnattern wie Kobras, Mambas [➤ Abb. 35.88], Kraits, Korallenschlangen, in weiteren Unterfamilien die Seeschlangen)
- **Colubridae** (Nattern; meist für den Menschen ungefährliche Schlangen mit Ausnahme einiger Trugnattern, deren Giftzähne im distalen Teil des Oberkiefers angeordnet sind)

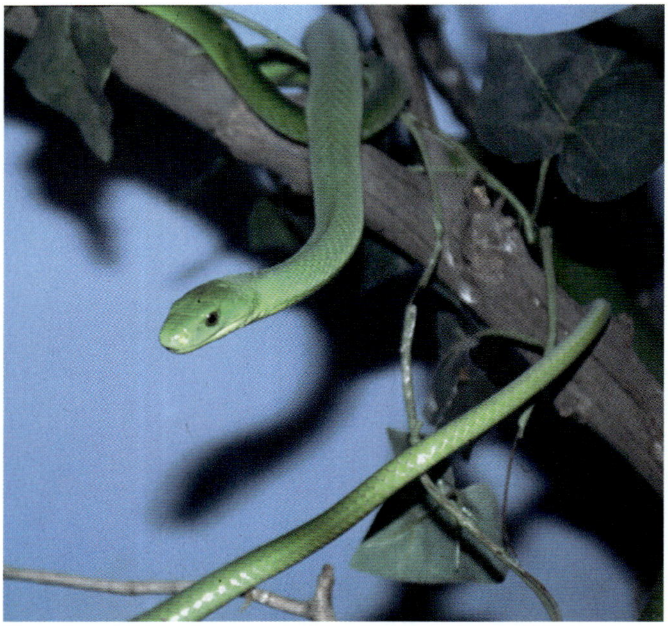

Abb. 35.88 Grüne Mamba *(Dendroaspis angusticeps).*
Sie verfügt über ein Gift, das zahlreiche neurotoxische Polypeptide enthält, die die Erregungsübertragung an motorischen Synapsen unterbrechen.

Giftwirkungen

- Die **neurotoxische Wirkung** ist für die meisten Elapidengifte, aber auch für einige Klapperschlangengifte (u. a. Südamerikanische Klapperschlange, *Crotalus durissus terrificus*) charakteristisch. Spezifische Toxine (z. B. α-Bungarotoxin, Taipoxin, Crotoxin) blockieren die Erregungsübertragung an der Synapse.
- Die **Schädigung der Skelettmuskulatur** ist eine Folge vieler Schlangenbisse. Dunkelbrauner Urin enthält Myoglobin, das aus zerstörter Muskulatur freigesetzt wurde. Hierfür sind hoch aktive Phospholipasen A_2 verantwortlich. Eine intravasale Hämolyse ist hingegen bei Schlangenbissen kaum zu beobachten.
- Eine **Störung der Blutgerinnung** wird v. a. von Vipern- und Grubenotterngiften bewirkt, aber auch von Giften einiger Trugnattern (afrikanischen Baumschlangen wie *Dispholidus typus* und *Thelotornis* spp.). Schon innerhalb weniger Stunden nach dem Biss wird das Blut ungerinnbar **(Verbrauchskoagulopathie)**.
- **Ödem, Hämorrhagie und Nekrose.** Während Schwellungen um die Bissstelle mehr oder weniger ausgeprägt bei fast allen Schlangengiften auftreten, zeichnen sich die Gifte vieler Vipern und Grubenottern durch ausgedehnte lokale Gewebezerstörung mit Nekrosenbildung aus.
- **Herz-Kreislauf-Probleme** treten nach Schlangenbissen meist sekundär, z. B. als Folge massiver Elektrolyt- oder Flüssigkeitsverschiebung (Ödem), auf.

Selten findet man nur ein charakteristisches Symptom, meist treten mehrere gleichzeitig auf. Im Folgenden werden die wichtigsten Schlangengiftbestandteile beschrieben.

Peptide

Sie bestimmen die Vergiftungssymptomatik der meisten Elapidengifte. Es handelt sich hierbei um stark basische Peptide mit Molekülmassen um 6000–8000.

Von besonderer Bedeutung sind **Neurotoxine.** Trotz mancher Unterschiede in der Aminosäurensequenz und der Kettenlänge liegt ihnen eine gemeinsame dreidimensionale Struktur zugrunde, die auch ihre Toxizität bestimmt. Diese Neurotoxine reagieren selektiv mit den **nicotinischen Acetylcholin-Rezeptoren** neuromuskulärer Synapsen und blockieren dadurch, wie Curare-Alkaloide, die Bindung von Acetylcholin. Der mit dem Rezeptor assoziierte Ionenkanal kann sich nicht mehr öffnen; es kommt zur Blockade der Erregungsübertragung. Wegen der sehr niedrigen Dissoziationskonstanten der Toxine ist ihre Bindung an den Rezeptor lang anhaltend, z. T. sogar irreversibel wie α-Bungarotoxin aus dem Gift des chinesischen Kraits *(Bungarus multicinctus).* Dieses Toxin dient daher als pharmakologisches Werkzeug zur Untersuchung des muskulären Nicotinrezeptors.

Eine zweite Peptidgruppe in Elapidengiften stellen **Kardiotoxine** oder **Zytotoxine** dar. Sie erhöhen ganz allgemein die Permeabilität von **Membranen** für Ionen, z. B. von Erythrozyten oder von quergestreifter und glatter Muskulatur, fördern die Histaminfreisetzung aus Mastzellen, erhöhen die Fähigkeit der Phospholipase A_2, Membranphospholipide zu spalten, indem sie das Substrat zugänglicher für das Enzym machen. Die Gesamttoxizität der Elapidengifte wird jedoch von ihren Neurotoxinen bestimmt.

Eine dritte Gruppe von Peptiden sind die in Mambagiften vorkommenden **Dendrotoxine,** sie blockieren spannungsabhängige **K^+-Kanäle.**

Enzyme

Schlangengifte enthalten eine Reihe hoch aktiver Enzyme, wobei es sich mit Ausnahme der L-Aminosäureoxidase durchweg um Hydrolasen handelt. Sie sind teilweise an der Toxizität des Gifts beteiligt, andererseits stellen sie eine wichtige Verdauungshilfe für die Schlange dar, die das Beutetier unzerkleinert aufnimmt.

In Elapidengiften herrschen Phospholipasen A_2 vor, für einige (Kobras und Kraits) ist eine sehr aktive Cholinesterase charakteristisch, während in Viperidengiften zusätzlich Proteasen von großer Bedeutung sind.

Phospholipasen in Schlangengiften sind vom **A_2-Typ.** Die **neurotoxischen Phospholipasen A_2** sind (wie die neurotoxischen Peptide) stark basisch und liegen meist in kovalenter oder salzartiger Bindung mit anderen Giftbestandteilen vor. Der Prototyp neurotoxischer Phospholipasen A_2 ist **β-Bungarotoxin,** das neben dem bereits genannten α-Bungarotoxin im Gift des Chinesischen Kraits *(Bungarus multicinctus)* vorkommt. Weitere neurotoxische Phospholipasen A_2 wie **Taipoxin** (aus dem Gift des Australischen Taipans, *Oxyuranus scutellatus*), **Notexin** (aus dem Gift der Tigerschlange, *Notechis scutatus*) und **Crotoxin** (aus dem Gift der Brasilianischen Klapperschlange, *Crotalus durissus terrificus*) greifen **präsynaptisch** an, führen zunächst zur vollständigen Entleerung der Acetylcholinspeicher und zerstören letztlich die Synapse.

Eine andere Gruppe von Phospholipasen A_2 ist ausschließlich oder zusätzlich (z. B. Notexin) **myotoxisch,** trägt zusammen mit den Proteasen zum lokalen Gewebeuntergang, in diesem Fall der Skelettmuskulatur, bei.

Proteasen findet man reichlich in Viperidengiften, deren Vergiftungsbild durch sie wesentlich bestimmt wird. Dabei ist die unspezifische Eiweißverdauung von geringerer Bedeutung als Störungen der **Gerinnung,** der **Gefäßpermeabilität** und der **Gewebeintegrität.**

Endoproteasen werden, wie Trypsin oder Chymotrypsin, durch Alkylphosphate gehemmt, einige spalten auch Esterbindungen (z. B. synthetischer Aminosäureester). Manche Enzyme wirken allgemein proteolytisch, andere greifen auf vielfältige Weise in die Blutgerinnung ein, wieder andere sind zur Kininfreisetzung befähigt und spalten aus dem Kininogenmolekül des Blutplasmas das pharmakologisch wirksame Bradykinin ab.

Hämorrhagine sind Zink-Metalloproteasen, die auf die Gefäßwand wirken. Es kommt zu ausgedehnten Blutungen in die Subkutis, was zu verstärkter Nekrosebildung führt, wozu möglicherweise auch die Aktivierung des **Tumor-Nekrose-Faktors** α (TNF-α) beiträgt.

Andere Proteasen greifen in das **Gerinnungssystem** ein. In Giften vieler südamerikanischer Grubenottern kommen **thrombinähnliche** Faktoren vor, die primär die Fibrinbildung fördern, um anschließend das Blut im Sinne einer Verbrauchskoagulopathie ungerinnbar zu machen. Das Gift der Sandrasselotter *(Echis carinatus)* bewirkt die **Aktivierung von Thrombin** aus **Prothrombin.** Andere Gifte, so das der *Daboia russelli,* führen **Faktor X in Xa** über. Manche Gifte, z. B. von Klapperschlangen, bauen **Fibrinogen** direkt ab und bewirken eine Ungerinnbarkeit des Blutes.

Das Zusammenwirken unspezifischer und spezifischer Proteasen mit Phospholipasen A_2 erklärt die häufig schweren, mit Hämorrhagien einhergehenden **Gewebezerstörungen.** Auch können die Verminderung des zirkulierenden Blutvolumens, die Freisetzung von Kininen, die intravasale Gerinnung und eine direkte Gefäßerweiterung in einen Kreislaufschock münden.

Darüber hinaus kommen in Schlangengiften noch Phosphoester spaltende Enzyme (Mono- und Diesterasen, Nukleotidasen) vor, die im Vergiftungsgeschehen ebenso wie die L-Aminosäureoxidase wohl keine Rolle spielen. Hingegen scheinen **Hyaluronidasen** als spreading factor an der raschen Resorption des Giftes beteiligt zu sein.

Therapie

Die folgenden Maßnahmen zur **Ersten Hilfe** treffen praktisch für alle Gifttiere zu:

1. Beruhigend auf den Betroffenen einwirken, Panik entgegenwirken.
2. Betroffene Extremität ruhigstellen (Arm in Schlinge, Bein schienen), u. U. Schocklagerung.
3. Ringe und Armbänder entfernen (wegen Ödembildung).
4. Identifizierung des Gifttiers, soweit dies gefahrlos möglich ist.
5. Rascher Transport zum nächsten Arzt oder zur nächsten Klinik.
6. Vitalfunktionen aufrechterhalten (Beatmung, Herzmassage).

Hervorzuheben sind aber auch Maßnahmen, die zu **unterlassen** sind:

- Bissstelle nicht einschneiden, ausschneiden, aussaugen oder auspressen (Gefahr der Gewebeschädigung, Blutungsquelle).
- Extremität nicht abbinden (Stauung des Blutflusses); verhindert nicht die Giftresorption.
- Irgendetwas in die Bissstelle einreiben oder einspritzen.
- Bissstelle kühlen oder erwärmen (Gefahr von Gewebeschäden).
- Alkohol oder Kaffee verabreichen, essen.

Die **spezifische Therapie** einer Vergiftung nach Schlangenbiss stellt die Anwendung von **Antiserum** dar. Polyvalente Antiseren werden gegen mehrere Schlangenarten hergestellt. Es sind Hyperimmunseren (von Pferd oder Schaf), die als Fremdeiweiß entsprechende unerwünschte Arzneimittelwirkungen (Anaphylaxie, Serumkrankheit) hervorrufen können.

Antiseren sind stets anzuwenden, wenn **schwere Vergiftungen** (v. a. bei tropischen Giftschlangen) vorliegen. Sie sind möglichst frühzeitig, intravenös (schnelllaufender Tropf) und stets von einem Arzt zu verabreichen, der auf alle Komplikationen (Anaphylaxie) vorbereitet sein sollte. Je länger der Zeitraum zwischen Biss und Behandlung ist, desto mehr Antiserum ist i. d. R. nötig. Bei Giften, die die Blutgerinnung beeinflussen, ist das Antiserum jedoch in jedem Stadium der Vergiftung wirksam und kann innerhalb weniger Stunden zu normalen Blutgerinnungswerten führen (vorausgesetzt, es ist gegen das betreffende Gift wirksam). Lokale Reaktionen wie Ödem, Hämorrhagie und Nekrosen sind hingegen kaum durch Antiserum zu beeinflussen. In vielen Ländern sind

Antiseren eher Mangelware, einer **symptomatischen Behandlung** kommt daher große Bedeutung zu. Grundsätzlich sind **Schlangenbisse kein chirurgisches Problem.** Eine Kompartmentbildung aufgrund eines massiven Ödems ist eine extreme Ausnahme. Wie bei den meisten Vergiftungen durch Tiere ist eine überstandene Vergiftung nach Schlangenbiss, abgesehen von Nekrosen um die Bissstelle, was unter Umständen zu Amputationen führt, ansonsten folgenlos.

35.11.3 Tierische Gifte in der Forschung und als Arzneistoffe

Zahlreiche Toxine tierischen Ursprungs haben eine große Bedeutung als Werkzeuge in der experimentellen Pharmakologie bzw. in den Neurowissenschaften. ➤ Tab. 35.47 gibt einen Überblick.

Obwohl ihre strenge Spezifität sie eigentlich zu einem idealen **Pharmakon** macht, stellt ihre gleichwohl hohe Toxizität ein Hindernis dar. So werden bisher nur wenige dieser Stoffe **therapeutisch** genutzt. **Hirudin** ist ein Peptid aus der Speicheldrüse des Blutegels *(Hirudo medicinalis)*, das selektiv Thrombin durch Bildung eines hoch affinen Komplexes hemmt. **Schlangengiftenzyme** werden als Präparate wie Arvin® oder Ancrod® in der Thrombosetherapie (heute allerdings nur selten) eingesetzt. Peptide aus dem Gift der Lanzenotter *(Bothrops jararaca)* hemmen den Abbau von Bradykinin und stellen Inhibitoren des Angiotensin-Conversions-Enzyms (ACE) dar. Sie bildeten die Grundlage zur Entwicklung des Captoprils. **Ziconotid** (Prialt®), ein synthetisches Peptid-Analogon des ω-Conotoxins aus dem Gift der Kegelschnecke *(Conus magus)*, wird – wie oben erwähnt – zur Behandlung chronischer Schmerzen eingesetzt. Zweifellos ist das Potential tierischer Gifte für die Arzneistoffentwicklung keineswegs ausgeschöpft.

Tab. 35.47 Beispiele zur Nutzung von Inhaltsstoffen tierischer Gifte zum Studium physiologischer Prozesse

Objekt	Substanz	Effekt
Spannunsabhängige Na^+-Kanäle	Tetrodotoxin, Saxitoxin, µ-Conotoxin	Verschluss
	Seeanemonentoxine, Skorpiontoxine	Verhütung des Verschlusses
	Batrachotoxin	Förderung der Öffnung
	β-Skorpiontoxine	Öffnung und Hemmung des Verschlusses
Ca^{2+}-aktivierte spannungsabhängige Ca^{2+}-Kanäle	Apamin (Bienengift)	Verschluss
	Dendrotoxin aus Mambagift, verschiedene Conustoxine	Verschluss
	mehrere Skorpiontoxine	Verschluss
	ω-Conotoxine (Kegelschneckengift)	Verschluss
Na^+-K^+-ATPase	Palytoxin aus Krustenanemonen	Transformation in Pore
Synapsen	Latrotoxin aus Spinnengift	Förderung der Transmitterfreisetzung
	präsynaptisch wirkende Phospholipasen A_2	nach Förderung Hemmung der Transmitterfreisetzung
n-ACh-Rezeptoren	Elapiden-Neurotoxine, α-Conotoxine	Blockade des Rezeptors
	Histrionicotoxin (Froschtoxin)	Blockade des Kanals
Membranstruktur	Melittin	Nutzung als Membranprobe
Phosphorylierte Proteine	Okadasäure	Hemmung einer Proteinphosphatase
Blutgerinnung	Hirudin	Hemmung von Thrombin
	Schlangengiftenzyme	Aktivierung verschiedener Gerinnungsfaktoren

35.12 Giftpflanzen, Pflanzengifte

Dirk Hoffmeister

Die Zahl der giftigen Pflanzenarten geht in die Tausende, ihre Gefährlichkeit wird allerdings eher überschätzt. Nur wenige Arten sind so giftig, dass schon die versehentliche Einnahme einer kleinen Menge lebensgefährlich ist. Besonders Kinder vergiften sich durch den Verzehr von Beeren oder anderen Pflanzenteilen. Nach Haushaltsmitteln und Medikamenten liegen die Giftpflanzen mit 15–20 % an dritter Stelle der Vergiftungsursachen bei Kindern. Dabei sollte berücksichtigt werden, dass insgesamt die Zahl schwerwiegender oder tödlicher Vergiftungen durch Pflanzen gering ist.

Zweifelhafte Beliebtheit erlangten Pflanzengifte für Morde an einzelnen Personen, die politisch unbequem geworden waren. Ein bekanntes Beispiel ist das 1978 begangene Attentat auf den bulgarischen Dissidenten und Journalisten Georgi Markow. Ein Unbekannter verletzte ihn scheinbar unabsichtlich mit der Spitze eines Regenschirms, die mit einer ricinhaltigen Metallkapsel präpariert war. Markow erkrankte innerhalb kurzer Zeit und starb nach drei Tagen. Die Menge an Gift, die in seinen Körper gelangte, wurde auf höchstens ein Viertel Milligramm geschätzt.

35.12.1 Giftstoffe mit Wirkung auf den Ionentransport

Aconitin aus *Aconitum napellus* (Blauer Eisenhut, Ranunculaceae)

Der Blaue Eisenhut wird als die giftigste Pflanze der heimischen Gärten angesehen. Einer seiner zahlreichen Inhaltsstoffe ist das Diterpenalkaloid Aconitin (Formel in ➤ Abb. 35.89), das v. a. in der Knolle und im Samen (bis zu 2 %) vorkommt. Es handelt sich dabei um einen Benzoesäureester des Aconins, formal ein Nor-diterpenalkaloid. Aconitin ist auch in anderen Pflanzenteilen nachweisbar, doch schwankt der Gehalt in Blättern und Blüten saisonal stark.

Dieses Toxin kommt auch in anderen Pflanzen der Gattung *Aconitum* vor. Besonders giftig ist der in Indien vorkommende Eisenhut

35

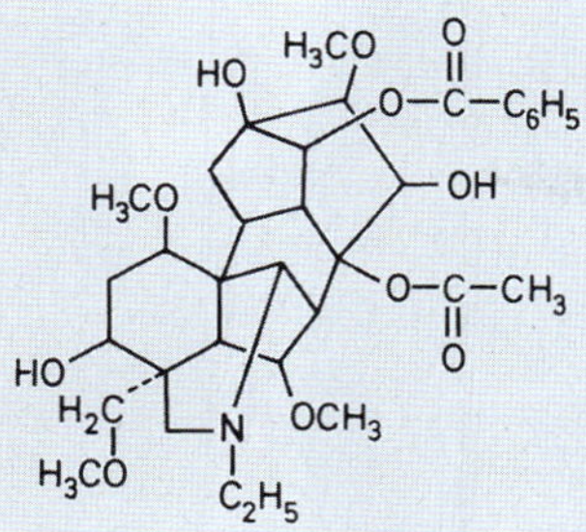

Abb. 35.89 Aconitin aus dem Blauen Eisenhut *(Aconitum napellus).*

Aconitum ferox, dessen Extrakt als Pfeilgift verwendet wurde. *Aconitum vulparia* (Gelber Eisenhut) enthält das ebenfalls sehr toxische Norditerpenalkaloid Lycaconitin. Aconitinähnliche Alkaloide, die jedoch erheblich weniger toxisch sind, findet man in Ritterspornarten *(Consolida regalis, Consolida ajacis, Delphinium elatum).* **Acetylandromedol,** das zusammen mit anderen, z. T. veresterten, Diterpenen in Heidekrautgewächsen *(Ericaceae)* vorkommt, ist die Ursache von Massenvergiftungen durch pontischen Honig, der von Rhododendronblüten stammt. Die Wirkung ähnelt der des Diterpenalkaloids Aconitin.

Pharmokodynamik

Aconitin ist ein Na^+-Kanal-Agonist. Es aktiviert entweder spannungsabhängige Na^+-Kanäle direkt oder verhindert deren Schließen. Der verlängerte Natriumeinstrom führt zunächst zu einer gesteigerten Erregbarkeit, später zur Lähmung. Eine gleiche Wirkung zeigen Veratridin und auch das Froschgift Batrachotoxin (➤ Kap. 35.11.2) sowie die Insektizide Pyrethrin und Chlorphenotan (DDT; ➤ Kap. 35.6.24 und ➤ Kap. 35.6.2).

Vergiftung

Vergiftungen durch den Eisenhut kommen selten durch den Verzehr von Pflanzenteilen vor, da die Pflanze brennend scharf schmeckt, jedoch sind Vergiftungen durch heute obsolete aconitinhaltige Arzneistoffe oder obskure Kräutertees dokumentiert. Als tödliche Menge Aconitin gelten 3–6 mg oder 2–15 g Eisenhutwurzel. Bei Vergiftungen kommt es zunächst zu Missempfindungen wie Kribbeln, Brennen, Taubheitsgefühl im Mund und an den Gliedmaßen, das sich später über den ganzen Körper ausbreitet. Übelkeit, Erbrechen und Diarrhöen treten auf. Typisch sind starke Schmerzen in verschiedenen Körperregionen. Herzrhythmusstörungen bis hin zu Kammerflimmern und Atemlähmung führen letztendlich zum Tod.

Therapie

Nach Giftentfernung durch Magenspülung sind Therapiemaßnahmen zur Behandlung der Symptome zu ergreifen.

Veratrumalkaloide aus *Veratrum album* (Weißer Germer, Melanthiaceae)

Der Weiße Germer (➤ Abb. 35.90) hat als Giftpflanze Bedeutung erlangt, da er in nichtblühendem Zustand eine gewisse Ähnlichkeit mit dem Gelben Enzian aufweist, der zur Branntweinherstellung verwendet wird. Der Germer verursacht heftiges Erbrechen. Inhaltsstoffe sind Veratrumalkaloide, die aus einem C_{27}-Steroidgerüst aufgebaut sind. Hauptkomponenten sind Veratridin, Protoveratrin A und B und Jervin. Veratrumalkaloide verhindern ähnlich wie Aconitin die Inaktivierung von Na^+-Kanälen.

Vergiftung

Vergiftungen äußern sich zunächst in einem Brennen im Mund-Rachen-Raum, häufig mit Niesreiz einhergehend. Schnell treten dann Taubheitsgefühl, Erbrechen und Durchfälle hinzu, Atemstörungen, Arrhythmien, schwacher, bradykarder Puls und Kollaps bei bis zuletzt erhaltenem Bewusstsein folgen. In schweren Fällen kann der Tod bereits 3 Stunden nach der Intoxikation einsetzen. Auch bei leichteren Vergiftungen können Arrhythmien noch tagelang weiterbestehen.

Therapie

Nach Giftentfernung durch Magenspülung sind symptomatische Therapiemaßnahmen zu ergreifen, ggf. Atropin zur Behandlung der Bradykardie.

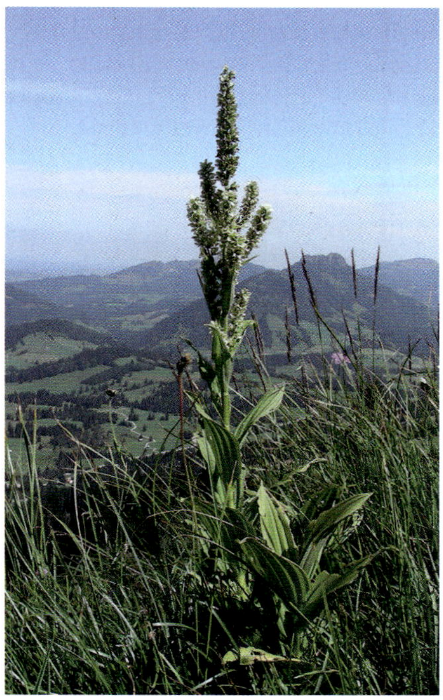

Abb. 35.90 Weißer Germer *(Veratrum album).*
Er wächst auf feuchten Wiesen der montanen und subalpinen Höhenstufe.

Cicutoxin aus *Cicuta virosa* (Wasserschierling, Apiaceae)

Das C_{17}-Polyin **Cicutoxin** (➤ Abb. 35.91) ist der Hauptgiftstoff des Wasserschierlings *(Cicuta virosa)*, einer der giftigsten Pflanzen weltweit. Das Cicutoxin findet man in allen Pflanzenteilen, vorwiegend jedoch in der Wurzel. 2–3 g der Wurzeln genügen, um einen Menschen zu töten. Die Giftwirkungen setzen nach etwa 20 Minuten ein.

Ähnlich dem Cicutoxin wirkt das in der **Hundspetersilie** *(Aethusa cynapium)* gefundene Polyin **Aethusin** (Formel in ➤ Abb. 35.91). Vergiftungen kommen durch Verwechslung mit Gartenpetersilie vor – überraschenderweise, da Hundspetersilie einen sehr unangenehmen Geruch nach Mäuseurin aufweist.

Pharmakodynamik

Cicutoxin blockiert $GABA_A$-Rezeptoren, außerdem wurde eine Beeinflussung der Funktion von K^+-Kanälen nachgewiesen.

Vergiftung

Die Symptome einer Vergiftung sind Brennen im Mund- und Rachenbereich, Übelkeit, Erbrechen und Abdominalschmerzen. Nach kurzer Zeit treten zentrale Krampfanfälle auf. Bei starker Vergiftung kann der Tod bereits nach 1 Stunde durch Atemlähmung eintreten.

Therapie

Gabe von medizinischer Kohle. Zur Behandlung der Krämpfe werden Benzodiazepine oder Barbiturate eingesetzt. Je nach Schwere der Vergiftung muss der Patient mit peripheren Muskelrelaxantien behandelt und dabei künstlich beatmet werden.

Herzwirksame Glykoside

Die therapeutisch eingesetzten Herzglykoside des Fingerhuts *(Digitalis;* ➤ Abb. 35.92), einiger *Strophanthus*-Arten und der Meerzwiebel *(Urginea maritima)* werden in ➤ Kap. 17.2.4 ausführlich dargestellt. Die Vergiftungserscheinungen gleichen i. d. R. denen der Digoxinvergiftung (Arrhythmien, Benommenheit, Sehstörungen, Übelkeit, Halluzinationen) und werden wie diese behandelt (➤ Kap. 17.2.4). Ausnahmen stellen Vergiftungen durch die Christrose *(Helleborus niger)* und das Pfaffenhütchen *(Euonymus europaea)* dar; sie werden meist von einer schweren Gastroenteritis beherrscht, für die bei der Christrose das lokal reizende Protoanemonin, beim Pfaffenhütchen Alkaloide und weitere, noch unbekannte Stoffe verantwortlich sind. Bei Vergiftungen mit dem Pfaffenhütchen treten Symptome erst nach einer Latenzzeit von mehreren Stunden auf.

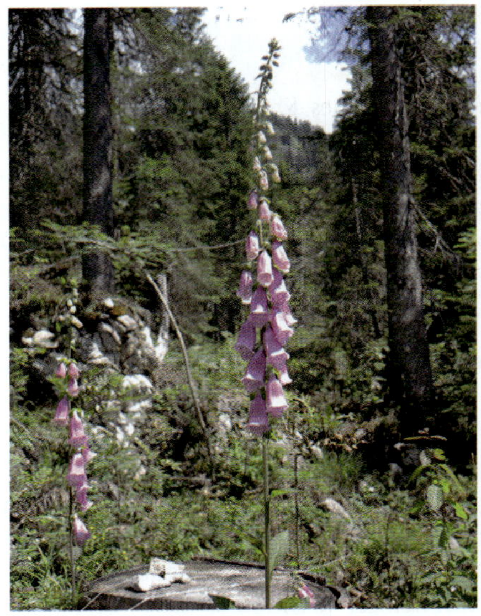

Abb. 35.92 Roter Fingerhut *(Digitalis purpurea)*.
Er wächst an Waldrändern und in lichten Wäldern, bevorzugt auf kalkarmem Boden, wird aber auch als Zierpflanze angebaut.

35.12.2 Giftstoffe mit Wirkung auf Neurotransmitterrezeptoren

Strychnin aus *Strychnos nux-vomica* (Brechnussbaum, Loganiaceae)

Strychnin ist ein Indolalkaloid aus dem Samen des Brechnussbaums, eines ca. 10 Meter hohen Baumes, der in Südostasien vorkommt. In manchen Ländern wird Strychnin auch heute noch als Pestizid eingesetzt. Vergiftungen mit Strychnin sind aufgrund seines bitteren Geschmacks sehr selten. Beschrieben werden jedoch Vergiftungen bei Cocainkonsumenten, deren Rauschgift Strychnin beigemengt wurde. Für den erwachsenen Menschen sind bereits 100–300 mg Strychnin tödlich. Vergiftungserscheinungen treten bereits nach 30 Minuten auf.

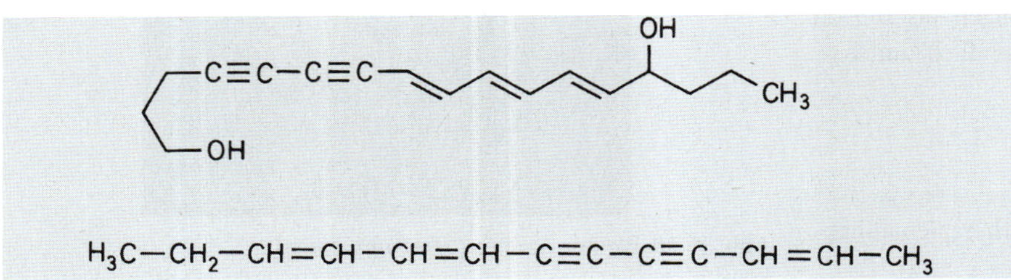

Abb. 35.91 Cicutoxin (oben) und Aethusin (unten).

35

Vergiftung

Strychnin ist ein typisches Krampfgift, das Glycinrezeptoren blockiert (➤ Kap. 2.3.8). Nach einer Vergiftung treten zuerst eine Steifheit der Gesichts- und Nackenmuskulatur sowie Hyperreflexie auf. Geringe sensorische Reize können zu starken Muskelspasmen führen. Es folgt ein tetanusähnliches Bild mit Opisthotonus, das bei vollem Bewusstsein erlebt wird. Der Tod tritt durch Ateminsuffizienz und Laryngospasmen ein.

Therapie

Zur Behandlung werden Benzodiazepine eingesetzt. Je nach Schwere der Vergiftung muss der Patient mit peripheren Muskelrelaxantien behandelt und dabei künstlich beatmet werden.

(S)-Hyoscyamin aus *Atropa belladonna* (Tollkirsche, Solanaceae)

Die Tollkirsche, ein etwa 2 m hoher Strauch, nimmt eine führende Stellung in den Statistiken der Giftnotrufzentralen im Bereich Pflanzenvergiftungen ein. Vergiftungen entstehen zum größten Teil durch den Genuss der saftigen, glänzend schwarzen, fad-süß schmeckenden Beeren. Alle Pflanzenteile von *Atropa belladonna* (➤ Abb. 35.93) enthalten Alkaloide (Tropanalkaloide). Von toxikologischer Bedeutung sind das (S)-Hyoscyamin, Atropin (das Razemat aus [S]- und [R]-Hyoscyamin), ferner Scopolamin.

Weitere wegen ihres Gehalts an (S)-Hyoscyamin giftige Pflanzen sind der Weiße Stechapfel *(Datura stramonium)*, die Engelstrompete *(Datura suaveolens)*, das Bilsenkraut *(Hyoscyamus niger)*, das Krainer Tollkraut (*Scopolia carniolica)* und die Alraune *(Mandragora officinarum)*.

(S)-Hyoscyamin und Scopolamin sind kompetitive Antagonisten des Acetylcholins. Die Wirkungen sind in ➤ Kap. 3.2 eingehend beschrieben.

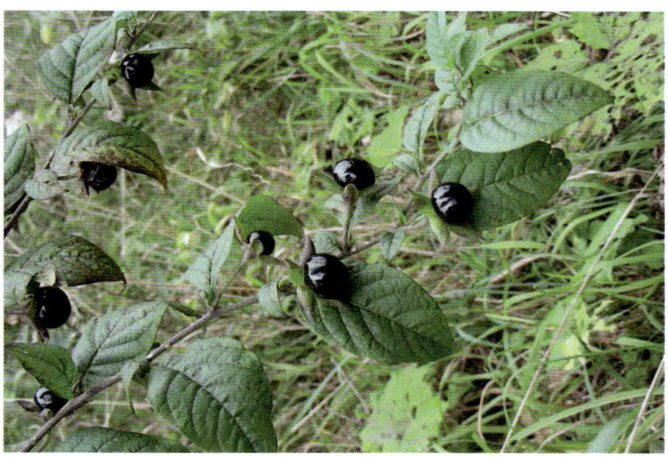

Abb. 35.93 Die Tollkirsche *(Atropa belladonna)*. Sie wächst an Waldrändern oder auf Lichtungen.

Vergiftung

Die Symptome der Vergiftung mit *Atropa belladonna* sind dosisabhängig (➤ Kap. 3.3.5). Neben Mundtrockenheit, Pupillenerweiterung, Sehstörungen und Tachykardie (ab 0,5–1 mg Atropin) treten bei höheren Dosen zusätzlich Schluckbeschwerden, Sprachstörungen, bei hohen Dosen (ab etwa 10 mg) psychomotorische Effekte wie Erregung, Weinkrämpfe, Halluzinationen, Bewusstseinstrübung und Wutanfälle auf. Die Haut ist rot, heiß und trocken. Unbehandelt tritt der Tod durch Koma, Atemlähmung und Herzstillstand ein. Als tödliche Dosis gelten für Kinder bereits 3–4 Beeren und bei Erwachsenen 10–12 Beeren. Bei Vergiftungen mit *Datura-* und *Hyoscyamus*-Arten treten die zentral dämpfenden Wirkungen des Scopolamins in den Vordergrund.

Therapie

Magenspülung (innerhalb der ersten Stunde) und/oder medizinische Kohle. Als spezifisches Antidot wird Physostigminsalicylat gegeben. Bei Erregtheit und Krämpfen sind Benzodiazepine angezeigt. Eine Einweisung in ein Vergiftungszentrum sollte veranlasst werden.

Nicotin aus *Nicotiana tabacum* (Tabak, Solanaceae)

Nicotiana tabacum ist ein einjähriges Kraut, das besonders in den Tropen und Subtropen, aber auch in warmen Gegenden Europas angebaut wird. In Deutschland wird Tabak v. a. am Oberrhein kultiviert.

In allen Pflanzenteilen kommt das hoch giftige Alkaloid **Nicotin** vor. Der Nicotingehalt im trockenen Tabakblatt liegt bei 0,5–18 %. Weitere wichtige *Nicotiana*-Alkaloide sind das Cotinin und Anabasin. Zu den Wirkungen von Nicotin ➤ Kap. 3.5 und ➤ Kap. 35.9.

Vergiftung

Leichte Vergiftungen äußern sich durch Symptome wie Übelkeit, Schwindel, Kopfschmerzen, Erbrechen, Durchfall und Tremor der Hände. Bei schweren Vergiftungen treten Kreislaufversagen, cholinerge Symptome, Erregtheit und zentrale Krämpfe, schließlich Herzstillstand und Atemlähmung auf.

Eine Zigarette kann bis zu 20 mg Nicotin enthalten; der Verzehr von 4–6 Zigaretten kann für einen Erwachsenen tödlich sein. Vergiftungen von Kindern wurden beschrieben, da diese von Erwachsenen achtlos zurückgelassene Zigarettenkippen gelutscht oder geschluckt haben.

Therapie

Bei geringen Mengen und Fehlen von Symptomen wird bei der Ingestion von Zigaretten abgewartet (z. B. ½ Zigarette bei einem

Kind > 10 kg). Bei größeren Mengen (> 2 Zigaretten) wird die Gabe von medizinischer Kohle empfohlen. Krämpfe werden mit Benzodiazepinen behandelt. Bei Vergiftungen über die Haut empfiehlt sich eine gründliche Reinigung mit Seife und sehr viel Wasser.

Salvinorin A aus *Salvia divinorum* (Wahrsagesalbei, Lamiaceae)

Der sogenannte Wahrsagesalbei *Salvia divinorum* hat in den vergangenen Jahren als illegale Rauschdroge toxikologische Relevanz erlangt. Die Pflanze selbst kommt wild nur in einem eng umgrenzten Gebiet Zentralamerikas vor. Sie enthält ein Gemisch verschiedener diterpenoider, nichtalkaloider Inhaltsstoffe, darunter das **Salvinorin A** (➤ Abb. 35.94), das bereits in Dosen von unter 200 µg wirksam ist. Damit stellt Salvinorin A eine der potentesten bekannten psychoaktiven Substanzen dar. Wirkung und Wirkmechanismus unterscheiden sich jedoch erheblich von denen anderer Halluzinogene: Salvinorin A ist ein hoch selektiver Agonist des κ-Opioid-Rezeptors, besitzt aber keinerlei serotonerge Effekte wie die prototypischen Psychotropika LSD, Mescalin oder Psilocybin.

Vergiftung

Die Wirkung von Salvinorin A ist individuell und von der Dosis abhängig, jedoch wird bei moderaten Dosen häufig von veränderter räumlicher Wahrnehmung, ebenso vom Sehen geometrischer, fraktaler Muster berichtet. Höhere Dosen können mit einem völligen Verlust des Körpergefühls einhergehen, ebenso mit dem Gefühl, sich in Objekte zu verwandeln oder mit ihnen zu verschmelzen, oder einer Trennung von Körper und Geist. Die unter dem Einfluss hoher Dosen Salvinorin A traumhaft-halluzinierend erfahrenen Eindrücke werden als Realität erlebt. Besonders bemerkenswert sind übereinstimmende Berichte, wonach Konsumenten sich frappierend präzise an lang zurückliegende Ereignisse, z. B. aus früher Kindheit, erinnern können.

Für Salvinorin A sind weder Toleranzbildung noch physische oder psychische Abhängigkeiten belegt. Letztere sind wegen der immens intensiven Eindrücke und der fehlenden emotionalen Veränderung des Konsumenten (kein Gefühl der Belohnung, kein Erleben von Glück oder Euphorie etc.) auch nicht wahrscheinlich. Der Toxikologie fehlen hier allerdings noch Langzeitbeobachtungen, ebenso bezüglich Organschäden im Zusammenhang mit Aufnahme von Salvinorin A.

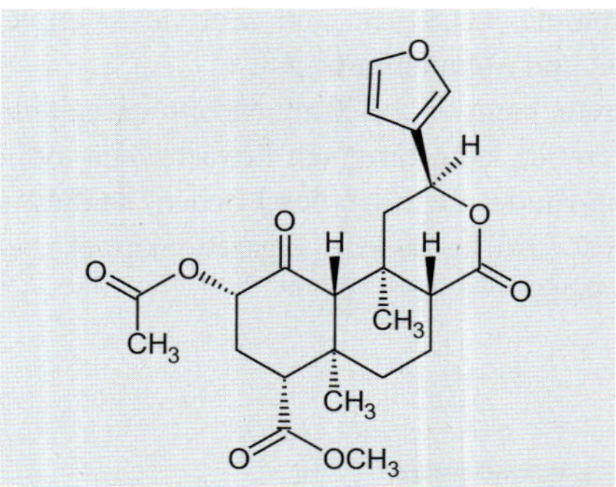

Abb. 35.94 Salvinorin A, der psychotrope Inhaltsstoff von *Salvia divinorum*.

Therapie

Die Symptome klingen ohne Therapie nach 30–60 Minuten ab.

Coniin aus *Conium maculatum* (Gefleckter Schierling, Apiaceae)

Obgleich *Conium maculatum* eine sehr giftige Pflanze ist, spielt sie in der Statistik der Vergiftungen nur eine untergeordnete Rolle, vermutlich weil die Pflanze unangenehm schmeckt und nach Mäuseurin riecht. Vergiftungen (v. a. beim Vieh) treten durch Verzehr von Blättern auf, aber auch durch Verwechslung seiner Früchte mit Anisfrüchten.

Der Gefleckte Schierling enthält ein Gemisch an Alkaloiden; Hauptalkaloide sind **Coniin** (➤ Abb. 35.95) und γ-Conicein. Sie kommen in allen Pflanzenteilen, besonders aber in den Früchten vor. Die tödliche Dosis von Coniin liegt bei 500 mg.

Pharmakodynamik

Beide Alkaloide wirken auf das zentrale und periphere Nervensystem durch Bindung an Nicotinrezeptoren wie Nicotin. Sie weisen einerseits eine hohe Spezifität für Rezeptoren an den autonomen Ganglienzellen und Nervenendigungen auf, binden jedoch auch an Rezeptoren der quergestreiften Muskulatur, worauf ihre curareähnliche Wirkung beruht. Coniin und γ-Conicein werden durch Schleimhäute des Magen-Darm-Trakts, die Mundschleimhaut und durch die Haut rasch resorbiert. Coniin weist teratogene Eigenschaften auf, die tierexperimentell nachgewiesen wurden.

Vergiftung

Die Symptome treten nach 1–2 Stunden auf. Brennen im Mund, Übelkeit, Erbrechen und Leibschmerzen sind erste Symptome. Rasch kommen Muskelzittern und Krämpfe hinzu. Lähmungserscheinungen treten zunächst an den Beinen auf, um sich später auf die gesamte Skelettmuskulatur auszudehnen (aufsteigende Lähmung). Der Tod tritt durch Atemlähmung ein.

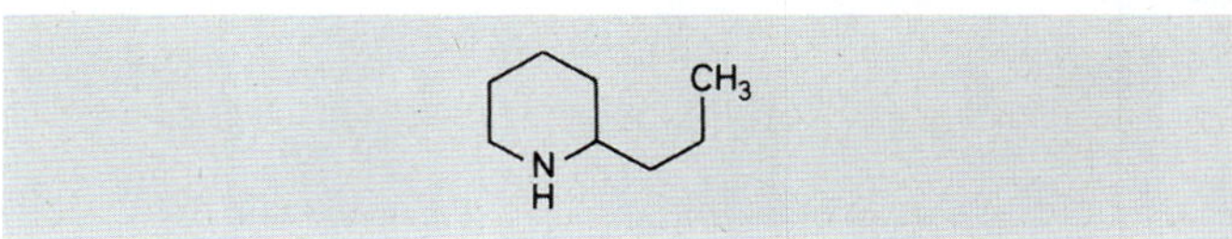

Abb. 35.95 Coniin aus dem Gefleckten Schierling *(Conium maculatum)*.

Therapie

Die Therapie konzentriert sich zu Beginn auf die Dekontamination. Die sofortige Gabe von medizinischer Kohle wird empfohlen. Die rechtzeitige endotracheale Intubation und Beatmung können lebensrettend sein.

Cytisin aus *Laburnum anagyroides* (Gemeiner Goldregen, Fabaceae)

Der im Frühjahr blühende Goldregen bildet im Juli zunächst seidig behaarte, später braun werdende Hülsenfrüchte aus. Neben den erbsenähnlichen, dunkelbraunen Samen enthalten auch die Blüten das stark giftige **Cytisin** (LD_{50} [Katze, per os] 3 mg/kg), das durch Bindung an Nicotinrezeptoren wie Nicotin wirkt.

Der Goldregen nimmt in der Statistik der Vergiftungen eine führende Rolle ein, besonders Kinder sind betroffen. Die Intoxikationen verlaufen fast nie tödlich, da die Patienten nach Verzehr von Pflanzenteilen fast immer erbrechen müssen, somit können nur geringe Mengen Cytisin resorbiert werden.

Vergiftung

In den meisten Fällen liegen gastrointestinale Beschwerden vor. Bei schweren Vergiftungen werden Symptome ähnlich einer Nicotinvergiftung beobachtet (s. Vergiftungen mit *Nicotiana tabacum* und *Conium maculatum*).

Spartein aus *Cytisus scoparius* (Besenginster, Fabaceae)

Cytisus scoparius (➤ Abb. 35.96) enthält neben anderen Pflanzen aus der Familie der Schmetterlingsblütler (Fabaceae), wie z. B. *Genista germanica, Lupinus luteus,* das **Spartein** (➤ Abb. 35.97), ein Chinolizidinalkaloid.

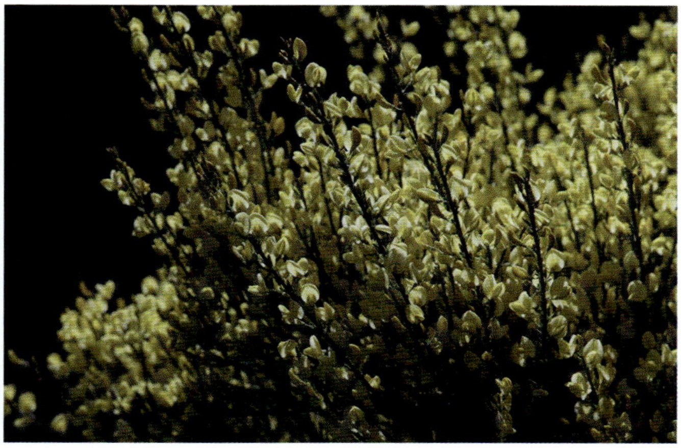

Abb. 35.96 Blühender Besenginster *(Cytisus scoparius)*
Der Strauch wird bis zu 2 m hoch und gedeiht auf Lehm- und Sandböden an Waldrändern und auf Heiden.

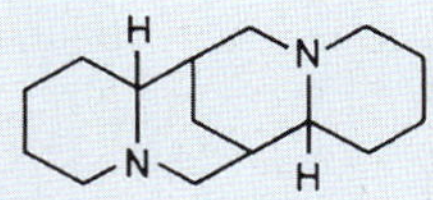

Abb. 35.97 Spartein aus dem Besenginster *(Cytisus scoparius).*

Pharmakodynamik

Wegen des Sparteins wurden Extrakte des Besenginsters als pflanzliche Antiarrhythmika eingesetzt. Spartein wirkt chinidinähnlich (➤ Kap. 17.1.3), d. h., es hemmt die Erregungsbildung und -leitung am Herzen, zusätzlich hat es peripher auch nicotinähnliche Wirkungen. Vergiftungen beim Menschen durch den Verzehr von Pflanzenteilen des Besenginsters sind sehr selten, sie ereignen sich eher durch sparteinhaltige Arzneistoffe. Diese Vergiftungen treten besonders bei Patienten auf, die nicht in der Lage sind, Spartein zu metabolisieren (➤ Kap. 1.4.6). Aufgrund eines genetischen Polymorphismus wird das Cytochrom-P_{450}-Isoenzym CYP2D6, das Spartein durch Hydroxylierung entgiftet, nicht gebildet.

Vergiftung

Schläfrigkeit, Schwindel, Kopfschmerzen, Schweißausbruch, Mydriasis und Muskelschwäche, in hohen Dosen Bradykardie und Herzstillstand.

Das Fressen von chinolizidinalkaloidhaltigen Pflanzen kann bei Rindern, besonders bei neugeborenen Tieren, zu Fehlbildungen führen. Diese als Arthrogryposis bezeichnete Erkrankung, die zu Luxationen und Versteifungen von Gelenken führt, wird dann beobachtet, wenn das Vieh an Futterknappheit leidet und die unangenehm schmeckenden Pflanzen frisst. Bei Schafen führte der Verzehr von chinolizidinhaltigen Pflanzen zu Leber- und Nierenerkrankungen.

35.12.3 Giftstoffe mit Wirkung auf den Magen-Darm-Trakt

Ricin aus *Ricinus communis* (Wunderbaum, Christuspalme, Euphorbiaceae)

Der Wunderbaum, eine 1–4 m hohe, einjährige Pflanze (➤ Abb. 35.98), wird v. a. wegen seines wertvollen Öls verwendet. Neben dem Öl wird auch der hitzebehandelte Pressrückstand verwendet, der als Futtermittel oder in der Düngemittelindustrie wegen seines hohen Proteingehalts eingesetzt wird. Die Samen von *Ricinus communis* sind von einer ansehnlichen rotbraun-schwarzen Schale umgeben und werden deshalb gerne zu Schmuckketten verarbeitet.

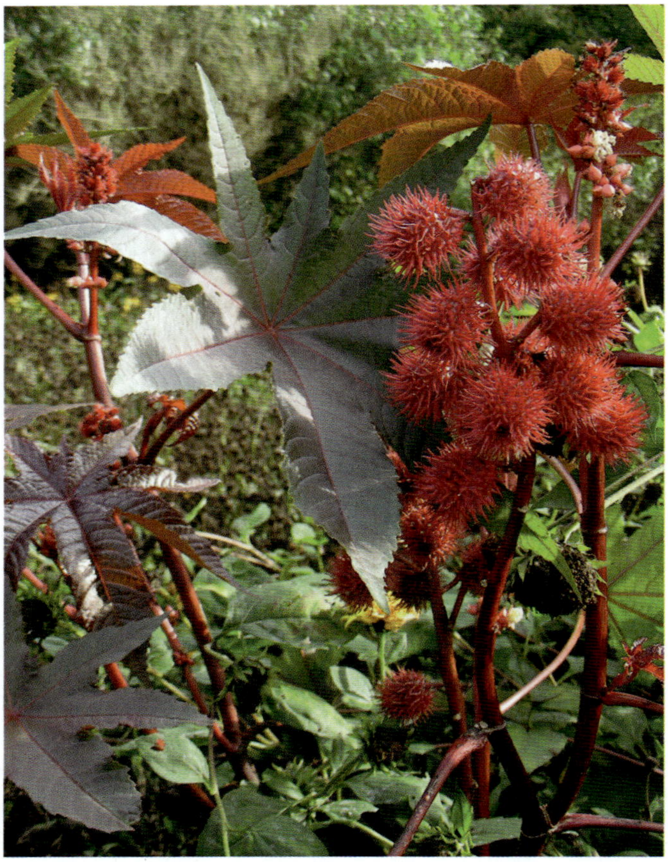

Abb. 35.98 *Ricinus communis* ist eine tropische Nutzpflanze zur Gewinnung von Rizinusöl.
In Südeuropa wächst sie verwildert an Wegrändern und auf Schuttplätzen. In Mitteleuropa, wo sie einjährig wächst und 2 m hoch wird, wird sie als Zierpflanze (Wunderbaum, Palma Christi) angeboten.

Wirkmechanismus

Der giftigste Inhaltsstoff von *Ricinus communis* ist ein im Samen vorkommendes Lectin, das **Ricin.** Dieses säurestabile Protein besteht aus zwei Polypeptidketten, die über eine Disulfidbrücke miteinander verbunden sind. Die B-Kette verankert das Protein auf der Zelloberfläche und ermöglicht sein Einschleusen in die Zelle. Zu einem späteren Zeitpunkt trennen sich die Ketten an der Disulfidbrücke voneinander, und die A-Kette, eine hoch spezifische *N*-Glucosidase, spaltet aus der 28S-ribosomalen RNA einen Adeninrest (Position 4324) ab und blockiert somit die Proteinbiosynthese. Ein einziges Ricinmolekül soll ausreichen, um eine Zelle zu zerstören.

Den gleichen Wirkmechanismus wie das Ricin weist das in der Paternostererbse *(Abrus precatorius)* vorkommende **Abrin** auf. Auch hier sind die schwarzroten Samen äußerst giftig. Weitere toxische Proteingemische, die ähnliche Symptome hervorrufen wie die Gifte aus *Ricinus communis* und *Abrus precatorius*, kommen in der Gartenbohne *(Phaseolus vulgaris)*, der Feuerbohne *(Phaseolus coccineus)* und in der Robinie *(Robinia pseudoacacia)* vor. Das in der Gartenbohne vorkommende **Phasein** ist zwar weniger toxisch als Ricin, vor dem Verzehr ungekochter Bohnen sei dennoch dringend gewarnt. Interessanterweise zeigt das bakterielle Shigatoxin den gleichen Wirkmechanismus wie Ricin (➤ Kap. 35.14.2).

Vergiftung

Die Symptome der Ricinvergiftung stellen sich mit einer Latenz von mehreren Stunden bis zu 2 Tagen ein. Es kommt zu ausgedehnten Nekrosen in den Wänden des Magen-Darm-Trakts, aber auch in Leber, Niere und Milz und infolgedessen zu massiven Blutungen. Diese führen nach 3–4 Tagen zum Tode. Bei Kindern können 1–5, bei Erwachsenen 20 Samen eine Vergiftung mit tödlichem Ausgang verursachen. Auch das Tragen der Schmuckketten kann toxische Symptome hervorrufen, denn durch den angebohrten Samen kann Ricin austreten, das dann durch Wunden oder durch die Schleimhaut resorbiert werden kann.

Therapie

Es sind lediglich symptomatische Maßnahmen möglich. Schon bei Verdacht und ohne Symptome abzuwarten, sollten sofort Nahrungskarenz und eine intensivmedizinische Behandlung veranlasst werden. Im Vordergrund steht zunächst die Dekontamination (Magenspülung, medizinische Kohle).

Solanin aus *Solanum tuberosum* (Kartoffel, Solanaceae)

Die Kartoffel ist wegen ihres hohen Stärkegehalts, ihres biologisch wertvollen Proteins und ihres Vitamin-C-Gehalts eine der wichtigsten Nutzpflanzen der Welt. Dies ist erstaunlich, da die Kartoffel unter Umständen zu den giftigsten Pflanzen gehört. In fast allen Pflanzenteilen, besonders in der Blüte und in der auskeimenden Knolle, kommt ein toxisches Gemisch aus Steroidalkaloidglykosiden mit Solanin als Hauptkomponente vor. Die Solaninkonzentration kann 500 mg/kg Kartoffel betragen, 10–40 mg sind toxisch, über 400 mg tödlich. Gut geschälte Kartoffeln, die korrekt (bei Dunkelheit und nur für wenige Wochen) gelagert wurden, weisen eine Solaninkonzentration von 2–10 mg/kg auf. Da Solanin wasserlöslich ist, tritt es beim Kochen in das Kochwasser über, dadurch sinkt der Solaningehalt in der Kartoffel erheblich ab. Solanin ist hitzebeständig, es lässt sich durch starkes Erhitzen (Frittieren oder Backen) nicht zerstören. Neben der Kartoffel enthalten auch noch eine Reihe von anderen *Solanum*-Arten das toxische Alkaloid. Vergiftungen traten auf beim Verzehr der Beeren von *Solanum dulcamara* (Bittersüßer Nachtschatten), *Solanum nigrum* (Schwarzer Nachtschatten) und *Solanum pseudocapsicum* (Korallenbäumchen).

Vergiftung

Solaninvergiftungen werden auch als **Solanismus** bezeichnet. Das Alkaloid schädigt lokal die Schleimhaut und wirkt nach Resorption auch auf das ZNS. Es ist bekannt, dass die Funktion von Darmepithelzellen gestört wird. Die Symptome der Solaninvergiftung sind Kratzen im Hals, Kopfschmerzen, Mattigkeit, Erbrechen, Leibschmerzen, Durchfälle und Kreislaufkollaps. In schweren Fällen werden Kopfschmerzen, Angstzustände, Halluzinationen und Muskellähmungen beobachtet. Tod tritt durch Atemlähmung ein. Bemerkenswert ist, dass „Vergiftungen" nach Verzehr von Kartoffeln häufig nicht auf das Solanin zurückzuführen waren, sondern durch Sekundärinfektionen mit Salmonellen oder *Fusarium*-Arten (Mykotoxine) hervorgerufen wurden.

Therapie

Es erfolgt eine symptomatische Therapie.

35.12.4 Pflanzengifte mit leberschädigender Wirkung

Pyrrolizidinalkaloide

Akute Vergiftungen mit *Senecio*-**(Kreuzkraut-)Arten** kommen bei uns nicht vor. Gewarnt werden muss jedoch immer wieder vor dubiosen importierten Teemischungen, denen eine Wirksamkeit gegen verschiedenste Krankheiten, z. B. Diabetes oder Psoriasis, unterstellt wird. In der Vergangenheit enthielten diese Tees nicht selten Blätter von verschiedenen *Senecio*-Arten. Todesfälle durch den lang andauernden Gebrauch dieser Tees sind dokumentiert.

In vielen *Senecio*-Arten sind Senecionin und andere Pyrrolizidinalkaloide gefunden worden. Diese werden in der Leber zu toxischen Pyrrolderivaten mit alkylierenden Eigenschaften metabolisiert (➤ Kap. 35.2.5). Diese Derivate wirken hepatotoxisch, mutagen und karzinogen. Pyrrolizidinalkaloide kommen ebenfalls im **Giftlattich** *(Lactuca virosa)*, in der **Pestwurz** *(Petasites hybridus)* und einigen Arten der Familie der Borretschgewächse (Boraginaceae) vor. Besonders Pestwurz führte als Verfälschung von Huflattich, der selbst auch Pyrrolizidinalkaloide enthalten kann, schon mehrfach zu Vergiftungen mit Todesfolge.

Vergiftung

Erste Symptome sind Appetitlosigkeit, Mattigkeit und Leibschmerzen. Im weiteren Verlauf können Veränderungen der Leber festgestellt werden, Todesfälle sind meist die Folge einer Leberzirrhose.

35.12.5 Pflanzengifte als Mitosehemmstoffe

Colchicin aus *Colchicum autumnale* (Herbstzeitlose, Colchicaceae)

Die Herbstzeitlose bildet im Frühsommer länglich-eiförmige Kapseln mit vielen kleinen, schwarzbraunen Samen aus. Vergiftungen mit *Colchicum autumnale* (➤ Abb. 35.99) sind nicht selten. Besonders gefährdet sind Kinder, die im Frühsommer mit den klappernden Kapseln spielen. Außerdem kann es zu Intoxikationen durch den Verzehr der Blätter kommen, die mit Blättern des Bärlauchs verwechselt und zu Bärlauchsuppe oder -salat verarbeitet werden.

Wirkmechanismus

Das in allen Pflanzenteilen vorkommende Alkaloid Colchicin (Formel in ➤ Abb. 35.100) verhindert bereits in geringen Mengen die Zellteilung. Es bindet mit hoher Affinität im äquimolaren Verhältnis an das Tubulin im Bereich der β-Untereinheit. Dadurch wird der Aufbau des Tubulins zu den Mikrotubuli verhindert. Der Spindelapparat kann nicht ausgebildet werden, die Zellteilung ist unterbrochen. Als potentiell tödlich gelten für Kinder 5 mg Colchicin (1,5 g Samen), für Erwachsene 20 mg (6 g Samen).

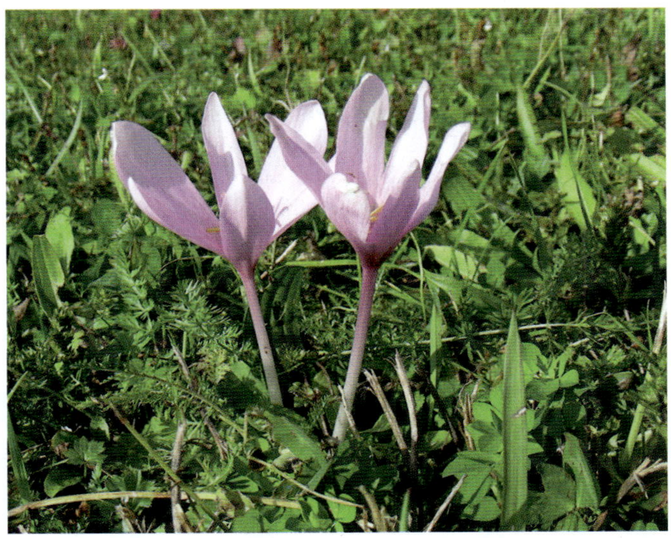

Abb. 35.99 Blühende Herbstzeitlosen *(Colchicum autumnale)* erscheinen im Herbst auf feuchten Wiesen.

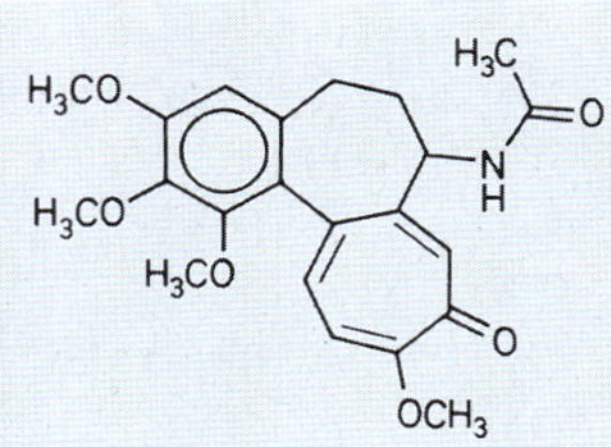

Abb. 35.100 Colchicin aus der Herbstzeitlose *(Colchicum autumnale)*.

35

Vergiftung

Vergiftungserscheinungen treten relativ spät nach der Einnahme auf. Nach 2,5–6 Stunden kommt es zu einer massiven Gastroenteritis mit Erbrechen, Durchfall und abdominalen Schmerzen. Nach wenigen Tagen kann es zu einer Knochenmarksuppression mit Leukopenie kommen, Herzarrhythmien und Leberinsuffizienz treten hinzu. Bereits nach 2–3 Tagen kann es zu einem Multiorganversagen kommen. Beachte: In niedriger Dosierung (max. 8 mg/Tag) wird Colchicin bei Gicht angewendet (➤ Kap. 23.3.2). Auch bei familiärem Mittelmeerfieber wird Colchicin zur Verhinderung einer Amyloidose eingesetzt.

Therapie

Eine intensivmedizinische Versorgung mit frühestmöglicher Dekontamination (Magenspülung, medizinische Kohle) ist notwendig.

Paclitaxel aus *Taxus brevifolia* (Eibe, Taxaceae)

Wirkmechanismus

Die Giftigkeit der Eibe ist auf ein Gemisch an Diterpenen zurückzuführen, die alle einen Taxan-Grundkörper aufweisen. Wichtige Bestandteile sind das in Nadeln von *Taxus baccata* (➤ Abb. 35.101) gefundene 10-Deacetylbaccatin III und das in *Taxus brevifolia* gefundene Paclitaxel. Die Alkaloide kommen fast in allen Pflanzenteilen vor. Paclitaxel, das als Zytostatikum (Taxol®) eingesetzt wird, bindet an β-Tubulin und stimuliert die Polymerisation der Tubulin-Untereinheiten zu unphysiologischen Mikrotubuli.

Die Eibe ist eine Pflanze, mit der sich die Giftinformationszentralen häufig beschäftigen müssen. Dennoch kommen ernsthafte Vergiftungen nur äußerst selten vor, da ausgerechnet der verlockend wirkende rote Samenmantel frei von Alkaloiden ist. Dies trifft zwar nicht auf den schwarzen Samenkern zu, doch der müsste gründlich zerkaut werden, um eine Resorption der Alkaloide zu ermöglichen.

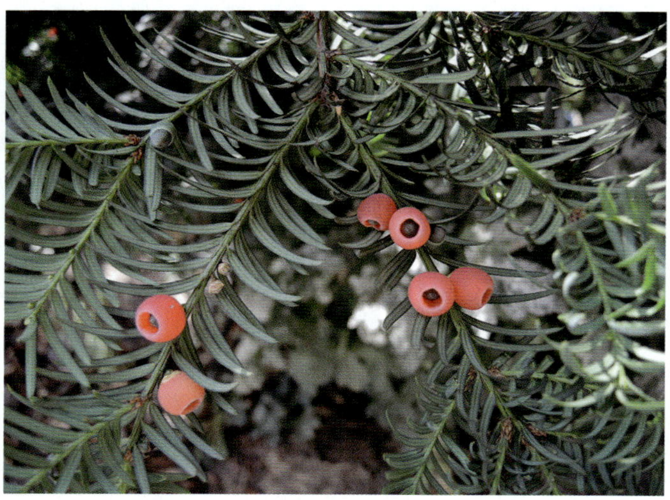

Abb. 35.101 Zweig der Eibe mit Scheinfrüchten *(Taxus baccata)*.

Vergiftung

Vergiftungssymptome sind Mundtrockenheit, Schwindel, Diarrhö, Arrhythmien und Kreislaufversagen. Der Tod tritt durch Atemlähmung ein.

Therapie

Eine intensivmedizinische Behandlung ist notwendig. Es sollte sofort mit der Entfernung oder Bindung des Gifts begonnen werden. Die weitere Therapie ist symptomatisch.

35.12.6 Cyanogene Glykoside

Wirkmechanimus

Diese Glykoside aus Cyanhydrinen (α-Hydroxynitrilen) und einem oder zwei Zuckern kommen in sehr vielen Pflanzen vor, meist in unbedeutender Konzentration; erhebliche Konzentrationen erreichen sie in verschiedenen Arten der Rosengewächse (Rosaceae), die in den Blättern Prunasin (D-[–]-Mandelsäurenitril-β-D-glucosid) und in den Samen **Amygdalin** (D-[–]-Mandelsäurenitril-β-D-gentiobiosid; ➤ Abb. 35.102) enthalten. Durch Glykosidspaltung und Zerfall der Cyanhydrinverbindung wird aus den Glykosiden Blausäure frei, die für die Giftigkeit verantwortlich ist. Da aber weder im Magen noch im Dünndarm günstige Reaktionsbedingungen für die Blausäurefreisetzung herrschen, erfolgt sie nur langsam, während Blausäure im Organismus verhältnismäßig schnell entgiftet wird (➤ Kap. 35.3.2). Vergiftungen sind daher nur möglich, wenn größere Mengen aufgenommen werden. Bittere Mandeln, Aprikosen-, Pfirsich- oder (eine Tasse voll) Apfelkerne können durchaus tödlich sein; da aber der bittere Geschmack der Glykoside vor dem Verzehr warnt, treten meist nur leichtere gastrointestinale Symptome auf.

Laetrile, ein umstrittener „Arzneistoff" gegen Krebs, gelegentlich auch irreführenderweise „Vitamin B_{17}" genannt, enthält Amygdalin

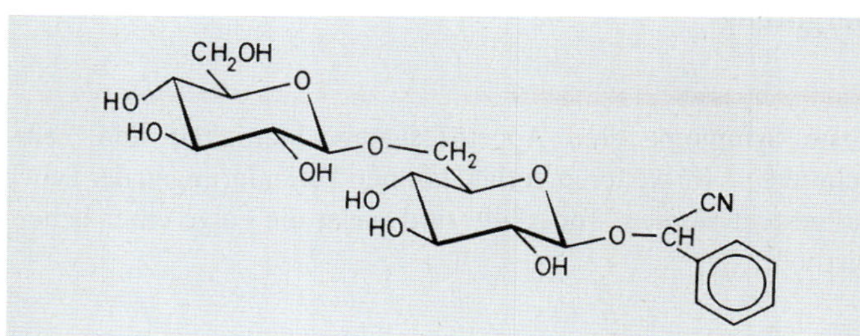

Abb. 35.102 Amygdalin, ein cyanogenes Glykosid.

und seine Derivate. Weder ist Amgydalin als Wirkstoff zugelassen, noch besitzt es Vitamincharakter. Studien erbrachten keinerlei Hinweis auf einen therapeutischen Nutzen, jedoch konnten typische Symptome der Blausäurevergiftung nachgewiesen werden.

Vergiftung

Blausäurevergiftung in ➤ Kap. 35.3.2

Therapie

Blausäurevergiftung in ➤ Kap. 35.3.2

35.12.7 Lokal reizende Gifte

Sesquiterpenlactone aus *Arnica montana* (Arnika, Asteraceae)

Das Sesquiterpen **Helenalin** (➤ Abb. 35.103) in veresterter Form ist der Hauptwirkstoff der Arnika *(Arnica montana),* die als Heilpflanze häufig Bestandteil von Kosmetika und Körperpflegemittelnist. Helenalin reagiert mit SH-Gruppen, wirkt zytotoxisch und ist auch für die allergene Wirkung arnikahaltiger Präparate verantwortlich.

Zu den Sesquiterpenen gehört auch das Krampfgift **Picrotoxinin** (Picrotoxin ist ein Gemisch aus Picrotoxinin und dem inaktiven Picrotin) aus den Samen des ostindischen Kletterstrauchs *Anamirta cocculus* (Kokkelskörner, Fischkörner), dessen Wirkungsweise in ➤ Kap. 2.3.7 beschrieben ist.

Oxalsäure aus Aronstabgewächsen (Araceae)

Wirkmechanismus

Oxalsäure in giftiger Konzentration kommt in einheimischen Pflanzen recht häufig vor. Sauerkleegewächse, Ampferarten, Aronstab und Gräser stellen v. a. eine Gefahr für das Vieh dar.

Für Vergiftungen beim Menschen sind die als Zimmerpflanze beliebten südamerikanischen *Dieffenbachia*-Arten von größerer Bedeutung. Wie alle Aronstabgewächse enthalten sie eine große Anzahl an Calciumoxalatnadeln (Raphiden), die Rinnen aufweisen und dicht gepackt in Schießzellen liegen. Auf Druck werden sie herausgeschleudert, dringen in Haut und Schleimhäute ein, schädigen sie mechanisch und wirken als Injektionsnadeln für Oxalsäure. 3–4 g Blätter von *Dieffenbachia* gelten als tödlich. Dabei ist der Gehalt an freier Oxalsäure in dieser Pflanze sogar niedriger als in Spinat oder Rhabarber; die hohe Giftigkeit entsteht durch die besondere Art der Zufuhr.

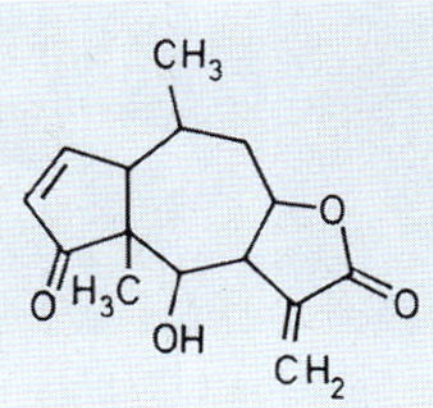

Abb. 35.103 Helenalin aus Arnika *(Arnica montana).*

Auch der einheimische Gefleckte **Aronstab** *(Arum maculatum)* enthält reichlich Oxalatkristalle, freie Oxalsäure und möglicherweise weitere Gifte; frische Pflanzenteile wirken lokal reizend, jedoch weniger dramatisch als *Dieffenbachia.* 2–4 der roten, süß schmeckenden Beeren können bei Kindern zu – meist leichteren – Vergiftungen führen.

Vergiftung

Kauen auf einem *Dieffenbachia*-Blatt führt sofort zu Brennen im Mund, dann zu Schwellung von Mund und Rachen, Speichelfluss, Schluckbeschwerden und Sprachstörung bis zur völligen Aphonie für einige Tage; auf der entzündeten Schleimhaut bilden sich Blasen, später Nekrosen. Anfangs besteht Erstickungsgefahr. Wenn Pflanzenteile verschluckt werden, treten nekrotisierende Entzündungen auch in Ösophagus und Magen auf, als resorptive Giftwirkungen Muskelzuckungen, Krämpfe und Bradykardie. Am Auge verursachen Saftspritzer eine sehr schmerzhafte Konjunktivitis und Keratitis.

Therapie

Symptomatische Behandlung mit lokaler Glucocorticoidanwendung.

Furanocumarine und andere fototoxische Giftstoffe

Wirkmechanismus

Fototoxisch wirkende Stoffe steigern die Empfindlichkeit der Haut gegen Sonnenlicht. Die in Pflanzen vorkommenden Verbindungen sind meist Cumarinderivate mit in 6,7- oder 7,8-Stellung ankondensiertem Furanring. Am wirksamsten ist **Psoralen** (➤ Abb. 35.104), gefolgt von 8-Methoxypsoralen (Xanthotoxin) und Bergapten. Unter der Einwirkung von langwelligem UV-Licht binden die Furanocumarine an die Basen der DNA und wirken zytotoxisch. Für die fototoxische Wirkung genügt bereits die Bildung von Monoaddukten; die bifunktionalen, linearen Furanocumarine vom Psoralentyp, die zu Vernetzungen der DNA führen, können auch mutagen und karzinogen wirken. Da es sich bei der fototoxischen Reaktion um ein nichtallergisches Geschehen handelt, tritt sie bei jedem Betroffenen auf; ihre Schwere hängt ab von der Konzentration und der Einwirkungsdauer der Substanz und von der Intensität der Sonnenbestrahlung.

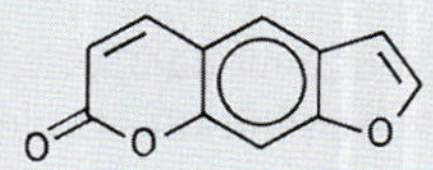

Abb. 35.104 Psoralen.

Furanocumarine kommen in Doldengewächsen *(Apiaceae)*, Rosengewächsen *(Rosaceae)*, Rautengewächsen *(Rutaceae)*, Schmetterlingsblütlern *(Fabaceae)* und Maulbeerbaumgewächsen *(Moraceae)* vor. Die größte Bedeutung hat in Mitteleuropa der **Wiesenbärenklau** *(Heracleum sphondylium)*; er ist der Hauptverursacher der Wiesendermatitis, die aber ebenso durch direkt hautreizende Stoffe hervorgerufen werden kann. Zum Problem wird auch die aus dem Kaukasus stammende **Herkulesstaude** *(Heracleum mantegazzianum)*, die als Zierpflanze kultiviert wird, verwildert und sich mancherorts stark ausbreitet. Furanocumarine sind auch im Bergamottöl aus *Citrus aurantium* ssp. *bergamia* enthalten, das zur Parfümherstellung verwendet wird.

Fototoxisch wirken auch einige Polyacetylene und Naphthodianthronderivate, z. B. das **Hypericin** aus dem Johanniskraut *(Hypericum perforatum)*; die Pflanze kann tödliche Vergiftungen bei Tieren hervorrufen. Johanniskrautextrakte haben wegen ihnen zugeschriebener antidepressiver Wirkungen das Interesse der Pharmakologie geweckt. Gegenwärtig ist jedoch weder die wirksame Verbindung noch der zugrunde liegende Wirkmechanismus gesichert (➤ Kap. 14.4). Bei der Einnahme von Johanniskrautextrakten kann, insbesondere für hellhäutige Menschen, als unerwünschte Wirkung eine Fototoxizität nicht ausgeschlossen werden.

Vergiftung

Kontakt mit der Pflanze bzw. ein Spritzer vom Pflanzensaft führt zu scharf umschriebener „Verbrennung" der Haut mit Rötung, Schwellung, Blasenbildung und Nekrose, die unter Pigmentierung, evtl. auch Narbenbildung abheilt. Resorptiv bzw. bei oraler Aufnahme (Pflanzensäfte!) führen fototoxische Stoffe zu einer generalisierten Überempfindlichkeit der Haut gegen Sonnenlicht; schon geringfügige Sonnenbestrahlung kann dann zu Sonnenbrand im Gesicht und an anderen exponierten Stellen führen, außerdem zu Ödemen der Konjunktiven und der Lippen, auch zu Schwindel, Übelkeit und Erbrechen.

Therapie

Die Entstehung der lokalen „Verbrennungen" lässt sich verhindern, wenn die Haut sofort gründlich mit Wasser und Seife gewaschen und vor Sonne geschützt wird. Manifeste Schäden werden wie Verbrennungen behandelt.

Phorbol aus Wolfsmilchgewächsen (Euphorbiaceae)

Fettsäureester des Diterpenalkohols Phorbol sind im Milchsaft der Wolfsmilchgewächse (Euphorbiaceae) enthalten. Sie wirken lokal stark reizend und cokarzinogen. Sie sind für die Giftigkeit der einheimischen Zypressenwolfsmilch *(Euphorbia cyparissias)* verantwortlich, deren Milchsaft auf der Haut Blasen und Nekrosen und am Auge eine Keratitis hervorruft. Wird die Pflanze gegessen, was dank ihres brennend scharfen Geschmacks selten geschieht, so kann es zu einer tödlichen nekrotisierenden Gastroenteritis kommen. Der als Zierpflanze beliebte **Weihnachtsstern** *(Euphorbia pulcherrima)* ist dagegen nur schwach giftig und führt allenfalls zu Nausea und Erbrechen.

Zu den Phorbolestern gehören auch die Inhaltsstoffe des **Crotonöls** aus den Samen des indischen *Croton tiglium*, das früher als drastisches Abführmittel eingesetzt wurde. 0,5–1 ml sind für den Erwachsenen tödlich.

Die Diterpenester im **Seidelbast** (*Daphne mezereum*, Thymelaeceae; ➤ Abb. 35.105) – Mezerein in den Früchten, Daphnetoxin in der Rinde – wirken wie die chemisch verwandten Phorbolester lokal reizend und cokarzinogen. Tödlich sind für Kinder einige Beeren, für Erwachsene zehn Beeren oder einige Gramm Rinde.

Vergiftung

Lokal führen zerkleinerte Samen und andere Pflanzenteile, nicht aber das Fruchtfleisch zu Rötung und Blasen, bei länger dauernder Einwirkung auch zu Nekrosen der Haut; bei oraler Aufnahme sind entzündliche Schwellung der Mundschleimhaut und hämorrhagische Gastroenteritis die Folge. Als resorptive Giftwirkungen treten Nierenschäden und, insbesondere bei Kindern, Benommenheit und Krampfanfälle auf.

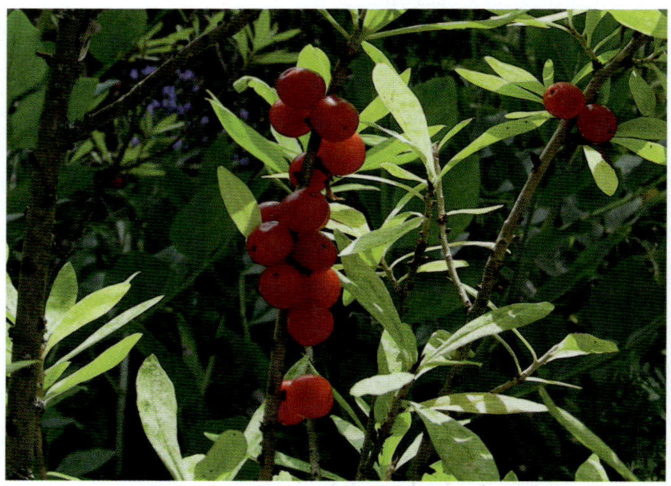

Abb. 35.105 Fruchtender Seidelbast *(Daphne mezereum)*, ein in Wäldern wachsender, bis 1,5 m hoher Strauch mit violettroten, stark duftenden Blüten im Vorfrühling.

Therapie

Die Therapie erfolgt symptomatisch. Die Prognose ist ernst.

35.13 Pilzgifte

Dirk Hoffmeister

Fruchtkörper diverser, meist den Ständerpilzen *(Basidiomycota)* zugehöriger Arten werden als geschmackvolles und dabei fettarmes, mineralstoff- und vitaminreiches Nahrungsmittel geschätzt. Aufgrund von Verwechslungen von Speisepilzen mit Giftpilzen kommt es jedoch immer wieder zu Vergiftungen, teilweise sogar mit tödlichem Ausgang. Je nach Art des Giftpilzes/Toxins sind die Latenzzeiten unterschiedlich, stets aber gilt im Fall einer Vergiftung: unbedingt Reste der Mahlzeit oder die bei der Zubereitung der Pilze entstandenen Küchenabfälle sicherstellen. Ein versierter Mykologe kann schon anhand morphologischer Merkmale, z. B. von Teilen des Fruchtkörpers oder durch Mikroskopie der Sporen und Pilzhyphen, den Pilz bestimmen oder zumindest eine tödlich giftige Art ausschließen. Als grobe Regel gilt, dass lange Latenzzeiten (> 5–6 h) bis zu ersten Symptomen eher typisch für schwerwiegende Vergiftungen wie die durch *Amanita-/Orellanus-/Gyromitra*-Arten sind, die dann eine intensivmedizinische Behandlung erfordern. Da aber stets Mischvergiftungen vorliegen können, darf eine kurze Latenzzeit nicht a priori zum Ausschluss einer schweren Vergiftung führen.

Viele Wildpilze enthalten Metaboliten, die für den Menschen unverträglich sind, darunter phenolische Substanzen, Sesqui- und Triterpene. Das toxische Prinzip einiger Giftpilze ist gänzlich unbekannt.

Manche Arten wurden erst in jüngster Zeit als Giftpilze identifiziert. So zeigen Fallbeschreibungen einen Zusammenhang zwischen dem Verzehr des Grünlings (*Tricholoma flavovirens = T. equestre*, ein vermeintlich vorzüglicher Speisepilz) und schwerer Rhabdomyolyse mit teilweise tödlichem Verlauf. Ebenso wurden aus dem als essbar angesehenen Erdritterling *(Tricholoma terreum)* Substanzen isoliert, die sich im Tierversuch als toxisch erwiesen.

35.13.1 Gifte mit lokaler Reizwirkung auf den Magen-Darm-Trakt

Die Aufnahme von Giftpilzen wie z. B. dem **Grünblättrigen Schwefelkopf** *(Hypholoma fasciculare)*, dem **Speitäubling** *(Russula emetica)*, dem **Riesenrötling** *(Entoloma sinuatum)* oder dem **Satansröhrling** *(Boletus satanas)* führt nach Latenzzeiten zwischen 15 Minuten und 3–4 Stunden zu gastrointestinalen Reizungen, Durchfall, Erbrechen und ggf. schweren Elektrolytverlusten. Derartige Vergiftungen enden jedoch in aller Regel nicht tödlich. Der **Hallimasch** *(Armillaria mellea)* wird häufig als essbar klassifiziert, wenn er genügend gekocht und das Kochwasser verworfen wurde. Es sind aber auch dann Unverträglichkeiten berichtet worden.

Therapie

Zur Therapie genügen meist diätetische Maßnahmen. In schweren Fällen kann Infusionsbehandlung zur Kompensation der Wasser- und Salzverluste erforderlich werden. Im Allgemeinen erfolgt die Genesung in 1–2 Tagen. Todesfälle können bei Kindern oder besonders geschwächten Erwachsenen vorkommen.

35.13.2 Gifte mit Wirkung auf den Parasympathikus

Muscarinsyndrom

Muscarin führende Pilze, die häufiger mit Speisepilzen verwechselt werden, sind diverse **Trichterlinge** (*Clitocybe* spec.) und Risspilze, v. a. der Ziegelrote **Risspilz** *(Inosperma erubescens)*. Der **Fliegenpilz** *(Amanita muscaria)*, nach dem das Muscarin benannt wurde, führt es jedoch nur in toxikologisch irrelevanten Spuren.

Wirkmechanismus

Muscarin besitzt ein Tetrahydrofuran-Grundgerüst und ist ein quaternäres Amin (Formel ➤ Abb. 3.1). Es wirkt als strukturelles Analogon des Acetylcholins agonistisch an Muscarinrezeptoren (➤ Kap. 3). Symptome treten üblicherweise 15–30 Minuten nach Aufnahme des Giftpilzes ein, jedoch wurden Latenzzeiten von 2–3 Stunden berichtet.

Vergiftung

Typisch sind starker Speichel- und Tränenfluss sowie Schweißausbruch, Erbrechen, Diarrhö und abdominale Krämpfe, Bradykardie, Blutdruckabfall sowie Miosis und Sehstörungen. Bei unverzüglicher Behandlung ist die Prognose gut, die Symptome klingen rasch ab; unbehandelt besteht Lebensgefahr (➤ Kap. 3.2).

Therapie

Die Therapie besteht in sofortiger Gabe hoher Atropindosen. Dabei überschreitet man bewusst die Maximaldosen und dosiert nach Wirkung.

35.13.3 Gifte mit zentralnervöser Wirkung

Toxische Isoxazole

Die wichtigsten Pilze, die toxische Isoxazole führen, gehören zur Gattung *Amanita*, es sind der **Fliegenpilz** *(Amanita muscaria)* und der **Pantherpilz** *(Amanita pantherina)*. Die absichtliche Aufnahme des Fliegenpilzes als Rauschdroge hat eine lange Tradition.

Wirkmechanismus

An Toxinen wurden aus Fliegen- und Pantherpilz die Isoxazolderivate **Ibotensäure** und **Muscimol** (➤ Abb. 35.106) isoliert. Im Pilz überwiegt Ibotensäure, diese decarboxyliert jedoch z. B. beim Kochen oder Trocknen des Pilzes leicht in das ca. 5–10-mal stärker wirksame Muscimol (LD_{50} [Ratte] 4,5 mg/kg intravenös, 45 mg/kg oral). Der Gehalt an toxischen Isoxazolen im Fliegen- und Pantherpilz schwankt regional und saisonal stark, der Muscaringehalt beider Pilzarten ist vernachlässigbar, daher ist die Gabe von Atropin nicht indiziert. Muscimol hat strukturelle Ähnlichkeit mit zyklisierter γ-Aminobuttersäure (GABA). Es wirkt im Warmblüter als direkter **GABA-Rezeptor-Agonist.** Möglicherweise sind an den Vergiftungssymptomen noch weitere, unidentifizierte Sekundärstoffe des Fliegenpilzes beteiligt.

Vergiftung

Die Vergiftungssymptome setzen nach 30–90 Minuten ein. Zunächst treten Schwindel, Übelkeit, Muskelzittern und Spasmen, Gangunsicherheit und Gleichgewichtsstörungen ähnlich einem Alkoholrausch auf. Die Erscheinungen der toxischen Psychose sind vielfältig und u. a. durch Halluzinationen und Synästhesien gekennzeichnet. Gelegentlich wird eine Fliegenpilzvergiftung als dreiphasig beschrieben, nach der ersten physischen Phase wird ein sedierter, träumerischer Zustand berichtet, abgetrennt von der eigentlichen Halluzinationsphase. Die Vergiftung endet oft in tiefem Schlaf. Wird ein Patient mit Fliegenpilzvergiftung hospitalisiert, geschieht dies nicht selten in diesem Stadium, was zu Fehldiagnosen wie Schlafmittelüberdosierung und ggf. unangemessener Notfallbehandlung Anlass geben könnte.

Therapie

Die Therapie zielt ab auf möglichst rasche Entfernung des Gifts durch Magenspülung und Aktivkohle. Starke psychomotorische Erregungszustände können eine psychiatrische Behandlung erforderlich machen. Falls anticholinerge Symptome sehr ausgeprägt sind, ist evtl. Physostigmin angebracht. Die Prognose ist günstig. Todesfälle sind selten. Die Symptomatik kann 12–15 Stunden andauern, hinterlässt aber im Allgemeinen keine späteren Folgen.

35

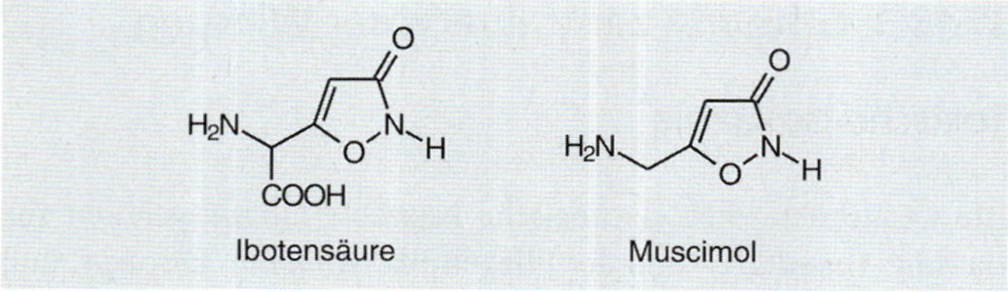

Abb. 35.106 L-Ibotensäure (links) und Muscimol (rechts) sind toxische Isoxazolderivate aus dem Fliegenpilz *(Amanita muscaria).*

Toxische Tryptaminderivate

Unter dem Begriff „Zauberpilze“ oder **Magic Mushrooms** werden hauptsächlich Arten aus der Gattung *Psilocybe* (Kahlkopf, ➤ Abb. 35.107) und einzelne Vertreter anderer Gattungen zusammengefasst. Einige Tryptamin führende Arten sind in der mitteleuropäischen Mykoflora heimisch. Eine Verwechslung dieser Pilze mit Speisepilzen ist aber unwahrscheinlich, vielmehr geschieht die Aufnahme meist absichtlich.

Wirkmechanismus

Die Inhaltsstoffe sind Derivate des Tryptamins, hauptsächlich das **Psilocybin** sowie in sehr geringen Mengen das Psilocin (➤ Abb. 35.108). Nach Aufnahme in den Körper wird das Psilocybin aber durch Dephosphorylierung in das psychoaktive Psilocin überführt. Die halluzinogene Dosis für den erwachsenen Menschen beträgt 5–8 mg. Psilocin ist ein Agonist an Serotonin (5-HT_{1A} und

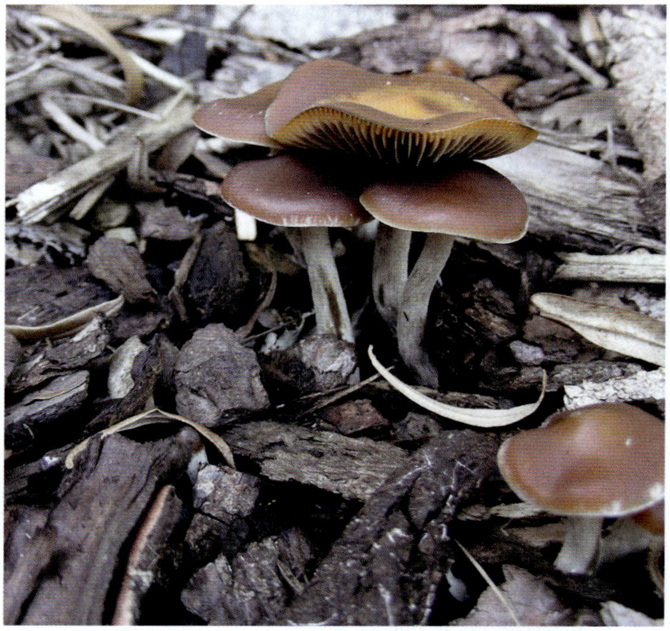

Abb. 35.107 Fruchtkörper des bläuenden Kahlkopfes *(Psilocybe cyanescens)* treten im Spätherbst auf. Ältere Exemplare zeigen typischerweise einen gewellten und leicht blauen Hutrand und Stiel.

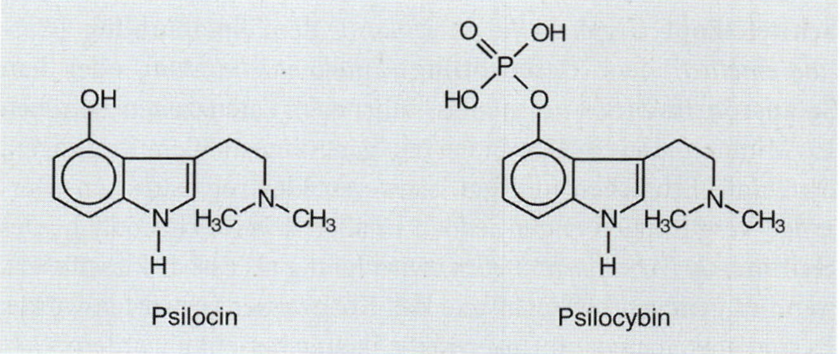

Abb. 35.108 Chemische Strukturen von Psilocin und Psilocybin.

5-HT_{2A})-Rezeptoren. Es konnte gezeigt werden, dass die psychotomimetischen Effekte von Psilocybin durch Gabe von 5-HT_{2A}-Antagonisten, z. B. Ketanserin, blockiert werden können.

Fortgeschrittene klinische Studien untersuchen derzeit den Einsatz von Psilocybin zur Behandlung schwerer, therapieresistenter Depressionen. Aufgrund der bisher erfolgversprechenden Datenlage hat die Food and Drug Administration (FDA) der USA diesem Wirkstoff für diese Indikation den Breakthrough-Status für ein erleichtertes Zulassungsverfahren zuerkannt. Das Studiendesign basiert auf ein- oder zweimaligen Gaben von 15–25 mg Psilocybin.

Vergiftung

Bei Intoxikationen kommt es nach einer Latenzzeit von etwa 30 Minuten zu Wärmegefühl, Benommenheit, Erweiterung der Pupillen, Taubheitsgefühl und Prickeln der Haut. Zeitlich verzögert treten psychotische Symptome auf wie veränderte akustische und optische Wahrnehmungen, Synästhesien, Halluzinationen, verändertes Zeitgefühl, Euphorie, Angstzustände. Die Symptome sind ähnlich denen nach Einnahme von Lysergsäurediethylamid (LSD, > Kap. 14.11), jedoch von kürzerer Dauer, panische Zustände sind deutlich seltener.

Die Symptome klingen ohne Therapie nach etwa 6 Stunden ab. Für den Menschen ist die geschätzte Letaldosis 20 g; die LD_{50} bei Mäusen beträgt 280 mg/kg. Der Körper reagiert auf Psilocybin mit einer Toleranzentwicklung.

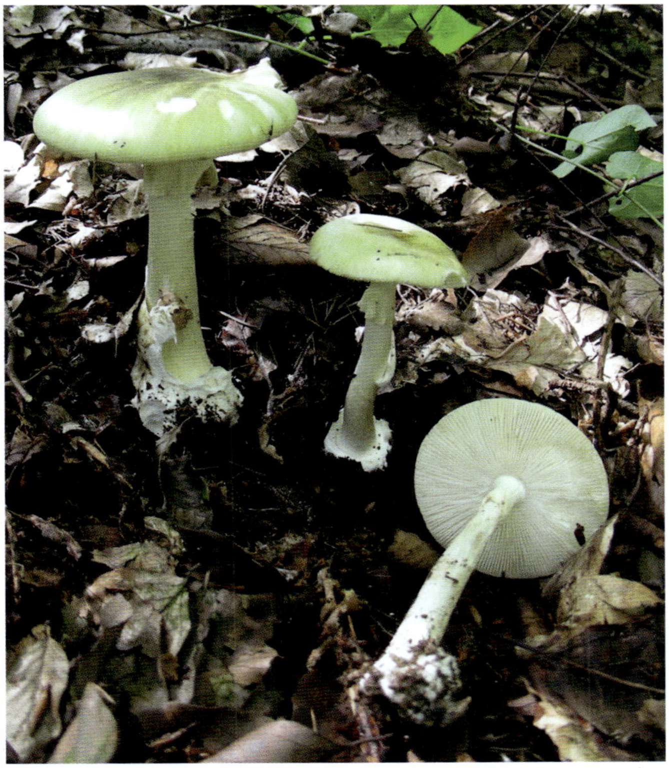

Abb. 35.109 Grüne Knollenblätterpilze *(Amanita phalloides).* Sie treten ab Juli in Laub- oder Laubmischwäldern auf, oft nahe Eichen. Beachte, dass die Lamellen aller *Amanita*-Arten immer weiß bleiben (siehe rechtes Exemplar), während sie bei Champignons (Gattung *Agaricus*) bereits im jungen Stadium rosa-bräunlich, später dunkelbraun pigmentiert sind. Außerdem fehlt bei Champignons, wie auch bei Täublingen *(Russula)* und Ritterlingen *(Tricholoma)* stets die Knolle an der Stielbasis.

35.13.4 Parenchymgifte

Das Phalloidessyndrom (Knollenblätterpilzvergiftung)

Aufgrund ihres Gehalts an **Amanitinen** (Amatoxine) gehören **Knollenblätterpilze** zu den gefährlichsten Giftpilzen. Am wichtigsten ist *Amanita phalloides,* der Grüne Knollenblätterpilz (> Abb. 35.109). Weitere amanitinführende Arten – und damit vom toxikologischen Aspekt vergleichbar – sind der Weiße Knollenblätterpilz *(Amanita virosa)* und *Amanita verna,* der Frühlingsknollenblätterpilz, sowie einzelne Vertreter aus den Gattungen *Galerina* (Häublinge) und *Lepiota* (Giftschirmlinge).

Amanitine (> Abb. 35.110) sind zyklische Oktapeptide und enthalten z. T. nicht humanproteinogene L-Aminosäuren, z. B. (4R)-4,5-Dihydroxy-L-isoleucin. Die mengenmäßig bedeutendsten Toxine sind α- und β-Amanitin mit einem durchschnittlichen Gehalt von 8 bzw. 5 mg pro 100 g Frischmaterial. Dies bedeutet, dass für den erwachsenen Menschen bereits 50 g, also ggf. ein einziger Fruchtkörper von *Amanita phalloides,* zu einer tödlichen Vergiftung führen kann. α- und β-Amanitin sind resistent gegen körpereigene Proteasen und hitzestabil bis über 250 °C. **Kochen oder Dörren der Pilze zerstört das Toxin also nicht.** Ebenso sind die Toxine **kältestabil,** sodass grundsätzlich ganzjährig mit entsprechenden Vergiftungen gerechnet werden muss, wenn tiefgekühlte vermeintliche Speisepilze zu einer Mahlzeit verarbeitet werden.

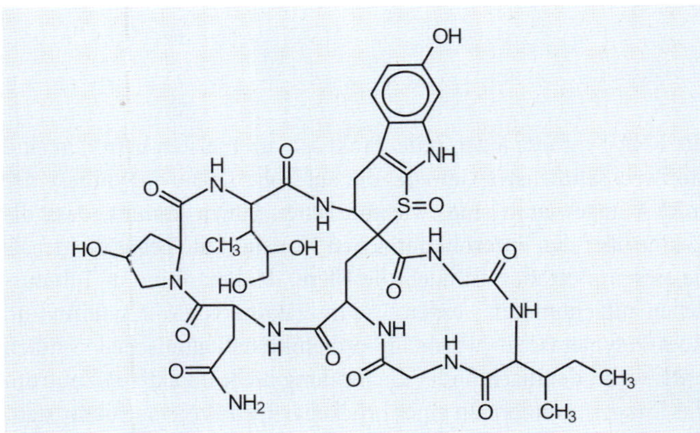

Abb. 35.110 α-Amanitin, der Hauptwirkstoff des grünen Knollenblätterpilzes *(Amanita phalloides),* ist ein zyklisches Oktapeptid.

Wirkmechanismus

Amanitine binden an die **RNA-Polymerase II** (> Abb. 35.111) und verlangsamen die RNA-Biosynthese von mehreren 1000 auf wenige Nukleotide pro Minute. Prinzipiell hemmen Amanitine

35

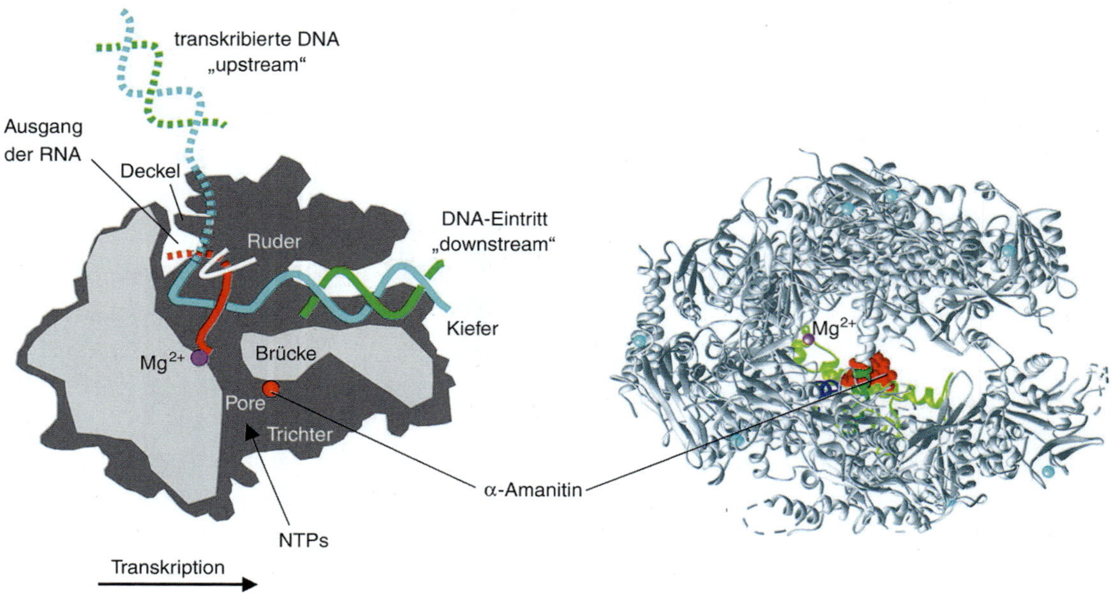

Abb. 35.111 Wirkmechanismus von α-Amanitin.
Das Schema auf der **linken Seite** zeigt einen aufgeschnittenen Polymerase-II-Komplex bei der Transkription der DNA. Durch den Spalt (rechts) tritt doppelsträngige DNA in die Polymerase II ein. Strukturen am mundartigen Eingang werden als Kiefer bezeichnet. Vor dem eigentlichen katalytischen Zentrum mit dem essenziellen Magnesiumion (Mg^{2+}, violett) werden die beiden DNA-Stränge getrennt. Die Nukleosidtriphosphate (NTPs) gelangen über eine trichterähnliche Struktur und eine sog. Pore zum katalytischen Zentrum. Am Matrixstrang (blau) wird die RNA entsprechend dem DNA-Code durch Einbau der Nukleotide gebildet. Es entsteht ein DNA-RNA-Hybrid von 9 Basenpaaren Länge. Dann kommt es zur Trennung von DNA- und RNA-Strang. Hierzu sind die Strukturen wichtig, die als Ruder und Deckel bezeichnet werden. Durch den Ausgang verlässt die RNA das Enzym. Amanitin bindet in der Nähe der sogenannten Brückenstruktur, einer helikalen Verbindung der beiden größten Untereinheiten im Spalt der Polymerase. Die Brückenstruktur ist für den raschen Weitertransport der DNA in der Polymerase wichtig. Diese Translokation der DNA wird durch das Pilzgift gehemmt. Somit wird die Synthese der RNA im katalytischen Zentrum durch Amanitin nicht völlig blockiert, sondern „nur" sehr stark verlangsamt.
Auf der **rechten Seite** ist die Kristallstruktur der RNA-Polymerase II, die die mRNA synthetisiert, abgebildet. Eukaryotische RNA-Polymerasen sind Enzyme, die aus bis zu 10 Untereinheiten bestehen und ein Molekulargewicht von ca. 500 000 Da haben. Charakteristisch ist der ca. 250 nm breite Spalt, in den die abzulesende DNA hineinpasst. Gekennzeichnet in Violett sind das Magnesiumion (Mg^{2+}) des katalytischen Zentrums und das gebundene α-Amanitin (rot). (Modifiziert nach: Bushnell DA, Cramer P, Kornberg RD. Proc Natl Acad Sci, 2002; 99: 1218–1229.)

die RNA-Synthese jeder Zelle. Praktisch am meisten betroffen sind stoffwechselintensive Gewebe, die auf hohe De-novo-Synthese der mRNA angewiesen sind, wie die Leber. Hinzu kommt, dass die Toxine über den **enterohepatischen Kreislauf** die Leber mehrmals passieren. Betroffen ist auch die Niere, da Amanitine in Tubuluszellen aufgenommen werden. Die Interaktion von α-Amanitin und RNA-Polymerase II wurde in proteinkristallografischen Studien untersucht, demnach findet die Bindung nicht im aktiven Zentrum des Enzyms, sondern an einer brückenartigen Proteinstruktur statt, die die beiden größten Untereinheiten der RNA-Polymerase II verbindet (➤ Abb. 35.111).

Neben den Amatoxinen enthält der Knollenblätterpilz noch Phallotoxine (z. B. Phalloidin), deren Bedeutung für die Vergiftung gering ist. Das **Phalloidin** hat aber große experimentelle Bedeutung in der Zellbiologie. Es bindet mit hoher Affinität an Actinfilamente (F-Actin), aber nicht an monomeres G-Actin und erlaubt, mit einem Fluoreszenzmarker versehen, die intrazelluläre mikroskopische Beobachtung der Actinpolymerisation.

Vergiftung

Etwa **90 % aller tödlichen** und etwa 10 % der Pilzvergiftungen insgesamt, bezogen auf Mitteleuropa, sind dem **Phalloidessyndrom** zuzurechnen, meist bedingt durch Knollenblätterpilze.

Durch Fortschritte in der Therapie konnte die Letalität zwar gesenkt werden, dennoch beträgt sie bei Erwachsenen 10–20 %, bei Kindern bis zu 50 %. Charakteristisch ist einerseits die **lange Latenzzeit (6–24 h),** andererseits ein **dreiphasiger Verlauf** der Symptome. Zunächst tritt eine **gastrointestinale Phase** (oft 11–24 h) mit schwerem, wiederholtem Erbrechen, kolikartigen Bauchschmerzen, schwerer Diarrhö und gravierenden Flüssigkeitsverlusten bis zur Exsikkose auf. Es folgt eine **scheinbare Erholung** in einer **zweiten Latenzzeit,** der symptomarmen Phase, jedoch weisen in dieser Zeit die Laborwerte schon auf eine Leberschädigung hin. Jetzt sind die Amanitine (12–36 h nach Aufnahme) auch im Urin nachweisbar. Nach 48–72 Stunden wird die **hepatorenale Phase** eingeleitet: Symptome sind Ikterus, Krämpfe, Oligurie bis Anurie, Blutungen,

35

Coma hepaticum. Häufig sind die Symptome am 4.–6. Tag nach der Aufnahme der Giftpilze am stärksten und klingen dann rasch ab bei gleichzeitiger Normalisierung der laborchemischen Werte.

Therapie

Schon bei **begründetem Verdacht** auf eine Vergiftung durch Knollenblätterpilze, möglichst bevor sich Symptome manifestiert haben, sollte eine sofortige Hospitalisierung veranlasst werden. Speisereste und Erbrochenes zur Identifizierung des Knollenblätterpilzes sollten asserviert werden. In der Klinik sollte eine Magenentleerung durch **Magenspülung** durchgeführt werden. Bei Fehlen von Diarrhö sollten die Gabe von Laxantien (Glaubersalz), Verabreichung von Aktivkohle und die Korrektur von Wasser- und Elektrolythaushalt veranlasst werden. Die medikamentöse Behandlung mit **Silibinin** (Legalon® SIL; 20 mg/kg pro Tag, verteilt auf 4 Infusionen von je 2 h Dauer) ist sinnvoll. Silibinin **hemmt die Aufnahme von Amanitin in die Leberzelle.** Bei positivem Amanitinnachweis sind sekundäre Detoxifizierungsmaßnahmen indiziert (wiederholte Gabe von Aktivkohle oder Duodenalsonde zum kontinuierlichen Absaugen der Galle). Bei Antithrombin-III-Abfall Substitution. Prophylaxe und Therapie des Leberkomas.

Das Gyromitrasyndrom

Wirkmechanismus

Der Genuss der Frühjahrslorchel *(Gyromitra esculenta)*, eines Schlauchpilzes *(Ascomycetes)*, führt aufgrund ihres Gehalts an **Gyromitrin** (= Acetaldehyd-*N*-formyl-*N*-methylhydrazon) zu Intoxikationen. Gyromitrin ist wasserlöslich und labil und wird nach Aufnahme im Magen zu ***N*-Formyl-*N*-methylhydrazin** und **Monomethylhydrazin,** den eigentlichen Toxinen, hydrolysiert.

In manchen Pilzbüchern als „bedingt genießbar" klassifiziert, ist dennoch vom Verzehr der Frühjahrslorchel dringend abzuraten. Für das Gyromitrin bzw. seine Hydrolyseprodukte wurde in Mäusen die Bildung von O^6-Methylguanin, also eine Methylierung der DNA, in Leber und Niere festgestellt. Das Ausmaß des karzinogenen Risikos beim Menschen durch Gyromitrinaufnahme ist unbekannt.

Die tödliche Giftmenge für den Erwachsenen wird für Gyromitrin mit 25–50 mg/kg KG angegeben, für Monomethylhydrazin liegt dieser Wert bei 4–8 mg/kg KG.

Vergiftung

Die Vergiftungserscheinungen beginnen 6–12(–24) Stunden nach dem Essen und entsprechen weitgehend denen der Knollenblätterpilzvergiftung; zusätzlich treten neurotoxische Erscheinungen wie Unruhe, Erregung, delirante Zustände, zentrale Krampfanfälle und Bewusstseinsverlust auf. Es kommt ebenfalls zu einer Leberschädigung.

Therapie

Die Therapie zielt auf Elimination des Gifts ab (Gabe von Aktivkohle, Magenspülung, bei schweren, frühzeitig erkannten Fällen Hämoperfusion) sowie auf Korrektur des Wasser- und Elektrolythaushalts. Wie bei INH (➤ Kap. 33.18.1) wird **Vitamin B_6** (Pyridoxin, 25 mg/kg KG als Kurzinfusion) als Antidot gegeben, wenn Krampfanfälle und Koma auftreten.

Das Orellanussyndrom

Die Toxizität von *Cortinarius orellanus,* dem orangefuchsigen Schleierling, wurde erst nach insgesamt 132 Vergiftungsfällen in Polen in den Jahren 1952 bis 1957 erkannt, davon 19 mit tödlichem Ausgang.

Wirkmechanismus

Das Gift von *C. orellanus* (und anderen Vertretern der Gattung *Cortinarius*) ist **Orellanin,** ein Bipyridin-Derivat. Der Pathomechanismus ist nicht genau bekannt. Unter aeroben Bedingungen wurde die Bildung eines stabilen ortho-Semichinon-Anion-Radikals beobachtet. In Gegenwart von Eisenionen führt Orellanin zu oxidativ verursachten DNA-Strang-Brüchen. Es wird vermutet, dass massiver oxidativer Stress und Hemmung antioxidativer Enzyme an der **Nephrotoxizität** des Pilzgifts beteiligt sind.

Vergiftung

Charakteristisch für Intoxikationen ist eine **zwischen 2 Tagen und mehr als 2 Wochen dauernde Latenzzeit,** danach Symptome wie Kopfschmerz, Übelkeit, starker Durst, starker Harndrang. Die Schwierigkeit bei der Diagnose einer Pilzvergiftung liegt im fehlenden Bezug der Symptome zu der ggf. Wochen zurückliegenden Aufnahme des Pilzes.

Therapie

Primäre und sekundäre Giftdekontamination: Magenspülung, medizinische Kohle (evtl. Hämoperfusion). Medikamentöse Diuresesteigerung gilt als schädlich. Hämodialyse ist nur bei Niereninsuffizienz sinnvoll. Bei ca. 50 % der Vergifteten bessert sich die Nierenfunktion in wenigen Wochen. In schweren Fällen kann eine lebenslange Dialyse erforderlich sein. Die Letalität beträgt 10–15 %.

35.13.5 Allergien und Unverträglichkeiten mit Alkohol

Potentiell ist jeder Pilz in der Lage, **Reaktionen des allergischen Formenkreises** auszulösen. Dies gilt für die Inhalation von

Schimmelpilzkonidien und -sporen wie für Speisepilze gleichermaßen. Hervorgehoben werden soll der **Kahle Krempling** *(Paxillus involutus)*, der nach wiederholter Aufnahme zu Immunreaktionen vom Soforttyp, immunohämolytischer Anämie und akuter Niereninsuffizienz führen kann. Todesfälle sind beschrieben. Diese allergische Erscheinung tritt quantitativ allerdings in den Hintergrund, gastrointestinale Erscheinungen infolge schlecht gegarter Mahlzeiten sind bei ihm häufiger. Der Kahle Krempling muss gemieden werden, auch wenn er regional als traditioneller Speisepilz angesehen wird.

Nachdrücklich muss vor dem Verzehr des **Faltentintlings** *(Coprinus atramentarius)* in Kombination mit Alkohol gewarnt werden, dies gilt auch für Alkoholkonsum bis 3 Tage nach der Mahlzeit sowie für versteckten Alkohol in Medikamenten oder Nahrungsmitteln. Dieser Tintling enthält die ungewöhnliche Aminosäure **Coprin** (= N^5-[1-Hydroxycyclopropyl]-L-glutamin, ➤ Abb. 35.112), aus der im Körper 1-Aminocyclopropanol abgespalten wird. **Coprin inhibiert die Aldehyddehydrogenase** und verhindert somit die Oxidation des Ethanols zum Acetat. Dadurch akkumuliert Acetaldehyd im Körper (Antabussyndrom). Es kommt zu Gesichts- und Nackenrötung, Schweißausbruch, Schwindel, Übelkeit und Tachykardie. Es wird symptomatisch therapiert.

35.13.6 Mykotoxine

Eine Reihe von Schimmelpilzen und Pflanzenparasiten müssen als Erreger von Mykotoxikosen angesprochen werden, z. B. Vertreter aus den Gattungen *Alternaria, Claviceps, Fusarium, Aspergillus* und *Penicillium*. Sie und viele andere sind Produzenten von Toxinen unterschiedlichster chemischer Struktur. Die wichtigsten sind die karzinogenen **Aflatoxine** (➤ Kap. 35.2.5 zur Toxikologie dieser Verbindungen). Die Mutterkornpilze *Claviceps purpurea* und *C. paspali* sind Parasiten von Roggen bzw. Futtergräsern. Sie produzieren als **Mutterkornalkaloide** Lysergsäure-Derivate (➤ Kap. 4.6). Die Kontamination von Brotgetreide durch *C. purpurea* wird durch dessen Reinigung jedoch weitestgehend ausgeschlossen.

35.13.7 Schwermetalle und Radionuklide in Pilzen

Vor allem nach der Reaktorkatastrophe in Tschernobyl/Ukraine im April 1986 ist das Thema radioaktiv kontaminierte Nahrungsmittel in das Bewusstsein der Verbraucher gerückt. Für Pilze gilt, dass die Kontamination stark von Region, Bodenbeschaffenheit und der Pilzart abhängt. In Regionen, in denen Ende April/Anfang Mai 1986 mit Regenfällen radioaktive Partikel aus dem geborstenen Reaktor eingetragen wurden (Bayerischer Wald, Oberschwaben, Oberbayern), sind die Werte noch heute erhöht. Messreihen, die von 2015–2018 vom Bundesamt für Strahlenschutz durchgeführt und 2019 publiziert wurden, belegen für verschiedene Speisepilze deutliche Überschreitungen des EU-Grenzwerts von 600 Becquerel/kg Frischmasse. Eine signifikante Änderung dieser Situation ist in den nächsten Jahren nicht zu erwarten, da das wichtigste Radionuklid, das Caesium-Isotop 137, eine physikalische Halbwertszeit von 30,2 Jahren besitzt. Ein nennenswerter neuerlicher Anstieg der Belastung infolge der Katastrophe im Atomreaktor von Fukushima/Japan im März 2011 erfolgte in Mitteleuropa aufgrund der großen geografischen Distanz nicht.

Im Allgemeinen empfiehlt die Deutsche Gesellschaft für Ernährung, den Verzehr von Wildpilzen auf maximal 250 g pro Woche zu beschränken, während der Schwangerschaft und Stillzeit sollte auf Wildpilze verzichtet werden. Diese Empfehlungen gelten nicht zuletzt auch aufgrund der in den Fruchtkörpern von Pilzen akkumulierten Schwermetalle wie Quecksilber, Cadmium, Blei und Kupfer. Diese Akkumulation findet auch in unbelasteten Gebieten statt, umso gravierender sind die Werte von Pilzen aus belasteten Arealen, z. B. Industriegebieten.

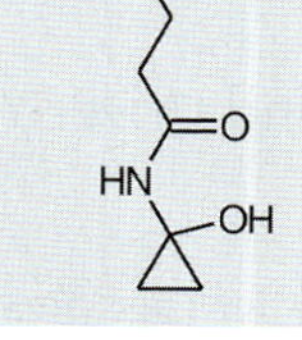

Abb. 35.112 Coprin (N^5-[1-Hydroxycyclopropyl]-L-glutamin).

35.14 Bakterielle Toxine

Klaus Aktories

Zahlreiche Bakterien produzieren Toxine, die den Wirtsorganismus schädigen können. Bei einigen Erkrankungen (z. B. Diphtherie, Tetanus, Botulismus) sind Toxine die entscheidenden Virulenzfaktoren und bestimmen nahezu vollständig das Krankheitsbild und den Krankheitsverlauf.

Historisch bedingt werden die bakteriellen Toxine in Endo- und Exotoxine eingeteilt:

- **Endotoxine** sind Bestandteile der äußeren Zellwand gramnegativer Keime und werden hauptsächlich von abgetöteten und lysierten Bakterien freigesetzt. Endotoxine wirken auf den eukaryoten Organismus ein, indem sie Entzündungsmediatoren aus Immunzellen induzieren und freisetzen.
- Dagegen wirken **Exotoxine,** die von lebenden Bakterien produziert und abgegeben werden, direkt schädigend auf den Wirtsorganismus. Sie sind Toxine im eigentlichen Sinne.

35.14.1 Endotoxine

Chemisch sind die Endotoxine **Lipopolysaccharide (LPS).** Ihr Aufbau ist bei allen gramnegativen Bakterien sehr ähnlich. Sie bestehen aus einem Polysaccharid- und einem Lipidteil, dem Lipid A (➤ Abb. 35.113). Der Polysaccharidteil wird aus einer variablen O-spezifischen Kette, die aus mehreren sich wiederholenden Oligosaccharideinheiten besteht, und einem Polysaccharidkern aufgebaut. An den hydrophilen Polysaccharidteil ist kovalent das Lipid A gebunden. Lipid A ist für die endotoxische Wirkung verantwortlich.

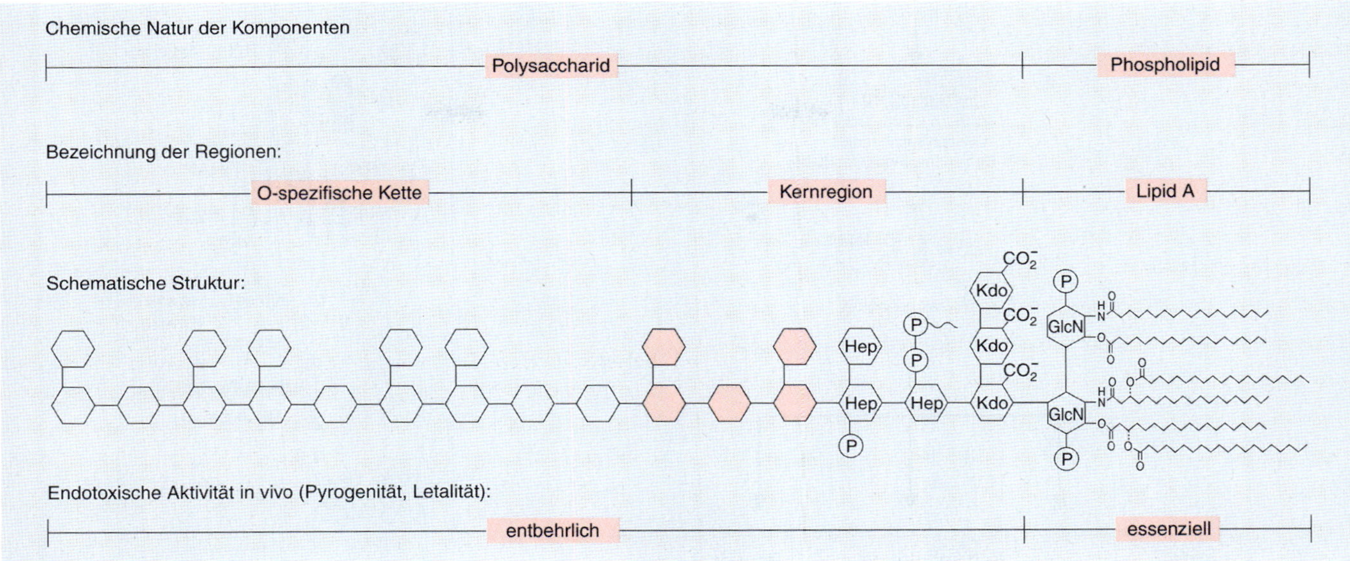

Abb. 35.113 Endotoxine.
Endotoxine sind Lipopolysaccharide (LPS), die Bestandteile der Bakterienwand darstellen. Sie bestehen aus einem Polysaccharid- und einem Phospholipidteil. Der Polysaccharidteil wird in eine variable Region (sog. O-spezifische Kette) mit unterschiedlicher serologischer Spezifität (O-Antigene) und in eine Kernregion eingeteilt. Am Aufbau der Kernregion sind ungewöhnliche Zucker wie Heptose (Hep) und 2-Keto-3-desoxyoctulosonsäure (Kdo) beteiligt. Der Phospholipid-ähnliche Teil, also das Lipid A, besteht aus einem phosphorylierten Glucosamindisaccharid (GlcN), an das Fettsäuren unterschiedlicher Kettenlänge über Amino- und Hydroxygruppen gebunden sind. Für die endotoxische Aktivität ist das Lipid A essenziell. P = Phosphorsäurereste. (Modifiziert nach: Hauschildt S et al. Handbook of Experimental Pharmacology. Vol. 145, Bacterial Protein Toxins.)

Bereits in sehr niedrigen Konzentrationen (< 1 ng/ml Serum) **aktivieren** Endotoxine **Zellen des Immunsystems,** v. a. Makrophagen und Monozyten (➤ Abb. 35.114). Diese Zellen antworten darauf mit einer **Freisetzung von Mediatoren** (Tumor-Nekrose-Faktor α, Interleukine 1, 6, 8, 10 und 12, Thromboxan, Leukotriene, Interferon-γ, O_2^- und NO). Die Vielzahl der Mediatoren erklärt die vielfältigen biologischen Wirkungen der Endotoxine. So können geringe LPS-Konzentrationen zu einer sinnvollen Aktivierung von Abwehrmechanismen beitragen. Bei hohen Endotoxinkonzentrationen kommt es jedoch zu einer übermäßigen Produktion von Zytokinen und Entzündungsmediatoren. Dadurch können Organe geschädigt werden und es kann sich ein septischer Schock entwickeln.

Der genaue Mechanismus der Mediatorinduktion wurde in den letzten Jahren aufgeklärt. LPS interagiert zunächst mit einem spezifischen **LPS-b**indenden Serum**p**rotein (LBP, MM ≈ 58 000), das die Aggregation von LPS verhindert und dadurch die LPS-Wirkung um ein Vielfaches von 100 verstärkt. Es folgt die Bindung an das Protein CD14, das kein transmembranäres Protein ist und nur in der äußeren Lipidschicht der Zellmembran der Monozyten und Makrophagen verankert ist. Die eigentliche Signalwirkung von LPS erfolgt über spezifische Membranrezeptoren, die zur Familie der Interleukinrezeptoren gehören. Von besonderer Bedeutung für die LPS-Wirkung ist der Toll-ähnliche Rezeptor TLR4 (Toll-like receptor 4)[1]. Allerdings ist ein weiteres Protein (MD-2, MM ≈ 18 000), das an TLR4 bindet, die eigentliche Bindungsstelle für LPS. Über den TLR4-Rezeptor, der dimerisiert, wird eine intrazelluläre Signalkaskade aktiviert, die dem Signalweg des Interleukin-1-Systems ähnlich ist. Eine bestimmte intrazelluläre TLR4-Domäne, die TIR (**T**oll/**IL**-1-**R**ezeptordomäne) genannt wird, führt nach Interaktion mit verschiedenen Adaptorproteinen zur Aktivierung von MAP-Kinasen, von Transkriptionsfaktor NFκB und IRF3 (**I**nterferon-**R**egulations-**F**aktor 3). Es folgt die Aktivierung der Transkription zahlreicher Gene, die für Entzündungsmediatoren, Zytokine und Typ-1-Interferone codieren. Inzwischen weiß man, dass LPS auch ins Zytosol gelangt und dort Signalwege der Entzündung über das NALP3-Inflammasom (auch als NLRP3-Inflammasom bekannt) aktiviert (➤ Abb. 35.114; ➤ Kap. 23.1.3).

35.14.2 Exotoxine

Bei der Mehrzahl der bakteriellen Exotoxine handelt es sich um **makromolekulare Polypeptide.** Ausgehend von ihrem eukaryoten Wirkort, spricht man von zellmembranschädigenden und intrazellulär wirkenden Toxinen.

Die bakteriellen Exotoxine sind häufig durch eine besonders hohe Wirksamkeit und Selektivität gekennzeichnet. Einige Toxine zählen zu den potentesten biologischen Stoffen, die wir überhaupt kennen (s. Neurotoxine). Häufig wirken die Toxine auf wichtige Regulatorproteine der Wirtszelle und beeinflussen hierdurch selektiv Schaltstellen, an denen die intrazelluläre Übermittlung von Transmitter- oder Hormonsignalen reguliert wird und die Proliferation sowie die Zytoskelettorganisation kontrolliert werden. Aus diesem Grund sind Toxine nicht nur als Pathogenitätsfaktoren von großer

[1] Der amerikanische Wissenschaftler Bruce Beutler hat 2011 den Nobelpreis für Medizin für die Entdeckung des LPS-Rezeptors erhalten.

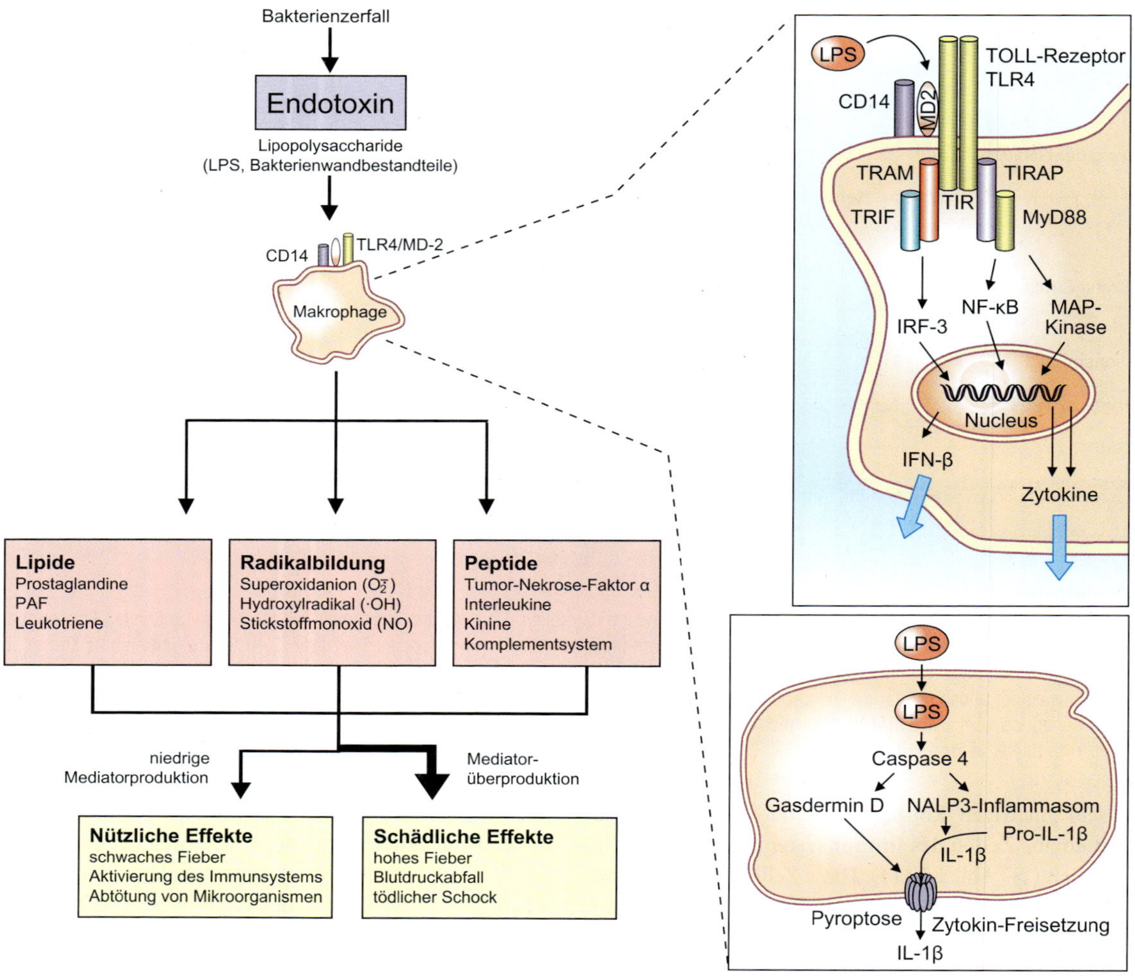

Abb. 35.114 Aktivierung von Makrophagen durch Endotoxin.
Rechts oben: Mithilfe des Zellmembranproteins CD14 bindet Endotoxin (LPS) an den TLR4/MD-2-Rezeptorkomplex (Toll-Like Rezeptor 4 im Komplex mit dem Protein MD-2) und aktiviert Makrophagen. Hierdurch werden zahlreiche Mediatoren freigesetzt und es wird die Bildung von sehr reaktiven Radikalen induziert. Abhängig vom Ausmaß dieser Aktivierung können sowohl nützliche als auch schädliche Effekte ausgelöst werden.
Durch Bindung von LPS an den CD14/MD-2/TLR4-Rezeptorkomplex werden über die TIR-Domäne (Toll/IL-1-Rezeptor-Domäne) einerseits die Adaptorproteine TIRAP (TIR domain-containing Adaptor Protein) und MyD88 (Name bezieht sich auf Myeloid Differentiation-Gene) und andererseits TRAM (TRIF-Related Adaptor Molecule) und TRIF (TIR domain-containing adaptor inducing interferon) mobilisiert. Nachfolgend kommt es über den MyD88-abhängigen Signalweg zur Aktivierung von MAP-Kinasen und NFκB und zur vermehrten Bildung von Entzündungsmediatoren und Zytokinen. Über den MyD88-unabhängigen Signalweg wird v. a. die Expression von Interferonen über IRF3 aktiviert.
Rechts unten: LPS gelangt auch ins Zytosol, wo es zu einer Aktivierung der Protease Caspase 4 kommt. Caspase 4 induziert das NALP3-Inflammasom, das wiederum die Bildung von IL-1β aus Pro-IL-1β fördert (➤ Kap. 23.1.3). Weiterhin aktiviert Caspase 4 das Protein Gasdermin durch proteolytische Spaltung. Aktiviertes Gasdermin bildet in der Zellmembran Poren, durch die Zytokine freigesetzt werden, und kann zum Zelltod (hier Pyroptose genannt) führen. (Modifiziert nach: Hauschildt S et al. Handbook of Experimental Pharmacology. Vol. 145; Matikainen S et al. J Immunol, 2020; 204: 3063.)

Bedeutung, sondern werden darüber hinaus experimentell als hoch spezifische Werkzeuge in Pharmakologie, Zellbiologie und Biochemie eingesetzt.

Membranschädigende und zytolytische Exotoxine

Den membranschädigenden und zytolytischen Wirkungen von Toxinen liegen unterschiedliche Mechanismen zugrunde.

Zum einen ist eine Schädigung durch eine **spezifisch auf die Zellmembran gerichtete Enzymaktivität** möglich. Ein Beispiel hierfür ist das α-Toxin des Gasbranderregers *C. perfringens.* Bei diesem Toxin handelt es sich um eine **bakterielle Phospholipase C,** die Phosphatidylcholin und Sphingomyelin spaltet und dadurch die Zellmembran zerstört.

Zum anderen können sich zytolytische Toxine aufgrund ihrer physikochemischen Eigenschaften in die Membran einlagern, was zur **Porenbildung** führt. Zu dieser Gruppe von Toxinen gehören das α-Toxin von *S. aureus* und das Streptolysin O von *S. pyogenes* sowie eine Vielzahl weiterer Toxine, die von Clostridien, Listerien und Streptokokken produziert werden.

Gut untersucht sind die porenbildenden Eigenschaften des **α-Toxins** von *S. aureus* (➤ Abb. 35.115). Das Proteintoxin (MM ≈ 33 000) bindet zunächst als Monomer an die Zellmembran (wahrscheinlich an die

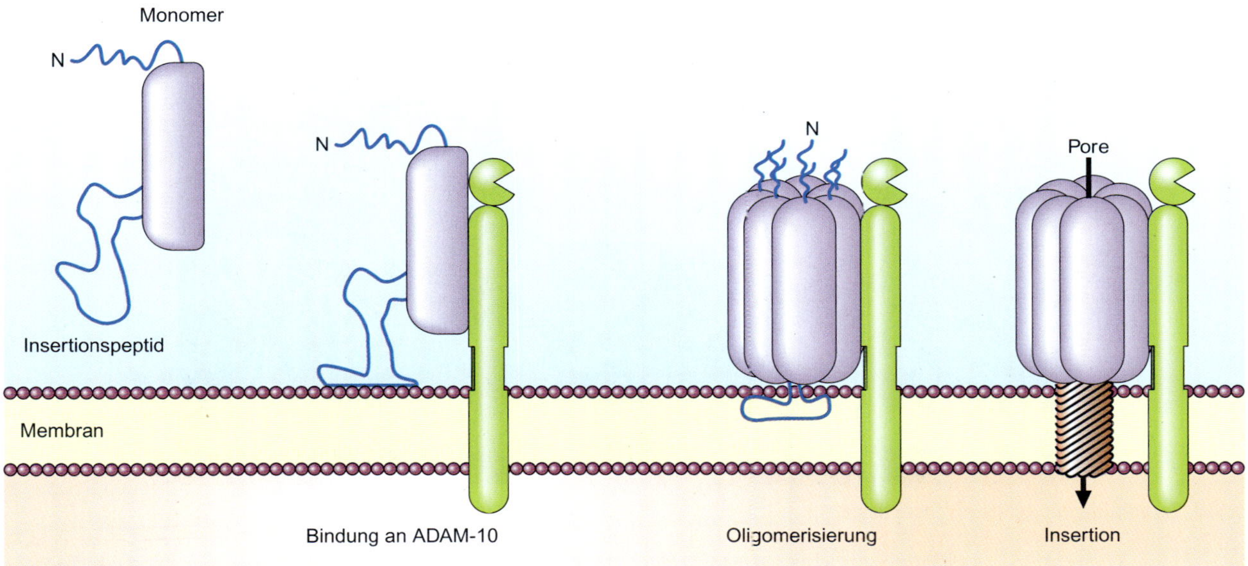

Abb. 35.115 Bindung, Oligomerisierung und Membraninsertion des α-Toxins von *Staphylococcus aureus.* Das α-Toxin bindet als Monomer an die Zellmembran und oligomerisiert zu Heptameren, die sich schließlich in die Zellmembran einlagern und eine Pore bilden. ADAM10 (A Disintegrin And Metalloprotease 10), eine zinkabhängige zellmembranständige Metalloprotease, die an Integrine bindet und Oberflächenproteine proteolytisch abspaltet („shedding"), ist für die Bindung von α-Toxin essenziell. Offenbar ist ADAM10 auch an der zytotoxischen Wirkung von α-Toxin beteiligt. N = aminoterminales Ende des Proteins. (Modifiziert nach: Engelmann. Science, 1996; 274: 1850.)

Metalloprotease ADAM10 [**A** **d**isintegrin **and** **m**etalloprotease 10]). Durch laterale Diffusion wird eine Interaktion mit anderen α-Toxin-Molekülen ermöglicht. Dies führt zu einer Oligomerisierung mit einer ringförmigen Heptamerstruktur, die in der Mitte eine Pore mit einem Durchmesser von 1–2 nm aufweist.

Streptolysin O (SLO) gehört wie Perfringolysin und Tetanolysin zu einer Familie von Porenbildnern, deren Vertreter eine Molekularmasse von ≈ 60 000 aufweisen und über **Cholesterin** an eukaryote Zellen binden. Bei der Oligomerisierung von 25–50 SLO-Monomeren werden weitaus größere Poren (≈ 30 nm Durchmesser) als beim α-Toxin gebildet.

Sogenannte **RTX-Toxine** wie das *E.-coli*-Hämolysin (Hlya, MM 110 000) werden von gramnegativen Bakterien produziert. Diese calciumabhängigen Toxine sind durch repetitive Aminosäuresequenzen (RTX = **r**epeats in **t**o**x**ins) charakterisiert und bilden wahrscheinlich ebenfalls erst nach Oligomerisierung Zellmembranporen von 1–2 nm Durchmesser.

Die durch Toxine induzierte Porenbildung führt zu einer massiven Störung des intrazellulären Ionenmilieus mit **Verlust porengängiger Moleküle** (ATP, NAD, GTP) und schließlich zum Zelltod. Allerdings induzieren einige Toxine wie z. B. das Hämolysin von *E. coli* oder das α-Toxin von *C. perfringens* bereits in sublytischen Konzentrationen biologische Wirkungen in Zielzellen. Dabei kommt es offenbar zur **Bildung von Signalstoffen** und **Entzündungsmediatoren** (Zytokine, Interleukine, Prostaglandine, Leukotriene), die wiederum für die Aktivierung von Immunzellen von Bedeutung sind.

Landwirtschaftliche Nutzung von porenbildenden Toxinen: *Bacillus thuringiensis* und seine porenbildenden Toxine werden seit Langem (Ende der 1920er-Jahre) in großem Maßstab als biologische Insektizide (Fraßgifte) in der Landwirtschaft eingesetzt (> Abb. 35.116).

Intrazellulär wirkende Exotoxine

Bei den intrazellulär wirkenden Toxinen handelt es sich um Proteintoxine, die in den meisten Fällen enzymatische Aktivität besitzen und die Funktion intrazellulärer Regulatorproteine verändern. Es ist deshalb verständlich, dass Toxinwirkungen schon bei extrem niedrigen Konzentrationen auftreten können. Beim Diphtherietoxin reicht ein Toxinmolekül zum „Vergiften" einer Zelle aus.

Toxinaufbau

Um an den intrazellulären Wirkort zu gelangen, müssen die hoch molekularen Toxine die Barriere der Zellmembran überwinden. Dies geschieht bei den meisten Toxinen in einem mehrstufigen Prozess. Zunächst bindet das Toxin mit einer besonderen **Rezeptordomäne** an einen Zellmembranrezeptor. Anschließend erfolgt eine **rezeptorvermittelte Endozytose** in ein Endosomkompartiment (bestimmte intrazelluläre Vesikel). Infolge der niedrigeren pH-Werte (pH 6 und niedriger) im Endosom kommt es zu Strukturveränderungen bestimmter Teile des Toxins, wobei hydrophobe Proteindomänen freigelegt werden. Sie ermöglichen die Membraninsertion und Translokation aus dem Endosom in das Zytosol.

Diesem mehrstufigen Vergiftungsprozess entspricht die Struktur des Toxins. In der Regel bestehen die Toxine aus einer enzymatisch aktiven Komponente A **(Enzymdomäne)** und einer Bindungskomponente (B), die die Bindung **(Bindungsdomäne)** und Translokation

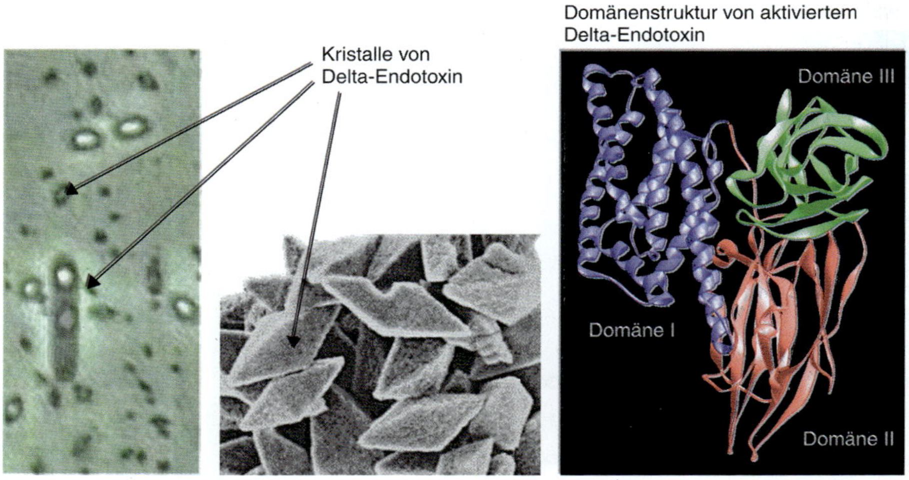

Abb. 35.116 Porenbildende Toxine als Insektizide.
Das Bakterium *Bacillus thuringiensis* bildet während der Sporulation kristalline Einschlusskörper, die neben den *Bacillus*-Sporen freigesetzt werden. Die Einschlusskörper bestehen aus Delta-Endotoxin, einem Protein, das nichts mit dem Endotoxin Lipopolysaccharid (LPS) zu tun hat. Die Toxinkristalle sind schwer löslich; sie lösen sich aber in stark alkalischem Milieu (>pH 9) des Insektendarms. Das Toxin (MM ≈ 130 000) wird proteolytisch zu einem Protein mit einer Molekularmasse von ca. 60 000 aktiviert, das aus drei Domänen besteht. Nach Bindung an spezifische Rezeptorproteine durch die Domäne II folgen Aggregation und Porenbildung in den Darmwandzellen der Insektenlarven. Für die Porenbildung ist v.a. Domäne I verantwortlich. Durch die Porenbildung werden die Larven getötet. Inzwischen gibt es mehr als 100 Isoformen des Toxins (auch Cry-Toxine genannt), die für bestimmte Insekten (z.B. Lepidoptera oder Diptera) eine hohe Spezifität zeigen und für andere nicht giftig sind. Seit mehreren Jahren wird Saatgut von Kulturpflanzen (Tabak, Baumwolle, Reis und Mais [„Genmais"]) angeboten, das das Toxingen enthält. Werden die Pflanzen, die das Toxin als endogenes Insektizid bilden, von den Insektenlarven gefressen, sterben sie aufgrund der Porenbildung in den Darmzellen ab. Das Toxin ist für Säugetiere (und auch für andere Tiere) völlig ungiftig. Zahlreiche Insekten sind leider bereits resistent. Die Resistenz entsteht durch mutierte Rezeptoren oder das Fehlen aktivierender Enzyme im Darm der Insekten. (Mit freundlicher Erlaubnis von J. Deacon [University of Edinburgh] sowie [rechtes Bild] Li et al. Nature, 1991; 353: 815.)

(Translokationsdomäne) der Enzymkomponente in das Zytosol ermöglicht. Man spricht vom AB-Modell der Toxine. Beide Komponenten (A und B) können kovalent oder nicht kovalent miteinander verbunden sein oder sogar völlig getrennte Proteine darstellen. ➤ Tab. 35.48 gibt eine Übersicht.

Toxinfamilien

ADP-ribosylierende Toxine

Viele intrazellulär wirkende Toxine besitzen ADP-Ribosyltransferase-Aktivität. Diese Toxine spalten NAD in Nicotinamid und ADP-Ribose und übertragen den ADP-Ribose-Rest auf ein Zielprotein. Bei den Zielproteinen handelt es sich oftmals um GTP-bindende Proteine. Durch die kovalente Modifikation wird die physiologische Funktion der betroffenen Regulatorproteine blockiert oder erheblich verändert. Wie die Kristallstrukturanalyse ADP-ribosylierender Toxine (z.B. Diphtherietoxin, *E.-coli*-Enterotoxin, Pertussistoxin) zeigt, haben die Enzymkomponenten der Toxine einen identischen sterischen Aufbau, obwohl ihre Primärstruktur nahezu keine Sequenzhomologie aufweist.

Diphtherietoxin

Das Diphtherietoxin ist der wichtigste pathogenetische Faktor bei der Diphtherie. Das Toxin hat eine Molekularmasse von ≈ 58 000 und weist zwei Disulfidbrücken auf. Nach limitierter Proteolyse entsteht ein Zweikettentoxin, das aus einer Enzymkomponente (MM 21 000, N-Terminus des Toxins) und einer Bindungskomponente (MM 37 000, C-Terminus des Toxins) besteht, die über eine Disulfidbrücke verbunden sind. Der Zellmembranrezeptor des Diphtherietoxins ist ein Wachstumsfaktorpräkursor (genauer: der heparinbindende EGF-ähnliche Wachstumsfaktorpräkursor). Nach Bindung, Endozytose und Translokation der Enzymkomponente in das Zytosol wird der **Elongationsfaktor 2,** ein essenzieller Faktor der eukaryoten Proteinbiosynthese, durch das Toxin **ADP-ribosyliert.** Hierbei wird ein Molekül ADP-Ribose selektiv auf Diphthamid, ein posttranslational modifiziertes Histidin (His-715), übertragen. Die ADP-Ribosylierung hemmt die Funktion des Elongationsfaktors und blockiert hierdurch die Polypeptidkettenverlängerung am Ribosom. Die Hemmung der Proteinbiosynthese führt zum Zelltod und dadurch zur Bildung der typischen nekrotischen Pseudomembranen.

Auch das **Exotoxin A** von *Pseudomonas aeruginosa* ADP-ribosyliert den Elongationsfaktor 2, und zwar an identischer Stelle am Diphthamid wie das Diphtherietoxin. Exotoxin A (MM 66 000) zeigt im Übrigen kaum Sequenzhomologien zum Diphtherietoxin und bindet im Gegensatz zu Diphtherietoxin an den α_2-Makroglobulin-Rezeptor. Beide Toxine, Diphtherietoxin und *Pseudomonas aeruginosa*-Exotoxin A, sind strukturelle Grundlage für die Entwicklung von Immunotoxinen, die bei der Tumortherapie eingesetzt werden (➤ Kap. 34.14.9).

35

Tab. 35.48 Intrazellulär wirkende Exotoxine mit Enzymaktivität

Exotoxin	Aufbau	Proteinsubstrat (Akzeptor-Aminosäure)	Enzymaktivität	Funktionelle Konsequenzen (Erkrankung)
Diphtherietoxin *Pseudomonas*-Exotoxin A	A–B	Elongationsfaktor 2 (Diphthamid)	ADP-Ribosylierung	Hemmung der Proteinbiosynthese (Diphtherie, *Pseudomonas*-Infektion)
Choleratoxin hitzelabile *E. coli*-Toxine	AB_5	G_s-Proteine (Arginin)	ADP-Ribosylierung	Aktivierung von G_s und der Adenylylcyclase (Cholera, Reisediarrhö)
Pertussistoxin	AB_5	$G_{i,o}$-Proteine (Cystein)	ADP-Ribosylierung	Hemmung der rezeptorvermittelten Aktivierung von G-Proteinen (Keuchhusten)
C.-botulinum-C2-Toxin und verwandte Toxine	A, B	Actin (Arginin)	ADP-Ribosylierung	Hemmung der Actinpolymerisation Zerstörung des Zytoskeletts
C.-difficile-Toxin A und B	AB	Rho-, Rac-, Cdc42-Proteine (Threonin)	Glucosylierung	Inaktivierung verschiedener Proteine der Rho-Familie, Zerstörung des Zytoskeletts (pseudomembranöse Kolitis)
Zytotoxischer nekrotisierender Faktor (CNF)	AB	Rho-Proteine (Glutamin)	Deamidierung	Hemmung der Inaktivierung von Rho-Proteinen, Actinpolymerisation, Hemmung der Zellteilung
Pasteurella-multocida- Toxin	AB	G-Proteine (Glutamin)	Deamidierung	Hemmung der Inaktivierung von G-Proteinen (atrophische Rhinitis beim Schwein)
Botulinus neurotoxine (A–G), Tetanustoxin	A–B	Synaptische Peptide: • Synaptobrevin [Bo-NT B, D, F, G; Te-T] • Syntaxin [Bo-NT A, E] • SNAP25 [Bo-NT C]	Zinkendoprotease	Spaltung synaptischer Peptide, Hemmung der Neurotransmitterfreisetzung an der Synapse (Tetanus, Botulismus)
Anthraxtoxine • Letaler Faktor (LF) • Ödemfaktor (EF)	A, B	Proteinkinasen der MAP-Familie	• Zinkendoprotease • „Invasive" Adenylylcyclase	• Inaktivierung von MAP-Kinasen (Milzbrand) • Erhöhung der intrazellulären cAMP-Spiegel
Shigatoxine, Ricin (Rizinussamen!)	AB_5	Kein Protein! 28S-rRNA	N-Glykosidase	Abspaltung eines Adeninrests der 28S-rRNA, Hemmung der Proteinbiosynthese, z. B. hämolytisch-urämisches Syndrom (HUS) durch enterohämorrhagische *E. coli* (EHEC)

A = Enzymkomponente und B = Bindungskomponente sind zwei getrennte Proteine; A–B = zweikettiges, über S-S-Brücken verbundenes Toxin; AB = Einkettentoxine, die eine Bindungs- (B) und eine Enzymdomäne (A) aufweisen; Bo-NT = Botulinumtoxin, Te-T = Tetanustoxin.
Beim einkettigen *Pseudomonas*-Exotoxin A tritt die A-B-Struktur intermediär beim Vergiftungsprozess auf. Bei den Toxinen mit AB_5-Struktur sind die einzelnen Komponenten nicht kovalent verbunden. Die B-Untereinheiten vom Pertussistoxin sind unterschiedlich (S2, S3, 2 x S4, S5), die von Choleratoxin, Shigatoxin und den strukturell verwandten Toxinen sind bei dem jeweiligen Toxintyp gleich.

G-Protein-ADP-ribosylierende Toxine

Choleratoxin sowie die nahe verwandten hitzelabilen Toxine von *E. coli* und das Pertussistoxin übertragen ADP-Ribose auf **heterotrimere GTP-bindende Proteine** (G-Proteine [➤ Kap. 1.2.4]). Die ADP-Ribosylierung der G-Proteine findet **ausschließlich in der nukleotidbindenden α-Untereinheit** statt (➤ Abb. 35.117). Durch die toxininduzierte ADP-Ribosylierung wird die über G-Proteine erfolgende Signalübermittlung entweder verstärkt (Choleratoxin) oder gehemmt (Pertussistoxin).

Choleratoxin

Choleratoxin, das von *Vibrio cholerae* produziert wird, ist der entscheidende Virulenzfaktor bei der Cholera.

Das Toxin besteht aus einer A-Komponente (MM 27 000) und fünf identischen B-Untereinheiten (MM 11 000), die ein Pentamer bilden. Die A-Komponente wird proteolytisch in A1 (MM 21 000) und A2 (MM 6 000) gespalten. Beide Peptide sind über Disulfidbrücken verbunden. A1 stellt die ADP-Ribosyltransferase dar. A2 sorgt für die Bindung des Enzyms an die B-Untereinheit. Die B-Komponente bindet polyvalent mit hoher Affinität (1 nM) an das Monosialogangliosid GM_1 der eukaryoten Zielzelle. Nach Endozytose und Transport bis zum endoplasmatischen Retikulum (ER; retrograder Transport) erfolgt die Translokation in das Zytosol mithilfe des ERAD-Transportsystems (ER-assoziierte Protein-Degradation). Dieses System ist zuständig für den Rücktransport missgefalteter Proteine aus dem ER in das Zytosol, wo sie abgebaut werden. Choleratoxin nutzt diesen Weg in das Zytosol und kann offenbar dem Abbau entgehen. Damit ist Choleratoxin ein Long-trip-Toxin. Es macht im Gegensatz zu den Short-trip-Toxinen (z. B. Diphtherietoxin), die kurz nach der Endozytose in das Zytosol gelangen, eine lange Reise, um sein Zielprotein im Zytosol zu erreichen. Im Zytosol spaltet die Enzymkomponente NAD und überträgt die ADP-Ribose auf die α-Untereinheit der G_s-Proteine (➤ Kap. 1.2.4). Dabei wird ein Argininrest, der für die endogene GTPase-Aktivität bedeutsam ist, modifiziert.

Die ADP-Ribosylierung führt zur Blockade des Abschaltmechanismus (GTPase-Aktivität) der G-Proteine. Dadurch ist das **G_s-Protein persistierend aktiv.** Infolgedessen kommt es zur **Aktivierung der Adenylylcyclase** an der basolateralen Membran der Enterozyten und damit zum **Anstieg des intrazellulären cAMP-Spiegels** und zur **Aktivierung der cAMP-abhängigen Proteinkinase.** Hierdurch wird wiederum die Chloridsekretion über

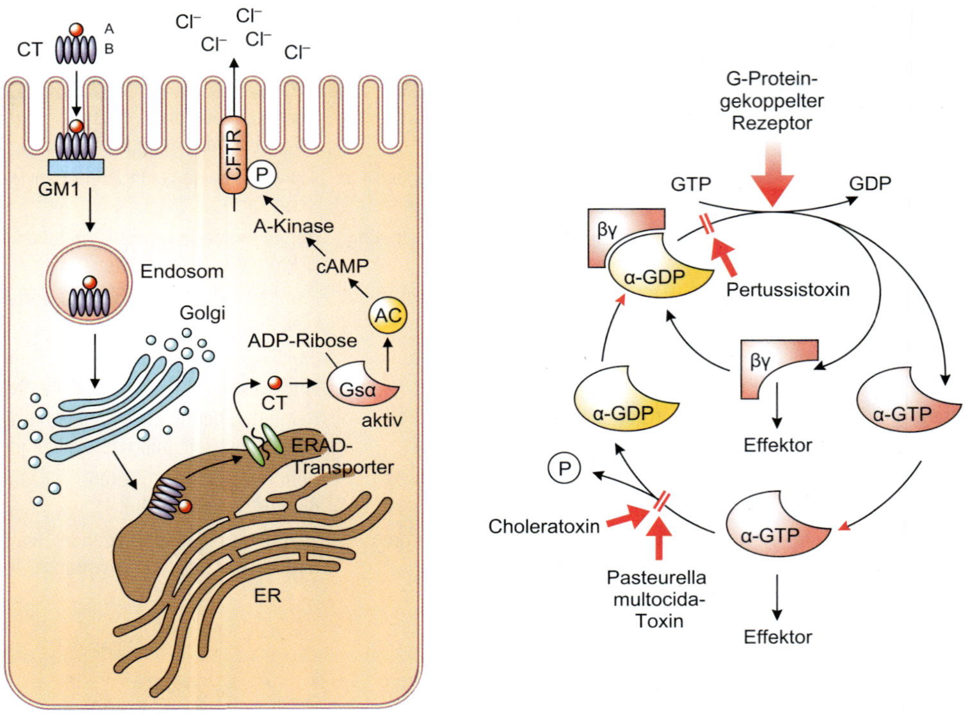

Abb. 35.117 Wirkung von Choleratoxin, Pertussistoxin und *Pasteurella-multocida*-Toxin.
Linke Abbildung: Wirkung von Choleratoxin auf Darmepithelzellen. Choleratoxin (CT) besteht aus der enzymatisch aktiven A-Komponente (CT-A) und der Bindungskomponente (CT-B), die ein Pentamer ist. CT bindet an das GM$_1$-Gangliosid von Zielzellen. Nach Endozytose wird das gesamte Toxin über den Golgi-Apparat in das endoplasmatische Retikulum (ER) transportiert (retrograder Toxintransport). Hier kommt es zur Trennung von CT-A und CT-B. CT-A wird durch einen Transporter des ERAD (ER-assoziierte Protein-Degradation)-Systems vom ER ins Zytosol geschleust. Im Zytosol ADP-ribosyliert CT-A die α-Untereinheit des heterotrimeren G$_s$-Proteins. Das hierdurch aktiviert wird und die Adenylylcyclase (AC) stimuliert. Die vermehrte cAMP-Bildung aktiviert die cAMP-abhängige Proteinkinase A (A-Kinase) und führt zur Phosphorylierung und Aktivierung des Chloridkanals CFTR (Cystic Fibrosis Transmembrane Conductance Regulator). Die vermehrte Chloridsekretion ist für die starke Diarrhö bei der Cholera verantwortlich.
Rechte Abbildung: Wirkung von Choleratoxin, Pertussistoxin und *Pasteurella-multocida*-Toxin auf heterotrimere G-Proteine. Heterotrimere G-Proteine bestehen aus einer α-Untereinheit, die Guaninnukleotide bindet und GTPase-Aktivität besitzt, und einer βγ-Untereinheit. In der inaktiven, GDP-gebundenen Form liegen die G-Proteine als Heterotrimer vor. Nach Interaktion mit dem agonistgebundenen Rezeptor erfolgen der GDP/GTP-Austausch und die Dissoziation der α- und βγ-Untereinheit. Beide Untereinheiten können nun mit Effektorsystemen (Adenylylcyclase [AC], Phospholipasen, Ionenkanäle) interagieren. Der aktive Zustand der G-Proteine wird durch Hydrolyse des gebundenen GTP und Reassoziation zum Heterotrimer beendet. Choleratoxin ADP-ribosyliert die α-Untereinheit von G$_s$-Proteinen und blockiert hierdurch die inhärente GTPase-Aktivität. G$_s$-Protein bleibt somit persistierend aktiv. Das *Pasteurella-multocida*-Toxin (PMT) deamidiert einen Glutaminrest von α-Untereinheiten verschiedener G-Proteine (z. B. G$_i$ und G$_q$), wodurch ebenfalls die inhärente GTPase-Aktivität gehemmt wird und die Proteine persistierend aktiviert werden. Pertussistoxin ADP-ribosyliert die α-Untereinheiten der nichtdissoziierten G$_{i,o}$-Proteine, verhindert deren Interaktion mit dem Rezeptor und hemmt hierdurch die Aktivierung dieser G-Proteine.

das CFTR-Protein (Cystic Fibrosis Transmembrane Conductance Regulator) in der Bürstensaummembran aktiviert. Das ist die Ursache für die abnorme Sekretion der Enterozyten, aus der die lebensbedrohlichen Elektrolyt- und Wasserverluste resultieren.

Von *E. coli* sind verschiedene Serotypen eines **hitzelabilen Enterotoxins** (*E.-coli*-LT-Toxine) beschrieben worden, die in ihrer Struktur und ihren biologischen Eigenschaften dem Choleratoxin gleichen. Diese Toxine werden für die Reisediarrhö (traveller's diarrhea) verantwortlich gemacht.

Pertussistoxin

Pertussistoxin wird von *Bordetella pertussis,* dem Erreger des Keuchhustens, produziert.

Das Toxin (MM ≈ 105 000) besteht aus sechs Untereinheiten (S1–S5), wobei die Untereinheit S4 doppelt vertreten ist. S1 (MM 26 220) stellt die Enzymkomponente dar, die Untereinheiten S2–S5 bilden die Bindungskomponente. Zielproteine der ADP-Ribosylierung durch Pertussistoxin sind die **α-Untereinheiten der Proteine G$_i$ und G$_o$** (➤ Kap. 1.2.4). Die ADP-Ribosylierung erfolgt am Cystein des carboxyterminalen Endes der Proteine. Sie führt zur Hemmung der G-Protein-Rezeptor-Interaktion und **blockiert so die rezeptorvermittelte Aktivierung der G-Proteine** (➤ Abb. 35.117). Die funktionellen Auswirkungen der G$_i$/G$_o$-Modifikation bestehen u. a. darin, dass die Inhibition der Adenylylcyclase und die Regulation von Kationenkanälen, die über G-Proteine gesteuert werden, aufgehoben sind.

Die biologischen Effekte von Pertussistoxin sind entsprechend vielfältig. Die β-Zellen des Pankreas setzen vermehrt Insulin frei (Blockade der α$_2$-Adrenozeptor-vermittelten Hemmung). Hyperinsulinämie und Hypoglykämie sind die Folge. Darüber hinaus induziert Pertussistoxin eine Lymphozytose (Hemmung der Lymphozytenmigration), ein typisches Symptom bei Keuchhusten, und sensibilisiert gegenüber der Histaminwirkung. Diese Eigenschaften führten historisch zu Toxinnamen wie „islet-activating protein", „lymphocytosis-promoting factor" und „histamine-sensitizing factor".

Binäre Actin-ADP-ribosylierende Toxine

Das **C2-Toxin von** *Clostridium botulinum* gehört zur Familie binärer **Actin-ADP-ribosylierender Toxine.** Zu dieser Toxinfamilie gehören auch die *Clostridioides difficile*-Transferase CDT und das *C. perfringens*-Iota-Toxin. Diese Toxine bestehen aus einer Bindungskomponente (MM ≈ 100 000) und einer Enzymkomponente (MM ≈ 50 000), die zunächst nicht miteinander verbunden sind (binärer Aufbau). Beide Proteine interagieren nach proteolytischer Aktivierung der Bindungskomponente am Rezeptor der Zielzelle miteinander. Die Bindungskomponente weist eine hohe Homologie zum Anthraxtoxin auf und bildet wie dieses Toxin Heptamere (➤ Abb. 35.118).

Actin (MM 42 000), das Zielprotein der Toxine, ist Bestandteil sämtlicher eukaryoter Zellen. Es ist kein GTP/GDP-bindendes, sondern ein ATP/ADP-bindendes Protein. Actin spielt nicht nur für die Muskelkontraktion eine wichtige Rolle, sondern ist ein **Hauptbestandteil des Zytoskeletts** in Nichtmuskelzellen und an einer Vielzahl **zellulärer Bewegungsprozesse** wie Exozytose, Phagozytose, Zellmigration oder intrazellulärem Transport beteiligt. Die physiologischen Funktionen des Actins beruhen auf seiner Fähigkeit, rasch Polymere (F-Actin) von mehreren tausend Molekülen bilden zu können. Diese Polymerisation ist ein hoch dynamischer Prozess und erfolgt unter der Kontrolle einer Vielzahl actinbindender Regulatorproteine, die wiederum oftmals über Rho-Proteine reguliert werden. Durch die toxininduzierte ADP-Ribosylierung, die an Arginin-177 des Actins erfolgt, werden Actinfilamente depolymerisiert und das Actinzytoskelett zerstört (➤ Abb. 35.118). Zu den pathophysiologischen Auswirkungen der **Actin-ADP-Ribosylierung** gehört u. a. der **Verlust der Schrankenfunktion von Epithel- und Endothelzellen.** Dadurch führen die actinmodifizierenden Toxine im Darmlumen zur Flüssigkeitsakkumulation (enterotoxische Wirkung). Nach intravenöser Gabe nimmt die Gefäßpermeabilität massiv zu

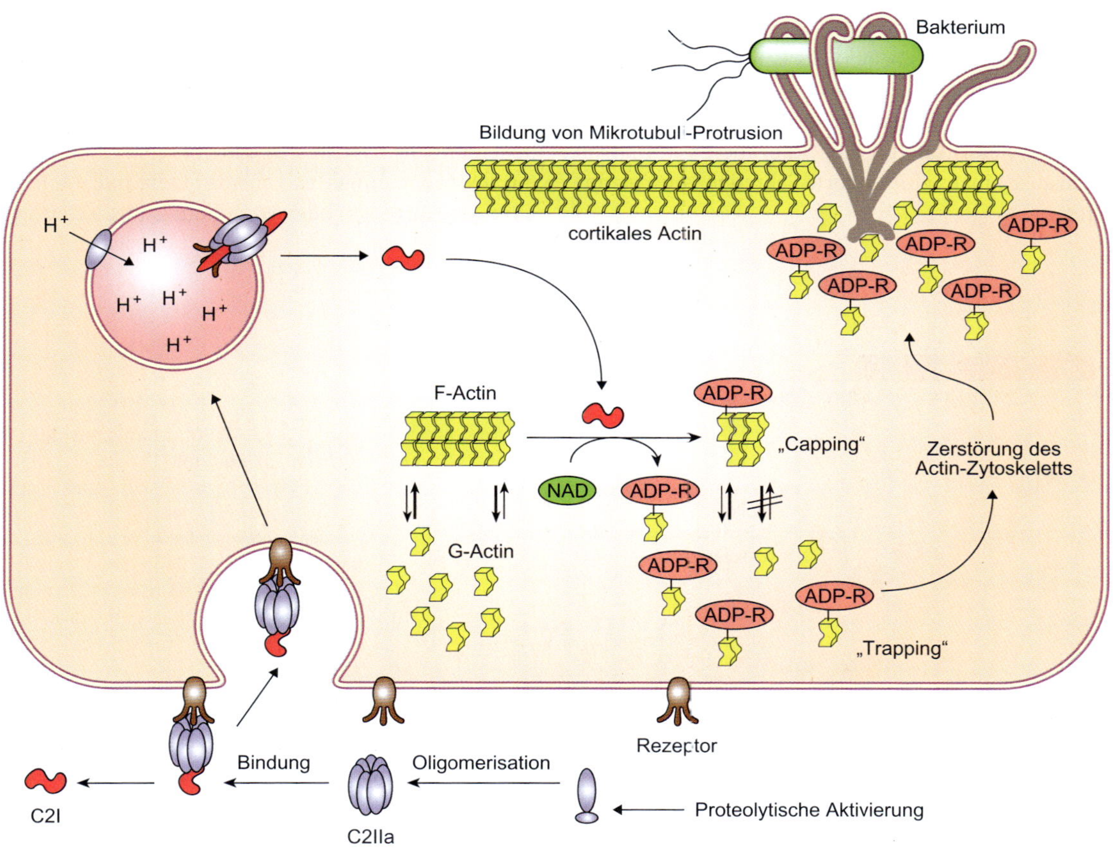

Abb. 35.118 Molekularer Mechanismus Actin-ADP-ribosylierender Toxine am Beispiel des *Clostridium-botulinum*-C2-Toxins.
Das Toxin besteht aus zwei separaten Proteinen (binärer Toxinaufbau), einer Bindungskomponente C2II und einer Enzymkomponente C2I, die ADP-Ribosyltransferase-Aktivität besitzt. Durch partielle Proteolyse wird die Bindungskomponente C2II zu C2IIa aktiviert und oligomerisiert dann zu Heptameren. Hieran bindet die Enzymkomponente C2I. Nach Endozytose wird die Enzymkomponente C2I durch eine Pore, die von dem Heptamer gebildet wird, in das Zytosol geschleust.
In der Zelle liegt Actin in einem dynamischen Gleichgewicht zwischen monomerem G-Actin und polymerisiertem F-Actin vor. C2I ADP-ribosyliert monomeres G-Actin, das dann an die Plusseite der polaren Actinfilamente bindet und hier die weitere Actinpolymerisation verhindert (Capping). An der Minusseite der Actinfilamente findet weiterhin eine Depolymerisation statt. Freigesetztes monomeres Actin wird sofort von dem Toxin ADP-ribosyliert. Durch die ADP-Ribosylierung verliert Actin die Fähigkeit zur Polymerisierung (Trapping). Die ADP-Ribosylierung führt schließlich zu einer Zerstörung des Actinzytoskeletts. Der Abbau des submembranären Actinzytoskeletts bewirkt die Bildung von feinen Zellausläufern, die durch Tubulinfilamente gebildet werden und offenbar die Adhäsion von Bakterien begünstigen.

35

und in der Folge treten Lungenödem und Blutungen in die Trachea auf. Darüber hinaus wurde gezeigt, dass die Depolymerisation von F-Actin zur Ausbildung von feinen Mikrotubuli-Ausläufern auf der Zelloberfläche führt. Diese Ausläufer bilden ein Netzwerk, das offenbar die Kolonisation von Bakterien fördert.

Clostridioides-difficile-Toxine A und B

Typische unerwünschte Arzneimittelwirkungen bei der Anwendung von Antibiotika sind die **antibiotikainduzierte Diarrhö** und die seltener auftretende **pseudomembranöse Kolitis.** Ursache ist eine Schädigung der Darmflora durch die Antibiotika und die Selektion von besonders pathogenen *Clostridioides-difficile*-Keimen (alte Bezeichnung *Clostridium difficile*), die die Toxine A und B produzieren.

Toxin A (MM ≈ 308 000) und **B** (MM ≈ 270 000) gehören zu der Familie der **clostridialen glucosylierenden Zytotoxine.** Das sind Einkettentoxine, die Proteine der Rho-Familie **monoglucosylieren** (➤ Abb. 35.119). Interessanterweise werden Rho-Proteine von verschiedenen bakteriellen Toxinen auf unterschiedliche Art beeinflusst (➤ Abb. 35.120). Durch die Glucosylierung, die an einem spezifischen Threoninrest erfolgt, werden Rho-abhängige Signal- und Regulatorprozesse blockiert. Es kommt zu einer **Zerstörung des Actinzytoskeletts,** die mit **Veränderungen des Zell-Zell-Kontakts und der sekretorischen Funktion von Enterozyten** einhergehen. Bedeutsam für die Pathogenese von Diarrhö und Kolitis ist darüber hinaus eine gestörte Sekretion von Entzündungsmediatoren.

Rho-GTPasen-aktivierende Toxine

Manche bakteriellen Toxine inaktivieren Rho-GTPasen (z. B. *C. difficile*-Toxine), andere aktivieren sie. Ein Rho-aktivierendes Toxin ist z. B. der **zytotoxische nekrotisierende Faktor (CNF),** der von vielen pathogenen *E. coli*-Stämmen gebildet wird. Der Name erklärt sich dadurch, dass nach Toxininjektion in die Haut Nekrosen auftreten. CNF (MM ≈ 115 000) wirkt als **Desamidase** und **spaltet selektiv die γ-Amid-Gruppe von Glutamin-63 im Rho-Molekül ab.** Glutamin-63 ist essenziell für die Hydrolyse (Inaktivierung) des Rho-gebundenen GTP. Die durch Desamidierung entstandene Glutaminsäure kann diese Funktion nicht erfüllen (einen analogen Wirkmechanismus zeigt *Pasteurella multocida*-Toxin bei heterotrimeren G-Proteinen, ➤ Abb. 35.117). Folge der Desamidierung ist eine persistierende Aktivierung von Rho-Proteinen. Sie führt zu Störungen des Actinzytoskeletts und Rho-abhängiger Prozesse. So bewirkt CNF in der Zellkultur eine vermehrte Ausbildung von Actinkabeln (stress fibers) und die Bildung mehrkerniger Zellen (Hemmung der Zytokinese).

Clostridiale Neurotoxine

Verschiedene Stämme von *Clostridium botulinum* produzieren sieben immunologisch unterschiedliche Neurotoxine (A, B, C1, D, E, F, G), die alle Botulismus auslösen können. Für Erkrankungen beim Menschen sind hauptsächlich die Neurotoxintypen A, B und E von Bedeutung. Es handelt sich dabei in erster Linie um Vergiftungen mit toxinkontaminierten Lebensmitteln. Infektionen mit *C. botulinum* wie Säuglings- oder Wundbotulismus treten weitaus seltener

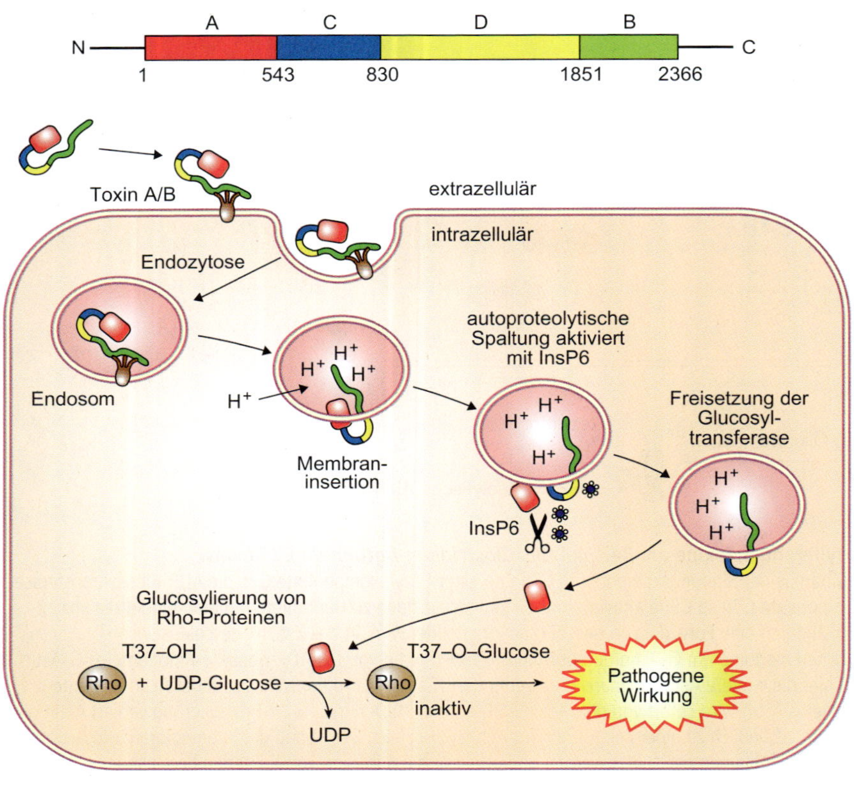

Abb. 35.119 Wirkmechanismus der *Clostridioides-difficile*-Toxine A und B.
Die *C. difficile*-Toxine A und B bestehen aus mindestens vier funktionellen Proteinteilen (ABCD-Modell, oberes Bild). Der aminoterminale Teil **A** (Active) besitzt die Glucosyltransferase-Aktivität. Der carboxyterminale Teil **B** (Binding) ist für die Rezeptorbindung verantwortlich. Abschnitt **C** (Cutting) stellt eine Cysteinprotease dar, die zur Autoprozessierung des Toxins notwendig ist. Abschnitt **D** (Delivery) ist in die Translokation des Toxins eingeschaltet, aber auch für die Rezeptorbindung wichtig. Die Toxine binden an Membranrezeptoren von Zielzellen (unteres Bild). Für Toxin B wurden wenigstens 3 Rezeptoren vorgeschlagen, wobei Frizzled, ein Rezeptor der GPCR-Familie, besonders interessant ist, weil er auch in die Regeneration der Darmschleimhaut eingeschaltet ist. Nach der Rezeptorbindung folgt die Endozytose des Rezeptor-Toxin-Komplexes in Endosomen. Der saure pH von Endosomen induziert eine Strukturveränderung der Toxine, die eine Membraninsertion mit Porenbildung durch den Abschnitt D der Toxine bewirkt. Die Abschnitte A und C werden auf die zytosolische Seite transportiert, wo die Protease von Abschnitt C durch zytosolisches Inositol-hexaphosphat (InsP6) aktiviert wird. Es kommt zur Freisetzung der Glucosyltransferase, die Rho-Proteine an einem Threonin-Rest (Threonine-37) glucosyliert und dadurch inaktiviert.

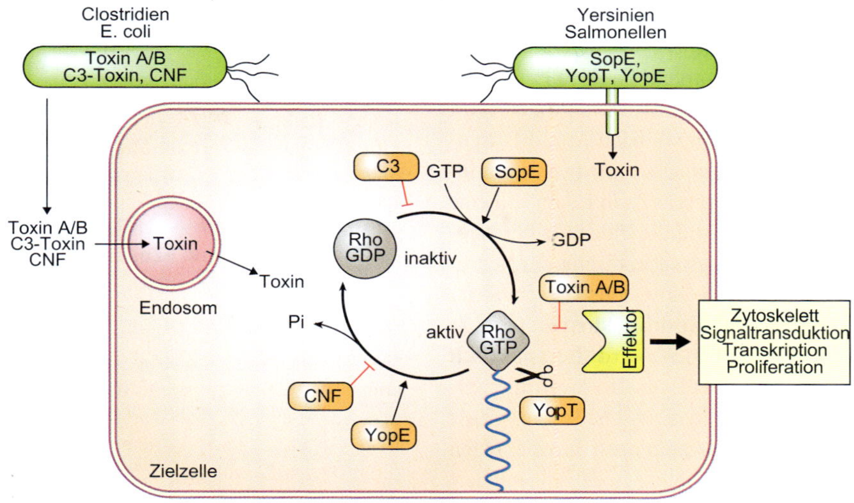

Abb. 35.120 Rho-Proteine sind Ras-homologe Proteine.
Die eigentlichen Ras-Proteine haben eine **Schalterfunktion** bei der Proliferationsinduktion durch Wachstumsfaktoren (z. B. durch EGF, PDGF, Insulin). Ihre Bezeichnung geht darauf zurück, dass viruscodierte, mutierte Ras-Proteine bei Ratten Sarkome induzieren.
Rho-Proteine gehören zur großen Familie niedermolekularer („kleiner") GTP-bindender Proteine (MM 20 000–250 00). Es wurden über 20 verschiedene Rho-Proteine beschrieben. Zu den Rho-Proteinen zählen Rho, Rac und Cdc42, die offenbar alle in die Regulation des Actinzytoskeletts eingeschaltet sind. Rho-Proteine regulieren darüber hinaus weitere zelluläre Signalprozesse. Hierzu gehören der Zell-Zell-Kontakt, die Glattmuskelkontraktion, Endozytose- und Sekretionsprozesse sowie die Aktivierung der Transkription und Proliferation. Wie heterotrimere G-Proteine (➤ Kap. 1.2.4) sind die Rho-Proteine in der GTP-gebundenen Form aktiv und nach Hydrolyse des GTP zu GDP inaktiv.
Zahlreiche bakterielle Proteinwirkstoffe ändern spezifisch die Aktivität von Rho-Proteinen. Einige der Wirkstoffe sind typische Toxine und werden von den Bakterien in die Umgebung abgegeben. Die Toxine gelangen dann meistens nach Endozytose aus den Endosomen in das Zytosol der Zielzellen. Hierzu zählen z. B. die *C. difficile*-Toxine (➤ Abb. 35.119). Auch C3-Toxin von *Clostridium botulinum* und der zytotoxische nekrotisierende Faktor (CNF) von *E. coli* gehören dazu. Während *C. difficile*-Toxine Rho-Proteine durch Glucosylierung hemmen, bewirkt C3-Toxin eine Inhibition durch ADP-Ribosylierung. CNF aktiviert Rho-Proteine durch Desamidierung eines Glutaminrests, der für die Hydrolyse des gebundenen GTP essenziell ist. Dadurch wird das modifizierte Rho-Protein persistierend aktiv. Andere bakterielle Wirkstoffe werden direkt von den Bakterien in die Zielzelle transportiert. Dazu besitzen die Bakterien hoch komplizierte Apparate (Typ-III- und Typ-IV-Sekretionssysteme), die wie dünne Injektionsnadeln funktionieren. Damit wird z. B. von Salmonellen das Protein SopE, von Yersinien YopE und YopT in die Zielzellen mikroinjiziert. In der Zielzelle hemmt YopE Rho-Proteine, indem es die Hydrolyse von GTP beschleunigt. YopT hemmt Rho-Proteine durch proteolytische Spaltung am C-Terminus. SopE führt dagegen zu einer Aktivierung von Rho-Proteinen durch einen beschleunigten GDP/GTP-Austausch.

auf. Mit den **Botulinumneurotoxinen** verwandt ist das **Tetanustoxin,** das von *C. tetani* gebildet wird und für das Krankheitsbild des Tetanus nach einer Wundinfektion verantwortlich ist. **Die Neurotoxine gehören zu den stärksten bekannten Giften.** Von Botulinumneurotoxin kann bereits 1 ng/kg Körpergewicht tödlich sein.

Der Wirkungsmechanismus wird in ➤ Abb. 2.3 erläutert. Botulinus- und Tetanustoxin sind große Proteine (MM ≈ 150 000), die als einkettige Polypeptide produziert werden. Sowohl clostridiale Proteasen als auch Endoproteinasen können das Protein an besonders sensitiven Stellen spalten (nicking), wodurch eine **schwere Kette** (MM ≈ 100 000) und eine **leichte Kette** (MM ≈ 50 000) entstehen, die über Disulfidbrücken miteinander verbunden sind. Während die **schwere Kette für die Bindung des Toxins** an die Zellmembran und für den transmembranären Transport zuständig ist, beherbergt die **leichte Kette** die eigentliche **biologische Aktivität.** Die Aufnahme der Toxine erfolgt an peripheren Nervenendigungen über eine rezeptorvermittelte Endozytose, wobei Glykolipide und Proteine (z. B. Synaptotagmin beim Botulinumneurotoxin B) an der Bindung beteiligt sind.

Nach der Aufnahme in das Neuron erfolgt der weitere Transport beim Botulinumtoxin und Tetanustoxin unterschiedlich: Während **Botulinumneurotoxine** in den Nervenendigungen der **neuromuskulären Endplatte** wirksam werden und dort die **Acetylcholinfreisetzung inhibieren,** wandert **Tetanustoxin** retrograd im Axon in das **Rückenmark bis zum Zellkörper des Motoneurons.** Dort verlässt das Toxin das Neuron und gelangt nach Durchquerung der Synapse in **Interneurone,** die die Aktivität des Motoneurons inhibitorisch regulieren. In den Nervenendigungen der Interneurone **blockiert Tetanustoxin die Freisetzung von inhibitorischen Neurotransmittern** (Glycin, GABA, ➤ Kap. 2.3.7, ➤ Kap. 2.3.8). Durch die verschiedenen Wirkorte lässt sich erklären, warum die Neurotoxine unterschiedliche klinische Bilder hervorrufen.

Botulinumneurotoxine führen zu einer **schlaffen Lähmung,** die häufig mit Sehstörungen (Augenmuskellähmung) beginnt und bis zur peripheren Atemlähmung fortschreiten kann. **Tetanustoxin** hingegen führt durch Ausschaltung der inhibitorischen Funktion von Interneuronen zu einer Überaktivität der Motoneurone und damit zu einem **extrem gesteigerten Muskeltonus mit ausgeprägter Spastik.**

Der **molekulare Wirkungsmechanismus** ist bei beiden Toxingruppen nahezu identisch. Die Toxine sind **Metalloproteasen (Zinkendopeptidasen)** und **spalten eukaryote Proteine,** die an der Vesikelfusion und der Neurotransmitterfreisetzung beteiligt sind. Dabei haben die verschiedenen Neurotoxine eine bemerkenswert selektive Proteaseaktivität für bestimmte Synapsenproteine. So spalten Tetanustoxin und die Botulinumtoxine B D, F, G das **Synaptobrevin,** das auch als vesikelassoziiertes Membranprotein (VAMP) bezeichnet wird. Das Protein **SNAP25** (synaptosomenassoziiertes Protein, MM ≈ 25 000) dagegen ist Substrat der Botulinumtoxine A und E. **Syntaxin,** ein weiteres Protein des Fusionskomplexes, wird von Botulinumtoxin C gespalten. Das funktionelle Ergebnis ist in jedem Fall eine **Hemmung des Vesikelfusionsvorgangs** und die **Blockade der Neurotransmitterfreisetzung.** Dieser Wirkungsmechanismus der Neurotoxine erklärt ihre neuronale Selektivität und ihre hohe Wirksamkeit.

Die **muskellähmende Wirkung der Botulinustoxine** (Typ A: Botox®, Typ A: Dysport®, Typ B: Neurobloc®) **wird therapeutisch genutzt.** Dabei wird das Toxin in so niedrigen Dosen in die entsprechenden Muskeln injiziert, dass eine systemische Wirkung ausbleibt. In den meisten Fällen tritt die Wirkung nach einigen Tagen ein und hält für mehrere Monate an. Es kann wiederholt injiziert werden. Bei ca. 30 % der Patienten kommt es dann zur Antikörperbildung.

Indikationen sind Blepharospasmus (Lidkrampf) und hemifaziale Spasmen, cervicale Dystonien sowie fokale Spastizität bei infantiler Cerebralparese oder als Folge eines Schlaganfalls (➤ Kap. 3.7). Weitere Indikationen sind chronische Migräne, übermäßiges Schwitzen sowie Blasenfunktionsstörungen. Weiterhin wird Botulinusneurotoxin als Kosmetikum gegen unerwünschte Gesichtsfalten eingesetzt.

Anthraxtoxine

Anthraxtoxine sind die entscheidenden Virulenzfaktoren bei der Auslösung des **Milzbrands** (Haut-, Lungen- oder Darmmilzbrand) durch den aeroben Sporenbildner *Bacillus anthracis*. Größte Bedeutung hat das **letale Anthraxtoxin,** das in erster Linie auf **Makrophagen** wirkt. Bereits in niedriger Konzentration führt das Toxin zu einer starken Mediatorfreisetzung (TNF-α, IL-1β), die für die klinischen Symptome des Milzbrands (nekrotisierende Entzündung, hämorrhagische Pneumonie) einschließlich eines tödlichen Schocks verantwortlich gemacht wird. Daneben gibt es das **Ödemtoxin.**

Die Anthraxtoxine sind drei separate Proteine:

1. **Letaler Faktor** (LF; lethal factor),
2. **Ödemfaktor** (EF; edema factor) und
3. **Protektives Antigen** (PA; protective antigen).

Das **letale Anthraxtoxin** besteht aus der Enzymkomponente **LF** und der Bindungskomponente **PA.** PA ist ein Protein mit einer Molekularmasse von ≈ 83 000, das eine Strukturhomologie zu den Bindungskomponenten der Actin-ADP-ribosylierenden Toxine (z. B. C2-Toxin von *C. botulinum*) aufweist. PA wird nach Bindung an Membranrezeptoren (Anthraxtoxin-Rezeptoren 1 und 2) der Zielzelle durch spezifische Proteasen unter Abspaltung eines Fragments (MM ≈ 20 000) aktiviert und bildet dann Heptamere. An diese Heptamere bindet der letale Faktor LF (MM ≈ 90 000), der nach Endozytose in das Zytosol transloziert wird. LF ist eine Metalloprotease und spaltet verschiedene **Proteinkinasen,** die zur **MAP-Kinase-Familie** gehören und in die Aktivierung der Transkription eingeschaltet sind.

ZUR VERTIEFUNG

Superantigene

Verschiedene grampositive Kokken produzieren pyrogene Exotoxine, die als Superantigene bezeichnet werden. Hierzu gehören die **Enterotoxine** (SE) und das **„Toxic Shock Syndrome Toxin 1"** (TSST-1) von *Staphylococcus aureus* sowie **pyrogene Exotoxine** (SPE) von *S. pyogenes.* Die Toxine (MM 22 000–29 000) haben die besondere Eigenschaft, T-Lymphozyten zu aktivieren (➤ Abb. 35.121), indem sie den **Antigenrezeptor von T-Zellen** (T-Zell-Rezeptor) mit den **MHC**(„major histocompatibility complex")-Klasse-II-Molekülen antigenpräsentierender Zellen **verknüpfen.** Diese Verknüpfung der MHC-Moleküle mit den T-Zell-Rezeptoren erfolgt antigenunspezifisch und auch mit leeren MHC-II-Komplexen, die kein Peptid (Antigen) präsentieren. Dadurch kommt es zu einer starken unspezifischen Stimulation von bis zu 20 % aller T-Zellen, die zu einer massiven Produktion von Zytokinen führt. Die freigesetzten Zytokine werden sowohl für enterotoxische Wirkungen (Erbrechen, Diarrhö) als auch für das Toxic-Shock-Syndrom (TSS) verantwortlich gemacht.

Das **Ödemtoxin** besteht aus **EF** (MM ≈ 62 000) und **PA.** Der Ödemfaktor (EF) ist eine **hoch aktive calmodulinabhängige bakterielle Adenylylcyclase,** die mithilfe derselben Bindungskomponente (PA), die für den Transport von LF benötigt wird, in das Zytosol gelangt. Dort führt die bakterielle Adenylylcyclase zu einem starken (mehrmals 100-fachen) Anstieg des intrazellulären cAMP-Spiegels und induziert Zellwirkungen, die denen von Choleratoxin ähnlich sind. Da sowohl der letale Faktor (LF) als auch der Ödemfaktor (EF) die Bindungskomponente (PA) für den Transport in das Zyto-

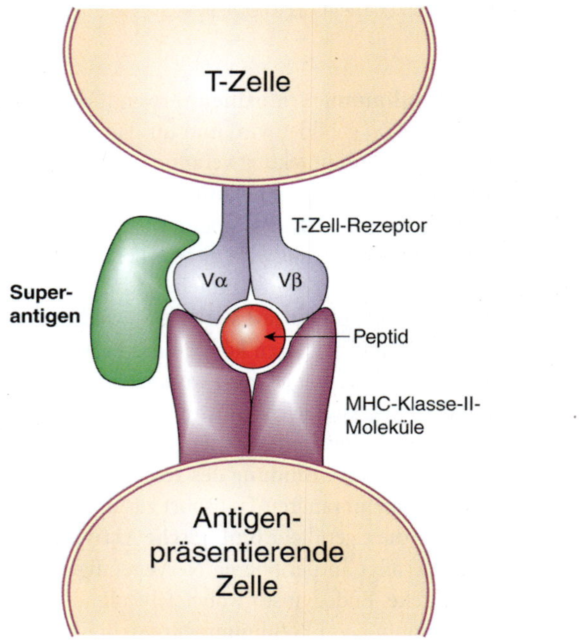

Abb. 35.121 Aktivierung von T-Zellen durch Superantigene. Die Superantigene verknüpfen MHC-Klasse-II-Moleküle antigenpräsentierender Zellen mit T-Zell-Rezeptoren. Hierdurch werden die T-Zellen zur Bildung von Zytokinen und zur Proliferation stimuliert.

sol benötigen, können Antikörper gegen PA beide Toxinwirkungen blockieren. Dies erklärt die Bezeichnung „protektives Antigen" für die Bindungskomponente PA.

Shigatoxin

Shigatoxin wird von *Shigella dysenteriae* Serotyp 1, einem Erreger der Dysenterie (bakterielle Ruhr), produziert.

Das Toxin besteht aus einer **enzymatisch aktiven A-Untereinheit** (MM ≈ 32 000) und aus **B-Untereinheiten** (MM ≈ 7 700), die Pentamere bilden, über die das Toxin an das Membranglykolipid Gb_3 der eukaryoten Zelle bindet. Die Toxinaufnahme erfolgt durch eine rezeptorvermittelte Endozytose mit anschließendem Transport bis zum Golgi-Apparat. Erst dort erfolgt die Translokation in das Zytosol (das Gleiche gilt wahrscheinlich auch für andere Toxine wie z. B. Choleratoxin). Im Zytosol wirkt die **A-Untereinheit als N-Glykosidase** und **spaltet einen einzelnen Adeninrest der 28S-rRNA des eukaryoten Ribosomenkomplexes.** Die Depurinierung führt zu einer Hemmung der Peptidelongation und Proteinsynthese, indem die Bindung von Aminoacyl-tRNA gehemmt wird. Es kommt zu typischen blutigen Durchfällen. Neben den enterotoxischen Wirkungen wird dem Toxin eine Rolle bei den häufigen neurologischen und nephrologischen Komplikationen der Dysenterie (z. B. dem hämolytisch-urämischen Syndrom [HUS]) zugeschrieben, wobei die Schädigung von Mikrogefäßen von Bedeutung zu sein scheint.

Bakterielle Proteintoxine als biologische Waffen

Zu zahlreichen Todesfällen kam es 2001 in den USA, als Milzbrandsporen in terroristischer Absicht in Briefumschlägen verschickt wurden. Diese Vorfälle rückten Milzbrandbakterien als potentielle biologische Waffe in den Mittelpunkt des öffentlichen Interesses und führten zu vermehrter wissenschaftlicher Forschungsaktivität auf diesem Gebiet. Bakterielle und virale Erreger sowie bestimmte Toxine stellen potentielle biologische Waffen dar. Hierzu gehören z. B Milzbranderreger (Anthrax), Yersinien (Pest), *Francisella tularensis* (Tularämie) und Pockenerreger sowie hoch potente Proteintoxine (Botulinusneurotoxine, Staphylokokken-Enterotoxin und das Pflanzentoxin Ricin). Worin ist die große Gefahr durch Milzbrandsporen begründet? 1. Die Gewinnung der Sporen ist relativ einfach und ohne große Kosten durchzuführen. 2. Die Sporen sind resistent gegen Sonnenlicht, Hitze und viele Desinfektionsmittel. 3. Wenige Sporen von *Bacillus anthracis* sind für eine Infektion ausreichend (5000 inhalierte Anthrax-Sporen wurden als LD_{50} bei Cynomolgus-Affen bestimmt; bei 300 Sporen starben 7 % der Tiere). 4. Nach Ausbruch der Erkrankung ist die Wirkung von Antibiotika eingeschränkt, da die Exotoxine bereits freigesetzt wurden. Kürzlich wurde ein monoklonaler Antikörper (Anthim®, Obiltoxaximab), der gegen das protektive Antigen von Anthraxtoxin gerichtet ist, zur Behandlung des Inhalationsmilzbrand in der EU zugelassen.

Verschiedene enterohämorrhagische Stämme von *E. coli* (STEC = **Shigatoxin-produzierende** *E. coli*) produzieren Toxine, die in Struktur, Bindungsspezifität und biologischer Wirkung nahezu identisch sind mit dem Shigatoxin von *S. dysenteriae.* Diese Toxine, vormals als Verotoxin oder shigaähnliche Toxine bezeichnet, werden heute ebenfalls als Shigatoxine aufgefasst. Erst 2011 führte in Norddeutschland eine Epidemie mit *E. coli*-Bakterien, die Shigatoxin produzierten, zu ≈ 4 000 Erkrankungen mit über 40 Todesfällen.

Gleicher Wirkmechanismus bei Pflanzengiften

Interessanterweise findet man auch Pflanzengifte mit einem **identischen toxischen Wirkmechanismus.** Zu dieser Toxingruppe gehören die äußerst giftigen Pflanzeninhaltsstoffe **Ricin** in Rizinussamen (*Ricinus communis* L.) und **Abrin** in den Samen der Paternostererbse (*Abrus precatorius* L.) (➤ Kap. 35.12.3). Die pflanzlichen Toxine sind ähnlich wie bakterielle Toxine nach dem A-B-Modell aufgebaut und bestehen aus zwei Ketten, die über eine Disulfidbrücke miteinander verbunden sind. Sie spalten wie Shigatoxin spezifisch die Adeninbase in Position 4324 der 28S-rRNA am Ribosom. Oral aufgenommen, sind die pflanzlichen Peptidtoxine hoch wirksam und führen zu großflächigen Nekrosen im Gastrointestinaltrakt sowie in anderen Organen.

WEITERFÜHRENDE LITERATUR

ALLGEMEIN

Casarett & Doull's Toxicology. 8. Aufl. New York: McGraw-Hill Education, 2013.
Marquard H, Schäfer SG, Barth H. Toxikologie. 4. Aufl. Stuttgart: Wissenschaftliche Verlagsgesellschaft, 2019.

AKUTE VERGIFTUNGEN

Goldfranks's Toxicologic emergencies. 11th ed. New York: McGraw-Hill Education, 2019.
Mühlendahl KE, Oberdisse U, Bunjes R, Brockstedt M. Vergiftungen im Kindesalter. Stuttgart: Thieme, 2003.
Olson KR. Poisoning and drug overdose. New York: Large Medical Books/ McGraw-Hill, 2004.
Schulz M, Schmoldt A. Therapeutic and toxic blood concentrations of more than 800 drugs and other xenobiotics. Pharmazie, 2003; 58: 447–474.

CHEMISCHE KANZEROGENESE

Bode AM, Dong Z. Toxic phytochemicals and their potential risk for human cancer. Cancer Prev Res, 2015; 8: 1–8.
Christmann M, Tomicic M, Roos W, Kaina B. Mechanisms of human DNA repair – an update. Toxicology, 2003; 193: 3–34.
Christmann M, Kaina B. Epigenetic regulation of DNA repair genes and implications for tumor therapy. Mutation Research, 2019; 780: 15–28.
Fahrer J, Kaina B. O6-methylguanine-DNA methyltransferase in the defense against N-nitroso compounds and colorectal cancer. Carcinogenesis, 2013; 34: 2435–2442.
Fahrer J, Kaina B. Impact of DNA repair on the dose-response of colorectal cancer formation induced by dietary carcinogens. Food Chem Toxicol, 2016; 106: 583–594.
Hoeijmakers JH. DNA damage, aging and cancer. N Engl J Med, 2009; 361: 1475–1485
Kaina B, Christmann M, Naumann S, Roos WP. MGMT: key node in the battle against genotoxicity, carcinogenicity and apoptosis induced by alkylating agents. DNA Repair, 2007; 6: 1079–1099.
Kelley MR, Fishel, ML. DNA Repair in cancer therapy. 2nd ed. London: Elsevier, 2016.
Luch A. Nature and nurture – lessions from chemical carcinogenesis. Nat Rev Cancer, 2005; 5: 113–125.
Luch A (Ed.).The carcinogenic effects of polycyclic aromatic hydrocarbons. London: Imperial College, 2005.
Madhusudan S, Wilson III DM (Edts.). DNA repair and cancer, from bench to clinic. Boca Raton: CRC Press, 2013.
Roos WP, Kaina B. DNA damage-induced cell death: From specific DNA lesions to the DNA damage response and apoptosis. Cancer Letters, 2013; 332: 237–248.
Roos WP, Adam DT, Kain B. DNA damage and the balance between survival and death in cancer biology. Nature Reviews Cancer, 2016; 16: 20–33.

Santarelli RL, Pierre F, Corpet DE. Processed meat and colorectal cancer: a review of epidemiologic and experimental evidence. Nutr Cancer, 2008; 60: 131–144.

Wagener C, Müller O. Molekulare Onkologie, Entstehung, Progression, klinische Aspekte. Stuttgart: Thieme, 2010.

GASFÖRMIGE STOFFE

Bock KW, Degen GH, Foth H et al. Ozon – Stellungnahme der Beratungskommission der Sektion Toxikologie der DGPT. DGPT-Forum, 1998; 22: 19–25.

Daunderer M, Theml H, Weger N. Behandlung der Blausäurevergiftung mit 4-Dimethylaminophenol. Med Klein, 1974; 69: 1626.

Diller WF, Zante R. A literature review: therapy for phosgene poisoning. Toxicol Ind Health, 1985; 1: 117–128.

Flury F, Zernik F. Schädliche Gase. Berlin: Springer, 1969.

Nolte H. Die Sauerstoffintoxikation. Zschr prakt Anaesthes Wiederbel, 1968; 3: 329.

METALLE

Bressler JP, Goldstein GW. Mechanisms of lead neurotoxicity. Biochem Pharmacol, 1991; 41: 479–484.

Browning E. Toxicity of industrial metals. London: Butterworths, 1961.

Clarkson TW. Mercury: Major issues in environmental health. Environ Health Perspect, 1992; 100: 31–38.

Graeme KA, Pollack CV. Heavy metal toxicity, Part I: Arsenic and mercury. J Emerg Med, 1998; 16: 45–56.

Hapke H-J. Toxikologie der Spurenelemente. Dt Apotheker Ztg, 1991; 45: 2369–2373.

Harada M. Minamata disease: Methylmercury poisoning in Japan caused by environmental pollution. Crit Rev Toxicol, 1995; 25: 1–24.

Schäfer SG, Elsenhans B, Schümann K-O, Hagen U. Plutonium – Eine toxikologische Bestandsaufnahme. Dt Ärztebl, 1996; 34–35: A2151–A2156.

Schäfer SG, Schümann K. Zur Toxikologie des Kupfers. Bundesgesundhbl, 1991; 7: 323–327.

Schimmelpfennig W, Dieter HH. Kupfer und frühkindliche Leberzirrhose. Bundesgesundhbl, 1995; 1: 2–10.

Stokinger HE. The metals. In: Patty FA. Industrial Hygiene and Toxicology. Vol. II. 3rd ed. New York: John Wiley & Sons, 1981.

Tepper LB. Beryllium. Crit Rev Toxicol, 1972; 1: 235.

PESTIZIDE

Appel KE, Gericke S. Zur Neurotoxizität und Toxikokinetik von Pyrethroiden. Bundesgesundhbl, 1993; 6: 219–228.

Bloomquist JR. Chemistry and toxicology of the chlorinated cyclodienes and lindane. Rev Toxicol, 1998; 2: 333–355.

Erdmann WD. Antidotbehandlung bei Alkylphosphatvergiftungen. Arch Toxikol, 1968; 24: 30.

Krieger R, Doull J, Ecobichon D et al. Handbook of Pesticide Toxicology. 2nd ed. San Diego: Academic Press, 2001.

Lotti M. The pathogenesis of organophosphate polyneuropathy. Crit Rev Toxicol, 1992; 21: 465–487.

Narahashi T. Neuronal ion channels as the target sites of insecticides. Pharmacol Toxicol, 1996; 79: 1–14.

Tomizawa M, Casida JE. Neonicotinoid insecticide toxicology: mechanisms of selective action. Annu Rev Pharmacol Toxicol, 2005; 45: 247–268.

35

LÖSEMITTEL

Baker EL. A review of recent research on health effects of human occupational exposure to organic solvents. A critical review. J Occup Med, 1994; 36: 1079–1092.

Browning E. Toxicity and metabolism of industrial solvents. 2nd ed. Amsterdam: Elsevier, 1990.

Henschler D. Toxikologie chlororganischer Verbindungen. Weinheim: VCH, 1994.

Kalf GF, Post GB, Snyder R. Solvent toxicology: recent advances in the toxicology of benzene, the glykol ethers, and carbon tetrachloride. Ann Rev Pharmacol Toxicol, 1987; 27: 399–427.

ALKOHOLE

Ahmed FE. Toxicological effects of ethanol on human health. Crit Rev Toxicol, 1995; 25: 347–367.

Blot WJ. Alcohol and cancer. Cancer Res, 1992; 52: 2119 s–2123 s.

Garner CD, Lee EW, Terzo TS, Louis-Ferdinand RT. Role of retinal metabolism in methanol-induced retinal toxicity. J Toxicol Environ Health, 1995; 44: 43–56.

Lee CK, Munoz JA, Fulp C et al. Inhibitory activity of cigarette-smoke condensate on the mutagenicity of heterocyclic amines. Mutat Res, 1994; 322: 21–32.

Sardesi VM. Biochemical and clinical aspects of alcohol metabolism. Springfield: Thomas, 1969.

Tephly TR. The toxicity of methanol. Life Sci, 1991; 48: 1031–1041.

Tuyns AJ, Esteve J, Raymond L et al. Cancer of the larynx/hypopharynx, tobacco and alcohol: IARC international case-control study in Turin and Varese (Italy), Zaragoza and Navarra (Spain), Geneva (Switzerland) and Calvados (France). Int J Cancer, 1988; 41: 483–491.

TABAK

Doll R, Peto R, Wheatley K et al. Mortality in relation to smoking: 40 years' observations on male British doctors. Br Med J, 1994; 309: 901–911.

Doll R, Peto R, Hall E et al. Mortality in relation to consumption of alcohol: 13 years' observations on male British doctors. Br Med J, 1994; 309: 911–918.

Elders MJ, Perry CL, Eriksen MP, Giovino GA. The report of the Surgeon General: preventing tobacco use among young people. Am J Public Health, 1994; 84: 543–547.

Fearon ER. The smoking gun and the damage done: genetic alterations in the lungs of smokers. J Natl Cancer Inst, 1997; 89: 834–836.

Greenblatt MS, Bennett WP, Hollstein M, Harris CC. Mutations in the p53 tumor suppressor gene: Clues to cancer etiology and molecular pathogenesis. Cancer Res, 1994; 54: 4855–4878.

Kreuzer M. Gesundheitsrisiko Passivrauchen bei Erwachsenen. Umweltmedizinischer Informationsdienst, 2007; 1: 21–24.

Law MR, Morris JK, Wald NJ. Environmental tobacco smoke exposure and ischaemic heart disease: an evaluation of the evidence. Br Med J, 1997; 315: 973–980.

Mao L, Lee JS, Kurie JM et al. Clonal genetic alterations in the lungs of current and former smokers. J Natl Cancer Inst, 1997; 89: 857–862.

Pryor WA. Cigarette smoke radicals and the role of free radicals in chemical carcinogenicity. Environ Health Perspect. 1997; 4: 875–882.

Shopland DR, Eyre HJ, Pechacek TF. Smoking-attributable cancer mortality in 1991: is lung cancer now the leading cause of death among smokers in the United States? J Natl Cancer Inst, 1991; 83: 1142–1148.

Thun MJ, Lally CA, Flannery JT et al. Cigarette smoking and changes in the histopathology of lung cancer. J Natl Cancer Inst, 1997; 89: 1580–1586.

Wistuba II, Lam S, Behrens C et al. Molecular damage in the bronchial epithelium of current and former smokers. J Natl Cancer Inst. 1997; 89: 1366–1373.

Wynder EL, Muscat JE. The changing epidemiology of smoking and lung cancer histology. Environ. Health Perspect, 1995; 8: 143–148.

AKTUELLE PROBLEME DER TOXIKOLOGIE

Ahlborg UG, Brouwer A, Fingerhut MA et al. Impact of polychlorinated dibenzo-p-dioxins, dibenzofurans, and biphenyls on human and environmental health, with special emphasis on application of the toxic equivalency factor concept. Eur J Pharmacol, 1992; 228: 179–199.

Bock KW, Birbaumer N. MCS (Multiple Chemical Sensitivity): Interdisziplinäre Kooperation zwischen Toxikologie und Psychologie kann das Problem einer Lösung näher bringen. DGPT-Forum, 1997; 21: 45–48.

Okey AB, Riddick DS, Harper PA. The Ah receptor: mediator of the toxicity of 2,3,7,8-tetrachlorodibenzo-p-dioxin (TCDD) and related compounds. Toxicol Lett, 1994; 70: 1–22.

Safe S, Connor K, Ramamoorthy K et al. Human exposure to endocrine active chemicals: hazard assessment problems. Regul Toxicol Pharmacol, 1997; 26: 52–58.

Szinicz L, Kullmann R. Therapie der Vergiftungen mit hochtoxischen organischen Phosphorverbindungen. Wehrmed Mschr, 1990; 4: 190–196.

TIERISCHE GIFTE

Harvey AL. Snake Toxins. Int Encycl Pharmacol Ther. New York: Pergamon, 1991.
Mebs D. Gifttiere. Ein Handbuch für Biologen, Toxikologen, Ärzte, Apotheker. Stuttgart: Wissenschaftliche Verlagsgesellschaft, 2010.
Mebs D. Heilende Gifte. Toxische Naturstoffe als Arzneimittel. Stuttgart: Wissenschftliche Verlagsgesellschaft, 2014.
Meier J, White J. Handbook of Clinical Toxicology of Animal Venoms and Poisons. Boca Raton: CRC, 1995.
Rappuoli R, Montecucco C. Guidebook to Protein Toxins and their Use in Cell Biology. Oxford: Oxford University, 1997.

GIFTPFLANZEN, PFLANZENGIFTE

Frohne D, Pfänder HJ. Giftpflanzen. 5. Aufl. Stuttgart: Wissenschaftliche Verlagsgesellschaft, 2004.
Roth L, Daunderer M, Kormann K. Giftpflanzen Pflanzengifte. 6. Aufl. Hamburg: Nikol Verlagsgesellschaft, 2012.
Hausen BM. Allergiepflanzen, Pflanzenallergene, Kontaktallergene. 2. Aufl. Landsberg/Lech: ecomed, 2001.
Nowack R. Notfallhandbuch Giftpflanzen. Berlin: Springer, 1998.
Teuscher E, Lindequist U. Biogene Gifte. 3. Aufl. Stuttgart: Wissenschaftliche Verlagsgesellschaft, 2010.
Wink M, van Wyk BE, Wink C. Handbuch der giftigen und psychoaktiven Pflanzen. Stuttgart: Wissenschaftliche Verlagsgesellschaft, 2008.

PILZGIFTE

Bresinsky A, Besl H. Giftpilze. Stuttgart: Wissenschaftliche Verlagsgesellschaft, 1985.
Flammer R. Giftpilze. Aarau: AT Verlag, 2014.
Roth L, Frank H, Kormann K. Giftpilze Pilzgifte. Hamburg: Nikol Verlagsgesellschaft, 2001.

BAKTERIELLE TOXINE

Aktories K, Schwan C, Jank T. Clostridium difficile Toxin Biology. Ann Rev Microbiol, 2017; 71: 281–307.
Aktories K. Bacterial protein toxins that modify host regulatory GTPases. Nature Review Microbiology, 2011; 9: 487–498.
Aktories K, Barbieri JT. Bacterial cytotoxins: targeting eukaryotic switches. Nature Review Microbiology, 2005; 3: 397–410.
Alouf JE, Lacant D, Popoff M. The Comprehensive Sourcebook of Bacterial Protein Toxins. Amsterdam: Elsevier, 2015: 1–1150.
Burns DL, Barbieri JT, Iglewski BH, Rappuoli R. Bacterial Protein Toxins. Washington: ASM, 2003.
Ciesielska A, Matyjek M, Kwiatkowska K. TLR4 and CD14 trafficking and its influence on LPS-induced pro-inflammatory signaling. doi:10.1007/s00018-020-03656-y.
Wilson BA, Salyers AA, Whitt DD, Winkler ME. Bacterial Pathogenesis, A Molecular Approach. Washington: ASM, 2011.

INTERNET-LINKS

US EPA: www.epa.gov/iris/
Amerikanisches Center for Disease Control: www.cdc.gov
Europäische Chemikalienbehörde: echa.europa.eu
Bundesinstitut für Risikobewertung: www.bfr.bund.de und www.umweltbundesamt.de

Register

Halbfette Zahlen bezeichnen die Hauptfundstelle.

Die exemplarische Auswahl von Handelsnamen stellt keine Wertung dar. Die mit * gekennzeichneten Arzneistoffe sind Teil der aktuellen Arzneistoffliste des Gegenstandskatalogs Medizin des IMPP. Ein separater Index dieser Arzneistoffe steht Ihnen unter plus-im-web.de zum Download zur Verfügung. Bitte beachten Sie hierfür die Informationen auf der Umschlaginnenseite hinten. Die IMPP-Arzneistoffliste finden Sie auch unter www.impp.de → Prüfungen → Allgemein → Gegenstandskataloge.

G

H

I

L

S

U

V

W

X

Y

Z